Bettex/Genton/Stockmann

Kinderchirurgie
2. Auflage

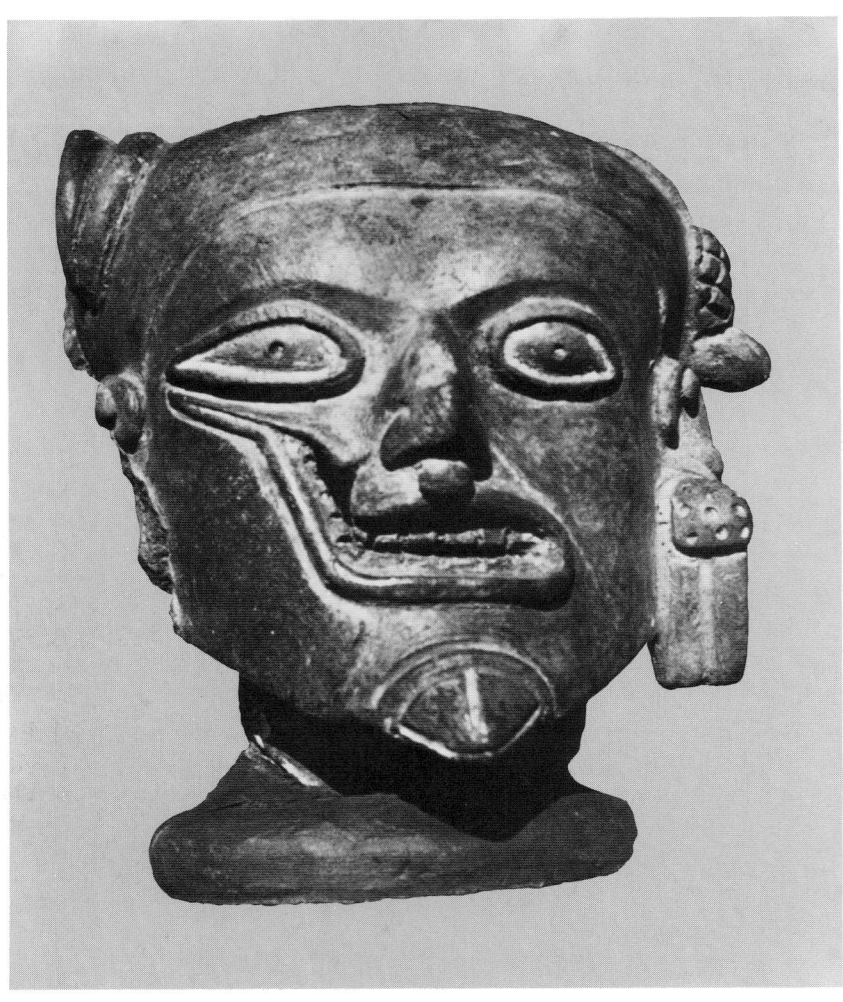

Schräge Gesichtsspalte.
Tonstatuette der präkolumbianischen Tumaco-Kultur.
Wir verdanken dieses Bild Herrn Professor H. LLANOS V.
Museo arqueologico Casa Mosquera, Popayan, Kolumbien.

Kinderchirurgie

Diagnostik, Indikation, Therapie, Prognose
Begründet von M. Grob

Herausgegeben von
M. Bettex, N. Genton, M. Stockmann

Bearbeitet von

D. Berger	B. Graf-Pinthus	F. Kuffer	J. Pfenninger
K. Berger	J. P. Guignard	M. Kummer	R. Pippa
M. Bettex	R. Gysler	J. G. Kundert	H. J. Plüss
M. Bettex-Galland	Ch. Hahn	L. von Laer	J. P. Pochon
P. Braun	B. Herzog	M. Lehner	E. Rumlova
A. Cuendet	J. Hirsig	F. Markwalder	A. F. Schärli
M. Dutoit	P. O. Hösli	V. Markwalder	U. G. Stauffer
J. Ehrensperger	L. Jani	J. L. Micheli	M. Stockmann
B. Friedli	P. Jenny	R. Morger	H. P. Wagner
R. Ganz	G. Kaiser	I. Oesch	B. Winkler
H. Gaze	B. Kehrer	O. Oetliker	A. Zimmermann
N. Genton	A. Koch	T. Pexieder	K. Zuppinger

2., neubearbeitete Auflage
1036 Abbildungen in 1920 Einzeldarstellungen
92 Tabellen

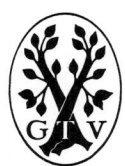

Georg Thieme Verlag Stuttgart · New York 1982

1. Auflage 1957
1. spanische Auflage 1958

Geschützte Warennamen (Warenzeichen) werden *nicht* besonders kenntlich gemacht. Aus dem Fehlen eines solchen Hinweises kann also nicht geschlossen werden, daß es sich um einen freien Warennamen handele.
Alle Rechte, insbesondere das Recht der Vervielfältigung und Verbreitung sowie der Übersetzung, vorbehalten. Kein Teil des Werkes darf in irgendeiner Form (durch Photokopie, Mikrofilm oder ein anderes Verfahren) ohne schriftliche Genehmigung des Verlages reproduziert oder unter Verwendung elektronischer Systeme verarbeitet, vervielfältigt oder verbreitet werden.

© 1957, 1982. Georg Thieme Verlag, Rüdigerstraße 14, D-7000 Stuttgart 30.
Printed in Germany.
Satz: Kittelberger GmbH, Reutlingen (Linoscreen 303).
Druck: Grammlich, Pliezhausen.
Buchbinderei: Heinr. Koch, Tübingen.

ISBN 3-13-338102-4

CIP-Kurztitelaufnahme der Deutschen Bibliothek

Kinderchirurgie : Diagnostik, Indikation, Therapie, Prognose / begr. von M. Grob. Hrsg. von M. Bettex . . . Bearb. von D. Berger . . . – 2., neubearb. Aufl. – Stuttgart ; New York : Thieme, 1982.
   1. Aufl. u. d. T.: Grob, Max: Lehrbuch der Kinderchirurgie
NE: Grob, Max [Begr.]; Bettex, Marcel [Hrsg.]; Berger, D. [Bearb.]

Wichtiger Hinweis: Medizin als Wissenschaft ist ständig im Fluß. Forschung und klinische Erfahrung erweitern unsere Kenntnisse, insbesondere was Behandlung und medikamentöse Therapie anbelangt. Soweit in diesem Werk eine Dosierung oder eine Applikation erwähnt wird, darf der Leser zwar darauf vertrauen, daß Autoren, Herausgeber und Verlag größte Mühe darauf verwandt haben, daß diese Angabe genau dem Wissensstand bei Fertigstellung des Werkes entspricht. Dennoch ist jeder Benutzer aufgefordert, die Beipackzettel der verwendeten Präparate zu prüfen, um in eigener Verantwortung festzustellen, ob die dort gegebene Empfehlung für Dosierungen oder die Beachtung von Kontraindikationen gegenüber der Angabe in diesem Buch abweicht. Eine solche Prüfung ist besonders wichtig bei selten verwendeten Präparaten oder solchen, die neu auf den Markt gebracht worden sind.

Anschriften

Berger, D., Dr. med., Leitender Arzt, Service de Chirurgie Pédiatrique, Centre Hospitalier Universitaire Vaudois, CH-1011 Lausanne

Berger, Katrin, Dr. med., 48, Chemin du Village, CH-1012 Lausanne

Bettex, M., Prof. Dr. med., Direktor der Chirurgischen Universitäts-Kinderklinik, Inselspital, Freiburgstraße 15, CH-3010 Bern

Bettex-Galland, Micheline, Dr. phil. II, wissenschaftliche Mitarbeiterin, Chirurgische Universitäts-Kinderklinik, Inselspital, Freiburgstraße 15, CH-3010 Bern

Braun, P., Dr. med., Clinique de Chirurgie Pédiatrique, Hôpital Cantonal Universitaire de Genève, 30, Bd de la Cluse, CH-1211 Genève 4

Cuendet, A., Prof. Dr. med., Chef de la Clinique de Chirurgie Pédiatrique, Hôpital Cantonal Universitaire de Genève, 30, Bd de la Cluse, CH-1211 Genève 4

Dutoit, M., Dr. med., Oberarzt, Service de Chirurgie Pédiatrique, Centre Hospitalier Universitaire Vaudois, CH-1011 Lausanne

Ehrensperger, J., Dr. med. Chirurgischer Chefarzt, Kinderspital Wildermeth, Kloosweg 24, CH-2502 Biel

Friedli, B., Priv. Doz. Dr. med., Leitender Arzt der Kinderkardiologie, Clinique Universitaire de Pédiatrie, 30, Bd de la Cluse, CH-1211 Genève 4

Ganz, R., Prof. Dr. med., Direktor der Universitätsklinik für Orthopädische Chirurgie, Inselspital, CH-3010 Bern

Gaze, H., Dr. med., Médecin-Chef adjoint, Service de Pédiatrie Cadolles-Pourtalès, CH-2000 Neuchâtel

Genton, N., Prof. Dr. med., Chef du Service de Chirurgie Pédiatrique, Centre Hospitalier Universitaire Vaudois, CH-1011 Lausanne

Graf-Pinthus, Brigitte, Dr. med. dent., Consiliaria für Kieferorthopädie bei Spaltkindern, Chirurgische Universitäts-Kinderklinik, Inselspital, Rathausgasse 80, CH-3011 Bern

Guignard, J. P., Prof. associé Dr. med., Néphrologie pédiatrique, Service de Pédiatrie, Centre Hospitalier Universitaire Vaudois, CH-1011 Lausanne

Gysler, Regula, Dr. med., Leitende Ärztin, Kinderchirurgische Klinik, Ostschweizerisches Kinderspital, Claudiusstraße 6, CH-9006 St. Gallen

Hahn, Ch., Prof. Dr. med., Clinique de chirurgie cardio-vasculaire, Hôpital Cantonal, CH-1211 Genève 4 und Clinique de Genolier, CH-1261 Genolier

Herzog, B., Prof. Dr. med., Chefarzt der Kinderchirurgischen Klinik, Kinderspital, Römergasse 8, CH-4005 Basel

Hirsig, J., Dr. med., Chirurgische Abteilung, Universitäts-Kinderklinik, Steinwiesstraße 75, CH-8032 Zürich

Hösli, P. O., Dr. med., Kinderkrankenhaus, Schweiz. Pflegerinnenschule, Carmenstraße 40, CH-8032 Zürich

Jani, L., Prof. Dr. med., Direktor der Klinik für Orthopädie, Klinik Lindenhof, Merfelder Straße 69, D-6800 Mannheim

Jenny, P., Dr. med., Chefarzt-Stellvertreter, Kinderchirurgische Klinik, Kinderspital, Römergasse 8, CH-4005 Basel

Kaiser, G., Dr. med., Chefarzt-Stellvertreter, Chirurgische Universitäts-Kinderklinik, Inselspital, Freiburgstraße 15, CH-3010 Bern

Kehrer, B., Dr. med., Oberarzt, Chirurgische Universitäts-Kinderklinik, Inselspital, Freiburgstraße 15, CH-3010 Bern

Koch, A., Dr. med., Oberarzt, Chirurgische Universitäts-Kinderklinik, Inselspital, Freiburgstraße 15, CH-3010 Bern

Kuffer, F., Prof. Dr. med., Kinderchirurgie FMH, Thormannstraße 53, CH-3005 Bern

Kummer, Madeline, Dr. med., Leitende Ärztin der Kinderchirurgischen Abteilung, Kantonsspital Bruderholz, CH-4102 Binningen

Kundert, J. G., Dr. med. Leiter der Kinderchirurgischen Abteilung, Stadtspital Triemli, CH-8063 Zürich

von Laer, L., Dr. med., Oberarzt, Kinderchirurgische Klinik, Kinderspital, Römergasse 8, CH-4005 Basel

Lehner, Margrit, Dr. med., Chefärztin der Kinderchirurgischen Klinik des Olgahospital, Pädiatrisches Zentrum der Landeshauptstadt Stuttgart, Bismarckstraße 8, D-7000 Stuttgart 1

Markwalder, F., Dr. med., Oberarzt, Service de Chirurgie Pédiatrique, Centre Hospitalier Universitaire Vaudois, CH-1011 Lausanne

Markwalder, Verena, Dr. med., Service de Chirurgie Pédiatrique, Centre Hospitalier Universitaire Vaudois, CH-1011 Lausanne

Micheli, J. L., Dr. med. Oberarzt, Service de Pédiatrie, Centre Hospitalier Universitaire Vaudois, CH-1011 Lausanne

VI   Anschriften

Morger, R., Dr. med. Chefarzt, Kinderchirurgische Klinik, Clandiusstraße 6, CH-9006 St. Gallen

Oesch, Irene, Dr. med., Oberärztin, Chirurgische Universitäts-Kinderklinik, Inselspital, Freiburgstraße 15, CH-3010 Bern

Oetliker, O., Prof. Dr. med., Leiter der Nephrologischen Abteilung, Medizinische Universitäts-Kinderklinik, Inselspital, Freiburgstraße 15, CH-3010 Bern

Pexieder, T., Prof. associé, Institut universitaire d'histologie et d'embryologie, Rue du Bugnon 9, CH-1011 Lausanne – CHUV

Pfenninger, J., Dr. med., Leiter der Abteilung für Intensivpflege der Universitäts-Kinderkliniken, Inselspital, Freiburgstraße 15, CH-3010 Bern

Pippa, Rena, Dr. med. Oberärztin, Service de Chirurgie Pédiatrique, Centre Hospitalier Universitaire Vaudois, CH-1011 Lausanne

Plüss, H. J., Dr. med., Onkologischer Oberarzt, Pädiatrische Abteilung, Universitäts-Kinderklinik, Steinwiesstraße 75, CH-8032 Zürich

Pochon, J. P., Dr. med., Leitender Arzt, Chirurgische Abteilung, Universitäts-Kinderklinik, Steinwiesstraße 75, CH-8032 Zürich

Rumlova, Eva, Dr. med., Oberärztin, Kinderchirurgische Klinik, Kinderspital, CH-6004 Luzern

Schärli, A. F., Prof. Dr. med., Kinderchirurgische Klinik, Kinderspital, CH-6004 Luzern

Stauffer, U. G., Prof. Dr. med., Chirurgische Abteilung, Universitäts-Kinderklinik, Steinwiesstraße 75, CH-8032 Zürich

Stockmann, Margrit, Dr. med., Pilatusstraße 34, CH-6003 Luzern

Wagner, H. P., Prof. Dr. med., Onkologe an der Universitäts-Kinderklinik des Inselspitals und leitender Arzt am Institut für klinisch-experimentelle Tumorforschung der Universität, Freiburgstraße 15, CH-3010 Bern

Winkler, Brigitte, Dr. med., Lindenhofspital, Bremgartenstraße 117, CH-3012 Bern

Zimmermann, A., Dr. med., Pathologisches Institut der Universität Bern, CH-3010 Bern

Zuppinger, K., Priv.-Doz. Dr. med., Abteilungsleiter, Abteilung für Poliklinik, Medizinische Universitäts-Kinderklinik, Inselspital, Freiburgstraße 15, CH-3010 Bern

Vorwort zur zweiten Auflage

Die erste Auflage des 1957 erschienenen Lehrbuches der Kinderchirurgie von Max Grob hatte einen sehr großen Erfolg, so daß sie 6 Jahre später schon vergriffen war. Im Jahre 1965 beschlossen die damaligen 3 Autoren Grob, Bettex und Stockmann, die zweite Auflage in Arbeit zu nehmen. Verschiedene Umstände machten aber eine rasche Erledigung des Projektes unmöglich. Der Bau und die Eröffnung des neuen Kinderspitals in Zürich, der Aufbau der Chirurgischen Kinderklinik in Bern und vor allem die sprunghafte Weiterentwicklung der Kinderchirurgie sorgten dafür, daß die zweite Auflage bei der Emeritierung von Prof. Grob im Jahre 1971 noch wenig gediehen war. 1976 verschied leider Prof. Grob, der Leiter des Unternehmens. Das neue Manuskript war noch lange nicht druckfertig, da sich der Meister der Kinderchirurgie nie ganz aus der operativen Tätigkeit in den Ruhestand zurückgezogen hatte.

Auf Wunsch der Erben von Max Grob übernahm Marcel Bettex die Leitung des Werkes. Aus den Besprechungen mit Dr. h. c. G. Hauff vom Georg Thieme Verlag entstand ein neues Konzept für die Verfassung der Zweitauflage: Die enorme Entwicklung der Kinderchirurgie seit der ersten Auflage machte es notwendig, viele Koautoren zu verpflichten, um dem Werk eine breitere Basis zu geben. Es war nicht mehr denkbar, ein umfassendes Lehrbuch zu zweit oder zu dritt zu schreiben. Deshalb wurde beschlossen, alle Schweizer Kinderchirurgen für das Projekt zu gewinnen. Die kinderchirurgischen Universitätskliniken von Basel, Bern, Genf, Lausanne und Zürich, die großen kinderchirurgischen Abteilungen von Biel, Bruderholz (Basel-Land), Luzern, St. Gallen und Triemli (Zürich) sowie einige privattätige Kinderchirurgen in Bern, Zürich und Luzern erklärten sich bereit, Beiträge zur Zweitauflage zu schreiben. Ein einziger Autor, Frau Dr. Lehner, arbeitet zur Zeit im Ausland. Sie ist jedoch Schweizerin und direkte Schülerin von Max Grob. Herr Prof. L. Jani, aus dem Kinderspital Basel, wurde nach Abschluß der Redaktion des Buches nach Deutschland berufen. Es kann daher behauptet werden, daß das vorliegende Werk den Stand des kinderchirurgischen Faches in der Schweiz widerspiegelt.

In den 50er Jahren war es den Autoren noch möglich, die Kapitel über Anästhesie, Endokrinologie, Kardiologie und Onkologie selbst zu schreiben. Der rasche Fortschritt dieser nun umfangreichen Gebiete während den letzten 2 Jahrzehnten hat uns gezwungen, entsprechende Spezialisten zuzuziehen. Wir möchten hier den Herren J. Pfenninger, Anästhesist und Spezialist der Intensivpflege, H. P. Wagner und H. J. Plüss, Kinderonkologen, B. Friedli, Kinderkardiologe und K. Zuppinger, Kinderendokrinologe, für ihre wertvolle Mitarbeit herzlichst danken. Ferner haben an der Redaktion einzelner Kapitel weitere Kollegen anderer Fachgebiete teilgenommen. Wir möchten hier folgenden Mitverfassern besonders danken: Brigitte Graf, Orthodontist, H. Gaze, Kinderenterologe, O. Oetliker und J. P. Guignard, Kindernephrologen, J. L. Micheli, Pädiater und A. Zimmermann und T. Pexieder, Pathologen.

Der zweite wichtige Beschluß war die Angliederung eines Literaturverzeichnisses an jedes Kapitel. So konnte eine große Lücke in der Erstauflage geschlossen werden.

Von Bedeutung war auch die Entscheidung, daß an der von Max Grob vertretenen Grundidee festgehalten werden müsse. Dieses Buch soll nicht ein Nachschlagwerk der kinderchirurgischen Technik sein, sondern vor allem ein Lehrbuch über Nosologie, Diagnostik und Therapie der chirurgischen Affektionen des Kindes, das deshalb nicht nur für den Chirurgen geschrieben ist, sondern auch dem Pädiater, dem Neonatologen, Frauenarzt, Allgemeinpraktiker und allen Ärzten, die mit Kindern zu tun haben, dienen soll.

Als Herausgeber zeichnen die verbleibenden Autoren der Erstauflage, M. Bettex und M. Stockmann sowie N. Genton, Professor der Kinderchirurgie in Lausanne, welcher längere Zeit als Oberarzt bei Prof. Grob gearbeitet hatte und am besten die Rolle des Bindegliedes zur Westschweiz spielen konnte.

Nach fast 5 Jahren strenger Arbeit kann heute die Zweitauflage des Lehrbuches der Kinderchirurgie der Öffentlichkeit vorgestellt werde.

Die Herausgeber möchten hier allen Koautoren für ihre Leistung besonders danken. Es war für die meisten nicht immer leicht, neben der täglichen Routinearbeit im Spital und im Operationssaal noch Zeit zum Schreiben zu finden.

Die Herstellung der zahlreichen Abbildungen ist ebenfalls eine verdankenswerte Leistung. Wenn möglich wurden die Abbildungen der ersten Auflage beibehalten. Eine große Zahl von Fotografien, Röntgenbildern, Kurven und Skizzen mußten aber neu gemacht werden.

Es ist uns hier nicht möglich, allen Röntgenspezialisten und allen Fotografen persönlich für ihre Arbeit zu danken. Alle Personen, die Bilder aus ihrem Institut bzw. Laboratorium zur Verfügung gestellt haben, sollen unserer Dankbarkeit für ihre Großzügigkeit versichert sein. Angesichts der Vielzahl müssen wir es uns versagen, alle einzeln aufzuführen.

Die neuen Zeichnungen wurden in verdankenswerter Weise von Frau Dr. phil. II Micheline Bettex-Galland ausgeführt. Sie kann deshalb auch den Koautoren zugezählt werden.

Die Oberschwester der chirurgischen Universitäts-Kinderklinik Bern, Schwester Greti Schnyder, hat durch ihre direkte wie indirekte Mitarbeit an der Entstehung dieses Werkes wesentlich mitgeholfen. Der Berner Klinikdirektor möchte ihr seinen persönlichen Dank hier aussprechen.

Die Herausgeber kennen leider nicht alle Namen der Sekretärinnen, die die Manuskripte geschrieben haben. Sie wissen aber, welche Zumutung es ist, den gleichen Text vom ersten Entwurf bis zur letzten Fassung immer wieder tippen zu müssen, um schließlich zu erfahren, daß die Herausgeber doch nicht zufrieden sind! Wir können uns auch sehr gut vorstellen, welche Blitzableiterfunktion unsere Sekretärinnen übernehmen mußten, wenn jeweils Mahnbriefe von der Schriftleitung kamen ... Wir sind uns auch bewußt, daß dieses Buch ohne unsere Sekretärinnen nie hätte geschrieben werden können. Wir möchten ihnen deshalb einen ganz speziellen Dank aussprechen. Zwei Mitarbeiterinnen sind aber doch besonders zu erwähnen, weil sie bei der sehr beanspruchenden Arbeit der Herausgeberkorrekturen maßgeblich beteiligt waren: Frau Dr. Verena Markwalder und Frl. Marianne Fröhlich ist deshalb besonders zu danken.

Herrn Dr. h. c. G. Hauff möchten wir für seine Hilfe, für seine wertvollen Ratschläge und für seine Geduld bestens danken. Ohne ihn wäre diese zweite Auflage nie erschienen. Miteinbezogen in unsere Dankbarkeit sind selbstverständlich auch die Herren Achim Menge, Rainer Zepf und Peter Helms.

Wir widmen diese Zweitauflage nicht nur dem Gedenken unseres Lehrers Max Grob, sondern auch allen Kindern, für welche er sowohl als Pionier der Kinderchirurgie wie auch als Mensch so viel geleistet hat.

Bern, Lausanne, Luzern Marcel Bettex
März 1982 Noël Genton
  Margrit Stockmann

Inhaltsverzeichnis

1. Allgemeine Betrachtungen

Das Kind auf der kinderchirurgischen Abteilung
A. F. Schärli 1.2

Physiologie des Neugeborenen
J. Pfenninger 1.3

Allgemeine perioperative Behandlung
Operative Vorbereitung
A. F. Schärli 1.7

Infusionstechnik
J. Pfenninger 1.7

Wasser- und Elektrolyttherapie
A. F. Schärli 1.9

Säure-Basen-Haushalt
A. F. Schärli 1.15

Parenterale Ernährung
A. F. Schärli 1.17

Schock
J. Pfenninger 1.19

Anämie und Blutersatz
J. Pfenninger 1.20

Allgemeine postoperative Behandlung
A. F. Schärli 1.21

Das polytraumatisierte Kind
J. Pfenninger 1.23

Anästhesie
J. Pfenninger 1.24

Postoperative Überwachung und Intensivbehandlung
J. Pfenninger 1.26

Antibiotika und Chemotherapeutika
R. Pippa 1.29

Multimodale Behandlung maligner Tumoren
H. P. Wagner 1.32

2. Gehirnschädel

Schädelfrakturen
A. F. Schärli 2.2

Gedeckte Hirnschädigungen
A. F. Schärli 2.9

Enzephalozele
G. Kaiser 2.18

Kraniosynostose
G. Kaiser 2.27

Hydrozephalus
G. Kaiser 2.52

Kongenitale Defekte der Galea und der Schädelknochen
G. Kaiser 2.71

3. Gesichtsschädel

Lippen-Kiefer-Gaumen-Spalten
M. Bettex und B. Graf-Pinthus 3.2

Pierre-Robin-Syndrom
M. Bettex und B. Graf-Pinthus 3.26

Mediane Lippenspalte und Rhinanenzephalie
M. Bettex und B. Graf-Pinthus 3.28

Kongenitale Lippenfisteln
M. Bettex 3.30

Dysplasia linguofacialis Grob (Orofacialdigital-Syndrome)
M. Bettex 3.31

Vertikale, schräge und quere Gesichtsspalten (Koloboma und Makrostomie)
M. Bettex 3.33

Mediane und laterale Nasenspalte
M. Bettex 3.36

Mediane Unterlippen- und Unterkieferspalte
M. Bettex 3.38

Makroglossie
R. Morger und R. Gysler 3.39

Ranula
R. Morger und R. Gysler 3.40

Angeborene Hypoplasie der Ohrmuschel
R. Morger und R. Gysler 3.42

Präaurikuläranhänge
R. Morger und R. Gysler 3.44

Kongenitale Fisteln der Ohrmuscheln
R. Morger und R. Gysler 3.44

Abstehende Ohren
R. Morger und R. Gysler 3.45

Sequestrierende Zahnkeimentzündung
B. Graf-Pinthus 3.48

Epulis, Epulis connata und Epignath
F. Kuffer und A. Zimmermann 3.50

Diffuses Lymphangiom des Gesichts
F. Kuffer 3.51

Parotistumoren
F. Kuffer 3.52

Choanalatresie
M. Bettex 3.56

4. Hals

Schilddrüsenerkrankungen im Kindesalter
B. Herzog 4.2

Tortikollis (Schiefhals, Caput-obstipum)
M. Kummer 4.5

Zystisches Lymphangiom des Halses
B. Herzog 4.7

Halszysten und Halsfisteln
P. Jenny und B. Herzog 4.10

Oberflächliche mediane Halsspalte
P. Jenny und B. Herzog 4.14

Kongenitale Halsanhänge
P. Jenny und B. Herzog 4.15

Pterygium colli
M. Kummer 4.16

Lymphadenitis colli (banale, tuberkulöse)
P. Jenny und B. Herzog 4.18

Retropharyngealabszeß
P. Jenny und B. Herzog 4.20

Lymphosarkom der Halsregion (Nicht-Hodgkin-Lymphome)
P. Jenny und B. Herzog 4.21

Indikationen und Technik der Tracheotomie
A. F. Schärli 4.22

5. Thorax

Pathologie der Brustdrüsen und der
Brustweichteile
U. G. Stauffer 5.2

Trichterbrust, Hühnerbrust und
andere Skelettmißbildungen des
Thorax
R. Morger und R. Gysler 5.5

Angeborener Schulterblatthochstand
(Sprengelsche Deformität)
M. Dutoit und N. Genton 5.14

Kongenitale Ösophagusatresie
U. G. Stauffer 5.16

Angeborene, isolierte
ösophagotracheale Fistel
U. G. Stauffer 5.27

Ösophagusstenosen
U. G. Stauffer und J. P. Pochon 5.30

Achalasie der Speiseröhre
A. Koch und M. Bettex 5.36

Mediastinaltumoren
A. Cuendet und P. Braun 5.40

Angeborene Herzfehler
B. Friedli und Ch. Hahn 5.49

Rheumatische Kardiopathien
B. Friedli und Ch. Hahn 5.146

Angeborenes Herzdivertikel
(Divertikel der linken Kammer)
M. Bettex 5.157

Lobäres Emphysem
N. Genton 5.161

Bronchiektasen
N. Genton 5.165

Kongenitale Lungenzysten
N. Genton 5.173

Lungensequestration
N. Genton 5.180

Lungenabszeß und Fremdkörperaspiration
G. Kaiser 5.187

Pneumopathia bullosa und Staphylokokkenpneumonie
G. Kaiser 5.191

Pleuraempyem
G. Kaiser 5.193

Chylothorax
G. Kaiser 5.198

Thoraxtrauma
J. Ehrensperger 5.200

Echinokokkose der Lunge
B. Kehrer und M. Bettex 5.215

Lungentumoren und Lungenmetastasen
U. G. Stauffer 5.218

6. Zwerchfell

Hiatushernie und gastroösophagealer
Reflux
M. Bettex und F. Kuffer 6.2

Posterolaterale Zwerchfellhernien
(pleuroperitoneale und lumbokostale
Hernien)
N. Genton und J. Ehrensperger 6.12

Relaxatio diaphragmatica (Eventratio
diaphragmatica)
N. Genton und J. Ehrensperger 6.25

Sternokostale und retrosternale
Zwerchfellhernie (Morgagni)
F. Kuffer 6.29

Traumatische Läsionen des
Zwerchfells
J. Ehrensperger 6.33

7. Abdomen

Indirekte Leistenhernie
J. G. Kundert 7.2

Andere Hernienformen
im inguinoperinealen Bereich
J. G. Kundert 7.6

Hydrozele
J. G. Kundert 7.7

Nabelhernie
J. G. Kundert 7.9

Supraumbilikale Hernien
J. G. Kundert 7.11

Epigastrische Hernie
J. G. Kundert 7.11

Omphalozele und Laparoschisis
B. Kehrer 7.11

Persistierender
Ductus omphaloentericus
J. Ehrensperger 7.24

Urachusfistel und Urachuszyste
J. Ehrensperger 7.29

Magenperforation beim
Neugeborenen
M. Lehner 7.31

Angeborene
hypertrophische Pylorusstenose
M. Lehner 7.32

Angeborene Magenatresie
M. Lehner 7.36

Intramurales Hämatom des
Duodenums
M. Lehner 7.37

Angeborene Duodenumatresie und
-stenose, inkl. Pancreas anulare
U. G. Stauffer 7.38

Angeborene Atresien und
Stenosen des übrigen Dünndarms
und des Dickdarms
U. G. Stauffer und J. P. Pochon 7.46

Mekoniumileus
U. G. Stauffer 7.54

Mekoniumperitonitis und intestinale
Perforation beim Neugeborenen
U. G. Stauffer 7.61

Lageanomalien
des Magen-Darm-Traktes
M. Bettex 7.65

Duplikaturen des Verdauungstraktes
B. Herzog 7.75

Meckelsches Divertikel
J. Ehrensperger 7.80

Darminvagination
R. Morger und R. Gysler 7.86

Askaridenileus
U. G. Stauffer 7.92

Akute Appendizitis
J. K. Kundert 7.93

Yersiniosen
J. G. Kundert 7.99

Chylaszites
G. Kaiser 7.101

Eiweißverlierende Enteropathie
H. Gaze und G. Kaiser 7.106

Eitrige Peritonitis
J. G. Kundert 7.112

Enterocolitis necroticans
B. Kehrer 7.114

Megacolon congenitum
(Hirschsprungsche Krankheit)
N. Genton 7.120

Chilaiditi-Syndrom
N. Genton 7.138

Volvulus des Sigmoides
N. Genton 7.139

Colitis ulcerosa, Morbus Crohn
B. Kehrer 7.140

Mißbildungen von Rektum und Anus
A. F. Schärli 7.149

Stuhlinkontinenz und Obstipation
D. Berger 7.162

Polypen des Magen-Darm-Traktes
M. Lehner 7.169

Mastdarmprolaps
M. Lehner 7.172

Analfistel
M. Lehner 7.174

Analfissur
M. Lehner 7.175

Hämorrhoiden
M. Lehner 7.175

Fremdkörper im Verdauungstrakt
J. G. Kundert 7.176

Kongenitale Gallengangsatresie
U. G. Stauffer und J. Hirsig 7.178

Idiopathische Choledochuszyste
B. Kehrer und G. Kaiser 7.192

Spontane Ruptur der Gallenwege
beim Säugling
B. Kehrer und G. Kaiser 7.196

Erkrankungen der Gallenblase
A. Koch 7.197

Leberzysten und -tumoren
B. Herzog und P. Jenny 7.198

Pankreatitis
B. Kehrer 7.204

Pankreaspseudozysten
M. Bettex 7.206

Chirurgie der Hypoglykämie
U. G. Stauffer 7.208

Bauchtrauma
A. F. Schärli 7.213

Indikationen zur Splenektomie
B. Winkler 7.222

Portale Hypertension
M. Bettex und B. Kehrer 7.227

Mesenterialzysten
B. Herzog 7.238

Lymphosarkom des Darmtraktes
B. Herzog 7.240

Fetus in Fetu
B. Winkler 7.242

8. Urogenitaltraktus und retroperitonealer Raum

Besonderheiten der Kinderurologie
N. Genton 8.2

Harnwegsinfektion
J. P. Guignard 8.5

Doppelniere
N. Genton 8.10

Hufeisenniere
N. Genton 8.19

Nierenektopie
N. Genton 8.23

Zystische Nierenerkrankungen
F. Kuffer 8.25

Nierenruptur
B. Kehrer 8.37

Harnsteine
G. Kaiser 8.47

Nierenvenenthrombose
M. Bettex und B. Winkler 8.59

Nephroblastom (Wilms-Tumor)
A. Koch und M. Bettex 8.60

Adenokarzinom der Niere
(Hypernephrom)
U. G. Stauffer und H. J. Plüss 8.71

Seltene Nierentumoren
I. Oesch und M. Bettex 8.73

Nierentransplantation
B. Kehrer, O. Oetliker und M. Bettex ... 8.77

Obstruktive Uropathien der oberen
Harnwege
A. F. Schärli 8.81

Ureterozele
N. Genton und F. Markwalder 8.98

Prune-Belly-Syndrom
D. Berger 8.104

Vesikoureteraler Reflux
M. Bettex 8.110

Idiopathischer Megaureter
N. Genton 8.126

Blasendivertikel
R. Morger und R. Gysler 8.127

Blasenexstrophie
U. G. Stauffer 8.129

Vesikointestinale Fissur
U. G. Stauffer 8.145

Blasentumoren
N. Genton und V. Markwalder 8.149

Idiopathische Cystitis granularis
M. Bettex 8.154

Neurogene Blase
D. Berger und K. Berger 8.157

Obstruktive Uropathien der unteren Harnwege
I. Oesch und M. Bettex 8.165

Divertikel der Urethra
N. Genton und F. Markwalder 8.174

Phimose, Paraphimose, Palmure des Penis
J. G. Kundert 8.177

Hypospadie
J. G. Kundert 8.180

Epispadie
U. G. Stauffer 8.193

Lageanomalien des Hodens
P. O. Hösli 8.201

Anorchie
P. O. Hösli 8.208

Hoden- und Hydatidentorsion
P. O. Hösli 8.209

Hodentumoren und Varikozele
P. O. Hösli 8.212

Synechie der Labia minora
F. Kuffer 8.216

Prolaps der weiblichen Urethra
F. Kuffer 8.217

Tumoren des Uterus und der Vagina
F. Kuffer 8.217

Atresien des weiblichen Genitaltraktes
B. Kehrer 8.218

Zysten der Vagina
B. Kehrer 8.223

Ovarialzysten und -tumoren
B. Kehrer und K. Zuppinger 8.223

Intersexualität
B. Kehrer und K. Zuppinger 8.233

Nebennierenrindentumoren
B. Kehrer und K. Zuppinger 8.252

Phäochromozytom
B. Herzog 8.258

Neuroblastoma sympathicum in abdomine
B. Herzog 8.261

Retroperitoneales Teratom
J. G. Kundert 8.266

9. Haut und Weichteile

Kongenitale Schnürfurchen und Narben, akrale Aplasien und Hypoplasien
M. Lehner 9.2

Hämangiome
M. Kummer 9.4

Lymphangiome
M. Kummer 9.8

Pigmentnävi
M. Kummer 9.9

Dermoid- und Epidermoidzysten
M. Kummer 9.12

Epithelioma Malherbe und Desmoid
M. Kummer 9.15

Verbrennungen
M. Lehner 9.16

Benigne Viruslymphadenitis
M. Lehner 9.20

BCG-Lymphadenitis
N. Genton 9.21

Tendovaginosis stenosans
des Kleinkindes
M. Lehner 9.22

Ganglion, Baker-Zyste
J. G. Kundert 9.23

Tetanus
J. Ehrensperger 9.24

Weichteilsarkome
F. Kuffer und H. P. Wagner 9.29

10. Wirbelsäule

Spina bifida
F. Kuffer 10.2

Neuroorthopädie der Spina bifida
F. Kuffer und R. Ganz 10.19

Steißteratom
F. Kuffer 10.26

Wirbelsäulentrauma
F. Kuffer 10.30

Haltungsfehler, Haltungsanomalien
L. Jani 10.38

Kyphosen, Morbus Scheuermann
L. Jani 10.41

Skoliose
L. Jani 10.43

Spondylolisthesis, Spondylolyse
L. Jani 10.46

11. Knochen und Gelenke

Syndaktylie
M. Lehner 11.2

Hexa- und Polydaktylie
M. Lehner 11.5

Strahlmangel und Mikromelie
M. Lehner 11.7

Poland-Syndrom
M. Lehner 11.12

Partieller Riesenwuchs
M. Lehner 11.13

Angeborene Fehlbildungen am Femur
(Coxa vara congenita, Femur varum
congenitum, kongenitaler Femurdefekt)
L. Jani 11.16

Dysplasia coxae luxans
L. Jani 11.19

Idiopathische Coxa antetorta
L. Jani 11.33

Kongenitales Genu recurvatum
L. Jani 11.34

Patellaluxation
L. Jani 11.35

Angeborener Tibiadefekt
L. Jani 11.38

Angeborener Fibuladefekt
L. Jani 11.39

Unterschenkelverkrümmung
L. Jani 11.40

Angeborener Klumpfuß
L. Jani 11.46

Andere Fußdeformitäten
L. Jani 11.51

Frakturen im Kindesalter
B. Kehrer 11.54

Battered-Child-Syndrome
G. Kaiser und B. Kehrer 11.64

Frakturen und Epiphysen-
verletzungen der oberen Extremitäten
J. G. Kundert 11.67

Frakturen und Epiphysenlösungen der unteren Extremitäten
Beckenfrakturen
M. Dutoit 11.87

Frakturen und Epiphysenlösungen des Femurs
L. von Laer und B. Herzog 11.89

Frakturen und Epiphysenlösungen der Patella, der Tibia, der Fibula und des Fußes
M. Dutoit 11.98

Pathologische Frakturen
A. F. Schärli und E. Rumlova 11.105

Traumatische Luxationen
B. Winkler 11.108

Aseptische Knochennekrosen
L. Jani 11.112

Hüftkopfepiphysenlösung (Epiphyseolysis capitis femoris, Coxa vara adolescentium)
L. Jani 11.121

Osteomyelitis
A. F. Schärli 11.124

Knochenzysten und Knochentumoren
R. Morger und R. Gysler 11.136

12. Siamesische Zwillinge

Chirurgische Probleme bei siamesischen Zwillingen
J. L. Micheli, N. Genton und T. Pexieder . 12.1

Sachverzeichnis XVII

Gesamtumfang des Bandes XLIII, 1218 Seiten

1. Allgemeine Betrachtungen

1.2 Allgemeine Betrachtungen

Das Kind auf der kinderchirurgischen Abteilung

A. F. Schärli

Seit den Tagen, da aus Waisen- und Findelhäusern Krankenhäuser geworden sind, mußte bis zur Verwirklichung eines Kinderspitals eine Reihe von Entwicklungsstufen durchschritten werden. Zunächst war die hohe Sterblichkeit als Folge der großen Infektionsgefahr innerhalb des Krankenhauses, dann die fehlerhafte Ernährung und ein Mangel an wirksamen Behandlungsmöglichkeiten zu überwinden. Technisierung, Spezialisierung und die Fortschritte der Anästhesie und Chirurgie prägen das moderne Kinderspital.

Nachdem aber das Risiko einer hohen Sterblichkeit beseitigt war, wurde eine neue Gefahr erkannt, die uns heute beschäftigt: die schädliche Auswirkung der durch die Hospitalisation bedingten psychischen Belastung und die Trennung von Mutter und Kind. Die Angst vor dem infektiösen Hospitalismus, die noch vor Jahren zu einer strengen Isolierung des Kindes und zu Besuchsverbot geführt hatte, ist gegenstandslos geworden. In den letzten Jahren wurde offenbar, daß bereits Neugeborene, die über längere Zeit in Inkubatoren der Intensivpflegestation gehalten wurden, später an psychologischen Störungen litten. So oft als möglich soll den Eltern Besuch und echte Fühlungnahme mit dem Kind gestattet werden. Die sicher vermehrte Belastung des Pflegepersonals wird durch eine bessere spätere Entwicklung des Kindes aufgewogen.

Für die 1- bis 4jährigen Kinder ist der Trennungsschmerz am größten. Durch die Trennung wird die erste Sozialbeziehung des Kindes erschüttert. Einige sind aber auch nach der Spitalentlassung noch längere Zeit seelisch beeinträchtigt und haben ihre Fröhlichkeit verloren, sind passiv, ängstlich oder trotzig, schlafen nicht ein oder schreien nachts auf. Im Kindergarten- und Schulalter vermag das Kind rational die Trennung und den Sinn des Krankenhausaufenthaltes zu erfassen. Dennoch leiden einige, besonders unsichere Kinder an beinahe unstillbarem Heimweh.

Die Einsicht in diese Reaktionsweisen hat in den letzten Jahren eine Reihe von Lehren und Änderungen ermöglicht.

- Die Indikation für eine Spitaleinweisung muß streng gestellt werden. Viele stationäre, vorwiegend internistische Abklärungen ließen sich mit dem Ausbau einer ambulanten Diagnostik vermeiden.
- Vor dem Spitaleintritt und vor jedem Untersuchungs- oder Behandlungsschritt muß das Kind in der ihm verständlichen Sprache, mit Illustrationen oder Malbüchlein über das kommende Ereignis aufgeklärt werden.
- Wenn eine Hospitalisation notwendig geworden ist, so sollte sie unter möglichst günstigen Umständen erfolgen. Die erste Bedingung ist, daß kranke Kinder auf eine Kinderabteilung oder in ein Kinderspital gehören. Die Pflegepersonen und Ärzte sollten ausschließlich für Kinder da sein, damit Pflege, medizinische Betreuung und psychologische Atmosphäre dem Kind entsprechen. Wesentlich sind alle Einrichtungen, die dem Kind helfen, das Spital für Stunden zu vergessen. Dazu gehören Kindergärtnerinnen und Kindergarten und für größere Kinder ein kurz dauernder Schulunterricht (Prader 1972).

Die Mitaufnahme der Mutter ist für besondere Fälle günstig. Eine großzügige Regelung der Besuchszeiten bis in die frühen Abendstunden ermöglicht den steten Kontakt mit Mutter und Vater. Wir wollen im Spital nicht Elternersatz treiben, sondern die Eltern in das Behandlungskonzept einbeziehen.

Die schwersten Stunden, die ein Kind im Krankenhaus erlebt, sind die der unmittelbar postoperativen Phase. Es ist wohltuend, wenn das Kind, aus der Narkose erwachend, von der Hand der Mutter gehalten wird. Auch für die Eltern ist es beruhigend, sich nach dem Eingriff selbst zu überzeugen, daß alles gut gegangen ist (Schärli 1977).

Das Kind ist nie eine Konstante. Es ist variabel in Herkunft und Erziehung, in Elternbindung und Belastbarkeit, in seinen Erlebnisreaktionen und seiner Intelligenz. Spitalbetrieb, Behandlung und Pflege müssen daher auch flexibel sein und möglichst auf die individuellen Bedürfnisse eingehen. Wer als Arzt und Schwester zu fühlen vermag wie das Kind und seine Eltern, wird erleben dürfen, daß ein Krankenhausaufenthalt nicht Schmerz und seelische Not, sondern ein wirkliches und wichtiges Erlebnis für das Kind werden kann.

Infrastruktur

Indessen liegt der Fortschritt der kinderchirurgischen Betreuung aber besonders in der technischen und operativen Ausrüstung. Der besondere Anspruch gegenüber dem Erwachsenenspital besteht darin, daß Kinder jeder Altersstufe von der Geburt bis ins Pubertätsalter behandelt werden können. Der Hauptakzent liegt hier in der peroperativen und postoperativen Überwachung sowie in der Intensivpflege.

Schließlich steht eine kinderchirurgische Abteilung mit der Aufgabe für Betreuung, Ausbildung und Forschung in engem Kontakt mit der pädiatrischen, geburtshilflichen, anästhesiologischen und röntgenologischen Abteilung. Sie bedarf der Leistungen von beinahe allen Abteilungen eines Spitalzentrums (Mikrobiologie, Laboratorien, Pathologie usw.).

Schon aus diesen Gründen kann eine Kinderchirurgie nur im Zusammenhang mit einer vollausgebauten Infrastruktur eines Spitalzentrums gesehen

Tabelle 1 Zeitliche Indikation der wichtigsten nichtdringlichen chirurgischen Eingriffe im Kindesalter

Affektion	Operationsalter
Kraniosynostose	vor dem 6. Monat
Hydrozephalus	sobald erkannt
Lippenspalte	4–8 Monate
Gaumenspalte	18–30 Monate
Abstehende Ohren	5–6 Jahre
Schiefhals	1–2 Jahre
Halszysten und -fisteln	ab 6. Monat
Trichterbrust	ab 4 Jahren
Hiatushernie	3–6 Monate
Hernia inguinalis	sobald erkannt
Hernia umbilicalis	2 Jahre
Megacolon congenitum (Durchzug)	4–6 Monate
Rektoanale Agenesie (Durchzug)	4–6 Monate
Blasenekstrophie	1–2 Jahre
Phimose	12–18 Monate
Hypospadie und Epispadie	4–6 Jahre
Kryptorchismus	2–6 Jahre
Hämangiome	2–4 Jahre
Syndaktylie	ab 6. Monat
Hexodaktylie	6 Monate
Luxatio coxae: konservativ	sofort
Luxatio coxae: operativ	2–3 Jahre
Klumpfuß: konservativ	sofort
Klumpfuß: operativ	ab 4–6 Monaten

werden, das ein Einzugsgebiet mit einer Bevölkerung von mehreren Hunderttausend zu versorgen hat.

Transportprobleme

Von 1000 Neugeborenen bedürfen 3 oder 4 Kinder einer dringlichen Sofortoperation. Der Transport in ein kinderchirurgisches Zentrum ist daher bedeutungsvoll. Unter guter Überwachung kann ein langer Weg schadlos überstanden werden.

Das Ziel jedes Transports muß darin bestehen, das Kind, selbst mit einer bedrohlichen Mißbildung (Ösophagus, Darm, Analatresie, Zwerchfellhernie, Laparoschisis, Omphalozele, Herzvitium usw.), sicher zu überführen. Zu verhüten sind Hypothermie, Hypoxie, Azidose und Schock, zu verhindern Erbrechen und Aspiration. Als Begleitpersonen sind stets eine Schwester oder ein Arzt vorzusehen, die sich in Wiederbelebungsmaßnahmen, Intubation und Infusionstherapie auskennen.

Das Neugeborene liegt flach, in Seitenlage, meist in einer wärmbaren Isolette. Wenn eine Atresie des Verdauungstrakts vermutbar ist, wird Speiseröhre oder Magen mit Sonde und Spritze regelmäßig leergesaugt. Ein Sauggerät wird für den Fall von Aspiration oder Verschleimung der Luftwege bereitgehalten. Zusätzliche Sauerstoffgaben und Wärmespenden sind vorzusehen. Kinder mit Zwerchfellhernien oder Lungenmißbildungen werden einen Transport nur intubiert und mit aktiver Beatmung überstehen. Bedarf der Weg ins Spital längerer Zeit, wird vorgängig ein Nabelkatheter für die intervallweise Zufuhr von Natriumbicarbonat eingeführt. Mit dem Kind sind stets die vorhandenen Labor- und Röntgenbefunde sowie die Angaben über Schwangerschaft und Geburt mitzubringen.

Beim Transport größerer, meist verunfallter und bewußtloser Kinder ist nicht so sehr die Schnelligkeit der Autofahrt entscheidend, als vielmehr die Sorge um freie Atmung durch Absaugen und Lagerung, oder gar die aktive Beatmung. Der Mitfahrer gehört immer neben den Patienten und nie neben den Fahrzeugführer! Bei jeder Überführung eines Patienten ist vorher einzurechnen, daß eine Panne oder schlechtes Wetter die Fahrt verlängern kann.

Literatur

Prader A.: Das Kind im Krankenhaus. Festansprache Pro Infirmis, Davos, 23. 9. 1972
Schärli A. F.: Kinderchirurgisches Lehrbuch für Krankenschwestern. Huber, Bern 1977

Physiologie des Neugeborenen

J. Pfenninger

Adaptationsvorgänge an das postnatale Leben

Die Neugeborenenperiode im engeren Sinne ist definiert als die ersten 7 und im weiteren Sinne als die ersten 28 Lebenstage. Sie ist charakterisiert durch tiefgreifende Änderungen in fast allen vitalen Organfunktionen sowie einigen Besonderheiten im Stoffwechsel.

Für den Ablauf der Adaptationsvorgänge sind die Schwangerschaftsdauer (Frühgeburt = unter 38 Schwangerschaftswochen, Termingeburt = 38–42 Schwangerschaftswochen, Übertragung = mehr als 42 Schwangerschaftswochen) und der Ernährungszustand des Neugeborenen entscheidend. Schwangerschaftsalter und Geburtsgewicht sind in

Tabelle 2 Häufung gewisser Adaptationsstörungen bei abnormer Schwangerschaftsdauer und abnormem intrauterinem Wachstum

Adaptationsstörung	Frühgeburt	Small for date	Übertragung
Aspirationssyndrom	–	++	++
Hyaline Membranen	++	–	–
Apnoen	++	+	+
Hypoglykämie	+	++	+
Belastungsikterus	++	+	–

1.4 Allgemeine Betrachtungen

Tabelle 3 Bestimmung des Gestationsalters nach *Usher*

	bis 36 Wochen	37–38 Wochen	39 Wochen und mehr
Fußsohlenfalten	vorderes $^1/_3$	vordere $^2/_3$	ganze Sohle
∅ Brustdrüsen	2 mm	4 mm	7 mm
Kopfhaare	fein + flaumig	fein + flaumig	grob + seidig
Ohrmuschel	kein Knorpel	wenig Knorpel	fest
Testes	im unteren Inguinalkanal		im Skrotum
Skrotum	klein, wenige Rugae		groß, viele Rugae
Große Labien	klaffend		kleine Labien bedeckt

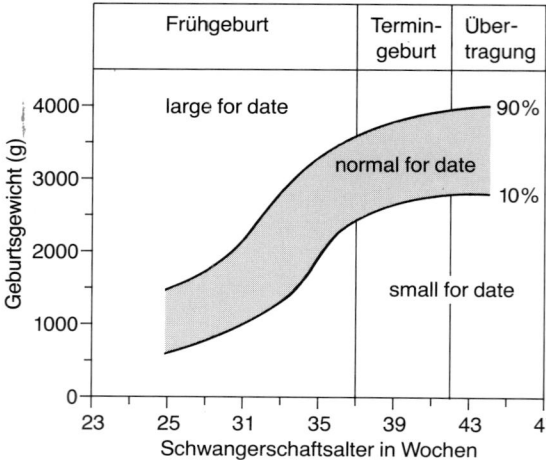

Abb. 1 Klassierung des Neugeborenen anhand der Schwangerschaftsdauer und des Geburtsgewichts.

Abb. 1 dargestellt, wobei dann eine Klassierung in large, normal und small for date möglich ist.
Über die Häufung gewisser Adaptationsstörungen bei abnormer Schwangerschaftsdauer respektive abnormem intrauterinem Wachstum gibt Tab. 2 Auskunft.
Zur Definierung des Schwangerschaftsalters eignen sich neben anamnestischen Angaben die Kriterien nach USHER (Tab. 3), oder ausführlicher, diejenigen nach DUBOWITZ.

Adaptation der Atmung

Bereits intrauterin werden unregelmäßige und oberflächliche Atemzüge gemacht. Bei der Passage durch den Geburtskanal wird ein Großteil der sich in der Lunge befindenden Flüssigkeit ausgepreßt, der Rest wird später über Lymphgefäße abtransportiert. Die ersten Atemzüge, ausgelöst durch eine Vielzahl chemischer und physikalischer Reize, müssen mit einem großen transpulmonalen Druckgradienten durchgeführt werden, damit sich die Lunge entfaltet. Für das »Offenbleiben der Lunge« sind dann die Anwesenheit eines »Surfactant« sowie Atemzüge einer gewissen Tiefe notwendig.
Die Steuerung der Atmung ist in dem Sinne erschwert, daß das Atemzentrum bei Vorhandensein einer Hypoxämie oder einer Hypothermie vermindert auf CO_2 anspricht. Es besteht zudem eine vermehrte Empfindlichkeit auf Opiate.
Die normale Atemfrequenz des Neugeborenen beträgt 30–55 Atemzüge pro Minute, das P_{aCO_2} 40–45 mmHg (5,3–6 kPa) und das P_{aO_2} 75–85 mmHg (10–11,3 kPa). Eine Störung der Atmung kann sich in einem sogenannten Atemnotsyndrom mit Tachypnoe, Nasenflügeln, Stöhnen, inspiratorischen Retraktionen und Zyanose äußern. Dem Atemnotsyndrom können mehrere Ätiologien zugrunde liegen, wie Hyaline-Membranen-Krankheit, Mekoniumaspiration, Wet-lung-Syndrome, Pneumothorax, neonatale Pneumonie, Zwerchfellhernie, kongenitale Herzvitien, Choanalatresie, Ösophagusatresie, Lungenblutung und andere. Die Diagnose muß mit einem Thoraxröntgenbild und anderen geeigneten Hilfsuntersuchungen gesichert und der funktionelle Zustand der Atmung mit arteriellen Blutgasen unter definierter Sauerstoffzufuhr beurteilt werden.
Partielle (vermindertes P_{aO_2}) oder globale Atmungsinsuffizienzen (P_{aO_2} vermindert, P_{aCO_2} erhöht) müssen mit dosierter Sauerstoffzufuhr respektive künstlicher Beatmung und kausaler Therapie der Grundkrankheit behandelt werden. Dabei sollte das P_{aO_2} in einen Bereich von 60–90 mmHg (8–12 kPa) gebracht werden. Höhere Werte bergen vor allem bei kleinen Frühgeborenen die Gefahr der retrolentalen Fibroplasie in sich. Als ungefähre Indikationen zur künstlichen Beatmung gelten:
- P_{aCO_2} über 55–60 mmHg (7,3–8 kPa) mit respiratorischer Azidose,
- P_{aO_2} unter 60 mmHg (8 kPa) bei über 60% Sauerstoffzufuhr,
- schwere Apnoeanfälle,
- ausgedehnte chirurgische Eingriffe am Abdomen oder Thorax,

wobei Allgemeinzustand, Grundkrankheit und klinischer Verlauf wesentliche Mitfaktoren in der Beurteilung sein müssen. Die Indikation zur Beatmung sollte großzügig gestellt werden, da damit die Sicherheit (vor allem vor hypoxischen Zwischenfällen) doch wesentlich erhöht werden kann. Voraussetzung ist natürlich eine gut eingespielte und ausgerüstete Intensivpflegestation.

Adaptation des Herz-Kreislauf-Systems

Hier findet eine große Umstellung vom fetalen Kreislauf (hoher pulmonaler Gefäßwiderstand, Durchblutung der Lungen durch ca. nur $1/10$ des Herzminutenvolumens, Rechts-links-Shunt auf Vorhofebene und via Ductus arteriosus, Gasaustausch in der Plazenta) auf zwei getrennte Kreisläufe (Lungen- und Systemkreislauf) statt. Der pulmonale Gefäßwiderstand sinkt, und der Ductus arteriosus und das Foramen ovale verschließen sich allmählich. Allerdings kann, vor allem bei Hypoxämien, durch Anstieg des pulmonalen Gefäßwiderstands und Wiedereröffnen des Ductus arteriosus erneut ein fetaler Kreislauf entstehen (vor allem bei Neugeborenen mit Zwerchfellhernie bekannt). In der Folge kommt es dann zu einem Rechts-links-Shunt auf Duktus- oder Vorhofebene, was die Hypoxämie im Sinne eines Circulus vitiosus verschlimmert.

Die normale Herzfrequenz des Neugeborenen beträgt 110–140 Schläge pro Minute, die minimal anzustrebenden systolischen Blutdruckwerte sind in Tab. 4 dargestellt (indirekte Messung an der oberen Extremität).

Tabelle 4 Minimal anzustrebende systolische Blutdruckwerte beim Neugeborenen (indirekte Messung an oberer Extremität)

< 1500 g	40–45 mmHg	(5,3–6 kPa)
1500–2000 g	45–50 mmHg	(6 –6,7 kPa)
2000–2500 g	45–50 mmHg	(6 –6,7 kPa)
2500–3000 g	50–60 mmHg	(6,7–8 kPa)
> 3000 g	55–65 mmHg	(7,3–8,7 kPa)

Das Blutvolumen des Neugeborenen beträgt 8 bis 10% des Körpergewichts, das Hämoglobin in den ersten Lebenstagen 16–22 g% (9,93–13,65 nmol/1 Hb [Fe]), was einem Hämatokrit von 48–66% entspricht.

Thermoregulation

Das Absinken der Umgebungstemperatur stellt an den Stoffwechsel des Neugeborenen sehr große Ansprüche, wobei das Kind wegen mangelhafter Isolierung durch Fettgewebe (besonders bei Frühgeborenen), Fehlen einer sogenannten »shivering Thermogenesis« (Wärmeproduktion durch Muskelzittern), relativ großer Körperoberfläche im Verhältnis zum Gewicht und beschränkter Möglichkeit zur kutanen Vasokonstriktion sich schlecht gegen eine kalte Umgebung wehren kann. Hypothermien (rektale Temperatur unter 36,0 °C) sind mit einer wesentlichen Komplikationsrate im Sinne von Atmungsdepression, Hypoglykämie, Azidose, Blutungen und gesteigerter Mortalität verbunden. Die Aufrechterhaltung einer Normothermie ist deshalb von größter Bedeutung. In diesem Zusammenhang ist eine Gewährleistung einer neutralen Umgebungstemperatur wichtig, bei der der Sauerstoffverbrauch minimal ist und die Körpertemperatur auf normalem Niveau gehalten wird. Die neutrale Umgebungstemperatur des Neugeborenen, in Abhängigkeit des Geburtsgewichts und des Lebensalters, ist in Tab. 5 dargestellt.

Nieren, Wasser- und Elektrolythaushalt

Die Nieren des Neugeborenen sind anatomisch und funktionell unreif. Die Normwerte für die Glomerulusfiltrationsrate betragen ca. 25 ml/min/1,73 m^2 (0,417 ml/s/1,73 m^2) (Anstieg auf 125 ml/min/1,73 m^2 [2,08 ml/s/1,73 m^2] im 1.–2. Lebensjahr), die Konzentrationsfähigkeit der Nieren ist herabgesetzt (600–700 mosm/l[mmol/l]), die Rückresorption von Natrium und die renale Säureausscheidung sind beschränkt. Die Nieren des Neugeborenen sind äußerst empfindlich auf Durchblutungsstörungen, was die relativ hohe Inzidenz von perioperativer Niereninsuffizienz erklärt, falls nicht besondere Vorsichtsmaßnahmen getroffen werden, um diese Komplikationen zu vermeiden (s. intraoperative Flüssigkeitszufuhr). Der insensible Wasserverlust kann beträchtlich sein, vor allem bei kleinen Frühgeburten unter Phototherapie (17–83 ml/kg Körpergewicht/Tag). Das Neugeborene enthält mehr Körperwasser als ältere Kinder (bis zu 80% des Körpergewichts), und das Extrazellulärvolumen ist relativ groß (ca. 35% des Körpergewichts). Täglich werden ca. 15% des Körpergewichts an Wasser umgesetzt. Störungen des Wasser- und Elektrolythaushalts treten deshalb sehr rasch auf. Für das Neugeborene im Steady State hinsichtlich Wasser- und Elektrolythaushalt beträgt der Wasserbedarf 65–75 ml/kg Körpergewicht pro Tag in Form 10%iger

Tabelle 5 Neutrale Umgebungstemperatur für das Neugeborene

Alter	Stunden				Tage		Wochen		
	0–2	2–6	6–12	12–24	1–7	7–12	2–4	4–6	6–8
Geburtsgewicht									
1500 g	36 °C	35 °C	35 °C	35 °C	35 °C	34 °C	33 °C	33 °C	32 °C
1500–2000 g	36 °C	35 °C	35 °C	34 °C	33 °C	33 °C	33 °C	32 °C	32 °C
2000–2500 g	36 °C	35 °C	34 °C	33 °C	33 °C	33 °C	32 °C	32 °C	
2500 g	36 °C	35 °C	34 °C	33 °C	33 °C	32 °C			

Glucose (0,56 mol/l) in den ersten 3 Lebenstagen, später gelten die in Abschnitt »Allgemeine perioperative Behandlung« erwähnten Mengen.

Stoffwechsel

Hypoglykämie. Die Hypoglykämie ist definiert als Blutglucose unter 30 mg% (1,67 mmol/l) bei Termingeborenen unter 72, unter 40 mg% (2,22 mmol/l) bei Termingeborenen über 72 Lebensstunden oder unter 20 mg% (1,11 mmol/l) bei Frühgeborenen (Definitionen der Schweizerischen Neonatologie-Gruppe). Vor allem die symptomatische Hypoglykämie kann mit Schädigungen des Zentralnervensystems vergesellschaftet sein. Die häufigste Ursache der Hypoglykämie sind mangelnde Glycogenreserven (Frühgeburten, Mangelgeburten, Status nach Asphyxie und Unterkühlung, fehlende Ernährung). Bei Kindern diabetischer Mütter wird die häufig vorhandene Hypoglykämie im Sinne einer überschießenden Gegenregulation durch vermehrte Insulinproduktion verstanden. Hypoglykämieverdächtige Symptome sind Tremor, Apnoe, Krämpfe, Zyanose, Apathie und Hypotonie. Bei Risikokindern müssen die Blutglucose überwacht und eine Hypoglykämie durch Frühernährung oder intravenöse Glucosezufuhr in Form einer 10%igen (0,56 mol/l) Lösung verhindert werden. Hypoglykämien werden durch Zufuhr von 20%iger (1,11 mmol/l) Glucose 2 ml/kg Körpergewicht pro Dosis auskorrigiert. Kinder diabetischer Mütter werden vorzugsweise mit Glucagon behandelt (Glycogenreserven sind ja reichlich vorhanden).

Hypokalzämie. Eine neonatale Hypokalzämie ist definiert als Serumcalcium unter 8 mg% (2 mmol/l) für Termingeborene und unter 7 mg% (1,75 mmol/l) für Frühgeborene. Ursachen einer Hypokalzämie sind mangelhafte Reserven (Frühgeburt), Unreife der Parathyreoidea und mangelhafte Calciumzufuhr. Sie wird durch i. v. Calciumzufuhr in der Größenordnung von 3–5 ml/kg Körpergewicht pro Tag (10%iges [0,23 mol/l] Calciumgluconat) behandelt.

Hyperbilirubinämie. Als Ursachen eines Neugeborenenikterus sind eine vermehrte Hämolyse (Rhesus- oder AB0-Inkompatibilität und andere), eine ungenügende Glukuronisierung des indirekten Bilirubins (Unreife, Nahrungskarenz, kongenitale Hypothyreose und andere), eine Störung der Bilirubinexkretion (Allgemeininfektionen, Galaktosämie und andere) und eine Störung des Gallenabflusses (Gallengangsatresie) möglich. Durch entsprechende Laboruntersuchungen muß der jeweilige Grund eines Ikterus abgeklärt werden. Gefürchtet ist ein hohes indirektes Bilirubin, das bei kleinen Risikopatienten bereits bei relativ tiefen Serumwerten zum Kernikterus führen kann (bei kleinen Frühgeburten bereits ab 10–11 mg% [171 bis 188 µmol/l] möglich). Als Therapie der Hyperbilirubinämie stehen die Phototherapie und Austauschtransfusion zur Verfügung. Umstände, die die Gefahr eines Kernikterus vergrößern, umfassen: perinatale Asphyxie, Atemnotsyndrom, metabolische Azidose, Hypothermie und Hypoproteinämie. In diesen Fällen muß die Therapie des Ikterus entsprechend bei tieferen Serumwerten eingeleitet werden.

Auswirkungen der Neugeborenenadaptationsvorgänge auf die perioperative Behandlung

Ziel der perioperativen Behandlung ist es, dem Neugeborenen mit einem möglichst normalen »Milieu intérieur« über eine in doppeltem Sinne kritische Zeitspanne hinwegzuhelfen.

Präoperativ sollte der Patient, soweit es von der chirurgischen Problematik her möglich ist, stabilisiert werden, wobei folgende Punkte gesichert sein müssen:
- Korrektur einer respiratorischen Insuffizienz,
- Herstellung einer Normovolämie/Korrektur einer Anämie,
- Ausgleich einer Hypothermie,
- Behandlung einer Hypoglykämie,
- Ausgleich von Azidosen (s. S. 1.15),
- Ausgleich von Flüssigkeitsdefiziten.

Diese Stabilisierung sollte in ca. 2–3 Stunden erreicht sein. Erst dann können Anästhesie und Operation mit vernünftigem Risiko durchgeführt werden.

Intraoperativ sollte neben anästhesiologischen Aspekten erneut besonders die Erhaltung einer Normothermie, Normoglykämie und Normoxie beachtet werden. Wegen der Gefahr eines postoperativen Nierenversagens muß die Flüssigkeit relativ großzügig verabreicht werden. Wir verwenden dazu ein Gemisch von Ringerlactat und Glucose 40% (9 : 1) als Erhaltungstherapie (dazu kommt natürlich der Ersatz laufender Verluste).

Dosierung:
- wenig traumatische Eingriffe   5 ml/kg KG/h
- mäßig traumatische Eingriffe   8–10 ml/kg KG/h
- stark traumatische Eingriffe 12–15 ml/kg KG/h
- pro Narkoseeinleitung   5–10 ml/kg KG

Postoperativ gelten die gleichen Prinzipien. Zur Vermeidung einer Niereninsuffizienz wird ca. 12–24 Stunden postoperativ mit einer Ringer-/Glucoseinfusion weitergefahren (hohes Natriumangebot an die Nieren, damit Vermeidung eines Hyperaldosteronismus; Vermeidung einer Verdünnungshyponatriämie; Kompensation der interstitiellen Drittraumverluste; s. S. 1.9).

Literatur

Bennett, E. J.: Fluid balance in the newborn. Anaesthesiology 43 (1975) 210

Brady, J. P., P. M. Dunn: Chemoreceptor reflexes in the newborn infant. Effect of CO_2 on the ventilatory response to hypoxia. Pediatrics 45 (1970) 206

Brownridge, P.: Foetal hypoxia – an anaesthesist's approach to classification and prevention. Anaesth. and Intens. Care 6 (1978) 5

Dubowitz, L. u. Mitarb.: Clinical assessment of gestational age in the newborn infant. J. Pediat. 77 (1970) 1

Fanaroff, A. A. u. Mitarb.: Insensible water loss in low birth weight infants. Pediatrics 50 (1972) 236

Fox, W. W. u. Mitarb.: Pulmonary hypertension in the perinatal aspiration syndromes. Pediatrics 59 (1977) 205

Lubchenco, L. O., H. Berd: Incidence of hypoglycemia in newborn infants classified by birth weight and gestational age. Pediatrics 47 (1971) 831

Maisels, M. J.: Bilirubin. On understanding and influencing its metabolism in the newborn infant. Pediat. Clin. N. Amer. 19 (1972) 447

Oh, W.: Disorders of fluids and electrolytes in newborn infants. Pediat. Clin. N. Amer. 23 (1976) 601

Oliver, T. K.: Temperature regulation and heat production in the newborn. Pediat. Clin. N. Amer. 12 (1965) 765

Seligman, J. W.: Recent and changing concepts of hyperbilirubinemia and its management in the newborn. Pediat. Clin. N. Amer. 24 (1977) 509

Shannon, D. C.: Respiratory care in the newborn. Crit. Care Med. 5 (1977) 10

Tsang, R. C., E. F. Donovan, J. J. Steichen: Physiology and pathology in the neonate. Pediat. Clin. N. Amer. 23 (1976) 611

Usher, R. u. Mitarb.: Judgement of fetal age. Pediat. Clin. N. Amer. 13 (1966) 835

Allgemeine perioperative Behandlung

Operative Vorbereitung

A. F. Schärli

Die Maßnahmen, die vor einer Operation beim Kind zu treffen sind, richten sich nach seinem Alter, seinem Allgemeinzustand, nach der Dringlichkeit, der Art und Größe des Eingriffs.
Vor nichtdringlichen Operationen bleiben die Kinder während 4–6 Stunden nüchtern, damit sie zu Beginn der Narkose oder während des Eingriffs nicht erbrechen. Erbrechen in dieser Phase bringt die Gefahr für eine Aspiration und für eine Pneumonie. Ältere Kinder erhalten am Vorabend der Operation eine leichte Mahlzeit und eventuell in der Nacht noch etwas Flüssigkeit. Säuglinge werden am Vortag nach ihrem normalen Regime ernährt. 4–6 Stunden vor dem Eingriff wird ihnen noch ein milchfreier Schoppen verabreicht.
Am Vortag der Operation ist eine spontane Darmentleerung erforderlich, vor Abdominaloperationen wird das Rektum durch einen kleinen Einlauf entleert. Vor Darmoperationen (z. B. Rektosigmoidektomie bei Morbus Hirschsprung, Ureterenimplantation ins Sigma) sind wiederholte Einläufe zur völligen Entleerung des Dickdarms notwendig. Die Entleerung des Magens und Dünndarms mit warmer Kochsalzlösung oder durch Saugdrainage ist bei allen Formen des Ileus und bei der Pylorusstenose indiziert. Diese Maßnahmen verhüten das Erbrechen und erleichtern durch Bekämpfung des Meteorismus den operativen Eingriff.

Eine *medikamentöse* Vorbereitung erübrigt sich in den meisten Fällen. Nur bei ängstlichen Kindern geben wir zur Beruhigung für die Nacht vor dem Eingriff ein leichtes Sedativum oder Schlafmittel (Valium, Mogadon). Bei Neugeborenen ist vor jeder Operation wegen der bestehenden Hypoproteinämie Vitamin K (Konakion) zu injizieren (über die Narkosevorbereitung s. S. 1.24). Die präoperative Verwendung von Antibiotika oder Sulfonamiden ist immer dann indiziert, wo sie auch postoperativ notwendig oder wo eine echte Prophylaxe wesentlich ist (vgl. S. 1.31).

Der *psychologischen* Vorbereitung kommt bei jedem Kind jenseits des Säuglingsalters wesentliche Bedeutung zu. Die Aufklärung hat vorzugsweise schon zu Hause anhand von Erzählungen oder geeigneter Literatur durch die Mutter zu erfolgen. Im Spital wirken Schwester und behandelnder Arzt im gleichen Sinne. Ein Kind, das den Sinn des Eingriffes und seinen günstigen Ausgang zum voraus erfassen kann, ist viel eher bereit, auch Unangenehmes auf sich zu nehmen. Deshalb sind Wahloperationen vorzugsweise erst nach dem 4. Lebensjahr durchzuführen. Andererseits ist ein Kind, das schon am Vortag des Eingriffes im Kinderspital eintritt und sich mit der neuen Umgebung vertraut machen kann, meist besser für eine Operation vorbereitet als eines, das »nur« für einen ambulanten Eingriff in beinahe unpersönlicher Atmosphäre kommt und unter dem Zeitdruck des Personals der notwendigen Einfühlung entbehrt.

Infusionstechnik

J. Pfenninger

Die Infusionstechnik hat sich nach verschiedenen Gegebenheiten zu richten:
- Alter des Kindes mit entsprechender Zugänglichkeit bestimmter Venen,
- Art der benötigten Flüssigkeitstherapie (Schockbehandlung, Flüssigkeitserhaltungstherapie, parenterale Ernährung),
- Dauer einer Infusionstherapie,
- Ausbildungsstand des Arztes im Hinblick auf verschiedene Techniken.

Butterfly-Nadeln eignen sich vor allem für Infusionen in Kopfvenen bei Neugeborenen und Säuglingen (Fixation durch Gipsstreifen) oder kurzfristig in Handvenen während der Anästhesie. In der Größe 19 und 21 (0,8 respektive 0,6 mm Innendurchmesser) kann auch relativ viel Volumen pro Zeiteinheit verabreicht werden, so daß sie beschränkt in der Schockbehandlung verwendbar sind. Sie sind einfach im Gebrauch (Nadel und Schlauch mit NaCl 0,9% [154 mmol/l] füllen, nach Durchstechen der Haut Spritze abnehmen und proximales Ende des Schlauches tief halten, wodurch das Blut durch Gravitation in den Schlauch zurückfließt, sobald die Nadel in der Vene liegt) und praktisch risikofrei.

Kurze, großlumige Kunststoffkanülen (Kunststoffkanüle über Stahlhohlnadel) sind vor allem in der Schockbehandlung und für die Anästhesie geeignet, wo innerhalb kurzer Zeit große Volumina gegeben werden müssen. Die Punktionstechnik setzt einige Übung voraus, und die Anwendung ist meist auf größere Kinder beschränkt (Extremitätenvenen, oberflächliche Halsvenen).

Lange Kunststoffkatheter (Katheter durch großlumige Stahlhohlnadel) sind in entsprechender Größe in jeder Alterskategorie anwendbar. Bevorzugte Punktionsstellen sind beim Neugeborenen und Säugling die Vena basilica und die Venen des Handrückens. Beim Zugang durch die Vena saphena magna über dem Knöchel ist meist mit einer raschen Entwicklung einer Phlebitis zu rechnen. Bei der Punktion einer oberflächlichen Halsvene kann der Katheter oft nicht über die Einmündungsstelle in die tiefe Halsvene vorgeschoben werden. Indikationen zu diesem Typ von Katheter sind mittelfristige Flüssigkeitszufuhr (3–10 Tage), Gabe von i. v. Medikamenten und parenterale Ernährung mit niederosmolaren Lösungen via periphere Vene. Gelegentlich gelingt es, die Spitze des Venenkatheters in eine zentrale Position zu bringen (s. unten).

Der gleiche Typ eines Katheters wird verwendet für sogenannte *zentrale Venenkatheter* (Zugang via Vena subclavia, Vena jugularis interna oder Vena femoralis, wobei letztere nach Möglichkeit wegen des Risikos einer Infektion und Thrombose vermieden werden sollte). Als zentraler Venenkatheter kann auch ein Silastickatheter verwendet werden, der durch einen freigelegten Nebenast der tiefen Halsvene eingeführt wird (sogenannte »life line«). Die Spitze der zentralen Venenkatheter sollte am Übergang der Vena cava superior respektive inferior (bei Zugang via Vena femoralis oder Nabelvene) zum rechten Vorhof liegen. Die Einlage und Pflege des Katheters hat unter striktester Asepsis zu erfolgen. Die Technik der Punktion, vor allem der Vena subclavia und der tiefen Halsvene, ist anspruchsvoll und in der Hand des Ungeübten gefährlich (Pneumothorax, arterielle Blutung, Luftembolie), weshalb vor einer unkritischen Anwendung dieser Methode gewarnt wird. Zentrale Venenkatheter sind geeignet für eine langdauernde parenterale Ernährung mit hyperosmolaren Lösungen sowie zur Messung des Zentralvenendrucks (ZVD). Sie stellen eine potentielle und gefährliche Infektionsquelle dar. Falls der Verdacht auf eine Kathetersepsis besteht, muß der Katheter sofort entfernt und bakteriologisch untersucht werden (Spülflüssigkeit und Katheterspitze).

Eine Sonderstellung nimmt der *Nabelvenenkatheter* beim Neugeborenen ein. Er ist sehr leicht zu plazieren, hat aber die wesentliche Komplikationsmöglichkeit der Luftembolie und der Nabelvenenthrombose mit späterer portaler Hypertonie. Er sollte deshalb nur so kurz als nötig belassen werden, und Injektionen von hyperosmolaren Lösungen sollten nach Möglichkeit vermieden werden. Seine Hauptindikation ist die primäre Neugeborenenreanimation.

Venenfreilegungen sollten möglichst vermieden werden, vor allem, wenn es sich um Kinder mit komplexen Problemen handelt, die wiederholte Hospitalisationen und Operationen erfordern. Beim schockierten Patienten ist die Freilegung der Vena saphena magna über dem Knöchel mit Punktion unter direkter Sicht durch eine großlumige kurze Kanüle jedoch manchmal der rascheste und wirksamste Weg zur Schaffung eines venösen Zuganges.

Arterienkatheter. Arterienkatheter sind geeignet zur kontinuierlichen Druckmessung bei hämodynamisch instabilen Patienten und zu wiederholten Blutentnahmen vor allem zur Bestimmung der arteriellen Blutgase. Praktisch alle Arterien sind als Katheterisierungsstellen möglich, wobei aber mit unterschiedlichen Komplikationsraten gerechnet werden muß. Im Neugeborenenalter wird die Nabelarterie vorgezogen: Der Nabelarterienkatheter wird durch den Nabelstumpf oder via eine freigelegte Stelle infraumbilikal in die Aorta vorgeschoben, wobei die Spitze des Katheters auf Zwerchfellhöhe liegen sollte. Der Nabelarterienkatheter braucht nicht dauernd gespült zu werden. Thromboembolische Komplikationen sind nicht selten und meist schwerwiegenden Charakters. Im Neugeborenenalter und später können auch die A. radialis, dorsalis pedis oder temporalis mit kleinen Kathetern kanüliert werden, entweder direkt perkutan oder unter Sicht nach Freilegung. Diese Katheter müssen mit einer heparinhaltigen Flüssigkeit (2 Einheiten Heparin pro ml NaCl 0,9% [154 mmol/l]) dauergespült werden.

Literatur

Dangel, P.: Die Technik der Infusionsbehandlung und der parenteralen Ernährung bei Neugeborenen und Säuglingen. Infusionstherapie 2 (1975) 34

Dudrick, S. J., E. Copeland: Parenteral hyperalimentation. In: Surgery Annual, hrsg. von L. M. Nyhus. Appleton-Century-Crofts, New York 1973

Galvis, A. G. u. Mitarb.: An improved technique for prolonged arterial catheterisation in infants and children. Crit. Care Med. 4 (1976) 166

Mokrohisky, S. T. u. Mitarb.: Low positioning of umbilical-artery catheters increases associated complications in newborn infants. New Engl. J. Med. 299 (1978) 561

Wasser- und Elektrolyttherapie

A. F. SCHÄRLI

Die Verbesserung der chirurgischen Ergebnisse der letzten 20 Jahre ist vor allem die Folge von Fortschritten der präoperativen Untersuchung und Vorbereitung, der präoperativen Erhaltungsbehandlung und der postoperativen Nachsorge. Die Berücksichtigung der Bedürfnisse des Organismus an Wasser und Salzen hat auf dem Gebiet der Chirurgie dazu beigetragen, die Resistenz gegenüber operativen Eingriffen zu erhöhen, den Heilungsverlauf zu fördern und postoperative Komplikationen zu verhüten. In der Kinderchirurgie haben therapeutische Maßnahmen zur Regulierung des Wasser- und Elektrolythaushalts ganz besondere Bedeutung, da beim Kind schon unter normalen Verhältnissen mit relativ höheren Umsätzen zu rechnen ist als beim Erwachsenen. So beträgt bei einem Säugling die täglich ausgeschiedene Wassermenge durch Urin, Stuhl, Schweiß und Perspiratio insensibilis ungefähr die Hälfte der extrazellulären Flüssigkeitsmenge, beim Erwachsenen nur ein Siebtel.

Freilich hat auch der junge Organismus die Fähigkeit, leichtere vorübergehende Verschiebungen in kurzer Zeit von selbst aufzuholen und so die Konstanz des inneren Milieus (Wasserstoffionenkonzentration, osmotischer Druck, chemische Zusammensetzung und Wassergehalt) zu wahren. Stellen sich aber als Folge eines operativen Eingriffes oder einer Krankheit Defizite ein, und ist eine orale Ernährung während langer Zeit nicht möglich, so vermag der Organismus aus eigener Kraft sein inneres Gleichgewicht nicht mehr aufrechtzuerhalten. Neben den Wasser- und Elektrolytverlusten werden die Kohlenhydratreserven aufgebraucht und Fette und Proteine abgebaut.

Unter diesen Umständen müssen Wasser- und Elektrolytverluste parenteral gedeckt werden, der Proteinabbau ist durch Kalorienzufuhr zu bremsen, fehlende Stickstoffmoleküle sind durch Aminosäurenlösungen zu ersetzen und allfällige weitere Stoffwechselstörungen sind durch entsprechende Maßnahmen zu beheben.

Zu dieser parenteralen Therapie eignet sich nur die intravenöse Infusion über periphere oder zentrale Venen. Subkutane, rektale oder peritoneale Infusionen sind wegen der hohen Komplikationsgefahren vollständig verlassen. Maßgebend für die Wahl der zu infundierenden Flüssigkeitsmengen und ihrer quantitativen Zusammensetzung ist die Bestimmung oder Abschätzung der eingetretenen Verluste.

Therapeutisch ergeben sich dabei folgende Aufgaben:
- Die Deckung der normalen Verluste während der Periode, in welcher eine orale Ernährung nicht möglich ist.
- Die Deckung der infolge der Krankheit bereits vorhandenen abnormen Defizite, wie sie durch Fieber, Erbrechen, Durchfälle, Exsudation usw. entstanden sind.
- Die Deckung der sich im weiteren Verlauf infolge der Krankheit oder therapeutischer Maßnahmen (Operation, Saugdrainage) einstellenden abnormalen Verluste.

Für den Kinderchirurgen sind zunächst Überlegungen über die Auswirkungen von Anästhesie und Operation auf den Stoffwechsel wichtig.

Reaktion des Stoffwechsels auf einen chirurgischen Eingriff

Auch beim Kind ist der Flüssigkeitshaushalt von Beginn der Anästhesie bis zum 4. postoperativen Tag verschiedenen Störungen besonders der hormonalen Regulation unterworfen. Sie betreffen Veränderungen der Osmoregulation, der Ausschüttung von antidiuretischem Hormon (ADH) und der Aldosteronsekretion. Dazu tritt ein Gewebsabbau, die Mobilisation von Energiequellen und die Produktion von zusätzlichen Nebennierenrinden- und Markhormonen.

Bereits die *Anästhesie* beeinflußt den Flüssigkeitshaushalt: Durch die vermehrte ADH-Ausschüttung erfolgt zunächst eine Antidiurese mit einer Einschränkung des Urinvolumens und einem Anstieg der Urinkonzentration. Gleichzeitig erfolgt eine Steigerung der Mineralocorticoide, besonders des Aldosterons und damit eine vermehrte Natriumretention. Die überschießende Wasser- und Natriumretention der operativen oder postoperativen Phase kann durch Störungen der Hämodynamik, Blutdrucksenkung oder renalen Durchblutung noch verstärkt werden (TRUNIGER 1974).

Auch der *operative Eingriff* selbst führt eine Reihe von Störungen herbei: Operativer Blutverlust, extrazelluläre Flüssigkeitsabwanderung durch Wundsekrete und Wundödeme können eine prärenal bedingte Einschränkung der Nierenfunktion bewirken. In dieser Situation ist die Kaliumzufuhr nur mit Vorsicht vorzunehmen.

Somit betreffen die hauptsächlichen Störungen in Streß, Trauma und Operation die Nieren. Die Clearance für freies Wasser ist vermindert und die Urinosmolarität ist um 750 mosm/l (mmol/l) fixiert. Die Natriumkonzentration im Urin ist wegen der tubulären Mehrresorption von Natrium und Bicarbonat reduziert. Diese Veränderungen sind die Antwort auf die bestehende Volumenreduktion. Die renalen Mechanismen hingegen haben den Sinn der Volumenerhaltung.

Nach dem 3. oder 4. postoperativen Tag klingen diese Veränderungen des Wasser- und Salzhaushalts ab. Der Erhaltungsbedarf nähert sich wieder den Normbedingungen.

Deckung der normalen Verluste (Erhaltungsbedarf)

Die Berechnung der Erhaltungstherapie wird gerne auf die Körperoberfläche bezogen. Diese läßt sich aus Gewicht und Länge anhand eines Nomogramms (Abb. 2 a u. b) bestimmen. Für die Praxis genügt jedoch, wenn man sich die approximative Körperoberfläche folgender Altersstufen merkt (Tab. 6):

Tabelle 6   Durchschnittliche Körperoberfläche

Neugeborenes Kind	ca. 0,25 m^2
2jähriges Kind	ca. 0,5 m^2
9jähriges Kind	ca. 1,0 m^2
Erwachsener	ca. 1,7 m^2

Aus den in Tab. 7 angegebenen Werten können die durchschnittlichen Bedürfnisse für die Erhaltungstherapie berechnet werden.

Tabelle 7   Durchschnittliche Bedürfnisse pro m^2 Körperoberfläche und pro 24 Stunden

Wasser	1800 ml
Natrium, Chlor	45 mval (45 mmol)
Kalium	30 mval (30 mmol)
Kalorien	1700 kcal (7118 kJ)

Die Berechnung des Wasser- und Salzbedarfs nach der Körperoberfläche ist für das Säuglingsalter und für ein Körpergewicht zwischen 6 und 14 kg ungenau oder unzutreffend. Deshalb hat sich das Schema von HOLLIDAY u. SEGAR besser durchgesetzt (Tab. 8). Dieses bezieht den Wasserbedarf auf die kalorischen Bedürfnisse im Ruhezustand. Bis zu einem Gewicht von 10 kg wird angenommen, daß 100 kcal/kg (419 kJ/kg) verbraucht werden. Für die nächsten 10 kg Körpergewicht sind es zusätzlich 50 kcal/kg (209 kJ/kg), und bis 30 kg noch weitere 20 kcal/kg (84 kJ/kg).

Tabelle 8   Kalorischer Verbrauch und Wasserbedarf nach dem Körpergewicht

1–10 kg	100 kcal/kg (419 kJ/kg)
11–20 kg	1000 kcal + 50 kcal/kg (4187 kJ + 209 kJ/kg)
21–30 kg	1500 kcal + 20 kcal/kg (6280 kJ + 84 kJ/kg)
	(für 100 kcal [419 kJ] werden je 100 ml Wasser benötigt)

Die Gabe von 100 ml Flüssigkeit je 100 Bedarfskalorien (419 kJ) korrelieren gut mit den Ansprüchen, die durch insensible Verluste und Urinausscheidung entstehen. Diese sind mit 70–100 ml/kg/Tag beim Säugling und Kleinkind doppelt so groß wie beim Erwachsenen. Der Grund liegt darin, daß bei Milchernährung mehr urinpflichtige

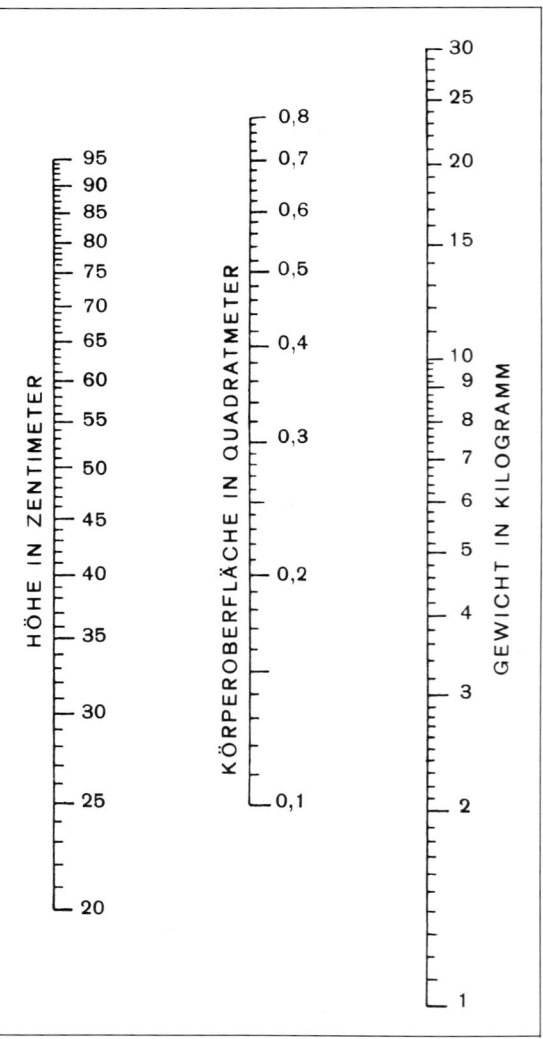

Abb. 2a u. b   Nomogramme zur Bestimmung der Körperoberfläche aus Gewicht und Höhe.

Wasser- und Elektrolyttherapie 1.11

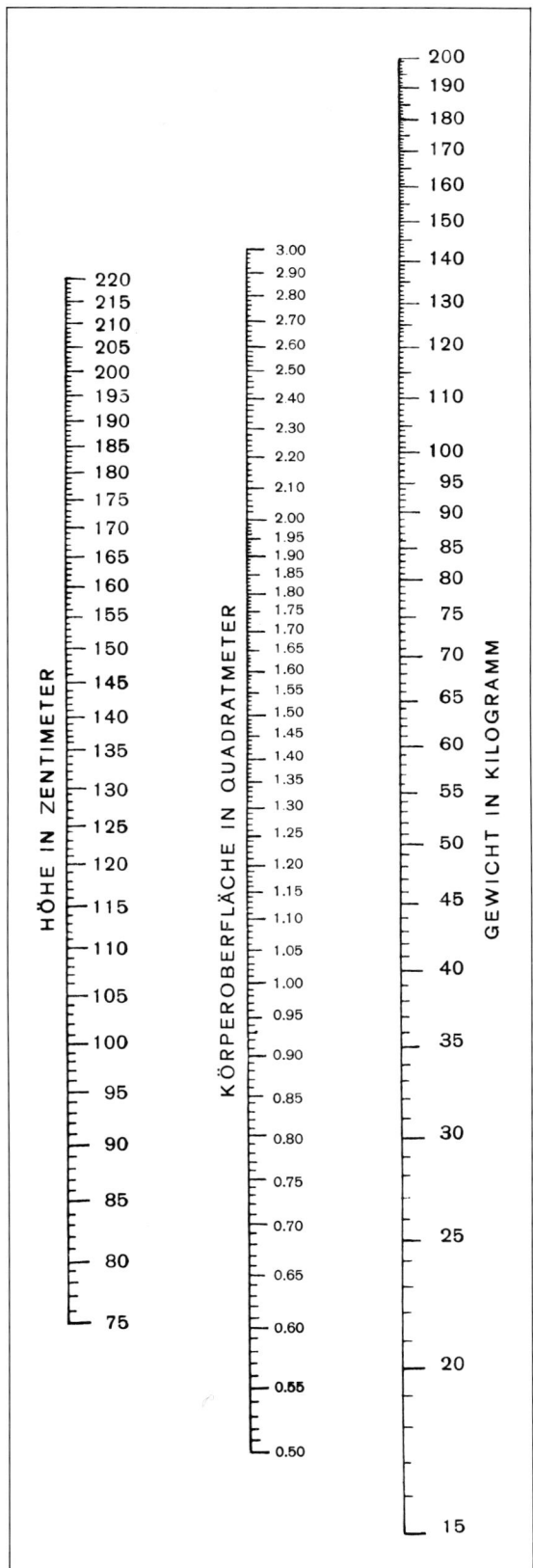

Stoffe anfallen (50 mosm[mmol]/kg/Tag) und die Nieren zunächst nur über eine Konzentrationsfähigkeit bis 800 mosm/l(mmol/l) verfügen. Die Mindesturinmenge liegt daher um 40–50 ml/kg/Tag (Erwachsener: 10 ml/kg/Tag). Die Perspiratio insensibilis und sensibilis beträgt beim Säugling 30–50 ml/kg/Tag (Erwachsener: 10–20 ml/kg/Tag) (DIBBINS u. KIESEWETTER 1969).

Der Elektrolytbedarf korreliert mit dem Wasserverlust über Nieren und Perspiratio insensibilis. Die minimale Elektrolytkonzentration pro 24 Stunden beträgt (Tab. 9):

Tabelle 9 Elektrolytbedarf nach dem Körpergewicht

Natrium	2–3 mval(mmol)/100 kcal (419 kJ) (oder pro kg)
Chlor	2 mval(mmol)/100 kcal (419 kJ) (oder pro kg)
Kalium	1–2 mval(mmol)/100 kcal (419 kJ) (oder pro kg)

Beispiel:
2jähriges Kind, 12 kg. Flüssigkeits- und Elektrolytbedarf nach HOLLIDAY u. SEGAR:
Wasser 1000 + (2 × 50) = 1100 ml,
Natrium 3 × 12 mval (mmol)
  = 36 mval (mmol),
Chlor 3 × 12 mval (mmol)
  = 36 mval (mmol)
(NaCl = 36 mval [mmol]
  = ca. 230 ml NaCl-Lösung),
Kalium 18 mval (mmol).

Die 36 mval (mmol) NaCl sind in rund 230 ml physiologischer Kochsalzlösung (0,9% [154 mmol/l]) enthalten, die etwa $1/5$ des Wasserbedarfs (1100 ml) entsprechen. In der Praxis wird für die Deckung des Minimalbedarfs an Natrium und Chlor eine Lösung mit $1/5$ NaCl 0,9% (154 mmol/l)/$4/5$ Glucose 5% (0,28 mmol/l) intravenös verwendet. Der Bedarf an Kalium kann dieser Lösung als Konzentrat beigegeben werden.

Deckung bereits vorhandener Verluste (Korrektivbedarf)

Die Störungen des Wasser- und Elektrolythaushalts infolge Krankheit oder notwendiger therapeutischer Maßnahmen sind vielfältig. Die Kenntnis einer Reihe von abnormen Zuständen und ihres Entstehungsmechanismus ist von Bedeutung.

– Die *Anamnese* ergibt Aufschluß über die Dauer und Schwere der Erkrankung, über die Art und Weise, wie ein Defizit entstanden ist (Fieber, Erbrechen, Durchfälle, Urinausscheidung) und über die bereits erfolgten therapeutischen Maßnahmen (Trinkmengen, Infusionen).

– Aus dem *klinischen Befund* läßt sich der Grad einer Dehydratation abschätzen. Gewichtsab-

1.12 Allgemeine Betrachtungen

nahme, verminderter Hautturgor, trockene Schleimhäute, eingesunkene Augen, spitze Nase, eingesunkene Fontanelle und Durstfieber beim Säugling sowie schlecht gefüllter Puls und Bewußtseinsstörungen sind die typischen Symptome. Bei Exsikkosen ist der Turgor herabgesetzt.

- Die besten Hinweise sind aus den Veränderungen des *Körpergewichts* zu gewinnen.
- *Blutparameter*. Hämoglobin- und Hämatokritwerte sind nur von Bedeutung, wenn sie im wiederholten Vergleich während einer Behandlung verwendet werden. Die Bestimmung der Plasmaosmolarität und des Serumharnstoffs vermag über das Ausmaß der Hydratation zu sprechen.
- Die Urinosmolarität ist ein wertvoller Hinweis während der Hydratationsbehandlung. Bei Albuminurie oder Glukosurie sind die Werte aber aus diesen Gründen erhöht.
- Eine Führungsrolle, besonders während der Therapie, hat immer die Bestimmung des *Urinvolumens*. Auf eine normale Hydratation darf geschlossen werden, wenn die Ausscheidung 2–4 ml/kg/h beträgt, vorausgesetzt, daß nicht Diuretika verabreicht wurden oder eine Niereninsuffizienz vorliegt.
- Schwierig ist die Beurteilung einer *Elektrolytstörung* aus dem klinischen Befund. Solange eine Exsikkose besteht, stehen ihre Zeichen im Vordergrund und überdecken diejenigen eines Elektrolytdefizits. Leichte Wasser- und Elektrolytverluste werden durch die Niere korrigiert. Für schwere Fälle ist die Bestimmung besonders des Natriums und Kaliums unerläßlich. Für die Aufstellung eines Ionogramms (Abb. 3) bedarf man zusätzlich der Werte von Protein, Chlor und Bicarbonat (vgl. Tab. 10).
- Besteht der Verdacht auf eine Störung im Kalium- oder Calciumstoffwechsel, so ist die Aufnahme eines *EKG* angezeigt. Hyperkaliämie geht mit einer T-Erhöhung, Hypokaliämie mit T-Senkung einher.

Tabelle 10 Normalwerte der Elektrolyte im Blutserum

		mval/l	(mmol/l)
Kationen:	Kalium (K^+)	4,0–5,2	id
153 mval	Natrium (Na^+)	137–145	id
(150 mmol)	Calcium (Ca^{++})	5	2,5
	Magnesium (Mg^{++})	1,6	0,8
Anionen:	Chlor (Cl^-)	96–106	id
153 mval	Standard-		
	bicarbonat (HCO_3^-)	21–27	id
(150 mmol)	Protein	15	15
	Phosphat	3	1
	Sulfat	1	0,5
	Organische Säuren	6	

Pathophysiologie des Natrium- und Wasserhaushalts

Störungen der Körperflüssigkeiten betreffen vorwiegend den Wasser- und Natriumhaushalt. Der Verlust an Extrazellulärvolumen wird als Dehydratation, die Erhöhung der Extrazellulärflüssigkeit als Hydratation bezeichnet. Beide Volumenveränderungen können mit einem normalen, verminderten oder erhöhten Natriumgehalt einhergehen. Je nach der osmotischen Konzentration spricht man von isotoner, hypotoner oder hypertoner Dehydratation resp. Hydratation (SIEGENTHALER 1970).

Dehydratationszustände (Hypovolämie)

Isotone Dehydratation (extrazellulärer Flüssigkeits-, Blut- und Plasmamangel). Der Verlust an Wasser und Flüssigkeit in isotoner Masse erhält zwar die Osmolarität und damit das Intrazellulärvolumen, reduziert aber die extrazelluläre Flüssigkeit. Solche Zustände entstehen bei Erbrechen, Durchfällen, Verlusten aus Darm und Gallenfisteln und besonders nach Ausschwemmung mit Diuretika. Isotone Verluste resultieren ferner bei Peritonitis und bei Verbrennungen.
Das *klinische Bild* wird beherrscht durch die Auswirkungen des verminderten Herz-Kreislauf-Volumens (Hypovolämie): Tachykardie, Müdigkeit, Erbrechen, Durstgefühl. Mit dem verminderten Glomerulusfiltrat sinkt die Urinmenge, und im Blut steigt der Reststickstoff.
Die *Therapie* besteht in der Wiederherstellung des Kreislaufvolumens durch eine isotone Elektrolytlösung. Die Zufuhrmenge richtet sich nach dem klinischen Eindruck (Füllung der Fontanelle und der Venen) sowie im Anstieg des zentralen Venendrucks, in der Zunahme der Urinproduktion und der Wiederherstellung des Körpergewichts.

Hypertone Dehydratation (Wassermangel). Als Folge einer meist verminderten Wasseraufnahme oder Zufuhr, seltener wegen eines gesteigerten Wasserverlusts nimmt die Natriumkonzentration im Extrazellulärraum zu. Der Anstieg der Osmolarität bewirkt eine Flüssigkeitsabwanderung aus dem Intrazellulärraum. Gefährdet sind besonders Patienten mit sehr starkem Schwitzen, mit Hyperventilation, in der polyurischen Phase einer Niereninsuffizienz oder beim Diabetes insipidus.
Klinisch bestehen ein heftiger Durst (Durstexsikkose), trockene Schleimhäute, Urin mit hohem spezifischem Gewicht. Als Ausdruck des intrazellulären Wassermangels steigt die Temperatur, der Patient wird unruhig und deliriert (hyperosmolares Koma).
Therapeutisch ist durch Zufuhr einer hypotonen Lösung zunächst die Konzentrationshypernatriämie zu korrigieren und schließlich das intrazelluläre Volumen wiederherzustellen. Die Behandlung wird geleitet durch den Allgemeinzustand, das Urinvolumen und spezifische Gewicht und die Serumelektrolytwerte.

Abb. 3 Normales Ionogramm des Serums (nach *Fanconi-Wallgren*).

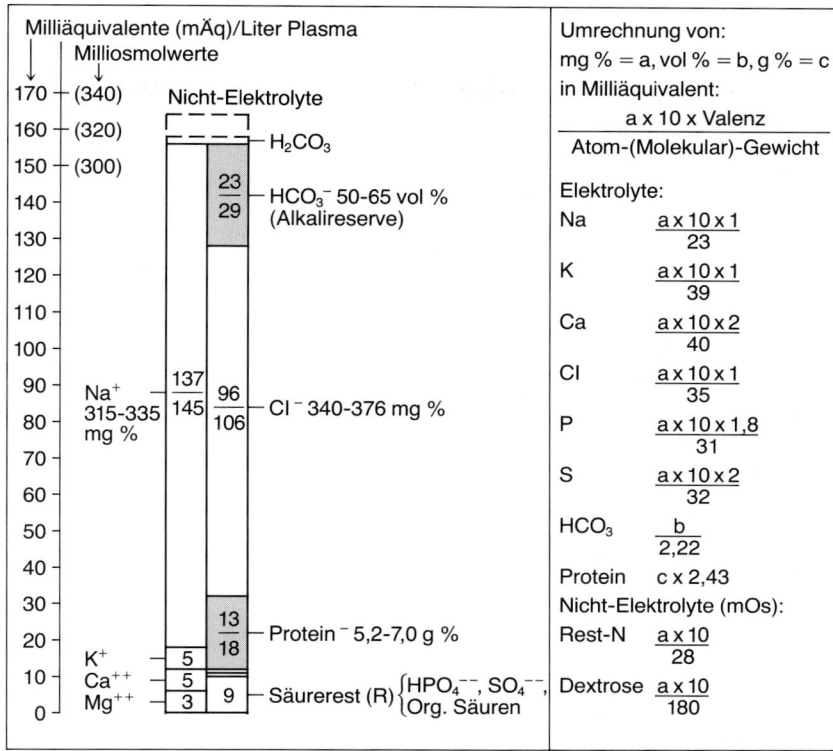

Hypotone Dehydratation (Natriummangel). Das Salzmangelsyndrom im Verein mit einer extrazellulären Dehydratation wird nach Schwitzen, enteralen Verlusten, Erbrechen, Diuretikaverabreichung und besonders einer Niereninsuffizienz beobachtet. Auch beim bisher ungeklärten zerebralen Salzverlustsyndrom (Hydrozephalus, Schädelhirntrauma) werden große Mengen von Kochsalz im Urin ausgeschieden. Bei einem Kaliummangel treten Natriumionen in die Zellen ein, so daß eine eigentliche Verteilungshyponaträmie entsteht.

Das *klinische Bild* ist durch einen Wasserverlust aus dem Extrazellulärraum geprägt, der meist viel stärker ist als beim Wassermangelsyndrom (hypertone Dehydratation). Im Vordergrund stehen Kreislaufsymptome wie Schwindel, Erbrechen, Blutdruckabfall und Oligurie. Labormäßig besteht eine Hyponaträmie bei steigenden Hämatokritwerten.

Therapeutisch ist neben der Volumenzufuhr auch das Defizit an Kochsalz in einer konzentrierteren Lösung auszugleichen. Je nach Grad der Dehydratation lassen sich die Elektrolytverluste nach der Tab. 11 abschätzen.

Tabelle 11 Flüssigkeits- und Elektrolytmangel bei Dehydratation

Dehydratation	Wasser in ml/kg	Na	Cl	K
		mval/kg (mmol/kg)		
5%	50	5	5	3
10%	100	10	10	6
15%	150	15	15	9

Beispiel:
Kind: 10 kg schwer, 10% Dehydratation, Hypoelektrolytämie.

	Wasser ml	Na	Cl	K
Erhaltungsbedarf	1000	30	20	20
Dehydratation	1000	100	100	60
Total	2000	130	120	80

Zusätzlich zum Erhaltungsbedarf kommen die Verluste, die bei einem Gewichtsverlust von 10% etwa 1000 ml Wasser je 100 mval (mmol) Natrium und Chlor und 60 mval (mmol) Kalium entsprechen. Die Lösung entspricht ungefähr der Zusammensetzung von $^1/_2$ physiologischer NaCl (154 mmol/l)/$^1/_2$ Glucose 5% (0,28 mol/l) und 40 mval (mmol) Kalium pro Liter. Wegen des großen Flüssigkeitsvolumens ist es wichtig, die Nierenfunktion sicher zu kontrollieren und Kalium erst zuzusetzen, wenn die Diurese in Gang gekommen ist. Das Auftreten von Lidödemen nach erfolgter Korrektur ist meist eher auf einen Proteinmangel als auf eine Hyperhydratation zurückzuführen. Deshalb ist bei dieser Schwere der Dehydratation die Gabe von 10–20 ml/kg Plasmalösung indiziert.

Hydratationszustände (Hypervolämie)

Isotone Hydratation (Flüssigkeits- und Elektrolytüberschuß). Die Überzufuhr isotoner Kochsalzlösung verursacht eine Ausweitung des Extrazellulärraumes ohne Änderung der Osmolarität. Daher bleibt der Intrazellulärraum konstant. Neben Infusionsfehlern können eine Nieren- oder Herzinsuffizienz verantwortlich sein.
Klinisch ist dieser Zustand durch eine Ödembildung charakterisiert. Aufgrund des erhöhten hydrostatischen Drucks tritt die Flüssigkeit in den interstitiellen Raum aus.
Therapeutisch ist eine Flüssigkeitsbeschränkung, evtl. eine Verbesserung der Herz- und Nierenleistung und die Gabe von Diuretika indiziert.
Hypotone Hydratation (Wasservergiftung). Hier vergrößert sich sowohl der Extra- wie der Intrazellulärraum. Die Osmolarität ist erniedrigt. Die Wasservergiftung ist die Folge einer inadäquaten NaCl- resp. Flüssigkeitszufuhr (reine Glucoselösung). Sie entsteht besonders in der unmittelbar postoperativen Phase, wenn die Ausscheidung des Wassers vermindert ist, ferner bei Nierenkrankheiten oder bei Herzinsuffizienz.
Hypertone Hydratation (Natriumüberschuß). Durch Infusion hypertonischer Kochsalzlösungen oder durch NaCl-Infusionen bei Niereninsuffizienz entsteht eine hyperosmolare extrazelluläre Ausweitung des Flüssigkeitsraums. Als Folge findet schließlich ein Flüssigkeitseinstrom in die Zellen statt. Das klinische Bild wird durch Ödeme beherrscht.

Pathophysiologie des Kaliumhaushalts

Das extrazelluläre Kalium macht nur 2% des Gesamtbestandes aus (4 mval/l [mmol/l]). Täglich werden 1–2 mval/kg (mmol/kg) aus dem Magen-Darm-Trakt aufgenommen und gleichviel über die Nieren ausgeschieden. Kalium ist besonders für die Isotonie und die Osmolarität in der Zelle verantwortlich (160 mval/l [mmol/l]). Während der Muskeltätigkeit sowie bei Azidose und bei extrazellulärem Kaliummangel wandert Kalium im Austausch mit Natrium aus der Zelle heraus (3 K^+ ⇌ 2 Na^+ plus 1 H^+). Es entsteht eine intrazelluläre Azidose und eine extrazelluläre Alkalose.
Hyperkaliämie. Eine Hyperkaliämie (mehr als 5,5 mval/l [mmol/l]) ist meist Folge einer inadäquaten intravenösen Zufuhr oder einer renalen Ausscheidungsstörung. Bei einer Anurie kann das Kalium bis 1,0 mval/l (mmol/l) pro Tag ansteigen, da durch die Katabolie ständig Kalium aus den Zellen freigesetzt wird. Chirurgisch bedeutungsvoll sind ferner die Hyperkaliämien bei großen Gewebsnekrosen, starkem Eiweißabbau in der postoperativen Phase und besonders bei Azidose und Transfusionen.
Klinisch besteht über Werten von 6,5 mval/l (mmol/l) die Gefahr einer Arrhythmie und Dilatation des Herzens. Im EKG ist die QT-Zeit verkürzt, die T-Zacken sind zeltförmig, später werden eine QRS-Verbreiterung und ein Schenkelblock beobachtet.
Die Behandlung der Hyperkaliämie umfaßt die Infusion konzentrierter Glucoselösungen (20% [1,11 mmol/l]), bei Herzversagen zusätzlich von Natriumbicarbonat. Resonium-A-Austauschharz eignet sich besonders zur Langzeitbehandlung bei chronischer Niereninsuffizienz. Für akute Fälle wird aber meist die Peritonealdialyse oder extrakorporelle Dialyse verwendet.
Hypokaliämie. Die gastrointestinalen Sekrete sind zum Teil reich an Kalium (Tab. 12). Deshalb tritt bei größeren Sekretverlusten ein Kaliummangel ein (Magensonden, Fisteln, Erbrechen, Diarrhoe).

Tabelle 12 Kaliumgehalt der gastrointestinalen Sekrete

Sekrete	Kaliumgehalt mval/l (mmol/l)
Magen	30–50
Galle, Pankreas	5
Dünndarm	5–15
Kolostomie	10–30
Diarrhoe	30–50

Beim Erbrechen gehen neben Kalium auch Chlor und Wasserstoffionen verloren, so daß eine metabolische Alkalose entsteht. Die Hypokaliämie wird durch die Alkalose und die Verschiebung von extrazellulärem Kalium in den Intrazellulärraum verstärkt.
– Eine unzureichende Kaliumzufuhr von weniger als 1 mval/kg(mmol/kg)/Tag findet man bei längerer Unterernährung, Erkrankungen des oberen Darmtrakts oder Infusionen kaliumfreier Lösungen.
– Renale Verluste entstehen in der polyurischen Phase einer Niereninsuffizienz oder bei der Verabreichung von Saluretika.
– Herzglycoside können zu einer intrazellulären Kaliumverarmung im Herzmuskel führen. Kaliumverluste bedingen ein vermindertes Ansprechen auf herzaktive Glycoside und eine Toxizitätssteigerung (Rhythmusstörungen).

Klinisch sind eine Darmparese bis zum Ileus und eine allgemeine Muskelschwäche vorherrschend. Am Herzen entsteht eine Dilatation mit der Gefahr eines Kreislaufkollapses. Im EKG deuten eine T-Abflachung und Senkung der ST-Strecken auf Hypokaliämie hin.

Therapie: Bei normaler renaler Kaliumausscheidung ist die Zufuhr von 4 mval/kg (mmol/kg) oder 40 mval/l (mmol/l) Infusionsflüssigkeit indiziert. Höhere Dosen sind nur in bedrohlichen Ausnahmefällen möglich. Die routinemäßige Kaliumzufuhr sollte präoperativ und in der unmittelbar postoperativen Periode unterbleiben, vorausgesetzt, daß der Kaliumspiegel normal ist.

Magnesiumhaushalt

Nur 1% des Magnesiums befindet sich extrazellulär (2–3 mval/l [1–1,5 mmol/l]), die größte Masse liegt im Zellinneren (26 mval/l [13 mmol/l]). Die tägliche Aufnahme aus dem Darm beträgt ca. 0,5 mval/kg (0,25 mmol/kg). Ein Drittel wird durch die Nieren, zwei Drittel durch den Darm eliminiert.

Hypomagnesiämie. Während ein toxischer Magnesiumspiegel klinisch kaum vorkommt, spielt die Hypomagnesiämie (weniger als 1,4 mval/l [0,7 mmol/l]) eine Rolle. Sie entsteht bei ungenügender Ernährung oder bei parenteraler Ernährung mit magnesiumfreien Lösungen. Die klinischen Symptome bestehen in einer neuromuskulären Übererregbarkeit und Reizbarkeit.

Therapeutisch werden $MgCl_2$ oder $MgSO_4$-Lösungen verwendet (0,5–1 mval/kg/Tag [0,25–0,5 mmol/kg]).

Chloridhaushalt

Die Aufnahme der Chloride erfolgt weitgehend im Ileum, ihre Ausscheidung zu 98% über die Nieren. Chlorid folgt metabolisch meist passiv dem Natriumhaushalt und ist daher indirekt auch durch die Aldosteronwirkung gesteuert. Die Bedeutung liegt daher in der Aufrechterhaltung der osmotischen Isotonie.

Bedeutungsvoll ist jedoch die Hypochlorämie durch Absaugen von Magensaft oder exzessivem Erbrechen (Pylorusstenose). Die Folge ist eine hypochlorämische Alkalose, die von tetanischen Symptomen gefolgt sein kann.

Die Zufuhr von freien Chloridionen in Form von Arginin- oder Lysinchlorid in der Therapie der Hypochlorämie ist kaum je notwendig. Die Entgleisung läßt sich durch NaCl-Infusionen wohl immer beherrschen.

Deckung abnormer laufender Verluste

Nach Deckung eines bereits vorhandenen Defizits und des Erhaltungsbedarfs müssen auch die Verluste ersetzt werden, die weiterhin durch Erbrechen, Durchfälle, Enterostomien, Saugdrainage oder Fieber entstehen. Um sich ein Bild über die verlorenen Mengen zu machen, müssen all diese Abgänge gemessen und in der Ersatztherapie berücksichtigt werden. Der Ersatz erfolgt am besten in 8stündlichen, bei großen Verlusten in 4stündlichen Intervallen.

Bei Fieber beträgt der Mehrverlust 10% des Erhaltungsbedarfs pro Celsiusgrad Temperaturerhöhung. Genügt eine bloße Abschätzung der Wasser- und Elektrolytverluste nicht, so sind fortlaufende Kontrollen von Gewicht und Blutchemismus unerläßlich.

Es bleibt zu beachten, daß die dargestellten Regeln nur überlegungsmäßige Annäherungen an den aktuellen Zustand sind, deren therapeutische Konsequenzen jedoch meist zum Ziel führen. In schwierigen Fällen wird es notwendig sein, in kurzen Abständen die Situation klinisch, blutchemisch und gasanalytisch neu zu überprüfen.

Säure-Basen-Haushalt

A. F. SCHÄRLI

Es darf als erstaunliches Phänomen angesehen werden, daß der Körper unter allen Umständen versucht, das Blut-pH auf 7,40 konstant zu halten. Dazu dienen ihm verschiedene Puffersysteme, von denen das Kohlensäure-Bicarbonat-System das wichtigste ist (ferner Phosphate, Hämoglobin, Proteine). pH und Bezugswerte werden gasanalytisch bestimmt (Astrup-Methode). Entgleisungen können metabolisch oder respiratorisch entstehen und eine pH-Verschiebung nach unten (Azidose) oder oben (Alkalose) bewirken.

Metabolische Azidose

Die metabolische Azidose ist die häufigste Störung der normalen Pufferregulation. Sie entsteht durch Anhäufung von Säuren im Intrazellulär- oder Extrazellulärraum. Für ihre Entstehung wäre auch ein primärer Bicarbonatverlust denkbar (z. B. die seltene Bicarbonatnephropathie). Die häufigsten Ursachen sind die Dehydratation (z. B. Diarrhoe), die Volumenverminderung (z. B. Verbrennung) und die Reduktion der Mikrozirkulation (Schock). Die zelluläre Hypoxie verursacht einen Wechsel vom aeroben zum anaeroben Stoffwechsel. Milchsäure und Brenztraubensäure als Endprodukte binden die Bicarbonatreserven. Durch Vertiefung der Atmung fällt die Kohlensäurespannung. So tritt eine erste kompensatorische Reaktion ein. Die Niere antwortet durch Ausscheidung freier Säuren und durch Rückresorption von Bicarbonat.

Therapie

Die Therapie versucht zunächst das Volumen aufzufüllen und die Mikrozirkulation zu verbessern. Dies geschieht durch adäquate Mengen von Wasser, Elektrolyten und Kolloiden. Besonders geeignet ist hier eine Ringerlactatlösung. Falls das pH unter 7,30 oder der Base excess mehr als -5 beträgt, wird das Basendefizit durch Natriumbicarbonat ausgeglichen.

(Körpergewicht · 0,3) · negativer Basenüberschuß

1.16 Allgemeine Betrachtungen

= erforderliche Menge Bicarbonat in mval (mmol)
= Extrazellulärraum in Litern

an dieser Stelle kann auch die fehlende Menge an Bicarbonat (normal = 23 mval/l [mmol/l]) eingesetzt werden.

Wenn eine intrazelluläre Azidose zu korrigieren ist oder eine Hypernaträmie infolge hoher Zufuhr von Natriumbicarbonat befürchtet werden muß, kommt Trispuffer (THAM) zur Anwendung. Die Bedarfsmenge an 0,3 molarer THAM-Lösung entspricht genau dem negativen Base excess.

Erforderliche Menge 0,3 molare THAM-Lösung
= negativer Base excess · kg/Körpergewicht

– Eine hyperchlorämische Azidose tritt häufig bei einer Ureterosigmoidostomie ein, da der natrium- und chloridhaltige Urin die Abgabe von Bicarbonat ins Darmlumen fördert.

Metabolische Alkalose

Prototyp für die Genese der metabolischen Alkalose ist das fortgesetzte Erbrechen bei Pylorusstenose. Hier erfolgt ein massiver Verlust an Wasserstoffionen und kompensatorisch die Bildung von Bicarbonat. Dadurch tritt eine rasch ansteigende Alkalose ein. In der Niere werden Bicarbonat und zusätzlich Natrium- und Kaliumionen eliminiert. Zur Dehydratation und Alkalose tritt nun noch eine Hypokaliämie, die die Alkalose verstärkt.

In einer späteren Phase versuchen die Nieren wieder, einen bedrohlich tiefen Kaliumwert zu erhöhen und opfern dafür Wasserstoffionen. Diese Ansäuerung des Urins wird als paradoxe Azidurie bezeichnet. Sie bedeutet eine weitere Zunahme der Alkalose.

Therapie

Sie verfolgt drei Ziele. Erstens die Herstellung eines adäquaten Kreislaufvolumens, zweitens die Korrektur der Hypokaliämie und drittens die Normalisierung des Chloridspiegels.

Für die Korrektur des Kaliums sind gelegentlich 2–3 Tage notwendig, während die Hypovolämie rascher behoben ist. Urin-pH und Blutchemismus sind die leitenden Parameter für die Durchführung der Therapie.

Beispiel:
Kind: 3 kg, Pylorusstenose, Dehydratation 10%, Kalium 2,5 mval/l (mmol/l), Natrium 125 mval/l (mmol/l), Chlor 85 mval/l (mmol/l), pH 7,55, Standardbicarbonat 35 mmol/l, Base excess +12.

	H_2O ml	Na	Cl	Kalium (mval = mmol)
Erhaltungsdosis	300	9	6	6
Korrektivbehandlung	300	24	24	6
Laufende Verluste	100	8	8	2
Total	700	41	38	14 (+14 aus KCl)

Für die Korrekturbehandlung von 10% des Körpergewichts darf wie für die laufenden Verluste angenommen werden, daß reiner Magensaft verlorenging. Danach richtet sich der Elektrolytersatz. Die berechneten 41 mval (mmol) Natrium (resp. 52 mval [mmol] Chlor) sind in ca. 300 ml physiologischer NaCl-Lösung (154 mmol/l) enthalten. In der Praxis dürfte die Gesamtinfusion von 700 ml aus einer ¹/₂ NaCl 0,9% (154 mmol/l)/¹/₂ Glucose 5% (0,28 mol/l) bestehen. Da maximal 4 mval/kg (mmol/kg)/Tag Kalium nach erfolgter Diurese ersetzt werden sollen, ist der Rest am Folgetag beizufügen.

Respiratorische Azidose

Pathogenetisch besteht eine verminderte pulmonale P_{CO_2}-Abgabe durch Hypoventilation oder eingeengtes Atemvolumen (Thoraxtrauma, Pneumonie,

Tabelle 13 Grundbegriffe

		Norm
pH-Wert	negativer Logarithmus der Wasserstoffionenkonzentration	7,35–7,42
pCO_2	Kohlensäurespannung = Partialdruck von Kohlendioxid in Luft, welcher sich im Diffusionsgleichgewicht mit dem Blut befindet	40 mmHg (5,33 kPa)
Standardbicarbonat (SB)	Standardbicarbonat = Bicarbonatgehalt des Plasmas, nachdem das Vollblut mit O_2 und mit CO_2 bei einem P_{CO_2} von 40 mmHg (5,33 kPa) equilibriert wurde	23 mval/l (mmol/l)
Base excess (BE)	Base excess = Basenüberschuß: die Menge an starker Base oder Säure, die pro Liter Blut zugesetzt wird, um den willkürlich mit Null festgesetzten Wert zu erreichen (0 = SB von 22,9 mval/l [mmol/l])	±2,3 mval/l (mmol/l)
Pufferbase (PB)	Pufferbase = Summe der für die Pufferung maßgebenden Anionen (HCO_3, H_2PO_4, Proteinat) bzw. die diesen äquivalenten Kationen (Pufferkationen)	48 mval/l (mmol/l)

Zwerchfellhernie). Bei fortgesetzter Dauer kommt es zu einer kompensatorischen renalen Bicarbonatregeneration (metabolische Alkalose).

Therapie
Sie richtet sich nach der Grundkrankheit. Bei Kindern bedingen P_{CO_2}-Werte über 60 mmHg (8,0 kPa) eine Intubation und Beatmung mit kontinuierlichem (CPAP) oder intermittierendem positiv endexspiratorischem Druck (IPPV, PEEP).

Respiratorische Alkalose
Hier besteht eine gesteigerte Abgabe von P_{CO_2} infolge Hyperventilation. Kompensatorisch wird Bicarbonat vermehrt im Urin ausgeschieden (metabolische Azidose). Ursächlich kommen meist eine psychogene oder schmerzbedingte Hyperventilation oder eine falsche Einstellung des Respirators in Frage.

Auswirkungen der Säure-Basen-Störungen auf den Stoffwechsel
Azidose. Eine schwere Azidose respiratorischer oder metabolischer Genese führt zunächst zu einem Rückgang des Schlagvolumens wegen Abnahme der kardialen Kontraktionskraft. In der Zelle bewirken die einströmenden H-Ionen einen Austritt von Kalium in den Extrazellulärraum. Die Hyperkaliämie wiederum vermindert die Herzleistung.
Bei der metabolischen Azidose tritt eine respiratorische Frequenzsteigerung ein. Bei der respiratorischen Azidose können neurologische Symptome wegen der P_{CO_2}-Zunahme beobachtet werden (Kopfschmerz, Reflexschwäche, Koma).
Alkalose. Wesentliche Begleiterscheinung jedwelcher Alkalose ist der Kaliumverlust durch Abwanderung in die Zelle und renale Ausscheidung. Die Folgen sind neuromuskuläre und intestinale Störungen.
Die Konzentration an ionisiertem Calcium nimmt ab und bewirkt Muskelzuckungen (Hyperventilationstetanie).
Bei der respiratorischen Alkalose kann die kompensatorische metabolische Azidose, die durch Bicarbonatverlust und intrazelluläre Lactatanhäufung entsteht, bedrohlich werden, wenn die Ursache des gesteigerten P_{CO_2}-Verlusts plötzlich behoben wird. Die verbleibende schwere metabolische Azidose bedarf dann der therapeutischen Beachtung.

Parenterale Ernährung
A. F. SCHÄRLI

Die vollständige parenterale Ernährung über lange Zeit hat in der Kinderchirurgie einen festen therapeutischen Platz. Sie schließt in sich eine vollständige Bedarfsdeckung für Wasser, Salze, Glucose, Aminosäuren, Triglyceride, essentielle Fettsäuren, Vitamine und Spurenelemente. Unter Berücksichtigung einiger Grundprinzipien gelingt es bereits im Neugeborenen- und Säuglingsalter trotz des hohen Kalorien- und Stickstoffbedarfs, eine positive Stickstoffbilanz und damit einen Anabolismus zu erzielen.

Indikationen
Eine parenterale Ernährung ist besonders dann indiziert, wenn zu erwarten ist, daß ein Kind länger als 3 Tage nicht essen kann, nicht essen darf, nicht essen will oder nicht genügend essen kann. Die Besserung der Heilungstendenz und der immunologischen Resistenz sowie die raschere Erholung des Kindes geben einer weitgesteckten Indikation recht. Die parenterale Ernährung gehört daher nicht nur für Magen-Darm-Mißbildungen, sondern für alle komplikationsreichen und konsumierenden Krankheitsverläufe zur Routinebehandlung (Peritonitis, Wundheilungsstörungen, Verbrennungen, Schädelhirntrauma usw.).

Lösungen
Bei der vollständigen parenteralen Ernährung verwenden wir etwa 50 Substanzen intravenös.
Aminosäuren. Der Aminosäurenbedarf für wachsende Kinder oder Erwachsene ist unterschiedlich. Für Säuglinge ist neben den 8 essentiellen Aminosäuren auch Histidin, Cystin und Cystein unentbehrlich. Wegen der nachteiligen Wirkung von Hydrolysaten mit ihrem hohen Peptidgehalt werden ausschließlich kristalline L-Aminosäuren in Glucose verwendet. Ob die Konzentration und der Bedarf an einzelnen Aminosäuren in verschiedenen Lebensabschnitten wechselt, ist zur Zeit ungenügend erforscht.
Fett. Die zur Verfügung stehenden Fettemulsionen haben ein physiologisches Muster an essentiellen Fettsäuren. Ihre Partikelgröße entspricht derjenigen von Chylomikronen. Dank des hohen Kaloriengehalts in kleinen Infusionsvolumen und der Isotonie ist ihre Applikation schon für Säuglinge und über periphere Venen möglich. Bei einer Dosierung von 2 g/kg/Tag beträgt die Klärungszeit des Serums nur 3–4 Stunden. Sie kann durch gleichzeitige Heparingabe (100 IE/100 ml Fettlösung) noch beschleunigt werden.
Kohlenhydrate. Für das Kind ist kein Kohlenhydrat günstiger als Glucose. Unter gleichzeitiger Anwendung von Fett als Kalorienträger läßt sich das osmotische Gewicht der gesamten Infusionslö-

1.18 Allgemeine Betrachtungen

Tabelle 14 Parenterale Ernährung

I Vollständige parenterale Ernährung für Säuglinge und Kleinkinder bis 15 kg mit Vamina und Intralipid

	ml	Gluc. g (mol/l)	As. g	Fett g	kcal (kj)	Na	K =mmol	Ca	Mg	Cl	Po$_4$	Zn µmol
Vamina 7%/Glucose 10% (0,56 mol/l)	35	3,5 (19,4)	2,45		24	1,75	0,7	0,1	0,05	1,92		
PED-Elektrolyte*	4							0,6	0,1	1,26	0,3	0,06
KH$_2$Po$_4$	0,8						1,6				0,32	
Intralipid 20%	10			2,2	20 (84)						0,15	
Glucose 20% (1,11 mol/l)	80	16 (88,8)			64 (268)							
Total	129,8	19,5 (108)	2,45	2,2	108 (452)	1,75	2,3	0,7	0,15	3,2	0,77	0,06
Bedarf	120–140		2–2,5	0–3	100–110 (419–461)	2–3	2	1	0,2	2–3	0,5–1	0,06

II Vollständige parenterale Ernährung für ältere Kinder

	ml	Gluc. g (mol/l)	As. g	Fett g	kcal (kj)	Na	K =mmol	Ca	Mg	Cl	Po$_4$	Zn µmol
Vamina 7%/Glucose 10% (0,56 mol/l)	25	2,5 (13,9)	1,75		17 (71)	1,2	0,5	0,06	0,034	1,32		
Addamel*	0,2							0,1	0,033	0,26		0,4
KH$_2$Po$_4$	0,5						1,0				0,2	
KCl	0,25						0,5			0,5		
Intralipid 20%	10			2,2	20 (84)						0,15	
Glucose 20% (1,11 mol/l)	30	6 (33,3)			24 (100)							
Total	51,2	8,2 (45,5)	1,75	2,2	61 (255)	1,2	2,0	0,16	0,067	2,08	0,35	0,4
Bedarf	40–60		1,5	0–2	60 (251)	1–2	1–2	0,15	0,06	1–2	0,2	0,06

* PED-Lösung und Addamel enthalten ferner Fe, Mn, Cu, F, J, in adäquater Dosierung.

sung trotz des hohen kindlichen Kalorienbedarfs unter 1000 mosm/kg (mmol/kg) halten.
Zusatzpräparate. Durch die Schaffung bedarfsadaptierter Lösungen von Vitaminen und Spurenelementen ist auch eine langfristige parenterale Ernährung möglich geworden. Leider kennen wir bis heute den genauen Bedarf an Calcium, Phosphor und vieler Vitamine in parenteraler Form noch ungenügend. Wiederholte Kontrollen besonders der Wachstumsparameter und der Serumwerte sind daher unerläßlich.

Dosierungen

Neben der Erhaltung des körperlichen Wirtschaftssystems ist im Kindesalter auch die Sorge um den Aufbau des Organismus zu gewährleisten. Deshalb ist der Bedarf an Kalorien und Eiweiß wesentlich höher als beim Erwachsenen. Aus eigenen Bilanzstudien gelingt es, zwischen dem 4.–10. Lebensjahr mit 60 kcal/kg (250 kJ/kg) und 2 g/kg Aminosäuren eine positive Stickstoffbilanz zu erzielen. Bei größerer Krankheitsbelastung (z. B. bei Peritonitis) steigt der Kalorienbedarf bis 80 (335 kJ) oder 100 kcal/kg (419 kJ/kg).
Bei Neugeborenen und Säuglingen liegt der Bedarf an Eiweiß um 3–4 g/kg. Durch hohe Kalorienzufuhr kann der Stoffwechsel stickstoffsparend eingestellt werden. Notwendig ist die Steigerung der Kalorien auf 90–120/kg/Tag (377–502 kJ/kg) und eine Aminosäurezufuhr auf 2,5–3,5 g/kg (entsprechend 350–450 mg N/kg). Auf diese Weise entsteht ein optimaler Kalorien-Stickstoff-Quotient von 35 kcal/g (147 kJ/g) Aminosäuren oder von 200–250 kcal/l mg N (837–1047 kJ/l mg N). Nach unserer Erfahrung sollten für einen günstigen Eiweißaufbau die Kalorienträger Kohlenhydrate, Fett und Aminosäuren in einem quantitativen Verhältnis von ungefähr 50 : 25 : 25 stehen.

Komplikationen

Sicher ist die parenterale Ernährung für viele Fälle eine lebensrettende Maßnahme. Noch können wir aber auf intravenösem Wege keinen vollständigen Darmersatz betreiben. Die optimale Dosierung einzelner Aminosäuren ist nicht bekannt. Noch kennen wir zahlreiche Bedeutungen von Vitaminen und Spurenelementen zu wenig, deren Ausfallerscheinungen erst nach Monaten auftreten können.
Echte Komplikationen sind zweifacher Natur. Einerseits hängen sie mit dem Katheter, andererseits mit dem Infusat oder Stoffwechsel zusammen.
– Septische Komplikationen kommen besonders bei zentralen Venenkathetern vor. Das bakterielle Spektrum kann jeglichen grampositiven oder gramnegativen Keim oder auch eine Kan-

didiasis umfassen. Der Gebrauch peripherer Venen und eine peinliche Asepsis allein können diese Komplikation reduzieren.
- Metabolische Störungen sind vielfältiger Natur. Durch wiederholte Elektrolyt- und Astrup-Kontrollen können Störungen dieser Art schnell ausgeglichen werden. Durch sorgfältigen Aufbau der parenteralen Ernährung adaptiert sich der Organismus an die hohe Fett- und Glucosezufuhr.

Da der Phosphatbedarf früher unterschätzt wurde, sind gelegentlich Fälle von Rachitis trotz genügender Vitamin-D- und Calciumverabreichung aufgetreten. Einzelne Komplikationen nach langdauernder ausschließlicher parenteraler Ernährung sind eine sideropenische Anämie und eine Hypogammaglobulinämie. Über das Wesen der seltenen konjugierten Hyperbilirubinämie herrscht zur Zeit noch Unklarheit. Sie bedingt aber ein zumindest temporäres Absetzen der Aminosäuren- und Fettzufuhr.

Einzig durch regelmäßige Kontrollen klinischer und labormäßiger Parameter sind metabolische Komplikationen bereits in ihrem Ansatz zu erkennen und zu behandeln.

Literatur

Dibbins, A. W., W. B. Kiesewetter: Preoperative and postoperative care in infants and children. In: Pediatric Surgery, hrsg. von W. T. Mustard, M. M. Ravitch, W. H. Snyder, K. H. Welch, C. D. Benson. Year Book Med. Publ., Chicago 1969

Holliday, J. M., C. Segar: The maintenance need for water in parenteral fluid therapy. Pediatrics 19 (1957) 823

Schärli, A. F.: Die parenterale Ernährung in der Kinderchirurgie. Z. Vitaminforsch. Beih. 18 (1979) 121

Shmerling, H. D.: Ernährung, Diätetik B 18. Kinderspital Zürich, Juli 1978

Siegenthaler, W.: Wasser- und Elektrolythaushalt. In: Klinische Pathophysiologie, hrsg. von W. Siegenthaler. Thieme, Stuttgart 1970; 4. Aufl. 1979

Truniger, B.: Wasser- und Elektrolythaushalt. Thieme, Stuttgart 1971; 4. Aufl. 1974

Schock

J. Pfenninger

Obschon in letzter Zeit vor allem von pathophysiologischer Seite eine neue Klassifizierung mit Schwergewicht auf den Distributionsstörungen des Schocks vorgeschlagen wurde, glauben wir, daß für den klinischen Gebrauch das alte Einteilungsschema in

anaphylaktischen
hypovolämischen } Schock
septischen
kardiogenen

nach wie vor Gültigkeit hat. Unter Schock versteht man heute allgemein ein Syndrom, das durch eine akute Verminderung der nutritiven Durchblutung lebenswichtiger Gewebe gekennzeichnet ist, wobei ein Mißverhältnis zwischen O_2-Angebot und O_2-Bedarf besteht, und die im Gewebe anfallenden sauren Metabolite nur ungenügend abtransportiert werden. Das Resultat dieser hämodynamischen Störung sind funktionelle und strukturelle Veränderungen in den betroffenen Organen.

Symptome

Die klinischen Symptome des Schocks sind:
- bleiches Aussehen, Schwitzen,
- Tachykardie,
- kalte Peripherie (ausgenommen gewisse septische Schockformen), evtl. tiefer Blutdruck (der Blutdruck kann trotz einer massiven Hypovolämie auch noch normal, evtl. sogar hoch sein), schlechte Mikrozirkulation,
- verminderte Urinproduktion,
- Tachypnoe,
- evtl. Verwirrtheitszustand oder Somnolenz.

Ätiologie

Die Ätiologie der verschiedenen Schockformen ist im wesentlichen in dem obenerwähnten Einteilungsschema enthalten. Für den kinderchirurgischen Patienten spielen der hypovolämische und septische Schock quantitativ sicher die größte Rolle. Die Hypovolämie kann auf verschiedene Arten zustande kommen wie Blutung, Plasmaverluste nach außen oder ins Interstitium, Wasser- und Elektrolytverluste durch den Magen-Darm-Trakt und andere. Akute Verluste in der Größenordnung von 10–20% des zirkulierenden Blutvolumens können meistens durch Gegenregulationsmechanismen des Organismus kompensiert werden.

Therapie

Ziel jeder Schockbehandlung ist eine rascheste Wiederherstellung einer genügenden Zirkulation (klinisch gemessen an einer Abnahme der Tachykardie, einer warmen Peripherie und einer guten Diurese), damit Funktionsstörungen lebenswichtiger Organe möglichst vermieden werden können (Schockniere, adult Respiratory-distress-Syndrome, Verbrauchskoagulopathie und andere). Sie kann wie folgt gegliedert werden:
- Sicherung der Atemwege und Oxygenation (Sauerstoffzufuhr, evtl. Intubation und Beatmung),
- Schaffung eines guten venösen Zuganges, als erstes Gabe von NaCl 0,9% (154 mmol/l), Ringerlactat, Plasma oder Plasmaersatzpräparaten i. v. (Dosis 10–20 ml/kg über 5–10 Minuten, evtl. schneller, evtl. zu wiederholen bis zum Ansprechen des Kreislaufs),
- Schutz vor unnötigen Wärmeverlusten,
- Diagnostik und ätiologische Klassifizierung,
- Blut- und andere Kulturen, Antibiotika i. v. bei septischem Schock,
- falls der Patient auf Volumenzufuhr (Größen-

ordnung 40–50 ml/kg Körpergewicht) nicht anspricht, sind weitere Maßnahmen notwendig wie Abklärung und Therapie einer anhaltenden Blutung, Abklärung und Therapie einer schweren metabolischen Azidose, Messung des ZVD respektive PCWP (Pulmonary Capillary Wedge Pressure):
ZVD tief: Volumengabe wiederholen,
ZVD hoch: inotrope Substanzen wie Dopamin (3–10 µg/kg/min) oder Isoprenalin (0,05–0,1 µg/kg/min) als Dauerinfusion (unter blutiger Blutdrucküberwachung). Herztamponade und Lungenembolie ausgeschlossen?
Blasenkatheter, evtl. kleine Dosis von Mannitol i. v. (0,3–0,5 g/kg Körpergewicht). Eine minimale Diurese von ≥ 1 ml/kg/h sollte erzielt werden.
– Eventuell künstliche Beatmung: Ein P_{aO_2} <55 mmHg (7,33 kPa) unter Luftatmung oder ein entsprechender alveo-arterieller O_2-Gradient beim schweren Schock wird heute allgemein als Indikation zur Beatmung mit PEEP akzeptiert. Dabei können initial die Symptome der Hypovolämie verstärkt werden, da der venöse Rückfluß des Blutes zum Herzen durch die Beatmung mit PEEP behindert wird.
– Als weitere Maßnahmen kommen bei therapierefraktärem Schock Corticosteroide in pharmakologischer Dosis oder Vasodilatatoren (in der Regel wird jedoch meist zu wenig Volumen zugeführt!) in Frage.
– Über das Monitoring des Patienten im Schock s. S. 1.27.

Literatur
Ledingham, I. u. Mitarb.: Shock, Clinical and Experimental Aspects. Monographs in Anesthesiology. Excerpta Medica, American Elsevier, Amsterdam 1976
Lees, N. W.: The diagnosis and treatment of endotoxic shock. Anesthesia 31 (1976) 879
Sibbald, W. J.: The Trendelenburg position: hemodynamic effects in hypotensive and normotensive patients. Crit. Care Med. 7 (1979) 218
Weil, M. H., R. J. Henning: Acute circulatory failure (shock) associated with cardiogenic pulmonary edema. Crit. Care Med. 5 (1977) 215

Anämie und Blutersatz

J. Pfenninger

Die Normalwerte für den Hämoglobingehalt des Blutes in Abhängigkeit des Lebensalters ist in Tab. 15 dargestellt.
Die Umrechnung von Hämoglobin auf den Hämatokrit erfolgt in einfacher Weise, indem man den Hämoglobinwert in g% mit 3 multipliziert.
Eine Anämie ist definiert als ein Zustand, bei dem der Hämoglobingehalt des Blutes unterhalb der Altersnormwerte liegt. In der Regel ist die Anämie nur ein Krankheitssymptom und damit Ausdruck irgendeiner Grundkrankheit, die durch entsprechende Abklärungen eruiert werden sollte. Oft ist es erstaunlich, wie tiefe Hämoglobinwerte ohne weiteres ertragen werden. Im Hinblick auf eine Operation oder auf den postoperativen Verlauf ist es oft nötig, den Hämoglobinwert kurzfristig anzuheben, damit mehr O_2-Träger zur Verfügung stehen. Meist gelingt dies mit einer Transfusion von 10–30 ml/kg KG Erythrozytensediment während 2–6 Stunden. Wie oben erwähnt, sollte jedoch vor jeder Transfusion nach Möglichkeit die Ursache einer Anämie abgeklärt werden. Bei kinderchirurgischen Patienten ist die häufigste Ursache einer Anämie die Blutung im Zusammenhang mit einer Operation oder mit einem Trauma. In dieser Situation ist deshalb die Behandlung der Anämie meist mit Problemen des Volumenersatzes verbunden.
Generell kann gesagt werden, daß Verluste bis rund 20% des zirkulierenden Blutvolumens (beim Neugeborenen 8–9%, bei Kindern um 10 Jahre 7–8% und bei Erwachsenen 6–7% des Körpergewichts) hämoglobinfrei ersetzt werden können (mit Ringerlactat, Plasma oder Plasmaersatzpräparaten), wenn einigermaßen normale Ausgangswerte hinsichtlich Hämoglobin, Serum-Eiweiß und Gerinnungsfaktoren vorliegen. Dabei ist zu beachten, daß pro verlorene Einheit Blut 3 Einheiten Ringerlactat gegeben werden müssen, damit der gleiche Volumeneffekt erzielt wird. Plasma (PPL in 4%iger Lösung) hingegen hat einen vollen Volumeneffekt.
Bei größeren Blutverlusten (mehr als 20% des zirkulierenden Blutvolumens) ist die sogenannte Komponententherapie mit Blutpräparaten angezeigt:
– Für weitere Verluste (wiederum in der Größenordnung 20% des zirkulierenden Blutvolumens) kommt eine Mischung von Erythrozytensediment mit Ringerlactat respektive Plasmaersatzpräparat in Frage.
– Bei noch größeren Verlusten, wiederum in der gleichen Größenordnung, muß mit einer Mischung von Erythrozytensediment und Plasma gearbeitet werden.
– Dauert die Blutung weiterhin an, müssen Frischblut, Erythrozytensediment und Fresh Frozen Plasma (FFP) eingesetzt werden. Je nach Thrombozytenzahl und klinischer Problematik werden eventuell zudem Plättchenkonzentrate oder plättchenreiches Plasma benötigt.

Zusammenfassend liegen die kritischen Schwellen für den jeweiligen Einsatz der entsprechenden Komponenten und ihre Reihenfolge wie folgt:
– Hämatokrit 24–30% (0,24–0,30) (entsprechend einem Hämoglobin von 8–10g% oder 4,96–6,21 mmol/l Hb [Fe]). Erythrozytenersatz mit Erythrozytensediment.

Tabelle 15 Hämoglobinnormalwerte

1. Lebenstag	16 –22 g%	(9,93–13,65 mmol/l Hb) (Fe)
1. Lebenswoche	14 –20 g%	(8,69–12,41 mmol/l Hb) (Fe)
1. Lebensmonat	11 –16 g%	(6,83– 9,93 mmol/l Hb) (Fe)
3. Lebensmonat	10 –13 g%	(6,21– 8,07 mmol/l Hb) (Fe)
1. Lebensjahr	11 –15 g%	(6,21– 9,31 mmol/l Hb) (Fe)
5. Lebensjahr	12,5–15 g%	(7,76– 9,31 mmol/l Hb) (Fe)

- Plasmaeiweiß 4,5–5 g% (45–50 g/l). Ersatz eines onkotischen Defizits mit konzentrierter Humanalbuminlösung.
- Gerinnungsfaktoren V und VIII bei ca. 35% ihrer Aktivität, Fibrinogen bei 100 mg% (1 g/l) und Quick bei 25–30%. Ersatz mangelnder Gerinnungsfaktoren mit Fresh Frozen Plasma (FFP).
- Thrombozyten 30 000–50 000/mm^3 (30–50 · 10^9/l). Ersatz mit Plättchenkonzentrat oder plättchenreichem Plasma.

Für die subakuten bis chronischen Probleme des Ersatzes von Blutkomponenten gelten prinzipiell die gleichen Richtlinien wie für den akuten Blutersatz. Erythrozyten werden in Form des Erythrozytensedimentes zugeführt in einer Dosis von 10–20 ml/kg Körpergewicht. Onkotisch aktives Albumin wird in Form konzentrierter Albuminlösung (20%) substituiert: Dosis 10–15 ml Humanalbumin/kg Körpergewicht. Gerinnungsfaktoren werden mit Fresh Frozen Plasma (FFP) in einer Menge von 10–20 ml/kg Körpergewicht ersetzt. Bei kritischen Thrombopenien (in der Größenordnung 3000–10 000 Tc/mm^3 [3–10 · 10^9/l]) werden Plättchenkonzentrate (ca. 60 ml/Beutel) oder plättchenreiches Plasma (ca. 200 ml/Beutel) transfundiert. Beim Neugeborenen beträgt der Bedarf ungefähr 1 Plättchenkonzentrat, beim Erwachsenen 4–6 Plättchenkonzentrate (Kinder entsprechend dazwischen liegend).

Gefahren der Bluttransfusion. Bei allen Transfusionen (mit Ausnahme der Gabe von pasteurisierter Plasmalösung [PPL] oder konzentrierter Albuminlösung) ist mit der möglichen Komplikation einer posttransfusionellen Hepatitis oder eines Transfusionszwischenfalles (auf Grund einer immunologischen Inkompatibilität) zu rechnen. Auch kann eine Blutkonserve bakteriell kontaminiert sein. Allerdings sind diese Komplikationen bei einem gut aufgebauten Transfusionsdienst, wie er in der Schweiz besteht, äußerst selten. Bei der Verwendung alter Erythrozytensedimente kann die Zufuhr von freiem Kalium und von Wasserstoffionen beträchtlich sein. Bei Massivtransfusionen, wie sie gelegentlich bei Polytraumatisierten notwendig sind, können die eingeschwemmten Leuko- und Thrombozytenaggregate zu einem »Adult Respiratory Distress Syndrome« (ARDS) führen, wenn nicht besondere, feinmaschige Blutfilter verwendet werden.

Literatur

Hässig, A. und Mitarb.: Hämotherapie nach Maß. Dtsch. med. Wschr. 99 (1974) 913, 962

Hehne, H. J. u. Mitarb.: Frischgefroren konserviertes Plasma zur Behandlung der intravasalen Gerinnung beim Polytraumatisierten. Schweiz. med. Wschr. 106 (1976) 671

Huestis, D. W. u. Mitarb.: Practical Blood Transfusion, 2. Aufl. Little, Brown & Co., Boston 1976

Lundsgaard-Hansen, P., E. Pappova: Massivtransfusion, Mikroembolie und Blutfiltration. Haemo 6 (1977) 22

Allgemeine postoperative Behandlung

A. F. Schärli

Die postoperative Behandlung umfaßt eine ganze Reihe von Maßnahmen zur Verhütung von Komplikationen. Eine gute Nachbehandlung trägt entscheidend zum Erfolg bei.

Sie beginnt bereits auf dem Operationstisch mit dem Anlegen des Wundverbands. Die Nahtstelle ist besonders bei Säuglingen und Kleinkindern durch einen Klebeverband zu decken, um eine Beschmutzung durch Stuhl oder Urin zu verhüten. Hierzu hat sich die Besprayung des Wundgebiets mit flüssigem Kunstharz bewährt. Bei den meisten Eingriffen im Bereich der Extremitäten wird das betreffende Glied zur Ruhigstellung auf eine gepolsterte Gipsschiene fixiert und hochgelagert. Bei infektiösen Prozessen ist dies unbedingt notwendig.

Bei Säuglingen und Kleinkindern mit Dauerinfusionen, eingelegten Magensonden und Kathetern sind gelegentlich die Arme oder die Beine zu fixieren. Kindern mit operierten Hasenscharten und Gaumenspalten legen wir Armstulpen an, damit die Hände nicht zum Munde geführt werden können.

Jedes Kind, das aus der Narkose erwacht, ist für einige Zeit zu überwachen. Dabei ist der Freihaltung der Atemwege alle Aufmerksamkeit zu schenken. Im Pharynx sich ansammelnder Schleim muß abgesaugt werden. Bei Verlegung der tiefen Luftwege ist nach trachealer Intubation oder nach Einführung eines Bronchoskops die Bronchialtoilette durchzuführen. So gelingt es, eine Atelektase zu verhüten. Nach intrathorakalen Eingriffen sollte auch am ersten postoperativen Tag eine Thoraxaufnahme zur Kontrolle der Lungenentfaltung vorgenommen werden. Patienten, die postoperativ längere Zeit bewußtlos bleiben (Hirnkontusionen), bleiben zur leichteren Freihaltung der Luftwege gelegentlich intubiert.

Der Kreislauf ist in der postoperativen Phase durch Kontrolle von Puls und Blutdruck zu überwachen. Ihre fortlaufende kurvenmäßige Registrierung soll nach allen größeren Eingriffen vorgenommen werden. Sie erleichtert die Beurteilung des Zustands des Patienten und gestattet, einen postoperativen Schock oder eine Nachblutung frühzeitig zu erfassen und zu behandeln (vgl. S. 1.27).

Die Bekämpfung des Wundschmerzes richtet sich nach dem Alter des Kindes und nach der Größe der Operationswunde. Bei Säuglingen und Kleinkindern klingt der Wundschmerz meist in wenigen Stunden ab. Hier genügt die Verabreichung von leichten Analgetika wie Cibalgin, Novalgin oder Treupel in Form von Suppositorien. Älteren Kindern mit starken Schmerzen geben wir Morphinderivate oder Valoron in wiederholten Dosen. Bei allen diesen Medikamenten ist aber zu beachten, daß Kinder sehr rasch süchtig werden können.

Leichtere Temperaturerhöhungen bis 38 °C werden auch nach kleineren operativen Eingriffen in den ersten Lebensjahren gelegentlich beobachtet. Sie bedürfen kaum einer medikamentösen Behandlung. Bei Säuglingen handelt es sich dabei nicht selten um Durstfieber.

Die postoperative Ernährung nach kleineren Eingriffen bietet keine besonderen Probleme. Säuglinge erhalten schon 4–5 Stunden nach der Operation 5%ige (0,28 mol/l) Glucoselösung oder gesüßten Tee, zunächst in kleineren Mengen und kürzeren Intervallen. Vom folgenden Tag an kann bereits nach normalem Regime ernährt werden. Nach größeren, besonders abdominalen Eingriffen, ist die Ernährung erst nach Einsetzen der Darmtätigkeit gestattet. Schwerkranke Säuglinge, die schlecht oder nicht trinken, müssen über eine Magensonde ernährt werden. Auch bei älteren, bewußtlosen Kindern kommt diese Art der Ernährung in Betracht. Wegen der Gefahr des Erbrechens und der Aspiration sollen keine größeren Flüssigkeitsmengen, sondern wiederholt kleinere Mahlzeiten gegeben werden. Zunächst dürfen Fruchtsäfte, später auch zerdrückte Bananen und geriebene frische Äpfel zugefügt werden. Hierauf wird die Diät statt durch Milchkaffee und Mehlschleime besser durch Zugabe von Joghurt, Gemüsebouillon und Kartoffelschnee erweitert.

Von besonderer Bedeutung ist die parenterale Deckung normaler pathologischer Flüssigkeits- und Salzverluste sowie die vollständige parenterale Ernährung, wenn eine orale Ernährung noch nicht möglich ist.

Bei Kindern mit Ileuserscheinungen muß eine gastrointestinale Saugdrainage angelegt werden, die das Absaugen von Darmgasen und Flüssigkeit gestattet. Da die Saugdrainage immer mit erheblichen Wasser- und Salzverlusten einhergeht, müssen über eine intravenöse Infusion die Verluste ersetzt werden. Durstigen Kindern gestatten wir, etwas Sprudelwasser zu trinken, das sogleich wieder durch die Sonde abgesaugt wird. Hilfreich gegen Durst ist oft auch ein Kaugummi.

Bei Säuglingen in schlechtem Ernährungszustand und mit Ileuserscheinungen kann sich gelegentlich einige Tage nach der Operation eine Ruptur der Bauchdeckennaht mit Eventration von Darmschlingen ereignen, besonders, wenn ausgedehntere mediane oder pararektale Längsschnitte notwendig waren. Zur Verhütung dieser unliebsamen und oft auch gefährlichen Komplikation ist die Naht der Bauchdecken nach genauer Blutstillung exakt auszuführen. Der Allgemeinzustand muß durch eine hochkalorische intravenöse Ernährung gehoben werden. Auch hier ist der Meteorismus zu bekämpfen. Ereignet sich eine solche Nahtdehiszenz, so sind die ausgetretenen Darmschlingen mit sterilen Kompressen zu decken und mit der Hand zurückzuhalten, bis das Kind narkotisiert ist. Die mit warmer physiologischer Kochsalzlösung gereinigten Schlingen werden in die Bauchhöhle reponiert. Die Wundränder der Bauchdecken werden angefrischt und mit durchgreifenden Knopfnähten vereinigt.

Über die Anwendung von Antibiotika und Sulfonamiden vergleiche S. 1.29.

Literatur

Dibbins, A. W., W. B. Kiesewetter: Preoperative and postoperative care in infants and children. In: Pediatric Surgery, hrsg. von W. T. Mustard, M. M. Ravitch, W. H. Snyder, K. H. Welch, C. D. Benson. Year Book Med. Publ., Chicago 1969

Holliday, J. M., C. Segar: The maintenance need for water in parenteral fluid therapy. Pediatrics 19 (1957) 823

Schärli, A. F.: Die parenterale Ernährung in der Kinderchirurgie. Z. Vitaminforsch. Beih. 18 (1979) 121

Shmerling, H. D.: Ernährung, Diätetik B 18. Kinderspital Zürich, Juli 1978

Siegenthaler, W.: Wasser- und Elektrolythaushalt. In: Klinische Pathophysiologie, hrsg. von W. Siegenthaler. Thieme, Stuttgart 1970; 4. Aufl. 1979

Truniger, B.: Wasser- und Elektrolythaushalt. Thieme, Stuttgart 1971; 4. Aufl. 1974

Das polytraumatisierte Kind

J. PFENNINGER

Unter einem Polytraumatisierten verstehen wir einen Patienten, der gleichzeitig zwei oder mehrere Verletzungen erlitten hat, von denen mindestens je eine an einer Extremität und je eine am Schädel, Brust- oder Bauchhöhle bzw. an den darinliegenden Organen erfolgt ist. Die Verletzungen haben lebensbedrohlichen Charakter.

Weitaus der größte Teil der Kinder mit Mehrfachverletzungen verunfallt auf der Straße (Hinausrennen auf die Fahrbahn, mit dem Fahrrad oder als Mitfahrer in einem Auto); ein kleinerer Teil zieht sich die Verletzungen beim Ausüben eines Sportes oder bei Stürzen zu. Von den Nichtextremitätenverletzungen steht das Schädel-Hirn-Trauma an der Spitze, gefolgt von Abdomen und Thorax. Bei den Extremitäten sind am häufigsten die Oberschenkel, die Unterschenkel und das knöcherne Becken betroffen.

Therapie

Die Therapie des Mehrfachverletzten läßt sich in verschiedene Phasen mit unterschiedlichen Schwerpunkten einteilen:
- *Bergung* am Unfallort, *erste Hilfe* (Freihalten der Atemwege, künstliche Beatmung, zweckmäßige Lagerung, Druckverband für arterielle Blutungen, provisorische Fixation von Frakturen).
- *Transport* (Ambulanz oder Helikopter) mit Weiterführung oben erwähnter Maßnahmen, eventuell bereits Intubation, Beatmung und Schockbekämpfung mit intravenöser Volumengabe.
- *Erstversorgung* im Spital mit folgenden Prioritäten:
  Behandlung einer respiratorischen, partiellen oder globalen Insuffizienz (O_2-Zufuhr, Intubation und Beatmung, Entlastung eines Spannungspneumothorax durch Drainage),
  Behandlung eines Schocks (S. 1.19),
  chirurgische Behandlung lebensgefährlicher Blutungen (Milz-, Leber- oder Nierenruptur, sonstige arterielle Blutungen),
  Abklärung und Behandlung raumfordernder, intrakranieller Prozesse (CT-Scan, Hirnödemtherapie mit Corticosteroiden, Hyperventilation und Mannitol),
  Versorgung großer Weichteilverletzungen.
- *Definitive Versorgung* der einzelnen Verletzungen nach gemeinsamer Absprache im Traumatologie-Team, das zweckmäßigerweise von einem Kinderchirurgen und einem in Intensivpflege erfahrenen Anästhesisten geleitet wird.

Die Komplexität des jeweiligen Verletzungsmusters und die Besonderheiten des Kindes an und für sich lassen es als zweckmäßig erscheinen, daß die definitive Versorgung in einem medizinischen Zentrum erfolgt, das über die nötigen Erfahrungen, über eine Vielzahl von Subspezialitäten und Abklärungsmöglichkeiten verfügt.

Da Störungen der Atmung und Lungenfunktion bei Polytraumatisierten recht häufig sind, ist die Indikation zur Intubation und Beatmung immer großzügig zu stellen. Als einige Möglichkeiten seien erwähnt:
- deutliche Störung der Bewußtseinslage (kein gezieltes Abwehren auf Schmerzreize oder schlechter),
- deutliche Atemnot (nach Ausschluß eines Spannungspneumothorax),
- arterielle Blutgaswerte mit einem P_{aO_2} unter 55 mmHg (7,33 kPa) unter Luftatmung respektive entsprechendem alveolo-arteriellem O_2-Gradienten oder P_{aCO_2} über 45–50 mmHg (6,00–6,67 kPa).

Bei knapp kompensiertem Kreislauf kann eine Überdruckbeatmung einen vollständigen Kreislaufzusammenbruch auslösen, da der venöse Rückfluß des Blutes zum Herzen durch den positiven intrathorakalen Druck behindert wird. Eine Hypovolämie sollte deshalb vor Intubation nach Möglichkeit korrigiert sein oder man sollte wenigstens über einen sehr guten venösen Zugang in Form einer großlumigen Kanüle verfügen, um rasch sehr viel Volumen verabreichen zu können.

Es lohnt sich, die künstliche Beatmung (vorzugsweise Intermittent Mandatory Ventilation IMV) bis über die Stabilisierung der Gesamtsituation hinaus weiterzuführen. Nur so erhält man die Sicherheit, daß während einer überaus kritischen Periode die Atmungsfunktion garantiert ist.

Wie oben erwähnt, ist im Rahmen des Polytraumas sehr häufig mit einem schweren Schädel-Hirn-Trauma zu rechnen. In neuester Zeit ist dabei klar geworden, daß durch die Kontrolle des Hirnödems, mit dem sehr häufig zu rechnen ist, die

Tabelle 16 Glasgow Coma Scale

Augenöffnen	4 spontan
	3 auf Anruf
	2 auf Schmerzreize
	1 keine Reaktion
Beste verbale Reaktion	5 Patient orientiert
	4 Patient verwirrt
	3 inappropriate Reaktion
	2 unverständliche Laute
	1 keine Reaktion
Beste motorische Reaktion	6 Patient befolgt Befehle
	5 gezieltes Abwehren auf Schmerzreize
	4 Zurückziehen auf Schmerzreize
	3 Beugen auf Schmerzreize
	2 Strecken auf Schmerzreize
	1 keine Reaktion

Prognose des schweren Schädel-Hirn-Traumas wesentlich verbessert werden kann. Aufgrund dieser Erfahrungen monitorisieren wir bei Kindern, die einen Glasgow Coma Scale (Tab. 16) unter 6–8 aufweisen, den intrakraniellen Druck mit einer subarachnoidalen Hohlschraube während 1–2 Wochen und behandeln intrakranielle Druckerhöhungen aggressiv mit kontrollierter Beatmung, Temperaturkontrolle, Corticosteroiden und eventuell Barbituraten in hoher Dosierung. Raumfordernde, intrakranielle Blutungen, die ein chirurgisches Eingreifen erfordern, sind hingegen im Kindesalter eher selten (ca. 7–10%).

Literatur

Bruce, D. A. u. Mitarb.: Outcome following severe head injuries in children. J. Neurosurg. 48 (1978) 679
Hofmann, S. u. Mitarb.: Probleme der Mehrfachverletzungen beim Kind. Z. Kinderchir. Suppl. zu Bd. 11 (1972) 345
Pfenninger, J., G. Kaiser: Neue Aspekte in der Intensivbehandlung des schweren Schädel-Hirn-Traumas beim Kind. Pädiat. Fortbildk. Praxis 49 (1980) 15
Teasdale, G., B. Jennett: Assessment of coma and impaired consciousness. Lancet 1974/II, 81
Vos, L. J. M.: Das polytraumatisierte Kind. Z. Kinderchir. Suppl. zu Bd. 11 (1972) 334

Anästhesie

J. PFENNINGER

Medikamentöse Vorbereitung (Prämedikation)

Über die Prämedikation gehen die Meinungen weit auseinander: Auf der einen Seite gibt es Anästhesisten, die behaupten, der psychische Kontakt mit dem Patienten in einer ruhigen Umgebung reiche aus, um eine Narkose ruhig, sicher und ohne Angst einzuleiten; auf der anderen Seite wird der Patient so stark prämediziert, daß er im Tiefschlaf zur Narkoseeinleitung in den Operationssaal gebracht wird. Wir nehmen eine Mittelstellung ein und geben praktisch immer eine Prämedikation, die auf die psychischen Besonderheiten des einzelnen Patienten, das beabsichtigte Anästhesieverfahren und die Art der Operation abgestimmt ist. In der Regel ist die Kombination eines Opiates mit Atropin, bei sehr ängstlichen Kindern die Zugabe von Dehydrobenzperidol (DHB) genügend. Die Dosierungsrichtlinien sind wie folgt:

Atropin 0,01–0,025 mg/kg Körpergewicht und
Pethidin 1–2 mg/kg Körpergewicht (wird erst ab 3–6 Monaten gegeben),
DHB unter 20 kg Körpergewicht 1,25 mg, über 20 kg Körpergewicht 2,5 mg.

Falls DHB gegeben wird, muß Pethidin knapp, d. h. ≤1 mg/kg Körpergewicht dosiert werden.

Die Prämedikation wird ca. 45 Minuten vor Narkoseeinleitung i. m. gegeben. Auf die Gabe von Atropin kann verzichtet werden, wenn ein Kind sehr tachykard ist oder Fieber hat; es sollte gegeben werden bei heiklen Manipulationen im Bereich der oberen Atemwege, bei unerwünschter Speichelsekretion, bei der Kombination von Halothan und Succinylcholin und bei Bradykardien.

Narkosetechnik

Eine Narkose sollte nach Möglichkeit erst dann begonnen werden, wenn der Patient optimal vorbereitet ist. Ein Schock sollte behoben, Flüssigkeitsdefizite ausgeglichen und Azidosen und Elektrolytabnormalitäten korrigiert sein. Eine Mißachtung dieser Regel ist gleichbedeutend mit einer gesteigerten perioperativen Mortalität und Morbidität.

Einleitung. Eine Narkose kann i. v., per inhalationem oder selten i. m. (Ketamin) oder rektal (Thiopental) eingeleitet werden. Hauptmerkmal ist die Erzeugung eines »tiefen Schlafes«, währenddem der Anästhesist nun die Verantwortung für die vitalen Funktionen des Kindes übernehmen muß. Der Ablauf einer Inhalationsanästhesie und einer i. v. Einleitung ist in folgender Übersicht dargestellt:

Inhalationsanästhesie. Prämedikation relativ schwach (Vermeidung einer Depression der Atmung); Maskeneinleitung mit einem Gemisch von Lachgas/Sauerstoff (1 : 1) mit allmählicher Zugabe von Halothan bis zu 2–3 Vol%; nach Durchlaufen des Exzitationsstadiums Legen einer Infusion; bei Maskennarkose Erhaltung der Narkosetiefe (Toleranzstadium) mit Halothan/Lachgas/Sauerstoff unter Spontanatmung; bei Narkose mit Intubation: Gabe eines Muskelrelaxans (Succinylcholin, Alcuronium, Pancuronium oder Tubocurarin) und Intubation; Fortführung der Narkose unter Muskelrelaxation, Hyperventilation, Lachgas/Sauerstoff und eventuell Opiaten oder unter Spontanatmung durch den Tubus mit Halothan/Lachgas/Sauerstoff.

Intravenöse Einleitung. Prämedikation relativ kräftig; Infusion legen (vorzugsweise kurze, großlumige Kunststoffkanüle); Thiopental (2–5 mg/kg Körpergewicht i. v.) oder Ketamin (1–3 mg/kg Körpergewicht i. v.); Muskelrelaxans (s. oben), Intubation, Fortführung der Narkose mit Lachgas/Sauerstoff, Muskelrelaxation, Hyperventilation und eventuell Opiaten.

Intubation. Die Intubation ist heutzutage die sicherste Methode, die Atemwege zu garantieren und eine kontrollierte Beatmung durchzuführen. Allerdings verlangt der Eingriff einige Voraussetzungen von seiten des Anästhesisten. Die Intubation wird vorzugsweise in Narkose oder Relaxation durchgeführt. Relaxantien dürfen aber nur gegeben werden, wenn mit Sicherheit Intubation und Beatmung klappen werden. Ansonsten muß

Tabelle 17 Richtlinien für Tubusgrößen*

Alter	Gewicht	British Standard (Innendurchmesser in mm)	Tubustiefe (ab Zahnreihe in cm)
Neugeborene	< 2 kg	2,5	9
Neugeborene	2– 3 kg	3	10
Neugeborene	3– 4 kg	3,5	10
1– 6 Monate	4– 7 kg	4	11
6–12 Monate	7–10 kg	4,5	12
1– 3 Jahre	10–15 kg	5	13
4– 5 Jahre	15–20 kg	5,5	13–15
6– 8 Jahre	20–30 kg	6	15–16
9–10 Jahre	30–35 kg	6,5	17
10–12 Jahre	35–40 kg	7	18
13–14 Jahre	40–60 kg	7,5	20

* Tuben mit Cuff werden mit Vorteil eine Nummer kleiner gewählt als angegeben. Abweichungen von den oben angegebenen Maßen sind häufig nötig.

ein modifiziertes Verfahren eventuell ohne Anästhesie gewählt werden.
Der kindliche Larynx unterscheidet sich vom Erwachsenenlarynx in folgenden Punkten: hohe Lage in Relation zu der HWS, schräg liegende Stimmbänder und engste Stelle auf Höhe des Krikoides. Gerade letzter Punkt ist sehr wesentlich: Durch Verwendung zu großer Tuben oder durch eine traumatische Intubation kann es zum Ödem der Subglottis kommen, was sich ca. 30–120 Minuten nach der Extubation klinisch mit Stridor, Atemnot und Einziehungen äußert. Bei jeder Intubation bei Kindern unter 10 Jahren muß deshalb besonders schonend gearbeitet und darauf geachtet werden, daß bei der Blähung der Lungen etwas Luft zwischen Tubus und Trachealwand entweicht (sogenanntes »Air Leak«). Das Material der Tuben sollte gewebsfreundlich sein (Polyvinylchlorid). Über Tubusgrößen und Alter respektive Gewicht gibt Tab. 17 Auskunft.

Narkoseerhaltung. Wie bereits erwähnt, wird nach der Einleitung bei größeren Eingriffen die Narkose meist mit Lachgas/Sauerstoff, Muskelrelaxation, kontrollierter Hyperventilation und eventuell kleinen Dosen von Opiaten erhalten (Liverpool-Methode). Für kleinere Eingriffe kommt eine Maskennarkose mit Halothan/Lachgas/Sauerstoff in Frage. Bereits bei der Einleitung, aber auch während der ganzen Narkose, müssen die vitalen Funktionen des Patienten peinlichst genau überwacht werden, damit Komplikationen möglichst früh erfaßt und behandelt werden können. Dabei wird das Hauptaugenmerk auf die Atmung, das Herz-Kreislauf-System und die laufenden Blutverluste, die Temperatur, die Narkosetiefe und die Funktion der Narkosegeräte gelegt.
Die Flüssigkeitszufuhr intraoperativ setzt sich aus Erhaltung und Ersatz laufender Verluste zusammen (vgl. S. 1.9). Zur Erhaltungstherapie nach der Neugeborenenperiode eignet sich am besten Ringerlactat, wovon folgende Mengen gegeben werden:
– Narkoseeinleitung 5–10 ml/kg Körpergewicht,
– für wenig traumatische Eingriffe 3–5 ml/kg/Operationsstunde,
– für mäßig traumatische Eingriffe 6–9 ml/kg/Operationsstunde,
– für stark traumatische Eingriffe 10–15 ml/kg/Operationsstunde.

Mit der Gabe von Ringerlactat wird ein Hyperaldosteronismus durch das hohe Natriumangebot an die Nieren praktisch vermieden, die Niere zu einer Natriurese gezwungen, eine Verdünnungshyponatriämie vermieden (im Gegensatz zur Anwendung von Mischinfusionen) und die laufenden Verluste ins Interstitium (third space loss) durch die Gabe einer isotonen Flüssigkeit zum Teil ausgeglichen.

Narkoseausleitung. Übergang auf genügend lange Atmung unter reinem Sauerstoff (Vermeidung einer Diffusionshypoxie durch das Lachgas), Entkurarisierung mit Atropin und Prostigmin und bei genügender Ansprechbarkeit und Spontanatmung Extubation.
Nach sehr ausgedehnten und langen Eingriffen, nach Massivtransfusionen, schwerem Schock, mangelhaften Schutzreflexen der oberen Atemwege oder ungenügender Atmung lohnt es sich, den Patienten intubiert zu belassen und bis zur vollen Stabilisierung zu beatmen.

Literatur
Berry, F. A.: Pediatric fluid and electrolyte therapy. Refreshers courses in anaesthesiology, ASA 3 (1975) 1–10
Davenport, H. T.: Pediatric Anaesthesia, 2. Aufl. Heinemann, London 1975
Symposium on Pediatric Anaesthesiology. Anaesthesiology 43 (1975) 141

Postoperative Überwachung und Intensivbehandlung

J. Pfenninger

Atmung

Postoperativ ist mit mehreren Störungen der Atmung zu rechnen, die aber praktisch alle bei frühzeitiger Erkennung und Behandlung eine gute Prognose haben. Das Schwergewicht muß deshalb auf Früherkennung gelegt werden. Folgende Möglichkeiten von Störungen existieren:
- Depression der Atmung im Zusammenhang mit der Narkose (Überdosierung von Analgetika, Restkurarisierung oder Rekurarisierung) mit globaler Atmungsinsuffizienz.
- Schmerzhemmung der Atmung (fehlende tiefe Atemzüge, schlechter Hustenstoß) mit Sekretanschoppung und Bildung von Atelektasen, bei Superinfektion Übergang in eine Bronchopneumonie.
- Subglottisches Ödem durch traumatische Intubation oder Verwendung zu großer Endotrachealtuben mit den Zeichen einer Obstruktion der oberen Atemwege.
- Gasverteilungsstörung wegen miliarer Atelektasen (im Zusammenhang mit der Anästhesie), dauernder Rückenlage (was eine Abnahme der funktionellen Residualkapazität verursacht), eventueller Überwässerung (Lungenödem) oder Hochstand des Zwerchfelles durch überblähtes Abdomen.

Die Atmung muß bewußt und dauernd während der ganzen perioperativen Periode beurteilt werden mit Antizipation der zu erwartenden Schwierigkeiten und dementsprechender Gestaltung der respiratorischen Therapie. Als Beurteilungskriterien kommen in Frage:
- Allgemeinzustand des Kindes, Entwicklungszustand der Muskulatur?
- Atemfrequenz, Zeichen von Dyspnoe?
- Lippenfarbe bei guter Kapillarisierung (unter Berücksichtigung einer eventuellen O_2-Zufuhr und des Hämoglobinwertes)?
- Tiefe Atemzüge und gute Hustenstöße möglich?
- Thoraxröntgen?
- Arterielle Blutgase in Relation zu F_{IO_2} und eventuellen Beatmungsgrößen?
- Vitalkapazität, Totraumventilation, Compliance (wenn Patient beatmet)?
- Trachealflora im Grampräparat und Kultur?

Prävention und Therapie respiratorischer Komplikationen. Bei allen größeren Wahleingriffen am Thorax oder Abdomen sollte nach Möglichkeit bereits präoperativ mit einer Atmungsphysiotherapie begonnen werden, damit das Kind die Methoden noch ohne Angst und Schmerzen lernen kann. Die Komplikation der *miliaren Atelektasen* und mangelhafter *Sekretexpektoration* wird am besten vermieden mit frühzeitiger Mobilisation, Anwendung von Atmungstherapie (Umlagern, Klopfen, Vibrieren, Luftbefeuchtung mit Tröpfchen in der Größe von 1–5 µl, Gebrauch des Incentive Spirometers oder eines assistierenden Beatmungsgerätes, Anreizen zum Husten durch nasopharyngeales oder eventuell sogar intratracheales Absaugen) und wohldosierter Anwendung von Analgetika zur Ausschaltung der Schmerzhemmung der Atmung. Hypoxämien werden durch dosierte Sauerstoffgabe via Nasenkatheter, Maske oder Haube behoben. Sogenannte prophylaktische Antibiotika zur Vermeidung einer postoperativen Bronchopneumonie sind nicht indiziert. Die Entwicklung einer Pneumonie wird dadurch keineswegs vermieden, es kommt jedoch praktisch unweigerlich zu einer Infektion mit Problemkeimen (Klebsiellen, Pseudomonas, Serratia und andere). Grampräparate von Bronchialsekreten erleichtern den Entscheid, wann und welche Antibiotika eingesetzt werden sollten.

Das *subglottische Ödem* wird mit einem sehr feuchten und warmen Luft-Sauerstoff-Gemisch (Tröpfchengröße 1–10 µl) zusammen mit einer vorsichtigen Sedation behandelt. Nötigenfalls muß mit Adrenalin inhaliert oder bei schwerer Obstruktion sogar mit einem kleinen Tubus reintubiert werden. Corticosteroide sind nicht indiziert.

Künstliche Beatmung. Bei sehr großen und langdauernden Eingriffen am Thorax oder Abdomen, nach Massivtransfusionen bei polytraumatisierten oder septischen Patienten (Peritonitis und andere) wird der Patient oft mit Vorteil intubiert belassen (nasaler Endotrachealtubus mit gutem »Air Leak«) und während der kritischen Tage beatmet. Bei dieser Therapie ist eine gut eingerichtete und eingespielte Intensivpflegestation eine unabdingbare Voraussetzung, da es sonst zu wesentlichen Komplikationen durch die Beatmung selbst kommen kann. Dazu werden vorzugsweise Respiratoren verwendet, die eine sogenannte Intermittent Mandatory Ventilation (IMV) mit positiv endexspiratorischem Druck (PEEP) ermöglichen, wobei der Patient neben einer fix eingestellten Atemfrequenz spontan kleinere Atemzüge machen kann. Beim IMV ist nur eine mäßige Sedation notwendig (keine Muskelrelaxation), der Hustenreflex bleibt erhalten (besseres Sekretabhusten), der Kreislauf wird weniger im negativen Sinne beeinflußt, und es ist eine sichere, stufenlose Entwöhnung vom Respirator mit dauerndem Training der Atmungsmuskulatur möglich.

Kreislauf

Die Ziele der Kreislaufüberwachung und Therapie sind folgende:
- Aufrechterhaltung eines normalen funktionellen Blutvolumens,
- Aufrechterhaltung eines genügenden Herzminutenvolumens,
- Vermeidung von Anämie, Hypoproteinämie und Störungen des Elektrolyt- und Säure-Basen-Haushalts (vgl. S. 1.9, 1.15, 1.20),
- Vermeidung einer Überwässerung mit Entwicklung eines Lungenödems.

Intraoperativ und sehr früh postoperativ (Größenordnung 12–36 Stunden) kann im Extrazellulärraum Flüssigkeit bis zu $1/4$ des Körpergewichts sequestriert werden (Non-functional Extracellular Volume), was einem sehr großen und oft unterschätzten Drittraumverlust entspricht. Falls nicht genügend Volumen nachgeschoben wird, kommt es unweigerlich zu einer Hypovolämie und einem Schock. Am ausgeprägtesten sind diese Verluste bei Polytraumatisierten, nach Operationen am extrakorporellen Kreislauf und bei hochseptischen Patienten. In diesen Fällen kann Flüssigkeit nicht mehr nach einem bestimmten Schema verordnet werden, sondern die Zufuhr hat sich ganz nach den Kreislaufbedürfnissen des einzelnen Patienten zu richten. Als Beurteilungskriterien des Kreislaufs eignen sich folgende Größen:
- Herzfrequenz,
- periphere Durchblutung, Temperaturdifferenz Peripherie zum Körperkern (ΔT),
- Urinproduktion pro Stunde (minimal 1 ml/kg Körpergewicht/Stunde),
- Blutdruck (kann trotz massiver Hypovolämie durch adrenerge Gegenregulation noch relativ lange hoch bleiben),
- Zentralvenendruck respektive Pulmonary Capillary Wedge Pressure (PCWP),
- Herzminutenvolumen (Bestimmung mit Thermodilution mit speziellem Swan-Ganz-Katheter),
- biochemisch: Säure-Basen-Status, P_{aO_2}, Lactat, Serumkalium.

Monitoring

Unter dem Monitoring verstehen wir die dauernde oder repetitive Beobachtung oder Messung von Größen, um Funktionsstörungen in einem System zu entdecken. Dazu kommt, falls eine solche Funktionsstörung manifest wird, die Gegenaktion, um diese Störung zu beheben. Jedem Monitoring sollte deshalb eine klare Fragestellung zugrunde liegen, die im wesentlichen durch die Grundkrankheit und die zu erwartenden Probleme gegeben ist. Das Monitoring eines Patienten ist besonders komplex, denn es müssen der Patient und seine Organfunktionen, der Kontakt zwischen Patient und einer Vielzahl von Apparaten (Interface), die Apparate selbst und die Reaktion des Organismus auf verschiedene Behandlungen überwacht werden. Die Überwachung kann kontinuierlich (z. B. EKG) oder intermittierend (z. B. Zählen der Atemfrequenz) erfolgen. Ein Monitor ist eine Komponente in einem Monitoringsystem, der wiederholte Messungen oder Beobachtungen ausführt, damit medizinische Maßnahmen evaluiert, begonnen oder geleitet werden. In diesem Sinne können eine Krankenschwester, ein EKG-Gerät, ein Stethoskop oder ein Blutgasanalysator usw. als Monitor bezeichnet werden. Eine Übersicht von dem, was monitorisiert werden kann, gibt Tab. 18.

Postoperative Komplikationen

Im Hinblick auf die verschiedenen Organsysteme lassen sich postoperative oder posttraumatische Komplikationen wie folgt zusammenfassen:

Atmung:
- globale respiratorische Insuffizienz im Zusammenhang mit der Anästhesie (mangelhafte Entkurarisierung, Überdosierung von Opiaten),
- Aspiration mit toxischem Lungenödem oder Pneumonie,
- subglottisches Ödem nach Intubation,
- miliare, segmentale oder lobäre Atelektasen mit Hypoxämie; bei Superinfektion Übergang in Bronchopneumonie,
- Lungenödem bei Überwässerung,
- adult Respiratory-Distress-Syndrome (ARDS) oder sogenannte Schocklunge,
- Barotrauma der Atemwege und Lungen durch Überdruckbeatmung mit Pneumothorax, Pneumomediastinum und Hautemphysem,
- mangelhafte Entfaltung der Lungen durch Pleuraerguß, Hämatothorax oder Spannungspneumothorax.

Herz-Kreislauf-System:
- Schock (hämorrhagisch oder septisch),
- Katheterseptikämien,
- Komplikationen, bedingt durch Arterienkatheter,
- tiefe Venenthrombosen und Lungenembolie (äußerst selten).

Nieren:
- »Schockniere« durch hämorrhagischen Schock, schwere Sepsis oder nephrotoxische Medikamente,
- prärenale Niereninsuffizienz durch Hypovolämie oder »Low-output-Syndrome«,
- Harnwegsinfekt durch Blasendauerkatheter.

Leber:
- Schockleber mit vorwiegend cholestatischem Ikterus,
- posttransfusionelle Hepatitis,
- cholestatischer Ikterus im Rahmen der parenteralen Ernährung.

Zentralnervensystem:
- Hirnödem,
- intrakranielle Blutungen,

1.28 Allgemeine Betrachtungen

Tabelle 18 Übersicht über mögliche monitorisierte Größen

Überwachung	Patient		Apparate	
	kontinuierlich	intermittierend	kontinuierlich	intermittierend
vitale Zeichen	EKG und Herzfrequenz	Temperatur, Puls, Atmung, Blutdruck		Sicherheit und Funktion der Monitoren
leichte bis mäßige Kreislaufinstabilität		arterieller Druck (indirekt gemessen), Herzfrequenz, ZVD, PCWP, Hämoglobin, Blutverluste		
schwere Kreislaufinstabilität	arterieller Druck (blutig gemessen), Herzfrequenz, ZVD, Blutverluste	Hämoglobin, Diurese/Std., Plasmaeiweiß, Lactat, PCWP	Infusionsrate von inotropen Substanzen	
drohende akute respiratorische Insuffizienz	Atmungsfrequenz, Tiefe der Atemzüge, Farbe des Patienten	Atmungsfrequenz, arterielle Blutgase in Relation zu F_{IO_2}, A-a Gradient, Vitalkapazität		F_{IO_2}
Patient beatmet	Atmungsfrequenz, Atmungsvolumen, endexspiratorisches CO_2	arterielle Blutgase, Totraumventilation, Compliance, Shuntfraktion und Trachealflora	Atemfrequenz, Spitzendruck, endexspiratorischer Druck, Atemminutenvolumen, F_{IO_2}	Überprüfung der mechanischen Teile des Respirators
metabolisch		Gewicht, Bilanzen, Serumnatrium, -kalium, -chlorid, SB-Status; Calcium, Phosphor, Magnesium bei parenteraler Ernährung	Infusionsraten	
renal		Diurese/Std., freie Wasserclearance, Serumharnstoff und -creatinin, Serumkalium		
ZNS	intrakranieller Druck, zerebraler Perfusionsdruck, EEG, Temperatur	Neurostatus (Glasgow Coma Scale- + Hirnstammfunktionen), evozierte Hirnstammpotentiale, CT-Scan	Integrität des intrakraniellen Druckmeßsystems	

– Krämpfe (vorbestehende Epilepsie, Hypoxie, akute Elektrolytverschiebungen, Infekte des ZNS).

Metabolisch:
– Hypo- und Hypernaträmie, Syndrom der inappropriaten ADH-Sekretion, Diabetes insipidus,
– Hypo- und Hyperkaliämie,
– Hypophosphatämie, Hypokalzämie und Hypomagnesiämie im Rahmen der parenteralen Ernährung,
– Hypo- und Hyperglykämie (im Rahmen der parenteralen Ernährung).

Hämatologisch:
– Anämie oder Polyglobulie (infolge Übertransfusion),
– Hypoproteinämie (infolge Überwässerung oder Malnutrition),
– Hypoprothrombinämie (durch Vitamin-K-Mangel),

– disseminierte intravaskuläre Gerinnung (DIC) im Rahmen einer Sepsis oder eines schweren Schocks.

Literatur

Downs, J. B. u. Mitarb.: Intermittent mandatory ventilation: a new approach to weaning patients from mechanical ventilators. Chest 64 (1973) 331

Hilberman, M., J. J. Osborn: Monitoring of the patient in shock. In: Shock, Monographs in Anaesthesiology, Bd. IV, hrsg. von I. M. Ledingham. Excerpta Medica American Elsevier, Amsterdam 1976

Levin, R. M.: Pediatric Respiratory Intensive Care Handbook. Huber, Bern 1976

Pfenninger, J., S. Roth: Intermittent positive pressure breathing (IPPB) versus incentive spirometer (IS) therapy in the postoperative period. Intens. Care Med. 3 (1977) 279

Westley, C. R. u. Mitarb.: Nebulized racemic epinephrine by IPPB for the treatment of croup. Amer. J. Dis. Childh. 132 (1978) 484

Antibiotika und Chemotherapeutika

R. Pippa

Die Einführung der Antibiotika hat wesentlich zu den Erfolgen der Chirurgie beigetragen. Im allgemeinen wird ein Antibiotikum allein verwendet, Kombinationen dienen jedoch oft zur Behandlung von Mischinfektionen und zur Vermeidung einer Resistenzentwicklung. Die Wahl des Antibiotikums (Tab. 19), seine Dosierung und die Verabreichungsdauer muß jedem Einzelfall angepaßt werden.

Wirkungsmechanismus

Die *Bakteriostase* und die *Bakterizidie* stellen die wichtigsten biologischen Wirkungsmechanismen dar, die sich in drei Gruppen einteilen lassen:
- *Degenerativ bakterizid*, durch Hemmung der Zellwandsynthese: Penicillin, Aminopenicillin, Isoxazolylpenicillin, Cephalosporine, Carbenicillin.
- *Absolut bakterizid*, durch Hemmung der Membranpermeabilität und der Proteinsynthese: Polymyxin und teilweise Aminoglycoside.
- *Bakteriostatisch,* durch Blockierung der Stoffwechselreaktionen: Breitspektrumantibiotika und Chemotherapeutika.

Bei Anwendung von Antibiotika sollte man möglichst rasch einen hohen Serumspiegel erreichen, damit überlebende Mikroorganismen nicht resistent werden können. Wo ein bakterizid wirkendes Chemotherapeutikum zur Verfügung steht, ist diesem gegenüber einem nur bakteriostatisch wirkenden Mittel der Vorzug zu geben. Die degenerativ bakterizid wirkenden Antibiotika dürfen nicht mit bakteriostatisch wirkenden kombiniert werden, da ihre bakterizide Wirkung infolge der Bakteriostase nicht zur Geltung kommen kann.

Probleme der Antibiotikatherapie

Nach ungenügenden Antibiotikadosen am Leben gebliebene Mikroorganismen werden oft durch Mutationsvorgänge resistent. Darauf wird auch der sogenannte Hospitalismus zurückgeführt. Die Resistenz von Erregern ist spezifisch gegenüber einem Antibiotikum. Besitzen jedoch die Antibiotika gleiche Angriffspunkte an der Bakterienzelle, kann eine mehrfache Resistenz, *Kreuzresistenz*, auftreten. Mehrfachresistenzen gegenüber mehreren Antibiotika können vor allem bei Staphylokokken beobachtet werden. Das zweite wesentliche biologische Problem der Chemotherapie ist der *Infektionswechsel*, ein Phänomen, welches oft von einer endogenen oder exogenen Superinfektion nicht sicher getrennt werden kann. Infolge Abwehrschwäche des Gewebes können vorher apathogene Symbionten pathogen werden und hartnäckige Krankheitsbilder verursachen. Diese *endogene Superinfektion* kann weiterhin durch Invasion resistenter Keime auf verschiedenem Wege (lymphogen, hämatogen, exkretorisch) zustande kommen. Durch *exogene Superinfektion* können, nach Ausschaltung der primären Infektionserreger, neue resistente Erreger aufgepfropft werden. Resistente, zum Teil enterotoxinbildende Staphylokokken, Proteus- und Pyozyaneusbakterien sowie Sproßpilze sind die häufigsten Erreger, die bei Infektionswechsel und bei Superinfektion beobachtet werden können.

Nebenwirkungen der Antibiotika und Chemotherapeutika

Die häufig verwendeten Antibiotika haben gelegentlich schwere und typische Nebenwirkungen: Allergie, anaphylaktischer Schock, allergisch-toxische Reaktionen auf massiven Bakterienzerfall, Gehörschäden, Hämatopathien, Leberschädigungen, Nephropathien, gastrointestinale Störungen u. a. Besonders bei Anwendung von Antibiotika-Lutschtabletten kann man eine Zunahme der Sproßpilze im Munde feststellen, wie überhaupt bei einer verminderten Immunitätslage unter Antibiotikatherapie mit einem Aufflackern von Soor zu rechnen ist.

Elimination der Antibiotika

Sie erfolgt im wesentlichen über die Leber, die Nieren und durch enzymatische Abbauvorgänge. In der Leber sind es vor allem Konjugation, Oxydation, Reduktion und Hydrolyse, welche die Ausscheidung ermöglichen; diesen Stoffwechselvorgängen unterliegen Erythromycin, Lincomycin und Chloramphenicol. Bei Penicillin überwiegt die tubuläre Sekretion. Ampicillin wird zu 80% renal eliminiert, der Anteil der extrarenalen Ausschei-

Allgemeine Betrachtungen

Tabelle 19 Wahl des Antibiotikums

Erreger	Vorkommen	Erkrankung	Antibiotikum der ersten Wahl	Alternative
Gramnegative				
Pseudomonas aeruginosa	Hospitalismuskeim ubiquitär im Abwasser	Sepsis Harnwegsinfekte Wundinfektionen	Carbenicillin Tobramycin	Polymyxin Gentamicin
Escherichia coli	Darmsaprophyt	Peritonitis NG-Sepsis Harnwegsinfekte	Aminopenicillin Cephalosporin	Genta-Tobramycin Co-Trimoxazol Chloramphenicol
Hospitalismusinfektion			Gentamicin oder Tobramycin Cephalosporin	Aminopenicillin Kanamycin Carbenicillin Polymyxin
Klebsiella	Obere Luftwege Intestinaltrakt Hospitalismuskeim	Harnwegsinfekte Sepsis Friedländer-Pneumonie	Cephalosporin Gentamicin oder Tobramycin Aminopenicillin	Co-Trimoxazol Tetracyclin Chloramphenicol
Grampositive				
Streptococcus anaerobius	Mundhöhle Haut Schleimhaut	Appendizitis Lungengangrän	Penicillin G	Tetracyclin Clindamycin Co-Trimoxazol
Staphylococcus aureus Penicillinasebildner	Haut Schleimhaut	Osteomyelitits Sepsis, postantibiotische Enterokolitis	penicillinasefestes Penicillin: Oxa-, Cloxa-, Flucloxacillin	Cephalosporin Clindamycin Vancomycin
ohne Penicillinasebildung			Penicillin G	Cephalosporin Clindamycin Vancomycin
Clostridium perfringens	Erde Darm von Tier und Mensch	Gangrän	Penicillin G	Tetracyclin Erythromycin

dung nimmt jedoch mit zunehmender Nierenfunktionsstörung zu. Aminoglycoside werden vorwiegend glomerulär filtriert. Bei *Niereninsuffizienz* sollte man Antibiotika wie Ampicillin, Cephalotin, Oxacillin, Erythromycin oder Chloramphenicol verwenden, da diese auch bei einer erniedrigten renalen Clearance kurze Halbwertzeiten aufweisen. Mit Hilfe der Halbwertzeiten der verschiedenen Antibiotika lassen sich, entsprechend dem Grad der Niereninsuffizienz, adäquate Dosierungsintervalle berechnen. Eine andere Dosierungsmöglichkeit besteht in einer Verminderung der Erhaltungsdosis, je nach Ausmaß des Nierenschadens, ohne Änderung der Dosisintervalle, wie DETTLI und SPRING empfehlen. In allen Fällen, wo akute Veränderungen der Nierenfunktion zu erwarten sind, muß eine Clearanceuntersuchung gefordert werden.

Antibiotika bei Septikämien

Sepsis mit grampositiven Erregern. Heute ist der häufigste Keim der Staphylococcus aureus, es folgen B-hämolytische Streptokokken, Enterokokken, Streptococcus viridans und Clostridium perfringens. Das bakterizid wirkende Penicillin ist immer noch das Mittel der Wahl; empfehlenswert ist die gleichzeitige Gabe eines Aminoglycosids. Mit dieser Kombination werden neben den Strepto- und Staphylokokken auch die gefürchteten Enterokokken und Klebsiellen erfaßt. Bei der Staphylokokken-Osteomyelitis kommen auch Clindamycin oder Lincomycin in Betracht, vor allem wegen ihrer ausgesprochenen Affinität zum Knochen.

Sepsis mit gramnegativen Erregern. Eine eingehende Studie am Boston City Hospital hat gezeigt, daß sich das Spektrum der Erreger in den letzten Jahren deutlich geändert hat. Seit 1965 ist mehr als die Hälfte der schwer verlaufenden Fälle auf gramnegative Erreger (E. coli, Klebsiellen, Aerobacter aerogenes, Pseudomonas, anaerobe Stäbchen und Proteus) zurückzuführen. Antibiotikakombinationen mit additiver Erweiterung des Spektrums finden ihre Indikation vorwiegend bei Mischinfektionen mit Pseudomonas sowie mit penicillinase- und nichtpenicillinasebildenden Staphylokokken. Die heute gebräuchlichen Möglichkeiten einer optimalen Kombinationstherapie bei Annahme einer Mischinfektion mit unbekannten Erregern sind: Oxacillin mit Ampicillin bzw. Carbenicillin mit Gentamicin, Cephalotin mit Gentamicin oder Penicillin G mit Oxacillin und Gentamicin.

Antibiotika der neonatalen Periode

In der Neugeborenenperiode sind die Ausscheidungs- und Entgiftungsvorgänge noch unreif, und die Anwendung eines Arzneimittels muß sehr genau überlegt werden. *Tetracycline* hemmen das Wachstum durch Niederschlag von Tetracyclinkomplexen in den Metaphysen und verfärben die Zähne. Ferner erhöhen die *Sulfonamide*, durch Bindung an die Glucuronsäure, die Menge des unkonjugierten Bilirubins im Blute und verstärken somit den Ikterus. Ein besonders interessantes Phänomen des Chloramphenicols stellt das *Grey-Syndrom* (Schlaffheit, Atemschwierigkeiten, graue Hautfarbe, Kollaps) junger Säuglinge dar. Die Ursache liegt an der mangelhaften Ausbildung des mikrosomalen Enzymapparates, wobei die Glucuronsäurekonjugation und die renale Exkretion ungenügend sind. Bei Früh- und Neugeborenen ist die Verabreichung von Penicillin G, Aminopenicillin, Isoxazolylpenicillin, Cephalosporin, Clindamycin zu empfehlen. Für schwere Krankheitsfälle und bei besonderer Indikation kommen Gentamicin, Tobramycin, Kanamycin in Frage. Dagegen darf man kaum Nalidixinsäure, Sulfonamide, Isonicotinsäurehydrazid und PAS anwenden.

Antibiotikaprophylaxe

Diese ist bei Operationen mit einem Infektionsrisiko (Thorax, Darm, Harnwege) zu empfehlen. Der therapeutische Antibiotikaspiegel sollte während der Operation erreicht sein. Infolgedessen muß die Verabreichung in der präoperativen Phase beginnen und bei Fehlen von Infektionszeichen nicht länger als 5 Tage dauern. Diese Prophylaxe ist in der *neonatalen Chirurgie* in verschiedenen Situationen, wie mütterliche Infektion, Frühgeburt, Hypoproteinämie und Blutbildveränderungen im Sinne einer Linksverschiebung mit Thrombozytopenie, angezeigt. Die Kombination von Penicillin G mit Aminoglycosiden hat sich bewährt. Die jungen, splenektomierten Kinder sind infektionsgefährdet und sollten bis zum 5. Lebensjahr eine antibakterielle Therapie, z.B. Penicillin erhalten. Die meisten in Frage kommenden Erreger sind Strepto-, Meningo-, Staphylokokken, Haemophilus influenzae und Enterobakterien. Eine Antibiotikaprophylaxe ist bei den aseptischen Operationen zu vermeiden. Es besteht die Gefahr des Hospitalismus und der Resistenzentwicklung. Ein Antibiotikum aus falschen Sicherheitsgründen zu verabreichen, ist nicht angebracht; denn durch die Prophylaxe an sich ist es kaum möglich, Operationstechnik und Asepsis zu verbessern.

Literatur

Arabi, V., F. Dimock, D.W. Burdon, J. Alexander-Williams, M.R.B. Keighley: Influence of bowel preparation and antimicrobials on colonic microflora. Brit. J. Surg. 65 (1978) 555

Bisno, A.L., J.C. Freeman: The syndrome of asplenia pneumococcal sepsis and disseminated intravascular coagulation. Ann. intern. Med. 72 (1970) 389

Blair, E.A., A. Wise, A. Macklay: Gramnegative bacteremic shock: J. Amer. med. Ass. 207 (1969) 33

Brumfilt, W., A. Percival: Antibiotic combinations. Lancet 1971/I, 387

Burke, J.F.: Preventive antibiotic management in surgery. Ann. Rev. Med. 24 (1973) 289

Clarke, J.S., R.E. Condon, J.G. Barlett, S.L. Gorbach, R.L. Nichols, S. Ochi: Preoperative oral antibiotics reduce septic complications of colon operations: results of prospective, randomized, double-blind clinical study. Ann. Surg. 186 (1977) 251

Dettli, L., P. Spring, R. Habersang: Drug dosage in patients with impaired renal function. Postgrad. med. J. Suppl. 46 (1970) 32

Finland, M.: Changing ecology of bacterial infections as related to antibacterial therapy. J. infect. Dis. 122 (1970) 419

Hoigné, R., M.F. Keller: Bewährtes und Neues in der Chemotherapie der Infektionskrankheiten. Schweiz. med. Wschr. 102 (1972) 933

Kagan, B.: Antimicrobial therapy. In: Surgical Pediatrics, hrsg. von St. L. Gans. Grune & Stratton, New York 1973 (S. 251)

Keighley, M.R.B., A.R. Crapp, D.W. Burdon, W.T. Cooke, J. Alexander-Williams: Prophylaxis against anaerobic sepsis in bowel surgery. Brit. J. Surg. 63 (1976) 538

Lang, E.: Antibiotika-Tabellen. Zeitschriften-Verlagsgesellschaft, Wien 1977

Levin, J., T.E. Poore, N.P. Zauber, R.S. Oser: Detection of endotoxin in the blood of patients with sepsis due to gram-negative bacteria. New Engl. J. Med. 283 (1970) 1313

Luthi, R., W. Siegenthaler: Die Dosierung von Antibiotika bei Niereninsuffizienz. Schweiz. med. Wschr. 103 (1973) 740

Naumann, P.: Chemotherapie und ihre microbiologischen Grundlagen im Wandel der Zeit. Therapiewoche 21 (1971) 93

Neuhaus, K.: Antibakterielle Therapie beim Harnweginfekt mit bekanntem Erreger. Praxis 24 (1977) 713

Nihoul-Fekété, C., D. Boudeux: Antibiothérapie prophylactique en chirurgie néo-natale viscérale. Helv. chir. Acta 45 (1978) 483

Reubi, F., C. Vorgruber: Blutspiegel, Ausscheidung und Dosierung von Ampicillin bei Nierenkranken. Klin. Wschr. 48 (1970) 43

Selden, R., S. Lee: Nosocomial Klebsiella infections: intestinal colonization as a reservoir. Ann. intern. Med. 74 (1971) 657

Siegenthaler, W., R. Lüthi, A. Vetter, G. Siegenthaler: Diagnostik und Therapie der Septikämien. Schweiz. med. Wschr. 102 (1972) 593

Spring, P.: Calculation of drug dosage regimens in patients with renal disease: a new nomographic method. Int. J. clin. Pharmacol. 11 (1975) 76

Stamm, W.: Guidelines for prevention of catheter-associated urinary tract infections. Ann. intern. Med. 82 (1975) 386

Stockley, I.H.: Interactions with anti-infective agents. Pharm. J. 13 (1973) 36

Weber, E.: Nebenwirkungen und Gefahren bei der Anwendung anti-infektiöser Medikamente. Dtsch. med. J. 23 (1972) 266

Wooley, M.: Infections in the surgical patient. In: Surgical Pediatrics, hrsg. von St. L. Gans. Grune & Stratton, New York 1973 (S. 237)

Multimodale Behandlung maligner Tumoren

H. P. WAGNER

Begriff

Die sinnvolle Nutzung aller therapeutischen Möglichkeiten bei schwer oder nicht kontrollierbaren Leiden ist eine komplexe und schwerwiegende Verpflichtung. Sie erfordert eine realistische Beurteilung der physischen und psychischen Folgen eines Leidens, eine genaue Kenntnis der Wirkungen und Nebenwirkungen einzelner Behandlungsmodalitäten, Erfahrung, was die simultane oder sequentielle Verknüpfung verschiedener Therapiearten anbelangt, und schließlich eine Gesamtschau des klinischen und persönlichen Status des Patienten zur Ermittlung der Dringlichkeit einzelner Maßnahmen.

Eine derartige multimodale Behandlung, im angelsächsischen Sprachbereich »total care« genannt, kann nur Sache eines gut organisierten, straff geführten, interdisziplinären Teams sein (WAGNER u. KÄSER 1964; FARBER 1969).

Unter multimodaler Behandlung maligner Tumoren im engeren Sinn kann somit die Gesamtheit aller antineoplastischen und aller supportiven Maßnahmen verstanden werden. In einem weiteren Sinn gehören außerdem die Information, Führung und Beratung des Patienten und seiner Angehörigen in medizinischen, psychischen, sozialen und finanziellen Fragen dazu (EVANS 1975 b; STUCKI 1975; JONES 1976; LANE 1977; ROSSI u. Mitarb. 1978).

Besonderheiten der pädiatrischen Onkologie

Die multimodale Behandlung maligner Tumoren im Kindesalter wird durch einige Besonderheiten der pädiatrischen Onkologie beeinflußt. Erwähnenswert sind vor allem die relative Seltenheit bösartiger Neoplasien (rund 12 neue Fälle pro 100 000 Kinder und pro Jahr [YOUNG u. MILLER 1975]), die Tatsache, daß beim Kind, im Gegensatz zum Erwachsenen, Karzinome einen verschwindend kleinen, Sarkome dagegen einen großen Prozentsatz ausmachen (SUTOW 1977), daß in der multimodalen Behandlung maligner Tumoren im Kindesalter Wachstum und Entwicklung gebührend berücksichtigt werden müssen (DAWSON 1974) und schließlich, daß nicht nur der Patient, sondern auch seine Eltern betreut und im Behandlungsplan mitberücksichtigt werden müssen (EVANS 1975 b; STUCKI 1975; JONES 1976; LANE 1977; ROSSI u. Mitarb. 1978).

Es ergibt sich aus diesen Besonderheiten, daß die Betreuung krebskranker Kinder in erster Linie Sache eines pädiatrischen Tumorteams ist, welches in einem voll ausgebauten Departement für Pädiatrie über genügend ambulante Behandlungsmöglichkeiten sowie genügend Betten, darunter auch einige Betten für hämatologisch-onkologische Intensivpflege, verfügt und personell so dotiert ist, daß es den Ansprüchen der multimodalen Therapie genügen kann. Da Krebsleiden im Kindesalter relativ selten sind, muß die Betreuung der befallenen Kinder so weit zentralisiert werden, daß es sich lohnt, die aufwendigen, für eine adäquate Betreuung notwendigen personellen und materiellen Strukturen zu schaffen. Es liegt auf der Hand, daß das pädiatrische Tumorteam nicht die ganze Betreuung selber übernehmen kann und daß es, z. B. was die Behandlung und Überwachung der Kinder in Remission oder sterbender Kinder anbelangt, auf die Mitarbeit des praktizierenden Arztes und regionaler Spitäler angewiesen ist.

Pädiatrisches Tumorteam

Ein pädiatrisches Tumorteam (WAGNER u. KÄSER 1964; FARBER 1969) umfaßt in seiner einfachsten Form einen Kinderchirurgen, einen Radiotherapeuten, einen pädiatrischen Onkologen, einen Pathologen und einen Sozialarbeiter. Dieser Kreis kann bei Bedarf durch Einbezug anderer Spezialisten erweitert werden. Für Kinder mit Hirntumoren hat sich der Einsatz eines speziellen Teams, bestehend aus einem Neurochirurgen, einem pädiatrischen Neurologen, einem Radiotherapeuten, einem pädiatrischen Onkologen, einem Pathologen und einem Sozialarbeiter, bewährt.

Ein pädiatrisches Tumorteam hat folgende Aufgaben:

– Erstellen eines Abklärungsplanes;
– Beurteilung der initialen Untersuchungsergebnisse zur Festlegung der Art und Ausdehnung des Tumors;
– Erstellen eines Behandlungsplanes;
– Überprüfung der Behandlung;
– Organisation und Überwachung der Nachkontrollen und
– Auswerten der gemachten Erfahrungen.

Zur Festlegung des Abklärungsplanes sollte das Tumorteam jedes neueintretende krebskranke oder möglicherweise krebskranke Kind kurz nach der Aufnahme sehen. Das Tumorteam sollte außerdem regelmäßig zur Besprechung der in Behandlung stehenden oder zur Nachkontrolle erscheinenden Patienten zusammenkommen.

Besondere Beachtung erfordert die Information und Führung der Eltern (EVANS 1975b; STUCKI 1975; JONES 1976; LANE 1977; ROSSI u. Mitarb. 1978). Zur Wahrung der Kontinuität sollte ein Mitglied des Tumorteams (in der Regel wird es der pädiatrische Onkologe sein) diese Aufgabe übernehmen.

Historische Entwicklung

Ansätze für eine multimodale Behandlung maligner Tumoren im Kindesalter existierten schon vor Einführung der medikamentösen Tumorbehandlung. Durch postoperative Bestrahlung des Tumorbettes konnte GROSS 1953 bei Kindern mit Wilms-Tumor erstmals über eine Heilungsrate von 47% berichten.

Mit der Einführung der Folsäureantagonisten durch FARBER u. Mitarb. 1948 wurde eine Entwicklung eingeleitet, welche im Verlaufe von 30 Jahren nicht nur zu einer eindrücklichen Verbesserung der Prognose der akuten lymphatischen Leukämie im Kindesalter führte, sondern auch zu einer wesentlichen Verbesserung der Prognose verschiedener solider Tumortypen.

Meilensteine dieser Entwicklung waren:
- die systematische Prüfung, in vitro und in vivo, der antineoplastischen Wirkung einer sehr großen Zahl von natürlich vorkommenden oder künstlich erzeugten chemischen Verbindungen (Übersichten: GOLDIN u. Mitarb. 1974; SALMON u. Mitarb. 1978);
- die Erarbeitung, am Modell der akuten lymphatischen Leukämie der Maus und des Menschen, einer Behandlungsstrategie für generalisierte Neoplasien, basierend auf der Annahme, daß generalisierte Krebsleiden nur dann kontrollierbar werden, wenn sämtliche Tumorzellen eliminiert oder so geschädigt werden, daß sie sich nicht mehr vermehren können, und charakterisiert durch das Bestreben, mit Hilfe einer optimalen Dosisfraktionierung und/oder Kombination verschiedener Medikamente eine möglichst spezifische Wirkung auf neoplastische Zellen zu erzielen (Übersichten: WAGNER u. BURGENER 1970; CLARKSON 1974);
- die Erprobung, vor allem am Modell des Wilms-Tumors, eines kombinierten Einsatzes chirurgischer, radio- und chemotherapeutischer Maßnahmen (FARBER 1966; D'ANGIO u. Mitarb. 1976; LEMERLE u. Mitarb. 1976);
- die Entstehung, auf nationaler und internationaler Ebene, von kooperativen Gruppen zur klinischen Prüfung erfolgversprechender Behandlungsmodalitäten und zur Durchführung prospektiver, randomisierter Studien (Übersichten: PETO u. Mitarb. 1976; PETO u. Mitarb. 1977; CARTER 1977);
- die Erforschung von Resistenzphänomenen, welche zur Einführung neuer Therapiemodalitäten führte, z.B. Eliminierung von Tumorzellen in »Tumorzellreservaten«, das heißt Geweben, in die Medikamente bei oraler, intramuskulärer oder intravenöser Applikation nur schlecht eindringen (SIMONE u. Mitarb. 1975), oder zur Erschließung bisher verbotener Dosisbereiche, durch Ausnutzung von Unterschieden im Ablauf von Reparations- und Regenerationsprozessen in normalen und neoplastischen Zellen bzw. Geweben (BLEYER 1978);
- die Abklärung, auf nationaler und internationaler Ebene, von epidemiologischen und genetischen Aspekten (Übersichten: KNUDSON 1977; MILLER 1977);
- die Definition prognostischer Kriterien bei verschiedenen Tumortypen durch Erfassung besonderer Merkmale neoplastischer Zellen oder durch eine verfeinerte Erfassung der Ausdehnung einer Neoplasie (Stadieneinteilung), z.B. mit Hilfe chirurgischer, radiologischer oder nuklearmedizinischer Methoden oder mit Hilfe computerisierter Schädel- oder Ganzkörpertomographien (Übersicht: MAUER u. Mitarb. 1977);
- die Analyse tumor- und therapiebedingter (LI 1977; D'ANGIO u. Mitarb. 1978) Komplikationen bei Langzeitüberlebenden und
- die Erkenntnis, daß die Eltern als Partner, z.B. zur Bewältigung emotionaler Probleme, in den Behandlungsplan einzubeziehen seien (STUCKI 1975; JONES 1976; ROSSI u. Mitarb. 1978).

Die Einführung der Chemotherapie und die systematische Anwendung von Erkenntnissen, welche am Modell der akuten lymphatischen Leukämie gewonnen wurden, vermochten, von 1957 an, zuerst die Prognose des Wilms-Tumors, später auch diejenige des Rhabdomyosarkoms und anderer Tumoren grundlegend zu beeinflussen. Die Kombination von Chirurgie und Radiotherapie hatte die Heilungsrate beim Wilms-Tumor auf höchstens 50% (GROSS 1953), diejenige des Ewing- und Rhabdomyosarkoms auf 10–25% (FALK u. ALPERT 1967; SUTOW u. Mitarb. 1970), diejenige des Nicht-Hodgkin-Lymphoms auf nur etwa 15% (LEMERLE u. Mitarb. 1975) zu erhöhen vermocht. Retrospektiv sind die Mißerfolge chirurgischer und radiotherapeutischer Maßnahmen bei lokalisierten Tumoren dadurch erklärbar, daß in der Mehrzahl der Fälle die Ausdehnung des Tumors unterschätzt wurde und eine klinisch nicht oder schwer faßbare Extension oder Generalisation vorlag. Dieser Grundsatz wurde auch bei anderen Tumoren bestätigt, so z.B. beim Morbus Hodgkin, wo zwar mit Hilfe einer Bestrahlung befallener Lymphdrüsenstationen, wenigstens bei Stadium IA und IIA, 10-Jahres-Überlebensraten von bis 67% beobachtet wurden (FULLER u. Mitarb. 1973), die Rezidivmuster jedoch, vor allem bei intraabdominaler Ausbreitung, erkennen ließen, daß das Leiden initial weiter fortgeschritten war als vermutet. Ein weiteres Beispiel ist das Medulloblastom, bei welchem die Überlebensrate, bei Resektion mit oder ohne lokale Radiotherapie, nahezu Null war und erst auf etwa 40% anstieg, als die Bestrahlung auf das ganze zentrale Nervensystem ausgedehnt wurde (PATERSON u. FARR 1953).

Der Einbau der Chemotherapie in den Behandlungsplan solider Tumoren und die Entwicklung der modernen multimodalen Therapie in der pädiatrischen Onkologie sind eng verbunden mit dem Aufbau und der Entwicklung nationaler und internationaler Studiengruppen zur Durchführung und Auswertung prospektiver, klinischer Studien. Charakteristisch für derartige Gruppen ist, daß sie auf bestimmte Tumortypen ausgerichtet sind, die interdisziplinäre Zusammenarbeit fördern und eine normierte Beurteilung und Protokollierung klinischer Untersuchungen und Beobachtungen verlangen und schließlich auch bestrebt sind, Qualitätskontrollen für die vorgeschriebenen diagnostischen und therapeutischen Maßnahmen zu entwickeln (PETO u. Mitarb. 1976; PETO u. Mitarb. 1977; CARTER 1977). Die größten Gruppen nehmen zur Zeit jährlich über 1000 Kinder neu in Studien auf (HAMMOND u. Mitarb. 1978), kleine, wie z. B. die pädiatrische Sektion der Schweiz. Arbeitsgruppe für klinische Krebsforschung, etwa 100 (IMBACH 1978).

Derzeitiger Stand

Die multimodale Therapie ist in voller Entwicklung. Erstrebt werden ein hoher Prozentsatz kompletter Remissionen bei geringer Toxizität, ein kleines Rezidivrisiko und wenig Spätfolgen (JOHNSON 1975).
Eindrucksvolle Erfolge sind bei akuten lymphoiden Leukämien, Wilms-Tumoren, Rhabdomyosarkomen, malignen Lymphomen und Ewing-Sarkomen erzielt worden. Zum mindesten als wahrscheinlich vorteilhaft darf sie bei Tumoren des zentralen Nervensystems, Retinoblastomen, osteogenen Sarkomen und Hodentumoren bezeichnet werden. Enttäuschend war sie vor allem bei fortgeschrittenen Neuroblastomen jenseits des Säuglingsalters (EVANS 1975 a). Einige Beispiele sollen den derzeitigen Stand charakterisieren:
Bestrahlung des Primärtumors ohne Resektion, aber mit Chemotherapie. Bei Kindern mit Morbus Hodgkin wird der Primärtumor seit langem therapeutisch behandelt. Verfeinerung der Stadienbestimmung durch chirurgische und andere Maßnahmen, die Intensivierung der Radiotherapie, aber auch die Einführung der Chemotherapie haben die 5-Jahres-Überlebensrate aller Kinder mit Morbus Hodgkin auf 95% ansteigen lassen (JENKIN u. Mitarb. 1975). Bei malignen Nicht-Hodgkin-Lymphomen hat die Verwendung einer intensiven kombinierten Chemotherapie in Verbindung mit einer Bestrahlung großer Tumormassen die Überlebenszeit verlängert und wahrscheinlich auch die Heilungsrate erhöht (WOLLNER u. Mitarb. 1975; WOLLNER u. Mitarb. 1976).
Beim Ewing-Sarkom vermochte die Ergänzung der lokalen Radiotherapie durch Chemotherapie mit Cyclophosphamid, Vincristin, Adriamycin und Actinomycin D das Auftreten von Fernmetastasen zu verzögern oder sogar zu verhindern (ROSEN u. Mitarb. 1974; POMEROY u. JOHNSON 1975; JAFFE u. Mitarb. 1976) und möglicherweise die Zahl von Lokalrezidiven herabzusetzen (PEREZ u. Mitarb. 1977).
Bestrahlung des Primärtumors nach unvollständiger Resektion in Kombination mit Chemotherapie.
Bei Rhabdomyosarkomen des Stadiums II (mikroskopisch unvollständige Resektion ohne oder mit Befall regionärer Lymphdrüsenstationen) ließ eine kombinierte Radio- und Chemotherapie das Leiden in über 80% der Fälle lokal kontrollieren (HEYN u. Mitarb. 1974). Einen wesentlichen Beitrag zur Stellung der verschiedenen Therapiemodalitäten beim Rhabdomyosarkom liefern die Resultate der »Intergroup«-Studie (MAURER u. Mitarb. 1977). Bei Wilms-Tumoren des Stadiums III (nur partiell resezierbarer Tumor oder Status nach Tumorruptur) wurde durch eine postoperative Radiotherapie und Chemotherapie bei 50 von 58 Patienten ein intraabdominales Rezidiv verhindert (TEFFT u. Mitarb. 1976).
Behandlung von Lungenmetastasen. Bei Wilms-Tumoren mit Lungenmetastasen ohne Metastasen in anderen Organen war es nur in einzelnen Fällen möglich, chirurgisch, radiotherapeutisch oder medikamentös eine Heilung zu induzieren. Bei Kombination der drei Behandlungsmodalitäten konnte in 50% (LEMERLE 1977) bis 70% der Fälle (JENKIN u. Mitarb. 1976) eine Dauerheilung erreicht werden.
Die Entwicklung der multimodalen Behandlung hat weder die Bedeutung der Chirurgie noch diejenige der Radiotherapie in der Betreuung von Neoplasien im Kindesalter beeinträchtigt, im Gegenteil. Weil primär inoperable Tumoren durch Radio- und/oder Chemotherapie operabel werden können und weil für die initiale Abklärung, aber auch für die Verlagerung von Ovarien aus Strahlenfeldern oder für Kontrolluntersuchungen chirurgische Eingriffe notwendig werden können, entfallen pro krebskrankes Kind eher mehr als weniger Operationen. Ähnlich wie der Chirurg heute in zunehmendem Maße z. B. in der Betreuung von Kindern mit Morbus Hodgkin mitwirkt, spielt der Radiotherapeut in der Behandlung von Kindern mit akuter Leukämie, in erster Linie zur Vernichtung von bösartigen Zellen in »Tumorzellreservaten«, eine wichtige Rolle.
Ziel der multimodalen Behandlung maligner Tumoren im weiteren Sinn ist, die Welt des betroffenen Kindes und seiner Angehörigen soweit als möglich zu schützen, Ängste abzubauen und dazu beizutragen, daß auch im schlimmsten Fall die Lasten für das Kind und seine Familie tragbar werden und daß der Verlust des Kindes von den Angehörigen verarbeitet und akzeptiert werden kann (EVANS 1975 b; STUCKI 1975; ROSSI u. Mitarb. 1978).

Ausblick

Die Wahrscheinlichkeit, die Inzidenz bösartiger Neoplasien im Kindesalter in naher Zukunft durch präventive Maßnahmen wesentlich zu mindern, wird als gering beurteilt (MAUER u. Mitarb. 1977). Eine möglichst frühzeitige Erfassung bösartiger Krebsleiden durch adäquate Ausbildung des Pflegepersonals und Aufklärung der Öffentlichkeit bleibt somit auch weiterhin ein zentrales Anliegen der pädiatrischen Onkologie (MURPHY 1975). Durch Bestimmung prognostischer Faktoren kann eine Überbehandlung mit unnötiger Toxizität und unnötigen Spätfolgen vermieden werden. Diese Bemühungen beginnen nicht nur bei akuten Leukämien, sondern auch beim Morbus Hodgkin und bei anderen soliden Tumoren Früchte zu tragen (D'ANGIO 1975 a; MAUER u. Mitarb. 1977; HAMMOND u. Mitarb. 1978). Besonders erstrebenswert wäre eine Erhöhung der Spezifität der antineoplastischen Behandlung. Leider sind die Mechanismen, welche für die Resistenz oder das Nichtansprechen auf eine Behandlung verantwortlich sind, in vielen Fällen unbekannt (FULLER u. Mitarb. 1973). Ob die Immunotherapie die in sie gesetzten Erwartungen je erfüllen wird, bleibt immer noch ungewiß (ALEXANDER 1977; OETTGEN 1977; SALMON 1977). Aussichtsreicher erscheint zur Zeit die Weiterentwicklung der zytostatischen Chemotherapie, der autologen Knochenmarkstransplantation und der Zytapherese zur Gewährleistung eines optimalen Blutzellersatzes. Gleichzeitig wird auch die Betreuung der krebskranken Kinder und ihrer Eltern weiter ausgebaut und der Entwicklung der therapeutischen Möglichkeiten angepaßt werden müssen.

Literatur

Alexander, P.: Back to the drawing board – the need for more realistic model systems for immunotherapy. Cancer (Philad.) 40 (1977) 467–470

Bleyer, W. A.: The clinical pharmacology of methotrexate. New applications of an old drug. Cancer (Philad.) 41 (1978) 36–51

Carter, S. K.: Clinical trial in cancer chemotherapy. Cancer (Philad.) 40 (1977) 544–547

Clarkson, B.: Clinical applications of cell cycle kinetics. In: Handbuch der experimentellen Pharmakologie, Bd. XXXVIII/1: Antineoplastic and Immunosuppressive Agents, hrsg. von A. C. Sartorelli, D. G. Johns. Springer, Berlin 1974 (S. 156–193)

D'Angio, G. J.: Pediatric cancer in perspective: cure is not enough. Cancer (Philad.) 35 (1975 a) 866–870

D'Angio, G. J.: Symposium: The late consequences of successful cancer treatment given children and adolescents. Radiology 114 (1975 b) 145–180

D'Angio, G. J.: Symposium: The delayed consequences of cancer therapy; proven and potential. Cancer (Philad.) 37 (1976) 999–1236

D'Angio, G. J., H. W. Clatworthy, A. E. Evans, W. A. Newton jr., M. Tefft: Is the risk of morbidity and rare mortality worth the cure? Cancer (Philad.) 41 (1978) 377–380

D'Angio, G. J., A. E. Evans, N. Breslow, B. Beckwith, H. Bishop, P. Feigl, W. Goodwin, L. L. Leape, L. F. Sinks, W. Sutow, M. Tefft, J. Wolff: The treatment of Wilms' tumor – results of the National Wilms' Tumor Study. Cancer (Philad.) 38 (1976) 633–646

Dawson, W. B.: Growth impairment in irradiated children. In: Malignant Diseases in Children, hrsg. von T. J. Deeley. Butterworths, London 1974 (S. 469–483)

Evans, A. E.: The success and failure of multimodal therapy for cancer in children. Cancer (Philad.) 35 (1975 a) 48–54

Evans, A. E.: Practical care for the family of a child with cancer. Cancer (Philad.) 35 (1975 b) 871–875

Falk, S., M. Alpert: Five-year survival of patients with Ewing's sarcoma. Surg. Gynec. Obstet. 124 (1967) 319–324

Farber, S.: Chemotherapy in the treatment of leukemia and Wilms' tumor. J. Amer. med. Ass. 198 (1966) 826–836

Farber, S.: The Guy H. Heath and Dan C. Heath memorial lecture: The control of cancer in children. In: Neoplasia in Childhood. Year Book Med. Publ. Chicago, 1969 (S. 321–327)

Farber, S., L. K. Diamond, R. D. Mercer, R. F. Sylvester, J. A. Wolff: Temporary remissions in acute leukemia in children prolonged by folic acid antagonist, 4-aminopteroyl-glutamic acid (aminopterin). New Engl. J. Med. 238 (1948) 787–793

Fuller, L. M., M. P. Sullivan, J. J. Butler: Results of regional radiotherapy in localized Hodgkin's disease in children. Cancer (Philad.) 32 (1973) 640–645

Goldin, A., S. Carter, N. Mantel: Evaluation of antineoplastic activity: requirements of test systems In: Handbuch der experimentellen Pharmakologie, Bd. XXXVIII/1: Antineoplastic and Immunosuppressive Agents, hrsg. von A. C. Sartorelli, D. G. Johns. Springer, Berlin 1974 (S. 12–32)

Gross, R. E.: The Surgery of Infancy and Childhood. Saunders, Philadelphia 1953

Hammond, G. D., W. A. Bleyer, J. R. Hartmann, D. M. Hays, R. D. T. Jenkin: The team approach to the management of pediatric cancer. Cancer (Philad.) 41 (1978) 29–35

Heyn, R. M., R. Holland, W. A. Newton jr., M. Tefft, N. Breslow, J. R. Hartmann: The role of combined chemotherapy in the treatment of rhabdomyosarcoma in children. Cancer (Philad.) 34 (1974) 2128–2142

Imbach, P.: Pädiatrische Onkologie in der Schweiz. Schweiz. Ärzteztg. 59 (1978) 411–412

Jaffe, N., D. Traggis, S. Salian, J. R. Cassady: Improved outlook for Ewing's sarcoma with combination chemotherapy (vincristine, actinomycin D and cyclophosphamide) and radiation therapy. Cancer (Philad.) 38 (1976) 1925–1930

Jenkin, R. D. T., T. C. Brown, M. V. Peters, M. V. Sonley: Hodgkin's disease in children: a retrospective analysis 1958–1973. Cancer (Philad.) 35 (1975) 979–990

Jenkin, R. D. T., R. D. Jeffs, C. A. Stephans, M. J. Sonley: Wilms's tumor. Adjuvant actinomycin-D and vincristine. Treatment results and toxicity, 1969–1974. Canad. med. Ass. J. 115 (1976) 136–140

Johnson, R. E.: Symposium theme: A conceptual approach to integrated cancer therapy. Cancer (Philad.) 35 (1975) 1–4

Jones, P. G.: Patients and parents. In: Tumors of Infancy and Childhood, hrsg. von P. G. Jones, P. E. Campbell. Blackwell, Oxford 1976 (S. 127–134)

Knudson jr., A. G.: Mutation and cancer in man. Cancer (Philad.) 39 (1977) 1882–1886

Lane, D. M.: Principles of total care – psychologic support. In: Clinical Pediatric Oncology, hrsg. von W. W. Sutow, T. J. Vietti, D. J. Fernbach. Mosby, St. Louis 1977 (S. 264–275)

Lemerle, J.: The management of Wilms's tumor. Recent Results in Cancer Res. 62 (1977) 206–209

Lemerle, J., P. A. Voute, M. F. Tournade, J. F. M. Delemarre, B. Jereb, L. Ahstrom, R. Flamant, R. Gérard-Marchant: Preoperative versus postoperative radiotherapy, single versus multiple courses of actinomycin D, in the treatment of Wilms' tumor – preliminary results of a controlled clinical trial conducted by the International Society of Pediatric Oncology (S. I. O. P.). Cancer 38 (1976) 647–654

Lemerle, M., R. Gérard-Marchant, H. Sancho, D. Schweisguth: Natural history of non-Hodgkin's lymphoma in children. Brit. J. Cancer Suppl. 2 zu Bd. 31 (1975) 324–331

Li, F. P.: Follow-up of childhood cancer. Cancer (Philad.) 39 (1977) 1776–1778

Mauer, A. M., J. V. Simone, C. B. Pratt: Current progress in the treatment of the child with cancer. J. Pediat. 91 (1977) 523–539

Maurer, H. M., T. Moon, M. Donaldson, C. Fernandez, E. A. Gehan, D. Hammond, D. M. Hays, W. Lawrence jr., W. Newton, A. Ragab, B. Raney, E. H. Soule, W. W. Sutow, M. Tefft: The intergroup rhabdomyosarcoma study. A preliminary report. Cancer 40 (1977) 2015–2026

Miller, R. W.: Etiology of childhood cancer. In: Clinical Pediatric Oncology, hrsg. von W. W. Sutow, T. J. Vietti, D. J. Fernbach. Mosby, St. Louis 1977 (S. 33–45)

Murphy, M. L.: The multidiscipline team in a cancer center. Cancer (Philad.) 35 (1975) 876–883

Oettgen, H. F.: Immunotherapy of cancer. New. Engl. J. Med. 297 (1977) 484–491

Paterson, E., R. F. Farr: Cerebellar medulloblastoma: Treatment by irradiation of the whole central nervous system. Acta radiol. (Stockh.) 39 (1953) 323–336

Perez, C. A., A. Razek, M. Tefft, M. Nesbit, E. O. Burgert jr., J. Kissane, T. Vietti, E. A. Gehan: Analysis of local tumor control in Ewing's sarcoma. Preliminary results of a cooperative intergroup study. Cancer (Philad.) 40 (1977) 2864–2873

Peto, R., M. C. Pike, P. Armitage, N. E. Breslow, D. R. Cox, S. V. Howard, N. Mantel, K. McPherson, J. Peto, P. G. Smith: Design and analysis of randomized clinical trials requiring prolonged observation of each patient. I. Introduction and design. Brit. J. Cancer 34 (1976) 585–612

Peto, R., M. C. Pike, P. Armitage, N. E. Breslow, D. R. Cox, S. V. Howard, N. Mantel, K. McPherson, J. Peto, P. G. Smith: Design and analysis of randomized clinical trials requiring prolonged observation of each patient. II. Analysis and examples. Brit. J. Cancer 35 (1977) 1–39

Pomeroy, T. C., R. W. Johnson: Combined modality therapy of Ewing's sarcoma. Cancer (Philad.) 35 (1975) 36–47

Rosen, G., N. Wollner, C. Tan, S. J. Wu, S. I. Hajdu, W. Cham, G. J. d'Angio, M. L. Murphy: Disease free survival in Ewing's sarcoma treated with radiation therapy and adjuvant four drug sequential chemotherapy. Cancer (Philad.) 33 (1974) 384–393

Rossi, E., P. Imbach, H. Käser, H. P. Wagner: Das Malignom in der Kinderheilkunde. Schweiz. med. Wschr. 108 (1978) 513–517

Salmon, S. E.: Immunotherapy of cancer: present status of trials in man. Cancer Res. 37 (1977) 1245–1248

Salmon, S. E., A. W. Hamburger, B. Soehnlen, B. G. M. Durie, D. S. Alberts, T. E. Moon: Quantitation of differential sensitivity of human-tumor stem cells to anticancer drugs. New Engl. J. Med. 298 (1978) 1321–1327

Simone, J. V., R. J. A. Aur, H. O. Hustu, M. Verzosa, D. Pinkel: Combined modality therapy of acute lymphocytic leukemia. Cancer (Philad.) 35 (1975) 25–35

Stucki, H. R.: Zur seelischen Betreuung des krebskranken Kindes. Schweiz. med. Wschr. 105 (1975) 1355–1359

Sutow, W. W.: General aspects of childhood cancer. In: Clinical Pediatric Oncology, hrsg. von W. W. Sutow, T. J. Vietti, D. J. Fernbach. Mosby, St. Louis 1977 (S. 1–15)

Sutow, W. W., M. P. Sullivan, H. L. Ried, H. G. Taylor, K. M. Griffith: Prognosis in childhood rhabdomyosarcoma. Cancer (Philad.) 25 (1970) 1384–1390

Tefft, M., G. J. d'Angio, W. Grant III: Post-operative radiation therapy for residual Wilms' tumor. Review of group III patients in the National Wilms' Tumor Study. Cancer (Philad.) 37 (1976) 2768–2772

Wagner, H. P., F. Burgener: Cell division and disseminated neoplastic disease in man: a review. In: Surgical Oncology, hrsg. von F. Saegesser, J. Pettavel. Huber, Bern 1970 (S. 112–159)

Wagner, H. P., H. Käser: Chemotherapie maligner Tumoren im Kindesalter. Pädiat. Fortbild. Prax. 13 (1964) 69–96

Wollner, N., J. H. Burchenal, P. H. Lieberman, P. R. Exelby, G. J. d'Angio, M. L. Murphy: Non-Hodgkin's lymphoma in children. Med. Pediat. Oncol. 1 (1975) 235–263

Wollner, N., J. H. Burchenal, P. H. Lieberman, P. R. Exelby, G. J. d'Angio, M. L. Murphy: Non-Hodgkin's lymphoma in children. A comparative study of two modalities of therapy. Cancer (Philad.) 37 (1976) 123–134

Young jr. J. L., R. W. Miller: Incidence of malignant tumors in U. S. children. J. Pediat. 86 (1975) 254–258

2. Gehirnschädel

2.2 Gehirnschädel

Schädelfrakturen

A. F. Schärli

Ätiologie

Schädelhirnverletzungen werden über die gesamten Kinderjahre mit beinahe gleicher Häufigkeit beobachtet. Nur im Säuglingsalter sind sie seltener. Ein leichter Häufigkeitsgipfel ist zwischen dem 5.–8. Lebensjahr vorhanden. Wohl aufgrund eines größeren Betätigungsdranges der Knaben ist die Zahl von Verletzungen bei ihnen doppelt so hoch wie bei Mädchen.

Unterschiedlich sind jedoch die *Ursachen* der Schädelhirntraumen in den verschiedenen Altersabschnitten. Im Säuglingsalter handelt es sich ätiologisch fast ausschließlich um Stürze aus dem Bett oder Kinderwagen, vom Wickeltisch oder von der Waage. Da der Säugling noch nicht imstande ist, zweckmäßige Abwehrbewegungen während des Falles auszuführen, wird der relativ schwere Kopf unmittelbar vom Trauma getroffen als beim älteren Kind. Deshalb können schon geringe Fallhöhen zu Schädelverletzungen führen (GÄDEKE 1974; HEMMER 1969; SCHMIDT 1974).

Im 2.–4. Lebensjahr sind Stürze aus größerer Höhe, von Fenstern, Balkonen oder Terrassen die Hauptursache von Schädelfrakturen. Im Vorschulalter werden Spielunfälle im Haus oder um das Haus am häufigsten beobachtet. Erst im Kindergarten- oder frühen Schulalter spielen Verkehrsunfälle ursächlich die wichtigste Rolle. Mehr als die Hälfte dieser Kinder wird von Autos angefahren; beinahe 40% verunglücken mit dem Fahrrad oder einem Kinderfahrzeug. Vom 14. Lebensjahr an gewinnen die Motorradunfälle für das Zustandekommen einer Schädelhirnverletzung eine prominente Bedeutung.

Die Tatsache, daß die meisten Schädelverletzungen sich mittwochs und samstags, oder um die Mittags- und Nachschulzeit ereignen, läßt darauf schließen, daß besonders in den Zeiten ohne Aufsicht am meisten Unfälle passieren und daß für die Prophylaxe noch einiges zu tun wäre.

Frakturformen

Die Art und Ausdehnung einer Schädelfraktur ist abhängig von der Intensität des Traumas, von der Größe der Gewalteinwirkung auf die betroffene Schädelfläche und schließlich von der Elastizität der Knochenstruktur.

Nahtsprengung

Der Schädelknochen ist beim Kind kompressibler als beim Erwachsenen. Die Nähte sind noch offen. Hieraus resultiert eine weitgehende Verschiebungsmöglichkeit der einzelnen Knochen gegeneinander. Bei einem Schädeltrauma ist daher die Naht noch sprengbar.

Röntgenologisch ist die Nahtsprengung durch das Klaffen der Schädelkapsel im Nahtbereich (Nahtdehiszenz), durch kleine Infraktionen der Knochenränder oder Nahtzacken und in schwereren Fällen durch Niveauverschiebungen benachbarter Knochen charakterisiert. In der seitlichen Schädelaufnahme ist die Sprengung der Koronar- und Lambdanaht leicht zu erkennen. Diejenige der Sagittalnaht äußert sich in dieser Projektion in einer Auflockerung der Tabula externa, die durch das Auseinanderweichen der Nahtzacken bedingt ist (Abb. 1). Besonders häufig wird die Nahtsprengung der Koronarnaht, dann der Sagittal- und Lambdanaht, seltener im Bereich der Sutura squamosa und der intraokzipitalen Synchondrosen beobachtet. Nahtsprengungen lassen sich bei Kindern mit Schädelfrakturen in 75% der Fälle nachweisen. Als alleinige Traumafolge kommen sie seltener vor.

Bei der isolierten Nahtsprengung fehlen meist größere Hämatome der Kopfschwarte. Im Heilungsstadium, d. h. nach Monaten und Jahren, kann eine Nahtsprengung röntgenologisch daran erkannt werden, daß die betreffende Naht eine besonders intensive Verkalkung der Nahtzacken aufweist (s. Abb. 5).

Lineäre Fissuren und Frakturen

Überschreitet die Gewalteinwirkung die Elastizitätsgrenze des Schädelknochens, so kommt es trotz der Nachgiebigkeit des kindlichen Schädelgefüges zur lineären Fraktur. Die Frakturlinie endigt bei jüngeren Kindern meist in einer benachbarten Naht, die der weiteren Ausweitung der Fraktur einen federnden Widerstand entgegensetzt oder allenfalls selbst gesprengt wird.

Die Größe der Kopfschwartenhämatome geht im allgemeinen mit der Breite und Ausdehnung einer Berstungsfraktur parallel, doch können im Säuglingsalter und gelegentlich noch bis zum 3. Lebensjahr unverhältnismäßig große, schwappende Hämatome unter der Galea entstehen, die als ballonartige Auftreibungen des Schädels imponieren und an die Kephalhämatome bei Neugeborenen erinnern. Große Kopfschwartenhämatome bei Säuglingen gehen oft mit auffallender Blässe und Anämie einher, so daß eine Bluttransfusion angezeigt sein kann. Besonders voluminöse Hämatome entstehen dann, wenn eine breite klaffende Fraktur mit der Verletzung eines venösen Sinus einhergehen (Abb. 2). Bei Zerreißung von Ästen der A. meningea media kann das Hämatom pulsieren. Eine Behandlung der extrakraniellen Kopfschwartenhämatome erübrigt sich meist, da sie sich fast immer nach Tagen oder Wochen zurückbilden. Eine Punktion unter strengster Asepsis ist selten notwendig.

Beim *Kephalhämatom* des Neugeborenen, das bei schweren Geburten oder bei Zangen- und Vakuumentbindungen vorkommt, ist hingegen ein aktiveres Verhalten angezeigt. Durch Punktion des

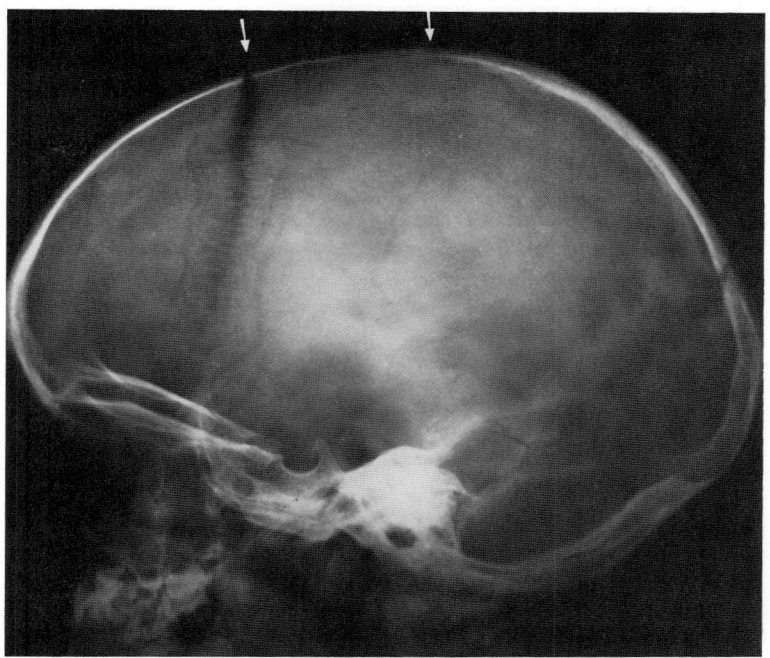

Abb. 1 Sprengung der Koronar- und Sagittalnaht (Pfeil) bei 4jährigem Knaben.

Hämatoms läßt sich die Ossifizierung des Hämatoms vermeiden (Abb. 3). In früheren Jahren waren wir gelegentlich gezwungen, verkalkte Kephalhämatome operativ abzutragen.

Impressionsfrakturen

Sie sind durch Verschiebung umschriebener Knochenteile aus dem Niveau des Schädels ins Schädelinnere charakterisiert. Da sie nur zustande kommen, wenn eine erhebliche Gewalteinwirkung den Schädel an zirkumskripter Stelle trifft, finden wir diese Frakturformen bei Kindern vorwiegend nach Verkehrsunfällen (Traumen durch Lenkstangen, Kühlerkanten, Stoßstangen, Randsteinkanten, Kiesschotter usw.). Klinisch und röntgenologisch lassen sich drei Typen von Schädelimpressionen unterscheiden.

Zelluloidballfraktur. Strenggenommen handelt es sich nicht um eine Fraktur, sondern um eine bloße Impression, die dann zustande kommen kann, wenn der Knochen noch weich, elastisch und flexibel ist. Eine solche Knochenstruktur mag in den ersten Lebensmonaten normalerweise, später nur unter pathologischen Verhältnissen (Kraniotabes) vorliegen. Die Zelluloidballfraktur ist zwar eine typische Schädelfraktur des Neugeborenen und jungen Säuglings, doch kommt sie auch in diesem Alter viel seltener als der Berstungsbruch vor. Zur Bildung eines größeren Hämatoms kommt es dabei nicht, und neurologische Symptome sind selten. Die Zelluloidballimpression kann operativ leicht behoben werden. Von einer Inzision am Rande der Impression aus wird ein Elevatorium durch eine kleine Knochenlücke unter den Kno-

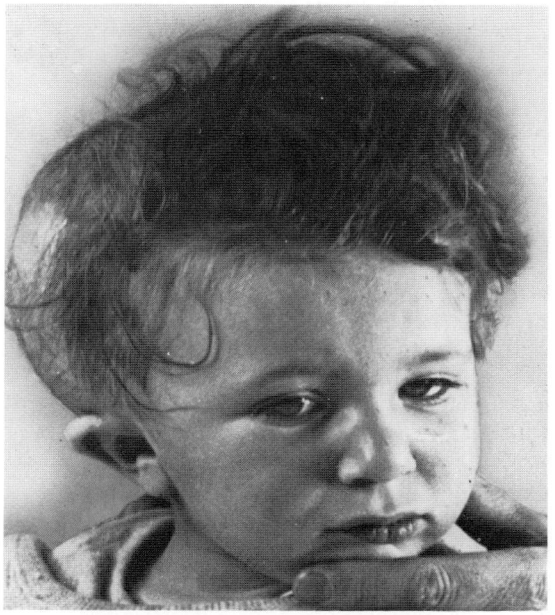

Abb. 2 Voluminöses extrakranielles Hämatom bei Schädelfraktur mit Ruptur des Sinus transversus (1½ jähriger Knabe).

2.4 Gehirnschädel

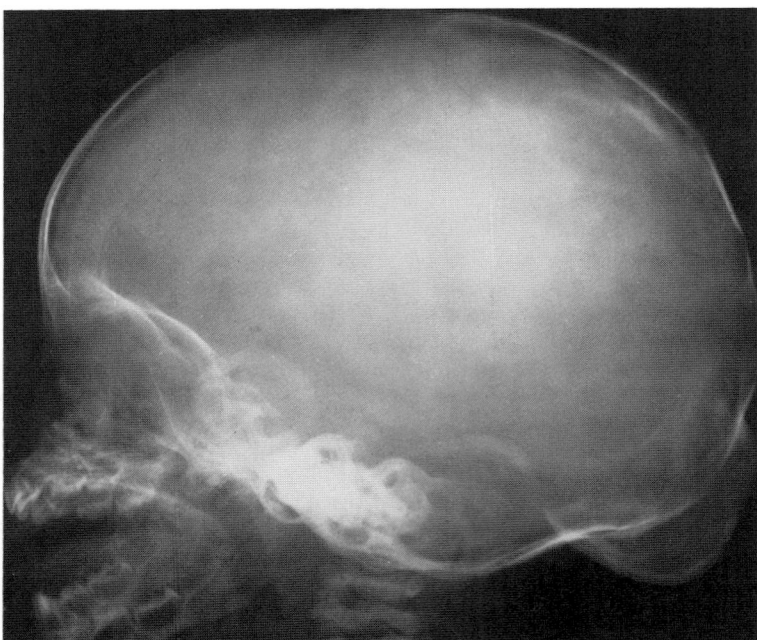

Abb. 3 Verkalktes Kephalhämatom im Bereich des Okziput (10 Monate alter Säugling).

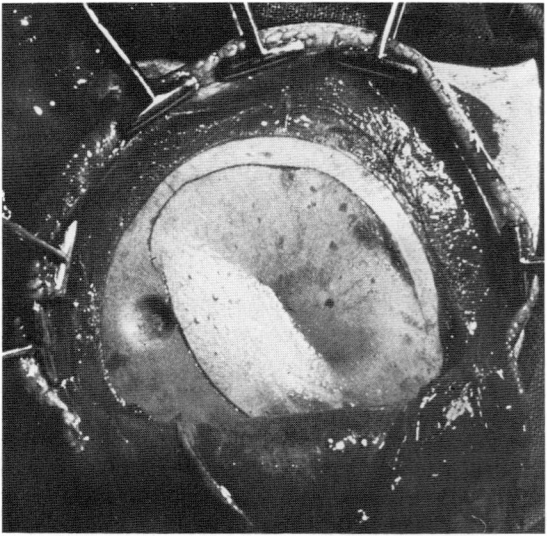

Abb. 4 Zelluloidballfraktur. Operationssitus: Die imprimierten Knochenteile werden durch ein seitliches Bohrloch herausgehoben (aus *M. Bettex, F. Kuffer, A. F. Schärli:* Wesentliches über Kinderchirurgie. Hans Huber, Bern 1975).

chen geschoben. Auf einen kleinen Hebeldruck springt die imprimierte Knochenpartie elastisch in ihre ursprüngliche Lage zurück (Abb. 4).

Impressionsfraktur »en bois vert«. Bei dieser Form sind die imprimierten Knochenteile wohl frakturiert, stehen aber unter sich und mit der Schädelkapsel noch in Kontakt. Kommt im Röntgenbild die Impression tangential zur Darstellung, so erkennt man unter dem mehr oder weniger intakten Kapselrand einen zweiten, nach innen konvex gebogenen Kapselrand, der seitlich in den äußern übergeht. Die äußere, scheinbar intakte Kapsel entspricht der Randzone der Impression (Abb. 5). Projiziert sich die Impressionsfraktur in der Fläche auf die Röntgenplatte, so erscheint sie als sternförmige oder verästelte Figur, die peripher von einer ringförmigen Frakturlinie umgeben ist. Diese entspricht dem eingebrochenen Impressionsrand. Auch die Impression »en bois vert« ist operativ zu beheben, da durch lokale Druckwirkung auf die Hirnrinde später eine traumatische Epilepsie ausgelöst werden kann.

Nicht selten sind diese Impressionsfrakturen mit ausgedehnten linearen Frakturen kombiniert, da sich, gerade bei den Verkehrsunfällen, oft mehrere Traumen in kurzer zeitlicher Folge verketten (Anprall an Motorfahrzeug; Rückschlag auf die Straße; Stoß gegen Randstein usw.).

Stanzfrakturen. Hier sind die imprimierten Knochenteile aus ihrem Verbande vom Schädel gelöst. Im Röntgenbild läßt sich eine umschriebene Lücke nachweisen, unter welcher einzelne Fragmente liegen, die, bald von der Fläche, bald im Schnitt, auf die Platte projiziert werden (Abb. 6).

In der Regel ist bei den Stanzfrakturen, die vorwie-

Abb. 5 Impressionsfraktur »en bois vert« mit polygonal begrenzter Eindellung des Schädels (7jähriges Mädchen). Beachte ferner die intensive Verkalkung der Koronarnaht als Ausdruck einer Nahtsprengung.

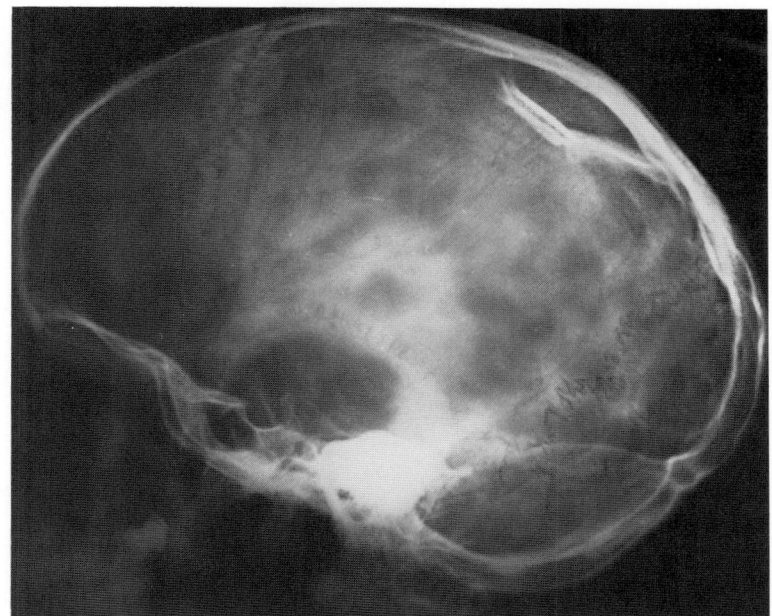

Abb. 6 Stanzfraktur im hinteren Parietale.

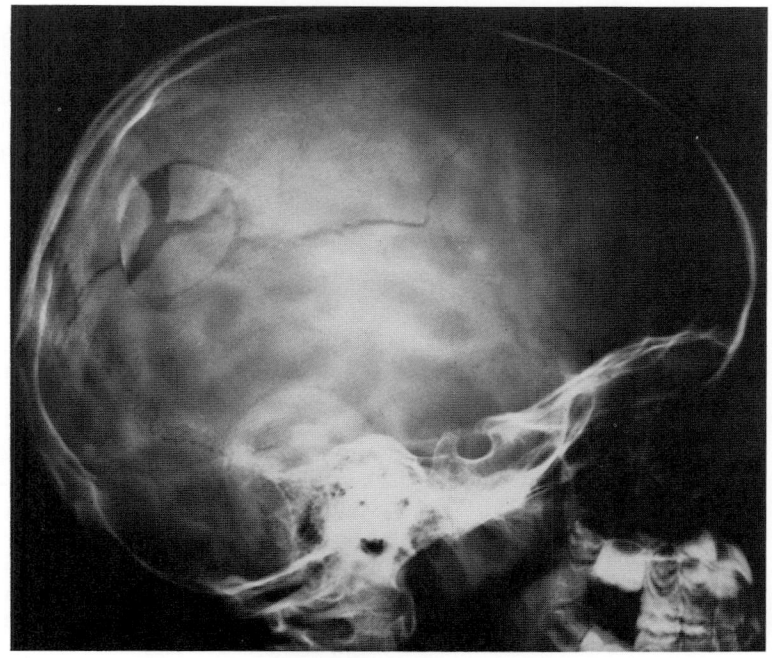

2.6 Gehirnschädel

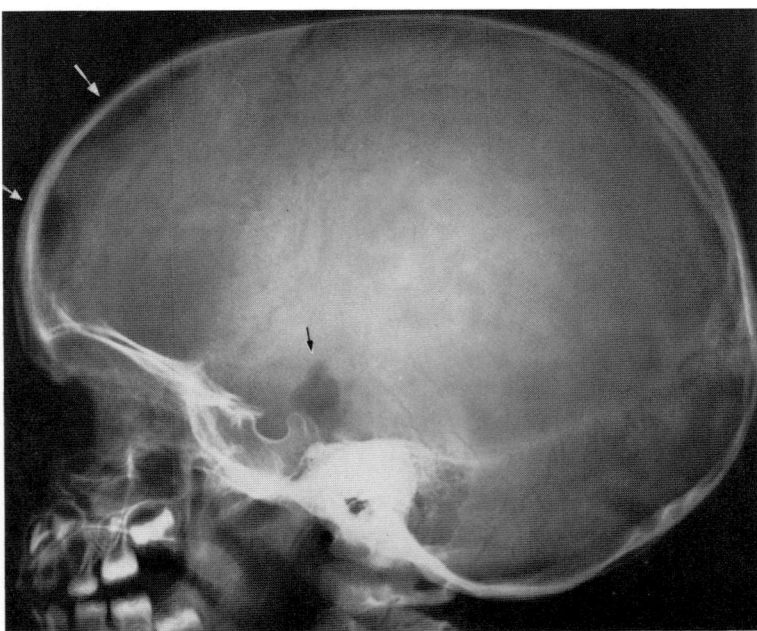

Abb. 7 Pneumozephalus bei Schädelbasisfraktur.

gend im Bereich der Stirn- und Scheitelbeine auftreten, die Kopfschwarte zerrissen, die Dura zerfetzt, und nicht selten prolabieren zerquetschte Hirnmassen aus der Wunde. Es ist auffallend, daß bei diesen offenen, lokalisierten Schädelverletzungen die Kinder meist nicht bewußtlos und oft nur wenig schockiert sind.

Therapie

Für die Operation ist Blut bereitzustellen, Antibiotika werden bereits peroperativ und dann über mehrere Tage verabreicht. Nach Rasieren und Desinfektion der Wundumgebung sind die gequetschten Ränder der Kopfschwartenwunde und zerfetzte Durapartien zu exzidieren. Alle freiliegenden Knochenfragmente werden herausgehoben und, wenn sie beschmutzt sind, entfernt. Falls die Übersicht über die Wundhöhle es erfordert, wird die Schädellücke mit der Knochenzange erweitert. Gequetschte Hirnmassen und Koagula werden sorgfältig abgesaugt und die Hirnwunde mit warmer Kochsalzlösung gespült. Blutende Gefäße werden koaguliert oder mit Klips versorgt. Die Dura wird über der gereinigten Höhle geschlossen. Erlaubt dies die Spannung nicht, so kann ein Stück lyophilisierte Dura zur Deckung des Defektes verwendet werden. Größere Knochenstücke, die nicht infiziert erscheinen, können wieder in die Knochenlücke eingesetzt werden. Die Galea wird primär verschlossen. Eine kurzfristige Drainage des subdural- und subgaleotischen Raums ist vorteilhaft.

Basisfrakturen

Isolierte Schädelbasisbrüche sind im Kindesalter nicht selten. Meist sind sie aber mit Konvexitätsfrakturen kombiniert. Da die Basisfrakturen im Röntgenbild oft nicht zu erkennen sind, ist diagnostisch auf die klinischen Erscheinungen abzustellen.

Blutungen aus der Nase, im Nasopharynx, ein Brillenhämatom, aus der Nase tropfender Liquor deuten auf eine Fraktur in der vorderen oder mittleren Schädelgrube hin. Gelegentlich ist die Basisfraktur mit der Eröffnung der Nasennebenhöhle von einem Pneumozephalus begleitet (Abb. 7).

Blutungen oder Liquorabfluß aus dem äußeren Gehörgang, eine Hämorrhagie im Mittelohr, oder eine periphere Fazialislähmung sind Zeichen einer Felsenbeinfraktur. Die Frakturlinie verläuft dabei meist quer durch die Mastoidzellen, durch das innere Ohr oder gelegentlich auch durch die Felsenbeinspitze. Nicht selten setzt sich auch eine Längsfraktur der hinteren Schädelgrube als Nahtsprengung der Sutura petrooccipitalis fort und endigt als Querfraktur des Keilbeinkörpers. Der Nachweis einer Verschiebung des Keilbeins gelingt mit der Röntgentechnik nach Towne.

Therapie

Meist beschränkt sich die Behandlung der Basisfrakturen auf die Vermeidung infektiöser Komplikationen (Meningitis, Epiduralabszeß usw.). Dazu gehört eine hochdosierte Antibiotikatherapie während 14 Tagen und eine konsequente Ruhigstellung des Patienten im Bett. Eine Tetanus-Booster-Impfung ist ratsam, falls die letzte Impfung länger als 5 Jahre zurückliegt. Beim Auftreten meningiti-

Abb. 8 a u. b Ausweitung einer ausgedehnten Berstungsfraktur infolge Druckatrophie ihrer Ränder (1½ jähriger Knabe). a Sofort nach dem Unfall. b 9 Monate später.

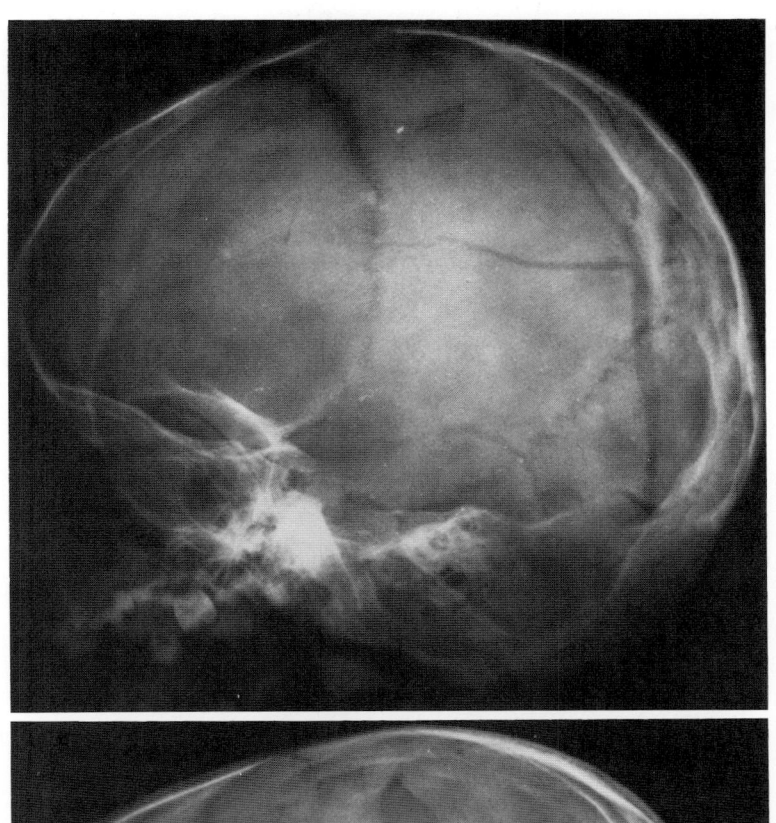

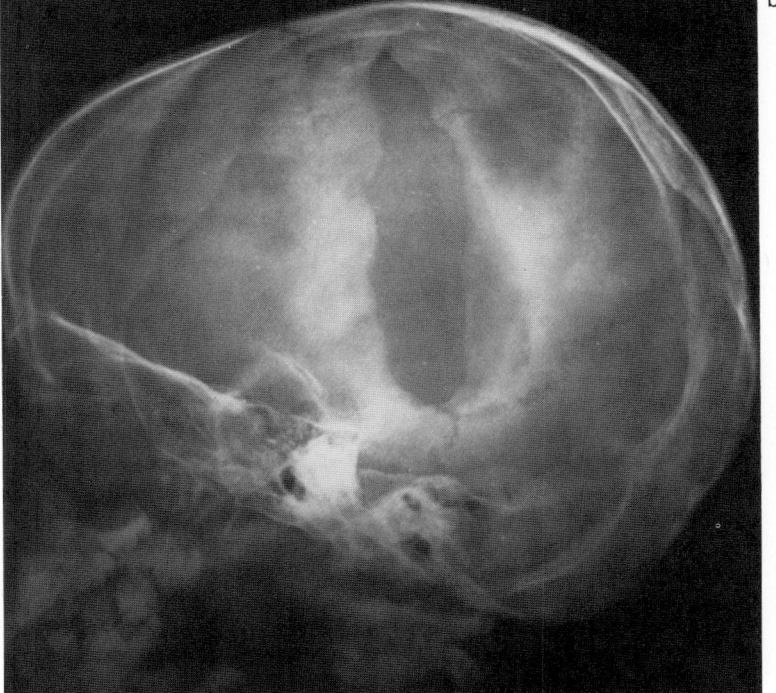

2.8 Gehirnschädel

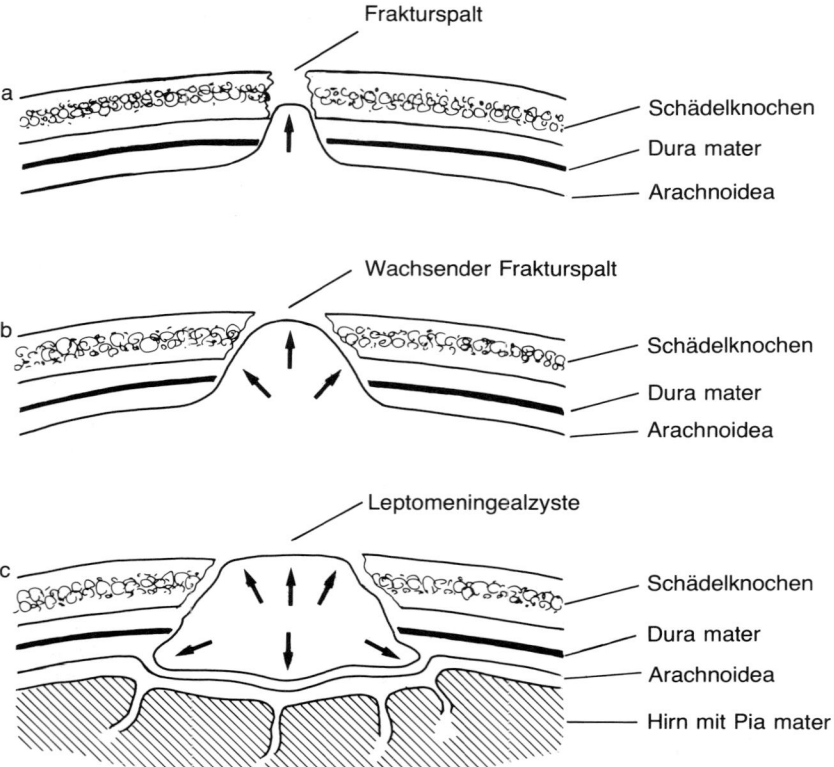

Abb. 9 Entwicklung einer Leptomeningealzyste und einer wachsenden Schädelfraktur (s. Text).

scher Zeichen oder bei einer Persistenz von Kopfschmerzen darf mit einer Lumbalpunktion nicht gezögert werden. Falls neurologische Ausfälle sich manifestieren, muß eventuell eine Computertomographie in Erwägung gezogen werden.

In der Regel sistiert eine Liquorrhoe durch Nase oder Ohren innerhalb weniger Stunden oder Tage. Die Persistenz eines Liquorabflusses über den 8. Tag hinaus, macht den spontanen Verschluß des bestehenden Durarisses unwahrscheinlich. In diesen Fällen wird eine breite Trepanation durchgeführt und wenn möglich, der Durariß genäht oder mit lyophilisierter Dura überdeckt. Bei Basisbrüchen im Frontal- und Keilbeinbereich erfolgt die Versorgung durch das Einlegen eines breiten, gestielten Galealappens. Innerhalb Stunden oder Tagen sistiert auf diese Weise die Liquorrhoe. Die Verleimung der Basalfraktur ist hingegen nicht notwendig.

Heilung der Schädelfrakturen

Schädelfrakturen heilen langsamer als Frakturen anderer Deckknochen oder gar Röhrenknochen. Die Frakturheilung erfolgt durch progressive Knochenapposition von beiden Frakturstücken aus. Beim Erwachsenen kann die Heilungsdauer einer Schädelfraktur einige Jahre beanspruchen. Bei Kindern können kleine Fissuren innerhalb 3–4 Monaten ausheilen. Breitere Frakturspalten verschwinden rötgenologisch nach einem Jahr.

Die Prognose bei den Schädelfrakturen hängt in erster Linie von den begleitenden Verletzungen des Gehirns und seiner Häute ab. Darauf wird in den folgenden Abschnitten hingewiesen.

Wachsende Schädelfraktur

Gelegentlich heilt eine Fraktur der Schädelkonvexität nicht ossär aus, sondern erweitert sich im Laufe von Monaten zu einem beträchtlichen Defekt (Abb. 8 a u. b). Verursacht wird diese Bruchspalterweiterung durch Druckatrophie an den Knochenrändern infolge einer sogenannten pulsierenden Leptomeningealzyste (BRANDESKY 1972; ITO u. Mitarb. 1977; LENDE 1974; SATO u. Mitarb. 1975; STACHNIK 1971).

Die Entstehung einer solchen Zyste ist dann möglich, wenn bei einer Schädelfraktur gleichzeitig die Dura mater zerreißt. Dies geschieht besonders leicht bei Säuglingen und jüngeren Kindern, bei denen eine innigere Verbindung zwischen Dura und Schädelknochen besteht.

Durch den Durariß kommt es zur Subarachnoidalblutung. Die lokale Liquorzirkulation wird dadurch behindert. Begünstigt durch die Hirnpulsation entsteht durch vermehrte Liquorproduktion und eine verminderte Liquorresorption eine Flüssigkeitstasche. Sie steht in Verbindung mit dem

Arachnoidalraum und verschiebt sich durch den Durariß in den Bruchspalt vor. Dabei verursacht sie zunächst an den Rändern der Tabula interna, später auch an der Tabula externa des Schädelknochens durch eine Hirnpulsation geförderte Druckatrophie des Knochens (Abb. 9). Gleichzeitig kann auch eine Druckatrophie in der entgegengesetzten Richtung, d. h. an der Hirnrinde entstehen. Neurologische Ausfälle und eine Verziehung und Erweiterung des Ventrikelsystems sind die Folge.

Therapie
Eine konservative Therapie durch Punktion der Leptomeningealzyste oder Bandagierung des Kopfes ist wenig erfolgversprechend. Häufig wird aber eine Operation notwendig. Die Leptomeningealzyste wird dabei entfernt und der Durariß muß geschlossen werden. Größere Defekte des Schädeldaches werden plastisch gedeckt. Wichtig ist ein frühzeitiger Operationstermin, weil nur dadurch eine drohende Hirnatrophie vermieden werden kann.

Gedeckte Hirnschädigungen
A. F. Schärli

Bei der Erstuntersuchung eines Patienten mit gedeckter Schädelhirnverletzung ist eine sichere Einordnung in Commotio oder Contusio cerebri nicht möglich. Zunächst besteht ein Komplex vegetativer Störungen mit Bewußtlosigkeit, Verlust des Muskeltonus, Reaktionsarmut auf äußere Reize und Atembeschleunigung. Die Haut ist feucht und kühl. Der Puls ist klein und schnell. Bei der Rückkehr des Bewußtseins bestehen oft Unruhe und Erregung. Hierauf treten Kopfschmerzen, Übelkeit und Brechreiz oder Erbrechen auf. Flüchtige neurologische Störungen sind zu Anfang möglich. Dazu gehören Augenmuskelstörungen, Nystagmus, leichte Reflexdifferenzen oder Paresen. Der klinische Verlauf erst ermöglicht die Aussage, ob eine Commotio oder Contusio cerebri vorgelegen hat.

Commotio cerebri
Die Commotio cerebri ist die Folge einer breit auftreffenden stumpfen Gewalt auf den beweglichen Schädel.

Pathogenese
Was der Kommotio zugrunde liegt, ist noch nicht sicher bekannt. Anatomisch faßbare Veränderungen fehlen. Ursächlich werden funktionelle Kreislaufstörungen im Mittel- und Zwischenhirn angenommen. Denkbar ist auch eine direkte Schädigung des Hirnstammes (Formatio reticularis) durch die Auswirkungen der Druckwellen. Vermutbar sind reversible Änderungen der Membranpotentiale an den Ganglienzellen mit Störung des Sauerstoffwechsels. Das Auftreten einer Kommotio ist nicht immer von der Intensität des Schädeltraumas abhängig. Sie kann gelegentlich bei Schädelfrakturen oder Impressionsfrakturen fehlen. Besonders bei Säuglingen und Kleinkindern ist dies häufiger der Fall.

Symptome
Klinisch äußert sich die Kommotio in einer unmittelbar nach dem Trauma auftretenden Bewußtlosigkeit, die bald nur wenige Minuten, bald über viele Stunden andauert und von leichter Benommenheit bis zu tiefem Koma variieren kann. Durch Reizung des Brechzentrums kommt es zu häufigem, eruptivem Erbrechen. Blässe, Schweißausbruch, Schlaffheit der Muskulatur, motorische Unruhe beim Erwachen sind weitere charakteristische Symptome. Subjektiv bestehen Übelkeit, Schwindel, Kopfschmerzen und Schlaflosigkeit. Auch bei Kindern kann eine retrograde Amnesie festgestellt werden. Die anterograde Amnesie deckt sich meist mit dem posttraumatischen Dämmerzustand, der sich in Bewußtseinstrübung oder in einem Nachschlaf äußern kann.

Differentialdiagnose
Typisch für die Kommotio sind die Flüchtigkeit der Symptome und das Fehlen von neurologischen Herdsymptomen. Sind solche vorhanden und bleibt die Bewußtlosigkeit bestehen, so handelt es sich um eine Contusio cerebri.
Trübt sich nach vorübergehender Aufhellung das Bewußtsein wieder, treten Krämpfe oder Lähmungserscheinungen auf, so deutet dies auf eine Hirnkompression durch massives Hirnödem oder eine intrakranielle Blutung hin. Es ist aber auch daran zu denken, daß das freie Intervall fehlen kann und daß sich die Zeichen der Hirnkompression an jene der Kommotio unmittelbar anschließen können.

Therapie
Bei Kindern mit Kommotio ist eine Bettruhe in flacher Lagerung zumindest 1–2 Tage über das Verschwinden subjektiver Symptome hinaus angezeigt. Solange das Bewußtsein getrübt ist, sind die Kinder genau zu überwachen (Puls, Atmung, neurologischer Status, Urinausscheidung). Bei Erbrechen ist eventuell eine Infusionstherapie notwendig. Bei motorischer Unruhe sollen die Kinder so fixiert werden, daß ihre Bewegungen abgebremst werden und keine Verletzungen auftreten. Beruhigungsmittel sind nicht zu verabreichen.

Prognose

Die umkomplizierte Kommotio hat eine gute Prognose. Dauerschäden bleiben nicht zurück. Manche Kinder klagen jedoch noch längere Zeit über postkommotionelle Beschwerden (Kopfschmerzen, Föhnbeschwerden, Schwindel). In 15% sind zumindest temporäre Hirnleistungsschwächen, Gedächtnisstörungen und Konzentrationsmängel vorhanden. Anfänglich besteht bei weiteren 15% eine rasche Ermüdbarkeit und Reizbarkeit. Längerdauernde psychische Ausfälle gehören aber zu den Ausnahmen.

Contusio cerebri

Bei der Contusio cerebri liegen, im Gegensatz zur Commotio cerebri, pathologisch-anatomisch faßbare Hirnläsionen vor. Die knöcherne Schädelkapsel und die Dura können dabei intakt bleiben, doch liegt in den meisten Fällen gleichzeitig eine Schädelfraktur vor. Die stumpfe Gewalteinwirkung führt zur blutigen Durchsetzung und Zertrümmerung der Gehirnsubstanz mit ödematöser Schwellung der Umgebung (Rindenprellungsherd). Die sich bildenden Erweichungs- und Zertrümmerungsherde können multipel sein und in ihrer Ausdehnung, je nach Intensität des Traumas, variieren. Liegt ein Kontusionsherd der Stelle der primären Gewalteinwirkung diametral gegenüber, so spricht man von einem Contrecoup. Kommt der Blutungs- und Zertrümmerungsherd zur Abheilung, so wird er durch Narbengewebe ersetzt oder es entwickeln sich zystische Hohlräume. Oberflächliche Herde führen zu Verwachsungen mit den Hirnhäuten.

Symptome

Der klinische Ausdruck der Hirnläsion sind *neurologische Herdsymptome*, die unmittelbar nach dem Trauma und häufig neben den Zeichen der Kommotio nachgewiesen werden können. Je nach Schwere und Ausdehnung der Veränderungen treten nur Reizerscheinungen oder aber Lähmungen auf (Krämpfe, Nystagmus, gesteigerte Reflexe, positiver Babinski, Déviation conjuguée, Entrundung und Erweiterung der Pupillen). Die Beurteilung des neurologischen Bildes kann bei multiplen Herden, bei Coup und Contrecoup recht schwierig sein.

Da die Hirnkontusion oft mit einem Hirnödem einhergeht, können zu den primär vorhandenen Herdsymptomen Zeichen des Hirndrucks hinzukommen. Dabei kann sich die Bewußtlosigkeit vertiefen. Der beim Erwachsenen typische Druckpuls wird bei Kindern nur selten beobachtet. Vielmehr ist ein Anstieg der Pulsfrequenz als Ausdruck einer frühzeitigen Vaguslähmung zu konstatieren. Die Atmung wird schnarchend, of unregelmäßig und nimmt in schweren Fällen den Cheyne-Stokesschen Atemtyp an.

In der Regel dauern initiale Bewußtlosigkeit und posttraumatische Dämmerzustände länger als bei der Kommotio.

Die Lumbalpunktion ergibt meist blutigen oder xanthochromen Liquor (kontusionelle Subarachnoidalblutung). Im EEG finden sich lokale Herdbefunde.

Die neurologische Symptomatik wird bestimmt von der geschädigten Hirnregion.

- *Frontotemporale Kontusionen* können kontralaterale Lähmungen, dysphasische Störungen und eventuell Okulomotoriusschädigungen nach sich ziehen. Schwere Begleitödeme sind dabei besonders häufig. In den meisten Fällen ist ein Schädelbruch und häufig ein Kontusionsherd der Gegenseite vorhanden. Folgezustände äußern sich in Sprach- und Gedächtnisstörung, eventuell in anderen psychischen Ausfällen.
- Bei isolierten *frontalen Kontusionen* besteht eine Unruhe und Verwirrtheit, eventuell Symptome einer Persönlichkeitsveränderung.
- Parietale Kontusionen ziehen halbseitige motorische und sensible Ausfälle, eventuell langzeitige Sprachstörungen nach sich.
- Bei okzipitalen und zerebellären Kontusionen entstehen eine homonyme Hemianopsie, ferner Dysarthrie, Ataxie und Schwindelzustände.
- *Kontusionen des Hirnstammes* sind häufig von Blutungsherden im Bereich des 4. Ventrikels begleitet. Hier herrschen eine tiefe Bewußtlosigkeit, Pupillenstörungen, Nystagmus, Muskelschlaffheit oder Muskelspastizität vor. Anfallsweise treten Streckkrämpfe des Körpers oder der Extremitäten auf.

Differentialdiagnose

Eine hirnlokale Kontusion oder ein kontusionsbedingtes Ödem sind im Einzelfall sehr schwierig von einer intrakraniellen Blutung abzugrenzen. Die Ultraschalluntersuchung ist diagnostisch selten aufschlußreich. Die früher aufwendige Arteriographie ist heute durch die Computertomographie fast vollständig ersetzt worden. Probetrepanationen zur Suche nach Blutungen sind seit der Computertomographie nicht mehr notwendig.

Therapie

Wie bei der Kommotio sind die Patienten genau zu überwachen. Bei Bewußtlosigkeit ist für die Freihaltung der Luftwege zu sorgen. Temperatur, Puls, Blutdruck und Respiration sind fortlaufend zu registrieren. Die Hirnkontusion selbst läßt sich therapeutisch nicht beeinflussen. Das Hauptinteresse richtet sich daher auf die Bekämpfung des Hirnödems. Eine gesonderte Darstellung der Diagnostik und Behandlung der akuten Hirnschwellung ist daher notwendig.

Akutes Hirnödem

Pathogenese
Zahlreiche pathophysiologische Vorgänge können zu Störungen der Blut-Hirn-Schranke führen und damit die Ausbildung eines Ödems begünstigen. In Frage kommen lokale Zirkulationsstörungen, eine zerebrale Hypoxie, Änderungen des osmotischen Gleichgewichts und traumabedingte Hirnschädigungen. Die Folge ist ein Austritt von eiweißreicher Flüssigkeit in den Extravasalraum und eine progressive Hirnschwellung. Simultan mit der Massenzunahme steigt der intrakranielle Druck an. Zunächst wird dieser Druckanstieg durch eine Liquorverdrängung kompensiert. Die weitere Massenzunahme verschiebt das Hirn gegen den Tentoriumschlitz, wodurch wichtige Stammzentren komprimiert und irreversibel geschädigt werden. Eine weitere Folge ist die Verringerung des zerebralen Perfusionsdrucks und eine Abnahme der Durchblutung. Daraus resultiert eine Azidose, die mit der Anhäufung saurer Metabolite zu einer Vasodilatation und dadurch einem weiteren Druckanstieg führt. Übersteigt der intrakranielle Druck den Blutdruck, so erliegt die Hirndurchblutung schließlich vollständig.

Diagnose
Allein mit klinischen Parametern ist eine eindeutige Beurteilung des steigenden Hirndrucks nicht möglich. Für eine einfache Druckerhöhung sprechen: Kopfschmerz, Erbrechen, Bewußtseinstrübung und Meningismus. Einklemmungssymptome sind neben der Bewußtlosigkeit die Streckstellung der Extremitäten, eine gestörte Pupillenmotorik und schließlich eine erlöschende Schmerzreaktion und der Zusammenbruch von Kreislauf und Atmung.
Eine weiterführende Diagnostik gelingt weder mit dem EEG noch radiologisch (Szintigramm, PEG, Computertomogramm). Eine exaktere Methode zur Überwachung des Hirndrucks ist durch die direkte intrakranielle Druckmessung über einen Ventrikelkatheter oder über einen epiduralen Druckabnehmer möglich.

Prophylaxe und Therapie
Ziel der Behandlung ist es, den Druckanstieg zu verhindern oder aus dem pathologischen Bereich rasch zu senken. Verschiedene Maßnahmen sind anzuwenden (BATZDORF 1976; GÄDEKE 1974; GOBIET 1978; HAFERKAMP u. REGLI 1978; JAMES u. Mitarb. 1975, 1976; KRETSCHMER 1978; MINNS 1977; REULEN u. SCHÜRMANN 1972; VRIES u. Mitarb. 1973).

Mechanische Maßnahmen
Kreislauf. Durch eine wirksame Therapie von Schock oder Herzinsuffizienz ist der Blutdruck in physiologischen Grenzen zwischen 90 und 110 mm Hg (12,0 und 14,7 kPa) zu halten. Bei einer Hypovolämie nimmt die Hirndurchblutung ab. Die Sauerstoffschuld nimmt zu und das Ödem verstärkt sich. Hypertone Blutdruckwerte führen zu einem Anstieg des zerebralen Blutvolumens und zu einer Erhöhung des Filtrationsdrucks.
Atmung. Der intrakranielle Druck läßt sich durch Freihaltung der Atemwege oder frühzeitige Intubation senken. Hierfür ist oft eine wirksame Sedierung notwendig. Eine Hyperventilation ist nur sinnvoll, wenn das P_{CO_2} zwischen 35 und 40 mmHg (4,67–5,33 kPa) gehalten wird. Zu hohe oder zu tiefe Werte verstärken Ischämie und Hirnödem. Auf eine hohe P_{O_2}-Sättigung ist aber zu achten.

Medikamentöse Maßnahmen
Senkung des Hirndrucks. Durch osmotisch wirksame Substanzen (Mannitol 20% 1 g/kg KG binnen 15 Minuten, Sorbit 40%) ist eine effektive Hirndrucksenkung über 3 Stunden möglich. Saluretika führen über eine Verringerung des Plasmavolumens zu einem Wasserrückstrom aus dem Gewebe in den Intravasalraum. Ihre Wirkungsdauer und Effizienz ist aber deutlich geringer als die der Osmodiuretika. Für die Erreichung einer leicht negativen Flüssigkeitsbilanz oder zur Therapie leichter, fokaler Hirnödeme sind sie aber Mittel der Wahl.
Steroide. Durch den membranstabilisierenden Effekt kann besonders mit Dexamethason in hoher Dosierung (1 mg/kg KG/die) eine Hirnödementwicklung gehemmt werden. Eine Initialdosis ist möglichst früh nach dem Unfall zu verabreichen. Die Medikation wird in der Regel über eine Woche fortgesetzt.
Barbiturate. Durch Barbiturate in hohen Dosen ist eine hirndrucksenkende Wirkung zu erzielen. Diese Therapie sollte nur beim beatmeten Patienten und unter manometrischer Kontrolle des Hirndrucks durchgeführt werden (Phenobarbital: initial 30–50 mg/kg/die, später 10 mg/kg/die). Sofern eine Narkose durchgeführt werden muß, soll auf die Anwendung von Analgetika verzichtet werden. Als Basisnarkotikum sind ebenfalls Barbiturate zu verwenden.

Operative Maßnahmen
Eine ungezielte operative Dekompression des Hirns wird heute nicht mehr durchgeführt. Als einzige operative Maßnahme hat noch die kontinuierliche Liquordrainage Bestand.
Verlaufskontrollen. Im Verlauf der Hirnödemtherapie richten sich die Kontrollen auf den Erhalt freier Atemwege und sicherer Beatmung. Hierzu dienen wiederholte Blutgasanalysen. Neben der bilanzierten Infusion werden Serumelektrolyte, Hämatokrit, Blutbild und Serumosmolarität bestimmt. Zur Kontrolle des intrakraniellen Drucks gehören die Messung des arteriellen und des Venendrucks. Eine gezielte Behandlung ist jedoch nur

möglich, wenn der intrakranielle Druck selbst auf direktem Wege fortlaufend registriert wird.
Aus klinischer Sicht hat sich die Verlaufskontrolle nach der sogenannten Glasgow-Coma-Scale bewährt (Tab. 1). Diese bezieht sich auf die Fähigkeit zu einer motorischen und verbalen Reaktion und zur Öffnung der Augen (13, 20).

Tabelle 1 Glasgow-Coma-Scale

Augenöffnen	spontan	4
	auf Anruf	3
	auf Schmerzreiz	2
	keine Reaktion	1
Verbale Antwort	orientiert	5
	verwirrt	4
	beziehungslos	3
	unverständlich	2
	keine Reaktion	1
Motorische Reaktion	befolgt Befehle	5
	gezielte Abwehr	4
	Flexion auf Schmerz	3
	Streckung auf Schmerz	2
	keine Reaktion	1

Durch die fortlaufende Registrierung der erreichten Punktezahl oder durch graphische Darstellung kann man sich einen Überblick über den klinischen Verlauf während der Behandlung machen.

Prognose

Die Prognose der Hirnkontusion ist von der Lokalisation, der Ausdehnung und Schwere der pathologisch-anatomischen Veränderung abhängig. Eine Voraussage hinsichtlich Rückbildung der Symptome läßt sich schwer stellen. Eine eigene katamnestische Untersuchung von 600 Kindern mit Schädel-Hirn-Verletzungen hat ergeben, daß bei einer Bewußtlosigkeit bis zur Länge von einer Stunde langdauernde neurovegetative und psychoorganische Symptome bei 20% der Fälle vorhanden sind. Bei einer Bewußtlosigkeit, die länger als einen Tag gedauert hatte, waren psychoreaktive Symptome bei 40%, psychoorganische bei 50% und neurologische Ausfälle bei 80% bis 90% zurückgeblieben.
Mit Regelmäßigkeit hatte die schulische Leistung eine derartige Einbuße erlitten, daß der Verbleib in derselben Schulklasse nur selten möglich war oder eine Klassenrepetition noch Jahre nach dem Unfall notwendig wurde.
Als Spätschädigung kann sich infolge Narbenbildung eine Epilepsie einstellen. Bei Hirnkontusionen ist eine EEG-Kontrolle in jedem Fall indiziert.
In der Beurteilung der Prognose muß auch einbezogen werden, daß eine Reihe ehemals schädelhirn-verletzter Kinder erst nach Jahren guter sozialer und geistiger Einordnung plötzliche Leistungsabfälle oder Entgleisungen zeigt (12, 21).

Epidurales Hämatom

Das epidurale Hämatom (Abb. 10) kommt im Kindesalter relativ selten vor. Auf über 1000 kindliche Schädelfrakturen wurde es von GROB nur 12mal beobachtet, davon 2mal im Säuglingsalter. Wird es nicht frühzeitig erkannt und behandelt, so führt es meist zum Tode.

Pathogenese

Das epidurale Hämatom entwickelt sich im Anschluß an ein Schädeltrauma mit oder ohne röntgenologisch nachweisbare Fraktur, wenn dabei der Stamm oder ein Ast der A. meningea media verletzt wird. Dies tritt besonders bei Frakturen im Bereich des Os parietale und der Pars squamosa ein. Unter diesen Umständen nimmt das Hämatom sehr rasch größere Ausmaße an. Bei Kleinkindern und Säuglingen bildet es sich aber auch, wenn Meningealvenen, ein venöser Sinus oder Venae emissariae an ihrer Einmündung in einen Sinus zerrissen werden. Bei diesen venösen Blutungen, die sich auch nur nach Nahtsprengungen, besonders der Lambdanaht, einstellen können, entwickelt sich das epidurale Hämatom langsamer.

Symptome

Während beim Erwachsenen das freie Intervall auf eine intrakranielle Blutung hindeutet, ist es beim Kind vor allem die progressive Verschlimmerung des Zustands, die für diese Komplikation typisch ist. Nach anfänglich freiem Sensorium werden die Kinder mehr und mehr somnolent, oder es setzt sehr rasch eine tiefe Bewußtlosigkeit ein. Bald kommen einseitige neurologische Symptome wie tonisch-klonische Krämpfe, gesteigerte Reflexe, positiver Babinski, Hemiplegien oder isolierte Lähmungen (Ptosis, Abduzensparese) hinzu. Die Pupille zeigt oft eine homolaterale Mydriase und ist gelegentlich entrundet. Eine Stauungspapille kann fehlen, sie entwickelt sich gewöhnlich nur, wenn das Hämatom allmählich größer wird. Als Ausdruck der intrazerebralen Drucksteigerung wird die Atmung unregelmäßig. Der sonst charakteristische langsame Druckpuls wird bei Kindern nur selten beobachtet. Diese Entwicklung erfolgt innerhalb Stunden, seltener innerhalb von 3–5 Tagen. Säuglinge werden infolge der Blutung auffallend blaß; die große Fontanelle ist gespannt, vorgewölbt und pulsiert. Der Puls wird klein und frequent, die Reflexe sind nicht selten beidseits gesteigert. Der Zustand erinnert an einen schweren Schock. Lokalisatorische Symptome sind – abgesehen von der Mydriasis und anderen neurologischen Zeichen – Ekchymosen der Kopfschwarte, eine Frakturlinie im Röntgenbild und ein oft erst allmählich zunehmendes Hämatom unter der Galea.

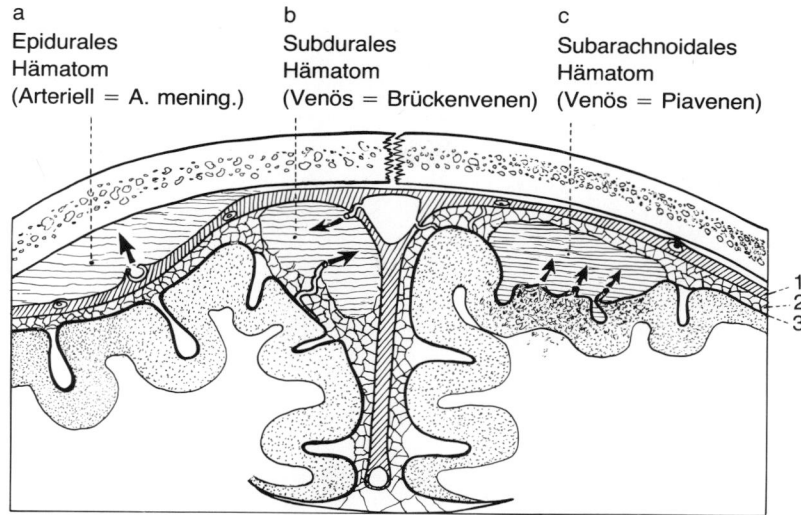

Abb. 10a–c Formen der Hirnhautblutungen. a Epidurales Hämatom nach Ruptur eines Astes der A. meningea media. b Subdurales Hämatom nach Ruptur einer Brückenvene oder eines venösen Sinus. c Subarachnoidales Hämatom nach Verletzung der Piavenen, meist mit Hirnkontusion kombiniert.
1 = Dura, 2 = Arachnoidea, 3 = Pia.

a Epidurales Hämatom (Arteriell = A. mening.)
b Subdurales Hämatom (Venös = Brückenvenen)
c Subarachnoidales Hämatom (Venös = Piavenen)

Diagnose

Die Diagnose muß bei Verdacht auf eine epidurale Blutung sehr rasch erfolgen. Eine Fraktur, die die Gefäßfurche der A. meningea media kreuzt, ist ein erster wichtiger Hinweis. Nach der neurologischen Untersuchung (Bewußtseinszustand, Pupillenverhalten, motorische Ausfälle) sollte auf die Computertomographie (Abb. 11) oder Karotisangiographie nicht verzichtet werden, da damit eine exakte Lokalisation geklärt werden kann. Bei sehr akutem Verlauf muß aber ohne jede präoperative Diagnostik eine Probebohrung so rasch als möglich erfolgen.

Therapie

Trotzdem der operative Eingriff meist dringend ist, soll nie auf die Anlegung einer intravenösen Infusion und die Bereitstellung von Blut verzichtet werden, was während der Vorbereitung des Operationsfeldes durchgeführt werden kann. In Intubationsnarkose wird die Temporalschuppe freigelegt und am besten tief oberhalb des Jochbogens trepaniert. Die Trepanationsöffnung wird mit der Knochenzange erweitert. Die Blutkoagula werden mit einem Saugapparat entfernt oder mit Kochsalzlösung herausgespült. Bei Säuglingen und Kleinkindern gelingt es meist von einer relativ kleinen Trepanationsöffnung aus die A. meningea media mit ihren Ästen zu überblicken und die blutende Stelle zu ligieren oder mit einem Klips zu fassen. Oft ist es aber notwendig, die Trepanationsöffnung zu erweitern, den Schnitt nach hinten zu verlängern und eine größere Aufklappung des Schädels vorzunehmen, besonders wenn es sich um eine Blutung aus dem Sinus sigmoideus handelt. Gelingt die Ligatur eines venösen Gefäßes nicht, so kann die blutende Stelle auch durch blutstillende Gaze abgestopft werden. Hat das freie Intervall länger gedauert oder hat sich die klinische Ver-

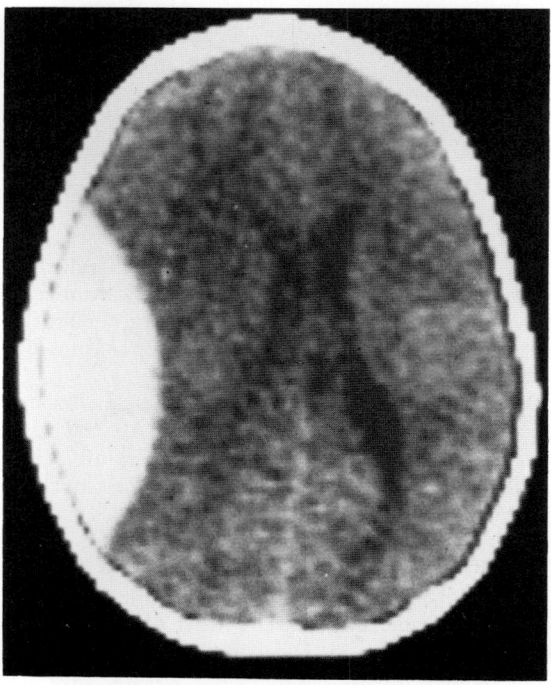

Abb. 11 Computertomogramm eines linksseitigen Epiduralhämatoms (Neuroradiologische Abteilung, Inselspital Bern, Prof. Dr. *P. Huber*).

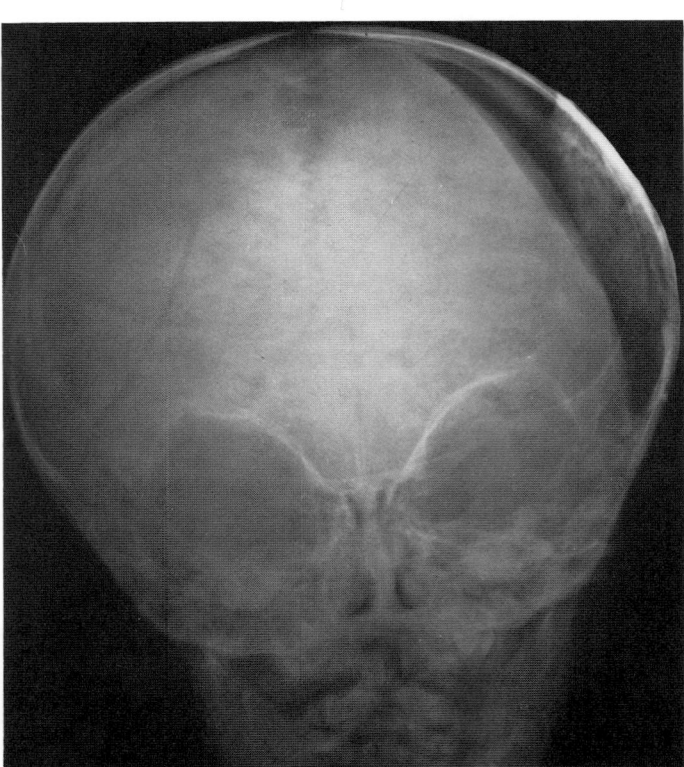

Abb. 12 Kompression der linken Hemisphäre durch epidurales Hämatom. Röntgenaufnahme kurz nach operativer Ausräumung (7 Monate alter Knabe).

schlimmerung allmählich entwickelt, so ist die Blutung oft schon spontan zum Stehen gekommen. In diesen Fällen genügt die Ausräumung der Blutgerinnsel von einer relativ kleinen Trepanationsöffnung aus.

Das epidurale Hämatom ist meist ausgedehnt und komprimiert die ganze Hemisphäre (Abb. 12). Der Hirnkollaps gleicht sich bei Kindern oft schon während des Eingriffes oder kurze Zeit nachher spontan aus.

Verlauf und Prognose

Der Erfolg der Operation ist oft schlagartig. Die Pupillenerweiterung verschwindet oft schon während der Operation. Die Lähmungserscheinungen bilden sich in wenigen Tagen zurück und das Sensorium wird wieder frei. In schweren Fällen kann die Rekonvaleszenz jedoch länger dauern. Die Prognose ist meist günstig, sofern rechtzeitig eingegriffen wird und nicht zusätzlich die Hirnkontusionen oder Stammschädigungen vorliegen (BUSHE u. GLEES 1968; KRETSCHMER 1978).

Subdurales Hämatom

Ein subdurales Hämatom als Komplikation eines Schädel-Hirn-Traumas kann in jedem Alter beobachtet werden. Die Blutungsquelle kann ein Rindenprellungsherd, die Verletzung kleiner Arterien oder ein Sinusriß sein. Die Gewalteinwirkungen sind dieselben wie beim epiduralen Hämatom, doch können auch Bagatelltraumen zu einer Subduralblutung führen. Die Hämatome breiten sich über die gesamte Konvexität aus. Ihre größte Dikke liegt frontal, parietal oder temporal und nur selten an der Basis. In 10% ist mit einem doppelseitigen Hämatom zu rechnen. Zu Anfang kann eine Blutung koagulieren – nach einiger Zeit wird sie fibrinolytisch verflüssigt.

Akut-subdurales Hämatom

Es entsteht als Folge von Kontusionen oder Rindenlazerationen nach heftigen Gewalteinwirkungen. Das begleitende Hirnödem ist immer sehr schwer. Die Blutung liegt über der gesamten seitlichen Hemisphäre mit einer Hauptmasse frontotemporal und frontobasal. Parietale Blutungen stammen aus Verletzungen des Sinus sagittalis superior oder aus zerrissenen Brückenvenen.

Symptome

Die Symptomatik ist der des Epiduralhämatoms ähnlich. Ein freies Intervall bis zu 3 Tagen ist möglich. In der Regel geht die kontusionsbedingte Bewußtlosigkeit ohne zwischenzeitliche Aufhellung in ein noch tieferes Koma über. Zusätzliche Symptome sind Pupillendifferenzen, kontralaterale Hemiparese, Erbrechen und intensive Kopfschmerzen, Anfälle von Verwirrtheit und Krämpfe.

Diagnose
Eine Schädelfraktur ist nicht immer nachweisbar. Im Karotisangiogramm liegt ein sichelförmiger gefäßfreier Bezirk unterhalb der Kalotte. Die A. cerebri anterior ist nach der Gegenseite verdrängt. Eine Blutung im Temporalbereich verschiebt die A. cerebri media nach oben. Noch einfacher ist die Lage und Ausdehnung des Hämatoms durch das Computertomogramm zu erfassen. Gleichzeitig läßt sich auch die gegenseitige Hemisphäre beurteilen und ein eventuelles doppelseitiges Hämatom erkennen.

Therapie
Akute Subduralhämatome sind notfallmäßig zu operieren. Nach osteoplastischen Trepanationen wird die Dura eröffnet und das Hämatom ausgeräumt. Aktive Blutungen werden mit Klips gestillt. Ein eröffneter Sinus wird umstochen oder abgestopft. Unter Drainage wird die Dura fest verschlossen.

Prognose
Die Aussichten der akuten subduralen Blutung sind schlecht. Wegen multipler Kontusionen und des massiven Hirnödems sterben gegen 90% der Patienten. Auch nach der Hämatomausräumung bleibt ein massiver intrakranieller Druck bestehen, der auf Osmodiuretika oder Saluretika kaum anspricht.

Subakut-subdurales Hämatom
Dieses wird erst nach einigen Tagen bis wenigen Wochen und nach Abklingen der Initialsymptome manifest. Ein freies Intervall von unterschiedlicher Länge wird abgelöst durch Kopfschmerz, Verwirrtheit, Somnolenz oder Koma. Bei der Untersuchung sind Pupillendifferenzen, Paresen, Stauungspupillen usw. vorhanden. Die Herkunft der Hämatome ist die gleiche wie beim akuten Subduralhämatom.
Die Diagnose wird durch das Karotisangiogramm oder Computertomogramm erbracht.
Nach der osteoplastischen Trepanation ist die Prognose besser als bei der akuten Blutung.
Die Mortalität liegt jedoch bei 25%.

Chronisch-subdurales Hämatom
Ätiologie
Als Ätiologie des chronischen subduralen Hämatoms im Säuglingsalter, das früher als Pachymeningosis haemorrhagica interna beschrieben wurde, kommt in erster Linie ein Schädeltrauma in Betracht. Bei schwerer Geburt, oft aber nur infolge stärkerer Konfiguration des kindlichen Schädels, können die Brückenvenen, die von der Hirnrinde zu dem venösen Sinus führen, einreißen. Dasselbe kann sich aber auch nach der Geburt durch Aufschlagen des Säuglingsschädels auf eine harte Unterlage ereignen. Dabei ist das Trauma oft so unbedeutend, daß es anamnestisch nicht immer zu eruieren ist.

Pathogenese
Das chronische subdurale Hämatom, das auf die Ruptur der Brückenvenen zurückzuführen ist, erstreckt sich meist vom Sinus sagittalis über die Konvexität des Frontal- und Parietallappens bis zur Basis der vorderen und mittleren Schädelgrube. In beinahe 80% der Fälle ist es bei Säuglingen doppelseitig, wobei es auf der einen Seite meist stärker ausgesprochen ist. Das Hämatom ändert je nach dem Alter der Läsion seine Beschaffenheit. Anfänglich ist der Erguß rein blutig und enthält frische Gerinnsel. Später wird er bräunlich-rot bis schokoladefarben, dann xanthochrom, wobei das Sediment von Erythrozyten allmählich abnimmt. Schließlich kann der Erguß fast wasserklar werden (subdurales Hygrom) – er unterscheidet sich aber von Liquor stets durch seinen hohen Eiweißgehalt (mehr als 35 mg% [0,35 g/l]). Auf der Innenseite der Dura bildet sich im Verlaufe von etwa 8–10 Tagen eine oft 1–2 mm dicke Membran von bräunlich-grauer Farbe. Sie entsteht infolge der Organisation der an der Dura haftenden Blutgerinnsel und besteht histologisch aus fibrillärem Bindegewebe und Gefäßsprossen. Auch auf der Seite der Arachnoidea kann sich eine solche Membran bilden, die aber meist dünn und durchscheinend bleibt. Die Dicke dieser Membranen hängt wesentlich vom Alter des Hämatoms ab und davon, wie frühzeitig mit seiner Entleerung begonnen wurde. Sich selbst überlassen, führt das subdurale Hämatom durch Druck und narbige Schrumpfung der Membranen zu einer schweren Hirnatrophie, die sich in einer Verschmälerung der Hirnwindungen, in einer Vertiefung der Sulci, einer Vermehrung der subarachnoidalen Flüssigkeit und in einer Ausweitung der Seitenventrikel äußert (Abb. 13).

Symptome
Die klinischen Erscheinungen sind wenig charakteristisch. Meist handelt es sich um Säuglinge, die nicht gedeihen wollen, schlecht trinken, häufig erbrechen und durch ihre Reizbarkeit und Schreckhaftigkeit auffallen. Oft stellen sich Krämpfe ein, die eine zerebrale Affektion vermuten lassen. Der Tonus ist erhöht, die Reflexe sind gesteigert. Seltener werden Lähmungserscheinungen beobachtet. Eine Stauungspapille tritt selten auf. Häufiger können jedoch Netzhautblutungen festgestellt werden. Gelegentlich besteht eine Pupillenerweiterung auf der Seite des Hämatoms. Doch haben die neurologischen Zeichen meist keinen lokalisatorischen Wert. Eine leichte Vergrößerung des Schädels, eine Vorwölbung der Fontanelle, klaffende Schädelnähte (Abb. 14) und gestaute Schädelvenen lassen an einen Hydrozephalus denken. Nicht selten besteht intermittierendes Fieber; die Blutuntersuchung ergibt oft eine sekundäre Anämie.

2.16 Gehirnschädel

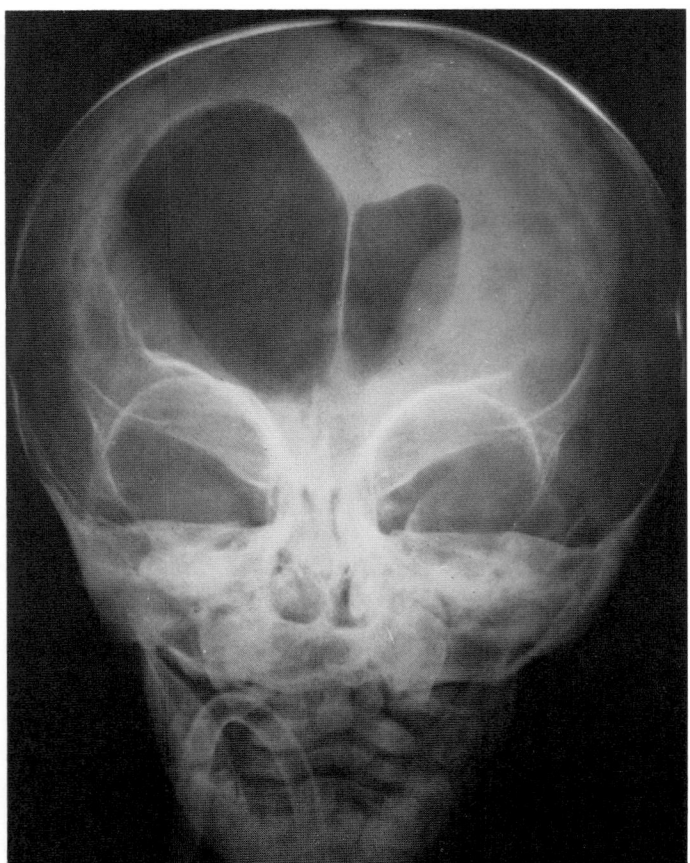

Abb. 13 Hydrocephalus e vacuo und Hirnatrophie nach Subduralhämatom (13 Monate alter Knabe).

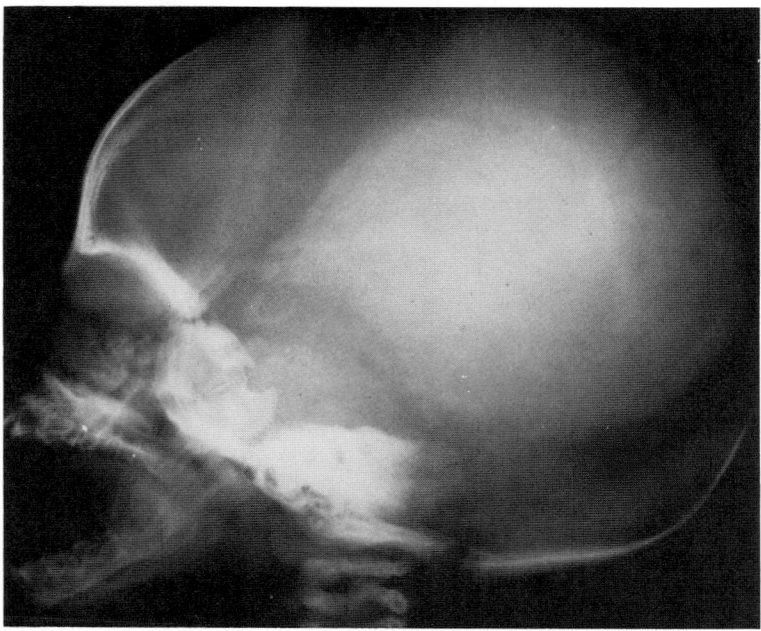

Abb. 14 Klaffende Schädelnähte bei subduralem Hämatom. Kleine Fissur im Os parietale (1 Monat alter Knabe).

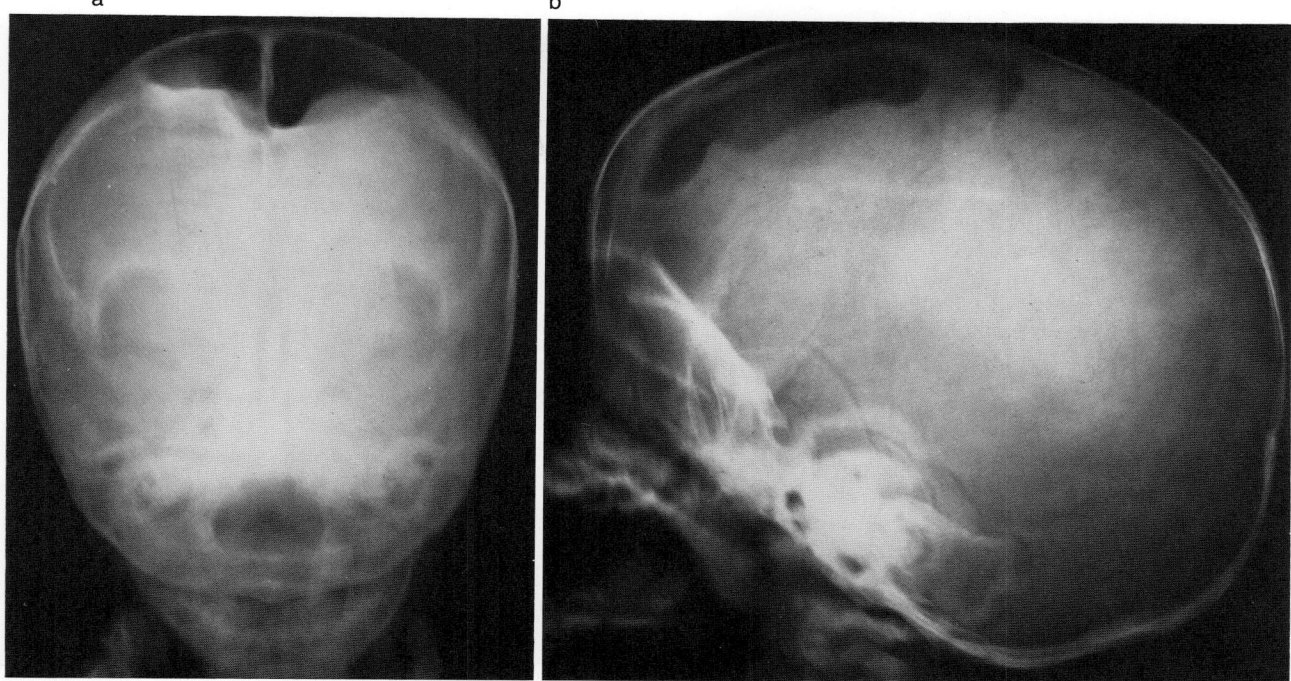

Abb. 15a u. b Beidseitiges Subduralhämatom bei 6 Monate altem Säugling (Luftfüllung). **a** a.-p. Aufnahme. **b** Seitliche Aufnahme.

Die Röntgenaufnahme des Schädels zeigt, abgesehen von klaffenden Nähten, meist nichts Auffälliges. Nur in ca. 10% der Fälle läßt sich eine Schädelfissur oder -fraktur feststellen. Die Punktion des subduralen Raums und seine Darstellung mit Luft im Röntgenbild läßt erkennen, daß die Hirnsubstanz ein- oder doppelseitig und mehr oder weniger ausgedehnt von der knöchernen Schädelkapsel abgedrängt ist (Abb. 15a u. b). Eindrucksvolle Befunde kann auch das Elektroenzephalogramm geben, das eine starke Herabsetzung der Hirnaktivität auf der befallenen Seite zeigt. Einen eindeutigen Hinweis über Lokalisation, Ausdehnung und die Ein- oder Doppelseitigkeit des Prozesses erbringt das Computertomogramm.

Therapie

Zur Vermeidung zerebraler Schädigungen ist eine frühzeitige Entleerung des subduralen Hämatoms und die Entfernung der Membranen angezeigt.

Punktion des Subduralraums. Die Druckentlastung hat allmählich durch wiederholte Punktionen zu erfolgen, bis die Blutung steht. Eine 5–6 cm lange Lumbalnadel mit kurzgeschliffener Spitze und Mandrin wird senkrecht zur Schädeloberfläche im Bereich der Koronarnaht etwas lateral der seitlichen Ecken der großen Fontanelle eingestochen. Der Eintritt der Nadel in den Subduralraum ist leicht am Nachlassen des Widerstands nach Durchstechen der Dura zu spüren. Eine Aspiration der Flüssigkeit mit einer Spritze kann zu Nachblutungen führen. Mehr als 10–15 ml sollten erstmals nicht abgelassen werden. Die Punktion ist täglich zu wiederholen, wobei die Punktionsstelle leicht zu verlegen ist, um ein Nachsickern aus dem Stichkanal zu vermeiden. Während dieser Punktionsbehandlung ist gewöhnlich eine wesentliche Besserung des Allgemeinzustands festzustellen. Allfällige Krämpfe und das Erbrechen sistieren. Die Kinder trinken besser und die Reizbarkeit geht zurück. Gelegentlich sind kleinere Bluttransfusionen zu verabreichen. Oft schon nach wenigen Tagen, spätestens nach 8–10 Tagen, zeigt sich an den oben beschriebenen Veränderungen des Punktates, daß die Blutung zum Stehen gekommen ist.

Trepanation und Kraniotomie. Falls unter einfacher Punktion eine Heilung nicht eintritt oder eine Membran besteht, wird ein exploratorisches Bohrloch angelegt. Ist eine subdurale Membran vorhanden, wird das Bohrloch zu einer osteoplastischen Trepanation erweitert. Die Dura wird längs der Knochenränder inzidiert und als Lappen nach außen umgelegt. Die an der Dura festhaftende Membran von bräunlich-grauer Farbe wird in toto ausgeräumt. Von den Knochenrändern aus gelingt es meist ohne wesentliche Schwierigkeiten, die Membran über dem Frontallappen bis zur vorderen und mittleren Schädelgrube und bis zur Falx cerebri abzulösen. Auch die innere Membran, die oft fest am Kortex haftet, ist vorsichtig zu entfernen. Die Flüssigkeit und die restlichen Blutgerinnsel im Subduralraum sind herauszuspülen und abzusaugen. Die Duraränder werden sorgfältig vernäht und die Galea nach Zurückklappen des osteoplastischen Lappens unter Drainage geschlossen.

Prognose

Wird das subdurale Hämatom sich selbst überlassen oder während langer Zeit nur durch Punktionen behandelt, so sind die Aussichten ausgesprochen schlecht. Mehr als ein Drittel der Fälle kommt ad exitum, und die Überlebenden zeigen geistige und neurologische Defekte. Durch die Kompression der Hemisphäre entsteht eine Hirnatrophie, die sich oft in einem Hydrocephalus ex vacuo äußert (s. Abb. 15 a u. b). Eine persistierende Drucksymptomatik eines Hygroms macht zunächst eine äußere Drainage mit geschlossenem System notwendig; falls der hohe Druck persistiert, ist eine interne ventrikulo-atriale oder peritoneale Drainage über ein Ventil notwendig.

Nur wenn die Diagnose frühzeitig gestellt und aktiv-therapeutisch vorgegangen wird, gelingt es, in über 70% der Fälle Heilung zu erzielen.

Literatur

Batzdorf, U.: The management of cerebral edema in pediatric practice. Pediatrics 58 (1976) 78
Brandesky, G.: Die wachsende Schädelfraktur im Säuglings- und Kleinkindesalter. In: Der Unfall im Kindesalter, hrsg. von F. Rehbein. Hippokrates, Stuttgart 1972
Bushe, A., P. Glees: Chirurgie des Gehirns und Rückenmarks. Hippokrates, Stuttgart 1968
Gädeke, R.: Ursachen, Ökologie, Prophylaxe, Statistik. In: Unfallverletzungen bei Kindern, hrsg. von J. Rehn. Springer, Berlin 1974
Gobiet, W.: Diagnostik und Therapie der akuten Hirnschwellung. Intensivbehandlung 3 (1978) 121
Haferkamp, G., F. Regli: Neuere pathophysiologische Aspekte zur Behandlung des Hirnödems. Schweiz. Rdsch. Med. 67 (1978) 92
Hemmer, R.: Dringliche chirurgische Eingriffe an Gehirn, Rückenmark und Schädel im frühen Säuglingsalter. Enke, Stuttgart 1969
Ito, H., T. Miwa, Y. Onodra: Growing skull fracture in children. Child's Bain 3 (1977) 116
James, H. E., L. Bruno, L. Shut: Intracranial subarachnoid pressure monitoring in children. Surg. Neurol. 3 (1975) 313
James, H. E., T. W. Langfitt, V. S. Kumar: Analysis of the response to therapeutic measures to reduce intracranial pressure in head injured patients. J. Trauma 16 (1976) 437
Jennett, B.: Assessment of the severity of head injury. J. Neurol. Neurosurg. Psychiat. 39 (1976) 647
Kretschmer, N.: Neurotraumatologie. Thieme, Stuttgart 1978
Lange-Cosack, H., B. Wider, H. J. Schlesener: Spätfolgen nach Schädelhirntraumen im Säuglings- und Kleinkindesalter. Neuropädiat. 10 (1979) 105
Lende, R. A.: Enlarging skull fractures of childhood. Neuroradiol. 7 (1974) 119
Minns, R. A.: Clinical application of ventricular pressure monitoring in Children. Z. Kinderchir. 22 (1977) 430
Reulen, H. J., K. Schürmann: Steroids and Brain Edema. Springer, Berlin 1972
Sato, O., R. Tsugane, N. Kageyama: Growing skull fractures in childhood. Child's Brain 1 (1975) 148
Schmidt, K.: Schädel-Hirn-Traumen. In: Unfallverletzungen bei Kindern, hrsg. von J. Rehn. Springer, Berlin 1974
Stachnik, H.: Die wachsende Schädelfraktur. Chir. Praxis 15 (1971) 543
Teasdale, G., B. Jennett: Assessment of Coma and impaired consciousness. Lancet (1974/III) 81
Thompson, R. A., J. R. Green: Pediatric Neurology and Neurosurgery. Medical & Scientific Books, New York 1978
Vries, J. K., D. P. Becker, H. F. Young: A subarachnoid screw for monitoring intracranial pressure. J. Neurosurg. 39 (1973) 416

Enzephalozele

G. KAISER

Als Enzephalozele bezeichnet man eine angeborene, sackartige Ausstülpung des Gehirns und seiner Häute (Enzephalomeningozele) oder seltener der Hirnhaut allein (kraniale Meningozele) durch eine Schädellücke.

Häufigkeit

Die Enzephalozele stellt eine der Spina bifida analoge, jedoch wesentlich seltenere Mißbildung dar. Mindestens eines von 10 Kindern mit Mißbildungen des Neuralrohrs weist eine Enzephalozele auf (LORBER 1967). In unserem Krankengut kommt auf 4 Neugeborene mit Myelomeningozele eines mit Enzephalozele zur Operation. Im Gegensatz zu den weiter vorne gelegenen Enzephalozelen und zur Anenzephalie überwiegt bei den okzipitalen Formen das weibliche Geschlecht (LORBER 1967).

Ätiologie

Mit Ausnahme seltener Mißbildungssyndrome ist die Ätiologie der Enzephalozele eine multifaktorielle, d. h. sowohl genetische als auch umweltbedingte Faktoren spielen eine Rolle (CARTER 1974). Wenngleich die Enzephalozelen in die ursächlich verwandte Gruppe der Neuralrohrmißbildungen eingeordnet werden müssen, so scheint doch der Ausbildungsmechanismus der bei der Geburt erkennbaren Mißbildung ein anderer zu sein als etwa bei der Myelomeningozele: EMERY und KALHAN nehmen einen primär mesenchymalen Entwicklungsdefekt an, der je nach Lage über dem Fünfbläschenstadium einen unterschiedlichen Abschnitt des sich entwickelnden Gehirns miteinbezieht; im Falle der Enzephalozele der Hinterhauptsregion wird sekundär das Tektum nach hinten und außen verlagert und Teile des Kleinhirns und Hirnstamms können sich in dem zugehörigen Enzephalozelensack entwickeln. Später verlagern sich u. U. auch Anteile der Großhirnhemisphäre nach außen und es folgen regressive Veränderungen zufolge Druck und Durchblutungsstörungen.

Abb. 16 a u. b Begleitfehlbildungen. **a** Riesige Enzephalozele mit Mikrozephalus. **b** Zugehöriges Angiogramm.

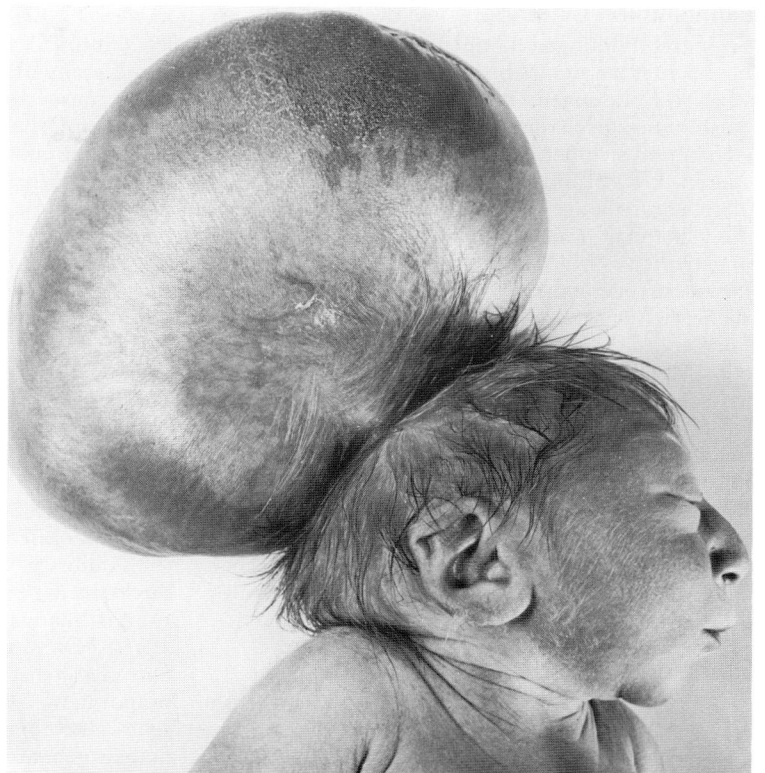

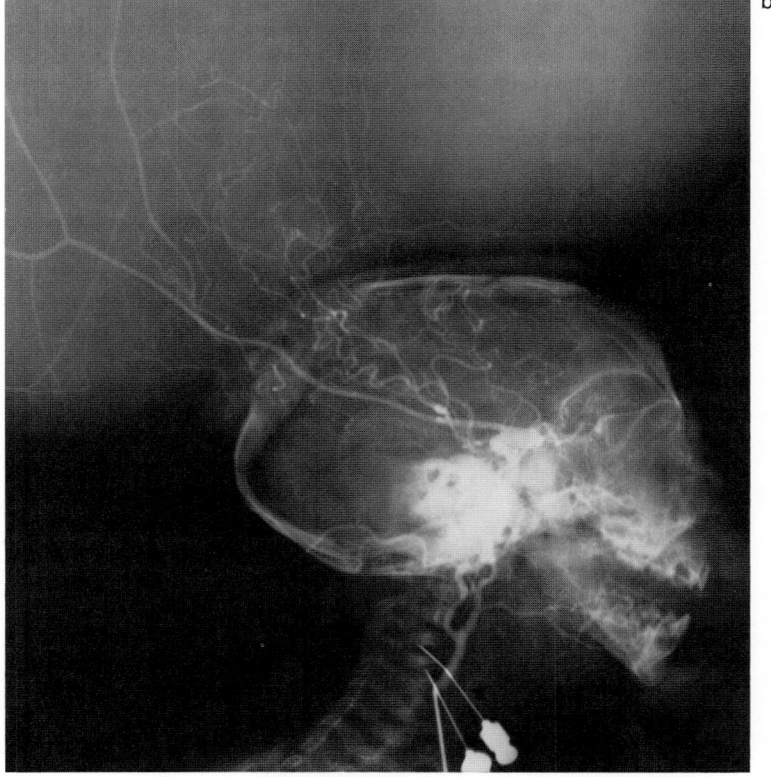

Kombination mit anderen Mißbildungen

Begleitfehlbildungen können in dreifacher Form beobachtet werden (Abb. 16 a u. b): a) Zentralnervöse Mißbildungen, die entweder als Folge des Ausbildungsmechanismus der Enzephalozele entstehen und sich bei der Geburt oder später manifestieren, z. B. Mißbildungen des Hirnstammes und Zerebellums oder Hydrozephalus. Oder solche, die scheinbar unabhängig von der Enzephalozele angetroffen werden z. B. Mikroenzephalie, Holoprosenzephalie und Retinakolobome. Und schließlich zentralnervöse Mißbildungen aus dem Formenkreis der Neuralrohrmißbildungen wie z. B. Myelomeningozele. b) Wahrscheinlich kann jede der bisher bekanntgewordenen Mißbildungen zusammen mit einer Enzephalozele vorkommen. Bekannt sind Lippen-Kiefer-Gaumen-Spalten, Vitium cordis und Nierenmißbildungen. c) Als Mißbildungssyndrome wie beispielsweise das Meckel-Gruber-Syndrom, das autosomal rezessiv vererbt wird, und dessen Träger an einer polyzystischen Nierendegeneration ad exitum kommen (GRUBER 1934; SMITH 1976).

Pathologische Anatomie

Lokalisationen. $3/4$ aller Enzephalozelen, die zur Operation kommen, sind in der Hinterhauptregion lokalisiert. Ca. 12% sind am Scheitel und je 6% frontal oder basal gelegen (MATSON 1969).

Am Aufbau beteiligte Strukturen und deren topographische Beziehung zu den Nachbarorganen. Je nach Lokalisation der Enzephalozelen sind nicht nur die an ihrem Aufbau beteiligten Strukturen wie Haut, Hirnhäute, Hirngewebe, Blutgefäße und dysplastisches Nervengewebe verschieden, sondern auch ihre topographisch-anatomische Beziehung zu den Nachbarorganen.

Die Mehrzahl der okzipitalen Enzephalozelen (Abb. 17) tritt durch eine in der Mittellinie gelegene Knochenlücke zwischen kleiner Fontanelle und Foramen magnum nach außen, oder dann als okzipitozervikale Enzephalozele durch einen knöchernen Defekt, der sich inionwärts vom Hinterhauptsloch aus erstreckt; seltener sind von der kleinen Fontanelle ausgehende Enzephalozelen (EMERY u. KALHAN 1970). Die im mittleren Hinterhauptsbereich gelegenen Formen enthalten gewöhnlich Anteile der Okzipitallappen. Dies im Gegensatz zu den oft letal verlaufenden okzipitozervikalen Enzephalozelen mit Austritt der in der Mittellinie gelegenen dorsalen Anteile des Zerebellums und Hirnstammes (EMERY u. KALHAN 1970).

Die am Scheitel in der Mittellinie oder seitlich davon gelegenen sowie die weiter vorne lokalisierten Enzephalozelen enthalten wesentlich seltener Hirngewebe und Anteile des Ventrikelsystems. Die Liquorzirkulation wird nicht beeinträchtigt, so daß nicht wie bei den okzipitalen Formen mit einem Hydrozephalus gerechnet werden muß (EMERY u. KALHAN 1970; MATSON 1969; MILHORAT 1978). Bei den sog. extranasalen Enzephalozelen (Abb. 18) tritt der Tumor entweder oberhalb der Nasenwurzel (nasofrontale), seitlich von der Nase (nasoethmoidale) oder dann vorne an der medialen Orbitalwand (nasoorbitale Enzephalozelen) nach außen (DAVIS u. ALEXANDER 1959). Auch bei den basalen Enzephalozelen gibt es verschiedene Varianten, wobei die intranasale, mit oder ohne gleichzeitige Gaumenspalte, die häufigste Form darstellt. Der knöcherne Defekt findet sich dabei in der Lamina cribrosa oder in deren unmittelbarer Nachbarschaft. Dabei können beim gleichen Patienten 2 und mehr Enzephalozelen vorhanden sein (COMNINOS u. Mitarb. 1977).

Für den Operateur von Bedeutung ist ferner die Tatsache, daß die venösen Blutleiter zwar einen abnormen Verlauf und Lage einnehmen können – und dies betrifft namentlich den Sinus confluens und die Sinus laterales –, in der Regel aber nicht im Enzephalozelensack liegen; hingegen können großkalibrige venöse Gefäße vorhanden sein, die direkt in die Sinus münden, und/oder das Tentorium ist mangelhaft entwickelt (EMERY u. KALHAN 1970; MATSON 1969; MILHORAT 1978).

Die histologische Untersuchung von Operationspräparaten ergibt als häufigsten Befund dysplastisches Nervengewebe; es können jedoch auch normal aufgebauter Kortex und andere zentralnervöse Strukturgewebe gefunden werden (EMERY u. KALHAN 1970).

Bei einer Sonderform von Enzephalozelen kommt es in der Stirn- oder Hinterhauptsregion zu einer starken Vorwölbung, die entweder mit der großen oder kleinen Fontanelle in Verbindung steht. Die zugehörigen Kalottenknochen sind unvollständig ausgebildet und es findet sich eine Ventrikulomegalie, die im Bereich des Defektes am ausgeprägtesten ist (EMERY u. KALHAN 1970).

Symptome und Spontanverlauf

Lokalbefund. Diese Tumoren sind entweder gestielt oder sitzen mehr oder weniger breitbasig dem Schädel auf. Besonders in der Okzipitalgegend können sie beträchtliche Ausmaße bis zu Kindskopfgröße und mehr erreichen. Die Enzephalozelen sind entweder epithelialisiert, von normaler behaarter Kopfschwarte bedeckt oder weisen eine stark verdünnte, pergamentartige und/oder durchscheinende Membran auf. Nicht selten findet man auf dem Tumor oder in seiner Umgebung angiomatöse Veränderungen, v. a. teleangiektatische Nävi. Entsprechend resultiert ein individuell stark verschiedenes Erscheinungsbild (Abb. 19).

Die Größe der Enzephalozele erlaubt keinen Rückschluß auf deren Inhalt, hingegen bis zu einem gewissen Grad die Lokalisation, die Breite der Basis und namentlich die klinische Untersuchung. Während es sich bei den Enzephalozelen im Bereich von Stirne und Nasenwurzel meist um Meningozelen handelt, enthalten diejenigen der Hinterhauptsregion in der Regel Hirnsubstanz. Dabei

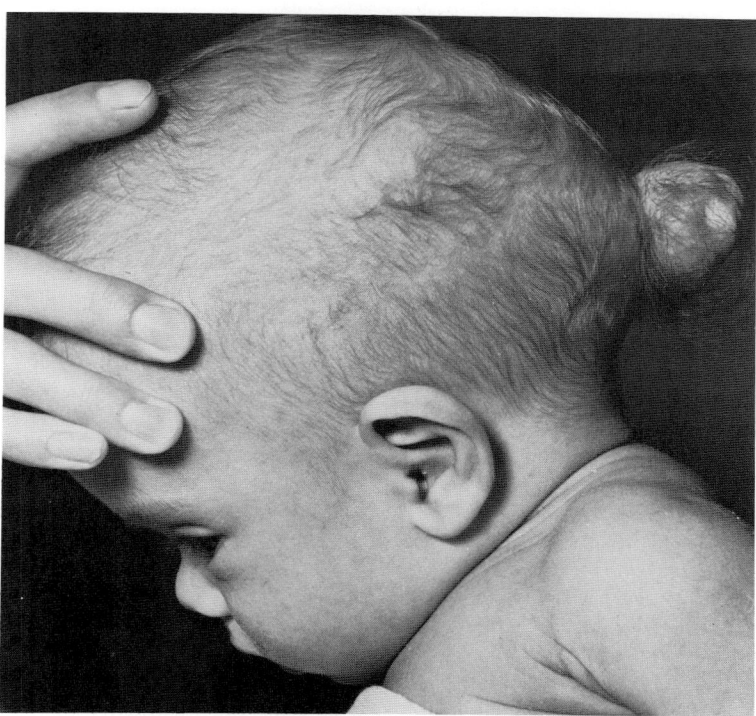

Abb. **17** 2jähriges Kind mit okzipitaler Enzephalozele.

können Abschnitte des Ventrikelsystems in den Enzephalozelensack hinausgezogen werden. Größere Enzephalomeningozelen gehen gewöhnlich mit schweren Gehirnmißbildungen einher. Breitbasige Enzephalozelen enthalten eher noch erkennbares und vitales Hirngewebe als gestielte. Je nach Inhalt zeigen die Geschwülste eine prallelastische oder mehr teigige Konsistenz und sind im erstgenannten Fall durchleuchtbar.

Enzephalozelen der Schädelbasis imponieren als Polypen oder Tumoren des Cavum nasi oder Epipharynx, und führen im Falle eines Austrittes durch die Orbita zum unilateralen Exophthalmus (MATSON 1969). Extranasale Enzephalozelen gehen in der Regel mit einem deutlichen Hypertelorismus einher.

Neurologische Befunde. Die Untersuchung von Neugeborenen mit einer Enzephalozele ergibt in der Regel keine erkennbaren Ausfälle, und die vitalen Funktionen sind, abgesehen von Kindern mit schwersten Formen oder zusätzlichen Mißbildungen, erhalten (MATSON 1969).

Im späteren postoperativen Verlauf können sich die unter Prognose angeführten Ausfallserscheinungen abzeichnen: Das Kind bleibt in seiner psychomotorischen Entwicklung zurück. Mangelndes Interesse an optischen Reizen und ein Suchnystagmus können frühe Hinweise für eine Störung der Sehfunktion darstellen, beweisend sind jedoch erst eine Sehprüfung am kooperativen Kind und allenfalls objektive Methoden zur Bestimmung der Sehfunktion (RINTELEN 1969).

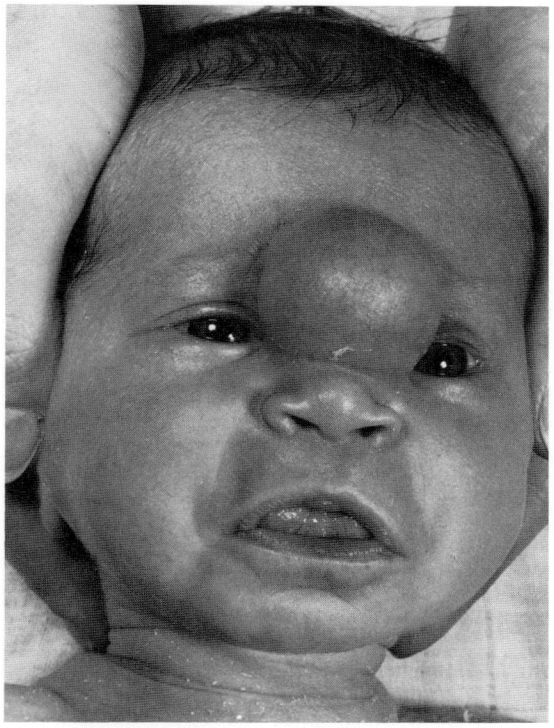

Abb. **18** Neugeborenes mit extranasaler Enzephalozele.

2.22 Gehirnschädel

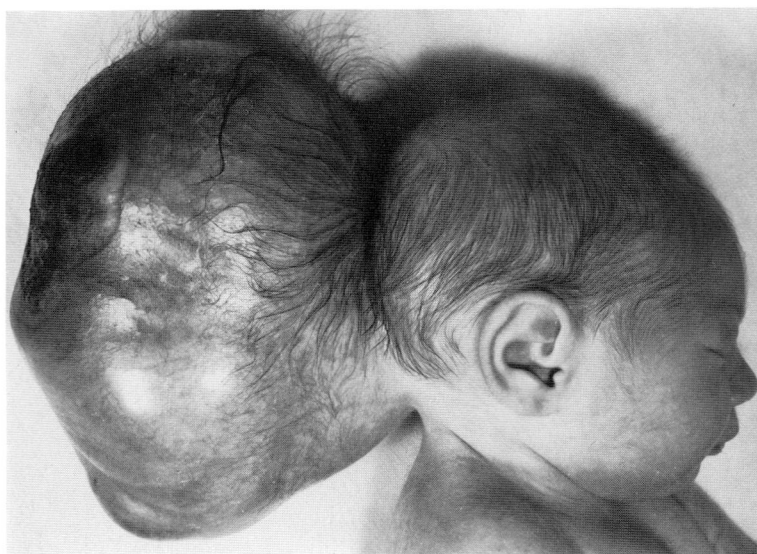

Abb. **19** Neugeborenes mit großer, breitbasig aufsitzender okzipitaler Enzephalozele, deren Haut teils behaart, teils pergamentös verdünnt und exulzeriert ist (1 Monat altes Mädchen).

Komplikationen. Hier sind zu nennen perinatal oder später erfolgte Ruptur und/oder Exulzeration des Enzephalozelensackes mit Eröffnung der Liquorwege und nachfolgender Infektion. Ferner die Traumatisierung des Enzephalozeleninhaltes durch äußere Gewalteinwirkung. Und schließlich bei breitbasigen Enzephalozelen die Möglichkeit eines Fortschreitens der intrauterin erfolgten Hernierung mit weiterem Anwachsen der Enzephalozele (EMERY u. KALHAM 1970).

Selten einmal kann eine frontobasale Enzephalozele zu einer spontanen, nichttraumatischen Rhinorrhoe führen; oder sie erlaubt bei einer intrakraniellen Raumbeengung mit Blockierung der Liquorzirkulation als Locus minoris resistentiae einen Liquoraustritt aus dem Cavum nasi oder aus dem Epipharynx (OMMAYA 1964; SCHECHTER u. Mitarb. 1969).

Der bei Geburt bereits vorhandene oder öfters sich später manifestierende Hydrozephalus stellt sowohl eine Begleitfehlbildung als auch eine Komplikation der Enzephalozele dar. Für die Entstehung sekundärer Formen spielt die operative Versorgung eine wichtige Rolle: Wegfall der als Windkessel wirkenden Enzephalozele, Verlagerung des Aquädukts bei der Versorgung des Enzephalozelensackes (EMERY u. KALHAN 1970), Blockierung der Liquorzirkulation in der hinteren Schädelgrube durch Raumbeengung des mißgebildeten Hirnstammes und Zerebellums nach operativem Verschluß der Schädellücke (MATSON 1969) oder durch eine Blutung in die Liquorräume.

Je nach Lokalisation, Inhalt, Größe, Form und Wandbeschaffenheit einer Enzephalozele ist in unterschiedlichem Ausmaß mit den genannten Komplikationen zu rechnen. Ihre Inzidenz dürfte bei den frontalen und am Scheitel gelegenen, epithelialisierten Formen am geringsten sein (EMERY u. KALHAN 1970).

Spezialuntersuchungen

Röntgenbefunde. Röntgenaufnahmen des Schädels geben Aufschluß über Lokalisation und Größe der Knochenlücke. Sie erlauben es auch, die Größe und Form des Neurokraniums und allfällige Zusatzmißbildungen des Schädelskelettes auszumachen wie beispielsweise einen Lückenschädel oder Anlagedefekte einzelner Kalottenknochen. Bei den frontobasalen Enzephalozelen helfen Tomogramme weiter.

Zur Beurteilung der Liquorräume und namentlich des Ventrikelsystems und seiner Beziehung zum Enzephalozelensack ist eine Luftfüllung des Ventrikelsystems erforderlich. Diese zusätzliche Information ist vor allem bei den großen Enzephalozelen der Hinterhaupts- und Scheitelregion vorgängig der primären Versorgung zweckmäßig, oder dann sekundär nach erfolgter Operation, wenn sich klinische Zeichen eines Hydrozephalus einstellen (Abb. **20**).

Computertomogramm. Seit der Entwicklung der nichtinvasiven Computertomographie, die sowohl die Luftfüllung als auch eine allfällige Angiographie weitgehend ersetzt, soll die präoperative Indikation zur Abklärung der Liquorräume breiter gestellt werden. Ein normales Ventrikelsystem schließt jedoch einen späteren Hydrozephalus nicht aus, da sich dieser oftmals erst nachher entwickelt (Abb. **21a u. b**).

Untersuchungstechniken zur Prüfung der Sehfunktion. Hier interessiert den Kliniker aus prognostischen Gründen vor allem der Nachweis resp. der Ausschluß einer kortikalen Blindheit und anderer Sehstörungen.

Ihre Erfassung stößt beim Säugling und Kleinkind auf Schwierigkeiten, weil die dazu erforderliche Kooperation noch fehlt oder sich erst später einstellt (psychomotorischer Entwicklungsrückstand) und weil normalerweise die Sehfunktion erst im

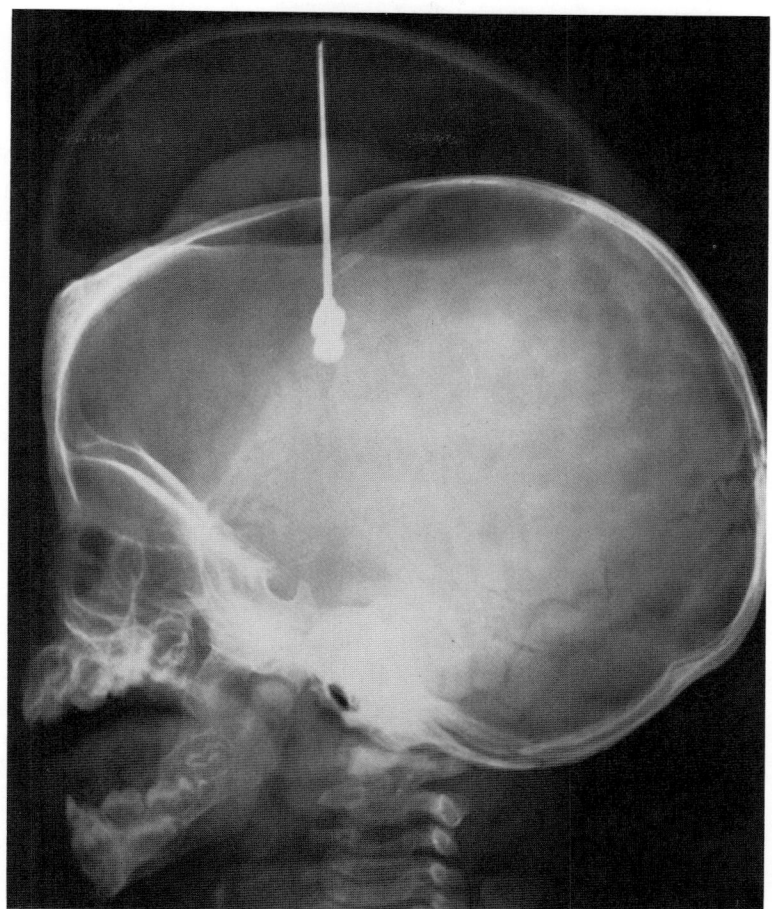

Abb. 20 Säugling mit Luftfüllung einer über dem Scheitel gelegenen Enzephalozele.

beginnenden Schulalter voll entwickelt ist (VERNON 1969). Auch können sich den zentralbedingten Sehstörungen solche beigesellen, die das Sehorgan selber betreffen (Refraktionsanomalien, Strabismus, Retinakolobom, Stauungspapille u. a.).

Beim Neugeborenen deutet eine vorhandene Blinzelreaktion auf Licht oder einen auf das Auge zukommenden Gegenstand auf eine vorhandene Sehfunktion. Später darf dies angenommen werden, wenn ein junger Säugling einen Gegenstand fixiert und/oder ihm mit den Augen folgt. Mit 3 Monaten beginnt das Kind einen Gegenstand in die Hände zu nehmen und gleichzeitig anzublikken; mit 6 Monaten ist es imstande, familiäre und interessante Gegenstände zu erkennen (VERNON 1969).

Ein Pendelnystagmus weist auf einen vorbestehenden, unregelmäßig wandernde Augenbewegungen auf einen im Kleinkindesalter entstandenen Sehverlust hin (BRAY 1969).

Eine Visusprüfung kann frühestens mit 3–4 Jahren erfolgen (BRAY 1969; RINTELEN 1969), jedoch ist man erst dann sicher, daß ein normaler Visus vorliegt, wenn das Kind eine Reihe Buchstaben befriedigend lesen kann (VERNON 1969). Mit Hilfe des optikokinetischen Reflexes kann u. U. bereits beim Neugeborenen geprüft werden, ob das Kind blind ist oder nicht (DAYTON u. JONES 1964; GORMAN u. Mitarb. 1957). Später kann damit die Sehschärfe, das Gesichtsfeld und die Augenmotilität grob abgeschätzt werden (BRAY 1969).

Unter den neuesten objektiven Methoden zur Bestimmung der Sehfunktion scheint die Ableitung visuell evozierter EEG-Potentiale und deren Aufschlüsselung mit Hilfe eines »Averager's« eine Früherfassung eines kortikalen Funktionsausfalles zu ermöglichen (LENARD u. Mitarb. 1977).

Differentialdiagnose

Während die größeren Enzephalozelen in diagnostischer Hinsicht keine Schwierigkeit bereiten, können kleinere, die das Niveau des Schädels nur wenig überragen, mit in der Medianlinie liegenden subkutanen, tuberösen Hämangiomen oder zystischen Lymphangiomen (Abb. 22) und Dermoidzysten verwechselt werden. Bei letzteren können auch Knochenlücken vorkommen. Bei den frontobasalen Enzephalozelen muß auch an ein Lymphangiom der Gesichtsregion, an Polypen des Cavum nasi und an das seltene nasale Gliom (RICKHAM 1969) sowie an ein frontobasales Teratom (MIL-

2.24 Gehirnschädel

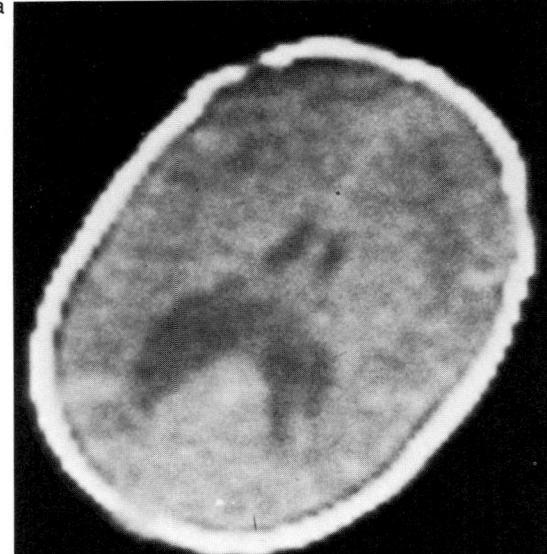

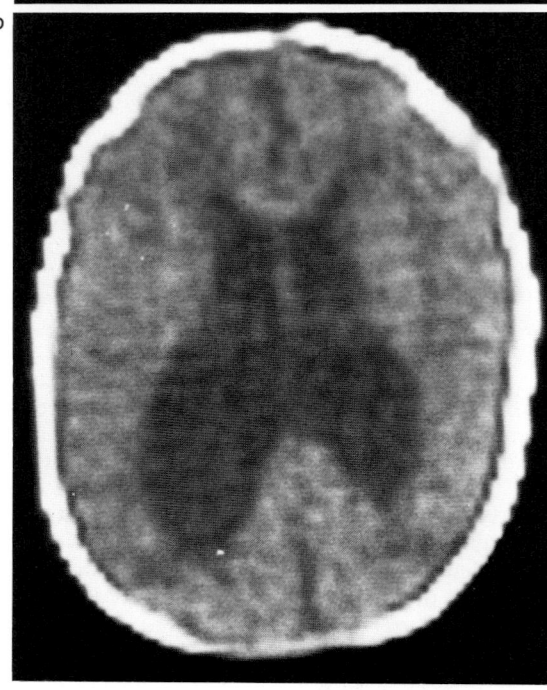

Abb. 21 a u. b CT-Scan bei okzipitaler Enzephalozele eines Neugeborenen (a) und im Alter von 1 Monat mit Ausbildung eines Hydrozephalus (b) (Neuroradiologische Abbildung, Inselspital Bern, Prof. Dr. P. Huber).

HORAT 1978) gedacht werden. Oft wird erst die Operation und die histologische Untersuchung über die Natur des Tumors Aufschluß geben.

Therapie

Indikation zur Operation und Zeitpunkt der Operation. Mit Ausnahme großer Enzephalozelen, die mit schweren Gehirn- und anderen Mißbildungen einhergehen, ist eine operative Revision und, wenn möglich, Entfernung des Tumors in jedem Fall indiziert (s. Komplikationen S. 2.22). Auch die psychologischen Auswirkungen einer derartigen Mißbildung auf die Eltern dürfen nicht unterschätzt werden (MATSON 1969). Überlebt ein schwer mißgebildetes, primär nicht zur Versorgung vorgesehenes Kind, dann muß ggf. später aus pflegerischen Gründen operiert werden.

Bei rupturierten, exulzerierten und/oder mit einer dünnen Membran überdeckten Enzephalozele muß sofort operiert werden. Bei allen anderen Formen sollte dies nach Möglichkeit innerhalb der Neugeborenenperiode erfolgen. Dies gilt auch für die frontobasalen Enzephalozelen.

Operationstechnik. Der Eingriff ist in Intubationsnarkose und je nach Lokalisation der Enzephalozele in Bauch- oder Rückenlage vorzunehmen. Blut und ein geeigneter Zugang dafür müssen in jedem Fall von Enzephalozele zur Verfügung stehen.

Durch eine längsverlaufende, elliptische Inzision wird die Basis des Tumors so umschnitten, daß nach Abtragen der Enzephalozele noch genügend Haut für eine spannungslose Naht vorhanden ist. Derart ist auch eine allfällig erforderliche Exploration der hinteren Schädelgrube leichter möglich (MATSON 1969). Der Stiel des Sackes resp. die Ausläufer der Dura werden allseitig bis zur Knochenlücke im Schädel freipräpariert und hierauf die Zele zur Revision ihres Inhaltes eröffnet. Gehirnteile werden von allfälligen Adhäsionen vorsichtig gelöst und nach Möglichkeit in die Schädelhöhle reponiert.

Kann der Inhalt des Enzephalozelensackes wegen seiner Größe und der damit verbundenen nachfolgenden intrakraniellen Raumbeengung nicht zurückverlagert werden, dann hängt das weitere Vorgehen vom Zustand der Gehirnteile ab (MATSON 1969). Normal erscheinende Strukturen müssen erhalten, devitalisiertes Gewebe soll abgetragen werden. Dabei ist bei großen Enzephalozelen der Hinterhauptregion besondere Vorsicht angebracht, da hier vitale Hirnstammstrukturen mit entsprechend fatalem Ausgang angegangen werden können (EMERY u. KALHAN 1970). Eine zweite Gefahr ist durch große venöse Gefäße gegeben, die in direkter Verbindung zum Sinus sagittalis superior oder zum Sinus confluens stehen können.

Danach wird die Dura wasserdicht – wenn möglich, unter sich gedoppelt – mit Einzelknopfnähten nichtresorbierbaren Nahtmaterials verschlossen. Bei schmalem Stiel kann dies auch durch eine Durchstechungsligatur erfolgen. Gelingt es zusätz-

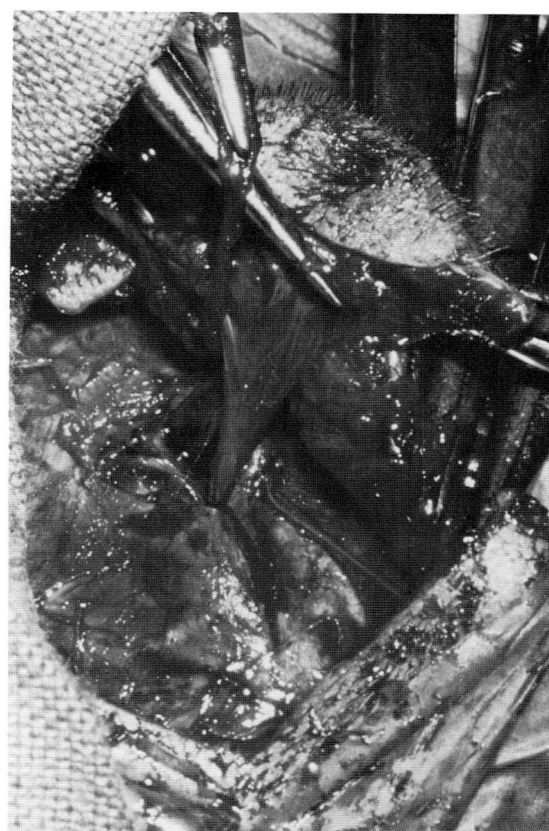

Abb. 22 Operationssitus eines in der Mittellinie gelegenen, zum Sinus sagittalis superior drainierenden Hämangioms.

lich, einen gestielten Periostlappen über den Defekt zu steppen (MATSON 1969; MILHORAT 1978), dann wird eine zusätzliche Verstärkung erreicht und u.U. eine spätere Knochenplastik umgangen.
Ist der verbleibende Knochendefekt genügend groß und liegt er oberhalb der Insertion der Nackenmuskulatur (Abb. 23), dann wird er zu einem späteren Zeitpunkt verschlossen (s. Operationsverfahren bei kongenitalen Defekten der Galea und Schädelknochen).
Bei den Enzephalozelen der Hinterhauptsregion müssen anläßlich der primären Versorgung u.U. noch folgende Zusatzeingriffe anvisiert werden:
– Gleichzeitige definitive oder temporäre Drainage eines bereits vorhandenen Hydrozephalus. Damit wird nicht nur einer subkutanen oder totalen Dehiszenz der Enzephalozelenwunde vorgebeugt, sondern auch die Gefahr einer verstärkten intrakraniellen Hypertension zufolge Versorgung des Enzephalozelensackes verkleinert.
– Revision der hinteren Schädelgrube zwecks Lösung von Adhäsionen und Abtragung zystischer Fortsetzungen der Enzephalozele, welche die Liquorzirkulation blockieren, womit ein Hydrozephalus evtl. behoben oder verhindert werden kann (MATSON 1969; MILHORAT 1978).
– Bei sehr großen Enzephalozelen der Hinterhauptsregion ist aus pathologisch-anatomischen Gründen ein mehrzeitiges Vorgehen zu diskutieren, wobei als erstes durch eine ausgiebige Kraniektomie mit Verhinderung einer späteren Synostosierung der Kalottenknochen (und allenfalls durch einen gleichzeitigen Shunt) genügend Raum für die ausgetretenen Hirnanteile geschaffen wird (EMERY u. KALHAN 1970).

Die frontobasalen Enzephalozelen stellen ein besonderes therapeutisches Problem dar. Ihre Versorgung erfolgt am sichersten durch eine bifrontale Kraniotomie (COMNINOS u. Mitarb. 1977; MATSON 1969; MILHORAT 1978). Eine Ausnahme stellen schmalgestielte Meningozelen der Nasenwurzel dar, die ohne Gefahr nach Durchstechungsligatur abgetragen werden.

Erfassung und Indikation zur Behandlung eines assoziierten Hydrozephalus. Ein Begleithydrozephalus wird entweder vor der primären Versorgung durch die klinische Untersuchung und/oder ein routinemäßig durchgeführtes Computertomogramm erkannt, oder muß nach der Abtragung einer okzipitalen Meningoenzephalozele oder Meningozele – bei beiden Formen kann sich sekundär ein Hydrozephalus manifestieren (LORBER 1967) – durch regelmäßige klinische Kontrollen inkl. Kopfumfangmessungen und Computertomogramme erfaßt werden. Zwei Drittel der das Neugeborenenalter überlebenden Kinder weisen früher oder später einen Hydrozephalus auf (LORBER 1967). Dies trifft allerdings für die außerhalb der Hinterhauptsregion lokalisierten Formen nicht zu.
Bei klinisch und radiologisch fortschreitenden Formen und/oder wenn der ventrikuläre Liquordruck 100 mm Wassersäule ($\approx$ 0,1 kPa) überschreitet, ist eine Shuntbehandlung indiziert. Bei allen anderen Formen darf unter dem Vorbehalt engmaschiger Kontrollen zugewartet werden (s. Indikation zur Operation beim Hydrozephalus).

Prognose

Gefahren der operativen Versorgung, Früh- und Spätprognose. Die Mortalität der mit einer Enzephalozele geborenen Kinder beträgt bei längerer Beobachtungszeit mehr als $1/3$; ca. 20% aller Kinder sterben unter oder kurz nach der operativen Versorgung (BLAZÉ u. Mitarb. 1971; LORBER 1967).
Einschränkend muß allerdings gesagt werden, daß es sich dabei fast durchweg um ausgedehnte Formen handelt mit Hirngewebe im Enzephalozelensack (LORBER 1967). Auch variiert die Operationsmortalität je nachdem, ob das Gros der Neugeborenen sofort nach der Geburt oder erst einige Tage später zugewiesen wird. Im letztgenannten Fall kommt es u.U. zum Absterben der ungünstigen

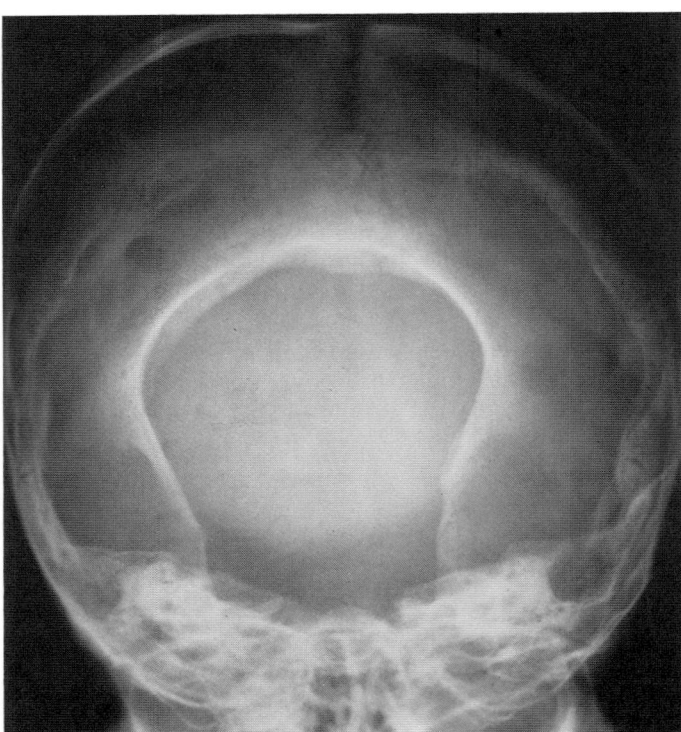

Abb. 23 Große am Hinterhaupt gelegene Knochenlücke bei einem Kleinkind mit okzipitaler Enzephalozele.

Fälle, noch bevor operiert werden kann. Eine selektive Indikationsstellung ist jedoch schwierig, da die präoperative klinische Untersuchung nicht mit Sicherheit prognostische Aussagen hinsichtlich Überlebens und/oder psychomotorischer Retardation erlaubt (BLAZÉ u. Mitarb. 1971). Auf die beiden Hauptgefahren der primären Versorgung einer Enzephalozele – Läsion vitaler Strukturen und profuse venöse Blutung – wurde bereits hingewiesen. Ihr Anteil an der Operationsmortalität ist jedoch in geschulten Händen unbedeutend.
Bei den überlebenden Kindern interessiert, inwieweit es zu Schwachsinn und zu Störungen der Motorik und Sehfunktion kommt, und ob diese voraussehbar und allenfalls vermeidbar sind.
Bei mehr als einem Drittel der Kinder darf mit einer normalen Intelligenz gerechnet werden, während die restlichen mehr oder weniger geistig behindert sind; 30% der Patienten mit einer Enzephalozele der Hinterhauptsregion erweisen sich später als teilweise oder vollständig erblindet, wobei es sich in der Regel um einen kortikalen Defekt handelt; je 25% weisen ein Krampfleiden und/ oder spastische Lähmungen unterschiedlichen Grades und Ausdehnung auf (LORBER 1967). Alle genannten 4 Defekte, resp. Störungen, werden mit Vorliebe in Kombination bei gleichen Patienten gesehen.
Die geschilderten Ausfälle sind bei den frontobasalen Enzephalozelen ungewöhnlich (MATSON 1969). Nebst der Lokalisation dieser Tumoren sind noch folgende Faktoren für die spätere Lebensqualität von Bedeutung: Primäre oder sekundäre Mikroenzephalie (letztere evtl. zufolge Shuntsynostose), Begleithydrozephalus und schließlich Enzephalozelensack mit Hirngewebe, das zudem noch reseziert werden muß (BLAZÉ u. Mitarb. 1971; LORBER 1967). Von diesen ungünstigen Faktoren läßt sich einzig der Hydrozephalus therapeutisch beeinflussen, vorausgesetzt, daß es nicht zu Shuntkomplikationen kommt. Aus dem Geschilderten ergibt sich die prognostische Bedeutung einer exakten Inspektion und namentlich histologischen Untersuchung des Enzephalozeleninhalts (EMERY u. KALHAN 1970).
Genetische Beratung. Zweck einer genetischen Beratung ist es, allenfalls vorliegende Mißbildungssyndrome mit einem festen Erbgang zu erfassen (z. B. Meckel-Gruber-Syndrom) und die Wiederholungsrate gleicher oder verwandter Mißbildungen in der gleichen Geschwisterreihe abzuschätzen, ferner die Eltern darüber zu informieren, ob die Mißbildung in der Frühschwangerschaft bereits mit Sicherheit erkannt werden kann. Unter den Geschwistern von Patienten mit einer Enzephalozele finden sich 6%, die ebenfalls eine der verschiedenen Formen von Neuralrohrdefekt, zumeist eine Myelomeningozele aufweisen (LORBER 1967). Durch serologische Untersuchungen des mütterlichen Blutes und des Fruchtwassers des Feten hinsichtlich der α-Fetoproteinkonzentration gelingt es heute wenigstens die offenen Neural-

rohrdefekte, also nicht die mit hautüberdeckten Enzephalozelen, frühzeitig zu erfassen (HARRIS 1975). Die Geburt eines Kindes mit einer Enzephalozele stellt keinen Grund dar, auf weitere Kinder zu verzichten, jedoch sollten weitere Schwangerschaften in der oben geschilderten Weise überwacht werden (MOSER, H., persönliche Mitteilung, 1979).

Literatur

Blazé, J. B., H. B. Eckstein, S. Tsingoglou: Cranium bifidum; a review of 93 cases. Develop. Med. Child. Neurol. Suppl. 25 (1971) 134
Bray, P. F.: Neurology in Pediatrics. Year book Medical Publishers, Chicago 1969
Carter, C. O.: Clues to the aetiology of neural tube malformations. Develop. Med. Child. Neurol. Suppl. 32 (1974) 3
Comninos, S., C. Mountsouris, S. Tsingoglou: Operative Problems in Encephalocele. Mod. Probl. Paediat. 18 (1977) 247
Davis jr., C. H., E. Alexander jr.: Congenital naso-frontal encephalomeningoceles and teratomas. Review of seven cases. J. Neurosurg. 16 (1959) 365
Dayton, G. O., M. M. Jones: Analysis of characteristics of fixation reflex in infants by the use of direct current electro-oculography. Neurology (Minneap.) 14 (1964) 1152
Emery, J. L., S. C. Kalhan: The pathology of exencephalus. Develop. Med. Child. Neurol. Suppl. 22 (1970) 51
Gorman, J. J., D. S. Cogan, S. S. Gellis: An apparatus for grading the visual acuity of infants of the basis of opticokinetics. Pediatrics 19 (1957) 1088
Gruber, G. B.: Beiträge zur Frage »gekoppelter« Mißbildungen (Acrocephalo-Syndactylie und Dysencephalia splanchno cystica). Beitr. path. Anat. 93 (1934) 459
Harris, H.: Prenatal Diagnosis and Selective Abortion. Harvard University Press, Cambridge 1975
Lenard, H. G., F. J. Schulte, W. Eichhorn, S. Meyer, C. Busse: Die Entwicklung sensorischer Funktionen bei Frühgeborenen in den ersten Lebenswochen. Mschr. Kinderheilk. 125 (1977) 383
Lorber, J.: The prognosis of occipital encephalocele. Develop. Med. Child. Neurol. Suppl. 13 (1967) 75
MacKeith, R. C.: The Eye and Vision in the Newborn Infant. In: Aspects of Developmental and Paediatric Ophthalmology. Clinics in Developmental Medicine No. 32. Heinemann, London 1969
Matson, D. D.: Neurosurgery of Infancy and Childhood, 2. Aufl. Thomas, Springfield/Ill. 1969
Milhorat, Th. H.: Pediatric Neurosurgery. Davis, Philadelphia 1978
Ommaya, A. K.: Cerebrospinal fluid rhinorrhea. Neurology (Minneap.) 14 (1964) 106
Rickham, P. P.: Neonatal Surgery. Butterworths, London 1969
Rintelen, F.: Augenheilkunde. Ein Lehrbuch für Studium und Praxis, 2. Aufl. Karger, Basel 1969
Schechter, M. M., R. L. Rovit, J. M. Schachter: Rhinorrhea and Hydrocephalus. Observations on spontaneous cerebro-spinal fluid fistulae in patients with increased intracranial pressure. Acta Radiol. Diagn. 9 (1969) 101
Smith, D. W.: Recognizable patterns of human malformation. Genetic, embryologic and clinical aspects. 2. Aufl. Bd. VII, hrsg. von A. J. Schaffer. Saunders, Philadelphia 1976
Vernon, M. D.: Developmental of visual perception. In: Aspects of Developmental and Pediatric Ophthalmology. Clinics in Developmental Medicine. No. 32. Heinemann, London 1969

Kraniosynostose

G. KAISER

Vorzeitiger Verschluß einzelner oder mehrerer Schädelnähte wird als Kraniosynostose bezeichnet. Bei der prämaturen oder primären Kraniosynostose handelt es sich um eine angeborene Mißbildung des Schädelskeletts, während die sekundäre Kraniosynostose als Folge einer mangelnden Volumenzunahme des Gehirns auftritt.

Normales Wachstum der Schädelhöhle unter Einschluß der Schädelnähte. Nach der klassischen Vorstellung sind die Schädelnähte die primären Wachstumsstellen der Schädelhöhle. Das hier fortlaufend neu gebildete Knochengewebe drängt die randbildenden Knochen auseinander und schafft derart dem wachsenden Gehirn den erforderlichen Raum.

Dieser Ansicht steht das Konzept einer »funktionellen Matrix« von MOSS entgegen; danach sind alle Vorgänge im Nahtbereich nicht Ursache, sondern Folge des Schädelwachstums. Das normale Wachstum der Schädelhöhle wird wie folgt gedeutet (Moss 1975): Die zur neuralen Integration des Menschen erforderliche funktionelle Komponente des Kopfes setzt sich aus einer funktionellen Matrix und einer Skeletteinheit zusammen, nämlich aus Gehirn, Leptomeninx und Liquorräumen einerseits und Schädelbasis und -kapsel andererseits. Letztere stellen eine biomechanische Einheit dar, die der funktionellen Matrix als Stütze und Schutz dient und unter sich durch eine Reihe genau angeordneter Durazügel in Wechselwirkung steht. Diese Duraverstrebungen verbinden den Ort der späteren Sagittal- und Koronarnaht als Falx cerebri und Tentorium cerebelli mit der Crista galli und pyramidis; zusätzlich finden sich Zügel zwischen der Stelle der Koronarnaht und den Rändern des kleinen Keilbeinflügels. Eine zweite wesentliche Funktion dieser Zügel besteht darin, das Gehirnwachstum in eine spezielle Richtung zu lenken, so daß an Stelle einer Kugel die bekannte Gestalt des Erwachsenengehirns resultiert.

Entscheidend für die Entwicklung der Schädelhöhle bleibt jedoch die Volumenzunahme des wachsenden Gehirns. Diese führt im ersten Lebensjahr zu einer Verdreifachung des Gehirngewichts eines reifen Termingeborenen von 330 g; mit 2 Jahren ist 80% eines Erwachsenengehirns und mit 10–12 Jahren die definitive Größe erreicht (COPPOLETTA u. WOLLBACH 1933). Dabei kommt es zu einer Verlängerung der Schädelbasis und zu einer Ausweitung der Schädelkapsel. Deren knöcherne Anteile werden derart gezwungen, durch ständige An- und Umbauvorgänge sich den Volumenansprüchen des Gehirns anzupassen. Ein Ort solchen Knochenanbaus stellen die Knochenränder dar. Hier kommt es unter Einfluß der erwähnten Durazügel zur Ausdifferenzierung der Schädelnähte und

2.28 Gehirnschädel

in der zweiten Dekade bei Sistieren des Hirnwachstums zum funktionellen Nahtverschluß durch straffes Bindegewebe.

Häufigkeit

Die genaue Inzidenz von Kraniosynostosen ist nicht bekannt; sie ist mit 5–6 auf 100 000 (0,05–0,06‰) sicher zu knapp bemessen (ANDERSON u. WOODHALL 1953; LAITINEN 1956). Denn Kraniosynostosen machen im Krankengut eines Kinderspitals 0,7‰ aus (NICOLE 1966) und betreffen 7‰ der kinderchirurgischen Patienten. Unter Kindern mit neurochirurgischen Leiden kommen sie gleich häufig wie die Myelomeningozele vor (MILHORAT 1978). Dank einer besseren Erfassung zusammen mit einer Vorverlegung des Operationstermins und entsprechend günstigeren Resultaten, zeichnet sich eine weitere Zunahme der Kraniosynostosefälle ab.

Ätiologie

Ätiologische Faktoren: Familiarität, Geschlechtsverteilung, erworbene Faktoren.
Kraniosynostosen können familiär gehäuft auftreten. Dies trifft vorab für die Koronarnahtsynostosen und für die kraniofazialen Dysostosen zu.
$2/3$ der Kinder mit Kraniosynostose, die zur Operation kommen, sind Knaben (MATSON 1969). Das Überwiegen des männlichen Geschlechts ergibt sich einerseits daraus, daß bei der am häufigsten beobachteten Kraniosynostoseform, dem Skaphozephalus, Knaben 4–5mal häufiger angetroffen werden als Mädchen; andererseits weisen auch alle anderen Formen, mit Ausnahme der Koronarnahtsynostosen, mehr Knaben als Mädchen auf (MATSON 1969).
Die Beobachtung familiärer Fälle, die ungleichmäßige Geschlechtsverteilung und das gleichzeitige Vorkommen anderer Fehlbildungen weisen auf Erbfaktoren hin, die bei der Entstehung einer Kraniosynostose je nach vorliegender Form eine unterschiedliche Rolle spielen können. So wird beispielsweise bei den Akrozephalosyndaktylie-Syndromen oftmals ein autosomal dominanter Erbgang nachgewiesen.
Andererseits weiß man von den sekundären Kraniosynostosen, daß auch erworbene Faktoren in der Entstehung und/oder Manifestation einer Kraniosynostose eine Rolle spielen können. Bei der gewöhnlichen prämaturen Synostose müssen diese allerdings bereits in utero wirksam gewesen sein, da ja die Kinder mit einer Schädeldeformität geboren werden, MOSS nimmt den 1.–2. Schwangerschaftsmonat an (MOSS 1959). Unter diesen Gesichtspunkten verlieren die gelegentlich geäußerten Vermutungen einer intrauterinen Traumatisierung der Schädelnähte durch Fehllage des Feten oder Mißverhältnis zwischen diesem und dem mütterlichen Becken an Bedeutung (MILHORAT 1978; NICOLE 1966).

Pathogenese

Nach MOSS liegt allen prämaturen Kraniosynostosen eine Mißbildung der Schädelbasis zugrunde, sei es, daß einzelne Teile in ihrer Form (Hypoplasie) oder in ihrer räumlichen Anordnung zueinander gestört sind (MOSS 1959). Im Falle des Skaphozephalus betrifft dies die Lamina cribrosa und die Crista galli, im Falle des Akrozephalus die Keilbeinflügel. Da sich derart die Ansatzpunkte der eingangs erwähnten Durazügel verlagern, wird dem sich entwickelnden, primär nichtgeschädigten Gehirn eine abnorme Wachstumsrichtung aufgezwungen. Gleichzeitig resultiert eine schlußendlich knöchern zementierte Deformierung des Neurokraniums und als Folge der inwendigen Spannungskräfte ein vorzeitiger Nahtverschluß.

Pathologische Anatomie und Physiologie

Wachstum des Schädels bei vorzeitigem Nahtverschluß. Schon VIRCHOW hat 1852 darauf hingewiesen, daß sich der Schädel bei vorzeitigem Verschluß einer Naht in der Achse dieser Naht kompensatorisch ausdehnt (VIRCHOW 1852). Entsprechend resultieren verschiedene Schädeldeformierungen, wie sie schematisch aus Abb. 24 ersichtlich sind. Die Berechnung des Schädelindex ergibt für die beiden häufigeren Kraniosynostoseformen Skapho- und Brachyzephalus ein objektives Maß für die Beurteilung der Schädeldeformität. Darunter versteht man das prozentuale Verhältnis der Breite zur Länge des Schädels.

$$\text{Schädelindex} = \frac{\text{Breite} \times 100}{\text{Länge}}$$

Normalerweise schwankt der Schädelindex zwischen 70–80. Unberücksichtigt bleibt dabei das vertikale Schädelwachstum. Eingehende Vergleiche zwischen Kopfform einerseits und Operationssitus und histologischem Befund andererseits haben zudem gezeigt, daß die Kraniosynostose einen Verknöcherungsprozeß darstellt, der oftmals nicht nur eine, sondern drei und mehr Nähte miteinbezieht; dies betrifft je nach Untersucher 25–70% der Patienten (LAITINEN 1956; NICOLE 1966). Die Schädeldeformität spiegelt demnach die zuerst oder die hauptsächlich betroffene Naht wider (LAITINEN 1956; NICOLE 1966). Da bei genauem Zusehen kein Fall dem andern vollständig entspricht, die Kraniosynostose vielmehr eine endlos variierende Erkrankung des Kindes darstellt (LAITINEN 1956), muß man annehmen, daß neben der erwähnten Möglichkeit eines Befalles mehrerer Nähte auch Zeitpunkt, Ausmaß und Geschwindigkeit des vorzeitigen Nahtverschlusses sowie der Zeitpunkt der klinischen Untersuchung für die Formgebung resp. für die vorgefundene Form des Schädels von entscheidender Bedeutung sind. Diese Gesichtspunkte müssen bei der Indikationsstellung unbedingt beachtet werden.

Kraniosynostose 2.29

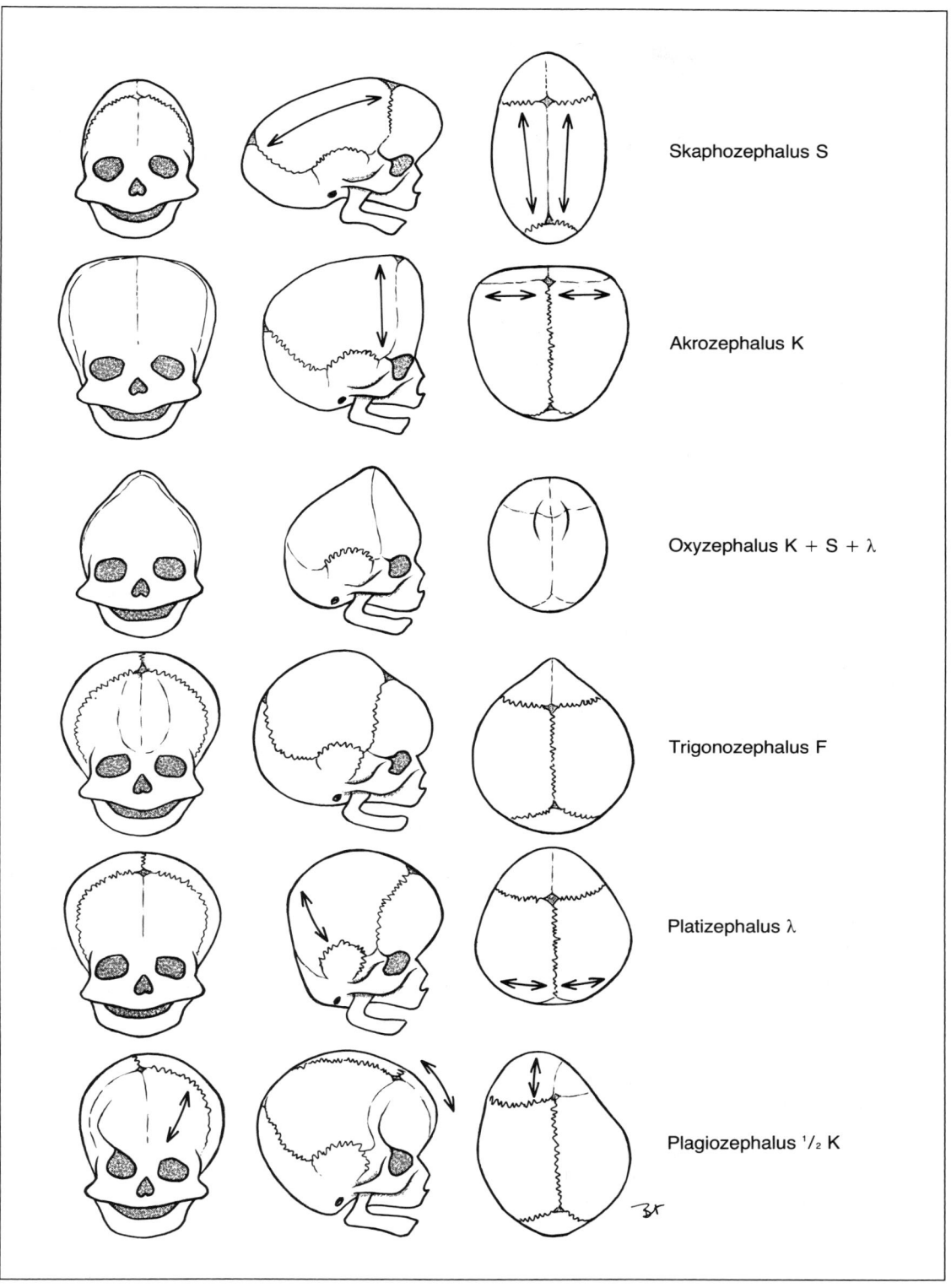

Abb. 24 Schädelkonfiguration bei den wichtigsten Formen der Kraniosynostose. Verknöcherte Nähte punktiert. Die Pfeile markieren das kompensatorische Wachstum. S = Synostose der Sagittalnaht, C = der Koronarnaht, λ = der Lambdanaht, F = der Frontalnaht (aus: Bettex, M., F. Kuffer, A. Schärli: Wesentliches über Kinderchirurgie. Huber, Bern 1975).

Formen der Kraniosynostose und deren Inzidenz (Abb. 25)

Dolicho- oder Skaphozephalus

Er ist die Folge eines vorzeitigen Verschlusses der Sagittalnaht und wird in 50 und mehr Prozent der Kraniosynostose-Patienten beobachtet. Der Kopf ist auffallend schmal und in fronto-okzipitaler Richtung stark elongiert; die Parietalhöcker sind spärlich ausgebildet (Abb. 26 a–g). Der Schädelindex ist hier klein, d. h. zwischen 50–70. Der Kopfumfang ist größer als normal, die Höhe variabel. Bei abnormer Höhe muß eine zusätzliche Synostose der Koronarnaht in Betracht gezogen werden. Das kompensatorische Wachstum entlang der anderen Nähte kann zu einer quadratförmigen Verformung der Stirnregion und/oder zu einer ballonförmigen Ausbuchtung des Hinterhauptes Anlaß geben. Die verknöcherte Sagittalnaht wird oft als kammartige Verdickung gesehen oder palpiert. Begleitmißbildungen werden bei dieser Kraniosynostoseform relativ selten angetroffen.

	S	C			F	L	ML	Total	
		BI	UN	A-C					
M	69	12	6	2	33	2	15	139	67,5%
F	21	10	7	9	6		14	67	32,5%
	90	22	13	11	39	2	29	206	
	44%	11%	6%	5%	19%	1%	14%		

Abb. 25 Form und Geschlechtsverteilung 206 konsekutiver Kraniosynostosen. S = Synostose der Sagittalnaht, C = der Koronarnaht (BI = bilateral, UN = unilateral, A–C = Apert- und Crouzon-Syndrom), F = der Frontalnaht, L = der Lambdanaht und ML = multipler Nähte (Pansynostose).

Synostosen der Koronarnaht

Der Akrozephalus, auch als vorderer Turmschädel bezeichnet, beruht auf einem bilateralen Verschluß der Koronarnaht. Dabei kann die Sutura squamosa mitbetroffen sein. Vorab bei der Koronarnahtsynostose resultieren individuell stark variierende Schädeldeformitäten. Die Stirne ist hoch und steil und nach der Seite ausladend, d. h. brachyzephal. Der Ausdruck Brachyzephalie wird gelegentlich als Sammelbegriff für alle mit einer derartigen Schädeldeformierung einhergehenden Kraniosynostoseformen verwendet. Der vordere Turm geht mit einer Verkürzung der vorderen und einer seitlichen Ausweitung der mittleren Schädelgrube einher. Der Hinterkopf ist spärlich entwickelt. Es findet sich regelmäßig ein Hypertelorismus und ein Exophthalmus unterschiedlichen Ausmaßes. Letzterer beruht auf einer Verkürzung und damit Abflachung der Orbita (Abb. 27 a–d). Der Schädelindex beträgt 80–100 und der Kopfumfang kann kleiner als normal sein.

Beim vorderen Plagiozephalus resultiert als Folge eines unilateralen Verschlusses der Koronarnaht eine charakteristische Schädel- und Gesichtsasymmetrie (Abb. 28 a–c). Beim Schiefschädel sind die Nähte der Ala major des Sphenoids oft mitbetroffen. Die Stirne ist auf der befallenen Seite abgeflacht und auf der gesunden Seite kompensatorisch stark bombiert. Dies führt dazu, daß die Lidspalte auf der gesunden Seite eingeengt wird und etwas tiefer steht. Auf der pathologischen Seite ist die Lidspalte weiter, der Bulbus erscheint etwas größer und prominenter. Die Orbita ist nach oben und zur Seite verzogen. Entsprechend steht der Margo supraorbitalis höher. Unmittelbar darüber ist eine deutliche Delle im Stirnbein zu erkennen.

Die uni- und bilaterale Koronarnahtsynostose wird insgesamt in 19–24%, d. h. in ca. $^1/_4$ aller Kraniosynostose-Patienten beobachtet (MATSON 1969). In großen Serien überwiegen die Mädchen. 30% (unilaterale) resp. 60% (bilaterale Koronarnahtsynostose) der Kinder haben eine oder mehrere Zusatzmißbildungen (MILHORAT 1978).

Oxyzephalus (Pansynostose)

Er ist der Ausdruck einer prämaturen Synostose im Bereich der Koronar- und Sagittalnaht und evtl. zusätzlich der Lambdanaht. Dabei kann die Synostosierung bei einer Naht beginnen und später z. B. postnatal auf die anderen übergreifen oder gleichzeitig im Bereich mehrerer Nähte erfolgen. Die beteiligte Koronarnaht ist oftmals formgebend, wodurch eine isolierte Synostose derselben vorgetäuscht werden kann. Dementsprechend ist eine Ausdehnung des Schädels nur noch in beschränktem Maße im Bereich der großen Fontanelle möglich. Es resultiert ein sog. Spitzschädel mit Vorwölbung der großen Fontanelle beim Säugling und später ein buckelförmiger, knöcherner Vorsprung in dieser Gegend. Im Gegensatz zum abgerundeten Scheitel des Akrozephalus ist dieser beim Oxyzephalus eher spitz (Abb. 29 a–c). Die Nasennebenhöhlen und die Orbita bleiben unterentwickelt; es findet sich ein Hypertelorismus und Exophthalmus. Es können aber auch andere Schädeldeformitäten vorliegen; ja die Kopfform kann nicht allzu selten völlig normal proportioniert sein, obschon eine Pansynostose vorliegt (NICOLE 1966). Der Kopfumfang bleibt dabei oftmals, wenngleich nicht obligat, unter der Norm. Kombinierte Synostosen der Koronar- und Sagittalnaht sowie zusätzlicher Nähte machen 12–13% aller Kraniosynostosefälle aus (MATSON 1969).

Trigonozephalus

Beim Trigonozephalus ist es zu einem vorzeitigen Verschluß der Sutura metopica gekommen, während dies sonst erst mit 2–3 Jahren der Fall ist (CAFFEY 1973). Beim Blick von oben erkennt man die charakteristische kielförmige Deformierung der Stirne, evtl. mit mittelständiger Knochenleiste

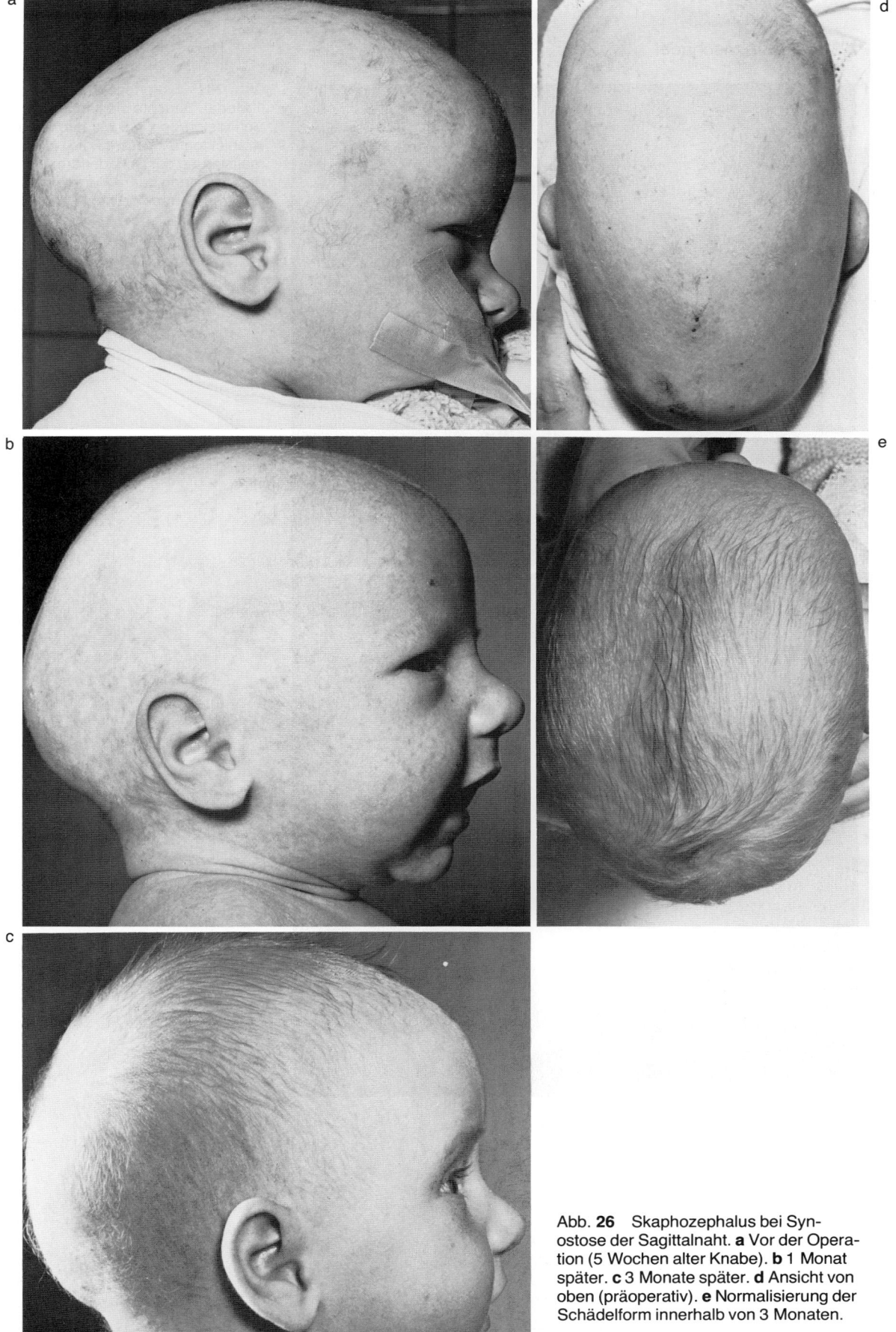

Abb. 26 Skaphozephalus bei Synostose der Sagittalnaht. a Vor der Operation (5 Wochen alter Knabe). b 1 Monat später. c 3 Monate später. d Ansicht von oben (präoperativ). e Normalisierung der Schädelform innerhalb von 3 Monaten.

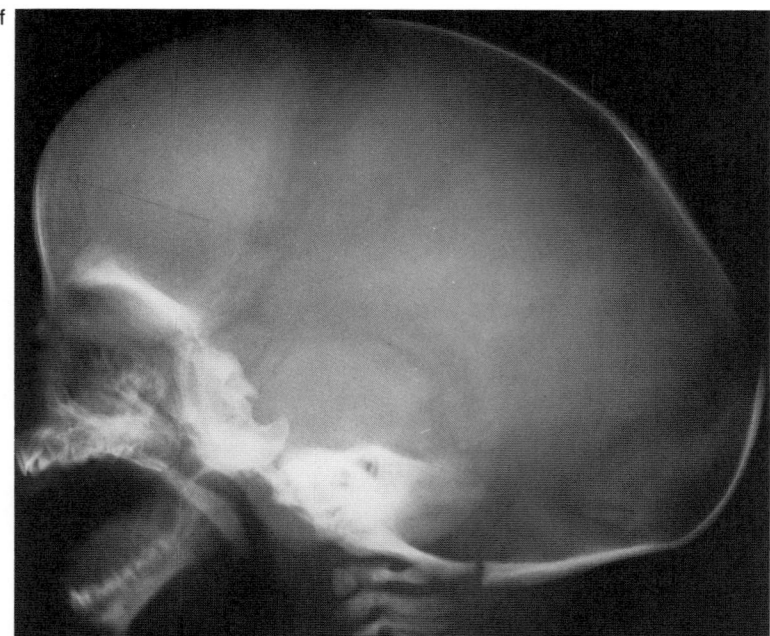

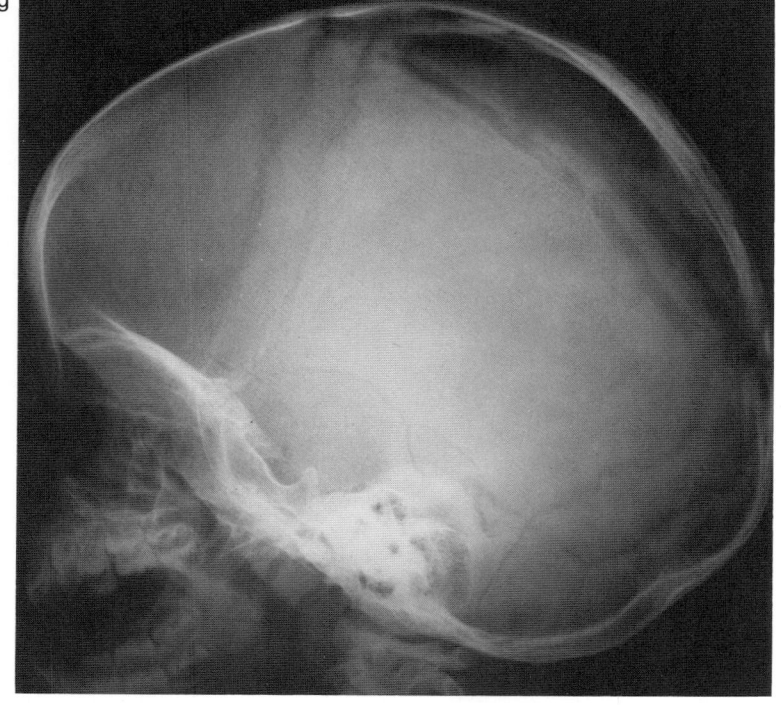

Abb. **26f** Skaphozephalus mit 1 Monat. Beachte die flachen Schädelgruben. **g** 9 Monate nach Kraniektomie. Beachte die Normalisierung der Schädelform und die Vertiefung der mittleren und hinteren Schädelgrube.

Kraniosynostose **2.33**

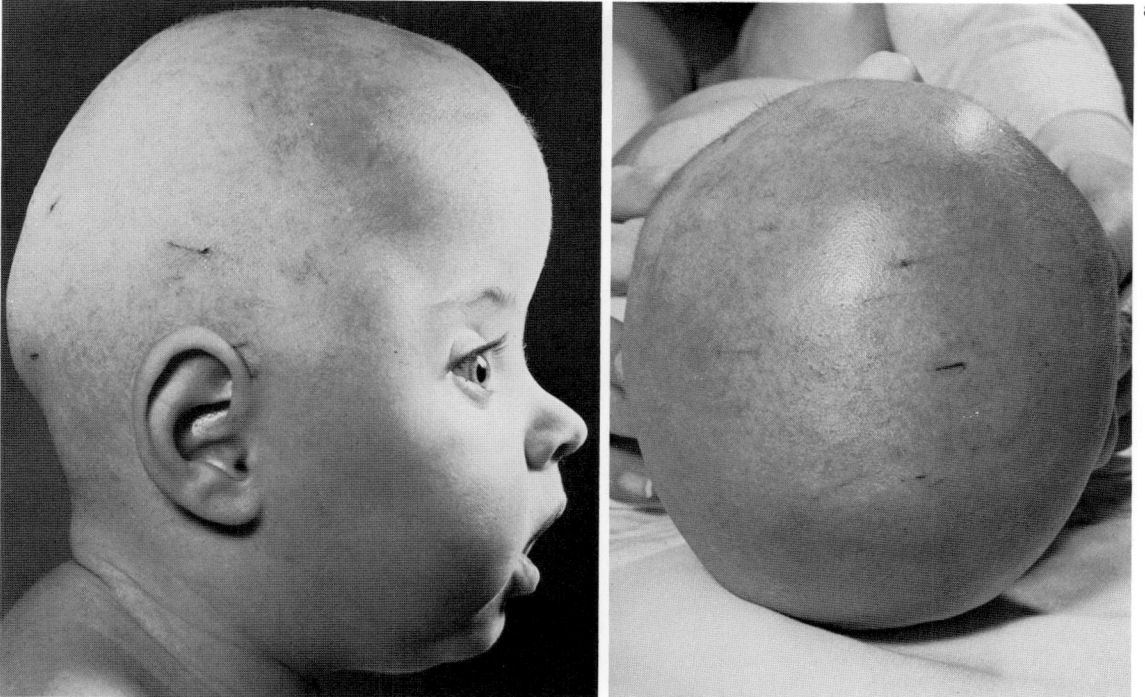

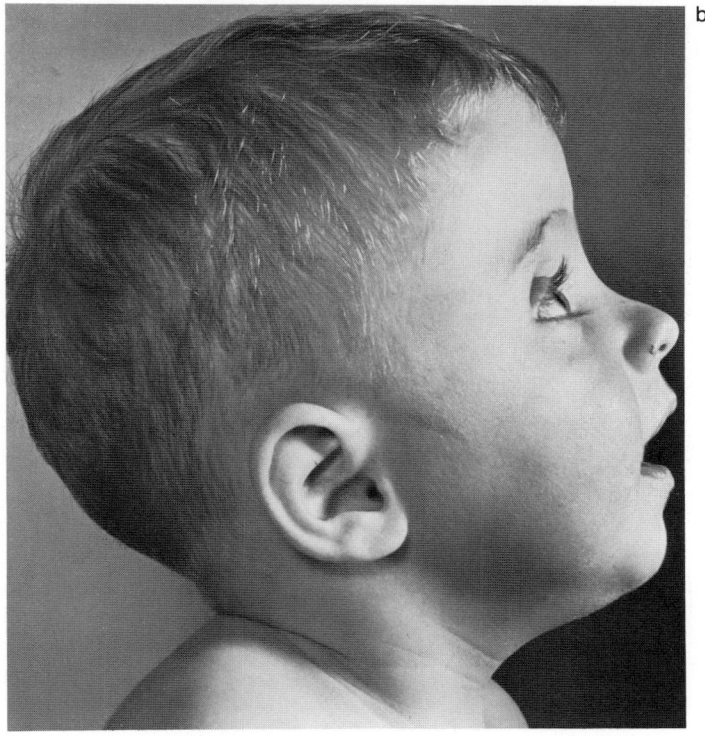

Abb. **27** Schädelform bei Synostose der Koronarnaht. **a** Vor der Operation (Schädelindex: 87). **b** 13 Monate nach der Operation.

2.34 Gehirnschädel

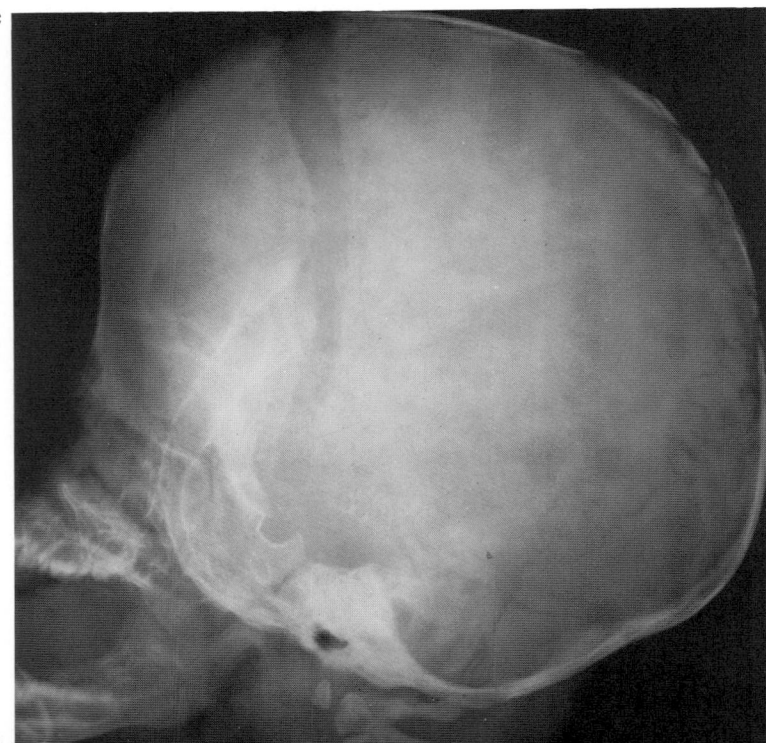

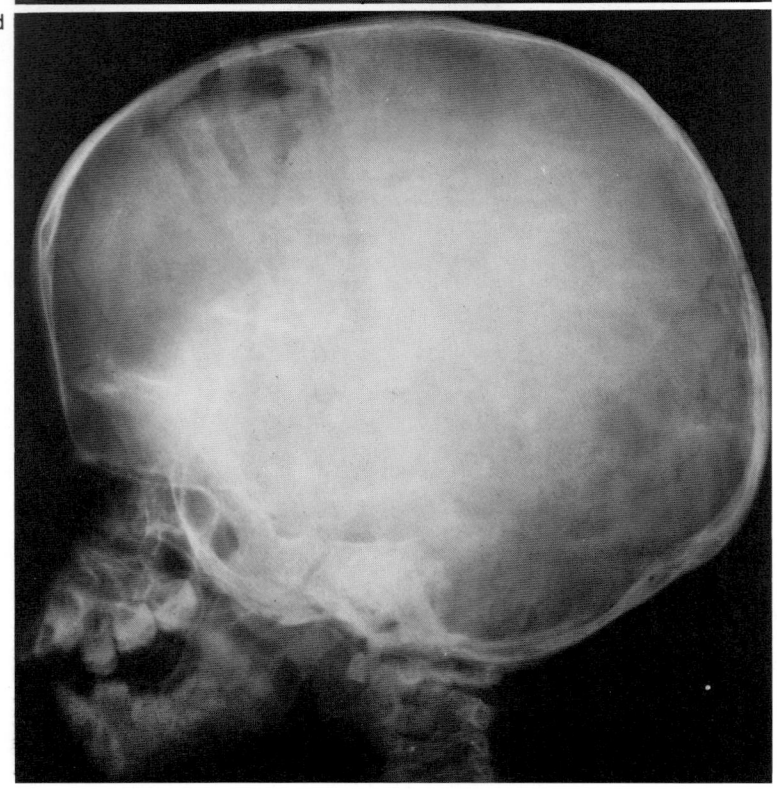

Abb. **27c** Exzision der Koronarnaht, radiologischer Befund kurz nach der Operation. **d** Radiologischer Befund 13 Monate nach Kraniektomie.

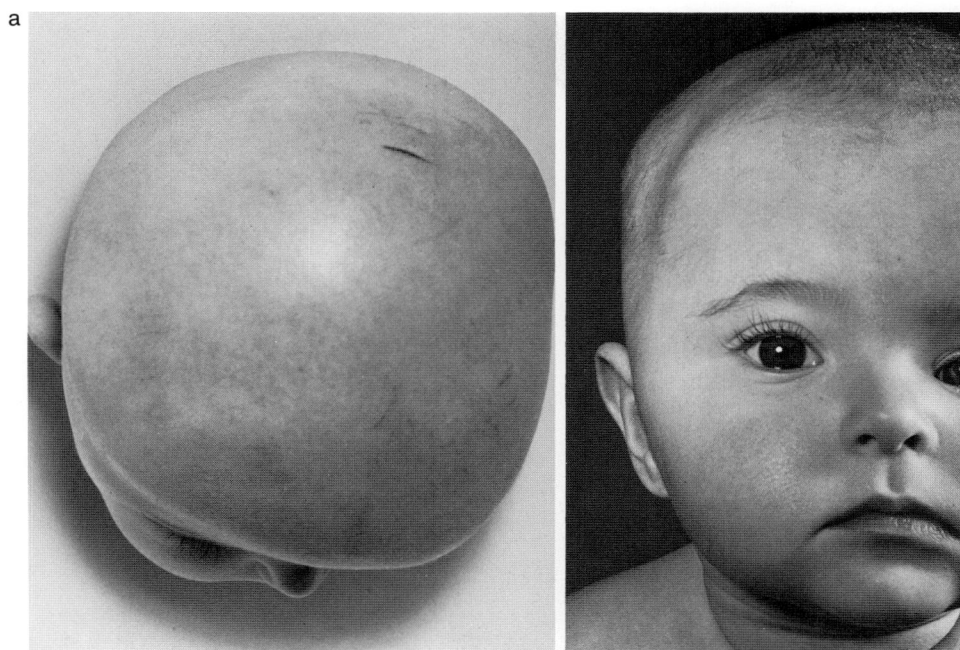

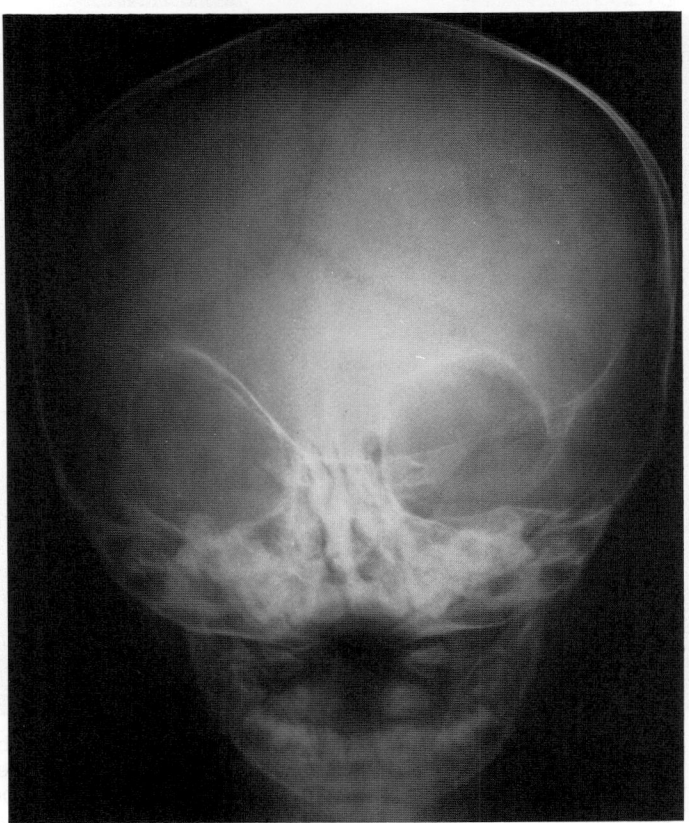

Abb. 28 a–c Vorderer Plagiozephalus bei rechtsseitiger Synostose der Koronarnaht. **a** Schädelasymmetrie. **b** Gesichtsasymmetrie. **c** Verziehung des Supraorbitalbogens nach oben-lateral auf der befallenen rechten Seite bei Plagiozephalus.

2.36 Gehirnschädel

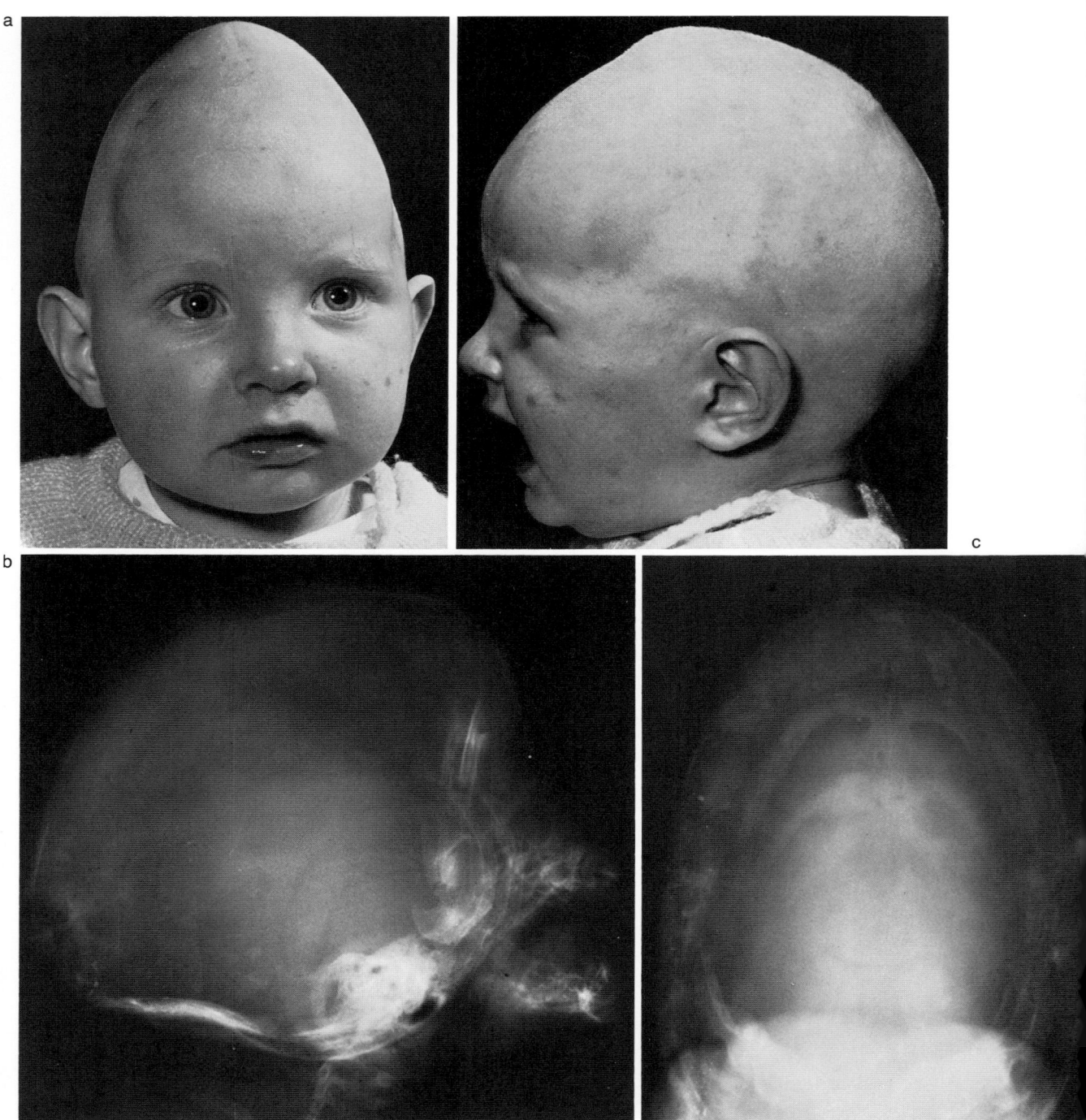

Abb. 29a–c Oxyzephalus. Vorzeitiger Verschluß der Koronar- und Sagittalnaht. **a** Spitzschädel mit buckelförmigem, knöchernem Vorsprung am Ort der großen Fontanelle (13 Monate altes Mädchen). **b** Radiologischer Befund bei Synostose der Sagittal-, Koronar- und Lambdanaht (Pansynostose, 1½ Monate alter Knabe), seitliche Schädelaufnahme. Beachte die fehlenden Koronar- bzw. Lambdanähte. **c** Gleicher Patient, Aufnahme nach Town.

(Abb. 30 a–c). Die Stirne ist schmal und kurz. Die Frontalhöcker sind abgeplattet. Die Orbita stehen nahe beieinander (Hypotelorismus), sind eiförmig und weisen eine nach medial, stirnwärts geneigte Achse auf. Ein Trigonozephalus wird in mindestens 9% aller operativen Kraniosynostosefälle beobachtet; manche haben Zusatzmißbildungen (ANDERSON u. Mitarb. 1962).

Synostosen der Lambdanaht

Der sog. *hintere Turmschädel* beruht auf einem bilateralen prämaturen Verschluß der Lambdanaht. Der Hinterkopf ist flach wie abgesägt oder plattgedrückt oder gar konkav (Abb. 31 a u. b). Kompensatorisch ist der Schädel hinter dem Ohr oder parietal und frontal ausgebuchtet. Analog zum vorderen Plagiozephalus gibt es zufolge unilateraler Synostose der Lambdanaht einen *hinteren Plagiozephalus* mit Abplattung der entsprechenden Hinterhauptshälfte. Beim sog. gekreuzten Plagiozephalus ist die Koronarnaht der einen Seite und die Lambdanaht der Gegenseite betroffen. Isolierte Synostosen der Lambdanaht machen nur wenige Prozent eines Kollektivs operativer Kraniosynostose-Patienten aus.

Kleeblattschädel-Syndrom

Die charakteristische dreilappige Verformung des Kopfes mit tief, auf Schulterhöhe liegenden Ohren beruht auf einer Kombination eines Hydrozephalus mit einer prämaturen Synostose der Koronarnaht, der Lambdanaht und der Sutura squamosa und einem hochgradigen Lückenschädel; nebst Mißbildungen des Gesichtsschädels und der Basis finden sich inkonstant Extremitätenverformungen analog den kraniofazialen Dysostosen (ANGLE u. Mitarb. 1967; CARILLO u. Mitarb. 1976; COMINGS 1965; HOLTERMÜLLER u. WIEDEMANN 1960).

Kraniofaziale Dysostosen

Bei den kraniofazialen Dysostosen finden sich nebst einer bilateralen Synostose der Koronarnaht oder einer Pansynostose auch eine Entwicklungsstörung der Knochen des Gesichtsschädels sowie multiple andere Begleitmißbildungen. Aufgrund des klinischen Bildes und des Vererbungsmodus wurde immer wieder versucht, verschiedene Syndrome herauszuschälen. So wurden beispielsweise die Akrozephalosyndaktylie und die Akrozephalo-

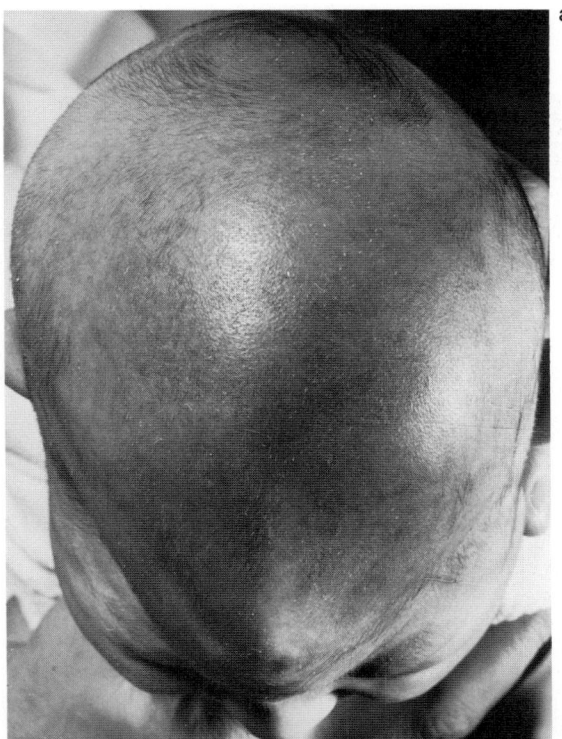
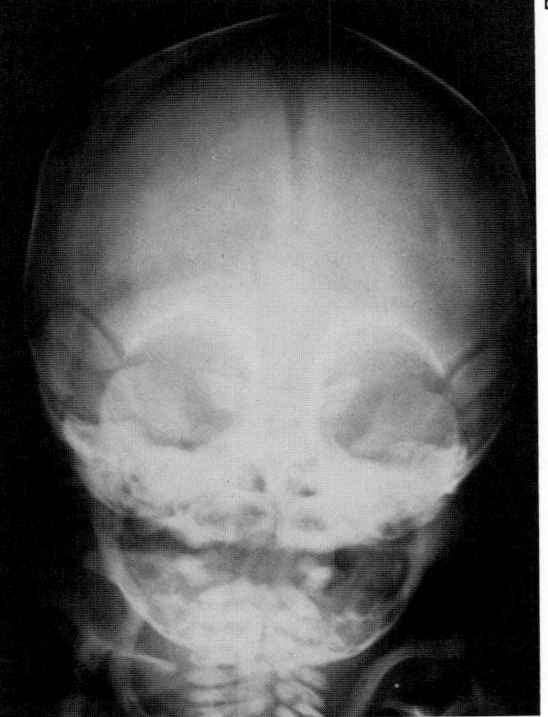
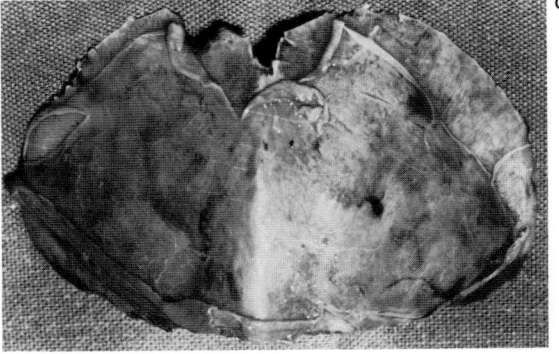

Abb. 30 a–c Trigonozephalus. Vorzeitige Synostose der Frontalnaht. **a** Kielförmige Deformierung der Stirne (3 Monate alter Knabe). **b** Vorderbild mit parasuturaler Sklerose der Frontalnaht und einförmigen, medialwärts geneigten Orbita (1 Woche altes Mädchen). **c** Exzidiertes Os frontale mit Synostose der Frontalnaht vor der Fragmentierung und Wiedereinsetzung (gleiche Patientin im Alter von 1 Monat, Methode nach Anderson).

2.38 Gehirnschädel

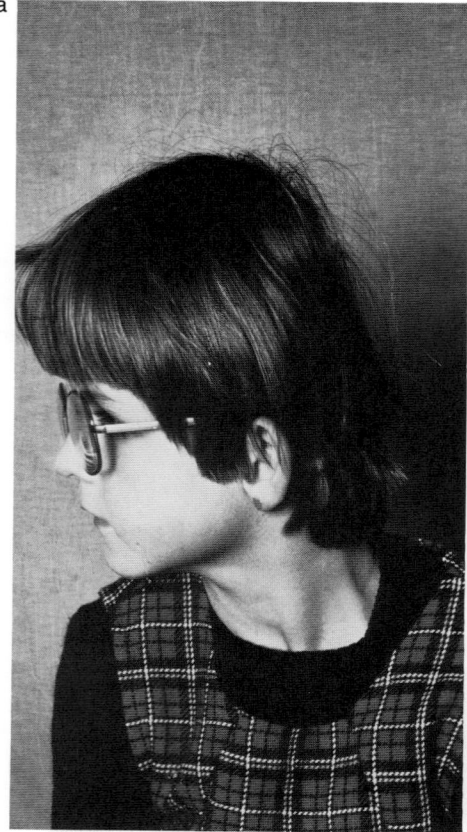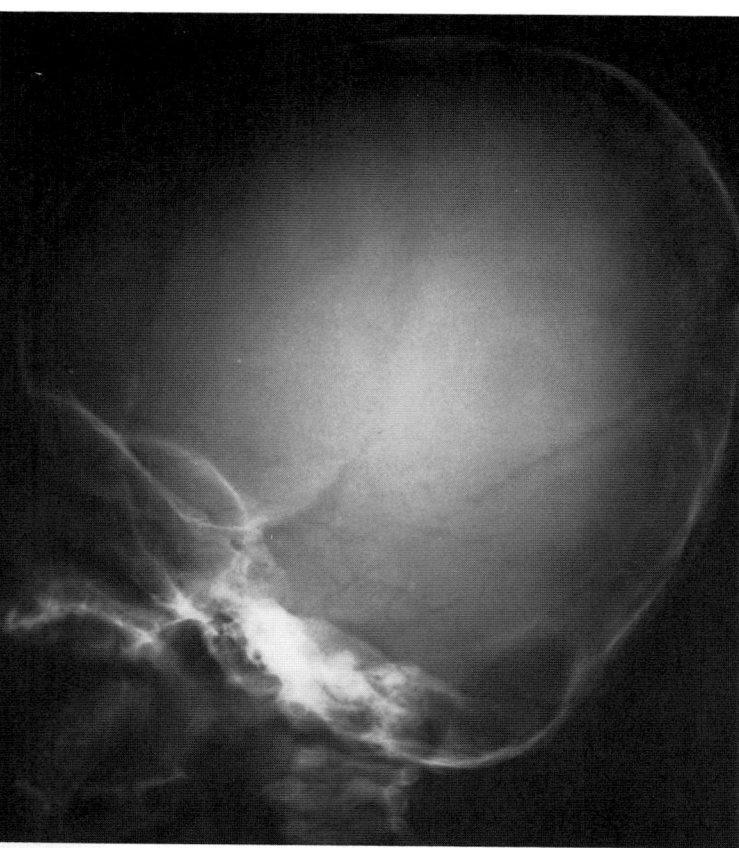

Abb. 31 a u. b   Hinterer Turmschädel. Bilaterale Synostose der Lambdanaht. **a** Flacher Hinterkopf bei Lambdanahtsynostose (7jähriges Mädchen). **b** Radiologisches Korrelat im Alter von 4 Monaten, parasuturale Sklerose der Lambdanähte.

polysyndaktylie in verschiedene Syndrome eingeteilt (McKusick 1974). Da aber in der gleichen Familie gleichzeitig mehrere dieser Akrozephalosyndaktylie-Formen auftreten können und manche der als für ein bestimmtes Syndrom charakteristischen Mißbildungen auch bei den anderen Typen beobachtet wird, bleibt eine klinische und genetische Klassifizierung fragwürdig (Escobar 1977). Trotzdem werden vor allem die nachfolgend beschriebenen Formen kraniofazialer Dysostosen weiterhin als klassische Krankheitsentitäten beschrieben. Sie werden in der Regel autosomal dominant vererbt oder stellen spontane Mutationen dar. Ihre Kenntnis ist aus therapeutischen und prognostischen Gründen von Bedeutung.

Apert-Syndrom
Beim Apert-Syndrom kontrastiert der Turmschädel mit der unterentwickelten mittleren Gesichtspartie resp. mit dem zurückgebliebenen Gesichtsschädel und einer sog. Kartoffelnase (Abb. 32 a u. b). Wie bei den anderen Akrozephalosyndaktylie-Syndromen können Syn- und Polydaktylien sowie eine Verbreiterung der Endphalanx des Daumens und der Großzehe vorliegen (Apert 1906; Smith 1976).

Crouzon-Syndrom
Beim Crouzon-Syndrom kann nicht nur eine Synostose der Koronarnaht, sondern auch aller Nähte vorliegen. Auch hier ist der Gesichtsschädel mißgebildet. Die Kombination von papageienähnlicher Deformierung der Nase, unterem Pseudoprognathismus, Verkürzung der Oberlippe und gotischem Daumen mit Hypertelorismus und Exophthalmus verleihen jedoch diesen Kindern ein charakteristisches Gepräge (Crouzon 1912; Smith 1976) (Abb. 33).

Shunt-Synostosen
Nach Hydrozephalusoperationen kann es zu sekundären Kraniosynostosen kommen (Andersson 1966; Emery 1963). Obschon alle Kraniosynostoseformen beobachtet werden, überwiegt der sog. Shuntskaphozephalus. Er kann bereits 4–6 Monate nach Shuntoperation vorhanden sein (Andersson 1966). Es findet sich häufig gleichzei-

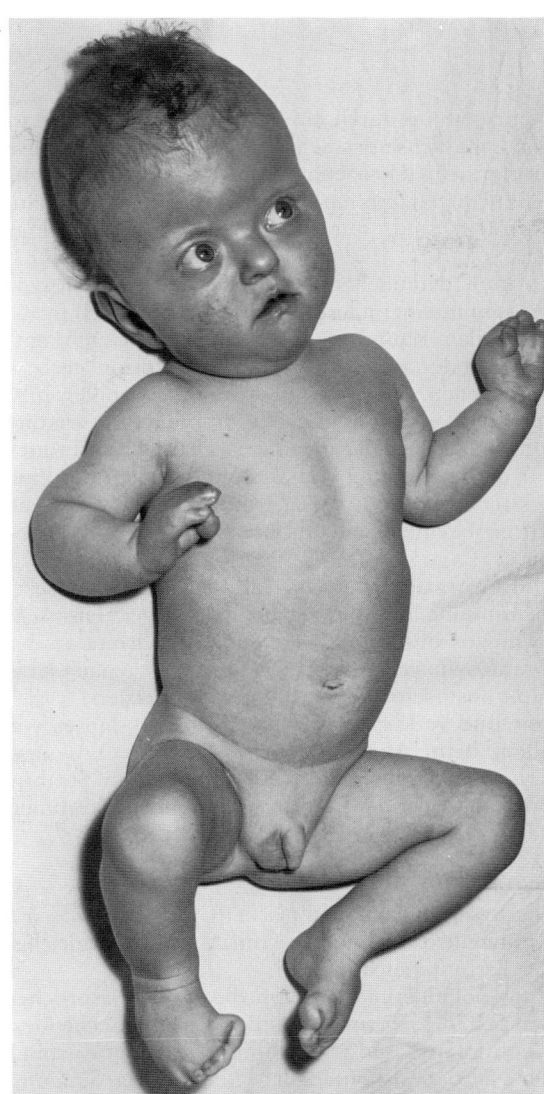

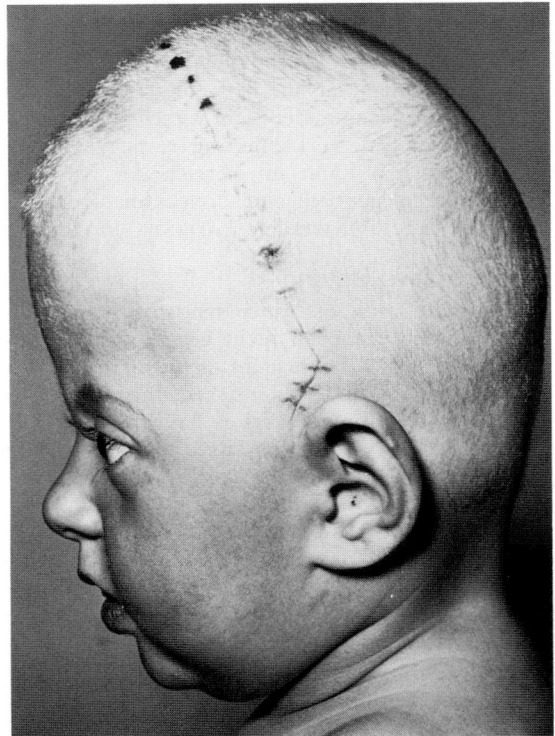

tig eine Schädelasymmetrie, da die Schädelhöhle auf der Shuntseite kleiner bleibt als kontralateral.

Unmittelbar postoperativ können die Kalottenknochen überlappen. Später verschwinden bereits vorhandene Nahtzähne und die von der prämaturen Kraniosynostose her bekannten radiologischen Zeichen werden sichtbar (GLÖBL u. KAUFMAN 1974).

Die radiologischen Veränderungen betreffen jedoch nicht nur die Nähte, sondern auch die einzelnen Knochen der Kalotte und Basis (ANDERSON u. Mitarb. 1970; GRISCOM u. OH 1970; KAUFMAN u. Mitarb. 1973; MOSELEY u. Mitarb. 1966). Diese Vorgänge, die gegensinnig zu den bei der prämaturen Kraniosynostose beobachteten verlaufen, benötigen zu ihrer Entstehung jedoch mehr Zeit. Der Tabula interna lagern sich Schichten neuer Knochen an, so daß die Kalottendicke das Doppelte der Altersnorm betragen kann; durch Verschwinden der Impressiones digitatae und der Gefäßzeichnung resultiert eine reliefarme Tabula interna. An der Schädelbasis kommt es zu einer starken Pneumatisation der Nasennebenhöhlen und des Mastoids, die Sella turcica und die Foramina verkleinern und die räumliche Anordnung des Sphenoids und des Os petrosum ändern sich.

Diese eben beschriebenen Veränderungen der Schädelbasis und -kalotte sind bei Patienten mit Liquorableitung außerordentlich häufig; eine Kraniosynostose wird jedoch nur bei 5–25% aller Fälle beobachtet (ANDERSON u. Mitarb. 1970; GRISCOM u. OH 1970; VILLANI u. Mitarb. 1976).

Analog der Anpassung der Schädelkalotte an einen Verlust von Hirnsubstanz kann es auch bei Abnahme des intrakraniellen Drucks zu einer Umgestaltung der inneren Begrenzung der Schädelknochen kommen (GRISCOM u. OH 1970). Überlappen der Kalottenknochen und Verdickung derselben sowie Pneumatisation der Nasennebenhöhlen kompensieren einen Teil des Raums, der vor der Shuntoperation vom hydrozephalen Gehirn beansprucht wurde. Bei vorübergehend nachlassendem Wachstumsdruck des Gehirns erübrigt sich momentan eine weitere Knochenapposition in tangentialer Richtung; als Folge nunmehr wirksam werdender Zugkräfte der Durazügel zwischen veränderter Schädelbasis und Kalotte können sich die Nähte vorzeitig schließen (MOSS 1959).

Da sich nur bei einem Teil der Shunt-Patienten eine Kraniosynostose einstellt, muß man annehmen, daß die angeschuldigten Auslösungsfaktoren im Einzelfall unterschiedlich wirksam sind. Neben

Abb. 32 a u. b Apert-Syndrom. a Beachte die typische Konfiguration des Kopfes und die hochgradige Syndaktylie an Händen und Füßen (Akrozephalussyndaktylie). b Kraniektomienarbe bis zur Schädelbasis reichend.

2.40 Gehirnschädel

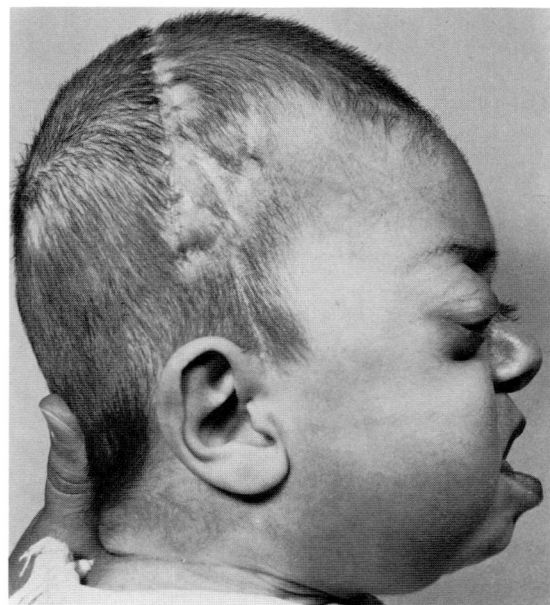

Abb. 33 Crouzon-Syndrom. Beachte den Exophthalmus, den zurückgebliebenen Gesichtsschädel und die papageienähnliche Deformierung der Nase (11 Monate altes Mädchen).

der Ursache, resp. Form des Hydrozephalus, der initialen noch verbleibenden Hirnmanteldicke und dem Zeitpunkt der Erstoperation und der Zahl der erforderlichen Revisionen scheint die drainageabhängige, abnorme intrakranielle Hypotension die größte Rolle zu spielen (HOFFMAN u. TUCKER; VILLANI u. Mitarb. 1976). Durch die Auswahl wenig stark drainierender Shuntsysteme läßt sich die Entstehung eines Shuntskaphozephalus vermeiden.

Die klinische Bedeutung der Shuntsynostosen ist dreifach: Es resultiert eine starke Shuntabhängigkeit, es kann zu einer Hemmung der Gehirnentwicklung kommen und die Schädelverformungen sind u. U. kosmetisch störend (ANDERSON u. Mitarb. 1970; DU BOULAY 1965; MOSELEY u. Mitarb. 1966).

Rückwirkungen auf Gehirnentwicklung, Bulbus oculi und Nervus opticus

Aus den vorgängigen Kapiteln wird ersichtlich, daß das Gehirn in der Phase seines stärksten Wachstums in eine abnorme Form gezwungen wird. Dies ergibt sich u. a. aus der Anordnung des Ventrikelsystems zu erkennen (LAITINEN 1956). Ferner findet sich oftmals in Nachbarschaft einer Synostose reaktiv eine hochgradige Verdünnung der Schädelkalotte.

Beim Skaphozephalus kann die erforderliche Volumenzunahme durch ein vermehrtes Wachstum in der Längsachse des Schädels erzielt werden. Diese erfolgt beim Akrozephalus nur zur Seite und allenfalls scheitelwärts und ist, falls 2 und mehr Nähte betroffen sind, nur in geringem Ausmaß möglich.

Es muß demnach in jedem Fall von Kraniosynostose mit einer allerdings unterschiedlichen intrakraniellen Raumbeengung des Gehirns mit entsprechender intrakranieller Hypertension gerechnet werden. Diese kann zu Stauungspapillen führen und einen allfälligen Exophthalmus verstärken. Den Veränderungen der Schädelbasis kommt für die Entstehung von Stauungspapillen nur eine sekundäre Bedeutung zu; möglicherweise ist die oft beobachtete Seitendifferenz derselben lokal bedingt (LAITINEN 1956).

Die Protrusion und eine allfällige Bewegungseinschränkung des Bulbus oculi hingegen läßt sich zwanglos durch die Beteiligung der Orbita an der Kraniosynostose erklären. Diese sind je nach Kraniosynostoseform verschieden deformiert, verlagert und verkürzt resp. abgeflacht, so daß es vor allem beim Akro-, vorderen Plagio-, Oxy- und Trigonozephalus zum Exophthalmus, zum Strabismus und/oder zu Refraktionsanomalien kommen kann.

Symptome

Die Symptome und klinischen Zeichen sowie die Röntgenbefunde hängen vom Alter des Kindes bei der Erstuntersuchung ab.

Zum Lokalbefund gehören die bereits besprochenen Schädeldeformitäten inkl. des entsprechenden Kopfumfangs und Schädelindex sowie der Zustand der Nähte und Fontanellen. Beim jungen Säugling tastet man an Stelle der Nähte glatten Knochen oder einen Knochenkamm. Ein solcher kann auch bei der Frontalnaht- und selten auch bei einer Koronarnahtsynostose nachgewiesen werden. Die der verschlossenen Naht benachbarten Knochen lassen sich gegeneinander nicht verschieben. Nebst einer vorzeitigen Verkleinerung resp. Verschluß der Fontanellen kann im Bereich der vorderen Fontanelle gelegentlich eine dreieckförmige Knochenbrücke gefühlt werden (LAITINEN 1956).

Intraoperative Befunde

Intraoperativ sind die einer synostosierten Naht angrenzenden Knochen nicht gegeneinander verschieblich. Die Naht ist nicht mehr oder nur noch stellenweise und undeutlich zu erkennen. Lediglich das in einem Millimeter breiten Saum festhaftende Periost und auf der Gegenseite die Durainsertion markieren die Stelle der ehemaligen Naht. Histologisch findet sich an Stelle der Naht Knochengewebe analog der physiologischen Obliteration oder als deren Vorstufen zell- und faserarmes Bindegewebe und Fettgewebe, wobei letzteres auch inselförmig eingestreut beobachtet werden kann (LAITINEN 1956).

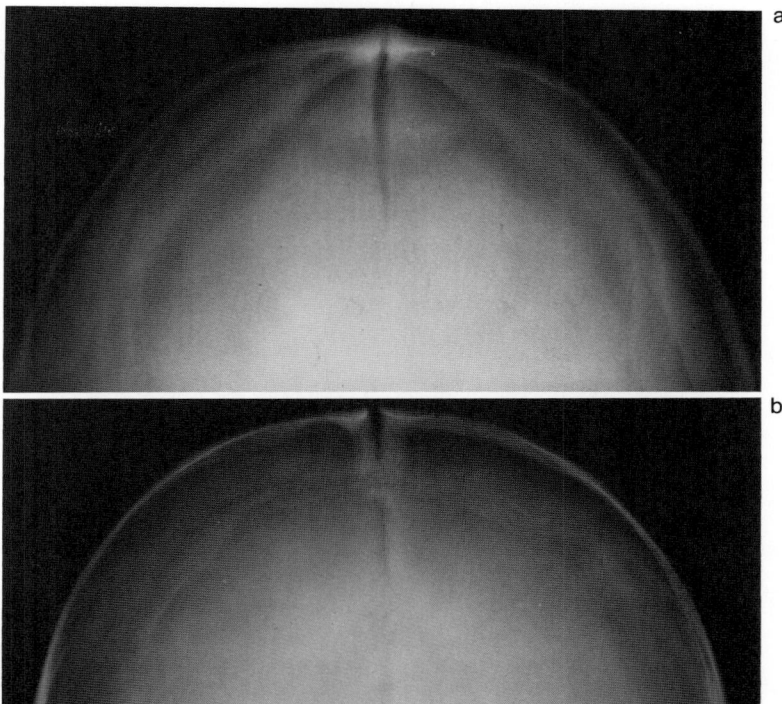

Abb. 34 Radiologische Nahtveränderungen beim Skaphozephalus. Parasuturale Sklerose, Knochenbrücke und nach außen gerichteter Knochenwulst.

Allgemeine Röntgenbefunde

Stellenwert der Röntgenuntersuchung. Die Röntgenuntersuchung läßt Veränderungen an der betroffenen Naht erkennen; ferner die der jeweiligen Kraniosynostoseform entsprechende Deformierung der Kalotte, der Basis und des Gesichtsschädels mitsamt der von der Norm abweichenden Verlaufsform der nicht betroffenen Nähte, und schließlich allfällige Rückwirkungen einer intrakraniellen Raumbeengung auf das Schädelskelett (s. Abb. 26–31).
Dabei ist, je jünger das Kind, die vorliegende klinische Schädeldeformität wichtiger als die radiologischen Veränderungen an der betroffenen Naht, da letztere erst Monate später sichtbar werden können (HEMPLE u. Mitarb. 1961). Dazu paßt auch die gelegentliche Beobachtung, daß radiologisch scheinbar offene Nähte sich in situ und histologisch als verschlossen erweisen (LAITINEN 1956).
Radiologische Nahtveränderungen. Die Naht kann vollständig verschwunden oder noch stellenweise erkennbar sein; mitunter finden sich eine parasuturale Sklerose oder eine unscharfe, schmale Naht und/oder Knochenbrücken und bei tangentialem Strahlengang ein nach außen und/oder nach innen gerichteter Knochenwulst (Abb. 34). Es sind unbedingt einwandfreie Aufnahmen und evtl. Spezialaufnahmen einzelner Nähte erforderlich. Fehlen radiologische Nahtveränderungen, so helfen u. U. diejenigen der Schädelbasis und des Gesichtsschädels weiter.

Radiologische Zeichen einer intrakraniellen Raumbeengung. Die Entstehung radiologischer Zeichen einer intrakraniellen Raumbeengung benötigt hingegen eine gewisse Zeitspanne; auch ist ihre Deutung als Hirndruckzeichen wenigstens im Falle vermehrter Impressiones digitatae umstritten. Verstärkte Impressiones digitatae (Abb. 35) finden sich entweder an umschriebener Stelle oder verteilt über den ganzen Schädel. Den verstärkten Impressiones digitatae liegt in situ eine Verdünnung der Schädelkalotte zugrunde, die histologisch auf einer Resorption der Tabula interna beruht und über die Diploe hinaus in die Tabula externa reichen und zu auch von bloßem Auge sichtbaren Knochendefekten mit Duraprolaps führen kann; je ausgeprägter diese Veränderungen sind, desto häufiger liegt gleichzeitig eine intrakranielle Hypertension vor (LAITINEN 1956).
Im Gegensatz zu den oft fehlenden oder hypoplastischen Nasennebenhöhlen und den weiten Foramina parietalia sind Veränderungen der Sella turcica und des Dorsum sellae selten. Größere Bezirke der Kalotte können aber auch diffus verdünnt sein und sich radiologisch weniger dicht als der Nachbarknochen abzeichnen.
Radiologische Veränderungen der Schädelbasis und des Gesichtsschädels. Die Deformierungen der Schädelbasis sind vor allem beim Skapho- und beim Brachyzephalus eingehend studiert (MOSS 1959). Ihr Nachweis hat eine dreifache Bedeutung: Sie sind Hinweis für eine Kraniosynostose, wenn typische Nahtveränderungen noch nicht vorhan-

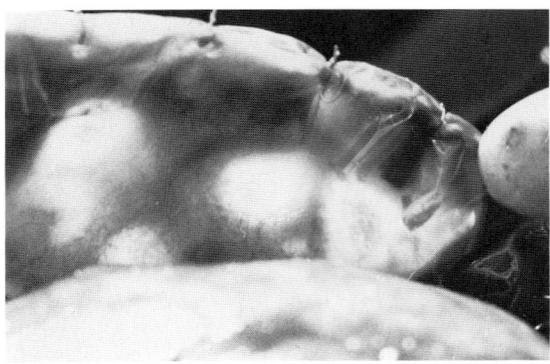

Abb. 35 Operationssitus bei 5 Monate altem Säugling mit Skaphozephalus. Beachte, daß die Impressiones digitatae des angehobenen Os parietale auf einer Verdünnung der Kalotte beruhen.

den sind, sie geben die klinisch nicht erkennbaren Proportionen und räumliche Anordnung der 3 Schädelgruben wieder, sie sind neben dem Schädelindex und der Kalottenform ein weiteres objektives Kriterium für die Wirksamkeit verschiedener Kraniektomieverfahren.

Der radiologischen Abklärung der Veränderungen des Gesichtsschädels kommt vor allem bei den kraniofazialen Dysostosen eine große Bedeutung zu, da eine allfällige operative Korrektur derselben ein kompliziertes Verfahren darstellt, das individuell modifiziert werden muß (CONVERSE 1976).

Spezielle Röntgenbefunde

Da sich sinngemäß manche radiologischen Veränderungen bei den verschiedenen Kraniosynostoseformen wiederholen, werden hier nur einige Charakteristika der Reihe nach angeführt; sie betreffen hauptsächlich die Basis und den Gesichtsschädel.

Beim *Skaphozephalus* kommt es nebst der radiologisch noch mehr als klinisch imponierenden Deformierung der Schädelkalotte zur Kyphose der Schädelbasis mit Steilstellung des Klivus. Dabei wird das in der Längsrichtung unverhältnismäßig stärker ausgeweitete Hinterhaupt im Vergleich zur vorderen Schädelgrube nach unten gekippt (Moss 1959). Im Gegensatz zum verkleinerten sphenopetrösen bzw. orbito-pyramidalen Winkel beim Brachyzephalus ist dieser hier vergrößert (HEMMER 1978).

Beim *Brachyzephalus* und hier speziell bei der Koronarnahtsynostose entsteht eine Lordose der Schädelbasis. Der Klivus bleibt unterentwickelt, die mittlere und hintere Schädelgrube sind tiefer als normal und die vordere Schädelgrube ist verkürzt (Moss 1959). Zufolge einer Medialwärtsverlagerung des großen Keilbeinflügels bildet dieser an Stelle der lateralen die hintere Orbitalwand und führt derart zu einer Steilstellung des Daches der Augenhöhle.

Beim *Trigonozephalus* zeigt die axiale Schädelaufnahme, daß die kielförmige Verformung der Stirne durch einen Knochenkamm der Sutura metopica und durch eine Abplattung der Stirnhöcker bedingt ist. Im Vorderbild kommen der Hypotelorismus, die charakteristische Orbitaverformung und die nach vorne verlaufenden Koronarnähte zur Darstellung. Mit Ausnahme einer kurzen vorderen Schädelgrube sind die radiologischen Zeichen insgesamt entgegengesetzt zu denjenigen beim Brachyzephalus (ANDERSON u. Mitarb. 1962).

Bei der *Synostose der Lambdanaht* ergibt das seitliche Schädelbild eine flache parietookzipitale Region. In der Town-Aufnahme ist der entsprechende Kalottenanteil dünn und das Foramen magnum mitunter deformiert (MATSON 1969).

Komplikationen

Allgemeinsymptome als unmittelbare Folge der intrakraniellen Raumbeengung und/oder intrakraniellen Hypertension. Es handelt sich dabei um Symptome wie Kopfschmerzen resp. Unruhe und unmotiviertes Schreien; ferner Reizbarkeit, Bewegungsdrang, Schlafstörungen, mangelnder Kontakt und Anteilnahme (ANDERSON u. Mitarb. 1962; LAITINEN 1956; MATSON 1969; NICOLE 1966). Die Häufigkeit dieser Symptome innerhalb einer Kraniosynostosepopulation ist nicht genau bekannt. Auch dürfte es im Einzelfall schwierig sein, deren klinische Signifikanz im voraus anzugeben. Die Beobachtung, daß derartige Symptome nach der Kraniektomie verschwinden, rechtfertigt es jedoch, sie als direkte Folge einer intrakraniellen Raumbeengung zu deuten. Junge Säuglinge mit einer Pansynostose können ein Sonnenuntergangsphänomen aufweisen.

Augensymptome. Hier sind zu nennen: Exophthalmus, Refraktionsanomalien, Strabismus und Stauungspapille resp. deren Folgezustände.

Der fast ausschließlich beim Brachyzephalus und den kraniofazialen Dysostosen beobachtete Exophthalmus ist nicht nur kosmetisch störend, sondern kann – wenn ausgeprägt vorhanden – zufolge ungenügenden Lidschlusses zur Keratitis führen. Die Deformierung der Orbita kann im Falle des Brachyzephalus zur Hyperopie und beim Skaphozephalus zur Myopie führen. Aus den gleichen Gründen findet sich relativ häufig ein divergierender und seltener ein konvergierender Strabismus, der unbehandelt zur Amblyopie führen kann. Beide Gruppen von Augensymptomen werden in 12,5–15% der Kraniosynostose-Patienten beobachtet (LAITINEN 1956).

Die Inzidenz einer Stauungspapille hängt vom Alter der untersuchten Patienten und von der jeweiligen Kraniosynostoseform ab. Während sie beim Skaphozephalus nur vereinzelt auftritt, weisen mehr als 90% der Erwachsenen mit einem nichtbehandelten Oxyzephalus eine Papillenatrophie auf (GÜNTHER 1931). Bereits beim Neugeborenen kann gelegentlich eine Stauungspapille nachgewiesen werden. Da es sich aber um einen eher langsam progredienten Prozeß handelt, werden Sehstörungen in der Regel erst beim Kleinkind faßbar; sie reichen von einer von der Peripherie her erfolgenden Gesichtsfeldeinengung bis zur vollständigen Erblindung. Für den schleichenden Charakter der Stauungspapillen sprechen auch die relativ diskreten fundoskopischen Befunde und die folgenlose Rückbildung, wenn die Kraniosynostose noch rechtzeitig, d. h. im Kleinkindesalter operiert wird (LAITINEN 1956; MATSON 1969).

Andere Hirnnervenläsionen. Als Folge der Veränderungen an der Schädelbasis können gelegentlich Hyposmie oder Anosmie, ferner verschiedene Formen von Schwerhörigkeit, beobachtet werden (LAITINEN 1956).

Psychomotorischer Entwicklungsrückstand und dessen Folgezustände (Intelligenzdefekt, körperliche Behinderung). Ein psychomotorischer Entwicklungsrückstand kann sowohl Folge als auch eine Form von Begleitmißbildung der Kraniosynostosekrankheit darstellen. Seine Häufigkeit hängt in einem nichtoperierten Kollektiv vom Alter der untersuchten Patienten und von der Kraniosynostoseform ab. Dies gilt u. a., weil es Zeit braucht, bis sich ein nachweisbarer Entwicklungsrückstand ausgebildet hat.

Unter Kraniosynostose-Patienten unterschiedlichen Alters beträgt der Prozentsatz der Kinder mit einem psychomotorischen Entwicklungsrückstand 5–20% (HEMPLE u. Mitarb. 1961; LAITINEN 1956; MATSON 1969). Während sich Kinder mit einem Skaphozephalus in der Regel normal entwickeln, weisen Kinder mit bilateraler Koronarnaht- Metopika- und Pansynostose bereits bei einer frühzeitig erfolgenden Untersuchung doppelt so häufig einen Entwicklungsrückstand auf (HEMPLE u. Mitarb. 1961; LAITINEN 1956; MATSON 1969; McLAURIN u. MATSON 1952). Seine Inzidenz nimmt mit zunehmendem Alter in der eben angeführten Reihenfolge des Nahtbefalles zu, so daß beispielsweise ein Drittel der Kinder mit vorzeitigem Verschluß der Frontalnaht und einem Durchschnittsalter von 1 Jahr retardiert sind (ANDERSON u. Mitarb. 1962).

Daß dieser Entwicklungsrückstand und dessen Folgezustände tatsächlich Auswirkungen einer intrakraniellen Raumbeengung sein kann, wird dadurch untermauert, daß die Inzidenz und der Schweregrad eines Entwicklungsrückstandes in einem Kollektiv frühoperierter Patienten niedriger bleibt als bei sich selbst überlassenen Patienten (MATSON 1969; McLAURIN u. MATSON 1952), ferner dadurch, daß sich eine bereits vorliegende Retardation durch eine Kraniektomie günstig beeinflussen läßt (LAITINEN 1956).

Sicher gibt es auch manche Fälle mit autochthonem Entwicklungsrückstand. Als Unterscheidungsmerkmale, ob mit einer derartigen Retardation oder aber mit einer beeinflußbaren zu rechnen ist, gelten bis heute allerdings nur die beiden folgenden: Der Befall mehrerer Nähte und/oder der manometrische Nachweis einer intrakraniellen Hypertension führen in der Regel zu einem Entwicklungsrückstand infolge Raumbeengung (GOBIET u. Mitarb. 1976).

Andere Spätfolgen der Kraniosynostose. Als weitere Spätfolgen von Kraniosynostosen werden in der Literatur genannt eine Verzögerung der körperlichen Entwicklung und verschiedene Epilepsieformen (LAITINEN 1956).

Begleitmißbildungen. Obschon alle möglichen Begleitmißbildungen – einzeln oder multipel – bei den Kraniosynostosen angetroffen werden können (MILHORAT 1978), stellt dies wenigstens beim Skaphozephalus ein relativ seltenes Ereignis dar. Dies gilt nicht für den Trigonozephalus, den Brachyzephalus und die kraniofazialen Dysostosen. In der letztgenannten Kategorie kommen Mißbildungen des Gesichtsschädels und der Schädelbasis sowie der Extremitäten sehr häufig vor, ja sie sind oftmals ein integrierender Bestandteil entsprechender Mißbildungssyndrome (s. auch Kraniofaziale Dysostosen).

Besonders zu erwähnen sind hier: Gotischer Gaumen, den harten Gaumen betreffende Spaltbildung, Choanalatresie, Einengung der Nares und Septumdeviationen sowie Zahndefekte und Lippenspalten. Bei den Extremitäten- und Wirbelsäulenmißbildungen handelt es sich um Fehlstellungen, Luxationen und Ankylosen der großen Gelenke (z. B. Ellbogenankylose), dann um Spina-bifida-Formen, Ankylosen und Fehlbildungen im Bereich der Halswirbelsäule und um Skoliosen.

Nebst vereinzelt beobachteten Fällen mit schweren Mißbildungen der lebenswichtigen Organe interessieren vor allem die intrakraniellen Begleitfehlbildungen. Diese können häufig erst durch eine neuroradiologische Abklärung erfaßt werden. Es sind dies Hydrozephalus, Holoprosenzephalie, Balkenmangel und Arnold-Chiarische Mißbildung.

Von praktischer Bedeutung sind der nur selten erwähnte Begleithydrozephalus, ferner die Arnold-Chiarische Mißbildung, da beide unabhängig von der Kraniosynostose oder als Folge deren operativer Behandlung zur Symptombildung führen können. Daß es sich beim Hydrozephalus um eine selbständige Erkrankung handeln kann und nicht nur um eine Folge der Kraniosynostose (z. B. Hirnatrophie) geht daraus hervor, daß ein Teil dieser Fälle nach der Kraniektomie fortschreiten und einen Shunt erfordern (FISHMAN u. Mitarb. 1971). Auch Myelomeningozelen-Patienten können einen Hydrozephalus in Kombination mit einer Kraniosynostose aufweisen. Seine Erkennung ist deshalb schwierig, weil bei den Kraniosynostose-Patienten das Wachstum des Kopfumfanges nicht unbedingt repräsentativ ist und weil der vorzeitige Nahtverschluß allenfalls eine Stabilisierung des Hydrozephalus bewirken kann.

Spezialuntersuchungen

Computertomogramm. Mit dem Computertomogramm läßt sich nicht nur die der jeweiligen Kraniosynostoseform entsprechende Gestalt der Schädelkalotte und -basis sowie des Gehirns und seiner Liquorräume ermitteln, sondern es können auch assoziierte intrakranielle Mißbildungen erfaßt werden. Diese Untersuchung ist immer dann angezeigt, wenn derartige Mißbildungen vermutet oder aufgrund der Kraniosynostoseform erwartet werden (z. B. Holoprosenzephalie beim Trigonozephalus u. a.)

Intrakranielle Druckmessung. Zahlreiche Beschwerden und neurologische Zeichen bei Kraniosynostose werden als Folge einer intrakraniellen Hypertension gedeutet. Dennoch liegen nur wenige Untersuchungen über den Liquordruck bei dieser Affektion vor, und es wird aufgrund indirekter Zeichen eine intrakranielle Hypertension angenommen: Dazu zählen der mitunter gerade nach der Kraniektomie zu beobachtende Duraprolaps, das sofortige oder allmähliche Auseinanderweichen der Knochenränder (s. Abb. 39 a–c) und die prompte Erholung der als Hirndruckzeichen gedeuteten Beschwerden und Symptome nach der Operation.

Präoperative Messungen des intrakraniellen Drucks ergaben in 25–50% der untersuchten Fälle verschiedener Kraniosynostoseformen einen Wert von 25–50 und mehr mm Hg (3,33–6,67 kPa) resp. von 22–45 cm Wassersäule (2,16–4,41 kPa) (GOBIET u. Mitarb. 1976; LAITINEN 1956). Dabei brauchen die als Hirndruckszeichen gedeuteten Symptome mit Ausnahme der Stauungspapille, Optikusatrophie und Amaurose nicht unbedingt mit einer intrakraniellen Hypertension einherzugehen und umgekehrt (GOBIET u. Mitarb. 1976). Während der Liquordruck beim Skaphozephalus nur vereinzelt erhöht ist, findet sich beim Brachyzephalus häufiger eine deutliche intrakranielle Hypertension; das gleiche gilt je nachdem, ob es sich um einen Säugling oder dann um ein Kleinkind handelt (LAITINEN 1956).

Somit braucht die Entstehung einer intrakraniellen Hypertension eine gewisse Zeit. Sie wird entsprechend besser toleriert als beispielsweise beim progressiven Hydrozephalus, und ihre Folgen, nämlich Augensymptome und Entwicklungsrückstand, treten schleichend und spät auf.

Die früher erwähnten z. T. histologisch untermauerten radiologischen Zeichen einer intrakraniellen Raumbeengung gehen, wenn sie stark ausgebildet sind, in der Regel tatsächlich mit einer intrakraniellen Drucksteigerung einher (LAITINEN 1956). Sonst sind sie Ausdruck einer zumindest lokalen, d. h. umschriebenen Raumbeengung in Nachbarschaft einer synostosierten Naht. Die Verdünnung der Schädelkalotte entsprechend den darunter liegenden Gyri, die bis zur Perforation des Knochens gehen kann, spricht hier eine deutliche Sprache (s. Abb. 35). Ob diese lokale Raumbeengung für ein wachsendes Gehirn von Bedeutung ist, bleibt noch ungeklärt (HEMPLE u. Mitarb. 1961).

Eine präoperative intrakranielle Druckmessung ist immer dann indiziert, wenn eine intrakranielle Hypertension und damit die Indikation zur Kraniektomie zur Diskussion steht. Dies ist vor allem dann von Bedeutung, wenn der Patient zu alt ist (d. h. älter als 6–12 Monate) für eine allein aus kosmetischen Gründen vorzunehmende Kraniektomie.

Differentialdiagnose

Klinische Differentialdiagnose. Diese ergibt sich aus der Schädeldeformität einerseits und den Komplikationen der Kraniosynostose andererseits. Beim Vorliegen von Augensymptomen (Exophthalmus, Stauungspapillen) oder einem psychomotorischen Entwicklungsrückstand muß eine Kraniosynostose als Ursache derselben in die Differentialdiagnose miteinbezogen werden. Dies gilt vor allem dann, wenn eine allfällige Schädeldeformierung durch die Behaarung verdeckt ist.

Im Hinblick auf die Schädeldeformität sind, je nach Alter des Kindes, folgende Befunde von differentialdiagnostischer Bedeutung: Verformung der Schädelkalotte durch die Geburt, lagebedingte Verformung, sekundäre Kraniosynostosen bei mangelnder Volumenzunahme des Gehirns.

Verformung der Schädelkalotte durch die Geburt. Diese Verformung unterscheidet sich von einer prämaturen Synostose durch den klinischen und/oder radiologischen Nachweis offener Nähte und Fontanellen. Da sich dabei die Schädelkalotten in unterschiedlichem Ausmaß überlappen, ist eine Abgrenzung von einer Mikroenzephalie nicht immer ganz leicht. Die Verformung bildet sich jedoch innerhalb 1–3 Wochen zurück (MILHORAT 1978). Subpartum entstandene intrakranielle Verletzungen, z. B. vernarbende Tentoriumeinrisse, können – falls das Kind überlebt – u. U. später zu bleibenden Schädeldeformitäten führen (HOLLAND 1920).

Die *lagerungsbedingten Deformierungen* des Kopfes finden sich vor allem bei schwerkranken oder zerebral geschädigten Säuglingen, die lange Zeit relativ unbeweglich im Bett liegen. Das gleiche kann gelegentlich bei Kindern beobachtet werden, die ab frühem Säuglingsalter zur konservativen Behandlung einer Hiatushernie längere Zeit in einem Stuhl gesessen haben, ferner beim kongenitalen muskulären Schiefhals. In der Regel ist dabei das Hinterhaupt uni- oder bilateral abgeplattet, ohne daß radiologisch die Zeichen einer Lambdanahtsynostose vorliegen.

Sekundäre Kraniosynostosen. Die sekundären Kraniosynostosen zufolge Shuntbehandlung eines Hydrozephalus oder als Folge von Krankheitsprozessen, die in eine Hirnatrophie ausmünden, können relativ leicht aus der Vorgeschichte und den Untersuchungsbefunden erkannt werden. Dies ist bei der Mikroenzephalie nicht der Fall.

Während 97% der Kinder mit Mikroenzephalie bereits bei Geburt einen Kopfumfang aufweisen, der unter der 3%ile liegt, trifft dies nur für 12% eines Kollektivs von Kraniosynostose-Patienten zu; bei dieser Minorität handelt es sich allerdings durchwegs um Kinder mit einer Koronarnahtsynostose, einer Synostose multipler Nähte oder einer kraniofazialen Dysostose (HEMPLE u. Mitarb. 1961). Das heißt, ein normaler Kopfumfang schließt eine Mikroenzephalie weitgehend aus. Ein zu kleiner Kopfumfang hingegen hilft differentialdiagnostisch nicht weiter. Im Gegensatz zur prämaturen Kraniosynostose ist der Kopf bei der Mikroenzephalie gleichförmig verkleinert. Die Röntgenaufnahmen ergeben in der Regel offene Nähte und Fontanellen, und nur 8% der Kinder mit Mikroenzephalie weisen früher oder später eine echte Synostose auf (Abb. **36 a u. b**). Eine solche kann allerdings durch die Geburtsverformung der Schädelknochen vorgetäuscht werden; ebenso durch die Tatsache, daß die Knochen der Kalotte bei der Mikroenzephalie dicht beieinander liegen. Wahrscheinlich helfen Computertomogramme und intrakranielle Druckmessung weiter (GOBIET u. Mitarb. 1976). Sicher wird es der weitere Verlauf; denn alle Kinder mit Mikroenzephalie weisen später einen psychomotorischen Entwicklungsrückstand erheblichen Ausmaßes auf, der sich im Gegensatz zur prämaturen Kraniosynostose durch eine Kraniektomie nicht günstig beeinflussen läßt.

Radiologische Differentialdiagnose. Ein Fünftel eines Kollektivs gesunder 3–20 Jahre alter Probanden läßt radiologisch Synostosezeichen an einer oder multiplen Nähten erkennen, ohne daß ein entsprechendes klinisches Korrelat vorläge (BOLK 1914); d.h. nach Abschluß des stärksten Hirnwachstums sind derartige Röntgenbefunde irrelevant. Umgekehrt schließen normale Röntgenbefunde an den Nähten eine prämature Synostose nicht aus, da diese ganz allgemein den vorzeitigen Nahtverschluß oft nicht in allen Teilen widerspiegeln. Auch können in situ und histologisch nachgewiesene Nahtreste radiologisch eine offene Naht vortäuschen (LAITINEN 1956).

Therapie

Indikation zur und Zeitpunkt der operativen Behandlung, relative und absolute Indikation

Die Indikation zur Kraniektomie basiert auf folgenden Behandlungszielen:
1. Verhinderung oder Behebung von Folgen einer intrakraniellen Raumbeengung und/oder intrakraniellen Hypertension (Stauungspapillen, Entwicklungsrückstand).
2. Behebung und allenfalls Verhinderung von Folgen einer Mitbeteiligung der Schädelbasis und/oder des Gesichtsschädels (Unterentwicklung des Gesichtsschädels, Exophthalmus).
3. Behebung der kosmetisch störenden Verformung der Schädelkalotte.

Während Gruppe 1 und je nach Ausmaß auch Gruppe 2 (z.B. bei Keratitis zufolge mangelhaften Lidschlusses) eine absolute Indikation zur Kraniektomie darstellen, kann für die Gruppe 3 die Bezeichnung relative Indikation verwendet werden.

Letzteres trifft allerdings nur für die Kraniosynostoseformen mit ausschließlichem Befall der Sagittal- oder Lambdanaht zu. Bei allen anderen Formen besteht ein im Einzelfall nicht abzuschätzendes Risiko, daß auch die Faktoren von Gruppe 1 bzw. von Gruppe 2 von Bedeutung sein können; damit hat eine allfällige Kraniektomie auch eine prophylaktische Bedeutung, d.h. sie dient der Verhütung von Folgen einer intrakraniellen Raumbeengung (MATSON 1969; MCLAURIN u. MATSON 1952).

Der kosmetische Aspekt darf nicht unterschätzt werden. So brachte uns ein Vater seine Tochter zur Operation, als er sah, daß ein Knabe sich weigerte, seine Tochter zu küssen. Dazu kommt, daß sich die Deformierung im Laufe der Zeit verstärkt und eine später doch noch gewünschte Kraniektomie einen unverhältnismäßig größeren Eingriff darstellt.

Entschließt man sich zur Operation, dann soll diese unverzüglich vorgenommen werden, u.U. schon im ersten Lebensmonat (MATSON 1969; MC LAURIN u. MATSON 1952; SCHUT u. BRUCE: persönliche Mitteilung 1975). Dies nicht nur, weil die oben genannten Behandlungsziele besser erreicht werden können, sondern auch, weil die Blutverluste geringer und die Kraniektomie leichter durchführbar ist, womit die Gefährlichkeit des Eingriffes reduziert wird.

In Anlehnung an Matsons Richtlinien besteht beim Nachweis von Zeichen einer intrakraniellen Raumbeengung keine Alterslimite für eine Kraniektomie (MATSON 1969). Beim älteren Kind kann dabei ggf. die intrakranielle Druckmessung weiterhelfen.

Die aus rein kosmetischen Gründen erfolgte Indikationsstellung verliert ihren Wert nach dem 6. Lebensmonat, da dann der Erfolg der linearen Standardkraniektomieverfahren zunehmend unbefriedigend wird. Dies trifft wahrscheinlich schon für Säuglinge im 4. Trimenon und sicher für Kinder zwischen 1 und 2 Jahren zu (MILHORAT 1978).

Operationsverfahren

Allgemeine Regeln. Voraussetzung für eine erfolgreiche Kraniektomie sind nicht nur geschulte Hände, geeignete Operationsverfahren und geeignetes Operationsalter, sondern auch eine zweckmäßige Lagerung (die sowohl den anästhesiologischen Bedürfnissen entspricht als auch eine gute Übersicht erlaubt), ferner ein mit neurochirurgischen Eingriffen vertrauter Anästhesiologe sowie die Bereitstellung von genügend Blut. Die intraoperativen Blutverluste sind unterschiedlich; die Verluste werden

2.46 Gehirnschädel

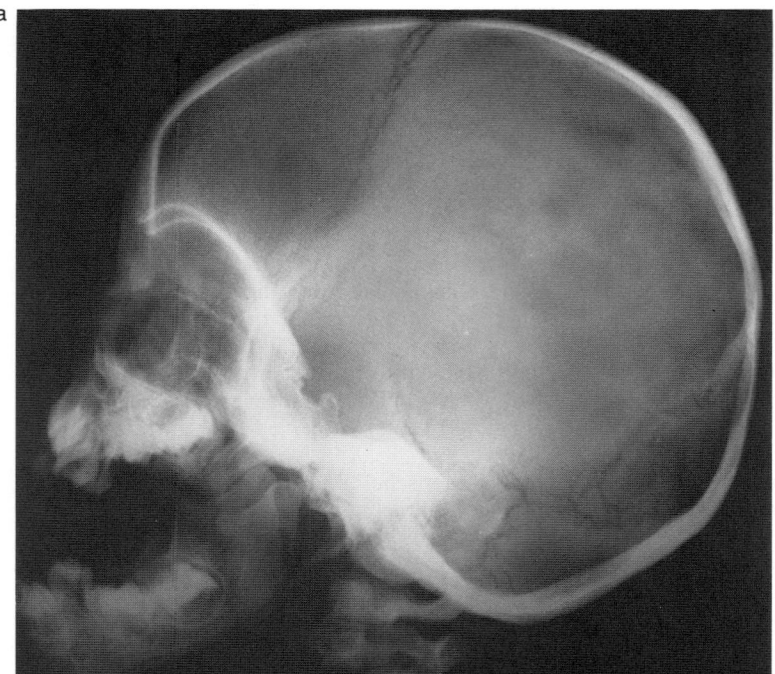

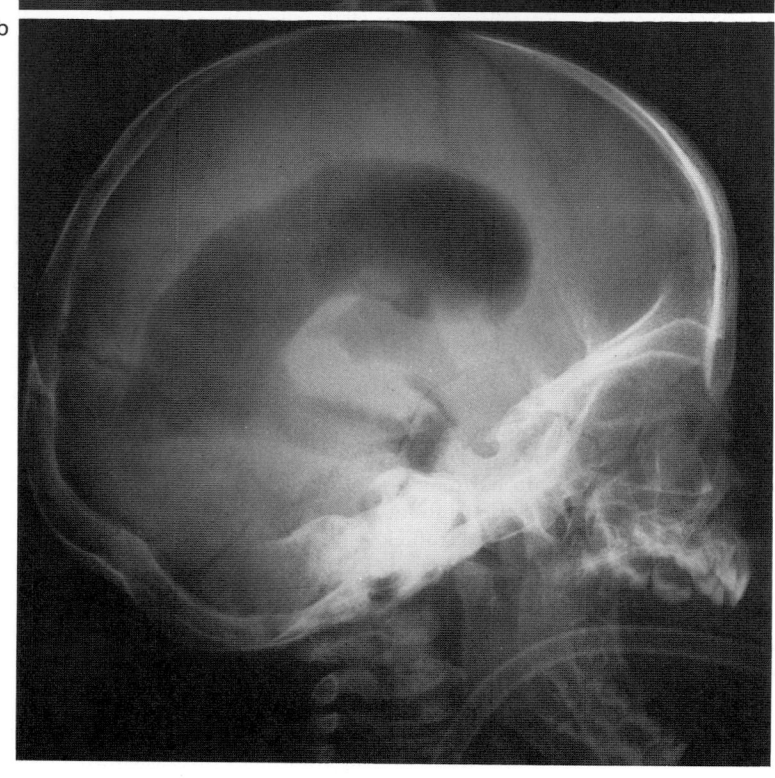

Abb. **36 a** u. **b** Mikrozephalus bei primärer Hirnhypoplasie (Mikroenzephalie). Alle Nähte offen; typische Verdickung der Schädelkapsel. **a** Bei 2jährigem Mädchen. **b** Bei 7 Monate altem Mädchen. Beachte die Reduktion des Hirnmantels.

eher unter- denn überschätzt, so daß es zweckmäßig ist, bereits bei der Kopfschwarteninzision mit einer Transfusion zu beginnen.

Die Kraniektomie selber sollte soweit fortgesetzt werden, bis man auf noch offene Nähte stößt (LAITINEN 1956). Auch wenn breite Knochenstreifen abgetragen werden, empfiehlt es sich nach wie vor, die Knochenränder mit einer Polyaethylenfolie einzufassen (INGRAHAM u. Mitarb. 1948) oder mit einer anderen Methode (ausgedehnte Periostresektion und Zerstörung des äußeren Durablattes (HEMMER 1978)) die Resynostosierung solange hinauszuzögern, bis das Gehirn das definitive Volumen erreicht hat. Denn bereits innerhalb weniger Monate werden auch sehr große Knochendefekte von der Dura aus regeneriert (s. Abb. 39 a–c).

Gewöhnlich werden postoperativ für 3–5 Tage 2 subgaleale Redon-Drains belassen, womit es möglich ist, Nachblutungen abzuschätzen und zu ersetzen sowie deren Ansammlung zu verhindern. Dabei sollte diese Drainage in 1–2stündlichen Abständen nur während einer halben bis einer Minute offen sein, die übrige Zeit aber abgeklemmt bleiben, da sonst die Gefahr eines Verblutens des Patienten besteht. Beim Anlegen des Verbandes ist strikt darauf zu achten, daß dieser wegen der Gefahr einer Galeanekrose nicht zu satt liegt (MCLAURIN u. MATSON 1952).

Sagittalnahtsynostose. Das heute gebräuchliche Operationsverfahren stellt eine Weiterentwicklung der ursprünglich von INGRAHAM u. Mitarb. (1948) vorgeschlagenen Technik dar. An Stelle einer lineären, bilateralen parasagittalen Kraniektomie wird die Sagittalnaht zusammen mit einem insgesamt 2–3 cm breiten Streifen der Parietalia entfernt, der von der großen bis zur kleinen Fontanelle reicht (Abb. 37 a u. b).

Nach Legen von je einem 1–2 cm von der Mittellinie gelegenen Bohrloch unmittelbar hinter der Koronarnaht wird von hier aus bds. ein 0,5–1 cm breiter bis zur Lambdanaht reichendes Knochenstück abgetragen. Dann wird der medial davon gelegene noch verbleibende Knochenanteil sorgfältig von der Dura mobilisiert und die Sagittalnaht auf Höhe der initialen Bohrlöcher sorgfältig vom darunter verlaufenden Sinus sagittalis superior befreit und die beiden Bohrlöcher durch einen quer verlaufenden Knochenstreifen miteinander verbunden. Jetzt ist es in der Regel leicht möglich, die ganze Sagittalnaht und den zugehörigen Knochenanteil in einem Stück vom Sinus resp. der Dura zu befreien und abzutragen. Dies ist dann schwierig, wenn die synostosierte Sagittalnaht eine nach innen gerichtete, den Sinus imprimierende Leiste bildet. Entlang den Knochenrändern werden nun im Abstand von ca. 2 cm kleine Bohrlöcher angelegt, wobei die Dura durch einen flachen Spatel geschützt wird. Wir selbst verwenden hierzu eine besonders konstruierte Stanzzange (Abb. 38). Hierauf werden die Knochenränder mit einem ca. 1 cm breiten Kunststoffstreifen eingefaßt. Die vorläufige Adaptation des Streifens erfolgt am besten durch eine Reihe von Péans. Durch feine Nähte nicht resorbablen Nahtmaterials, die durch die Bohrlöcher durchgezogen werden, wird die Folie an den Knochenrändern fixiert. Es genügt auch, wenn nur der eine Knochenrand eingefaßt wird.

In Anlehnung an Mossens Hypothese über die Entstehung der Kraniosynostosekrankheit hat in den letzten Jahren SCHUT ein neues Operationsverfahren eingeführt, das bereits in situ eine Korrektur der Schädeldeformität erlaubt und einen allfälligen Mitbefall der Koronar- und/oder Lambdanähte berücksichtigt (SCHUT u. BRUCE: Persönliche Mitteilung 1975). Hierbei wird die oben geschilderte Kraniektomie hinten und vorne auf beiden Seiten hufeisenförmig bis zur Schädelbasis fortgeführt, dann die Parietalia von der darunterliegenden Dura mobilisiert und federnd zur Seite gedrückt. Auch in unseren Händen zeichnen sich mit dieser Technik kosmetisch noch befriedigendere Resultate ab (s. Abb. 37 a u. b).

Koronarnahtsynostose. Zur Exzision der Koronarnaht wird die Galea bügelförmig von der einen Schläfenregion zur andern inzidiert und nach vorne umgekrempelt. Hierauf wird das Periost zu beiden Seiten der verknöcherten Naht inzidiert, nach vorne und hinten um 1,5–2 cm abgeschoben und reseziert. Nach Anlegen eines Bohrloches wird am besten mit einer Luerschen Knochenzange die Koronarnaht von der großen Fontanelle bis 1 cm über die Sutura squamosa resp. das Pterion hinaus nach beiden Seiten oder im Falle der unilateralen Koronarnahtsynostose nach einer Seite exzidiert, so daß ein 2–3 cm breiter Knochendefekt entsteht. Bei jungen Säuglingen kann die Knochenexzision auch mit einer kräftigen Schere vorgenommen werden.

Die Höhe des Pterions wird dabei gerne unterschätzt, so daß es unbedingt erforderlich ist, den oberen Rand des M. temporalis zu inzidieren und die Sutura squamosa darzustellen (MCLAURIN u. MATSON 1952; MILHORAT 1978). Analog der Kraniektomie bei Sagittalnahtsynostose werden auch hier die Knochenränder mit einer Kunststofffolie eingefaßt.

Die Sutura squamosa muß auch deshalb inspiziert werden, da sie trotz normalem Röntgenbefund funktionell verschlossen sein kann, und falls sie nicht mitberücksichtigt wird, das weitere Längenwachstum der vorderen Schädelbasis hemmt. Zu diesem Zweck wird die Kraniektomie nach hinten fortgesetzt oder noch besser eine reduzierte subtemporale Dekompression vorgenommen; letztere muß unbedingt die gleichzeitige Entfernung des häufig hypertrophierten, kielförmig nach innen vorstehenden Keilbeinflügels beinhalten (MCLAURIN u. MATSON 1952) und durch eine Knochenlücke bis in Nähe der Fissura orbitalis und der Sutura frontozygomatica ergänzt werden (HEMMER 1978; MATSON 1969).

2.48 Gehirnschädel

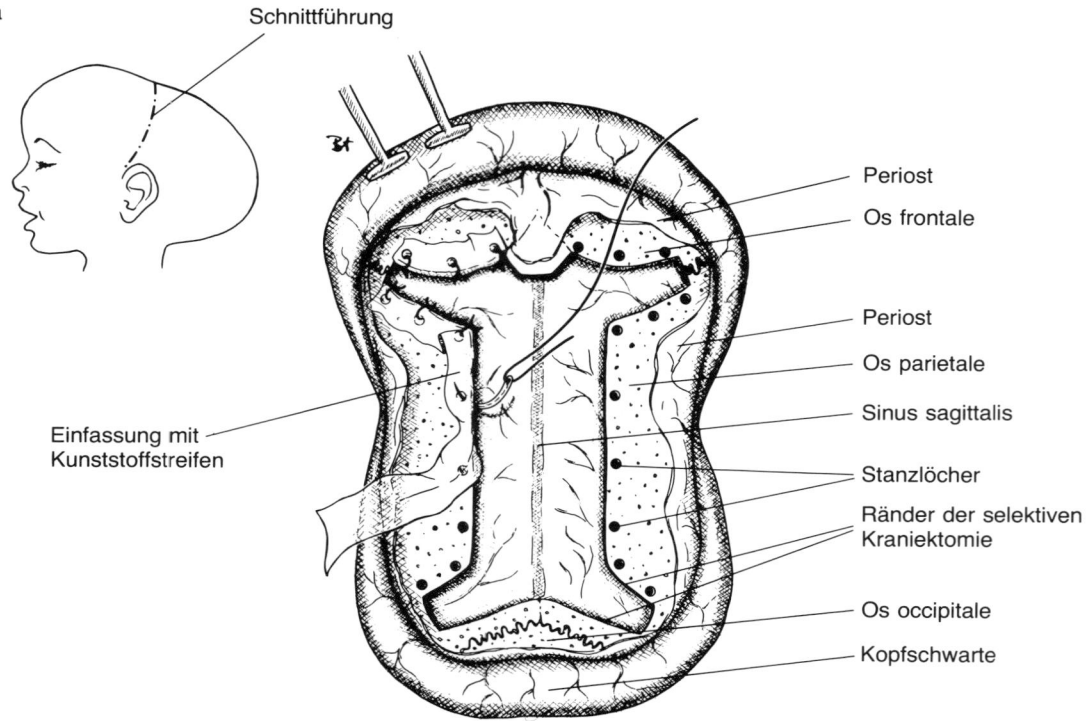

a — Schnittführung, Periost, Os frontale, Periost, Os parietale, Sinus sagittalis, Stanzlöcher, Ränder der selektiven Kraniektomie, Os occipitale, Kopfschwarte, Einfassung mit Kunststoffstreifen

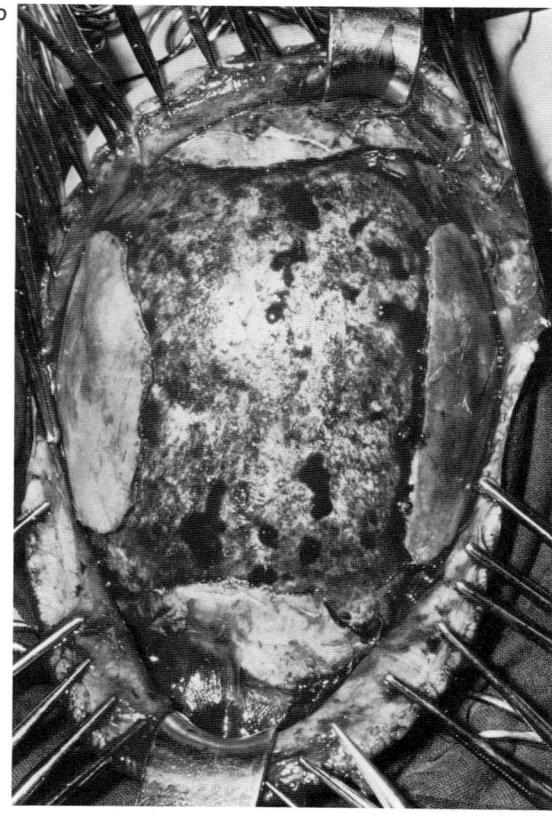

Abb. 37a u. b Selektive Kraniektomie bei Skaphozephalus. **a** Zustand nach Entfernung der Sagittalnaht und der benachbarten Knochenanteile. Die Knochenränder sind mit einer Plastikfolie eingefaßt. Der Skaphozephalus ist bereits intraoperativ auskorrigiert (Methode nach Schut). **b** Peroperative Fotografie.

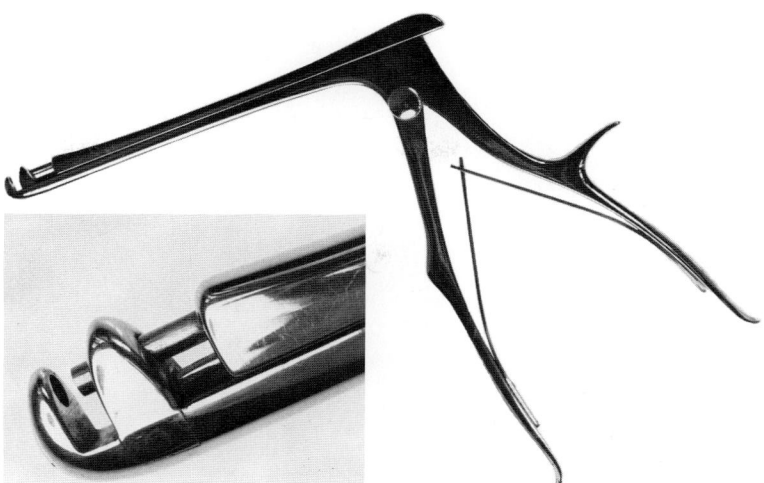

Abb. 38 Stanzzange nach Bettex.

In den letzten Jahren wird zunehmend über Verfahren berichtet, die die Beteiligung der Schädelbasis berücksichtigend, eine noch bessere Korrektur der Stirnwölbung bezwecken. Es handelt sich dabei um Kraniotomien des vorderen Schädelgewölbes, wobei dieser Kalottenanteil als Ganzes oder mit unter sich ausgetauschten Stücken mobilisiert und/oder teilweise nach vorne verlagert wird (HEMMER 1978; HOFFMAN u. MOHR 1976; KING 1942; ROUGERIE u. Mitarb. 1972). Wie hier, so ist auch bei den verschiedenen mittlerweile mitgeteilten Verfahren zur Behebung des Exophthalmus, des Hyper- und Hypotelorismus, das letzte Wort noch nicht gesprochen (Orbitadekompression, Orbitaldachosteotomien, Gesichtsschädelosteotomien) (HOFFMAN u. MOHR 1976; MCLAURIN u. MATSON 1952; MILHORAT 1978; TESSIER 1967; TESSIER u. Mitarb. 1967).

Pansynostose. Hier empfiehlt sich ein zweizeitiges Vorgehen. In einer ersten Sitzung wird die Koronarnaht und der vordere Anteil der Sagittalnaht reseziert und wenn nötig, ein allfälliger Trigonozephalus korrigiert. Zwei Wochen später kann dann in einer zweiten Sitzung der hintere Anteil der Sagittal- und die Lambdanaht entfernt werden.

Trigonozephalus. Hier ergibt die zirkuläre Kraniotomie des vorderen Schädelgewölbes mit Zerlegung des Os frontale in mehrere Stücke bessere Resultate als die alleinige Kraniektomie der Metopika (ANDERSON u. Mitarb. 1962). Dabei ist es zweckmäßig, die vorspringende Glabella mit einer Feile zu glätten.

Lambdanahtsynostose. Hier sowie beim hinteren Plagiozephalus werden entweder von einer bogen- oder einer Y-förmigen Inzision aus, die den Scheitel im hinteren Anteil der Sagittalnaht kreuzt, resp. entlang der Lambdanaht verläuft, entweder bilateral oder unilateral die Lambdanaht mitsamt einem 1,5–2 cm breiten Knochenstreifen abgetragen und die Knochenränder mit einer Kunststoffolie eingefaßt. Die Kraniektomie sollte auf beiden Seiten über die Sutura squamosa hinausreichen und bei starker Abplattung der parietookzipitalen Gegend die Sutura parietomastoidea und occipitomastoidea miteinbeziehen (MILHORAT 1978).

Dysostosen. In den letzten Jahren wurden ausgedehnte Operationsverfahren zur Korrektur von kraniofazialen Dysostosen in einer einzigen Sitzung entwickelt, wobei neuerdings zur Indikationsstellung, Durchführung und Nachbetreuung ein ganzes Team verschiedener Spezialisten zugezogen wird (CONVERSE u. WOOD-SMITH 1971; CONVERSE 1976; TESSIER 1967; TESSIER u. Mitarb. 1967). Diese eingreifenden Operationen, bestehend in Kalotten- und Gesichtsschädelverschiebeosteotomien mit Beteiligung der Augen, Nasennebenhöhlen und Weichteile des Gesichts, sind jedoch nur hochspezialisierten Zentren vorbehalten, und sollen mit Vorteil nicht vor der Adoleszenz vorgenommen werden.

Da noch keine Spätresultate vorliegen, und da es u. U. gelingt, mit weniger eingreifenden und verbesserten Kraniektomieverfahren beim jungen Säugling auch die Verformung des Gesichtsschädels günstig zu beeinflussen, ist hier eine gewisse Zurückhaltung angebracht (HOFFMAN u. MOHR 1976).

Resultate und Prognose

Früh- und Spätkomplikationen der operativen Behandlung. Die Operationsmortalität ist gering und liegt bei weniger als 0,5%. Da es sich dabei zur Hauptsache um die Folgen eines intraoperativen Blutverlustes handelt, sind Todesfälle heute weitgehend vermeidbar.

Nicht tödliche Komplikationen der Kraniektomie sind in den ersten postoperativen Tagen fortbestehender Blutverlust und Wundhämatome und ausnahmsweise lokale Infekte und/oder Unverträglichkeit auf die verwendeten Kunststoffolien (weniger als 0,5 resp. weniger als 1,5%) sowie bei Übersehen eines akzidentellen Duraleckes die Bil-

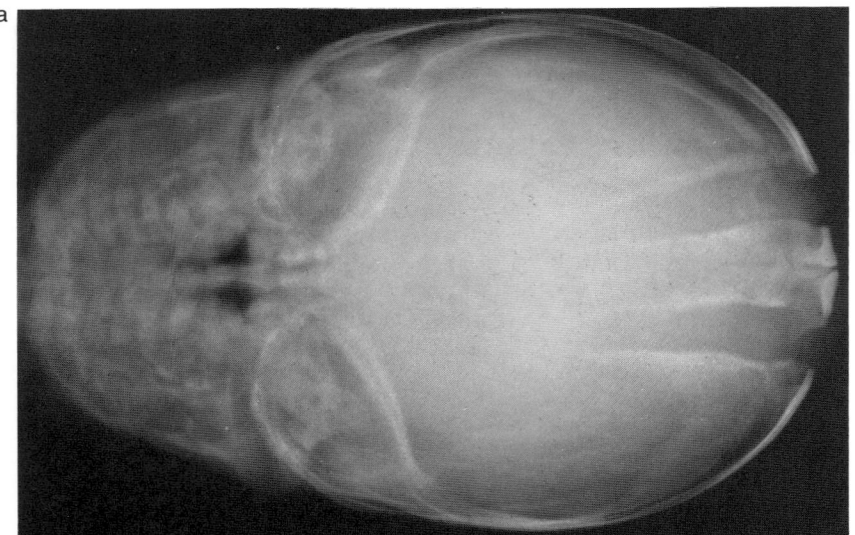

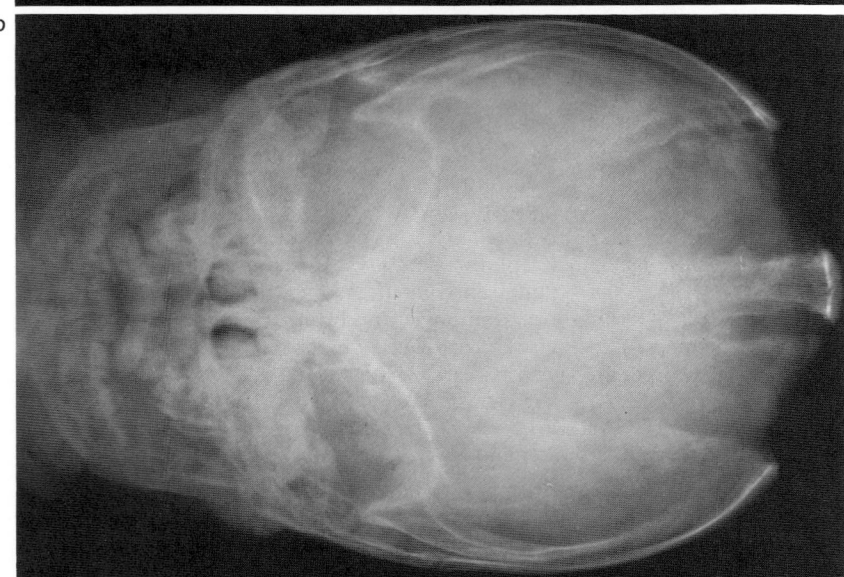

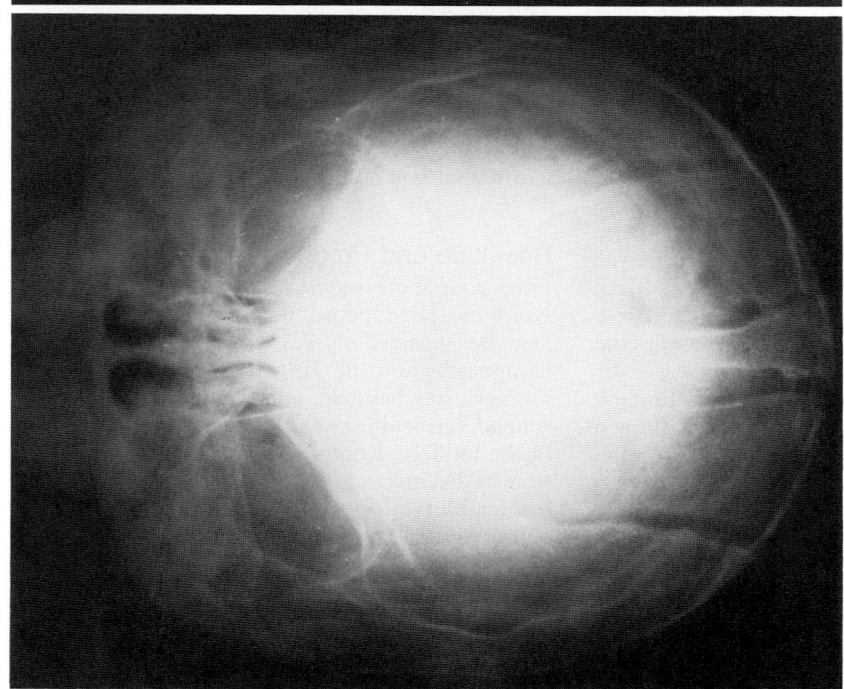

Abb. **39a–c** Heilungsverlauf nach parasagittaler lineärer Kraniektomie. Beachte Regeneration der Knochendefekte von der Dura aus. **a** Kurz nach der Operation. **b** Ausweitung der gesetzten Knochendefekte 4 Monate nach Operation. **c** Befund 22 Monate nach Operation: Defekte durch neugebildeten Knochen gedeckt. Nur die mit Polyaethylenfilm eingefaßten Knochenränder verwachsen nicht, so daß 4 künstliche Nähte persistieren.

dung einer raumverdrängenden Arachnoidalzyste (MATSON 1969). Bei Säuglingen im beginnenden Gehalter können die häufigen Stürze bei ausgedehnten Kraniektomien zu beängstigenden Skalphämatomen führen, weshalb wir in solchen Fällen bis zur Regeneration des Knochens einen gut gepolsterten Lederhelm anfertigen lassen.

Die Resultate hängen wesentlich vom Zeitpunkt der Kraniektomie und der angewendeten Operationstechnik ab, so daß die Operationsresultate verschiedener Untersuchungsserien nicht ohne weiteres miteinander vergleichbar sind.

Kraniektomien, die im ersten Trimenon vorgenommen werden, bewirken in der Regel eine vollständige Korrektur der Schädelverformung. Erfolgt der Eingriff erst im 2. oder gar im 3. Trimenon, so hängen die kosmetischen Resultate u. a. von der Kraniosynostoseform ab. Ein Skaphozephalus läßt sich besser auskorrigieren als ein Brachyzephalus, während dies beim spät operierten Trigonozephalus, bei Lambdanahtsynostose und Plagiozephalus mit einer konventionellen linearen Kraniektomie fragwürdig ist. MATSON, ein Anhänger der Frühoperation, fand bei ³/₄ aller operierten Patienten eine kosmetische Besserung und bei 50% optimale Verhältnisse (Abb. 39 a–c; s. Abb. 26–27).

Die Frage einer Reoperation muß dann diskutiert werden, wenn bei einem Kind unter 2 Jahren mit vorgängiger Pan- oder Koronarnahtsynostose der Kopfumfang nicht normal weiterwächst und die Röntgenkontrolle eine knöcherne Überbrückung der Kraniektomie aufzeigt (MATSON 1969).

Die Prognose hinsichtlich Verhinderung der Komplikationen einer intrakraniellen Raumbeengung kann heute für die Kraniektomien bei einem isolierten Befall einer Naht noch nicht schlüssig beantwortet werden. Das gleiche gilt für die Resultate der Kraniektomieverfahren, die durch eine Frühoperation die assoziierte Schädelbasis- und Gesichtsschädeldeformierung günstig beeinflussen wollen.

Genetische Beratung. Ziel einer genetischen Beratung ist es, herauszufinden, ob im Einzelfall eine regelmäßige Erbfolge vorliegt, mit entsprechend genau einschätzbaren Risiken eines Befalls weiterer Nachkommen, oder ob eine multifaktorielle Genese anzunehmen ist. Der letztgenannte Fall trifft für die Mehrzahl der Fälle zu; hier beträgt das Wiederholungsrisiko für Geschwister ca. 3% (MOSER 1979: Persönliche Mitteilung).

Literatur

Anderson, B., B. Woodhall: Visual loss in primary skull deformities. Trans. Amer. Acad. Ophthal. Otolaryng. 57 (1953) 497

Anderson, F. M., J. L. Gwinn, J. C. Todt: Trigonocephaly. Identity and surgical treatment. J. Neurosurg. 19 (1962) 723

Anderson, R., St. A. Kieffer, J. J. Wolfson, D. Long, H. O. Peterson: Thickening of the skull in surgically treated hydrocephalus. Amer. J. Roentgenol. 110 (1970) 96

Andersson, H.: Craniosynostosis as a complication after operation for hydrocephalus. Acta paediat. scand. 55 (1966) 192

Angle, C. R., M. S. McIntire, R. C. Moore: Cloverleaf skull: Kleeblattschädel-Deformity Syndrome. Amer. J. Dis. Child. 114 (1967) 198

Apert, E.: De l'acrocéphalosyndactylie. Bull. Soc. méd. Hôp. Paris 23 (1906) 1310

Bolk, L.: On the premature obliteration of sutures in the human skull. Amer. J. Anat. 17 (1914–1915) 495

Caffey, J.: Pediatric X-Ray Diagnosis. 6. Aufl., Bd. I. Yearbook Medical Publishers, Chicago 1973

Carillo, R., J. M. Otero, J. Vaquero, J. Campos: »Kleeblattschädel« Syndrome. Report of a Treated Case. Med. Probl. Paediat. 18 (1977) 270

Comings, D. E.: The Kleeblattschädel syndrome – a grotesque form of hydrocephalus. J. Pediat. 67 (1965) 126

Converse, J. M., D. Wood-Smith: An atlas and classification of midfacial and craniofacial osteotomies. In: Trans. fifth Internat. Congress of Plastic Surgery, Melbourne. Butterworth, London 1971

Converse, J. M., McCarthy, J. G., Woodsmith, D.: Second international conference on the diagnosis and treatment of craniofacial anomalies, New York 1976

Coppoletta, J. M., S. B. Wollbach: Body length and organ weights of infants and children. Amer. J. Path. 9 (1933) 55

Crouzon, O.: Dysostose cranio-faciale héréditaire. Bull. Soc. méd. Hôp. Paris 33 (1912) 545

Du Boulay, G. H.: Principles of X-Ray Diagnosis of the Skull. Butterworth, London 1965

Emery, J. L.: Paper read at the society for research into hydrocephalus and spina bifida. Cambridge, 1963, zitiert bei Andersson 1966

Escobar, V.: Are the acrocephalosyndactyly syndromes variable expressions of a single gene defect? Birth defects 13 (1977) 139

Fishman, M. A., G. R. Hogan, P. R. Dodge: The concurrence of hydrocephalus and craniosynostosis. J. Neurosurg. 34 (1971) 621

Glöbl, H. J., H. J. Kaufmann: Radiologische Befunde nach Shuntoperationen wegen Hydrozephalus. Z. Kinderchir. 15 (1974) 361

Gobiet, W., W. Grote: Die direkte Hirndruckbestimmung als differentialdiagnostisches Kriterium bei Verdacht auf Hydrozephalus und Kraniostenose. Z. Kinderchir. 15 (1974) 273

Gobiet, W., E. W. Strahl, W. J. Bock, W. Grote: Direct measurement of ICP in cases of craniosynostosis as a diagnostic aid for operation. In: Intracranial Pressure III, hrsg. von J. W. F. Becks, D. A. Bosch, M. Brock. Springer, Berlin 1976

Griscom, N. Th., K. S. Oh: The contracting skull. Inward growth of the inner table as a physiologic response to diminution of intracranial content in children. Amer. J. Roentgenol. 110 (1970) 106

Günther, Hs. II: Der Turmschädel als Konstitutionsanomalie und als klinisches Symptom. Ergebn. inn. Med. Kinderheilk. 40 (1931) 40

Hemmer, R.: Neuere Aspekte der Kraniostenoseoperationen bei Säuglingen und Kleinkindern. Z. Kinderchir. 24 (1978) 1

Hemple, D. J., Ll. E. Harris, H. J. Svien, C. B. Holman: Craniosynostosis involving the sagittal suture only: Guilt by association? J. Pediat. 58 (1961) 342

Hoffman, H. J., G. Mohr: The lateral canthal advancement of the supraorbital margin. A new correction technique in the treatment of coronal synostosis. J. Neurosurg. 45 (1976) 376

Hoffman, H. J., W. S. Tucker: Cephalocranial disproportion. A complication of the treatment of hydrocephalus in children. Child's Brain 2 (1976) 167

Holland, E.: On cranial stress in the foetus during labour and on the effects of excessive stress on the intracranial contents: With an analysis of eighty-one cases of torn tentorium cerebelli and subdural cerebral haemorrhage. Trans. Edinb. obstet. Soc. 40 (1920) 112

Holtermüller, K., H. R. Wiedemann: Kleeblattschädel-Syndrom. Med. Mschr. 14 (1960) 439
Ingraham, F. D., E. Alexander jr., D. D. Matson: Clinical studies in craniosynostosis. Analysis of fifty cases and description of a method of surgical treatment. Surgery 24 (1948) 518
Kaufman, B., M. H. Weiss, H. F. Young, F. E. Nulsen: Effects of prolonged cerebrospinal fluid shunting on the skull and brain. J. Neurosurg. 38 (1973) 288
King, J. E. J.: Oxycephaly. Ann. Surg. 115 (1942) 488
Laitinen, L.: Craniosynostosis. Premature fusion of the cranial sutures. An experimental, clinical and histological investigation with particular reference to the pathogenesis and etiology of the disease. Ann. Paediat. Fenn. Suppl. 6, 2 (1956) 1
McKusick, V. A.: Nomenclature of syndromes. Birth Defects 10 (1974) 61
McLaurin, R. L., D. D. Matson: Importance of early surgical treatment of craniosynostosis. Review of 36 cases treated during the first six months of life. Pediatrics 10 (1952) 637
Matson, D. D.: Neurosurgery of Infancy and Childhood. 2. Aufl. Thomas, Springfield/Ill. 1969
Milhorat, Th. H.: Pediatric Neurosurgery. Davis, Philadelphia 1978
Moseley, J. E., J. G. Rabinowitz, R. Dziadiw: Hyperostosis cranii ex vacuo. Radiology 87 (1966) 1105
Moss, M. L.: The pathogenesis of premature cranial synostosis in man. Acta anat. (Basel) 37 (1959) 351
Moss, M. L.: Functional anatomy of cranial synostosis. Child's Brain 1 (1975) 22
Nicole, R.: Craniosynostose. Erfahrungen an 108 Fällen (62 operiert). Pädiat. Fortbild. Prax. 17 (1966) 21
Rougerie, J., P. Derome, L. Anguez: Craniosténoses et dysmorphies cranio-faciales. Principes d'une nouvelle technique de traitement et ses résultats. Neuro-chirurgie 18 (1972) 429
Smith, D. W.: Recognizable patterns of human malformation. Major Probl. Clin. Pediatr. 7. Saunders, Philadelphia 1976
Tessier, P.: Ostéotomies totales de la face; syndrome de Crouzon; syndrome d'Apert; oxycéphalies, scaphocéphalies, turricéphalies. Ann. Chir. plast. 12 (1967) 273
Tessier, P., G. Guiot, J. Rougerie, J. P. Delbet, J. Pastoriza: Ostéotomies cranio-naso-orbito-faciales pour l'hypertélorisme. Ann. Chir. plast. 12 (1967) 103
Villani, R., S. M. Giani, M. Giovanelli, G. Tomei, M. L. Zavanone, E. D. F. Motti: Skull changes and intellectual status in hydrocephalic children following CSF shunting. Develop. Med. Child Neurol., Suppl. 37, 18 (1976) 78
Virchow, R.: Über den Cretinismus, namentlich in Franken, und über pathologische Schädelformen. Verh. phys.-med. Ges. Würzb. 2 (1852) 230

Hydrozephalus

G. KAISER

Unter Hydrozephalus als Krankheitsentität versteht man ein Leiden, das zumindest in einer Phase auf einer intrakraniellen Hypertension beruht und mit einer Erweiterung der Liquorräume und hier vor allem der Hirnkammern einhergeht (LUX u. Mitarb. 1970). Dafür wird auch der Ausdruck aktiver und/oder progredienter Hydrozephalus verwendet.
Begriffe. Für klinische Bedürfnisse ist die Unterscheidung zwischen kommunizierendem und nichtkommunizierendem Hydrozephalus nützlich. Beim kommunizierenden Hydrozephalus ist die Liquorpassage zwischen den Ventrikeln und dem Subarachnoidalraum frei; bei der nichtkommunizierenden Form liegt hingegen eine Verlegung am Ausgang des 4. Ventrikels oder rostral davon vor.
Eine Erweiterung des Ventrikelsystems wird als Hydrocephalus internus, eine solche der Subarachnoidalräume als Hydrocephalus externus und eine Erweiterung der Liquorräume als Folge hirnatropher Prozesse als Hydrocephalus ex vacuo bezeichnet. Im letztgenannten Fall nimmt der Liquor stellvertretend den durch irreversiblen Schwund von Hirnsubstanz oder eine Entwicklungsstörung freiwerdenden Raum ein; eine Liquordruckerhöhung liegt nicht vor.
Der Begriff obstruktiver Hydrozephalus wird besser vermieden, da praktisch immer eine Obstruktion an irgendeiner Stelle im Bereich der Liquorwege vorliegt.

Häufigkeit

Die Inzidenz des isolierten angeborenen Hydrozephalus beträgt 1‰. Dazu kommen die Kinder mit Spina bifida, so daß mit 1–3 Hydrozephalusfällen pro 1000 Geburten zu rechnen ist (MILHORAT 1971). Der Anteil der konnatalen Formen an einem Gesamtkollektiv von Kindern mit Hydrozephalus beträgt mindestens 25% (MORTIER 1978).

Liquor cerebrospinalis

Physiologie

Der Liquor cerebrospinalis (Abb. 40) wird teilweise von den Plexus chorioidei der Seitenventrikel, des dritten und vierten Ventrikels gebildet, wobei nicht nur passive Vorgänge (Dialyse), sondern auch eine aktive Sekretion stattfindet. Ein anderer Teil des Liquors wird wahrscheinlich außerhalb der Plexuszotten und/oder des Ventrikelsystems produziert (MILHORAT 1972). Die pro Zeiteinheit anfallende Liquormenge kann mit Hilfe einer ventrikulozisternalen Perfusion, der eine hochmolekulare, schwer resorbable Markierungssubstanz beigegeben wird, errechnet werden (PAPPENHEIMER u. Mitarb. 1962). Sie beträgt für den Menschen 0,37 ml/min (RUBIN u. Mitarb. 1966), wodurch die Liquorräume je nach deren Ausmessungen (Altersunterschiede, pathologische Zustände) unterschiedlich oft pro 24 Std. durch neuen Liquor ausgetauscht werden. Bei Neugeborenen wird die täglich anfallende Liquormenge auf 25 ml geschätzt (MORTIER 1978).
Der intrakranielle Druck hat wahrscheinlich innerhalb einer Streubreite, die Normalwerte über- und unterschreitet, keinen Einfluß auf die Liquorproduktion (HEISEY u. Mitarb. 1962; LORENZO u.

Hydrozephalus 2.53

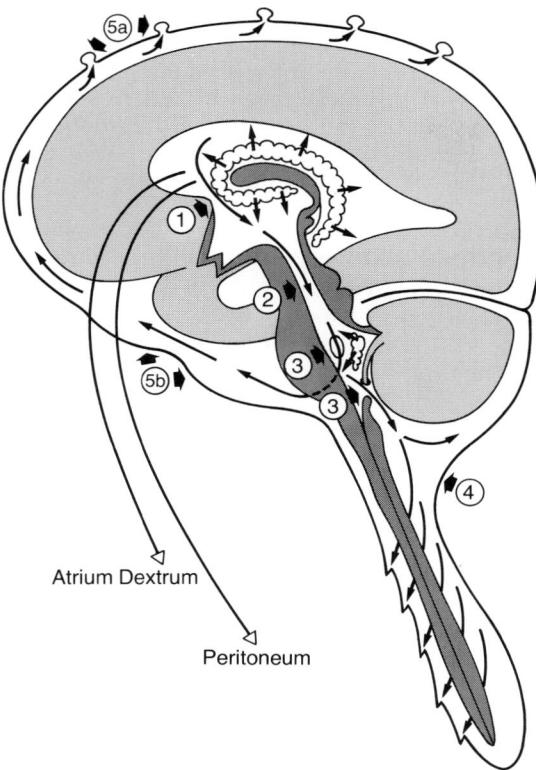

Abb. 40 Liquorwege und Ursachen der Liquorstauung bzw. des Hydrozephalus. Kleine Pfeile: Liquorproduktion und -zirkulation. Große schwarze Pfeile: häufige Liquorabflußstörungen. Pfeile mit weißer Spitze: Drainagemöglichkeiten (ventrikulo-atriale Drainage, ventrikulo-peritoneale Drainage). **1** Stenose oder Verschluß des Foramen interventriculare. **2** Stenose oder Verschluß des Aquaeductus cerebri. **3** Atresie der Foramina Luschkae und Magendii (Dandy-Walker-Syndrom). **4** Kompression der Cisterna magna bei Arnold-Chiari-Mißbildung (in etwa 80% der Fälle von Myelomeningozele vorhanden). **5a** Resorptionsstörung in der Höhe der Paccionischen Granula nach Meningitis. **5b** Sperrung der basalen Zisternen (interpeduncularis und chiasmatis) nach Meningitis (Tbc!) oder Blutung. (aus M. Bettex, F. Kuffer, A. F. Schärli: Wesentliches über Kinderchirurgie. Huber, Bern 1975).

Mitarb. 1970). Hingegen kommt es bei Dehydratation zu einer Abnahme und bei gesteigerter Hirnmetabolik, z.B. im Rahmen eines allgemeinen febrilen Infektes, zur Steigerung der Liquorproduktion. Auch medikamentös kann die Liquorsekretion – wenngleich inkonstant und in unterschiedlichem Ausmaß – gedrosselt werden, z.B. mit dem Carboanhydrasehemmer Azetazolamid (RUBIN u. Mitarb. 1966).

Aus dem Ventrikelsystem gelangt der Liquor durch das Foramen Magendii im Dach des 4. Ventrikels in die Cisterna cerebellomedullaris und durch die beiden Foramina Luschkae, die sich an den Enden der Recessus laterales des 4. Ventrikels befinden, in die basalen Zisternen. Die Zisternen stehen ihrerseits mit den subarachnoidalen Räumen, die das Groß- und Kleinhirn und das Rückenmark umgeben, in direkter Verbindung. Als Auslösungsmechanismen für diesen von rostral im Ventrikelsystem nach peripher zur Oberfläche der Großhirnhemisphären und zum Sinus sagittalis superior gerichteten Liquorzirkulation, die auch mit Hilfe von Isotopen nachgewiesen werden kann (DI CHIRO 1966), werden u.a. die von den Hirnarterien auf den Liquor übertragenen Pulswellen und der Druckgradient zwischen Subarachnoidalraum und Sinus sagittalis superior angesehen (MILHORAT 1972).

Die Aufnahme des Liquors in den Blutkreislauf erfolgt wahrscheinlich größtenteils durch die Pacchionischen Granulationen, wobei der obenerwähnte Druckgradient von großer Bedeutung ist, möglicherweise aber auch aktive Transportvorgänge mitspielen; die quantitative Bedeutung alternativer Resorptionswege wie Leptomeninx des Subarachnoidalraums, Lymphwege der perineuralen Scheiden der Hirn- und Rückenmarksnerven, Ependym und Plexuszotten ist unter Normalbedingungen noch unklar (MILHORAT 1972).

Pathophysiologie

Theoretisch ist es denkbar, daß die geschilderte Liquordynamik in dreifacher Art gestört ist: a) Die Liquorproduktion ist pathologisch gesteigert, b) die Liquorzirkulation ist blockiert und c) es besteht ein Absorptionsdefizit. Bei jedem der angeführten Zustände resultiert eine Mengenzunahme des sich in Zirkulation befindlichen Liquors, da sowohl die untere Grenze der Liquorproduktion als auch die obere Grenze der Liquorabsorption limitiert ist. Je nach Ausmaß und Geschwindigkeit, womit diese Mengenzunahme erfolgt, und je nach verfügbaren Reserveräumen (Kompression des Gefäßbettes, Verlagerung von Hirnteilen) wird sich eine intrakranielle Hypertension und eine Erweiterung der Liquorräume einstellen.

Aufgrund tierexperimenteller Studien können verschiedene Stadien eines aktiven Hydrozephalus unterschieden werden, nämlich eine akute, subakute und chronische Form. Diese Stadien unterscheiden sich nicht nur hinsichtlich der pathologisch-anatomischen Veränderungen (S. 2.56), sondern auch hinsichtlich Ausmaß der intrakraniellen Hypertension und Geschwindigkeit der Erweiterung der Liquorräume sowie bezüglich Einsetzens kompensatorischer Mechanismen (MILHORAT 1972; MORTIER 1978).

Durch diese Vorgänge, die zur Symptombildung führend den Kliniker alarmieren, kommen einerseits Kompensationsmechanismen in Gang, andererseits stellt sich ein Circulus vitiosus ein. So wird durch die intrakranielle Druckerhöhung mit der nachfolgenden Ventrikulomegalie sehr wahrscheinlich der transependymale Liquorabfluß, der im Normalfall eine untergeordnete Rolle spielt, forciert. Andererseits führt die Verlagerung von Hirnteilen z. B. auf Höhe des Tentoriums oder der basalen Zisternen zu einer Blockierung vorher noch offener Liquorwege. Oder zufolge venöser Abflußbehinderung in der hinteren Schädelgrube verringert sich der für die Liquorabsorption wichtige Druckgradient zwischen Subarachnoidalraum und den venösen Blutleitern.

Für die Bewertung des klinischen Bildes ist es von großer Bedeutung, nicht nur diese pathophysiologischen Vorgänge zu verstehen, sondern auch die Normalwerte der verschiedenen physiologischen Größen, namentlich des intrakraniellen Drucks zu kennen. Mit großer Wahrscheinlichkeit liegen die oberen Grenzwerte des ventrikulären Liquordrucks beim Neugeborenen, Säugling und Kleinkind tiefer als man bisher angenommen hat: So nach WELCH bei 45 ± 9 mm H$_2$O (0,441 $\pm$0,088 kPa) für Säuglinge (WELCH 1978). Dies entsteht in Übereinkunft mit unseren Meßergebnissen beim nativen fortschreitenden Hydrozephalus des Neugeborenen und Säuglings, wonach sich relativ tiefe Druckwerte finden, die aber in jedem Fall 100 mm H$_2$O ($\sim$1 kPa) überschreiten (KAISER 1980).

Ätiologie

Die im Einzelfall vorgefundene Ursache des Hydrozephalus ist nicht nur für das klinische Bild von Bedeutung, das dadurch in mannigfacher Art modifiziert werden kann, sondern ebenso für den einzuschlagenden Behandlungsplan und die Prognose.

Angeborene Mißbildungen

Aquäduktstenose

Die sog. Aquäduktstenose ist die häufigste Ursache eines angeborenen Hydrozephalus. Einschränkend muß allerdings erwähnt werden, daß es sich beim radiologischen Nachweis einer Aquäduktstenose bei einem nativen Hydrozephalus auch um eine äußere, durch Knickbildung und Verlagerung von Hirnteilen bedingte handeln kann, die nach Shuntbehandlung verschwindet (ALNEFTY u. Mitarb. 1976). Sie führt zu einer Erweiterung der beiden Seiten- und des dritten Ventrikels.

Im Gegensatz zur sehr seltenen echten Stenose des Aquädukts und zur wahrscheinlich reaktiv bedingten Septenbildung (MILHORAT 1972) stellen die subependymale Gliose und die Gabelung des Aquädukts die beiden häufigsten Formen dar (RUSSELL 1949).

Bei der subependymalen Gliose, die verschiedene Ausmaße annehmen kann, erinnert das histologische Bild an eine durchgemachte Ependymitis mit Defektheilung, wie es beispielsweise im Tierversuch durch intrazerebrale Inokulation von Parotisviren nachgeahmt werden kann (JOHNSON u. JOHNSON 1968). Bei der Gabelbildung (»forking«) finden sich an Stelle eines Aquädukts zwei hintereinanderliegende Gänge, die miteinander in Verbindung stehen, sich aufzweigen und blind enden können, in der Regel aber in den 4. Ventrikel münden; oft liegen gleichzeitig andere Mißbildungen des zentralen Nervensystems wie Spina bifida und Arnold-Chiarische Mißbildung vor (RUSSELL 1949).

Dandy-Walker-Zyste

(DANDY 1932; TAGGART jr. u. WALKER 1942)
Es handelt sich dabei um eine zystische Erweiterung des 4. Ventrikels, die auf einem angeborenen Verschluß der Foramina Magendii und Luschkae beruht. Die Dandy-Walker-Zyste hat nicht nur einen Hydrocephalus internus zur Folge, sondern es kommt wegen der Dilatation des 4. Ventrikels zu einer Verlagerung des mißgebildeten Zerebellums und Hirnstamms, und Ausläufer der 4. Hirnkammer können sich kaudalwärts in den Wirbelkanal und/oder kranialwärts durch die Incisura tentorii erstrecken (Abb. 41). Derart kann das Krankheitsbild des Hydrozephalus durch zusätzliche Symptome einer Raumverdrängung in der hinteren Schädelgrube modifiziert werden, oder diese imponieren, wenn das supratentorielle Ventrikelsystem geshuntet wurde, als selbständige Krankheitsentität, welche eine Zusatzbehandlung z.B. in Form eines Doppelshunts erfordert (KAISER u. Mitarb. 1977; RAIMONDI u. Mitarb. 1969).

Arnold-Chiari-Mißbildung

Im Gegensatz zur Aquäduktstenose und zur Dandy-Walker-Zyste führt diese Mißbildung zu einem kommunizierenden Hydrozephalus. Sie wird in erster Linie bei Kindern mit Spina bifida beobachtet. Da aber $^2/_3$ dieser Kinder zusätzlich eine Aquäduktstenose aufweisen (MILHORAT 1972), resultiert schlußendlich öfters ein nichtkommunizierender Hydrozephalus.

Bei der von CHIARI u. ARNOLD beschriebenen Mißbildung (ARNOLD 1894; CHIARI 1891) ist die hintere Schädelgrube klein und ein Teil des mißgebildeten Kleinhirns und Hirnstammes in den Wirbelkanal der Halswirbelsäule verlagert (Abb. 42). Der hintere Anteil des Kleinhirnwurmes erstreckt sich zungenförmig nach unten, desgleichen der 4. Ventrikel. Die Cisterna cerebellomedullaris ist verlötet und die hinteren Kleinhirnanteile sind bindegewebig mit dem Zervikalmark verbunden. Entsprechend kann der Liquor wohl den 4. Ventrikel verlassen, sein Rückstrom aus dem Wirbelkanal in die basalen Zisternen ist jedoch behindert. Zufolge eines abnormen Verlaufs der hinteren Hirnnervengruppe mit konsekutiver Zerrung und/oder nukleärer Anomalien derselben kann ein selbständiges Krankheitsbild mit Stridor, Schluckstörungen und Apnoeanfällen resultieren (GARDNER u. Mitarb. 1975; SIEBEN u. Mitarb. 1971); und zwar unabhängig von einer Shuntbehandlung des Hydrozephalus, d.h. vor- oder nachher oder ohne

Abb. 41 Dandy-Walker-Zyste (Ventrikulogramm).

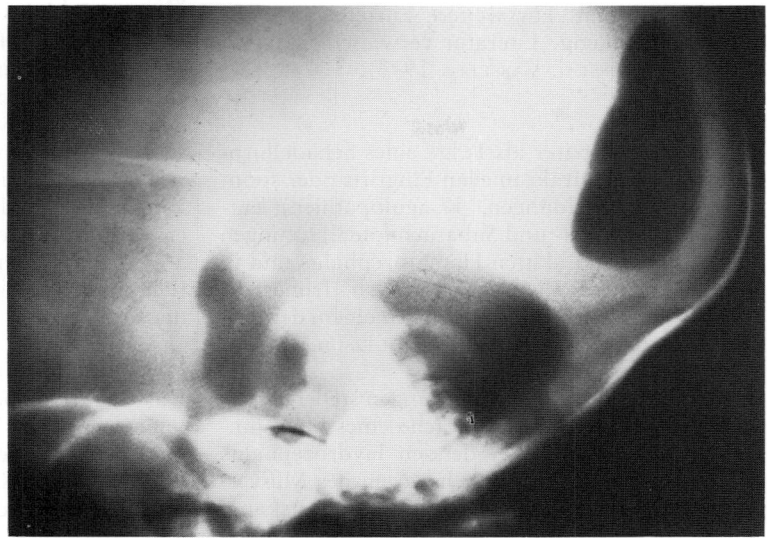

eine solche. Das Wissen darum ist einerseits zur differentialdiagnostischen Abgrenzung von einer Drainageinsuffizienz von Bedeutung, andererseits besteht die Möglichkeit, das Krankheitsbild durch eine Dekompression des kraniozervikalen Überganges günstig zu beeinflussen (HOFFMAN u. Mitarb. 1975).

Erworbene Ursachen

Tumoren

Diese gehören zu den wichtigsten Ursachen eines erworbenen, nichtkommunizierenden Hydrozephalus. Die im Kindesalter häufigen infratentoriellen Tumoren wie Medulloblastome und Astrozytome des Kleinhirns, Gliome des Pons und der Medulla oblongata, führen zur Kompression des 4. Ventrikels oder des Aquaeductus cerebri. Seltener handelt es sich um Tumoren der Hemisphären, die zu Liquorstauungen in den Seitenventrikeln führen. Dabei wird mit Vorliebe der Seitenventrikel der befallenen Seite deformiert und verdrängt, während der kontralaterale Seitenventrikel infolge Einengung des Foramen interventriculare oder durch eine Obstruktion im 3. Ventrikel erweitert wird.

Für den Kinderchirurgen sind 2 Beobachtungen von Bedeutung: Durch das Anlegen einer Liquordrainage beim Neugeborenen und Säugling kann die klinische Manifestation eines Hirntumors hinausgezögert werden (SUNDER-PLASSMANN u. GRUNERT 1970), wodurch die große Bedeutung der präoperativen Abklärung der Ursache des Hydrozephalus herausgestrichen wird. Die operative Entfernung eines Hirntumors ist nicht gleichbedeutend mit einer ursächlichen Behandlung des Begleithydrozephalus; denn dieser erfordert oftmals nicht nur einen temporären, sondern auch einen

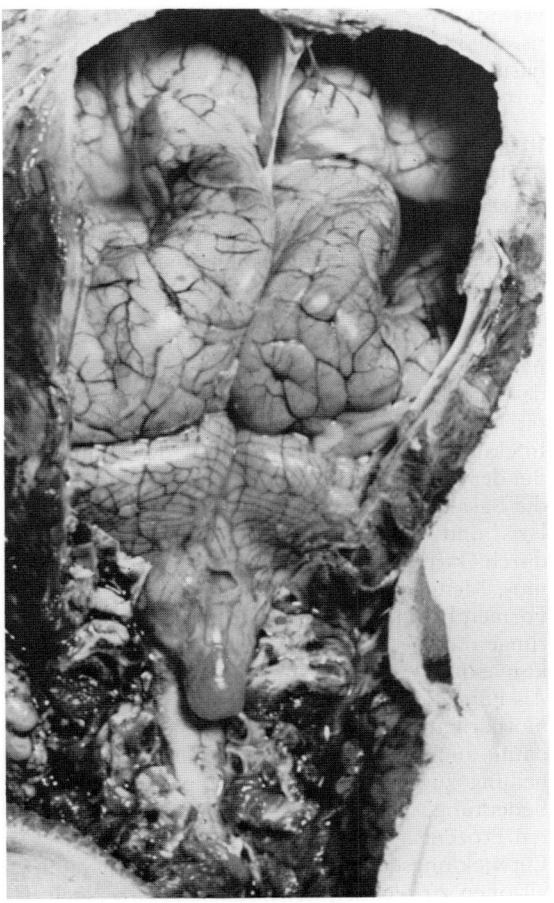

Abb. 42 Sektionsbefund bei Arnold-Chiari-Mißbildung: Verlagerung eines Teils des mißgebildeten Kleinhirns und Hirnstammes in den Wirbelkanal.

definitiven Shunt. Für weitere Einzelheiten wird auf die einschlägige Literatur verwiesen (MILHORAT 1972; ROSSI u. VASSELLA 1976).

Blutungen

Perinatal oder später als Folge eines Schädelhirntraumas, eines intrakraniellen Eingriffs oder spontan (Gefäßmißbildungen, Koagulopathien) entstandene Ventrikel- und Subarachnoidalblutungen können zu einem akuten Hämatozephalus und in einem Teil der Fälle sekundär, d. h. frühestens 2-4 Wochen nach dem Ereignis, zu einem definitiven Hydrozephalus führen (FOLTZ u. WARD 1956).

Perinatal entstandene Hirnblutungen stellen wahrscheinlich die wichtigste Ursache eines beim jungen Säugling manifestwerdenden Hydrozephalus dar. Gelegentlich pfropft sich wegen des Mißverhältnisses zwischen Kopfgröße und Geburtskanal eine derartige Blutung einem bereits angeborenen Hydrozephalus auf.

Das Blut, das in die Liquorräume austritt, wirkt als Fremdkörper und bedingt eine fibröse Arachnoiditis, die ihrerseits den Liquorstrom an der Schädelbasis blockiert. Klinisch kann ein relativ langsam fortschreitender Hydrozephalus resultieren.

Infektionen

Nicht selten entwickelt sich ein Hydrozephalus im Anschluß an infektiöse Prozesse der weichen Hirnhäute. Infolge Verklebungen und narbiger Umwandlung der Arachnoidalmaschen wird der Liquorfluß blockiert und u. U. auch die Liquorresorption beeinträchtigt, so daß es zu einer Rückstauung in den Ventrikeln, evtl. auch in der Cisterna magna und in den subarachnoidalen Räumen des Rückenmarkes, der Gehirnbasis und -konvexität kommt. Zahlenmäßig spielen die bakteriellen Infektionen der Meningen wohl die Hauptrolle. Bei der tuberkulösen Meningitis veröden vor allem die basalen Liquorräume (Cisterna interpeduncularis und chiasmatis); bei den akuten eitrigen, durch Darmkeime, Haemophilus influenzae, Pneumo-, Meningo- und Staphylokokken verursachten Formen behindern die arachnoiditischen Veränderungen auch die Liquorresorption über der Hirnkonvexität.

Als Folge der heute zur Verfügung stehenden Antibiotika hat die Zahl der überlebenden Kinder und damit auch diejenige der Kinder mit einer Defektheilung zugenommen. Dies ist prognostisch von Bedeutung, da bei diesen Fällen mit einem größeren Prozentsatz an Epilepsien, psychomotorischen Entwicklungsdefiziten und erforderlichen Shuntrevisionen zu rechnen ist (LORBER 1978). Nach Behandlungsbeginn einer Meningitis sind daher engmaschige, klinische (Kopfumfangmessungen beim Säugling) und nötigenfalls computertomographische Kontrollen erforderlich, da sich ein postmeningitischer Hydrozephalus bereits 2 Wochen nach Krankheitsbeginn einstellen kann.

Diverse Ursachen

Nebst den angeführten häufigeren kommen unzählige andere angeborene und erworbene Ursachen eines Hydrozephalus vor, deren Kenntnis für den Einzelfall von Bedeutung ist (MILHORAT 1972). Wichtig ist es für den Kliniker, bei bestimmten Affektionen u. a. auch an die Möglichkeit eines Begleithydrozephalus zu denken, z. B. an eine Aquäduktstenose bei Neurofibromatose oder an eine erworbene Verformung der Schädelbasis (Platybasie) mit konsekutivem Hydrozephalus bei der Osteogenesis imperfecta.

Pathologische Anatomie

Das makroskopische Erscheinungsbild und die feingeweblichen Befunde hängen von zahlreichen Faktoren ab. Dies betrifft vorab die Lokalisation und das Ausmaß dieser Veränderungen.

So spielt neben der Dauer, der Art und dem Ort der Liquorzirkulationsstörung das Alter des Kindes eine wichtige Rolle: Beim angeborenen oder kurz postpartal aufgetretenen Hydrozephalus interferieren die pathologisch-anatomischen Läsionen mit einem sich ausdifferenzierenden Gehirn und führen beispielsweise zu einer Verzögerung der Myelinisierung (GADSDON u. Mitarb. 1978). Oder die noch weit offenen Nähte und Fontanellen erlauben eine oftmals groteske Erweiterung des Ventrikelsystems, wie dies nach einem funktionellen Nahtverschluß nicht mehr möglich ist.

Das Ventrikelsystem weist eine Abplattung und einen Kontinuitätsunterbruch des Ependyms auf. Die interhemisphärischen Kommissuren werden ausgestreckt und das Septum pellucidum zerstört, so daß an Stelle von 2 Seitenventrikeln ein einziger Hohlraum entstehen kann. Im Hirnparenchym folgt einem initialen Ödem eine Zerstörung bereits gebildeter Markscheiden und später eine Markatrophie mit einem Verlust an Neuroglia (MILHORAT 1972). Dabei bleibt die graue Substanz lange Zeit erhalten. Die geschilderten Veränderungen sind Folge der intrakraniellen Hypertension, zerebralen Minderdurchblutung und zunehmenden Dilatation des Ventrikelsystems. Sie sind von einem bestimmten Zeitpunkt an irreversibel.

Als häufigste Todesursache findet sich eine Hirnstammkompression durch Kaudalverlagerung eines oder beider Temporallappen.

Symptome und klinische Zeichen

Diese hängen vom Alter des Patienten ab, ferner von der Geschwindigkeit der Entstehung des Hydrozephalus und vom Vorhandensein allfälliger kompensatorischer Mechanismen. Und schließlich von der Ursache des Hydrozephalus, wobei die Symptome der Ursache des Hydrozephalus diejenigen des Hydrozephalus überlagern können.

Neugeborenes und Säugling. Da in dieser Altersgruppe die Nähte und Fontanellen in der Regel noch offen sind, führt die intrakranielle Hypertension zu einer Vergrößerung des Neurokraniums,

und eigentliche neurologische Reiz- und Ausfallserscheinungen treten in den Hintergrund.
Die große und kleine, oft auch die Mastoidfontanelle und die Schädelnähte klaffen breit. Die große Fontanelle ist gespannt, wölbt sich vor und weist keine sichtbaren Pulsationen auf. Dies ändert sich auch nicht, wenn das Kind aufgesetzt wird. Die äußeren Schädelvenen sind – besonders beim Schreien – stark dilatiert. Der mächtig gewölbte Vorderkopf überragt das Gesichtsprofil und verzieht die Augenbrauen nach oben. Bei fortgeschrittenen Formen resultiert eine Diskrepanz zwischen stark vergrößertem Gehirn- und normalem Gesichtsschädel einerseits und großem Kopf und vergleichsweise feinem Rumpf und Extremitäten andererseits.
Diese Vergrößerung des Neurokraniums spiegelt sich in der Kopfumfangsmessung wider, die entweder bereits bei der Erstuntersuchung einen aus der normalen Streubreite herausfallenden Wert ergibt, oder Werte, die im weiteren Verlauf die normale Wachstumsrate verlassen. Bei einer Diskrepanz zwischen Kopfumfang und -länge sowie Gewichtswerten können allerdings noch zahlreiche andere Faktoren von Bedeutung sein: Beim gesunden Frühgeborenen wächst der Kopfumfang in den ersten zwei Lebensmonaten schneller als bei einem reifen Neugeborenen, nämlich 1 cm gegenüber 0,5 cm pro Woche. Bei reduziertem Allgemeinzustand findet sich ein geringeres Wachstum des Kopfes, das allerdings von einem Aufholwachstum gefolgt sein kann (MORTIER 1978). Auch schließt ein normaler Kopfumfang einen Hydrozephalus nicht aus, namentlich nicht bei Kindern mit Spina bifida (LORBER 1961).
Beim Neugeborenen und Säugling stellt die Schädeltransillumination eine wertvolle klinische Untersuchung dar. Während bei Frühgeburten normalerweise temporofrontal oftmals eine Zone von 1,5–3,5 cm gefunden werden kann, muß bei Säuglingen im Alter von 2 Monaten ab errechnetem Termin ein Hof von mehr als 1,5 cm als Ausdruck einer intrakraniellen Flüssigkeitsansammlung gedeutet werden; bei einem Kind mit Hydrozephalus bedeutet eine pathologische Transillumination, daß der Hirnmantel 1 cm oder weniger beträgt (SHURTLEFF 1964).
Aus der Form des vergrößerten Neurokraniums lassen sich gelegentlich Rückschlüsse auf den Ort der Blockierung der Liquorzirkulation ziehen; so findet sich bei der angeborenen Dandy-Walker-Zyste eine Vorwölbung der Hinterhauptsregion, während diese bei der Aquäduktstenose und bei der Arnold-Chiarischen Mißbildung eher unterentwickelt ist. Auf der anderen Seite führt ein kommunizierender Hydrozephalus mit supratentorieller, extraventrikulärer Blockierung der Liquorzirkulation zu einer symmetrischen Erweiterung des ganzen Gehirnschädels.
Bei den neurologischen Symptomen ist als erstes das Symptom der »untergehenden Sonne« zu nennen.

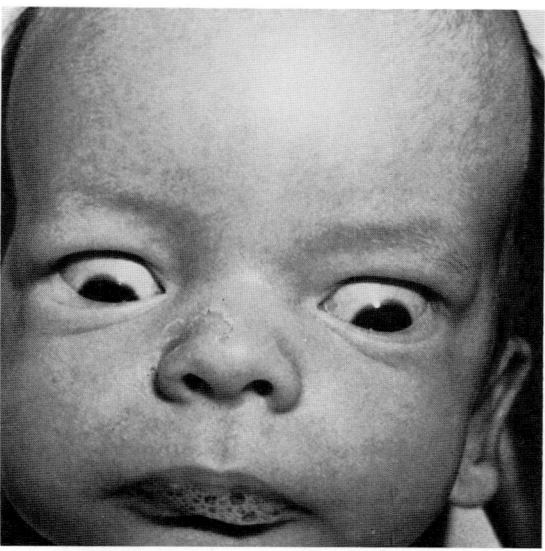

Abb. 43 Phänomen der untergehenden Sonne bei Neugeborenen-Hydrozephalus.

nen. Dabei sind die Bulbi nach unten gerichtet, so daß die Iris ganz oder teilweise hinter dem Unterlid verschwindet (Abb. 43). Dieses charakteristische klinische Zeichen kann bisweilen nur für einen Augenblick vorhanden sein und derart der Aufmerksamkeit des Untersuchers entgehen. Es beruht auf einer intermittierenden Lähmung der Blickbewegung nach oben z.B. als Folge einer Kompression der Lamina tecti durch den erweiterten Recessus suprapinealis (SHALLAT u. Mitarb. 1973). Gelegentlich finden sich Lähmungen der äußeren Augenmuskeln, namentlich eine uni- oder bilaterale Abduzensparese mit Lähmungsschielen. Auch verschiedene Formen von Nystagmus werden bisweilen beobachtet.
Im Gegensatz zum älteren Kind sind Stauungspapillen und deren Folgen selten. Allfällige Fundusveränderungen und eine suspekte Blindheit sind in der Regel Folge der Ursache des Hydrozephalus.
Reflex- und Tonussteigerungen der Extremitäten werden wohl gelegentlich beobachtet, die Neugeborenen und Säuglinge mit Hydrozephalus sind jedoch in der Regel hypoton und bewegungsarm und eine spastische Parese der Beine stellt sich erst später ein (MILHORAT 1972).
Jenseits des Neugeborenenalters ergeben sich mitunter wertvolle Hinweise aus dem Ausmaß der psychomotorischen Entwicklung (MILHORAT 1972), wobei allerdings die Größe und Schwere des Kopfes mitberücksichtigt werden muß.
In Abhängigkeit von der Geschwindigkeit der Entstehung des Hydrozephalus, von dessen Ausmaß und/oder dessen Ursache können folgende Allgemeinsymptome vorliegen: Übererregbarkeit mit schrillem Schrei und Krampfbereitschaft, Apathie, Schläfrigkeit sowie Störungen des Wach-Schlaf-

2.58 Gehirnschädel

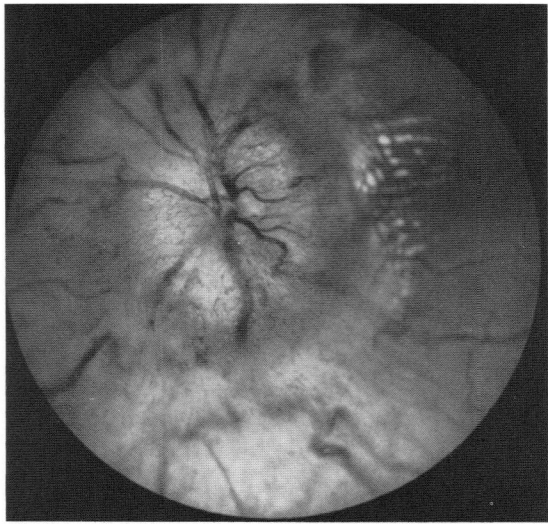

Abb. 44 Stauungspapille bei geshuntetem Patienten mit chronischer Blockierung der Liquordrainage.

Rhythmus, Appetitverlust, Erbrechen und Dystrophie und u. U. sogar Störungen der vitalen Funktionen (Atmung und Kreislauf).

Klein- und Schulkind. Bei rascher Ausbildung des Hydrozephalus stehen hier die neurologischen Zeichen der intrakraniellen Hypertension im Vordergrund des klinischen Bildes, nämlich anfallsweise, mit Vorliebe am Morgen auftretende frontale Kopfschmerzen, Erbrechen und Sehstörungen.

Als Korrelat zu den Sehstörungen findet der Untersucher Stauungspapillen, Visusverminderung und Gesichtsfeldeinengung. Nebst der vorhin erwähnten neurologischen Symptome kommt es zur spastischen Parese der Beine und zum Stillstand der psychomotorischen Entwicklung oder gar zu Verlust derselben. Bewußtseinsstörungen treten nur bei perakuter Entstehung des Hydrozephalus auf. Im Gegensatz zu den anderen Leistungen ist das Gedächtnis dieser Kinder oft erstaunlich gut und ihre Geschwätzigkeit täuscht eine überdurchschnittliche Intelligenz vor (Chatterbox- oder Cocktailparty-Syndrom) (HAGBERG u. SJÖRGEN 1966).

Bei sehr langsamer Entstehung des Hydrozephalus können die Symptome sehr diskret sein, und das Krankheitsbild erinnert in etwa an dasjenige des Normaldruckhydrozephalus des Erwachsenen (ADAMS u. Mitarb. 1965). Nur findet sich anstelle der Frischgedächtnisstörungen, Inkontinenz und Gehbehinderung ein Stillstand der psychomotorischen Entwicklung, so daß das Kind beispielsweise in der Schule nicht mehr mitkommt (HAMMOCK u. Mitarb. 1976).

Geshuntetes Kind. Da nach Anlegen einer Liquordrainage in der Regel die Ursache des Hydrozephalus nicht ausgeschaltet ist, wird es zwangsläufig bei Blockierung derselben zu einem Aufflackern der Hydrozephalussymptome kommen. Für den Kliniker ist es von Bedeutung, zu wissen, daß die klinischen Zeichen sowohl perakut als auch schleichend auftreten können. Im erstgenannten Fall kommt es abrupt zu Hirndruckzeichen evtl. zusammen mit Einklemmungserscheinungen wie Meningismus, Opisthotonus, Streckkrämpfen, Bewußtseinsverlust und Störungen der vitalen Funktionen, und der Patient kommt innerhalb Stunden ad exitum oder es verbleiben irreparable Ausfälle (z. B. Erblindung bei Stauungspapille, wie auf Abb. 44), wenn nicht sofort revidiert wird.

Bei der Beurteilung der Symptome eines geshunteten Patienten ist es ferner wichtig zu wissen, daß eine Exazerbation des Hydrozephalus durch Mißbildungen der hinteren Schädelgrube – Arnold-Chiari-Mißbildung und Dandy-Walker-Zyste – vorgetäuscht werden kann, wenn diese mit oder ohne Shuntbehandlung des assoziierten Hydrozephalus symptomatisch werden (S. 2.54).

Klinische Formen

Die Unterteilung in verschiedene klinische Formen hat nicht nur eine therapeutische, sondern auch eine prognostische Bedeutung und verdeutlicht die Notwendigkeit einer lebenslangen Nachkontrolle dieser Patienten.

Akuter Hydrozephalus

Das Erscheinungsbild des akuten Hydrozephalus ist vom Tierversuch her besser bekannt als von der Beobachtung beim Menschen. Es beruht auf einer schlagartig oder innerhalb Stunden sich auswirkenden Blockierung der Liquorzirkulation. Ursächlich von Bedeutung ist eine, vor allem in die Liquorräume erfolgende, massive Blutung, wie es beispielsweise bei der perinatalen Hirnblutung oder beim älteren Kind spontan oder traumatisch erfolgen kann; dabei ist es recht oft erst retrospektiv, d. h. nach Behebung des Hämatozephalus und der damit verbundenen intrakraniellen Hypertension möglich, darüber zu befinden, welche Symptome dem akuten Hydrozephalus und welche der Ursache der intrakraniellen Blutung zuzuordnen sind (KAISER u. Mitarb. 1979; MILHORAT 1970; MILHORAT 1971). Sicher müssen auch manche Formen perakuter Shuntblockierung zum akuten Hydrozephalus gezählt werden, namentlich wenn die Nähte geschlossen sind und das Ventrikelsystem sehr eng ist. Das klinische Bild ist in jedem Fall von akutem Hydrozephalus dramatisch und/oder lebensbedrohlich.

Subakuter und chronisch-progressiver Hydrozephalus

Im Gegensatz zum akuten Hydrozephalus setzt hier die Blockierung der Liquorzirkulation nicht schlagartig, sondern allmählich ein; auch kann sie nicht vollständig sein, so daß dem Organismus Zeit zur Verfügung steht, kompensatorische Mechanismen in Gang zu setzen. Anders wäre es ja nicht erklärbar, daß ein Neugeborenes mit einem progressiven Hydrozephalus trotz der täglich anfallenden Liquormenge nur eine Kopfumfangzunahme von einigen Zentimetern pro Monat aufweist. Wie bereits bei den Symptomen und klinischen Zeichen erwähnt, spielt nebst der Entstehungsgeschwindigkeit und der Art der Ursache des Hydrozephalus auch das Alter des Kindes eine entscheidende Rolle. Entsprechend wird ein schnellwachsendes Medulloblastom bei einem Kleinkind mit funktionellem Nahtverschluß zu einem subakuten Hydrozephalus mit entsprechend raschem Symptomeintritt führen.

Normaldruckhydrozephalus

Die ursprünglich angegebene Definition bezog sich auf eine beim Erwachsenen beobachtete Krankheitsentität. Danach basiert die Diagnose eines Normaldruckhydrozephalus auf dem Nachweis einer allmählich entstandenen Demenz, Inkontinenz und Gangstörung, auf der wiederholten Messung eines Liquordrucks von maximal 18–20 cm Wassersäule (1,76–1,96 kPa), auf der radiologischen Darstellung eines leichten bis mittelschweren kommunizierenden Hydrozephalus ohne Atrophiezeichen und auf einer prompten Erholung der Krankheitszeichen nach Anlegen einer Liquordrainage (ADAMS u. Mitarb. 1965).

In der letzten Zeit hat die kontinuierliche Liquordruckmessung allerdings ergeben, daß der ventrikuläre Druck in diesen Fällen höher liegt und daß in einem höheren Prozentsatz der Registrierzeit pathologisch erhöhte Werte gemessen werden als etwa bei hirnatrophen Prozessen (CROCKARD u. Mitarb. 1976). Da zudem beim Neugeborenen und Säugling wahrscheinlich wesentlich tiefere Normalwerte als bisher angenommen gelten (WELCH 1978), und da sich beim Kind nur bedingt ein vergleichbares klinisches Bild nachweisen läßt, ist es gerechtfertigt, im Kindesalter nicht von einem Normaldruckhydrozephalus, sondern von einem extrem langsam fortschreitenden Hydrozephalus zu sprechen. Andere Autoren sprechen wegen der Ergebnisse der Liquordruckmessung auch von einem intermittierenden oder periodischen Hydrozephalus (MORTIER 1978).

Shuntabhängiger, kompensierter und arretierter Hydrozephalus

Der Ausdruck shuntabhängiger Hydrozephalus besagt, daß die Symptomfreiheit eines geshunteten Patienten an das Vorhandensein einer anhaltend funktionstüchtigen Liquordrainage geknüpft ist.

Beim kompensierten Hydrozephalus hat sich entweder spontan oder nach Anlegen einer Liquordrainage allmählich ein Gleichgewichtszustand eingestellt, so daß es, trotz Fehlens einer Liquordrainage resp. trotz mangelhafter Funktion derselben, zu keinen neuerlichen und augenfälligen Hydrozephalussymptomen kommt. Eine Defektheilung ist die Regel, und der Hydrozephalus kann jederzeit zufolge äußerer Einflüsse (z. B. Schädel-Hirn-Trauma) dekompensieren, d. h. wiederum klinisch manifest werden (JAMES u. SCHUT 1978). Es bestehen fließende Übergänge zum shuntabhängigen Hydrozephalus; so etwa, wenn ein Patient anläßlich banaler febriler Infekte jeweils Kopfschmerzen aufweist.

Im Gegensatz zum kompensierten Hydrozephalus liegt beim arretierten ein echter Stillstand des Hydrozephalus vor, sei es, daß dessen Ursache behoben werden konnte, oder daß sich zur Umgehung der blockierten Liquorzirkulation und -absorption genügend wirksame kompensatorische Mechanismen ausgebildet haben. Eine Dekompensation ist nicht zu erwarten und allfällige Restsymptome lassen sich durch eine funktionstüchtige Liquordrainage nicht beeinflussen.

Untersuchungen

Zweck ergänzender Untersuchungen ist es, die klinische Diagnose eines Hydrozephalus zu bestätigen und nach Möglichkeit seine Ursache, seine Form und sein Ausmaß zu bestimmen. Gleichzeitig sollen differentialdiagnostisch in Betracht kommende Affektionen ausgeschlossen und allfällige Begleitfehlbildungen erfaßt werden.

Röntgen. In jedem Fall sind *konventionelle Schädelaufnahmen* angezeigt. Sie gestatten es, besser als die klinische Untersuchung, die Form und Größe des Neurokraniums abzuschätzen. Beim Neugeborenen und Säugling lassen sich daraus sowie aus den betroffenen Nähten und Schädelgruben oftmals Rückschlüsse auf die Form und das Ausmaß des Hydrozephalus ziehen; z. B. asymmetrische Auswuchtung des Neurokraniums mit Verdünnung und Demineralisation der zugehörigen Kalottenknochen bei einseitiger Verlegung des Foramen interventriculare. Beim älteren Kind führt die begleitende intrakranielle Hypertension zu vermehrten Impressiones digitatae, einer Ausweitung der Sella turcica und Demineralisation des zugehörigen Dorsums und zu Nahtsprengungen. Intrakranielle Verkalkungen können in jeder Altersgruppe beobachtet werden und deuten auf konnatale Mißbildungen und Infektionen (tuberöse Sklerose, Toxoplasmose) oder Tumoren. Bei Kindern mit Spina bifida und Begleithydrozephalus findet sich häufig ein sog. Lückenschädel, der sich innerhalb Monaten zurückbildet, und wahrscheinlich keine prognostische Bedeutung hat. Wie manche der nachfolgend angeführten Zusatzuntersuchungen, dienen die Schädelaufnahmen auch als Ausgangsbasis zur Beurteilung des Effektes der getroffenen therapeutischen Maßnahmen.

Als Diagnostikum der Wahl gilt heute das *Computertomogramm des Schädels*, in der anglo-amerikanischen Literatur auch als CT oder CCT bezeichnet. Es ist im Gegensatz zum früher routinemäßig vorgenommenen Ventrikulo- und/oder

Pneumoenzephalogramm nicht invasiv und damit (abgesehen von einer allenfalls erforderlichen Narkose) gefahrlos und für die meisten Fälle hinreichend (BOLTSHAUSER 1978).

Während das Ausmaß des Hydrozephalus gut zur Darstellung kommt, trifft dies für die Ursache und/oder die Form des Hydrozephalus nicht in jedem Fall zu. Eine Erweiterung des supratentoriellen Ventrikelsystems bei normal großem 4. Ventrikel läßt eine Aquäduktstenose vermuten (Abb. 45 a u. b); eine Dilatation sämtlicher Hirnkammern weist auf einen Verschluß der Foramina Magendii und Luschkae oder auf einen kommunizierenden Hydrozephalus hin (KAZNER u. Mitarb. 1976). Die Methode ist auch geeignet zum Nachweis allfälliger zentralnervöser Begleitfehlbildungen, z. B. Zysten des Septum pellucidum, und zur Abgrenzung gegen hirnatrophe Prozesse und Endzustände (HUCKMAN u. Mitarb. 1975; KAZNER u. Mitarb. 1976). Ein wesentlicher Nachteil dieser Untersuchung besteht darin, daß der Liquorabfluß zwischen den abgebildeten abnormen Liquorräumen mit den heute gebräuchlichen Verfahren nicht zur Darstellung kommt. Diese Information wäre besonders bei Arachnoidal- und porenzephalen Zysten zur Beurteilung ihrer klinischen Dignität und zur differentialdiagnostischen Abgrenzung z. B. von einer Dandy-Walker-Zyste von großer Bedeutung. Aus diesem Grund muß das Computertomogramm gelegentlich durch eine Luftfüllung des Ventrikelsystems und der Subarachnoidalräume und/oder ein Angiogramm ergänzt werden. Dies gilt vor allem für Anomalien der hinteren Schädelgrube und des Gefäßsystems, die zu einem Hydrozephalus geführt haben (RAIMONDI 1972; RAIMONDI u. Mitarb. 1969).

Steht ein Computertomogramm nicht zur Verfügung, dann gibt die *Ventrikulographie* wichtige Aufschlüsse über die Beschaffenheit des Ventrikelsystems. Sie ist beim Hydrozephalus einer Pneumoenzephalographie, d. h. einer Luftfüllung vom lumbalen Liquorraum oder von der Nackenzisterne aus, vorzuziehen, da letztere, besonders bei Verschlüssen in der hinteren Schädelgrube, oft schlecht vertragen wird.

Aus einem Seitenventrikel werden 30–50 ml Liquor abgelassen und 10-ml-weise durch eine insgesamt etwas geringere Luftmenge ersetzt. Der Austausch größerer Mengen ist ebenfalls gefährlich. Die Röntgenaufnahmen sind in den verschiedensten Stellungen a.–p. und seitlich, am aufrechten, liegenden und vor allem auch am hängenden Kopf mit erhobenem Okziput, durchzuführen und wenn erforderlich, durch Tomogramme zu ergänzen. Der Grad und die Lokalisation der Erweiterung des Ventrikelsystems, die Dicke des Hirnmantels in den verschiedenen Abschnitten lassen sich so leicht erkennen. Am hängenden Kopf mit erhobenem Hinterhaupt ist im besonderen darauf zu achten, ob die Luft in die Cisterna magna und evtl. in den Spinalkanal entweicht (KAUFMANN 1976).

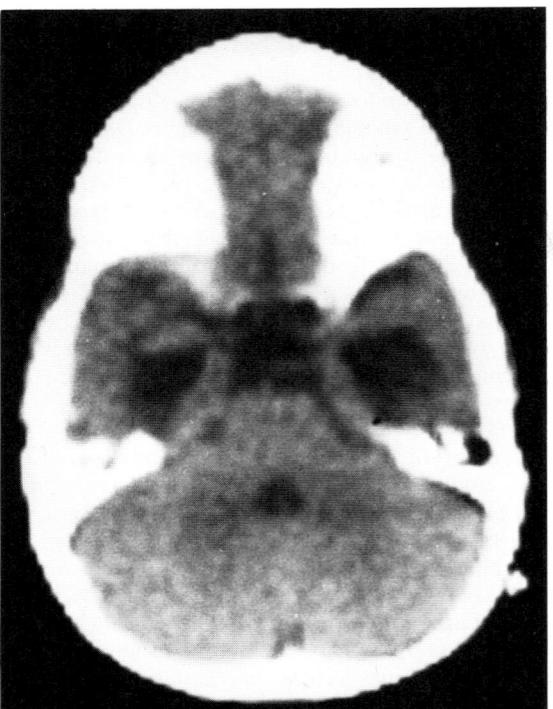

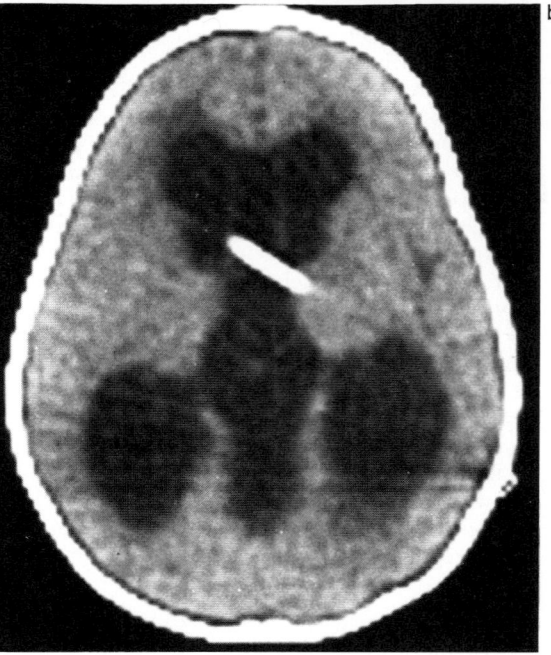

Abb. **45 a** u. **b** Computertomogramm bei Hydrocephalus internus (Aquäduktstenose). Beachte die supratentorielle Dilatation des Ventrikelsystems (**a**) bei normal großem 4. Ventrikel (**b**) (Neuroradiologische Abteilung, Inselspital Bern, Prof. Dr. *P. Huber*).

Liquordiagnostik, Liquordruckmessung, Farbstoffteste. Gleichzeitig sollte zum Ausschluß eines chronischen subduralen Hämatoms resp. Hygroms der Subduralraum bds. punktiert werden, und der *Ventrikelliquor* untersucht werden. Zweck der Liquoruntersuchung ist es, vor- oder fortbestehende Infektionen oder Blutungen zu erfassen (Art und Ausmaß einer Pleozytose, Eiweißgehalt, direkter oder kultureller Erregernachweis, Untersuchungen auf konnatale Infektionen, Erythrozytenphagozytose und andere Hinweise für stattgehabte Blutungen). Derart ergeben sich nicht nur wertvolle Hinweise über die Ätiologie des Hydrozephalus, sondern auch bedeutsame Entscheidungshilfen für die Indikationsstellung: z. B. temporäre externe Liquordrainage vorgängig einer definitiven Ableitung bis zum Abklingen einer Infektion oder einer Blutung. In diagnostischer Hinsicht sind die Liquoruntersuchungen durch serologische zum Ausschluß konnataler Infektionen zu ergänzen.

Vor allem beim Neugeborenen und jungen Säugling ist es wertvoll, vorgängig der Entnahme des Ventrikelliquors eine kontinuierliche Liquordruckmessung vorzunehmen, deren Ergebnisse es gestatten, bei der Shuntoperation ein adäquates Ventil auszulesen (Abb. 46).

In ausgewählten Fällen, z. B. wenn das vorgesehene Operationsverfahren nur bei einem kommunizierenden Hydrozephalus angewendet werden darf, haben die früher üblichen Untersuchungsmethoden wie die vergleichende Druckmessung, der Kipp- und der Farbstofftest nach wie vor ihre Berechtigung: Beim *Farbstofftest* wird 1 ml einer neutralen Phenolsulphthaleinlösung (6 mg/ml) in den Seitenventrikeln injiziert und die Zeit markiert, nach welcher der aus der lumbalen Kanüle abtropfende Liquor einen in Lauge getränkten Gazetupfer rot färbt. Gleichzeitig wird der Urin während 12 Std. gesammelt.

Normalerweise erscheint der Farbstoff im lumbalen Liquor nach 2–12 min, und durch die Nieren werden 25–40% des Farbstoffes nach 2 Std. und 50–70% nach 12 Std. ausgeschieden.

Kann selbst nach 20 min kein Farbstoff im lumbalen Liquor nachgewiesen werden, so handelt es sich um einen Verschluß im Ventrikelsystem (totaler Block). Dabei werden im Urin in 12 Std. weniger als 10% Farbstoff ausgeschieden.

Bei prompter Färbung des spinalen Liquors und einer verzögerten Ausscheidung des Farbstoffes von weniger als 15% in 12 Std. handelt es sich um eine schwere Obliteration der basalen subarachnoidalen Räume oder derjenigen der Konvexität. Werden hingegen bis zu 30% in 12 Std. ausgeschieden, liegt nur eine partielle Verlegung dieser Räume vor.

Andere diagnostische Hilfsmittel. Die *Ultraschalluntersuchung* hat in geübten Händen 2 Indikationsgebiete: Sie erlaubt es, einen Hydrozephalus bereits in utero zu erkennen und zwar u. U. bereits

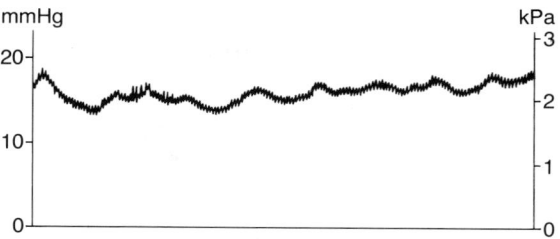

Abb. **46** Ventrikulärer Liquordruck bei nativem Neugeborenen-Hydrozephalus (puls- und atemabhängige Druckschwankungen). Der Druck bei normalen Neugeborenen darf 10 mmHg (1,3 kPa) nicht übersteigen.

im 2.–3. SS-Trimester, wo die Kontur des fetalen Kopfes noch normal sein kann (SAMSON u. Mitarb. 1979). Im postoperativen Verlauf ergeben sich aus der Echountersuchung wertvolle Hinweise über Rückbildung, Persistenz oder erneutes Auftreten einer Ventrikulomegalie, womit sich die Methode als Screening-Verfahren vorgängig einer allenfalls erforderlichen Computertomographie anbietet (DE VLIEGER u. Mitarb. 1968).

Dem *EEG* kommt beim Hydrozephalus in diagnostischer Hinsicht eine untergeordnete Rolle zu. Hingegen ist diese Untersuchung im Rahmen der Nachkontrollen unentbehrlich, da bis zu einem Drittel aller Kinder früher und/oder später eine Epilepsie aufweisen können (BLAAUW 1978; LORBER u. Mitarb. 1978).

Isotopenuntersuchungen erlauben es, den Liquorfluß und dessen Absorption zu untersuchen. Intrazisternal verabreicht kann ein nur langsam fortschreitender kommunizierender Hydrozephalus derart von einem hirnatrophen Prozeß unterschieden werden, daß das Isotop retrograd in das Ventrikelsystem fließt und sich nicht oder stark verzögert über der Großhirnkonvexität ansammelt (MILHORAT 1972). Auch zur Überprüfung der Shuntfunktion eignet sich die Anwendung von Isotopen (FRICK u. Mitarb. 1974).

Untersuchungen zur Bestimmung der Liquorproduktion und/oder -absorption sind aufwendige Verfahren, die vorderhand von seltenen Indikationen abgesehen, Forschungszwecken dienen und nur von eigens dazu eingerichteten Zentren vorgenommen werden sollten.

Als Ausgangsbasis für postoperative Nachkontrollen ist es zweckmäßig, im Rahmen der Abklärungsuntersuchungen einen *Entwicklungsquotienten* zu bestimmen resp. die geistige Leistungsfähigkeit zu prüfen. Unter Umständen sind endokrinologische Untersuchungen angebracht.

Spontaner Verlauf und Komplikationen

Dank ausgedehnter Untersuchungen durch LAURENCE u. COATES einerseits, HADENIUS u. Mitarb. und HAGBERG u. Mitarb. andererseits, kennt man heute den natürlichen Krankheitsablauf beim kindlichen Hydrozephalus (HADENIUS u. Mitarb.

1962; HAGBERG 1962; HAGBERG u. SJÖRGEN 1966; LAURENCE u. COATES 1962, 1967). Bei einer Beobachtungszeit von mehr als 25 Jahren sind rund 50% der Patienten verstorben, von den 45% mit sog. spontanem Stillstand der Krankheit besuchen ca. $^1/_3$ eine Normalschule oder stehen in einem normalen Anstellungsverhältnis. Dies entspricht knapp 15% der Gesamtpopulation. Ca. $^1/_4$ der Patienten mit »spontaneous arrested hydrocephalus« sind in Spezialschulen oder arbeiten unter Obhut. Die Autoren kommen zur Ansicht, daß das Ausmaß des Intelligenzdefektes mit dem Grad der körperlichen Behinderung, erschwerter sozialer Eingliederung und gestörten affektiven Verhaltens Hand in Hand geht (LAURENCE u. COATES 1967). Dabei reicht das Spektrum der körperlichen Behinderung von isoliertem Strabismus bis zur Erblindung und spastischen Tetraparese mit dauernder Bettlägerigkeit und vollständiger Pflegeabhängigkeit (LAURENCE u. COATES 1967).

Von Bedeutung ist die Feststellung, daß die Chance eines Kindes, mit sich selber überlassenem Hydrozephalus erwachsen zu werden, nach 3 Monaten 26 und nach 1–2 Jahren 50% beträgt. Ferner die Beobachtung, daß die Krankheit schubweise verlaufen kann (LAURENCE u. COATES 1962).

Beim Vergleich dieser Resultate mit denjenigen geshunteter Patienten, müssen folgende Punkte berücksichtigt werden: a) Der Anteil der Patienten mit kongenitalem Hydrozephalus ist in der obigen Serie relativ niedrig. b) Die Bestimmung der Art, des Ausmaßes und der Progredienz des Hydrozephalus erfolgten nicht nach einheitlichen Kriterien; insbesondere fehlen bei den Verlaufskontrollen die Ermittlung des Ausmaßes der Ventrikulomegalie und des intrakraniellen Drucks. c) Die Zahl der psychologischen Testverfahren ist beschränkt. Damit entfällt ein Teil der prognostisch ungünstigen Fälle mit angeborenen Mißbildungen, und die Patienten mit sog. Normaldruckhydrozephalus sind u. U. als solche mit spontanem Stillstand eingestuft.

Differentialdiagnose

Es kommen Affektionen in Betracht, die entweder zu einer Makrozephalie und/oder zu den beschriebenen neurologischen Symptomen führen.
Prognostisch von größerer Bedeutung sind das chronisch-subdurale Hämatom resp. Hygrom, die Hydranenzephalie und die Megalenzephalie. Gelegentlich ist das verhältnismäßig starke Wachstum des Kopfumfangs bei Frühgeburten oder bei jungen Säuglingen, die eine schwere Erkrankung durchgemacht haben, differentialdiagnostisch von Bedeutung.

Hydranenzephalie
(HAMBY u. Mitarb. 1950)
Während das chronisch-subdurale Hämatom durch Punktion und/oder ein Computertomogramm leicht erkennbar ist, trifft dies für den Hydranenzephalus nicht zu. Dieser kann oftmals erst auf dem Sektionstisch von einem stark fortgeschrittenen Hydrozephalus unterschieden werden.

Bei der Eröffnung des Schädels und nach Absaugen des reichlich vorhandenen Liquors erkennt man den frei zutage liegenden Hirnstamm mit dem Plexus chorioideus. Zwischen den beiden Thalami liegt der 3. Ventrikel offen da. Die Hemisphären und damit die beiden Seitenventrikel fehlen meist vollkommen. Gelegentlich sind an der Basis Reste eines Frontal-, Temporal- oder Okzipitallappens oder solche des Balkens zu erkennen, die an der Falx hängen. In anderen Fällen finden sich über die Konvexität der Arachnoidae Inseln von Hirnsubstanz verteilt.

Für praktische Belange ist es von Bedeutung, zu wissen, daß der Gehirnschädel groteske Ausmaße annehmen kann und daß die Kinder mehrere Monate am Leben bleiben können. Bleiben bei einem Neugeborenen mit nicht sicher nachweisbarem Hirnmantel trotz externer Ventrikeldrainage jegliche psychomotorischen Fortschritte aus und zeigt ein Kontrollcomputertomogramm weiterhin keine Darstellung des Hirnmantels, dann ist eine Hydranenzephalie anzunehmen, und eine entsprechend düstere prognostische Aussage gerechtfertigt (Abb. 47 a u. b).

Megalenzephalie

Unter Megalenzephalie (DE MYER 1972) versteht man eine Gruppe von Krankheitsbildern, deren gemeinsames Charakteristikum eine exzessive Hirnmasse bei mehr oder weniger normalem Ventrikelsystem darstellt, so daß ein Makrozephalus resultiert. Ein Teil der Fälle mit Megalenzephalie kann mit Funktionsstörungen des Gehirns einhergehen; so fand DE MYER in 50% seiner Patienten einen Entwicklungsrückstand und andere neurologische Symptome (DE MYER 1972). Soweit untersucht, finden sich darunter auch Kinder mit strukturellen Abnormitäten des Gehirns, so bei degenerativen ZNS-Erkrankungen (z. B. Tay-Sachs-Krankheit) oder bei Hamartomen (z. B. tuberöse Sklerose oder Neurofibromatose). Da die Langzeitprognose bei Formen ohne faßbare strukturelle Veränderungen günstiger zu sein scheint, als bisher angenommen wurde, wird für solche Fälle auch die Bezeichnung benigne Megalenzephalie reserviert (BOLTSHAUSER u. Mitarb. 1979). Sie kommt familiär gehäuft vor und wird gelegentlich autosomal dominant vererbt.

Verwirrend ist die Beobachtung, daß die Makrozephalie im Rahmen der Megalenzephalie nicht nur in unterschiedlichem Alter zur Beobachtung kommt, sondern daß mit mehreren Episoden beschleunigten Wachstums gerechnet werden muß; ferner daß die Affektion mit einer gewissen Ventrikelerweiterung einhergehen kann. In diesen Fällen ist es nur mit Perfusionsstudien, die die Liquorproduktion, den Liquorfluß und die -absorption ge-

Hydrozephalus 2.63

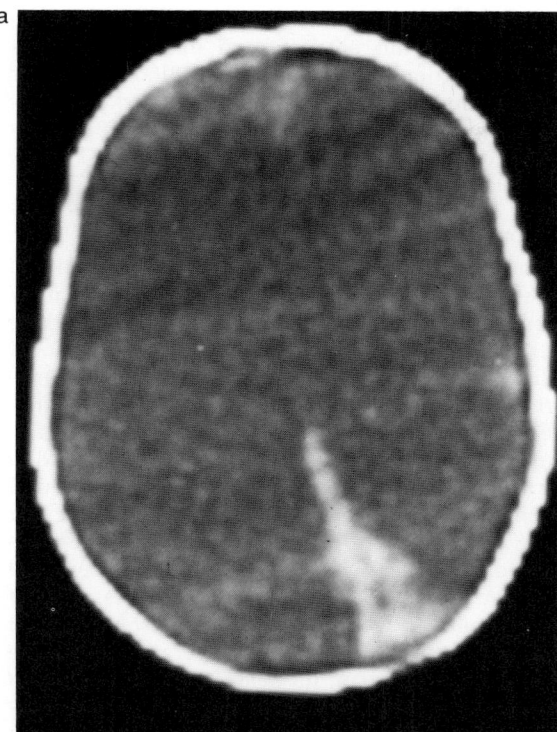

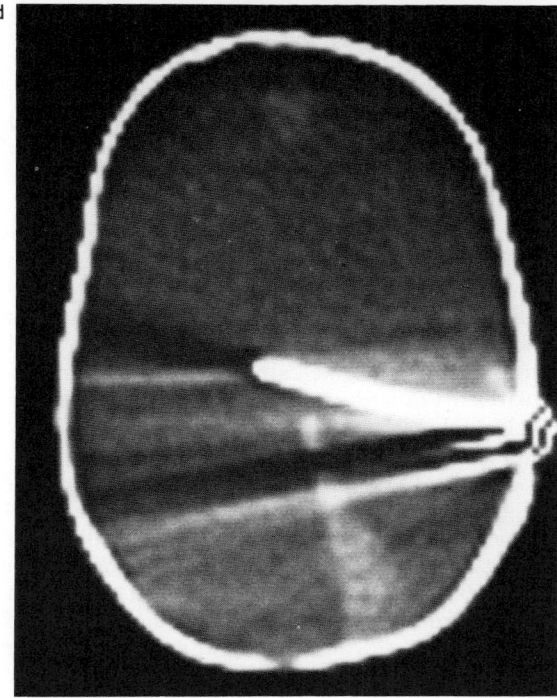

Abb. **47a** u. **b** Computertomogramm bei Hydranenzephalie. **a** Vor der Liquordrainage kein erkennbarer Hirnmantel. **b** Nach der Liquordrainage keine Veränderungen (Neuroradiologische Abteilung, Inselspital Bern, Prof. Dr. *P. Huber*).

nau ermitteln, möglich, einen progressiven Hydrozephalus auszuschließen (BRESNAN u. LORENZO 1975).

Therapie

Indikation zur Operation

In jedem Fall von progredientem Hydrozephalus ist die Indikation zur Operation gegeben. Dabei handelt es sich oftmals um klinische und/oder radiologische Zeichen des Fortschreitens des Hydrozephalus wie abnorme Zunahme des Kopfumfangs oder Ausweitung des Ventrikelsystems. Gelegentlich sind diese Symptome diskret oder werden erst nach einer gewissen Zeitspanne faßbar. In diesen Fällen hilft die kontinuierliche intrakranielle Druckmessung in der Indikationsstellung: ein epidural oder intraventrikulär gemessener Druck, der 10 mm Hg (1,33 kPa) überschreitet, rechtfertigt beim Neugeborenen, Säugling und wahrscheinlich auch beim Kleinkind eine Drainagebehandlung. Bei all diesen Fällen erfolgt diese aus therapeutischen Gründen.

Kommt ein Kind mit einem großen Kopf zur Welt oder bestehen gleichzeitig schwere Zusatzmißbildungen oder der Patient wird erst in einem fortgeschrittenen Stadium zur Beurteilung zugewiesen, dann ist eine Behandlung eine Ermessensfrage. Wir bevorzugen in diesen Fällen in der Regel aus pflegerischen und sozialen Gründen ein aktives Vorgehen. Denn diese Kinder können, sich selbst überlassen, noch jahrelang überleben und müssen dann auf jeden Fall zeitlebens hospitalisiert werden. Eine Ausnahme davon stellen manchmal Kinder mit Spina bifida mit sehr stark fortgeschrittenem Hydrozephalus, hoher Lähmung und anderen Zusatzmißbildungen dar, die innerhalb Tagen, Wochen und u. U. erst Monaten ad exitum kommen.

Wichtig ist es, daß auch bei der pflegerischen und sozialen Indikationsstellung alle Umstände berücksichtigend, individuell vorgegangen und daß nicht automatisch nach der Faustregel entschieden wird. Der Entscheid zur Behandlung ist in jedem Fall nicht Sache des zuweisenden, sondern des behandelnden Arztes und der Eltern des Kindes, die ja auch zusammen die Konsequenzen eines allfälligen aktiven wie passiven Vorgehens zu tragen haben.

Läßt sich durch die chirurgische Behandlung das Ausmaß der Kopfvergrößerung verringern, dann werden nicht nur die pflegerischen Verrichtungen einfacher, sondern das Kind kann u. U. nach Hause gegeben werden, womit die Mutter – falls es für sie tragbar ist – Erfahrungen im Umgang mit einem Säugling gewinnt und sich die öffentliche Hand Ausgaben zur Institutionalisierung erspart.

2.64 Gehirnschädel

Entwicklung der heutigen Operationsverfahren

Prinzipiell können 3 Verfahren unterschieden werden: 1. Behebung der Ursache des Hydrozephalus, 2. Umgehung der blockierten Liquorzirkulation, wobei innerhalb der Schädelhöhle ohne oder mit Fremdmaterial ein Kurzschluß hergestellt wird und 3. Umgehungsoperationen, wobei der Liquor cerebrospinalis, unter Verwendung eines zwischengeschalteten Einwegventils, extrakraniell in den Kreislauf oder in eine Körperhöhle, z. B. in den Bauch oder Thoraxraum, abgeleitet wird.

Zu Beginn der Entwicklung standen Verfahren der Gruppe 1 und 2 zur Verfügung. So etwa die von DANDY erstmals mitgeteilte und von STOOKEY u. SCARFF modifizierte Ventrikulostomie, wobei in der Lamina terminalis und im Boden des 3. Ventrikels eine Verbindung zu den basalen Zisternen hergestellt wird (DANDY 1922; STOOKEY u. SCARFF 1936). Kurz vor dem 2. Weltkrieg entwickelte TORKILDSEN ein intrakranielles Shuntverfahren, wo einer der beiden Seitenventrikel durch einen Katheter mit der Cisterna magna kurzgeschlossen und derart ein Block der Liquorzirkulation im Foramen interventriculare oder Aquaeductus cerebri umgangen wurde (TORKILDSEN 1939). Der Nachteil dieser und auf ähnlichem Prinzip beruhenden Verfahren besteht darin, daß es sich z.T. um große und nicht gefahrlose Eingriffe handelt, deren Erfolgsquote wesentlich geringer ist als diejenige der in den 50er Jahren entwickelten extrakraniellen Shunts. In ausgewählten Fällen haben jedoch einzelne Methoden eine gewisse Bedeutung beibehalten, weshalb die Kenntnis ihrer Entstehungsgeschichte und technischen Durchführung für die Hydrozephaluschirurgie wertvoll bleibt (MILHORAT 1972).

In der letzten Zeit hat die schon länger bekannte rachiperitoneale – auch lumboperitoneale Drainage genannt – Drainage wieder Aufwind bekommen (HOFFMAN u. Mitarb. 1976), ein gutes Beispiel dafür, wie scheinbar obsolete Verfahren durch Verbesserung der Technik und namentlich des verwendeten Kunststoffmaterials wiederum einen festen Platz als Alternativverfahren einnehmen können.

Bei den heute gebräuchlichen Liquordrainagen handelt es sich fast durchwegs um sog. ventrikulo-vaskuläre oder ventrikulo-peritoneale Shunts unter Verwendung eines der zahlreichen im Handel stehenden druckgesteuerten Einwegventile (NULSEN u. SPITZ 1952; PUDENZ u. Mitarb. 1957). Der Preis, den wir für die scheinbar einfach initiale Operationstechnik und die guten Anfangserfolge bezahlen, ist hoch: Nicht nur resultiert in den meisten Fällen eine dauernde Drainageabhängigkeit, sondern die Gefahr von Pannen darf nicht außer acht gelassen werden, seien diese nun durch das Längenwachstum des Kindes, durch eine Fremdkörperreaktion des Organismus oder durch eine Infektion des Drainagesystems bedingt. Dazu kommen die Folgen eines zu guten extrakraniellen Liquorabflusses; nämlich ein enorm schmales Ventrikelsystem mit entsprechend minimaler Windkesselfunktion bei der geringsten Blockierung der Shunts und entsprechend gefährlich starker Shuntabhängigkeit, oder Symptome einer intrakraniellen Hypotension zufolge Siphoneffektes (FOX u. Mitarb. 1973; MCCULLOUGH u. Mitarb. 1972).

Operative Techniken

Ventrikulo-atriale Liquordrainage (Abb. 48 a). Das Kind liegt auf dem Rücken. Der Kopf ist nach links gedreht; der Thorax durch eine Unterlage derart angehoben, daß das vorgesehene Bohrloch, die seitliche Halsinzision und die Vena cava superior resp. der rechte Vorhof möglichst auf einer Ebene liegen. Nach ausgiebiger Rasur und sorgfältiger Desinfektion der Haut des Operationsfeldes, wird eine durchsichtige Plastikfolie aufgeklebt und peinlich darauf geachtet, daß die Haut weder mit den Händen des Operateurs noch mit den Shuntteilen oder den verwendeten Instrumenten und Nahtmaterial in Kontakt kommt. Dies, da die Mehrzahl der u. U. erst später manifest werdenden Shuntinfektionen unter der Operation zustande kommen (BAYSTON u. SPITZ 1978). Zusätzlich können die vorgesehenen Drainageteile unmittelbar vor ihrem Einbau in eine Antibiotikalösung eingelegt werden (BRUCE u. SCHUT: Persönliche Mitteilung 1975, 1976).

Nach Infiltration der Kopfschwarte mit einem Vasokonstringens wird diese am Ort des geplanten Bohrloches bogenförmig inzidiert. Die Inzision soll dabei so gewählt werden, daß die Operationswunde genügend weit von den Shuntteilen entfernt liegt und diese unter keinen Umständen kreuzt. Das Bohrloch wird entweder hinter dem Parietalhöcker oder knapp vor der Koronarnaht und ein Querfinger lateral von der Mittellinie angelegt, so daß oftmals die Stelle des geringsten Hirnmantels und/oder eine stumme Zone durchstoßen wird und sich der Ventrikelkatheter mit Spitze im plexusfreien Vorderhorn und mehr oder weniger parallel zur Längsachse des Ventrikelsystems plazieren läßt (BECKER u. NULSEN 1968).

Nach Anpassung des Bohrloches an die Ausmessungen des von Rickham entwickelten Ventrikulostomiereservoirs (RICKHAM 1978) wird die Dura so knapp inzidiert, daß der Ventrikelkatheter eben passieren kann. Dieser wird versehen mit einem Führungsmandrin oder in einer Führungskanüle liegend in die gewünschte Richtung vorgeschoben und zur Messung des ventrikulären Liquordrucks an ein Steigrohr angeschlossen. Abgesehen von einer kleinen Probe zur bakteriologischen Untersuchung und wenn nötig für einen Liquorstatus wird kein Liquor abgelassen, da eine zu abrupte Entleerung der Entstehung eines subduralen Hämatoms Vorschub leisten kann (PORTNOY u. Mitarb. 1973). Während der intraoperativen radiologischen Kontrolle der Katheterlage wird das zu verwendende Ventil auf seine Unversehrtheit, seinen

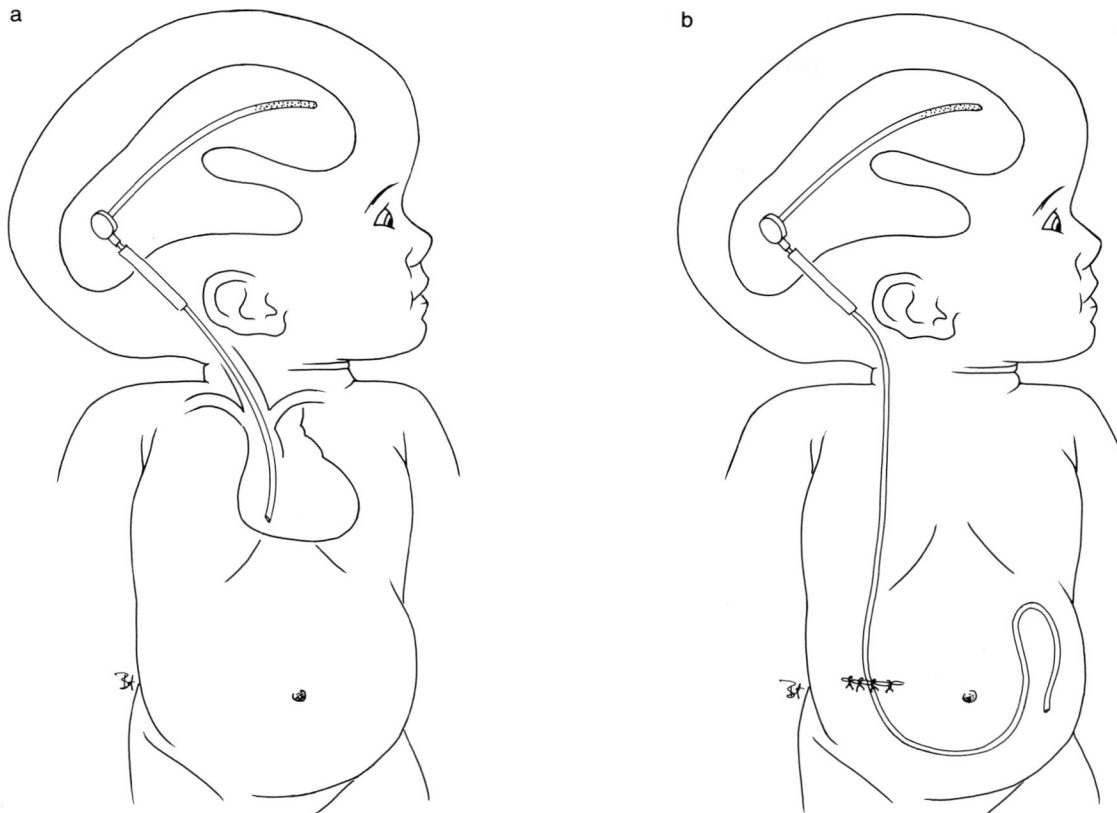

Abb. 48 a u. b a Ventrikulo-atrialer Shunt. b Ventrikulo-peritonealer Shunt (Einzelheiten s. Text).

Schließungsdruck und seine Durchflußrate geprüft; trotz der Anschriften zeigt jedes Ventil stark individuelle Abweichungen (POTTHOFF u. HEMMER 1969). In der letzten Zeit bevorzugen wir – abgesehen von stark fortgeschrittenen Fällen von Neugeborenen-Hydrozephalus – in Abhängigkeit vom Liquordruck Mitteldruck-Holter- oder bisweilen -Hakim-Ventile. Dies u. a., weil uns wahrscheinlich manche der vorhin erwähnten Nachteile der modernen Shuntbehandlung erspart bleiben.

Nach einer seitlichen Inzision wird die V. jugularis interna aufgesucht, angeschlungen und inzidiert. Dabei ist sowohl einer Luftaspiration als auch einem profusen Blutverlust vorzubeugen. Als bessere Alternative kann versucht werden, den Katheter via V. facialis einzulegen. Als optimaler Sitz der Katheterspitze gilt die Höhe TH 5/6, was dem mittleren Vorhof entspricht und unbedingt durch eine Thoraxaufnahme oder durch die Ableitung eines EKGs überprüft werden muß (BECKER u. NULSEN 1968; ROBERTSON u. Mitarb. 1961).

Nach Untermauern der Weichteile zwischen Kopfschwarten- und Halsinzision, werden die einzelnen Shuntteile »Ventrikelkatheter, Ventrikulostomiereservoir, Holter-Ventil und vaskulärer Katheter« miteinander derart verbunden, daß die Ligaturen weder die Kunststoffschläuche durchschneiden noch ein Loslösen der Shuntteile erlauben. Die Weichteile über der Drainage dürfen unter keinen Umständen unter Spannung stehen, da sonst Druckulzera entstehen. Bei sehr zarter Haut ist ein entsprechend feines Drainagesystem zu verwenden (s. oben). Während des Zusammensetzens des Shuntsystems ist peinlich darauf zu achten, daß weder Blut noch Gewebeteile hineingeraten, da diese u. U. beispielsweise den Auslauf des Ventrikulostomiereservoirs intermittierend blockieren können. Nach sorgfältigem Hautverschluß wird ein Verband angelegt, der bis zur Wundheilung nicht gewechselt werden muß. Eine postoperative Röntgenkontrolle dient zu Vergleichszwecken bei späteren Kontrollen und Pannen, entsprechend sollte nur röntgendichtes Material implantiert werden.

Ventrikulo-peritoneale Liquordrainage (Abb. 48 b). Trotz verschiedener Nachteile (u. a. Abkapselung der Katheterspitze von der freien Bauchhöhle mit Pseudozystenbildung oder größerer Gefahr einer starken intrakraniellen Hypotension) hat sich uns in der letzten Zeit dieses Verfahren bewährt, da soviel Schlauch in die Bauchhöhle gegeben werden kann, daß das Kind nicht so schnell aus der Drainage herauswächst wie beim ventrikulo-atrialen Shunt. Auch verlaufen Shunt-

2.66 Gehirnschädel

infektionen gutartiger. Zudem funktionieren peritoneale Drainagen wahrscheinlich etwas weniger gut als die vaskulären, womit wiederum eine allzu starke Reduktion der Liquorräume vermieden wird.

Bei gleicher Lagerung wie beim vaskulären Shunt wird anstatt der Halsinzision ein kleiner, querverlaufender Schnitt rechts vom Nabel über dem M. rectus abdominis angelegt (BRUCE u. SCHUT: Persönliche Mitteilung 1975, 1976). Die Haut wird von der Kopfschwarten- bis zur Abdominalinzision mit einem eigens dazu konstruierten Gerät unterminiert und der Peritonealkatheter mit Hilfe eines Fadens von Inzision zu Inzision durchgezogen. Evtl. sind zusätzliche Inzisionen angebracht. Der Peritonealkatheter, der an seiner Spitze mit seitlichen Austrittsöffnungen versehen sein sollte, wird nun transrektal unter Sicht derart in die Bauchhöhle eingelegt, daß er mindestens 20–25 cm hineinragt. Beim wasserdichten, mehrschichtigen Verschluß der Bauchhöhle muß darauf geachtet werden, daß der Katheter weder angenäht noch abgeknickt wird.

Shuntrevisionen. Insgesamt sind sowohl beim vaskulären als auch beim peritonealen Shunt unzählige technische Einzelheiten zu beachten und das verwendete Material darf nicht lädiert werden. Damit gehört die Operation nicht in die Hand eines Anfängers. Dies gilt ganz besonders für die notfallmäßig und/oder als Wahleingriff erfolgenden Shuntrevisionen, da hier der Operateur zahlreiche Alternativverfahren kennen sollte. Nach Möglichkeit ist daher vorgängig dem Eingriff eine genaue Abklärung der Drainage vorzusehen, wobei als Hilfsmittel konventionelle Röntgenaufnahmen, Computertomogramm, Liquordruckmessung und Kontrastmitteldarstellung zur Verfügung stehen. Je nach Art und Lokalisation des Drainageunterbruchs ist ein entsprechender Operationsplan mit genügend Alternativverfahren aufzustellen. Mit jeder Revision wächst nicht nur die Infektionsgefahr, sondern auch diejenige einer neuerlichen Panne.

Alternative und additive Verfahren. Je nach Ursache und Typ des Hydrozephalus, Alter des Patienten und/oder initialem Drainagesystem, stehen als Alternativverfahren die nachfolgend angeführten zur Verfügung: Umwandlung einer ventrikuloatrialen in eine ventrikulo-peritoneale Liquordrainage und umgekehrt. Letzteres kann selten einmal bei einem Neugeborenen nötig werden, wenn dessen Bauchhöhle außerstande ist, sämtlichen drainierten Liquor zu resorbieren. Ferner lumboperitonealer Shunt, intrapleurale Liquordrainage (RANSOHOFF 1954) und allenfalls intrakranielle Umgehungsoperationen.

Zu den additiven Verfahren ist die Reduktionskraniektomie zu zählen. Diese kann bei noch offenen Nähten gleichzeitig oder sekundär vorgenommen werden, und erlaubt es bei sehr großem Neurokranium die Kalottenknochen dem durch den Shunt verringerten Hirnvolumen anzupassen. Bei grotesken Formen fortgeschrittenen Hydrozephalus mit funtionellem Nahtverschluß muß die Reduktionskraniektomie gleichzeitig mit der Shuntoperation oder kurz vorher erfolgen. Sonst bleibt die in der Regel eher palliative Drainagebehandlung zur Beeinflussung der Kopfgröße wirkungslos und/oder man riskiert subdurale Hämatome.

Behandlung der Shuntkomplikationen

Blockierung der Liquordrainage. Je nach Ausmaß der Shuntabhängigkeit und je nach Geschwindigkeit und Vollständigkeit, womit sich eine Blockierung der Liquordrainage einstellt, resultiert ein unterschiedlich dramatisches Krankheitsbild, so daß oftmals eine Revision der Liquordrainage notfallmäßig erfolgen muß; sonst riskiert man irreparable Schäden. Regelmäßige Nachkontrollen geshunteter Patienten erlauben es, einen Teil dieser Pannen im Stadium einer relativen Shuntinsuffizienz zu erfassen, wahlweise Shuntrevisionen zu planen und derart die Zahl der notfallmäßig erforderlichen deutlich zu verringern.

Bei einer Blockierung des mit Plexuszotten und anderen Gewebsanteilen verlegten Ventrikelkatheters (Abb. 49) gelingt es gelegentlich durch Punktion und Spülen über das Ventrikulostomiereservoir eine erneute Durchgängigkeit zu erzielen. Sonst muß der Ventrikelkatheter ausgewechselt werden. Handelt es sich dabei um ein Kind mit sehr schmalem Ventrikelsystem und/oder liegt der alte Ventrikelkatheter senkrecht zur Längsachse des Seitenventrikels, dann empfiehlt es sich, zunächst an einer anderen Stelle einen neuen Katheter einzulegen und erst dann den alten zu entfernen oder u. U. gar zu belassen. Kommt es bei schlitzförmigem Ventrikelsystem kurzfristig immer wieder zur Verlegung des proximalen Katheters, dann muß als Zusatzeingriff eine subtemporale Dekompression auf der Seite des Katheters (EPSTEIN u. Mitarb. 1974), oder falls der Hydrozephalus kommunizierend ist, eine lumboperitoneale Liquordrainage diskutiert werden.

Bei einer Blockierung des distalen, vaskulären Katheters gelingt bisweilen ein Ersatz durch einen neuen, der an Stelle des zufolge Wachstums hochgetretenen wiederum mit der Spitze im rechten Vorhof plaziert wird. Beim Ersatz eines distalen, peritonealen Katheters muß darauf geachtet werden, daß seine Spitze sicher in der freien Bauchhöhle und nicht in einer als Folge des alten Katheters entstandenen Pseudozyste des Peritoneums liegt.

Insgesamt sollte bei jeder Revision der freie Abfluß durch alle Shuntteile überprüft werden. Dies gilt auch für das ursprünglich implantierte Ventil, das seine Charakteristika ändern kann (POTTHOFF u. HEMMER 1969).

Infektion des Drainagesystems. Eine Infektion kommt zustande a) bei der Erstoperation oder anläßlich einer Revision, b) bei Druckulzera der über

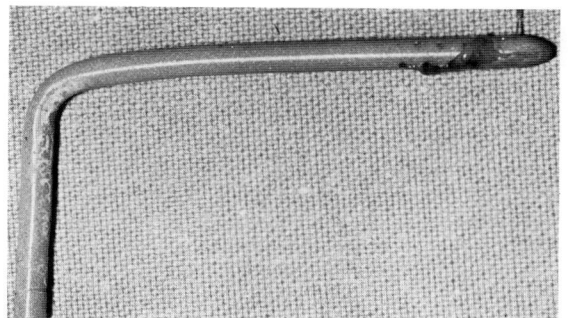

Abb. **49** Verlegung eines Ventrikelkatheters durch Plexuszotten.

dem Drainagesystem gelegenen Haut und c) bei einer allgemeinen Infektion (Sepsis, Meningitis, Appendizitis u. a.). Alle 3 Ursachen lassen sich teilweise verhüten, wobei im Falle der intraoperativ entstandenen Kontamination eine sorgfältige Operationstechnik wichtiger ist als eine prophylaktische Antibiotikaverabreichung.

Hat sich einmal eine Besiedelung des Drainagesystems eingestellt, dann stehen 3 Verfahren zur Verfügung: 1. Eine systemische und topische Antibiotikaverabreichung unter Belassen des Drainagesystems. 2. Nach antibiotischer Vorbehandlung Ersatz des gesamten Shunts durch eine vollständig neue Drainage, gefolgt von einer antibiotischen Nachbehandlung (McLaurin 1973). 3. Eine systemische und topische Antibiotikaverabreichung ist gekoppelt mit einer temporären Ableitung des ventrikulären Katheters nach außen und Entfernung der restlichen Shuntteile bis der Infekt abgeheilt ist, wonach die Drainage wiederum rückverlagert wird. Das dritte der 3 genannten Verfahren ist wahrscheinlich den anderen überlegen.

Andere Shuntkomplikationen und deren Behandlung. Es sind hier zu nennen: Extra- vor allem subdurale Hämatome (Anderson 1952) und Shuntsynostose der Schädelnähte (s. Kraniosynostose), ferner im Falle der vaskulären Drainage rezidivierende Thromboembolien (Brisman u. Mitarb. 1970), Herzperforation und Abgleiten von Shuntteilen in den Kreislauf (Göbl u. Kaufmann 1974) sowie die sog. Shuntnephritis (Stauffer u. Mitarb. 1970). Schließlich bei peritonealer Liquordrainage Abbruch des Katheters in der freien Bauchhöhle, Perforation von Hohlorganen z. B. des Darmes (Göbl u. Kaufmann 1974) und schließlich beim Säugling die Provokation einer Hydrocele communicans.

Für die Behandlung dieser zahlreichen Komplikationen wird auf die angegebene Literatur verwiesen. Uns hat sich trotz zahlreicher Nebeneffekte beim vaskulären Shunt die Dauerantikoagulation mit Dicoumarinpräparaten zur Verhütung thromboembolischer Komplikationen bewährt (Kuffer u. Weber 1969).

Indikation zum expektativen Verhalten

Obschon Einzelfälle von Hydrozephalus mit exzessiver Ventrikulomegalie bekannt sind, die eine normale oder gar überdurchschnittliche geistige Leistungsfähigkeit aufweisen (Lorber 1978), darf ein expektatives Verhalten nur dann erfolgen, wenn a) klinisch keine Progredienz vorliegt; diese kann allerdings diskret sein und dem Untersucher entgehen, b) keine intrakranielle Druckerhöhung vorliegt; dabei sind die tiefen Normalwerte des Neugeborenen-, Säuglings- und Kleinkindesalters zu berücksichtigen und c) die Patienten engmaschig unter Berücksichtigung zahlreicher Parameter kontrolliert werden. Dabei ist das Abstützen auf einen einzigen Parameter z. B. auf die Kopfumfangmessung gefährlich.

Nichtoperative Behandlungsverfahren

Einige Medikamente können die Liquorproduktion herabsetzen, so das Azetazolamid und das Isosorbid (Lorber 1971). Leider ist die Wirkung dieser Stoffe starken individuellen Schwankungen unterworfen, unterschiedlich lange anhaltend und von Nebeneffekten begleitet (Milhorat 1972; Rubin u. Mitarb. 1966). Ihre Anwendung hat daher nur als temporäre und adjuvante Maßnahme einen Sinn z. B. bei leichten Formen relativer Shuntinsuffizienz, und ist als Alternativverfahren zur Shuntbehandlung gefährlich.

Postoperativer Verlauf und Komplikationen

Früh- und Spätkomplikationen der Liquordrainage. Da diese zum großen Teil bereits in den vorhergehenden Kapiteln besprochen wurden, sollen sie hier der Vollständigkeit halber nur noch aufgezählt werden (Tab. 2). Dabei stößt eine Unterteilung in Früh- und Spätkomplikationen auf Schwierigkeiten, da manche Folgen einer Drainagebehandlung kurz darnach oder auch viel später manifest werden können. Es erscheint deshalb zweckmäßiger, zwischen Folgen zu unterscheiden, die theoretisch jederzeit auftreten können, sog. latente Komplikationen und solchen, die für ihre Ausbildung eine gewisse Zeit, d. h. Monate bis Jahre benötigen, sog. verzögerte Komplikationen.

Tabelle **2** Latente und verzögerte Komplikationen der Liquordrainage

Latente Komplikationen	Verzögerte Komplikationen
Blockierung	Shuntabhängigkeit
Infektion, Sepsis, Shunt-nephritis, Diskonnexion und Verlagerung von und Verletzung durch Shuntteile, Thromboembolie (akut, chronisch), Überdrainage und Unterdrucksyndrom	Shuntsynostose inkl. Skapho- und Plagiozephalus Aquäduktstenose Exazerbation einer Dandy-Walker-Zyste oder einer Arnold-Chiari-Mißbildung
Extrazerebrale Hämatome	Kraniozervikale Disproportion

2.68 Gehirnschädel

Bedeutung und Methodik der postoperativen Nachkontrolle. Alle Kinder mit Liquordrainage müssen, sofern der Patient nicht shuntabhängig geworden ist, lebenslang nachkontrolliert werden. Dabei müssen die Nachkontrollen in der Zeit des größten Kopf- resp. Gehirnwachstums und in der Periode des stärksten Längenwachstums engmaschiger erfolgen. Die Kontrollen sollen durch die Klinik erfolgen, wo das Kind operiert wurde, da nur so die erforderliche Rückkoppelung zur steten Überprüfung der Operationstechnik erhalten bleibt. Nebst einer sorgfältig erhobenen Zwischenanamnese und klinischen Untersuchung sind in größeren Abständen Röntgenkontrollen des Schädels und der Drainageteile angebracht. Diese müssen durch Überprüfen des Entwicklungs- resp. Intelligenzquotienten, der Schulleistungen, durch Computertomogramme und wenn erforderlich, durch Liquordruckmessungen und/oder Kontrastmitteldarstellungen des Drainagesystems ergänzt werden. Derart wird es möglich sein, eine latente Drainageinsuffizienz rechtzeitig zu erfassen, oder allenfalls shuntunabhängig gewordene Patienten zu erkennen.

Prognose

Resultate nach Liquordrainagen. Dank der operativen Behandlung des Hydrozephalus konnte die Mortalität im Vergleich zu den sich selbst überlassenen Fällen um die Hälfte gesenkt werden und der Anteil der überlebenden Kinder mit IQ von 75 und mehr verdoppelt werden; auch ist der Prozentsatz der Patienten mit einer Defektheilung kleiner und das Ausmaß der körperlichen Behinderung im Einzelfall geringfügiger (MILHORAT 1972). (Abb. 50 a u. b).
Während die operative Letalität weniger als 1% beträgt, beläuft sich die Gesamtletalität bei einer Beobachtungszeit von mehreren Jahren auf etwas mehr als 15% (FORREST u. COOPER 1968; HEMMER u. CZINK 1977). Dabei ist die sog. Frühletalität am größten (= Letalität bis zum 28. postoperativen Tag); auch im ersten Halbjahr nach der Shuntoperation ist die Sterbewahrscheinlichkeit noch hoch, sie pendelt sich dann aber vom 4. postoperativen Jahr an auf 0–1,6% ein (HEMMER u. CZINK 1977). Immerhin sind Spättodesfälle auch nach jahrelanger Beobachtungszeit möglich, wobei die Patienten mit einem nichtkommunizierenden Hydrozephalus am meisten gefährdet sind.
In etwas mehr als 50% der tödlich verlaufenden Fälle besteht ein Zusammenhang mit der eingelegten Liquordrainage, wobei eine Drainageinsuffizienz oder eine Infektion des Drainagesystems sowie eine akute oder chronische Lungenembolie zahlenmäßig die häufigsten letalen Komplikationen darstellen (FORREST u. COOPER 1968; HEMMER u. CZINK 1977). Da manche Hydrozephalus-Patienten assoziierte Mißbildungen aufweisen – dazu sind vom praktischen Gesichtspunkt auch die Früh- und Mangelgeburten zu zählen –, bestehen

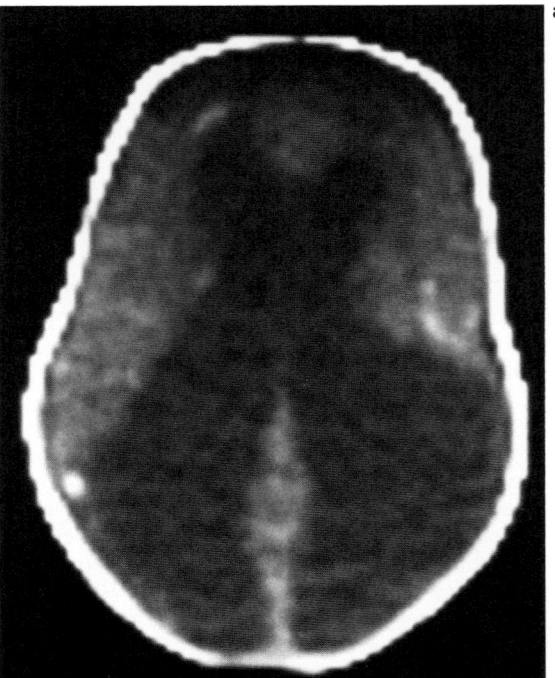

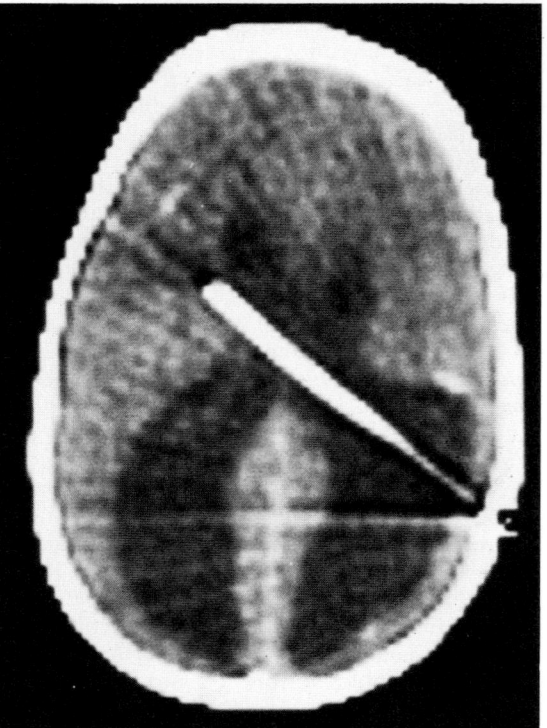

Abb. **50a** u. **b** Erholung des Hirnmantels nach Liquordrainage. Computertomogramm präoperativ (**a**) und postoperativ (**b**) (Neuroradiologische Abteilung, Inselspital Bern, Prof. Dr. *P. Huber*).

hinreichende Gründe für tödlich verlaufende Komplikationen, die nicht in direktem Zusammenhang zur Liquordrainage stehen.
Bei einer Beobachtungszeit von 3 Jahren ist durchschnittlich mit 2 Revisionen pro geshunteten Patienten zu rechnen (BRUCE u. SCHUT: Persönliche Mitteilung 1975, 1976); der Anteil der Kinder mit häufig rezidivierenden Verstopfungen beträgt jedoch weniger als 5 % (RICKHAM 1978).
Mehr als ²/₃ der Kinder mit isoliertem Hydrozephalus entwickeln sich später körperlich und geistig weitgehend normal, sofern sie frühzeitig geshuntet wurden und die Shuntfunktion durch regelmäßige Nachkontrollen überprüft wird. Schwere Defektheilungen müssen entweder der Ursache des Hydrozephalus (z. B. einer perinatalen Hirnblutung) oder einer stark fortgeschrittenen Form angelastet werden. Unter den gelegentlich beobachteten Residualzuständen stehen Strabismus und/oder leichte Formen von psychoorganischem Syndrom im Vordergrund. Beides muß bei der Nachbetreuung berücksichtigt werden.
Resultate bei ungenügender Nachkontrolle. Die Resultate bei ungenügender Nachkontrolle sind sehr wahrscheinlich noch schlechter als beim spontanen Verlauf. Denn durch den initialen Shunt entfallen alle bei einem Spontanverlauf eingetretenen Kompensationsmechanismen und stehen später nicht ohne weiteres zur Verfügung, so daß eine kurzfristig eintretende Blockierung entweder tödlich verläuft oder zu irreparablen Schäden führt. Daher ist jede Drainagebehandlung ohne entsprechende Nachkontrollen zwecklos.
Genetische Beratung. Zweck einer genetischen Beratung ist es, die Wiederholungsrate eines Hydrozephalus oder einer genetisch verwandten ZNS-Mißbildung (Anenzephalie, Spina bifida) in der gleichen Geschwisterreihe abzuschätzen, oder eine allenfalls geschlechtsgebunden rezessiv vererbte Form eines angeborenen Hydrozephalus zu erfassen (BRICKERS u. ADAMS 1949). Das Wiederholungsrisiko beträgt 4% (MOSER: Persönliche Mitteilung 1979).

Literatur

Adams, R. D., C. M. Fisher, S. Hakim, R. G. Ojemann, W. H. Sweet: Symptomatic occult Hydrocephalus with 'Normal' cerebro spinalfluid Pressure. A Treatable Syndrome. New Engl. J. Med. 273 (1965) 117
Alnefty, S., R. Nugent, S. Chou: Pathogenetic reappraisal of benign aqueductal Stenosis. IVth Annual interim Meeting, the American association of neurological surgeons, Section of pediatric neurological surgery, Philadelphia 1976, Persönliche Mitteilung
Anderson, F. M.: Subdural hematoma, a complication of operation for hydrocephalus. Pediatrics 10 (1952) 11
Arnold, J.: Myelocyste, Transposition von Gewebskeimen und Sympodie. Beitr. Path. Anat. 16 (1894) 1
Bayston, R., L. Spitz: The role of retrograde movement of bacteria in ventriculo-atrial shunt colonisation. Z. Kinderchir. 25 (1978) 352
Becker, D. P., F. E. Nulsen: Control of hydrocephalus by valveregulated venous shunt: Avoidance of complications in prolonged shunt maintenance. J. Neurosurg. 28 (1968) 215
Blaauw, G.: Hydrocephalus and epilepsy. Z. Kinderchir. 25 (1978) 341
Boltshauser, E., W. Isler, F. Pedrina: Benigne (familiäre) Megalenzephalie. Helv. paediat. Acta Suppl. 42 (1979) 14
Boltshauser, E., U. G. Stauffer, W. Islar, D. Mieth: Zum Stellenwert der Computertomographie bei der Abklärung des Hydrozephalus im Säuglingsalter. Z. Kinderchir. 25 (1978) 189
Bresnan, M. J., A. V. Lorenzo: Cerebrospinal fluid dynamics in megalencephaly. Develop. Med. Child Neurol., Suppl. 35, 17 (1975) 51
Brickers, D. D., R. D. Adams: Hereditary Stenosis of the aqueduct of Silvius as a cause of congenital hydrocephalus. Brain 72 (1949) 246
Brisman, R., B. M. Stein, P. M. Johnson: Lung scan and shunted childhood hydrocephalus. Develop. Med. Child Neurol., Suppl. 22 (1970) 18
Chiari, H.: Über Veränderungen des Kleinhirns in Folge von Hydrocephalie des Großhirns. Dtsch. med. Wschr. 17 (1891) 1172
di Chiro, G.: Observations of the circulation of the cerebrospinal fluid. Acta radiol. Diagn. (Stockh.) 5 (1966) 988
Crockard, H. A., K. Hanlon, E. Duda: Correlations between ventricular fluid pressure (VFP) and computerized tomography in patients with normal pressure hydrocephalus. In: Intracranial pressure III, hrsg. von J. W. F. Beks, D. A. Bosch, M. Brock. Springer, Berlin 1976
Dandy, W. E.: An operative procedure for hydrocephalus. Bull. Johns Hopk. Hosp. 33 (1922) 189
Dandy, W. E.: The brain. In: Practice of Surgery, Bd. XII, hrsg. von D. Lewis. Prior, Hagerstown 1932
Epstein, F. J., A. S. Fleischer, G. M. Hochwald, J. Ransohoff: Subtemporal craniectomy for recurrent shunt obstruction secondary to small ventricles. J. Neurosurg. 41 (1974) 29
Foltz, E. L. A. A. Ward: Communicating hydrocephalus from subarachnoid bleeding. J. Neurosurg. 13 (1956) 546
Forrest, D. M., D. G. W. Cooper: Complications of ventriculo-atrial shunts: a review of 455 cases. J. Neurosurg. 29 (1968) 506
Fox, J. L., D. C. McCullough, R. C. Green: Effect of CSF-Shunts on intracranial pressure and CSF dynamics. 2. A new technique of pressure measurements, results and concepts. 3. A new concept of hydrocephalus. J. Neurol. Neurosurg. Psychiat. 36 (1973) 302
Frick, M., H. Rösler, J. Kinser: Functional evaluation of ventriculo-atrial and ventriculo-peritoneal shunts with 99m Tc-pertechnate. Neuroradiology 7 (1974) 145
Gadsdon, D. R., S. Variend, J. L. Emery: The effect of hydrocephalus upon the myelination of the corpus callosum. Z. Kinderchir. 25 (1978) 311
Gardner, E., R. O'Rahilly, D. Prolo: The Dandy-Walker and Arnold-Chiari malformations. Clinical, developmental and teralogical considerations. Arch. Neurol. (Chic.) 32 (1975) 393
Glöbl, H. J., H. J. Kaufmann: Radiologische Befunde nach Shuntoperationen wegen Hydrocephalus. Z. Kinderchir. 15 (1974) 361
Hadenius, A. M., B. Hagberg, K. Hyttnäs-Bensch, I. Sjörgen: ›Congenital hydrocephalus II longterm prognosis of untreated hydrocephalus in infants‹. Nord. Med. 68 (1962) 1515
Hagberg, B.: ›The sequelae of spontaneously arrested infantile hydrocephalus‹. Develop. Med. Child Neurol. 4 (1962) 583
Hagberg, B., I. Sjörgen: The Chronic Brain Syndrome of Infantile Hydrocephalus. Amer. J. Dis. Child 112 (1966) 189
Hamby, W. B., R. F. Kraus, W. F. Beswick: Hydranencephaly: Clinical Diagnosis. Pediatrics 6 (1950) 371
Hammock, M. K., Th. H. Milhorat, I. S. Baron: Normal pressure hydrocephalus in patients with myelomeningocele. Develop. Med. Child Neurol., Suppl. 37, 18 (1976) 55

Heisey, S. R., D. Held, J. Pappenheimer: Bulk flow and diffusion in the cerebro-spinal fluid system of the goat. Amer. J. Physiol. 203 (1962) 775

Hemmer, R., A. Czink: Die Letalität bei Kindern mit Hydrozephalus und ventrikulo-aurikulärer Drainage. Z. Kinderchir. 21 (1977) 313

Hoffman, H. J., E. B. Hendrick, R. P. Humphreys: Manifestations of Arnold-Chiari malformation in patients with myelomeningocele. Child's Brain 1 (1975) 255

Hoffman, H. J., E. B. Hendrick, R. P. Humphreys: New lumboperitoneal shunt for communicating hydrocephalus? technical note. J. Neurosurg. 44 (1976) 298

Huckman, M. S., J. Fox, J. Topel: The validity of criteria for the evaluation of cerebral atrophy by computed tomography. Radiology 116 (1975) 85

James, H. E., L. Schut: Pitfalls in the diagnosis of arrested hydrocephalus. Acta Neurochir. (Wien) 43 (1978) 275

Johnson, R. T., K. P. Johnson: Hydrocephalus following viral infection: The pathology of aqueductal stenosis developing after experimental mumps virus infection. J. Neuropath. exp. Neurol. 27 (1968) 591

Kaiser, G., P. Huber, F. Vassella: Externe Ventrikeldrainage bei perinataler Hirnblutung? Z. Kinderchir. 27 (1979) 22

Kaiser, G.: Kontinuierliche intraventrikuläre Liquordruckmessung beim nativen progressiven Neugeborenen-Hydrocephalus. Päd. Fortbildungskurse 49 (1980) 25

Kaiser, G., L. Schut, H. E. James, D. A. Bruce: Problems of diagnosis and treatment in the Dandy-Walker Syndrome. Mod. Probl. Pädiat. 18 (1977) 123

Kaufmann, H. J.: Progress in Pediatric Radiology, Skull, Spine and Contents, Bd. V/1. Karger, Basel 1976

Kazner, E., W. Lanksch, H. Steinhoff: Cranial computerized tomography in the diagnosis of brain disorders in infants and children. Neuropädiatrie 7 (1976) 136

Kuffer, F., J. Weber: L'anticoagulation prophylactique après drainage ventriculo-atrial de l'hydrocéphalie. Ann. Chir. infant. 10 (1969) 47

Laurence, K. M., S. Coates: The natural history of hydrocephalus. Detailed analysis of 182 unoperated cases. Arch. Dis. Childh. 37 (1962) 345

Laurence, K. M., S. Coates: Spontaneously Arrested Hydrocephalus. Results of the Re-examination of 82 survivors from a series of 182 unoperated cases. Develop. Med. Child Neurol., Suppl. 13 (1967) 4

Lorber, J.: Systematic ventriculographic studies in infants born with meningomyelocele and Encephalocele. The Incidence and Development of Hydrocephalus. Arch. Dis. Childh. 36 (1961) 381

Lorber, J.: Medical and surgical aspects in the treatment of congenital hydrocephalus. Neuropädiatrie 2 (1971) 239

Lorber, J.: The longterm follow-up of postmeningitic hydrocephalus. XXII. Annual Congress of the Society for Research into Hydrocephalus and Spina bifida, Oslo, Norway 1978 a, Persönliche mitteilung

Lorber, J.: EMI Scans in hydrocephalus and Spina bifida. XXII. Annual Congress of the Society for Research into Hydrocephalus and Spina bifida, Oslo, Norway 1978 b, Persönliche Mitteilung

Lorber, J., M. Sillanpää, N. Greenwood: Convulsions in children with hydrocephalus. Z. Kinderchir. 25 (1978) 346

Lorenzo, A. V., L. K. Page, G. V. Watters: Relationship between cerebro spinal fluid formation, absorption and pressure in human hydrocephalus. Brain 93 (1970) 679

Lux, W. E., G. M. Hochwald, A. Sahar, J. Ransohoff: Periventricular water content – effect of pressure in experimental chronic hydrocephalus. Arch. Neurol. (Chic.) 23 (1970) 475

McCullough, D. C., J. L. Fox, F. Curl: Effects of CSF shunts on intracranial pressure and CSF dynamics. In: Cisternography and Hydrocephalus, hrsg. von J. C. Harbert. Ch. C. Thomas, Springfield/Ill. 1972

Mc Laurin, R. L.: Infected cerebral spinal fluid shunt. Surg. Neurol. 1 (1973) 191

Milhorat, Th. H.: Acute hydrocephalus. New Engl. J. Med. 283 (1970) 857

Milhorat, Th. H.: Intracerebral hemorrhage, acute hydrocephalus and systemic hypertension. J. Amer. Med. Ass. 218 (1971) 221

Milhorat, Th. H.: Hydrocephalus and the Cerebro Spinal Fluid. Williams & Wilkins, Baltimore 1972

Mortier, W.: Klinische Aspekte des Hydrocephalus. In: Pädiatrie in Praxis und Klinik, Bd. III, hrsg. von K. D. Bachmann, H. Ewerbeck, G. Joppich, E. Kleinhauer, E. Rossi, G. R. Stalder. Fischer, Stuttgart und Thieme, Stuttgart 1978

de Myer, W.: Megalenzephaly in children; clinical syndromes, genetic patterns und differential diagnosis from other causes of megalencephaly. Neurology 22 (1972) 634

Nulsen, F. E., E. B. Spitz: Treatment of hydrocephalus by direct shunt from ventricle to jugular vein. Surg. Forum 2 (1952) 399

Pappenheimer, J. R., S. R. Heisey, E. F. Jordan, J. de C. Downer: Perfusion of the cerebral ventricular system in unanesthetizied goats. Amer. J. Physiol. 203 (1962) 763

Portnoy, H. D., R. R. Schulte, J. L. Fox, P. D. Croissant, L. Tripp: Anti-siphon and reversible occlusion valves for shunting in hydrocephalus and preventing post-shunt subdural hematomas. J. Neurosurg. 38 (1973) 729

Potthoff, P. C., R. Hemmer: Valve insufficiency in ventriculo-atrial shunts. Develop. Med. Child Neurol. Suppl. 20 (1969) 38

Pudenz, R. H., F. E. Russell, A. H. Hurd, C. H. Shelden: Ventriculo-auriculostomy. A technique for shunting cerebrospinal fluid into the right auricle. Preliminary report. J. Neurosurg. 14 (1957) 171

Puri, P., H. B. Eckstein: Results of treatment of hydrocephalus by Holter Valves: a 6 to 18 year follow-up. Develop. Med. Child Neurol. Suppl. 37, 18 (1976) 169

Raimondi, A. J.: Pediatric Neuroradiology. Saunders, Philadelphia 1972

Raimondi, A. J., G. Samuelson, L. Yarzagaray, Th. Norton: Atresia of the Foramina of Luschka and Magendi: The Dandy-Walker Cyst. J. Neurosurg. 31 (1969) 202

Ransohoff, J.: Ventriculo-pleural anastomosis in treatment of midline obstructional neoplasms. J. Neurosurg. 11 (1954) 295

Rickham, P. P.: Chirurgische Aspekte des Hydrozephalus. In: Pädiatrie in Praxis und Klinik, Bd. III, hrsg. von K. D. Bachmann, H. Ewerbeck, G. Joppich, E. Kleinhauer, E. Rossi, G. R. Stalder. Fischer, Stuttgart und Thieme, Stuttgart 1978

Robertson, J. T., R. W. Schick, F. Morgan, D. D. Matson: Accurate placement of ventriculo-atrial shunt for hydrocephalus under electrocardiographic control. J. Neurosurg. 18 (1961) 255

Rossi, L. N., F. Vassella: Hirntumoren im Kindesalter, Klinische Aspekte. Helv. pädiat. Acta 31 (1976) 211

Rubin, R. C., E. S. Henderson, A. K. Ohmaya, M. D. Walker, D. P. Rall: The production of cerebro spinal fluid in man and its modification by acetazolamide. J. Neurosurg. 25 (1966) 430

Russell, D. S.: Observation on the Pathology of Hydrocephalus. Her Majesty's Stationery Office Spec. Rep. Ser. med. Res. Coun. (Lond.) 265 (1949)

Samson, D., G. Sturbois, G. Breart, M. El Medjadji, M. Uzan: Diagnostic intra-utérin de l'hydrocéphalie par la mesure échographique des ventricules latéraux du cerveau foetal. Méd. et Hyg. 37 (Genève) (1979) 1670

Shallat, R. F., R. P. Pawl, M. J. Jerva: Significance of upward gaze palsy (Parinaud's Syndrome) in hydrocephalus due to shunt malfunction. J. Neurosurg. 38 (1973) 717

Shurtleff, D. B.: Transillumination of skull in infants and children. Amer. J. Dis. Child. 107 (1964) 52

Sieben, R. L., M. Ben Hamida, K. Shulman: Mutiple cranial nerve deficits associated with the Arnold-Chiari malformation. Neurology 21 (1971) 673

Stauffer, U. G., A. Csomor, H. J. Plüss, W. H. Hitzig: Diffuse Glomerulonephritis infolge infizierten ventrikulo-atrialen Shunts. Schweiz. med. Wschr. 100 (1970) 1288

Stookey, B., J. Scarff: Occlusion of the aqueduct of Sylvius by neoplastic and non-neoplastic processes with a rational surgical treatment for relief of the resultant obstructive hydrocephalus. Bull. neurol. Inst. N. Y. 5 (1936) 348
Sunder-Plassmann, M., V. Grunert: Fehldiagnose bei konnatalen Hirntumoren. Z. Kinderchir. 8 (1970) 352
Taggart jr., J. K., A. E. Walker: Congenital atresia of the foramens of Luschka and Magendi. Arch. Neurol. Psychiat. (Chic.) 48 (1942) 583
Torkildsen, A.: A new palliative operation in cases of inoperable occlusion of the Sylvian aqueduct. Acta chir. scand. 82 (1939) 117
de Vlieger, M., J. J. Denier van der Gon, C. E. Molin: Two-dimensional echo encephalography of the third ventricle in hydrocephalus. Neurology 18 (1968) 473
Welch, K.: Normal pressure hydrocephalus in infants and children: a reappraisal. Z. Kinderchir. 25 (1978) 319

Kongenitale Defekte der Galea und der Schädelknochen

G. KAISER

Häufigkeit

Bei dieser seltenen, angeborenen Mißbildung handelt es sich entweder um einen isolierten Defekt der Kopfschwarte oder der Schädelknochen oder um eine Kombination von beiden, wobei auch die Dura mitbetroffen sein kann. Die Inzidenz isolierter Formen beträgt mindestens 0,03‰, diejenige kombinierter Formen ist 5mal geringer (CONWAY u. JOHNSON 1956). Mädchen sind häufiger betroffen, und die Mißbildung findet sich bevorzugt bei Erstgeborenen (O'BRIEN u. MCDRAKE 1961).

Ätiopathogenese

Solche Defekte können in der gleichen Geschwisterreihe und in mehreren Generationen wiederholt auftreten, mit Hautdefekten anderer Lokalisation oder mit diversen anderen Mißbildungen kombiniert sein (KOSNIK u. SAYERS 1975). Dies spricht für eine multifaktorielle Genese und in Einzelfällen für eine rezessive Vererbung.
In einem Fall wurde ein ca. 7 cm langer, etwas torquierter und bereits ausgetrockneter Amnionstrang beobachtet, der noch am Ulkusrand adhärent war. Diese Beobachtung läßt an frühembryonale Adhäsionen zwischen Kopfregion und Amnion denken, die nach ihrer Resorption Defekte im Ektoderm hinterlassen.
Die gelegentlich beobachtete familiäre Häufung, die Lieblingslokalisation und der histologische Aufbau dieser Defekte sprechen allerdings eher für einen kombinierten mesoektodermalen Fusionsdefekt (GREIG 1931; MATSON 1969).

Symptome und radiologische Befunde

Galeadefekte

Diese äußern sich beim Neugeborenen in einem mehr oder weniger ausgedehnten ulkusartigen Defekt der Kopfschwarte, der mit Vorliebe nahe oder über der Mittellinie der Scheitelregion liegt (Abb. 51). Die Ränder der bald kreisrunden, bald unregelmäßig begrenzten Defekte sind scharfrandig und erscheinen oft wie ausgestanzt.
Der Durchmesser dieser Galeadefekte ist häufiger kleiner als 2 cm, er kann aber auch von 0,5–9 cm variieren. Der Grund dieser Ulzera ist oftmals von einer pergamentartigen Membran bedeckt, die histologisch vom Rande des Defektes ausgehend eine atrophische resp. mangelhaft ausgebildete Haut mit dünner Epidermis und Korium sowie fehlenden Hautanhangsgebilden erkennen läßt (KAHN u. OLMEDO 1950; KOSNIK u. SAYERS 1975).
Solche Galeadefekte können aber auch linear begrenzt sein, andere Regionen des Schädels betreffen und/oder multipel vorkommen (O'BRIEN u. MCDRAKE 1961).
Sich selbst überlassen kommt es zu einer Abstoßung der devitalisierten Membran und zur Ausbildung von Granulationen, die vom Rande her unter Hinterlassung einer Narbe epithelisieren. Der gleiche Prozeß kann schon intrauterin erfolgen, so daß bei der Geburt eine kongenitale Hautnarbe der Kopfschwarte vorliegt.
Kleine Defekte, deren Durchmesser 2–3 cm nicht überschreitet, schließen sich in der Regel spätestens innerhalb 1–2 Monaten vollständig, während größere Ulzera hierzu viel mehr Zeit benötigen (O'BRIEN u. MCDRAKE 1961).

Isolierte Knochendefekte

Derartige Kalottendefekte werden entweder anläßlich einer aus anderen Gründen vorgenommenen Schädelaufnahme zufällig entdeckt oder – falls der Defekt größer ist – auch bei einer klinischen Untersuchung.
Sie liegen mit Vorliebe in der Mittellinie zwischen Glabella und Okziput; ihr Durchmesser kann bis zu 10 cm betragen. Da sie sich im Laufe des Wachstums nicht spontan verschließen (MATSON 1969), besteht bei den größeren Defekten eine Expositionsgefahr des unmittelbar unter der Haut liegenden Gehirns und seiner Häute.

Sonderformen von Schädelknochendefekten

Dazu gehören der supraorbital gelegene uni- oder bilaterale Defekt des Os frontale, die jeweils paarigen Defekte an der Stelle, wo gewöhnlich die Foramina parietalia, mastoidea oder frontalia (Austrittsstellen der Emissaria) liegen, sowie die kongenitale einseitige Entwicklungsstörung des Sphenoids. Im letzgenannten Fall resultiert ein charakteristisches klinisches Bild mit Vorwölbung der Schläfenregion und pulsierendem Exophthalmus (MATSON 1969).

2.72 Gehirnschädel

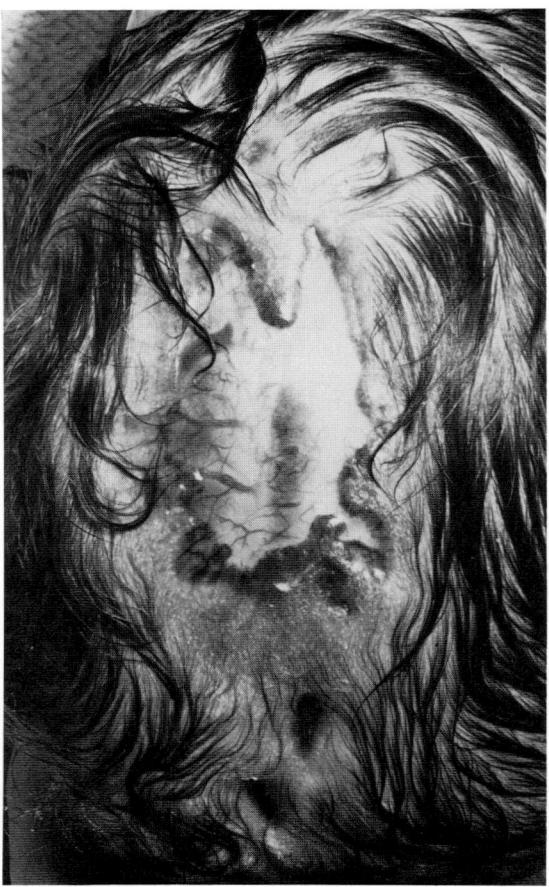

Abb. 51 Isolierter Galeadefekt (Neugeborenes).

Kombinierte Mißbildungen

Der Galeadefekt ist oft mit einem entsprechend großen Knochendefekt kombiniert, die Dura kann dabei intakt sein, aber auch in ca. $1/4$ der Fälle fehlen (CONWAY u. JOHNSON 1956). Letzteres trifft vorab bei den meist ausgedehnten Defektbildungen im Bereich des Scheitels zu (Abb. 52). Zwischen den Galearändern spannt sich eine dünne glänzende Membran aus (Pia und Arachnoidea), durch welche einzelne Hirnwindungen und Gefäße durchscheinen.

Sowohl die Galeadefekte als auch die kombinierten Haut-Knochen-Defekte werden als isolierte Mißbildung mit entsprechend normaler geistiger Entwicklung beobachtet. Sie können aber auch mit Hautdefekten anderer Lokalisation und/oder multiplen anderen Mißbildungen einhergehen. Unter diesen sind von besonderem Interesse Extremitätenmißbildungen wie Nagel- und Phalanxdefekte, Poly- und Syndaktylien (CONWAY u. JOHNSON 1956; KAHN u. OLMEDO 1950), ferner Trisomien 13-15 (KOSNIK u. SAYERS 1975).

Spontanverlauf und Komplikationen

Sich selber überlassen ergeben sich vor allem bei den großen kombinierten Defekten, die die Dura miteinbeziehen, lebensgefährliche Komplikationen. Es sind dies Austrocknung und Nekrose mit Ausbildung eines Schorfes, der aufbrechen und zu fatalen Blutungen aus dem Sinus sagittalis oder aus Piagefäßen führen kann (MATSON 1969), ferner eine von außen fortgeleitete Meningitis oder eine Sinusthrombose.

Therapie

Indikation zur operativen Behandlung und zum exspektativen Verhalten (Indikation zu Überbrückungsverfahren). 4 Gründe rechtfertigen eine allfällige operative Behandlung: Verhütung einer Blutung, einer Infektion, Schutz des exponierten Gehirns und kosmetische Gesichtspunkte (z. B. Alopezie). Dabei sind die beiden erstgenannten Gründe von unmittelbar vitaler Bedeutung. Entsprechend wird die Dringlichkeit eines unverzüglichen operativen Verschlusses nicht nur von der Ausdehnung des Defektes, sondern im besonderen Ausmaß von seiner Form diktiert. Kombinierte Defekte, die Haut, Knochen und Dura umfassen, stehen an erster Stelle, gefolgt von solchen mit noch intakter Dura vor allem im Bereich des Sinus sagittalis; während isolierte Haut- oder Knochendefekte weniger dringlich sind. Eine Ausnahme bilden solche über den Nähten oder mit großen Venengeflechten unter den membranös bedeckten Galeadefekten (KAHN u. OLMEDO 1950).

Überläßt man einen großen Defekt einer spontanen Epithelialisierung, dann müssen folgende Nachteile in Kauf genommen werden: Anstelle einer vollwertigen Galea liegt eine dünne, verletzliche, narbige und haarlose Haut vor. Auch wird derart ein allfälliger späterer plastischer Verschluß eines Knochendefektes erschwert. Abgesehen von kleinen Galeadefekten mit einer Spontanheilung innerhalb nützlicher Frist können folgende Situationen ein exspektatives Verhalten rechtfertigen: Schwere Begleitmißbildungen mit geringer Überlebenschance (Chromosomenanomalien!), andere assoziierte Mißbildungen mit Behandlungspriorität (VINOCUR u. Mitarb. 1976); ferner ausgedehnte Defekte, deren plastische Deckung sorgfältig geplant und nicht in einem Anlauf vorgenommen werden kann. Bei den letztgenannten Konstellationen sind unbedingt geeignete Überbrückungsverfahren erforderlich, die ebenfalls eine Blutung und/oder eine Infektion verhüten.

Solche Überbrückungsverfahren sind sterile Verbände, die kontinuierlich feucht gehalten werden, oder eine provisorische Deckung der Defekte mit Fremdhaut (Spalthautlappen von der Leiche oder vom Tier) oder mit synthetischen Produkten; beide Verfahren sind Spalthautlappen vom Patienten überlegen, da sich diese provisorische Bedeckung bei der definitiven Versorgung besser entfernen läßt (VINOCUR u. Mitarb. 1976). Die künstliche

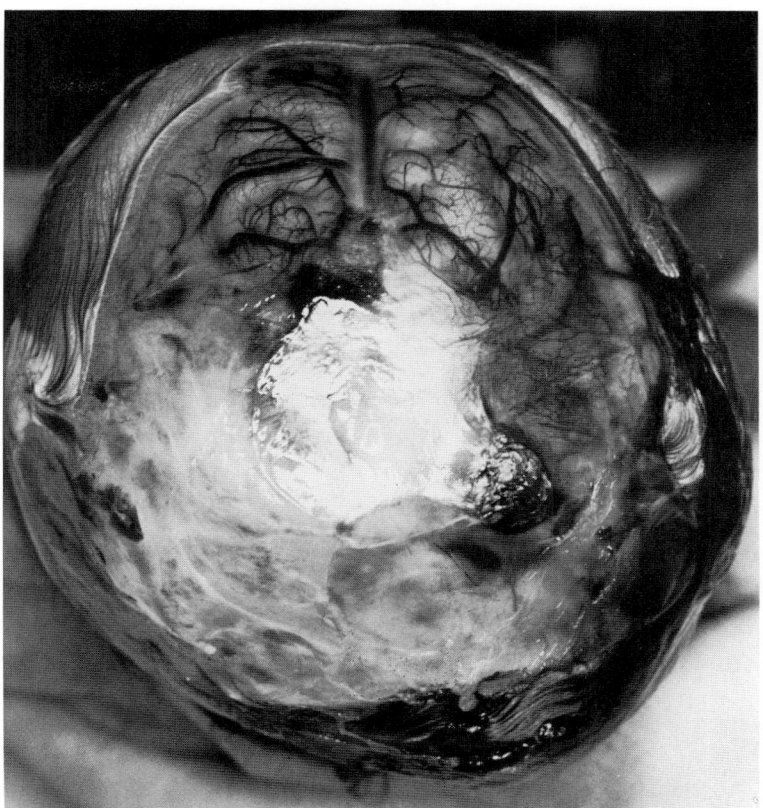

Abb. 52 Kombinierter Galea- und Schädelknochendefekt (3 Tage altes Mädchen).

Bildung eines trockenen Films resp. Schorfes über dem Defekt eliminiert nicht mit Sicherheit die Gefahr einer Blutung.
Auch die Anpassung eines Schutzhelmes bei großen Knochendefekten gehört zu den Überbrückkungsmaßnahmen.

Operationsverfahren. Kleinere Defekte können nach Exzision und Unterminieren der Galearänder direkt verschlossen werden. Dazu sind ggf. Entlastungsschnitte z. B. in der Form subkutaner Inzisionen erforderlich (CONWAY u. JOHNSON 1956).
Größere Defekte müssen mit einem Verschiebelappen gedeckt werden, denn Spalthautlappen eignen sich als definitives Verfahren nicht (MATSON 1969). Die Entnahmestelle wird hingegen mit Thiersch-Lappen gedeckt. Es empfiehlt sich, genügend große Verschiebelappen zu bilden und ihre Lebensfähigkeit am vorgesehenen Ort zuvor mit Fluoreszin zu prüfen (THORVALDSSON u. GRABB 1974; VINOCUR u. Mitarb. 1976).
Liegen große Knochendefekte vor, dann kann entweder sofort ein Periostlappen gebildet werden, woraus sich im Laufe von Jahren Knochen bildet (KOSNIK u. SAYERS 1975). Oder der Defekt wird mit 3–4 Jahren, wenn das größte Schädelwachstum vorüber ist, plastisch gedeckt (MATSON 1969). Dazu eignen sich Knochenstücke vom Patienten selber, z. B. feingeschnittener Rippenknorpel oder Rippenspangen, besser als alloplastisches Material wie Tantal oder Palacos (BALTENSWEILER u. Mitarb. 1976; MATSON 1969; VINOCUR u. Mitarb. 1976).

Literatur

Baltensweiler, J., L. Clodius, H. Eberle: Autologe Schädeldachplastik. Helv. chir. Acta 43 (1976) 717
Conway, H., G. Johnson jr.: Congenital absence of the scalp and skull. Ann. Surg. 144 (1956) 1035
Greig, D. M.: Localized congenital defects of the scalp. Edinb. med. J. 38 (1931) 341
Kahn, E. A., L. Olmedo: Congenital defect of the scalp: With a note on the closure of large scalp defects in general. Plast. reconstr. Surg. 6 (1950) 435
Kosnik, E. J., M. P. Sayers: Congenital scalp defects: Aplasia cutis congenita. J. Neurosurg. 42 (1975) 32
Matson, D. D.: Neurosurgery of Infancy and Childhood, 2. Aufl. Thomas, Springfield/Ill. 1969
O'Brien, B., J. E. Mc Drake: Congenital defects of the skull and scalp. Brit. J. plast. Surg. 13 (1961) 102
Thorvaldsson, S. E., W. C. Grabb: The intravenous fluorescin test as a measure of skin flap viability. Plast. reconstr. Surg. 53 (1974) 576
Vinocur, Ch. D., W. H. Weintraub, R. J. Wilensky, A. G. Coran, R. O. Dingman: Surgical Management of Aplasia cutis congenita. Arch. Surg. 111 (1976) 1160

3. Gesichtsschädel

3.2 Gesichtsschädel

Lippen-Kiefer-Gaumen-Spalten

M. BETTEX und B. GRAF-PINTHUS

Unter den angeborenen Mißbildungen sind die Lippen-Kiefer-Gaumen-Spalten wegen ihrer Häufigkeit und wegen der Dauer ihrer Behandlung von besonderer Wichtigkeit. Die Lokalisation der Mißbildung im Gesicht hat auch schwerwiegende soziale und psychologische Konsequenzen, sowohl für den einzelnen wie auch für die Gesamtbevölkerung. Die herkömmlichen Bezeichnungen wie Hasenscharten und Wolfsrachen werden heutzutage in chirurgischen Kreisen praktisch nicht mehr gebraucht.

Häufigkeit

Das Vorkommen der Lippen-Kiefer-Gaumen-Spalten in der Bevölkerung ist äußerst häufig, aber von Gegend zu Gegend sehr verschieden. Man rechnet in Europa im Durchschnitt mit 1 Spaltträger auf 1000 Geburten. Diese Zahl ist aber in Finnland 1 auf 800, in Dänemark 1 auf 600 und in einzelnen Inzuchtgebieten der Innerschweiz 2,2 pro 1000 (= 1 auf 450). Es ist somit anzunehmen, daß jeder Geburtshelfer, jeder Pädiater und jeder Kinderchirurg in seiner Praxis solche Fälle sehen wird.

Embryogenese

Lippen-Kiefer-Spalten und Gaumenspalten werden zu den Hemmungsmißbildungen gezählt. Die Lippen-Kiefer-Spalte entwickelt sich etwa in der 3. Schwangerschaftswoche bei Embryonen von 13 mm SSL, d. h. zur Zeit der Entstehung des *Zwischenkiefersegments* (Philtrum, medialer Oberkieferanteil und *primärer Gaumen,* s. Abb. 1 a). Die Gaumenspalte entsteht erst in der 8. Fetalwoche bei Embryonen von 30 mm SSL, in der Zeit, wo die Gaumenplatten sich auf der Mittellinie zur Bildung des *sekundären Gaumens* verschmelzen sollten (Abb. 1 a). Die Grenze zwischen primärem und sekundärem Gaumen befindet sich genau an der Stelle des späteren *Foramen incisivum,* das dann auch die Grenze zwischen Lippen-Kiefer-Spalten und Gaumenspalten wird (Abb. 1 b).

Die *Entstehung einer Lippen-Kiefer-Spalte* kann folgendermaßen beschrieben werden: In der 3.–5. Woche entwickeln sich der mediane Nasenwulst (der später das Zwischenkiefersegment ergibt) und der Oberkieferwulst durch Einwachsen von Mesenchym von lateral und von medial her in die epitheliale Anlage. Auf beiden Seiten bleiben eine Zeitlang unterhalb der Riechgrube die Wülste durch eine Epithelmauer getrennt, die endlich mit Mesenchym durchwachsen wird. In *keinem* Moment der Entwicklung sind Spalten vorhanden, sondern nur seichte Furchen. Bleibt aber das Durchwachsen des Mesenchyms ganz oder teilweise aus, so reißen die Epithelmauern unilateral oder bilateral, partiell oder total ein, und es entwickelt sich eine partielle oder totale, unilaterale oder bilaterale Lippen- bzw. Lippen-Kiefer-Spalte.

Die *Gaumenspalte* entsteht viel einfacher durch ein totales oder partielles Stillstehen des Wachstums der Gaumenplatten im Laufe der 8. Schwangerschaftswoche. Normalerweise verschmelzen die Fortsätze auf der Mittellinie zur Bildung des sekundären Gaumens; gleichzeitig wächst das Nasenseptum herunter und vereinigt sich mit dem sekundären Gaumen. Dieser Verschluß erfolgt von vorn nach hinten. Solange dieser Vorgang nicht abgeschlossen ist, bleibt eine *echte Spalte* bestehen, im Gegensatz zur Lippe, wo die Wülste *nie* spaltförmig getrennt sind. Je nach Zeitpunkt des Stillstands der Entwicklung des sekundären Gaumens entsteht eine totale oder partielle Gaumenspalte. Das Nasenseptum tritt dann entweder mit *keiner* der Gaumenspalten in Verbindung (»bilaterale« Gaumenspalte) oder nur mit der einen Seite (»unilaterale« Gaumenspalte).

Ätiologie

Die kausale Genese der Lippen-Kiefer- und der Gaumenspalten ist noch nicht völlig geklärt. Vererbung, chromosomale Aberrationen und exogene Faktoren können eine Rolle spielen. Meist dürfte die Ätiologie multifaktoriell sein.

Vererbung. In 15–30% der Fälle läßt sich ein familiär gehäuftes Auftreten nachweisen. Die Untersuchungen von FOGH-ANDERSEN (1967) haben ergeben, daß Lippen-Kiefer-Spalten, mit oder ohne Gaumenspalten, einerseits und die isolierten Gaumenspalten andererseits genetisch zwei voneinander ganz unabhängige Mißbildungen darstellen. Bei den *Lippen-Kiefer-Spalten* liegt ein unregelmäßig dominanter Erbgang mit geringer Penetranz vor, wobei das männliche Geschlecht bevorzugt wird (Tab. 1 und 2). Es können ganze Generationen übersprungen werden. Ein Beispiel ist in Abb. 2 dargestellt: Form und Grad der Spaltbildung können im gleichen Stammbaum stark wechseln. Bei den *isolierten Gaumenspalten* läßt sich die Vererbung weniger häufig nachweisen. Der Erbgang scheint hier einfach dominant zu sein (Abb. 3). Das weibliche Geschlecht ist bevorzugt (s. Tab. 2). Das Konzept von zwei getrennten genetischen Systemen wird aber neuerdings von CHABORA u. HOROWITZ (1974) in Frage gestellt.

Die Frage der Wahrscheinlichkeit für das Auftreten einer Lippenspalte wird sehr oft von Eltern schon befallener Sippen gestellt: Bei normalen Eltern, die bereits ein Kind mit Lippenspalte haben, beträgt die Wahrscheinlichkeit, daß das nächste Kind auch befallen sein könnte, etwa 4%. Wenn schon zwei Kinder des gleichen Ehepaares befallen sind, so steigt das Risiko für das nächste Kind auf 9%. Sind schon ein Elternteil und ein Kind befallen, so beträgt die Wahrscheinlichkeit 17%. Die Wahrscheinlichkeitszahlen für die isolierte Gaumenspalte gelten als etwas geringer.

Lippen-Kiefer-Gaumen-Spalten 3.3

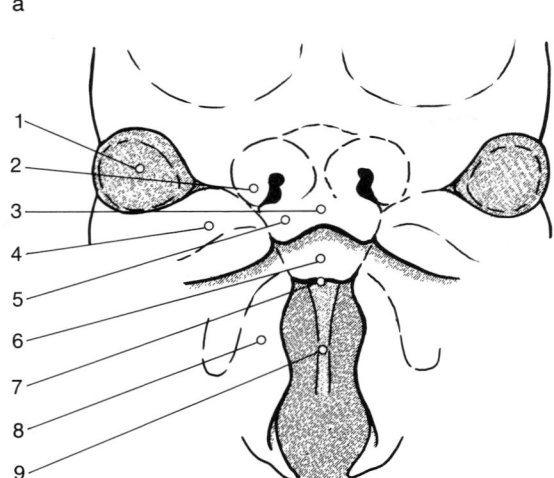

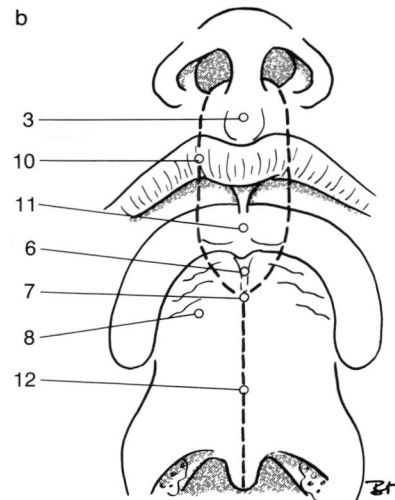

Abb. 1 a u. **b** Embryogenese der Lippen-Kiefer-Gaumen-Spalten.
a Frontalansicht und Ansicht des Gaumens bei einem 7 Wochen alten Embryo.

1 Augenanlage
2 lateraler Nasenwulst
3 Philtrum
4 Oberkieferwulst
5 medialer Nasenwulst
6 primärer Gaumen
7 kaudales Ende des primären Gaumens (Lokalisation des späteren Foramen incisivum)
8 Gaumenplatte (sekundärer Gaumen)
9 Nasenseptum

b Lokalisation der Lippen-Kiefer-Gaumen-Spalten (gestrichelte Linien). Die Lippen-Kiefer-Spalten reichen nach kaudal höchstens bis zum Foramen incisivum. Distal davon spricht man von Gaumenspalte.

3 Philtrum
6 primärer Gaumen
7 Foramen incisivum
8 sekundärer Gaumen
10 Verlauf der Lippen-Kiefer-Spalten
11 Zwischenkiefersegment
12 Verlauf der Gaumenspalten

Stammbaum

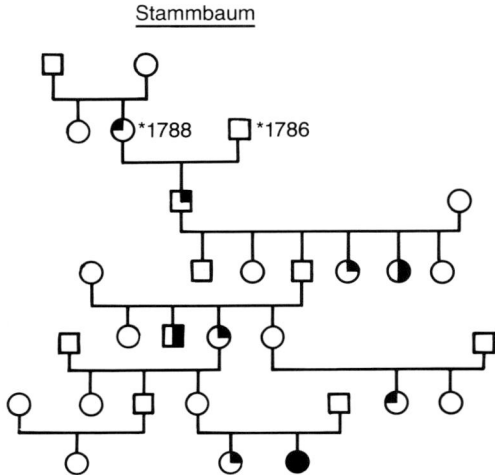

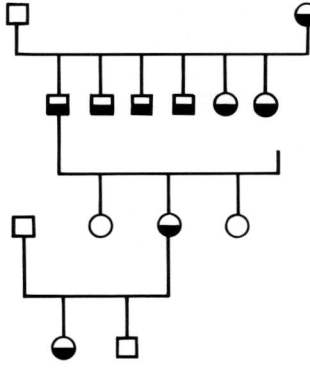

Abb. 2 Familiäre Belastung mit Lippen-, resp. Lippen-Kiefer-Gaumen-Spalten, über 6 Generationen nachgewiesen. ☐ männlich, ○ weiblich, ◨ ◑ partielle Lippen-Kiefer-Spalte (hier links bzw. rechts), ◨ ◑ unilaterale Lippen-Kiefer-Gaumen-Spalte (hier links bzw. rechts), ■ ● totale bilaterale Lippen-Kiefer-Gaumen-Spalte.

Abb. 3 Erbgang bei isolierter Gaumenspalte in einer stark belasteten Familie. ◨ ◑ isolierte Gaumenspalte.

3.4 Gesichtsschädel

Tabelle 1 Bestimmungsschlüssel der Lippen-Kiefer-Spaltenformen, ihre Häufigkeit und Geschlechtsverteilung (1000 Fälle)

L-K-Spaltenformen	Gaumenspalte						
	fehlend	partiell	unilateral total	bilateral total	Total	♂	♀
Lippenspalte einseitig							
Lippenspalte partiell (einschl. vordere Brücke)							
mit oder ohne Kieferkerbe	250	76			326	207	119
mit totaler Kieferspalte							
Kieferleisten in Kontakt	2	3	39	2	46	27	19
Kieferleisten getrennt oder durch hintere Brücke verbunden	3	1	23	1	28	16	12
Lippen-Kiefer-Spalte total							
Kieferleisten in Kontakt	21		2		23	11	12
Kieferleisten getrennt oder durch hintere Brücke verbunden	12	1	298	11	322	205	117
Total einseitige Formen	288	81	362	14	745	466	279
Lippenspalte doppelseitig symmetrisch							
Lippenspalte partiell							
mit oder ohne Kieferkerbe	14	11		1	26	15	11
mit totaler Kieferspalte							
Kieferleisten in Kontakt				6	6	4	2
Kieferleisten getrennt oder durch hintere Brücke verbunden				5	5	3	2
Lippen-Kiefer-Spalte total							
Kieferleisten in Kontakt	3	1			4	2	2
Kieferleisten getrennt oder durch hintere Brücke verbunden	6			109	115	71	44
Total symmetrische Formen	23	12		121	156	95	61
Lippenspalte doppelseitig asymmetrisch							
Lippenspalte beidseitig partiell							
mit oder ohne Kieferkerbe	3	9			12	9	3
mit einseitig totaler Kieferspalte							
Kieferleisten in Kontakt			6	3	9	5	4
Kieferleisten getrennt oder durch hintere Brücke verbunden	1	1	2	1	5	4	1
Lippenspalte rechts partiell, links total oder umgekehrt							
mit einseitig totaler Kieferspalte							
Kieferleisten in Kontakt	2	2	1	2	7	5	2
Kieferleisten getrennt oder durch hintere Brücke verbunden	1		21	18	40	16	24
mit beidseitig totaler Kieferspalte							
einseitig in Kontakt, auf der andern Seite getrennt oder durch hintere Brücke verbunden			2	17	19	16	3
beidseitig getrennt oder durch hintere Brücke verbunden				7	7	5	2
Total asymmetrische Formen	7	12	32	48	99	60	39
Total der Lippenspalten	318	105	394	183	1000	621	379

Tabelle 2 Formen der Gaumenspalten, ihre Häufigkeit und Geschlechtsverteilung (1082 Fälle)

Gaumenspaltenformen	ohne Lippenspalte	♂	♀	mit Lippenspalte	♂	♀	Total	♂	♀
Uvulaspalte	13	6	7	14	10	4	27	16	11
Velumspalte partielle	25	13	12	5	2	3	30	15	15
Velumspalte totale	101	42	59	14	10	4	115	52	63
Gewölbespalte hintere	62	18	44	9	7	2	71	25	46
Gewölbespalte mittlere	74	26	48	21	12	9	95	38	57
Gewölbespalte vordere	125	45	80	42	26	16	167	71	96
Gaumen-Kiefer-Spalte unilateral-totale	–			394	248	146	394	248	146
Gaumen-Kiefer-Spalte bilateral-totale	–			183	121	62	183	121	62
Total	400	150	250	682	436	246	1082	586	496
Prozent		37,5	62,5		63,9	36,1		54,2	45,8

Chromosomale Aberrationen. Die Trisomie 13/15, die bekanntlich zur Rhinanenzephalie führt, ist immer mit einer Lippen-Kiefer-Spalte verbunden. Die Mißbildung unterscheidet sich jedoch von der gewöhnlichen Lippen-Kiefer-Spalte durch ein totales Fehlen des Zwischenkiefers (s. auch »Mediane Lippenspalte und Rhinanenzephalie«).

Exogene Faktoren. Obgleich im Tierversuch Lippen-Kiefer-Gaumen-Spalten durch Einwirkung von exogenen Faktoren relativ leicht provoziert werden können, kann der endgültige Beweis beim Menschen kaum gegeben werden. Mutationen durch ionisierende Strahlen, virale Krankheiten (Röteln), Protozoenkrankheiten (Toxoplasmose), Medikamente (Steroide), Vitaminmangel, Unterernährung sind alle als mögliche Ursachen angeschuldigt worden.

Anatomische Formen

Lippen-Kiefer-Spalten

Wie es sich durch die Embryogenese ergibt, sind die Lippen-Kiefer-Spalten *seitliche* Spaltbildungen, die sich vom Naseneingang bis zum Foramen incisivum erstrecken und uni- oder bilateral sein können. Von kaum auffallenden Veränderungen der Lippe bis zu den breitesten totalen Lippen-Kiefer-Gaumen-Spalten bestehen alle Übergänge. Die Nase ist in ihrer Form um so stärker verunstaltet, als die Lippen-Kiefer-Spalte ausgedehnter ist: Der Zug der gespaltenen Lippenmuskulatur verzieht den Nasenflügel nach lateral und, bei einseitigen Spalten, die Basis des Nasensteges nach der Gegenseite, so daß der Naseneingang sich mehr oder weniger querstellt und der Nasflügel abflacht. In seltenen Fällen bleibt auch bei ausgedehnten Spalten eine Hautbrücke (vordere Brücke genannt) oder eine Schleimhautbrücke (sog. hintere Brücke) zwischen lateralem und medialem Rand der Spalte bestehen, falls in der Embryogenese doch ein partielles Durchwachsen der Epithelmauer mit Mesenchym stattgefunden hat. Solche Brücken halten den Nasenflügel am Zwischenkiefer fixiert, so daß die Verformung der Nase weniger ausgeprägt ist. Liegt bei einer totalen bilateralen Lippen-Kiefer-Gaumen-Spalte eine Brücke nur auf einer Seite vor, so wird der Zwischenkiefer nach der Seite der Brücke gekippt und das Nasenseptum verkrümmt. Die Brücken haben somit bald eine günstige, bald eine ungünstige Wirkung auf das Ergebnis der Behandlung! Dies ist von großer Bedeutung für die Evaluation der Resultate. Bei bilateralen totalen Lippen-Kiefer-Spalten ohne Brücken fehlt jegliche Verbindung zwischen mittleren und lateralen Anteilen. So neigt das Nasenseptum dazu, ungehemmt nach vorne zu wachsen, so daß Zwischenkiefer und Philtrum bürzelförmig vorspringen.

Auffallend ist bei den Lippen-Kiefer-Spalten die Anomalie des Nasensteges an sich: Auf der Spaltseite ist der Nasensteg immer *kürzer* als auf der gesunden Seite. Es handelt sich dabei nicht um die schon beschriebene Folge des Muskelzuges, sondern um eine primäre Mißbildung des Crus mediale des Nasenflügelknorpels. Diese Hypoplasie ist bei bilateralen Lippen-Kiefer-Spalten besonders ausgeprägt und für die in diesen Fällen typische Abflachung der Nasenspitze verantwortlich.

Gaumenspalten

Im Gegensatz zur Lippen-Kiefer-Spalte liegt die Gaumenspalte entsprechend ihrer embryonalen Entwicklung in der Mittellinie. Je nach ihrer Ausdehnung betrifft sie nur die Uvula (Uvula fissa), den weichen Gaumen (Velum fissum) oder erstreckt sich mehr oder weniger weit in den harten Gaumen hinein, höchstens jedoch bis zum Foramen incisivum, wo sie eventuell in eine Lippen-Kiefer-Spalte übergeht. Bei der Velumspalte zeigt

der hintere Rand der knöchernen Gaumenplatte oft eine mehr oder weniger tiefe Einkerbung.
Bei isolierten Gaumenspalten und bei bilateralen totalen Lippen-Kiefer-Gaumen-Spalten liegt die untere Kante des Vomers frei in der Spalte. Ist aber eine Gaumenspalte mit einer einseitigen Lippen-Kiefer-Spalte kombiniert, so steht der Vomer in Verbindung mit der Gaumenplatte der Gegenseite; dabei biegt er sich in seinem unteren Abschnitt nach der gesunden Seite ab.
Eine besondere Form der Gaumenspalte ist die sogenannte submuköse Spalte, bei welcher die Muskulatur des weichen Gaumens wohl gespalten ist, die Mukosa hingegen nicht oder wenigstens unvollständig und als *Zona pellucida* die Spalte noch deckt.
Die Spaltung des weichen Gaumens unterbricht den Muskelschlußring des Epipharynx auf seiner vorderen Mittellinie, so daß der M. levator veli palatini, der M. tensor veli palatini und der M. palatopharyngeus durch ihre Kontraktionen die Spalte zum Klaffen bringen. Der M. constrictor pharyngis superior, welcher den sogenannten Passavantschen Ringwulst bildet, zieht sich nach hinten. Die Rekonstruktion des Schlußringes ist eine der wichtigsten Aufgaben der Gaumenspaltenoperation.

Klinische Morphologie

Lippen-Kiefer-Spalten und Gaumenspalten können isoliert oder kombiniert vorkommen. Sie können uni- oder bilateral, symmetrisch oder asymmetrisch sein. Die Hauptformen sind auf Abb. 4–10 dargestellt, und die Tab. 1 und 2 geben eine detaillierte deskriptive Verschlüsselung der Möglichkeiten und statistische Angaben.
Bei der *Lippen-Kiefer-Spalte* (s. Tab. 1) liegt nur in etwa einem Drittel der Fälle (31,8%) eine isolierte Lippen-Kiefer-Spalte vor; in allen übrigen Fällen besteht gleichzeitig eine mehr oder weniger ausgedehnte Gaumenspalte. Die unilateralen Lippen-Kiefer-Spalten sind mit 74,5% dreimal häufiger als die bilateralen (25,5%). Sowohl bei den unilateralen wie bei den bilateralen Formen überwiegen die schweren, durchgehenden Lippen-Kiefer-Gaumen-Spalten. Die linke Seite ist bei den unilateralen Formen dreimal häufiger befallen als die rechte, und bei den asymmetrischen bilateralen Formen ist die Spaltbildung linkerseits gewöhnlich ausgesprochen stärker. Bei allen Formen der Lippen-Kiefer-Spalten besteht ein deutliches Überwiegen des männlichen Geschlechts: In der Zusammenstellung von Tab. 2 stehen 63,9% Knaben 36,1% Mädchen gegenüber, was mit anderen Statistiken der Literatur übereinstimmt (FOGH-ANDERSEN 1964).
Bei den *Gaumenspalten* (s. Tab. 2) überwiegen ebenfalls die schweren Formen. Die Gaumenspalte ist in 38,8% der Fälle isoliert, und die isolierte Form ist bei Mädchen mit 62,5% viel häufiger als bei Knaben (37,5%). Sobald die Mißbildung mit einer Lippen-Kiefer-Spalte kombiniert ist, überwiegt wiederum das männliche Geschlecht.

Kombination mit anderen Mißbildungen

In 8–10% der Fälle mit Lippen-, Kiefer- und Gaumenspalten ist das Kind Träger weiterer Mißbildungen, die alle Organe und Systeme befallen können. Schwere intellektuelle Störungen werden nur selten beobachtet: In dieser Beziehung unterscheiden sich die Spaltträger nicht von der übrigen Bevölkerung.
Spalten kommen auch im Rahmen von Syndromen wie z. B. beim Pierre-Robin-Syndrom und bei der Rhinanenzephalie (S. 3.26 und 3.28) vor.

Klinische Folgezustände

Lippen-, Kiefer- und Gaumenspalten stellen dem Träger eine Reihe von funktionellen, psychologischen und sozialen Problemen, die sehr spezifisch entweder mit der Lippen-Kiefer-Spalte oder mit der Gaumenspalte korreliert sind.
Die *Lippen-Kiefer-Spalte* ist von außen sichtbar, so daß der ästhetische Faktor im Vordergrund steht. Schon beim Neugeborenen drängen deshalb die Eltern auf eine Frühoperation, damit das Kind sofort sozial eingegliedert werden kann, und es ist sehr viel Überzeugungskraft seitens des Chirurgen notwendig, um sie bis zum optimalen Operationstermin zu vertrösten. Später macht man immer die Beobachtung, daß der Patient die Operationsresultate nicht mit dem Initialzustand vergleicht, sondern mit dem Gesicht eines normalen Individuums. Der ästhetische Faktor hat zwangsläufig einen großen Einfluß auf das *psychologische Verhalten* des Patienten: Eine sorgfältige Dauerbetreuung bis ins Erwachsenenalter ist deshalb in vielen Fällen unerläßlich.
Die *Kieferspalten* sind immer mehr oder weniger mit primären *Zahnstellungsanomalien* verbunden. Die chirurgische Korrektur kann aber noch zusätzliche Gebißanomalien mit sich bringen, die bis zur Kauunfähigkeit führen können. Auch hier wird eine langfristige zahnärztliche Betreuung von großer Wichtigkeit sein.
Die Form der Lippe, die Gestaltung des Oberkiefers und die Zahnstellung führen nicht selten zu *Sprachstörungen*, wobei vor allem die Zischlaute falsch ausgesprochen werden. Auch ein Lispeln kann beobachtet werden.
Die *Gaumenspalten* sind von außen nicht sichtbar, so daß die Ästhetik und die Psyche beim isolierten Auftreten dieser Mißbildung keine große Rolle spielen. Die Verbindung zwischen Mundhöhle und Nasenraum führt aber beim Säugling zu *Saugschwierigkeiten*. Das für die Brusternährung notwendige Vakuum kann nicht erzeugt werden. Diese Kinder sind deshalb an die Flaschenernährung gebunden, wobei ein relativ langer Gummizapfen mit großer Öffnung zu verwenden ist. Eine Sondenernährung ist aber *nie* notwendig! Liegt eine totale Lippen-Kiefer-Gaumen-Spalte vor, so kann

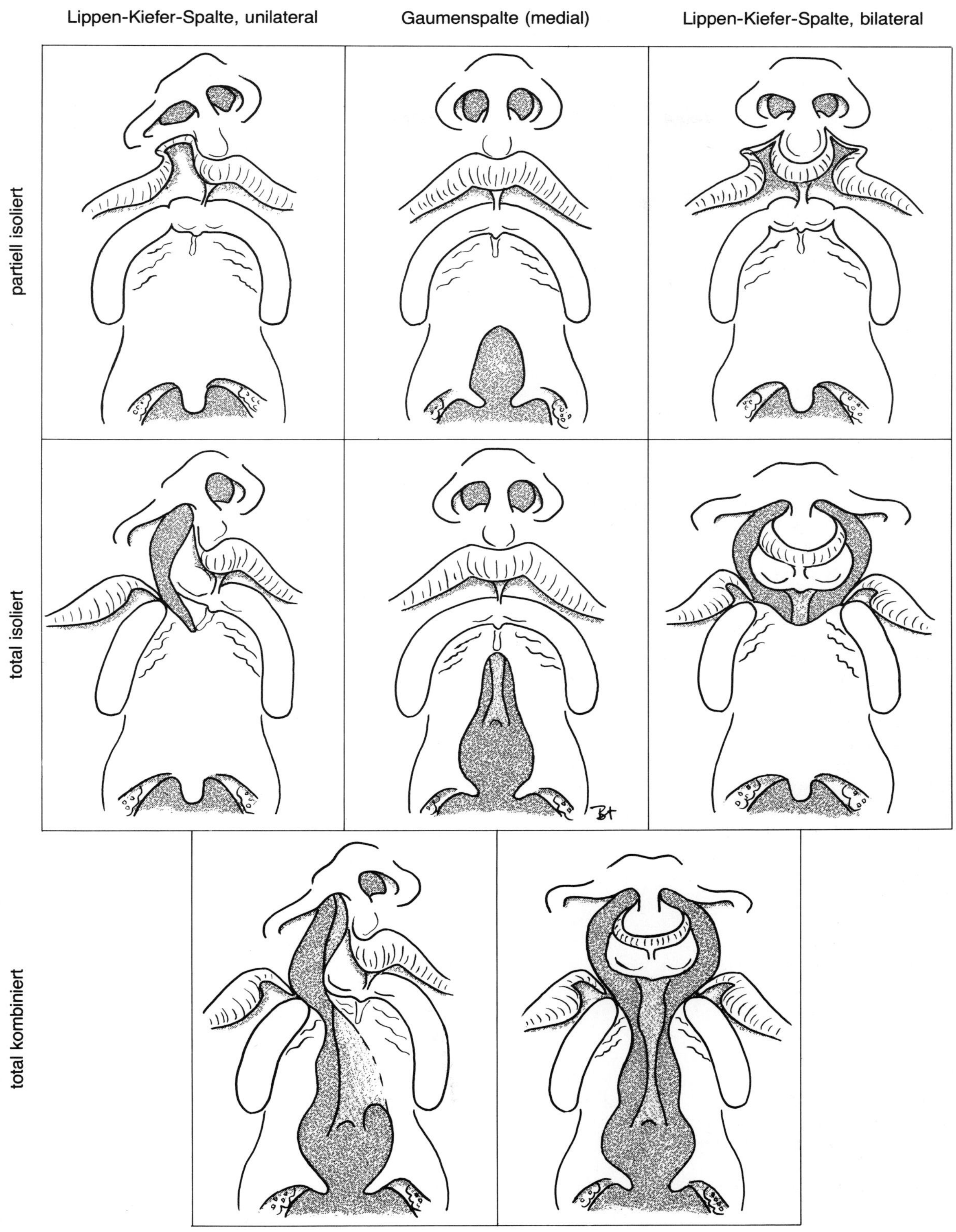

Lippen-Kiefer-Gaumen-Spalten 3.7

	Lippen-Kiefer-Spalte, unilateral	Gaumenspalte (medial)	Lippen-Kiefer-Spalte, bilateral
partiell isoliert			
total isoliert			
total kombiniert			

Abb. 4   Klinische Morphologie der Lippen-Kiefer-Gaumen-Spalten.

3.8 Gesichtsschädel

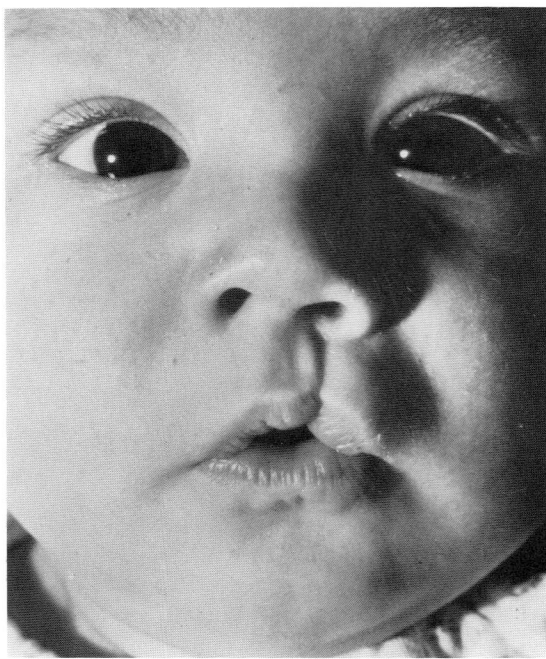

Abb. 5 Leichte Form einer linksseitigen Lippenspalte (Dépression linéaire).

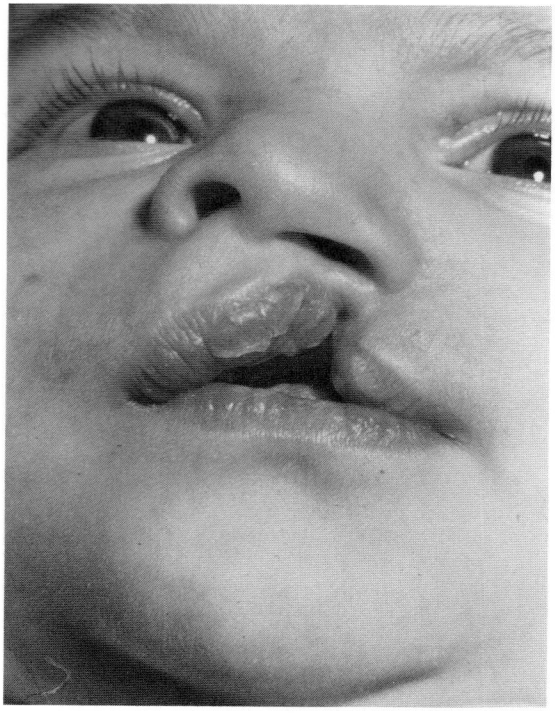

Abb. 6 Partielle rechtsseitige Lippen-Kiefer-Spalte mit deutlicher Asymmetrie der Nase.

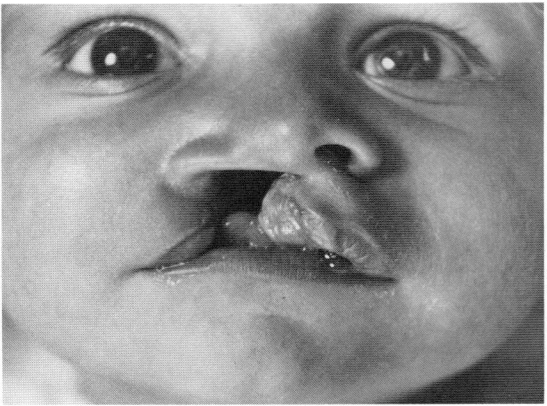

Abb. 7 Breite rechtsseitige totale Lippen-Kiefer-Gaumen-Spalte mit starker Abspreizung des Nasenflügels und Verziehung der Pars mobilis septi nasi.

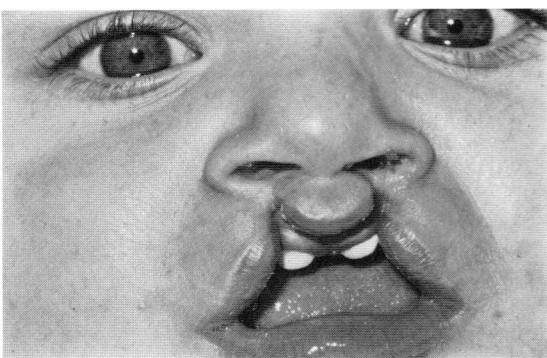

Abb. 8 Partielle bilaterale symmetrische Lippenspalte.

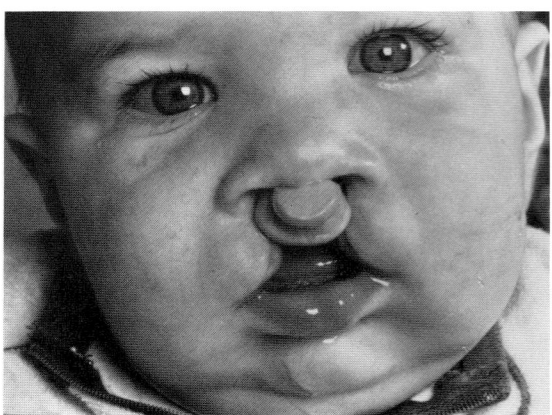

Abb. 9 Totale bilaterale symmetrische Lippen-Kiefer-Gaumen-Spalte.

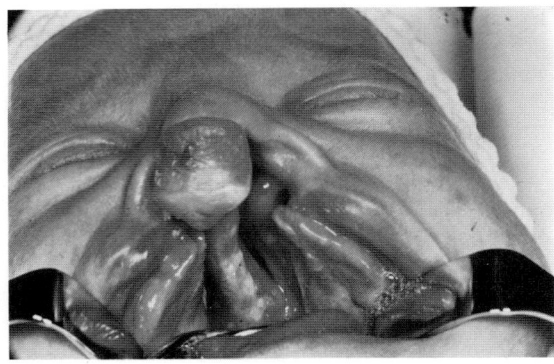

Abb. 10 Bilaterale totale Lippen-Kiefer-Gaumen-Spalte mit stark vorspringendem Zwischenkiefer und leicht gekrümmtem Vomer.

die flüssige Nahrung zum Teil durch die Nase zurückfließen; dies ist bei isolierten Gaumenspalten weniger häufig der Fall.
Die Spaltung des Gaumens führt ebenfalls zu einer Unmöglichkeit, den Epipharynx zu schließen: Die Gaumenspaltenträger entwickeln deshalb ein *offenes Näseln* (Rhinolalia bzw. Rhinophonia aperta), welches das Hauptcharakteristikum dieser Mißbildung ist. Nicht nur die Explosivlaute, sondern auch die Vokale, vor allem i, werden durch die Nase gesprochen. Bei einem kleinen Prozentsatz dieser Patienten bleibt die offene Rhinolalie auch nach dem operativen Verschluß des Gaumens teilweise bestehen: Dies ist aber in der französischen und in der amerikanischen Sprache weniger auffallend als in der deutschen oder englischen!
Die abnorme Anordnung der Velum- bzw. Epipharynxmuskulatur hat auch auf die Belüftung der Tuben und des Mittelohres einen schlechten Einfluß. Schon in den ersten Lebensmonaten kann ein Einziehen des Trommelfelles beobachtet werden. Diese Kinder sind dementsprechend sehr anfällig auf *Mittelohrentzündung*, auf *Cholesteatombildung* und auf *Schwerhörigkeit*.

Therapie

Ziel der Behandlung. In den letzten 20 Jahren hat die Behandlung der Lippen-Kiefer-Gaumen-Spalten eine große Umwandlung erfahren, indem die Notwendigkeit einer koordinierten, allumfassenden, langzeitigen Betreuung dieser Patienten erkannt wurde. Die Ziele dieser Behandlung können folgendermaßen zusammengefaßt werden:
Rekonstruktion der Form. Lippe, Nase, Oberkiefer und Zahnstellung, harter und weicher Gaumen sind anatomisch möglichst genau und normgetreu wiederherzustellen.
Rehabilitation der Funktion. Die Mißbildungen im Bereich von Mund, Nase und Pharynx stören verschiedene sehr wichtige Funktionen wie Nahrungsaufnahme, Atmung, Sprache, Gehör und, was oft unterschätzt wird, Mimik. Die meisten dieser Funktionen spielen im Sozialleben eine besonders große Rolle. Große Wichtigkeit muß deshalb der Rehabilitation dieser Funktionen beigemessen werden, zumal Form und Funktion nicht unbedingt immer korreliert sind: Eine gut rekonstruierte Lippe kann in Ruhestellung schön aussehen und bei der Mimik vollständig versagen, oder, was häufiger vorkommt, ein Näseln kann trotz tadellos rekonstruiertem Velum weiterbestehen.
Vorbeugung von Komplikationen. Die Träger einer Lippen-Kiefer-Spalte neigen zur *Zahnkaries*, besonders in der Nähe der Spalte; eine Kariesprophylaxe und eine tadellose Mundhygiene sind unerläßlich. Auch in bezug auf die Ohren sind bei Gaumenspaltenträgern Komplikationen zu erwarten, vor allem chronische *Otitiden*, denen vorgebeugt werden muß, damit keine definitive Schwerhörigkeit entsteht.
Psychologische Betreuung. Sowohl die Eltern wie der Patient müssen psychologisch korrekt betreut werden. Die Geburt eines Spaltkindes wird von jeder Familie als schwerer Schock empfunden. Es ist deshalb äußerst wichtig, schon in den ersten Tagen ein Gespräch mit den Eltern zu führen und ihnen den Behandlungsplan in großen Zügen zu erläutern. Dies ist in Einzelfällen, in welchen die Lippenoperation relativ spät angesetzt werden muß, noch wichtiger, damit die Eltern nicht in Versuchung kommen, das Kind anderswo früher operieren zu lassen, unbekümmert vom voraussichtlich schlechteren Spätresultat.
Der Spaltträger selber kann gelegentlich und vor allem in der Pubertät in psychologische Schwierigkeiten geraten. Die psychologische Betreuung ist deshalb auf sehr lange Sicht zu planen und sollte unseres Erachtens durch ein Mitglied des Behandlungsteams übernommen werden, welches über die Möglichkeiten der koordinierten Behandlung besonders gut orientiert ist; meist erfüllt bei uns der Zahnarzt oder der Chirurg diese Aufgabe. Eine gute Hilfe bei der psychologischen Betreuung von Kind und Eltern ist die Abgabe einer kleinen Broschüre, in der die Probleme der Lippen-Kiefer-Gaumen-Spalten in einfacher Weise erörtert und beantwortet werden.

Behandlungsplan, Operationstermine

Die Komplexität der Behandlungsziele erfordert die *Zusammenarbeit einer Anzahl von Spezialisten* und die Schaffung eines Koordinationsorganes, welches für das Aufstellen des Behandlungsplanes und für die Prioritätensetzung verantwortlich ist. Die Zusammensetzung einer solchen *Arbeitsgemeinschaft* ist auf Tab. 3 ersichtlich.
Der *Behandlungsplan* variiert selbstverständlich stark je nach Form und Grad der Mißbildung. Ein Beispiel ist in Abb. 11 dargestellt.
Kieferorthopädische Behandlung. Im Prinzip beginnt die Behandlung womöglich *in der ersten Lebenswoche* durch das Einsetzen einer kieferorthopädischen Platte (s. unten) mit der Absicht, den

3.10 Gesichtsschädel

Tabelle 3 Organigramm des Lippen-Kiefer-Gaumen-Spalten-Teams der Chirurgischen Universitätskinderklinik Bern

Bereich	Funktion	Verantwortliche Stelle
Organisation	Koordination	Chirurgische Kinderklinik
Chirurgie	Primäre Lippen- und Gaumenchirurgie	Chirurgische Kinderklinik
	Sekundäre Nachkorrekturen	Chirurgische Kinderklinik HNO-Klinik Abt. für Plastische Chirurgie
Zahnärztlicher Bereich	Kieferorthopädie und Orthodontie	Klinik für Kieferorthopädie und Konsiliarius für Kieferorthopädie an der Chirurgischen Kinderklinik
	Kronen- und Brückenprothetik	Klinik für Kronen- und Brückenprothetik
HNO-Bereich	Ohren- und Nasenprobleme bzw. Operationen	HNO-Klinik
Sprache	Logopädie Orthophonie	Pädo-audiologische Beratungsstelle der Region Bern
Soziales	Fürsorge, Verbindung mit Sozialversicherungen	Sozialdienst des Inselspitals

gespaltenen Oberkiefer umzuformen und die Gaumenspalte zu decken, damit die Zunge aus dem Nasenraum gehalten wird. Diese *kieferorthopädische Frühbehandlung* ist in den meisten Fällen indiziert und kann nur in geringfügigen Fällen (Lippenspalte ohne Kieferspalte, partielle Velumspalten) unterlassen werden.
Operation der Lippenspalte. Der Termin der primären Lippenoperation liegt je nach Form und Grad der Mißbildung zwischen 3. und 9. Lebensmonat und ist vor allem vom Ergebnis der kieferorthopädischen Frühbehandlung abhängig. Bei den Fällen ohne kieferorthopädische Frühbehandlung erfolgt die erste Operation etwa am Ende des 3. Lebensmonats und bei einem Mindestgewicht von 4500 g. Bei bilateralen Lippenspalten werden beide Spalten in einer Sitzung operiert, um eine bessere Symmetrie der Lage des Zwischenkiefers zu gewährleisten. Die zweizeitige Lippenoperation, wie sie früher empfohlen wurde, führt zu einem Kippen des Zwischenkiefers, was später äußerst schwierig zu korrigieren ist.
Operation der Gaumenspalte. Hier gehen die Ansichten stark auseinander, dies aus der Inkompatibilität zweier Zwecke der Behandlung: der normalen Sprachentwicklung und der Entwicklung eines normal großen Oberkiefers mit normaler Gebißfunktion. Um eine normale Entwicklung der Sprache zu gewährleisten, sollte die Gaumenspalte früh geschlossen werden; ein Frühverschluß der knöchernen Gaumenspalte führt aber häufig zu einer Wachstumsstörung des Oberkiefers und zu schweren Zahnanomalien. Zwei Auswege stehen zur Verfügung:
a) Die Gaumenoperation wird bis zum Alter von $2^{1}/_{2}$ Jahren hinausgeschoben. Zu dieser Zeit ist die Sprache noch nicht so entwickelt, daß eine fehlerhafte Aussprache entstehen könnte. Hingegen ist der Oberkiefer schon genügend gewachsen, so daß schwerwiegende Dauerschäden weniger zu befürchten wären. Diese Überlegung hat sich in unserer Arbeitsgemeinschaft in den letzten 20 Jahren als korrekt erwiesen.
b) Der muskuläre Anteil des Gaumens, d. h. das Velum und seine Muskulatur, wird früh, d. h. schon im Laufe des ersten Lebensjahres, verschlossen. Die Spalte im harten Gaumen dagegen wird bis zum Alter von 6–9 Jahren offen belassen und nur temporär mit einer Kunstharzplatte gedeckt. So kann sich die Sprache normal entwickeln, ohne die Entwicklung des Oberkiefers zu stören (SCHWECKENDIEK 1978). Diese Methode hat in anderen Zentren auch gute Resultate ergeben.

Orthodontische Behandlung. Im Alter von 2–3 Jahren ist die kieferorthopädische Behandlung abgeschlossen. Die erzielte Kiefergestaltung ist stabil oder wird mit einer Retentionsplatte stabilisiert. Beim Durchbruch der zweiten Dentition, d. h. im Alter von *6–7 Jahren*, erfolgt eine Umgestaltung des Oberkiefers, die wieder aufgefangen werden muß. Sobald genügend Dauerzähne vorhanden sind, beginnt die orthodontische Behandlung mit abnehmbarer oder fixer Apparatur.
Otorhinolaryngologische Betreuung. Die Belüftung des Mittelohres durch die Tuben ist bei Gaumenspaltenträgern mangelhaft. Störungen können schon im Säuglingsalter beobachtet werden. Der HNO-Spezialist ist deshalb schon *vom 1. Lebensjahr an* an der Betreuung dieser Kinder zu beteiligen.
Logopädische Behandlung. Eine logopädische *Behandlung* kann kaum vor dem Alter von $4^{1}/_{2}$–5 *Jahren* erfolgen. Es ist aber wichtig, daß das Erlernen der Sprache im Familienkreis korrekt erfolgt. Eine *Beratung* der Eltern ist deshalb bei jedem Fall von Gaumenspalte relativ früh zu empfehlen, d. h. wenn das Kind $2^{1}/_{2}$–3 *Jahre* alt ist.
Nachoperationen. Es können aus verschiedenen Gründen Nachoperationen notwendig werden:
– Kleine *Lippenunregelmäßigkeiten* können jederzeit nachkorrigiert werden, sind jedoch bei größeren Kindern leichter auszuführen.
– *Größere Mängel an der Oberlippe* werden bei den heutigen Techniken kaum mehr beobachtet. Falls eine Abbe-Plastik (= Transplantation ei-

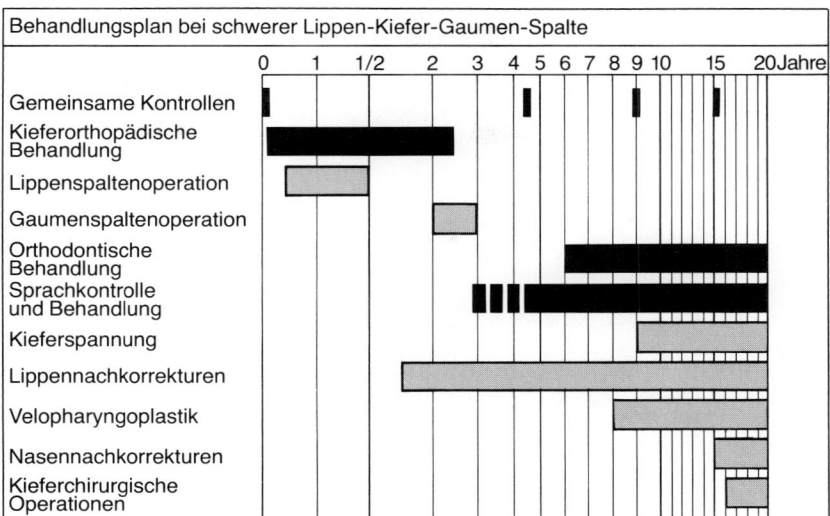

Abb. 11 Termine für die Behandlung einer totalen Lippen-Kiefer-Gaumen-Spalte (nach Berner-Schema).

nes Teils der Unterlippe auf die Oberlippe) notwendig wird, ist diese erst im Alter von 12 Jahren oder später durchzuführen.
- *Sekundäre Nasenkorrekturen* dürfen erst nach der Pubertät durchgeführt werden. Operative Knorpelumgestaltungen vor diesem Alter führen fast immer zu Wachstumshemmungen oder Wachstumsasymmetrien.
- Eine *Knochenspanung der Kieferlücke* ist gelegentlich aus zahnärztlichen Gründen und aus Gründen der Stabilität des Oberkiefers indiziert. Sie ist erst nach dem 10. Lebensjahr durchzuführen.
- *Größere Oberkieferosteotomien* des Types Lefort I, II oder III, oder ähnliche Interventionen, kommen erst mit etwa 18 Jahren in Frage, zu einer Zeit also, wo das Wachstum des Gesichts und der Zähne sicher abgeschlossen ist.

Definitive prothetische Versorgung. Am Ende der Behandlung kann es vorkommen, daß einige Zähne im Spaltbereich durch Nichtanlage, Unfall oder iatrogenes Mißgeschick fehlen. Die definitive prothetische Versorgung (Brücke) erfolgt kurz vor dem 20. Lebensjahr. Zu dieser Zeit sind meist alle anderen therapeutischen Maßnahmen abgeschlossen.

Prinzipien und Technik der kieferorthopädischen Frühbehandlung

Im *Prinzip* versucht die präoperative kieferorthopädische Frühbehandlung in einer ersten Phase, die gespaltenen und verlagerten knöchernen Oberkieferanteile (die sog. Alveolarfortsätze) *vor* der Lippenoperation in ihre normale anatomische Lage zu bewegen, d. h. einen annähernd normal gerundeten Alveolarbogen zu formen. Dies wird einerseits durch eine gewisse Umformung und Verlagerung der gespaltenen Alveolarfortsätze erreicht, andererseits durch Ausnützung der noch vorhandenen Wachstumspotenzen der spaltnahen Enden der Alveolarfortsätze. In einer zweiten Phase, zwischen Lippen- und Gaumenoperation, wird eine Verschmälerung der gespaltenen knöchernen Gaumenplatten gegen die Mittellinie zu angestrebt.

Indikation. Die kieferorthopädische Frühbehandlung ist wertvoll in jedem Fall von totalen uni- oder bilateralen Lippen-Kiefer-Gaumen-Spalten, mit oder ohne Weichteilbrücke, sowie für reine Lippen-Kiefer-Spalten, bei denen die gespaltenen Alveolarfortsätze durch Verlagerung in ihren vorderen Teilen übereinanderlappen. Ebenso werden alle reinen Gaumenspalten, bei denen mehr als ein Drittel des harten Gaumens gespalten ist, behandelt sowie alle Fälle des Pierre-Robin-Syndroms. Die Behandlung wird mittels einer individuell angefertigten Kunststoffplatte (sog. Lutschplatte) durchgeführt (Abb. 12 a u. b). Die Platte überträgt den Saugdruck des Säuglings als orthopädische Kraft auf den Oberkiefer. In der ersten Phase reicht der Kunststoff der Platte in die Nasenhöhle hinauf. Durch gezieltes Ausschleifen der Platte und teilweise langsames Dehnen derselben wird die Form der Platte langsam der gewünschten Form des Kiefers angenähert. Durch den Saugdruck preßt der Säugling die Oberkieferanteile in die korrigierte Platte hinein und regt ebenso das Wachstum an. Diese Veränderungen gehen je nach Schwere des Falles in 4–8 Monaten vor sich. Bei bilateralen totalen Lippen-Kiefer-Gaumen-Spalten muß der Zwischenkiefer, der als Bürzel am Nasenseptum und Vomer hängt, am Vorwärtswachsen gehindert und zwischen die seitlichen Alveolarfortsätze eingereiht werden. Einige Schulen machen dies durch die erste partielle Lippenoperation, andere (z. B. Bern) vermeiden eine zusätzliche Operation und erreichen das gewünschte Resultat durch einen elastischen Zug, der über Wangen und Zwischenkiefer läuft und an einem Käppchen befestigt ist.

3.12 Gesichtsschädel

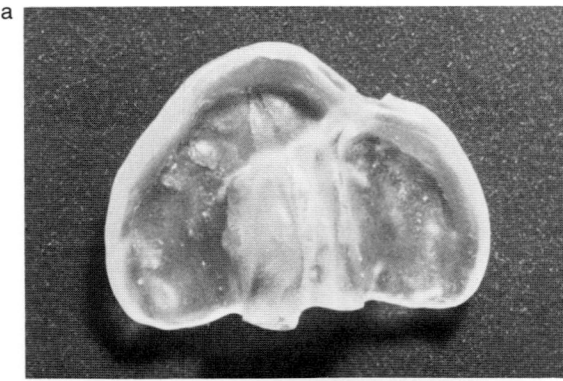

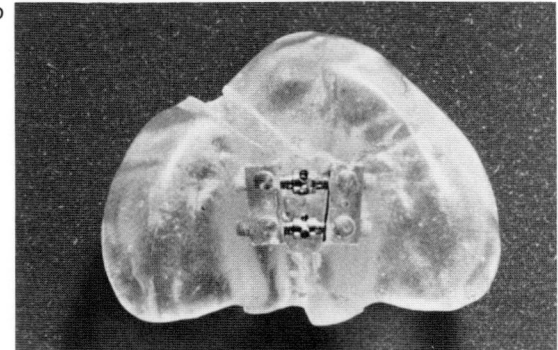

Abb. **12 a** u. **b** Kieferorthopädische Platte.
a Obere Ansicht. **b** Untere Ansicht mit Dehnschrauben.

Zur Herstellung der Platte wird in den ersten Lebenstagen ein Kieferabdruck genommen. Zur Abdrucknahme stehen verschiedene Materialien zur Verfügung, sog. Alginate (fließende Materialien) oder thermoplastische Materialien. In Bern ziehen wir die thermoplastischen Mittel vor, da bei diesen keinerlei Aspirationsgefahr besteht und die Abdrucknahme durch den Zahnarzt allein und ohne Absauganlage durchgeführt werden kann. Die Abdrücke sind nicht ganz so scharf gestochen wie bei den Alginaten, genügen aber völlig zur Herstellung einer gut sitzenden und haftenden Platte und sind auch für wissenschaftliche Messungen verwendbar.

Neben ihren kieferorthopädischen Aufgaben erfüllt die Kunststoffplatte noch andere Aufgaben:
- Die *Ernährung* wird durch den prothetischen Verschluß der Gaumenspalte wesentlich erleichtert. Die Kinder können ohne Mühe ein Vakuum erzeugen und an der Flasche saugen, Brusternährung ist wegen der gespaltenen Lippe und wegen der Platte nur in ganz seltenen Fällen möglich. Aspiration der Nahrung ist fast völlig ausgeschlossen.
- Durch den künstlichen Gaumen wird die Zunge in eine normale Lage in der Mundhöhle gezwungen, eine große Hilfe für den Logopäden, der dem Kind später eine normale Sprechtechnik beibringen muß. Bei Gaumenspaltenkindern

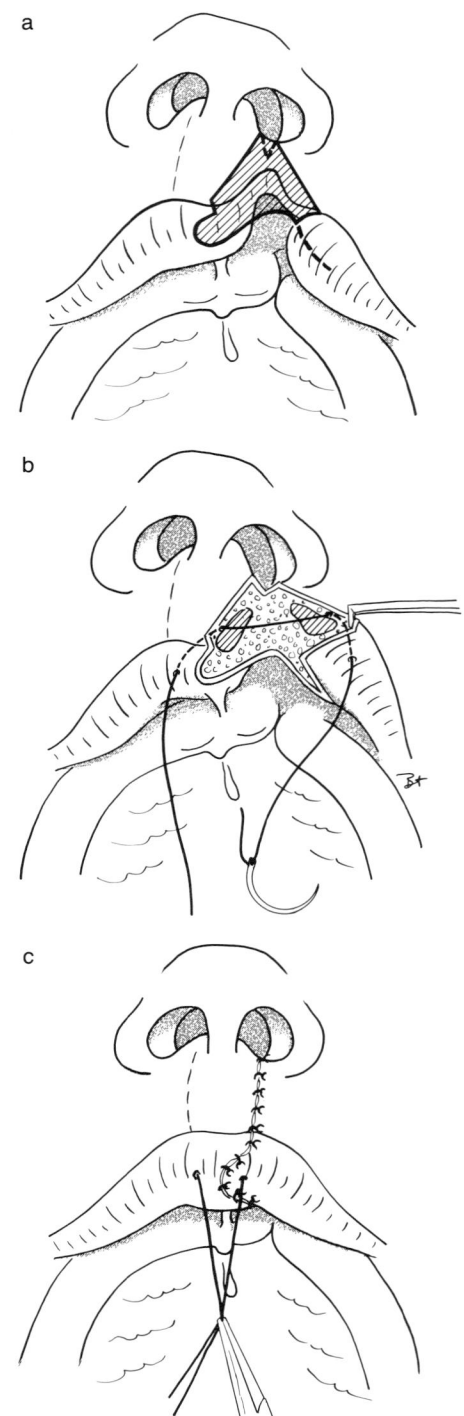

Abb. **13 a–c** Operation der partiellen unilateralen Lippenspalte nach Veau.
a Auffrischen der Spaltränder und Schleimhautinzision im Vestibulum (punktiert) zur Mobilisierung des lateralen Lippenanteils.
b Anschlingen des M. orbicularis mit einem Nylonfaden.
c Adaptation der Schnittränder mit feinstem Nylon.

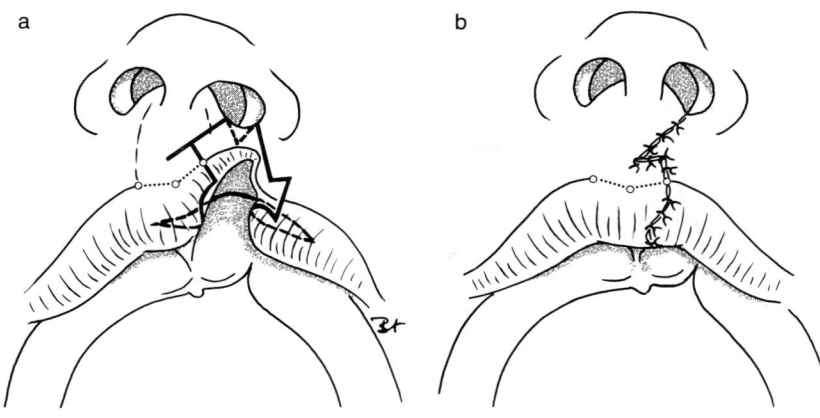

Abb. 14 a u. b Operation der partiellen unilateralen Lippenspalte nach Tennison-Bettex. Ziel dieses Verfahrens ist die Erhaltung des natürlichen Cupidobogens (feinpunktierte Linie). a Schnittführung. b Resultat nach Adaptation der Schnittränder.

ohne Platte liegt die Zunge immer in der Spalte, bildet so Falten im Zungenrücken und verschlechtert durch ihren muskulären Druck die Lage der Alveolarfortsätze. Außerdem verhindert sie ein Aufeinanderzuwachsen der gespaltenen Oberkieferanteile.

– Schlußendlich ist die Platte eine psychologische Hilfe für die Eltern, da sofort nach der Geburt etwas für das Kind getan wird.

Sobald die Alveolarfortsätze einen einigermaßen normal geformten Kieferbogen bilden, kann die Lippe operativ verschlossen werden. Dies ist durchschnittlich im Alter von 6–7 Monaten der Fall.

Direkt nach der Lippenoperation, noch während der Narkose, wird die Gaumenplatte wieder eingesetzt. Sie dient nach einigen Veränderungen einerseits dazu, das erreichte Resultat zu halten und dem Druck der operierten Weichteile entgegenzuwirken, andererseits wachsen die knöchernen Gaumenplatten unter der Kunststoffplatte aufeinander zu. Die Gaumenspalte verschmälert sich durch dieses Wachstum bis zum Zeitpunkt der Gaumenoperation mit $2^{1}/_{2}$ Jahren um etwa $^{2}/_{3}$ ihrer ursprünglichen Breite.

Im Berner Lippen-Kiefer-Gaumen-Spalten-Zentrum wird die kieferorthopädische Frühbehandlung seit 20 Jahren angewendet. Die Resultate sind sehr zufriedenstellend. Die spätere orthodontische Zahnbehandlung wird durch die vorhergehende Normalisierung der knöchernen Basis und durch den Wachstumsgewinn im Oberkiefer stark vereinfacht.

Operation der Lippenspalte

Prinzipien. Das regelmäßige Studium der Literatur und die 30jährige eigene Erfahrung bei über tausend Fällen von Lippen-Kiefer-Spalten haben uns zu einer eigenen Philosophie geführt: »Keine Operationsmethode sollte angepriesen werden, bevor eine gewisse Anzahl der Patienten das Alter von 16–18 Jahren erreicht hat!« Es fällt immer auf, daß die Frühresultate der Lippenkorrektur sehr häufig gut sind und daß die gleichen Patienten nach der Pubertät große Mängel zeigen können. Wir kommen heute zu den folgenden Schlüssen:

– Die Erstoperation der Lippenspalte *muß sich auf die Weichteile beschränken.* Jeder Früheingriff am Knorpelskelett der Nase und am Knochenskelett des Oberkiefers, des Zwischenkiefers und des Nasenseptums führt auf lange Sicht zu schlechten Resultaten. Im Gegensatz zu Nachkorrekturen im Erwachsenenalter muß hier mit dem Wachstum gerechnet werden.

– *Die Vereinigung der gespaltenen Lippenmuskulatur* ist von essentieller Bedeutung. Ohne korrekte Muskelnaht wird die rekonstruierte Lippe entweder asymmetrisch oder zu dünn bleiben oder sich bei der Mimik durch den falschen Muskelzug so verziehen, daß das leichteste Lächeln unschön wird.

– *Die Lippen-/Lippenweißgrenze muß überall erhalten werden.* Eine Naht zwischen Lippenweiß und Lippenrot sieht immer unnatürlich aus und ist zu unterlassen. Der Lippenrotsaum der Mittellippe darf bei doppelseitigen Spalten nicht exzidiert werden.

– *Die Operationswunde darf nicht unter Spannung stehen.* Eine genügende Mobilisierung der angefrischten Lippenanteile ist unerläßlich.

– Eine *primäre Heilung* der Lippenwunden ist äußerst wichtig. Jegliche Quetschung des Gewebes und jegliche Entzündung führt zu einer schlechten Wundheilung und zu häßlichen Narben. Nachkorrekturen geben schlechtere Resultate als primärgeheilte Wunden. Zweizeitige Lippenoperationen, bei welchen eine totale Lippenspalte zunächst in eine partielle umgewandelt wird (CELESNIK 1970; MILLARD 1971), tragen diese Gefahr in sich.

– Bei doppelseitigen Lippen-Kiefer-Spalten sind wo immer möglich *beide Seiten in einer Sitzung* zu operieren, um die Symmetrie von Nase und Zwischenkiefer zu bewahren.

– Die zickzackförmigen Schnittführungen (TENNISON 1952; LE MESURIER 1962; MILLARD

3.14 Gesichtsschädel

1968 u.a.) ergeben bei einseitiger Lippen-Kiefer-Spalte sehr gute Resultate. Bei bilateralen Spalten ergeben sie eine zu hohe Lippe.
- Bei doppelseitigen Lippenspalten ist der Schnittführung nach Veau unter Erhaltung der ganzen Höhe der Zwischenlippe inklusiv einem schmalen Lippenrotsaum der Vorzug zu geben.
- Der Operateur muß einen *Sinn für dreidimensionale Probleme* haben. Die Lippen-Kiefer-Spalten und ihre Korrektur spielen sich im Raume ab. Die graphische Darstellung solcher Operationen in der Weltliteratur ist diesbezüglich meist mangelhaft, so daß sich der Leser eine falsche Vorstellung davon macht. Es ist deshalb wichtig, bei Beginn der Operation die *Schnittführung auf der Lippe mit Methylenblau genau zu markieren.*

Lagerung. Der Patient wird auf dem Rücken gelagert und die Anästhesiezuleitung nach kaudal.

Anästhesieverfahren. Alle Fälle werden prinzipiell in Vollnarkose operiert. Die zu einem freien Arbeiten an der Oberlippe notwendige *tracheale Intubation* hat durch den Mund zu erfolgen, wobei die Mundecken nicht verzogen werden dürfen. Der Tubus wird auf der Mitte der Unterlippe fixiert. Nach Markierung der Schnittführung mit Methylenblau wird die Lippe mit einer verdünnten Adrenalinlösung infiltriert, um ein blutungsarmes Operationsfeld zu erhalten.

Operation der partiellen Lippenspalten. Es ist eine relativ einfache Schnittführung zu wählen. Je nach Grad und Form ist eines der folgenden Verfahren anwendbar:

Partielle unilaterale Lippenspalte. Das Verfahren nach Veau (Abb. 13 a–c) und dasjenige nach Tennison-Bettex (Abb. 14 a u. b) kommen bei den leichteren Formen zur Anwendung. Mit dem Tennison-Bettex sieht der Cupidobogen natürlicher aus als mit dem Veau. Bei schwereren Fällen, d.h. sobald mehr als die Hälfte der Lippenhöhe gespalten ist, verwenden wir die Methode nach Le Mesurier (s. unten).

Partielle bilaterale Lippenspalte. Beide Seiten werden in einer Sitzung geschlossen. Hier sind alle Zickzackschnittführungen zu unterlassen, da sie eine unästhetische Lippenweißverlängerung ergeben (LE MESURIER 1962). Mit der Operation nach Veau (Abb. 15 a–c), bei der das Philtrum und sein Lippenrotsaum erhalten bleiben, werden sehr schöne Resultate erzielt. Die Länge des konkaven Anteils des Cupidobogens muß durch die Schnittführung an der Zwischenlippe bestimmt werden, da sie mit dem Wachstum die Neigung hat zuzunehmen.

Operation der totalen Lippen-Kiefer-Spalte. Die totale Unterbrechung der Orbikularmuskulatur im Spaltbereich führt zu einem Auseinanderklaffen der Spalte und zu einer Streckung des Nasenflügels nach lateral. Die Schnittführung wird hier komplizierter, da die zusammengehörenden Partien medial und lateral der Spalte nicht kongruent sind.

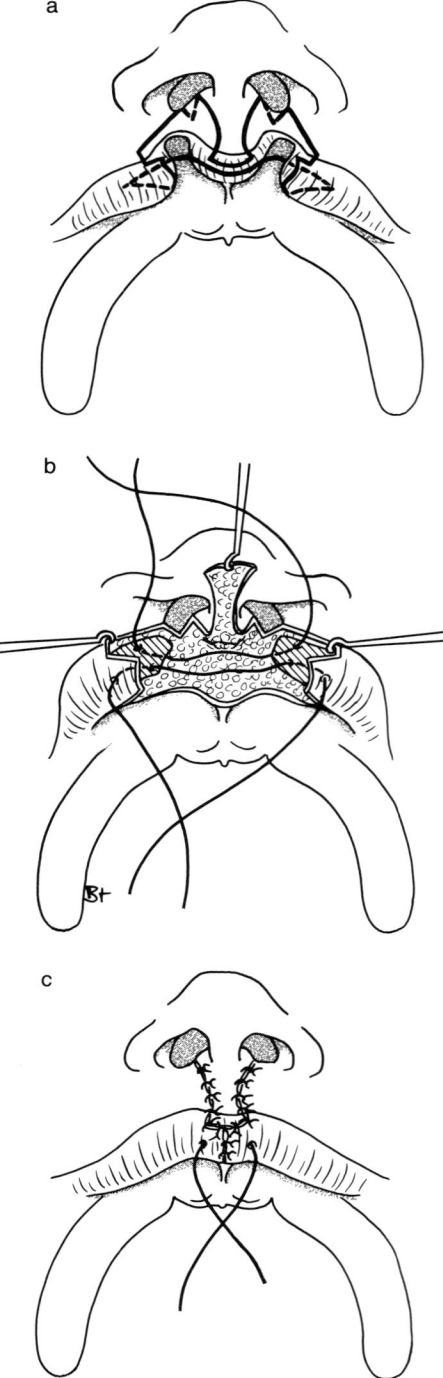

Abb. **15 a–c** Operation der partiellen bilateralen Lippenspalte nach Veau.
a Schnittführung. Beachte die Erhaltung eines schmalen Lippenrotstreifens am Philtrum im Bereich des Cupidobogens.
b Sorgfältige Naht des mobilisierten M. orbicularis auf der Mittellinie.
c Naht des Lippenweißes und des Lippenrotes unter anatomisch gerechtem Wiedereinsetzen des mobilisierten Philtrums.

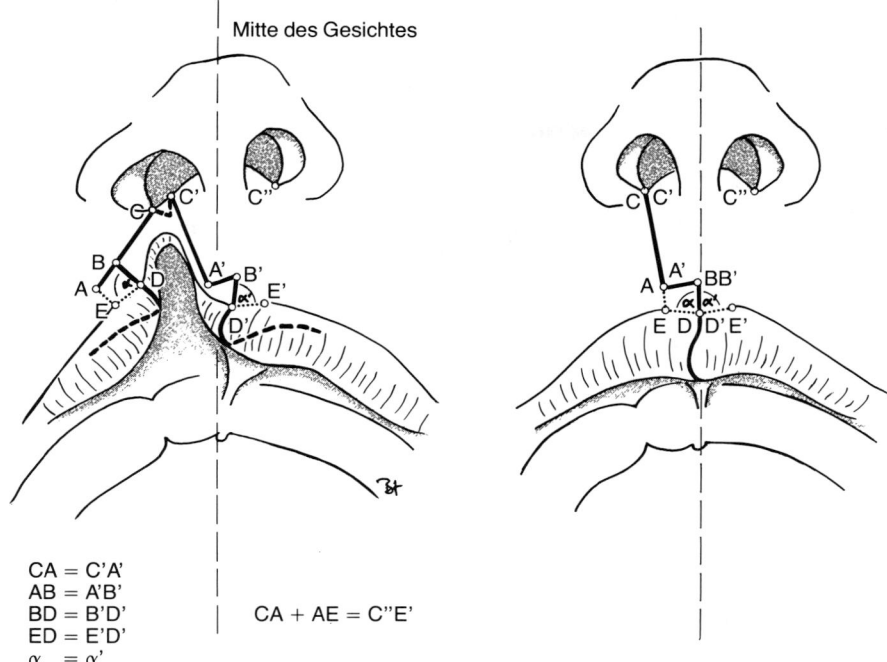

Abb. 16 Schnittführung nach Le Mesurier (leicht modifiziert). S. Einzelheiten auf Abb. 17.

CA = C'A'
AB = A'B'
BD = B'D'
ED = E'D'
α = α'

CA + AE = C"E'

Die mediale Seite ist meist hypoplastisch, und die Basis des Nasenflügels liegt zu lateral und zu kaudal.

Totale unilaterale Lippen-Kiefer-(Gaumen-)Spalte. Aus der Fülle der möglichen Operationen haben wir für diese Fälle die Schnittführung nach Le Mesurier gewählt. Bei dieser Operation können Höhe des Lippenweißes, Stelle und Tiefe des Mittelpunktes des Cupidobogens und Vorspringen des Lippenrotes (»schmollender« Effekt) am besten bestimmt werden. Die Lippenmuskulatur kann gut mobilisiert und in normaler Anordnung genäht werden. Im Laufe der Zeit und unter Berücksichtigung der eigenen Erfahrungen wurden kleine Modifikationen zur Original-Le-Mesurier-Operation angebracht, ohne jedoch die Prinzipien (Abb. 16) zu verändern.

Die Details der Operation sind in Abb. 17 a–e für die Fälle mit sich berührenden Kieferleisten und in Abb. 18 a u. b für die Fälle mit klaffender Kieferlücke dargestellt. Eine genaue Schnittführung ist hier unerläßlich, und der Operateur sollte sich nicht genieren, mit dem Zirkel zu arbeiten und alle Schnitte auf der Haut vorzuzeichnen. Ein künstlerisches freihändiges rassiges Schneiden ist hier nicht zu empfehlen.

Totale bilaterale Lippen-Kiefer-(Gaumen-)Spalte. Wie bei der partiellen bilateralen Lippen-Kiefer-Spalte hat uns die Operation nach Veau die besten Resultate gebracht. Obgleich vielerorts die Korrektur in zwei Sitzungen vorgenommen wird – z.B. zunächst eine Seite, dann die andere, oder zunächst oben, nasalwärts, später unten, lippenrotwärts –, haben wir uns vor etwa 15 Jahren entschlossen, beide Lippenspalten in einer Sitzung vollständig zu korrigieren, um die Symmetrie des Zwischenkiefers zu bewahren. Die Schnittführung ist im Prinzip die gleiche wie für die partiellen Formen. Das Einrollen der Nasenflügel erfolgt ähnlich wie bei den totalen unilateralen Formen, ebenfalls die Überbrückung der Kieferlücken. In solchen Fällen springt der Zwischenkiefer stark vor: er darf *in keinem Fall* durch Osteotomie rückversetzt werden, sondern die seitlichen Lippenanteile sind so zu mobilisieren, daß sie nach vorne gebracht werden können. Nach einer guten kieferorthopädischen Frühbehandlung läßt sich eine Naht der Lippenanteile über dem Zwischenkiefer immer machen. Die Details der Ausführung sind auf Abb. 19 a–c dargestellt.

Nachbehandlung. Eine immer mögliche Infektion der Operationswunde würde zu einem katastrophalen Ergebnis führen. Deshalb werden systematisch postoperativ Antibiotika gegeben. Die Nähte werden zum Teil am 5. postoperativen Tag, zum Teil am 10. entfernt.

Bemerkungen zu anderen Methoden. Es ist immer interessant für den erfahrenen Lippenspaltenoperateur, die Resultate anderer am lebenden Patienten zu beurteilen. Sogar die besten Fotografien geben nur einen statischen Eindruck des Ergebnisses. Wie MILLARD es selber sagt, versuchen viele Operateure, die möglichen Mängel einer Operation einigermaßen zu verdecken: »The *strategic positioning of the scars* manages to place the main oblique scar along the natural line of a philtrum

3.16 Gesichtsschädel

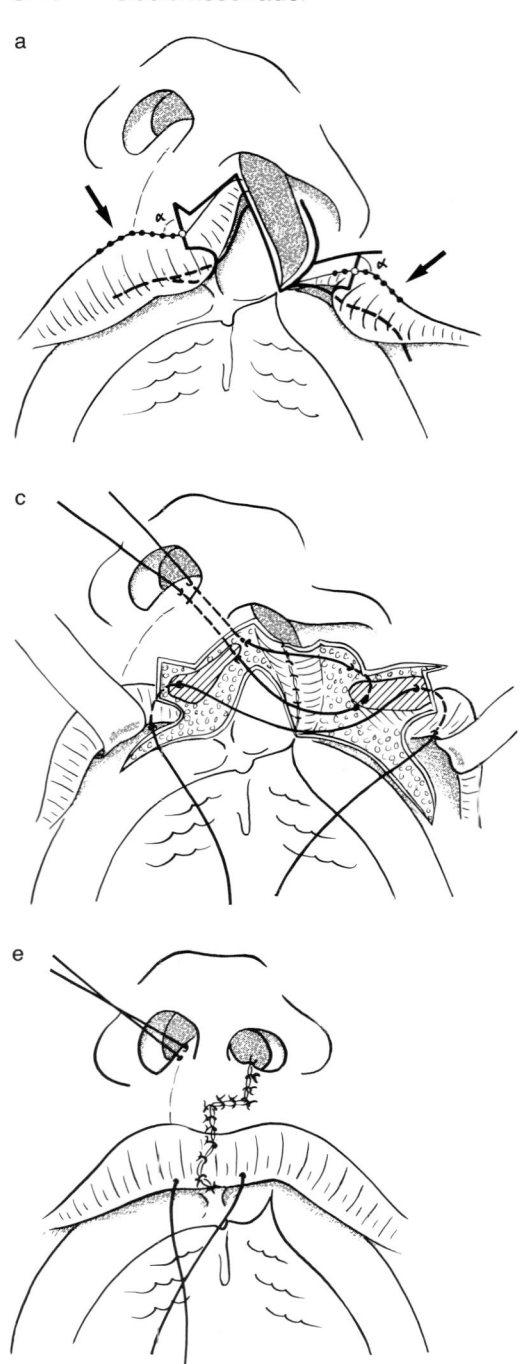

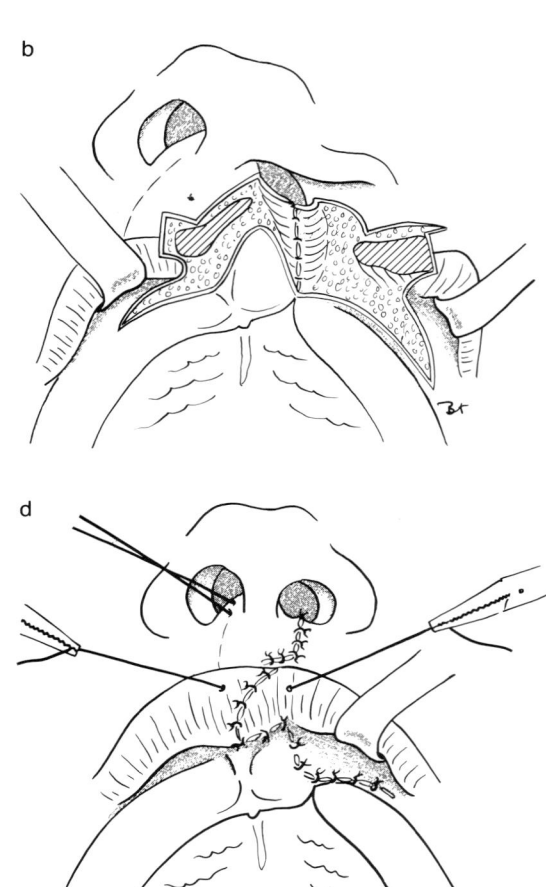

Abb. **17 a–e** Operation einer totalen unilateralen Lippenspalte mit Kieferleisten in Kontakt nach Le Mesurier (leicht modifiziert). **a** Markierung des Lippenrotrandes mit Methylenblau (mit Punkten hier dargestellt). Schnittführung am Lippenweiß, am Lippenrot, am Naseneingang und im Vestibulum oris.
b Mobilisierung der zwei Lippenhälften bzw. des M. orbicularis. Verschluß der nasalen Seite der Lippenspalte. **c** Anschlingen der Lippenmuskulatur mit zwei Entlastungsfäden. Zusätzlich werden Muskelnähte mit resorbablem Material angelegt. **d** Durch Zug auf den oberen Muskelhaltefaden, der an der Basis des Nasensteges durchgezogen ist, wird der Nasenflügel eingerollt. Adaptation von Lippenweiß und Lippenrot mit feinsten Nylonnähten und von der Vestibulumschleimhaut mit Chromcatgut oder Dexon. **e** Fertige Lippennaht. Die Muskelhaltefäden werden noch über kleine Gazerollen geknotet.

Lippen-Kiefer-Gaumen-Spalten 3.17

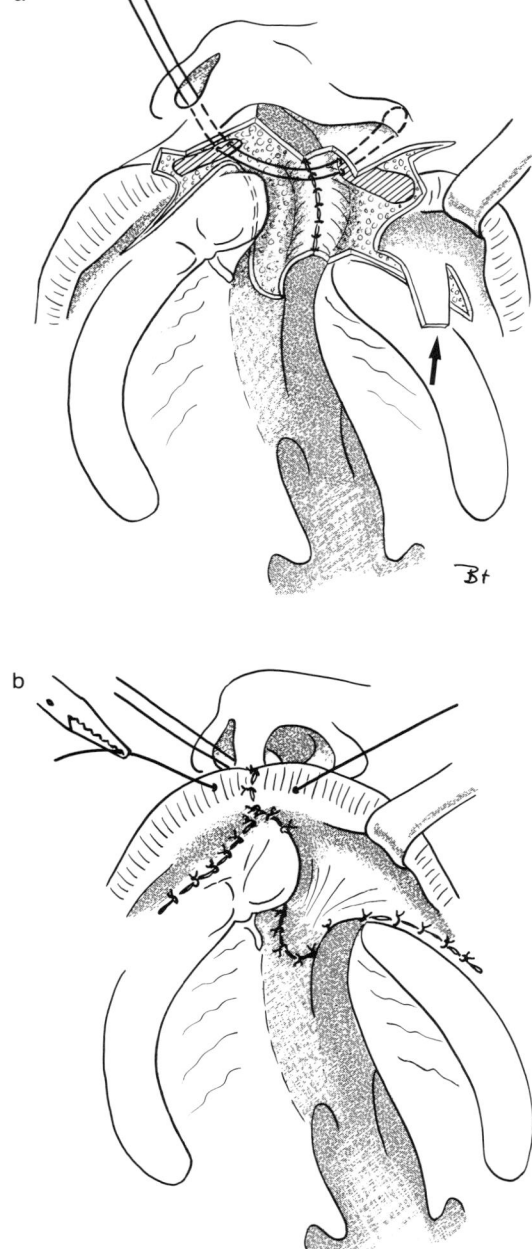

Abb. 18 a u. b Operation einer totalen unilateralen Lippen-Kiefer-Spalte mit großem Abstand zwischen den Kieferhälften. **a** Schnittführung nach Le Mesurier, modifiziert. Bildung eines Nasenbodens unter Verwendung der Vomerschleimhaut bzw. der Nasenflügelschleimhaut. Subkutanes Anschlingen des Nasenflügels mit einem Nylonfaden. Bildung eines Schwenklappens an der lateralen Vestibulumschleimhaut (Pfeil). **b** Naht der Vestibulumschleimhaut, wobei die Unterfläche der Nasenbodenlappen mit den Schwenklappen gedeckt werden. Sonst wird die Operation wie auf Abb. **17** vollendet.

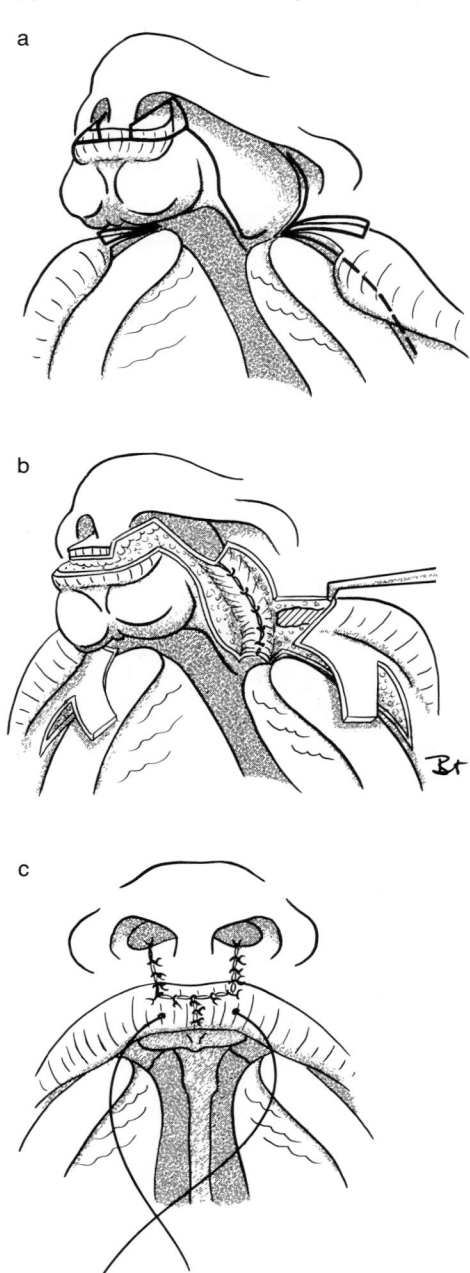

Abb. 19 a–c Operation der totalen bilateralen Lippen-Kiefer-Spalte auf beiden Seiten in einer Sitzung. **a** Schnittführung: Wie bei der partiellen bilateralen Form, wird das Philtrum mit einem dünnen Streifen Lippenrot erhalten. **b** Der Nasenboden wird wie bei der unilateralen Form mit Vomer- und Nasenflügelschleimhaut gebildet. Die Nasenflügel werden eingerollt. Die Unterfläche der Nasenbodenbrücken werden mit Schwenklappen aus dem Vestibulum oris zugedeckt. **c** Fertig rekonstruierte Lippen. Der Muskelhaltefaden wird auf eine kleine Gazerolle geknüpft.

3.18 Gesichtsschädel

column while the interdigitations are hidden *in the shadow* of the nostril sill and nasal floor.« Wir verlangen etwas mehr, d.h. daß das Aussehen des Patienten mit seiner Mimik akzeptabel wird. Dies verlangt Übung und vor allem Geduld bei der Beurteilung, welche erst nach der Pubertät definitiv gemacht werden kann.

Operation der Gaumenspalte

Prinzipien. Wir erwarten von einer Gaumenspaltenoperation, daß sie
- den Gaumen rekonstruiert, ohne Residuallücken zu hinterlassen;
- die normale Entwicklung der Aussprache ohne Rhinolalie oder Rhinophonie ermöglicht;
- die normale Entwicklung des harten Gaumens und des Oberkiefers nicht stört.

a) Die *Residuallücken* waren vor 30–50 Jahren der schwache Punkt der Gaumenspaltenoperation. Sie entstanden meist am Übergang zwischen hartem und weichem Gaumen und waren sehr schwierig sekundär zu schließen. Es ist das große Verdienst von GROB, die guten Eigenschaften verschiedener Methoden in eine eigene Technik kombiniert zu haben, die uns bis heute in dieser Hinsicht gute Dienste geleistet hat. Diese Technik wird weiter unten als »Vorgehen nach Grob« beschrieben.

b) Eine gute *nicht näselnde Aussprache* verlangt eine gute anatomische Rekonstruktion des weichen Gaumens, wobei der Naht der Velummuskulatur besondere Aufmerksamkeit geschenkt werden muß. Bei den meisten Gaumenspalten, vor allem bei den isolierten, ist der weiche Gaumen kürzer als normal. Aus diesem Grund schlägt die Mehrzahl der Autoren vor, die Gaumenschleimhaut und das Gaumensegel nach kaudal zu verschieben (push back). Dies wurde von GROB in seinem Vorgehen auch übernommen.

c) Spätresultate von Operationen bei schweren Lippen-Kiefer-Gaumen-Spalten waren vor 20–30 Jahren in bezug auf die Entwicklung des Oberkiefers manchmal sehr mangelhaft (Abb. 20). Es wurden verschiedene Erklärungen darauf gegeben, wovon die zwei wichtigsten der Einfluß des Narbengewebes an der medialen Nahtstelle der Gaumenschleimhaut und die Störung der Durchblutung des Processus palatinus waren. Dies führte SCHWECKENDIEK (1962) und seine Anhänger zur zweizeitigen Operation (S. 3.20). Daß der Narbenzug eine Rolle spielen könnte, ist kaum zu widerlegen: Ein Kollaps der Kieferhälften gegen die Mittellinie ist aber nur dann möglich, wenn der Oberkiefer auch gespalten ist; ein Kollaps wurde bei unseren Fällen von reiner Gaumenspalte sozusagen nie beobachtet. Die Theorie der Wachstumshemmung des Processus palatinus nach Ablösung der Gaumenschleimhaut von ihrer knöchernen Unterlage beruht auf Tierversuchen bei jungen Welpen (KREMANAK u. Mitarb. 1970), d.h. bei einer Tierart, die viel rascher wächst als der Mensch. Es wird manchmal behauptet, daß die Blutversorgung der Lamina horizontalis ossis palatini und des Processus palatinus durch die A. palatina major erfolgt. Dies trifft nicht zu. Äste der A. maxillaris sind daran beteiligt (A. sphenopalatina, A. alveolaris superior posterior), was man an der Blutung aus dem harten Gaumen nach Ablösung der Gaumenschleimhaut beobachten kann. Die Gaumenspaltenoperation nach Grob kann also hier nicht für schlechte Resultate wie auf Abb. 20 verantwortlich gemacht werden.

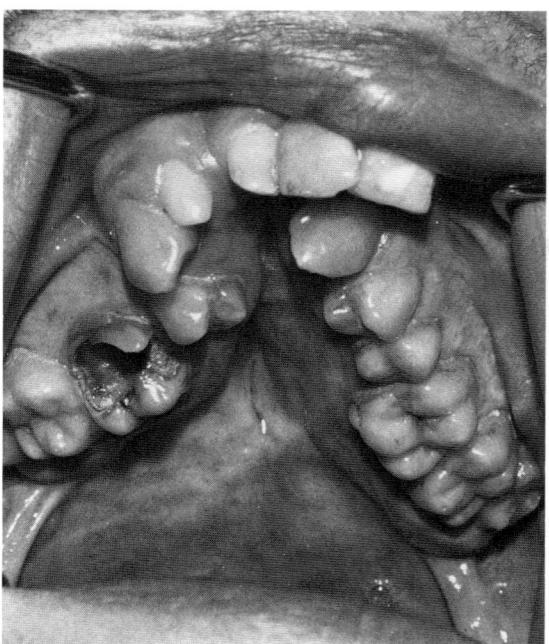

Abb. 20 Schwer deformierter Oberkiefer bei operierter Lippen-Kiefer-Gaumen-Spalte im Alter von 14 Jahren. Vor der Einführung der kieferorthopädischen Maßnahmen als obligater Bestandteil der Behandlung wurden solche Deformationen sehr häufig angetroffen. Sie sind heute aus unserem Krankengut verschwunden!

Lagerung. Der Patient wird auf dem Rücken in leichter Trendelenburg-Stellung gelagert. Der Kopf wird leicht nach hinten überstreckt.

Anästhesieverfahren. Wie bei der Lippenoperation ist auch bei der Gaumenspaltenoperation eine Intubationsnarkose unerläßlich. Der Tubus ist *durch die Nase* einzuführen, damit er gut fixiert werden kann und im Operationsfeld nicht stört.
Die Gaumenschleimhaut und das Velum werden mit einer verdünnten Adrenalinlösung infiltriert, um ein blutarmes Operationsfeld zu erhalten.

Operation der Gaumenspalte nach Grob

Unilaterale totale Lippen-Kiefer-Gaumen-Spalte. Die Operation erfolgt im Alter von 2½ Jahren, d.h. in einer Zeit, wo die Lippenspalte schon lange operiert ist. Die Details sind auf Abb. 21 a–e dargestellt. Das noch von GROB ausgeübte Abbrechen

Lippen-Kiefer-Gaumen-Spalten 3.19

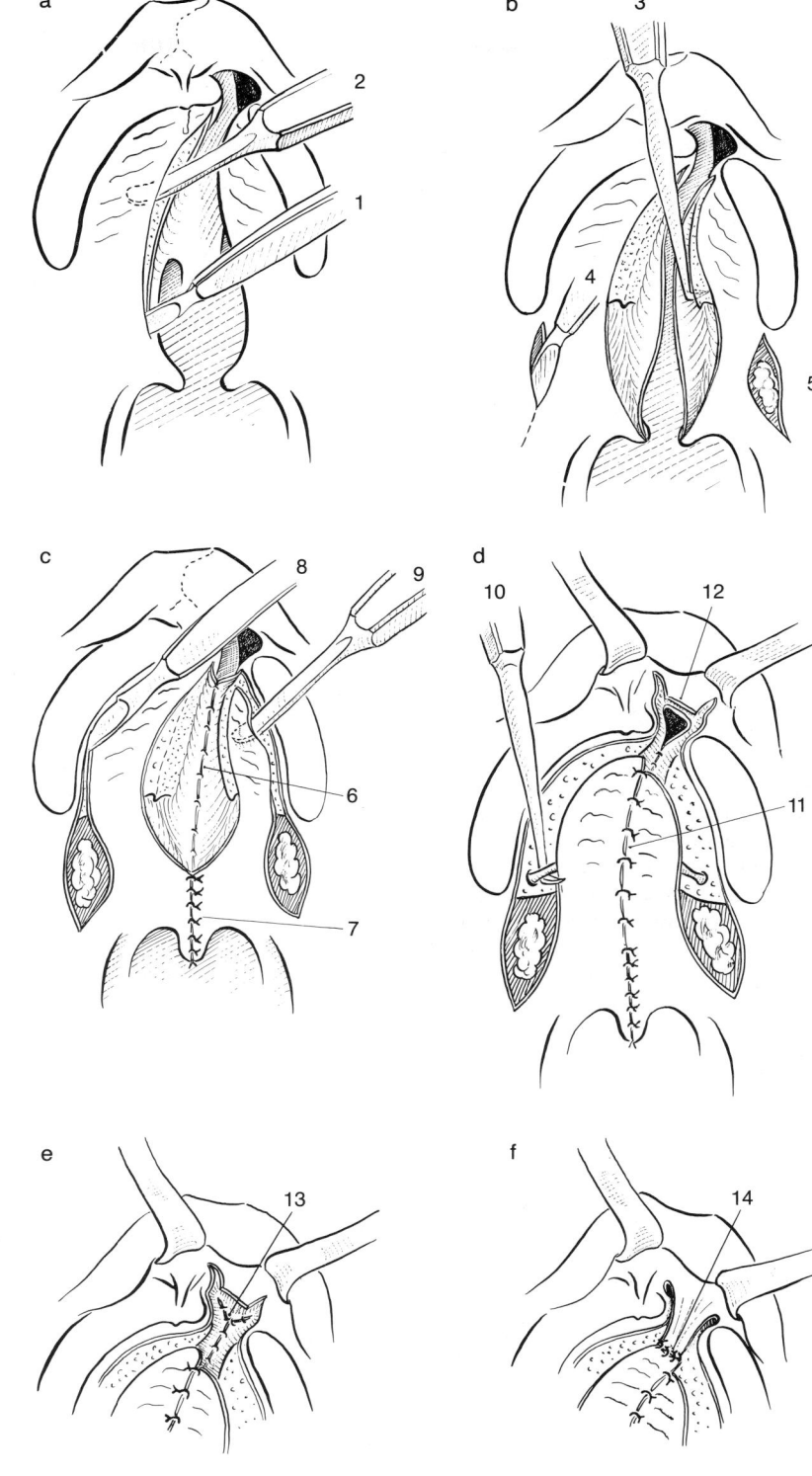

Abb. **21 a–f** Operation der unilateralen totalen Gaumenspalte nach Grob (hier mit breiter Kieferspalte dargestellt).

a 1 Inzision der Spaltränder beiderseits bis zur Uvulaspitze
2 Mobilisierung der Gaumenschleimhaut von der knöchernen Unterlage

b 3 Mobilisierung der Nasen- bzw. der Vomerschleimhaut
4 Seitliche Entlastungsinzision hinter der Kieferleiste
5 Mobilisierung der seitlichen Pharynxwand und Tamponade der so entstandenen Seitentaschen mit Vioformgaze

c 6 Naht der nasalen Schleimhaut von vorne nach hinten mit Chromcatgut, wobei die Fäden nasalwärts geknotet werden
7 Naht der Hinterseite und der Vorderseite der Uvula mit feinstem Nylon
8 Inzision der Gaumenschleimhaut längs des Alveolarfortsatzes bis nach vorne
9 Ablösen der Gaumenschleimhaut von der Gaumenplatte.

d 10 Mobilisierung der A. palatina major zur Entspannung
11 Vereinigung der beiden Gaumenschleimhautlappen in der Mittellinie mit Nylonnähten
12 Umschneiden der Kieferlücke und Bildung eines kleinen Vorschiebelappens aus der Vestibulumschleimhaut

e 13 Verschluß der nasalen Seite der Kieferlücke mit Chromcatgutnähten

f 14 Deckung der nasalen Naht der Kieferlücke mit dem Vestibulumverschiebelappen

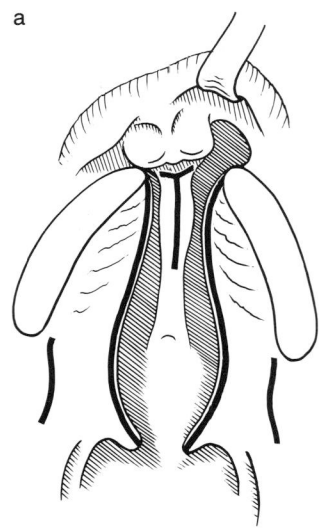 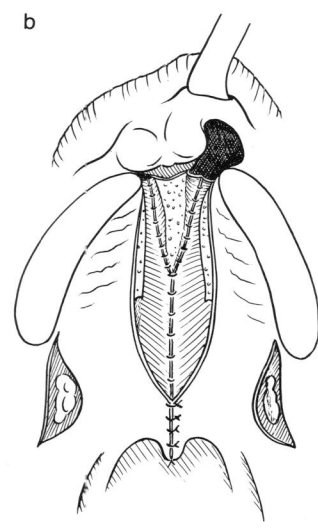

Abb. **22 a** u. **b** Operation der bilateralen totalen Gaumenspalte nach Grob. **a** Schnittführung. Beachte die Schleimhautinzision auf der Vomerkante. **b** Vereinigung der mobilisierten nasalen Schleimhaut mit der Vomerschleimhaut im vorderen Spaltbereich.

des Hamulus pterygoideus wurde in den letzten 15 Jahren unterlassen, da es einen schlechten Einfluß auf die Belüftung der Tubae auditivae und des Mittelohres haben kann. Die strikte Schonung der A. palatina major ist erforderlich, da die A. palatina anterior (Ast der A. nasopalatina aus dem Canalis incisivus) zur Ermöglichung des »push back« zwangsläufig durchtrennt werden muß.

Bilaterale totale Lippen-Kiefer-Gaumen-Spalte. Die Operation unterscheidet sich vom Verfahren bei der unilateralen Spalte dadurch, daß der Vomer keine Verbindung mit einer der Gaumenplatten hat, sondern auf der Mittellinie frei liegt. Seine Schleimhaut wird aber trotzdem längs inzidiert und in die Nasenschleimhautnaht miteinbezogen (Abb. 22 a u. b).

Isolierte Gaumenspalte. In diesem Fall ist der »push back« wichtiger als bei den anderen Formen, da das Velum meist besonders kurz ist. Die allgemeinen Prinzipien bleiben aber die gleichen (Abb. 23 a–c).

Verschluß einer Kieferlücke. Im Moment des Gaumenverschlusses ist bei den totalen Spalten häufig die Kieferspalte mehr oder weniger offen. Diese Lücke ist in der gleichen Sitzung zu operieren, wobei ein Schwenklappen aus der Wangenschleimhaut benützt wird (s. Abb. **21 d** und **e**, Ziffer 12, 13 und 14).

Nachbehandlung. Auch hier schirmen wir mit Antibiotika ab. Die Fäden werden am 10. postoperativen Tag entfernt. Besonders wichtig ist die Ernährung: Während 3 Wochen werden nur Flüssigkeiten und Breie verabreicht, später während noch etwa 3 weiteren Wochen eine pürierte Kost.

Bemerkungen zu anderen Methoden. Die zweizeitige Gaumenspaltenoperation nach Schweckendiek findet seit etwa 10 Jahren immer mehr Anwendung. Die theoretische Begründung dieses Verfahrens haben wir weiter oben schon erwähnt. Die erste Operation wird im Alter von 7–8 Monaten durchgeführt: Die Velumspalte wird angefrischt, die Segelmuskulatur seitlich mobilisiert und mit einem Gummiband cerclageartig sanft gegen die Mittellinie geschoben, und die Spaltränder werden schichtweise genäht. Das Gummihalteband wird am 7. postoperativen Tag entfernt. Nach dieser ersten Operation bleibt die Spalte des harten Gaumens absolut unberührt; sie wird im Laufe der Jahre spontan schmäler. Um das Einpressen der Zunge in die Residualspalte und das Eindringen von Nahrungsteilen in den Nasenraum zu verhindern, ist es aber häufig notwendig, eine Kunstharzplatte, ähnlich wie bei der kieferorthopädischen Frühbehandlung, tragen zu lassen. Die Spalte des harten Gaumens wird in einer zweiten Operationssitzung, erst im Alter von 8–10 Jahren (nach SCHWECKENDIEK 1963 sogar 12–14 Jahren!), operativ geschlossen.

Über die Resultate der zweizeitigen Gaumenspaltenoperation kann hier nur wenig gesagt werden. Es wird in der Literatur berichtet, daß die sekundäre Verformung des Oberkiefers weniger gravierend sei als bei den anderen Operationen oder sogar auch ohne kieferorthopädische Maßnahmen total ausbleibe. Was die Aussprache anbelangt, ist die Beurteilung äußerst schwierig. SCHWECKENDIEK (1978) schreibt, daß »bei etwa 70% eine gut verständliche Umgangssprache besteht«. Über Rhinolalie und Rhinophonie gehen die Angaben auseinander. Die auswärts operierten Fälle, die wir zufällig Gelegenheit gehabt haben zu untersuchen, hatten alle eine deutliche Rhinophonie!

Kieferorthopädische und orthodontische Behandlung nach der Gaumenspaltenoperation

Nach der Gaumenoperation haben das Kleinkind und seine Eltern eine Behandlungspause. Es muß keine kieferorthopädische Platte mehr getragen werden. Das Kind wird alle 4–6 Monate vom Kieferorthopäden untersucht, da Gefahr besteht, daß

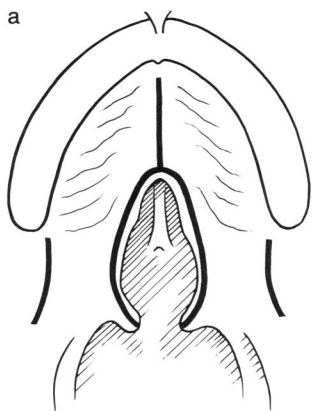 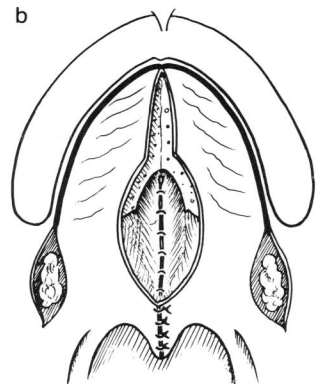 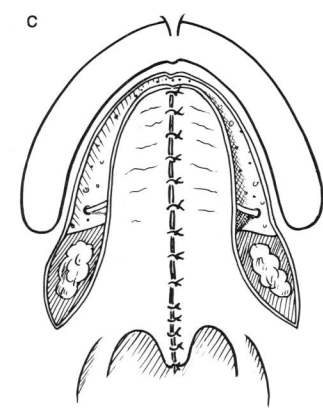

Abb. 23 a–c Operation der partiellen isolierten Gaumenspalte nach Grob. **a** Schnittführung. **b** Naht der mobilisierten nasalen Schleimhaut und der Uvula. Fortsetzung der Inzisionen längs des Alveolarfortsatzes auf beiden Seiten. **c** Naht der Gaumenlappen auf der Mittellinie.

der Oberkiefer im Wachstum gegenüber dem Unterkiefer zurückbleibt. Dies ist einerseits auf verminderte Wachstumstendenz des Spaltkiefers zurückzuführen, andererseits aber können auch die durchgeführte Gaumenoperation und der Druck der verschlossenen Lippe das Wachstum hindern. Ein Wachstumsrückstand zeigt sich in einem Kreuzbiß seitlich oder frontal, ebenso können aber auch die Alveolarsegmente wieder aneinander abrutschen, und es entsteht ein sog. Kollaps des Oberkiefers. Bei unserem Patientenmaterial bleibt der Oberkiefer in rund 60% der Fälle in Größe und Form normal, und das Kind muß bis zum Durchbruch der Dauerzähne nicht orthodontisch behandelt werden. Die übrigen Fälle zeigen einen leichten Wachstumsrückstand und können mit Dehnungsplatten während der Nacht behandelt werden. Nur ca. 3% zeigen einen schweren Kollaps und Wachstumsrückstand. Diese Fälle sind aber im allgemeinen gekoppelt mit anderen Kieferanomalien wie multiplen Nichtanlagen von Zähnen oder echten Progenien. Bei allen Fällen muß beim Durchbruch der bleibenden Schneidezähne eine orthodontische Behandlung eingeleitet werden. Die spaltnahen Frontzähne brechen, teilweise verlagert und rotiert, durch und müssen in den Zahnbogen eingereiht werden, um eine Traumatisierung des übrigen Gebisses zu verhindern. Nach Korrektur der Stellung der Schneidezähne wird in den meisten Fällen eine Retentionsplatte während der Nacht getragen, die auch zu einer langsamen Dehnung des Zahnbogens verwendet werden kann. Mit dem Durchbruch der gesamten permanenten Dentition (10–14 Jahren) im Ober- und Unterkiefer muß nochmals eine intensive orthodontische Behandlung, meist mit festsitzenden Apparaturen, eingeleitet werden. Die Zähne müssen in guter Interkuspidation aufgestellt werden. Meist sind auch Frontzähne nicht angelegt, und der Oberkiefer muß für eine spätere prothetische Brückenversorgung vorbereitet werden. Diese Behandlung dauert ca. 2–3 Jahre.

Nach dem 12. Altersjahr wird bei fast allen totalen uni- und bilateralen Fällen eine Knochenspanung des Kieferknochens durchgeführt (Abb. **24 a–d**). Sie dient einerseits zur Stabilisierung des Oberkiefers, andererseits zur knöchernen Abdeckung der Zahnwurzeln der spaltnahen Zähne, außerdem muß der knöcherne Defekt in der Kieferlücke verschlossen werden, um eine spätere prothetische Versorgung auch kosmetisch und hygienisch durchführbar zu machen. Als Knochen wird ein Stück der 7. Rippe verwendet. Die Zahnreihe muß geschient werden, ähnlich wie bei einem leichten Kieferbruch, um das Einheilen des Knochens zu ermöglichen. Die Kunststoffschiene fängt den Kaudruck auf das Frontzahngebiet ab und verteilt ihn auf den ganzen Oberkiefer. Sie wird 8 Wochen belassen. Der Rippenknochen wird mit zunehmender Funktion zu Kieferknochen umorganisiert. Die Knochenspäne heilen fast in 100% der Fälle ein, und die Oberkieferstabilisierung ist zufriedenstellend.

Selten kommt es trotz der kieferorthopädischen Frühbehandlung vor, daß der Zwischenkiefer bei bilateralen totalen Fällen über die Kauebene tief herunterhängt und so den Unterkiefer blockiert, evtl. kann der Zwischenkiefer auch seitlich stark verlagert sein. In diesen Fällen (2%), jedoch nicht vor dem 12. Lebensjahr, muß eine Osteotomie des prävomerinen Knochens mit Knochenspanung bilateral durchgeführt werden. Auch bei diesen Fällen muß selbstverständlich eine Kunststoffschiene eingesetzt werden, die 8 Wochen belassen wird.

Logopädische Probleme

Die Entwicklung einer normalen Aussprache ist abhängig einerseits von der anatomischen Form von Lippe, Kiefer und Gaumen, andererseits von funktionellen Faktoren, die auch bei tadelloser

3.22 Gesichtsschädel

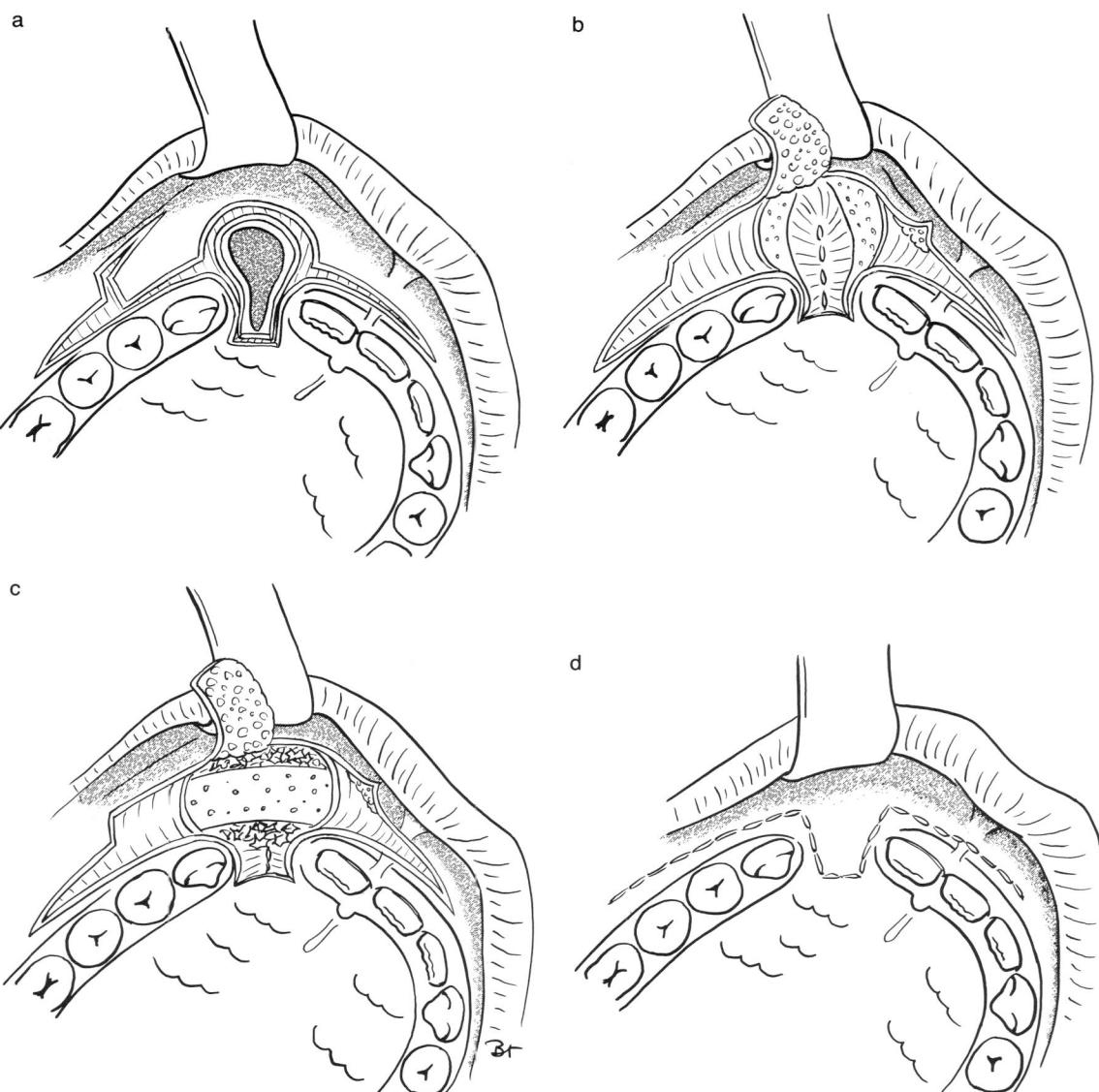

Abb. **24 a–d** Knochenspanung der Kieferspalte.
a Inzision der Vestibulumschleimhaut unter Bildung eines Schwenklappens. Falls noch eine oro-nasale Restfistel besteht, wird sie umschnitten. **b** Verschluß der Residuallücke nasalwärts. Inzision des Periostes längs der Kieferlücke beidseits. Tunnelisierung des Periostes nach medial und nach lateral. Schleimhautschwenklappen mobilisiert. **c** Einsetzen von Spongiosachips zwischen den Knochenrändern der Kieferspalte. Darüber Überbrückung der Spalte mit einem subperiostal eingelegten Knochenspan. **d** Deckung des Transplantates mit dem Schleimhautschwenklappen.

Form eine Störung verursachen können. Es ist deshalb wichtig, die Sprachentwicklung sehr früh zu kontrollieren und zu leiten. Diese Betreuung beginnt schon im Alter von 3 Jahren, wobei das Kind angeleitet wird, schön durch den Mund zu blasen. Gelegentlich werden schon in diesem Alter Gaumensegelmassagen mit gutem Erfolg angewendet.

Eine besonders genaue Sprachkontrolle ist im Alter von $4^1/_2$ Jahren durchzuführen. Alle Kinder mit offener Rhinolalie sind ab diesem Alter einer Sprachschulung zu unterziehen, die meist binnen 1–3 Jahren zum Ziel führt.

In diesen Fällen (etwa 15%), bei welchen trotz konsequenter Schulung die Rhinolalie bestehen bleibt, ist im Alter von 8 Jahren oder später eine *Velopharyngoplastik* vorzunehmen. Die Operation (Abb. 25 a u. b) besteht in der Bildung einer Brücke zwischen Velum und Pharynxhinterwand. Diese Brücke verkleinert den epipharyngealen Raum und zieht das Segel nach hinten (Abb. 26). Die Resultate dieser Operation sind häufig spektakulär.

Bei fehlenden Front- oder Eckzähnen besteht die Gefahr des *Stigmatismus*. Zahnlücken sind deshalb in irgendeiner Weise durch eine Ergänzung der kieferorthopädischen Platte (provisorische Zahnprothese) womöglich zu decken. Bei etabliertem Sigmatismus ist eine Sprachschulung unerläßlich.

Gehörprobleme

Wie schon erwähnt, ist bei Gaumenspaltenträgern die *Belüftung der Tuben und des Mittelohres mangelhaft*. Schon sehr früh nach der Geburt können die Trommelfelle eingezogen sein. Eine Frühkontrolle und ggf. eine Frühbehandlung sind deshalb angezeigt. Falls konservative Maßnahmen (Insufflation usw.) nicht zum Ziele führen, ist das Einlegen eines Plastikröhrchens (Diabolo) in das Trommelfell indiziert. Bei Unterlassung dieser Maßnahmen kann es zur *chronischen Otitis media* und zu *Cholesteatombildung* kommen, welche entsprechend ihrer Natur behandelt werden müssen. Der Verlust des Gehöres ist für diese Patienten besonders schwerwiegend, da sie ohnehin gewisse Sprachprobleme haben.

Ist eine Schwerhörigkeit schon etabliert, so muß durch Anwendung eines akustischen Hilfsapparates das Hörvermögen so gut wie möglich wiederhergestellt werden, da ansonsten das Erlernen einer korrekten Aussprache kaum möglich sein wird.

Sekundäre Operationen

Mangelhafte Ergebnisse der *Lippenspaltenkorrektur* können jederzeit nachkorrigiert werden. Ganz anders steht es für die sekundären *Nasenkorrekturen*: Hier ist unbedingt bis nach der Pubertät zu warten, d. h. bis zu einem Zeitpunkt, wo das Wachstum der Nase abgeschlossen ist. Eine zu

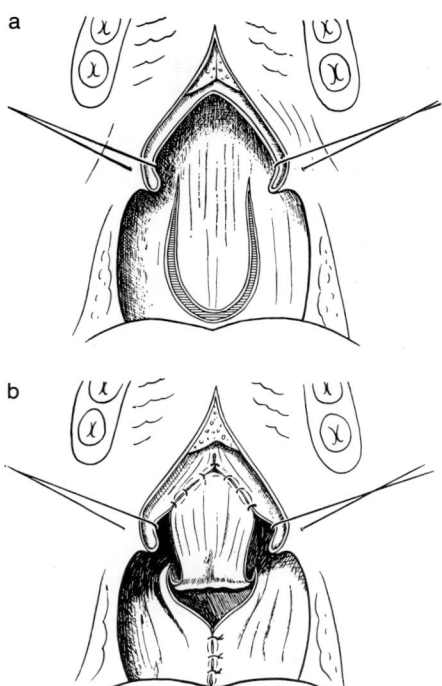

Abb. 25 a u. b Velopharyngoplastik nach Sanvenero-Rosselli. a Spaltung des zu kurzen Velums und Bildung eines kranial gestielten Lappens aus der Pharynxhinterwand. b Einnähen des freien Endes des Pharynxlappens in die nasale Inzisionswunde des Velums. Verschluß der Entnahmestelle an der Pharynxhinterwand. Die Wundfläche des Lappens bleibt offen. Darüber wird das Velum wieder zweischichtig verschlossen.

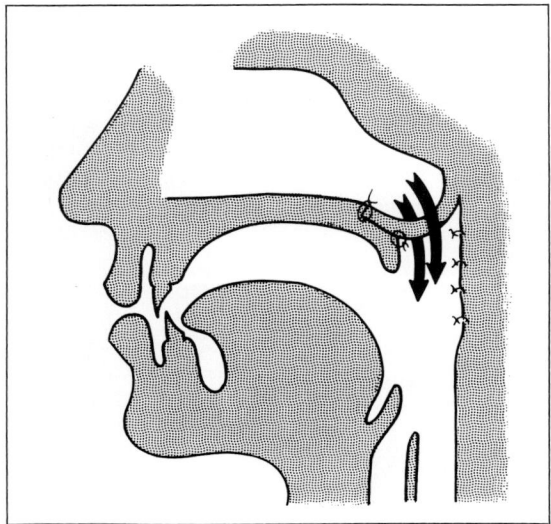

Abb. 26 Velopharyngoplastik nach Sanvenero-Rosselli. Lage der Brücke zwischen Velum und Pharynxhinterwand.

3.24 Gesichtsschädel

Abb. 27a–e Resultat der Behandlung einer unilateralen totalen Lippen-Kiefer-Gaumen-Spalte. **a** Kurz nach der Geburt. **b** Im Alter von 5 Monaten, nach 4½ Monaten kieferorthopädischer Behandlung. **c** u. **d** Im Alter von 4½ Jahren, nach Operation der Lippenspalte im Alter von 6 Monaten und Operation der Gaumenspalte im Alter von 2½ Jahren. **e** Im Alter von 16 Jahren.

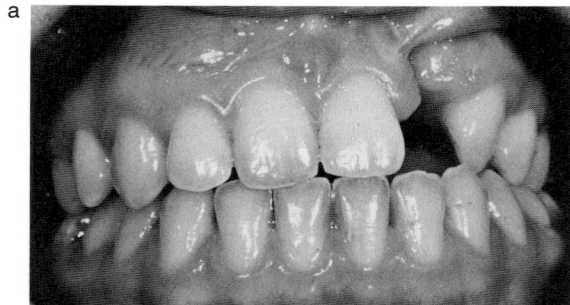

Abb. 28a u. **b** Zustand des Kiefers und der Zähne am Ende der kieferorthopädischen Behandlung im Alter von 16 Jahren. **a** Sehr gute Verzahnung ohne Kollaps. Nichtanlage des lateralen Inzisivs. **b** Provisorische Zahnprothese. Die definitive Brückenversorgung erfolgt erst im 19. Lebensjahr.

frühe Nasenkorrektur führt meist zu schlechten Resultaten, besonders dann, wenn das Knorpelgerüst tangiert wird. Die häufigsten Nachoperationen an der Nase sind: Korrektur von Septumdeviationen, Verlängerung des Nasensteges, Korrektur der Achse des Naseneingangs und der Form des Nasenflügels. Die Beschreibung der entsprechenden operativen Techniken würde den Rahmen dieses Werkes sprengen.

Bei nicht korrekt behandelten Fällen kann es zu *schweren Beißanomalien* kommen (s. Abb. 20), welche sich durch orthopädische oder orthodontische Maßnahmen nicht mehr bewältigen lassen. Bei solchen Fällen, welche allerdings in unserem eigenen Krankengut äußerst selten geworden sind (2–3%), kommen Osteotomien des Typs Lefort I, II oder III in Frage.

Definitive prothetische Versorgung

Die prothetische provisorische Versorgung der Oberkiefer wird mit ca. $19^{1}/_{2}$ Jahren durch eine definitive Brücke oder Prothese ersetzt. Eine festsitzende Brücke ist wenn immer möglich anzustreben, um den Patienten in psychologischer Hinsicht zu erleichtern.

Resultate

Die allumfassende Behandlung der Lippen-Kiefer-Gaumen-Spalten durch eine kompetente und gut organisierte Equipe führt in der Regel zu guten Resultaten, sowohl in kosmetisch-ästhetischer Hinsicht (Abb. **27a–e** und **28a u. b**) als auch in funktioneller Hinsicht. Die Aussprache ist nur in Ausnahmefällen wesentlich gestört. Die Kaufähigkeit bleibt normal oder annähernd normal (s. Abb. **28a u. b**).

Solche Resultate werden jedoch nur dann erzielt, wenn eine adäquate psychologische Betreuung des Patienten und seiner Familie den langen Weg zur Normalisierung tragbar machen.

Literatur

Aubrespy, P.: Traitement primaire des fentes palatines. Entretiens de chirurgie infantile. Expansion Scientifique Française, Paris 1977 (S. 86–90)

Bertschi, W., B. Graf-Pinthus, M. Bettex: Eine metrische Untersuchung der Oberlippenverhältnisse bei Patienten mit totalen unilateralen Lippen-Kiefer-Gaumenspalten nach operativem Verschluß gemäß der Le Mesurier-Technik. Z. Kinderchir. 22 (1977) 211–221

Bettex, M., B. Graf-Pinthus: Behandlung der Lippen-Kiefer-Gaumenspalten im Einzugsgebiet der Chirurgischen Universitäts-Kinderklinik Bern. Z. Kinderchir. 19 (1976) 142–145

Celesnik, F.: Notre procédé de traitement chirurgical du bec-de-lièvre bilatéral total. Rev. Stomat. (Paris) 63 (1962) 386

Celesnik, F.: Nos conceptions thérapeutiques des becs-de-lièvre et des divisions palatines. Rev. Stomat. (Paris) 71 (1970) 559–570

Chabora, A. J., S. L. Horowitz: Cleft Lip and Cleft Palate: One Genetic System. Oral Surg. 38 (1974) 181–186

Cole, R. M.: The speech pathologist in cases with orofacial deformities. Schweiz. Mschr. Zahnheilk. 80 (1970) 418–435

Drillien, C. M., T. T. S. Ingram, E. M. Wilkinson: The Causes and Natural History of cleft lip and Palate. Livingstone, Edinburgh 1966

Fogh-Andersen, P.: Recent statistics of facial clefts: frequency, heredity, mortality. In: Early Treatment of Cleft Lip and Palate, hrsg. von R. Hotz. Huber, Bern 1964

Fogh-Andersen, P.: Genetic and non-genetic factors in the etiology of facial clefts. Scand. J. plast. reconstr. Surg. 1 (1967) 22–29

Gabka, J.: Hasenscharten und Wolfsrachen. de Gruyter, Berlin 1962

Gnoinski, W.: Die kieferorthopädische Betreuung von Patienten mit Lippen-Kiefer-Gaumenspalten. Z. Kinderchir. 19 (1976) 61–71

Graf-Pinthus, B.: Possibilities of ambulant early orthopedic treatment of cleft lip and palate. In: Early Treatment of Cleft Lip and Palate, hrsg. von R. Hotz. Huber, Bern 1964

Graf, B., M. Bettex: The narrowing of the palatal cleft following presurgical orthopedic treatment in unilateral cleft lip and palate subjects. In: Early Treatment of Cleft Lip and Palate, hrsg. von R. M. Cole. Northwestern University Press, Evanston/Ill. 1970

Graf-Pinthus, B., M. Bettex: Long-term observation following presurgical orthopedic treatment in complete clefts of the lip and palate. Cleft Palate J. 11 (1974) 253–260

Horowitz, S. L., B. Graf, M. Bettex, H. Vinkka, L. J. Gerstman: Factor analysis of cranio-facial morphology in complete bilateral cleft lip and palate. Cleft Palate J. 17 (1980) 234–244

Hotz, M.: Die kieferorthopädische Betreuung von Patienten mit Lippen-Kiefer-Gaumenspalten. Z. Kinderchir. 19 (1976) 53–59

Hotz, M., M. Perko: Koordinierte kieferorthopädisch-chirurgische Behandlung von Lippen-Kiefer-Gaumenspalten. Ein Beitrag zur Vermeidung von Spätschäden. Schweiz. med. Wschr. 104 (1974) 718–723

Kehrer, B., T. Slongo, B. Graf, M. Bettex: Long Term Treatment in Cleft Lip and Palate. Huber, Bern 1981

Kremenak jr., C. R., W. C. Huffman, W. H. Olin: Maxillary growth inhibition by mucoperiosteal denudation of palatal shelf bone in non-cleft beagles. Cleft Palate J. 7 (1970) 817–823

Le Mesurier, A. B.: Hare-Lips and Their Treatment. Williams & Wilkins, Baltimore 1962

McNeil, C. K.: Orthopaedic principles in the treatment of lip and palate clefts. In: Early Treatment of Cleft Lip and Palate, hrsg. von R. Hotz. Huber, Bern 1964

Meisel, H. H.: Der heutige Stand der Gesichtsspaltenchirurgie. Arch. Oto-Rhino-Laryng. 216 (1977) 351–368

Millard jr., D. R.: A primary compromise for bilateral cleft lip. Surg. Gynec. Obstet. 111 (1960 a) 557–563

Millard jr., D. R.: Complete unilateral clefts of the lip. Plast. reconstr. Surg. 25 (1960 b) 595–605

Millard jr., D. R.: Wide and/or short cleft palate. Plast. reconstr. Surg. 29 (1962) 40–56

Millard jr., D. R.: Refinements in Rotation-Advancement Cleft Lip Technique. Plast. reconstr. Surg. 33 (1964) 26–38

Millard jr., D. R.: Extension of the Rotation-Advancement Principle for Wide Unilateral Cleft Lips. Plast. reconstr. Surg. 42 (1968) 535–544

Millard jr., D. R.: Closure of Bilateral Cleft Lip and Elongation of Columella by Two Operations in Infancy. Plast. reconstr. Surg. 47 (1971) 324–331

Oberholzer, B., B. Graf-Pinthus, M. Bettex: Die Einheilung von Knochenspänen bei Kindern mit Lippen-Kiefer-Gaumenspalten. Z. Kinderchir. 28 (1979) 1–18

Patau, K., D. W. Smith, E. Therman, S. L. Inhorn, H. P. Wagner: Multiple congenital anomaly caused by an extra autosomy. Lancet 1960/I, 790–793

Petit, P., J. Psaume: Le Traitement du bec-de-lièvre. Masson, Paris 1962

Pfeifer, G.: Die operative Primär- und Sekundärbehandlung von Patienten mit Lippen-Kiefer-Gaumenspaltformen. Z. Kinderchir. 19 (1976) 85–136
Sanvenero-Rosselli, G.: Verschluß von Gaumenspalten unter Verwendung von Pharynxlappen. Fortschr. Kiefer- u. Gesichtschir. 3 (1955) 65–69
Sanvenero-Rosselli, G.: Die Gaumenplastik unter Verwendung von Pharynxlappen. Arch. klin. Chir. 295 (1960) 895–900
Schmid, H.: Die prothetische Behandlung von Lippen-Kiefer-Gaumenspalten. Z. Kinderchir. 19 (1976) 71–84
Schmid, W.: Genetik der Lippen-Kiefer-Gaumenspalten. Z. Kinderchir. 19 (1976) 23–32
Schuchardt, K.: Treatment of Patients with Clefts of Lip, Alveolus and Palate. Thieme, Stuttgart 1966
Schweckendiek, W.: Die Ergebnisse der Kieferbildung und die Sprache nach der primären Veloplastik. Arch. Ohr.-, Nas.- u. Kehl.-Heilk. 180 (1962) 541–546
Schweckendiek, W.: Die Technik der primären Veloplastik. Chirurg 34 (1963) 277–279
Schweckendiek, W.: Zur Technik der Uranoplastik. Chirurg 40 (1969) 470–473
Schweckendiek, W.: Primary Veloplasty: Long-term results without maxillary deformity. A twenty-five year report. Cleft Palate J. 15 (1978) 268–274
Shapiro, B. L.: The genetics of cleft lip and palate. In: Oral Facial Genetics, hrsg. von R. E. Stewart, G. H. Prescott. Mosby, St. Louis 1976
Strupler, W.: Mittelohr und Spalten. Z. Kinderchir. 19 (1976) 33–40
Tennison, C. W.: The Repair of the Unilateral Cleft Lip by the Stencil Method. Plast. reconstr. Surg. 9 (1952) 115–120
Töndury, G.: Angewandte und topographische Anatomie, 4. Aufl. Thieme, Stuttgart 1970
Töndury, G.: Zur Genese der Lippen-Kiefer-Gaumenspalten. Z. Kinderchir. 19 (1976) 5–22

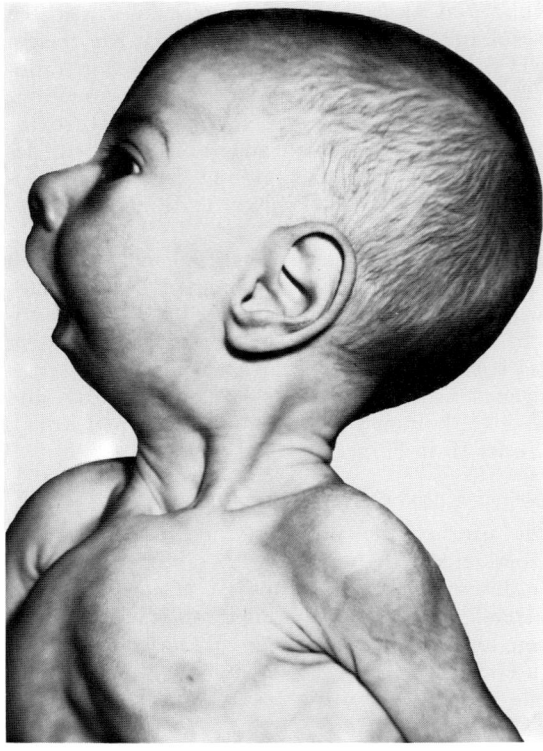

Abb. 29 Pierre-Robin-Syndrom. Beachte die Mikrognathie und die Einziehungen am Jugulum und supraklavikulär.

Pierre-Robin-Syndrom

M. Bettex und B. Graf-Pinthus

Das *Pierre-Robin-Syndrom*, zum ersten Mal 1923 beschrieben, besteht aus einer *Mikrognathie* und *Retrognathie*, welche zu einer *Rückverlagerung der Zunge* führen. In 80% der Fälle besteht zusätzlich eine *breite Gaumenspalte* (der erste von Pierre Robin 1923 beschriebene Fall hatte allerdings keine Gaumenspalte!).

Das Syndrom ist keineswegs so selten, wie dies häufig angenommen wird. Wir selber haben in 20 Jahren 34 Fälle zur Behandlung erhalten. Aus der Literatur ist eine Häufigkeit von 1 Fall auf 50 000 Geburten zu eruieren. Eine Bevorzugung eines Geschlechtes wurde nicht beobachtet.

Ätiologie

Die Ätiologie ist noch unklar. Die mechanistische Theorie, daß die Mikro- und Retrognathie durch eine Verzögerung der Streckung der Nackenbeuge bedingt sei, wird dadurch unterstützt, daß gelegentlich eine Delle im oberen Anteil der Sternums gefunden wird, in welche das hypoplastische Kinn genau hineinpaßt (Latham 1966; Pellerin u. Mitarb. 1966). Die Deflexion der Nackenbeuge findet normalerweise im Laufe der 7. und der 8. Fetalwoche statt, d. h. genau zu der Zeit, wo der sekundäre Gaumen sich schließen sollte. Durch die ausbleibende Streckung der fetalen Nackenbeuge schnellt die Zunge nicht in die Mundhöhle hinunter, sondern bleibt zwischen den beiden Hälften des sekundären Gaumens eingeklemmt. So verhindert sie das Zusammenwachsen der beiden Gaumenplatten. Damit könnten alle Komponenten des Syndroms, d. h. Mikrognathie, Retroposition der Zunge und Gaumenspalte, erklärt werden.

Symptome

Schon äußerlich fällt der gegenüber dem Oberkiefer stark zurücktretende hypoplastische Unterkiefer auf (Abb. 29). Die Rückverlagerung der Zunge führt beim Neugeborenen und jungen Säugling zu einer schweren Schluck- und Atmungsbehinderung, die sich in einem groben Stridor, zeitweiser Zyanose, Unruhe und einer tiefen inspiratorischen Einziehung des Epigastriums äußert (Abb. 30). Durch die krampfhaften Kontraktionen des Zwerchfells werden die weichen Rippenbogen nach innen gekrempelt, während sich die mittlere Sternumpartie hühnerbrustartig vorwölbt. Bei Trinkversuchen stellen sich Erstickungsanfälle ein. Beim Öffnen des Mundes, was wegen der Mikro-

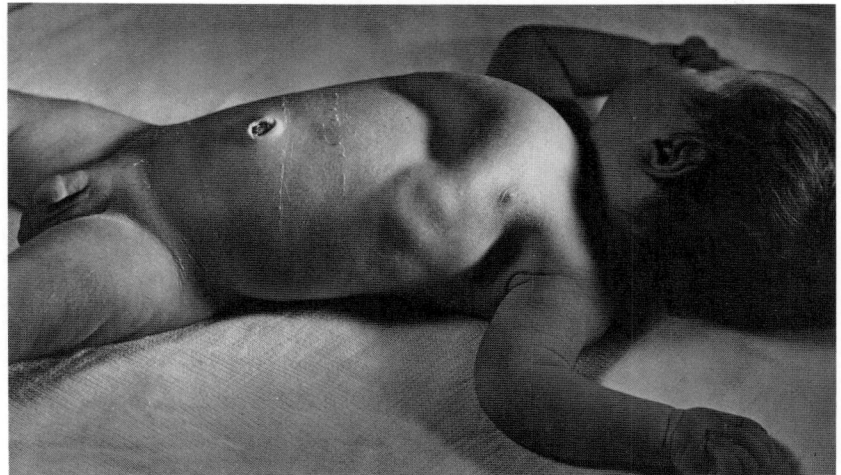

Abb. 30 Inspiratorische Einziehung von Epigastrium und Rippenbogen beim Pierre-Robin-Syndrom.

gnathie oft schwierig ist, erkennt man eine breite, nach vorne abgerundete Gaumenspalte. Die zu beiden Seiten der Spalte liegenden Gaumenplatten sind hypoplastisch und meist besonders schmal. In der Tiefe der Mundhöhle sieht man die Unterfläche der ebenfalls hypoplastischen Zunge, die selber vertikal aufgerichtet ist und durch die Gaumenspalte in den Nasen-Rachen-Raum hineinragt (Abb. 31). Es gelingt zwar, die Zunge mit einem Spatel nach vorne in die Mundhöhle zu drücken, doch zieht sie sich sogleich wieder in die Gaumenspalte zurück. Der Zungengrund, der den Aditus ad laryngem partiell verlegt, bedingt die schwere Respirationsstörung. Bei seltenen Fällen ist die Gaumenspalte klein und schmal und kann sogar fehlen.

Der Spontanverlauf ist primär vom Atemnotsyndrom abhängig. Solche Kinder können kurz nach der Geburt an Asphyxie sterben, oder es können sich zerebrale Dauerschäden infolge der Anoxämie entwickeln. Ist einmal die Erstickungsphase überwunden, so entwickeln sich diese Patienten meist gut. Die Mikrognathie hat die Neigung, sich spontan zu korrigieren. Die Gaumenspalte hat die gleichen Folgen wie bei Fällen ohne Mikrognathie.

Therapie

Die Behandlung richtet sich zunächst nach dem Schweregrad des Atemnotsyndroms.

Bei *schweren Fällen* mit schwerer Dyspnoe und Zyanose ist die Zunge sofort mit einer Klemme oder mit einem Haltefaden aus dem Nasenraum auszuklemmen und nach vorne zu ziehen. Um einem Rezidiv vorzubeugen, wird die Zunge temporär (3–4 Wochen) an der Unterlippe nach dem Vorschlag von Duhamel (1953) fixiert (Abb. 32). Andere Maßnahmen wie die Drahtextension am Unterkiefer nach Schröder sind u. E. kompliziert und wenig erfolgreich. Diese Behandlung wird ergänzt durch eine Kunstharzplatte zur Deckung der Gaumenspalte, damit die Zunge aus der Spalte

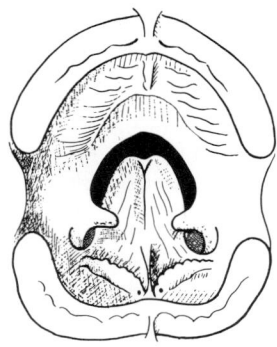

Abb. 31 Breite Gaumenspalte mit Verlagerung der Zunge in den Nasen-Rachen-Raum beim Pierre-Robin-Syndrom.

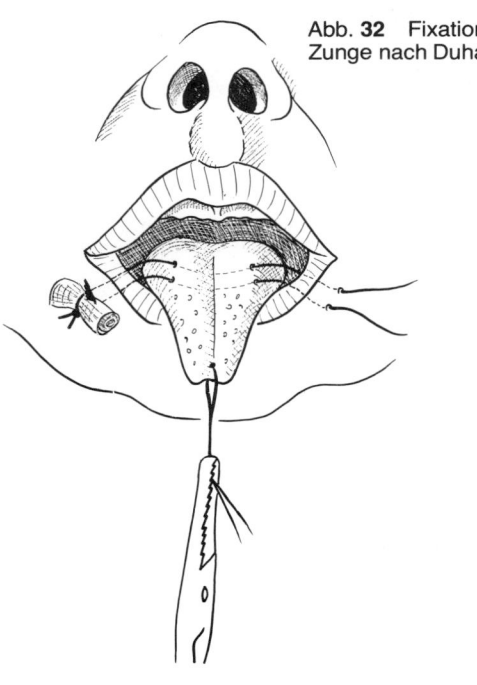

Abb. 32 Fixation der Zunge nach Duhamel.

gehalten wird, und durch ein sehr sorgfältiges Nursing. Sondenernährung muß eine Ausnahme bleiben. Eine Tracheostomie ist immer kontraindiziert. Bei den meisten Fällen genügen das Tragen einer Kunstharzplatte und das Nursing.

Die *Gaumenspalte* wird bei allen Fällen im Alter von 2½ Jahren chirurgisch verschlossen. Die *Mikrognathie* braucht *nicht* behandelt zu werden: Sie korrigiert sich spontan, sobald das Kind zu saugen beginnt.

Resultate

Während der letzten 20 Jahre wurden 34 Fälle von Pierre-Robin-Syndrom in der Chirurgischen Kinderklinik der Universität Bern behandelt. Zwei von diesen Patienten starben kurz nach der Geburt, der eine während des Transports vom Frauenhospital in die Klinik, der andere einige Minuten nach Spitaleintritt. Alle anderen konnten geheilt werden, obgleich ein schweres Atemnotsyndrom in mehr als der Hälfte der Fälle anfänglich vorhanden war. Glossopexie oder sonstige chirurgische Notfallmaßnahmen waren nur bei 3 Patienten notwendig. Ein geistiger Entwicklungsrückstand wurde nie beobachtet: Der IQ betrug beim schlechtesten Fall 81 und war bei allen anderen zwischen 95 und 145, soweit sie schon alt genug waren, um getestet zu werden.

Der Verschluß der Gaumenspalte hat nie zu Schwierigkeiten geführt, und wir sind immer überrascht gewesen, wie rasch die Mikrognathie spontan verschwindet. Nach dem 5. Lebensjahr ist nur ausnahmsweise das Syndrom am Profil noch zu erkennen.

Literatur

Axtrup, St.: Treatment of Micrognathia. Acta paediat. scand., Suppl. 146 (1963) 21–27
Bergoin, M., J. P. Giraud, C. Chaix: L'hyomandibulopexie dans le traitement des formes graves du syndrome de Pierre Robin. Ann. Chir. infant. 12 (1971) 85–90
Bromley, D., W. R. Burston: The Pierre Robin Syndrome. Nurs. Times 62 (1966) 1717
Burston, W. R.: Mandibula retrognathia. In: Neonatal Surgery, hrsg. von P. P. Rickham, J. H. Johnston. Butterworth, London 1969 (S. 137–144)
Dennison, W.: The Pierre Robin Syndrome. Pediatrics 36 (1965) 336–341
Duhamel, B.: Chirurgie du Nouveau-Né et du Nourrisson. Masson, Paris 1953 (S. 54–56)
Graf-Pinthus, B., M. Bettex: Pierre Robin Syndrome: Treatment with Oral Orthopedic Appliance. Z. Kinderchir. 10 (1971) 137–142
Grimm, G., A. Pfefferkorn, H. Taatz: Die klinische Bedeutung des Pierre Robin-Syndroms und seine Behandlung. Dtsch. Zahn-, Mund- u. Kieferheilk. 43 (1964) 385–416
Jolleys, A.: Micrognathos: a Review of 38 Cases Treated in the Newborn Period. J. pediat. Surg. 1 (1966) 460–465
Latham, R. A.: The pathogenesis of cleft palate associated with the Pierre Robin Syndrome: an analysis of a seventeen-week human foetus. Brit. J. plast. Surg. 19 (1966) 205–214
Moyson, F.: A plea against tracheostomy in the Pierre Robin Syndrome. Brit. J. plast. Surg. 14 (1961) 187–189
Pellerin, D., B. Courtois, A. Languepin, Th. Aractingi: Les origines foetales de certaines malformations dites congénitales. Mém. Acad. Chir. 92 (1966) 601–610
Pielou, W. D.: Non surgical management of Pierre Robin Syndrome. Arch. Dis. Childh. 42 (1967) 20–23
Pinson, L., J. Lasserre: Notre expérience du syndrome de Pierre Robin. Introduction et physiopathologie. Technique nouvelle de glossopexie. Ann. Chir. infant. 8 (1967) 127–139
Robin, P.: La chute de la base de la langue. Bull. Acad. nat. Méd. (Paris) 89 (1923) 37
Robin, P.: La glossoptose, un grave danger pour nos enfants. Doin, Paris 1929
Rosasco, S. A., E. A. Feliu, J. L. Massa: Traitement chirurgical du syndrome de Pierre Robin. Ann. Chir. Infant. 8 (1967) 225–227
Ryan, R. F., C. G. Longenecker, L. Krust, R. Vincent: Anterior fixation of the tongue, a modification of the Douglas-Routledge techniques. Plast. reconstr. Surg. 32 (1963) 319–321
Schroeder, F., N. Schwenzer: Zur Therapie des sogenannten Pierre Robin-Syndroms. Z. Kinderchir. 8 (1970) 201–209
Stellmach, R.: Die funktionelle Behandlung der Mikrogenie beim Syndrom Pierre Robin. Dtsch. Zahn-, Mund- u. Kieferheilk. 27 (1957) 224–232

Mediane Lippenspalte und Rhinanenzephalie

M. Bettex und B. Graf-Pinthus

Krankheitsbild

Diese seltene Mißbildung ist klinisch durch eine Dysplasie der medianen Gesichtspartie charakterisiert. Da das knöcherne und knorpelige Nasengerüst fehlt, bleibt die Gegend des Nasenrückens vollkommen flach. Auffallend ist ein ausgesprochener Hypotelorismus mit mehr oder weniger ausgesprochener mongoloider Schrägstellung der Lidspalte. Augenmißbildungen wie Iriskolobome oder eine einseitige Anophthalmie können gleichzeitig vorhanden sein. Da auch die Nasenscheidewand und der Zwischenkiefer mit dem Philtrum nicht angelegt sind, resultiert eine mehr oder weniger breite totale mediane Oberlippenspalte, die von rudimentären Nasenflügeln überdacht ist (Abb. 33). Die seitlichen Alveolarfortsätze klaffen entweder weit auseinander und sind dann mit einer Gaumenspalte kombiniert oder berühren sich in der Mittellinie, wobei die Gaumenspalte fehlt. In diesen Fällen kann die unpaare rudimentäre Nasenhöhle mit einer Choanalatresie kombiniert sein.

Dieser Mißbildung liegt eine schwere Entwicklungsstörung des Prosenzephalons mit Aplasie oder Hypoplasie des Tractus und Bulbus olfactorius zugrunde. In Fällen mit einseitiger Anophthalmie fehlt auch der entsprechende N. opticus. Das Stirnhirn ist alobar, d. h. nicht in zwei Hemisphären gegliedert (Holoprosenzephalie). Sein unpaarer Ventrikel geht in einen zystisch erweiterten, dorsal dünnwandigen dritten Ventrikel über, der

Mediane Lippenspalte und Rhinanenzephalie

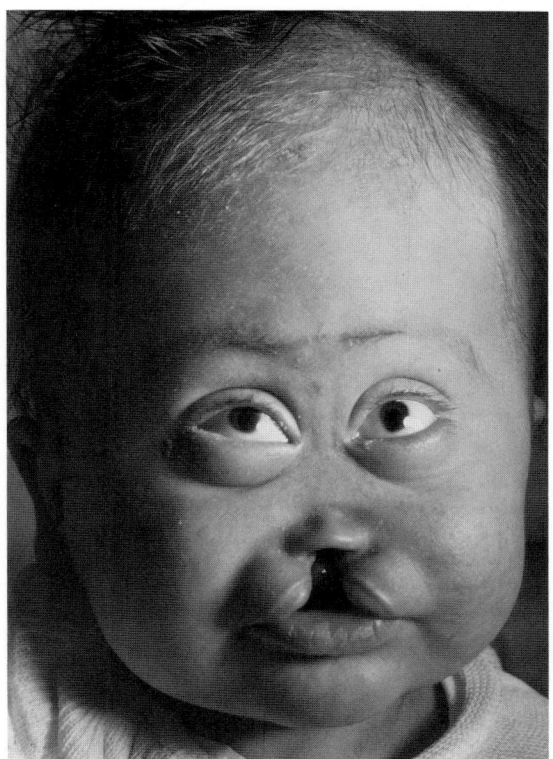

Abb. 33 Schwerer Fall von Rhinanenzephalie mit medianer Lippen-Kiefer-Spalte (hier ohne Gaumenspalte). Beachte den ausgesprochenen Hypotelorismus und das bilaterale Iriskolobom.

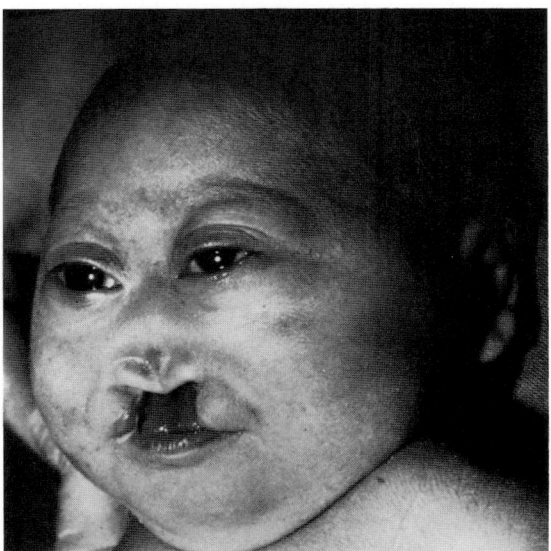

Abb. 34 Mediane Lippen-Kiefer-Gaumen-Spalte mit Agenesie des Zwischenkiefers in einem Fall von Rhinanenzephalie.

mit der Dura des Schädeldaches verwachsen sein kann. Das Siebbein, die Crista galli, das Ethmoid und die Falx cerebri fehlen. Die Schädelform ist mikro-, hydro- oder trigonozephal.
Die Mißbildung ist aber nicht immer so ausgeprägt. Leichtere Formen werden auch beobachtet.

Ätiologie

In vielen Fällen kann die Mißbildung auf eine Trisomie 13–15 (Patau) zurückgeführt werden. Ein ähnliches Syndrom ohne chromosomale Aberration ist aber auch beschrieben worden.

Therapie

Bei den schweren Formen des Syndroms beträgt die Lebenserwartung nur einige Monate, so daß eine Behandlung sich meist erübrigt. Bei den leichteren Formen ist eine Korrektur der Spalte angezeigt. Das Fehlen des Nasensteges, des Philtrums und des Zwischenkiefers erschwert die Operation wesentlich, so daß es nur selten gelingt, eine ästhetische Korrektur auf Anhieb zu erzielen. Bei den Fällen mit Gaumenspalte ist bis zum Zeitpunkt des operativen Gaumenverschlusses eine kieferorthopädische Gaumenplatte sehr nützlich. Die intellektuelle Entwicklung dieser Kinder ist abhängig von den Hirnmißbildungen.

Literatur

Bishop, K., J. M. Connolly, Ch. H. Carter, D. G. Carpenter: Holoprosencephaly: A case report with no extracranial abnormalities and normal chromosome count and karyotype. J. Pediat. 65 (1964) 406

Demyer, W., W. Zeman, C. G. Palmer: The face predicts the brain: diagnostic significance of median facial anomalies for holoprosencephaly (Rhinanencephaly). Pediatrics 34 (1964) 256–264

Demyer, W.: A 46 chromosome cebocephaly, with remarks on the relation of 13–15 trisomy to holoprosencephaly (Rhinanencephaly). Ann. Paediat. (Basel) 203 (1964) 169–177

Dominok, G. W., H. Kirchmair: Familiäre Häufung von Fehlbildungen der Rhinanencephaliegruppe. Z. Kinderheilk. 85 (1961) 19

Duhamel, B.: Morphogénèse pathologique. Masson, Paris 1966

Frutiger, T.: Rhinanencephalie mit »small Clubs« an den Kernen der neutrophilen Granulocyten und Fehlen der Trisomie 13–15. Helv. paediat. Acta 23 (1968) 668

Gruss, J. S., D. N. Matthews: Median cerebrofacial dysgenesis: the syndrome of median facial defects with hypertelorism. Cleft Palate J. 15 (1978) 275–281

Kundrat, H.: Rhinanencephalie als typische Art von Mißbildung. Leuschner & Lubensky, Graz 1882

Miller, J. Q., E. H. Picard, M. K. Alkan, S. Warner, P. S. Gerald: A Specific Congenital Brain Defect (Rhinanencephaly) in 13–15 Trisomy. New Engl. J. Med. 268 (1963) 120

Kongenitale Lippenfisteln

M. Bettex

Häufigkeit

Die *angeborenen Fisteln der Unterlippe* sind relativ seltene Mißbildungen, die aber von jedem Chirurgen, der sich häufig mit der Behandlung von Lippen-Kiefer-Gaumen-Spalten befaßt, beobachtet werden können. Grob fand im Kinderspital Zürich in 35 Jahren auf etwa 4000 Fälle von Lippen-Kiefer- und/oder Gaumenspalten nur 24 Fälle von Unterlippenfisteln! Die Mißbildung war bei 3 Kindern isoliert, bei den andern 21 mit Lippen-Kiefer-Gaumen-Spalten kombiniert (d. h. in 0,5% der Spaltträger). In Bern haben wir selber 6 Fälle in einem Krankengut von etwa 800 Spaltträgern operiert: Keine davon war isoliert. In 3 Familien konnten andere Fälle eruiert werden. *Oberlippenfisteln* sind extrem selten (Ombrédanne 1944).

Symptome

Die Unterlippenfisteln bilden paarige, trichterförmige Einsenkungen in Lippenrot, die meist zu beiden Seiten der Mittellinie liegen (Abb. 35). Gelegentlich mündet aber die eine Fistel in die Mittellinie, die andere seitlich davon. Mediane und laterale Einzelfisteln sind auch beobachtet worden. Die in der Regel klaffenden Fistelöffnungen, die bald rundlich, bald schlitzförmig und dann quergestellt sind, liegen in der Nähe des Lippenrotsaumes und verursachen durch ihre wulstigen Ränder eine häßliche Deformation der Unterlippe. In anderen seltenen Fällen ist die Fistelmündung punktförmig und liegt auf der Kuppe einer karunkelartigen Erhebung. Der Fistelgang, welcher eine Tiefe von 10–15 mm erreichen kann, verläuft unter der Schleimhaut des Vestibulum oris. Die Fisteln sezernieren einen dünnflüssigen, speichelartigen Schleim, welcher den Patienten häufig mehr stört als der unästhetische Aspekt.

Eine Reihe von zusätzlichen Anomalien ist bei den Trägern von Lippenfisteln beobachtet worden, z. B. Symblepharon, Adhäsion zwischen Ober- und Unterkiefer, Genital- und Extremitätenmißbildungen.

Histologie

Der Fistelgang ist mit einem mehrschichtigen, nicht verhornenden Plattenepithel ausgekleidet. In den tiefen Abschnitten münden seromuköse Speicheldrüsen, die in ihrem Aufbau den Glandulae labiales einer normalen Lippe entsprechen.

Vererbung

Die Affektion ist ausgesprochen familiär mit autosomal dominanter Vererbung. Dementsprechend sind Knaben und Mädchen in gleicher Häufigkeit betroffen. Die Kombination mit Lippen-Kiefer-Gaumen-Spalten ist so häufig, daß in diesen Fällen

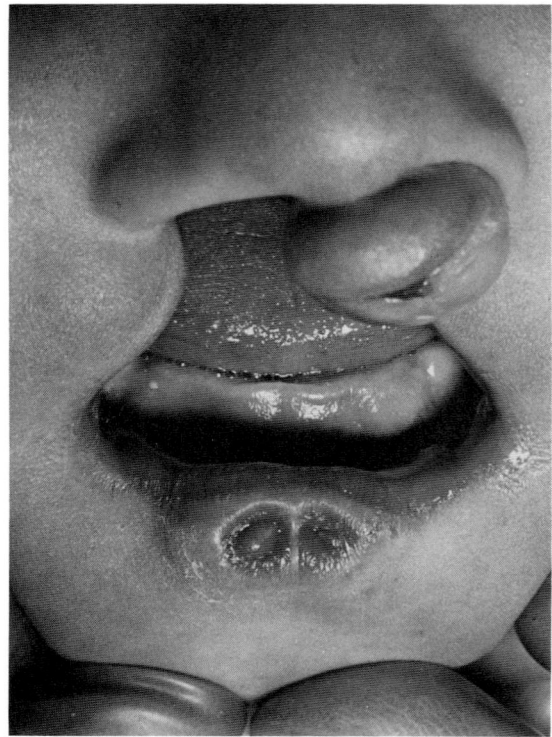

Abb. 35 Paarige, symmetrische Unterlippenfisteln bei bilateral-totaler Lippen-Kiefer-Gaumen-Spalte.

die Vererbung sowohl der Spalten wie der Fisteln eventuell auf einem einzigen besonders dominanten Gen beruhen dürfte (van der Woude 1954).

Die *formale Genese* der Unterlippenfisteln ist noch nicht sicher geklärt. Gewisse Untersuchungen (Warbrick u. Mitarb. 1952) deuten darauf hin, daß es sich um Überbleibsel der Sulci laterales der fetalen Lippen handeln könnte.

Therapie

Aus kosmetischen Gründen und wegen der oft lästigen Sekretion ist die Exstirpation der Lippenfisteln angezeigt. Sie können je nach Lage einzeln oder zusammen quer umschnitten und nach einer sagittalen Schleimhautinzision auf der Lippeninnenseite bis zu ihrem Grunde freipräpariert und exstirpiert werden. Nach querem Vernähen der Wundränder können noch vorhandene Unregelmäßigkeiten am Lippenrotsaum durch Keilexzision behoben werden. Es ist wichtig, auch die in die Fistel mündenden Speicheldrüsen mitzuentfernen, um dem eventuellen späteren Auftreten von Speichelzysten vorzubeugen.

Literatur

Cervenka, J., R. J. Gorlin, V. E. Anderson: The syndrome of pits in the lower lip and cleft lip and/or palate. Genetiv considerations. Amer. J. hum. Genet. 14 (1967) 416–433

Fevre, M., A. Languepin: Les brides cruro-jambières contenant le nerf sciatique. Le syndrome bride poplitée et malformations multiples (division palatine, fistules de la lèvre inférieure, syndactylie des orteils). Presse méd. 70 (1962) 615

Klein, D.: Un curieux syndrome héréditaire: cheilo-palato-schisis avec fistules de la lèvre inférieure associé à une syndactylie, une onychodysplasie particulière, un pterygion poplité unilatéral et des pieds varus équins. J. génét. hum. 11 (1962) 65

Koechlin, H.: Fistules congénitales de la lèvre inférieure transmises à travers quatre générations. Praxis 43 (1950) 918–922

Lemke, G.: Über Fisteln der Lippe einschließlich der Mundwinkel. Derm. Wschr. 140 (1959) 1085

McConnel, F. M. S., H. Zellweger, R. A. Lawrence: Labial pits-cleft lip and/or palate syndrome. A report of five new families. Arch. Otolaryng. 91 (1970) 407

Müller, D.: Über den Erbgang und die Genese der »angeborenen Unterlipppenfisteln«. Dtsch. zahnärztl. Z. 4 (1949) 299

Obrédanne, L.: Précis clinique et opératoire de chirurgie infantile. Masson, Paris 1944

Rintala, A. E., A. Y. Lahti, U. S. Gylling: Congenital sinuses of the lower lip in connection with cleft lip and palate. Cleft Palate J. 7 (1970) 336–346

van der Woude, A.: Fistula labii inferioris congenita and its association with cleft lip an palate. Amer. J. hum. Genet. 6 (1954) 244–252

Warbrick, J. G., J. R. McIntyre, G. A. Ferguson: Remarks on the etiology of congenital bilateral fistulae of the lower lip. Brit. J. plast. Surg. 4 (1952) 254–262

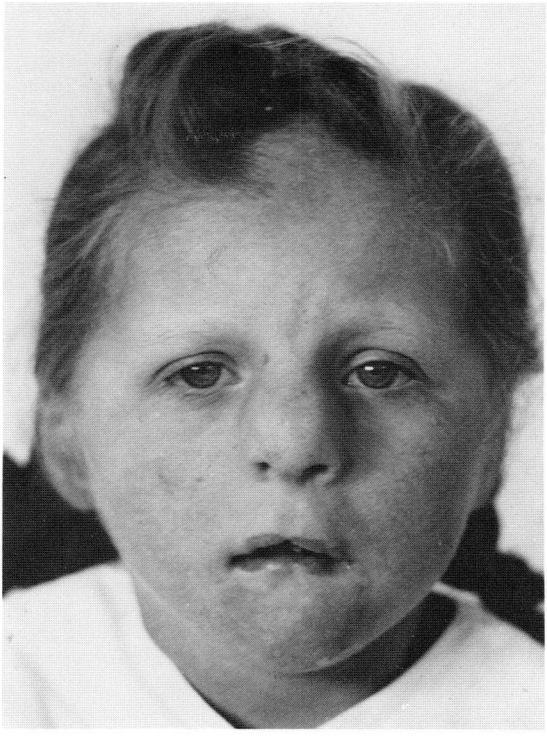

Abb. 36 Stirnglatze bei Dysplasia linguofacialis (10 Jahre altes Mädchen). Beachte die kleine mediale Lippenrotkerbe und die eigenartige Nasenform.

Dysplasia linguofacialis Grob (Orofacialdigital-Syndrome)

M. BETTEX

GROB beschrieb 1957 in der ersten Auflage dieses Buches ein neues Syndrom multipler Abartungen im Bereiche des Gesichtsschädels und der Extremitäten, welche nach seiner Erfahrung »mit auffallender Konstanz wiederkehren«. Die bukkalen Mißbildungen waren allerdings 3 Jahre zuvor, 1954, von PAPILLON-LÉAGE und PSAUME beschrieben worden. Seit 1962 wird in der amerikanischen Literatur die Affektion als »Orofacialdigital-Syndrome« beschrieben.

Ätiologie und Pathogenese

In allen beschriebenen Fällen handelt es sich um weibliche Individuen. Die Anomalie wird wahrscheinlich dominant vererbt, wobei das Gen beim männlichen Geschlecht letal wirken dürfte. Bei Knaben wurde bisher nur ein einziger Fall beobachtet. Bei zweien der ursprünglichen Fälle Grobs wiesen auch deren Mütter multiple Kieferkerben

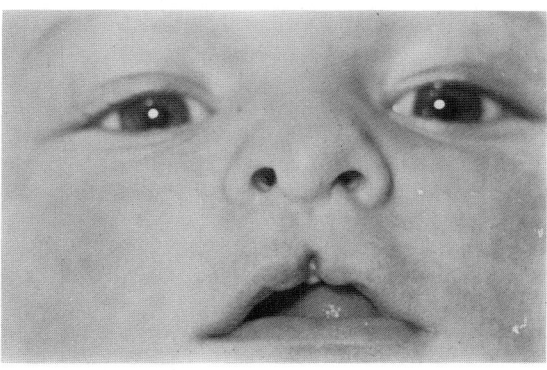

Abb. 37 Mediane Oberlippenspalte bei Dysplasia linguofacialis. Beachte den Epikanthus (7 Monate altes Mädchen).

3.32 Gesichtsschädel

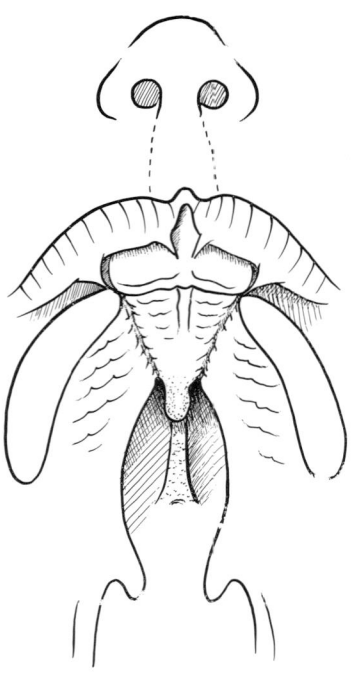

Abb. 38 Typische Form der Lippen-Kiefer-Gaumen-Spalte bei Dysplasia linguofacialis.

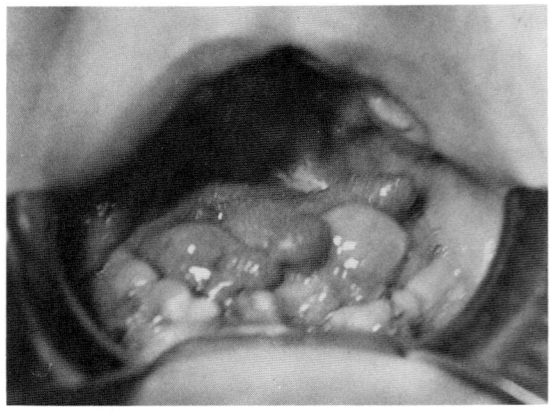

Abb. 39 Fragmentierung der Zunge und Unterkieferkerben bei Dysplasia linguofacialis (gleicher Fall wie Abb. 37).

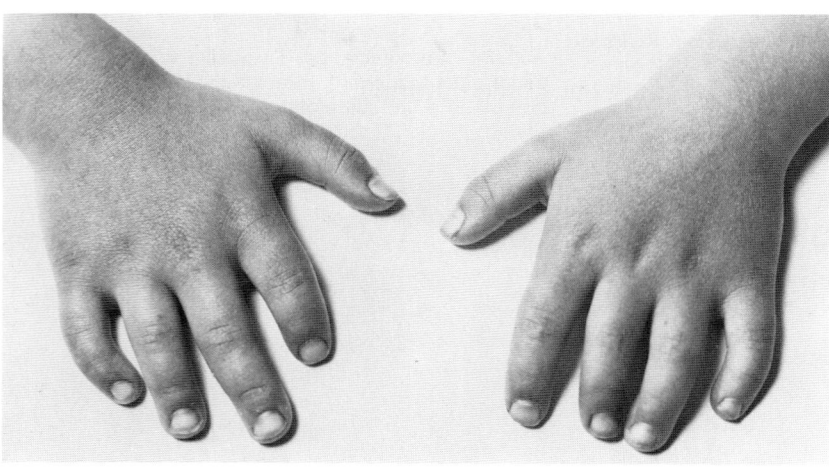

Abb. 40 Brachydaktylie und Klinodaktylie bei Dysplasia linguofacialis (gleicher Fall wie Abb. 36).

bzw. eine ausgesprochene Brachydaktylie auf. Chromosomenuntersuchungen haben in einzelnen Fällen Veränderungen in einem der beiden No. 1-Chromosomen ergeben, die PATAU (1960) als partielle Trisomie bezeichnet.

Symptome

Das Syndrom ist durch folgende Entwicklungsanomalien charakterisiert: 1. schüttere Kopfbehaarung mit Stirnglatze (Abb. 36), 2. Epikanthus, 3. breiter Nasenrücken mit flacher Spitze und kleinen »embryonalen« Nasenöffnungen, 4. kleine *mediane Oberlippenspalte* (Abb. 37), 5. *Gaumenspalte*, 6. multiple Ober- und Unterkieferkerben (Abb. 39), 7. Brachydaktylie mit Klinodaktylie des Kleinfingers (Abb. 40) und 8. verminderte Intelligenz. Die mediane Lippenspalte kann entweder nur das Lippenrot oder auch das Lippenweiß betreffen. Die Oberkieferleiste zeigt medial im Bereiche des Zwischenkiefers und zu beiden Seiten desselben Einkerbungen, die durch Frenula mit der Lippe in Verbindung stehen. Vom vorderen Ende der Gaumenspalte ziehen leichte Furchen gegen die bilateralen Kieferkerben (Abb. 38). Die Zunge ist an ihrer Spitze oder an ihren Rändern teilweise gespalten oder in multiple größere und kleinere kugelige Gebilde zerlegt, zwischen welchen narbige Stränge verlaufen (Abb. 39). Auch der Unterkiefer ist median und seitlich durch Einkerbungen unterteilt, von welchen multiple Schleimhautbändchen zur Unterlippe ziehen. Stellungsanomalien der Zähne, insbesondere der Incisivi, kommen regelmäßig vor. Auffallend ist bei diesen Kindern die schüttere und struppige Kopfbehaarung. Ihr unregelmäßiger Ansatz an der Stirn ist durch mehr oder weniger haarlose Partien am Vorderkopf bedingt (Stirnglatze).

Die Finger und Zehen sind ausgesprochen kurz. Gelegentlich ist der Mittelfinger kürzer als der Ring- und der Zeigefinger. Geringgradige Syndaktylien in Form von kurzen Schwimmhäuten wurden beobachtet. Der Kleinfinger ist in der Regel nach medial gekrümmt (Klinodaktylie). Eine leichte Debilität wird in allen Fällen festgestellt.

Therapie

Nur die Lippenspalte, die Gaumenspalte und die abnormen Frenula sind einer Therapie zugänglich. Für die Operation der Lippe und des Gaumens gelten die gleichen Prinzipien wie für die gewöhnlichen Lippen-Kiefer-Gaumen-Spalten. Nach Durchtrennung der abnormen Verwachsungen stört die Mißbildung der Zunge beim Essen und beim Sprechen erstaunlicherweise nur wenig.

Literatur

Dodge, J. A., D. C. Kernohan: Oral-Facial-Digital syndrome. Arch. Dis. Childh. 42 (1967) 214–219

Doege, T. C., H. C. Thuline, J. H. Priest, D. E. Norby, J. S. Bryant: Studies of a family with the oral-facial-digital syndrome. New Engl. J. Med. 271 (1964) 1073–1080

Fuhrmann, W., F. Vogel: Zur Genetik der Kombination von Lippen-Kiefer-Gaumenspalten und Syndaktylie. Mschr. Kinderheilk. 108 (1960) 20

Gorlin, R. J., V. E. Anderson, C. R. Scott: Hypertrophied frenuli, oligophrenia, familial trembling and anomalies of the hand. New Engl. J. Med. 264 (1961) 486–489

Gorlin, R. J., J. Psaume: Orodigitofacial dysostosis – a new syndrome. A study of 22 cases. J. Pediat. 61 (1962) 520–530

Grob, M.: Dysplasia linguo-facialis. In: Lehrbuch der Kinderchirurgie, Thieme, Stuttgart 1957 (S. 98)

Helbig, D.: Mediane Unterlippenspalte, zugleich ein Beitrag zur Dysplasia linguo-facialis Grob. Chirurg 29 (1958) 509

Leiber, B., G. Olbrich: Die klinischen Syndrome, Bd. I. Urban & Schwarzenberg, München 1966 (S. 390)

Papillon-Leage, Mme, J. Psaume: Une nouvelle malformation héréditaire de la muqueuse buccale. Brides et freins anormaux. Rev. Stomat. (Paris) 55 (1954) 209–227

Papillon-Leage, Mme, J. Psaume: Une nouvelle malformation héréditaire. Dysmorphie des freins buccaux. Huit observations. Actualités odonto-stomat. 25 (1954) 7

Patau, K., D. W. Smith, E. Therman, S. L. Inhorn, H. P. Wagner: Multiple congenital anomaly caused by an extra autosomy. Lancet (1960/I) 790–793

Ruess, A. L., S. Pruzansky, E. F. Lis, K. Patau: The oral-facial-digital syndrome: A multiple congenital condition of females with associated chromosomal abnormalities. Pediatrics 29 (1962) 985–995

Vertikale, schräge und quere Gesichtsspalten (Koloboma und Makrostomie)

M. BETTEX

Die schrägen und die queren Gesichtsspalten sind seltene Mißbildungen, deren genaue Häufigkeit in der Bevölkerung noch nicht erforscht ist.

Klassifikation. Aus rein deskriptiven Betrachtungen können die Gesichtsspalten in drei Hauptgruppen unterteilt werden (Abb. 41):

1. *Schräge Gesichtsspalte.* Die Spalte divergiert von der Nasenöffnung aus und dehnt sich um den Nasenflügel herum zur Lidspalte meist medial aus und setzt sich auf Stirn oder Schläfe fort, um in dieser Gegend zu verstreichen. Diese Art Spalte ist häufig mit einer typischen Lippen-Kiefer-Spalte kombiniert.
2. *Vertikale Gesichtsspalte (oro-orbitale Spalte).* Die Gesichtsspalte beginnt im lateralen Drittel der Oberlippe und dehnt sich senkrecht nach oben bis zur Orbita bzw. zum Unterlid, ohne Philtrum und Naseneingang zu tangieren.
3. *Quere Gesichtsspalte (quere Wangenspalte).* Die Spalte beginnt an der Mundecke und dehnt sich in Richtung des äußeren Gehörganges.

Ätiologie und Pathogenese

Die Ursachen der Gesichtsspalten sind noch nicht bekannt. Eine Vererbung ist sehr fraglich. Die Morphogenese dieser Mißbildungen bleibt auch sehr unklar: Die Annahme einer Hemmungsmißbildung mit abnormer Entwicklung der Tränen-Nasen-Furche bzw. des Stomodaeums, wie in vielen Standardbüchern noch häufig behauptet, erklärt nur einen Teil der Fälle. Die so zahlreichen Variationen, die sich durch solche embryonalen Mechanismen nicht erklären lassen, deuten darauf hin, daß andere noch nicht bekannte Faktoren ebenfalls eine Rolle spielen dürften.

Klinische Formen

Schräge Gesichtsspalte

Sie kann uni- oder bilateral sein und ist meist mit einer Lippen-Kiefer-(Gaumen-)Spalte kombiniert (Abb. 42). Der Naseneingang ist gespalten, und der hypoplastische Nasenflügel ist deutlich nach oben verzogen. Der Tränenkanal und das untere Augenlid sind gespalten (Kolobom). Die Orbita ist etwas gesenkt, und das Auge liegt gewöhnlich tiefer als normal. Der mangelnde Verschluß der Lidspalte führt relativ rasch zu einem Austrocknen der Kornea, zu einer Keratitis und gelegentlich zu einer Hornhauttrübung oder sogar zu einer Perforation.

3.34 Gesichtsschädel

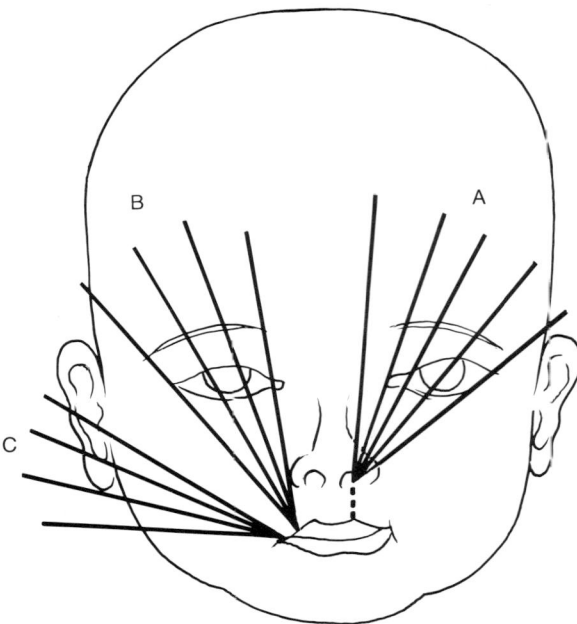

Abb. 41 Typen und Verlaufsrichtung der Gesichtsspalten. A = Schräge Gesichtsspalten, B = vertikale Gesichtsspalten (oro-orbitale Spalten), C = quere Gesichtsspalten (quere Wangenspalten).

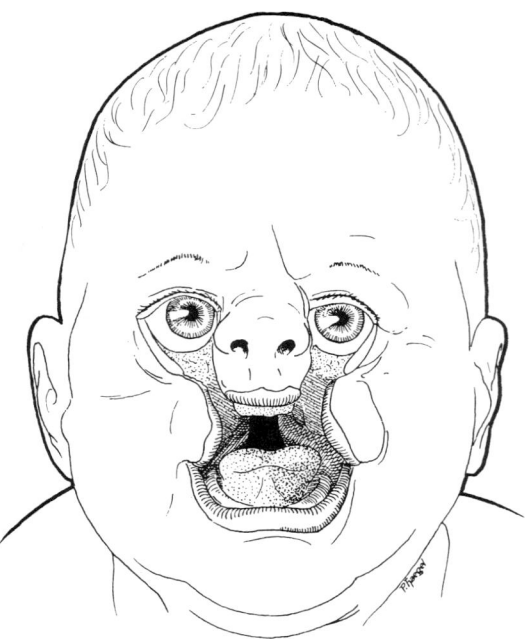

Abb. 43 Bilaterale vertikale Gesichtsspalte (oro-orbitale Spalte). Nachzeichnung der Farbabbildung der 1. Auflage des Lehrbuches der Kinderchirurgie (aus »Morphogénète pathologique«, von B. Duhamel, Verlag Masson, Paris, 1966).

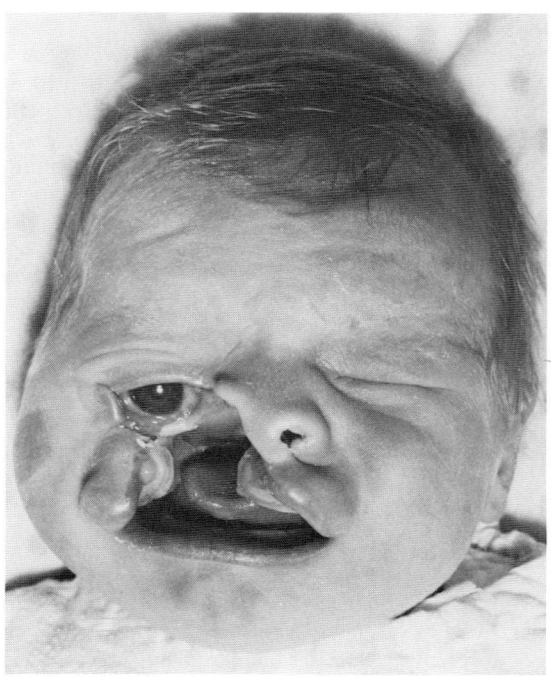

Abb. 42 Schräge Gesichtsspalte (hier mit einer Lippen-Kiefer-Spalte kombiniert).

Vertikale Gesichtsspalte

Diese Art Spalte kann ebenfalls bilateral und in solchen Fällen symmetrisch oder asymmetrisch sein (Abb. 43). Die Gesichtsspalte geht an der Nase vorbei, so daß die Naseneingänge intakt bleiben. Die Spalte geht von der Lippe senkrecht durch die Wange hindurch bis zum unteren Augenlid, welches lateral des unteren Tränenkanals gespalten ist. Wie bei der schrägen Gesichtsspalte ist der Lidschluß ungenügend, so daß die Kornea gefährdet ist.

Quere Gesichtsspalte (quere Wangenspalte)

Die Spalte beginnt an der Mundecke und verläuft in Richtung des äußeren Gehörganges. Bei partieller Wangenspalte liegt nur eine Erweiterung des Mundes nach lateral und meist kaudal vor, und man spricht von *Makrostomie* (Abb. 44 a u. b). Gelegentlich ist die Strecke zwischen gespaltener Mundecke und Gehörgang hypoplastisch in Form einer leichten Furche, entlang welcher präauriculäre knorpelige Anhänge beobachtet werden können. In seltenen Fällen verläuft die partielle Wangenfurche nach einer queren Strecke (Makrostomie) bogenförmig nach oben und endet an der äußersten Ecke des unteren Augenlides (Abb. 45 a u. b). Die Mißbildung kann ebenfalls bilateral sein. Es besteht aber in dieser dritten Form der Gesichtsspalte keine Gefahr für die Augen.

Vertikale, schräge und quere Gesichtsspalten (Koloboma und Makrostomie) 3.35

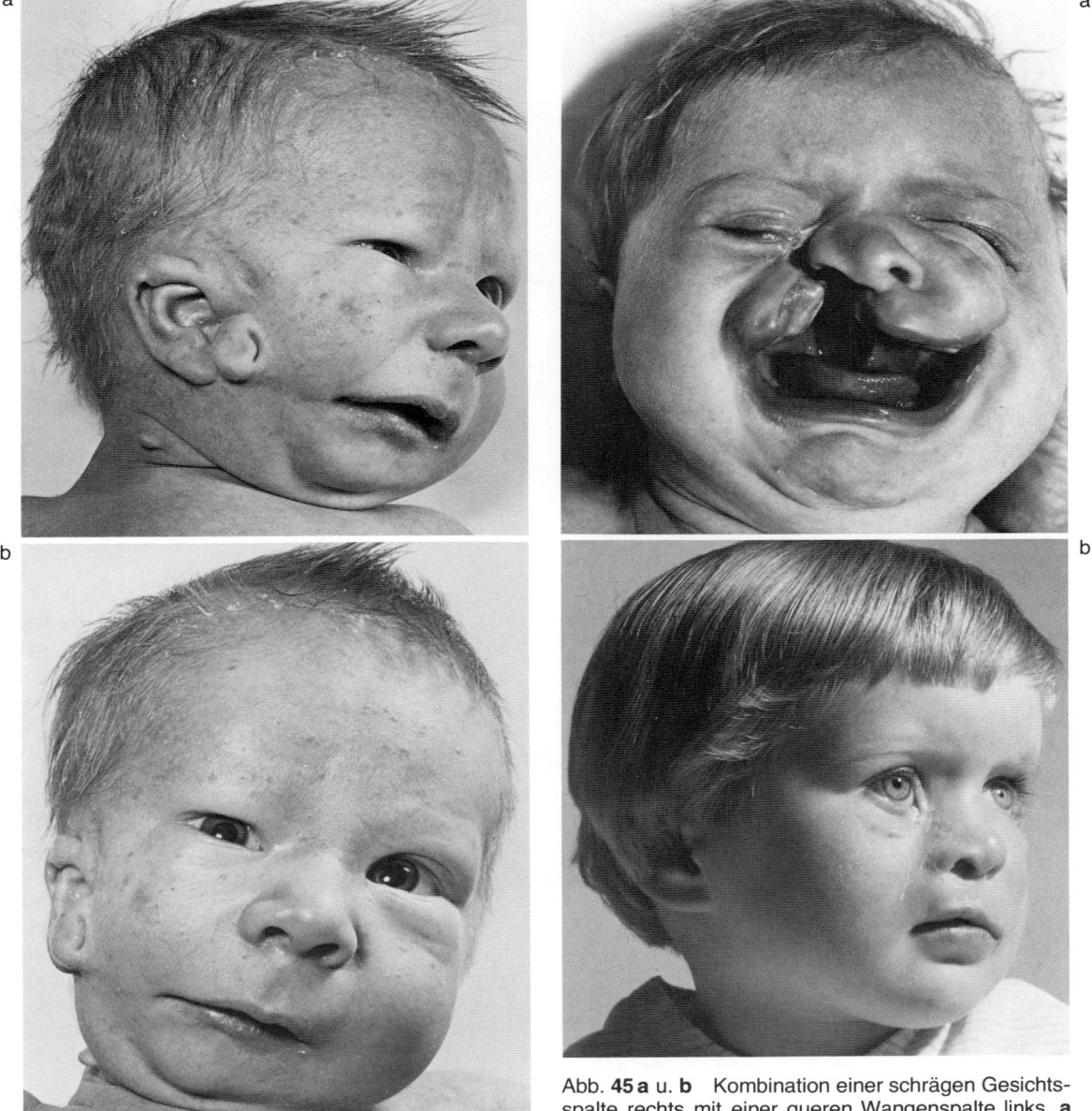

Abb. **44 a** u. **b** Quere Wangenspalte rechts. **a** Beachte die Hypoplasie der rechten Seite der Mandibula und die präaurikulären Anhänge. **b** Makrostomie auf der rechten Seite, auf Frontalansicht besser sichtbar.

Abb. **45 a** u. **b** Kombination einer schrägen Gesichtsspalte rechts mit einer queren Wangenspalte links. **a** Nativer Zustand. **b** Nach multiplen Korrekturen im Alter von 3½ Jahren.

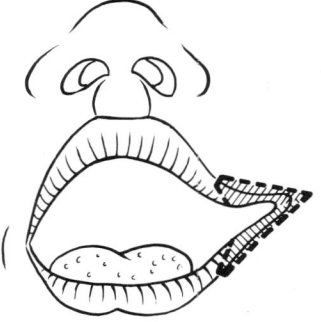 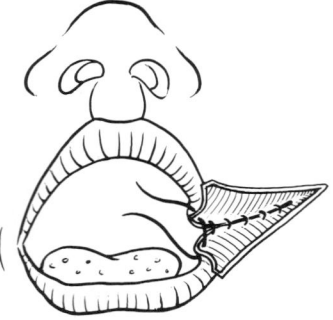 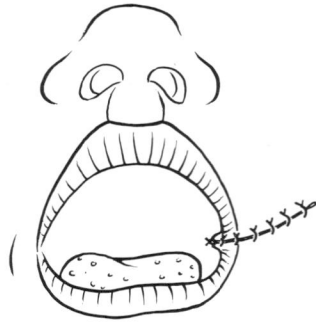

Abb. 46 Operation der Makrostomie.

Die Kombination einer schrägen bzw. vertikalen Gesichtsspalte auf einer Seite mit einer queren Gesichtsspalte, vor allem mit der an der Außenecke der Lidspalte mündenden Wangenspalte auf der anderen Seite kommt gelegentlich vor.

Therapie

Bei den schrägen und vertikalen Gesichtsspalten ist eine Operation wegen der Gefahr der Augenperforation sehr früh indiziert. Die Schnittführung muß dazu tendieren, vor allem den Lidschluß zu ermöglichen. Spätere Nachkorrekturen im Bereich der Wange, der Nase und der Lippe sind immer möglich und folgen den Prinzipien der Behandlung der Lippen-Kiefer-Gaumen-Spalten.

Die quere Gesichtsspalte stellt vor allem ein ästhetisches Problem dar. Die Spalte wird angefrischt bzw. reseziert, die Wange schichtweise rekonstruiert und die Mundecke sorgfältig mittels zwei kleinen Lippenrotläppchen, die nach medial umgekrempelt werden, wiederhergestellt (Abb. 46).

Literatur

Bixler, D., J. C. Christian, R. J. Gorlin: Hypertelorism, Microtia and Facial Clefting. Amer. J. Dis. Child 118 (1969) 495–500

Eiseman, G., R. H. Walden, K. Platzer, K. Hoppe: Surgical Correction of Maxillary Protrusion in Transverse Facial Cleft. Plast. reconstr. Surg. 45 (1970) 268–273

Hawkins, D. B., J. W. Miles, D. C. Seltzer: Bilateral Macrostomia as an Isolated Deformity. J. Laryng. 87 (1973) 309–313

Matthew, D. N.: Rare facial clefts. In: Plastic Surgery in Infancy and Childhood, hrsg. von J. C. Mustardé. Livingstone, Edinburgh 1971 (S. 94–98)

Meisel, H. H.: Der heutige Stand der Gesichtsspaltenchirurgie. Arch. Oto-Rhino-Laryng. 216 (1977) 351–358

Powell, W. J., H. P. Jenkins: Transverse facial clefts. Plast. reconstr. Surg. 42 (1968) 454–459

Tessier, P.: Chirurgische Behandlung der genetisch verursachten palpebralen und orbito-fazialen Mißbildungen. Bücherei des Augenarztes. Klin. Mbl. Augenheilk. 50 (1968) 82–121

Tessier, P.: Colobomas: Vertical and oblique complete facial clefts. Panminerva med. 11 (1969) 95–101

Tessier, P.: Vertical and oblique facial clefts. In: Plastic Surgery in Infancy and Childhood, hrsg. von J. C. Mustardé. Livingstone, Edinburgh, London 1971 (S. 94–98)

Tessier, P.: Anatomical Classification of Facial, Cranio-Facial and Latero-Facial Clefts. J. max.-fac. Surg. 4 (1976) 69–92

Mediane und laterale Nasenspalte

M. Bettex

Die Nasenspalten sind seltene Mißbildungen, die vor allem aus ästhetischen Gründen behandelt werden müssen.

Mediane Nasenspalte

Bei der medianen Form der Nasenspalte verläuft in der Mittellinie eine mehr oder weniger tiefe Rinne, welche in leichteren Fällen nur die Nasenspitze unterteilt, in schwereren jedoch über den Nasenrücken bis zur Nasenwurzel zieht. Dabei weichen die Ossa nasalia weit auseinander, und auch das Septum nasi kann gespalten sein. Oft besteht gleichzeitig ein ausgesprochener Hypertelorismus. Die Nase erscheint plump und stark verbreitert, so daß diese Anomalie gelegentlich als »Doggennase« bezeichnet wird (Abb. 47). Pathogenetisch liegt hier eine Persistenz der bei jungen Feten normalerweise vorhandenen leichten Delle zwischen den beiden medianen Nasenfortsätzen vor (s. Abb. 1).

Therapie

Von einer queren Inzision an der Pars mobilis septi nasi werden die Nasenflügelknorpel teilweise freigelegt und ihre medialen Schenkel durch eine Reihe von Knopfnähten vereinigt, wodurch die Nasenspitze gehoben wird. Ist auch der Nasenrücken gespalten, so sind die auseinanderweichenden Nasenbeine zu mobilisieren und so weit als möglich zusammenzubringen. Durch subkutane Implantation eines Knorpelstücks (z. B. aus einem Rippenknorpel) gelingt es, eine Prominenz des Nasenrückens zu erzielen und damit das kosmetische Resultat zu verbessern. Die Operation sollte aber nicht vor dem 4. Lebensjahr vorgenommen werden.

Mediane und laterale Nasenspalte

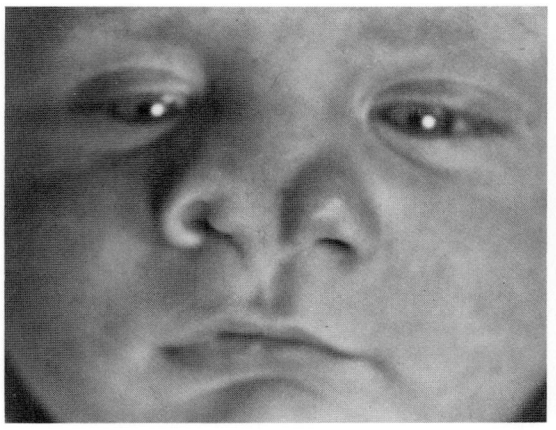

Abb. **47** Mediane Nasenspalte mit Andeutung von lateraler Nasenspalte auf der rechten Seite.

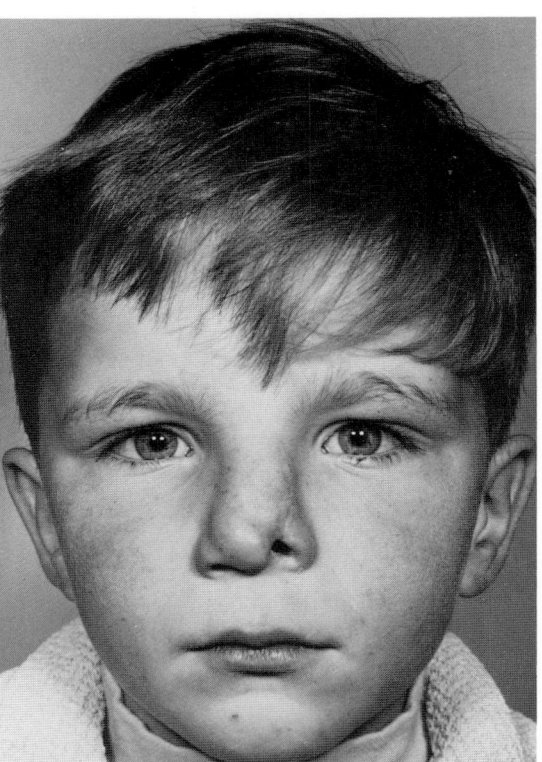

Abb. **48** Laterale Nasenspalte mit dreieckförmigem Defekt des linken Nasenflügels.

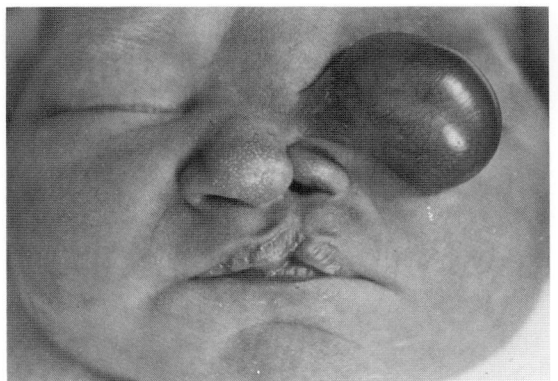

Abb. **49** Laterale Nasenspalte mit Meningozele und Lippenspalte kombiniert.

Abb. **50** Korrektur einer lateralen Nasenspalte mit einem »composite graft« aus der Ohrmuschel.

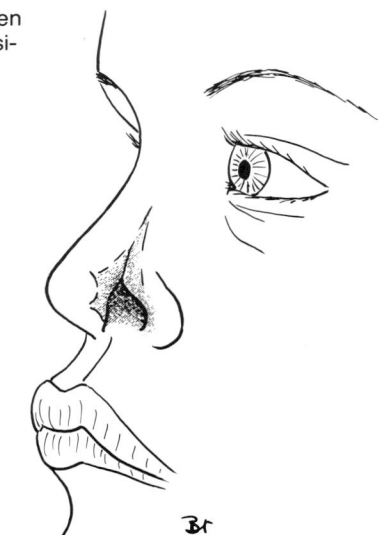
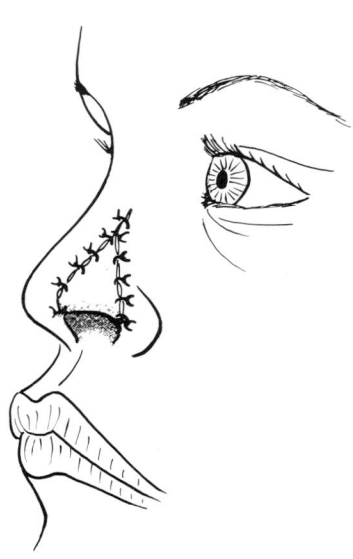

Laterale Nasenspalte

Seltener noch ist die seitliche Nasenspalte, bei der meist nur ein dreieckförmiger Defekt des Nasenflügels vorliegt (Abb. 48). Gelegentlich setzt sich die eigentliche Spalte durch eine seichte Furche nach oben fort, welche sich bis zum inneren Augenwinkel erstrecken kann. In 2 von 4 eigenen Fällen war eine kleine Meningozele an der Nasenwurzel vorhanden. In einem 3. Fall waren zusätzlich zur Nasenspalte Lipome an der Nasenwurzel und an der Stirn vorhanden. Beim 4. Fall waren sowohl eine Meningozele an der Nasenwurzel sowie eine typische partielle Lippenspalte mit der Nasenspalte kombiniert (Abb. 49). Pathogenetisch ist die seitliche Nasenspalte mit der schrägen Gesichtsspalte verwandt.

Therapie

Wenn die Spalte schmal und nach oben spitz auslaufend ist, so genügt die Anfrischung und die schichtweise Naht der Ränder. In den anderen Fällen wird ein dreischichtiges Transplantat (composite graft) aus der Ohrmuschel zur Überbrückung der Spalte verwendet (Abb. 50). Das Transplantat, das Knorpel enthält, darf eine Oberfläche von 1 cm^2 nicht überschreiten. Die Operation kann schon im Laufe des ersten Lebensjahres durchgeführt werden.

Literatur

Meisel, H. H.: Der heutige Stand der Gesichtsspaltenchirurgie. Arch. Oto-Rhino-Laryng. 216 (1977) 351–368

Mediane Unterlippen- und Unterkieferspalte

M. BETTEX

Die mediane Unterlippen- und Unterkieferspalte ist eine sehr seltene Mißbildung, und man erwartet sie etwa 1–2mal unter 1000 Lippen-Kiefer-Spalten der oberen Lippen und des oberen Kiefers. Die Unterlippe ist durch eine in der Mittellinie verlaufende mehr oder weniger ausgedehnte Spalte unterteilt, welche sich in Form eines narbenähnlichen Stranges bis zum Jugulum erstreckt (Abb. 51). Die beiden Unterkieferhälften sind in der Mittellinie ebenfalls getrennt. Da sie nur durch Bindegewebe verbunden sind, lassen sie sich passiv und gelegentlich auch aktiv gegeneinander verschieben. Die Zungenspitze ist in der Kieferspalte fixiert und kann nicht herausgestreckt werden. Beim Öffnen des Mundes stellen sich ihre beiden Hälften so auf, daß ein tiefer Graben in ihrer Mitte entsteht. Entwicklungsgeschichtlich handelt es sich um eine unvollständige Verschmelzung der beiden Unterkieferfortsätze im Laufe der 4. Fetalwoche. Die Anomalie kann familiär gehäuft sein.

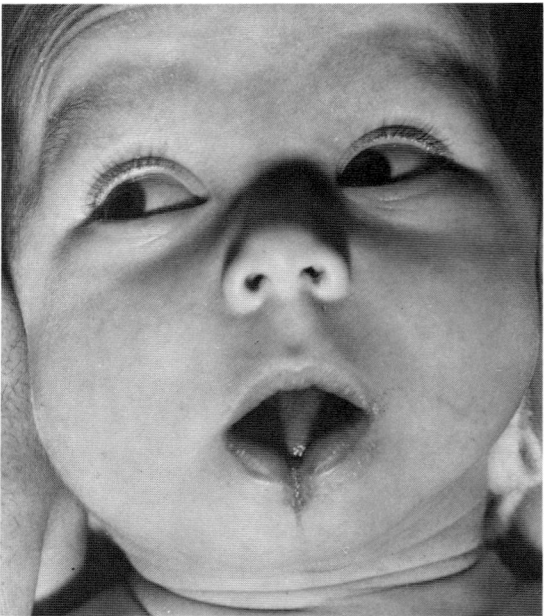

Abb. 51 Mediane Unterlippen- und Unterkieferspalte. (Wir verdanken dieses Bild *Dr. Jacques Récamier*, Paris.)

Therapie

Die Behandlung der Unterlippenspalte besteht in der keilförmigen Exzision des Spaltenbereiches und im schichtweisen Verschluß der Wunde. Auch die Ränder der Kieferspalte sind anzufrischen und durch direkte Naht zu vereinigen. Führt dies nicht zum Ziel, so ist später die Kieferspalte durch ein Knochenperiosttransplantat zu überbrücken. Die Verwachsungen zwischen Zungenspitze und Unterkiefer sind zu lösen.

Literatur

Ploner, L.: Betrachtungen zur medianen Unterlippen-Kiefer-Spalte. Fortschr. Kiefer- u. Gesichtschir. 2 (1956) 263–265

Götz, E., Th. von Kreybig: Unterkieferspalte, ein seltenes Mißbildungssymptom in der Klinik und im teratogenetischen Tierexperiment. Fortschr. Kiefer- u. Gesichtschir. 21 (1976) 270–271

Makroglossie

R. Morger und R. Gysler

Unter Makroglossie versteht man eine angeborene Vergrößerung der Zunge.

Häufigkeit

Genaue Angaben über die Häufigkeit liegen nicht vor. Es steht aber fest, daß die Makroglossie zu den seltenen Krankheiten gezählt werden darf.

Ätiologie und Pathogenese

Die verschiedensten Affektionen können einer Vergrößerung der Zunge zugrunde liegen:
- Lymphangiom der Zunge,
- Hämangiom der Zunge,
- isolierte Hypertrophie der Zungenmuskulatur,
- bei der Hypothyreose,
- bei der Glykogenose,
- als Teil des EMG-Syndroms (Wiedemann-Beckwith-Syndrom),
- bei der Dysostosis maxillofacialis,
- als Teil des Melkerson-Rosenthal-Syndroms,
- Zungengrundzyste,
- Zungengrundstruma,
- kongenitale neurofibromatöse Makroglossie (oft Hemimakroglossie).

Ein diffuses Lymphangiom, seltener Hämangiom führt oft zu einer beträchtlichen Volumenzunahme der Zunge, so daß sie in der Mundhöhle nicht mehr Platz findet und dauernd herausgestreckt wird. Beim Lymphangiom ist der Zungenkörper derb infiltriert und die Oberfläche höckerig, von zahlreichen Zystchen mit wasserklarem oder hämorrhagischem Inhalt durchsetzt. Das Zungenlymphangiom wird als isolierte Mißbildung beobachtet oder tritt als Teilerscheinung beim Lymphangioma colli cysticum oder beim diffusen Lymphangiom der Wange auf. Die Hämangiome der Zunge sitzen entweder als lokalisierte, flache Tumoren der Zungenschleimhaut auf oder durchsetzen diffus die Muskulatur. Kombinationen mit Lymphangiomen (Hämolymphangiome) kommen vor. Bei den Zungenhämangiomen kann die Blutungsgefahr sehr groß sein. Die reine muskuläre Hypertrophie (Abb. 52) kann als isolierte Anomalie auftreten, sie kann aber auch Folge einer Hypothyreose sein oder auch bei der generalisierten Glykogenose in Erscheinung treten.

Die Makroglossie ist auch ein Symptom des Wiedemann-Beckwith-Syndroms, das seit der ersten Beschreibung durch diese Autoren im Jahre 1964 in über 50 Fällen beobachtet wurde. Es ist in seinen Hauptsymptomen durch Kombination einer Omphalozele, einer muskulären Makroglossie und eines gesteigerten Körper- und Organwachstums charakterisiert und wird deshalb auch als EMG-Syndrom (Exomphalus-Makroglossie-Gigantismus) bezeichnet. Die Ätiologie dieser Miß-

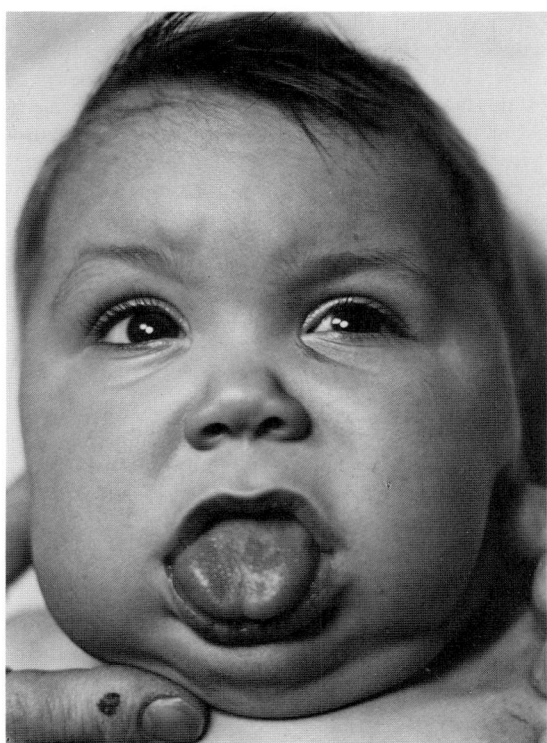

Abb. 52 Muskuläre Hypertrophie der Zunge.

bildung, die meist sporadisch, seltener familiär gehäuft auftritt, ist völlig ungeklärt. Das in diesen Fällen häufig festgestellte Hydramnion ist wohl durch die Schluckschwierigkeiten des Fetus infolge der großen Zunge bedingt. Geburtsgewicht und -länge liegen meist über der Norm. Daneben bestehen eine ausgesprochene Viszeromegalie (Leber, Pankreas, Milz, Niere, Nebennierenrinde) und ein wenigstens in den ersten Jahren gesteigertes Knochenwachstum, das gelegentlich mit einer Hypokalzämie einhergeht. In etwa 80% der Fälle besteht ab 2. oder 3. Lebenstag eine Hypoglykämie, die mit der autoptisch festgestellten Hypoplasie und stark vergrößerten Langerhansschen Inseln in Zusammenhang gebracht wird. Die Zellvergrößerung findet sich auch regelmäßig in der Nebennierenrinde. Ein weiteres Merkmal, das sich in ca. 60% der Fälle findet, ist eine mehr oder weniger ausgesprochene lineäre Einziehung auf der Außenseite des Ohrläppchens. In einzelnen Fällen geht das Syndrom mit einer einseitigen Wachstumssteigerung (Hemihypertrophie) einher, und die Viszeromegalie kann zur Entwicklung maligner Tumoren (Wilms-Tumor, Nebennierenrindenkarzinom, Hepatoblastom) disponieren. Eine sorgfältige Überwachung dieser Kinder ist deshalb angezeigt. Ihre geistige Entwicklung ist in der Regel normal, es sei denn, daß hypoglykämische Anfälle in der Neugeborenenperiode mit Hirnschädigungen einhergegangen sind.

Unter der Bezeichnung Dysostosis maxillofacialis wurde von PETERS (1960) und HÖVELS und EMRICH (1967) eine familiär auftretende erhebliche Hypoplasie von Oberkiefer und Jochbein mit abgeflachtem Unterkieferwinkel beschrieben und seither bei weiteren Patienten beobachtet. Weitere Symptome sind Makroglossie und Debilität. GARTMANN (1968) erwähnt bei den Granulomatosen vorwiegend unbekannter und umstrittener Ätiologie das Melkerson-Rosenthal-Syndrom mit Cheilitis granulomatosa, Lingua plicata, Makroglossie oder Hemimakroglossie.
Zungenvergrößerungen können auch durch Schleimzysten, die besonders am Zungengrund in der Gegend des Foramen caecum liegen, bedingt sein. Es handelt sich dabei um Abkömmlinge des Ductus thyreoglossus. In seltenen Fällen liegt der Schilddrüsenkörper als stark vaskularisierter Tumor (Bochdaleksche Drüsenschläuche) am Zungengrund und kann zu schwerer Asphyxie beim Neugeborenen führen. Seine totale Entfernung hat ein Myxödem zur Folge. Vor jeder Exstirpation eines Tumors am Zungengrund hat man sich deshalb vom Vorliegen eines normal gelegenen Schilddrüsenkörpers zu überzeugen.

Syndrome
Im Vordergrund stehen Atemstörungen und Behinderung in der Nahrungsaufnahme. Es ist unbedingt notwendig, eine Hypothyreose und eine Zungengrundstruma durch entsprechende Tests auszuschließen.

Therapie
Die Behandlung der muskulären oder angiomatösen Makroglossie kann nur eine operative sein. Sie ist oft aus kosmetischen und funktionellen Gründen (Ernährungsschwierigkeiten, Entwicklung einer progressiven Progenie) indiziert. Der Eingriff ist in intratrachealer Narkose und nach Anschlingen der Zungenspitze mit einem Faden vorzunehmen. Zur Verkleinerung der Zunge werden mit dem elektrischen Messer an beiden seitlichen Rändern keilförmige Exzisionen, die von der Zungenspitze bis in die Gegend des Zungengrundes reichen, vorgenommen. Nach Ligatur der größeren Gefäße werden die Wundränder mit nichtresorbierbaren Knopfnähten vereinigt.

Postoperativer Verlauf
Die Kinder bekommen eine Infusionsbehandlung und werden vorerst mit der Sonde ernährt. Sobald das normale Schlucken wieder möglich ist – im allgemeinen nach 4–5 Tagen –, wird mit einem vorerst flüssigen oralen Nahrungsaufbau begonnen.
Ergebnisse. Wir haben in den letzten 12 Jahren 5 Fälle erfolgreich operiert.

Literatur
Beckwith, J. B., C. I. Wang, G. N. Donnell, J. L. Gwinn: Hyperplastic fetal visceromealy with macroglossia, omphalocele, cytomegaly of adrenal fetal cortex, postnatal somatic gigantism and other abnormalities: Newly recognized syndrome. Proc. Amer. pediat. Soc. (Abstr. No. 41) (1964) 16
Combs, J. T., J. A. Grunt, I. K. Brandt: New syndrome of neonatal hypoglycemia: association with visceromegaly, macroglossia, microcephaly and abnormal umbilicus. New Engl. J. Med. 257 (1966) 236
Filippi, G., V. A. McKusick: Beckwith-Wiedemann syndrome: Exomphalos-Macroglossia-Gigantism Syndrome – Report of two cases and review of the literature medicine. Arch. Dis. Childh. 49 (1970) 279
Gartman, H.: Lymphangiome. In: Handbuch der Kinderheilkunde, Bd. IX, hrsg. von H. Opitz und F. Schmid. Springer, Berlin 1968 (S. 623–624; 916)
Hooft, C., F. Bödts, K. van Acker: Le syndrome de Wiedemann et Beckwith (omphalocèle-macroglossie-gigantisme). Ann. Pediat. 16 (1969) 49
Hövels, O., R. Emrich: Kombinationen von Unter-, Oberkiefer-, Jochbein- und Ohrmißbildungen. In: Handbuch der Kinderheilkunde, Bd. VI, hrsg. von H. Opitz und F. Schmid. Springer, Berlin 1967 (S. 230)
Irving, I. M.: Exomphaloc with macroglossia: a study of eleven cases. J. pediat. Surg 2 (1967) 499
Irving, I. M.: The »E. M. G.« Syndrome. Progr. pediat. Surg. 1 (1970) 1
Perzik, S. L.: Early management in extensive cervical cystic hygroma and macroglossia. Arch. Surg. 80 (1960) 450
Peters, A., O. Hövels: Die Dystosis maxillo-facialis, eine erbliche typische Fehlbildung des 1. Visceralbogens. Z. menschl. Vererb.- und Konstit.-Lehre 35 (1960) 434
Rossier, A., M. Leal Lustosa: Syndrome d'hypertrophie staturale avec macroglossie et omphalocèle (Wiedemann-Beckwith). Ann. Pédiat. 17 (1970) 452
Sotelo-Avila, C., D. B. Singer: Syndrome of hyperplastic fetal visceromegaly and neonatal hypoglycemia (Beckwith's Syndrome): Report of seven cases. Pediatrics 46 (1970) 240
Wiedemann, H. R.: Complex malformatif familial avec hernie ombilicale et macroglossie – un syndrome nouveau? J. Génét. hum. 13 (1964) 223
Wilson jr., F. C., H. Orlin: Crossed congenital hemihypertrophy associated with Wilms tumor. J. Bone Jt. Surg. 47 A (1965) 1609

Ranula
R. MORGER und R. GYSLER

Die Ranula, die wegen ihrer Ähnlichkeit mit der Kehlblase des Frosches so bezeichnet wird, ist ein zystisches Gebilde, das unter der Schleimhaut des Mundbodens lateral vom Frenulum linguae liegt. Die Zyste, die vor allem bei älteren Kindern, aber auch schon beim Säugling und vorwiegend bei Mädchen beobachtet wird, ist gewöhnlich haselnußgroß, nur selten erreicht sie Eigröße. Der zystische Tumor liegt ursprünglich immer lateral, kann sich aber über die Mittellinie hinaus nach der Gegenseite ausdehnen und wird dann vom darüber verlaufenden Zungenbändchen in typischer Weise eingedellt (Abb. 53). Nur selten erstreckt sich die Ranula so weit in kaudaler Richtung, daß sie die

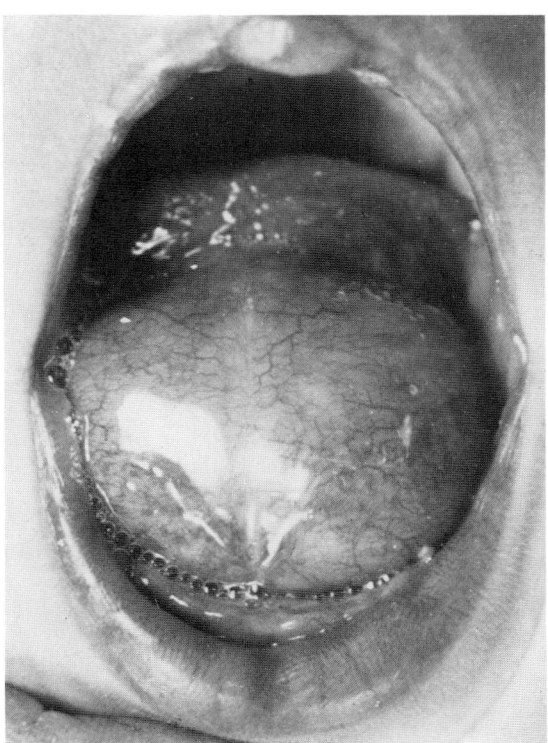

Abb. 53 Große Ranula. Beachte die Eindellung durch das Frenulum linguae.

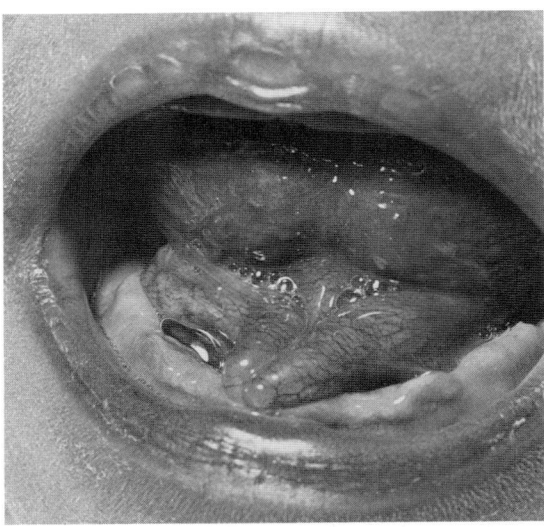

Abb. 54 Atresie der Karunkel des Whartonschen Ganges beidseits mit Sialozelen beim Neugeborenen.

Speichels aus der Karunkel des Whartonschen Ganges wird nie behindert. Nach einer spontanen Ruptur, bei welcher sich ein klarer, auffallend visköser Schleim entleert, verschwindet der Sack vorübergehend, doch stellt sich nach kurzer Zeit ein Rezidiv ein. Entzündungen kommen nur selten vor.

Pathogenese

Nach BETTEX u. Mitarb. (1975); GARTMANN (1968); PFEIFER (1968) handelt es sich um eine Retentionszyste der Glandula sublingualis. Die Reaktionsweise des Keimgewebes nach Entwicklungsstörungen ist zwar an das organogenetische Programm gebunden, sie läßt aber Variationen erkennen, die wiederum Rückschlüsse auf das Zustandekommen von Fehlbildungen ermöglichen. So können Hohlräume kleineren Ausmaßes erhalten bleiben oder dysontogenetisch eingeleitet, erst in einem späteren Lebensalter klinisch auffällig werden (PFEIFER 1968).

Differentialdiagnose

Dermoidzysten des Mundbodens liegen gewöhnlich median, schimmern gelblich durch die intakte Schleimhaut hindurch und weisen entweder eine prall-elastische oder teigig weiche Konsistenz auf. Auch diese Zysten reichen gelegentlich bis in die Submentalregion. Bei gleichzeitiger Palpation von außen und vom Mund her lassen sie sich in ihrer Lage leicht verschieben. Auch sie können, wenn sie eine gewisse Größe erreicht haben, die Beweglichkeit der Zunge behindern. Nach querer Inzision der Mundbodenschleimhaut lassen sie sich aus ihrem Bett ohne Schwierigkeiten in toto ausschälen. Gelegentlich werden auch im vorderen Abschnitt des Mundbodens sublinguale Flimmerepithelzysten beobachtet, die einer Ranula sehr ähnlich sein können. Sie werden pathogenetisch als Abkömmlinge des Ductus thyreoglossus betrachtet. Von der Ranula abzugrenzen ist die zystische Erweiterung des Whartonschen Speichelganges, die sich ein- oder doppelseitig bei Atresien oder Stenosen der Caruncula sublingualis einstellt. Diese Speichelzysten (Sialozelen), die als stierhornförmige Gebilde der Zungenunterfläche anliegen, werden deshalb häufig bei Neugeborenen und Säuglingen beobachtet (Abb. 54). Die Spaltung der Karunkel mit spitzer Schere bringt meist definitive Heilung.

Auch Hämangiome und Lymphangiome können vom Mundboden ausgehen und diesen tumorartig vorwölben. Sie lassen sich jedoch durch ihre blaurote Verfärbung respektive ihren kleinzystischen Aufbau leicht von einer Ranula unterscheiden.

Therapie

Die bloße Spaltung der Ranula führt, wie ihre Spontanruptur und auch die Marsupialisation, regelmäßig zu einem Rezidiv. Heilung für die Dauer bringt nur die völlige Ausschälung der Ranula, die

submaxillare Region erreicht. Sie ist von weichelastischer Konsistenz und schimmert leicht bläulich durch die unveränderte und über ihr verschiebliche Mundschleimhaut hindurch. Gelegentlich wirkt sie störend beim Sprechen und Schlucken, und ausnahmsweise beeinträchtigt sie die Entwicklung des Unterkiefers. Die Absonderung des

nach persönlicher Erfahrung am besten in halbgefülltem Zustand bei der Erstoperation gelingt. Sollte dies technisch nicht möglich sein, so ist eine ausgedehnte Resektion der Vorderwand anzustreben, und die zurückbleibenden Partien sind mit einem jod- oder scleromerfengetränkten Tupfer abzureiben und die Höhle damit für etwa 24 Stunden auszutamponieren.

Ergebnisse. Bei der Radikaloperation der Zyste in halbgefülltem Zustand, wie wir dies seit Jahren machen, sehen wir praktisch nie ein Rezidiv.

Literatur

Bettex, M., F. Kuffer, A. Schärli: Wesentliches über Kinderchirurgie. Huber, Bern 1975
Brosch, F.: Die Cysten des Kiefer-Gesichtsbereiches. In: Handbuch der Zahn-, Mund- und Kieferheilkunde, Bd. III, hrsg. von K. Häupl, K. W. Meyer, K. Schuchardt. Urban und Schwarzenberg, München 1957 (S. 411)
Gartmann, H.: Erkrankungen der Mundschleimhaut einschließlich der Lippen. In: Handbuch der Kinderheilkunde, Bd. IX, hrsg. von H. Opitz, F. Schmid. Springer, Berlin 1968 (S. 908)
Pfeifer, G.: Entwicklungsstörungen und Anomalien der Zähne, des Mundes und des Kiefers. In: Handbuch der Kinderheilkunde, Bd. IX, hrsg. von H. Opitz, F. Schmid. Springer, Berlin 1968 (S. 356–357, 385–387)
Rohde, B.: Gutartige Neubildungen. In: Handbuch für Kinderheilkunde, Bd. IX, hrsg. von H. Opitz, F. Schmid. Springer, Berlin 1968 (S. 643)
Schuermann, H., A. Greither, O. Hornstein: Krankheiten der Mundschleimhaut und der Lippen. Urban & Schwarzenberg, München 1966
Zollinger, H. U.: Pathologische Anatomie, Bd. I u. Bd. II, 4. Aufl. Thieme, Stuttgart 1976

Angeborene Hypoplasie der Ohrmuschel

R. Morger und R. Gysler

Nach Günnel (1968) bildet sich die Ohrmuschel aus je 3 Ohrhöckern vom hinteren Rand des ersten und vom vorderen Rand des zweiten Kiemenbogens. Aus ihnen entsteht eine vordere und eine hintere Falte, die sich oberhalb der Ohröffnung miteinander verbinden. Die fertige Ohrmuschel wird zu etwa $1/3$ von der vorderen Falte und zu etwa $2/3$ von der hinteren Falte gebildet.

Die hypoplastischen Mißbildungen des Ohres umfassen einschließlich der sehr seltenen Anotie vier Grade (Hoevels und Emrich 1967). Stärkere Grade sind fast immer mit bindegewebiger oder knöcherner Gehörgangsatresie kombiniert. Häufig kommt es dabei zu einer unter anderem durch heterotope Bildung verursachten Verlagerung des Ohres gegen die Wange (Melotie). Das immer vorhandene Mittelohr ist abnorm entwickelt, das Innenohr jedoch normal.

Die in ihrer Morphologie mannigfaltigen und oft familiär auftretenden Defektbildungen der Ohrmuschel können ein- und doppelseitig vorkommen. Im wesentlichen lassen sich 2 Typen unterscheiden. Bei der einen Form ist eine hypoplastische Ohrmuschel vorhanden, die oft etwas eingerollt und nach vorn und unten vom Schädel absteht, so daß die Gegend des äußeren Gehörganges von ihr überdeckt wird (Abb. 55 a u. b). In anderen Fällen fehlt die Ohrmuschel. An ihrer Stelle ist nur ein länglicher, Knorpel enthaltender Wulst vorhanden, der in seinem unteren Drittel oft nach vorn verzogen ist.

Zu erwähnen sind noch die verschiedenen Kombinationen von Ohrmißbildungen mit Mißbildungen anderer Gesichtsteile:

- Dysostosis mandibularis (Nager und De Reynier): Gleichzeitige Fehlbildung von Unterkiefer und Ohr,
- Dysplasia oculovertebralis (Weyers und Thier): Mißbildungssyndrom gemeinsam Ohr und Oberkiefer betreffend,
- Dysostosis maxillofacialis (Peters und Hoevels): dysplastische Ohrmuscheln mit Mißbildung von Oberkiefer und Jochbein, Makroglossie,
- Dysostosis mandibulofacialis (Franceschetti- oder Treacher-Collins-Syndrom) (Abb. 56),
- Dysplasia oculoauricularis (Goldenhar).

Therapie

Fehlbildungen des Ohrreliefs lassen sich auf chirurgischem Weg korrigieren. Eine nach unten geschlagene Ohrmuschel sollte aufgerichtet werden. Den Eingriff führen wir im Alter von 4–5 Jahren durch. Von einer Inzision am hinteren Ohransatz aus wird der Ohrmuschelknorpel an seiner Basis durchtrennt und von seiner vorderen und hinteren Hautbedeckung losgelöst. Der nun freie Knorpelrand wird hierauf nach Aufrichtung der Ohrmuschel in einen knopflochartigen Schlitz in der Fascia temporalis gesteckt und hier durch einige Matratzenknopfnähte an die Faszie fixiert. Durch dieses Verfahren gelingt es, eine solide Aufrichtung der Ohrmuschel zu erzielen.

Eine fehlende Ohrmuschel ist plastisch schwer zu ersetzen. Auch bei gut gelungener Plastik entspricht das erzielte Ergebnis meist nicht den Wünschen von Operateur und Patient. Ehe komplizierte und zeitraubende Operationsmethoden angewandt werden, überlege man genau, ob nicht mit einer aus modernen Kunststoffen gefertigten Prothese das erstrebte Ziel besser und schneller erreicht werden kann. Den Ohrmuschelersatz empfehlen wir im Alter von 12–14 Jahren anzufertigen.

Die Wiederherstellung der Hörfähigkeit bei verschlossenem Gehörgang ist heute auf operativem Wege möglich, doch ist dies Sache des hierauf spezialisierten Otologen.

Angeborene Hypoplasie der Ohrmuschel 3.43

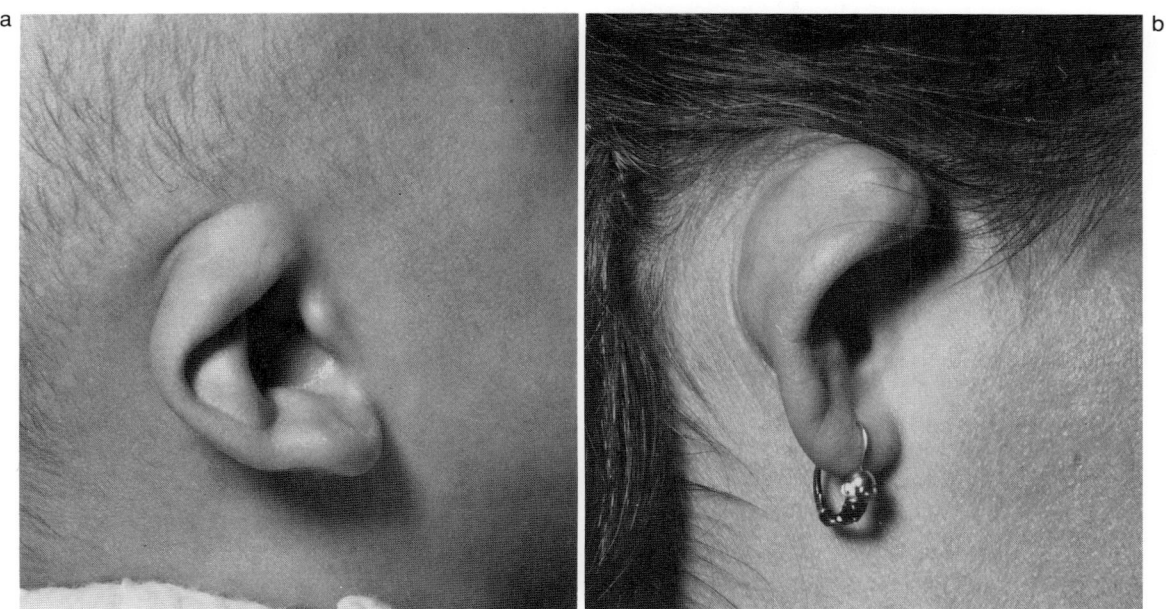

Abb. 55a u. b   Familiäre Hypoplasie der Ohrmuschel bei Mutter (b) und Kind (a).

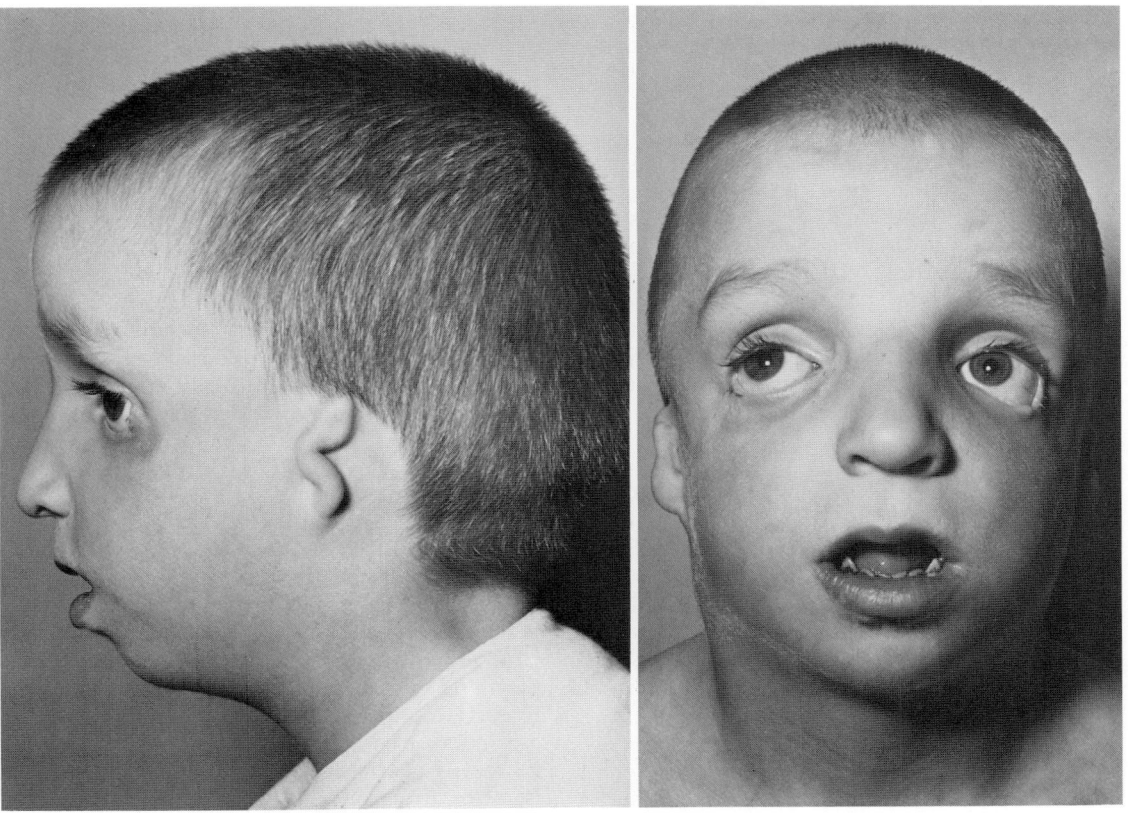

Abb. 56   Franceschetti-Syndrom mit Ohrmuschelhypoplasie und Mikrotie.

Literatur

Benson, C. A., W. T. Mustard, M. M. Ravitch, W. H. Snyder, K. J. Welch: Auricular Deformitis. J. pediat. Surg. 11 (1962) 122–126

Collins, T. E.: Case with symmetrical congenital notches in the outer part of each lower lid and defective development of the malar bones. Trans. Ophthalmol. Soc. U.K. 20 (1900) 190

Franceschetti, A., P. Zwahlen: Un syndrome nouveau: La dysostose mandibulo-faciale. Bull. Schweiz. Akad. med. Wiss. 1 (1944) 60

Günnel, F.: Vorbemerkungen zur Anatomie und Entwicklungsgeschichte des Ohres. In: Handbuch der Kinderheilkunde, Bd. IX, hrsg. von H. Opitz, F. Schmid. Springer, Berlin 1968 (S. 128, 173–174)

Hövels, O., R. Emrich: Mißbildungen des Kopfes durch Störung früher Phasen der Kephalogenese. In: Handbuch der Kinderheilkunde, Bd. VI, hrsg. von H. Opitz, F. Schmid. Springer, Berlin 1967 (S. 228–232)

Mustarde, J. G.: Protuding or Lop Ear Deformity. Plastic Surgery in Infancy and Childhood. Livingstone, Edinburgh 1971 (S. 292–305)

Naumann, H. H.: Kopf- und Halschirurgie, Bd. III, Ohrregion. Thieme, Stuttgart 1976

Sercer, A., K. Mündnich: Plastische Operationen an der Nase und an den Ohrmuscheln. Thieme, Stuttgart 1962

Präaurikuläranhänge

R. Morger und R. Gysler

Diese kleinen, oft gestielten Hauttumoren liegen einzeln oder multipel in unmittelbarer Nähe des Tragus. Sie kommen ein- und doppelseitig vor. Fast regelmäßig enthalten sie ein Knorpelstück, das oft bis weit ins Unterhautfettgewebe reicht. An und für sich sind sie bedeutungslos, aber doch kosmetisch störend.

Die präaurikulären Anhänge werden nicht selten in Kombination mit einer queren Gesichtsspalte, gelegentlich auch beim Franceschetti-Syndrom beobachtet (s. Abb. 56).

Therapie

Von dem Abbinden mit einem Seidenfaden in der Neugeborenenperiode möchten wir abraten, da das kosmetische Ergebnis in den meisten Fällen unbefriedigend ausfällt. Im Alter von 4–5 Monaten bietet die saubere Exzision dieser Gebilde mit dem darunterliegenden Knorpel keine Schwierigkeiten. Der Eingriff erfolgt in Narkose. Es läßt sich in allen Fällen ein gutes kosmetisches Resultat erzielen.

Literatur

Bettex, M., F. Kuffer, A. Schärli: Wesentliches über Kinderchirurgie. Huber, Bern 1975

Hövels, O., R. Emrich: Mißbildungen des Kopfes durch Störungen früher Phasen der Kephalogenese. In: Handbuch der Kinderheilkunde, Bd. VI, hrsg. von H. Opitz, F. Schmid. Springer, Berlin 1967 (S. 231–232)

Schärli, A.: Kinderchirurgisches Lehrbuch für Krankenschwestern. Huber, Bern 1976

Kongenitale Fisteln der Ohrmuscheln

R. Morger und R. Gysler

Die Mündungen dieser mit Epidermis ausgekleideten Fistelgänge imponieren als kleine Hautgrübchen, die mit Vorliebe am Ansatz des Helix (Abb. 57), seltener am Tragus oder an der Basis des Ohrläppchens liegen. Entwicklungsgeschichtlich werden sie als Residuen des ersten Kiemenbogenganges (Günnel 1968, Soper 1975) aufgefaßt. Wenn es sich nur um kurze Gänge von $1/2$–1 cm Länge handelt, so machen sie praktisch nie Beschwerden. Oft aber bilden diese Fisteln ein verzweigtes System von größeren und kleineren Gängen und Zysten, das sich präaurikulär im subkutanen Gewebe ausbreitet, sich gelegentlich aber bis hinter den unteren Ohransatz erstreckt. Bettex u. Mitarb. (1975) nennen diese Art von Fisteln mit Recht »Hirschgeweihfisteln«. Infolge der Retention von Epithel- und Talgmassen kommt es früher oder später zur Infektion und Vereiterung dieser Fisteln und zum Durchbruch eines präaurikulären Abszesses, der häufig rezidiviert. Manchmal entwickeln sich auch chronische, oberflächliche epithelisierte Granulationsgeschwülste, die gelegentlich mit Parotistumoren verwechselt werden und jeder konservativen Therapie trotzen.

Therapie

Aufgrund unserer Erfahrungen empfehlen wir in jedem Fall die Frühoperation nach dem 3. Lebensmonat. Die Diagnose wird in den meisten Fällen heute bei der Geburt, sonst aber bei der ersten Impfung gestellt, wenn der Säugling nochmals gründlich untersucht wird. Zu diesem Zeitpunkt besteht praktisch nie eine Infektion, und die radikale operative Entfernung der Fistel ist nach vorangegangener Darstellung der Gänge mit »Bonis-Blue« nicht schwierig. Die Fistelgangfüllung mit Farbstoff erfolgt nach Anlegen einer Tabaksbeutelnaht durch eine stumpfe Kanüle. Da durchgemachte Entzündungen der Fistelgänge diesen Eingriff immer erschweren, sollte die Totalexstirpation so früh wie möglich vorgenommen werden.

Bei rezidivierenden Abszessen und chronischen Granulationstumoren ist das entzündliche Gewebe sorgfältig mit einem scharfen Löffel auszukratzen. In der Tiefe restierende Epidermiszysten und Gänge sind zu exzidieren, wobei eine Verletzung des N. facialis tunlichst zu vermeiden ist. Die Wunde ist offen zu behandeln. Sie epithelisiert sich, ohne eine entstellende Narbe zu hinterlassen, in kurzer Zeit.

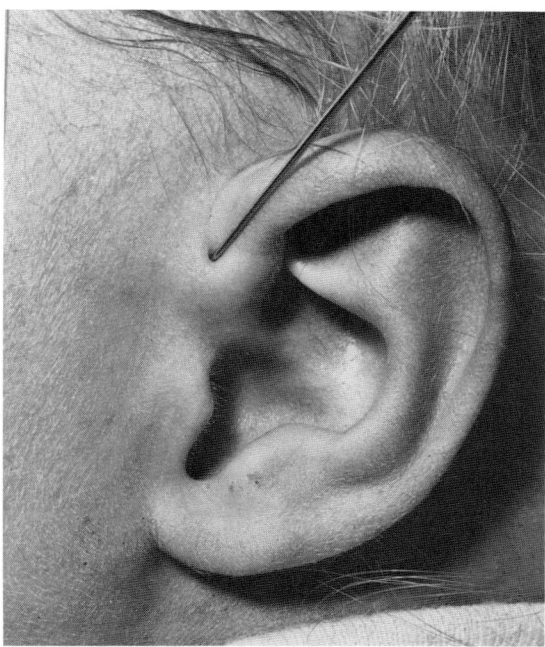

Abb. 57 Angeborene Fistel der Ohrmuschel.

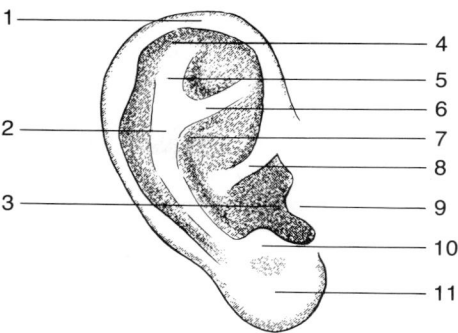

Abb. 58 Normal geformte Ohrmuschel.

1 Helix
2 Anthelix
3 Gehörgang
4 Scapha
5 Crus superior ⎫ Anthelicis
6 Crus inferior ⎭
7 Concha
8 Crus helicis
9 Tragus
10 Antitragus
11 Ohrläppchen

Literatur

Bettex, M., F. Kuffer, A. Schärli: Wesentliches über Kinderchirurgie. Huber, Bern 1975 (S. 57)
Günnel, F.: Vorbemerkungen zur Anatomie und Entwicklungsgeschichte des Ohres. In: Handbuch der Kinderheilkunde, Bd. IX, hrsg. von H. Opitz, F. Schmid. Springer, Berlin 1968 (S. 128)
Morger, R.: Chirurgische Pathologie des Halses. In: Pädiatrie in Praxis und Klinik, Bd. II, hrsg. von K. D. Bachmann, H. Ewerbeck, G. Joppich, E. Kleihauer, E. Rossi, G. Stalder. Fischer, Stuttgart u. Thieme, Stuttgart 1980
Rickham, P. P., R. T. Soper, U. G. Stauffer: Kinderchirurgie. Thieme, Stuttgart 1975 (S. 184)

Abstehende Ohren

R. Morger und R. Gysler

Trotz ihrer funktionellen Belanglosigkeit stellt die Ohrmuschel einen integrierenden Bestandteil des menschlichen Gesichts dar. Alle Formabweichungen, Mißbildungen und Verstümmelungen wirken kosmetisch störend oder entstellend.

Es gibt kaum eine anatomische Formabweichung am menschlichen Körper (abgesehen von ausgeprägten O-Beinen), die ein so exponiertes, ja geradezu beliebtes Angriffsziel verletzenden Spottes darstellt wie abstehende Ohren. Ausdrücke wie »Eselohren, Kabisblätter, Radarschirme, Äffchen« werden von Erwachsenen wie von Kindern gebraucht. Viele andere Entstellungen oder Mißbildungen sind mitleiderregend, abstehende Ohren dagegen wirken lächerlich. Gerade das Gefühl, lächerlich zu wirken oder bespottet zu werden, schafft bei den Trägern solcher Ohren psychische Komplexe ganz anderer Art. Immer wieder kann man von Eltern, die selber abstehende Ohren haben, hören, daß ihre Kinder nicht leiden sollen, wie sie gelitten hätten. Der Wunsch, diesen Formfehler beseitigt zu haben, ist deshalb nicht nur verständlich, sondern auch absolut gerechtfertigt. Somit ist die Indikation zur plastischen Operation aus vorwiegend psychischen Gründen gegeben. Die operative Korrektur sollte daher vor Schuleintritt erfolgen, kann aber auch später noch ausgeführt werden. Bei den abstehenden Ohren, die bei Kindern relativ häufig ein- oder doppelseitig beobachtet werden und oft familiär auftreten, handelt es sich nicht nur um eine Hypertrophie der Ohrmuschel. Ihr Relief ist oft wenig different, so daß sie bald löffelförmig, bald blattförmig erscheint.

Anatomische Vorbemerkungen. Anatomisch besteht die Ohrmuschel aus einer außerordentlich markant profilierten Scheibe aus elastischem Knorpel. Vorder- und Rückfläche sind mit einer zarten Haut überzogen, deren Kolorit weitgehend dem des Gesichts entspricht. Die äußere (Abb. 58) Zirkumferenz der Ohrmuschel wird vom Helix gebildet, zentralwärts schließt sich die Scapha an. Es folgt der Anthelix. In seinem oberen Teil gabelt sich der Anthelix in ein Crus superior und in ein Crus inferior. Zwischen Anthelix und äußerer Gehörgangmündung befindet sich die Concha. Von vorn und kranial in die Concha hinein, das Crus teilweise überlappend, verläuft das Crus helicis. Die vordere Begrenzung des Ohres bildet der Tragus. Die unteren Ausläufer des Helix resp. des Anthelix nennt man den Antitragus. Daran schließt sich das Ohrläppchen an.

3.46 Gesichtsschädel

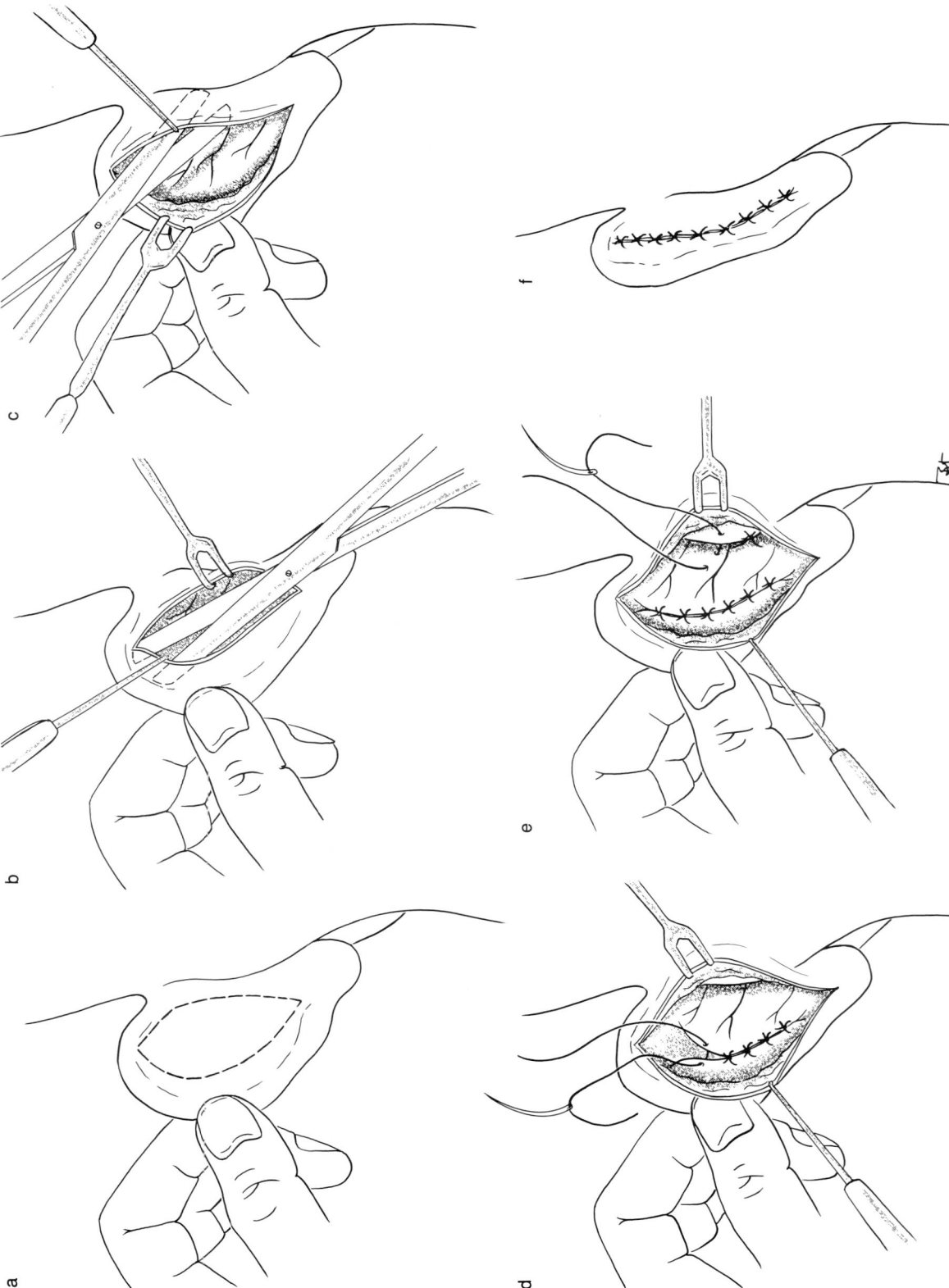

Abb. 59 a–f Operationsgang. S. Text. **a** Ovaläre Hautexzision hinter dem Ohr. Anthelix. **e** Fixation der Concha am Periost des Schädels. **f** Atraumatischer **b** u. **c** Präparation des Ohrmuschelskeletts. **d** Knorpelnähte vom Helix bis zum Hautnahtverschluß.

Abstehende Ohren **3**.47

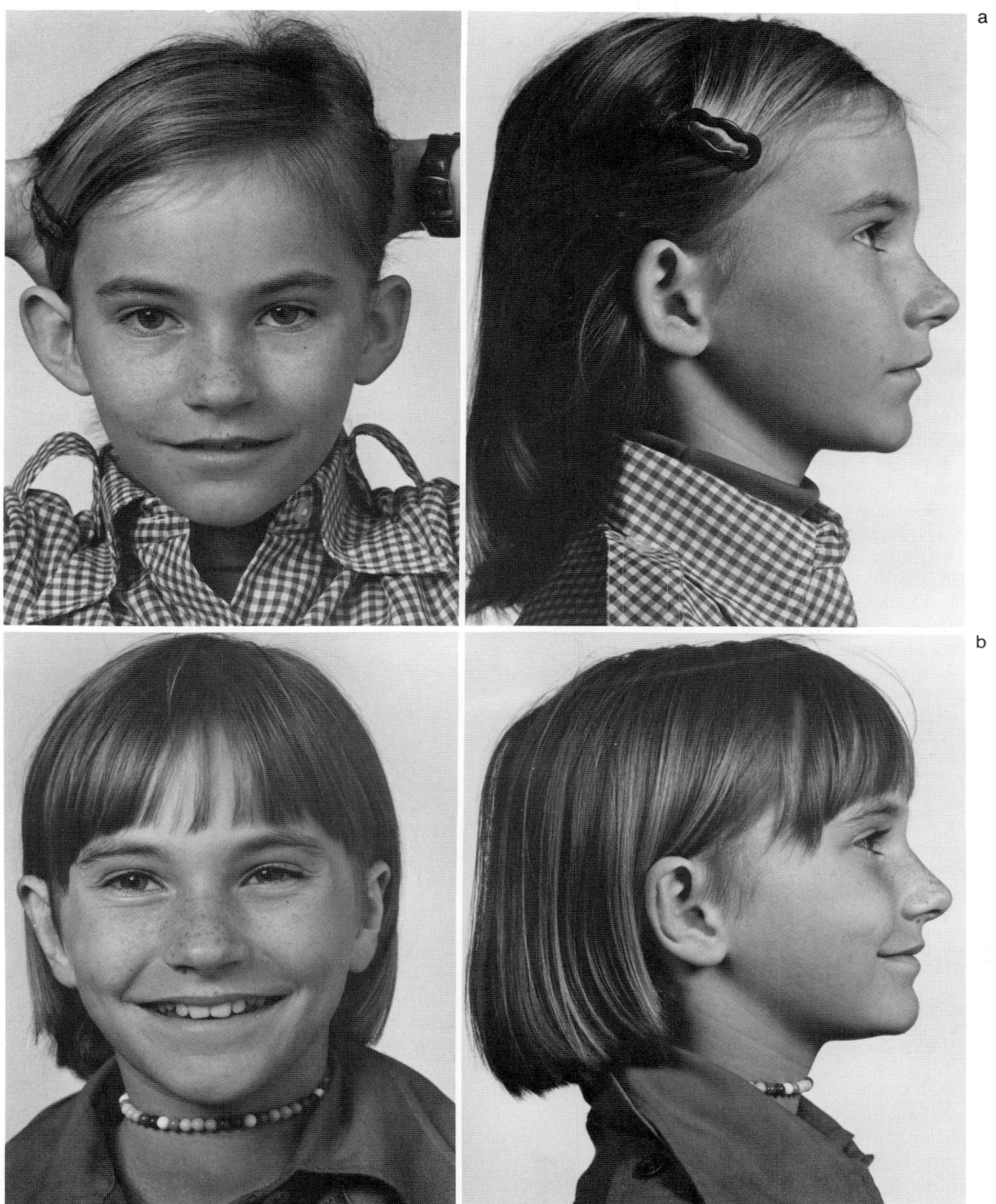

Abb. **60a** u. **b**   8jähriges Mädchen vor (**a**) und 1 Jahr nach der Operation (**b**).

Therapie

Operationstechnik. Seit mehr als 10 Jahren haben wir die von NICOLE (1968) angegebene Methode zur Korrektur der abstehenden Ohren angewandt. Auf der einen Seite wird damit die Stellungsanomalie behoben, auf der anderen Seite kann man das häufig blattförmige Ohrmuschelrelief in eine Normalform bringen. Von einer ovalären Hautexzision (Abb. 59 a–f) an der Hinterfläche wird das Ohrmuschelskelett bis zum Helix und zum Mastoid freipräpariert. Es werden 4–5 Knorpelnähte (3,0 Sterilen) vom Scapharand zum Anthelix gelegt. Dadurch wird die Ohrmuschel modelliert. Anschließend werden zwei 2,0 Nähte von der Concha an das Periost des Mastoides gelegt. Auf diese Art und Weise wird die Stellungsanomalie korrigiert. Der vordere und hintere Wundrand wird mit 4,0 atraumatischer Naht vereinigt. Die Wundnaht wird mit Fucidingaze und anschließend mit einem Kompressionsverband am Kopf verbunden. Die Kinder werden am 4. postoperativen Tag nach Hause entlassen. Die Nahtentfernung erfolgt am 8. postoperativen Tag ambulant.

Resultate. Die Resultate sind recht befriedigend (Abb. 60 a u. b). Rezidive sind vor allem beim Durchschneiden der Knorpelnähte oder bei Wundinfektionen möglich. Eine Reoperation bringt immer ein gutes Resultat, da ja kein Knorpel fehlt.

Literatur

Bettex, M., F. Küffer, A. Schärli: Wesentliches über Kinderchirurgie. Huber, Bern 1975 (S. 49)
Gelbke, H.: Abstehende Ohren. In: Lehrbuch der Chirurgie und Orthopädie des Kindesalters, Bd. I. Springer, Berlin 1959 (S. 339–342)
Nicole, R.: Zur Korrektur abstehender Ohren, 4. Jahresversammlung der Schweiz. Gesellschaft für plast. und Wiederherstellungschirurgie, Bern 1968

Sequestrierende Zahnkeimentzündung

B. GRAF-PINTHUS

Bei Säuglingen und Kleinkindern kommen sequestrierende Zahnkeime im allgemeinen als zwei grundlegend verschiedene Affektionen vor:
– Als Folge einer Osteomyelitis des Oberkiefers mit Infektion eines oder mehrerer Zahnkeime.
– Bei Lippen-Kiefer-Gaumen-Spalten, wobei die in der Kieferspalte liegenden Zahnkeime häufig mit oder ohne Infektion schon in den ersten Lebenstagen ausgestoßen werden.

Während die erstgenannte Affektion Zeichen und Folge einer sehr schweren – evtl. letalen – Erkrankung ist, verläuft die zweitgenannte Art meist ohne jegliche Komplikation und ist absolut ungefährlich.

Zahnkeimentzündung im Rahmen einer Osteomyelitis des Oberkiefers

Beim Säugling

Die Osteomyelitis des Kiefers kann beim Säugling verschiedene Ätiologien haben. Sie tritt meist einige Wochen nach der Geburt auf, und zwar zu 90% im Oberkiefer. Die Infektionsquelle kann nicht immer genau nachgewiesen werden. Die Eintrittspforte bei so jungen Säuglingen ist meist Folge eines Geburtstraumas wie z.B. Schleimhautabrasion im Mund. Die Infektion kann dann leicht durch Keime aus dem Uterus, von der Brustwarze der Mutter oder durch die Hände der Pflegerin auf das Kind übertragen werden. In anderen Fällen ist die Osteomyelitis des Säuglings Folge einer hämatogenen Infektion, die durch Nabelinfektionen oder durch Kratzwunden des Säuglings entstehen.

Als Erreger wird im allgemeinen der Staphylococcus aureus nachgewiesen.

Bei lokalen Infektionen ist häufig der Zahnkeim eines Milcheckzahnes betroffen. Die hämatogene Osteomyelitis beim Säugling hingegen setzt sich meist in der Gegend des ersten Milchmolaren fest. Die Zahnkeime können dabei verschont bleiben, als ob das Zahnsäckchen eine Barriere bilden würde. Die Entzündung breitet sich meist auf das ganze Os maxillare aus, löst einerseits das Periost, andererseits die Schleimhaut ab und führt zur Knochennekrose und zur Sequestrierung von Zahnkeimen.

Symptome

Beim Säugling tritt als erstes Symptom akut hohes Fieber bis 40–42 °C auf, gefolgt von einer ödematösen Schwellung des Augenlides mit totalem Verschluß des Auges und eitrigem Ausfluß aus dem Nasenloch der betroffenen Seite. Schwellung, Rötung und Verhärtung der Wange ergänzen das klinische Bild. Die Gefahr einer aufsteigenden Infektion und Thrombose der V. angularis sowie der intrakraniellen Sinuse ist groß.

Wird die Affektion nicht innerhalb von 36 Stunden erkannt, so schreitet sie rasch fort und wird wegen der Sepsis lebensbedrohend. Es entsteht dann eine ausgedehnte Schwellung über die ganze Molarengegend der betroffenen Oberkieferseite. Später dehnt sich die Schwellung auf das Palatum bis zur Mittellinie aus und kann im vorderen Gebiet aufbrechen. Auch orbitale Abszesse können entstehen und unterhalb des inneren Augenwinkels aufbrechen. Die Fisteln schließen sich nach Entleerung des Eiters meist spontan.

Sequester bilden sich am Augenrand, an der äußeren Oberfläche der Maxilla oder auch im Bereich von noch nicht durchgebrochenen Zähnen. Diese betroffenen Zahnkeime können total ausgestoßen werden oder müssen nach Abklingen der allgemei-

Sequestrierende Zahnkeimentzündung   3.49

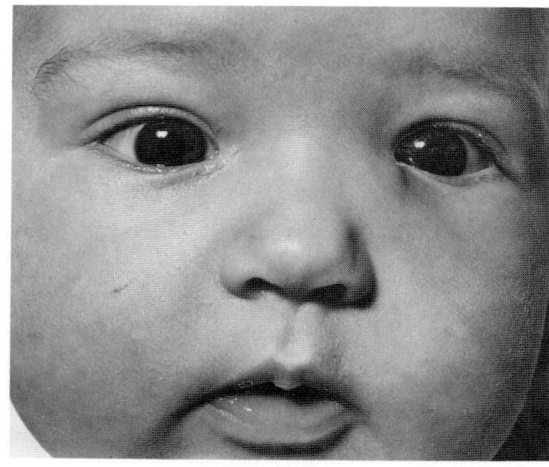

Abb. 61 Sequestrierende Zahnkeimentzündung mit typischer Schwellung in der Tränensackgegend.

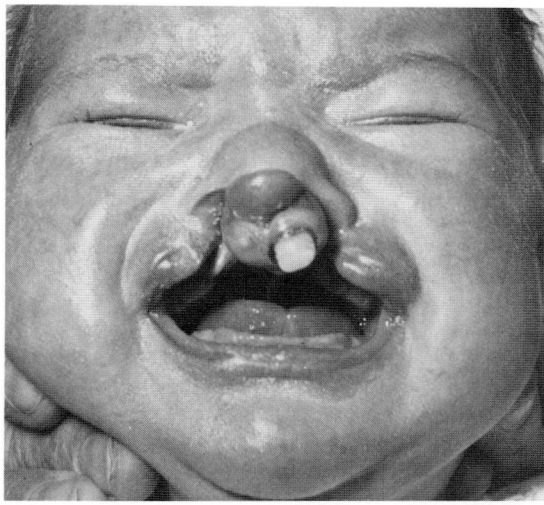

Abb. 62 Ausstoßung eines nekrotischen Zahnes bei sequestrierender Zahnkeimentzündung in einem Fall von Lippen-Kiefer-Spalte.

nen Sepsis entfernt werden. Die Sequestrierung kann während Monaten weiterdauern. Die Entwicklung der betroffenen Kieferhälfte sowie der bleibenden Zähne kann schwer gestört sein.
Röntgenologisch kann die Osteomyelitis frühestens nach 2 Wochen nachgewiesen werden. Man erkennt dann große radioluzente Gebiete mit darin »schwimmenden« Zahnkeimen.

Therapie
Wird die Affektion in den ersten 36 Stunden erkannt, so kann sie rasch und ohne Folgen wie Abszeßbildung und spätere Sequestrierung von Knochen und Zähnen durch Gabe von Breitspektrum-Antibiotika niedergeschlagen werden. Hat man schon etwas Pus, so können mittels Eiterkulturen ein Antibiogramm bestimmt und die Antibiotika gezielt verabreicht werden. Schon bestehende Abszesse sind zu inzidieren und zu drainieren; aus ästhetischen Gründen ist die Inzision womöglich im Vestibulum oris oder am Gaumen zu machen.

Beim Kleinkind
Beim Kleinkind tritt die Osteomyelitis des Oberkiefers häufig bei Exanthemata auf, hauptsächlich bei Scharlach, evtl. auch bei Masern, Diphtherie, Windpocken oder Keuchhusten. Sie kann auch als Folge von Mittelohraffektionen oder Tonsillitis auftreten. Bei all diesen Erkrankungen ist die allgemeine Resistenz des Patienten erniedrigt und die Mundschleimhaut allgemein in schlechtem Zustand. Die Infektion tritt bei Schleimhautläsionen ein, geht bis zum Periost und zur Spongiosa und kann Sequestrierung der Milchzähne des betroffenen Gebietes zur Folge haben; gelegentlich werden auch die Zahnkeime der bleibenden Zähne sequestriert.
Die Infektion kann aber auch in diesem Alter von einer Osteomyelitis der Extremitäten ausgehend auf hämatogenem Wege die Kiefer erreichen.
Es können beide Kiefer befallen werden, obwohl häufiger die Mandibula betroffen ist. Auf der befallenen Seite zeigt sich eine markante, aber schmerzlose Schwellung. Neben dem Verlust der Milchzähne und dem Sequestrieren der Zahnkeime der bleibenden Zähne zerstört die Osteomyelitis häufig den R. ascendens der Mandibula und kann zu einer fibromatösen Ankylose des Kiefergelenks führen. Durch eine so schwerwiegende Zerstörung wird das Wachstum der Mandibula betroffen, und es entsteht in der Folge eine Abweichung der Mitte des Unterkiefers von der Gesichtsmittellinie.
Als Erreger kommen im Kleinkindesalter der Staphylococcus aureus vor, daneben aber auch Streptokokken verschiedener Gruppen, seltener der Diplococcus pneumoniae und Gaffkya tetragena.

Therapie
Sie unterscheidet sich kaum von derjenigen im Säuglingsalter: Breitspektrische Antibiotika sind Mittel der Wahl, womöglich gezielt nach dem Antibiogramm. Nur in extremen Fällen ist chirurgisches Eingreifen indiziert, da dadurch eine große Zahl von Zahnkeimen zerstört werden kann.

Zahnkeimentzündung und Sequestrierung bei Lippen-Kiefer-Gaumen-Spalten
Beim Neugeborenen mit Lippen-Kiefer-Spalten oder Lippen-Kiefer-Gaumen-Spalten trifft man relativ häufig auf Sequestrierung spaltnaher Zahnkeime. Diese Störung beruht wahrscheinlich auf einer Durchblutungsstörung des Gebietes mit se-

kundärer Entzündung des Zahnsäckchens. Dadurch wird der Zahnkeim ausgestoßen, d. h. die noch unfertige Zahnkrone bricht durch.

Die meistbetroffenen Zähne sind die seitlichen oder mittleren Milchschneidezähne. Die Zahnkrone ist häufig schon bei der Geburt durchgebrochen und ist vom entzündeten Zahnsäckchen umgeben. Die Krone ist hohl, eine leere Schale ohne Wurzel. Entfernt man nur die Krone, so wachsen innerhalb weniger Tage bis Wochen bis zu 5 weitere »Kronen« nach. Allgemeine Symptome wie Fieber, Schwellung oder Eiterung treten nicht auf.

Therapie

Sie besteht im Abtragen der Zahnkrone inklusive des entzündeten Zahnsäckchens. Innerhalb Stunden verheilt die kleine Wunde. An dieser Stelle wird in Zukunft der Milchzahn fehlen, die bleibenden Zahnkeime sind im allgemeinen nicht betroffen und können normal durchbrechen.

Literatur

Batcheldor jr., G. D., J. S. Giansanti, E. D. Hibbard, C. A. Waldron: Garre's osteomyelitis of the jaws: a review and report of two cases. J. Amer. dent. Ass. 87 (1973) 892–897

Killey, H. C., L. W. Kay, H. C. Wright: Subperiosteal osteomyelitis of the mandible. J. oral Surg. 29 (1970) 576–589

Meyer, I.: Infectious diseases of the jaws. J. oral Surg. 28 (1970) 17–26

Ramon, Y., M. Oberman, I. Horovitz, A. Freedman: Osteomyelitis of the maxilla in the newborn. Int. J. Oral Surg. 6 (1977) 90–94

Rege, S. R., K. L. Shah, P. T. Marfatia: Osteomyelitis of maxilla with extrusion of teeth in the floor of the nose requiring extraction. J. Laryng. 84 (1970) 533–535

Titterington, W. P.: Osteomyelitis and osteoradionecrosis of the jaws. J. oral Med. 26 (1971) 7–16

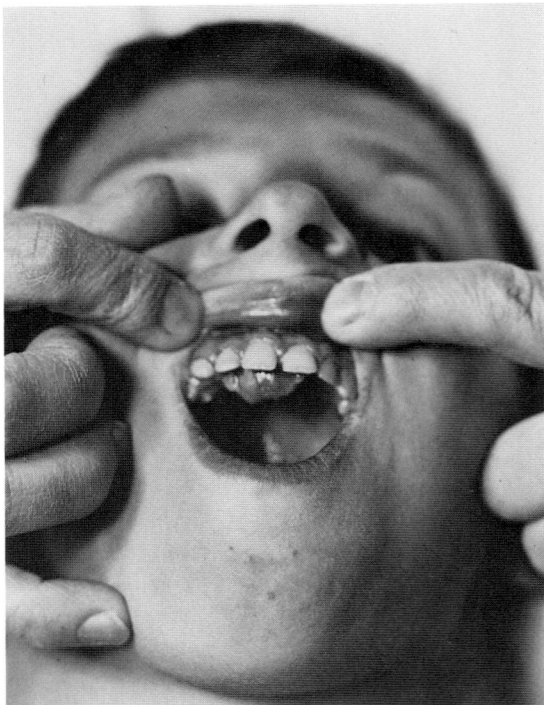

Abb. 63 Riesenzellepulis.

Epulis, Epulis connata und Epignath

F. KUFFER und A. ZIMMERMANN

Epulis, Epulis connata und Epignath sind Tumoren des Rachenraums, die sich makroskopisch nur schwer voneinander unterscheiden lassen; sie wachsen als Weichteiltumoren exophytisch im Epipharynx, auf der Maxilla oder auf der Mandibula. Der Ausdruck Epulis wird für »dem Zahnfleisch aufsitzende« Tumoren verwendet. Man unterscheidet die reaktive Riesenzellepulis von der angeborenen Granularzellepulis.

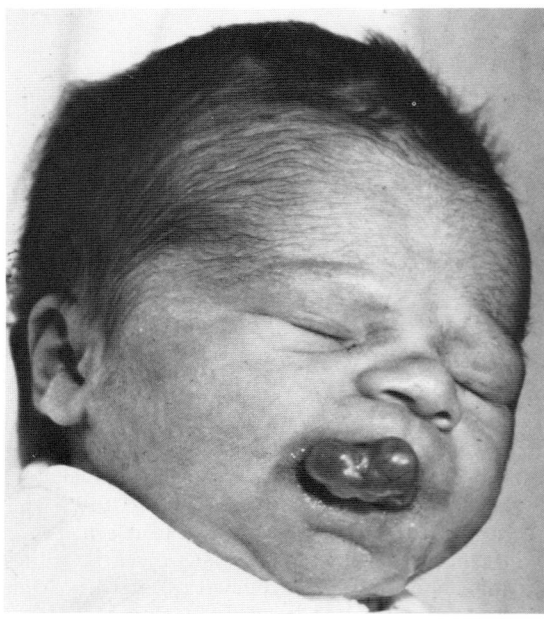

Abb. 64 Epulis connata, ausgehend aus dem Oberkiefer.

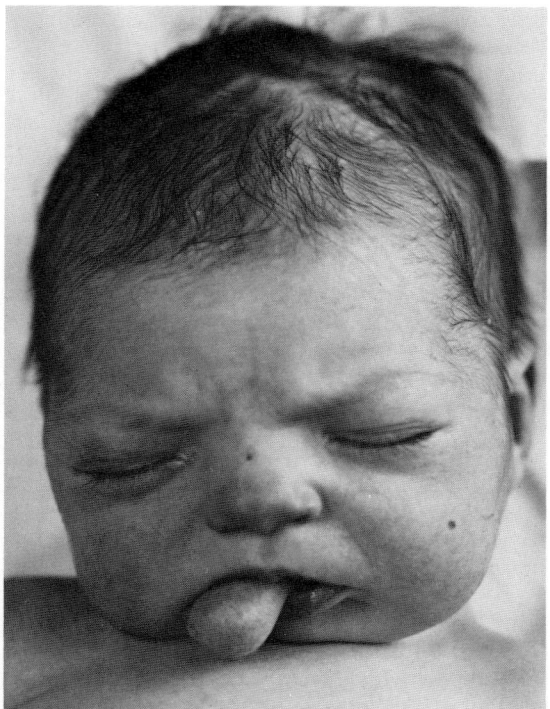

Abb. 65   Epignath mit Gaumenspalte.

Riesenzellepulis

Die Riesenzellepulis (Abb. 63) entspringt der Gingiva oder der peridontalen Membran; histologisch kann dieser Riesenzelltumor mehr fibromatös oder mehr angiomatös sein; er ist benigne, kann sich aber durch seine Rezidivfreudigkeit klinisch maligne auswirken. Die Riesenzellepulis befällt eher ältere Kinder.

Epulis connata

Die Epulis connata (Abb. 64) ist ein Granularzelltumor. Er tritt einzeln oder multipel an der Maxilla oder Mandibula im Bereich der Schneidezähne und Prämolaren auf. Die Maxilla ist häufiger befallen als die Mandibula, und der Tumor findet sich ausschließlich beim Mädchen. Die kongenitale Epulis verhält sich sowohl histologisch als klinisch benigne; es findet eine Spontanregression in den ersten 6 Lebensmonaten statt und Rezidive sind nicht bekannt. Die Therapie besteht in einer schonenden Exzision der zugänglichen Teile (Cussen u. Mc Mahon 1972; Fuhr u. Krogh 1972; Jones u. Campbell 1976).

Epignath

Der Epignath (Abb. 65) ist ein Teratom, das eine, zwei oder alle drei embryonalen Schichten aufweisen kann; nach Krafka (1936) entspricht es einem monozygotischen, nach Ehrich (1945) einem dizygotischen Zwilling (Palatopagus parasiticus). Der Tumor entspringt sowohl dem Alveolarfortsatz wie dem harten Gaumen; er ist wie die kongenitale Epulis breitbasig oder gestielt. Maligne Degeneration wird nicht beschrieben. Die Therapie besteht in der Exerese.

Differentialdiagnose

Die Differentialdiagnose tumoröser Erscheinungen im Bereich des Mundes ist in der Tab. 4 zusammengefaßt (Jones u. Campbell 1976, Seifert 1969).

Tabelle 4   Differentialdiagnose tumoröser Erscheinungen im Bereich des Mundes

Benigne Tumoren	Maligne Tumoren
hypertrophe Gingivitis	osteogenes Sarkom
Fibromatose der Gingiva	Ewing-Sarkom
Epulis	Fibrosarkom
– pyogenes Granulom (angiofibröse Epulis)	Burkitt-Tumor
	Chondrosarkom
– Granularzelltumor (kongenitale Epulis)	maligne odontogene Tumoren
– Riesenzellgranulom	Metastasen von:
aneurysmale Knochenzyste	– Neuroblastom
eosinophiles Granulom	– Lymphom
Chondrom	– leukämische
fibröse Dysplasie	– Infiltration
Teratom	– Wilms-Tumor
odontogene Zysten	– Retinoblastom

Literatur

Cussen, L. J., R. A. McMahon: Congenital Epulis. Aust. paediat. J. 8 (1972) 209
Fuhr, A. H., P. H. J. Krogh: Congenital epulis of the newborn; centennial review of the literature and a report of case. J. oral Surg. 30 (1972) 30–35
Ehrich, zit. nach P. G. Jones, P. E. Campbell, 1976
Jones, P. G., P. E. Campbell: Tumors of Infancy and Childhood, Chapter 14. Blackwell, Oxford, 1976 (S. 323–326)
Krafka, zit. nach P. G. Jones, P. E. Campbell, 1976
Seifert, G.: Die Mundhöhlentumoren im Kindesalter. Z. Kinderchir., Suppl. 6 (1969) 77–103

Diffuses Lymphangiom des Gesichts

F. Kuffer

Dieser meist angeborene Tumor führt zu einer einseitigen Schwellung besonders im Bereich der Wange, der Lippen, evtl. auch des Nasenrückens oder des Kinns. Oft ist auch gleichzeitig die Zunge befallen (Makroglossie). Die das Gesicht stark entstellende Geschwulst, die von einer normalen Haut bedeckt ist, läßt sich nur schwer gegen die Umge-

3.52 Gesichtsschädel

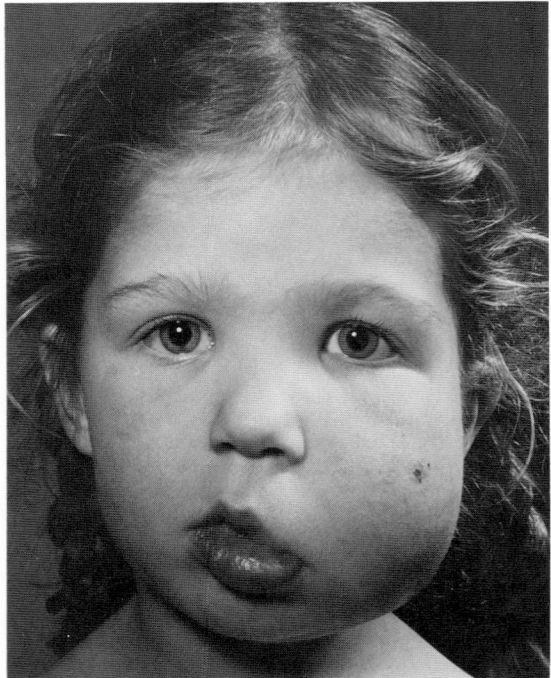

Abb. 66 Diffuses Lymphangiom des Gesichts (3¹⁰/₁₂ Jahre altes Mädchen).

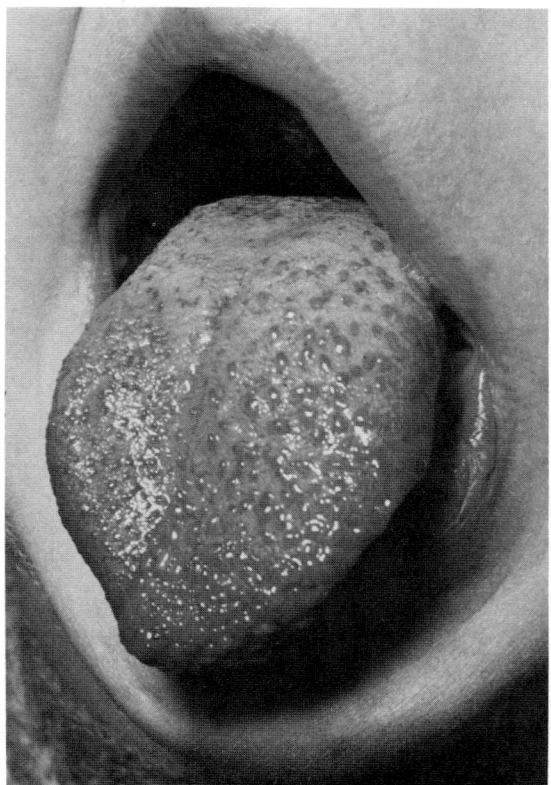

Abb. 67 Halbseitige Vergrößerung der Zunge (gleicher Fall wie Abb. 66).

bung abgrenzen. Auf der erkrankten Seite steht der Mundwinkel infolge der Lippenhypertrophie tiefer; die oft wulstige Unterlippe (Makrocheilie) hängt herunter und zeigt eine starke Eversion der Schleimhaut. Abgesehen von gelegentlichem Speichelfluß bestehen kaum funktionelle Störungen; der N. facialis ist immer intakt. Wie jedes zystische Lymphangiom kann auch das Lymphangioma cysticum des Gesichts je nach Füllungszustand ein Wachstum oder eine Spontanregression vortäuschen. Das eigentliche Lymphangioma cysticum des Gesichts ist im Kieferwinkel lokalisiert und gibt den Eindruck, sich von hier aus über das Gesicht und den Mundbogen auszubreiten. Gelegentlich kann es die Zunge isoliert befallen und bildet die häufigste Ursache für die Makroglossie (S. 3.39). Im Gegensatz zum Hämangiom wird die Parotis nicht infiltriert; man unterscheidet deshalb zwischen dem juxtaparotischen Lymphangioma cysticum des Gesichts und dem sehr seltenen intrakapsulären Lymphangioma der Parotis.

Therapie

Die Behandlung des Lymphangioms des Gesichts stößt auf Schwierigkeiten. Auf Bestrahlungen ist es resistent. Eine Totalexstirpation des lymphangiomatösen Gewebes ist wegen seiner diffusen Ausbreitung, auch in wiederholten Sitzungen, kaum möglich, und eine Verletzung von Fazialisästen ist dabei fast nicht zu umgehen. Die Operation erfolgt unter der Lupe und unter faradischer Kontrolle jedes einzelnen Gewebestranges.

Prognose

Sie ist bezüglich Dignität gut: Maligne Entartung eines Lymphangioma cysticum ist nicht bekannt. Hingegen ist der Tumor extrem rezidivfreudig, invasiv und deshalb klinisch destruktiv wirkend.

Literatur

Seifert, G.: Die Mundhöhlentumoren im Kindesalter. Z. Kinderchir., Suppl. 6 (1969) 77–103

Parotistumoren

F. KUFFER

Parotistumoren sind mit 0,5–2% aller Tumoren aller Altersklassen selten (ARIEL u. Mitarb. 1954); davon entfallen nur 5% auf das Kindesalter.
Beim Vorliegen einer Schwellung im Parotisbereich muß differentialdiagnostisch zunächst eine juxtaglanduläre Ursache wie eine Lymphadenitis oder ein Lymphangioma cysticum des Gesichts ausgeschlossen werden. In der nachfolgenden Tabelle (Tab. 5) sind die Parotistumoren in einer Übersicht wiedergegeben (ARIEL u. PACK 1960; JONES u. CAMPBELL 1976; SEIFERT 1965).

Parotistumoren 3.53

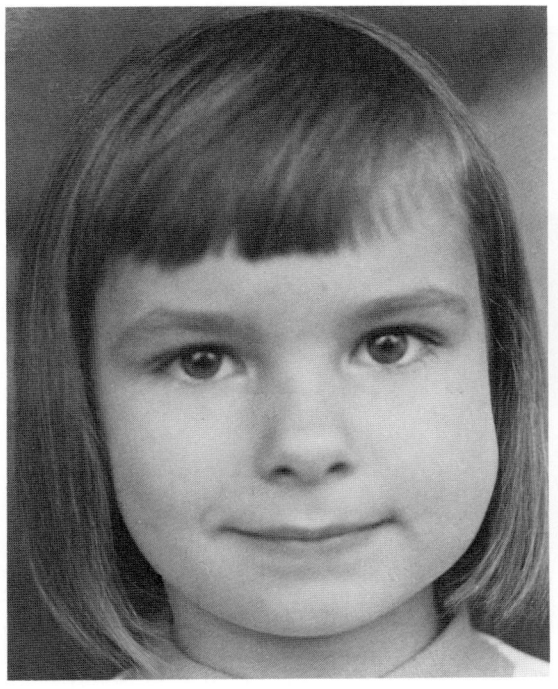

Abb. 68 Sialolithiasis (5 Jahre altes Mädchen).

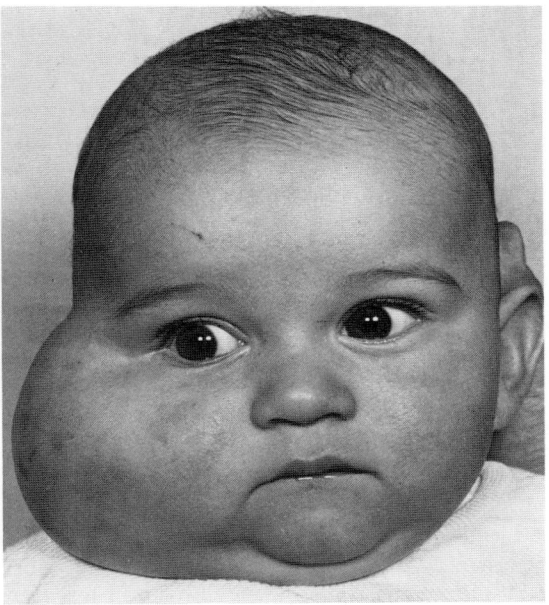

Abb. 69 Parotishämangiom (5 Monate alter Knabe).

Tabelle 5 Parotistumoren

Benigne	Maligne

rezidivierende Parotitis
  – Parotitis chronica
  – Sialektasien
  – Sialolithiasis
Parotismischtumor
Parotishämangiom
Cystadenoma lymphomatosum (Warthin-Tumor)
	Karzinom
	  – mukoepidermoides Karzinom
	  – Adenokarzinom
	Lymphosarkom
	Mikulicz-Syndrom
	seltene Sarkome
	  – Rhabdomyosarkom
	  – Fibrosarkom
	  – Metastasen

Prinzipiell können sämtliche Affektionen der Parotis auch in der Submandibularis und Sublingualis auftreten; die Erfahrung zeigt, daß mit Ausnahme der Steinbildung, die in der Submandibularis gehäuft vorkommt, sich die Pathologie praktisch nur auf die Parotis beschränkt (CASTRO u. Mitarb. 1972).

Parotitis chronica

Die chronische Parotitis ist eine idiopathische Erkrankung, der histologisch eine Erweiterung der Parotisgänge, eine Hyperplasie der Gangepithelien und eine Vermehrung der Schleimzellen zugrunde liegt; im periduktalen Gewebe findet sich eine lymphozytäre Infiltration. Gelegentlich wird die chronische Parotitis als Autoimmunerkrankung

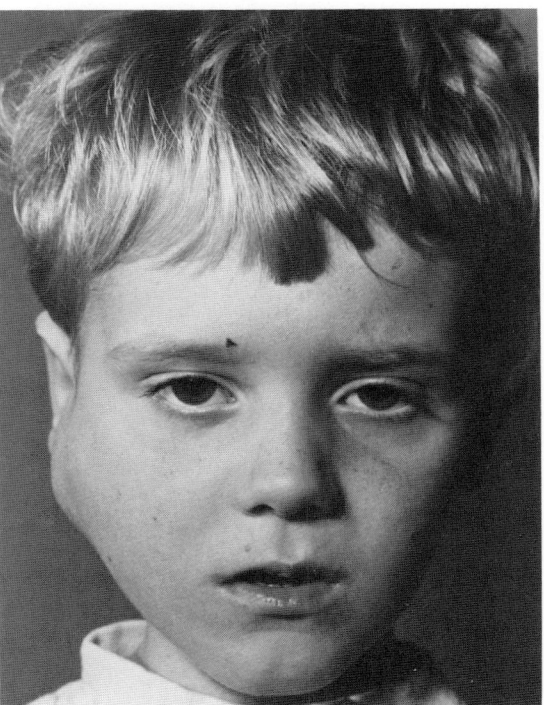

Abb. 70 Parotismischtumor (4½ Jahre alter Knabe).

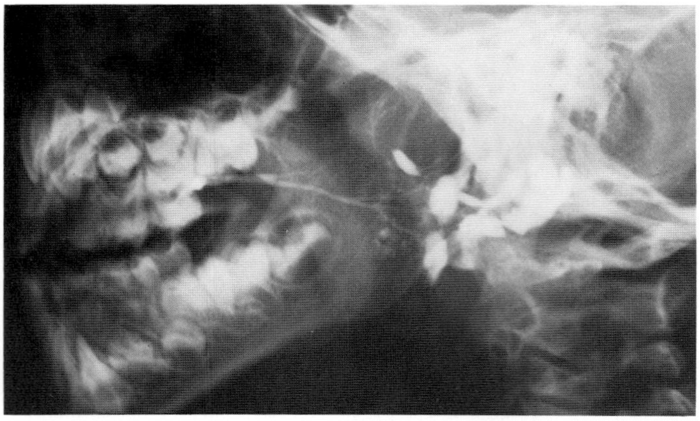

Abb. 71 Sialektasien. Sialogramm bei 5⁹/₁₂ Jahre altem Knaben.

betrachtet; in diesen Fällen ist die lymphatische Infiltration vermehrt. Von der chronisch-idiopathischen Parotitis ist die sehr seltene Begleitparotitis im Rahmen der zystischen Fibrose abzugrenzen. Klinisch manifestiert sich die chronisch-idiopathische Parotitis durch schmerzhafte, einige Tage dauernde Attacken; die Schmerzen werden durch Kaubewegungen verstärkt. Der Palpationsbefund ist dolent, und die Haut ist über der Glandula parotis gut verschieblich. Die bukkale Inspektion zeigt eine Rötung des Drüsenausgangs, aus dem flockig verdicktes Drüsensekret entweicht. Der Befall ist, im Gegensatz zum Mumps, fast immer einseitig; das Allgemeinbefinden ist wenig beeinträchtigt, die Körpertemperatur subfebril und die Serumamylase immer im Normbereich.

Diagnose
Die Diagnose wird aufgrund der Anamnese und des Lokalbefunds vermutet; ihre Bestätigung erfolgt durch das Sialogramm (EBEL u. WILLICH 1979) und offene Biopsie. Labortechnisch stehen nebst dem Currey-Test keine spezifischen Untersuchungen zur Verfügung; beim Currey-Test ist eine signifikante Erhöhung der sogenannten zymogenen Granula und der Speichelproduktion nach Pilocarpinstimulation nachzuweisen (SEWARD u. Mitarb. 1966).

Therapie
Die Therapie ist möglichst konservativ; Antibiotika werden nur im akuten Schub eingesetzt, der in der Regel 3–7 Tage dauert. Steroide werden nicht empfohlen und Bestrahlungen abgelehnt. Die Parotidektomie bleibt fortgeschrittenen Fällen vorbehalten. Von besonderer Bedeutung ist der isolierte Befall der Glandula parotis accessoria; diese akzessorische Parotisdrüse schwillt an und komprimiert den Ductus parotideus; sie ist klinisch als kleines schmerzhaftes Knötchen palpabel und muß isoliert exzidiert werden.

Prognose
Die Prognose ist im Kindesalter gut; in vielen Fällen nehmen die Attacken gegen das Pubertätsalter ab, um gänzlich zu verschwinden. In fortgeschrittenen Fällen mit subtotaler Destruktion des Parotisgewebes kann eine Xerostomia sicca auftreten. Maligne Degeneration wird nicht beschrieben. Die häufigste Komplikation ist die Verletzung des N. facialis anläßlich der Parotidektomie.

Parotistumoren
Parotistumoren sind im Kindesalter sehr selten; nur 5% aller Parotistumoren entfallen auf das Kindesalter; davon sind wiederum nur 5% maligne (KROLLS u. Mitarb. 1972). Klassisch sind das Hämangiom der Parotis, der Parotismischtumor, das Mukoepidermoidkarzinom und das Mikulicz-Syndrom.
Weitere klassische Parotistumoren wie das Adenokarzinom, das maligne Lymphoma der Parotis, das Parotissarkom in seinen verschiedenen histologischen Variationen und der Warthin-Tumor sind im Kindesalter extrem selten.

Parotishämangiom
Das Parotishämangiom ist im 1. Lebensjahr die häufigste intrakapsuläre Raumforderung der Parotis. Im Gegensatz zum klassischen Hämangiom ist das intraparotische Hämangiom relativ gefäßarm und zellreich; aus diesem Grunde ist es klinisch nicht immer als Hämangiom zu erkennen und imponiert peroperativ als roter fester Tumor. Diagnose und Indikation zur Operation stützen sich auf die offene Biopsie.

Parotismischtumor
Wie alle Parotistumoren ist auch der Parotismischtumor im Kindesalter selten (3 auf 514 Fälle in einer Serie der Mayo-Klinik). Es handelt sich um einen epithelialen Tumor, der histologisch aus epithelialen, adenomatösen und myxomatösen, oft auch aus knorpeligen Gewebselementen besteht.

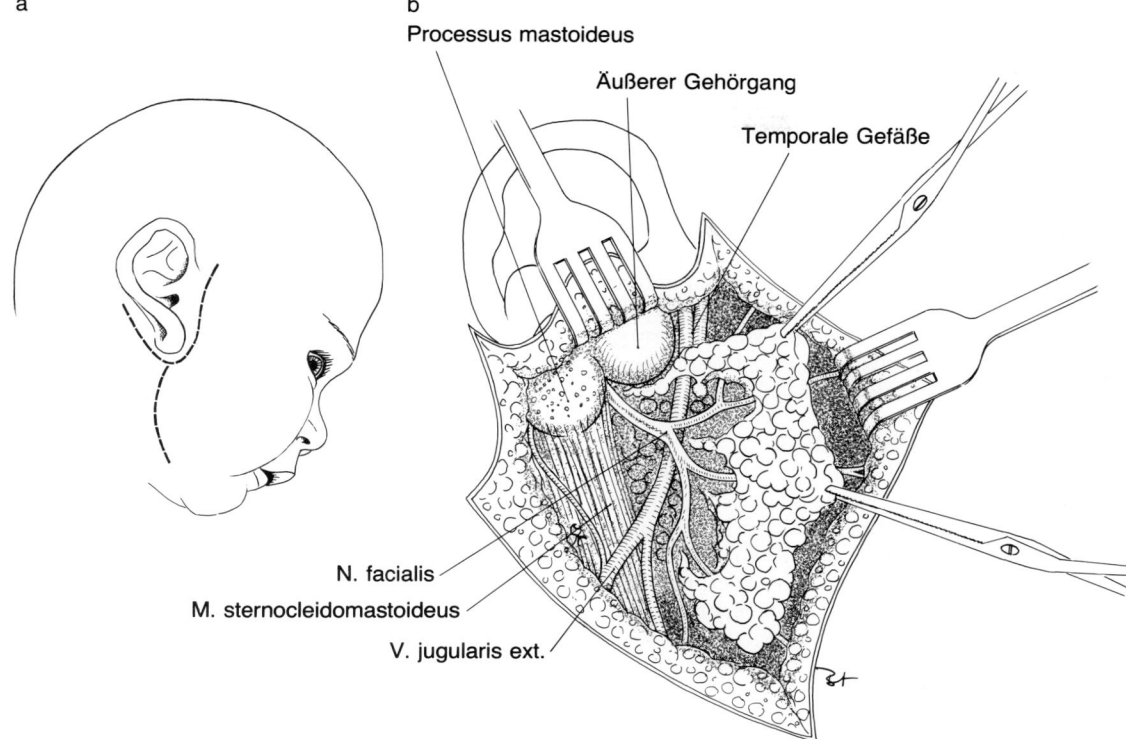

Abb. 72a u. b Operationstechnik Parotidektomie.
a Y-förmige Inzision um die untere Zirkumferenz der Ohrmuschel und entlang dem Kieferast. b Der N. facialis wird primär an seiner Austrittsstelle aus dem Foramen stylomastoideum dargestellt und von zentral nach peripher präpariert.

Klinisch liegt der Tumor gewöhnlich in der Gegend zwischen unterem Ohransatz und Kieferwinkel. Diese meist walnußgroßen, nicht druckempfindlichen Geschwülste sind von derber Konsistenz, mit der Haut nicht verwachsen und gegen die Umgebung gut abgrenzbar. Obschon sie manchmal innerhalb kurzer Zeit rasch wachsen können, sind sie im Kindesalter gutartig. Sie verursachen keine subjektiven Beschwerden und führen trotz ihrer Lage nie zu einer Fazialisparese. Differentialdiagnostisch sind beim Kind subkutane tuberöse Hämangiome und zystische Lymphangiome, die nicht so selten in der Parotisgegend lokalisiert sind, in Betracht zu ziehen. Diese Tumoren sind jedoch von weicher Konsistenz und weniger scharf abgrenzbar. Bei den Hämangiomen, die oft in den Drüsenkörper der Parotis einwuchern, findet man gleichzeitig angiomatöse Hautveränderungen. Die Prognose des Parotismischtumors ist gut; maligne Entartungen kommen nicht vor, doch kann sich gelegentlich im Erwachsenenalter ein Karzinom aufpfropfen; eine Fazialisbeteiligung spricht gegen den Parotismischtumor und für ein Karzinom. Die früher befürchtete Rezidivfreudigkeit des Parotismischtumors ist auf eine mangelnde chirurgische Exerese zurückzuführen.

Therapie

Sie besteht in der chirurgischen Exerese; meist genügt die Resektion des oberflächlichen Parotislappens; falls der Tumor in die Tiefe wächst, ist eine totale Parotidektomie notwendig. Enukleation und ungenügende Exerese führen in 30% der Fälle zum Rezidiv.

Operationstechnik. Die Schnittführung erfolgt Y-förmig über der Parotis entlang dem Kieferast. Es empfiehlt sich, die Haut gesichtswärts nicht weiter als den vorderen Parotisrand zu mobilisieren, da kleine Fazialisäste dort verletzt werden können. Durch Zug auf die Parotisdrüse gesichtswärts einerseits und des Ohrläppchens nach hinten hoch andererseits wird der hintere Drüsenrand dargestellt und entlang dem äußeren Gehörgang mobilisiert; die Dissektion erfolgt scharf entlang den kartilaginären Strukturen des Gehörgangs. Entlang dem Gehörgang stößt man in der Tiefe auf den Hauptast des N. facialis an seiner Austrittsstelle aus dem Foramen stylomastoideum: Dieses befindet sich vor dem gut palpablen Processus mastoideus; cave Kleinkinder, bei denen dieser Processus mastoideus gelegentlich schwer zu palpieren ist. Bei der weiteren Mobilisation entlang dem Fazialis hält man sich erneut nahe an den Knorpel des äußeren Gehörgangs. Der N. facialis ist makroskopisch an seinen linearen Strukturen zu erkennen. Der Fazialis verläuft zwischen oberflächlichen und tiefen Lappen der Parotis; durch starken anterolateralen Zug am oberflächlichen Lappen läßt sich die Schicht separieren und der Nerv in seinem Verlauf verfolgen; man achte auf eine exakte Hämostase. Je nach Tiefe des zu entfernenden Tumors kann die Operation auf eine oberflächliche Parotidektomie beschränkt werden; bei tiefreichenden Tumoren muß der Nerv so exakt wie möglich disseziert angeschlungen und beiseite gezogen werden. Entscheidend ist die stete Kontrolle eines jeden einzelnen Gewebsstranges durch faradische Stimulation unter lupenchirurgischer Operationstechnik.

Mukoepidermoidkarzinom

Das Mukoepidermoidkarzinom der Parotis entspringt dem Ductus parotideus. Es ist das klassische Malignom der Parotis; 90% der Mukoepidermoidtumoren sind in der Parotis lokalisiert. Das Wachstum ist langsam, die Metastasierung erfolgt über die lokalen Lymphdrüsen; Fernmetastasen sind selten.

Sialoadenosen

Zu den Sialoadenosen werden das Mikulicz-Syndrom (Parotis- und Lakrimalisbeteiligung bei Leukämien und Hodgkin-Erkrankung), das Heerfordt-Syndrom (Febris uveoparotidea beim Morbus Boeck) und seltene lymphomatöse und sarkomatöse Infiltrationen gezählt.

Literatur

Ariel, I. M., P. A. Jerome and G. T. Pack: Treatment of tumors of the parotid salivary gland. Surgery 35 (1954) 124–158

Ariel, I. M., G. T. Pack: Cancer and allied diseases of infancy and childhood. Little Brown & Co., Boston 1960 (S. 62–65)

Castro, E. B., A. G. Huvos, E. W. Strong, F. W. Foote: Tumors of the major salivary glands in children. Cancer 29 (1972) 312–317

Ebel, K. D., E. Willich: Die Röntgenuntersuchung im Kindesalter. Springer, Berlin 1979 (S. 58–60)

Jones, P. G., P. E. Campbell: Tumours of Infancy and Childhood. Blackwell, Oxford 1976

Katzen, M., D. J. du Plessis: Recurrent Parotitis in Children. S. Afr. med. J. 38 (1964) 122–128

Krolls, S. O., J. N. Trodahl, R. C. Boyers: Salivary gland lesions in children: a survey of 430 cases. Cancer 30 (1972) 459–469

Seifert, G.: Die Speicheldrüsengeschwülste im Kindesalter. Z. Kinderchir. 2 (1965) 285–303

Seward, H. F. G., D. J. Hamilton: An investigation of the currey test for parotid function. Brit. J. Surg. 53 (1960) 190

Welch, K. J., D. S. Trump: Pediatric Surgery, 2. Aufl., Chapter 17 Year Book. Medical Publishers, Chicago 1969 (S. 215–231)

Choanalatresie

M. Bettex

Der kongenitale Verschluß der einen oder der beiden hinteren Nasenöffnungen ist eine seltene Mißbildung. Die in der Literatur angegebene Häufigkeit von 1 Fall auf 60 000 Geburten ist wahrscheinlich unterschätzt, da die Mißbildung, wenn unilateral, häufig undiagnostiziert bleibt. Die Atresie der Choanen wird häufig auf eine Persistenz der Membrana buconasalis, welche die Riechgrube bis zum Ende der 6. Schwangerschaftswoche von der Mundhöhle trennt, zurückgeführt. In der Tat würde eine solche Embryogenese die Choanalatresie weiter vorne erwarten lassen, steht doch die Membrana buconasalis in Zusammenhang mit dem primären Gaumen und nicht mit dem sekundären. Deshalb ist diese Theorie sehr unwahrscheinlich.

Pathologische Anatomie

Die Choanalatresie kann uni- oder bilateral sein. Die Obstruktion sitzt zwischen dem posterioren Ende der Nasenmuscheln und der Mündung der Tube in den Pharynx. Sie besteht entweder aus einem membranösen Septum, was die Ausnahme darstellt, oder in der Regel aus einer Knochenmasse, welche sowohl mit der Schädelbasis wie mit dem Vomer, dem Pterygoid und dem Palatum in Zusammenhang steht (Abb. 73).

Symptome

Die *bilaterale* Choanalatresie verursacht ihrer Natur entsprechend schon *sofort nach der Geburt* respiratorische Störungen. Das Neugeborene, welches normalerweise nicht durch den Mund atmet, ist in der Ruhe zyanotisch und wird rosarot, sobald es schreit, dies im Gegensatz zu lungen- bzw. herzbedingten Zyanoseursachen. Die Abwechslung von Zyanose bei Nasenatmung und normaler Farbe beim Schreien führt zum Symptom der *zyklischen Dyspnoe*.

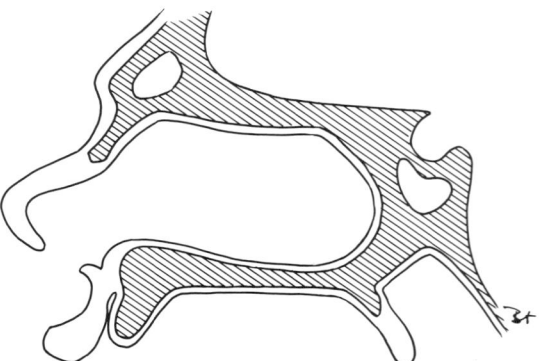

Abb. 73 Schematische Darstellung einer knöchernen Choanalatresie.

Choanalatresie 3.57

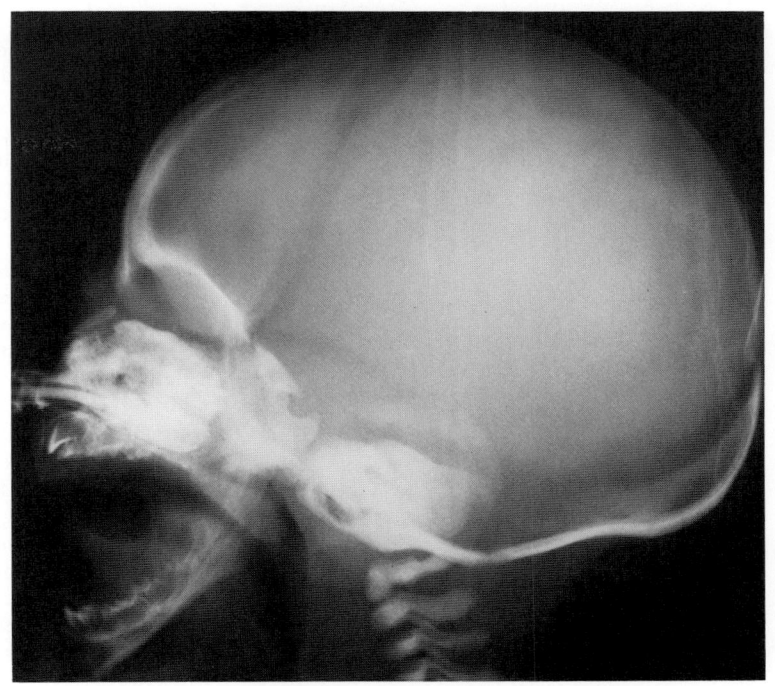

Abb. 74 Darstellung einer Choanalatresie mit Kontrastmittel. Der Nasopharynx bleibt frei von Kontrastmittel.

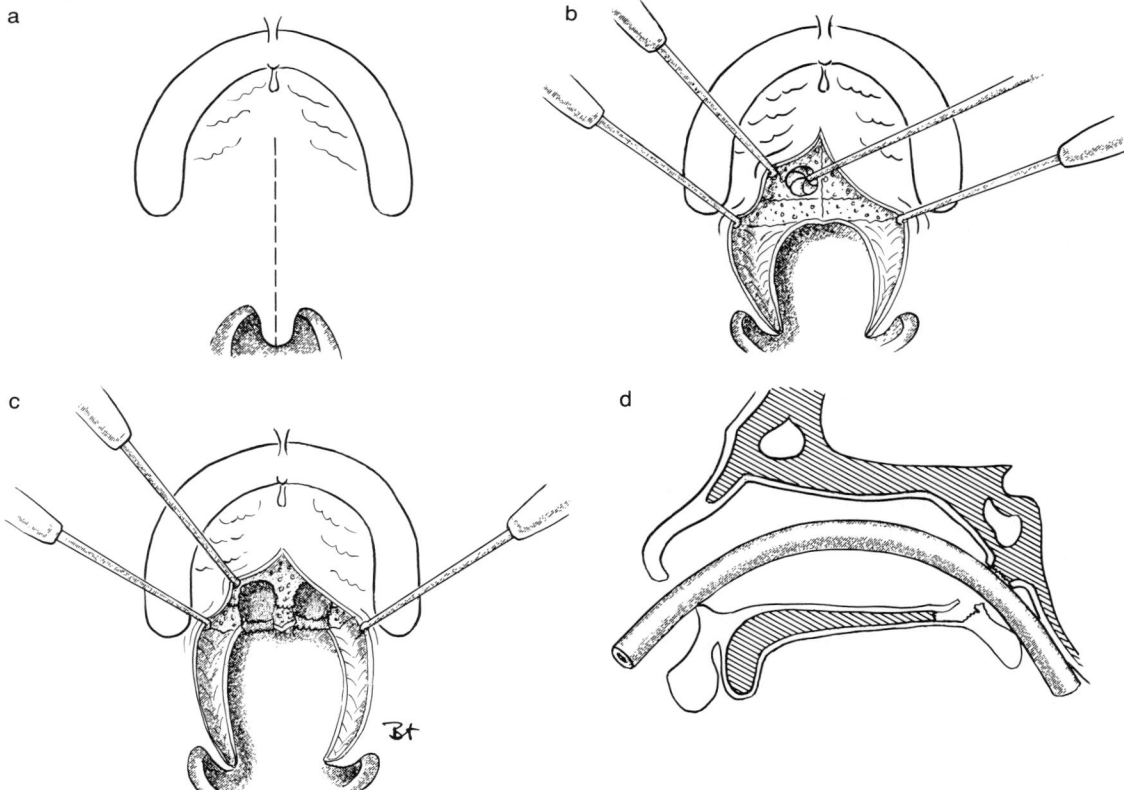

Abb. 75a–d Operation der Choanalatresie. a Längsspalten der Uvula, des Velums und des hinteren Drittels der Schleimhaut des harten Gaumens. b Nach Mobilisierung der Gaumenschleimhaut werden die Nasenhöhlen transpalatinal mit einem feinen Kugelbohrer eröffnet. c Mit einem scharfen Löffel (bei Säuglingen) oder einem Rongeur (größere Kinder) wird die knöcherne Atresie abgetragen. d Seitenansicht nach Einlegen eines Silastickatheters (Durchmesser etwa 5 mm).

3.58 Gesichtsschädel

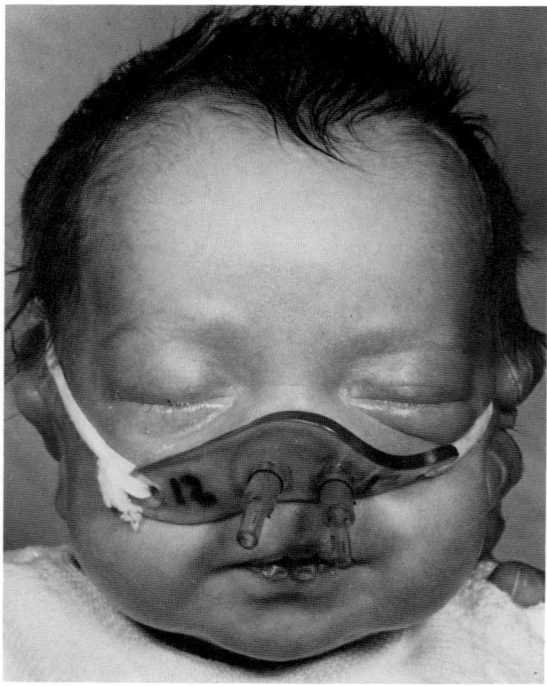

Abb. 76 Nach der Operation der Choanalatresie werden die Silastickatheteren vor der Nase fixiert.

Bei der *unilateralen* Form der Choanalatresie wird die Diagnose meist erst später gestellt, und zwar vor allem, weil die Nasensekretionen nicht nach hinten in den Pharynx abfließen können, sondern vorne aus der Nase fließen.

Bei größeren Kindern, bei denen die Diagnose einer doppelseitigen Choanalatresie im Säuglingsalter verpaßt wurde, fallen alle Zeichen der Nasenobstruktion auf wie Atmung durch den Mund, geschlossene Rhinolalie, schlechte Riechfähigkeit und ständiger Ausfluß aus der Nase.

Diagnose

Die Bestätigung der Choanalatresie wird durch 3 Untersuchungen gegeben:
- Ein dünner, aber relativ steifer *Katheter* kann durch die Nase nicht bis in den Pharynx vorgeschoben werden.
- Die *Röntgenaufnahme* des Schädels nach Instillation von *Kontrastmittel* durch die Nase zeigt einen Stopp in der Gegend der Choanen (Abb. 74). Beide Seiten sind nacheinander, nicht gleichzeitig, zu untersuchen, um auch die unilateralen Fälle erfassen zu können.
- Eine anteriore *Rhinoskopie* mit einem dünnen *Zystoskop* (Charr 8!) erlaubt die Hypoplasie der befallenen Nasenhöhle und die Atresie durch direkte Sicht festzustellen. Eine Narkose ist meist erforderlich.

Therapie

Es muß aus der Feststellung gehandelt werden, daß die Choanalatresie meist knöchern ist. Das Durchstoßen einer Membran wird deshalb nur ausnahmsweise möglich sein. Die transnasale Abmeißelung der knöchernen Atresie, wie sie von BEINFIELD (1959) vorgeschlagen wurde, scheint uns gefährlich zu sein, ist doch dabei eine Verletzung der Schädelbasis und ggf. der Dura(!) nicht ausgeschlossen. Wir geben deshalb dem transpalatinalen Zugang den Vorzug.

Technik der Operation (Abb. 75 a–d). Das Velum wird auf der Mittellinie gespalten und die Schleimhaut des harten Gaumens von hinten nach vorne auf einer Länge von 10–15 mm inzidiert. Mit einem kleinen Kugelbohrer wird im harten Gaumen vor der Atresie ein Loch gemacht, bis man in die Nasenhöhle der befallenen Seite hineinkommt. Von diesem Zugang aus läßt sich die knöcherne Choanalatresie sehr gut unter Sicht ohne Gefahr für die Schädelbasis mit einem kleinen scharfen Löffel beseitigen. Nach Einlegen eines dicken Tubus aus Polyaethylen oder Silastic durch die Nase bis in den Pharynx wird das Velum in Schichten wieder geschlossen. Der Tubus bzw. die Tuben werden etwa 8–12 Wochen belassen (Abb. 76).

Resultate. Diese sind meist gut. Es muß aber nach 1 Jahr mittels Rhinoskopie mit dem Zystoskop kontrolliert werden, wie die neugebildeten Choanen sich verhalten. Im Falle einer erneuten Stenosierung ist eventuell die Operation zu wiederholen.

Literatur

Beinfield, H. H.: Surgery for bilateral bony atresia of the posterior nares in the newborn. Arch. Otolaryng. 70 (1959) 1–7

McKibben, B. G.: Congenital atresia of the nasal choanae. Laryngoscope (St. Louis) 67 (1957) 731–755

Mustarde, J. C.: Plastic Surgery in Infancy and Childhood. Livingstone, Edinburgh 1971

4. Hals

Schilddrüsenerkrankungen im Kindesalter

B. Herzog

Schilddrüsenerkrankungen sind zwar häufige Endokrinopathien des Kindesalters, stellen jedoch relativ selten eine Indikation zur operativen Therapie dar. Die internmedizinische Behandlung steht zweifellos im Vordergrund. Häufiger jedoch ist im Rahmen der Diagnostik eine offene Biopsie indiziert.

Ganz allgemein lassen sich die Schilddrüsenfunktions- und -regulationsmechanismen folgendermaßen zusammenfassen: In der Schilddrüse werden zwei Hormone synthetisiert und anschließend an die Blutbahn abgegeben: das Thyroxin (T_4) und das Trijodthyronin (T_3). Voraussetzung für eine ungestörte Hormonsynthese ist einerseits eine genügende Jodzufuhr, andererseits ein in mehreren Schritten ablaufender, von verschiedenen Enzymen abhängiger intakter Synthesevorgang. Die Schilddrüsenhormone bewirken eine Steigerung des Energiestoffwechsels, wobei die Mitochondrienfunktion sowie die ribosomale Proteinsynthese aktiviert werden.

Die Schilddrüsenfunktion wird durch einen Feedback-Mechanismus reguliert. In diesen Reglerkreis eingeschlossen sind der Hypothalamus, die Adenohypophyse, die Schilddrüse und das Blutplasma. Ziel der Regulation ist es, eine konstante Hormonkonzentration im Plasma aufrechtzuerhalten.

Im folgenden soll vor allem auf die Struma, die Hyperthyreose, die Thyreoiditis, das Schilddrüsenkarzinom sowie auf die Probleme bei ektopem Schilddrüsengewebe näher eingegangen werden.

Struma

Kongenitale Struma

Jede palpable Neugeborenenschilddrüse muß als Struma bezeichnet werden. Jodmangel der Mutter ist die häufigste Ursache. Auch strumigene Substanzen sind bekannt, welche bei Plazentagängigkeit zur Neugeborenenstruma führen können: Kobalt, Lithium, Paraaminosalicylsäure, Sulfonamide, Thyreostatika. Bei Asthma-bronchiale-Behandlung einer Schwangeren mit Jodpräparaten muß u. U. infolge Jodüberdosierung ebenfalls mit einer kongenitalen Struma gerechnet werden. Auch eine unbehandelte mütterliche Hyperthyreose führt zur Struma des Kindes im Sinne einer konsekutiven Hyperthyreose.

Therapie

Eine *chirurgische Therapie* ist bei Kompression der Trachea sowie zur Exploration zwecks Ausschluß eines Teratoms indiziert.

Bei der Dekompression ist je nach Größe der Struma entweder eine Isthmusresektion oder eine bilaterale subtotale Thyreoidotomie notwendig. Eine primäre Tracheotomie hingegen ist nie indiziert.

Juvenile Struma

Dabei handelt es sich um eine präpubertäre Struma. Bei meist diffuser Hyperplasie kommen ätiologisch Jodmangel, strumigene Substanzen, eine Thyreoiditis oder eine Hyperthyreose in Frage.
Bei tastbaren Knoten sollte stets zum Ausschluß eines Karzinoms eine offene Biopsie vorgenommen werden. Gutartige Schilddrüsenknoten können bei dieser Gelegenheit entfernt werden. Im übrigen ist die Behandlung eine medikamentöse. Kommt es hierbei zu einem nicht befriedigenden kosmetischen Resultat, ist später u. U. eine Strumektomie indiziert.

Pubertätsstruma

Bei der Pubertätsstruma findet sich vor allem bei Mädchen eine diffuse Schilddrüsenvergrößerung von weicher Konsistenz. Jodmangel kann meist ausgeschlossen werden. Die ätiologisch noch recht unklare Pubertätsstruma zeigt im allgemeinen eine Spontanremission. Viele dieser Strumen sind im übrigen Hashimoto-Strumen. Zur Differentialdiagnose ist gelegentlich eine offene Biopsie notwendig. Eine Resektion aus kosmetischen Überlegungen ist nicht erforderlich. Bisherige Erfahrungen haben überdies gezeigt, daß eine spätere maligne Entartung nicht zu erwarten ist.

Hyperthyreose

Im Kindesalter ist die Hyperthyreose selten, findet sich vor allem im Adoleszentenalter und kommt bei Mädchen wesentlich häufiger vor als bei Buben. Es handelt sich durchwegs um eine diffuse Hyperplasie. Das toxische Adenom ist im Kindesalter eine Rarität.

Ätiologie

Ätiologisch spielt neben einer genetischen Prädisposition, psychischen Traumata und Streßsituationen die Immunpathogenese eine Rolle (histologisch lymphozytäre Infiltration, Nachweis eines spezifischen γ-Globulins im Serum).

Symptome

Auffallend sind eine ausgesprochene Nervosität, Ermüdbarkeit und Konzentrationsschwäche, Schwitzen, Tremor, Tachykardie und Hypertonie. Trotz gesteigerten Appetits kommt es zum Gewichtsverlust. Die Augensymptome sind im Kindesalter weniger ausgeprägt. In der Regel sind die Kinder großwüchsig und das Knochenalter avanciert.

Diagnose
Zur Diagnose gehört neben der diffusen Hyperplasie ein stark erniedrigtes TSH bei stark erhöhten T_3- und T_4-Werten.

Therapie
Im Kindesalter fällt von den prinzipiell drei Behandlungsmöglichkeiten die Radiojodtherapie außer Betracht, so daß meistens primär eine Therapie mit Thyreostatika eingeleitet wird und eine chirurgische Behandlung im Sinne einer bilateralen subtotalen Lobektomie nur bei Versagen der medikamentösen Therapie zum Einsatz kommt. Gelegentlich wird auch eine primärchirurgische Therapie empfohlen.

Vor der Operation muß der Patient durch eine 2-3monatige Thyreostatikabehandlung und 2wöchige Jodtherapie in einen euthyreoten Zustand gebracht werden.

Die Nachteile einer medikamentösen Therapie bestehen in einer jahrelangen Behandlungsdauer und möglichen toxischen Nebenwirkungen. Die Vorteile der chirurgischen Therapie liegen in einer niedrigen Rezidivquote sowie dem sofortigen Wirkungseintritt. Als mögliche Komplikationen müssen die gefürchtete Rekurrensparese, ein Hypoparathyreoidismus, eine Nachblutung mit Tracheakompression, eine Hypothyreose mit nachfolgend lebenslänglicher Hormonsubstitution sowie weiterbestehende Hyperthyreose bei zu wenig ausgedehntem Vorgehen erwähnt werden.

Thyreoiditis
Es sind folgende Formen einer Thyreoiditis im Kindesalter bekannt:
- die akut-spezifische Thyreoiditis,
- die subakute Thyreoiditis de Quervain,
- die juvenile chronisch-lymphozytäre Thyreoiditis Hashimoto.

Die Riedelsche eisenharte Thyreoiditis kommt nur im Erwachsenenalter vor.

Akut-spezifische Thyreoiditis
Bei der akut-spezifischen Thyreoiditis handelt es sich meistens um eine bakterielle, selten um eine virale Schilddrüsenentzündung. Als häufigste Ursache werden Infekte der oberen Luftwege angegeben, oder es kommt im Rahmen einer Sepsis zu einer entzündlichen Schilddrüsenmitbeteiligung. Insgesamt ist diese Erkrankung sehr selten, da die Schilddrüse gegenüber Infekten sehr resistent ist.

Symptome
Klinisch fällt eine vergrößerte und schmerzhafte Schilddrüse auf, gemeinsam mit den übrigen klassischen Symptomen einer entzündlichen Erkrankung. Da die Schilddrüsenkapsel unelastisch ist, besteht die Gefahr der Tracheakompression.

Therapie
Therapeutisch kommt eine chirurgische Therapie nur dann in Frage, wenn die antibiotische Behandlung eine Tracheakompression oder eine eventuelle Mitbeteiligung des Mediastinums bei Abszeßruptur nicht verhindern kann. Durch Inzision und Drainagen können diese gefährlichen Komplikationen erfolgreich angegangen werden.

Subakute Thyreoiditis
Bei der subakuten Thyreoiditis de Quervain, auch Riesenzellthyreoiditis, granulomatöse oder pseudotuberkulöse Thyreoiditis genannt, ist die eigentliche Ursache unbekannt. Sie wird gehäuft im Rahmen von Mumpserkrankungen sowie von anderen viralen Infekten der oberen Luftwege beobachtet.

Klinisch ist die Schilddrüse nur leicht vergrößert, jedoch druckdolent und von weicher Konsistenz. Eine Kompressionsgefahr besteht sehr selten. Zum Ausschluß einer anderen Schilddrüsenerkrankung ist gelegentlich eine offene Biopsie notwendig. In der Regel kann eine Spontanheilung erwartet werden, allerdings erst nach Wochen oder Monaten. Therapeutisch werden Salicylate und Corticoide empfohlen.

Hashimoto-Thyreoiditis
Die Hashimoto-Thyreoiditis kommt bei Mädchen ca. 15mal häufiger vor und in erster Linie im Adoleszentenalter. Es scheint sich um eine Autoimmunerkrankung zu handeln, da sich im Serum hohe Titer von Thyreoglobulinantikörpern nachweisen lassen. Histologisch sieht man ausgedehnte lymphozytäre Infiltrate mit mehr oder weniger ausgeprägter Zerstörung von Schilddrüsengewebe.

Klinisch findet sich eine langsam zunehmende und indolente Schilddrüsenvergrößerung von weicher Konsistenz. Meist ist der Funktionszustand zunächst euthyreot. Infolge progredienten Parenchymverlusts kann sich allerdings je nach Schwere der Erkrankung eine Hypothyreose entwickeln. Häufig lassen sich regionäre vergrößerte Lymphknoten palpieren, welche differentialdiagnostisch an ein Malignom denken lassen.

Eine offene Biopsie läßt sich immer rechtfertigen und ist beim Vorliegen palpabler regionärer Lymphknoten stets indiziert. Bei dieser Gelegenheit wird eine gleichzeitige prophylaktische Isthmusdurchtrennung empfohlen.

Therapie
Therapeutisch muß bei Hypothyreose infolge Parenchymverlusts eine Hormonsubstitution durchgeführt werden. Steroide führen, allerdings meist nur vorübergehend, zu einer Schilddrüsenverkleinerung. Spontanremissionen sind bekannt.

Schilddrüsenkarzinom

Läßt sich bei einem Kind unter 14 Jahren ein Schilddrüsenknoten palpieren, beträgt die Karzinomwahrscheinlichkeit ca. 50%. Das Häufigkeitsmaximum des Schilddrüsenkarzinoms liegt im Kindesalter zwischen 10. und 14. Lebensjahr. Mädchen werden 2mal häufiger betroffen. Ätiologisch besteht ein Zusammenhang zwischen früheren Bestrahlungen im Gesichts- und Halsbereich (Thymom, Akne, Keloide, Hämangiome). Prädisponierend wirkt eine Struma. Pathologisch-anatomisch wird zwischen einem papillären, einem medullären und anaplastischen Karzinom unterschieden. Am häufigsten ist das papilläre Schilddrüsenkarzinom im Kindesalter.

Symptome
Klinisch palpiert man meistens einen solitären, indolenten Knoten; nur selten liegt ein diffuser Befall der Schilddrüse vor. Die Konsistenz ist meist derb. In 50–80% der Fälle sind die regionären Lymphknoten schon bei der Erstuntersuchung befallen. Metastasen können bevorzugt im Skelett und in der Lunge nachgewiesen werden, sind jedoch ausgesprochen selten. Der Funktionszustand der Schilddrüse ist meist euthyreot.

Diagnose
Eine sichere Diagnose eines Schilddrüsenkarzinoms läßt sich nur mittels offener Biopsie stellen.

Therapie
Als Therapie der Wahl wird eine totale Lobektomie und eine subtotale Lobektomie auf der Gegenseite bei einseitigem Befall und eine beidseitige Lobektomie bei beidseitigem Befall oder bei Vorliegen von Fernmetastasen empfohlen. Auf der erkrankten Seite müssen alle Lymphknoten inkl. Fett- und Faszingewebe paratracheal und tracheoösophageal bis ins obere Mediastinum entfernt werden. Bei palpablen Lymphknoten im lateralen Halsbereich wird eine modifizierte »neck-dissection« angeschlossen. Im Gegensatz zur klassischen »radical-neck-dissection« werden der N. accessorius, der M. sternocleidomastoideus und wenn möglich die V. jugularis interna geschont.
Postoperativ ist eine entsprechende vollwertige Substitutionstherapie, vor allem bei totaler Thyreoidektomie notwendig. Da die Schilddrüsenhormone das TSH-abhängige Wachstum des papillären Karzinoms sowie dessen Metastasen hemmen, wird in jedem Fall eine prophylaktische Hormontherapie empfohlen.
Die Wirksamkeit einer Radiojodtherapie hängt von der Jodspeicherungsfähigkeit der Tumoren ab. Diese ist beim papillären Karzinom relativ ausgeprägt, so daß diese Therapie vor allem auch zur Behandlung von Fernmetastasen empfohlen wird.
Eine Bestrahlung oder eine Zytostatikabehandlung ist praktisch wirkungslos.

Prognose
Prognostisch ist das papilläre Schilddrüsenkarzinom als relativ benigne zu bezeichnen, da das Wachstum des Tumors verhältnismäßig langsam und nicht invasiv ist. Bei rechtzeitiger Diagnose und adäquater Therapie beträgt die Fünfjahresheilung ca. 80–90%, während beim medullären und anaplastischen Schilddrüsenkarzinom die Prognose infolge der ausgesprochenen Malignität sehr schlecht ist.

Ektopes Schilddrüsengewebe

Bei den Ektopien der Schilddrüse handelt es sich um eine Entwicklungshemmung des normalen Deszensus der Schilddrüsenanlage oder um eine gesteigerte Migration in Richtung Mediastinum. Die Ektopien finden sich nur in der Medianen. Bei lateralen, meist malignen Schilddrüsenbefunden handelt es sich immer um Metastasen eines Schilddrüsenkarzinoms. Auch laterale Halsteratome mit Schilddrüsengewebe sind von den Ektopien abzugrenzen. Die häufigsten Ektopien sind die im Bereich des Zungengrundes, im Bereich eines Ductus thyreoglossus persistens, z. T. auch als Lobus pyramidalis bekannt, und die subhyoidale Ektopie.
Das ektope Schilddrüsengewebe ist meist funktionell minderwertig. Ein Hypothyreoidismus entwickelt sich meist im Kindesalter bei metabolischer Belastung. Eine maligne Entartung ist ausgesprochen selten.

Diagnose
Diagnostiziert werden die Ektopien im Rahmen einer Abklärung wegen Hypothyreose oder bei entsprechend lokalen Befunden und Symptomen im Bereich des Zungengrundes oder subhyoidal. Gelegentlich wird die Diagnose erst während oder nach der Operation eines Ductus thyreoglossus persistens oder einer medianen Halszyste gestellt. In der Literatur wird das Vorkommen von ektopem Schilddrüsengewebe bei diesen Operationen mit 1–5% angegeben.
Bei den relativ häufig vorkommenden medianen Halszysten sprechen die anamnestisch angegebenen entzündlichen Veränderungen gegen eine Schilddrüsenektopie. In zweifelhaften Fällen ist vor der Operation ein Scan oder peroperativ die Schnellschnittuntersuchung indiziert. Von den medianen subhyoidalen Zysten sind die tiefer oder höher gelegenen Dermoidzysten abzugrenzen. Diese haben nie eine Verbindung zum Hyoid.

Therapie
Zur Therapie der subhyoidalen Ektopie: Ganz allgemein gilt der Satz, daß keine Ektopie entfernt werden sollte, wenn keine normale Schilddrüse vorhanden ist. Durch Hormonsubstitution können

die kosmetisch störenden Ektopien konservativ »reseziert« werden. Eine Radiojodbehandlung ist nicht indiziert (vor allem auch nicht wegen der möglich kanzerogenen Wirkung). Die sog. Autotransplantation in die Bauchmuskulatur oder die Halbierung und Verlagerung unter die Halsmuskulatur scheint heute nicht mehr gerechtfertigt. Eine Zungengrundektopie ist bis heute ca. 300mal beschrieben und führt klinisch, abgesehen von einer Hypothyreose, bei größeren Kindern zu Atem- und Schluckbeschwerden. Gelegentlich kann es zu einer Blutung kommen. Therapeutisch kann durch Substitution eine Verkleinerung einer symptomatischen Zungengrundschilddrüse erreicht werden. Nur in denjenigen Fällen, wo dies nicht gelingt, oder wenn eine lebenslange Substitution abgelehnt wird, sollte die Exzision resp. Autotransplantation in Betracht gezogen werden.

Literatur

Bühler, U. K.: Erkrankungen der Schilddrüse. In: Pädiatrie in Klinik und Praxis (Bd. II), hrsg. von K.-D. Bachmann, H. Ewerbeck, G. Joppich, E. Kleihauer, E. Rossi, G. Stalder. Thieme, Stuttgart; Fischer, Stuttgart 1979
Edis, A. J., L. A. Ayala, R. H. Egdahl: Manual of endocrine Surgery. Springer, Berlin 1975
Gharieb, M.: Angeborene Form- und Lageanomalie der Schilddrüse im Kindesalter. Z. Kinderchir. 11 (1972) 194
Helbig, D.: Schilddrüsenchirurgie im Kindesalter. Münch. med. Wschr. 116 (1974) 1139
Hiller, H. J., K. D. Bachmann: Über das sogenannte Schilddrüsencarcinom im Kindesalter. Mschr. Kinderheilk. 118 (1970) 157
Kaplan, M., R. Kauli, E. Lubin, R. Grunebaum, Z. Laron: Ectopic thyroid Gland: Clinical study of 30 children and review. J. Pediat. 92 (1978) 205
Pulito, A. R., A. Shaw: Median ectopic thyroid gland. J. pediat. Surg. 11 (1976) 191
Wesley, J. R., J. A. Gahr, J. J. Weitzman: Surgical treatment of hyperthyroidism in children. Surg. Gynec. Obstet. 145 (1977) 343
Withers, E. H., L. Rosenfeld, J. O'Neill, J. B. Lynch, G. Holcomb: Long-term experience with childhood thyroid carcinoma. J. pediat. Surg. 14 (1979) 332

Tortikollis (Schiefhals, Caput obstipum)

M. Kummer

Der Schiefhals des Neugeborenen resp. des jungen Säuglings ist fast immer muskulären Ursprungs. Im Alter von 8–10 Tagen bemerkt die Mutter erstmals eine derbe Schwellung auf der einen Halsseite. Bei der Palpation findet man einen harten, meistens olivenförmigen, mit der Haut nicht verwachsenen Tumor. Dieser liegt in der unteren Hälfte des M. sternocleidomastoideus. Der Säugling hält den Kopf leicht nach der erkrankten Seite

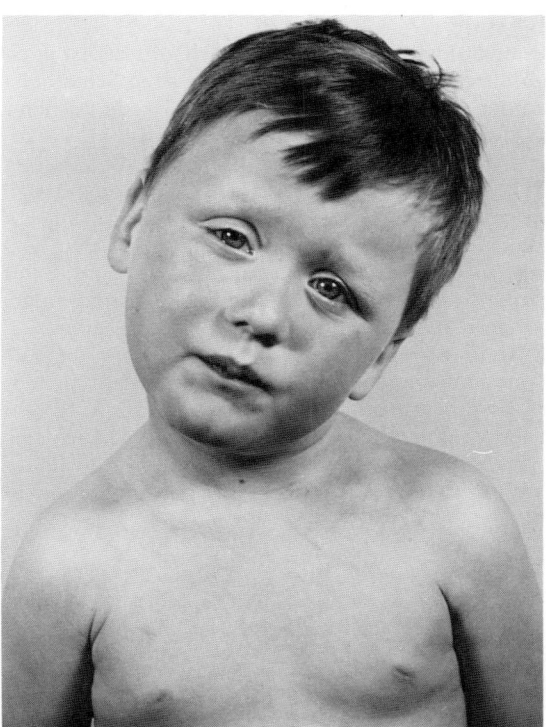

Abb. 1 Muskulärer Schiefhals links mit typischer Gesichtsasymmetrie.

geneigt. Im Laufe der ersten 2 Monate wächst der Tumor langsam, um dann allmählich bis etwa zum 6. Monat zu verschwinden. Der muskuläre Schiefhals wird meistens nach einer Geburt in Steißlage oder nach einer schwierigen Kopfentwicklung beobachtet. Er kann von einer Hüftgelenksluxation begleitet sein. Obwohl der Schiefhals des Neugeborenen spontan abheilen kann, ist eine Frühbehandlung notwendig, um das mögliche Übergehen in den Schiefhals des älteren Kindes zu vermeiden. Die Behandlung besteht in Physiotherapie (aktive und passive Redressierung des Kopfes), Lagerung des Säuglings mit aufgerichtetem Kopf und Anlegen eines korrigierenden Polsterkragens.

Der Schiefhals des älteren Kindes ist dank dieser frühen Maßnahmen seltener geworden. Er ist charakterisiert durch eine strangartige, derbe Verhärtung der unteren Hälfte des M. sternocleidomastoideus. Der Muskel ist verkürzt, dadurch wird der Kopf gegen die Schulter der erkrankten Seite geneigt und gegen die gesunde Seite gedreht (Abb. 1). Hält man den Kopf des Kindes senkrecht, so wird die Schulter auf der erkrankten Seite unwillkürlich gehoben. Mit der Zeit bleibt die Gesichtshälfte der befallenen Seite im Wachstum zurück, so daß eine deutliche Gesichtsasymmetrie entsteht. Im späteren Stadium kommt es zu einer Skoliose der Halswirbelsäule mit entsprechender Gegenkrümmung der oberen Brustwirbelsäule.

4.6 Hals

Ätiologie

Die Ätiologie des muskulären Schiefhalses ist noch unklar. Die Tatsache, daß die meisten Schiefhalskinder aus einer Steißlage geboren werden, scheint auf eine geburtstraumatische Schädigung hinzuweisen. Durch die Überdehnung und die Zerrung des Muskels kommt es zu einem Hämatom oder zu einem Durchriß von Muskelfasern, die narbig abheilen und zu der Muskelverkürzung führen. Gewisse Autoren vertreten aber die Ansicht, daß der pathologische Prozeß im Muskel nicht die Folge, sondern die Ursache der schwierigen Geburt ist. Danach wäre der muskuläre Schiefhals auf eine Durchblutungsstörung des Muskels während des embryonalen Lebens zurückzuführen. Aufgrund von histologischen Untersuchungen wird auch eine umschriebene Fibromatose des M. sternocleidomastoideus, ähnlich wie beim Desmoid, diskutiert.

Therapie

Wenn die konservative Therapie bis im Alter von 2-3 Jahren nicht zum Erfolg geführt hat, ist eine chirurgische Durchtrennung des M. sternocleidomastoideus notwendig, um die Bildung einer fixierten Skoliose und die Zunahme der Gesichtsasymmetrie zu vermeiden. Es wird eine Hautinzision in der Hautfaltenrichtung angelegt, einen Querfinger über der Klavikula. Sowohl der sternale wie der klavikuläre Ansatz des Muskels werden präpariert und über einer Kocher-Sonde scharf durchtrennt. Allfällige Narbenzüge im Bereich der Lamina praetrachealis werden auch inzidiert. Nach Einlegen eines feinen Wunddrains wird das Platysma mit einigen Nähten verschlossen und die Haut intrakutan vernäht. In seltenen Fällen ist eine vollständige Korrektur des Schiefhalses nur möglich, wenn der obere Ansatz des Muskels unter dem Mastoid ebenfalls durchtrennt wird. Nach der Operation wird bis zur Entfernung der Naht eine Glissonsche Extension angelegt. Nach der Wundheilung wird der Kopf in überkorrigierter Stellung mit Hilfe eines gepolsterten Minervagipses fixiert. Nach Entfernung des Gipses ist eine intensive Physiotherapie notwendig. In leichteren Fällen genügt die postoperative Fixation mit einem Schanzschen Kragen, was eine frühe Mobilisation gestattet.

Differentialdiagnose

Beim Säugling kann die Schiefhaltung des Kopfes Begleitsymptom einer starken Haltungsasymmetrie bei einer zerebralen Bewegungsstörung sein. Auf der Gegenseite ist der Muskel schlaff. Beim größeren Kind ist es für die Differentialdiagnose des Schiefhalses wesentlich zu erfahren, ob es sich um einen akuten Zustand handelt oder um einen seit längerer Zeit bestehenden Tortikollis. Diese Unterscheidung ist manchmal schwierig, da der Schiefhals den Eltern u. U. während längerer Zeit nicht auffällt.

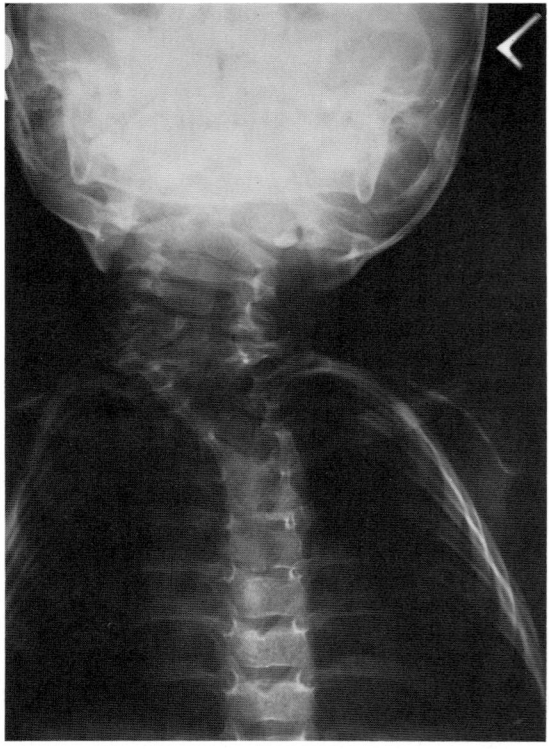

Abb. 2 Halswirbelsäule beim Klippel-Feil-Syndrom.

Beim chronischen Tortikollis kommt ein *Klippel-Feil-Syndrom* in Betracht. Bei diesem Syndrom besteht eine Mißbildung der Halswirbelsäule mit Verschmelzung mehrerer Wirbelkörper miteinander, was zu einer Verkürzung und einer Bewegungseinschränkung des Halses führt. Wenn gleichzeitig Halbwirbel vorhanden sind, entsteht ein ossärer Schiefhals (Abb. 2). Gleichzeitig können ein Pterygium colli und eine Sprengelsche Anomalie bestehen.

Dem *okulären Tortikollis* liegt meistens eine Parese des M. obliquus superior zugrunde. Die Schiefhalsstellung wird unwillkürlich eingenommen, um Doppelbilder zu vermeiden, der Kopf wird auf die Seite des normalen Auges geneigt.

Beim *Sandifer-Syndrom* besteht ein nicht fixierter Tortikollis (meistens nach links) bei einer Hiatushernie. Man nimmt an, daß die Schiefhalsstellung reflektorisch eingenommen wird, wenn retrosternale Schmerzen aufgrund der peptischen Refluxösophagitis auftreten. Bei unklarem Tortikollis im Säuglings- und Kleinkindesalter soll daher ein gastroösophagealer Reflux gesucht werden.

Beim akuten Tortikollis kommt eine traumatische Veränderung der Halswirbelsäule in Frage (Rotations-Subluxation), ferner die sog. Maladie de Grisel. Bei dieser Affektion bildet sich infolge entzündlicher Veränderungen im retropharyngealen Raum eine einseitige Kontraktur der prävertebralen Muskulatur mit Subluxation im atlantoaxialen

Gelenk. Dieser Zustand wird auch nach Adenotonsillektomie und nach Verletzung der Pharynxhinterwand beobachtet. Die Therapie besteht in der medikamentösen Behandlung des zugrundeliegenden entzündlichen Prozesses und in der Extensionsbehandlung des Kopfes mit einer Glissonschen Schlinge bzw. Ruhigstellung mit einem Polsterkragen.

Schließlich kann ein Tortikollis auf das Vorliegen eines Hirntumors hinweisen. Es handelt sich dabei um Tumoren der hinteren Schädelgrube oder des intraspinalen Raumes. Der Schiefhals kann anfänglich intermittierend sein; es kann auch eine Zwangsneigung des Kopfes nach vorn oder nach hinten bestehen. Bei jedem neu aufgetretenen Schiefhals muß deshalb sorgfältig nach neurologischen Ausfällen und Hirndruckzeichen gesucht werden. Erst nach Ausschluß eines organischen Leidens wird man eine psychogene Ursache des Schiefhalses in Betracht ziehen.

Literatur

Boltshauser, E.: Differentialdiagnose des Torticollis im Kindesalter. Schweiz. med. Wschr. 106 (1976) 1261
Donaldson, D. D., F. Walsh: Neuro-Ophthalmology in children. In: The Pediatrician's Ophthalmology, hrsg. von S. D. Liebmann, S. S. Gellis. Mosby, St. Louis 1966
Fietti jr., V. G., J. W. Fielding: Klippel-Feil Syndrome: Early roentgenographic appearance and progression of the deformity. J. Bone Jt Surg. 58 (1976) 891
Karski, T., I. Wośko: Probleme der Ätiologie, Prophylaxe und Behandlung des muskulären Schiefhalses bei Kindern. Beitr. Orthop. Traum. 23 (1976) 701
Lindsay, W. K.: The neck. In: Plastic Surgery in Infancy and Childhood, hrsg. von J. C. Mustardé. Livingstone, Edinburgh 1971
De Munnynck, B., G. Fabry: Congenital muscular torticollis, review of literature and follow-up study. Acta orthop. belg. 43 (1977) 642
Murphy, W. J., S. S. Gellis: Torticollis with hiatus hernia in infancy. Sandifer syndrome. Amer. J. Dis. Child. 131 (1977) 564
Tachdjian, M. O.: Pediatric Orthopedics, Bd. I. Saunders, Philadelphia 1972
Till, K.: Pediatric Neurosurgery. Blackwell, Oxford 1975
Weiner, D. S.: Congenital Dislocation of the Hip associated with Congenital Muscular Torticollis. Clin. Orthop. 121 (1976) 163

Zystisches Lymphangiom des Halses

B. Herzog

Das zystische Lymphangiom des Halses, auch zystisches Hygrom genannt, ist eine weich-elastische, oft sehr voluminöse Geschwulst, die in mehr als der Hälfte der Fälle bereits bei der Geburt vorhanden ist und in den übrigen Fällen sich meist im Verlaufe des ersten Lebensjahres entwickelt (Stamm 1976). Es besteht keine Geschlechtsdisposition.

Die Prädilektionsstelle des zystischen Lymphangioms ist die seitliche Halspartie (Abb. 3). Es dehnt sich aber auch oft in das Gebiet der Parotis und des Mundbodens aus. Ja selbst die Zunge kann von kleinen lymphangiomatösen Zysten durchsetzt werden, so daß sich ihr Volumen gewaltig vergrößert (Makroglossie). Nach unten zu kann sich das Lymphangiom in die Supraklavikulargrube ausdehnen oder sich entlang der großen Gefäße bis ins Mediastinum erstrecken. Die Mittellinie des Halses wird bei großen Tumoren gerne überschritten, so daß eine Doppelseitigkeit des Lymphangioms vorgetäuscht wird. Eine echte Doppelseitigkeit ist ausgesprochen selten.

Pathologische Anatomie

Die Halslymphangiome bestehen aus einem Konglomerat größerer und kleinerer Zysten, die durch dünne Wände getrennt sind, oft aber auch durch kleine Öffnungen miteinander in Verbindung stehen. Auch bei scheinbar einkammerigen Zysten findet man doch regelmäßig im umgebenden Gewebe oder in der Wand des Sackes wenigstens mikroskopisch kleine Zystchen. Die Zysten enthalten meist klare, gelegentlich auch schleimige Flüssigkeit, die sich nach Blutungen ins Zysteninnere auch gelblich oder hämorrhagisch verfärben kann. Die Zysten bestehen aus einer fibrösen Wand und sind mit einem meist flachen, oft aber auch kubischen oder zylindrischen Endothel ausgekleidet. In der Zystenwand findet man oft lymphozytäre Infiltrate.

Pathogenese

Die Entstehung dieser zystischen Tumoren ist noch nicht geklärt. Daß es sich dabei um Sequestrationen von embryonalem Lymphgefäßsystem handelt, das den Anschluß an das venöse System verpaßt hat, wird allgemein anerkannt. Aber ob es sich dabei um echte Neoplasien handelt, wird unterschiedlich beurteilt. Meinel, Daum und Heiss (1972) schlagen vor, sie als Grenzfälle zwischen Mißbildungen und Tumoren einzuordnen und als Hamartome anzusprechen.

4.8 Hals

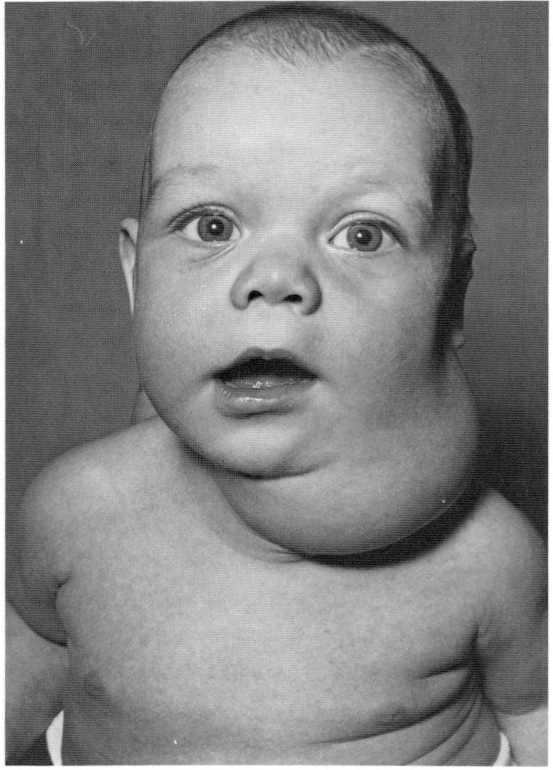

Abb. 3 Zystisches Lymphangiom der linken Halsseite.

Symptome

Die Lymphangiome des Halses, die oft Kindskopfgröße erreichen, zeigen entsprechend ihrem mehrkammerigen Aufbau eine bucklige Oberfläche. Sie sind von weich-elastischer Konsistenz; doch lassen sich zwischen den einzelnen Zysten gelegentlich derbere Knoten palpieren, die auf entzündliche Infiltrate oder lokale Blutungen zurückzuführen sind. Die Haut über den Tumoren ist nicht verändert und verschieblich, solange keine entzündlichen Prozesse stattgefunden haben. Gegen die Umgebung und besonders gegen die Tiefe lassen sie sich nur schwer abgrenzen.

Trotz ihrer Größe führen sie nie zur Kompression der Gefäße oder der Trachea. Sie stellen auch selten ein Geburtshindernis dar. Nur bei Ausdehnung des Halslymphangioms in die Zunge oder ins Mediastinum können sich Respirationsstörungen mit Stridor einstellen. Gewöhnlich nehmen diese Tumoren nur langsam an Größe zu. Vorübergehend kann sich ihr Volumen auch verkleinern. Eine totale Regression ist jedoch nie zu erwarten. Gelegentlich kommt es zu spontanen Blutungen in die Zysten, was zu einer akuten Vergrößerung des Tumors führt.

Das Allgemeinbefinden der Kinder wird durch die zystischen Lymphangiome nicht beeinträchtigt. Kommt es jedoch zu einer Infektion von außen oder auf metastatischem Wege, so breitet sich diese sehr rasch im lockeren lymphangiomatösen Gewebe aus und bringt das Kind in einen gefährlichen Zustand.

Ganz selten kommen Kinder mit derart monströsen lymphangiomatösen Befunden zur Welt, bei denen eine kurative Therapie unmöglich ist (Abb. 4).

Differentialdiagnose

Der Hals ist oft Sitz von »tumorösen Schwellungen«. Im großen und ganzen gilt es abzuklären, ob es sich dabei um eine Mißbildung, eine entzündliche oder traumatische Schwellung oder um neoplastisches Gewebe handelt und ob der Prozeß von der Haut ausgeht oder vom mesenchymalen Gewebe, von den Speicheldrüsen, von den Lymphknoten, der Schilddrüse oder vom Thymus. Weil sich das zystische Lymphangiom in etwa 80% in den ersten zwei Lebensjahren manifestiert, stellt das Lymphangiom den häufigsten »Tumor« des Säuglingsalters dar. Die Diagnose wird aber nur zuverlässig durch die Histologie des Operationsresektates gestellt.

Differentialdiagnostisch kommen mediane und vor allem laterale Halszysten, Dermoidzysten und benigne oder maligne Tumoren mesenchymalen oder epithelialen Ursprungs, die auch vom Mediastinum ausgehen können, in Frage (z. B. Lipome, Teratome, Thymuszysten, tumoröser Lymphknotenbefall [STAMM 1976]).

Therapie

Verödung. Versuche, das zystische Lymphangiom durch Injektion eines Verödungsmittels zum Schrumpfen zu bringen, scheitern an der Vielkammerigkeit dieser Tumoren. Es werden immer zahlreiche Zysten zurückbleiben, die vom Mittel auch bei wiederholten Injektionen nicht erreicht werden. Eigene Versuche mit Skleroferminjektionen blieben erfolglos. Die Injektionstherapie geht auch oft mit unangenehmen reaktiven Schwellungen einher und kann zu Blutungen, Phlebitiden der Halsgefäße und Infektionen führen. Besteht bei einem Neugeborenen ein durch das Lymphangiom bedingter Stridor, so kann durch Zystenpunktion vorübergehend Erleichterung verschafft werden und der Zeitpunkt der Operation hinausgeschoben werden (IMDAHL 1966).

Röntgenbestrahlung. Auch die Röntgenbestrahlung ist nach unserer Erfahrung ohne Erfolg und wegen der schwerwiegenden Nebenwirkungen (Infektion, Wachstumsstörungen an den Knochen und Zähnen) abzulehnen. Eventuelle Spezialindikationen sind das oberflächliche Lymphangioma circumscriptum cutis (BACHMANN u. WORM 1967). Unter Umständen kann die Bestrahlung postoperativ zur Rezidivprophylaxe eingesetzt werden (GALOFRE u. Mitarb. 1962).

Chirurgische Exzision. Die chirurgische Exzision

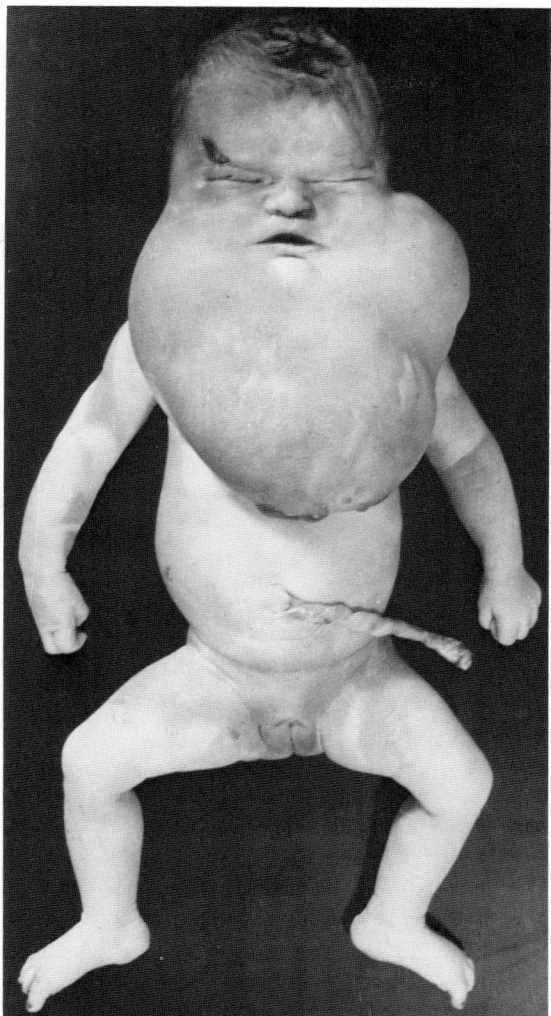

Abb. 4 Riesiges Lymphangioma colli cysticum, das ein Geburtshindernis darstellte.

auch immer wieder überrascht, wie ausgedehnt die zystischen Veränderungen sind, die oft auch die tiefe Halsmuskulatur diffus durchsetzen. Es wird in solchen Fällen nie möglich sein, eine Totalexstirpation des Tumors vorzunehmen, und es ist deshalb mit Rezidiven zu rechnen, die später erneut angegangen werden müssen.

Die kosmetischen Resultate sind in der Regel gut. Doch besteht auch bei sorgfältigem Arbeiten bei hochgelegenen Lymphangiomen die Gefahr einer Verletzung von Fazialisästen mit der daraus resultierenden Parese.

Wie bei der Exstirpation von tuberkulösen Lymphomen muß auch auf den hinter dem M. sternocleidomastoideus verlaufenden N. accessorius und den N. hypoglossus geachtet werden. Bezüglich Rezidivmöglichkeit und -häufigkeit läßt sich folgendes feststellen: Nicht jedes »in toto« exstirpierte Lymphangiom bleibt rezidivfrei, und nicht jedes unvollständig exstirpierte Lymphangiom rezidiviert (STAMM 1976).

Prognose

Die Mortalität ist gering und betrifft vor allem diejenigen Fälle, die mit derart monströsen Befunden geboren werden, daß eine kurative Therapie von vornherein unmöglich ist (s. Abb. 4). Eine Zusammenfassung der größeren Sammelstatistiken ergibt eine Gesamtmortalität von 0–4,4%, die sich auf die operierten Fälle bezieht (STAMM 1976). Durch die verbesserten Anästhesieverfahren sowie prä- und postoperativen Bedingungen dürfte sie heute jedoch allgemein unter 1% liegen.

Literatur

Bachmann, K. H., R. Worm: Über das Lymphangiom. Z. Kinderheilk. 98 (1967) 187

Galofre, M., E. S. Judd, P. E. Perez, E. G. Harrison: Results of surgical treatment of cystic hygroma. Surg. Gynec. Obstet. 115 (1962) 319

Imdahl, H.: Zeitwahl, Radikalität und Gefahren der Exstirpation des cystischen Lymphangioma colli beim Säugling und Kleinkind. Z. Kinderchir., Suppl. 3 (1966) 8–19

Meinel, A., R. Daum, W. Heiss: Klinik und Therapie der Lymphangiome im Kindesalter. Chir. Praxis 16 (1972) 623

Stamm, H. E.: Lymphangiome des Halses. Diss., Basel 1976

des zystischen Lymphangioms ist die Therapie der Wahl. Da es sich immer um einen großen, selten aber dringlichen Eingriff handelt, kann man mit der Operation zuwarten, bis das Kind einige Wochen oder Monate alt ist. Bei sehr großen Tumoren kann auch in mehreren Sitzungen vorgegangen werden.

Der Schnitt wird in der Hautfaltenrichtung angelegt, bei sehr voluminösen Lymphangiomen kann ein oveläres Hautstück mitreseziert werden. Sind keine Entzündungen vorausgegangen, so lassen sich die Haut und das subkutane Fettgewebe gut vom Tumor ablösen. Die Isolierung des Zystenkonglomerates hat unter möglichster Schonung der Zystenwandung zu erfolgen. Gegen die Tiefe zu, wo stärkere Verwachsungen bestehen und sich der Tumor in zahlreiche kleine und kleinste Zysten auflöst, wird dies nicht immer gelingen. Man ist

4.10 Hals

Halszysten und Halsfisteln

P. Jenny und B. Herzog

Beim menschlichen Embryo werden 4 *Schlundbogenpaare* angelegt, von denen aber nur das erste median zur Bildung des Unterkiefers verschmilzt (Abb. 5). Die *Zunge* entwickelt sich aus 3 Anlagen, dem *Tuberculum impar*, das sich in der Konkavität des ersten Schlundbogens bildet, und 2 paarigen Wülsten, die von den 2. Kiemenbogen ausgehen. An der Verschmelzungsstelle der 3 Zungenanlagen wächst nach vorne und kaudal ein Epithelgang (*Bochdalekscher Gang*) aus, der sich vor der Trachea zur Schilddrüse entwickelt. Dieser Gang, der die Schilddrüse mit dem Mundbogen resp. dem späteren *Foramen caecum* verbindet (*Ductus thyreoglossus*), obliteriert normalerweise in der 8. Fetalwoche. Er kann aber ganz oder teilweise persistieren. So entwickeln sich aus Resten dieses Ganges die *medianen Halszysten*. Aus Residuen des Duktus im Bereich des Foramen caecum entstehen Tumoren am Zungengrund, die als *Bochdaleksche Zungenstrumen* bezeichnet werden. Aus dem 2. Kiemenbogen entwickeln sich der *Processus styloideus*, die *kleinen Zungenbeinhörner* und die *A. carotis externa*, aus dem 3. Kiemenbogen die *großen Zungenbeinhörner* und die *A. carotis interna*. Zwischen diesen beiden Schlundbögen liegt die 2. Kiementasche oder *Rosenmüllersche Grube*, die eine seitliche Ausbuchtung des *Kopfdarmes* darstellt und an deren dorsaler Wand sich die *Tonsilla palatina* entwickelt (Abb. 6). Die untere Partie des 2. Kiemenbogens wächst in kaudaler Richtung aus und überdeckt als *Processus opercularis,* der bei den Fischen dem Kiemendeckel entspricht, den 3. und 4. Kiemenbogen. Die *seitlichen Halsfisteln* und *-zysten* sind Abkömmlinge der 2. *Kiementasche*. Ihre äußere Mündung liegt auf einer Linie, die dem Rand des breiten, deckelförmigen *Processus opercularis* entspricht (Abb. 7), und ihre Einmündung in den *Pharynx* findet sich unterhalb der Gaumenmandeln. Entsprechend ihrer embryologischen Entwicklung verläuft die *seitliche Halsfistel* zwischen dem großen und kleinen *Zungenbeinhorn* und zwischen *A. carotis interna* und *externa* hindurch zum Pharynx.

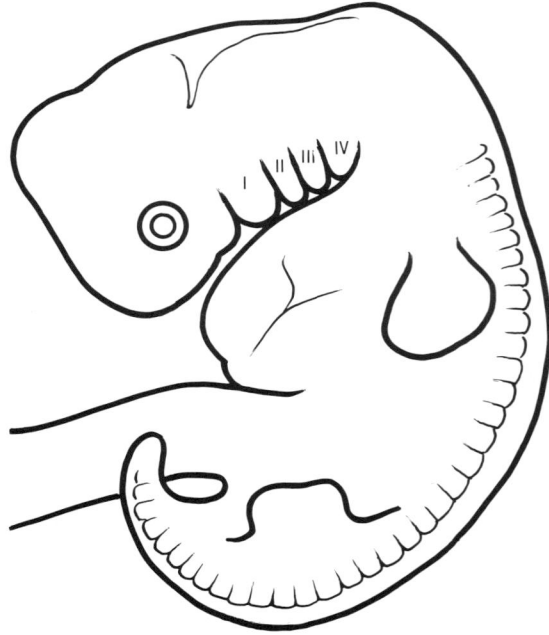

Abb. 5 Embryo im 2. Monat mit 4 Schlundbogen. Beachte ihre nahe Beziehung zum Herzbuckel.

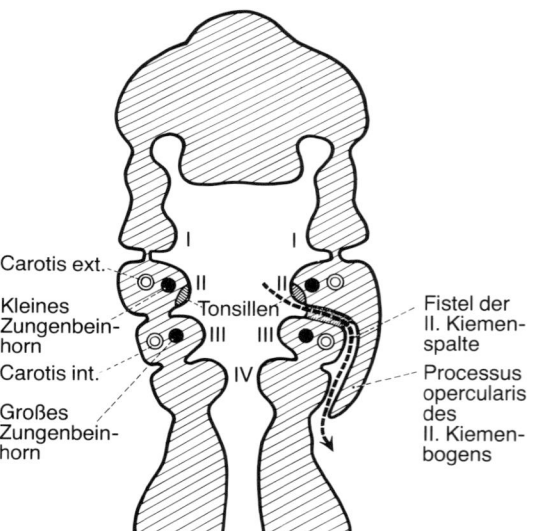

Abb. 6 Frontalschnitt durch den Kopfdarm. **I–IV** Schlundbogen.

Mediane Halszysten

Symptome

Die medianen Halszysten liegen als Abkömmlinge des *Ductus thyreoglossus* in der Mittellinie, am häufigsten zwischen *Zungenbein* und oberem *Schildknorpelrand*, können aber auch bis zum *Jugulum* hinunter gefunden werden (Abb. 9). Sie sind haselnuß- bis pflaumengroß, prall-elastisch, mit der Haut nicht verwachsen, solange keine Infektionen vorausgegangen sind. Beim Schlucken gehen

Halszysten und Halsfisteln 4.11

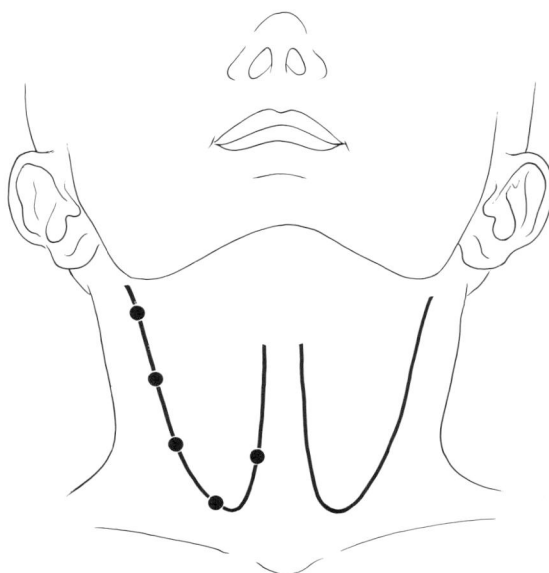

Abb. 7 Lage der seitlichen Halsfisteln und -zysten, dem Rande des Processus opercularis entsprechend.

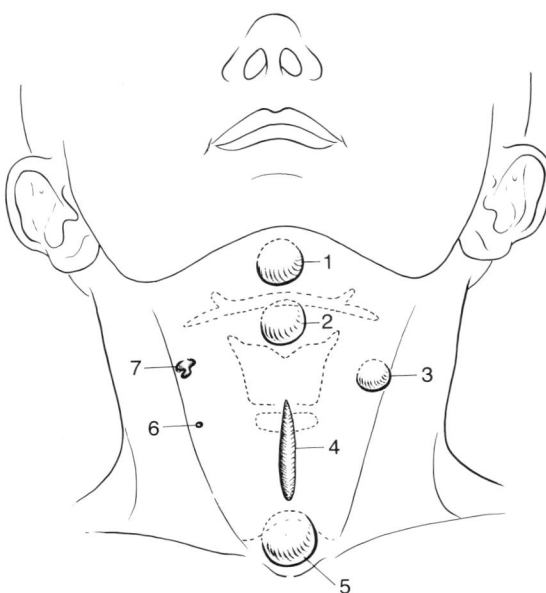

Abb. 8 Übersicht der wichtigsten kongenitalen Anomalien der vorderen Halsregion.

1 Submentale Dermoidzyste
2 Zyste des Ductus thyreoglossus
3 laterale Kiemengangszyste
4 oberflächliche mediane Halsspalte
5 Dermoidzyste im Jugulum
6 laterale Kiemengangsfistel
7 knorpliger Halsanhang

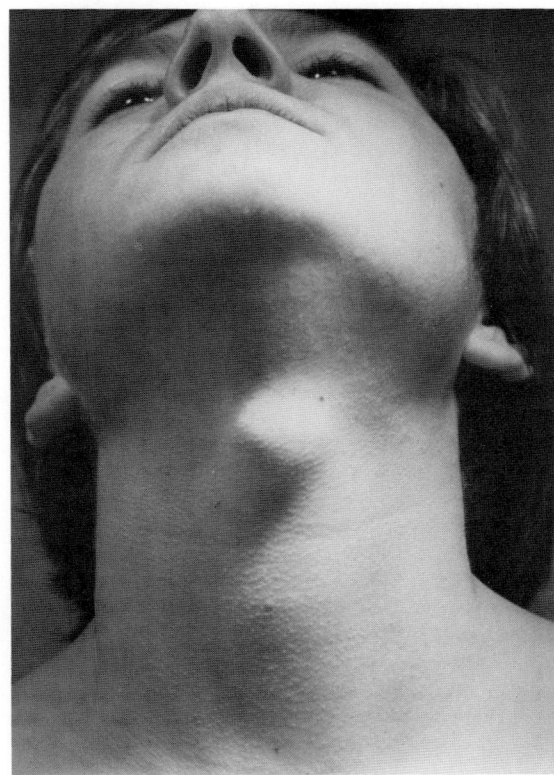

Abb. 9 Mediane Halszyste.

die Zysten mit, da sie mit dem *Hyoid* durch einen derben, bindegewebigen Strang eng verbunden sind. Dieser kann vor, durch das *Zungenbein* hindurch oder hinter demselben verlaufen, um sich dann nach oben, gegen das *Foramen caecum* zu, zu erstrecken. Die Zyste ist mit einem Zylinder- oder Flimmerepithel ausgekleidet und enthält eine schleimige Flüssigkeit. Die Zysten manifestieren sich meist schon in den ersten Lebensjahren; Beschwerden finden sich aber erst dann, wenn sie sich infizieren, was in etwa einem Drittel aller Fälle vorkommt (Abb. 10). Zur Bildung der *medianen Halsfistel* kommt es sekundär durch Durchbruch einer abszedierenden Zyste oder durch Inzision einer solchen. Das Fistelsekret ist als Folge der Infektion meist trübe, schleimig-eitrig.

Differentialdiagnose

Differentialdiagnostisch kommt in erster Linie eine *Dermoidzyste* in Frage, besonders dann, wenn sie mit dem *Hyoid* verwachsen ist. Die Dermoidzyste liegt aber etwas höher, an den *Unterkiefer* anschließend. Seltener liegen sie auch im *Jugulum* (Abb. 11). Die Unterscheidung ist oft erst bei der Operation bzw. histologisch möglich. Ebenso kann eine ektopisch gelegene *Schilddrüse* eine *Ductus-thyreoglossus-Zyste* vortäuschen. In diesen Fällen fehlt jedoch Schilddrüsengewebe an

4.12 Hals

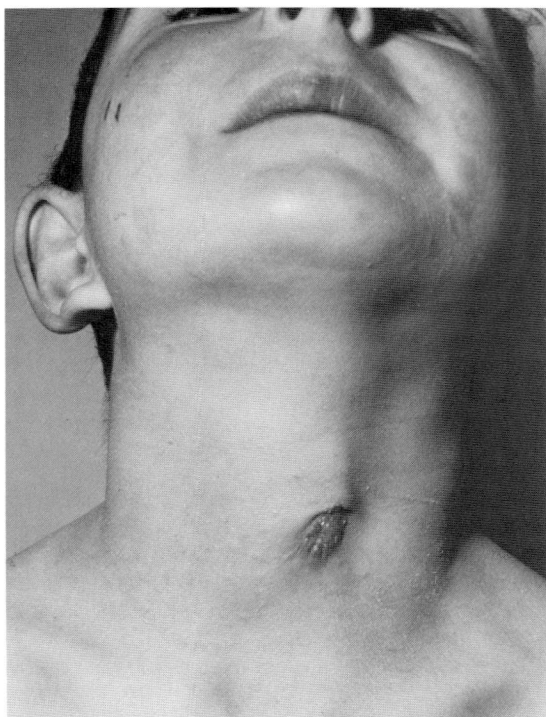

Abb. 10 Mediane Halsfistel.

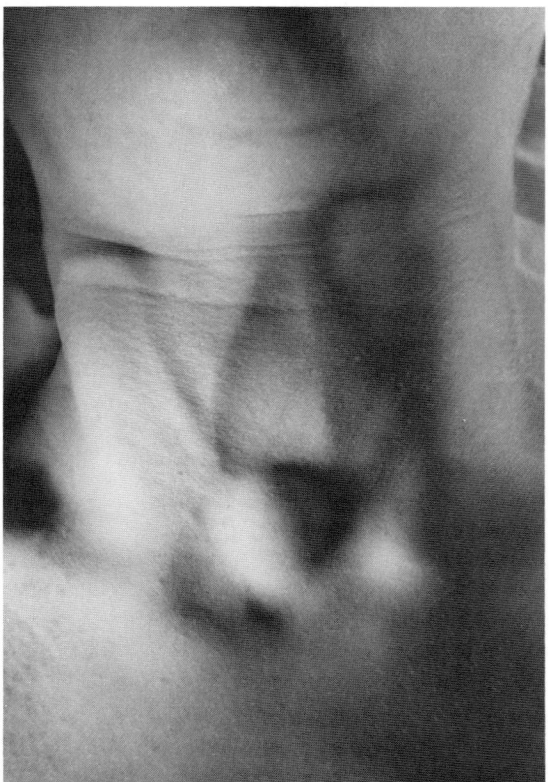

Abb. 11 Dermoidzyste im Jugulum.

normaler Stelle (Szintigraphie). Ebenfalls können *submentale*, abszedierende *Drüsen* mit einer infizierten *medianen Halszyste* verwechselt werden; sie liegen jedoch meistens höher, unmittelbar hinter dem Kieferrand.

Therapie
Die medianen Halszysten sollen nach Möglichkeit vor Auftreten eines Infektes total exstirpiert werden. Entzündungen, insbesondere abszedierende, erschweren den Eingriff. Ist aber eine Infektion der Zyste bereits aufgetreten, so muß mit ihrer Entfernung 2–3 Monate nach Abklingen der akuten Entzündungserscheinungen zugewartet werden, da sonst die Zystenwand kaum abgegrenzt werden kann und sich nur brüchiges Granulationsgewebe findet.

Operationstechnik. Der Eingriff wird in Intubationsnarkose durchgeführt. Die Inzision der Haut erfolgt bei nach rückwärts gebeugtem Kopf in querer Richtung auf der Kuppe der Zyste unter eventueller ovalärer Umschneidung einer Fistelöffnung. Sind keine Entzündungen vorausgegangen, so läßt sich die Zyste meistens gut isolieren. Bei der sorgfältigen Präparation findet man fast immer einen derben, bindegewebigen Strang, der von der Zyste zum *Hyoid* und von dort aus weiter zum *Zungengrund* zieht. Dieser Strang muß immer mitentfernt werden, da in seinem Inneren ein Fistelgang oder versprengte Epithelnester liegen können, die zu einem Rezidiv Anlaß geben. Da dieser Bindegewebsstrang mit dem *Hyoid* stark verwachsen ist, muß in allen Fällen der Körper des *Zungenbeines* mitreseziert werden. Die am Hyoid ansetzende Muskulatur wird bis auf die *Fascia thyreohyoidea* durchtrennt und der Zungenbeinkörper mit der Schere reseziert. Dabei darf der hinter der *Membrana thyreohyoidea* gelegene *Larynx* nicht eröffnet werden. Die beiden Enden des Hyoids werden nicht vereinigt. Unter Einlage einer Wunddrainage wird nur das Platysma in der Mediane mit einer fortlaufenden 4–0 Dexonnaht verschlossen.

Prognose
Rezidive treten dann auf, wenn nicht alle Epithelreste des *Ductus thyreoglossus* bei der Operation entfernt wurden. Mit ihnen ist immer zu rechnen, wenn aus irgendeinem Grund der Körper des *Hyoids* nicht mitreseziert wurde. Bei totaler Entfernung der Zyste samt dem oben beschriebenen bindegewebigen Strang bis gegen den *Zungengrund* ist die Prognose gut.

Laterale Halsfisteln und -zysten (branchiogene Fisteln und Zysten)

Symptome

Die *lateralen Halsfisteln* münden immer am vorderen Rand des M. sternocleidomastoideus zwischen *Processus mastoideus* und *Jugulum* nach außen. Aus der kleinen, oft kaum sichtbaren, gelegentlich trichterförmig eingezogenen Öffnung entleert sich meist klare, etwas schleimige Flüssigkeit (Abb. 12). Der Fistelgang, der oft kaum zu sondieren ist, kann nur wenige Zentimeter lang sein oder sich bis in den *Pharynx* erstrecken. Das Lumen des Fistelganges kann schwanken. Die *seitliche Halsfistel* zieht von ihrer Mündungsstelle am vorderen Rand des M. sternocleidomastoideus gegen das große Horn des Zungenbeins, mit dem sie oft stark verwachsen ist, um sich zwischen *A. carotis externa und interna* hindurch gegen die seitliche Pharynxwand zu erstrecken, wo sie am hinteren Gaumenbogen in den Rachen mündet. Die Kontrastmitteldarstellung kann ein falsches Bild von der wahren Ausdehnung der Fistel vortäuschen, da der Gang stellenweise so verengt sein kann, daß das Kontrastmittel nicht mehr durchfließt. Der Fistelgang ist von Platten- oder Zylinderepithel, mit oder ohne Flimmerhaare, ausgekleidet. Die *seitlichen Halszysten* liegen ebenfalls im vorderen Halsdreieck, können haselnuß- bis pflaumengroß werden und zeigen eine prall-elastische Konsistenz (Abb. 13). Sie können durch einen kleinen Fistelgang sowohl mit der Hautoberfläche als auch mit dem Pharynx in Verbindung stehen, wodurch eine Infektion der Zyste begünstigt wird (Abb. 14).

Differentialdiagnose

Ein *zystisches Lymphangioma colli*, das gleiche Lokalisation aufweisen kann, zeigt eine mehr weich-elastische Konsistenz und läßt sich weniger gut abgrenzen als eine *branchiogene Halszyste*. Eine *infizierte Halszyste* wird gelegentlich mit einem *lymphadenitischen Abszeß* spezifischer oder unspezifischer Genese verwechselt. Bei einer fistelnden *Halsdrüsentuberkulose* sind gewöhnlich mehrere Hautfisteln vorhanden, aus welchen sich oft krümelige Käsemassen entleeren. In der Umgebung finden sich weitere vergrößerte *Lymphknoten*.

Therapie

Sie besteht wiederum in der Totalexstirpation von Zyste und Fistel. Wegen der Gefahr einer Infizierung dieser Gebilde ist ein frühzeitiger Eingriff gerechtfertigt.

Operationstechnik. Aus kosmetischen Gründen muß dem horizontalen Hautschnitt der Vorzug gegenüber dem vertikalen gegeben werden. Nach Injektion von Methylenblau in eine eventuell vorhandene Fistelöffnung wird diese ovalär umschnit-

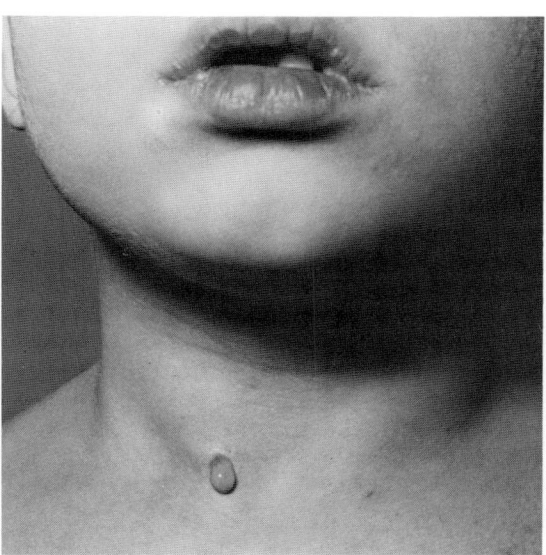

Abb. 12 Laterale Halsfistel.

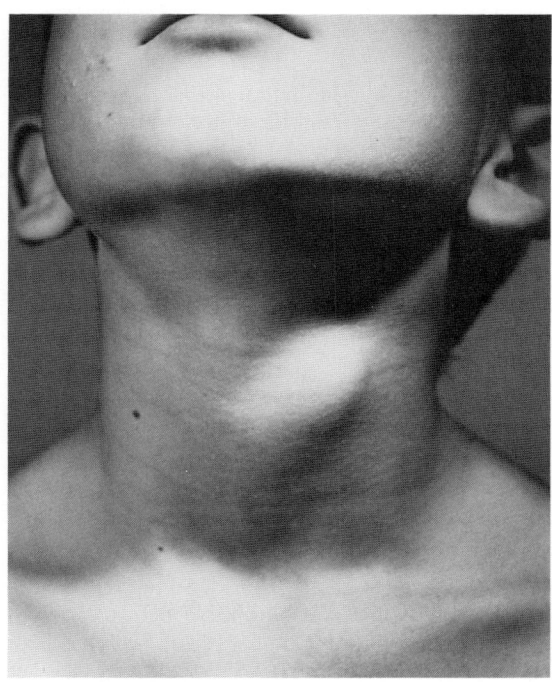

Abb. 13 Laterale Halszyste.

4.14 Hals

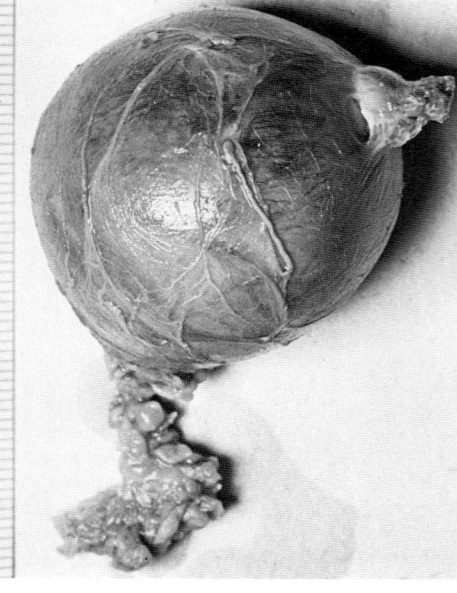

Abb. 14 Laterale Halszyste mit Fistelgang.

Literatur

Bentley, J. F. R.: Thyroglossal cyst and sinus. In: Operative Surgery, hrsg. von H. H. Nixon. Butterworth, London 1978
Bentley, J. F. R.: Branchial cyst and sinuses. In: Operative Surgery, hrsg. von H. H. Nixon. Butterworth, London 1978
Bettex, M., F. Kuffer, A. Schärli: Wesentliches über Kinderchirurgie. Huber, Bern 1975
Bill jr., A. H.: Cysts and sinuses of the neck. In: Pediatric Surgery, hrsg. von W. T. Mustard, M. M. Ravitch, W. H. Snyder, K. J. Welch, C. D. Benson. Yearbook Medical Publishers, Chicago 1969
Gross, R. E.: Atlas der Kinderchirurgie. Schattauer, Stuttgart 1971
Gross, R. E.: The Surgery of Infancy and Childhood. Saunders, Philadelphia, 1953
Hamilton, W. J., H. W. Mossman: Human embryology. Heffer & Sons, Cambridge 1972
Riedler, L., H. R. Hölzl: Zur Klinik und Therapie der medialen und lateralen Halszysten und Halsfisteln. Langenbecks Arch. klin. Chir. 336 (1974) 247
Snyder jr., W. H., W. F. Pollock: Cysts and sinuses of the neck. In: Pediatric Surgery, hrsg. von W. T. Mustard, M. M. Ravitch, W. H. Snyder, K. J. Welch, C. D. Benson. Yearbook Medical Publishers, Chicago 1969
Stark, D.: Embryologie. Thieme, Stuttgart 1965; 3. Aufl. 1975

ten und dann mit Haltefäden zugenäht. Danach wird die Fistel vorsichtig unter Mitnahme von eventuellen seitlichen Ausbuchtungen auspräpariert. Liegen Verwachsungen mit dem *Hyoid* vor, so muß der entsprechende Teil mitreseziert werden. Von hier senkt sich der Fistelgang in die Tiefe zwischen *A. carotis externa und interna*. Gelegentlich ist es notwendig, eine zweite quere Hautinzision hinter dem Kieferwinkel anzulegen. Dies besonders dann, wenn die äußere Fistelöffnung tief am Hals gelegen ist. Der bereits freipräparierte Teil der Fistel wird durch die obere Inzision herausgezogen und kann nun von diesem Schnitt aus leichter in die Tiefe verfolgt werden. Trennt nur noch eine schmale Gewebsbrücke das Operationsfeld vom Pharynx, was durch Palpation vom Mund her beurteilt werden kann, wird der Fistelgang ligiert und durchtrennt. Man kann auch versuchen, den Fistelgang gegen den Pharynx auszustülpen und von der Mundhöhle her zu ligieren. Dieses Vorgehen stößt aber oft auf Schwierigkeiten. Die *seitlichen Halsfisteln* werden in gleicher Weise exstirpiert. Ein allenfalls vorhandener Strang, der zum Pharynx hin zieht, muß ebenfalls mitreseziert werden.

Prognose

Bei totaler Exstirpation des Fistelgewebes treten praktisch keine Rezidive auf. Diese werden nur bei unvollständiger Resektion beobachtet.

Oberflächliche mediane Halsspalte

P. JENNY und B. HERZOG

Pathogenese

Die Mißbildung erklärt sich durch eine pathologische Verklebung des Epithels des embryonalen *Herzbuckels* mit den ventralen Enden der *Kiemenbogen*. Diese Gebilde stehen ja in einem frühembryonalen Stadium in direktem Kontakt (s. Abb. 5). Mit der Aufrichtung des Kopfes während der Entwicklung werden diese epithelialen Verbindungsbrücken zunächst in die Länge gezogen und reißen schließlich ein, wobei sich die Wundfläche sekundär epithelialisiert. Für die Richtigkeit dieser Ansicht spricht eine Beobachtung von GROB bei einem Neugeborenen, bei dem ein etwa haselnußgroßes *Fibrochondrom* in der Gegend des Hyoids mit dem kaudalen Ende der medianen Hautrinne noch in Verbindung stand. Erst bei der Deflexion des Kopfes riß die schmale Hautbrücke durch, so daß an beiden Enden der Spalte leicht blutende Epitheldefekte entstanden.

Symptome

Bei dieser angeborenen Mißbildung der vorderen Halsregion, die wesentlich seltener beobachtet wird als die *Halsfisteln und -zysten,* verläuft eine 3–5 cm lange und mehrere Millimeter breite, oberflächlich liegende Hautrinne in der Medianlinie

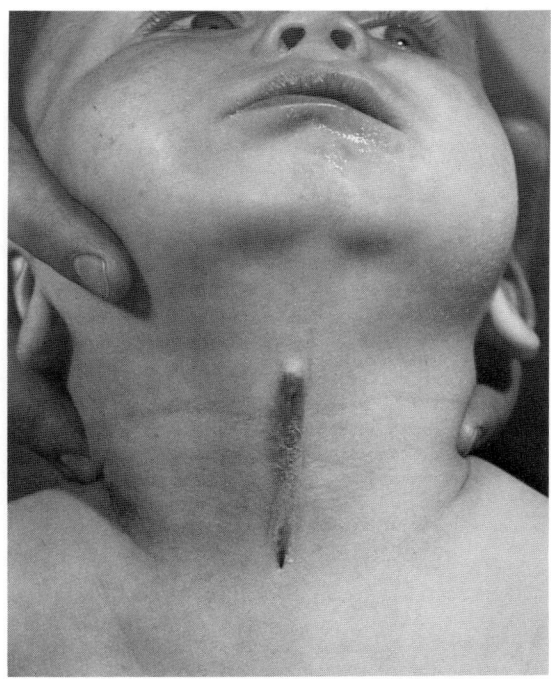

Abb. 15 Oberflächliche mediane Halsspalte.

vom *Hyoid* bis in die Gegend des *Jugulums*. Das Gebilde erinnert an eine frische Narbe und ist von einem bald schuppenden, bald etwas nässenden, geröteten und verdünnten Epithel bedeckt. Kaudal kann es in einen blind endigenden, einige Millimeter langen Fistelgang übergehen. Kranial liegt oft ein linsengroßes Fibrom oder *Fibrochondrom*. Unter der Halsspalte findet sich ein fibröser Strang, der in kranialer Richtung zieht, sich gabelt und beidseits am *Tuberculum mentale* ansetzt (Abb. 15).

Therapie
Die einfache Exzision und primäre Naht in der Längsrichtung führt oft wegen der narbigen Schrumpfung zu einem kosmetisch nicht befriedigenden Resultat. GROSS 1953 empfiehlt deshalb, nach Exzision der Hautrinne seitliche Schnitte im Sinne einer Z-Plastik anzulegen und die Wundränder nach der üblichen Lappenverschiebung zu vereinigen.

Literatur
Bentley, J. F. R.: Thyroglossal cyst and sinus. In: Operative Surgery, hrsg. von H. H. Nixon. Butterworth, London 1978

Bentley, J. F. R.: Branchial cyst and sinuses. In: Operative Surgery, hrsg. von H. H. Nixon. Butterworth, London 1978

Bettex, M., F. Kuffer, A. Schärli: Wesentliches über Kinderchirurgie. Huber, Bern, Stuttgart 1975

Bill jr., A. H.: Cysts and sinuses of the neck. In: Pediatric Surgery, hrsg. von W. T. Mustard, M. M. Ravitch, W. H. Snyder, K. J. Welch, C. D. Benson. Yearbook Medical Publishers, Chicago 1969

Gross, R. E.: Atlas der Kinderchirurgie. Schattauer, Stuttgart 1971

Gross, R. E.: The Surgery of Infancy and Childhood. Saunders, Philadelphia 1953

Hamilton, W. J., H. W. Mossman: Human embryology. Heffer & Sons, Cambridge 1972

Riedler, L., H. R. Hölzl: Zur Klinik und Therapie der medialen und lateralen Halszysten und Halsfisteln. Langenbecks Arch. klin. Chir. 336 (1974) 247

Snyder jr., W. H., W. F. Pollock: Cysts and sinuses of the neck. In: Pediatric Surgery, hrsg. von W. T. Mustard, M. M. Ravitch, W. H. Snyder, K. J. Welch, C. D. Benson. Yearbook Medical Publishers, Chicago 1969

Stark, D.: Embryologie. Thieme, Stuttgart 1965; 3. Aufl. 1975

Kongenitale Halsanhänge
P. JENNY und B. HERZOG

Pathogenese
Ähnlich wie in den präaurikulären Regionen finden sich auch am Hals eigenartig konfigurierte Anhangsgebilde branchiogenen Ursprungs.

Symptome
Es handelt sich hier meist um kleine Knorpelstückchen von der Größe eines Apfel- oder Orangenkernes, die am medialen Rand des M. sternocleidomastoideus im subkutanen Gewebe sitzen und von normaler Haut bedeckt sind (s. Abb. 15). Selten sind es größere, bis 2 cm lange, gestielte Gebilde, die ein- oder beidseits vom Hals abstehen und an die *Halsanhänge* bei Ziegen erinnern (Abb. 16). Ein Zusammenhang mit *seitlichen Halsfisteln* kann nicht nachgewiesen werden.

Therapie
Die einfache Exzision, wobei manchmal ein kurzer, fibröser, nach kranial gerichteter Strang gefunden wird, genügt vollauf.

Literatur
Bentley, J. F. R.: Thyroglossal cyst and sinus. In: Operative Surgery, hrsg. von H. H. Nixon. Butterworth, London 1978

Bentley, J. F. R.: Branchial cyst and sinuses. In: Operative Surgery, hrsg. von H. H. Nixon. Butterworth, London 1978

Bettex, M., F. Kuffer, A. Schärli: Wesentliches über Kinderchirurgie. Huber, Bern 1975

Bill jr., A. H.: Cysts and sinuses of the neck. In: Pediatric Surgery, hrsg. von W. T. Mustard, M. M. Ravitch, W. H. Snyder, K. J. Welch, C. D. Benson. Yearbook Medical Publishers, Chicago 1969

Gross, R. E.: Atlas der Kinderchirurgie. Schattauer, Stuttgart 1971

Gross, R. E.: The Surgery of Infancy and Childhood. Saunders, Philadelphia 1953

Hamilton, W. J., H. W. Mossman: Human embryology. Heffer & Sons, Cambridge 1972

4.16 Hals

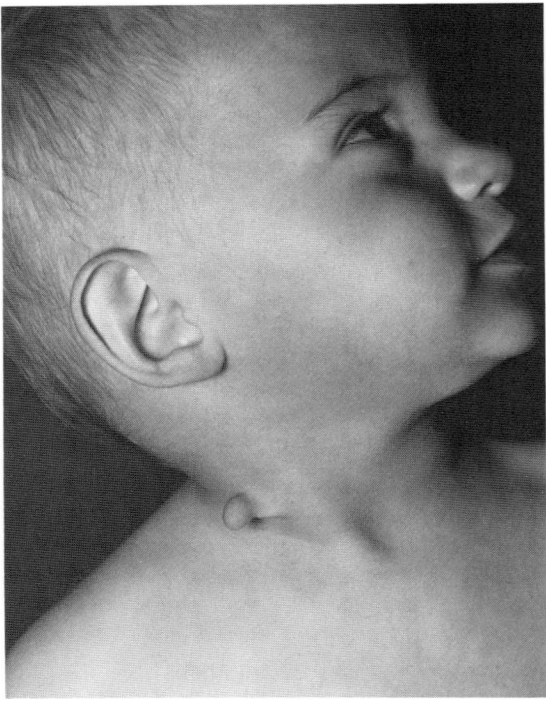

Abb. 16 Kongenitaler Halsanhang.

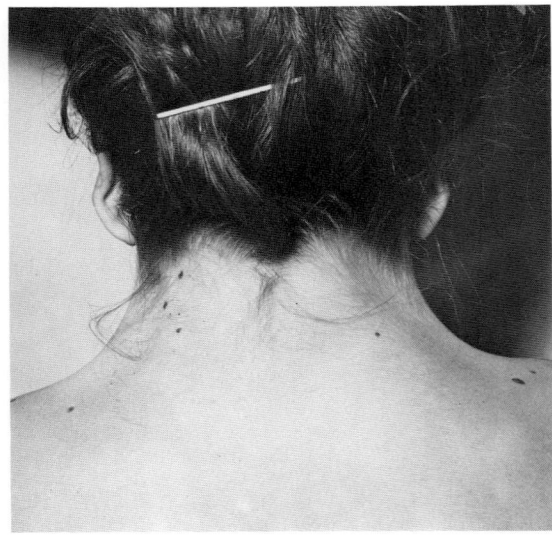

Abb. 17 Tiefer Haaransatz in den seitlichen Nackenpartien beim Pterygium colli.

Riedler, L., H. R. Hölzl: Zur Klinik und Therapie der medialen und lateralen Halszysten und Halsfisteln. Langenbecks Arch. klin. Chir. 336 (1974) 247

Snyder jr., W. H., W. F. Pollock: Cysts and sinuses of the neck. In: Pediatric Surgery, hrsg. von W. T. Mustard, M. M. Ravitch, W. H. Snyder, K. J. Welch, C. D. Benson. Yearbook Medical Publishers, Chicago 1969

Stark, D.: Embryologie. Thieme, Stuttgart 1965, 3. Aufl. 1975

Pterygium colli

M. KUMMER

Als Pterygium colli bezeichnet man flughautähnliche Hautfalten, die seitlich am Hals zwischen Mastoid und Akromion ausgespannt sind. In diesen Hautfalten palpiert man derbe, bindegewebige Stränge oder fibröse Narbenplatten. Der Haaransatz steht abnorm tief und wird seitlich dreieckförmig ausgezogen (Abb. 17). Das Pterygium colli ist meistens beidseitig, kann aber auch einseitig vorkommen. Selten ist ein Pterygium in der Mittellinie zwischen Kinn und Jugulum lokalisiert. Ähnliche Hautfalten können im Bereich der Achselhöhle, der Ellenbeuge, der Leiste und der Kniekehle vorliegen.

Vorkommen

Die Pterygiumbildung wird beim sog. *Pterygiumsyndrom Ullrich-Bonnevie* beobachtet, einem Syndrom multipler Abartungen (Abb. 18). Neben den Hautveränderungen bestehen eine Dyskranie, Ohrmuschelmißbildungen, ein Minderwuchs, verschiedene Hirnnervenstörungen (Ptosis, Fazialislähmung), Handmißbildungen (Syndaktylie, Klinodaktylie, Kamptodaktylie) und eventuell eine Hüftgelenksluxation. Bei der *Pterygoarthromyodysplasia congenita Rossi* besteht eine Arthrogrypose mit Bildung von Pterygien über den befallenen Gelenken. Ein Pterygium colli wird beim *Turner-Syndrom* beobachtet. Diesem Syndrom gehören neben der grundlegenden Gonadendysgenesie verschiedene recht typische Merkmale zu: Kleinwuchs, schildförmiger Thorax mit weit auseinanderliegenden Mamillen, Halspterygium, eigenartige Fazies mit Karpfenmund und kurzem Kinn. Die Ovarialdysgenesie beruht auf einer Störung der Geschlechtschromosomen, die die Formel XO besitzen. Das Pterygium colli kann ferner als Begleitmißbildung beim *Klippel-Feil-Syndrom* und bei der *Sprengelschen Anomalie* auftreten.

Therapie

Die operative Korrektur der die Gelenke überspannenden Hautfalten in Form einer einfachen oder multiplen Z-Plastik ist notwendig, wenn die Beweglichkeit der Gelenke eingeschränkt ist. Am Hals ist die operative Behandlung der Pterygiumfalten aus kosmetischen und funktionellen Gründen immer angezeigt.

Operationstechnik. Eine gewöhnliche Z-Plastik mit Lappenverschiebung, wie sie sonst bei pterygiumähnlichen Bildungen üblich ist, kommt

Pterygium colli 4.17

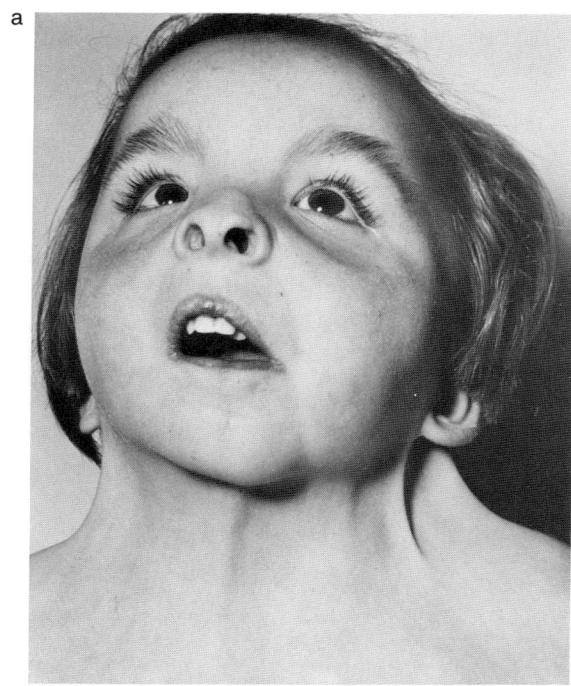

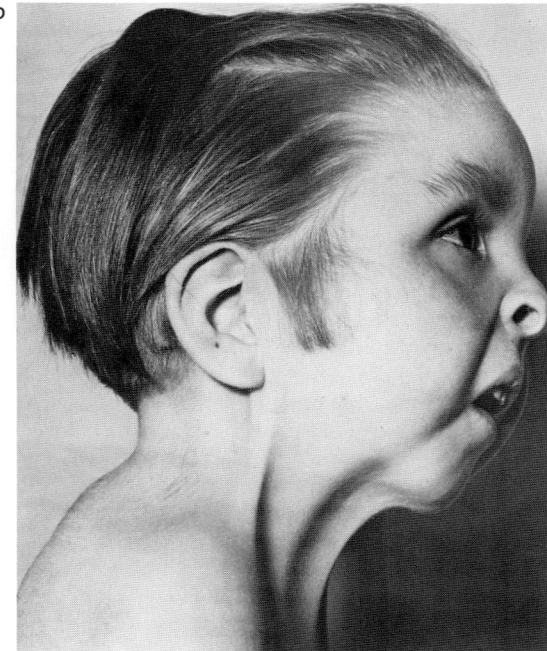

Abb. 18 Pterygiumsyndrom.

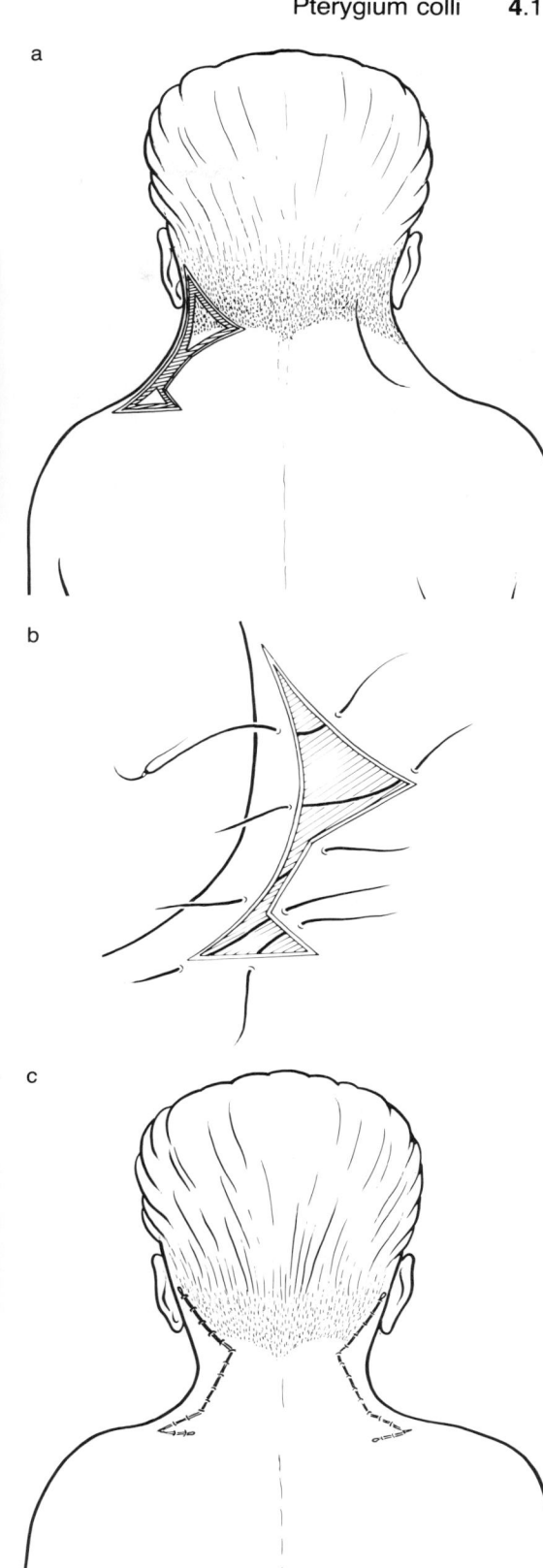

Abb. 19 Operative Korrektur des Halspterygiums.

hier wegen des tiefen Haaransatzes auf der Hinterseite des Flügelfelles nicht in Betracht. Auch sollten auf der Vorderseite des Halses keine Narben sichtbar sein. Unser Vorgehen ist in Abb. 19 skizziert. Eine Inzision, die hinter der Ohrmuschel beginnt, verläuft über die seitliche Kante des Pterygiums bis in die Gegend des Akromion. Hierauf wird ein vor der Operation markiertes dreieckförmiges Stück der behaarten Hinterfläche des Flügelfelles exzidiert. Das subkutane, strangförmige oder flächenhafte Narbengewebe wird entfernt. Es gelingt nun leicht, den vorderen Wundrand nach hinten zu ziehen und den gesetzten Hautdefekt zu schließen. Um die ungleich langen Wundränder in Übereinstimmung zu bringen, wird am lateralen Ende des hinteren Wundrandes ein kleines dreieckförmiges Hautstück exzidiert. Dieses Verfahren nach Grob hat uns recht befriedigende Resultate gegeben.

Literatur

Lindsay, W. K.: The neck. In: Plastic Surgery in Infancy and Childhood, hrsg. von J. C. Mustarde. Livingstone, Edinburgh 1971

Prader, A.: Pathologie des Wachstums und der endokrinen Drüsen. In: Lehrbuch der Pädiatrie, 9. Aufl., hrsg. von G. Fanconi und A. Wallgren. Schwabe, Basel 1972

Wiedemann, H. R.: Mißbildungen und Dysmorphie-Syndrome. In: Lehrbuch der Pädiatrie, 9. Aufl., hrsg. von G. Fanconi und A. Wallgren. Schwabe, Basel 1972

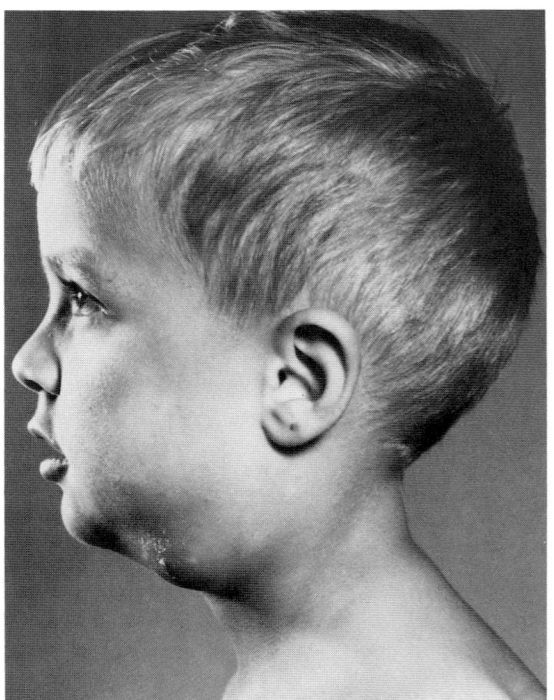

Abb. 20 Lymphadenitis colli purulenta.

Lymphadenitis colli (banale, tuberkulöse)

P. JENNY und B. HERZOG

Banale Lymphadenitis

Ätiologie

Die Lymphadenitis colli kann Folge eines örtlich pathologischen Geschehens oder aber Teilerscheinung einer generalisierten Erkrankung des lymphatischen Systems sein. Die Lymphadenitis colli als Folge eines örtlich pathologischen Geschehens kann noch in eine *Lymphadenitis bei Infektabwehr*, d. h. ohne Erreger im Lymphknoten, sowie in eine *Lymphadenitis mit Erregern* im Lymphknoten unterteilt werden. Die weitaus häufigste Ursache für Lymphadenitiden am Hals sind Infekte der oberen Luftwege inkl. *Tonsillen, Adenoide, Nebenhöhlen* und *Zähne*. Die Halslymphknoten können dann anschwellen, ohne daß Erreger im Lymphknoten gefunden werden können. Die Zahl der echt *erregerbedingten Lymphadenitiden* ist wesentlich geringer. Diese Lymphknotenschwellungen entstehen von einem primären Krankheitsherd aus, wobei Bakterien in den Lymphknoten gelangen. Meist handelt es sich um Staphylokokken oder Streptokokken. Häufig sind die Ursprungsherde *Anginen* oder *Abszesse*. Auch eine *Otitis media* kann Ursache für eine *eitrige Lymphadenitis colli* sein.

Symptome

Bei der *Lymphadenitis bei Infektabwehr* stehen die Symptome von seiten der Grundkrankheit im Vordergrund. Die *Halslymphome* sind hier oft klein, derb, perlschnurartig aneinandergereiht und nicht oder nur leicht druckdolent. Bei der echt *erregerbedingten Lymphadenitis* finden sich Fieber sowie eine schmerzhafte Lymphknotenschwellung von erheblicher Größe (Abb. 20). Dazu kommt eine Rötung und Überwärmung der Hautregion über dem Lymphknoten. Unbehandelt führt die Lymphadenitis zur Abszedierung und Perforation nach außen.

Differentialdiagnose

Differentialdiagnostisch muß an eine *tuberkulöse Lymphadenitis* oder an eine andere *spezifische Lymphadenitis* gedacht werden. Auch die *Hodgkin-* und *Nicht-Hodgkin-Lymphome* können ein ähnliches Bild wie bei der banalen Lymphadenitis colli vortäuschen. *Metastasen* maligner *Tumoren des Nasen-Rachen-Raumes* sind im Kindesalter ausgesprochen selten. Hingegen finden sich bei *Speicherkrankheiten* ebenfalls Schwellungen der Halslymphknoten, wobei jedoch bei diesen Krankheiten immer Leber und Milz vergrößert sind.

Therapie

Bei der *infektabwehrbedingten Lymphadenitis* richtet sich die Therapie nach der Grundkrankheit. Bei der *erregerbedingten Lymphadenitis* versuchen wir, durch lokale Maßnahmen wie Rotlicht und warme Kataplasmen die Einschmelzung zu beschleunigen. Wenn der *Abszeß* fluktuiert, so inzidieren wir ihn in Allgemeinnarkose an seiner tiefsten Stelle. Nach Auskratzen der Abszeßhöhle mit dem scharfen Löffel legen wir für wenige Tage eine Laschendrainage ein und behandeln mit feuchten Umschlägen weiter. Sobald die Sekretion aus der Abszeßhöhle weitgehend sistiert hat, entfernen wir die Lasche und behandeln nur noch mit trockenen Verbänden. Nach unseren Erfahrungen verzögert die Antibiotikabehandlung den Krankheitsverlauf unnötig, da es zu einer verspäteten Einschmelzung kommt. Sie ist deshalb bei der Behandlung der Lymphadenitis colli nicht indiziert.

Tuberkulöse Lymphadenitis

Pathogenese

Während früher die Lymphadenitis colli tuberculosa meist zu den primären Formen der *Tuberkulose* im Kindesalter gehörte, so ist sie heute eher selten geworden. Der Infekt folgt dem lymphohämatogenen Weg. Die tuberkulöse Lymphadenitis kann jedoch auch in den Lymphknoten auftreten, die direkt das extrapulmonal gelegene, befallene Organ drainieren. Die früher häufige *Tuberkulose der Tonsillen* mit konsekutiver *Halsdrüsen-Lymphknoten-Tuberkulose* ist heute selten geworden. Meist ist die Adenitis Folge einer frühen hämatogenen Komplikation. Sie tritt innerhalb der ersten 6 Monate nach dem Primärinfekt auf, kann sich jedoch auch gelegentlich erst Jahre später manifestieren.

Pathologie

Anfänglich ist die Vergrößerung der Lymphknoten durch eine *lymphatische Hyperplasie* und durch *Tuberkelbildung* bedingt. Später findet sich gelegentlich nur eine unspezifische, chronische, granulomatöse Veränderung. Öfters aber verkäsen die Lymphknoten aufgrund einer Nekrose. Die Lymphknoten verschmelzen untereinander und mit der darüberliegenden Haut. Unerkannt und unbehandelt können die verkäsenden Lymphknoten untereinander verschmelzen und schließlich nach außen perforieren. Es kann sich ein *Skrofuloderm* bilden. Die verkäsenden Lymphknoten können ebenfalls verkalken und radiologisch sichtbar werden.

Symptome

Der Beginn der Erkrankung kann schleichend oder akut, ähnlich einer *unspezifischen Lymphadenitis*, sein. Allgemeinsymptome können fehlen. Die Größe der Lymphknoten wechselt von Fall zu Fall. Sie sind zunächst frei beweglich und mit der Umgebung nicht verwachsen. Erst im Laufe der Erkrankung verbacken sie untereinander und werden auch an der Haut adhärent.

Diagnose

An die Möglichkeit einer *Tuberkulose* muß immer gedacht werden, wenn sich oberflächliche, indolente, vergrößerte Lymphknoten finden. Ein positiver *Tuberkulintest* induziert das Thoraxröntgenbild, welches meist Zeichen einer noch aktiven oder bereits abgeheilten Tuberkulose zeigt. Fehlen diese radiologischen Zeichen eines Primärherdes in der Lunge, so kann die Diagnose durch eine Biopsie unter tuberkulostatischer Therapie gestellt werden.

Differentialdiagnose

Differentialdiagnostisch muß an die Möglichkeit der *Hodgkin-* und *Nicht-Hodgkin-Lymphome* gedacht werden. Auch kommen andere *spezifische Lymphadenitiden* in Betracht, die gewöhnlich leicht durch die sie begleitenden Allgemeinsymptome ausgeschlossen werden können.

Therapie

Im Vordergrund der Behandlung steht die *tuberkulostatische Therapie* mit einer Zweierkombination für mindestens ein Jahr, und 6 Monate länger, als Adenome klinisch nachweisbar sind. Oft ist es jedoch notwendig, die Therapie über 2 oder 3 Jahre fortzuführen. Das Verfahren kann durch chirurgische Exzision der nekrotisierenden und verkäsenden Lymphknoten jedoch in den meisten Fällen wesentlich abgekürzt werden. So können den Kindern oft jahrelange, konservative therapeutische Maßnahmen erspart werden.

Prognose

Adäquate tuberkulostatische Therapie, kombiniert mit chirurgischer Exzision verkäsender und nekrotischer Lymphknoten, verhindert das Auftreten der früher gefürchteten chronischen Fisteleiterungen mit *Skrofuloderm-* und Narbenbildungen.

Andere spezifische Lymphadenitiden des Halses

Zu diesen Lymphadenitiden gehören die *spezifischen Lymphknotenschwellungen* bei der *Katzenkratzkrankheit,* bei der *Tularämie,* beim *Morbus Boeck,* bei der *Toxoplasmose* und *Aktinomykose.* Histologisch handelt es sich um *spezifische Lymphadenitiden.* Bei der *Aktinomykose* tritt eine Halslymphknotenschwellung nur als Folge einer Mischinfektion mit Staphylokokken oder Streptokokken auf. Gewöhnlich wird die Diagnose dieser Erkrankungen aufgrund spezifischer Hautteste gestellt, gelegentlich bringt jedoch erst eine Biopsie die Krankheit an den Tag.

Therapie

Die Therapie dieser anderen Lymphadenitiden richtet sich nach der Grundkrankheit und ist nicht chirurgisch.

Literatur

Bill jr., A. H.: Glands of the neck. In: Pediatric Surgery, hrsg. von W. T. Mustard, M. M. Ravitch, W. H. Snyder, K. J. Welch, C. D. Benson. Yearbook Medical Publishers, Chicago 1969
Chapman, P., T. C. Eickhoff: Tuberculosis. In: Communicable and Infectious Diseases, hrsg. von F. H. Top und P. F. Wehrle. Mosby, St. Louis 1976
Dallman, P. R.: Lymph nodes. In: Pediatrics, hrsg. von A. M. Rudolph, H. L. Barnett, A. E. Einhorn. Appleton, New York 1977
Huber, M.: Lymphadenitis colli. Unveröffentlicht. Basel 1978
Landbeck, G.: Erkrankungen des lymphatischen und retikuloendothelialen Gewebes. In: Kinderheilkunde, hrsg. von G. A. von Harnack. Springer, Berlin 1974
Lincoln, E. M., E. M. Sewell: Tuberculosis. In: Infectious Diseases of Children, hrsg. von S. Krugman, R. Ward, S. L. Katz. Mosby, St. Louis 1977
Pearson, H. A.: The lymphatic system. In: Nelson Textbook of Pediatrics, hrsg. von V. C. Vaughan, R. J. Mc Kay, W. E. Nelson. Saunders, Philadelphia 1975
Plüss, H. J., J. Sartorius: Solide Tumoren im Kindesalter. In: Internistische Krebstherapie, hrsg. von K. W. Brunner und G. A. Nagel. Springer, Berlin 1976
Sauter, Chr.: Die malignen Lymphome. In: Internistische Krebstherapie, hrsg. von K. W. Brunner und G. A. Nagel. Springer, Berlin 1976
Schmid, P. Ch.: Extrapulmonale Organtuberkulosen. In: Handbuch der Kinderheilkunde, hrsg. von H. Opitz und F. Schmid. Springer, Berlin 1963
Simone, J.: Malignant Lymphomas. In: Pediatrics, hrsg. von A. M. Rudolph, H. L. Barnett, A. E. Einhorn. Appleton, New York 1977

Retropharyngealabszeß

P. JENNY und B. HERZOG

Pathologie

Zwischen der *Lamina praevertebralis* und der hinteren *Rachenwand* liegen im Säuglingsalter mehrere Lymphknoten, die normalerweise im 5. Lebensjahr verschwunden sind. Diese Lymphknoten drainieren den *Nasopharynx* und die Region der *Eustachischen Tube*. Vorwiegend bei hämolytischen Streptokokkeninfektionen, seltener bei Staphylokokken, kommt es zur Vereiterung dieser Lymphknoten.

Symptome

Der *Retropharyngealabszeß* beginnt mit uncharakteristischen Erscheinungen wie Fieber, Unwohlsein und *Schluckbeschwerden*. Bald entwickeln sich aber die typischen Zeichen wie der schnarchende, *pharyngeale Stridor* und die Atemnot. Bei der Inspektion fällt die polsterartige Vorwölbung der geröteten und gequollenen hinteren Pharynxwand auf. Die ödematöse Schwellung kann sich bis zum Pharynxeingang erstrecken. Palpatorisch ist das derbe Polster der hinteren Pharynxwand mit zentraler Fluktuation beweisend. Meist sind auch die zervikalen Lymphknoten vergrößert.

Therapie

Falls die Entzündung der *retropharyngealen Lymphknoten* noch nicht zur Abszedierung geführt hat, kann eine antibiotische Behandlung mit Penicillin den Infekt zur Abheilung bringen. Bei sicherer Abszeßbildung besteht die Therapie in der sofortigen Inzision, da eine Spontanperforation wohl selten, die Gefahr einer Eiteraspiration jedoch dann recht groß ist. Auch besteht die Möglichkeit der Ausbreitung des Infektes ins Mediastinum. Die Inzision geschieht am besten in Allgemeinnarkose.
Der Kopf wird tief gelagert, der Abszeß in der Längsrichtung breit inzidiert. Der hervorquellende Eiter ist sofort abzusaugen.

Prognose

Bei noch nicht stattgefundener Abszedierung bringt die antibiotische Therapie in vielen Fällen die Heilung. Bei Abszedierung bessern sich die Beschwerden und der Allgemeinzustand des Kindes nach der Inzision rasch. Rezidive werden nur bei zu zaghafter Inzision beobachtet.
Die *chronische Form des Retropharyngealabszesses,* die bei älteren Kindern vorkommt, entspricht in der Regel einem Senkungsabszeß bei einer Halswirbeltuberkulose.

Literatur

Birrell, J. F.: Acute retropharyngeal abscess. In: Textbook of Paediatrics, hrsg. von J. O. Forfar und G. C. Arneil. Livingstone, Edinburgh 1973
Eichenwald, H. F., G. H. Mc Cracken jr.: The upper respiratory tract. In: Textbook of Pediatrics, hrsg. von W. E. Nelson, V. C. Vaughan, R. J. Mc Kay. Saunders, Philadelphia 1969
Erdmann, G.: Die Erkrankungen des Rachens und des lymphatischen Rachenringes. In: Handbuch der Kinderheilkunde, hrsg. von H. Opitz, F. Schmid. Springer, Berlin 1968
Ferguson, C. F.: Pharyngeal abscesses. In: Disorders of the Respiratory Tract in Children, hrsg. von E. L. Kending jr. Saunders, Philadelphia 1967
Joppich, G.: Obere Luftwege, Ohren, Halslymphknoten. In: Lehrbuch der Pädiatrie, hrsg. von G. Fanconi und A. Wallgren. Schwabe, Basel 1972

Lymphosarkom der Halsregion (Nicht-Hodgkin-Lymphome)

P. JENNY und B. HERZOG

Die *Nicht-Hodgkin-Lymphome* werden heute üblicherweise in 3 Typen eingeteilt. Das früher *Retikulumsarkom* genannte heißt heute *undifferenziertes, pleomorphes, histiozytäres, malignes Lymphom*. Das in der alten Nomenklatur lymphozytäre *Lymphosarkom* genannte wird neu in 2 Typen unterteilt: einerseits in das *lymphozytäre, gut differenzierte* und andererseits in das *lymphozytär wenig differenzierte maligne Lymphom*. Alle diese Formen kommen sowohl in nodulärer als auch in diffuser Form vor.

Symptome

Die im Kindesalter relativ seltenen, gelegentlich aber schon im Säuglingsalter vorkommenden Nicht-Hodgkin-Lymphome der Halsregion entwickeln sich von einer anfänglich umschriebenen Lymphdrüsenschwellung bald zu einem größeren, derben Tumor, der die seitliche Halspartie überragt (Abb. 21). Meist imponiert die Affektion zunächst als *unspezifische Lymphadenitis* und wird als solche behandelt. Die kaum erhöhte Temperatur, die fehlende Druckempfindlichkeit, die mangelnde lokale Überwärmung, die fehlende Tendenz zur Einschmelzung und die Zunahme der Schwellung trotz antibiotischer Behandlung lassen aber bald den tumorösen Charakter der Affektion erkennen. Die Diagnose kann mit Sicherheit nur durch eine Probeexzision gestellt werden. Die Häufigkeit der das Knochenmark nicht befallenden Nicht-Hodgkin-Lymphome wird in unterschiedlichen Prozentzahlen zwischen 20 und 60% angegeben. Diese Zahlen sind jedoch umstritten, da sie weitgehend von der Frequenz und der Zuverlässigkeit der Knochenmarkspunktion abhängen. Die klinisch sich rasch entwickelnde, derbe Infiltration der Umgebung führt zu Schmerzen, Schluckstörungen, *Stridor* oder Atemnot. Gelegentlich kann sich infolge des Tumordrucks eine *Phrenikusparese* mit Zwerchfellhochstand rechts einstellen. Die Metastasierung erfolgt generalisiert, wobei kaum ein Organ verschont bleibt.

Therapie

Auch bei den durch ihre Abgrenzung prognostisch günstigen, in der Halsregion lokalisierten Nicht-Hodgkin-Lymphomen kann die Therapie nie lediglich in einer lokalen Exzision bestehen. Diese ist auch selten möglich, da die operative Entfernung des Tumors an der bereits eingesetzten diffusen Durchsetzung der Umgebung durch Tumorgewebe scheitert. Nach der diagnostischen Probebiopsie bzw. der selten möglichen radikalen Exstirpation des Tumors muß eine intensive *Chemotherapie* folgen. Diese besteht meist in einer Kombination mehrerer *Zytostatika*. Die *Nachbestrahlung* kann lokale Rezidive verhindern; dies schon mit relativ geringen Dosen von rund 3000–4000 rd (30–40 Gy).

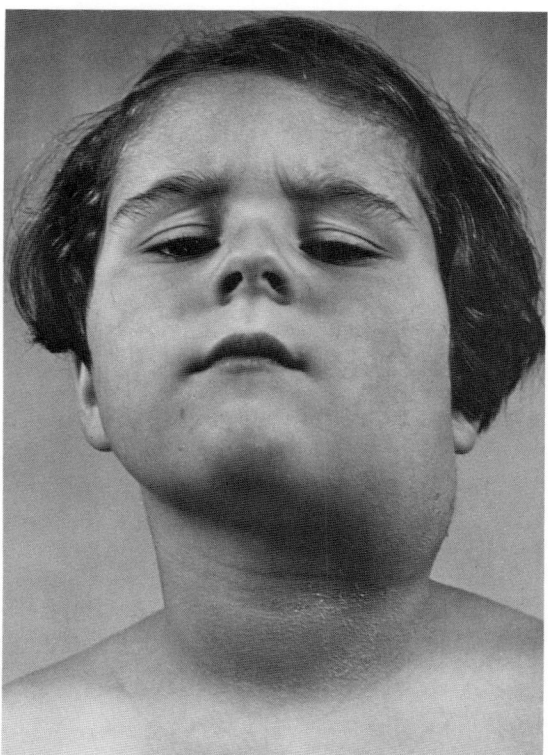

Abb. 21 Nicht-Hodgkin-Lymphom des Halses bei einem 6jährigen Mädchen.

Prognose

Die Prognose ist nur in den seltenen, lokalisierten Formen günstig. Bei den übrigen Fällen schwankt die Überlebensrate nach 3 Jahren zwischen 16 und 27%.

Literatur

Bill jr., A. H.: Glands of the neck. In: Pediatric Surgery, hrsg. von W. T. Mustard, M. M. Ravitch, W. H. Snyder, K. J. Welch, C. D. Benson. Yearbook Medical Publishers, Chicago 1969

Chapman, P., T. C. Eickhoff: Tuberculosis. In: Communicable and Infectious Diseases, hrsg. von F. H. Top und P. F. Wehrle. Mosby, St. Louis 1976

Dallman, P. R.: Lymph nodes. In: Pediatrics, hrsg. von A. M. Rudolph, H. L. Barnett, A. E. Einhorn. Appleton, New York 1977

Huber, M.: Lymphadenitis colli. Unveröffentlicht. Basel 1978

Landbeck, G.: Erkrankungen des lymphatischen und retikuloendothelialen Gewebes. In: Kinderheilkunde, hrsg. von G. A. von Harnack. Springer, Berlin 1974

Lincoln, E. M., E. M. Sewell: Tuberculosis. In: Infectious Diseases of Children, hrsg. von S. Krugman, R. Ward, S. L. Katz. Mosby, St. Louis 1977
Pearson, H. A.: The lymphatic system. In: Nelson Textbook of Pediatrics, hrsg. von V. C. Vaughan, R. J. McKay, W. E. Nelson. Saunders, Philadelphia 1975
Plüss, H. J., J. Sartorius: Solide Tumoren im Kindesalter. In: Internistische Krebstherapie, hrsg. von K. W. Brunner und G. A. Nagel. Springer, Berlin 1976
Sauter, Chr.: Die malignen Lymphome. In: Internistische Krebstherapie, hrsg. von K. W. Brunner und G. A. Nagel. Springer, Berlin 1976
Schmid, P. Ch.: Extrapulmonale Organtuberkulosen. In: Handbuch der Kinderheilkunde, hrsg. von H. Opitz und F. Schmid, Springer, Berlin 1963
Simone, J.: Malignant Lymphomas. In: Pediatrics, hrsg. von A. M. Rudolph, H. L. Barnett, A. E. Einhorn. Appleton, New York 1977

Indikationen und Technik der Tracheotomie

A. F. SCHÄRLI

Während früher die Tracheotomie in erster Linie in der Behandlung des diphtherischen Krupps, des Pseudokrupps, der Epiglottitis und der Poliomyelitis eine wichtige Rolle spielte, hat sich ihr Indikationsbereich in den letzten Jahren ganz wesentlich verschoben. Die langzeitige endotracheale Intubation, wenn nötig, über mehrere Wochen, vermag in den meisten Fällen eine Tracheotomie zu umgehen und damit auch die Komplikationen im Zusammenhang mit der Operation und Dekanülierung zu vermeiden.

Als *absolute* Indikationen für eine Tracheotomie gelten nur noch die Mißbildungen, in denen mit einem Tubus eine Stenose nicht umgangen werden kann. Dazu gehören kongenitale laryngeale oder tracheale Stenosen, subglottische Strikturen nach Langzeitintubationen, ein vollständiger Kollaps von Larynx oder Trachea oder eine kongenitale laryngeale Spaltbildung (CROCKER 1977; FILSTON u. Mitarb. 1978; LYAN u. VON HEERDEN 1973).

Zu den *relativen* Indikationen gehören tumorbedingte Einengungen, die intra- oder extratracheal gelegen sind. Eine über Wochen durchzuführende Intubation hat zudem oft eine zeitliche Begrenzung. Im Säuglingsalter ist die psychomotorische Entwicklung durch eine transnasale Intubation behindert. Nach einer Tracheotomie können in solchen Fällen raschere Fortschritte der Allgemeinentwicklung erreicht werden. Das Kind kann den Kopf drehen, ist für die Kontaktnahme freier und kann besser trinken und essen. Komatöse oder gelähmte Patienten können besser gepflegt werden, und freie Luftwege sind leichter zu erzielen.

Da eine Tracheotomie besonders im Säuglingsalter komplikationsreich sein kann, sind immer alle übrigen Wege zu studieren, um die Atmung zu erleichtern oder zu verbessern. So ist bei einer Choanalatresie frühzeitig die nasale Durchgängigkeit zu erreichen; bei einem Pierre-Robin-Syndrom ist oft eine Glossopexie geeignet, um die Atmung freizuhalten; ein obstruierender vaskulärer Ring ist frühzeitig operativ zu trennen usw.

Technik der Tracheotomie

Falls das Kind nicht schon intubiert ist, wird eine orale Intubation und Allgemeinnarkose durchgeführt. Eine Rolle wird unter die Schulter gelegt, damit der Kopf leicht zurückfällt. Eine Fingerbreite über der Sternalgrube wird in ca. 2 cm langer querer Hautschnitt gelegt. Die Inzision wird in gleicher Richtung durch das Platysma geführt. Die weitere Präparation bis auf die Trachea erfolgt sagittal. Schließlich wird der Isthmus der Thyreoidea dargestellt. Im allgemeinen wird beim Kind wegen der hohen Lage des Isthmus die Tracheotomia inferior vorgezogen. Für eine Langzeitbeatmung am Respirator ist aber die obere Tracheotomie wegen der relativen Kürze der Trachea geeigneter (Abb. 22).

Vor der Inzision der Trachea werden die Vv. thyreoideae imae und eventuell die A. thyreoidea ima stumpf auf die Seite geschoben. Die Lamina praevertebralis wird durchtrennt. Mit einem feinen Haken oder einem Seidenfaden wird eine Knorpelspange gefaßt und die Trachea etwas vorgezogen. Mit einem leicht bogenförmigen Schnitt wird ein Trachealring inzidiert, so daß ein kleiner Deckel entsteht. Niemals aber wird Knorpel reseziert. Der orale Tubus wird bis knapp über die Inzision zurückgezogen. Die Plastikkanüle kann nun leicht in die Trachea eingeführt werden. Sie füllt beinahe das Lumen der Luftröhre aus. Ein Stoffband fixiert den Trachealtubus satt um den Hals. Eine Wundnaht ist nicht notwendig. Durch eine Röntgenaufnahme versichert man sich, daß die Spitze des Tubus oberhalb der Karina liegt.

Tracheostomiepflege

Tracheostoma und Luftwege sind fortgesetzt mit einem Nebulizer feucht zu halten, damit die Reinhaltung von dicken Sekreten besser gelingt. Absaugen erfolgt nach Bedarf. In mehrstündigen Abständen können zusätzlich 1–2 ml NaCl instilliert und die Lungen mit dem Beutel von Hand mit leichtem Überdruck beatmet werden. Auf diese Weise gelingt es hierauf, auch festere Sekrete abzusaugen. Der Tubus wird wöchentlich, später eventuell alle 2 Wochen gewechselt.

Für die Tracheostomiepflege ist ein erfahrenes Team von Schwestern Vorbedingung. Alle Patienten werden zumindest anfänglich in der Intensivstation überwacht.

Literatur

Crocker, D.: Management of tracheostomy. In: The Critically Ill Child, hrsg. von C. A. Smith. Saunders, Philadelphia 1977 (S. 162)
Filston, H., D. G. Johnson, R. S. Crumrine: Infant Tracheostomy. Amer. J. Dis. Child. (1978) 1172
Lyan, H. B., J. A. von Heerden: Tracheostomy in infants. Surg. Clin. N. Amer. 53 (1973) 945
Murphy, D. A., J. Popkin: Tracheal collapse in tracheostomized infants. J. pediat. Surg. 6 (1971) 314
Sasaki, C. T., P. T. Gaudet, A. Peerless: Tracheostomy decannulation. Amer. J. Dis. Child. 132 (1978) 266

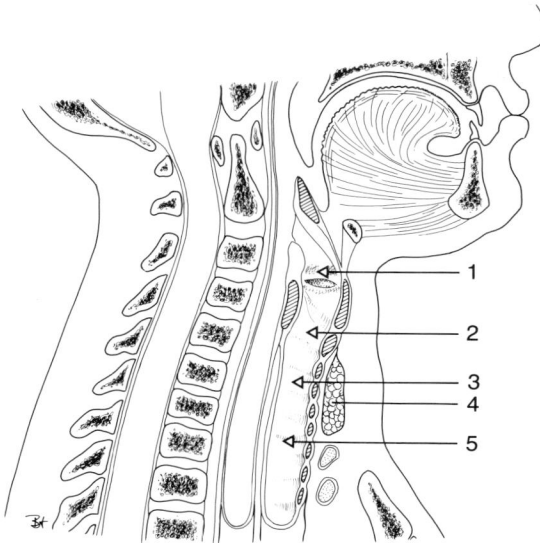

Abb. 22 Eröffnungsmöglichkeiten von Kehlkopf und Trachea bei Atmungsstenosen.

1 Suprathyreoidale Laryngotomie (Rethi)
2 Koniotomie
3 Obere Tracheotomie
4 Isthmus der Thyreoidea
5 Untere Tracheotomie

Dekanülierung

Vor jeder Dekanülierung wird laryngoskopisch festgestellt, ob die Epiglottis und der Larynxeingang mit den Stimmbändern normal sind. Mit dem Bronchoskop ist hierauf eine subglottische oder laryngeale Stenose auszuschließen. Die Gegend des Tracheostomas wird besonders genau nach Granulomen abgesucht (Sasaki u. Mitarb. 1978). Falls keine Obstruktion vorliegt, kann der Tubus vollends entfernt werden. Gewöhnlich schließt sich das Stoma in kurzer Zeit spontan.

Komplikationen leichter Art stellen anfängliche Atemschwierigkeiten infolge psychischer Erregung oder schlechter Atemtechnik dar. Falls ein Granulom vorliegt, muß dieses endoskopisch oder vom Tracheostoma her entfernt werden. Eine kurzzeitige Intubation ist in diesen Fällen notwendig. Der Trachealkollaps oder die sogenannte Tracheomalazie distal der Tracheostomie wird nach Murphy u. Popkin (1971) nicht einem Versagen der Trachea, sondern einem pathologisch erhöhten exspiratorischen Druck zugeschrieben, wie er bei Lungenfibrose oder lokaler Lungeninfektion mit begleitendem alveolärem Emphysem besteht.

5. Thorax

5.2 Thorax

Pathologie der Brustdrüsen und der Brustweichteile

U. G. STAUFFER

Abnormale Befunde im Bereich der kindlichen Brust geben den Eltern häufig zu großer Sorge Anlaß und führen meist kurz nach ihrer Entdeckung zum Hausarzt, zum Kinderarzt oder zum Kinderchirurgen.

Angeborene Fehlbildungen
Polythelie (multiple Brustwarzen)

Gelegentlich finden sich mehrere Brustwarzen, die in einer gebogenen Linie vor der vorderen Axillarfalte liegen. Meist finden sie sich kaudal, weniger häufig kranial der normalen Brustwarze. Sie sind eine Folge der Persistenz der primitiven Milchleiste. Diese tritt in der Pubertät gelegentlich als zarte, pigmentierte, die Brustwarzen verbindende Linie hervor. Akzessorische Warzen sind meist hypoplastisch. In der Regel, aber nicht immer, findet sich im Bereich der akzessorischen Warzen auch kein Drüsengewebe. Multiple Brustwarzen können ein- oder doppelseitig auftreten.

Therapie

Sie besteht in der Exzision der überzähligen Warzen. Der Zeitpunkt des Eingriffs richtet sich nach dem Einzelfall. Nur wenn mit Sicherheit feststeht, welches die akzessorischen Warzen sind, ist eine frühzeitige Exzision möglich. Ergeben sich die geringsten Zweifel, so muß bis zum Beginn der Pubertät (eingetretene Thelarche) zugewartet werden. Da das Drüsengewebe im Bereich der akzessorischen Warzen meist fehlt, kann die Exzision im Normalfall auf die Haut beschränkt bleiben. Eine zusätzliche Exzision von Unterhautfettgewebe und allfälligem Drüsengewebe darf, falls überhaupt notwendig, nur vorgenommen werden, wenn sich die normale Brust auf derselben Seite bereits entwickelt hat.

Ektopische Brustwarzen

Meist liegt die Brustwarze mehr lateral und höher, viel seltener tiefer als auf der Gegenseite (Abb. 1). Häufig ist überdies die Brustwarze selbst und auch das darunterliegende Drüsengewebe hypoplastisch. Gelegentlich ist die Ektopie, wie die Athelie und die Amazie, Teilerscheinung einer tiefergreifenden Dysplasie der ganzen Brustwand (s. unten).

Therapie

Die Therapie besteht in einer Schwenklappenplastik, wobei bei Mädchen mit dem Eingriff vielfach besser bis zur Pubertät zugewartet wird, damit bei einer frühzeitigen operativen Kur der Drüsenkörper nicht verletzt wird.

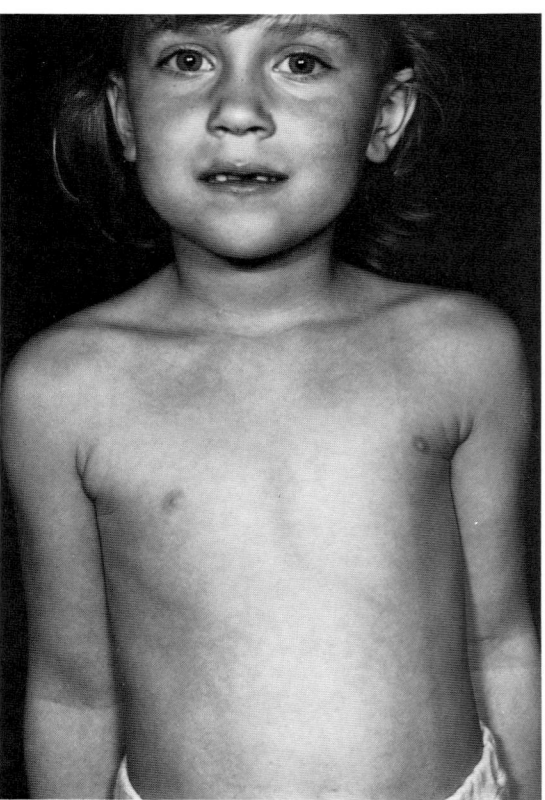

Abb. 1 6jähriges Mädchen. Ektopische Brustwarze links.

Athelie (fehlende Brustwarzen) und Amazie (fehlende Brustentwicklung)

Athelie und Amazie sind wesentlich seltener als die Polythelie und die Ektopie der Brustwarze. Die Fehlbildung tritt praktisch immer nur einseitig auf. Athelie und Amazie sind häufig Teilerscheinungen einer tiefergreifenden Störung mit mangelhafter Ausbildung oder vollkommenem Fehlen des kostalen Anteils des M. pectoralis major, evtl. zusammen mit einer Hypo- oder Dysplasie der darunterliegenden Rippen oder des ganzen gleichseitigen Hemithorax.

Therapie

Die Athelie und die Amazie muß beim Mädchen chirurgisch korrigiert werden. Diese Korrektureingriffe erfolgen mit Vorteil erst nach der Pubertät. Vorerst muß ein künstlicher Warzenhof geschaffen werden. Dies kann entweder durch Abschleifen eines entsprechenden Hautbezirks und nachfolgende UV-Bestrahlung oder durch ein freies Transplantat aus den großen Schamlippen erreicht werden. Vor dem Einsetzen der Mammaprothese wird aus kosmetischen Gründen mit Vorteil die volle Entwicklung der gesunden gegenseitigen Brust abgewartet.

Aplasie des Musculus pectoralis major

Die Aplasie des M. pectoralis major ist die bekannteste klinisch feststellbare Muskelaplasie des menschlichen Körpers. Sie kann als Teilerscheinung einer tiefergreifenden regionalen Dysplasie (s. oben), aber auch als Einzelmißbildung auftreten. Gelegentlich ist sie auch kombiniert mit einer Syndaktylie (RAVITCH 1971). Bei der isolierten Musculus-pectoralis-Aplasie ist die kosmetische Störung relativ gering und eine Behandlung erübrigt sich. Beim Mädchen geht allerdings die Aplasie des großen Muskels meist mit einer späteren Unterentwicklung der gleichseitigen Brust einher. Details über diese Mißbildung sind im Beitrag »Poland-Syndrom« zu finden.

Erworbene Störungen und Erkrankungen

Schwellung der Brustdrüsen beim Neugeborenen

Viele Neugeborene zeigen vorübergehend Schwellungen im Bereich der Brustdrüsen. Diese treten meist zwischen dem 3. und 8. Tag auf. Die Schwellung ist im allgemeinen gering, kann aber in Ausnahmefällen auch die Größe einer Mandarine erreichen. Bei der Palpation ist sie derb und indolent. Aus dem proliferierenden Drüsengewebe läßt sich häufig etwas weißliches Sekret (sog. Hexenmilch) abpressen. Das Krankheitsbild wurde früher gelegentlich als Mastitis neonatorum bezeichnet. Die Bezeichnung ist falsch und irreführend. Es handelt sich vielmehr um eine Reaktion des Kindes auf den intrauterinen Übertritt östrogener Hormone von der Mutter auf den Feten, eine sog. Schwangerschaftsreaktion.

Therapie

Eine Behandlung ist unnötig, sogar kontraindiziert, da sich die Schwellung spätestens innerhalb von 2–4 Wochen spontan zurückbildet. Nur ausnahmsweise kann es zu einer Superinfektion im proliferierenden Drüsengewebe kommen. Läßt sich diese durch die Gabe von Antibiotika ausnahmsweise nicht beherrschen und kommt es zur Einschmelzung und Abszeßbildung, so ist eine Inzision gelegentlich nicht zu umgehen. Dabei soll ein möglichst kleiner radiärer Schnitt angelegt werden, da so das Risiko, die zarten Drüsenausführungsgänge zu verletzen, am geringsten ist.

Prämature Thelarche

Die prämature Thelarche ist definiert als eine vorzeitige ein- oder doppelseitige Brustentwicklung bei kleinen Mädchen (Knospenbrust). Sie kommt meist in der Altersgruppe der 2- bis 5jährigen vor (Abb. 2). Andere Zeichen einer vorzeitigen Pubertät fehlen. Häufig ist die Brustvergrößerung vorerst einseitig, einige Monate später tritt dann meist auch die Schwellung der Gegenseite hinzu. Bei der

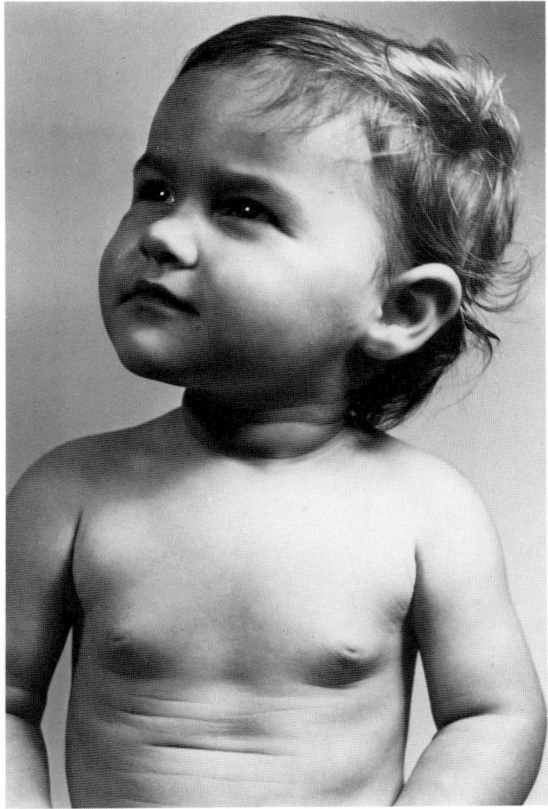

Abb. 2 2jähriges Mädchen. Prämature Thelarche.

Untersuchung läßt sich ein derber Drüsenkörper von Haselnuß- bis Pflaumengröße palpieren. Die Schwellung geht oft im Verlauf der nächsten Jahre ganz oder teilweise wieder zurück und das eigentliche Brustwachstum setzt dann erst in der Pubertät mit ungefähr 10–12 Jahren ein. Die prämature Thelarche beruht wahrscheinlich auf einer vorübergehend erhöhten Ansprechbarkeit der Endorgane auf in normalen oder nur leicht erhöhten Mengen vorhandene Hormone. Eine eigentliche endokrine Störung ist bis heute nicht nachgewiesen worden (FANCONI u. WALLGREN 1972).

Differentialdiagnose

Die prämature Thelarche muß gegen die echte Pubertas praecox oder die Pseudopubertas praecox, die beide viel seltener sind, abgegrenzt werden.

Therapie

Die prämature Thelarche ist vollständig harmlos. Eine Behandlung erübrigt sich. Leider kommt es jedoch auch heute noch gelegentlich vor, daß wegen mangelnder Kenntnis bei solchen Kindern Probebiopsien vorgenommen werden. Die Gefahr einer späteren Mißgestaltung der Brust durch Verletzung des Drüsenkörpers ist dann sehr groß.

5.4 Thorax

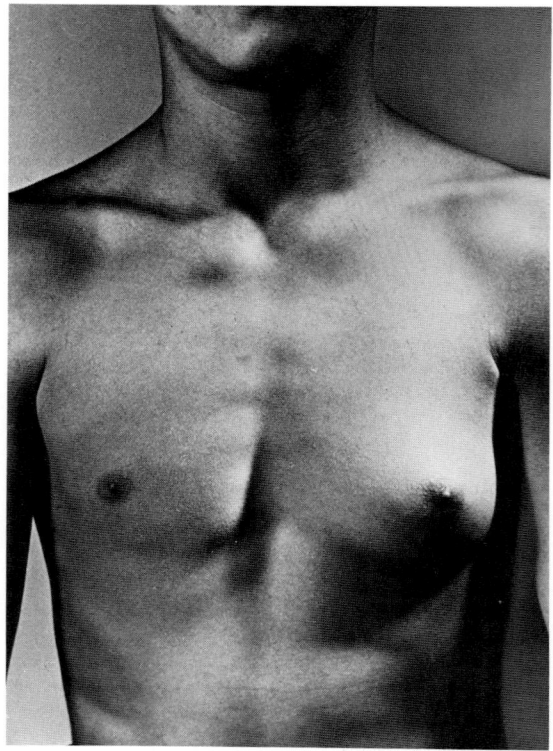

Abb. 3 15jähriger Knabe. Ausgeprägte, kosmetisch stark störende linksseitige Gynäkomastie.

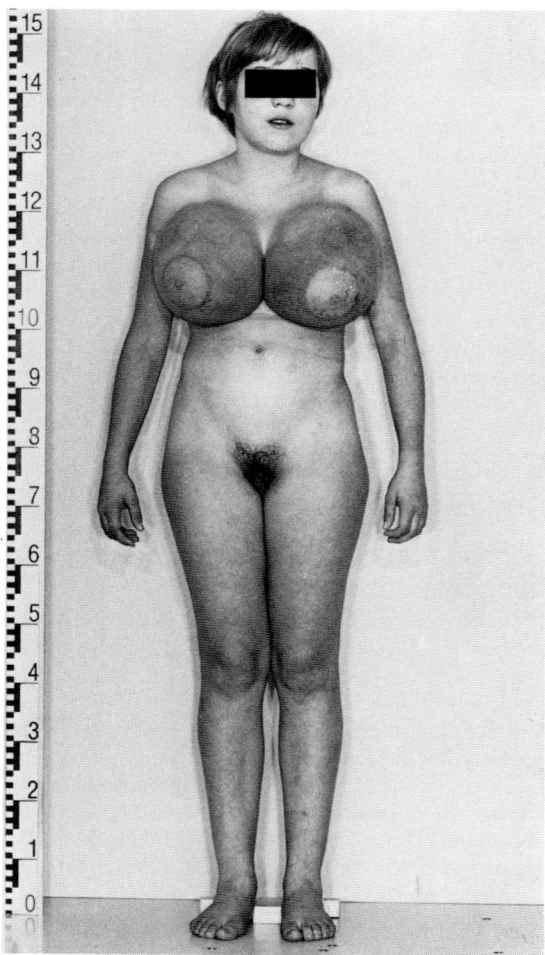

Abb. 4 13jähriges Mädchen. Idiopathische Mammahyperplasie.

Gynäkomastie

Bei der echten Gynäkomastie entwickelt sich bei pubertierenden Knaben eine mehr oder weniger ausgeprägte, ein- oder doppelseitige Brustdrüsenschwellung. Im Unterschied dazu findet sich bei der Pseudogynäkomastie lediglich eine starke Fettansammlung in der Brustgegend im Rahmen einer allgemeinen Adipositas.

Echte Gynäkomastie

Die echte Gynäkomastie ist recht häufig. Sie tritt in beinahe der Hälfte aller pubertierenden Knaben auf. Die Ursache ist unbekannt. Eine endokrine Störung liegt nicht vor. Meist ist die Schwellung gering. In Ausnahmefällen kann sie jedoch beinahe ebenso groß wie bei pubertierenden Mädchen sein. Gelegentlich treten vorübergehend etwas Spannungsgefühl und Schmerzen im Bereich der Brustwarzen auf. Dies wird manchmal fälschlicherweise als Pubertätsmastitis bezeichnet. Die Beschwerden gehen immer spontan zurück und vielfach verschwindet auch die Gynäkomastie nach Monaten oder Jahren teilweise oder ganz.

Therapie

In den meisten Fällen erübrigt sich eine Behandlung. Ist die Gynäkomastie jedoch besonders ausgeprägt (Durchmesser des Drüsenkörpers mehr als 5 cm), so kann sie kosmetisch stören und den Adoleszenten auch psychisch belasten (Abb. 3). Eine operative Entfernung scheint dann angezeigt. Die besten kosmetischen Ergebnisse ergibt eine periareoläre Inzision.

Pseudogynäkomastie

Ein ausgeprägter Pannikulus in der Brustgegend täuscht eine Gynäkomastie lediglich vor. Der Drüsenkörper selbst ist nicht vergrößert. Eine endokrine Störung liegt nicht vor. Kinder mit Pseudogynäkomastie zeigen als Folge der allgemeinen Fettsucht zusätzlich auch Striae vor allem in der Hüftgegend und an den Außenseiten der Oberschenkel. Das Genitale erscheint fälschlicherweise oft klein, da es im Pannikulus der Pubesgegend verschwindet. Die Patienten sind meist groß gewachsen, massig gebaut, weisen häufig X-Beine und Plattfüße auf.

Therapie

Auch diese Patienten werden gelegentlich dem Chirurgen überwiesen mit der Frage der operativen Korrektur, da auch sie oft unter der Pseudogynäkomastie leiden. Wichtiger wären allgemeine diätetische Maßnahmen zur Gewichtsreduktion.

Idiopathische Mammahyperplasie

Die idiopathische Mammahyperplasie ist glücklicherweise sehr selten. An unserer Klinik sahen wir in den letzten 20 Jahren nur 2 Fälle. Sie entwickelt sich bei Mädchen in der Pubertät und besteht in einer enormen, grotesken Vergrößerung beider Brüste (Abb. 4). Die enorme Brustvergrößerung ist meist schmerzhaft und belastet die Patientin psychisch schwer. Bei der klinischen Untersuchung sind die Brüste prallderb, überwärmt und druckschmerzhaft. Die Ätiologie der idiopathischen Mammahyperplasie ist nicht bekannt. Eine endokrine Störung konnte bis heute nicht nachgewiesen werden.

Therapie

Die Therapie ist schwierig. Sie besteht in einer Reduktionsplastik, wobei auf alle Fälle die Brustwarze erhalten bleiben soll. Der Eingriff wird am besten in Zusammenarbeit mit einem erfahrenen plastischen Chirurgen durchgeführt.

Literatur

Fanconi, G., A. Wallgren: Lehrbuch der Pädiatrie. Schwabe, Basel 1972
Ravitch, M. M.: The forms of congenital deformities of the chest and their treatment. In: Progress in Pediatric Surgery. Bd. III, hrsg. von P.P. Rickham, W.Ch. Hecker, J. Prévot. Urban & Schwarzenberg, München 1971 (S. 1)
Stauffer, U.G.: Fehlbildungen und Erkrankungen im Bereich der Brustwand im Kindesalter. In: Chirurgie der Gegenwart, Bd. III, hrsg. von R. Zenker, F. Deucher, W. Schink. Urban & Schwarzenberg, München 1976

Trichterbrust, Hühnerbrust und andere Skelettmißbildungen des Thorax

R. MORGER und R. GYSLER

Trichterbrust

Vorkommen

Die Trichterbrust (Abb. 5), die familiär auftreten kann, wird bei Kindern beiderlei Geschlechts nicht selten beobachtet. Die Exkavation der vorderen Thoraxwand ist oft schon beim Neugeborenen vorhanden, um sich bis zur Pubertät progressiv zu vertiefen. Die Häufigkeit wird unterschiedlich zwischen 0,5–2% angegeben (FOLBERTH 1966; SCHOBERTH 1961). Es werden zahlreiche Kombinationen mit den verschiedensten Mißbildungen beschrieben, wie Wirbelsäulenanomalien, Skoliosen, Kyphosen, Mikrognathie, Arachnodaktylie, Turner- und Marfan-Syndrome, Hüftdysplasien, Kryptorchismus und Bindegewebsschäden. Diese Patienten sind im Kleinkindalter von 2–5 Jahren häufig schlechte Esser und wenig leistungsfähig. Sie weisen eine ausgesprochene Infektanfälligkeit mit Neigung zu vergrößerten Adenoiden und Tonsillen, Sinusitiden und Pneumonien auf. Die Geschlechtsverteilung wird mit 2:1 bis 4:1 zuungunsten der Knaben angegeben (FOLBERTH 1966).

Ätiologie und Pathogenese

Die Ursache dieser kongenitalen Entwicklungsstörung ist bis heute noch keineswegs endgültig geklärt. 1959 hat MANEKE die alten Ebsteinschen Vorstellungen über Ätiologie und Pathogenese der Trichterbrust präzisiert und theoretisch begründet, nach denen die Ursache der Deformität in einer anlagemäßigen Entlastungsschwäche der vorderen Brustwand zu suchen ist. Die typische Verbiegung soll unter normaler atemtechnischer Beanspruchung entstehen. MANEKE (1959) führt diese Belastungsinsuffizienz auf eine sogenannte »sternokostale Dysplasie« zurück. GEISBE u. Mitarb. (1971) haben durch morphologische, biochemische sowie tierexperimentelle Untersuchungen gezeigt, daß es im Rippenknorpel der Trichterbrustpatienten zu einer vorzeitigen Alterung kommt, zu sogenannten kataplastischen Veränderungen, die sich histologisch eindeutig nachweisen lassen. Diese Veränderungen beruhen höchst wahrscheinlich biochemisch auf einer gesteigerten katabolen Enzymaktivität im Mucopolysaccharidstoffwechsel. Den Nachweis, daß die belastungsinsuffiziente vordere Brustwand (sternokostale Dysplasie) unter sonst normalen atemtechnischen Bedingungen trichterartig deformiert wird, konnten GEISBE u. Mitarb.

5.6 Thorax

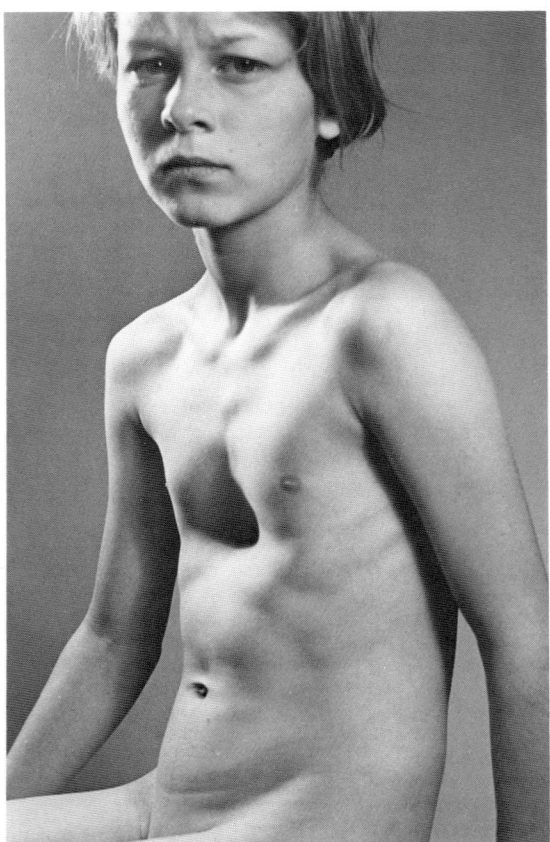

Abb. 5 Trichterbrust bei 11jährigem Mädchen.

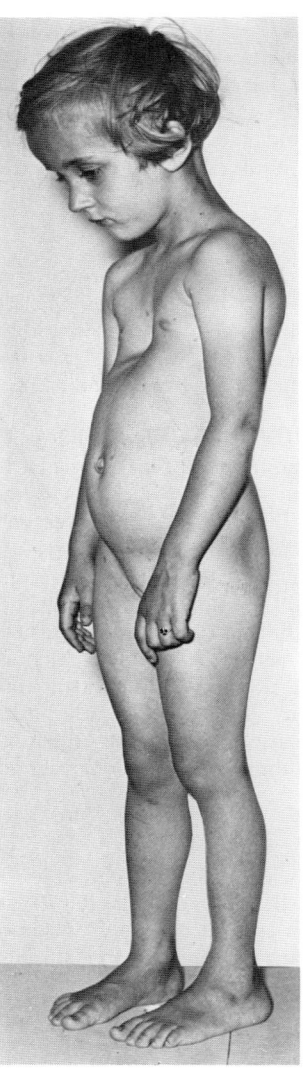

Abb. 6 Typische Haltung des Oberkörpers bei Trichterbrust.

(1971) im tierexperimentellen Modellversuch an Kaninchen erbringen. Die formale Entstehung der typischen Trichterdeformität ist demnach unter der Voraussetzung einer Wandschwäche des sternokostalen Abschnittes ohne sonstige Störung der Atemtechnik theoretisch möglich. Dieser Wandschwäche entspricht ein morphologisch faßbares Substrat, welches durch gesteigerte katabole Reaktionen im Mucopolysaccharidstoffwechsel erklärt wird. Es kann allerdings bisher nur vermutet werden, daß dieser sternokostalen Dysplasie eine spezielle Stoffwechselstörung der Chondrozyten zugrunde liegt, die als regressiv kataplastisches Geschehen deutlich wird und seine Stabilität mindert.

Symptome

Die Trichterbrust findet sich meist bei asthenischen, muskelschwachen Kindern mit langem, flachem, im sagittalen Durchmesser verkürztem Thorax. Charakteristisch ist die Haltung dieser Kinder. Der Oberkörper ist entsprechend einer leichten Kyphose der oberen Brustwirbelsäule nach vorn geneigt, und die hängenden Schultern sind nach vorn gerichtet (Abb. 6). Bei Kleinkindern mit noch weichem Skelett vertieft sich die eingesunkene Partie bei jeder Inspiration.

Subjektive Beschwerden werden bei jüngeren Kindern selten geäußert, bei älteren hingegen können rasche Ermüdbarkeit, Dyspnoe und Tachykardie bei Anstrengungen beobachtet werden. Über dem Herzen sind nicht selten systolische Geräusche und gespaltene Herztöne zu hören.

Infolge der Raumbeschränkung im Thorax weicht das Herz in mehr als der Hälfte der Fälle nach links und dorsal, selten nach rechts aus (Abb. 7). Im Röntgenbild taucht die rechte Herzkontur im Wirbelsäulenschatten unter, weshalb der abgedeckte rechte Hilus vergrößert erscheint. Mit der linksdorsalen Verlagerung geht oft eine Drehung des Herzens einher, was sich in einer Abrundung der Herzspitze und im Vorspringen des Pulmonalisbogens äußert (Pseudomitralkonfiguration). Nicht selten ergibt auch das EKG Veränderungen.

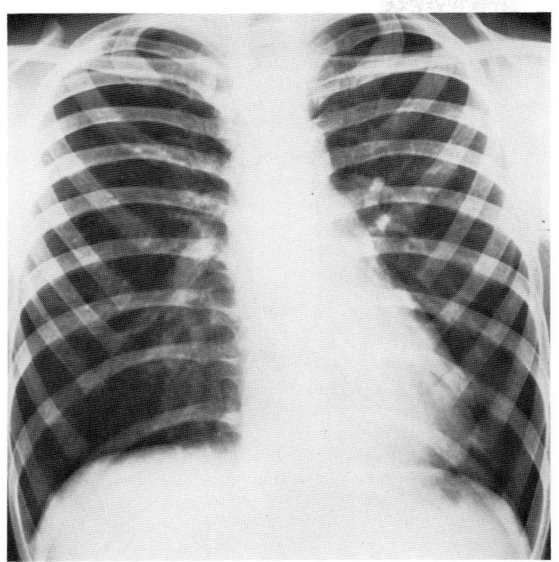

Abb. 7 Verlagerung des Herzens nach links und dorsal bei Trichterbrust mit Abdeckung des rechten Hilus.

Die Verlagerung der Herzspitze nach dorsal ist am Abweichen des T-Vektors nach dorsal (neg. T in V_1 und V_2) leicht zu erkennen. Gelegentlich werden auch Rhythmusanomalien beobachtet, die als Folge ektopischer Reizbildungen bei mechanischer Druckwirkung auf den rechten Vorhof und Ventrikel aufgefaßt werden.

Subjektiv fehlen Herz- und Atembeschwerden im Kindesalter wegen der großen Anpassungsfähigkeit des kindlichen Organismus. Beschwerden treten erst jenseits der Pubertät bei Einschränkung der Anpassungsfähigkeit auf. Die oft vorhandene Mangelbelüftung der Lunge kann zu einem Cor pulmonale führen. Neue Studien in der kardialen Physiologie haben gezeigt, daß Patienten mit Trichterbrust bei Anstrengungen ein kleineres Schlagvolumen und einen kleineren Output haben (KOOP 1976). Auch kann der venöse Rückfluß aus der V. cava inferior beeinträchtigt sein. Nach unseren Erfahrungen können deshalb Trichterbrustpatienten nur kürzere Zeit unter Wasser schwimmen im Vergleich zu ihren gleichaltrigen Kameraden.

Formen
Wir können 3 Formen von Trichterbrust unterscheiden:
- Tiefer zirkumskripter Trichter mit tiefstem Punkt in der Höhe des 4. bis 5. Rippenknorpels, dabei ist der Knorpel stark abgeknickt.
- Flacher, breitbasiger Trichter, auf der Höhe des 1. Rippenknorpels beginnend und seitlich auslaufend.
- Asymmetrischer Trichter, der meistens nur die Partie des Rippenbogens auf der einen oder anderen Seite betrifft, oft mit Rotation des Sternums meist nach rechts.

Untersuchungen
- *Röntgen*. Thoraxaufnahme a.-p. und seitlich. Auf dem a.-p. Bild ist das Herz nach links verschoben mit Abdeckung des rechten Hilus. Auf der seitlichen Thoraxaufnahme ist die Distanz zwischen Vorderwand der Wirbelsäule und tiefstem Punkt des Sternums wesentlich unter der Norm.
- *Lungenfunktion*. Verminderung der Vitalkapazität. Typischerweise besteht ein Unterschied bei der ergometrischen Belastung im Liegen und im Sitzen.
- *EKG*. Häufig Drehung der Herzachse, oft Extrasystolen.
- *Herzkatheterismus*. Bei schweren Formen Druckablauf im rechten Ventrikel wie bei einer Pericarditis constrictiva.

Therapie
Aufgrund unserer Erfahrungen gibt es zwei Behandlungsarten, die konservative und die operative Therapie.

Konservative Behandlung
Die konservative Behandlung hat nur im Frühkindesalter einen Sinn, bildet aber gleichzeitig für eine allfällige Operation eine optimale Vorbereitung. Jedes Kind mit einer Trichterbrust muß als Patient betrachtet werden, der möglicherweise eine respiratorische Obstruktion hat. Die häufigste ist eine Adenohyperplasie im Nasopharynx. Wir sind mit KOOP einig, daß eine bestehende Trichterbrust durch eine respiratorische Obstruktion im Alter von 2–4 Jahren deutlich verstärkt wird. Aus diesem Grund empfehlen wir bei einem solchen Patienten möglichst frühzeitig eine Adenotomie, eventuell zusätzlich die Tonsillektomie auszuführen. Bei freien oberen Luftwegen kann die Atemgymnastik, mit der wir im Alter von ca. 4 Jahren beginnen, viel effektiver sein. Die Physiotherapie beruht auf folgenden Prinzipien:
- Atemgymnastik (Flankenatmung, Costae-verae-Atmung),
- Haltungskorrektur,
- Kräftigung der Rückenmuskeln,
- Dehnung des M. pectoralis.

Operative Behandlung
Die Indikation zur operativen Behandlung der Trichterbrust ist bei Kindern seltener wegen den erwähnten funktionellen Störungen, sondern vor allem aus kosmetischen und psychologischen Gründen gegeben. In der heutigen badefreudigen Zeit kommt diesem Faktor mehr denn je Bedeutung zu. Ein Kind mit Trichterbrust zieht die Aufmerksamkeit der Umgebung auf sich, es ist den

5.8 Thorax

Neckereien seiner Gefährten ausgesetzt, und schon früh wird ihm sein körperlicher Mangel bewußt, was seinem Selbstbewußtsein schadet. Die Eltern wünschen deshalb oft schon frühzeitig eine operative Korrektur. Man wird sich auch leichter dazu entschließen können, da der relativ große Eingriff bei sachgemäßem Vorgehen heute ohne wesentliche Gefahr durchgeführt werden kann. Entsprechend den Resultaten der Bremer Klinik (REHBEIN) (1976) finden auch bei uns (an über 100 Patienten) am wenigsten Rezidive in der Altersgruppe 6–8 Jahre und über 12 Jahre. Die relativ hohe Rezidivquote bei Patienten, die zwischen 4–6 oder 9–12 Jahren operiert wurden, läßt uns heute die Operation, wenn möglich, zwischen dem 6.–8. Altersjahr durchführen, da in diesem Alter die Operation doch wesentlich einfacher ist als bei fast erwachsenen Patienten. Ist die Operation zu diesem Zeitpunkt aus irgendwelchen Gründen nicht möglich, so wird das Kind weiter konservativ mit intensiver Physiotherapie behandelt und die Operation erst nach dem 12. Lebensjahr durchgeführt.

Technik

Die eingesunkene Partie der vorderen Thoraxwand ist soweit zu mobilisieren, daß sie ohne Widerstand ins normale Niveau gebracht werden kann. In dieser Stellung ist sie zu fixieren. Da es während des Eingriffs aus zahlreichen, wenn auch nur kleineren Gefäßen blutet, ist es angezeigt, vor der Operation eine intravenöse Dauertropfinfusion anzulegen und Blut bereitzustellen. Der Eingriff erfolgt immer in Intubationsnarkose, da eine Verletzung der Pleura fast regelmäßig vorkommt. Wir verwenden wieder erneut die mediane Längsinzision über dem Sternum (Abb. 8), da bei ausgeprägter Trichterbrust die Mobilisation des Hautmuskellappens viel schonender und leichter vorgenommen werden kann. Der wellenförmig verlaufende Schnitt in horizontaler Richtung reicht für eine ausreichende und schonende Mobilisation und anschließende Fixation meist nicht aus. Die Trichterbrustoperation nach der Methode von REHBEIN (1976) läßt sich wie alle Trichterbrustoperationen in 3 Abschnitte gliedern:
- in die Ablösung der Weichteile,
- in die Mobilisation des Sternums,
- in die Stabilisation der vorderen Brustwand.

Der Hautmuskellappen wird nach der Seite hin und nach oben und unten so weit von der darunterliegenden Faszie abgelöst, bis der Rand der Thoraxgrube und der Rippenbogen allseitig freigelegt ist. Hierauf wird der knorpelige Processus xiphoideus mit einer Kocherklemme gefaßt und von seinen bindegewebigen Adhäsionen gelöst und nach Durchtrennung an der Basis exstirpiert. Von der entstehenden Lücke aus gelingt es nun leicht, nach Anheben des unteren Sternumrandes mit einem Knochenhaken, durch stumpfes Vorgehen mit dem Zeigefinger, das Perikard von der Rückseite

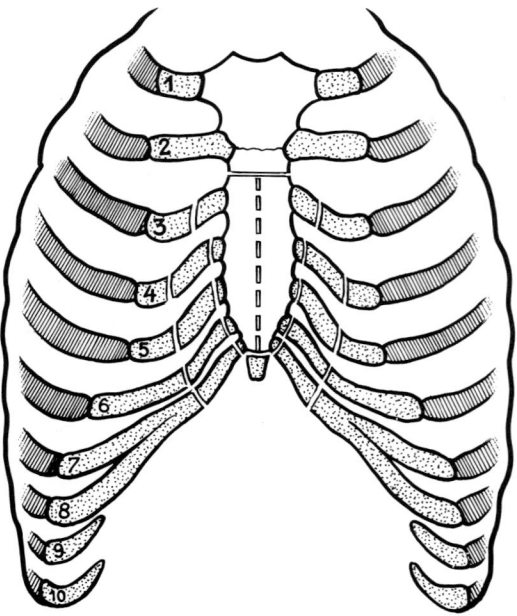

Abb. **8** Sternum- und Rippeninzision zur Mobilisierung der eingesunkenen Thoraxpartie bei Trichterbrust.

des Sternums zu lösen. Beim Versuch, die Pleura parietalis in gleicher Weise von den eingesunkenen Rippenabschnitten bis zum Rande der Depression zu lösen, ist fast regelmäßig mit einem Einreißen der zarten Pleura zu rechnen. Es genügt aber, wenn das Ablösen der Pleura nur nach der Seite hin erfolgt und nicht vollständig durchgeführt wird. Dadurch kann man ein Einreißen fast immer vermeiden. Die Rippenknorpel werden entlang dem Sternum (parasternal) und am äußeren Rand der Depression mit dem Luer so durchtrennt, daß das hintere Perichondrium intakt bleibt. Das Sternum wird am oberen Rand der Einsenkung ebenfalls mit dem Luer bis auf das hintere Periost quer durchtrennt. Die Längsspaltung des Sternums wird nur ausnahmsweise und bei älteren Patienten durchgeführt. Der derart aufgeteilte deprimierte Trichter kann nach dieser Mobilisation leicht angehoben werden (Abb. 9), und es erfolgt nun die Fixation des mobilisierten Trichters mittels Rehbein-Spangen. Zu diesem Zweck werden 2–3 Stahlschienenpaare benutzt (Abb. 10), die rippenförmig gebogen mit ihren schmalen, kurzen Schenkeln paarweise in die Markräume entsprechender Rippen verankert werden. Zu diesem Zweck wird das Periost von der Rippe abgelöst und mit dem Luer der Markraum eröffnet. Mit einem Pfriem der gleichen Beschaffenheit wie die kurzen Schenkel der Schienen wird der Markraum aufgebohrt, so daß die Schiene anschließend fest im Markraum sitzt. Diese Schienen gibt es in 4 verschiedenen Größen, passend für alle Altersgruppen. An die Spangen werden mit Hilfe von Draht-

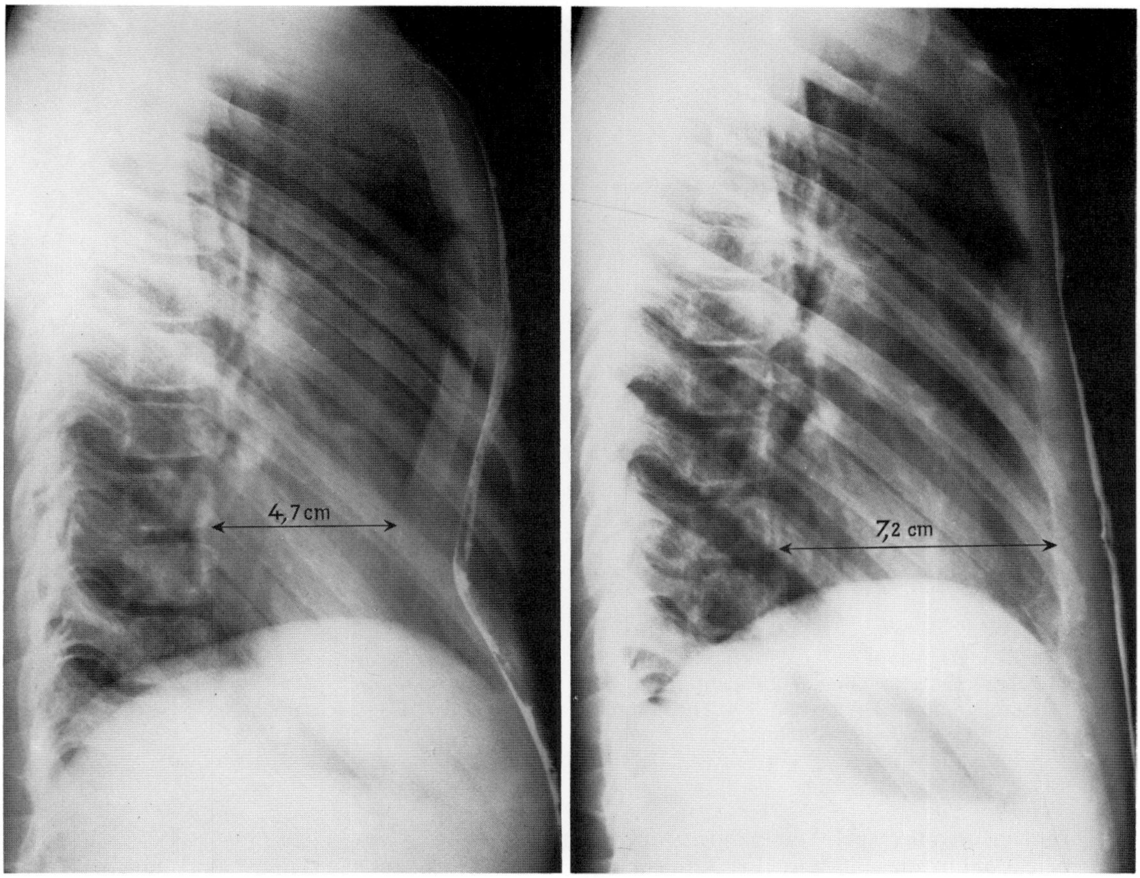

Trichterbrust, Hühnerbrust und andere Skelettmißbildungen des Thorax

Abb. 9 Zunahme des sternovertebralen Abstandes nach Trichterbrustoperation bei 7jährigem Knaben, mediane Sagittallinie mit Barium markiert.

Abb. 10 Trichterbrustschienen und Metallband zur Fixation.

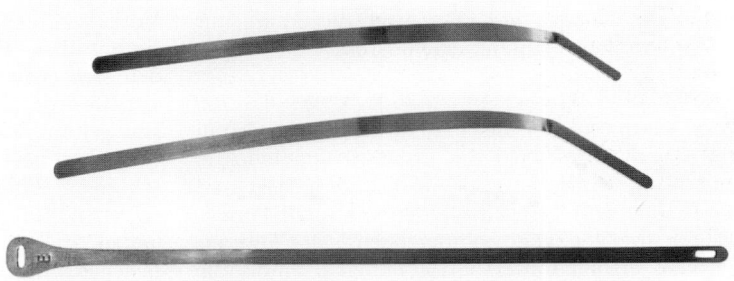

5.10 Thorax

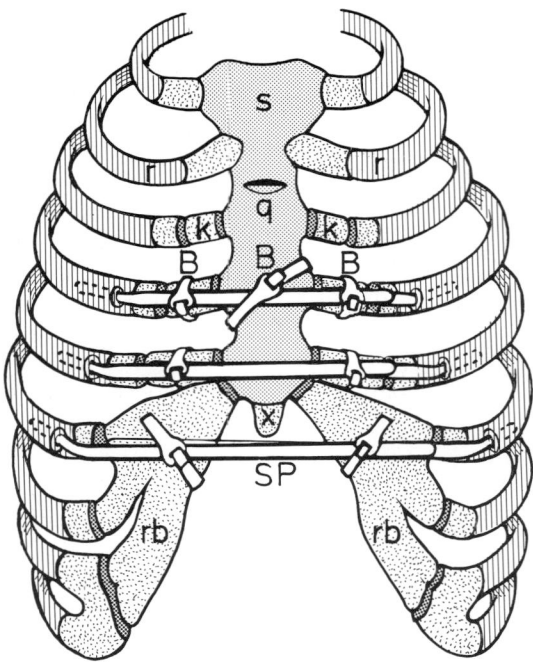
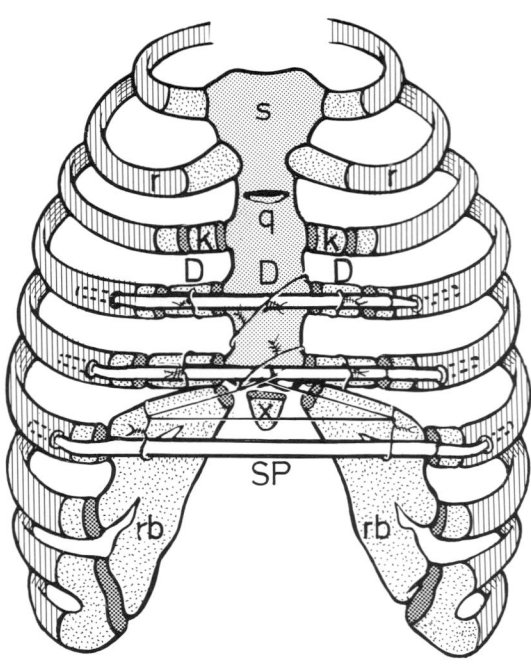

Abb. 11 Schematische Gesamtübersicht der Trichterbrustoperation nach Rehbein. SP – Trichterbrustschienen, D = Draht, B = Metallbänder, S = Sternum, k = Rippenknorpel, r = Rippen, rb = Rippenbögen, x = Xiphoid, q = Querosteotomie.

schlingen, neuerdings auch Stahlbändern, das gehobene Sternum, die parasternalen Rippenknorpelstücke und die freipräparierten Rippenbögen aufgehängt (Abb. 11). Die Schienen bleiben mindestens 2–3 Jahre liegen. Auf beide Seiten über dem Thorax und unter das Sternum wird je ein Redonschlauch eingelegt. Die Muskelschicht wird mit Catnähten wieder vereinigt und die Haut mit atraumatischen Nähten verschlossen.

Nachbehandlung

Postoperativ kommt der Patient für 24 Stunden in ein Sauerstoffzelt, wo die Atemluft angefeuchtet und nötigenfalls mit Sauerstoff angereichert und die Temperatur geregelt werden kann. Die Patienten erhalten genügend Schmerzmittel. Der Thoraxverband erfolgt mittels einer Tubigrip-Binde, die den Thorax sehr gut zusammenhält. Die Atemgymnastik setzt bereits am 1. postoperativen Tag ein und bildet neben den Antibiotika und den Sekretolytika einen wichtigen Bestandteil der postoperativen Behandlung. Die Redons werden nach 4–5 Tagen entfernt. Die Fadenentfernung erfolgt nach 10 Tagen. Nach 2 Wochen werden die Patienten nach Hause entlassen und sie tragen 4–6 Wochen noch die Tubigrip-Binde* (Abb. 12 a u. b).

---

* als Tubigrip R bezeichnet (Seton Products Ltd. England).

Komplikationen

Das Risiko der Operation ist trotz ihres Ausmaßes glücklicherweise gering. Wir haben, wie viele andere Operateure, bei über 100 operierten Patienten keinen Zwischenfall erlebt und keinen Patienten verloren. Eine unangenehme Komplikation, die Infektion der Wunde, ist trotz sorgfältigstem Vorgehen nicht immer zu vermeiden. Wir haben sie bei über 100 Operationen 4mal erlebt. Es bilden sich entweder Abszesse, die Wunde eröffnet sich und das Metall tritt zutage, oder es kommt erst sekundär, Monate nach der Operation zur Infektion, nachdem nicht exakt geschützte Drahtschlingen und ungenügend gepolsterte Metallschienen von innen her zum Dekubitus geführt haben. In keinem der Fälle war die Infektion lebensbedrohend. In allen Fällen konnten wir die Spangen 4–5 Monate liegen lassen, um wenigstens die primäre Stabilisierung der vorderen Thoraxwand zu erreichen. Erst dann wurde das Metall total oder teilweise entfernt. Die Wunden schlossen sich darauf, es kam nie zu einer Osteomyelitis. Ausgeprägte Rezidive im Anschluß an die Wundinfektion entwickelten sich bei uns in keinem Fall. Dreimal brach eine Schiene ab, und zwar am Übergang von der Markhöhle zum Periost, wo die Schienen einen Knick aufwiesen. Auch dies führte zu keinen Komplikationen. Möglicherweise lag diesem Mißgeschick ein Materialfehler zugrunde.

a   b

Abb. **12a** u. **b**   7jähriger Knabe vor der Operation (**a**) und gleicher Patient nach der Operation (**b**).

5.12 Thorax

Ergebnisse

Unsere Ergebnisse sind in der folgenden Tabelle (Tab. 1) zusammengestellt, und zwar nach dem Operationsalter unserer Patienten aufgeteilt: Alle Patienten werden persönlich in regelmäßigen Abständen von 1 Jahr nachkontrolliert, zuletzt mit 20 Jahren.

Tabelle 1 Prozentuale Verteilung der verschiedenen Operationsergebnisse in Abhängigkeit vom Operationsalter von 91 nachuntersuchten Patienten (1966–1975)

Operations-alter (Jahre)	Operationsergebnisse		
	gut	befriedigend	Rezidiv
4– 5	65 %	15 %	20 %
6– 8	75 %	18 %	7 %
9–12	55 %	21 %	24 %
12–20	69 %	22 %	9 %

Entsprechend den Resultaten der Bremer Klinik finden sich auch bei uns am wenigsten Rezidive in der Altersgruppe 6–8 Jahre und über 12 Jahre. Die hohe Rezidivquote bei Patienten zwischen 4–6 Jahren und 9–12 Jahren läßt uns heute die Operation, wenn möglich, zwischen dem 6. und 8. Altersjahr durchführen, da in diesem Alter die Operation noch wesentlich einfacher ist als bei den fast erwachsenen Patienten.

Hühnerbrust

Bei der Hühnerbrust (Abb. 13), oder Pectus carinatum, handelt es sich um eine Protrusionsdeformität der vorderen Brustwand, vorwiegend des Sternums. Im Gegensatz dazu wird die Trichterbrust als Impressionsdeformität bezeichnet. Nach KOOP hat die Hühnerbrust mit größter Wahrscheinlichkeit die gleiche Ätiologie wie die Trichterbrust. Deshalb tritt sie auch familiär gehäuft auf.

Das Sternum und die angrenzenden Rippenabschnitte sind beim Pectus carinatum bombiert, nach vorn gewölbt. Der manchmal asymmetrische Thoraxbuckel verstärkt sich oft im Laufe des Wachstums, aber auch das Gegenteil kommt vor. Schwere Veränderungen sind selten. Die Brustorgane erleiden keine Einbuße wie bei der Trichterbrust. Diese Patienten haben im Gegenteil sehr gute Atemwerte, und manche von ihnen sind ausgezeichnete Langstreckenläufer. Die Indikation für eine Korrektur ist also hier nur eine kosmetische und psychische.

Therapie

Die Therapie ist vorwiegend konservativ und sollte im 3. bis 4. Lebensjahr einsetzen. In diesem Alter läßt sich das Sternum durch einen Pelottendruck leicht in die normale Lage zurückbringen. Wir gehen dabei folgendermaßen vor: Die Druckplatte wird nach Maß durch den Orthopädiemechaniker

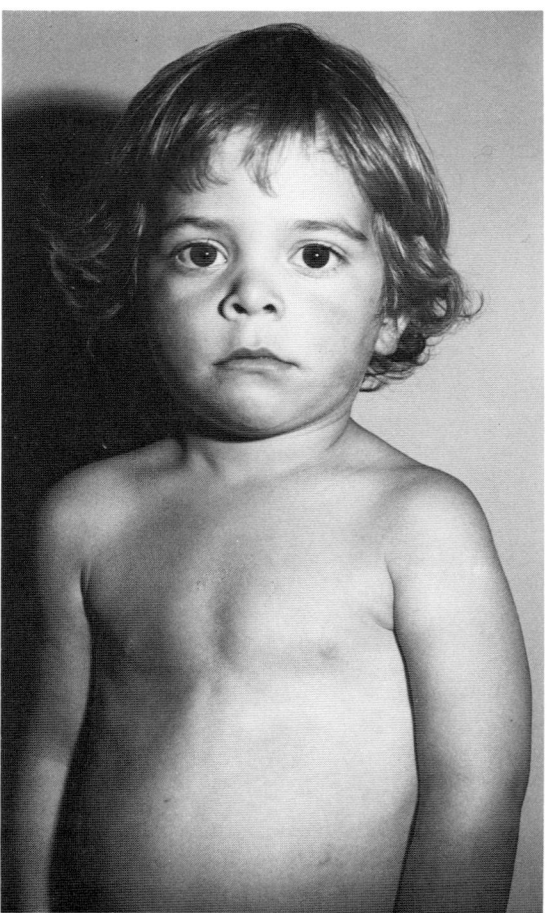

Abb. 13 3jähriger Knabe mit Hühnerbrust.

angefertigt (Abb. 14). Sie ist hinten auf der Wirbelsäule abgestützt. Durch den Druck der zirkulären Stahlfeder wird das Sternum in die normale Lage gebracht. In den ersten 14 Tagen wird die Pelotte am Vormittag und am Nachmittag während je 2 Stunden zur Angewöhnung getragen. Sobald sich der kleine Patient an die Pelotte gewöhnt hat, soll er sie möglichst während 24 Stunden tragen. In den meisten Fällen ist nach 6 Monaten die definitive Korrektur erreicht. Die Pelotte braucht nur noch nachts getragen zu werden, in der Regel noch für 1–2 Jahre. Es ist wichtig, daß die Pelotte alle 2 Monate auf ihren Sitz und auf die Druckwirkung geprüft wird.

Die operative Behandlung sollte die Ausnahme bleiben, das Prinzip ist gleich wie bei der Trichterbrustoperation.

Ergebnisse

In den vergangenen 12 Jahren haben wir über 50 Patienten mit dieser Methode ambulant behandelt. Auch bei älteren Patienten mit 16 und 17 Jahren konnten mit dieser konservativen Behandlung

Trichterbrust, Hühnerbrust und andere Skelettmißbildungen des Thorax

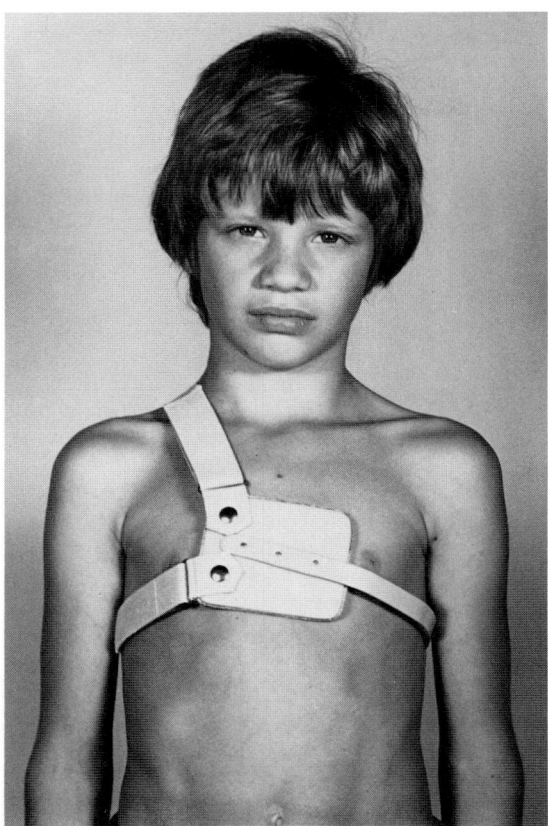

Abb. 14 8jähriger Knabe mit Pelottenbehandlung.

noch gute Teilerfolge erzielt werden, während bei Patienten unter 8 Jahren bei regelmäßigem Tragen der Pelotte der Erfolg fast 100% beträgt. Die Behandlung ist für Patienten und Eltern einfach und gut verträglich.

Andere Thoraxdeformitäten

Halsrippe
Es handelt sich um eine zusätzliche Rippe in der Höhe von C 7. Bis heute habe ich nur einmal diese Mißbildung bei einer jugendlichen Patientin gesehen, die an einer Kompression der A. subclavia zwischen dem M. scalenus und der zusätzlichen Rippe mit Durchblutungsstörungen und Schmerzen im Arm litt. Nach Resektion der Rippe war die Patientin beschwerdefrei.

Rippenfusion oder Fehlen von Rippen
Bei einer Anzahl Mißbildungen finden wir Rippenfusionen, Fehlen einer oder mehrerer Rippen oder eine Kombination dieser beiden. Ein häufig gesehener Defekt ist das Fehlen einer Rippe zusammen mit dem Fehlen des M. pectoralis major. Dies ist meist keine deformierende Mißbildung, doch kann dort, wo der M. pectoralis major und die Rippe fehlen, die Lunge herniieren. Einige dieser Patienten müssen operiert werden.

Bei Mädchen mit dieser Mißbildung kann es sein, daß sich die Brust auf der geschädigten Seite nicht, oder nur viel kleiner als auf der Gegenseite entwickelt. Dieser Defekt kann chirurgisch durch Einlegen einer Silikon- oder anderen Prothese angegangen werden.

Gabelrippe
Auch Gabelrippen können kosmetisch stören, vor allem im Bereich des Rippenbogens. In solchen Fällen bringt die Resektion gute kosmetische Ergebnisse.

Sternumspalten
Sternumspalten sind angeborene Schäden, die nur das Manubrium oder dieses und das Sternum betreffen können. Sie können mit normaler Haut bedeckt, oder nur von einem dünnen Häutchen, Perikard oder Pleura bedeckt sein. Offene Spalten fordern sofortige chirurgische Therapie. Die Wahl der Therapie ändert sich mit der Art des Defekts, das Ziel ist aber, eine Deckung mit Haut zu erreichen, um einen Infekt zu verhindern. Die Rekonstruktion des knöchernen Thorax kann auf später verschoben werden. Mit kleineren Defekten, die beim Verschmelzen der Manubriumteile entstanden sind, kann ein Kleinkind ohne Beschwerden leben.

Literatur
Bettex, M., F. Kuffer, A. Schärli: Wesentliches über Kinderchirurgie. Huber, Bern 1975 (S. 65–68)
Folberth, S.: Die Trichterbrust und ihre Beurteilung in der Praxis. Der Landarzt 42 (1966) 830–832
Geisbe, A., H. Mildenberger, A. Flach, H. Fendel: The aetiology and pathogenesis of funnel chest. Prog. Pediat. Surg. 3 (1971) 13–36
Gysler, R., R. Morger: Beitrag zur Korrektur der Trichterbrust nach Rehbein. Z. Kinderchir. 23 (1978) 162–163
Koop, G. E.: Visible and Palpable Lesions in Children. Grune & Stratton, New York 1976 (S. 44–48)
Maneke, M.: Untersuchungen zur Pathogenese der Brustkorbverformung. Dtsch. med. Wschr. 84 (1959) 504
Morger, R.: Zur Korrektur der Trichterbrust im Kindesalter. Sandorama IV (1975) 4–7
Rehbein, F.: The use of internal steel struts in the operative correction of funnel chest. J. pediat. Surg. 1 (1966) 80–84
Rehbein, F.: Trichterbrust. In: Kinderchirurgische Operationen. Hippokrates, Stuttgart 1976 (S. 1–20)
Rickham, P. P., R. T. Soper, U. G. Stauffer: Kinderchirurgie. Thieme, Stuttgart 1975 (S. 346–359)
Schoberth, H.: Die Trichterbrust. Ergebn. Chir. Orthop. 43 (1961) 150
von den Oelsnitz, G.: Ergebnisse der operativen Trichterbrustbehandlung an der Kinderchirurgischen Klinik in Bremen. Z. Kinderchir. 15 (1975) 25–48

Angeborener Schulterblatthochstand (Sprengelsche Deformität)

M. Dutoit und N. Genton

Es handelt sich um eine relativ seltene Mißbildung des Schultergürtels, die in leichteren Fällen kaum dem Arzt vorgestellt wird (Hensinger 1977; Thuilleux 1975). Da man heute die Früherfassung von kindlichen Mißbildungen erstrebt, verlegt sich der Zeitpunkt der Diagnosestellung oft schon ins Kleinkindesalter, und die Anzahl der Fälle scheint daher größer zu sein (Bensahel 1977).

Ätiologie und Pathologie

Ursache und Pathologie der Sprengelschen Deformität bleiben noch immer unklar, da sie häufig mit anderen Mißbildungen assoziiert ist (Ross 1977). Fest steht jedoch, daß bei diesem Erbleiden die embryonale Wanderung der Skapulaanlage von der Zervikalregion bis in die definitive Lage ausbleibt. Da das Os omovertebrale als knöcherne Brücke den oberen inneren Skapulawinkel mit der Wirbelsäule verbindet, wurde die Hypothese aufgestellt, es handle sich um eine regressive Anomalie im Sinn der Persistenz eines Schultergürtels vom Typ der Schildkröten. In 20–30% der Fälle findet man diese Verbindung zur Halswirbelsäule in Form eines Knochens, eines fibrösen oder knorpeligen Stranges (Banniza von Bazan 1979; Greenberg 1962; Rigault 1976).

Begleitmißbildungen sind häufig und müssen sorgfältig gesucht werden. In mehr als 50% der Fälle findet man Wirbelmißbildungen (Blockwirbel, Halswirbel, Spaltwirbel usw.), in 40–50% Anomalien der Rippen, aber auch Mißbildungen des Rückenmarks (Klippel-Feil-Syndrom, Diastematomyelie), der Harnwege und des Herzens. Die beiden letzten Mißbildungen sind besonders häufig bei der Kombination von Schulterblatthochstand und Klippel-Feil-Syndrom anzutreffen (Banniza von Bazan 1979; Hensinger 1977).

Häufigkeit

Mädchen sind 3mal häufiger befallen als Knaben, die Seitenverteilung ist gleich, doch findet man in nur weniger als 4% der Fälle einen beidseitigen Schulterblatthochstand.

Diagnose und Symptome

Obwohl es sich bei der Sprengelschen Deformität um eine bei der Geburt sichtbare Mißbildung handelt, so wird sie wegen des kurzen Halses des Neugeborenen meistens zu einem späteren Zeitpunkt diagnostiziert. Die Symptome werden deutlicher: gedrungener Nacken mit nach vorne und zur befallenen Seite geneigtem Kopf, hochstehendes und nach außen gedrehtes Schulterblatt, das sich von der Brustwand abhebt (Abb. 15). In ausgeprägten Fällen wird die Supraklavikulargrube durch den vorspringenden Processus coracoideus ausgefüllt. Das befallene Schulterblatt ist kleiner und zeigt einen hypertrophen oberen medialen Rand (Banniza von Bazan 1979; Greenberg 1962; Thuilleux 1975).

Untersuchungen

Bei der klinischen Untersuchung darf wegen der Häufigkeit von zusätzlichen Wirbelmißbildungen ein neurologischer Status nie fehlen. Besonders ist nach Zeichen einer Mitbeteiligung des gleichseitigen Plexus brachialis zu suchen. Die Bewegungseinschränkung im Schultergelenk betrifft vor allem die Abduktion, die kaum über 90 Grad hinaus möglich ist und deshalb häufig der eigentliche Grund zu einer ärztlichen Untersuchung wird (Ross 1977; Sharrard 1971).

Das Röntgenbild ist zur Diagnosestellung unerläßlich. Es erlaubt eine genaue Beurteilung des Ausmaßes des Hochstands, der Größe, Lage und Morphologie des Schulterblatts. Es gibt auch Auskunft über das Vorhandensein eines Os omovertebrale oder allfälliger Begleitmißbildungen. Dazu gehört eine Röntgenuntersuchung der Wirbelsäule mit zusätzlichen Standard- oder Computertomographien (Banniza von Bazan 1979).

Nach Rigault (1976) können aufgrund der radiologischen Befunde drei Schweregrade des Schulterblatthochstands unterschieden werden. Die Querfortsätze der Wirbelsäule werden in Beziehung gebracht zum medialen Schulterblattwinkel (Schnittpunkt der Spina scapulae mit dem medialen Rand):

- Grad I (leichte Form): medialer Schulterblattwinkel auf Höhe der Processi transversi Th 2–Th 4;
- Grad II (mittelschwere Form): Winkel auf Höhe der Processi transversi C 5–Th 2;
- Grad III (schwere Form): medialer Schulterblattwinkel oberhalb des Querfortsatzes von C 5.

Etwa die Hälfte der Fälle von Grad I zeigt Begleitmißbildungen der Wirbelsäule, ein Os omovertebrale fehlt.

Beim Grad II sind assoziierte Wirbelsäulenmißbildungen immer vorhanden, ein Os omovertebrale jedoch nur in ca. einem Drittel der Fälle.

Mit dem Schulterblatthochstand vom Schweregrad III sind Wirbelsäulenmißbildungen und ein Os omovertebrale immer vergesellschaftet, zudem sind zusätzliche, andere Systeme betreffende Anomalien häufiger.

Differentialdiagnose

Differentialdiagnostisch sind die geburtstraumatischen Läsionen des M. serratus anterior (Steißgeburt) oder der infolge Trauma oder Infektion er-

Angeborener Schulterblatthochstand 5.15

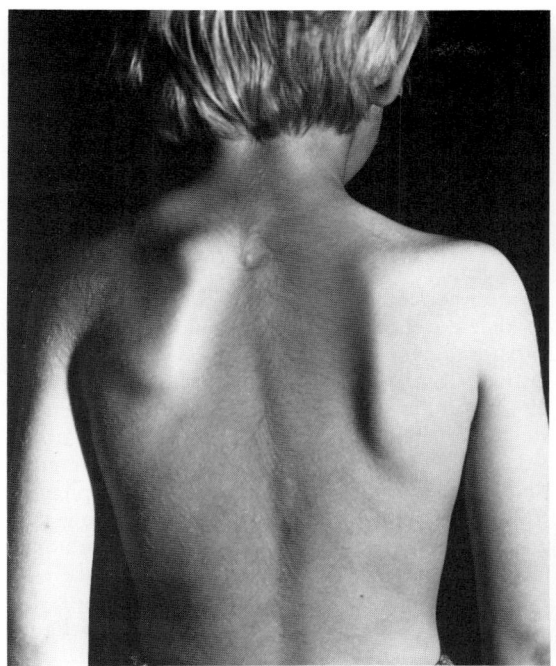

Abb. 15 Sprengelsche Deformität bei 5 Jahre altem Knaben.

worbene Ausfall dieses Muskels abzugrenzen. Auch ein Klippel-Feil-Syndrom ohne Sprengelsche Deformität, eine Arthrogryposis, welche die Schulter in Mitleidenschaft zieht, eine muskuläre Dystrophie und eine Skoliose der Wirbelsäule müssen differentialdiagnostisch in Erwägung gezogen werden (GREGG 1979).

Therapie

Die Indikation zur operativen Behandlung eines angeborenen Schulterblatthochstands stützt sich auf das Ausmaß der funktionellen Behinderung und der kosmetischen Störung (SHARRARD 1971; (THUILLEUX 1975). Da sich die Mißbildung mit zunehmendem Alter stärker manifestiert, liegen die besten Erfolge bei einer frühzeitigen Behandlung zwischen dem 3. und 6. Lebensjahr (SHARRARD 1971; THUILLEUX 1975). Die weniger ausgeprägten Formen erhalten eine Physiotherapie und werden in regelmäßigen Zeitabständen kontrolliert. Schwere Formen von Schulterblatthochstand im Rahmen eines ausgeprägten Mißbildungssyndroms der Wirbelsäule sollten nach Möglichkeit nicht chirurgisch angegangen werden, da die Gefahr von neurologischen Komplikationen von seiten des Plexus brachialis und des Rückenmarks besteht (Ross 1977).

Beiden heute gebräuchlichen Operationsmethoden ist die Resektion des zur Wirbelsäule ziehenden Os omovertebrale einschließlich des Periosts gemeinsam.

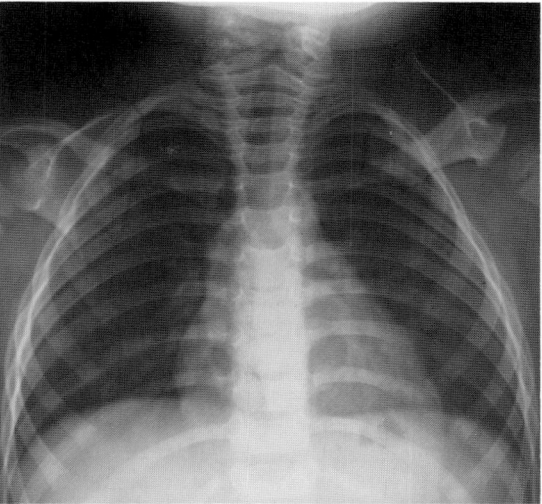
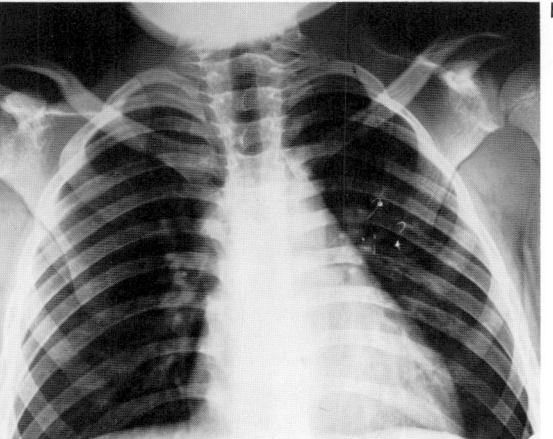
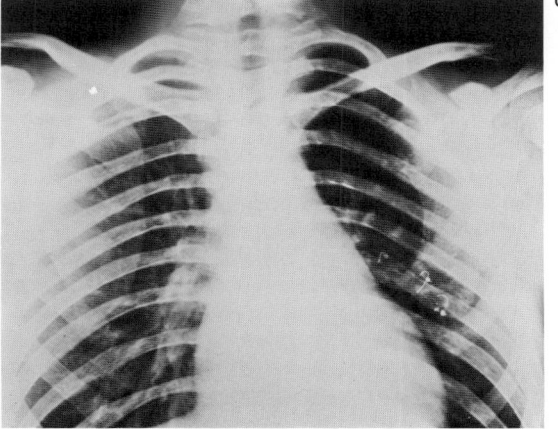

Abb. 16a–c Skapulahochstand links (Sprengelsche Deformität) bei 2 Jahre altem Knaben (a). b Status im Alter von 8 Jahren, 5 Jahre nach einer 1. Operation: die Skapula wurde einfach an den Rippen fixiert, ohne Resektion des Os omovertebrale. Komplettes Rezidiv. Die Metalldrähte sind abgebrochen! c Status im Alter von 13 Jahren, 3 Jahre nach einer 2. Korrektur durch 2. Interventionstyp. Gutes Resultat.

Beim ersten Operationsverfahren wird eine Längsosteotomie am medialen Rand der Skapula durchgeführt, das mediale Fragment nach unten verlagert und an einer Rippe fixiert. Diese Methode gibt ein gutes funktionelles Resultat, ist aber vom ästhetischen Standpunkt aus weniger befriedigend, so daß sie für ältere Patienten vorbehalten bleibt (RIGAULT 1976, THUILLEUX 1975).

Beim zweiten Verfahren werden die Insertionsstellen des M. trapezius an den Dornfortsätzen gelöst und der Muskel als Ganzes weiter kaudalwärts an der medianen Faszie fixiert. Dieser Eingriff ist weniger verstümmelnd, so daß er heute das Operationsverfahren der Wahl bei Kindern im Vorschulalter ist (WOODWARD 1961).

Bei beiden Operationsmethoden besteht die Gefahr einer gewissen Dehnung des Plexus brachialis. Auf diese Komplikation muß postoperativ geachtet werden. Die Resultate beider Operationsmethoden sind auf lange Sicht gleichwertig und in der Regel befriedigend (SHARRARD 1971) (Abb. 16 a–c).

Literatur

Banniza von Bazan, U.: Das os omovertebrale – Neue diagnostische Möglichkeit: die axiale Computertomographie. Z. Orthop. 116 (1979) 795

Banniza von Bazan, U.: The association between congenital elevation of the scapula and diastematomyelie. J. Bone Jt. Surg. 61 (1979) 59

Bensahel, H.: Orthopédie pédiatrique. Masson, Paris 1977

Greenberg, L. M.: Sprengel's deformity. Ann. Paediat. L98 (1962) 89

Gregg, J. R.: Serratus anterior paralysis in the young athlete. J. Bone Jt. Surg. 61A (1979) 825

Hensinger, R. N.: Klippel-Feil-Syndrome: a constellation of associated anomalies. J. Bone Jt. Surg. 56A (1974) 1246

Hensinger, R. N.: Problems of the shoulder and neck. Pediat. Clin. N. Amer. 24 (1977) 889

Lance, P.: L'os omo-cervical dans la surélévation congénitale de l'omoplate. Ann. Chir. infant. 3 (1962) 242

Rigault, P.: Surélévation congénitale de l'omoplate chez l'enfant. Rev. Chir. orthop. 62 (1976) 5

Ross, D. M.: The surgical corrections of congenital elevation of the scapula. Clin. orthop. 125 (1977) 17

Sharrard, W. J. W.: Pediatric Orthopaedic and Fractures. Blackwell, Oxford 1971

Thuilleux, G.: Surélévation congénitale de l'omoplate. Ann. Chir. infant. 16 (1975) 27

Woodward, J. W.: Congenital elevation of the scapula. J. Bone Jt. Surg. 43A (1961) 219

Kongenitale Ösophagusatresie

U. G. STAUFFER

Als Erstbeschreiber einer Ösophagusatresie mit ösophagotrachealer Fistel gilt GIBSON (1697). 1931 fand ROSENTHAL 225 Fälle in der Weltliteratur und berichtete über 8 eigene. Die erste operative Fisteldurchtrennung, Ösophagostomie und Gastrostomie versuchte RICHTER (1913), die erste primäre End-zu-End-Anastomose SHAW (1939). 1943 konnten HAIGHT u. TOWSLEY über den ersten überlebenden, erfolgreich operierten Patienten mit Fisteldurchtrennung und Anlegen einer End-zu-End-Anastomose der beiden Ösophagusstümpfe berichten. Heute hat ein normalgewichtiges Neugeborenes ohne zusätzliche Mißbildungen in großen Zentren eine Überlebenschance von 90 % und mehr (KOOP u. Mitarb. 1974; RICKHAM u. STAUFFER 1977). Die Fortschritte in der Behandlung der Ösophagusatresie gehören so zu den spektakulärsten in der Geschichte der Kinderchirurgie der letzten 25 Jahre. Trotzdem sind viele Probleme in Einzelfällen noch ungelöst, und noch immer stellt ein Kind mit Ösophagusatresie eine Herausforderung an das ganze Können des behandelnden Ärzte- und Schwesternteams im Operationssaal und auf der Intensivpflegeabteilung dar.

Häufigkeit

Die Häufigkeit der Ösophagusatresie wird von den meisten Autoren mit 1 : 2500 bis 1 : 3000 Lebendgeburten angegeben. Knaben und Mädchen sind gleich häufig betroffen.

Pathologische Anatomie

In einem kürzlich publizierten Atlas der bekannten Formen von Ösophagusatresien beschrieb KLUTH (1976) 97 Formen und Unterformen von Ösophagusatresien. Angesichts der Vielfalt der möglichen anatomischen Varianten wird deshalb von verschiedenen Autoren vorgeschlagen, auf eine schematische Klassifizierung ganz zu verzichten und statt dessen die Anatomie im Einzelfall genau zu beschreiben (EL SHAFIE u. Mitarb. 1978; HOLDER u. ASHCRAFT 1970; WATERSTON u. Mitarb. 1962).

Wir halten jedoch eine schematische Einteilung, wie sie zuerst von VOGT (1929) angegeben und später von LADD (1944) modifiziert wurde, vom praktischen Gesichtspunkt aus für nach wie vor sinnvoll und möchten daran festhalten. Unsere schematische Einteilung ist in Abb. 17 wiedergegeben. Der Ösophagus kann vollständig fehlen oder durch einen bindegewebigen Strang ersetzt sein (Typ I a). In anderen Fällen endigen das obere und untere Segment des Ösophagus blind, wobei das

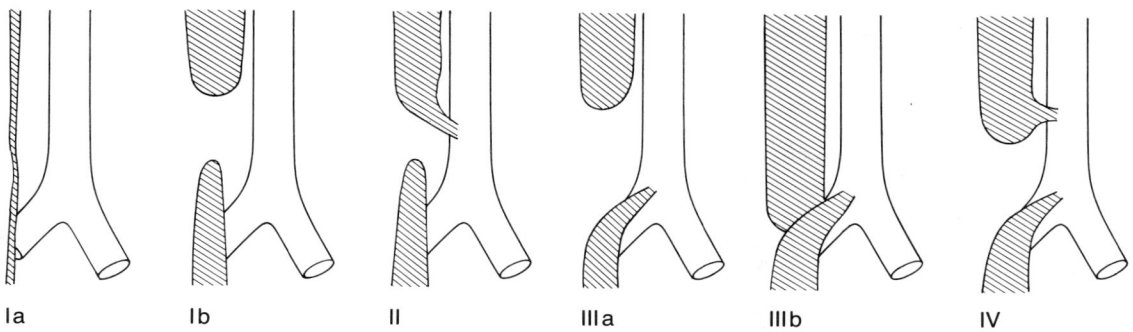

Ia   Ib   II   IIIa   IIIb   IV

Abb. 17 Schematische Hauptformen der Ösophagusatresien mit und ohne ösophagotracheale Fisteln.

kaudale Segment meist sehr kurz ist (Typ Ib). Beide Formen sind selten. Häufiger besteht eine Kommunikation mit der Trachea, indem der obere oder der untere oder beide Abschnitte des Ösophagus durch einen Fistelgang mit der Trachea in Verbindung stehen. In etwa 80–90% der Fälle endigt der proximale Abschnitt in Form eines Blindsackes auf Höhe des 2.–4. Thorakalwirbels, während der distale Abschnitt von dorsal in der Gegend der Bifurkation oder unmittelbar darüber in die Trachea einmündet (Typ IIIa, b). Die proximale Tasche des Ösophagus ist dilatiert und zeigt eine deutliche Hypertrophie ihrer Wandung; das untere Segment hingegen verjüngt sich an seiner Einmündungsstelle zu einem schmalen, 3–4 mm breiten Fistelgang. Die Distanz zwischen dem unteren Pol des proximalen Blindsackes und der Ösophagotrachealfistel variiert im allgemeinen zwischen 0,5 und 5 cm und beträgt im Mittel meist etwas über 1 cm (SULAMAA 1950). Der Ort der Mündung der unteren Fistel in die Trachea ist variabel; am häufigsten mündet sie End-zu-Seit 0,5 bis 1 cm oberhalb der Karina. Gelegentlich mündet sie aber auch höher (bis zu 2 cm oberhalb der Karina) in die Trachea oder steht mit einem der beiden Hauptbronchien unmittelbar nach deren Abgang in Verbindung (CUDMORE 1978). Seltener sind Formen mit isolierter oberer Fistel (Typ II) oder Fälle mit oberer und unterer Fistel (Typ IV). Bis 1978 konnten GOODWIN u. Mitarb. 90 solcher Fälle aus der Literatur zusammenstellen. Über ösophagotracheale Fistel ohne Ösophagusatresie (sog. H- oder N-Fisteln) s. S. 5.27.

Zusätzliche Mißbildungen

In größeren Serien der Literatur weisen mehr als die Hälfte aller Kinder mit Ösophagusatresien eine oder mehrere zusätzliche Fehlbildungen auf (CUDMORE 1978; HOLDER 1964; KOOP u. Mitarb. 1974; RICKHAM u. STAUFFER 1977; WATERSTON u. Mitarb. 1962). In Tab. 2 sind die zusätzlichen Fehlbildungen bei den Fällen der Züricher Klinik der Jahre 1955–75 zusammengestellt. Von 114 Kindern mit Ösophagusatresien wiesen 62 zusammen 147 Mißbildungen auf. Sie betrafen vor allem den Magen-Darm-Trakt, das Herz und die großen Gefäße, die Harnwege und das Skelettsystem. Bei den Mißbildungen des Magen-Darm-Traktes sind allgemein besonders häufig die anorektalen Atresien (1 von 10 Fällen in unserer eigenen Serie) und die Duodenalatresie. Herzfehlbildungen finden sich in der Serie von Toronto (CUMMING 1975) in 30% aller Kinder. CUDMORE (1978) fand in der Liverpooler Serie in 35% zusätzliche Mißbildungen der Harnwege, ATWELL u. BEARD (1974) sogar in der Hälfte ihrer Fälle. Die Angaben über Fehlbildungen im Bereich des Skelettsystems und der Wirbelsäule schwanken in der Literatur zwischen 20 und 50% (BOND-TAYLOR u. Mitarb. 1973; CUMMING 1975; SWENSON 1947). QUAN u. SMITH (1973) prägten den Begriff der VATER Association (Vertebral, Anal, Tracheal, Esophageal, Renal and Radial limb dysplasia).

Tabelle 2 Zusätzliche Mißbildungen bei 62 Kindern mit Ösophagusatresien und ösophagotrachealen Fisteln (n = 114) (Universitäts-Kinderklinik Zürich, 1955–1975)

Magen-Darm-Trakt	35
Herz-Kreislauf	32
Urogenitaltrakt	25
Atemwege	12
Zentralnervensystem	7
Skelettsystem und verschiedene	36
	147

Untergewichtigkeit

Ein Viertel unserer Kinder mit Ösophagusatresien wiesen ein Geburtsgewicht unter 2500 g auf und waren entweder Früh- oder Mangelgeborene (RICKHAM u. STAUFFER 1977). Dies deckt sich mit den Zahlen anderer Serien (CUDMORE 1978). Früh- und Mangelgeborene haben prozentual häufiger neben der Ösophagusatresie noch zusätzliche Fehlbildungen (CUMMING 1975; RICKHAM 1957).

Einteilung in Risikogruppen nach Waterston (1962)

Für das Überleben eines Kindes mit Ösophagusatresie sind heute vor allem das Fehlen oder Vorkommen weiterer, vor allem lebensbedrohlicher Fehlbildungen (Herzvitien, Duodenalatresien usw.), eine allfällige Untergewichtigkeit, aber auch der Zustand der Lungen beim Eintreffen in der Zentralklinik wichtig. Durch Aspiration von Schleim und Speichel aus dem proximalen Blindsack, besonders aber durch Regurgitieren von Magensaft über die ösophagotracheale Fistel können sich bereits wenige Stunden nach Geburt mehr oder minder schwere Pneumonien und Atelektasen einstellen. WATERSTON u. Mitarb. (1962) haben deshalb diese Risikofaktoren, die sowohl das Vorgehen beim einzelnen Patienten als auch seine Überlebenschancen entscheidend beeinflussen, in Risikogruppen zusammengefaßt. Diese Einteilung in die Risikogruppen A, B und C ist heute weltweit anerkannt. Sie ist in Tab. 3 wiedergegeben.

Tabelle 3 Einteilung der Kinder mit Ösophagusatresien in Risikogruppen (aus D. J. Waterston, R. E. Bonham-Carter, E. Aberdeen: Lancet 1962/I, 819)

Gruppe A	Geburtsgewicht über 2500 g Keine assoziierten schweren Mißbildungen Keine Lungenveränderungen
Gruppe B	– Geburtsgewicht 1800–2500 g – Geburtsgewicht über 2500 g Mittelschwere Pneumonie und/oder angeborene Mißbildungen
Gruppe C	– Geburtsgewicht unter 1800 g – und/oder schwere Pneumonie und schwere Zusatzmißbildungen

Ätiologie

Die Ätiologie der Ösophagusatresie ist nicht bekannt. Familiäres Vorkommen wurde mehrfach beschrieben (COPLEMAN u. Mitarb. 1950; CUDMORE 1978; GRIEVE u. McDERMOTT 1936; SLOAN u. HAIGHT 1956b), sowohl in aufeinanderfolgenden Generationen (DENNIS u. Mitarb. 1973) als auch bei Brüdern (COPLEMAN u. Mitarb. 1950; GRIEVE u. McDERMOTT 1936; SLOAN u. HAIGHT 1956) und bei heterozygoten und monozygoten Zwillingen (HAIGHT 1957; WOOLLEY u. Mitarb. 1961). Illegitime Kinder sollen nach INGALLS u. PRINDLE (1949) doppelt so häufig betroffen sein; dieselben Autoren fanden auch, daß bei Plazentardefekten die Häufigkeit von Kindern mit Ösophagusatresie 4mal größer ist als statistisch zu erwarten wäre. Embryos im Alter von 5 Wochen zeigen bereits die vollständige Fehlbildung (TÖNDURY 1975).

Embryologie

Die verschiedenen Formen der angeborenen ösophagotrachealen Verbindungen lassen sich nur zum kleineren Teil ohne besondere Schwierigkeiten aus der embryologischen Entwicklung ableiten. Gerade bei den häufigsten Formen, die gleichzeitig mit einer Ösophagusatresie einhergehen, bleibt ihre Entstehung noch problematisch, und viele verschiedene Theorien werden heute immer noch diskutiert (FLUZZ u. POPPEN 1951; GRUENWALD 1940; INGALLS u. PRINDLE 1949; LANGMAN 1952; SLIM 1977; SMITH 1957). Etwa Mitte der 4. Fetalwoche entspringt der primitive Respirationstrakt zunächst als divertikelartige Ausstülpung aus der ventralen Wand des Vordarmes. Zu beiden Seiten des respiratorischen Divertikels entwickelt sich eine Rinne, welcher im Lumen zwei Erhebungen entsprechen und die sich in transversaler Richtung zum Septum oesophagotracheale vereinigen. In der Folge setzt sich diese Scheidewand in kranialer Richtung fort bis hinter die Eminentia hypobronchialis, der Anlage der Epiglottis (HAMILTON u. Mitarb. 1962). Bleibt nun die Fusion zum Septum oesophagotracheale in transversaler Richtung stellenweise aus, so resultiert eine kongenitale Fistel, die im Bereich eines Bronchus, der Trachea oder des Larynx liegen kann. Ist die Entwicklung des Septum oesophagotracheale in sagittaler Richtung unvollständig, so entsteht eine sogenannte ösophagotracheolaryngeale Spalte, bei welcher der Ösophagus mit dem Larynx und der oberen Trachea breit kommuniziert. Das Krikoid bleibt in diesen Fällen auf seiner dorsalen Seite offen (PETTERSSON 1955). Schwieriger als die Entstehung der Fisteln ist das gleichzeitige Vorliegen einer Ösophagusatresie entwicklungsgeschichtlich zu erklären. Einzelne Autoren sind der Ansicht, daß abnorme Gefäße, z.B. ein rechtsseitiger Aortenbogen oder sein Derivat, eine dorsal verlaufende A. subclavia dextra, durch Druck auf die dorsale Wand des primitiven Ösophagus zur Atresie führe (FLUZZ u. POPPEN 1951; LANGMAN 1952). Abnorm verlaufende Gefäße, insbesondere eine rechts deszendierende Aorta, finden sich jedoch nur in etwa 5% aller Fälle (HARRISON u. Mitarb. 1977). Auch diese Annahme erscheint uns deshalb wenig wahrscheinlich. Möglicherweise läßt sich die Atresie mit oder ohne Fistel dadurch erklären, daß sich das Septum oesophagotracheale statt in sagittaler Richtung mehr in schräger Richtung nach dorsal entwickelt, so daß eine Strecke weit auch die Hinterwand des Vordarmes in die Bildung der Trachea einbezogen wird. Auf diese Weise lassen sich die verschiedenen Formen der Atresie – ohne Ösophagotrachealfistel, mit unterer, oberer oder doppelter Fistel – einigermaßen verstehen (Abb. 18). Daß die Unterteilung von Ösophagus- und Trachealgewebe nicht immer in normalen Bahnen erfolgt, zeigen auch jene Fälle, in welchen Anteile des Respirationstraktes in Form von Knorpelgewebe oder von bronchogenen Zy-

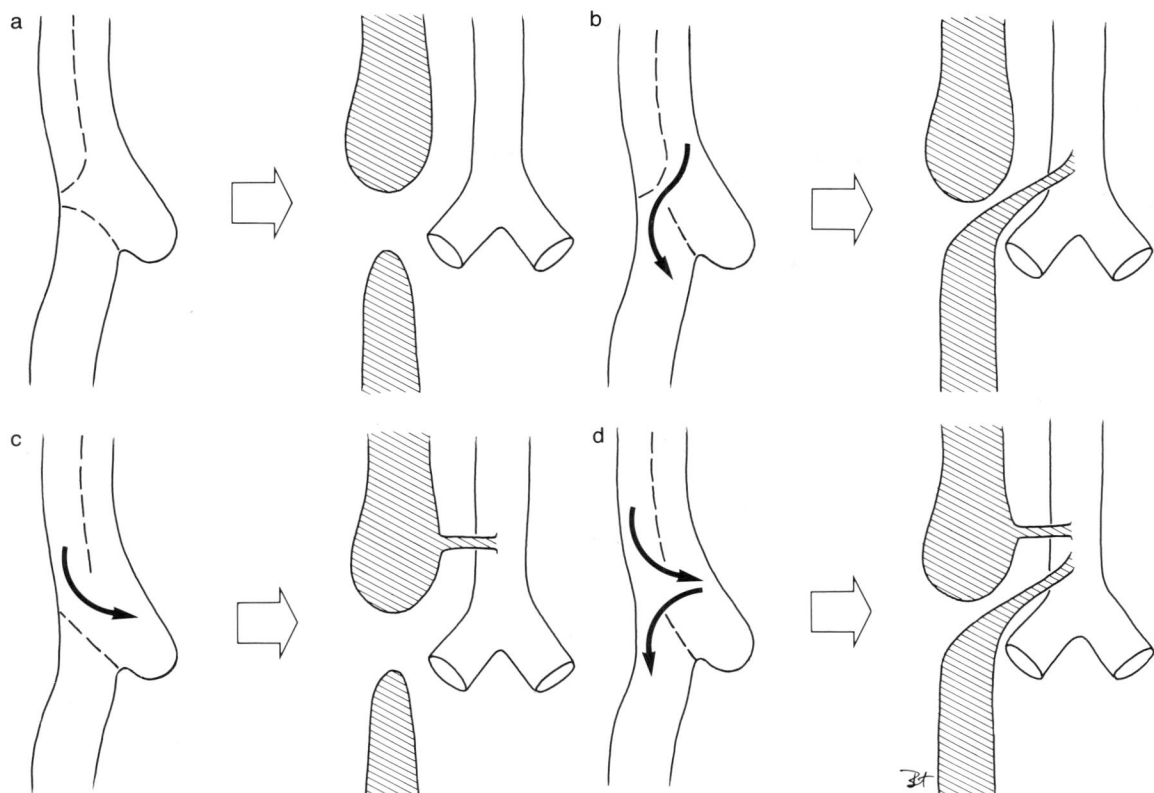

Abb. 18 Mögliche Entstehung der verschiedenen Formen von Ösophagusatresien. Fehlentwicklung des ösophagotrachealen Septums schräg nach dorsal. Einbezug eines Teiles der Hinterwand des Vordarmes in die Trachea (s. Text).

sten in der vorderen Ösophaguswand liegen und dort sogar Ösophagusstenosen verursachen können (S. 5.30).

Anamnese

Häufig findet sich in der Schwangerschafts- und Geburtsanamnese ein Hydramnion der Mutter (SCOTT u. WILSON 1957, WATERSTON u. Mitarb. 1962). Bei Kindern mit Ösophagusatresien und ösophagotrachealen Fisteln zeigten in der Serie von WATERSTON u. Mitarb. (1962) 32%, bei den Fällen von Ösophagusatresien ohne Fisteln sogar 85% ein Hydramnion. Die Amnionflüssigkeit wird durch das Amnionepithel und die im 4.–5. Fetalmonat einsetzende Urinausscheidung produziert, vom Feten geschluckt, im Dünndarm resorbiert und über die Plazenta an die Mutter abgegeben. Dieser Kreislauf ist bei Atresien des oberen Verdauungstraktes (Speiseröhre, Magen-Duodenum) unterbrochen. Ein Hydramnion der Mutter muß deshalb immer den Verdacht auf eine Ösophagusatresie oder eine Atresie im oberen Verdauungstrakt wecken. Vor der ersten Mahlzeit sollte bei diesen Kindern deshalb eine weiche Magensonde durch die Nase in den Ösophagus vorgeschoben werden. Liegt eine Ösophagusatresie vor, so kommt es meist 10–12 cm von der Kieferleiste an zu einem Stopp. Kann der Ösophagus mühelos sondiert werden, so muß durch Aspiration von Mageninhalt und Prüfung desselben mit einem Lackmuspapier (Magensäure!) festgestellt werden, daß der Schlauch tatsächlich im Magen liegt, da er sich auch im Rachen oder im proximalen Blindsack aufrollen kann. Vielerorts wird heute die routinemäßige Sondierung des Magens zum Ausschluß einer Ösophagusatresie als Routine bei allen Neugeborenen empfohlen.

Symptome und Diagnose

Die klinischen Erscheinungen, die ein Neugeborenes mit Ösophagusatresie aufweist, sind so typisch, daß die Diagnose schon in den ersten Stunden nach der Geburt gestellt werden sollte. Im oberen Blindsack sammeln sich Schleim und Speichel bis zum Überlaufen an. Ein Neugeborenes, aus dessen Mundwinkeln sich reichlich Speichel oder ein zäher, glasiger Schleim entleert, ist auf Ösophagusatresie verdächtig. Wird dem Kind trotzdem noch etwas zu trinken gegeben, so stellt sich nach den ersten gierigen Schlücken ein bedrohlicher Hustenanfall ein; das Kind wird zyanotisch und erbricht zusammen mit schleimigen Massen die Flüssigkeit wieder. Bei einem allfälligen nochmaligen Trinkversuch wiederholt sich die gleiche dramatische Situation. Ein Sondierungsversuch mit einem Gummikatheter erhärtet die Verdachtsdiagnose.

Notfallmaßnahmen bei Verdacht auf Ösophagusatresie in der auswärtigen Klinik

Die ersten Maßnahmen bei einem Kind mit Ösophagusatresie können für das Überleben mitentscheidend sein. Wird ein Kind mit Verdacht auf Ösophagusatresie bei uns telephonisch angemeldet, so geben wir folgende Empfehlung an die Geburtsklinik:
- Eine weiche Sonde soll in den oberen Blindsack eingeführt und der Speichel alle 5–10 Minuten sorgfältig abgesaugt werden. Dies hilft, die Aspiration von Speichel zu vermeiden.
- Das Neugeborene soll in Bauchlage horizontal gelagert werden, der Kopf etwas tiefer, um die Aspirationsgefahr zu vermindern.
- Eine radiologische Abklärung soll der Spezialklinik vorbehalten bleiben.
- Seit einigen Jahren holen wir mit unserer Transportequipe, bestehend aus einem erfahrenen Anästhesisten und einer Intensivpflegeschwester, mit einem portablen Inkubator und voller Reanimationsausrüstung, das Kind in der Geburtsklinik ab. Meist wird dabei der auf dem Dach unserer Klinik stationierte Helikopter benützt.

Das Kind wird an Ort und Stelle intubiert, wenn nötig, eine Bronchialtoilette gemacht und nach Anlegen einer Infusion im Inkubator in die Klinik transportiert. Der Tubus bleibt bis nach der Operation liegen. Diese schonenden ersten Maßnahmen und der sorgfältige Transport sind dafür mitverantwortlich, daß wir in den letzten 5 Jahren kein Kind mehr an einer Ösophagusatresie verloren haben.

Abklärung in der Spezialklinik

Meist genügt ein hängendes Röntgenbild im a.-p. Strahlengang (sog. Babygramm) mit einem im proximalen Blindsack liegenden Katheter. Enthält der Magen-Darm-Trakt Luft, so ist dies ein sicherer Hinweis dafür, daß eine ösophagotracheale Fistel vorliegt (Abb. 19). Das Fehlen von Gasen im Abdomen (Abb. 20 a u. b) weist auf eine Ösophagusatresie ohne Fistel hin, ist aber dafür nicht absolut beweisend, da diese allenfalls ausnahmsweise so eng sein kann, daß keine Luft durchtritt (ungefähr 1% der Fälle) (CUDMORE 1978). Von den meisten Autoren wird heute die zusätzliche Kontrastmittelfüllung des proximalen Blindsackes abgelehnt (CUMMING 1975; KOOP 1971). Beim intubierten Patienten kann jedoch, falls nötig, gefahrlos der proximale Blindsack mit 1–2 ml wasserlöslichem Kontrastmittel, das unmittelbar nach der Röntgenaufnahme wieder abgesaugt wird, dargestellt werden (s. Abb. 20 a). Dies hilft allenfalls auch, eine

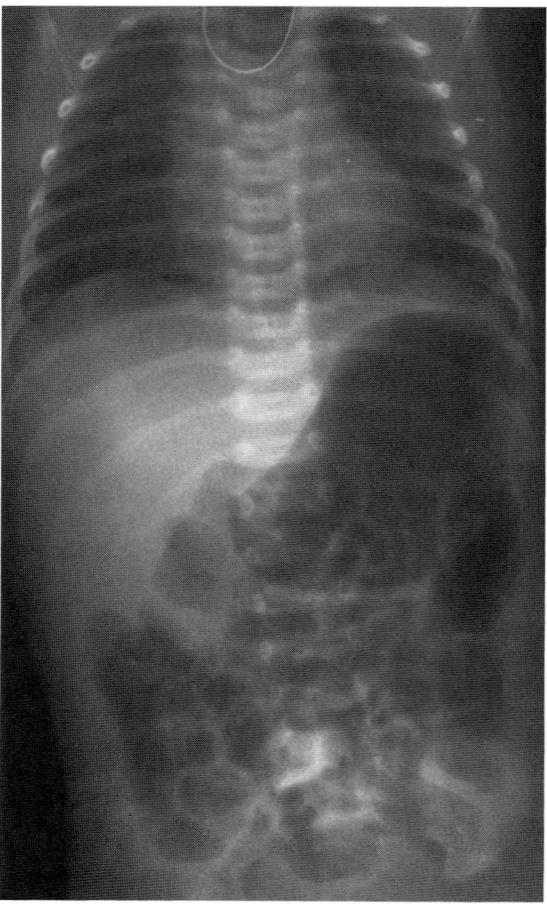

Abb. 19 1 Tag altes Neugeborenes mit Ösophagusatresie Typ III und distaler ösophagotrachealer Fistel. Darstellung des proximalen Blindsackes durch röntgendichte Sonde. Gas im Darm beweist die distale Fistel.

proximale ösophagotracheale Fistel nachzuweisen, die sonst häufig lange Zeit verpaßt wird (GOODWIN u. Mitarb. 1978). Eine unmittelbar vor der Operation ausgeführte Endoskopie hilft nach GANS u. BERCI (1973) ebenfalls, allfällige Doppelfisteln vor der Operation zu erkennen, und erlaubt überdies eine genaue Höhendiagnostik der Fisteln. Wir führen diese seit drei Jahren routinemäßig bei allen Patienten präoperativ durch. Auf dem Röntgenbild ist selbstverständlich auch auf begleitende Wirbelsäulenmißbildungen zu achten, die Größe und Konfiguration des Herzens und der Zustand der Lungen zu beurteilen. Ebenso kann die Luftverteilung im Abdomen auf eine zusätzliche Fehlbildung im Magen-Darm-Trakt hinweisen.

Differentialdiagnose

Differentialdiagnostisch muß vor allem an das Pseudodivertikel des Pharynx gedacht werden (ARMSTRONG u. Mitarb. 1970). Die durch die Na-

Kongenitale Ösophagusatresie

se eingeführte Sonde kann sich im Divertikel verfangen und eine Ösophagusatresie vortäuschen. Die Ursache dieser sehr selten vorkommenden Divertikel ist nicht klar. Am häufigsten entstehen sie wahrscheinlich traumatisch bei unsachgemäß ausgeführten Reanimationsmaßnahmen. Die Röntgendarstellung zeigt im Gegensatz zur Ösophagusatresie unregelmäßig begrenzte Randkonturen des meist etwas seitlich liegenden Blindsackes.

Therapie

Das bereits intubierte Kind mit Ösophagusatresie liegt präoperativ selbstverständlich auf der Intensivstation. Der proximale Blindsack wird intermittierend abgesaugt und das Kind häufig umgelagert. Bei bereits vorhandener Aspirationspneumonie wird präoperativ mit der Antibiotikatherapie begonnen. Antibiotika sollten jedoch nicht routinemäßig in jedem Fall gegeben werden. Ein intubiertes Kind mit Ösophagusatresie benötigt keine Notfalloperation. Erst nach Normalisierung aller Parameter (Körpertemperatur, Beheben von evtl. Adaptationsstörungen wie Hypoglykämie, Hypokalzämie usw.) und allfälligen weiteren Abklärungen (vor allem bei Herzfehlern) soll die Operation durchgeführt werden.

Operatives Vorgehen

Es richtet sich nach dem Allgemeinzustand des Neugeborenen, dem Geburtsgewicht, den allenfalls zusätzlich vorhandenen Fehlbildungen und dem Typ der Atresie. Wenn immer möglich, wird eine Fistelligatur mit End-zu-End-Anastomose des Ösophagus angestrebt. Bei Kindern mit einem Geburtsgewicht unter 1800 g legen wir überdies immer eine Gastrostomie an. Nur ausnahmsweise ziehen wir bei Kindern der Risikogruppe C mit schweren pulmonalen Veränderungen und assoziierten Fehlbildungen wie andere Autoren (FERGUSON 1970; KOOP u. HAMILTON 1965; MARTIN 1965) ein zweizeitiges Vorgehen vor. Dabei beschränken wir uns bei der ersten Operation auf die extrapleurale Fistelligatur und das Anlegen einer Gastrostomie und schließen die frühsekundäre Anastomose einige Tage später an. Ist der Abstand zwischen den Ösophagussegmenten zu groß (mehr als 2–3 cm), so legen wir nach Durchtrennung und Ligatur der Fistel eine zervikale Ösophagostomie und eine Gastrostomie an und überbrücken den Defekt einige Monate später mit einer Kolonersatzplastik. Viele Alternativverfahren zu diesem Vorgehen sind in den letzten Jahren in der Literatur beschrieben, zum Teil mit Erfolg angewandt, vielfach modifiziert und zum Teil auch wieder verlassen worden, so die Dehnung des oberen Blindsackes und End-zu-End-Anastomose nach einigen Monaten (HOWARD u. MYERS 1965), die Dehnung beider Blindsäcke (HASSE 1975), die Annäherung und Dehnung der beiden Ösophagussegmente mit Hilfe von Magneten im oberen und unteren Blindsack (HENDREN u. HALE 1975), das

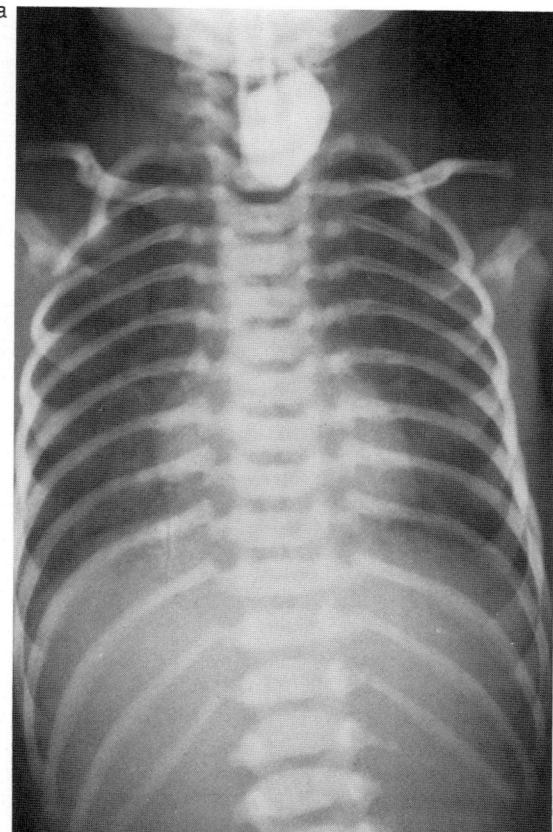

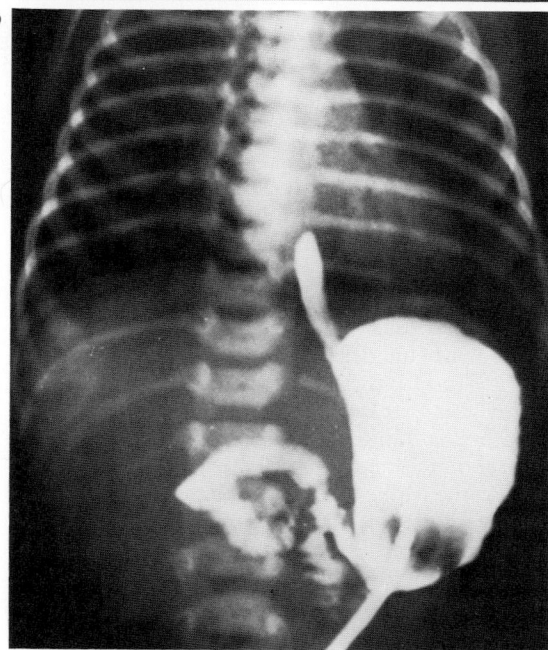

Abb. 20a u. b 1 Tag altes Neugeborenes mit Ösophagusatresie Typ II. **a** Neugeborenes intubiert, proximaler Sack kontrastmittelgefüllt. Abdomen luftleer. **b** Kurzer, über eine Gastrostomie dargestellter distaler Blindsack. Gleichzeitig mit der Gastrostomie wurde eine zervikale Ösophagostomie angelegt.

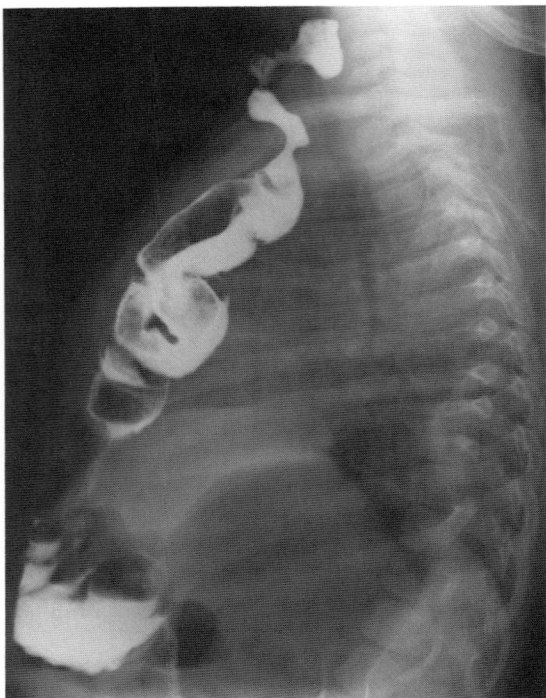

Abb. 21 2jähriger Knabe. Spätresultat 18 Monate nach retrosternaler Kolonersatzplastik bei Ösophagusatresie Typ II mit weitem Abstand der Segmente.

Erzeugen einer künstlichen Fistel zwischen oberem und unterem Blindsack mit einem durch beide durchgezogenen Faden und Annähern der Segmente mit Oliven (REHBEIN u. SCHWEDER 1972; RICHTER 1913) usw. Wir haben mit diesen Methoden keine großen eigenen Erfahrungen; sie sollen deshalb lediglich erwähnt werden. Allen gemeinsam ist die Tatsache, daß die Kinder während der ganzen Zeit der Aspirationsgefahr aus dem oberen Blindsack ausgesetzt sind (CASTILLA u. Mitarb. 1971), so daß sie meist in Bauchlage und Trendelenburg-Position, für Wochen oder sogar Monate, von den Eltern getrennt im Spital sein müssen. Überdies können sie die ganze Zeit nicht schlucken und haben nach unseren kleinen Erfahrungen mit den obigen Methoden zum Teil später, nach glücklich durchgeführter Anastomose, große Mühe, dies zu lernen (RICKHAM u. STAUFFER 1977). Ein Kind mit Ösophagostomie dagegen kann bei unkompliziertem Verlauf nach 10–14 Tagen entlassen werden; es gewöhnt sich, seinen Speichel und kleine Nahrungsmengen, die regelmäßig gleichzeitig mit der Fütterung durch die Gastrostomie gegeben werden müssen, zu schlucken. Die notwendige Ersatzplastik führen wir im Alter von 3–6 Monaten und bei einem Gewicht von mindestens 6 kg durch. Dabei ziehen wir der etwas komplizierteren Technik von WATERSTON (1964) den retrosternalen Durchzug (Abb. 21) unter Verwendung des rechten Kolons und Erhaltung der Ileozäkalklappe vor (RICKHAM u. STAUFFER 1977). Ein während der Operation eingeführter Bougierungsfaden bleibt für 12 Monate liegen. Bei 31 konsekutiven Fällen von Liverpool und Zürich haben wir mit dieser Methode keinen Patienten verloren (RICKHAM u. STAUFFER 1977). Andere Autoren haben in größeren Serien die Ösophagusersatzplastik unter Verwendung der Magenwand aus der großen Kurvatur (gastric-tubing) mit Erfolg angewandt (COHEN u. Mitarb. 1974).

Zusätzliche Probleme bei der Planung der Erstoperation bei Ösophagusatresien ergeben sich, wenn gleichzeitig andere Fehlbildungen, die ebenfalls eine frühe operative Behandlung erfordern, vorhanden sind. So muß z. B. bei der Kombination einer Ösophagusatresie und einer Duodenalatresie die Gastrostomie als erstes angelegt werden; bei der häufigen Kombination Ösophagusatresie und anorektale Fehlbildung kann die Kolostomie je nach Fall am gleichen oder eventuell auch erst am nächsten Tage angelegt werden, sie muß auf alle Fälle weit weg von einer gelegentlich ebenfalls notwendigen Gastrostomie zu liegen kommen. Bei schweren Herzvitien hat sich in den letzten Jahren an unserer Klinik die Zusammenarbeit mit dem herzchirurgischen Team bewährt, indem im selben Eingriff die Palliativoperation am Herzen, die Fistelligatur und die End-zu-End-Anastomose des Ösophagus durchgeführt werden konnten.

Operative Technik

Das Kind wird mit erhöhtem Oberkörper und eleviertem rechtem Arm auf die linke Körperseite auf den Operationstisch gelagert. Die Hautinzision beginnt an der oberen Wirbelsäule und führt in schräger Richtung bogenförmig etwas unterhalb der rechten Skapulaspitze vorbei nach vorne (Abb. 22). Wird präoperativ eine rechts deszendierende Aorta festgestellt, so empfehlen HARRISON u. Mitarb. (1977) die linksseitige Thorakotomie. Der Thorax wird durch das Bett der 4. oder 5. Rippe eröffnet. Wie die meisten Autoren bevorzugen wir heute den extrapleuralen Zugang (HOLDER 1970; HOLDER u. ASHCRAFT 1970). Der große Vorteil des extrapleuralen Zugangs besteht darin, daß bei allfälliger Anastomoseninsuffizienz die Pleurahöhle unberührt bleibt. Die Pleura kann meist ohne Mühe bis zur Exposition der V. azygos und des hinteren Mediastinums abgelöst werden. Allfällige kleine Löcher in der Pleura werden sofort übernäht. Die V. azygos wird vor ihrem Eintritt in die V. cava superior nun doppelt ligiert und durchtrennt (s. Abb. 22). Der obere Blindsack des Ösophagus ist nun leicht zu erkennen, besonders wenn vom Munde her eine Gummisonde in die Tasche eingeführt wird. Er ist von umgebenden Adhärenzen in proximaler Richtung, wenn möglich bis über die Pleurakuppel hinaus zu mobilisieren (SWENSON 1947). Dabei ist besondere Vorsicht bei seiner Isolierung von der Tracheahinterwand

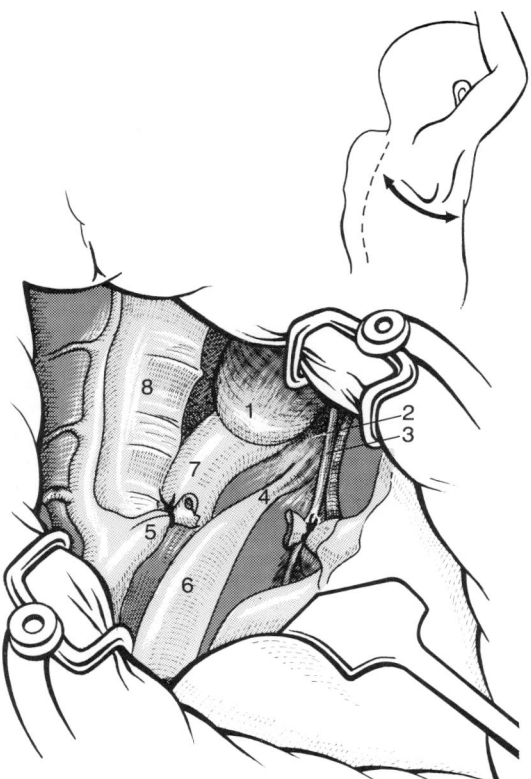

Abb. 22 Operationszugang und -situs bei Ösophagusatresie Typ III. 1 = Hypertropher proximaler Blindsack, 2 = Trachea, 3 = Nervus vagus, 4 = ösophagotracheale Fistel, 5 = Vena azygos, ligiert und durchtrennt, 6 = distaler Ösophagusabschnitt, 7 = Aorta, 8 = Wirbelsäule.

geboten. Um eine Verletzung derselben zu vermeiden, hat man sich möglichst nahe an die Ösophaguswand zu halten. Zur Erleichterung der Präparation wird die Kuppe des hypertrophischen Blindsackes am besten mit 2 Haltefäden angeschlungen. Bei der Freipräparation des unteren Ösophagussegmentes ist darauf zu achten, daß der N. vagus und seine größeren Äste nicht verletzt werden. Um die Darstellung der Ösophagotrachealfistel zu erleichtern, schlingen wir das untere Segment mit einem Gummikatheter an. Die Fistel wird nun an ihrer Einmündungsstelle in die Tracheahinterwand doppelt ligiert und durchtrennt. Auf eine Mobilisation des distalen Ösophagusanteils soll wegen der Gefahr von Durchblutungsstörungen verzichtet werden (LISTER 1964). Ist eine Anastomose möglich, so bevorzugen wir heute die einfache einschichtige End-zu-End-Anastomose. Dabei werden zuerst die Nähte an der Hinterwand angelegt, anschließend gemeinsam angezogen und nach innen geknüpft. Ein dünner, weicher, von der Nase her eingeführter Plastikkatheter wird nun über die Anastomose als Schienung vorgeschoben, die vordere Nahtreihe gelegt und geknüpft. Allgemein werden nicht mehr als 6–8 Nähte gebraucht. Die Sonde wird anschließend wieder entfernt. In die Nähe der Anastomose wird ein Drain eingelegt, das durch die Thoraxwand nach außen und unter Wasser abgeleitet wird.

Besteht zwischen den beiden Segmenten bei Ausführen einer Primäranastomose eine gewisse Spannung, so haben verschiedene Autoren vorgeschlagen, die untere ösophagotracheale Fistel lediglich zu ligieren und den oberen Blindsack End-zu-Seit mit dem unteren Ösophagusende zu vereinigen (SULAMAA 1950; SULAMAA u. Mitarb. 1951; TY u. Mitarb. 1967). Allerdings sollen bei dieser Technik, mit der wir nur geringe Erfahrungen haben, vermehrt Fistelrezidive auftreten (EIN u. THAMAN 1973; TOULOUKIAN u. Mitarb. 1974). Viele andere Methoden zur Verminderung der Spannung an der Anastomosestelle sind in der Literatur beschrieben worden, darunter u. a. die in Tierexperimenten und zum kleinen Teil auch klinisch erfolgreich durchgeführte zirkuläre Myotomie (MUANGSOMBUT u. Mitarb. 1974; SLIM 1977). Wir haben damit keine eigenen Erfahrungen. Ist eine End-zu-End-Anastomose wegen zu langer Distanz nicht möglich, so werden eine Gastrostomie und eine rechtsseitige Ösophagostomie angelegt (Zugang s. auch S. 5.28 für H-Fistel).

Postoperative Behandlung

Die postoperative Behandlung muß in einer voll ausgebauten, modernen und leistungsfähigen Intensivstation durchgeführt werden, wo mögliche Komplikationen von seiten der Lungen, eine allfällige Anastomoseinsuffizienz oder Komplikationen lebensbedrohlicher Begleitmißbildungen (Herz, Darm) rechtzeitig erkannt werden. In den ersten 24–48 Stunden postoperativ lassen wir die Kinder meist intubiert. Ein Extubationsversuch wird erst gemacht, wenn der Zustand stabil und das Thoraxröntgenbild unverdächtig ist. Der extrapleurale Schlauch wird für etwa 4–6 Tage belassen. Vor seiner Entfernung kann die Dichtigkeit der Anastomose mit 2 ml per os gegebenem Gentianaviolett geprüft werden (LISTER 1969). Die operierten Kinder werden mehrmals täglich umgelagert und der Thorax abgeklopft. Antibiotika werden nur gegeben, falls prä- oder postoperativ Lungenveränderungen nachgewiesen werden. Bei starker Sekretbildung, Pneumonien und Atelektasen muß allenfalls endobronchial abgesaugt und gelegentlich neu intubiert und maschinell beatmet werden. Falls keine Gastrostomie angelegt wurde, werden die Kinder in den ersten 10 Tagen intravenös ernährt. Bei unkompliziertem Verlauf beginnen wir mit der oralen Ernährung langsam steigernd zwischen dem 7. und 10. Tag.

Komplikationen

Anastomoseinsuffizienz. Besonders bei Früh- und Mangelgeborenen und bei zu großer Spannung an der Anastomosestelle kann es auch bei bester

5.24 Thorax

Technik zur Anastomoseinsuffizienz kommen. Diese tritt meist zwischen dem 3. und 5. Tag auf. Bei streng extrapleuralem Zugang kann zugewartet werden. Das extrapleurale Drain wird an einen leichten Sog (3–5 cm Wasser) gelegt und der Speichel und das Sekret so drainiert. Kleine Leaks können sich spontan verschließen. Wurde ein transpleuraler Zugang gewählt, ist eine notfallmäßige Rethorakotomie nicht zu umgehen.

Fistelrezidiv. Ein Fistelrezidiv muß dann vermutet werden, wenn es beim jeweiligen Füttern zu Husten und Zyanoseanfällen kommt oder rezidivierende Pneumonien, besonders im rechten Oberlappen, auftreten. In größeren Serien treten Fistelrezidive in etwa 5–15% aller Fälle auf (DAUM 1970; HOLDER u. Mitarb. 1962; QUAN u. SMITH 1973). Sie sind wahrscheinlich am häufigsten durch eine kleine lokale Infektion im Bereich der Fistelligatur bedingt. Der Nachweis eines Fistelrezidivs gelingt am besten endoskopisch durch Tracheoskopie.

Anastomosestrikturen. Die Anastomosestelle erscheint bei Röntgenkontrollen mit Kontrastmittel in den ersten Tagen oder Wochen praktisch immer verengt, ohne daß aber die Ernährung dadurch beeinträchtigt würde. Meist ist sie bedeutungslos und weitet sich mit der Zeit spontan auf (Abb. 23 a u. b). Eine Bougierung nehmen wir deshalb nur vor, wenn die Kinder klinische Stenosebeschwerden zeigen. Dies ist ungefähr in einem von 4–5 Fällen mit Direktanastomose der Fall. Meist genügen dann 1–3 Bougierungen im Abstand von einigen Tagen. Gelegentlich können Strikturen auch erst nach einigen Wochen, Monaten oder sogar Jahren auftreten (GROSS 1953). Sie können dann allenfalls Folge eines gastroösophagealen Refluxes sein, der bei operierten Ösophagusatresien vermehrt auftritt (PIERETTI u. Mitarb. 1974) und auch zu rezidivierenden Aspirationspneumonien führen kann (SHERMETA u. Mitarb. 1977).

Ösophagusmotilitätsstörungen. Die Ösophagusmotilität ist bei radiologischen Kontrollen nach erfolgreichen Operationen häufig noch nach Jahren abnorm (CUMMING 1975; HALLER u. Mitarb. 1966; KIRKPATRIC u. Mitarb. 1961; LAKE u. Mitarb. 1972; LIND u. Mitarb. 1966). Die Zahl der an eigentlicher Dysphagie ohne nachgewiesene Stenose leidenden Kinder ist jedoch klein (MYERS 1977).

Reizhusten. Mehr als ¼ unserer Kinder litten nach erfolgreichen Operationen noch nach Wochen, zum Teil während Monaten und Jahren an trocke-

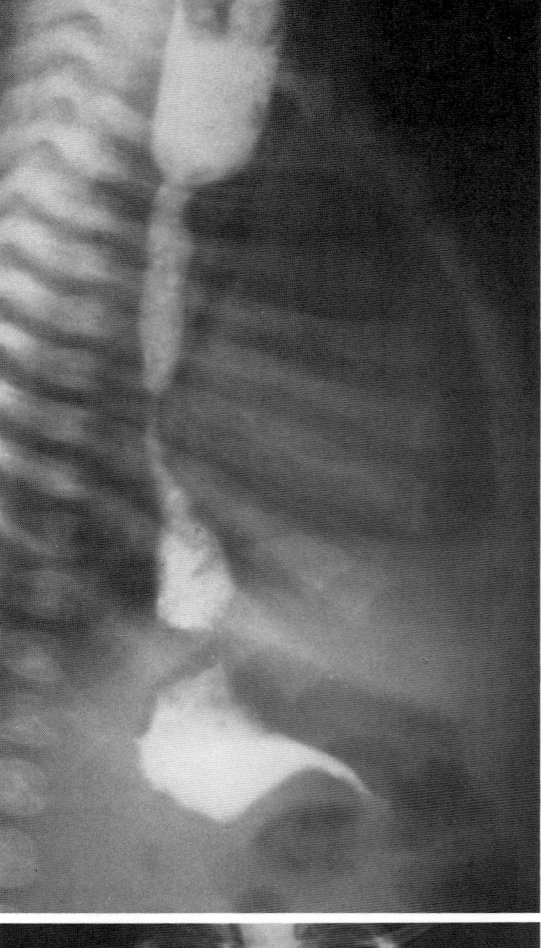

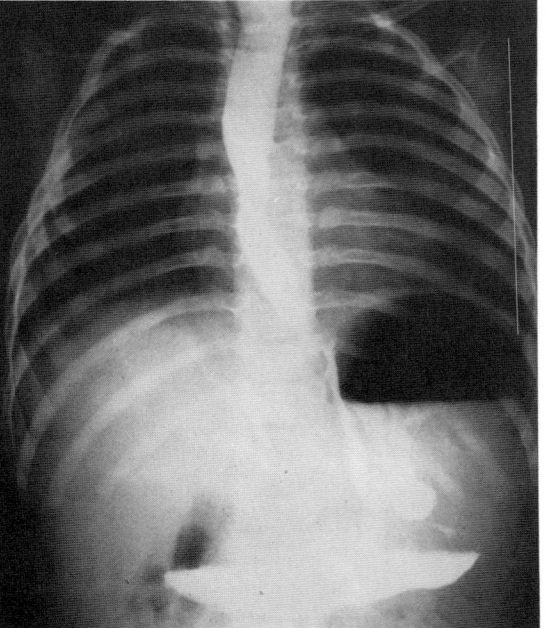

Abb. 23 a u. b Kind mit Ösophagusatresie Typ III und primärer End-zu-End-Anastomose. **a** 1 Monat postoperativ. Dilatation des proximalen Blindsackes, leichte Stenose an Anastomosestelle. **b** 13 Monate postoperativ. Unauffällige Ösophaguspassage.

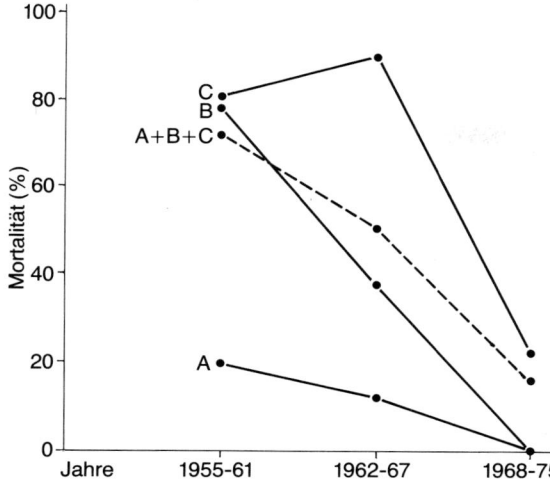

Abb. 24 Überlebensrate in den verschiedenen Risikogruppen, aufgeschlüsselt in 3 Zeitperioden (Patientengut Chirurgische Universitäts-Kinderklinik Zürich 1955–1975).

nem Reizhusten. Bei Kontroll-Tracheobronchoskopien zeigte sich bei einem Teil von ihnen ein Kollaps der Trachealwand oberhalb der Gegend der alten Fistelmündung als Zeichen einer lokalen Tracheomalazie. Der Reizhusten verschwindet jedoch praktisch bei allen Kindern spätestens nach dem Alter von 3 Jahren (MYERS 1977).

Prognose

Die Resultate bei unseren 114 eigenen Patienten der Jahre 1955–1975 sind gegliedert in 3 Zeitabschnitte und unterteilt in die 3 Risikogruppen nach WATERSTON u. Mitarb. (1962) in Abb. 24 zusammengestellt. Von 1968 bis 1975 haben wir kein Kind der Gruppe A und B mehr verloren und die Mortalität bei Kindern der Gruppe C ist von 90% in den beiden ersten Zeitabschnitten auf 20% im dritten Zeitabschnitt zurückgegangen (RICKHAM u. STAUFFER 1977). Diese erfreuliche Entwicklung ist vor allem das Resultat einer besseren Betreuung solcher Kinder unmittelbar nach der Geburt, einer optimalen Transportorganisation, der Einrichtung einer kompetenten Intensivstation und der interdisziplinären Zusammenarbeit auf allen Ebenen. Wenn auch diese großen Erfolge vielen Kindern, die früher ohne Lebenschance waren, heute ein normales Leben ermöglichen, so darf auch nicht außer acht gelassen werden, daß wir als Kehrseite in Kauf nehmen müssen, daß heute immer mehr sogenannte »high-risk«-Kinder überleben, die möglicherweise später in ihrer geistigen und körperlichen Entwicklung zurückbleiben oder infolge zusätzlicher Fehlbildungen in der Lebensqualität eingeschränkt sind. Eine detaillierte Studie über Spätresultate von Kindern, die vor mehr als 10 Jahren erfolgreich wegen Ösophagusatresie operiert worden waren, legte MYERS (1977) vor.

Literatur

Armstrong, R. G., E. F. Lindberg, W. Stanford: Traumatic pseudodiverticulum of the esophagus in the newborn infant. Surgery 67 (1970) 844

Atwell, J. D., R. C. Beard: Congenital anomalies of the upper urinary tract associated with esophageal atresia and tracheoesophageal fistula. J. pediat. Surg. 9 (1974) 825

Bond-Taylor, W., F. Starer, J. D. Atwell: Vertebral anomalies associated with oesophageal atresia with reference to the initial operative mortality. J. Pediat. Surg. 8 (1973) 9

Castilla, P., I. M. Irving, G. J. Rees, P. P. Rickham: Posture in the management of esophageal atresia: Variations on a theme by Dr. E. B. D. Neuhauser. J. pediat. Surg. 6 (1971) 709

Cohen, D. H., A. W. Middleton, J. Fletcher: Gastric tube esophagoplasty. J. pediat. Surg. 9 (1974) 451

Copleman, B., B. V. Cannata, W. London: Tracheo-oesophageal anomalies in siblings. J. med. Soc. N. J. 47 (1950) 415

Cudmore, R. E.: Oesophageal atresia and tracheo-oesophageal fistula. In: Neonatal Surgery, 2. Aufl., hrsg. von P. P. Rickham, J. Lister, I. M. Irving. Butterworth, London 1978

Cumming, W. A.: Esophageal atresia and congenital tracheo-esophageal atresia. Pediat. Clin. N. Amer. 13 (1975) 277

Daum, R.: Postoperative complications following operation for oesophageal fistula and tracheo-oesophageal fistula. Progr. pediat. Surg. 1 (1970) 209

Dennis, N. R., J. L. Nicholas, I. Kovar: Oesophageal atresia – 3 cases in two generations. Archs. Dis. Childh. 48 (1973) 980

Ein, H. E., T. E. Thaman: A comparison of results of primary repair of esophageal atresia and tracheo-esophageal fistula using end to side and end to end anastomosis. J. pediat. Surg. 8 (1973) 641

El Shafie, M., C. H. Klippel, W. S. Blakemore: Congenital esophageal anomalies: A plea for using anatomic descriptions rather than classifications. J. pediat. Surg. 13 (1978) 355

Ferguson, C. C.: Management of infants with oesophageal atresia and tracheo-oesophageal fistula. Ann. Surg. 172 (1970) 750

Fluzz, Z., K. J. Poppen: Embryogenesis of tracheo-oesophageal atresia. Archs. Path. 52 (1951) 1968

Gans, S. L., G. Berci: Inside tracheo-esophageal fistula. New endoscopic approaches. J. pediat. Surg. 8 (1973) 205

Gibson, T.: The anatomy of human bodies epitomised. Churchill, London 1967

Goodwin, C. D., K. W. Ashcraft, T. M. Holder, F. R. Johnson, R. A. Amoury: Esophageal Atresia With Double Tracheoesophageal Fistula. J. pediat. Surg. 8 (1978) 269

Grieve, J. G., J. G. McDermott: Congenital atresia of the oesophagus in two brothers. Canad. med. J. 41 (1936) 185

Gross, R. E.: The Surgery of Infancy and Childhood. Saunders, Philadelphia 1953

Gruenwald, P.: A case of atresia of the oesophagus combined with tracheo-oesophageal fistula in 9 mm human embryo. Anat. Rec. 78 (1940) 293

Haight, C.: Some observations on esophageal atresia and T. O. F. of congenital origin. J. thorac. Surg. 34 (1957) 141

Haight, C., H. A. Towsley: Congenital atresia of the esophagus with tracheo-esophageal fistula: extrapleural ligation of fistula and end-to-end anastomosis of esophageal segment. Surg. Gynec. Obstet. 76 (1943) 672

Haller, I., A. Brooker, J. Talbert: Esophageal function following resection. Ann. thorac. Surg. 2 (1966) 180

Hamilton, W. J., J. D. Boyd, W. H. Mossmann: Human Embryology, 3. Aufl. W. Heffer & Sons, Cambridge 1962

Harrison, M. R., B. A. Hanson, G. H. Mahour, M. Takahashi, J. J. Weitzman: The significance of right aortic arch in repair of esophageal atresia and tracheoesophageal fistula. J. pediat. Surg. 12 (1977) 861

Hasse, W.: Bougierung des oberen und unteren Oesophagussegmentes bei der Oesophagusatresie. Z. Kinderchir. 17 (1975) 170

Hendren, H., J. R. Hale: Electromagnetic bouginage to lengthen esophageal segments in congenital esophageal atresia. New Engl. J. Med. 292 (1975) 428

Holder, T. M.: Trans-pleural versus retro-pleural approach for repair of tracheo-oesophageal fistula. Surg. Clin. N. Amer. 44 (1964) 1433

Holder, T. M., K. W. Ashcraft: Esophageal atresia and tracheo-esophageal fistula. Ann. thorac. Surg. 9 (1970) 415

Holder, T. M., V. G. McDonald jr., M. M. Woolley: The premature or critically ill patients with oesophageal atresia. Increased success with a staged approach. J. thorac. cardiovasc. Surg. 44 (1962) 344

Holder, T. M., D. J. Cloud, E. Lewis, G. P. Pilling: Esophageal atresia and tracheo-esophageal fistula. A survey of its members by the Surgical Section of the American Academy of Pediatrics. Pediatrics 34 (1964) 542

Howard, R., W. A. Myers: Esophageal atresia. A technique for elongation of the upper pouch. Surgery 58 (1965) 725

Ingalls, T. H., R. A. Prindle: Esophageal atresia with tracheo-esophageal fistula. Epidemiologic and teratologic implications. New Engl. J. Med. 240 (1949) 987

Kirkpatric, J. A., S. L. Gregson, G. P. Pilling: The motor activity of the esophagus in association with esophageal atresia and tracheo-esophageal fistula. Amer. J. Roentgenol. 86 (1961) 884

Kluth, D.: Atlas of esophageal atresia. J. Pediat. Surg. 11 (1976) 901

Koop, C. E.: Recent advances in the surgery of oesophageal atresia. Progr. paediat. Surg. 2 (1971) 41

Koop, C. E., J. P. Hamilton: Atresia of the esophagus. Increased survival with staged procedures in the poor risk infant. Ann. Surg. 162 (1965) 389

Koop, C. E., L. Schnaufer, A. M. Broenule: Oesophageal atresia and tracheo-oesophageal fistula: supportive measures that affect survival. Pediatrics 54 (1974) 558

Ladd, W. E.: The surgical treatment of esophageal atresia and tracheo-esophageal fistulas. New Engl. J. Med. 230 (1944) 625

Lake, H., R. H. Wilkinson, S. Schuster: Long term results following correction of oesophageal atresia and tracheo-oesophageal fistula. A clinical and cinefluorographic study. J. pediat. Surg. 7 (1972) 591

Langman, J.: Oesophageal atresia accompanied by a remarkable vessel anomaly. Archvm. chir. neerl. 4 (1952) 39

Lind, J. F., R. J. Blanchard, H. Guyda: Oesophageal motility in tracheo-oesophageal fistula and atresia. Surg. Gynec. Obstet. 123 (1966) 557

Lister, J.: The blood supply of the oesophagus in relation to oesophageal atresia. Arch. Dis. Childh. 39 (1964) 131

Lister, J.: Complications of the repair of oesophageal atresia. In: Recent Advances in Paediatric Surgery, hrsg. von A. W. Wilkinson. Churchill, London 1969

Martin, L. W.: Management of esophageal anomalies. Pediatrics 36 (1965) 342

Muangsombut, J., J. R. Hankins, J. R. Mason: The use of circular myotomy to facilitate resection and end to end anastomosis of the oesophagus. J. thorac. cardiovasc. Surg. 68 (1974) 522

Myers, N. A.: Oesophageal atresia with distal tracheo-oesophageal fistula – A long term follow up. Progr. pediat. Surg. 10 (1977) 5

Petterson, G.: Inhibited separation of larynx and the upper part of the trachea from the esophagus in a newborn. Report of a case successfully operated upon. Acta chir. scand. 110 (1955) 250

Pieretti, R., B. Shandling, C. A. Stephens: Resistant oesophageal stenosis associated with reflux after repair of oesophageal atresia. J. pediat. Surg. 9 (1974) 355

Quan, L., D. W. Smith: The vater association. Vertebral defects, anal atresia, tracheo-esophageal fistula with esophageal atresia, radial and renal dysplasia: A spectrum of associated defects. J. pediat. 82 (1973) 104

Rehbein, F., N. Schweder: Neue Wege in der Rekonstruktion der kindlichen Speiseröhre. Dtsch. med. Wschr. 97 (1972) 757

Richter, H. M.: Congenital Atresia of the oesophagus. An operation designed for its cure, with a report of two cases operated upon by the author. Surg. Gynec. Obstet. 17 (1913) 397

Rickham, P. P.: The surgery of premature infants. Archs. Dis. Childh. 32 (1957) 508

Rickham, P. P., U. G. Stauffer, S. K. Cheng: Oesophageal atresia: Triumph and tragedy. Aust. N. Z. J. Surg. 47 (1977) 138

Rosenthal, A. H.: congenital atresia of the oesophagus with tracheo-oesophageal fistula. A report of 8 cases. Archs. Path. 12 (1931) 756

Scott, J. S., J. K. Wilson: Hydramnions as an early sign of oesophageal atresia. Lancet 1957/II, 569

Shaw, R.: Surgical correction of congenital atresia of the oesophagus with tracheo-oesophageal fistula. J. thorac. Surg. 9 (1939) 213

Shaw, R., D. L. Poulsom, E. K. A. Siebel: Congenital atresia of the oesophagus. Treatment of surgical complications. Ann. Surg. 142 (1955) 204

Shermeta, D. W., P. F. Whitington, D. S. Seto, J. A. Haller: Lower Esophageal Sphincter Dysfunction in Esophageal Atresia: Nocturnal Regurgitation and Aspiration Pneumonia. J. pediat. Surg. 12 (1977) 871

Slim, M. S.: Circular myotomy of the oesophagus in oesophageal atresia. Ann. thorac. Surg. 23 (1977) 62

Sloan, H., C. Haight: Congenital atresia of the esophagus in brothers. J. thorac. Surg. 32 (1956) 209

Smith, E. I.: The early development of the trachea and oesophagus in relation to atresia of the oesophagus and tracheo-oesophageal fistula. Contr. Embryol. Carneg. Instn. 245 (1957) 41

Sulamaa, M.: Some view points on the treatment of congenital atresia of the oesophagus. Transactions of 24th Meeting of the Northern Surgical Association. Copenhagen; Munksgaard 1950

Sulamaa, M., L. Gripenberg, E. Ahvenainen: Prognosis and treatment of congenital atresia of the esophagus. Acta chir. scand. 102 (1951) 141

Swenson, O.: End to end anastomosis of the esophagus for esophageal atresia. Surgery 22 (1947) 324

Töndury, G.: Embryology of oesophagus atresia. Z. Kinderchir., Suppl. 17 (1975) 6

Touloukian, R. J., L. Picket, T. Spackman, P. Biancani: Repair of oesophageal atresia by end to side anastomosis and ligation of tracheo-oesophageal fistula. J. pediat. Surg. 9 (1974) 305

Ty, T. C., C. Brunet, H. E. Beardmore: A variation in the operative technique for the treatment of oesophageal atresia and tracheo-oesophageal fistula. J. pediat. Surg. 2 (1967) 17

Vogt, E. G.: Congenital esophageal atresia. Amer. J. Roentgenol. 22 (1929) 163

Waterston, D. J.: Colonic replacement of the oesophagus. Surg. Clin. Amer. 44 (1964) 1441

Waterston, D. J., R. E. Bonham-Carter, E. Aberdeen: Esophageal atresia: tracheoesophageal fistula. A study of survival in 218 infants. Lancet 1962/1, 819

Woolley, M. M., R. F. Chinnock, R. H. Paul: Premature twins with esophageal atresia and tracheo-oesophageal fistula. Acta paediat. scand. 50 (1961) 423

Angeborene, isolierte ösophagotracheale Fistel

U. G. Stauffer

Angeborene ösophagotracheale Fisteln ohne begleitende Ösophagusatresie (sog. H-Fisteln) sind selten. Die Diagnosestellung ist oft schwierig, kann aber lebensrettend sein. Die speziellen diagnostischen und therapeutischen Probleme dieser Patientengruppe werden deshalb in einem eigenen Kapitel dargestellt.

Die erste Beschreibung einer isolierten ösophagotrachealen Fistel stammt von Lamb 1873. Die erste transthorakale Fistelligatur wurde aber erst 1948 von Haight, die erste transzervikale Operation 1952 von Sarkissian durchgeführt. Bis 1957 konnte Giedion 63 Fälle aus der Weltliteratur zusammenstellen; bis 1976 wurden gegen 200 Fälle publiziert (Rehbein 1976).

Häufigkeit

Die Häufigkeit der isolierten ösophagotrachealen Fistel beträgt etwa 1 auf 80 000 Geburten (Eckstein u. Mitarb. 1970). In großen Serien von Ösophagusatresien wurde der Anteil an isolierten ösophagotrachealen Fisteln mit einer Häufigkeit zwischen 2,5% und 10,5% angegeben (Battersby 1955; Holder u. Mitarb. 1964; Rehbein 1976).

Pathologische Anatomie

Über die Entstehung der ösophagotrachealen Fisteln s. S. 5.18. Die meisten ösophagotrachealen Fisteln liegen relativ hoch. Nicht selten finden sie sich oberhalb der Klavikula, d. h. im unteren zervikalen oder dann zervikothorakalen Abschnitt. Johnston u. Hastings (1966) stellen anhand von 13 eigenen und 49 aus der Literatur gesammelten Fällen fest, daß in etwa zwei Dritteln der Fälle die Fistel auf Höhe zwischen dem 7. Zervikal- und dem 2. Thorakalwirbel lag. Bei tieferen, intrathorakalen Fisteln kann die Einmündung oberhalb oder auf Höhe der Karina, an einem Hauptbronchus oder seltener an einem Unterlappenbronchus liegen (ein eigener Fall). Selbst Fistelverbindungen mit einem sequestrierten Lungenlappen sind beschrieben worden (Ashley u. Evans 1966; Fornara 1957). Ausnahmsweise können sogar zwei oder drei H-Fisteln übereinanderliegen (Eckstein 1966). Die sog. H-Fisteln verlaufen immer von der Trachea schräg nach unten zum Ösophagus und würden deshalb wohl treffender als N-Fisteln bezeichnet (Kappelmann u. Mitarb. 1969) (Abb. 25 a u. b).

Symptome

Über die Fistelverbindung kann einerseits Sekret und flüssige Nahrung aspiriert werden, andererseits gelangt Luft in den Ösophagus und in den Magen-Darm-Trakt. Die klassische Trias mit Schluckschwierigkeiten, Husten- und Erstickungsanfällen, wiederholten Schüben von Pneumonien und einem ständig aufgetriebenen Abdomen müssen immer an eine ösophagotracheale Fistel denken lassen. Ist die Fistel breit, so kann es bereits beim ersten Trinkversuch zu einem lebensbedrohlichen Erstickungsanfall kommen. Bei 4 von 11 eigenen Fällen führte das schwere klinische Bild bereits in den ersten drei Tagen zur Diagnose. Häufiger ist der Verlauf jedoch weniger schwer, aber auch weniger typisch, und es dauert Wochen, Monate oder sogar Jahre, bis die Fistel erkannt wird. So waren von den übrigen 7 Fällen bei der Diagnosestellung 4 zwischen 1 und 3 Monaten alt, je einer 8 Monate resp. 2 und 4 Jahre!

Zusätzliche Mißbildungen. Sie sind etwa gleich häufig wie bei den übrigen Formen der Ösophagusatresie. In der Serie von Wolf (1957) wiesen 11 von 23 Kindern mit isolierten ösophagotrachealen Fisteln weitere Fehlbildungen auf, vor allem solche des Herzens und der großen Gefäße, Rotationsstörungen im Magen-Darm-Trakt und Skelettanomalien. Aber auch Mißbildungen der Harnwege und Lippen-Kiefer-Gaumenspalten usw. sind beschrieben (Rehbein 1976).

Diagnose

Zahlreiche verschiedene Methoden zum Fistelnachweis sind in den letzten Jahren diskutiert worden. Am besten gelingt heute der endoskopische Nachweis durch Tracheoskopie und Ösophagoskopie nach der Methode von Gans u. Mitarb. (1973; 1977). Bei sorgfältiger Technik gelingt es in jedem Fall, die Fistel bei der Tracheobronchoskopie einzusehen. Allenfalls kann zusätzlich von der Trachea aus über die Fistel ein dünner Katheter in den Ösophagus vorgeschoben werden (s. Abb. 25 a). Er erleichtert bei der anschließenden Operation das Auffinden der Fistel. Mit dieser Methode gelingt es, die genaue Höhe der Fistel und somit auch den zu wählenden operativen Zugang festzulegen. Ebenso können eventuelle Mehrfachfisteln kaum verpaßt werden. Die Lage des durchgeschobenen Katheters kann anschließend radiologisch noch zur Dokumentation festgehalten werden (s. Abb. 25 b).

Wird eine röntgenologische Darstellung der Fistel angestrebt, so hat sich bei uns vor allem die Kontrastfüllung vom Ösophagus aus unter Verwendung eines dünnflüssigen, wäßrigen Kontrastmittels (z. B. Dionisil) nach der Methode von Giedion (1960) bewährt. Durch eine streng seitliche Lagerung werden störende Superpositionen von Ösophagus und Trachea vermieden. Mit einem weichen Katheter werden durch eine Hilfsperson we-

5.28 Thorax

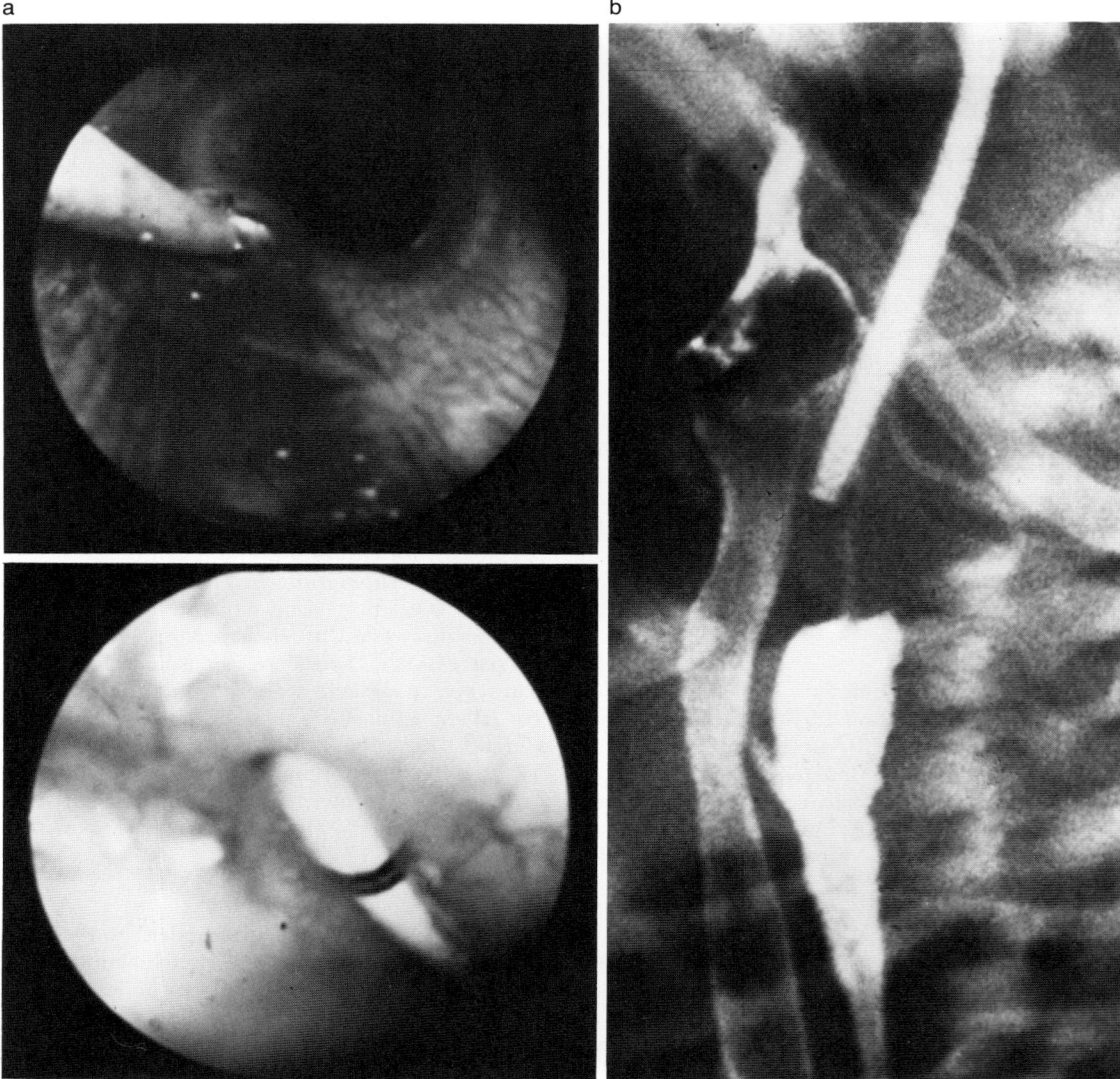

Abb. 25a u. b 3 Tage altes Neugeborenes. Isolierte, ösophagotracheale Fistel. a Ein Ureterkatheter ist von der Trachea her durch die Fistel Richtung Ösophagus vorgeschoben. Endoskopische Aufnahme. b Röntgenaufnahme beim selben Patienten.

nige Milliliter Kontrastmittel in den obersten Ösophagus eingespritzt (Abb. 26). Um die Passage des Kontrastmittels durch die Fistel zu erleichtern, wird gleichzeitig durch den Röntgenologen ein Druck auf die Kardiagegend ausgeübt. Dasselbe kann durch retrograde Füllung des Ösophagus nach Einlegen eines Ballonkatheters in den unteren Ösophagus erreicht werden. Auf diese Weise gelingt es meist, die Fistel im Televisionsschirm zu erkennen und ihre Lage mit kurzfristigen Expositionen in rascher Bildfolge oder auf dem Videotape festzuhalten. Eine indirekte Methode zum Nachweis einer ösophagotrachealen Fistel durch Messung der Sauerstoffkonzentration im Magen bei endotrachealer Beatmung von 100%igem Sauerstoff resp. normaler Zimmerluft wurde von KORONES u. LORAINE (1977) angegeben und von POWERS (1979) bestätigt. Diese an sich elegante Methode weist zwar das Bestehen einer ösophagotrachealen Fistel nach, eine genaue Höhendiagnostik, die für das operative Vorgehen entscheidend ist, ist jedoch nicht möglich.

Therapie

Die meisten isolierten ösophagotrachealen Fisteln können nach unserer eigenen Meinung und derjenigen anderer Autoren (BEDARD u. Mitarb. 1974; CUDMORE 1978; JOHNSTON u. HASTINGS 1966) transzervikal ligiert werden. Wir bevorzugen dabei einen rechtsseitigen Kragenschnitt in Hautspalt-

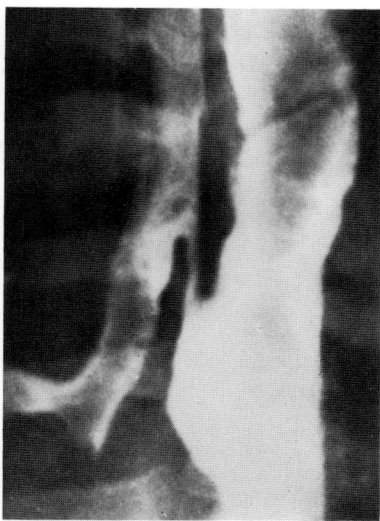

Abb. 26 1 Monat alter Säugling. Radiologische Fisteldarstellung in streng seitlicher Aufnahme (N-Fistel, s. Text).

richtung knapp oberhalb der Klavikula. Nach Durchtrennen des M. platysma und Darstellung des M. sternocleidomastoideus wird dieser nach medial gezogen und die großen Halsgefäße werden nach lateral beiseite gehalten. Der Ösophagus wird isoliert, umfahren und je mit einem Katheter ober- und unterhalb der Fistel angeschlungen (Abb. 27). Kleine Fisteln werden lediglich doppelt ligiert, größere zusätzlich durchtrennt und allenfalls kann ein freies Muskelläppchen dazwischengelegt werden. Bei tieferen Fisteln (unterhalb Th WK 3) gehen wir transthorakal retropleural vor.

Schädigungen des N. laryngeus recurrens, wie sie in der Literatur mehrfach bis in einem Drittel der Fälle angegeben wurden (DUDGEON u. Mitarb. 1972; JOHNSTON u. HASTINGS 1966), haben wir in unserm Krankengut nicht gesehen. Die saubere Lokalisation der Fistel durch Tracheoskopie und, wenn möglich, die Schienung der Fistel sollten diese Komplikationen vermeiden helfen.

Prognose

Wird die Diagnose früh gestellt, so ist heute die Prognose gut. Bei keinem unserer Fälle kam es zu einem Fistelrezidiv. Die Spätprognose wird vor allem durch allfällig zusätzlich vorhandene Fehlbildungen mitbestimmt.

Literatur

Ashley, D. J. B., C. J. Evans: Oesophago-pulmonary fistula. Brit. J. Surg. 53 (1966) 739

Battersby, J. S.: Congenital anomalies of the oesophagus. Arch. Surg. 71 (1955) 560

Bedard, P., D. P. Girvan, B. Shandling: Congenital H type tracheo-esophageal fistula. J. pediat. Surg. 9 (1974) 663

Cudmore, R. E.: Oesophageal atresia and tracheo-oesophageal fistula. In: Neonatal Surgery, 2. Aufl., hrsg. von P. P. Rickham, J. Lister, I. M. Irving. Butterworth, London 1978

Dudgeon, D. L., C. W. Morrison, M. M. Woolley: Congenital proximal tracheoesophageal fistula. J. pediat. Surg. 7 (1972) 614

Eckstein, H. B., K. Somasundaram: Multiple tracheoesophageal fistulas without atresia. Report of a case. J. pediat. Surg. 1 (1966) 381

Eckstein, H. B., E. Aberdeen, A. Chrispin, H. H. Nixon, D. J. Waterston, A. Wilkinson: Tracheo-oesophageal fistula without oesophageal atresia. Z. Kinderchir. 9 (1970) 43

Fornara, P.: Considerazioni sulle fistole tracheo-broncoesofagee congenite e sulla loro cura chirurgica. Lattante 28 (1957) 321

Gans, S. L., G. Berci: Inside tracheo-esophageal fistula. New endoscopic approaches. J. pediat. Surg. 8 (1973) 205

Gans, S. L., R. O., Johnson: Diagnosis and surgical management of »H-type« tracheoesophageal fistula in infants and children. J. pediat. Surg. 12 (1977) 233

Giedion, A.: Angeborene hohe Oesophagotrachealfistel vom H-Typus. Helv. paediat. Acta 15 (1960) 155

Haight, C.: Congenital tracheooesophageal fistula without oesophageal atresia. J. thorac. Surg. 17 (1948) 600

Holder, T., D. Cloud, G. Pilling, J. Lewis: Oesophageal atresia and tracheo-oesophageal fistula. A survey of members of the surgical section of the american academy of pediatrics. Pediatrics 34 (1964) 542

Johnston, P. W., N. Hastings: Congenital tracheo-esophageal fistula without esophageal atresia. Amer. J. Surg. 112 (1966) 233

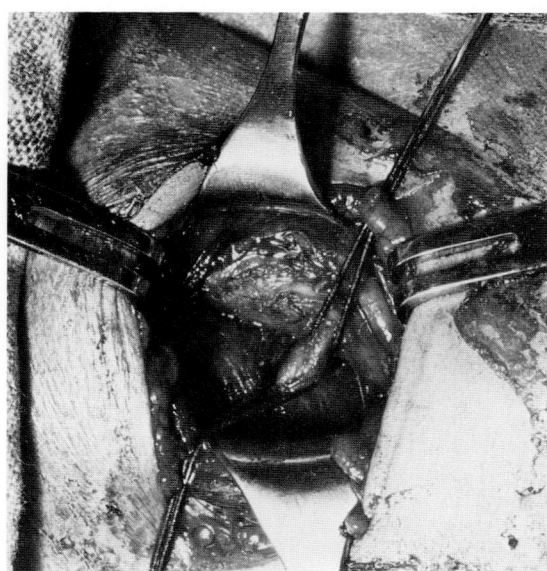

Abb. 27 3 Tage altes Neugeborenes. Isolierte, hohe ösophagotracheale Fistel. Operationssitus: zervikaler Zugang. Die breite Fistel zwischen Trachea und Ösophagus ist dargestellt und angeschlungen (s. Text).

Kappelmann, M. M., J. Dorst, J. A. Haller, A. Stambler: A review of H-type fistula with case report. Amer. J. Dis. Childh. 118 (1969) 568

Korones, S. B., J. E. Loraine: Measurement of Intragastric Oxygen Concentration for the Diagnosis of H-Type Tracheo-esophageal Fistula. Pediatrics 60 (1977) 450

Lamb, D. S.: A fatal case of congenital tracheo-oesophageal fistula. Philad. med. Times 3 (1873) 705

Powers, W. F.: Further experience with intragastric oxygen measurement to diagnose H-type tracheooesophageal fistula. Pediatrics 63 (1979) 668

Rehbein, F.: Kinderchirurgische Operationen. Hippokrates, Stuttgart 1976

Sarkissian, S.: An unusual case of congenital oesophageal atresia. Thorax 9 (1954) 350

Wolf, H. G.: Angeborene Oesophagotrachealfistel ohne Oesophagusatresie. Symptomatologie und Diagnostik beim Säugling und Kleinkind. Z. Kinderheilk. 80 (1957) 245

Ösophagusstenosen

U. G. STAUFFER und J. P. POCHON

Die meisten Ösophagusstenosen im Kindesalter sind erworben. Echte angeborene Ösophagusstenosen sind ausgesprochen selten. So fand z. B. WATERSTON (1966) unter 150 Ösophagusstenosen in einer fortlaufenden Serie nur 5 sichere angeborene Formen. Häufigste Ursachen erworbener Ösophagusstenosen sind ein gastroösophagealer Reflux mit Refluxösophagitis mit und ohne gleitende Hiatushernie und Verätzungen mit Säuren oder Laugen. Der Vollständigkeit halber sei noch auf die extrem seltenen Ösophagusstenosen bei der Epidermolysis bullosa hereditaria hingewiesen (MARSDEN u. Mitarb. 1974; PLAGE und TENHONSEL 1974).

Die verschiedenen Formen *angeborener* Ösophagusstenosen und die Probleme bei *Verätzungen* der Speiseröhre werden im folgenden dargestellt; die Ösophagusstenosen als Folge der Refluxösophagitis werden im Kapitel 6 besprochen.

Echte angeborene Ösophagusstenosen

Die Häufigkeit angeborener Ösophagusstenosen wird von BLUESTONE u. Mitarb. (1969) mit etwa 1 auf 25 000 Geburten angegeben. Nach dem eigenen Krankengut ist sie noch seltener und beträgt etwa 1 auf 50 000 Geburten. Angeborene Verengungen des Ösophagus sind demnach wesentlich seltener als die kongenitalen Ösophagusatresien. So fanden wir von 1955 bis 1974 an unserer Klinik 114 Ösophagusatresien mit und ohne ösophagotrachealer Fistel, jedoch nur 6 echte angeborene Ösophagusstenosen. Selten werden beide Fehlbildungen nebeneinander gesehen. So fanden HOLDER u. Mitarb. (1964) in einer Sammelstatistik von

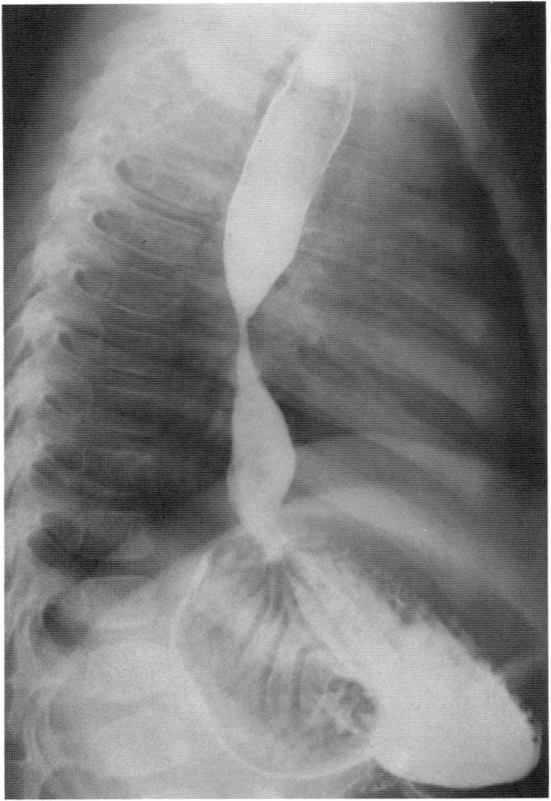

Abb. **28** Kongenitale Ösophagusstenose vom Typ der Sanduhrstenose (1jähriger Knabe).

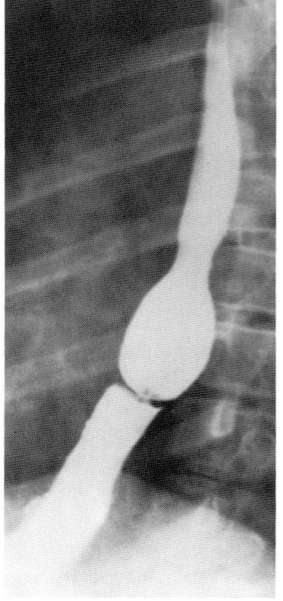

Abb. **29** Kongenitale Ösophagusstenose bei einem 10jährigen Mädchen. Typ der membranösen kurzstreckigen Stenose. Deutliche prästenotische Dilatation.

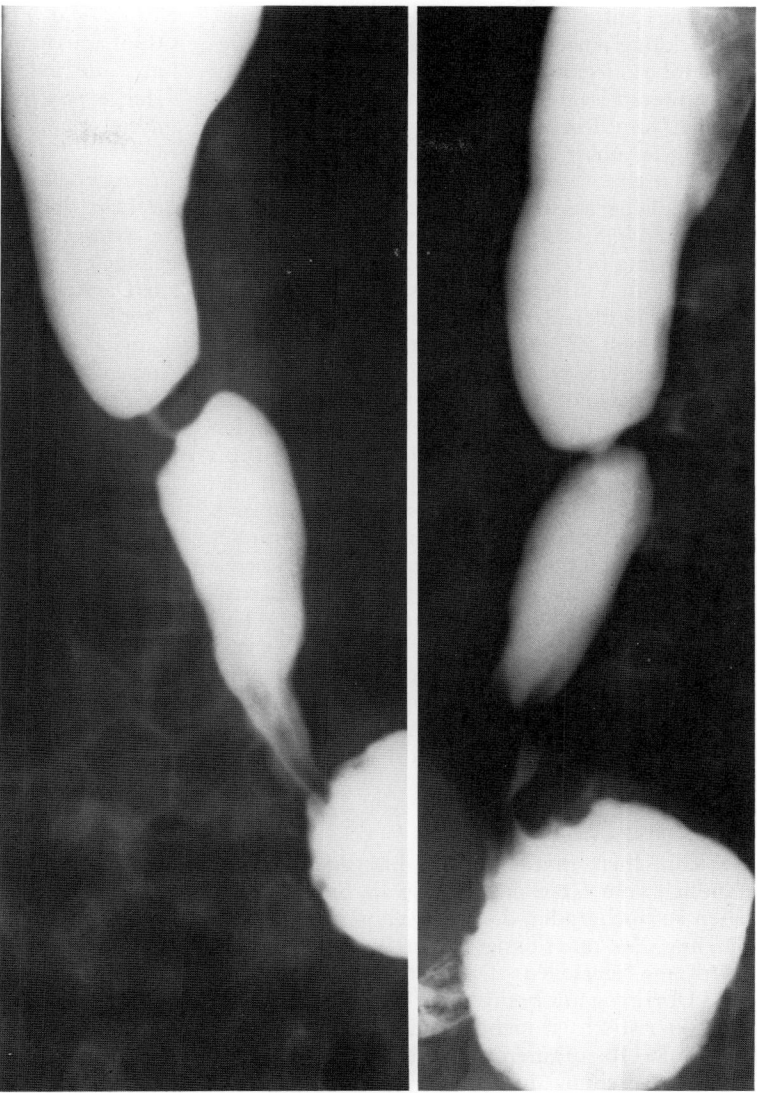

Abb. 30 Fibromuskuläre Stenose bei 6½jährigem Knaben.

10 558 Ösophagusatresien 3 Patienten mit zusätzlichen distalen Ösophagusstenosen. Auch in unserem kleinen Krankengut findet sich ein entsprechender Fall. Bei einem weiteren eigenen Patienten waren gleichzeitig eine Ösophagusstenose am Übergang vom proximalen zum mittleren Drittel und eine Pylorusatresie vorhanden, eine bisher in der Literatur unseres Wissens nicht beschriebene Kombination.

Pathologische Anatomie und Pathogenese

Im wesentlichen lassen sich folgende drei Typen unterscheiden (GROB 1966): 1. sanduhrförmige Verengung des Ösophagus auf einer kurzen Strekke (Abb. 28), 2. membranartiger Verschluß mit zentraler oder exzentrisch gelegener Diaphragmaöffnung (Abb. 29), 3. lokalisierte, fibröse oder fibromuskuläre Verdickung der Ösophaguswand mit Einengung des Lumens (Abb. 30). Der oberhalb der Stenose liegende Ösophagusabschnitt ist gewöhnlich hypertrophisch und mehr oder weniger stark dilatiert. Gelegentlich ist die Ausweitung einseitig und hat die Gestalt eines Divertikels. Die Mißbildung tritt meist isoliert auf, doch kann sie mit anderen Stenosen oder Atresien des Darmtraktes kombiniert sein.

Ösophagusstenosen vom Typ 1 oder 2 lassen sich, ähnlich den Atresien und Stenosen des Duodenums, entwicklungsgeschichtlich durch eine Störung des Revakuolisierungsvorgangs erklären (GROB 1966). Durch Epithelproliferation wird das primitive Darmrohr vorübergehend in einen soliden Strang verwandelt, der durch Vakuolenbildung normalerweise wieder durchgängig wird. Eine mangelhafte lokale Vakuolisierung führt zur Entwicklung einer Stenose, die in ganz verschiedenen Höhen liegen kann, meist aber im mittleren oder unteren Drittel angetroffen wird. Ein schönes Beispiel für diese entwicklungsgeschichtliche Erklärung ist unser Fall von Ösophagusatresie und Pylorusatresie. Ösophagusstenosen vom Typ 3 haben möglicherweise eine andere Pathogenese und leiten sich wahrscheinlich eher von einer Entwicklungsstörung bei der Abspaltung des Respirationstraktes vom Vordarm ab. Dies gilt praktisch als gesichert für diejenigen Fälle von Ösophagusstenosen, bei denen im Bereich der Stenose tracheobronchiale Überreste wie Knorpel, z. T. sogar als ringförmige Spangen (ANDERSON u. Mitarb. 1973), Trachealdrüsen und Bronchialepithelien gefunden werden (ANDERSON u. Mitarb. 1973; FONKALSRUD 1972; ISHIDA u. Mitarb. 1969). Schwerer zu verstehen ist der Fall von HELMER, bei dem sich dorsal am Ösophagusmund ein kleinkirschgroßer derber Tumor fand, der histologisch aus faserreichem Bindegewebe und ausgedehnt fibrös dissoziierter, quergestreifter Muskulatur bestand (HELMER u. Mitarb. 1975), und der Fall von TAKAYANAGI u. KOMI (1975), bei dem im Bereich einer 3 cm langen, angeborenen Ösophagusstenose, die reseziert werden mußte, die ganze Submukosa (Lamina propria mucosae, Lamina muscularis mucosae, Tela submucosa) fehlte.

Symptome und Diagnose

Die klinischen Erscheinungen hängen selbstverständlich vom Grad der Stenose ab. Sie sind aber selten so hochgradig, daß sich schon beim jungen Säugling, der nur flüssig ernährt wird, schwerere Symptome einstellen. Dies ist gewöhnlich erst beim Übergang auf breiige oder feste Kost der Fall. Charakteristisch ist nicht das Erbrechen, sondern das bloße Regurgitieren der Nahrung während oder im Anschluß an die Mahlzeiten. Die herausgegebenen Speisereste erscheinen unverändert, enthalten reichlich Schleim oder Speichel und riechen nicht sauer. Bei älteren Kindern entleeren sich gelegentlich unverdaute Nahrungsbestandteile noch nach Stunden. Manchmal kann überhaupt nur flüssige Nahrung geschluckt werden. Gelegentlich stellen sich schwerste Schluckstörungen ein, wenn ein Speisebrocken die Stenose vollständig verlegt. Die Gewichtszunahme solcher Kinder ist oft mangelhaft. Eine stärkere Dilatation des Ösophagus kann ausnahmsweise sogar zur Kompression der Trachea führen und einen Stridor oder Zyanose verursachen. Bei Säuglingen finden sich nicht selten rezidivierende bronchopneumonische Schübe infolge einer Aspiration in der Vorgeschichte. Die Diagnose wird gelegentlich während Monaten oder sogar Jahren verpaßt, so bei einem unserer Patienten, einem 12jährigen Knaben, der seit dem 6. Lebensmonat beim Übergang auf festere Nahrung Schluckstörungen hatte und deshalb bis zum Alter von 5 Jahren nur flüssig ernährt worden war. Erst dann erfolgte die Diagnose einer Ösophagusstenose und eine Dilatationsbehandlung, die jedoch nur teilweise erfolgreich war. 7 Jahre später wurde der Patient schließlich an unsere Klinik überwiesen und erfolgreich operiert.

Röntgenbefunde. Nach Bariummahlzeit läßt sich die Lage der Stenose bei der Durchleuchtung oder im Röntgenbild gewöhnlich leicht erkennen. Oft gelingt es auch, die besondere Form der Stenose zur Darstellung zu bringen (s. Abb. 28–30).

Ösophagoskopie. Diese Untersuchung muß in jedem Fall durchgeführt werden. Sie gibt nicht nur Aufschluß über den Grad und die Beschaffenheit der Stenose, sondern auch über den Zustand der Schleimhaut und ist vor allem auch differentialdiagnostisch zur Abgrenzung von einer narbigen Striktur von Bedeutung. Dabei kann gleichzeitig die Dehnungsfähigkeit der Stenose durch Probebougierungen geprüft werden.

Differentialdiagnose

Die Hauptdifferentialdiagnose, die in einzelnen Fällen sehr schwierig sein kann, ist die peptische Stenose bei Refluxösophagitis mit und ohne gleitende Hiatushernie. Für eine angeborene Stenose sprechen anamnestisch das Auftreten der ersten Symptome beim Übergang von flüssigen auf feste Speisen, das Vorliegen eines eher kurzen, besonders des ringförmigen Stenosetyps (Typ 1, Typ 2), eine hohe Lokalisation der Stenose (mittleres Drittel, oberstes Drittel – selten!), ein fehlender gastroösophagealer Reflux und eine fehlende Hiatushernie bei der röntgenologischen Abklärung, der fehlende Nachweis entzündlicher Veränderungen bei der Ösophagoskopie und allenfalls bei der Operation und im Operationsresektat. Histologisch wohl beweisend für eine kongenitale Ösophagusstenose ist der Nachweis tracheobronchialer Überreste in der Wand des stenotischen Ösophagusabschnittes. Eine Striktur des Ösophagus nach Verätzung läßt sich leicht schon anamnestisch ausschließen. Differentialdiagnostisch muß auch an eine Kompression des Ösophagus von außen gedacht werden. Schluckbeschwerden und Regurgitation von festen Speisen kommen so z. B. auch bei Duplikationszysten des Ösophagus und bei den seltenen angeborenen (THEANDER 1973), in der Mehrzahl wohl erworbenen (EKLÖF u. Mitarb. 1969; FRITZ-MIKULSKA 1974) posterioren pharyngoösophagealen Divertikeln vor. Meist stehen dabei allerdings Symptome von seiten der Atemwege (Kompression der Trachea, Stridor, Aspiration, Pneumonien) im Vordergrund. Schließlich kommt noch eine Kompression von außen durch Gefäßanomalien, z. B. durch eine rechts deszendierende Aorta, einen doppelten Aortenbogen, eine aberrierende A. subclavia oder A. pulmonalis (Truncus pulmonalis) oder durch einen abnormen Verlauf des Truncus brachiocephalicus links in Frage. Bei all diesen Gefäßanomalien ist häufig die Dysphagia lusoria das führende Symptom. Die Angiokardiographie erlaubt die genaue Diagnose (S. 141).

Therapie

Eine Dilatationsbehandlung mit Bougies kann erfolgreich sein, doch muß sie gelegentlich über viele Wochen und Monate durchgeführt werden, wenn Rezidive vermieden werden sollen. Besonders bei fibromuskulären Verengungen führt die konservative Behandlung jedoch häufig nicht zum Ziel. Wird eine operative Korrektur in Betracht gezogen, so stehen prinzipiell drei Verfahren zur Verfügung:

- die Resektion der stenotischen Partie mit End-zu-End-Vereinigung der beiden Stümpfe;
- die Längsinzision der Stenose und ihre Vernähung in querer Richtung. Diese Methode hat den Vorzug, daß die Kontinuität des Ösophagus nicht vollständig unterbrochen wird; sie gestattet auch, ein obstruierendes Diaphragma vom Lumen her gleichzeitig zu resezieren;
- die Durchtrennung oder Resektion des verdickten Muskelringes ohne Eröffnen der Schleimhaut. Die Vorteile dieses Verfahrens, das jedoch nur in Ausnahmefällen möglich ist, sind offensichtlich.

Von unseren 6 eigenen Patienten wurden 2 erfolgreich durch wiederholte Bougierungen behandelt, bei 4 mußte, nachdem mehrwöchige Bougierungsversuche keinen Erfolg brachten, operiert werden. Zweimal wurde dabei eine das Lumen hochgradig einengende, quergestellte Membran exzidiert, zweimal mußte eine Resektion der engen Stelle mit End-zu-End-Anastomose durchgeführt werden. Alle 4 Patienten brauchten in den anschließenden Wochen noch einige Male eine Dilatationsbehandlung, einer sogar während mehrerer Monate. Alle 6 Patienten sind jedoch heute vollkommen beschwerdefrei.

Ösophagusstenosen nach Verätzung

Leider sind auch heute noch Ösophagusverätzungen durch Säuren oder Laugen bei Kindern relativ häufig. Wir haben an unserer Klinik von 1961 bis 1979 48 Fälle stationär behandelt. Drei Viertel der Kinder waren unter 4 Jahre alt. Etwa ein Drittel aller Ösophagusverätzungen betreffen Kinder (GIULI u. Mitarb. 1972; HÖLLWARTH u. SAUER 1975). Während bei Erwachsenen Suizidversuche über die Hälfte der Verätzungen ausmachen können, so sind dies bei Kindern ausgesprochene Einzelfälle (HÖLLWARTH u. SAUER 1975). Immerhin muß auch bei Kindern an vorsätzliche Verätzungen gedacht werden. So sahen wir z.B. kürzlich einen 9jährigen Knaben, der sich eine schwere Ösophagusverätzung zuzog, weil die geistesgestörte Mutter ihn zur Einnahme einer starken Säure zwang. In unserem eigenen Patientengut waren Laugenverätzungen etwa viermal so häufig wie diejenigen durch Säure. Dies stimmt auch mit anderen Berichten der Literatur überein (GIULI u. Mitarb. 1972; HÖLLWARTH u. SAUER 1975). Besonders häufig sind in unserem Krankengut die starken alkalischen Herdreiniger und Abflußreiniger vertreten, die immer wieder allzu sorglos, auch für Kleinkinder greifbar, gelegentlich sogar in Mineralflaschen abgefüllt, aufbewahrt werden. Zum besseren Verständnis der neben der Ösophagus- und Magenperforation und der Mediastinitis schwersten Komplikation, der Narbenstriktur des Ösophagus, werden im folgenden kurz die Pathophysiologie, die klinischen Befunde und die Grundzüge der Notfallmaßnahmen und der Therapie dargestellt. Anschließend werden die in unserem Krankengut erzielten Resultate mit besonderer Berücksichtigung der narbigen Strikturen vorgelegt und anhand der Literatur diskutiert.

Pathophysiologie

Das Ausmaß der lokalen Schädigung ist bedingt durch die Menge, Art und Konzentration der ätzenden Substanz sowie durch die Dauer ihrer Einwirkung. Laugenverätzungen sind allgemein gefährlicher als Säureverätzungen. Während bei Säuren eine trockene Koagulationsnekrose entsteht, verflüssigen Laugen das Gewebe (Kolliquationsnekrose) und können so benachbarte Gewebe durch Imbibierung miterfassen. Mit HOLINGER (1969) teilen wir die Ösophagusverätzungen in 3 Grade ein.

Grad 1: leichte Verätzung. Es bestehen lediglich eine Hyperämie und ein Ödem der Schleimhaut. Da das Epithel selbst weitgehend intakt ist, heilen Verätzungen ersten Grades meist folgenlos aus.

Grad 2: Das Epithel ist teilweise zerstört und es kommt zu fleckförmigen bis zirkulären Ulzerationen, die histologisch bis in die Submukosa reichen.

Grad 3: Die Schleimhaut ist vollständig zerstört und die Tiefenwirkung der Verätzung reicht bis in die Muskelschicht oder noch weiter und führt nicht selten zur Perforation im akuten Stadium.

Während bei Verätzungen des ersten Grades die Hyperämie und das Ödem innerhalb von Tagen bis maximal zwei Wochen verschwinden, verläuft die Heilung einer Verätzung zweiten und dritten Grades in drei Phasen: In der ersten akuten Phase kommt es zur Demarkation der Nekrosefelder und zu einem Einwandern vorerst von Leukozyten, später von Plasmazellen und Fibroblasten. Anschließend folgt die Latenzphase, bei der man ösophagoskopisch vorerst gereinigte oder mit Fibrin bedeckte Ulzera, später leicht blutende Granulationen, welche auch ins Lumen vorwuchern können, findet. Sie dauert ungefähr 3–4 Wochen. In der dritten Phase kommt es zur Epithelregeneration, anderseits aber auch zur Retraktion des neugebildeten kollagenen Faser- und Narbengewebes, welche dann zur Ösophagusstriktur führen kann.

Klinische Befunde und Notfallmaßnahmen

Kinder mit Verätzungen werden meist von den Eltern sofort nach dem Unfall in die Klinik gebracht, so daß die Einnahme der Ätzlösung häufig nicht mehr als 30–60 Minuten zurückliegt. Jeder Verdacht auf Einnahme von ätzenden Substanzen wird bei uns klinisch und ösophagoskopisch abgeklärt. Die Inspektion von Mund und Rachen gibt allenfalls bereits Hinweise auf den Kontakt mit ätzenden Stoffen. Nicht selten zeigen sich auch periorale Ätzspuren oder unter Umständen ein spezifischer Geruch des geschluckten Mittels. Ist die Untersuchung des Mund- und Rachenraums unauffällig, ist eine Ösophagusverätzung jedoch noch nicht ausgeschlossen. Durch eine schnelle Passage durch die Mundhöhle und den Rachen können allenfalls in diesem Bereich keine Verätzungsfolgen feststellbar sein. Alle uns mit Verätzung zugewiesenen Kinder werden deshalb am ersten Tag notfallmäßig ösophagoskopiert. Die Ösophagoskopie erlaubt das Ausscheiden all jener Patienten mit unauffälligem Lokalbefund. Dagegen ist gelegentlich die Unterscheidung zwischen Ösophagusverätzungen von Grad 1 und 2 am ersten Tag schwierig. Bei Verdacht auf Mitbeteiligung des Magens wird zusätzlich mit dem flexiblen Gastroskop die ganze Magenwandung abgesucht. Komplikationen der Frühösophagoskopie (Perforation!) sind bei unseren Patienten keine aufgetreten. Alle Patienten mit ösophagoskopisch nachgewiesenen Ösophagusverätzungen werden bei uns stationär aufgenommen.

Therapie

Sie muß dem einzelnen Patienten angepaßt werden. Eine orale Neutralisierung der Ätzlösung in der Klinik kann nicht empfohlen werden, da sie praktisch immer zu spät kommt. Nach KIRIVANTA (1952) ist die Ätzwirkung im Ösophagus bereits nach 60 Sekunden abgeschlossen. Eine solche Maßnahme kann ausnahmsweise noch sinnvoll sein, wenn größere Mengen einer Säure in den Magen gelangt sind, die dort wegen des begleitenden Pylorospasmus eine besonders lange Verweildauer hat (HÖLLWARTH u. SAUER 1975). Von Magenspülungen ist dagegen dringend abzuraten. Sie sind mit einem recht hohen Perforationsrisiko beim Einführen des Magenschlauches belastet und erfolgen in der Regel sowieso zu spät (MOESCHLIN 1972). Falls eine orale Ernährung an sich noch möglich wäre, bei einer erst- bis zweitgradigen Verätzung die Schleimhaut vor mechanischer Belastung jedoch geschont werden soll, legen wir eine dünne, besonders weiche Magensonde ein. Bei ausgedehnten zweitgradigen oder drittgradigen Verätzungen mit Magenbeteiligung oder Perforation muß eine Gastrostomie angelegt, der Magen entlastet und parenteral ernährt werden. Dies war jedoch nur bei 2 unserer 48 Fälle nötig. Bei Verätzungen zweiten und dritten Grades erfolgt die Strikturprophylaxe mit Prednison (60 mg/m^2/Tag). Die günstige Wirkung des Cortisons auf die Vermeidung von Strikturen ist in zahlreichen Tierversuchen (HALLER u. BACHMANN 1964; HALLER u. Mitarb. 1971; ROSENBERG u. Mitarb. 1953) nachgewiesen worden. Routinemäßig erhalten Patienten mit Ösophagusverätzungen vom Grad 2 und 3 zur Vermeidung septischer Komplikationen, die von den Ösophagusulzera ausgehen können, Antibiotika. Zur Vermeidung der Verschlimmerung der Ösophagitis durch einen allfälligen gastroösophagealen Reflux werden überdies über die Magensonde oder durch die Gastrostomie Antazida gegeben. Der Zeitpunkt und die Häufigkeit der Kontrollösophagoskopie richten sich nach dem einzelnen Fall. Meist wird sie vorerst wöchentlich durchgeführt. Der Befund bei der Kontrollösophagoskopie ist maßgebend für die Dauer der Cortison- und Antibiotikagaben, die Entfernung der Magensonde und einen allfälligen Wiederbeginn mit oraler Ernährung. Eine korrekt und adäquat durchgeführte Cortisontherapie verhindert bei den meisten zweitgradigen Ösophagusverätzungen die Entwicklung einer Ösophagusstenose. Trotzdem werden alle Patienten nach der Spitalentlassung monatlich für 6 bis 12 Monate ambulant klinisch kontrolliert. Die schwersten Probleme bieten selbstverständlich die drittgradigen Ösophagusverätzungen. Cortisongaben können bei ihnen eine Strikturbildung nicht immer verhindern (HÖLLWART u. SAUER 1975; MIDDELKAMP u. Mitarb. 1969; ROSENBERG u. Mitarb. 1953). Bei diesen Fällen wird bei der Kontrollösophagoskopie das Lumen vorsichtig kalibriert und allenfalls eine Frühbougierung, wie sie auch HÖLLWARTH u. SAUER (1975) vorgeschlagen hatten, eingeleitet. Die Bougierung erfolgt von oral her in Allgemeinnarkose, falls eine Gastrostomie angelegt wurde, nach der von REHBEIN u. REISMANN (1965) beschriebenen Methode mit den Bougies am endlosen Faden.

Eigene Resultate. Von unseren 48 Kindern sind 2 mit Ösophagusverätzungen dritten Grades mit Ösophagusperforation, in einem Fall kombiniert mit Magenperforation, ad exitum gekommen. Einmal wurde bei einer Kontrollösophagoskopie nach 2 Wochen und einmal bei einer Bougierung der Ösophagus perforiert. Beide Kinder haben überlebt. 9 Kinder entwickelten eine Ösophagusstenose. Bei der Bariumpassage waren die Stenosen meist langgestreckt und zeigten wegen des Schleimhautverlustes und der Vernarbungsprozesse eine unregelmäßig begrenzte Kontur (Abb. **31a u. b**). Alle wurden regelmäßig über Wochen bis Monate, eines davon sogar zwei Jahre lang, immer wieder bougiert. Dies führte schließlich bei 6 Fällen zum Ziel. Bei 3 Kindern mußte eine Ersatzplastik durchgeführt werden. 2 Kindern mit Ko-

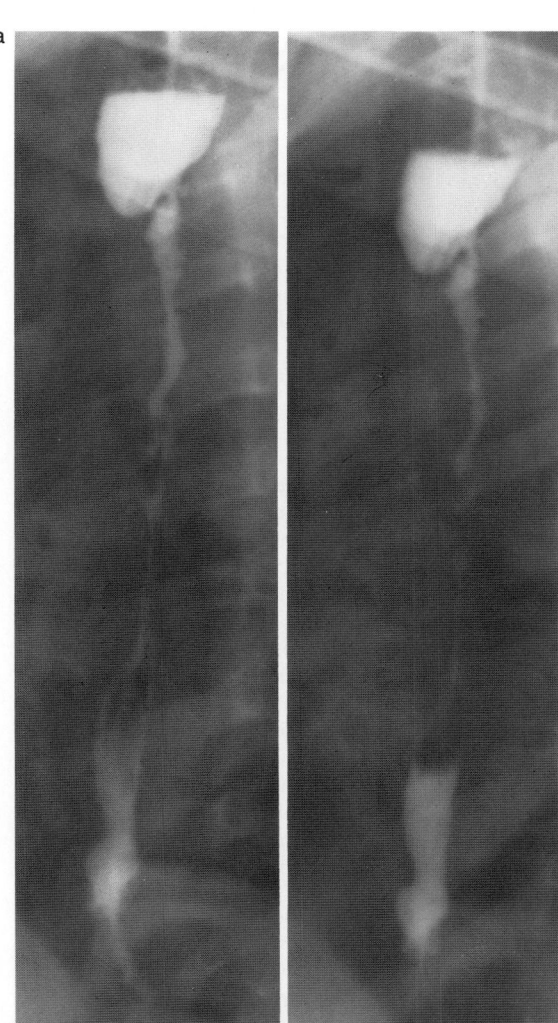

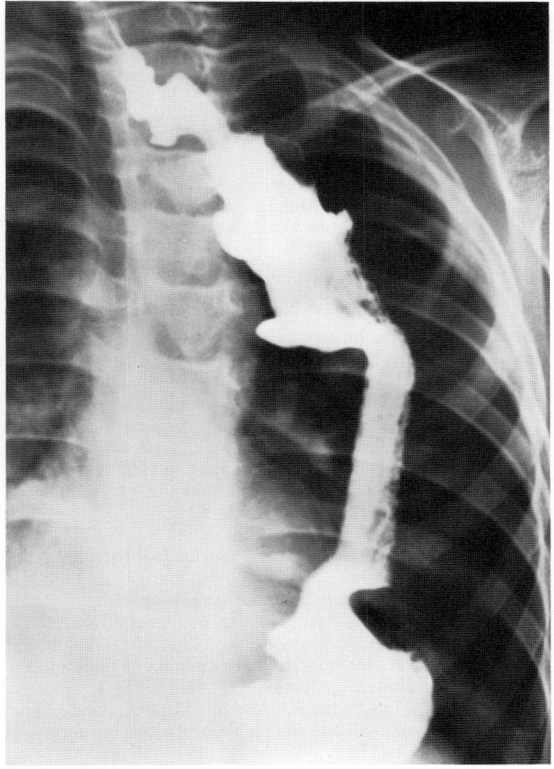

Abb. 31 a u. b 4jähriger Knabe mit schwerer Laugenverätzung des Ösophagus. **a** Langstreckige Ösophagusstriktur nach mehrwöchiger erfolgloser Bougierung. **b** Patient 6 Monate nach Kolonersatzplastik und Röntgenkontrolle.

lonersatzplastiken, die viele Jahre zurückliegen, geht es heute ausgezeichnet. Bei einem dritten Kind kam es zur Nekrose des Kolontransplantates, so daß später ein gastric-tubing durchgeführt werden mußte. Unsere Resultate sind mit denjenigen anderer Autoren (BIEZIUS u. GAUJEN 1977; HALLER u. Mitarb. 1971; HÖLLWARTH u. SAUER 1975) vergleichbar.

Spätkomplikationen nach Ösophagusverätzungen.
Patienten mit Ösophagusverätzungen sollen ein erhöhtes Risiko, nach Jahren ein Ösophaguskarzinom zu entwickeln, aufweisen. Die Angaben darüber schwanken in der Literatur zwischen 1,2% (KIRIVANTA 1952) und 6,4% (DUBECZ u. Mitarb. 1959). Diese Gefahr soll bis tausendmal größer sein als bei der Normalbevölkerung. Das zeitliche Intervall zwischen Verätzung und Auftreten des Karzinoms soll bis zu 35 Jahre betragen (KIRIVANTA 1952). Eine vorsichtige Aufklärung von Eltern und Patienten über dieses mögliche Risiko ist wahrscheinlich notwendig, doch muß dies so geschehen, daß daraus nicht eine große psychische Belastung für den Patienten entsteht, der nach wochen-, monate- oder jahrelanger Behandlung endlich wieder normal leben und essen kann.

Literatur

Anderson, L.S., G.D. Shackelford, R. Mancilla-Jimenez, W.H. McAlister: Cartilaginous esophageal ring: A cause of esophageal stenosis in infants and children. Radiology 108 (1973) 665

Biezius, A.P., J.K. Gaujen: Late results of chemical oesophageal burns in childhood. Progr. pediat. Surg. 10 (1977) 19

Bluestone, C.D., R. Kerry, W.K. Sieber: Congenital esophageal stenosis. Laryngoscope (St. Louis) 79 (1969) 1095

Dubecz, A., G. David, J. Juhasz: Nach Laugenverätzung in narbigen Speiseröhrenverengerungen entstandene Karzinome. Zbl. Chir. 84 (1959) 1319

Eklöf, O., G. Löhr, L. Okmian: Submucosal perforation of the esophagus in the neonate. Acta radiol. Diagn. 8 (1969) 187

Fonkalsrud, E. W.: Esophageal stenosis due to tracheobronchial remnants. Amer. J. Surg. 124 (1972) 101

Fritz-Mikulska, V.: Stenosis of the oesophagus secondary to hypopharyngeal abscess in the newborn. Progr. pediat. Surg. 7 (1974) 1

Giuli, R., Ph. Clot, B. Estenne, C.-A. Richard, J.-L. Lortat-Jacob: Valeur de l'oesophagoplastie dans le traitement des sténoses caustiques de l'oesophage. Ann. Chir. 26 (1972) 1279

Grob, M.: Die angeborene und erworbene Oesophagusstenose im Kindesalter. Langenbeck's Arch. klin. Chir. 316 (1966) 681

Haller, J. A., K. Bachmann: The comparative effect of current therapy on experimental caustic burns of the esophagus. Pediatrics 34 (1964) 236

Haller, J. A., H. G. Andrews, J. J. White, M. A. Tamer, W. W. Cleveland: Pathophysiology and management of acute corrosive burns of the esophagus: results of treatment in 285 children. J. pediat. Surg. 6 (1971) 578

Helmer, F., A. Kreijci, P. Krepler: Kongenitale Oesophagusstenose. Z. Kinderchir. 17 (1975) 321

Holder, T. M., D. T. Cloud, J. E. Lewis jr., G. P. Pilling: Esophageal atresia and tracheo-esophageal fistula. Pediatrics 34 (1964) 542

Holinger, P. H.: Management of the esophageal lesions caused by chemical burns. Ann. oto-laryng. (Paris) 77 (1969) 819

Höllwarth, M., H. Sauer: Corrosive Lesions of the Oesophagus in Childhood. Z. Kinderchir. 16 (1975) 1

Ishida, M., Y. Tsuchida, S. Saito u. Mitarb.: Congenital esophageal stenosis due to tracheobronchial remnants. J. pediat. Surg. 4 (1969) 339

Kirivanta, U. K.: Corrosion carcinoma of the esophagus. Acta oto-laryng. (Stockh.) 42 (1952) 89

Marsden, R. A., F. J. Gowar, A. F. McDonald: Epidermolysis bullosa of the Oesophagus with Oesophageal Webformation. Thorax 29 (1974) 287

Middelkamp, J. N., T. B. Ferguson, Ch. L. Roper, F. D. Hoffmann: The management and problems of caustic burns in children. J. thorac. cardiovasc. Surg. 57 (1969) 341

Moeschlin, S.: Klinik und Therapie der Vergiftungen. Thieme, Stuttgart 1972

Plage, H. J., G. Tenhonsel: Oesophagusstenose bei Epidermolysis bullosa hereditaria. Laryng. Rhinol. 53 (1974) 600

Rehbein, F., B. Reismann: Speiseröhren- und Magenverätzungen bei Kindern. Langenbeck's Arch. klin. Chir. 311 (1965) 100

Rosenberg, N., P. J. Kundermann, L. Vromen, S. E. Molten: Prevention of experimental esophageal stricture by cortison. Arch. Surg. 66 (1953) 593

Takayanagi, K., N. Komi: Congenital Esophageal Stenosis with Lack of the Submucosa. J. pediat. Surg. 10: No. 3 (1975) 425

Theander, G.: Congenital Posterior Midline Pharyngo-Esophageal Diverticula. Pediat. Radiol. 1 (1973) 153

Waterston, D.: Die Behandlung der Oesophagusstenose. Langenbeck's Arch. klin. Chir. 316 (1966) 684

Webb, W. R., P. Koutras, R. R. Ecker, W. L. Sugg: An evaluation of steroids and antibiotics in caustic burn of the esophagus. Ann. thorac. Surg. 9 (1970) 95

Achalasie der Speiseröhre

A. Koch und M. Bettex

Dem Krankheitsbild der Achalasie liegt eine Motilitätsstörung des gesamten Ösophagus zugrunde. Hieraus ergibt sich als wesentlichste klinische Folge eine fehlende bis unvollständige schluckreflektorische Öffnung der Kardia. Entsprechend wird heute dem funktionellen Begriff der Achalasie der Vorzug gegeben vor dem rein deskriptiven und im Gefolge anderer Grunderkrankungen beobachteten Erscheinungsbild des Megaösophagus.

Häufigkeit

Während mit einer Frequenz von ca. einer Achalasie auf 100 000 Einwohner zu rechnen ist, entfallen nur 2–5% des Gesamtkollektivs auf das Alter bis zu 14 Jahren (Tachovsky u. Mitarb. 1968). Diese Zahl ist jedoch höher zu veranschlagen, wenn Erwachsene mit bis in das frühe Kindesalter hineinreichender Symptomatik einbezogen werden. Zunehmend sind die Mitteilungen über eine frühe Manifestation während des ersten Lebensjahres (Ash u. Mitarb. 1974; Bettex u. Schaerli 1966; Caffey 1973; Eaton 1972; Moody u. Garrett 1969; Pasquie u. Mitarb. 1970; Sing u. Mitarb. 1969). Eine familiäre Häufung mit Befall von Zwillingsgeschwistern und unterschiedlichen Generationen wird gerade im Kindesalter beobachtet (Dayalan u. Mitarb. 1972; Kilpatrick u. Miller 1972; Polonsky u. Guth 1970; Vaughan u. Williams 1973).

Ätiologie und Pathogenese

Die das Krankheitsbild auslösende Ursache bleibt weiterhin hypothetisch. Die überwiegende Manifestation im mittleren Lebensalter spricht am ehesten für eine erworbene Erkrankung. In Analogie zur Trypanosomiasis erscheint eine Infektion durch ein möglicherweise bereits intrauterin wirksames neurotoxisches Enterovirus naheliegend (Smith 1970). Ebenso werden eine Autoimmunerkrankung sowie eine lokale Ischämie diskutiert (Caffey 1973).

Die funktionellen Störungen werden vorwiegend auf das Fehlen bzw. die Reduktion von Ganglienzellen im Plexus myentericus der Speiseröhre und eine gleichzeitig nachweisbare Fibrosierung der Muskulatur zurückgeführt (Smith 1970). Das Ausmaß der am deutlichsten im tubulären Ösophagus ausgeprägten Veränderungen (Cassella 1964) scheint mit der Dauer der Symptomatik zu korrelieren (Smith 1970).

Elektronenoptisch nachweisbare Veränderungen des N. vagus (Cassella u. Mitarb. 1964) und eine in bis zu 50% von Achalasiepatienten objektivierbare Störung der vagalen Phase der Magensekretion (Elder u. Gillespie 1969) lassen auf eine komplexe Vagusschädigung schließen. Hiermit

wären auch jene Beobachtungen von kindlichen Achalasien zu vereinbaren, in denen bei bereits voll ausgebildeter klinischer Symptomatik ein noch unauffälliger histologischer Befund des Plexus myentericus vorliegt (ELDER 1970).
Für eine noch zentraler gelegene Läsion sprechen die in den Nuclei ambiguus und dorsalis nachgewiesene Reduktion und Degeneration von Ganglienzellen (CASSELLA u. Mitarb. 1964). Die bei kindlichen Stammhirnausfällen beobachtete Achalasie (KILPATRICK u. MILLER 1972) stützt gleichermaßen dieses Konzept.

Symptome

Die zentral oder im Erfolgsorgan gelegenen morphologischen Veränderungen bewirken in unterschiedlichem Maße einen gestörten Bolustransport, eine Engstellung des vorwiegend aganglionären distalen Ösophagussegments und in Abhängigkeit von der Zeitdauer eine mit Muskelhypertrophie einhergehende Dilatation. Daraus ergibt sich das in allen Altersstufen führende Symptom der Dysphagie. Das Steckenbleiben von überwiegend festen Nahrungsbestandteilen kann meist durch Flüssigkeitsaufnahme behoben werden. Das Regurgitieren von unangedauter Nahrung wird nicht selten als passives Zurückfließen während des Schlafes beobachtet. Eine gleichzeitig bestehende Gewichtsabnahme nimmt nur ausnahmsweise lebensbedrohliche Ausmaße an.
Seltenere, vorwiegend bei ausgeprägter Ösophagusdilatation manifeste Symptome sind eine durch Kompression des Tracheobronchialsystems bedingte Dyspnoe sowie Singultus und Herzrhythmusstörungen, die durch Phrenikusreiz ausgelöst werden.
Die gerade im Säuglingsalter auftretende Aspiration kann bedrohliche Formen annehmen (EATON 1972) und in Einzelfällen zum letalen Ausgang führen (SINGH u. Mitarb. 1969).

Diagnose

Röntgenuntersuchung. Native Übersichtsaufnahmen der Thoraxorgane weisen aspirationsbedingte Lungenveränderungen und bei ausgeprägter Ösophagusdilatation einen Luftgehalt der verbreiterten rechten Mediastinalbegrenzung nach. Die Kontrastmitteldarstellung zeigt die charakteristische »wurzel- oder sektglasförmige« Verjüngung des distalen Ösophagus (Abb. 32) bis zum fadenförmigen gastroösophagealen Übergang. Im prästenotischen tubulären Ösophagus sind gehäuft durch Speisereste bedingte Kontrastmittelaussparungen nachweisbar (Abb. 33). Eine Klassifizierung der Dilatation mit Hilfe der exakten Ausmessung der maximalen Ösophagusweite (AKUAMOA 1971) hat sich wegen der kaum zu reproduzierenden Aufnahmebedingungen am wachsenden Organismus als wenig aussagefähig erwiesen. Die Radiokinematographie vermittelt einen ersten Eindruck von der fehlenden oder unvollständigen Propulsivität der Peristaltik.

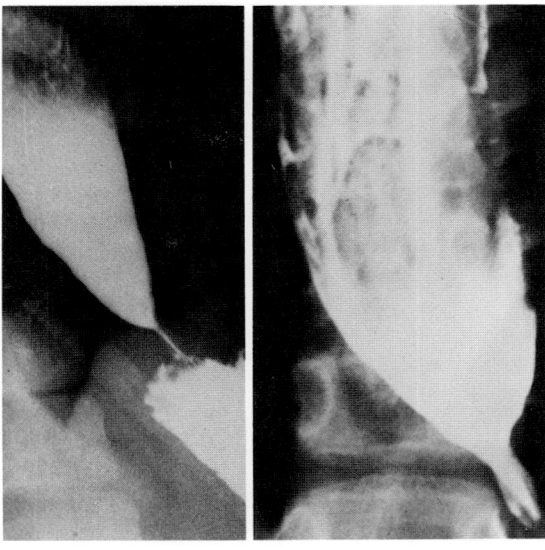

32   **33**

Abb. 32 Charakteristische »wurzel- oder sektglasförmige« Verjüngung des distalen Ösophagus bis zum gastroösophagealen Übergang bei einem 10jährigen Knaben mit Achalasie der Speiseröhre.

Abb. 33 Durch Speisereste bedingte Kontrastmittelaussparungen im dilatierten distalen Ösophagusanteil bei einem 14jährigen Knaben mit Achalasie.

Manometrie. Gerade im weniger ausgeprägten Anfangsstadium vermag allein die Ösophagusdruckmessung in Form der Dreipunktmanometrie (KOCH u. RUEGGEBERG 1978) die gestörte Motilität nachzuweisen und von Krankheitsbildern, die mit gleichartiger Symptomatik einhergehen, abzugrenzen. Der in $^3/_4$ der Fälle erhöhte Ruhedruck des unteren Ösophagussphinkters (COHEN u. LIPSHUTZ 1972) zeigt schluckreflektorisch eine unvollständige oder fehlende Erschlaffung (HEITMANN u. Mitarb. 1969). Im Corpus oesophagei, dessen Ruhedruck gegenüber dem des Magenfundus in ca. 90% erhöht ist (URIBE u. Mitarb. 1974), fehlt jede propulsive Peristaltik und wird durch simultane und repetitive Kontraktionen mit stark vermehrter Amplitude und Dauer (WIENBECK u. HEITMANN 1973) ersetzt (Abb. 34).
Endoskopie. Die Ösophagoskopie zeigt anfangs lediglich ein Erythem mit vermehrter Verletzbarkeit der Mukosa, später das charakteristische Bild der Stagnationsösophagitis mit Erosionen und fleckförmigen Schleimhautbelägen. Der gastroösophageale Übergang erscheint trichterförmig eingeengt, läßt jedoch gerade das flexible Endoskop leicht passieren.

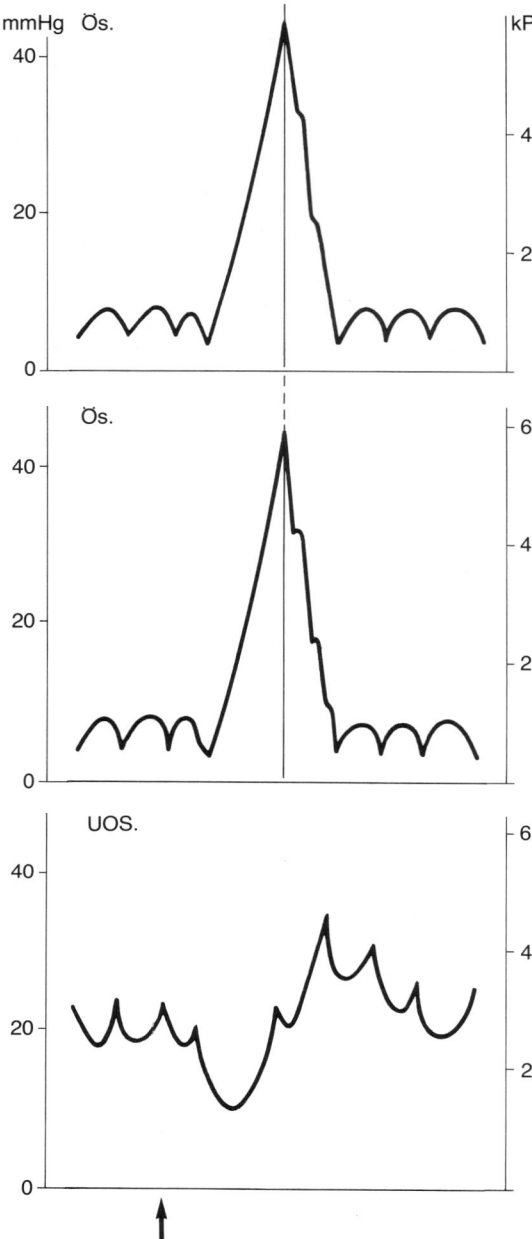

Abb. **34** Schematische Darstellung der typischen Manometriebefunde bei der Achalasie der Speiseröhre nach Registrierung mit dauerperfundierter Dreipunktsonde (↑ = Schluckakt). Details: s. Text.

Differentialdiagnose

Ist im Säuglings- und Kleinkindesalter bei nur wenig ausgeprägter Dysphagie der Röntgenbefund nicht eindeutig von einer peptischen Ösophagusstenose abzugrenzen, so können ausschließlich Manometrie und pH-Metrie die zugrundeliegende Kardiainsuffizienz ausschließen. Die bis in die Gegenwart vertretene, nur manometrisch zu führende Differenzierung der Achalasie vom diffusen Ösophagusspasmus (WIENBECK 1976) scheint an Aktualität zu verlieren, seit mit zunehmender Zahl von Spätbeobachtungen von Fällen mit sogenanntem Übergang von diffusem Ösophagusspasmus in eine Achalasie sich beide Krankheitsbilder als Teil eines Spektrums von verwandten Motilitätsstörungen enthüllen (KAYE 1973; VANTRAPPEN u. Mitarb. 1979). Motilitätsstörungen mit für eine Achalasie charakteristischem Befund werden ebenfalls als Verätzungsfolge (MOODY u. GARRETT 1965) und nach prothetisch versorgten Ösophagusvarizen (RUEGGEBERG u. KOCH 1979) beobachtet.

Therapie

Bei unbekannter Ätiologie bleibt die Behandlung auf symptomatische Maßnahmen beschränkt. Ziel aller empfohlenen therapeutischen Maßnahmen ist die Erweiterung des engen, einer koordinierten Motilität nicht zugänglichen Ösophagussegmentes.

Konservativ: Die gerade im vorgerückten und durch operative Maßnahmen vermehrt gefährdeten Erwachsenenalter angewandte pneumatische oder hydrostatische Dilatation erscheint aus mehreren Gründen für das Kindesalter trotz vereinzelt geäußerter gegenteiliger Meinung (FERGUSON 1971) wenig empfehlenswert: Eine abrupte, zudem notwendigerweise in Narkose durchzuführende Dehnung ist vermehrt mit der Möglichkeit der beim Erwachsenen bereis in 2,4% (SANDERSON u. Mitarb. 1970) erreichten Ruptur belastet (PAYNE u. OLSEN 1974). Bei einem maximal für einige Jahre anhaltenden Effekt der Dehnung ist die Zahl wiederholter Dilatationen nicht abzusehen. Während für den Erwachsenen eine durchschnittliche Besserungsrate von bis zu 94% (SPITZER u. Mitarb. 1973) nach Dehnungsbehandlung angegeben wird, ist im Kindesalter selbst nach durchschnittlich mehrmaliger Dehnung keine über 3 Jahre hinaus anhaltende Besserung zu erzielen (TACHOVSKY u. Mitarb. 1968). Darüber hinaus ist am ehesten ein gutes operatives Ergebnis zu erwarten, wenn die Dilatation noch nicht extreme Ausmaße angenommen hat und die Muskelspaltung nur wenig reaktiv verändertes Gewebe vorfindet (WIENBECK 1976).

Operativ: Daraus ergibt sich als für das Kindesalter allein adäquate Therapie die primäre Myotomie des Ösophagus, wie sie im Prinzip von GOTTSTEIN (1908) erstmals beschrieben und von HELLER (1913) als Methode der Wahl verbreitet wurde. Von abdominal erfolgt die vordere extramuköse Spaltung der Muskulatur unter Schonung des N. vagus sowohl im distalen Ösophagus als auch im kardianahen Magenfundus. An der je nach Alter 3–5 cm langen Inzision sollte die Magenmuskulatur mit ca. $^1/_3$ beteiligt sein. Gerade dieser Anteil des Eingriffs wird durch den abdominalen Zugang erleichtert. Die Bestimmung der Inzisionstiefe sowie die Abgrenzung der Muskularis von der Mukosa wird durch die Einführung einer dicken Magensonde ermöglicht (ROSETTI 1978). Da die nach dieser alleinigen Myotomie bekannte Kardiainsuffizienz für das Erwachsenenalter mit bis zu 40% angegeben wird (BRAUN u. SANATGER 1974; ELLIS jr. 1975; NEMIR u. Mitarb. 1971), muß die zusätzliche Antirefluxoperation auch für das Kindesalter weiterhin als unerläßlich erachtet werden. Hier hat sich uns die nach BETTEX modifizierte Fundoplikatio als geeignetes Verfahren bewährt (BETTEX u. SCHAERLI 1966). Der früher empfohlene Eingriff der zirkulären Myektomie mit zusätzlicher Fundopexie wurde verlassen. Andere Verfahren wie die von WENDEL und GRÖNWALD, die in der Vergangenheit vereinzelt Anwendung fanden, scheinen im Einzelfall ebenfalls gute Ergebnisse zu erzielen.

Komplikationen und Prognose

Nach Kardiomyotomie ist als frühe Komplikation die unbemerkte Schleimhauteröffnung mit nachfolgender Mediastinitis zu fürchten. Diese Komplikation dürfte durch die Deckung der Myotomie durch eine Fundoplikatio stets zu vermeiden sein. Häufigste Spätkomplikationen sind das Dysphagierezidiv, bedingt durch eine unzureichende Myotomie oder durch eine rasche Vernarbung der Schnittränder (ELLIS jr. u. GIBB 1975), die Refluxösophagitis im Falle einer alleinigen Myotomie. Die im Kindesalter mitgeteilten Spätresultate (ELLIS jr. u. OLSEN 1969; TACHOVSKY u. Mitarb. 1968), die eine Nachbeobachtungszeit von bis zu 7 Jahren erfassen, ergeben sehr gute und gute Ergebnisse in durchschnittlich 90%.
Objektivierbare Folgen des operativen Eingriffs sind: Eine röntgenologisch bestätigte Verbesserung der Ösophaguspassage bei allerdings fortbestehender Störung der Peristaltik. Manometrisch wird eine Erniedrigung des Sphinkterruhedrucks und eine Abnahme von basalem Ösophagusdruck und Höhe der Amplitude nachgewiesen. Dabei bleiben die simultanen Kontraktionen unverändert (URIBE u. Mitarb. 1974).

Literatur

Akuamoa, G.: Achalasia oesophagi. Results of the Heller operation. Acta chir. scand. 137 (1971) 782–788

Ash, M. J., W. Liebman, R. S. Lachman, T. C. Moore: Esophageal achalasia: Diagnosis and cardiomyotomy in a newborn infant. J. pediat. Surg. 9 (1974) 911–912

Bettex, M., A. Schaerli: Achalasie und Megaoesophagus im Kindesalter. Z. Kinderchir. Suppl. (1966) 28–35

Braun, L., R. Sanatger: Therapie und Prognose des Kardiospasmus. Zbl. Chir. 99 (1974) 884

Caffey, J.: Pediatric X-Ray diagnosis, 6. Aufl., Bd. I. Lloyd-Luke, London 1973 (S. 591–598)

Cassella, R. R., A. L. Brown jr., G. P. Sayre, F. H. Ellis jr.: Achalasia of the esophagus: pathologic and etiologic considerations. Ann. Surg. 160 (1964) 474–486

Cohen, S., W. Lipshutz: Lower esophageal sphincter dysfunction in achalasia. Gastroenterology 61 (1972) 814–820

Dayalan, N., L. Chettur, M. S. Ramakrishnan: Achalasia of the cardia in sibs. Arch. Dis. Childh. 47 (1972) 115–118

Earlam, R. J.: Gastrointestinal aspects of Chagas' disease. Amer. J. dig. Dis. 17 (1972) 559–572

Eaton, H.: Achalasia of the cardia in a three-month-old infant treated successfully by a modified Heller's operation. Aust. N. Z. J. Surg. 41 (1972) 240–244

Elder, J. B.: Achalasia of the cardia in childhood. Digestion 3 (1970) 90–96

Elder, J. B., G. Gillespie: The vagus and achalasia. Gut 10 (1969) 1045

Ellis jr., F. H., A. M. Olsen: Achalasia of the esophagus. In: Major Problems in Clinical Surgery Series, Bd. IX. Saunders, Philadelphia 1969

Ellis jr., F. H.: Motility disturbances of the esophagus: a working classification with remarks on surgical management. R. I. med. J. 56 (1973) 495–499

Ellis jr., F. H., S. P. Gibb: Reoperation after esophagomyotomy for achalasia of the esophagus. Amer. J. Surg. 129 (1975) 407–412

Ferguson, C. F.: Esophageal dysfunction and other swallowing difficulties in early life. Ann. Oto-laryng. (Paris) 80 (1971) 541–548

Gottstein, G.: Weitere Fortschritte in der Therapie des chron. Cardiospasmus. Arch. klin. Chir. 87 (1908) 497–541

Heitmann, P., J. Espinoza, A. Csendes: Physiology of the distal esophagus in achalasia. Scand. J. Gastroent. 4 (1969) 1–11

Heller, E.: Extramuköse Cardioplastik beim chron. Cardiospasmus mit Dilatation des Ösophagus. Mitt. Grenzgeb. Med. Chir. 27 (1913) 141

Kaye, M. D.: Dysfunction of the lower esophageal sphincter in disorders other than achalasia. Amer. J. dig. Dis. 18 (1973) 734–745

Kilpatrick, Z. M., S. S. Miller: Achalasia in mother and daughter. Gastroenterology 62 (1972) 1042–1046

Koch, A., J. Rueggeberg: Zur Funktion des unteren Oesophagussphinkters im Säuglingsalter. Langenbecks Arch. Chir. Suppl. Chir. Forum (1978) 53–57

Magilner, A. D., H. J. Jsard: Achalasia of the esophagus in infancy. Radiology 98 (1971) 81–82

Moody, F. G., J. M. Garrett: Esophageal achalasia following lye ingestion. Ann. Surg. 170 (1969) 775–784

Nemir, P., M. Fallahnejad, B. Bose, D. Jacobowitz, A. S. Frobese, H. R. Hawthorne: A study of the causes of failure of esophagocardiomyotomy for achalasia. Amer. J. Surg. 121 (1971) 143–149

Pasquie, M., S. Juskiewenski, B. Petel: Le mégaoesophage essentiel de l'enfant. Ann. Chir. infant. 11 (1970) 171–178

Payne, W., A. M. Olsen: Motor disturbances of deglutition. In: The Oesophagus, Lea & Febiger, Philadelphia 1974

Polonsky, L., P. H. Guth: Familial achalasia. Dig. Dis. 15 (1970) 291–295

Rosetti, M.: Achalasie des Oesophagus. Operative Behandlung mit abdominaler Myotomie und Fundoplikation. Zbl. Chir. 103 (1978) 1180–1187

Rueggeberg, J., A. Koch: Motilitätsstörungen des Oesophagus nach Voßschultescher Dissektionsligatur. Z. Kinderchir. 26 (1979) 367–371

Sanderson, D. R., F. H. Ellis jr., A. M. Olsen: Achalasia of the esophagus: Results of therapy by dilatation. Chest 58 (1970) 116–121

Singh, H., H. L. Gupta, R. S. Sethi, S. K. Khetarpal: Cardiac achalasia in childhood. Postgrad. med. J. 45 (1969) 327–335

Smith, B.: The neurological lesion in achalasia of the cardia. Gut 11 (1970) 388–391
Spitzer, G., C. Hessler, F. X. Sailer: Therapie des Kardiospasmus und ihre Spätergebnisse. Med. Welt 24 (1973) 1256–1259
Tachovsky, T. J., H. B. Lynn, F. H. Ellis jr.: The surgical approach to esophageal achalasia in children. J. pediat. Surg. 3 (1968) 226–231
Uribe, P., A. Csendes, A. Larrain, M. Ayala: Motility studies in fifty patients with achalasia of the esophagus. Amer. J. Gastroent. 62 (1974) 333–336
Vantrappen, G., J. Janssens, J. Hellemans, G. Coremans: Achalasia, diffuse esophageal spasm and related motility disorders. Gastroenterology 76 (1979) 450–457
Vaughan, W. H., J. L. Williams: Familial achalasia with pulmonary complications in children. Radiology 107 (1973) 407–409
Wienbeck, M.: Achalasie. In: Funktionsstörungen der Speiseröhre, Kap. 17, hrsg. von R. Siewert, A. L. Blum, F. Waldeck. Springer, Berlin 1976 (S. 154–182)
Wienbeck, M., P. Heitmann: Die pneumatische Dilatation zur Behandlung der Achalasie der Speiseröhre. Dtsch. med. Wschr. 98 (1973) 814–825

Mediastinaltumoren

A. CUENDET und P. BRAUN

Der Begriff Mediastinaltumor im weitesten Sinne des Wortes ist vorwiegend ein röntgenologischer und umfaßt eine ganze Reihe pathologischer Veränderungen, die mit einer Verbreiterung des Mittelfellschattens einhergehen. Im Kindesalter überwiegen die malignen Neubildungen, welche den Thymus und die mediastinalen Lymphknoten primär oder sekundär befallen. Sie beschäftigen in erster Linie den Pädiater, während die wesentlich selteneren, gutartigen Mediastinaltumoren vor allem das Interesse des Kinderchirurgen verdienen, da sie einer operativen Behandlung zugänglich sind (Tab. 4).

Anatomie

Der Mediastinalraum, der vorn durch das Sternum, hinten durch die Wirbelsäule, seitlich durch die Pleura mediastinalis, unten durch das Zwerchfell und oben durch die obere Thoraxapertur begrenzt ist, wird zur näheren Lagebestimmung unterteilt. Man kann eine Pars superior, anterior, media und posterior unterscheiden. Die Pars superior des Mediastinums liegt kranial einer Horizontalen, welche oberhalb des Herzens durch den Thorax gelegt wird. Die Grenzen der Pars anterior bilden vorne die Brustwand, hinten das Perikard, oben die erwähnte Horizontale und unten das Diaphragma. In der Pars media liegen das Herz im Perikardium sowie Lymphknoten. Die Pars posterior reicht hinten bis an die Wirbelsäule, vorne bis zum Perikard auf der Rückseite des Herzens, unten zum Diaphragma und geht oben in die Pars superior über. Diese Unterteilung ist sinnvoll, weil die Lage eines Tumors im Mediastinum weitgehende Rückschlüsse auf seine pathologisch-anatomische Beschaffenheit gestattet (Abb. 35). Tumoren der Pars anterior und der Pars superior sind meist Teratome, zystische Lymphangiome oder Tumoren der Thymusdrüse. Tumoren der Pars media sind meist Lymphome oder bronchogene Zysten. Tumoren der Pars posterior sind meist enterogene Zysten oder Tumoren des Nervensystems.

Untersuchungen

Zur Bestimmung der Lagebeziehungen eines Tumors zu den verschiedenen Organen des Mediastinums sind neben der Röntgenaufnahme und Durchleuchtung in den verschiedenen Richtungen oft zusätzliche Untersuchungsverfahren angezeigt. Hierher gehören die Kontrastdarstellung des Ösophagus, die Tracheobronchographie, die Angiokardiographie, die Kymo- und Tomographie sowie bei Verdacht auf einen Sympathikustumor die Bestimmung der Katecholaminausscheidung im Urin.

Tabelle 4 Formen und Vorkommen von mediastinalen Tumoren und Zysten bei Kindern; Übersicht von 5 publizierten Serien (424 Fälle)

Formen	Haller u. Mitarb. (1969)	Whittaker u. Lynn (1972)	Rubush u. Mitarb. (1973)	Pokorny u. Sherman (1974)	Bower u. Kiesewetter (1977)	Total	%
Neurogene Tumoren	18	37	11	35	41	142	33,5
Lymphatische Tumoren	9	9	5	27	12	62	14,6
Teratome	8	21	4	4	5	42	9,9
Veränderungen des Thymus	8	4	5	13	9	39	9,2
Bronchogene Zysten	4	5	2	11	6	28	6,6
Enterogene Zysten	6	7	1	3	11	28	6,6
Zystische Lymphangiome	4	6	3	5	2	20	4,7
Infektionen der Lymphknoten	9	3	–	3	1	16	3,7
Angiomatöse Tumoren	–	6	–	2	3	11	2,6
Perikardzyste	1	–	–	–	1	2	0,5
Andere Tumoren	13	7	6	6	2	34	8,1
Summe der Fälle	80	105	37	109	93	424	100

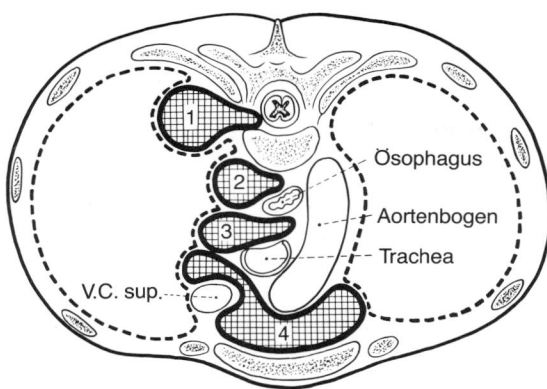

Abb. 35 Lokalisation der Mediastinaltumoren. 1 = neurogene Tumoren (Ganglioneurom, Neurofibrom, Neuroblastoma sympathicum), 2 = enterogene Zysten (Duplikaturen des Magen-Darm-Traktes), 3 = bronchogene Zysten, 4 = Thymome und Teratome.

Zwei Untersuchungsverfahren haben sich ebenfalls als wertvoll erwiesen: die Ultraschalldiagnostik zur Abgrenzung solider Tumoren sowie die Pneumomediastinographie zur Beurteilung von Veränderungen der Thymusdrüse (KABELKA u. Mitarb. 1975). Vielleicht wird sich in Zukunft die Computertomographie des Thorax als die Methode der Wahl erweisen. Oft kann die Diagnose mit Hilfe der Biopsie zervikaler oder supraklavikulärer Lymphknoten oder der Untersuchung des Knochenmarkes gestellt werden. Trotz all dieser Untersuchungsmethoden wird man aber über die Natur eines Mediastinaltumors oft noch im ungewissen bleiben, so daß man sich zu einer Probethorakotomie entschließen wird, um so mehr als dieser Eingriff heute ohne besondere Gefahren durchgeführt werden kann. Je nach Befund wird man die Exstirpation des Tumors daran anschließen oder sich auf eine Probeexzision beschränken.

Symptome

Im Gegensatz zum Erwachsenen verursachen Mediastinaltumoren bei Kindern häufig klinische Symptome, besonders maligne Tumoren: 35%, respektive 50% in zwei großen Serien (BOWER u. KIESEWETTER 1977; WHITTAKER u. LYNN 1973). Die Symptome hängen davon ab, wo und wie rasch der Tumor wächst. Husten, Stridor und Atemnot sind die häufigsten Symptome, verursacht durch Tumoren in der Nähe der Trachea und der Bronchien. Neurologische Symptome finden sich bei Tumoren der Pars posterior, insbesondere bei Ausdehnung in den Wirbelkanal. Über Schmerzen wird bei malignen, infiltrierenden Tumoren geklagt.

Teratome und Dermoide

Diese zystischen und meist gutartigen Tumoren liegen fast ausnahmslos im vorderen Mediastinum und können beträchtliche Ausmaße erreichen. In der Häufigkeit folgen sie nach den Mediastinaltumoren neurogenen Ursprungs und den lymphatischen Tumoren an dritter Stelle.

Pathologische Anatomie

Die meist zystischen Tumoren sind von einer bindegewebigen Kapsel umgeben und deshalb gegen die Nachbarorgane gut abgrenzbar; doch können sie in fortgeschrittenen Stadien, wenn sich entzündliche Veränderungen eingestellt haben, ausgedehnte fibröse Verwachsungen mit der Pleura, dem Perikard und der Lunge eingehen. Der Ausdruck Dermoidzyste wird für Tumoren verwendet, die ausschließlich aus Epidermis und Dermis mit seinen Hautanhangsgebilden bestehen. Der Zysteninhalt besteht aus Epithelmassen, Talg und Haaren. Demgegenüber enthalten Teratome, die solide oder zystisch sein können, Gewebe aller drei embryonaler Schichten. Nebst Anteilen von Epidermis und Dermis sowie Neuroektoderm findet man Knorpel und Knochengewebe, Muskel- und Darmanteile. Nicht selten kommt es infolge des zunehmenden Drucks in der Zyste zu nekrotischen Prozessen in ihrer Wandung und damit zu sekundären schalenförmigen Verkalkungen (Abb. 36 u. 37 a–c).

Pathogenese

Über die Entwicklung der Teratome im vorderen Mediastinum bestehen zahlreiche Theorien. Die reinen Dermoidzysten könnten Derivate branchiogener Organe sein, die, zusammen mit dem Thymus, in den Thorax hineingezogen werden. Bei den Teratomen mit Abkömmlingen aller drei Keimblätter muß angenommen werden, daß sie aus frühzeitig versprengten Zellkomplexen mit noch omnipotenten Fähigkeiten entstanden sind.

Symptome

Die gutartigen, langsam wachsenden Tumoren können lange Zeit, ja über viele Jahre, symptomlos bleiben. Manchmal verursachen sie jedoch infolge Kompression der Bronchien trockenen Husten, Stridor und Dyspnoe. Gelegentlich treten auch Schmerzen hinter dem Brustbein auf. Bei jüngeren Kindern kann sich die Thoraxwand buckelförmig vorwölben. Das Allgemeinbefinden wird gewöhnlich nicht beeinträchtigt, doch kann die Gewichtszunahme verzögert sein. Folgende Komplikationen können sich einstellen: 1. Die Dermoidzyste oder das zystische Teratom kann sich auf hämatogenem Wege infizieren, was meist mit Fieberschüben und einer Verschlimmerung der Kompressionserscheinungen einhergeht. 2. Ein Durchbruch des Sackes kann in die Pleurahöhle, in einen Bronchus oder in die Perikardhöhle erfolgen. Die Expektoration von

5.42 Thorax

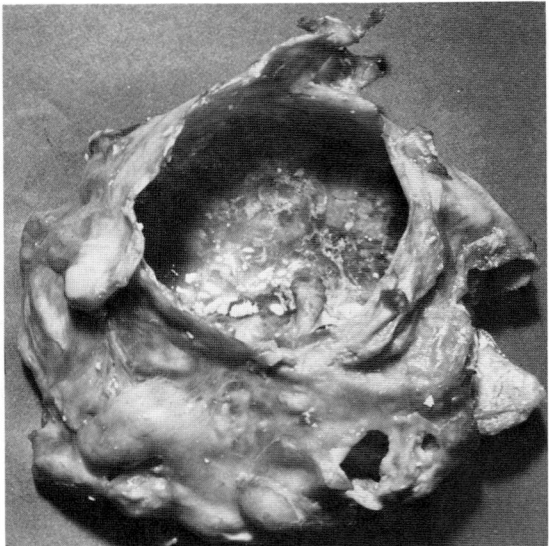

Abb. 36 Dermoidzyste des vorderen Mediastinums mit starrer, verkalkter Wand (Fall Abb. 37).

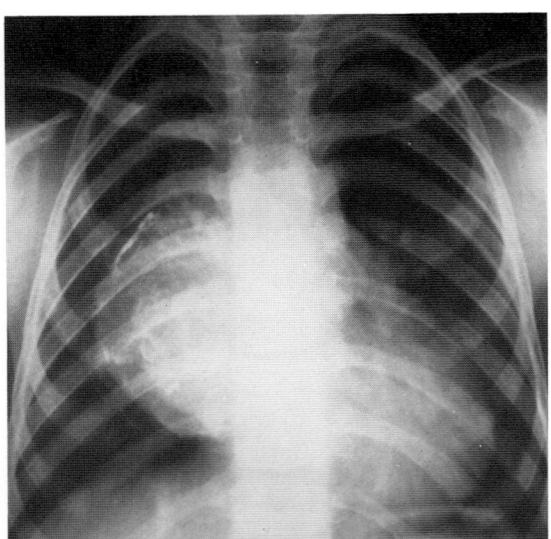

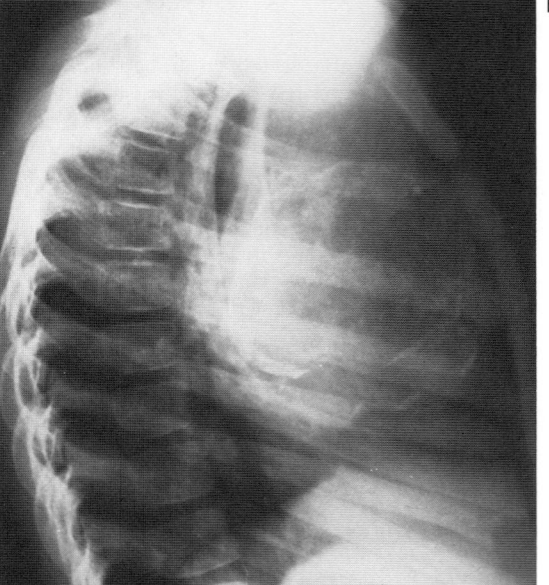

krümeligen Talgmassen oder Haaren ist pathognomonisch für diese Tumoren. Ein Durchbruch größerer Talgmassen ins Perikard führt zu einer Perikarditis, eventuell zu einer Herztamponade. 3. Eine maligne, karzinomatöse oder sarkomatöse Degeneration ist möglich (BOWER u. KIESEWETTER 1977; MAHOUR u. Mitarb. 1978).
Röntgenbefund. Die Teratome liegen als rundliche, nicht pulsierende Schatten im vorderen und oberen Mediastinum und wölben sich seitlich in die Lungenfelder vor. Gelegentlich sind Knochen, Zähne oder schalenförmige Verkalkungen im Tumor erkennbar (s. Abb. 36). Eine Bronchographie ergibt manchmal eine Verdrängung des Bronchialbaumes durch den Tumor nach dorsal.

Therapie

Wegen der möglichen malignen Entartung ist eine totale Exstirpation angezeigt. Gleichzeitig werden dadurch Verschiebungen und Kompressionen der Organe im Mediastinum verhindert. Als Zugang eignet sich der transpleurale Weg mit einer vorderen Inzision im 4. oder 5. ICR, die je nach Bedürfnis durch eine quere Spaltung des Sternums nach der Gegenseite verlängert werden kann. Manchmal ist mit ausgedehnten entzündlichen Verwachsungen des Tumors mit der Lunge oder dem Perikard zu rechnen. Unter diesen Umständen ist eine Mitresektion des Perikards einer Eröffnung des zystischen und eventuell infizierten Tumors vorzuziehen.

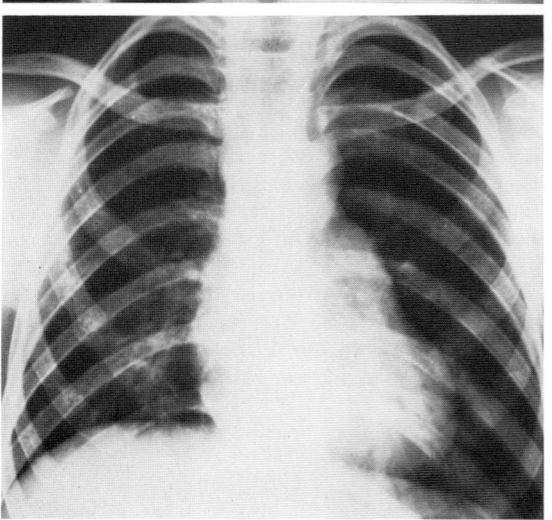

Abb. 37 a–c Große Dermoidzyste des vorderen Mediastinums mit schalenförmiger Verkalkung bei 6jährigem Knaben. a und b vor, c 6 Monate nach Operation.

Zystische Lymphangiome

Zystische Lymphangiome sind leicht zu diagnostizieren, wenn gleichzeitig ein zystisches Lymphangiom der Hals- oder Schulterregion vorliegt. Diese Tumoren erstrecken sich in der Tat nicht selten durch die obere Thoraxapertur ins Mediastinum hinein und sind dann röntgenologisch als rundliche Verschattungen im oberen Mediastinum zu erkennen (Abb. 38). Die von einer dünnen, bindegewebigen Wandung und einem Endothel begrenzten Zysten sind uni- oder multilokulär und enthalten wasserklare oder gelbliche Flüssigkeit. Sie können entweder einfache Lymphangiome oder Hämangiome sein, meistens handelt es sich jedoch um eine Mischform von Lymph- und Hämangiomen. Wenn sie größere Ausmaße erreichen, können sich Kompressionserscheinungen im vorderen Mediastinum einstellen. Ihre Größe kann je nach den intrathorakalen Druckverhältnissen wechseln, sofern sie mit zervikalen Lymphangiomen in Kommunikation stehen. Isolierte zystische Lymphangiome können aber auch vom Thymus oder vom Perikard ausgehen, und dann sind sie von anderen zystischen Tumoren nicht zu unterscheiden.

Therapie

Unilokuläre, mediastinale Lymphangiome lassen sich operativ meist ohne Schwierigkeiten ausschälen. Bei multilokulären Formen, wie bei den Lymphangiomen des Halses, ist es von Vorteil, vom Hals aus einzugehen (WHITTAKER u. LYNN 1973). Kann der mediastinale Anteil auf diese Weise jedoch nicht entfernt werden, dann muß zusätzlich eine Thorakotomie durchgeführt werden. Auch wenn keine vollständige Entfernung möglich ist, kommt es nur selten zum Rezidiv: das verbleibende zystische Gewebe wird in Narbengewebe eingekapselt und führt zu keinen weiteren Beschwerden.

Die anderen gutartigen Mediastinaltumoren, die vom Stützgewebe ausgehen, wie Fibrome, Fibromyxome, Fibromyome, Lipome, Chondrome und Osteome, sind im Kindesalter außerordentlich selten. Sie bilden scharf umschriebene, rundliche Tumoren, die im Röntgenbild eine besonders intensive Verschattung ergeben und die bald im vorderen, bald im hinteren Mediastinum liegen.

Tumoren der Thymusdrüse

Einfache Thymushyperplasie findet sich häufig während der ersten Lebensmonate. Die Thymusdrüse des Neugeborenen ist verhältnismäßig groß, mit zunehmendem Alter wird sie kleiner. Das Röntgenbild des Neugeborenen ist recht charakteristisch und zeigt links und rechts den glatten Rand der auf dem Herzen sitzenden Drüse, besonders während des Exspiriums. In seltenen Fällen, in denen die Diagnose Schwierigkeiten bereitet, kann die kurzzeitige Verabreichung von Steroiden behilflich sein. Die normale Drüse verkleinert sich rasch und merklich (HALLER u. Mitarb. 1969).

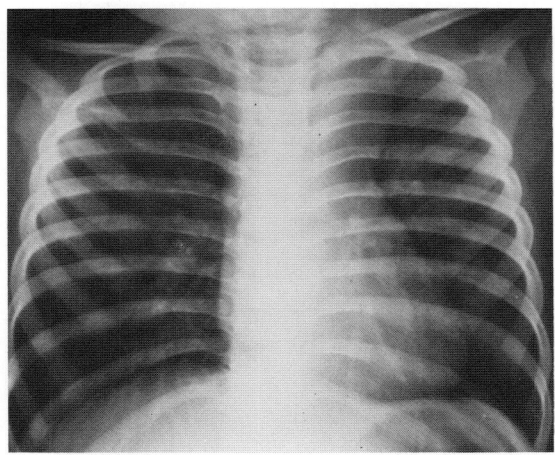

Abb. 38 Zystisches Lymphangiom des oberen Mediastinums bei 2jährigem Mädchen.

Bei den benignen Thymomen, die sehr selten sind, handelt es sich um zirkumskripte, gegen die Umgebung durch eine fibröse Kapsel begrenzte Geschwülste, die histologisch entweder aus lymphoiden oder aus epitheloiden Zellen oder aus beiden Zellarten (benigne lymphoepitheliale Tumoren) bestehen. Maligne Thymome beim Kind sind äußerst selten. Histologisch handelt es sich meist um ein Thymosarkom, das sich von einem Lymphosarkom nicht unterscheiden läßt, seltener um ein Thymokarzinom mit malignen epithelialen Zellen und zahlreichen Hassalschen Körperchen. Auch hier kommen Mischformen vor.

Symptome

Die benignen Tumoren wachsen langsam und sind meist asymptomatisch. Erst wenn sie größere Dimensionen erreichen, verursachen sie durch Kompression der Trachea trockenen Husten, Stridor und durch eine solche der V. cava superior eine Zyanose des Gesichts und der oberen Extremitäten. Die malignen Thymome sind in der Regel rasch wachsende Tumoren und verursachen Kompressionserscheinungen. Im Röntgenbild zeigt das obere Mediastinum eine Verschattung, die manchmal nach vorn, nach der einen oder nach beiden Seiten hin halbkugelig vorspringt. Röntgenologisch sind sie aber oft von einer bloßen Thymushyperplasie nicht zu unterscheiden. Bei Kindern mit Thymomen muß nach klinischen Zeichen einer Myasthenia gravis gesucht werden: Muskelschwäche, besonders der Augenmuskeln, und abnorme Ermüdbarkeit. Bei Patienten mit diesen Zeichen ist eine elektromyographische Untersuchung mit i. v. Tensilon (Edrophonium-Chlorid) indiziert (LA FRANCHI u. FONKALSRUD 1973).

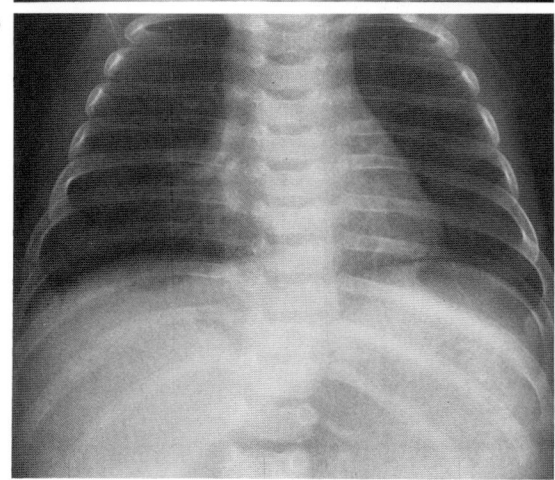

Abb. 39a u. b Thoraxröntgenbilder eines Säuglings. a Thymushyperplasie im Alter von 3 Monaten. Histologischer Befund: schwerer hyperplastischer Thymus. Keine Malignität. b Thoraxaufnahme 1 Monat nach Operation.

Therapie

Benigne Thymome sollen chirurgisch entfernt werden (Abb. 39a u. b). Bei malignen Thymomen besteht nur bei vollständiger Resektion Hoffnung auf Heilung. Die Thorakotomie kann durch Spaltung des Sternums oder seitlich durch den 3. Interkostalraum erfolgen. Wegen des häufigen Auftretens von Karzinomen der Schilddrüse als Spätfolge darf die Thymusdrüse nicht bestrahlt werden (HALLER u. Mitarb. 1969; WHITTAKER u. LYNN 1973).

Tumoren des lymphatischen Gewebes

Tumoren lymphatischen Ursprungs bilden je nach Serie 12–34% aller Mediastinaltumoren (LA FRANCHI u. FONKALSRUD 1973). Die Lymphknoten des Mediastinums werden meist im Rahmen einer allgemeinen Aussaat befallen bei Patienten mit Lymphomen der Hodgkin- oder Nicht-Hodgkin-Typen oder mit Leukämien. Symptome treten auf bei Kompression oder Infiltration der Mediastinalorgane. Häufig bestehen Zeichen einer Allgemeinerkrankung wie Fieber, Anorexie, Gewichtsverlust und Müdigkeit oder Zeichen eines Befalls anderer Organe: Vergrößerung von Leber, Milz oder zervikaler Lymphknoten. Oft zeigt das Röntgenbild einen runden, gut abgrenzbaren Schatten im mittleren Mediastinalraum. Die Untersuchung des Knochenmarks und die Biopsie eines zervikalen oder supraklavikulären Lymphknotens sind wertvolle Untersuchungen, oft aber ist eine Thorakotomie zur Diagnosestellung notwendig.

Therapie und Prognose

Feste Grundlagen für die Behandlung des Hodgkin-Lymphoms bestehen heute und entsprechen dem klinischen Stadium und dem histologischen Bild. Die Prognose ist nicht schlecht. Im Gegensatz dazu bleiben bei Nicht-Hodgkin-Lymphomen und Leukämien trotz intensiver Chemotherapie und Bestrahlung die Hoffnungen auf Heilung gering (s. Kapitel 1).

Bronchogene Zysten

Die bronchogenen Zysten sind seltene Mediastinaltumoren. Sie entstehen bei der fetalen Abspaltung des Respirationstraktes von der Vorderfläche des Ösophagus. Dies erklärt ihre Lage und ihren besonderen Aufbau. Diese Zysten, die gelegentlich beträchtliche Größe erreichen, liegen im mittleren Mediastinum zwischen Trachea und Ösophagus. Sie sind von einem Flimmerepithel ausgekleidet und enthalten serös-schleimige Flüssigkeit. Ihre Wand besteht aus glatter Muskulatur und manchmal Knorpelgewebe. Oft sind die Zysten mit der Trachea oder den Bronchien – gelegentlich aber auch mit dem Ösophagus – verwachsen. Kommunikationen mit dem Respirationstrakt sind selten. Bei Neugeborenen können diese Zysten zu schwerer Obstruktion des Respirationstraktes führen; beim älteren Kind hingegen bleiben sie oft symptomlos. Wenn sie die Trachea oder die Bronchien komprimieren, verursachen sie Dyspnoe, chronische pertussoide Bronchitis und gelegentlich eine Hämoptoe, wenn ein Durchbruch erfolgt. Röntgenologisch bilden sie einen homogenen Schatten, der im mittleren Mediastinum liegt und den Ösophagus nach hinten oder nach der Seite und die Trachea nach vorn verdrängt (Abb. 40).

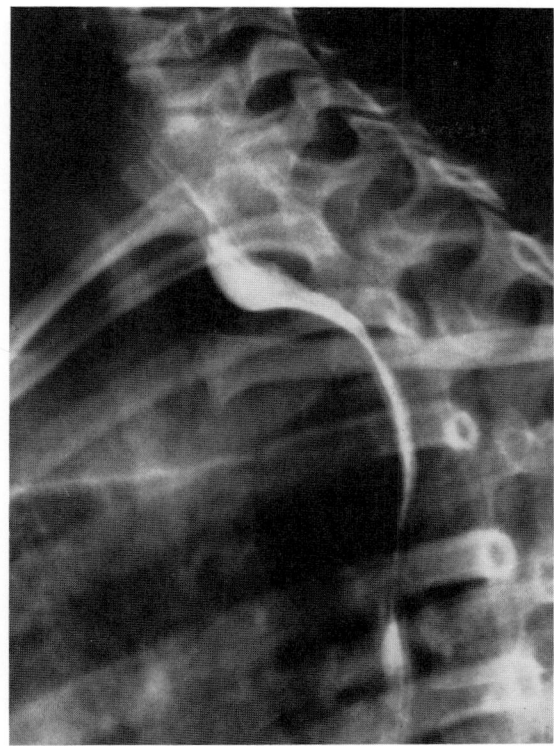

Abb. 40 Bronchogene Zyste mit typischer Verdrängung des Ösophagus nach hinten bei 6jährigem Mädchen.

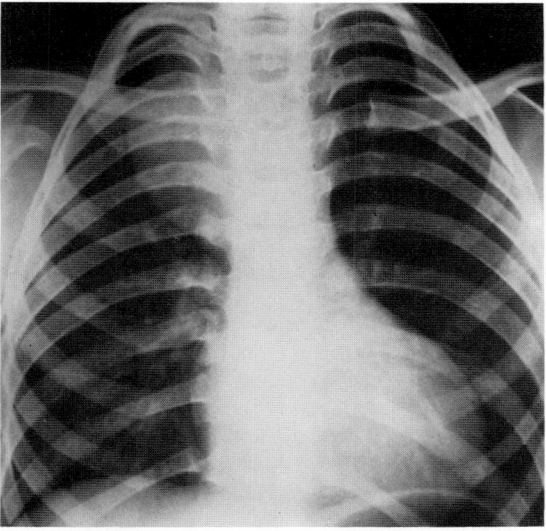

Abb. 41 Enterogene Zyste im rechten oberen Mediastinum bei 6jährigem Knaben.

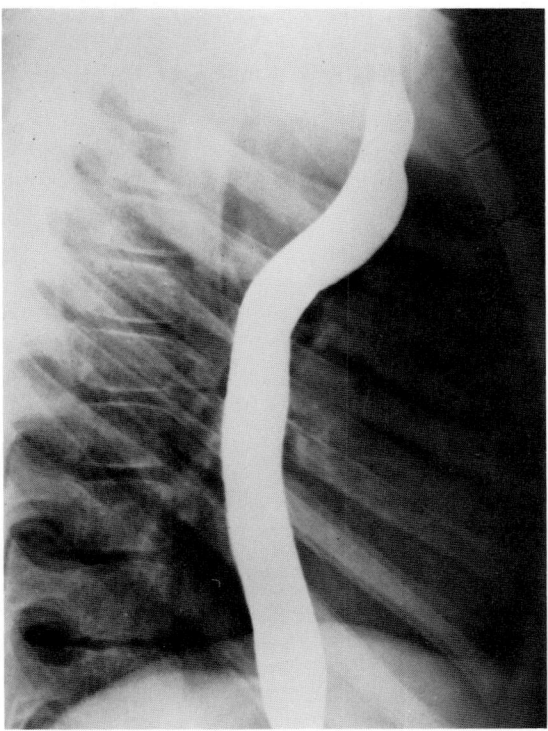

Abb. 42 Enterogene Zyste (Fall Abb. 41) mit typischer Verdrängung des Ösophagus nach vorn.

Therapie
Bronchogene Zysten werden wie enterogene Zysten chirurgisch entfernt.

Enterogene Zysten
Diese Tumoren sind als intrathorakale Duplikaturen des Verdauungstraktes aufzufassen und beruhen, wie wir zeigen werden, auf einer Entwicklungsstörung der Chorda. Sie liegen im hinteren Mediastinum zwischen Ösophagus und Wirbelsäule, mit der sie durch fibröse Stränge fest verwachsen sein können. Ihre Auskleidung besteht häufig aus Magen- oder Darm-, seltener aus Ösophagusschleimhaut, und ihre Wandung enthält 2–3 Lagen glatter Muskulatur. Sie können mit dem Ösophagus fest verwachsen sein, gelegentlich auch mit ihm in Verbindung stehen. Oft erreichen sie beträchtliche Größe und füllen die halbe Thoraxseite aus.

Symptome
Diese Zysten wachsen infolge des zunehmenden Sekretionsdrucks gewöhnlich rascher als die bronchogenen und machen deshalb schon in den ersten Lebensjahren klinische Erscheinungen. Sie verursachen oft schon im frühen Säuglingsalter durch

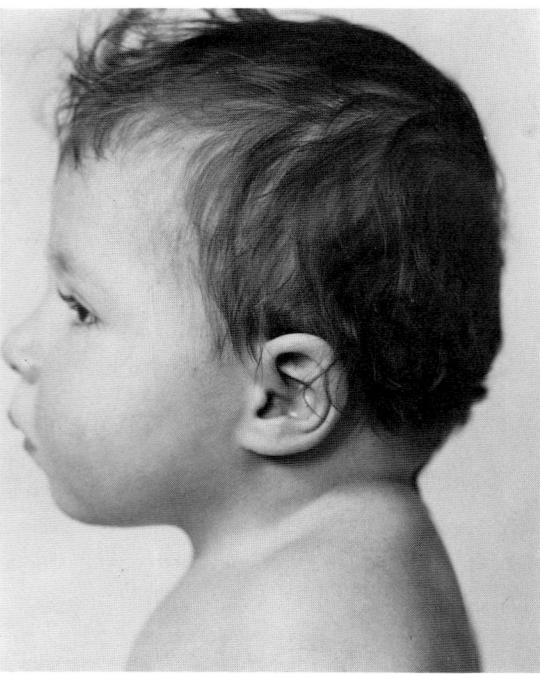

Abb. 43 Kurzer Hals bei Morbus Klippel-Feil mit enterogener Mediastinalzyste (Fall Abb. 41 im Alter von 9 Monaten).

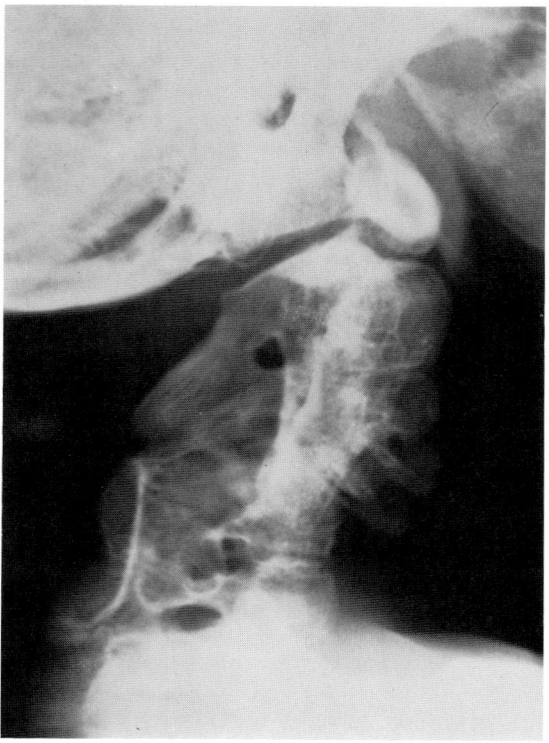

Abb. 44 Mißbildung der Halswirbelsäule (Klippel-Feil) im Fall Abb. 41.

Kompression des Ösophagus Schluckbeschwerden. Peptische Ulzera bei Zysten mit Magenschleimhaut führen zu brennenden retrosternalen Schmerzen oder zu Perforationen. Einbrüche in einen Bronchus mit Hämophthise oder tödlicher Hämoptoe sind beschrieben worden.

Im Röntgenbild erscheinen diese Tumoren als homogene Verschattungen im hinteren, meist unteren Mediastinum, die sich in der Mehrzahl der Fälle ins rechte Lungenfeld vorwölben. Das Ösophagogramm ergibt eine Verdrängung der Speiseröhre nach vorn (Abb. 41 u. 42). Da 50% der Zysten ektopische Magenschleimhaut enthalten, können sie mit Hilfe von Isotopen (Technetium 99) diagnostiziert werden (BOWER u. KIESEWETTER 1977). Meist werden bei diesen Mediastinaltumoren gleichzeitig Veränderungen der Wirbelsäule, besonders in der Zervikal- oder oberen Thorakalregion angetroffen (Klippel-Feil-Syndrom, Spaltungen der Wirbelkörper) (Abb. 43 u. 44) (HALLER u. Mitarb. 1969). Auf die pathogenetischen Zusammenhänge werden wir bei den Duplikaturen des Verdauungstraktes näher eingehen. Ausnahmsweise gehen die entodermalen Zysten vom Magen, Duodenum oder oberen Dünndarm aus und passieren das Zwerchfell durch eine besondere Lücke. Sie werden bei den Duplikaturen des Verdauungstraktes besprochen.

Therapie

Wegen der drohenden Komplikationen ist bei diesen Zysten eine frühzeitige operative Entfernung angezeigt. Am besten eignet sich dabei der transpleurale Zugang von einem postero-lateralen Interkostalschnitt aus.

Ganglioneurome und Ganglioneuroblastome

Das intrathorakale Ganglioneurom, das von den Ganglien des Grenzstranges seinen Ausgang nimmt, ist im Kindesalter der häufigste der gutartigen, neurogenen Mediastinaltumoren. In etwa 70% der in der Literatur beschriebenen Fälle handelt es sich um Kinder unter 10 Jahren. Mädchen sind häufiger befallen als Knaben. Diese rundlichen oder ovalären Tumoren von derber Konsistenz sitzen meist breitbasig dem kostovertebralen Winkel auf und zeigen breite Nervenverbindungen mit dem Grenzstrang, den benachbarten, oft hypertrophischen Ganglien und den ersten Abschnitten der Interkostalnerven. Histologisch entsprechen sie dem Aufbau sympathischer Ganglien. Sie enthalten reife Ganglienzellen mit den charakteristischen großen, bläschenförmigen Kernen, die, in Gruppen verstreut, in einem Geflecht von meist marklosen Nervenfasern liegen. Neben diesen absolut gutartigen Befunden können aber gelegentlich Bezirke von undifferenziertem, neuroblastomatösem Gewebe nachgewiesen werden. Solche

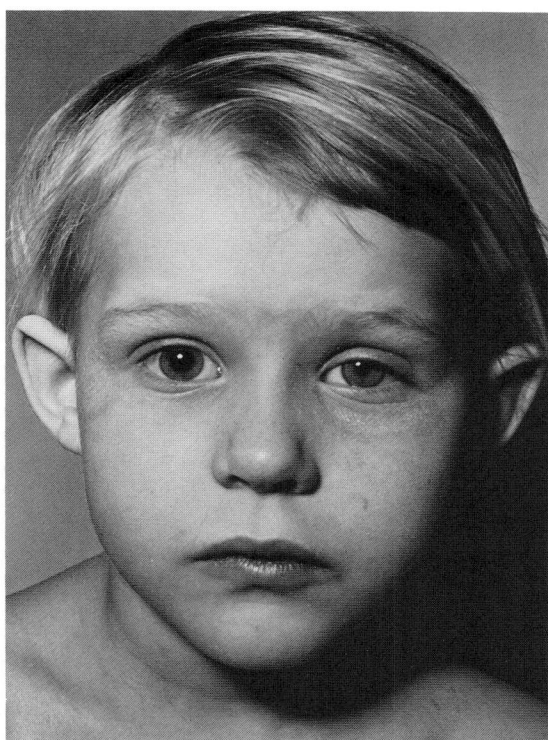

Abb. 45 Hornerscher Symptomenkomplex bei einem 5jährigen Mädchen mit thorakalem Ganglioneurom.

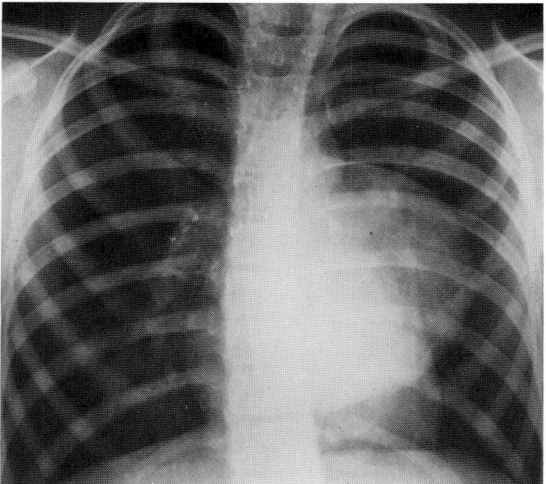

Abb. 46 Ganglioneurom bei 9jährigem Mädchen.

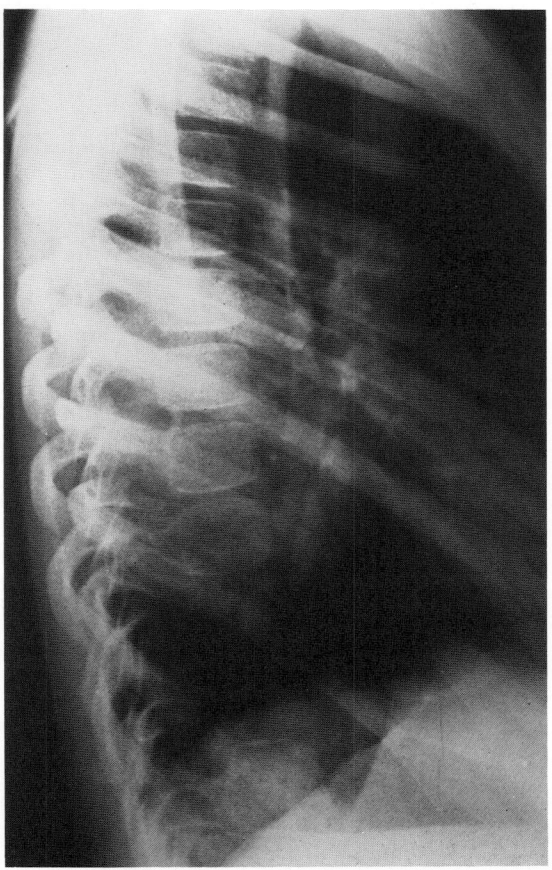

Abb. 47 Typische Lage eines Ganglioneuroms im hinteren Rippenwinkel (Fall Abb. 46).

Tumoren, die man Ganglioneuroblastome nennt, die Übergänge von den unreifen Neuroblastomen zu den ausdifferenzierten Ganglioneuromen darstellen, sind auf Malignität höchst verdächtig. Sie wachsen auch rascher als die Ganglioneurome. Die Prognose ist aber bei frühzeitiger Behandlung wesentlich besser als beim Neuroblastom.

Symptome

Da diese Tumoren mehr lateral im hinteren Mediastinum liegen und nur langsam wachsen, machen sie meist keine klinischen Erscheinungen, sondern werden zufällig bei einer Röntgendurchleuchtung entdeckt. Ausnahmsweise werden Schmerzen im Rücken, im Schulterblatt oder im Arm geäußert, die sich im Liegen verstärken oder lanzinierenden Charakter annehmen. Eine Kompression oder Verdrängung der Nachbarorgane besteht meistens nicht. Nur der Ösophagus kann etwas verschoben sein. Bei Tumoren, die im oberen Mediastinum sitzen, wird gelegentlich ein Hornerscher Symptomenkomplex mit enger Lidspalte, Miosis und Enophthalmus beobachtet (Abb. 45), seltener eine Sympathikusreizung mit den gegenteiligen Symptomen. Über größeren Tumoren läßt sich paravertebral eine Dämpfung, ein abgeschwächtes Atemgeräusch, eine Ausweitung des betroffenen Hemithorax und eine Verbreiterung

5.48 Thorax

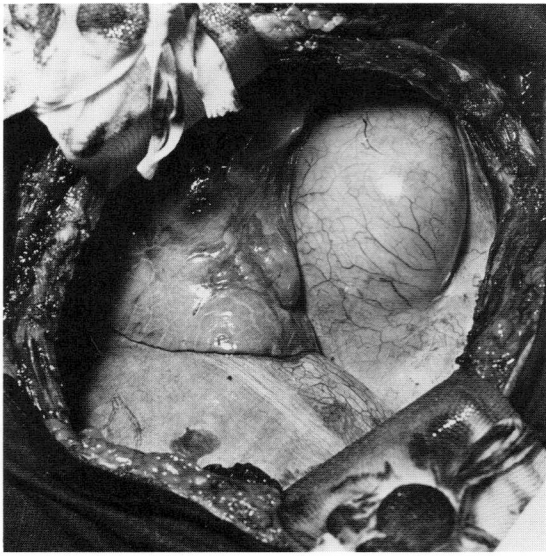

Abb. 48 Mediastinales Ganglioneurom in situ, durch transpleurale Thorakotomie freigelegt.

der Interkostalräume feststellen. Charakteristisch sind die Röntgenbefunde. Die immer einseitig auftretenden Tumoren erscheinen in der a.-p. Aufnahme als scharf begrenzte, kreisrunde Verschattungen, die ins Lungenfeld vorspringen und dem Mediastinum breitbasig aufsitzen (Abb. 46). In der seitlichen oder schrägen Projektion lokalisiert sich die oväläre Verschattung im hinteren Rippenwinkel (Abb. 47). In etwa zwei Dritteln der Fälle liegen die Tumoren im oberen Mediastinum, seltener hinter dem Herzen. Die zusätzlichen radiologischen Untersuchungsverfahren wie Broncho- und Angiokardiographie ergeben keine pathologischen Befunde. Ein Tomogramm erübrigt sich, da Größe und Lokalisation des Tumors aus der a.-p. und seitlichen Aufnahme genügend klar ersichtlich sind. Eine Myelographie ist indiziert, wenn der Verdacht auf eine Ausdehnung in den Wirbelkanal besteht.

Therapie

Die Röntgenbestrahlung ist bei den gutartigen Ganglioneuromen unwirksam. Die operative Entfernung, die hier allein in Betracht kommt, sollte in jedem Fall durchgeführt werden, da auch bei klinisch und röntgenologisch gutartigem Aspekt Übergänge zum malignen Neuroblastom vorkommen. Ergibt die histologische Untersuchung des Präparates auf Malignität verdächtige Partien, so sind eine Röntgennachbestrahlung und eventuelle Chemotherapie angezeigt.

Technik

Es empfiehlt sich transpleural, von einem dorsolateralen Interkostalschnitt auf Tumorhöhe vorzugehen (Abb. 48). Die Pleura parietalis ist mit der Tumorkuppe meist derart verwachsen, daß hier auf ihre Ablösung verzichtet werden muß. Wesentlich leichter gelingt dies an den seitlichen Rändern. Von hier aus kann der Tumor nach Durchtrennung einiger zuführender Nervenstränge teils stumpf, teils scharf von seiner Unterlage mobilisiert und exstirpiert werden. Besteht eine Ausdehnung in den Wirbelkanal, so erfolgt zuerst die Laminektomie und die Entfernung des intraspinalen Tumoranteils. Die Verletzung eines adhärenten Interkostalgefäßes kann zu einer unangenehmen Blutung führen. Die Deckung des Wundbettes durch Vernähen der Pleuraränder gelingt meist, trotz partieller Exzision der am Tumor adhärenten Pleura. Die Pleurahöhle wird für 24 Stunden drainiert.

Neuroblastoma sympathicum

Die malignen Neuroblastome des Sympathikus, die sich aus undifferenzierten Zellen (Sympathoblastom, Sympathogoniom) zusammensetzen, bevorzugen, wenn sie primär intrathorakal auftreten, das obere hintere Mediastinum. Sie werden vorwiegend bei Säuglingen und Kleinkindern beobachtet. Die Hälfte der erkrankten Kinder zeigt Atembeschwerden, weniger häufig neurologische Symptome. Gelegentlich wird eine supraklavikulär gelegene Schwellung als erstes Zeichen beobachtet. In seltenen Fällen bleibt der Tumor vollkommen asymptomatisch und wird anläßlich eines Thoraxröntgenbildes entdeckt. Röntgenologisch lassen sie sich anfänglich von ihren gutartigeren Geschwistergeschwülsten kaum unterscheiden. Erst wenn ihr rapides Wachstum auffällt, wenn sie auf die benachbarten Rippen übergreifen und zu röntgenologisch erkennbaren Arrosionen führen oder wenn sich der Allgemeinzustand zusehends verschlechtert, wird das Vorliegen eines malignen Prozesses ersichtlich. Das Auftreten eines erhöhten Katecholaminspiegels im Urin ist vor allem wichtig für die Diagnostik. Aus diesem Grunde sollte bei allen Tumoren des hinteren Mediastinums eine Bestimmung der Katecholamine im Urin vorgenommen werden. Diese Tumoren metastasieren frühzeitig ins Skelett der langen Röhrenknochen und des Schädels und ins Gehirn. Oft lassen sich bereits im Sternalpunktat und in den Halslymphknoten Tumorzellen nachweisen. Immerhin besitzen thorakale Neuroblastome eine günstigere Prognose als abdominale und haben bei Erstmanifestation im Säuglingsalter eine weitaus bessere Überlebensrate als jenseits des 1. Lebensjahres (FILLER u. Mitarb. 1972). Der genaue Grund für die bessere Prognose ist unklar. Die Regressionsmöglichkeit, der Reifungsprozeß und unbekannte immunologische Faktoren werden als wichtige Kriterien angesehen.

Therapie

Vor Beginn jeglicher Therapie ist es wesentlich, genauestens abzuklären, ob es sich um ein primär mediastinales Neuroblastom oder um Metastasen von abdominalen Neuroblastomen handelt. Die erfolgreichste Therapie ist eine komplette chirurgische Resektion. Da das Neuroblastom bestrahlungssensibel ist, empfiehlt sich die Radiotherapie, wenn Tumorreste nach der chirurgischen Resektion vorhanden sind. Die zusätzliche Chemotherapie hat die Prognose dieser Tumoren wesentlich verbessert. Der Katecholaminspiegel im Urin ist hilfreich bei der postoperativen Verlaufskontrolle. War dieser Spiegel vor der Operation erhöht und ist er postoperativ abgefallen, so bedeutet ein Neuanstieg der Katecholamine im Urin das Auftreten eines Rezidivs (POKORNY u. SHERMAN 1974).

Neurinome und Neurofibrome

Die Neurinome, die von der Schwannschen Scheide (Schwannome) ausgehen, und die von der peri- oder endoneuralen fibrösen Nervenscheide abstammenden Neurofibrome sind im Kindesalter wesentlich seltener als die Ganglioneurome. Sie werden im Verlauf des Vagus, des Phrenikus und des Sympathikus, meist aber entlang den Spinalnerven beobachtet. Ihre Oberfläche ist gewöhnlich mehrhöckerig. Die mediastinalen Neurofibrome sind nicht selten Teilerscheinung einer diffusen Neurofibromatose Recklinghausen. Gelegentlich wachsen diese Tumoren durch die sich ausweitenden Foramina intervertebralia in den Wirbelkanal ein und bilden sog. »Sanduhrtumoren«, die das Rückenmark komprimieren können. Obschon es sich meist um gutartige Tumoren handelt, ist früher oder später eine maligne Degeneration nicht selten.

Therapie

Die Exzision dieser Nervengeschwülste ist angezeigt; sie kann jedoch nur partiell erfolgen, wenn die Tumoren im Verlauf von wichtigen Nervensträngen liegen. Bei den »Sanduhrtumoren« muß oft zweizeitig vorgegangen werden (Laminektomie und Thorakotomie), wenn es nicht gelingt, sich durch operative Ausweitung des Foramen intervertebrale und durch allfällige Resektion des Querfortsatzes genügende Übersicht über den Tumor zu verschaffen.

Literatur

Bower, R. J., W. B. Kiesewetter: Mediastinal masses in infants and children. Arch. Surg. 112 (1977) 1003
Filler, R. M., D. G. Traggis, N. Jaffe, G. F. Vawter: Favourable outlook for children with mediastinal neuroblastoma. J. pediat. Surg. 7 (1972) 136
Haller, J. A., D. O. Mazur, W. M. Morgan: Diagnosis and management of mediastinal masses in children. J. thorac. cardiovasc. Surg. 58 (1969) 385
Kabelka, M., E. Kolihova, L. Kopecka: Diagnostic pneumomediastinography in infants and children. Z. Kinderchir. 16 (1975) 247
La Franchi, S., E. W. Fonkalsrud: Surgical management of lymphatic tumors of the mediastinum in children. J. thorac. cardiavasc. Surg. 65 (1973) 8
Mahour, G. H., B. H. Landing, M. M. Woolley: Teratomeas in children: Clinicopathologic studies in 133 patients. Z. Kinderchir. 23 (1978) 365
Pokorny, W. J., J. O. Sherman: Mediastinal masses in infants and children. J. thorac. cardiovasc. Surg. 68 (1974) 869
Rubush, J. L., I. R. Gardner, W. C. Boyd, J. L. Ehrenhaft: Mediastinal tumors: Review of 186 cases. J. thorac. cardiovasc. Surg. 65 (1973) 216
Whittaker, L. D., H. B. Lynn: Mediastinal tumors and cysts in the pediatric patient. Surg. clin. N. Amer. 53 (1973) 893

Angeborene Herzfehler

B. FRIEDLI und CH. HAHN

Seit der Ersterscheinung des Lehrbuches von Professor GROB und dieser Neuauflage sind wesentliche Änderungen auf dem Gebiet der Kinderherzchirurgie festzustellen. Viele Mißbildungen, die damals keinem operativen Eingriff zugänglich waren, können heute mehr oder weniger vollständig und definitiv korrigiert werden.

Diese beträchtlichen Fortschritte konnten nur erreicht werden dank einer engen Zusammenarbeit von Forschern und Klinikern, aber nicht zuletzt auch durch die Weiterentwicklung und Verfeinerung der technischen Möglichkeiten, die Mittel und Sicherheit zur Durchführung immer kühnerer Eingriffe gaben.

Vor 15 Jahren glaubte man einen perfekten *extrakorporalen Kreislauf* entwickelt zu haben, und doch wurden die Oxygenatoren, ob es sich nun um *Bläschen-Film- oder Membranoxygenatoren* handelt, im Laufe der Jahre stets verbessert. Besonders vereinfacht wurden die Wärmeaustauscher, welche jetzt aus Einmalgebrauchsmaterial hergestellt werden, was eine maximale Sicherheit gewährleistet. Für die chirurgischen Eingriffe bei Kleinkindern und besonders Säuglingen wurde der extrakorporale Kreislauf extrem verkleinert, so daß selbst Neugeborene mit der gleichen Sicherheit wie ältere Kinder operiert werden können. Dank der wachsenden Erfahrung der Chirurgen, aber auch der Entwicklung adäquater Instrumente, von Naht- und Korrekturmaterial kann heute jeder Eingriff in jedem Alter vorgenommen werden. Weder die Kleinheit des Kindes noch die verminderte Herzgröße gelten heute als Hindernis für einen auch noch so subtilen Eingriff. Es bleibt jeweils nur noch die Frage zu klären, welches der zur Verfügung stehenden Verfahren für die momentane Situation und die Zukunft des Kindes am geeignetsten ist. Diese Abwägung der einzelnen Möglichkeiten ist besonders wichtig bei der Indikationsstellung zu einem palliativen Eingriff, der

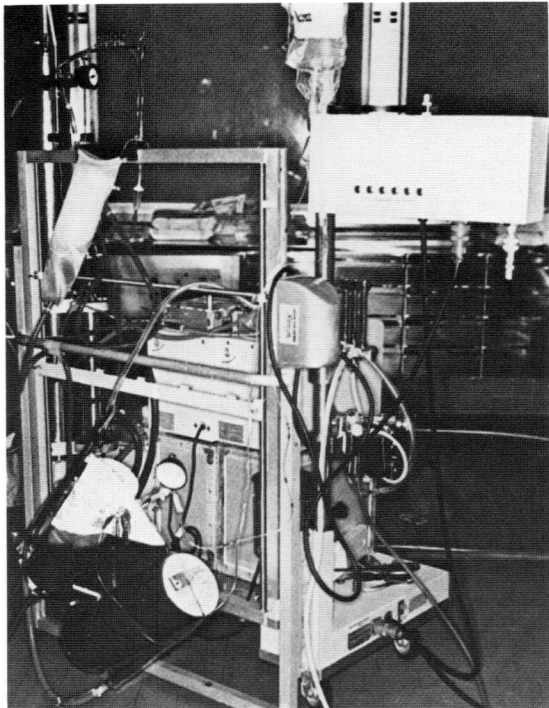

Abb. 49 Meistverwendete Herz-Lungen-Maschine mit Oxygenator zum einmaligen Gebrauch, Rollerpumpe und Temperaturaustauscher (aus *Ch. Hahn, E. Hauf:* Chirurgia del Cuore. Piccin, Padova 1977).

aber immer seltener wird, sobald eine vollständigere Korrektur mit guten Erfolgsaussichten durchgeführt werden kann. Es ist oft vorteilhafter, die Korrektur in einer einzigen Operation durchzuführen, als wiederholte Eingriffe, die mit immer neuen Risiken verbunden sind, vorzunehmen. Sicherlich gibt es Kinder, und zwar besonders Säuglinge, bei welchen ein palliativer Eingriff die für eine kompliziertere Korrektur ungünstigen anatomischen Verhältnisse verbessert, so daß zu einem späteren Zeitpunkt die definitive Korrektur mit einem kleineren Operationsrisiko und einer größeren Erfolgsaussicht vorgenommen werden kann.

Bei komplexen Mißbildungen und bei solchen von Säuglingen, aber auch von älteren Kindern, deren Allgemeinzustand durch das Herzvitium beeinträchtigt wird, haben die Fortschritte der Anästhesie und der sorgfältigen Intensivbehandlung die Operationsmortalität und die postoperativen Komplikationen günstig beeinflußt. Die Herzchirurgie im Kindesalter ist wahrscheinlich eines der schönsten Beispiele dafür, wie in der Zusammenarbeit einer Gruppe von qualifizierten, geübten Spezialisten die Grenzen des Möglichen hie und da gesprengt werden können.

Nachfolgend werden verschiedene Herzkrankheiten behandelt, welche einem chirurgischen Eingriff zugänglich sind. Absichtlich werden dabei unwesentliche Details vernachlässigt und das Hauptgewicht auf jene Punkte gelegt, welche für die einzuschlagende Behandlung von Wichtigkeit sind. Die Zweckmäßigkeit eines chirurgischen Eingriffs beim Kind und sogar die rein kardiologischen Untersuchungen sind immer noch mit gewissen Vorurteilen behaftet. Wir sind heute jedoch überzeugt, daß eine durchgeführte Behandlung ohne vorherige genaue Diagnosestellung ein Unsinn ist, der für immer verschwinden sollte. Andererseits ist es aber unverantwortlich, das Herzleiden eines Kindes nur deshalb unheilbar werden zu lassen, weil die Indikation zur Operation, welche in einem gewissen Alter mit einem nur geringen Risiko verbunden gewesen wäre, nicht im richtigen Zeitpunkt gestellt worden ist.

Offener Ductus arteriosus

Der *persistierende Ductus arteriosus (Botalli)* gehört zu den häufigsten Kardiopathien. Da es sich aber um das Offenbleiben eines normalen und im fetalen Leben wesentlichen Gefäßes handelt, das die Lungenarterie mit der Aorta verbindet, stellt der persistierende Ductus arteriosus keine Mißbildung des Herzens oder der Gefäße im engeren Sinne dar. Im Fetalleben ermöglicht er dem aus dem rechten Ventrikel ausgeworfenen Blut in den Körperkreislauf und in die Plazenta zu fließen, da zu jenem Zeitpunkt die Lunge ihre Funktion noch nicht aufgenommen hat und daher nur wenig durchblutet wird. Vor längerer Zeit schon wurde nachgewiesen, daß für den *postnatalen Verschluß des Ductus arteriosus* der Sauerstoff, das heißt die Erhöhung des arteriellen P_{O_2} nach der Geburt, eine wesentliche Rolle spielt. Es ist deshalb nicht erstaunlich, daß gerade die Hypoxie, hervorgerufen durch eine Lungenaffektion des Neugeborenen, Ursache der Persistenz des Duktus sein kann. Aus dem gleichen Grund findet man dieses Leiden häufiger bei Menschen, die in großen Höhen leben. Eine noch wichtigere Ursache für das Offenbleiben des Ductus arteriosus ist die *vorzeitige Geburt*. Die Rückbildungstendenz des Duktus unter Sauerstoffeinfluß ist deutlich schlechter, wenn das Gefäß noch unreif ist.

Es gibt jedoch zahlreiche Fälle von persistierendem Ductus arteriosus, bei welchen weder Hypoxie noch Frühgeburt ursächlich in Frage kommen. Hier muß ein Fehler im Verschlußmechanismus angenommen werden. Ein Offenbleiben des Ductus arteriosus findet man auch häufig bei einer *Rötelnembryopathie*.

Pathologische Anatomie und Physiologie

Der Ductus arteriosus Botalli verbindet den Hauptstamm der Pulmonalarterie mit der Aorta descendens, Durchmesser und Länge desselben können stark variieren. Der aortale Ursprung liegt unterhalb des Abgangs der linken A. subclavia. Während des Fetallebens fließt das Blut, wie bereits oben erwähnt, von der Lungenarterie zur Aorta. Nach der Geburt sinkt der pulmonale Widerstand unter denjenigen des Körperkreislaufs, so daß das Blut aus der Aorta in die Lungenarterie fließt und somit ein Links-rechts-Shunt auf der Höhe der großen Gefäße entsteht. Das Lungenminutenvolumen steigt an und verursacht eine Volumenbelastung des linken Ventrikels. Der Shunt kann bei einem offenen Ductus Botalli mit kleinem Durchmesser sehr gering sein, bei einem solchen mit großem Kaliber aber beträchtlich. Wie bei allen Fällen mit einem erheblichen Links-rechts-Shunt kann es zu einer pulmonalen Hypertonie und einer Lungenarteriosklerose kommen (s. Eisenmenger-Syndrom). In Fällen mit pulmonaler Hypertonie kommt es zu einem vermehrten Druckanstieg im rechten Ventrikel.

Symptome

Die Symptomatologie wechselt stark je nach dem Durchmesser des persistierenden Duktus. Oft ist er sehr klein, so daß keine Symptome festzustellen sind. Ist das Kaliber aber groß, so treten die Zeichen eines Links-rechts-Shunts auf mit einer Herzinsuffizienz, die sich beim Säugling durch *Tachypnoe* und *Ernährungsschwierigkeiten* infolge rascher Ermüdbarkeit beim Trinken aus der Flasche und noch mehr an der Brust äußert. Die Gewichtszunahme ist daher mangelhaft. Wiederholte Infekte der Luftwege wie *Bronchitiden und Bronchopneumonien* sind zusätzliche Komplikationen. Bei Frühgeborenen können diese Symptome bereits in den ersten Lebenstagen auftreten und den Zustand bei Atemnotsyndrom infolge hyaliner Membranen wesentlich verschlechtern. Das wichtigste klinische Zeichen ist das klassische *kontinuierliche* systodiastolische *Geräusch* (Abb. 50 a u. b), welches in der linken Subklavikulargegend und im zweiten Interkostalraum links zu hören ist. Beim Neugeborenen und bei Kindern mit erhöhten pulmonalen Druckwerten kann das Geräusch rein systolisch sein. Ein anderes wichtiges Zeichen ist der *schnellende Puls* (Pulsus altus), der durch den tiefen diastolischen Druck erklärbar ist. Wie bei der Aorteninsuffizienz kann das Blut in der Diastole in einen Raum mit niedrigem Druck ausweichen. Bei einem erheblichen Shunt kommen die Zeichen der *Herzinsuffizienz* dazu. Besonders im Säuglingsalter treten dann Tachypnoe, Tachykardie und Hepatomegalie auf.

Ist der Ductus arteriosus von kleinem Durchmesser, so fehlen die Zeichen einer Herzinsuffizienz, und die Entwicklung des Kindes ist normal. Die Diagnose wird dann anläßlich einer Routineuntersuchung durch die Feststellung eines kontinuierlichen Geräusches gestellt.

Zusätzliche Befunde

Das **Röntgenbild** zeigt bei einem weit offenen Ductus arteriosus eine Kardiomegalie, welche durch die Vergrößerung des linken Herzens verursacht

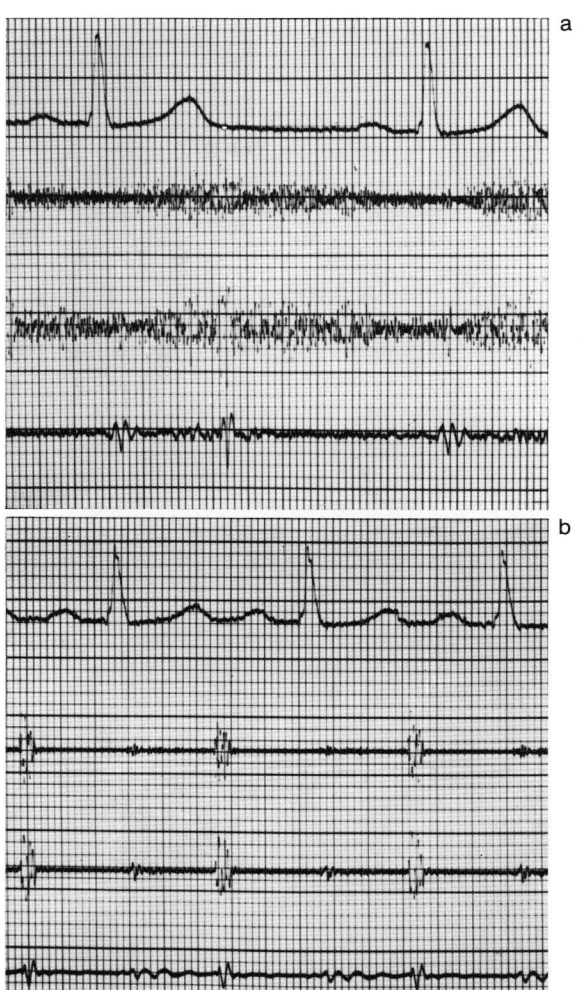

Abb. 50 a u. b Phonokardiogramm bei offenem Ductus arteriosus. **a** Kontinuierliches Geräusch. **b** Vollständiges Verschwinden des Geräusches nach Ligatur.

wird. Dabei sieht man die für den Links-rechts-Shunt so typische Akzentuierung der Lungengefäßzeichnung (Erweiterung der arteriellen Lungenäste); der Pulmonalisbogen ist vorspringend (Abb. 51).

Das **Elektrokardiogramm** ist bei kleinem Shunt unauffällig, bei größerem Shunt treten die Zeichen der linksventrikulären Hypertrophie und der Dilatation des linken Vorhofs auf. Fälle mit pulmonaler Hypertension weisen zusätzliche Veränderungen im EKG als Folge der Rechtshypertrophie auf.

Herzkatheterismus und Angiokardiographie. Der Weg des Katheters läßt die Diagnose stellen, da die Sonde ohne Schwierigkeit von der Lungenarterie via Ductus in die Bauchaorta vorgeschoben werden kann. Von vorne gesehen gleicht der eingeführte Katheter dem Bild eines Violinschlüssels

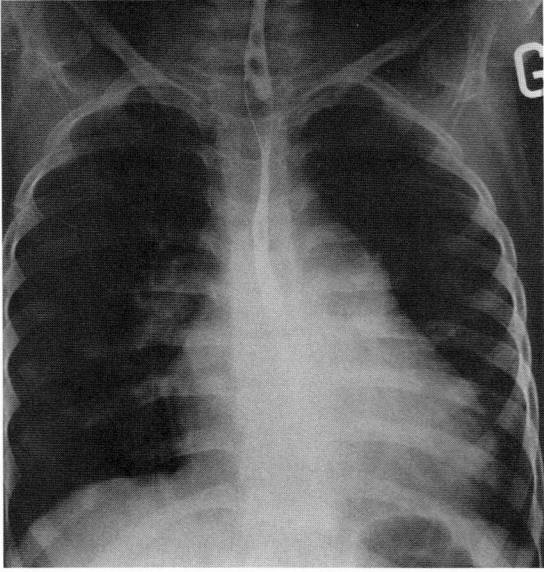

Abb. 51 Typisches Röntgenbild bei offenem Ductus arteriosus mit vorspringendem Pulmonalisbogen und verstärkter Lungengefäßzeichnung (aus *Ch. Hahn, E. Hauf:* Chirurgia del Cuore. Piccin, Padova 1977).

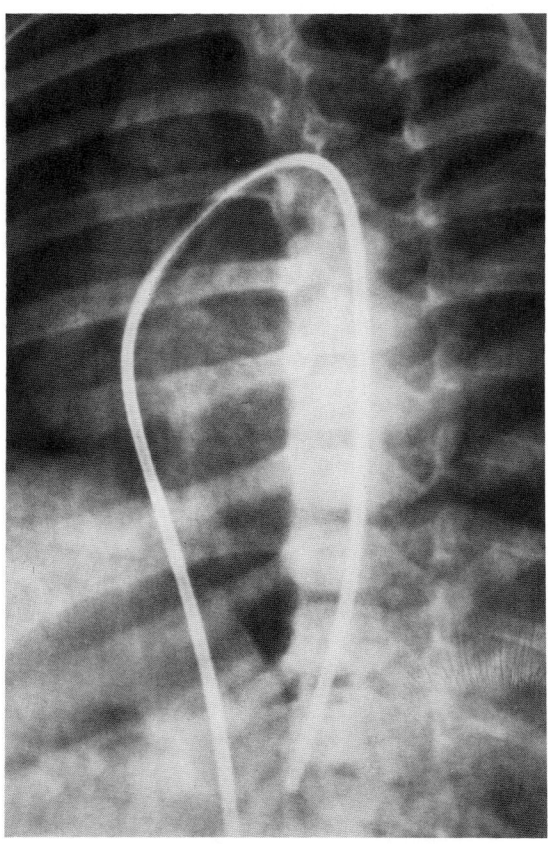

Abb. 52 Katheterverlauf von der Vena cava inferior zur Pulmonalarterie und durch den offenen Ductus arteriosus in die Aorta.

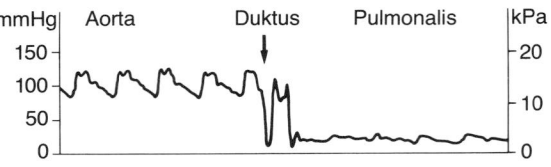

Abb. 53 Druckkurve des Herzkatheterrückzugs durch den offenen Ductus arteriosus in die Pulmonalarterie.

(Abb. 52 und 57). Beim Zurückziehen des Katheters beweisen die gemessenen Druckwerte den Übergang von der Aorta zur Lungenarterie mit ihren tieferen Widerständen (Abb. 53). Um die Größe des Shunts zu bestimmen, wird Blut für die Oxymetrie aus der linken und rechten Lungenarterie entnommen. Zur angiographischen Darstellung des Duktus wird Kontrastmittel in die Aorta injiziert. In der Seitenaufnahme oder in LAO-Projektion ist der Duktus sichtbar.

Differentialdiagnose

Eine aortopulmonale Fistel kann gelegentlich einen Ductus arteriosus vortäuschen, doch ist sie meistens so weit, daß sich rasch eine pulmonale Hypertension entwickelt: Das Geräusch ist dann rein systolisch. Beim Herzkatheterismus gelangt der Katheter von der Lungenarterie nicht in die Aorta abdominalis, sondern in die Karotiden.
Ein kontinuierliches Geräusch ist ebenfalls hörbar bei arteriovenösen Koronarfisteln, bei systemischen oder pulmonalen arteriovenösen Fisteln, gelegentlich auch bei einem hohen Ventrikelseptumdefekt mit Aorteninsuffizienz.

Prognose und Komplikationen

Die Prognose hängt im wesentlichen von der Weite des offenen Ductus arteriosus ab. Ist er klein, so kann er durchaus mit einem normalen Leben vereinbar sein. Die einzige zu befürchtende Komplikation ist dann die *bakterielle Endarteriitis*, welche schwerwiegende Folgen haben kann. Ein breiter Ductus arteriosus verursacht zunächst beim Säugling eine Herzinsuffizienz, darauf folgt eine *pulmonale Hypertonie* mit Erhöhung der Lungenwiderstände. Werden dieselben höher als die system-arteriellen Widerstände, so wechselt der Shunt seine Richtung, und es entsteht ein Rechts-links-Shunt von der Lungenarterie in die Aorta thoracica. Das Verschwinden des diastolischen Geräuschanteils und das Auftreten von Zeichen einer überwiegend rechtsventrikulären Hypertrophie im EKG deuten auf diese irreversible Entwicklung hin. Bei diesem Rechts-links-Shunt tritt eine Differential-Zyanose auf. Die unteren Extremitäten sind blau und zeigen Trommelschlegelzehen, während die oberen Körperteile rosa sind und keine Fingerveränderungen aufweisen. Dieses klinische Bild ist für den offenen Ductus arteriosus mit irreversibler pulmonaler Hypertension patho-

gnomonisch, doch sollte dieser Zustand bei den heutigen Möglichkeiten der Herzchirurgie nicht mehr gesehen werden.
Bei Frühgeborenen entsteht das Bild eines ausgeprägten Atemnotsyndroms, wenn die Persistenz des Duktus mit dem Syndrom der hyalinen Membranen zusammentrifft.

Therapie

Indikation zur Operation

Es gilt allgemein als Regel, daß jeder Ductus arteriosus, der mit 3 Jahren noch offen ist, chirurgisch verschlossen werden muß. Die Operation sollte ohne Mortalität und ohne Komplikationen verlaufen. Deshalb ist selbst ein kleinerer Duktus, auch wenn er asymptomatisch ist, zu operieren, um dadurch dem Risiko einer bakteriellen Endarteriitis vorzubeugen. Treten keine Frühsymptome auf, so wartet man gewöhnlich das Alter von 3 Jahren ab, da sich bis zu diesem Zeitpunkt der Duktus spontan schließen kann, was nachher eine Seltenheit ist. Bei Kindern mit Zeichen der Herzinsuffizienz, mit einer Verzögerung des Wachstums und der Gewichtszunahme sollte der chirurgische Eingriff schon in den ersten Monaten in Betracht gezogen werden. Manchmal ist man sogar gezwungen, Frühgeborene in den ersten Lebenswochen zu operieren, wenn die Herzinsuffizienz medikamentös nicht behoben werden kann oder wenn eine lebensbedrohliche Atemnot keine andere Wahl läßt.

Operationstechnik

Für den Verschluß des persistierenden Duktus, ob er allein oder in Kombination mit anderen Anomalien vorkommt, stellt die posterolaterale Thorakotomie im 5. Interkostalraum den Zugangsweg der Wahl dar. Einige Autoren ziehen die anterolaterale Thoraxeröffnung vor. Wir selbst sind dem klassischen posterolateralen Zugang treu geblieben, da er eine bessere Übersicht und Freilegung des der Abgangsstelle des Duktus benachbarten Aortenabschnittes ermöglicht, was unserer Meinung nach zur Verhütung oder Behebung einer evtl. Blutung sehr wesentlich ist. Obwohl dieselbe beim Ductus arteriosus ohne arterielle pulmonale Hypertonie sehr selten ist, so kann sie doch beim kleinen Kind mit breitem Duktus und erhöhtem arteriellen pulmonalen Druck dramatisch werden.
Nach Eröffnung des Thorax wird die Pleura mediastinalis inzidiert und die Aorta proximal und distal des Duktus freipräpariert und mit Haltefäden angeschlungen. Bei Zug an diesen Fäden läßt sich die Vorder- und Hinterwand des Duktus in der richtigen Ebene darstellen, so daß die Gefahr einer Rekurrensschädigung vermieden wird. Wenn der Duktus in seiner ganzen Zirkumferenz bis zur Einmündung in den Truncus pulmonalis freipräpariert ist, stehen zwei Möglichkeiten offen: die Ligatur oder die Durchtrennung. Entscheidet man sich für die Ligatur, so wird meistens mit zwei nicht resorbierbaren Fäden die aortale und die pulmonale Mündung des Duktus unterbunden, dazwischen wird eine dritte, diesmal das Gefäß durchstechende Ligatur gemacht.
Bei der Durchtrennung des Ductus arteriosus (Abb. 54) werden zunächst zwei weiche atraumatische Klemmen bei der aortalen respektive pulmonalen Mündungsstelle angelegt. Der Duktus wird zunächst teilweise durchtrennt und das Lumen durch Einzelknopfnähte verschlossen. Nach vollendeter Durchtrennung werden die restlichen Nähte gelegt. Es gibt jedoch, wie bereits erwähnt, Situationen, in denen das Offenbleiben des Duktus mit einer ganz bedeutenden arteriellen pulmonalen Hypertonie kombiniert ist. In diesen Fällen ist der meistens sehr breite Duktus dünnwandig und brüchig, und das Anlegen einer Ligatur oder auch nur einer Klemme kann eine Ruptur des Duktus mit intensiver Blutung zur Folge haben. Für diesen Spezialfall hat SENNING eine Technik entwickelt, die darin besteht, einen starken, nicht resorbierbaren Faden über einem um den Duktus gelegten Teflonfilzstreifen zu knoten (Abb. 55). Dieses sehr nützliche Verfahren erlaubt den Verschluß des Duktus durch Faltung, wodurch eine bessere Druckverteilung und dadurch eine verminderte Rupturgefahr resultiert.
In jenen Fällen von persistierendem Ductus arteriosus, die mit einer anderen Herzmißbildung verbunden sind, die man aber im gleichen operativen Eingriff korrigieren möchte, so z. B. einem Ventrikelseptumdefekt, einer Tetralogie von Fallot oder einer Transposition der großen Gefäße, kann man auch von dem hierzu benötigten Längssternotomieschnitt aus den Duktus angehen. Manchmal ist es sehr leicht, zu Beginn der Operation den Ductus arteriosus bei schlagendem Herzen freizulegen, indem man dem Truncus pulmonalis bis in die aortale Konkavität folgt. In gewissen Fällen wird dieses Vorgehen aber durch die Erweiterung der Herzhöhlen erschwert, weshalb man dann mit Vorteil mit dem EKK die Herzhöhlen zur Erschlaffung bringt, so daß der Zugang zum Duktus und dessen Freilegung erleichtert wird. In diesen Fällen ist die Ligatur die Methode der Wahl. Es gibt aber auch besondere Situationen, bei denen der Zugang zum Duktus von außen her erschwert wird durch besondere anatomische Verhältnisse oder durch die Tatsache, daß bereits früher eine Operation am Duktus ausgeführt worden war. In diesen Fällen ist es einfacher, den Stamm des Truncus pulmonalis bis zu seiner Verzweigung zu eröffnen und den extrakorporalen Kreislauf den lokalen Verhältnissen anzupassen (Lokalisation des Duktus, ohne dabei durch das fließende Blut behindert zu werden). Der Verschluß des Duktus durch Anlegen einiger Nähte von der Innenseite der Pulmonalis aus wird dadurch erleichtert. In anderen Situationen, so z. B. bei einem Aneurysma eines rekanalisierten Duktus, bei extremer Brüchigkeit des Duk-

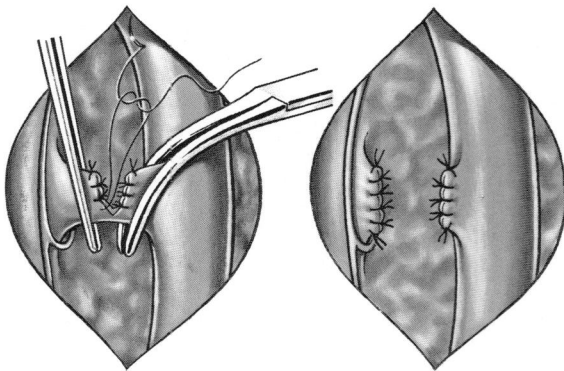

Abb. 54 Operativer Verschluß eines Ductus arteriosus. Die Gefäßstümpfe werden mit Einzelnähten verschlossen (aus *Ch. Hahn, E. Hauf:* Chirurgia del Cuore. Piccin, Padova 1977).

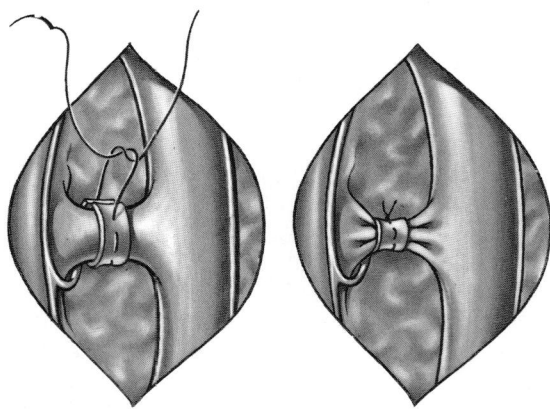

Abb. 55 Verschluß eines Ductus arteriosus nach Senning (bei dünnwandigem Duktus). Das Teflonbändchen verhindert das Einreißen der Gefäßwand beim Verschluß (aus *Ch. Hahn, E. Hauf:* Chirurgia del Cuore. Piccin, Padova 1977).

tus oder bei ausgeprägter pulmonaler Hypertonie, kann man den transaortalen Zugang wählen oder die aortale Einmündungsstelle des Ductus arteriosus resezieren, um dadurch einen großen Stumpf auf der pulmonalen Seite zu bekommen. Die Aorta wird anschließend durch direkte Naht oder mit einem Transplantat (Patch oder Dacronprothese) wiederhergestellt.

Resultate

Eine vollkommene Heilung kann in all jenen Fällen erwartet werden, bei denen noch keine fortgeschrittene pulmonale Gefäßsklerose vorliegt. Eine signifikante Operationsmortalität findet man nur bei Frühgeborenen. Es werden Fälle von Rekanalisation des Duktus beschrieben, doch dürfte dieser Mißerfolg auf dem Anlegen nur einer einzigen Ligatur beruhen. Solche Fälle haben wir nicht beobachtet. In den ersten postoperativen Tagen kann noch ein leises systolisches Geräusch hörbar sein, dann normalisiert sich der Auskultationsbefund. Bei Kindern mit vorbestehenden Zeichen einer Herzinsuffizienz wird der Herzschatten nach dem Eingriff kleiner, und die Säuglinge holen ihren Gewichtsrückstand auf. Nach dem Verschluß des Ductus arteriosus ist keine Endarteriitis mehr zu befürchten.

Aortopulmonales Fenster

Das aortopulmonale Fenster gehört zu den seltensten angeborenen Kardiopathien. Wie bereits der Name sagt, handelt es sich um eine Fistel zwischen der Aorta und der Lungenarterie, die durch eine fehlerhafte Bildung des aortopulmonalen Septums entsteht.

Pathologische Anatomie und Physiologie

Der verschieden große, runde oder ovale Defekt liegt zwischen der Aorta ascendens (linke Wand) und dem Stamm des Truncus pulmonalis (rechte Wand). Er kann mit Mißbildungen, vor allem Perforation der pulmonalen oder aortalen Klappen, einhergehen.

Die aortopulmonale Fistel kann isoliert auftreten oder mit einer anderen Anomalie wie offener Ductus Botalli, Ventrikelseptumdefekt oder einer Unterbrechung des Aortenbogens kombiniert sein. Vom pathophysiologischen Gesichtspunkt aus führt diese aortopulmonale Fistel zu einem oft erheblichen Links-rechts-Shunt auf Höhe der großen Gefäße.

Symptome

Da der Shunt oft beträchtlich ist, treten meist schon in den ersten Lebensmonaten Symptome der Herzinsuffizienz, Ernährungsschwierigkeiten und mangelnde Gewichtszunahme auf. Der Puls ist schnellend wie beim Ductus arteriosus, doch ist das Geräusch in der Regel nicht kontinuierlich, sondern wegen der pulmonalen Hypertonie rein systolisch zu hören, weshalb die Diagnose einer solchen Fistel schwer zu stellen ist. Die kleinen Fisteln bleiben fast immer symptomlos. Hört man ein kontinuierliches Geräusch, so kann dies zur Fehldiagnose eines persistierenden Ductus arteriosus führen.

Zusätzliche Befunde
Im **Elektrokardiogramm** sind die Zeichen der Hypertrophie beider Ventrikel zu sehen.
Das **Röntgenbild** zeigt eine von der Größe des Shunts abhängige Herzvergrößerung und eine Betonung der Lungengefäße.
Herzkatheterismus und Angiokardiographie. Beim Katheterismus gleitet die Sonde in charakteristischer Weise von dem Truncus pulmonalis in die Aorta ascendens und den Truncus brachiocephalicus (Abb. 56) und nicht in die Aorta descendens wie beim persistierenden Ductus Botalli (Abb. 57). Der Druck in der Lungenarterie weist fast systemische Werte auf. Anfänglich besteht ein reiner Links-rechts-Shunt, aber mit der Entwicklung der Lungengefäßsklerose wird er allmählich doppelläufig.

Verlauf
Die Herzinsuffizienz führt beim Säugling oft zum Tode. Bei den überlebenden Patienten tritt – abgesehen von Fällen mit kleinen Fisteln – die Lungengefäßsklerose als zusätzliche Komplikation auf.

Therapie

Indikation zur Operation
Alle aortopulmonalen Fisteln müssen operiert werden. Säuglinge mit Herzinsuffizienz werden zuerst medikamentös behandelt, doch muß bei Versagen dieser Therapie die chirurgische Korrektur rasch in Erwägung gezogen werden. Die »geschlossenen« Methoden sind zugunsten der Operationen bei EKK verlassen worden. Die pulmonale Hypertension mit Werten über 50% der systolischen Widerstände stellt eine Kontraindikation für einen chirurgischen Eingriff dar.

Operationstechnik
Sie kann bei schmalen aortopulmonalen Fisteln sehr einfach sein. Es gelten dieselben operativen Regeln wie bei einem persistierenden Ductus arteriosus, ob es sich nun um eine Durchtrennung oder um eine doppelte oder dreifache Ligatur der Fistel handelt (Abb. 58). Bei großen aortopulmonalen Fisteln hingegen zieht man eine intravaskuläre, entweder intraaortale oder intrapulmonale Korrektur vor (Abb. 59), wobei der Verschluß der Fistel mit einem Dacronpatch erfolgt. Sind gleichzeitig Klappenläsionen, die man nach Eröffnung der Lungenarterie oder der Aorta oder der beiden Gefäße feststellen kann, vorhanden, so muß besonders im Falle einer Aortenklappenveränderung ein prothetischer Klappenersatz in Erwägung ge-

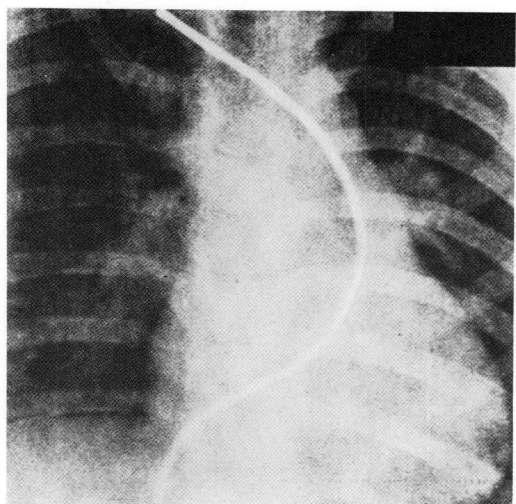

Abb. 56 Bei aortopulmonalem Fenster gleitet der Katheter von der Pulmonalarterie in den Truncus brachiocephalicus (aus *Ch. Hahn, E. Hauf:* Chirurgia del Cuore. Piccin, Padova 1977).

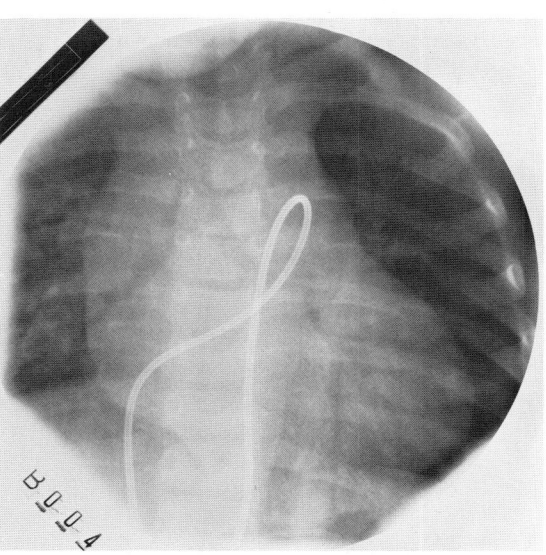

Abb. 57 Bei offenem Ductus arteriosus gleitet der Katheter von der Pulmonalarterie in die Aorta descendens.

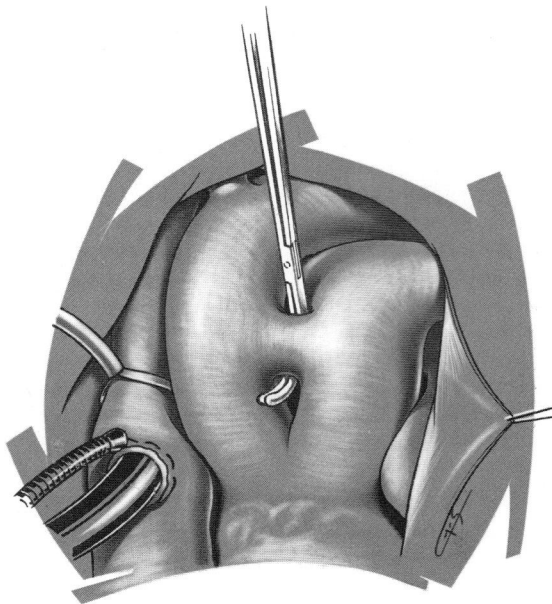

Abb. 58 Aortopulmonales Fenster zwischen der Aorta ascendens und dem Stamm der Lungenarterie. Eine solche Fistel kann ligiert werden (aus *Ch. Hahn, E. Hauf:* Chirurgia del Cuore. Piccin, Padova 1977).

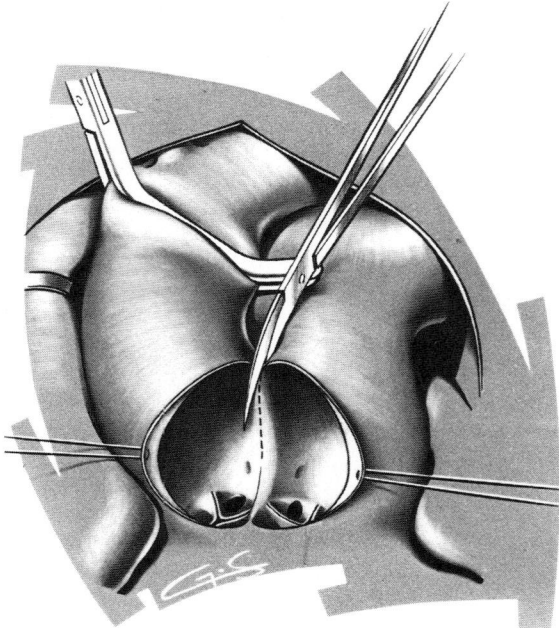

Abb. 59 Darstellung der operativen Technik bei aortopulmonalem Septumdefekt, ein häufiger Typ der Fistel. Perforierte Aorten oder Pulmonalklappen können diese Anomalie begleiten (aus *Ch. Hahn, E. Hauf:* Chirurgia del Cuore. Piccin, Padova 1977).

zogen werden. Kleinere Perforationen der Pulmonalklappe sind hämodynamisch belanglos, weshalb sie auch keiner Operation bedürfen. Dagegen kann bei der vergleichbaren Veränderung in der Aortenklappe ein hämodynamisch sich auswirkendes Zurückfließen des Blutes auftreten, so daß man gezwungen ist, im gleichen chirurgischen Eingriff die Klappe zu ersetzen und das aortopulmonale Fenster zu schließen.

Wie auch immer die anatomischen Verhältnisse liegen, der Zugangsweg ist die Längssternotomie, die Kanülen für den extrakorporalen Kreislauf werden in klassischer Weise eingelegt, und die Hypothermie bleibt bis zum Herzstillstand in mäßigem Rahmen.

Ergebnisse

Außer bei fortgeschrittenen Lungengefäßerkrankungen oder schwerer Herzinsuffizienz beim kleinen Säugling dürfte die Operationsmortalität sehr gering sein. Der chirurgische Eingriff führt zur totalen Heilung, eine später auftretende Morbidität ist nicht zu befürchten.

Ventrikelseptumdefekt

Der Ventrikelseptumdefekt (VSD) ist mit 22% der weitaus häufigste Herzfehler. Dabei ist der Ventrikelseptumdefekt, welcher mit anderen Mißbildungen des Herzens kombiniert ist, wie z. B. der Tetralogie von Fallot, der Transposition, dem Truncus communis oder der Pulmonalstenose, nicht mitgerechnet.

Die wichtigsten Stadien der embryonalen Entwicklung der ventrikulären Scheidewand fallen in die Zeit der 5.–7. Schwangerschaftswoche. Der vollständige Verschluß des Septums geschieht durch die Vereinigung von drei embryonalen Gebilden, dem muskulären Septum, dem Konusseptum und den Endokardkissen. Entwicklungsgeschichtlich beruht der Ventrikelseptumdefekt entweder auf einer Mißbildung einer dieser Anlagen oder einem fehlerhaften Zusammenwachsen dieser drei Gebilde. Es lassen sich deshalb je nach dem Befallensein eines dieser embryonalen Gewebe verschiedene Formen des Ventrikelseptumdefekts ableiten.

Pathologische Anatomie

Man unterscheidet vier Haupttypen des Ventrikelseptumdefekts (Abb. 60). Die häufigste Form ist der *membranöse Ventrikelseptumdefekt*, welcher hoch im membranösen Septum unmittelbar neben der Trikuspidalklappe oder gerade unterhalb der Aortenklappe liegt. Die zweithäufigste Form ist der tiefer gelegene *muskuläre Ventrikelseptumdefekt*, der aus mehreren Lücken im Septum bestehen kann, während die übrigen Typen nur eine einzige Lücke aufweisen. Seltener liegt der Defekt im infundibulären Septum unmittelbar unter der Pulmonalklappe. Man spricht bei dieser dritten Form von einem *suprakristalen Ventrikelseptumdefekt*.

Angeborene Herzfehler

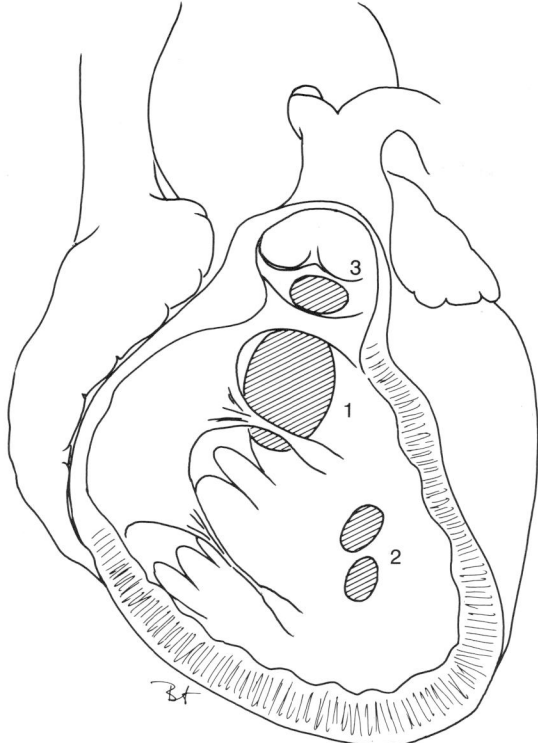

Abb. 60 Verschiedene Typen des Ventrikelseptumdefektes.
1 Ventrikelseptumdefekt vom membranösen Typus, hinter der Trikuspidalklappe liegend.
2 Ventrikelseptumdefekt vom muskulären Typus, aus mehreren Lücken bestehend.
3 Ventrikelseptumdefekt vom suprakristalen Typus.

Der letzte Typ des Ventrikelseptumdefekts beruht auf dem Fehlen der Endokardkissen. Er liegt hoch und hinten und gehört zu den mit der Persistenz des atrioventrikulären Kanals zusammenhängenden Anomalien. Der Ventrikelseptumdefekt bei der Tetralogie von Fallot stellt einen Spezialfall dar, der die Folge einer Mißbildung und einer Versetzung des subpulmonalen Konus ist, so daß die Aorta nach rechts verlagert ist und ein Wanddefekt als Folge einer falschen Ausrichtung des muskulären und des infundibulären Septums entsteht. Die Größe des Ventrikelseptumdefekts ist sehr unterschiedlich. Sie variiert von wenigen Millimetern Durchmesser bis zu einem totalen Fehlen des interventrikulären Septums, was man als Einzelventrikel (Single-Ventrikel) vom Typ C bezeichnet.

Physiologie

Der Ventrikelseptumdefekt verursacht einen Links-rechts-Shunt auf Ventrikelebene. Er verbindet den systemischen arteriellen Kreislauf mit seinem hohen Widerstand mit dem Lungenkreislauf mit dem tieferen Widerstand. Daraus resultiert ein ausschließlich arteriovenöser Shunt. Je nach der Größe des Ventrikelseptumdefekts wird eine mehr oder weniger beträchtliche Blutmenge vom linken Ventrikel via rechte Herzkammer in die Lungenarterie fließen und entsprechend das Lungenzeitvolumen erhöhen. Bei großem Ventrikelseptumdefekt kann es 3- bis 4mal größer sein als das systemische Zeitvolumen. Diese erhöhte Lungendurchblutung führt zu einer Erweiterung der Lungengefäße und einer Steigerung des pulmonalen Drucks (*Volumenhypertonie*), der erhöhte venöse Rückfluß zu einer Volumenbelastung des linken Vorhofs und des linken Ventrikels. So erweitern sich vor allem die linken Herzhöhlen und nur in geringerem Maße der rechte Ventrikel. Ein beträchtlicher Shunt verursacht ein Versagen des linken Ventrikels. Bei kleinem Ventrikelseptumdefekt bleibt der Shunt oft sehr gering und bedingt keine hämodynamische Veränderung. Das erhöhte Lungenzeitvolumen und die Volumenhypertonie führen allmählich zu pathologischen Veränderungen der Lungengefäße, insbesondere der kleinen Arterien und der Arteriolen. Man spricht dann von der *Lungengefäßerkrankung*, die als Komplikation bei ca. 25% der größeren Ventrikelseptumdefekte auftritt. Von anatomischer Sicht aus handelt es sich dabei vorerst um eine einfache muskuläre Hypertrophie der Media (Stadium I) (Abb. 61), dann um eine Proliferation und Fibrose der Intima (Stadium II), die zum vollständigen Verschluß mancher Arteriolen führen kann (Stadium III). Das Auftreten von erweiterten Arteriolen und von »plexiformen Schädigungen« charakterisiert das Stadium IV (Abb. 62). Der fortschreitende Verschluß eines Teils des arteriellen Gefäßsystems der Lungen führt zu einem Abfall des Lungenzeitvolumens mit Erhöhung des Drucks in dem Truncus pulmonalis. Diese Hypertonie mit geringem Zeitvolumen ist durch einen stark *erhöhten Widerstand in den Lungenarteriolen* bedingt, der als hämodynamisches Äquivalent der pulmonalen Gefäßerkrankung gilt. In einem fortgeschrittenen Stadium wird die Gefäßerkrankung irreversibel und die pulmonale *Hypertension fixiert*. Histologisch gesehen sind nur die Stadien I und II rückbildungsfähig.

Symptome

Die Symptome variieren mit der Größe des Defekts. Die Mehrzahl der Ventrikelseptumdefekte ist klein und verläuft deshalb symptomlos (Morbus Roger). Ist der Ventrikelseptumdefekt groß und der Links-rechts-Shunt beträchtlich, so treten bereits im ersten Lebensjahr, meistens zwischen dem 2. und 5. Monat, Zeichen einer Herzinsuffizienz wie Müdigkeit, Atemnot und Schwitzen beim Trinken aus der Flasche oder an der Brust auf. Bald folgt eine Nahrungsverweigerung und eine ungenügende Gewichtszunahme. Diese Kinder sehen mager und lang aus, da das Längenwachstum nicht wesentlich beeinträchtigt wird. Wiederholte *Bronchitiden und Bronchopneumonien* verschlimmern dieses Bild. Die Untersuchung

5.58 Thorax

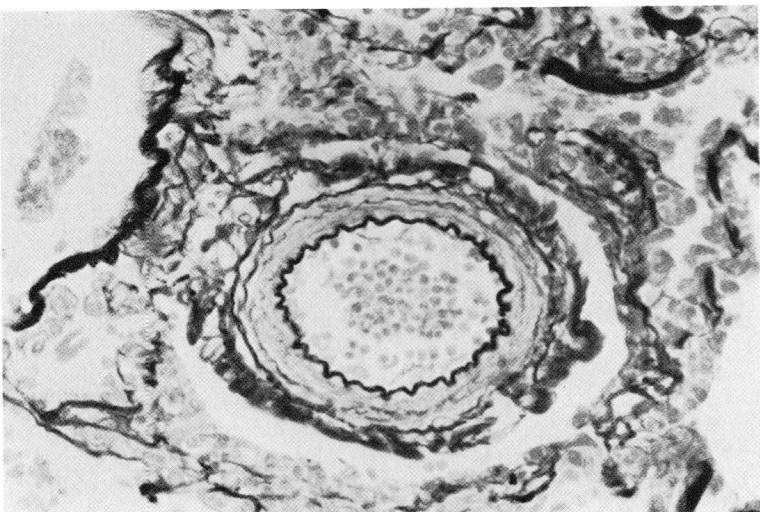

Abb. 61 Kleine Lungenarterie bei pulmonaler Hypertension. Hypertrophie der Tunica media (Stadium I) (aus *Ch. Hahn:* Chirurgie du Cœur. Progrès en Cardiologie, Vol. 3. Karger, Basel 1962).

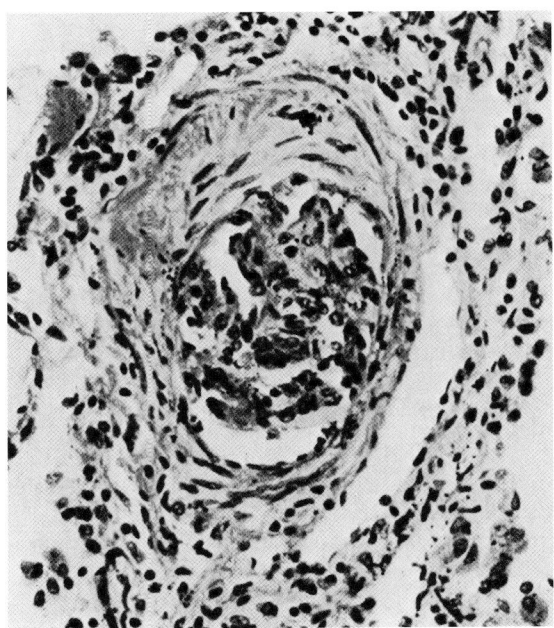

Abb. 62 Kleine Lungenarterie bei fortgeschrittener Lungenarteriensklerose infolge pulmonaler Hypertension. Sogenannte plexiforme Läsion (Stadium IV) (aus *Ch. Hahn:* Chirurgie du Cœur. Progrès en Cardiologie, Vol. 3. Karger, Basel 1962).

läßt die drei Hauptmerkmale der Herzinsuffizienz des Säuglings erkennen: Tachypnoe, Tachykardie und Hepatomegalie. Bei der Auskultation ist ein lautes *holosystolisches Geräusch* mit p. m. über dem linken 4. Interkostalraum hörbar (Abb. 63). Es wird in alle Richtungen fortgeleitet. Ein dem Geräusch entsprechendes Schwirren ist in den meisten Fällen tastbar. Bei großem Shunt hört man im Spitzenbereich in der Mitte der Diastole ein tieffrequentes Rollen, welches durch das hohe Minutenvolumen erklärt wird. Ferner ist noch bemerkenswert, daß bei der pulmonalen Hypertonie das systolische Geräusch eher crescendo-decrescendo wird und daß dann der 2. Herzton akzentuiert ist (Abb. 64).

Zusätzliche Befunde

Das **Röntgenbild** liegt bei kleinen Ventrikelseptumdefekten meistens im Normbereich, bei wesentlichem Links-rechts-Shunt erscheint jedoch das Bild einer Kardiomegalie bedingt durch Vergrößerung der linken Herzkammer und des linken Vorhofs mit Dilatation des linken Herzohres. Der Pulmonalisbogen ist vorspringend, die Lungengefäßzeichnung akzentuiert (Abb. 65). Die erweiterten Gefäße können bis in die Peripherie verfolgt werden. Bei pulmonaler Hypertonie mit Erkrankung der Lungengefäße wird der Herzschatten kleiner, der Pulmonalisbogen springt deutlich vor, und die großen Hilusgefäße stehen in Kontrast zu der verminderten Gefäßzeichnung in der Lungenperipherie (Abb. 66).

Das Elektrokardiogramm weist Zeichen einer biventrikulären Hypertrophie mit einer überwiegenden Linkshypertrophie bei erheblichem Shunt auf. Bei ausgeprägter pulmonaler Hypertonie stehen die Zeichen der Hypertrophie des rechten Ventrikels im Vordergrund, diejenigen der Linkshyper-

Angeborene Herzfehler 5.59

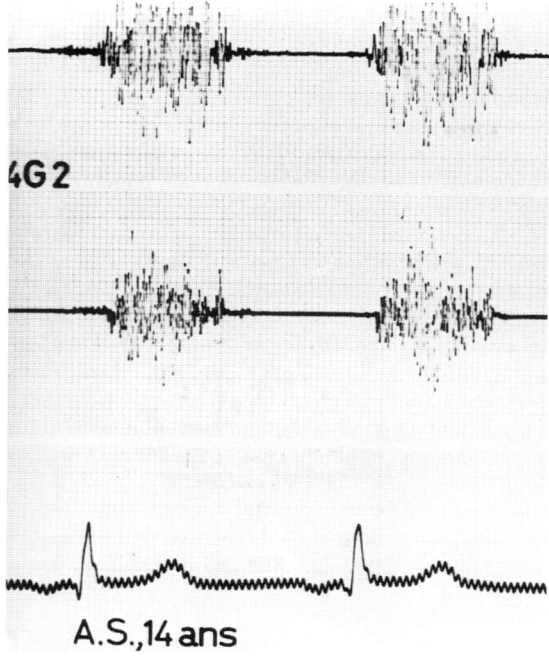

Abb. 63 Phonokardiogramm: typisches holosystolisches Geräusch.

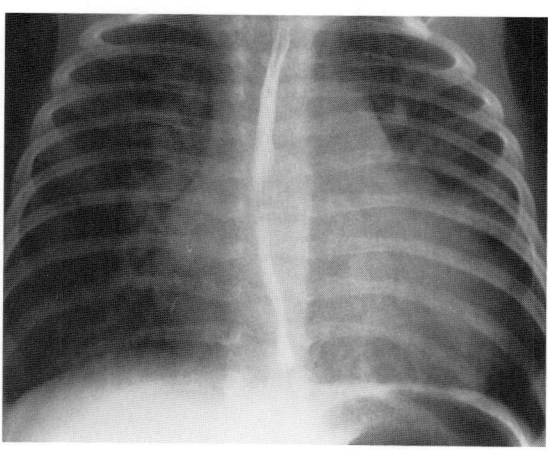

Abb. 65 Röntgenbild bei großem Ventrikelseptumdefekt: Vergrößerung des Herzschattens, vor allem der linken Kammer, sowie Verstärkung der Lungengefäßzeichnung.

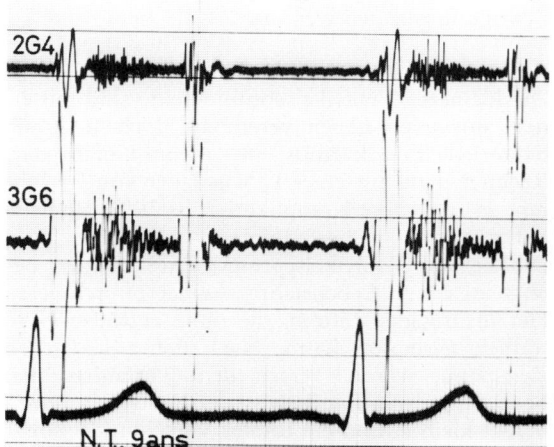

Abb. 64 Phonokardiogramm bei Ventrikelseptumdefekt und pulmonaler Hypertension. Die pulmonale Komponente des zweiten Herztones ist akzentuiert. Es besteht kein holosystolisches, sondern ein Crescendo-decrescendo-Geräusch.

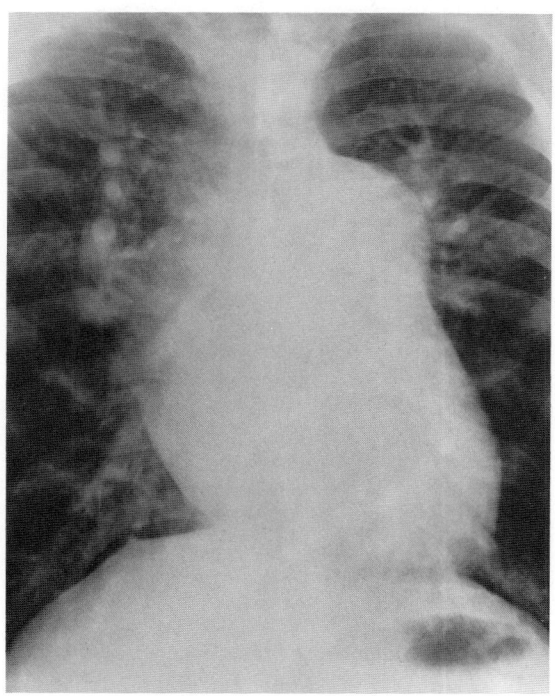

Abb. 66 Röntgenbild bei Ventrikelseptumdefekt und pulmonaler Hypertension. Stark vorspringender Pulmonalisbogen. Die Lungengefäßzeichnung ist am Hilus verstärkt, hingegen in der Peripherie abgeschwächt.

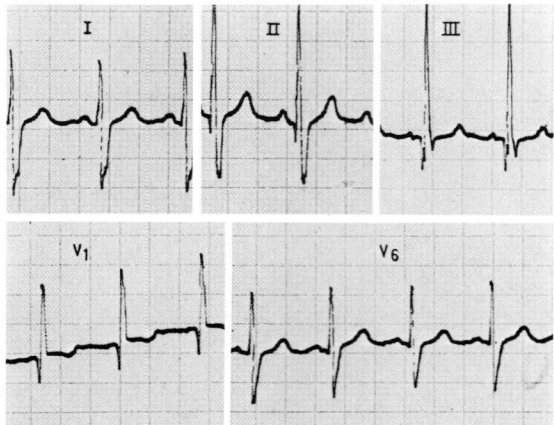

Abb. 67 Elektrokardiogramm bei Ventrikelseptumdefekt mit pulmonaler Hypertension. Deutliche Zeichen der rechtsventrikulären Hypertrophie, keine linksventrikuläre Hypertrophiezeichen (aus *Ch. Hahn:* Chirurgie du Cœur. Progrès en Cardiologie, Vol. 3. Karger, Basel 1962).

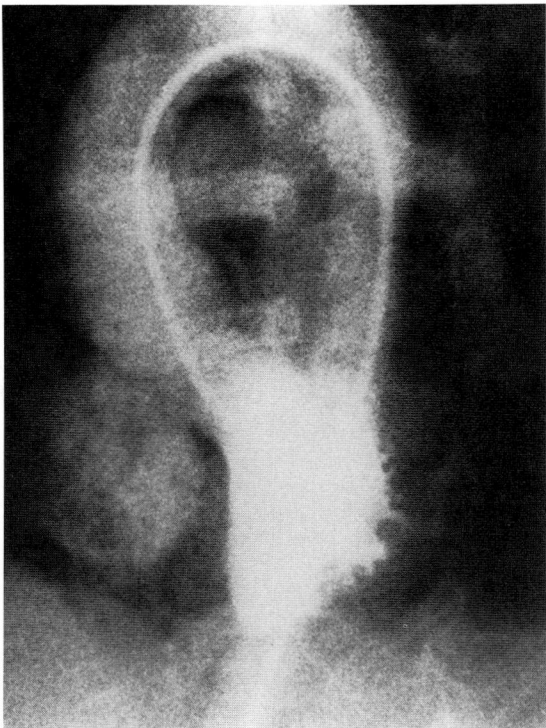

Abb. 68 Angiographie bei Ventrikelseptumdefekt vom membranösen Typ. Injektion des Kontrastmittels in die linke Kammer. Neben der Aorta füllt sich auch der rechte Ventrikel durch einen hochgelegenen Defekt in der Scheidewand.

trophie verschwinden (Abb. 67). Bei kleinen Ventrikelseptumdefekten ohne wesentlichen Shunt ist das EKG unauffällig.

Herzkatheterismus und Angiokardiographie. Bei breitem Ventrikelseptumdefekt gelingt es oft, den Katheter vom rechten Ventrikel in die Aorta vorzuschieben. Die Oxymetrie der an verschiedenen Stellen entnommenen Blutproben ergibt eine Zunahme der Sättigung im rechten Ventrikel. Daraus wird das Verhältnis Lungenzeitvolumen zu systemischem Zeitvolumen ausgerechnet, was einen guten Hinweis auf die Größe des Ventrikelseptumdefekts gibt. Ist er groß, so steigt auch der Druck in der Pulmonalis. Eine Bestimmung der Lungenwiderstände und das Verhältnis Lungenwiderstand zu peripherem Widerstand ist ausschlaggebend für die Indikation zu einem operativen Vorgehen. Der Ventrikelseptumdefekt wird angiographisch durch Injektion von Kontrastmittel in den linken Ventrikel und Aufnahme in linker vorderer Schrägstellung sichtbar gemacht (Abb. 68).

Differentialdiagnose

Die kleinen Ventrikelseptumdefekte stellen meistens keine diagnostischen Probleme. Bei großem Ventrikelseptumdefekt mit pulmonaler Hypertonie müssen andere Herzfehler mit einem Links-rechts-Shunt, so der Single-Ventrikel, der komplette AV-Kanal und ein großer Ductus arteriosus in Erwägung gezogen werden.

Verlauf und Komplikationen

Die kleineren Ventrikelseptumdefekte sind mit einem normalen Leben vereinbar, doch stellt die bakterielle Endokarditis eine latente Gefahr dar. Rechnet man mit einer Lebensdauer von 70 Jahren, so tritt diese Komplikation in 20% der Fälle auf.

Die breiten Ventrikelseptumdefekte können bereits im ersten Lebensjahr zu einer oft schweren Herzinsuffizienz führen, die ohne ärztliche Hilfe tödlich verlaufen kann. Nach dieser kritischen Zeitspanne werden verschiedene Verlaufsformen beobachtet. Sehr häufig wird der Ventrikelseptumdefekt kleiner, und ein totaler Verschluß ist sogar möglich. In 50% der kleinen Ventrikelseptumdefekte ist ein spontaner Verschluß zu beobachten, bei größeren Defekten ist er viel seltener. Das Auftreten einer *pulmonalen Hypertonie* mit Lungengefäßerkrankung ist die gefährlichste Verlaufsform, die in 25% der Ventrikelseptumdefekte mit großem Shunt festgestellt wird. Nach einer Periode der klinischen Besserung, die sich durch eine Verminderung des Lungenzeitvolumens (mit absinkender linksventrikulärer Volumenbelastung) erklärt, tritt eine Zyanose auf, welche auf eine *Umkehr der Shuntrichtung* zurückzuführen ist. Dieselbe ist die Folge einer Erhöhung des Widerstands in den Lungenarteriolen, der dann größer als der periphere Widerstand wird. Die Zyanose tritt selten vor dem 2. Jahrzehnt auf, obwohl eine irreversible pulmonale Hypertension bereits vom 3. Lebensjahr an bestehen kann. Zu den selteneren Verlaufsformen gehört das Auftreten einer *infundibulären Pulmonalstenose*, die hämodynamisch eine der Tetralogie von Fallot ähnliche Situation ergibt. Andererseits kann eine Aorteninsuffizienz durch einen Klappenprolaps in die Septumlücke entstehen. Das membranöse Septum stützt die rechte koronare Aortenklappe, und das Fehlen dieser Unterlage kann einen *Prolaps der Klappe* zur Folge haben.

Therapie

Indikation zur Operation

Die kleinen Ventrikelseptumdefekte mit nur geringem Shunt sind mit einem normalen Leben vereinbar und müssen daher nicht operiert werden. Der Verschluß der Septumlücke ist angezeigt, wenn das Lungenzeitvolumen mindestens doppelt so groß ist wie das systemische Zeitvolumen. Beim Kleinkind mit Ventrikelseptumdefekt, aber nur mäßigem Shunt und noch normalen Druckwerten wird mit der Operation bis zum Alter von 4–5 Jahren zugewartet, weil der spontane Verschluß oder zumindest die Verkleinerung des Defekts bis zu dieser Altersstufe noch möglich ist. Die großen Ventrikelseptumdefekte mit Zeichen einer Herzinsuffizienz stellen therapeutische Probleme in den ersten Lebensmonaten. Mit medikamentöser Behandlung gelingt es oft, die Herzinsuffizienz zu kompensieren. Bei Mißerfolg muß die frühzeitige Operation erwogen werden. Es kann sich dabei um einen palliativen oder einen endgültigen Eingriff handeln. Bei palliativem Vorgehen wird der Truncus pulmonalis von außen her durch eine *Cerclage verengt (»Banding«)*, um das Lungenzeitvolumen zu vermindern. Diese Methode scheint verlassen zu werden zugunsten der frühen primären Totalkorrektur, die nach dem 3. Lebensmonat durchgeführt werden kann. Oft gelingt es dank einer medikamentösen Behandlung, den Operationszeitpunkt bis zum Alter von 6 oder 9, ja sogar 12 Monaten hinauszuschieben.

Der Ventrikelseptumdefekt mit pulmonaler Hypertonie und erhöhten Lungenwiderständen stellt ein spezielles Problem der Indikation zur Operation dar. Die Operationsmortalität ist höher, und in fortgeschrittenen Stadien ist die pulmonale Gefäßveränderung irreversibel. Bei pulmonaler Hypertonie kann eine Normalisierung nur in jenen Fällen erwartet werden, in denen der Widerstand in den Lungenarteriolen nicht mehr als $1/3$ des peripheren Widerstands beträgt. In unserer Praxis hat sich folgende Regel eingebürgert: Eine Operation darf nicht mehr vorgenommen werden, wenn das Verhältnis des Widerstands in den Lungenarteriolen zu demjenigen in der Peripherie über 0,5 liegt. Eine frühzeitige Diagnosestellung, eine gründliche Überwachung des Patienten und bei bestehender Indikation ein rechtzeitiger chirurgischer Eingriff sollte das Problem der irreversiblen Hypertonie zum Verschwinden bringen.

Operationstechnik

Es gibt zwei chirurgische Möglichkeiten: die palliative Operation und die Totalkorrektur. Zweck der *palliativen* Behandlung ist die Herabsetzung des erhöhten Blutvolumens, das infolge des Ventrikelseptumdefekts durch den Truncus pulmonalis in die Lungen fließt. Ein Teflonbändchen wird so um den Pulmonalisstamm gelegt, daß dessen Durchmesser genügend verkleinert wird, damit der pulmonale arterielle Druck distal der Cerclage wieder in den Rahmen der Norm reduziert wird. Dieses Vorgehen wird *Banding* oder Cerclage des Truncus pulmonalis genannt. Der Thorax wird durch einen linksseitigen posterolateralen Schnitt im 4. Interkostalraum eröffnet (den gleichen Zugang benützt man bei der Operation des Ductus arteriosus, der häufig beim Kleinkind bei einem Septumdefekt mit erhöhtem pulmonalen Druck gefunden wird). Der Stamm der Lungenarterie wird mit einem Teflonstreifen umschlungen, der so stark zugezogen wird, bis man zur Grenze einer Bradykardie kommt, die zu einem Herzstillstand führen würde. Man versucht dadurch einen Druckgradienten von 40–60 mmHg (5,3–8,0 kPa) zwischen dem rechten Ventrikel und der Pulmonalarterie zu erzeugen, ohne aber dabei die Herzfunktion zu beeinträchtigen. Das für das Banding verwendete Material ist aus Teflon, welches zu keinen Verwachsungen führt und daher bei einem erneuten Eingriff leicht entfernt werden kann.

Der *Verschluß* des Septumdefekts ist der selbst beim Säugling am häufigsten durchgeführte operative Eingriff, der immer mehr das palliative Vorgehen verdrängt. Der Thorax wird durch eine Längssternotomie eröffnet und der Eingriff mit Hilfe des EKK und einer Hypothermie, die den gegebenen Umständen angepaßt werden kann, ausgeführt. Bei der Notwendigkeit einer Kreislaufunterbrechung, damit das Anlegen der Nähte an schwer erreichbarer Stelle oder in unmittelbarer Nähe des Reizleitungssystems erleichtert wird, kann die Hypothermie vertieft werden.

Bei jedem der vier Haupttypen des Ventrikelseptumdefekts wird eine eigene Verschlußtechnik angewendet.

Membranöser Ventrikelseptumdefekt. Im Prinzip ziehen wir den transinfundibulären und rechtsventrikulären Zugang vor. Viele Autoren aber bevorzugen den transaurikulären Weg, der den eindeutigen Vorteil hat, den rechten Ventrikel zu schonen. Diese Technik ist auf Abb. **69** dargestellt: Sie zeigt genau, wie die Trikuspidalklappe ohne Beschädigung verschoben wird, um dadurch einen besseren Zugang zum membranösen Ventrikelseptumdefekt zu erreichen, der dann durch direkte Naht oder Einsetzen eines Patch verschlossen wird. Ob der Zugang ein atrialer oder infundibuloventrikulärer ist, die Verschlußtechnik ist die gleiche: di-

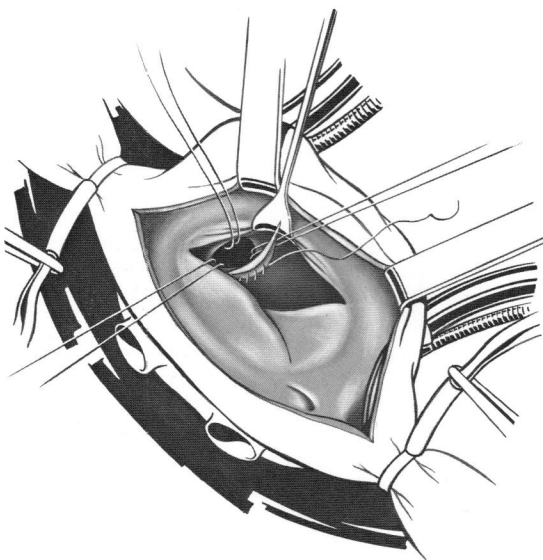

Abb. 69 Verschluß eines Ventrikelseptumdefekts vom rechten Vorhof aus. Die Trikuspidalklappe wird sorgfältig angehoben. Die erste Naht liegt beim Papillarmuskel des Konus, eine zweite geht durch den Trikuspidalring, die dritte liegt in der Nähe der Aortenklappe (aus *Ch. Hahn, E. Hauf:* Chirurgia del Cuore. Piccin, Padova 1977).

rekte Naht mit Einzelknopfnähten und einer fortlaufenden Naht, wenn die Lücke nicht zu groß ist, oder dem Einsetzen eines Patch, wenn der Defekt größer ist. Dieser Patch wird in der Tiefe an das trikuspidale Klappengewebe angenäht, um so das Reizleitungssystem zu schonen, da man weiß, daß der rechte Schenkel des *Hisschen Bündels* dem oberen Rand des muskulären Septums entlangläuft. Es wird deshalb streng darauf geachtet, möglichst wenig Gewebe dieser Gegend bei der Naht zu fassen. Ist der Defekt im Gebiet der Insertionsstelle des Papillarmuskels des arteriellen Konus verschlossen, so können die weiteren Nähte tiefergreifend gelegt werden. Im oberen Anteil des Ventrikelseptumdefekts verläuft die fortlaufende Naht im aortalen Klappenring und in der Crista supraventricularis, um sich schließlich mit der anderen Naht in der Nähe der Papillarmuskelinsertion des arteriellen Konus zu vereinigen (s. Abb. 69).

Früher haben wir mehrmals große Ventrikelseptumdefekte so verschlossen, daß wir den Patch auf der linken Seite des Septums fixiert haben, um auf diese Art eine Läsion des Reizleitungssystem zu vermeiden. Obwohl wir diese Methode nicht mehr anwenden, so möchten wir sie doch in Erinnerung rufen, da es Situationen geben kann, in denen wegen einer abnormen Insertion gewisser trikuspidaler Sehnenfäden diese Technik leichter auszuführen ist als das oben beschriebene Vorgehen.

Muskulärer Ventrikelseptumdefekt. Diese Ventrikelseptumdefekte können aus einer einzigen oder aus mehreren Öffnungen bestehen. Wenn es sich um ein oder zwei Löcher handelt, ist es gewöhnlich leicht, sie mit einem kleinen Dacronpatch zu verschließen. Derselbe kann mit groben Stichen an das dortige Muskelgewebe angenäht werden, da in dieser Region keine Gefahr eines AV-Blockes besteht. Wenn hingegen der Ventrikelseptumdefekt aus mehreren Löchern besteht und einem »swiss cheese« gleicht, so zieht man es vor, diese voneinander getrennten muskulären Stränge zusammenzubringen, indem man eine globale Faltung des muskulären Septums mit das Myokard durchstechenden Knopfnähten vornimmt. Dieselben werden über Filzstreifen aus Teflon geknotet. Es handelt sich hier immer um eine schwierige Operation, die zudem noch häufig bei Kleinkindern vorgenommen werden muß. Einige Chirurgen ziehen es daher vor, nach Eröffnen des linken Ventrikels die Defekte durch einen sehr großen von links her aufgesteppten Patch zu verschließen. Wir selbst besitzen keine Erfahrung mit dieser Methode.

Suprakristaler Ventrikelseptumdefekt. Bei diesen Formen des Ventrikelseptumdefekts ist das Vorgehen einfach. Je nach Größe des vorliegenden Defekts wird der Verschluß mit Knopfnähten oder einem Dacronpatch ausgeführt, wobei keine Gefahr der Verletzung der Reizleitungsbahnen besteht.

Ventrikelseptumdefekt vom Typ des AV-Kanals. Die Korrektur ist viel schwieriger, weil die Trikuspidalsäulen den Zugang zum Defekt erschweren. Eine bessere Sicht verschafft man sich durch eine kleine Septuminzision, so daß es möglich wird, einen großen Patch oben in die Trikuspidalklappe und an die seitlichen und unteren Ränder des muskulären Septums zu fixieren.

Resultate

Die Operationsmortalität hängt vom Typ des Ventrikelseptumdefekts und vom Alter des Patienten ab. Nach dem ersten Lebensjahr sollte das Risiko minimal oder sogar gleich Null sein, wenn nur ein einzelner Defekt und noch keine pulmonale Hypertonie vorliegt. Muß jedoch wegen einer nicht beeinflußbaren Herzinsuffizienz die operative Korrektur im ersten Lebensjahr ausgeführt werden, so liegt die Mortalität nach unseren eigenen Erfahrungen bei 10%. Das Risiko ist bei Fällen mit mehreren Lücken größer als bei einem einzelnen Ventrikelseptumdefekt. Besteht ein erhöhter Widerstand in den Lungenarteriolen (pulmonale Gefäßerkrankung), so kann die primäre Operationsmortalität auf 30% ansteigen, doch muß noch mit zusätzlichen späteren Todesfällen gerechnet werden. Die Lungengefäßerkrankung schreitet nämlich oft auch nach dem Verschluß des Ventrikelseptumdefekts weiter und kann zum plötzlichen Tod oder zu einer Rechtsinsuffizienz einige Jahre nach der Operation führen.

Zu den schwersten postoperativen *Leitungsstörungen* gehört der totale und endgültige *AV-Block*, der durch Unterbrechung des Hisschen Bündels verursacht wird. Diese Komplikation ist seltener geworden, doch tritt sie immer noch bei 2% der operierten Kinder auf. Da der Block fast immer im oder unterhalb des Hisschen Bündels liegt, muß in allen Fällen ein definitiver Schrittmacher implantiert werden, wenn man nicht einen plötzlichen Todesfall riskieren will. Der vorübergehende AV-Block, der in der unmittelbaren postoperativen Phase auftreten kann und 1–5 Tage dauert, gehört zu den gutartigen Leitungsstörungen. Ein Rechtsschenkelblock nach Operation eines Ventrikelseptumdefekts ist fast die Regel, stellt jedoch keine Gefahr für die Zukunft dar. Vom Rechtsschenkelblock (RSB) mit linksanteriorem Hemiblock, der durch die Verschiebung der elektrischen Herzachse nach links in der Frontalebene sichtbar wird, glauben einige Autoren, er sei als ein Vorläufer eines später auftretenden AV-Blocks zu betrachten, was aber nicht bewiesen ist. Der Rechtsschenkelblock mit linksanteriorem Hemiblock (»*bifaszikulärer Block*«) tritt bei 10–15% der operierten Patienten auf.

Das Weiterbestehen eines restlichen Scheidewanddefekts ist keine Seltenheit. Man findet ihn in 10–25% der operierten Patienten. Diese Restlücke ist jedoch fast immer klein, hämodynamisch nicht signifikant und bedarf nur ganz selten einer Reoperation. Sie bildet jedoch einen möglichen Ausgangspunkt für eine Endokarditis.

Der chirurgische Verschluß eines Ventrikelseptumdefekts ist eine kurative Operation, durch welche ein anatomisch und funktionell normales Herz resultiert.

Vorhofseptumdefekt (Atriumseptumdefekt)

Mit dem Ventrikelseptumdefekt, der Tetralogie von Fallot und dem offenen Ductus arteriosus gehört der Atriumseptumdefekt zu den vier häufigsten angeborenen Kardiopathien. 7–10% aller angeborenen Herzfehler fallen auf den isolierten Atriumseptumdefekt. Daneben findet man ihn häufig in Kombination mit anderen Herzanomalien wie der Tetralogie von Fallot, der Pulmonalstenose, so daß die Zahl der Atriumseptumdefekte viel höher liegt.

Die *Vorhofscheidewand entwickelt sich* in zwei Etappen: Ende der 4. Schwangerschaftswoche wächst das Septum primum vom posterokranialen Anteil des primitiven Vorhofs in Richtung der Endokardkissen, welche sich im AV-Kanal bilden. Bevor das *Septum primum* mit den Endokardkissen verwächst, bleibt im unteren Teil ein Lücke offen, die man Ostium primum nennt. Während sich die Endokardkissen und das Septum primum vereinen, resorbiert sich der posterokraniale Abschnitt des Septum primum, wodurch das Ostium secundum entsteht. In dieser Entwicklungsphase

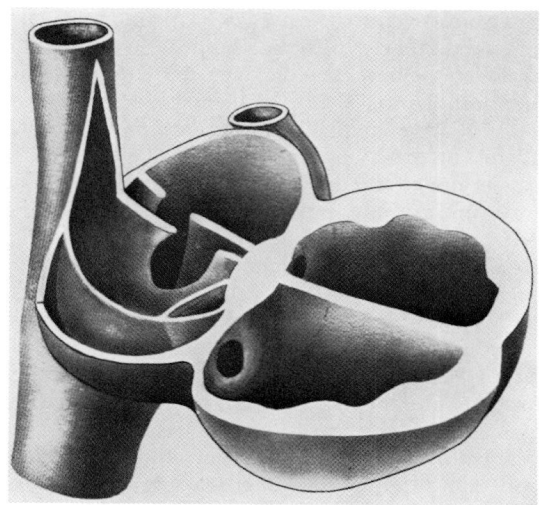

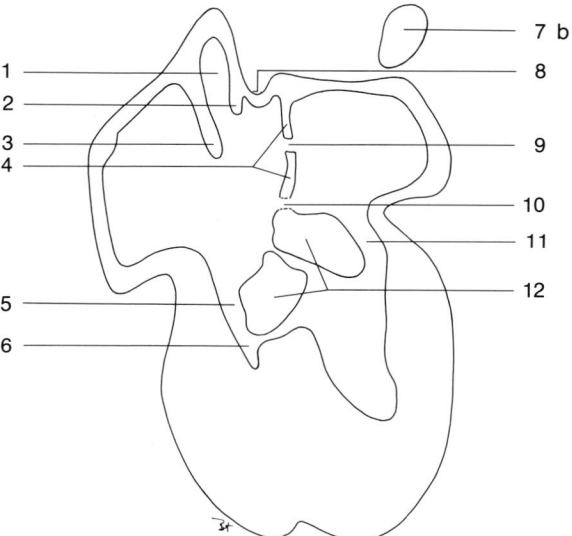

Abb. 70 a u. b Embryologie des Vorhofseptums. **a** Stereodiagramm. **b** Querschnitt: 1 = Vena cava inferior, 2 = linke Klappe des Sinus venosus, 3 = rechte Klappe des Sinus venosus, 4 = Septum primum, 5 = Trikuspidalöffnung, 6 = Ventrikelseptumdefekt, 7 = linkes Horn des Sinus venosus, 8 = Septum secundum, 9 = Foramen ovale, 10 = Foramen subseptale, 11 = Mitralöffnung, 12 = Endokardkissen im Ostium atrioventriculare (aus *Ch. Hahn:* Chirurgie du Cœur. Progrès en Cardiologie, Vol. 3. Karger, Basel 1962).

ist der Sinus venosus von zwei Klappen umgeben, der linken und der rechten Klappe.

Zwei Gebilde bewirken den Verschluß des Ostium secundum (Abb. 70a u. b): einerseits die *linke venöse Klappe*, die nach vorne und unten wächst, andererseits das *Septum secundum*, das eigentlich nur aus einer Falte der Vorhofwand zwischen Septum primum und der linken venösen Klappe besteht. Diese beiden Gebilde verschmelzen schließlich miteinander, ihr sichelförmiger Rand bildet den »Limbus« der Fossa ovalis. Zwischen diesem Limbus und dem Septum primum bleibt ein Spalt offen, der das Blut vom rechten in den linken Vorhof, aber nicht in umgekehrter Richtung durchfließen läßt. Das Septum primum wirkt wie ein Ventil oder eine Klappe. Dieser Spalt, das Foramen ovale, das bei der Geburt immer offen ist, kann sich durch Verklebung des Septum primum mit dem Septum secundum in den ersten Monaten oder Jahren des Lebens verschließen.

Pathologische Anatomie

Man unterscheidet drei Typen von Vorhofseptumdefekt. Die häufigste Form ist der *Septum-secundum-Defekt (ASD II)*, der ²/₃ aller Septumdefekte ausmacht und in drei Varianten auftritt (Abb. 71 a–c). Er liegt auf Höhe der Fossa ovalis und entsteht aus einer ungenügenden Überlagerung der linken venösen Klappe und des Septum primum. Die zweite Form ist der *Septum-primum-Defekt (ASD I)* (s. AV-Kanal). Er ist tiefer gelegen und entsteht durch eine mangelhafte Vereinigung des Septum primum mit den Endokardpolstern. Es handelt sich in diesem Fall um eine Abart einer *Anomalie der Endokardkissen*, welche der benignen Form des persistierenden AV-Kanals entspricht (s. weiter hinten). Der Septum-primum-Defekt reicht bis zur Klappenebene und besitzt folglich keinen unteren Rand, er ist oft kombiniert mit *Anomalien der Trikuspidal- und der Mitralklappe*. Meistens handelt es sich um eine Spalte im großen Mitralklappensegel, seltener im septalen Segel der Trikuspidalklappe. Die dritte Art des Vorhofseptumdefekts ist der *ASD-Sinus-venosus* (Abb. 71 d), der vielleicht mit einer frühembryonalen Fehlbildung der Lungenvenen in Zusammenhang steht. Es handelt sich um einen hohen hinteren Defekt im Vorhofseptum, der neben der Einmündung der oberen Hohlvene gelegen ist. Diese Form ist fast immer mit einer *partiellen Anomalie des venösen Lungenrückflusses* verbunden, d.h. mit einer Mündung der oberen Venen der rechten Lunge entweder in den rechten Vorhof oder in die obere Hohlvene. In 5–10% aller Atriumseptumdefekte findet man eine partielle Anomalie des venösen Lungenrückflusses, die auch beim Ostium secundum gesehen wird. Sowohl das Ostium primum wie auch das Ostium secundum kann so groß sein, daß keine Scheidewand übrigbleibt. In diesem Fall spricht man von einem einzigen Vorhof oder einem Atrium commune.

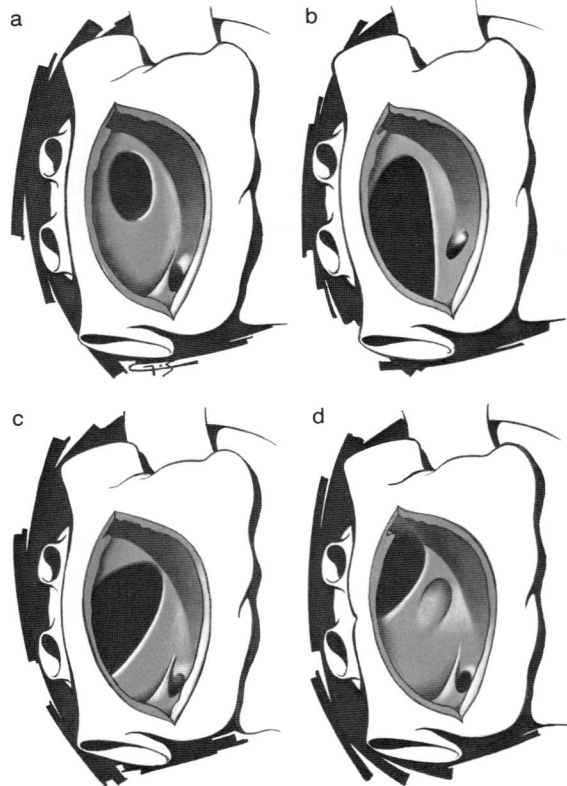

Abb. 71 a–d Anatomische Typen der Vorhofseptumdefekte (ASD). Rechts unten ein ASD vom Sinus-venosus-Typ (d); die drei anderen zeigen verschiedene Formen des Sekundum-ASD (a–c) (aus *Ch. Hahn, E. Hauf:* Chirurgia del Cuore. Piccin, Padova 1977).

Pathophysiologie

In pathophysiologischer Sicht ist der Vorhofseptumdefekt geprägt durch einen Links-rechts-Shunt auf Vorhofebene, dessen Grad wesentlich vom Durchmesser der Lücke abhängig ist. Auch bei größeren Defekten bleibt der Shunt in den ersten Monaten oder sogar Jahren gering. Der Shunt hängt ebenfalls von der Dehnbarkeit des rechten Ventrikels ab. Wegen seiner geringen Wanddicke beim älteren Kind und beim Erwachsenen ist die rechte Kammer sehr dehnbar, so daß in der Diastole eine große Blutmenge vom linken Vorhof durch den Atriumseptumdefekt via rechten Vorhof in den rechten Ventrikel quasi angesaugt wird. Daraus resultiert eine Volumenüberlastung des rechten Ventrikels, die zu seiner Dilatation führt. Beim Neugeborenen und beim Säugling ist jedoch der rechte Ventrikel so dickwandig wie der linke, weshalb seine Dehnbarkeit gering ist. Daher ist auch die Größe des Shunts durch den Vorhofseptumdefekt in diesem Alter gering. In seltenen Fällen ist jedoch schon im ersten Lebensjahr ein beträchtlicher Links-rechts-Shunt nachweisbar. Im Gegensatz zum Ventrikelseptumdefekt oder dem Ductus arteriosus findet beim Vorhofseptumdefekt der Shunt zwischen Kammern mit niedrigem Druck statt, und die Lungenarterie ist nicht dem systemischen Druck unterworfen, nur dem großen Lungenzeitvolumen. Deshalb treten die pulmonale Hypertension und die Lungengefäßerkrankung sehr spät auf. Nur ausnahmsweise entwickelt sich schon beim Kind oder Jugendlichen eine pulmonale Hypertonie. Die Lungengefäßerkrankung entwickelt sich nicht vor dem 3.–4. Jahrzehnt.

Symptome

Die Symptome erscheinen in der Regel erst bei Schulkindern oder bei jugendlichen Erwachsenen. Viele Kinder leben insbesondere mit einem kleinen Vorhofseptumdefekt ganz symptomlos, nur ausnahmsweise kann eine Dekompensation im ersten Lebensjahr vorkommen. Die Symptome sind unspezifisch: Müdigkeit, Dyspnoe bei Anstrengung und evtl. eine Verlangsamung der körperlichen Entwicklung. Die Mehrzahl der Patienten mit Vorhofseptumdefekt wird aber anläßlich einer Routineuntersuchung entdeckt. Der Auskultationsbefund ist typisch: ein Austreibungsgeräusch über der Pulmonalis und eine *breite fixierte Spaltung des zweiten Herztones* (Abb. 72). Das Intervall zwischen dem aortalen und dem pulmonalen Anteil des zweiten Herztones ist unabhängig von der Atmung. Bei großem Vorhofseptumdefekt hört man zusätzlich ein diastolisches rollendes Geräusch über der Trikuspidalis, welches einer rel. Trikuspidalstenose entspricht und durch das große trikuspidale Zeitvolumen bedingt ist. Zeichen einer Herzinsuffizienz treten gewöhnlich nicht auf. Ein Spitzenstoß des rechten Ventrikels ist tastbar, jedoch kein Schwirren.
Der ASD I kann mit einer Mitralinsuffizienz (Mitralspalte) kombiniert sein. Die Symptome werden dadurch gravierender und treten frühzeitiger in Erscheinung. Ein apikales holosystolisches Geräusch, das in die Axilla fortgeleitet wird, läßt sich in diesen Fällen feststellen. Frühzeitige Symptome treten ebenfalls beim Atriumseptumdefekt vom Sinus-venosus-Typ wegen der Anomalie des venösen Lungenrückflusses und des dadurch entstehenden größeren Shunts auf.

Zusätzliche Befunde

Das **Elektrokardiogramm** ist oft typisch für einen Atriumseptumdefekt. Fast immer liegen ein partieller Rechtsschenkelblock und bei beträchtlichem Shunt Zeichen einer Rechtshypertrophie vor. Beim ASD II ist die Herzachse nach rechts, beim ASD I dagegen fast regelmäßig nach links zwischen −10 und −90 Grad gedreht, wie dies bei allen Anomalien der Endokardkissen der Fall ist. Die Dilatation des rechten Vorhofs ist selten im EKG ersichtlich. In einem Drittel der Fälle ist das PR-Intervall verlängert.
Das Röntgenbild des Thorax (Abb. 73) zeigt eine Verbreiterung des Herzschattens, die durch die vergrößerte rechte Herzkammer bedingt ist, und

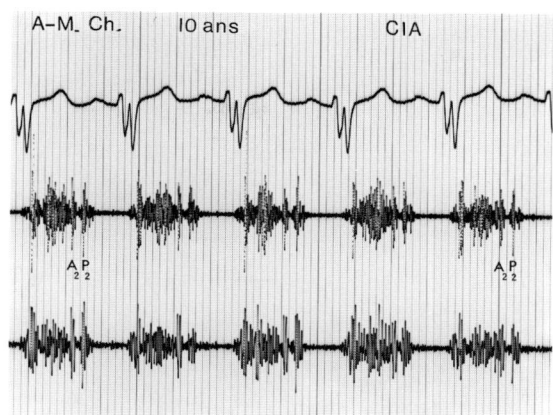

Abb. 72 Das Phonokardiogramm zeigt beim Vorhofseptumdefekt Austreibungsgeräusche und einen breitfixiert gespaltenen zweiten Herzton.

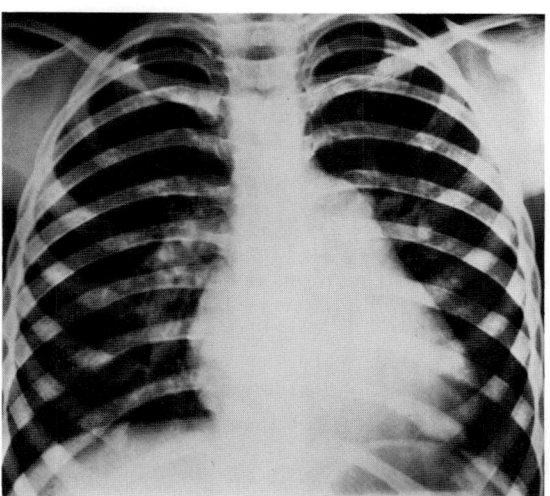

Abb. 73 Thoraxbild beim Vorhofseptumdefekt. Vorspringender Truncus pulmonalis und verstärkte Lungengefäßzeichnung.

einen vergrößerten Pulmonalisbogen. Die Lungengefäßzeichnung ist verstärkt wie bei jedem Links-rechts-Shunt. Im Gegensatz zum Ventrikelseptumdefekt und dem Ductus arteriosus ist der linke Vorhof nicht dilatiert.
Im **Echokardiogramm** erkennt man die Zeichen einer rechtsventrikulären Überlastung: Dilatation des rechten Ventrikels und seines Ausflußtraktes und eine weite Öffnung der Trikuspidalklappe. Eine paradoxe Bewegung des interventrikulären Septums (in der Systole eher nach vorne anstatt nach hinten) liegt bei ca. zwei Dritteln der Patienten vor.
Herzkatheterismus und Angiokardiographie. Der Katheter läßt sich ohne Schwierigkeiten durch den Vorhofseptumdefekt vom rechten in den linken Vorhof schieben. Die aus den rechten Herzhöhlen

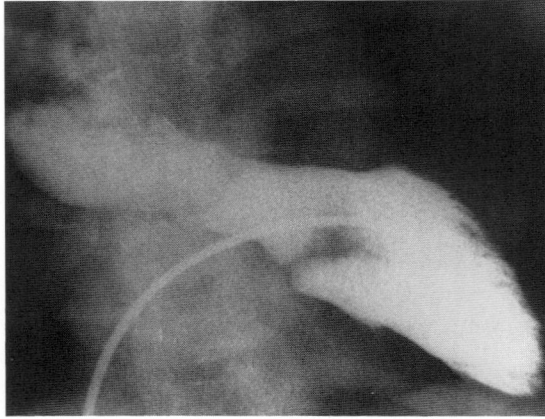

Abb. 74 Linksventrikuläre Angiographie bei Vorhofseptumdefekt vom »Primum-Typ«. Unterhalb des Katheters sieht man deutlich die gespaltene Mitralklappe. Die linksventrikuläre Ausflußbahn verläuft ungewöhnlich horizontal.

entnommenen Blutproben zeigen eine Zunahme der Sättigung auf Vorhofebene. Daraus kann das Verhältnis Lungenzeitvolumen/systemisches Zeitvolumen ausgerechnet werden. Der pulmonale Druck ist beim Kind selten erhöht.
Angiographisch läßt sich der auf Vorhofebene liegende Shunt nach Injektion eines Kontrastmittels in den Truncus pulmonalis und Rückfluß desselben durch die Lungenvenen im a.-p. Bild darstellen. Auf diesen Bildern können auch eventuelle zusätzliche Anomalien des venösen Rückflusses aus den Lungen erkannt werden. Die Lage des Atriumseptumdefekts (primum oder secundum) kann mit dieser Technik nicht immer sichtbar gemacht werden. Um den Atriumseptumdefekt genauer zu lokalisieren, wird zusätzlich in linksanteriorer Schrägstellung Kontrastmittel in den linken Vorhof injiziert. Die sicherste Diagnose eines ASD I erhält man durch Kontrastmittelinjektion in den linken Ventrikel, der hier wie übrigens bei jeder abnormen Entwicklungsform der Endokardkissen eine *»Schwanenhalsdeformation« (»Gooseneck«)* (Abb. 74 und 91) erkennen läßt.

Differentialdiagnose

Aufgrund des Auskultationsbefundes muß eine Pulmonalstenose ausgeschlossen werden: Das Geräusch ist sehr ähnlich, der zweite Herzton ist bei der Pulmonalstenose wohl breit, aber nicht fixiert gespalten, der zweite pulmonale Herzton ist abgeschwächt bei der Pulmonalstenose, normal oder verstärkt beim Atriumseptumdefekt.
Eine partielle Anomalie des venösen Rückflusses aus der Lunge bewirkt dieselben Symptome und Zeichen wie der Atriumseptumdefekt. Dieser Entwicklungsfehler muß in all jenen Fällen vermutet werden, bei denen der Auskultationsbefund für einen Atriumseptumdefekt sprechen würde, die

aber frühzeitige, vor dem Schulalter auftretende Symptome aufweisen.

Prognose und Komplikationen

Außer bei ganz beträchtlichem Shunt ist der Atriumseptumdefekt mit einem normalen Leben und einem guten Gedeihen in der Kindheit und in der Adoleszenz vereinbar. Komplikationen treten erst vom dritten Jahrzent an auf, wobei Rechtsdekompensation, Vorhofflimmern, pulmonale Hypertonie, die auf einer Lungengefäßerkrankung beruht, auftreten. Die Lebenserwartung lag vor der Ära der Herzchirurgie bei 50 Jahren. Das Auftreten einer Endokarditis ist extrem selten.
Der Atriumseptumdefekt zeigt im Gegensatz zum Ventrikelseptumdefekt keine Tendenz zu spontanem Verschluß. Der Links-rechts-Shunt bleibt, wenn er sich entwickelt hat, ziemlich konstant.
Ein *Prolaps der Mitralklappe* kann bei einem Atriumseptumdefekt beobachtet werden, doch führt er nur in seltenen Fällen zu einer Mitralinsuffizienz.

Therapie

Indikation zur Operation

Vorhofseptumdefekte mit geringem Shunt müssen nicht operiert werden. Die Indikation zu einem operativen Verschluß stellt sich jedoch, sobald das Verhältnis Lungendurchfluß zu Körperdurchfluß 1,5 überschreitet. Die Operation sollte, wenn möglich, vor dem Schulalter, also mit ca. 5 Jahren durchgeführt werden.

Operationstechnik

Lange Zeit galt der direkte Verschluß des ASD II unter mäßiger Oberflächenhypothermie als Methode der Wahl. Diese Technik wird heute noch in einigen chirurgischen Zentren angewendet. Die Verminderung des Stoffwechsels bei einer Hypothermie von 30 °C erlaubt eine Kreislaufunterbrechung von 8–10 Minuten, was für den Verschluß eines ASD II völlig ausreicht, insofern keine anatomischen Überraschungen auftauchen. Der Vorteil dieses Vorgehens ist seine Einfachheit, aber auch der dafür benötigte geringe Kostenaufwand. Die Notwendigkeit eines ausgezeichnet funktionierenden Chirurgenteams und die Fähigkeit, mit einer gewissen Geschwindigkeit zu arbeiten, was heute dank des EKK oft vernachlässigt wird, gelten als Nachteile. Wir ziehen es deshalb vor, alle Atriumseptumdefekte im Rahmen unserer eigenen Tätigkeit unter dem Schutz der Herzlungenmaschine zu verschließen, um dadurch jeder Überraschung besser begegnen zu können und uns zu keinen übereilten Handlungen hinreißen zu lassen. Es ist auch gelegentlich notwendig, einen sehr großen Vorhofscheidewanddefekt mit einem Patch zu verschließen oder einen abnormen venösen pulmonalen Rückfluß zu korrigieren, was immer mehr Zeit beansprucht, als uns eine gewöhnliche Hypothermie von 30 °C erlaubt.

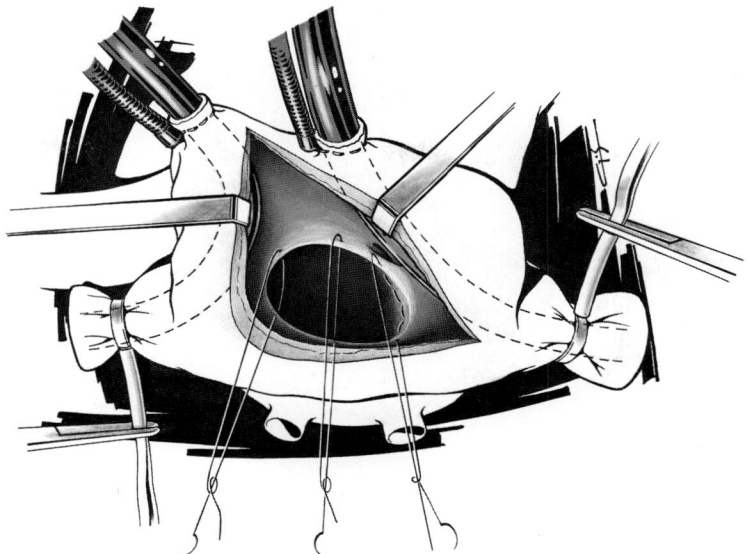

Abb. 75 Direkter Verschluß eines Vorhofseptumdefekts vom »Sekundum-Typ« (aus *Ch. Hahn, E. Hauf:* Chirurgia del Cuore. Piccin, Padova 1977).

Gegenwärtig werden zwei verschiedene Zugangswege benutzt:
- die rechte anterolaterale Thorakotomie im 5. ICR oder
- die Längssternotomie.

Es ist klar, daß aus ästhetischen Gründen besonders bei der Frau eine rechtsseitige anterolaterale Thorakotomie vorzuziehen ist, da die unter der Brust liegende Narbe unsichtbar wird. Ein kleiner Nachteil dieser Schnittführung liegt in der geringeren Übersichtlichkeit des Operationsfeldes, was bei einer Längssternotomie vermieden wird. Andererseits sind gewisse Grundverfahren wie z. B. die Dekompression des linken Ventrikels durch Einführen einer Kanüle in die Spitze des linken Ventrikels bei rechtsseitiger anterolateraler Thorakotomie nicht durchführbar. Sie kann dann durch eine Dekompression des linken Vorhofs hinter dem Sulcus interatrialis (Waterston) ersetzt werden. In der Mehrzahl der in Abb. 71 dargestellten anatomischen Situationen kann man sich mit einer direkten Naht begnügen. Auch der tiefe Vorhofseptumdefekt ohne untere Randbildung (Abb. 75) läßt sich ohne Patch direkt verschließen, wenn folgende Voraussetzungen für die untere Naht erfüllt werden: Die Knopfnaht faßt das Septum oberhalb des Koronarsinus, zieht in der linken Vorhofwand nach unten, und zwar in gleicher Distanz zwischen der Mündungsstelle der V. cava inferior und der rechten inferioren Lungenvene. Durch Knotung dieser Naht entsteht eine starke Faltung der Vorhofwand und des Septums. Die kleine Restöffnung läßt sich leicht durch einige Knopfnähte und eine zusätzliche fortlaufende Naht verschließen. Es kann jedoch sein, daß die tiefe Naht, welche für einen guten Verschluß des Atriumseptumdefekts sehr wichtig ist, durch eine dort liegende Valvula venae cavae inferioris erschwert wird. Dieselbe muß inzidiert werden, wenn sie die Sicht auf die Nahtstelle verdeckt. Operiert man mit EKK, so besteht keine Gefahr der Verwechslung der Valvula venae cavae inferioris mit dem Septum. Wird aber nur in Hypothermie operiert, d. h. ohne Kanülierung der unteren Hohlvene, so liegt eine solche Verwechslung durchaus im Rahmen des Möglichen. Ein solch fehlerhaftes Vorgehen führt zu einer Ableitung des Blutes aus der unteren Hohlvene in die linke Herzkammer, was eine beträchtliche Zyanose zur Folge hat.

Eine besondere Technik ist ebenfalls notwendig für den Verschluß des Sinus-venosus-Defekts, welcher immer mit einer partiellen Anomalie des rechten venösen pulmonalen Rückflusses verbunden ist, da diese Venen in den oberen Teil des rechten Vorhofs oder in die obere Hohlvene, gelegentlich sogar in die V. thoracica longitudinalis dextra münden. Bei Vorfinden dieser anatomischen Verhältnisse ist es vorteilhaft, eine Scheidewand zwischen den beiden Vorhöfen mit Hilfe eines Dacronpatch zu bilden. Derselbe wird vor der Einmündung der abnormen Lungenvenen eingenäht (Abb. 76), so daß sich ihr Blut in den linken Vorhof ergießt und der Vorhofseptumdefekt dicht verschlossen ist. Die übrigen Anomalien des venösen Rückflusses aus den Lungen werden auf den nächsten Seiten beschrieben, die Technik des ASD-I-Verschlusses s. S. 5.78 (AV-Kanal).

Resultate

Der chirurgische Verschluß eines einfachen Atriumseptumdefekts müßte heute ohne Operationsmortalität durchgeführt werden können. Der Eingriff ist kurativ, und Spätfolgen sind nicht zu befürchten. Selten treten postoperative Arrhythmien im Sinne einer paroxysmalen Tachykardie oder einer Sinuserkrankung auf. Beim Verschluß eines ASD I verläuft die chirurgische Naht unmittelbar neben dem AV-Knoten. Das Risiko eines

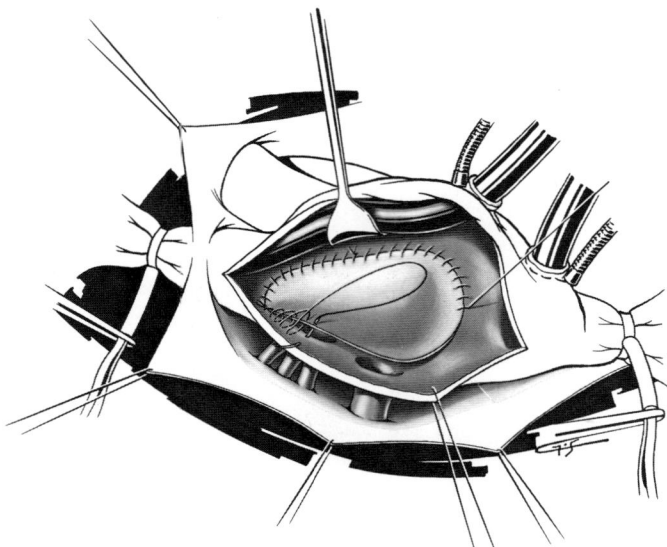

Abb. **76** Verschluß eines Vorhofseptumdefekts vom Sinus-venosus-Typ. Der Dacronpatch wird so eingenäht, daß das Blut von den abnormal mündenden Lungenvenen in den linken Vorhof fließt (aus *Ch. Hahn, E. Hauf:* Chirurgia del Cuore. Piccin, Padova 1977).

AV-Blockes besteht, doch kann diese Komplikation vermieden werden, wenn der Patch im Mitralklappengewebe fixiert wird.

Die hämodynamischen Verhältnisse normalisieren sich nach der operativen Korrektur. Im Kindesalter findet man keine durch einen Atriumseptumdefekt hervorgerufene, fixierte pulmonale Hypertonie.

Angesichts der niedrigen Operationsmortalität und der hervorragenden Operationsergebnisse einerseits und der häufigen Probleme beim nicht operierten Erwachsenen andererseits sollte die Indikation zur Operation großzügig gestellt werden.

Anomalien des pulmonalvenösen Rückflusses

Die Anomalien des pulmonalen venösen Rückflusses (APVR) sind mit 2% aller angeborenen Herzfehler eine seltene Mißbildung. Man unterscheidet die *kompletten* und die *partiellen* Formen, die sich in klinischer und prognostischer Sicht deutlich unterscheiden. Die partiellen Formen haben einen gutartigen Verlauf.

Embryologisch gesehen handelt es sich bei der kompletten Form um ein Fehlen der Verbindung zwischen linkem Vorhof und dem Gefäßbündel, das sich auf der Ebene der Lungenanlage entwickelt. Diese Verbindung geschieht normalerweise Ende der 4. Schwangerschaftswoche unter Bildung einer einzigen Lungenvene. Diese Vene erweitert sich in der Folgezeit sehr stark und wird dann zu einem Teil des linken Vorhofs, so daß schließlich die normale Situation mit vier in den linken Vorhof mündenden Lungenvenen entsteht. Findet jedoch diese Verbindung nicht statt, so münden die Lungenvenen in das systemische Venenbett. Der linke Vorhof, vom venösen Rückfluß abgeschnitten, bleibt abnorm klein.

Pathologische Anatomie

Sowohl bei der kompletten wie partiellen Form des abnormen pulmonalen venösen Rückflusses werden je nach Ort der falschen Einmündung der Venen eine *suprakardiale, kardiale* und *infrakardiale Form* unterschieden.

Kompletter APVR. Die Lungenvenen vereinigen sich hinter dem linken Vorhof und bilden dort häufig eine einzige Vene. Dieselbe mündet in 40 % der Fälle in die linke obere Hohlvene, welche in die V. brachiocephalica fließt, um sich von dort in die rechte obere Hohlvene zu ergießen (Abb. 77). Bei den anderen Varianten münden die gemeinsame Vene oder die einzelnen Venen in den Koronarsinus oder manchmal direkt in den rechten Vorhof (kardiale Form). Seltener erstreckt sich eine gemeinsame Vene durch das Zwerchfell hindurch nach unten und mündet in die Pfortader oder in den Ductus venosus (infrakardiale Form).

Partieller APVR. Der venöse Rückfluß aus einem oder zwei Lungenlappen oder aus einer ganzen Lunge erfolgt in abnormer Richtung meistens in die systemischen Venen oder in den rechten Vorhof. Es handelt sich dabei häufiger um die rechten Lungenvenen als um die linken und öfter um diejenigen der Oberlappen als um diejenigen der unteren Lappen. Die Lungenvenen können in die obere Hohlvene (suprakardiale Form) oder in den rechten Vorhof (kardiale Form) münden. Meistens ist ein zusätzlicher Vorhofseptumdefekt, und zwar besonders vom Sinus-venosus-Typ, mit dieser Anomalie verknüpft. Es gibt eine ganz typische infrakardiale Form, bei welcher alle Venen der rechten Lunge zu einer Sammelvene zusammenfließen, die

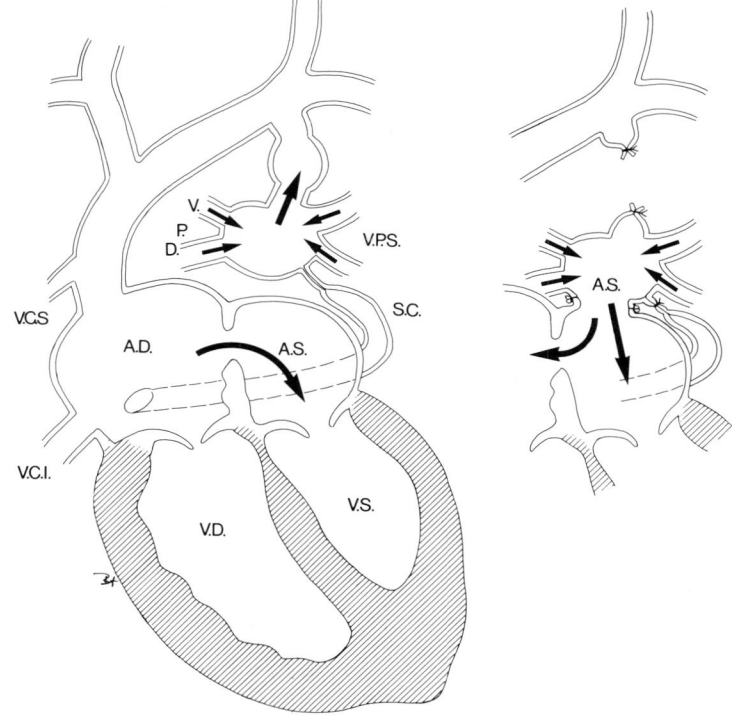

Abb. 77 Totalfalscher Lungenvenenrückfluß über die linke Vena cava superior in die Vena innominata. Rechts: nach Anastomose der Lungenvenen mit dem linken Vorhof. Der Vorhofseptumdefekt wird anschließend ebenfalls verschlossen (aus *Ch. Hahn, E. Hauf:* Chirurgia del Cuore. Piccin, Padova 1977).

sich dann nach unten erstreckt und in die V. cava inferior mündet. Diese abnorm verlaufende Vene stellt sich im Röntgenbild als länglicher, gekrümmter Schatten dar mit nach oben gerichteter Spitze, weshalb sie einem türkischen Krummsäbel gleicht; diese Form kann mit einer Hypoplasie der rechten Lunge und einer Sequestration einhergehen (Scimitar-Syndrom). Die Mannigfaltigkeit der verschiedenen Formen der partiellen APVR ist so groß, daß hier lediglich die häufigsten Typen erwähnt werden konnten. Mit dem APVR können auch andere Herzanomalien kombiniert sein wie z. B. ein Ventrikelseptumdefekt oder komplexe Anomalien im Rahmen eines Aspleniesyndroms.

Pathophysiologie

Von pathophysiologischer Sicht aus kommt es beim APVR zu einem Links-rechts-Shunt auf Höhe der systemischen Venen oder des Vorhofs. Der Grad dieses Shunts hängt von der Anzahl der abnorm mündenden Venen ab. Er kann belanglos sein, wenn das Blut eines einzigen Lungenlappens in den rechten Vorhof fließt, sehr groß aber, wenn ein totaler APVR vorliegt.

Der komplette APVR wird in Formen *mit und ohne Obstruktion* unterteilt. Eine hochgradige Obstruktion ist in allen Fällen mit Abfluß in die Pfortader zu verzeichnen, da das ganze pulmonalvenöse Blut durch die Leber fließen muß. Ein Hindernis kann jedoch auch bei anderen Formen gefunden werden, so beim suprakardialen Typ, wenn die linke obere Hohlvene zwischen dem linken Stammbronchus und der linken Lungenarterie eingeklemmt wird oder wenn ein Diaphragma an der Einmündungsstelle in die V. brachiocephalica liegt. Alle Formen mit Obstruktion verursachen eine Lungenstauung und ein beträchtliches Lungenödem, welches zu einer schweren Atemnot nach der Geburt führt.

Beim kompletten APVR kann das Blut nur durch ein Foramen ovale oder durch einen Vorhofseptumdefekt die linken Herzkammern erreichen. Die Vorhofscheidewand kann ein Hindernis für die Blutzufuhr zum linken Herzen sein.

Symptome

Kompletter APVR. Bei *APVR mit Obstruktion* ist das klinische Bild in den ersten Lebenstagen dramatisch. Es treten Atemnot mit Tachypnoe und Flankenatmung auf sowie eine Zyanose, die ganz beträchtlich sein kann, wenn der Ductus arteriosus offen bleibt und der Shunt wegen des hohen Drucks im Lungenkreislauf von rechts nach links erfolgt. Das klinische Bild ist weniger kritisch, wenn keinerlei Rückflußstauung vorliegt. Es entwickelt sich aber trotzdem in den ersten Lebenswochen oder Monaten eine progressive Herzinsuffizienz mit Tachypnoe, Tachykardie und einer Hepatomegalie. Auskultatorisch hört man ein Austreibungsgeräusch im Pulmonalisgebiet, einen breiten und fixiert gespaltenen zweiten Herzton und ein diastolisches Geräusch, das durch das hohe trikuspidale Zeitvolumen bedingt ist. Ein Spitzenstoß des rechten Ventrikels ist palpabel, jedoch wird kein Schwirren getastet.

Partieller APVR. Die Symptome sind in den ersten Lebensjahren meistens gering. Klinisches Bild und Auskultationsbefund sind dieselben wie beim Vorhofseptumdefekt, der übrigens häufig als Begleitmißbildung gefunden wird. Mündet das Blut von mehreren Lungenlappen abnorm, so kann in den ersten Jahren, früher als beim isolierten Vorhofseptumdefekt, eine Belastungsdyspnoe auftreten. Der abnorme Einfluß einer einzigen Lungenvene ist mit einem normalen Leben vereinbar, Symptome werden nicht beobachtet.

Zusätzliche Befunde

Das **Elektrokardiogramm** ist mit demjenigen bei großem Vorhofseptumdefekt vergleichbar. Man erkennt die Zeichen der rechtsventrikulären Hypertrophie und einen Rechtslagetyp. Ein inkompletter Rechtsschenkelblock wird ebenfalls beobachtet, und zwar besonders bei gleichzeitigem Vorliegen eines Vorhofseptumdefekts. Für den totalen APVR ist eine qR- in V_1 und eine rS-Morphologie in V_6 kennzeichnend.

Das **Röntgenbild** beim partiellen APVR unterscheidet sich nicht wesentlich von demjenigen beim Vorhofseptumdefekt. Gelegentlich ist der Schatten einer in die obere Hohlvene mündenden Lungenvene oberhalb des Hilus sichtbar. Der abnorme partielle Rückfluß von der rechten Lunge zur unteren Hohlvene führt zum charakteristischen »*Krummsäbelbild*«, einem länglichen senkrechten, leicht gebogenen und nach oben spitz zulaufenden Schatten, der wie ein Türkensäbel neben dem rechten Vorhof in Erscheinung tritt.

Beim kompletten APVR, bei dem sich das Blut in die linke obere Hohlvene und in die V. brachiocephalica ergießt, kommt es durch Dilatation dieser Venen zu einer Verbreiterung des oberen Mediastinums. Mit dem darunterliegenden Herzschatten gleicht das Bild dann einem *Schneemann* (Abb. 78).

Bei allen Formen des APVR ist der Herzschatten infolge Dilatation der rechten Herzkammern verbreitert und die Lungengefäßzeichnung akzentuiert (Erweiterung der Lungenarterien). Eine Ausnahme stellt der gestaute komplette APVR dar, das Herz ist nicht oder nur wenig vergrößert, die Lungenfelder zeigen eine erhebliche Stauung, die manchmal an Schmetterlingsflügel erinnern.

Im **Echokardiogramm** sind wie beim Vorhofseptumdefekt die Zeichen der Volumenüberlastung des rechten Ventrikels sichtbar. In gewissen Fällen des totalen APVR kann eine gemeinsame Vene hinter dem linken Vorhof zur Darstellung kommen.

Herzkatheterismus und Angiokardiographie. Beim Katheterismus kann eine Zunahme der Sauerstoffsättigung an der abnormen Einmündungsstelle der Venen festgestellt werden. Pathognomonisch für den kompletten APVR ist eine höhere Sättigung im rechten Vorhof als im linken. Oft kann man zudem abnorm mündende Venen, die sich in den

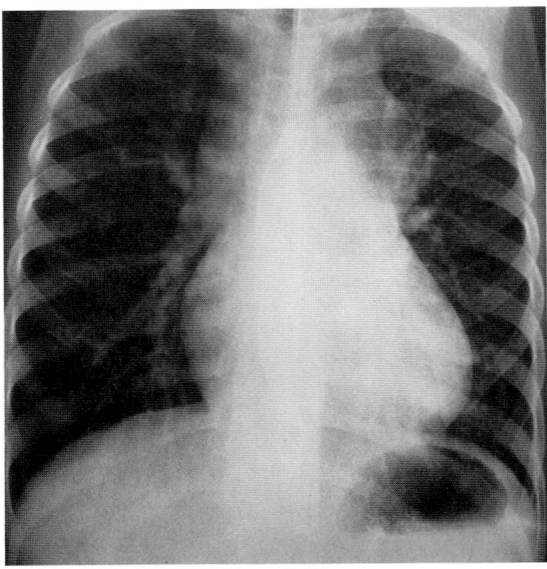

Abb. **78** Röntgenbild bei totalfalschem Lungenvenenrückfluß in die Vena innominata. Die Herzkontur gleicht einem Schneemann.

rechten Vorhof oder in die obere Hohlvene ergießen, katheterisieren. Infolge des hohen Zeitvolumens entwickelt sich beim totalen APVR eine gewisse pulmonale Hypertonie. Sie wird aber beträchtlich, wenn eine Stauung des pulmonalvenösen Rückflusses vorliegt. In diesen Fällen ist der pulmonale Kapillardruck ebenfalls erhöht. Der Widerstand in den Lungenarteriolen ist jedoch normal, weil sich die Lungengefäßerkrankung wie beim Vorhofseptumdefekt erst spät entwickelt.

Um eine gute *angiographische* Darstellung des APVR zu bekommen, muß eine große Menge Kontrastmittel in die Lungenarterie injiziert werden (Abb. 79). In gewissen Fällen kann vom rechten Vorhof aus das Kontrastmittel direkt in die abnorm mündende Vene eingespritzt werden.

Differentialdiagnose

Beim Neugeborenen muß die gestaute Form des APVR von einem Atemnotsyndrom pulmonaler Genese unterschieden werden, was gewisse Probleme stellt, da ein Stauungsbild und ein interstitielles Infiltrat röntgenologisch oft gleich aussehen. Bei der Unterscheidung kann das EKG mithelfen, da es meistens im Falle eines APVR eine Rechtsbelastung erkennen läßt. Der partielle APVR wird oft vor dem Herzkatheterismus nicht diagnostiziert, weil er dasselbe klinische Bild wie der Vorhofseptumdefekt macht.

Prognose und Komplikationen

Die Prognose ist für den totalen APVR sehr schlecht, die Fälle mit Obstruktion führen inner-

Angeborene Herzfehler 5.71

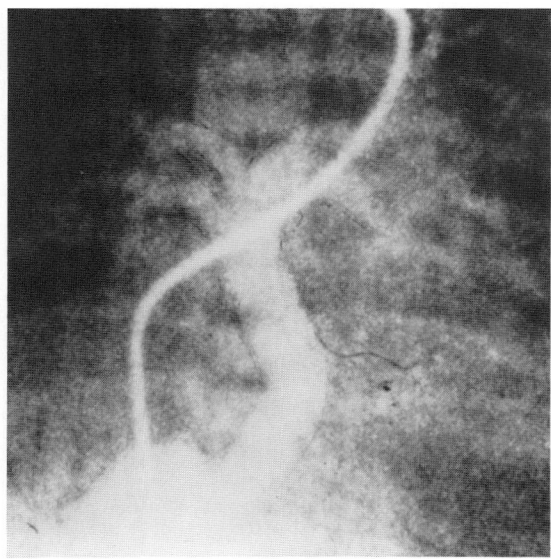

Abb. 79 Angiographie bei totalfalsch mündenden Lungenvenen in die Vena portae. Nach Injektion von Kontrastmittel in die Pulmonalarterie sammelt sich das pulmonalvenöse Blut hinter dem linken Vorhof und fließt von da durch eine lange gemeinsame Vene durch das Zwerchfell in den Pfortaderkreislauf.

halb weniger Tage zum Tod, wenn sie nicht operiert werden. Bei den nichtgestauten Formen tritt im ersten Lebensjahr eine Herzinsuffizienz auf, wobei 80% der Kinder nicht 1 Jahr alt werden. Es gibt jedoch kleine Patienten, die trotz ihrer Mißbildung mit relativ geringen Beschwerden heranwachsen und ein Alter von 20 oder sogar 30 Jahren erreichen. Durch ein gleichzeitiges Vorhandensein eines großen Vorhofseptumdefekts, der ein gutes Zeitvolumen des linken Herzens ermöglicht, wird die Prognose wahrscheinlich verbessert.
Der partielle APVR nimmt einen gutartigen Verlauf, der demjenigen bei einem Vorhofseptumdefekt gleicht mit Ausnahme eines etwas früheren Auftretens von Symptomen.

Therapie

Indikation zur Operation
Wegen der schlechten Prognose müssen alle kompletten APVR einer chirurgischen Korrektur unterzogen werden.
Bei den gestauten Formen ist ein notfallmäßig ausgeführter Eingriff schon beim Neugeborenen unerläßlich. Liegt aber keine Obstruktion vor, so darf mit einer Operation so lange wie möglich zugewartet werden, da die Operationsmortalität nach dem ersten Lebensjahr deutlich abnimmt.
Oft ist man gezwungen, auch bei diesen Formen schon im ersten Lebensjahr einzugreifen, wenn eine medikamentös refraktäre Herzinsuffizienz oder eine mangelhafte Gewichtszunahme vorliegen. Manche Autoren sind der Ansicht, daß eine Atrioseptostomie nach Rashkind die hämodynamische Lage verbessert und somit eine Verschiebung der Operation erlaubt: Durch die Septostomie wird der Zugang zum linken Herzen erleichtert, und das Zeitvolumen des linken Herzens nimmt zu.
Fälle mit partiellem APVR werden elektiv operiert, und im gleichen Eingriff wird der so oft damit verbundene Vorhofseptumdefekt verschlossen.

Operationstechnik
Das operative Vorgehen hängt vom Typ des APVR ab.

Kompletter APVR
Suprakardialer Typ. Die Lungenvenen münden in eine Zisterne, die vom linken Vorhof getrennt ist. Diese Zisterne steht in Verbindung mit einer linken oberen V. cava, aus welcher das Blut via V. brachiocephalica in die rechte obere Hohlvene fließt. Das Prinzip der Korrektur der Mißbildung besteht darin, eine Anastomose zwischen der Mündungszisterne und dem hinteren Teil des linken Vorhofs herzustellen und alle Verbindungen der linken oberen Hohlvene mit dem rechten Herzen zu beseitigen. Das Operationsprinzip wird in Abb. 77 dargestellt. Ein technisches Detail ist in Abb. 80 festgehalten: Die Inzision des rechten Vorhofs wird auf den linken Vorhof verlängert, so daß man einen breiteren Zugang zu der stark dorsal liegenden Mündungszisterne der Lungenvenen erhält. Dadurch wird die Durchführung einer weiten Anastomose erleichtert, was für das Erfolgsresultat von großer Bedeutung ist.
Kardialer Typ. Alle Lungenvenen münden in einen sehr großen Koronarsinus, und das Blut fließt durch einen Atriumseptumdefekt vom rechten in den linken Vorhof. Die Operation besteht in einer Eröffnung des rechten Herzohres, wodurch man einen besseren Zugang zur Anomalie erhält, und in einer ausgedehnten Resektion des Daches des Koronarsinus. Auf diese Weise kommt eine sehr breite Verbindung vom Koronarsinus zum linken Vorhof zustande, und der Verschluß des Septums genügt dann, um das ganze venöse Blut, das übrigens mit kardialem venösem Blut vermischt ist, in die linke Kammer umzuleiten (Abb. 81, 82 und 83). Bei Persistenz der linken oberen Hohlvene, die mit der V. brachiocephalica eine Verbindung aufweist, muß dieselbe selbstverständlich ligiert werden.
Infrakardialer Typ. Bei dieser Anomalie zieht – wie schon oben beschrieben – eine gemeisame, das venöse Lungenblut ableitende Vene durch das Diaphragma nach unten und mündet entweder in die Pfortader oder in den Ductus venosus. Die Korrektur dieser Mißbildung besteht in einer Anastomosierung dieser gemeinsamen Vene mit dem posterioren Anteil des linken Vorhofs und gleichzeitig einer Beseitigung jeder Verbindung mit der Pfortader und dem Ductus venosus (Abb. 84).

5.72 Thorax

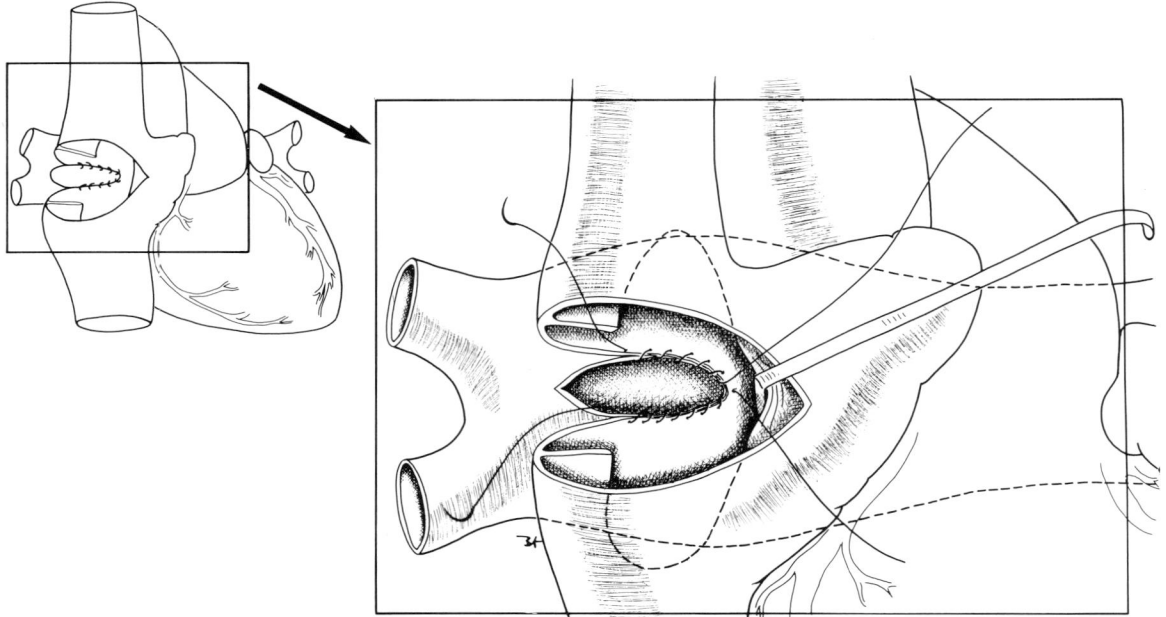

Abb. 80 Operatives Vorgehen bei totalfalsch mündenden Lungenvenen. Die Eröffnung des rechten und linken Vorhofs ist manchmal nötig, um die Anastomose herzustellen (aus *Ch. Hahn:* Chirurgie du Cœur. Progrès en Cardiologie, Vol. 3. Karger, Basel 1962).

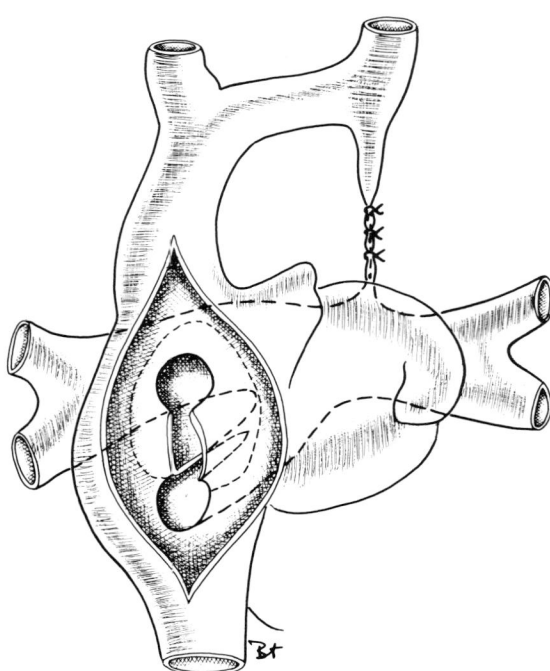

Abb. 81 Technik zur Korrektur des totalfalschen Lungenvenenrückflusses in den Sinus coronarius. Die Wand des Koronarsinus wird im Bereich des linken Vorhofes reseziert und der Vorhofseptumdefekt danach verschlossen (aus *Ch. Hahn, E. Hauf:* Chirurgia del Cuore. Piccin, Padova 1977).

Partieller APVR
Die partiellen APVR werden in drei Gruppen unterteilt: die Anomalien des rechten Lungenvenenrückflusses, die Anomalien des linken Lungenvenenrückflusses, die Assoziation beider partieller Formen des rechten und linken Lungenvenenrückflusses.

Anomalien des rechten Lungenvenenrückflusses.
Sie sind fast immer mit Atriumseptumdefekt vom Secundum-Typ oder besonders oft vom Sinus-venosus-Typ vergesellschaftet. Beide Mißbildungen werden im gleichen Eingriff korrigiert. Es gibt eine Vielzahl dieser partiellen Anomalien des rechten pulmonalvenösen Rückflusses, so die Einmündung von ein oder zwei Lungenvenen in den rechten Vorhof, gelegentlich in die obere Hohlvene oder sogar in die V. thoracica longitudinalis dextra, ferner eine einzige große rechte Lungenvene, die in die untere oder in die obere Hohlvene mündet. In diesen Fällen muß die Verbindung zur V. cava durchtrennt und die Lungenvene neu in den rechten Vorhof implantiert werden. Das interatriale Septum wird vor dieser neugebildeten Einmündungsstelle angenäht, so daß dadurch normale hämodynamische Verhältnisse entstehen (Abb. 85). Für alle anderen Formen gilt dasselbe Prinzip: Das Septum wird, nachdem es, falls notwendig, nach oben oder unten eingeschnitten wurde, vor den abnorm venösen Mündungsstellen angenäht. Die Abb. 85 zeigt einige Typen von partiellen rechtsseitigen Lungenvenenfehlmündungen.

Angeborene Herzfehler 5.73

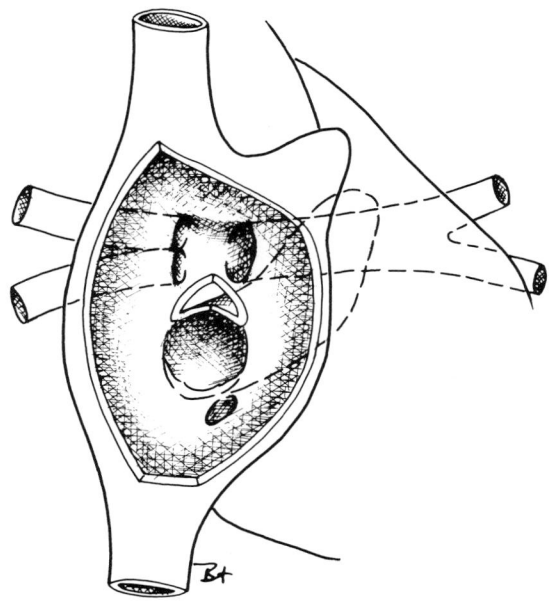

Abb. 82 Chirurgisches Vorgehen bei abnormem Lungenvenenrückfluß in den rechten Vorhof: Inzision ins Vorhofseptum und ins Dach des Koronarsinus (aus *Ch. Hahn, E. Hauf:* Chirurgia del Cuore. Piccin, Padova 1977).

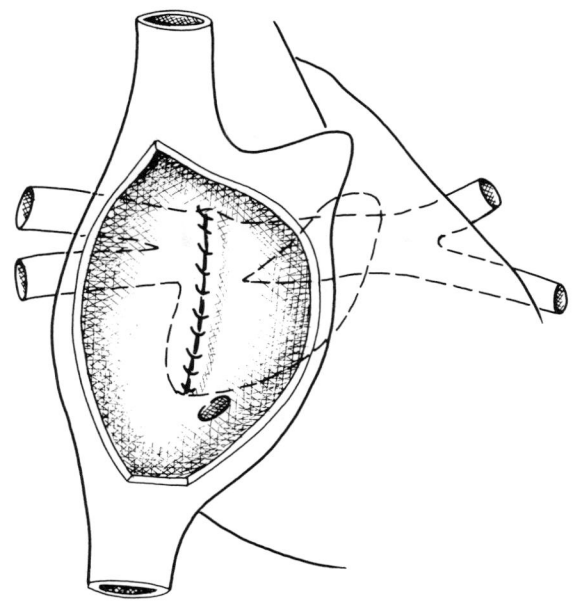

Abb. 83 Chirurgisches Vorgehen bei abnormem Lungenvenenrückfluß in den rechten Vorhof: Verschluß des Septums über die Spaltung des Daches des Koronarsinus, wobei die abnorm-mündenden Lungenvenen via Koronarsinus in den linken Vorhof abgeleitet werden (aus *Ch. Hahn, E. Hauf:* Chirurgia del Cuore. Piccin, Padova 1977).

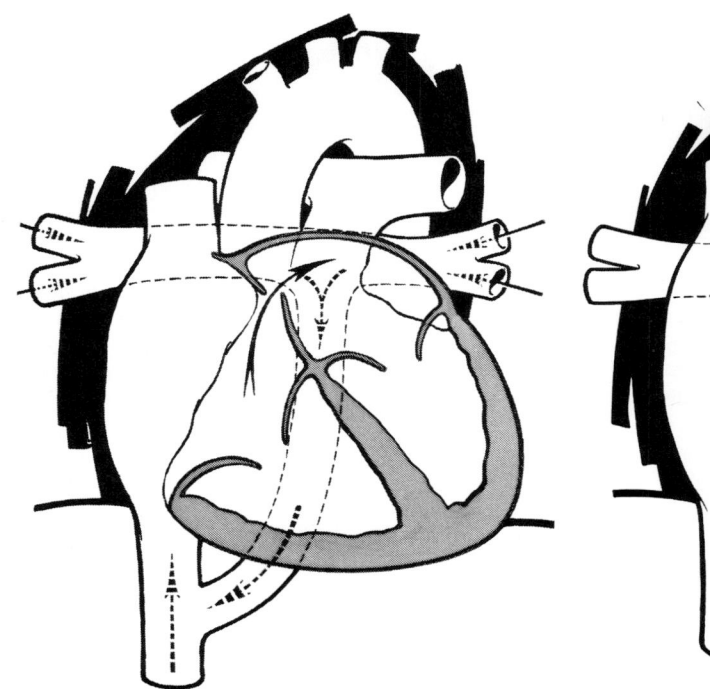

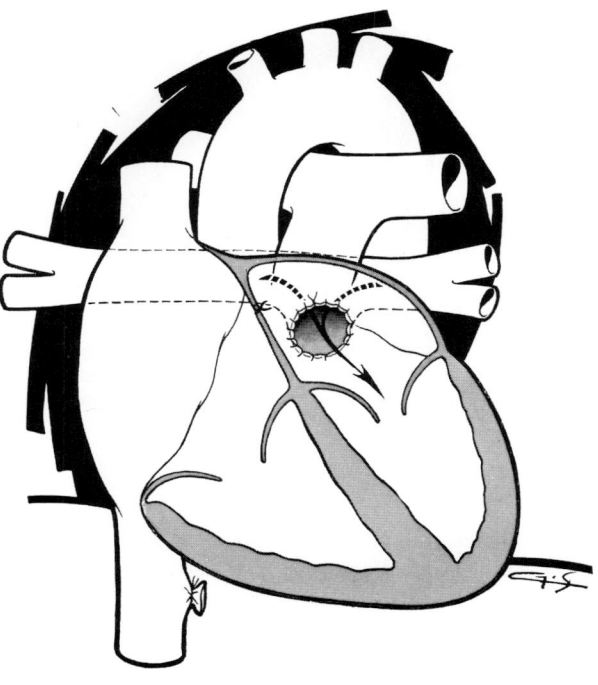

Abb. 84 Schema des chirurgischen Vorgehens bei vollständig falschem Lungenvenenrückfluß unterhalb des Zwerchfells (aus *Ch. Hahn, E. Hauf:* Chirurgia del Cuore. Piccin, Padova 1977).

5.74 Thorax

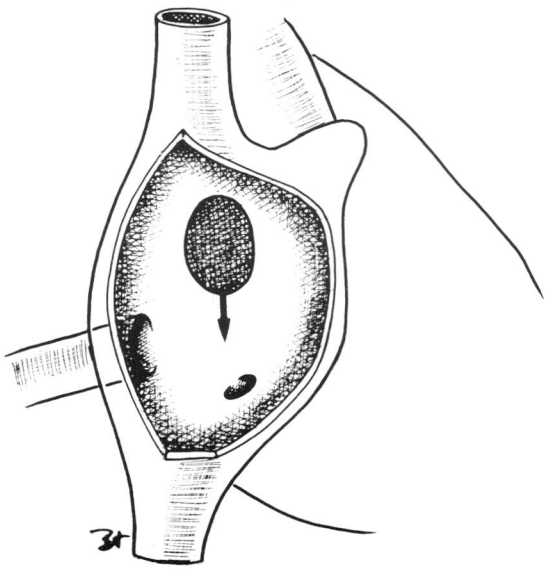
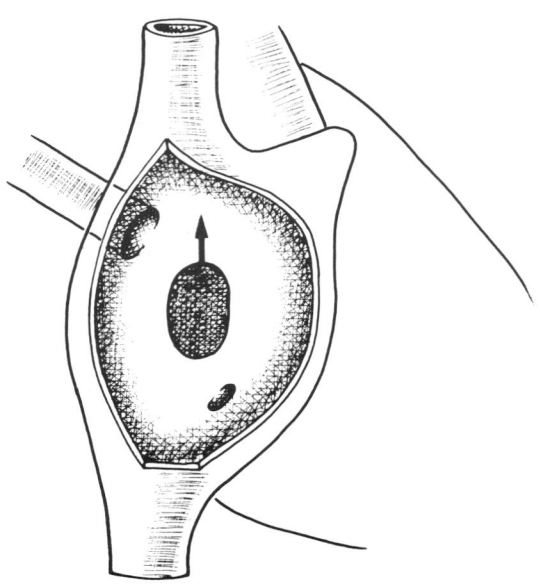

Abb. 85 Partiell abnormer pulmonalvenöser Rückfluß. Wenn die Lungenvene nicht in direkter Nähe des Vorhofseptumdefekts einfließt, muß dieser nach unten oder nach oben erweitert werden (aus *Ch. Hahn:* Chirurgie du Cœur. Progrès en Cardiologie, Vol. 3. Karger, Basel 1962).

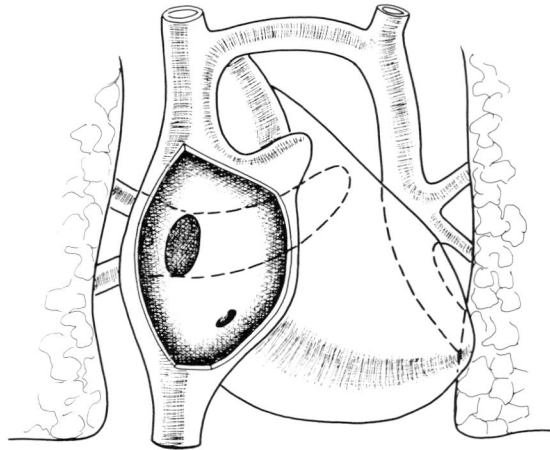
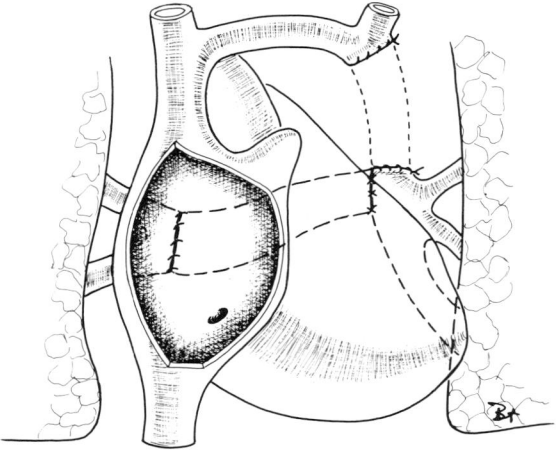

Abb. 86 Korrektur eines partiellfalschen Lungenvenenrückflusses der linken Lunge in die Vena innominata (aus *Ch. Hahn:* Chirurgie du Cœur. Progrès en Cardiologie, Vol. 3. Karger, Basel 1962).

Abb. 87 Anastomose der linken Lungenvene mit dem linken Vorhofohr und Verschluß des Vorhofseptumdefekts (aus *Ch. Hahn:* Chirurgie du Cœur. Progrès en Cardiologie, Vol. 3. Karger, Basel 1962).

Anomalien des linken Lungenvenenrückflusses. Sie sind viel seltener als die partiellen rechten APVR. Meistens münden einige oder alle linken Lungenvenen in eine linke obere Hohlvene, welche ihrerseits das Blut via V. brachiocephalica in die rechte obere Hohlvene oder aber direkt in den Koronarsinus drainiert. Bei der Operation wird eine Anastomose zwischen dem Stamm der abnorm mündenden Lungenvenen und dem linken Vorhof oder dem linken Herzohr durchgeführt. Die übrigen Verbindungen zur rechten oberen Hohlvene oder zum Koronarsinus müssen eliminiert werden (Abb. 86 und 87). Da diese Mißbildungen wie übrigens die Anomalien des rechten Lungenvenenrückflusses stets mit einem Atriumseptumdefekt verbunden sind, wird in der gleichen Operation auch dieser Defekt verschlossen.

Doppelseitige partielle Anomalien des Lungenvenenrückflusses. Es handelt sich bei dieser Gruppe um einen Zusammenschluß von rechten und linken Lungenvenen, die abnormerweise in den rechten Kreislauf münden (rechte Lungenvene, die direkt in den rechten Vorhof oder in eine Hohlvene mündet, linke Lungenvene, die mittels einer persistierenden linken oberen Hohlvene ihr Blut entweder in den Koronarsinus oder via V. brachiocephalica in die rechte obere Hohlvene entleert). Zur Korrektur dieser Mißbildung gelten die für den Atriumseptumdefekt und für die partiellen Anomalien des rechten Lungenvenenrückflusses beschriebenen Methoden, doch werden gleichzeitig die abnorm mündenden linken Lungenvenen in den rechten Vorhof oder ins Herzohr implantiert.

Resultate

Die chirurgische Korrektur eines kompletten APVR in den ersten Lebensmonaten ist mit einer sehr hohen Mortalität von 35–60% belastet, wofür besonders die Formen mit Obstruktionen verantwortlich sind. Jenseits des ersten Lebensjahres sinkt das Risiko deutlich. Nach erfolgreicher Korrektur ist das Ergebnis oft ausgezeichnet, die hämodynamischen Verhältnisse normalisieren sich, und Komplikationen treten nur selten auf. Gelegentlich wurde eine pulmonalvenöse Stauung durch das Auftreten einer Stenose an der Anastomosestelle beschrieben. Die hohe Mortalität ist wahrscheinlich wenigstens teilweise durch die geringe Größe der linken Herzkammern erklärbar.

Die chirurgische Korrektur einer partiellen Anomalie, besonders mit Beteiligung einer einzigen oder von zwei Venen, geht praktisch ohne Mortalität einher.

Gelegentlich wird bei der chirurgischen Korrektur eines ASD-Sinus-venosus ein ektopischer, tief atrialer Herzrhythmus beobachtet, doch wird diese Rhythmusstörung nicht selten schon vor dem Eingriff nachgewiesen. Münden die Lungenvenen weit oben in die obere Hohlvene, so kann die plastische Korrektur, die den Ausfluß dieser Venen in den linken Vorhof bezweckt, eine Stenose oder sogar Obliteration der oberen Hohlvene verursachen. Deshalb sollte keine operative Korrektur vorgenommen werden, wenn es sich um eine abnorme Mündung einer kleinen Vene handelt, die ohnehin nur einen unbedeutenden Shunt hervorruft. Nach erfolgter Korrektur eines partiellen APVR sind die Patienten geheilt und zeigen keine Nachteile.

Persistierender Atrioventrikularkanal

Der persistierende Atrioventrikularkanal (AV-Kanal) stellt mit seinen partiellen und kompletten Formen 2% aller Kardiopathien dar. Er ist auf eine *fehlerhafte Entwicklung der Endokardkissen* zurückzuführen. Diese wulstförmigen mesenchymalen Gebilde treten in der 5. Schwangerschaftswoche auf und entwickeln sich zu einem lateralen, oberen und unteren Kissen. Durch ihre Verbindung mit dem Kammerseptum einerseits und dem Septum primum andererseits vervollständigen sie die interventrikuläre und interatriale Scheidewand. Sie spielen ebenfalls eine wichtige Rolle bei der Bildung der linken und rechten AV-Klappen. Eine fehlerhafte Entwicklung dieser Kissen führt zu einer Mißbildung des tiefen Vorhofseptums, des hohen interventrikulären Septums, der Mitral- und Trikuspidalklappe.

Oft wird der AV-Kanal in Kombination mit der *Trisomie 21 (Down-Syndrom)* beobachtet.

Pathologische Anatomie

Im wesentlichen unterscheidet man die *partiellen* und die *totalen oder kompletten* Formen des AV-Kanals (Abb. 88 a–c). Die häufigere *partielle Form* wurde bereits analysiert: Es handelt sich um den ASD I mit Mitralspalte. Zu den selteneren partiellen Formen gehört der hochliegende Ventrikelseptumdefekt ohne Atriumseptumdefekt mit einer *Spaltbildung in einer der beiden AV-Klappen*. Eine andere Seltenheit stellt die Verbindung zwischen linkem Ventrikel und rechtem Vorhof dar.

Der *totale* oder komplette AV-Kanal besteht aus einem tief gelegenen Atriumseptumdefekt, einem hohen und eher posterioren Ventrikelseptumdefekt und einer Mitral- und Trikuspidalspalte. Da der Klappenring auf Höhe des Ventrikelseptumdefekts unvollständig ist, können sich die septalen Segel mit kurzen Sehnenfäden auf dem oberen Rand des Ventrikelseptumdefekts fixieren. Oft jedoch besteht eine direkte Kontinuität zwischen dem septalen Anteil des mitralen und des trikuspidalen Segels, die somit eine Brücke über dem Ventrikelseptumdefekt bilden. Man spricht von einer intermediären Form, wenn die gemeinsame aus Mitral- und Trikuspidalsegel bestehende Platte an einem abnormen Papillarmuskel im rechten Ventrikel fixiert ist.

Der AV-Kanal ist manchmal mit anderen Anomalien wie der Aortenisthmusstenose, der Pulmonalstenose und dem Ductus arteriosus kombiniert.

Pathophysiologie

In pathophysiologischer Sicht führen alle Formen des AV-Kanals zu einem Links-rechts-Shunt, der beim kompletten AV-Kanal sehr beträchtlich, bei den partiellen Formen aber diskret sein kann. Die Regurgitationsfraktion durch die Mitralklappe variiert stark. In den günstigen Fällen ist die Klappe trotz ihrer Spaltung suffizient, bei anderen Patienten liegt eine erhebliche Mitralinsuffizienz vor. Da der ASD I genau über der Mitralspalte liegt, wird die Regurgitation sowohl den rechten wie auch den linken Vorhof betreffen, so daß schließlich ein Shunt vom linken Ventrikel zum rechten Vorhof entsteht. Dieser Shunt wird als »obligat« bezeichnet, da er weder vom Widerstand in den Lungenarteriolen noch vom Druck im rechten Ventrikel beeinflußt wird. Im Gegensatz dazu ist der Shunt vom linken zum rechten Ventrikel »abhängig«: Er

5.76 Thorax

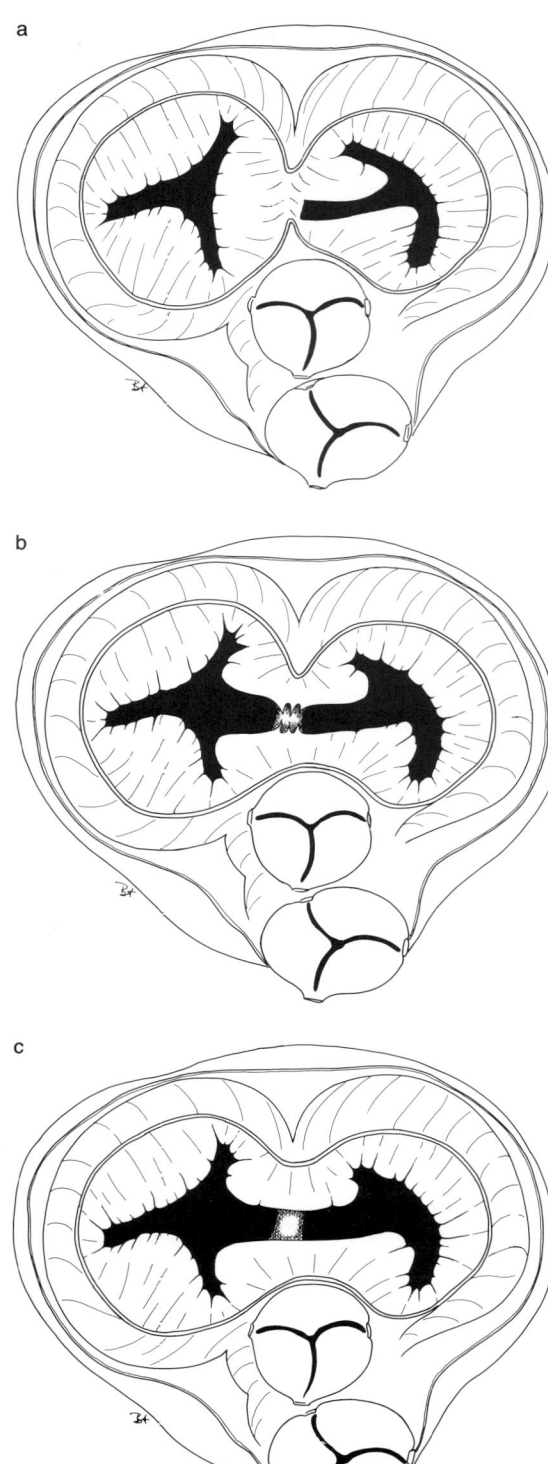

Abb. 88a–c Schematische Darstellung der Trikuspidal- und Mitralklappe bei partiellem (a) und bei den zwei Hauptformen des totalen AV-Kanals (b u. c).

nimmt ab, wenn der Lungenwiderstand oder der rechtsventrikuläre Druck ansteigt, was z. B. die Folge eines Banding des Truncus pulmonalis sein kann. Der Shunt findet auf Ventrikel- und Vorhofebene statt. Die Volumenbelastung betrifft vor allem den rechten Ventrikel wegen des Atriumseptumdefekts und des Shunts vom linken Ventrikel zum rechten Vorhof und nur in einem geringeren Ausmaß den linken Ventrikel.

Die *pulmonale Gefäßerkrankung* entwickelt sich bei einem totalen AV-Kanal oft sehr früh, so daß im zweiten Lebensjahr schon fortgeschrittene Stadien, und dies besonders bei der Trisomie 21, gesehen werden.

Symptome

Bei der partiellen Form ohne Atriumseptumdefekt und ohne signifikante Mitralinsuffizienz ist das klinische Bild demjenigen bei Atriumseptumdefekt vergleichbar. Viele Kinder sind in den ersten Lebensjahren beschwerdefrei.

Liegt aber eine komplette Form vor, so treten die Symptome bereits in den ersten Lebenswochen bis Monaten auf: rasche Ermüdbarkeit beim Trinken, Verflachung der Gewichtskurve, Tachypnoe. Wie bei anderen Herzfehlern mit Links-rechts-Shunt können rezidivierende Bronchitiden und Bronchopneumonien als Komplikationen auftreten. Bei der klinischen Untersuchung findet man einen körperlichen Entwicklungsrückstand und die Zeichen einer Herzinsuffizienz: Tachykardie, Tachypnoe und Hepatomegalie. Man tastet einen Spitzenstoß des rechten Ventrikels. Neben dem hochfrequenten und parasternal links hörbaren Geräusch kann man gelegentlich über der Herzspitze ein holosystolisches Geräusch, das in die linke Axilla fortgeleitet wird, als Ausdruck einer Mitralinsuffizienz feststellen. Häufig wird noch ein diastolisches Geräusch im Trikuspidalbereich gehört. Infolge einer früh auftretenden pulmonalen Hypertonie ist der pulmonale Anteil des zweiten Herztones häufig akzentuiert.

Zusätzliche Befunde

Das **Elektrokardiogramm** ist oft typisch: In fast allen Fällen findet man einen *überdrehten Linkstyp* mit einer Achsenabweichung von −10 bis −90 Grad beim ASD I und bis −150 Grad beim totalen AV-Kanal (Abb. 89). Es liegen eindeutige Zeichen einer biventrikulären Hypertrophie vor; das PQ-Intervall ist oft verlängert. Im Vektorkardiogramm dreht sich die Schleife fast immer in der Frontalebene im Gegenuhrzeigersinn.

Im **Röntgenbild** fällt eine mit der Größe des Shunts in Zusammenhang stehende Kardiomegalie auf. Die Vergrößerung des Herzschattens ist beim totalen AV-Kanal durch die rechten Herzkammern, aber auch durch den linken Ventrikel bedingt. Die vermehrte Lungengefäßzeichnung und die Dilatation der Lungenarterien (Abb. 90) sind ähnlich wie beim Ventrikelseptumdefekt, doch ist der linke

Angeborene Herzfehler 5.77

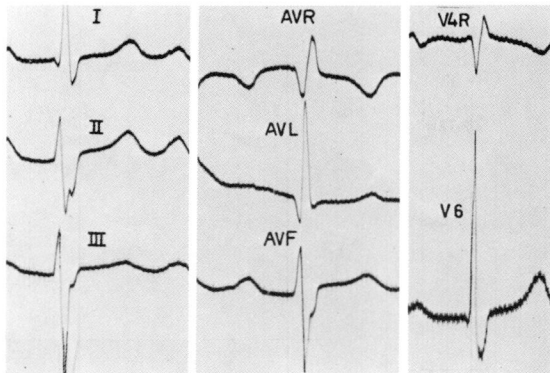

Abb. 89 Elektrokardiogramm beim AV-Kanal. Die Herzachse ist nach links verschoben. Es bestehen Zeichen von links- und rechtsventrikulärer Hypertrophie (aus Ch. Hahn: Chirurgie du Cœur. Progrès en Cardiologie, Vol. 3. Karger, Basel 1962).

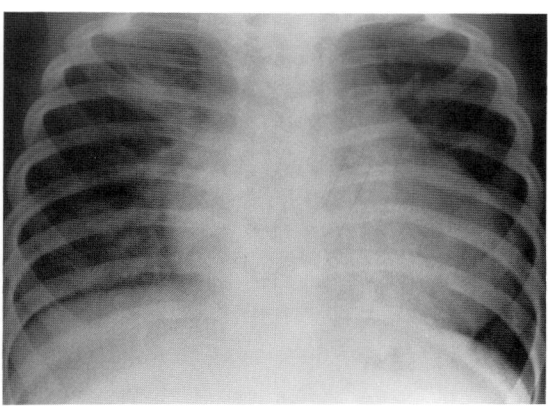

Abb. 90 Röntgenbild bei komplettem AV-Kanal. Stark vergrößerter Herzschatten, vermehrte Lungengefäßzeichnung, Infiltrat des rechten oberen Lungenlappens.

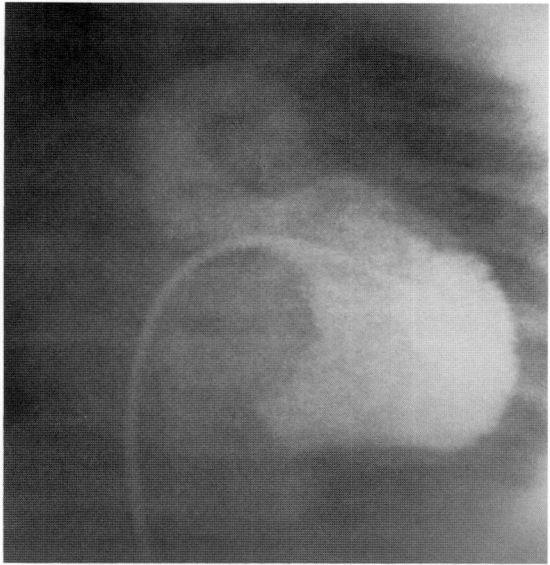

Abb. 91 Linksventrikuläre Angiokardiographie bei AV-Kanal. Die abnormale Lage der Mitralklappe und die horizontale, verlängerte linke Ausflußbahn bieten das typische Bild der Schwanenhalsdeformation (Goose-neck).

Vorhof beim AV-Kanal nur wenig oder überhaupt nicht dilatiert, was differentialdiagnostisch von Bedeutung ist.

Im **Echokardiogramm** sind die Zeichen einer Überlastung des rechten Ventrikels (s. ASD), manchmal auch eine Dilatation der linken Kammer sichtbar. Das gemeinsame Mitral-Trikuspidal-Segel stellt sich als eine große, durch das Kammerseptum ziehende Klappe dar, was als pathognomonisch angesehen werden darf.

Herzkatheterismus und Angiokardiographie. Beim totalen AV-Kanal gleitet der Katheter ohne Schwierigkeit vom rechten in den linken Vorhof oder direkt in den linken Ventrikel. Die Katheterisierung des rechten Ventrikels und der Lungenarterie ist manchmal mit Schwierigkeiten verbunden. Eine recht bedeutende pulmonale Hypertension liegt immer vor. Nur beim isolierten ASD I sind die pulmonalen Druckwerte im Kindesalter nicht erhöht. Ein Links-rechts-Shunt kann besonders auf Vorhofebene, weniger auf Höhe der Ventrikel nachgewiesen werden.

Die *Angiokardiographie* ist für die endgültige Diagnosestellung unentbehrlich. Nach Injektion eines Kontrastmittels in den linken Ventrikel erscheint in der anteroposterioren Aufnahme das typische Bild der *»Schwanenhalsdeformation« (»Gooseneck«)* (Abb. 91). Dieses Bild entsteht durch die abnorme Lage der Mitralklappe. Es wird sowohl bei den partiellen als auch kompletten Formen beobachtet. Die Mitralklappe zeigt einen gelappten Rand, und die Spalte selbst ist gelegentlich sichtbar. Nach Injektion eines Kontrastmittels in den linken Ventrikel kann das Ausmaß der Mitralinsuffizienz oder des Shunts zwischen linkem Ventrikel und rechtem Vorhof geschätzt werden. Liegt ein solcher Shunt vor, so wird die Darstellung des Ventrikelseptumdefekts mit den üblichen Projektionen schwierig. Man benötigt dazu eine halbaxiale (»hepatoklavikuläre«) Projektion nach Bargeron, die alle vier Herzkammern voneinander klar abgrenzt, so daß ein VSD von einem Shunt zwischen linkem Ventrikel und rechtem Vorhof unterschieden werden kann.

Differentialdiagnose

Andere Kardiopathien mit Links-rechts-Shunt müssen ausgeschlossen werden. Eine Achsenverschiebung nach links im EKG ist jedoch immer ein wichtiger Hinweis auf das Vorliegen einer Anomalie der Endokardkissen.

Verlauf und Komplikationen

Die partiellen Formen und besonders diejenigen ohne Ventrikelseptumdefekt und ohne hämodynamisch sich auswirkende Mitralinsuffizienz können lange Zeit asymptomatisch bleiben. Bei totalen Formen steht im ersten Lebensjahr häufig das Problem der medikamentös nicht beeinflußbaren Herzinsuffizienz im Vordergrund. Später entwickelt sich bei den meisten Patienten die Lungengefäßerkrankung mit der daraus resultierenden pulmonalen Hypertonie. Fortgeschrittene Stadien werden schon im 2. oder 3. Lebensjahr beobachtet.

Therapie

Indikation zur Operation

Bei den partiellen Formen, die ohne wesentliche Beschwerden und ohne pulmonale Hypertonie einhergehen, wird der chirurgische Eingriff nach Möglichkeit bis zum 4. oder 5. Lebensjahr hinausgeschoben. Da bei den kompletten Formen die Herzinsuffizienz oft schon im Säuglingsalter beträchtlich ist und medikamentös nicht immer behoben werden kann, ist meist die Indikation zur chirurgischen Intervention schon im 1. Lebensjahr gegeben. Mit dem Banding des Truncus pulmonalis werden bei »obligatem Shunt« oder bei ausgesprochener Mitralinsuffizienz keine guten Erfolge erzielt. Diese Methode sollte für die Fälle mit relativ suffizienten AV-Klappen reserviert bleiben, denn hier ist das Resultat befriedigend, und die Totalkorrektur kann um 1–2 Jahre hinausgeschoben werden.

Eine operative Kontraindikation ist wie beim Ventrikelseptumdefekt gegeben, wenn bei bestehender pulmonaler Hypertension der Widerstand in den Lungenarteriolen 50% oder mehr des peripheren Widerstands ausmacht. Vor dem 2. Lebensjahr gilt ein hoher Lungenarteriolenwiderstand jedoch nicht als Kontraindikation.

Operationstechnik

Bei der partiellen und kompletten Form des AV-Kanals wird wie bei allen Herzmißbildungen, die eine Eröffnung der rechten Kammer benötigen, der Thorax durch Längssternotomie eröffnet. In die beiden Hohlvenen und in die Aorta werden Kanülen eingelegt. Wir arbeiten prinzipiell mit einer mehr oder weniger tiefen Hypothermie, die sich nach den zu erwartenden operativen Schwierigkeiten bei den einzelnen Mißbildungen richtet. Der chirurgische Eingriff besteht beim *partiellen AV-Kanal* in der Behebung der Mitralinsuffizienz durch direkte Naht der beiden Teile des septalen Mitralsegels und in einem Verschluß des ASD I durch einen Dacronpatch. Wie aus Abb. 92 hervorgeht, stellt die Naht des septalen Mitralsegels kaum Probleme. Sie kann relativ einfach mit Einzelnähten oder einer fortlaufenden Naht durchgeführt werden. Bei der Patchplastik muß streng

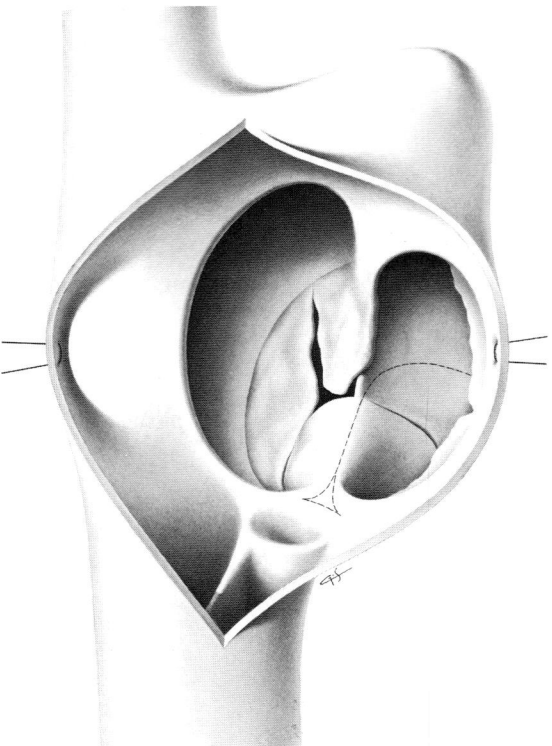

Abb. 92 Partieller AV-Kanal vom rechten Vorhof aus gesehen. Lage und Verlauf des Hisschen Bündels sind angegeben (aus *Ch. Hahn, E. Hauf:* Chirurgia del Cuore. Piccin, Padova 1977).

darauf geachtet werden, das Gewebe des Reizleitungssystems nicht zu verletzen. Aus diesem Grund fixieren wir in der Gegend des Hisschen Bündels den Patch auf die Mitralklappe selbst. Beim partiellen Atrioventrikularkanal ist eine Korrektur der Trikuspidalklappe überflüssig. Meistens fehlt ein Teil dieser Klappe, aber dank des kompensatorischen Verhaltens des anterioren Klappensegels kommt es zu keiner Trikuspidalinsuffizienz.

Schwere technische Probleme stellt der *totale AV-Kanal*. Um einen Zugang zum Kammerseptum zu erhalten, ist eine Inzision des mitralen und trikuspidalen Blocks erforderlich, damit die ganze Begrenzung des Ventrikelseptumdefekts freipräpariert werden kann (Abb. 93). Dadurch wird es ermöglicht, den Dacronpatch, dem man die Form des VSD und des ASD I gegeben hat, an das unter dem Mitral- und Trikuspidalblock liegende muskuläre Septum mit oberflächlich liegenden Einzelnähten zu fixieren, um so dem Hisschen Bündel auszuweichen. Die Wiederbefestigung der Mitral- und Trikuspidalklappe wird erst nach Verschluß

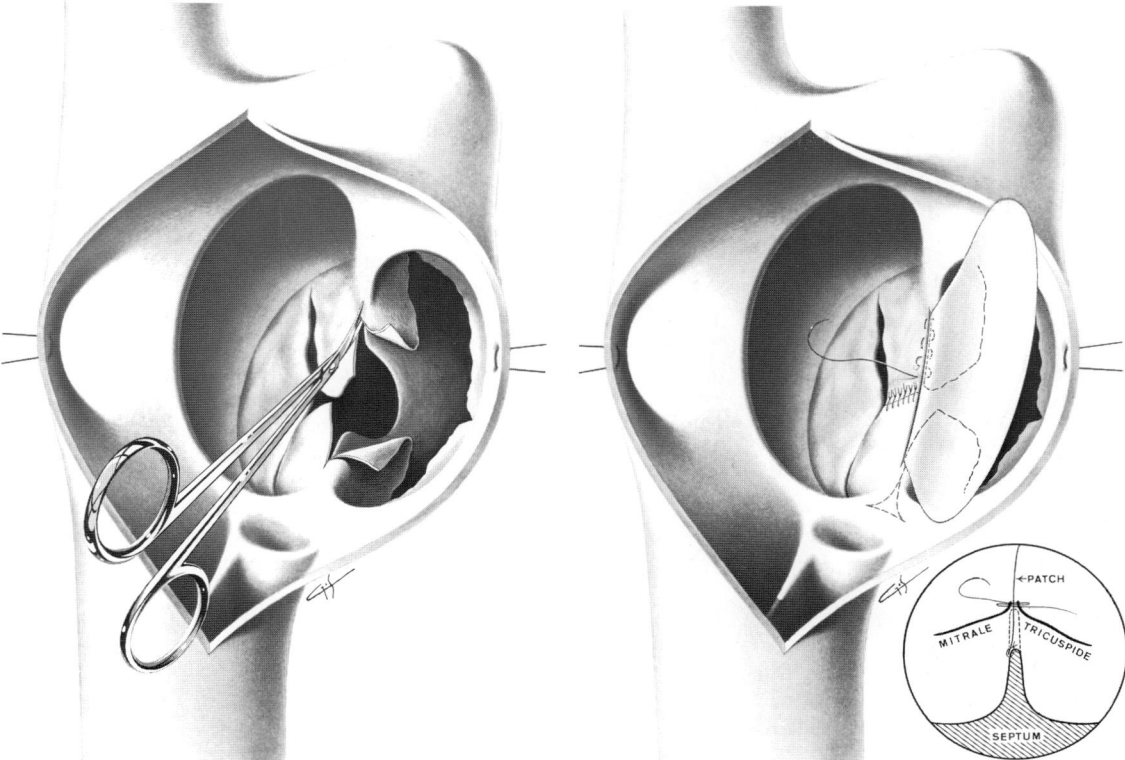

Abb. 93 Operativer Vorgang bei komplettem AV-Kanal. Schnitt durch die gemeinsamen Mitrotrikuspidalsegel (aus *Ch. Hahn, E. Hauf:* Chirurgia del Cuore. Piccin, Padova 1977).

Abb. 94 Korrektur des vollständigen AV-Kanals. Ein Dacronpatch verschließt den Kammerseptumdefekt, die septalen Mitral- und Trikuspidalsegel werden auf diesen Patch angenäht. Anschließend wird der Vorhofseptumdefekt mit dem oberen Lappen des selben Patch verschlossen (aus *Ch. Hahn, E. Hauf:* Chirurgia del Cuore. Piccin, Padova 1977).

der Spalte im septalen Mitralsegel vorgenommen. Diese Befestigung wird durch eine den Patch transfixierende Naht ausgeführt (Abb. 94). Nach Vollendung dieser Naht ist der Ventrikelseptumdefekt total verschlossen. Anschließend wird der obere Teil des Patch in das Ostium primum eingesetzt, wofür die gleichen Prinzipien wie beim partiellen AV-Kanal gelten. In Ausnahmefällen ist die Mitralklappe so stark mißgebildet, daß ihre Korrektur eine bleibende, mehr oder weniger ausgeprägte Mitralinsuffizienz zur Folge hat. Bei leichtem Rückfluß und geringen hämodynamischen Folgen wartet man das Wachstum des Kindes ab, so daß später ein genügend großer Klappenersatz eingesetzt werden kann. Wird jedoch die Mitralinsuffizienz schlecht toleriert, so muß der Klappenersatz vorgenommen werden, auch wenn die Größe des Kindes nur eine kleine Klappe zuläßt. Es muß jedoch betont werden, daß diese Fälle sehr selten sind.

Im Beitrag des Ventrikelseptumdefekts wurde eine spezielle Form erwähnt, die als eine partielle Form von AV-Kanal ohne ASD und ohne Klappenanomalie, jedoch mit den charakteristischen anatomischen Merkmalen des bei dem AV-Kanal auftretenden Ventrikelseptumdefekts aufgefaßt wird. Die entsprechende Operationstechnik wird S. 5.62 beschrieben. Besondere Mißbildungen, die eine Verbindung des linken Ventrikels zum rechten Vorhof aufweisen, dürfen hier eingestuft werden, obwohl sie im engeren Sinn nicht zum AV-Kanal gehören. Es werden 2 Typen unterschieden: Die erste Form zeigt eine direkte Verbindung zwischen linkem Ventrikel und rechtem Vorhof ohne Verbindung zum rechten Ventrikel, die Trikuspidalklappe ist intakt. Bei der zweiten Form handelt es sich um einen hochliegenden Ventrikelseptumdefekt, der einer Perforation der Trikuspidalklappe gegenüber liegt (Abb. 95). Für die Korrektur all dieser Mißbildungen ist der chirurgische Zugang derselbe wie für die anderen Formen des AV-Kanals: Längssternotomie und rechtsseitige Aurikulotomie. Die Defekte werden durch Einzelnähte und zusätzliche fortlaufende Naht verschlossen, was meistens einfach ist, da das Hissche Bündel nicht im Nahtbereich liegt.

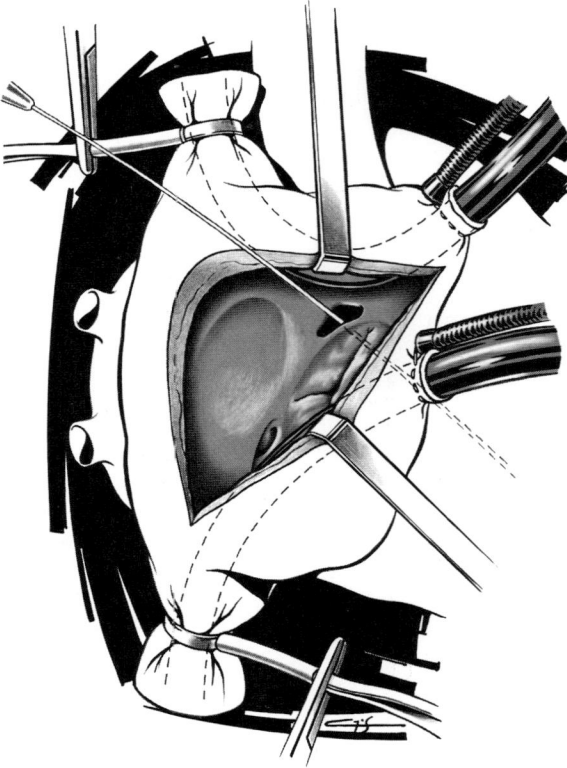

Abb. 95 Defekt zwischen linker Kammer und rechtem Vorhof (sog. Gerbode-Defekt) (aus *Ch. Hahn, E. Hauf:* Chirurgia del Cuore. Piccin, Padova 1977).

Ergebnisse

Die Operationsmortalität der technisch schwierigen Korrektur des totalen AV-Kanals war bis vor kurzem besonders in den ersten zwei Lebensjahren mit 50% und mehr sehr hoch. Dieses Risiko scheint in jüngster Zeit etwas kleiner geworden zu sein, doch sind die entsprechenden publizierten Serien nicht groß genug, um eine eindeutige Beurteilung zu erlauben. Bei den partiellen Formen ist das Operationsrisiko klein.

Eine gefürchtete postoperative Komplikation ist der AV-Block; dessen Auftreten kann verringert werden, wenn die systematische Durchführung des Mappings (bei offenem Herzen durchgeführte elektrophysiologische Lokalisation des Hisschen Bündels) vorgenommen wird. Aber auch genaue anatomische Kenntnisse der Leitungsbahnen sind erforderlich.

Der Erfolg der Korrektur der Mitralklappe hängt zum größten Teil von der Schwere der Mißbildung ab. Nach der einfachen Naht des gespaltenen Mitralsegels ist die Klappe meistens dicht.

Nach komplizierter Rekonstruktion, z.B. bei einem totalen AV-Kanal, bleibt häufig eine geringe Mitralinsuffizienz bestehen, die meist gut toleriert wird.

Wenn das Kind vor seinem 3. Lebensjahr operiert wird, so bildet sich die vorbestehende pulmonale Hypertension fast immer zurück. Kann die Korrektur erst später vorgenommen werden, so besteht das Risiko einer residualen Hypertonie.

Tetralogie von Fallot

Die Fallot-Tetralogie ist mit ca. 50% das häufigste der zyanotischen Vitien. 1888 wurde sie in hervorragender Weise von A. FALLOT in Marseille beschrieben. Obwohl der Name auf eine Kombination von vier Anomalien hinweist, entwickelt sie sich in ätiologischer Sicht aus einer isolierten Mißbildung des *Konusseptums* (oder infundibulären Septums). Die Rechtsverschiebung dieses Gebildes sowie seine pathologische Entwicklung sind verantwortlich für die infundibuläre Pulmonalstenose und für den Ventrikelseptumdefekt, da die Verbindung zwischen dem Konusseptum und dem interventrikulären Septum nicht stattfindet.

Pathologische Anatomie

Vier anatomische Veränderungen charakterisieren die Tetralogie (Abb. 96):
- die valvuläre und infundibuläre Pulmonalstenose,
- der Ventrikelseptumdefekt,
- die Rechtsverlagerung der Aorta, die über dem interventrikulären Septum reitet,
- die Rechtshypertrophie.

Das vierte Element ist eine Folge des erhöhten (systemischen) Drucks in der rechten Kammer und daher keine eigentliche Mißbildung. Lokalisation und Ausmaß der Pulmonalstenose sind von Fall zu Fall verschieden. Eine infundibuläre Stenose gehört regelmäßig zur klassischen Tetralogie. Dabei handelt es sich um eine muskuläre Stenose, die mit dem Alter des Patienten zunimmt, die sich aber auch plötzlich unter dem Einfluß von hämodynamischen Faktoren oder des vegetativen Nervensystems verändern kann. Die infundibuläre Stenose kann als umschriebene Veränderung oder als langer Tunnel auftreten. In ca. 50% der Fälle ist eine zusätzliche valvuläre Pulmonalstenose vorhanden, die gelegentlich eine Bikuspidalklappe zeigt. Eine Hypoplasie des pulmonalen Klappenringes, die in ihrem Ausmaß aber sehr unterschiedlich ist, wird öfters beobachtet. Ebenfalls findet man Unterschiede im Durchmesser der Lungenarterien und ihrer Äste, die aber stets verengt sind. Eine lokalisierte Verengung an der Bifurkation des Truncus pulmonalis kann ein- oder doppelseitig beobachtet werden. Die Verengung des pulmonalen Ausflußtraktes kann also subvalvulär, valvulär oder supravalvulär liegen. Im *Extremfall der Tetralogie* fehlt die Verbindung vom rechten Ventrikel in die Lungenarterie, was als *Pulmonalatresie* mit Ventrikelseptumdefekt oder *Pseudotrunkus* bezeichnet wird. Der Unterbruch in der Blutbahn zwischen rechtem Ventrikel und Truncus pulmonalis kann

Angeborene Herzfehler

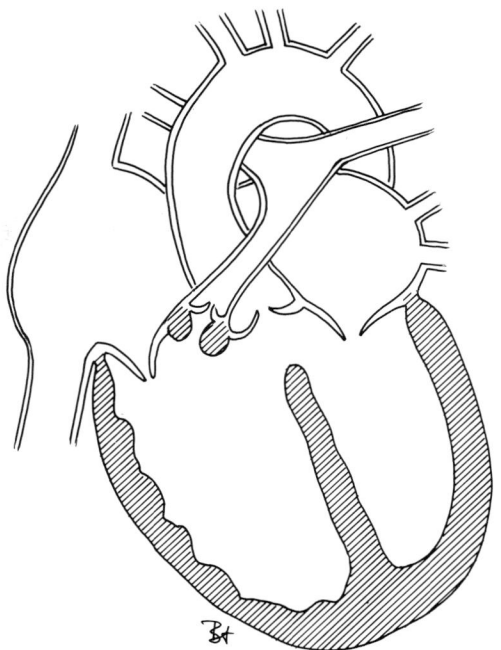

Abb. 96 Schema der Fallotschen Tetralogie. Stenose der rechtsventrikulären Ausflußbahn mit hypoplastischem Truncus pulmonalis, Ventrikelseptumdefekt und reitender Aorta.

Pathophysiologie

In pathophysiologischer Sicht ist die Tetralogie durch einen Rechts-links-Shunt gekennzeichnet. Da infolge der Pulmonalstenose der Ausfluß des venösen Blutes in die Lungenarterie erschwert ist, strömt das Blut durch den Ventrikelseptumdefekt in die Aorta, was durch die Dextroposition erleichtert wird. Das Ausmaß dieses Shunts hängt vom Grad der Pulmonalstenose ab, vergrößert sich aber gewöhnlich mit zunehmendem Alter. In den ersten sechs Lebensmonaten findet dieser Shunt nicht oder nur in sehr geringem Ausmaß statt, so daß eine Zyanose meistens nach dem ersten Halbjahr auftritt. Mit zunehmender Einengung des Ausflußtraktes des rechten Ventrikels nimmt auch das Lungenzeitvolumen ab und daher der Rechtslinks-Shunt zu. In schweren Fällen kann der Lungendurchfluß der Hälfte oder einem Drittel des peripheren Zeitvolumens entsprechen.

Die Abnahme der aortalen Sauerstoffsättigung führt neben der Zyanose noch zu hämatologischen Veränderungen, von denen die *Polyglobulie* die wichtigste ist. Der Hämatokrit kann auf Werte von 60–70% oder mehr ansteigen, was zu einer Zunahme der Blutviskosität führt. Koagulationsstörungen und besonders Thrombopenien werden ebenfalls gesehen.

Symptome

Das wichtigste Leitsymptom bei der Tetralogie ist die *Zyanose,* die Haut und Schleimhäute befällt, da sie zentral bedingt ist. In den ersten Lebenswochen oder Monaten ist sie wenig oder überhaupt nicht sichtbar. Eine Ausnahme bildet die Pulmonalatresie, bei welcher bereits nach der Geburt eine Zyanose vorhanden ist. Allmählich wird die Zyanose ausgeprägter, und eine rasche Ermüdbarkeit und eine Belastungsdyspnoe treten auf. Schon nach geringer Anstrengung nehmen die Kinder die für die Tetralogie typische *Hockstellung (squatting)* ein (Abb. 97). Es konnte nachgewiesen werden, daß diese Stellung die aortale Sättigung verbessert, indem sie wahrscheinlich durch Erhöhung des peripheren Widerstands den Rechtslinks-Shunt vermindert. Andererseits verstärkt sich die Zyanose bei Belastung, bei Anstrengung und beim Schreien. Es kann zu einer paroxysmalen Hypoxie mit Polypnoe und gelegentlich Bewußtlosigkeit kommen. Diese *hypoxämischen Anfälle (»blue spells«),* die als Alarmzeichen angesehen werden müssen, hinterlassen meistens keine Folgen, doch können gelegentlich neurologische Ausfälle resultieren.

Trommelschlegelfinger (Abb. 98) und die typischen Uhrglasnägel, die an Händen und Füßen auftreten, stehen in Zusammenhang mit der Zyanose. Bei der klinischen Untersuchung findet man keine Anhaltspunkte für eine Herzinsuffizienz. Auskultatorisch ist ein langes Crescendo-Decrescendo-Geräusch im dritten linken Interkostalraum mit Fortleitung in die Pulmonalisgegend zu

sehr kurz sein, meistens aber erstreckt er sich vom Infundibulum bis zum Hauptstamm der Lungenarterie, der auch fehlen kann. Rechte und linke Lungenarterien stehen dann meistens miteinander in Verbindung. Zu den selteneren Formen sind die einseitig fehlende Lungenarterie und der aus der Aorta entspringende rechte oder linke Truncus pulmonalis zu rechnen.

Der Ventrikelseptumdefekt ist immer groß und liegt unmittelbar unter der mißgebildeten Crista supraventricularis und unter der Aortenklappe. Die dilatierte und nach rechts verlagerte Aorta reitet über dem interventrikulären Septum. Das Ausmaß dieser Rechtsverlagerung ist verschieden. Sie kann unbedeutend sein, wobei die Aorta praktisch aus dem linken Ventrikel abgeht, oder sehr beträchtlich sein mit einer fast ausschließlich aus dem rechten Ventrikel entspringenden Aorta. Diese Anomalie stellt eine Übergangsform zum »double outlet right Ventricle« (DORV) dar. Der Aortenbogen liegt bei 25% der Patienten mit Tetralogie rechts. Eine starke Entwicklung der Bronchialarterien findet im Laufe der Jahre statt. Als Ersatzarterien spielen sie eine entscheidende Rolle für die pulmonale Durchblutung. Sie ermöglichen den Patienten mit Pulmonalatresie das Überleben, wenn der Ductus arteriosus nicht offen bleibt.

Bei der *Fallot-Pentalogie* ist die Tetralogie mit einem zusätzlichen Vorhofseptumdefekt kombiniert.

5.82 Thorax

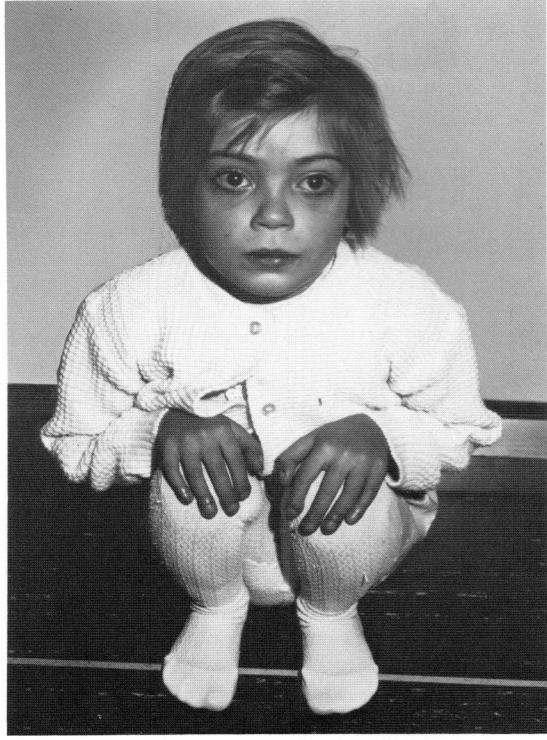

Abb. 97 Typische Hockstellung (squatting) bei Fallotscher Tetralogie.

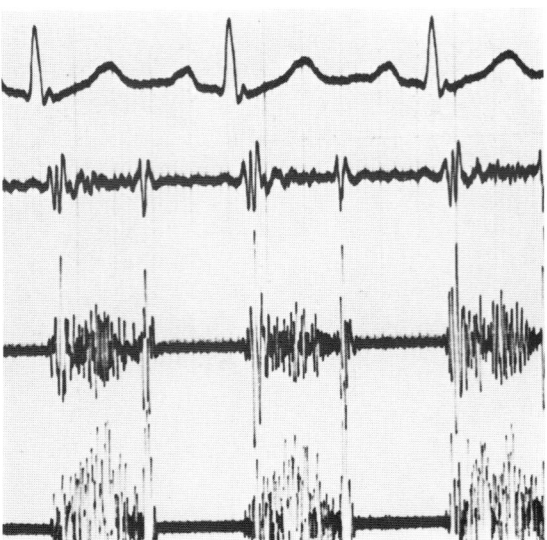

Abb. 99 Phonokardiogramm bei Fallotscher Tetralogie. Langes Austreibungsgeräusch, zweiter Herzton nicht verdoppelt (aus *Ch. Hahn:* Chirurgie du Cœur. Progrès en Cardiologie, Vol. 3. Karger, Basel 1962).

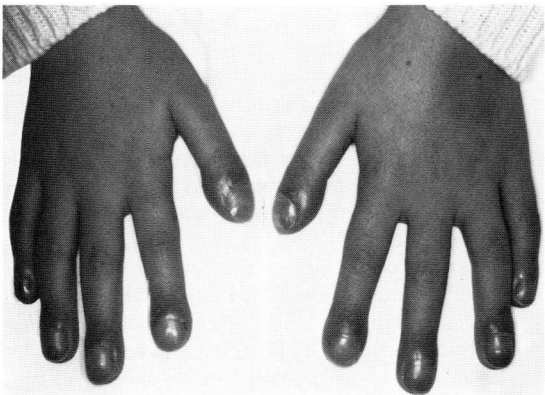

Abb. 98 Uhrglasnägel und Trommelschlegelfinger bei Fallotscher Tetralogie.

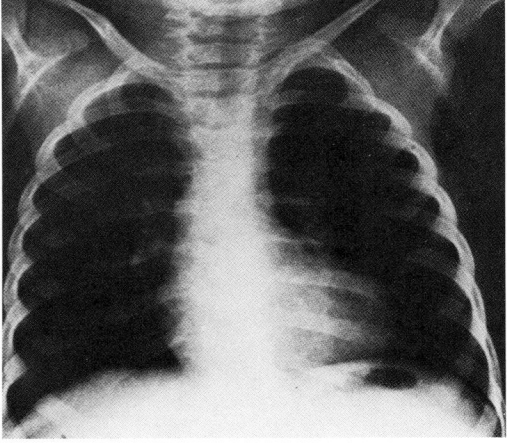

Abb. 100 Typisches Röntgenbild bei Fallotscher Tetralogie. Angehobene Herzspitze, fehlender Pulmonalisbogen und verminderte Lungengefäßzeichnung (aus *Ch. Hahn, E. Hauf:* Chirurgia del Cuore. Piccin, Padova 1977).

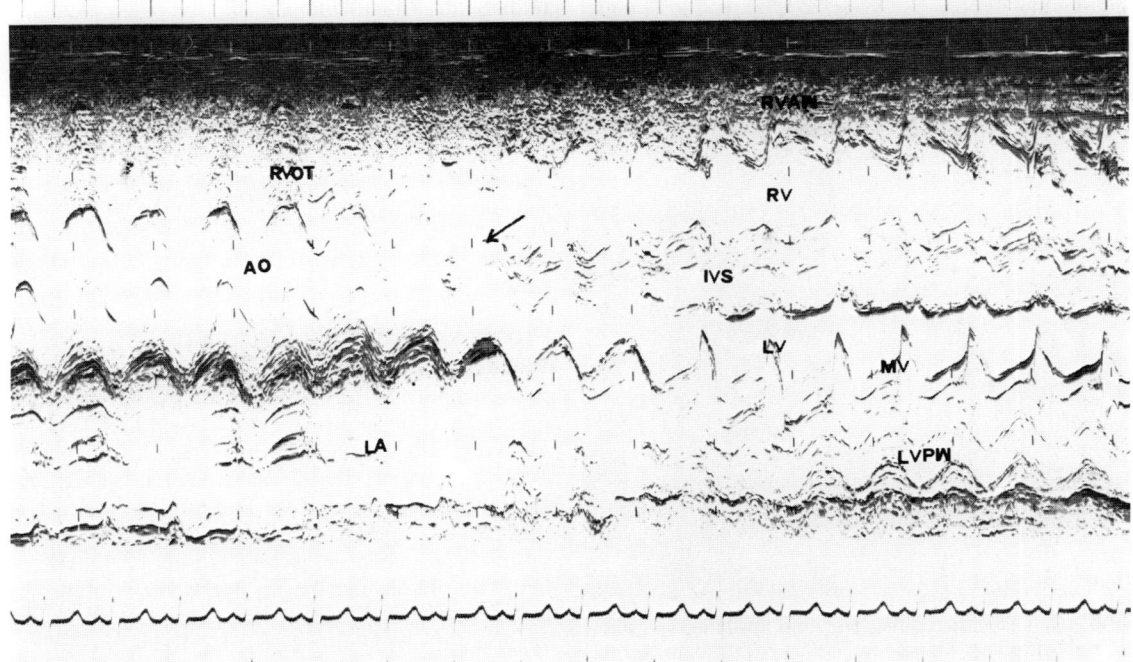

Abb. 101 Echokardiogramm bei Fallotscher Tetralogie. Die erweiterte Aorta (AO) ist nach vorne verlagert, fehlende Kontinuität zwischen Aortenvorderwand und Septum. Das interventrikuläre Septum liegt deutlich hinter der vorderen Aortenwand (reitende Aorta). Der Pfeil deutet auf den Kammerseptumdefekt hin. RV = rechter Ventrikel, LV = linker Ventrikel, LA = linker Vorhof, LVPW = linksventrikuläre Hinterwand.

hören. Dieses Geräusch, das oft laut ist, wird durch ein entsprechendes Schwirren palpiert. Der zweite Herzton besteht lediglich aus dem aortalen Anteil, da der pulmonale nicht gehört wird (Abb. 99). Bei schweren Formen der Tetralogie nimmt das Geräusch an Intensität ab und wird auch kürzer, da sich das Infundibulum während der Systole vollständig verschließt. Während eines anoxämischen Anfalls kann das Geräusch ganz verschwinden.

Bei der *Pulmonalatresie* hört man kein Austreibungsgeräusch, aber meistens ein kontinuierliches Geräusch, welches durch die bronchialen Kollateralen oder durch einen offengebliebenen Ductus arteriosus verursacht wird.

Zusätzliche Befunde

Im **Elektrokardiogramm** erkennt man die Zeichen einer Rechtshypertrophie, eine Verschiebung der Herzachse nach rechts und öfters Zeichen einer rechtsseitigen Vorhofdilatation.

Auf dem **Röntgenbild** (Abb. 100) erscheint das Herz normal groß oder nur geringgradig vergrößert. Die Herzspitze ist gehoben. Verschwindet infolge der Hypoplasie der Lungenarterie der mittlere Pulmonalisbogen oder wird er gar konkav, so entsteht das typische Bild des *»Holzschuh-Herzens«* (*»cœur en sabot«*). Obwohl diese Form des Herzschattens typisch ist, sieht man sie jedoch nicht in allen Fällen. Obligatorisch jedoch ist die Verminderung der Lungengefäßzeichnung, was dem kleinen pulmonalen Zeitvolumen entspricht. Die sichtbaren Gefäße sind kleinkalibrig. Eine Verschiebung von Ösophagus und Trachea nach links spricht für einen rechtsseitigen Aortenbogen, der einen wertvollen Hinweis auf das Vorliegen einer Tetralogie bildet, da er bei anderen Herzfehlern eine große Seltenheit ist.

Das **Echokardiogramm** (Abb. 101) ist für die Diagnose der Tetralogie von Nutzen, da es die reitende Aorta zur Darstellung bringt. Die Kontinuität zwischen der vorderen nach vorne verschobenen Aortenwand und dem Septum ist unterbrochen. Die Hypertrophie des rechten Ventrikels und des Infundibulums wird sichtbar gemacht, doch kann die Pulmonalklappe nur schwer dargestellt werden.

Herzkatheterismus und Angiokardiographie. Der Herzkatheter läßt sich leicht vom rechten Ventrikel in die reitende Aorta vorschieben, doch ist wegen der ausgeprägten Infundibulumstenose die Katheterisierung der Lungenarterie oft schwierig. Die Werte der Sauerstoffsättigung geben einen Anhaltspunkt über die Größe des Rechts-links-Shunts. Läßt sich der Katheter mühelos vom rechten in den linken Vorhof vorschieben, so kann anhand der entnommenen Blutproben oxymetrisch festgestellt werden, ob ein zusätzlicher Shunt

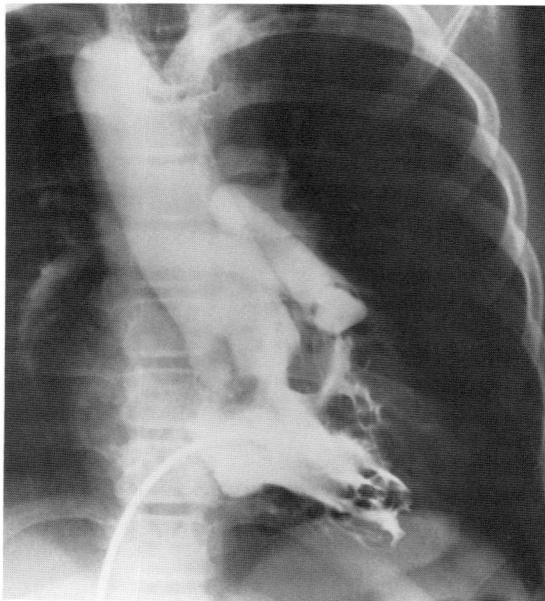

Abb. 102 Rechtsventrikuläre Angiographie bei Fallotscher Tetralogie. Man beachte die hochgradige infundibuläre Stenose und die verdickten Pulmonalklappen. Die Aorta füllt sich von der rechten Kammer aus, ihr Durchmesser ist mehr als zweimal so groß wie der Lungenarteriendurchmesser. Rechtsseitig verlaufender Aortenbogen.

auf Vorhofebene vorliegt, was einer Pentalogie von Fallot entsprechen würde. Der systolische rechtsventrikuläre Druck stimmt stets mit demjenigen im linken Ventrikel und in der Aorta überein. Beim Zurückziehen des Katheters aus dem Truncus pulmonalis in den rechten Ventrikel kann eine dazwischenliegende Kammer mit niedrigem systolischem Druck nachgewiesen werden, was auf eine Infundibulumstenose hindeutet.

Die *selektive Angiokardiographie* (Abb. 102) des rechten Ventrikels läßt in der seitlichen und anteroposterioren Aufnahme Einzelheiten erkennen und die Diagnose absichern. Aorta und Lungenarterie werden gleichzeitig dargestellt, und die infundibuläre Stenose ist gut sichtbar. Auf dem Seitenbild wird der Schweregrad der Klappenstenose und der reitenden Aorta festgehalten. Der Durchmesser des Truncus pulmonalis und seiner Äste kann auf dem anteroposterioren Röntgenbild beurteilt werden. Besteht Verdacht auf eine Verengerung der Äste der Lungenarterie, so muß zusätzlich am halbsitzenden Patienten (Oberkörper um 45 Grad erhöht) eine Kinangiographie durchgeführt werden, um dadurch genauere Bilder von der Verzweigungsstelle zu erhalten. In Extremfällen der Tetralogie und bei der Pulmonalstenose kann eine Aortographie Auskunft über Lokalisation und Größe der bronchialen Kollateralen oder des Ductus arteriosus geben.

Differentialdiagnose

Differentialdiagnostisch müssen die anderen zyanotischen Kardiopathien mit kleinem Lungenzeitvolumen ausgeschlossen werden. Dazu gehören die Pulmonalstenose mit Atriumseptumdefekt (Trilogie von Fallot) sowie die weniger häufigen, komplizierten Herzfehler wie die Trikuspidalatresie, die Transposition mit VSD und Pulmonalstenose, der Einzelventrikel mit Pulmonalstenose, der Double outlet right ventricle mit Pulmonalstenose.

Prognose und Komplikationen

Vor der Ära der Herzchirurgie starben die Kinder mit extremer Tetralogie oder mit Pulmonalatresie im ersten Lebensjahr. Bei der klassischen Tetralogie wurde die Zyanose in den ersten Lebensjahren ausgesprochener, der klinische Zustand verschlimmerte sich allmählich. Der Tod infolge Anoxie trat meistens vor dem 20. Lebensjahr ein. Die durchschnittliche Lebenserwartung lag bei 12 Jahren.

Die Komplikationen liegen vor allem im neurologischen Bereich. Einerseits treten *zerebrovaskuläre Insulte* auf mit Hemiplegie oder anderen neurologischen Ausfällen. Sie sind die Folge der Anoxie und der erhöhten Blutviskosität und sind daher häufiger bei Fällen mit Polyglobulie und Hypochromie (mit niedrigem MCHC) anzutreffen. Andererseits fürchtet man bei der Tetralogie den *Hirnabszeß*, eine Komplikation, an die man bei Fieber und Kopfschmerzen immer denken muß, auch wenn zu diesem Zeitpunkt keine neurologischen Symptome vorliegen. Die Endokarditis stellt eine weitere und nicht selten gesehene infektiöse Komplikation der Tetralogie dar.

Therapie

Indikation zur Operation

Jede Tetralogie von Fallot muß einer Totalkorrektur mit EKK unterzogen werden. Lange Zeit wurde die Meinung vertreten, daß dieser Eingriff erst nach dem 4. Lebensjahr durchzuführen sei. Bei früher auftretenden klinischen Notsituationen mußte eine Palliativoperation, die eine Vermehrung des Lungenzeitvolumens bezweckte, in Betracht gezogen werden. Zu diesen Methoden gehörte die Anastomosierung einer A. subclavia mit einem Truncus pulmonalis (BLALOCK-TAUSSIG), die Bildung einer Verbindung zwischen der Aorta ascendens und der rechten Lungenarterie (WATERSTON-COOLEY) oder zwischen der Aorta descendens und dem linken Truncus pulmonalis (POTTS).

Heute ist es jedoch möglich, eine Totalkorrektur der Tetralogie schon in den ersten Lebensmonaten durchzuführen. Es ist jedoch bisher nicht bewiesen, daß ein solches Vorgehen die ideale und auch sicherste Lösung für ganz junge Säuglinge darstellt. Wir sind daher der Meinung, daß in den ersten 6 Monaten ein palliativer Eingriff vorgezogen werden sollte. Zwischen dem 6. und 24. Monat kann die totale Korrektur vorgenommen werden, wenn sich die anatomischen Verhältnisse dazu eignen, d. h. wenn keine zu schwere Hypoplasie des Pulmonalklappenringes oder der Lungengefäße vorliegt. Der beste Zeitpunkt für den chirurgischen Eingriff ist das Alter zwischen 2 und 5 Jahren. Eine schwere Hypoxie, ein Hämatokrit über 60%, eine mangelhafte Gewichtszunahme und das Auftreten von hypoxischen Krisen sind Indikationen für eine frühzeitige Operation. Eine ausgesprochene Hypoplasie der Lungengefäße und die Pulmonalatresie, zwei Mißbildungen, die auch kombiniert vorkommen können, stellen besondere Probleme dar. Bei der Hypoplasie der Lungenarterien kann keine totale Korrektur durchgeführt werden, weshalb man mit einer palliativen Operation beginnt. Dazu eignet sich eine arteriopulmonale Anastomose oder eine palliative Erweiterung des pulmonalen Ausflußtraktes (partielle Verminderung der Pulmonalstenose und Offenlassen des Ventrikelseptumdefekts). Es ist erwiesen, daß solche Operationen infolge Erhöhung des Lungenzeitvolumens zu einer Erweiterung der Lungenarterien führen, so daß dadurch in einer zweiten Phase die totale Korrektur ermöglicht wird. Für die Korrektur der Pulmonalatresie ist die Implantation eines mit einer Klappe versehenen Dacronschlauchs (meistens ein Schweine-Heterotransplantat) notwendig. Der Zeitpunkt dieser Operation sollte natürlich hinausgeschoben werden, damit eine möglichst große Prothese benützt werden kann. Ein vorgängiges palliatives Vorgehen wird jedoch beim Kleinkind unumgänglich sein.

Operationstechnik

Zwei operative Vorgehen stehen zur Verfügung:
- die palliative Behandlung,
- die kurative Behandlung oder Totalkorrektur der Tetralogie.

Palliative Behandlung

Blalock-Operation. Aus technischen Gründen wird bei der Tetralogie die Blalock-Anastomose rechts durchgeführt, wenn es sich um einen linksseitigen Aortenbogen handelt, und links bei einem Arcus aortae dexter. Der Thorax wird durch einen rechts- oder linksseitigen Schnitt im vierten ICR eröffnet. Der Stamm der rechten Lungenarterie wird freipräpariert, ebenso die A. subclavia bis zu ihrem Abgang aus dem Truncus brachiocephalicus. Dabei werden verschiedene Äste dieser Arterie zwischen zwei Ligaturen durchtrennt. Die A. subclavia wird mit dem Truncus pulmonalis durch eine terminolaterale Anastomose verbunden. Die Blalock-Anastomose links wird nach demselben Prinzip durchgeführt. Bei Jugendlichen kann die zu überbrückende Distanz relativ groß sein, und auch das Risiko einer Ischämie der entsprechenden Extremität nach Durchtrennung der A. subclavia ist nicht zu vernachlässigen, so daß wir vorziehen, zwischen der meistens gut entwickelten A. subclavia und dem entsprechenden Truncus pulmonalis ein Transplantat zu interponieren. Von dieser Möglichkeit darf ohne weiteres Gebrauch gemacht werden, da es sich ohnehin um einen palliativen Eingriff handelt, der später von der Totalkorrektur gefolgt wird. Der Vorteil dieser Technik liegt darin, daß der arterielle Kreislauf des Armes nicht beeinträchtigt wird und daß die langfristige Veränderung dieses Gefäßtransplantates ohne Bedeutung ist, da es anläßlich der definitiven Operation entfernt wird.

Potts-Operation. Obwohl heute nicht mehr angewendet, darf diese Methode doch noch erwähnt werden.
Nach einer linken posterolateralen Thorakotomie im 4. ICR wird die linke Lungenarterie weit distalwärts mobilisiert. In der Peripherie werden sowohl der zum Unterlappen führende als auch der apikale und der pektorale Ast freipräpariert und mit Seidenfäden doppelt umschlungen, um jegliche Torsion der linken Lungenarterie zu vermeiden.
Die Aorta descendens wird in einer genügend großen Ausdehnung vom Abgang der A. subclavia bis zum 3. oder 4. Interkostalarterienpaar, die ligiert werden, mobilisiert. Eine spezielle, die Aorta nur partiell drosselnde Klemme (Potts-Klemme) wird an der Aorta unmittelbar nach Abgang der A. subclavia angelegt und die linke Pulmonalis durch Zug an den Seidenfäden abgeklemmt und an die Potts-Klemme fixiert. Aorta und Pulmonalis liegen dann parallel. Nach erfolgter Inzision beider Gefäße wird die Anastomose durch fortlaufende Naht ausgeführt.

Waterston-Operation. Die Waterston-Operation ist im Hinblick auf die spätere Totalkorrektur eine der besten palliativen Methoden. Nach einer rechtsseitigen anterolateralen Thorakotomie wird der rechte Truncus pulmonalis möglichst ausgedehnt freipräpariert. Die Gefäßklemme wird so angelegt, daß sie gleichzeitig den proximalen Anteil des rechten Truncus pulmonalis und tangential die Aorta, welche vorher gedreht wurde, abklemmt (Abb. 103). Dadurch liegt die fertige Anastomose hinten, so daß eine Abdrehung und ein daraus resultierender Verschluß des Truncus pulmonalis vermieden werden. Nach Abklemmung der Gefäße ist es relativ leicht, die Aorta in der Längsrichtung, die Pulmonalis quer zu inzidieren und die Anastomose durch fortlaufende Naht mit feinem Faden durchzuführen. Der Durchmesser der Anastomose sollte beim Kind wegen der Gefahr einer Überschwemmung der Lungen mit Blut nicht weiter als 3 mm sein.

Palliative Erweiterung des pulmonalen Ausflußtraktes. Diese palliative Methode erscheint uns günstig, da sie keine zusätzliche Läsion verursacht. Es handelt sich um eine kontrollierte Erweiterung des pulmonalen Ausflußtraktes, so daß eine bessere Lungendurchblutung infolge kräftiger rechtsventrikulärer Pulsationen zustande kommt, wo-

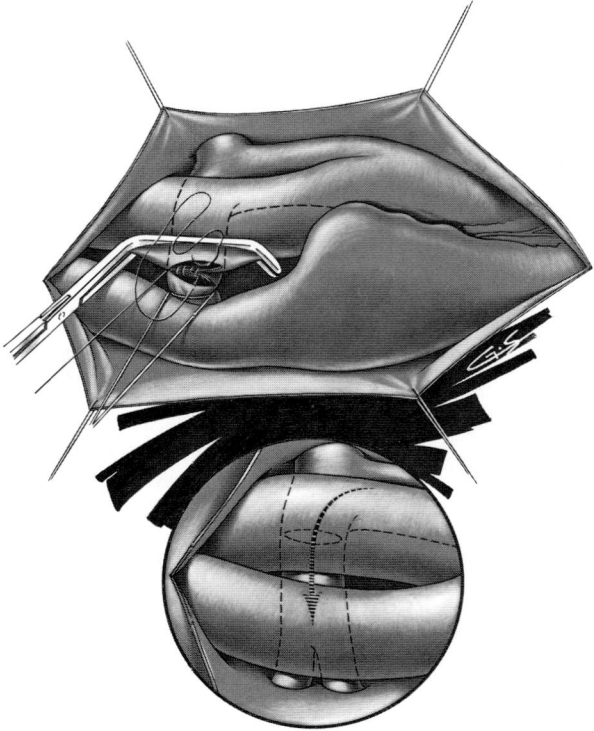

Abb. 103 Waterston-Anastomose zwischen rechter Pulmonalarterie und Aorta ascendens (aus *Ch. Hahn, E. Hauf:* Chirurgia del Cuore. Piccin, Padova 1977).

durch sich auch die Lungenarterien besser entwickeln können. Dieser Eingriff ist bereits beim Neugeborenen mit Hilfe des EKK und einer tiefen Hypothermie durchführbar. Nach einer Längssternotomie werden die rechte Kammer eröffnet und die infundibulären Verhältnisse abgeklärt. Falls notwendig, wird der pulmonale Klappenring und der meist sehr hypoplastische Anfangsteil des Stammes der Lungenarterie inzidiert und ein gemischter Patch eingesetzt. Innen besteht er aus Perikard, außen aus Dacron, damit es zu keiner aneurysmatischen Dilatation kommt. Die pulmonale Ausflußbahn muß genügend, aber nicht zu stark erweitert werden, um eine Überfüllung der Lungengefäße zu vermeiden. In seltenen sehr günstigen Fällen kann man sich mit einer Muskelresektion allein ohne Einsetzen eines Patch begnügen.

Kurative Behandlung

Sie bezweckt eine totale Korrektur der Tetralogie. Dabei handelt es sich um 1. einen Verschluß des VSD, 2. eine wirkungsvolle Erweiterung der pulmonalen Ausflußbahn und 3. eine evtl. Beseitigung der Veränderungen, die anläßlich eines palliativen Eingriffs vorgenommen wurden. Nach Eröffnen des Thorax durch Längssternotomie wird das Perikard so inzidiert, daß man gegebenenfalls Teile desselben zur infundibulären oder infundibulopul-

monalen Erweiterung benützen kann. Wurde der Patient früher palliativ operiert, so sind zuerst die damals gesetzten Veränderungen rückgängig zu machen. Handelt es sich um einen rechtsseitigen Blalock, so wird die A. subclavia im superioren Teil der rechten Lungenarterie gesucht. Bei einem linksseitigen Blalock findet man die Anastomosenstelle, indem man die Kreuzung der linken Subklavia mit dem Aortenbogen aufsucht. Nach einer Potts-Operation wird am besten die Lungenarterie eröffnet und die Inzision auf den linken Ast verlängert, da diese Potts-Anastomose häufig sehr distal angelegt wurde. Nach ihrer Darstellung kann sie von der Innenseite der Lungenarterie aus verschlossen werden. Nach einer früher durchgeführten Waterston-Operation läßt sich die Anastomose am einfachsten von einer ihr gegenüberliegenden kleinen Aortotomie mit einigen Einzelnähten verschließen. Mehrmals konnten wir dabei feststellen, daß eine totale Obliteration des proximalen Teils der rechten Lungenarterie eingetreten war. In diesen Fällen kann der Zugang zur rechten Lungenarterie erschwert sein, so daß die Aorta quer durchtrennt werden muß, um die rechte Lungenarterie wiederherzustellen. Anschließend wird die Aorta ascendens wieder verschlossen. Wurde eine palliative Erweiterung der pulmonalen Ausflußbahn ausgeführt, so wird eine Inzision in der Mitte des Patch und, falls kein solcher notwendig war, im Bereich der ehemaligen Naht durchgeführt.

Der Verschluß des Ventrikelseptumdefekts erfolgt nach den gleichen technischen Prinzipien, die im Beitrag des membranösen Ventrikelseptumdefekts beschrieben wurden. Bei der Fallot-Tetralogie ist der Ventrikelseptumdefekt immer von der gleichen Art. Er ist sehr weit und benötigt zu seinem Verschluß die Interposition eines Dacronpatch. Derselbe sollte so zugeschnitten werden, daß nach seiner Einsetzung die Crista supraventricularis möglichst nach unten gezogen wird, so daß der Durchgang zur pulmonalen Ausströmungsbahn verbreitet oder die infolge ihrer Hypertrophie entstandene Winkelbildung zwischen Infundibulum und Lungenarterie verringert wird. Dieser Punkt ist von geringerer Bedeutung, wenn schon vorgängig festgelegt wurde, daß die infundibulopulmonale oder infundibuläre Ausflußbahn mit einem Patch erweitert werden muß.

Bei der Fallot-Tetralogie handelt es sich fast immer um eine infundibuläre Stenose. Ist sie aber mit einer Klappenstenose kombiniert, so wird diese durch eine Doppelkommissurotomie behoben. Die Infundibulumstenose wird so ausgiebig wie möglich reseziert (Abb. 104 und 105). Oft reicht dieses Verfahren aus, und der Verschluß des pulmonalen Infundibulums mit einer zweifachen fortlaufenden Naht führt zu keiner wesentlichen Einengung des rechten Ausflußtraktes. Muß hingegen festgestellt werden, daß auch nach ausgedehnter Resektion kein genügend großer Durchmesser erreicht wird, so ist es vorteilhafter, sich mit einer geringeren

Angeborene Herzfehler 5.87

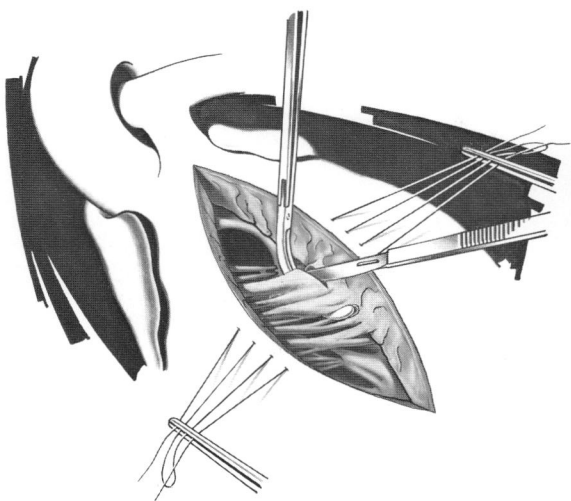

Abb. 104 Operative Korrektur der Fallotschen Tetralogie. Resektion der infundibulären Stenose (aus *Ch. Hahn, E. Hauf:* Chirurgia del Cuore. Piccin, Padova 1977).

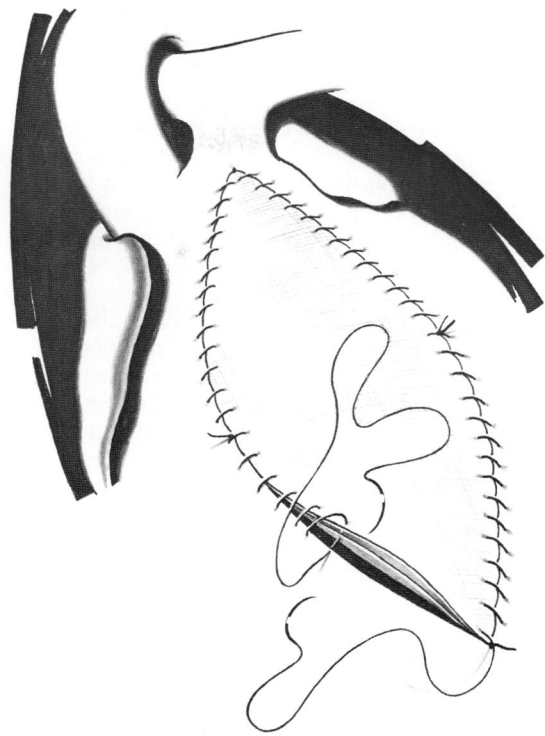

Abb. 106 Totalkorrektur der Fallotschen Tetralogie. Bei stark hypoplastischer rechtsventrikulärer Ausflußbahn muß diese mit einem Patch erweitert werden. Der Patch besteht außen aus Dacron, innen aus Perikard (aus *Ch. Hahn, E. Hauf:* Chirurgia del Cuore. Piccin, Padova 1977).

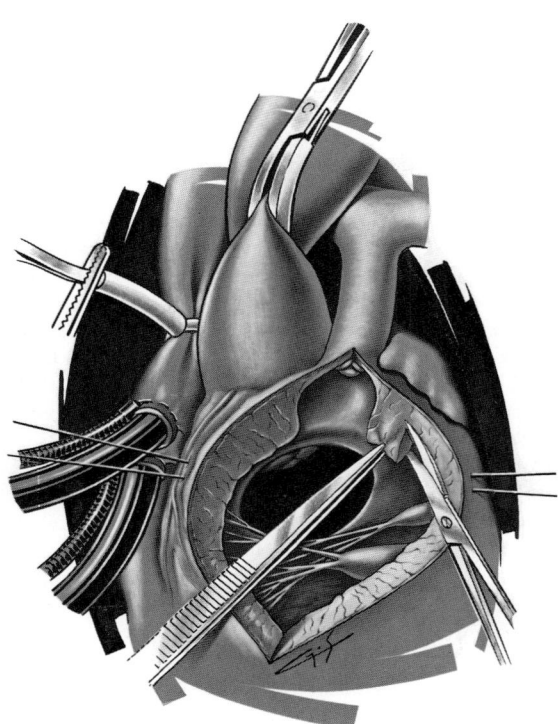

Abb. 105 Korrektur der Fallotschen Tetralogie. Resektion des hypertrophen Infundibulums, nötigenfalls mit Kommissurotomie der Pulmonalklappe und Verschluß des Kammerseptumdefekts (aus *Ch. Hahn, E. Hauf:* Chirurgia del Cuore. Piccin, Padova 1977).

Resektion zu begnügen und dafür einen Patch einzusetzen. Dieser kann, wenn notwendig, über den zu engen pulmonalen Klappenring hinaus bis auf den Stamm der hypoplastischen Lungenarterie verlängert werden. Wesentlich ist die Erreichung einer breiten Ausströmungsbahn.

Wir benützen grundsätzlich einen gemischten Patch, der auf der Innenseite aus Perikard und außen aus Dacron besteht, so daß sowohl die Undurchlässigkeit des Perikards als auch die Festigkeit des Dacrons genützt werden (Abb. 106).

Bei der Pulmonalatresie erfolgt die Wiederherstellung der pulmonalen Ausflußbahn nach der *Methode von Rastelli* durch Einsetzen eines mit einer Klappe versehenen Gefäßersatzes (s. DORV).

Resultate

Palliative Behandlung. Die Bildung einer arteriopulmonalen oder einer aortopulmonalen Anastomose geht in den ersten 2–3 Lebensmonaten mit einem gewissen Risiko einher, das aber beim älteren Kind unbedeutend wird. Der Erfolg ist meistens sehr befriedigend, indem die Zyanose deutlich abnimmt und die Belastungstoleranz verbessert wird. Auskultatorisch ist das Funktionieren des Shunts durch das charakteristische kontinuierliche Geräusch festzustellen. Obwohl die Blalock-Anastomose die Blutzufuhr zur oberen Extremität unterbricht, treten beim Kind praktisch nie Zeichen einer bedrohlichen arteriellen Durchblutungsstörung auf. Diese Gefahr ist aber bei Adoleszenten und Erwachsenen sicher größer, doch wird in diesem Lebensabschnitt die Indikation zu einer Blalock-Operation nur ganz ausnahmsweise gestellt. Bei einer Anastomose zwischen Aorta und Truncus pulmonalis kann der Shunt recht erheblich sein und zu Beginn sogar zu einer Herzinsuffizienz, später möglicherweise zu einer pulmonalen Hypertonie führen. Regelmäßige klinische und hämodynamische Kontrolluntersuchungen sind daher unerläßlich. Andererseits kann die Waterston-Anastomose zu einer ausgeprägten Krümmung des rechten Truncus pulmonalis führen, wodurch später die Totalkorrektur erschwert wird.

Das palliative Verfahren mit Erweiterung des pulmonalen Ausflußtraktes (partielle Beseitigung des Hindernisses) kann sehr gute Resultate erzielen. Man muß sich jedoch vor einer zu großzügigen Resektion hüten, da sonst das Lungenzeitvolumen sehr stark ansteigt, was zu einer Herzinsuffizienz führt.

Totale Korrektur. Die Operationsmortalität liegt in den meisten herzchirurgischen Zentren zwischen 5 und 10%, doch sollte das Risiko nach dem zweiten Lebensjahr und bei anatomisch günstigen Fällen unter 5% liegen. Ganz normale anatomische Verhältnisse werden durch die Korrektur nicht erreicht. Die pulmonale Ausflußbahn bleibt fast immer leicht eingeengt. Nach jedem Eingriff an der Pulmonalklappe, ob Kommissurotomie oder Erweiterung des Klappenringes, bildet sich eine Pulmonalinsuffizienz. Das klinische Resultat ist jedoch meistens ausgezeichnet, die Zyanose verschwindet ganz, und die Belastungstoleranz ist oft erstaunlich gut, auch wenn sie weiterhin etwas unter derjenigen der Altersnorm zurückliegt. Bei der Auskultation ist das klassische systolische Austreibungsgeräusch in der Pulmonalisgegend zu hören, es wird von einem kurzen Diastolikum gefolgt, das durch die Pulmonalinsuffizienz bedingt ist. Röntgenologisch bleibt der Herzschatten etwas vergrößert, die Lungengefäße normalisieren sich.

Eine schwere postoperative Komplikation stellt der *totale AV-Block* dar. Obwohl seltener geworden, tritt er doch noch in 2-3% der Fälle auf. Er benötigt stets die Implantation eines definitiven Schrittmachers, da die Gefahr eines akuten Herztodes auch bei jenen Fällen besteht, welche den Block scheinbar gut ertragen. Bei den intraventrikulären Leitungsstörungen ist der *Rechtsschenkelblock,* der in 60-90% der Fälle auftritt, zu erwähnen. Er wird oft durch die Ventrikulotomie und nicht durch die Unterbrechung des rechten Schenkels an seinem Ursprung verursacht. Den Rechtsschenkelblock mit linksanteriorem Hemiblock (*bifaszikulärer Block*) (Abb. 107) beobachtet man bei

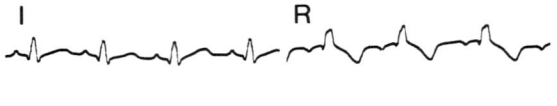
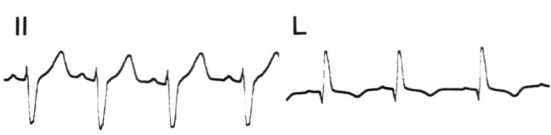
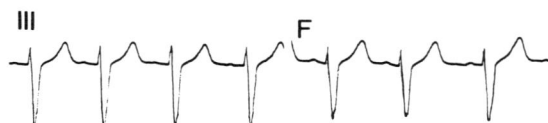

Abb. 107 EKG nach Totalkorrektur einer Fallotschen Tetralogie. Rechtsschenkelblock und Linksverschiebung der Herzachse ergeben das Bild des sogenannten bifaszikulären Blocks.

10-15% der operierten Patienten. Die Möglichkeit eines Fortschreitens dieser Leitungsstörung zum *spät auftretenden totalen AV-Block* ist umstritten.

Bei den hämodynamischen Kontrolluntersuchungen von operierten Patienten wird meistens ein *pulmonaler Restgradient* festgestellt. Im Idealfall sollte er unter 25 mm Hg (3,33 kPa) sein, doch kann er noch zwischen 25 und 50 mm Hg (3,33-6,67 kPa) liegen. Patienten mit einem Restgradienten über 50 mm Hg (6,67 kPa) bedürfen einer Reoperation. Nicht so selten wird eine kleine Restlücke in der Kammerscheidewand festgestellt, doch ist sie in der Mehrzahl der Fälle hämodynamisch belanglos.

Den Grad einer *Pulmonalinsuffizienz* zu messen, ist schwierig, doch weiß man, daß sie fast immer gut ertragen wird. Die ungünstigen chirurgischen Resultate sind fast immer die Folgen einer wesentlichen Reststenose der Pulmonalklappe oder eines zurückbleibenden großen Ventrikelseptumdefekts (Patchriß). Diese Fehler werden in der frühen postoperativen Phase schlecht toleriert.

Todesfälle erst Monate oder Jahre nach einer operativen Korrektur können vorkommen, sind aber glücklicherweise selten. Oft handelt es sich dabei um einen Sekundenherztod, dessen Ursache wahrscheinlich in einer schwerwiegenden Arrhythmie zu suchen ist. Es ist bekannt, daß ein spät auftretender AV-Block zu plötzlichem Tod führen kann. Dieser späte AV-Block soll häufiger als Komplikation eines vorbestehenden bifaszikulären Blocks auftreten oder nach einem in der unmittelbaren postoperativen Phase aufgetretenen vorübergehenden totalen AV-Block. In anderen Fällen liegt die Todesursache in einem Kammerflimmern, dem

multiple ventrikuläre Extrasystolen als Frühzeichen vorausgehen können.
Trotz dieser möglichen Komplikationen können doch die meisten Kinder nach der Totalkorrektur der Tetralogie ein ganz normales Leben führen. Eine Endokarditisprophylaxe ist sehr wichtig, da die Gefahr einer solchen Infektion durch die Operation nicht ausgeschaltet wird.

Transposition der großen Gefäße

Die Transposition der großen Arterien (TGA) ist nach der Tetralogie von Fallot das zweithäufigste zyanotische Herzvitium, doch ist sie die häufigste Ursache einer seit Geburt vorliegenden kardialen Zyanose. Der embryologische Mechanismus, der zu einer Transposition führt, ist noch umstritten. Im wesentlichen handelt es sich um eine Anomalie der Septumbildung im Bulbus und im Urstamm. Dieses konotrunkale Septum verläuft normalerweise spiralförmig, so daß sich dann die Aorta und der Truncus pulmonalis umeinander schlingen, wobei die Pulmonalis vorne dem rechten Ventrikel entspringt. Entwickelt sich jedoch diese Scheidewand nicht spiralförmig, sondern als gerades Septum, so führt dies zu einer Inversion der Lage der Aorta und der Lungenarterie, die man Transposition nennt.

Pathologische Anatomie

Aus anatomischer Sicht spricht man von einer Transposition, wenn die Aorta aus dem rechten Ventrikel und der Truncus pulmonalis aus dem linken Ventrikel entspringt (ventrikuloarterielle Diskordanz) (Abb. 108). Die Lagebeziehung der Gefäße zueinander gehört nicht in diese Definition. Meistens jedoch verläuft die Aorta vorne und rechts (dextro- oder *D-Transposition*), der Truncus pulmonalis hinten und links. Manchmal liegen die Gefäße in der Sagittalebene genau hintereinander. Ist eine Ventrikelinversion mit Transposition verbunden, so liegt die Aorta vorne und links (laevo- oder L-Transposition). Dieser Fall stellt eine korrigierte Transposition der großen Arterien dar, welche in einem anderen Kapitel beschrieben wird. Ist die D-Transposition mit keinem anderen intrakardialen Fehler kombiniert, so spricht man von einer einfachen Transposition mit intaktem Ventrikelseptum. Sie stellt mit etwas mehr als 50% die häufigste anatomische Variante dar. Die wichtigsten mit einer Transposition verbundenen Anomalien sind der *Ventrikelseptumdefekt* und die *Pulmonalstenose*, die übrigens häufig zusammen vorkommen. Nur selten sieht man bei der Transposition eine wesentliche Pulmonalstenose bei normal entwickelter Kammerscheidewand. Gewöhnlich handelt es sich um einen hohen Ventrikelseptumdefekt, doch kann er auch im muskulären Anteil liegen. Die Pulmonalstenose ist am häufigsten vom subvalvulären, fibromuskulären Typ oder aber durch eine Verschiebung des Konusseptums bedingt (»Malalignement«). Die valvuläre Pulmonalstenose ist eine Seltenheit.
Die Transposition kann ebenfalls mit einem Vorhofseptumdefekt kombiniert sein.

Pathophysiologie

In pathophysiologischer Sicht sind die normalerweise hintereinanderliegenden Kreisläufe parallel geschaltet. Deshalb fließt das venöse Blut in den Körperkreislauf, das Lungenvenenblut aber in die Pulmonalarterie. Ungesättigtes und arterielles Blut zirkulieren je in einem geschlossenen Kreislauf. Eine Mischung der beiden Blutarten, was für das Überleben des Neugeborenen unbedingt notwendig ist, kann nur durch einen allfälligen Vorhof- oder Kammerseptumdefekt oder einen offenen Ductus arteriosus stattfinden. Je zahlreicher die Verbindungen zwischen den beiden Kreisläufen sind, desto besser ist die Vermischung von arteriellem und venösem Blut, und desto geringer ist die Zyanose des Säuglings. Der durch diese Defekte stattfindende Links-rechts-Shunt und der Rechts-links-Shunt sind notwendig ausgeglichen, da sich sonst ein Kreislauf in den anderen entleeren würde. Nach Verschluß des Ductus Botalli ist ein Überleben des Kindes mit intakter Vorhof- und Kammerscheidewand unmöglich.
Im Gegensatz zur Tetralogie ist bei der Transposition das Lungenzeitvolumen nicht erniedrigt, sondern eher erhöht. Diese Tatsache ist für die Differentialdiagnose ein wertvolles Zeichen, weil die vermehrte Lungendurchblutung auf einer gewöhnlichen Thoraxaufnahme festgestellt werden kann. Bei einer TGA mit Ventrikelseptumdefekt ohne Pulmonalstenose ist das Lungenzeitvolumen stark erhöht. In diesen Fällen kann sich die *Lungengefäßerkrankung* entwickeln, die zur irreversiblen pulmonalen Hypertonie führt. Diese pathologische Entwicklung tritt besonders frühzeitig auf, viel früher noch als beim Links-rechts-Shunt ohne Transposition. Deshalb können schon Kinder von 6–12 Monaten mit einer irreversiblen pulmonalen Hypertonie gesehen werden.
Zudem zeigen die TGA wie andere zyanotische Kardiopathien eine progressive Polyglobulie sowie Gerinnungsstörungen, insbesondere eine Thrombopenie.

Symptome

Die Transposition führt zu einer kurz nach der Geburt auftretenden Zyanose, die besonders ausgesprochen bei intaktem Septum ist. In den ersten Stunden post partum ermöglicht meistens der offene Ductus arteriosus eine gute venöse und arterielle Durchmischung, so daß die Zyanose nicht auffällt. Nach Verschluß des Duktus verschlimmert sich die Lage rasch, die Hautfarbe wird blau bis grau und das Neugeborene hypoton. Die schwere Anoxie führt zu einer metabolischen Azidose, und der Tod kann nach wenigen Stunden eintreten. Bei den Formen mit intaktem Septum können andere

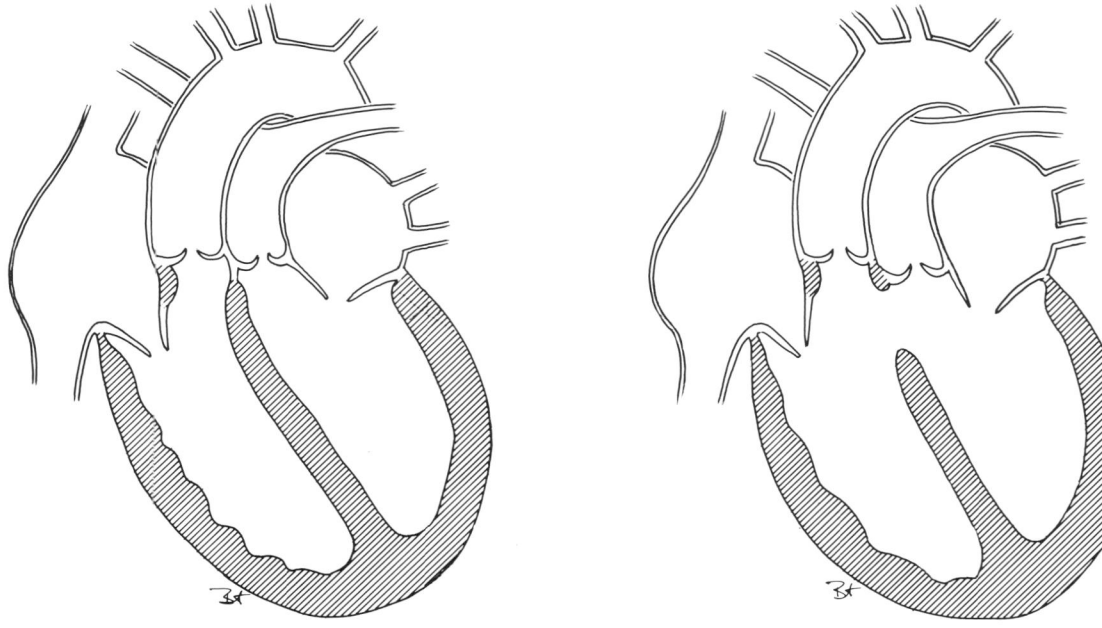

Abb. 108 Schema der Transposition der großen Arterien. Links mit intaktem Kammerseptum, rechts mit Ventrikelseptumdefekt.

klinische Anhaltspunkte für ein Vitium fehlen, da weder die Zeichen einer Herzinsuffizienz noch ein auskultierbares Geräusch vorliegen.

Ist die Transposition mit einem Ventrikelseptumdefekt (mit oder ohne Pulmonalstenose) kombiniert, so erscheint das klinische Bild weniger dramatisch. Infolge der Mischung des arteriellen und venösen Blutes durch den Septumdefekt hindurch ist die Zyanose weniger auffällig, doch deutet das typische Ventrikelseptumdefektgeräusch auf eine Kardiopathie hin. Die Zeichen der Herzinsuffizienz treten erst nach einigen Wochen in Erscheinung, wenn der Widerstand in den Lungenarteriolen gesunken ist. Da der Zustand dieser Kinder in den ersten Lebenstagen weniger beunruhigend ist als bei jenen mit intaktem Septum, werden sie oft erst später dem Kardiologen vorgestellt.

Ein typischer Auskultationsbefund bei Kindern mit Transposition – vor wie nach der Operation – ist das Knallen des aortalen Anteils des zweiten Herztones, was durch die anteriore Lage der Aorta erklärt wird. Die Aortenklappe liegt unmittelbar hinter dem Brustbein und daher nahe dem Stethoskop.

Anoxische Krisen und das Ausruhen in Hockstellung werden bei der Transposition nicht oder viel seltener als bei der Tetralogie von Fallot beobachtet.

Zusätzliche Befunde

Das **Elektrokardiogramm** kann bei der Geburt noch unauffällig sein, was wiederum die Diagnosestellung erschwert. Nach einigen Tagen bis Wochen erscheinen jedoch deutliche Zeichen einer rechtsventrikulären Hypertrophie, wobei die linken Potentiale abnehmen (R in V_6). Es besteht eine nach rechts verlagerte Herzachse. Bei gleichzeitig bestehendem Ventrikelseptumdefekt, der eine Erhöhung des linksventrikulären Drucks bedingt, bleiben im Prinzip die nach links gerichteten Kräfte bestehen, was jedoch nicht immer der Fall ist, so daß auch in dieser Situation nur die Rechtshypertrophie zum Ausdruck kommen kann.

Das **Röntgenbild** ist bereits in den ersten Stunden nach der Geburt von großem Nutzen. Vorerst erlaubt es, differentialdiagnostisch einen Lungenprozeß als Ursache der Zyanose auszuschließen. Oft ist das Herz als ovaler Schatten dargestellt, der einem auf der Seite liegenden Ei mit Spitze nach unten gleicht (*Eiherz*) (Abb. 109). Das Herzvolumen ist allgemein vergrößert. Die Gefäßwurzel ist schmal, was einerseits durch die Lage der großen Gefäße, andererseits aber durch die rasche streßbedingte Rückbildung des Thymus bedingt ist. Im Gegensatz zum Befund bei der Tetralogie von Fallot oder bei der Pulmonalatresie ist bei der Transposition die Gefäßzeichnung der Lungenfelder normal oder sogar akzentuiert. Dieses Zeichen ist wertvoll; es darf gesagt werden, daß bei einem schwer zyanotischen Kind mit normaler oder verstärkter Lungengefäßzeichnung die Diagnose Transposition fast sicher steht. Bei der Kombination mit einem Ventrikelseptumdefekt wird das Herz sehr groß und die pulmonale Gefäßzeichnung verstärkt. Das kardiopulmonale Bild ist dasjenige eines bedeutenden Links-rechts-Shunts. Ist

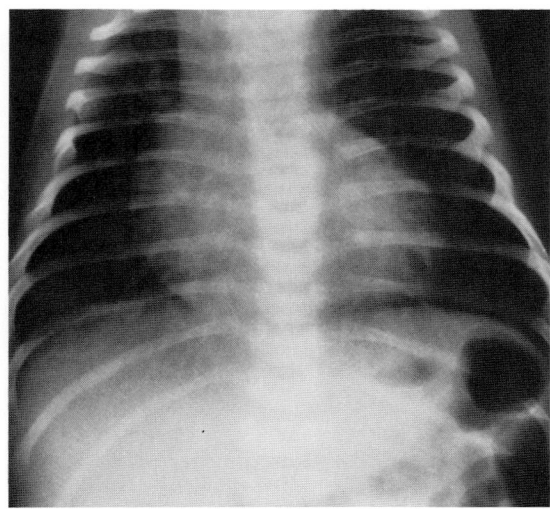

Abb. 109 Thoraxröntgenbild bei Transposition der großen Gefäße. Der Herzschatten gleicht einem Ei.

die Transposition aber mit einem Ventrikelseptumdefekt mit enger Pulmonalstenose assoziiert, so ist die Lungengefäßzeichnung wie bei der Fallot-Tetralogie abgeschwächt.
Das **Echokardiogramm** kann für den Erfahrenen nützlich sein. Obwohl sich echokardiographisch die Aorta nicht von dem Truncus pulmonalis unterscheiden läßt, ist doch die Lage dieser Gefäße oft aufschlußreich. Normalerweise liegt das anteriore Gefäß seitlich links (Truncus pulmonalis) und das posteriore in der Mitte rechts (Aorta). Bei der Transposition erscheint ein Echo eines anterioren Gefäßes rechts (Aorta) und das eines posterioren Gefäßes links (Truncus pulmonalis). Außerdem trägt die Messung der systolischen Zeitintervalle, der Voraustreibungszeit (preejection period) und der systolischen Austreibungszeit zur Unterscheidung der beiden Arterien bei. Die Aorta hat eine längere Voraustreibungszeit und eine kürzere systolische Austreibungszeit als die Lungenarterie. Dieses Unterscheidungsmerkmal ist beim Neugeborenen jedoch nicht anwendbar.
Herzkatheterismus und Angiokardiographie. Beim Herzkatheterismus läßt sich die Sonde vom rechten Ventrikel in die Aorta vorschieben, was allerdings öfters mit Schwierigkeiten verbunden ist. Der rechtsventrikuläre Druck entspricht demjenigen des Körperkreislaufs. Der linksventrikuläre Druck, der durch das Foramen ovale hindurch gemessen werden kann, ist beim Fehlen eines zusätzlichen Ventrikelseptumdefekts oder einer Pulmonalstenose und jenseits der ersten Stunden nach der Geburt deutlich tiefer. Die einfache Transposition ist übrigens die einzige Herzmißbildung, bei welcher im linken Ventrikel ein Druck, der unter demjenigen des Körperkreislaufs liegt, festgestellt werden kann. Um den Truncus pulmonalis vom linken Ventrikel aus katheterisieren zu können, benützt man mit Vorteil eine Swan-Ganz-Sonde. Diese Untersuchung ist für die präoperative Feststellung und Einschätzung einer eventuellen Hypertonie sehr wesentlich, und zwar besonders dann, wenn der Druck im linken Ventrikel über 40 mm Hg (5,33 kPa) liegt. Die Sauerstoffsättigung ist in der Aorta sehr tief, in der Pulmonalarterie deutlich höher. Eine Zunahme der Sättigungswerte von den Hohlvenen zur Aorta hin sowie eine Abnahme derselben von den Lungenvenen zur Pulmonalarterie gibt Aufschluß über das Mischverhältnis von venösem und arteriellem Blut.
Ist die Transposition mit einem Ventrikelseptumdefekt allein oder einem Ventrikelseptumdefekt mit Pulmonalstenose kombiniert, so ist der Druck im linken Ventrikel fast immer systemisch. Von Wichtigkeit ist bei diesen Fällen die Bestimmung des pulmonalen Drucks und des pulmonalen Gradienten. Eine pulmonale Hypertonie ist fast bei jeder Transposition mit Ventrikelseptumdefekt festzustellen. Der Lungenwiderstand ist jedoch schwierig zu bestimmen, da das Lungenzeitvolumen nach dem Prinzip von Fick, das bei der Transposition unzuverlässig ist, eingeschätzt wird. Die Sauerstoffsättigung in dem Truncus pulmonalis hängt vom Mischgrad des arteriellen und venösen Blutes ab, ist aber meistens stark erhöht.
Mit der Angiokardiographie kann die Diagnose mit Sicherheit gestellt werden. Eine Kontrastmittelinjektion in den rechten Ventrikel bringt die vorne liegende Aorta zur Darstellung (Abb. 110). Die Lungenarterie wird nur in den Fällen mit gleichzeitigem Ventrikelseptumdefekt oder persistierendem Ductus Botalli sichtbar. Bei Injektion des Kontrastmittels in den linken Ventrikel füllt sich die Lungenarterie, und eine evtl. vorhandene Pulmonalstenose kann dargestellt werden. Die Pulmonalstenosen sind meistens vom subvalvulären und nichtvalvulären Typ. Im Anschluß an die erste Katheterisierung folgt in der Regel eine Ballonatrioseptostomie nach Rashkind (s. Palliativbehandlung).

Verlauf und Komplikationen

Wird kein chirurgischer Eingriff unternommen, so sterben die Kinder mit einer TGA in den ersten Tagen nach der Geburt an extremer Hypoxie, falls kein zusätzlicher VSD oder ASD vorliegt. Nur das Offenbleiben des Ductus arteriosus kann das Überleben etwas verlängern. Bei Kombination mit einem Ventrikelseptumdefekt ist der Verlauf weniger dramatisch, doch tritt eine bedrohliche Herzinsuffizienz gewöhnlich schon im Alter von 2–3 Monaten auf. Vor Anwendung der heutigen chirurgischen Möglichkeiten starben 90% der Kinder mit Transposition der großen Gefäße im ersten Lebensjahr.
Bei Kindern, die dank eines Shunts oder eines palliativen Eingriffs überleben, muß mit den üblichen Komplikationen des schweren zyanotischen

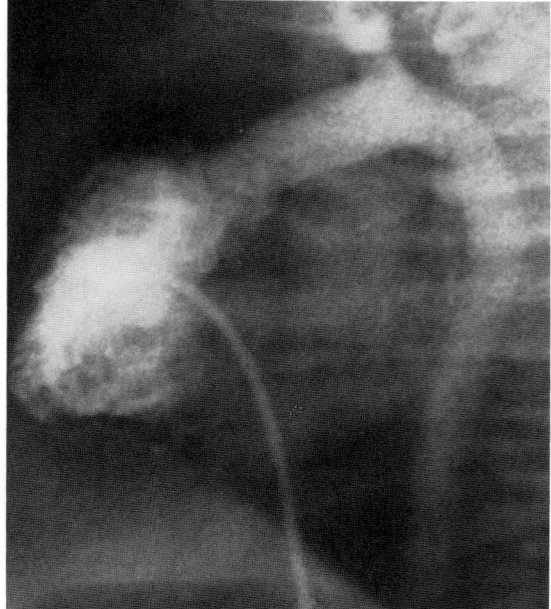

Abb. 110 Rechtsventrikuläre Angiographie in Seitenansicht. Dem rechten Ventrikel entspringt die Aorta, die Pulmonalarterie ist nicht sichtbar. Man beachte den nicht vollständig verschlossenen Ductus arteriosus.

Vitiums gerechnet werden: mit der *Polyglobulie* und den oft damit verbundenen Koagulationsstörungen, aber auch mit *zerebrovaskulären Insulten* und *Gehirnabszessen*. Außerdem besteht bei Kindern mit Transposition und VSD die Gefahr einer früh auftretenden schweren pulmonalen Gefäßerkrankung. Diese pulmonale Hypertonie ist oft schon im Alter von einem Jahr irreversibel.

Therapie

Indikation zur Operation

Da die Transposition der großen Arterien rasch zum Tode führt, ist eine frühzeitige Operation dringend notwendig. Früher wartete man zu, bis das Kind mindestens 10 kg wog, heute wird an den meisten chirurgischen Herzzentren die Totalkorrektur im Alter von 6–12 Monaten ausgeführt. Ein früherer palliativer Eingriff ist fast immer unerläßlich. Der wichtigste und am frühesten ausführbare ist die *Ballonatrioseptostomie nach Rashkind* (Abb. 111) (s. weiter hinten), die einen intraatrialen Durchgang herstellt, wodurch die Korrektur um 3–12 Monate oder noch länger hinausgeschoben werden kann. Bei Mißerfolg dieser Rashkind-Technik, oder wenn sie zu keiner befriedigenden arteriellen Sättigung führt, ist eine chirurgische *Septostomie nach Blalock-Hanlon* durchzuführen. Dieser Eingriff ist jedoch selten erforderlich. Manche Chirurgen ziehen nach einem ungenügenden Erfolg des Rashkind-Vorgehens eine Totalkorrektur vor, die sie fast in jedem Alter, sicher aber nach dem 3. Lebensmonat ausführen. Wir sind der Ansicht, daß die Totalkorrektur notwendig wird, wenn der Säugling nicht regelmäßig an Gewicht zunimmt oder wenn der Hämatokrit 65% (0,65) übersteigt. Obwohl diese Säuglinge oft sehr zyanotisch aussehen, ertragen sie ihre Hypoxie aber erstaunlich gut.

Bei gleichzeitig vorliegendem Ventrikelseptumdefekt sollte die Operation mit Vorteil im Alter von 6 Monaten, also vor Auftreten einer irreversiblen pulmonalen Hypertonie, durchgeführt werden.

Die Methode der Wahl ist heute die *»Vorhofinversion« nach Mustard* oder *Senning,* bei welcher die großen Gefäße in ihrer versetzten Lage belassen werden. Die Verlagerung der großen Gefäße mit Reimplantation der Koronararterien wird verschiedentlich durchgeführt, doch ist diese Methode mit einer hohen Mortalität belastet. Sie ist ohnehin nur durchführbar bei den Formen mit Ventrikelseptumdefekt oder großem Ductus Botalli, da der linksventrikuläre Druck systemisch sein muß, um in der postoperativen Phase die Übernahme des Körperkreislaufs gewährleisten zu können.

Die einzige Form einer Transposition, deren chirurgische Behandlung auf später verschoben werden muß, ist diejenige mit Ventrikelseptumdefekt und einer schweren Pulmonalstenose. Die Korrektur wird meistens mit der Rastelli-Methode durchgeführt, wobei eine mit einer Klappe versehene Gefäßbrücke aus Dacron zur Verbindung des rechten Ventrikels mit dem Truncus pulmonalis verwendet wird. Vorgängig sind meistens zwei palliative Maßnahmen notwendig, eine atriale Septostomie, die eine bessere Blutdurchmischung bringt, und eine Blalock-Anastomose, die das Lungenzeitvolumen erhöht.

Palliative Behandlung

Ballonatrioseptostomie nach Rashkind. Dieses Verfahren wird in den ersten Lebenstagen oder -wochen während des ersten Katheterismus durchgeführt. Ein Katheter, der an seinem Ende mit einem festen Ballon versehen ist, wird von der V. femoralis aus durch das Foramen ovale in den linken Vorhof vorgeschoben. Der Ballon wird mit Röntgenkontrastmittel gefüllt und schlagartig in den rechten Vorhof zurückgezogen. Das dünne Septum, das die Fossa ovalis verdeckt und dem Septum primum entspricht, wird dadurch zerrissen (Abb. 112). Dieses Manöver wird mehrmals wiederholt, wobei der Ballon mit einer zunehmenden Menge von Kontrastmittel, bei 1,5 ml beginnend bis zu 2 und 3 ml ansteigend, gefüllt wird. Im Anschluß an diese Ballonseptostomie tritt eine wesentliche Zunahme der aortalen Sättigung auf.

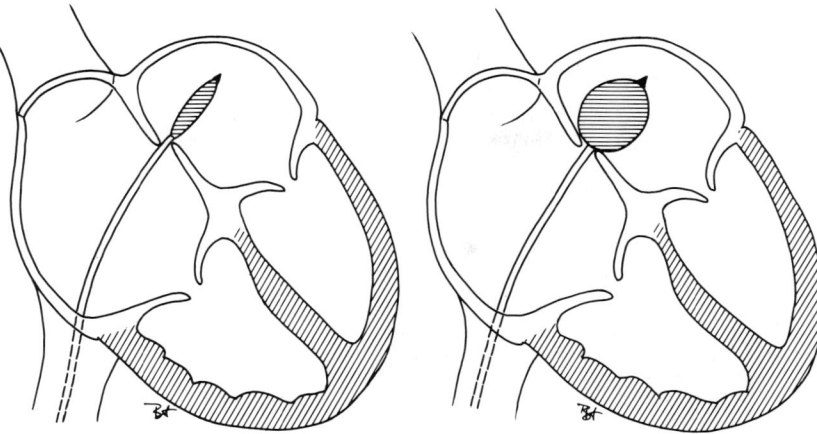

Abb. 111 Atrioseptostomie nach Rashkind. Der Ballonkatheter wird durch das Foramen ovale in den linken Vorhof geschoben und dort mit Kontrastmittel gefüllt.

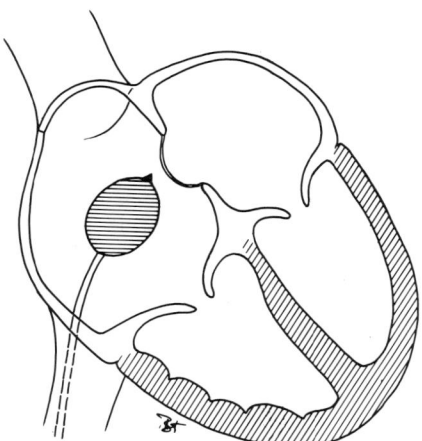

Abb. 112 Durch kräftiges Zurückziehen des Ballonkatheters in den rechten Vorhof wird das Vorhofseptum im Bereich der Fossa ovalis zerrissen.

Operationstechnik

Wenn auch seit der Septostomie nach Rashkind die *Operation von Blalock-Hanlon* sehr selten ausgeführt wird, so sollen ihre Technik und einige grundsätzliche Regeln doch noch erläutert werden (Abb. 113).

Nach Eröffnen des Thorax durch eine rechtsseitige posterolaterale Inzision im 5. ICR wird das Perikard hinten parallel zum N. phrenicus inzidiert, der rechte Truncus pulmonalis mit Haltefäden angeschlungen und sofort abgeklemmt. Dies ist besonders wichtig, damit spätere Manipulationen an den Lungenvenen keine pulmonale Stauung hervorrufen. Aus dem gleichen Grund wird noch der rechte Hauptbronchus angeschlungen und abgeklemmt, so daß jeder Kollateralkreislauf unterbrochen und somit eine Lungenstauung vermieden wird. Die rechte Lunge wird nach hinten gedrängt, die rechten Lungenvenen werden freipräpariert und anschließend peripher abgeklemmt. Eine Satinski-Klemme faßt die beiden Vorhöfe und gleichzeitig einen Teil des Vorhofseptums. Der rechte Vorhof wird vorne, der linke hinter dem Septum inzidiert. Zwischen diesen beiden Inzisionen wird ein möglichst breites Stück aus der Vorhofscheidewand exzidiert. Der nach der Resektion übriggebliebene Rand wird durch eine fortlaufende Naht verschlossen und die Lungenvenen, der rechte Hauptbronchus und zuletzt die rechte Lungenarterie der Zirkulation freigegeben.

Die palliative Behandlung des TGA ist wie bei anderen angeborenen Herzfehlern immer seltener geworden, da eine Totalkorrektur schon sehr früh nach der Geburt durchgeführt werden kann. Die beiden zur Verfügung stehenden Korrekturverfahren bezwecken eine Inversion des venösen Pols. Es sind dies: die Methode nach Mustard und die Methode nach Senning.

Mustard-Operation (Abb. 114). Nach einer breiten Eröffnung des rechten Vorhofs wird die gesamte atriale Scheidewand reseziert, wodurch ein Atrium commune entsteht. Dasselbe ist nachher so

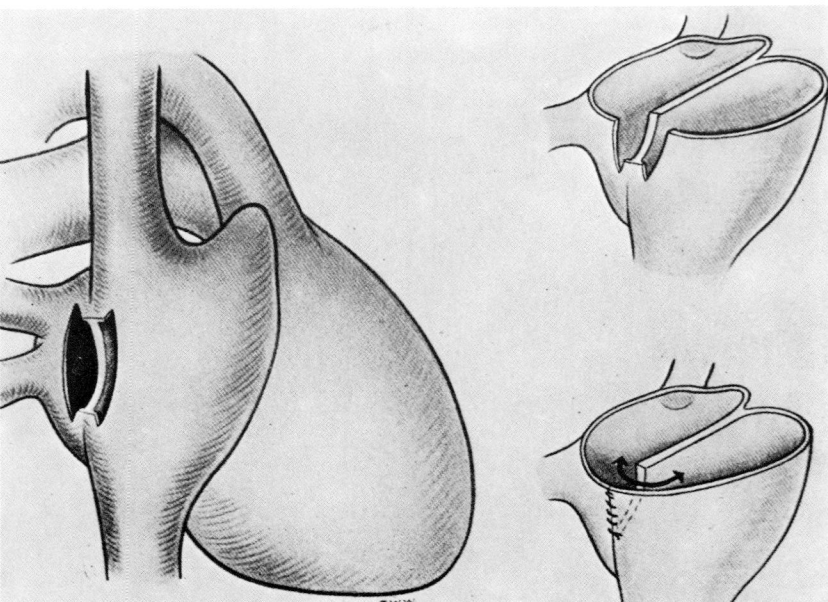

Abb. 113 Blalock-Hanlon-Operation bei Transposition der großen Gefäße. Resektion des dorsalen Teiles des Vorhofseptums (aus *Ch. Hahn, E. Hauf:* Chirurgia del Cuore. Piccin, Padova 1977).

zu unterteilen, daß die Lungenvenen in den rechten Ventrikel und die Hohlvenen in den linken Ventrikel münden. Zur Unterteilung verwendet man einen Perikard- oder Dacronpatch, dem man eine entsprechende Form geben kann. Die am logischsten konzipierte Form wurde von Brom entworfen. Dieser Patch wird in Form einer Hose zugeschnitten, und die Naht im Vorhof ermöglicht es, dem Cava- und dem pulmonalen Kanal die gewünschte exakte Dimension zu geben. Der Koronarsinus kann links oder rechts belassen werden. Will man ihn aber dem venösen System zugesellen, so muß das Dach des Koronarsinus in einer gewissen Länge inzidiert werden und der Patch an die Ränder der dadurch entstandenen Spalte des Sinus fixiert werden.

Senning-Operation. Dieser Eingriff, der lange vor der Mustard-Operation beschrieben worden war, erreicht dasselbe Ziel nur mit anderen Mitteln. Er wird ebenfalls in tiefer Hypothermie und Kreislaufunterbrechung durchgeführt. Der Thorax wird durch Längssternotomie eröffnet, Vorhofwand und interatriales Septum werden inzidiert und ein septaler Lappen vor die linken Lungenvenen angenäht (Abb. 115, 116 und 117). Zu diesem Zeitpunkt der Operation liegt also eine posteriore Zisterne vor, in welche die vier Lungenvenen münden. Um die beiden Hohlvenen in den posterioren Ventrikel umzuleiten, näht man den rechten Lappen des rechten Vorhofs an den Rand des interatrialen Septums. Nach Präparieren des Sulcus interatrialis (Waterston) wird der Stamm der beiden rechten Lungenvenen so weit wie möglich inzidiert und der linke Teil der Vorhofwand daraufgenäht; der restliche Teil des Lappens wird an die Hohlvenen fixiert. Um Rhythmusstörungen zu vermeiden, muß im oberen Teil der Naht der Sinusknoten geschont werden. Nach erfolgter Operation umfließt das pulmonale venöse Blut den Kavakanal und ergießt sich durch die Trikuspidalklappe in den vorderen Ventrikel, während das Blut der Hohlvenen durch das Septum hindurch in den posterioren Ventrikel fließt.

Es ist klar, daß die ideale Korrektur eines TGA darin bestünde, Aorta und Lungenarterie so zu versetzen, daß sie beide aus ihrem entsprechenden Ventrikel entspringen würden. Der Eingriff bedingt eine Versetzung der Koronararterien auf die Lungenarterie, Aorta und Truncus pulmonalis werden nach ihrer Durchtrennung neu implantiert. Ein Transplantat ist für die Kontinuität der Aorta, nicht aber für diejenige der Pulmonalarterie erforderlich.

Ist die Transposition der großen Arterien mit einem Ventrikelseptumdefekt kombiniert, so wird dieser mit einem transatrialen (wie auf S. 5.61 beschrieben) oder einem transventrikulären Zugang verschlossen. Der letztere Weg ist meistens einfacher und beeinträchtigt kaum die Funktion des anterioren Ventrikels. Gewöhnlich muß dieser Ventrikelseptumdefekt mit einem Dacronpatch verschlossen werden.

Liegt bei der Transposition der großen Arterien sowohl ein Ventrikelseptumdefekt als auch eine Pulmonalstenose mit ziemlich langem Tunnel vor, so benötigt man für ihre Korrektur die Implantation einer mit einer Klappe versehenen Prothese nach Rastelli. Man kann ebenfalls den linken Ventrikel mit der Aorta mit Hilfe eines intrakavitären Kanals und die pulmonale Ausflußbahn mit einer vom rechten Ventrikel zum Truncus pulmonalis führenden künstlichen Gefäßbrücke, die mit einer

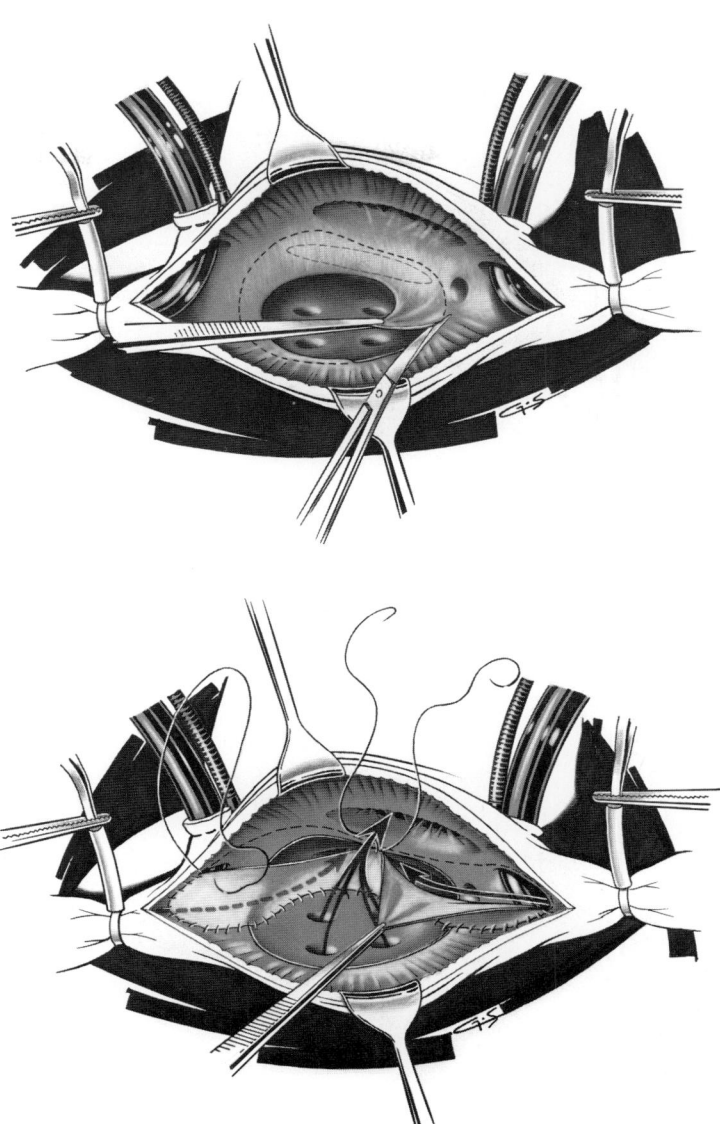

Abb. 114 Totalkorrektur der Transposition nach Mustard. Oben: Resektion des Vorhofseptums; unten: ein Dacron- oder Perikardpatch wird so eingenäht, daß das Blut der Hohlvenen durch die Mitralklappe und das Blut der Pulmonalvenen durch die Trikuspidalis und den rechten Ventrikel fließt (aus *Ch. Hahn, E. Hauf:* Chirurgia del Cuore. Piccin, Padova 1977).

Klappe versehen ist, wiederherstellen. Im Gegensatz zum oben beschriebenen Eingriff ist eine Mustard- oder eine Senning-Operation dabei überflüssig. Da die Pulmonalstenose die Lungen vor einem zu hohen Zeitvolumen schützt, kann in diesen Fällen mit der Korrektur um so länger zugewartet werden, je besser die Blutdurchmischung durch den Ventrikelseptumdefekt ist. Beim größeren Kind kann dann ein entsprechend breiterer Conduit implantiert werden.

Resultate
Palliatives Verfahren
Rashkind-Technik: Beim hypoxischen und azidotischen Neugeborenen ist bereits der Herzkatheterismus mit einem gewissen Risiko verbunden, das aber durch die Septostomie nach Rashkind nicht wesentlich erhöht wird. Vor jedem Zurückziehen des Katheters muß man sich versichern, daß derselbe auch tatsächlich im linken Vorhof und nicht im rechten Ventrikel liegt. Röntgenologisch wird die posteriore Lage des Katheters in Seitenlage sichtbar. Risse in der unteren Hohlvene sind beschrieben worden. Mit dieser palliativen Methode kann dem Kind für 3–12 Monate, manchmal sogar noch länger, geholfen werden.
Blalock-Hanlon-Technik: Solange dieses Verfahren als erste palliative Maßnahme beim Neugeborenen angewendet wurde, ging sie mit einer hohen Mortalität einher. Wird sie jedoch als Ergänzung zur Ballonseptostomie jenseits der Neugeborenenperiode ausgeführt, so ist das Operationsrisiko unbeträchtlich.

5.96 Thorax

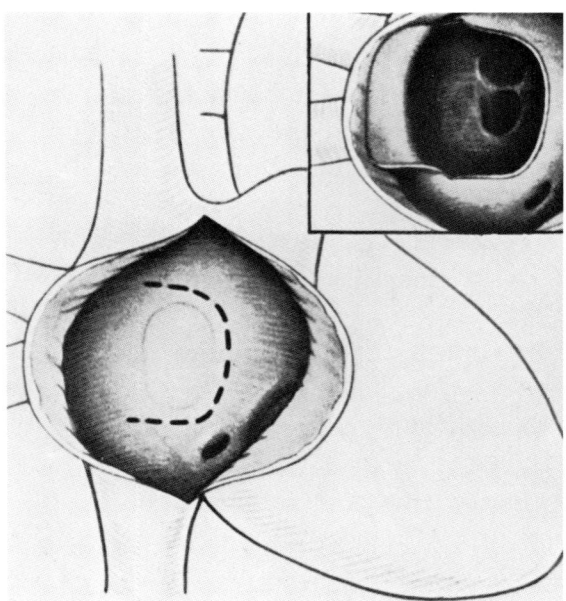
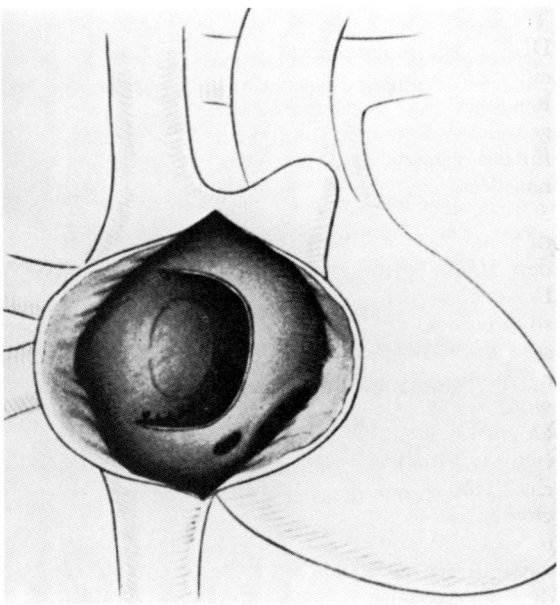

Abb. 115 Totalkorrektur der Transposition nach Senning. Nach Eröffnen des rechten Vorhofs wird das Vorhofseptum nach der punktierten Linie geschnitten und über die Pulmonalvenen gelegt (aus *Ch. Hahn:* Chirurgie du Cœur. Progrès en Cardiologie, Vol. 3. Karger, Basel 1962).

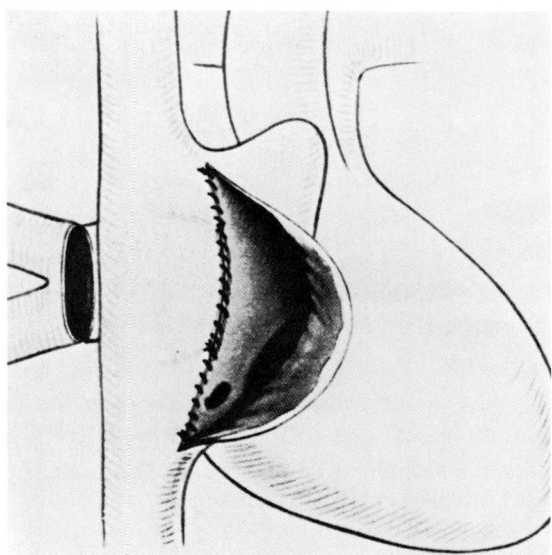
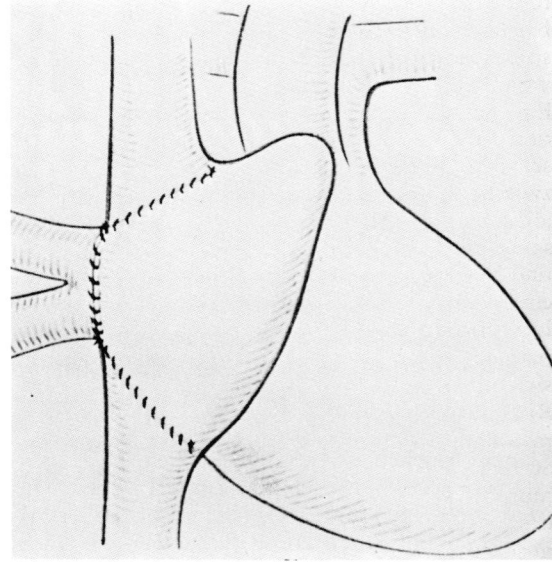

Abb. 116 Korrektur der Transposition nach Senning. Die Vorhofwand wird auf das Vorhofseptum genäht, wodurch das Blut der Hohlvenen in die Mitralklappe fließt. Schnitt am linken Vorhof nahe der Einmündung der Pulmonalvenen (aus *Ch. Hahn:* Chirurgie du Cœur. Progrès en Cardiologie, Vol. 3. Karger, Basel 1962).

Abb. 117 Die letzte Naht verbindet die vordere Vorhofwand mit den Pulmonalvenen, wodurch das pulmonalvenöse Blut in die Trikuspidalklappe geleitet wird (aus *Ch. Hahn:* Chirurgie du Cœur. Progrès en Cardiologie, Vol. 3. Karger, Basel 1962).

Totalkorrektur

Die Korrektur nach Mustard oder nach Senning ist eine *physiologische,* jedoch keine anatomische Korrektur. An der Mißbildung selbst wird nichts geändert, der rechte Ventrikel bleibt die Kammer für den großen Kreislauf, der linke der subpulmonale Ventrikel. Die Operationsmortalität liegt bei 5–10% für die Fälle mit intaktem Ventrikelseptum, sie ist aber größer bei gleichzeitig vorliegendem VSD.

Die wichtigsten Komplikationen dieser Operation sind einerseits die Vorhofarrhythmien, andererseits die Obstruktion des peripheren oder pulmonalvenösen Rückflusses. *Arrhythmien* treten sowohl bei der Mustard- als auch bei der Senning-Operation öfters auf. Es handelt sich dabei meistens um einen Vorhof- oder um einen Knotenrhythmus, der gut ertragen wird. Paroxysmale Tachykardien und Vorhofflimmern werden schlechter toleriert und können hartnäckig sein. Diese Arrhythmien können durch die lange Vorhofnaht, die vielleicht internodale Leitungsbahnen unterbricht, wahrscheinlicher aber durch eine Verletzung des Sinusknotens oder seiner Versorgungsarterie verursacht werden. Echte Erkrankungen des Sinus (Sick-sinus-Syndrom) mit abwechselnden Bradykardien und Tachykardien können daraus resultieren. Solche Arrhythmien können unmittelbar nach der Operation oder erst Monate bis Jahre später auftreten. Ein AV-Block ist jedoch außergewöhnlich.

Eine hämodynamisch sich auswirkende Komplikation ist die *Obstruktion* in der Verbindung zwischen *Lungenvene* und rechtem Ventrikel oder zwischen *Hohlvenen* und linkem Ventrikel, die im allgemeinen nicht durch eine Thrombose verursacht wird, sondern als Folge von Vernarbungen und Verwachsungen auftritt. So entsteht entweder ein Syndrom der oberen Hohlvene, oder dann eine Lungenstauung mit Polypnoe, Bronchopneumopathien und einem Gewichtsstillstand, wenn es sich um eine Obstruktion des pulmonalvenösen Rückflusses handelt. Der postoperative Katheterismus kann die Stenose genau lokalisieren oder bei Stauung im pulmonalvenösen Rückfluß die pulmonale Hypertonie nachweisen. Eine Reoperation ist für diese Fälle unumgänglich. Die hämodynamischen Komplikationen im Anschluß an eine Mustard-Operation haben dazu beigetragen, die Senning-Operation wiederum als Methode der Wahl anzuwenden, da sie scheinbar keine Obstruktion des venösen Rückflusses verursacht.

Ob der rechte Ventrikel auf lange Frist den systemischen Kreislauf übernehmen kann oder ob die Trikuspidalklappe die Funktion einer systemischen atrioventrikulären Klappe gewährleisten kann, bleibt für manche Autoren noch fragwürdig. Eine Trikuspidalinsuffizienz wird selten erwähnt. Die Funktion des rechten Ventrikels ist beim Kind und Jugendlichen fast immer befriedigend, doch kann eine Fernprognose erst nach jahrzehntelanger Erfahrung gestellt werden.

Trotz dieser möglichen Komplikation muß man feststellen, daß die meisten Kinder mit Transposition nach der Vorhofinversion ein völlig normales Leben führen können, während sie vor 20 Jahren verloren gewesen wären.

Trikuspidalatresie

Die Trikuspidalatresie (TA) ist nach der Fallot-Tetralogie und der Transposition die dritthäufigste zyanotische Kardiopathie. Sie stellt etwas mehr als 1% aller angeborenen Herzfehler dar. Den verschiedenen Formen gemeinsam ist das Fehlen der Trikuspidalklappe, was stets mit einer Hypoplasie des rechten Ventrikels einhergeht. Die einzige Ausflußmöglichkeit aus dem rechten Vorhof ist ein Vorhofseptumdefekt oder ein ausgeweitetes Foramen ovale.

Pathologische Anatomie

Aus anatomischer Sicht (Abb. 118) werden zwei Gruppen unterschieden: die Trikuspidalatresie mit und die ohne Transposition der großen Gefäße.
Die Form ohne Transposition der großen Arterien ist mit zwei Dritteln aller Fälle häufiger. Hier entspringt der Truncus pulmonalis aus der rechtsventrikulären Ausflußbahn (Form I). Besteht eine Transposition (Form II), so entspringt die Aorta aus dem hypoplastischen rechten Ventrikel, während der Truncus pulmonalis seinen Ursprung im hinteren linken Ventrikel hat. Jede dieser Formen (I und II) wird in drei Typen unterteilt, die sich durch ihre Verhältnisse im pulmonalen Ausflußtrakt unterscheiden:
a) Pulmonalatresie,
b) pulmonale oder subpulmonale Stenose,
c) pulmonale Ausflußbahn ohne Hindernis.
Am häufigsten tritt Typ b auf, der meistens eine subpulmonale Verengung mit einer zusätzlichen gewissen Hypoplasie des Hauptstammes der Lungenarterie aufweist.
Bei Fehlen der Trikuspidalklappe besteht der einzige Zugang zum rechtsventrikulären Ausflußtrakt im Ventrikelseptumdefekt, der mit den Typen b und c fast immer kombiniert ist. Dieser VSD ist meistens beträchtlich, doch kann er auch den Blutdurchfluß einschränken, so daß er zu einem Hindernis in der pulmonalen Ausflußbahn wird. Linker Ventrikel und Mitralklappe sind hingegen immer weit. Auf Ventrikelebene sind folglich die anatomischen Verhältnisse denjenigen bei einem Einzelventrikel vom Typ a vergleichbar.
Ein Vorhofseptumdefekt oder ein weites Foramen ovale sind obligatorisch. Auf Höhe der Trikuspidalklappe besteht gelegentlich eine kleine kuppelförmige Einbuchtung im rechten Vorhof. Ein offener Ductus arteriosus kann bei der Trikuspidalatresie gefunden werden.

5.98 Thorax

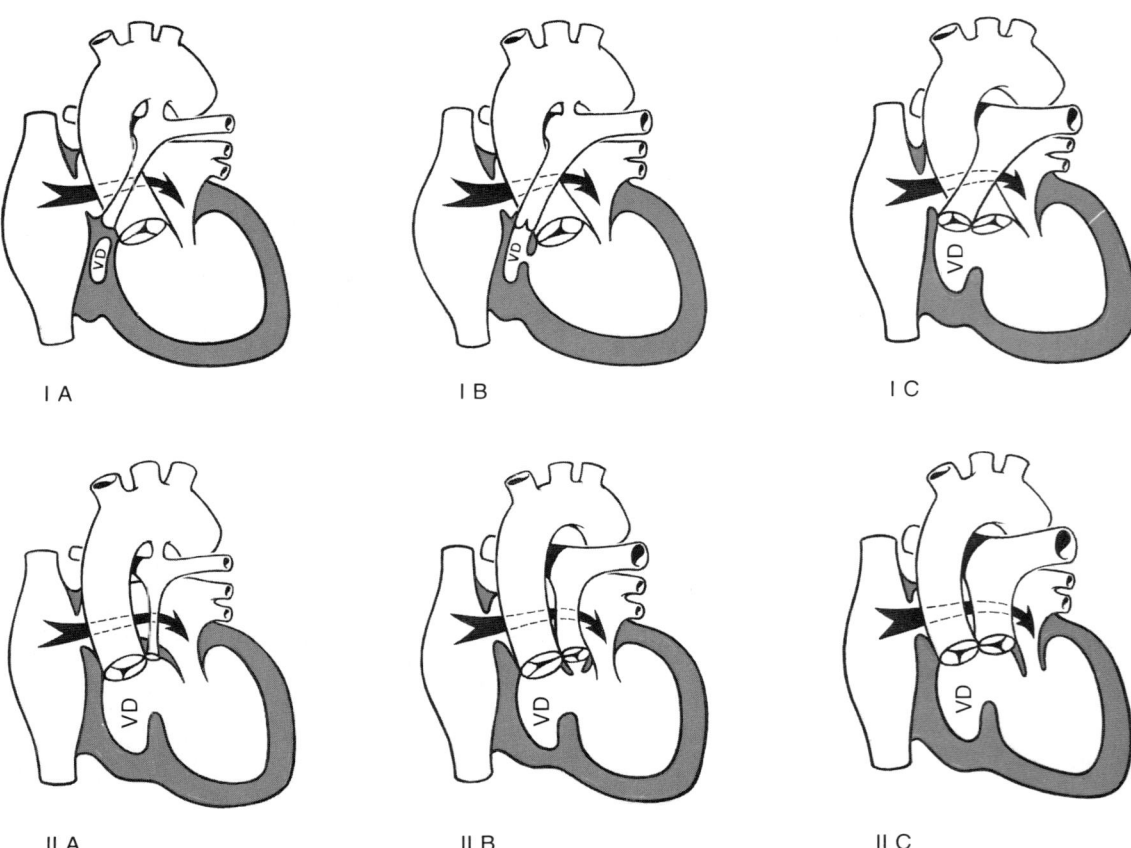

Abb. 118 Verschiedene Formen der Trikuspidalatresie, Klassifikation nach Edwards (aus *Ch. Hahn, E. Hauf:* Chirurgia del Cuore. Piccin, Padova 1977).

Pathophysiologie

Das gesamte venöse Blut fließt durch einen Vorhofseptumdefekt vom rechten in den linken Vorhof, wo es sich mit dem sauerstoffgesättigten Lungenblut vermischt, um dann in den linken Ventrikel zu strömen. Das Ausmaß der subpulmonalen Obstruktion bestimmt das Lungenzeitvolumen. Bei starker Verengerung, und dies ist häufig der Fall, ist das Lungenzeitvolumen klein und das Kind daher sehr zyanotisch. Liegt aber keine Stenose vor (Typ c), so ist das Lungenzeitvolumen hoch, die Zyanose gering, oft sogar unsichtbar, und das klinische Bild ist dasjenige eines Linksrechts-Shunts. Bei einer Pulmonalatresie ist der offene Ductus arteriosus allein für die Lungendurchblutung verantwortlich.

Da eine vollständige Mischung des venösen und pulmonalvenösen Blutes erfolgt, kann eine zusätzliche Transposition den Grad der Zyanose nicht verstärken.

Symptome

Beim klassischen Fall (Typ b) zeigt der Patient das Bild eines zyanotischen Herzleidens: Die Zyanose tritt frühzeitig, also schon in den ersten Lebenswochen auf, sie kann sich schnell vertiefen, wenn sich die subpulmonale Stenose verengt oder wenn sich der VSD verschließt. Der Auskultationsbefund ähnelt demjenigen bei der Fallot-Tetralogie. Ein langes hochfrequentes Austreibungsgeräusch ist links parasternal zu hören. Beim Typ a ist das charakteristische kontinuierliche Geräusch des Ductus arteriosus zu hören. Die Formen ohne Pulmonalstenose verlaufen ohne Zyanose, wohl aber mit den Zeichen der Herzinsuffizienz.

Zusätzliche Befunde

Das **Elektrokardiogramm** ist im allgemeinen charakteristisch. In 80% ist eine deutliche Abweichung der Herzachse nach links (0 bis −90 Grad) zu sehen. Wegen der Hypoplasie des rechten Ventrikels sind die rechten elektrischen Potentiale gering, so daß meistens die linksventrikuläre Hypertrophie zum Ausdruck kommt. Häufig werden auch Zeichen der Dilatation des rechten Vorhofs deutlich.

Im **Röntgenbild** fällt eine mäßige Vergrößerung des Herzens auf. Der klassische Herzschatten hat eine geradlinige rechte Begrenzung, welche rechts der Wirbelsäule entlang läuft (Abb. 119). Der linke untere Bogen ist erweitert, während der mittlere Bogen fehlt. An seiner Stelle erscheint nur eine eckige Lücke dort, wo der Aurikularanhang die Aorta descendens kreuzt. Bei den gewöhnlichen Formen mit subpulmonaler Stenose fällt eine feine und verminderte Lungengefäßzeichnung auf, im Gegensatz dazu sind in den selteneren Formen ohne Verengerung des pulmonalen Ausflußtraktes die Lungengefäße verbreitert.

Herzkatheterismus und Angiokardiographie. Der Katheter gleitet leicht vom rechten in den linken Vorhof und von dort in den linken Ventrikel. Es ist jedoch unmöglich, den rechten Ventrikel durch jene Stelle zu erreichen, wo üblicherweise die Trikuspidalklappe liegt. Ein Rechts-links-Shunt kann oxymetrisch auf Vorhofebene nachgewiesen werden. Schwierig ist das Vorschieben des Katheters in den Truncus pulmonalis. Die Angiokardiographie stellt mit Sicherheit die Diagnose und bestimmt gleichzeitig den Typ.

Wird Kontrastmittel in den linken Ventrikel injiziert, so kommen auf der anteroposterioren und auf der seitlichen Aufnahme die rechte Ausströmungsbahn, die subpulmonale Stenose und eine eventuelle Transposition zur Darstellung. Nach Injektion in die untere Hohlvene erhält man eine für die Trikuspidalatresie charakteristische Bildfolge: Vom rechten Vorhof fließt das gesamte Kontrastmittel in den linken Vorhof, weil die Trikuspidalebene nicht durchgängig ist (Abb. 120), hierauf kommen linker Ventrikel und die großen Gefäße zur Darstellung. Meistens bleibt eine dreieckförmige Aussparung an jener Stelle, an welcher normalerweise die Einflußbahn in den rechten Ventrikel liegen würde.

Differentialdiagnose

Zur Abgrenzung gegenüber anderen zyanotischen Herzfehlern fällt der elektrischen Herzachse eine wesentliche Bedeutung zu: Eine Verlagerung nach links spricht für eine Trikuspidalatresie, eine solche nach rechts für eine Tetralogie oder Transposition.

Prognose und Komplikationen

Obwohl in Ausnahmefällen Patienten mit einer Trikuspidalatresie das Erwachsenenalter erreichen können, so sterben sie doch in der Regel sehr früh, wenn nicht chirurgisch eingegriffen wird. Die Hälfte der Kinder stirbt in den ersten sechs Monaten. Bei den Formen mit geringem Lungenzeitvolumen muß mit zerebrovaskulären Komplikationen und einem Hirnabszeß gerechnet werden.

Therapie

Indikation zur Operation

Der chirurgische Eingriff bleibt generell palliativ, da eine vollständige Korrektur der Trikuspidalatresie im anatomischen Sinn nicht möglich ist. Beim hypoxischen Säugling kann eine Blalock-

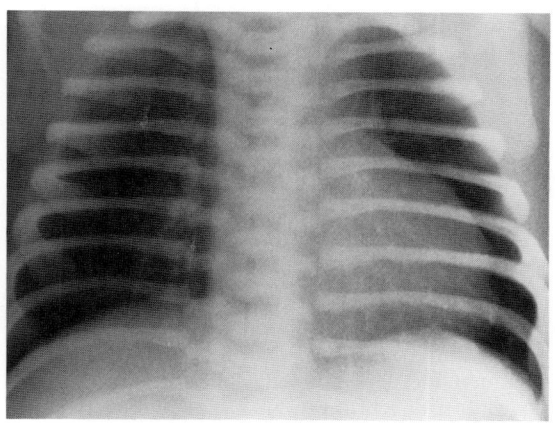

Abb. 119 Röntgenbild bei Trikuspidalatresie. Mäßige Erweiterung des Herzschattens, der rechte Vorhof springt nicht über den Schatten der Wirbelsäule vor. Verminderte Lungengefäßzeichnung.

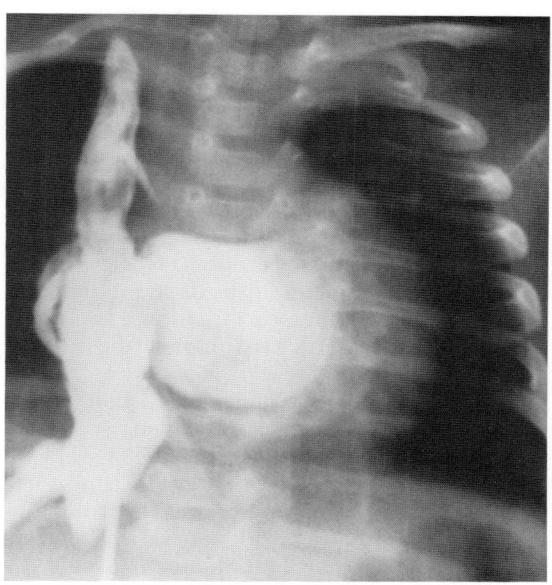

Abb. 120 Angiokardiographie bei Trikuspidalatresie. Injektion in den rechten Vorhof in der Nähe der unteren Hohlvene. Das Kontrastmittel fließt ausschließlich durch einen Vorhofseptumdefekt in den linken Vorhof. Man beachte auf Höhe des Zwerchfells die leichte Vorwölbung im rechten Vorhof, sie entspricht der atretischen Trikuspidalklappe.

Anastomose links oder evtl. eine Waterston-Anastomose durchgeführt werden. Eine interatriale Septostomie (Rashkind oder Blalock-Hanlon) wird von manchen Autoren empfohlen, sie ist sicher dann indiziert, wenn der Druck im rechten Vorhof deutlich höher ist als im linken Vorhof. Beim älteren Kind oder in jenen Fällen, bei denen der im ersten Lebensjahr durchgeführte Shunt ungenügend wird, kann eine Anastomose zwischen der oberen Hohlvene und der rechten Lungenarterie (Glenn-Anastomose) oder eine Operation nach Fontan in Erwägung gezogen werden. Diese Eingriffe sollten nicht vor dem 4. Lebensjahr vorgenommen werden. Um eine Glenn- oder Fontan-Operation durchführen zu können, muß der pulmonale Druck niedrig sein. Hat sich bereits eine pulmonale Hypertonie z.B. nach einer vorausgegangenen aortopulmonalen Anastomose entwickelt, so fällt die Operation dahin. Bei der Trikuspidalatresie ohne Pulmonalstenose wird gelegentlich ein Banding des Truncus pulmonalis notwendig.

Operationstechnik

Lange Zeit wurden für die Behandlung der Trikuspidalatresie nur palliative Eingriffe für möglich gehalten. Zu ihnen zählte als geeignetstes Verfahren die *Glenn-Operation*, bei der eine terminoterminale Anastomose der oberen Hohlvene mit der rechten Lungenarterie hergestellt wird. Mit einer rechtsseitigen anterolateralen Inzision im 5. ICR wird die Brusthöhle eröffnet. Obere Hohlvene, V. thoracica longitudinalis dextra und die gesamte rechte Lungenarterie medial und lateral der oberen Hohlvene werden freipräpariert. Die rechte Lungenarterie wird möglichst nah an der Verzweigungsstelle des Truncus pulmonalis ligiert und so durchtrennt, daß der distale Anteil lang wird. Dieser Gefäßstumpf wird nach tangentialer Abklemmung der Hohlvene mit der Satinski-Klemme terminolateral mit ihr anastomosiert. Vor Durchführung der Anastomose wird vorsichtshalber eine Tabaksbeutelnaht um die Einmündungsstelle der V. cava in den rechten Vorhof gelegt, damit dieses Gefäß später ohne Schwierigkeit abgebunden werden kann. Nach beendeter Anastomose wird die obere Hohlvene ligiert, so daß nun aus der terminolateralen eine terminoterminale Verbindung entsteht, ohne daß der Blutdurchfluß in der Kava vorübergehend gestoppt werden muß. Nun fließt das Blut der oberen Hohlvene in die rechte Lungenarterie. Meistens nimmt der Druck im oberen Hohlvenensystem zu. Er wird gemessen zur Beurteilung, ob die V. thoracica longitudinalis dextra ligiert werden soll oder nicht. Wir ligieren diese Vene nicht, wenn der Druck in der oberen Hohlvene 25 cm Wasser (2,5 kPa) überschreitet, liegt er unter diesem Wert, so muß sie ligiert werden. Kann die Ligatur nicht im gleichen Eingriff gemacht werden, so kann dies einige Tage später nach Eintreten einer hämodynamischen Stabilisierung durch die alte Thoraxinzision hindurch

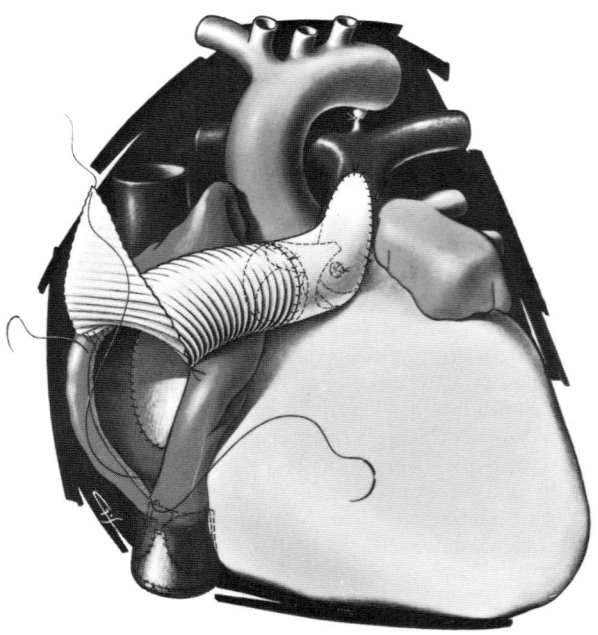

Abb. 121 Korrektur der Trikuspidalatresie nach Fontan: Anlegen eines Dacrontubus mit Klappenprothese zwischen dem rechten Vorhof und der Pulmonalarterie oder zwischen dem rechten Vorhof und der hypoplastischen rechten Kammer. Der Vorhofseptumdefekt wurde verschlossen (aus *Ch. Hahn, E. Hauf:* Chirurgia del Cuore. Piccin, Padova 1977).

nachgeholt werden. Dadurch sollten die hämodynamischen Verhältnisse optimal werden. Es darf nicht außer acht gelassen werden, daß die V. thoracica longitudinalis dextra der Ausgangspunkt eines Kollateralnetzes in Richtung untere Hohlvene werden kann.

Bei der Kombination der Trikuspidalatresie mit einer oft engen Pulmonalstenose wird eine *Blalock-Operation* oder eine andere Form der Anastomose in Erwägung gezogen, damit der Lungenkreislauf verbessert wird (s. Fallot-Tetralogie).

Die ideale und funktionell »totale« Korrektur besteht in einer Umleitung des Blutes der oberen und unteren Hohlvene in den pulmonalen Ausflußtrakt. Sie wurde von FONTAN u. Mitarb. (1978) entwickelt, machte aber im Laufe der Zeit mehrere Änderungen durch. Bei der ursprünglichen Technik ging eine Glenn-Operation voraus. Das Blut floß aus der oberen Hohlvene in die rechte Lungenarterie, die untere Hohlvene hingegen mündete in den rechten Vorhof, und das Blut entleerte sich durch einen Conduit mit einer inkorporierten Klappe in den rechten Ventrikel und dann in die pulmonale Ausflußbahn (oder direkt in die Pulmonalarterie). Gleichzeitig mußten eine Klappe an der Einmündungsstelle der unteren Hohlvene angebracht und der ASD und VSD verschlossen werden. Später zeigte es sich, daß die

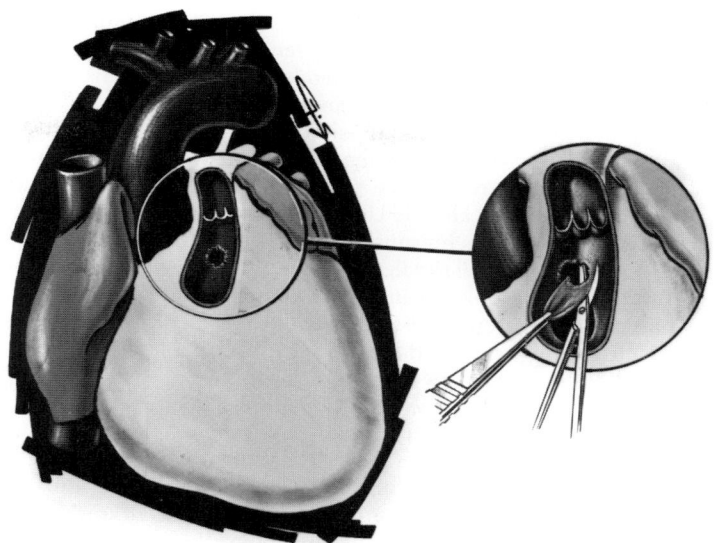

Abb. 122 Palliative Operation bei Trikuspidalatresie. Der restriktive Ventrikelseptumdefekt wird erweitert, wodurch der Lungendurchfluß verbessert wird.

vorangehende Glenn-Operation nicht unerläßlich war und daß auch Klappen an der Einmündung der V. cava inferior und im prothetischen Duktus nicht notwendig waren. So verbindet bei der heutigen Form der Fontan-Operation eine einfache Gefäßbrücke den rechten Vorhof mit dem hypoplastischen Ventrikel, dessen Kontraktionskraft ausgenützt werden kann. Die meistens gut funktionierenden Pulmonalklappen können dabei erhalten werden. Bei sehr ungünstigen Verhältnissen wie z. B. bei schlecht ausgebildeten Pulmonalklappen muß die distale Anastomose mit dem Truncus pulmonalis gemacht werden (Abb. 121).

Bei der Fontan-Operation wird der Thorax durch eine Längssternotomie eröffnet. Die Lage des Truncus pulmonalis rechts oder links der Aorta spielt technisch keine so große Rolle, erleichtert aber mehr oder weniger die Anbringung der künstlichen Gefäßbrücke. Nach klassischer Einlegung der Kanülen für den EKK wird der Patient soweit in Hypothermie versetzt, daß eine kälteinduzierte Kardioplegie erzielt wird. Das rechte Herzohr wird längs inzidiert und der meist zentral liegende und breite Atriumseptumdefekt durch direkte Naht oder mit einem Dacronpatch verschlossen. Der mangelhaft entwickelte rechte Ventrikel, der sich aber häufig größer als erwartet erweist, wird in der Längsrichtung eröffnet und der vorliegende Ventrikelseptumdefekt verschlossen. Ergibt die Überprüfung eine intakte Pulmonalklappe, so kann ein Kanal aus Dacron zwischen dem rechten Vorhof und rechtem Ventrikel eingesetzt werden. Oft jedoch ist der rechte Ventrikel so hypotroph, daß der Tubus über ihm und dem Truncus pulmonalis reitend fixiert werden muß. Für diesen Fall ist der mit einer Klappe versorgte Kanal vom Hancock-Typ am vorteilhaftesten, doch sind ohnehin die bis heute veröffentlichten Serien noch ungenügend, um sich ein genaues Urteil bilden zu können.

Da die Fontan-Operation mit einer nicht unbedeutenden Mortalität einhergeht und ebenfalls nur ein palliatives Verfahren ist und man zudem über die Zukunft der prothetischen Herzkanäle und die langfristige Funktion des rechten Vorhofs im unklaren ist, sollte zur Operation der Trikuspidalatresie ohne Transposition der großen Gefäße ein anderes Vorgehen angewendet werden. Dieser ebenfalls palliative Eingriff (Abb. 122) ermöglicht eine ausgeglichene Lungendurchblutung, vermeidet aber die unbekannten Faktoren dieser prothetischen Kanäle und die oft schwerwiegenden früheren oder späteren Risiken der Fontan-Operation. Dieser Eingriff besteht in einer Erweiterung der die Lungendurchblutung behindernden Strukturen, des Ventrikelseptumdefekts oder des subpulmonalen Infundibulums, um dadurch einen optimalen pulmonalen Kreislauf zu erzielen. Der Patient wird an den EKK angeschlossen, und nach kälteinduziertem Herzstillstand wird der kleine rechte Ventrikel eröffnet und der tiefliegende, meist von einem fibrösen Ring umgebene VSD festgestellt. Hierauf werden die vorderen $2/3$ dieses fibrösen Ringes reseziert, wodurch der VSD ganz wesentlich breiter wird. Nach Verschluß des rechten Ventrikels ist eine ausgezeichnete Blutzirkulation im kleinen Kreislauf gewährleistet. Die kurzfristigen Ergebnisse sind erfreulich, und wenn die Zukunft die klinische Besserung bestätigt, so dürfte wahrscheinlich dieses Verfahren für eine ausgewählte Patientengruppe angewendet werden.

Resultate

Nach den ersten Lebenswochen ist die Operationsmortalität der Blalock-Anastomose unbeträchtlich, bei der Glenn-Anastomose nach dem ersten Lebensjahr mit 5% ebenfalls gering. Größere Eingriffe wie die Fontan-Operation haben ein deutlich größeres Operationsrisiko.

Mit einer wesentlichen Zunahme der arteriellen Sättigung kann nach einer Anastomosenoperation gerechnet werden. Ein vorübergehendes Syndrom der oberen Hohlvene kann nach einer Glenn-Anastomose auftreten, die Thrombosierung der Verbindungsstelle ist aber eine seltene Komplikation. Nach 5–10 Jahren nimmt die günstige Wirkung der Glenn-Operation ab. Die Ursachen dieser spät auftretenden Verschlechterung liegen in der Bildung von venösen Kollateralen zwischen der oberen und unteren Hohlvene und in der Entstehung von pulmonalen arteriovenösen Fisteln. Aus diesen Gründen geben wir neuerdings der ebenfalls palliativen Methode der Erweiterung des subpulmonalen Ausflußtraktes den Vorzug (s. Technik). Mit der Fontan-Operation wird eine physiologisch »totale« Korrektur durchgeführt, da dadurch der Links-rechts-Shunt verschwindet. Die langfristige Prognose hängt vor allem von der Funktion des rechten Vorhofs ab, der die Rolle eines Ventrikels übernehmen muß. Vorhofarrhythmien werden deshalb besonders schlecht vertragen.

Dank der palliativen Operation überleben die meisten Kinder mit Trikuspidalatresie das erste Lebensjahr und erreichen ohne Schwierigkeiten das zweite oder dritte Jahrzehnt. Dann treten einerseits Probleme der Herzinsuffizienz auf, die in Zusammenhang mit einer Dysfunktion des linken Ventrikels stehen, andererseits aber machen sich trotz des palliativen Eingriffs Komplikationen der Anoxie bemerkbar. Die Patienten erreichen selten das 40. Lebensjahr. Bisher wurde noch nicht bewiesen, daß durch die Fontan-Operation die langfristige Prognose verbessert wird.

Aortenisthmusstenose (Koarktation der Aorta)

Die Aortenisthmusstenose (AIS) ist eine relativ häufige Anomalie und stellt ungefähr 5–7% aller kardiovaskulären Mißbildungen dar. Sie tritt bei Knaben zweimal häufiger auf als bei Mädchen.

Ätiologie

Die Ätiologie der Aortenisthmusstenose hat viele Hypothesen entstehen lassen, sie ist jedoch bis heute unklar. Es könnten hämodynamische Faktoren im fetalen Leben eine Rolle spielen, dies vor allem deshalb, weil sich die AIS fast immer in der unmittelbaren Nähe des Ductus arteriosus befindet.

Allgemein werden zwei Typen unterschieden, die *»infantile«* Form und die *»erwachsene«* Form. Beim infantilen Typ tritt schon bald nach der Geburt eine Herzinsuffizienz auf, da sehr häufig intrakardiale Anomalien und eine Hypoplasie des Aortenbogens damit verbunden sind. Der erwachsene Typ wird meistens erst beim älteren Kind anläßlich einer Routineuntersuchung diagnostiziert, weil er keine Symptome verursacht; die Aortenisthmusstenose ist dabei lokalisiert, und es liegt meist keine zusätzliche Hypoplasie des Aortenbogens vor.

Pathologische Anatomie

Die Aortenisthmusstenose ist eine lokalisierte Verengung in der unmittelbaren Nähe des Ductus arteriosus (oder des Lig. arteriosum) und stromabwärts der linken A. subclavia (Abb. **123 a u. b, 124**). Wenn sie gegenüber dem Ductus arteriosus liegt, nennt man sie *juxtaduktal:* diese Lage ist für die Erwachsenenform kennzeichnend. In anderen Fällen liegt sie unmittelbar über dem Duktus, auf Höhe des Isthmus (Isthmusstenose). Der Isthmus ist dasjenige Segment der Aorta, welches zwischen der A. subclavia und dem Duktus liegt. Diese *präduktale* Form ist fast immer mit einer gewissen Hypoplasie des Aortenbogens verbunden und für die infantile Koarktation charakteristisch. Die A. subclavia entspringt meist deutlich oberhalb der Stenose, kann aber auch in ihrer unmittelbaren Nähe oder sogar von der Stenose selbst abgehen. Die Einengung ist oft exzentrisch, besonders bei der juxtaduktalen Form, und zeigt einen vorspringenden Sporn, der aus der hinteren Gefäßwand, Richtung Ductus arteriosus, in die Aorta reicht.

Begleitanomalien. Die häufigste mit der Aortenisthmusstenose verbundene Mißbildung ist die aortale *Bikuspidie,* die man in 50% der Fälle antrifft. Bei der infantilen Form der AIS ist der Ductus arteriosus fast immer offen, und zusätzlich können noch andere intrakardiale Anomalien vorliegen: meistens handelt es sich um einen Ventrikelseptumdefekt, aber auch ein AV-Kanal, eine Transposition der großen Gefäße oder ein »Double outlet right ventricle« können vorkommen. Die Assoziation einer subendokardialen Fibroelastose mit einer Aortenisthmusstenose ist seltener als bei der extremen Aortenstenose.

Sekundäre Anomalien. Nach Ablauf von einigen Monaten beobachtet man die Entwicklung einer *poststenotischen Dilatation,* die beim älteren Kind beträchtlich werden kann. Die stromaufwärts von der Aortenisthmusstenose entspringenden Arterien, die Aa. subclaviae und die Karotiden, dilatieren sich ebenfalls im Laufe der Jahre.

Ein *arterielles Kollateralnetz* kann sich schon in den ersten Lebenswochen ausbilden, nimmt aber beim älteren Kind an Bedeutung zu. Den hauptsächlichsten Kollateralkreislauf bilden die Aa. mammariae (Aa. thoracicae) und die Aa. intercostales, die in die Aorta descendens unterhalb der Aortenisthmusstenose münden; andere Kollateralen überbrücken direkt den stenosierten Abschnitt.

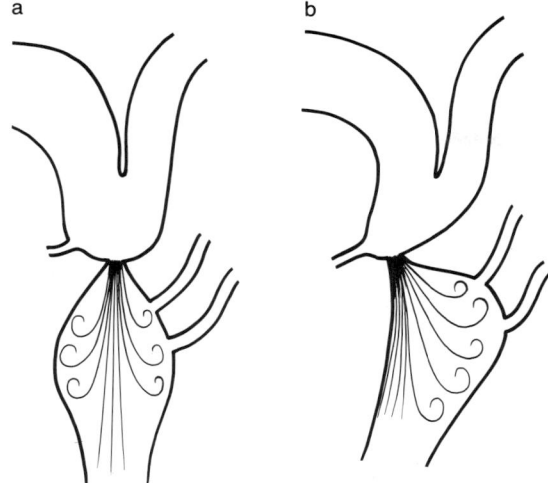

Abb. **123a** u. **b** Schematische Darstellung der Aortenisthmusstenose. **a** Konzentrische Einengung. **b** Exzentrische Einengung von hinten, welche öfter vorkommt.

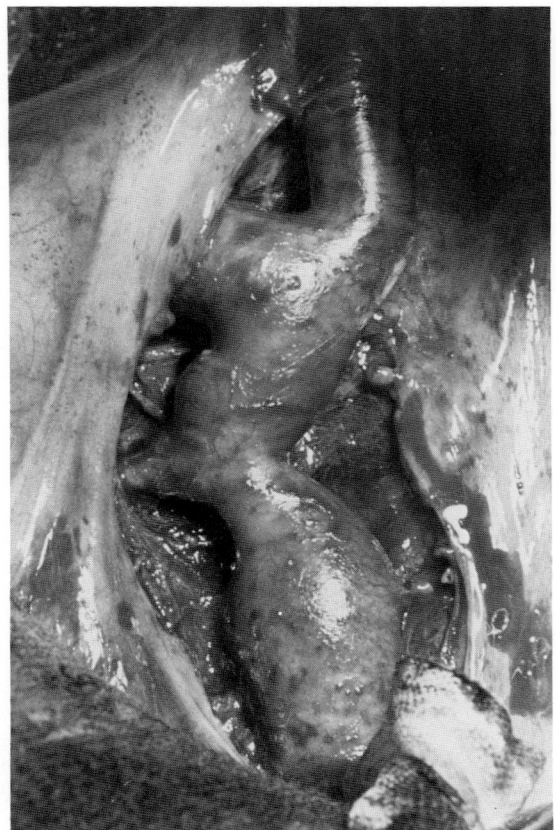

Abb. **124** Aortenisthmusstenose mit hochabgehender stark dilatierter Arteria subclavia sinistra.

Pathophysiologie

Die Aortenisthmusstenose wirkt sich auf den deszendierenden Anteil der Aorta als ein Hindernis aus. Der arterielle Blutdruck ist unterhalb der Stenose gedämpft und erniedrigt, oberhalb der Stenose aber, d. h. im Kopf und in den Armen, erhöht. Bei der infantilen Form bleibt der Ductus arteriosus offen: Da die AIS oberhalb von ihm liegt, erfolgt die Durchblutung der deszendierenden Aorta aus der Pulmonalarterie über den Duktus. Solange der Lungenwiderstand erhöht ist (und er ist dies oft infolge eines intrakardialen Links-rechts-Shunts), gewährleistet der rechte Ventrikel durch den Duktus (Rechts-links-Shunt) die Blutzufuhr zum unteren Körperteil. Dieser wird infolgedessen mit ungesättigtem Blut versorgt, so daß eine *Differentialzyanose* entsteht. Dieses klassische Zeichen ist jedoch selten offensichtlich. Die Sauerstoffsättigung in der Lungenarterie ist nämlich wegen des intrakardialen Links-rechts-Shunts oft hoch, so daß kein sichtbarer Unterschied bezüglich der Hautfarbe der oberen und unteren Körperpartien zustande kommt. Im Aortenisthmusstenosesyndrom (Stenose des infantilen Typs mit intrakardialer Mißbildung) erscheint die Herzinsuffizienz frühzeitig. Durch das Hindernis in der Ausflußbahn nimmt der Shunt (z. B. durch einen VSD) entsprechend zu: Es entwickelt sich fast immer eine pulmonale Hypertonie infolge hohen Zeitvolumens und Lungenstauung. Allerdings tritt die Lungengefäßerkrankung nicht besonders früh auf.

Symptome

Infantile Aortenisthmusstenose. Die Symptome treten frühzeitig auf, bereits in den ersten Lebenswochen. Die Gewichtszunahme ist unbefriedigend. Es entwickelt sich eine Herzinsuffizienz mit Tachypnoe, Tachykardie und Hepatomegalie. Die Differentialzyanose kommt nur selten zum Ausdruck. Der Puls an den unteren Extremitäten ist abgeschwächt oder fehlt. Dieses charakteristische Symptom kann man aber gelegentlich vermissen, wenn ein weiter Ductus arteriosus vorliegt, der eine gute Durchblutung der unteren Körperpartie ermöglicht. Die Auskultation ist unspezifisch und hängt besonders von den mit der AIS verbundenen Fehlbildungen ab. An den oberen Extremitäten kann ein hoher Blutdruck gemessen werden, aber dieser Befund fehlt beim Säugling oft.

Erwachsene Aortenisthmusstenose. Eine juxtaduktal lokalisierte AIS ohne andere zusätzliche Anomalien – entsprechend der Definition des Erwachsenentyps der AIS – kann beim Säugling in seltenen Fällen Zeichen einer Herzinsuffizienz hervorrufen. Meistens bleiben aber diese Kinder asymptomatisch. Die Mißbildung wird während einer Routineuntersuchung festgestellt. Pathognomonisch dafür ist eine Abschwächung oder das Fehlen der Pulse am Bein und am Fuß bei gleichzeitig gut tastbarem Puls und relativ hohem Blutdruckwert an den oberen Extremitäten. Wenn sich das Kollateralennetz stark entwickelt hat, kann aber der Puls an den unteren Extremitäten recht gut tastbar sein, erscheint jedoch deutlich verspätet gegenüber dem Puls an den oberen Extremitäten. Es ist deshalb wichtig, *gleichzeitig* die A. radialis und die A. femoralis abzutasten. Unerläßlich ist auch die Blutdruckmessung an den unteren und oberen Extremitäten. Bei der Aortenisthmusstenose sind die Blutdruckwerte der Beine natürlich niedriger als diejenigen der Arme.

Auskultatorisch ist bei bikuspidaler Aortenklappe ein systolischer Ejektionsklick hörbar. Die AIS ruft ein spätsystolisches Austreibungsgeräusch hervor, am besten im Rücken links paravertebral hörbar, das jedoch deutlich auch an der Herzbasis zu auskultieren ist. Das Geräusch kann sich sogar bis in die Diastole verlängern. Dieser Befund muß wahrscheinlich auf das Kollateralennetz zurückgeführt werden. Bei gleichzeitiger Aorteninsuffizienz tritt ein protodiastolisches Geräusch links parasternal auf. Gelegentlich sind dilatierte Kollateralarterien auf dem Brustkorb sichtbar.

Zusätzliche Befunde

Das **Elektrokardiogramm** zeigt Unterschiede zwischen der infantilen und der erwachsenen Form. Im infantilen Typ erkennt man eine rechtsventrikuläre Hypertrophie, verursacht durch die fortbestehende fetale pulmonale Hypertonie. In der erwachsenen Form dagegen erscheint eine Linkshypertrophie, dies als Folge der Systemhypertonie und des Hindernisses in der Aorta. Ist die Aorta nur wenig verengt, kann das EKG unauffällig sein.

Im **Röntgenthoraxbild** zeigt sich bei der infantilen Form immer eine bedeutende Kardiomegalie. Je nach der Art der sie begleitenden Anomalien finden wir die rechten oder dann die linken Herzkammern dilatiert. Bei Links-rechts-Shunt erscheinen auf den Lungenfeldern neben der Hypervaskularisation die Zeichen der venösen Stauung.

Beim erwachsenen Typ ist die Kardiomegalie weniger ausgeprägt und kann sogar bei geringer Verengung fehlen. Eine Hypertrophie des linken Ventrikels ist jedoch erkennbar. Am Aortenbogen ist oft im obersten Bereich der deszendierenden Aorta eine Eindellung sichtbar, welche der Isthmusstenose entspricht (Abb. 125). Als klassisch werden Erosionen des unteren Rippenrandes beschrieben (*Rippeninzisuren*), die durch die großen Interkostalgefäße verursacht werden (Abb. 126). Beim Kind werden sie jedoch selten festgestellt.

Herzkatheterismus und Angiokardiographie. Es ist fast immer möglich, einen Katheter stromaufwärts von der A. femoralis aus durch die Isthmusstenose vorzuschieben, so daß der systolische Druckgradient gemessen werden kann. Unterhalb der Stenose ist der Blutdruck gedämpft (kleine Pulsamplitude), oberhalb davon stellt man einen hohen systolischen Druck fest (Abb. 127).

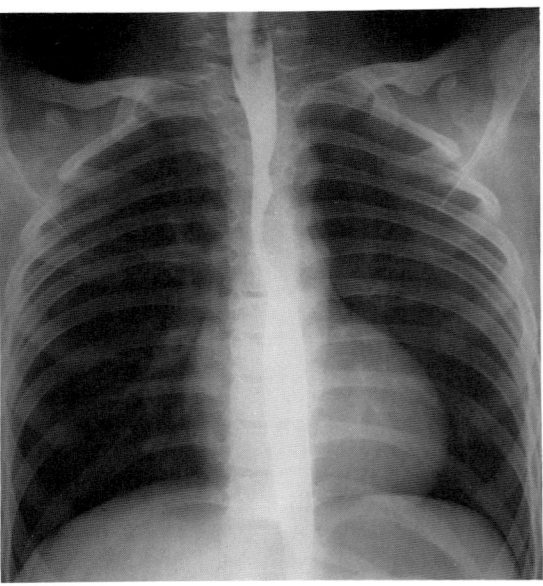

Abb. **125** Thoraxröntgenbild bei Aortenisthmusstenose. Doppelter Aortenknopf (Liansches Zeichen). E-förmige Eindellung im Ösophagogramm.

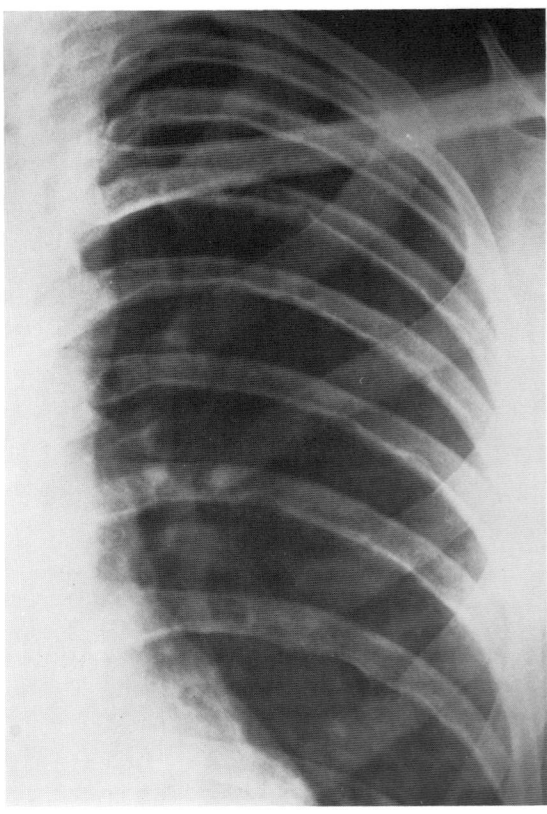

Abb. **126** Typische Rippenusuren bei Isthmusstenose.

Angeborene Herzfehler 5.105

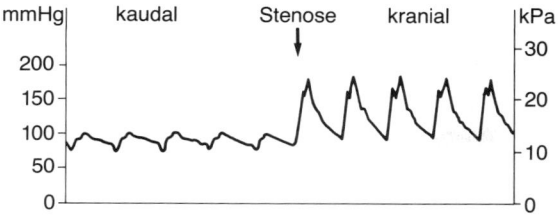

Abb. 127 Druckdifferenz zwischen prä- und poststenotischen Abschnitten bei Isthmusstenose.

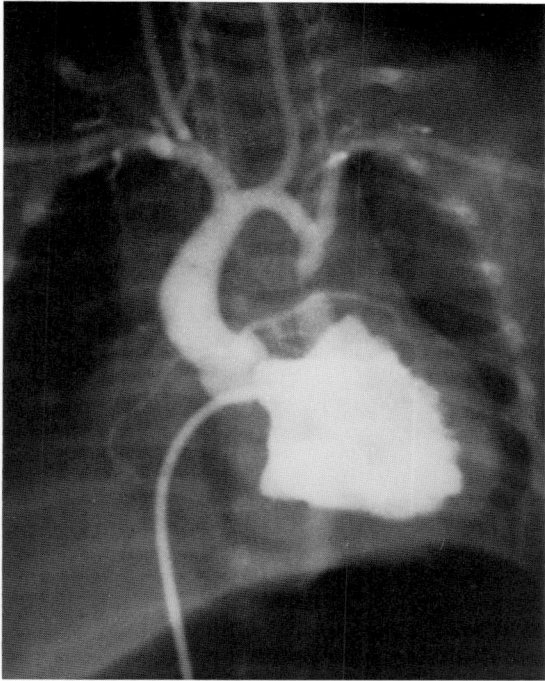

Abb. 129 Linksventrikuläre Angiographie bei einem dreiwöchigen Säugling mit Aortenisthmusstenose vom infantilen Typ. Man beachte den hypoplastischen Aortenbogen.

Bei der infantilen Form werden durch den Katheterismus die mitbestehenden Anomalien und deren Schweregrad eingeschätzt. Fast immer findet man eine beträchtliche pulmonale Hypertonie. Oft gleitet der Katheter durch den offenen Ductus arteriosus von dem Truncus pulmonalis in die Aorta descendens.

Die *Angiographie* wird vorzugsweise in der Aorta ascendens, in linksanteriorer Schräglage durchgeführt. So kann man am besten die Isthmusstenose, die Kollateralen und eine eventuelle gleichzeitige Mißbildung der Aortenklappe darstellen (Abb. 128). Bei der infantilen Form der Aortenisthmusstenose kann auch Kontrastmittel in den linken Ventrikel eingespritzt werden (Katheter durch das Foramen ovale). Dadurch wird die AIS auf der a.-p. oder Seitenaufnahme gut sichtbar (Abb. 129), so daß man auf einen arteriellen Katheterismus verzichten kann.

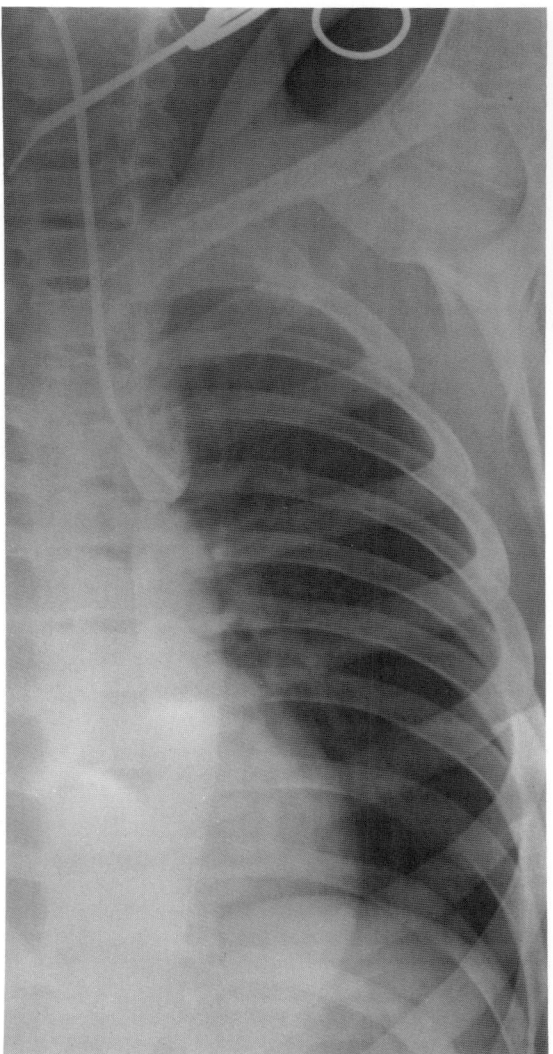

Abb. 128 Aortographie bei Isthmusstenose vom Erwachsenen-Typ.

Differentialdiagnose

Eine *Unterbrechung des Aortenbogens* läßt sich von einer engen Isthmusstenose lediglich durch einen oft besonders dramatischen Verlauf unterscheiden. Eine solche Unterbrechung kann sich unterhalb der linken A. subclavia (an derselben Stelle wie die Isthmusstenose) oder zwischen der linken Karotis und der A. subclavia befinden. In

diesem Fall fehlt der Puls am linken Arm. Ausnahmsweise kann der Aortenbogen auch zwischen den beiden Kopfarterien unterbrochen sein.
Ein Aortenisthmusstenosesyndrom mit schwerer Dekompensation in den ersten Lebenstagen muß von einer Hypoplasie des linken Herzens unterschieden werden. Bei dieser Fehlbildung ist der Puls an den vier Extremitäten abgeschwächt, und es entwickelt sich sehr rasch ein kardiogener Schock.

Verlauf und Komplikationen

Vor der Ära der Herzchirurgie war die Prognose der infantilen Aortenisthmusstenose sehr schlecht. Ungefähr zwei Drittel der Kinder starben im ersten Lebensjahr.
Bei der erwachsenen Form entwickeln sich die arterielle Hypertonie (im oberen Körperteil) sowie deren Begleiterscheinungen. Wegen ihrer gelegentlichen Verbindung mit Aneurysmen im Bereich des Circulus arteriosus cerebri kommen Gehirnblutungen als klinische Komplikationen vor. Eine Endarteriitis des stenosierten Anteils ist nicht außergewöhnlich. Beim Erwachsenen können Verkalkungen der Isthmusstenose entstehen, ebenso Aneurysmen der Aorta oder der Interkostalgefäße.

Therapie

Indikation zur Operation

Jede Aortenisthmusstenose muß operiert werden. Bei gut ertragenem Erwachsenentyp wird man diesen Eingriff ins 4. bis 6. Lebensjahr verschieben. Länger zuzuwarten ist nicht notwendig, da man zu diesem Zeitpunkt ein harmonisches Wachstum der Anastomose mit der Aorta erwarten kann.
Bei der infantilen Aortenisthmusstenose muß schon in den ersten Lebensmonaten, eventuell Lebenswochen, eine Resektion ausgeführt werden. Vorher benötigt jedes AIS-Syndrom eine intensive medikamentöse Behandlung. Bei ungenügendem Erfolg wird die chirurgische Korrektur der Isthmusstenose mit gleichzeitigem Verschluß des Ductus arteriosus durchgeführt. Die Korrektur der gleichzeitig bestehenden Anomalien kann gewöhnlich auf später verschoben werden, weil dieselben nach Resektion der Stenose besser ertragen werden.

Operationstechnik

Sie hängt davon ab, ob Kollateralarterien vorhanden sind oder nicht. Das Ausmaß dieses Kollateralnetzes kann präoperativ eingeschätzt werden. Meistens kann man aber erst während der Operation, nach Eröffnung des Brustkorbes, feststellen, ob der Patient über einen genügenden Kollateralkreislauf verfügt, um eine Aortenabklemmung ohne Rückenmarksschaden ertragen zu können. Wenn die Ausdehnung des Kollateralnetzes nicht mit Sicherheit abgeschätzt werden kann, müssen medulläre Schutzmaßnahmen getroffen werden. Es stehen zwei Methoden zur Wahl: eine mäßige Hypothermie, indem man eisgekühlte physiologische Kochsalzlösung in den Brusthohlraum gibt; eine Maßnahme, die entweder vor der Thoraxeröffnung – dies wird meistens bei den ganz kleinen Kindern praktiziert – oder während der Operation durchgeführt werden kann. Die zweite Möglichkeit besteht in der Anlegung eines partiellen femorofemoralen extrakorporalen Kreislaufs, der den besten Schutz gegen eine Ischämie der unteren Körperhälfte, speziell des Rückenmarkes, bietet.
Vom technischen Gesichtspunkt aus wird eine linke posterolaterale Thorakotomie im 4. ICR durchgeführt. Beim Durchgang durch die Muskelschichten werden gewöhnlich große Kollateralen durchtrennt, die man ligieren muß, um sekundären Blutungen vorzubeugen. Nach Eröffnung des Thorax wird die Lunge nach vorn gedrängt und die Pleura mediastinalis von der A. subclavia bis zum poststenotischen Segment der Aorta descendens inzidiert. Die V. thoracica longitudinalis sinistra wird zwischen zwei Ligaturen duchtrennt. Die Gefäße werden freipräpariert; man beginnt mit der A. subclavia, die abgegrenzt und mit Haltefäden umschlungen wird. Durch ein Ziehen an diesen Haltefäden kann der Aortenbogen freipräpariert und angeschlungen werden; weiter werden nacheinander die verschiedenen Aortaabschnitte dargestellt, das suprastenotische und das infrastenotische Segment, und das Lig. arteriosum. Diese Abschnitte werden sofort umschlungen, um die spätere Präparierung zu erleichtern (Abb. 130). Die heikelste Operationsphase besteht in der Darstellung der Interkostalarterien, die meistens dilatiert sind und wegen ihrer zarten Wand eine hohe Rupturgefahr aufweisen, auch bei vorsichtigster Technik. Da eine Blutung immer möglich ist, müssen alle Abschnitte der Aorta unter Kontrolle gebracht werden. Es gibt keine Regel über die Anzahl solcher Arterien, die durchtrennt werden müssen. Um so seltener wie möglich Gefäßtransplantate ausführen zu müssen, ist es wichtig, das infrastenotische Segment möglichst in großer Länge freizupräparieren. Dadurch wird eine genügende Beweglichkeit der Aorta erzielt, so daß eine direkte Naht durchgeführt werden kann. Wenn schließlich alle Segmente dargestellt und alle Interkostalarterien durchtrennt worden sind, senkt man mit einem gangioplegischen Medikament den Blutdruck bis auf einen systolischen Wert von 100 mmHg (13,3 kPa). Dann wird die proximale atraumatische Klemme rittlings über die A. subclavia und den Aortenbogen gelegt und distal der untere Abschnitt des präparierten poststenotischen Aortensegments abgeklemmt. Die Aortenisthmusstenose wird vollständig reseziert. Es muß prinzipiell der ganze Aortenisthmus exzidiert werden, im besonderen bei den sehr kleinen Kindern. Eine unvollständige Resektion würde fast unvermeidlich zu einer sekundären Verengung führen, die wiederum operiert werden müßte. Da die Aorta beim Kleinkind

Angeborene Herzfehler 5.107

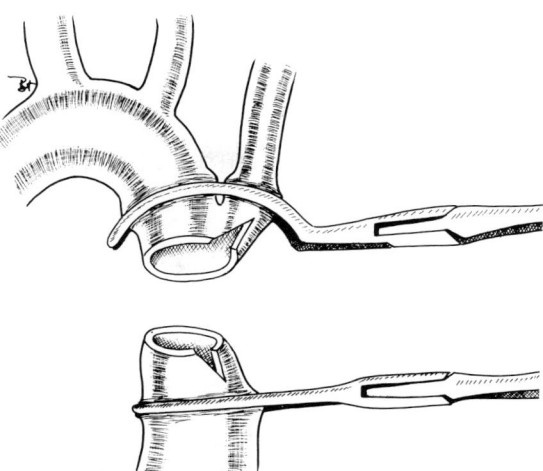

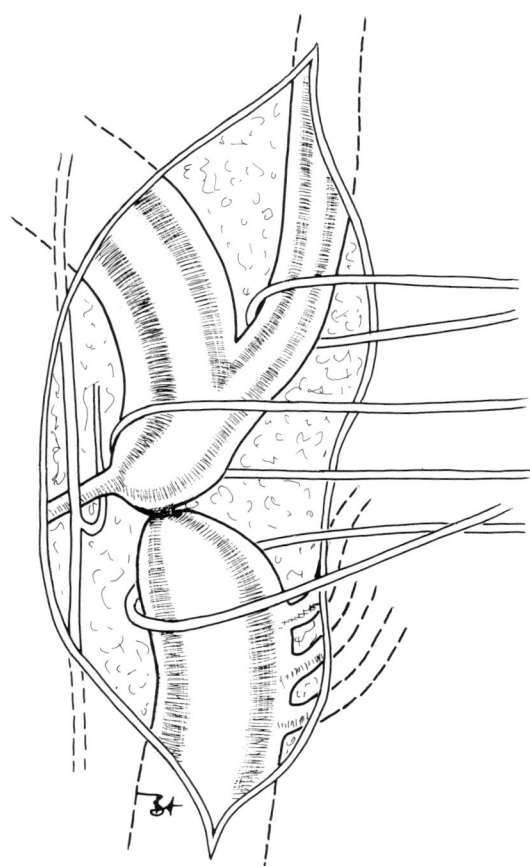

Abb. 130 Schema des chirurgischen Vorgehens bei Aortenisthmusstenose. Die Aorta proximal und distal der Koarktation sowie die Arteria subclavia sinistra werden freigelegt. Diese Gefäße werden angeschlungen. Anschließend werden die Interkostalarterien unterbunden (aus *Ch. Hahn:* Chirurgie du Cœur. Progrès en Cardiologie, Vol. 3. Karger, Basel 1962).

Abb. 131 Chirurgische Technik bei Aortenisthmusstenose. Um eine möglichst weite Anastomose zu erreichen, wird der Fuß der Arteria subclavia keilförmig eingeschnitten. Wenn nötig, wird eine solche Inzision auch im distalen Abschnitt der Aorta descendens angebracht (aus *Ch. Hahn:* Chirurgie du Cœur. Progrès en Cardiologie, Vol. 3. Karger, Basel 1962).

gut mobilisiert werden kann, ist es vorteilhafter, den Isthmus im ganzen zu resezieren. Dadurch kann ein zweiter Eingriff vermieden werden.
Nach der *Technik von Brom* wird auf Kosten der A. subclavia im superioren Anteil eine Gegeninzision ausgeführt. Dieselbe vergrößert die Anastomosenfläche und hinterläßt nach beendeter Naht eine harmonische Krümmung der Aorta (Abb. 131). Ein sehr nützliches Instrument, das wir systematisch anwenden, ist der »Klemmenannäherer« von Brom (Abb. 132). Er sichert dem Operationsfeld eine gute Stabilität, so daß die Naht, ob mit Einzelnähten oder fortlaufend, ruhig und sicher realisiert werden kann. Beim Kleinkind muß mindestens ein Teil der Naht aus Einzelnähten bestehen; dadurch kann die Anastomose mit dem Kind wachsen.
In bestimmten Fällen, besonders bei langer Isthmusstenose, erweist sich eine direkte Annäherung als unmöglich. In dieser Situation muß zwischen den beiden Aortenstümpfen ein prothetisches Transplantat – meistens durch eine fortlaufende Naht – fixiert werden.

Ergebnisse

Nach dem ersten Lebensjahr soll die Resektion der Aortenisthmusstenose ohne jegliche Operationsmortalität einhergehen. Obschon das Risiko beim Säugling vor einigen Jahren noch ziemlich groß war, ist es jetzt wesentlich geringer, nämlich unter 10%. Von unseren letzten 12 operierten Neugeborenen und Säuglingen starb keiner. Die Ergebnisse sind im allgemeinen ausgezeichnet. Es besteht kein Blutdruckunterschied mehr zwischen oberen und unteren Extremitäten. Wenn aber die Operation schon in den ersten Lebensmonaten ausgeführt werden muß, ist in 10–20% der Fälle einige Monate oder Jahre nach dem ersten Eingriff das Risiko der *Restenosierung* vorhanden. Für diese Fälle muß ein zweiter Eingriff ein paar Jahre später in Betracht gezogen werden.
In der unmittelbar postoperativen Phase erscheint oft eine Systemhypertonie, die man paradox nennt. Sie hängt mit der Anpassung der Barorezeptoren an die AIS zusammen. Vor kurzem wurde diesbezüglich nach Korrektur der AIS eine sehr starke Erhöhung des Noradrenalinblutspiegels nachgewiesen, die mehrere Monate andauern kann.
Eine schwere, glücklicherweise selten auftretende Operationskomplikation ist die Nekrose der Aa. mesentericae, welche einen Infarkt im Bereich der Darmschlingen verursachen kann. Obwohl dieses dramatische Krankheitsbild selten auftritt,

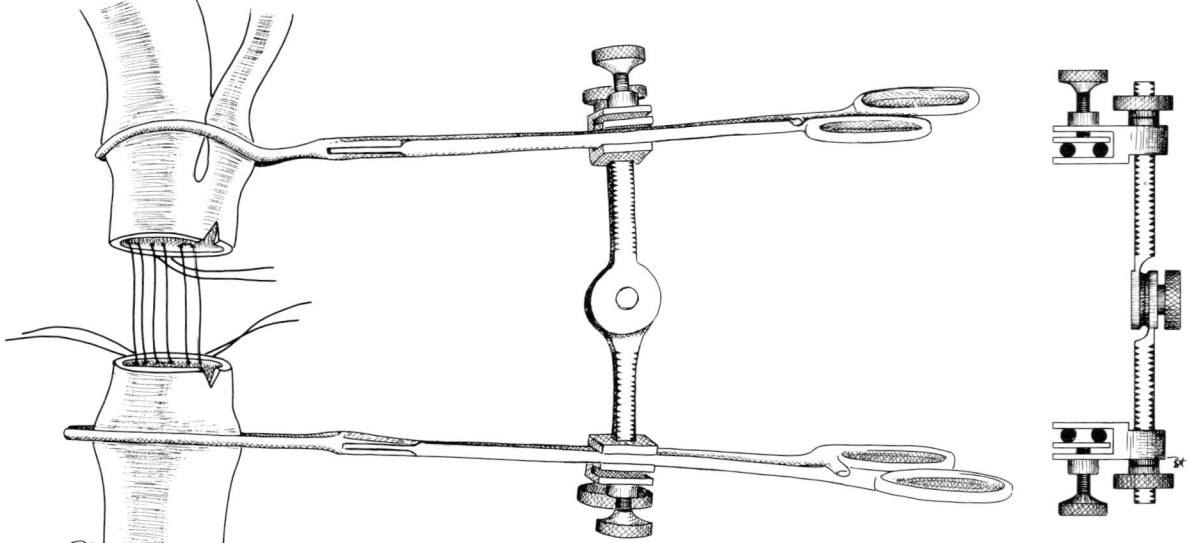

Abb. 132 Chirurgische Technik bei Aortenisthmusstenose. Die drei ersten Nähte werden angebracht und danach die beiden Klemmen in den »Klemmennäherer« eingesetzt (aus *Ch. Hahn:* Chirurgie du Cœur. Progrès en Cardiologie, Vol. 3. Karger, Basel 1962).

erscheinen ziemlich oft nach der Operation Bauchschmerzen. Beim Auftreten dieser Symptome müssen Hypotensoren verabreicht werden, wodurch die Mesenterialnekrose verhindert werden kann. Trotz des im allgemeinen ausgezeichneten Operationsergebnisses wurde anhand einer Studie über den langfristigen Verlauf der AIS-Patienten nach Resektion eine erhöhte, kreislaufbedingte Mortalität nachgewiesen. Die Ursachen dafür sind eine Aorten- oder Mitralklappeninsuffizienz oder zerebrovaskuläre Komplikationen.

Auch wenn keine Reststenose übrigbleibt, besteht bei 25% der operierten Patienten weiterhin eine arterielle Hypertonie. Bei Patienten, die jung operiert wurden, normalisiert sich der Blutdruck meistens, eine Tatsache, die für einen frühzeitigen Eingriff (zwischen 4 und 6 Jahren) spricht.

Stenosen der linksventrikulären Ausflußbahn

Die Stenosen der linksventrikulären Ausflußbahn können auf drei Ebenen auftreten (Abb. 133). Meistens handelt es sich um valvuläre, seltener um subvalvuläre oder supravalvuläre Stenosen. 7% der Kinder mit angeborener Kardiopathie leiden an Stenosen der linksventrikulären Ausflußbahn.

Ätiologie

Ätiologisch sind diese Mißbildungen fast immer angeboren. Die rheumatische valvuläre Aortenstenose kommt beim Kind nur ganz ausnahmsweise

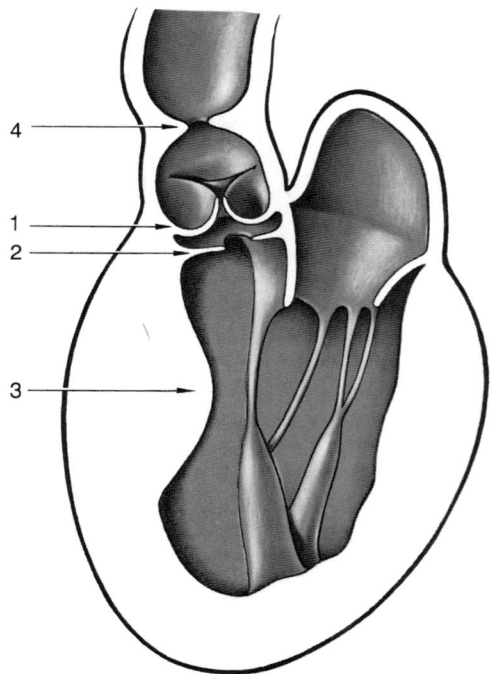

Abb. 133 Schematische Darstellung der verschiedenen Stenosen der linksventrikulären Ausflußbahn. 1 = Valvuläre Aortenstenose, 2 = subvalvuläres Diaphragma, 3 = muskuläre subvalvuläre Aortenstenose bei hypertropher Kardiomyopathie, 4 = supravalvuläre Aortenstenose (aus *Ch. Hahn, E. Hauf:* Chirurgia del Cuore. Piccin, Padova 1977).

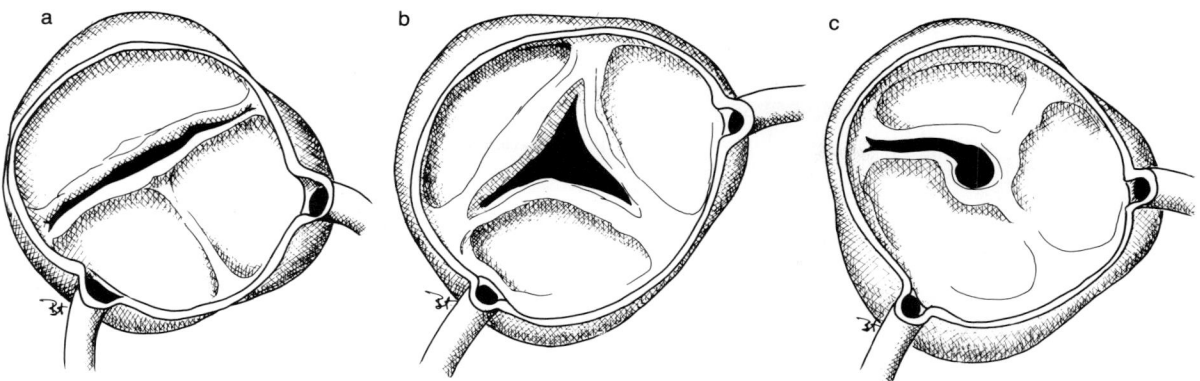

Abb. 134 a–c Kongenitale valvuläre Aortenstenose. a Bikuspidale Aortenklappe. b Trikuspidale Aortenklappe mit Verschmelzung der Kommissuren. c Monokuspidale Aortenklappe.

vor. Die subvalvuläre, fibröse oder fibromuskuläre Stenose ist stets angeboren. Hingegen kann die muskuläre Stenose durch eine obstruktive Kardiomyopathie entstehen. Sie wird in diesem Kapitel nicht behandelt.

Pathologische Anatomie

Bei **valvulärer Aortenstenose** handelt es sich meistens um eine bikuspidale Klappe. Sie kann jedoch auch dreisegelig sein, wobei die Kommissuren teilweise miteinander verschmolzen sind und die drei Segel unterschiedliche Größen aufweisen. Letztlich gibt es auch monokuspidale Aortenklappen, mit einer einzigen Kommissur und einer exzentrischen Öffnung (Abb. 134 a–c). Bei dieser letzten Form besteht die Stenose seit der Geburt.

Bei einer bikuspidalen Klappe kann anfänglich eine Obstruktion noch fehlen, und die Stenosierung tritt nur allmählich auf. Der hämodynamische Streß, der sich auf die abnorme Klappe auswirkt, führt zu einer progressiven fibrösen Verdickung. Beim Erwachsenen neigen die Klappen zur Verkalkung. An der Aorta ascendens entsteht eine poststenotische Dilatation, und langsam entwickelt sich eine linksventrikuläre Hypertrophie.

Die häufigste Form der **subaortalen Stenosen** zeigt ein fibröses Diaphragma, welches unmittelbar unter der Klappe liegt, in der Fortsetzung des septalen Mitralsegels. Seltener besteht ein kurzer fibromuskulärer Tunnel; beide Formen können übrigens miteinander verbunden sein.

Die **supravalvuläre Aortenstenose** kommt nicht selten in Kombination mit einem Syndrom vor, das gekennzeichnet ist durch ein auffälliges Gesicht (Elfin-face), geistige Retardierung und Hyperkalzämie in der perinatalen Periode.

Pathophysiologie

Pathophysiologisch bedeuten alle diese Stenosen ein Hindernis im Bereich der linksventrikulären Ausflußbahn. Der Grad der Obstruktion ist von Fall zu Fall unterschiedlich, je nach Durchmesser der verengten Öffnung. Infolge der Klappenveränderungen, die zunächst ein fibröses, dann ein verkalktes Stadium aufweisen, kann sich diese Obstruktion progressiv entwickeln, nicht zuletzt auch dadurch, daß der Durchmesser der Stenose konstant bleibt, aber das Herzzeitvolumen beim wachsenden Kind zunimmt. Der linke Ventrikel wird somit *druckbelastet,* darauf folgt eine Wandhypertrophie.

Symptome

Bei geringer Stenose bleibt das Kind asymptomatisch. Wenn die Verengung bedeutend ist, kommt es zu Dyspnoe und Ermüdung bei Belastung. Bei hochgradiger Verengung treten *Synkopen* und Angina pectoris auf. Letzere ist beim Kind jedoch selten.

Das Alter, in welchem die Symptome auftreten, hängt im wesentlichen vom Durchmesser der Stenose ab: Bei extremer Einengung sind schon unmittelbar nach der Geburt oder beim Säugling die Zeichen der kongestiven Herzinsuffizienz erkennbar. Dieselbe tritt beim älteren Kind nur ganz ausnahmsweise auf. Meistens bleiben die Kinder mehrere Jahre symptomfrei. Die Feststellung eines Herzgeräusches anläßlich einer Routineuntersuchung führt sie dann zum Kardiologen.

Im klinischen Status fehlen fast immer Anhaltspunkte für eine Herzinsuffizienz, ausgenommen in schweren Fällen. Die periphere Pulsamplitude ist beim Kind oft unauffällig. Der beim Erwachsenen so charakteristisch abgeschwächte »kleine Puls« (Pulsus parvus) kommt selten vor.

Auskultatorisch hört man ein systolisches Crescendo-decrescendo-, an der Basis ziemlich rauhes *Austreibungsgeräusch,* das in den Hals und in die Karotiden fortgeleitet wird. Oft wird über den Karotiden und suprasternal ein Schwirren getastet. Im Karotissphygmogramm sind eine Verspätung des aszendierenden Kurvenanteils und hahnen-

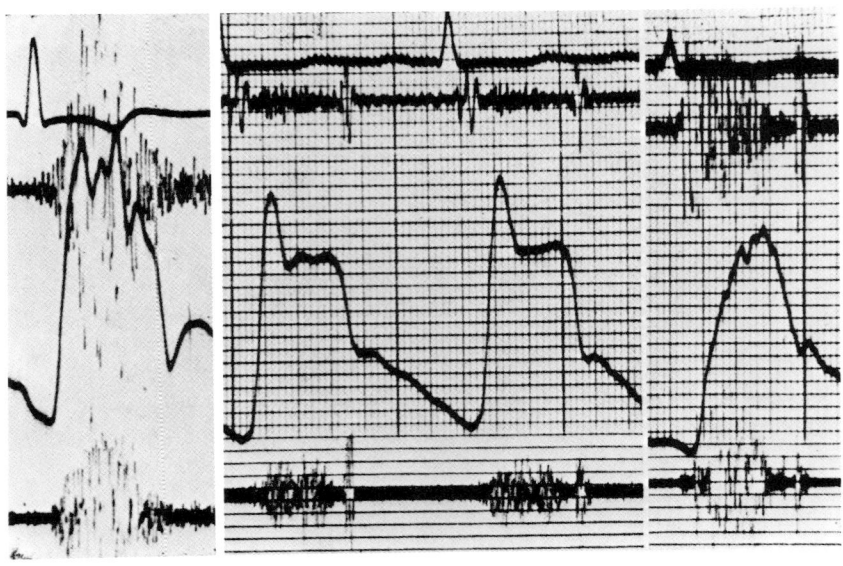

Abb. 135 Phonokardiogramm und Karotissphygmogramm bei verschiedenen Typen der linksventrikulären Ausflußbahnstenose. Links: supravalvuläre Aortenstenose, Mitte: muskuläre subvalvuläre Stenose (hypertrophe Kardiomyopathie) und rechts: subvalvuläres Diaphragma (aus *Ch. Hahn, E. Hauf:* Chirurgia del Cuore. Piccin, Padova 1977).

kammähnliche Kerben zu erkennen (Abb. 135). Bei valvulärer Stenose auskultiert man unmittelbar nach dem 1. Herzton einen *Ejektionsklick;* dieser fehlt bei der subaortalen Stenose. Der aortale Anteil des 2. Herztones kann abgeschwächt sein; die paradoxe Spaltung des zweiten Herztones wird selten auskultiert.

Zusätzliche Befunde

Das **Elektrokardiogramm** ist wertvoll, da es eine Einschätzung des Schweregrades der Stenose ermöglicht. Bei geringer oder leichter Stenose ist das EKG unauffällig; bei mittelgradiger Einengung erscheinen die Zeichen der linksventrikulären Hypertrophie. Bei schwerer Stenose treten zusätzliche Zeichen der Linksbelastung auf, mit T-Inversionen in V_5 und V_6 (Abb. 136).

Im **Röntgenbild** finden wir nur bei sehr schweren Fällen eine Kardiomegalie. Der linke Herzrand ist ein wenig abgerundet, und auf der seitlichen Aufnahme erkennt man die Ausweitung des linken Ventrikels nach hinten. Die Dilatation der Aorta ascendens kommt, wenn sie beträchtlich ist, am rechten Herzrand zur Darstellung.

Durch das **Echokardiogramm** ist die Klappenstenose selbst nicht nachweisbar, aber das Ausmaß der linksventrikulären Hypertrophie erlaubt eine zuverlässige Einschätzung des Schweregrades der Stenose. Bei genügender Erfahrung kann eine subvalvuläre, tunnelförmige Stenose mittels einer Verschiebung des Echostrahles von der Mitral- zur Aortenklappe (Sweep) objektiviert werden. Bei jeder subaortalen Stenose beobachtet man einen frühzeitigen partiellen Verschluß der Aortenklappen.

Herzkatheterismus und Angiokardiographie. Der Katheterismus der rechten Herzkammern zeigt

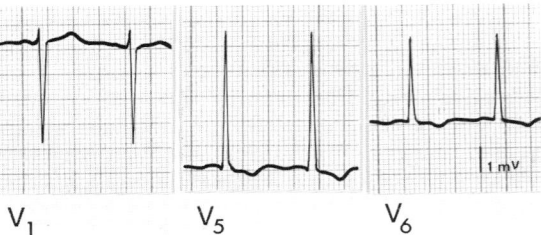

Abb. 136 Elektrokardiogramm bei hochgradiger valvulärer Aorten-Stenose. Sehr hohe R-Zacken in V_5 und V_6, negatives T in V_5 und V_6 als Zeichen einer linksventrikulären Überlastung.

normale Druckwerte, außer in den sehr schweren Fällen, wo das Versagen des linken Ventrikels eine Erhöhung des linksatrialen und des pulmonalarteriellen Drucks zur Folge hat.

Meistens ist es möglich, den arteriellen Katheter retrograd durch die stenosierte Öffnung in den linken Ventrikel vorzuschieben. Dieses Verfahren gelingt ohne weiteres bei subaortaler Verengung, ist aber bei valvulärer Stenose oft sehr schwierig. Das Gelingen ist aber von großer Wichtigkeit, weil man dadurch den linksventrikulären Druck und den systolischen Druckgradienten ausmessen kann. Letzterer hängt vom Schweregrad der Verengung ab. Er beträgt in den leichtesten Fällen einige Millimeter, aber 100 mmHg (13,3 kPa) und darüber bei schwersten Formen.

Die linksventrikuläre *Angiographie* stellt die subaortalen Stenosen dar. Die valvulären Aortenstenosen sind durch eine Injektion in die Aorta ascendens besser zu erkennen: Die Anzahl der Klappensegel und die Deformation der Klappe werden dadurch offensichtlich. Ein nicht opaker, während der Systole aus dem linken Ventrikel strömender Blutstrahl zeigt die Lokalisation der oft exzentrischen Öffnung und erlaubt gleichzeitig eine grobe Einschätzung des Ausmaßes der Verengung.

Verlauf und Komplikationen

Obwohl manche leichte Aortenstenose im Kindesalter kein Problem darstellt, verläuft diese Mißbildung oft progredient. Während das Herzzeitvolumen des wachsenden Kindes zunimmt, wird der Durchmesser der Stenose kaum größer. Dies trifft für die subvalvulären und valvulären Stenosen zu. Bei wiederholtem Herzkatheterismus stellt man meistens eine Zunahme des Gradienten fest. Die Symptome können in jedem Alter auftreten. Die meistgefürchtete Komplikation ist der plötzliche Tod, der am häufigsten nach einer Belastung eintritt. Als Komplikation der Aortenstenose kann auch eine infektiöse Endokarditis auftreten.

Therapie

Indikation zur Operation

Im Kindesalter besteht der chirurgische Eingriff in einer palliativen *Klappensprengung*. Die Indikation ist gegeben beim Auftreten einer Herzinsuffizienz beim Säugling, beim Auftreten von Synkopen oder Belastungsdyspnoe beim Kind. Manchmal muß eine Operation bei symptomfreien Kindern vorgenommen werden, nämlich dann, wenn im EKG Zeichen einer *Linksüberlastung* (negative T-Zacken in V_5 und V_6) erscheinen. Als dritte Operationsindikation gilt ein Druckgradient von über 50 mmHg (6,7 kPa). Sowohl bei Linksüberlastung als auch bei wesentlichem Druckgradienten muß der plötzliche Tod selbst bei symptomfreien Kindern befürchtet werden.

Für die subvalvulären und supravalvulären Stenosen gelten die gleichen Richtlinien für die Operationsindikation. Nur bei einfacher subvalvulärer Membran ist man in der Indikationsstellung großzügiger, da mit einer totalen Genesung gerechnet werden kann und das Risiko einer postoperativen Aorteninsuffizienz relativ gering ist.

Operationstechnik

Sie hängt vom Typ der Aortenstenose ab. Bei allen Formen führt man jedoch die gleiche Inzision durch, eine Längssternotomie. Die Kanülen werden wie gewöhnlich angelegt: in die beiden Hohlvenen und, je nach Vorliebe des Chirurgen, in die aszendierende Aorta oder in die A. femoralis. Wie für die meisten EKK haben wir die Gewohnheit, die Patienten bis auf 27 °C abzukühlen, eine Temperatur, die das Herz stillegt und eine ruhige Arbeit ermöglicht. Da die verschiedenen Aortenstenosen keine sehr lange Abklemmung der Aorta erfordern und dazu meistens bei Kindern vorkommen, deren Herz noch in gutem Zustand ist, erweist sich die Anwendung einer chemischen Kardioplegie als überflüssig. Ganz anders ist die Situation bei Erwachsenen mit verkalkten Stenosen der Aortenklappe, mit Aorteninsuffizienz oder Aortenvitien, die bereits mit einem beträchtlichen Myokardschaden einhergehen.

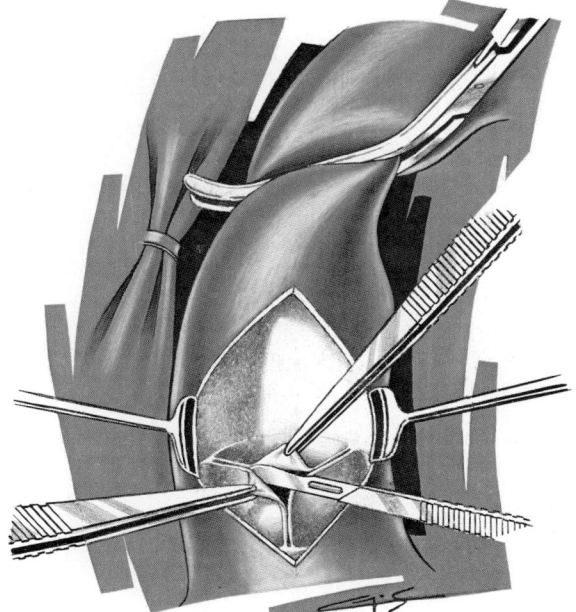

Abb. **137** Technik der Kommissurotomie bei valvulärer Aortenstenose.

Nach Stillegung des Herzens und Abklemmung der Aorta führt man bei den valvulären und subvalvulären Aortenstenosen eine schräge Aortotomie durch. Bei der angeborenen Aortenstenose versucht man, wenn immer möglich, die Klappe zu bewahren und den prothetischen Klappenersatz zu vermeiden: Nach unserer Erfahrung eröffnet man vorzugsweise nicht mehr als zwei Kommissuren, auch bei trikuspidaler Klappe (Abb. **137**), um der möglichen Aorteninsuffizienz vorzubeugen, die ihrerseits dann einen prothetischen Klappenersatz benötigen könnte. Erscheint jedoch die Klappe zu stark verändert und fibrosiert und ist wegen der eingeschränkten Klappenbeweglichkeit von einer auch breiten Sprengung keine Besserung zu erwarten, dann muß natürlich ein prothetischer *Klappenersatz* in Betracht gezogen werden. Im Zeitpunkt der Abfassung dieses Buches sind wir immer noch der festen Überzeugung, daß die mechanischen Klappen von Starr oder Björk wegen ihrer Strapazierfähigkeit anderen vorzuziehen sind. Heute weiß man, daß bei den kleinen biologischen Klappen bedeutende Gradienten zustande kommen, weshalb sie für solche angeborene Klappenstenosen nicht die Methode der Wahl darstellen. Um eine genügend große Klappe einbauen zu können, ist man oft gezwungen, den sogenannten aortalen Klappenring zu erweitern. Eigentlich gibt

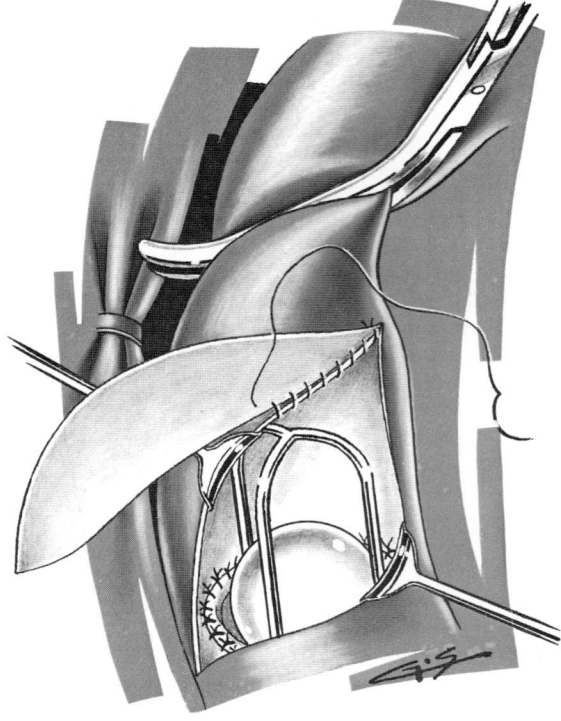

Abb. 138 Bei schwerer Aortenstenose mit hypoplastischem Aortenklappenring muß die linksventrikuläre Ausflußbahn nach Inzision im nichtkoronaren Sinus aortal durch einen Patch verbreitert werden und die Aortenklappe mit einer Prothese ersetzt werden.

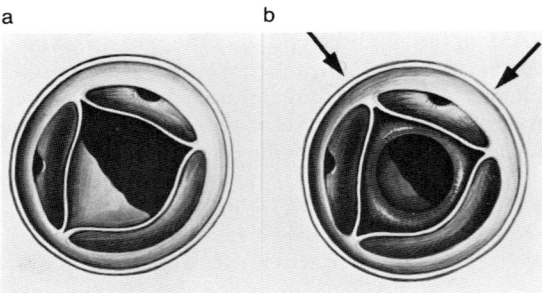

Abb. 139 a u. b Bei der Resektion des subvalvulären Diaphragmas muß man in Betracht ziehen, daß das große Mitralsegel und auch das Hissche Bündel in unmittelbarer Nähe liegen. a Normale Aortenklappe, Mitralsegel zwischen dem nichtkoronaren und dem linkskoronaren Sinus aortae sichtbar. b Subvalvuläres Diaphragma: Die Resektion ist zwischen den zwei Pfeilen, ohne Gefahr für das Mitralsegel oder das Hissche Bündel, möglich (aus *Ch. Hahn:* Chirurgie du Cœur. Progrès en Cardiologie, Vol. 3. Karger, Basel 1962).

es gar keinen aortalen Klappenring, und eine der einfachsten Methoden, die Aorta zu erweitern, besteht in einer Verlängerung der Aorteninzision in den nicht koronaren Sinus aortae (Abb. 138). Dadurch wird die Implantationsstelle für Klappen mit befriedigendem Durchmesser breit genug. Die Aorta wird dann mit einem gewobenen Dacronpatch verschlossen, welchen man auf das Klappengewebe und auf den Grund des eingeschnittenen Sinus fixiert. Sollte diese Technik keinen ausreichenden Raum verschaffen, so kann man die *Methode von Konno* anwenden: Das Kammerseptum wird inzidiert, und die Aortenbasis wird, nach Anlegen eines Patch, auf Kosten dieser Scheidewand verbreitert. Da die Septuminzision durch das pulmonale Infundibulum hindurch realisiert wird, muß ebenfalls mit Hilfe eines Patch die Erweiterung des Infundibulum vollzogen werden. Mit dieser Technik besitzen wir keine Erfahrung, man sollte sie jedoch kennen, falls einmal keine andere Möglichkeit besteht.
Bei einer subvalvulären Stenose vom Diaphragmatyp muß das Diaphragma reseziert werden. Folgende Vorsichtsmaßnahmen sind dabei notwendig: Die Mitralklappe darf nicht lädiert werden, und ein Eindringen in das Septum, besonders in der Gegend des Hisschen Bündels, ist zu vermeiden, wie es aus der Abb. 139 a u. b hervorgeht. Es gibt also Stellen, die für eine gefahrlose Resektion optimal erscheinen, und andere, in welchen man sehr vorsichtig, nur millimeterweise, exzidieren kann. Besteht bei einer subvalvulären Stenose eine Verdickung des interventrikulären Septums, muß eine Myotomie, am besten in der die beiden Koronarsegel trennenden Kommissur, durchgeführt werden. Die Technik ist übrigens dieselbe wie für die subvalvulären Stenosen bei obstruktiver Kardiomyopathie.
Bei einer supravalvulären Aortenstenose muß anders vorgegangen werden. Die Aorta ascendens wird auf beiden Seiten der Stenose längsinzidiert und über diesen Einschnitt ein Erweiterungspatch angenäht. Nachdem diese Naht ausgeführt worden ist, weist die stenosierte Aortenstelle wieder einen zylindrischen Durchmesser auf.

Ergebnisse

Das Operationsrisiko für die Klappensprengung ist im ersten Lebensjahr nicht unbeträchtlich, da der Eingriff oft bei einem herzinsuffizienten Säugling durchgeführt werden muß. Beim älteren Kind ist die Mortalität jedoch gering.
Bei valvulärer Stenose führt die Kommissurotomie meistens zu einer gewissen Aorteninsuffizienz; sie ist aber gewöhnlich gering und wird gut ertragen. Es verbleibt oft ein Residualgradient, aber er stellt kein Hindernis für eine normale Entwicklung des Kindes dar, dessen Belastungstoleranz befriedigend erscheint. Bei diesen Kindern muß wahrscheinlich in einem großen Prozentsatz im Erwachsenenalter eine Klappenersatzoperation durchgeführt werden, weil eine Verkalkung die Stenoseöffnung wieder verengt hat.
Hinsichtlich der subvalvulären Stenosen sind die Operationsergebnisse im Falle eines einfachen fibrösen Diaphragmas sehr gut. Bei fibromuskulä-

rem Typ der Stenose sind die Operationsresultate jedoch weniger gut; es bleibt manchmal eine beträchtliche Residualstenose zurück. Eine komplette Exzision dieser Stenosen ist wegen der unmittelbaren Nähe der Aortenklappe einerseits und des septalen Mitralsegels andererseits oft sehr schwierig.

Stenosen der rechtsventrikulären Ausflußbahn

Die *Pulmonalstenosen* zählen zu den häufigsten angeborenen Kardiopathien. Sie treten ungefähr in 10% aller Herzfehler auf. Die valvuläre Form ist bei weitem die häufigste, während die isolierte infundibuläre, subvalvuläre Stenose ziemlich selten vorkommt. Auf supravalvulärer Ebene kann man, zwar auch eher selten, lokalisierte Stenosen oberhalb der Klappenkommissuren antreffen. Schließlich können einfache oder multiple Verengungen der rechten oder linken Lungenarterie ein Hindernis in der arteriellen pulmonalen Ausflußbahn darstellen. Diese peripheren Stenosen sieht man zuweilen in der Fallotschen Tetralogie, sie sind aber auch für die Rötelnembryopathie klassisch.

Pathologische Anatomie

Bei **valvulärer Stenose** sind die Kommissuren der Pulmonalklappe verschmolzen und oft kaum erkennbar. Es liegt eine zentrale oder exzentrische Öffnung vor, deren Durchmesser den Grad der Stenose bestimmt. Manchmal handelt es sich um eine bikuspidale Klappe. Die Klappensegel sind meistens nur wenig verdickt; es gibt aber solche, die eine beträchtliche Dicke aufweisen, welche dann Starrheit und eine eingeschränkte Mobilität zur Folge haben. In diesen Fällen spricht man von einer *Dysplasie* der Pulmonalklappe, die zum *Noonan-Syndrom* gehört (Turner-Phänotyp).
Es kommt zu einer poststenotischen Dilatation des Truncus pulmonalis. Bei einer beträchtlichen Verengung entsteht allmählich eine rechtsventrikuläre Hypertrophie. Auch das subpulmonale Infundibulum beteiligt sich an dieser Hypertrophie und wird dadurch sehr kontraktil, so daß während der Systole eine infundibuläre Stenose entsteht, die sogenannte reaktive Infundibulumstenose.
Bei extremer valvulärer Pulmonalstenose und bei unperforiertem Diaphragma (*Pulmonalklappenatresie*) ist der rechte Ventrikel meistens hypoplastisch. In diesem Fall handelt es sich um eine Pulmonalatresie mit intaktem Ventrikelseptum oder **Hypoplasie des rechten Herzens.**
Die **isolierte Infundibulumstenose**, relativ selten, weist eine subvalvuläre Verengung auf, hervorgerufen durch große muskuläre Trabekeln.

Pathophysiologie

In pathophysiologischer Hinsicht behindert die Pulmonalstenose den Ausfluß aus dem rechten Ventrikel. Dadurch entsteht eine Druckbelastung des rechten Ventrikels. Durch eine reduzierte Dehnbarkeit erfolgt eine erschwerte diastolische Füllung dieser Herzkammer, was eine Erhöhung des Drucks im rechten Vorhof zur Folge hat. Bei sehr enger Stenose kann dieser rechtsatriale Druck das Foramen ovale offenhalten und somit einen Rechts-links-Shunt auf Vorhofebene verursachen. Ein solcher Rechts-links-Shunt kommt auch bei schwerer Pulmonalstenose mit gleichzeitigem Vorhofseptumdefekt vor. Die französischen Kardiologen nennen diese letztere Kombination *Fallotsche Trilogie*. Die meisten Fälle von Pulmonalstenose sind aber nicht mit einem intrakardialen Shunt verbunden.

Symptome

Die Symptome hängen im wesentlichen vom Schweregrad der Stenose ab. Im allgemeinen bleiben die Kinder mit einer Pulmonalstenose symptomfrei. Bei starker Einengung können aber im Laufe der Jahre Anstrengungsdyspnoe und Ermüdung auftreten. Die meisten Pulmonalstenosen werden anläßlich einer Routineuntersuchung auskultatorisch festgestellt. Bei *extremer Pulmonalstenose* oder bei Pulmonalatresie treten in den ersten Lebenstagen, unmittelbar nach dem Verschluß des Ductus arteriosus, Symptome auf. Die erhebliche Zyanose, bedingt durch den atrialen Rechts-links-Shunt, benötigt einen chirurgischen Noteingriff.
Bei bedeutender Pulmonalstenose mit Atriumseptumdefekt oder offenem Foramen ovale erscheint in den ersten Monaten oder Lebensjahren eine zunehmende Zyanose. Dagegen tritt bei geringgradigen Stenosen, oder bei engen Stenosen ohne ASD, keine Zyanose auf. Auf der Jugularpulskurve erscheint eine mehr oder weniger betonte a-Welle (unmittelbar vor dem Beginn der Systole). Ein präkordialer Spitzenstoß des rechten Ventrikels sowie ein Fremitus im 2. Interkostalraum (bei infundibulärer Stenose im 3. ICR) werden spürbar. Bei Klappenstenose auskultiert man nach dem ersten Herzton einen atemabhängigen Ejektionsklick. Das systolische *Austreibungsgeräusch* ist meistens laut und rauh mit Punctum maximum im 2. linken ICR und wird in den Rücken, manchmal auch in den Hals fortgeleitet. Der 2. Herzton ist weit, jedoch nicht fixiert gespalten (im Gegensatz zum Befund bei ASD). Der pulmonale Anteil des 2. Herztons ist abgeschwächt und kann sogar bei schwerer Stenose verschwinden.

Zusätzliche Befunde

Das **Elektrokardiogramm** ermöglicht eine Einschätzung des Schweregrades der Stenose. Wenn sie eng ist, werden Zeichen der rechtsventrikulären Hypertrophie, manchmal die der Rechtsüberla-

5.114 Thorax

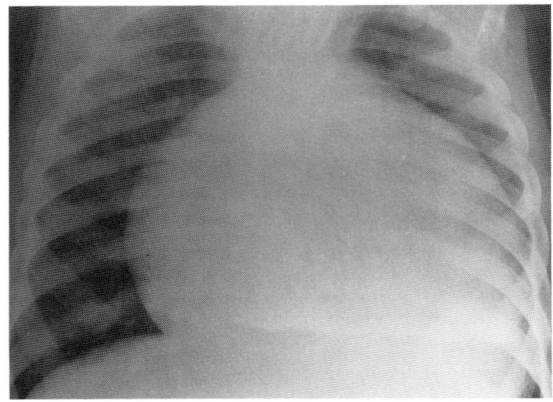

Abb. 140 Thoraxröntgenbild bei extremer Pulmonalstenose oder sogenannter Fallotscher Trilogie. Man beachte den stark vergrößerten Herzschatten und die verminderte Lungengefäßzeichnung.

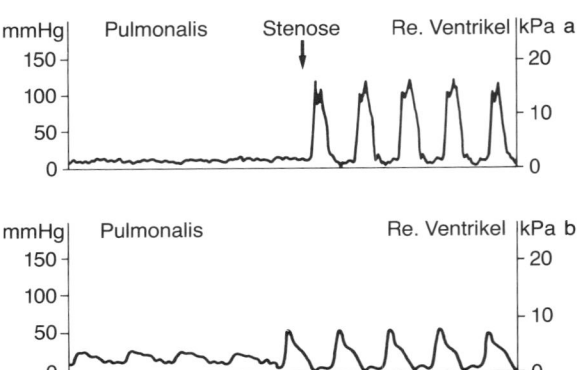

Abb. 142a u. b Intrakardiale Druckmessung bei Pulmonalstenose vor der Operation (a) und nach der Operation (b).

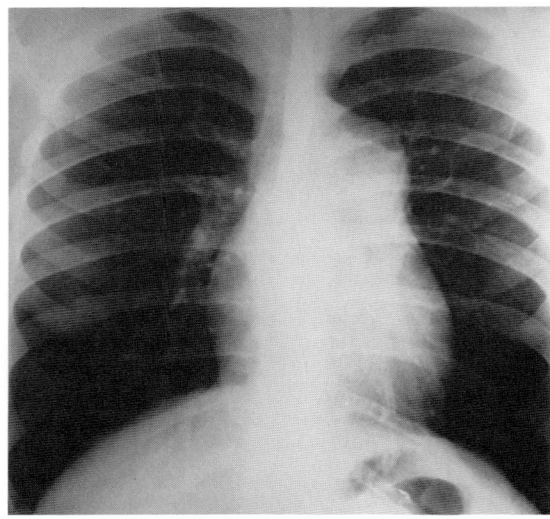

Abb. 141 Thoraxröntgenbild bei klassischer Pulmonalstenose. Das Herz ist nur leicht vergrößert, der Pulmonalisbogen ist stark vorspringend. Die Lungengefäßzeichnung ist normal.

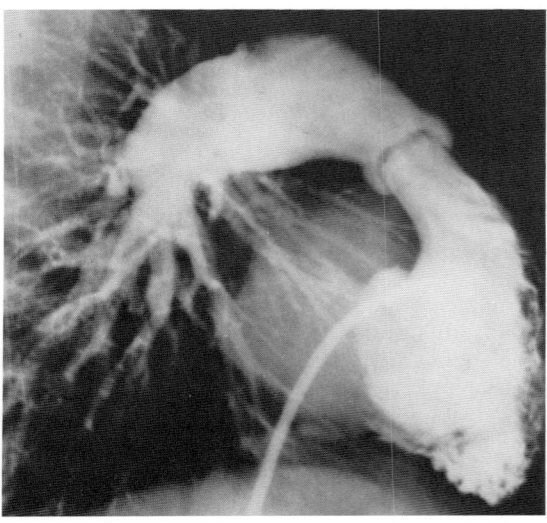

Abb. 143 Rechtsventrikuläre Angiographie bei typischer valvulärer Pulmonalstenose in Seitenansicht. Man beachte die verdickte Pulmonalklappe, welche sich in Systole kuppelförmig erhebt, aber nicht öffnet. Eindeutige poststenotische Dilatation der Pulmonalarterie.

stung, offensichtlich. Bei erheblicher Stenose wird oft ein sehr ausgeprägtes P-Pulmonale festgestellt. Die Herzachse wird nach rechts verschoben.
Das **Röntgenbild** läßt meistens keine deutliche Kardiomegalie erkennen, außer bei sehr schweren Pulmonalstenosen (Abb. 140) oder bei der Pulmonalatresie. In der seitlichen Aufnahme ist jedoch eine Hypertrophie des rechten Ventrikels festzustellen. Auf dem antero-posterioren Bild drückt sich die poststenotische Dilatation durch einen vorspringenden Pulmonalisbogen aus (Abb. 141).

Die Lungengefäßzeichnung ist normal, außer bei atrialem Rechts-links-Shunt, der mit einer verminderten Gefäßzeichnung einhergeht.
Herzkatheterismus und Angiokardiographie. Durch den Katheterismus wird die Diagnose gesichert, die Stenose genau lokalisiert und der Druckgradient zwischen der Lungenarterie und dem rechten Ventrikel ausgemessen (Abb. 142a u. b), was eine zuverlässige Einschätzung des Grades der Einengung ermöglicht. Diese Gradientwerte gehen von einigen Millimetern bei geringgradigen Steno-

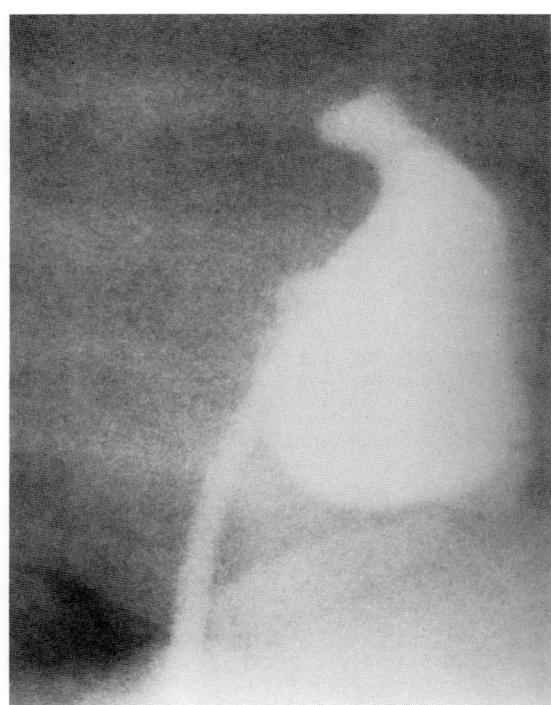

Abb. 144 Rechtsventrikuläre Angiographie in Seitenansicht bei einem 2 Tage alten Neugeborenen mit Pulmonalklappenatresie und mäßig hypoplastischem rechtem Ventrikel.

sen bis über 100 mmHg (13,3 kPa) bei beträchtlichen Verengungen. So kann der rechtsventrikuläre Druck den Systemdruck übertreffen. Ein vorliegender Shunt auf Vorhofebene kann oxymetrisch nachgewiesen werden.

Nach *Kontrastmittelinjektion* in den rechten Ventrikel kommt auf der seitlichen Aufnahme die valvuläre oder infundibuläre Stenose angiographisch zum Ausdruck. Bei Klappenstenose erscheinen die Klappensegel oft verdickt. Anstatt sich bei der Eröffnung der arteriellen Wand anzulegen, bilden sie in der Systole eine *Kuppel* (Abb. 143). Aus der mitten in der Kuppel liegenden Öffnung wird ein schmaler Kontrastmittelstrahl ausgeworfen. Der Truncus pulmonalis ist dilatiert. Bei valvulärer Stenose erkennt man nicht selten eine kräftige systolische Kontraktion des hypertrophierten Infundibulums; dadurch entsteht eine zweite, subvalvuläre Stenose (reaktive Infundibulumstenose). Beim Neugeborenen mit atretischer Pulmonalklappe findet man einen mehr oder weniger hypoplastischen rechten Ventrikel (Abb. 144).

Verlauf

Heutzutage scheint es erwiesen zu sein, daß eine anfänglich leichte Pulmonalstenose leicht bleiben und keine Symptome hervorrufen wird. Die mittelgradigen und schweren Pulmonalstenosen dagegen zeigen eine Neigung zur Verschlimmerung. Wenn beim ersten Herzkatheter der Druckgradient über 40 mmHg (5,3 kPa) liegt, dann wird er bei einer späteren Kontrolle entweder unverändert, öfters aber beträchtlich höher sein. Solche Patienten können lange Zeit symptomfrei bleiben. Wenn aber dann Symptome auftreten, verläuft die Krankheit schnell und auf dramatische Weise, sie führt kurz danach zum Tode. Greift man bei einem Säugling mit extremer Pulmonalstenose oder Pulmonalatresie nicht frühzeitig ein, wird er rasch an Hypoxie sterben.

Therapie

Indikation zur Operation

Eine valvuläre Kommissurotomie muß beim Neugeborenen mit extremer Pulmonalstenose selbstverständlich dringend unternommen werden. Bei Pulmonalatresie mit hypoplastischem Ventrikel wird eine Kommissurotomie nicht immer ausreichend sein, um ein befriedigendes Lungenzeitvolumen zu gewährleisten, so daß meist ein zusätzlicher aortopulmonaler Shunt hergestellt werden muß.

Bei mittelgradiger Pulmonalstenose ist die Operationsindikation für Patienten mit Symptomen immer eindeutig. Jedoch sollte man das Auftreten der Symptome nicht abwarten. Die Operation muß bei jedem Patienten vorgenommen werden, bei dem ein systolischer Druckgradient von mehr als 50 mmHg (6,7 kPa) durch den Katheterismus nachgewiesen worden ist. Der chirurgische Eingriff sollte nicht bis zum Adoleszentenalter oder noch länger verschoben werden, da im druckbelasteten rechten Ventrikel eine progressive Fibrose entsteht, die das gute Operationsergebnis beeinträchtigen kann.

Operationstechnik

Die zwei Haupttypen, die valvuläre und die infundibuläre Pulmonalstenose, wurden lange Zeit operationstechnisch verschieden angegangen. Die einfache valvuläre Pulmonalstenose konnte man allein mit Abklemmung der Hohlvene und normothermischer Kreislaufunterbrechung von anderthalb bis zwei Minuten operieren. Für die infundibuläre Stenose war jedoch ein EKK unerläßlich, weil man zur Resektion der rechtsventrikulären Ausflußbahn mehr Zeit brauchte.

In den letzten Jahren hat man jedoch festgestellt, daß sich auch bei den rein valvulären Pulmonalstenosen, also ohne damit verbundener reaktiver infundibulärer Einengung, eine kleine *Resektion des Infundibulums* als vorteilhaft erweist. Aus diesem Grunde führen wir bei der valvulären und infundibulären Stenose systematisch eine Längsinfundibulotomie durch. Bei valvulärer Stenose kommt man durch das Infundibulum zur Pulmonalklappe, und die *Kommissurotomie* erfolgt mit dem Bistouri. Danach wird meistens der infundibuläre Kanal durch Resektion einiger muskulärer Trabekel verbreitert, wodurch man unmittelbar eine bessere Hämodynamik erzielt. Bei infundibulärer Stenose, die mit einer valvulären Stenose verbunden sein kann, führen wir eine breite Resektion des infundibulären Muskelgewebes und eines Teils der Crista supraventricularis durch, so daß ein möglichst breiter Kanal realisiert wird.

Diese beiden Mißbildungen werden, wie die meisten angeborenen Herzfehler, durch eine Längssternotomie mit EKK und mäßiger Hypothermie operiert.

Ergebnisse

Nach der neonatalen Periode ist das Operationsrisiko gering und das klinische Ergebnis ganz befriedigend. Es handelt sich um eine endgültige Operation in dem Sinne, daß die Pulmonalklappe nicht zu einer Restenosierung neigt. Fast immer bleibt eine geringe Residualstenose übrig. Sie ruft ein systolisches Geräusch hervor.

Wenn vor dem Eingriff eine reaktive Infundibulumstenose vorliegt, geht sie meistens, aber leider nicht immer, nach der Kommissurotomie zurück. Manchmal stellt eine lokale Fibrose ein Hindernis für den Rückgang dieser infundibulären Stenose dar. Da man nicht voraussehen kann, ob mit einem spontanen Rückgang dieser Verengung gerechnet werden darf, ziehen wir es vor, nach der Kommissurotomie eine Resektion jeder Infundibulumstenose vorzunehmen.

In der Mehrzahl der Fälle kommt es nach der Kommissurotomie zu einer gewissen *Pulmonalinsuffizienz*. Dieselbe ist auskultierbar (kurzes Diastolikum nach dem pulmonalen Anteil des 2. Herztons), aber selten von hämodynamischer Bedeutung. Sie wird gut ertragen, und das Kind bleibt über Jahre symptomfrei.

Bei den Neugeborenen mit extremer Pulmonalstenose oder Pulmonalatresie hängt das Operationsrisiko direkt von der Größe des rechten Ventrikels ab. Wenn dieser ziemlich groß oder nur leicht hypoplastisch ist, so kann die Kommissurotomie mit einem geringen Risiko und mit einem langfristigen guten Ergebnis durchgeführt werden. Bei sehr hypoplastischem rechtem Ventrikel ist die Kommissurotomie allein meist ungenügend. Die Herstellung eines zusätzlichen aortopulmonalen Shunts ergibt bessere Resultate. Trotzdem bleibt die Mortalität ziemlich hoch. Anderseits konnte bewiesen werden, daß sich ein hypoplastischer rechter Ventrikel nach einer solchen Operation vergrößern kann, was vielleicht eine spätere totale Korrektur ermöglicht.

Korrigierte Transposition der großen Gefäße

Die korrigierte Transposition ist ein relativ seltener Herzfehler. Wie es ihre Benennung vermuten läßt, handelt es sich um eine physiologisch korrigierte Transposition, in dem Sinne, daß das venöse Blut in die Lunge und das arterielle Blut in die Aorta ausfließt. Diese Situation kommt durch eine mit der Transposition verbundene Ventrikelinversion zustande. In den unkomplizierten Fällen hat man einen normalen Kreislauf vor sich, der an sich keine chirurgische Maßnahme benötigt. Der Chirurg hat aber trotzdem mit dieser anatomischen Mißbildung zu tun, da in der großen Mehrzahl der Fälle andere Herzvitien damit verbunden sind.

Ätiologie

In der 4. Woche der Schwangerschaft biegt sich der bis zu diesem Zeitpunkt gerade verlaufende Herzschlauch im Thorax als Folge eines bedeutenden Längenwachstums. Normalerweise erfolgt die Schleife nach rechts (D-loop), so daß der Bulbus (zukünftiger rechter Ventrikel) rechts vom primitiven Ventrikel (zukünftiger linker Ventrikel) liegt. Erfolgt die Schleife jedoch nach links (L-loop), entsteht daraus eine Ventrikelinversion. Diese Inversion geht in der Mehrzahl der Fälle mit einer Transposition der großen Gefäße einher.

Pathologische Anatomie und Physiologie

Bei Situs solitus (=normal) der Vorhöfe werden durch die Ventrikelinversion der rechte Ventrikel mit dem linken Vorhof und der linke Ventrikel mit dem rechten Vorhof verbunden. Die Transposition setzt die Aorta auf den rechten Ventrikel und den Truncus pulmonalis auf den linken Ventrikel. Somit fließt das venöse Blut vom rechten Vorhof durch die Mitralklappe in den linken Ventrikel und weiter in die Lungenarterie. Von den Pulmonalvenen fließt Blut in den linken Vorhof und durch die Trikuspidalklappe in den rechten Ventrikel, schließlich in die Aorta. Der große und der kleine Kreislauf verlaufen dadurch einwandfrei »in Serie«. Wegen der Verlagerung des rechten Ventrikels nach links liegt die Aorta links und vorne (L-Transposition), die Lungenarterie rechts und hinten (Abb. 145).

Die wichtigsten damit verbundenen Mißbildungen sind die Pulmonalstenose (mehr als 50%), der Ventrikelseptumdefekt (40–50%) und der Einzelventrikel (ca. 40%). Häufig treten gleichzeitig ein VSD und eine Pulmonalstenose auf. Diese Stenose ist häufiger vom subvalvulären als vom valvulären Typ. Meistens handelt es sich um einen fibromuskulären Ring.

Die linke atrioventrikuläre Klappe, die anatomisch der Trikuspidalklappe entspricht, ist oft abnorm: Sie ist teilweise mit der Ventrikelwand verwachsen oder deutlich in den Ventrikel verschoben. Somit weist sie ähnliche Anomalien wie der Morbus Eb-

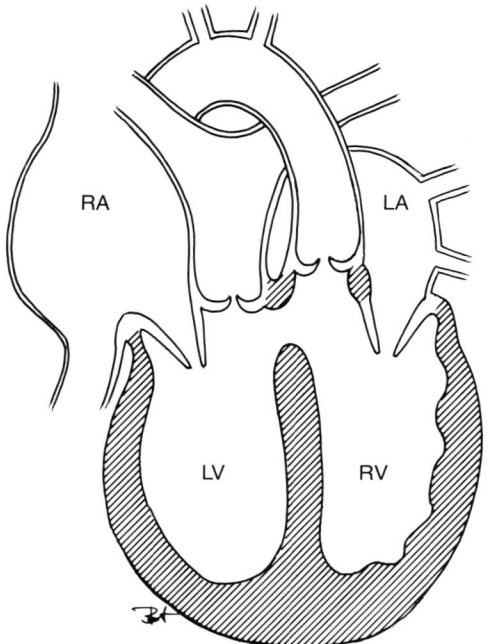

Abb. 145 Schematische Darstellung der korrigierten Transposition der großen Gefäße. Inversion der Ventrikel, wodurch eine sogenannte atrioventrikuläre Diskordanz entsteht. Die Aorta liegt links (L-Transposition).

stein auf. Diese Mißbildung hat oft eine Regurgitation der atrioventrikulären Klappe zur Folge.

Symptome

Sie hängen hauptsächlich von den damit verbundenen Anomalien ab.

Eine korrigierte Transposition ohne zusätzliche Mißbildung kann während des ganzen Kindesalters asymptomatisch und unerkannt bleiben. Sie ist selten.

Bei vorliegendem Ventrikelseptumdefekt oder Einzelventrikel ohne Pulmonalstenose kommt es durch den Links-rechts-Shunt oft zu einer Herzinsuffizienz mit Kardiomegalie. Bei enger Pulmonalstenose mit Ventrikelseptumdefekt wird das Kind zyanotisch wie bei einer Fallotschen Tetralogie. Letztlich kann die insuffiziente linke atrioventrikuläre Klappe mit erheblicher Regurgitation zur Herzinsuffizienz führen.

Die klinischen kardiovaskulären Befunde hängen von den oben beschriebenen zusätzlichen Anomalien ab. Der einzige für die korrigierte Transposition spezifische Auskultationsbefund ist der knallende 2. Herzton, links parasternal. Er kommt durch den Verschluß der nach vorn verlagerten Aortenklappe zustande, die hinter dem Brustbein und folglich in der unmittelbaren Nähe des Stethoskops liegt.

Zusätzliche Befunde

Das **Elektrokardiogramm** hilft oft zur Diagnose. Da das Ventrikelseptum invers ist, weisen die initialen (septalen) elektrischen Potentiale eine der normalen entgegengesetzte Richtung auf; so entsteht eine qR- oder QS-Zacke in V_1, aber es fehlt die normalerweise vorliegende Q-Zacke in V_6. Das EKG hängt aber andererseits auch von den zusätzlichen Anomalien ab. Ein AV-Block, der vom verlängerten PR-Intervall bis zum totalen AV-Block gehen kann, kommt oft vor.

Das **Röntgenbild** ist oft auch charakteristisch (Abb. 146). Der linke Rand des Herzschattens ist in seinem oberen Anteil verändert. Ein langer, geradliniger oder leicht konvexer Rand erscheint an Stelle des normalen mittleren Bogens (A. pulmonalis) und des Aortenknopfes. Es handelt sich dabei um die nach links verschobene Aorta ascendens. Bei Links-rechts-Shunt oder erheblicher Insuffizienz der linken atrioventrikulären Klappe erkennt man eine Kardiomegalie.

Herzkatheterismus und Angiokardiographie. Der Verlauf des Katheters hebt die Verschiebung der Lungenarterie nach rechts und diejenige der Aorta nach links hervor. Andererseits werden die zusätzlichen Anomalien anhand der hämodynamischen Befunde festgestellt.

Die *Angiographie* stellt die jeweilige Morphologie der Ventrikel klar. Die »venöse« Kammer ist glattrandig und ellipsoidförmig (linker Ventrikeltyp). Der »arterielle« Ventrikel hingegen ist grob trabekuliert und wird von einem Infundibulum überragt (rechter Ventrikeltyp), mit der Aorta vorne und links (Abb. 147). Auch ein Ventrikelseptumdefekt oder eine Pulmonalstenose können zur Darstellung kommen.

Verlauf

Die zusätzlichen Mißbildungen bestimmen zur Hauptsache den klinischen Verlauf. Herzinsuffizienz und pulmonale Hypertonie bei Ventrikelseptumdefekt, Zyanose und Anoxie bei Ventrikelseptumdefekt mit enger Pulmonalstenose.

Liegen weder ein Ventrikelseptumdefekt noch eine Pulmonalstenose vor, sind hauptsächlich 2 Komplikationen zu befürchten: die progressive Insuffizienz der atrioventrikulären Klappe und der *totale AV-Block*, der in jedem Alter auftreten kann.

Die Funktion des Systemventrikels wird vom rechten Ventrikel übernommen: Seine Leistung erscheint im Kindesalter meistens noch ganz befriedigend, aber beim Erwachsenen wurden Fälle mit Herzinsuffizienz beschrieben, die wohl auf eine Dysfunktion dieses Ventrikels zurückgeführt werden müssen. Es ist ein Fall bekannt, in dem der Patient 73 Jahre alt geworden ist; dies dürfte aber nicht die Regel sein.

5.118 Thorax

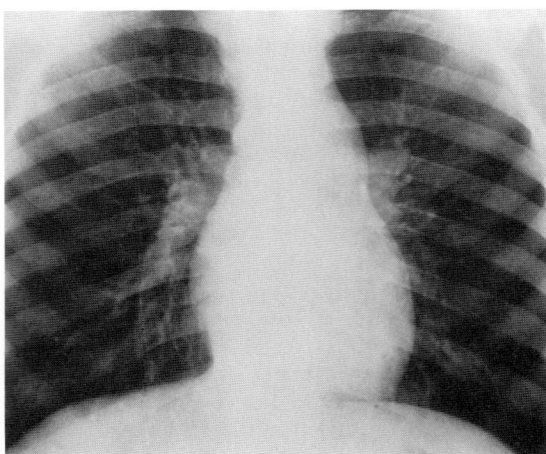

Abb. 146 Thoraxröntgenbild bei korrigierter Transposition. Anstelle des Aortenknopfes und des Pulmonalisbogens beobachtet man eine leicht konvexe lange Kontur, welche der nach links verlagerten Aorta ascendens entspricht.

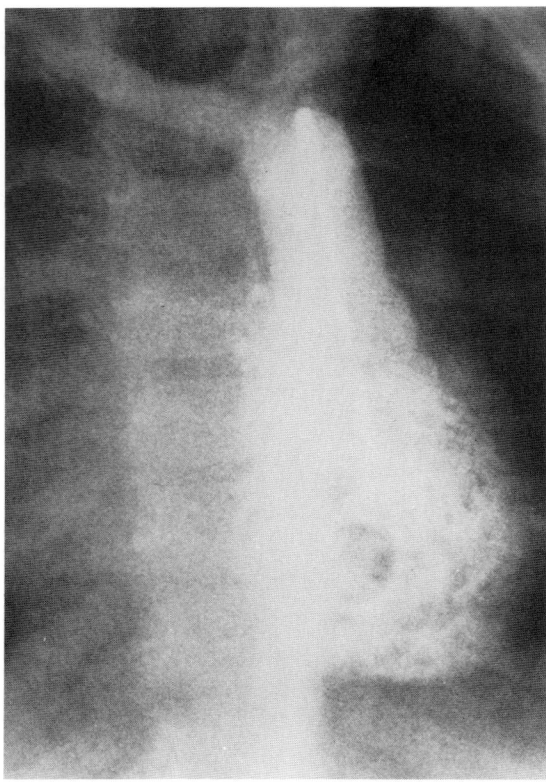

Abb. 147 Angiographie in den subaortalen (systemischen) Ventrikel. Anatomisch handelt es sich um eine rechte Kammer mit Infundibulum. Ihm entspringt die Aorta ascendens, welche den linken oberen Rand der Herzkontur bildet.

Therapie

Indikation zur Operation

Die schlecht ertragenen zusätzlichen Mißbildungen müssen operiert werden. Folglich wird es darum gehen, einen VSD mit erheblichem Shunt zu verschließen und bei einer Zyanose, bedingt durch Pulmonalstenose mit VSD, einen palliativen oder korrektiven Eingriff vorzunehmen. Im allgemeinen ist es schwierig, die subvalvuläre Pulmonalstenose operativ zu korrigieren; bei diesen Patienten muß manchmal ein mit Klappenersatz versehener Tubus vom linken Ventrikel zur Lungenarterie eingelegt werden. Beim kleinen Kind (jünger als 5 Jahre) wird eine palliative aortopulmonale Anastomose vorgezogen.

Eine atrioventrikuläre Klappeninsuffizienz kann so schwer werden, daß das Kind einen prothetischen Klappenersatz benötigt. Die Indikation dazu wird jedoch erst dann gestellt, wenn die Symptome trotz medikamentöser Behandlung nicht zurückgehen.

Operationstechnik

So wie die Klinik vorwiegend von den mit der korrigierten Transposition der großen Gefäße verbundenen Anomalien abhängt, so hängt auch die Operationstechnik im besonderen von diesen Mißbildungen ab. Da die Natur nicht nur die großen Gefäße, sondern auch die beiden Ventrikel transponiert hat, muß bei korrigierter Transposition ohne andere Mißbildung keine Korrektur vorgenommen werden. Anderseits muß man zugeben, daß sich die chirurgische Behandlung solcher komplexer Mißbildungen noch im Anfangsstadium befindet, daß lediglich kleine Serien operierter Patienten vorliegen und daß sowohl das Operationsrisiko wie auch die postoperativen Komplikationen und die langfristige Zukunft dieser Patienten nur ungenau eingeschätzt werden können. Um etwas den zukünftigen Techniken näher zu kommen, werden hier einige Grundprinzipien der chirurgischen Behandlung der mit der korrigierten Transposition verbundenen Anomalien in Erinnerung gebracht.

Am häufigsten müssen Verschlüsse der VSD durchgeführt werden; man operiert mit EKK und tiefer Hypothermie – um eine Kreislaufunterbrechung zu ermöglichen – und setzt einen Dacronpatch ein. Bei diesen operativen Eingriffen begegnet man zwei Schwierigkeiten: einerseits der Zugangsweg und anderseits die anatomische Lage des Hisschen Bündels, dessen Beschädigungsgefahr durch eine elektrische Untersuchung bei schlagendem Herzen verringert werden kann. Unserer Meinung nach erfolgt der beste Zugang durch den anterioren Ventrikel, auch wenn sich die Anordnung der Papillarmuskeln als unangenehm erweisen kann. Ein in das Herz eingeführter Finger erweist sich für die Ventrikulotomie als nützlich, weil dadurch die Nachteile einer über den Papillar-

muskeln durchgeführten Inzision vermieden werden.
Bei vorliegender Pulmonalstenose geht ein direkter Eingriff mit derselben Gefahr einer Läsion der Leitungsbahn einher wie beim VSD-Verschluß, weil die Stenose meist subvalvulär liegt und das Hissche Bündel zwischen Ventrikelseptumdefekt und Pulmonalarterie verläuft. Wenn diese Fälle unbedingt eine Korrektur erfordern, zieht man das Ansetzen eines äußeren Kanals vom Rastelli-Typ vor. Wenn mehrere Anomalien miteinander vorhanden sind, wie ein Ventrikelseptumdefekt, eine Pulmonalstenose, eine Klappenmißbildung, muß eine chirurgische Korrektur auch dieser Läsionen vorgenommen werden.
Wie schon in den Operationsindikationen betont wurde, besteht für das sehr kleine Kind, mit verschiedenen und komplexen Anomalien, der Eingriff der Wahl in einer palliativen Operation, die zu einer besseren Lungendurchblutung führt (s. Fallotsche Tetralogie usw.).

Ergebnisse
Die Korrektur der mit einer korrigierten Transposition verbundenen Anomalien geht mit einer hohen Operationsmortalität einher: je nach Autor 20–50%. Dies liegt zunächst in der Schwierigkeit, an das Herz heranzukommen: Oft erlauben die umgekehrten Koronararterien keinen langen Schnitt; die dicken Papillarmuskeln der Mitralklappe im subpulmonalen Ventrikel verdecken häufig den VSD. Der Zugangsweg durch den Systemventrikel bietet diesbezüglich einen gewissen Vorteil.
Der totale postoperative AV-Block ist eine häufig auftretende Komplikation. Seitdem man jedoch die abnorme Verlaufsstrecke des Hisschen Bündels in der korrigierten Transposition der großen Gefäße kennt, besteht eine größere Möglichkeit, den Block zu vermeiden; das Hissche Bündel verläuft nämlich dem anterosuperioren VSD-Rand entlang und nicht dem posteroinferioren, wie in den Fällen mit normaler Ventrikelsituation. Das peroperative »Mapping« (elektrophysiologische Festlegung der genauen Stelle des Hisschen Bündels) kann hier von Nutzen sein.

Einzelventrikel (Single Ventricle)
Bis vor kurzem galt der Einzelventrikel als eine nicht operierbare Anomalie; für die dadurch hervorgerufene Zyanose oder Herzinsuffizienz konnte man lediglich palliative Eingriffe in Erwägung ziehen. Neuerdings wurde jedoch von erfolgreicher Septation in gewissen Einzelventrikelformen berichtet, so daß diese Mißbildung auch hier kurz erwähnt wird.
Der Einzelventrikel stellt ca. 1,5% aller Herzfehler dar. Die Morphogenese der häufigsten Form (Typ A) bleibt umstritten; laut der klassischen Theorie handelt es sich um einen mit beiden AV-Klappen versorgten linken Ventrikel, neben welchem der rechte Ventrikel nur in einer kleinen Ausflußkammer besteht: deshalb die manchmal dafür angewendete Bezeichnung »Double inlet left ventricle«.
Laut einer neueren Theorie handelt es sich eher um ein Fehlen des posterioren Septums mit Weiterbestehen des bulboventrikulären Septums, folglich ein Fortbestehen der embryonalen Urkammer.

Pathologische Anatomie
Im wesentlichen handelt es sich um einen mit beiden AV-Klappen versorgten Ventrikel; er gleicht meistens dem linken (Typ A), seltener dem rechten Ventrikel (Typ B).
Im Typ A ist der Einzelventrikel mit einer rechtsventrikulären Ausflußkammer überdacht; beide stehen miteinander durch ein sogenanntes bulboventrikuläres Foramen in Verbindung.
Der Einzelventrikel vom C-Typ entsteht lediglich durch einen sehr großen VSD, der die beiden sonst normal entwickelten Ventrikel miteinander verbindet; sie werden durch den übriggebliebenen Anteil des Ventrikelseptums getrennt.
Die großen Gefäße liegen manchmal normal (15%), häufiger aber besteht eine Transposition (85%); in diesem Fall liegt die Aorta (und die Ausflußkammer) ebenso häufig links (L-Transposition) (Abb. 148) wie rechts (D-Transposition).
In der Hälfte der Fälle ist mit dem Einzelventrikel eine subvalvuläre oder valvuläre *Pulmonalstenose* verbunden. Obwohl meistens zwei eigenständige

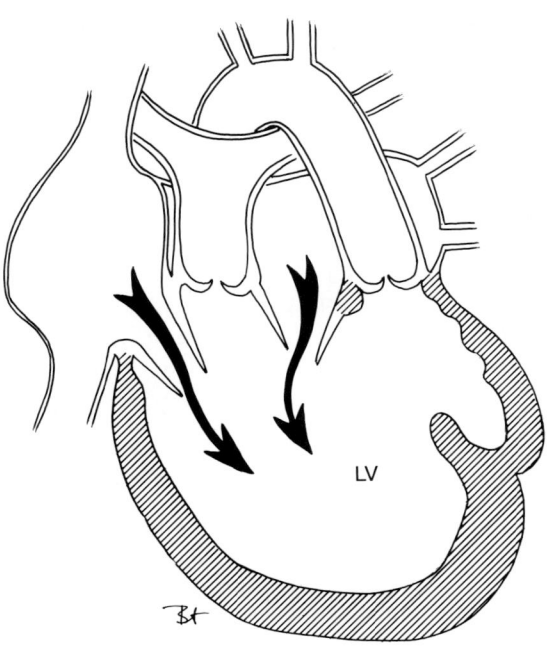

Abb. **148** Schematische Darstellung eines einkammerigen Herzens vom Typus A mit L-Transposition der großen Gefäße.

AV-Klappen vorhanden sind, gibt es Formen, in denen eine einzige Klappe zwischen dem Einzelventrikel und einem einzigen Vorhof liegt (Cor biloculare).

Pathophysiologie

Da sich das Blut der beiden Vorhöfe im Ventrikel vermischt, geht der Einzelventrikel mit einem doppelläufigen Shunt einher. Einer zusätzlichen Transposition kommt somit keine pathophysiologische Bedeutung zu. Wenn keine Pulmonalstenose vorliegt, wird das Lungenzeitvolumen wie bei großem Ventrikelseptumdefekt stark erhöht sein; dabei entsteht keine Zyanose – wegen des bedeutenden pulmonalvenösen Anteils im Blutgemisch –, sondern eine durch das hohe Lungenzeitvolumen bewirkte Herzinsuffizienz. Bei enger Pulmonalstenose wird die Lunge nur wenig durchblutet, und folglich kann das Kind sehr stark zyanotisch werden. Bei mittelgradiger Einengung ergibt sich oft ein befriedigendes Gleichgewicht zwischen dem pulmonalen und dem peripheren Zeitvolumen, so daß beim Kind weder eine Herzinsuffizienz noch eine schwere Zyanose in Erscheinung treten; dieser Einzelventrikeltyp wird erstaunlich lange gut ertragen.

Symptome

Die Symptome hängen vom Typ des Einzelventrikels und vom Schweregrad der Pulmonalstenose ab. Bei enger Pulmonalstenose ist das Kind zyanotisch; wenn hingegen keine Verengung der pulmonalen Ausflußbahn vorliegt, erscheinen die Zeichen der Herzinsuffizienz in den ersten Lebenswochen.

Es gibt für den Einzelventrikel keine spezifischen klinischen Anhaltspunkte: das hohe Lungenzeitvolumen geht mit einer beträchtlichen Kardiomegalie und mit Zeichen der Herzdekompensation einher; die enge Pulmonalstenose ruft eine nur geringgradige Kardiomegalie, aber eine deutliche Zyanose hervor; auskultatorisch hört man zusätzlich ein Austreibungsgeräusch an der Herzbasis.

Zusätzliche Befunde

Auf dem **Röntgenbild** kann man mittels der Lungengefäßzeichnung die Erheblichkeit des Lungenzeitvolumens einschätzen; bei den Formen ohne Pulmonalstenose ist die Herzsilhouette deutlich vergrößert.

Das **Elektrokardiogramm** ist unspezifisch; manchmal beobachtet man jedoch rS-Zacken von V_1 bis V_6.

Das **Echokardiogramm** ist insofern behilflich, als man damit die Anzahl AV-Klappen feststellen kann; wenn zwei AV-Klappen vorliegen, werden beide auf demselben Echobild dargestellt, ohne dazwischen gelegenes Septum.

Herzkatheterismus und Angiokardiographie. Die Hämodynamik bestätigt den doppelläufigen Shunt auf Ventrikelebene; man wird versuchen, die

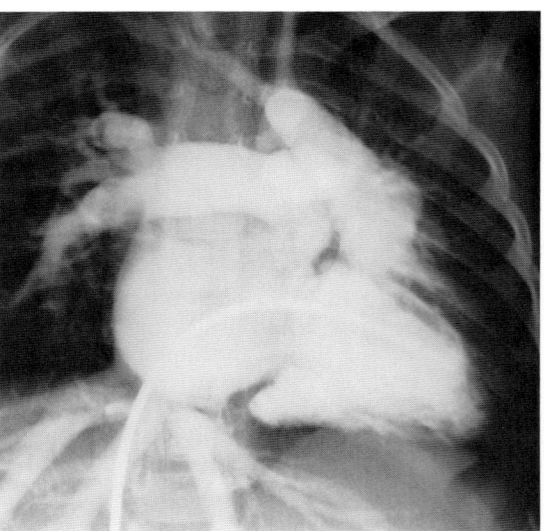

Abb. 149 Angiographie in einem Fall von »Single-Ventricle« vom Typus A mit L-Transposition der großen Gefäße. Die Injektion erfolgt in die einzige Kammer vom linksventrikulären Typ. Die Pulmonalarterie liegt rechts und füllt sich direkt durch ein kurzes stenotisches Segment vom Ventrikel aus. Die Aorta liegt links und füllt sich über eine kleine rechtsventrikuläre Ausflußkammer. Die Vorhöfe füllen sich ebenfalls infolge einer Trikuspidalklappeninsuffizienz.

Lungenarterie zu katheterisieren, um dadurch einen etwaigen Druckgradienten ausrechnen zu können.

Nach Kontrastmittelinjektion in den Ventrikel werden durch das Biplan-Angiogramm der Einzelventrikeltyp festgestellt (Abb. 149) und die damit verbundenen Anomalien sichtbar. Die selektive Injektion in die rechtsventrikuläre Ausflußkammer ist im Zweifelsfall sehr nützlich.

Verlauf und Komplikationen

Eine mittelgradige Pulmonalstenose (mit genügendem, jedoch nicht übermäßigem Lungenzeitvolumen) ist mit einem gutartigen Verlauf – ohne Hypoxie und ohne Herzinsuffizienz – während der ganzen Kindheit vereinbar. Diese Formen sind selten. Bei starker Pulmonalstenose ist der Langzeitverlauf wie bei einer zyanotischen Kardiopathie.

Wenn keine Einengung der pulmonalen Ausflußbahn vorliegt, ist der Verlauf ähnlich demjenigen eines großen VSD: Zuerst tritt die Herzinsuffizienz auf, darauf folgt die Lungengefäßerkrankung.

Die Hälfte der Kinder mit Einzelventrikel stirbt in den ersten 6 Lebensmonaten. Nur wenige erreichen das zwanzigste Lebensjahr. Im Falle einer Transposition kann sich wegen des restriktiv gewordenen Foramen bulboventriculare eine »Subaortenstenose« entwickeln.

Therapie

Indikation zur Operation

Die Indikationen zu den *palliativen Eingriffen* stehen fest: Bei Herzinsuffizienz, die als Folge des hohen Lungenzeitvolumens entsteht, muß möglichst rasch eine *Cerclage* des Truncus pulmonalis durchgeführt werden. Tritt dagegen infolge eines zu kleinen Lungenzeitvolumens eine Zyanose auf, muß ein *aortopulmonaler Shunt* hergestellt werden; oder man muß, bei offenem Herzen, eine palliative Erweiterung der pulmonalen Ausflußkammer vornehmen. Diese letzte Operation ist jedoch bei subpulmonaler fibromuskulärer Stenose mit transponierter Lungenarterie (eine häufige Variante) nicht durchführbar.

Mehrere Chirurgen haben die *totale Korrektur* dieser Mißbildung mittels einer Septation im Einzelventrikel erfolgreich durchgeführt. Da die Mortalität noch hoch ist, muß die Indikation von Fall zu Fall, je nach klinischem Zustand und anatomischer Variante, diskutiert werden; Typ C sowie Typ A mit L-Transposition scheinen am besten dafür geeignet zu sein.

Operationstechnik

Wir kommen nicht auf die in anderen Kapiteln beschriebene Operationstechnik der palliativen Eingriffe zurück (s. Cerclage der Lungenarterie, Erweiterung der pulmonalen Ausflußbahn bei offenem Herzen).

Interessanter hingegen erscheinen die Möglichkeiten der Korrekturchirurgie, die, auch wenn sie jetzt noch in ihrer ganz ersten Entwicklungsphase steht, sicherlich bald viel routinemäßiger und mit guten Ergebnissen angewendet werden wird.

Für jeden Typ (A, B oder C) stellt die Längssternotomie, wie übrigens für die meisten kardiochirurgischen Fälle, den klassischen Wahlzugang dar. Die Kanülen werden wie üblich in beide Hohlvenen und in die Aorta ascendens geschoben. Gewöhnlich führen wir eine Dekompressionskanüle in den Apex des linken Ventrikels ein; mittels des EKK wird dann eine tiefe Hypothermie erzeugt, die die Möglichkeit einer Kreislaufunterbrechung offenläßt.

Im Typ C, wenn also 2 Ventrikel und ein riesiger VSD vorliegen, inzidiert man den Ventrikel längs, indem man sowohl auf die Koronaranatomie Rücksicht nimmt als auch die Möglichkeit anstrebt, daß diese Inzision der anterioren Insertion des neuen Septums entspricht. Dieses Septum wird so angelegt, daß eher der Systemventrikel als der pulmonale Ventrikel die Vorzugsdimension erhält. Wie bei korrigierter Transposition der großen Gefäße erscheint ein *Mapping des Hisschen Bündels* für die 3 Typen von Nutzen, bevor man die Abkühlung des Patienten vornimmt.

Im Typ A ist es manchmal notwendig, den bulboventrikulären subaortalen Anteil zu verbreitern; dann wird ein riesiger Patch zwischen den atrioventrikulären Klappen und auf den posterioren Teil des Ventrikels angenäht. Die Bildung dieser Scheidewand kann auf zwei Arten durchgeführt werden: Die erste Möglichkeit wurde eben beschrieben und besteht im Anlegen des Patch zwischen der aortalen und pulmonalen Klappe; im zweiten möglichen Verfahren werden die beiden Semilunarklappen auf einer Seite des Patch gelassen, die Lungenarterie wird zugenäht und der Lungenkreislauf mit einem nach Rastellis Technik angelegten ventrikulopulmonalen Kanal wiederhergestellt.

Wenn eine Ventrikelscheidewand nicht gebildet werden kann (z. B. wenn eine einzige AV-Klappe vorliegt), bleibt noch die Möglichkeit übrig, eine Umleitung vom rechten Vorhof in die Lungenarterie nach der Technik von Fontan einzubauen (s. Trikuspidalatresie).

Ergebnisse

Die *palliativen Eingriffe* gehen meistens mit günstigen Ergebnissen und einer niedrigen Mortalität einher.

Was die *Korrekturchirurgie* betrifft, liegt die Operationsmortalität noch bei 50%. Im allgemeinen weisen die überlebenden Patienten eine relativ gute Funktion ihrer beiden Ventrikel auf. Die langfristige Prognose ist noch nicht bekannt.

Die Gefahr eines *totalen AV-Blocks* war für die ersten chirurgischen Versuche ganz beträchtlich; seitdem man jedoch die Verlaufsstrecke des Hisschen Bündels kennengelernt hat, scheint das Risiko deutlich abgenommen zu haben: Im Typ A entspringt das Bündel aus einem anterioren AV-Knoten und verläuft im bulboventrikulären Septum dem rechten Rand des Foramens entlang. Im Typ C befindet sich das Hissche Bündel in der posterioren Krista. Das peroperative »Mapping« (elektrophysiologische Aufsuchung des Hisschen Bündels) gilt als behilfliche Schutzmaßnahme des Leitungsgewebes.

Truncus arteriosus communis

Der Truncus arteriosus communis ist gegenwärtig von zentralem chirurgischem Interesse, weil diese Mißbildung, deren Prognose sehr schlecht war, heute korrigiert werden kann. Es handelt sich um eine seltene Anomalie (0,7% aller Herzfehler); sie entsteht aus einer fehlerhaften Septumbildung im arteriellen Urstamm. Definitionsgemäß stellt sie eine Fehlbildung dar, bei welcher es einen einzigen arteriellen Stamm gibt, woraus die Aorta, die Lungenarterien und die Koronararterien entspringen.

Pathologische Anatomie

Nach COLLETT und EDWARDS werden 4 Typen unterschieden (Abb. 150): Im Typ I entspringt aus dem Trunkus eine gemeinsame Lungenarterie, welche sich dann teilt. Im Typ II entspringen die

5.122 Thorax

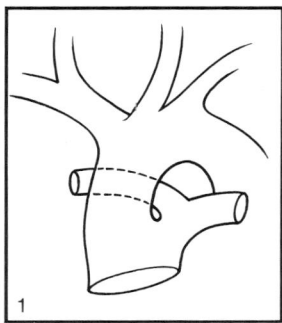 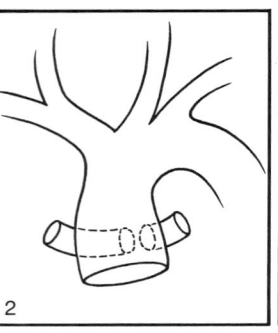 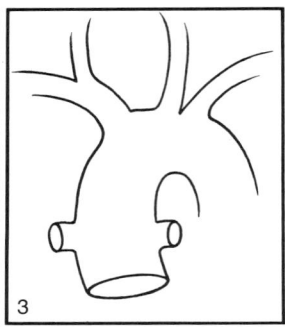 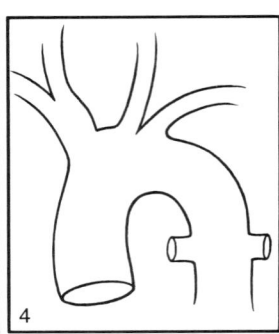

Abb. 150 Schematische Darstellung der vier Typen vom Truncus arteriosus communis nach *Collett* und *Edwards* (aus *Ch. Hahn, E. Hauf:* Chirurgia del Cuore. Piccin, Padova 1977).

rechte und die linke A. pulmonalis getrennt aus der hinteren Wand des Trunkus. Der Typ III unterscheidet sich vom Typ II dadurch, daß die beiden Lungenarterien von der lateralen Wand des Trunkus abgehen. Im Typ IV geht keine Lungenarterie vom Trunkus ab; dieser Typ ist sozusagen identisch mit dem Pseudotrunkus (extreme Fallotsche Tetralogie) und gehört daher eigentlich nicht zur Definition des Truncus communis.
VAN PRAAGH u. Mitarb. (1970) unterscheiden noch zwei zusätzliche Typen, die durch das jeweilige Fehlen der linken oder der rechten Lungenarterie gekennzeichnet sind.
Ein Ventrikelseptumdefekt ist stets vorhanden. Die Trunkusklappe ist meistens trikuspidal; in ca. $^1/_3$ der Fälle besteht sie aus vier, seltener aus zwei Klappensegeln.

Pathophysiologie

Vom pathophysiologischen Gesichtspunkt aus findet auf Höhe der großen Gefäße ein Shunt in beiden Richtungen statt. Bei dieser Mißbildung kommt es vor allem zu einer starken Zunahme des Lungenzeitvolumens, was eine Herzinsuffizienz beim Säugling und später eine progressive Lungengefäßerkrankung hervorruft. Bei hohem Lungenzeitvolumen ist die Zyanose minimal oder sogar nicht einmal offensichtlich, aber sie nimmt mit steigendem Lungengefäßwiderstand zu. In seltenen Fällen liegt eine gewisse Einengung der Lungenarterien vor, wodurch die Lunge vor dem hohen Zeitvolumen und vor der Hypertonie geschützt wird. Die Trunkusklappe kann insuffizient, seltener stenosiert sein.

Symptome

Oft stellt sich in den ersten Lebenswochen eine dramatische Herzinsuffizienz ein. Die Zyanose dagegen ist nicht auffällig. Auskultatorisch ist fast immer ein lauter Ejektionsklick vorhanden. Im allgemeinen hört man lediglich einen einzelnen 2. Herzton, der manchmal jedoch eine ganz enge Spaltung aufweist. Ein systolisches Austreibungsgeräusch ist links parasternal auskultierbar; ein protodiastolisches Geräusch kann durch eine insuffiziente Trunkusklappe ($^1/_3$ der Fälle) hervorgerufen werden; ein kontinuierliches Geräusch ist selten hörbar.

Zusätzliche Befunde

Das **Elektrokardiogramm** weist einen Steiltyp und eine biventrikuläre Hypertrophie auf.
Das **Röntgenbild** zeigt stets eine Kardiomegalie und eine vermehrte Lungengefäßzeichnung. Der Aortenbogen liegt in ca. $^1/_3$ der Fälle rechts. Der außergewöhnlich hohe Abgang der Lungenarterie, besonders der linken, fällt manchmal auf dem Röntgenbild auf.
Herzkatheterismus und Angiokardiographie. Im Katheterismus erscheint ein rechtsventrikulärer Systemdruck, und es wird ein Links-rechts-Shunt auf dieser Ebene vorgefunden. Der Katheter wird ziemlich mühelos in den Trunkus vorgeschoben, in welchem eine gering erniedrigte Sauerstoffsättigung festgestellt werden kann. Der Druck der Lungenarterien muß unbedingt gemessen werden; meistens ist er mit demjenigen im Trunkus identisch, aber er kann bei vorliegender Stenose des Truncus pulmonalis auch niedriger sein.
Mittels einer Injektion in den Trunkus wird auf den anteroposterioren und seitlichen angiographischen Aufnahmen die Diagnose bestätigt und der anatomische Typ bestimmt.
Die *Differentialdiagnose* mit einer aortopulmonalen Fistel oder einem Ductus arteriosus kombiniert mit VSD kann mit Sicherheit nur dann erfolgen, wenn man über eine gute Angiographie verfügt.

Verlauf

Die Prognose des Truncus communis ist sehr schlecht: Die meisten Kinder sterben in den ersten Wochen oder Monaten ihres Lebens, und nur ungefähr 25% werden älter als 1 Jahr. Bei den überlebenden Patienten entwickelt sich eine Lungengefäßerkrankung.
Eine Insuffizienz der Trunkusklappe kann in jedem Alter als zusätzliche Komplikation auftreten.

Therapie

Indikation zur Operation

Da für Kinder mit einem Truncus communis die Prognose so schlecht ist, müssen alle einem chirurgischen Eingriff unterzogen werden. Die Ergebnisse der totalen Korrektur sind für diejenigen Kinder gut, die schon fünf Jahre oder älter sind; aber nur eine kleine Minderheit der Patienten überlebt bis zu diesem Alter. Manche leiden in diesem Zeitpunkt schon an einer irreversiblen pulmonalen Hypertension, deshalb muß der Eingriff zeitlich früher vorgenommen werden.

Beim Säugling hat man die Wahl zwischen zwei Möglichkeiten: Entweder führt man eine *Cerclage (Banding)* der Lungenarterie (Typ I) oder der beiden Lungenarterien (Typ II und III) durch, oder man versucht, mittels eines schmalen Dacrontubus eine Korrektur zu vollziehen; in diesem Fall ist man jedoch gezwungen, diese Prothese später durch eine größere zu ersetzen.

Der Banding hat sich als Wahlverfahren nicht behauptet, was durch seine schlechten Ergebnisse erklärbar ist (s. weiter unten). Wenn eine intensive medikamentöse Behandlung das Überleben und die Entwicklung des Säuglings ermöglicht, so zieht man vor, abzuwarten und die Korrektur erst im Alter von 2 Jahren zu unternehmen (bevor eine irreversible Lungengefäßerkrankung vorliegt).

Operationstechnik

Für die Typen I, II und III der Klassifikation nach COLLETT und EDWARDS ist die Operationstechnik relativ einfach. Für alle drei Typen gilt dasselbe Prinzip: Die Lungenarterie (oder die Lungenarterien) muß von ihrer aortalen Implantationsstelle abgetrennt und das pulmonale Arteriensystem durch Einsetzen eines, je nach distaler Mündungsstelle, entweder verzweigten oder nicht verzweigten Dacrontubus wiederhergestellt werden.

Vom technischen Gesichtspunkt aus führt man eine Längssternotomie durch. Nach Anlegen des EKK kühlt man den Patienten bis auf ca. 20 °C ab, um dadurch eine Kreislaufunterbrechung vornehmen zu können, falls dieselbe für die Präzision der Bewegungen als notwendig erscheint. Der rechte Ventrikel wird auf Höhe des Infundibulums eingeschnitten; diese Inzision wird dreieckig realisiert, mit Berücksichtigung der Koronararterien. Dadurch kommt der VSD zum Vorschein; er wird nach den taktischen und technischen, im entsprechenden Kapitel schon erwähnten Prinzipien verschlossen.

Das Orifizium der Lungenarterie(n) wird vom Truncus communis abgelöst (Abb. 151). Die Aorta wird entweder, wenn die lokalen Verhältnisse dafür günstig sind, mit einer direkten Naht oder mit einem kleinen gewobenen, dichten Dacronpatch verschlossen. Ein Tubus (Abb. 152) – es kann sich um eine Homoplastik, einen Hancock-Tubus oder eine aortale Verzweigung mit Klappentransplantat

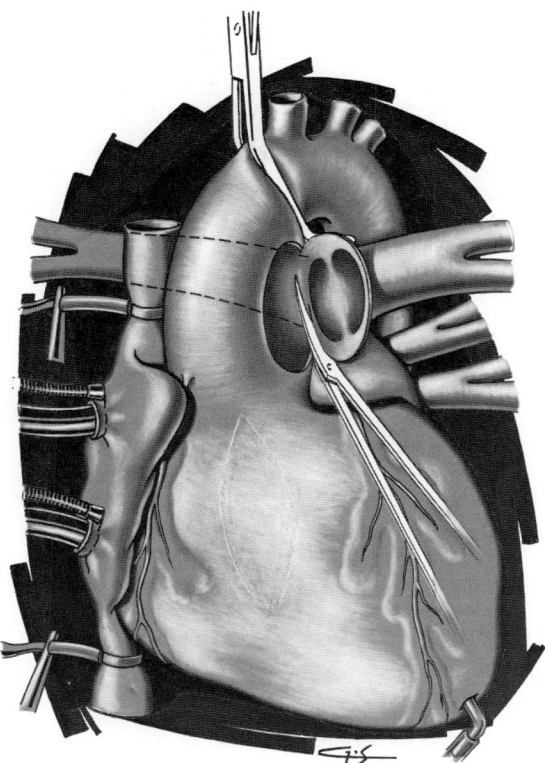

Abb. 151 Chirurgische Technik beim Truncus arteriosus Typ I. Die gemeinsame Lungenarterie wird von der Aorta ascendens abgetrennt (aus *Ch. Hahn, E. Hauf: Chirurgia del Cuore.* Piccin, Padova 1977).

handeln – wird dann, wenn möglich distal, in den Stamm der Lungenarterie eingesetzt oder peripher in die linke und rechte A. pulmonalis, dort, wo der Gefäßdurchmesser für die Implantation der beiden Schenkel der Y-Prothese ausreicht. Bei vorangegangener Waterston- oder rechter Blalock-Operation können erhebliche Schwierigkeiten für die Herstellung des rechten Anteils der Lungenarterie auftreten; bei schwierigen Situationen ist es leichter, nach querer Durchtrennung der Aorta ascendens, die Lungenarterie wiederherzustellen und schließlich die Aorta wieder zu verschließen. Letztlich wird der proximale Anteil der Y-Prothese mit dem Rand der Ventrikulotomie anastomosiert, indem man gut darauf achtet, daß der Durchgang nicht durch eine dicke Muskelschicht verengt werden kann.

Für den Typ IV handelt es sich um dieselbe Operationstechnik, aber das Einsetzen eines mit einer Klappe versorgten Tubus hängt von der vorliegenden Größe und Breite der Äste der Lungenarterie ab.

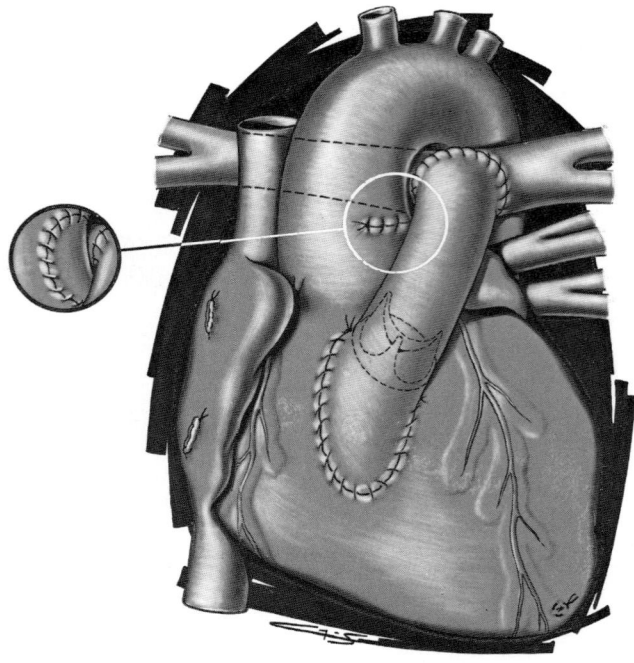

Abb. 152 Chirurgische Technik beim Truncus arteriosus Typ I. Rekonstruktion der rechtsventrikulären Ausflußbahn durch einen Dacrontubus mit eingebautem Klappenersatz (aus *Ch. Hahn, E. Hauf:* Chirurgia del Cuore. Piccin, Padova 1977).

Ergebnisse

Banding. Die Operationsmortalität liegt um 50%: Scheinbar gelingt es nicht immer, durch den Banding der Lungengefäßerkrankung vorzubeugen. Mehrere chirurgische Zentren verzichten deshalb heute auf die Cerclage.

Totale Korrektur. Das Operationsrisiko ist schwer einzuschätzen, da das publizierte Krankengut klein ist. Wahrscheinlich hängt die Mortalität vom Alter des operierten Patienten ab. Sie ist nach 5 Jahren gering, falls die Lungengefäßerkrankung noch nicht zu weit fortgeschritten ist. Beim jüngeren Kind ist sie jedoch höher, und beim Säugling muß man mit mehr als 50% Mißerfolgen rechnen. Wir erinnern daran, daß beim Säugling keine eigentliche totale Korrektur vorgenommen werden kann, weil der erste angelegte Dacrontubus einige Jahre später durch einen größeren ersetzt werden muß.

Wenn keine Lungengefäßerkrankung vorliegt, ist der Langzeitverlauf befriedigend. Das Risiko einer Insuffizienz der Trunkusklappe (die zur Aortenklappe geworden ist) besteht jedoch, und für einige Patienten muß später ein Klappenersatz vorgesehen werden.

Double outlet right ventricle (rechter Ventrikel mit doppelter Ausflußbahn)

Der »Double outlet right ventricle« (DORV) ist eine seltene Anomalie (0,5% aller Kardiopathien). Er kann in verschiedenen anatomischen und klinischen Formen auftreten, die jedoch alle ein gemeinsames Element aufweisen: die Aorta und die Lungenarterie entspringen ganz oder zu ihrem größten Anteil aus dem rechten Ventrikel.

Pathologische Anatomie

Es gibt 3 Hauptformen (Abb. 153): den DORV mit subaortalem Ventrikelseptumdefekt ohne Pulmonalstenose, den DORV mit subaortalem Ventrikelseptumdefekt und Pulmonalstenose und den DORV mit subpulmonalem Ventrikelseptumdefekt (meistens ohne Pulmonalstenose), der der Taussig-Bing-Anomalie entspricht; in dieser Anomalie reitet meistens die Pulmonalarterie über dem Ventrikelseptumdefekt. Eine vierte, seltene Form ist der DORV mit subpulmonalem Ventrikelseptumdefekt und Pulmonalstenose. Endlich gibt es DORV mit einem muskulären Ventrikelseptumdefekt, entfernt vom Abgang der großen Gefäße (»non committed VSD«). Aus dieser Einordnung geht schon hervor, daß ein Ventrikelseptumdefekt sozusagen immer vorhanden ist: Er stellt den einzigen Ausgangsweg des linken Ventrikels in den DORV dar. Andere zusätzliche Anomalien sind die Aortenisthmusstenose, der Vorhofseptumdefekt und seltener der AV-Kanal. Im Prinzip gibt es einen doppelten subpulmonalen und subaortalen Konus (Infundibulum); es besteht somit keine fibröse mitroaortale Kontinuität.

Pathophysiologie

Auch vom pathophysiologischen Gesichtspunkt aus unterscheiden sich 3 Hauptformen. Beim DORV mit subaortalem VSD ohne Pulmonalstenose kommt vor allem ein erheblicher Linksrechts-Shunt zum Ausdruck. Da der VSD in der unmittelbaren Nähe der Aorta liegt, wird dadurch ein Vorzugsfluß vom linken Ventrikel zur Aorta entstehen und somit keine (oder nur geringe) aortale Entsättigung zustande kommen. Bei mitbestehender Pulmonalstenose ist das Lungenzeitvolumen erniedrigt, so daß der Rechts-links-Shunt überwiegt. Bei der *Taussig-Bing-Mißbildung* (subpulmonalem VSD) ist die Pathophysiologie mit der einer Transposition der großen Gefäße vergleichbar: Der dem VSD naheliegende Truncus pulmonalis wird vorzugsweise durch den linken Ventrikel, die Aorta dagegen durch den rechten Ventrikel gefüllt. Da keine Pulmonalstenose vorliegt, geht somit ein hohes Lungenzeitvolumen mit einer Zyanose einher.

a
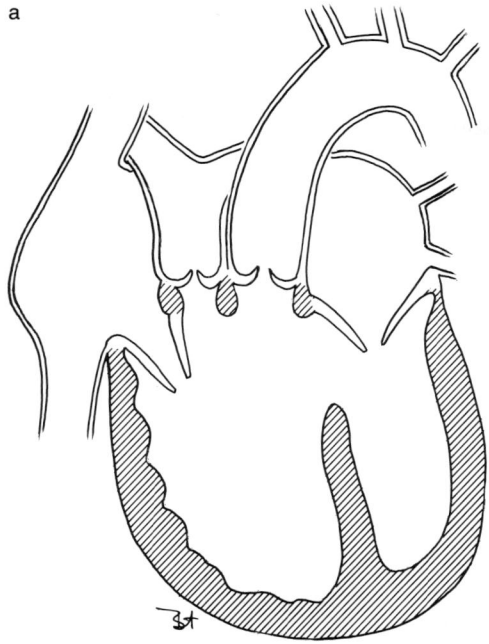

b
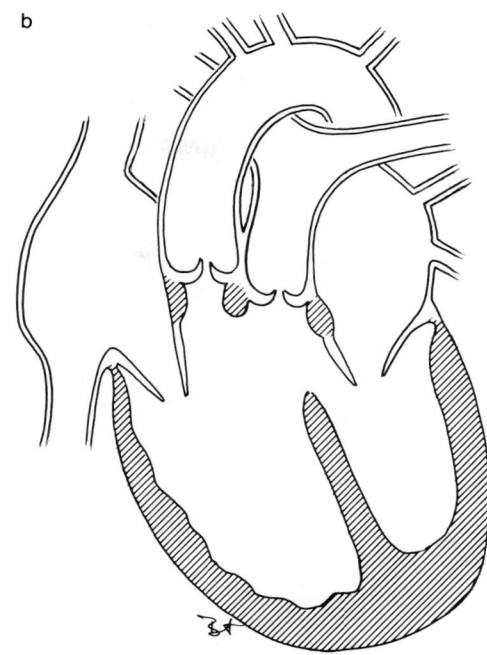

c
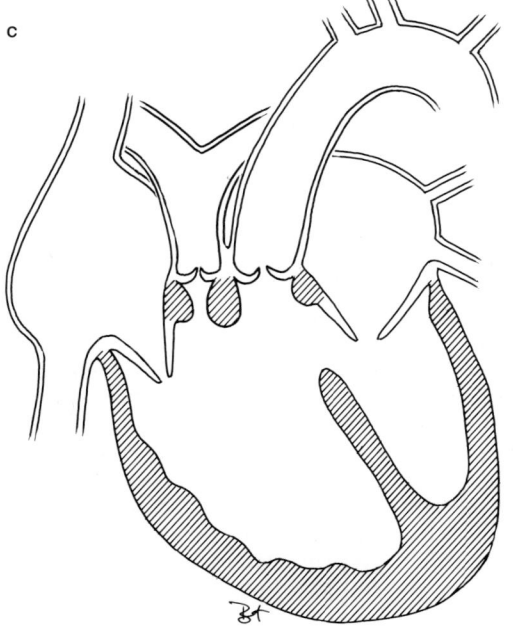

Abb. 153 Schematische Darstellung der drei Haupttypen von Double outlet right ventricle. **a** Ventrikelseptumdefekt subaortal, keine Pulmonalstenose. **b** Ventrikelseptumdefekt subpulmonal, keine Pulmonalstenose. **c** Ventrikelseptumdefekt subaortal, mit Pulmonalstenose.

Symptome

Der klinische Befund hängt vom DORV-Typ ab. Bei subaortalem VSD ohne Pulmonalstenose ist die Klinik genau mit der eines VSD mit großem Links-rechts-Shunt vergleichbar: Es liegt eine Herzinsuffizienz mit hohem Lungenzeitvolumen vor, das später zur Lungengefäßerkrankung führen wird. Bei Mitbestehen einer Pulmonalstenose stimmt der klinische Befund mit dem einer Fallotschen Tetralogie überein: zentrale Zyanose mit kleinem Lungenzeitvolumen.

Letztlich treten in der Taussig-Bing-Anomalie sowohl die Herzinsuffizienz – wegen des hohen Lungenzeitvolumens – wie auch eine Zyanose auf, dieselbe Assoziation, die klassisch bei der Transposition mit großem VSD zu erkennen ist.

Zusätzliche Befunde

Im **Elektrokardiogramm** ist stets eine rechtsventrikuläre und oft eine biventrikuläre Hypertrophie erkennbar, besonders bei bestehendem hohem Lungenzeitvolumen. In den Formen mit Pulmonalstenose ermöglicht die mitbestehende Linkshypertrophie die Differentialdiagnose zur Fallotschen Tetralogie: Die Tetralogie geht nämlich nie mit einer linksventrikulären Hypertrophie einher. In den Formen ohne Pulmonalstenose beobachtet man zuweilen eine Linksverschiebung der Achse.

Das **Röntgenthoraxbild** ist unspezifisch. Bei großem Lungenzeitvolumen sind die Lungengefäße betont und die Herzsilhouette vergrößert. Bei DORV mit Pulmonalstenose erscheint eine verminderte Lungengefäßzeichnung.

Herzkatheterismus und Angiokardiographie. Die Hämodynamik zeigt stets einen Systemdruck im rechten Ventrikel und ermöglicht den Links-rechts- und den Rechts-links-Shunt auszurechnen.

Durch die *Angiographie* (Abb. 154) wird die endgültige Diagnose gesichert. Die Injektion in den rechten Ventrikel zeigt ein doppeltes Infundibulum, aus welchem die zwei großen Gefäße entspringen: die Aorten- und die Pulmonalklappen befinden sich dadurch auf derselben Ebene. Die Sicherheitsdiagnose wird jedoch erst mittels einer seitlichen Aufnahme mit Injektion in den linken Ventrikel gestellt: Dadurch wird nämlich offensichtlich, daß der linke Ventrikel sich lediglich durch den VSD entleert und daß kein größeres Gefäß daraus entspringt.

Verlauf

Bei den Formen ohne Pulmonalstenose tritt eine schwere Herzinsuffizienz auf, die im ersten Lebensjahr zum Tode führen kann, wenn nichts dagegen unternommen wird. Die überlebenden Kinder entwickeln eine Lungengefäßerkrankung, die im Taussig-Bing-Syndrom besonders frühzeitig zum Ausdruck kommt.

Für die Formen mit Pulmonalstenose ist die spontane Prognose besser, ihr Verlauf ist mit dem der Fallotschen Tetralogie vergleichbar.

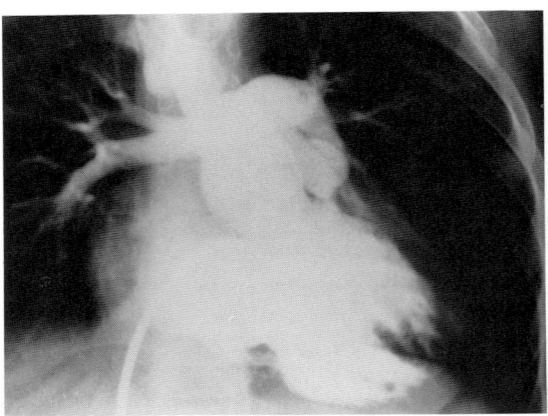

Abb. 154 Rechtsventrikuläre Angiographie bei Double outlet right ventricle mit Pulmonalstenose. Es besteht ein kurzer Subaortenkonus und ein subpulmonaler Konus.

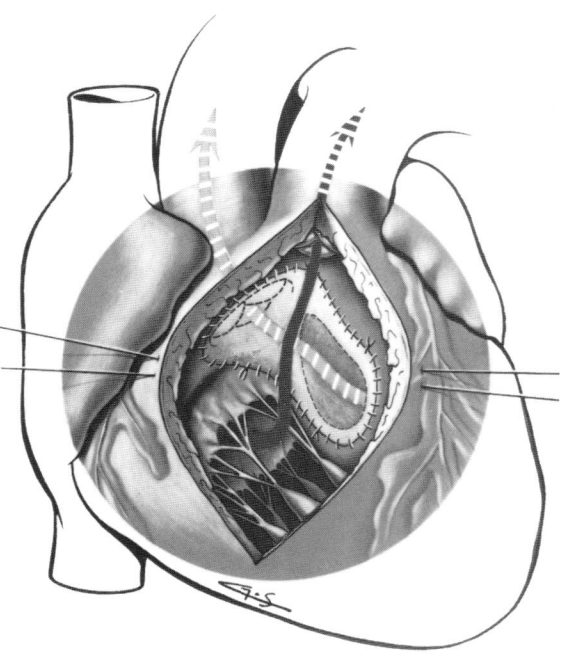

Abb. 155 Chirurgische Technik bei Double outlet right ventricle mit subaortalem Ventrikelseptumdefekt, ohne Pulmonalstenose. Ein tubulärer Patch verbindet die linke Kammer über den Ventrikelseptumdefekt mit der Aorta (aus *Ch. Hahn, E. Hauf:* Chirurgia del Cuore. Piccin, Padova 1977).

Therapie

Indikation zur Operation

Bei den Mißbildungen ohne Pulmonalstenose ist man oft zu einem Früheingriff gezwungen, entweder wegen einer medikamentös refraktären Herzinsuffizienz oder um einer irreversiblen Lungengefäßerkrankung vorzubeugen. Beim Säugling zieht man den palliativen Eingriff (Banding) vor. Die

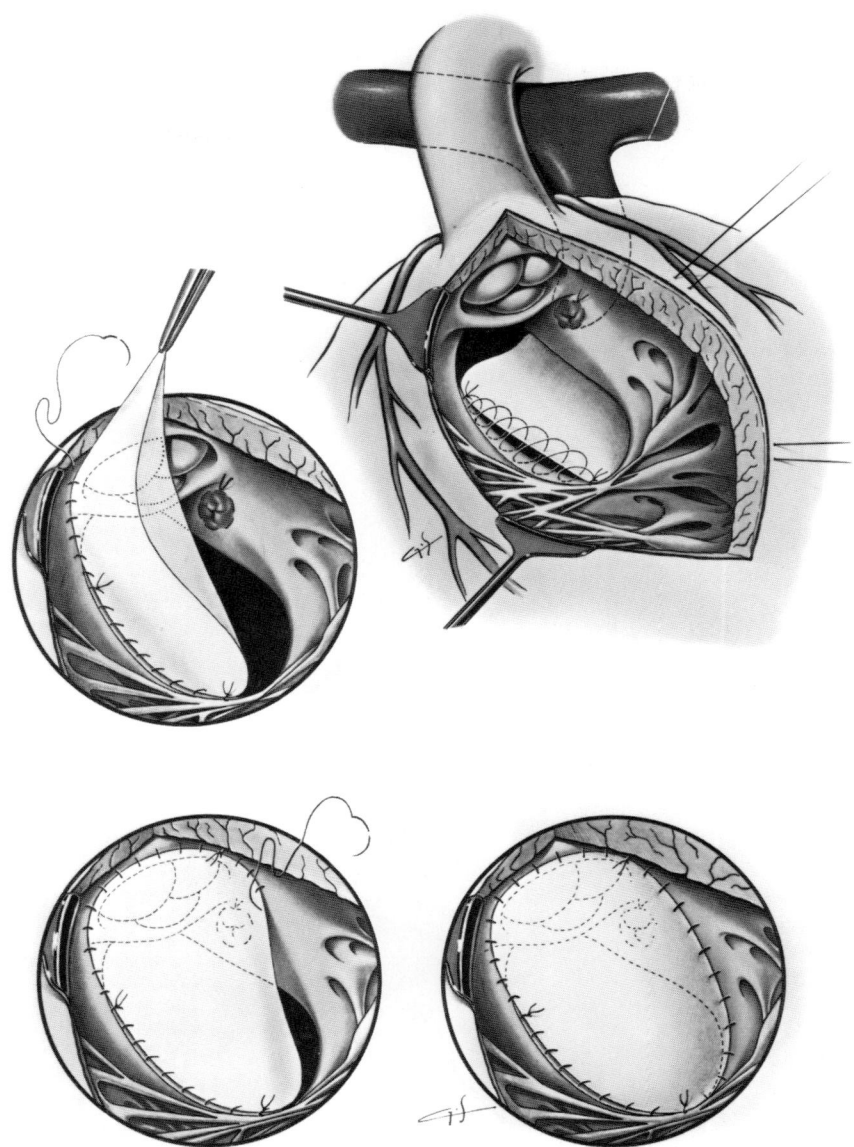

Abb. 156 Chirurgische Technik im Fall von Double outlet right ventricle mit subpulmonalem Ventrikelseptumdefekt und schwerer Pulmonalstenose. Nach Ligatur des Pulmonalostiums wird ein tubulärer Patch vom Ventrikelseptumdefekt aus über die Aorta und die Pulmonalarterie gelegt. Somit wird die linksventrikuläre Ausflußbahn rekonstruiert (aus *Ch. Hahn, E. Hauf:* Chirurgia del Cuore. Piccin, Padova 1977).

endgültige Operationskorrektur kann dann um 2–3 Jahre verschoben werden. Die Korrekturoperation besteht darin, daß vom Ventrikelseptumdefekt zur Aorta ein interner Kanal eingesetzt wird, dessen Durchmesser groß genug sein muß, um das mit dem Alter zunehmende Herzzeitvolumen gewährleisten zu können (Abb. 155). Bei der Taussig-Bing-Mißbildung wird dieser Kanal zwischen dem Ventrikelseptumdefekt und dem Truncus pulmonalis angelegt und zusätzlich noch eine Vorhofinversion durchgeführt (nach Mustard oder Senning).

Bei den Formen mit Pulmonalstenose ist man seltener gezwungen, frühzeitig einzugreifen. Die definitive Korrektur kann meistens für einen Zeitpunkt nach dem 4. Lebensjahr vorgesehen werden. Bei sehr stark verengter Pulmonalklappe (mit Hypoplasie) muß die rechtsventrikuläre Ausflußbahn manchmal mit einem Dacrontubus nach Rastelli ersetzt werden (Abb. 156). In den Fällen mit früh auftretender schwerer Zyanose muß man einen palliativen aortopulmonalen Shunt realisieren. In Fällen ohne Pulmonalstenose muß, wie beim VSD, eine pulmonale Hypertonie mit einem Lungenwiderstand von mehr als 50% des peripheren Widerstands als Kontraindikation zur Operation gelten.

Operationstechnik

Wie schon bei den Operationsindikationen erwähnt wurde, kann man gezwungen sein, um den Lungenkreislauf in den ersten Lebensmonaten zu

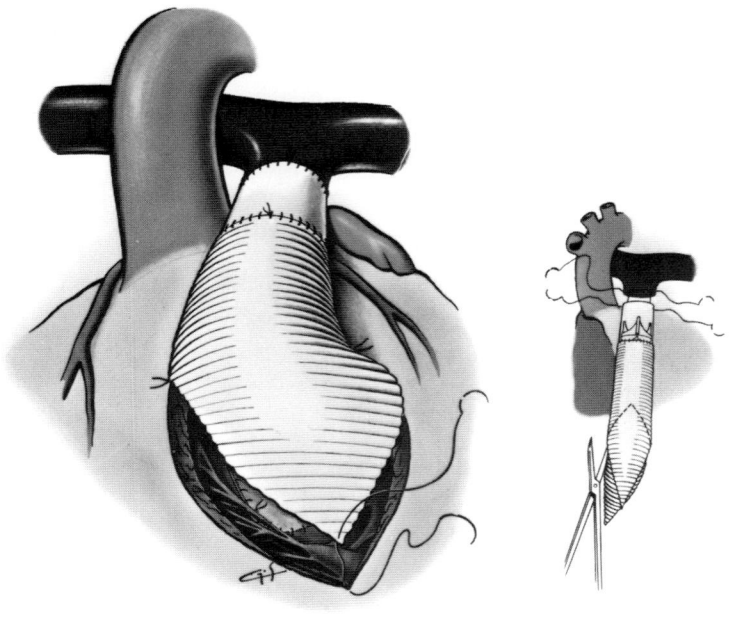

Abb. **157** Rekonstruktion der rechtsventrikulären Ausflußbahn im gleichen Fall wie Abb. **156**. Ein Dacrontubus mit einer Klappenprothese verbindet die rechte Kammer und die Pulmonalarterie (aus *Ch. Hahn, E. Hauf:* Chirurgia del Cuore. Piccin, Padova 1977).

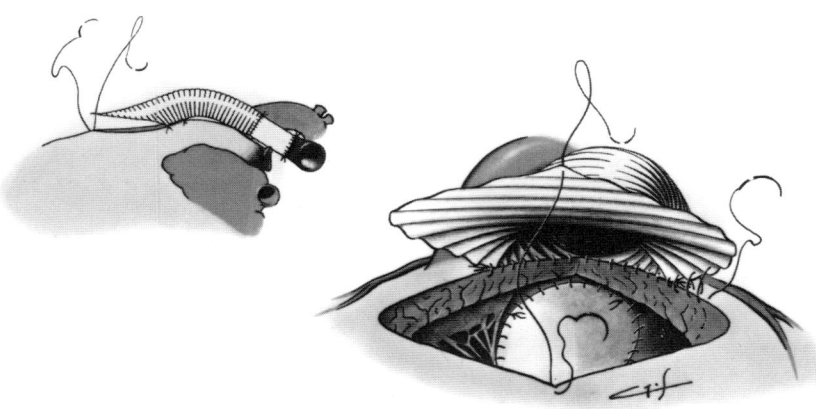

schützen, einen palliativen Eingriff (Cerclage des Truncus pulmonalis) vorzunehmen. Da die Operationstechnik des Bandings der Lungenarterie auf S. 5.61 erklärt worden ist, kommen wir hier nicht darauf zurück. Wir werden auch nicht auf die Korrekturtechnik der Taussig-Bing-Mißbildung näher eingehen, denn es geht ja eigentlich dabei um den Verschluß eines VSD mittels eines intraventrikulär angelegten Kanals zwischen dem VSD und dem Truncus pulmonalis und um eine zusätzliche Inversionsoperation des venösen Pols, wie sie S. 5.127 erwähnt und beschrieben ist. Für die DORV wollen wir lediglich die Wiederherstellung der aortalen und der pulmonalen Ausflußbahn erklären: Die aortale Bahn wird mit einem kanalförmigen Patch neu gebildet, der durch den großen VSD den linken Ventrikel mit der Aorta verbindet (Abb. **156**). Für die oft damit verbundene Pulmonalstenose kommt, wenn der VSD subaortal gelegen ist, eine Korrektur wie bei der Fallotschen Tetralogie in Frage; liegt der VSD subpulmonal, ist das Anlegen eines mit einer Klappe versehenen Kanals außerhalb des Herzens, der die pulmonale Bahn wiederherstellt, notwendig, wie es auf den Abbildungen **157** und **158** ersichtlich ist.

Da die *Rastelli-Operation* erst ab dem 3. Lebensjahr unter guten Bedingungen durchführbar ist, muß bei operationsbedürftigen Kindern mit DORV und Pulmonalstenose, die dieses Alter noch nicht erreicht haben, selbstverständlich ein palliativer Eingriff vorgenommen werden: In Betracht kommen entweder ein Shunt (z. B. Blalock-Shunt) oder eine minimale Erweiterung der Pulmonalstenose; dieses Verfahren basiert auf dem gleichen Prinzip wie die partielle Eröffnung einer engen Pulmonalstenose bei Fallotscher Tetralogie, wodurch eine Vergrößerung der Lungenarterie und eine Verbesserung der Lungendurchblutung erzielt werden.

Es ist möglich, je nach anatomischen Verhältnissen

Angeborene Herzfehler

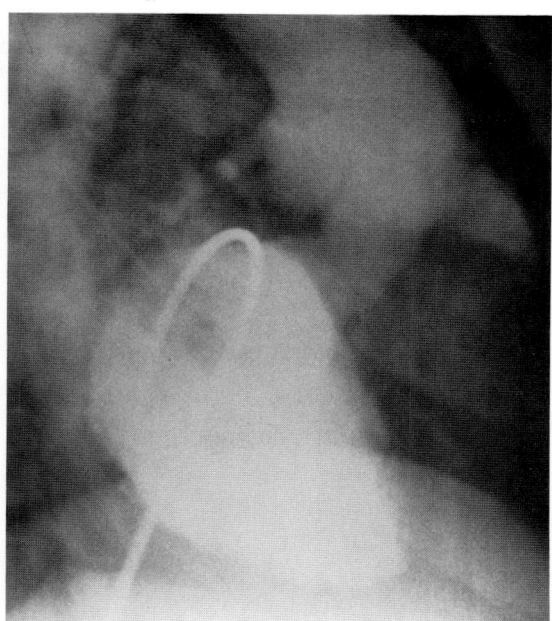

Abb. 158 Linksventrikuläres Angiogramm nach Korrektur eines Double outlet right ventricle, in Seitenansicht. Man sieht deutlich den tubulären Patch, welcher die linke Kammer über den Ventrikelseptumdefekt mit der Aorta verbindet.

der pulmonalen Ausflußbahn, diese vom Herzinnern aus um einige Millimeter zu erweitern, was für eine Besserung der Lungendurchblutung ausreichen kann.

Ergebnisse

Die hohen Mortalitätsraten (20–30%), die kürzlich veröffentlicht wurden, sind bedingt durch Miteinbeziehung komplexer Fälle mit anderweitigen mitbestehenden Anomalien (AV-Kanal oder Koronaranomalien). Hinzu kommt, daß Patienten ohne Pulmonalstenose oft eine Lungengefäßerkrankung aufweisen, die für den postoperativen Früh- oder Spättod verantwortlich ist. Die unkomplizierten Fälle ohne fixierte pulmonale Hypertension haben ein geringeres Risiko. Bei DORV mit Pulmonalstenose entspricht das Operationsrisiko dem einer Tetralogiekorrektur, ist jedoch bei Taussig-Bing-Anomalie höher.
Die langfristigen Ergebnisse sind gut, wenn keine fixierte pulmonale Hypertonie vorliegt; indessen ist die spätere Entwicklung einer subvalvulären Aortenstenose durch ein hypertrophiertes Infundibulum oder durch einen restriktiven VSD auch beschrieben worden. Nicht selten entsteht eine hämodynamisch geringe subpulmonale Stenose, hervorgerufen durch den internen Kanal vom linken Ventrikel zur Aorta; sie hat jedoch keine Folgen.

Double outlet left ventricle (linker Ventrikel mit doppelter Ausflußbahn)

Es handelt sich um eine sehr seltene Anomalie. Sie ist gekennzeichnet durch den Abgang der Aorta und der Lungenarterie aus dem linken Ventrikel. Es ist weder ein subaortales noch ein subpulmonales Infundibulum vorhanden, oder dann nur ein kurzes subpulmonales Infundibulum, das stenosierend sein kann.
Anatomisch unterscheidet man wie bei den DORV eine Form mit subaortalem VSD und eine Form mit subpulmonalem VSD. Die Aorta kann rechts oder links vom Truncus pulmonalis liegen. Mit jeder Form kann eine pulmonale oder eine subpulmonale Stenose verbunden sein.

Symptome

Der *klinische Befund* hängt von zwei Faktoren ab: vom Vorhandensein oder Nichtvorhandensein einer Pulmonalstenose und von der Lagebeziehung des Ventrikelseptumdefekts zu den großen Gefäßen. Bei vorliegender Pulmonalstenose ist das Kind oft stark zyanotisch, und die Lungengefäßzeichnung scheint röntgenologisch abgeschwächt. Das klinische Bild entspricht dann einer Tetralogie oder einer Pulmonalatresie mit Ventrikelseptumdefekt. Ist keine Einengung der pulmonalen Ausflußbahn vorhanden, so kommt es zu einem erhöhten Lungenzeitvolumen und zu einer Herzinsuffizienz. Das Ausmaß der Zyanose wird dann von der Beziehung des VSD zu den großen Gefäßen bestimmt. Bei subpulmonalem VSD wird das venöse Blut vom rechten Ventrikel vorzugsweise in die Lungenarterie fließen, und es entsteht keine bedeutende Zyanose. Liegt der VSD aber subaortal (was häufiger der Fall ist), entfließt das venöse Blut in die Aorta; dadurch wird die Zyanose beträchtlich. In diesem Fall gleicht das klinische Bild demjenigen einer TGA mit VSD.
Das *Elektrokardiogramm und das Röntgenbild* sind unspezifisch und tragen nicht zur Diagnosestellung bei.
Der *Herzkatheter und die Angiographie* ergeben die Diagnose und bestimmen den Typ. Nach Kontrastmittelinjektion in den rechten Ventrikel ist auf der seitlichen Aufnahme ersichtlich, daß aus dem rechten Ventrikel kein großes Gefäß abgeht und er sich lediglich durch den VSD entleert.

Therapie

Operationstechnik

Man unterscheidet zwischen den palliativen und den mehr kurativen Operationen. Mit den palliativen Eingriffen hat man bei hochgradiger Pulmonalstenose die Möglichkeit, mit einer Blalock- oder einer Waterston-Anastomose den Lungenkreislauf zu fördern. Wir tendieren immer mehr dahin, keine zusätzliche Mißbildung zu schaffen, sondern

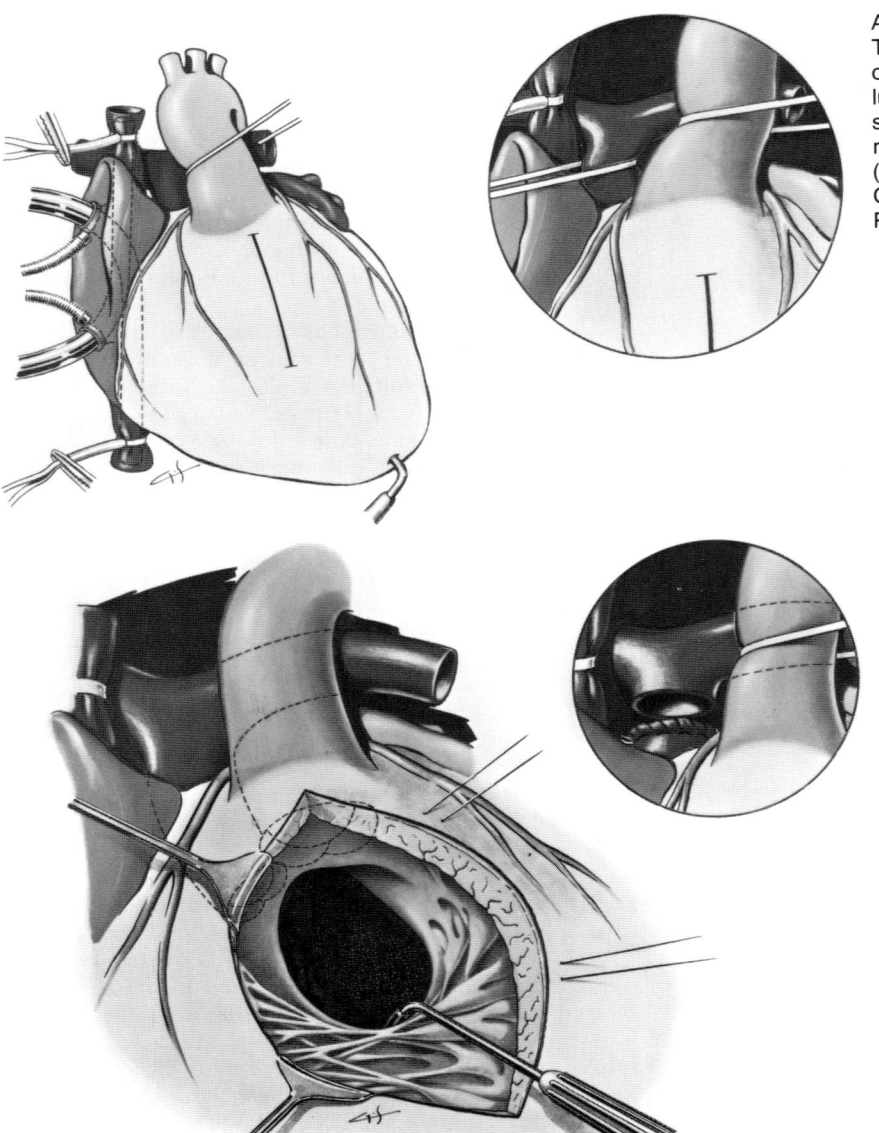

Abb. 159 Chirurgische Technik bei einem Double outlet left ventricle. Darstellung des großen Ventrikelseptumdefekts und Abtrennen der Pulmonalarterie (aus *Ch. Hahn, E. Hauf:* Chirurgia del Cuore. Piccin, Padova 1977).

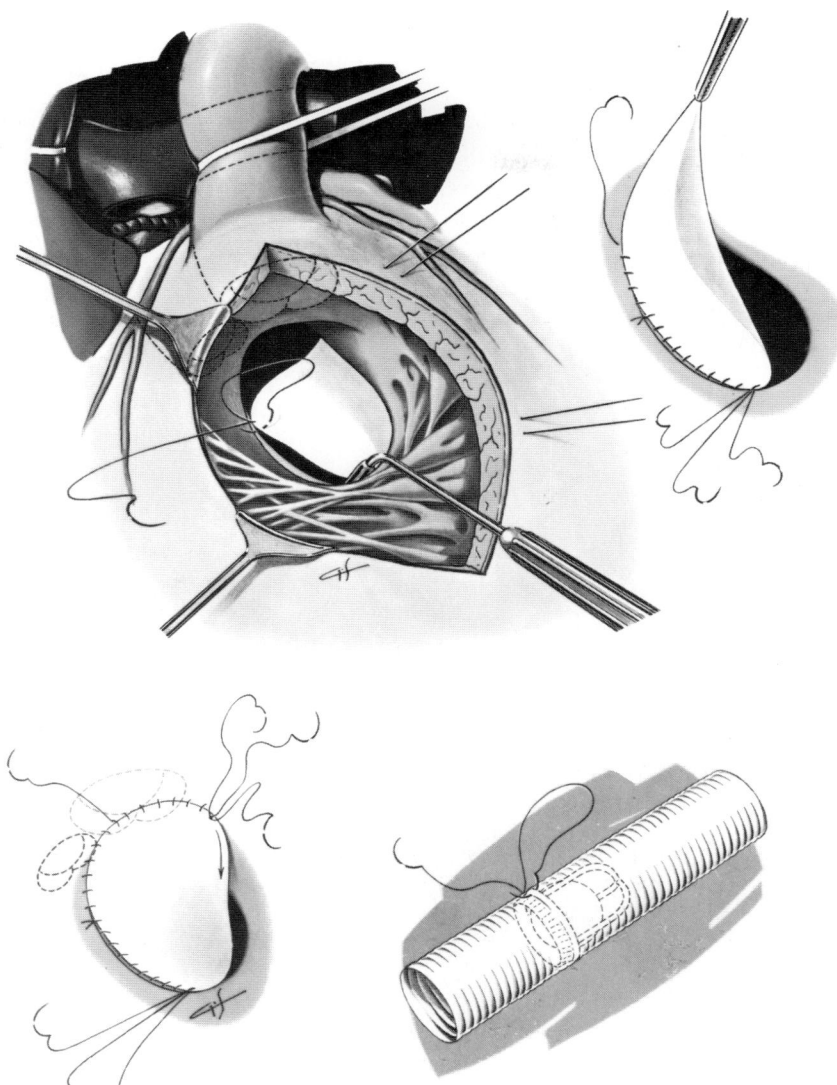

Abb. **160** Verschluß des Ventrikelseptumdefekts, Zubereitung eines Dacrontubus mit Klappenprothese (aus *Ch. Hahn, E. Hauf:* Chirurgia del Cuore. Piccin, Padova 1977).

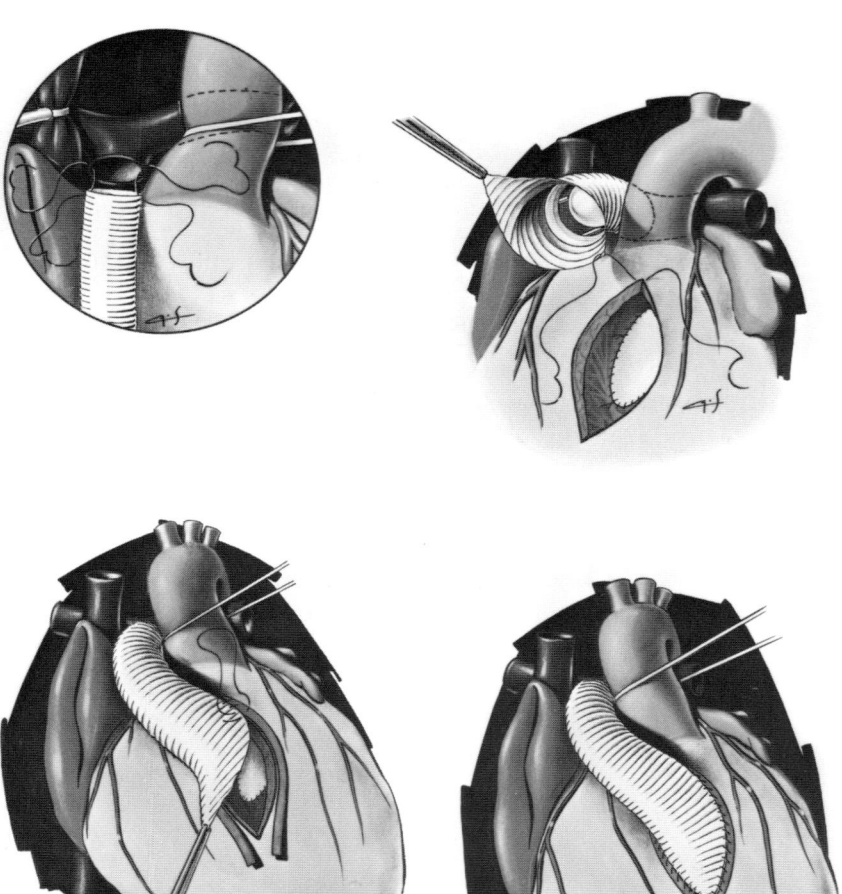

Abb. 161 Rekonstruktion einer rechten Ausflußbahn (aus *Ch. Hahn, E. Hauf:* Chirurgia del Cuore. Piccin, Padova 1977).

eher mit einer Erweiterung dieser Pulmonalstenose der später zu vollziehenden Korrektur näherzukommen. Beim sehr kleinen Kind ist es schwierig, sich eine vollständige Korrektur vorzustellen, speziell wenn eine schwere Pulmonalstenose vorliegt; aber mit EKK, tiefer Hypothermie und Kreislaufunterbrechung ist es nicht so schwer, durch den riesigen Ventrikelseptumdefekt die aortale und die danebenliegende winzige und beinahe geschlossene pulmonale Öffnung festzustellen. In günstigen Situationen gelingt es, nach Durchtrennung einer Art von Diaphragma, welches die Klappe ersetzt, die stenosierende pulmonale Öffnung zu erweitern und somit einen besseren Blutstrom vom Ventrikel in die Lungenarterie zu gewährleisten.

Viel befriedigender ist natürlich der Versuch, beim älteren Kind eine totale Korrektur dieser Mißbildungen durchzuführen, wie sie in den Abbildungen **159**, **160** und **161** illustriert wird.

Morbus Ebstein (Ebsteinsche Anomalie)

Der Morbus Ebstein ist eine seltene Mißbildung. Er stellt 0,3% aller angeborenen Herzfehler dar. Im wesentlichen handelt es sich um eine Mißbildung der Trikuspidalklappe, die in den rechten Ventrikel versetzt ist.

Pathologische Anatomie

Die gesamte Trikuspidalklappe, oder öfters das posteroinferiore und das septale Segel, sind in den rechten Ventrikel verschoben (Abb. **162**). Das Klappengewebe ist mit der Ventrikelwand verwachsen oder mit kurzen Sehnenfäden fixiert. Der trikuspidale Klappenring bleibt an Ort und Stelle. Dadurch entsteht eine Zusatzkammer, die man *atrialisierten Ventrikel* nennt: auf Seite des Vorhofs ist er vom Trikuspidalring begrenzt, auf Seite des Infundibulums von den abnormen Klappense-

Angeborene Herzfehler

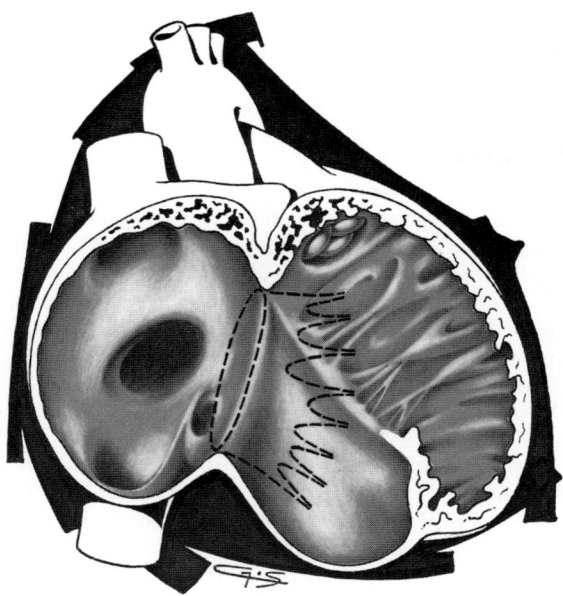

Abb. 162 Schematische Darstellung einer Ebsteinschen Anomalie. Die Trikuspidalklappe ist in den rechten Ventrikel verschoben, es entsteht eine Zwischenkammer, welche als atrialisierter Ventrikel bezeichnet wird. Punktiert ist eine normale Trikuspidalklappe eingezeichnet (aus *Ch. Hahn, E. Hauf:* Chirurgia del Cuore. Piccin, Padova 1977).

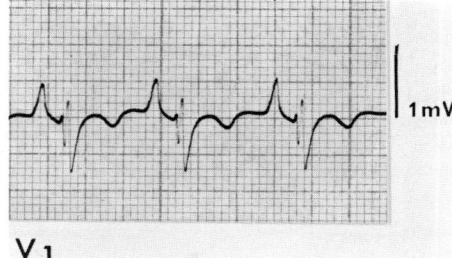

Abb. 163 Elektrokardiogramm bei Ebsteinscher Anomalie. Typische Veränderung in Ableitung VI. Sehr hohe spitze P-Zacke, Rechtsschenkelblock mit zusätzlichem S', niedrige R- und S-Amplituden.

geln. In der großen Mehrzahl der Fälle ist ein Vorhofseptumdefekt oder ein offenes Foramen ovale damit verbunden. Seltener trifft man einen Ventrikelseptumdefekt, eine Pulmonalstenose oder eine Pulmonalatresie an.

Pathophysiologie

Vom pathophysiologischen Gesichtspunkt aus bildet diese Zwischenkammer ein Hindernis für die Entleerung des rechten Vorhofs; sie erschlafft nämlich während der Vorhofsystole, und ihre Kontraktion vollzieht sich zum selben Zeitpunkt wie die des distalen Ventrikels, so daß eine Pendelbewegung des Blutes zwischen dem Vorhof und der Zwischenkammer zustande kommt. Dazu kommt oft noch eine Insuffizienz der abnormen Trikuspidalklappe. Durch das offene Foramen ovale entsteht auf Vorhofebene ein Rechts-links-Shunt, dessen Ausmaß von Fall zu Fall verschieden ist.

Symptome

Man trifft sehr unterschiedliche Formen an: Eine Zyanose liegt oft schon bei der Geburt vor, aber sie kann vorübergehend sein und mit dem Abfall des Lungengefäßwiderstands verschwinden. In den reinen Formen treten nur selten schon in den ersten Lebensmonaten ernste klinische Manifestationen auf, wie beträchtliche Zyanose oder Atemnot.

Sind jedoch andere Herzfehler damit verbunden, kommen diese Symptome öfters zum Ausdruck.
In vielen Fällen wird die Erkrankung im ersten und sogar zweiten Jahrzehnt gut ertragen. In ca. 25% der Fälle treten *Arrhythmien* in Form einer paroxysmalen Tachykardie auf. Während der Kindheit können sich eine Zyanose und eine Belastungsdyspnoe allmählich bemerkbar machen.
Auskultatorisch kann man einen Drei- oder Viertaktrhythmus (B3 und B4) erkennen sowie einen knallenden 1. Herzton im Trikuspidalbereich. Ein kurzes, reibendes systolisches Geräusch und ein kurzes Diastolikum im Trikuspidalbereich sind für den Morbus Ebstein kennzeichnend.

Zusätzliche Befunde

Das **Elektrokardiogramm** hilft oft weiter; es fällt eine spitze und hohe P-Zacke auf. Im QRS-Komplex erkennt man einen inkompletten oder kompletten Rechtsschenkelblock und niedrige R- und S-Amplituden in den rechten Brustwandableitungen (Abb. 163). Die linken Brustwandableitungen weisen normale Potentiale auf. Ein *Wolff-Parkinson-White-Syndrom* kommt in ca. 10% der Fälle vor.
Das **Röntgenbild** (Abb. 164) zeigt fast immer ein vergrößertes Herz mit einer Links- und Rechtsbetonung. Die Lungengefäßzeichnung ist je nach Ausmaß des Rechts-links-Shunts normal oder vermindert.
Mittels des **Echokardiogramms** kann eine nach links versetzte Trikuspidalklappe dargestellt werden, deren Exkursionen amplitudenmäßig abnorm groß erscheinen; ihr verzögerter Verschluß ist ebenfalls kennzeichnend.
Herzkatheterismus und Angiokardiographie. Der Katheterismus wird einen leicht erhöhten Druck im rechten Vorhof ergeben, dagegen normale Druckverhältnisse in den andern Kammern. Ein atrialer Rechts-links-Shunt kann oxymetrisch festgestellt werden. Das diagnostische Verfahren ist jedoch der *»elektrische Rückzug«* (Abb. 165): Eine Elektrodensonde, die gleichzeitig den Druck und

5.134 Thorax

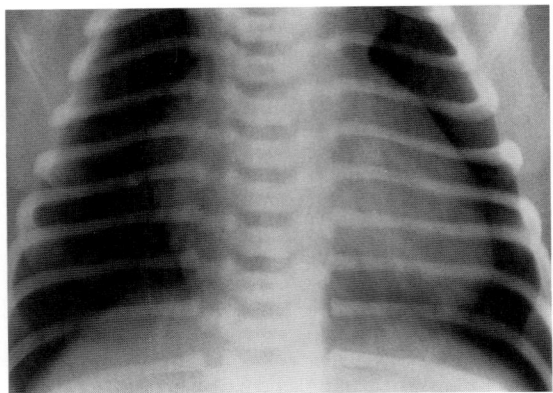

Abb. 164 Röntgenbild bei Ebsteinscher Anomalie. Mäßig vergrößerter Herzschatten, vorspringender rechter Vorhof, verminderte Lungengefäßzeichnung.

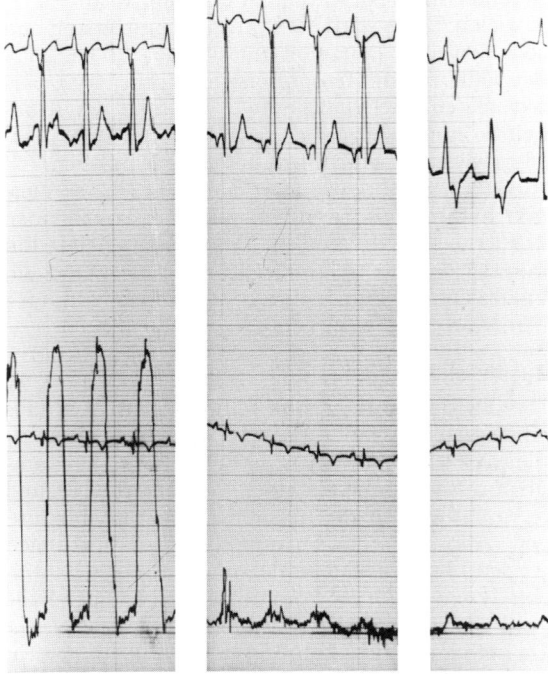

Abb. 165 Sogenannter elektrischer Rückzug während des Herzkatheters einer Ebsteinschen Anomalie. Simultane Aufzeichnung der intrakavitären Drucke und der intrakavitären elektrischen Potentiale. Die zweite Kurve von oben ist das intrakardiale Elektrokardiogramm, die beiden anderen Elektrokardiogramme sind Oberflächenableitungen. Links: Druckkurve aus der rechten Kammer, elektrische Potentiale ebenfalls ventrikulär (das Hauptpotential fällt mit dem QRS zusammen). Mitte: beim langsamen Rückzug findet man eine atriale Druckkurve, während das elektrische intrakardiale Potential immer noch vom ventrikulären Typus ist: dies ist der Beweis der Existenz eines atrialisierten Ventrikels. Rechts: bei weiterem Rückzug bleibt die Druckkurve atrial, das endokavitäre Elektrogramm ist jetzt ebenfalls vom Vorhof-Typ (die Hauptzacke fällt mit der P-Zacke des Oberflächenelektrokardiogramms zusammen). Der Katheter liegt somit im rechten Vorhof.

das intrakardiale EKG registriert, wird in den rechten Ventrikel nach distal vorgeschoben; beim langsamen Rückzug der Sonde vom Ventrikel in den Vorhof kommt ein Moment, wo gleichzeitig ein atrialer Druck und elektrische Potentiale vom noch ventrikulären Typ aufgenommen werden: Der für den Morbus Ebstein pathognomonische atrialisierte Ventrikel ist dadurch bewiesen.
Die Kontrastmittelinjektion in den rechten Vorhof stellt *angiographisch* die Zwischenkammer dar; zwei Einschnitte werden am inferioren Rand sichtbar: der erste entspricht dem trikuspidalen Klappenring, der zweite, mehr links, der anormalen Stelle der Trikuspidalklappe.

Verlauf

Der klinische Verlauf ist sehr unterschiedlich. Ungefähr 5% der Patienten sterben im ersten Lebensjahr. Es ist jedoch der Fall eines Patienten beschrieben worden, der 70 Jahre alt wurde. Die durchschnittliche Überlebenszeit beträgt ca. 30 Jahre. Eine progressive Dehnung der rechten Herzkammern führt zur Herzinsuffizienz. Das Auftreten paroxysmaler Tachykardien, die oft schlecht ertragen werden, kann zum Tode führen.

Therapie

Indikation zur Operation

Es gibt keine klare Übereinstimmung weder bezüglich der Operationsindikation noch bezüglich des Operationsverfahrens. Die medikamentöse Behandlung wird vorgezogen, solange sie ein gutes Resultat zeigt. Bei Patienten mit schweren Symptomen ist der chirurgische Eingriff angezeigt. Beim Säugling mit beträchtlicher Zyanose oder Dekompensation stellt wahrscheinlich die Glenn-Anastomose (Anastomose der oberen Hohlvene mit der rechten A. pulmonalis) das Wahlverfahren dar. Beim älteren Kind mit schwerer Herzdekompensation (Stadium III oder IV) oder starker Zyanose wird man eine Trikuspidalplastik oder einen Klappenersatz vornehmen, womit eine Obliteration durch Plikatur des atrialisierten Ventrikels verbunden wird.

Operationstechnik

Nach einer Längssternotomie ermöglicht der rechte transatriale Zugangsweg eine Exploration der trikuspidalen Veränderungen. Praktisch können zwei Situationen vorkommen:
1. Die Trikuspidalklappe ist riesig, aber sie besteht aus normalem, nicht gelöchertem Klappengewebe; für diese Fälle kann eine konservative Technik nach dem Verfahren von Hunter angewendet werden (Abb. 166): Man setzt Einzelnähte so an, daß ein echter Trikuspidalring wiederhergestellt wird und die Zwischenkammer durch Plikatur weitgehend verschwindet. Man muß jedoch zugeben, daß die Durchführung dieser Technik nicht immer die davon erwarteten Ergebnisse zeitigt und daß oft

Abb. 166 Chirurgisches Vorgehen bei Ebsteinscher Anomalie. Mit einer Serie von Nähten, welche durch die Trikuspidalklappe und den Klappenring gezogen werden, wird der atrialisierte Kammeranteil gerafft (aus *Ch. Hahn, E. Hauf:* Chirurgia del Cuore. Piccin, Padova 1977).

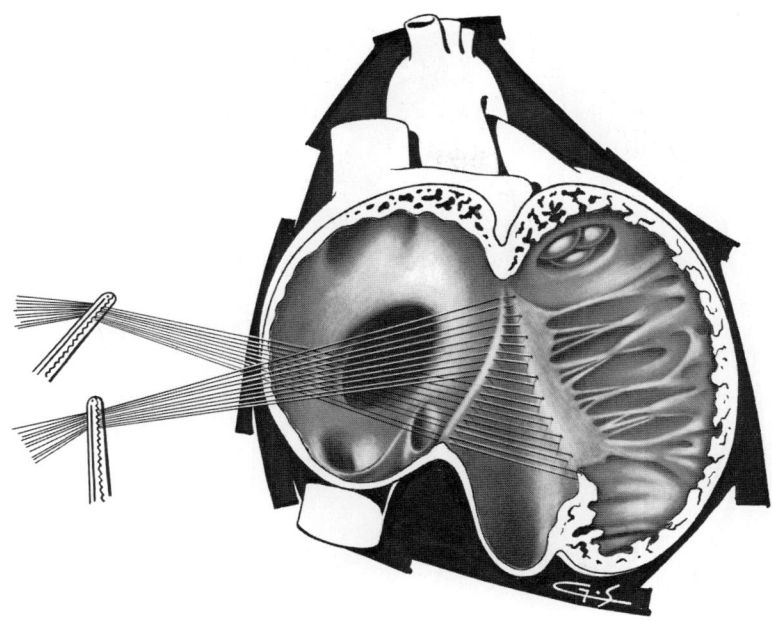

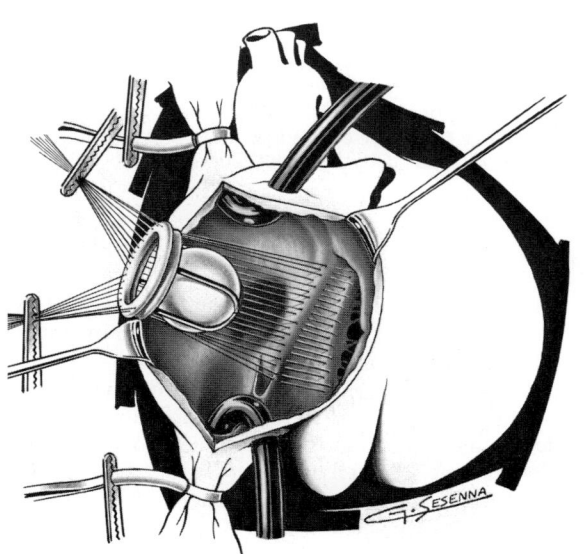

Abb. 167 Nach Raffung des atrialisierten Ventrikels wird die Trikuspidalklappe durch eine Prothese ersetzt (aus *Ch. Hahn, E. Hauf:* Chirurgia del Cuore. Piccin, Padova 1977).

eine relativ erhebliche Trikuspidalinsuffizienz übrigbleibt.
2. Wenn eine gute Klappenfunktion nicht realisiert werden kann, muß man einen sehr großkalibrigen Klappenersatz einsetzen, der mit Einzelnähten befestigt wird nach derselben Technik wie bei der Hunter-Methode (Abb. 167).

Ergebnisse
Die Operationsmortalität ist hoch, besonders wenn zusätzliche Herzfehler vorliegen. Zahlen von 30–50% sind veröffentlicht worden. Es scheint, daß die Plikatur des atrialisierten Anteils, verbunden mit einer Klappenplastik oder einem Trikuspidalklappenersatz, die günstigsten Ergebnisse zeigt. Diese Operationen verbessern die Herzfunktion, beseitigen jedoch nicht die paroxysmalen Tachykardien, außer wenn eine aberrierende Leitungsbahn (im Fall eines WPW-Syndroms) durchgeschnitten wird.

Rupturiertes Aneurysma des Sinus aortae

Die Häufigkeit der Aneurysmen des Sinus aortae ist schwierig einzuschätzen, da diese Läsion symptomlos verläuft. Erst bei der Ruptur der Aneurysmen in eine Herzhöhle erscheinen klinische Zeichen. Die Ruptur eines Aneurysmas des Sinus aortae kommt beim Kind selten vor.
Die ursprünglich dafür verantwortliche Läsion ist eine mangelhafte Verbindung zwischen dem aortalen Mediagewebe und dem Herzen auf Höhe des fibrösen Ringes; durch diesen schwachen Punkt wird allmählich der Sinus aortae prolabieren.

Pathologische Anatomie und Physiologie
Anatomisch handelt es sich um längliche, fingerförmige Aneurysmen, die aus dem Sinus aortae dexter oder dem Sinus aortae posterior (nicht koronaren) entstehen; ausnahmsweise gehen sie vom Sinus aortae sinister ab. Die Ruptur erfolgt vorwiegend in den rechten Vorhof.

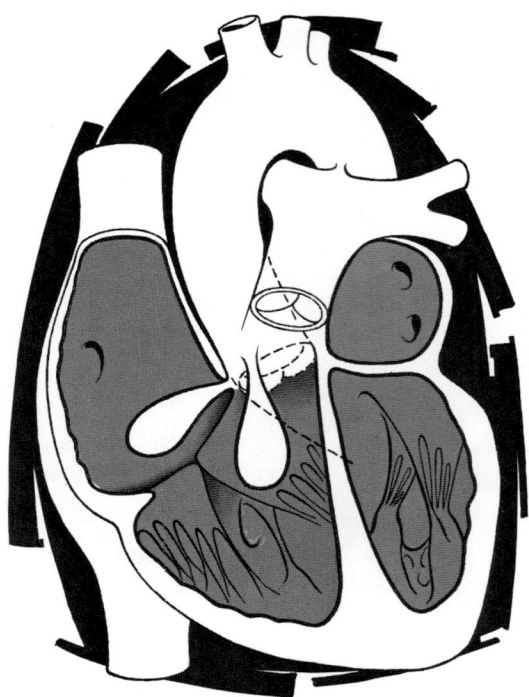

Abb. 168 Schematische Darstellung zweier Aneurysmen des rechten Sinus aortae. Das Aneurysma drängt in Richtung Vorhof oder in Richtung Kammer vor (aus *Ch. Hahn, E. Hauf:* Chirurgia del Cuore. Piccin, Padova 1977).

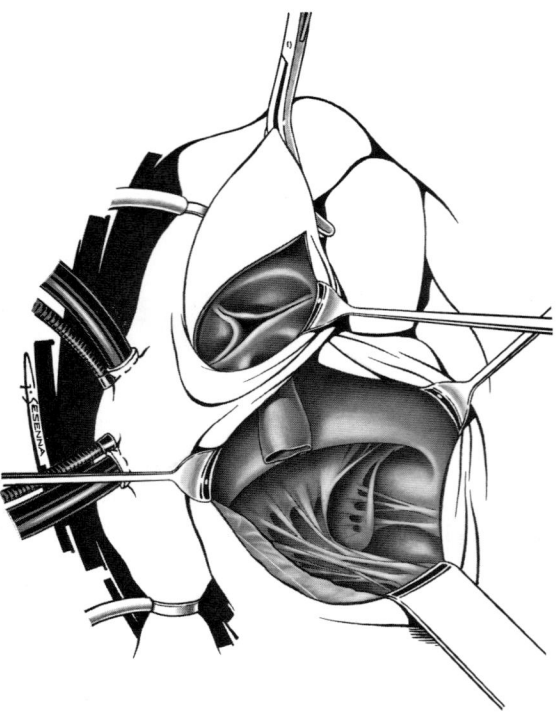

Abb. 169 Aneurysma des rechten Sinus aortae, das in den rechten Ventrikel durchgebrochen hat. Der Verschluß erfolgt von zwei Zugängen her, vom Ventrikel einerseits und von der Aorta andererseits (aus *Ch. Hahn, E. Hauf:* Chirurgia del Cuore. Piccin, Padova 1977).

Die hauptsächlich damit verbundenen Anomalien sind der Ventrikelseptumdefekt und die Mißbildungen der Aortenklappe; eine Aorteninsuffizienz kann sekundär auftreten.

Pathophysiologisch rufen diese Anomalien einen mehr oder weniger ausgeprägten Links-rechts-Shunt zwischen Aorta und den rechten Herzkammern hervor.

Symptome

Klinisch drückt sich die Ruptur zuweilen durch eine akute Herzinsuffizienz aus, oft aber treten die Symptome schleichend auf, und die Zeichen der Herzdekompensation werden nur allmählich erkennbar; manchmal werden Schmerzen im Brustkorb beschrieben.

Auskultatorisch hört man ein ziemlich lautes fortlaufendes Geräusch mit Punctum maximum im 3. und 4. ICR. Dieses relativ weit unten hörbare Geräusch sollte die Differentialdiagnose gegen einen persistierenden Ductus arteriosus ermöglichen. Schwieriger ist die Abgrenzung von einer Koronarfistel. Schnellende Pulse und eine beträchtliche, durch den Abfall des diastolischen Drucks erklärbare Blutdruckamplitude sind ebenfalls kennzeichnend.

Das *Elektrokardiogramm* ist unspezifisch, es kann eine Rechts- oder Links- oder sogar eine biventrikuläre Hypertrophie aufweisen.

Auf dem *Röntgenbild* fällt meistens eine mehr oder weniger ausgeprägte Kardiomegalie auf, bedingt durch die Vergrößerung besonders der rechten Herzkammer, jedoch auch der linken, falls gleichzeitig eine Aorteninsuffizienz oder ein Ventrikelseptumdefekt besteht.

Im *Echokardiogramm* kann das Aneurysma sichtbar werden, wenn es direkt vor oder hinter der Aorta liegt.

Die Hämodynamik stellt das Ausmaß des Links-rechts-Shunts fest, aber die endgültige Diagnose wird erst durch die Angiographie gesichert, die den Ursprung und die Mündungsstelle des Aneurysmas zur Darstellung bringt.

Therapie

Da der spontane Verlauf zu einer progressiven Herzinsuffizienz führt, muß jedes rupturierte Aneurysma eines Sinus aortae operiert werden.

Operationstechnik

Im Prinzip ist es immer möglich, die Rupturstelle mit einer Naht und einer Auspolsterung des fingerförmigen Aneurysmas zu verschließen (Abb. 168). Durch eine Längssternotomie gelangt man ans Herz. Je nach der Lokalisation der Ruptur wird entweder der rechte Vorhof oder der rechte Ventrikel eröffnet, um das ganze Aneurysma völlig zu übernähen (Abb. 169). Für die Überprüfung der Reparationsstelle ist oft eine Eröffnung der Aorta erforderlich. Liegen bedeutende Klappenveränderungen vor, muß ein Aortenklappenersatz in Betracht gezogen werden.

Anomalien der Koronararterien

Unter den Anomalien der Koronararterien gibt es solche, denen hämodynamisch keine Bedeutung zukommt; es handelt sich dabei um atypische Verlaufsstrecken oder aber um den abnormen Ursprung eines Astes wie z. B. eines aus der rechten Koronararterie entspringenden Ramus interventricularis anterior. Man findet ihn gelegentlich in der Fallotschen Tetralogie. In diesem Kapitel werden lediglich die hämodynamisch bedeutenden Anomalien analysiert. Dabei sind grundsätzlich zwei Typen zu unterscheiden: die *Koronarfisteln* und die *aus dem Truncus pulmonalis entspringende Koronararterie* (Bland-White-Garland-Syndrom). Diese Mißbildungen treten selten auf (0,3% aller Herzfehler).

Pathologische Anatomie und Physiologie

Die **Koronarfisteln** (Abb. 170) treten häufiger im Bereich der rechten als der linken Koronararterie auf. Der Fistelgang nimmt seinen Anfang an irgendwelcher Stelle der Koronararterie und mündet meistens in eine rechte Herzkammer: am häufigsten in den rechten Ventrikel oder in den rechten Vorhof, seltener in die Lungenarterie oder in den Koronarsinus. Die Fisteln, die in das linke Herz münden, sind wesentlich seltener (weniger als 10%).
Die Fistelmündung kann einzeln, doppelt oder mehrfach angelegt sein. Die davon betroffene Koronararterie dilatiert sich, nimmt einen geschlängelten Verlauf und kann sogar zu einem Aneurysma werden.
Pathophysiologisch kommt durch eine in das rechte Herz mündende Koronarfistel ein Links-rechts-Shunt zustande, dessen Ausmaß von Fall zu Fall unterschiedlich ist, meistens aber geringgradig bleibt. Von Bedeutung ist jedoch der Umstand, daß die Fistel ein koronares »Steal-Syndrom« zur Folge haben kann, das heißt, daß Ästen der betroffenen Koronararterie, die zum Myokard führen, Blut entzogen wird und dadurch eine Ischämie am Herzmuskel entstehen kann.
Aus dem Truncus pulmonalis entspringende Koronararterie. Es handelt sich dabei meistens um die linke Koronararterie, sehr selten um die rechte. Die Tatsache, daß diese Arterie mit ungesättigtem Blut versorgt wird, ist weniger von Bedeutung als vielmehr der geringe Perfusionsdruck, der mit der Abnahme des Lungenarteriolenwiderstandes nach der Geburt entsteht; dadurch kommt es zunächst zu einer Ischämie, dann zu einem **lateralen Myokardinfarkt**. Im Laufe der Monate entwickelt sich ein Kollateralennetz zwischen der rechten Koronararterie und den Ästen der linken Koronararterie. Die Durchblutung des durch die linke Koronararterie versorgten Myokards wird dadurch wohl verbessert, andererseits aber führt dies zu einem Links-rechts-Shunt, da das Blut vom Koronarnetz mit hohem Druck in die Lungenarterie mit niedrigem Widerstand fließt. Die rechte Koronararterie neigt zu einer beträchtlichen Erweiterung.

Symptome

Die *Koronarfisteln* bleiben bei der Hälfte der davon betroffenen Patienten asymptomatisch. Bei den übrigen können sie eine Herzinsuffizienz oder wegen des »*Steal-Syndroms*« Zeichen einer Myokardischämie hervorrufen.
Die Auskultation eines kontinuierlichen Geräusches führt meistens zur Diagnose. Das Geräusch weist Ähnlichkeiten mit demjenigen des Ductus arteriosus auf, ist jedoch weiter unten, im 3. oder 4. Interkostalraum, auskultierbar.
Die *aus dem Truncus pulmonalis entspringende Koronararterie* ruft schwerere Symptome hervor. Die Myokardischämie zeigt sich beim Säugling zunächst durch Schreien und Unruhe nach Verabreichung der Flasche. Danach tritt die Herzinsuffizienz mit einer Kardiomegalie auf. Es muß mit einem frühzeitigen Tod gerechnet werden. Nur jene Kinder, bei denen sich die Kollateralen schnell entwickeln, entgehen diesem letalen Verlauf.

Zusätzliche Befunde

Das **Elektrokardiogramm** ist bei arteriovenösen Fisteln unspezifisch. Es ergibt eine Hypertrophie des rechten Ventrikels und des rechten Vorhofes, deren Grad mit dem Ausmaß des Shunts in Zusammenhang steht (bei Fisteln, die in den linken Ventrikel münden, kommt eine linksventrikuläre Hypertrophie zum Ausdruck).
Im Gegensatz dazu ist das EKG bei einer aus dem Truncus pulmonalis entspringenden Koronararterie ganz spezifisch. Es entsteht das EKG-Bild eines Lateralinfarktes mit Q-Zacken in D_I, aVL, V_5 und V_6; in denselben Ableitungen kann zusätzlich die ST-Strecke angehoben sein.
Das **Röntgenbild** zeigt eine mehr oder weniger ausgeprägte Kardiomegalie, die bei Fisteln besonders durch die Hypertrophie der rechten Kammern zustande kommt. Je nach Ausmaß des Shunts fällt eine Lungengefäßerweiterung auf. Die Kardiomegalie ist beträchtlicher bei einer aus dem Truncus pulmonalis entspringenden Koronararterie, in die-

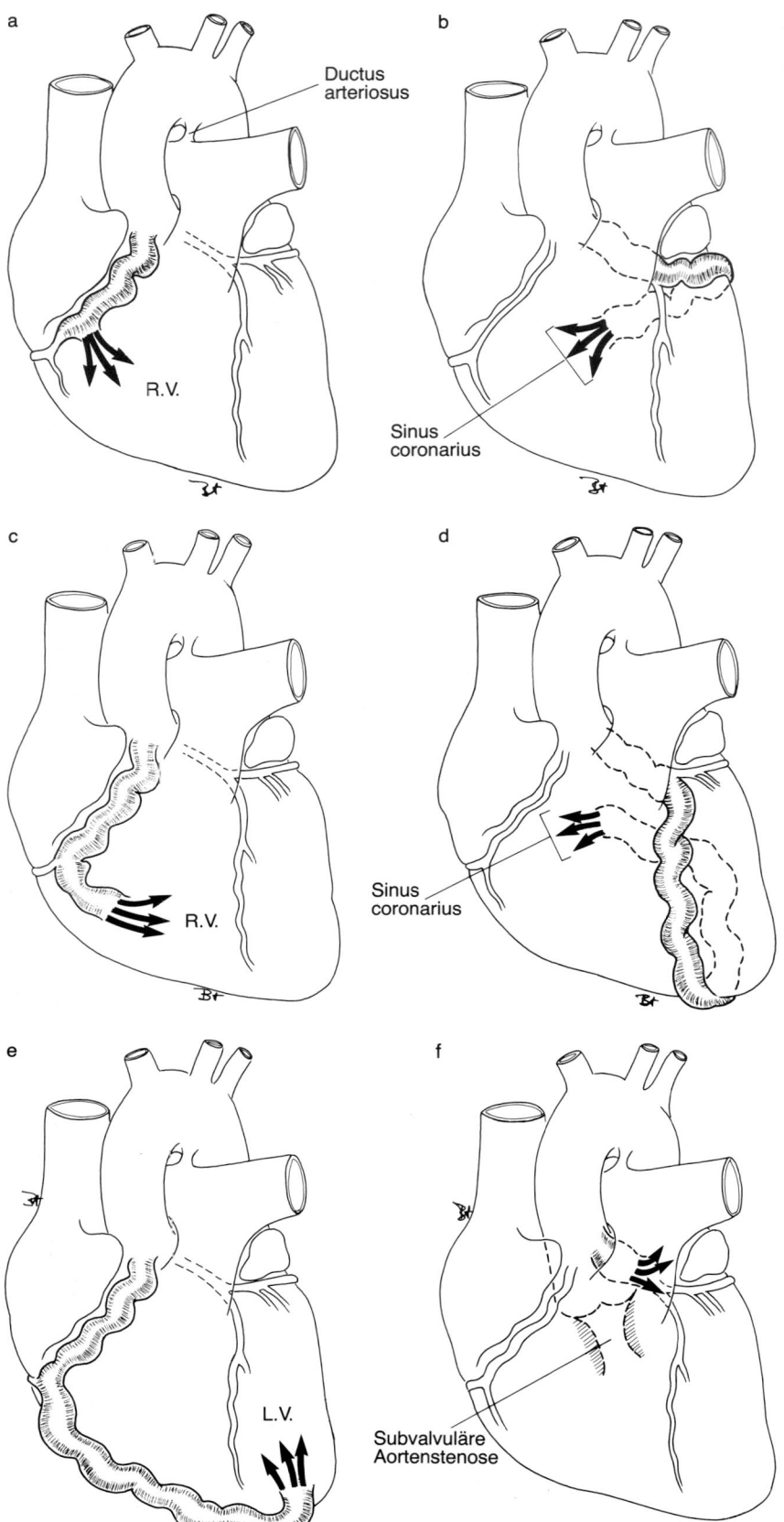

Abb. **170 a–f** Schematische Darstellung verschiedener Koronarfisteln. **a** Fistel zwischen der rechten Koronararterie und dem rechten Ventrikel, unterhalb des vorderen Segels der Tricuspidalis; **b** Fistel zwischen der linken Koronararterie und dem Koronarsinus; **c** Fistel zwischen der rechten Koronararterie und dem rechten Ventrikel; **d** Fistel zwischen der Arteria coronaria interventricularis anterior und dem Koronarsinus; **e** Fistel zwischen der rechten Koronararterie und dem linken Ventrikel; **f** Fistel zwischen der linken Koronararterie und dem subpulmonalen Infundibulum.

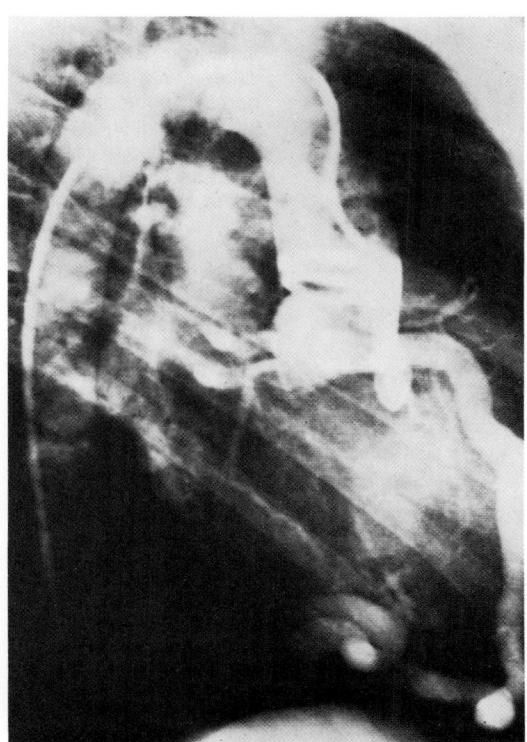

Abb. 171 Aortographie bei Koronarfistel. Eine stark erweiterte linke Koronararterie mündet in den Koronarsinus (aus *Ch. Hahn, E. Hauf:* Chirurgia del Cuore. Piccin, Padova 1977).

sem Fall aber vorwiegend durch die linken Herzkammern bedingt.

Herzkatheterismus und Angiokardiographie. Durch den Katheterismus wird bei Fisteln ein Links-rechts-Shunt in derjenigen Kammer nachgewiesen, in welche die Fistel mündet. Selten tritt wegen dieses Shunts eine pulmonale Hypertonie auf.

Bei einer aus dem Truncus pulmonalis entspringenden Koronararterie stellt man eine Sättigungszunahme in dem Truncus pulmonalis fest; der Shunt ist jedoch nicht sehr bedeutend.

Die Angiographie (Abb. **171**) ist für die Diagnose wertvoll: Eine supravalvuläre Kontrastmittelinjektion, oberhalb der Aortenklappe, stellt die Fistel genau dar.

Bei abnormem Ursprung der linken Koronararterie wird lediglich die rechte Koronararterie, die aus der Aorta entspringt, zur Darstellung kommen. Durch Kollateralen füllen sich die Äste der linken Koronararterie, und letztlich wird sogar die Lungenarterie mit Kontrastmittel gefüllt.

Verlauf und Prognose

Bei Koronarfisteln kann der Verlauf während langer Zeit gutartig sein. Als Komplikationen können eine Endokarditis oder ein Infarkt auftreten. Die Ruptur einer aneurysmatischen Fistel wurde ebenfalls beschrieben.

Dagegen ist die Prognose bei einer aus dem Truncus pulmonalis entspringenden Koronararterie sehr schlecht. Die Kinder sterben meist in den ersten 6 Lebensmonaten. Einige Kinder können dank des Kollateralnetzes bis zum Adoleszentenalter überleben.

Therapie

Indikation zur Operation

Koronarfisteln. Man kann darüber diskutieren, ob man bei asymptomatischen kleinen Fisteln eingreifen soll. Im allgemeinen ist aber eine absolute Operationsindikation dann gegeben, wenn diese Anomalien hämodynamisch signifikant werden. Manchmal ist eine Ligatur möglich. Bei schwierig erreichbaren Fisteln oder bei solchen mit multiplen Mündungen muß eine chirurgische Korrektur mit EKK ausgeführt werden.

Aus dem Truncus pulmonalis entspringende Koronararterie. Der chirurgische Eingriff sollte dann in Erwägung gezogen werden, wenn die Möglichkeit besteht, einen aortokoronaren Bypass oder eine Reimplantation des linken Koronarostiums in die Aorta durchzuführen. Dies kann beim Säugling schwierig sein. Manche Autoren empfehlen die einfache Ligatur der fehlabgehenden Koronararterie: Dadurch werden wohl der Links-rechts-Shunt und das Koronar-Steal-Syndrom vermieden, aber die Durchblutung des lateralen Myokards hängt dann allein von den Kollateralen der rechten Koronararterie ab. Der Nutzen dieser Operation bleibt umstritten. Sie geht mit einer hohen Mortalität einher und kann auf lange Frist unbefriedigend sein.

Operationstechnik

Für die Koronarfisteln ist die Operationstechnik von der funktionellen Wichtigkeit der betroffenen Koronararterie abhängig. So klemmt man bei schlagendem Herzen diese Arterie, meistens die rechte Koronararterie, ab und stellt fest, ob dadurch eine Myokardischämie verursacht wird. Fehlen Ischämiezeichen, so könnte theoretisch diese Koronararterie ligiert werden. Wahrscheinlich ist es jedoch klüger, an die Fistel auf Höhe des durch sie entstandenen und sie begleitenden Aneurysmas heranzukommen und nach Anschluß des EKK und bei kälteinduzierter Herzstillegung die Fistel festzustellen. Nach Überprüfung der distalen Durchgängigkeit der Koronararterie und ihrer Äste wird die Fistel mit Teflonfilz verschlossen, ohne daß dadurch die myokardiale Blutversorgung beeinträchtigt wird. Danach näht man die Koronararterie zu, um die Koronardurchblutung wieder herzustellen. Dieses Verfahren gilt für einfache Situationen.

In schwierigen Situationen kann man von außen her die Fistel ausschalten. Diese Technik kann

5.140 Thorax

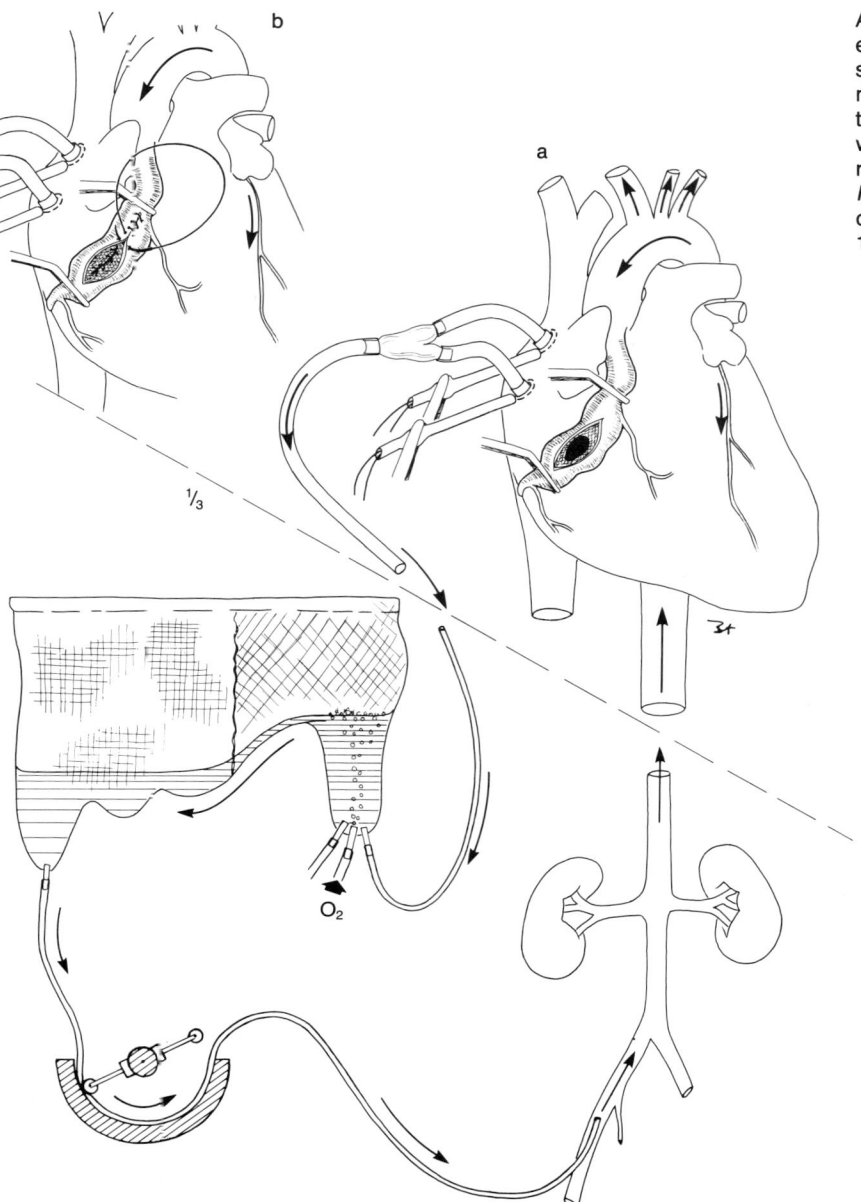

Abb. **172** Verschluß einer Koronarfistel zwischen der rechten Koronararterie und dem rechten Ventrikel unter Anwendung des extrakorporalen Kreislaufs (aus *Ch. Hahn, E. Hauf:* Chirurgia del Cuore. Piccin, Padova 1977).

sowohl für die Fälle, die auf der Abb. **172** geschildert sind, wie auch für die multiplen Fisteln angewendet werden, die an der Herzspitze auftreten und die Koronararterie mit der linken oder der rechten Ventrikelhöhle durch zahlreiche Gefäße verbinden. Dieses Apexaneurysma wird inzidiert, und alle Äste, die in den linken oder den rechten Ventrikel münden, werden einzeln ligiert.

Für den aberranten Ursprung der Koronararterie aus dem Truncus pulmonalis besteht das Operationsverfahren in einer Ligatur dieser Arterie. Nach den uns heute zur Verfügung stehenden Erfahrungen jedoch muß man sich bemühen, trotz der Kleinheit und des geringen Gefäßdurchmessers, diese Arterien mit oder ohne venöses Transplantat neu in die Aorta ascendens zu implantieren. Die Mikrochirurgie ist für diese Techniken behilflich.

Ergebnisse

Wegen der unterschiedlichen Operationstechniken einerseits, der Seltenheit dieser Mißbildungen andererseits kann das Operationsrisiko nur schlecht eingeschätzt werden. Es gilt als klein für die Fisteln, für die abnorm entspringenden Koronararterien aber als beträchtlich.

Nach chirurgischer Korrektur der arteriovenösen Fisteln kann mit guten langfristigen Ergebnissen

gerechnet werden; eine kleine unbedeutende Residualfistel kann gelegentlich fortbestehen.
Was die fehlentspringenden Koronararterien betrifft, sind für das ältere Kind gute Ergebnisse veröffentlicht worden, ebenso auch für diejenigen Fälle, bei welchen eine Revaskularisation durchgeführt werden konnte, wenn auch der angelegte Bypass nicht immer offen bleibt.
Nach einfacher Ligatur der abnorm entspringenden Koronararterie ist der Verlauf besonders beim Säugling weniger befriedigend. Es muß mit einer linksventrikulären Dysfunktion infolge eines zum Zeitpunkt der Diagnose bereits abgelaufenen Infarktes oder mit einer Myokardischämie bei Belastung gerechnet werden.

Anomalien des Aortenbogens

Es gibt zahlreiche Mißbildungen des Aortenbogens. Vom chirurgischen Gesichtspunkt aus verdienen jedoch nur diejenigen ein Interesse, welche einen die Trachea und den Ösophagus einschnürenden *Gefäßring* bilden. Um diese Mißbildungen verstehen zu können, muß man sich daran erinnern, daß es embryologisch zwei Aortenbogen gibt, einen linken und einen rechten. Daraus entspringen, voneinander getrennt, die beiden Karotiden und die beiden Aa. subclaviae (Abb. 173). Die Rückbildung des rechten Aortenbogens, zwischen der rechten A. subclavia und der Aorta descendens, führt zur normalen Situation des linken Aortenbogens mit rechtem Truncus brachiocephalicus. Dieser Truncus brachiocephalicus ist nichts anderes als der aszendierende Schenkel des rechten Aortenbogens. Die Rückbildung irgendeines anderen Anteils der Aortenbögen hat verschiedene Anomalien zur Folge, von denen hier nur die häufigsten besprochen werden.

Anatomische Hauptformen

Doppelter Aortenbogen (Abb. 174 a u. b). Beide Aortenbogen bestehen weiter. Beide können gleich groß sein, meistens ist aber der Durchmesser des rechten Bogens größer als der des linken. Zieht die Aorta descendens rechts nach unten, so liegt der rechte Bogen vorn und der linke Bogen hinten, wobei er hinter dem Ösophagus verlaufend die Aorta descendens erreicht. Befindet sich die Aorta descendens dagegen links, so liegt der linke Bogen vorn und der rechte hinten, in retroösophagealer Lage. Der Ductus arteriosus liegt immer auf der linken Seite.
Rechter Aortenbogen. Er kommt in zwei verschiedenen Formen vor. Verlaufen die Äste (Karotis und Subklavia) spiegelbildlich, d. h. bei linkem Truncus brachiocephalicus, dann gibt es keinen Gefäßring. Diese Form ist für die Fallotsche Tetralogie und den Truncus arteriosus klassisch; sie ergibt sich aus der Rückbildung des linken Aortenbogens zwischen der A. subclavia und der Aorta descendens.

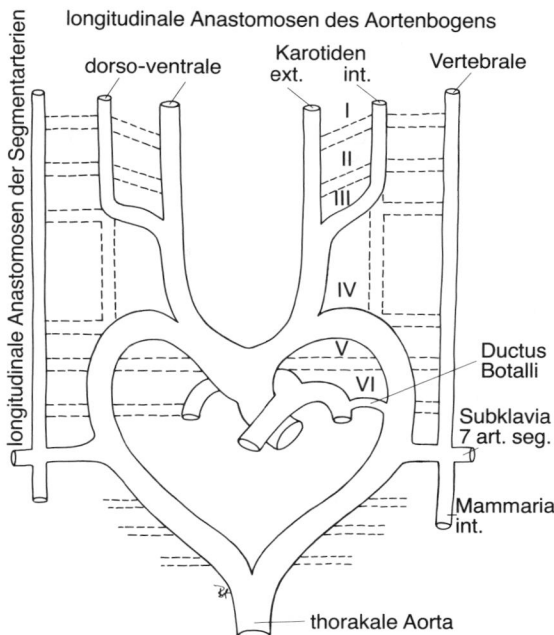

Abb. 173 Schema der embryonalen Aortenbogen und ihrer Äste.

Die zweite Form tritt isoliert auf. Sie ist mit keinem Herzfehler verbunden. Da sie einen Gefäßring bildet, ist sie von wesentlicher chirurgischer Bedeutung. Es handelt sich um den rechten Aortenbogen mit abweichender linker A. subclavia und posteriorem Divertikel (Abb. 175). Diese Gefäßanomalie ergibt sich aus der Resorption des linken Aortenbogens, zwischen der linken A. carotis und der linken A. subclavia. Die linke A. subclavia entspringt in diesem Fall aus der Aorta descendens oder genauer aus dem posterioren Anteil des linken Aortenbogens, von dem ein mehr oder weniger langes Divertikel übrig geblieben ist. Dieses Divertikel zieht aus der Aorta descendens nach links und verläuft hinter dem Ösophagus. Aus seinem Endteil entspringen die linke A. subclavia und das Lig. arteriosum (oder der Ductus arteriosus). Während des Fetallebens gewährleistet dieses Divertikel die Kontinuität zwischen dem Ductus arteriosus und der Aorta descendens; dadurch ist auch sein großer Durchmesser erklärbar. Das Lig. arteriosum zieht in Richtung der linken A. pulmonalis und schließt dadurch den Gefäßring. Somit werden die Trachea und der Ösophagus in einen Ring eingeschlossen, der vorne aus der Lungenarterie, rechts aus dem Aortenbogen, hinten aus dem Divertikel und links aus dem Lig. arteriosum besteht.
In einer anderen Variante dieser Mißbildung befindet sich die Aorta descendens links, und der Aortenbogen zieht folglich von rechts nach links hinter dem Ösophagus.

5.142 Thorax

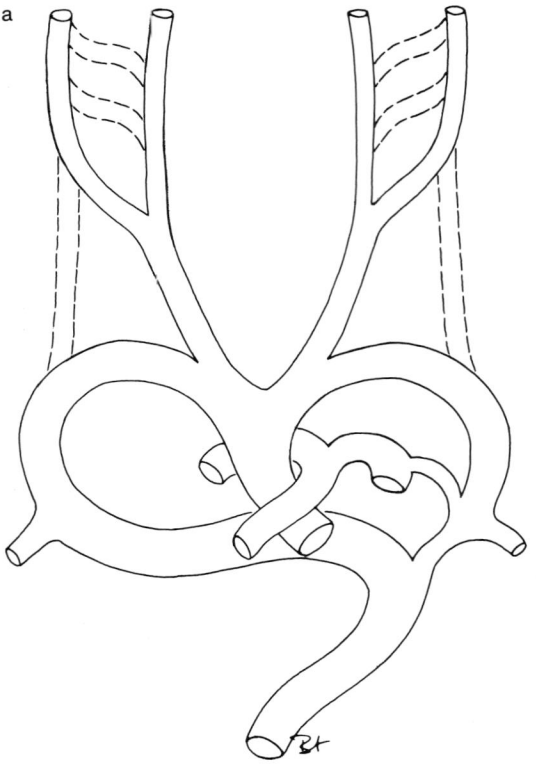

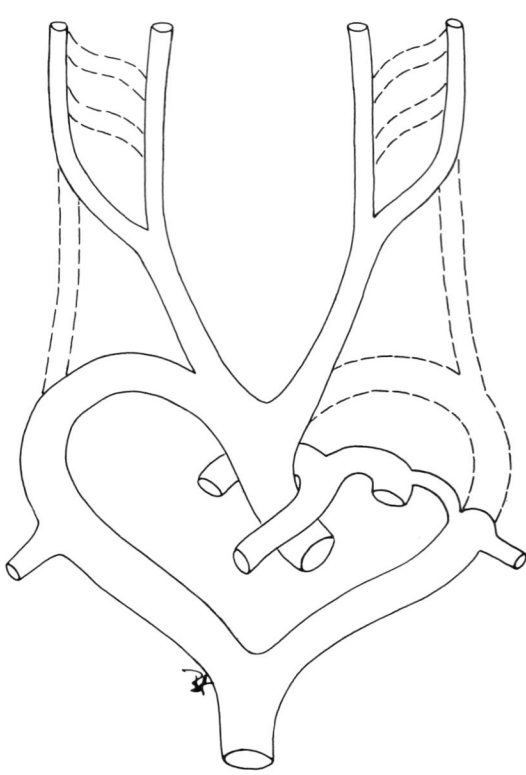

Abb. 175 Schema eines Arcus aortae dexter mit dorsalem Divertikel, von dem die linke Arteria subclavia entspringt. Der Ductus arteriosus Botalli (oder das Ligamentum arteriosum) verbindet das posteriore Divertikel mit der Pulmonalarterie und schließt so den Gefäßring.

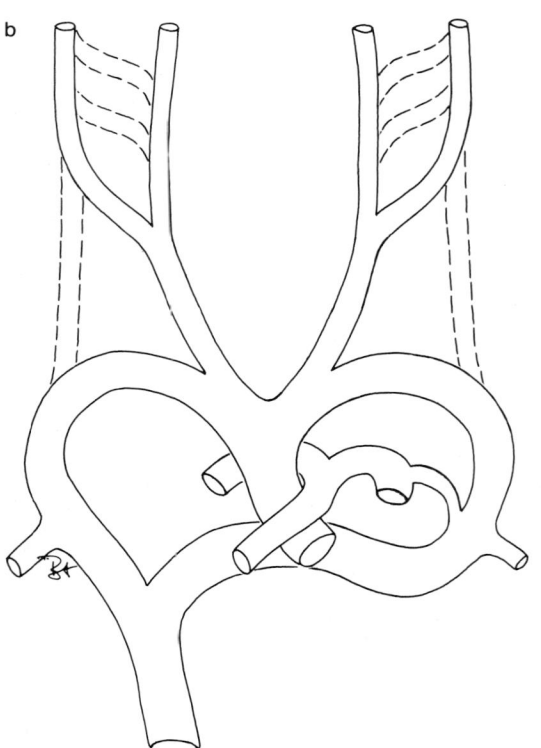

Abb. 174a u. b Schema des doppelten Aortenbogens, a mit links-, b mit rechtsdeszendierender Aorta.

Linker Aortenbogen mit abweichender rechter A. subclavia (Dysphagia lusoria). Diese Anomalie ist nicht sehr selten; da viele Fälle asymptomatisch bleiben, verläuft sie jedoch oft unbemerkt. Embryologisch ergibt sie sich aus der Rückbildung des rechten Aortenbogens zwischen der rechten Karotis und der rechten A. subclavia. Dadurch entspringt die rechte A. subclavia aus der Aorta abdominalis oder, genauer, aus dem dorsalen Anteil des rechten Aortenbogens und verläuft hinter dem Ösophagus.

Im Gegensatz zum Befund bei rechtem Aortenbogen mit abweichender linker Subklavia entspringt in diesem Fall die A. subclavia nicht aus einem Divertikel. Der Grund liegt wahrscheinlich darin, daß das Lig. arteriosum links liegt und deshalb der Ductus im fetalen Leben nicht durch den posterioren Anteil des rechten Aortenbogens in die Aorta descendens mündet.

Angeborene Herzfehler 5.143

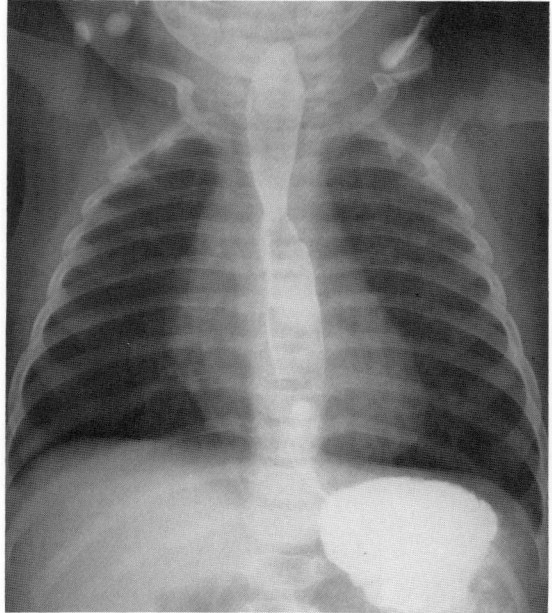

Abb. 176 Thoraxröntgenbild und Ösophagogramm bei doppeltem Aortenbogen: beidseitige Eindellung der Ösophaguskontur.

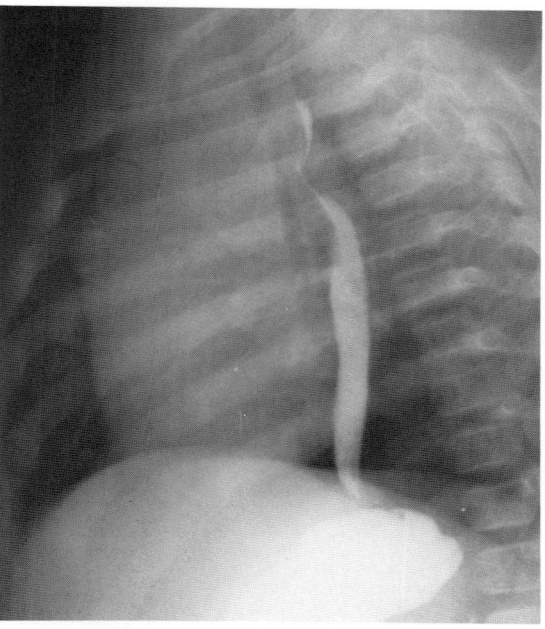

Abb. 177 Thoraxröntgenbild in Seitenansicht bei doppeltem Aortenbogen: dorsale Eindellung des Ösophagus und Einengung der Trachea.

Symptome

Der klinische Befund hängt vom Grad der Einschnürung der Trachea und des Ösophagus durch den Gefäßring ab. Bei schlaffem Gefäßring können klinische Zeichen ganz fehlen. Die Symptome treten bei doppeltem Aortenbogen öfters und früher (kurz nach der Geburt) auf als bei den anderen Mißbildungen. Atemschwierigkeiten mit Stridor, manchmal Dyspnoe und Zyanose oder Apnoeanfälle fallen zuerst auf; diese Symptome können nach einer Mahlzeit auftreten. Die Dysphagie wird beim Neugeborenen selten manifest, sie erscheint meistens erst nach der Einführung fester Nahrung. Bei abweichender rechter A. subclavia treten keine Atembeschwerden, sondern lediglich eine Dysphagie auf; in vielen Fällen bleiben die Kinder jedoch asymptomatisch.

Zusätzliche Befunde

Allein die **Röntgenaufnahme** mit ösophagealem *Breischluck* ist von Interesse.
Auf dem einfachen Thoraxbild erkennt man oft leicht den rechten Aortenbogen. Der Aortenknopf liegt rechts von der Trachea, und die Aorta descendens zeichnet sich rechts paravertebral ab.
Die ösophageale Kontrastmittelpassage trägt zur Sicherung der Diagnose bei: Bei doppeltem Aortenbogen erkennt man auf der anteroposterioren Aufnahme eine doppelte rechte und linke Delle an der Speiseröhre (Abb. 176). Auf der seitlichen Auf-

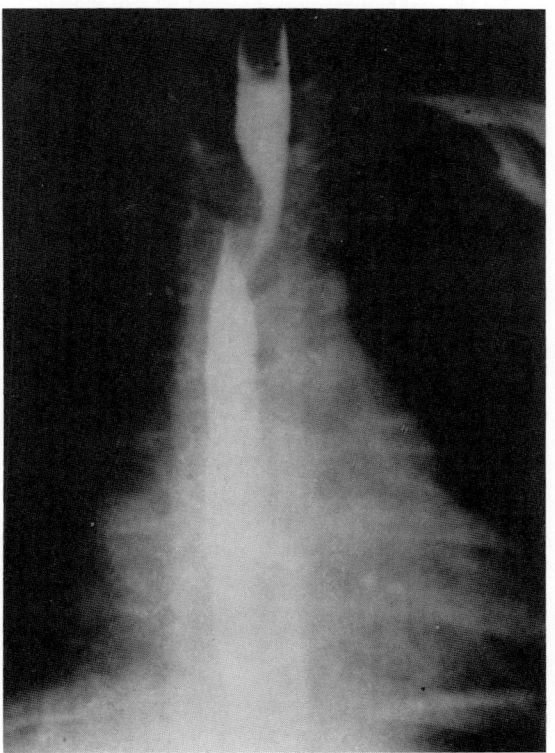

Abb. 178 Typische Eindellung des Ösophagus bei dorsalem Abgang der rechten Arteria subclavia (sog. Dysphagia lusoria).

5.144 Thorax

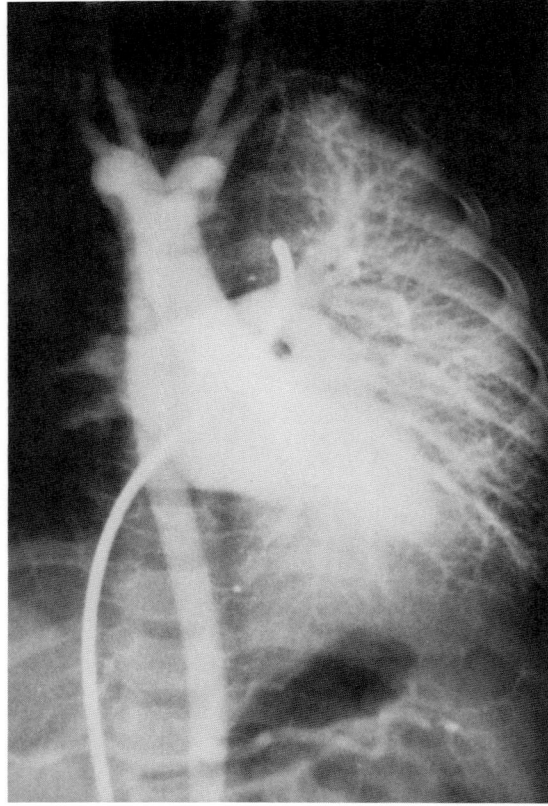

Abb. 179 Angiographie in einem Fall von doppeltem Aortenbogen. Beide Schenkel des Aortenbogens sind in diesem Fall gleich entwickelt.

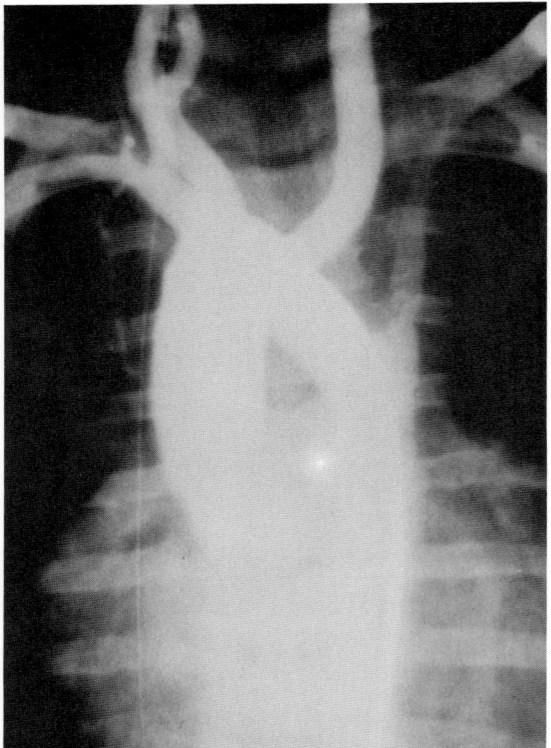

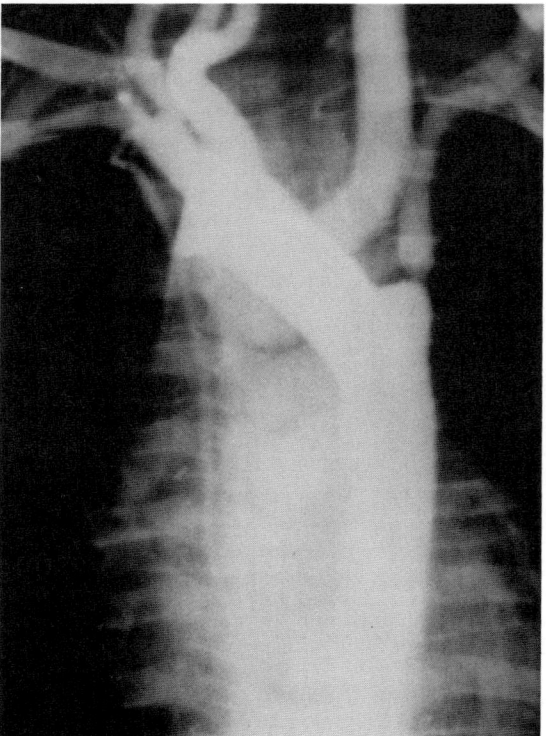

Abb. 180a u. b Aortographie bei rechtem Aortenbogen mit linksseitiger Aorta descendens, posteriorem Divertikel, von dem die Arteria subclavia sinistra entspringt. Der horizontale Teil des Aortenbogens verläuft in diesem Fall hinter dem Ösophagus (sog. Arcus aortae dexter circumflexus).

nahme drängt eine posteriore Impression den Ösophagus nach vorn (Abb. 177).
Ein ähnliches Bild erscheint bei rechtem Aortenbogen mit abweichender linker A. subclavia, aber die Eindellung ist auf der linken Seite weniger ausgeprägt. Durch die abweichende rechte A. subclavia kommt endlich auf dem seitlichen Ösophagogramm eine nicht sehr tiefe Eindellung zustande; von vorn gesehen verläuft dieselbe schräg von unten links nach oben rechts (Abb. 178).
Angiographie. Obwohl die Diagnose eines Gefäßringes ohne Angiographie gestellt werden kann, ist eine Aortographie für eine genaue Feststellung der Art der Anomalie und für den chirurgischen Eingriff unerläßlich (Abb. 179 und 180 a u. b).

Therapie

Indikation zur Operation

Sie ist nur dann gegeben, wenn durch den Gefäßring Symptome hervorgerufen werden. Die Dysphagie kann durch Verordnung einer halbflüssigen Diät gelindert werden. Jedoch benötigen alle Atembeschwerden wie Dyspnoe, Stridor, Apnoe-

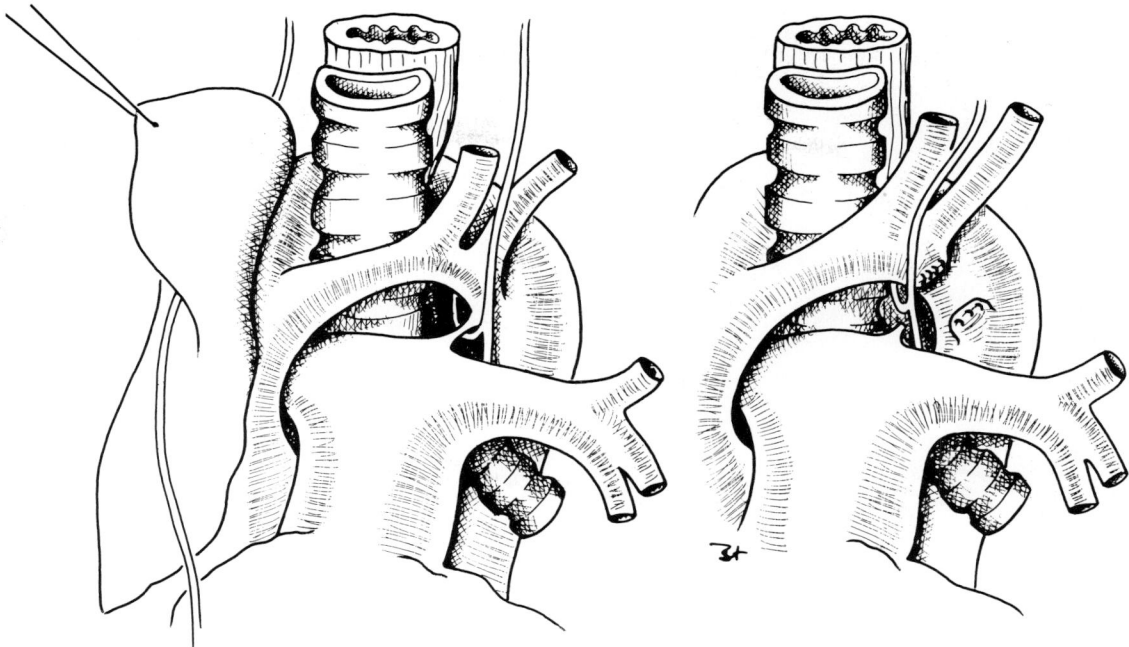

Abb. 181 Chirurgische Technik bei doppeltem Aortenbogen. Der Bogen mit dem kleineren Kaliber, hier der linke Aortenbogen, wird bei seiner Einmündung in die Aorta descendens durchtrennt (aus *Ch. Hahn:* Chirurgie du Cœur. Progrès en Cardiologie, Vol. 3. Karger, Basel 1962).

anfälle oder wiederholte Infektionen der Atemwege bei doppeltem Aortenbogen einen schnellen chirurgischen Eingriff. Es wird dabei der schmalere Aortenbogen durchtrennt.

Operationstechnik

Für alle anatomischen Formen besteht der Wahlzugang in einer posterolateralen Thorakotomie im 3. oder 4. ICR. Nach Eröffnung des anterioren Mediastinums untersucht man die pathologischen Veränderungen. Bei doppeltem Aortenbogen wird der kleinere an seiner oft schmalen Mündungsstelle von der Aorta descendens abgetrennt; es handelt sich meistens um den vorderen Bogen (Abb. 181). Nach durchgeführter Trennung, die nach derselben Technik wie für den Ductus arteriosus erfolgt, empfehlen wir, diesen anterioren Bogen an der inneren Seite des Brustbeins zu befestigen, um den abgeschnittenen Bogen in Entfernung zu halten und somit einer sekundären Stenose der Speiseröhre und der Trachea vorzubeugen. Bei vorliegendem Lig. arteriosum muß dasselbe durchgeschnitten werden, um durch die bessere Beweglichkeit des Aortenbogens einen möglichst großen Raum für den Ösophagus und die Trachea zu gewinnen.

In den relativ häufig vorkommenden Fällen von rechtsliegendem Aortenbogen mit linkem Lig. arteriosum genügt es meistens, das Ligamentum einfach durchzutrennen, um einen ausreichenden Raum zu erhalten.

Ergebnisse

Es liegen nur wenige größere Publikationen vor. Von einer Operationsmortalität von 10–30% wird für den doppelten Aortenbogen berichtet. Eine Tracheomalazie erscheint oft als Komplikation in der postoperativen Phase. Die langfristigen Ergebnisse sind jedoch ganz befriedigend, Atmungs- und Verdauungssymptome verschwinden.

Abweichende linke Lungenarterie

Bei dieser sehr seltenen Mißbildung fehlt die normale linke A. pulmonalis; aber aus der rechten A. pulmonalis entspringt ein breiter Ast und versorgt die linke Lunge. Dieser Ast verläuft hinter der Trachea, aber vor dem Ösophagus; er komprimiert den inferioren Teil der Trachea und den rechten Stammbronchus.

Es sind folglich nicht Schluck-, sondern vorwiegend Atmungsbeschwerden vorhanden: beim Neugeborenen starke Dyspnoe und stridoröse Atmung (wheezing). Das Röntgenbild kann entweder eine Überblähung oder das Gegenteil, eine Atelektase der rechten Lunge, zeigen. Auf dem Ösophagogramm fallen eine anteriore Eindellung und an der Trachea eine posteriore Impression auf.

Die Diagnose wird durch die Lungenarteriographie gesichert. Die oft dringliche chirurgische Intervention besteht darin, daß man die linke A. pulmonalis durchtrennt und sie auf den Hauptstamm der Lungenarterie ansetzt.

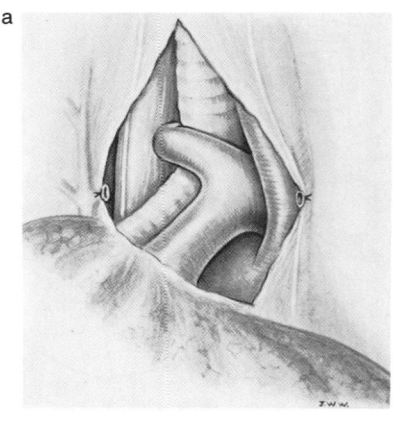
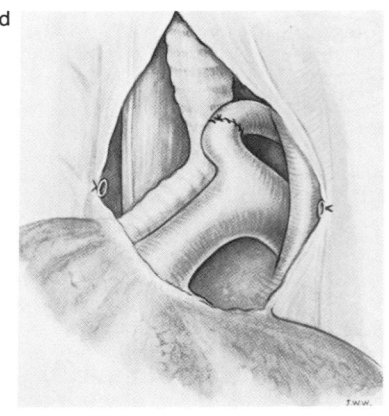
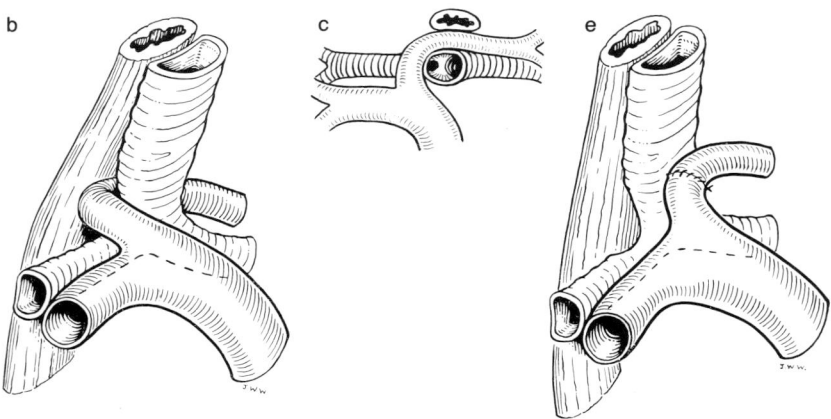

Abb. 182 Abweichende linke Pulmonalarterie, welche zwischen Trachea und Ösophagus nach links zieht. Die linke Pulmonalarterie wird chirurgisch durchtrennt und vor der Trachea wieder anastomosiert (aus *Ch. Hahn:* Chirurgie du Cœur. Progrès en Cardiologie, Vol. 3. Karger, Basel 1962).
a, b, c: Lage vor der Operation.
d, e: Situation nach erfolgter Durchtrennung und Reanastomosierung.

Operationstechnik

Im Fall einer abweichenden linken Lungenarterie, wie sie auf der Abb. 182 illustriert ist, geht die Operationstechnik aus der anatomischen Mißbildung klar hervor: Die abweichende linke A. pulmonalis wird von ihrer Ursprungsstelle abgetrennt und vor die Trachea gebracht; die Kontinuität wird durch eine terminoterminale Anastomose vor der Trachea wiederhergestellt.

Rheumatische Kardiopathien

B. FRIEDLI und C. HAHN

Der Befall des Herzens bei *akutem Gelenkrheumatismus,* anfangs dieses Jahrhunderts noch eine Plage in ganz Europa, ist heute in unseren Gebieten selten geworden. Einerseits tritt das rheumatische Fieber weniger häufig auf, andererseits hat die Schwere der Folgeerscheinungen, insbesondere die Karditis, abgenommen. Dafür gibt es mehrere Erklärungen: die Verbesserung des sozioökonomischen Status, eine bessere Hygiene und die verbreitete Verordnung von Penicillin bei Angina und Pharyngitis.

Man trifft die *rheumatische Karditis* noch in Süd- und Osteuropa an. Sie stellt jedoch besonders in den Entwicklungsländern ein wichtiges Gesundheitsproblem dar, da eine große Anzahl Kinder davon betroffen ist. In diesen Ländern beginnt die Herzerkrankung frühzeitig und entwickelt sich relativ schnell, so daß man schon im ersten Lebensjahrzehnt schwere Valvulopathien antreffen kann.

Ätiologie

Die Ätiologie der rheumatischen Kardiopathien ist das *rheumatische Fieber* oder der akute Gelenkrheumatismus. Die Erkrankung tritt nach einer Pharynxinfektion durch den β-hämolysierenden Streptokokkus Typ A nach einer Latenzzeit von ungefähr 2 Wochen auf. Klinisch fallen eine migrierende und flüchtige Arthritis auf (von einem Gelenk zum anderen wandernd), manchmal eine akute Chorea und eine Karditis. Die Karditis steht wahrscheinlich im Zusammenhang mit einer immunologischen Reaktion (autoimmuner Prozeß). Die Myokardfasern und der β-hämolysierende Streptokokkus haben nämlich ein gemeinsames Antigen.

In dieser akuten Phase ist das ganze Herz mitbeteiligt, es besteht eine *Pankarditis* (Perikarditis, Myokarditis und rheumatische Endokarditis). In einem späteren Stadium vernarben diese Läsionen. Die Narbenbildung führt zu einer Deformation der Herzklappen, so daß die Folgeerscheinungen des Gelenkrheumatismus vor allem **Valvulopathien** sind.

Pathologische Anatomie und Physiologie

Akute Phase (rheumatische Pankarditis). Sie ist gekennzeichnet durch eine fibrinöse Perikarditis, meistens ohne großen Erguß, durch eine Myokarditis mit entzündlichem Exsudat und durch eine Endokarditis. Die Endokarditis befällt besonders die Klappen, häufiger die des linken als des rechten Herzens. Am häufigsten betroffen ist die Mitralklappe; es handelt sich dabei um eine verruköse Endokarditis (Auftreten von Verrukae am freien Rand) mit Ödem und Zellinfiltrat. Die pathognomonische Läsion ist das **Aschoffsche Knötchen**: eine fibrinoide Nekrosezone, die von großen basophilen Zellen umgeben ist und in der Nähe eines Gefäßes sitzt.

Chronische Phase. Sie stellt die Vernarbungsphase der Karditisläsionen dar mit perikardialen Verwachsungen und mikroskopischen Narben im Myokard und auf den Klappen. Am häufigsten werden die Mitral- und die Aortenklappe davon befallen, seltener die Trikuspidalklappe und nur ausnahmsweise die Pulmonalklappe. Die Klappensegel sind verdickt und starr, die Kommissuren verklebt. Die Sehnenfäden sind narbig geschrumpft, verdickt und miteinander verbacken. Im Laufe der Jahre (selten beim Kind) treten Verkalkungen der Klappen auf.

Vom *pathophysiologischen* Gesichtspunkt aus führt die akute rheumatische Karditis zu einer globalen Herzinsuffizienz. Diese ist einerseits auf eine Myokarddysfunktion (wegen der Myokarditis), andererseits auf die Klappenregurgitation zurückzuführen. Der Mitralreflux kommt am häufigsten vor, die Aorteninsuffizienz steht an 2. Stelle.

In der chronischen Phase ist die Myokardfunktion meistens wieder befriedigend, obwohl die multiplen Narben dieselbe beeinträchtigen können. Die Klappenveränderungen überwiegen in dieser Phase. Zuerst tritt die Mitralinsuffizienz auf. Darauf folgt, nach einigen Jahren, die Mitralstenose (durch die Verwachsung der Kommissuren). Die aortale Läsion drückt sich vor allem durch eine Regurgitation aus; später erst, nach dem Verkalkungsprozeß, erscheint die stenosierende Komponente. Das Auftreten einer Aortenstenose rheumatischer Genese ist im Kindesalter eine Ausnahme.

Das *Mitralvitium* ruft eine Dilatation der linken Herzkammern hervor: bei der Mitralinsuffizienz erweitern sich der linke Vorhof und der linke Ventrikel; bei der isolierten oder vorwiegenden Mitralstenose dilatiert sich wohl der linke Vorhof, aber der linke Ventrikel bleibt normal groß. Der Druck im linken Vorhof steigt oft sehr stark an und hat eine **pulmonale Hypertonie** zur Folge. Diese ist zunächst von postkapillärem Typ, da sie vorwiegend durch den erhöhten pulmonalen Venendruck (passive Hypertonie) entsteht. Die darauffolgende Verdickung der Lungenarteriolen stellt die präkapilläre Komponente (Spasmus und Sklerose der Lungenarteriolen) dar und trägt zur weiteren Steigerung der pulmonalen Hypertonie bei. Die Lungengefäßerkrankung entwickelt sich beim Kind nur ganz ausnahmsweise bis zu einem irreversiblen Stadium.

Die *Aorteninsuffizienz* hat eine Volumenüberbelastung des linken Ventrikels und somit eine Dilatation dieser Kammer zur Folge.

Die *Trikuspidalinsuffizienz* erscheint oft in den fortgeschrittenen rheumatischen Kardiopathien. Sie kann wohl als Folge einer primären rheumatischen Erkrankung dieser Klappe auftreten, ist jedoch viel öfters von *funktionellem* Typ, im Zusammenhang mit einer Insuffizienz des rechten Ventrikels, die ihrerseits auf das Mitralvitium und die pulmonale Hypertonie zurückzuführen ist.

Symptome

Die rheumatische Herzerkrankung manifestiert sich in einer kongestiven Herzinsuffizienz, die mit den sukzessiven rheumatischen Schüben und mit den Klappenveränderungen progressiv zunimmt. Eine leichte oder mittlere Mitralinsuffizienz und eine leichte Aorteninsuffizienz können während langer Zeit gut ertragen werden. Die Dekompensation äußert sich zunächst durch Dyspnoe und Ermüdung bei Belastung: im fortgeschrittenen Stadium kommen noch Orthopnoe – die beim Kind spät auftritt – und Leberschmerzen hinzu. Ödeme sind selten zu beobachten. In den schwersten Fällen entwickelt sich eine kardiale Kachexie, und die Patienten werden bettlägerig (Herzinsuffizienz Stadium IV).

Im klinischen Status findet man in den fortgeschrittenen Stadien die Zeichen der Herzinsuffizienz: Tachypnoe, Tachykardie und Hepatomegalie. Rasselgeräusche hört man seltener als beim Erwachsenen. Perkutorisch ist das Herz vergrößert, der Spitzenstoß außerhalb der Medioklavikularlinie palpabel. Ein diastolisches Schwirren bei Mitralstenose oder ein systolisches Schwirren bei Mitralinsuffizienz sind am Apex oft spürbar. Bei **Mitralinsuffizienz** hört man im Apexbereich ein hochfrequentes, in die Axilla fortgeleitetes Holosystolikum. Bei **Mitralstenose** werden ein Mitralöffnungston und ein mesodiastolisches Rollen mit präsystolischer Verstärkung auskultiert. Je enger die Stenose ist, um so kürzer ist das Intervall zwischen dem Mitralöffnungston und dem 2. Herzton. Die isolierte Mitralinsuffizienz gibt ebenfalls ein diastolisches Rollen, das auf das hohe Zeitvolumen zurückgeführt wird; dieses Geräusch ist jedoch deutlich kürzer und rein mesodiasto-

5.148 Thorax

lisch. Der pulmonale Anteil des 2. Herztones ist bei pulmonaler Hypertonie verstärkt.

Bei der **Aorteninsuffizienz** auskultiert man ein weiches, diastolisches Decrescendogeräusch mit Punktum maximum im 3. linken Interkostalraum. Wenn die Regurgitation erheblich ist, kommt es wegen der hohen Pulsdruckamplitude (tiefer diastolischer Druck) zu einem schnellenden peripheren Puls (Pulsus celer et altus).

Die **Trikuspidalinsuffizienz** ist durch ein holosystolisches Geräusch im Xyphoidbereich gekennzeichnet, das manchmal einen piependen Klang erkennen läßt. Die Intensität dieses Geräusches ist atemabhängig, sie nimmt in der Inspiration zu. Bei schwerer Trikuspidalinsuffizienz erscheinen an den Jugularvenen systolische Pulswellen (v-Wellen), und an der vergrößerten Leber werden Pulsationen fühlbar.

Zusätzliche Befunde

Das **Elektrokardiogramm** ist je nach der befallenen Klappe unterschiedlich. Bei Mitralinsuffizienz und kombiniertem Mitralvitium erkennt man die Zeichen der biventrikulären Hypertrophie, bei Mitralstenose kommt lediglich eine Rechtshypertrophie zum Ausdruck. Stets sind bei schweren Mitralvitien Zeichen der Dilatation des linken Vorhofs vorhanden.

Die isolierte Aorteninsuffizienz drückt sich durch eine linksventrikuläre Hypertrophie aus. Eine erhebliche Trikuspidalinsuffizienz läßt hohe, spitze P-Zacken auftreten, die auf eine Dilatation des rechten Vorhofs hinweisen. Bei Mitral- und Aorteninsuffizienz treten in fortgeschrittenen Stadien die Zeichen der linksventrikulären Überlastung und Anomalien der ST-T-Strecke, besonders in den linken Brustwandableitungen, auf. Im Langzeitverlauf führt das Mitralvitium oft zu einem Vorhofflimmern.

Das **Röntgenthoraxbild** zeigt eine mehr oder weniger ausgeprägte Kardiomegalie; in schweren Fällen kann das Herz riesig werden. Die Mitralkonfiguration ist durch eine *vierstufige linke Herzkontur* gekennzeichnet: Von oben nach unten stellen die vier konvexen Bögen die Aorta, die dilatierte Lungenarterie, das dilatierte linke Herzohr und den linken Ventrikel dar (s. Abb. 193 a). Bei reiner Mitralstenose ist das Herz nur mäßig vergrößert, der linke Ventrikel (4. Bogen) ist klein und der linke Vorhof dilatiert. Nach Kontrastbreieinnahme sieht man auf der seitlichen Aufnahme oder in rechtsanteriorer Schräglage eine Verdrängung des Ösophagus nach hinten durch den linken Vorhof. Von vorne erscheint dieser Vorhof wie ein scheibenförmiger Schatten, dessen rechter Rand zusammen mit dem Schatten des rechten Vorhofs die charakteristische *Doppelkontur* ergibt (Abb. 183). Auf den Lungenfeldern sind die Zeichen der venösen Blutstauung sichtbar.

Bei reiner oder überwiegender Aorteninsuffizienz ist allein der linke Ventrikel dilatiert, die Aorta

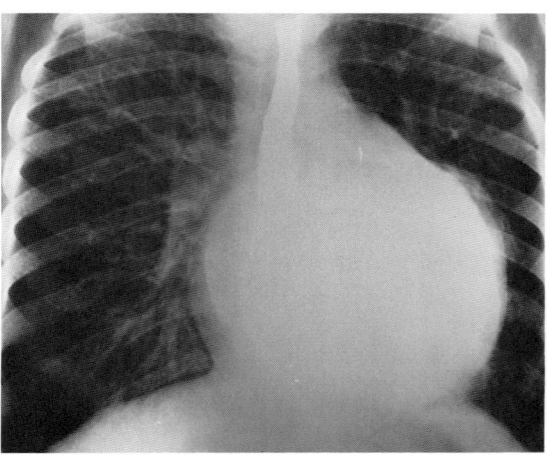

Abb. **183** Herzkonfiguration bei Mitralstenose. Man beachte den stark erweiterten linken Vorhof, welcher als dunkle Scheibe fast den ganzen Herzschatten überlagert. Am rechten Herzrand beobachtet man die typische Doppelkontur der Vorhöfe. Eindeutige Lungengefäßstauung.

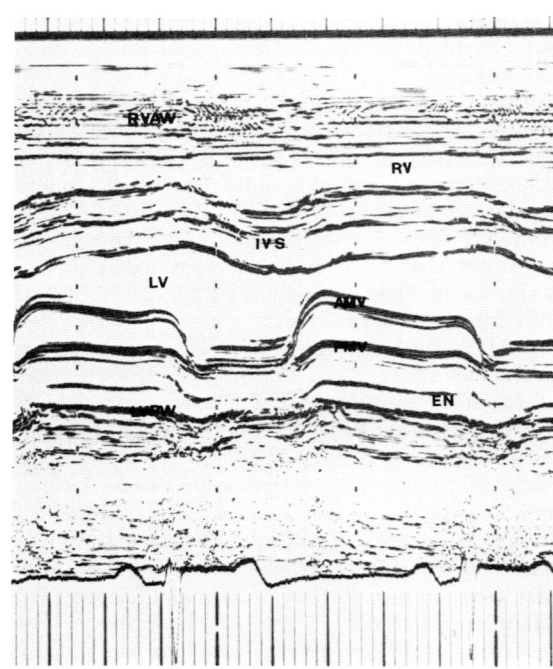

Abb. **184** Typisches Echokardiogramm bei Mitralstenose. Das vordere Mitralsegel (AMV) und das hintere Mitralsegel (PMV) bewegen sich beide in Diastole nach vorne. Abflachung der diastolischen Bewegung des großen Mitralsegels. IVS = Kammerseptum, EN = Endokard, LVPW = Hinterwand des linken Ventrikels.

Rheumatische Kardiopathien 5.149

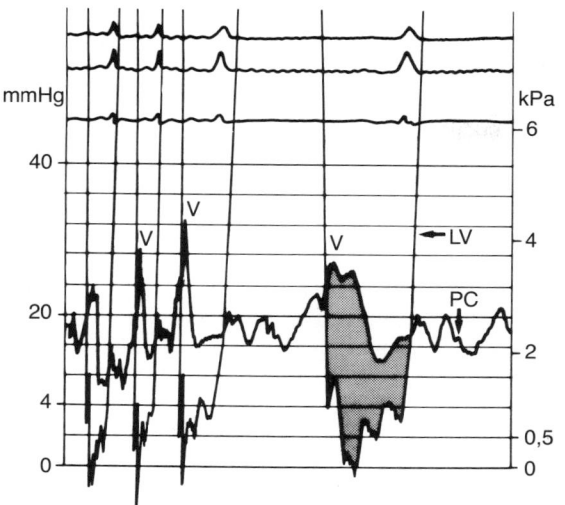

Abb. 185 Simultane Aufzeichnung der linksventrikulären Druckkurve (LV) und des pulmonalen Kapillardrucks (TC), welche die Druckverhältnisse im linken Vorhof wiedergibt. Man beachte die hohe V-Zacke als Zeichen der Mitralinsuffizienz sowie den diastolischen Druckgradienten zwischen linkem Ventrikel und Kapillardruck in Diastole (schattierte Zone). Die Papiergeschwindigkeit wurde während der Aufzeichnung von 25 auf 100 mm pro Sekunde gesteigert.

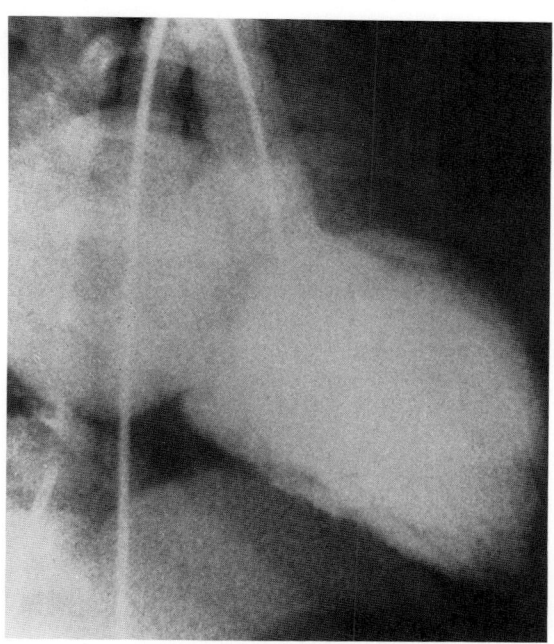

Abb. 186 Linksventrikuläres Angiokardiogramm bei Mitralinsuffizienz. Der linke Ventrikel ist vergrößert, durch die inkompetente Mitralklappe füllt sich ein dilatierter linker Vorhof (links im Bild).

springt vor, die Lungenstauung ist weniger ausgeprägt.

Das **Echokardiogramm** bestätigt die Dilatation der linken Herzkammern. Bei Stenose der atrioventrikulären Herzklappen ergeben sich typische Veränderungen in der Bewegung der Segel. Man beobachtet Abflachung des diastolischen Anteils der Kurve am großen Segel und diastolische anteriore statt posteriore Bewegung des kleinen Mitralsegels (Abb. 184). Da die Unterscheidung zwischen funktioneller und rheumatischer Trikuspidalinsuffizienz klinisch nicht immer gesichert werden kann, ist die echokardiographische Aufzeichnung der Trikuspidalklappe von besonderem Interesse; sie kann den rheumatischen Befall dieser Klappe bestätigen.

Herzkatheterismus und Angiokardiographie. Zur genauen Diagnose ist die Hämodynamik unerläßlich. Die simultane Registrierung des *pulmonalen Kapillardrucks* (als Ausdruck des linksatrialen Drucks) und des linksventrikulären Drucks ermöglicht, den mittleren Mitralgradienten auszurechnen; dadurch wird eine Einschätzung des Grades der Mitralstenose möglich. Bei vorwiegender Mitralinsuffizienz erscheint eine hohe v-Welle in der pulmonalen Kapillardruckkurve (Abb. 185). Bei vorwiegender Mitralstenose überwiegt die a-Welle. Je nach dem Schweregrad des Mitralvitiums und der Dauer seines Bestehens ist das Ausmaß der pulmonalen Hypertonie unterschiedlich. Meistens ist diese pulmonale Hypertonie vorwiegend von postkapillärem Typ (Erhöhung des Lungenwiderstandes im ganzen mit nur gering erhöhtem Lungenarteriolenwiderstand). In vielen Fällen sieht man aber schon beim Kind eine präkapilläre Hypertonie (mit sehr hohem Lungenarteriolenwiderstand).

Die Aorteninsuffizienz führt zu einer hohen Pulsdruckamplitude in der Aorta und zu einem erhöhten enddiastolischen linksventrikulären Druck.

Bei bedeutender Trikuspidalinsuffizienz steigen die Drucke im rechten Vorhof an, und eine hohe v-Welle ist zu beobachten.

Das Herzzeitvolumen ist in den rheumatischen Kardiopathien oft erniedrigt.

Die *Angiographie* wird besonders für die Darstellung der Regurgitationen benutzt. Nach Injektion von Kontrastmittel in den linken Ventrikel in rechtsanteriorer Schräglage wird die Mitralinsuffizienz gut sichtbar; es kann auch die Größe des linken Vorhofs (ebenso diejenige des linken Ventrikels) eingeschätzt werden (Abb. 186).

Nach aortaler Injektion von Kontrastmittel kommt in linksanteriorer Schräglage die Aorteninsuffizienz gut zur Darstellung (Abb. 187). Bei Verdacht auf Trikuspidalinsuffizienz muß Kontrastmittel in den rechten Ventrikel injiziert werden.

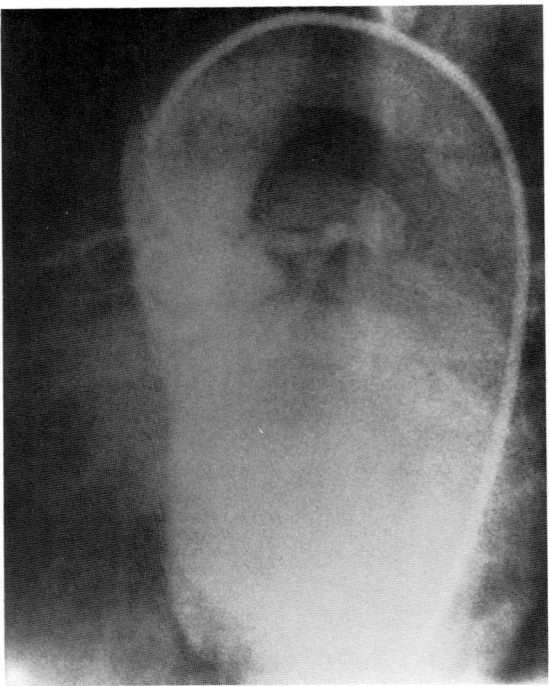

Abb. 187 Aortographie bei Aortenklappeninsuffizienz. Sofort nach der Injektion des Kontrastmittels in die Aorta ascendens füllt sich der linke Ventrikel massiv.

Differentialdiagnose

Hauptsächlich sind angeborene Klappenfehler von einer rheumatischen Erkrankung der Klappen zu unterscheiden. Dies besonders bei jenen Patienten, in deren Anamnese keine rheumatische Erkrankung vorliegt (obschon anamnestische Anhaltspunkte für rheumatische Kardiopathien fehlen können). Das Problem kann sich bei der Mitralstenose stellen, da angeborene Formen, sogenannte *Fallschirmklappen,* existieren. In diesen Fällen erscheinen die Symptome meistens schon im ersten Lebensjahr, in einem Alter, wo es rheumatische Kardiopathien noch nicht gibt. Die Mitralinsuffizienz, die durch eine Mitralspalte in Verbindung mit einem AV-Kanal auftritt, bietet im allgemeinen keine differentialdiagnostischen Schwierigkeiten, da ein ASD oder eventuell ein VSD damit vergesellschaftet ist und das EKG in diesen Fällen eine eindeutige Achsenverschiebung nach links aufweist.

Im Zusammenhang mit der Mitralinsuffizienz nichtrheumatischer Genese sind noch der Mitralprolaps, das Marfan-Syndrom – das beim Kind besonders oft eine Mitralerkrankung zur Folge hat – und die Kardiomyopathien zu erwähnen.

Die nichtrheumatische Aorteninsuffizienz trifft man bei den bikuspidalen Aortenklappen an; sie kann auch als Komplikation eines VSD auftreten. Die bakterielle Endokarditis führt durch Zerstörung des Klappengewebes ebenfalls zu einer Insuffizienz der Klappen.

Verlauf und Komplikation

Im wesentlichen hängt der Verlauf vom Schweregrad der Klappenläsionen ab: Ohne Rezidivprophylaxe wird jeder rheumatische Schub die Klappenläsionen verschlimmern, und die Herzinsuffizienz wird sich allmählich bis zum Stadium IV und zur kardialen Kachexie entwickeln.

Periphere Embolien, die durch Thromben des linken Vorhofs entstehen, kommen beim Kind selten vor, können jedoch bei Vorhofflimmern gelegentlich beobachtet werden.

Die bakterielle Endokarditis kann jederzeit als Komplikation auftreten und zu einer weiteren Schädigung der Klappen beitragen. Andererseits führen die wiederholten Karditisschübe, zusammen mit der Volumenüberbelastung des linken Ventrikels, zu einer Verschlechterung der linksventrikulären Funktion.

Die pulmonale Hypertonie kann sehr beträchtlich werden, sie ruft jedoch beim Kind nur ausnahmsweise eine irreversible Lungengefäßerkrankung hervor.

Therapie

Indikation zur Operation

Die zur Verfügung stehenden chirurgischen Möglichkeiten sind im wesentlichen: die Mitralkommissurotomie bei reiner Mitralstenose, die mitrale und trikuspidale Klappenplastik (eventuell mit einem Carpentier-Ring) und der prothetische Klappenersatz.

Im großen und ganzen wird die Indikation zur Operation nur dann gestellt, wenn das Kind wirklich Symptome aufweist, die seine normale Lebensweise deutlich einschränken. Selbstverständlich wird man bei einer Herzinsuffizienz infolge rheumatischer Kardiopathie immer zuerst eine medikamentöse Therapie versuchen. Sie führt oft zu einem sehr befriedigenden Erfolg, besonders wenn die Erkrankung noch nicht weit fortgeschritten ist. Persistiert jedoch eine Belastungsdyspnoe trotz medikamentöser Therapie, so ist die Operation ins Auge zu fassen. Der chirurgische Eingriff ist eindeutig indiziert bei den Patienten im Stadium III und IV der Herzinsuffizienz. Eine relative chirurgische Indikation stellt das Stadium II dar: Hier sind eine ausgeprägte pulmonale Hypertonie oder eine bedeutende Kardiomegalie zwei Zusatzargumente für einen operativen Eingriff. Während eines rheumatischen Schubes sollte die Operation vermieden werden. Besteht klinisch oder durch biochemische und serologische Untersuchungen (erhöhte BSG, hohe AST-Werte) der Verdacht eines Rheumarezidivs, muß der Schub zuerst medikamentös behandelt und der chirurgische Eingriff um mindestens drei Monate verschoben werden.

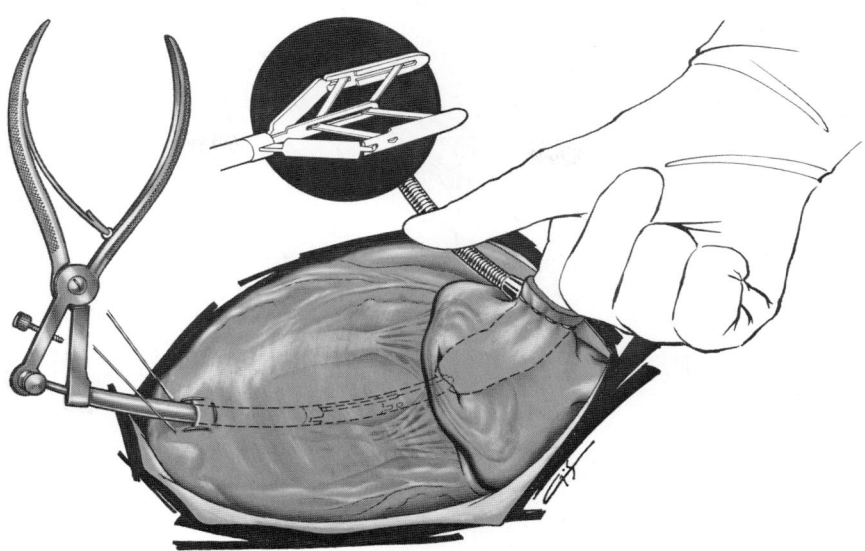

Abb. 188 Kommissurotomie bei Mitralstenose. Der Dilatator nach Tubbs wird von der Herzspitze eingeführt, während vom Vorhof her ein Finger in die Mitralklappe eingeführt wird, um die Mitralklappe abzutasten und das Instrument zu führen (aus *Ch. Hahn, E. Hauf:* Chirurgia del Cuore. Piccin, Padova 1977).

Operationstechnik

Bevor das technische Problem diskutiert wird, muß vom taktischen Gesichtspunkt aus daran erinnert werden, daß es sich hier um Kinder handelt und man sich deshalb im Rahmen des Möglichen um eine konservative Chirurgie bemühen muß. Wenn auch die konservative Chirurgie der Trikuspidalklappe, insbesondere bei Trikuspidalinsuffizienz, relativ leicht erscheint und mit guten Ergebnissen einhergeht, müssen die Indikationen zur konservativen Mitralchirurgie noch näher bestimmt werden. Die Erfahrungen einer Chirurgengruppe sind nicht unbedingt auf eine andere übertragbar, und jedes Team muß sich auf seine eigenen Resultate einstellen. Für die Aorteninsuffizienz kann die konservative Chirurgie praktisch nicht angewendet werden.

Operationstechnisch sind mehrere Situationen zu unterscheiden:

Mitralstenose. Die reine, nicht verkalkte Mitralstenose stellt eine Indikation zur konservativen Chirurgie dar. Dabei kann es sich um eine bei geschlossenem oder bei offenem Herzen durchgeführte *Kommissurotomie* handeln. Obwohl gewisse Autoren systematisch nach der zweiten Methode vorgehen, sind wir, in den uns günstig erscheinenden Fällen, der geschlossenen Technik treu geblieben. Es ist nämlich ein einfaches, nicht kostspieliges und schnelles Verfahren, das gute Ergebnisse aufweist. Nach Durchführung einer linken posterolateralen Thorakotomie im 5. ICR wird das Perikard hinter dem N. phrenicus so inzidiert, daß man zum linken Herzohr gelangen kann. Das Herzohr wird abgetastet, um sich zu vergewissern, daß es keinen Thrombus enthält; denn dies würde eine Kontraindikation für einen geschlossenen Eingriff bedeuten. Das Perikard wird dann bis zur Herzspitze eröffnet; an der Basis des linken Herzohres und an der Herzspitze werden Tabaksbeutelnähte angelegt. Mit einem durch das linke Herzohr eingeführten Finger tastet man die Mitralklappe ab und stellt dadurch die Läsionen genau fest. Ist dann die Indikation zu einem geschlossenen Eingriff vorhanden, wird der Tubbs-Dilatator von der linksventrikulären Herzspitze, mit Hilfe des intraatrialen Zeigefingers, durch die Mitralklappe vorgeschoben (Abb. 188). Seit langem führen wir die Klappensprengung in zwei Etappen durch, um sicher zu sein, daß nach dem ersten Erweiterungsversuch keine Klappenregurgitation entstanden ist, die zur Unterbrechung dieses geschlossenen Eingriffs zwingen würde. Dank der Dilatation des linken Vorhofs und des linken Herzohres, die die Einführung des Zeigefingers ermöglichen, ist diese Operation auch bei relativ kleinen Kindern durchführbar. Bei kleiner Dimension des Herzohres muß selbstverständlich eine andere Technik angewendet werden. Sie besteht in einer direkten Inzision des linken Vorhofs vor den Lungenvenen, wie sie früher bei Reoperationen der Mitralstenose praktiziert wurde (Abb. 189).

In allen anderen Fällen, das heißt bei Vorhofflimmern oder bei vorangegangenen Embolien, ist die Kommissurotomie mit EKK bei offenem Herzen durchzuführen. Mehrmals hat man Thromben im linken Vorhof oder im linken Herzohr vorgefunden; deshalb wird vor der Kommissurotomie der Vorhof von etwaigen Thromben ausgewaschen. Nachdem das septale und anteriore Segel der Mitralklappe mit stumpfen Haken zur Seite geschoben worden sind, werden die anteriore und die posteriore Kommissur sichtbar und können an geeigneter Stelle mit dem Bistouri eingeschnitten werden. Für den Eingriff ziehen wir die Längssternotomie vor. Der linke Vorhof wird hinter dem Sulcus interatrialis (Waterston) freipräpariert.

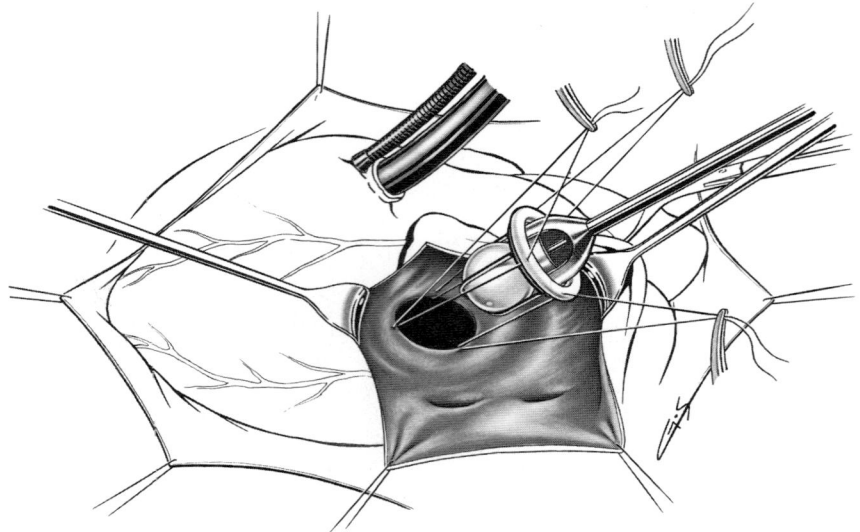

Abb. 189 Mitralklappenersatz mit einer mechanischen Prothese (Starr-Edwards) (aus *Ch. Hahn, E. Hauf:* Chirurgia del Cuore. Piccin, Padova 1977).

Man kann ebenfalls durch eine rechte anterolaterale Thorakotomie zum linken Vorhof gelangen, aber dieser Zugangsweg erscheint uns, besonders bei Verdacht auf zusätzliche Mißbildungen, weniger geeignet.

Mitralinsuffizienz. Dank der Arbeiten von CARPENTIER kommt für diese Fälle der konservativen Chirurgie eine ganz wesentliche Bedeutung zu. Auch hier stellt die Längssternotomie den zweckmäßigsten Zugangsweg dar. Wir ziehen es vor, nach Vorbereitung des Sulcus interatrialis, direkt zum linken Vorhof zu gelangen. In gewissen schwierigen Fällen mit nicht sehr großem und schlecht erreichbarem linken Vorhof kann man aber auch den Zugang durch den rechten Vorhof und durch das interatriale Septum nehmen und somit beiläufig die Trikuspidalklappe untersuchen. Die Reparation der Mitralklappe setzt einige Prinzipien voraus: a) Anpassung der Länge der Sehnenfäden für eine gute Klappenfunktion (Verkürzung oder Verlängerung der Sehnenfäden mit Inzision der Papillarmuskeln); b) gewisse plastische Eingriffe am Klappengewebe selbst, besonders bei Ruptur einiger Sehnenfäden, wobei man den entsprechenden Teil der Klappe entfernen muß; c) Verengung des Mitralklappenringes mit einem *Carpentier-Ring* (Abb. 190) oder einem biegsamen Duran-Ring oder eventuell mit einer Wooler-Plastik, die aber bei Kindern mit schlechten Ergebnissen einhergeht. Der Carpentier-Ring wird mit Einzelnähten befestigt, die durch den Mitralklappenring breiter als durch den Carpentier-Ring angelegt werden, wodurch eine gleichmäßige Verengung des Klappenringes resultiert.

Kombinierte Mitralvitien. Sie sind besonders häufig bei Kindern anzutreffen, die aus Erdteilen kommen, in welchen der akute Gelenkrheumatismus noch in endemischer Form herrscht. Da die konservativen Verfahren in diesen Situationen mit schlechten Ergebnissen einhergehen, entschließt man sich in den meisten Fällen zu einem Klappenersatz. Es geht uns in diesem Kapitel nicht darum, eine Polemik über die Zweckmäßigkeit der biologischen oder der mechanischen *Klappenprothesen* hervorzurufen; jeder hat gute Gründe, seinen Standpunkt zu verteidigen. Wir selbst setzen, wenn immer es möglich ist, eine mechanische Klappe von STARR (Abb. 191) oder BJÖRK ein, vorzugsweise eine Starr-Klappe in Mitralposition, da ihre dauerhafte Funktion erwiesen ist. Die Belastung einer langfristigen Antikoagulationstherapie muß ernsthaft überdacht werden: Bestehen Zweifel, daß die Antikoagulationstherapie zuverlässig und wirksam durchgeführt werden kann, setzt man besser eine biologische Klappe ein, deren Nachbehandlung keine Antikoagulantien benötigt. Der Nachteil dieser biologischen Klappen liegt in ihrer geringeren Strapazierfähigkeit gegenüber den mechanischen Prothesen. Wiederum geht es darum, für eine gegebene Situation die besten Maßnahmen zu treffen, mit Berücksichtigung ihrer jeweiligen Vor- und Nachteile.

Aorteninsuffizienz. Die Reparationstechnik einer insuffizienten Aortenklappe deckt sich mit derjenigen einer Aortenstenose: Längssternotomie, Kanülen in den Hohlvenen und EKK mit mäßiger Hypothermie. Für ein riesiges Herz mit schlechter Ventrikelfunktion bietet die zusätzliche Anwendung einer chemischen Kardioplegie zweifellos Vorteile. Bei vorliegender Aorteninsuffizienz darf man aber diese kardioplegische Lösung nicht ohne weiteres in die Aortenwurzel injizieren, da sie sonst sofort in den linken Ventrikel entfließt; deshalb werden zunächst das Herz durch die von der Herz-Lungen-Maschine induzierte Hypothermie stillgelegt, die Aorta abgeklemmt und die Herzhöhlen entleert. Danach wird die Aorta wie bei valvulärer oder subvalvulärer Stenose schräg inzidiert und die

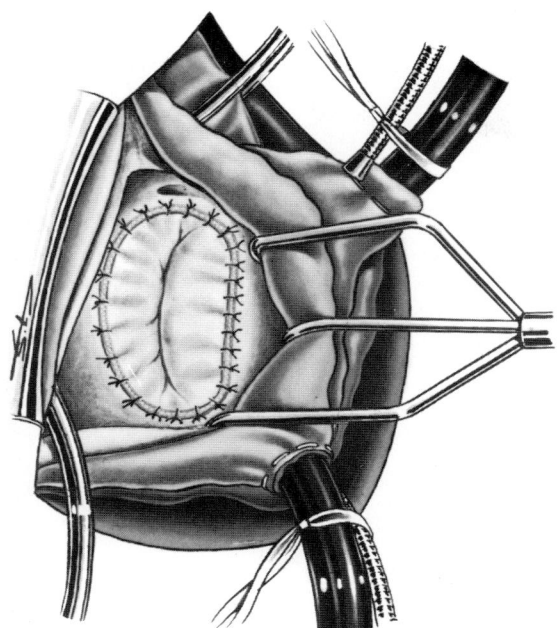

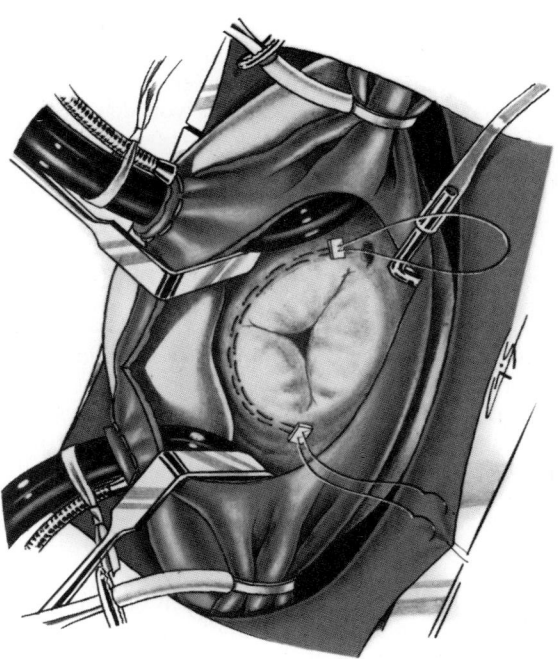

Abb. 190 Anuloplastik mit einem Carpentier-Ring bei Mitralklappeninsuffizienz. Durch eine Reihe von Einzelnähten wird der Mitralring auf den Carpentier-Ring genäht, dadurch wird der Durchmesser des Mitralostiums auf den des Carpentier-Ringes reduziert.

Abb. 192 Anuloplastik des Trikuspidalringes nach De Vega. Eine Tabaksbeutelnaht wird durch den vorderen Anteil des Trikuspidalringes gezogen. Durch Anziehen dieser Naht wird der Trikuspidalring gerafft und verkleinert.

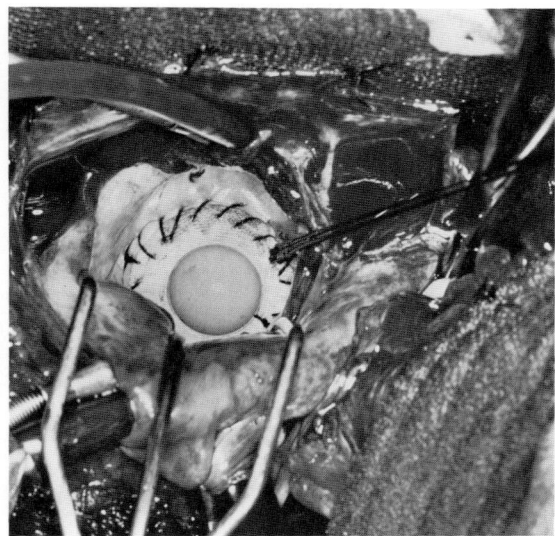

Abb. 191 Mitralklappenersatz mit einer Starr-Edwards-Prothese, vom Vorhof her gesehen (aus *Ch. Hahn, E. Hauf:* Chirurgia del Cuore. Piccin, Padova 1977).

kardioplegische Lösung durch kleine Kanülen direkt in die Koronarostien gespritzt. Die von uns dabei angewendete Technik ist die von BRAINBRIDGE: 1 Liter der Lösung vom St. Thomas-Hospital wird so schnell wie möglich durch die Koronararterien durchgelassen und gleichzeitig das Minutenvolumen des EKK auf 1,5 l pro m^2 Körperoberfläche herabgesetzt. Die kardioplegische Lösung wird neben einer der venösen Kanülen aus dem rechten Vorhof abgesaugt, um das Ausfließen in den EKK zu verhindern. Diese Kardioplegie kann stündlich wiederholt werden. Für die Aorteninsuffizienz besteht die einzig richtige Behandlung in einem prothetischen *Klappenersatz*. Aus den oben erwähnten Gründen ziehen wir dafür die mechanischen Klappenprothesen von STARR oder BJÖRK vor. Besteht eine absolute Kontraindikation für eine Antikoagulation, kann ein biologischer Klappenersatz in Betracht gezogen werden.

Trikuspidalinsuffizienz. Für die dilatierten oder stenosierten Trikuspidalklappen galt früher der Klappenersatz als Methode der Wahl. Heute neigt man eher zu einem konservativen Verfahren, und zwar zu einer Anuloplastik nach de Vega (Abb. 192) oder nach Carpentier: Einsetzen eines Ringes nach denselben Prinzipien wie für die Mitralinsuffizienz. Man kann dazu ebenfalls den flexiblen Ring von Duran verwenden. Da die trikuspidalen Veränderungen gewöhnlich mit mitralen oder mitroaortalen Läsionen verbunden sind, ist der Zugangsweg von diesen zusätzlichen Anomalien abhängig. Vorwiegend handelt es sich um eine Längssternotomie. Es wird eine von den anderen Herzinzisionen entweder getrennte oder damit verbundene rechte Aurikulotomie durchgeführt, wie z. B. bei mitrotrikuspidaler Erkrankung. Der Zugang der Wahl zur Mitralklappe erfolgt durch eine rechte Aurikulotomie mit Inzision des interatrialen Septums.

Ergebnisse

Die Mitralkommissurotomie, bei geschlossenem Herzen durchgeführt (geschlossene oder blinde Mitralsprengung), stellt ein gutes palliatives Verfahren für die reine Mitralstenose dar. Sie wird indessen heute seltener angewendet; denn die Klappe bleibt dabei nach wie vor abnorm, und neben der postoperativen Residualstenose kann zusätzlich eine geringe Regurgitation zustande kommen.

Der Mitral- und Aorten- (selten Trikuspidal-) klappenersatz kann beim Kind mit einer niedrigen Operationsmortalität durchgeführt werden (6% nach unserer eigenen Erfahrung). Ein hohes Operationsrisiko besteht insbesondere für Patienten im Stadium IV der Herzinsuffizienz oder für Patienten mit kardialer Kachexie, wie man sie manchmal bei Kindern aus Entwicklungsländern noch antreffen kann. In diesen Fällen haben der rheumatische Prozeß und die langfristige Volumenüberbelastung zu einer Beeinträchtigung der linksventrikulären Funktion geführt.

Der Erfolg eines Klappenersatzes ist im allgemeinen erstaunlich. Innerhalb von einigen Wochen führen die Kinder wieder ein normales Leben und zeigen eine deutlich verbesserte Belastbarkeit; die meisten von ihnen werden völlig symptomfrei. Das Herzvolumen nimmt nach ein paar Wochen röntgenologisch oft deutlich ab (Abb. 193 a u. b). Besteht ein Vorhofflimmern, ist dies meistens durch Kardioversion reversibel. Hämodynamisch wirkt sich die Operation durch eine Zunahme des Herzzeitvolumens aus, der linksatriale Druck geht auf normale oder annähernd normale Werte zurück; man beobachtet einen oft bemerkenswerten Rückgang des Lungenwiderstands, sogar bei hohem Lungenarteriolenwiderstand. Letzterer kann jedoch besonders bei älteren Kindern etwas erhöht bleiben. Das Hauptproblem im Langzeitverlauf ist die Gefahr *thromboembolischer Zwischenfälle:* Blutgerinnsel können sich auf der Prothese bilden und zu Embolien im Systemkreislauf führen. Diese Gefahr besteht sowohl beim Kind wie beim Erwachsenen. In unserem Patientenkollektiv haben ungefähr 11% der Kinder nach Klappenersatzoperation eine solche Komplikation durchgemacht; infolgedessen sind die Antikoagulantien immer indiziert. Die Embolien können auch Ursache von Spättodesfällen sein.

Die mechanischen Dysfunktionen, z. B. Verände-

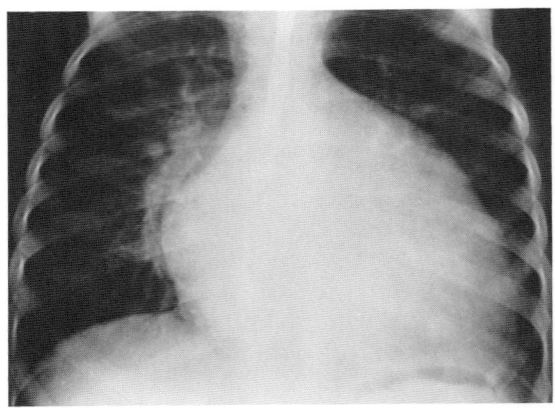

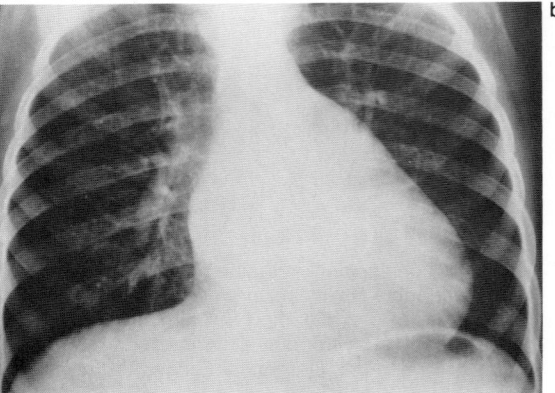

Abb. 193 a u. b Thoraxröntgenbild vor (a) und zwei Monate nach Mitralklappenersatz (b) bei einem 9 Jahre alten Mädchen mit schwerer Mitralinsuffizienz und -stenose. Starke Rückbildung der Herzvergrößerung.

rung des Kugeldurchmessers, sind mit der Verbesserung des verwendeten Materials extrem selten geworden. Als weitere Komplikation ist die Prothesenendokarditis zu erwähnen: Fremdmaterial kann ein Nährboden für die verschiedensten Keime werden, auch für solche, die normalerweise nicht pathogen sind, wie z. B. der Staphylococcus albus. Folglich ist die Vorbeugung einer bakteriellen Endokarditis bei jeder Zahnextraktion und bei jedem potentiell septischen chirurgischen Eingriff unerläßlich.

Die *Hämolyse,* die durch eine mechanische Prothese entstehen kann, führt nach unserer Erfahrung nie zu einer bedeutenden Anämie und macht deshalb keine Symptome.

Trotz des somatischen Wachstums des Kindes ist das Ersetzen einer Prothese durch eine größere, vor allem in Mitralposition, selten notwendig. Die Mitralfehler gehen nämlich mit einer solchen Herzdilatation einher, daß bei der großen Mehrzahl der Kinder eine Prothese von Erwachsenengröße schon im Alter von 7 oder 8 Jahren implantiert werden kann. Vor diesem Alter sind die Indikationen zu einem Klappenersatz mit Zurückhaltung zu stellen; ist er aber dennoch notwendig,

muß 5–10 Jahre nach dem ersten Eingriff ein Austausch der kleinen Klappe vorgesehen werden.
Die bei offenem Herzen durchgeführte Mitralplastik kann gute Ergebnisse zeigen, insofern Klappe und Sehnenfäden durch den rheumatischen Prozeß nicht allzusehr vernarbt sind. Nach einer solchen Rekonstruktion verbleibt meistens eine residuale Mitralinsuffizienz, die jedoch in den besten Fällen minimal ist. Der große Vorteil dieser Methode gegenüber dem Klappenersatz liegt darin, daß die Gefahr der thromboembolischen Komplikationen nicht existiert und folglich eine Antikoagulation überflüssig wird.

Pericarditis constrictiva

Ätiologie und Vorkommen
Die Pericarditis constrictiva kommt im Kindesalter selten vor. Sie entwickelt sich aus dem fibrosierenden Vernarbungsprozeß einer Herzbeutelentzündung. Ihre Ätiologie bleibt oft unklar, da die Anamnese in 60% der Fälle diesbezüglich keine Anhaltspunkte ergibt (»idiopathische Perikarditis«). An erster Stelle der bekannten Ursachen steht die Tuberkulose; als weitere ätiologische Faktoren sind die suppurative und die virale Perikarditis zu erwähnen. Ferner ruft in gewissen Fällen die Strahlentherapie des Mediastinums einen Perikarderguß hervor, der ebenfalls zu einer Konstriktion des Herzbeutels führen kann.

Pathologische Anatomie und Physiologie
Anatomisch handelt es sich um eine mehrere Millimeter dicke *fibröse Schwarte,* die das Herz, sowohl die Ventrikel als auch die Vorhöfe, umschließt. Meistens besteht eine Perikardsymphyse. Verkalkungen des Herzbeutels (*Panzerherz*) treten beim Kind seltener auf als beim Erwachsenen.
Pathophysiologisch bedingt die Erkrankung eine Einschränkung der diastolischen Erschlaffungsmöglichkeit der Herzkammern. Dadurch wird die diastolische Füllung beeinträchtigt, und das Schlagvolumen nimmt ab. Wegen dieser erschwerten Kammerfüllung kommt es auch zu einer Erhöhung des Drucks in den Vorhöfen und den Ventrikeln.

Symptome
Anfänglich weisen die Patienten eine schleichende Symptomatologie auf: Zuerst zeigt sich eine zunehmende Belastungsdyspnoe, dann treten Ödeme und insbesondere ein Aszites hinzu. Der Stau des venösen Rückflusses wirkt sich somit vor allem im Einströmungsgebiet der unteren Hohlvene aus, und zwar durch eine bedeutende Hepatomegalie, einen oft beträchtlichen Aszites und Ödeme der unteren Extremitäten. Stauungszeichen in den Jugularvenen kommen indessen ebenfalls zum Ausdruck. Der Herzspitzenstoß ist nicht tastbar, und es werden nur ganz leise Herztöne auskultiert; oft

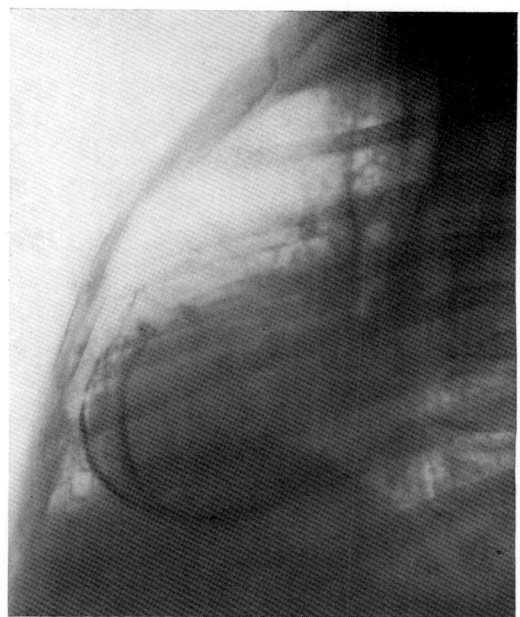

Abb. 194 Pericarditis constrictiva mit Verkalkungsschale (Panzerherz).

fällt ein dritter Herzton auf, aber nur selten ein Herzgeräusch.
Der periphere Blutdruck ist herabgesetzt und die Pulsamplitude abgeschwächt. Die Pulswelle nimmt im Inspirium amplitudenmäßig ab oder verschwindet sogar vollständig. Dieser sogenannte »paradoxe Puls« *(Pulsus paradoxus)* stellt eigentlich nur eine Übertreibung eines physiologischen Phänomens dar.

Zusätzliche Befunde
Das **Elektrokardiogramm** ist durch eine Niedervoltage des QRS-Komplexes und durch Anomalien der Endstrecke, namentlich negative T-Zakken, gekennzeichnet.
Das **Röntgenbild** zeigt eine nicht vergrößerte Herzsilhouette, manchmal sind Kalkeinlagerungen zu erkennen (Abb. 194). Bei der Durchleuchtung ist das Fehlen sichtbarer Herzpulsationen für diese Krankheit kennzeichnend.
Herzkatheterismus. Im wesentlichen bestätigt die Hämodynamik den erheblichen venösen Druck sowie die erhöhten rechts- und linksventrikulären telediastolischen Drucke (Abb. 195 a u. b); der Druck im rechten Vorhof liegt über 20 mmHg (2,67 kPa) mit einer steil abfallenden Y-Welle, und das Herzzeitvolumen ist erniedrigt.

Verlauf
Überläßt man die Erkrankung ihrem spontanen Verlauf, führt sie zu einer totalen Funktionsunfähigkeit des Herzens und zum Tod. Oft tritt eine Hypoproteinämie auf; sie kommt entweder durch die Leberdysfunktion oder durch eine chronische

5.156 Thorax

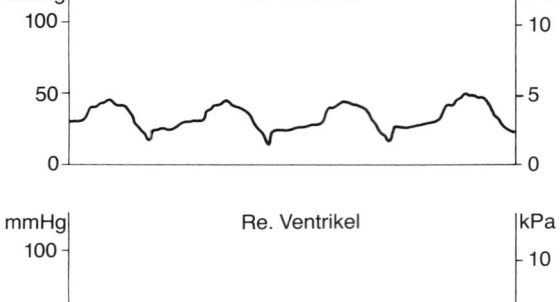

Abb. **195 a** u. **b** Druckkurven im rechten Ventrikel bei Pericarditis constrictiva. **a** Klassische Kurve mit erhöhtem systolischem und vor allem diastolischem Druck. In Diastole brüsker Druckanstieg mit nachfolgendem Plateau (sog. »Dip-Plateau«). **b** Kurve bei weniger hochgradiger Konstriktion, erhöhte diastolische Druckwerte, kein Plateau.

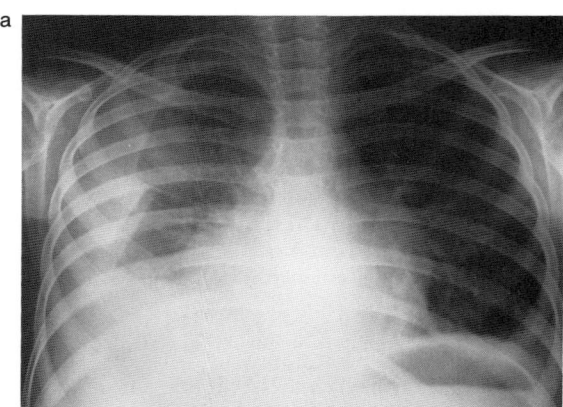

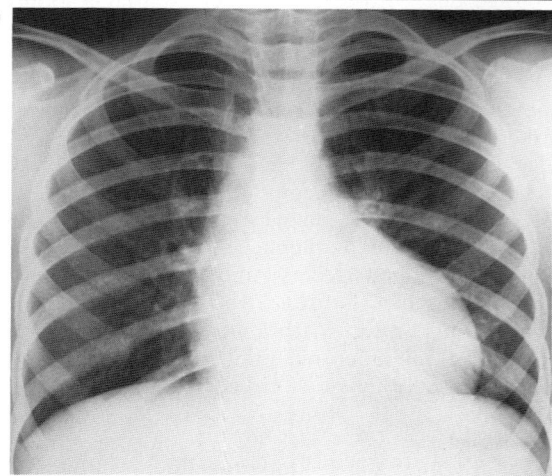

Abb. **196 a** u. **b** Herzkonfiguration bei Pericarditis constrictiva. **a** Vor der Operation: kleiner Herzschatten, Pleuraerguß rechts. **b** 9 Monate nach der Operation: man beachte die Vergrößerung des Herzschattens.

Proteinurie und eine Bauchfellexsudation zustande.

Therapie

Indikation zur Operation

In jedem Fall besteht eine Operationsindikation: Es muß eine Perikardektomie und eine so weit wie möglich ausgedehnte Abschälung der fibrinösen Schwarte durchgeführt werden.

Operationstechnik

Der Eingriff wurde lange Zeit bei geschlossenem Herzen durchgeführt, entweder durch eine linke anterolaterale Thorakotomie im 5. ICR oder durch eine Längssternotomie. Im letzten Jahrzehnt hat die Chirurgie diesbezüglich ihre Einstellung geändert: Dank dem EKK, der eine Erschlaffung der Herzhöhlen ermöglicht, ist die Trennungsebene leichter aufzufinden, und Blutungen, die dann das notfallmäßige Einsetzen eines EKK benötigen, können vermieden werden. Die Operation einer konstriktiven Perikarditis kann beim Kind sehr schwierig sein, da die kleinste Verletzung der Herzwand Rhythmusstörungen oder sogar einen Herzstillstand nach sich zieht. Deshalb ist es sicher vorsichtiger, unter dem Schutz, oder wenigstens mit einem einsatzbereiten EKK, zu operieren. Heute führt man routinemäßig eine Längssternotomie durch. Wir berücksichtigen die Regel nicht, zuerst den linken Ventrikel freizupräparieren; wichtiger ist es, sofort in die richtige Spaltungsebene zu gelangen. Diese befindet sich meistens unter dem Epikard, in der schmalen Schicht, die das Epikard vom Myokard trennt. Das Perikard wird sorgfältig abgelöst. Liegen ausgedehnte Verkalkungen vor, die besonders beim Kind nach tuberkulöser Perikarditis entstehen können, muß stets daran gedacht werden, daß diese Verkalkungen oft in das Myokard vordringen. Man läßt sie deshalb am besten liegen und präpariert um sie herum. Der Sulcus atrioventricularis sowie der diaphragmale Anteil und die hintere Wand des Herzens sind ebenfalls zu befreien, falls dies nicht allzu große Schwierigkeiten bereitet. Auch der Ursprung des Stammes der Lungenarterie muß aus seinen Verwachsungen gelöst werden.

Ergebnisse

Aus dem nur kleinen veröffentlichten Krankengut ist es schwierig, das Operationsrisiko einzuschätzen. Zahlen von 4–45 % werden zitiert. Die Abschälung der Schwarte ist auf Höhe der Vorhöfe besonders heikel, und die Eröffnung einer Herzhöhle kann eine schwere Blutung zur Folge haben. Diese Gefahr kann übrigens völlig vermieden werden, wenn systematisch mit EKK gearbeitet wird (s. Technik). Die langfristigen Ergebnisse sind für die Mehrzahl der Fälle sehr gut, indem der Aszites und die übrigen Symptome ganz verschwinden (Abb. **196 a** u. **b**).

Literatur

Appelbaum, A., L. M. Bargeron, A. D. Pacifico: Surgical treatment of truncus arteriosus with emphasis on infants and small children. J. thorac. Cardiovasc. Surg. 71 (1976) 436

Berger, T. J., E. H. Blackstone, J. W. Kirklin, L. M. Bargeron, J. B. Hazelrig, M. E. Turner: Survival and probability of cure without and with operation in complete atrioventricular canal. Ann. Thorac. Surg. 27 (1979) 104

Cartmill, T. B., J. W. Du Shane, D. C. Mc Goon, J. W. Kirklin: Results of repair of ventricular septal defect. J. thorac. cardiovasc. Surg. 52 (1966) 486

Champsaur, G. L., D. M. Sokol, G. A. Trusler, W. T. Mustard: Repair of transposition of the great arteries in 123 pediatric patients. Early and longterm results. Circulation 47 (1973) 1032

Bühlmeyer, K., Herausgeber: Das univentrikuläre Herz. Urban & Schwarzenberg, München 1979, Supplement zu Herz, 4 (1979) 65–268

Fontan, F., A. Choussat, A. G. Brom, A. Chauve, C. Deville, A. Castro-Cels: Repair of tricuspid atresia – surgical considerations and results. In: Paediatric Cardiology. Churchill, London 1978 (S. 567)

Friedli, B., B. S. L. Kidd, W. T. Mustard, J. D. Keith: Ventricular septal defect with increased pulmonary vascular resistance. Amer. J. Cardiol. 33 (1974) 403

Friedli, B., J. C. Rouge, B. Faidutti, C. H. Hahn: Correction chirurgicale complète de cardiopathies congénitales chez le nourrisson. Helv. paediat. Acta 32 (1977) 443

Gillieron, M., M. Bolens, B. Friedli: Troubles de conduction après correction complète de tétralogie de Fallot. Arch. Mal. Cœur 72, (1978) 55

Giuliani, E. R., V. Fuster, R. O. Brandenburg, D. D. Mair: Ebstein's anomaly. The clinical features and natural history of Ebstein's anomaly of the tricuspid valve. Mayo Clin. Proc. 54 (1979) 163

Godman, M. J., B. Friedli, A. Pasternac, B. S. L. Kidd, G. A. Trusler, W. T. Mustard: Hemodynamic studies in children four to ten years after the Mustard operation for transposition of the great arteries. Circulation 53 (1976) 532

Hahn, Ch., E. Hauf: Chirurgie du cœur. Piccin, Padova 1979

Hahn, Ch., B. Faidutti, P. Peloponisios: Fistules coronaires: six cas opérés. Coeur 1 (1970) 151

Keith, J. D., R. D. Rowe, P. Vlad: Heart Disease in Infancy and Childhood, 3. Aufl. Macmillan, New York 1978

Mc Nicholas, K., M. De Leval, J. Stark, J. F. N. Taylor, F. J. Macartney: Surgical treatment of ventricular septal defect in infancy. Primary repair versus banding of pulmonary artery and later repair. Brit. Heart J. 41 (1979) 133

Mair, D. D., D. C. Mc Goon: Surgical correction of atrioventricular canal during the first year of life. Amer. J. Cardiol. 40 (1977) 66

Mustard, W. T., J. D. Keith, G. A. Trusler et al.: The surgical management of transposition of the great vessels. J. Thor. Surg. 48 (1964) 953

Nanton, M. A., P. A. Olley: Residual hypertension after coarctectomy in children. Amer. J. Cardiol. 37 (1976) 769

Pennington, D. G., R. R. Liberthson, M. Jacobs, H. Scully, A. Goldblatt, W. M. Daggett: Critical review of experience with surgical repair of coarctation of the aorta. J. thorac. Cardiovasc. Surg. 77 (1979) 219

Poirier, R. A., D. C. Mc Goon, G. K. Danielson, R. B. Wallace, D. G. Ritter, D. S. Moodie: Late results after repair of tetralogy of Fallot. J. thorac. cardiovasc. Surg. 75 (1977) 900

Quaegebeur, J. M., J. Rohmer, A. G. Brom, J. Tinkelenberg: Revival of the Senning operation in the treatment of transposition of the great arteries. Thorax 32 (1977) 517

Rashkind, W. J., W. W. Miller: Creation of an atrial septal defect without thoracotomy: A palliative approach to complete transposition of the great vessels. JAMA 196 (1966) 991

Rosing, D. R., J. S. Borer, K. M. Kent, B. J. Maron, S. F. Seides, A. G. Morrow, S. E. Epstein: Long-term hemodynamic and electrocardiographic assessment following operative repair of tetralogy of Fallot. Circulation, Supp. I, 58 (1978) 209

Rudolph, A. M.: Congenital Diseases of the Heart. Yearbook Medical Publishers, Chicago 1974

Senning, A.: Surgical correction of the transposition of the great arteries. Ann. Surg. 182 (1975) 285

Senning, A.: Surgical correction of transposition of the great vessels. Surgery 45 (1959) 966

Simon, A. B., A. E. Sloto: Coarctation of the aorta. Circulation 50 (1974) 456

Tandon, R., J. E. Edwards: Tricuspid atresia. J. thorac. cardiovasc. Surg. 67 (1974) 530

Van Praagh, R., S. Van Praagh, R. A. Nebesar, A. J. Muster, S. N. Sinha, M. H. Paul: Tetralogy of Fallot: underdevelopment of the pulmonary infundibulum and its sequelae. Amer. J. Cardiol. 26 (1970) 25

Angeborenes Herzdivertikel (Divertikel der linken Kammer)

M. BETTEX

Das angeborene Herzdivertikel ist eine äußerst seltene, aber leicht zu erkennende Mißbildung, da sie regelmäßig mit einem Defekt der Bauchdecken im Bereich des Epigastrium einhergeht.

Pathologische Anatomie

Das angeborene Divertikel stellt eine zapfenförmige Ausstülpung der Herzspitze dar, die sich in der Mittellinie in kaudaler Richtung erstreckt. Das Divertikel geht meist vom linken Ventrikel, seltener von beiden Kammern aus. Seine Wandung besteht aus normalem, allerdings stark verdünntem Myokard, das von Epi- und Endokard begrenzt wird. Gelegentlich fehlt das Perikard über dem Divertikel. Das Zwerchfell ist meist intakt, kann jedoch eine Lücke aufweisen, durch welche das Divertikel durchtritt. Regelmäßig besteht ein partieller Defekt der Bauchdeckenmuskulatur zwischen Nabel und Processus ensiformis.

Embryologie

Die formale Genese des Divertikels ist noch nicht geklärt. Die Theorie, daß es sich um eine abnorme Ausstülpung des normalerweise an der Herzspitze vorhandenen Recessus apicis der linken Herzkammer handelt, ist nicht befriedigend. Wir sind der Ansicht, daß bei dieser Mißbildung eine Entwicklungshemmung des Herzleberbuckels vorliegt, der sich bei jungen Feten zwischen der Anlage des Kopfes und dem Nabelschnuransatz mächtig vorwölbt (Abb. **197**). Sie führt dazu, daß die Perikardhöhle und der absteigende Kammerschenkel des Herzschlauchs ihre ursprüngliche nahe Lagebezie-

5.158 Thorax

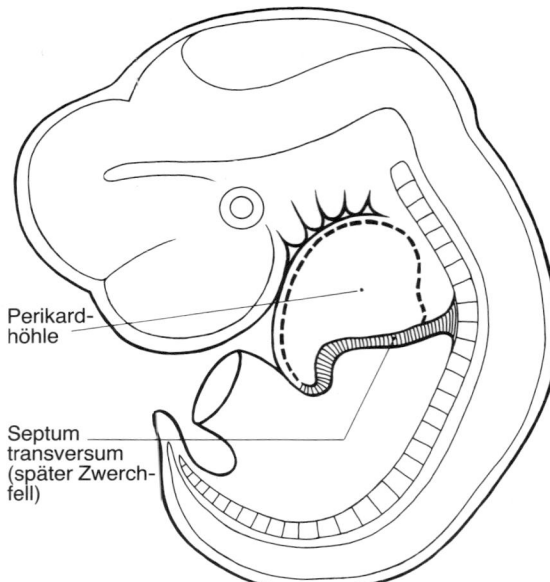

Abb. 197 Nahe Lagebeziehung von Herz und Perikardhöhle zum Nabel im 2. Fetalmonat. Beachte auch den tiefen ventralen Ansatz des Septum transversum.

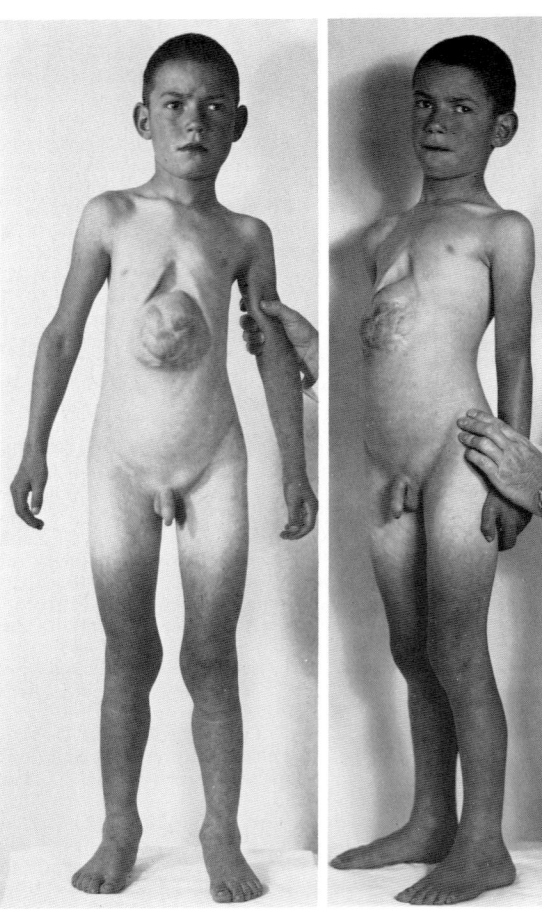

Abb. 199 Angeborenes Herzdivertikel bei 10jährigem Knaben. Beachte die hochstehende Nabelhernie (verheilter Nabelschnurbruch) und die Hypoplasie von Sternum und Brustkorb.

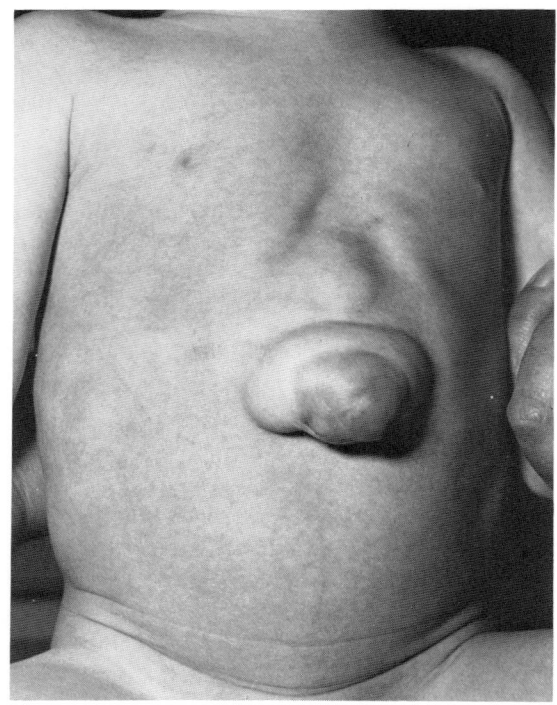

Abb. 198 Befund bei angeborenem Herzdivertikel. Spindelförmiger Bauchmuskeldefekt im Epigastrium; oberhalb der großen Nabelhernie ist das unmittelbar unter der Haut liegende Divertikel zu erkennen (1jähriges Mädchen).

hung zum Nabel beibehalten. Der vordere Ansatz des Septum transversum, des späteren Zwerchfells, das sich zwischen Perikard und Leber einschiebt, bleibt deshalb ebenfalls tief. Der fehlende Verschluß der Bauchdecken im Epigastrium und die relativ hohe Lage des Nabels sind weitere Hinweise auf die Entwicklungshemmung dieser fetalen Region.

Symptome

In der Mittellinie des Oberbauchs ist ein spindelförmiger Defekt der Bauchmuskeln festzustellen, der vom Processus ensiformis bis zum Nabel reicht (Abb. 198 und 199). Die normale oder verdünnte Haut wölbt sich über der Bauchdeckenlücke hernienartig vor. Unmittelbar unter der Haut ist ein synchron mit der Herzaktion pulsierender Tumor von zapfenförmiger Gestalt zu erkennen und zu palpieren, der dem Divertikel entspricht und der gelegentlich bis zum Nabel reicht. Über dem Herzen ist ein systolisches Geräusch zu hören, wenn

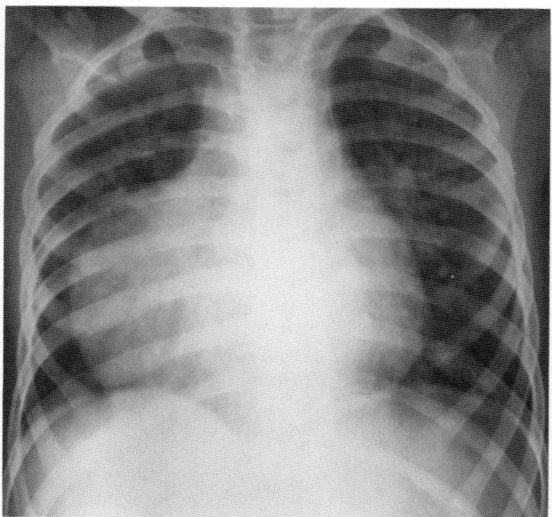

Abb. 200 Kugelige Herzform mit Verbreiterung nach rechts bei angeborenem Herzdivertikel mit Vorhofseptumdefekt (Rotationsmesokardie). Fall Abb. 198 im Alter von 4 Jahren.

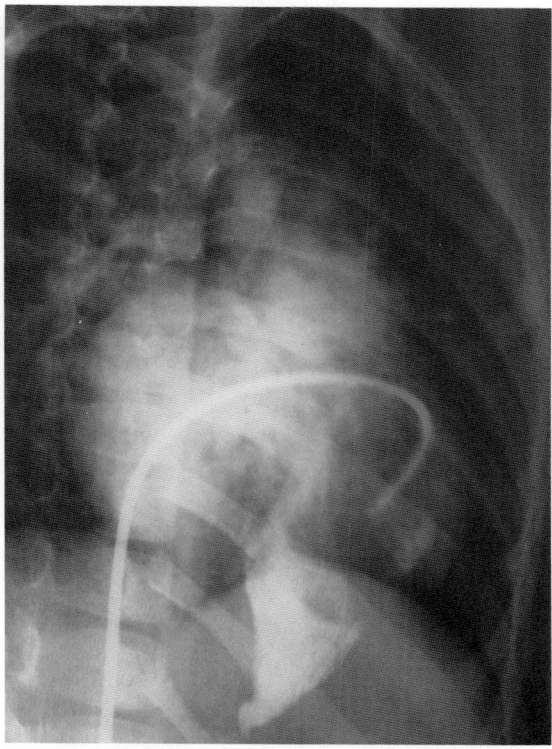

Abb. 201 Kontrastdarstellung des Herzdivertikels vom linken Ventrikel aus nach Vorschieben eines Katheters durch einen Vorhofseptumdefekt.

gleichzeitig ein angeborenes Vitium vorliegt. Im Falle Abb. 198 handelt es sich um einen Vorhofseptumdefekt. Auch ohne zusätzlichen angeborenen Herzfehler fallen in der a.-p. Röntgenaufnahme die kugelige Gestalt des Herzens und eine Verbreiterung nach rechts auf (Abb. 200). Diese Veränderungen beruhen zum Teil auf einer Drehung des Herzens von 90 Grad um eine sagittale und longitudinale Achse (Mesokardie), was bei der Verlagerung des Divertikels resp. der Herzspitze nach vorn leicht verständlich ist. Dementsprechend ergeben sich typische EKG-Veränderungen mit Abweichung des T-Vektors nach rechts (T negativ in Ableitung I, V_6 und aVL), Drehung der QRS-Vektorschleife im Sinne des Uhrzeigers in der Horizontalebene und negativem P in Ableitung III. Die Kontrastdarstellung des Herzdivertikels durch eine intravenöse Angiokardiographie gelingt meistens nicht, da die Konzentration des Kontrastmittels im Divertikel ungenügend ist. Es wird deshalb empfohlen, das Kontrastmittel direkt ins Divertikel zu injizieren, wobei seine Kommunikation mit dem linken Ventrikel deutlich zur Darstellung kommt.
Im Fall Abb. 198 war dies nicht notwendig, da wir den linken Ventrikel durch den Vorhofseptumdefekt katheterisieren konnten (Abb. 201).

Prognose
Nach den Angaben in der Literatur kommen die meisten Fälle zum Teil wegen der begleitenden Herzmißbildung schon im Säuglingsalter ad exitum. Ein Fall starb infolge Ruptur des Divertikels mit 4 Jahren. Wir beobachteten hingegen ein Divertikel bei einem 10jährigen Knaben.

Therapie
Wegen der Gefahr einer Herzinsuffizienz oder Ruptur des Divertikels ist seine operative Abtragung zu empfehlen. Nach Freilegung des Divertikels von einem oberen Bauchschnitt aus wird seine Basis mit einer geeigneten Klemme (z. B. nach Potts) abgeklemmt und durchtrennt. Der Stumpf wird am besten durch eine doppelte Lage von Matratzennähten verschlossen. Die Lücke in den Bauchdecken ist anschließend zu vernähen. In unserem Fall (4jähriges Mädchen) haben wir zur Freilegung des Perikards zusätzlich die untere Partie des Sternums längsgespalten. Das Divertikel zeigte ausgedehnte Adhärenzen mit seiner Perikardtasche, die scharf durchtrennt werden mußten (Abb. 202 a u. b). Vor der Abklemmung des Divertikels wurden einige ml einer 1%igen Novocainlösung in seine Wand injiziert, da jede Berührung Salven von Extrasystolen auslöste. Das Divertikel

5.160 Thorax

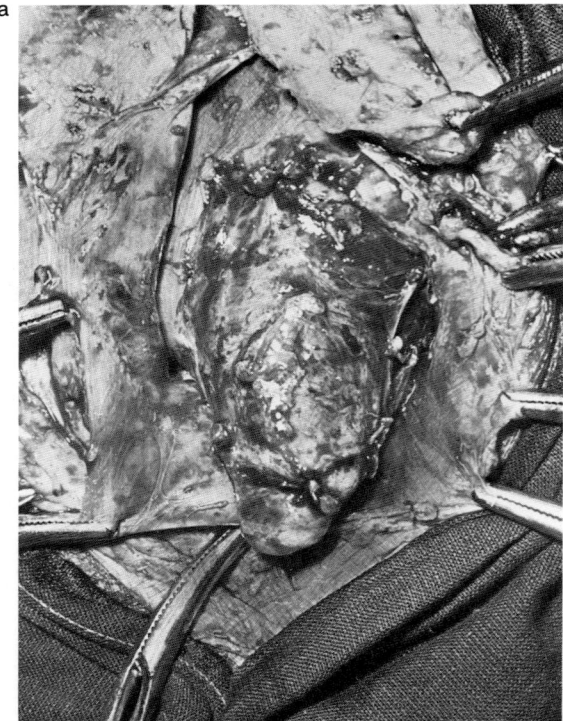

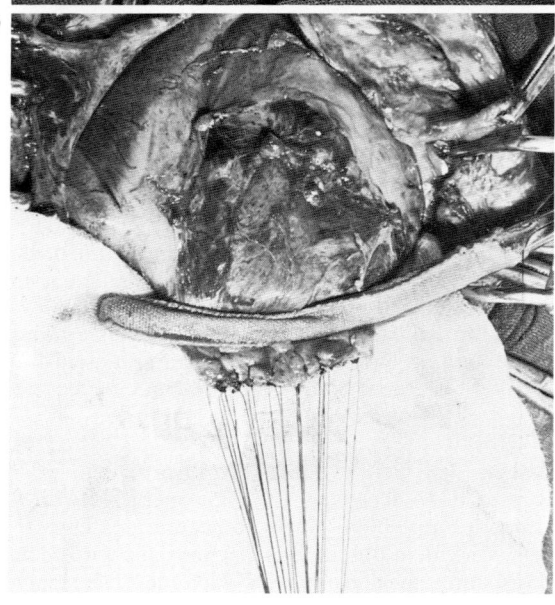

Abb. **202 a** u. **b** Operation eines angeborenen Herzdivertikels. **a** Freilegung des zapfenförmigen Divertikels nach Spaltung der subkutanen Perikardtasche. **b** Naht des Stumpfes nach Abtragen des Divertikels.

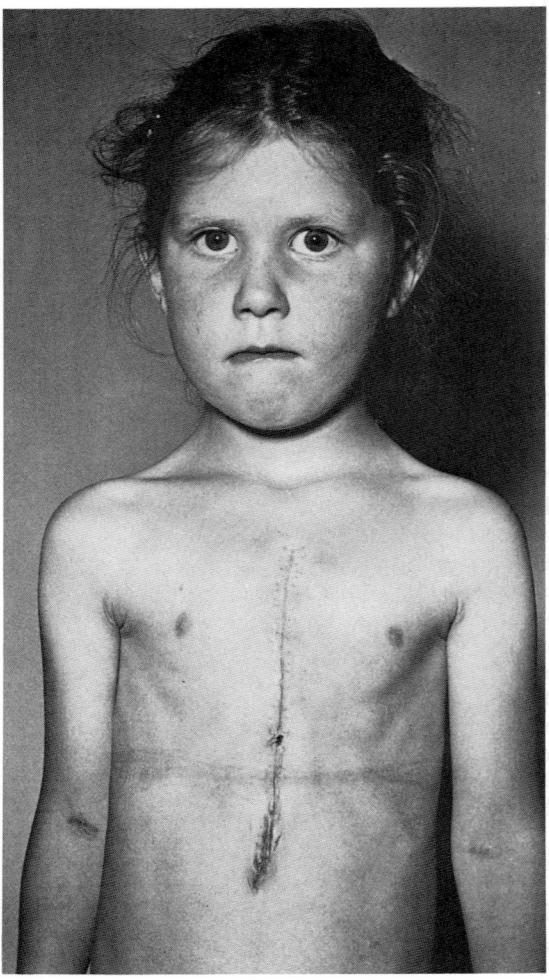

Abb. **203** Fall Abb. **202**, im Alter von 5 Jahren, einige Monate nach operativer Abtragung des Herzdivertikels.

lag in einer seichten Rinne des vorn tief ansetzenden, aber intakten Zwerchfells. Der Eingriff verlief wie bei den meisten Fällen der Literatur ohne Komplikationen (Abb. 203).

Literatur

Aytac, A., A. Saylam: Successful surgical repair of congenital total cleft sternum with partial ectopia cordis. Thorax 31 (1976) 466–469

Corbara, F., P. Stritoni, R. Chioin, G. M. Boffa, R. Razzolini, L. Daliento, G. Fasoli: Diverticulo congenito des ventriculo sinistro. Minerva cardioangiol. 24 (1976) 483–489

Gslioto, F. M., J. R. Mieton, T. A. Vargo, P. C. Gillette, D. G. McNamara: Longenital diverticulum of the left ventricle. Amer. Heart J. 87 (1974) 109–112

Gueron, M., M. Hirsch, I. Opschitzer: Left ventricular diverticulum and mitral incompetence in asymptomatic children. Circulation 53 (1976) 181–186

Hoeffel, J. C., C. Pernot, M. Henry: Longenital ventricular diverticula of the heart: two cases. Vasc. Surg. 9 (1975) 9–24

Miller, J. D., E. C. Matthews: Longenital cardiac diverticulum. Amer. J. Dis. Child. 126 (1973) 814–816

Norton jr., J. B., C. M. Kohler, M. M. Rao, B. N. Dooley, L. Cuello: Longenital diverticulum of the left ventricle. Amer. J. Dis. Child. 126 (1973) 702–704

Orsmond, G. S., H. S. Joffe, E. Chesler: Longenital Diverticulum of the left ventricle associated with hypoplastic right ventricle and ventricular septal defect. Circulation 48 (1973) 1135–1139

Lobäres Emphysem

N. GENTON

Wird bei einem Neugeborenen oder jungen Säugling ein akutes Atemnotsyndrom festgestellt, so ist an die Möglichkeit eines lobären Emphysems, d. h. einer Überblähung eines einzelnen Lungenlappens zu denken. Diese früher wenig bekannte Affektion stellt heute ein wohlumschriebenes Krankheitsbild dar, das beim männlichen Geschlecht etwa zweimal häufiger auftritt (LESAGE u. Mitarb. 1972).

Im Jahre 1971 berichteten RUPPRECHT u. WUNDERLICH über ca. 300 in der Weltliteratur zusammengestellte Fälle, KEITH 1977 über 205.

Die erste Beschreibung dieses Krankheitsbildes gehört zu NELSON (1932), während ROBERTSON u. JAMES den Ausdruck kongenitales Lungenemphysem 1951 vorgeschlagen hatten.

Pathogenese

Im Bereich des befallenen Lungenlappens muß ein Ventilmechanismus vorliegen, der wohl eine freie Inspiration und damit eine Luftfüllung der Alveolen gestattet, jedoch der dynamisch passiveren Exspiration einen Widerstand entgegensetzt. Dies führt zu einer progressiven Überblähung der Alveolen, die schon makroskopisch als feinste Bläschen an der Lungenoberfläche imponieren (s. Abb. 207 b). Es ist offensichtlich, daß der Gasaustausch in einem solchen Lappen infolge des erhöhten Residualvolumens, der herabgesetzten Vitalkapazität und der Kompression der Lungenkapillaren erschwert ist (VON WINDHEIM u. EKESPARRE 1975). Die abnorme Volumenzunahme des überblähten Lappens führt zudem zur Atelektase benachbarter Lungenlappen und zur Verschiebung des Mediastinums nach der kontralateralen Seite, die ihrerseits die Blutzirkulation in bedrohlicher Weise gefährdet.

Ätiologie

Nur in etwa der Hälfte der beschriebenen Fälle ließ sich die Ursache des Ventilverschlusses eruieren (HENDREN u. MCKEE 1966). In Betracht kommt in 25% der Fälle eine angeborene lokalisierte oder mehr diffuse Dysplasie des Bronchialknorpels (BOLANDE u. Mitarb. 1956; CAMPBELL 1969; HENDREN u. MCKEE 1966; STOVIN 1959). Die Knorpelspangen sind unterentwickelt und bestehen aus unreifem Knorpelgewebe, das sich in der HE-Färbung rötlich anfärbt. Es kann in den peripheren Bronchien auch vollständig fehlen, so daß der Kollaps der Bronchialwände im Exspirium verständlich wird. Kongenitale alveoläre Hyperplasie wurde neuerdings beschrieben (HISLOP u. REID 1970).

Daneben kann ein Schleimpfropf, eine klappenartige Schleimhautfalte (ROBERTSON u. JAMES 1951; THOMSON u. FORFAR 1958) oder eine äußere Kompression eines Lappenbronchus durch abnorm verlaufende Gefäße (CANTY 1977; HENDREN u. MCKEE 1966; MICHELSON 1977; URBAN u. Mitarb. 1975), Lymphknoten, bronchogene Zyste oder Ösophagusduplikatur ursächlich in Frage kommen.

Zusätzliche Anomalien, insbesondere angeborene Vitien (URBAN u. Mitarb. 1975) wie Ventrikelseptumdefekt (in 10–30% der Fälle) (HENDREN u. MCKEE 1966; MURRAY 1967; RÖMER u. Mitarb. 1973) oder ein offener Ductus arteriosus können vorkommen.

Auf der Tab. 5 werden die möglichen Ursachen des angeborenen und erworbenen kindlichen lobären Emphysems dargestellt. Gewisse Formen sind reversibel, andere irreversibel (MICHELSON 1977).

Tabelle 5 Ursachen des kindlichen lobären Emphysems (nach *Michelson* 1977)

reversibel	irreversibel	
	Obstruktion von innen	Obstruktion von außen
Sekrete amniotisch Infektion	Dysplasie des Bronchialknorpels	mediastinale oder peribronchiale bronchogene Zyste
Bronchoaspiration bei Hiatushernie	klappenartige Schleimhautfalte	vaskuläre Mißbildung, Ductus arteriosus persistens, Anomalie des Truncus pulmonalis
Ösophagusobstruktion vaskulärer Ring bronchogene Zyste	alveoläre Hyperplasie	Darmduplikatur
Fremdkörper	idiopathisch	

5.162 Thorax

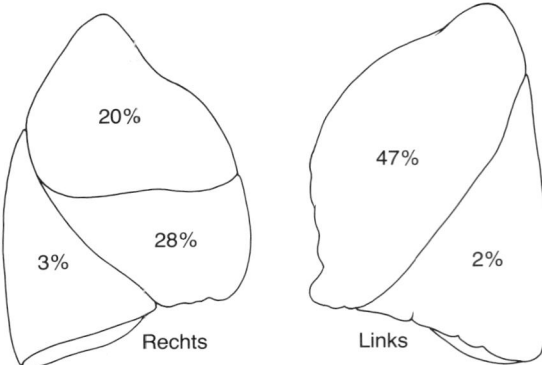

Abb. 204 Häufigkeit der Lokalisation des lobären Emphysems in den verschiedenen Lungenlappen aufgrund von 250 Fällen der Literatur (nach *Keith*).

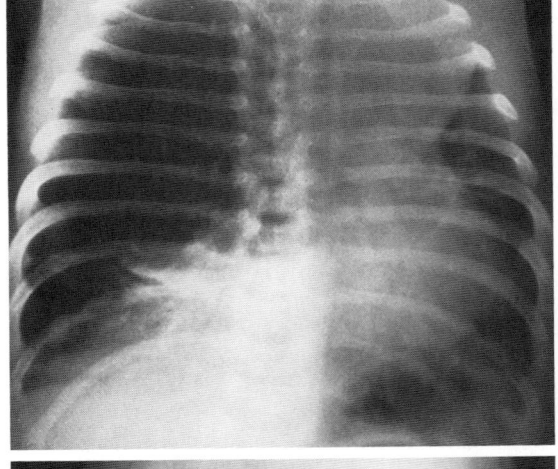

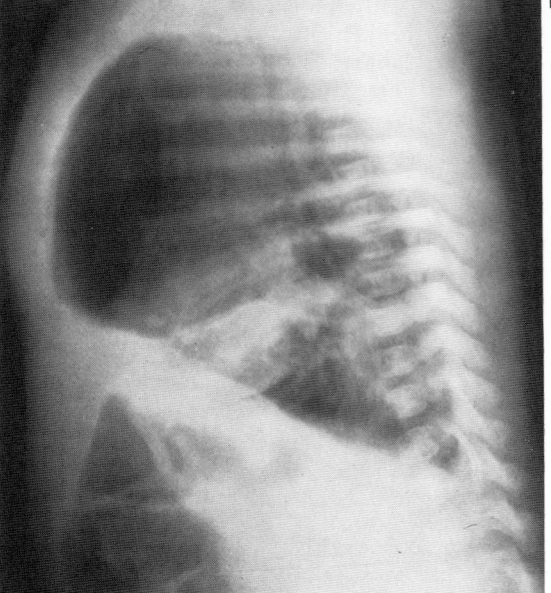

Abb. 205a u. b Kongenitales lobäres Emphysem des rechten Oberlappens bei 5 Wochen altem Knaben. **a** Beachte auf der a.-p. Aufnahme die Verschiebung des Mediastinums nach links und die Kompression des rechten Mittel- und Unterlappens. **b** Auf der seitlichen Aufnahme sind die Abflachung der linken Zwerchfellkuppe und die vordere Mediastinalhernie des emphysematösen Lappens auffällig.

Lokalisation

Das lobäre Emphysem befällt am häufigsten den linken Oberlappen, gefolgt vom rechten Mittellappen und dem rechten Oberlappen. Ausnahmsweise sind rechter oder linker Oberlappen und der Mittellappen gleichzeitig, die Unterlappen aber praktisch nie betroffen (Abb. 204).

Symptome

Es handelt sich vorwiegend um Neugeborene und Säuglinge in den ersten 6 Lebensmonaten. Nach den Literaturangaben tritt die Affektion sogar in ca. 50% der Fälle in den 4 ersten Lebenswochen auf (KRUSE u. LYNN 1969; MICHELSON 1977). Zunehmende Dyspnoe und Tachypnoe mit einer Frequenz von 60 bis 100/min fallen auf. Oft besteht eine Zyanose, die sich besonders beim Schreien verstärkt. Inspiratorische Einziehungen im Jugulum und Epigastrium, Nasenflügeln und gelegentlich keuchende Atemgeräusche deuten auf die erschwerte Atmung hin. Über der befallenen Seite sind perkutorisch ein hypersonorer Klopfschall und auskultatorisch ein abgeschwächtes Atemgeräusch feststellbar. Fieber und Leukozytose fehlen. Die Zufuhr von Sauerstoff vermag den Zustand kaum zu verbessern.

Zusätzliche Befunde

Röntgenbefund. Die Thoraxaufnahmen ergeben eine progressive Überblähung des einen oder anderen Hemithorax, die in fortgeschrittenen Fällen über die Mittellinie hinausreicht und das Mediastinum nach der kontralateralen Seite verdrängt (CREMIN u. MOVSOWITZ 1971; HENDREN u. MCKEE 1966; KRUSE u. LYNN 1969). Beim Oberlappenemphysem ist die begleitende Atelektase des Mittel- und/oder Unterlappens als basale streifige Verdichtung zu erkennen (Abb. 205a u. b). Das Mittellappenemphysem kann an den rechtsseitigen apikalen und basalen Atelektasen erkannt werden.

Auf der befallenen Seite sind die Interkostalräume erweitert und die Zwerchfellkuppe abgeflacht und tiefstehend. Sofort nach der Geburt kann die Lungenüberblähung vollkommen fehlen, obwohl der befallene Lappen überexpandiert ist, was durch eine fetale Flüssigkeitsretention im mißgebildeten Lappen (FAGAN u. SWISCHUK 1972) bedingt ist.

Lobäres Emphysem 5.163

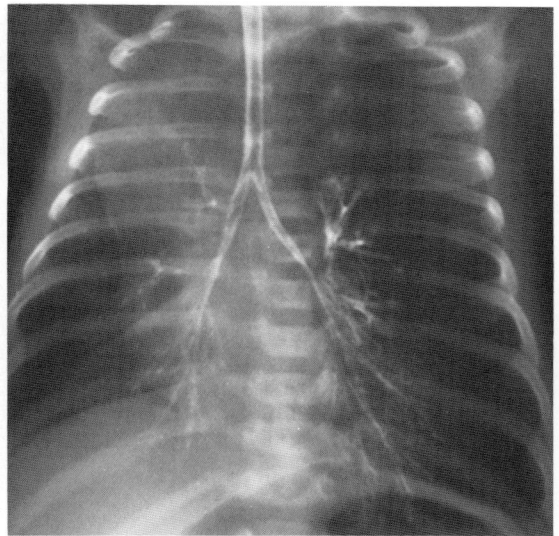

Abb. 206 Kongenitales lobäres Emphysem des linken Oberlappens bei 6 Wochen altem Knaben. Verschiebung des Mediastinums nach rechts. Die Bronchographie stellt fest, daß die Lingula superior und inferior nicht befallen sind.

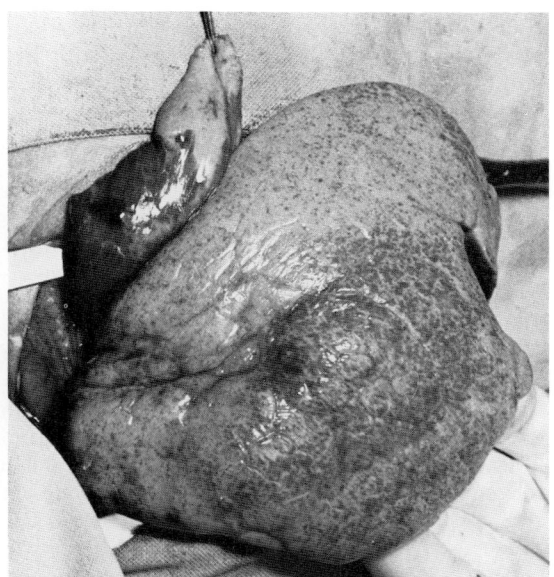

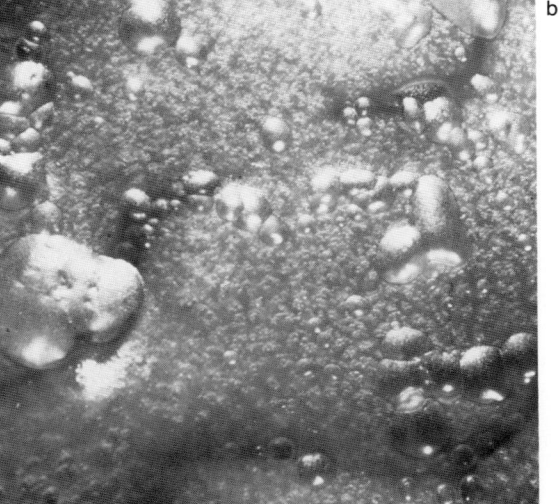

Abb. 207a u. b Operationsbefund im Fall Abb. 206. a Überblähter linker Oberlappen und Atelektase der Lingula superior und inferior. b Lungenoberfläche bei lobärem Emphysem (10× vergrößert).

Die Angiokardiographie (NECHES u. Mitarb. 1972) erlaubt eine genaue Lokalisation der Anomalie. Pathognomonische Bilder der lobären Emphyseme existieren aber nicht.
Die Lungenszintigraphie (FRANKEN u. BUEHL 1966; MURRAY 1967) hilft selten zur Diagnose. Sie kann jedoch bei ausgewählten Fällen angezeigt werden: z. B. bei Verdacht auf Hypoplasie oder Atelektase.
Über die Anwendung der *Bronchoskopie* und *Bronchographie* gehen die Meinungen auseinander. Diese Untersuchungen führen in der Regel beim lobären Emphysem in diagnostischer Hinsicht nicht weiter (Abb. 206). Auch das Absaugen der Bronchien erscheint meist nutzlos. Auf alle Fälle sollten diese Eingriffe bei schwer mitgenommenen Säuglingen unterlassen werden, haben sie doch wiederholt zu Zwischenfällen z. T. mit letalem Ausgang geführt (HENDREN u. MCKEE 1966; MICHELSON 1977; WURNIG 1970). Bei bedrohlicher Situation kommen nur einfache Thoraxaufnahmen in Frage.

Differentialdiagnose

Ein lobäres Emphysem wird röntgenologisch gelegentlich mit einem Pneumothorax verwechselt, doch fehlt bei letzterem jegliche Lungenzeichnung in der Aufhellungszone.
Bei kongenitalen Spannungszysten der Lunge, die klinisch die gleichen Erscheinungen machen, erkennt man bei genauer Betrachtung über einer starken Lichtquelle die durch rundliche Septen begrenzten Aufhellungen und gelegentlich auch einen Flüssigkeitsspiegel, dann, wenn die Überblähung zur Ruptur der Zystenwand geführt hat.
Die Verschiebung des Herzens und Mediastinums läßt auch eine Atelektase der ipsilateralen Seite mit Überblähung der Gegenseite vermuten, doch betrifft hier das Emphysem die ganze Lunge, und basale atelektatische Bezirke, wie sie beim lobären Emphysem vorkommen, fehlen.
Das typische Bild einer pleuroperitonealen Zwerchfellhernie mit Verlagerung von Dünndarmschlingen ist kaum mit einem lobären Emphysem zu verwechseln.

Die Aspiration eines Fremdkörpers in einen Lappenbronchus könnte zu den gleichen klinischen und radiologischen Erscheinungen führen, doch ist damit bei Säuglingen kaum zu rechnen.

Therapie

Alle Autoren sind sich darüber einig, daß der angeborene emphysematöse Lungenlappen reseziert werden muß, obschon vereinzelt eine spontane Rückbildung des Emphysems beschrieben wurde (KRUSE u. LYNN 1969). Bei stärkerer Verschiebung des Mediastinums ist der Eingriff notfallmäßig durchzuführen, denn eine Hypoxie führt schnell zu schweren psychomotorischen Störungen. Eine Punktion des Lappens, die gelegentlich durchgeführt wurde, ist zu verwerfen (KORNGOLD u. BAKER 1954; KRUSE u. LYNN 1969), da sie den schwammartigen, diffus geblähten Lappen nicht zum Kollabieren bringt und den an und für sich kritischen Zustand durch einen zusätzlichen Pneumothorax verschlimmern kann.

Bei der Einleitung der Narkose ist eine forcierte Beatmung durch den Anästhesisten zu unterlassen (HENDREN u. MCKEE 1966), da sie die Blähung des betroffenen Lappens und damit die Verschiebung des Mediastinums in bedrohlicher Weise verstärkt.

In den Fällen, in denen eine Verschlimmerung des Atemnotsyndroms bei der Induktion der Narkose auftritt, muß der Chirurg bereit sein, die Thoraxhöhle sehr rasch zu eröffnen (KRUSE u. LYNN 1969). Die Thorakotomie erfolgt durch einen posterolateralen Schnitt im 5. Interkostalraum. Der geblähte Lungenlappen quillt sofort heraus und fällt in der exspiratorischen Phase charakteristischerweise nicht zusammen (Abb. 207 a u. b).

Auf eine Segmentektomie oder Resektion mehrerer Segmente muß verzichtet werden, da fast immer der ganze befallene Lappen histologisch mißgebildet ist, auch wenn er makroskopisch teilweise normal aussieht (MICHELSON 1977).

Prognose

Die Operationsmortalität ist gering und beträgt nur wenige Prozente. Sie ist wesentlich vom rechtzeitigen Eingriff abhängig. Bei konservativen Maßnahmen beträgt die Letalität über 80%. Der Verlust eines Lungenlappens im frühen Säuglingsalter ist für die spätere Lungenfunktion ohne wesentliche Bedeutung (PIERCE u. Mitarb. 1971).

Literatur

Alken, P., H. Becker, E. Ungeheuer: Zur Differentialdiagnose und Therapie des angeborenen lobären Emphysems. Thoraxchirurgie 23 (1975) 246

Binet, J. P., J. Langlois, A. Bellay u. Mitarb.: Traitement chirurgical des emphysèmes pulmonaires malformatifs du nourrisson. Ann. Chir. infant. 13 (1972) 59

Bolande, R. B., A. F. Schneider, J. D. Boggs: Infantile lobar emphysema; an etiological concept. Arch. Path. 61 (1956) 289

Booss, D.: Das kongenitale lobäre Lungenemphysem. Z. Kinderchir. 9 (1970) 36

Campbell, P. E.: Congenital lobar emphysema: etiologic studies. Aust. paediat. J. 5 (1969) 226

Canty, T. G.: Congenital lobar emphysema resulting from bronchial sling around a normal right main pulmonary artery. J. thorac. cardiovasc. Surg. 74 (1977) 126

Cooney, D. R., J. A. Menke, J. E. Allen: (Buffalo N. Y.) »Acquired« lobar emphysema: a complication of respiratory distress in premature infants. J. Pediat. Surg. 12 (1977) 897

Cremin, B. J., H. Movsowitz: Lobar emphysema in infants. Brit. J. Radiol. 44 (1971) 692

De Muth, G. R., H. Sloan: Congenital lobar emphysema: Long term effects and sequelae in treated cases. Pediat. Surg. 59 (1966) 601

Fagan, C. J., L. E. Swischuk: The opaque lung in lobar emphysema. Amer. J. Roentgenol. 114 (1972) 300

Franken, A. A., I. Buehl: Infantile lobar emphysema: report of two cases with unusual roentgenographic manifestations. Amer. J. Roentgenol. 98 (1966) 354

Hasse, J., J. C. R. Lincoln, M. Paneth: Differenzierte chirurgische Therapie beim kongenitalen lobären Emphysem. Thoraxchirurgie 23 (1975) 250

Hendren, W. H., D. M. McKee: Lobar emphysema of infancy. J. pediat. Surg. 1 (1966) 24

Hislop, A., L. Reid: New pathological findings in emphysema of childhood: 1. Polyalveolar lobe with emphysema. Thorax 25 (1970) 682

Jaussi-Bovet, C., F. Kuffer: Das kongenitale lobäre Lungenemphysem. Z. Kinderchir. 23 (1978) 126

Joseph, R., G. Nezeloff, M. Ribierre, B. Plainfosse: Le rôle des anomalies des cartilages bronchiques dans la pathogénie de l'emphysème lobaire géant. Ann. Pediat. (Basel) 5 (1958) 76

Keith, H. H.: Congenital lobar Emphysema. Pediat. Ann. 6 (1977) 34

Kluge, T., T. Normann, S. Eck, O. Knutrud: Infantile lobar emphysema. Z. Kinderchir. 8 (1970) 363

Korngold, H. W., J. M. Baker: Non-surgical treatment of unilobar obstructive emphysema of the newborn. Paedriatrics 14 (1954) 296

Kruse, R. L., H. B. Lynn: Lobar emphysema in infants. Mayo Clin. Proc. 44 (1969) 525

Lesage, B., J. M. Zucker, G. De Montis, A. Rossier: Emphysème lobaire du nourrisson. Ann. Pédiat. (Basel) 19 (1972) 381

Mauney jr., F. M., D. C. Saviston jr.: The role of pulmonary scanning in the diagnosis of congenital lobar emphysema. Ann. Surg. 36 (1970) 20

Michelson, E.: Clinical spectrum of infantile lobar emphysema. Ann. Thorac. Surg. 24/2 (1977) 182

Murray, G. F.: Lobar emphysema: documentation of plug syndrome. J. thorac. cardiovasc. Surg. 53 (1967) 886

Neches, W. H., R. L. Williams, D. G. McNamara: Pulmonary angiographic findings in infantile lobar emphysema. Amer. J. Dis. Child. 123 (1972) 171

Nelson, R. L.: Congenital cystic disease of the lung. J. Pediat. 1 (1932) 233

Pierce, W. S., G. G. de Paredes, R. C. Raphaely, J. A. Waldhausen: Pulmonary resection in infants younger than one year of age. J. thorac. cardiovasc. Surg. 61 (1971) 875

Robertson, B., S. Söderlung: Roentgenmicrography of the human neonatal lung in infantile lobar emphysema and cystic adenomatoid malformation. Acta Radiol. 12 (1972) 539

Robertson, R., R. S. James: Congenital lobar emphysema. Pediatrics 8 (1951) 795

Römer, K. H., H. Motsch, C. Juntke, K. Presser: Zur Klinik und Behandlung des kongenitalen lobären Emphysems. Kinderärztl. Prax. 4 (1973) 166

Rupprecht, E., P. Wunderlich: Das kongenitale lobäre Emphysem und seine Differentialdiagnose. Fortschr. Röntgenstr. 106 (1967) 71

Stovin, P. G. I.: Congenital lobar emphysema. Thorax 14 (1959) 254

Thomson, J., J. O. Forfar: Regional obstructive Emphysema in infancy. Arch. Dis. Childh. 33 (1958) 97

Urban, A. E., J. Stark, D. J. Waterston: Congenital lobar emphysema. Thoraxchir. 23 (1975) 255

Weingärtner, L.: Das kongenitale lobäre Emphysem. Pädiat. Pädol. 12 (1977) 33

von Windheim, K., W. von Ekesparre: Das kongenitale lobäre Emphysem – ein thoraxchirurgischer Notfall im Neugeborenen- und Säuglingsalter. Thoraxchirurgie 23 (1975) 242

Wurnig, P.: Ist eine Differentialdiagnose beim lobären Emphysem des Säuglings durch bronchologische Untersuchungen angezeigt? Z. Kinderchir. 9 (1970) 24

Bronchiektasen

N. Genton

Seitdem anfangs der 30er Jahre die Bronchiektasen einer chirurgischen Behandlung zugänglich geworden sind, haben die Eingriffe zunächst, dank verbesserter Operationstechnik, einen größeren Umfang angenommen. Dies hat sich jedoch in neuerer Zeit entscheidend geändert: In den letzten 20 Jahren sind die Bronchiektasen zahlenmäßig stark zurückgegangen, was vorwiegend mit der verbreiteten Anwendung antibiotischer Mittel bei bronchopulmonalen Infektionen im Zusammenhang steht (Field 1969; Glauser u. Mitarb. 1966; Hopfgartner u. Wurnig 1978).

Ätiologie und Pathogenese

Bei den Bronchiektasen sind weder Ätiologie noch Pathogenese einheitlich, weshalb auch die Diskussion hierüber noch nicht abgeschlossen ist. Anerkannt ist, daß es primäre (angeborene) und sekundäre (erworbene) Bronchiektasen gibt.

Zu den angeborenen Bronchiektasen gehören die zystischen Bronchiektasen, die schwierig von gewissen Formen von Lungenzysten abzugrenzen sind (Welch 1979). Ein endogener Faktor wird postuliert bei den dokumentierten Fällen von familiären Bronchiektasen, die auch bei eineiigen Zwillingen konkordant vorliegen (Hartline u. Zelkowitz 1971; Kartagener 1933; Kartagener u. Stucki 1962), sowie beim Kartagener-Syndrom (Situs inversus viscerum totalis, Bronchiektasen, chronisch-hyperplastische Entzündung der Nase und ihrer Nebenhöhlen) und auch bei den Bronchiektasen, die mit einem hypoplastischen Sinus frontalis einhergehen. Es wird vermutet, daß dieser endogene Faktor sich in einer angeborenen »Bronchialwandschwäche« äußert und so die Disposition für die Bronchiektasen schafft. In einzelnen Fällen konnten histologisch eine schlecht ausgebildete Elastika und Muskularis oder fehlende Knorpel in den peripheren Bronchien (Williams-Campbell-Syndrom) festgestellt werden (Mitchell 1975; Wayne u. Taussig 1976; Williams u. Campbell 1960; Williams u. Mitarb. 1972).

Bei den erworbenen oder sekundären Bronchiektasen kommen verschiedene Ursachen in Betracht, die entweder zu einer intrabronchialen Druckerhöhung oder zu Schädigungen der Bronchialwand führen oder mit einer extrabronchialen Zug- und Druckwirkung einhergehen. Meist handelt es sich um eine Kombination dieser verschiedenen pathogenetischen Faktoren.

In diesem Zusammenhang ist als Beispiel einer primär intrabronchialen Genese (Bronchusobstruktion) die *zystische Pankreasfibrose* zu erwähnen. Die hier angeborene Sekretionsanomalie sämtlicher schleimbildenden Zellen, die sich in der Produktion eines zähen Schleims (Mukoviszidose) äußert, führt zur Verlegung der Bronchien und so sekundär zu ausgedehnten Bronchiektasen, besonders wenn noch eine Infektion hinzutritt.

Als weitere Ursache kommt die nicht so seltene Fremdkörperaspiration in Betracht (Aspiration von Knöpfen, Bohnen, Nüssen, Zähnen, von Speiseresten beim Erbrechen, von Blut oder Teilen der Tonsille anläßlich einer Tonsillektomie). Die Bronchialerweiterungen treten oft schon nach wenigen Wochen im atelektatischen Verzweigungsgebiet des verschlossenen Bronchus auf. Bei lokalisierten Bronchiektasen, insbesondere wenn sie an ungewöhnlichen Stellen sitzen, hat man an diese Möglichkeit zu denken.

Daß im Bereich schrumpfender, chronischer Lungenprozesse Bronchiektasen häufig auftreten, ist den Bronchologen wohlbekannt.

Seitdem die Tuberkulose stark zurückgegangen ist, liegt das Hauptkontingent der erworbenen Bronchiektasen bei unspezifischen bronchopulmonalen Infektionen, so z. B. im Anschluß an chronisch verlaufende Bronchitiden, an Bronchiolitis oder an schwere bronchopneumonische Prozesse bei Grippe, Pertussis, Masern usw., besonders wenn sie noch mit Abszessen und Empyemen einhergehen. Dabei spielen folgende Faktoren für das Zustandekommen der Bronchialerweiterungen eine entscheidende Rolle: Das Übergreifen der Infektion auf die Bronchialwand führt zur Zerstörung der elastischen Elemente. Dadurch wird der Bronchus starr, so daß die Sekrete nicht mehr in genügendem Maße herausbefördert werden. Durch die chronische Entzündung wird ferner das Flimmerepithel zerstört, was die Retention von Sekret noch begünstigt. Andererseits sind es vor allem die entzündlichen Prozesse im peribronchitischen Gewebe und im Lungenparenchym, die durch narbige Schrumpfung zu einer Ektasie der Bronchien führen. Daß dabei die kleineren, nicht durch Knorpelringe gestützten Bronchien in der Peripherie und vor allem bei Kindern besonders schwer befallen werden, ist leicht verständlich (Wurnig 1970). Ein immunologisches Defizit spielt manchmal eine Rolle (Suhs u. Mitarb. 1965).

Welch berichtet 1979 über die relative Frequenz der verschiedenen ätiologischen Faktoren in einer Serie von 308 Fällen, welche von 1940 bis 1976 im

5.166 Thorax

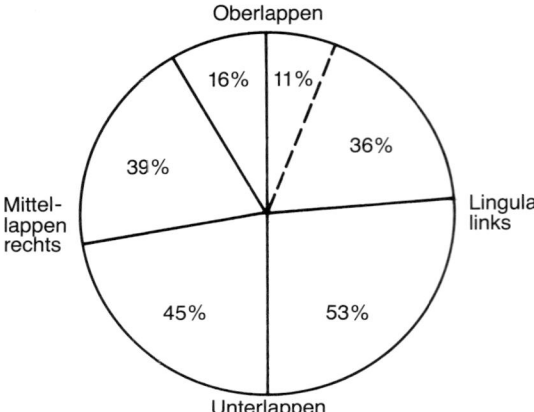

Abb. 208 Häufigkeit der Bronchiektasen in den verschiedenen Lungenlappen nach Duprez.

Children's Hospital Medical Center in Boston beobachtet wurden.
Die Bronchiektasen haben als Ursache in 47% der Fälle eine chronische Infektion, in 27% eine Mukoviszidose, in 13% andere hereditäre oder kongenitale Faktoren. 12% wurden durch Aspirationen (Fremdkörper, Blut oder flüssiges Nahrungsmittel) bedingt.

Lokalisation

Dieser häufigsten Ursache der Bronchiektasen entsprechend finden sich die Erweiterungen fast ausschließlich in solchen Bronchialabschnitten, deren Sekret bei aufrechter Haltung nach oben, entgegen der Schwerkraft, entleert werden muß, also in den basalen Segmenten der Unterlappen, im Mittellappen und in der Lingula (Abb. 208). Häufig sind deshalb auch folgende Segmente gleichzeitig befallen: rechts der Mittellappen und die 3 basalen Segmente des Unterlappens, links das untere Segment der Lingula und die 3 basalen Segmente des Unterlappens. Bilaterale Bronchiektasen werden in ca. 25–30% der Fälle beobachtet.

Aus dem gleichen Grund sind auch die Veränderungen im anterioren Segment des Oberlappens mit seinem mehr horizontalen Verlauf im allgemeinen ausgesprochener als in seinen apikalen und posterioren Segmentbereichen.

Pathologisch-anatomische Formen

Diffuse Erweiterungen der Bronchien werden als zylindrische Bronchiektasen bezeichnet und von den sackförmigen oder zystischen Bronchiektasen unterschieden. Zwischen den beiden Formen bestehen allerdings fließende Übergänge. FIELD (1961, 1969) unterscheidet 4 Typen: variköse, sackförmige, tubuläre und fusiforme Bronchiektasen. Trotzdem ist die Differenzierung, wenigstens in ausgesprochenen Fällen, in bezug auf die Pathogenese von einer gewissen Bedeutung. Bei den zylindrischen Bronchiektasen handelt es sich meist um sekundäre Formen, während sackförmige meist auf angeborene Entwicklungsstörungen hindeuten. Letztere sind etwa 5mal weniger häufig als die zylindrischen.

Symptome

Schon bei der Aufnahme der Anamnese läßt sich die für Bronchiektasen typische Chronizität der Erkrankung erheben. Im Anschluß an eine vielleicht schon im Kleinkindesalter durchgemachte Lungenentzündung stellen sich immer wieder Schübe von Bronchitis oder fieberhaften Bronchopneumonien ein. Dauernd oder immer wieder hustende Kinder sind – sofern keine andere Ursache gefunden werden kann – stets auf Bronchiektasen verdächtig. Auswurf ist meist vorhanden, wird aber oft verschluckt und entgeht so der Beobachtung. Er kann durch Hängelage provoziert werden. Bei Reizung der Rachenschleimhaut, z. B. beim Bronchographieren, kommen oft unerwartete Mengen zum Vorschein. Enthält das Sputum Eiterballen, so ist es besonders verdächtig auf Bronchiektasen. Gelegentlich kann es auch blutig sein. Bei der Auskultation findet man meist – aber nicht immer – feuchte Rasselgeräusche. Werden diese immer wieder an der gleichen Stelle gehört, so bestärkt dies den Verdacht. Die Schwere des klinischen Befundes geht nicht immer parallel mit der Ausdehnung der anatomischen Veränderungen. Ausgedehnte Bronchiektasen können symptomarm, ja ein Zufallsbefund sein, während durch Husten und Auswurf sehr geplagte Kinder manchmal nur geringfügige Veränderungen aufweisen.

Dauert die Affektion schon längere Zeit oder handelt es sich um schwerere Formen, so tritt eine Reihe von Spätsymptomen auf, die auf eine ausgedehntere peribronchitische Fibrose und narbige Schrumpfung des Lungenparenchyms hindeuten. Solche Fälle bieten dann das typische Bild des chronisch lunkenkranken Kindes, des »Atmungskrüppels«. Schon äußerlich sind bei diesen meist mageren, im Gewicht zurückgebliebenen Kindern Schrumpfungsprozesse am Thorax zu erkennen. Die befallene Thoraxhälfte ist flacher und schmaler, wie man sich durch vergleichende Messungen leicht überzeugen kann. Die übrigen Thoraxabschnitte erscheinen emphysematös. Die Wirbelsäule weist oft eine Skoliose auf. Besonders über den basalen Lungenabschnitten läßt sich eine konstante Dämpfung mit Bronchialatmen, Bronchophonie und klingenden Rasselgeräuschen feststellen. Oft ist das Herz in der Richtung des geschrumpften Lappens verlagert, was auch im EKG zum Ausdruck kommt. Bei Verlagerung des Herzens nach links hinten z. B. zeigen die axillaren Brustwandableitungen, im Gegensatz zum Normalen, wesentlich höhere Ausschläge als die parasternalen. Durch die Einschränkung der Atmungsoberfläche kommt es zu Dyspnoe, Tachykardie und oft zu Zyanose bei schon geringen Anstrengungen.

Bronchiektasen 5.167

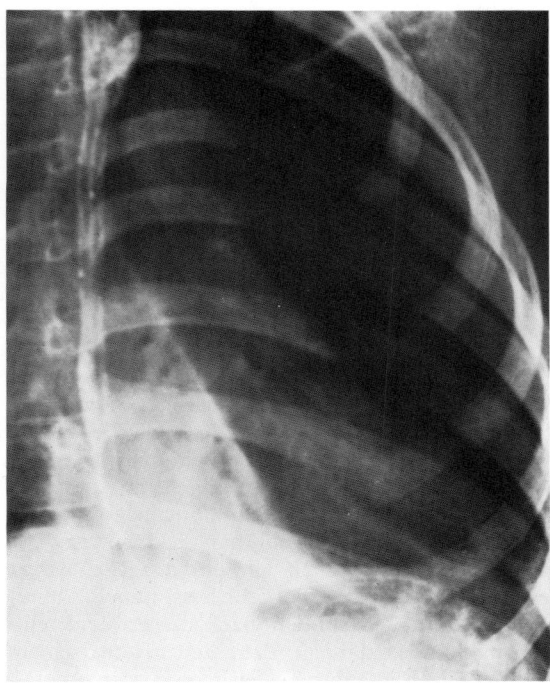

Abb. 209 Paravertebrale, dreieckförmige Verschattung bei Atelektase des linken Unterlappens infolge Bronchiektasen (6jähriges Mädchen).

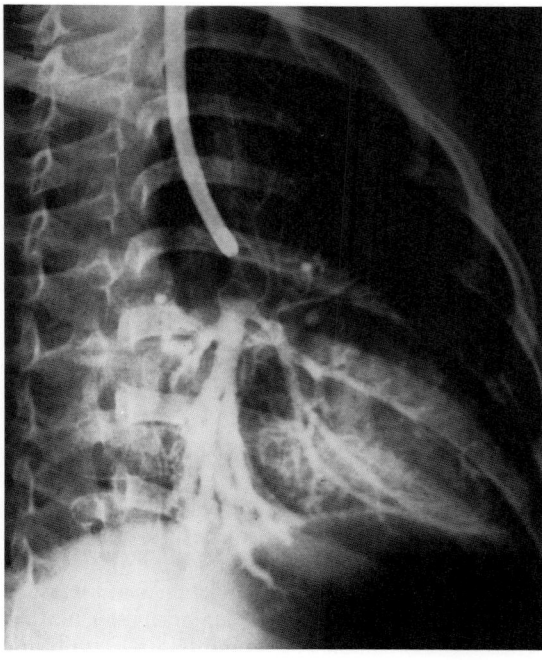

Abb. 210 Bronchogramm im Fall Abb. 209. Beachte die Büschelung der basalen Unterlappenbronchien infolge narbiger Schrumpfung, die zylindrischen Bronchiektasen und die Verlagerung der Lingula nach unten. Eine konservative Therapie soll versucht werden.

Schließlich entwickeln sich als Ausdruck einer chronischen Hypoxämie Trommelschlegelfinger und Uhrglasnägel. Das Sputum wird in solchen Fällen manchmal stinkend.

Zusätzliche Befunde

Röntgenbefund. Das Röntgenbild zeigt in den befallenen Partien eine verstärkte streifige Zeichnung, die oft von kleinen Aufhellungen, der sogenannten Wabenzeichnung, durchsetzt ist. Derartige Veränderungen sind aber noch nicht für Bronchiektasen beweisend, da jede chronische Bronchitis zu ähnlichen Befunden führen kann. Bei narbigen Prozessen lassen sich neben den Veränderungen der Thoraxwand (enge Zwischenrippenräume) und der Herzverlagerung die geschrumpften Lappen als mehr oder weniger diffuse Verschattungen nachweisen. Der geschrumpfte Unterlappen kommt oft als dreieckförmige Verschattung innerhalb der Herzkontur zur Darstellung (Abb. 209). Die einzige Methode für eine sichere Diagnose ist die Kontrastdarstellung des Bronchialbaums, das Bronchogramm. Für Übersichtszwecke ist die doppelseitige Füllung mit einer a.-p. und zwei Schrägaufnahmen mit einem Neigungswinkel von 30 Grad am geeignetsten. Details müssen durch einseitige Füllungen mit sagittaler und frontaler Aufnahme geklärt werden. Das Bronchogramm gibt nicht nur über Ausdehnung und Form der Bronchiektasen Auskunft, sondern auch darüber, ob die befallenen Lungenpartien bereits geschrumpft sind. Ist dies der Fall, so liegen die Bronchialäste eng aneinander (Zeichen des geschlossenen Fächers) (Abb. 210). Das Bronchogramm erlaubt auch eine Beurteilung der nichterweiterten Bronchien, die ja nicht selten bereits eine Bronchitis und eine gewisse Rigidität aufweisen. Bei den zylindrischen Erweiterungen bleibt das Bronchiallumen vom Zentrum zur Peripherie ungefähr gleich. Ein scharfkantiger Unterbruch des Kontrastmittels spricht für Sekretstopp (Abb. 211). Da die Füllung der kleineren Äste meist fehlt, ist das Bild treffend mit einem »Baum im Winter« (»leafless tree«) verglichen worden. Bei den sackförmigen oder ampullären Bronchiektasen, bei denen das Lumen nach der Peripherie zunimmt, ergibt sich in ausgesprochenen Fällen das Bild einer Traube. In den erweiterten Säcken bildet das Kontrastmittel oft einen Sekretspiegel.

Nach HEIKEL u. TERVALA (1972) erleichtert die Verwendung einer hohen Kilovoltage (120–130 kV) für die Thoraxaufnahmen die röntgenologische Diagnose der Bronchiektasen. In den meisten Fällen ist eine Bronchographie erst vor einer Operation angezeigt.

Bronchographie. Wir führen die Bronchographie beim Kind prinzipiell in intratrachealer Narkose durch, bei welcher ein ruhiges Arbeiten gewährleistet wird. Dieses Vorgehen hat auch den großen Vorteil, daß die Atemwege dauernd freigehalten werden, so daß der Katheter durch den Trache-

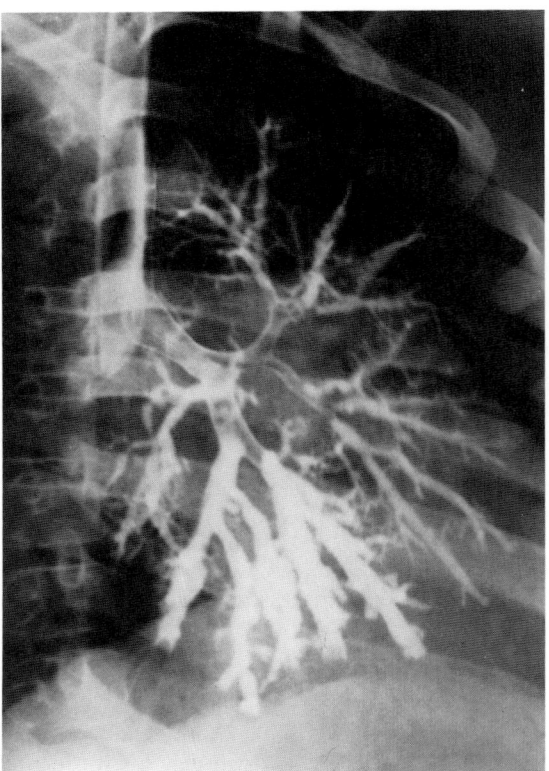

Abb. 211 Zylindrische Bronchiektasen in den basalen Segmenten des linken Unterlappens mit deutlichem Sekretstopp.

altubus beliebig in die verschiedenen Bronchialabschnitte vorgeschoben und nötigenfalls auch gewechselt werden kann. Es gestattet ferner, das Sekret vor der Injektion des Kontrastmittels abzusaugen, die Bronchien gezielt zu füllen und nach erfolgter Röntgenaufnahme den größten Teil des Kontrastmittels wieder zu entfernen. Letzteres ermöglicht die beiden Seiten des Bronchialbaums (Abb. 212) unmittelbar hintereinander in der gleichen Sitzung darzustellen. Vor kurzem haben VANDEVIVERE u. Mitarb. (1980) den relativen Wert der normalen Thoraxaufnahme, der Bronchographie und der Lungenszintigraphie miteinander verglichen. Bei normalen Thoraxaufnahmen und Lungenszintigraphien erübrigt sich eine Bronchographie, denn eine normale Szintigraphie erlaubt, Bronchiektasen auszuschließen.

Lungenfunktionsprüfungen. Alle Autoren sind sich einig, daß eine genaue Bestimmung der Lungenfunktion in der präoperativen Phase unbedingt angezeigt ist (GALY 1970; GLAUSER u. Mitarb. 1966; WAYNE u. TAUSSIG 1976; WELCH 1979).

Verlauf

Zwischen den schweren Verlaufsformen mit dauernd voluminösem Sputum, immer wiederkehrenden pneumonischen Schüben, allmählichem Ausfall immer größerer Lungenpartien mit schließlicher Atem- und Herzinsuffizienz und den leichteren Formen, die während einiger Jahre zu Husten und Auswurf führen, dann allmählich von selbst oder unter konservativer Therapie fast symptomlos werden, gibt es alle Übergänge. Die großen Unterschiede in den Letalitätszahlen der früheren Literatur rühren zur Hauptsache von einer ganz verschiedenen Auslese her, so daß es schwerfällt, sich ein richtiges Bild zu machen. In bezug auf die Heilungsmöglichkeiten der Bronchiektasen hat man zwischen anatomischer respektive radiologischer Rückbildung und einer Besserung oder Heilung im klinischen Sinne zu unterscheiden. Für die meist angeborenen, zystischen Bronchiektasen kommt eine anatomische Rückbildung nicht in Betracht; auch die zylindrischen Bronchiektasen werden meist als definitive Veränderungen betrachtet. Dies trifft sicher in Fällen mit stärkeren Schrumpfungsvorgängen im Lungengewebe zu, doch scheinen bei leichteren Formen gewisse Rückbildungen möglich zu sein. Dagegen ist es erwiesen, daß eine wesentliche Besserung des klinischen Befundes besonders nach der Pubertät eintreten kann, ja daß die Patienten in etwa einem Drittel der Fälle nahezu oder ganz beschwerdefrei werden können (FIELD 1969; NELSON u. Mitarb. 1958; WURNIG 1970).

Therapie

Konservative Therapie

Sie soll hier nur kurz gestreift werden. Sie geht darauf aus, den Circulus vitiosus »Infektion-Sekretion-Stagnation-verstärkte Infektion« zu unterbrechen. Da es mit den antibiotischen Mitteln gelingt, pulmonale Entzündungen, ja selbst eitrige Prozesse rascher zur Abheilung zu bringen und dadurch ausgedehntere Narbenbildungen und narbige Retraktionen zu vermeiden, sind die schweren Formen der Bronchiektasen heute bestimmt seltener geworden, und eine konservative Behandlung hat vielleicht heute mehr denn je ihre Berechtigung. Es gelingt denn auch, Kinder mit Bronchiektasen bei guter Überwachung und Pflege jahrelang in leidlichem Zustand zu halten.

Der Zweck der konservativen Therapie (HOPFGARTNER u. WURNIG 1978) ist die Ausheilung der chronisch deformierenden Bronchitis, die Einschränkung der Resektion und die Sicherung eines guten postoperativen Ergebnisses.

Eine erste Maßnahme, die unter allen Umständen durchzuführen ist, besonders wenn eine Operation ins Auge gefaßt wird, ist die Sanierung der Nasennebenhöhlen. Inhalationstherapie und antibiotische Therapie (HOPFGARTNER u. WURNIG 1978) sind wertvoll. Wichtig ist, für eine regelmäßige und gründliche Expektoration zu sorgen. Durch streng eingehaltene Physiotherapie mit Beklopfen des Thorax in verschiedenen Lagen, mit Atemübungen und allgemeiner Gymnastik kann dieses Ziel erreicht werden. Beim Antikörpermangelsyndrom ist eine gezielte Substitution zu verordnen.

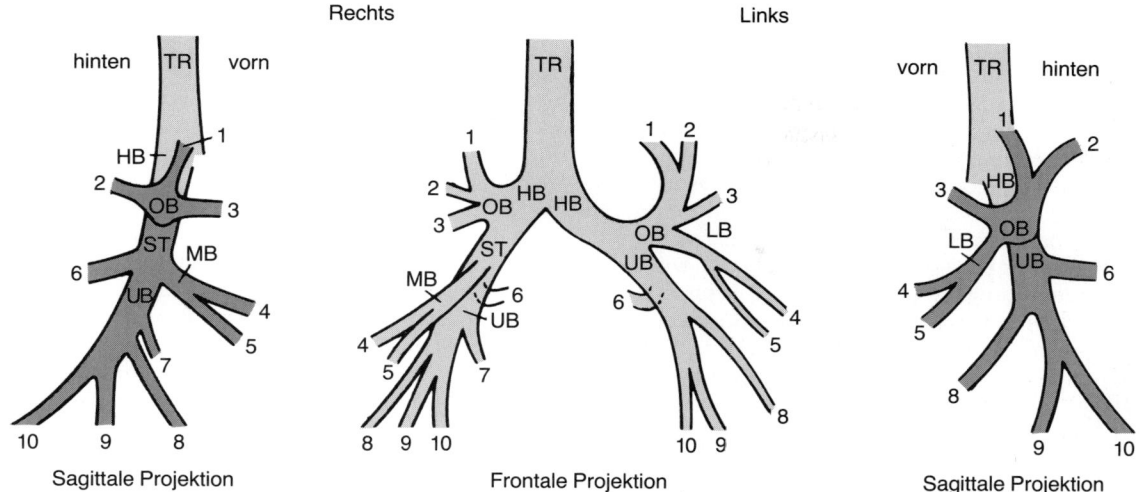

Abb. 212 Schema des Bronchialbaums mit internationaler Numerierung der Segmentbronchien. Rechts: Oberlappenbronchus (OB): 1 = Br. apicalis, 2 = Br. posterior, 3 = Br. anterior. Mittellappenbronchus (MB): 4 = Br. lateralis, 5 = Br. medialis. Unterlappenbronchus (UB): 6 = Br. apicalis, 7 = Br. cardiacus, 8 = Br. anterobasalis, 9 = Br. laterobasalis, 10 = Br. posterobasalis.

Links: Oberlappenbronchus (OB): 1 = Br. apicalis, 2 = Br. posterior, 3 = Br. anterior. Lingulabronchus (LB): 4 = Br. superior, 5 = Br. inferior. Unterlappenbronchus (UB): 6 = Br. apicalis, 8 = Br. anterobasalis, 9 = Br. laterobasalis, 10 = Br. posterobasalis.

Endlich kann man sich klimatische Faktoren zunutze machen. Erwiesenermaßen kommen Bronchiektasen viel häufiger in feuchtem, nebligem Klima vor als in trockenem, und dementsprechend wird die Bronchitis auch günstig beeinflußt durch nebelfreies, trockenes Klima (z.B. Hochgebirge). Allerdings müssen die klimatischen Faktoren lange genug einwirken und mit den oben beschriebenen Maßnahmen kombiniert werden.

Operative Behandlung

Operationsindikation. Beim Kind ist die Indikation nicht immer leicht zu stellen, und die Ansichten, wo die Grenzen gesteckt werden sollen, gehen noch auseinander. Auf der einen Seite verlockt die gute Verträglichkeit operativer Eingriffe im Kindesalter zum aktiven Vorgehen um so mehr, als die Affektion zu Rezidiven und auch zur Ausbreitung (BRANDESKY 1969; BRANDESKY u. Mitarb. 1968; COOLEY u. Mitarb. 1955; FIELD 1961, 1969; HARTL 1973; WELCH 1979) neigt. Auf der anderen Seite haben wir es aber oft mit Frühstadien zu tun, deren weitere Entwicklung noch nicht abzuschätzen ist (HOPFGARTNER u. WURNIG 1978). In vielen Fällen sollte deshalb die Frage der Operation erst entschieden werden, wenn der Verlauf über längere Zeit bekannt ist und die Entwicklung, wenn möglich anhand von Serienbronchogrammen, beurteilt werden kann. Dabei darf aber die operative Indikation nicht lediglich aufgrund des Bronchogramms gestellt werden; vielmehr ist zu berücksichtigen, ob der Patient durch seine Krankheit ernstlich behindert ist oder nicht. Entscheidend bei der operativen Indikation ist vor allem auch die Ausdehnung des pathologischen Prozesses. Diffuse Veränderungen in beiden Lungen kommen für eine chirurgische Behandlung nicht in Betracht, denn die Erfahrung hat gezeigt, daß gute Erfolge nur erzielt werden können, wenn alle erkrankten Partien entfernt werden (WELCH 1979). Eine Resektion der schlechtesten Teile unter Belassung weniger stark veränderter Partien gibt im allgemeinen keine guten Resultate, was verständlich ist, wenn man sich die überragende Bedeutung der Infektion vor Augen hält. Folgende Formen machen deshalb eine operative Behandlung fraglich:

- Bronchiektasen bei kongenitaler zystischer Pankreasfibrose,
- doppelseitige, ausgedehnte zystische Bronchiektasen,
- doppelseitige, ausgedehnte zylindrische Bronchiektasen.

Unbestritten ist hingegen die operative Indikation, wenn sich die zystischen oder zylindrischen Bronchiektasen auf einen oder zwei benachbarte Lappen (häufig Unterlappen und Mittellappen resp. Lingula) beschränken, insbesondere dann, wenn die Patienten auf die internmedizinische Therapie nicht reagieren, wenn sie weiterhin Auswurf haben und wenn die röntgenologische und klinische Untersuchung ergibt, daß es sich um dauernd atelektatische, narbig geschrumpfte Lappen handelt. Solche geschrumpfte Lappen sind funktionell wertlos und stellen nur einen gefährlichen Infektionsherd dar.

Die operative Indikation ist aber auch bei bilateralen, auf einzelne Lappen lokalisierten Bronchiektasen gegeben, sofern es sich auch hier um narbig veränderte Lappen handelt. Die Gefahr einer postoperativen respiratorischen Insuffizienz ist dabei nicht sehr groß, da die betreffenden Lungenpartien schon vor der Operation funktionell praktisch ausgeschaltet waren. Die Zyanose kann sich nach der Operation sogar bessern, da der venös-arterielle Shunt in den befallenen Lungenabschnitten durch die Operation ausgeschaltet wird. Dazu kommt, wie es von gewissen Autoren vermutet wird, daß ein neuer Lungenwachstumsprozeß beim Kind unter 8 Jahren nach extensiver Lungenresektion auftreten soll (ENGLE 1962; WELCH 1979). Das Maximum dessen, was entfernt werden kann, sind beide Unterlappen, Mittellappen und Lingula (Abb. 213 a–e). Ein solch extremes Vorgehen darf Jugendlichen mit ihrer besseren Adaptationsfähigkeit eher zugemutet werden als Erwachsenen. Die Segmentresektion erlaubt, die erkrankten Partien allein zu entfernen: alle gesunden Lungenabschnitte sollen erhalten werden. Eine bilaterale Resektion ist zweizeitig durchzuführen, wobei die schwerer erkrankte Seite zuerst operiert werden soll. Nicht genau festgelegt ist das Intervall zwischen den beiden Operationen. Ist von der zweiten Seite keine Besserung durch medikamentöse Behandlung zu erwarten, so sollte sie möglichst frühzeitig, d. h. 2–3 Monate nach der ersten Operation, angegangen werden, um die Propagation der Infektion nach der zuerst operierten Seite zu verhüten.

Operationsalter. Über das Operationsalter kann nichts Verbindliches gesagt werden. Es wird zwar über Operationen beim Säugling berichtet, jedoch wird im allgemeinen die operative Behandlung erst jenseits des Kleinkindesalters in Frage kommen, schon aus dem einfachen Grund, weil gewöhnlich erst spät die Diagnose sichergestellt wird.

Operationsvorbereitung. Die Voraussetzung zur Operation ist ein technisch einwandfreies Bronchogramm, das über den Zustand sämtlicher Lappen- und Segmentbronchien Auskunft gibt. Die Lage und die Zahl der zu resezierenden Segmente können so im voraus bestimmt werden. Infizierte Nasennebenhöhlen sind auf alle Fälle zunächst zu sanieren. Ferner ist eine intensive Entleerung der Sekrete durch direktes Absaugen mit dem Bronchoskop durchzuführen. Gleichzeitig ist eine antibiotische Behandlung einzuleiten. Der Patient soll sich selbstverständlich im Zeitpunkt der Operation nicht in schlechtem, toxischem oder anämischem Zustand befinden.

Operationstechnik. Der Patient wird in Anti-Trendelenburg-Lage auf die gesunde Seite gelagert. Der posterolaterale Hautschnitt beginnt etwa auf der Höhe der 4. Rippe zwischen Wirbelsäule und Skapula und verläuft ca. 2 Querfinger kaudal der Skapulaspitze schräg nach vorn unten. Nach Durchtrennung der Muskulatur wird die Pleurahöhle durch einen Schnitt im 7. Interkostalraum eröffnet. Oft müssen zunächst mehr oder weniger ausgedehnte Pleuraadhäsionen stumpf oder scharf durchtrennt werden. Dabei sind Lungenverletzungen zu vermeiden. Schon bei der Inspektion lassen sich die befallenen, meist kollabierten Lungenabschnitte erkennen. Wichtiger aber ist die Palpation der einzelnen Lungenlappen, die genauen Aufschluß über die Ausdehnung der indurierten und verdickten Segmente ergibt.

Für die Durchführung einer Lobektomie oder Segmentresektion ist eine genaue Kenntnis der einzelnen Segmente und der anatomischen Beziehungen von Lungenarterie, Lungenvene, Bronchus und ihren Verästelungen am sekundären und tertiären Hilus notwendig. Im Prinzip wird so vorgegangen, daß die einzelnen Gebilde im Hilus je nach Situation von vorn, vom Interlobärspalt aus oder von hinten freipräpariert und in der Reihenfolge Arterie-Vene-Bronchus ligiert werden. Bei der Segmentresektion ist zudem die Pleura visceralis längs der Segmentgrenze zu inzidieren. Dies wird so bestimmt, daß man vor der Ligatur des Bronchus den betreffenden Lungenlappen kollabieren läßt und nach Verschluß des Bronchus durch intratrachealen Überdruck den Lungenlappen bläht. Das zu entfernende Segment bleibt dann atelektatisch. Läßt sich das kranke Segment noch blähen, so kann auch in umgekehrter Weise vorgegangen werden. In diesem Fall wird vor der Ligatur des Bronchus das Segment aufgebläht, und nachher läßt man die übrigen Lungenabschnitte kollabieren. Nachdem Bronchus, Arterie und Venenstumpf des Segments mit einer Klemme gefaßt worden sind, gelingt es relativ leicht, unter mäßigem Zug an der Klemme und durch stumpfes Vorgehen in der intersegmentalen Schicht das Segment auszulösen. Dabei müssen einige fibröse Stränge scharf durchtrennt und einige intersegmentale Venen ligiert werden. Die Lungenwundfläche ist nicht zu bedecken oder zu übernähen.

Von entscheidender Bedeutung für den unmittelbaren Operationserfolg ist eine korrekte Versorgung des Bronchusstumpfes. Dadurch können bronchopleurale Fisteln und postoperative Empyeme bei Kindern praktisch immer vermieden werden. Bei einer Pneumektomie ist der Hauptbronchus möglichst nahe an der Karina zu durchtrennen, damit keine Bronchustasche entsteht, in der sich Sekret ansammelt. Entsprechend ist bei der Lobektomie und Segmentresektion vorzugehen. Nach Abklemmen des Bronchus legen wir zunächst proximal der Klemmen 3 Matratzennähte in der Achse des Bronchus, die Vorder- und Hinterwand miteinander vereinigen und einen Knorpelring einschließen. Hierauf wird der Bronchus mit dem Thermokauter durchtrennt und der kurze, ca. 3 mm lang Stumpf durch einige Nylonknopfnähte oder durch eine doppelte, fortlaufende Naht verschlossen. Von besonderer Wichtigkeit ist die Bedeckung des Bronchusstumpfes mit einem Pleuralappen. Dieser kann als gestielter Lappen aus der Umgebung entnommen, über den Bron-

Bronchiektasen 5.171

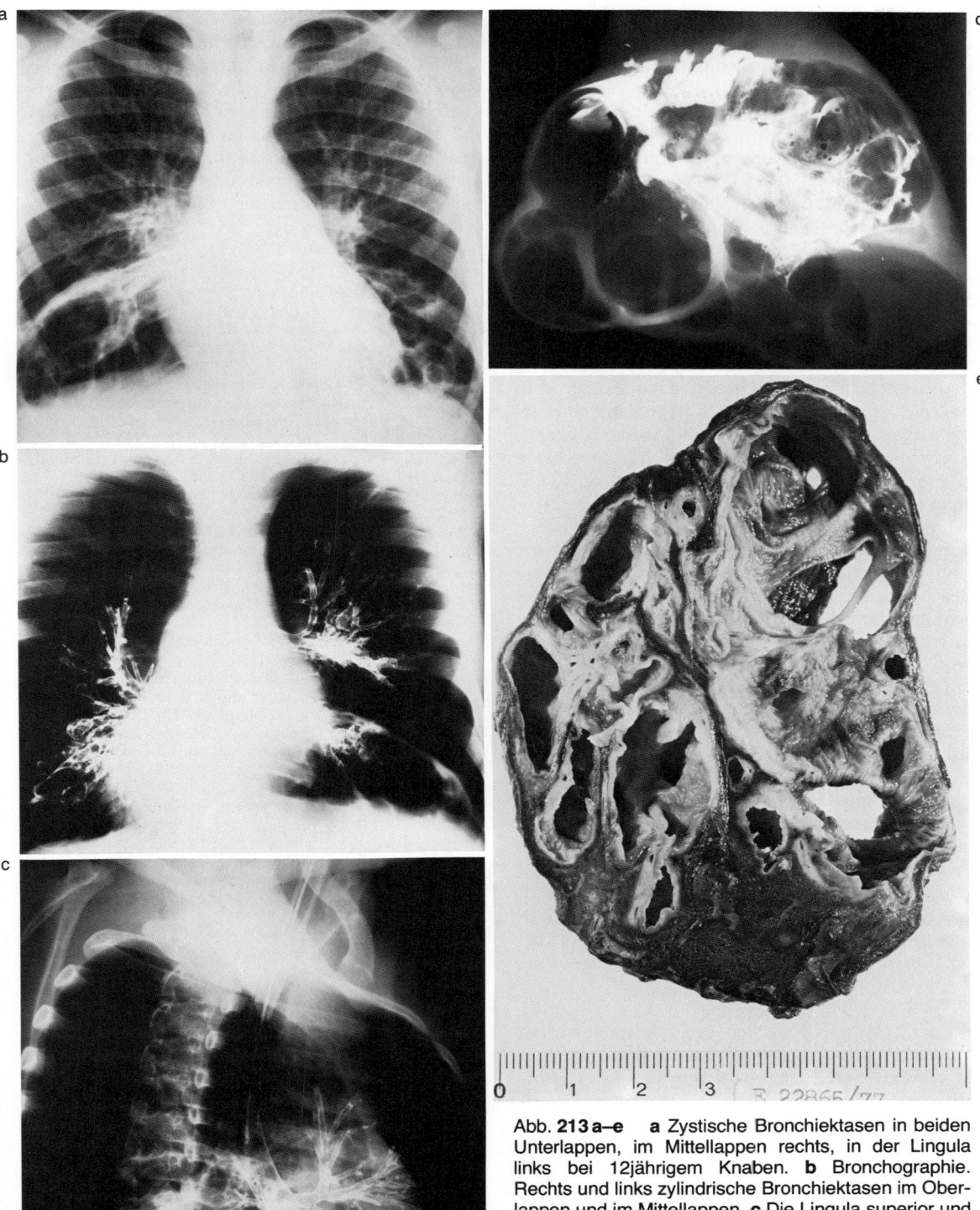

Abb. 213 a–e a Zystische Bronchiektasen in beiden Unterlappen, im Mittellappen rechts, in der Lingula links bei 12jährigem Knaben. b Bronchographie. Rechts und links zylindrische Bronchiektasen im Oberlappen und im Mittellappen. c Die Lingula superior und inferior sind von zum Teil fusiformen, zum Teil zystischen Bronchiektasen befallen. d Röntgenaufnahme des Resektionspräparates nach rechtsseitiger Bilobektomie. Die Füllung mit Kontrastmittel stellt zylindrische Bronchiektasen im Mittellappen und Zystenbildungen im Unterlappn dar. e Schnitt des gleichen Resektionspräparates. Dieser Patient erfuhr 2 Monate nach der rechtsseitigen Bilobektomie eine Resektion des linken Unterlappens und der Lingula superior und inferior mit gutem Erfolg.

chusstumpf gelegt und vernäht werden. Es kann aber auch ein freier Pleuralappen irgendwo ausgeschnitten, auf den Bronchusstumpf aufgesteppt und die Pleura mediastinalis darüber verschlossen werden. Die Pleurahöhle wird von einer separaten, tiefliegenden, kleinen Interkostalinzision aus mit einem Gummirohr drainiert und mit einem negativen Druck von 10–15 cm Wassersäule (~1,0 –1,5 kPa) abgesaugt. Nach Anlegen einiger perikostaler Chrom-Catgut-Nähte wird die Wunde schichtweise verschlossen.

Nachbehandlung. Postoperativ sind weiterhin antibiotische Mittel mindestens während 2–3 Wochen zu verabreichen. Die antibiotische Behandlung einerseits und die bessere operative Technik andererseits, insbesondere die bessere Versorgung des Bronchusstumpfes, haben dazu beigetragen, daß die früher nicht so selten beobachteten postoperativen Komplikationen wie Stumpfabszesse, Empyeme, bronchopneumonische Infiltrate heute eine große Ausnahme darstellen. Bei Bronchialfisteln ist durch fortgesetzte Saugdrainage der Pleurahöhle die Lunge zur Entfaltung und zur Verklebung mit der Thoraxwand zu bringen. Empyeme sind durch Thorakotomie zu entleeren. Größte Beachtung ist der Atelektase einzelner Lungenabschnitte, die sich nicht selten in den ersten postoperativen Tagen einstellt, zu schenken. Sie beruht wohl immer auf der Verstopfung der Bronchien durch stagnierendes Sekret, das der Patient wegen des Wundschmerzes nicht auszuhusten vermag. Prophylaktisch ist, nach Verabreichung schmerzstillender Mittel, das Kind anzuhalten, sein Bronchialsekret auszuhusten; auch soll eine intensive Physiotherapie frühzeitig durchgeführt werden. Hat sich bereits eine postoperative Atelektase eingestellt, so zögere man nicht, das Sekret auf bronchoskopischem Wege abzusaugen, was meist schlagartig zum Ziel führt. Diese Behandlung ist von besonderer Bedeutung, seitdem man weiß, daß sich in atelektatischen Abschnitten in relativ kurzer Zeit Bronchiektasen entwickeln können.

Resultate

Bei der heutigen operativen Technik der partiellen Lungenresektion ist bei Kindern kaum mit einer Operationsmortalität zu rechnen (COOLEY u. Mitarb. 1955; HARTL 1973). Wie aus größeren Statistiken hervorgeht, ergibt die operative Behandlung der Bronchiektasen im Kindesalter in etwa 75–85% der Fälle eine Heilung mit vollständigem Verschwinden von Husten und Auswurf oder zumindest eine wesentliche Besserung (AVERY u. Mitarb. 1969; BRANDESKY u. Mitarb. 1968; COOLEY u. Mitarb. 1955; FIELD 1961, 1969; GLAUSER u. Mitarb. 1966; HARTL 1973; RUDNIK 1976; SMOLINSKI u. HUTH 1967; WELCH 1979). Ist hingegen das unmittelbare oder spätere Resultat unbefriedigend, so ist dies darauf zurückzuführen, daß entweder die Resektion der erkrankten Partien unvollständig war oder daß sich bisher gesunde Abschnitte neu infiziert haben. Dies trifft besonders für jene Abschnitte zu, die nach Resektion der basalen Segmente in den unteren Thoraxraum zu liegen kommen, so daß ihre Sekretentleerung erschwert wird. So können sich z. B. Bronchiektasen im zurückgelassenen apikalen Unterlappensegment entwickeln. Das funktionelle Resultat ist bei der heute geübten Lappen- oder Segmentresektion bei Kindern im allgemeinen gut.

Literatur

Avery, M. E., M. C. Riley, A. Weiß: The course of bronchiectasis in childhood. Bull. Johns Hopkins Hosp. 109 (1969) 20
Brandesky, G.: Indikation zur Resektionsbehandlung von Bronchiektasen auf Grund postoperativer Ergebnisse. Z. Kinderheilk. 106 (1969) 1
Brandesky, G., L. Geley, R. Schindel: Ergebnisse der Lungenresektion im Kindesalter. Z. Kinderchir. 6 (1968) 303
Cooley, J. C., u. Mitarb.: Surgical treatment of bronchiectasis in children. J. Amer. med. Ass. 158 (1955) 1007
Dees, S. C., A. Spock: Right middle lobe syndrom in children. J. Amer. med. Ass. 197 (1966) 8
Duprez, A.: Les bronchiectasies de l'enfant. Diss., Bruxelles 1954
Engle, S.: Lung structure. Thomas, Springfield/Ill. 1962
Field, C. E.: Prognosis of bronchiectasis in childhood. Arch. Dis. Childh. 36 (1961) 587
Field, C. E.: Bronchiectasis. Third Report on a follow-up study of medical and surgical cases from childhood. Arch. Dis. Childh. 44 (1969) 551
Ford, F. J.: The course of bronchiectasis in childhood. Glasg. med. J. 291 (1948) 19
Galy, P.: Anatomical evolution of »bronchitis« of the childhood. Bronchiectasis, correlations with the therapeutic resection. Respiration 27, Suppl. (1970) 224
Glauser, E. M., C. D. Cook, G. B. C. Harris: Bronchiectasis: a review of 187 cases in children with follow-up pulmonary function studies in 58. Acta paediat. scand. Suppl., 165 (1966) 3
Hartl, H.: Lungenchirurgie im frühen Kindesalter. Z. Kinderchir. 12 (1973) 425
Hartline, J. V., P. S. Zelkowitz: Kartagener's Syndrome in childhood. Amer. J. Dis. Child. 121 (1971) 349
Heikel, P. E., R. Tarvala: Bronchiectasis in children: highkilovoltage plain radiography as a diagnostic aid. Ann. Radiol. 15 (1972) 175
Hopfgartner, L., P. Wurnig: Die chronisch deformierende Bronchitis und Bronchiektasen. Z. Kinderchir. 23 (1978) 149
Jackson, C.: Grosses as foreign bodies in the bronchus. Laryngoscope 62 (1952) 897
Kartagener, M.: Zur Pathogenese der Bronchiektasen: Bronchiektasen bei Situs viscerum inversus. Beitr. Klin. Tuberk. 83 (1933) 489
Kartagener, M., P. Stucki: Bronchiectasis with situs inversus. Arch. Pediat. 79 (1962) 193
Mitchell, R. E.: Congenital bronchiectasis due to deficiency of bronchial cartilage (Williams-Campbell Syndrome). A case report. J. Pediat. 87 (1975) 230
Nelson, S. W., u. Mitarb.: Reversible bronchiectasis. Radiology 71 (1958) 375
Rudnik, J.: Bronchiektasenkrankheit im Kindes- und Jugendlichenalter. Prax. Pneumol. 30 (1976) 419
Smolinski, E., J. H. Huth: Ergebnisse operativer Behandlung kindlicher Bronchiektasen. Kinderärztl. Prax. 35 (1967) 67
Suhs, R., u. Mitarb.: Hypogammaglobulinemia with chronic bronchitis or bronchiectasis: treatment of 5 patients with longterm antibiotics. Arch. intern. Med. 116 (1965) 29
Thurlbeck, W. M.: Lung growth and alveolar multiplication. Pathobiol. Ann. 5 (1975) 1

Vandevivere, J., M. Spehl, I. Dab u. Mitarb.: Bronchiectasis in childhood. Comparison of chest roentgenograms, bronchography and lung scintigraphy. Pediat. Radiol. 9 (1980) 193

Wayne, K. S., L. M. Taussig: Probable familial congenital bronchiectasis due to cartilage deficiency (Williams-Campbell Syndrome). Amer. Rev. resp. Dis. 114 (1976) 15

Welch, K. J.: Bronchiectasis. In: Pediatric Surgery, 3. Aufl., hrsg. von M. M. Ravitch, K. J. Welch, C. D. Benson, E. Aberdeen, J. G. Randolph. Yearbook Med., Chicago 1979 (S. 547)

Williams, H., P. Campbell: Generalized bronchiectasis associated with deficiency of cartilage in the bronchial wall. Arch. Dis. Childh. 35 (1960) 182

Williams, H. E. L. I. Landau, P. D. Phelan: Generalized bronchiectasis due to extensive deficiency of bronchial cartilage. Arch. Dis. Childh. 47 (1972) 423

Wissler, H.: Zur Langzeitprognose der Bronchiektasen im Kindesalter. Respiration Suppl., 27 (1970) 183

Wurnig, P.: Die Rolle der antibiotischen Inhalationstherapie bei Bronchiektasen (Rückbildungsfähigkeit und Operabilität). Respiration Suppl., 27 (1970) 216

Kongenitale Lungenzysten

N. Genton

Schon der Begriff »kongenitale Lungenzyste« führt zu Verwirrungen, und so haben die modernen Arbeiten (Bale 1979; Ravitch 1979) eine logische Einteilung auf entwicklungsgeschichtlicher (Gray u. Skandalakis 1972), histologischer (Bale 1979) und klinischer (Ravitch 1979) Basis zum Ziel. Unbestreitbar gibt es angeborene und erworbene Lungenzysten, doch ist deren Unterscheidung oft erschwert durch entzündliche Prozesse, die in den angeborenen Zysten das bestehende Epithel zerstören können (Gray u. Skandalakis 1972). Umgekehrt können erworbene Läsionen sich sekundär mit Epithel auskleiden und so eine angeborene Zyste imitieren (Bale 1979; Pryce 1948). Das Fehlen einer vorbestehenden Lungenaffektion, ein ausschließlich klinisches Kriterium also, bleibt somit noch immer das beste Unterscheidungsmittel zwischen angeborenen und erworbenen Zysten.

Pathologie und Pathogenese

Die von Gray u. Skandalakis (1972) vorgeschlagene Einteilung der angeborenen Lungenzysten scheint uns die beste, wenn man ihr einige Korrekturen zufügt, wie sie in der bemerkenswerten Arbeit von Bale (1979) vorgeschlagen werden.

Multiple Zysten des Lungenparenchyms

Die bronchiolären Zysten, ausgekleidet mit respiratorischem Flimmerepithel, gefüllt mit Luft oder Flüssigkeit, diffus oder lokalisiert vorkommend, haben immer eine Verbindung zum Bronchialbaum und stellen in ihrer diffusen Variante die sogenannte *Wabenlunge* dar (Abb. 214). Die Bezeichnung »polyzystische Lunge« ist unzutreffend und sollte verlassen werden.

Die zystischen Dilatationen einer lokalisierten Bronchiengruppe sind identisch mit den sogenannten kongenitalen zystischen Bronchiektasen. Verursacht wird diese Zystenbildung durch eine mechanische Anomalie (Stenose, Klappenbildung) oder funktionelle Anomalie (Kollabieren der Bronchialwand infolge knorpeliger Insuffizienz) der Bronchien, die eine Entleerung der Atemluft verhindern (Ventilstenose). Bei der Geburt sind die zystischen Läsionen kollabiert oder mit Flüssigkeit gefüllt (Wille u. Wurster 1974) und daher schwierig nachzuweisen. Mit den ersten Atemzügen weiten sie sich aus und geraten zunehmend unter Spannung. Die Abb. 215 a–c illustriert den möglichen Entstehungsmechanismus dieser Zysten und erklärt, warum man in deren Wandung muskuläre, knorpelige sowie Lungengewebsanteile findet. Tatsächlich existieren diese 3 Elemente in der Zystenwand sowohl der erworbenen als auch angeborenen Läsionen.

Es gibt also keinen wesentlichen Unterschied zwischen den zystischen Bronchiektasen und den bronchiolären Zysten (s. Abb. 213). Wir glauben aber, daß die Bezeichnung »bronchioläre Zysten« auf diejenigen Ausweitungen zu beschränken ist, die auch die Alveolen miteinbeziehen, und reservieren uns den Ausdruck »zystische Bronchiektasen« für die ausschließlich bronchogenen Mißbildungen.

Alveoläre Zysten. Diese zystischen Formationen sind mit einem kubischen oder mit einem einfa-

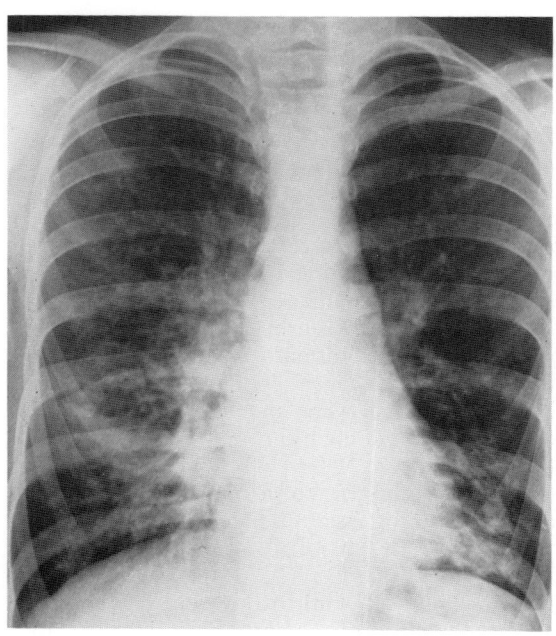

Abb. 214   Wabenlunge.

5.174 Thorax

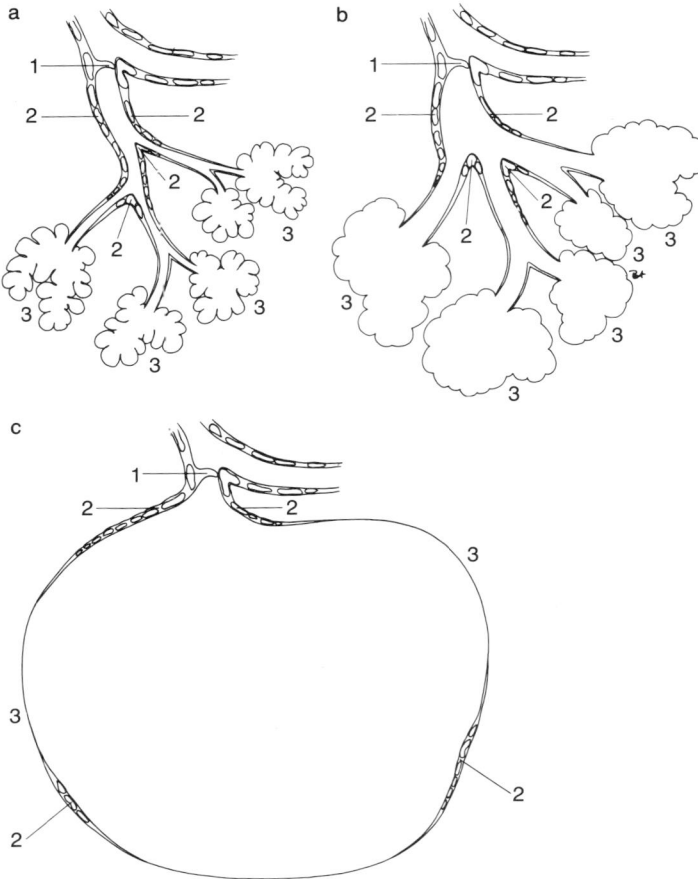

Abb. 215 a–c Entstehungsmechanismus bei angeborener und erworbener Lungenzyste. **a** Ausgangslage mit Ventilverschluß eines Bronchiolus (1 = Verschluß, 2 = Bronchioluswand, 3 = Lungenacini). **b** Beginnende Ausweitung von Bronchiolen und Acini. **c** Vollentwickelte Lungenzyste, in deren Wand Bronchuselemente (Flimmerepithel, Muskulatur, Knorpel) unregelmäßig verstreut liegen.

chen Plattenepithel ausgekleidet. Es finden sich keine muskulären oder knorpeligen Bestandteile, manchmal hyperplastisches Bindegewebe (BALE 1979; GRAY u. SKANDALAKIS 1972). Auch diese lufthaltigen, blasigen Gebilde haben als Ursache einen Ventilmechanismus, der zur lokalen Überblähung der Alveolen und zum Einreißen der Alveolarsepten führt. Die meist breitbasig, selten gestielt dem normalen Lungengewebe aufsitzenden Zysten können beträchtliche Größen erreichen (Ballon- oder Spannungszysten, »Emphysème bulleux géant« der Franzosen) (JAUBERT u. Mitarb. 1973; PREVOT u. Mitarb. 1974) und können in allen Lungenabschnitten vorkommen, vornehmlich in den Unterlappen. Per definitionem besitzen diese Zysten eine, wenn auch manchmal sehr enggestellte, Kommunikation mit den Atemwegen (Abb. 216 und 217). Sie sind jedenfalls selten, und man darf sich fragen, ob sie nicht eine Sonderform des lobären Emphysems darstellen.

Solitäre Zysten

Entwicklungsgeschichtlich können die solitären Zysten sowohl bronchogenen als auch alveolären Ursprungs sein und können verwechselt werden

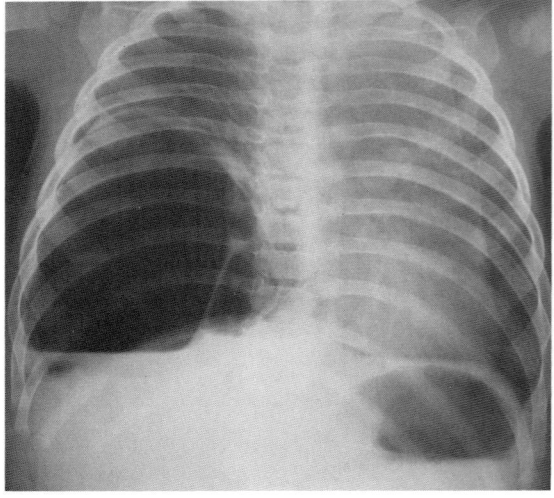

Abb. 216 Mehrkammerige, große Lungenzyste, einen Hydropneumothorax vortäuschend; beachte jedoch den freien Recessus costodiaphragmaticus (11 Monate alter Knabe).

Kongenitale Lungenzysten 5.175

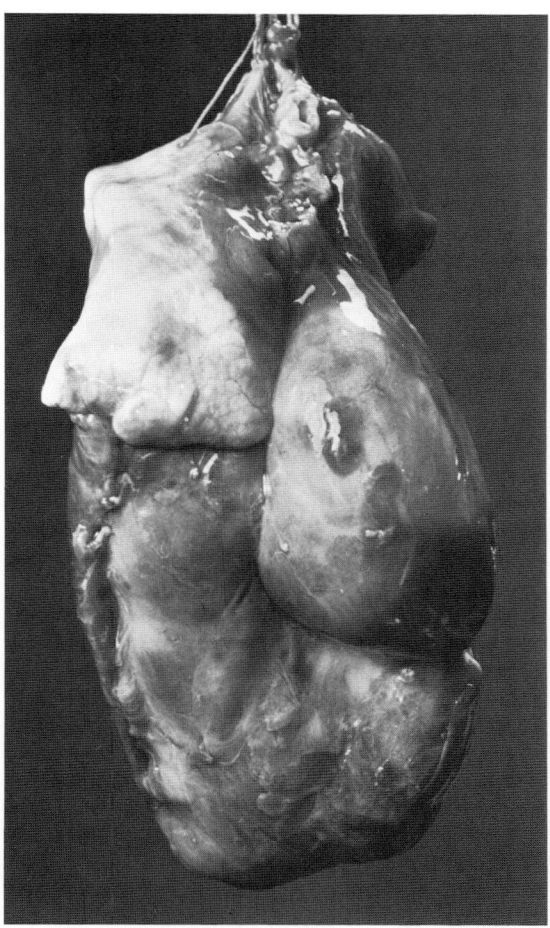

Abb. **217** Unterlappen mit 3 großen basalen Zysten und freiem apikalem Segment. Resektionspräparat Fall Abb. **216**.

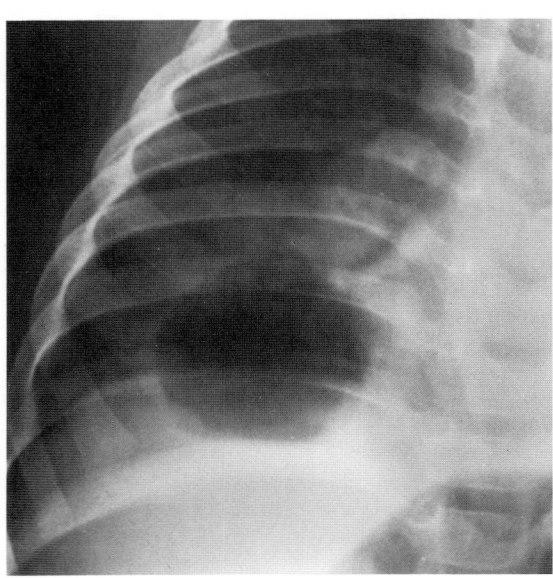

Abb. **218** Solitäre, lufthaltige Lungenzyste.

mit den intrapulmonär gelegenen bronchogenen Zysten und den Pneumatozelen infektiöser Genese, meist durch Staphylokokkeninfektion verursacht. Die bronchogenen Zysten sind hilusnahe gelegen (BALE 1979; BIANCALAWA 1964) und können Verbindungen zum Bronchialsystem aufweisen oder nicht (CHOFFAT u. GENTON 1968; GENTON u. BOZIC 1973). Die solitären Zysten (Abb. **218**) haben eine schmale Wandung mit inselartigen Anteilen von Lungenparenchym. Sie sind von Zylinder- oder Plattenepithel ausgekleidet. Zum Zeitpunkt der Geburt kann der Hohlraum mit Flüssigkeit gefüllt sein, die sich in der Folge resorbiert und zunehmend durch Luft ersetzt wird, da immer eine Kommunikation zum Bronchialbaum besteht. Klinisch manifestieren sie sich meist später als die multiplen Lungenzysten.

Diverse Zysten endothelialen oder mesothelialen Ursprungs

GRAY und SKANDALAKIS erwähnen in dieser Gruppe die *zystischen pulmonalen Lymphangiektasien* (GIESE 1963; GRAY u. SKANDALAKIS 1972; MOFFAT 1960; PRYCE 1948), die als Ausweitungen der Lymphgefäße der Lungen aufgefaßt werden. Es handelt sich um eine seltene, meist bilaterale Affektion, die in ungefähr 50% der Fälle mit Herz- und Venenmißbildungen vergesellschaftet ist und in meist kurzer Zeit zum Tode führt.
Es gibt auch *Zystenbildungen mesothelialen Ursprungs* durch eine Sequestration der viszeralen Pleura im Bereich der Umschlagsfalten während der wachstumsbedingten Ausbreitung des Lungenparenchyms (BALE 1979; GRAY u. SKANDALAKIS 1972; MOFFAT 1960). Es handelt sich um seröse Gebilde der Lungenoberfläche ohne irgendwelche Verbindungen zu den Alveolen oder Bronchien.

Adenomatoide zystische Mißbildung der Lunge

Die Bezeichnung geht auf CH'IN und TANG zurück, die diese Läsion 1949 erstmals in Zusammenhang mit einem generalisierten Anasarka beschrieben haben. Charakteristisch für diese Mißbildung ist das Fehlen einer ausreichenden Läppchenbildung. Es kann ein Lungenlappen, bisweilen die ganze Lunge befallen sein, und es existieren verschiedene Formen. Die befallenen Lappen sind voluminös und enthalten solide Massen oder Zysten verschiedener Größe, die miteinander kommunizieren (Abb. **219 a–d**). Die soliden Gebilde bestehen aus proliferierten kleinen Bronchien, während die terminalen Bronchioli und die Alveolen nicht ausgereift sind und nur in ganz peripheren Lungenbereichen zu finden sind. Gewisse Autoren haben die Gebilde »adenomatoide Hamartome« genannt aufgrund dieser Gewebswucherung, obwohl die knorpeligen Anteile gegen eine solche Bezeichnung sprechen (BALE 1979; CH'IN u. TANG 1949; GILLE u. Mitarb. 1973).
WEXLER hat 1978 200 solche Fälle zusammengetragen und festgestellt, daß in über 90% der Fälle

5.176 Thorax

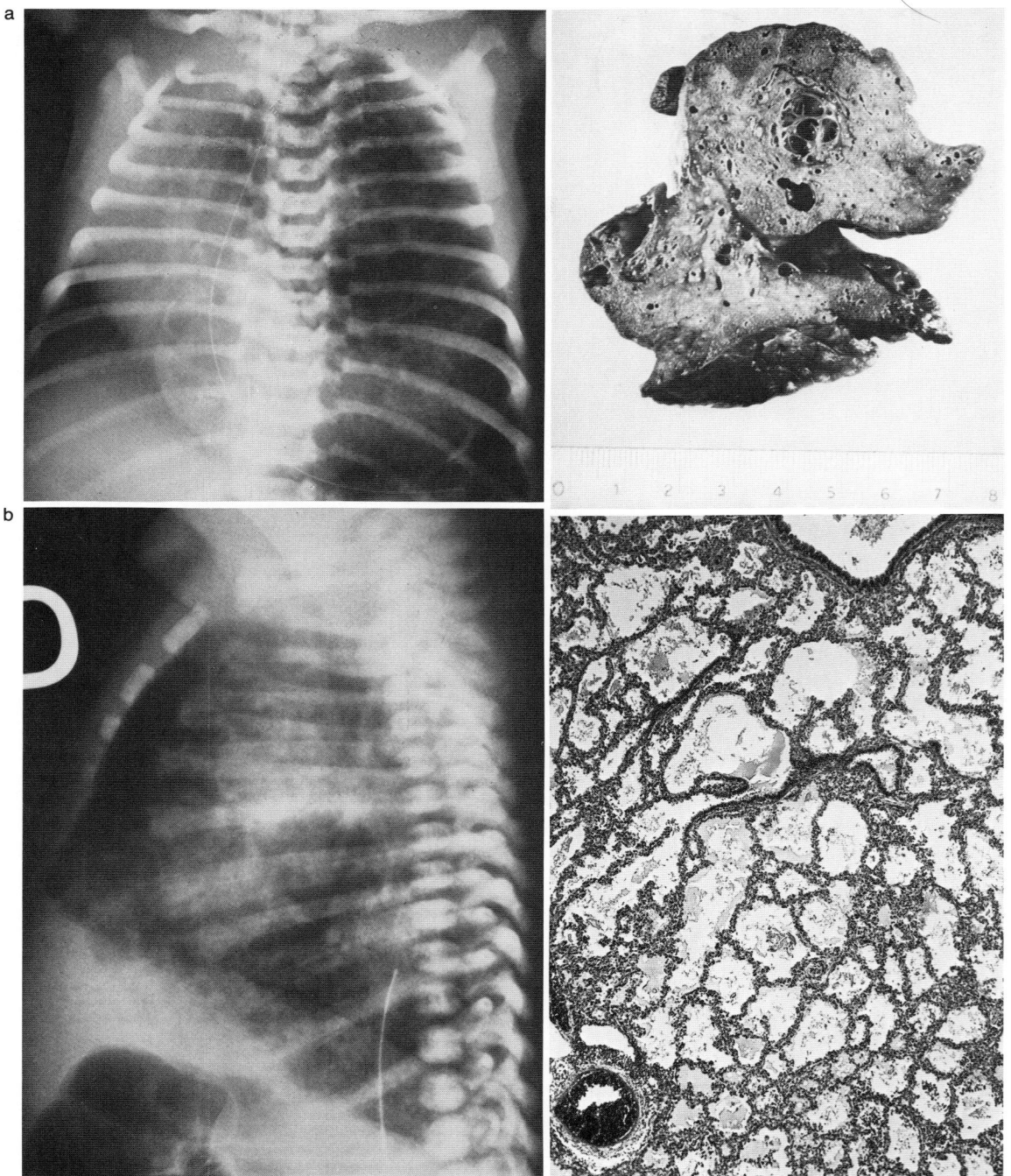

Abb. **219 a–d** Zystische adenomatoide Mißbildung der linken Lunge beim Neugeborenen. **a–b** a.-p. und seitliche Thoraxaufnahmen zeigen multiple Ringschatten, welche mit streifenförmigen Schatten alternieren. **c** Resektionspräparat. Die ganze Lunge ist befallen. Beachte solide Massen (adenomatoide Anteile) und zystische Strukturen verschiedener Größe. **d** Tubuläre Strukturen mit kubischem Epithel (nicht ausgereifte terminale Bronchiolen).

Kongenitale Lungenzysten 5.177

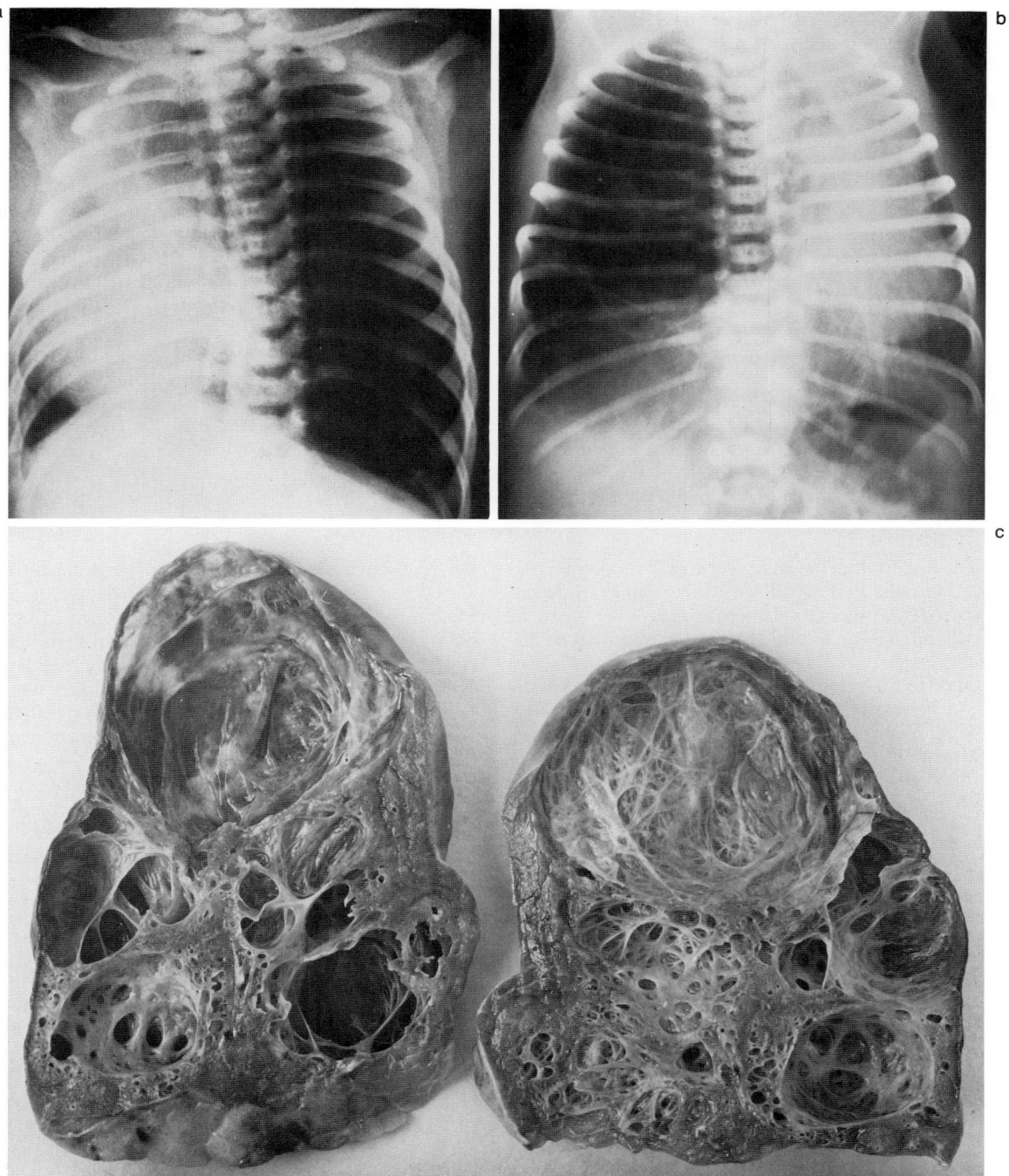

Abb. 220 a–c a Multiple bronchioläre Zysten im linken Unterlappen bei 3 Wochen altem Knaben. Schwere Verdrängung des Herzens nach rechts; eine Lungenstruktur ist kaum zu sehen. b Zum Vergleich, lobäres Emphysem im rechten Unterlappen bei 7 Tage altem Knaben. c Resektionspräparat im Fall a. Beachte im rechten Unterlappen multiple Zysten verschiedener Größe.

die Diagnose im ersten Lebensjahr gestellt wurde. Diese Mißbildung wird also am häufigsten beim Neugeborenen diagnostiziert.

PATRICIA BALE hat 1979 eine neue Auffassung dieser zystischen kongenitalen Affektion vertreten. Auf der Basis einer morphometrischen Untersuchungstechnik ordnet sie fast sämtliche diese zystischen Gebilde einer Malformation der Bronchioli zu. So glaubt sie auch, daß die adenomatoiden zystischen Malformationen keine eigene Einheit, sondern vielmehr eine Spielart der sogenannten »kongenitalen zystischen Krankheit« darstellen. Vom Standpunkt der Pathologen aus gesehen existieren Bronchialstrukturen, die mehr oder weniger proliferieren und sich zystisch erweitern. Die reinen adenomatoiden Anteile stehen den zystischen Strukturen als Extrem gegenüber (Abb. 220 a u. c), doch finden sich meistens intermediäre Formen. In 3 von 21 untersuchten Fällen konnte differentialdiagnostisch ein lobäres Emphysem (Abb. 220 b) nicht ausgeschlossen werden.

Symptome

Gewisse Lungenzysten verursachen keine Beschwerden. Erst wenn sie infolge ihrer Größe das normale Lungengewebe verdrängen oder wenn sie sich infizieren, treten klinisch respiratorische Erscheinungen auf. Bei den Spannungszysten stehen Husten, Dyspnoe mit keuchender Atmung, Anfälle von Zyanose, hypersonorer Klopfschall und Verschiebung des Herzspitzenstoßes im Vordergrund. Altersmäßig handelt es sich bei diesem oft akut entstehenden Atemnotsyndrom vorwiegend um Kleinkinder, Säuglinge und Neugeborene. Bei ausgedehnter Läsion tritt sofort nach der Geburt ein bedrohlicher Zustand auf, bei welchem die Differentialdiagnose mit einer kongenitalen Zwerchfellhernie in Frage kommt. Jede künstliche Beatmung kann den Zustand des Kindes verschlechtern. Magenabsaugen, Sauerstoffverabreichung sind die besten Notfallmaßnahmen.

Röntgenbefund

Bei jedem Atemnotsyndrom ist eine Thoraxaufnahme unerläßlich. Die lufthaltige Lungenzyste stellt sich röntgenologisch als Ringschatten, die mit Flüssigkeit gefüllte als kompakter Rundschatten dar. Mit dem Bronchialbaum kommunizierende Zysten, die Sekret oder Eiter enthalten, ergeben typische Flüssigkeitsspiegel. Lufthaltige Zysten können sich inspiratorisch aufblähen. Große Ventilsysteme, die die normale Lunge und das Mediastinum verdrängen, werden nicht selten röntgenologisch mit einem Pneumothorax verwechselt. Enthalten sie etwas Flüssigkeit, so täuschen sie einen Hydropneumothorax vor, doch fehlt letzterem die für die Zyste typische, nach unten konvexe Begrenzung der Flüssigkeitsansammlung. Bei der sogenannten zystischen adenomatoiden Mißbildung der Lunge ist das Röntgenbild nicht beweisend. Multiple Ringschatten verschiedener Größe alternieren mit streifenförmigen Schatten. Das Mediastinum ist auf die gesunde Seite verdrängt, und das Bild könnte für eine Zwerchfellhernie sprechen. Bei zystischen Lymphangiektasien der Lunge zeigt das Röntgenbild eine retikuläre Verschattung, entsprechend einem Thorax »full of soap bubbles« (GIEDION u. Mitarb. 1967).

Bei schwerem Atemnotsyndrom, besonders beim Neugeborenen und Säugling, erübrigt sich jede andere Untersuchung: Bronchographie und Bronchoskopien sind abzulehnen. Nur wenn der Zustand des Kindes es erlaubt, muß ein Bronchogramm durchgeführt werden, welches die Lokalisation der Läsion, ihre Begrenzung, die Verdrängung des Bronchialbaums und gelegentlich eine Kommunikation mit einem Bronchus feststellen läßt. Eine gezielte Operation ist dann möglich. Es muß noch betont werden, daß die Tomographie ein lehrreiches Bild der Lungenstruktur ergibt.

Therapie

Indikation zur Operation

Bei zystischen Lungenmißbildungen wird die Indikation zur sofortigen Operation gestellt, wenn infolge ihrer Größe die Atemfunktion beeinträchtigt ist oder wenn bei wiederholten Kontrollen eine rasche Vergrößerung der Zysten feststellbar ist. Jede kongenitale Lungenzyste muß reseziert werden. Bei Spannungszysten kann eine präoperative Punktion der Zystenhöhle das Atemnotsyndrom transitorisch dämpfen (CHOFFAT u. GENTON 1968). Wichtig ist für den Chirurgen die Kenntnis von möglichen Gefäßanomalien bei Lungenmißbildungen. Bei den in diesem Kapitel erwähnten Lungenzysten sind die Gefäßanomalien selten. Hingegen sind sie die Regel bei der Lungensequestration (S. 5.180).

Operationstechnik

Bei unilokulärer Zyste muß eine gewebeschonende Exzision versucht werden. Lufthaltige, dünnwandige Lungenzysten lassen sich aus dem umgebenden, unveränderten Lungengewebe ausschälen. Nach sorgfältiger Ligatur kleiner Bronchien, die dabei eröffnet werden, sind die Lungenwundflächen durch einige Catgutnähte locker zu adaptieren.

Bei größeren, dickwandigen oder infizierten Zysten kommt hingegen nur eine Segment- oder Lappenresektion in Betracht.

Resultate

Die Prognose selbst ausgedehnter Lungenresektionen bei Kindern ist gut und die Mortalität verschwindend klein. Voraussetzung ist allerdings, daß die andere Lungenseite intakt ist und keine anderen schweren Begleitmißbildungen vorliegen. Beim einzigen Kind, das wir postoperativ verloren haben, handelte es sich um einen Neugeborenen mit zystischen adenomatoiden Mißbildungen der

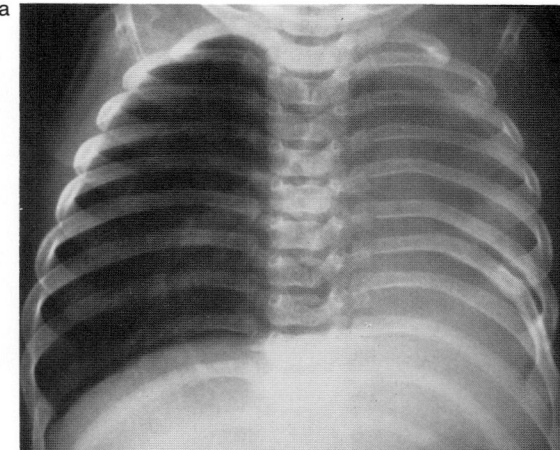

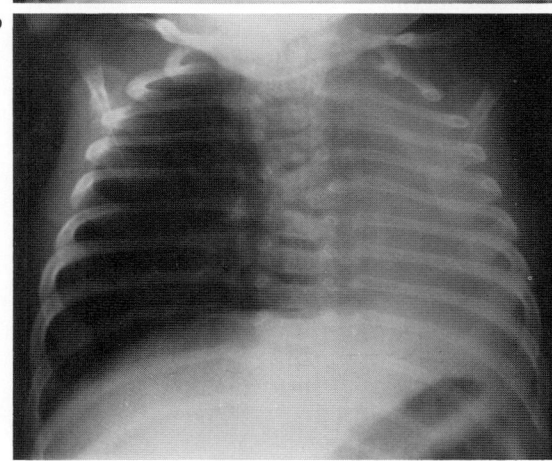

Abb. **221 a** Thoraxaufnahme a.-p. 6 Monate nach linksseitiger Pneumonektomie wegen zystischer adenomatoider Mißbildung. Herniation eines Segmentes der Lunge nach links (Fall Abb. **219 a–d**).
Abb. **221 b** Zum Vergleich: Thoraxaufnahme a.-p. bei 3 Monate altem Säugling mit linksseitiger Lungenagenesie.

rechten Lunge und einer gleichzeitigen Atelektase der linken Lunge infolge eines nichtabsaugbaren Schleimpfropfes. Dieses Kind ist einige Stunden nach der Resektion der mißgebildeten Anteile der rechten Lunge gestorben, obwohl ein großer Anteil der rechten Lunge belassen werden konnte.
Entgegen früherer Auffassung wird die Pneumonektomie auch in der Neugeborenenperiode gut ertragen. Unsere erste Pneumonektomie beim Neugeborenen geht auf 1972 zurück: Die Operationsindikation wurde im Alter von 20 Lebensstunden aufgrund einer adenomatoiden zystischen Mißbildung der linken Lunge gestellt. In der Folge entwickelte sich das Kind normal, und Kontrollröntgenbilder haben eine mediastinale Herniation eines Segmentes der rechten Lunge aufgezeigt (Abb. **221 a**). Wir haben dieses Kind regelmäßig weiterkontrolliert, und es zeigte sich 5 Jahre nach der Operation folgende Lungenfunktion: Normale Vitalkapazität für die Restlunge. Die maximale Ventilation war erhöht, ebenso die Diffusionskapazität. Die Lungenfunktion wurde auch mittels Ventilationsszintigramm (Xenon 133) und Perfusionsszintigramm (Technetium 99-Mikrosphären) untersucht. 18% der Aktivität wurden im herniierten Lungenanteil gefunden. Dieser Bezirk zeigte eine minimale Retention in der dritten Phase der Auswaschungskurve, was für eine leichte, wahrscheinlich mechanische Obstruktion sprach. Auf der rechten Seite war die Lungenfunktion völlig normal (Spitz u. Mitarb. 1978).
Logischerweise ist der Röntgenbefund bei einem Säugling mit Lungenagenesie mit demjenigen nach Pneumonektomie identisch, wie Abb. **221 b** beweist.

Literatur

Avery, M. E.: The Lung and its Disorders in the Newborn Infant, 2. Aufl. Saunders, Philadelphia 1968
Aslam, P. A., S. B. Korones, R. I. Richardson jr. u. Mitarb.: Congenital cystic adenomatoid malformation with anasarca. J. Amer. med. Ass. 212 (1970) 622
Bale, P. M.: Congenital Cystic malformation of the lung. A form of congenital bronchiolar (»adenomatoid«) malformation. Amer. J. clin. Pathol. 71 (1979) 411
Belanger, R., L. R. La Fleche, J. L. Picard: Congenital cystic adenomatoid malformation of the lung. Thorax 19 (1964) 1
Biancalana, L.: Die Lungenzysten. Thoraxchirurgie 11 (1964) 511
Buntain, W. L., H. Isaacs, V. G. Payne u. Mitarb.: Lobar emphysema, cystic adenomatoid malformation, pulmonary sequestration and bronchogenic cyst in infancy and childhood: a clinical group. J. Pediat. Surg. 9 (1974) 85
Caffey, J.: On the natural regression of pulmonary cysts during early infancy. Pediatrics 11 (1953) 48
Ch'in, K. Y., M. Y. Tang: Congenital adenomatoid malformation of one lobe of a lung with general anasarca. Arch. Pathol. 48 (1949) 221
Choffat, J. M., N. Genton: Asphyxie aiguë et kyste bronchogène chez le neouveau-né. Helv. paediat. Acta 23 (1968) 165
Demos, N. J., A. Teresi: Congenital lung malformations. A unified concept and a case report. J thorac. cardiovasc. Surg. 70 (1975) 260
Denes, J., V. F. Lukacs, J. Leb, P. Cholnoky: Angeborene polyzystische Lunge, ein lobäres Emphysem vortäuschend. Z. Kinderchir. 14 (1974) 333
Ehrensperger, J., M. Bettex: Echte kongenitale multilokuläre Lungenzysten bei einem Neugeborenen. Z. Kinderchir. 23 (1978) 116
Franchel, F., G. Pesle, A. Chevallier, A. Rochainzamir: Existe-t-il des kystes bronchogéniques congénitaux intrapulmonaires? Rev. Tuberc. (Paris) 26 (1962) 949
Genton, N., C. Bozic: A propos du diagnostic des duplications intrathoraciques de l'enfant. Helv. chir. Acta 40 (1973) 735
Giedion, A., W. A. Muller, G. Molz: Angeborene Lymphangiectase der Lungen. Helv. paediat. Acta 22 (1967) 170
Giese, W.: Pathologische Anatomie der zystischen Lungenerkrankungen. Langenbecks Arch. klin. Chir. 304 (1963) 333
Gille, P., G. Pageaut, G. Barbier, J. Bauer: Malformation adénomateuse pulmonaire kystique congénitale. Ann. Chir. infant. 14 (1973) 175
Goldschmidt, Z., H. Freund, M. Schiller: Congenital pulmonary cystic disorders in the neonatal period and early infancy. Israel J. med. Sci. 10 (1974) 590

Götz, M., I. Howanietz u. Mitarb.: Zystische Lungenveränderungen im Kindesalter. Pädiat. Pädol. 11 (1976) 393

Gray, S. W., J. E. Skandalakis: Congenital cysts of the lungs. In: Embryology for Surgeons. Saunders, Philadelphia 1972 (S. 315)

Guest jr., J. L., T. J. Yeh, L. T. Ellison, R. G. Ellison: Pulmonary parenchymal air space abnormalities. Amer. thorac. Surg. 1 (1965) 102

Halloran, L. G., S. G. Silverberg, A. M. Salzberg: Congenital cystic adenomatoid malformation of the lung. Arch. Surg. 104 (1972) 715

Hislop, A., M. Sanderson, L. Reid: Unilateral congenital dysplasia of lung associated with vascular anomalies. Thorax 28 (1973) 435

Horscher, E., F. Helmer, G. Felsenreich: Kongenitale zystische Adenomatose der Lunge beim Neugeborenen: Vortäuschung einer Zwerchfellhernie. Z. Kinderchir. 26 (1979) 197

Jaubert de Beaujeu, M., Y. Chavrier, G. Korkmaz: Les hyperclartés pulmonaires géantes malformatives du nourrisson. Ann. Chir. infant. 14 (1973) 353

Jones, J. C., C. H. Almand, H. M. Snyder, B. E. Meyer: Congenital pulmonary cysts in infants and children. Ann. thorac. Surg. 3 (1967) 297

Laurence, K. M.: Congenital pulmonary cystic lymphangiectasis. J. Path. Bact. 70 (1953) 325

Mack, R. M., J. K. Stevenson, C. B. Graham: Gigantic solitary congenital cyst of the lung in a nine year-old boy. Case report. Amer. Surg. 32 (1966) 549

McMahon, H. E.: Congenital alveolar dysplasia. Pediatrics 2 (1948) 43

Minnis, J. F., A. Montoya: Congenital cystic disease of the lung in the newborn. Dis. Chest. 41 (1962) 208

Moffat, A. D.: Congenital cystic disease of the lungs and its classification. J. Path. Bact. 79 (1960) 361

Moyson, F., R. Poncelet, G. Carpent u. Mitarb.: L'adénomatose pulmonaire du nouveau-né. Ann. Chir. infant. 6 (1968) 275

Müller, E.: Über die klinische Bedeutung der Lungenzysten im frühen Kindesalter. Z. Kinderchir. 7 (1969) 357

Neitzschman, H. R., C. M. Nice jr., J. B. Harbison: Cystic adenomatoid malformation of the lung. Case report. Radiology 102 (1972) 407

Prevot, J., M. Mourot u. Mitarb.: Les images claires intrathoraciques d'origine malformative chez le nourrisson. Indications chirurgicales. Sem. Hôp. Paris 50 (44) (1974) 751

Pryce, D. M.: Lining of healed but persistent abscess cavities in lung with epithelium of ciliated columnar type. J. Path. Bact. 60 (1948) 259

Ravitch, M. M.: Congenital malformations and neonatal problems of the respiratory tract. In: Pediatric Surgery, 3. Aufl., hrsg. von M. M. Ravitch, K. J. Welch, C. P. Benson. Yearbook Medical Publishers, Chicago 1979 (S. 536)

Slim, M. S., P. Sahyoun, J. Balikian: Congenital bronchiolar cysts simulating intralobar sequestration. J. Pediat. Surg. 3 (1968) 60

Spencer, H.: Pathology of the Lung, 2. Aufl. Pergamon Press, Oxford 1973 (S. 91, 97)

Spitz, R., N. Genton, M. Payot u. Mitarb.: Prognose der Lungenfunktion nach Pneumonektomie beim Neugeborenen. Z. Kinderchir. 23 (1978) 154

Stocker, J. T., J. E. Madewell, R. M. Drake: Congenital cystic adenomatoid malformation of the lung. Classification and morphological spectrum. Hum. Pathol. 8 (1977) 156

Taber, P., D. W. Schwatz: Cystic lung lesion in a newborn: congenital cystic adenomatoid malformation of the lung. J. pediat. Surg. 7 (1972) 366

Vos, A., S. Ekkelkamp: Congenital cystic adenomatoid malformation of the lung in the newborn. Z. Kinderchir. 27 (1979) 125

Wexler, H. A., M. V. Dapena: Congenital cystic adenomatoid malformation. Radiology 26 (1978) 737

Wille, L., K. Wurster: Congenital cystic adenomatoid pulmonary hamartoma in a newborn infant. Z. Kinderheilk. 117 (1974) 205

Willis, F. E. S., J. Almeyda: Cystic disease of the lung (broncho-alveolar cysts). Tuberc. 24 (1943) 27; 43

Lungensequestration

N. GENTON

Die erste anatomische Beschreibung eines akzessorischen Lungenlappens mit einer abnormalen Arterie geht auf HUBER 1777 in den Acta Helvetica zurück (HUBER 1777). PRYCE im Jahre 1946 hat die Bezeichnung »Sequestration« (lateinisch: sequestrare = absondern) vorgeschlagen, um diese Lungenanomalie zu charakterisieren, die im Grunde dreifach ist: *abnormale arterielle Blutversorgung, Bronchialanomalie* und *parenchymatöse Dysgenesie*. Ist die Malformation nicht vom Lungengewebe abzutrennen und ist sie in einem Lungensegment oder Lungenlappen integriert, so spricht man von einer *intralobären Sequestration*. Die Bezeichnung »*extralobäre Sequestration*« steht für einen von der eigentlichen Lunge deutlich abgrenzbaren akzessorischen Lungenlappen.

Pulmonäre Sequestrationen sind häufiger als man sich dies noch vor 20 Jahren vorgestellt hat, und es gibt heute zahlreiche Fallbeschreibungen: im Jahre 1974 sind es schätzungsweise deren 300 gewesen (SADE u. Mitarb. 1974). Erwähnenswert ist, daß POTTER (1952) bei 10 000 Autopsien von Kindern unter 1 Jahr nicht eine einzige intralobäre Sequestration festgestellt hat, was von BOYD (1953) anhand 6000 Autopsien derselben Altersgruppe bestätigt wurde.

Pathologie

Die intralobären Sequestrationen sind meistens im posterobasalen Segment des Unterlappens, vorwiegend auf der linken Seite gelegen. Das funktionslose sequestrierte Lungengewebe ist von leberähnlicher Beschaffenheit und enthält oft eine oder mehrere zystische Höhlen, gefüllt mit Schleim, Blut oder auch Luft.

Die Histologie zeigt ein akut oder chronisch infiziertes Lungengewebe und zerrissene Bronchiolen und Alveolen (BUNTAIN u. Mitarb. 1977; HOLSTEIN u. HJELMS 1973).

Die Sequestrationen besitzen immer eine abnormale arterielle Blutversorgung, seien sie intra- oder extralobär gelegen. Es existieren eine oder mehrere *systemische Arterien*, die der Häufigkeit nach (TURK u. LINDSKOG 1961) ihren Ursprung vom thorakalen Anteil der Aorta descendens, von der Aorta abdominalis direkt oder über den Truncus

Lungensequestration 5.181

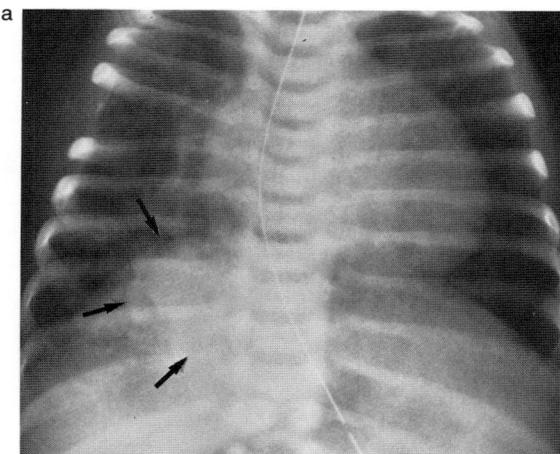
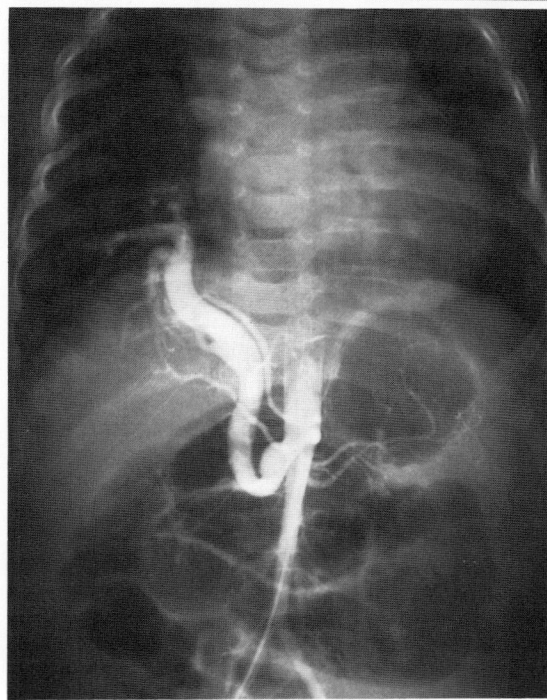

Abb. **222a** u. **b** 2 Monate altes Mädchen mit intralobärer Sequestration im rechten Unterlappen. **a** Die a.-p. Thoraxaufnahme zeigt einen rundlichen Schatten (Pfeile) paravertebral rechts. **b** Bei der Aortographie entspringt aus der Aorta abdominalis eine voluminöse systemische Arterie, welche die intralobäre Sequestration versorgt.

Bei den intralobären Sequestrationen geschieht der venöse Abfluß über die Lungenvenen, während bei den extralobären Sequestrationen das venöse Blut über die V. azygos, V. hemiazygos oder die V. portae abfließt (CARTER 1969; HOLSTEIN u. HJELMS 1973). Beim Scimitar-Syndrom (s. weiter unten) fließt das venöse Blut über die untere Hohlvene ab oder, wenn die Sequestration dem Oberlappen zugeordnet ist, über die obere Hohlvene oder direkt über das Herzohr.

Über die Beziehungen der Sequestrationen zum Bronchialbaum (WHITE u. Mitarb. 1974) sind die Meinungen geteilt. Gewisse Autoren schätzen, daß in ca. 20% der intralobären Sequestrationen (GALLAGHER u. Mitarb. 1957) eine kongenitale Verbindung zum Bronchialsystem besteht (IWAI u. Mitarb. 1973; TAKAHASHI u. Mitarb. 1975). Andere erklären sich den Luftgehalt gewisser Sequestrationen durch sekundär entstandene Verbindungen zum benachbarten, entzündlich-destruierten Lungengewebe (GEBAUER u. MASON 1959; HOLSTEIN u. HJELMS 1973). Unbestritten ist das Vorkommen von intralobären Sequestrationen mit einer Verbindung zur Speiseröhre (GANS 1951; GENTON u. BOZIC 1973; GRAY u. SKANDALAKIS 1972; HALASZ u. Mitarb. 1962). Dies zeigt, wie schwierig es ist, zwischen intrapulmonären bronchogenen Zysten und intralobären Lungensequestrationen zu unterscheiden. Bei den extralobären Sequestrationen bestehen generell keine Verbindungen zum normalen Bronchialsystem. Dennoch sind Kommunikationen zum Bronchialbaum und sogar zur Trachea beschrieben worden (GRAY u. SKANDALAKIS 1972; KHALIL u. KILMAN 1975). Etwas häufiger sind die Verbindungen zum Darmtrakt, vorwiegend zum Magen und zur Speiseröhre (GANS u. POTTS 1951; HALASZ u. Mitarb. 1962).

Lokalisation

Die bevorzugte Lage der *intralobären Sequestrationen* im posterobasalen Segment des Unterlappens haben wir oben schon erwähnt. Das Überwiegen der linken Seite wird mit 60% angegeben (GRAY u. SKANDALAKIS 1972). Es kann auch die ganze Lunge sequestrieren (JONA u. RAFFENSPERGER 1975). Die Einteilung nach PRYCE (Abb. **223a** u. **b**) ist immer noch zeitgemäß geblieben. Er unterscheidet 3 Arten von Lungensequestrationen:

I. Die systemische Arterie versorgt ein normales Lungengewebe mit zusätzlicher normaler Blutversorgung.
II. Die systemische Arterie versorgt einen sequestrierten Lappen oder ein sequestriertes Segment und dazu noch ein normales Lungengebiet.
III. Die systemische Arterie versorgt nur das sequestrierte Lungengewebe.

In der Einteilung von Pryce werden allfällige Kommunikationen zum Respirations- oder Verdauungstrakt nicht berücksichtigt. LE BRIGAND u. Mitarb. (1954) haben in einem zusätzlichen

coeliacus oder von den interkostalen Arterien haben. Sie können einen Durchmesser von 5–20 mm aufweisen. Wir haben bei einem Neugeborenen (Abb. **222a** u. **b**) mit einer Ösophagusatresie eine intralobäre Lungensequestration gefunden, deren systemische Arterie das gleiche Kaliber aufwies wie die abdominale Aorta, von der sie entsprang.

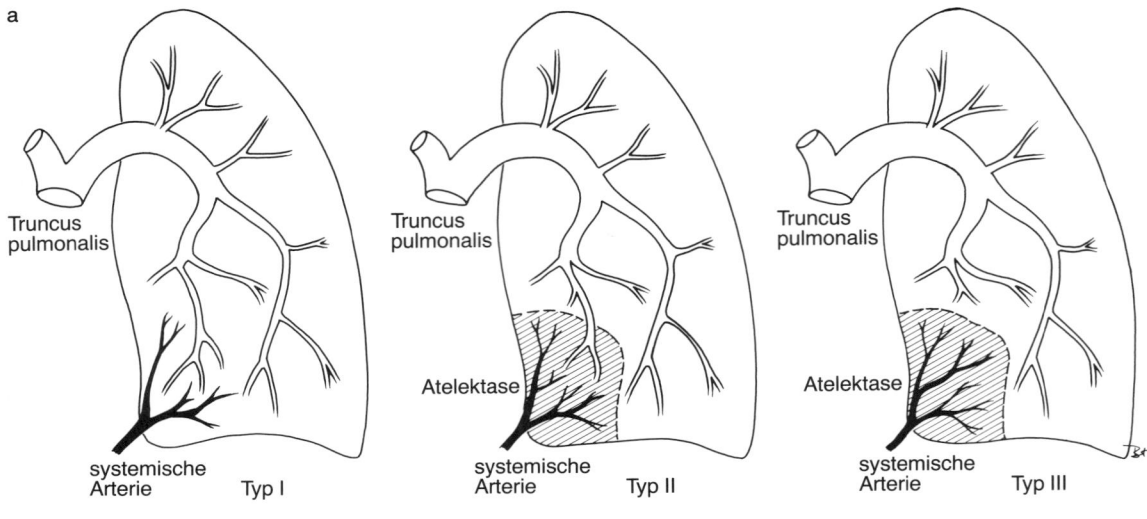

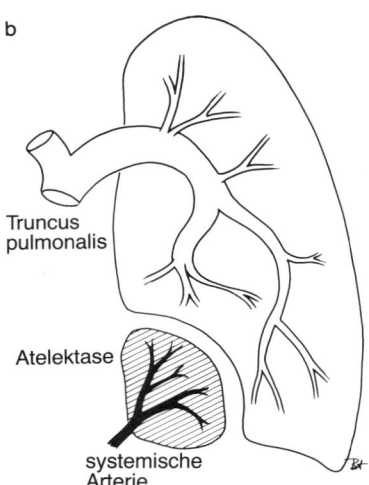

Abb. 223a u. b   Intra- und extralobäre Sequestration.
a Intralobäre Sequestration. Typen I, II, III nach *Pryce*.
b Extralobäre Sequestration (nach *Gray* und *Skandalakis*).

Typus IV diejenigen intralobären Sequestrationen zusammengefaßt, die keinerlei Verbindungen zu bronchialen Strukturen besitzen. Es handelt sich dabei um eine Übergangsform zwischen den intralobären und extralobären Sequestrationen.
Die extralobären Sequestrationen (Abb. 223 b), auch akzessorische Lungenlappen genannt, sind in der Regel im Unterlappenbereich gelegen, in 90% linksseitig (GRAY u. SKANDALAKIS 1972). Eine apikale Lage kommt sehr selten vor: der sogenannte Tracheallappen wird durch eine systemische, aus der A. subclavia entspringende Arterie versorgt. GANS u. POTTS (1951) haben einen Fall beschrieben mit einer bronchial strukturierten Fistel zum Ösophagus. Extralobäre Sequestrationen können intra- oder subdiaphragmatisch lokalisiert sein (Abb. 224 a–c). Das gleichzeitige Vorkommen von intra- und extralobären Sequestrationen im gleichen Patienten ist beschrieben worden (KAFKA u. BEKO 1960; PENDSE u. Mitarb. 1972).

Assoziierte Mißbildungen

Von vielen Autoren ist eine assoziierte Zwerchfellhernie beschrieben worden (20–57% im statistischen Gut). Nicht ungewöhnlich sind gleichzeitige Ösophagusatresien und Herzmißbildungen vorhanden. Bei letzteren wird das Herz durch die Shuntbildung infolge der abnormalen Gefäßverhältnisse oft noch zusätzlich belastet (BJÖRK u. Mitarb. 1968; BUNTAIN u. Mitarb. 1977; FLIEGEL u. Mitarb. 1979; SADE u. Mitarb. 1974; SAEGESSER u. BESSON 1973; SOLIT u. Mitarb. 1965; STIJUS u. Mitarb. 1976; WALTHER 1975).

Scimitar-Syndrom

Dieses Syndrom nimmt eine Sonderstellung ein. NEILL u. Mitarb. haben 1960 diesen Namen für das Zusammentreffen einer rechtsseitigen Lungenhypoplasie mit einer Sequestration mit eigenständiger arterieller Versorgung und einem abnormalen venösen Abfluß über die V. cava inferior gegeben. Manchmal fließt das venöse Blut des Oberlappens auch über die obere Hohlvene ab. Eine Dextrokardie liegt häufig vor. Beim Scimitar-Syndrom erscheint auf dem Röntgenbild am rechten Herzrand ein konvexer Schatten, der an die türki-

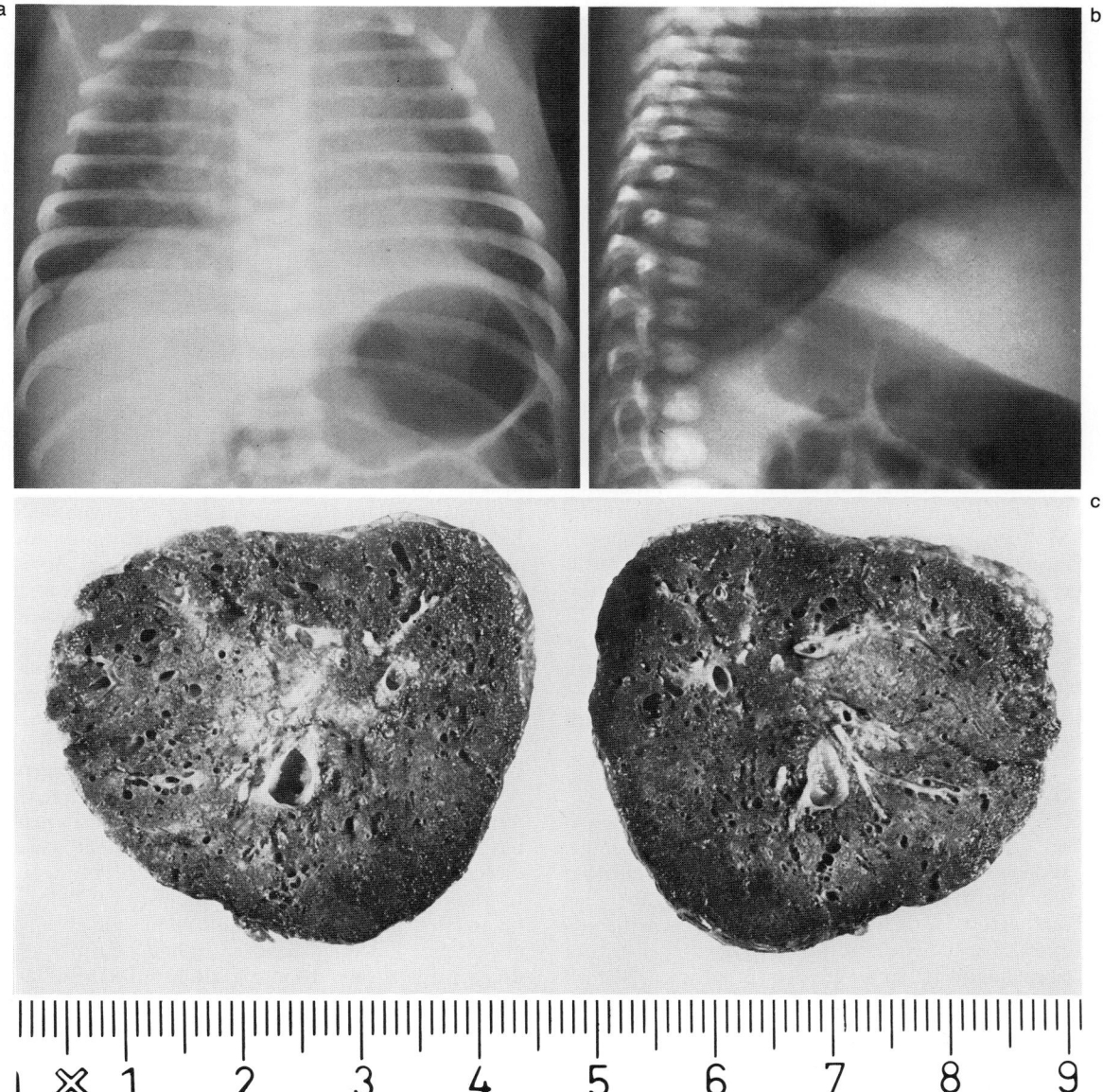

Abb. 224 a–c Intradiaphragmatische extralobäre Sequestration links bei 7 Tage altem Knaben. **a** Beachte den Schatten im paravertebralen Bereich links, schön sichtbar auf dem Niveau der Magenluftblase. **b** Auf der seitlichen Aufnahme macht die rundliche Masse eine Eindellung auf der linken Zwerchfellkuppe. **c** Resektionspräparat.

sche Waffe erinnert, doch ist dieser Befund nicht in allen Fällen erhebbar. Die am häufigsten assoziierten Herzmißbildungen sind ein persistierender Ductus Botalli, eine Fallotsche Tetralogie und eine Aortenisthmusstenose.

Embryogenese

Über die Embryogenese der Sequestrationen treffen die verschiedensten Meinungen aufeinander, und es ist nicht ausgeschlossen, daß mehrere Fehlentwicklungen an dieser Mißbildung beteiligt sind und daß die intralobären und extralobären Formen nicht dieselbe Ursache haben (BUNTAIN u. Mitarb. 1977). Wir begnügen uns hier mit einer Zusammenfassung der zuletzt erschienenen Arbeiten (BUNTAIN u. Mitarb. 1977; GERLE u. Mitarb. 1968; HEITHOFF u. Mitarb. 1976; IWAI u. Mitarb. 1973; SADE u. Mitarb. 1974).

– Für PRYCE (1946) ist der Zug der eigenständigen Arterie auf die embryonale Lungenanlage die Ursache der Sequestration.

- SMITH (1950) macht die ungenügende arterielle Blutversorgung für die parenchymatösen Veränderungen verantwortlich.
- BOYDEN (1958) glaubt, daß beim Embryo die arteriellen und parenchymatösen Mißbildungen gleichzeitig entstehen (coincidental occurens theory).
- GEBAUER u. MASON (1959) vertreten die Theorie der erworbenen Mißbildungen: Als Folge wiederholter Infektionen entwickelt sich eine kollaterale Blutversorgung einerseits und parenchymatöse Veränderungen andererseits.

Die Theorie einer gemeinsamen embryonalen Fehlentwicklung, wie sie von vielen Autoren vertreten wird, scheint uns verführerisch. Begleitmißbildungen wie bronchogene Zysten, aberrierende Gefäße, Verbindungen zum Verdauungstrakt, akzessorische Lungenlappen und Zwerchfellhernien lassen eine gemeinsame Entwicklungsstörung annehmen. In diesem Sinne könnte man alle obengenannten Malformationen unter dem Begriff »bronchopulmonäre Mißbildungen des primitiven Darmrohres« (broncho-pulmonary foregut malformation) zusammenfassen (BUNTAIN u. Mitarb. 1977; HEITHOFF u. Mitarb. 1976). Das gleichzeitige Vorkommen von intra- und extralobären Sequestrationen beim selben Patienten unterstützt diese Theorie (IWAI u. Mitarb. 1973; PENDSE u. Mitarb. 1972).

Symptome

Die Geschlechtsverteilung scheint ausgeglichen zu sein. Sequestrationen sind im Alter von einigen Wochen bis zum Erwachsenenalter beschrieben worden. Widersprüchliche Literaturangaben lassen keinen deutlichen Schluß zu, doch scheinen die extralobären Sequestrationen in der Regel frühzeitiger diagnostiziert zu werden (BUNTAIN u. Mitarb. 1977). Unser jüngster Fall wurde im Alter von 1 Woche diagnostiziert.

Solange der sequestrierte Anteil sich nicht infiziert, liegen auch keinerlei Symptome vor. Die Ausnahmen bilden die Fälle mit assoziierten Herzmißbildungen, bei denen die veränderten hämodynamischen Verhältnisse infolge eines Überangebotes aufgrund der Gefäßmißbildungen eine kardiale Dekompensation nach sich ziehen (FLIEGEL u. Mitarb. 1979; SOLIT u. Mitarb. 1965; STIJUS u. Mitarb. 1976). In vielen Fällen wird die Sequestration erst anläßlich einer wegen anderer Leiden durchgeführten Thorakotomie (Herzfehler, Ösophagusatresie, Zwerchfellmißbildung) entdeckt. Es muß aber an eine Sequestration gedacht werden, wenn rezidivierende Bronchopneumonien, manchmal mit Hämoptoe oder Empyembildung, vorliegen oder wenn entzündliche Infiltrate wiederholt im gleichen posterobasalen Segment des Unterlappens lokalisiert sind.

Zusätzliche Befunde

Röntgenuntersuchung. A.-p. und seitliche Thoraxbilder zeigen ein Infiltrat des Unterlappens, retro- oder parakardial gelegen (Abb. 225 a–c). Aufhellungen oder Verschattungen mit Luft-Flüssigkeits-Spiegeln lassen kongenitale zystische Formationen wahrscheinlich erscheinen. Die Ausführungen über den Inhalt der kongenitalen Zysten zur Zeit der Geburt im vorhergehenden Kapitel gelten auch für die Sequestrationen: Sie können Flüssigkeit enthalten, die resorbiert und durch Luft ersetzt wird, sofern eine Kommunikation mit dem Bronchialbaum besteht. Das Thoraxröntgenbild allein erlaubt aber nicht die Abtrennung der intra- oder extralobären Sequestrationen von bronchogenen Zysten oder anderen zystischen Formationen.

Das Ösophagogramm ist unerläßlich, um eventuelle Verbindungen zum Verdauungstrakt aufzudecken. Mittels *Bronchographie* läßt sich die Mißbildung genau lokalisieren. Sie zeigt eine eventuelle Kommunikation zum Bronchialsystem auf und gibt uns Aufschluß über den Aufbau des Bronchialbaums außerhalb der Sequestration, d. h. über eventuelle Deformationen infolge der Sequestration (s. Abb. 225 c). Die Angiographie ist unerläßlich, beweist sie uns doch durch das Sichtbarmachen von einer oder mehreren systemischen Arterien mittels Aortographie das Vorliegen einer Sequestration.

Der Chirurg ist dadurch in der Lage, eine Lungenresektion vorzunehmen, ohne die systemische Arterie unbemerkt zu verletzen, was für den Patienten lebensgefährlich sein kann, besonders wenn diese Arterie von der Aorta entspringt (HARRIS u. LEWIS 1940). Eine Angiographie über die Pulmonalarterien gibt nur Aufschluß, wenn gleichzeitig ein offener Ductus arteriosus besteht; dann allerdings trägt sie zur topographischen Lokalisation der arteriellen und venösen Versorgung der Sequestration bei.

GOONERATE u. CONVEY (1976) haben anhand von *Lungenszintigraphien* mit Tc^{99} in 5 Fällen eine systemische Arterie identifizieren können.

Differentialdiagnose

Sind zystische Gebilde im Bereich des posterobasalen Segments des Unterlappens vorhanden, so darf man eine kongenitale Zyste erst diagnostizieren, wenn man mit der Angiographie das Vorhandensein einer systemischen Arterie ausgeschlossen hat. Zwar sind in beiden möglichen Fällen die therapeutischen Maßnahmen dieselben, die chirurgische Technik aber ist verschieden. Auf die Unterscheidungsschwierigkeiten zwischen bronchogenen Zysten und Sequestrationen kommen wir nicht mehr zurück.

Therapie

Die Behandlung aller Sequestrationen, seien sie intra- oder extralobär, infiziert oder nicht, ist eine chirurgische. Die Operationsindikation ergibt sich

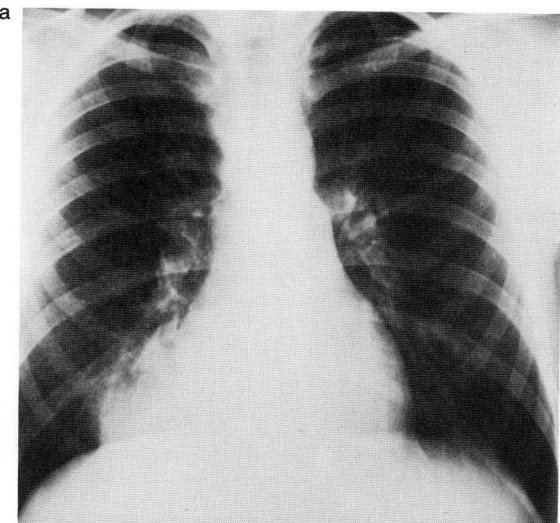
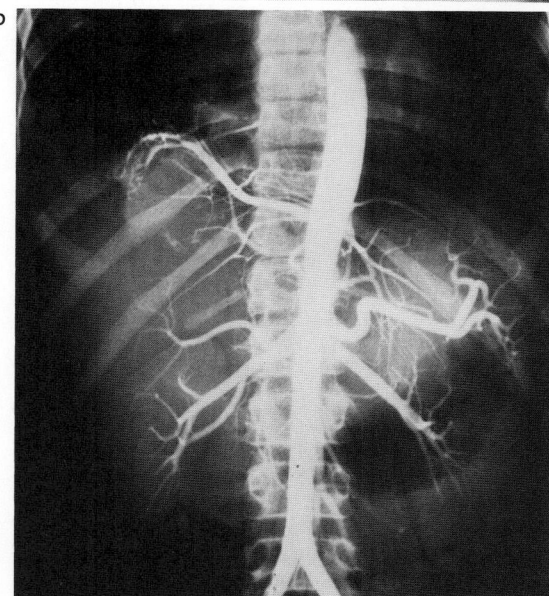
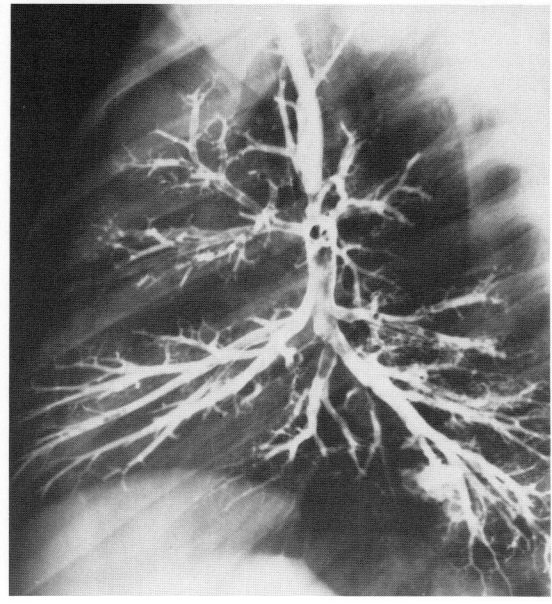

aus den lebensgefährlichen Folgen einer möglichen Infektion und der Gefahr einer Herzinsuffizienz. Selbst bei sehr jungen Kindern muß der Eingriff unverzüglich durchgeführt werden auch bei bestehenden Infektionen und Herzinsuffizienz; die postoperative Verbesserung ist spektakulär.

Bei den intralobären Sequestrationen stellt das Aufsuchen und Unterbinden der systemischen Arterie den ersten Schritt der Operation dar (JAUBERT u. Mitarb. 1973). Oft ist das Gefäß in einem fibrösen Strang eingeschlossen und schwierig zu isolieren. Dann werden die Venen aufgesucht, ligiert und durchtrennt. Sofern es die topographischen Verhältnisse erlauben, wird eine Segmentresektion angeschlossen. Meistens ist jedoch einer Lobektomie der Vorzug zu geben, besonders wenn die Sequestration infiziert ist, da in diesem Fall eine Entfernung des Lungensegments allein kontaminiertes benachbartes Gewebe zurücklassen würde. Die postoperativen Komplikationen ergeben sich aus den eröffneten peripheren Bronchioli und den undichten Lungenwundflächen.

In den vorliegenden Kapiteln haben wir bereits die gute Prognose selbst ausgedehnter Lungenresektionen beschrieben. Man sollte sich daher dazu entschließen, wenn die Art der Mißbildung und die Ausdehnung des infektiösen Prozesses es fordern.

In der Regel einfacher gestaltet sich die Resektion einer *extralobären Sequestration*, sofern sie nicht infiziert ist oder ein Empyem besteht. Der Unterbindung der Gefäße schließt sich eine vorsichtige Dissektion des akzessorischen Lungenlappens an, um eventuell bestehende Verbindungen mit dem Bronchialbaum oder dem Verdauungstrakt nicht zu übersehen. Wir erachten es als sehr wichtig, die Arterien und Venen genauestens darzustellen, da es nur anhand der Gefäße möglich ist, die Sequestration von den bronchogenen Zysten abzutrennen, falls eine solche Unterscheidung wirklich existiert.

Der Pathologe kann sich zur Bestätigung der Diagnose auf die histologische Untersuchung nicht verlassen (GRAY u. SKANDALAKIS 1972), der anatomische Untersuchungsbefund wird nur auf dem Operationstisch erhoben.

Zusammenfassend stellen wir fest, daß die Lungensequestration eine gefährliche Mißbildung ist. Unbehandelt bedeutet sie für den Patienten eine ständige infektiöse, respiratorische oder kardiale Bedrohung. Die chirurgische Behandlung verlangt eine vollständige präoperative Abklärung. Von ei-

Abb. 225 a–c Abszedierte intralobäre Sequestration im rechten Unterlappen bei einem 11jährigen Knaben. **a** Rezidivierendes parakardiales Infiltrat rechts. **b** Darstellung einer aus der Aorta abdominalis entspringenden Arterie. **c** Die Bronchographie zeigt Zystenbildungen im posterolateralen Segment mit Verdrängung der Bronchien.

nem erfahrenen Chirurgen ausgeführt, stellt die Resektion ein verschwindend kleines Risiko dar, und der postoperative Verlauf ist zufriedenstellend, sofern der betroffene Lungenabschnitt in toto entfernt wurde und keine unbehandelbaren Begleitmißbildungen vorliegen.

Beim Fehlen von infektiösen Erscheinungen sollte man anläßlich des Eingriffs nicht zögern, gleichzeitig die Herzmißbildungen operativ zu korrigieren.

Literatur

Bertin, P., D. Pellerin: Séquestration pulmonaire extra-lobaire et hernie diaphragmatique congénitale postéro-latérale gauche chez un nourrisson de 6 mois. Ann. Chir. infant. 15 (1974) 457

Björk, L., G. Dahlström, A. Hall'en: Pulmonary sequestration. Scand. J. Resp. Dis. 49 (1968) 15

Boyd, G.: Intralobar pulmonary sequestration. Dis. Chest. 24 (1953) 604

Boyden, E. A.: Bronchogenic cysts and the theory of intralobar sequestration: new embryologic data. J. thorac. Surg. 35 (1958) 604

Boyden, E. A., A. H. Bill, S. A. Creighton: Presumptive origin of a left lower accessory lung from an oesophageal diverticulum. Surgery 52 (1962) 323

Buntain, W. L., M. M. Woolley u. Mitarb.: Pulmonary sequestration in children: a twenty-five year experience. Surgery 81 (1977) 413

Carter, R.: Pulmonary sequestration (collective review). Ann. thorac. Surg. 7 (1969) 66

Cole, F. H., F. H. Alley, R. S. Jones: Aberrant systemic arteries to the lower lungs. Surg. Gynecol. Obstet. 93 (1951) 589

Demos, N. J., A. Teresi: Congenital lung malformations. A unified concept and a case report. J. thorac. cardiovasc. Surg. 70 (1975) 260

Farnsworth, A. E., J. L. Ankeney: The spectrum of the scimitar syndrome. J. thorac. cardiovasc. Surg. 68 (1974) 37

Fliegel, C. P., M Rutishauser, E. Gradel: Pulmonary sequestrations with large blood flow, simulating and complicating congenital heart disease. Ann. Radiol. 22 (1979) 228

Gallagher, P. G., J. P. Lynch, H. J. Christian: Intralobar bronchopulmonary sequestration of the lung: Report of two cases and review of the literature. New Engl. J. Med. 257 (1957) 643

Gans, S. L., W. J. Potts: Anomalous lobe of lung arising from the esophagus. J. thorac. Surg. 21 (1951) 313

Gebauer, P. W., C. B. Mason: Intralobar pulmonary sequestration associated with anomalous pulmonary vessels: a nonentity. Dis. Chest. 30 (1959) 282

Genton, N., C. Bozic: A propos du diagnostic des duplications intrathoraciques de l'enfant. Helv. chir. Acta 40 (1973) 735

Gerle, R. D., A. Jaretzki, A. Ashley u. Mitarb.: Congenital bronchopulmonary-foregut malformation. New Engl. J. Med. 278 (1968) 1413

Gooneratne, N., J. J. Conway: Radionuclide angiographic diagnosis of bronchopulmonary sequestration. J. nucl. Med. 17 (1976) 1035

Gray, S. W., J. E. Skandalakis: Cystic duplications of the trachea and bronchi. Sequestration of the lung, In: Embryology for Surgeons. W. B. Saunders, Philadelphia 1972

Greshuchna, D.: Operative Behandlung der intralobären pulmonalen Sequestration. Thoraxchirurgie 23 (1975) 222

Halasz, N. A., G. E. Lindskog, A. A. Liebow: Esophageal fistula and bronchopulmonary sequestration. Ann. Surg. 155 (1962) 215

Harris, H. H., J. Lewis: Anomalies of the lung with special reference to the dangers of abnormal vessels in lobectomy. J. thorac. Surg. 6 (1940) 666

Hartl, H.: Die Lungensequestration und ihre Komplikationen im Kindesalter. Z. Kinderchir. 10 (1971) 30

Heithoff, K. B., S. M. Sane u. Mitarb.: Bronchopulmonary foregut malformations. Amer. J. Roentgenol. 126 (1976) 46

Holstein, P., E. Hjelms: Bronchopulmonary sequestration. J. thorac. cardiovasc. Surg. 65 (1973) 462

Huber, J. J.: Observations aliquot de arteria singulari pulmoni concessa. Acta Helvet. 8 (1777) 85

Iwai, K., G. Shindo, H. Hajikano u. Mitarb.: Intralobar pulmonary sequestration with special reference to developmental pathology. Amer. Rev. resp. Dis. 107 (1973) 911

Jaubert de Beaujeu, M., A. Chavrier, G. Korkmaz: Séquestrations pulmonaires chez l'enfant. Réflexions à propos de 10 observations. Ann. Chir. infant. 14 (1973) 341

Jona, J. Z., J. G. Raffensperger: Total sequestration of the right lung. J. thorac. cardiovasc. Surg. 69 (1975) 361

Jug, K. L., K. Amplatz, P. Adams, R. C. Anderson: Anomalies of great vessels associated with lung hypoplasia. The scimitar syndrome. Amer. J. Dis. Child. 111 (1966) 35

Kafka, W., V. Beko: Simultaneous intra- and extrapulmonary sequestration. Amer. J. Dis. Childh. 35 (1960) 51

Karp, W.: Bilateral sequestration of the lung. Amer. J. Roentgenol. 128 (1977) 513

Khalil, K. G., J. W. Kilman: Pulmonary sequestration. J. thorac. cardiovasc. Surg. 70 (1975) 928

Lebrigand, H., R. Hourtcule, M. Merlier u. Mitarb.: Sequestrations pulmonaires et artères anormales. Poumon 10 (1954) 427

Louw, J. H., S. Chywes: Extralobar pulmonary sequestration communicating with oesophagus and associated with strangulated congenital diaphragmatic hernia. Brit. J. Surg. 50 (1962) 102

Mathey, J., J. J. Galey, Y. Logeais u. Mitarb.: Anomalous pulmonary venous return into inferior vena cava and associated bronchovascular anomalies (the scimitar syndrome). Report of three cases and review of the literature. Thorax 23 (1968) 398

Neill, C. A., C. Ferencz, D. C. Sariston, H. Sheldon: The familial occurence of hypoplastic right lung with systemic arterial blood supply and venous drainage (scimitar syndrome). Bull. Johns Hopk. Hosp. 107 (1960) 1

de Paredes, C. D., W. S. Pierce, D. G. Johnson u. Mitarb.: Pulmonary sequestration in infants and children: a 20year experience and review of the literature. J. Pediat. Surg. 5 (1970) 136

Pendse, P., J. Alexander, M. Khademi, D. B. Groff: Pulmonary sequestration. Coexisting classic intralobar and extralobar types in a child. J. thorac. cardiovasc. Surg. 64 (1972) 127

Potter, E. L.: Pathology of the Fetus and the Newborn. Yearbook Medical Publishers, Chicago 1952 (S. 574)

Pryce, D. M.: Lower accessory pulmonary artery with intralobar sequestration of lung. A report of 7 cases. J. Pathol. 58 (1946) 457

Sade, R. M., M. Clouse, F. H. Ellis jr.: The spectrum of pulmonary sequestration. Ann. thorac. Surg. 18 (1974) 644

Saegesser, F., A. Besson: Extralobar and intralobar pulmonary sequestrations of the upper and lower lobes. Chest 63 (1973) 69

Smith, R. A.: Theory of origin of intralobar sequestration. Thorax 11 (1956) 10

Solit, R. W., W. Fraimow, S. Wallace: The effect of intralobar pulmonary sequestration on cardiac output. J. thorac. cardiovasc. Surg. 49 (1965) 844

Stijns, M., S. Gosseye u. Mitarb.: Séquestration intralobaire causant une défaillance cardiaque chez le nouveau-né. Arch. franç. Pédiat. 33 (1976) 83

Takahashi, M., M. Ohno, K. Mihara u. Mitarb.: Intralobar pulmonary sequestration with special emphasis on bronchial communication. Radiology 114 (1975) 543

Telander, R. L., C Lennox, W. Sieber: Sequestration of the lung in children. Mayo Clin. Proc. 51 (1976) 578

Tovar, J., M. I. Benavent: Diaphragmatic hernia associated with double pulmonary sequestration. J. Pediat. Surg. 14 (1979) 604

Turk, L., G. I. Lindskog: Importance of angiographic diagnosis in intralobar pulmonary sequestration. J. thorac. cardiovasc. Surg. 41 (1961) 298

Vazquez-Perez, J., P. Frontera, J. M. Caffarena: Syndrome du cimeterre de l'enfant. Arch. franç. Pédiat. 34 (1977) 219

Walther, A.: Ungewöhnlicher radiologischer Befund bei rechtsseitiger Zwerchfellhernie und Sequestration des rechten Lungenunterlappens. Z. Kinderchir. 16 (1975) 97

White, J. J., J. S. Donahoo u. Mitarb.: Cardiovascular and respiratory manifestations of pulmonary sequestration in childhood. Ann. thorac. Surg. 18 (1974) 286

Wolf, G., H. W. Hayek: Zur Problematik eines Lungensequesters im Säuglingsalter. Radiol. clin. biol. 40 (1971) 325

Zumbro, G. L., D. C. Green, W. Brott u. Mitarb.: Pulmonary sequestration with spontaneous intrapleural hemorrhage. J. thorac. cardiovasc. Surg. 68 (1974) 673

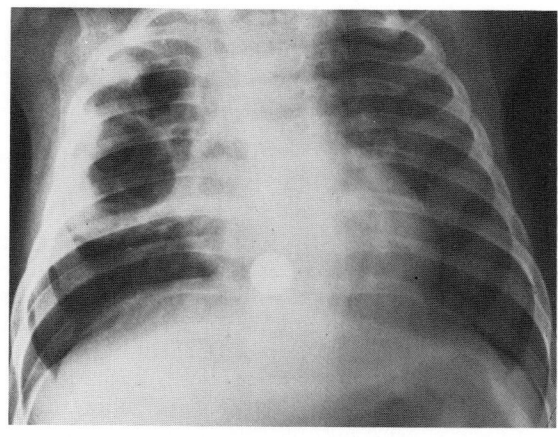

Abb. **226** Mehrkammeriger metastatischer Lungenabszeß bei eitriger Osteomyelitis des rechten Humerus (3½ Monate alter Säugling). Rasche Heilung auf Antibiotika.

Lungenabszeß und Fremdkörperaspiration

G. KAISER

Lungenabszeß. Lokale eitrige Einschmelzungen in der Lunge werden als Lungenabszeß bezeichnet. Diese sind oftmals solitär. Beim primären Lungenabszeß ist im Gegensatz zu den sekundären Formen keine zugrundeliegende Affektion faßbar (MARK u. TURNER 1968). Bei den Pneumonien kann zwischen primär-abszedierenden Formen und Sekundärabszedierungen, die sowohl para- als auch postpneumonisch auftreten, unterschieden werden (WEINGÄRTNER 1967).

Wegen der Vielfalt der Entstehungswege stellt der Lungenabszeß kein einheitliches Krankheitsbild dar.

Fremdkörperaspiration. Die Aspiration von Fremdkörpern aller Art ist im Kindesalter keine seltene Erscheinung. Dabei handelt es sich in 80–90% der Fälle um Kleinkinder im 2. und 3. Lebensjahr; aber auch ältere Säuglinge und Kinder im Kindergarten- und Schulalter kommen in Betracht.

Ätiologie und Pathogenese

Ätiologie und Pathogenese des Lungenabszesses

Lungenabszesse entstehen wie folgt:
- Durch Aspiration körpereigener Substanzen oder von Fremdkörpern. Dabei ist die Aspiration körpereigener Substanzen an gewisse Voraussetzungen geknüpft: Schluckbehinderung bei Speiseröhrenaffektionen, ORL-Erkrankungen und Eingriffe, medikamentös, traumatisch oder aus anderen Gründen verursachte Bewußtseinstrübung (WELCH 1979).
- Durch eitrige Einschmelzungen pneumonischer Infiltrate. Dies gilt im besonderen Maße für Staphylokokken – und für nosokomiale, d. h. im Krankenhaus erworbene, vor allem gramnegative Infektionen; auch Pilze und Parasiten kommen ursächlich in Betracht (GERBEAUX u. Mitarb. 1975; WELCH 1979).
- Hämatogen bei Sepsis oder Bakteriämie (z. B. Katheterinfektionen oder im Rahmen einer akuten hämatogenen Osteomyelitis) (Abb. **226**).
- Auf dem Boden einer angeborenen Mißbildung, eines Immundefektes, eines Thoraxtraumas oder einer längerwährenden Erkrankung als terminales Ereignis (MARK u. TURNER 1968).

Je nach Ätiopathogenese finden sich verschiedene Erreger, unter den bakteriellen überwiegen hämolysierende Staphylokokken, gramnegative Keime oder eine Mischflora (MARK u. TURNER 1968).

Entstehung und Formen von Fremdkörperaspiration

Eine Aspiration kommt durch eine unerwartete plötzliche Inspiration zustande, z. B. zufolge Erschreckens, welche den normalen Schluckakt durchkreuzt. Beim Kleinstkind handelt es sich theoretisch um alle Gegenstände, die es in den Mund nimmt oder die in der Nahrung enthalten sind (LUESCHER 1948). Die Lokalisation des aspirierten Fremdkörpers oder körpereigener Substanzen hängt u. a. auch von der Lage des Kindes im Augenblick der Aspiration ab (GERBEAUX u. Mitarb. 1975). Unter den Fremdkörpern pflanzlicher Herkunft stehen Erdnüsse im Vordergrund. Wegen ihrer glatten Oberfläche gleiten sie leicht, und ihr Kaliber ist gerade so groß, daß sie bei einer forcierten Inspiration die Stimmritze passieren. In ländlichen Gegenden aspirieren Kinder gelegentlich in den Mund genommene Bestandteile von

Gräsern. Neben metallischen Fremdkörpern kommen vor allem Gegenstände aus plastischen Materialien, wie sie häufig in der Spielwarenindustrie verwendet werden, in Betracht.

Pathologische Anatomie und Physiologie

Sonderformen von Lungenabszedierung

Die pathologische Anatomie und Physiologie des Lungenabszesses ist hinreichend bekannt. Unter den abszedierenden Pneumonien verdienen jedoch diejenigen als Folge gramnegativer Keime wegen ihrer zunehmenden klinischen Bedeutung eine besondere Beachtung (GERBEAUX u. Mitarb. 1975). Hier ist besonders die Klebsiellapneumonie zu erwähnen, wo sich mitunter eine Nekrose eines Lappens oder gar eines Lungenflügels einstellen kann, die eine entsprechende Resektion erfordert (WELCH 1979).
Bei der Aspiration körpereigener Substanzen nimmt diejenige von Magensaft eine Sonderstellung ein (sog. Mendelson-Syndrom) (MENDELSON u. CURTIS 1946). Ihre oftmals unbemerkt verlaufende, rezidivierende Form beim kindlichen gastroösophagealen Reflux hat noch nicht überall die erforderliche Aufmerksamkeit gefunden.

Auswirkungen einer Fremdkörperaspiration

Diese hängen von folgenden Faktoren ab: Größe und Form des Fremdkörpers, Art desselben (Fremdkörper aus Metall, Kunststoff oder Mineralien sind inert im Gegensatz zu vegetabilischen und animalischen, die quellen und Bakterien enthalten), initiale und definitive Lokalisationen des Fremdkörpers und Alter des Kindes.
Sehr große Fremdkörper bleiben im Kehlkopf stecken und können zufolge Erstickung und Schock zum sog. Bolustod führen. Die Mehrzahl der Fremdkörper gelangt jedoch ins Bronchialsystem und wegen des steileren Abgangs des rechten Hauptbronchus in $^2/_3$–$^4/_5$ der Fälle in den rechten Bronchialbaum. Je nach Form des Fremdkörpers und einer allfälligen Volumenzunahme desselben und je nach Reaktion der Bronchialwand resultiert eine unterschiedliche Belüftungsstörung des betroffenen Lungenabschnitts und in jedem Fall eine Sekretverhaltung. Bei unvollständigem Verschluß des Lumens stellt sich ein Emphysem, bei totaler Verlegung eine Atelektase des abhängigen Lungenbezirks ein. Diese Belüftungsstörungen können durch zahlreiche entzündliche Komplikationen überlagert werden: eitrige Bronchitis, Bronchopneumonie, Lungenabszeß und/oder Bronchialstriktur auf Höhe des Fremdkörpers und Bronchiektasen distal davon.
Gelegentlich bleibt ein Fremdkörper mobil und wird durch den Atemstrom in der Trachea hin und her bewegt, wodurch ein sog. »Floppgeräusch« entsteht (LUESCHER 1948).
Am Ort des festsitzenden Fremdkörpers entstehen reaktiv entzündliche Granulationen, die mitunter denselben überwuchern können, so daß er nicht ohne weiteres erkannt wird (z. B. Fischgräte und andere Fremdkörper in der Nahrung).

Symptome

Klinische Zeichen beim Lungenabszeß

Je nach Pathogenese imponiert ein Lungenabszeß als selbständiges Krankheitsbild, das sich an ein auslösendes Ereignis, z. B. an eine Aspiration körpereigener Substanzen, anschließt. Oder die durch einen Lungenabszeß komplizierte Grundkrankheit erfährt eine Verzögerung und eine Verschlechterung.
Entsprechend ist unabhängig vom klinischen Bild bei zutreffender Vorgeschichte immer an die Möglichkeit der Entstehung eines Lungenabszesses zu denken und danach zu fahnden. Fieber, Inappetenz, allgemeines Krankheitsgefühl und Husten stellen regelmäßige Krankheitszeichen dar (MARK u. TURNER 1968), aber auch Schüttelfrost, Benommenheit, Kreislaufkollaps, Dyspnoe, Zyanose und eitriger Auswurf können darauf hinweisen. Die Diagnose kann jedoch in der Regel erst aus dem radiologischen Verlauf gestellt werden. Bei der radiologischen Differentialdiagnose eines Lungenabszesses muß eine zystische Mißbildung der Lunge oder des Mediastinums oder ein Pyopneumothorax oder eine infizierte Pneumatozele in Betracht gezogen werden.

Krankheitsverlauf nach Fremdkörperaspiration

Bei jeder unklaren Atemwegs- und Lungenerkrankung im Kleinkindesalter muß an eine Fremdkörperaspiration gedacht und anamnestisch nach einem Aspirationsereignis gefahndet werden. Der Krankheitsablauf nach Fremdkörperaspiration kann in drei Phasen unterteilt werden:
– Initiale Phase,
– Latenzzeit und
– Phase der Komplikationen.
Initial, d. h. im Moment der Aspiration und unmittelbar daran anschließend, können je nach Fremdkörper lebensbedrohliche Symptome beobachtet werden analog einem Erstickungsanfall (Zyanose, Atemnot, anfallsweiser krampfartiger Husten und andere). Die Symptome und Beschwerden z. B. in Form eines Hustenreizes und Erstickungsgefühls können so kurz oder auch derart diskret sein, daß sie der Beobachtung entgehen. Mit dem Tiefertreten des Fremdkörpers über die Bifurkation hinaus nehmen die Hustenanfälle ab wegen der geringeren Empfindlichkeit der Bronchialschleimhaut nach der Peripherie hin. Sobald der Fremdkörper festsitzt, kann daher der Husten ganz sistieren.
Während einer unterschiedlich langen Latenzzeit fehlen jegliche Krankheitszeichen, oder sie sind derart unspezifisch, daß sie keine Beachtung finden. Die Flüchtigkeit der initialen Phase und die geringe Symptomatik im Stadium der Latenzzeit erklären, weshalb die Möglichkeit einer stattge-

habten Fremdkörperaspiration entweder vergessen oder überhaupt nicht erwogen wird.

In der Phase der Komplikation finden sich neben den Symptomen einer Belüftungsstörung und Sekretverhaltung, die bei sorgfältiger inkl. radiologischer Untersuchung unter Umständen bereits von Anfang an faßbar sind, auch solche allfälliger entzündlicher Komplikationen. Inerte und sehr kleine Fremdkörper können allerdings jahrelang unbemerkt im Bronchialsystem liegenbleiben.

Klinisch kann eine stridoröse oder asthmoide Atmung beobachtet werden. Die physikalische Untersuchung ergibt in der Regel einseitige und oftmals rechts liegende Befunde wie Nebengeräusche als Folge der Sekretverhaltung, einer Bronchitis oder von Bronchiektasen, ferner eine Dämpfung oder einen hypersonoren Klopfschall bei der Perkussion oder ein abgeschwächtes Vesikuläratmen oder ein Bronchialatmen bei der Auskultation je nach der vorliegenden Läsion (Atelektase, Bronchopneumonie, Emphysem). Im Gegensatz zu den Belüftungsstörungen können die entzündlichen Komplikationen im besonderen Maß als selbständige Krankheitsentität mißdeutet werden (Bronchopneumonie, Lungenabszeß).

Untersuchungen und Differentialdiagnose

Röntgenuntersuchungen beim Lungenabszeß

Initial imponiert ein Lungenabszeß als rundliches Lungeninfiltrat, der typische Aspekt einer luftgefüllten Höhle mit einem Flüssigkeitsspiegel kommt erst bei Anschluß an den Bronchialbaum zustande (Abb. 227). Typischerweise findet sich im akuten Stadium eine saumförmige, unregelmäßige Infiltration um die Aufhellungszone herum. Im chronischen Stadium wird entsprechend der Abszeßmembran eine dickwandige Begrenzung abgebildet.

Röntgenbefunde und Endoskopie bei Fremdkörperaspiration

Bei Verdacht auf Fremdkörperaspiration müssen unbedingt Thoraxaufnahmen im Inspirium und Exspirium sowie in 2 Ebenen angefertigt werden, die im Gegensatz zur klinischen Untersuchung den Fremdkörper darstellen oder, was viel häufiger der Fall ist, eine Belüftungsstörung aufzeigen: obstruktives Lungenemphysem eines Lungenflügels oder von Teilen davon resp. umschriebene oder ausgedehnte Atelektase. Diese Belüftungsstörungen, vor allem die umschriebenen, werden im Exspirium besser dargestellt (GERBEAUX u. Mitarb. 1975) und/oder geben sich unter Umständen indirekt zu erkennen: Verlagerung des Mediastinums nach der Gegenseite beim Lungenemphysem, Verziehung zur erkrankten Seite bei einer Atelektase.

Hilft die radiologische Untersuchung nicht weiter, dann ist beim geringsten Verdacht die Indikation zur Tracheobronchoskopie aus diagnostischen Gründen gegeben. Einzig kleine Fremdkörper in

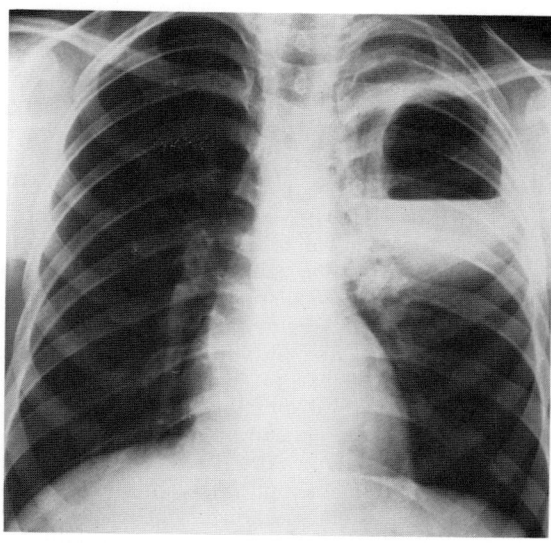

Abb. 227 Großer, wandständiger postpneumonischer Lungenabszeß im linken Oberlappen (11jähriger Knabe).

der Peripherie oder solche im Oberlappenbronchus können dabei der Sicht eines starren Instrumentes entgehen (LUESCHER 1948).

Differentialdiagnose des Lungenabszesses und der Fremdkörperaspiration

Bei beiden Erkrankungen kommen sowohl vom klinischen als auch vom radiologischen Standpunkt differentialdiagnostisch zahlreiche Affektionen in Betracht, deren Aufzählung den Rahmen dieses Kapitels sprengt. Bei der radiologischen Differentialdiagnose eines Lungenabszesses muß eine zystische Mißbildung der Lunge oder des Mediastinums oder ein Pyopneumothorax oder eine infizierte Pneumatozele in Betracht gezogen werden. Die klinische Differentialdiagnose eines Fremdkörpers erstreckt sich vom Ösophagusfremdkörper (GERBEAUX u. Mitarb. 1975) über einen Stridor diverser Ursache und ein Asthma bronchiale bis zur Epiglottitis und zum akuten infektiösen Krupp (Pseudokrupp).

Therapie

Konservative Behandlung des Lungenabszesses

Bei jedem Lungenabszeß ist zunächst eine interne Behandlung mit hohen Dosen von antibiotischen Mitteln angezeigt. Die Antibiotika müssen nach Möglichkeit gezielt, in hoher Dosierung und in den ersten 2–4 Wochen intravenös verabreicht werden (WELCH 1979). Zusätzlich sind physiotherapeutische Maßnahmen zur Sekretdrainage erforderlich.

Operative Verfahren der Lungenabszeßbehandlung

Zeigt der Abszeß nach 4–6 Wochen keine Tendenz zur Rückbildung oder verschlimmert sich der Allgemeinzustand des Patienten, so ist ein aktiveres Vorgehen zu diskutieren. Beim chronischen Lungenabszeß – in der Regel 2–3 Monate nach Erkrankungsbeginn – findet sich eine dicke Membran, und die Höhle ist vom Bronchus aus epithelisiert. Da in diesem Fall eine spontane Rückbildung nicht mehr eintritt und zahlreiche Komplikationen drohen (WELCH 1979), ist die Resektion der befallenen Lungenpartie angezeigt.

Die früher üblichen Verfahren zur Behandlung subakuter Lungenabszesse, die auf eine konservative Therapie nicht ansprachen, wie Saugdrainage nach Monaldi oder Pneumotomie, haben an Bedeutung verloren. Als Alternative bietet sich die wiederholte Bronchoskopie an, womit die Abszeßhöhle mit Hilfe eines Katheters abgesaugt oder drainiert werden kann (sog. transbronchiale Katheterisierung) (CONNOR 1975; GROSS u. RAPKIN 1974).

Endoskopische Fremdkörperextraktion

Bei jeder Fremdkörperaspiration ist eine Tracheobronchoskopie in Narkose zur Feststellung des Sitzes des Fremdkörpers und zu seiner Extraktion angezeigt. Letztere gelingt dem geübten Bronchoskopiker, der über das geeignete Instrumentarium verfügt, in frischen Fällen in der Regel ohne besondere Schwierigkeiten. Je nach Größe und Konsistenz des Fremdkörpers eignet sich hierzu eine Faßzange oder ein Saugrohr. Kleinere Bröckel können auch nach Spülung mit physiologischer Kochsalzlösung abgesogen werden.

Zur Mobilisierung eines bereits festsitzenden oder schwer faßbaren Fremdkörpers kann ein Extraktionsversuch mit einem Fogarty-Ballonkatheter, wie er zur Embolektomie verwendet wird, erfolgreich sein (JOHNSON 1979; SAW u. Mitarb. 1979). Dieser wird seitlich am Fremdkörper vorbei nach distal vorgeschoben, ein Ballon gefüllt und vorsichtig zurückgezogen, wobei er den Fremdkörper vor sich her schiebt.

Indikation zu operativen Eingriffen nach Fremdkörperaspiration

Gelingt ausnahmsweise die endoskopische Entfernung des Fremdkörpers auch bei wiederholtem Versuch nicht, so kommt eine Bronchotomie in Frage; allerdings nur, wenn es sich um einen in einem größeren Bronchus eingeklemmten Fremdkörper handelt. In der Regel ist eine herkömmliche Resektion vorzuziehen (HARTL 1973). Das gleiche gilt auch für bereits irreversible Lungenschäden wie umschriebene Bronchiektasen oder Bronchialstenose, Lungenabszeß und länger bestehende Atelektasen.

Prognose

Resultate der konservativen und operativen Lungenabszeßbehandlung

Dank der antibiotischen Behandlung sind die Aussichten beim Lungenabszeß gegenüber früher wesentlich günstiger. In der Mehrzahl der Fälle gelingt es durch diese Behandlung allein, selbst multiple embolisch entstandene Herde zur Abheilung zu bringen.

In einem Kollektiv medikamentös nicht beeinflußbarer Lungenabszesse kann ein Drittel der Patienten durch eine transthorakale oder eine transbronchiale Drainage geheilt werden, während bei zwei Dritteln eine Segment- oder Lappenresektion erforderlich ist (WELCH 1979). Im letztgenannten Fall ist die Prognose abgesehen von dem damit verbundenen Verlust an Lungengewebe günstig.

Ausgang nach behandelter Fremdkörperaspiration

In mehr als 90% der Fälle gelingt es, endoskopisch den Fremdkörper zu entfernen. Schwere Defektheilung oder festsitzende und peripher liegende Fremdkörper, die eine Lungenresektion erfordern, sind eine Ausnahme. Die Prognose ist in jedem Fall günstig. Eine Prophylaxe beschränkt sich auf die Aufklärung der Eltern bezüglich der besonderen Gefährdung von Säuglingen und Kleinkindern.

Literatur

Connor, J. P.: Transbronchial catheterisation of pulmonary abscesses. Ann. thorac. Surg. 19 (1975) 254

Gerbeaux, J., J. Couvreur, G. Tournier: Pathologie réspiratoire de l'enfant. Flammarion médecine – Sciences (Paris 1979)

Gross, D. B., R. H. Rapkin: Primary lung abscess in childhood. J. med. Soc. N. J. 71 (1974) 649

Hartl, H.: Lungenchirurgie im frühen Kindesalter. Z. Kinderchir. 12 (1973) 425

Johnson, D. G.: Endoscopy. In: Pediatric Surgery, 3. Aufl., Bd. I, hrsg. von M. M. Ravitch, K. J. Welch, C. D. Benson, E. Aberdeen, J. G. Randolph. Yearbook Medical Publishers, London 1979

Luescher, E.: Kurze Klinik der Ohren-, Nasen- und Halskrankheiten. Schwabe, Basel 1948

Mark, P. H., A. P. Turner: Lung abscess in childhood. Thorax 23 (1968) 216

Mendelson, M., L. Curtis: Aspiration of stomach content in the lungs during obstetric anesthesia. Amer. J. Obstet. Gynecol. 52 (1946) 191

Saw, H. S., A. Ganendran, K. Somasundaran: Fogartycatheter Extraction of Foreign Bodies from Tracheobronchial Trees of small children. J. thorac. cardiovasc. Surg. 77 (1979) 240

Weingaertner, L.: Lungenabszedierungen bei Kindern. Münch. med. Wschr. 24 (1967) 289

Welch, K. J.: Lung abscess. In: Pediatric Surgery, 3. Aufl., Bd. I, hrsg. von M. M. Ravitch, K. J. Welch, C. B. Benson, E. Aberdeen, J. G. Randolph. Yearbook Medical Publishers, London 1979

Pneumopathia bullosa und Staphylokokkenpneumonie

G. Kaiser

Unter Pneumopathia bullosa versteht man blasenförmige, lufthaltige Gebilde, die man auch als Pneumatozelen bezeichnet. Diese treten vorzugsweise im Gefolge einer Staphylokokkenpneumonie auf.

Vorkommen

Pneumatozelen können in jeder Altersgruppe und bei verschiedenen Pneumonieformen beobachtet werden. Sie stellen jedoch eine charakteristische Komplikation der Staphylokokkenpneumonie dar und kommen unter anderem deswegen vor allem im Säuglingsalter vor. In größeren Serien beträgt der Anteil der durch eine Pneumopathia bullosa komplizierten Fälle $1/6-1/3$ (Ionescu 1978; Mowlem u. Cross 1966). In einem Kollektiv kindlicher pleuropulmonaler Eiterungen sind 85% durch Staphylokokken bedingt (Ionescu 1978).

Pathogenese

Grundkrankheit

Die Staphylokokkenpneumonie ist durch folgende Eigenschaften charakterisiert: Durch eine vorausgegangene Virusinfektion oder durch eine alters- oder krankheitsbedingte Resistenzverminderung (junge Säuglinge, alte Menschen) wird den ubiquitär vorhandenen Staphylokokken der Weg zum Angehen einer Pneumonie geöffnet; dabei darf die Rolle der Erwachsenen-Staphylokokkenträger (Spitalpersonal und andere) nicht unterschätzt werden (Mowlem u. Cross 1966). Die hohe Komplikationsrate dieser Pneumonieform ergibt sich aus der frühzeitigen, eitrigen Einschmelzung der Entzündungsherde mit entsprechend raschem Fortschreiten in die Nachbarschaft. So kommt es in ca. 70% zu Empyemen und in fallender Frequenz zu Pyopneumothorax, Pneumopathia bullosa, Pneumothorax und Lungenabszeß. Diese Komplikationen werden einzeln oder in Kombination beobachtet, und die Sequenz ihres Auftretens ist von Fall zu Fall verschieden. In ca. 10% der Fälle sind beide Lungenflügel betroffen. Aus einem Pneumothorax oder einer Pneumatozele kann innerhalb Kürze ein Spannungszustand resultieren. Diese Angaben illustrieren, daß die Staphylokokkenpneumonie kurzfristig einen lebensbedrohlichen Verlauf nehmen kann und daß die Mortalität heute immer noch um 7–8% liegt (Hartl 1971; Ionescu 1978; Ravitch 1979).

Die Pneumopathia bullosa stellt demnach nur einen Teilaspekt der Staphylokokkenpneumonie dar und darf in der Regel nicht für sich isoliert betrachtet werden.

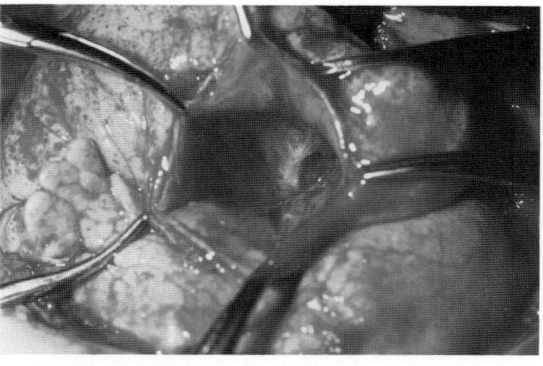

Abb. 228 3 Monate alter Säugling. Operationssitus einer großen, eröffneten Pneumatozele mit feinen Verbindungen zum Bronchialsystem.

Zeitpunkt und Mechanismus der Entstehung der Pneumopathia bullosa

Pneumatozelen können jederzeit im Verlauf einer Pneumonie radiologisch und klinisch faßbar werden, d. h. auch gleich zu Beginn oder auch spät nach abgeheilter Pneumonie, wenn das Kind unter Umständen schon aus der Spitalbehandlung entlassen ist. Oftmals liegen mehrere Pneumatozelen gleichzeitig oder nachfolgend vor.

Über ihren Entstehungsmechanismus besteht keine Einigkeit:
- Zufolge einer fortschreitenden Nekrose und Elastizitätsverlusts des umgebenden Lungenparenchyms kommt es zur Pneumatozelenbildung (Kuffer u. Duc 1966).
- Der Luftaustritt ins Lungengewebe erfolgt durch ein entzündlich entstandenes Leck in der Bronchialwand (Ravitch 1979).

In beiden Fällen besteht unter Umständen an der Verbindungsstelle der Höhle mit dem Bronchialsystem ein Ventilmechanismus, der es erklärt, weshalb ein Teil dieser Zelen sehr rasch an Größe zunimmt und schließlich platzt oder zu Verdrängungserscheinungen führen kann. In situ erkennt man in der Regel einen oder mehrere feine, die Pneumatozele drainierende Bronchien, so daß die häufig beobachtete Spontanheilung durch eine Verlegung mit nachfolgender Resorption der Luft zustande kommen kann (Abb. 228). Diese hypothetischen Annahmen erklären jedoch den oftmals eigenwilligen Spontanverlauf der Pneumopathia bullosa nicht restlos.

Verlauf

Eine Pneumopathia bullosa wird klinisch nur faßbar, wenn eine der zahlreichen möglichen Komplikationen derselben auftritt. Sonst handelt es sich um eine radiologische Diagnose, die bei Verlaufskontrollen im Rahmen einer Staphylokokkenpneumonie gestellt wird.

Bei der Thoraxaufnahme (Abb. 229a u. b) kommen eine oder mehrere zirkuläre oder oväläre Auf-

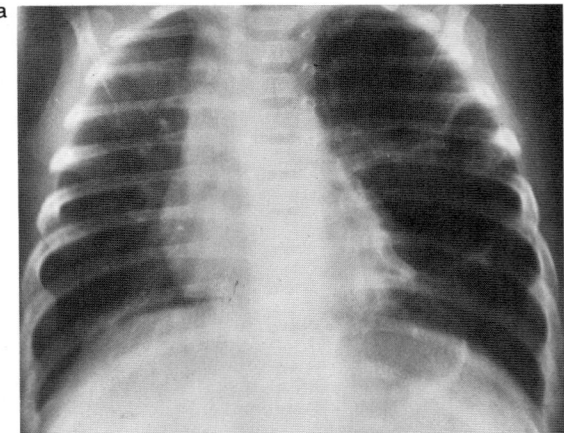

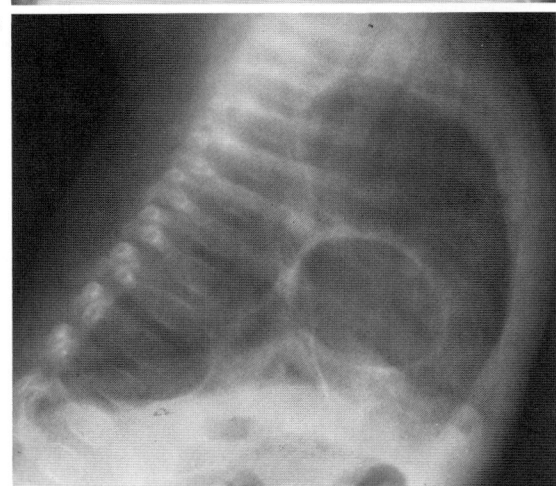

Abb. 229 a u. b Gleicher Patient wie in Abb. 228, im Alter von 2 Monaten. Die seit mehr als einem Monat bestehenden Pneumatozelen haben zunehmend an Größe zugenommen. Im a.-p. Bild (a) Mediastinalverlagerung zur Gegenseite, auf der seitlichen Aufnahme (b) Darstellung von 4 Pneumatozelen.

hellungszonen mit feiner Randkontur zur Darstellung, die unterschiedlich groß sein können. Kaudal einer größeren Pneumatozele finden sich oft mehrere kleine. Sie können von einer wolkigen Verschattung umgeben sein und bei zusätzlicher Infektion einen Luftflüssigkeitsspiegel analog einem Lungenabszeß aufweisen (GERBEAUX u. Mitarb. 1975).

Sowie Pneumatozelen unvermittelt in Erscheinung treten, können sie sich innerhalb Stunden bis Tagen stark vergrößern, aber auch während Wochen gleich groß bleiben. Zirka $1/3$ hat die Tendenz, größer zu werden, und zirka $1/5$ ist nach 2 Monaten noch deutlich nachweisbar (IONESCU 1978). Unter Umständen bilden sie sich erst nach 1–2 Jahren zurück. Die restlichen heilen innerhalb Wochen oder in noch kürzerer Zeit. Diese im Einzelfall nicht eruierbare Eigengesetzlichkeit bezüglich des Spontanverlaufs erfordert eine engmaschige klinische und radiologische Kontrolle dieser Patienten.

Komplikationen

Pneumatozelen können unvermittelt an Größe zunehmen und zu einem Spannungszustand durch Verdrängung des gesunden Lungengewebes oder zufolge Pneumothorax führen oder sich sekundär infizieren. Als klinisches Korrelat findet sich ein unvermittelt auftretendes oder rasch progredientes Atemnotsyndrom. Die Inzidenz eines derartigen Verlaufs beträgt höchstens 20% (MOWLEM u. CROSS 1966). Radiologisch läßt sich eine unter starke Spannung geratene Zele nicht ohne weiteres von einem konsekutiven Pneumothorax unterscheiden, vor allem weil wegen der häufigen Pleurabeteiligung kein vollständiger Lungenkollaps erfolgen kann.

Differentialdiagnose

Es muß zwischen einer klinischen und radiologischen Differentialdiagnose unterschieden werden. Klinisch kommen alle Affektionen in Frage, die zu einem Atemnotsyndrom führen. Ist die zugrundeliegende Staphylokokken- oder andere Pneumonieform bekannt, dann reduziert sich die Differentialdiagnose auf die bekannten Komplikationen pleuropulmonaler Eiterungen, insbesondere auf einen Pyopneumothorax. Schwieriger wird die Differentialdiagnose, wenn die Pneumonie bereits abgeheilt und den Eltern nicht erinnerlich ist.

Radiologisch kommen theoretisch alle intrathorakalen angeborenen oder erworbenen Zystenbildungen inkl. Zwerchfellhernien in Frage; gelegentlich ist es unmöglich anzugeben, welche Form vorliegt (HARTL 1973).

Therapie

Exspektatives Verhalten

In der Mehrzahl der Fälle ist ein exspektatives Verhalten gerechtfertigt, da die Pneumopathia bullosa innerhalb Monaten spontan verschwindet (CAFFEY 1953). Die nicht voraussehbare Eigengesetzlichkeit bezüglich des Spontanverlaufs darf aber im Einzelfall nicht außer acht gelassen werden.

Indikation zur Operation

Ein aktives Vorgehen ist indiziert:
– bei komplizierten Formen,
– wenn differentialdiagnostisch andere Zystenbildungen zur Diskussion stehen und
– wenn eine oder mehrere Pneumatozelen groß bleiben und über 2–3 Monate hinaus persistieren (Differentialdiagnose, Perforationsgefahr!).

Operationstechnik

Bei perakut auftretenden Komplikationen muß die Spannungsblase oder der Pneumothorax ohne Verzug punktiert und durch eine Monaldi- resp. gewöhnliche Pleuradrainage (S. 5.197) entlastet werden. Sonst ist eine Thorakotomie erforderlich, wobei die Pneumatozele(n) entweder gewebeschonend aus dem Parenchym ausgehülst werden (Hartl 1973) oder die Blase von Grund auf durch eine sogenannte Endorrhaphie verschlossen wird. In beiden Fällen müssen die Verbindungen zum Bronchialsystem unterbunden werden. Segment- oder Lappenresektionen stellen eher eine Ausnahme dar. Mittelgroße, tief im Parenchym gelegene Zelen können gelegentlich nicht leicht gefunden werden.

Prognose

Abgesehen von den komplizierten Formen ist die Prognose sowohl nach exspektativer (sofern diese gerechtfertigt ist) als auch nach operativer Behandlung günstig. Eine Lungenfunktionseinbuße ist nur zu erwarten, wenn eine Lungenresektion erforderlich wurde oder wenn die ursächliche Staphylokokkenpneumonie zu sonstigen Defektheilungen geführt hat. Die Nachkontrolle dieser Patienten muß allerdings bis zum vollständigen Verschwinden der Pneumatozelen fortgesetzt werden.

Literatur

Caffey, J.: On the natural regression of pulmonary cysts during early infancy. Pediatrics 11 (1953) 48
Gerbeaux, J., J. Couvreur, G. Tournier: Pathologie réspiratoire de l'enfant. Flammarion médecine – Sciences, Paris 1975
Hartl, H.: Pleuropulmonale Eiterungen des Säuglings und Kleinstkindes. Pädiat. Pädol. 6 (1971) 142
Hartl, H.: Lungenchirurgie im frühen Kindesalter. Z. Kinderchir. 12 (1973) 425
Ionescu, G. O.: Les aspects chirurgicaux de la staphylococcie pleuropulmonaire chez l'enfant. Z. Kinderchir. 23 (1978) 131
Kuffer, F., G. Duc: Akute Asphyxiezustände im Säuglings- und Kleinkindesalter. Päd. Fortbildungsk. Praxis 17 (1966) 54
Mowlem, A., F. S. Cross: Surgical complications of staphylococcal pneumonia in infancy and childhood. Dis. Chest 50 (1966) 133
Ravitch, M. M.: Infectious diseases of the lungs and pleura. In: Pediatric Surgery, 3. Aufl., Bd. I, hrsg. von M. M. Ravitch, K. J. Welch, C. B. Benson, E. Aberdeen, J. G. Randolph. Yearbook Medical Publishers, London 1979

Pleuraempyem

G. Kaiser

Die fibrinös-eitrige Pleuropneumonie in der Antibiotikaära. Die Antibiotika haben das Erscheinungsbild der fibrinös-eitrigen Pleuropneumonie entscheidend beeinflußt. Anstelle der Pneumokokken und des Haemophilus influenzae sind hämolysierende Staphylokokken getreten (Hartl 1971; Ravitch 1979). Wegen der Antibiotika hat die Zahl der ambulant anbehandelten und damit oftmals verschleppten Fälle stark zugenommen. Erst die konsequente Anwendung der Erkenntnis, daß nur durch eine Kombination von Antibiotikatherapie mit einer geschlossenen Saugdrainage eine optimale Therapie erzielt werden kann, hat zu einer steten Senkung der zuvor gefürchteten hohen Mortalität geführt (Hartl 1971).
Definition, Inzidenz und Altersverteilung der komplizierten fibrinös-eitrigen Pleuropneumonie. Unter einer komplizierten fibrinös-eitrigen Pleuropneumonie versteht man alle Verlaufsformen, bei welchen eine spontane Restitutio ad integrum nicht mehr erfolgen kann. Es sind dies das Pleuraempyem, der Pyopneumothorax, die Pleuraschwarte und Defektheilungen der Lunge.
Beim Pleuraempyem (Pyothorax) steht die fibrinös-eitrige Exsudation in die Pleurahöhle im Vordergrund des Geschehens. Der eitrige Erguß kann sich in der ganzen Pleurahöhle ausbreiten (totales Empyem) oder abgekapselt als solitäres Empyem oder als multiple Empyeme vorkommen (wandständig, basal, mediastinal, apikal, interlobär).
Beim Pneumothorax liegen zusätzlich – in der Regel als Folge von Rindenabszessen – eine oder mehrere Bronchusfisteln vor. Zufolge Ventilmechanismus kann sich daraus ein Spannungspyopneumothorax entwickeln.
Unter Pleuraschwarte versteht man eine bindegewebliche Verdickung der Pleura oder von Teilen davon. Sie entsteht als Folge der Organisation eines Pleuraempyems.
Rezidivierender Spannunspneumothorax, chronischer Lungenabszeß, chronische Pneumonie, Lungensequester, »destroyed lobe« (Herfarth u. Luthardt 1972), zystisch degenerierte Lungenteile (Wabenlunge), lokalisierte Bronchiektasen und chronische Pneumatozele stellen Defektheilungen der Lunge dar.
Im Gegensatz zu den akuten Formen einer komplizierten fibrinös-eitrigen Pleuropneumonie ist bei den chronischen eine bindegewebige Organisation bereits erfolgt. Der Anteil komplizierter fibrinöseitriger Pleuropneumonien unter einem Total kindlicher Pneumonien ist nicht genau bekannt, da nicht alle Pneumonien hospitalisiert werden, da die Kinderchirurgen nur einen Teil der stationär behandelten Fälle zu sehen bekommen und da die Indikationsstellung zu einer allfälligen Thorakotomie unterschiedlich gehandhabt wird.

Nach RAVITCH (1979) ist eine Dekortikation nur ausnahmsweise angezeigt; unter den hospitalisierten Kindern mit einer Pneumonie fand er in ca. 7% ein Pleuraempyem. HARTL (1971) beobachtete von 1957–1969 234 Säuglinge und Kleinkinder mit Pleuraempyem, von denen 4,2% eine Dekortikation oder eine Lungenresektion benötigten.

Komplizierte fibrinös-eitrige Pleuropneumonien werden in jeder Altersgruppe angetroffen, wenngleich die von Staphylokokken verursachten bevorzugt das Säuglings- und Kleinkindesalter betreffen.

Ätiologie
Erreger. Obschon die hämolysierenden Staphylokokken überhand genommen haben, können auch heute noch die klassischen Erreger der Vorantibiotikazeit und diverse andere Keime nachgewiesen werden. Bei von Anfang an subakut verlaufenden Formen muß auch eine tuberkulöse Genese in Erwägung gezogen werden. Wegen Zunahme der antibiotischen Vorbehandlung können bei Spitaleintritt oftmals keine Erreger mehr kultiviert werden, oder es finden sich bei der Operation als Folge von Sekundärinfektionen Staphylokokken oder gramnegative Keime.

Entstehungswege. Pleuraempyeme entstehen meistens im Gefolge einer fibrinös-eitrigen Pleuropneumonie, wobei sich der entzündliche Prozeß entweder direkt oder lymphogen auf die Pleura ausbreitet. Daneben gibt es eine hämatogene (Sepsis) und eine akzidentelle Entstehung (traumatisch, operativ).

Gelegentlich führt eine intraabdominelle Eiterung (subphrenischer Abszeß) oder ein vorbestehender entzündlicher Lungen- oder Mediastinalprozeß zufolge Perforation zum Pleuraempyem.

Rolle der Anbehandlung mit Antibiotika und der verspäteten Pleuradrainage. Durch eine initiale Antibiotikatherapie werden zwar die Erreger abgetötet, der nachfolgend beschriebene Krankheitsablauf kann nicht immer beeinflußt werden, so daß eine Defektheilung resultiert. Dies gilt auch für eine Pleuradrainage, die erst 1–2 Wochen nach Krankheitsbeginn eingelegt wird, da jetzt in der akuten Phase entstandene intrathorakale Verhältnisse an Pleura und Lungen bindegewebig fixiert sind.

Pathologische Anatomie
Im Kindesalter gehen Kokkenpneumonien fast regelmäßig mit einer eitrigen Pleuraexsudation einher. Verbleibt Exsudat im Pleuraraum, dann wird als Folge der Fibrinausfällung der Eiter eingedickt und die Pleurahöhle gekammert. Das einwachsende Organisationsgewebe vernarbt innerhalb 2 Wochen, wodurch die zu diesem Zeitpunkt vorhandenen Befunde (z.B. unvollständige Entfaltung der Lunge zufolge Empyems und Bronchusfistel) narbig fixiert werden. Die beiden Pleurablätter verschwarten, und vorab die Pleura parietalis kann in

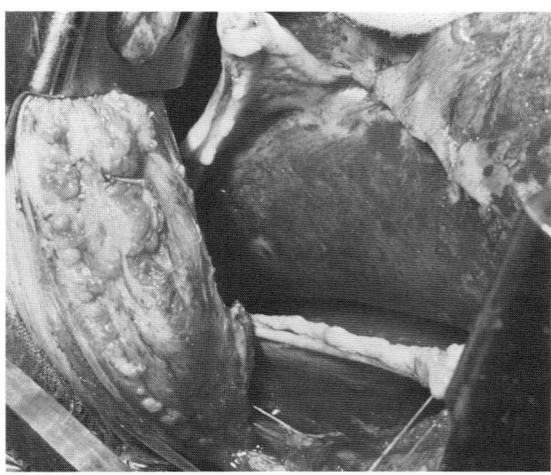

Abb. 230 $2^{10}/_{12}$jähriges Mädchen, Operationssitus bei Pleuraschwarte und -empyem 4½ Wochen nach Erkrankungsbeginn. Beachte die schwartige Verdickung der Pleura parietalis (inzidiert) und die Fesselung der darunterliegenden Lunge, deren Struktur wegen der Verschwartung der Pleura visceralis nicht zu erkennen ist.

eine mitunter 1–2 cm dicke Narbenplatte umgewandelt werden (Abb. 230).

Auf die theoretisch möglichen Defektheilungen der Lunge wurde bereits verwiesen (HERFARTH u. LUTHARDT 1972).

In der Literatur wird davon berichtet, daß sich derartige Befunde im Kindesalter rest- und folgenlos zurückbilden können. Diese Angaben stützen sich nicht auf pathologisch-anatomische Untersuchungen (IONESCU 1978).

Wenn man jedoch die intraoperativen Befunde betrachtet, die in der Regel bezüglich Schweregrad die klinische und radiologische Beurteilung um ein Mehrfaches übersteigen, dann ergeben sich berechtigte Zweifel bezüglich einer spontanen Rückbildungsfähigkeit. Selbst wenn man in Analogie zu den Verbrennungskeloiden annimmt, eine Volumen- und Konsistenzverminderung sei nach Monaten bis Jahren möglich, muß eine gewisse Zeitspanne verminderter Belüftbarkeit der Lunge und verminderter Beweglichkeit des Thorax und der Wirbelsäule angenommen werden, während welcher die übrigen Körperteile normal weiterwachsen.

Ungeklärt ist, ob gewisse Erreger mit oder ohne Antibiotikaeinfluß in besonderem Maß derart komplizierte fibrinös-eitrige Pleuropneumonien nach sich ziehen, wie dies vom Streptococcus-viridans-Empyem vermutet wird (MEYER u. BRUNNER 1970).

Pathophysiologie
In der akuten Phase der komplizierten fibrinös-eitrigen Pleuropneumonien kommt es als Folge der Pleurabeteiligung und allfälliger Bronchusfisteln

zu einer erheblichen respiratorischen und zirkulatorischen Funktionseinbuße. Durch das Pleuraempyem wird die ohnehin schon entzündlich infiltrierte Lunge komprimiert und verlagert; diese Vorgänge werden durch einen Pneumothorax zusätzlich verstärkt.

Im chronischen Stadium sind die entzündlichen Lungeninfiltrate in der Regel weitgehend abgeheilt. Die Lungenfunktion ist jedoch nicht zwangsläufig eine bessere: Die schwartig verdickten Pleurablätter schrumpfen und fesseln derart die zugehörige Lunge wie in einem Panzer, so daß ihr mitunter nur ein Drittel des ihr normalerweise zur Verfügung stehenden Volumens verbleibt. Es resultiert eine chronische Belüftungsstörung. Diese wird unter Umständen durch Defektheilungen der Lunge akzentuiert.

Mit Einsetzen der Schwartenbildung schrumpft auch der zugehörige Hemithorax, und es kommt zur Wirbelsäulenverkrümmung.

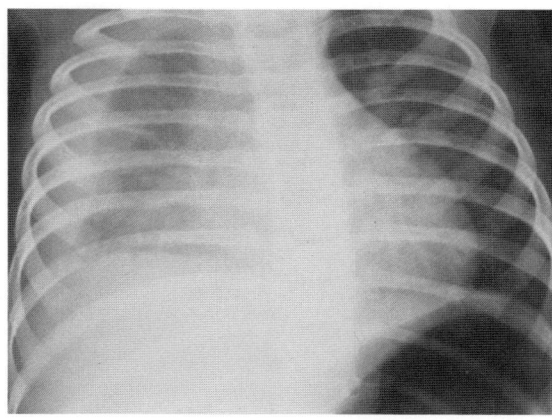

Abb. **231** 9 Monate altes Mädchen, Mantelschatten bei Pleuraempyem rechts.

Symptome

Akute Phase. Die voll ausgebildete fibrinös-eitrige Pleuropneumonie imponiert in der Regel als schweres Krankheitsbild, dessen Symptome Allgemeingut sind. Einige Aspekte müssen jedoch besonders erwähnt werden: Gelegentlich findet sich vorgängig oder gleichzeitig ein akutes Abdomen, dessen Peritonismus erhebliche differentialdiagnostische Schwierigkeiten bereiten kann. Beim Säugling kann ein Brechdurchfall im Vordergrund stehen. Nach initialem Atemwegsinfekt oder einer banalen Kinderkrankheit, die unter der ambulanten Behandlung einen günstigen Verlauf zu nehmen scheint, kann allmählich oder unvermittelt eine schwere Pleuropneumonie faßbar werden. Dabei wird oftmals eine erhebliche Diskrepanz zwischen schwerem klinischem Bild und anfänglichen geringfügigen radiologischen Befunden beobachtet.

Komplikationen einer fibrinös-eitrigen Pleuropneumonie sind klinisch nicht immer ohne weiteres als solche zu erkennen. Innerhalb weniger Tage ist eine erstaunlich gute Erholung des Allgemeinzustandes und der Atemnot festzustellen. Andere Kinder bleiben toxisch, febril, dys- und tachypnoisch sowie tachykard.

In jedem Fall hilft der Lokalbefund weiter, der bei diesen Kindern täglich überprüft werden muß. Abgesehen von den physikalischen Zeichen für Erguß und/oder Infiltration sind diejenigen einer beginnenden Verschwartung (Fibrinofibrothorax) von Bedeutung; nämlich Verkleinerung des befallenen Hemithorax mit Abplattung der Thoraxrundung und engen Interkostalräumen, Skoliose der Brustwirbelsäule und Einschränkung der Atemexkursionen. Ein wertvolles Maß stellt die zwischen befallener und gesunder Seite vergleichende Brustumfangsmessung dar.

Chronische Phase. Je nach Art und Ausgang der Defektheilung werden verschiedene Schweregrade

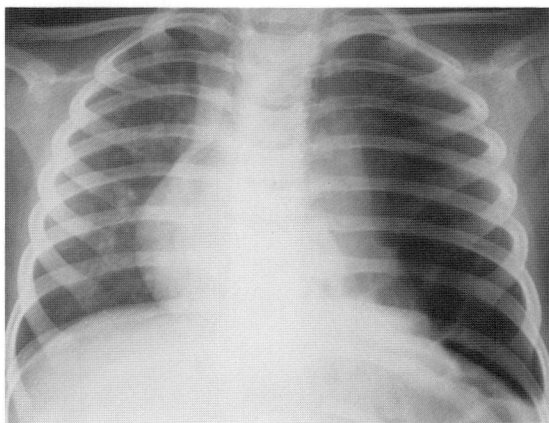

Abb. **232** 2 Jahre altes Mädchen, Pyopneumothorax links mit multiplen Luftflüssigkeitsspiegeln und Mediastinalverlagerung zur Gegenseite.

beobachtet. Das Erscheinungsbild kann von einer offensichtlichen Schrumpfung des befallenen Hemithorax bis zur nur anamnestisch eruierbaren rezidivierenden Atemwegsinfektion reichen.

Untersuchungen und Differentialdiagnose

Röntgen- und Isotopenuntersuchungen

Die kurzfristige, radiologische Verlaufskontrolle hat im akuten Stadium des Pleuraempyems eine große Bedeutung, da die Röntgenbefunde bei Erkrankungsbeginn sich rasch verändern (GUGGENBICHLER 1978) und da die Befunde trotz klinisch erstaunlich guter Erholung fortbestehen können (s. Akute Phase).

Radiologisch ist das Empyem entweder als randständiger Erguß (Mantelschatten) (Abb. 231) oder als diffuse Verschattung der einen Thoraxseite zu erkennen, der Pyopneumothorax als Aufhellungszone(n) ohne Lungenzeichnung mit basalem Flüssigkeitsspiegel (Abb. 232). Vor allem bei Staphylo-

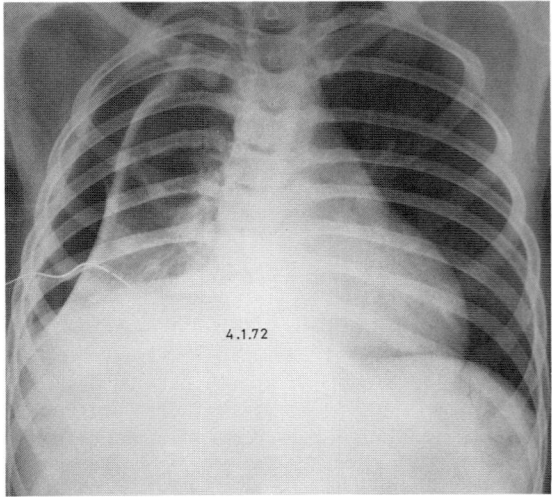

Abb. 233 12jähriges Mädchen, Pyopneumothorax rechts mit deutlich erkennbar schwartiger Verdickung der Pleura visceralis. Als Nebenbefund vorbestehende thorakolumbale Skoliose.

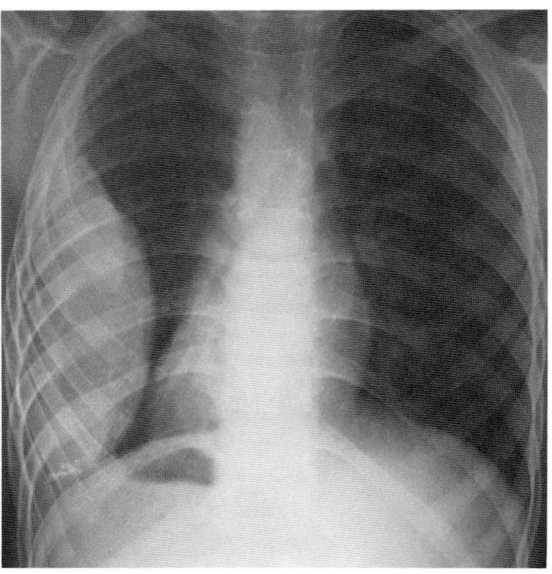

Abb. 234 7jähriges Mädchen, chronisches verkalktes Pleuraempyem rechts. Beachte die Verkleinerung des entsprechenden Hemithorax mit Engstellung der Zwischenrippenräume als indirekte Schwartenzeichen.

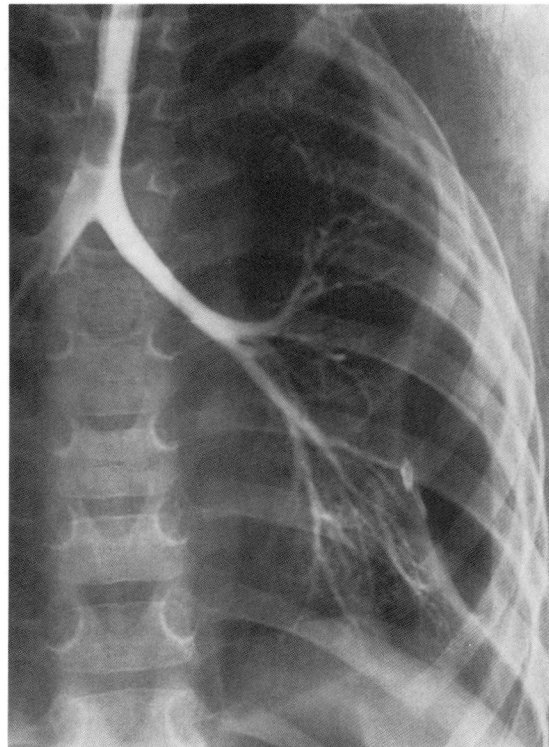

Abb. 235 6½jähriger Knabe, lufthaltige Resthöhle nach Saugdrainage. Kleine Lungenfistel im Bronchogramm deutlich sichtbar. Heilung nach operativem Fistelverschluß.

kokkenpneumonien können neben den herdförmigen Infiltrationen blasenförmige, lufthaltige Gebilde auftreten, die als Pneumatozelen bezeichnet werden (s. Pneumopathia bullosa).
In Ergänzung zu den Thoraxaufnahmen in 2 Ebenen kann die Frage Erguß oder ausgedehnte Lungeninfiltration durch eine sog. »Ergußaufnahme« (Seitenlage mit horizontalem Strahlengang) oder durch eine Durchleuchtung beantwortet werden.
Die im akuten Stadium oft beobachtete Engstellung der Interkostalräume und Skoliose der Brustwirbelsäule dürfen erst bei Fortbestehen über 14 Tage hinaus als Zeichen beginnender Verschwartung gedeutet werden.
Die Pleuraschwarte und andere Defektheilungen der Pleura und Lunge geben sich durch den radiologischen Nachweis der Schwarte selber (Abb. 233) und/oder durch indirekte Zeichen wie Verkleinerung des befallenen Hemithorax (Abb. 234), Verziehung des Diaphragmas und Immobilisation desselben sowie durch eine Einschränkung der Atemexkursionen zu erkennen. Dazu kommen Luftflüssigkeitsspiegel bei Kammerung der Pleurahöhle und fehlende Lungenentfaltung bei großer Bronchusfistel.
Im chronischen Stadium kann eine Bronchographie zusätzliche Informationen liefern: so etwa der Nachweis umschriebener Bronchiektasen, atelektatischer oder minderbelüfteter Lungenbezirke und ein allfälliger Kontrastmittelaustritt bei großer Bronchusfistel (Abb. 235).
Die Szintigraphie mit Xenon 133 erlaubt es, regionale Ventilations- und/oder Perfusionsstörungen

zu erfassen, vorausgesetzt, daß eine Gammakamera zur Verfügung steht. Die nicht eingreifende Untersuchung eignet sich vor allem zur Erfassung von umschriebenen Defektheilungen der Lunge (GERBEAUX u. Mitarb. 1975).

Lungenfunktionsproben sind einerseits bei vergleichenden Nachkontrollen abgeheilter Pleuraempyeme wertvoll (WISE u. Mitarb. 1966), andererseits bei chronischen Formen, wenn eine allfällige Operationsindikation nicht ohne weiteres aus den radiologischen Untersuchungen hervorgeht (s. Therapie und Prognose).

Der Nachteil zahlreicher Lungenfunktionsprüfungen besteht darin, daß sie von der Mitarbeit des Patienten abhängig sind, welche beim Kind erst im Laufe des Schulalters genügt. Vom lungenpathophysiologischen Standpunkt aus sind Bestimmungen der funktionellen Residualkapazität und statische Compliance-Messungen zu fordern (persönliche Mitteilung, KRAEMER 1979).

Differentialdiagnose der komplizierten fibrinös-eitrigen Pleuropneumonie

Die Differentialdiagnose umfaßt alle Affektionen, die einerseits zu persistierenden klinischen und radiologischen Zeichen von Infiltration und Ergußbildung führen und andererseits während einer gewissen Zeit mit allgemein entzündlichen Symptomen einhergehen. In Frage kommen durch entzündliche Komplikationen verschleierte Zwerchfellhernien, zystische Mißbildungen der Lunge und des Mediastinums sowie maligne Tumoren.

Daran ist immer zu denken, wenn ein lege artis behandeltes akutes Pleuraempyem einen protrahierten Verlauf nimmt (BRANDESKY 1966).

Therapie

Indikation und Art der konservativen Therapie

Innerhalb der ersten 14 Tage nach Krankheitsbeginn ist die systemische Antibiotikaverabreichung in Kombination mit einer geschlossenen Saugdrainage die Therapie der Wahl. Die Auslese der Antibiotika richtet sich nach dem Erreger. Bis zum Eintreffen des Resultates muß so behandelt werden, daß auch die häufig vorkommenden hämolysierenden Staphylokokken erfaßt werden.

Die geschlossene Saugdrainage ermöglicht es, kontinuierlich das anfallende eitrige Sekret abzulassen und die Lunge zur Entfaltung zu bringen. Darüber hinaus können die Pleurahöhle mechanisch gespült und topisch Antibiotika sowie Hyaluronidasehemmstoffe verabreicht werden (HARTL 1971).

Die Wirksamkeit der geschlossenen Saugdrainage ist an einige Voraussetzungen geknüpft: Mit Vorteil wird in Allgemeinnarkose dorsolateral durch den tiefsten Interkostalraum, wo noch Exsudat abpunktiert werden kann, ein möglichst dicker Drain entsprechend der Weite des Zwischenrippenraums eingelegt und eine Saugpumpe angeschlossen. Die Katheterlage ist intraoperativ radiologisch zu überprüfen. Gelegentlich müssen zwei oder mehr Drains eingelegt werden, oder dies hat nach einer kleinen Kostotomie unter Sicht zu erfolgen. Beim Einlegen einer Pleuradrainage sollte nach Möglichkeit eine Verletzung des Periostes vermieden werden, da dies zu einer Läsion des Rippenthorax führen kann (MARKIEWICZ u. Mitarb. 1977).

Der Drain kann entfernt werden, sobald kein Exsudat mehr austritt, die Lunge sich entfaltet und die Pleurahöhle sich dicht an den Katheter angelegt hat (kenntlich an einer feinen Pleuraverdikkung um den Tubus).

In jedem Fall muß auf eine allfällige Perikardbeteiligung geachtet werden und nötigenfalls der Perikarderguß drainiert werden.

Indikation zur Dekortikation und zu Zusatzeingriffen und deren technische Durchführung

Die Indikation zur Thorakotomie zwecks Schwartenentfernung, Empyementleerung, Fistelverschluß und/oder Lungenteilresektion wird einerseits durch die Dauer der Pleuropneumonie und andererseits durch das bisherige Behandlungsergebnis bestimmt.

Während die Indikation bei den chronischen Formen des Pleuraempyems nicht umstritten ist (GERBEAUX u. Mitarb. 1975; HARTL 1973; HERFARTH u. LUTHARDT 1972; IONESCU 1978; RAVITCH 1979), bleiben die Ansichten zu sog. Frühdekortikationen, d.h. zur Thorakotomie innerhalb 2–4 Wochen nach Beginn der fibrinös-eitrigen Pleuropneumonie geteilt (HARTL 1971; KAISER 1973; RAVITCH 1979).

Diese Indikation wird sich relativ selten ergeben, wenn das Pleuraempyem von Krankheitsbeginn an optimal mit einer geschlossenen Saugdrainage angegangen wurde (HARTL 1971). Es gibt aber immer wieder verschleppte, nicht gut drainierte und Fälle, die trotz optimaler Behandlung fast schicksalhaft verschwarten, zu abgekapselten Empyemen, persistierenden Bronchusfisteln und Abszedierung des Lungenparenchyms führen. Daher muß eine Thorakotomie beim nicht beeinflußbaren Pyopneumothorax bereits 2–4 Wochen nach Erkrankungsbeginn diskutiert werden, vor allem wenn auch der von HARTL (1971) angegebene Versuch der aktiven Expansion mißlingt. Eine allfällige Dekortikation ist zudem im Stadium der fibrinösen Beläge technisch leichter und zugleich schonender durchführbar als im Stadium der fibrinösen Umwandlung zu einer derben Schwarte.

Bestehen Zweifel bezüglich der Diagnose eines Pleuraempyems (s. Differentialdiagnose), dann ist selbstverständlich ebenfalls die Indikation zur hier vorab diagnostischen Thorakotomie gegeben.

Zur Dekortikation wird der Brustkorb durch eine posterolaterale Inzision durch den 5., 6. oder 7. Interkostalraum eröffnet. Dann werden alle abgekapselten Eiter- und Fibrinkammern entleert und die Pleuraschwarte von der Brustwand, dem Diaphragma und der Lunge abgelöst, so daß die Lungenlappen wieder voll entfaltbar sind. Zur Schonung der Gefäße und Nerven im Bereich des Mediastinums, der Pleurakuppe und des Diaphragmas (N. phrenicus) ist es besser, Schwartenreste zu belassen. Bronchusfisteln oder abszedierende oder karnifizierende Lungenbezirke bedürfen zusätzlich des Fistelverschlusses oder einer Resektion. Wegen der Nachblutungen und der zahlreichen kleinen Lungenlecke ist eine ausgiebige Pleuradrainage erforderlich.

Prognose

Prognose und Resultate bei konservativer Therapie. Bei rechtzeitig einsetzender und korrekt durchgeführter konservativer Therapie ist bei der Mehrzahl der Fälle mit einer folgenlosen Abheilung zu rechnen (HARTL 1971). Bei einer geringen Zahl dieser Kinder resultiert eine schwere Defektheilung, wenn nicht zusätzlich eine Thorakotomie vorgenommen wird. MARKIEWICZ u. Mitarb. (1977), deren Behandlungsmodalitäten den hier geforderten in etwa entsprechen, fanden 10–20 Jahre später folgende Restbefunde: Ein Viertel wies rezidivierende Atemwegsinfekte auf, bei einem Drittel fand sich klinisch entweder eine verminderte Beweglichkeit des betroffenen Hemithorax, eine Thoraxasymmetrie oder eine Skoliose der Brustwirbelsäule. Radiologisch wurden die beiden letztgenannten Befunde bei einem Viertel nachgewiesen, und ein gleichgroßer Prozentsatz ließ eine Schwarte erkennen. Die Lungenfunktion war nur geringfügig eingeschränkt.

Früh- und Spätresultate nach Lungendekortikation. Diese sind günstig, insbesondere kommt es nicht zum Schwartenrezidiv, zur Thoraxasymmetrie oder zur Skoliose der Brustwirbelsäule (KAISER u. BETTEX 1978). Allerdings sind ebensowenig wie beim konservativ behandelten Pleuraempyem große Serien mit ausgeklügelten Lungenfunktionsprüfungen verfügbar. Wird zusätzlich eine Lungenresektion vorgenommen, dann hängt der Grad der Funktionseinbuße vom Ausmaß der Resektion ab (HARTL 1978) und vom Zustand der Restlunge.

Literatur

Brandesky, G.: Das frühkindliche Pleuraempyem als Fehldiagnose. Z. Kinderchir. 3 (1966) 324
Gerbeaux, J., J. Couvreur, G. Tournier: Pathologie réspiratoire de l'enfant. Flammarion médecine – Sciences, Paris 1975
Guggenbichler, P.: Das Pleuraempyem im Kindesalter. Z. Kinderchir. 23 (1978) 134
Hartl, H.: Pleuropulmonale Eiterungen des Säuglings und Kleinstkindes. Pädiat. Pädol. 6 (1971) 142
Hartl, H.: Lungenchirurgie im frühen Kindesalter. Z. Kinderchir. 12 (1973) 425
Hartl, H.: Chirurgie der Respirationsorgane. In: Pädiatrie in Praxis und Klinik, hrsg. von K. D. Bachmann, H. Ewerbeck, G. Joppich, E. Kleihauer, G. Rossi, G. R. Stalder. Fischer, Stuttgart & Thieme, Stuttgart 1978
Herfarth, C., T. Luthardt: Zur Operationsindikation bei kindlichen pleuro-pulmonalen Eiterungen. Fortschr. Med. 90 (1972) 814
Ionescu, G. O.: Les aspects chirurgicaux de la staphylococcie pleuropulmonaire chez l'enfant. Z. Kinderchir. 23 (1978) 131
Kaiser, G.: Zur Indikation der Lungendekortikation im Kindesalter. Pädiat. Fortbild. Prax. 36 (1973) 1
Kaiser, G., M. Bettex: Die Indikation zur Lungendekortikation. Z. Kinderchir. 23 (1978) 138
Markiewicz, Cz., I. Mazurkiewicz, A. Pertkiewicz, S. Tegi: Longterm follow-up study after purulent pleurisy in childhood. Z. Kinderchir. 20 (1977) 24
Meyer, H. A., W. Brunner: Pleuraempyeme mit Streptococcus viridans und ihre Besonderheiten. Schweiz. med. Wschr. 100 (1970) 1852
Ravitch, M. M.: Infectious diseases of the lungs and pleura. In: Pediatric Surgery, 3. Aufl., Bd. I, hrsg. von M. M. Ravitch, K. J. Welch, C. D. Benson, E. Aberdeen, J. G. Randolph. Yearbook Medical Publishers, London (1979)
Smith, Ph. L., B. Gerald: Empyema in childhood followed roentgenographically: decortication seldom needed. Amer. J. Roentgenol. 106 (1969) 114
Wise, M. B., P. H. Beaudry, D. V. Bates: Long-term follow-up of staphylococcal pneumonia. Pediatrics 38 (1966) 398

Chylothorax

G. KAISER

Unter Chylothorax versteht man eine plötzlich oder allmählich entstandene intrathorakale Ansammlung von Chylus. Diese kann ohne eindeutig erkennbare Ursache beobachtet werden (spontaner Chylothorax des Neugeborenen) oder sich als Folge eines thoraxchirurgischen Eingriffs, eines stumpfen Thoraxtraumas, eines Neoplasmas oder eines entzündlichen Prozesses einstellen.
Es handelt sich um ein seltenes Vorkommnis.

Ätiopathogenese

Beim spontanen Chylothorax des Neugeborenen wird angenommen, daß eine unter der Geburt oder kurz danach entstandene venöse Stauung (z. B. zufolge Reanimationsmaßnahmen) zum Chylusaustritt aus dem Ductus thoracicus führt und daß der Chylus das Mediastinum verlassend sich in die Pleurahöhle ergießt (RAVITCH 1979). Bei den Fällen, die zur Thorakotomie kamen, wurde bislang allerdings nur ausnahmsweise ein Leck im Duktus vorgefunden (RANDOLPH 1957).
Daneben gibt es jedoch bereits im Neugeborenenalter Formen mit eindeutig erkennbarer Ursache des Chylothorax, so etwa der Chylothorax nach Thorakotomien zur Versorgung angeborener Mißbildungen oder nach Punktionen oder Verweilkathetern großer venöser Gefäße im Bereich der oberen Thoraxapertur. Die eingangs erwähnten Ursachen führen entweder plötzlich oder allmählich zu einem Chylothorax.
Dabei wird nicht nur bei den akzidentell entstandenen Formen ein unvermittelter Chylusaustritt beobachtet, sondern auch bei mediastinalen und/

oder pulmonalen Neoplasien, z. B. bei unvollständiger Tumorresektion mit Eröffnung gestauter Lymphbahnen.
Gewisse Formen von Chylothorax können mit einem Chyloperikard und/oder einem Chylaszites einhergehen (BURDETTE 1959).

Pathophysiologie

Wegen seiner möglichen Auswirkungen auf den Gesamtorganismus muß der Chylothorax in den größeren Rahmen der lymphostatischen Krankheitsbilder gestellt werden. Man versteht darunter Krankheiten mit einer Störung des Lymphabflusses (FÖLDI 1970). Die Lymphzirkulation dient nicht nur dem Abtransport aus dem Darmlumen resorbierter Fettkörper und in Gewebe anfallender orts- und körperfremder Substanzen und Zellen, sondern auch der Rückführung der aus dem Kreislauf normalerweise ins Interstitium ausgetretenen Eiweißkörper. Verluste von 2 Liter Chylus pro 24 Stunden können daher wegen des damit verbundenen Verlustes an Plasmaproteinen zum Schock führen (FÖLDI 1970).
Andere mögliche Auswirkungen eines Chylusverlustes sollen beim Chylaszites Erwähnung finden (s. Chylaszites). Lokal droht die Gefahr eines Atemnotsyndroms und einer Einflußstauung zufolge Kompression der Lunge und Mediastinalverlagerung.

Symptome

In Abhängigkeit von der Entstehungsgeschwindigkeit des Chylothorax findet sich ein mehr oder weniger ausgeprägtes Atemnotsyndrom. Dieses tritt in einem Drittel bis der Hälfte der im Neugeborenenalter beobachteten Formen in den ersten Stunden nach der Geburt auf (BOLES u. IZANT, jr. 1960; RICKHAM u. JOHNSON 1970). Bei intubierten und maschinell beatmeten Neugeborenen muß an einen Chylothorax gedacht werden, wenn ein Thoraxdrain unvermittelt größere Exsudatmengen liefert – namentlich, wenn auch nicht ausschließlich, wenn diese milchig gefärbt sind – und klinisch und/oder radiologisch Ergußzeichen auftreten.

Untersuchungen

In der Mehrzahl der Fälle deckt die Thoraxaufnahme eine rechtsseitige Ergußbildung mit oder ohne Mediastinalverlagerung auf. Seltener liegt ein linksseitiger oder ein bilateraler Erguß vor.
Die Diagnose eines Chylothorax wird durch eine Pleurapunktion und durch die Untersuchung des Punktates gesichert. Dabei kann der Erguß beim Neugeborenen noch klar und strohgelb sein (BOLES u. IZANT, jr. 1960; RICKHAM u. JOHNSON 1970) und weist erst beim älteren Kind regelmäßig einen milchigen Aspekt auf. Im Ausstrich, bei der Auszählung und chemischen Analyse imponieren die hohe Lymphozytenzahl und der relativ hohe Lipid- und Eiweißgehalt (s. Spezialuntersuchungen beim Chylaszites).

Differentialdiagnose

Diese hängt vom Alter des Patienten und der Vorgeschichte ab: Beim nichtthorakotomierten Neugeborenen kommen differentialdiagnostisch alle Affektionen in Frage, die zu einem Atemnotsyndrom führen. Steht eine Thoraxaufnahme zur Verfügung, dann reduziert sich die Liste auf Krankheitsbilder, die zur einseitigen Verschattung resp. Ergußbildung führen. Und hier muß vor allem an einen postnatalen Hämato- oder Hydrothorax, an eine zystisch-adenomatoide Mißbildung der Lunge, an eine Lungensequestration und an eine inkarzerierte Zwerchfellhernie gedacht werden (KUFFER u. DUC 1966; RICKHAM u. JOHNSON 1970). Wurde das Kind bereits thorakotomiert und wegen einer Ösophagusatresie primär versorgt, dann muß beim bereits sondierten Kind differentialdiagnostisch eine Anastomoseninsuffizienz in Erwägung gezogen werden.

Therapie

An Maßnahmen stehen zur Verfügung:
– ein- oder mehrfache Pleurapunktion,
– geschlossene Saugdrainage,
– thoraxchirurgische Eingriffe.

Konservative Therapie

Mit einer einmaligen oder mehrfachen Pleurapunktion gelingt es bei der Mehrzahl der Fälle, den Chylothorax zur Abheilung zu bringen (BOLES u. IZANT, jr. 1960; RICKHAM u. JOHNSON 1970); dies trifft vor allem für die spontanen Formen des Neugeborenenalters und für die postoperativen Fälle zu (MALONEY, jr. u. SPENCER 1956).
Eine kontinuierliche Entlastung ist allerdings nur mit einer geschlossenen Saugdrainage gewährleistet, womit auch die täglich anfallende Chylusmenge besser erfaßt und die daraus resultierenden Verluste exakter berücksichtigt werden können. Diese Maßnahmen müssen ergänzt werden durch die Verabreichung mittelkettiger Triglyceride in Form einer eigens konzipierten Heilmilch oder als Nahrungszusatz anstelle von Fetten (GERSHANICK u. Mitarb. 1974; KOSLOSKE u. Mitarb. 1974). Unter Umständen drängt sich auch eine vollständige Nahrungskarenz mit einer hochkalorischen parenteralen Ernährung auf. Damit können nicht nur idiopathische, sondern gegebenenfalls auch akzidentell entstandene Formen zur Abheilung gebracht werden.

Indikation zu thoraxchirurgischen Eingriffen

Eine Thorakotomie ist dann zu diskutieren, wenn die Verluste erheblich sind, so daß ihr Ersatz schwierig wird, wenn die Chylusakkumulation länger als 2–3 Wochen anhält (RAVITCH 1979) und wenn aufgrund der Ursache des Chylothorax keine spontane Erholung zu erwarten ist (z. B. Chylothorax nach stumpfem Thoraxtrauma).

Operative Maßnahmen

An thoraxchirurgischen Eingriffen stehen zur Verfügung: Naht an der Stelle des Chylusaustrittes aus dem Ductus thoracicus oder des Chylusübertrittes in die Pleurahöhle, Rarefizierung der Pleura und schließlich Ligatur des Ductus thoracicus dicht oberhalb des Zwerchfells über eine rechtsseitige Thorakotomie (RAVITCH 1979).

Prognose

Die Prognose hinsichtlich Überlebens und Restitutio ad integrum ist in der Regel günstig. Dabei muß allerdings berücksichtigt werden, daß den Patienten wegen der oftmals erheblichen Eiweiß- und Fettverluste akute und chronische Mangelzustände drohen, falls die Zeit der anhaltenden Chylusakkumulation nicht durch eine geeignete Ersatzbehandlung überbrückt wird. Auch droht mit der Zeit eine verminderte Infektionsabwehr (RAVITCH 1979).

Literatur

Boles, E. T., R. J. Izant, jr.: Spontaneous chylothorax in the natal period. Amer. J. Surg. 99 (1960) 870

Burdette, W. J.: Management of chylosextravasation. Arch. Surg. 18 (1959) 815

Földi, M.: Lymphostatische Hämangiopathie und über die konservative Behandlung des Lymphoedems. In: Die Lymphologie, eine neue Disziplin in der Medizin. Forum Medici Nr. 12 Zyma, Nyon (1970)

Gershanick, J. J., H. T. Johnson, jr., D. A. Riopel, R. M. Packer: Dietary menagement of neonatal chylothorax. Pediatrics 53 (1974) 400

Kosloske, A. M., L. W. Martin, W. K. Schubert: Menagement of chylothorax in children by thoracentesis and medium-chain glyceride feeding. J. pediat. Surg. 9 (1974) 365

Kuffer, F., G. Duc: Akute Asphyxiezustände im Säuglings- und Kleinkindesalter. Päd. Fortbildungskurse, Bd. XVII. Karger, Basel 1966 (S. 54)

Maloney, jr., J. V., F. C. Spencer: The nonoperative treatment of traumatic chylothorax. Surgery 40 (1956) 121

Randolph, J. G., R. E. Gross: Congenital chylothorax. Arch. Surg. 74 (1957) 405

Ravitch, M. M.: Congenital malformations and neonatal problems of the respiratory tract. In: Pediatric Surgery, 3. Aufl., Bd. I, hrsg. von M. M. Ravitch, K. J. Welch, C. D. Benson, E. Aberdeen, J. G. Randolph. Yearbook Medical Publishers, London 1979

Rickham, P. P., J. H. Johnson: Neonatal Surgery. Butterworths, London 1970

Thoraxtrauma

J. EHRENSPERGER

Der am Brustkorb verletzte Patient ist meistens ein Mehrfachverletzter. Der erstbehandelnde Arzt wird ihm in seiner Beurteilung nur gerecht, wenn er nicht in Verletzungskategorien »Thorax« und »Abdomen« denkt, sondern wenn er die Thoraxverletzung im Rahmen einer »Stammverletzung« sieht, die zudem noch häufig entscheidend erschwert wird durch ein zusätzliches Schädeltrauma.

Häufigkeit

10–20% der mehrfachverletzten Kinder haben ein Thoraxtrauma erlitten. Ungefähr 10% der Polytraumatisierten haben sofort nach dem Unfall wesentliche Störungen der Atmung (HOFMANN u. Mitarb. 1972). Erschwerend kommt dazu, daß rund die Hälfte der mehrfachverletzten Kinder ein eingeschränktes Bewußtsein und eine gedämpfte Reaktionslage hat und dadurch auch bei anfänglich normaler Atmung jederzeit und plötzlich nach einer Bronchoaspiration ein akutes Atemnotsyndrom entwickeln kann. Für den Patienten unter Umständen noch gefährlicher als die plötzlich auftretende Atemsymptomatik ist die schleichend sich verschlimmernde Hypoxie, die vorerst nicht erkannt wird, falls man sie nicht gezielt sucht!
SMYTH (1979) rechnet mit einer mittelschweren bis schweren Thoraxverletzung auf 1680 Eintritte in ein Kinderspital. Die Todesfallrate betrug bei seinen 91 publizierten Kindern 13,8%, in der Altersgruppe der null- bis fünfjährigen sogar 23%. 60% der von HOFMANN u. Mitarb. (1972) publizierten gestorbenen, mehrfachverletzten 20 Kinder haben ein Thoraxtrauma erlitten. 45% litten an einer kombinierten Thorax- und Schädelverletzung.

Ätiologie

Straßenverkehrsunfälle und Stürze aus großer Höhe sind an der Mehrzahl der Thoraxverletzungen beim Kind und Jugendlichen schuld. In ländlichen Gebieten ist das beteiligte Fahrzeug häufig ein Traktor oder ein Heuwagen, unter deren Rädern die Patienten erdrückt werden.
In großen Städten mit blühender Jugendkriminalität haben in den letzten Jahren penetrierende Thoraxverletzungen, zugefügt mit blanker Waffe oder mit Schußwaffen, stark zugenommen. Kinder und Jugendliche sind auch recht häufige Opfer von Infanteriegeschoß- oder Splitterverletzungen in Gebieten mit Bürgerkriegen geworden: SLIM (1979) zählt in Beirut unter seinen 17 Patienten mit einer penetrierenden Herzverletzung 7 Kinder.

Verletzungsmechanismen und Verletzungsformen

Die Mechanik der stumpf auf den Thorax einwirkenden Gewalt tritt in drei Hauptformen in Erscheinung (VOIGT 1968):

- Direkt auf den Brustkorb einwirkende Energie. Die Richtung der Gewalteinwirkung liegt am häufigsten in der Sagittalebene, und sie führt an den von dorsokranial nach ventrokaudal verlaufenden Rippen zu Torsionsbewegungen in ihrem mittleren Drittel und am kostovertebralen Übergang. Die sehr elastischen Skeletteile des jugendlichen Brustkorbes absorbieren dabei die kinetische Energie in Form von Deformationsarbeit, meist ohne daß es zur Fraktur kommt: Die beim Erwachsenen nicht seltenen Stückwandbrüche des Thorax sind auch in großen Patientenserien der kinderchirurgischen Literatur selten; so erlebte THOMASSON (1979) keinen einzigen Stückwandbruch bei 64 Kindern mit Rippenfrakturen.
Häufiger sind hingegen Verletzungen der Weichteile und der thoraxinternen Eingeweide: Die sagittal auf den Brustkorb auftreffende Gewalt läßt die ventrale Thoraxhälfte tiefertreten, was zu Zerfetzungen der interkostalen Weichteile und Pleura parietalis führen kann. Die zeitlich rasch ablaufende, gewaltsame Streckung der Brustwirbelsäule kann an dieser zum Ausriß ventraler Wirbelkörperfragmente und zur Zerreißung der ventralen Längsbänder führen.
Das Herz wird nach kaudal links verschoben, was meist eine Hyperflexion des Aortenbogens bewirkt. Bei genügender Geschwindigkeit dieser Verschiebebewegungen kann der Herzbeutel an seiner kaudalen linken Seite einreißen, und Gefäße der brachiozephalen Gruppe können von der Aorta abgerissen werden. Ein- oder Abrisse der an der Herzbasis mündenden Gefäße sind auch beim Kind möglich.
Die Pathogenese der Lungenparenchymverletzungen bei der sagittalen Brustkorbkompression wird im entsprechenden Kapitel beschrieben.
Besondere Bewegungsmechanismen werden beobachtet, wenn der Thorax zermalmt wird zwischen der Straße und einem rotierenden Fahrzeugrad: Die Vorder- und die Rückwand des Brustkorbes werden seitlich gegeneinander verschoben; Zwerchfellablösungen und Verletzungen der Mediastinalorgane sind die Folge.
- Die kinetische Energie wird vom Fahrzeug oder vom fallenden kindlichen Körper indirekt auf den Thorax übertragen durch Kinn, Oberschenkel oder durch die Arme des Opfers.
- Eine starke Beschleunigung oder Verzögerung des ganzen Körpers führt zu trägheitsbedingten Verletzungen der thoraxinternen Organe. Die Abbremsung des kindlichen Körpers durch den Sicherheitsgurt in einem kollidierenden Auto soll möglichst günstig sein durch entsprechende Anpassung der Gurtlänge und durch Kombination des Gurtes vom Ordensbandtyp mit einem Hüftgurt. Fehlt ein Hüftgurt, rutschen die Kinder bei der Kollision des Fahrzeuges häufig unten aus dem diagonal verlaufenden Gurt halb heraus und ziehen sich unter Umständen schwere Verletzungen des oberen Thorax und des Halses zu, welche bis zur Dekapitation gehen können (VOIGT 1968). Öffnet sich noch die entsprechende Türe des Fahrzeuges, kann das Kind ganz herausgeschleudert werden und sich auf der Straße schwere Schädelverletzungen holen. Dementsprechend sind Autotüren mit genügender Solidität sowohl im Schloß wie in den Angeln zu fordern, und sie sind während der Fahrt zu verriegeln.

Symptome und Therapie

Wie bei der Beurteilung jedes polytraumatisierten Patienten gilt für die Evaluation des thoraxverletzten Kindes die Beachtung einer bestimmten Reihenfolge der Überlegungen:
- Ist die Atmung suffizient?
- Besteht ein kardiovaskulärer Schockzustand?
- Welche Verletzungen weist der Stamm (Brustkorb und Bauchraum) auf?
- Welche übrigen Verletzungen sind vorhanden (Schädel mit Zentralnervensystem, Extremitäten)?

Die Beobachtung des thoraxverletzten Kindes

Durch Beobachtung der Haut- und Lippenfarbe des Kindes kann man eine Zyanose erkennen, die jedoch beim anämischen Patienten fehlt, weil die erforderlichen 5 g% (50 g/l) reduzierten Hämoglobins nicht erreicht werden.
Das Muster der Hautkontusionen und der Hämatome läßt in zahlreichen Fällen bereits bestimmte Thoraxverletzungen vermuten: Weichteilverletzungen über dem Sternum sind verdächtig auf Verletzungen der Mediastinalorgane und der A. thoracica interna. Hämatome über der ersten Rippe können ominösen Charakter haben: Sie ist bei Kindern manchmal als einzige gebrochen; ihre Fraktur weist auf eine beim Aufprall stattgehabte starke Verschiebung des Brustkorbes hin, welche oft Läsionen an den Organen des Mediastinums oder am Zwerchfell verursacht.
Die Beobachtung der thorakalen Atemexkursionen, des Ausmaßes der Dyspnoe, die Prüfung des exspiratorischen Luftstromes vor Mund und Nase mit dem Ohr und die Auskultation der Atemgeräusche lassen schon eine recht gute erste Bilanz über das Ausmaß und die Qualität der Atmung ziehen. Beim weinenden und schreienden Kind können diese Beobachtungen stark erschwert sein. Am stark erregten Patienten muß versucht werden abzuschätzen, wie sehr die Erregung verursacht wird durch ein akutes intrathorakales Geschehen (Spannungspneumothorax, Perikardtamponade usw.), durch eine pulmonalbedingte zerebrale Hypoxie oder wieweit durch ein zusätzliches Schädel-Hirn-Trauma.

Ein Blick auf die Halsvenen zeigt, ob sie gestaut oder kollabiert sind. Gleichzeitig sucht man einen allfällig vorhandenen »masque ecchymotique« (Stauungsblutungen, Perthes-Syndrom). Der gleiche Blick erlaubt die Beurteilung der Halsbreite: Ist der Hals verbreitert und besteht demnach der Verdacht auf ein Mediastinalemphysem? Durch Palpation, zuerst des Jugulums, dann der übrigen Halsregion und des Thorax, kann man ein krepitierendes Hautemphysem finden.

Diese klinische Inspektion, Palpation und Auskultation erlauben in den meisten Fällen bereits, eine richtungweisende Verdachtsdiagnose zu stellen, noch bevor die weiteren Untersuchungen (Röntgen, Labor usw.) anlaufen. Sie ermöglichen es auch meist, einen unmittelbar lebensbedrohenden Zustand zu erkennen und ihn mit der angemessenen Notfallbehandlung zu beheben. Diese wird meist entweder auf eine Intubation und Beatmung oder auf eine Pleuradrainage oder auf beides hinauslaufen.

Nicht einfach zu beurteilen ist die Situation nach einer stumpfen Kontusion des ganzen Torso: Die schwere Bauchdeckenspannung kann rein durch die thorakalen Schmerzen bedingt sein, bei der Palpation des Abdomens jedoch eine schwere innerabdominale Verletzung vortäuschen. Eine interkostale, lokalanästhetische Nervenblockade (Injektion dorsal des Rippenwinkels, am Unterrand der Rippe) kann dann durch Befreiung des Patienten vom Thoraxschmerz augenblicklich die Bauchwandspannung beseitigen und zur Klärung der Situation beitragen.

Ateminsuffizienz

Wir gehen bewußt nicht auf die pathophysiologische Situation beim Neugeborenen ein; die große Mehrheit der kinderchirurgischen Patienten mit einem Thoraxtrauma sind Kinder im Vorschul- und im Schulalter. Für sie gelten analoge Behandlungsprinzipien wie für den älteren Adoleszenten.

Die Art der respiratorischen Insuffizienz kann bei den meisten Patienten mit einer Brustkorbverletzung pathogenetisch entsprechend dem Unfallmechanismus und der Art der Thoraxverletzung gut eingeordnet werden. Die einzelnen spezifischen Situationen werden in den entsprechenden Kapiteln beschrieben (Brustkorbfrakturen, Pneumothorax, Verletzungen der Mediastinalorgane usw.). Nur eine kleine Minderzahl der meist Mehrfachverletzten entwickelt ein schweres pulmonales Krankheitsbild, das »posttraumatische Lungensyndrom«, dessen Symptomatik und Verlauf recht stereotyp sind und das – wenn nicht frühzeitig und aggressiv behandelt – meist infaust abläuft. Früher wurde das Bild meist als kardiovaskuläre Komplikation fehlgedeutet (BLAISDELL u. SCHLOBOHM 1973). Die ätiologischen Faktoren sind zahlreich, und der pathogenetische Mechanismus ist noch nicht bis in alle Einzelheiten geklärt. Diese Sachlage widerspiegelt sich in der Vielfalt der Namensbezeichnungen dieser Krankheit und in der ungleichen Gewichtung der verschiedenen ätiopathogenetischen Ursachen, wie sie in den zahlreichen experimentellen und klinischen Arbeiten der Fachliteratur zutage tritt.

Posttraumatisches Lungensyndrom

Anhand dieses »*posttraumatischen Lungensyndroms*« seien kurz die allgemeinen diagnostischen und therapeutischen Grundlagen der posttraumatischen Ateminsuffizienz behandelt.

Wichtigste Synonyma sind: posttraumatische Lungeninsuffizienz, Schocklungensyndrom, Krankheit der hyalinen Membranen des Erwachsenen, hämorrhagisches Lungensyndrom, hämorrhagische Atelektasen, Stiff-lung-Syndrome, progressive Lungenkonsolidierung, traumatic wet lung, Da-Nang-Lunge usw.

Ätiologie

Die Ursachen dieses Krankheitsbildes sind meist zahlreich, und sie schädigen den Organismus in kombinierter Weise: direktes Thoraxtrauma, Atelektasenbildung nach Verstopfung der Bronchien durch Blut und Schleim, Aspiration von Magensaft, Mehrfachverletzungen, zentrales Lungenödem bei Schädel-Hirn-Verletzungen (MOSS 1976), Schock, Verbrennungen, gramnegative Sepsis, iatrogene Überwässerung und Übertransfusion.

Ein hämorrhagischer Schock allein macht kein Lungensyndrom (HOROVITZ 1974); deshalb ist der Begriff »Schocklunge« zu vermeiden. Die Schockexperimente am Tier zeigen wohl fleckige, konfluierende Atelektasen oder Blutungen und ein variables, interstitielles Ödem, aber keine wesentliche Hypoxie. Die intrapulmonalen Rechts-links-Shunts nehmen in diesen Experimenten zudem eher ab als zu (im Gegensatz zur Situation beim septischen Schock!). Die Reaktionsweisen des Organs Lunge auf Aggressionen sind in ihrer Zahl stark beschränkt, was die eintönige Beantwortung zahlreicher, sehr verschiedener Angriffe erklärt.

Pathogenese

Pathogenetisch scheinen die Lungenkapillarwände Hauptaggressionsziel zu sein. Der Blutstrom trägt ihnen durch die allgemeine Gewebsazidose und -hypoxie qualitativ verändertes Blut heran, zudem noch zahlreiche Schadstoffe: traumatisierte oder nekrotische Gewebspartikel, Kollagenbestandteile, Emboli, freie Fettsäuren, Endotoxine, Kinine, Histamin, Catecholamine. Hypoxie und Azidose führen zu einer Vasokonstriktion der kleinen Lungengefäße (von Euler-Lilyestrand-Effekt) (HENRY 1968), und die Schadstoffe bewirken zum Teil eine Erhöhung des Lungengefäßwiderstands, und sie ändern die Permeabilität der Kapillarwände. Schließlich treffen im Lungengefäßbett Aggregate aus Blutzellen ein, vor allem aus Thrombozyten, die durch Gewebszertrümmerungen und den hämorrhagischen Schock in der Peripherie des Organismus entstanden sind (LJUNGQVIST u. Mitarb. 1971; PEER u. SCHWARTZ 1975). Die Vorstellung ist wohl falsch, wonach diese Zellaggregate zu einer massiven Mikroembolisierung und damit zu einer Verstopfung des Lungengefäßbettes führen; vielmehr setzen die Thrombozytenklüngel vasoaktive und zum Teil zellschädigende Stoffe frei: Histamin, Serotonin, Catecholamine. Ebenfalls freigesetztes ADP erhöht seinerseits die Aggregationsbereitschaft der Thrombozyten. Dieser Teufelskreis addiert sich zu den anderen: Hypoxie und Azidose beeinflussen das Lungengefäßbett derart, daß Azidose und Hypoxie verstärkt werden.

Die Abkühlung des mehrfachverletzten Patienten bewirkt zudem noch eine Verschiebung der Hb-O_2-Dissoziationskurve nach links und dadurch eine zusätzliche Hypoxie, und der Erythrozyt verarmt im Schock an 2,3-Diphosphoglycerat, was die O_2-Abgabe erschwert. Außerdem werden an der Luft-Blut-Schranke Gewebebestandteile zerstört: Am Kapillarendothel haftende Leukozytenaggregate setzen nach Auflösung ihrer Lysosomen Enzyme frei, welche die Kapillarendothelien schädigen, das Alveolartranssudat zerstört auf der Alveolenseite den Surfactant, und die den Surfactant produzierenden Alveolarepithelzellen leiden unter dem Schockzustand (HENRY 1968), so daß der Nachschub an Surfactant nicht gewährleistet ist.

Funktionelle Folgen sind für die Lunge vorab die Entstehung zahlreicher Rechts-links-Shunt-Verbindungen, eine Erniedrigung der funktionellen Residualkapazität und ein rasch auftretendes interstitielles Lungenödem (GLINZ 1978).

Symptome

Klinisch äußert sich diese Situation meist in einer Tachy- und Dyspnoe, in einem Absinken des arteriellen O_2-Partialdrucks (trotz erhöhten Angebots) bei meist normalem P_{CO_2} und in einer Steigerung des Herzminutenvolumens.

Radiologisch zeigt die Lunge im Frühstadium keine sichtbaren Veränderungen, ganz im Gegensatz zur frühzeitig sichtbaren traumatischen Lungenkontusion. Meist am zweiten Tag nach dem Unfall findet man dann das feinretikuläre Bild des beidseitigen interstitiellen Lungenödems, manchmal mit fleckigen Infiltraten. Bei schweren Fällen und bei ungenügender Behandlung führen schließlich das interstitielle Ödem und die Zerstörung und darniederliegende Synthese des alveolären Surfactants rasch zur Verminderung der Lungencompliance und zur Entstehung hyaliner Membranen, zuletzt zur Fibrosierung der Lunge.

Pathologische Anatomie

Pathologisch-anatomisch findet man Mikroemboli in den Arteriolen, etwas später ein Ödem, dann Blutungen im Interstitium. Makroskopisch sieht die Lunge in diesem Stadium Lebergewebe ähnlich.

Später schwinden die Blutungen, und die Lunge wird grau, birgt hyaline Membranen und meist bronchopneumonische Herde. Schließlich geht das ganze Bild über in das der progressiven Lungenfibrosierung.

Pathophysiologie

Das frühzeitige Erkennen des posttraumatischen Lungensyndroms ist für das Kind von vitaler Bedeutung und beruht meist auf der Blutgasanalyse unter Zimmerluft und nach einem Hyperoxygenationstest. Es muß betont werden, daß jeder Patient mit Mehrfachverletzungen oder mit einem isolierten schweren Thoraxtrauma regelmäßig auf seinen P_{aO} überprüft werden muß. Praktisch brauchbar ist der Quotient P_{aO_2}/F_{IO_2} (s. unten), der nicht unter 300 abfallen sollte (HOROVITZ u. Mitarb. 1974). Ob dann ein pathologisch erniedrigter Sauerstoffpartialdruck (unter 80 mmHg $\triangleq$ 10,7 kPa) verursacht wird durch eine regionale Unterbelüftung der Lunge (z.B. beim traumatischen Hämatothorax) oder durch einen wesentlich erhöhten intrapulmonalen Rechts-links-Shunt (z.B. beim posttraumatischen Lungensyndrom), tritt im Hyperoxygenationstest zutage: nach 15–20minütigem Einatmen von reinem Sauerstoff ($F_{IO_2} = 1,0$, d.h. die Fraktion des eingeatmeten Gases, welches Sauerstoff ist) wird der arterielle P_{O_2} gemessen; ist er größer als 400 mmHg (53,3 kPa), liegt kein wesentlicher Rechts-links-Shunt vor. Ist er hingegen kleiner als 250 mmHg (33,3 kPa), ist ein solcher pathologischer Shunt wahrscheinlich.

Der normalerweise beim gesunden Jugendlichen vorhandene physiologische Shuntanteil beträgt 2–5% des Herzzeitvolumens. Er steigt beim Polytraumatisierten üblicherweise auf 12–15% an (BOYD 1972). Das gesunde Herz kompensiert diese ungünstige Situation durch Erhöhung seines Minutenvolumens; die Erhöhung der Herzarbeit ist jedoch ihrerseits begleitet von einer gewissen Vergrößerung des pulmonalen Shuntanteils (HASSE u. Mitarb. 1974). Ist die Shuntmenge zu groß (bis über 50%) – wie beim posttraumatischen Lungensyndrom –, wird der P_{aO_2} absinken, und es droht wegen der stark erhöhten Herzarbeit dazu noch die Herzinsuffizienz.

Das schwere Thoraxtrauma kann nicht nur zur regionalen Hypoventilation und/oder zum massiven intrapulmonalen Rechts-links-Shunt führen, sondern es bewirkt unter Umständen auch eine Erhöhung des Totraumvolumens, d.h. jenes Teils des Atemzugvolumens, das am Kohlensäureaustausch nicht teilnimmt. Die pathologisch erhöhte Totraumventilation kann kompensiert werden durch eine Erhöhung der Atemarbeit, solange jene nicht mehr als die Hälfte des Atemzugvolumens ausmacht. Darüber hinaus fallen jedoch durch die vermehrte Atemarbeit so große Kohlensäuremengen an, daß sie die ausscheidbare CO_2-Menge übersteigen. Eine Spontanatmung ist dann nicht mehr möglich, und die Indikation zur maschinellen Beatmung ist gegeben.

Fettemboliesyndrom

Vom posttraumatischen Lungensyndrom muß das Fettemboliesyndrom unterschieden werden. Es geht einher mit einer Ateminsuffizienz, mit zerebralen Symptomen und mit Petechienbildungen, wobei eine rein zerebral verlaufende Form bekannt ist (BALTENSWEILER 1977). Das pulmonale Fettemboliesyndrom tritt nach GLINZ (1978) in zwei Erscheinungsformen auf:
- Es bestehen nur geringgradige Rechts-links-Shunt-Bildungen, und der Hyperoxygenationstest fällt normal aus.
- Es können schwere Rechts-links-Shunt-Bildungen nachgewiesen werden; dementsprechend ist der Hyperoxygenationstest pathologisch.

Die Ateminsuffizienz kommt zustande durch verschiedene Faktoren:
- Einschleppen von Knochenmarkspartikeln in das Lungengefäßbett,
- Freisetzung vasoaktiver Substanzen,
- Veränderungen, bedingt durch zirkulierende freie Fettsäuren, durch Einschleppen von Thrombozyten und von gerinnungsaktiven Stoffen.

Die Röntgensymptomatik ist bei beiden Formen gleich: feinkörniges, miliares Lungenbild.
Die Lipurie ist nicht pathognomonisch für das Fettemboliesyndrom: Fettglobuli findet man bei 10 von 10 gesunden Probanden (MCMICHAN u. Mitarb. 1976).

Aspiration von saurem Magensaft

Ein relativ benignes Thoraxtrauma kann in ein maligne verlaufendes posttraumatisches Lungensyndrom übergehen nach Aspiration von saurem Magensaft: Es entwickelt sich ein rasant verlaufendes hämorrhagisches Lungenödem (Mendelson-Syndrom), das energisch behandelt werden muß wie ein schweres posttraumatisches Lungensyndrom (MENDELSON 1946).

Diagnose und Therapie

In Gegenwart des (meist Mehrfach-) Verletzten ist die rasche Beantwortung der zwei Fragen »Ist die Atmung suffizient?«, »Besteht ein hypovolämischer Schock?« von erster Dringlichkeit. Darauffolgende Sofortmaßnahmen werden bei thoraxverletzten Patienten oft ergriffen werden müssen, bevor eine Einzelheiten berücksichtigende Diagnostik getrieben werden kann. Die schweren Brustkorbverletzungen zwingen manchmal, das medizinische Dogma »erst Diagnose, dann Behandlung« umzustoßen. Die radiologische und labormedizinische Abklärung kommt oft erst nach der symptomatischen Notfallbehandlung.
Gleichzeitig mit der Auffüllung des intravasalen Raums durch onkotisch wirksame Lösungen wird

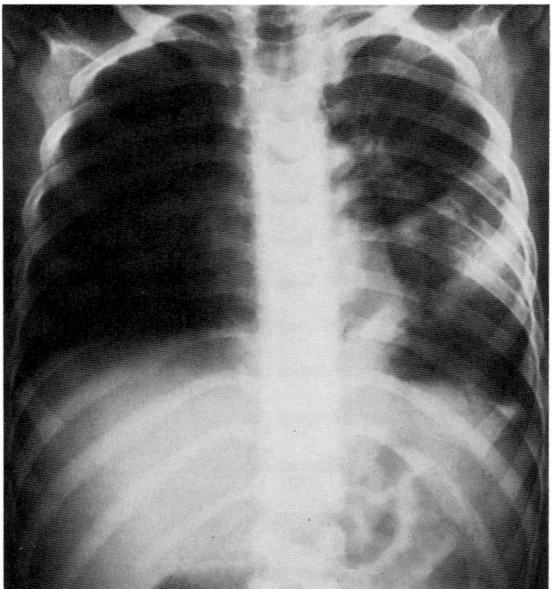

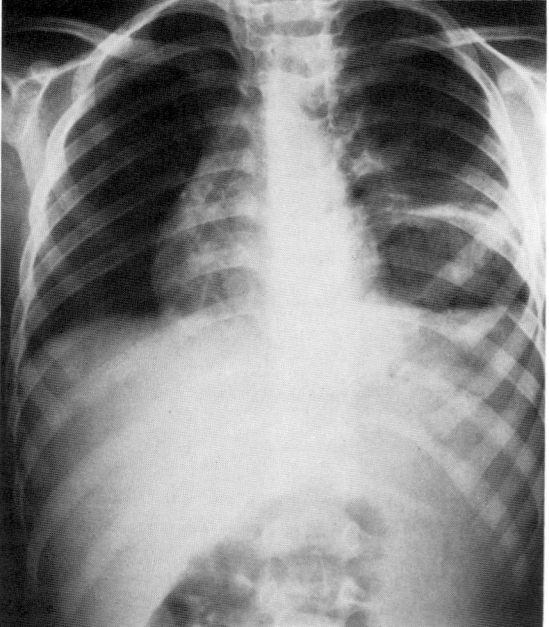

Abb. **236 a** u. **b** R. S., 7jährig. **a** Kompression des Abdomens durch ein Heuwagenrad um 19.30 Uhr. Thoraxaufnahme liegend um 20.30 Uhr: lediglich unscharf gezeichnete linke Zwerchfellkuppel und Verschattung des linken Unterfeldes. **b** Thoraxaufnahme im Sitzen um 21.15 Uhr: Eventration des Magens in den Thorax, Verschiebung des Mediastinums nach rechts.

die insuffiziente Atmung normalisiert: Freimachen der Atemwege durch Absaugen, bei Bedarf Intubation und manuelle Beatmung, wobei ein allfälliger (Spannungs-)Pneumothorax gleichzeitig drainiert sein muß! Eine primäre Tracheotomie kommt praktisch nie in Frage, es sei denn, das Kind könne wegen schwerer Gesichtsverletzungen nicht intu-

biert werden. Ist einmal die Atemmechanik in günstigem Sinne wiederhergestellt – in Spontanatmung oder durch Fremdbeatmung –, folgen die weiteren Untersuchungen, die zu einer genauen Diagnose führen: die **Thoraxröntgenaufnahme** ist wohl der nächste und der wichtigste Schritt. Nach Möglichkeit sollte dieses erste Bild in aufrechter, sitzender Körperlage geschossen werden. Nur auf einem solchen Röntgenbild wird man die echte Menge eines Ergusses (Hämatothorax) abschätzen und die echte Breite des Mediastinums beurteilen können. Die Wahrscheinlichkeit des frühzeitigen Erkennens einer Zwerchfellruptur ist bedeutend größer, als wenn zur Beurteilung ein in liegender Stellung angefertigtes Thoraxröntgenbild zur Verfügung steht (Abb. **236 a u. b**). Wenn eine Thoraxaufnahme in liegender Stellung zudem mit einem kleinen, fahrbaren Röntgengerät gemacht und der Röhren-Platten-Abstand zu klein gewählt wurde, müssen folgende Nachteile hingenommen werden:
– Die Zwerchfellkuppeln stehen meist falsch zu hoch.
– Das Mediastinum erscheint viel zu breit (ATTAR u. Mitarb. 1972). Die Diagnose von Verletzungen der Mediastinalorgane wird schwierig.
– Auch erhebliche Ergußmengen ergeben nur eine unbedeutende Trübung.
– Spiegelbildungen im Pleuraraum, die in diesem Stadium pathognomonisch für einen Hämatopneumothorax sind, kommen nicht zustande.

Das Bild verlagerter Mediastinalstrukturen ruft zu folgenden Überlegungen:
– Liegt eine Trichterbrust vor (Verlagerung des Herzens nach links)?
– Wird das Mediastinum von der Gegenseite her verdrängt durch Blut (Hämatothorax), durch einen Spannungspneumothorax, durch in den Brustraum verlagerte Bauchorgane bei der Zwerchfellruptur?
– Wird das Mediastinum zur kranken Thoraxseite hin verzogen durch Atelektasen bei Bronchusverlegungen oder -rupturen?
– Ist der Mediastinalraum selbst auf eine Seite hin verbreitert durch Hämatome wegen verletzter Mediastinalgefäße oder wegen einer Herzverletzung?
– Liegt eine Ruptur des Ösophagus vor?
– Erscheint der linke Herzrand doppelt konturiert, und finden sich weitere mediastinale Luftflecken beim Mediastinalemphysem?

Die Röntgenaufnahme der Thoraxorgane ist ganz ausgesprochen eine Momentaufnahme, deren Charakter sich im weiteren Verlauf nach einer Brustkorbverletzung von Stunde zu Stunde ändern kann: Eine Lungenkontusion ergibt häufig einige Stunden nach dem Unfall viel eindrücklichere Veränderungen, als sie auf dem ersten Röntgenbild sichtbar waren; das posttraumatische Lungensyndrom geht in charakteristischer Weise am ersten Tag mit normalen Röntgenbildern einher, so daß die Diagnose eine klinische und labormedizinische sein muß und sich nicht auf die Radiologie verlassen darf.

Labormedizinisch interessieren bei Eintritt des Patienten in die Notfallabteilung neben den üblichen Untersuchungen natürlich vor allem die Blutgasanalysen. Sie werden – zusammen mit dem Hyperoxygenationstest – im weiteren Verlauf schwerer Thoraxverletzungen, insbesondere bei allen Lungenparenchymverletzungen (Lungenkontusion, posttraumatisches Lungensyndrom, Aspirationssyndrom usw.) mehrmals täglich Auskunft geben müssen über die Suffizienz der Atmung.

Die rasche Normalisierung des Hämoglobinspiegels ist ein wichtiges Zwischenziel auf dem Weg zur Wiederherstellung einer normalen Sauerstoffversorgung der Gewebe. Dazu gehören Blutstillung und Blutersatz: Der Blutverlust in der Pleuradrainage soll viertelstündlich gemessen werden; geht der intrathorakale Blutverlust im Umfang von mindestens $200 \text{ ml/m}^2/\text{h}$ noch nach 3–4 Stunden weiter, muß wahrscheinlich chirurgisch vorgegangen werden. Wird der mutmaßliche Blutersatz mehr als 500 ml pro m^2 betragen, sollte womöglich Frischblut verwendet werden. Massive transfundierte Blutmengen müssen durch einen Filter gegeben werden.

Im weiteren Behandlungsverlauf sollen durch die Normalisierung des Hämoglobins nicht nur dem Organismus die Sauerstoffträger zur Verfügung stehen, sondern der Sauerstoffverbrauch soll möglichst niedrig gehalten werden. Zu diesem Behuf bekämpft man eine Hyperthermie und dämpft man die Angst und Erregung des Kindes: Dazu taugen nicht nur zentral dämpfende und schmerzstillende Medikamente, sondern auch die aufmerksame Betreuung der Psyche des Patienten; die Anwesenheit eines Elternteils auch auf einer Intensivpflegestation kann Wunder bewirken. Vor der medikamentösen Sedierung eines erregten Kindes ist natürlich immer auszuschließen, daß die Erregung Symptom einer Hirnhypoxie ist, und die Dosierung der Medikamente ist so zu wählen, daß sie beim spontan atmenden Kind nicht eine Hypoventilation verursachen.

Die Dosierung der **Flüssigkeitszufuhr** wird bei stabilen Kreislaufverhältnissen Rücksicht nehmen müssen auf die traumatisierte Lunge, welche interstitiell leicht Wasser retiniert. Die Infusionen werden zum Teil aus onkotisch aktiven Flüssigkeiten bestehen, und man wird durch häufige Verabreichung von Humanalbumin 20% (200 g/l) dafür sorgen, daß der während der ersten Woche täglich bestimmte Serumproteinspiegel normal bleibt.

Das Durstgefühl des ansprechbaren Kindes sowie sein Gewicht, die Serumelektrolyte, die Diurese und die Urinosmolalität sind die wichtigsten Wegweiser zur Überwachung der Flüssigkeitsbilanz. Diese sollte während der ersten drei Tage nicht stärker positiv ausfallen als $500 \text{ ml/m}^2 \times 24 \text{ h}$. Ein paralleler Anstieg von Harnstoff und Kreatinin bei Nierenversagen wird die Lunge eines Patienten mit einem posttraumatischen Lungensyndrom zusätzlich chemisch schädigen (CONGER 1975).

Steroide haben heute in der Behandlung eines posttraumatischen Lungensyndroms oder einer Lungenschädigung durch Verbrennungsgase und -rauch ihre Berechtigung. Sie werden sehr hochdosiert gegeben: 30 mg pro kg Körpergewicht als Bolus, der nach 6–8 Stunden wiederholt wird.

Die **Infektprophylaxe** besteht in der korrekten Befeuchtung der Atemgase, im häufigen Absaugen der Sekrete und in der mehrmals täglich durchzuführenden Physiotherapie (s. unten). Zweimal wöchentlich werden Kulturen des Trachealsekretes angelegt. Auch wenn es pathogene Keime enthält, was bei den meisten Patienten schon nach einigen Tagen der Fall ist, bedeutet dies noch keineswegs eine Indikation zur antibiotischen Infektprophylaxe, solange weder klinisch (Temperatur, weißes Blutbild, Thrombozyten) noch radiologisch Zeichen eines pulmonalen Infektes vorhanden sind (GLINZ 1978). ASHBAUGH u. Mitarb. (1967) zeigten an einer großen Serie von thoraxverletzten Patienten, daß die Gruppe, die prophylaktisch Antibiotika erhielt, fast doppelt so häufig Pneumonien machte wie die Gruppe ohne antibiotische Prophylaxe.

Die **Physiotherapie** ist eine der wichtigsten Seiten unserer Behandlung. Ihre Ziele sind das Aushusten von Sekreten und die Erhaltung einer möglichst großen funktionellen Residualkapazität. Damit haben wir die beste Garantie gegen die Entwicklung von Atelektasen. Diese entstehen aus folgenden Gründen:
— Rückenlage des Patienten.
— Gestörte Atemmechanik wegen Schmerzen, Frakturen der Brustwand, Verdrängung der Lunge durch einen Hämatothorax usw.
— Unmöglichkeit des aktiven Aushustens am Respirator.
— Hohe Sauerstoffkonzentration der Atemgase, was zu Resorptionsatelektasen führt.

Die Physiotherapeutin, die Krankenschwester und der Arzt werden also folgendes vorkehren:
— Häufige Umlagerung, vor allem Seitlagerung des Patienten.
— Beweglichhalten der Thoraxwand und des Zwerchfells: Schmerzdämpfung, Eintrainieren der Zwerchfellatmung und des häufigen tiefen Einatmens und Atemanhaltens in Inspirationsstellung.
— Eine Aufblähung des Abdomens muß unter allen Umständen beseitigt werden. Sie gefährdet den Patienten durch Hochdrängung des Zwerchfells, durch die Möglichkeit einer Aspiration von Magensaft und durch die Entstehung eines Ungleichgewichts im Wasser- und Elektrolythaushalt.
— Lösen der Sekrete durch Abklopfen und Vibrieren der Brustwand. Entfernung der Sekrete durch häufiges Husten beim spontan atmenden Patienten und induziertes Husten durch den endotrachealen Absaugkatheter beim intubierten Patienten. Der bei frakturierter Thoraxwand dabei auftretende Schmerz wird gemeistert durch Analgetika und durch manuelle Fixation der Thoraxwand während des Hustens. Können die Sekrete nicht durch Husten entfernt werden, müssen sie unter Umständen während einer Kurzintubation mit dem Absaugkatheter geholt werden. Eine hartnäckige Atelektase wird durch bronchoskopische Reinigung des entsprechenden Bronchus angegangen werden müssen.
— Befeuchtung der Atemgase.
— Intermittierende Überdruckbeatmung (IPPV) mit Hilfe eines druckgesteuerten Respirators mit Mundstück. Der intubierte Patient wird mit endexspiratorischem Überdruck (PEEP) beatmet werden; bei stark geschädigter Lunge (vor allem beim posttraumatischen Lungensyndrom, bei dem hohe Beatmungsdrucke notwendig sind) ist hierbei die Gefahr der Entstehung eines Spannungspneumothorax recht groß. Das prophylaktische Einführen von Pleuradrains ist empfehlenswert.

Die Indikationen zur Intubation und maschinellen Beatmung sind gegeben, wenn trotz adäquater Anwendung der besprochenen übrigen Maßnahmen einer oder mehrere der folgenden Parameter entgleisen: Abfall des P_{aO_2} unter 70 mmHg (9,33 kPa) trotz nasaler Sauerstoffsonde, Anstieg des P_{CO_2} über 55 mmHg (7,33 kPa),

$\dfrac{P_{aO_2}}{F_{IO_2}}$ kleiner als 300 (HOROVITZ 1974) intrapulmonaler Shunt > 40%.

Diese Werte sind meist gegeben beim posttraumatischen Lungensyndrom, nach Rauch- und Gasinhalationen, bei Stückwandbrüchen des Brustkorbes, bei Depressionen des Zentralnervensystems und beim Mehrfachverletzten mit einer generalisierten Peritonitis.

Thoraxkontusionen, Thoraxwandverletzungen, Rippenfrakturen, Rippenserienfrakturen (instabiler Thorax, Thoraxwandstückbruch, volet thoracique, flail chest)

Auch starke Schläge auf den Thorax und Deformationen des Brustkorbes verursachen beim Kind und Jugendlichen recht selten Rippen- oder Sternumfrakturen, können jedoch trotzdem zu schweren Verletzungen der thoraxinternen Organe führen. Die starke Verformung kann Zerreißungen des Zwerchfells (s. entsprechendes Kapitel) und der Mediastinalstrukturen zur Folge haben. Die plötzlich erfolgende Drucksteigerung im Gebiet der Luftwege und der Pulmonalgefäße, deren Normaldruck sowieso recht tief ist, bewirkt – bei gleichzeitigem reflektorischem Glottisschluß – Zerreißungen von Lungengewebe mit Luftaustritt in den Pleuraraum und/oder intrapulmonalen Blutungen, und sie führt zu einer retrograden Blutwelle in die klappenlosen Venen des Hals- und Kopfgebiets mit Ausbildung eines Perthes-Syndroms (»masque ecchymotique«).

Die stumpfe Traumatisierung des Brustkorbes von jungen Individuen hat häufig eine schlechtere Prognose als bei Patienten mittleren Alters: SCHRAMEL (1961) findet bei seinen Patienten jünger als 19jährig eine Mortalität von 33%, bei den Patienten zwischen 30 und 60 Jahren eine solche von 20%. Die Prognose ist natürlich – für alle Alterskategorien – stark abhängig von der Natur der Begleitverletzungen, die sehr häufig sind (80% bei GALL 1971; 70% bei REHN 1971).

Die stumpfe Thoraxverletzung ist überdies oft schwereren Charakters als die penetrierende: Die einwirkende Gewalt, die beteiligte kinetische Energie ist bei jener meist größer, und bei der penetrierenden Verletzung geschieht die Stellung der Diagnose und der Indikation zum operativen Vorgehen meist schneller; beim stumpfen, geschlossenen Thoraxtrauma wartet man oft zu lange mit der chirurgischen Revision.

Bei penetrierenden Brustwandverletzungen ist neben der häufig vorhandenen starken Blutung aus Interkostalgefäßen oder aus den Vasa mammaria nach außen oder nach innen der Lufteintritt in den Pleuraraum das vordringlichste Problem. Die Wunde mit atemsynchronem, schlürfend-blasendem Geräusch (sucking wound) signalisiert den Pneumothorax, vielleicht schon den Spannungspneumothorax. Während der Inspiration baut sich auf der verletzten Thoraxseite ein Überdruck auf, der das sehr gut bewegliche Mediastinum auf die Gegenseite verdrängt, von wo es während der Exspiration wieder gegen die verletzte Thoraxseite zu bewegt wird: *Mediastinalflattern*. Ein Emphysem des Subkutangewebes ist bei einer offenen Thoraxwandverletzung meist vorhanden: die Luft stammt allerdings häufiger von innen aus einer Lungenparenchymverletzung. Ein Emphysem am Hals kann erstes Zeichen einer Verletzung der zentralen Atemwege (Trachea, Stammbronchien) oder des Ösophagus sein (SYMBAS 1978).

Außerhalb der Klinik wird diese Situation am besten durch raschen Verschluß der offenen Thoraxwunde gemeistert: Austamponieren der Wunde mit einer Gaze, welche mit irgendeiner sterilen Salbe (Vaseline, antibiotikahaltige Salbe) getränkt ist, was die Luftdichtigkeit erhöht, und Überkleben mit wasserdichtem Heftpflaster. Der Arzt muß sich aber Rechenschaft darüber geben, daß er damit unter Umständen einen Pneumothorax in einen Spannungspneumothorax umwandelt. Die optimale zusätzliche Maßnahme besteht darin, durch eine kleine Inzision außerhalb der Wunde einen

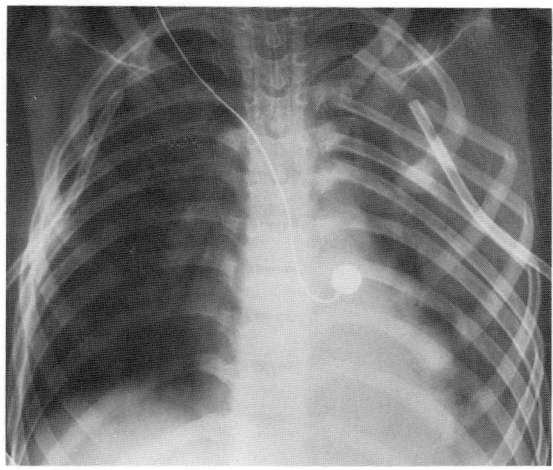

Abb. 237 F. R., 9jährig. Thoraxwandstückbruch dorsolateral links.

Pleuradrain einzuführen. Unter Bedingungen der Klinik wird man einen Patienten mit offener Thoraxwandverletzung natürlich praktisch immer intubieren und beatmen. Die chirurgische Revision wird am besten von einem außerhalb der Wunde gelegenen Thorakotomieschnitt aus gemacht. Die postoperative Pleuradrainage ist eine Selbstverständlichkeit.

Die Mechanik der Entstehung von *Rippenbrüchen* ist bereits S. 5.201 beschrieben worden. Sie entstehen am elastischen kindlichen und jugendlichen Brustkorb bedeutend seltener als an dem des Erwachsenen. Die Diagnose ist vor allem eine klinische; auf dem Röntgenbild sind lange nicht alle Frakturen sichtbar. Rippenserienfrakturen, auch wenn sie nicht mit einer Thoraxwandinstabilität einhergehen, führen meist zu einer schmerzbedingten Schonatmung. Sie sind beim Adoleszenten häufig beidseits (GLINZ 1978).

Die vordere oder seitliche *instabile Thoraxwand* (Brustwandstückbruch, volet thoracique, flail chest) ist in der Kinderchirurgie eine Seltenheit: THOMASSON (1979) findet bei 64 Kindern mit Rippenfrakturen keinen einzigen Stückwandbruch. In unserem eigenen Krankengut haben wir immerhin einen 9jährigen polytraumatisierten Knaben (Fahrradunfall) mit einem dorsolateralen Stückbruch der linken Thoraxwand (Rippen 1–7 mehrfach frakturiert), der ein schweres posttraumatisches Lungensyndrom entwickelte (Abb. 237).

Der Brustwandstückbruch ist Ursache einer paradoxen Atmung, deren Diagnostizierung klinisch häufig nur möglich ist, wenn der Patient tief atmet: Der negative inspiratorische Pleuradruck saugt das freie Wandstück nach innen; exspiratorisch wird es nach außen getrieben; seine Bewegungen sind also entgegengesetzt denen der übrigen Thoraxwand. Der Stückbruch der Brustwand verschlechtert die Wirksamkeit der Atemarbeit, deren Größe aber zunimmt; er vermindert die Kraft des Hustenstoßes, führt zur schmerzbedingten oberflächlichen Atemweise und geht häufig mit einem Hämatopneumothorax einher. Atelektasen, Verlegungen der Atemwege durch Schleim, die Entwicklung von pneumonischen Herden, die Hypoxie, die Anämie und die Erschöpfung des Patienten sind bei Klinikeintritt meist noch kaum sichtbar, nehmen aber während der nächsten 24–48 Stunden rasch zu. Dieser ungünstige Verlauf wird nur dann rechtzeitig erfaßt, wenn der Patient engmaschig überwacht wird anhand häufiger Röntgenbilder und Blutgasanalysen. Kompliziert wird die Verschlechterung der Atemmechanik, wenn unter dem ausgebrochenen Brustwandstück ein stark kontusioniertes Lungenfeld liegt: Es tritt dann ein zusätzlicher intrapulmonaler Rechts-links-Shunt auf, der im Hyperoxygenationstest erfaßt werden kann (S. 5.203).

Die **Behandlung** stabiler Rippenserienfrakturen und des instabilen Wandstückbruches folgt den allgemeinen, S. 5.204–206 beschriebenen Richtlinien. Am wichtigsten ist die medikamentöse Schmerzbekämpfung, wobei die theoretisch atemlähmende Wirkung der Morphiumderivate mehr als nur aufgewogen wird durch ihre die Atemmechanik verbessernde Wirkung (GLINZ (1978). Bei zusätzlicher Traumatisierung des Schädels und/oder des Abdomens mit anfangs noch nicht geklärter Diagnose kommt auch bei Kindern eine interkostale, lokalanästhetische Nervenblockade in Frage. Das zweitwichtigste Werkzeug der Behandlung ist die Physiotherapie. Zusammen mit einer genügenden Schmerzdämpfung erlaubt sie in den meisten Fällen, eine Langzeitbeatmung zu vermeiden. Diese wird notwendig, sobald die verschiedenen Maßnahmen eine Ateminsuffizienz nicht mehr verhindern können, und beim Kind mit einem zusätzlichen, schweren Schädelhirntrauma.
Eine den Stückbruch von außen fixierende Bandage (Zingulum usw.) ist beim Kind sinnlos und gefährlich: Die Atemmechanik wird bei der ohnehin relativ schwachen kindlichen Muskulatur noch zusätzlich gestört. Eine Osteosynthese mit Kirschnerdrähten oder gar Platten (mit Schrauben oder Klammern fixiert) verschafft dem Kind mehr Nachteile als Vorteile.

Pneumothorax, Spannungspneumothorax

Eine penetrierende Wunde von Brustwand, Lunge, Bronchien, Trachea, Ösophagus kann zu einem mehr oder minder vollständigen Kollaps der Lunge führen. Der iatrogen gesetzte Pneumothorax ist in der Klinik keine Seltenheit mehr seit dem häufigen Einsatz eines Subklaviakatheters und der mechanischen Beatmung der Kinder (Spontanpneumothorax des Neugeborenen).

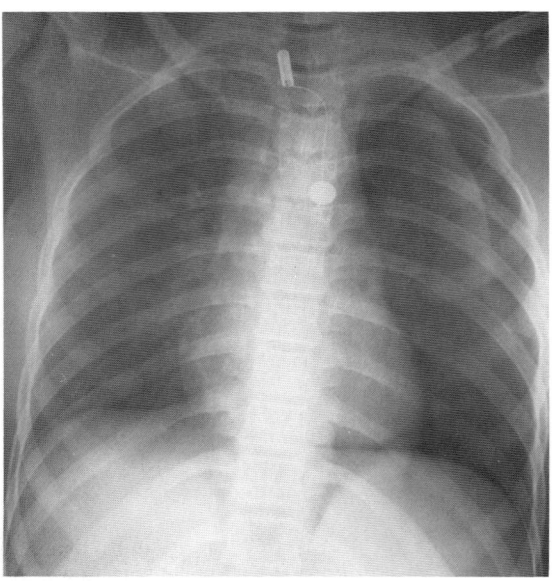

Abb. **238** Z. F., 13jährig. Hämatopneumothorax links. Frakturen der 2 ersten Rippen links, der Klavikula links. Nierenkontusion links, Contusio cerebri.

Pneumothorax

Formal wird unterschieden zwischen dem *geschlossenen Pneumothorax* ohne Kommunikation mit der Außenluft und dem *offenen Pneumothorax,* der durch eine Brustwandverletzung mit der Außenluft in Verbindung steht. Er zeigt das Phänomen des Mediastinalflatterns (S. 5.207); durch Ausfall der gleichseitigen Lunge und die paradoxe Atmung der gegenseitigen entwickelt sich schnell eine schwerste Hypoxie.

Diagnose

Verminderte Beweglichkeit der betreffenden Brustwandseite, hypersonorer Klopfschall, abgeschwächte Atemgeräusche. Das Thoraxröntgenbild wird nach Möglichkeit am sitzenden Patienten geschossen (Erkennung eines gleichzeitig vorhandenen Hämatothorax), der vollständig ausgeatmet hat: ein bescheidener Mantelpneu ist oft auf den klassischen Bildern in Inspirationsstellung nicht sichtbar (Abb. **238**).
In der kollabierten Lunge entsteht ein Rechtslinks-Shunt, der sich in der Blutgasanalyse als Hypoxie kundtut, meist allerdings relativ bescheidenen Grades, weil in der nicht beatmeten Lunge durch Erhöhung des Lungengefäßwiderstands der Blutfluß abnimmt (RUTHERFORD u. GOTT 1968).

Therapie

Der Pneu wird behandelt durch eine Pleuradrainage medioklavikulär im 2. oder 3. Interkostalraum. Wiederholte Punktionen sind eine ungenügende und unter Umständen gefährliche Behandlung: Das am Brustkorb verletzte Kind – häufig ein polytraumatisierter Patient – benötigt eine intensive Physiotherapie zur Verhinderung infektiöser Komplikationen; der Verzicht auf eine Pleuradrainage beinhaltet das Risiko, daß beim physiotherapeutischen Hustenlassen der Pneu rasch zunimmt oder sich sogar in einen Spannungspneumothorax umwandelt. Die kontinuierliche Drainage ist ebenfalls die beste Gewähr für eine bleibende volle Ausdehnung der Lunge und damit für eine dauernde Abdichtung des Luftlecks. Bleibt in den Stunden nach Drainieren des Pleuraraums die volle Entfaltung der Lunge aus, muß die Ursache unbedingt gesucht werden. Häufig liegt sie in einem technischen Versagen der Drainage: Die Drainspitze liegt extrathorakal oder intrapulmonal (durch das Thorax-Seitenbild eruiert), der Drain ist verstopft (selten geworden seit ausschließlicher Verwendung von silikonisierten Drains) oder abgeknickt, die Vakuumpumpe ist defekt, oder die Schlauchansatzstücke sind undicht. Wenn alle diese möglichen Ursachen durch entsprechende Prüfung ausgeschlossen worden sind, bleibt als Ursache eines persistierenden Pneumothorax das große Luftleck im Bereich einer großflächigen Lungengewebsverletzung oder einer Bronchusruptur; jedenfalls ist meist die Indikation zur Bronchoskopie oder sogar zur explorativen Thorakotomie gegeben.

Spannungspneumothorax

Der Spannungspneumothorax ist im kinderchirurgischen Patientengut häufiger geworden, seitdem Früh- und Neugeborene mit einem Atemnotsyndrom routinemäßig maschinell beatmet werden, und seitdem man das Kind mit einem posttraumatischen Lungensyndrom wie den Erwachsenen mit positiv endexspiratorischem Druck maschinell beatmet. Das Krankheitsbild ist definiert als Zustand, in dem die während der Einatmung in den Pleuraraum eingedrungene Luft während der Ausatmung nicht mehr durch die Wunde der Brustwand, der Lungenoberfläche oder der zentralen Atemwege austreten kann. Der Spannungspneumothorax ist besonders gefährlich, wenn er unter manueller oder maschineller Beatmung auftritt: Die zunehmende Zyanosierung des Patienten kann dann den Anästhesisten dazu verleiten, sie als Mangelbeatmung zu deuten und den Druck und das Volumen der Atemgase zu erhöhen (GLINZ 1978). Die Folge ist natürlich katastrophal: Es werden intrapulmonale Drucke geschaffen, die weit über dem zentralvenösen Druck liegen und entsprechend den venösen Rückstrom behindern. Ein Spannungspneumothorax kann bei einem ventilierten Patienten jederzeit entstehen, auch wenn seine Pleuraräume drainiert sind (BARGH u. Mitarb. 1967):
– Der Drainageschlauch kann verstopft sein.
– Das Luftleck (Lungenparenchymleck oder Bronchusleck) kann so groß sein, daß die Drainage mit der großen Luftmenge nicht fertig wird.
– Bei einem Kind mit vorbestehenden Pleuraadhäsionen nach einer Pleuropneumonie mit Empyem kann sich ein partieller lokalisierter Spannungspneumothorax bilden, der eine schwierige klinische Diagnose darstellt.
– An die rasche Zunahme eines Spannungspneumothorax in einer Atmosphäre mit vermindertem Druck, also während des Transports in einem Flugzeug, muß gedacht werden; diese Gefahr schränkt die in zahlreichen Fällen sowieso zweifelhafte Indikation zum Helikoptertransport von Unfallopfern weiterhin ein.

Diagnose

Die Diagnose des Spannungspneumothorax kann vermutet werden, wenn eine Thoraxhälfte gebläht bleibt, hypersonoren Klopfschall und verminderte Atemgeräusche aufweist, und wenn auskultatorisch das Herz auf die Gegenseite verschoben ist. Radiologisch wird man als wichtigstes Zeichen die Mediastinalverschiebung auf die Gegenseite und die Abflachung der gleichseitigen Zwerchfellkuppe suchen. Die Beurteilung der Anwesenheit oder des Fehlens einer Lungenparenchymstruktur kann stark erschwert sein durch ein bei diesen Patienten häufig gefundenes subkutanes Emphysem, dessen Luftstrukturen auf dem Röntgenbild diejenigen der darunterliegenden Lunge überdecken.

Therapie

Die Behandlung des Spannungspneumothorax muß schnell, notfallmäßig erfolgen und sucht primär nur die offene Druckentlastung: Einstechen einer dicken Nadel im 2. oder 3. Interkostalraum medioklavikulär. Dann wird die übliche kontinuierliche Drainage des Pleuraraums angelegt.

Hämatothorax, Hämatopneumothorax

Die Blutansammlung im Pleuraraum stammt meist aus eröffneten interkostalen oder Mammariagefäßen, nicht so selten aus den dorsalen Brustkorbabschnitten bei frakturierter Brustwirbelsäule (SCHULTE AM ESCH u. Mitarb. 1975). Lungenverletzungen bluten wegen des niederen Drucks in den Pulmonalarterien meist nur wenig. Mäßig große Hämatome werden im Pleuraraum durch die Atembewegungen defibriniert. Das Fibrin setzt sich auf der Pleuraoberfläche ab. Starke und schnell erfolgende Blutungen können nicht schnell genug defibriniert werden und gerinnen daher zu Koageln. Penetrierende und schwere stumpfe Thoraxtraumata schaffen meist einen Hämatopneumothorax und nicht einen Hämatothorax allein: DRUMMOND u. CRAIG (1967) finden bei ihren 130 Patienten mit stumpfem Thoraxtrauma 43mal einen Hämatothorax und 71mal einen Hämatopneumothorax.

5.210 Thorax

Diagnose

Die Diagnose beruht auf der Feststellung eines gedämpften Klopfschalles, eines verminderten Atemgeräusches und einer Anämie, vielleicht sogar eines hypovolämischen Schockzustands. Der Pleuraraum kann ungefähr das gesamte Blutvolumen eines Kindes aufnehmen (NACLERIO 1971). Das in sitzender Stellung geschossene Röntgenbild ergibt eine basale Verschattung und bei Vorliegen eines Hämatopneumothorax eine charakteristische Spiegelbildung.

Therapie

Die Behandlung besteht in einer frühzeitigen Drainage in der mittleren Axillarlinie, nicht tiefer als die Mamillarebene. Fördert der Drain mehr als 200 ml Blut/m²/h und dies während 3–4 Stunden, muß meist thorakotomiert werden. Das Ziel ist dann eine peinlich genaue Blutstillung und eine möglichst vollständige Entleerung des Pleuraraums. Die frühzeitige Drainierung verhindert praktisch immer die Ausbildung eines Fibrothorax. Falls selten einmal am Ende der 14 ersten Tage nach dem Unfall die Pleuradrainage dem Hämatothorax nicht Herr geworden ist, tut man gut daran, durch eine kleine, ventrolaterale Thorakotomie ohne eigentliche Dekortikation das Hämatom manuell auszuräumen; dieses Vorgehen ist besser als abzuwarten, bis ein echter Fibrothorax nur noch durch eine richtige Dekortikation beseitigt werden kann.

Lungenparenchymverletzungen

Unfallmechanisch entstehen sie einesteils *in direkter Weise* durch einen eingedrungenen Fremdkörper: am häufigsten wird es sich um Fragmente gebrochener Rippen handeln, welche subpleurale Blutungen oder Lungenparenchymzerreißungen verursachen (mögliche Folge: Hämatopneumothorax).

Bei Kindern und Jugendlichen wird das Lungengewebe jedoch meist durch eine *indirekte* Traumatisierung verletzt: Der sehr elastische Brustkorb entgeht durch seine Fähigkeit zur extremen Formveränderung einer Frakturierung; die sich im verformenden Thorax befindenden Weichteile werden dabei hingegen häufig schwer geschädigt. Wie an Schädel und Hirn kann man bei den in indirekter Weise traumatisierten Rippenthorax und Lunge »Coup«- und »Contrecoup«-Verletzungen unterscheiden. Bei der Kompression des Thorax entstehen im Lungengewebe eigentümliche Druckverhältnisse dadurch, daß einmal die Luftwege zentral durch reflektorischen Glottisschluß abgeschlossen werden, andererseits dadurch, daß eine starke Kompression der Herzventrikel entstehen kann mit entsprechender, gegen die Peripherie anflutender hoher Druckwelle.

Die Unterscheidung der verschiedenen Formen von Lungengewebsverletzungen hat zum Teil nur

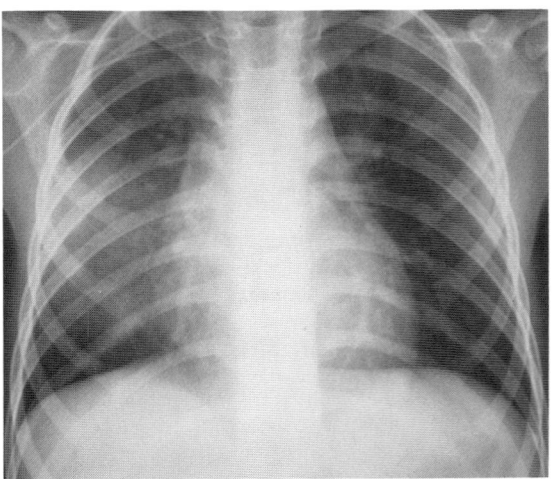

Abb. **239** M. J., 6jährig. Lungenkontusion rechts. Röntgenbild 2 Tage nach dem Unfall.

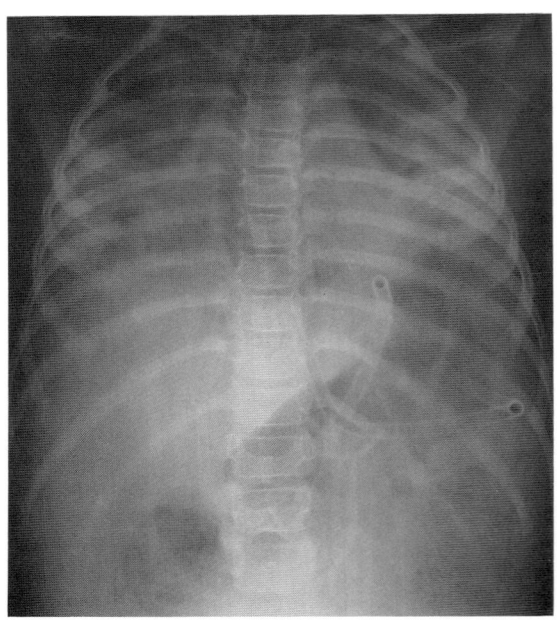

Abb. **240** C. V., 6jährig. Lungenkontusion beidseitig, multiple Lungenrisse mit massiven intraparenchymatösen Blutungen. Rippenfrakturen 1–4 links. Mediastinalemphysem. Herzkontusion. Multiple Leberrupturen. Milzruptur. Contusio cerebri. Irreversibler Herzstillstand auf dem Operationstisch während der Thorakolaparotomie.

akademisches Interesse. Für die klinische Behandlung bedeutsam ist die Unterscheidung der prognostisch gutartigen subpleuralen Blutungen, kleinen Parenchymlazerationen, intrapulmonalen Hämatomen (nach Tagen oft im Röntgenbild als Rundherd erscheinend) und Lungenkontusionen ohne Ateminsuffizienz einerseits (Abb. 239), von den Verletzungen andererseits, die mit einer schweren Blutung (zentrale Lungenrupturen) (Abb. 240) oder mit einer Ateminsuffizienz einhergehen (FULTON u. Mitarb. 1970; GLINZ 1978): großvolumige Lungenkontusion mit allen Veränderungen der Atem- und Kreislauffunktion, wie man sie auch beim posttraumatischen Lungensyndrom findet (P_{aO_2} vermindert, Erhöhung des Rechts-links-Shunts mit pathologischem Hyperoxygenationstest, verminderte funktionelle Residualkapazität).

Dies bedeutet, daß wir den Patienten mit einer Lungenkontusion sehr genau im Auge behalten: Der pathologische Röntgenbefund erscheint oft erst nach Stunden, und sein optisches Ausmaß geht nicht unbedingt parallel mit dem Ausmaß der funktionellen Beeinträchtigung: Man darf auch nicht warten, bis sich die Ateminsuffizienz durch augenfällige klinische Zeichen kundtut, sondern man muß ihre labormedizinischen Zeichen (arterielle Blutgasanalyse) suchen und in kurzen Abständen kontrollieren. Die Behandlung befolgt die für das posttraumatische Lungensyndrom gültigen Grundsätze (S. 5.204–206). Die großvolumigen Lungenkontusionen findet man in Friedenszeiten nach Überfahrenwerden des Thorax und nach Stürzen aus großer Höhe und in Kriegszeiten als sogenannte »blast injuries« bei Explosionstraumen. In beiden Situationen zerreißen quer durch den Brustkorb flutende, von der Brustwand oder vom Zwerchfell ausgehende Druckwellen Alveolarsepten und Wände peripherer Gefäße im Arteriolen- und Venulenbereich (VOIGT 1968).

Eine spezielle traumatische Aggression der Lunge liegt vor bei der »*Lungenverbrennung*«*:* Inhalation heißer und gewebstoxischer Substanzen in Form von Rauch, Dämpfen oder Gasen. STONE (1979) unterscheidet 3 klinische Stadien:
1. Erste 12 Stunden: akutes Atemnotsyndrom wegen eines Larynxödems und eines Bronchospasmus.
2. Bis 48 Stunden: toxisches Lungenödem.
3. Nach 72 Stunden: infektiöse Bronchopneumonie.

Die Behandlung besteht im 1. Stadium in einem hochdosierten intravenösen Steroidbolus (bis 15 g Hydrocortison) und im 2. Stadium in der maschinellen Beatmung mit endexspiratorischem Überdruck. Die Mortalität betrug in seiner Serie von 101 Kindern 37%.

Verletzungen der Mediastinalorgane

Verletzungen von Trachea und Bronchialbaum

Es ist kein Zufall, daß unter den in der Literatur beschriebenen Fällen zahlreiche Kinder und Jugendliche sind, bei denen die Verformung des elastischen Thorax Verletzungen von Mediastinalorganen bewirken, häufig ohne Frakturen des Brustkorbes.

Von 6 Patienten bei GALL u. ACHATZKY (1971) mit einer Ruptur der zentralen Atemwege sind 5 jünger als 20 Jahre.

Die sagittale Thoraxkompression beim durch ein Wagenrad überfahrenen Kind dürfte der häufigste Verletzungsmechanismus sein: Sie bewirkt eine rasche Verbreiterung des Thorax bei Abnahme des sternovertebralen Abstands. Die Lungen werden dadurch auseinandergedrängt und die Stammbronchien stark gedehnt (VOIGT 1968); zusätzlich treten meist Abscherkräfte auf (ZACHERL u. Mitarb. 1973), die um so stärker zur Wirkung gelangen, als Trachea und Bronchien während der Thoraxkompression durch den reflektorischen Glottisverschluß ein recht starres, mit komprimierter Luft gefülltes Röhrensystem bilden.

Die zentralen Luftwege zerreißen dementsprechend meist im Bereich der karinanahen Stammbronchien, und der Riß verläuft meist quer, und er ist meist vollständig (HOOD u. SLOAN 1959).

Symptome

Schwere Dyspnoe, ausgedehntes Emphysem (die mediastinal austretende Luft weicht nach kranial in den dem Mediastinum entsprechenden Raum unter der Lamina praetrachealis aus und bildet hier ein tiefes Halsemphysem, das zuerst nicht palpiert werden kann, sondern nur auf einem genügend hoch nach kranial reichenden, die Halsweichteile berücksichtigenden Thoraxröntgenbild sichtbar ist) (EIJGELAAR u. HOMAN VAN DER HEIDE 1970), etwas später entstehen das subkutane Emphysem, Pneumothorax (häufiger in Form eines Spannungspneumothorax (KRAUSS u. ZIMMERMANN 1967), Hämoptoe oder blutiges Absaugmaterial, Atelektasenbildung. Die Diagnose wird bronchoskopisch gestellt.

Therapie

Mit der Behandlung wird man zuerst die lebensbedrohlichen Folgezustände beheben: Drainieren eines Pneumothorax oder Spannungspneumothorax, Intubation, Drainage eines unter Druck stehenden Mediastinalemphysems (Gefahr der extraperikardialen Herztamponade). Einrisse werden möglichst konservativ behandelt, Abrisse müssen operativ reanastomosiert werden: Den Hauptbronchus geht man von einer anterolateralen Thorakotomie im 5. Interkostalraum aus an, die Trachea von einer hohen, rechtsseitigen Thorakotomie. Die Anastomose wird mit Dexon oder Chromcatgut gemacht und durch Deckung mit einem Perikardlappen gesichert.

Veraltete Ein- oder Abrisse der zentralen Atemwege können spontan abgeheilt sein mit einem teilweisen Bronchusverschluß, was meist zu einem Infekt der beteiligten Lungenpartien führt, oder mit einem vollständigen Bronchusverschluß; die entstehende Atelektase ist dann häufig infektfrei, hier kommt eine späte, konservierende Operation in Frage. SAMSON (1955) berichtet über den Fall eines 16jährigen Jugendlichen, bei dem man 15 Jahre nach einem Bronchusabriß eine erfolgreiche Reanastomosierung vorgenommen hat. Inwieweit allerdings beim Kind während längerer Zeit ausgeschaltete Lungenlappen eine normale Entwicklung zeigen, ist fraglich.

Die *Fremdkörperaspiration* (Nahrungsbestandteile, meist Nüßchen; ausgebissene oder herausgeschlagene Zähne usw.) ist ein beim Kleinkind unter 2 Jahren häufiges Ereignis. Daran muß auch im Anschluß an ein Trauma mit Verlust von Zähnen gedacht werden. Es führt durch Verlegung eines Bronchus entweder zu Atelektasen oder dank eines Ventilmechanismus zur Blähung des betreffenden Lungenabschnittes. 5–10% der Fremdkörper können bronchoskopisch nicht entfernt werden, meist weil sie schon längere Zeit liegen, eine entzündliche Reaktion verursacht haben und teilweise durch Granulationsgewebe überwachsen sind (SALOMON u. Mitarb. 1968). Es kann dann eine Thorakotomie notwendig werden: Bronchotomie mit Längsinzision, welche direkt genäht und durch einen Perikardlappen abgesichert wird.

Verletzungen des Ösophagus

Sie sind als Folge eines stumpfen Thoraxtraumas beim Kind eine große Seltenheit. Die durch ärztliche Manipulation verursachten Verletzungen der Speiseröhre sind häufiger: Endoskopische Untersuchungen, Bougierungen, operative Präparation des Ösophagus bei der kongenitalen Atresie und bei der Hiatushernie.

Eingekeilte Fremdkörper können selten einmal eine Wandnekrose der Speiseröhre verursachen oder beim Versuch ihrer Entfernung die Wand durchstechen.

Symptome

Die klinischen Zeichen sind am Anfang oft diskret; der Schmerz nimmt mit voranschreitender Entzündung zu, es gesellt sich ein Mediastinalemphysem, vielleicht ein Emphysem der Halshaut hinzu, schließlich entsteht das Bild der Mediastinitis mit raschem septisch-toxischem Verfall des Patienten. Bei traumatisch mitperforierter Pleura entsteht rasch ein Pyopneumothorax.

Die Verletzungen der abdominalen Portion des Ösophagus werden eine Bauchdeckenspannung verursachen und können durch die Ausbildung eines subphrenischen Abszesses kompliziert werden.

Diagnose

Die Diagnose der Ösophagusverletzungen wird mit Hilfe der Gastrografin-Ösophagographie gestellt.

Therapie

Die Behandlung muß rasch erfolgen: Schockbehandlung, breitspektrische antibiotische Abschirmung, frühzeitige Operation. Der Zugang erfolgt für Läsionen am zervikalen Ösophagus von einem linksseitigen Schnitt vor dem M. sternocleidomastoideus aus, für solche am oberen thorakalen Ösophagus durch eine rechtsseitige dorsolaterale Thorakotomie und für Verletzungen der unteren thorakalen Speiseröhre durch eine linksseitige dorsolaterale Thorakotomie.

Einen Spezialfall einer Ösophagusverletzung stellt die *traumatische Fistelbildung* dar zwischen Speiseröhre und Luftröhre, die ab und zu beobachtet werden kann bei langzeitbeatmeten Kindern, die gleichzeitig eine Magensonde tragen (z. B. Tetanuspatienten; s. Tetanus). Die Rekanalisierung einer Fistel bei kongenitaler Ösophagusatresie muß im strengen Sinne auch als iatrogen traumatische Ösophagusverletzung betrachtet werden.

Verletzungen von Herz und großen Gefäßen

Im sehr elastischen jugendlichen Thorax werden bei seiner unfallbedingten Deformierung die Mediastinalorgane besonders stark traumatisiert. Andererseits sind stumpfe Herz- und Gefäßverletzungen häufig beim sogenannten Steuersäulentrauma des (erwachsenen) Autofahrers. Etwa 15% der getöteten Autounfallopfer haben eine Aortaruptur (MC GOUGH u. HUGHES 1973). Dies erklärt, weshalb in den größeren Patientenserien der Literatur nur etwa 4–5% Kinder zu finden sind (MEYER u. Mitarb. 1969; STRASSMAN 1947). Demgegenüber sind Kinder recht häufig Opfer penetrierender Herz- und Gefäßverletzungen in bewaffneten Konflikten mit Teilnahme der Zivilbevölkerung, z. B. im Bürgerkrieg in Libanon: in SLIMS (1979) Serie von 17 offenen Herzverletzungen sind 7 Kinder!

Herzkontusion. Im Gegensatz zu diesen in Friedenszeiten an einer kinderchirurgischen Klinik sehr seltenen Verletzungen ist die Herzkontusion auch beim Kind mit einem stumpfen Thoraxtrauma wahrscheinlich viel häufiger als angenommen wird. Nach Stürzen aus großer Höhe, nach Verkehrsunfällen mit Angefahrenwerden durch ein schnelles Fahrzeug, nach Überfahrenwerden durch ein Wagenrad findet man – sofern man sie sucht – recht häufig die Zeichen einer Herzkontusion. Damit bezeichnet man jede stumpfe Herzverletzung, die nicht primär mit der Zerreißung eines Wandteiles oder intrakardialer Strukturen einhergeht. Die Sektionsbefunde am Herzen sind vielfältig und reichen von kleinen, epikardialen Blutungen über schwere Myokardkontusionsherde bis zur sekundären Wandruptur im Bereich einer Nekrose (DOTY u. Mitarb. 1974).

Dies erlaubt bereits zu folgern, daß das *klinische Bild* sich über einen längeren Zeitraum mit wechselnder kardialer Symptomatik entwickeln kann.

Die Patienten klagen oft über atemunabhängige präkordiale Schmerzen. Auskultatorisch wird meist ein normaler Befund erhoben. Das EKG zeigt vielfältige Bilder, die von einer normalen Kurve über alle möglichen Rhythmus- und Reizleitungsstörungen zu Repolarisationsstörungen und Infarktbildern gehen (GLINZ 1978). Es können klinisch Zeichen einer Herzinsuffizienz auftreten; bei Kindern mit einer Linksherzinsuffizienz ist dann auch ein pathologisches Röntgenbild zu erwarten: Zeichen eines Lungenödems. Bei diesen Patienten, die ja ein stumpfes allgemeines Thoraxtrauma erlitten haben, stellt sich dann die delikate Differentialdiagnose zum posttraumatischen Lungensyndrom mit einer sekundären, durch die Ateminsuffizienz bedingten Herzinsuffizienz. Der klinische Verlauf der Atem- und der Herzsymptomatik und vor allem die Entwicklung des täglich zweimal abgeleiteten EKG-Bildes werden die Antwort geben müssen.

Wieweit beim Kind mit einem Polytrauma die Bestimmung der Kreatinin-Phosphokinase-Isoenzyme und die LDH-1- und LDH-2-Isoenzyme (Lactat-Dehydrogenese) Werte ergeben, die für die Herzkontusion charakteristisch sind, ist noch ungewiß.

Die *Behandlung* solcher Kinder besteht vor allem in einer sorgfältigen Überwachung der Herzfunktion im allgemeinen, des Herzrhythmus und des EKG im besonderen, der kontinuierlichen Messung des zentralen Venendrucks und in einer zurückhaltenden Flüssigkeitszufuhr. In den Tagen nach einer schweren Kontusionierung des Herzens müssen als Komplikationen erwartet werden: die Herzinsuffizienz, die Herztamponade wegen Ergußbildung, das Herzwandaneurysma und die Wandruptur. Man muß also bereit sein, jederzeit die perkutane Herzbeutelpunktion und die Thorakotomie vornehmen zu können.

Das stumpfe Herztrauma kann blutende Kontusionsherde der Herzwand hinterlassen, die penetrierende Verletzung des Herzens kann die gleiche Folge haben oder aber eine Blutung aus den eröffneten Herzhöhlen verursachen. In beiden Fällen sammelt sich Blut in der Perikardhöhle, das durch eine allfällige Perikardwunde abfließen kann und einen Hämatothorax und unter Umständen einen Blutungsschock schafft. Wenn der Abfluß nicht gewährleistet ist, kommt es ab einem Volumen von ungefähr 100 ml/m² Körperoberfläche zur akuten **Herztamponade:** Behinderung der diastolischen Ventrikelfüllung. Sie äußert sich zuerst in einem Anstieg des zentralen Venendrucks und einer oberen venösen Einflußstauung, erst später in einem Abfall des arteriellen Blutdrucks; EKG und Thoraxröntgenbild sind uncharakteristisch. Die Behandlung sucht die möglichst rasche Drainage der Perikardhöhle durch perkutane Punktion, besser jedoch durch Thorakotomie: punktiert wird aus dem Winkel zwischen Processus ensiformis des Sternums und dem linken Rippenbogen, die Nadel in einem Winkel von 30 Grad zur Frontalebene gegen die Mitte der linken Klavikula gerichtet. Der Thorakotomieschnitt liegt ventrolateral links im 4. oder 5. Interkostalraum. Die Perikardhöhle wird vor dem N. phrenicus eröffnet, das Blut wird entfernt, die Perikardwunde wird verschlossen, um eine Herzluxation zu vermeiden, und hinter dem N. phrenicus wird ein Perikardfenster eröffnet mit Zugang zum Pleuraraum, der seinerseits drainiert wird. Eine offen blutende Wunde der Herzwand wird vorerst durch Fingerdruck verschlossen. Unter dem Finger durch wird mit einer nicht zu kleinen Nadel ein erster Haltefaden durch das Myokard gelegt. Meist kann man dann – unter Anspannung des Fadens – den Finger entfernen, ohne daß es stark blutet; die Myokardwunde wird mit Einzelknopfnähten aus Dexon verschlossen, die nicht bis zum Endokard reichen dürfen (Gefahr der Thrombusbildung in der Herzhöhle). Zuletzt wird der Haltefaden entfernt.

Rupturen großer Gefäße entstehen durch Einwirkung großer Verzögerungskräfte (Stürze aus großer Höhe) und während einer sagittalen Thoraxkompression durch starke Verlagerung des Herzens nach kaudal links. Der Aortenbogen wird überbeugt, und es kommt zum Aortariß an klassischer Stelle, im Isthmusbereich, am Ansatz des Ligamentum Botalli. Der Riß verläuft praktisch immer quer, und er kann vollständig sein. Die starke Verschiebung des Herzens kann aber auch Gefäßabrisse am arteriellen Truncus brachiocephalicus oder im Bereich der kaudalen Verankerung des Herzens (V. cava inferior) bewirken. Die Aortaruptur äußert sich durch meist starke Schmerzen, die eventuell in den Rücken ausstrahlen, oft durch eine Dyspnoe und eine Dysphagie, einen Hämatothorax und eine Mediastinalverbreiterung mit Verdrängung der Trachea nach rechts. Diese radiologische Mediastinalverbreiterung und die massive kontinuierliche Blutung in den Pleuraraum sind oft die einzigen Zeichen. Diese in der Klinik selten am lebenden Patienten beobachtete Unfallfolge (MEYER u. Mitarb. [1969] findet in der Literatur unter 212 Patienten mit Aortaruptur 8 Kinder unter 16 Jahren) wird möglichst schnell durch eine dorsolaterale Thorakotomie im 4. Interkostalraum angegangen. Man findet dann meist ein falsches Aneurysma an der Rupturstelle, wobei das mediastinale Bindegewebe die Wand des Aneurysmas bildet. Heute besteht eindeutig die Tendenz, die Rekonstruktion der Aorta allein durch kurzzeitiges Abklemmen – ohne Anwendung eines Shunts oder einer Herz-Lungen-Maschine – vorzunehmen (AYELLA u. Mitarb. 1977; KREMER 1976). Folgen der distalen, spinalen und renalen Ischämie sollen nicht schwerer sein als bei Einsatz der Herz-Lungen-Maschine, deren Gebrauch mit der erforderlichen Heparinisierung zudem beim polytraumatisierten Patienten mit Blutungen und Schädel-Hirn-Verletzungen sehr riskant sein kann.

5.214 Thorax

Literatur

Amann, E., F. Witek: Respiratorische Komplikationen bei Rippenserienbrüchen und ihre Behandlung. Mschr. Unfallheilk. 74 (1971) 31

Anderson, K. D., R. Chandra: Pneumothorax secondary to perforation of segmental bronchi by suction catheters. J. pediat. Surg. 11 (1976) 687

Asbaugh, D. C., G. N. Peters, C. G. Halgrimson, J. C. Owens, W. R. Waddell: Chest trauma: Analysis of 685 patients. Arch. Surg. 95 (1967) 546

Attar, S., R. J. Ayella, J. S. Mc Laughlin: The widened mediastinum in trauma. Ann. thorac. Surg. 13 (1972) 435

Ayella, R. J., J. R. Hankins, S. Z. Turney, R. A. Cowley: Ruptured thoracic aorta due to blunt trauma J. Trauma 17 (1977) 199

Baltensweiler, J.: Fettemboliesyndrom. Huber, Bern 1977

Bargh, W., H. W. C. Griffiths, K. B. Slawson: Crush injuries of the chest. Brit. med. J. (1967) II 131

Besson, A.: Les lésions des conducteurs et des passagers traumatisés du thorax à la suite d'accidents de la circulation routière. Méd. et Hyg. 26 (1968) 950

Blaisdell, F. W., R. M. Schlobohm: The respiratory distress syndrome: a review. Surgery 74 (1973) 251

Borja, A. R., H. T. Ransdell: Treatment of penetrating gunshot wounds. Amer. J. Surg. 122 (1971) 81

Boyd, D. R.: Monitoring patients with posttraumatic pulmonary insufficiency. Surg. Clin. N. Amer. 52 (1972) 31

Brugger, G., H. Spängler: Intrapulmonales Haematom, seltene Verletzung nach stumpfem Thoraxtrauma. Zbl. Chir. 88 (1963) 353

Carlson, R. J., K. L. Klassen, F. Gallan, W. G. Gobbel, jr., D. E. Sherman, R. O. Christensen: Pulmonary oedema following the rapid re-expansion of a totally collapsed lung due to a pneumothorax: A clinical and experimental study. Surg. Forum 9 (1958) 367

Conger, J. D.: A controlled evaluation of prophylactic dialysis in post-traumatic acute renal failure. J. Trauma 15 (1975) 1056

Doty, D. B., A. E. Anderson, E. F. Rose, R. T. Go, Ch. L. Chiu, J. L. Ehrenhaft: Cardiac trauma: Clinical and experimental correlation of myocardial contusion. Ann. Surg. 180 (1974) 452

Drummond, D. S., R. H. Craig: Traumatic hemothorax: Complications and management. Amer. Surg. 33 (1967) 403

Eijgelaar, A., J. N. Homan van der Heide: A reliable early symptom of bronchial or tracheal rupture. Thorax. 25 (1970) 120

von Euler, U. S., G. Liljestrand: Observations on the pulmonary arterial blood pressure in the cat. Acta physiol. scand. 12 (1946) 301

Fischer, H.: Traumen der Klappen, Segel und Septen des Herzens. Akt. Traumatol. 9 (1979) 115

Franz, J. L., J. D. Richardson, F. L. Grover, J. K. Trinkle: Effect of methylprednisolone sodium succinate on experimental pulmonary contusion. J. thorac. cardiovasc. Surg. 68 (1974) 842

Freeark, R. J.: Blunt torso trauma. Surg. Clin. N. Amer. 57 (1977) 1317

Fulton, R. L., E. T. Peter, J. N. Wilson: The pathophysiology and treatment of pulmonary contusions. J. Trauma 10 (1970) 719

Gall, F., Achatzky, R.: Verletzungen der Thoraxbinnenorgane nach stumpfem Trauma. Münch. med. Wschr. 113 (1971) 544

Glinz, W.: Respiratorische Insuffizienz beim Mehrfachverletzten. Langenbecks Arch. Chir. 337 (1974) 165

Glinz, W.: Thoraxverletzungen. Springer, Berlin 1978

Hasse, J., G. Wolff, E. Grädel: Die Bedeutung des Herzminutenvolumens für die Interpretation der arteriellen Sauerstoffspannung und des intrapulmonalen Rechts-Links-Shunts nach Thorakotomien. Anaesthesist 23 (1974) 1

Henry, J. N.: The effect of shock on pulmonary alveolar surfactant. J. Trauma 8 (1968) 756

Hofmann, S., D. Reismann, W. Dick, D. Voth, P. Emmrich, G. Lill: Probleme der Mehrfachverletzungen beim Kind. Z. Kinderchir., Suppl., 11 (1972) 345

Hood, R. M., H. E. Sloan: Injuries of the trachea and major bronchi. J. thorac. Surg. 18 (1959) 458

Horovitz, J. H., C. J. Carrico, G. T. Shires: Pulmonary response to major injury. Arch. Surg. 108 (1974) 349

Jones, R. L., E. G. King: The effects of methylprednisolone on oxygenation in experimental hypoxemic respiratory failure. J. Trauma 15 (1975) 297

Kemény, P., G. Köteles, F. Daniel: Pulmonale Haematome nach stumpfen Thoraxverletzungen im Kindesalter. Z. Kinderchir. 2 (1965) 201

Kempf, F. K., K. Gary: Sofortmaßnahmen bei schweren Thoraxverletzungen. Fortschr. Med. 87 (1969) 319

Kolb, H.: Traumatische Lungenrupturen im Kindesalter Z. Kinderchir., Suppl., 11 (1972) 412

Krauss, H., E. Zimmermann: Bronchusabriß. In: Ergebnisse der gesamten Lungen- und Tuberkuloseforschung, Bd. XV, hrsg. von St. Engel, L. Heilmeyer, J. Hein, E. Uehlinger. Thieme, Stuttgart 1967 (S. 1–37)

Kremer, K.: Akute Verletzungen der thorakalen Aorta und ihrer Äste. Zbl. Chir. 101 (1976) 85

Kremer, K., H. Nier, R. Sailer, J. Rivas-Martin: Komplikationen nach offenen und geschlossenen Thoraxtraumen. Unfallchirurgie 4 (1978) 30

Kurz, R., G. Breisach, M. Höllwarth, H. Sauer: Der Platelet-Neutrophil-Aggregation-Test beim posttraumatischen Fettemboliesyndrom im Kindesalter. Z. Kinderchir. 28 (1979) 195

Liberman, M. M., J. M. Abraham, N. E. France: Association between pneumomediastinum and renal anomalies. Arch. Dis. Childh. 44 (1969) 471

Lick, R. F.: Primärversorgung von Unfallverletzten. Schattauer, Stuttgart 1978

Ljungqvist, U., S. E. Bergentz, D. H. Lewis: The distribution of platelets, fibrin and erythrocytes in various organs following experimental trauma. Europ. Surg. Res. 3 (1971) 293

McAslan, T. C., J. Matjasko-chiu, S. Z. Turney, R. A. Cowley: Influence of inhalation of 100% O2 on intrapulmonary shunt in severely traumatized patients. J. Trauma 13 (1973) 811

Mc Gough, E. C., R. K. Hughes: Acute traumatic rupture of the aorta. Ann. thorac. Surg. 16 (1973) 7

Mc Michan, J. C., D. S. Rosengarten, J. C. McNeur, E. Philipp: Das posttraumatische Lungen-Syndrom. Definition, Diagnose und Therapie. Med. Welt 27 (1976) 2331

Miller, W. C., R. Toon, H. Palat, J. Lacroix: Experimental pulmonary edema following re-expansion of pneumothorax. Amer. Rev. resp. Dis. 108 (1973) 664

Marsch, W.: Über spontan geheilten Bronchusabriß. Thoraxchirurgie 13 (1965) 357

Makowski, H. V.: Schock und Lungenfunktion. In: Blutmikrofiltration und Schocklunge, hrsg. von R. Frey. Fischer, Stuttgart 1979

Mendelson, C. L.: The aspiration of stomach contents into the lung during obstetric anaesthesia. Amer. J. Obstet. Gynec. 52 (1946) 191

Mercier, R., G. Vanneuville: Réflexions sur une statistique de cinquante volets costaux. Bull. Soc. Chir. Paris (1967) 42

Meyer, J. A., J. F. Neville, jr., W. G. Hansen: Traumatic rupture of the aorta in a child. J. Amer. med. Ass. 208 (1969) 527

Milachowski, K., R. Jaeschock, D. Moschinski, G. Müller: Pneumoperikard nach Thoraxbagatelltrauma. Unfallchirurgie 5 (1979) 212

Moss, G., A. A. Stein: The centrineurogenic etiology of the respiratory distress. Induction by isolated cerebral hypoxemia and prevention by unilateral pulmonary denervation. Amer. J. Surg. 132 (1976) 352

Naclerio, E. A.: Chest injuries. Grune & Stratton, New York 1971

von Neersgaard, K.: Neue Auffassungen über einen Grundbegriff der Atemmechanik. Die Retraktionskraft der Lunge, abhängig von der Oberflächenspannung in den Alveolen. Ges. exp. Med. 66 (1929) 373
Niehaus, G., J. A. Will, R. H. Demling: Lactic dehydrogenase activity in lung lymph during hemorrhagic shock, resuscitation and recovery. Lymphology 12 (1979) 158
Peer, R. M., S. I. Schwartz: Development and treatment of post-traumatic pulmonary platelet trapping. Ann. Surg. 181 (1975) 447
Pontoppidan, H., M. B. Laver, B. Geffin: Acute respiratory failure in the surgical patient. Advanc. Surg. 4 (1970) 163
Pories, W. J., V. A. Gaudiani: Cardiac tamponade. Surg. Clin. N. Amer. 55 (1975) 573
Regensburger, D., L. Brunner, H.-E. Hoffmeister, K. Stapenhorst: Stabilisierende Eingriffe am Thorax nach schweren Thoraxtraumen. Mschr. Unfallheilk. 73 (1970) 357
Reh, H. E.: Zur Röntgendiagnostik des stumpfen Thoraxtraumas. Unfallchirurgie 4 (1978) 4
Rehder, K., O. Hessler, S. W. Carveth, H.-J. Viereck: Crushed chest injury and artificial ventilation. Dis. Chest 50 (1966) 388
Rehn, J.: Verletzungen der Thoraxwand nach stumpfem Trauma. Münch. med. Wschr. 113 (1971) 541
Rupprecht, H., E. Günther, S. Müller: Die tracheobronchiale Fremdkörperaspiration als Komplikation bei einem Polytrauma im Kindesalter. Z. Kinderchir., Suppl., 11 (1972) 428
Rutherford, R. B., V. L. Gott: Thoracic injuries. In: The Management of Trauma, hrsg. von W. F. Ballinger, R. B. Rutherford, G. D. Zuidema. Saunders, Philadelphia 1968 (S. 285)
Saegesser, F.: Chirurgie des affections broncho-pleuro-pulmonaires: Tumeurs-Traumatismes-Tuberculose et suppurations broncho-pulmonaires non tuberculeuses. Schweiz. Rdsch. Med. 67 (1978) 261
Sagel, S. S., P. Weinbush, D. B. Goldenberg: Tension pneumopericardium following assisted ventilation in hyaline membrane disease. Radiology 106 (1973) 175
Salomon, J. S., J. Shindel, M. J. Levy: Bronchotomy for removal of aspirated foreign bodies. Dis. Chest 54 (1968) 39
Samson, P. C.: Rupture of the thoracic trachea and major bronchi following closed injury to the chest. Amer. J. Surg. 90 (1955) 253
Scannell, J. G.: Rupture of the bronchus following closed injury to the chest. Ann. Surg. 133 (1951) 127
Schlag, G., W.-H. Voigt, G. Schnells, A. Glatzl: Vergleichende Untersuchungen der Ultrastruktur von menschlicher Lunge und Skelettmuskulatur im Schock. II. Anaesthesist 26 (1977) 612
Schramel, R., H. Kellum, O. Creech: Analysis of factors affecting survival after chest injuries. J. Trauma 1 (1961) 600
Schuhfried, G.: Pneumopericard bei maschinell beatmeten Neugeborenen. Paediat. Paedol. 14 (1979) 135
Schulte am Esch, J., I. Vlajic, G. Pfeifer, J. Wappenschmidt: Mediastinal- und Pleuraerguß als Folge frischer Frakturen der Brustwirbelsäule. Chirurg 46 (1975) 36
Seidl, I.: Lungenfrüh-Dekortikation nach Thoraxtraumen. Unfallchirurgie 6 (1980) 44
Shoemaker, W. C.: Pattern of pulmonary hemodynamic and functional changes in shock. In: The lung in the Critically Ill Patient, hrsg. von W. C. Shoemaker. Williams & Wilkins, Baltimore 1976
Slim, M. S.: Penetrating cardiac injuries. Mitteilung vor der BAPS, Marseille 1979
Smyth, B. T.: Chest trauma in children. J. pediat. Surg. 14 (1979) 41
Stone, H. H.: Pulmonary burns in children. J. pediat. Surg. 14 (1979) 48
Strassman, G.: Traumatic rupture of the aorta. Amer. Heart J. 33 (1947) 508
Symbas, P. N.: Cardiac trauma. Amer. Heart J. 92 (1976) 387
Symbas, P. N.: Penetrierende Thoraxverletzungen. Folia traumatologica Geigy, 1978
Thomasson, B.: Chest trauma in children in the Stockholm area. Mitteilung vor der BAPS, Marseille 1979
Voigt, G. E.: Die Biomechanik stumpfer Brustverletzungen. Hefte Unfallheilk. 96 (1968) 1
Voßschulte, K., A. Bikfalvi: Bronchusnaht und Bronchusresektion als organerhaltende Eingriffe. Dtsch. med. Wschr. 80 (1964) 599
Walsch, P., J. Mulch, F. W. Hehrlein: Diagnostik und Behandlung von Herzverletzungen. Unfallchirurgie 4 (1978) 56
Zacherl, H., R. H. Jenny, F. Unger: Beobachtungen bei Bronchus- und Trachealverletzungen nach stumpfem Trauma. Schweiz. med. Wschr. 103 (1973) 807

Echinokokkose der Lunge

B. Kehrer und M. Bettex

Zwischen 1956 und 1969 wurden in der Schweiz jährlich etwa 30 neue Fälle von Echinokokkosen registriert. Die modernen Reisegewohnheiten, aber auch die Zunahme der Fremdarbeiter aus den Mittelmeerländern hat diese Zahl in den letzten Jahren wesentlich ansteigen lassen. Da sich etwa 25% der Erkrankungen im Kindesalter manifestieren, muß dem Kinderchirurgen diese Parasitose bekannt sein.

Der Echinococcus granulosus ist ein weltweit verbreiteter Parasit, der jedoch in gewissen Gebieten – in Europa besonders in den Mittelmeerländern – gehäuft auftritt. Im Gegensatz dazu beschränkt sich der Echinococcus multilocularis weitgehend auf herdförmige Endemiegebiete, von denen eines die Schweiz, Ostfrankreich, Süddeutschland und Österreich umfaßt.

Ätiologie

Die geschlechtsreifen Würmer aus der Gattung der Echinokokken werden auch Hundebandwürmer genannt, da sie vornehmlich im Dünndarm des Hundes und ihm nahe verwandten Tierarten wie z. B. Fuchs und Wolf leben. Klinische Bedeutung haben hauptsächlich zwei morphologisch verschiedene Arten, nämlich der Echinococcus granulosus, dessen Finne (Echinococcus cysticus) eine klar abgrenzbare flüssigkeitsgefüllte Zyste ist, und der Echinococcus multilocularis, der im Finnenstadium (Echinococcus alveolaris) eine vielblasige, krebsartig wuchernde Struktur bildet, in dessen Waben die Skolizes sitzen.

Bei beiden Arten zeigt der Hund als Endwirt klinisch keine Krankheitszeichen. Die in seinem Dünndarm zwischen den Zotten haftenden etwa 2–4 mm langen Bandwürmer stoßen von Zeit zu Zeit ihre reifen Endglieder (Proglottiden) ab, die mit dem Stuhl an die Außenwelt gelangen. Der Zwischenwirt (pflanzenfressende Haustiere bei Echinococcus cysticus und Mäuse bei Echinococ-

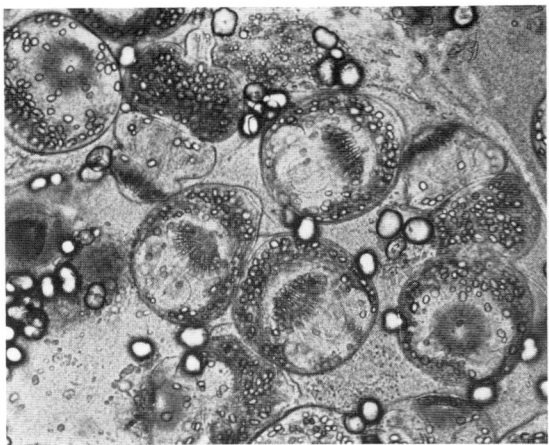

Abb. 241 Protoskolizes in der Zystenflüssigkeit aus Echinococcus cysticus.

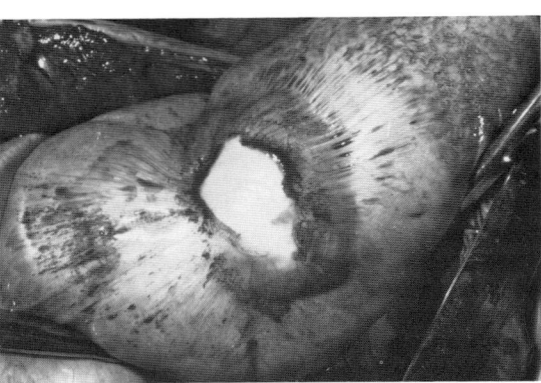

Abb. 242 Operationssitus bei Echinococcus cysticus der Lunge. Der milchweiße Anteil ist ein Teil der Zystenwand.

cus multilocularis) nimmt die eierhaltigen Proglottiden mit der Nahrung auf. In seinem Intestinaltrakt werden sie dann angedaut, die Eier verlieren ihre Schale, werden zu Onkosphären und dringen in die Darmwand ein. Über das Pfortadersystem werden sie schließlich in die Organe des Zwischenwirtes eingeschwemmt, bleiben dort im Kapillarfilter hängen und entwickeln sich langsam zu blasenförmigen Larven, den sogenannten Finnen, in denen durch Sprossung Bandwurmkopfanlagen (Protoskolizes) entstehen (Abb. 241). Der Lebenszyklus des Echinokokkus schließt sich, wenn der fleischfressende Endwirt finnenhaltige Organe verzehrt und die Protoskolizes in seinem Darm wieder zu Bandwürmern auswachsen.

Der Mensch ist für beide Echinokokkusarten ein potentieller Zwischenwirt. Die Infektion erfolgt durch Einnahme von Echinokokkuseiern entweder direkt in Kontakt mit dem Bandwurmträger oder indirekt über kontaminierte Nahrungsmittel oder Trinkwasser. Für die Aufrechterhaltung des Zyklus spielt er keine Rolle.

Pathologische Anatomie

Der Echinococcus alveolaris befällt praktisch immer primär die Leber und erfaßt nur selten sekundär als hämatogene Aussaat oder durch invasives Wachstum das Zwerchfell, die Lunge oder andere Organe. Auch der Echinococcus cysticus entwickelt sich in 60% der Fälle in der Leber, in 20% in der Lunge und nur selten im Zentralnervensystem, in der Milz, in der Niere oder im Herzen (vergl. entsprechende Kapitel). In 90% der Patienten beschränkt sich die Krankheit auf eine einzige Lokalisation.

Intrathorakal liegt der Echinococcus cysticus meist im Lungenparenchym, selten im Myokard. Die Finne wächst nur sehr langsam und nicht infiltrativ, sondern komprimiert nur das umgebende Gewebe. Makroskopisch imponiert sie als weißliche, ein- oder mehrkammerige Blase mit einem Durchmesser von wenigen Millimetern bis maximal 10–30 cm (Abb. 242). Im Innern enthält sie meist zahlreiche Tochterzysten und eine klare, bis zu 400 000 Skolizes/cm^3 (400 × 10^6/l) enthaltende Flüssigkeit (s. Abb. 241). Die Zystenwand des Parasiten besteht aus einer inneren zellulären Keimschicht, die von einer zellfreien Kutikularschicht umhüllt ist. Von seiten des Wirtes wird die Zyste mit einer Bindegewebsschicht umgeben.

Symptome

Wahrscheinlich infizieren sich viele Patienten im Kindesalter. Da sich die Echinokokkose der Lunge während langer Zeit ohne klinisch faßbare Symptome entwickeln kann, wird die Diagnose aber häufig erst später, im Alter von 20–30 Jahren, gestellt. Bei Kindern wird deshalb die Krankheit meist nur als Zufallsbefund im Rahmen einer routinemäßigen Schirmbilduntersuchung erfaßt (Abb. 243).

Perforiert die Zyste spontan in einen Bronchus, so wird der Inhalt ausgehustet; im Sputum lassen sich dann mikroskopisch die charakteristischen Skolizes nachweisen. Bei einer Perforation in den Pleuraraum kann es zu einem anaphylaktischen Schock kommen, oder es entsteht ein akuter Pleuraerguß. In diesen Situationen ist es äußerst schwierig, die Diagnose zu stellen, wenn nicht daran gedacht wird und in der Anamnese nicht gezielt nach Kontakt mit Hunden oder Aufenthalten in Endemiegebieten gesucht wird.

Für die Symptomatologie der Leberechinokokkose sei auf das Kapitel Lebertumoren verwiesen.

Echinokokkose der Lunge

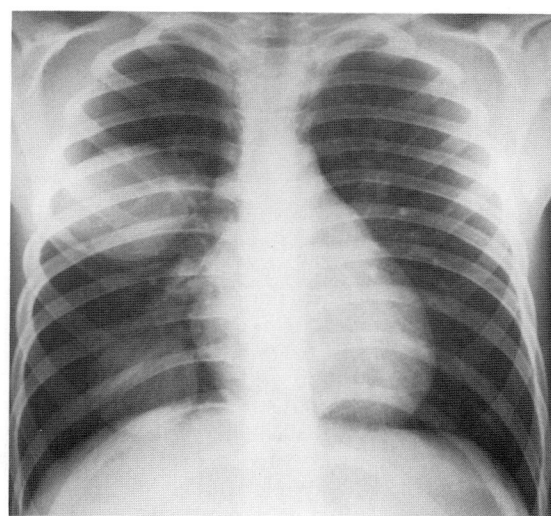

Abb. 243 Thoraxbild eines 8jährigen Knaben mit Echinococcus cysticus der rechten Lunge. Es handelt sich um einen Befund, der im Rahmen einer Reihenuntersuchung für Tuberkulose zufälligerweise erhoben wurde. Klinisch war der Patient bis zu diesem Zeitpunkt völlig beschwerdefrei.

Untersuchungen

Bei jedem Kind, das im Thoraxröntgen eine symptomlose Verschattung aufweist, muß die Echinokokkose in die differentialdiagnostischen Überlegungen einbezogen werden. Meist präsentiert sich der Echinococcus cysticus als solitäre, weitgehend homogene, rundliche bis oväläre Transparenzverminderung, die bei exakter Betrachtung eine Doppelkontur aufweisen kann. Sie hat meist einen Durchmesser von wenigen Zentimetern (s. Abb. 243), und nur selten ist sie so groß, daß sie beinahe den ganzen Hemithorax ausfüllt. Liegt die Zyste im Unterlappen, so kann sie radiologisch nur schwer von anderen zystischen Veränderungen im Zwerchfellbereich abgegrenzt werden. Tomographien, Sonographien oder CT-Scan können in diesen Fällen unter Umständen diagnostisch weiterhelfen.

Oft findet sich im Blutbild eine Eosinophilie, die jedoch nicht obligat vorhanden ist.

Diagnostisch sehr wertvoll sind die serologischen Nachweismethoden, die bei positivem Befund beweisend sind, bei negativem Ausgang die Echinokokkose jedoch nicht sicher ausschließen. Die früher durchgeführte Komplementbindungsreaktion nach Weinberg ist wegen ihrer geringen Empfindlichkeit zugunsten der indirekten Immunofluoreszenz, der passiven Hämagglutination und neuerdings auch des ELISA-Tests (enzyme-linked-immunosorbent-assay) verlassen worden. Erst wenn diese neuen Methoden kein schlüssiges Resultat ergeben, kann ergänzend noch der Hauttest nach Casoni durchgeführt werden.

Obwohl sich der Echinococcus cysticus meist nur in einer einzigen Lokalisation ansiedelt, muß in jedem Fall gezielt nach weiteren Zysten in anderen Organen (Leber!) gesucht werden.

Therapie

Steht die Diagnose einer Echinokokkose der Lunge fest, dann ist die Operationsindikation in jedem Alter gegeben. Das Ziel des Eingriffs besteht darin, die Zyste unverletzt in toto zu entfernen. Früher geübte Verfahren wie alleinige Punktion, Drainage oder Teilresektion sind obsolet. Wegen der Gefahr eines intraoperativen anaphylaktischen Schocks und der Möglichkeit einer sekundären Aussaat der Skolizes sollte eine Eröffnung der Zyste vermieden werden. Für die Zystenentfernung stehen drei verschiedene operative Möglichkeiten zur Verfügung:
- Segment- oder Lobektomie des betroffenen Lungenabschnitts, ohne die Zyste direkt anzugehen. Nur selten wird im Kindesalter ein so ausgedehnter Eingriff notwendig sein.
- Entleerung der Zyste durch kontrollierte Punktion. Die Zyste wird anschließend unter Mitnahme der bindegewebigen Kapsel entfernt. Die »Sterilisierung« der Zyste mit Formalin ist wegen der hohen Toxizität auf das Bronchialepithel nicht zu empfehlen.
- Enukleation der Zyste nach der Methode von Barrett und Thomas. Dabei wird die Adventitia über der Zyste sorgfältig inzidiert. Ohne die Zyste selbst anzufassen, kann sie dann unverletzt aus dem Lungengewebe herausluxiert werden.

Über die zu wählende Technik entscheiden unter anderem die Größe und Lokalisation der Zyste.

In den letzten Jahren ist zunehmend über medikamentöse Behandlungsmöglichkeiten berichtet worden, die jedoch die operative Therapie bis anhin nicht ersetzen, aber doch ergänzen können. Durch Langzeittherapie mit Benzimidazolderivaten (Mebendazol, Febendazol) kann der Echinococcus cysticus stark geschädigt oder eventuell sogar abgetötet werden, während der Echinococcus alveolaris im Wachstum stark gehemmt wird, die Proliferationsfähigkeit nach Absetzen des Medikamentes jedoch wieder einsetzt.

Komplikationen, Resultate

Unbehandelt kann die Zyste jederzeit rupturieren oder sich infizieren. Die spontane wie auch die intraoperative Ruptur bringt die Gefahr eines anaphylaktischen Schocks oder einer sekundären Aussaat der Skolizes mit sich.

Wird die Zyste jedoch rechtzeitig in toto entfernt, so sind die Langzeitresultate beim Echinococcus cysticus der Lunge sehr gut. Die Patienten sollten jedoch langfristig serologisch wie auch radiologisch kontrolliert werden.

Literatur

Akovbiantz, A., R. Ammann, J. Eckert: Gibt es eine Chemotherapie der Echinokokkose des Menschen? Schweiz. med. Wschr. 108 (1978) 1101–1103

Amir-Jahed, A. K., R. Fardin, A. Farzad, K. Bakshandeh: Clinical Echinococcosis. Ann. Surg. 182 (1975) 541–546

Ammann, R., A. Akovbiantz, J. Eckert: Chemotherapie der Echinokokkose des Menschen mit Mebendazol (Vermox). Schweiz. med. Wschr. 109 (1979) 148–151

Barrett, N. R., D. Thomas: Pulmonary hydatid disease. Brit. J. Surg. 40 (1952) 222

Berchi, F. J., Queizán und Aransay: Erfahrungen mit der Lungenhydatidosis im Kindesalter. Z. Kinderchir. 30 (1980) 309–315

Carcassonne, M., P. Aubrespy, V. Dor, M. Choux: Hydatid cysts in childhood. In: Progress in Pediatric Surgery, Bd. V, hrsg. von Rickham, P. P., W. Ch. Hecker, J. Prévot. Urban & Schwarzenberg, München 1973

Drolshammer, I., E. Wiesmann, J. Eckert: Echinokokkose beim Menschen in der Schweiz 1956–1969. Schweiz. med. Wschr. 103 (1973) 1337–1341; 1386–1392

Eckert, J.: Echinokokkose bei Mensch und Tier. Schweiz. Arch. Tierheilk. 112 (1970) 443–457

Eckert, J., K. Wissler: Immundiagnose und Therapie der Echinokokkose. Ther. Umsch. 35 (1978) 766–776

Grabiger, A., H. Hamelmann: Klinik und Therapie des Lungenechinokokkus. Münch. med. Wschr. 110 (1968) 936–940

Hess, U., J. Eckert, A. Fröhlich: Vergleich serologischer Methoden für die Diagnose der zystischen und alveolären Echinokokkose des Menschen. Schweiz. med. Wschr. 104 (1974) 853–859

Lichter, I.: Surgery of pulmonary hydatid cyst – the Barrett technique. Thorax 27 (1972) 529–534

Ludin, C. E., K. Gyr, K. Karousso: Therapy of alveococcosis in man. J. int. Med. Res. 5, (1977) 367–368

Narbona, B., A. Elarre: Traitement des kystes hydatiques pulmonaires. Helv. chir. Acta 42 (1975) 303–306

Echinococcus granulosus (Batsch, 1786) Rudolphi, 1805 Echinococcus multilocularis (Leuckart, 1963) Vogel 1955. In: Medizinische Parasitologie, 2. Aufl., hrsg. von G. Piecarsti. Springer, Berlin 1975

Slim, M. S., G. Khayat, A. T. Nasr, Y. D. Jidejian: Hydatid disease in childhood. J. pediat. Surg. 6 (1971) 440

Tsakayiannis, E., C. Pappia, G. Moussatos: Late results of conservative surgical procedures in hydatid disease of the lung in children. Surgery 68 (1970) 379–382

Willital, G. H., G. N. Marangos, G. Rettenmeier, J. G. Papadopoulos: Echinokokkus – eine selten diagnostizierte Erkrankung im Kindesalter. Z. Kinderchir. 12 (1973) 171–180

Wolocoft, M. W., S. H. Harris: Hydatid disease of the lung. J. thorac. cardiovasc. Surg. 62 (1971) 465

Xanthakis, D., M. Efthimiadis, G. Papadakis, N. Primikirios, G. Chassapakis, A. Roussaki, N. Veranis, A. Akrivakis, C. J. Aligizakis: Hydatid disease of the chest. Thorax 27 (1972) 517–528

Zimmerli, W.: Die Echinokokkenkrankheit. Ther. Umsch. 27 (1970) 236–242

Lungentumoren und Lungenmetastasen

U. G. STAUFFER

Primäre Lungentumoren sind im Kindesalter Raritäten und werden in der Literatur meist als Einzelfälle publiziert. In den letzten 20 Jahren (1959–1979) haben wir an unserer Klinik lediglich 6 Fälle beobachtet. Es handelte sich dabei um ein Hamartom, ein Histiozytom, zwei Bronchusadenome, ein Fibrosarkom und ein undifferenziertes malignes Teratom. Häufiger sind die Lungen Sitz von Metastasen, vor allem bei Wilms-Tumoren, Ewing-Sarkomen und osteogenen Sarkomen. Im ersten Teil dieses Kapitels werden die gut- und bösartigen primären Lungentumoren anhand der Literatur und in Berücksichtigung der eigenen Fälle besprochen, im zweiten Teil werden die Grundzüge der Behandlung von Lungenmetastasen aufgrund eigener Ergebnisse und der Literatur dargestellt.

Primäre Lungentumoren

Trotz ihrer großen Seltenheit ist die Kenntnis dieser Tumoren wichtig, da die Diagnose gelegentlich für Wochen oder Monate verpaßt wird, weil niemand an diese Möglichkeit denkt. In Tab. 6 sind die am häufigsten vorkommenden gut- und bösartigen primären Lungentumoren zusammengestellt.

Tabelle 6 Primäre Lungentumoren im Kindesalter (mod. nach *Jones* u. Mitarb. [1976])

Gutartige	Bösartige
– Hamartome	– Bronchusadenome
– Papillome und Papillomatose	– Bronchuskarzinome
– Histiozytome	– Sarkome von Trachea, Bronchien und Lungen
– differenzierte (sog. adulte) Teratome	– Lungenblastome
	– undifferenzierte (»embryonale«) Teratome

Gutartige Tumoren

Hamartome

Sie bestehen definitionsgemäß aus einer falschen Mischung ortsständiger Gewebe. Diese Fehlbildungstumoren können von den Bronchien, dem Lungengewebe oder der Pleura ausgehen. In der Literatur sind Lymphangiome, Hämangiome, subpleurale chondromatöse Hamartome u.a. beschrieben worden (RAVITCH 1962). Mehr als die Hälfte der beschriebenen Fälle wurde zufällig bei

Thoraxaufnahmen oder Schirmbildreihenuntersuchungen entdeckt. Bei den übrigen variierten die Symptome je nach Größe und Sitz des Tumors. Besonders häufig ist ein während Wochen bis Monaten bestehender rezidivierender Reizhusten. Schon aus diagnostischen Gründen ist die operative Entfernung des Tumors, wenn möglich durch eine Keilresektion (wedge-resection), Segmentresektion oder, wenn nötig, durch eine Lobektomie in den meisten Fällen indiziert.

Eine besondere Gruppe bilden die sogenannten zystischen adenomatoiden Hamartome, die bereits beim Neugeborenen durch einen Ventilmechanismus, ähnlich wie beim lobären Emphysem, zu einem schweren Atemnotsyndrom führen können. Sie werden in einem eigenen Kapitel besprochen (S. 5.175). Auch die angeborenen arteriovenösen Aneurysmen der Lunge gehören zu den Hamartomen (JONES u. CAMPBELL 1976; UNGEHEUER u. DILICHAU 1965). Sie nehmen jedoch sowohl diagnostisch als auch therapeutisch eine Sonderstellung ein und sollen deshalb trotz ihrer Seltenheit kurz besprochen und anhand eines eigenen Falles diskutiert werden.

Arteriovenöse Aneurysmen

Ätiologie und Pathogenese

Arteriovenöse Aneurysmen entstehen infolge einer embryonalen Störung bei der Ausbildung des Blutkreislaufs in den Lungen. In einer frühembryonalen Epoche besteht eine natürliche Kommunikation zwischen Arterien und Venen, die allmählich durch die Ausbildung des Kapillarnetzes getrennt und auf eine weitperiphere Ebene verschoben wird (kapilläre Kommunikation). Wird die Kapillarentwicklung gestört, bleiben präkapilläre Verbindungen zwischen Arterien- und Venenästen bestehen, die als arteriovenöse Aneurysmen imponieren (UNGEHEUER u. DILICHAU 1965). Sind solche arteriovenösen Kurzschlüsse zu Aneurysmen ausgeweitet, so imponieren sie im Thoraxröntgenbild als runde, ovale oder birnenförmige, polyzyklisch oder gelappt begrenzte inhomogene Schatten, gelegentlich mit Kalkeinlagerungen in der Wandung, wie in einem Fall eines 5jährigen Kindes von SCHIRMER (SCHIRMER 1954). Arteriovenöse Fistelbildungen in der Lunge werden von den meisten Autoren als eine besondere phänotypische Manifestation des vererbten Morbus Osler angesehen (BERGQUIST u. Mitarb. 1962; HEDINGER u. Mitarb. 1959). Von 92 Familienmitgliedern in 5 Generationen fanden BERGQUIST u. Mitarb. 1962 22 Patienten mit Oslerscher Erkrankung, die in 4 Fällen die Kombination mit einem arteriovenösen Lungenaneurysma zeigten. Meist ist der rechte Mittel- oder Unterlappen betroffen (HAUCH u. HERTZ 1954). Arteriovenöse Fisteln können solitär oder multipel auftreten.

Diagnose

Bei der klinischen Untersuchung finden sich in etwa 50% der Fälle weitere Teleangiektasien, wie beim Morbus Osler. Bei der Palpation des Thorax kann gelegentlich bei einem großen Aneurysma ein Schwirren palpiert werden, die Auskultation zeigt ein lautes diastolisches Geräusch. Bei der Durchleuchtung kann bei größeren Aneurysmen eine herzsynchrone Pulsation beobachtet werden. Infolge des arteriovenösen Kurzschlusses kommt es zu einem intrapulmonalen Rechts-links-Shunt und damit zu einer Überlastung des Herzens. Herabgesetzte Leistungsfähigkeit, rasche Ermüdbarkeit, Brustschmerzen, später Zyanose infolge kompensatorischer Hyperglobulie und neurologische Störungen (Embolien aus Aneurysmen) können auftreten. Die meisten arteriovenösen Fisteln und Aneurysmen werden jedoch erst im mittleren Erwachsenenalter klinisch manifest. Wie schwierig die Diagnosestellung gelegentlich sein kann, zeigt unser eigener, rückblickend an sich recht typischer Fall (s. unten).

Therapie

Die Heilung bringt je nach Ausdehnung des Befundes die Resektion des betroffenen Lungenabschnittes, meist ist eine Lobektomie notwendig.

Eigene Kasuistik. A. E., geb. 1954. Erste Hospitalisation in auswärtiger Klinik im Alter von 10 Jahren wegen akut aufgetretenem Erbrechen, hohem Fieber und Hemiparese rechts. Diagnose einer Meningoenzephalitis und Behandlung mit Antibiotika. Bei Entlassung 2 Monate später Resthemiparese rechts, beeinträchtigte Sprache. Physikalische Therapie.

2. Hospitalisation im Alter von 12 Jahren mit Lähmungsresiduen zur Rehabilitation, Universitäts-Kinderklinik Zürich. Bei Eintritt Hemiparese rechts, angedeutete Uhrglasnägel und Trommelschlegelfinger, leichte Zyanose. Thoraxröntgenbild: pflaumengroßer Tumor rechts über der Zwerchfellkuppe. Angiokardiographie: die rechte A. pulmonalis mündet in ein pflaumengroßes Aneurysma rechts parakardial. Venöser Abfluß zum linken Vorhof (Abb. 244 a u. b). Polyzythämie (6,5 Mio. Erythrozyten/mm^3 [≡ 6,5 × 10^{12}/l]), erniedrigte O$_2$-Sättigung im arteriellen Blut. Diagnose: pflaumengroßes arteriovenöses Lungenaneurysma. Operation: Resektion des rechten Unterlappens samt Aneurysma. Postoperativer Verlauf komplikationslos. Rückblickend hatte der Patient bei der ersten Hospitalisation praktisch sicher als erstes Zeichen des arteriovenösen Aneurysmas eine Hirnembolie.

Papillomatose der Trachea, der Bronchien und der Lungen

Eine Papillomatose der Trachea, der Bronchien und/oder der Lungen ist eine äußerst seltene Komplikation der Papillomatose des Larynx. Der erste

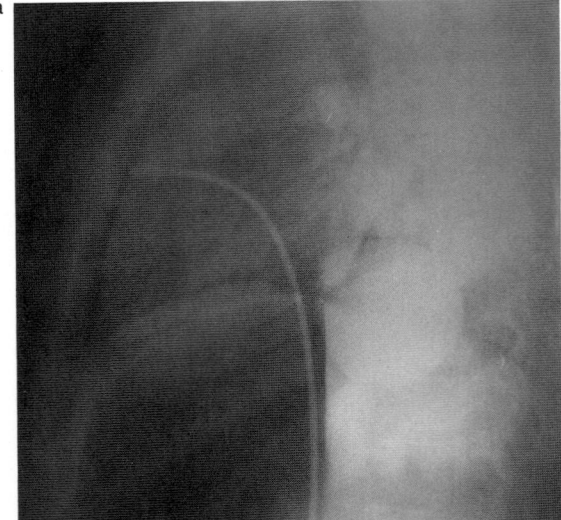

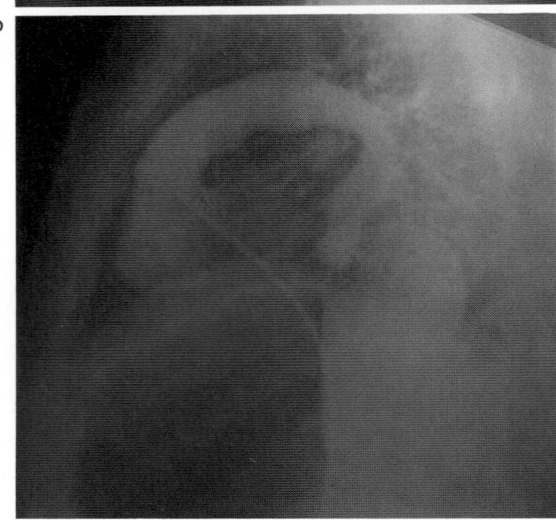

Abb. 244 a u. b   a Angiokardiographie, Frühphase: über die rechte Arteria pulmonalis füllt sich ein kugeliges Aneurysma. b Spätphase: Verdichtung des Kontrastmittels im Aneurysma.

Fall bei einem Kind wurde 1932 bei einem 3jährigen Mädchen beschrieben, das an multiplen Papillomen der Trachea schließlich ad exitum kam (Hitz u. Oesterlin 1932). Al-Saleem u. Mitarb. (1968) berichteten 1968 über 11 Fälle aus der Literatur und gaben die Häufigkeit eines sekundären Befalls von Trachea, Bronchien und Lungen bei Larynxpapillomen mit 2–3% an. Die Papillomatose ist durch einen Befall mit dem »Papova«-Virus bedingt (Boyle u. Mitarb. 1973). Im Elektronenmikroskop lassen sich entsprechende Einschlußkörperchen finden. Eine maligne Entartung von Papillomen im Kindesalter ist nicht bekannt, außer in den Fällen, bei denen Behandlungsversuche mit Radiotherapie gemacht wurden, eine Behandlung, die heute verlassen ist.

Therapie

Sie besteht in der wiederholten endoskopischen Abtragung der Larynxpapillome. Ein Übergreifen der Papillomatose auf die unteren Luftwege und die Lungen kann trotz der histologischen Gutartigkeit bei massiver Ausdehnung lebensbedrohlich werden. Durch die Verlegung der Luftwege kommt es zu chronischen Pneumonien und Atelektasen, die zu Lungenresektionen zwingen können. 3 der 7 im Kindesalter beschriebenen Fälle mit bronchopulmonaler Papillomatose sind gestorben (Al-Saleem u. Mitarb. 1968).

Histiozytom (Plasmazellgranulom, Pseudosarkom)

Auch dieser meist gutartige Tumor ist selten. Pearl u. Woolley stellten 1973 18 Fälle aus der Literatur zusammen, die alle zwischen 3 und 16 Jahre alt waren. Er wird ebenfalls durch ein Virus verursacht (Sproul u. Mitarb. 1963; Young u. Mitarb. 1970).

Pathologische Anatomie

Die Granulome halten meist 2–5 cm, selten bis 10 cm im Durchmesser, sind relativ derb und auf Schnitt grau-gelb. Histologisch finden sich das Bild einer chronischen Entzündung, Histiozyten mit vakuolisiertem Zytoplasma und großen Lipideinschlüssen, Plasmazellen und zum Teil dichte Lymphozyteninfiltrate, Fremdkörperriesenzellen und Fibroblasten. Die histologische Abgrenzung gegen ein Malignom kann schwierig sein (Kaufmann u. Stout 1961).

Symptome

Die Hälfte der von Pearl u. Woolley (1973) zusammengestellten Fälle war asymptomatisch und wurde zufällig bei Thoraxaufnahmen entdeckt. Bei den übrigen waren Husten, Fieber, gelegentlich Hämoptoe und pneumonische Schübe Leitsymptom. Bei der letzten Gruppe wurde aufgrund des Röntgenbildes vorerst meist eine chronische Pneumonie diagnostiziert, während bei den asymptomatischen Fällen die Diagnose Lungentumor offensichtlich war. Relativ typisch für Histiozytome sind kleinfleckige Verkalkungen, die bei allen anderen Lungentumoren, außer bei Metastasen des osteogenen Sarkoms, unüblich sind.

Therapie

Da es sich um einen gutartigen Tumor handelt, genügt die Exzision, allenfalls verbunden mit einer Segmentresektion oder, wenn nötig, mit einer Lobektomie (Pearl u. Woolley 1978).
Eigene Kasuistik. In unserem eigenen Material findet sich ein typischer Fall: R. G., $2^{1}/_{12}$ Jahre, hosp. Juni 1970. Wegen subfebrilen Temperaturen seit 3 Wochen und schlechtem Appetit Thoraxröntgenbild und Bronchographie: mandarinengroßer Tumor im rechten Oberfeld (Abb. 245 a u. b).

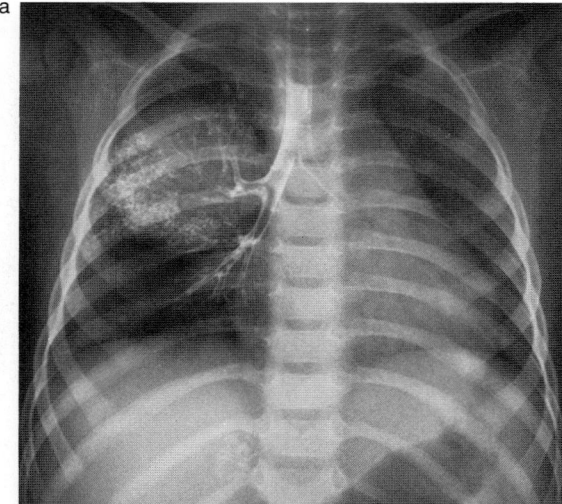

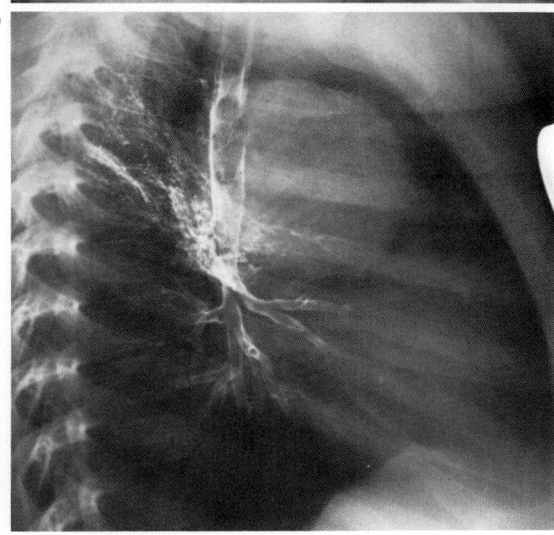

Abb. 245a u. b R. G., 2¹/₁₂ Jahre. Histiozytom im rechten Lungenoberlappen. Bronchographie. **a** Thoraxröntgenbild a.-p. **b** Thoraxröntgenbild im seitlichen Strahlengang.

Thorakotomie rechts: Entfernung des Tumors, der im rechten Oberlappen eingebettet und gegen das umgebende Lungengewebe gut abgesetzt ist, durch Lobektomie. Postoperativer Verlauf ohne Komplikationen. Nachkontrolle 5 Jahre später: Thoraxröntgenbild normal.

Differenzierte Teratome

Hauptsitz von gut- und bösartigen Teratomen sind die Kreuz-Steißbein-Gegend und die Gonaden, gelegentlich auch das Mediastinum. Der primäre Sitz in den Lungen ist dagegen äußerst selten.

Pathologische Anatomie

Teratome leiten sich von embryonal versprengten pluripotenten Keimzellen ab. Die adulten Teratome enthalten so ausgereifte Anteile aller 3 Keimblätter, die deutlich Organstrukturen erkennen lassen, z.B. Haut- und Anhangsgebilde, Zentralnervensystem, Drüsen, Bronchial- oder Darmschleimhaut, seltener Knorpel, Knochen, Zähne, Muskelgewebe usw. Die Tumoren können zystisch oder solid sein, bald herrschen epitheliale Elemente vor (sog. Dermoidzysten), bald mesodermale (z.B. angioblastisches Teratom) usw.

Symptome und Therapie

Differenzierte und somit gutartige Teratome werden meist als Zufallsbefund entdeckt. Die Therapie besteht in der radikalen operativen Entfernung des Teratoms, da immer die Gefahr von zusätzlichen undifferenzierten Partien im Tumor besteht, die erst durch zeitraubende Serienschnitte desselben ausgeschlossen werden können.

Bösartige Tumoren

Bronchusadenome

Nachdem die Bronchusadenome früher lange Zeit zu den gutartigen Tumoren gezählt wurden, ist heute gesichert, daß sie vielfach lokal infiltrativ wachsen, nach ihrer Entfernung zu Lokalrezidiven neigen und gelegentlich auch Fernmetastasen machen können. Sie werden deshalb in der neueren Literatur auch als Adenokarzinome bezeichnet (JONES u. CAMPBELL 1976; TURNBULL u. Mitarb. 1972). VERSKA u. CONNOLLY fanden bis 1968 21 Fälle bei Kindern unter 16 Jahren in der Literatur. Wir selber haben an unserer Klinik in 30 Jahren 2 Fälle beobachtet. Von den 21 Kindern waren vier 4 Jahre alt, 7 zwischen 5 und 10 Jahren und 9 zwischen 10 und 15 Jahren.

Pathologische Anatomie

Die meist kirschkern- bis bohnengroßen Geschwülste sitzen oft mehr oder weniger gestielt der Bronchuswand auf. Weniger häufig wachsen sie nach innen und durchsetzen die Bronchuswand, so daß dann der größere Tumoranteil außerhalb des Bronchiallumens liegt und das Lungengewebe durchsetzt (DE PAREDES u. Mitarb. 1970).

Histologie

Es werden heute allgemein 3 Typen unterschieden:
– Adenom vom Karzinoidtypus. Es leitet sich von den Kulchitsky-Zellen in der Bronchialschleimhaut ab und ist histologisch mit dem Karzinoidtumor des Magen-Darm-Traktes identisch. Dieser Typ ist der häufigste (ca. 80–90% der Fälle) und der prognostisch günstigste. Dazu gehört unser Fall 1 (s. unten).
– Adenoma cylindrocellulare (ca. 8% der Fälle). Es entsteht von den schleimproduzierenden Zel-

len der Bronchialschleimhaut, und seine Histologie entspricht derjenigen des adenoid-zystischen Karzinoms der Speicheldrüsen. Dieser Typ wächst bevorzugt lokal invasiv und infiltriert schon relativ früh das umgebende Lungengewebe, macht jedoch allgemein keine Fernmetastasen.
- Adenom vom mukoepidermoiden Typus. Dies ist der seltenste, aber auch der am meisten invasiv wachsende der 3 Zelltypen (ca. 2%). Dazu gehört unser Fall 2 (s. unten).

Symptome

Hustenanfälle sind das häufigste Frühzeichen und gingen in der Serie von VERSKA u. CONNOLLY (1968) bei 5 von 21 Kindern der Diagnosestellung 2–4 Jahre voraus! Der zunehmende Bronchusverschluß führt zuerst über einen Ventilmechanismus zur Überblähung des zugehörigen Lungenanteils, später durch den vollständigen Bronchialverschluß zu Sekretstauungen, Atelektasen und atelektatischen Pneumonien mit sekundärer Ausbildung von Bronchiektasien. Da Bronchusadenome meist stark vaskularisiert sind, kommt es in der Hälfte der Fälle irgendwann zu Blutungen und zu blutigem Auswurf. Chronischer Husten, verbunden mit Hämoptoe (extrem selten bei Kindern!) und rezidivierende Pneumonien, vor allem bei Befall immer desselben Lappens, sollte deshalb immer an ein Bronchusadenom denken lassen. Gelegentlich ist die Anamnese atypisch, so berichtete RAVITCH (1969) über einen Fall eines Kindes, das lange Zeit an therapieresistentem Asthma litt und schließlich im Status asthmaticus ad exitum kam. Die Autopsie zeigte ein Bronchusadenom.

Diagnose

Da die Tumoren praktisch ausnahmslos in den großen Bronchien liegen, sind sie bei der Bronchoskopie leicht einsehbar. Sie wölben sich dann kugelig ins Lumen vor (s. Abb. 246).

Differentialdiagnose

Differentialdiagnostisch muß vor allem an eine Fremdkörperaspiration gedacht werden, die häufigste Ursache eines Bronchusverschlusses bei Kindern. Die Bronchoskopie bringt die Klärung. Die früher differentialdiagnostisch ebenfalls wichtige Tuberkulose ist heute selten geworden.

Therapie

Die früher übliche endobronchiale Tumorresektion ist in Anbetracht der heute gesicherten malignen Potenz des Bronchusadenoms ungenügend. Die meisten Autoren empfehlen statt dessen heute die Lobektomie des entsprechenden Lungenlappens (JONES u. CAMPBELL 1976; SIMPSON u. Mitarb. 1974). Bei gestielten Tumoren ist allenfalls die lokale Exzision unter Mitnahme der Bronchialwand ohne Resektion des zugehörigen Lungenlappens möglich (2 eigene Fälle, VERSKA u. CONNOLLY 1968).

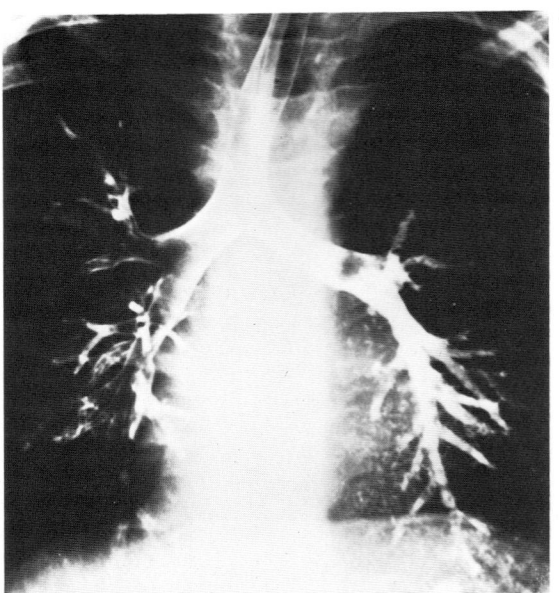
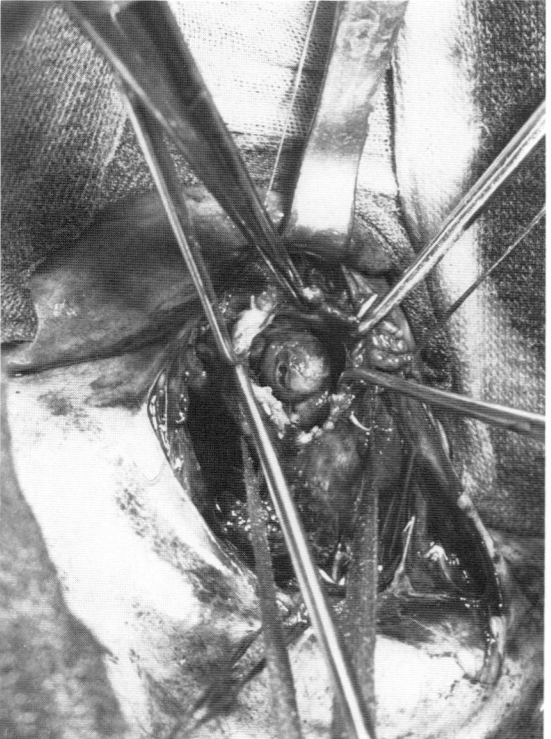

Abb. 246a u. b F. I., $8^{7}/_{12}$ Jahre. a Bronchographie: haselnußgroßer Tumor kurz vor der Aufzweigung des linken Stammbronchus, als Füllungsdefekt erkennbar. b Intraoperativer Befund: der linke Hauptbronchus ist eröffnet. Der kugelige Tumor wölbt sich ins Lumen vor. Abtragung des Bronchusadenoms endobronchial an seiner Basis (s. Text).

Prognose

Bei adäquater chirurgischer Behandlung ist die Prognose meist gut. Für das Bronchusadenom vom Karzinoidtypus wird die Heilung mit 90–95% angegeben (JONES u. CAMPBELL 1976). Auch unsere 2 Patienten haben nun bereits 10 resp. 17 Jahre überlebt.

Eigene Kasuistik
Fall 1: F. I., $8^{7}/_{12}$jähriger Knabe, hosp. September 1961. 4 Wochen vor Spitaleintritt Husten, vorwiegend nachts, später dazu Fieberschübe, bei Spitaleintritt leichte Tachypnoe und Dyspnoe ohne Zyanose. Thoraxröntgenbild: homogene Verschattung des ganzen linken Hemithorax und deutliche Verschiebung des Mediastinums nach rechts. Bronchographie: kirschkerngroße Kontrastmittelaussparung 0,5 cm oberhalb des Abgangs des linken Oberlappenbronchus vom Hauptbronchus (Abb. 246a). Operation: Thorakotomie links und Abtragen eines endobronchial liegenden gestielten dunkelroten Tumors samt Exzision seiner Basis im Hauptbronchus. Bronchusnaht. Keine Lungenresektion (Abb. 246b). Histologie: trabekuläres Bronchusadenom vom Karzinoidtyp. Nachkontrolle nach 15 Jahren: Thoraxröntgenbild normal.

Fall 2: F. U., $9^{5}/_{12}$ Jahre alter Knabe, April 1967 hosp. wegen Pneumonie. Thoraxröntgenbild: Verschattung linkes Oberfeld. Erfolgreiche Behandlung mit Antibiotika. Zwei weitere Pneumonieschübe Juni und Dezember 77. Erneute Hospitalisation März 1968. Thoraxröntgenbild: homogene, milchglasartige Trübung im Bereich des linken Oberlappens und Hilusschwellung links. Bronchoskopie: am Abgang des linken Oberlappenbronchus sitzt ein runder, ca. 0,5 cm im Durchmesser haltender blasser Tumor, der das Lumen des Oberlappenbronchus bis auf einen schmalen Schlitz ganz verlegt. In derselben Narkose Thorakotomie links und Entfernung eines glasig-ödematösen haselnußgroßen Tumors an der Aufzweigung des Oberlappenbronchus. Abtragen des endobronchialen Tumors an seiner schmalen Basis. Histologie: mukoepidermoides Bronchusadenom. Spätkontrolle nach 10 Jahren: Thoraxröntgenbild normal.

Bronchuskarzinome

Sie sind glücklicherweise sehr selten, kommen jedoch auch bereits bei Kindern vor. So fanden KYRIAKOS u. WEBBER (1974) unter 102 Fällen von Bronchuskarzinomen bei Männern unter 45 Jahren 2 Knaben im Alter von 12 resp. 13 Jahren. CAYLEY u. Mitarb. (1951) stellten 1951 16 Fälle bei Kindern aus der Literatur zusammen und berichteten über einen eigenen Fall. 8 der 16 Kinder waren zwischen 10 und 15 Jahren alt, die anderen darunter. MARSDEN u. STEWARD berichteten 1976 über 2 weitere Fälle bei einem 8- resp. 14jährigen Knaben, die beide innerhalb von 4 Monaten seit Beginn der ersten Symptome verstarben.

Histologie

Die Histologie der bei Kindern beschriebenen Bronchuskarzinome ist sehr variabel. In absteigender Häufigkeit fanden sich differenzierte Adenokarzinome, undifferenzierte Karzinome, epitheloide und Pflasterzellkarzinome, »oat«-Zellkarzinome und kleinzellige Karzinome.

Symptome und Diagnose

Die Hälfte der beschriebenen Patienten zeigte die klassischen pulmonalen Symptome wie beim Erwachsenen: Husten, blutiger Auswurf, gelegentliche Schmerzen und zunehmende Dyspnoe. Bei der anderen Hälfte führten Schmerzen und Schwellungen von Fernmetastasen, vor allem im Skelettsystem, schließlich zur Diagnose des Primärtumors in den Lungen.

Therapie

Sie entspricht derjenigen beim Erwachsenen und besteht, falls noch keine Fernmetastasen da sind, in der möglichst radikalen Tumorentfernung durch Lobektomie oder, wenn nötig, Pneumektomie.

Prognose

Sie ist ausgesprochen schlecht. Von den 16 Kindern von CAYLEY u. Mitarb. (1951) überlebte nur eines mit einem differenzierten Adenokarzinom der rechten Lunge.

Sarkome der Trachea, des Bronchialsystems und der Lungen

Sie sind ebenfalls extrem selten bei Kindern und wurden nur in wenigen Einzelfällen beschrieben (DOWELL 1974; KILLINGWORTH u. Mitarb. 1953; MARTINI u. Mitarb. 1971; WATSON u. ANLYAN 1954). Sie können von der Trachea und den Bronchien, aber auch vom Lungenparenchym selbst ausgehen (HOLLINGER u. Mitarb. 1960; KILLINGWORTH u. Mitarb. 1953; WATSON u. ANLYAN 1954; DOWELL 1974; MARTINI u. Mitarb. 1971). Histologisch handelt es sich entweder um Leiomyosarkome (DOWELL 1974; KILLINGWORTH u. Mitarb. 1953; WATSON u. ANLYAN 1954) oder Fibrosarkome (HOLLINGER u. Mitarb. 1960; MARTINI u. Mitarb. 1971), Angiosarkome oder Rhabdomyosarkome (LANE 1974; MARTINI u. Mitarb. 1971). Fibrosarkome sind gelegentlich histologisch schwer von Histiozytomen zu unterscheiden, wie in einem eigenen Fall (s. unten). Die Anamnese ist meist kurz: Husten, unklares Fieber, schnell zunehmende Dyspnoe und allenfalls blutiger Auswurf führen zur Diagnose. Häufig kommt die Operation jedoch bereits zu spät.

Eigene Kasuistik. E. B., $3^{7}/_{12}$ Jahre, hosp. Januar 1964. 5 Wochen vor Spitaleintritt Beginn mit Husten, Fieber, Hospitalisation wegen zunehmender Dyspnoe und therapieresistentem Fieber. Thoraxröntgenbild: Verschattung der ganzen rechten

5.224 Thorax

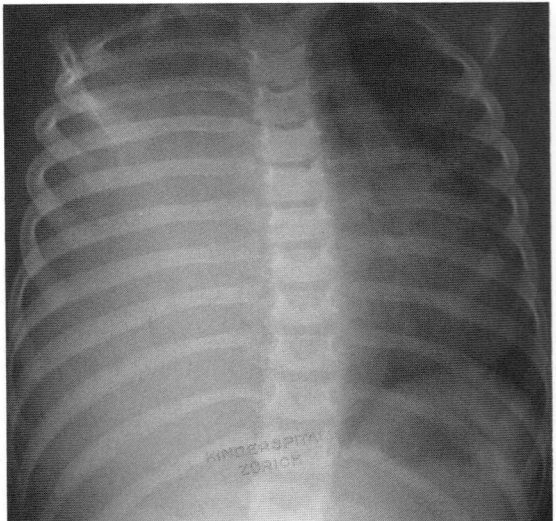

Abb. 247 E. B., 3⁷/₁₂ Jahre. Fibrosarkom der rechten Lunge. Thoraxröntgenbild a.-p. Verschattung der ganzen rechten Lunge, Verschiebung des Mediastinums nach links.

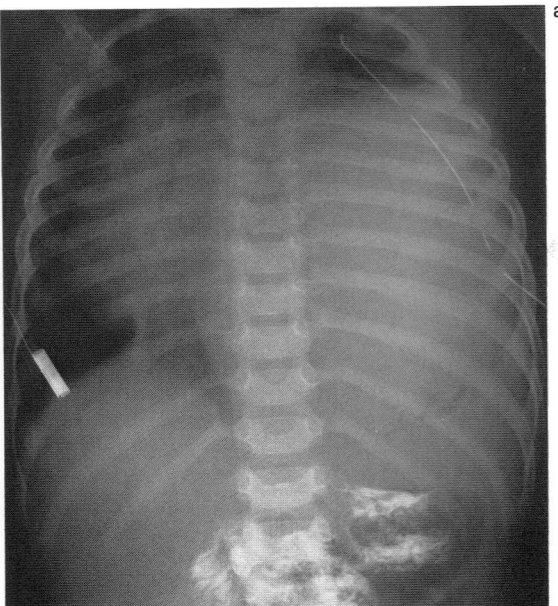

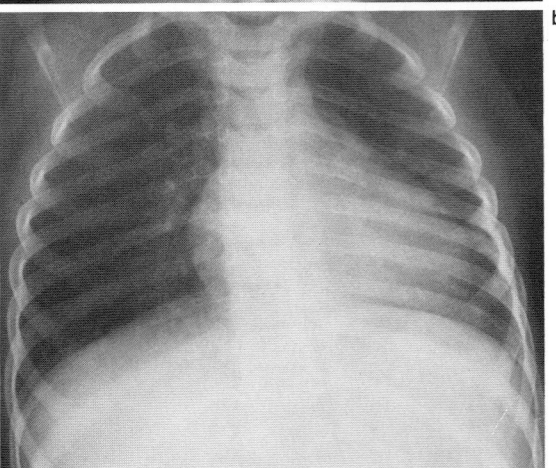

Abb. 248a u. b I. M., 2³/₁₂ Jahre. Malignes Teratom des linken Oberlappens. **a** Thoraxröntgenbild bei Eintritt nach Pleurapunktion und Legen eines Pleuradrains. Subtotale Verschattung der ganzen linken Lunge. Verschiebung der Trachea und des ganzen Mediastinums nach rechts. **b** Thoraxröntgenbild 9 Monate später: unauffällig. Trotzdem verstarb das Kind an Hirnmetastasen (s. Text).

Lunge, Verdrängung des Mediastinums nach links (Abb. 247), Pleurapunktion: 2 ml hämorrhagisches Exsudat und Gewebefetzen. Zytologie: 7% pathologische Zellen. Thorakotomie rechts: wenig hämorrhagisches Exsudat, riesiger, den ganzen rechten Unter- und Mittellappen durchsetzender, weicher, zum Teil zerfallender Tumor, der bereits ins Zwerchfell und ins Perikard eingewachsen ist. Pneumonektomie rechts, Zwerchfellteilresektion und Teilresektion des Perikards. Anschließend Röntgenbestrahlung. Trotzdem Tumorrezidiv, Exitus knapp 3 Monate nach erster Operation.

Lungenblastom

Dies ist der seltenste maligne Tumor im Kindesalter und wird nur der Vollständigkeit halber erwähnt. IVERSON u. STRAEHLEY fanden 1973 in einer Sammelstatistik von 19 Fällen nur 3 Kinder unter 16 Jahren. Der Tumor wird auch als embryonales Adenomyosarkom oder als Karzinosarkom bezeichnet und wurde 1968 von SPENCER erstmals beschrieben. Typischerweise enthält er Partien epithelialen und mesenchymalen Ursprungs. SPENCER (1976) leitet ihn von den Zellen der primitiven mesenchymalen Lungenanlage ab. Das Thoraxröntgenbild zeigt meist eine massive Verschattung einer ganzen Lunge, häufig bereits mit Vergrößerung der Mediastinallymphknoten. Trotz Lobektomie oder Pneumonektomie ist die Mehrzahl der Patienten von IVERSON u. STRAEHLEY (1973) verstorben; von den 19 Fällen überlebten nur 3, darunter ein Kind von 11 Jahren.

Undifferenzierte (maligne) Lungenteratome

Unter 79 Teratomen des Manchester Children's Tumours Registry war nur eines primär in den Lungen lokalisiert (BROWN u. LANGLEY 1976). Dies betraf ein 1¹/₁₂ Jahre altes Mädchen, das akut an Husten und Dyspnoe erkrankte; bei der Thorakotomie fand sich ein vom linken Lungenunterlappen ausgehender, in die Pleura und das Diaphragma bereits vorgewachsener Tumor. Die Patientin

starb 2 Monate nach Operation an multiplen Metastasen. Eine Zusammenstellung in der Literatur publizierter Einzelfälle und ein letal verlaufener eigener Fall bei einem 12jährigen Knaben findet sich bei RULAND (1956). Histologisch finden sich neben zum Teil differenzierten auch undifferenzierte Abschnitte mit embryonalen Zellen mit großer maligner Potenz. Die meisten beschriebenen Fälle sind trotz Operation verstorben, so auch unser eigener Patient.
Eigene Kasuistik. I. M., $2^{3}/_{12}$ Jahre, hosp. 1976. 3 Wochen vor Spitaleintritt Beginn mit Hüsteln und Fieber, Appetitverlust und Gewichtsabnahme. Zuweisung wegen zunehmender Dyspnoe und Dämpfung über dem ganzen linken Thorax. Thoraxröntgenbild: massive Verschattung der ganzen linken Lunge, Verschiebung des Mediastinums nach rechts. Vorerst Verdacht auf schwere Pneumonie mit Begleiterguß (Abb. **248 a**). Pleurapunktion: nur wenig blutiges Sekret. Thorakotomie links: doppelt mannsfaustgroßer Tumor, ausgehend vom linken Unterlappen, der vollkommen vom Tumor durchsetzt, aber noch von Pleura überzogen ist. Pleura parietalis frei. Lobektomie linker Unterlappen. Histologie: malignes Teratom vom intermediären Typ, wobei die meisten Abschnitte undifferenziert sind. Angedeutete Differenzierung in Rhabdomyoblasten und differenzierte Knorpelgewebsabschnitte. Anschließend intensive Zytostatikabehandlung. 9 Monate später Armparese rechts, diskrete Fazialislähmung und Hypoglossuslähmung. Thoraxröntgenbild: normal (Abb. **248 b**). Computertomographie: frontoparietal links und parietookzipital rechts je zwei 5 cm große Hirnmetastasen mit zentralen Nekrosen. Exitus 1 Monat später.

Lungenmetastasen

Sie sind wesentlich häufiger als primäre Lungentumoren und treten im Kindesalter vor allem bei Wilms-Tumoren und Knochensarkomen auf. Zu ihrer Behandlung stehen prinzipiell chirurgische Maßnahmen, Zytostatika und die Radiotherapie zur Verfügung. Das Vorgehen ist im Einzelfall von der Art des Primärtumors, dem Sitz und der Anzahl der Lungenmetastasen und dem Nachweis allfälliger weiterer Metastasen in anderen Körperorganen abhängig. Der jeweilige Behandlungsplan muß in jedem Einzelfall in Berücksichtigung aller Umstände im gemeinsamen Gespräch zwischen Kinderchirurgen, Kinderonkologen und Radiotherapeuten erarbeitet werden. Die Analyse unseres eigenen Materials von 1960–1976 (STAUFFER 1980) und die Durchsicht der Literatur zeigen, daß die Prognose bei Resektion von Lungenmetastasen bei weitem nicht so schlecht ist wie früher häufig angenommen wurde. Voraussetzung dafür ist allerdings eine klare Indikationsstellung und ein konsequentes Durchhalten des einmal eingeschlagenen Weges. Ein aktives Vorgehen scheint insbesondere bei Lungenmetastasen bei Knochensarkomen, wo die Haltung der meisten Chirurgen bisher sehr konservativ war, gerechtfertigt zu sein (SPANOS u. Mitarb. 1976; STAUFFER 1980; TELANDER u. Mitarb. 1978). Über das Vorgehen bei den einzelnen Tumoren siehe entsprechende Kapitel. Folgende prinzipielle Richtlinien lassen sich zum Problem der chirurgischen Behandlung von Lungenmetastasen bei kindlichen Tumoren aufstellen:
– Eine chirurgische Exzision von Lungenmetastasen sollte nur in Betracht gezogen werden, falls kein Befall von anderen Organsystemen bekannt ist.
– Werden Lungenmetastasen chirurgisch exzidiert, so ersetzt dies natürlich keineswegs die unbedingt notwendige Chemotherapie und, allenfalls, je nach Tumor, die zusätzliche Röntgenbestrahlung.
– Die beste Indikation zur Operation ist zwar die solitäre Lungenmetastase. Trotzdem kann bei multiplen einseitigen Metastasen die Indikation zur Operation ebenfalls noch vertretbar und sinnvoll sein, in einem Einzelfall allenfalls auch noch bei doppelseitigen, in der Anzahl beschränkten Metastasen.
– Bei Lungenmetastasen und gleichzeitigem Befall von mediastinalen Lymphknoten oder Pleura, letzteres häufig erkennbar am blutigen Pleuraexsudat, ist jedoch ein chirurgisches Vorgehen kaum mehr sinnvoll.

Operative Technik. Wenn immer möglich, wird heute allgemein der Keilexzision der Metastasen (wedge-resection) der Vorzug vor anderen eingreifenderen Maßnahmen wie Segmentresektion, Lobektomien oder gar Pneumonektomien gegeben. Die meisten Autoren erachten diesen Eingriff als genügend. Bis heute ist kein Fall eines Lokalrezidivs nach wedge-resection in der Literatur mitgeteilt worden (STAUFFER 1980).

Eigene Resultate. Von 1960 bis 1978 wurden 163 solide maligne Tumoren an unserer Klinik behandelt. Bei 19 der 163 Kinder wurden ein- bis dreimal Lungenmetastasen mit kurativem Ziel exzidiert. Dabei wurden pro Sitzung 1 bis maximal 16 Lungenmetastasen entfernt. Unter den 19 Kindern waren 11 mit Wilms-Tumoren, 4 mit Knochensarkomen, je eines mit einem malignen Hodenteratom, einem malignen Neurinom, malignen Synoviom und einem undifferenzierten Sarkom der Weichteile. Bei 6 in früheren Jahren operierten Kindern entsprach das Vorgehen nicht den oben skizzierten prinzipiellen Richtlinien. Alle sind innerhalb weniger Monate gestorben. Bei den 13 Kindern, bei denen auch rückblickend die Operationsindikation richtig oder mindestens vertretbar war (STAUFFER 1980), haben 5 bis heute überlebt, davon 4 von 8 Patienten mit Wilms-Tumoren 2, 6, 7 resp. 17 Jahre nach Operation. Alle sind frei von Metastasen und stehen nicht mehr unter Zytostatikabehandlung. Ein Patient, bei dem eine faustgroße Lungenmetastase eines malignen Hodenteratoms durch Pneumonektomie entfernt wurde, hat 16 Jahre überlebt und ist heute 20 Jahre alt und gesund. Die anderen 8 Patienten sind gestorben. Einzelne haben jedoch bis zu 3 Jahren nach Exsision der Lungenmetastasen überlebt und teilweise in der ihnen verbliebenen Zeit ein einigermaßen normales Leben führen können. So wurde ein Patient noch 3 Jahre nach Entfernung von multiplen Lungenmetastasen gefeierter Schützenkönig am traditionellen Zürcher Knabenschießen. Andere sind allerdings zum Teil nur wenige Monate nach Thorakotomie verstorben (STAUFFER 1980; STAUFFER u. PLÜSS 1977).

Literatur

Al-Saleem, T., A. R. Peale, C. M. Norris: Multiple papillomatosis of the lower respiratory tract. Clinical and pathological study of 11 cases. Cancer 22 (1968) 1173

Bergquist, N., J. Hessen, M. Hey: Arteriovenous pulmonary aneurysms in Osler's disease (Telangiectasia hereditaria haemorrhagica). Report of four cases in the same family. Acta med. scand. 171 (1962) 301

Boyle, W. F., V. L. Riggs, L. S. Oshiro, E. H. Lennette: Electron microscopic identification of papova virus in laryngeal papilloma. Laryngoscope 83 (1973) 1102

Brown, N. J., F. A. Langley: Teratomas and other genital tumours. In: Tumours in Children, hrsg. von H. B. Marsden, J. K. Steward. Springer Berlin 1976

Caylay, C. K., H. J. Caez, W. Mersheimer: Primary bronchogenic carcinoma of the lung in children. Amer. J. Dis. Child. 82 (1951) 49

De Paredes, C. G., W. S. Pierce, D. B. Groff, J. A. Waldhausen: Bronchogenic tumours in children. Arch. Surg. 100 (1970) 574

Dowell, A. R.: Primary pulmonary leiomyosarcoma. Ann. thorac. Surg. 17 (1974) 384

Hauch, H. J., C. W. Hertz: Die arteriovenösen Lungenaneurysmen. Thoraxchirurgie 1 (1954) 411

Hedinger, Ch., W. H. Hitzig, C. Marmier: Über arteriovenöse Lungenaneurysmen und ihre Beziehungen zur Oslerschen Krankheit. Schweiz. med. Wschr. 89 (1959) 846

Hitz, H. B., E. Oesterlin: Case of multiple papillomata of larynx with aerial metastasis to lungs. Amer. J. Path. 8 (1932) 333

Holinger, P. H. u. Mitarb.: Primary fibrosarcoma of the bronchus. Dis. Chest. 37 (1960) 137

Iverson, R. E., C. J. Straehley: Pulmonary blastoma: long-term survival of juvenile patient. Chest. 63 (1973) 436

Jones, P. G., P. E. Campbell: Tumours of Infancy and Childhood. Blackwell, Oxford 1976

Kaufmann, S. L. & A. P. Stout: Histiocytic tumours (fibrous xanthoma and histiocytoma) in children. Cancer 14 (1961) 469

Killingworth, W. P., G. S. Mc Reynolds, A. W. Harrison: Pulmonary leiomyosarcoma in a child. J. Pediat. 42 (1953) 466

Kyriakos, M., B. Webber: Cancer of the lung in young men. J. thorac. cardiovasc. Surg. 67 (1974) 634

Lane, D. M.: Tumours of the respiratory tract. In: Clinical Pediatric Oncology, hrsg. von W. W. Sutow, T. J. Vietti, O. J. Fernbach. Mosby, St. Louis 1973

Marsden, H. B., J. K. Steward: Tumours in Children. Springer, Berlin 1976

Martini, N., S. I. Haidu, E. J. Beattie jr.: Primary sarcoma of the lung. J. thorac. cardiovasc. Surg. 61: 33, 1971

Pearl, M., M. W. Wolley: Pulmonary xanthomatous postinflammatory pseudotumours in children. J. pediat. Surg. 8 (1973) 255

Ravitch, M.: Tumours of the lung. In: Pediatric Surgery, 2. Aufl., hrsg. von Mustard, W. T. u. a. Yearbook Medical Publishers, Chicago 1962 (S. 401)

Ruland, L.: Malignes Teratoblastom der Lunge. Thoraxchirurgie 4 (1956) 119

Schirmer, H.: Über die arteriovenösen »Aneurysmen« in der Lunge. Bruns Beitr. klin. Chir. 188 (1954) 159

Simpson, J. A., F. Smith u. Mitarb.: Bronchial adenoma: A review of 26 cases. Aust. N. Z. J. Surg. 44 (1974) 110

Spanos, P. K., W. S. Payne, J. C. Ivins, D. J. Fritchard: Pulmonary resection for metastatic osteogenic sarcoma. J. Bone Jt. Surg. 58–A: (1976) 624

Spencer, H.: Pulmonary blastoma. In: Pathology of Lung, hrsg. von Macmillan, New York 1976

Sproul, E. E., R. S. Metzgar, J. T. Grace: The pathogenesis of Yaba virus induced histiocytomas in primates. Cancer Res. 23 (1963) 671

Stauffer, U. G., H. J. Plüss: Chirurgische Exzision von Lungenmetastasen bei Kindern mit malignen Tumoren. Indikationen, Resultate. Z. Kinderchir. 20 (1977) 237

Stauffer, U. G.: Möglichkeiten der chirurgischen Metastasentherapie im Kindesalter. In: Tumoren im Kindesalter, hrsg. von K. Karrer, P. Wurnig. Verlag für Medizin Dr. Ewald Fischer, Band 25 (1980)

Telander, R. L., P. C. Pairolero, D. J. Pritchard, F. H. Sim, G. S. Gilchrist: Resection of pulmonary metastatic osteogenic sarcoma in children. Surg. 84 (1978) 335

Turnbull, A. D., A. G. Huvos, J. T. Goodner, E. J. Beattie: The malignant potential of bronchial adenoma. Ann. thorac. Surg. 14 (1972) 453

Ungeheuer, E., H. Dilichau: Angeborene Mißbildungen der Atemwege und ihre Operabilität. Enke, Stuttgart 1965

Verska, J. J., J. E. Connolly: Bronchial adenomas in children. J. thorac. cardiovasc. Surg. 55 (1968) 411

Watson, W. L., A. J. Anlyan: Primary leiomyosarcoma of the lung. Cancer 7 (1954) 250

Young, L. W., D. I. Smith, L. A. Glasgow: Pneumonia of atypical measles: residual nodular lesions. Amer. J. Roentgen. 110 (1970) 439

6. Zwerchfell

6.2 Zwerchfell

Hiatushernie und gastroösophagealer Reflux

M. BETTEX und F. KUFFER

Die Zwerchfellhernien, bei welchen die »Bruchpforte« im Bereich des Hiatus oesophageus liegt, überwiegen alle übrigen an Häufigkeit (Abb. 1). In pathologisch-anatomischer und klinischer Hinsicht müssen bei den Hiatushernien im wesentlichen zwei Formen unterschieden werden: die häufig vorkommende gleitende und die seltenere paraösophageale Hiatushernie.

Die paraösophageale Hiatushernie kommt vor allem im späteren Erwachsenenalter vor. Sie wird im Säuglings- und Kleinkindesalter nicht beobachtet. Vor zwei Jahrzehnten wurden häufig die ausgeprägten Formen der gleitenden Hiatushernie des Säuglings als paraösophageale Hernie fehlgedeutet und als Erkrankung sui generis beschrieben; weitere Beobachtungen haben gezeigt, daß alle kindlichen Hiatushernien Gleithernien sind. Wir verzichten deshalb hier auf eine Beschreibung der paraösophagealen Hiatushernie.

Die gleitende Hiatushernie kommt im Säuglings- und Kleinkindesalter etwas häufiger vor als die hypertrophische Pylorusstenose. Sie wird mit etwa 2 Fällen pro 1000 Geburten geschätzt. Die Affektion scheint in Europa häufiger vorzukommen als in den Vereinigten Staaten.

Ihre Bezeichnung ist allerdings noch keineswegs einheitlich. Synonyme sind: Brachyösophagus, »short-oesophagus«, Ectopia gastrica, kardiofundale Fehlanlage, ösophageale Chalasie, klaffende Kardia, »upside-down-stomach«.

Pathologische Anatomie

Normalerweise liegt der Übergang des Ösophagus zum Magen, die Kardia, 1–2 cm unterhalb des Hiatus. Während sich der peritoneale Überzug des Zwerchfells am Hiatus auf die Magenoberfläche umschlägt, geht hier die Faszie der Zwerchfellunterfläche in die Fascia propria des untersten Ösophagusabschnitts über und bildet die Membrana phrenooesophagea (Abb. 2 a u. b). Dadurch wird dieser Abschnitt auf Hiatushöhe an das Zwerchfell fixiert. Bei der Kontraktion des Diaphragma während der Inspiration werden deshalb die Kardia und die angrenzende Ösophaguspartie etwas nach unten gezogen und der Ösophagus gestreckt. Gleichzeitig bewirkt die Kontraktion der Zwerchfellpfeiler eine Verstärkung der Angulation zwischen Ösophagus und Magen, so daß ein Reflux des Mageninhalts in den Ösophagus nicht stattfindet, obschon an der Kardia anatomisch kein eigentlicher Sphinkter vorhanden ist.

Bei der gleitenden Hiatushernie (Abb. 3) liegt eine angeborene Schwäche der erwähnten Faszie (Membrana phrenooesophagea) vor. Infolgedes-

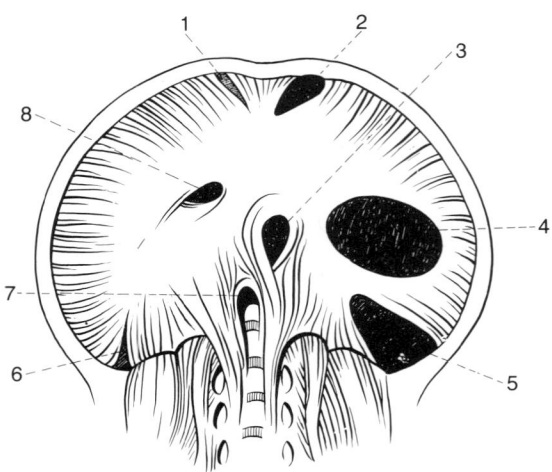

Abb. 1 Zwerchfell von unten gesehen. Lokalisation der verschiedenen Bruchpforten:
1. Larreysche Spalte
2. sternokostale Bruchpforte
3. Hiatus oesophageus
4. Persistenz des Canalis pleuroperitonealis
5. lumbokostale Lücke
6. Trigonum lumbocostale
7. Hiatus aorticus
8. Hiatus venae cavae inferioris

sen verlagern sich besonders bei der Inspiration die Kardia und die angrenzenden Partien des Magens nach oben ins hintere Mediastinum. Von einem eigentlichen Bruchsack kann hier nicht gesprochen werden, da es sich bei dem ausgestülpten Peritoneum nur um die nach oben verlagerte Umschlagsfalte in der Kardiagegend handelt. Der verlagerte Magenteil hängt wie eine Glocke am Ösophagus, der bei der Inspiration nicht mehr gestreckt wird, sondern erschlafft und einen bogenförmigen oder gewundenen Verlauf zeigt. Infolge des Hochstands der Kardia erscheint der Ösophagus oft verkürzt (Brachyösophagus). Das Hinaufgleiten des Ösophagus und der Kardia führt zu einer Streckung des scharfen Winkels zwischen Ösophagus und Magenfundus (Hisscher Winkel).

Formen der gleitenden Hiatushernie

Die unkomplizierte Hiatushernie weist verschiedene Schweregrade auf, je nach Ausdehnung der in den Thorax verlagerten Organteile (Abb. 3):

Klaffende Kardia (kardiofundale Fehlanlage, Chalasie). Diese Form ist gekennzeichnet durch das Hinaufgleiten des abdominalen Ösophagus allein. Die Streckung des Hisschen Winkels führt zum Klaffen der Kardiagegend.

Transitorische epiphrenische Magentasche. Der abdominale Ösophagus und die Kardia befinden sich im Thorax. In der inspiratorischen Phase bil-

Hiatushernie und gastroösophagealer Reflux   6.3

Abb. 2 a u. b
a Normale Topographie des distalen Ösophagus im Hiatusbereich.
b Anatomische Verhältnisse bei gleitender Hiatushernie.
1. Kardia
2. Fundus
3. Peritoneum
4. Zwerchfell
5. Membrana phrenooesophagea
6. Meso des abdominellen Anteils des Ösophagus
7. Hisscher Winkel
8. epiphrenische Magentasche
9. Umschlagsfalte des Peritoneums

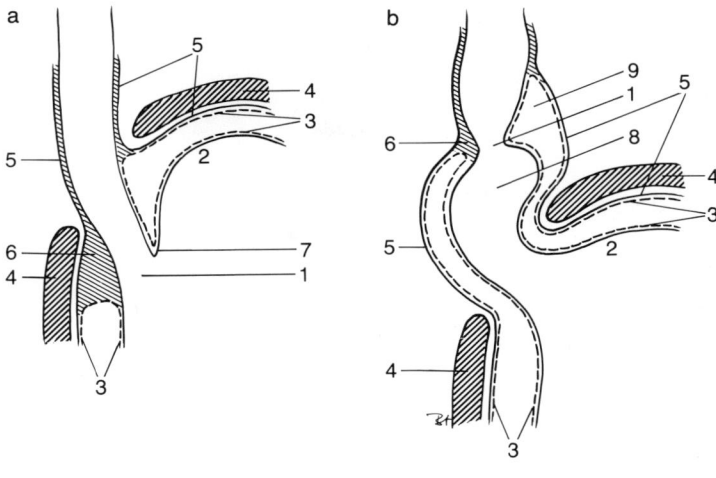

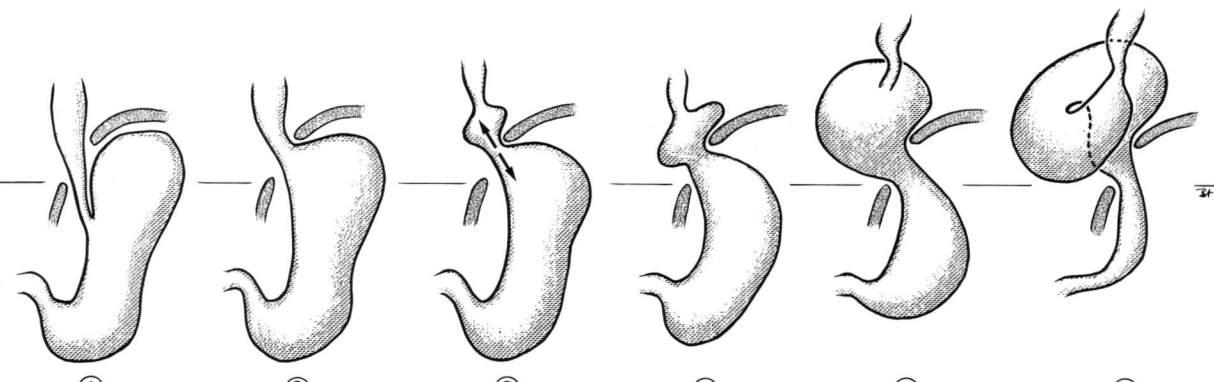

Abb. 3   Formen der gleitenden Hiatushernie:
1. Normal
2. klaffende Kardia (Chalasie)
3. transitorische epiphrenische Magentasche
4. kleine fixierte epiphrenische Magentasche
5. große fixierte epiphrenische Magentasche
6. »upside-down-stomach«
(aus M. Bettex, F. Kuffer, A. Schärli: Wesentliches über Kinderchirurgie. Huber, Bern 1975).

det sich eine kleine Magentasche oberhalb des Zwerchfells. Diese Tasche verschwindet im Exspirium.
Fixierte epiphrenische Magentasche. Wenn einmal das Hinaufgleiten ein gewisses Maß erreicht hat, so bildet sich die epiphrenische Magentasche im Exspirium nicht mehr zurück. Sie kann auch durch Verwachsungen infolge Periösophagitis fixiert bleiben.
»Upside-down-stomach«. Bei einem kleinen Prozentsatz der Fälle liegt der ganze Magen im Thorax. Da die kleine Kurvatur durch ihre Ligamente besser fixiert ist als die große, dehnt sich der hernierte Magen mit der großen Kurvatur nach oben.
Die zwei ersten Formen, klaffende Kardia und transitorische epiphrenische Magentasche, werden nach der französischen Tradition als »Formes mineures« bezeichnet; die zwei letzten Formen, fixierte epiphrenische Magentasche und upside-down-stomach, als »Formes majeures«.

Pathophysiologie

Die wichtigste funktionelle Störung bei der Hiatushernie ist der *gastroösophageale Reflux,* welcher durch die *Streckung des Hisschen Winkels* bedingt ist: Der ventilartige Aufbau der Kardiagegend wird dadurch zerstört, so daß der Mageninhalt beim Liegen frei in den Ösophagus zurückfließen kann. Der Reflux wird durch den Druckgradienten zwischen Abdomen und Thorax noch begünstigt. Da die Ösophagusschleimhaut nicht säurefest ist, bildet sich sehr rasch eine *Refluxösophagitis* mit *Ulzerationen, Blutungen* und Anämie.
Neue Arbeiten über den »maximal acid output (MAO)« bei Säuglingen mit Hiatushernie deuten darauf hin, daß je höher der MAO, um so größer die Neigung zur Refluxösophagitis und zur Stenosierung ist. Das kontinuierliche Monitoring des pH im Ösophagus während 12–24 Stunden kann darüber Auskunft geben, wie lange und wie häufig der gastroösophageale Reflux zustande kommt, was Aussagen über die Prognose erlauben soll.

6.4 Zwerchfell

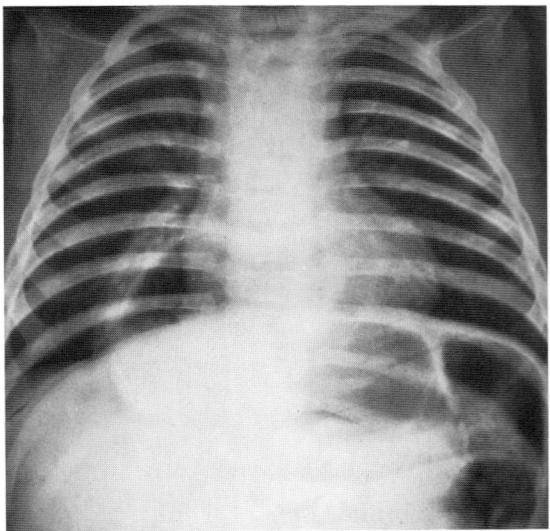

Abb. 4 Thoraxaufnahme ohne Vorbereitung bei großer fixierter epiphrenischer Magentasche. Beachte die große Luftblase rechts der Wirbelsäule und des Herzschattens.

Druckmessungen im Ösophagus haben gezeigt, daß die physiologische *Hochdruckzone* im distalen Abschnitt bei der Hiatushernie *fehlen kann.* Dieser Umstand vergrößert noch die Neigung zum Reflux.

Symptome

Refluxsyndrom. Im Vordergrund der Erscheinungen steht das habituelle Erbrechen, das die Veranlassung zu einer röntgenologischen Untersuchung geben sollte. Das Erbrechen beginnt gewöhnlich schon in den ersten Lebenstagen, seltener später. Während oder unmittelbar nach der Mahlzeit wird ein Teil der aufgenommenen Nahrung wieder herausgeschüttet, daneben werden aber auch zwischen den Mahlzeiten oft größere Quantitäten saurer Milch richtiggehend erbrochen. Ein höchst verdächtiges Zeichen ist das Herausgeben von zähem Schleim, der mit Blut oder braunen Hämatinspuren gefärbt ist, als Ausdruck einer bereits vorhandenen ulzerösen Ösophagitis. Das blutige Erbrechen wird etwa in einem Fünftel der Fälle beobachtet.
Der Ernährungszustand dieser Kinder ist regelmäßig reduziert. Die Gewichtszunahme ist mangelhaft und wird oft durch bedrohliche Gewichtsstürze als Ausdruck des Flüssigkeitsverlusts unterbrochen. Regelmäßig besteht infolge des blutigen Erbrechens eine hypochrome Anämie. Die Stühle werden selten und substanzarm. Wird das Leiden nicht rechtzeitig erkannt, so können die dystrophischen und anämischen Kinder an einer interkurrenten Infektion zugrunde gehen.
Gelegentlich weist der Magen eine sichtbare Peristaltik auf, so daß der Verdacht auf eine hypertrophische Pylorusstenose besteht, zumal auch diese mit blutigem Erbrechen einhergehen kann. Der Beginn des Erbrechens in den ersten Lebenstagen spricht jedoch gegen diese Diagnose. Trotzdem ist daran zu denken. ROVIRALTA (1967) konnte in verschiedenen Fällen die Kombination von Pylorusstenose mit »partieller Magenektopie« feststellen, die er unter der Bezeichnung »*syndrome phréno-pylorique*« veröffentlicht hat. Solche Fälle haben auch wir beobachtet. Daneben haben wir aber in drei Fällen von gleitender Hiatushernie eine eindeutig vermehrte Magenperistaltik gesehen, bei welchen die Operation einen normalen Pylorus ergab. Es ist denkbar, daß die Reizzustände im verlagerten Magenteil und im unteren Ösophagus auf reflektorischem Wege die vermehrte Peristaltik des abdominalen Magenabschnitts auslösen. Je größer die epiphrenische Magentasche, um so geringer wird der Druckgradient zwischen Magen und Ösophagus, da beide Organe sich nun im Thoraxraum befinden. Das gastroösophageale Refluxsyndrom ist deshalb bei den »Formes majeures« und vor allem bei »upside-down-stomach« weniger ausgeprägt als bei den »Formes mineures«.
Beim Schulkind steht gelegentlich ein Aufstoßen mit saurem Geruch im Vordergrund.
Respiratorische Störungen. Der Reflux von Mageninhalt während der Nacht kann zur Aspiration von Mageninhalt und zu chronischen Bronchitiden, gelegentlich sogar zu Bronchopneumonie führen. Diese Komplikationen stellen sehr häufig den Grund dar, welcher die Patienten zum Arzt führt.
Herzbeschwerden. Im Gegensatz zur Symptomatologie der Hiatushernie des Erwachsenen werden im Kindesalter keine subjektiven Herzbeschwerden erwähnt.
Mechanische Passagestörungen. Bei sehr großen Hiatushernien kann sich der Magen im Thorax volvulieren und zu schwerwiegenden Komplikationen führen. Schock, Schmerzen, Unmöglichkeit zu schlucken sind bei dieser Komplikation die Hauptsymptome.
Stenoseerscheinungen. Nach Bildung einer peptischen Stenose, was ungefähr im zweiten Lebensjahr geschehen kann, ändert sich die Symptomatologie. Das Erbrechen verschwindet und wird allmählich durch eine Dysphagie ersetzt. Die Kinder meiden jede feste Nahrung und nehmen nur Flüssigkeiten und Breie zu sich. Nicht selten wird diese Symptomatologie als Psychopathie fehlgedeutet! Typischerweise wird die Stenose meist spät diagnostiziert und zwar anläßlich des Schluckens eines Fremdkörpers.

Verlauf

Der *natürliche Verlauf* der Hiatushernie ist in der Mehrzahl der Fälle durch die Refluxösophagitis bestimmt.
Spontane »Heilung«. Sobald das Kind gehen kann

und sich tagsüber aufrecht hält, bleibt der Magensaft in den tiefen Partien des Magens liegen und der Reflux geht dementsprechend zurück. Die Ösophagitis heilt tatsächlich aus, und das Kind zeigt keine Symptome mehr. Die senkrechte Haltung führt auch allmählich zu einer mehr oder weniger guten Reposition der Hernie selber. Ob diese »Heilung« eine definitive ist, bleibt aber fraglich: Es fehlen noch longitudinale Untersuchungen von spontan »geheilten« Patienten, welche das zweite Alter der Hiatushernie, etwa 45–60 Jahre, schon erreicht haben. Es wäre denkbar, daß die Hiatushernie des Erwachsenen nichts anderes ist als eine Reaktivierung der Hiatushernie des Säuglings!

Schrumpfung und Stenosebildung. Wenn die Ösophagitis tiefgreifend ist und größere Ulzera entstehen, kommt die Affektion spontan nicht mehr zur »Heilung«, sondern führt zur Bildung von Ringstenosen und Schrumpfungen in der Längsrichtung (sekundärer Brachyösophagus). Diese Komplikationen werden bei nichtbehandelten Patienten je nach Autor in 10–40% der Fälle, im Durchschnitt bei etwa 20% (Tab. 1) beobachtet.

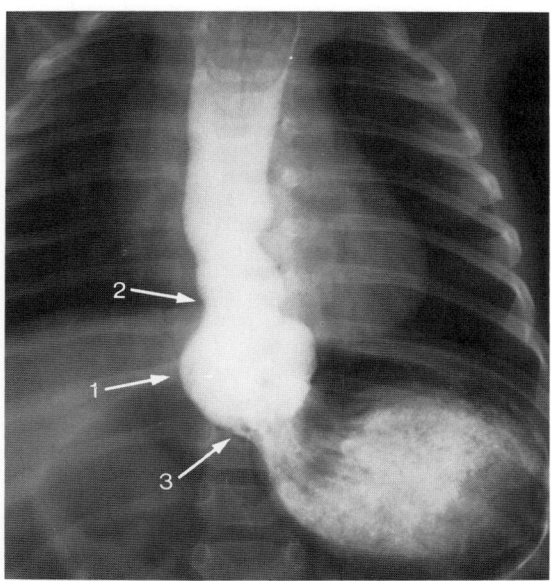

Abb. 5 Gleitende Hiatushernie bei einem 3 Monate alten Mädchen:
1. Kugelige Magentasche oberhalb des Hiatus
2. klaffende Kardia
3. Einschnürung des Magens am Hiatus. Beachte die Längsfalten der Magenschleimhaut.

Tabelle 1 Häufigkeit der Ösophagusstenose bei der gleitenden Hiatushernie des Kleinkindes (aus M. Bettex, F. Kuffer: Hiatushernie und gastro-oesophagealer Reflux im Kindesalter. In: Chirurgie der Gegenwart. Urban & Schwarzenberg 1975).

Autoren	Anzahl Fälle	Anzahl Stenosen	%
Masse u. Bader	182	18	10
Waterston	132	20	15
Belsey	50	20	40
Willich	88	21	23
Genton u. Bettex	52	7	13
Bettex u. Mitarb.	35	5	14
v. Ekesparre	145	24	15
v. der Oelsnitz u. Rehbein	452	99	22
Total	1136	214	19

Diagnose

Die aufgrund der Anamnese gestellte Verdachtsdiagnose wird vor allem durch die *Röntgendiagnostik* bestätigt: Die *Thoraxleeraufnahme* ist bei *leichten Formen* meist *negativ;* eventuell kann die Magenblase fehlen, da die Luft wegen der Streckung des Hisschen Winkels entweichen kann. Beim Vorhandensein einer sehr *großen epiphrenischen Magentasche* oder eines *»upside-down-stomach«* ist eine *Luftblase,* eventuell mit einem Flüssigkeitsspiegel kombiniert, *rechts* des Herzschattens unmittelbar über dem Zwerchfell zu sehen (Abb. 4).

Die *Ösophagographie* (Abb. 5, 6 und Abb. 7 a–c) muß unter Sichtkontrolle am Bildverstärker durchgeführt werden, damit auch die »Formes mineures« erfaßt werden können. Die Streckung des

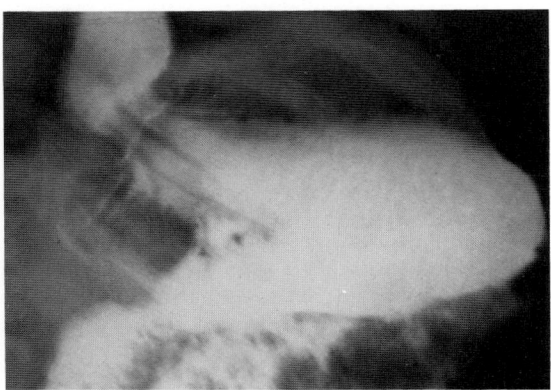

Abb. 6 »Forme mineure« der gleitenden Hiatushernie. Klaffende Kardia auf der Höhe des Hiatus. Beachte die strahligen Magenfalten.

Hisschen Winkels ist genau zu untersuchen. Eine transitorische epiphrenische Magentasche kann in gewissen Fällen nur flüchtig beobachtet werden, so daß eine Videotape-Aufzeichnung sich aufdrängen kann. Bei den »Formes majeures« bietet die Darstellung der epiphrenischen Magentasche keine Schwierigkeiten. Bei einigen Fällen, die aus irgendeinem Grund nicht sofort behandelt werden konnten, haben wir eine eindeutige Progredienz des anatomischen Befundes beobachten können, indem z. B. eine »Forme mineure« sich binnen eini-

6.6 Zwerchfell

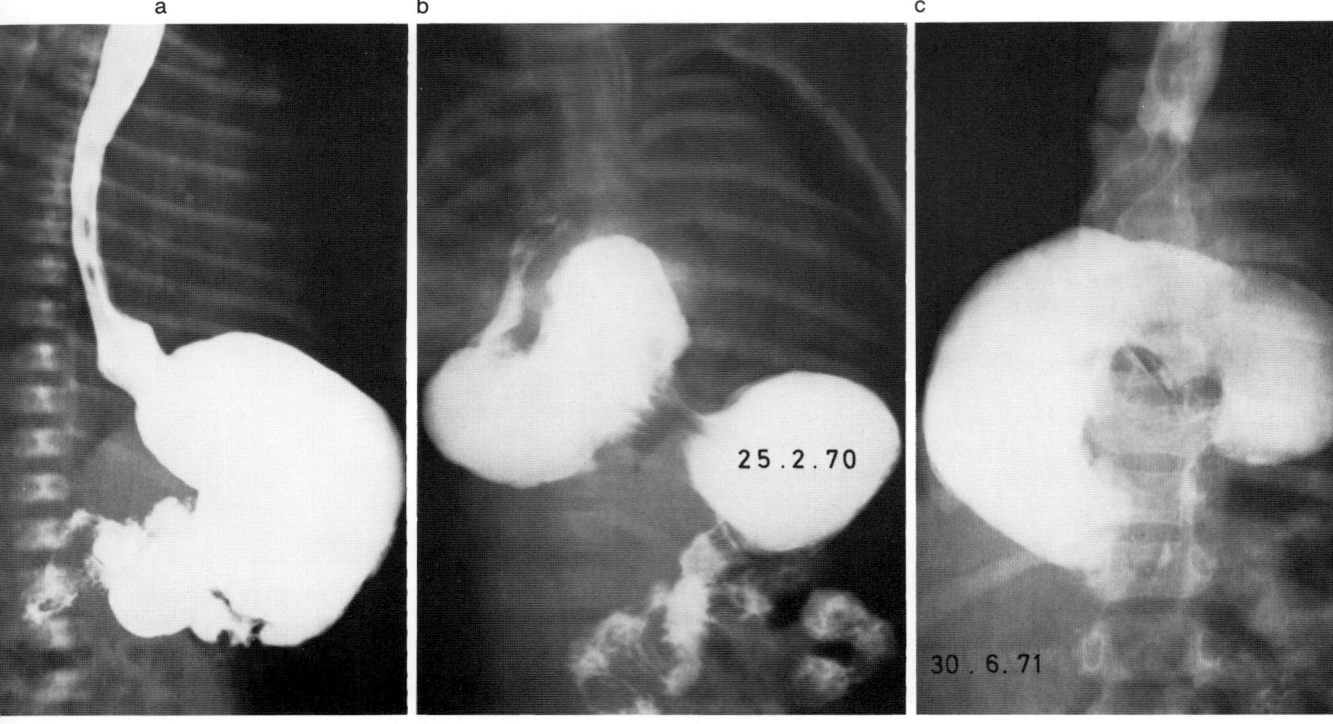

Abb. 7a–c Spontane Evolution einer Hiatusgleithernie binnen 1 Jahr und 6 Monaten.
a Im Alter von 1 Monat.
b Im Alter von 3 Monaten.
c Im Alter von $1^{7}/_{12}$ Jahren
(aus *M. Bettex, F. Kuffer, A. Schärli:* Wesentliches über Kinderchirurgie. Huber, Bern 1975).

ger Monate bis zum »upside-down-stomach« weiterentwickelte (Abb. 7).
Der *gastroösophageale Reflux* ist bei der Ösophagographie systematisch zu suchen. Er ist bei den »Formes mineures« meist ausgeprägter als bei den »Formes majeures«!
Spätbefunde. Bei älteren Säuglingen und Kleinkindern, bei denen ein peptisches Ulkus zur Abheilung gelangt ist, läßt sich im Röntgenbild oft eine *zirkumskripte Stenose* feststellen, die typischerweise 1–2 cm oberhalb der nach oben verlagerten Kardia liegt (Abb. 8). Der Ösophagus oberhalb der Stenose kann oft eine beträchtliche Dilatation aufweisen. Da die Stenose einen gewissen Abschluß zwischen Magen und Ösophagus bildet, ist in diesen Fällen wieder eine Magenblase zu erkennen.
Handelt es sich hingegen um eine ausgedehnte *Ösophagusfibrose* infolge der Refluxösophagitis, so erscheint der Ösophagus in seiner ganzen Länge verkürzt (sekundärer Brachyösophagus) und sein Lumen auf eine längere Strecke hochgradig eingeengt.
Die *Ösophagoskopie* ist u. E. auch obligater Bestandteil der Diagnosestellung. Nur mit der Endoskopie kann die *Refluxösophagitis* genau abgeschätzt werden: Die Schleimhaut ist dabei im unteren Drittel des Ösophagus ödematös, brüchig und leicht blutend oder stellenweise mit Fibrin belegt.

Bei schweren Fällen sind Ulzera zu sehen. Auch die *peptische Stenose* ist mit der Ösophagoskopie zu kontrollieren: Manchmal wird ein an der Stenosestelle steckengebliebener Fremdkörper (Kieselstein, Birnenstiel, Papierfetzen, Mandarinenschnitz, Fleischstück usw.) als Ursache einer akuten Schluckstörung vorgefunden. Mit der Ösophagoskopie kann auch die Differentialdiagnose zwischen echter Stenose und Achalasie (sogenannter »Kardiospasmus«) gemacht werden: Bei der Achalasie kann die funktionelle Stenose immer mit dem Ösophagoskop gedehnt und passiert werden, ohne daß Risse entstehen.
Bei der Ösophagoskopie ist es auch möglich und von Vorteil, einige *Schleimhautbiopsien* zu entnehmen, die eine genauere histologische Diagnose der Ösophagitis ermöglichen. Magenschleimhautinseln im Ösophagus können auch dadurch bestätigt werden.

Therapie

Hauptziel der Behandlung ist die *Beseitigung des gastroösophagealen Refluxes,* da die meisten Symptome und die meisten Komplikationen vom Reflux abhängig sind. Die Reposition der Hernie ist selbstverständlich auch erwünscht, besonders beim »upside-down-stomach«, wegen der Gefahr einer Volvulierung oder Strangulation. Beim Vor-

liegen eines Brachyösophagus ist die Reposition nicht zu erzwingen: eine intrathorakale Antirefluxoperation genügt vollständig.
Die Beseitigung des Refluxes kann sowohl durch konservative wie durch operative Maßnahmen erreicht werden.

Konservative Behandlung

Relativ kleine therapeutische Maßnahmen genügen, um den Reflux zu beseitigen. Das Kind wird vor allem *Tag* und *Nacht* in *sitzender Stellung gehalten* (Hiatusstuhl!), damit der Magensaft durch die Schwerkraft im Magen retiniert wird. Um ein Aufstoßen durch die insuffiziente Kardia schwieriger zu machen, wird die Nahrung eingedickt (Nestargel). Endlich wird durch Gabe von absorbierenden Mitteln (Alucol, Polysilane) versucht, den Magensaft einigermaßen zu neutralisieren. Die konservative Behandlung, die wir nur bei den »Formes mineures« anwenden, führt zu einer »Heilung« (s. Vorbehalte unter »Verlauf«) in etwa 30% der Fälle binnen einer Frist von 2–3 Monaten.

Bei den erfolgreichen Fällen muß am Ende des ersten Behandlungsjahres unbedingt ein Kontrollösophagogramm angefertigt werden, um eine Spätstenosierung nicht zu verpassen.

Indikationen zur chirurgischen Therapie

Mit der Indikationsstellung zur Operation kann man bei den heutigen Techniken relativ großzügig sein. Wir unterscheiden zwischen primären und sekundären Indikationen:

Primäre Indikationen:
– Alle »Formes majeures« (Hiatushernie mit fixierter epiphrenischer Tasche, upside-down-stomach).

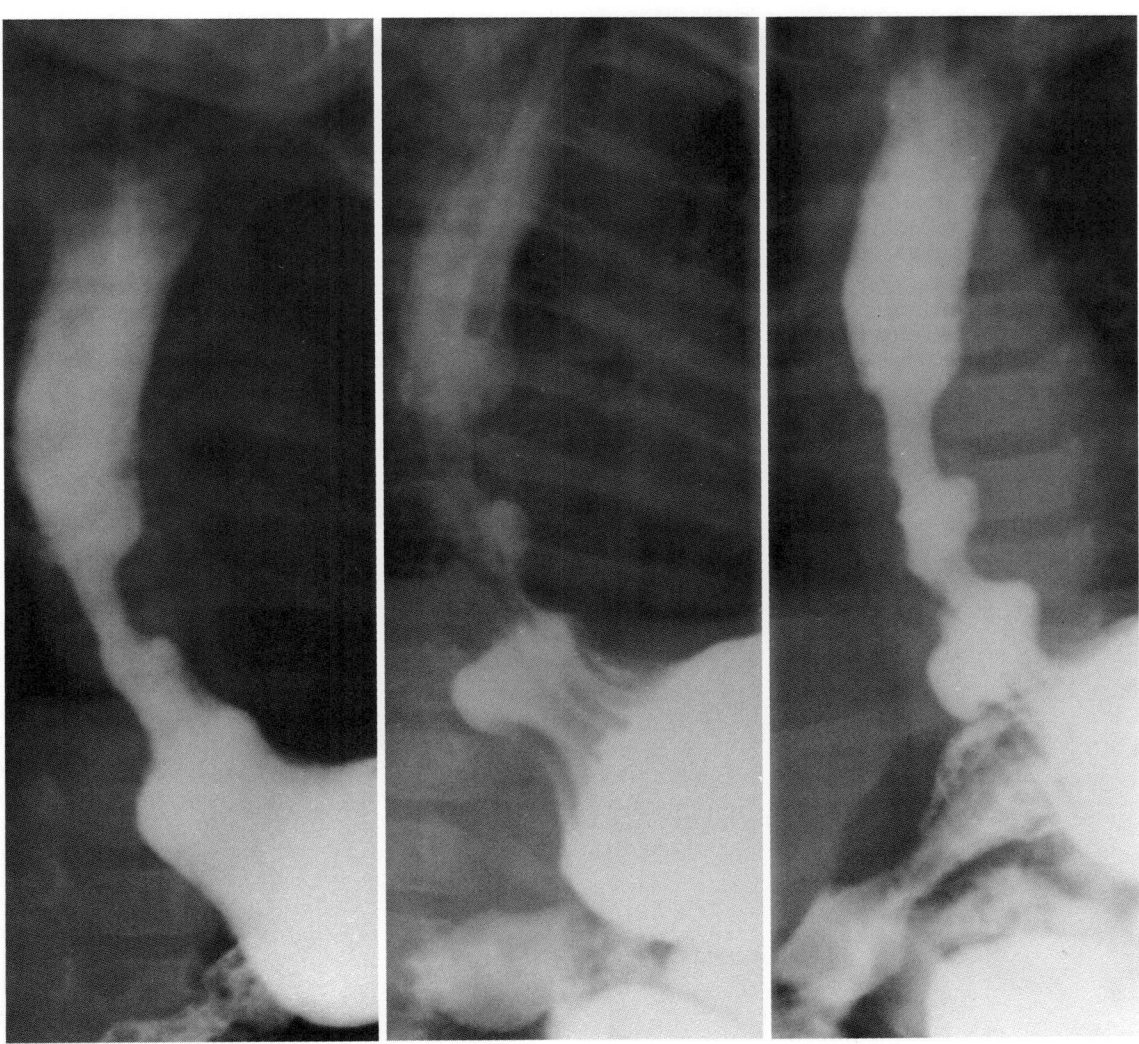

Abb. 8 Gleitende Hiatushernie mit narbiger Stenose des distalen Ösophagus infolge Refluxösophagitis. Prästenotische Dilatation der Speiseröhre und sekundärer Brachyösophagus.

6.8 Zwerchfell

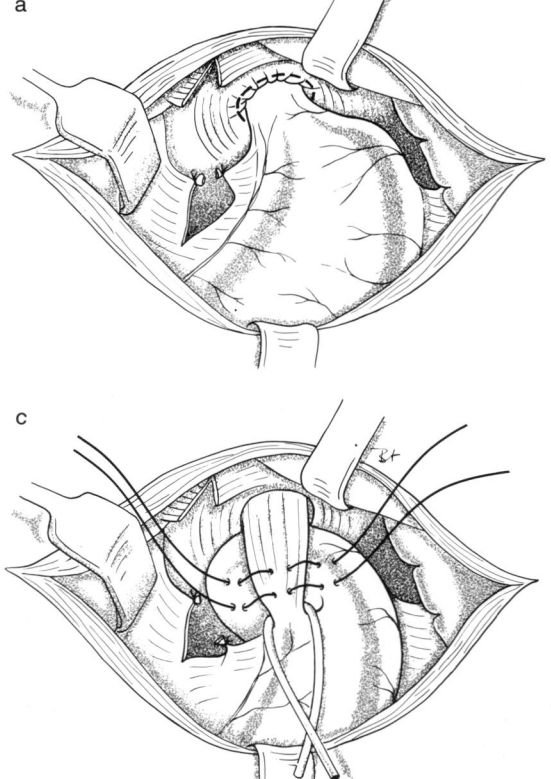
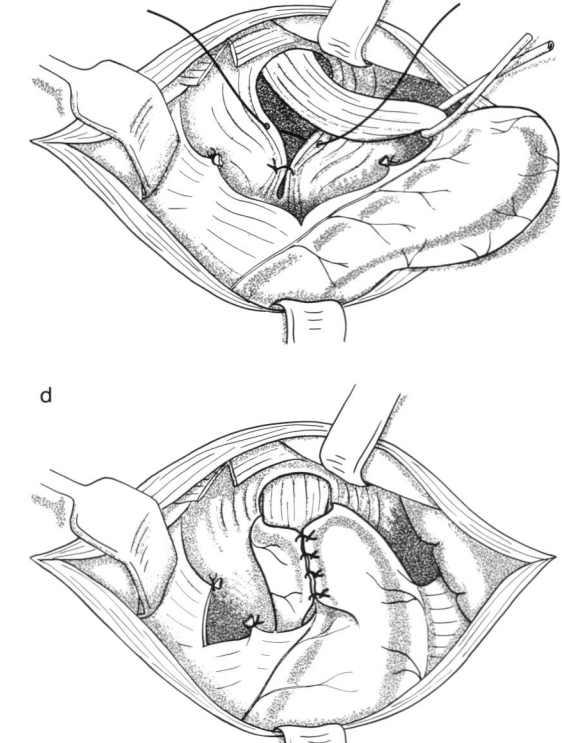

Abb. 9 a–d   Technik der Fundoplikatio beim Kind:
a Transabdominales Freipräparieren der Hiatusgegend von einem transversalen Schnitt aus. Lig. triangulare sinistrum und Omentum minus zum Teil durchtrennt. Umschneiden des Peritonaeum parietale um den Hiatus herum (gestrichelte Linie).
b Reposition der Hernie durch Zug mittels Gummikatheter. Wenn nötig, Raffen des Hiatus dorsal.
c Bildung der Fundusmanschette um den distalen Ösophagus herum.
d Fertige Fundoplikatio.

– Alle »Formes mineures«, bei welchen eine Refluxösophagitis endoskopisch feststellbar ist.
– Alle Formen, die durch eine Stenosierung oder Längsschrumpfung kompliziert sind.

Sekundäre Indikationen:
– Alle »Formes mineures«, die einer konservativen Behandlung unterzogen wurden, wenn nach 3–4 Monaten keine klinische Heilung eingetreten ist.

Operatives Vorgehen

Operatives Vorgehen bei unkomplizierter Hiatushernie (ohne Stenose und ohne Brachyösophagus).
Operationen, die den Reflux nicht beseitigen, wie diejenige nach Allison, sind zu vermeiden. Viele Antirefluxoperationen sind vorgeschlagen worden. Wir geben der Fundoplikatio nach Nissen den Vorzug.
Technik (Abb. 9 a–d). Intubationsnarkose. Lagerung auf dem Rücken mit Querpolster unter den letzten Rippen. Quere Laparotomie von der Mittellinie bis zum linken Rippenbogen halbwegs zwischen Nabel und Processus ensiformis. Durchtrennung des Lig. triangulare sinistrum und Abschieben des linken Leberlappens nach medial. Mobilisieren der Kardiagegend und des distalen Ösophagus, welcher nun mit einem Gummikatheter angeschlungen und nach kaudal gezogen wird. Falls der Hiatusring zu weit erscheint, wird er mit 2 Nylonnähten dorsal des Ösophagus verengt, wobei zu beachten ist, daß vor allem Peritoneum und nur wenig Muskel gefaßt wird. Anschließend wird die *eigentliche Fundoplikatio* durchgeführt, indem der Fundus rund um den distalen Ösophagus manschettenförmig eingerollt und fixiert wird. Um eine iatrogene Stenosierung zu vermeiden, wird die Manschette durch orales Einlegen eines dicken Magenschlauchs (Charrière 20–30 je nach Alter) in die Speiseröhre kalibriert. Die Fundusmanschette wird am Rand des Hiatus mit 2 Nähten verankert. Verschluß des Abdomens in Schichten. Das Kind kann meist schon 8 Stunden nach der Operation wieder per os ernährt werden.

**Operatives Vorgehen bei Hiatushernie mit Bra-

Hiatushernie und gastroösophagealer Reflux 6.9

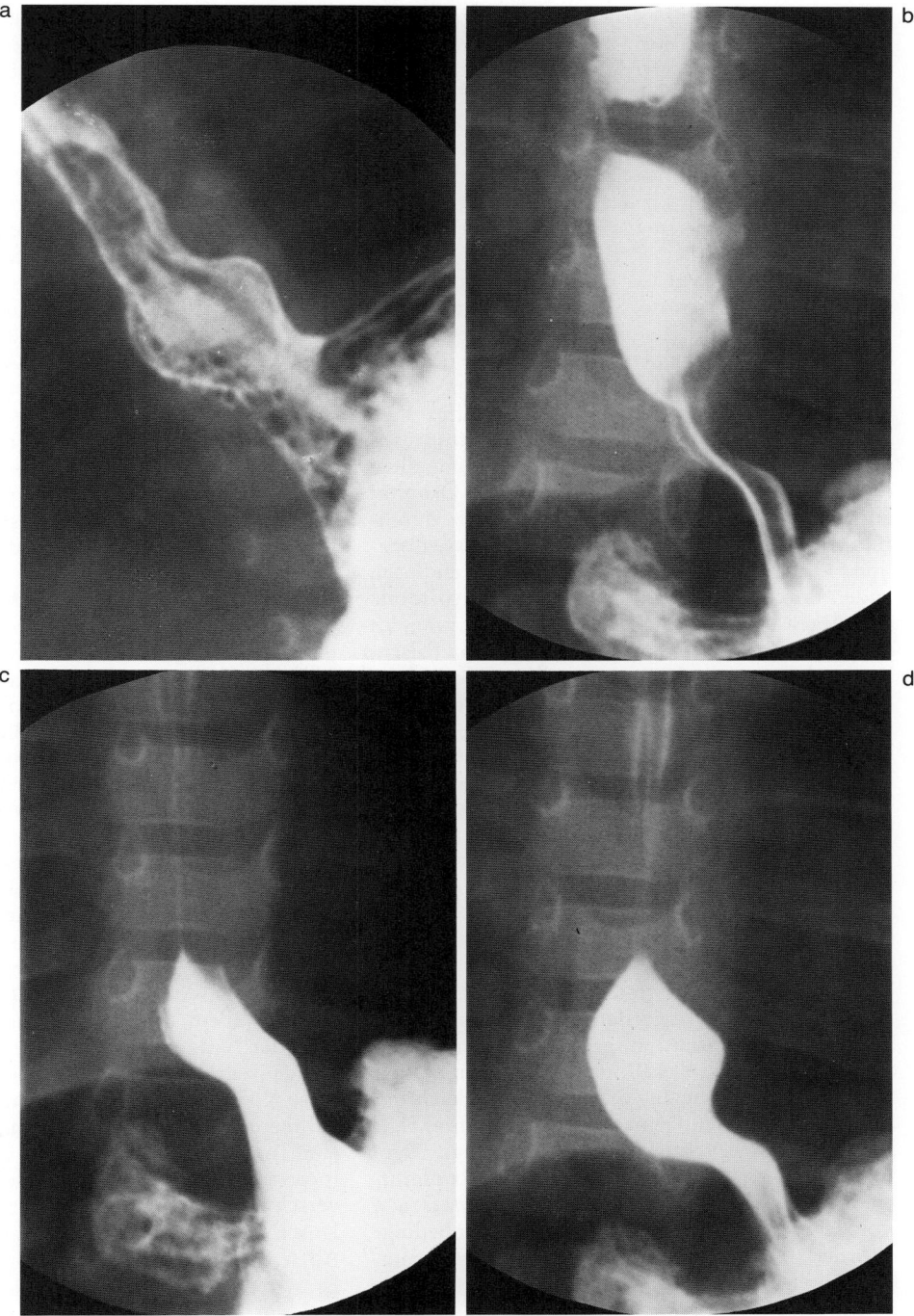

Abb. **10 a–d** Hiatushernie vor (**a**) und 2 Jahre nach der Fundoplikatio (**b–d**).

chyösophagus. Beim Vorliegen eines Brachyösophagus ist es meist nicht möglich, die Kardiagegend ins Abdomen zu reponieren. Deshalb ist die Fundoplikatio *transthorakal* vorzunehmen. Die Fundusmanschette wird am Ende der Operation im Thorax belassen und lediglich durch einige Nähte am oberen Rand des Hiatus verankert. Die Antirefluxeigenschaften der intrathorakalen Fundoplikation sind gleich wie diejenigen der intraabdominalen.

Operatives Vorgehen bei Hiatushernie mit peptischer Ösophagusstenose. Seitdem die Hiatushernie des Säuglings früh diagnostiziert und behandelt wird, kommt es nur noch selten zu dieser gefürchteten Komplikation. Je nach Schwere der Stenose wird eines der folgenden Vorgehen gewählt:

Fundoplikatio und nachträgliche Bougierung während Wochen bis Monaten. Die Bougierung allein reaktiviert den Reflux und die peptische Ösophagitis, weshalb die Fundoplikation als erstes durchgeführt werden soll. Um einer Ösophagusperforation vorzubeugen, ist es ratsam, einen endlosen Faden durch Nase, Ösophagus und Gastrostomie einzulegen und die Bougierung unter Führung des Fadens (z. B. Bougies nach Rehbein, Firma Rüsch, Rommelshausen b. Stuttgart) durchzuführen.

Längsspalten und Quervernähen der Ösophagusstenose mit Fundoplikatio kombiniert. Je nach Lokalisation und Ausdehnung der Stenose wird die Operation transabdominal oder transthorakal durchgeführt. Es ist dabei möglich, die ösophageale Nahtstelle mit der Fundusmanschette zu decken, was das Risiko einer Mediastinitis deutlich vermindert.

Bei besonders engen Stenosen können die Verfahren nach THAL u. Mitarb. (1965) oder nach HEKKER u. HOEPNER (1974) behilflich sein.

Resektion der Stenose und Ersatzplastik mit dem Kolon. Diese sehr eingreifende Operation ist nur bei sehr schweren und ausgedehnten Stenosen indiziert. Meist wird das Kolon transversum gestielt auf der A. colica media verwendet. Obgleich der Eingriff technisch in einer Sitzung durchführbar ist, kann es von Vorteil sein, in Etappen vorzugehen, zumal diese Patienten meist schwer unterernährt sind. Eine Antirefluxanastomose zwischen Kolontransplantat und Magen ist nicht unbedingt erforderlich, da die Kolonschleimhaut einigermaßen säureresistent ist.

Resultate

Bei der unkomplizierten Hiatushernie sind die Ergebnisse der Fundoplikatio im allgemeinen sehr gut und man kann mit einer komplikationslosen Heilung in 91,5% der Fälle rechnen (Abb. 10 a–d). In unserer eigenen Serie von 233 Fällen sind 3 Todesfälle (1,2%) zu verzeichnen, was etwas unterhalb des Durchschnitts ist (Sammelstatistik: 3917 operierte Kinder mit 57 Früh- und Spättodesfällen, d. h. 1,47%). Todesfälle in Tabula sind extrem selten: Wir konnten durch Umfrage in der Schweiz, in Europa, in Amerika, in Asien und in Australien nur 3 Fälle eruieren. Die Todesursache war in 2 dieser Fälle eine Läsion der linken V. hepatica bei der Mobilisierung des linken Leberlappens. Der 3. Todesfall stand nicht in direktem Zusammenhang mit der Fundoplikatio. Die Komplikationen sind nur bei der sehr seltenen *postoperativen paraösophagealen Hernie* von schwerwiegender Bedeutung: Wir haben einen Todesfall durch nicht rechtzeitig erkannte Einklemmung des Magens bei dieser Komplikation zu bedauern. Wir führen diese Komplikation auf eine unkorrekte Hiatusnaht zurück, welche die Pfeilermuskulatur durchschneidet oder abreißt (Abb. 11a u. b). Die Pfeilernähte sollten lediglich Peritonealgewebe und die gestreifte Muskulatur des Hiatusringes nur oberflächlich fassen. Postoperative paraösophageale Zwerchfellhernien müssen baldmöglichst operativ nachkorrigiert werden: Meist gelingt dies durch Reposition und Naht des Hiatus hinter dem Ösophagus. Gelegentlich ist das Einsetzen eines Teflonnetzes unerläßlich.

In einigen Fällen wurde ein *Abgleiten der Fundoplikationsmanschette »en bloc«* durch den Hiatus in den Thorax beobachtet. Es handelt sich in unserem Krankengut um einen Zufallsbefund bei systematischen Röntgennachkontrollen: Dabei befinden sich die Manschette und die Kardia bis einige Zentimeter oberhalb des Hiatus. Schluckstörungen oder Refluxrezidive werden aber keine beobachtet, so daß dieser Befund nicht der operativen Nachkorrektur bedürftig ist.

Funktionelle Störungen wie Dysphagie, Durchfälle und Magen-Darm-Blähungen werden gelegentlich nach der Fundoplikatio beobachtet. Die *Dysphagie* ist auf ein Ödem im Manschettenbereich zurückzuführen; sie verschwindet praktisch immer binnen 4–5 Wochen. *Durchfall* und *Blähung* wurden vor allem bei Patienten beobachtet, bei welchen der N. vagus während der Operation verletzt wurde; seitdem wir die Vagi peinlich schonen, sind diese Komplikationen verschwunden.

All diese Komplikationen können entweder durch eine nochmalige Operation korrigiert werden (postoperative paraösophageale Hernie), oder sie verschwinden spontan (Dysphagie, Meteorismus, Durchfall), oder sie sind belanglos (»en bloc«-Abgleiten der Fundoplikatio).

Es wird häufig der Fundoplikatio vorgeworfen, daß die Kinder nach der Operation nicht mehr erbrechen können. Dies stimmt für die ersten 6 Monate praktisch bei allen Patienten. Es wird bei etwa einem Drittel der Kinder später eine gewisse Adaptation festgestellt, so daß diese Kinder doch wieder erbrechen können, wenn der Reiz genügend groß ist. Bei einem weiteren Drittel ist das Erbrechen überhaupt nicht mehr möglich, was aber bis heute in unserem Krankengut zu keiner schwerwiegenden Komplikation geführt hat; lediglich bei Übelkeit beim Autofahren kann die Situation etwas störend sein. Beim letzten Drittel

Hiatushernie und gastroösophagealer Reflux 6.11

a

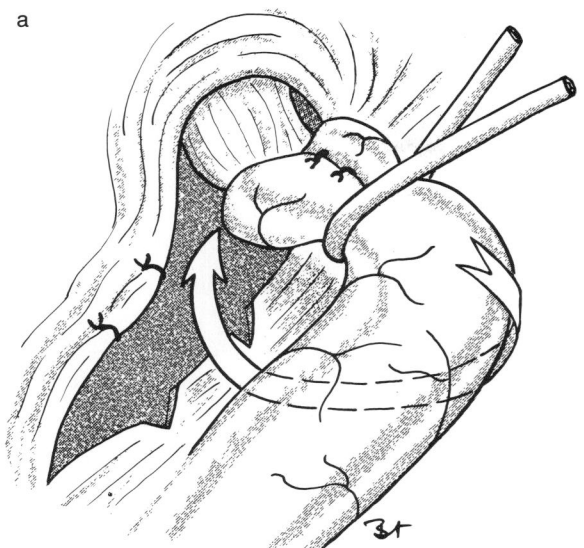

b

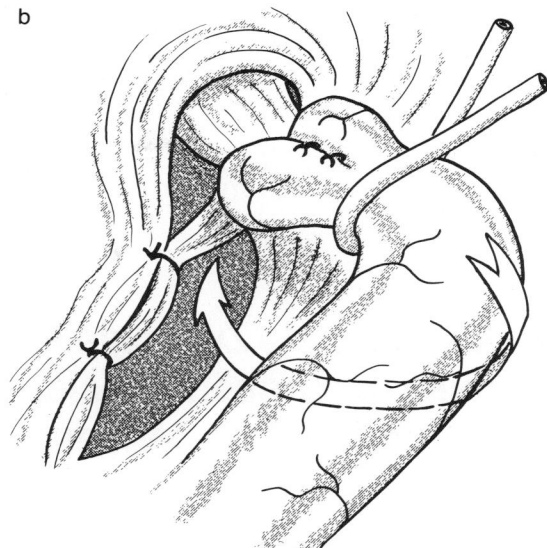

Abb. 11 a u. b   Ursachen einer postoperativen paraösophagealen Hernie.
a Durchschneiden der Pfeilernähte, wobei der Hiatus stark erweitert wird.

b Längsriß links lateral der Pfeilernähte zwischen dem relativ schwachen Bündel der quergestreiften Muskulatur.

der Patienten ist eine Beurteilung nicht möglich, da diese Kinder nie in einer Situation gewesen sind, in welcher sie hätten erbrechen müssen.

Über die Resultate der Operationen beim sekundären Brachyösophagus und bei der peptischen Stenose kann wegen der geringen Zahl der Patienten nichts Verbindliches gesagt werden. Wir haben keine Patienten verloren, aber die Dauer der Nachbehandlung von mehr als einem Jahr im Durchschnitt plädiert für eine Frühbehandlung der Hiatushernie, zu einer Zeit, wo die Gefahr der Stenosierung noch gering ist.

Literatur

Bettex, M.: Surgical Treatment of Hiatus Hernia and Cardioesophageal Chalasia in Infants and Children. Paediatrician 3 (1974) 161–165

Bettex, M., A. Eberhard, W. A. Fuchs: Die Behandlung der Hiatushernie des Säuglings und des Kindes mit der Fundoplicatio nach Nissen. Arch. klin. Chir. 308 (1964) 126–133

Bettex, M., F. Kuffer: Long-term results of fundoplication in hiatus hernia and cardio-esophageal chalasia in infants and children. J. pediat. Surg. 4 (1969) 526–530

Bettex, M., F. Kuffer: Hiatushernie und gastroösophagealer Reflux im Kindesalter. In: Chirurgie der Gegenwart, Bd. II, K17, Urban & Schwarzenberg, München 1975 (S. 1–12)

Bettex, M., F. Kuffer: Fundoplication in Hiatal Hernia. Results after 10 years. Progr. Pediat. Surg. 10 (1977) 25–31

Bettex, M., F. Kuffer: Reflux Ösophagitis. Operationstaktik beim Kind: Fundoplicatio. Langenbecks Arch. Chir. 347 (1978) 311–315

Bettex, M., I. Oesch-Amrein, F. Kuffer: Mortality after Operation for Hiatus Hernia. Progr. Pediat. Surg. Vol. 13, 245–252, Urban und Schwarzenberg, Baltimore/Munich 1979

Bettex, M., H. Stillhart: Le traitement de la hernie hiatale du nourrisson et de l'enfant par la fundoplicature de Nissen. Helv. chir. Acta 31 (1964) 228–233

Bettex, M., H. Stillhart: Operation for hiatus hernia and cardioesophageal chalasia by fundoplication after Nissen. Surgery 55 (1964) 451–454

Bettex, M., H. Stillhart, D. Nüssle: Über peptische Ösophagusstenosen bei Hiatushernie im Kindesalter. Helv. chir. Acta 28 (1961) 594–610

Borde, J.: Symposium sur les hernies hiatales de l'enfant. Ann. Chir. infant. 8 (1967) 249–422

Carcassonne, M., A. Bensoussan, J. Aubert: The Management of Gastroesophageal Reflux in Infants. J. pediat. Surg. 8 (1973) 575–585

Casada, J. A., J. Boix-Ochoa: Surgical or Conservative Treatment in Hiatal Hernias in Children: A New Decisive Parameter. Surgery 82 (1977) 573–575

Dominguez Valejo, J., E. Blesa, J. Monereo: Hernia hiatal en la infancia. An. esp. Pediat. 6 (1973) 433–439

Genton, N.: Hernies hiatales: Traitement chirurgical par fundoplicature de Nissen chez 62 enfants. Ann. Chir. infant. 8 (1967) 353–354

Hecker, W. Ch., F. Hoepner: Oesophagogastrostomy By-pass-Operation as an Alternative to Resection for Undilatable Peptic Oesophageal Stenoses. Progr. Pediat. Surg. 7 (1974) 69–81

Kehrer, B., A. Oesch: Motilitätsstudie des terminalen Ösophagus bei der kindlichen Hiatushernie. Z. Kinderchir. 10 (1971) 345–358

Kehrer, B., A. Oesch, M. Bettex: Manometric Studies of Esophageal Motility in Infants with Hiatus Hernia. J. pediat. Surg. 7 (1972) 499–504

Kuffer, F., M. Bettex: Die Hiatushernie des Kleinkindes. Früh- und Spätkomplikationen nach Fundoplicatio. Z. Kinderchir. 14 (1974) 153–164

Nissen, R., M. Rossetti, R. Siewert: Fundoplicatio und Gastropexie bei Refluxkrankheit und Hiatushernie. Thieme, Stuttgart 1981

von der Oelsnitz, G., F. Rehbein: Treatment and Complications of Reflux Oesophagitis. Prog. Pediat. Surg. 7 (1974) 57–68

Roviralta, E.: Hernies hiatales et ectopies partielles de l'estomac chez l'enfant. Masson, Paris 1967
Rufer, M., M. Bettex, F. Kuffer, F. Vassella: Vergleichbarkeit der Ergebnisse bei konservativer bzw. chirurgischer Therapie der kindlichen Hiatushernie. Z. Kinderchir. 12 (1973) 313–324
Thal, A. P., T. Hatafuku, R. Kurzmann: A New Method for Reconstruction of the Esophago-Gastric Junction. Surg. Gynec. Obstet. 120 (1965) 1225–1231

Posterolaterale Zwerchfellhernien (pleuroperitoneale und lumbokostale Hernien)

N. Genton und J. Ehrensperger

Die verminderte Sterblichkeit und die bessere Qualität des Überlebens sind in der Kinderchirurgie erfreuliche Tatsachen. Deren ungeachtet muß man zugeben, daß trotz zahlreicher experimenteller und klinischer Arbeiten die Mortalität von Kindern mit großen Zwerchfellhernien sehr hoch bleibt (Abb. 12 a u. b); sie ist sogar – bei stets raffinierteren Behandlungstechniken – in den kinderchirurgischen Kliniken am höchsten, welche örtlich am nächsten bei den Gebärabteilungen liegen. Die Erklärung ist eine einfache: Die modernen Maßnahmen der Neugeborenenreanimation erlauben auch den Kindern ein Überleben, welche bei weniger optimalen Bedingungen recht schnell ihrer Mißbildung erliegen würden. Die Raschheit des Transports vom Gebärsaal in den kinderchirurgischen Operationssaal gestattet es den Neugeborenen, bis zur Operation zu überleben. (Berdon u. Mitarb. 1968). Dementsprechend halten wir Kinder am Leben während Stunden oder Tagen, deren Prognose absolut infaust ist, ungeachtet der hohen Qualität postoperativer Maßnahmen.

Alle Statistiken gehen dahin einig, daß die Mortalität bei den in den ersten 48–72 Lebensstunden operierten Kindern 50% übersteigt. Harrisons Mortalitätsstatistik von 33% berücksichtigt nicht 37 Kinder, die vor der Ankunft in der kinderchirurgischen Klinik verstorben waren; dies berücksichtigend, betrüge die reelle Mortalität der in dieser Region geborenen Kinder effektiv 66%! Trotz oder gerade wegen dieses eher pessimistischen Sachverhaltes bilden die großen Zwerchfellhernien für den Kinderchirurgen ein spannendes Problem, einen »physiologic challenge« (Dibbins 1976).

Geschichtliches. Die erste Beschreibung einer Zwerchfellhernie ist von Ambroise Paré im 16. Jahrhundert gegeben worden. Sein Patient hatte allerdings eine traumatische Zwerchfellhernie! Bochdalek (1848) prägte die Mißbildung mit seinem Namen, den auch heute noch zahlreiche Autoren – zu Recht oder zu Unrecht – verwenden. White u. Suzuki (1972) machten mit Recht darauf aufmerksam, daß die Bezeichnung »Bochdaleksche Hernia« falsch ist, ebenso wie Bochdaleks ätiologisches Konzept, welches die Mißbildung als während des Fetallebens sekundär erworben und nicht richtigerweise als unvollständige Zwerchfellbildung begriff.

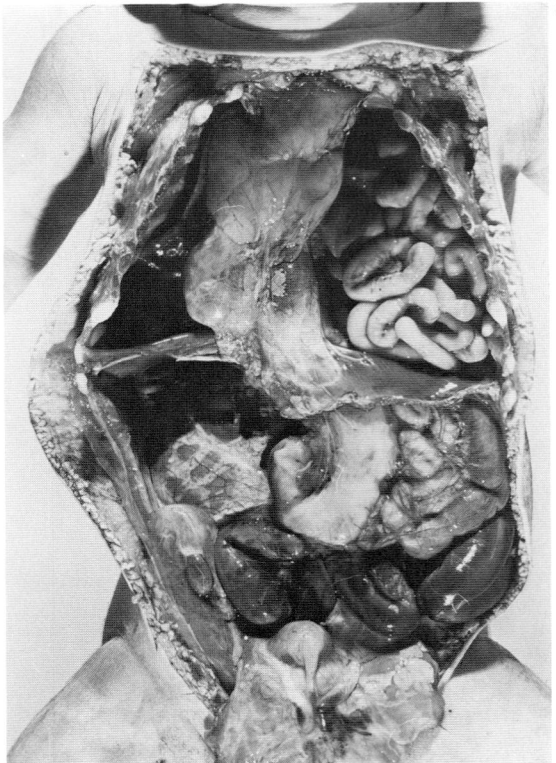
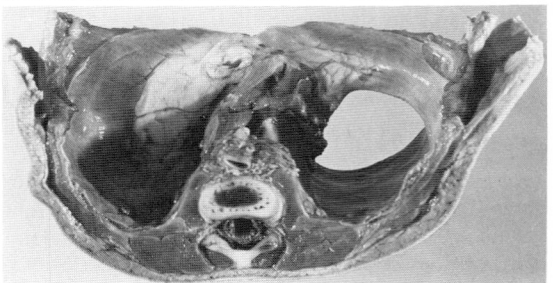

Abb. 12 a u. b
a Sektionsbefund bei linksseitiger pleuroperitonealer Zwerchfellhernie (Leber entfernt). 2 Stunden alter Säugling, welcher während des Transports ins Spital ad exitum kam.
b Anatomisches Zwerchfellpräparat von unten gesehen. Offenes pleuroperitoneales Foramen (Typ I nach *Vos*).

Embryologie

Die Entwicklung des Zwerchfells setzt Ende der dritten Fetalwoche ein. Hinter dem Herzen bildet sich eine sich rasch verdickende Mesenchymplatte, die die Perikardhöhle von der Peritonealhöhle trennt. Dieses Septum transversum wird im Verlauf der 5. Lebenswoche allmählich durch Leberzellbälkchen besetzt und senkt sich in kaudaler Richtung ab. Auf beiden Seiten des Septum transversum bestehen Öffnungen, in denen die Thoraxräume mit dem Abdomen in Verbindung stehen: pleuroperitoneale Foramina, die sich allmählich zu Beginn der 8. Lebenswoche zu pleuroperitonealen Kanälen umwandeln. Das endgültige Zwerchfell trägt zwei Blätter, die Pleura und das Peritoneum, zwischen denen von der 10. Lebenswoche an Muskelgewebe entsteht, welches aus den Myotomen C 3 bis C 5 stammt (TÖNDURY 1967). Die dreieckförmige lumbokostale Lücke von Bochdalek befindet sich nicht an der Stelle des sich schließenden pleuroperitonealen Kanals. In anatomischer Hinsicht ist jener begrenzt durch die Spitze der 12. Rippe, den M. quadratus lumborum und durch die lateral inserierende lumbale Portion des Zwerchfells (Crus laterale). Die Meinungen gehen hier allerdings auseinander: HARRINGTON (1948) und BOYDEN (1972) sehen beispielsweise im lumbokostalen Dreieck den hinteren Teil des pleuroperitonealen Kanals.

Pathologische Anatomie

Anhand dieser embryologischen Überlegungen unterscheiden wir die lumbokostalen Zwerchfellhernien von den durch den pleuroperitonealen Kanal tretenden pleuroperitonealen Hernien. Beide Typen fassen wir im Einklang mit den meisten Autoren zusammen unter dem Begriff »dorsolaterale Zwerchfellhernien«, unter denen die echten pleuroperitonealen weitaus die häufigsten sind und die schwersten klinischen Symptome machen. Bemerkenswert ist allerdings die Tatsache, daß die meisten angelsächsischen Autoren, ohne weiter zu differenzieren, von den »Bochdalekschen Hernien«, den »pleuroperitonealen Hernien«, den »dorsolateralen Hernien« oder einfach von Zwerchfellhernien sprechen.
Vos u. Mitarb. haben 1971 eine ausgezeichnete Einteilung der dorsolateralen Zwerchfellhernien vorgeschlagen (Abb. 13 a u. b).
Typ I: Der pleuroperitoneale Kanal ist vollständig offengeblieben, und die Lücke reicht bis zur hinteren Thoraxwand. Die meisten Bauchorgane liegen im Brustkorb. Die Zwerchfellagenesie bildet unserer Meinung nach die schwerste Form dieses Typus I.
Typ II: Der pleuroperitoneale Kanal ist offengeblieben, wobei das Loch allerdings nicht bis zur hinteren Thoraxwand reicht.
Bei den Hernien vom Typ I und II findet sich *kein Bruchsack.*
Typ III: Die Zwerchfellhernie liegt an der gleichen Stelle wie im Typ II, wobei sich jedoch der pleuroperitoneale Kanal geschlossen hat, ohne daß es aber zwischen den beiden Zwerchfellblättern zu einer Bildung von Muskulatur gekommen wäre. Diese Zone im Zwerchfell ist ein Locus minoris resistentiae, und die beiden Zwerchfellblätter bilden den *Bruchsack.*
Typ IV: Das Zwerchfell hat sich ausgebildet, allerdings mit einer Hernienbildung im Bereich des lumbokostalen Dreiecks, meist mit Bruchsack, gelegentlich ohne Bruchsack. Dieser Typ IV tritt selten auf und entspricht eigentlich dem von BOCHDALEK (1848) beschriebenen. Diese Hernie ist tatsächlich eine während der Fetalzeit erworbene.

Wir möchten sämtliche Hernienformen im Bereich des Zwerchfells folgendermaßen einteilen:
– Hernienbildungen durch die normalen Öffnungen im Zwerchfell: Hiatus oesophageus (S. 6.2); Hiatus venae cavae und Hiatus aorticus.
– Ventrale oder sternokostale Hernien: Morgagnische Hernien (S. 6.29).
– Dorsolaterale Hernien, die Typen I, II, III und IV nach Vos (pleuroperitoneale und lumbokostale Hernien).
– Relaxationen des Zwerchfells (S. 6.25).
– Pseudorelaxationen des Zwerchfells (S. 6.25).

Pathogenese

Zwei Mechanismen müssen zur Erklärung der Bildung einer pleuroperitonealen Hernie berücksichtigt werden (GRAY u. SKANDALAKIS 1972):
– Das Darmrohr liegt während seiner Embryonalentwicklung nicht oder nur unvollständig außerhalb der Bauchhöhle, so daß sein Druck den normalen Verschluß des pleuroperitonealen Kanals verhindert.
– Das normal extraabdominal liegende Darmrohr zieht sich verfrüht – vor der 7. Lebenswoche – in die Bauchhöhle zurück, bevor sich der pleuroperitoneale Kanal geschlossen hat.

GLASSON (1975) beschreibt in einer Serie von 30 Kindern mit einer Zwerchfellhernie 7 Fälle, die im Alter von 6 Monaten bis 6 Jahren zur Beobachtung kamen. 3 dieser 7 Kinder hatten ein normales Thoraxröntgenbild gehabt. Unter Berücksichtigung der beschriebenen pathogenetischen Vorgänge muß angenommen werden, daß gewisse Zwerchfellhernien sich spontan reponieren können, bevor sie später wieder in Erscheinung treten.

Mit Zwerchfellhernien vergesellschaftete Mißbildungen

Anomalien in der Darmdrehung und in der Fixation des Darmrohres sind im Gefolge von Zwerchfellhernien die Regel, was ohne weiteres verständlich ist. Speziell gesucht werden müssen Herzmißbildungen, die nach erfolgter Operation der Zwerchfellhernie eine besondere Gefahr darstellen. Sie sind nicht selten.

6.14 Zwerchfell

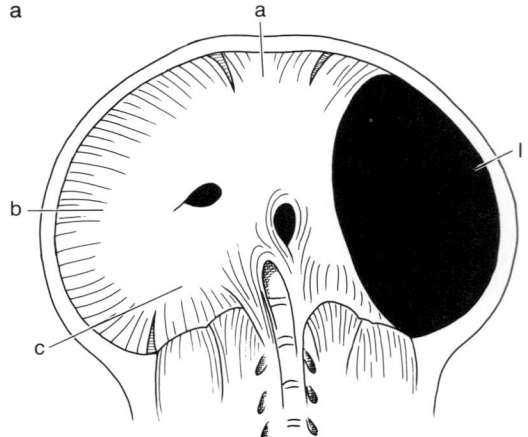

Abb. 13 a u. b Zwerchfell von unten mit Lokalisation der verschiedenen Bruchpforten.
a Pars sternalis
b Pars costalis
c Pars lumbalis
d Morgagnische Hernie

1. Offenes pleuroperitoneales Foramen, Typ I (besonders großer Defekt)
2. Offener pleuroperitonealer Kanal, Typ II
3. dito mit Bruchsack, Typ III
4. Offenes Trigonum lumbocostale (*Bochdalek*), Typ IV.

Die Echokardiographie erleichtert ihre Erkennung und Differenzierung stark (BROWDIE u. Mitarb. 1978).
Im Kap. 5 (S. 5.182) haben wir auf die nicht selten vorkommende Vergesellschaftung von Zwerchfellhernie und Lungensequestration hingewiesen. Das Vorkommen von Ösophagusatresien ist in der Literatur mehrmals im Verein mit einer Zwerchfellhernie beschrieben worden. Die lumbokostalen Zwerchfellhernien werden nicht so selten von einer Nierenektopie begleitet, an welche immer gedacht werden muß (AZMY u. FORREST 1979; COZZI 1975).

Häufigkeit

Es ist nicht einfach, die Häufigkeit der dorsolateralen Zwerchfellhernien anzugeben. JACKSON (1967) gibt eine Mortalitätsrate von 12 % vor jeder chirurgischen Behandlung an. Dies erklärt die großen Unterschiede in den verschiedenen statistischen Angaben, je nachdem, ob diese aus der Feder von Pathologen, von Geburtshelfern, von Pädiatern oder von Chirurgen stammen. Die Häufigkeit von 1 Zwerchfellhernie auf 2000 Lebendgeburten (STARRET u. DE LORIMIER 1975) scheint uns ein guter Mittelwert zu sein zwischen den extremen Zahlen von WHITTAKER u. Mitarb. (1968) (1/10 000) und denen von NIELSEN u. HENRIKSEN (1980) (NIELSEN u. JÖRGENSEN 1978: 1/200). Unsere eigenen statistischen Erhebungen in Lausanne zwischen 1961 und 1968 haben allerdings bei den 15 620 in der Frauenklinik geborenen Kindern eine Häufigkeit der Zwerchfellhernien von 1/1000 ergeben (ANDRE 1971). Diese Studie berücksichtigt ausnahmslos alle Kinder, ob sie nun totgeboren wurden, oder ob sie in den ersten Lebensminuten verstorben sind, ob operiert oder nicht operiert. Eine familiäre Häufung scheint nicht vorzuliegen; seltene Fälle sind allerdings beschrieben worden (VARPELA u. LEHTOVAARA 1969). Wir haben in der Literatur 2 Fälle bei Zwillingen gefunden (THOMAS u. Mitarb. 1976).
Das Geschlechtsverhältnis zeigt im allgemeinen ein Überwiegen der Mißbildungen bei den Mädchen: 2 Mädchen : 1 Knaben (VOS u. Mitarb. 1971). Die Mißbildung tritt 5mal häufiger auf der linken Seite auf als auf der rechten (VOS u. Mitarb. 1971), eine Tatsache, die man erklären kann durch die, das in Bildung begriffene Zwerchfell, schützende Leber. BAN u. MOORE (1973) ziehen anhand einer Literaturübersicht in dieser Hinsicht einen interessanten Vergleich zwischen Kindern, bei denen die Mißbildung im Neugeborenenalter, und bei solchen, wo sie später diagnostiziert worden ist: Sie finden bei 104 Neugeborenen 8mal häufiger eine linksseitige Zwerchfellhernie, bei 105 älteren Kindern hingegen lediglich ein vierfaches Überwiegen der linken Seite.
Der Einfluß der Zwerchfellhernie auf die Entwicklung der Lunge ist experimentell untersucht worden (HALLER u. Mitarb. 1976; REALE u. ESTERLY 1973; STARRETT u. DE LORIMIER 1975). Die Schwere der Lungenmißbildung ist direkt proportional zur Frühzeitigkeit der Hernienbildung. Die Entwicklung der Lunge wird gestört, weil das Organ durch die Darmschlingen komprimiert wird. Die Mißbildungen verschiedenen Grades betreffen vor allem die ipsilaterale Lunge, manchmal jedoch beide Lungen (BECHRAOUI u. Mitarb. 1978). Die Lungenhypoplasie trägt folgende Züge (BECHRAOUI u. Mitarb. 1978; BOYDEN 1972; HISLOP 1970; KITAGAWA u. Mitarb. 1971; RAPHAELY u. DOWNES JR. 1973; WOHL u. Mitarb. 1977):
– Verminderung von Volumen und Gewicht.

Abb. **14 a–c**
a Sektionspräparat der Lungen bei einer linksseitigen Zwerchfellhernie.
b Hypoplastische linke Lunge.
c Atelektatische rechte Lunge.

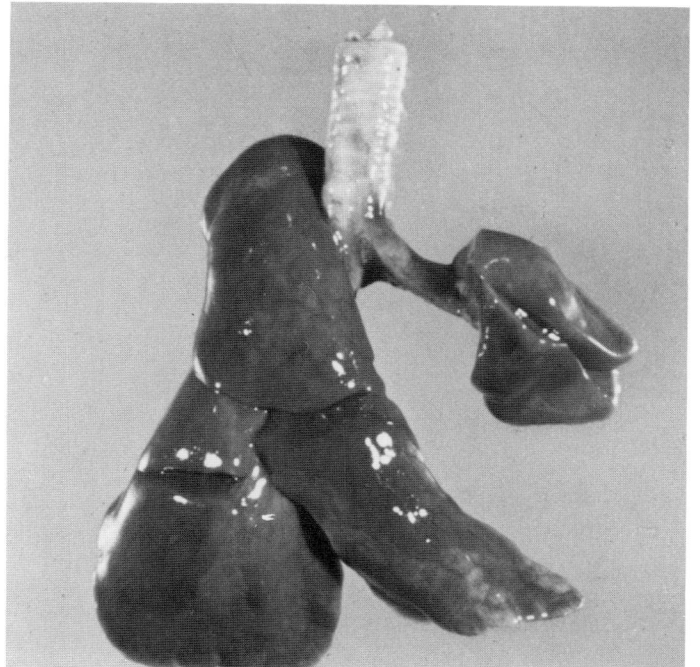
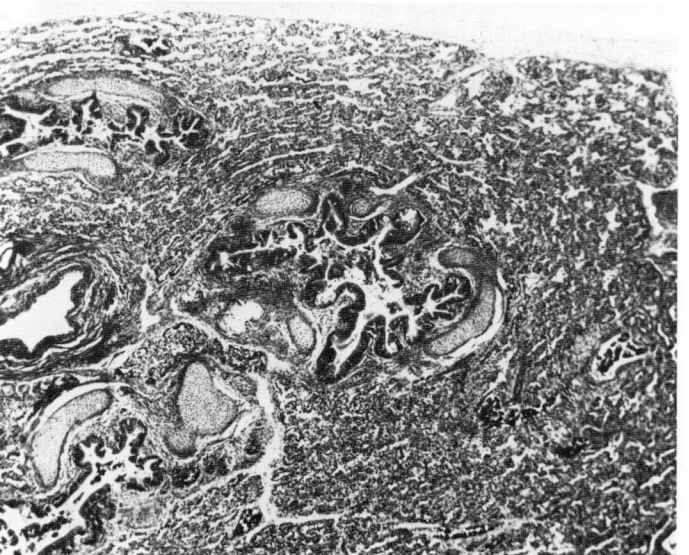
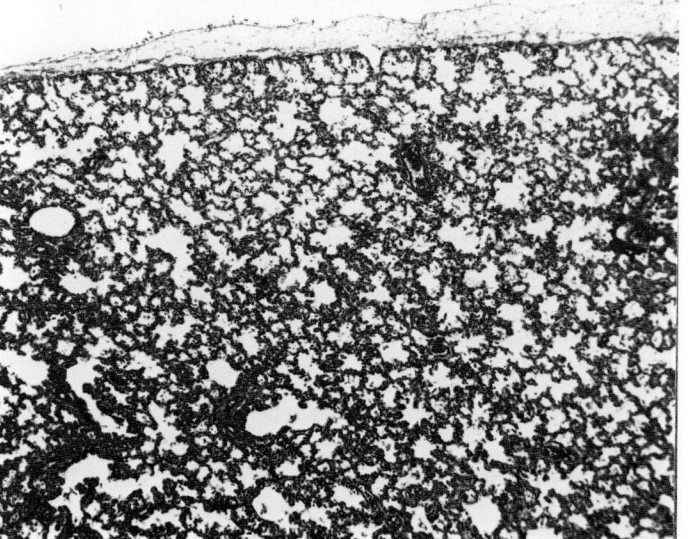

6.16 Zwerchfell

- Verminderte Zahl der Bronchien- und Bronchiolengenerationen, mit Verminderung des Luftwegskalibers und ungenügender Ausbildung der Knorpelspangen.
- Verminderung der Alveolenzahl bei normaler Azinuszahl.

Die Mißbildung prägt ebenfalls den Aufbau der Pulmonalarterien: Sie weisen vermehrte Muskelfasern auf und behalten in gewissem Grade fetalen Charakter (LEVIN 1978; NAEYE u. Mitarb. 1976).

Diese verschiedenen makroskopischen und histologischen Befunde erklären zum Teil die Pathophysiologie der Zwerchfellhernien und auch die verschiedenen Schweregrade der klinischen Symptomatologie, damit auch der Prognose (Abb. 14 a–c).

Pathophysiologie

Das Atemnotsyndrom, welches die großen Zwerchfellhernien von Anfang an begleitet, ist lange Zeit nur der Lungenhypoplasie und der gestörten Atemmechanik zugeschrieben worden. Es ist allerdings klar, daß hämodynamische und kardiovaskuläre Störungen eine noch größere Rolle spielen. Das zu Beginn vorhandene Atemnotsyndrom verursacht eine gemischte Azidose (ROWE u. URIBE 1971); sie ist respiratorischer Art wegen der Anhäufung von CO_2 bei verminderter Ventilation, und sie ist metabolischer Art wegen der Milchsäureazidose bei Gewebshypoxie.

Die metabolische Azidose wird stark ansteigen, falls das Atemnotsyndrom von einer Hypothermie begleitet ist. Diese azidotische Stoffwechsellage verhindert die physiologische postnatale Dilatation der Lungengefäße, und sie unterstützt das Beharren auf einem fetalen Durchblutungsmuster: schwache Lungendurchblutung, schwere Rechts-links-Shunts im Bereich des Foramen ovale und des Ductus arteriosus (BECHRAOUI u. Mitarb. 1978; BOIX-OCHOA u. Mitarb. 1974; COLLINS u. Mitarb. 1977; DIBBINS 1976; DIBBINS u. WIENER 1974; ROWE u. URIBE 1971; STARRETT u. DE LORIMIER 1975). Das Herz leidet unter einer Myokarddepression, und die Nieren arbeiten bei azidosebedingter Durchblutungsverminderung, was Oligurie und Hyperkaliämie zur Folge hat.

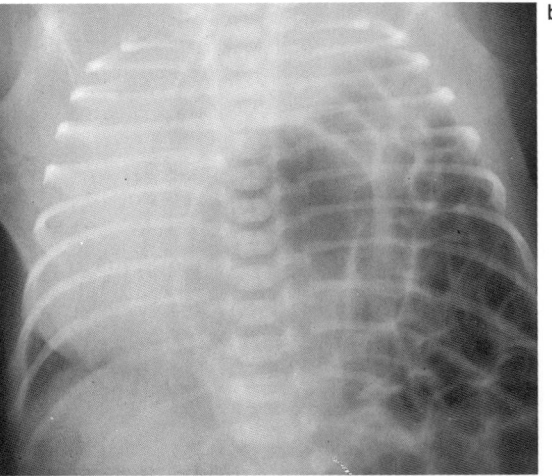
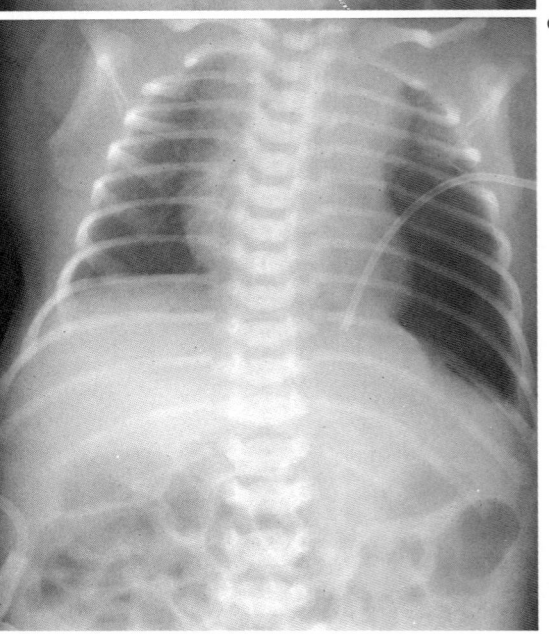

Abb. 15 a–c Linksseitige pleuroperitoneale Zwerchfellhernie.
a Röntgenbefund einige Minuten nach Geburt. Beide Thoraxhälften sind verschattet.
b Typisches Bild nach Beatmung:
die Dünndarmschlingen sind lufthaltig geworden.
c Röntgenkontrolle 24 Stunden nach der Operation. Die Herzverlagerung ist korrigiert, aber die linke Lunge kaum entfaltet. Es soll eine Lungenhypoplasie vermutet werden.

Posterolaterale Zwerchfellhernien (pleuroperitoneale und lumbokostale Hernien)

Symptome

Die Diagnose der großen Zwerchfellhernie des Neugeborenen ist leicht; sie ist charakterisiert durch eine massive Verschiebung der Baucheingeweide in den Thoraxraum: das Atemnotsyndrom, charakterisiert durch Zyanose, Dyspnoe und Tachypnoe, ist begleitet von asymmetrischen Thoraxexkursionen und eingefallenen Bauchdecken, was sonst nur angetroffen wird bei Kindern mit einer fistelfreien Ösophagusatresie. Bei diesen Kindern ist das Atemnotsyndrom als Folge von Bronchoaspirationen allerdings weniger schwer, und es tritt meist auch später auf. Das differentialdiagnostische Miteinbeziehen der möglichen Zwerchfellhernie gewinnt bei solchen Kindern erstrangige Bedeutung vorgängig jeder Reanimationsmaßnahmen; die Diagnose wird bestätigt durch das Röntgenbild. Jede falsche Maßnahme, vor allem die beatmungstechnischer Art, kann für das Kind schwerste Folgen zeitigen. So kann beispielsweise eine Beatmung mit der Maske, ohne vorgängiges Einführen einer Magensonde, den oberen Magen-Darm-Trakt derart aufblähen, daß sie das Atemnotsyndrom entscheidend verschlimmert.

Die klinischen Symptome der Zwerchfellhernien können erst spät auftreten, meist beim Vorliegen einer kleinen Zwerchfellücke; so kennt wohl jeder Chirurg Fälle von Zwerchfellhernien, welche beim Kleinkind als Zufallsbefund diagnostiziert wurden, bei einer routinemäßigen Röntgenkontrolle oder anläßlich einer bronchopulmonalen Erkrankung. Die Diagnose kann dann oft Schwierigkeiten bereiten, und die Fehlbeurteilungen sind häufig.

Röntgenuntersuchung

Die Thoraxaufnahme in sagittaler und in seitlicher Aufnahmetechnik kann manchmal ein verwirrendes Bild ergeben. In den ersten Lebensminuten und vor jeder Reanimationsmaßnahme kann die betreffende Thoraxhälfte gleichmäßig verschattet sein (Abb. 15 a–c), und das klassische Bild der Zwerchfellhernie wird erst erscheinen, nachdem Magen und Dünndarmschlingen lufthaltig geworden sind. Es entsteht dann das Bild zahlreicher heller Formen unterschiedlicher Struktur und Größe, manchmal mit kleinen Luftspiegeln. Die mißbildete Zwerchfellkuppel ist schlecht oder gar nicht sichtbar. Es stellt sich die Differentialdiagnose von Lungenzysten (Abb. 16 a–c). Wenn es der Allgemeinzustand des Kindes erlaubt, wenn kein schweres Atemnotsyndrom besteht, muß die Diagnose durch einen Kontrasteinlauf gesichert werden, welcher die intrathorakale Lage des Dickdarms zeigen wird, vorwiegend im Bereich des Milzwinkels. Das Anlegen eines Pneumoperitoneums kann bei ausgewählten Fällen differentialdiagnostisch lehrreich sein (Abb. 17 a u. b, Abb. 18 a u. b). Wir möchten allerdings betonen, daß beim Neugeborenen die eingefallenen Bauchdecken stark gegen eine Affektion der Lunge sprechen, die fast immer von einem geblähten Abdo-

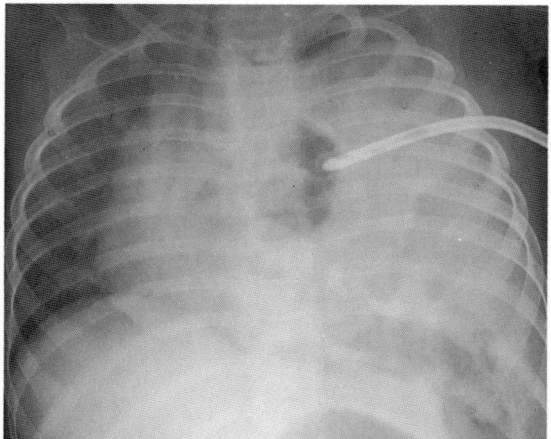

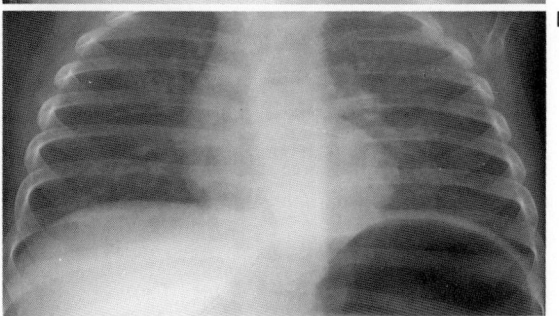

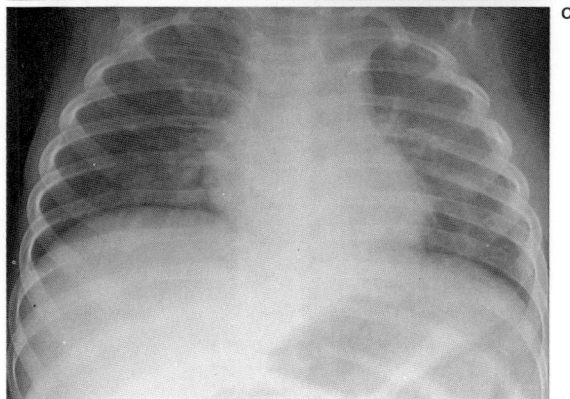

Abb. 16 a–c
a Thoraxaufnahme eines 1½jährigen Kindes mit spät auftretender linksseitiger Zwerchfellhernie. Die linke Pleura wurde vor der Spitaleinweisung wegen Verdacht auf Lungenabzeß und Empyem drainiert.
b Röntgenbefund im Alter von 5 Monaten, d. h. 1 Jahr vor der Operation. Keine sichtbare Zwerchfellhernie!
c Röntgenkontrolle 1 Monat nach der Operation.

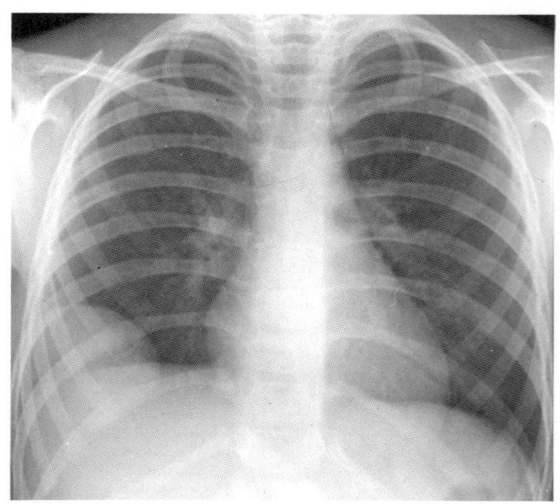
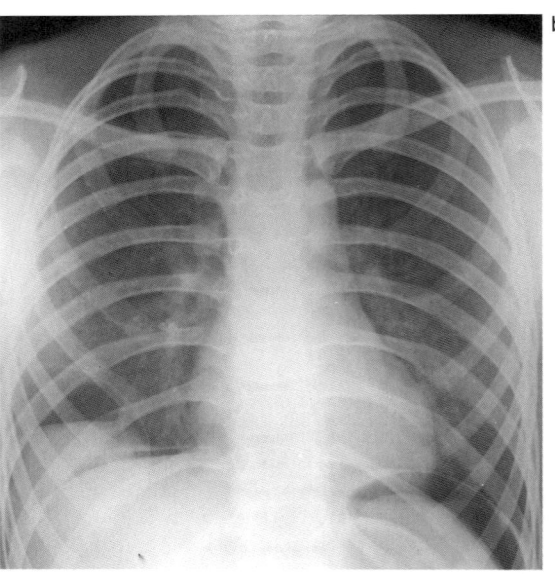

Abb. 17 a u. **b** Rechtsseitige pleuroperitoneale Zwerchfellhernie mit Bruchsack (Typ III von *Vos*).
a A.-p.-Aufnahme: partielle Verlagerung der Leber in die rechte Brusthöhle.

b Darstellung des zarten Bruchsackes durch Anlegen eines Pneumoperitoneums.

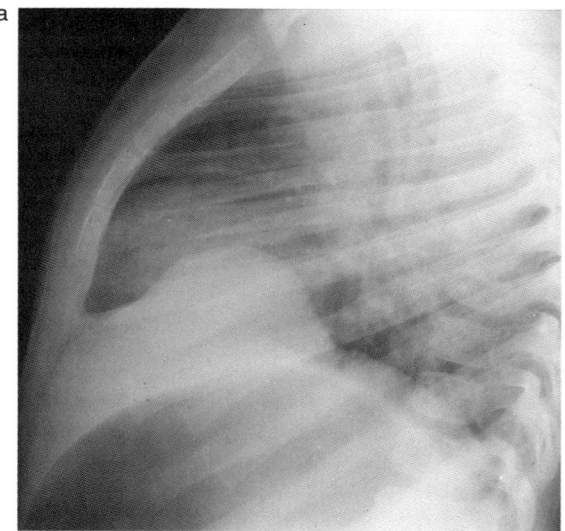
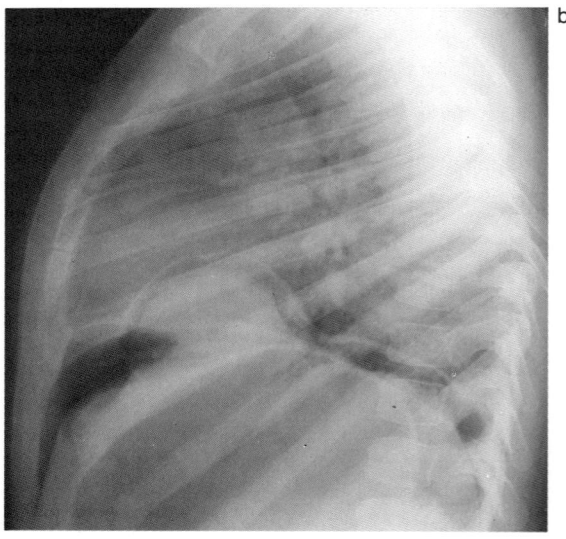

Abb. 18 a u. **b** Lebertumor (Tuberkulom).
a Lebertumor, der eine Zwerchfellhernie vortäuscht.

b Pneumoperitoneum läßt jedoch ein intaktes, wenn auch verdrängtes Zwerchfell erkennen.

men begleitet ist. Die Dilatation des Magens bei der Zwerchfellhernie kann groteske Ausmaße annehmen, vor allem beim Vorliegen einer Magentorsion, und die Thoraxröntgenbilder können dann an eine große Lungenzyste, eine Duplikatur oder an eine bronchogene Zyste denken lassen. Die Entleerung des Magens nach Einführen einer Sonde bringt bei der Zwerchfellhernie dieses Bild zum Verschwinden. Von nicht geringem Interesse kann unter Umständen die radiologische Erkennung einer Zwerchfellhernie vor der Geburt sein. Mehrere Autoren (BELL u. TERNBERG 1977; TOULOUKIAN 1978) haben anläßlich einer Amniozentese, deren Indikation durch ein Hydramnion gegeben war, Kontrastmittel in die Amnionhöhle gegeben und auf den später gemachten Röntgenaufnahmen Dünndarmschlingen im Brustkorb nachgewiesen, nachdem das Kind Amnionflüssigkeit geschluckt hatte.

Posterolaterale Zwerchfellhernien (pleuroperitoneale und lumbokostale Hernien)

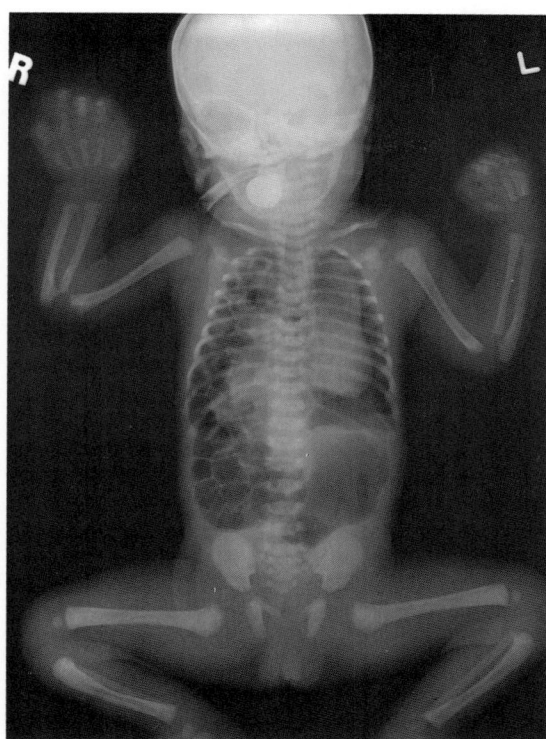

Abb. 19 Babygramm eines Neugeborenen mit rechtsseitiger pleuroperitonealer Zwerchfellhernie. Darstellung eines Pneumothorax links mit Lungenatelektase.

Therapie

Behandlungsmaßnahmen vor der Operation

Sobald die Diagnose einer Zwerchfellhernie gestellt worden ist, drängen sich folgende Behandlungsmaßnahmen auf:
- Versorgung des Kindes mit hundertprozentigem Sauerstoff.
- Einführen einer Magensonde und regelmäßige Entleerung des Magens.
- Nasotracheale Intubation des Kindes, möglichst ohne assistierte Beatmung. Bei den Fällen mit schwerem Atemnotsyndrom wird man das Kind assistiert beatmen müssen, mit Vorteil von Hand, zur Vermeidung alveolärer Schäden und eines Pneumothorax, dessen Prognose natürlich schlecht ist (BECHRAOUI u. Mitarb. 1978) (Abb. 19).
- Peinliches Vermeiden jeglichen Wärmeverlusts und bei Bedarf Aufwärmen des Kindes.
- Möglichst rascher Transport in die kinderchirurgische Klinik.
- Die Korrektur der Azidose durch Verabreichung alkalischer Substanzen ist umstritten. ROWE u. URIBE 1971 und RAPHAELY u. DOWNES jr. 1973 empfehlen sie beispielsweise nicht. Das Natriumbikarbonat fördert die Kohlensäureretention, und das THAM kann einen Atemstillstand verursachen, begünstigt die Entwicklung einer Hypoglykämie und von intraventrikulären Blutungen. Die meisten Autoren verabreichen hingegen alkalinisierende Substanzen, sobald das Kind intubiert worden ist, und nachdem das intravasale Volumen mit Humanalbumin normalisiert worden ist.
- Verbesserung der Herzfunktion durch Digitalisierung (DIBBINS 1976; DIBBINS u. WIENER 1974).

Prognostische Faktoren

BERDON u. Mitarb. schlagen 1968 vor, die Kinder in 3 Gruppen einzuteilen: *Gruppe I:* Die Kinder haben keine oder nur eine geringe Lungenhypoplasie. Nach der Operation erlebt man eine rasche Entfaltung der Lunge, und es hat nur wenig zahlreiche Rechts-links-Shunts.
Gruppe II: Beide Lungen sind hypoplastisch. Das P_{O_2} kann auch nach der Operation nicht normalisiert werden. Entsprechend bleiben eine schwere Hypoxämie, eine Azidose und Rechts-links-Shunts. Diese Kinder sterben früher oder später.
Gruppe III: Nur eine Lunge ist hypoplastisch. Die Entwicklung dieser Kinder kann in Richtung definitiven Überlebens oder aber zum Tod führen.
Sobald die präoperativen Behandlungsmaßnahmen ergriffen worden sind, erlaubt das klinische Bild, die Dringlichkeit der Operation abzuschätzen und eine kurzfristige Prognose zu stellen.
Die Blutgaswerte sind eine Hilfe zur Formulierung der Prognose und des Behandlungsplans. BOIX-OCHOA u. Mitarb. (1974) sind beispielsweise der Ansicht, daß bei einem pH-Wert über 7,0 und einem P_{CO_2} unter 100 mmHg (13,3 kPa) die Kinder eine gute Prognose haben und möglichst sofort operiert werden sollten. Wenn hingegen das pH unter 7,0 liegt und das P_{CO_2} über 100 mmHg, sollten die Patienten zuerst assistiert ventiliert und mit Sauerstoff versorgt werden. Wenn dann das P_{CO_2} absinkt, kann die Prognose gestellt werden anhand der P_{O_2}-Werte, gemessen einerseits in der A. temporalis oder in der A. radialis dextra, andererseits in der A. umbilicalis. Falls ein wesentlicher Rechts-links-Shunt vorliegt, muß die Prognose als zweifelhaft bezeichnet werden.

Chirurgische Behandlung

Taktik und Technik der operativen Behandlung müssen folgende Punkte berücksichtigen:
- Möglichst rasche Dekompression der Lungen, um deren Entfaltung zu ermöglichen.
- Korrektur der Mediastinalverschiebung.
- Wiederherstellung eines funktionellen Zwerchfells unter Vermeidung jeden Zuges auf die Zwerchfellränder; dieser würde die sekundäre Ausbildung einer Hiatushernie begünstigen und die Zwerchfellfunktion beeinträchtigen.
- Zurückverlagern der Darmschlingen in die Bauchhöhle möglichst ohne Beeinträchtigung der Darmpassage und unter Vermeidung von Torsionen.

6.20 Zwerchfell

Zwei operative Zugangswege sind vorgeschlagen worden: der abdominale und der thorakale. Beide haben ihre Verfechter, doch bevorzugen heute die meisten Autoren den abdominalen Zugang, welcher optimale Vorteile vereinigt.

Die Befürworter (JOHNSON u. Mitarb. 1967) des *transthorakalen Zugangs* argumentieren, daß er eine sehr viel raschere Dekompression der Lunge erlaubt, daß er weniger postoperative Darmverklebungen schafft, daß er eine bessere Kontrolle über die vollständige Entfaltung der Lunge gibt, und daß durch ihn ein präziseres Erkennen eines Zwerchfellherniensackes möglich ist. Wir unsererseits betrachten den thorakalen Zugangsweg als für die Darmschlingen gefährlich, welche bar jeder Kontrolle in die Bauchhöhle reponiert werden. Beim Vorliegen einer Indikation zum thorakalen Zugang befürworten wir den thorakoabdominalen.

Der abdominale Zugang scheint uns das Vorgehen der Wahl zu sein. Der Rippenbogenrandschnitt verschafft eine gute Übersicht über das Zwerchfell, erlaubt eine rasche Verlagerung der hernierten Eingeweide in die Bauchhöhle, was bei enger Zwerchfellücke erleichtert wird durch Einführen eines Nélaton-Katheters in die Brusthöhle für den Druckausgleich. Das Erheben eines genauen morphologischen Status der Zwerchfellanomalie ist von großer Wichtigkeit. Eine optimale chirurgische Korrektur ist nur möglich unter Würdigung der Lage der Zwerchfellücke, ihrer Größe, der Beschaffenheit ihrer Ränder und der Tatsache, ob ein Bruchsack vorhanden ist oder nicht. Die Qualität der Lunge ist hingegen weniger leicht zu beurteilen als bei einer Thorakotomie. Nicht vernachlässigen darf man die Inspektion des Hiatus oesophageus, weil dessen Insuffizienz in der postoperativen Periode einen schweren Reflux mit Bronchoaspirationen verursachen kann. Die Zwerchfellücke wird verschlossen durch Annäherung ihrer Ränder mit Hilfe von U-Nähten aus Seide OO. Befindet sich die Lücke nahe am Rippenthorax und bei mangelhafter Entwicklung des zur Verfügung stehenden Muskelrandes, gebrauchen wir perikostale Nähte. Unbedingt zu vermeiden sind Verletzungen der Nebennierengefäße, was zu ischämischen Nekrosen der Nebenniere führen würde (COOK u. BECKWITH 1971).

Bei Vorliegen eines sehr großen Zwerchfelldefekts sind verschiedene Wiederherstellungstechniken vorgeschlagen worden: Alloplastisches prothetisches Material (Dacron, Teflon, Silastic, Marlex) wird häufig verwendet (GEISLER u. Mitarb. 1977).

Diese Materialien werden vom Organismus sehr gut ertragen, und sie verhindern eine übermäßige Spannung des Zwerchfells. Sie bedecken sich mit Fibroblasten, welche ein solides Bindegewebe bilden. Um diese Prothese herum entsteht so in erstaunlicher Weise ein muskuläres Zwerchfell. TOULOUKIAN (1978) empfiehlt Silasticblätter (Dow-Corning 007 U), ein nicht poröses Material, dessen Gebrauch recht einfach ist. Die Prothesen aus *lyophilisierter Dura* scheinen hingegen den alloplastischen Materialien gegenüber gewisse Vorzüge zu haben. Wir gebrauchen sie seit mehreren Jahren. Es handelt sich um ein sehr festes Material, dessen chirurgischer Gebrauch einfach ist und das vom Organismus sehr gut ertragen wird. Wir haben damit sogar ein vollständiges Zwerchfell ersetzt in einem Fall einer Zwerchfellagenesie. WERNITSCH u. Mitarb. (1977) haben beim Tier nachgewiesen, daß nach 18 Monaten kein Duragewebe mehr gefunden werden kann, und daß es lediglich die vorübergehende Rolle eines Leitgewebes für körpereigenes Bindegewebe gespielt hat. Darin sehen wir einen echten Vorteil vor den alloplastischen Materialien, die natürlich – auch bei optimaler Gewebstoleranz – lebenslänglich nachweisbar bleiben.

Von großem Interesse ist der Gebrauch von Muskellappen. Entsprechend theoretischen Überlegungen sollten sie funktionstüchtiger sein als Prothesen aus alloplastischem Material oder aus Dura mater. Am häufigsten verwendet werden abdominale Muskellappen mit kranial gelegener Lappenbasis, aus dem M. transversus abdominis und dem M. obliquus internus abdominis ausgeschnitten, mit Drehpunkt unmittelbar unterhalb der 12. Rippe (KRUMHAAR u. Mitarb. 1965; ROSENKRANTZ u. COTTOM 1964; SCHWAIGER 1955). Entscheidet man sich für die Verwendung eines Lappens aus dem M. latissimus dorsi, ist man genötigt, eine Thorakotomie oder eine Thorakolaparotomie auszuführen. In der Literatur sind auch bei der Verwendung solcher Muskellappen gute Resultate zu finden (BRANDESKY 1976, 1977; HARTL 1964; RIVES u. BAKER 1942). Es ist lediglich zu bedenken, daß man die allfällige Verwendung einer Muskelplastik im vorneherein planen muß, noch bevor man die genaue topographische Anatomie der Zwerchfellücke kennt, und noch bevor man weiß, ob eine Muskelplastik überhaupt notwendig sein wird. Als Nachteil ist zu erwähnen, daß das Ausschneiden eines Muskellappens aus der Bauchwand diese natürlich schwächt, und dies in einer Situation, in der sie postoperativ ohnehin unter verstärkter Spannung stehen wird. Persönlich geben wir der Duraplastik den Vorzug: sie ist solider und erfordert eine bedeutend kürzere Operationsdauer.

Nach der Wiederherstellung der Zwerchfellkontinuität gilt es, den Magen-Darm-Trakt zu inspizieren. Wir machen hierbei in Anbetracht der abnormen Darmdrehung und -fixation grundsätzlich eine Gelegenheitsappendektomie, durchtrennen die kongenitalen Darmbriden, die für einen Ileus verantwortlich werden könnten, aber wir befestigen den Kolonrahmen nicht. Nach kräftiger Dehnung der Bauchhöhle mit den Händen versorgen wir die Darmschlingen in einer möglichst physiologischen Lage. Die Dehnung der Bauchhöhle hat uns bisher in jedem Fall erlaubt, die Bauchdecken primär zu schließen. SIMPSON hatte 1969 vorgeschlagen, einen Silastic-Kamin wie bei den Omphalozelen anzulegen. Diese Technik scheint uns jedoch dem Kind ein unnötiges Infektionsrisiko aufzubürden. Sollten die Bauchdeckenspannung und damit die Kompression der Darmschlingen allzu groß sein, kann man ein zweizeitiges Vorgehen wählen: Schaffung einer ventral gelegenen, subkutanen Tasche, wie sie MEEKER u. Mitarb. 1962, 1965 vorgeschlagen haben, oder – noch besser – Einnähen einer Silasticfolie in die Muskellücke und Verschluß der Haut darüber, was ein Verkleben der Darmschlingen mit dem Subkutangewebe verhindert (BROWN 1978; MAHOUR u. HAYS 1971; PRIEBE jr. u. WICHERN jr. 1977).

Das Anlegen einer Gastrostomie ist empfehlenswert zur Vermeidung von Bronchoaspirationen, welche besonders gefürchtet sind bei Kindern mit einem Atemnotsyndrom.

Postoperative Behandlung

Die Operation der Zwerchfellhernie hat einen Teil der durch die Mißbildung geschaffenen pathophysiologischen Zustände rückgängig gemacht: Der Hemithorax ist befreit worden, und das Zwerchfell ist wieder hergestellt, so daß die komprimierte Lunge sich wieder ausdehnen kann. Die Operation hat hingegen einen abdominalen Überdruck geschaffen.

Beim Verlassen des Operationssaals wird das Kind mit folgenden Problemen konfrontiert (EHRLICH u. SALZBERG 1978):
- Hypoxämie,
- Azidose,
- Atemprobleme,
- Herzinsuffizienz,
- Lungengefäßwiderstand,
- arteriovenöse Shunts,
- Gewebsazidose,
- Pneumothorax,
- dem Neugeborenen eigene Probleme: Ernährung, Wärmeverlust, zusätzliche Mißbildungen, Hyperbilirubinämie, Hypokalzämie und Hypoglykämie.

Wie wir es schon erwähnt haben, sind es weniger die Lungenhypoplasie als vielmehr die hämodynamischen Probleme, welche das Neugeborene mit einer Zwerchfellhernie gefährden. COLLINS u. Mitarb. (1977) unterstreichen die Wichtigkeit der Lungendurchblutung, welche postoperativ an erster Stelle steht; das Persistieren fetaler Kreislaufbedingungen ist ein prognostisch schlechtes Zeichen. Die assistierte Beatmung des Neugeborenen mit einem erwärmten und befeuchteten Sauerstoff-Luft-Gemisch zielt darauf ab, sowohl den arteriellen Sauerstoff- wie Kohlensäurepartialdruck in normalen Grenzen zu halten. Die verminderte Lungencompliance erfordert die Anwendung von Inspirationsdrücken um 15–30 cm H_2O (1,4–2,9 kPa), oftmals sogar noch höhere. Beim neugeborenen Schaf sind unter experimentellen Bedingungen die erforderlichen Drücke häufig höher als 35 cm H_2O (3,4 kPa). (KITAGAWA u. Mitarb. 1971). Ein endexspiratorisch positiver Druck von 3–6 cm Wasser (0,3–0,6 kPa) verbessert den Gasaustausch, wird jedoch oberhalb 8 cm H_2O (0,78 kPa) gefährlich für die Lungendurchblutung. Diese maschinelle Beatmung birgt natürlich die Gefahr des Entstehens eines Pneumothorax, so daß die Bereitschaft zum Anlegen einer Pleuradrainage stets vorhanden sein muß. Wir verzichten auf eine routinemäßige Pleuradrainage, wir lagern jedoch das Kind auf die operierte Seite, um eine Normalisierung der Mediastinalstellung zu erleichtern. Ein Überangebot an infundierter Flüssigkeit muß in den ersten postoperativen Tagen unter allen Umständen vermieden werden. Vernünftigerweise beginnt man mit Glucose 10%, 80 ml/kg/24 Std. Die Menge kann in den folgenden Tagen allmählich erhöht und durch eine adäquate Elektrolytzufuhr vervollständigt werden.

Zusätzlich zur Überwachung der vitalen Parameter mißt man transkutan den P_{O_2} und den arteriellen P_{O_2} in der rechten A. radialis oder A. temporalis und in der Aorta abdominalis, was einerseits eine Hyperoxie, andererseits einen Rechts-links-Shunt zu erkennen erlaubt (COLLINS u. Mitarb. 1977; EIN u. Mitarb. 1980; SHOCHAT u. Mitarb. 1979). Verläßt man sich nur auf Blutgaswerte aus der Aorta abdominalis, läuft man Gefahr, ein falsches Bild von der Situation zu erhalten (MURDOCK u. Mitarb. 1971).

COLLINS u. Mitarb. (1977) weisen auf die oft kurzzeitige Verbesserung des allgemeinen Zustands des Kindes unmittelbar nach der Operation hin, sogar in den Fällen mit einer schlechten Prognose: Sie nennen diese Zeitspanne die »honeymoon-period«. Dies unterstreiche die relative Nebensächlichkeit des Lungenhypoplasiegrades zur Erklärung der hohen Letalität, zeige hingegen die tatsächliche Wichtigkeit der hämodynamischen Faktoren, vor allem der extremen Vasokonstriktion im Lungengefäßbett mit seinen wandhypertrophierten Gefäßen (SHOCHAT u. Mitarb. 1979). Diese Lungengefäßkonstriktion kann mit Vasodilatatoren angegangen werden, im besonderen mit Tolazolin (BROWN 1978; COLLINS u. Mitarb. 1977; SHOCHAT u. Mitarb. 1979). Es handelt sich um einen Blocker des α-adrenergischen Systems, mit einer allerdings recht schmalen therapeutischen Breite: Es kann zu einem starken Abfall des arteriellen Blutdrucks kommen, zu einer Tachykardie, und manchmal zu gastrointestinalen Blutungen und Nekrosen im Bereich der Nierentubuli. EIN u. Mitarb. (1980) injizierten diese Substanz direkt in einen Pulmonalarterienkatheter (1 mg/kg pro Dosis), bevor sie das Kind vom Operationssaal in die Intensivpflegestation transportieren. Tolazolin kann auch in der Dauertropfinfusion gegeben werden: 2 mg/kg/Std. Die Resultate dieser Behandlung sind oft spektakulär und eröffnen Mög-

6.22 Zwerchfell

lichkeiten für die medikamentöse Behandlung einer persistierenden fetalen Hämodynamik. Es sind in der Literatur andere Vasodilatatoren empfohlen worden, wie Chlorpromazin und Bradykinin. Schließlich ist nicht zu vergessen, daß die Kurarisierung maschinell beatmeter Neugeborener den Gasaustausch verbessern kann.

COLLINS u. Mitarb. (1977) haben auch die Ligatur des Ductus arteriosus vorgeschlagen, was jedoch häufig die Situation nicht zu verbessern vermag.

Wenn wir des längeren bei der postoperativen Behandlung der großen Zwerchfellhernien beim Neugeborenen verweilt sind, so deshalb, weil sie es sind, die schwere Probleme aufgeben. Die postoperative Erholung ist bei denjenigen Kindern sehr viel einfacher, die jenseits der 72. Lebensstunde operiert worden sind. Die prognostisch schlechten Fälle sind in dieser Gruppe bereits ausgeschieden, und die Prognose der Überlebenden ist meist gut, abgesehen von Komplikationen, wie sie eine Bronchoaspiration oder eine Sepsis bringen können.

Resultate

Wir werden nicht auf die Frühresultate zurückkommen, die geprägt sind durch die hohe Mortalität der während der ersten zwei bis drei Lebenstage operierten Kinder, sondern wir werden uns befassen mit den Spätergebnissen und der Lebensqualität der überlebenden Kinder. In der Literatur finden wir zahlreiche Studien der mittel- und langfristigen Ergebnisse, die sich vor allem mit der Lungenfunktion und der psychomotorischen Entwicklung der operierten Kinder befassen (BECHRAOUI u. Mitarb. 1978; GROTTE u. Mitarb. 1977; HOOD 1971; KRUMHAAR u. Mitarb. 1965; WOHL u. Mitarb. 1977; WURNIG u. Mitarb. 1980). Es geht daraus hervor, daß die physische Entwicklung normal ist, mit wenig oder gar nicht beeinträchtigter körperlicher Leistungsfähigkeit. Die postnatale Hypoxämie führt manchmal zu einer wesentlichen geistigen Beeinträchtigung (in 10% der Fälle in der Statistik von REID u. HUTCHERSON [1976]).

Die Untersuchungen der Lungenfunktion mit den klassischen Methoden zeigen meist ein erhöhtes Residualvolumen bei einer kaum veränderten Vitalkapazität. Im Lungenszintigramm kommt eine verminderte Durchblutung zur Darstellung bei normalem szintigraphischem Bild der Lungenbelüftung (BECHRAOUI u. Mitarb. 1978; WOHL u. Mitarb. 1977). Wir haben bei einem unserer Kin-

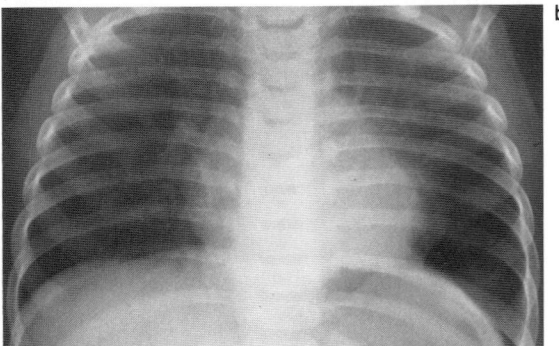

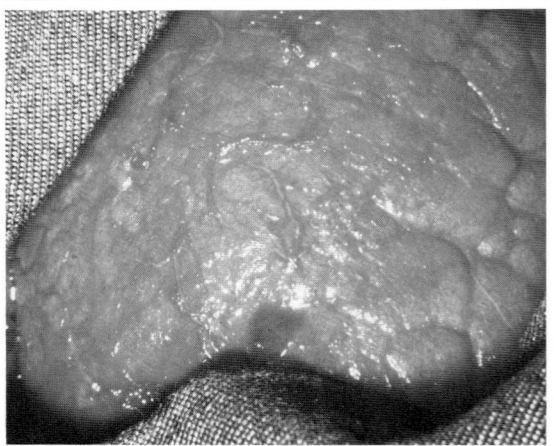

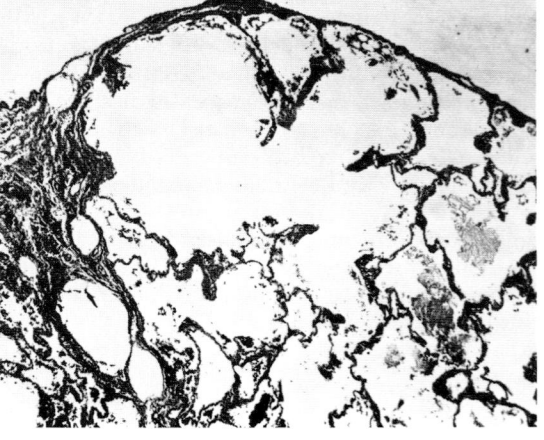

Abb. 20 a–d Linksseitige pleuroperitoneale Zwerchfellhernie.
a Thoraxaufnahme sofort nach der Geburt. Die Dünndarmschlingen sind luftarm.
b Röntgenkontrolle im Alter von 2 Jahren. Emphysem in beiden Unterlappen.
c Befund bei Thorakotomie wegen Hiatushernie. Der rechte Unterlappen ist stark emphysematös.
d Die histologische Untersuchung bestätigt die makroskopische Diagnose.

der zwei Jahre nach der Operation die ehemals hypoplastische Lunge biopsiert: der Pathologe fand ein deutliches Emphysem, welches beim betreffenden Kind allerdings klinisch kaum zum Ausdruck kam (Abb. 20 a–d). Zusammenfassend können wir feststellen, daß die Überlebenschancen der mit einer Zwerchfellhernie geborenen Kinder schlecht sind, wenn sich ihr Zustand unmittelbar nach der Operation nicht in wesentlicher und dauerhafter Weise bessert; wenn unter assistierter Beatmung das Blut-pH nicht über 7,0 angehoben und wenn das P_{CO_2} nicht unter 60 mmHg gesenkt werden können, kann die Zukunft dieser Kinder nur mit Pessimismus beurteilt werden. Die allgemeine Sterberate beträgt für die ersten 48 Lebensstunden 50%. Eine moderne Behandlung, welche die neuen pathophysiologischen Erkenntnisse berücksichtigt, verbessert sicher die Überlebensprognose derjenigen Kinder, deren Lungen- und Gefäßstruktur nicht in wesentlicher Weise verändert ist. Die Kinder mit einer beidseitigen Lungenhypoplasie, welche immer einhergeht mit einer bedeutenden Hypertrophie der Gefäßmuskulatur, haben indessen eine schlechte Prognose.

Die überlebenden Patienten befinden sich im Alter von zehn Jahren und von zwanzig Jahren in einem befriedigenden Zustand, sofern sie in der Neugeborenenperiode nicht unter einer zu starken zerebralen Hypoxie gelitten haben. Es darf nicht vergessen werden, daß ein allfällig vorhandenes und im Kindesalter kaum in Erscheinung tretendes Lungenemphysem erst im Erwachsenenalter Bedeutung erlangen wird (BECHRAOUI u. Mitarb. 1978).

Literatur

Adelman, S., C. D. Benson: Bochdalek Hernias in Infants. Factors determining mortality. J. pediat. Surg. 11 (1976) 569

André, J.: Les affections diaphragmatiques du nouveau-né et de l'enfant et leurs répercussions sur la respiration. Thèse, Multi-Office, Lausanne 1971

Azmy, A., D. M. Forrest: High Renal Ectopia with diaphragmatic Hernia. Z. Kinderchir. 28 (1979) 89

Ban, J. L., Th. C. Moore: Intrathoracic tension incarceration of stomach and liver through right-sided congenital posterolateral diaphragmatic hernias. J. thorac. cardiovasc. Surg. 66 (1973) 969

Bechraoui, T., J. M. Bondonny, M. J. de Beauju: Les poumons dans les hernies congénitales des coupoles diaphragmatiques. Chir. Pédiat. 19 (1978) 145

Bell, M. J., J. L. Ternberg: Antenatal diagnosis of diaphragmatic hernia. Pediatrics 60 (1977) 738

Berdon, W. E., D. H. Baker, R. Amoury: The role of pulmonary hypoplasia in the prognosis of newborn infants with diaphragmatic hernia and eventration. Amer. J. Roentgenol. 103 (1968) 413

Bochdalek, V. A.: Einige Bemerkungen über die Entstehung des angeborenen Zwerchfellbruches. Als Beitrag zur pathologischen Anatomie der Hernien. Vjschr. Prakt. Heilk. 5 (1848) 89

Boix-Ochoa, J., G. Peguero, G. Seijo et al.: Acid-Base Balance and Blood Gases in Prognosis and Therapy of Congenital Diaphragmatic Hernia. J. pediat. Surg. 9 (1974) 49

Boles, E. T., M. Schiller, M. Weinberger: Improved management of neonates with congenital diaphragmatic hernias. Arch. Surg. 103 (1971) 344

Boyden, E. A.: The structure of compressed Lungs in congenital Diaphragmatic hernia. Amer. J. Anat. 134 (1972) 497

Brandesky, G.: Experimentelle Untersuchungen zur Funktion transplantierter Muskellappen bei angeborenen Zwerchfelldefekten. Wien. klin. Wschr. 88 Suppl. 50 (1976) 3

Brandesky, G.: Ergebnisse der Rives-Plastik bei der Behandlung angeborener Zwerchfelldefekte und Relaxationen. Z. Kinderchir. 21 (1977) 123

Browdie, D. A., R. Agnew, W. Norberg et al.: Congenital Absence of left diaphragm with Preductal Coarctation of the Aorta: a case report. Z. Kinderchir. 25 (1978) 62

Brown, W. Th.: Artificial abdomen in diaphragmatic hernia. Amer. Surg. 36 (1978) 737

Butler, N., A. E. Claireaux: Congenital diaphragmatic hernia as a cause of perinatal mortality. Lancet (1962) I, 659

Buyukpamuken, N., A. Hiesonmez: The effect of C. P. A. P. upon pulmonary reserve and cardiac output under increased abdominal pressure (rabbit). J. Pediat. Surg. 12 (1977) 49

Collins, D. L., J. J. Pomerance, K. W. Travis et al.: A new approach to congenital posterolateral diaphragmatic hernia. J. Pediat. Surg. 12 (1977) 149

Cook, R., J. B. Beckwith: Adrenal injury during repair of diaphragmatic hernia in infants. Surgery 69 (1971) 251

Cozzi, F.: Classification of congenital postero-lateral diaphragmatic hernia. Z. Kinderchir. 16 (1975) 12

Day, B.: Late appearance of Bochdalek hernia. Brit. Med. J. 1 (1972) 786

Dibbins, A. W.: Neonatal diaphragmatic hernia: a physiologic challenge. Amer. J. Surg. 131 (1976) 408

Dibbins, A. W., E. S. Wiener: Mortality from neonatal diaphragmatic hernia. J. Pediat. Surg. 9 (1974) 653

Ehrlich, F. E., A. M. Salzberg: Pathophysiology and management of congenital posterolateral diaphragmatic hernias. Amer. Surg. 44 (1978) 26

Eichelberger, M. R., R. G. Kettrick, D. J. Hoelzer et al.: Agenesis of the left diaphragm: surgical repair and physiologic consequences. J. Pediat. Surg. 15 (1980) 395

Ein, S. H., G. Barker, P. Olley et al.: The pharmacologic treatment of newborn diaphragmatic hernia. A 2-year evaluation. J. Pediat. Surg. 15 (1980) 384

Geisler, F., A. Gotlieb, D. Friend: Agenesis of the right diaphragm repaired with Marlex. J. Pediat. Surg. 12 (1977) 587

Glasson, M. J., W. Barter, D. H. Cohen et al.: Congenital left posterolateral diaphragmatic hernia. Pediat. Radiol. 3 (1975) 201

Graivier, L., G. W. Dorman, Th. P. Votteler: Congenital diaphragmatic hernia in children. Surg. Gynec. Obstet. 132 (1971) 408

Gray, St. W., J. E. Skandalakis: The diaphragm. In Gray, St. W., J. E. Skandalakis: Embryology for Surgeons. Saunders, Philadelphia 1972 (p. 359)

Grmoljez, P. F., J. E. Lewis jr.: Congenital Diaphragmatic hernia: Bochdalek type. Amer. J. Surg. 132 (1976) 744

Grotte, G., J. Bjure, L. Bratteby et al.: Posterolateral diaphragmatic hernia. Long term results. Progr. pediat. Surg. 10 (1977) 35

Haller, J. A., R. D. Signer, E. S. Golladay et al.: Pulmonary and Ductal hemodynamics in studies of stimulated diaphragmatic hernia of fetal and newborn lambs. J. Pediat. Surg. 11 (1976) 675

Harrington, S. W.: Various types of diaphragmatic hernia treated surgically. Surg. Gynec. Obstet. 86 (1948) 735

Harrison, M. R., R. I. Bjordal, F. Langmark et al.: Congenital diaphragmatic hernia: the Hidden mortality. J. Pediat. Surg. 13 (1978) 227

Hartl, H.: Muskelplastik bei Zwerchfellrelaxation und -defekt des Neugeborenen und Säuglings. Z. Kinderchir. 1 (1964) 148

Heiss, W. H., R. Daum: Vorteile des transabdominalen Zuganges bei der Korrektur kongenitaler Zwerchfellhernien. Z. Kinderchir. 12 (1973) 206

Herzog, B., P. Nars, V. Koller: Kritische Bemerkungen zur Prognose des angeborenen Zwerchfelldefektes. Z. Kinderchir. 23 (1978) 129

Hislop, A.: Etude quantitative des perturbations de croissance du poumon humain dans la hernie diaphragmatique congénitale et dans l'emphysème de l'enfant. Poumon 26 (1970) 339

Holder, T. M., R. W. Ashcraft: Posterolateral congenital diaphragmatic hernia. In Ravitch, M. M., K. D. Welch, C. D. Benson: Pediatric Surgery, 3rd ed. Year Book Medical Publishers, Chicago 1979 (p. 432)

Hood, P. A.: Spätergebnisse bei operativer Behandlung von angeborenen Zwerchfellbrüchen. Z. Kinderchir. 10 (1971) 37

Jackson, Th. M.: Congenital diaphragmatic hernia. Arch. Surg. 95 (1967) 102

Johnson, D. G., R. M. Deaner, C. E. Koop: Diaphragmatic hernia in infancy: factors affecting the mortality rate. Surgery 62 (1967) 1082

Kerr, A. A.: Lung function in children after repair of congenital diaphragmatic hernia. Arch. Dis. Childh. 52 (1977) 1902

Kitagawa, M., A. Hislop, E. A. Boyden et al.: Lung Hypoplasia in congenital diaphragmatic hernia: a quantitative study of airway, artery and alveolar development. Brit. J. Surg. 58 (1971) 342

Krumhaar, D., W. Ch. Hecker, R. Daum et al.: Zur plastischen Versorgung übergroßer kongenitaler Zwerchfelldefekte. Bruns' Beitr. Klin. Chir. 211 (1965) 187

Krumhaar, D., W. Ch. Hecker, R. Daum: Analyse und Spätergebnisse kongenitaler Zwerchfellhernien und Relaxationen im Neugeborenen- und Kindesalter. Z. Kinderchir. 5 (1968) 367

Lauterbach, H. H., V. Töllner, R. Heinrich: Die kongenitale pleuro-peritoneale Zwerchfellücke beim heranwachsenden Kind. Z. Kinderchir. 27 (1979) 311

Levin, D. L.: Morphologic analysis of the pulmonary vascular bed in congenital left-sided diaphragmatic hernia. J. Pediat. 92 (1978) 805

Lewis, M. A. H., D. G. Young: Ventilatory problems with congenital diaphragmatic hernia. Anaesthesia 24 (1969) 571

Mahour, G. H., D. M. Hays: Ventral hernia coverage with silon after correction of congenital diaphragmatic hernia. J. Pediat. Surg. 6 (1971) 75

Meeker, I. A., W. N. Kincannon: The role of ventral hernia in the correction of diaphragmatic defects in the newborn. Arch. Dis. Childh. 40 (1965) 146

Meeker, I. A., W. H. Snyder: Surgical management of diaphragmatic defects in the newborn infant. Amer. J. Surg. 104 (1962) 196

Müntener, M.: Beitrag zur Kenntnis der Entwicklung des menschlichen Zwerchfells. Z. Kinderchir. 5 (1968) 350

Müntener, M.: Die hypoplastische Lunge bei Zwerchfellükken. Z. Kinderchir. 7 (1969) 61

Murdock, A. I., J. B. Burrington, P. R. Swyer: Alveolar to arterial Oxygen tension difference and venous admixture in newly born infants with congenital diaphragmatic herniation through the foramen of Bochdalek. Biol. Neonat. (Basel) 17 (1971) 161

Naeye, R. L., St. J. Shochat, V. Whitman et al.: Unsuspected pulmonary vascular abnormalities associated with diaphragmatic hernia. Pediatrics 58 (1976) 902

Nielsen, O. H., O. Henriksen: Regional lung function after repair of congenital diaphragmatic hernia. Z. Kinderchir. 29 (1980) 9

Nielsen, O. H., A. F. Jörgenson: Congenital posterolateral diaphragmatic hernia factors affecting survival. Z. Kinderchir. 24 (1978) 201

Ohi, R., H. Suzuki, T. Kato et al.: Development of the lung in fetal rabbits with experimental diaphragmatic hernia. J. Pediat. Surg. 11 (1976) 955

Olivet, R. T., W. M. Rupp, R. L. Telandez et al.: Hemodynamics of congenital diaphragmatic hernia in lambs. J. Pediat. Surg. 13 (1978) 231

Pages, R.: Sur les hernies diaphragmatiques congénitales de l'enfant. Considérations anatomiques, embryologiques, cliniques et thérapeutiques. Ann. Chir. infant. 7 (1966) 195

Paré, A.: Les Œuvres. Buon, Paris 1575

Priebe jr., C. J., W. A. Wichern jr.: Ventral hernia with a skin-covered silastic sheet for newborn infants with a diaphragmatic hernia. Surgery 82 (1977) 569

Raphaely, R. C., J. J. Downes jr.: Congenital diaphragmatic hernia: prediction of survival. J. Pediat. Surg. 8 (1973) 815

Reale, F. R., J. R. Esterly: Pulmonary hypoplasia: a morphometric study of the lungs of infants with diaphragmatic hernia, anencephaly, and renal malformations. Pediatrics 51 (1973) 91

Reid, I. A., R. J. Hutcherson: Long-term follow-up of patients with congenital diaphragmatic hernia. J. Pediat. Surg. 11 (1976) 939

Rives, J. D., D. D. Baker: Anatomy of attachments of diaphragma and their relation to problems of surgery of diaphragmatic hernia. Ann. Surg. 115 (1942) 745

Rosenkrantz, J. G., E. K. Cottom: Replacement of left hemidiaphragm by a pedicle abdominal muscular flap. J. thorac. cardiovasc. Surg. 48 (1964) 912

Rowe, M. I., F. L. Uribe: Diaphragmatic hernia in the newborn infant: blood gas and pH considerations. Surgery 70 (1971) 758

Schwaiger, M.: Zur Operation der echten und falschen Zwerchfellhernie. Langenbecks Arch. Klin. Chir. 282 (1955) 366

Shochat, St. J., R. L. Naeye, W. D. A. Ford et al.: Congenital diaphragmatic hernia. New concept in management. Ann. Surg. 110 (1979) 332

Simpson, J. S.: Ventral silon pouch: method of repairing congenital diaphragmatic hernias in neonates without increasing intra-abdominal pressure. Surgery 66 (1969) 798

Simpson, J. S., J. D. Gossage: Use of abdominal wall muscle flap in repair of large congenital diaphragmatic hernia. J. Pediat. Surg. 6 (1971) 42

Starrett, R. W., A. A. de Lorimier: Congenital diaphragmatic hernia in lambs: hemodynamic and ventilatory changes with breathing. J. Pediat. Surg. 10 (1975) 575

Stauffer, V. G., P. P. Rickham: Congenital diaphragmatic hernia and eventration of the diaphragm. In Rickham, P. P., J. Lister, J. M. Irving: Neonatal Surgery, 2nd ed. Butterworth, London 1978 (P. 163)

Thomas, M. R., L. M. Stern, L. L. Morris: Bilateral congenital diaphragmatic defects in two siblings. J. Pediat. Surg. 11 (1976) 465

Töndury, G.: Entwicklung und Anatomie des Zwerchfells beim Menschen. Langenbecks Arch. klin. Chir. 319 (1967) 722

Touloukian, R. J.: A »new« diaphragm following prosthetic repair of experimental hemidiaphragmatic defects in the pup. Ann. Surg. 187 (1978) 47

Tovar, J. A., A. Nogues, J. Echeverria et al.: Antenatal diagnosis of posterolateral diaphragmatic hernia. Z. Kinderchir. 26 (1979) 202

Usui, K., Y. Hashimoto, M. Kasai et al.: Intensive respiratory care for newborn infants with congenital diaphragmatic hernia. Z. Kinderchir. 27 (1979) 233

Varpela, E., R. Lehtovaara: Familial occurence of diaphragmatic anomalies. Ann. Chir. Gynaec. Fenn. 58 (1969) 62

Vos, L. J. M., A. Eijgelaar, P. J. Kuijjer: Congenital posterolateral diaphragmatic hernia. Z. Kinderchir. 10 (1971) 147

Wernitsch, W., M. Stötzer, H. Herbst et al.: Experimentelle licht- und elektronenmikroskopische Untersuchungen zum Verschluß von Zwerchfelldefekten mit lyophilisierter Dura. Akt. Traumat. 7 (1977) 57

White, J. J., H. Suzuki: Hernia through the foramen of Bochdalek: a misnomer. J. Pediat. Surg. 7 (1972) 60

Whittaker, L. D., H. B. Lynn, B. Dawson et al.: Hernias of the foramen of Bochdalek in children. Mayo Clin. Proc. 43 (1968) 580

Wohl, M. E. B., N. Th. Griscom, D. J. Strieder et al.: The lung following repair of congenital diaphragmatic hernia. J. Pediat. 90 (1977) 405

Wurnig, P., A. Balogh, L. Hopfgartner: 15 Jahre chirurgische Versorgung angeborener Zwerchfellhernien (Erfahrungen und Nachuntersuchungen). Z. Kinderchir. 29 (1980) 134

Relaxatio diaphragmatica (Eventratio diaphragmatica)

N. GENTON und J. EHRENSPERGER

Der im englischen und französischen Sprachraum benutzte Begriff »Diaphragmatic eventration« (»Eventration diaphragmatique«) wird unserer Meinung nach dem Krankheitsbild nicht ganz gerecht. Wir geben dem von den Autoren im deutschen Sprachraum geprägten Begriff: »Relaxatio diaphragmatica« den Vorzug. Damit charakterisieren wir den Hochstand einer oder beider Zwerchfellkuppeln in der Folge einer abnormen Schlaffheit dieser Muskelgruppe.

Historisches. Die erstmalige Beschreibung dieser Anomalie stammt aus dem Jahre 1774 vom französischen Anatom JEAN-LOUIS PETIT. CRUVEILHIER gibt ihr 1829 den Namen »Eventration diaphragmatique«. Erst 1923 gelang es MORISON das anormale Zwerchfell bei einem 10jährigen Kind zu rekonstruieren, während BISGARD im Jahre 1945 eine Zwerchfellraffung bei einem 6 Wochen alten Kind mit Erfolg durchführte.

Ätiologie

Die Relaxatio diaphragmatica ist entweder erworben oder kongenitalen Ursprungs. Man muß also zwei Formen unterscheiden, die sich durch pathologisch-anatomische Eigenheiten, klinische und radiologische Zeichen voneinander abheben. Sie benötigen eine unterschiedliche Therapie.

Die kongenitale Form – Mißbildung. Es handelt sich um eine Muskelanomalie, Folge einer Störung der muskulären Umwandlung des Zwerchfells, wahrscheinlich verursacht durch mangelhafte Wanderung der Myoblasten entlang des N. phrenicus (GRAY u. SKANDALAKIS 1972). Möglicherweise bewirkt der intraabdominale Druckanstieg infolge der Verlagerung der Darmschlingen ins Abdomen nach der 8. Fetalwoche einen Stillstand der Zwerchfellentwicklung nach Schluß des Pleuroperitonealkanals. Es würde sich also um einen Mechanismus handeln, ähnlich dem, welcher zur Ausbildung einer pleuroperitonealen Zwerchfellhernie führt. Sein Eingreifen findet allerdings zu einem späteren Entwicklungszeitpunkt statt.

Die erworbene Form. Eine Schädigung des N. phrenicus hat eine teilweise oder totale Lähmung der Zwerchfellkuppel zur Folge. Diese Schädigung kann traumatischer Natur sein, am häufigsten unter der Geburt oder iatrogen, oder aber die Folge einer infektiösen Erkrankung, eines Tumors oder degenerativer Natur.

Bei den Schädigungen obstetrischen Ursprungs könnte man in der Tat von kongenitalen Schädigungen sprechen, da die Lähmung ja bereits bei der Geburt manifest ist.

Pathologische Anatomie

Die Relaxationen, seien sie kongenitaler oder erworbener Natur, können teilweise, total, unilateral oder bilateral sein (AVNET 1962; AYALON 1979; FIRESTONE u. TAYBI 1967; GRAY u. SKANDALAKIS 1972; LUNDSTROM u. ALLEN 1966; SETHI u. REED 1971). Bei der malformativen, kongenitalen Form ist das Zwerchfell zu einer dünnen Membran reduziert. Diese Membran besteht aus einem pleuralen und einem peritonealen Blatt. Zwischen beiden Blättern findet man wenige oder gar keine Muskelfasern (GRAY u. SKANDALAKIS 1972). Das Vorhandensein noch weiterer Mißbildungen spricht für eine Relaxation kongenitalen Ursprungs. Unter den begleitenden Mißbildungen findet man gleichzeitige oder gegenseitige Lungenhypoplasien, Malrotationen, Volvulus des Magens, Herzanomalien und Mißbildungen der Wirbelkörper (Halbwirbel). Es handelt sich eigentlich um die gleichen Mißbildungen, die man bei den pleuroperitonealen Zwerchfellhernien findet (GRAY u. SKANDALAKIS 1972; SETHI u. REED 1971; STAUFFER u. RICKHAM 1978; WAYNE u. Mitarb. 1974). Bei der sekundären Relaxatio diaphragmatica ist das Zwerchfell primär vom histologischen Standpunkt aus normal, es stellt sich dann aber eine progressive Muskeldystrophie ein, deren Umfang dem Schweregrad der Schädigung des N. phrenicus proportional ist. Im späteren Stadium ist die Morphologie der sekundären Relaxatio diaphragmatica nur schwer von der einer kongenitalen Mißbildung zu unterscheiden.

Unter den partiellen Formen unterscheidet man vordere, mittlere und hintere Lokalisationen. Gewisse Teilformen sind nur recht schwer radiologisch von einer pleuroperitonealen Hernie mit Bruchsackbildung zu unterscheiden (Typ III von Vos, S. 6.13).

Zwerchfellanomalien im Sinne einer dystopischen Inserierung bezeichnen wir als *Pseudorelaxatio diaphragmatica.* Ihr radiologisches Bild ist schwer von der eigentlichen Relaxatio diaphragmatica zu unterscheiden. Sie sind die Folge einer Störung der Kaudalwanderung des Zwerchfells. Diese ausgesprochen seltene Mißbildung, unseres Wissens nach noch nicht beschrieben, ist in unserem Hause bei einem 4jährigen Mädchen, welches an rezidivierenden Infekten der Atemwege litt, beobachtet worden.

6.26 Zwerchfell

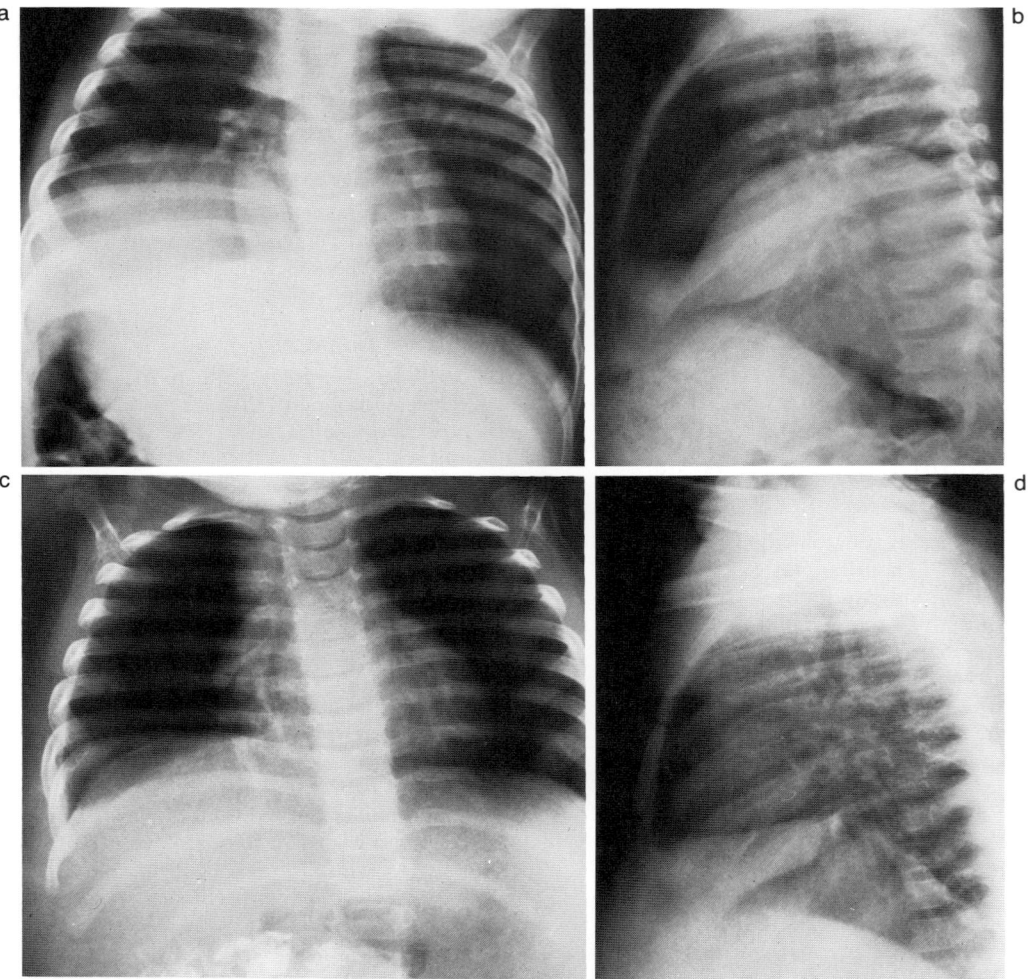

Abb. 21 a u. b   A.-p. und seitliche Thoraxaufnahmen bei einem 11monatigen Säugling mit rechtsseitiger angeborener Relaxatio diaphragmatica: Hochgradige Erschlaffung der rechten Zwerchfellkuppe.
c u. d   Röntgenkontrolle nach der Operation.

Pathophysiologie

Die Beschwerden bei der Relaxatio diaphragmatica sind bedingt durch die Thoraxvolumenverminderung, durch die Kompression der Lungen durch die Darmschlingen und durch die Seitenverschiebung des Mediastinums. Besonders beim Neugeborenen ist das Mediastinum sehr beweglich, und so bewirkt die Zwerchfellmißbildung eine bedeutende Verlagerung des Mediastinums und des Herzens. Die Lungenkompression beeinträchtigt die Belüftungskapazität, begünstigt Atelektasen und folglich auch bronchopulmonale Infekte. Bisweilen kommt es zur paradoxalen Atmung, welche besonders vom Neugeborenen schlecht toleriert wird.

Symptome

Das Ausmaß der Beschwerden ist abhängig vom Grad des Zwerchfellhochstands, welcher für die Lungenkompression und die Mediastinalverschiebung verantwortlich ist. Beim Neugeborenen manifestiert sich ein Atemnotsyndrom mit Zyanose, Dyspnoe, Tachypnoe, Hypoxämie und Hyperkapnie. Diese schweren Formen findet man sowohl bei den kongenitalen Formen als auch bei den Schädigungen des N. phrenicus im Verlauf des Geburtsgeschehens. Man befindet sich dann in einer analogen Situation wie bei den pleuroperitonealen Zwerchfellhernien. Am häufigsten jedoch ist die Relaxatio diaphragmatica von Dyspnoeanfällen und Zyanose begleitet, von Schwierigkeiten bei der Nahrungsaufnahme, dann auch von bronchopulmonalen Komplikationen, wie Atelektasen und häufigen Infekten der Luftwege. 50 Prozent dieser Mißbildungen sollen symptomlos verlaufen (HOL-

Relaxatio diaphragmatica (Eventratio diaphragmatica)

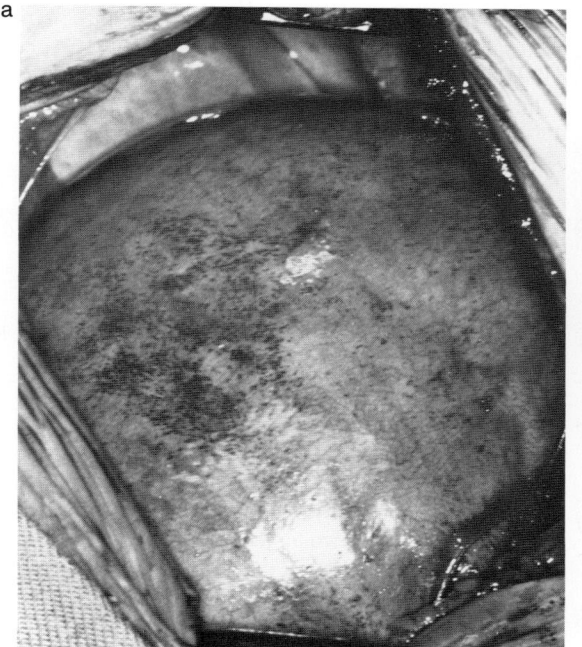
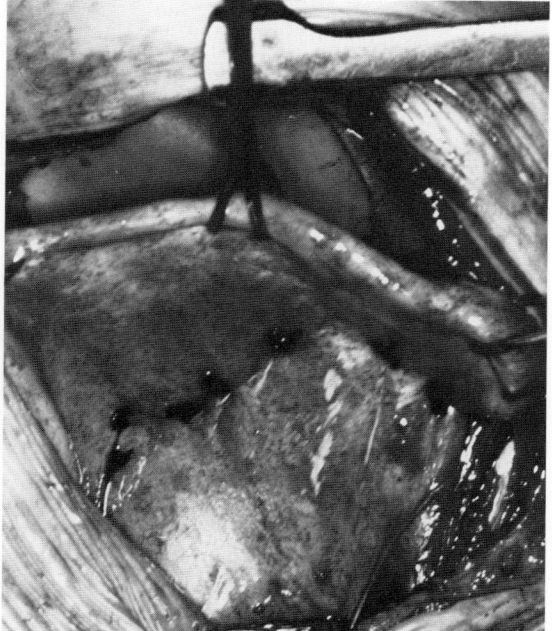
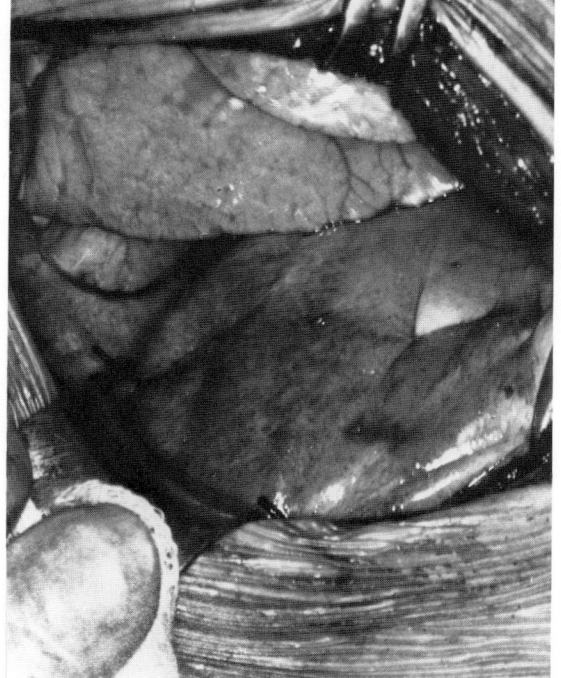

Abb. 22 Operationsbefund beim Fall der Abb. 21 (transthorakaler Zugang).
a Erschlaffte Zwerchfellkuppe.
b Plikatur des Zwerchfelles und Anlegen von υ-Nähten an der Basis der Falte.
c Status nach Beendigung der Operation: Der Rand der Plikatur ist an der Rippe befestigt.

DER u. ASHCRAFT 1979). Man muß sich jedoch bewußt sein, daß eine latente Mißbildung symptomatisch werden kann, sobald eine Lungenkomplikation hinzutritt. Darum muß jeder Hochstand einer Zwerchfellkuppe mit der nötigen Aufmerksamkeit verfolgt werden. Selbst beim Fehlen klinischer Beschwerden ist eine strenge Diagnostik angezeigt.

Röntgenuntersuchung

Die Thoraxröntgenbilder in den zwei Ebenen und in den schrägen Durchmessern erlauben die Schädigung topographisch genau zu definieren (Abb. 21 a u. b). Die Untersuchung sollte theoretisch bei mittlerem Inspirium erfolgen, denn die Aufnahmen bei Inspiration oder Exspiration gestalten eine genaue Beurteilung recht schwierig (STAUFFER u. RICKHAM 1978). Die Zwerchfellbeweglichkeit kann mit dem Bildverstärker, wenn möglich mit Bandaufzeichnung, gut beurteilt werden und läßt auch eine paradoxe Atmung erkennen, was für die Wahl der Behandlung von entscheidender Bedeutung ist.

Das künstliche Pneumoperitoneum hilft Irrtümer bei der Diagnostik zu vermeiden (FIRESTONE u. TAYBI 1967). Von weiterem differentialdiagnostischem Nutzen ist die Leberszintigraphie (HESSELINK u. Mitarb. 1978; SPENCER u. Mitarb. 1971).

Die häufigsten Erkrankungen, die zu Irrtümern bei der Diagnostik der Relaxatio diaphragmatica führen können, sind Lobärpneumonien, Mediastinaltumoren, Perikardzysten, Abschnürungen von Lungenteilen und Lungenabszesse. Zu dieser Rubrik zählen wir auch die hohen Inserierungen des Zwerchfells, wie schon vorher erwähnt.

Therapie

Wenn man eine Relaxatio diaphragmatica zu behandeln hat, muß man beim Neugeborenen zuerst einmal feststellen, ob es sich um eine kongenitale oder um eine erworbene Form handelt.

Diese Unterscheidung ist oft nicht einfach. Man muß an eine obstetrische Ursache denken nach einer schwierigen Geburt, besonders bei Steißlage, bei Erbschen Lähmungen, Klavikulafrakturen oder anderen Verletzungen. Ganz gleich, um welche Ursache es sich handelt, muß man in Gegenwart eines schweren Atemnotsyndroms vorerst eine Reanimation wie bei den pleuroperitonealen Zwerchfellhernien beginnen. Dazu gehören ausreichende Sauerstoffsättigung und Luftbefeuchtung. Zu diesen Maßnahmen fügen wir noch die halbsitzende Stellung und die Verabreichung von Antibiotika hinzu. Bei Hypoxämie oder Hyperkapnie ist eine assistierte Beatmung unter kontinuierlichem Druck notwendig. WAYNE u. Mitarb. (1974) meinen, daß die konservative Behandlung in der Mehrzahl der Fälle von Relaxatio diaphragmatica, seien sie erworben oder kongenital, ausreichend sei. Eine Indikation zur Operation sehen sie erst dann, wenn die konservative Therapie mit Beatmung über mehrere Wochen hindurch ohne Erfolg geblieben ist. Gleichzeitiges Auftreten von Verdauungsstörungen, Volvulus des Magens, stellt ebenfalls eine Operationsindikation dar. Die Mehrzahl der anderen Autoren (AYALON u. Mitarb. 1979; BISHOP u. KOOP 1958; CHIN u. LYNN 1956; HOLDER u. ASHCRAFT 1979; STAUFFER u. RICKHAM 1978) zögert weniger mit operativen Eingriffen und meint, daß die Operation vor dem Auftreten von bronchopulmonalen Komplikationen erfolgen soll. Besonders STAUFFER u. RICKHAM (1978) sagen, daß eine paradoxale Atmung einen chirurgischen Eingriff rechtfertige. Wenn man über die Berechtigung eines chirurgischen Vorgehens bei den partiellen, symptomlosen, kongenitalen Zwerchfellerschlaffungen diskutieren kann, so finden wir, daß eine totale, kongenitale Relaxatio eine absolute Operationsindikation darstellt. Bei den erworbenen Formen jedoch sind wir bei der Indikationsstellung zur Operation zurückhaltend. Wir beginnen zuerst einmal mit einer konservativen Therapie und lassen uns dann von der weiteren Entwicklung leiten. Wir warten jedoch nicht länger als eine oder zwei Wochen auf eine mögliche Besserung.

Operative Technik

Das Ziel der chirurgischen Behandlung ist es, das Mediastinum zu stabilisieren, die Lungenkapazität wiederherzustellen und die Bauchorgane an ihrem physiologischen Ort zu fixieren (GRAY u. SKANDALAKIS 1972). Zwei Zugangswege sind vorgeschlagen worden: Bei der rechtsseitigen Relaxatio diaphragmatica sollte der thorakale Zugang durch den zehnten Interkostalraum die Regel sein; bei den linksseitigen Formen der abdominale Zugang durch eine subkostale Querinzision. Dieser Zugang gibt die Möglichkeit, die gastrointestinale Topographie zu kontrollieren. Die 1945 von BISGARD vorgeschlagene Technik ist die Methode der Wahl: Faltung des Zwerchfells in sagittaler oder frontaler Ebene. Dieses Vorgehen schont die Äste des N. phrenicus und verleiht dem Zwerchfell die größte Festigkeit. Zur Naht der Basis der Faltung kommen U-Nähte aus nichtresorbierbarem Material zur Anwendung. Die Ränder werden an den Rippen befestigt (Abb. 22). Handelt es sich um ein dünn ausgezogenes, membranförmiges Zwerchfell, so kann die Inserierung eines gestielten Muskellappens das Zwerchfell verstärken (HARTL 1964). Eine Resektion des relaxierten Zwerchfells ist kontraindiziert; einmal weil sie zu Verletzungen der Äste des N. phrenicus, andererseits zu Rezidiven führen kann.

Resultate

Bei den Behandlungsresultaten muß man zwischen dem Verlauf der kongenitalen und dem der erworbenen Formen unterscheiden.

Kongenitale Relaxatio. Die chirurgische Behandlung bringt recht konstant ausgezeichnete Kurz- und Langzeitresultate. Sie korrigiert die Mediastinalverschiebung, erlaubt eine Wiederausdehnung der Lungen und verhindert bronchopulmonale Infekte. Nach der Plikatio ist die Beweglichkeit des Zwerchfells sehr zufriedenstellend. Auch die Lungenfunktion kann als ausgezeichnet bezeichnet werden.

Erworbene Relaxatio. Bei den Schädigungen des N. phrenicus gibt die konservative Behandlung gute Resultate, soweit es sich um inkomplette oder transitorische Schädigungen handelt. Es ist jedoch eine schwierige Phase zu durchstehen, und mehrere Autoren berichten von Todesfällen bei dieser Behandlungsart.

Unserer Erfahrung nach sollen die Operationen den Fällen vorbehalten sein, bei denen die Lähmung des N. phrenicus nicht regredient ist. WAYNE u. Mitarb. (1974) haben bei fast allen ihren Patienten mit der konservativen Therapie ausgezeichnete Behandlungsergebnisse beobachtet. Es wurden sehr gute Zwerchfellfunktionen wiedererlangt. Die Verfechter einer chirurgischen Therapie (STAUFFER u. RICKHAM 1972, 1978) haben gezeigt, daß auch die operierten Fälle eine gute Prognose haben, vorausgesetzt, daß die Operation vor der Manifestierung schwerer bronchopulmonaler Komplikationen erfolgte. Auch in diesen Fällen verhilft die Plikatur zu einer normalen Zwerchfellfunktion (STAUFFER u. RICKHAM 1978).

Literatur

Avnet, N. L.: Roentgenologic features of congenital bilateral anterior diaphragmatic eventration. Amer. J. Roentgenol. 88 (1962) 743

Ayalon, A., H. Anner, Y. Berlatzky et al.: Eventration of the diaphragm in infancy. Z. Kinderchir. 27 (1979) 226

Bisgard, J. D., G. E. Robertson: Congenital eventration of diaphragm: surgical management. Amer. J. Surg. 70 (1945) 95

Bishop, H. C., C. E. Koop: Acquired eventration of the diaphragm in infancy. Pediatrics 22 (1958) 1088

Chin, E. F., R. B. Lynn: Surgery of eventration of the diaphragm. J. thorac. Surg. 32 (1956) 6

Christensen, P.: Eventration of the diaphragm. Thorax 14 (1959) 311

Cruveilhier, J.: Anatomie pathologique du corps humain. IV. Tome 17 Paris 1829

Firestone, F. N., H. Taybi: Bilateral diaphragmatic eventration: demonstration by pneumoperitoneography. Surgery 62 (1967) 954

Gray, St. W., J. E. Skandalakis: Eventration of the diaphragm. In Gray, St. W., J. E. Skandalakis: Embryology for Surgeons. Saunders, Philadelphia 1972 (p. 370)

Hartl, H.: Muskelplastik bei Zwerchfellrelaxation und -defekt der Neugeborenen und Säuglinge. Z. Kinderchir. 1 (1964) 148

Hesselink, J. R., K. J. Chung, M. E. Peters et al.: Congenital partial eventration of the left diaphragm. Amer. J. Roentgenol. 131 (1978) 417

Holder, T. M., K. W. Ashcraft: Eventration of the diaphragm. In Ravitch, M. M., J. J. Welch, C. D. Benson: Pediatric Surgery, 3rd ed. Yearbook Medical Publishers, Chicago 1979 (p. 441)

Kolb, E., D. Shmerling: Geburtstraumatische und angeborene Relaxatio diaphragmatica im Säuglingsalter. Helv. Chir. Acta 28 (1960) 586

Laxdal, O. E., H. McDougall, G. W. Mellin: Congenital eventration of the diaphragm. New Engl. J. Med. 250 (1954) 401

Lee, S. S.: Congenital Eventration of the diaphragm in infancy. N. C. med. J. 31 (1970) 9

Lundstrom, C. H., R. P. Allen: Bilateral congenital eventration of the diaphragm. Case report with roentgen manifestation. Amer. J. Roentgenol. 97 (1966) 216

Morison, J. M. W.: Eventration of diaphragm due to unilateral phrenic paralysis: radiological study, with special reference to differential diagnosis. Arch. Radiol. Electrother. 27 (1923) 353; 28 (1923) 11

Petit, J. L.: Traité des maladies chirurgicales et des opérations qui leur conviennent. Ouvrage posthume mis à jour par M. Lesne 3 vol. Paris, T. F. Didot Jeune vol 2 p. 366

Sethi, G., W. A. Reed: Diaphragmatic malfunction in neonates and infants. J. thorac. cardiovasc. Surg. 62 (1971) 138

Spencer, R. P., T. J. Spackmann, H. A. Pearson: Diagnosis of right diaphragmatic eventration by means of liver scan. Radiology 99 (1971) 375

Stauffer, U. G., M. Grob: Nachkontrollen bei operierten Zwerchfellrelaxationen. Z. Kinderchir. 11 (1972) 420

Stauffer, U. G., P. P. Rickham: Acquired eventration of the diaphragm in the newborn. J. pediat. Surg. 7 (1972) 635

Stauffer, U. G., P. P. Rickham: Eventration of the diaphragm. In Rickham, P. P., J. Lister, J. M. Irving, Neonatal Surgery, 2nd ed. Butterworth, London 1978 (p. 171)

Töndury, G.: Entwicklung und Anatomie des Zwerchfells beim Menschen. Langenbecks Arch. klin. Chir. 319 (1967) 727

Wayne, E. R. J. B. Campbell, J. D. Burrington et al.: Eventration of the diaphragm. J. pediat. Surg. 9 (1974) 643

Weller, M.: Bilateral eventration of the diaphragm. West. J. Med. 124 (1976) 415

Sternokostale und retrosternale Zwerchfellhernie (Morgagni)

F. KUFFER

Die kostosternalen Zwerchfellhernien werden wie die übrigen Zwerchfelldefekte auf einen embryologischen Hemmungsdefekt bei der Vereinigung des Septum transversum und der Plica pleuroperitonealis im subxyphoidalen Anteil zurückgeführt. Subxyphoidal bleiben normalerweise 2 Lücken – die kostosternalen Zwerchfell-Lücken beidseits der Mittellinie – als Durchtrittsstellen für die Vasa thoracica interna offen. Diese Lücken werden links nach LAREY (1766–1842) und rechts nach MORGAGNI (1682–1771) benannt. Es lassen sich allerdings einige Zweifel gegen die Annahme anbringen, daß die kostosternalen Lücken als solche die eigentliche Ursache der Morgagnischen Zwerchfellhernie bilden:

– Die kostosternale Lücke ist links aus anatomischen Gründen größer als rechts, da die A. thoracica interna (A. mammillaria profunda – A. epigastrica superior) links stärker ausgeprägt

6.30 Zwerchfell

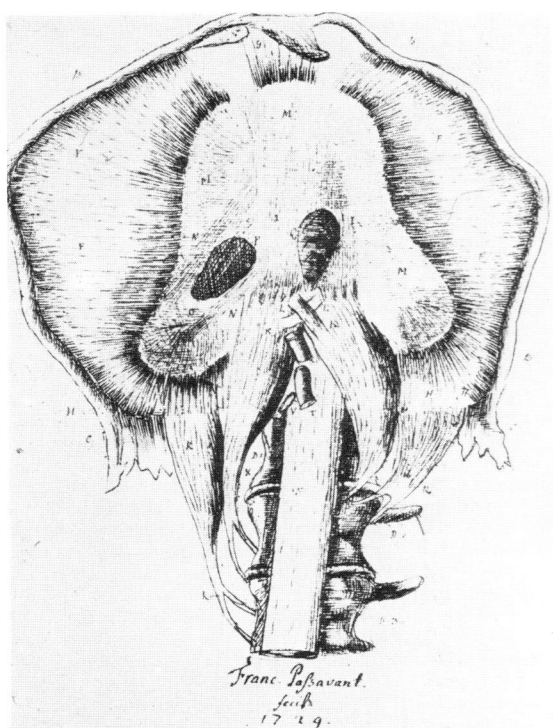

Abb. 23 Älteste veröffentlichte anatomische Skizze des Zwerchfells aus *Haller*, 1729. Die beiden vorderen Zwerchfellücken sind bereits eindeutig zu erkennen.

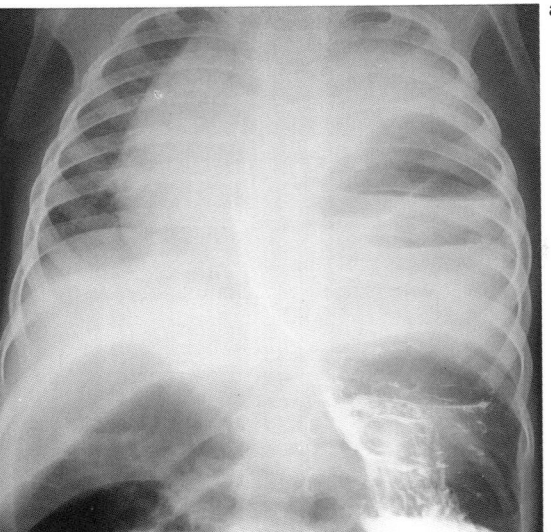

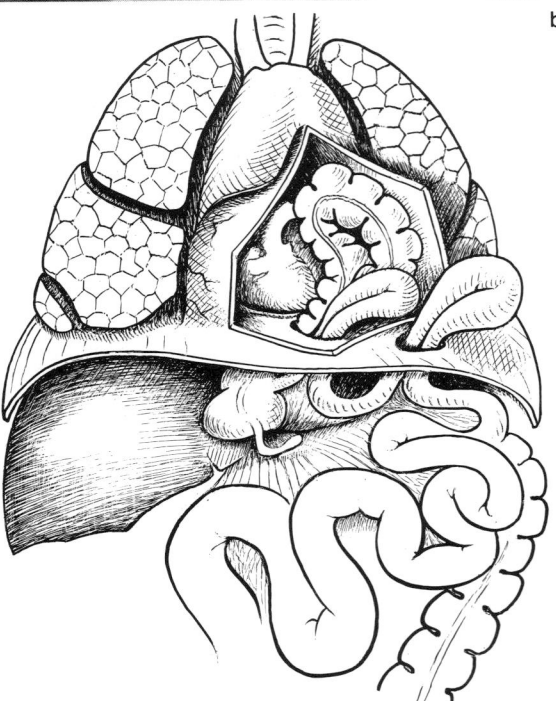

Abb. 24 a u. b
a Sternokostale Zwerchfellhernie links mit schwerem Ileus; beachte Spiegelbildungen im Abdomen und im Thorax.
b Sektionsbefund: Inkarzeration von Dünn- und Dickdarmschlingen in der Perikard- und Pleurahülle (2 Lükken ohne Bruchsack). 2½ jähriger Knabe.

ist als rechts; die vorderen kostosternalen Zwerchfellhernien treten aber rechts häufiger als links auf.
– Die Betrachtung des operativen Situs läßt meistens zwischen dem Hernienrand und dem sternokostalen Skelettanteil einen Saum von Zwerchfellmuskulatur erkennen, der bei der anatomischen Lücke nicht vorhanden ist.
– Nach operativer Korrektur der Trichterbrust, die eine weitgehende iatrogene Destruktion der ganzen subxyphoidalen Struktur mit sich bringt, werden keine retrosternalen Zwerchfellbrüche als Komplikationen beschrieben.

Schließlich wird die Ansicht vertreten, daß die Ursachen vorderer Zwerchfellhernien nicht in der anatomischen Gefäßlücke, sondern in partiellen Lähmungen oder Schwächungen des vorderen Zwerchfellanteils zu suchen sind; hier tritt im Sinne eines Locus minoris resistentiae ähnlich dem direkten Leistenbruch eine Herniation infolge intraabdomineller Druckerhöhung auf. Diese Theorie würde die Beobachtung stützen, daß die Morgagnischen Zwerchfellhernien weniger eine kongenitale Mißbildung als ein erworbenes Leiden im Sinne einer direkten Hernie sind, weswegen sie auch im Gegensatz zur kostolumbalen Form mehr bei älteren Kindern und Erwachsenen gefunden werden. Dem gegenüber steht jedoch die Beobachtung, daß ein

peritonealer Bruchsack fehlen kann, und die Lücke mit dem Perikard oder der Pleurahöhle kommunizieren kann. Bei einem 2½jährigen Knaben, der mit den Zeichen eines Ileus in moribundem Zustand eingewiesen wurde, ergab die Röntgenaufnahme Spiegelbildungen im Thorax und Abdomen (Abb. 24 a); die Sektion ergab 2 sternokostale Lücken ohne Bruchsack (Abb. 24 b); die eine mündete in die Perikardhöhle, in der eine untere Ileumschlinge und ein Teil des Colon transversum inkarzeriert lagen, die andere stand mit der linken Pleurahöhle, die eine Ileumschlinge enthielt, in Verbindung.
Die Hernien im Bereich der sternokostalen Spalten sind die seltensten von allen Zwerchfellhernien. 1967 fanden sich in einer Übersichtsarbeit aus der Mayo-Klinik 8 Morgagnische Hernien auf 134 Zwerchfellhernien (BARAN 1967), und wir selbst haben 1976 in 12 Jahren 12 Kinder mit Morgagnischen Zwerchfellhernien beobachtet (KUFFER 1976).

Anatomische Formen

Die Lücke liegt gewöhnlich links vom Lig. falciforme der Leber paramedian oder median, wenn es sich gleichzeitig um einen Defekt der Pars sternalis des Zwerchfells handelt; in unserer Serie ist die rechtsseitige Zwerchfellhernie häufiger als die linksseitige. Meist liegt ein kleiner, selten ein großer Bruchsack vor, der mit der Pleura verwächst. Auf der rechten Seite entwickelt sich die Hernie vor dem Perikard und kann mit diesem verwachsen sein. In seltenen Fällen fehlt der peritoneale Bruchsack, und die Lücke kann mit Perikard und Pleurahöhle kommunizieren.

Symptome

Nicht selten wird die Morgagnische Zwerchfellhernie als Zufallsbefund im Rahmen einer radiologischen Thoraxreihenuntersuchung entdeckt und bleibt symptomfrei. Die Symptomatisierung hängt von der Größe der Hernie ab. Im Röntgenbild stellt sie sich als parakardialer homogener, scharf abgegrenzter, buckelförmiger Schatten im pleurokardialen Winkel rechts dar; kleinste Formen können im Mediastinalschatten übersehen werden.
– *Morgagnische Zwerchfellhernie mit respiratorischer Symptomatik.* Diese eher chronische Form zeigt diskrete kardiale und respiratorische Beschwerden mit flüchtiger Anstrengungsdyspnoe, leichte Tachykardie und katarrhalische Manifestationen mit chronischem Husten. Fallen größere Partien des Zwerchfells aus, so können infolge Belüftungsstörungen der Lunge chronisch rezidivierende Bronchopneumonien mit Atelektasen auftreten.
– *Morgagnische Zwerchfellhernie mit gastrointestinaler Symptomatik.* Gastrointestinale Symptome kommen bei großen Hernien vor; diese Hernienform darf als die akute Form bezeichnet werden. Während der Bruchsackinhalt meist

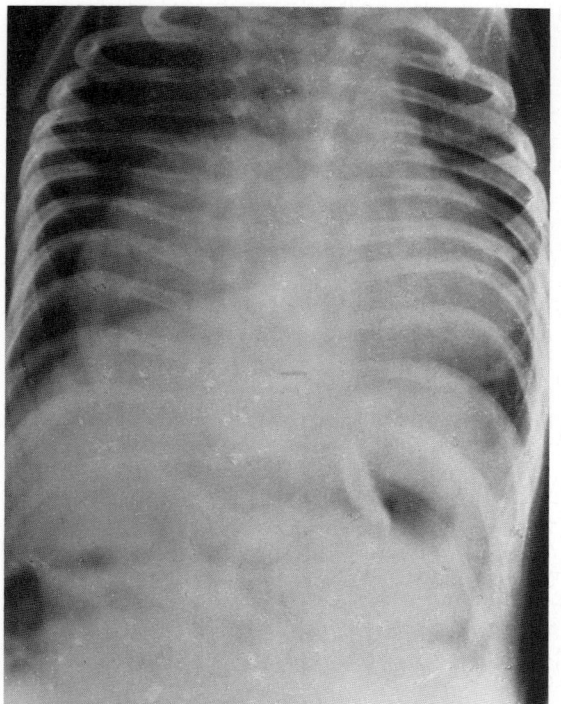

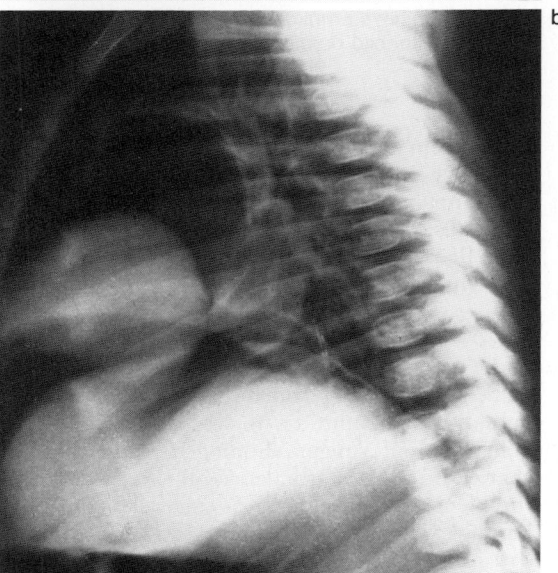

Abb. 25 a u. b Morgagnische Zwerchfellhernie rechts.
a Im Thoraxbild a.-p. bleibt der kostopleurale Sinus im Gegensatz zur Relaxatio diaphragmatica normal. Die Morgagnihernie imponiert differentialdiagnostisch als großer Mediastinaltumor rechts.
b Das Seitenbild des Pneumoperitoneums zeigt die für Morgagnihernien pathognomonische Luftsichel zwischen Leberschatten und Hernienwand im vorderen Mediastinum.

6.32 Zwerchfell

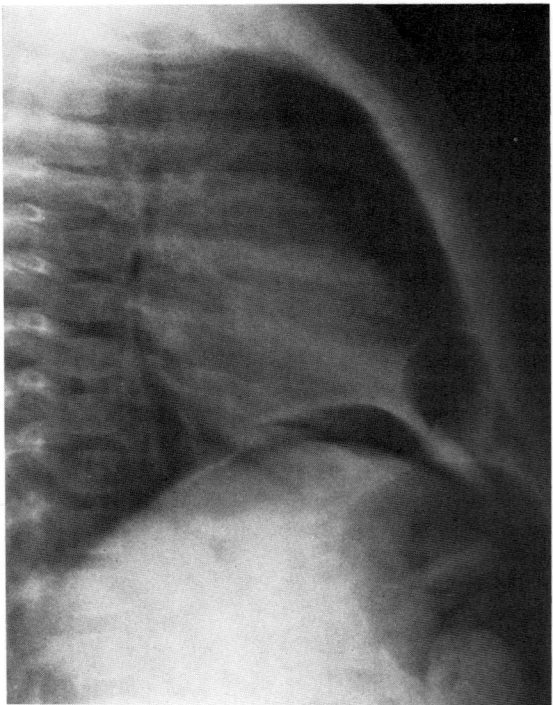

Abb. 26 Kleine sternokostale Zwerchfellhernie ohne Inhalt im Seitenbild des Pneumoperitoneums.

aus einem ausmodellierten Leberbuckel besteht, treten bei großen Hernien der ganze linke Leberlappen, das Colon transversum und der Magen aus; es kann ein upside-down-stomach und ein Ileus des eventrierten Darmkonvolutes auftreten.

Diagnose
Die Diagnose wird radiologisch gestellt (Abb. 24). Kleine und mittlere Formen zeigen im Thoraxröntgenbild einen kaum zu verwechselnden Aspekt: einen kuppenförmigen, homogenen Viertelrundschatten im pleurokardialen Winkel rechts. Bei der Durchleuchtung kommt es zu einer leichten Abflachung des Buckels in Inspiration. Die Diagnose wird durch das Pneumoperitoneum erhärtet, wobei die klassische Luftsichel zwischen Leberschatten und Bruchsackwand als pathognomonisch und jeweils besonders prägnant im Seitenbild zu erkennen ist. Das Pneumoperitoneum (Abb. 26) ist bei kleinen Hernien, die im Mediastinalschatten nur schwer zu erkennen sind, mitunter das einzige sichere Diagnostikum und besser als die Tomographie oder Ultraschalldiagnostik. Im Zweifelsfalle ist eine ergänzende Magen-Darm-Passage von Nutzen, die Leberszintigraphie scheint nicht notwendig.

Differentialdiagnose
Im Vordergrund steht die Differentialdiagnose zum Mediastinaltumor. Bei der gastrointestinalen Form mit Eventration von Darmanteilen sind die übrigen Zwerchfellhernien, eine Mißbildung aus dem Formenkreis der zystischen Lungenerkrankungen und ein Leberabszeß auszuschließen. Das Chilaiditi-Syndrom kann sich ähnlich präsentieren. Die pulmonale Form muß hauptsächlich von der Relaxatio diaphragmatica abgegrenzt werden; während der Zwerchfellhochstand bei der Morgagnischen Zwerchfellhernie im a.-p.-Bild immer noch den pleurokostalen Winkel an normaler Stelle erkennen läßt, ist dieser Winkel bei der Relaxatio diaphragmatica vollständig verstrichen, und der Zwerchfellhochstand ist homogen bis zur lateralen Thoraxwand hinreichend. Im Seitenbild liegt die Verschattung mit der Morgagnischen Zwerchfellhernie im vorderen Mediastinum, wogegen sie bei der Laxatio diaphragmatica vom Sternum bis zur Wirbelsäule reicht und mit der linken Zwerchfellpartie zusammen eine Doppelkontur bildet.

Therapie
Kleine und mittlere Formen einer Morgagnischen Zwerchfellhernie können unter Beobachtung belassen werden. Da der Bruchsack mit dem Alter des Kindes an Größe zunimmt und die Affektion demnach vom harmlosen Zufallsbefund zum akut bedrohlichen Ileus mit Asphyxie führen kann, empfiehlt sich eine nicht zu späte chirurgische Revision. Die Operation erfolgt durch Thorakotomie im 6. oder 7. Interkostalraum. Die Hernie läßt sich technisch meist gut verschließen, da sie kostosternalwärts einen Muskelsaum aufweist, der bei der Raffung kräftig gefaßt werden kann. Verschlußschwierigkeiten, wie sie bei den übrigen Zwerchfellhernien auftreten können, sind selten, so daß Netzprothesen kaum notwendig sind.

Prognose
Mit Ausnahme der sehr seltenen Formen mit gastrointestinaler Eventration und Ileus ist die Prognose gut.

Literatur
Baran, E. N., H. E. Houston, H. B. Lynn, E. W. O'Connell: Foramen of Morgagni hernias in children. (1967) 1076–1081
Kuffer, F.: Die Morgagni'sche costosternale Zwerchfellhernie. Praxis 21 (1976) 209–214
Müntener, M.: Beitrag zur Kenntnis der Entwicklung des menschlichen Zwerchfells. Z. Kinderchir. 5 (1967) 350–366

Traumatische Läsionen des Zwerchfells

J. Ehrensperger

Häufigkeit

Die erste Beschreibung der traumatischen Zwerchfellruptur stammt aus der Feder von Sennertus im Jahre 1541 (Schneider 1964). Rund 20 Jahre später beobachtet Ambroise Paré erstmals eine Strangulation von Eingeweiden in einem Zwerchfellriß (Carter 1948). Die erste bekannte Operation einer Zwerchfellruptur erfolgt durch Walker 1899 (Walker 1900). Die Zwerchfellruptur ist mit der Zunahme der Verkehrsunfälle häufiger geworden: Verkehrsverunfallte mit tödlichen Brustkorbverletzungen haben in etwa 4% eine Zwerchfellruptur (Klok 1967). Verkehrsverunfallte mit einem tödlichen Bauchtrauma haben in rund 7% eine Zwerchfellruptur (Rodky 1966). Weil das Steuersäulentrauma der häufigste Unfallmechanismus ist, sind naturgemäß Kinder und Jugendliche bis zum 16. Altersjahr in den Publikationen nur vereinzelt anzutreffen: Die Beteiligung der Kinder am Sektions- und Operationsgut ist mit rund 4% eher bescheiden (Desforges u. Mitarb. 1957; Epstein u. Lempke 1968; Kasim 1965; Miller u. Howie 1968; Myers 1964; Neveux u. Mitarb. 1967; Perry 1957; Radhakrishna 1969; Sullivan 1966; Sutton u. Mitarb. 1967).

Verletzungsmechanismen und Verletzungsformen

Durch innere Einwirkung entstandene Zwerchfelldurchbrüche. Sie sind eine große Seltenheit. Sie werden verursacht durch durchbrechende subphrenische, septische Prozesse, Empyeme, durch einen das Zwerchfell arrodierenden Thoraxdrain.

Durch äußere Einwirkungen entstandene Zwerchfellrupturen. Die von außen einwirkende Gewalt kann perforierender oder stumpfer Natur sein:
- Die offenen, auch perkutan genannten Verletzungen sind in Kriegszeiten häufig. Sie werden meist durch Infanteriegeschosse und durch Splitter gesetzt. In Friedenszeiten kommen beim Kind und beim Jugendlichen etwa Flobertgeschosse in Frage.
- Die geschlossenen, subkutan genannten Zwerchfellverletzungen sind in Friedenszeiten häufiger. Die Analyse der Unfalltypen anhand großer Statistiken ergibt folgende Verteilung der Verletzungsursachen (Epstein u. Lempke 1968; Klok 1967; Miller u. Howie 1968): 75% Verzögerungs- oder Beschleunigungskräfte bei Straßenverkehrsunfällen, 13% Verschüttungen, 12% Stürze aus großer Höhe.

Der Verkehrsverunfallte ist sehr häufig ein Polytraumatisierter.

Physikalischer Ablauf des Einreißens. Der Erwachsene prallt dabei sehr oft mit Brustkorb und Abdomen auf der Lenksäule auf, das Kind als Fußgänger wird meist von Karosserieteilen in Flanke, Bauch oder Thorax getroffen, oder es wird von einem Rad überfahren. Der jugendliche, elastische Thorax verformt sich hierbei oft in grotesker Weise, häufig ohne daß es zu wesentlichen Frakturen von Rippen und Sternum kommt. Die dabei auftretenden Zug-, Druck- und Scherkräfte bewirken Parenchymverletzungen an Lunge und Mediastinalorganen und Zwerchfellverletzungen. Das Zwerchfell reißt meist in gleicher Richtung ein wie die einwirkende Gewalt und häufig am Übergang der Muskulatur zur Sehnenplatte. Häufig kommt es beim reinen Thoraxtrauma zu starken Verwind- und Abscherkräften, welche eine richtiggehende Ablösung am thorakalen Ansatz des Zwerchfells bewirken (Kümmerle 1966).

Einseitige und zweiseitige Zwerchfellrupturen. 90% der Zwerchfelleinrisse unter stumpfer Gewalt finden sich in seiner linken Hälfte (Desforges u. Mitarb. 1957; Ebert u. Mitarb. 1967; Neveux u. Mitarb. 1967; Sullivan 1966; Sutton u. Mitarb. 1967).

Die rechte Zwerchfellkuppel scheint durch die beträchtliche Masse der Leber geschützt zu sein, welche einen Teil der Druckwelle absorbiert. Möglicherweise werden kleine, rechtsseitige Zwerchfellrisse oft nicht erkannt, weil die Lücke im Zwerchfell sofort durch die anliegende Leberoberfläche abgedichtet wird.

Doppelseitige Risse, wie sie einer unserer Patienten aufwies, findet man in der Literatur selten beschrieben (Ehrensperger 1972). Berücksichtigt man die Topographie der häufigsten Rißstelle, erkennt man eine starke Häufung in einer streifenförmigen, sagittal gestellten, leicht schrägen Zone zwischen Hiatus oesophageus und ventralem Zwerchfellrand links.

Unser Patient mit einem beidseitigen Zwerchfellriß wies zudem einen Abriß beider ösophagealer Zwerchfellpfeiler auf, beim Kind ein sehr seltenes Ereignis.

Unvollständige Risse – Hernia traumatica vera. Der Einriß kann in seltenen Fällen insofern unvollständig sein, als das Peritoneum intakt bleibt. Dieses wölbt sich dann unter dem Druck der Baucheingeweide hernienartig in den Thorax vor, die Situation der seltenen Hernia traumatica vera realisierend.

Zweizeitiges Einreißen. Das Einreißen kann unter folgenden Bedingungen zweizeitig erfolgen:
- Ein inkompletter Riß kann später vollständig werden.
- Ein von Anfang an vollständiger Riß verläuft schön radiär in der Muskelfaserrichtung, so daß er nicht klafft (Kümmerle 1966).
- Ein vollständiger rechtsseitiger Riß kann durch die Leber so tamponiert werden, daß er vorerst praktisch symptomlos bleibt.

6.34 Zwerchfell

Verletzungsfolgen

Beim einzeitigen, vollständigen Riß der linken Zwerchfellhälfte werden meist sofort Baucheingeweide in den Thorax gesogen. Die Natur der in den Brustraum angesogenen Eingeweide ist ihrer Häufigkeit nach folgende:
(N = 69 Patienten)

Magen, Kolon und Dünndarm	56%
Magen allein	24%
Magen und Kolon	17%
Kolon allein	3%

Rupturen der rechten Zwerchfellhälfte lassen meist einen mehr oder minder großen Teil der Leber durch die Lücke treten.

Symptome

Viele Fälle werden nicht auf Anhieb diagnostiziert. Die Gründe sind einfach: Es sind praktisch immer schwerverletzte Polytraumatisierte in schlechtem Allgemeinzustand. Die Symptome der Begleitverletzungen verlaufen häufig so stürmisch, daß sie die Aufmerksamkeit des Untersuchers von der oft anfangs symptomarmen Zwerchfellruptur ablenken. Diese besitzt keine eigentlich charakteristische Symptomatologie, weil je nach Lokalisation und Größe des Risses, je nach Art und Umfang des Eingeweidevorfalls, kardiorespiratorische oder aber gastrointestinale Symptome das Bild beherrschen. Wichtig erscheint uns jedoch, daß beispielsweise beim rein abdominalen Trauma – mit rupturiertem Zwerchfell – respiratorische Symptome vorhanden sind: Dyspnoe und evtl. eine Akrozyanose.

Das traumatisch rupturierte Zwerchfell ist mit seinem Sitz zwischen Brustraum und Bauchraum die klassische Verletzung, in deren Gegenwart der Arzt nicht in den Kategorien »Thoraxverletzung« und »Abdominalverletzung« denken darf, sondern den Stamm des Patienten als Einheit betrachten muß.

Das Kind mit einer Zwerchfellruptur sieht schwerkrank aus und weist häufig äußere Kontusionsmarken am Abdomen und/oder am Thorax auf. Es ist meist leicht zyanotisch und weist gelegentlich eine »masque ecchymotique« auf (EHRENSPERGER 1972). Es hat eine dyspnoische Atmung, ist oft schwer schockiert, manchmal bewußtseinsgetrübt, und es klagt häufig über einen Schulterschmerz.

Ateminsuffizienz. Dyspnoe im weitesten Sinne, Zyanose, pathologische Blutgaswerte. Ihre Ursachen liegen einmal im Kontinuitätsunterbruch der Thoraxraumbegrenzung, mit entsprechendem Zusammenbruch der Druckgradienten, dann im Ausfall des im Kindesalter ganz besonders wichtigen Anteils des Zwerchfells an den Atembewegungen (der Ausfall einer Zwerchfellhälfte hat einen Verlust von etwa 25% der respiratorischen Funktion zur Folge!). Ursachen der Ateminsuffizienz sind weiterhin die Verdrängung des Lungengewebes und des Mediastinums durch die eventrierten Eingeweide; die Kompression des Lungengewebes führt zu Atelektasen mit Eröffnen von Gefäßkurzschlüssen und entsprechendem Abfall des P_{O_2}. Schließlich – nach Gewalteinwirkung auf den Brustkorb allein – in den Thoraxverletzungen selbst: Rippenfrakturen, Hämatothorax, Pneumothorax, Mediastinalverletzungen, Lungengewebsverletzungen. Ganz besonders weisen Frakturen der obersten zwei Rippen fast immer auf vorangegangene schwere Verformungen des Mediastinums und auf die Einwirkung großer Dehnungskräfte auf Zwerchfellebene hin.

Schock. Die meisten Patienten werden schwer schockiert eingeliefert. Es gilt dann, rasch zu entscheiden, ob es sich um einen reinen Blutungsschock handelt oder um einen verminderten venösen Rückstrom zum rechten Herzen. Eine Orientierung über die möglichen Blutungsquellen nach einer Brustkorbverletzung findet der Leser im Kapitel »Thoraxtrauma«.

Ein zentraler Schock ohne Blutung liegt dann vor, wenn der venöse Rückstrom zum rechten Herzen gedrosselt wird: Die in den Brustraum prolabierten Eingeweide können das Mediastinum auf die Gegenseite verdrängen und so die großen Venen kurz vor ihrer Einmündung ins Herz verziehen; bei einem rechtsseitigen Zwerchfellriß wird die prolabierte Leber u. U. so stark gekippt, daß sie die V. cava inferior abklemmt.

Die *»masque ecchymotique«* – die sog. »traumatische Asphyxie« – hat 1837 OLLIVIER als kardiovaskulären Symptomenkomplex nach einem schweren Thoraxtrauma beschrieben, wobei die Patienten eine Zyanose von Kopf und Hals und konjunktivale Blutungen aufweisen; diese Symptome einer venösen Stase im Gebiet der klappenarmen Venen des Kopfes sind die Folge einer Druckeinwirkung auf den Thorax und damit auf das Gebiet der V. cava superior.

– Die Patienten leiden subjektiv an *Schmerzen* in der traumatisierten Körperregion und sehr häufig an einem phrenikusbedingten, in die linke Schulter projizierten Schmerz. Zwei von uns beobachtete Kinder klagten sehr deutlich über diesen spezifischen Schmerz, der allerdings bei einem Polytraumatisierten mit Extremitätenfrakturen anfangs nicht immer leicht zu deuten ist.

Die *Perkussion* des Thorax kann eine Tympanie über der linken unteren Hälfte ergeben. Es stellt sich dann die Differentialdiagnose zum traumatischen Pneumothorax, welcher jedoch nach unserer Erfahrung beim Kind praktisch immer von einem Hautemphysem begleitet ist.

– Die *Auskultation* der linken Thoraxbasis ergibt manchmal Darmgeräusche. Man sollte sich allerdings nicht allzusehr auf dieses Symptom verlassen, denn es kann aus folgenden Gründen nicht vorhanden sein:
– Man legt den Kindern meist von Anfang an in der Notfallabteilung eine Magensonde, um den Magen zu entleeren. Geräusche, entstanden durch die Magenperistaltik, fallen dadurch weitgehend weg.

- Nach einem stumpfen Bauchtrauma kommt es meist sehr rasch zu einem reflektorischen paralytischen Ileus.
- Falls die in den Brustraum vorgefallenen Baucheingeweide doch noch eine peristaltische Tätigkeit aufweisen sollten, werden die dabei entstehenden Geräusche meist stark gedämpft durch komprimiertes Lungengewebe und durch das Blut des Hämatothorax.

Die radiologische Abklärung wird meist mit einer Thoraxaufnahme einsetzen. Unsere Erfahrung mit den eigenen Fällen hat uns gelehrt, daß es sich meist lohnt, das Bild in sitzender Stellung und in zwei Ebenen zu schießen (Abb. 236 a u. b, Kap. 5).
Kinder in einem schweren hämorrhagischen Schockzustand wird man natürlich vorher reanimieren, und man wird sich u. U. mit Thoraxaufnahmen in liegender Stellung mit horizontalem Strahlengang begnügen müssen.

Differentialdiagnose

Die differentialdiagnostischen Überlegungen beziehen die mögliche basale Atelektase, den Erguß, die Lungenkontusion, den Zwerchfellhochstand ein. Ein Erguß besteht bei der Zwerchfellruptur vielleicht tatsächlich, sei es, daß der Unfall mehrere Stunden oder Tage zurückliegt, oder daß der Patient einen zusätzlichen Hämatothorax oder eine Perforation der eventrierten Eingeweide hat. Die anhand radiologischer Kriterien geübte Unterscheidung der Kinder mit einer Zwerchfellruptur von jenen mit einem kongenitalen oder postoperativen Zwerchfellhochstand gelingt meist ohne weiteres, weil bei diesen ein gut erhaltener, scharf gezeichneter, kostodiaphragmatischer Winkel sichtbar ist.
In Zweifelsfällen kann eine Magen-Darm-Passage mit Gastrografin weiterhelfen, welche dann meist die Eventration des Magenfundus in den Thoraxraum zu objektivieren erlaubt.
Die Pneumoperitoneographie, schon 1941 von FAULKNER empfohlen, erfordert zahlreiche Lagewechsel; sie scheint uns deshalb als diagnostisches Vorgehen einem Polytraumatisierten im akuten Stadium nicht zumutbar zu sein. Überdies sind falsch-negative Resultate zu erwarten: Die Zwerchfellücke kann durch Magen oder Leber luftdicht austamponiert sein.
Patienten im chronischen Stadium, also Wochen bis Jahre nach dem Unfall, wird man natürlich einer verfeinerten Röntgendiagnostik unterziehen: Kontrastmittelaufnahmen (Magen-Darm-Passage, Holzknechteinlauf und Pneumoperitoneographie; Leberszintigraphie und Cholangiographie bei Rupturen der rechten Zwerchfellhälfte). Diagnostische Probepunktionen des Thorax sind unbedingt zu unterlassen: eine iatrogene Darmperforation führt im Thoraxraum zu sehr schweren Komplikationen.

Differentialdiagnostisch gelingt in den meisten Fällen die Unterscheidung der traumatischen Ruptur von einer kongenitalen Zwerchfellhernie, von großen Hiatushernien (welche übrigens auch einen traumatischen Ursprung haben können) (HILL 1972), von einer Zwerchfellrelaxation, vom Pneumothorax, von Lungenzysten und von Lebertumoren.

Verlauf und Komplikationen

Nimmt man die von den meisten Autoren gern geübte zeitliche Unterteilung des Krankheitsverlaufs vor (MILLER u. HOWIE 1968), so findet man in der *akuten Phase* des ersten Tages nach dem Unfall vorwiegend respiratorische und kardiovaskuläre Komplikationen: Ateminsuffizienz mit respiratorischer Azidose, Atelektasen und beginnende atelektatische Pneumonien im komprimierten Lungengewebe; Dysrhythmien des verlagerten Herzens, Schockzustände und Herzstillstände wegen des stark verminderten venösen Rückflusses.

Von praktischer Wichtigkeit ist in diesem Zusammenhang, daß eine u. U. fatale Asystolie während der Narkoseeinleitung zu erwarten ist: Die manuelle Beatmung unter positivem Druck senkt den schon prekären venösen Rückfluß unter die vom Herzen tragbare Grenze. Vorsicht sollte man auch bei einer Narkose unter Wechseldruckbeatmung walten lassen: Während der Exspirationsphase werden weitere Eingeweide in den Brustraum aspiriert werden, was den Druck auf Lunge und Mediastinum steigern wird.

Die Begleitverletzungen ernster Art manifestieren sich naturgegeben ebenfalls in dieser Phase:
- Rupturen parenchymatöser Organe. In den größeren publizierten Serien finden sich folgende Zahlenangaben:
  Milzruptur in 10% (EFRON 1967) bis 25% (MILLER u. HOWIE 1968; SUTTON u. Mitarb. 1967).
  Leberruptur in 8% (NEVEUX u. Mitarb. 1967) bis 12% (SUTTON u. Mitarb. 1967).
- Knochenfrakturen. Verletzungen von Lumbalwirbelsäule und Becken finden sich in rund 66% der Fälle (EPSTEIN u. LEMPKE 1968). Schädelfrakturen sind bei rund 20% der Patienten zu erwarten (DESFORGES u. Mitarb. 1957). MILLER u. HOWIE (1968) finden bei 135 Patienten folgende Häufigkeit der Frakturlokalisationen:
  42% der Rippen,
  40% Becken und Wirbelsäule,
  37% Extremitäten,
  22% Schädel.

Die sog. *»späte akute« oder »frühe chronische« Phase* ist diejenige der gastrointestinalen Komplikationen. Die eventrierten Eingeweide können in der Zwerchfellücke stranguliert und inkarzeriert werden, wobei die Strangulationsgefährdung mit bis zu 90% angegeben wird (KÜMMERLE 1966). Die Folgen sind entweder Druckulzera, Penetration, Perforation und Blutung oder aber der Ileus. Die Ileussymptome können verwirrend sein: Bei der Magenstrangulation wird man lediglich ein kurz dauerndes, gallefreies Erbrechen ohne andere klinische oder radiologische Symptome erleben, und die Dünndarmstrangulation wird sich durch das Bild des »Ileus bei leerer Bauchhöhle« manifestieren, meist von hochgradiger Ruhedyspnoe begleitet.

In der *chronischen Phase* schließlich wird sich der

Patient oft über eher unbestimmte gastrointestinale Symptome beschweren: Druckgefühl im Oberbauch, Blähungen, Brechreiz, anfallsweise Stuhlverhaltung und Erbrechen, anfallsweise Magen-Darm-Krämpfe. In der chronischen Phase können aber auch pulmonale Erscheinungen in den Vordergrund treten: späte atelektatische Pneumonien, Bronchiektasien, Lungenabszesse.

Prognose
Die totale Mortalität schwankt in der Literatur zwischen 7% und 24% (MILLER u. HOWIE 1968). Die Prognose der unkomplizierten Zwerchfellruptur mit Eventration von Eingeweiden ist relativ gut. Sie wird ernst bei einer akuten, schweren Mediastinalverschiebung und bei Torsion der Eingeweide im Thorax. Im übrigen ist das Überleben natürlich von den schweren Begleitverletzungen abhängig. Die Kombination der Thorax- mit einer Schädelverletzung ist besonders ungünstig.

Therapie
Zeitpunkt. Die rasche Wiederherstellung einer intakten Brustraumbegrenzung scheint uns wichtigstes Gebot zu sein. Ein sekundärer, zeitlich hinausgeschobener, operativer Verschluß ist zudem oft schwierig: Man findet dann die prolabierten Baucheingeweide mit Pleura und Perikard verwachsen, die Ränder des Zwerchfellrisses atrophiert, so daß ein Verschluß ohne Interposition von Fremdmaterial nicht mehr möglich ist.

Der Anästhesist wird den Beginn der Narkose ansetzen können, sobald der Erfolg einer Schockbehandlung sichtbar wird. Auf der anderen Seite muß er sich hüten zu warten, bis die Mediastinalverschiebung so stark geworden ist, daß er während der Narkoseeinleitung schwere kardiovaskuläre Komplikationen zu gewärtigen hat. Eine metabolische Azidose wird präoperativ korrigiert. Einer respiratorischen Azidose schweren Grades muß durch frühzeitige Intubation und Überdruckbeatmung vorgebeugt werden.

Die Rolle der *Nebenverletzungen.* Verletzungen parenchymatöser Organe zwingen zum raschen Eingreifen. Knochenfrakturen stellen Probleme, falls es sich um ein bewegliches Thoraxsegment handelt. Aber auch hier bedeutet die frühzeitige Intubation mit intermittierender Überdruckbeatmung die beste Behandlung, indem sie das bewegliche Segment von innen her stabilisiert. Schädelverletzungen zwingen entweder zum raschen neurochirurgischen Eingreifen, oder die Trepanation ist nicht notwendig, und dann besteht auch keine Gegenindikation gegen eine Laparotomie in Narkose.

Operationstechnik. Die klinische Situation ist für den Kinderchirurgen meist die folgende: Die linke Zwerchfellhälfte ist rupturiert, ein Teil der Baucheingeweide, meist Magen und Kolon, befinden sich seit einer oder einigen wenigen Stunden in der Thoraxhöhle, Verwachsungen der Eingeweide mit der zerrissenen Pleura sind also nicht zu erwarten, Nebenverletzungen von Thoraxorganen sind eher selten. Eine Milzruptur oder eine Leberruptur hingegen sind häufig, Verletzungen retroperitonealer Organe müssen gesucht werden. Aus diesen Überlegungen fassen wir den Entschluß zur *Laparotomie.* Den Autoren, die prinzipiell die Thorakotomie vorschlagen, können wir nicht folgen (DESFORGES u. Mitarb. 1957; EBERT u. Mitarb. 1967; SULLIVAN 1966). Sie scheint uns einzig indiziert zu sein bei der seltenen Ruptur der rechten Zwerchfellhälfte und bei lange zurückliegenden Rupturen, wo oft ausgedehnte Verwachsungen der Eingeweide mit dem Zwerchfell und der Pleura vorhanden sind. Eine Thorakolaparotomie ist meist unnötig; die Lagerung des Patienten und die Desinfektion der Haut sollten hingegen so erfolgen, daß der Laparotomieschnitt im Verlauf des Eingriffs bei Bedarf thorakal erweitert werden kann. Die eventrierten Eingeweide werden erst reponiert, nachdem durch einen in den Brustraum eingeführten, dicken Nelaton-Katheter Luft in die Pleurahöhle injiziert worden ist, um einen allfälligen Unterdruck zu beseitigen.

Vor dem Verschluß des Zwerchfellrisses durch eine zweischichtige Seiden- oder Dexonnaht ist die Pleurahöhle zu inspizieren, und der vollständigen Entfaltung der Lunge ist besondere Aufmerksamkeit zu schenken. Bei randständigen Abrissen des Zwerchfells sind u. U. perikostale Nähte zur Wiederanheftung notwendig. Bei der sekundären Reparatur veralteter Rupturen mit Substanzdefekt bewährt sich die Verwendung von Bauchdeckenmuskulatur besser als der Gebrauch von Kunststoffen (s. »Pleuroperitoneale Zwerchfellhernien«, S. 6.20).

Literatur
Carter, B. N.: Strangulated diaphragmatic hernia. Ann. Surg. 128 (1948) 210

Cohn, R.: Nonpenetrating wounds of the lungs and bronchi. Surg. Clin. N. Amer. 52 (1972) 585

Desforges, G., J. W. Strieder, J. P. Lynch, I. M. Madoff: Traumatic rupture of the diaphragm: J. thorac. Surg. 34 (1957) 779

Ebert, P. A., R. A. Gärtner, G. D. Zuidema: Traumatic diaphragmatic hernia. Surg. Gynec. Obstet. 125 (1967) 59

Efron, G., I. Hyde: Non-penetrating traumatic rupture of the diaphragm. Clin. Radiol. 18 (1967) 394

Ehrensperger, J.: Die traumatische Zwerchfellruptur beim Kind. Z. Kinderchir. 11, Suppl. (1972)

Ehrensperger, J., N. Genton: Die Zwerchfellruptur beim polytraumatisierten Kind. Helv. chir. Acta 44 (1977) 109

Epstein, L. I., R. E. Lempke: Rupture of the right hemidiaphragm due to blunt trauma. J. Trauma 8 (1968) 19

Faulkner jr., W. B.: Diaphragmatic hernia and eventration: use of pneumoperitoneum in differential diagnosis. Amer. J. Roentgenol. 45 (1941) 72

Gall, F.: Verletzungen der Thoraxbinnenorgane nach stumpfem Trauma. Münch. med. Wschr. 15 (1971) 544

Grimes, O. F.: Nonpenetrating injuries to the chest wall and esophagus. Surg. Clin. N. Amer. 52 (1972) 597

Heiss, W., R. Dietz, R. Daum, D. Krumhaar: Mehrfachverletzungen bei stumpfem Bauchtrauma im Kindesalter. Z. Kinderchir. 11, Suppl. (1972) 372

Hill, L. D.: Injuries of the diaphragm following blunt trauma. Surg. Clin. N. Amer. 52 (1972) 611

Kasim, I. M.: Strangulating traumatic hernia of the diaphragm in a 3 and one-half-year old child. Khirurgiya (Mosk) 41 (1965) 134

Klok, P. A. A.: Diaphragmatic Rupture following indirect trauma. Scand. J. thorac. cardiovasc. Surg. 1 (1967) 212

Kümmerle, F.: Verletzungen des Zwerchfells. H. Unfallheilk. 87 (1966) 89

Miller, J. D., P. W. Howie: Traumatic rupture of the diaphragm after blunt injury. Brit. J. Surg. 55 (1968) 423

Myers, N. A.: Traumatic rupture of the diaphragm in children. Aust. N. Z. J. Surg. 34 (1964) 123

Neveux, J. Y., E. Hazan, J. C. Levasseur, J. J. Galey, J. Mathey: Traumatic rupture of the diaphragm. Thorax 22 (1967) 142

Ollivier, D.: Relation médicale des événements survenus au Champ-de-Mars le 14 juin 1837. Ann. Hyg. publ. (Paris) 18 (1837) 485

Perry, T.: Traumatic diaphragmatic hernia. Arch. Surg. 75 (1957) 763

Radhakrishna, C.: Acute diaphragmatic hernia from blunt trauma in children. J. pediat. Surg. 4 (1969) 553

Rodky, G. V.: The management of abdominal injuries. Surg. Clin. N. Amer. 46 (1966) 627

Sauer, H., H. Frisch: Rechtsseitige Zwerchfellruptur bei einem Kleinkind. Z. Kinderchir. 21 (1977) 278

Sauer, K., W. Lutz: Die traumatische Zwerchfellruptur: Diagnostik, Behandlung, Spätergebnisse. Unfallheilkunde 79 (1976) 349

Schäfer, U.: Die traumatische Zwerchfellruptur – unter besonderer Berücksichtigung der chronischen Phase. Z. Kinderchir. 11 Suppl. (1972) 450

Schneider, C. F.: In Nyhus, L. M., H. N. Harkins: Hernia. Lippincott, Philadelphia 1964 (p. 568)

Schneider, S., D. Waridel: Les traumatismes thoraco-abdominaux et les ruptures du diaphragme. Rev. méd. Suisse rom. 88 (1968) 646

Sullivan, R. E.: Strangulation and obstruction in diaphragmatic hernia due to direct trauma. J. thor. and cardiovasc. Surgery 52 (1966) 725

Sutton, J. P., R. B. Carlisle, S. E. Stephenson, jr.: Traumatic diaphragmatic hernia. Ann. thorac. Surg. 3 (1967) 136

Walker, E. W.: Strangulated hernia through a traumatic rupture of the diaphragm: laparotomy: recovery. Int. J. Surg. 23 (1900) 257

7. Abdomen

7.2 Abdomen

Indirekte Leistenhernie

J. G. Kundert

Die Leistenhernienoperation ist der im Kindesalter am häufigsten vorgenommene Eingriff. Die Angaben über das Vorkommen der Leistenhernie sind uneinheitlich, sie schwanken zwischen 1 und 13% (Grob 1957; Herzfeld 1925; Paterson 1927). Die Knaben sind rund 9mal häufiger betroffen als die Mädchen.

Pathologische Anatomie

Die kindliche Leistenhernie ist ausnahmslos angeboren und tritt fast immer indirekt aus. Der Bruchsack entspricht dem nichtobliterierten Processus vaginalis peritonaei und hat deshalb enge Beziehungen zum Samenstrang bzw. zum Ligamentum rotundum (Abb. 1 a–c). Die indirekte Leistenhernie des Kindes ist deshalb als Hemmungsmißbildung aufzufassen.

Je nach dem Grad der Obliteration des Processus vaginalis peritonaei sind verschiedene Ausdehnungen des Bruchsackes und Kombinationen mit Hydrozelen möglich (Abb. 1 u. 4). Das Überwiegen der rechten Seite gegenüber der linken etwa im Verhältnis 2:1 kann mit dem etwas verzögerten Deszensus rechts und damit verspäteten Verschluß des Processus vaginalis peritonaei erklärt werden. Die Angaben über das primäre doppelseitige Auftreten schwanken zwischen 15 und 40%. In unserem eigenen Krankengut beobachten wir recht konstant etwa 60% der Hernien rechts, 20% links und 20% doppelseitig.

Als *Bruchinhalt* kommen Dünndarmschlingen, das Zäkum oder die Appendix in Frage. Selten finden wir ein Meckelsches Divertikel oder ein Stück Darmwand bei erhaltener Passage im Bruchsack (Littrésche Hernie). Das Netz ist wegen seiner relativen Kürze beim Säugling und Kleinkind kaum je im Bruchsack anzutreffen. Der vollständig offengebliebene Processus vaginalis peritonaei verhindert oft einen kompletten Deszensus und umgibt Hoden und Samenstrang fast vollständig, so daß der Hoden scheinbar als Bruchinhalt imponiert.

Beim Mädchen werden recht häufig Adnexanteile im Bruchsack gefunden. Dabei ist oft die Tube im Sinne einer Gleithernie in die hintere Bruchsackwand mit einbezogen. Bei weiblichen Säuglingen ist das Ovar gelegentlich irreponibel und kann erst nach Eröffnung der Bruchpforte in die Bauchhöhle zurückverlagert werden. Wir haben aber äußerst selten ischämische Schäden am ausgetretenen Ovar beobachtet. Bei Kindern mit doppelseitigen, die Gonaden enthaltenden Hernien ist eine Geschlechtsabklärung angezeigt.

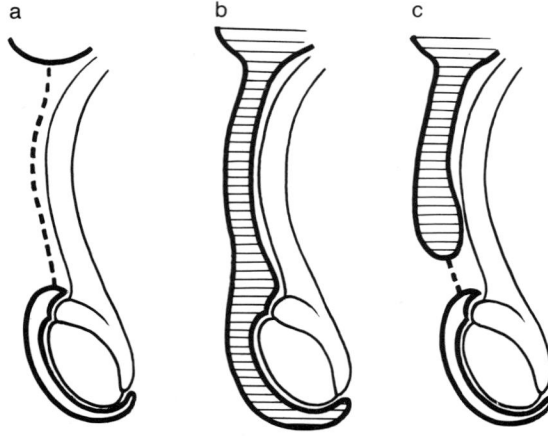

Abb. 1 a–c Formen der angeborenen Leistenhernie.
a Normale Obliteration des Processus vaginalis peritonaei.
b Inguinoskrotalhernie bei vollständig offengebliebenem Processus vaginalis.
c Leistenhernie bei unvollständiger Obliteration des Processus vaginalis und normal ausgebildetem Cavum serosum testis.

Symptome

Obwohl der Bruchsack angeboren ist, wird der Austritt von *Bruchinhalt* meist erst Tage, Wochen, Monate oder Jahre nach der Geburt, oft als Zufallsbefund, beobachtet. Frühgeborene und dystrophe oder rachitische Säuglinge scheinen häufiger Hernien zu haben als termingeborene oder gesunde Kinder. Krankheiten und Fehlbildungen des Respirationstraktes begünstigen den Austritt von Bruchinhalt. Umgekehrt zeigen Säuglinge bei häufigem Hernienaustritt oft rezidivierendes Erbrechen, Trinkschwäche, mangelhafte Gewichtszunahme und Unruhe.

Zeigt sich die Bruchgeschwulst beim Früh- und Neugeborenen oft nur als haselnußgroße, flache Vorwölbung in der Gegend des äußeren Leistenringes, so kann sie im Laufe von Monaten zu einem imponierenden, bis ins Skrotum reichenden Wulst werden. Dabei ist der Leistenkanal massiv erweitert (Hernia scrotalis, Abb. 2). Dieser Befund ist im Kindesalter beweisend für eine *indirekte* Hernie. Die im Bruchsack enthaltenen Darmschlingen gleiten bei der Reposition mit einem charakteristischen Gurren in die Bauchhöhle zurück. Die Spontanreposition des Bruchinhaltes erfolgt bei Säuglingen in Ruhe, bei älteren Kindern nachts im Liegen. Bei Säuglingen entspricht die Inkarzeration recht oft der Erstmanifestation der Hernie.

Die *Untersuchung* muß beim stehfähigen Kind immer liegend und stehend erfolgen. Die Inspektion der Genitalregion zeigt häufig eine diskrete Asymmetrie von Leiste, Skrotum oder großen Labien auch bei leerem Bruchsack. Beim Knaben halten wir den Hoden mit zwei Fingern der einen

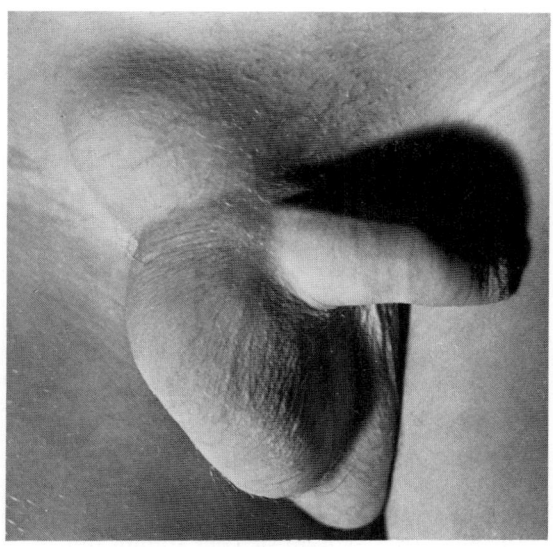

Abb. 2 Angeborene indirekte Leistenhernie bis ins obere Skrotalfach reichend.

Hand im Skrotum fest, spannen so den Samenstrang etwas an und tasten ihn bis zum Leistenring mit Daumen und Zeigefinger der anderen Hand ab. Dabei kann eine Samenstrangverdickung gegenüber der gesunden Seite oder ein Bruchsack als häutiges Gebilde getastet werden. Gleichzeitig erhalten wir Aufschluß über den Deszensus. Beim Pressen oder Weinen wird sodann der Austritt von Bruchinhalt beobachtet und getastet. Schließlich können mit dem vom Skrotum her in den äußeren Leistenring eingeführten Kleinfinger Weite des Leistenkanals und Hustenanprall beurteilt werden. Beim Säugling ist diese Untersuchung wegen des hohen Turgors im Skrotalbereich nicht sehr verläßlich.

Da sich der Hernienaustritt vor allem bei Säuglingen in der präoperativen Untersuchung nicht immer provozieren läßt, stellen wir die Operationsindikation gelegentlich aufgrund zuverlässiger anamnestischer Angaben von Hausarzt und Mutter.

Differentialdiagnose

Am schwierigsten erscheint uns die Abgrenzung der ausgetretenen, besonders der inkarzerierten Leistenhernie gegen die Hydrocele funiculi. Beide liegen über dem äußeren Leistenring, beide sind prallelastisch. Ziehen wir den Hoden tief ins Skrotum, so kann – im Gegensatz zur Hernie – der Samenstrang *proximal* der Hydrocele funiculi wieder als schlankes Gebilde getastet werden. Die Hernie hingegen setzt sich als deutliche Samenstrangverdickung in den Leistenkanal hinein fort und läßt sich im Gegensatz zur Hydrocele funiculi reponieren. Wenn die Hydrocele funiculi noch über einen engen offenen Processus vaginalis mit der Bauchhöhle kommuniziert, läßt sie sich langsam ausdrücken. Die Diaphanie ist bei der Hydrocele funiculi nicht immer so eindeutig positiv wie in der Skrotalregion. Ein Leistenhoden kann von der Hydrocele funiculi und der Hernie durch seine Konsistenz, leichte Verschieblichkeit und deutliche Druckschmerzhaftigkeit unterschieden werden. Lymphome befinden sich immer lateral des äußeren Leistenringes oder kaudal des Leistenbandes. Sie sind, im Gegensatz zu einem epifaszialen Hoden oder einem im Bruchsack liegenden Ovar, kaum verschieblich. Stehen sie vor der Abszedierung, sind sie schlecht abgrenzbar, und ihre Umgebung ist entzündlich infiltriert. Bei diesem Befund ist eine Abgrenzung zwischen Lymphom und inguinaler Hoden- bzw. Ovarialtorsion fast nur durch eine operative Revision möglich.

Besondere differentialdiagnostische Schwierigkeiten bietet auch die Hydrocele funiculi, die nach kurzer proximaler Obliteration in einen kleinen Bruchsack übergeht, in welchem eine kurze Dünndarmschlinge eingeklemmt ist. Wenn in dieser seltenen Situation der Bruchinhalt nicht eindeutig reponierbar ist, kann auch hier nur die operative Revision Klarheit bringen.

Therapie

Da die operative Behandlung der kindlichen Leistenhernie in jedem Alter heute die Therapie der Wahl ist, hat der Bruchverband seinen Platz nur noch in Ausnahmefällen als Überbrückungsmaßnahme. So etwa nach einer Reposition, um einen sofortigen Wiederaustritt des Bruchinhaltes bis zur Operation zu verhindern, oder beim Fehlen einer kindgemäßen Behandlungs- und Pflegemöglichkeit zur Überführung in eine entsprechende Abteilung. Wir verwenden in diesen Ausnahmefällen nur noch eine schmale elastische Binde, welche als spikaartiger Verband in Form einer Acht um Unterbauch und Oberschenkel des Kindes angelegt wird. Ein auf die Gegend des äußeren Leistenrings gelegter, gepuderter Wattetampon konzentriert den Druck des Verbandes auf den äußeren Leistenring.

Wenn der Bruchinhalt nicht mit Sicherheit vollständig reponiert und bei Knaben der betreffende Hoden deszendiert ist, gilt jede konservative Maßnahme als absolut kontraindiziert. Das monatelange Tragenlassen von Gummibruchbändern oder Garnstrangen halten wir für obsolet. Es bringt Hautprobleme und bewirkt eine lokale Atrophie von Unterhautfettgewebe und Bauchmuskulatur.

7.4 Abdomen

Operative Behandlung

Die *Operationsindikation* ist durch die Gefahr der Inkarzeration unter Schädigung der Gonaden einerseits, durch Ernährungs- und Pflegeschwierigkeiten beim häufigen Hernienaustritt andererseits gegeben. Der *Operationszeitpunkt* ist bei kindgerechter Narkose- und Operationstechnik nur noch durch äußere Umstände bestimmt. So operieren wir Frühgeburten noch vor Spitalentlassung, um ihnen einen weiteren Spitalaufenthalt und eine zweite Trennung von der Mutter zu ersparen. Säuglinge werden einbestellt, sobald die Diagnose durch den Kinderarzt gestellt ist, besonders rasch, wenn immer wieder Repositionen durch den Hausarzt notwendig werden. Wenn die Mutter voll stillt, können besonders weibliche Säuglinge auch ambulant operiert werden, oder die Mutter wird für eine Kurzhospitalisation zusammen mit dem Kind aufgenommen.

Technik

In Vollnarkose wird das Kind mit leicht unterlegtem Gesäß und mit in Streckstellung fixierten Oberschenkeln gelagert. Wir erleichtern uns dadurch den Zugang bei dem oft erheblichen inguinalen Fettpolster recht wesentlich.

Bei der Vielzahl der vorgeschlagenen Operationsmethoden sind für das Kind diejenigen vorzuziehen, die folgende Bedingungen erfüllen:
- Übersichtliche, zuverlässige Isolierung und Versorgung des Bruchsacks.
- Äußerste Schonung der zarten Samenstranggebilde.
- Keine Verlagerung des Samenstrangs, da diese mit einer hohen Zahl von Hodenatrophien belastet ist.

Ob und wie der Leistenkanal eröffnet und wieder verschlossen werden soll, ist im Kindesalter von untergeordneter Bedeutung. Wichtig ist hingegen die saubere Darstellung und Versorgung des Bruchsacks, welche ja der Behebung einer angeborenen Fehlbildung entspricht. So genügt bei Frühgeburten, Neugeborenen und jungen Säuglingen oft die Methode nach *Czerny*. Hierbei wird der Bruchsack ohne Eröffnung des Leistenkanals von den Samenstranggebilden abpräpariert und etwas vorgezogen. Da in diesem Alter der Leistenkanal gestreckter verläuft als beim älteren Kind, läßt sich der Bruchsack bis zum inneren Leistenring darstellen, basal ligieren und abtragen. Der äußere Leistenring wird durch eine Pfeilernaht etwas gerafft.

Bei älteren Säuglingen und Kindern gehen wir nach den Methoden von *Grob* und *Ferguson*, etwas modifiziert, folgendermaßen vor: Wir legen einen 3 cm langen Hautschnitt in die Unterbauchfalte, so daß er über den inneren Leistenring zu liegen kommt. Das vor allem beim Säugling erhebliche subkutane Fettpolster wird stumpf gespalten, die kräftig ausgebildete Subkutanfaszie mit der Schere inzidiert und ebenfalls gespreizt. Die darunterliegende zweite Fettschicht ziehen wir mit feinen Roux-Haken in der Faserverlaufsrichtung des Leistenbandes zur Seite. Die sehr elastischen subkutanen Venen werden nicht durchtrennt, sondern ebenfalls zur Seite gehalten. Auf diese Weise ist ein völlig blutungsfreies Operieren ohne eine einzige Ligatur möglich. Nun spalten wir das Leistenband vom äußeren Leistenring her über einer Kochersonde mit dem Messer längs und stellen den Samenstrang dar. Jetzt ziehen wir die Kremasterfasern mit zwei anatomischen Pinzetten auseinander, heben den darunterliegenden Bruchsack an und präparieren das Vas deferens und die Gefäße in der Regel stumpf von ihm ab. Nicht selten stoßen wir dabei auf ein stecknadelkopfgroßes, goldgelbes Stück aberrierendes Nebennierengewebe als weiteren Hinweis auf den *angeborenen* Bruchsack. Der Bruchsack wird nun zugedreht, basal mit einer resorbierbaren Durchstechungsligatur versehen und abgetragen, worauf sich der Stumpf zum inneren Leistenring zurückzieht. Eine Revision des Bruchsackes erfolgt nur, wenn er nicht mit Sicherheit leer ist.

Finden wir den Hoden in den Bruchsack einbezogen (Inguinoskrotalhernie), so wird der Bruchsackhals von den Samenstranggebilden abpräpariert, zwischen Klemmen durchtrennt und proximal versorgt. Der Bruchsackfundus wird im Hodenbereich längs geschlitzt und offengelassen. Durch Verklebung dieses Bruchsackfundus kann eine kleine Hydrocele testis entstehen, welche sich aber immer spontan zurückbildet. Entscheidend ist, daß der Hoden am Schluß der Operation wieder tief ins Skrotalfach versenkt werden kann. Ist dies nicht befriedigend möglich, so zögern wir nicht mit einer Orchidopexie zur Vermeidung eines sekundären Hodenhochstandes.

Den Leistenkanal verschließen wir ohne Verlagerung des Samenstranges zweischichtig durch Naht des M. obliquus internus abdominis an die Innenseite des Leistenbandes und durch Verschluß des Leistenbandes mit einer zweiten Nahtreihe. Der äußere Leistenring sollte dabei für die Kleinfingerkuppe durchgängig bleiben. Die Wunde verschließen wir mit einigen Subkutan- und Intrakutannähten. Letztere haben vor allem bei Säuglingen den Vorteil, daß die Infektion von Stichkanälen ausgeschlossen ist und keine Nähte oder Klammern entfernt werden müssen. Bruchsackversorgung und sämtliche Nähte werden beim Kind ohne Rezidivrisiko mit resorbierbarem Nahtmaterial durchgeführt. Ein poröser, selbstklebender Schnellverband schützt die Wunde vor Verschmutzung. Besonders wichtig ist die Deszensuskontrolle vor Beendigung der Narkose.

Beim *Mädchen* achten wir bei der Bruchsackversorgung besonders auf einen oft im Bruchsackhals anzutreffenden Tubenanteil. Der Bruchsackstumpf wird mit Hilfe des Ligaturfadens unter den Rand des M. obliquus internus abdominis fixiert, um so das Ligamentum rotundum wieder zu verankern.

Die Leiste wird vollständig, d. h. bis zum Tuberculum pubicum, verschlossen.

Für die Indikation zur *Revision der kontralateralen Seite* sind verschiedene, teilweise nicht ungefährliche Methoden wie transabdominale Sondierung und Peritoneo- oder Herniographie (Strahlenbelastung!) vorgeschlagen worden. Wegen der erfahrungsgemäß hohen Treffsicherheit führen wir nur beim weiblichen Säugling eine routinemäßige Revision der Gegenseite durch. Bei Knaben liegt das Risiko, noch im Kindesalter auch auf der Gegenseite operiert werden zu müssen, etwa bei 1 : 10. Diese Häufigkeit rechtfertigt nach unserer Ansicht eine routinemäßige doppelseitige Operation nicht.

Komplikationen

Ein gestörter postoperativer Verlauf nach Hernienoperationen ist bei Kindern sehr selten. Wundinfekte werden ausnahmsweise bei Säuglingen beobachtet. Sie treten bei intrakutaner Verwendung resorbierbaren Nahtmaterials höchstens als oberflächliche, durch frühe postoperative Verschmutzung bedingte Infekte der Hautwunde auf und heilen nach etwa 1 cm langer Spreizung der Wundränder rasch ab.

Entsprechend dem Fehlbildungscharakter der angeborenen Leistenhernie ist die *Rezidivhäufigkeit* bei zuverlässiger Bruchsackversorgung äußerst niedrig, sie dürfte weit unter einem Prozent liegen. Sofern es sich um ein echtes Rezidiv handelt, d. h. der oft feinste Processus vaginalis bei der Erstoperation nicht übersehen wurde, finden wir die Stelle der früheren Durchstechungsligatur im Bereich des inneren Leistenrings, und der Rezidivbruchsack zieht daran vorbei durch den weiten Leistenkanal. Dem Verschluß der Leiste schenken wir in solchen Fällen besondere Beachtung.

Bei nichtinkarzerierten Hernien kommen Hodenatrophien als direkte Operationsfolge kaum vor. Mit einer konsequenten Deszensuskontrolle am Schluß jeder Hernienoperation, wobei der Hoden der operierten Seite tief ins Skrotum gezogen wird, vermeiden wir einen sekundären, iatrogenen Hodenhochstand.

Inkarzeration

Besonders häufig beobachten wir Einklemmungen des Bruchinhalts im ersten Lebenshalbjahr. Mit zunehmender Ausweitung der Bruchpforte nimmt die Inkarzerationsgefahr ab. Immer wieder beobachten wir die Einklemmung als Erstmanifestation der Säuglingshernie.

Symptome

Das von einer Hernieneinklemmung betroffene Kind ist unruhig und weinerlich. Das Schreien bewirkt eine Zunahme des Bruchinhalts und damit der Schmerzen. In den folgenden Stunden stellen sich Ileussymptome ein mit Erbrechen, Darmsteifungen, schließlich Stuhl- und Windverhaltung. Da der Arzt heute früh konsultiert wird, sehen wir kaum je das Vollbild eines mechanischen Ileus als Folge einer Inkarzeration.

Bei der Untersuchung ist die Leisten- oder Skrotalhernie prall und druckempfindlich, die Haut darüber gerötet, besonders, wenn bereits Repositionsversuche stattgefunden haben. Durch die Strangulation kommt es zur venösen Stase der eingeklemmten Darmschlingen und zur Ansammlung von serösem, später hämorrhagischem Bruchwasser. Da irreparable Schäden am eingeklemmten Darm im Kindesalter auch nach über 12 Stunden kaum vorkommen, ist ein Repositionsversuch mit Rückverlagerung des möglicherweise ischämischen Darmes fast in jedem Fall noch vertretbar. So haben wir seit Jahren durch geduldiges Vorgehen fast alle Hernien reponieren können und waren nur in ganz vereinzelten Fällen zu einer operativen Reposition oder gar Darmresektion gezwungen.

Differentialdiagnose

Einen ähnlichen Lokalbefund wie die inkarzerierte Hernie, besonders auch bezüglich der Schmerzhaftigkeit, machen Hodenretention, Hodentorsion, irreponibles Ovar und Lymphadenitis. Bei der unkomplizierten inguinalen Hodenretention fehlen akute, lokale Begleitsymptome. Der Hoden ist verschieblich. Beim torquierten Leistenhoden fehlen Darmsymptome. Die Lymphadenitis läßt sich bei genauer Beobachtung lateral des äußeren Leistenringes oder subinguinal lokalisieren. Die Hydrocele funiculi zeigt keine akuten Symptome, ist gut abgrenzbar, etwas verschieblich und kaum schmerzhaft. Besonders schwierig zu interpretieren und oft nur operativ zu klären ist die Kombination einer Hydrocele funiculi mit einer proximalen, kleinen inkarzerierten Hernie.

Therapie

Oft erfolgt eine Spontanreposition auf der Fahrt ins Spital, wenn das Kind abgelenkt wird und mit Schreien und Pressen aufhört. Sind bereits erfolglose Repositionsversuche vorausgegangen, verabreichen wir intramuskulär oder rektal ein Sedativum und schließen die meist erfolgreiche Reposition erst an, wenn sich das Kind vollkommen beruhigt hat.

Während mit Daumen und Zeigefinger der einen Hand der Bruchsackhals gestützt wird, komprimieren wir den Bruchinhalt vom Fundus her in Richtung Bruchpforte möglichst konzentrisch mit den Fingern der anderen Hand. Um das Ödem des eingeklemmten Bruchinhalts wegzudrücken, muß diese Stellung oft während 5–15 Minuten beibehalten werden, bevor die Darmschlingen langsam in die Bauchhöhle zurückzugleiten beginnen. Ein warmes Bad oder Kopftieflage können für den Repositionsvorgang hilfreich sein. Nach erfolgter Reposition legen wir bis zur Operation der Hernie

einen Bruchverband an. Die Operation wird am besten nach Abklingen des begleitenden Ödems 2–3 Tage später durchgeführt.
Eine notfallmäßige operative Revision nach erfolglosem Repositionsversuch sollte nur durch den kinderchirurgisch Erfahrenen durchgeführt werden. Nach Spaltung der Bruchpforte stellen wir den ödematösen, prallen Bruchsack sorgfältig dar, indem wir die in diesen Fällen besonders zerreißlichen und oft schwer zu identifizierenden Samenstranggebilde stumpf vom Bruchsack trennen. Nun eröffnen und revidieren wir den Bruchsack. Die eingeklemmten Darmschlingen erholen sich nach Betupfen mit warmer Kochsalzlösung fast immer spontan. Die äußerst selten notwendige Darmresektion muß durch einen in der Operationstechnik des Säuglingsalters bewanderten Chirurgen durchgeführt werden.
Das häufigere Vorkommen der Hodenatrophie nach Inkarzeration müssen wir weniger den größeren operationstechnischen Schwierigkeiten als vielmehr der durch die Einklemmung bedingten vorbestehenden Hodenischämie zuschreiben.

Literatur

Bay, V.: Leistenbruch im Säuglingsalter. Mschr. Kinderheilk. 114 (1966) 235–236
Grob, M.: Lehrbuch der Kinderchirurgie, 1. Auflage. Thieme, Stuttgart 1957
Harper, R. G., A. Garcia, C. Sia: Inguinal hernia: Common problems of premature infants weighing 1000 grams or less at birth. Pediatrics 56 (1975) 112–115
Herzfeld, G.: The radical cure of hernia in infants and young children. Edinb. med. J. 32 (1925) 281–290
Högger, C.: Schädigungen des Hodens und des Ovars bei eingeklemmten Leistenbrüchen im Säuglings- und Kleinkindesalter. Z. Kinderchir. 23 (1978) 293–302
Howanietz, L., E. Pichler: Der irreponible Leistenbruch beim weiblichen Säugling. Z. Kinderchir. 6 (1968) 237–242
Menardi, G., H. Sauer: Hodengangrän als Komplikation der Inkarzeration der Säuglingshernie. Z. Kinderchir. 16 (1975) 421–425
Monnier, E.: Le traitement des hernies chez l'enfant. Schweiz. med. Wschr. 59 (1929) 687–692
Morger, R.: Die Leistenhernie beim Säugling und Kind. Praxis 50 (1961) 48–52
Levy, J. L.: Evaluation of transperitoneal probing for detection of contralateral inguinal hernias in infants. Surgery 71 (1972) 412–417
Paterson, D.: An investigation into the incidence of hernia in children. Arch. Dis. Childh. 2 (1927) 328–331
Rehbein, F., B. Reismann: Der Leistenbruch des Säuglings. Langenbecks Arch. klin. Chir. 313 (1965) 425–433
Rowe, M. I., H. W. Clathworthy: Incarcerated and strangulated hernias in children. Arch. Surg. 101 (1970) 136–139
White, J. J., J. A. Haller, J. P. Dorst: Congenital inguinal hernia and inguinal herniography. Surg. Clin. N. Amer. 50 (1970) 823–837
Strauss, B.: Ovarialhernien beim Säugling. Z. Kinderchir. 3 (1966) 195–200

Andere Hernienformen im inguinoperinealen Bereich

J. G. KUNDERT

Andere Bruchpforten als der durch den Deszensus präformierte Inguinalkanal spielen in der kindlichen Leistenregion eine verschwindend kleine Rolle. Immerhin müssen andere Hernienformen gelegentlich in differentialdiagnostische Überlegungen einbezogen werden.

Direkte Leistenhernie

Einen Hernienaustritt im Bereich der Fossa inguinalis medialis, d. h. medial der kaudalen epigastrischen Gefäße, sehen wir gelegentlich bei dystrophen männlichen Säuglingen und Frühgeburten. Der Operationsbefund zeigt meist keinen eigentlichen Bruchsack, sondern ein präperitoneales Lipom, hinter welchem beim Betätigen der Bauchpresse eine flache Vorwölbung des Peritoneums entsteht. Die Unterscheidung zwischen kleiner direkter oder indirekter Hernie ist im frühen Säuglingsalter nicht immer leicht und manchmal erst bei der Operation möglich.
Operationstechnisch gehen wir gleich vor wie bei der indirekten Form, verzichten auf eine Samenstrangverlagerung, verschließen die Bruchpforte durch Naht des Internusrandes an den lateralen Schenkel des Leistenbandes und durch Naht des Leistenbandes bis vor das Tuberculum pubicum, ohne aber den Samenstrang einzuengen.

Femoralhernie

Bei der Femoralhernie tritt der Bruchsack, oft auch hier zusammen mit präperitonealem Fettgewebe, unterhalb des Leistenbandes und medial der Oberschenkelgefäße aus (Lacuna vasorum). Auch diese Hernienform ist im Kindesalter selten. Mädchen und Knaben sind im Gegensatz zum Erwachsenen etwa gleich häufig betroffen, die rechte Seite überwiegt etwa im gleichen Maße wie bei der indirekten Leistenhernie.
Als Operationsmethode bevorzugen wir die Einstülpung des Bruchsackes und den Verschluß der Bruchpforte durch Naht der Pektineusfaszie ans Leistenband. Dabei muß eine Einengung der Femoralvene vermieden werden.

Interparietale Hernie

Von einer interparietalen Hernie sprechen wir dann, wenn sich ein indirekter Bruchsack nicht in Richtung auf das Skrotum, sondern nach lateral oder kranial zwischen die einzelnen Bauchwandschichten hinein ausdehnt. Am häufigsten sehen wir die superfizielle Form (Abb. 3) zusammen mit

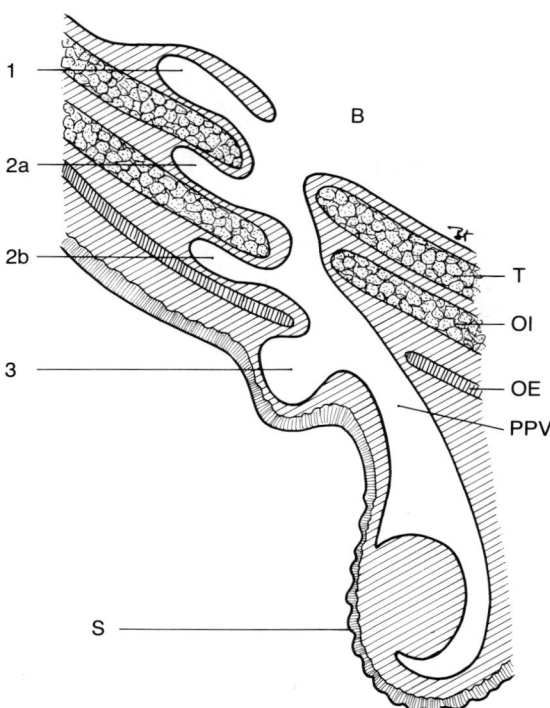

Abb. 3 Schematische Darstellung der interparietalen Hernien. B = Bauchhöhle, T = M. transversus abdominis, OI = M. obliquus internus abdominis, OE = Aponeurose des M. obliquus externus abdominis, PPV = Processus vaginalis peritonaei, S = Skrotum, 1 = präperitoneale Hernie, 2a u. 2b = interstitielle Hernien, 3 = superfizielle Hernie.

der epifaszialen Hodenektopie. Bruchsack und Hoden werden dann lateral und kranial des äußeren Leistenrings zwischen Subkutis und Externusaponeurose gefunden. Der Maldeszensus muß wohl auch als Ursache für diese seltene Hernienform angesehen werden. Die interparietale Hernie muß bei allen Tumoren der vorderen Bauchwand differentialdiagnostisch in Betracht gezogen werden.
Das operative Vorgehen ist analog demjenigen bei der indirekten Hernie, kombiniert mit einer Orchidopexie.

Perinealhernie

Ausgehend vom Douglasschen Raum, der auch normalerweise beim Neugeborenen noch deutlich tiefer zum Beckenboden hinunterreicht als beim Erwachsenen, tritt die angeborene Perinealhernie durch eine Lücke im M. levator ani im Perianalbereich unter die Haut. Erworbene Formen kommen nach perinealen Eingriffen vor. Klinisch läßt sich im Dammbereich paramedian eine weiche, reponible Geschwulst von variabler Größe feststellen. Die Diagnose soll durch eine Kontrastdarstellung des Dickdarmes, der als Bruchinhalt in Frage kommt, gesichert werden.
Das operative Vorgehen muß die Prinzipien der Bruchoperation und die lokalen Gegebenheiten des Einzelfalls berücksichtigen.

Literatur

Baum, R. K.: Femoral hernias in pediatric patients. Amer. J. Surg. 99 (1960) 904–905
Cherry, J.: Femoral hernia in children. Amer. J. Surg. 106 (1963) 99–102
Fonkalsrud, E. W., H. W. Clathworthy jr.: Femoral and direct inguinal hernias in infants and children. J. Amer. med. Ass. 192 (1965) 597–599
Kundert, J. G.: Interstitielle Leistenhernie mit Hodenektopie im Säuglingsalter. Z. Kinderchir. 15 (1974) 462–464
Masih, B., S. Swamy, B. Altman: Bilateral interstitial hernia in the newborn infant. Surgery 69 (1971) 577–581
Rehbein, F., S. Hofmann: Hernia perinealis beim Säugling. Zbl. Chir. 89 (1964) 566–569

Hydrozele

J. G. KUNDERT

Unter Hydrozele verstehen wir eine vom Processus vaginalis peritonaei abstammende Zyste.

Hydrocele testis

Im Bereich des Hodens entspricht die Hydrocele testis der erweiterten, mit seröser Flüssigkeit gefüllten Tunica vaginalis testis (Cavum serosum testis).

Symptome

Die Hydrocele testis entspricht einem prallelastischen, eiförmigen, ein- oder beidseitigen Tumor im Skrotum. In dessen Wand ist der Hoden einbezogen, aber bei praller Hydrozele schwer zu tasten. Entzündliche Zeichen fehlen, die Skrotalhaut ist über der Hydrozele gut verschieblich. Bei der Diaphanie leuchtet die ganze Zyste tiefrot auf, und der Hoden erscheint als kleiner, wandständiger Schatten ausgespart. Wenn noch eine Verbindung zum Bauchraum besteht (kommunizierende Hydrozele), können wir den Inhalt ausdrücken und den Hoden einwandfrei tasten. Im Gegensatz zur Hodentorsion, die zwar auch zu einer vermehrten Transsudation in die Tunica vaginalis testis, aber auch zu Entzündungszeichen führt, bestehen bei der Hydrozele keinerlei Beschwerden (vgl. dazu »Hoden- und Hydatidentorsion«, S. 8.209 ff., und »Hodentumoren«, S. 8.212 ff.).

Therapie

In den ersten Lebensmonaten ist die Hydrocele testis außerordentlich häufig zu beobachten. Sie bildet sich im Laufe des ersten Lebensjahres fast ohne Ausnahme zurück und wird dann von den Müttern gelegentlich als »Hodenschrumpfung« beurteilt. Eine Punktionsbehandlung ist unnötig.

Finden wir eine sehr große Hydrozele jenseits des ersten Lebensjahres, so erwägen wir die *Operation*. Dies auch deshalb, weil die Auswirkung des Flüssigkeitsmantels auf die Wachstumsphase des Hodens noch unklar ist. In Analogie zum Operationstermin der Orchidopexie (S. 8.205) wäre in diesen Einzelfällen die chirurgische Therapie spätestens im zweiten Lebensjahr durchzuführen. Dabei revidieren wir von einem Leistenschnitt aus den Samenstrang, versorgen einen vorhandenen offenen Processus vaginalis peritonaei analog einem Bruchsack und luxieren die Hydrocele testis samt dem Hoden aus dem Skrotalfach. Die Tunica vaginalis testis wird dargestellt, längs gespalten, nach Winkelmann umgeschlagen und mit wenigen resorbierbaren Nähten offengehalten. Da wegen der enormen Ödembereitschaft seröser Häute im Kindesalter die Möglichkeit der Samenstrangeinengung besteht, resezieren wir den Hydrozelenbalg nur sparsam. Eine exakte Blutstillung bewahrt uns vor Skrotalhämatomen.

Hydrocele funiculi

Die Hydrocele funiculi entspricht einem teilweise offengebliebenen Processus vaginalis peritonaei (Abb. 4 a u. b) und zeigt demzufolge enge Beziehungen zum Samenstrang. Manchmal persistiert überdies eine peritoneale Verbindung zur freien Bauchhöhle, was bei solchen *kommunizierenden Hydrozelen* den variablen Füllungszustand erklärt. Von den angeborenen indirekten Leistenhernien unterscheiden sich diese Befunde nur noch durch den Inhalt des Processus vaginalis peritonaei: Transsudat im einen, Anteile von Bauchorganen als Bruchinhalt im anderen Fall.

Symptome

Die Hydrocele funiculi wird – falls nicht kommunizierend – als indolente, längsovale, prallelastische Zyste im Verlauf des Samenstrangs getastet. Nach distal läßt sie sich vom Hoden abgrenzen, gegen den Leistenkanal hin zeigt sie einen schlanken Stiel. Läßt sich die Hydrozele durch Kompression entleeren, muß eine Verbindung zur Bauchhöhle angenommen werden. Gelegentlich beobachten wir, daß aus einem offenen Processus vaginalis peritonaei oder sogar aus einem Bruchsack durch narbige Klappenbildung eine Hydrocele funiculi entsteht.

Der Hydrocele funiculi entspricht beim Mädchen die Zyste des Nuckschen Kanals. Diese ins Ligamentum rotundum einbezogenen Zysten werden zwischen äußerem Leistenring und großen Labien getastet.

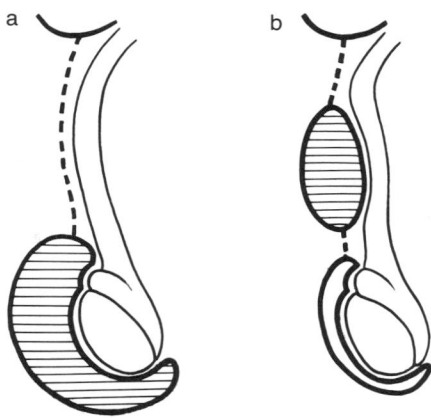

Abb. 4a u. b   Formen der Hydrozele.
a Hydrocele testis.
b Hydrocele funiculi.

Differentialdiagnose

Wegen ihrer eindeutigen Lokalisation bereitet die Diagnose einer Hydrocele testis keine Schwierigkeiten. Hingegen ist die Unterscheidung zwischen der Hydrocele funiculi und einer irreponiblen Leistenhernie manchmal schwierig. Die Interpretation des Befundes bei der Kombination von beiden ist fast nur durch operative Darstellung möglich. Die Hydrocele funiculi ist meist ein Zufallsbefund, sie macht im Gegensatz zur Hernie keine Beschwerden und keine Darmsymptome. Die Diaphanie ist bei der Hernie negativ, bei der Hydrozele positiv, nicht aber immer verläßlich. Ein wichtiges Unterscheidungsmerkmal zwischen Hernie und Hydrozele ist die deutliche Abgrenzbarkeit der letzteren gegen den Leistenkanal hin und die leichte Verschieblichkeit. Die differentialdiagnostische Punktion birgt die Gefahr einer Darmverletzung.

Beim Mädchen gelten für die Abgrenzung zwischen der Zyste des Nuckschen Kanals und der Leistenhernie analoge Kriterien wie beim Knaben. Besonders ähnlich sind die Lokalbefunde bei der Zyste einerseits und der Leistenhernie mit irreponiblem Ovar andererseits. In diesen Fällen ist die beschleunigte operative Revision angezeigt, um Schädigungen des kindlichen Ovars zu vermeiden.

Therapie

Bei der Hydrocele funiculi und der Zyste des Nuckschen Kanals handelt es sich im Grunde genommen um persistierende fetale Strukturen. Wir stellen deshalb die Operationsindikation großzügiger als bei der Hydrocele testis, die lediglich einer Erweiterung des Cavum serosum testis oder einem serösen Erguß in die Hodenhüllen entspricht. Da wir bei kommunizierenden Formen gelegentlich spontanes Veröden beobachten, führen wir eine Operation im zweiten Lebensjahr durch. Diese besteht in einer radikalen Entfernung des Hydrozelensacks mit Versorgung eines allenfalls noch offenen Processus vaginalis im Bereich des inneren Leistenringes analog einem Bruchsack.

Literatur

Daum, R., J. Völker, H. Weiss: Die Hydrozele im Säuglings- und Kindesalter. Urologie 9 (1970) 249–252

Fahlström, G., L. Holmberg, H. Johansson: Atrophy of the testis following operations upon the inguinal region in infants and children. Acta chir. scand. 126 (1963) 221–232

McKay, D. G., R. Fowler jr., J. S. Barnett: The pathogenesis and treatment of primary hydroceles in infancy and childhood. In F. D. Stephens: Congenital Malformations of the Rectum, Anus and Genito-Urinary Tracts. Livingstone, Edinburgh 1963

Sitadevi, C., R. P. Israel, Y. Ramaiah, P. Tarachand, N. V. Reddy, C. R. R. M. Reddy: The study of electrophoretic pattern of hydrocele fluid in relation to pathological changes in tunica vaginalis. J. Urol. (Baltimore) 104 (1970) 289–299

Nabelhernie

J. G. Kundert

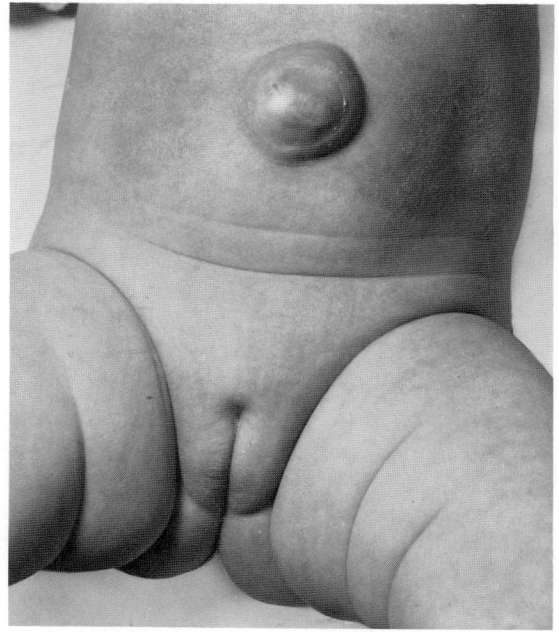

Abb. 5 Nabelhernie.

Die Häufigkeit der Nabelbrüche ist in den ersten Lebensmonaten außerordentlich groß und nimmt während der ersten Lebensjahre kontinuierlich ab.

Pathogenese

Nach dem Abfallen des eingetrockneten Nabelschnurrests bleibt eine granulierende Narbe zurück, die sich rasch überhäutet. In diesem Narbenbereich sind Nabel und Peritonaeum parietale eng verwachsen, die Rektusscheidenränder weichen etwas auseinander. Die in der Neugeborenenperiode noch deutliche Lücke im Zentrum der bindegewebigen Nabelplatte schließt sich im Laufe des ersten Lebensjahres durch narbige Retraktion. Nur in seltenen Fällen bleibt, besonders im kranialen Nabelbereich, eine peritoneale Ausstülpung im Sinne einer echten Hernie bestehen. Begünstigende Faktoren sind Frühgeburt, Dystrophie, vermehrte Betätigung der Bauchpresse bei Darmpassagestörungen und respiratorischen Affektionen. Bezüglich Häufigkeit und Größe der Nabelhernien scheinen ethnische und rassische Unterschiede zu bestehen, die aber möglicherweise durch die Verschiedenheit der begünstigenden Faktoren überdeckt werden.

Symptome

Beim ruhigen Kind können wir im Liegen die Bruchpforte durch den meist dünnen Hautnabel hindurch mit der Fingerkuppe tasten. Unter Bauchdeckenspannung füllt sich die Hernie mit Netz oder Darm und wölbt sich erbs- bis kirschgroß vor (Abb. 5). Die Reposition des Bruchinhalts gelingt immer leicht, da die Bruchpforte im Verhältnis zum Bruchsack nie sehr eng ist. Eine Darmschlinge läßt sich unter charakteristischem Gurren reponieren, während sich ein Netzzipfel als Bruchinhalt körnig anfühlt. Nabelhernien machen gelegentlich Beschwerden, wenn das Netz im Bruchsack verwachsen ist. Es ist jedoch nicht richtig, eine kleine Nabelhiernie als Ursache psychosomatischer Abdominalbeschwerden anzusehen und sich von der Operation eine Lösung der psychischen Probleme des Patienten zu erhoffen. Inkarzerationen sind extrem selten.

Therapie

Zur Unterstützung der narbigen Retraktion im Nabelbereich empfehlen wir bei manifestierter Hernie im Neugeborenenalter, die Nabelbinde über etwa drei Monate weiter tragen zu lassen. Nabelpflaster bewirken lediglich eine Hautverschiebung im Nabelbereich, sie sind überdies unsauber und führen zu Ekzemen und Pyodermien. Wenn wir die Eltern vom Sinn einer abwartenden Haltung überzeugt haben, werden wir im Laufe der folgenden Jahre nur noch vereinzelte Fälle wegen der Frage der Operation zu beurteilen haben. Meist sind es dann Mädchen im Vorschulalter, bei denen vorwiegend kosmetische Überlegungen eine Rolle spielen.

Operationstechnik

In Narkose legen wir einen halbkreisförmigen Hautschnitt, den Nabel kaudal umfahrend. Nabelstrang und Faszienplatte werden dargestellt. Nachdem wir uns vergewissert haben, daß aller Bruch-

7.10 Abdomen

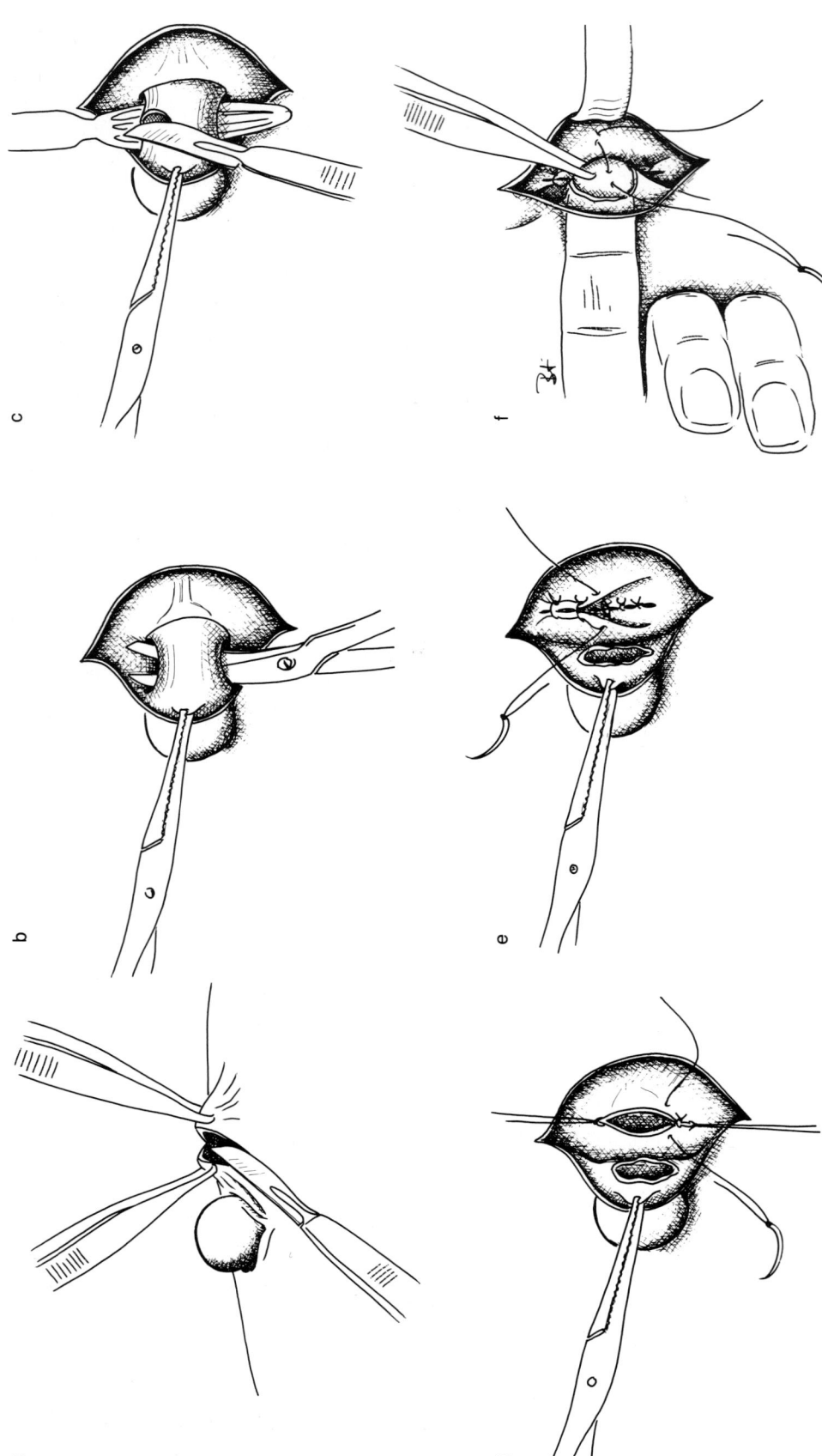

Abb. 6a–f Operation der Nabelhernie. a Halbkreisschnitt kaudal des Nabels. b Darstellen des Nabelstrangs. c Eröffnung der Bruchpforte über einer Kochersonde. d Verschluß der Bruchpforte. e Fasziendoppelung. f Einstülpen und Aufsteppen des Hautnabels.

inhalt reponiert ist, trennen wir den Hautnabel vom Bruchsack ab. Dabei wird die Bruchpforte eröffnet und inspiziert. Wir verschließen Peritoneum und Faszie einschichtig mit kräftigem, resorbierbarem Nahtmaterial. Je nach Größe der Faszienlücke wird die Naht gedoppelt oder durch zwei Halbtabaksbeutelnähte versenkt.

Liegt die Bruchpforte zum Nabelstrang exzentrisch kranial, so umfahren wir mit dem Hautschnitt den Nabel seitlich und verlängern die Inzision nach Bedarf in kranialer Richtung. Bei solchen Befunden adaptieren wir nach dem Verschluß der Bruchpforte die Rektusscheidenränder mit einer zweiten Nahtreihe.

Der Hautnabel wird auf die Faszie aufgesteppt und damit eingestülpt, die Hautwunde mit einer resorbierbaren Intrakutannaht verschlossen. So erreichen wir auch kosmetisch ein optimales Resultat (Abb. 6 a–f).

Literatur

Lassaletta, L., E. W. Fonkalsrud, J. A. Tovar, D. Dudgeon, M. J. Asch: The management of umbilical hernias in infancy and childhood. J. pediat. Surg. 10 (1975) 405–409

Need, A. G.: Obstructed umbilical hernia in children. Two case reports. Aust. paediat. J. 8 (1972) 152–154

Morgan, W. W., J. J. White, S. Stumbaugh, J. A. Haller jr.: Prophylactic umbilical hernia repair in childhood to prevent adult incarceration. Surg. Clin. N. Amer. 50 (1970) 839–845

Supraumbilikale Hernien

J. G. Kundert

Hernien, deren Bruchpforte unmittelbar mediokranial des Nabelstranges liegt, bezeichnen wir als supraumbilikale oder paraumbilikale Hernien. Sie können mit einer Nabelhernie kombiniert sein. Die beiden Bruchpforten sind dann durch ein querverlaufendes Faszienband voneinander getrennt. Im Gegensatz zur Nabelhernie kann der Bruchsack hier leicht dargestellt und eingestülpt werden. Der Verschluß der Bruchpforte erfolgt wie bei der Nabelhernie.

Epigastrische Hernie

J. G. Kundert

Oft beobachten wir bei Kindern im Bereich der Linea alba kranial des Nabels kleine Faszienlücken. Die durch diese Lücken austretenden, manchmal multiplen präperitonealen Lipome können bei Betätigung der Bauchpresse als körnige, flache, meist etwa linsengroße Erhebungen in der Subkutis getastet werden. Gelegentlich geben die Kinder einen leichten Druck- oder Verschiebeschmerz an, da die Lipome durch die Faszienlücke hindurch mit dem Peritoneum in Verbindung stehen. Wenn die Schmerzen nicht streng an die Stelle der Faszienlücke lokalisiert werden können, erachten wir einen Zusammenhang mit diffusen Bauchbeschwerden als nicht gegeben. Wenn wir uns wegen lokaler Beschwerden zur Operation entschließen, isolieren wir das gestielte Lipom von einer kleinen Hautinzision aus, tragen es hinter einer Ligatur ab, versenken den Stiel und verschließen die Faszienlücke mit einer einschichtigen Einzelnaht.

Omphalozele und Laparoschisis

B. Kehrer

Omphalozele und Laparoschisis sind Mißbildungen, die in Lokalisation und Aussehen sehr ähnlich sind. Die Differenzierung zwischen Omphalozele und Laparoschisis ist deshalb immer wieder Gegenstand von Kontroversen. Vorwiegend wird jedoch die Ansicht vertreten, daß es sich um embryogenetisch verschiedene Mißbildungen handelt, die sich auch in anderen Punkten wesentlich unterscheiden (Tab. 1). Ihre Zusammenfassung in einem Kapitel drängt sich jedoch auf, da bei der Behandlung vergleichbare Probleme entstehen und analoge operative Verfahren zur Anwendung kommen.

Embryologie der Nabelregion

Das frühembryonale Zölom, das sich bei der Abfaltung des Embryos vom Dottersack zwischen den nach ventral auswachsenden Blättern des Mesoderms (mit Somatopleura und Splanchnopleura) entwickelt, steht anfangs in breiter Verbindung mit dem extraembryonalen Zölom des Bauchstiels, dem späteren Nabelstrang. Zwischen der 5. und 10. Woche prolabiert der rasch wachsende Mitteldarm (Nabelschleife) in das extraembryonale Zölom, zieht sich dann aber bis zur 11. Woche vollständig in das intraembryonale Zölom zurück.

7.12 Abdomen

Tabelle 1 Charakteristika und Unterschiede von Omphalozele und Laparoschisis

	Omphalozele	Laparoschisis
1. *Allgemein*		
Vererbung	(+) ?	(−)
Frühgeburt	in 10%	in 50–70%
Geschlecht	♂ ≈ ♀	♂ > ♀
2. *Anatomie*		
Lage des Defekts	Nabel	meist rechts des Nabels
Nabelschnuransatz	an Zele	meist links neben Lücke
Hülle	vorhanden als Zele (wenn rupturiert, nur Reste)	keine
Abdomen	klein	(normal)
3. *Eviszerierte Organe*		
Intestinum	Dünndarm, Dickdarm	Dünndarm, Dickdarm, Duodenum, Magen
andere	Leber (total, partiell)	Adnexe, Gallenblase, Blase, Uterus, Leber nur äußerst selten
Aspekt	normal (bei intakter Zele)	ödematös, verdickt, verkürzt, fibrinös überzogen, schmutzig-livide Verfärbung, verklebt
4. *Begleitmißbildungen*		
allgemein	häufig (40%)	selten (18%)
Darmlage	Darmlageanomalien, Mesenterium dorsale commune	Darmlageanomalien, Mesenterium dorsale commune
Darmatresien	Duodenum, Ösophagus, Anus (3%)	meist Dünndarm, besonders bei kleinen Defekten (14%)
andere	Meckel-Divertikel/Ductus omphaloentericus	Meckel-Divertikel
Herz	häufig (15–25%) (Fallot, ASD)	selten (ASD/VSD)
andere	– Lebermißbildungen – Zwerchfellhernie – Wiedemann-Beckwith-Syndrom (EMG-Syndrom) – Sternumspalte – Ectopia cordis – Blasenexstrophie – vesikointestinale Fissur – Trisomie (13, 18, 21) – Myelomeningozele – usw.	keine
5. *Diverse*		
Schockzustand	kein (nur nach Ruptur)	ausgeprägt
Temperatur	± hypotherm	starke Hypothermie
Darmfunktion	postoperativ relativ rasch einsetzend	prolongierte Paralyse oder Dysperistaltik
Prognose	besser bei kleiner Zele und kleiner Lücke	besser bei großer Lücke (weniger Atresien)

Am Ende der 12. Woche nimmt der Darm nach Abschluß seiner Drehung die endgültige Lage ein; die Darmfixation erfolgt jedoch erst später.

Mit dem Rückzug des Darms in die sich ausweitende embryonale Abdominalhöhle verschließt sich gleichzeitig auch die Bauchwand am Nabelring durch zirkuläre Vereinigung von vier die Bauch- und Thoraxwand bildenden mesodermalen Falten.

Jede dieser Falten – von denen je eine kranial, kaudal und beidseits lateral vorwächst – besteht aus Somato- und Splanchnopleura. Die kraniale Falte bildet mit dem viszeralen Blatt das Herz, die großen Gefäße und den Vorderdarm (Pharynx, Ösophagus, Magen) und mit dem somatischen Blatt die Wand von Thorax und Epigastrium sowie das Septum transversum. Eine mangelhafte Ausbildung der Somatopleura der kranialen Falte führt deshalb zu einer Spaltung der Körperwand im Bereich von Thorax und Epigastrium (Kelosomia superior), wobei neben Sternum- und Zwerchfelldefekt eine Ectopia cordis und eine Omphalozele vorliegen können.

Die kaudale Falte liefert mit dem viszeralen Blatt den Hinterdarm, mit dem somatischen Blatt, das die Allantois enthält, die Wand des Hypogastriums. Eine mangelhafte Entwicklung des oberflächlichen (somatischen) Blattes bedingt eine Spaltbildung des Hypogastriums im Bereich der Allantois (Kelosomia inferior); es resultiert eine Blasenexstrophie mit Omphalozele. Ist das tiefe Blatt (Splanchnopleura) ebenfalls betroffen, so ist die Mißbildung mit einer Dysgenesie des Hinterdarms kombiniert (vesikointestinale Fissur).

Aus den lateralen Falten bilden sich der Mitteldarm und die seitliche Bauchwand. Vereinigen sie sich am Nabelring nicht mit der kaudalen und kranialen Falte, so bleibt im Bereich des Nabels eine Lücke bestehen, und das extraembryonale Zölom bleibt erhalten.

Omphalozele (Exomphalos, Nabelschnurbruch)

Bei der Omphalozele besteht eine Herniation von Eingeweiden in ein persistierendes extraembryonales Zölom, das als unterschiedlich großer durchsichtiger Sack der vorderen Abdominalwand anliegt und am Nabelring mit der Peritonealhöhle durch eine Bauchwandlücke in direkter Verbindung steht (Abb. 7 a–d).

Die Mißbildung ist selten und wird mit einer Frequenz von etwa 1 : 4000 bis 1 : 6000 beobachtet. Knaben sind etwas häufiger betroffen als Mädchen.

Ätiologie und Embryologie

Die auslösenden Faktoren, die zu dieser Mißbildung führen, sind nicht bekannt. Obwohl vereinzelt Fälle bei Geschwistern beschrieben wurden, wird keine genetische Ätiologie angenommen. Die Omphalozele beruht auf einer Hemmung der normalen Entwicklung der Nabelregion, die sich vor der 10. Woche abspielen muß. Das extraembryonale Zölom bleibt dabei erhalten, und durch eine inkomplette Entwicklung der seitlichen Falten verschließt sich der Nabelring nicht. Die Tatsache, daß die die Bauchwand bildenden mesodermalen Falten an der Entstehung der Omphalozele mitbeteiligt sind, geht auch daraus hervor, daß Kombinationen mit anderen Defekten der vorderen Abdominal- und Thoraxwand beobachtet werden (Ectopia cordis, Blasenexstrophie, vesikointestinale Fissur).

Die ursprüngliche Annahme, daß ein ungenügendes Wachstum des Peritonealraums den Rückzug des im extraembryonalen Zölom liegenden Darmes verhindert, ist jedoch unwahrscheinlich; die Unterentwicklung des Abdomens ist viel eher Folge als Ursache einer Omphalozele. Auch Adhärenzen zwischen prolabiertem Darm und Zelenwand (persistierender Ductus omphaloentericus, Verwachsungen) dürften kaum dafür verantwortlich sein, daß die Rückverlagerung des Darms nicht abläuft.

Voraussetzung dafür, daß sich der Darm in das Peritoneum zurückverlagert, ist ein Verschluß des Abdomens durch die vier Falten der primitiven Bauchwand. Weshalb dieser Verschluß ausbleibt, ist unklar. Denkbar sind jedoch zwei Mechanismen:
– Die Falten sind normal angelegt, vereinigen sich jedoch nicht, so daß der offene Nabelring persistiert, oder
– die Somatopleura einer Falte ist in ihrer Entwicklung gestört oder ist sekundär zugrunde gegangen, womit in diesem Bereich eine Lücke verbleibt.

Gegen diese letztgenannte Annahme spricht jedoch die Tatsache, daß die Bauchwandmuskulatur bei der Omphalozele wohl nach lateral verdrängt, aber immer vollständig vorhanden ist.

Pathologische Anatomie

Der Omphalozelensack besteht aus einer dünnen, avaskulären Membran, deren innere Schicht vom Peritoneum gebildet wird, während sie außen von Amnion überzogen ist. Dazwischen findet sich eine meist sehr dünne Lage von Wartonscher Sulze, die bei kleinen Omphalozelen gelegentlich jedoch auch recht dick sein kann, so daß der Omphalozelensack nicht mehr durchsichtig, sondern gelblich opak erscheint. An der Basis geht die Zele mit einem wenige Millimeter breiten Hautsaum in die Bauchwand über; die Zele selbst ist nicht epithelisiert. Die Nabelschnur entspringt bei kleinen Omphalozelen an deren Spitze, bei großen liegt sie exzentrisch, eventuell randständig an der Zele, mit der sie jedoch immer in direkter Verbindung steht (s. Abb. 7).

Die Nabelgefäße verlaufen vom Ansatz der Nabelschnur radiär zur Abdominalwand. Der Durchmesser der Lücke in der Bauchwand kann unterschiedlich groß sein und verhält sich nicht unbedingt proportional zum Volumen der Omphalozele. Beidseits wird sie von den Mm. recti abdominis begrenzt, die normal angelegt sind.

Der Inhalt der Omphalozele variiert entsprechend ihrer Größe: Ist die Zele klein, so kann er sich z. B. auf eine einzige Dünndarmschlinge beschränken; bei großen Zelen können zusätzlich zum ganzen Dünndarm auch Kolon, Duodenum und Magen prolabiert sein. Häufig liegen große Teile der Leber (evtl. sogar das ganze Organ) außerhalb der Peritonealhöhle. Im Gegensatz zur Laparoschisis ist die Oberfläche der prolabierten Eingeweide bei der intakten Omphalozele unverändert und aspektmäßig normal. Die Leber ist oft deformiert und kann auch in ihrer anatomischen Struktur Mißbildungen aufweisen (z. B. abnorme Lappen). Andere parenchymatöse Organe des Abdomens finden sich praktisch nie in der Zele.

Obligat besteht bei allen Patienten eine Darmlageanomalie im Sinne einer Nonrotation, Malrotation oder vollständig ausgebliebener Darmdrehung mit Mesenterium dorsale commune. Gehäuft finden

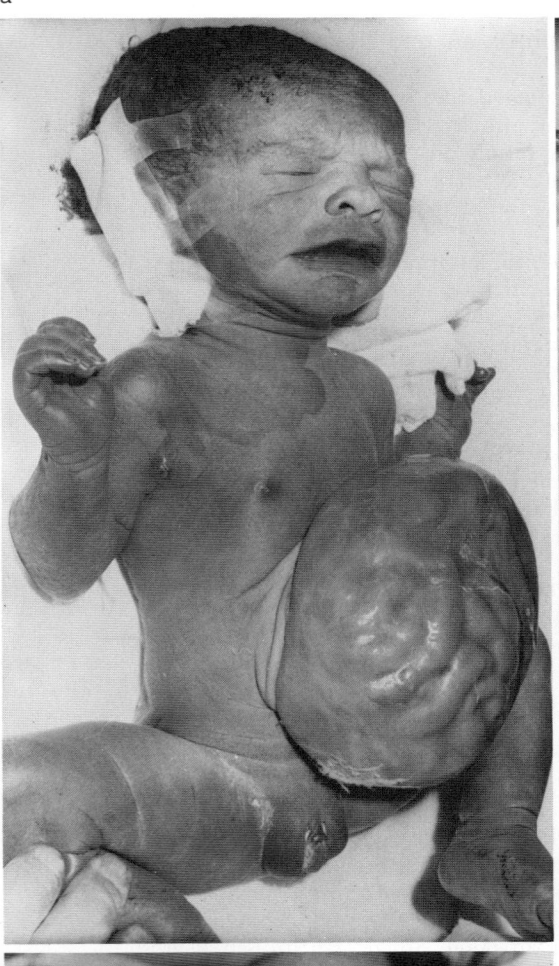
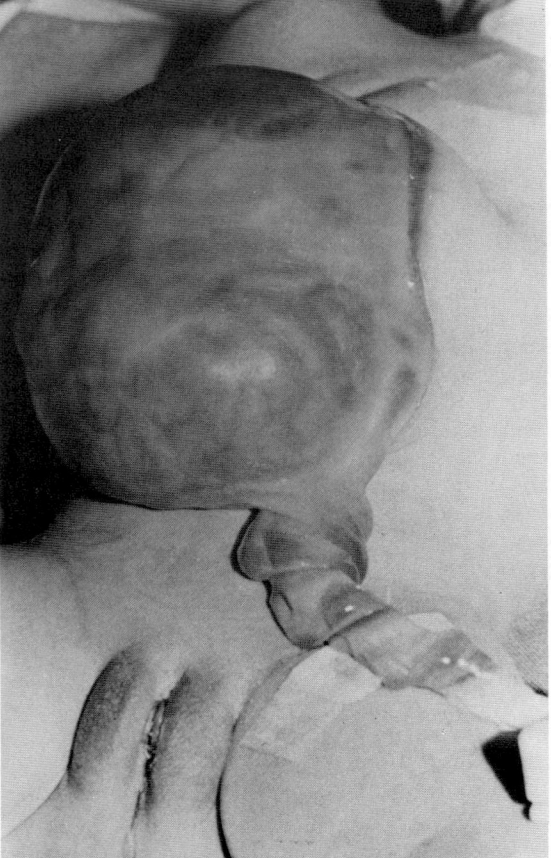
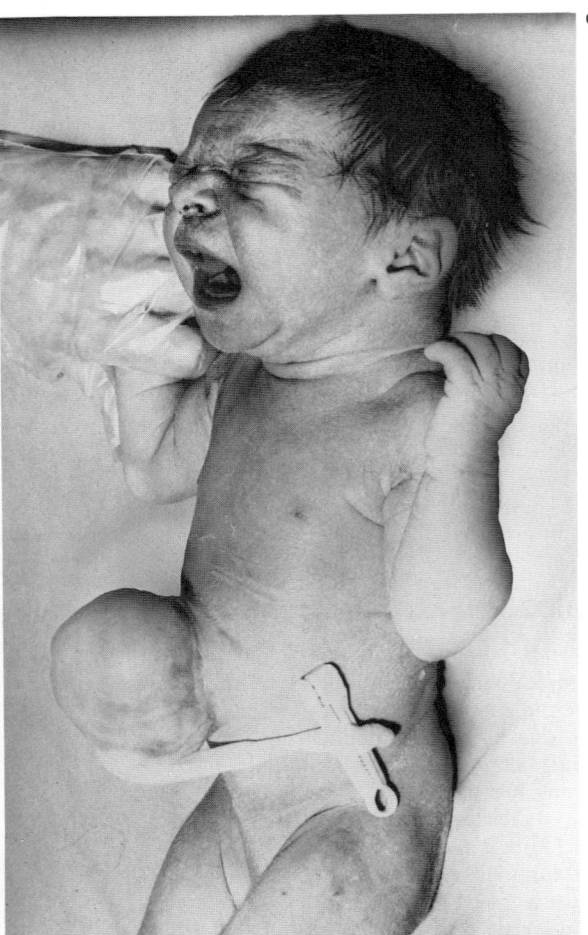
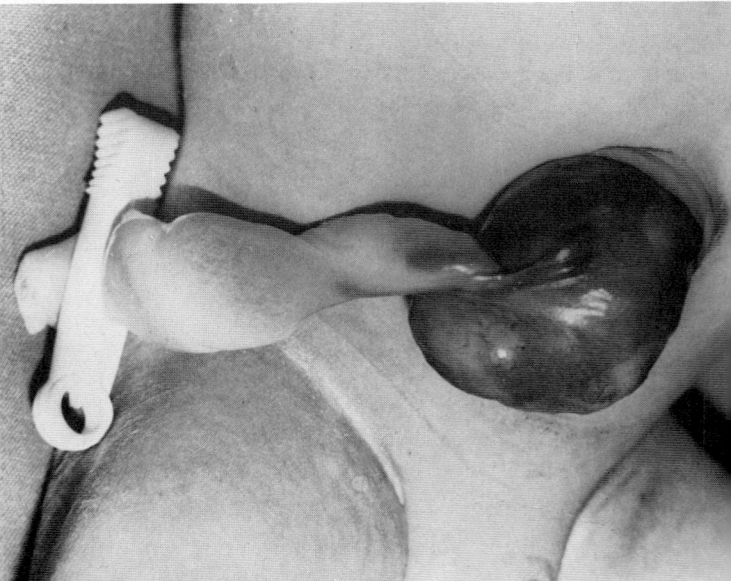

7

sich zudem ein Meckelsches Divertikel oder Reste des Ductus omphaloentericus sowie Darmatresien oder -stenosen.

Der Abdominalraum ist immer verkleinert; sein Volumen verhält sich umgekehrt proportional zur Zelengröße, d. h. er ist bei sehr großen Zelen am wenigsten entwickelt.

Diagnose und Symptome

In der Regel ist die Diagnose einer Omphalozele aufgrund des Aspektes und der typischen Lokalisation sehr leicht zu stellen (s. Abb. 7).

Schwierigkeiten können sich höchstens dann ergeben, wenn die Omphalozele pränatal rupturiert ist und sie gegen eine Laparoschisis abgegrenzt werden muß. Die in Tab. 1 aufgelisteten Unterscheidungsmerkmale werden jedoch meist eine sichere Diagnosestellung erlauben.

Bei kleineren Omphalozelen (Abb. 7 d), die makroskopisch nur als Auftreibung der Nabelschnurbasis imponieren, besteht die Gefahr, daß sie übersehen und akzidentell bei der Ligatur der Nabelschnur durchtrennt werden. Die Gefahr ist besonders groß, weil die kleinen Zelen oftmals eine relativ dicke, wenig durchsichtige Wand besitzen, so daß ihr Inhalt (z. B. eine Darmschlinge) kaum sichtbar ist und die Zele daher mit Whartonscher Sulze verwechselt wird.

Unmittelbar nach der Geburt kann die Omphalozele noch klein sein; sie kann dann aber rasch an Volumen zunehmen, da sich Magen und Darm mit verschluckter Luft füllen und weiteren Abdominalinhalt in die Zele drängen.

Anfänglich ist die Omphalozele durchsichtig und läßt die darin enthaltenen Organe leicht erkennen. Postpartal trocknet die Membran aber sehr rasch aus und wird trübe und leicht verletzbar.

Bei intakter Omphalozele sind die Neugeborenen meist in einem guten Allgemeinzustand. Rupturiert die Zele perinatal, so kann ein bedrohlicher Schockzustand auftreten.

Assoziierte Mißbildungen

Bei ca. 50% der Patienten bestehen zusätzlich zur Omphalozele und zur obligat vorhandenen Störung der Darmdrehung weitere Mißbildungen. Sie sind einerseits im Darmtrakt lokalisiert (Atresien, Stenosen, ganz oder teilweise offener Ductus omphaloentericus, Meckelsches Divertikel) oder betreffen auch sehr häufig das Herz (Fallotsche Tetralogie, Ventrikelseptumdefekt, Single ventricle usw.).

Andere Organsysteme wie Urogenitaltrakt, Skelett, ZNS (Meningomyelozele) können ebenfalls mitbeteiligt sein. Gehäuft treten auch Zwerchfellhernien auf, die initial leicht verpaßt werden können, wenn nicht systematisch danach gesucht wird (Thoraxröntgen).

Gelegentlich ist die Omphalozele Teil von komplexeren Mißbildungssyndromen wie Ectopia cordis, Blasenexstrophie, vesikointestinale Fissur, oder sie geht mit einer Trisomie 13, 18 oder 21 einher.

Besonders erwähnt sei das *Wiedemann-Beckwith-Syndrom* oder EMG-Syndrom (Exomphalos, Makroglossie, Gigantismus), das bei rund 10% der Fälle vorkommt: Neben der Omphalozele und einer meist auffallenden, ausgeprägten Makroglossie besteht ein allgemeiner Gigantismus, der sich in einem hohen Geburtsgewicht (über 90. Perzentile) äußert, sich aber auch asymmetrisch auf eine Hemihypertrophie beschränken kann. Häufig sind auch innere Organe beteiligt: Hepatosplenomegalie, Vergrößerung des Pankreas, große Nieren (Hydronephrose, Hydroureter, medulläre Dysplasie), Hypertrophie der Nebennierenrinde. Hinweise auf das Syndrom ergeben sich auch aus dem charakteristischen Aussehen dieser Patienten: Mikrozephalie mit ausladendem Okziput, Naevus flammeus im Gesicht, schlitzförmige quere Einziehungen der Ohrläppchen. Es ist wichtig, dieses Syndrom rasch zu erkennen, da die Patienten in den ersten Lebenstagen schwer korrigierbare Hypoglykämien entwickeln oder durch die Makroglossie in der Atmung behindert sind. Später zeigen diese Kinder eine prädiabetische Stoffwechsellage und scheinen langfristig auch gehäuft intraabdominal maligne Neoplasien aufzuweisen. Wegen des äußeren Aspektes kann das Syndrom mit einer Trisomie 21, einer Hypothyreose, einem Morbus Pfaundler-Hurler oder einer Glykogenspeicherkrankheit verwechselt werden.

Laparoschisis

Die Laparoschisis (Abb. 8 a–c) (= Gastroschisis im englischen Schrifttum) wurde ursprünglich als seltene Mißbildung beschrieben, scheint jedoch in den letzten Jahren aus unbekannten Gründen an Häufigkeit zugenommen zu haben und dürfte jetzt sogar wesentlich häufiger sein als die Omphaloze-

◁ Abb. 7a–d Omphalozele.
a Große Omphalozele. Im durchsichtigen Zelensack ist der prolabierte Dünndarm sowie kranial die partiell eventerierte Leber sichtbar. Darm wie Leberoberfläche haben einen normalen Aspekt.
b Große Omphalozele mit Dünndarm und teilweise am Zelensack adhärenter Leber. Die Nabelschnur inseriert an der Zele, die mit einem Hautsaum in die Abdominalwand übergeht.
c Mittelgroße Omphalozele, Dünndarm und Leberanteile enthaltend. Nabelschnuransatz nahe der Zelenkuppe.
d Kleine Omphalozele, der Zeleninhalt ist durch Whartonsche Sulze weitgehend verdeckt, und die Zele selbst imponiert nur als Verdickung der Basis der Nabelschnur.

7.16 Abdomen

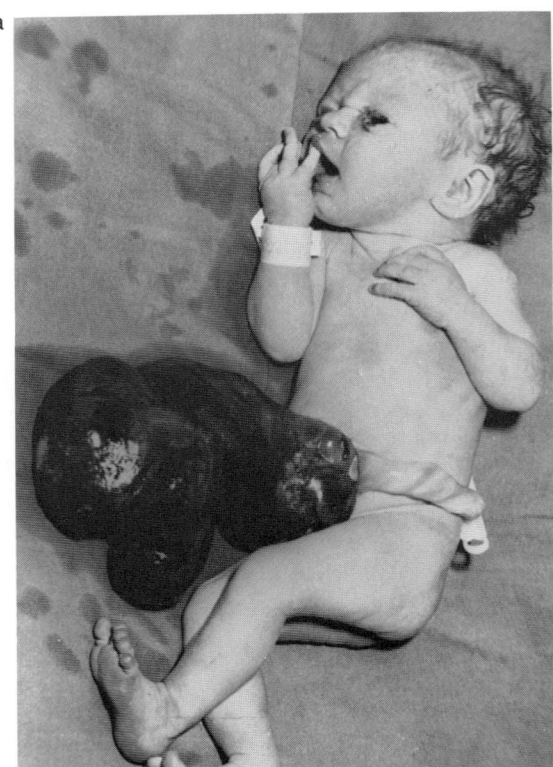

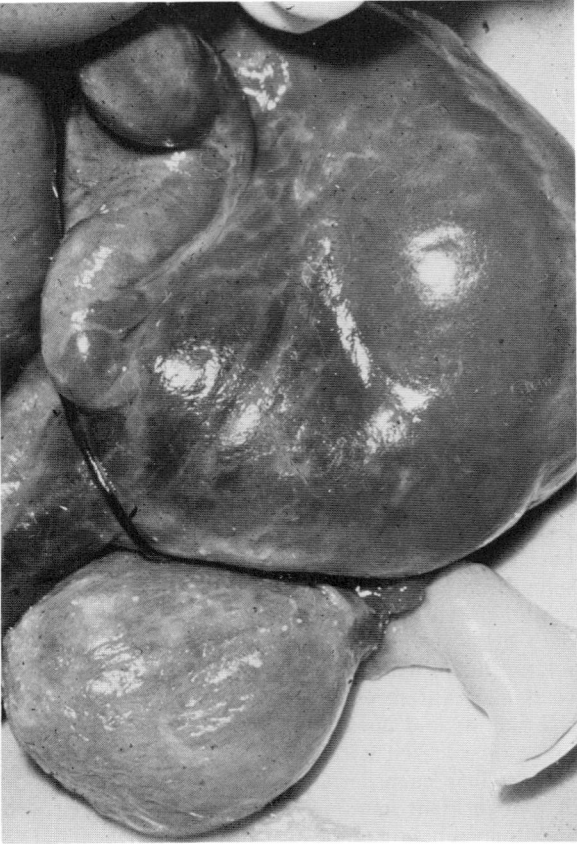

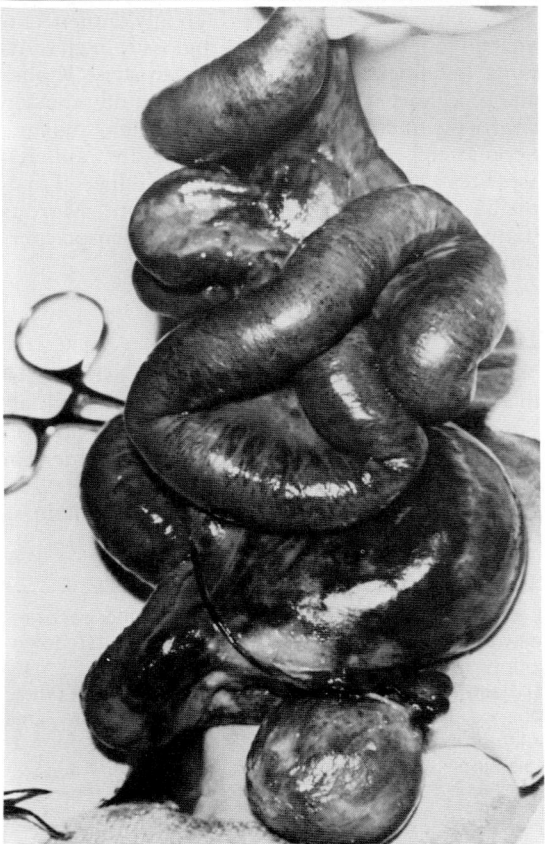

Abb. 8a–c Laparoschisis.
a Typischer Aspekt der Laparoschisis. Lücke unmittelbar rechts des Nabelansatzes. Der prolabierte Darm ist nicht von einer Hülle bedeckt, sondern ödematös verquollen und in einer gelatinösen, fibrinösen Schicht verbacken. Die sichtbaren Schlingen entsprechen dem gesamten Dünndarm.
b Vollständiger Prolaps von Magen, Duodenum, Dünndarm und Kolon. Verdickung und Verkürzung der Darmschlingen, die aperistaltisch sind. Nonrotation und Mesenterium commune.
c Detail: Ansatz der Nabelschnur am linken Rand der Bauchdeckenlücke. Neben eviszerierten Magen- und Darmteilen ist kaudal auch die Harnblase prolabiert.

le. Meist handelt es sich bei den Patienten um untergewichtige Frühgeborene, ein Faktor, der die Prognose ungünstig beeinflußt.
Die Mißbildung ist bei Mädchen signifikant häufiger als bei Knaben; eine familiäre Vererbung wurde nicht beobachtet.

Ätiologie und Embryologie

Die Ursache der Mißbildung ist unbekannt. Daß es sich um eine pränatal rupturierte Omphalozele handeln könnte, ist unwahrscheinlich, da sich Omphalozelen und Laparoschisis in einer ganzen Reihe von Charakteristika unterscheiden (s. Tab. 1).
Nach DUHAMEL (1963) fehlt dem Ektoblasten in einem umschriebenen Bezirk in der Nähe des Haftstiels die Mesenchymunterlagerung, so daß an dieser Stelle das Ektoderm mit dem Amnionüberzug im Laufe der weiteren Entwicklung resorbiert wird. Andererseits hat die Tatsache, daß sich die Lücke in der Bauchwand praktisch immer rechts des Nabels befindet, zu der Vermutung geführt, daß an dieser Stelle die Wand schwächer ist als links, wo die Nabelvene verläuft, und daß es deshalb dort leicht zu einer mechanischen Verletzung kommen könne.
Umstritten ist auch der Zeitpunkt, zu dem die Mißbildung entsteht; während einige Autoren eine frühembryonale Entwicklungsstörung annehmen, glauben andere, daß es sich um eine Fehlbildung handelt, die relativ kurz vor der Geburt auftritt.

Pathologische Anatomie

Meist findet sich rechts des Nabels eine scharf begrenzte Lücke, deren Durchmesser zwischen wenigen Millimetern und einigen Zentimetern variieren kann. Der Ansatz der Nabelschnur liegt an der Bauchwand unmittelbar am linken Rand der Lücke, kann aber auch durch eine schmale Hautbrücke von ihr getrennt sein. Durch den Defekt prolabieren große Teile des Darmes; in der Regel umfaßt die Eviszeration das distale Drittel des Magens, Duodenum, Jejunum, Ileum sowie große Anteile des Kolons. Zusätzlich können die Blase und beim Mädchen auch das innere Genitale prolabieren (s. Abb. 8); im Gegensatz zur Omphalozele bleibt die Leber aber immer intraperitoneal.
Der Darm erscheint makroskopisch massiv ödematös verquollen und verdickt. Seine Oberfläche ist mit fibrinös-gelatinösen Schichten bedeckt, die teilweise auch einzelne Schlingen zu ganzen Konvoluten verkleben. Auch das Mesenterium ist verdickt und die Zirkulation – besonders der venöse Abfluß – gestört, so daß der Darm eine zyanotische Farbe aufweist. Immer findet sich auch eine Darmlageanomalie mit fehlender Fixation des Kolonrahmens.
Der Darm scheint massiv verkürzt zu sein, wobei es sich aber nicht um eine echte, sondern nur um eine scheinbare, durch Kontraktion, Ödem und Verdickung bedingte Verkürzung handelt. Die Patienten haben denn auch in ihrem späteren Leben keine Darmfunktionsstörungen, und radiologisch normalisiert sich die Darmlänge. Eine peristaltische Aktivität läßt sich primär nie nachweisen; der Darm kann in extremen Fällen aufgrund seiner schmutzigen Verfärbung sogar ein devitalisiertes, gangränöses Aussehen annehmen. Die geschilderten Veränderungen sind, wie sich experimentell nachweisen läßt, eine Folge des direkten Kontaktes zwischen Darmoberfläche und hypotoner Amnionflüssigkeit.

Diagnose und Symptome

Der unverwechselbare Aspekt der Mißbildung erlaubt eine Blickdiagnose (s. Abb. 8); differentialdiagnostisch muß höchstens an eine rupturierte Omphalozele gedacht werden.
Die Patienten sind meist Frühgeborene in einem schlechten Allgemeinzustand. Der schon bei der Geburt bestehende Schockzustand wird durch den Flüssigkeitsverlust aus den freiliegenden Darmwänden noch verstärkt. Die Evaporation führt zudem durch Verdunstungskälte zu einer raschen Unterkühlung des Patienten.
Die exponierte Darmoberfläche ist immer bakteriell kontaminiert und kann im weiteren Verlauf Ausgangspunkt für eine Sepsis werden. Auch nach erfolgreichem Verschluß der Bauchwand besteht bei diesen Patienten während längerer Zeit ein paralytischer Ileus. Setzt schließlich die Darmtätigkeit ein, so kann sie anfänglich ungeordnet und nicht propulsiv sein, so daß eine orale Nahrungsaufnahme während Wochen unmöglich ist und langfristig eine parenterale Ernährung aufrechterhalten werden muß.
Zusatzmißbildungen sind bei der Laparoschisis selten (ca. 6–10% der Patienten) und beschränken sich auf den Darmtrakt. Besonders bei kleinen Bauchwanddefekten können Atresien des Dünn- oder Dickdarms vorliegen, wahrscheinlich, weil prolabierte Darmschlingen intrauterin inkarzeriert waren und nekrotisch wurden. Vereinzelt kommt es auf gleichem Weg auch zu Darmperforationen. Auch intrauterine Volvulierungen des eviszerierten Darms mit nachfolgender langstreckiger Darmgangrän wurden beobachtet. Bei ausgedehnten Verklebungen des Darms, die eine systematische Suche verunmöglichen, können solche Atresien primär übersehen werden.

Therapie

Präoperative Behandlung

Unmittelbar nach der Geburt müssen Laparoschisis und Omphalozele vor Austrocknung, mechanischer Schädigung und vor weiterer bakterieller Kontamination durch lockere Bedeckung mit feuchten Gazelonguetten (0,9% NaCl) geschützt werden. Für den Transport ist ein guter Wärmeschutz entscheidend. Die Isolette allein genügt dazu nicht, da aus der Darmoberfläche weiter Flüssigkeit verdampfen kann und dadurch neben dem Flüssigkeitsverlust auch Verdunstungskälte entsteht. Wir verhindern dies dadurch, daß wir das Neugeborene mit Rumpf und Extremitäten in einen sterilen Plastikbeutel legen (z.B. Intestinal bag), aus dem nur noch der Kopf herausschaut. Wird der Beutel am Hals des Patienten zugezogen, so entsteht eine feuchte Kammer, die den weiteren Flüssigkeits- und Wärmeverlust eindämmt. Bei der Lagerung des Patienten muß darauf geachtet werden, daß die Eingeweide nicht abknicken (Beeinträchtigung der Durchblutung).

Durch Einlegen einer Magensonde, aus der verschluckte Luft entweichen kann, wird verhindert, daß sich Magen und Darm blähen und zunehmend Eingeweide aus dem Abdomen drängen.

Die Operation wird nicht sofort notfallmäßig vorgenommen, sondern erst nach guter präoperativer Vorbereitung. Dabei sind besonders folgende Punkte zu beachten:

– Bei der Laparoschisis und der geplatzten Omphalozele besteht immer ein ausgeprägter, hypovolämischer Schockzustand bedingt durch Flüssigkeitsverluste aus den freiliegenden Darmschlingen. Über eine zentrale Leitung muß deshalb prä-, intra- und postoperativ ausreichend Flüssigkeit in Form von Ringer-Lactat, Humanalbumin, PPL usw. zugeführt werden. Der Flüssigkeitsbedarf zur Volumenauffüllung ist in der Regel sehr hoch und überschreitet die normalen Erhaltungsmengen des Neugeborenen beträchtlich.

– Schutz vor Wärmeverlust (Infrarotlampen, Einwickeln der Extremitäten, Wärmematratze, Operationssaal vorwärmen usw.). Die Neugeborenen sind meist unterkühlt und müssen aufgewärmt werden.

– Nach Entnahme von bakteriellen Abstrichen von der Zele oder dem freiliegenden Darm wird schon präoperativ mit der Verabreichung von Antibiotika begonnen.

– Der Magen wird über eine Sonde vollständig abgesaugt und das Mekonium durch Darmspülungen entleert, um das intraabdominelle Darmvolumen zu reduzieren.

– Die weiteren Maßnahmen, z.B. Korrektur einer Azidose, Verabreichung von Vitamin K usw., entsprechen den in der Neugeborenenchirurgie üblichen Vorbereitungen zur Operation. Besonders zu erwähnen sind jedoch bei der Omphalozele das Thoraxröntgenbild (Zwerchfellhernie!) und die genaue Überwachung des Blutzuckers (Wiedemann-Beckwith-Syndrom).

Verschluß der Bauchdecken

Beim Bauchdeckenverschluß entstehen die wesentlichen Schwierigkeiten wegen der Diskrepanz zwischen der Größe der prolabierten Eingeweide und dem Volumen der Bauchhöhle. Ist diese Diskrepanz zu groß, so wird eine primäre Rückverlagerung unmöglich oder zumindest sehr riskant. Wird der Verschluß zu stark forciert, so wird der venöse Rückfluß aus der unteren Körperhälfte durch Kompression oder Abknickung der V. cava inferior gedrosselt oder gestoppt. Die Leber kann gegen das Duodenum und den Pylorus gedrückt werden und einen hohen Ileus verursachen. Auch die Zwerchfelle werden nach kranial gedrängt und behindern die Atmung. Die zur Anwendung kommende Operationstechnik muß deshalb individuell aus den nachfolgend aufgeführten Möglichkeiten ausgewählt werden. Als Entscheidungsparameter werden herangezogen: In erster Linie Volumen und Zusammensetzung der prolabierten Organe (Leber?) im Verhältnis zur Größe der Abdominalhöhle, Zusatzmißbildungen, Größe des Bauchwanddefekts, Allgemeinzustand usw. Richtlinien, welches Verfahren im einzelnen Fall gewählt wird, können nicht gegeben werden, da sie von zu vielen Faktoren abhängen, unter anderem nicht zuletzt auch von der persönlichen Erfahrung des Operateurs. Allgemein besteht jedoch die Tendenz, das Abdomen möglichst primär zu verschließen.

Sowohl beim primären wie auch beim stufenweisen Verschluß der Bauchdecken sind folgende technische Punkte wesentlich:

– Mit Ausnahme der Methode nach Grob wird zu Beginn jedes Eingriffs bei der Omphalozele der Zelensack entfernt. Bei der Laparoschisis wird der Darm nach Entnahme eines Abstrichs mechanisch gereinigt und desinfiziert; Verklebungen und fibrinöse Beläge werden wegen Blutungsgefahr belassen. In jedem Fall (auch bei kleiner Zele) muß der Darm in seiner ganzen Länge auf zusätzliche Mißbildungen (Atresie, Stenosen, Meckel-Divertikel, Ductus omphaloentericus persistens) systematisch abgesucht werden. Bei der Laparoschisis ist die Inspektion erschwert durch die fibrinöse Verklebung der Darmschlingen, so daß eine Atresie eventuell übersehen werden kann. Trotzdem sollen die Schlingen nicht voneinander gelöst und die Fibrinbeläge nicht entfernt werden, da es sonst zu schweren diffusen Blutungen kommt.

Findet sich eine Atresie, so wird sie gleichzeitig mit dem Bauchdeckenverschluß reseziert. In der Regel wird anschließend auch bei der Laparoschisis eine primäre Reanastomosierung möglich sein. Im Zweifelsfall kann aber auch vorübergehend eine doppelläufige Enterostomie oder eine End-zu-Seit-Anastomose angelegt werden, wie sie von BISHOP u. KOOP (1957) beim Mekoniumileus beschrieben wurde. Auch beide Zwerchfellkuppen sollten inspiziert werden, da bei einer übersehenen Zwerchfellücke nach Reposition des Darms der Abdominalinhalt in den Thorax gedrückt wird, was deletäre Folgen hat.

– Reduktion des Volumens des Abdominalinhalts. Absaugen des Magens und Dünndarms mit einer Magen- resp. Duodenalsonde (im amerikanischen Schrifttum wird aus gleichem

Grund sogar empfohlen, primär eine Gastrostomie anzulegen). Entleerung von Mekonium durch Darmspülungen. Präoperativ: Einlegen eines Blasenkatheters.

Resektionen zur alleinigen Verkleinerung des zu reponierenden Darmvolumens dürfen nicht vorgenommen werden; sie sind nur indiziert, wenn zusätzlich eine Atresie oder ein Volvulus mit Darmnekrose vorliegt. Auch Leberresektionen mit dem gleichen Ziel sind zu risikoreich und höchstens bei den seltenen Fällen erlaubt, bei denen der extraabdominelle Leberanteil durch eine schmale Bauchwandlücke praktisch vom Rest der Leber sequestriert wurde und mit ihr nur noch mit einem fibrösen Strang in Verbindung steht.

- Ausweitung des Abdomens. Durch manuelle Dehnung der Bauchwand kann intraoperativ eine wesentliche Volumenzunahme des Abdomens erreicht werden. Dazu werden alle vier Quadranten der Bauchwand durch die Lücke von intraperitoneal her mit den Fingern massiv gedehnt und überstreckt. Die Muskulatur wird dadurch einerseits etwas verlängert, andererseits aber wahrscheinlich auch temporär gelähmt, so daß eine Vergrößerung der Bauchhöhle resultiert, die die Reposition der Eingeweide unter Umständen erst ermöglicht oder zumindest wesentlich erleichtert.
- Die Eingeweide dürfen nicht gewaltsam unter massivem Druck ins Abdomen zurückverlagert werden, da sonst Darmnekrosen, Ileus oder eine Beeinträchtigung der Nierenfunktion auftreten können. Die Drosselung des venösen Rückflusses aus der unteren Körperhälfte kann zudem durch Sequestration von intra- und extravaskulärer Flüssigkeit zu einem Schockzustand führen.

Primärer, einzeitiger Verschluß. Kleine (s. Abb. 7 d) und mittelgroße Omphalozelen (s. Abb. 7 c) können in der Regel ohne größeren Zwang reponiert werden, so daß ein primärer Bauchdeckenverschluß möglich wird. Auch bei einer Laparoschisis kann unter Umständen in gleicher Weise vorgegangen werden, wenn es gelingt, mit der Bauchwanddehnung genügend Raum zu schaffen. Wenn immer möglich, sollte der primäre Verschluß durchgeführt werden, da er postoperativ wesentlich weniger Komplikationsmöglichkeiten bietet.

Der Omphalozelensack wird entlang seinem Übergang zur Haut reseziert, wobei gleichzeitig die Nabelgefäße ligiert werden müssen. Verklebungen und Verwachsungen zwischen Zele und Leber oder Darm werden sorgfältig gelöst. Wenn möglich, sollte die bestehende Lücke nicht erweitert werden oder höchstens so weit, daß die Abdominalorgane inspiziert und die Bauchwand mit den Fingern von innen her gedehnt werden kann. Anschließend werden die Haut und Subkutis beidseits des Defekts mobilisiert, so daß die nach lateral gedrängten Mm. recti abdominis gut freiliegen. Nach Reposition des Darms werden nun mehrere ausstülpende U-Nähte durch Faszie, Muskulatur und Peritoneum gelegt, die parallel unter Sicht angezogen und geknotet werden. Die ausgestülpten Muskelränder werden beidseits etwas angefrischt und zusammen mit der vorderen Rektusscheide mit einer zweiten Einzelknopfnahtreihe adaptiert (Abb. 9 c). Vor dem Hautverschluß empfiehlt es sich, zwischen Subkutis und Faszie ein Redon-Drain einzulegen.

Die Anwendung des primären Bauchdeckenverschlusses findet dort ihre Grenzen, wo die Diskrepanz zwischen prolabierten Eingeweiden und zur Verfügung stehender Bauchhöhle zu groß wird.

Zweizeitiger Bauchdeckenverschluß nach Gross. Ist es bei der primären Operation wegen Raumproblemen nicht möglich, Haut und Muskulatur zu verschließen, so kann auf die Naht der Muskulatur unter Umständen verzichtet werden. Nach dem Vorschlag von GROSS (1948) wird auf die vollständige Reposition verzichtet. Man beschränkt sich darauf, die Haut zusammen mit der Subkutis bis weit nach lateral großflächig zu mobilisieren, so daß sie schließlich über den prolabierten Eingeweiden verschlossen werden kann. Trotzdem wird die Naht meist unter beträchtlicher Spannung stehen, so daß die Gefahr einer Nahtinsuffizienz oder einer Hautnekrose besteht und außerdem die Folgen einer Kompression der Eingeweide ebenfalls zu befürchten sind.

Im Alter von ca. 8–10 Monaten wird diese künstlich geschaffene, riesige »Nabelhernie« verschlossen. Dieser Zweiteingriff ist jedoch mit beträchtlichen Schwierigkeiten verbunden, da der Darm mit Subkutangewebe verwachsen ist, so daß er nur schwer auspräpariert werden kann. Da sich zudem der Großteil der Eingeweide bis zu diesem Zeitpunkt außerhalb der eigentlichen Bauchhöhle in einer subkutanen Tasche zwischen Haut und Muskulatur befunden hat, hat sich der Peritonealraum nicht ausgeweitet, so daß die Reposition nach wie vor Schwierigkeiten bietet. Dieses Verfahren ist deshalb von den meisten Zentren weitgehend verlassen worden.

Mehrzeitiger Verschluß nach Schuster. Diese von SCHUSTER (1967) beschriebene Methode kommt in den Fällen zur Anwendung, bei denen es unmöglich ist, die Viszera in einem einzigen Operationsschritt ins Abdomen zu verlagern. Die Grundidee des Eingriffs besteht darin, einen mit einem Dacronnetz verstärkten Silastic-Sack an der Bauchwandlücke so zu fixieren, daß er vorübergehend die Eingeweide aufnehmen, bedecken und schützen kann. Nach dem primären Eingriff wird nun der Sack zunehmend verkleinert, so daß der Darm langsam ins Abdomen zurückgedrängt wird. Durch diese graduelle Reposition ist es der Peritonealhöhle möglich, sich dem zunehmenden Inhalt anzupassen, ohne daß es zu einer übermäßigen intraabdominellen Drucksteigerung kommt.

7.20 Abdomen

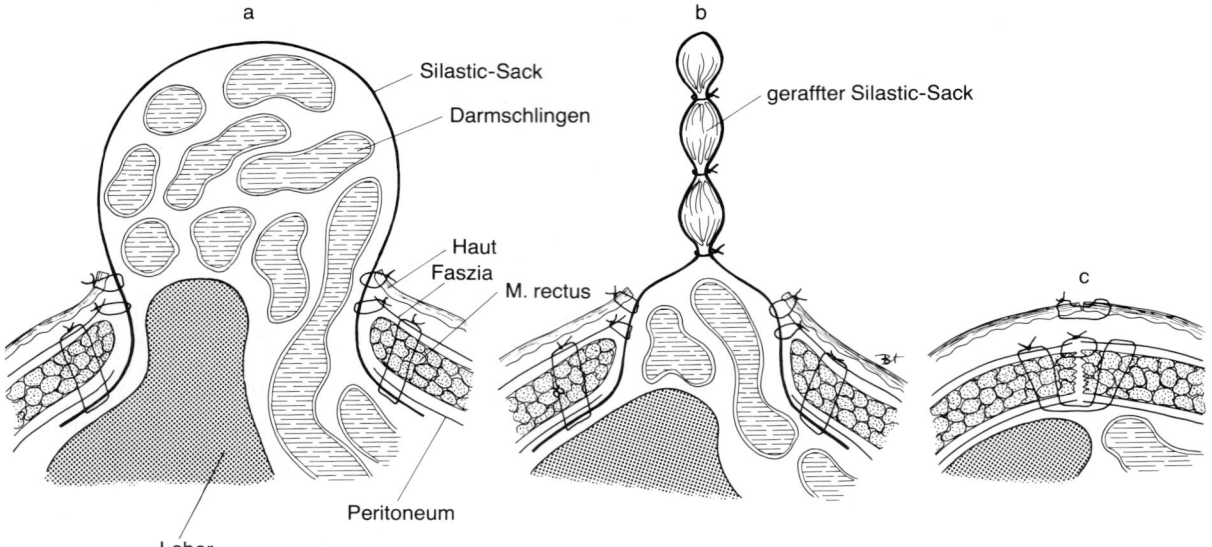

Abb. 9a–c Verschluß nach *Schuster*.
a Fixation des Silastic-Sackes. Der Sack überlappt die Muskulatur auf der Innenseite des Abdomens um 1–2 cm und wird mit durchgreifenden Nähten aus nichtresorbierbarem Material in diesem Bereich zirkulär fixiert. Auch der freie Rand der Muskulatur und die Haut werden mit Einzelknopfnähten an der Wand des Silastic-Sackes befestigt. Durch einen in die Kuppe des Sackes eingeführten Katheter kann die dort gefangene Luft entweichen; er wird am Ende des Eingriffs wieder entfernt.

b Zustand nach mehrmaligem Verkleinern des Sackes mit Ligaturen. Große Teile der ursprünglich prolabierten Eingeweide sind ins Abdomen reponiert.
c Technik des definitiven Verschlusses. Die Muskulatur wird mit durchgreifenden U-Nähten (Faszie, Muskulatur und Peritoneum) verschlossen. Diese Nahtreihe nimmt die Spannung auf und stülpt den freien Rand nach außen. Die Rektusscheide wird medial eröffnet und mit einer zweiten Nahtreihe mit der Gegenseite vernäht, so daß die Wundränder adaptiert werden. Nach Einlegen einer Redondrainage zwischen Subkutis und Faszie wird die Haut in üblicher Weise verschlossen.

Nach Resektion des Zelensacks, Abtragung der Nabelschnur und Ligatur der Nabelgefäße werden die Ränder der Bauchwandlücke sauber präpariert und wenn nötig in der Längsrichtung erweitert. Die Muskulatur wird so weit freigelegt, daß der Silastic-Sack sicher darin verankert werden kann (Abb. 9a). Die gute Fixation des Sacks ist außerordentlich wichtig (Abb. 10a), da er sich sonst im weiteren Verlauf vorzeitig lösen kann.
Silastic-Säcke sind in gewissen Ländern fertig vorgeformt im Handel erhältlich, sie können aber auch aus Silasticfolien, in die ein Dacronnetz eingelassen ist, selbst hergestellt werden. Dazu werden zwei rechteckige Folien mit einer ihrer schmalen Seiten in den Defektrand eingenäht und die beiden Folien anschließend durch Vernähen der drei verbleibenden Seiten über den prolabierten Eingeweiden zu einem schlauchförmigen Sack verschlossen.
Um die Wundränder abzudichten und vor Austrocknung zu schützen, werden sie mit einer antiseptischen Salbe bedeckt und der Sack in einen sterilen Verband eingepackt. Damit der Sack durch das Gewicht seines Inhalts nicht abknickt, kann er mit einer an seiner Spitze fixierten Naht aufgehängt werden.

Postoperativ wird nun täglich das Volumen des Silastic-Sacks stufenweise so weit verkleinert, bis schließlich der Verschluß der Bauchdecken möglich wird. Für die Reduktion des Sacks sind verschiedentlich speziell entwickelte Hilfsmittel verwendet worden (Klemmen, Luftfüllung eines doppelwandigen Sacks). Am einfachsten läßt es sich jedoch mit Ligaturen oder einzelnen Nahtreihen bewerkstelligen, die den Sack nach Ausmassieren des Inhalts verkleinern (s. Abb. 9b und Abb. 10b). Jede Manipulation am Silastic-Sack muß unter absolut sterilen Kautelen vorgenommen werden; eine Narkose ist nicht notwendig. Die Geschwindigkeit, mit der das Volumen reduziert wird, muß dabei sorgfältig den individuellen Verhältnissen angepaßt werden, damit der intraabdominelle Druck nicht zu stark zunimmt.
Bei der Laparoschisis verringert sich das Volumen der Därme durch Abnahme des Wandödems sehr rasch, so daß es in der Regel nach 7–10 Tagen möglich ist, den definitiven Verschluß der Bauchdecken vorzunehmen. Bei der Omphalozele kann die Reduktion in den ersten Tagen sehr rasch verlaufen, bietet in der Endphase jedoch besonders bei prolabierter Leber regelmäßig Schwierigkeiten. Der Sack muß daher in diesen Fällen längerfristig

Abb. 10a–c Bauchwandverschluß nach *Schuster*.
a Abdomen mit eingenähtem Silastic-Sack am Ende des primären Eingriffs (gleicher Patient wie in Abb. **7b**). Die Haut ist am Sack etwas hochgenäht, um die Verankerungsnähte in der Muskulatur zu überdecken.
b Zustand nach partieller Raffung des Sackes.
c Patient im Alter von 4 Monaten.

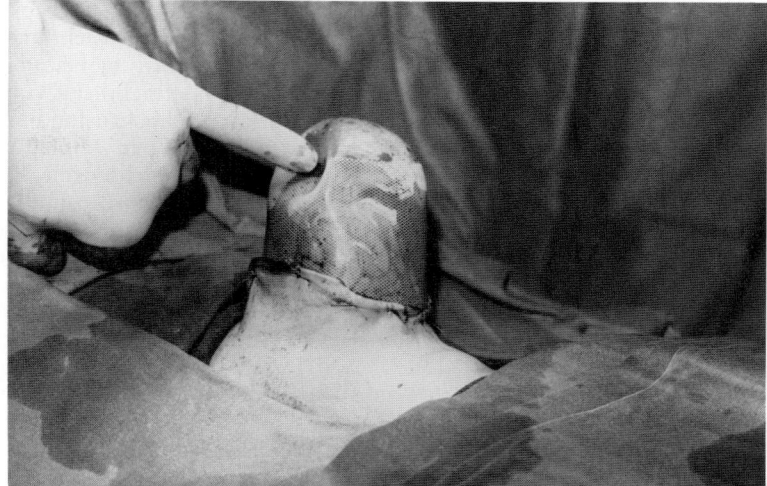
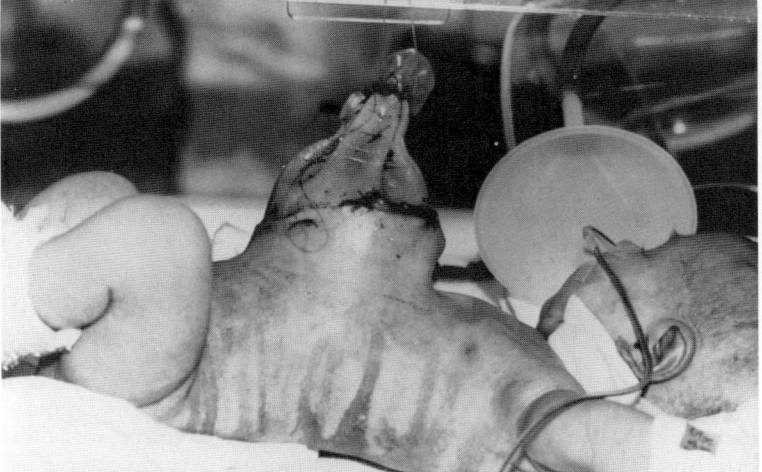
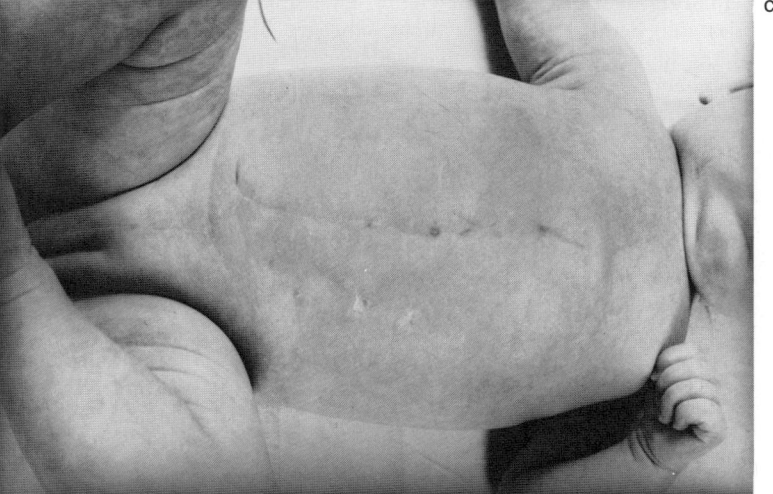

belassen werden, was die Gefahr einer lokalen Infektion erhöht und dazu führen kann, daß er sich von seiner Fixation löst.
Der definitive Verschluß wird wiederum in Narkose vorgenommen. Der Silastic-Sack wird entfernt, und die Wundränder werden etwas angefrischt. Über den Eingeweiden hat sich zu diesem Zeitpunkt gelegentlich eine fibrinöse Pseudomembran gebildet, die belassen werden soll. Dann erfolgt die schichtweise Naht der Abdominalwand (Abb. 10 c). Verschiedene Autoren haben ein analoges Verfahren beschrieben, das anstelle des dacronverstärkten Silastic lyophilisierte Dura verwendet.

Konservative Behandlung nach Grob. Diese Methode eignet sich nur für die Behandlung einer intakten Omphalozele und kann bei der Laparoschisis sowie bei rupturierter Omphalozele nicht angewendet werden.
Der Bruchsack und seine Umgebung werden mit einer 2%igen wässerigen Mercurochromlösung bestrichen. Innerhalb von 1–2 Tagen bildet sich nun über dem Sack ein mit Mercurochrom imbibierter, trockener Schorf. Jetzt wird der Tumor mit steriler Gaze bedeckt und mit einer elastischen Binde unter leichtem Druck eingewickelt. Unter dem Schorf, der sich allmählich abstößt, bilden sich wie bei der normalen Nabelheilung Granulationen, die vom Hautrand vollständig epithelisiert werden. Durch die narbige Retraktion werden die im Bruchsack liegenden Organe allmählich in die Bauchhöhle zurückgedrängt.
Der operative Verschluß der Bauchdeckenlücke wird erst im 2. Lebensjahr vorgenommen. Die flächenhafte Hautnarbe wird exzidiert, und Muskulatur und Haut werden schichtweise verschlossen. Bei sorgfältiger Pflege ist die Gefahr eines Infektes oder der Ruptur der Zele nicht sehr groß. Die Methode ist jedoch aus verschiedenen Gründen weitgehend verlassen worden:
– Da der Bruchsack nicht eröffnet wird und damit die Eingeweide nicht inspiziert werden können, können zusätzliche Mißbildungen (Atresie usw.) primär übersehen werden.
– Das aus dem Mercurochrom resorbierte Quecksilber ist potentiell toxisch.
– Der sekundäre Bauchdeckenverschluß kann wegen der ausgedehnten Verwachsungen zwischen Darm und Narbenplatte sehr schwierig sein.

Trotz dieser Einschränkungen kann die konservative Therapie in ausgewählten Fällen besonders bei Patienten, die wegen anderer Probleme (Zusatzmißbildungen) ein extrem hohes Operationsrisiko aufweisen würden, weiterhin gewinnbringend eingesetzt werden.

Postoperative Behandlung

Postoperativ müssen die Patienten für einige Zeit intubiert und beatmet werden, da der erhöhte intraabdominelle Druck nur eine insuffiziente Spontanatmung erlaubt. Die Flüssigkeits- und Elektrolyttherapie wird entsprechend den allgemeinen Richtlinien für das Neugeborene durchgeführt, wobei im allgemeinen auch postoperativ beträchtliche Volumina benötigt werden, um einen Schockzustand zu verhindern.
Bei der Omphalozele kann in der Regel relativ früh vorsichtig eine orale Ernährung aufgebaut werden, da die Darmtätigkeit schon nach wenigen Tagen einsetzt. Bei der Laparoschisis verstreichen meist 2–4 Wochen, bevor der Darmtrakt eine propulsive Peristaltik aufweist. Wir haben einen Fall erlebt, bei dem erst nach 4 Monaten die Peristaltik so weit normalisiert war, daß mit der Ernährung begonnen werden konnte. Bei diesen Fällen ist es deshalb von besonderer Bedeutung, frühzeitig mit einer vollständigen parenteralen Ernährung zu beginnen.
Der Wert einer prophylaktischen Antibiotikatherapie ist umstritten; wir selber führen eine präoperativ begonnene breite Abschirmung für etwa 5 Tage durch. Dann werden regelmäßig bakterielle Kulturen aus Tubus, Sonden, Wunden usw. angelegt, und erst bei klinischen Infektzeichen wird mit einer gezielten Behandlung begonnen. Selbstverständlich muß auf eine rigorose Asepsis bei der Pflege der Katheter und des Silastic-Sacks geachtet werden.

Komplikationen und Prognose

Die Überlebenschancen bei der Omphalozele, wie auch besonders bei der Laparoschisis, haben sich in den letzten Jahren wesentlich verbessert. Der Grund dazu ist nicht nur bei neuen und verbesserten Operationsverfahren zu suchen, sondern ist zu einem wesentlichen Teil auf bessere prä-, intra- und postoperative Betreuung zurückzuführen. Besonders Schocktherapie, Beatmung und parenterale Langzeiternährung haben entscheidend dazu beigetragen. Die Mortalität ist für beide Mißbildungen mit 30–40% aber immer noch sehr hoch.
Bei der Omphalozele wie auch der Laparoschisis ist die gramnegative Sepsis häufigste Todesursache. Der Infekt geht aus von bakteriell kontaminiertem Peritoneum, der Operationswunde (Fremdmaterial!), Lungen (Beatmung) oder Kathetern für die parenterale Ernährung. Besonders die Patienten mit Laparoschisis sind aus verschiedensten Gründen speziell infektgefährdet (verminderte Immunglobine bei der Geburt, lange parenterale Ernährung, Schädigung der Darmwand, protrahierter paralytischer Ileus). Wesentlichen Anteil an der hohen Mortalität haben bei der Omphalozele auch die häufigen Zusatzmißbildungen (besonders Herz).
Bei der Laparoschisis kann postoperativ der paralytische Ileus diagnostische Schwierigkeiten bieten, da eine mechanische Ursache (übersehene Atresie, Bride) oft kaum mit Sicherheit ausgeschlossen werden kann. Die Indikation zur Relaparotomie muß aber in diesen Fällen sehr zurückhaltend gestellt

werden, da meist keine faßbare Ursache gefunden werden kann. Bei zu frühem oralem Ernährungsaufbau besteht bei diesen Patienten zudem die Gefahr einer Aspiration. Überleben die Patienten die erste Behandlungsphase bis zum Bauchdeckenverschluß und bis zur Normalisierung der Darmtätigkeit, so sind im weiteren Verlauf nur wenig Spätkomplikationen zu erwarten. Die Darmfunktion normalisiert sich, und es bleiben keine Resorptionsstörungen zurück, so daß die Kinder eine normale Entwicklung zeigen und keinen besonderen Vorsichtsmaßnahmen unterworfen werden müssen. Bestehen im späteren Leben jedoch akute Abdominalbeschwerden, so muß unter anderem an einen Bridenileus und an uncharakteristische Symptome bei Appendizitis (Darmlageanomalie!) gedacht werden. Bei den Omphalozelen muß insofern eine Einschränkung gemacht werden, als die Begleitmißbildungen Spätfolgen haben können.

Literatur

Aaronson, I. A., H. B. Eckstein: The role of the silastic prosthesis in the management of gastroschisis. Arch Surg. 112 (1977) 297–302

Amoury, R. A., K. W. Ashcraft, T. M. Holder: Gastroschisis complicated by intestinal atresia. Surgery 82 (1977) 373–381

Aoki, Y., T. Ohshio, N. Komi: An experimental study on gastroschisis using fetal surgery. J. pediat. Surg. 15 (1980) 252–256

Aoyama, K.: A new operation for repair of large ventral hernias following giant omphalocele and gastroschisis. J. pediat. Surg. 14 (1979) 172–176

Beardmore, H. E., M. Martini, J. S. Fawcett, L. Dallaire: Omphalocele associated with diaphragmatic hernia. Z. Kinderchir. 5, Suppl. (1967) 39–46

Bishop, H. G., C. E. Koop: Management of meconium ileus. Am. Surg. 145 (1957) 410

Boles, E. T.: Staged repair of huge ventral hernias. J. pediat. Surg. 6 (1971) 619–626

Carlton, G. R., B. H. Towne, R. W. Bryan, J. H. T. Chang: Obstruction of the suprahepatic inferior vena cava as a complication of giant omphalocele repair. J. pediat. Surg. 14 (1979) 733–734

Daudet, M., J. P. Chappuis, J. J. Carron, Y. Chavrier: Le laparoschisis: Réflexions à propos de différents aspects anatomiques et de malformations intestinales associées. Ann. Chir. infant. 9 (1968) 303–316

Duhamel, B.: Embryology of exomphalos and allied malformations. Arch. Dis. Childh. 38 (1963) 142–147

Ein, S. H., S. Z. Rubin: Gastroschisis: Primary closure or silon pouch. J. pediat. Surg. 15 (1980) 549–552

Ein, S. H., B. Shandling: A new nonoperative treatment of large omphaloceles with a polymer membrane. J. pediat. Surg. 13 (1978) 255–257

Fagan, D. G., J. S. Pritchard, T. W. Clarkson, M. R. Greenwood: Organ mercury levels in infants with omphaloceles treated with organic mercurial antiseptic. Arch. Dis. Childh. 52 (1977) 962–964

Filler, R. M., A. J. Eraklis, J. B. Das, S. R. Schuster: Total intravenous nutrition. An adjunct to the management of infants with a ruptured omphalocele. Amer. J. Surg. 121 (1971) 454–459

Firor, H. V.: Technical improvements in the management of omphalocele and gastroschisis. Surg. Clin. N. Amer. 55 (1975) 129–134

Gilbert, M. G., L. F. Mencia, S. R. Puranik, R. E. Litt, D. H. Altman: Management of gastroschisis and short-bowel: Report of 17 cases. J. pediat. Surg. 7 (1972) 598–607

Girvan, D. P., D. M. Webster, B. Shandling: The treatment of omphalocele and gastroschisis. Surg. Gynec. Obstet. 139 (1974) 222–224

Greenwood, R. D., A. Rosenthal, A. S. Nadas: Cardiovascular malformations associated with omphalocele. J. pediat. 85 (1974) 818–821

Grewe, H. E., W. Hupfauer: Die Omphalozele. Arch. Kinderheilk. 173 (1966) 245–257

Grob, M: Conservative treatment of exomphalos. Arch. Dis. Childh. 38 (1963) 148–150

Gross, R. E.: A new method for surgical treatment of large omphaloceles. Surgery 24 (1948) 277

Gutenberger, J. E., D. L. Miller, A. W. Dibbins, D. Gitlin: Hypogammaglobulinemia and hypoalbuminemia in neonates with ruptured omphaloceles and gastroschisis. J. pediat. Surg. 8 (353–359 (1973)

Haller, jr., J. A., B. H. Kehrer, I. J. Shaker, D. W. Shermeta, R. G. Wyllie: Studies of the pathophysiology of gastroschisis in fetal sheep. J. pediat. Surg. 9 (1974) 627–632

Hofmann-V. Kap-Herr, S., P. Emmrich: Causes of postoperative deaths in gastroschisis and omphalocele. Progr. pediat. Surg. 13 (1979) 63–70

Hollabaugh, R. S., E. T. Boles, jr.: The management of gastroschisis. J. pediat. Surg. 8 (1973) 263–270

Irving, I. M.: Exomphalos with macroglossia: A study of eleven cases. J. pediat. Surg. 2 (1967) 499–507

Irving, I. M.: The »E. M. G.« syndrome (Exomphalos, Macroglossia, Gigantism). Progr. pediat. Surg. 1 (1970) 1–35

King, D. R., R. Savrin, E. T. Boles jr.: Gastroschisis update. J. pediat. Surg. 15 (1980) 553–557

Knutrud, O., R. I. Bjordal, J. Ro, G. Bo: Gastroschisis and omphalocele. Progr. pediat. Surg. 13 (1979) 51–61

Levis jr., J. E., R. R. Kraeger, R. K. Danis: Gastroschisis. Arch. Surg. 107 (1973) 218–222

Mahour, G. H., F. A. Lee: Gastroschisis: Mortalities and growth of survivors. Ann. Surg. 40 (1974) 45–49

Mahour, G. H.: Omphalocele. Surg. Gynec. Obstet. 143 (1976) 821–828

Mollitt, D. L., T. V. N. Ballantine, J. L. Grosfeld, P. Quinter: A critical assessment of fluid requirements in gastroschisis. J. pediatr. Surg. 13 (1978) 217–219

Moore, T. C.: Gastroschisis and omphalocele: Clinical differences. Surgery 82 (1977) 561–568

Muentener, M.: Zur Genese der Omphalozele und »Gastroschisis« (Paraumbilikaler Bauchwanddefekt). Z. Kinderchir. 8 (1970) 380–390

Noordijk, J. A., F. Bloemsma-Jonkman: Gastroschisis: No myth. J. pediat. Surg. 13 (1978) 47–49

Nuellen, H., E. Mueller, F. W. Schuetter: Komplikationen und Überlebensrate bei operativ versorgten Omphalozelen und Gastroschisis. Z. Kinderchir. 30 (1980) 41–45

Oh, K. S., J. L. Strife, K. C. Fischer, R. Teele: Pyloroduodenal deformity due to liver malformation associated with omphalocele. Amer. J. Roentgenol. 128 (1977) 957–960

O'Neill, J. A, J. L. Grosfeld: Intestinal malfunction after antenatal exposure of viscera. Amer. J. Surg. 127 (1974) 129–132

Othersen, jr., H. B., T. S. Hargest: A pneumatic reduction device for gastroschisis and omphalocele. Surg. Gynec. Obstet. 144 (1977) 243–248

Phillippart, A. I., T. G. Canty, R. M. Filler: Acute fluid volume requirements in infants with anterior abdominal wall defects. J. pediat. Surg. 7 (1972) 553–558

Prévot, J., D. Olive, J. Bauquel, M. Schmitt: A case of EMG (Exomphalos, Macroglossia and Gigantism) syndrome with associated renal tumor. J. pediat. Surg. 12 (1977) 583–585

Raffensperger, J. G., J. Z. Jona: Gastroschisis. Surg. Gynec. Obstet. 138 (1974) 230–234

Rott, H.-D.: Zur Häufigkeit und Ätiologie der Omphalozele. Z. Kinderheilk. 119 (1975) 133–141

Schaefer, U., F. Rehbein: Omphalozele – Gastroschisis. Dtsch. med. Wschr. 96 (1971) 621–626

Schippan, R., H.-J. Wehran: Beitrag zur konservativen Nabelschnurbruch-Behandlung mit Mercurochrom. Z. Kinderchir. 6 (1968) 319–328

Schuster, S. R.: A new method for the staged repair of large omphaloceles. Surg. Gynec. Obstet. 125 (1967) 837–850

Shim, W. K. T.: Lateral plication of synthetic sac for large gastroschisis and omphalocele defects. J. pediat. Surg. 6 (1971) 143–147

Spitz, L., K. R. Bloom, S. Milner, S. E. Levin: Combined anterior abdominal wall, sternal, diaphragmatic, pericardial, and intracardiac defects: A report of five cases and their management. J. pediat. Surg. 10 (1975) 491–496

Stringel, G., R. M. Filler: Prognostic factors in omphalocele and gastroschisis. J. pediat. Surg. 14 (1979) 515–519

Thomas, D. F. M., J. D. Atwell: The embryology and surgical management of gastroschisis. Brit. J. Surg. 63 (1976) 893–897

Touloukian, R., T. J. Spackman: Gastrointestinal function and radiographic appearance following gastroschisis repair. J. pediat. Surg. 6 (1971) 427–434

Towne, B. H., G. Peters, J. H. Chang: The problem of »giant« omphalocele. J. pediat. Surg. 15 (1980) 543–547

Venugopal, S., R. B. Zachary, L. Spitz: Exomphalos and gastroschisis: a 10-year review. Brit. J. Surg. 63 (1976) 523–525

De Vries, P.: The pathogenesis of gastroschisis and omphalocele. J. pediat. Surg. 15 (1980) 245–251

Wayne, E. R., J. D. Burrington: Gastroschisis. A systemic approach to management. Amer. J. Dis. Childh. 125 (1973) 218–221

Wexler, H. R., J. A. Haller: A noninvasive method for controlled reduction of omphalocele prostheses. J. pediat. Surg. 6 (1971) 774–776

Van der Zee, D. C., R. P. Zwierstra, G. Kootstra, A. van de Wagen, C. Bijleveld, P. J. Kuijjer: Gastroschisis and intestinal obstructions. Z. Kinderchir. 31 (1980) 111–116

Persistierender Ductus omphaloentericus

J. Ehrensperger

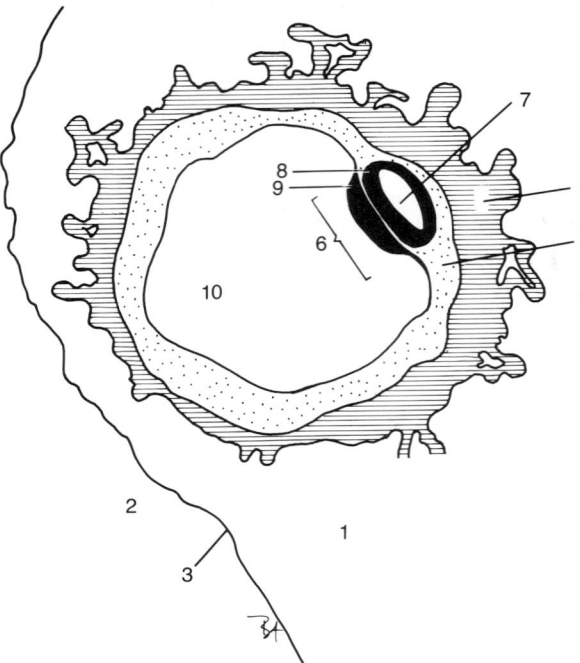

Abb. 11 Das Mitte der zweiten Schwangerschaftswoche in der Uteruswand implantierte Ei gliedert sich in den Ektoblasten und in den Entoblasten. Der primäre Dottersack liegt ventral, spiegelbildlich zur dorsalen Amnionhöhle.
1 Uteruswand
2 Uteruslumen
3 Oberfläche der Uterusschleimhaut
4 Ektoblast
5 Mesoblast
6 Entoblast
7 dorsales Eibläschen = Amnionhöhle
8 Ektoderm
9 Entoderm
10 ventrales Eibläschen = Dottersack

Embryologie und pathologische Anatomie

Das Verständnis für die embryonale Struktur des Dottersacks ist unerläßlich zum Begreifen der klinischen Bilder des persistierenden Ductus omphaloentericus, des Meckelschen Divertikels, aber auch der Urachusfistel und der Urachuszyste. Deshalb soll hier die embryologische Situation eingehender besprochen werden. Der in der Mitte der zweiten Schwangerschaftswoche voll in die Uterusschleimhaut implantierte menschliche Blastozyst gliedert sich in den Ektoblasten (Außenei, Trophoblast) und in den Entoblasten (Innenei, den eigentlichen menschlichen Keimling). Spiegelbildlich zum dorsalen Flüssigkeitsbläschen, der Amnionhöhle, liegt das ventrale Flüssigkeitsbläschen, der *primäre Dottersack*, der nie eigentlichen »Dotter« enthält, sondern Wasser und Stoffwechsel- und Nahrungsprodukte aus dem Ektoblasten einerseits und dem Entoblasten andererseits (Blechschmidt 1976). Das Dach des Dottersacks wird durch das Entoderm gebildet, welches übrigens auch die seitlichen und die ventralen Wände des Dottersacks durch Proliferation entodermaler Zellen aufbaut (Abb. 11).

In den ersten Wochen wachsen Ekto- und Mesoblast bedeutend schneller als der Entoblast. Der Mesoblast, welcher mechanisch die Funktion einer Gleitschicht zwischen Ekto- und Entoblast hat und stoffwechselmäßig eine Verbindungsschicht ist für den Austausch der Nahrungs- und Stoffwechselprodukte zwischen Ekto- und Entoblast (Blechschmidt 1976), proliferiert stark, verbreitert sich und reißt an mehreren Stellen ein. Dadurch entstehen flüssigkeitsgefüllte Hohlräume, die Mesoblasthöhle, welche später die Chorionhöhle abgeben wird. Diese wächst zusammen mit dem Mesoblasten sehr schnell, so daß der Raum des primären Dottersacks relativ klein und allseitig von dieser Mesoblasthöhle umgeben wird. Jetzt nennt man jenen »*sekundären Dottersack*« (Abb. 12).

Persistierender Ductus omphaloentericus 7.25

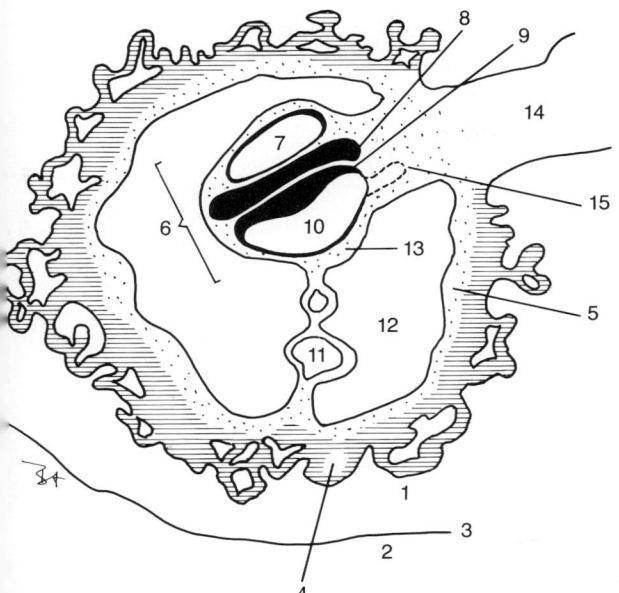

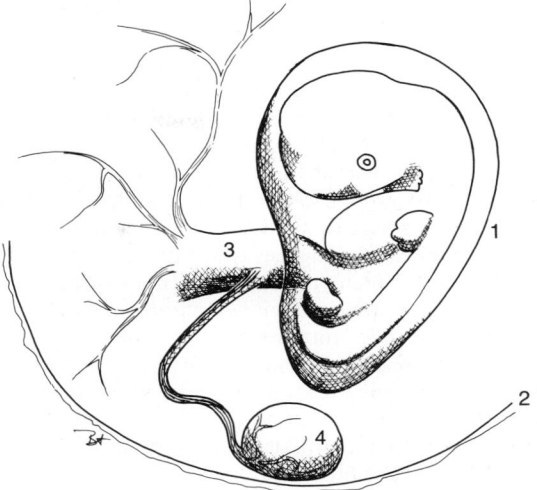

Abb. 12 Der sekundäre Dottersack neben Resten des primären Dottersacks; dieser ist allseitig umgeben von der Mesoblasthöhle = Chorionhöhle.
1 Uteruswand
2 Uteruslumen
3 Oberfläche der Uterusschleimhaut
4 Ektoblast
5 Mesoblast
6 Entoblast
7 Amnionhöhle
8 Ektoderm
9 Entoderm
10 sekundärer Dottersack
11 Reste des primären Dottersacks
12 Mesoblasthöhle = Chorionhöhle
13 Splanchnopleura-Mesoderm
14 Haftstiel
15 Diverticulum allantoentericum

Abb. 13 Lage des Dottersacks neben dem Embryo, zwischen Amnion und Chorion.
1 Amnion
2 Chorion
3 Nabelschnur
4 Dottersack

Das auf der Außenfläche des sekundären Dottersacks liegende Splanchnopleura-Mesoderm bildet nun auf diesem Blutgefäße, die bald in Verbindung treten mit den aus dem Keiminneren aussprossenden Vasa vitellina (Vasa omphaloenterica), was zur Ausbildung des Dottersackkreislaufs führt. Die paarigen Vasa vitellina versorgen neben dem Dottersack auch die mittleren Darmabschnitte. Später werden sich die beiden Arterien zur unpaarigen A. mesenterica superior vereinigen.

Aus dem kaudalen Rand des sekundären Dottersacks sproßt ein Divertikel in das Mesenchym des Haftstiels hinein, das *Diverticulum allantoentericum*, aus dem sich später die Allantois bilden wird (s. Abb. 12). Der Keim faltet sich in seiner Sagittalebene und wird ventral konkav; er schließt also den oberen Teil des sekundären Dottersacks in sich ein, welcher ins Lumen des Vor-, Mittel- und Enddarms einbezogen wird. Das Dach des entodermalen Dottersacks gibt das Ursprungsgewebe ab für die Schleimhaut fast des ganzen Gastrointestinaltraktes. Die Krümmung des Embryos und der Verschluß des Darmrohres engen die Verbindung zum sekundären Dottersack so weit ein, daß sie sich auf einen rohrförmigen Rest zurückbildet, den *Ductus omphaloentericus*. Dieser Gang wächst nun stark in die Länge, so daß der kugelförmige Dottersack sich immer weiter vom Embryo entfernt. Man findet ihn – nie größer als ca. 5 mm im Durchmesser – zwischen Amnion und Chorion bis in den fünften Fetalmonat, manchmal bis zur Geburt des Kindes (Abb. 13).

Der Ductus omphaloentericus liegt in der Nabelschnur, obschon er nie eigentlich zum embryonalen Haftstiel gehört hat. Normalerweise findet man in der Nabelschnur des Neugeborenen auch mikroskopisch keine Reste dieses Ganges mehr. Hingegen sind meist Reste der Allantois, des ursprünglichen Diverticulum allantoentericum nachweisbar.

Zusammenfassung. Der entodermale Teil des Entoblasts und der ventrale Anteil des Ektoblasts bilden zuerst den *primären Dottersack* und – nach rascher Entwicklung der mesoblastischen Chorionhöhle – den *sekundären Dottersack*. Dieser schickt in den embryonalen Haftstiel ein kaudales Divertikel, Ursprung der *Allantois*. Die Krümmung des Keimes mit Verschluß des ventral gelegenen Darmrohres engt die Verbindung zwischen Entoderm und Dottersack ein zur rohrförmigen Verbindung, welche nun *Ductus omphaloentericus* genannt wird.

Wie oben dargestellt, verschwindet der Ductus

omphaloentericus während der Fetalentwicklung und hinterläßt in der Nabelschnur des normalen Neugeborenen keine erkennbaren Spuren. Er kann aber ganz oder teilweise persistieren. Bleibt nur sein proximales, darmnahes Ende erhalten, so entsteht das *Meckelsche Divertikel* (S. 7.80). Persistiert nur das distale Ende des Ductus omphaloentericus, so entwickelt sich am Nabel eine mit Schleimhaut ausgekleidete, blind endigende *Fistel*. Stülpt sich diese infolge des intraabdominalen Drucks nach außen vor, so spricht man von einem *Nabeladenom* oder einem *Nabelpolyp*. Bleibt der Duktus in seinen mittleren Abschnitten erhalten, so entwickeln sich sogenannte *Dottergangszysten*, die entweder intraperitoneal oder extraperitoneal unterhalb des Nabels (Rosersche Zyste) liegen und welche sich häufig infizieren. Gelegentlich findet man als einzigen Überrest des Duktus oder seiner Gefäße einen bindegewebigen Strang, der vom unteren Ileum zum Nabel zieht. Persistiert hingegen der Ductus omphaloentericus in seiner ganzen Ausdehnung, so verbindet ein mehr oder weniger breiter Fistelgang das untere Ileum mit dem Nabel. Die Struktur der Duktuswand entspricht derjenigen des Darmrohres. Die Schleimhaut stimmt meistens in ihrer Natur mit derjenigen des Ileum überein, doch können bei histologischer Untersuchung gelegentlich auch heterotope Schleimhautbezirke (Magen-, Duodenum- oder Kolonschleimhaut) oder Pankreasgewebe nachgewiesen werden.

Häufigkeit

Die verschiedenen Formen der Persistenz embryonaler Anteile des ehemaligen Ductus omphaloentericus werden in der Klinik selten beobachtet. RICKHAM u. Mitarb. (1978) geben an, in 22 Jahren in Liverpool 24 Kinder mit einem persistierenden Ductus omphaloentericus gesehen zu haben. Er wird 6mal häufiger bei Knaben als bei Mädchen gefunden.

Symptome

An diese Mißbildung ist immer zu denken, wenn nach Abfall des Nabelschorfes ein hellrotes, polypoides Gebilde zurückbleibt, das leicht blutet und eine zentrale Öffnung aufweist (Abb. 14 und Abb. 15 a). Aus dieser entleeren sich je nach Größe der Fistel Gasblasen, Schleim, gallige Flüssigkeit oder Stuhl, wodurch die umgebende Haut mazeriert wird. Die Roserschen Zysten produzieren meist etwas schleimiges Sekret. Sie infizieren sich leicht und vereitern dann.
Bei breiter Fistel kommt es gewöhnlich zur Eversion des Ganges, so daß sich am Nabel ein zapfenartiges, von Schleimhaut bekleidetes Gebilde vorwölbt (Abb. 15 b). Die Ausmaße des am Nabel sichtbaren Ganges sind stark variabel: Seine Länge beträgt 3–5 cm oder mehr und sein Durchmesser einige mm oder aber bis zu 3 cm (INGRELANS u. Mitarb. 1967; RICKHAM u. Mitarb. 1978). Wird der ganze Duktus ausgestülpt, so erscheint im

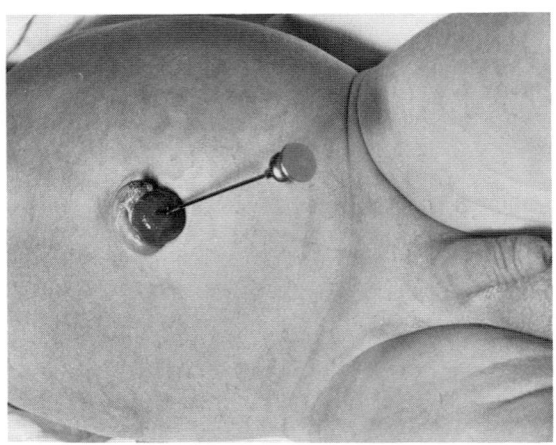

Abb. 14 Leicht prolabierender Ductus omphaloentericus persistens. Kanüle im Lumen des Duktus.

Lumen seiner Öffnung die Schleimhaut des Ileums, die der Duktusmündung gegenüber liegt (Abb. 15 c). Schreitet die Eversion noch weiter, so stülpen sich auch der zu- und abführende Ileumschenkel aus. Vor dem Nabel liegt dann ein eigenartiges, mit Darmschleimhaut überzogenes Gebilde, das aus zwei hornähnlichen Fortsätzen besteht, an deren Enden je eine Öffnung liegt (Abb. 15 d und Abb. 16). Bei diesen hochgradigen Eversionen kommt es infolge der Strangulation am Nabelring oft rasch zur Infarzierung der evertierten Darmabschnitte, und gleichzeitig stellen sich die Symptome eines akuten Darmverschlusses ein.
Findet sich nur ein vom distalen Ileum zum Nabel ziehender, bindegewebiger Strang, so können die ersten klinischen Symptome diejenigen eines mechanischen Ileus sein: Einklemmung einer Dünndarmschlinge unter dem Strang oder aber Volvulierung eines Teils des Dünndarms um den Strang als Rotationsachse.
Radiologisch läßt sich der offene Ductus omphaloentericus leicht nachweisen, wenn mit einer Knopfkanüle etwas wasserlösliches Kontrastmittel in die Fistelöffnung injiziert wird. Die Profilaufnahme zeigt dann die Ausdehnung des Ganges und seine Verbindung zum Dünndarm.

Differentialdiagnose

Bei fehlender Eversion und kleiner Fistelöffnung kann der persistierende Ductus omphaloentericus mit einem Nabelgranulom bei verzögerter Nabelheilung verwechselt werden. Auch dieses kann ein hellrotes, polypartiges Gebilde darstellen. Die häufigste Ursache eines infizierten, fließenden Nabels ist natürlich der lokale Infekt. Die wohl seltensten sind ein persistierender Ductus omphaloentericus oder eine Urachusfistel. Aus dieser entleert sich Urin, sie hat keine Prolapstendenz, und Injektion von wasserlöslichem Kontrastmittel führt zur radiologischen Darstellung der Harnblase. Ein persi-

Persistierender Ductus omphaloentericus

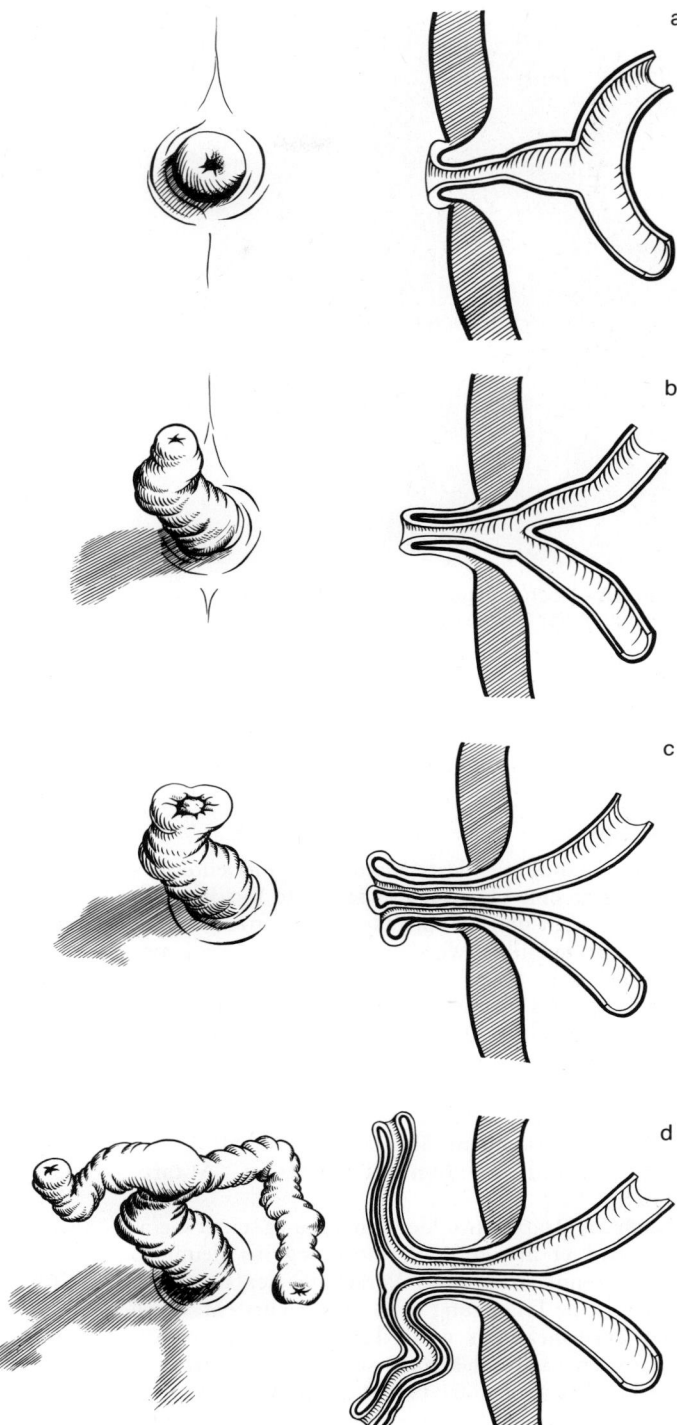

Abb. 15a–d Verschiedene Grade der Eversion des Ductus omphaloentericus.
a Polypartige Vorwölbung des Duktus am Nabel.
b Zapfenförmige Eversion.
c Evertierter Duktus mit zentralem Sporn, der von der hinteren Ileumwand gebildet wird.
d Eversion mit stierhornartigen Fortsätzen, die dem zu- und abführenden Ileumschenkel entsprechen.

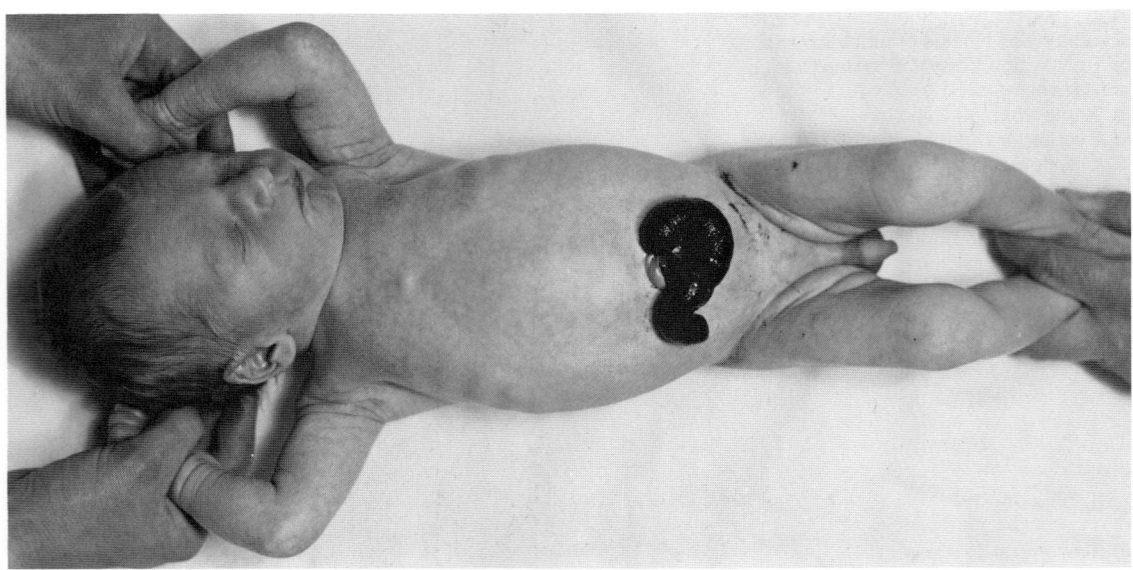

Abb. 16 Hochgradige Eversion des Dünndarmes bei persistierendem Ductus omphaloentericus; das Bild entspricht der Skizze in Abb. **15d**.

stierender Ductus omphaloentericus kann am Scheitel einer Omphalozele münden (RICKHAM u. Mitarb. 1978).

Therapie

Die Behandlung des Ductus omphaloentericus kann nur eine chirurgische sein; die Exstirpation sollte wegen der Gefahr einer Eversion ohne Verzug durchgeführt werden, sobald die Diagnose gestellt ist.

Technik. Das kosmetisch befriedigendste Ergebnis wird durch einen Querschnitt im kranialen Nabelumfang erzielt mit Erweiterung nach rechts, was erlaubt, im Laufe der Operation die Lage des Zäkums zu lokalisieren und eine allfällige Malrotation zu erkennen: Sie ist bei rund 10% der Patienten zu erwarten (RICKHAM u. Mitarb. 1978).

Nach Freipräparation des Ganges und seiner Gefäße wird er an seiner Einmündung ins Ileum so durchtrennt, daß nach Verschluß der Darmöffnung keine Einengung des Lumens entsteht. Nach der Peritonealnaht wird die Nabellücke so verschlossen, daß ein kosmetisch einwandfreier und natürlich aussehender Nabel entsteht.

Bei Eversion des Ductus omphaloentericus gelingt manchmal in frischen Fällen die manuelle Reposition; ist hingegen der vorgefallene Darm bereits ödematös oder gangränös, so ist sofort operativ einzugreifen und die geschädigte Darmpartie zu resezieren.

Ergebnisse der Therapie. Sie sind bei frühzeitig diagnostizierten Fällen durchaus gut. Der Verlauf kann in unterschiedlichem Maße kompliziert werden durch Gangrän und/oder Perforation des Duc- tus omphaloentericus oder durch Schädigung des Dünndarms: Eversion und Gangrän mit dem Duktus zusammen oder aber mechanischer Verschluß durch Einklemmung oder Volvulierung (KLING 1968; ZACHARY 1971). Die Prognose ist dann im Einzelfall abhängig vom zeitlichen Verzug bis zur Operation und von der Qualität der Schockbehandlung und Infektprophylaxe.

Literatur

Blechschmidt, E.: Wie beginnt das menschliche Leben. Christiana, Stein a. Rhein 1976

Gray, S. W., J. E. Skandalakis: Embryology for Surgeons. Saunders, Philadelphia 1972

Grosfeld, J. L., E. A. Franken: Intestinal obstruction in the neonate due to vitelline duct cysts. Surg. Gynec. Obstet. 138 (1974) 527

Ingrelans, P., P. Saint-Aubert, M. Lejeune: La persistance totale du canal omphalo-mésentérique. Ann. Chir. infant. 8 (1967) 169

Kling, S.: Patent omphalomesenteric duct – a surgical emergency. Arch. Surg. 96 (1968) 545

Rickham, P. P., J. Lister, I. M. Irving: Neonatal Surgery, 2nd ed. Butterworth, London 1978

Zachary, R. B.: Intestinal obstruction. Progr. pediat. Surg. 2 (1971) 57

Urachusfistel und Urachuszyste

J. EHRENSPERGER

Urachusfistel

Embryologie

Der Urachus entwickelt sich aus dem kranialen Abschnitt der Allantois (S. 7.25). Er stellt eine fetale Verbindung zwischen Blasenscheitel und Nabel dar, und er obliteriert normalerweise zum Lig. vesico-umbilicale mediale. Bleibt hingegen sein Lumen in seiner ganzen Länge erhalten, so entsteht eine Harnfistel am Nabel. Es erscheint heute recht wahrscheinlich, daß anderweitige Mißbildungen der Harnwege, vor allem aber infravesikale Hindernisse – seien sie isoliert oder im Rahmen eines Prune-Belly-Syndroms (auch Triad-Syndrome der Angelsachsen: beidseitiger Kryptorchismus, Muskelhypoplasie der vorderen Bauchwand, multiple Mißbildungen der Harnwege) – bahnend wirken für die Persistenz offener Urachusstrukturen (ECKSTEIN 1977; SNYDER u. Mitarb. 1976).

Der Urachusgang kann vollständig oder zum Teil erhalten bleiben: Man findet dann entweder eine durchgehende Blasen-Nabel-Fistel, ein blind endendes Urachusdivertikel am Nabel oder am Blasendom oder aber eine in sich geschlossene Urachuszyste auf der Strecke zwischen Blase und Nabel.

Die Mißbildungen des Urachus sind selten: Das regionale kinderchirurgische Zentrum von Liverpool behandelte in 22 Jahren deren sechs (RICKHAM u. Mitarb. 1978). Mit einiger Regelmäßigkeit findet man sie bei Kindern mit einem Prune-Belly-Syndrom, welche meist am Blasendom ein Urachusdivertikel tragen; wenn sie im Rahmen ihres Mißbildungssyndroms eine Urethralatresie haben, liegt meist zwischen Blase und Nabel, sozusagen als Sicherheitsventil, eine offene Urachusfistel. Etwas gehäuft sind die Mißbildungen des Urachus bei Kindern mit einer Omphalozele. Kinder ohne diese zwei Mißbildungen tragen ihre Urachusfistel oder -zyste meist als isolierte Mißbildung und sind im übrigen normal entwickelt.

Symptome und Diagnose

Vor dem Abnabeln des neugeborenen Kindes kann die Nabelschnur abnorm gebläht sein durch Urin (TSUCHIDA u. ISHIDA 1969). Später ist der nässende Nabel für die Urachusfistel charakteristisch. Der Urin entleert sich tropfenweise aus dem Nabel, bei Druck auf die Blase gelegentlich auch im Strahl, selten einmal sogar im spontanen Miktionsstrahl (Nabelpisser). Die Fistelöffnung befindet sich meist kaum sichtbar in der Tiefe eines unauffälligen Nabels, dessen Umgebung sich aller-

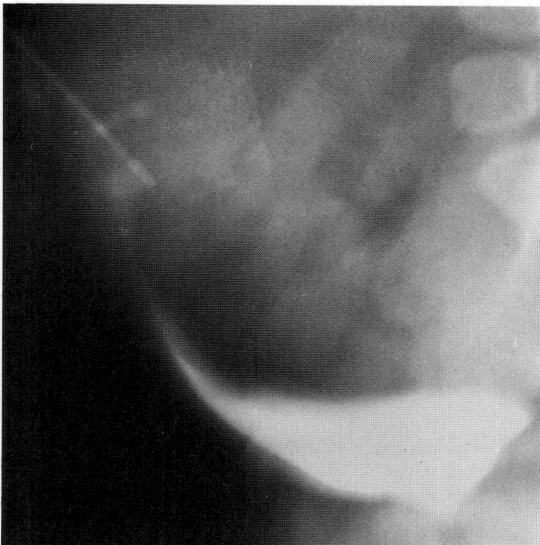

Abb. 17 Mit wasserlöslichem Röntgenkontrastmittel gefüllter Gang einer Urachusfistel.

dings recht bald unter der mazerierenden Einwirkung des Urins entzündlich verändert.

Die Füllung des Ganges mit einem wasserlöslichen Röntgenkontrastmittel läßt seine Verbindung zur Blase leicht erkennen (Abb. 17). In jedem Fall sollten vor der Behandlung ein intravenöses Pyelogramm und ein Miktions-Zystourethrogramm angefertigt werden, damit ein allfälliges infravesikales Hindernis ausgeschlossen werden kann. Die Natur der Sekretionen am Nabel kann auch geklärt werden durch intravenöse oder intravesikale Injektion einer Indigokarminlösung. Beim Vorliegen einer Urachusfistel erscheint dann meist der blaue Farbstoff am Nabel.

Maligne degenerative Veränderungen im Urachusgewebe sind bisher nur beim Erwachsenen beschrieben worden (BECK u. Mitarb. 1970).

Differentialdiagnose

Differentialdiagnostisch muß die Urachusfistel abgegrenzt werden gegen das Nabelgranulom und gegen einen persistierenden Ductus omphaloentericus (s. dort).

Therapie

Als erstes müssen zugrundeliegende urologische Mißbildungen, beispielsweise ein infravesikales Hindernis, behoben werden.

Die operative Exzision der Urachusfistel ist wegen der lästigen Sekretionen am Nabel, aber auch wegen der Gefahr einer Infektion der Harnwege angezeigt.

Technik. Nach zirkulärer Umschneidung der Fistelmündung am Nabel – unter Belassung des größten Teils des Nabels – wird von einem Querschnitt zwischen Symphyse und Nabel aus der

7.30 Abdomen

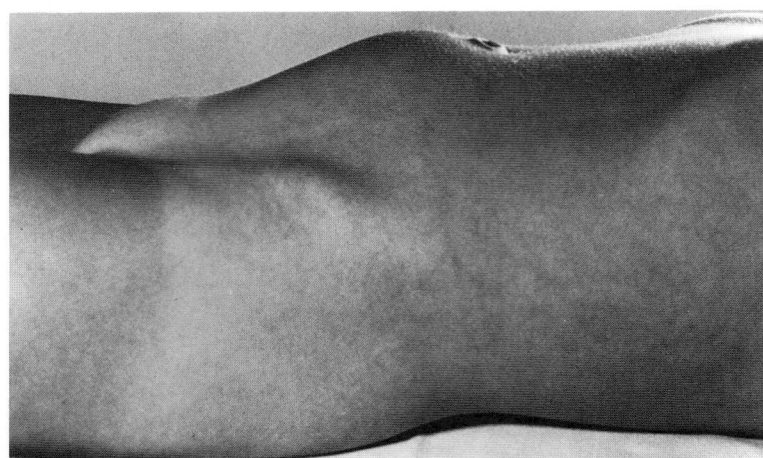

Abb. 18 Infraumbilikale Vorwölbung der Bauchdecke durch eine Urachuszyste.

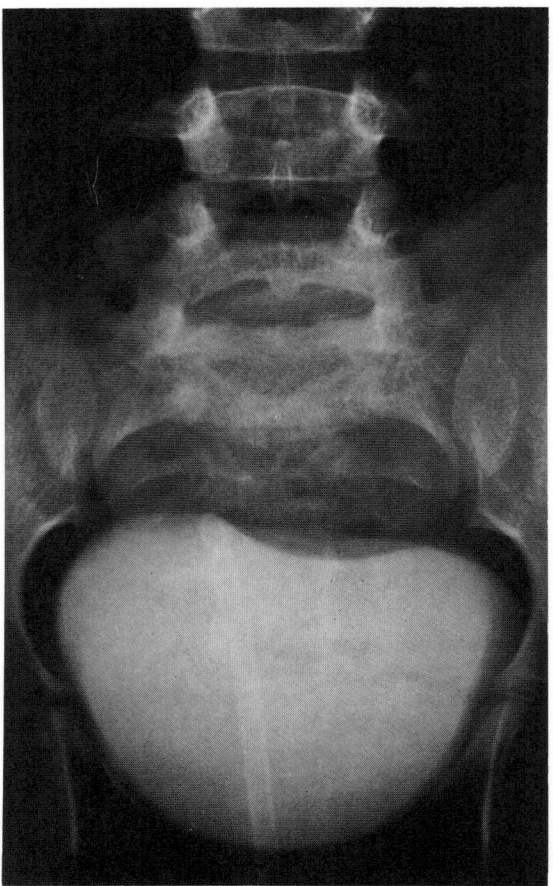

Abb. 19 Eindellung des Blasenscheitels durch eine Urachuszyste.

Gang extraperitoneal freipräpariert und vom Peritoneum gelöst. Am Blasenscheitel wird er abgetragen, und die Blasenwunde wird zweischichtig verschlossen. Eine Drainage der Blase während einiger Tage ist indiziert.

Urachuszyste

Obliteriert der Urachus nur teilweise, so bilden sich offene Urachusdivertikel am Nabel oder am Blasenscheitel. Geschlossene Urachusreste führen zur Urachuszystenbildung. Sie können eine beträchtliche Größe erreichen, sind wie die Harnblase von Übergangsepithel ausgekleidet und enthalten anfangs meist schleimige Flüssigkeit.

Symptome

Die Urachuszysten treten als rundliche Tumoren in Erscheinung, die in der Mittellinie zwischen Nabel und Symphyse hinter den Bauchdecken liegen (Abb. 18).
Sie sind mit ihnen meist breitflächig verwachsen. Eine Röntgenaufnahme nach Füllung der Blase mit Kontrastmittel ergibt oft eine charakteristische Eindellung des Blasenscheitels durch die Zyste (Abb. 19).
Als häufige Komplikation kann sich die Zyste infizieren (Pyourachus) (MAC MILLAN u. Mitarb. 1973). Bei Bauchdeckenabszessen in der Mittellinie oberhalb der Symphyse ist daran zu denken.
Rupturiert die infizierte Zyste in die Blase, erfolgt ein Infekt der Harnwege. Rupturiert sie selten einmal durch das Peritoneum in die Bauchhöhle, resultiert eine Peritonitis; die infizierte Zyste kann im günstigsten Fall die Nabelhaut perforieren und sich nach außen entleeren.

Therapie

Die extraperitoneale Ausschälung einer Urachuszyste von einem queren Unterbauchschnitt aus bietet keine besonderen Schwierigkeiten. Ist die Zyste infiziert, so ist die ausgiebige Drainage des Operationsfeldes angezeigt. Auch die Abtragung von zur Blase oder zum Nabel offenen Urachusdivertikeln ist notwendig, weil sie häufigster Sitz einer Infektion werden und sich in den Blasendivertikeln gelegentlich Konkremente bilden.

Literatur

Beck, A. D., H. J. Gaudin, D. G. Bonham: Carcinoma of the urachus. Brit. J. Urol. 42 (1970) 555–562
Blechschmidt, E.: Wie beginnt das menschliche Leben. Christiana, Stein a. Rhein 1976
Eckstein, H. B.: Abnormalities of the urachus. In Eckstein, H. B., R. Hohenfellner, D. J. Williams: Surgical Pediatric Urology. Thieme, Stuttgart 1977 (S. 288)
Mac Millan, R., J. N. Schullinger, T. V. Santulli: Pyourachus: an unusual surgical problem. J. pediat. Surg. 8 (1973) 387
Rickham, P. P., J. Lister, I. M. Irving: Neonatal Surgery, 2nd ed. Butterworth, London 1978
Snyder, H. M., N. W. Harrison, H. N. Whitfield, D. I. Williams: Urodynamics in the prune belly syndrome. Brit. J. Urol. 48 (1976) 663
Tsuchida, Y., M. Ishida: Osmolar relationship between enlarged umbilical cord and patent urachus. J. pediat. Surg. 4 (1969) 465

Magenperforation beim Neugeborenen

M. LEHNER

Magenperforationen beim Neugeborenen sind selten. Nur durch rasches operatives Eingreifen können die Kinder, die schlagartig meist aus voller Gesundheit in einen lebensbedrohlichen Zustand kommen, gerettet werden.

Vorkommen

Rund die Hälfte der Fälle von Magenperforationen kommt bei Frühgeborenen oder bei Neugeborenen mit für das Gestationsalter zu niedrigem Geburtsgewicht vor. Knaben sind doppelt so häufig befallen wie Mädchen. Fast alle Perforationen treten während der ersten Lebenswoche auf, am häufigsten am 3. Lebenstag.

Ätiologie

Die Perforation kann traumatisch durch die Magensonde verursacht werden, eine Folge einer Magenüberblähung bei distaler Obstruktion oder eine Komplikation eines peptischen Ulkus sein. Die Entstehung dieser peptischen Ulzera in der Neugeborenenperiode, die akut sind und keine entzündliche Umgebungsreaktion zeigen, wird begünstigt durch die in den ersten Lebenstagen vorliegende hohe Azidität im Magen. Von diesen Fällen ätiologisch abzugrenzen ist die sog. spontane Magenperforation des Neugeborenen, bei der keine der bisher erwähnten Ursachen gefunden wird. Als Ursache für diese Fälle werden diskutiert: kongenitale Muskeldefekte, lokale Ischämie der Magenwand bei systemischer Hypoxie, Überblähung des Magens bei Maskenbeatmung bei Wiederbelebungsmaßnahmen oder bei Ösophagotrachealfisteln sowie Selbstverdauung des Magens zufolge Adrenalinausschüttung bei hypoxischem Streß.
Es scheint, daß die spontane Magenperforation die Folge einer Kombination von Faktoren ist, wie dies TOULOUKIAN (1972) annimmt.

Pathologische Anatomie

Über die Hälfte der Fälle der Perforationen liegt an der großen Kurvatur kardianahe; die zweihäufigste Lokalisation ist die Magenvorderwand. Charakteristisch ist ein von nekrotischen Rändern begrenzter Riß.

Symptome

Das klinische Bild ist charakterisiert durch plötzliche Verschlechterung des Allgemeinzustandes, Erbrechen, rasch auftretende massive Blähung des Abdomens, wobei dieses hart und tympanitisch ist. Häufig treten Dyspnoe, Zyanose, Temperaturlabilität und kardiovaskulärer Kollaps auf.
Das Röntgenbild zeigt große Massen von freier Luft im Abdomen bei fehlender Magenblase.

Differentialdiagnose

Gegen Perforation anderer Lokalisation gelingt die Differentialdiagnose meist durch den Nachweis der fehlenden Magenblase im Röntgenbild. Wichtig ist die Abgrenzung von Pneumoperitoneum des Neugeborenen am Respirator, dem keine Perforation im Magen-Darm-Trakt zugrunde liegt. Dieses entsteht durch Übertritt von Luft aus dem Pleuraraum entlang der Gefäßscheiden ins Retroperitoneum und dann in den Peritonealraum zufolge Ruptur des Peritoneums. Die Gabe von wasserlöslichem Kontrastmittel zum Nachweis eines intakten Magen-Darm-Traktes kann in diesem Fall notwendig sein.

Therapie

Sofort nach Diagnosestellung muß die Laparotomie durchgeführt werden. In schweren Fällen von Pneumoperitoneum kann die präoperative Entlastungspunktion des Abdomens lebensrettend sein. Zu empfehlen ist die Eröffnung des Abdomens durch queren Supraumbilikalschnitt. Die Perforation im Magen wird zweischichtig übernäht. Wichtig ist die Revision des gesamten Magen-Darm-Traktes zum Nachweis anderer Perforationen oder einer distalen Obstruktion. Postoperativ ist die parenterale Ernährung und Gabe von Breitspektrumantibiotika zur Verhinderung einer Peritonitis und Sepsis notwendig.

Prognose

Die Angaben über die Mortalität schwanken in der Literatur zwischen 27 und 70%. Kinder, die überleben, haben eine normale Magen-Darm-Funktion.

Massive Magenblutung beim Neugeborenen

Peptische Ulzera beim Neugeborenen führen nicht nur zu Perforationen, sondern auch zu Blutungen, die meist mit konservativen Maßnahmen beherrscht werden können. In seltenen Fällen ist die Blutung so massiv, daß die Operation als lebensrettende Maßnahme erforderlich ist. Pyloroplastik, Übernähen evtl. kombiniert mit Vagotomie ist in diesen Fällen schonender als eine Magenresektion.

Literatur

Anderson, S.: Secretion of gastrointestinal hormons. Amer. Rev. Physiol. 35 (1973) 431
Carcassone, M.: Les perforations gastriques neonatales. Pédiatrie 18 (1973) 713–720
Daum, R., W. C. Hecker, E. Reiter: Die spontane Magenperforation bei Neugeborenen und Säuglingen. Z. Kinderchir. 3 (1965) 481
Donahoe, P. K., D. R. Steward: Pneumoperitoneum secondary to pulmonary air leak. J. Pediat. 81 (1972) 797
Höcht, B., R. Arbogast, B. Gay: Magenperforation als Komplikation einer Oesophagotrachealfistel ohne Ösophagusatresie beim Kleinkind. Z. Kinderchir. 24 (1978) 276
James, A. E.: Spontaneous gastric perforations. In: Clinics in Perinatology. Saunders, Philadelphia 1978 (S. 83–89)
Robarts, F. H.: Neonatal perforation of the stomach. Z. Kinderchir. 5, Suppl. (1968) 63
Schiller, R., S. Rubin: Massive gastrointestinal bleeding in neonatal ulceration. Z. Kinderchir. 24 (1978) 357–361
Spencer, R.: Gastrointestinal hemorrhage in infancy and childhood. Surgery 55 (1964) 718
Touloukian, R. J.: The pathogenesis of ischemic gastroenterocolitis of the neonate. J. pediat. Surg. 7 (1972) 194

Angeborene hypertrophische Pylorusstenose

M. LEHNER

Bei der hypertrophischen Pylorusstenose, einer in den ersten Lebenswochen relativ häufigen Erkrankung, ist die Muskulatur des Pylorus so stark verdickt, daß der Magenausgang eingeengt und die Entleerung des Mageninhalts schwer beeinträchtigt wird. Seit der Einführung der Pyloromyotomie durch FREDET 1907 und RAMSTEDT 1912 ist die frühere hohe Mortalität von 50–70% bei der operativen Behandlung der Pylorusstenose auf unter 1% gesunken. Die Pyloromyotomie vermag dieses Leiden fast schlagartig zu heilen. Zur Verbesserung der Prognose hat wesentlich beigetragen die frühzeitige Überweisung der Kinder an den Chirurgen, wenn ein kurzdauernder konservativer Behandlungsversuch versagt.

Häufigkeit

Je nach Rasse und geographischer Lokalisation schwankt die Häufigkeit zwischen 1,5 und 4 Pylorusstenosen auf 1000 Lebendgeburten. Knaben sind rund 5mal häufiger betroffen als Mädchen. In 30–40% der Fälle handelt es sich eigenartigerweise um Erstgeborene. Eine familiäre Häufung ist in 3–5% der Fälle beobachtet worden.

Pathologische Anatomie

Der verdickte Pylorus ist von derber Konsistenz, oliven- oder walzenförmig und 1,5–2,5 cm lang. Auf Schnitt zeigt er eine hypertrophische, grauweißliche Muskulatur, die in der Regel 4–7 mm dick ist. Während sie proximal nur allmählich in die meist ebenfalls etwas verdickte Magenmuskulatur übergeht, endet sie am Übergang zum Duo-

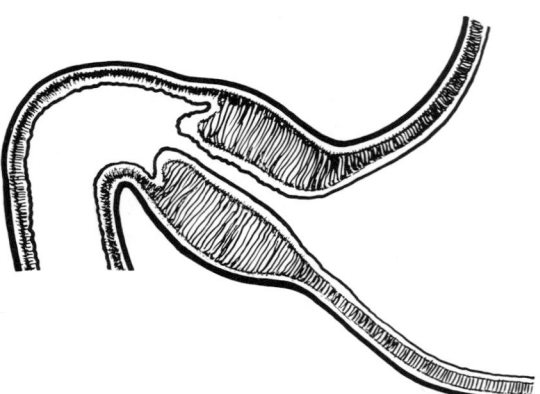

Abb. 20 Schematischer Schnitt durch den hypertrophischen Pylorus. Beachte das zapfenförmige Vorspringen des Pylorus ins Duodenum und den Rezessus am Übergang zum Duodenum.

Angeborene hypertrophische Pylorusstenose

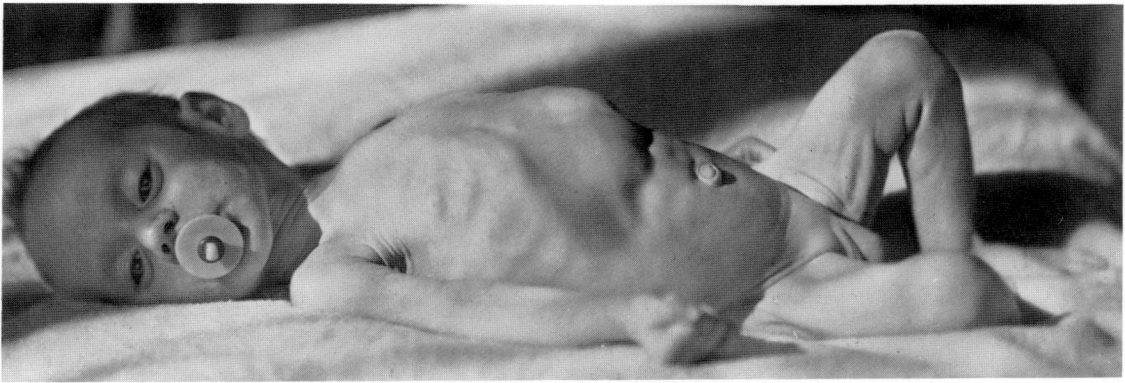

Abb. 21 Schwere Dystrophie mit starker Magenperistaltik bei hypertrophischer Pylorusstenose (2 Monate alter Knabe).

denum abrupt, so daß sich das Darmlumen, welches im Bereich des Pylorus kaum durchgängig ist, plötzlich ausweitet. Dadurch entsteht am Ende des verdickten Pylorus eine zirkuläre duodenale Tasche (Abb. 20), was bei der Operation zu berücksichtigen ist.
Histologisch findet man eine Hypertrophie der Ringmuskulatur, deren Fasern stark verdickt und zahlenmäßig vermehrt sind. Die Schleimhaut ist oft ödematös und gelegentlich auch von einigen Leukozyten durchsetzt.
Bei länger bestehenden Symptomen zeigt auch die Magenwand eine mehr oder weniger deutliche Muskelhypertrophie, eine Verdickung der Schleimhaut und manchmal ulzeröse Veränderungen.

Ätiologie

Die Ursache der Erkrankung ist immer noch nicht ganz geklärt. Die Hypertrophie der Muskulatur besteht bereits bei Geburt. Die erst nach einigen Wochen sich entwickelnde Verengung des Pyloruskanals wird bewirkt durch die Verdickung der Schleimhaut zufolge Ödem. Neuere Untersuchungen von BENSON (1969) scheinen zu beweisen, daß von den beiden im normalen Pylorus vorhandenen Typen von Ganglienzellen ein Typ fehlt. Ob dies zufolge einer Degeneration oder kongenitalen Fehlens der Fall ist, ist unklar. Der Nachweis erhöhter Serumgastrinwerte bei Kindern mit Pylorushypertrophie läßt ätiologisch keine Schlüsse zu.

Symptome

Die ersten Zeichen der Erkrankung treten gewöhnlich in der 2.–4. Lebenswoche auf. Das Kind beginnt zu erbrechen, und die Gewichtskurve verflacht sich, um dann zu fallen. Rasch stellt sich das für die Pylorusstenose charakteristische Bild ein: Das Kind erbricht nun explosionsartig im Bogen, wobei der Mageninhalt oft weit über den Bettrand herausgeworfen wird. Das Erbrechen erfolgt meist unmittelbar nach der Mahlzeit, doch können noch nach Stunden Reste eines früheren Schoppens herausgegeben werden. Nie findet man im Erbrochenen Galle, jedoch in fortgeschrittenen Fällen fast regelmäßig Schleim und Blutfetzchen. Infolge der ungenügenden Nahrungspassage werden die Stühle seltener, und schließlich entleeren sich die typischen, substanzarmen Hungerstühle.
Bei der Untersuchung fallen der stark verminderte Turgor und die Reduktion des Fettpolsters auf. Charakteristisch ist die mißmutige Physiognomie des Säuglings, der seine Stirne in breite Falten legt und der jederzeit bereit ist, den Schoppen gierig zu trinken, auch wenn er sofort wieder unter Schmerzen erbrochen wird. Eines der wichtigsten Symptome ist die sichtbare Magenperistaltik, die durch Verabreichung eines Probeschoppens noch verstärkt werden kann (Abb. 21). Die peristaltischen Wellen ziehen vom linken Rippenbogen quer durch den Oberbauch nach rechts. Die Palpation des hypertrophischen Pylorus als olivenförmige Resistenz, worauf viele Autoren besonders Gewicht legen, ist nach unserer Erfahrung wegen seiner oft versteckten Lage nicht immer möglich.
In 2% der Pylorusstenosen liegt gleichzeitig ein Stauungsikterus, wahrscheinlich durch mechanische Kompression durch den vergrößerten Pylorustumor, vor.
Laborchemisch zeigen sich neben den Zeichen der Dehydratation eine hypochlorämische Alkalose und eine Hypokaliämie. Liegt der Ikterus vor, ist das direkte Bilirubin erhöht.

Abdomen

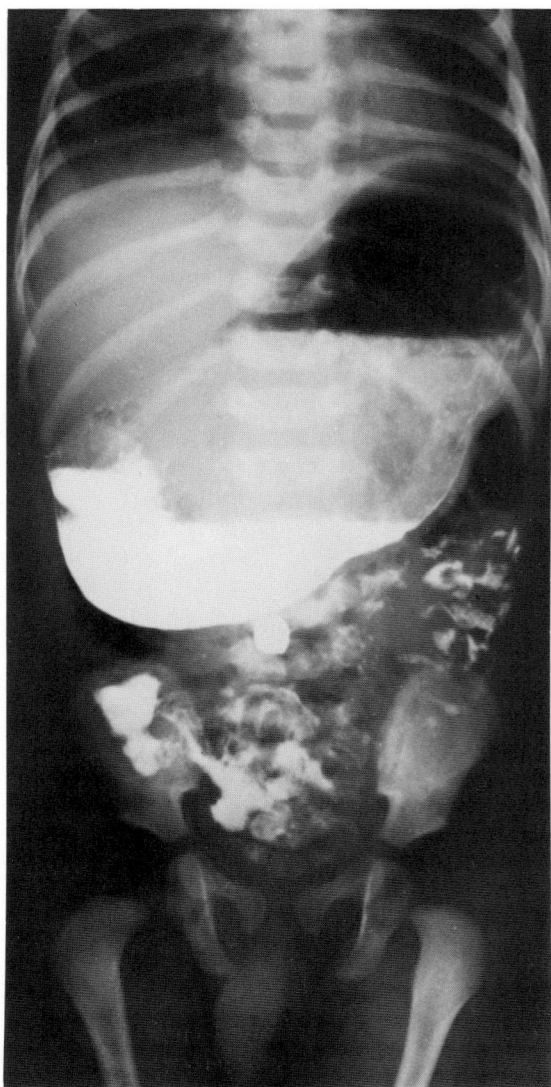

Abb. 22 Magendilatation mit Flüssigkeits- und Bariumretention 6½ Stunden nach Kontrastmahlzeit. Beachte die peristaltischen Wellen und die Wandhypertrophie an der großen Kurvatur.

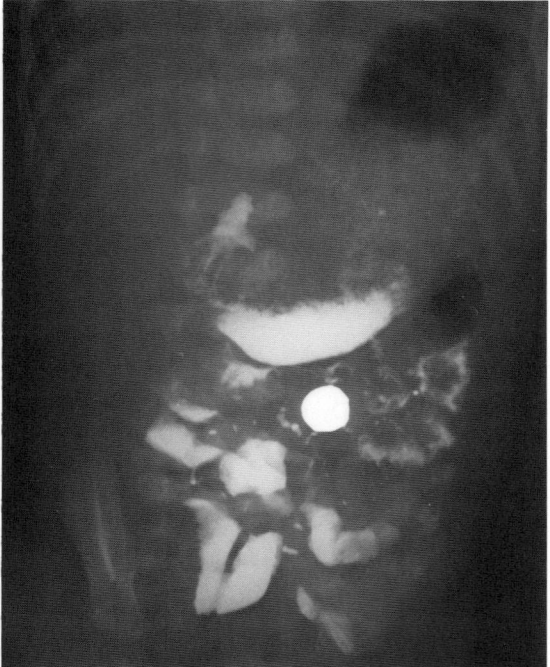

Abb. 23 Hypertrophische Pylorusstenose mit Darstellung des verengten Pyloruskanals proximal des Bulbus duodeni. Typischer, aber eher seltener Befund. Aufnahme 3 Stunden nach Bariummahlzeit.

Röntgenbefund

In den meisten Fällen von Pylorusstenosen sind die klinischen Symptome so typisch, daß sich eine Röntgenuntersuchung erübrigt. Bei unklarer Diagnose ist sie jedoch wertvoll. In der Abdomenleeraufnahme fallen die starke Erweiterung des Magens, die Verbreiterung seines Wandschattens und die oft hohe Sekretschicht auf. Nach Bariummahlzeit fällt in der Durchleuchtung die lebhafte Peristaltik verbunden mit der stark verzögerten Entleerung des Magens auf (Abb. 22). Die Kontrastmitteldarstellung des Pyloruskanals zeigt diesen elongiert als fadenförmigen Kontraststreifen zwischen Antrum und Bulbus duodeni (Abb. 23). Die in das Duodenum hineinragende hypertrophische Pylorusmuskulatur kommt als karpfenmundförmiger Füllungsdefekt an der Basis des Bulbus zur Darstellung, was für eine Pylorusstenose besonders pathognomonisch ist.

Differentialdiagnose

Eine Pylorusstenose kann mit einer hochsitzenden Darmatresie oder -stenose verwechselt werden, doch setzt hier das Erbrechen gewöhnlich schon in den ersten Lebenstagen ein und ist fast regelmäßig gallig. Die Röntgenuntersuchung läßt die freie Passage des Pylorus erkennen.
Schwierig kann die Differentialdiagnose zwischen Pylorusstenose und gleitender Hiatushernie sein. Bald nach der Geburt einsetzendes Erbrechen und der Nachweis von Blut im Erbrochenen sprechen für die Hiatushernie. In unklaren Fällen gibt die Kontrastmitteldarstellung die Abgrenzung der beiden Krankheitsbilder.
Eine Hiatushernie kann mit einer Pylorusstenose kombiniert sein (Syndrom von Roviralta).
Wichtig ist die Abgrenzung der Pylorusstenose gegen das adrenogenitale Syndrom (S. 8.243 ff).

Therapie

Die Indikation zur operativen Behandlung ist immer gegeben, wenn nach einigen Tagen konsequent durchgeführter interner Therapie (12 Mahl-

zeiten, eingedickte Nahrung, Spasmolytika) das Erbrechen weiterhin anhält und keine Gewichtszunahme zu erzielen ist. Präoperativ wird der Magen durch Spülungen mit warmer physiologischer Kochsalzlösung entleert. Dehydratation, Hypochlorämie und Hypokaliämie werden durch Infusion ausgeglichen. Nach 1–2tägiger Vorbereitung wird das Kind operiert. Das Abdomen wird durch einen rechtsseitigen Oberbauchschnitt oder einen Schrägschnitt im rechten Hypochondrium eröffnet. Der Magen wird samt Pylorus mit stumpfer Pinzette vor die Wunde gezogen. Während der Assistent den Magen nach medial zieht, faßt der Operateur den olivenförmigen Pylorus zwischen Daumen und Zeigefinger der linken Hand. Die Muskulatur wird mit einem feinen Skalpell in der Mitte der Olive in der gefäßfreien Zone längs inzidiert (Abb. 24 a–c). Die starren Schnittflächen werden durch Spreizen eines Péans stumpf auseinandergetrennt, dabei reißt die Muskulatur bis zur Schleimhaut ein, die sich nun hernienartig vorwölbt. Die Inzision der Muskulatur wird bis in die Gegend des Antrums fortgeführt. In der Richtung des Duodenums muß die Muskulatur mit größter Vorsicht durchtrennt werden, da hier die duodenale Schleimhauttasche leicht eröffnet werden könnte. Zur Vermeidung dieser Komplikation empfiehlt es sich, die letzten Muskelfasern stumpf auseinanderzudrängen. Wird das Duodenum versehentlich eröffnet, so ist die kleine Lücke, aus welcher sich etwas galliger Schleim entleert, durch eine feine Seidenknopfnaht sofort zu verschließen und eventuell zusätzlich durch einen darübergesteppten Netzzipfel zu decken. Bleibt die Läsion unbeachtet, so stellt sich mit größter Wahrscheinlichkeit eine Peritonitis ein.
Zur Entspannung der starren Schnittränder können kurze quere Inzisionen angelegt werden. Kleinere blutende Gefäße können im brüchigen Muskelgewebe kaum gefaßt oder umstochen werden, sie können jedoch sorgfältig koaguliert werden (s. Abb. 24 c).
Nach Reposition des Pylorus werden die Bauchdecken schichtweise vernäht.

Nachbehandlung

Nach der Operation hört in den meisten Fällen das Erbrechen schlagartig auf. Während einiger Tage müssen Glucose, Kochsalz und Kalium intravenös zugeführt werden, während schrittweise die orale Ernährung, beginnend bereits innerhalb der ersten 24 Stunden nach der Operation, aufgebaut wird. Tritt während der postoperativen Phase wieder Erbrechen auf, empfiehlt sich eine erneute Nahrungspause von 24 Stunden. In den meisten Fällen können die Kinder eine Woche nach Operation aus dem Krankenhaus entlassen werden.

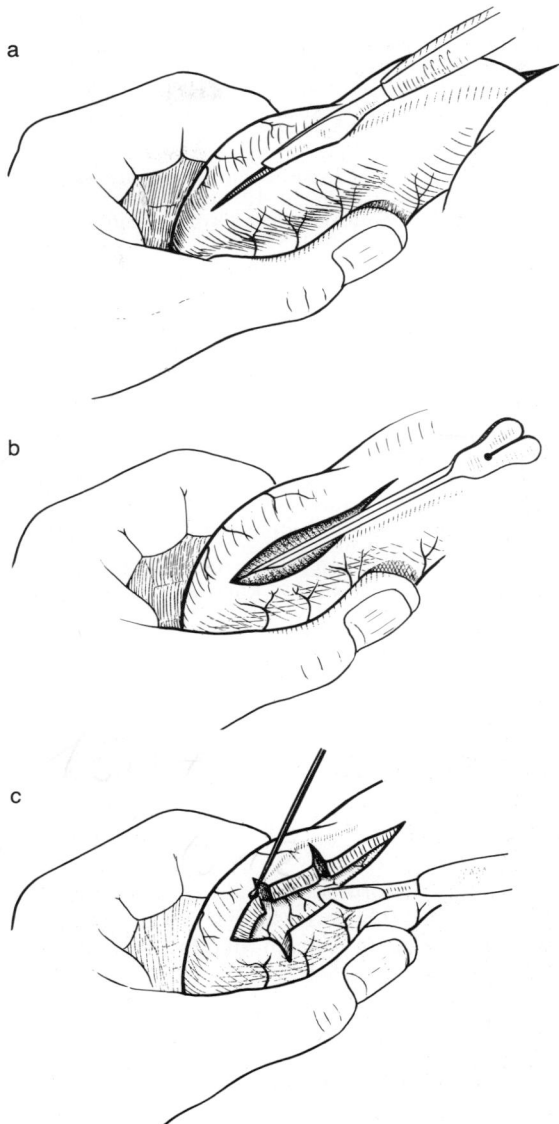

Abb. **24 a–c** Pyloromyotomie (Weber-Ramstedt).
a Längsinzision der zwischen Daumen und Zeigefinger fixierten Pylorusolive.
b Stumpfes Spreizen der verdickten Muskelschicht.
c Quere Einschnitte am Muskelwundrand und Koagulation blutender Gefäße.

Prognose

Die Operationsmortalität liegt unter 1%. Komplikationen sind Peritonitis bei übersehener Eröffnung der Pylorusschleimhaut, Nachblutung und Infektionen mit Sepsis. Die operierten Patienten zeigen in Langzeituntersuchungen fast ausnahmslos völlige Beschwerdefreiheit, so daß kein Zweifel besteht, daß heute die frühzeitige Operation nach guter Vorbehandlung die Therapie der Wahl darstellt.

7.36 Abdomen

Literatur

Benson, C. D.: Prepyloric and pyloric obstruction. In: Mustard, W. T.: Pediatric Surgery, vol. II. Yearbook Medical Publishers, Chicago 1969 (S. 795)

Cook, R. C. M., P. P. Rickham: Infantile hypertrophic pyloric stenosis. In: Rickham, P. P.: Neonatal Surgery, 2nd ed. Butterworth, London 1977

Dodge, I. A.: Infantile hypertrophic pylorus stenosis in Belfast. Arch. Dis. Childh. 50 (1975) 171

Forshall, J.: The cardiooesophageal syndrome in childhood. Arch. Dis. Childh. 30 (1955) 46

McKeown, Mc Mahon, R. G. Record: Familial incidence of congenital pyloric stenosis. Ann. Eugen. (Lond.) 16 (1951) 260

Martin, I. W., B. J. Siebenthal: Jaundice due to hypertrophic pylorus stenosis. J. pediat. 47 (1955) 95

Ramstedt, C.: Zur Operation der angeborenen Pylorusstenose. Med. Klin. 8 (1912) 1702

Rogers, I. M., I. K. Drainer: Plasma gastrin in congenital hypertrophic pyloric stenosis. Arch. Dis. Childh. 50 (1975) 467

Schickedanz, H., G. Zwacka, H. Eseimokumoh: Ein Ergebnisvergleich der konservativen und operativen Therapie der hypertrophischen Pylorusstenose bei Säuglingen. Z. Kinderchir. 9 (1970) 49

Seppanen, E. J., E. S. Heikkinen, E. K. Kaltiala, T. K. Larni: Infantile pyloric stenosis. Z. Kinderchir. 21 (1977) 141

Angeborene Magenatresie

M. Lehner

Neben der Pylorusstenose als weitaus häufigste Ursache eines Hindernisses der Magenentleerung tritt die Atresie im Antrum- und Pylorusbereich an Bedeutung weit zurück.

Häufigkeit

Magenatresien machen weniger als 1% aller Magen-Darm-Atresien aus, wobei Antrumatresien etwas häufiger sind als solche im Bereich des Pylorus.

Embryologie und Ätiologie

Die Ätiologie ist unklar, doch sind Zwillinge mit Pylorusatresie beschrieben, so daß eine Vererbung vom autosomal rezessiven Typ wahrscheinlich erscheint. Embryogenetisch ist die Entstehung nicht geklärt. Einige Autoren nehmen an, daß es sich um einen Fehler in der Rekanalisation nach der Phase der Epithelproliferation handelt, die im Darmtrakt zu einem vollständigen, im Magen zu einem unvollständigen Verschluß des Lumens führt. Nach Auffassung anderer Autoren wird als Ursache angenommen, daß die Epithelproliferation nicht wie normalerweise nur im Duodenum stattfindet, sondern sich auf Pylorus und Antrum ausweitet und damit gerade der Verschluß entsteht.

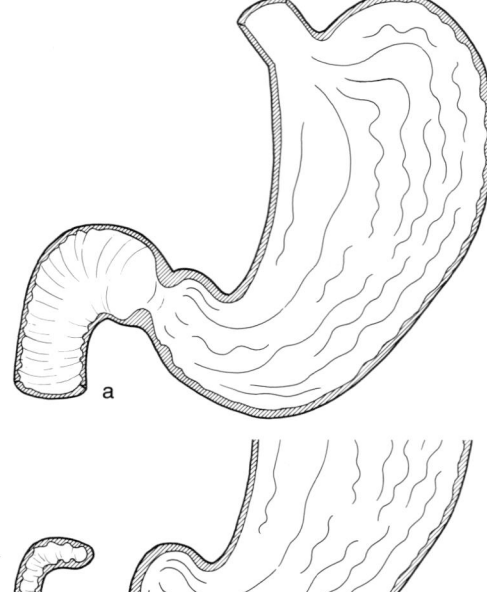
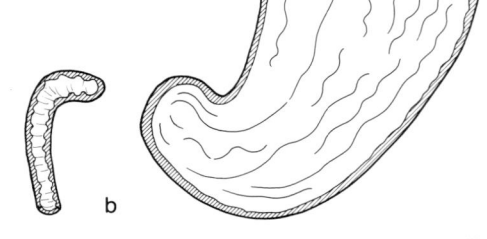
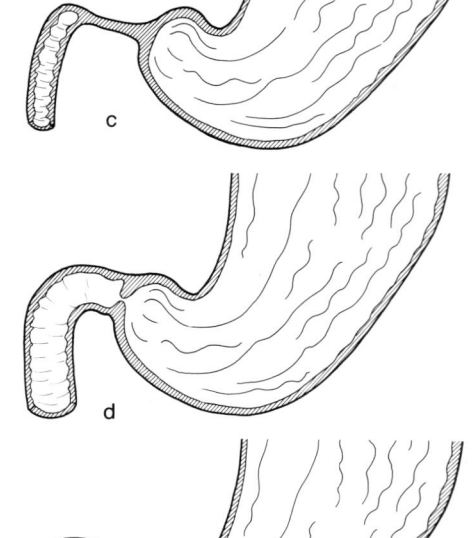

Abb. 25 a–e Angeborene Magenatresie.
a Normal
b Aplasie
c Kordonale Atresie
d Membranöses Diaphragma (Stenose)
e Vollständige membranöse Atresie

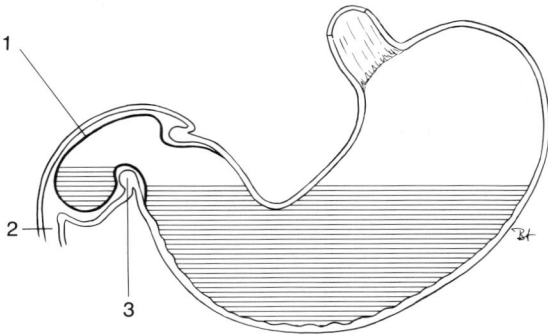

Abb. 26 Schematische Darstellung der Flüssigkeitsspiegel bei membranöser Pylorusatresie.
1 Membranöse Atresie des Antrums
2 Duodenum
3 Pylorus

Pathologische Anatomie
Magenatresien werden in drei Gruppen eingeteilt (Abb. 25 a–e):
– Aplasie,
– Atresie und
– Membranen (unvollständig – vollständig).

Symptome
Wie in allen Fällen von Magen-Darm-Atresien wird ein Hydramnion beobachtet. Neugeborene mit Pylorusatresie zeigen in den ersten Lebenstagen nichtgalliges Erbrechen, eine Vorwölbung des Oberbauches bei eingefallenem Unterbauch. Es entsteht eine metabolische Alkalose. Das Röntgenbild zeigt eine große Magenblase bei sonst luftleerem Abdomen. Gelegentlich findet man jedoch zusätzlich eine von der Magenblase getrennte Luftblase mit Flüssigkeitsspiegel am rechten Wirbelsäulenrand (Abb. 26), so daß differentialdiagnostisch auch eine hohe Duodenumatresie in Betracht gezogen werden muß. Im Gegensatz hierzu bleibt jedoch die erwähnte Luftkuppe relativ klein, der Befund deutet auf einen Verschluß durch eine Membran hin, die sich in die Pars superior vorwölbt (s. Abb. 26).

Differentialdiagnose
Das klinische Bild bei inkompletter Membran kann dem bei Duplikatur des Pylorus und bei hypertropher Pylorusstenose ähnlich sein.

Therapie
Nach Entlastung des Magens durch eine Magensonde und Ausgleich der metabolischen Alkalose wird von einem supraumbilikalen Querschnitt aus der Magen freigelegt. Bei Atresie und Aplasie wird eine Exzision und End-zu-End-Gastroduodenostomie vorgenommen, bei dem Vorliegen einer Membran diese exzidiert und eine Pyloroplastik nach Heinecke-Mikulicz durchgeführt.

Prognose
Bei früher Diagnosestellung und frühzeitiger Behandlung ist die Prognose gut.

Literatur
Benson, C. D.: Prepyloric and pyloric obstruction. In: Mustard, W. T.: Pediatric Surgery, vol. II. Yearbook Medical Publishers, Chicago 1969 (S. 795)
Ducharme, I. C.: Pyloric atresia. J. pediat. Surg. 10 (1974) 149
Gerber, B. C.: Prepyloric diaphragm, an unusual abnormality. Arch. Surg. 90 (1974) 472
Keramidas, D. C.: Congenital incomplete prepyloric diaphragm in infants and children. Surgery 75 (1974) 690
Szalay, G.: Causes of pyloric atresia. Pediatrics 52 (1973) 470

Intramurales Hämatom des Duodenums

M. LEHNER

Intramurale Hämatome kommen mit Ausnahme des Magens im gesamten Magen-Darm-Trakt vor, am häufigsten im Duodenum. Sie sind meistens die Folge eines stumpfen Bauchtraumas, wobei das Duodenum besonders verletzlich ist wegen seiner Lage vor der Wirbelsäule und seiner Fixation an derselben.

Häufigkeit
Intramurale Duodenalhämatome sind sehr selten. Sie kommen häufiger bei Kindern als bei Erwachsenen vor, Knaben sind mehr betroffen als Mädchen.

Ätiologie
In den meisten Fällen ist das intramurale Duodenalhämatom eine Folge eines oft nicht intensiven Abdominaltraumas. Nur sehr selten entstehen Hämatome spontan als Folge von Gerinnungsstörungen. Auch als Komplikation unter Antikoagulantientherapie sind sie beschrieben.

Symptome
Häufig beginnen die Schmerzen erst nach einem freien Intervall von einigen Tagen nach dem Trauma. Die Beschwerden bestehen in Erbrechen, Schmerzen im Oberbauch, evtl. ausstrahlend in die rechte Schulter. Hämatemesis ist selten. Bei der Untersuchung sind die Kinder oft dehydriert und zeigen eine palpable schmerzhafte Masse im rechten Oberbauch. Peristaltische Wellen können beobachtet werden. Meist liegt eine Anämie vor.

Angeborene Duodenumatresie und -stenose inkl. Pancreas anulare

U. G. STAUFFER

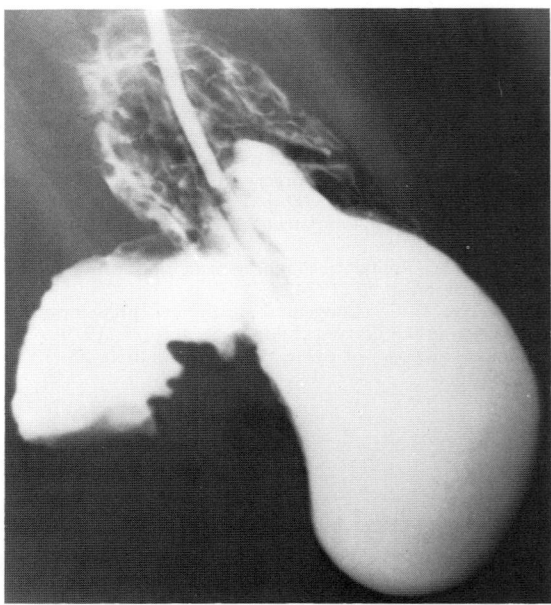

Abb. 27 Obere Magen-Darm-Passage bei Duodenalhämatom. Der obere Teil des Duodenums ist dilatiert, der untere völlig verschlossen (10 Jahre alter Knabe).

Röntgenuntersuchung

Die Abdomenleeraufnahme zeigt eine Erweiterung des Magens sowie des proximalen Duodenums, das übrige Abdomen ist luftarm oder luftleer. Die obere Magen-Darm-Passage zeigt einen unregelmäßigen Füllungsdefekt im Bereich des Duodenums (Abb. 27).

Therapie

Sofern kein exzessiver Blutverlust vorliegt und andere Verletzungen ausgeschlossen sind, kann der Patient konservativ behandelt werden mit Absaugen des Mageninhalts durch die Nasensonde und parenterale Ernährung. In vielen Fällen kommt es zu einer Resorption des Hämatoms innerhalb von 10 Tagen, wonach die Obstruktion spontan verschwindet. Ist dies nicht der Fall, muß operativ das subseröse Hämatom evakuiert werden, wobei die Mukosa intakt gelassen wird. Nur selten ist eine Resektion notwendig.

Literatur

Anderson, A., L. Bergdahl: Intramural haematoma of the duodenum in children. Amer. Surg. 39 (1973) 402

Mahour Hossein, G., M. Morton, S. L. Woolley u. Mitarb.: Duodenal haematoma in infancy and childhood. J. pediat. Surg. 6 (1971) 153

von der Ölnitz, G.: Das intramurale Duodenalhämatom. Z. Kinderchir. 9 (1970) 118

Stewart, D. R., C. Byrd, S. R. Schuster: Intramural hematomas of the alimentary tract in children. Surgery 68 (1970) 530

Die Pathologie und das klinische Bild der Duodenalatresie und -stenose weichen wesentlich von dem der Atresien und Stenosen des übrigen Darmtraktes ab und werden deshalb in einem eigenen Kapitel besprochen. Einbezogen sind die Fälle mit Pancreas anulare, da zusätzlich zur Einengung von außen praktisch immer auch eine innere Stenose oder sogar Atresie besteht. Nicht eingeschlossen sind dagegen äußere Stenosen (S. 7.65 ff), bedingt z. B. durch Darmlageanomalien, Laddsche Bänder usw. Kinder mit Duodenalatresien oder -stenosen weisen in etwa der Hälfte der Fälle mehr oder weniger schwere Zusatzmißbildungen im Magen-Darm-Trakt oder in anderen Organsystemen auf, etwa jedes dritte Kind mit Duodenumatresie oder -stenose hat überdies eine Trisomie 21 (FONKALSRUD u. Mitarb. 1969; IRVING u. RICKHAM 1978; STAUFFER u. IRVING 1977), und Früh- oder Mangelgeborene sind in dieser Gruppe besonders gehäuft (FONKALSRUD u. Mitarb. 1969; IRVING u. RICKHAM 1978; STAUFFER u. IRVING 1977). Bei Atresien distal des Ligaments von Treitz sind dagegen Zusatzmißbildungen ausgesprochen selten, die Trisomie 21 ist nur in wenigen Einzelfällen beschrieben worden, und Früh- oder Mangelgeborene sind statistisch nicht gehäuft. Während bei Atresien distal des Duodenums heute deshalb meist intrauterine vaskuläre Störungen oder andere intrauterine abdominale Katastrophen in der späteren Schwangerschaft wie Invagination, Volvulus, Darmperforation, Mekoniumperitonitis usw. als Ursache beobachtet oder vermutet werden können (S. 7.46 ff), so ist die Duodenalatresie oder -stenose im Gegensatz dazu oft lediglich ein Teilsymptom einer tiefergreifenden Störung zu einem wesentlich früheren Zeitpunkt des intrauterinen Lebens. Die erste Beschreibung einer Duodenalatresie ohne Pancreas anulare stammt von CALDER 1733, den ersten Fall von Duodenalatresie bei Pancreas anulare beschrieb TIEDEMANN 1818. Die erste erfolgreiche Operation einer Duodenalatresie wurde jedoch erst 1905 von VIDAL in Frankreich durchgeführt. Das Hindernis wurde durch eine Gastrojejunostomie erfolgreich umgangen. 1916 wurde vom Dänen ERNST bei einem Patienten mit Duodenalatresie die erste erfolgreiche Duodenojejunostomie vorgenommen.

Häufigkeit

Von 1948 bis 1975 wurden an der chirurgischen Abteilung der Universitäts-Kinderklinik Zürich 53 Fälle von Duodenalatresie und -stenose beob-

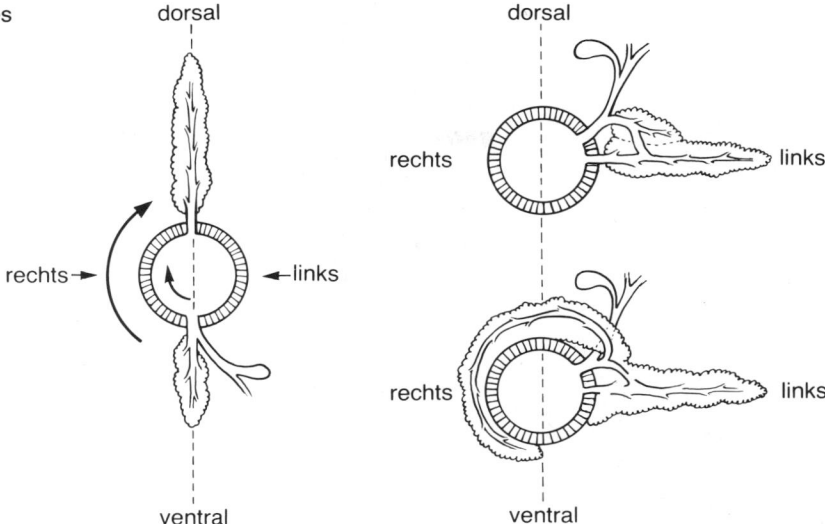

Abb. 28 Formale Genese des Pancreas anulare (s. Text).

achtet. Dies entspricht für unser Einzugsgebiet etwa einer Häufigkeit von 1 auf 7000 Lebendgeborene. Die Zahl deckt sich mit neueren Angaben von IRVING u. RICKHAM (1978) mit 1 auf 6000 Lebendgeborene und GOUREVITCH (1971) mit 1 auf 7500 Lebendgeborene u. a. und liegt damit wesentlich höher als früher meist angenommen wurde. Im gleichen Zeitraum kamen an unserer Klinik 61 Patienten mit Atresien oder -stenosen distal des Ligaments von Treitz zur Behandlung. Duodenalatresien und -stenosen sind demnach etwa gleich häufig wie alle Atresien und Stenosen im übrigen Dünndarm und Kolon zusammen.

Pathogenese

Bei der Pathogenese der Duodenalatresie und -stenose steht die Vakuolisierungstheorie, wie sie zuerst vom Wiener Anatomen TANDLER 1900 anhand von Beobachtungen an 30–60 Tage alten, 8,5–20 mm langen menschlichen Embryonen aufgestellt und später u. a. von LYNN u. ESPINAS (1959), BOYDEN u. Mitarb. (1967) bestätigt und weiter vertieft wurde, im Vordergrund. Bei Embryonen zwischen 6 und 15 mm Länge und einem Alter von 6–7 Wochen proliferieren die Epithelzellen des Primitivdarmes von proximal bis und mit Duodenum (BOYDEN u. Mitarb. 1967; LYNN u. ESPINAS 1959), so daß das Lumen vollkommen verlegt werden kann. Anschließend kommt es durch eine Revakuolisierung, die erneut von proximal nach distal fortschreitet (BOYDEN u. Mitarb. 1967), zu einer Rekanalisation des Darmes, die etwa im Alter von 7–8 Wochen und einer Länge von 20 mm abgeschlossen ist. Eine unvollkommene Revakuolisierung kann zu einer Duodenalatresie oder -stenose führen. Die Beobachtung von LENZ (1963) über das gehäufte Auftreten von Duodenalatresien bei Kindern von Müttern, die zwischen dem 30. und 40. Schwangerschaftstag

Thalidomid (Contergan) eingenommen hatten, ist eine tragische Bestätigung dafür, daß die Ausbildung des Duodenums sich in diesem Zeitpunkt in einem kritischen Stadium befindet.

Die Embryogenese des Pancreas anulare ist auch heute noch nicht vollkommen geklärt. Möglicherweise entstehen Pancreas anularia embryologisch auch auf verschiedene Weise (GRAY u. SKANDALAKIS 1972). Am ehesten durchgesetzt hat sich die alte Theorie von LECCO (1917). Normalerweise verlagert sich gleichzeitig mit der Duodenumdrehung die ventrale Pankreasanlage im Laufe der Entwicklung zusammen mit dem Ductus choledochus nach dorsal und vereinigt sich mit der dorsalen Anlage zum Kopf des Pankreas. Dabei bildet sich zwischen dem Ausführungsgang der ventralen Anlage (Ductus pancreaticus) und derjenigen der dorsalen (Ductus pancreaticus accessorius) eine Anastomose. Bleibt nun aber das freie Ende der ventralen Anlage fixiert, so wird sie bei der Drehung des Duodenums ausgezogen und umgibt dasselbe dann ringförmig. Durch Fusion der beiden Anlagen kann sich der Ring auch auf der ventralen Seite des Duodenums vollständig schließen (Abb. 28).

Pathologisch-anatomische Formen. Die Duodenalobstruktion kann überall im Duodenum auftreten, meist jedoch liegt sie in der Nähe der Vaterschen Papille. Von 503 Fällen einer amerikanischen Sammelstatistik von FONKALSRUD u. Mitarb. (1969) lag das Hindernis 99mal proximal (präampullär), 331mal distal der Einmündung der Gallenwege, in 73 Fällen war die Lokalisation nicht klar. Der Verschluß kann inkomplett (Stenose) oder komplett sein (Atresie). Atresien und Stenosen sind ungefähr gleich häufig. In der Sammelstatistik von FONKALSRUD u. Mitarb. (1969) lag 245mal eine Atresie, 205mal eine Stenose vor; im Krankengut von Liverpool (IRVING u. RICKHAM 1978) hatten

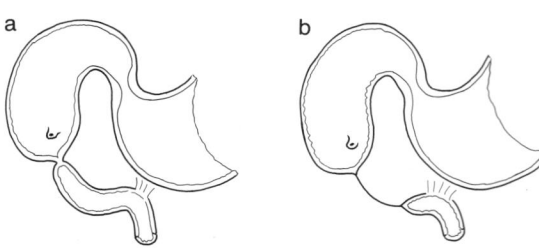
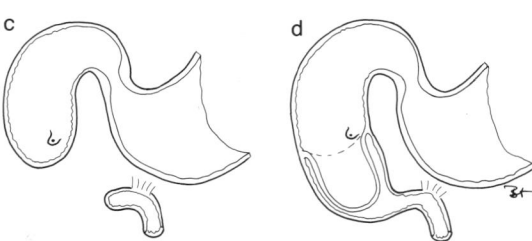

Abb. **29 a–d** Verschiedene Formen von Duodenalatresien.
a Zusammenhängendes proximales und distales Segment.
b Verbindung der zwei Segmente über ein fibröses Band.
c Proximales und distales Segment ganz getrennt.
d Quergestelltes Diaphragma (»Wind Sock Web«).

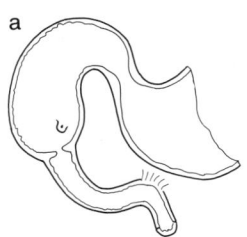
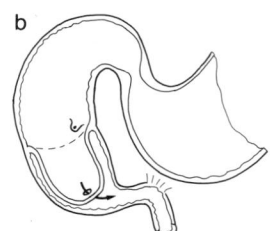
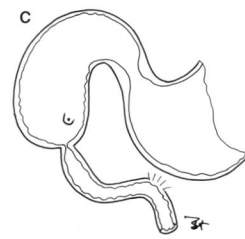

Abb. **30 a–c** Verschiedene Formen von Duodenalstenosen.
a Durch quergestelltes Diaphragma mit zentraler Öffnung.
b Segelförmiges, nach distal vorgewölbtes Diaphragma (»Wind Sock Web«).
c Eigentliche, meist kurzstreckige Darmstenose.

68 Patienten eine Atresie und 50 eine Stenose. Bei der *Atresie* kann das proximale und das distale Segment blind enden, die beiden Enden können entweder zusammenhängen oder klaffen und durch ein fibröses Band verbunden bleiben oder ganz getrennt sein (Abb. 29 a–c). Am häufigsten liegt jedoch eine quergestellte innere Membran vor (Abb. 29 d). Bei der *Stenose* ist ebenfalls die Membran, meist mit zentral gelegener Öffnung, am häufigsten (Abb. 30 a). Besondere Schwierigkeiten bei der operativen Korrektur können diejenigen Formen machen, bei denen ein dünnes Diaphragmasegel weit nach distal vorgewölbt ist (»Wind Sock Web«, Abb. 29 d u. 30 b). Weniger häufig besteht eine meist kurzstreckige, die ganze Darmwand umfassende Stenose (Abb. 30 c).
Gelegentlich sind auch zwei oder noch mehr Duodenalmembranen hintereinander beschrieben worden (Molenaar u. Looyen 1974; Reid 1973 a, b; Richardson u. Martin 1969; Rowe u. Mitarb. 1968). Ein Pancreas anulare war bei 12 von 32 eigenen Fällen der Jahre 1965 bis 1975 vorhanden. In der Sammelstatistik von Fonkalsrud u. Mitarb. (1969) fand es sich bei 106 von 503 Patienten (21%), im Krankengut Irving u. Rickham (1978) bei 38 von 126 Fällen (30%). In knapp der Hälfte liegt dabei gleichzeitig eine Duodenalatresie, nur wenig häufiger eine Duodenalstenose vor (Irving u. Rickham 1978). Beim Pancreas anulare teilt sich der Kopf des Pankreas, der normalerweise nur der Konkavität der Pars descendens anliegt, in zwei Abschnitte, einen dorsalen und einen ventralen. Diese vereinigen sich zu einem Ring, der das Duodenum umschließt. Der dorsale Teil ist gewöhnlich stärker entwickelt als der ventrale. Hat sich der Ring nicht vollständig geschlossen, so liegt die Lücke regelmäßig auf der ventralen Seite, was sich entwicklungsgeschichtlich leicht erklären läßt. Der Ausführungsgang der ringförmigen Pankreaspartie verläuft von lateral bogenförmig hinter dem Duodenum hindurch nach medial und vereinigt sich mit dem Hauptausführungsgang des Pankreas oder dem Ductus choledochus. Die Pars descendens wird durch den Pankreasring mehr oder weniger eingeengt (Abb. 31 a u. b). Diese Veränderungen führen zu einer meist starken Dilatation und Hypertrophie des Magens und der oberen Duodenumabschnitte. Auch der Ductus choledochus selbst wird gelegentlich durch ein Pancreas anulare eingeengt oder abgeknickt, so daß Stauungserscheinungen in den abführenden Gallenwegen nachgewiesen werden können.

Topographie zum Ductus choledochus und Ductus pancreaticus. Die Kenntnis der verschiedenen Variationen in der Topographie einer Duodenalatresie oder -stenose zur Vaterschen Papille, zum Ductus choledochus und Ductus pancreaticus ist für die operative Korrektur des Hindernisses von großer praktischer Bedeutung. Besonders beim Diaphragma-Typ liegt die Vatersche Papille nicht selten sogar an der posteromedialen Basis des Diaphragmas selbst (Richardson u. Martin 1969) oder an seiner proximalen oder distalen Oberfläche. Auch Aufzweigungen des Ductus choledochus

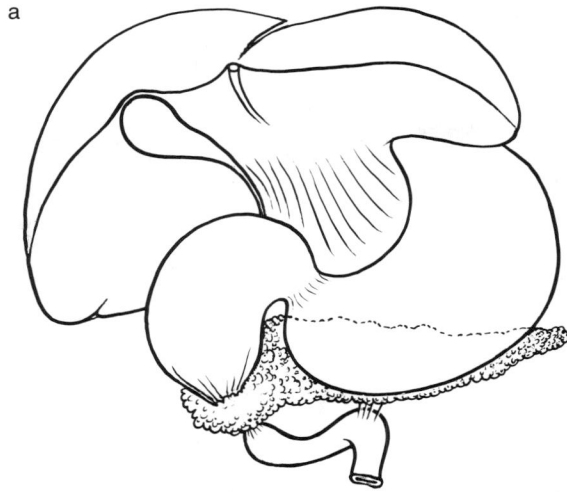

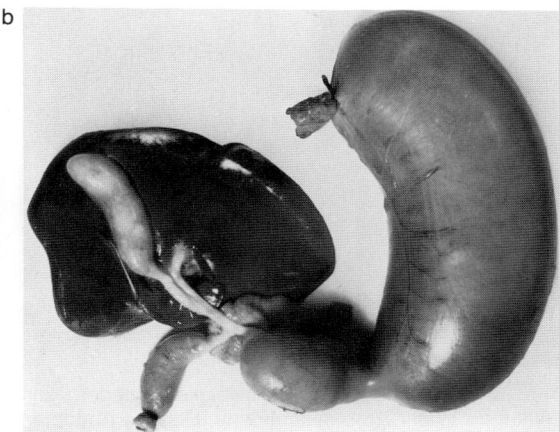

Abb. 31 a u. b Pancreas anulare.
a Schematische Darstellung.
b Autopsiebefund. Beachte die Dilatation von Magen und Pars superior duodeni. (Autopsie und Photo: Pathologisches Institut der Universität Zürich, Prof. E. Uehlinger.)

mit je einer separaten Mündung proximal und distal des Diaphragmas sind beschrieben worden (JONA u. BELIN 1976), ebenso separate Mündungen zu getrennten oberen und unteren Duodenalstümpfen (JONA u. BELIN 1976; REID 1973a). Weitere zusätzliche Fehlbildungen der Gallenwege selbst wie Stenosen des Ductus choledochus (REID 1973a), Agenesie der Gallenblase (IRVING u. RICKHAM 1978; REID 1973a) und extrahepatische Gallengangsatresien sind ebenfalls bekannt (BOYDEN u. Mitarb. 1967; IRVING u. RICKHAM 1978). In einem eigenen Fall bestand gleichzeitig zu einer Duodenalatresie eine Atresie des Ductus choledochus bei normal ausgebildeten proximalen Gallenwegen (STAUFFER u. IRVING 1977).

Zusätzliche Mißbildungen. Sie treten bei Duodenumatresien und -stenosen gemäß dem frühen Zeitpunkt der Keimschädigung (4.–6. Schwangerschaftswoche) besonders häufig auf und sind in größeren Serien in 50–70% aller Fälle vorhanden (FONKALSRUD u. Mitarb. 1969; IRVING u. RICKHAM 1978; STAUFFER u. IRVING 1977; YOUNG u. WILKINSON 1966). Die bekannteste und schwerwiegendste ist die Trisomie 21. In unserem eigenen Krankengut weisen 36% aller Kinder mit Duodenumatresie oder -stenose einen Mongolismus auf. IRVING u. RICKHAM (1978) fanden eine Trisomie 21 bei 41 von 126 Fällen (33%), in der Sammelstatistik von FONKALSRUD u. Mitarb. (1969) lag sie bei 150 von 503 Patienten (30%) vor. Daneben finden sich in absteigender Häufigkeit Lageanomalien im Magen-Darm-Trakt, Fehlbildungen des Herzens und der großen Gefäße, Ösophagusatresien und Analatresien, Fehlbildungen der Harnwege und der Extremitäten usw. (FONKALSRUD u. Mitarb. 1969; IRVING u. RICKHAM 1978). Herzmißbildungen sind bei Kindern mit Trisomie 21 und Duodenumatresie oder -stenose etwa doppelt so häufig wie bei Kindern mit Duodenalobstruktionen ohne Trisomie 21 (IRVING u. RICKHAM 1978).

Geburtsgewicht. Gemäß dem frühen Zeitpunkt der Keimschädigung sind unter den Kindern mit Duodenumatresie oder -stenose auch besonders viele Früh- oder Mangelgeborene. So hatten in der amerikanischen Sammelstatistik von FONKALSRUD u. Mitarb. (1969) 259 von 503 Kindern ein Geburtsgewicht von weniger als 2500 g (54%), in der Serie von IRVING u. RICKHAM (1978) waren 63 von 126 Neugeborenen weniger als 2500 g schwer (50%), 25 (20%) wogen weniger als 2000 g.

Einteilung in Risikogruppen nach Young und Wilkinson (1966). Bei der Häufung von zusätzlichen Fehlbildungen und Untergewichtigkeit hängt die Prognose für Kinder mit Duodenumatresie und -stenose weitgehend auch von diesen Faktoren ab. Aufgrund der Analyse des Materials der Londoner Kinderklinik Great Ormond Street schlugen deshalb YOUNG u. WILKINSON 1966 eine Einteilung in verschiedene Risikogruppen vor, die sich allgemein durchgesetzt hat (Tab. 2).

Tabelle 2 Einteilung in Risikogruppen nach *Young* u. *Wilkinson* (1966)

Risikogruppe A	Geburtsgewicht über 2500 g ohne schwere zusätzliche Fehlbildungen
Risikogruppe B	Geburtsgewicht zwischen 2000 und 2500 g ohne schwere zusätzliche Fehlbildungen oder Geburtsgewicht über 2500 g mit schweren Fehlbildungen
Risikogruppe C	Geburtsgewicht unter 2000 g mit oder ohne Anomalien oder Geburtsgewicht zwischen 2000 und 2500 g mit schweren Fehlbildungen

7.42 Abdomen

Symptome

Hydramnion der Mutter

Ein Hydramnion der Mutter ist bei Kindern mit hoher Darmobstruktion häufig und allgemein bekannt (S. 5.19). Bei Müttern von Kindern mit Duodenumatresien und -stenosen schwanken die Angaben über die Häufigkeit des Hydramnions bei der Mutter zwischen 17% (GIRVAN u. STEPHENS 1974) und 75% (LONGO u. LYNN 1967). Von 103 Müttern wiesen in der Serie von IRVING u. RICKHAM (1978) 58 (53%) ein Hydramnion auf, in der Sammelstatistik von FONKALSRUD u. Mitarb. (1969) 45%.

Klinische Leitsymptome beim Kind

Weitaus am häufigsten ist das *Erbrechen*. Es war bei 429 von 503 Fällen in der Sammelstatistik von FONKALSRUD u. Mitarb. (1969) Leitsymptom, bei ³/₄ der Fälle war es gallig. Das Brechen setzt bei vollständiger Atresie oft schon wenige Stunden nach der Geburt ein, kann aber seltener (ungefähr 10% der Fälle) auch erst nach Ablauf von 49 Stunden auftreten. Bei einer hochgradigen Darmstenose sind die klinischen Symptome praktisch die gleichen wie bei der Atresie. Ist die Verlegung des Darmlumens aber weniger ausgesprochen, so kommen die Kinder oft erst im Alter von einigen Wochen oder Monaten, manchmal auch erst nach Jahren wegen »Ernährungsschwierigkeiten«, häufigen Erbrechens, Meteorismus, Bauchschmerzen, seltener Entleerungen substanzarmer Stühle und mangelnder Gewichtszunahme in klinische Behandlung. In den Fällen mit nichtgalligem Erbrechen kann, aber muß die Obstruktion nicht proximal der Vaterschen Papille liegen. So war bei 44% der Fälle von YOUNG u. WILKINSON (1968) und bei 30% der Serie von IRVING u. RICKHAM (1978) das Erbrochene wenigstens zu Beginn klar. Eine *leichte Auftreibung* des Oberbauches ist ebenfalls recht charakteristisch und fand sich in der Sammelstatistik von FONKALSRUD u. Mitarb. (1969) bei 162 von 503 Patienten. In mehr als der Hälfte der Fälle wurde jedoch das *Mekonium* normal oder lediglich etwas verspätet abgesetzt (FONKALSRUD u. Mitarb. 1969; IRVING u. RICKHAM 1978). Bei einer Darmatresie unterhalb der Vaterschen Papille könnte man eine gallige Verfärbung des Mekoniums zunächst für ausgeschlossen halten. Die Gallenpigmente werden jedoch nur zu einem kleinen Teil direkt in den Darm sezerniert und in recht bedeutenden Mengen auf hämatogenem Wege dorthin gebracht. Da sich ferner das Mekonium zur Hauptsache an Ort und Stelle bildet, ist es auch erklärlich, daß es bei einer Darmatresie auch in den tieferen Abschnitten mengenmäßig normal sein kann. Ein *Ikterus* war bei unseren 53 Fällen nur 5mal vorhanden, nur 1mal war er erklärbar durch eine gleichzeitig vorhandene Choledochusatresie. In der Sammelstatistik von FONKALSRUD u. Mitarb. (1969) zeigten 187 von 503 Patienten (37%), in der Serie von IRVING u. RICKHAM (1978)

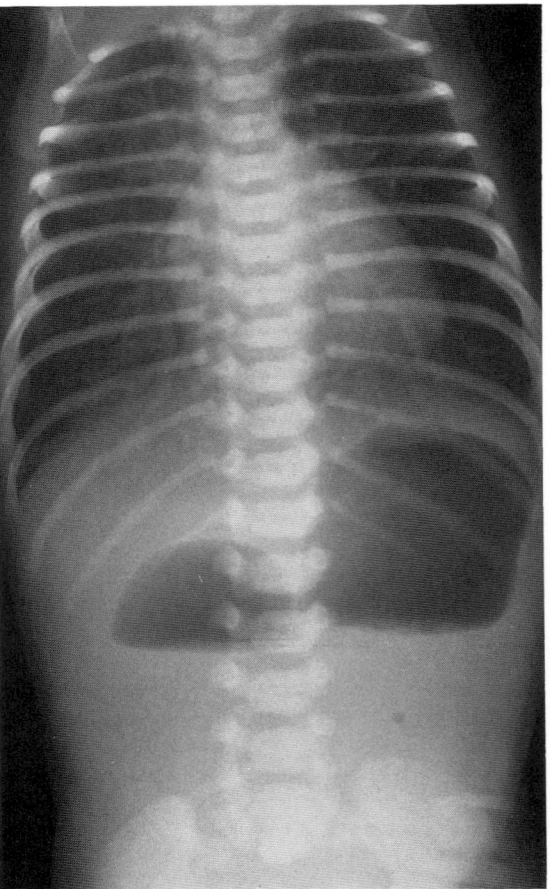

Abb. 32 Duodenalatresie. Flüssigkeitsspiegel und Luftkuppe in der Pars descendens. Übriges Abdomen luftleer.

34 von 126 Kindern einen deutlichen Ikterus. Mit Ausnahme der Fälle mit gleichzeitig vorhandenen Mißbildungen im Bereich der abführenden Gallenwege ist der Ikterus meist funktionell und auf eine Exsikkose durch ungenügende Flüssigkeitszufuhr und Erbrechen zurückzuführen. Möglicherweise kann der Gallenabfluß gelegentlich auch bei anatomisch normalem Gallengangssystem behindert sein, falls die Vatersche Papille im stark erweiterten, prallgefüllten proximalen Blindsack liegt.

Röntgenuntersuchung

Die Röntgenuntersuchung bestätigt den klinischen Verdacht auf Duodenalatresie oder -stenose. Dazu genügt meist eine hängende Abdomenleeraufnahme im anterio-posterioren Strahlengang. Findet man neben dem stark dilatierten Magen mit seinem physiologischen Flüssigkeitsspiegel unmittelbar rechts neben der Wirbelsäule ein zweites Ni-

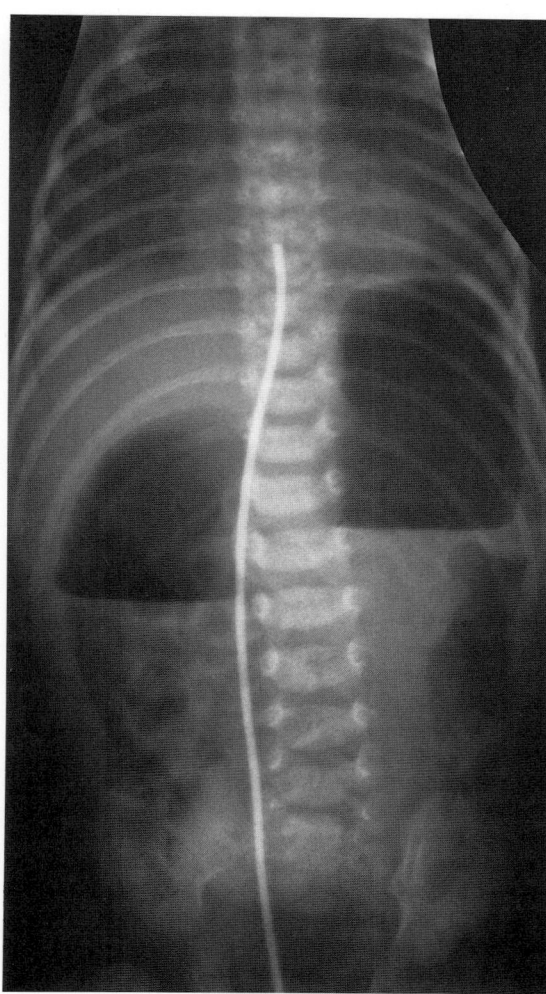

Abb. 33 Duodenalstenose. Typischer Doppelspiegel von Magen und Duodenum, jedoch weitere Luftansammlungen im unteren Dünndarm.

Frage, so kann ein Kolonkontrasteinlauf die Diagnose bestätigen oder ausschließen. Lediglich bei älteren Kindern oder Erwachsenen mit Duodenalstenosen und uncharakteristischer Anamnese kann allenfalls ausnahmsweise eine obere Magen-Darm-Passage zur Diagnosestellung notwendig werden.

Therapie

Vorbereitung zur Operation

Die Operation einer Duodenalatresie oder -stenose ist keine Notfalloperation. Die am Sog liegende Magensonde verhindert die Aspirationsgefahr. Allenfalls bestehende Elektrolytstörungen, Exsikkose und Azidose, Untertemperatur usw. müssen vorher behoben werden. Im übrigen gelten die in Kapitel 1 festgehaltenen Richtlinien. Besondere Probleme bieten natürlich die Kinder mit schweren zusätzlichen Mißbildungen, z. B. lebensbedrohlichen Herzfehlern oder einer gleichzeitig vorhandenen Ösophagusatresie. Für jeden solchen Patienten muß ein individueller Behandlungsplan gemeinsam mit Neonatologen, Pädiatern, Herzchirurgen usw. erstellt werden.

Ethisch besonders schwierig und verantwortungsvoll ist der Entscheid über das Vorgehen bei Kindern mit Trisomie 21. Klare Richtlinien lassen sich hier kaum aufstellen. Die Entscheidung wird in jedem Einzelfall im gemeinsamen Gespräch aller Beteiligten gesucht werden müssen. Sicher darf diese aber nicht vollständig den Eltern zugeschoben werden, da, wie immer sie sich auch einstellen, später sonst möglicherweise schwere seelische Konflikte entstehen können (über eigene Resultate und Nachuntersuchungen bei solchen Fällen s. auch unter »Prognose«).

Operative Technik

Wir bevorzugen seit einigen Jahren eine rechtsseitige quere Oberbauchlaparotomie oberhalb des Nabels. Nach Mobilisation von Colon ascendens und Flexura hepatica nach links wird das Duodenum dargestellt. In früheren Jahren haben wir das Hindernis meist durch eine retrokolische Duodenojejunostomie vom proximalen Blindsack zur obersten Jejunumschlinge kurzgeschlossen. Die Duodenojejunostomie wird auch heute noch allgemein bei weit entferntem proximalem und distalem Darmsegment verwendet (Abb. 34). Bei allen anderen Formen geben wir wie viele andere Autoren (FONKALSRUD u. Mitarb. 1969; IRVING u. RICKHAM 1978) heute der Duodenoduodenostomie den Vorzug. Sie ist die Methode der Wahl bei Fällen mit Pancreas anulare, kann aber auch gefahrlos bei Duodenalatresien und -stenosen durch Diaphragmen oder bei kurzstreckigen Atresien angewandt werden (Abb. 35 a–d). Dabei wird vorerst am geschlossenen Darm die hintere Nahtreihe mit Lembert-Nähten in querer Richtung gelegt, anschließend das proximale und das distale Segment eröffnet und die hintere Nahtreihe vollendet.

veau mit einer Gasblase und ist das übrige Abdomen vollkommen luftleer, so handelt es sich um eine Duodenumatresie (Abb. 32). Eine wesentliche Verlagerung des Zäkums und Colon ascendens nach medial oder in den Oberbauch deutet auf eine fetale Drehungsstörung oder einen Volvulus hin, welche in verschiedener Weise ebenfalls einen kongenitalen Darmverschluß verursachen können (S. 7.70). Finden sich noch Luftansammlungen neben den zwei großen Spiegeln, so liegt eine Duodenalstenose vor (Abb. 33). Kommt bei dringendem Verdacht auf eine Duodenumatresie oder -stenose das klassische Bild der Doppelspiegel nicht zustande, so können über eine Magensonde 10–30 ml Luft in den Magen eingegeben werden. Dagegen soll normalerweise auf eine Kontrastmitteldarstellung von oben verzichtet werden. Luft ist das sicherste Kontrastmittel! Kommt als Ursache der Darmobstruktion eine Darmlageanomalie in

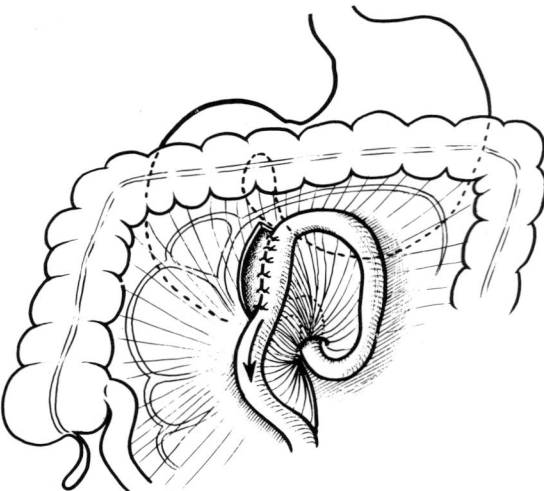

Abb. 34 Retrokolische Duodenojejunostomie bei Duodenalatresie.

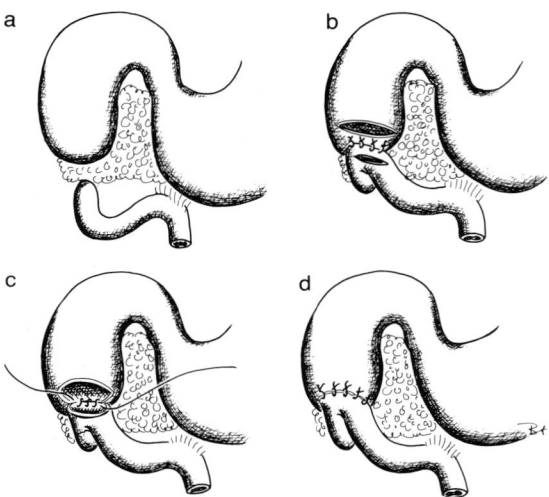

Abb. 35a–d Duodenoduodenostomie bei Duodenalatresie.
a Schematischer Operationsbefund (hier Pancreas anulare).
b Die hintere Reihe der Lembert-Nähte ist gelegt, und das proximale und distale Darmsegment wird nun eröffnet.
c Die hintere Nahtreihe ist vollendet.
d Befund am Ende der Operation (s. Text).

Eine nach proximal bis in den Magen und nach distal bis in die oberste Jejunumschlinge eingeführte weiche Sonde weist die Durchgängigkeit nach und schließt weitere Stenosen oder Atresien oder gar einen falschen Ort der Anastomose aus. Letzteres wurde als operativer Fehler besonders beim Diaphragma vom »Wind Sock Web«-Typ (s. Abb. 29 d) beschrieben (IRVING u. RICKHAM 1978; MOLENAAR u. LOOYEN 1974; RICHARDSON u. MARTIN 1969). Anschließend prüfen wir noch die Durchgängigkeit nach distal mit Kochsalzlösung, die den übrigen Dünndarm zur Entfaltung bringt, entfernen dann die Sonde und komplettieren die Anastomose. Ein Alternativverfahren bei Stenosen oder Atresien vom Diaphragma-Typ ist die Exzision der Membran (MOLENAAR u. LOOYEN 1974; RICHARDSON u. MARTIN 1969), wie sie auch von uns bei einigen Fällen durchgeführt wurde. Dabei ist allerdings die Topographie zur Vaterschen Papille genau zu beachten. Wir führen die totale Exzision des Diaphragmas nur durch, wenn die Vatersche Papille einwandfrei lokalisiert werden kann und nicht unmittelbar im Bereich des Diaphragmas liegt. In allen anderen Fällen geben wir der seitlichen Duodenoduodenostomie den Vorzug. Verschiedene Autoren befürworten das Legen einer dünnen Sonde, die über Magen, Pylorus und die Anastomose bis ins obere Jejunum vorgeschoben wird (WILKINSON u. HUGHES 1965). Das Vorschieben der Sonde ist jedoch nicht immer ganz atraumatisch möglich, das Risiko einer Anastomosedehiszenz scheint uns durch eine liegende Sonde eher vermehrt, und oft ist in den Fällen, wo wir eine solche Schiene trotzdem verwendet haben, diese sehr bald wieder ins Duodenum oder sogar in den Magen zurückgerutscht. Wir haben deshalb in den letzten Jahren auf eine solche Schienung ganz verzichtet. In einer Umfrage an 65 verschiedenen kinderchirurgischen Zentren in den USA brauchten 27% der Kinderchirurgen routinemäßig eine transanastomotische Schiene, 4% verwendeten sie gelegentlich und 69% nie (FONKALSRUD u. Mitarb. 1969). Umstritten ist auch das routinemäßige Anlegen einer Gastrostomie. Sie ist vor allem in England und in den USA stark verbreitet. In der gleichen Umfrage (FONKALSRUD u. Mitarb. 1969) legten 82% der amerikanischen Kinderchirurgen immer, 13% oft und nur 5% nie eine Gastrostomie an. Wir verwenden sie nur bei besonders gefährdeten Kindern mit multiplen Mißbildungen (z.B. Ösophagusatresie und Duodenalatresie) oder bei Kindern mit einem Geburtsgewicht unter 1800 g. In diesen Fällen garantiert die Gastrostomie die absolut vollständige Entleerung des Magens und verhindert so sicher die besonders große Gefahr der Aspiration. Bei normalgewichtigen und im übrigen gesunden Kindern genügt in unserer Erfahrung dagegen eine durch die Nase eingeführte dünne Magensonde am Sog vollauf.

Postoperative Behandlung

Neugeborene und Säuglinge bleiben postoperativ selbstverständlich auf der Intensivstation, wenn nötig in der Isolette. Die Magensonde bleibt so lange am Sog, bis kein galliges Magensekret mehr kommt. Dies kann gelegentlich einige Tage dauern. Manchmal hilft es dann, die Kinder auf die rechte Seite oder auf den Bauch zu legen, um den Abfluß aus dem stark erweiterten proximalen Darmsegment zu verbessern. Wenn der Magenrest beim Neugeborenen unter 10 ml pro 24 Std. zurückgegangen ist, kann mit einem vorsichtigen Nahrungsaufbau begonnen werden. Da dieser meist erst 10–14 Tage nach der Operation oder sogar noch später abgeschlossen ist, werden bei uns die Kinder vom 2. Tag an vollständig parenteral, wenn möglich über periphere Venen, ernährt. Auf postoperative Antibiotikagaben wird an unserer Klinik verzichtet.

Prognose

In einer gemeinsamen Nachuntersuchung von Kindern mit Duodenumatresien und -stenosen, die in Zürich und in Liverpool zwischen 1948 und 1965 behandelt worden waren, betrug die Frühüberlebensrate für Kinder der Gruppe A 90%, Kinder der Gruppe B 61,5% und für die Gruppe C 28,5% (IRVING u. RICKHAM 1978; STAUFFER u. IRVING 1977). Dabei wurde ein Patient als Frühüberlebender eingestuft, wenn er nach erfolgreicher Operation normal oral ernährt nach Hause entlassen werden konnte. Eine Trisomie 21 (31 von 85 Kindern der gemeinsamen Serie) war kein Grund, die Kinder primär in eine höhere Risikogruppe einzustufen, da die erzielten Frühresultate bei der Gruppe mit und ohne Trisomie 21 praktisch gleich waren. Von 53 primär Überlebenden dieser Studie starben später noch 12, davon 11 in den darauffolgenden 12 Monaten. Unter diesen 12 waren 7 Kinder mit Trisomie 21. Todesursachen waren schwere Herzfehler, Bronchopneumonien, schwere Gastroenteritiden, Sepsis und Meningitis, letztere wiederum bei Kindern mit Trisomie 21. Dies weist auf die allgemein bekannte viel größere Infektanfälligkeit und Sterblichkeit von Kindern mit Trisomie 21 hin. So fanden z. B. OSTER u. Mitarb. (1975) eine 40–70mal höhere Todesrate bei Kindern bis zum Alter von 5 Jahren mit Trisomie 21, verglichen mit der gleichen Altersklasse normaler Kinder. 32 Patienten, davon 11 mit Trisomie 21, konnten 10–25 Jahre nach erfolgreicher Operation nachuntersucht werden. Die Überlebenden ohne Trisomie 21 waren alle frei von gastrointestinalen Symptomen. Sie unterschieden sich in Intelligenz, schulischen und beruflichen Leistungen nicht vom Durchschnitt der Normalbevölkerung. 10 der 11 Kinder mit Trisomie 21 schienen von ihren Eltern sehr geliebt und gut in ihre Familien integriert zu sein. Ein Kind wurde jedoch von der Familie abgelehnt, weil der Vater während seiner Kindheit unter der Existenz eines mongoloiden Bruders gelitten hatte (s. auch STAUFFER u. IRVING 1977).

Literatur

Boyden, E. A., J. G. Cope, A. H. Bill jr.: Anatomy and embryology of congenital intrinsic obstruction of the duodenum, Amer. J. Surg. 114 (1967) 190

Calder, J.: Two examples of children born with preternatural conformations of the guts. Med. Essays Observ. Edinb. 1 (1733) 203

Ernst, C. H.: Congenital atresia of the duodenum. Brit. med. J. 1916/I, 644

Fonkalsrud, E. W., A. A. de Lorimier, D. M. Hays: Congenital atresia and stenosis of the duodenum. Pediatrics 43 (1969) 79

Girvan, D. P., C. A. Stephens: Congenital intrinsic duodenal obstruction: a twenty year review of its surgical management and consequence. J. pediat. Surg. 9 (1974) 833

Gourevitch, A.: Duodenal atresia in the newborn. Ann. roy. Coll. Surg. Engl. 48 (1971) 141

Gray, S. W., J. E. Skandalakis: Embryology for Surgeons. Saunders, Philadelphia 1972

Irving, I. M., P. P. Rickham: Duodenal atresia and stenosis: annular pancreas. In Rickham, P. P., J. Lister, I. M. Irving: Neonatal Surgery, 2nd ed. Butterworth, London 1978

Jona, J. Z., R. P. Belin: Duodenal anomalies and the ampulla of Vater. Surg. Gynec. Obstet. 143 (1976) 565

Lecco, T. M.: Zur Morphologie des Pankreas anulare. S.-B. Akad. Wiss. Wien, math.-nat. Kl. 119 (1917) 391

Lenz, W.: Chemicals and Malformations in Man. Proceedings of the Second International Conference on Congenital Malformations. International Medical Congress, New York 1963

Longo, M. F., H. B. Lynn: Congenital duodenal obstruction. Review of 29 cases encountered in a 30 year period. Mayo Clin. Proc. 42 (1967) 423

Lynn, H. B., E. E. Espinas: Intestinal atresia. Arch. Surg. 79 (1959) 357

Marshall, J. M.: Gastro-jejunal ulcers in children. Arch. Surg. 67 (1953) 490

Molenaar, J. C., S. G. Looyen: Wind sock web of the duodenum. Z. Kinderchir. 14 (1974) 164

Oster, J., M. Mikkelsen, A. Nielson: Mortality and lifetable in Down's syndrome. Acta paediat. Scand. 64 (1975) 322–326

Reid, I. S.: Biliary tract abnormalities associated with duodenal atresia. Arch. Dis. Childh. 48 (1973 a) 952

Reid, I. S.: The pattern of intrinsic duodenal obstructions. Aust. N. Z. J. Surg. 42 (1973 b) 349

Reitano, R.: Sul. pancreas annulare. Arch. ital. Anat. Istol. pat. 3 (1932) 755

Richardson, W. R., L. W. Martin: Pitfalls in the surgical management of the incomplete duodenal diaphragm. J. pediat. Surg. 4 (1969) 303

Rowe, M. I., D. Buckner, H. W. Clatworthy jr.: Wind sock web of the duodenum. Amer. J. Surg. 116 (1968) 444

Stauffer, U. G., I. M. Irving: Duodenal atresia and stenosis – Long-term results. Progr. pediat. Surg. 10 (1977) 49

Tandler, J.: Zur Entwicklungsgeschichte des menschlichen Duodenums im frühen Embryonalstadium. Morph. Jb. 29 (1900) 187

Tiedemann: zit. nach R. Reitano 1932

Vidal, E.: 18e Congres de Chirurgie, Paris, Procès verbaux, Memoires et discussion. Ass. franç. Chir. 18 (1905) 739

Wilkinson, A. W., E. A. Hughes, C. H. Stevens: Neonatal duodenal obstruction. Brit. J. Surg. 52 (1965) 410

Young, D. G., A. W. Wilkinson: Mortality in neonatal duodenal obstruction. Lancet 1966/II, 18

Young, D. G., A. W. Wilkinson: Abnormalities associated with neonatal duodenal obstruction. Surgery 63 (1968) 832

7.46 Abdomen
Angeborene Atresien und Stenosen des übrigen Dünndarms und des Dickdarms

U. G. STAUFFER und J. P. POCHON

Die erste Beschreibung einer Ileumatresie stammt von G. C. GOELLER und wurde 1683 in »abortus humani monstrosi« als Sektionsbefund publiziert. Erst 1889 diagnostizierte BLAND SUTTON bereits präoperativ eine Ileumatresie, und er versuchte, das Kind durch eine Ileostomie zu retten. Der Versuch blieb erfolglos. 1911 operierte FOCKENS erstmals erfolgreich eine Dünndarmatresie; sein Patient konnte später über 40 Jahre verfolgt werden (WEISSCHEDEL 1953). Der erste Fall einer erfolgreichen Kolonatresie wurde sogar erst 1947 von POTTS mitgeteilt.

Häufigkeit

Von 1945 bis 1975 wurden an unserer Klinik 61 Fälle von Atresien und Stenosen des Dünndarms distal des Ligaments von Treitz sowie des Kolons gesehen. Dies entspricht für unser Einzugsgebiet etwa einer Häufigkeit von 1:6000 bis 7000 Lebendgeburten und stimmt mit neueren Angaben der Literatur überein (LISTER u. RICKHAM 1978). Unter 51 gut dokumentierten und von SACHER u. STAUFFER (1981) analysierten eigenen Fällen fanden sich bei 46 Kindern *Darmatresien*, bei 4 *Darmstenosen*, und 1 Patient wies sowohl Atresien wie Stenosen auf. Bei 46 Patienten lag das Hindernis im Dünndarm, nur bei 4 im Kolon; 1 Patient wies neben 4 Dünndarmatresien auch noch eine Kolonatresie auf. Bei 10 von 51 Patienten (20%) fanden sich multiple Atresien und Stenosen. Dies deckt sich im wesentlichen mit Angaben der Literatur (DE LORIMIER u. Mitarb. 1969; LISTER u. RICKHAM 1978; NIXON 1955). So fanden z.B. LISTER u. RICKHAM (1978) unter 133 Darmatresien und -stenosen 44 im Jejunum, 58 im Ileum, aber nur 7 im Kolon, und bei 24 Patienten (18%) waren die Darmatresien multipel. Knaben und Mädchen waren sowohl in unserem Krankengut als auch in der Literatur etwa gleich häufig betroffen (DE LORIMIER u. Mitarb. 1969; LISTER u. RICKHAM 1978; MISHALANY u. DER KALOUSTIAN 1971).

Pathogenese

Während bei der Entstehung von Duodenalatresien und -stenosen die Vakuolisierungstheorie von TANDLER (1902) im Vordergrund steht (S. 7.39), entstehen wahrscheinlich die meisten Atresien und Stenosen distal des Ligaments von Treitz zu einem wesentlich späteren Zeitpunkt der Schwangerschaft. Dementsprechend findet sich häufig distal der Atresie gallig imbibiertes Mekonium, in dem sich Epithelzellen und verschluckte Lanugohaare

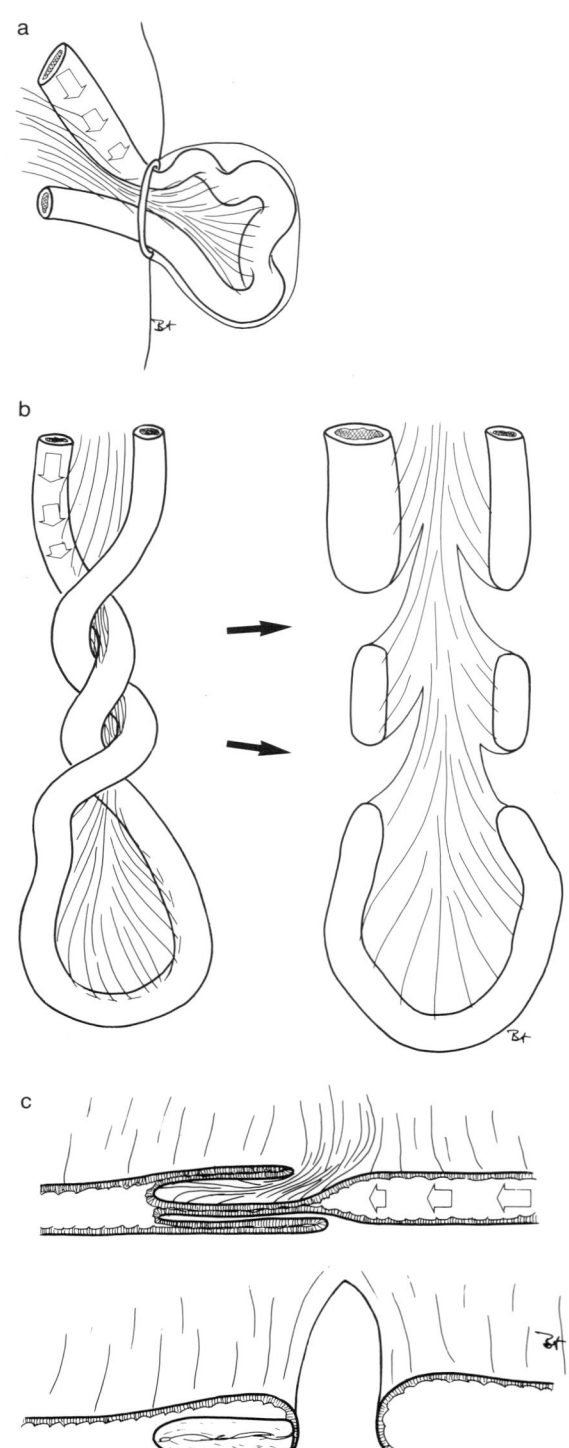

Abb. **36a–c** Beispiele von »abdominellen Katastrophen«, die zur Entstehung von Dünndarmatresien und -stenosen führen können.
a Einklemmung des physiologischen Nabelschnurbruches.
b Intrauteriner Volvulus.
c Intrauterine Invagination.

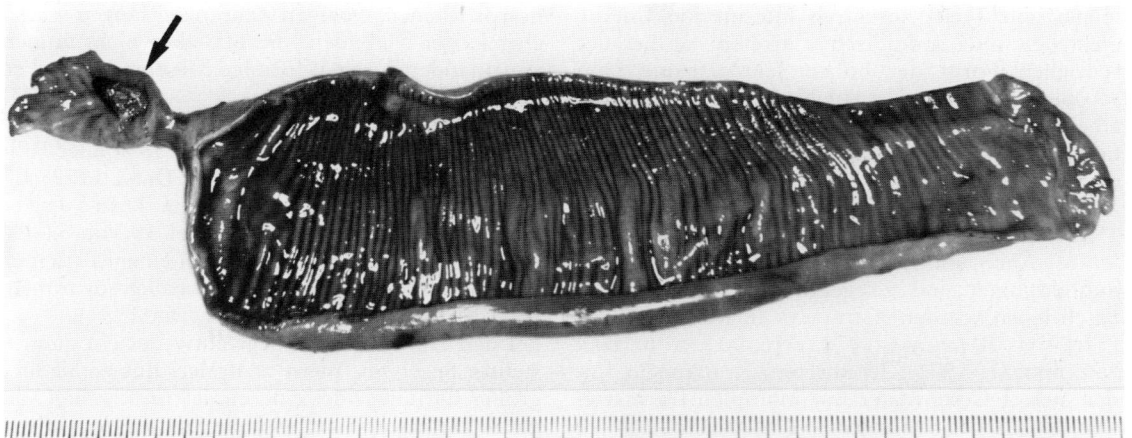

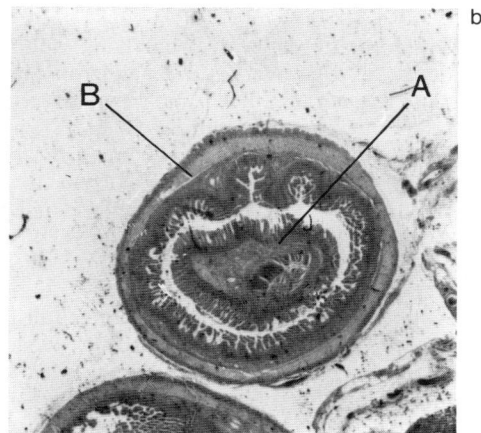

Abb. 37 a u. b Dünndarmatresie als Folge einer intrauterinen Darminvagination.
a Operationsresektat. Der Pfeil zeigt das Invaginat distal der Atresie.
b Querschnitt durch den Darm distal der Atresie. Beachte das Invaginat (A) im Lumen des Intussuszeptums (B).

nachweisen lassen (NIXON 1955). Die Entstehung der Darmobstruktion liegt demnach im 4. Monat oder später, da der Fetus erst nach dem 3. Monat zu schlucken beginnt (KEITH 1948). Eine Vielzahl »intraabdomineller Katastrophen« kann zu Dünndarmatresien und -stenosen führen, die meisten über eine Minderdurchblutung eines oder allenfalls auch mehrerer Darmsegmente. In der Sammelstatistik von DE LORIMIER u. Mitarb. (1967) fanden sich Hinweise auf einen intrauterinen Darminfarkt als Ursache der Atresie in 42% von 449 Fällen, in der Serie von LISTER u. RICKHAM (1978) zeigten 59 von 133 Kindern bei der Operation Zeichen abgelaufener intrauteriner »Unfälle«, darunter 33mal eine Mekoniumperitonitis nach Darminfarkten und Perforationen und 18mal ein Volvulus. Weitere gesicherte Ursachen sind intrauterine Invaginationen, zuerst beschrieben von CHIARI 1888, Einklemmung einer Darmschlinge bei der Reposition des physiologischen Nabelbruches (NIXON u. TAWES 1971), Mekoniumileus, Volvulus, Omphalozelen, Laparoschisen usw. In unserem eigenen Krankengut fanden sich bei 27 von 51 Fällen Begleitbefunde bei der Operation, die mit der Atresie in direktem Zusammenhang standen, 19mal ein Volvulus, 6mal eine Mekoniumperitonitis, 4mal ein Mekoniumileus, 1mal eine intrafetale Invagination und 2mal ein Volvulus um einen persistierenden Ductus omphaloentericus (SACHER u. STAUFFER 1981). Drei der möglichen Entstehungsarten von Darmatresien distal des Ligaments von Treitz sind in Abb. **36 a–c** schematisch skizziert, Abb. **37 a u. b** belegen unseren Fall einer Ileumatresie durch intrafetale Invagination.

Die wahrscheinlich primär vaskuläre Genese der meisten distalen Darmatresien und -stenosen ist tierexperimentell 1952 von LOUW belegt worden. An 51 Hundefeten wurden nach Eröffnung des Uterus Gefäßligaturen am Mesenterialstiel gesetzt und so die Blutzufuhr zum intrauterinen Darm lokal unterbrochen. Von 38 erfolgreich operierten Tieren zeigten 25 später typische Darmatresien und -stenosen. Auch die häufig beobachtete V-förmige Lücke im Mesenterium konnte experimentell erzeugt werden. Darmatresien vom Diaphragma-Typ konnten 1955 LOUW u. BARNARD durch Anlegen einer Ligatur um den fetalen Hundedarm experimentell reproduzieren. Während die meisten Atresien und -stenosen distal des Ligaments von Treitz so durch intrauterine Unfälle entstehen und sporadisch auftreten, ist bei der speziellen Form der hohen Jejunalatresie vom »Apple-peel-Typ« (SANTULLI u. BLANC), bei dem eine Fehlbildung der Mesenterialgefäße vorliegt, familiäres Vorkommen mehrfach beschrieben und eine autosomal-rezessive Vererbung wird vermutet (BOLES u. Mitarb. 1976; MISHALANY u. NAJJAR 1968; RICKHAM u. KARPLUS 1971; ZERELLA 1976). Auch multiple Darmatresien ohne Gefäßmißbildungen sind gelegentlich familiär gehäuft beschrieben worden (GUTTMAN u. Mitarb. 1973; LISTER u. RICKHAM 1978; MISHALANY u. DER KALOUSTIAN 1971). In unserem Krankengut finden sich 2 Geschwister mit multiplen Darmatresien (SACHER u. STAUFFER 1981).

Pathologische Anatomie

Die Einteilung der Darmatresien und -stenosen distal des Ligaments von Treitz ist in der Literatur nicht einheitlich. Die zuerst von BLAND SUTTON (1889) gegebene Einteilung in drei Typen wurde von verschiedenen Autoren mehrfach geändert (GROSFELD u. Mitarb. 1979; LISTER u. RICKHAM 1978; MARTIN u. ZERELLA 1976) und durch die Abtrennung von Unterformen wie z.B. dem »Apple-peel-Typ« (SANTULLI u. BLANC 1961) erweitert. Um Vergleiche verschiedener Zentren zu ermöglichen, sollte deshalb im Einzelfall besser die genaue Beschreibung der Atresie wiedergegeben werden. Trotzdem haben wir in Abb. 38 die bei uns gebräuchliche, nach BLAND SUTTON (1889) modifizierte und nach GROSFELD u. Mitarb. (1979) erweiterte Einteilung wiedergegeben. Beim Typ 1 ist die Darmkontinuität erhalten, die Passage durch ein oder mehrere hintereinander liegende, quergestellte Diaphragmen unterbrochen. Beim Typ 2 sind die zwei Darmenden durch einen mehr oder weniger langen fibrösen Strang miteinander verbunden. Beim Typ 3a sind die beiden Darmsegmente durch einen V-förmigen Mesenteriumdefekt ganz getrennt. Ein spezieller Typ ist die Unterform 3b. Es liegt eine Mißbildung des Mesenteriums und seiner Gefäße vor, indem die Äste der A. mesenterica superior zum Jejunum und Ileum fehlen und der Darm so rückläufig aus der A. colica media über distale Gefäßarkaden ernährt werden muß (SIMENEZ u. REINER 1961). Der Darm verläuft spiralförmig, wie eine Wendeltreppe, um ein kurzes zentrales Gefäß. Die Kenntnis dieses speziellen Atresie-Typs, auch »Christmas-tree-deformity« (WEITZMAN u. WANDERHOOF 1966), »Apple-peel-Typ« (SANTULLI u. BLANC 1961) oder »maypole atresia« (NIXON u. TAWES 1971) genannt, ist besonders wichtig, da die prekäre Blutversorgung des distalen Darmabschnittes bei der Operation besonders beachtet werden muß. Unter Typ 4 sind die multiplen Atresien zusammengefaßt. Diese treten meist im Dünndarm, selten, wie in einem eigenen Fall, aber auch kombiniert mit Dickdarmatresien auf. Häufig findet sich eine Reihe von kleinen, wenigen Zentimeter langen würstchenartigen Gebilden, die oft, aber nicht immer, voneinander durch V-förmige Mesenteriumlücken getrennt sind.

Der Anteil multipler Darmatresien schwankt in der Literatur zwischen 5,7% und 33% aller Fälle (DE LORIMIER u. Mitarb. 1969; DESA 1972; LISTER u. RICKHAM 1978; NIXON u. TAWES 1971). Im eigenen Krankengut lagen bei 10 von 51 Patienten multiple Atresien vor, bei einem Patienten 2, bei 3 Kindern 3 bis 5 und in 5 Fällen sogar mehr als 5 Atresien (SACHER u. STAUFFER 1981).

Bei den *Darmstenosen* liegt entweder ein quergestelltes Segel mit meist zentraler, unterschiedlich großer Öffnung oder eine meist kurzstreckige, die ganze Darmwand umfassende Stenose vor. Histologisch findet sich bei den Membranstenosen meist nur Bindegewebe (DESA 1972). Gelegentlich sind zusätzlich kleine nekrotische Zonen und Ulzera mit enggestellten Gefäßchen vorhanden, die eine primär vaskuläre Genese der Stenosen nahelegen (DESA 1972). In Einzelfällen wurden auch ein leiomyomatöser Tumor in der Darmwand (VAN DYK u. POSSO 1975) oder ein Septum mit ektopischem Pankreasgewebe im Jejunum (SUZUKI u. Mitarb. 1973) als Ursache einer Darmstenose beschrieben.

Zusätzliche Fehlbildungen

Im Gegensatz zu den Duodenalatresien und -stenosen und entsprechend dem relativ späten Zeitpunkt der Entstehung der Atresien distal des Ligaments von Treitz sind begleitende Fehlbildungen in anderen Organsystemen selten. Insbesondere ist die Trisomie 21 nicht häufiger als in der Normalbevölkerung. In der Sammelstatistik von DE LORIMIER u. Mitarb. (1969) waren unter 587 Patienten 5, in der Serie von LISTER u. RICKHAM (1978) von 133 einer, in der Serie von NIXON u. TAWES (1971) von 127 zwei und in unserer eigenen Serie von 51 Kindern keines mit Down-Syndrom. Fehlbildungen am Herz-Kreislauf-System, den Lungen, dem Urogenital- und dem Skelettsystem waren in der amerikanischen Sammelstatistik von 65 verschiedenen Zentren (DE LORIMIER u. Mitarb. 1969) in 7% vorhanden. In derselben Umfrage über Duodenalatresien und -stenosen fanden sich zusätzliche Mißbildungen in über 50% aller Patienten! Bei unseren 51 Fällen waren nur bei 2 Patienten schwere zusätzliche Fehlbildungen vorhanden, einmal neben einer Omphalozele und einer Analatresie noch eine Kloakenexstrophie und eine Myelomeningozele beim selben Patienten, einmal eine Analatresie. Die Häufigkeit der zusätzlichen Fehlbildungen nimmt mit zunehmender Tiefe der Atresie ab, so daß Kolonatresien im allgemeinen nicht mit anderen Mißbildungen vergesellschaftet sind (GROSFELD u. Mitarb. 1979; SPENCER 1968).

Angeborene Atresien und Stenosen des übrigen Dünndarms und des Dickdarms

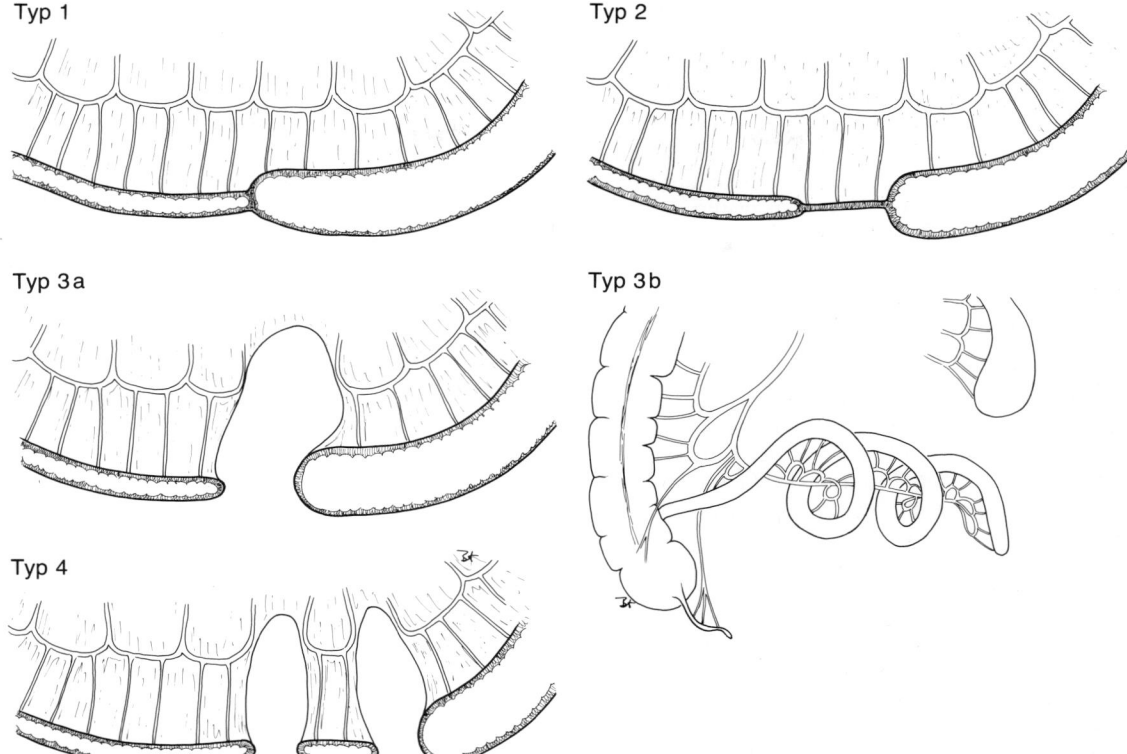

Abb. 38 Einteilung der verschiedenen pathologisch-anatomischen Formen von Dünndarmatresien distal des Ligaments von Treitz (2, 13).
Typ 1: Solitäre, membranartige Atresie mit erhaltener Kontinuität der Darmwand.
Typ 2: Solitäre Atresie mit strangartiger Verbindung der beiden Darmenden.
Typ 3a: Solitäre Atresie mit Mesenteriallücke und Fehlen der Darmkontinuität.
Typ 3b: Spezialform: »Apple-Peel-Syndrom«, »Christmas-tree-deformity« (37, 44). Der distale Darmabschnitt ist zapfenzieherartig um ein zentrales Gefäß gewunden (s. Text).
Typ 4: Multiple Atresien.

Geburtsgewichte

Früh- oder Mangelgeborene sind bei Atresien distal des Ligaments von Treitz ebenfalls viel seltener als bei Duodenalatresien und -stenosen. So waren in der Serie von LISTER u. RICKHAM (1978) nur 46 von 133 Kindern unter 2500 g schwer. Kinder mit hohen jejunalen Atresien haben statistisch häufiger ein tiefes Geburtsgewicht als Kinder mit tiefen Atresien. So waren in der amerikanischen Sammelstatistik von DE LORIMIER u. Mitarb. (1969) von 587 Patienten 38% der Kinder mit Jejunumatresien, aber nur 25% der Kinder mit Ileumatresien untergewichtig. Bei Kolonatresien sind untergewichtige Kinder ausgesprochen selten (BOLES u. Mitarb. 1976; SPENCER 1968). Gehäuft sind sie dagegen unter den Kindern mit multiplen Atresien (56% bei DE LORIMIER u. Mitarb. 1969) und beim »Apple-peel-Syndrom« (70% bei ZERELLA 1976).

Einteilung in Risikogruppen
(YOUNG u. WILKINSON 1966)

Auch Kinder mit Atresien und Stenosen distal des Ligaments von Treitz werden allgemein gemäß Geburtsgewicht und allfällig vorhandenen assoziierten Mißbildungen in Risikogruppen A, B und C eingeteilt (S. 7.41), obschon Frühgeborene und assoziierte Mißbildungen in dieser Gruppe weniger ins Gewicht fallen. Häufiger entscheiden zusätzliche intraabdominelle Begleitbefunde wie Mekoniumperitonitis, Mekoniumileus, Volvulus usw. über den Erfolg der Operation und das spätere Schicksal der Patienten.

Symptome

Ein Hydramnion der Mutter (Fruchtwasser über 2000 ml) ist bei Kindern mit hohen Darmobstruktionen – Ösophagusatresien, Duodenalatresien – häufig und allgemein bekannt. Es kommt, wenn auch weniger häufig, auch bei Müttern von Kindern mit Atresien und Stenosen distal des Ligaments von Treitz vor (DE LORIMIER u. Mitarb. 1969; LISTER u. RICKHAM 1978). In der Sammelstatistik von DE LORIMIER u. Mitarb. (1969) wiesen 97 von 587 Müttern ein Hydramnion auf.

Klinische Leitsymptome beim Kind

Bei allen Darm*atresien*, ungeachtet ob im Dünndarm oder im Kolon, wurden in unserer Serie die ersten klinischen Symptome innerhalb der ersten 4 Lebenstage registriert. Dagegen traten in 4 Fällen von Darm*stenosen* Symptome erst zwischen dem 5. und 10. Tag, im Falle einer Ileumstenose sogar erst nach 39 Tagen auf. Häufigstes Symptom ist das gallige *Erbrechen*. Je höher die Atresie, desto früher setzt Erbrechen ein. Oft beginnt es schon vor der ersten oralen Zufuhr. Es war bei 41 von 51 eigenen Patienten das klinische Leitsymptom. In der Sammelstatistik von DE LORIMIER u. Mitarb. (1969) erbrachen 84% der Kinder bereits am ersten Lebenstag. Ein *aufgetriebenes Abdomen* ist ebenfalls ein typisches Frühsymptom. Es war bei 19 von 51 eigenen Fällen vorhanden. Bei hochliegenden Atresien ist es allerdings weniger ausgeprägt als bei tiefen. So fehlte z. B. eine Auftreibung des Abdomens in der Serie von Liverpool (LISTER u. RICKHAM 1978), in der Hälfte der Fälle von Jejunumatresien, dagegen nur bei 7 von 58 Ileumatresien. Kinder mit Darmatresien distal des Ligaments von Treitz können normales Mekonium absetzen. Die Mekoniumentleerung fehlte in unserem Material nur bei 17 von 51 Patienten. Häufig ist der Mekoniumabgang allerdings etwas verzögert, oder es entleeren sich nur kleine Mengen oder graue glasige Schleimpfröpfe (DE LORIMIER u. Mitarb. 1969; LISTER u. RICKHAM 1978; SACHER u. STAUFFER 1981). In etwa $^1/_5$ der Fälle kann man bei der Inspektion des Abdomens eine sichtbare Peristaltik geblähter Darmschlingen erkennen. Gelegentlich erlaubt die Palpation des Abdomens das Feststellen von gestauten Stuhlmassen im proximalen Darmanteil. Auskultatorisch finden sich gewöhnlich hochgestellte Darmgeräusche. Eine Rektaluntersuchung soll immer durchgeführt werden. Sie erlaubt die Beurteilung der Weite des Analkanals und des Sphinkters, zeigt allenfalls Mekonium, Stuhl, Schleim oder Blut am Fingerling und provoziert gelegentlich die Entleerung von Wind, Mekoniumpfröpfen oder Stuhl. Dabei wird allerdings vom unerfahrenen Untersucher nicht selten fälschlicherweise die Diagnose einer – extrem seltenen – Rektumstenose oder -atresie gestellt, die durch die relativ tiefliegende Kohlrauschsche Falte vorgetäuscht wird.

Röntgenuntersuchungen

Die wichtigste röntgenologische Untersuchung zur Abklärung von Darmatresien und -stenosen ist die Leeraufnahme am hängenden Kind im a.-p. Strahlengang (sog. Babygramm). Die Luftverteilung, die Anzahl und Anordnung von Spiegeln lassen die Diagnose meist stellen. Wenige im Oberbauch liegende Spiegel weisen auf eine hohe Atresie hin, die Ausdehnung über das ganze Abdomen, unter Umständen treppenförmig bis zur Ileozäkalgegend absteigend, auf eine tiefe Atresieform. Eine Magen-Darm-Passage mit wasserlöslichen Kontrastmitteln oder gar Barium ist beinahe immer unnötig und sogar gefährlich. Lediglich bei älteren Säuglingen oder Kleinkindern mit atypischen Anamnesen von unklaren Gedeihstörungen und gelegentlichem Erbrechen kann sie bei Verdacht auf tiefe Darmstenose einmal notwendig werden. Stehen dagegen differentialdiagnostisch ein Verdacht auf eine Malrotation, einen Volvulus, einen Morbus Hirschsprung oder ein »Small-Left-Colon-Syndrom« (DAVIS u. CAMPBELL 1975) zur Diskussion, so kann ein Kolonkontrasteinlauf die Klärung bringen (s. entsprechende Kap.).

Therapie

Vorbereitung zur Operation

Während die meisten Kinder mit Duodenalatresien in den ersten 24–48 Stunden zur Operation kommen, entwickelt sich gelegentlich das klinische Bild bei tieferen Atresien und besonders bei tiefen Stenosen langsamer, und die Kinder kommen nicht selten in deutlich reduziertem Allgemeinzustand in die Klinik. Um so wichtiger ist präoperativ der Ausgleich von Störungen des Wasser- und Elektrolythaushalts, des Säure-Basen-Gleichgewichts, der Körpertemperatur usw. Eine Magensonde am Sog entlastet den überblähten Darm und vermindert die Aspirationsgefahr. Bei zu langem Zuwarten können andererseits diesen Kindern Darmperforationen und Peritonitis oder eine Darmgangrän drohen. Die Operation sollte deshalb, sobald der Allgemeinzustand des Patienten es erlaubt, vorgenommen werden, um diesen Komplikationen, wenn möglich, zuvorzukommen.

Operative Technik

Wir bevorzugen seit einigen Jahren eine quere, etwa 1–2 cm oberhalb des Nabels vorbeiführende Oberbauchlaparotomie. Bei der Eröffnung des Abdomens entleert sich auch bei unkomplizierten Fällen meist ziemlich reichlich gelblicher Aszites. Eine bakteriologische Untersuchung dieser Flüssigkeit sollte immer durchgeführt werden (Durchwanderungsperitonitis!). Die Eventration des ganzen Darmkonvolutes erleichtert das Aufsuchen des Hindernisses (Abb. 39 a u. b) und erlaubt die genaue Beurteilung des Darmsitus und das Erkennen allfälliger zusätzlicher Darmlageanomalie.
Unkomplizierte Fälle. Bei unkomplizierten Fällen von Darmatresien wird heute meist, so auch von uns, eine primäre Anastomose angestrebt. Der proximale Darmanteil ist dabei meist stark dilatiert und häufig schlecht durchblutet. Es ist das Verdienst von NIXON (1955; NIXON u. TAWES 1971), darauf hingewiesen zu haben, daß dieser proximale Darmabschnitt großzügig reseziert werden muß. Die ausgedehnte Resektion des proximalen Darmabschnitts ist heute allgemein anerkannt

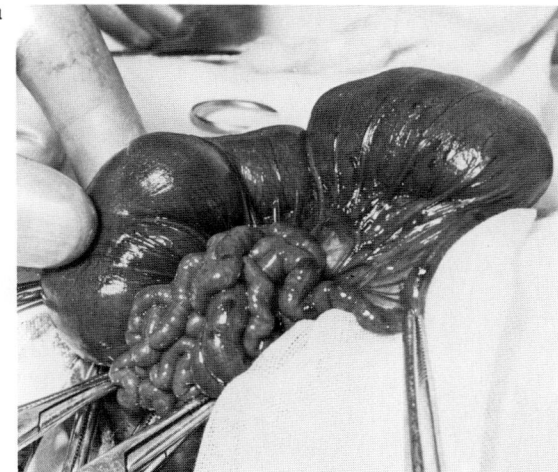

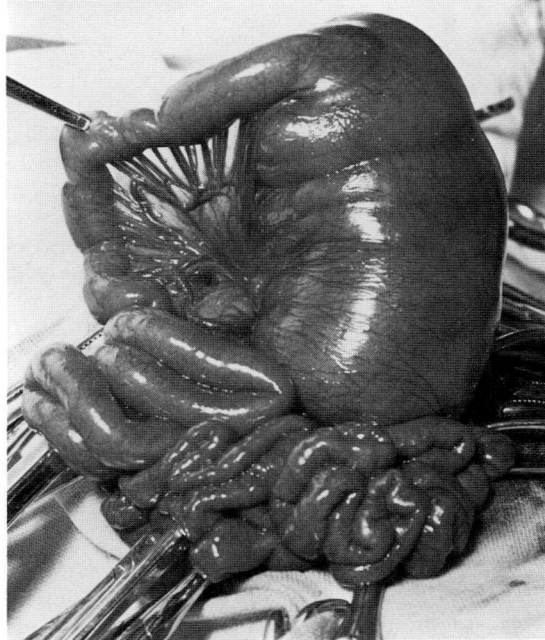

Abb. 39a u. b Operationsbefunde.
a Jejunumatresie bei einem 4 Tage alten Neugeborenen. Präatretische Dilatation des Darmlumens. Der distale Darm ist luftleer und vollständig kollabiert.
b Jejunumstenose bei einem 10 Tage alten Kind. Ebenfalls starke Auftreibung des proximalen Darmanteils. Distaler Darmanteil dünn, aber doch mit Luft gefüllt.

und hat die Resultate gegenüber früher stark verbessert. Vor Beginn der Anastomose muß der Darm unbedingt nach weiteren Atresien und Stenosen abgesucht werden. Wir spritzen dazu physiologische Kochsalzlösung in den zu- und abführenden Schenkel und verfolgen dann den Durchtritt der Flüssigkeit durch den ganzen Dünndarm und Dickdarm bis ins kleine Becken. Der proximale Schenkel wird mit einem Foley-Katheter vorsichtig leergesaugt. Den Kalibersprung vom proximalen zum distalen Segment überbrücken wir meist mit der »End-to-back«-Technik nach Denis Browne (Abb. 40 a). Auf der antimesenterialen Seite wird der distale Darmschenkel soweit inzidiert, daß die Umfänge der beiden Darmenden einander etwa entsprechen. Dabei muß allerdings ein Abknicken des Darmes um mehr als 45 Grad unbedingt verhindert werden. Bei *multiplen Atresien* soll, wenn immer möglich, nur *eine* Anastomose durchgeführt werden. Von diesem Grundsatz weichen wir nur ab, wenn die Atresien ausnahmsweise ausgesprochen weit auseinanderliegen (hohe Jejunumatresie und distale Ileumatresie) oder bei multiplen Atresien, bei denen mit der Resektion das ganzen Abschnitts ein Kurzdarmsyndrom (Restdarmlänge unter 75 cm) entstehen würde. Besonders sorgfältig und atraumatisch muß bei Atresien vom »Christmas-tree-« oder »Apple-peel-Typ« vorgegangen werden, da die Durchblutung des distalen Darmanteiles stark gefährdet ist. Liegt die Atresie ganz proximal im Jejunum, so ist die ausgedehnte Resektion des überblähten proximalen Blindsackes nicht möglich, ebenso nicht bei multiplen Darmatresien mit kurzem Restdarm. In diesen Fällen geben wir der zuerst von REHBEIN (1959) vorgeschlagenen Methode der Verengung des proximalen Darmanteils durch Resektion eines antimesenterialen Spickels (HOWARD u. OTHERSEN 1973; REHBEIN 1959, 1976) den Vorzug. Bei Darm*stenosen* ohne massive Überblähung des proximalen Darmabschnittes kann allenfalls lediglich der stenosierte Anteil reseziert und eine End-zu-End-Anastomose durchgeführt werden (DE LORIMIER u. Mitarb. 1969; GROSFELD u. Mitarb. 1979; LISTER u. RICKHAM 1978). Bei *Kolonatresien* führen wir ebenfalls meist eine End-zu-End-Anastomose durch. Ist der Kalibersprung allerdings zu groß, so kann hier auch vorerst nach dem Vorschlag von BOLES u. Mitarb. (1976) eine endständige doppelläufige Kolostomie angelegt werden. Das postoperative Risiko von zu großen Flüssigkeitsverlusten, wie sie bei Enterostomien im Dünndarm auftreten, fällt hier weg.

Komplizierte Fälle. Liegt eine Darmperforation und eine diffuse Peritonitis vor, so kommt eine primäre End-zu-End-Anastomose nicht in Frage. Wir legen dann nach Resektion der betroffenen Darmabschnitte lediglich eine doppelläufige Enterostomie an. Nach dem Vorschlag von GROSS (1953) kann allenfalls bereits am Operationstag eine Klemme im Bereich der beiden parallel adaptierten Darmschenkel angelegt werden. Nach einigen Tagen fällt die Klemme heraus und durch die entstandene Lücke zwischen proximalem und distalem Darm findet ein Teil des Darminhalts den Weg nach distal. Zu große Flüssigkeitsverluste können so teilweise eingedämmt werden, und der enge distale Darmabschnitt wird gleichzeitig etwas gedehnt.

7.52 Abdomen

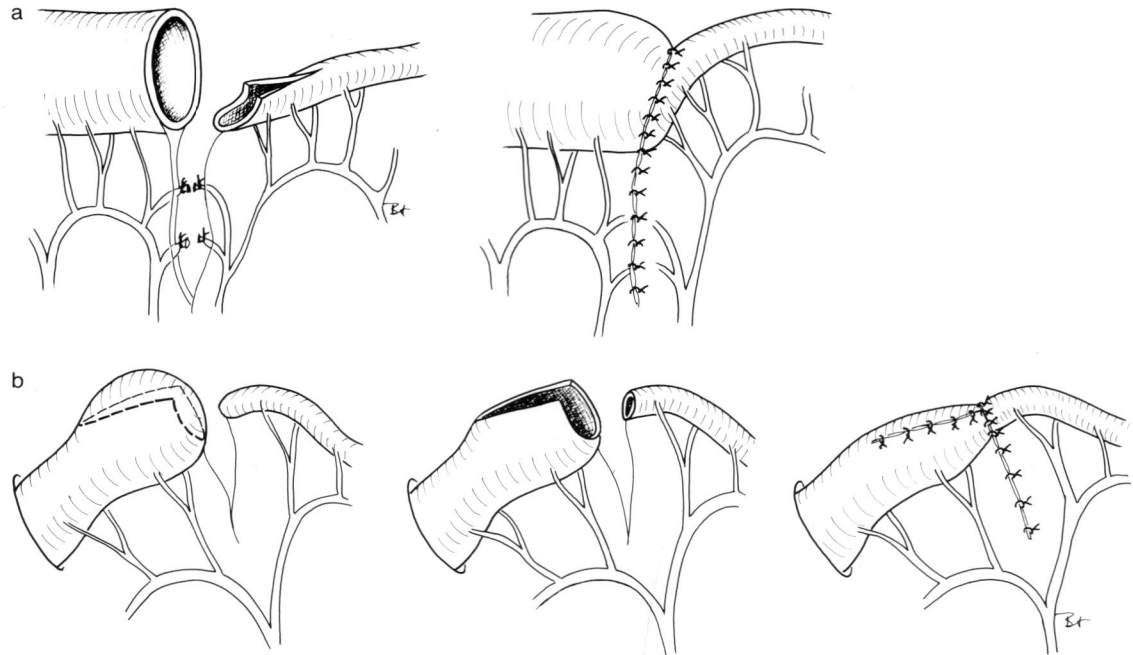

Abb. 40 a u. b
a »End-to-back«-Anastomose nach *Denis Browne*. Durch antimesenteriale Inzision Ausgleichen der Umfangsdifferenzen. Sind die beiden Schenkel des Mesenteriums nicht gleich lang, muß deren Adaptation von der Anastomose her erfolgen, damit kein Abknicken des Darmes entsteht.
b »Tapering« bei hohen Atresien, bei denen eine Resektion des duodenojejunalen Übergangs nicht möglich ist.

Gemäß der Umfrage von DE LORIMIER u. Mitarb. (1969) bevorzugen 44 von 64 befragten Kinderchirurgen in den USA in unkomplizierten Fällen die primäre End-zu-End-Anastomose, 5 die Enterostomie nach BISHOP u. KOOP (1957) und 7 die Enterostomie nach SANTULLI u. BLANC (1961). Dagegen ist die Seit-zu-Seit-Anastomose ganz verlassen worden.

Postoperative Behandlung

Neugeborene und kleine Säuglinge bleiben postoperativ auf der Intensivstation. Die Magensonde wird am intermittierenden Sog (20 cm $H_2O \approx 2$ kPa) bis zum Ingangkommen der Darmtätigkeit belassen. Eine innere Schienung des Darmes erachten wir dagegen als unnötig oder sogar gefährlich. Da mit einem vollständigen Nahrungsaufbau häufig erst innerhalb von 1–3 Wochen gerechnet werden kann, werden die meisten Kinder bei uns ab 2. Operationstag vollständig parenteral ernährt. Die parenterale Ernährung muß gelegentlich bei Kindern mit ausgedehnten Darmresektionen und »Short-bowel«-Syndrom über Wochen, ausnahmsweise sogar Monate durchgeführt werden, bis schließlich ein Nahrungsaufbau gelingt. Auf Antibiotikagaben wird, außer bei nachgewiesenem Infekt, an unserer Klinik allgemein verzichtet.

Prognose

Bis in die frühen 50er Jahre waren die Resultate bei operierten Kindern mit Atresien und Stenosen distal des Ligaments von Treitz äußerst schlecht. So überlebten z. B. von 52 Patienten des Boston Children Hospitals bis 1941 nur 9 Kinder (EVANS 1951). Nachdem NIXON 1955 auf die pathophysiologische Bedeutung des proximalen dilatierten, meist funktionslosen Darmabschnittes und die Notwendigkeit von dessen ausgedehnter Resektion hingewiesen hatte, waren in den nächsten Jahren allgemein bessere Operationsresultate und höhere Überlebensraten mitgeteilt worden (DE LORIMIER u. Mitarb. 1969; HALSBAND u. REHBEIN 1969; HANDELSMANN u. Mitarb. 1963; LOUW 1966, 1967). Trotzdem erwähnten HECKER u. DAUM (1969) aufgrund verschiedener von 1957 bis 1968 erschienen Publikationen von 14 Autoren, daß die durchschnittliche Letalität von Dünn- und Dickdarmatresien und -stenosen immer noch bei 40–50% liegt. In der Sammelstatistik von DE LORIMIER u. Mitarb. 1969 überlebten von 619 Kindern 58,3% mit Jejunumatresien und 72% mit Ileumatresien. Haupttodesursachen sind bakterielle Peritonitis durch Darmperforationen unter oder kurz nach der Geburt, Darmgangrän, Volvulus und Sepsis, Bronchopneumonien durch Aspiration bereits vor Klinikeintritt, Mukoviszidosen, seltener Hirnblutungen, Laparoschisen, Herzfehler usw. (DE LORIMIER u. Mitarb. 1969; GROSFELD u. Mitarb. 1979; LISTER u. RICKHAM 1978). Besonders hoch ist die Mortalität bei Kindern mit multiplen Darmatresien. So berichten z. B. DE LORIMIER u. Mitarb. über eine Mortalität von 84%, von unseren eigenen 10 Patienten mit multiplen Dünndarmatresien verstarben 7; SACHER u. STAUFFER (1981), EL SHAFIE u. RICKHAM (1970) verloren 6 ihrer 13 Kinder.

Spätresultate. In der eigenen Serie von 51 Patienten der Jahre 1945–1975 überlebten 19 Kinder. 18 von ihnen konnten 4–27 Jahre nach Operation von SACHER u. STAUFFER (1981) nachuntersucht werden. Die Resultate bei den primär überlebenden Patienten waren sehr erfreulich. Nach der ersten Spitalentlassung war keines mehr verstorben. Überraschenderweise war auch keines später nochmals wegen eines Bridenileus o. ä. relaparotomiert worden. 11 der 18 nachuntersuchten Patienten waren 4–27 Jahre nach der Operation vollständig beschwerdefrei. 3 litten gelegentlich an leichter Diarrhö. Einer der drei lebt mit einem Restdarm von 23 cm. 17 der 18 Patienten, auch das 12jährige Kind mit nur 23 cm Restdarm, sind punkto Gewicht und Länge in den normalen Perzentilen. Eines der 18 Kinder ist Epileptiker und hospitalisiert. Es gehörte initial zur Gruppe C. Die seelisch-geistige Entwicklung bei den übrigen 17 Kindern war normal, und ihre schulischen und beruflichen Leistungen entsprechen dem Verteilungsmuster in der Normalbevölkerung.

Literatur

Bishop, H. C., C. E. Koop: Management of meconium ileus: resection Roux en Y anastomosis and ileostomy investigation with pancreatic enzymes. Ann. Surg. 145 (1957) 410

Bland Sutton, J.: Imperforate ileum. Amer. J. med. Sci. 98 (1889) 457

Blythe, H., J. A. S. Dickson: Apple peel syndrome. Med. Genet. 6 (1969) 275

Boles, E. T., L. E. Vassy, M. Ralston: Atresia of the colon. J. pediat. Surg. 11 (1976) 69

Chiari, H.: Über eine intrauterine entstandene und von Darmatresie gefolgten Intussusception des Ileums. Prag. med. Wschr. 13 (1888) 399

Davis, W. S., J. B. Campbell: Neonatal small left colon syndrome. Amer. J. Dis. Child. 129 (1975) 1024–1027

De Lorimier, A. A., E. W. Fonkalsrud, D. M. Hays: Congenital atresia and stenosis of the jejunum and ileum. Surgery 65 (1969) 819

DeSa, D. J.: Congenital stenosis and atresia of the jejunum and ileum. J. clin. Path. 25 (1972) 1063–1070

El Shafie, M., P. P. Rickham: Multiple intestinal atresias. J. pediat. Surg. 5 (1970) 655

Evans, Ch. H.: Atresias of the gastrointestinal tract. Collective review. Int. Abstr. Surg. 92 (1951) 1

Fockens, P.: Ein operativer Fall von kongenitaler Dünndarmatresie. Zbl. Chir. 38 (1911) 532

Goeller, G. C.: Abortus humani monstrosi. Norimb. Hist. Anatom. Misc. Acad. Nat. Curios. 1683

Grosfeld, J. L., T. V. N. Ballantine, R. Shoemaker: Operative management of intestinal atresia and stenosis based on pathologic findings. J. pediat. Surg. 14 (1979) 368–375

Gross, R. E.: The Surgery of Infancy and Childhood. Saunders, Philadelphia 1953

Guttman, F. M., P. Braun, P. H. Garance, H. Blanchard, P. P. Collin, L. Dallaire, J. G. Desjardins, G. Perreault: Multiple atresias and a new syndrome of hereditary multiple atresias involving the gastro-intestinal tract from stomach to rectum. J. pediat. Surg. 8 (1973) 633

Halsband, H., F. Rehbein: Atresien des Jejunum und Ileum. Erfahrungsberichte über 75 Fälle. Z. Kinderchir. 7 (1969) 411

Handelsmann, J. C., S. Abrams, R. J. Corry: Improvement of Therapy for Jejunoileal atresia. Surg. Gynec. Obstet. 117 (1963) 691

Hecker, W. Ch., R. Daum: Analyse und Behandlungsergebnisse von Atresien und Stenosen des intraabdominellen Darmtraktes bei Neugeborenen. Z. Kinderchir. 7 (1969) 222

Howard, E. R., H. B. Othersen: Proximal jejunoplasty in the treatment of jejunal atresia. J. pediat. Surg. 8 (1973) 685

Keith, A.: Human Embryology and Morphology. Arnold, London 1948

Lister, J., P. P. Rickham: Intestinal atresia and stenosis excluding the duodenum. In Rickham, P. P., J. Lister, I. M. Irving: Neonatal Surgery, 2nd ed. Butterworth, London 1978

Louw, J. H.: Congenital atresia and severe stenosis in the newborn. S. Afr. J. clin. Sci. 3 (1952) 109

Louw, J. H.: Jejunoileal atresia and stenosis. J. pediat. Surg. 1 (1966) 8

Louw, J. H.: Resection and end-to-end-anastomosis in the management of atresia and stenosis of the small bowel. Surgery 62 (1967) 940

Louw, J. H., C. N. Barnard: Congenital atresia. Lancet 1955/II, 1065

Martin, L. W., J. T. Zerella: Jejunoileal atresia: a proposed classification. J. pediat. Surg. 11 (1976) 39

Mishalany, H. G., F. Najjar: Familial jejunal atresia: three cases in one family. J. Pediat. 73 (1968) 753

Mishalany, H. G., V. M. Der Kaloustian: Familial multiple level intestinal atresias; report of two siblings. J. Pediat. 79 (1971) 124

Nixon, H. H.: Intestinal obstruction in the newborn. Arch. Dis. Childh. 30 (1955) 13

Nixon, H. H., R. Tawes: Etiology and treatment of small intestinal atresia. Surgery 69 (1970) 41–51

Nixon, H. H., R. Tawes: Etiology and treatment of small intestinal atresia. Analysis of a series of 127 jejunoileal atresias and comparison with 62 duodenal atresias. Surgery 69 (1971) 41

Potts, W. J.: Congenital atresia of intestine and colon. Surg. Gynec. Obstet. 85 (1947) 14

Rehbein, F.: Die akuten chirurgischen Baucherkrankungen beim Neugeborenen. Langenbecks Arch. klin. Chir. 292 (1959) 402

Rehbein, F.: Kinderchirurgische Operationen. Hippokrates, Stuttgart 1976

Rickham, P. P., M. Karplus: Familial and hereditary intestinal atresia. Helv. paediat. Acta 26 (1971) 561

Sacher, P., U. G. Stauffer: Langzeitresultate bei Patienten mit Atresien und Stenosen des Dünndarmes distal des Ligaments von Treitz und des Colons. Z. Kinderchir. 32 (1981) 230

Santulli, T. V., W. A. Blanc: Congenital atresia of the intestine: pathogenesis and treatment. Ann. Surg. 154 (1961) 939

Simenez, F. A., L. Reiner: Arteriographic findings in congenital anomalies of the mesentery and intestines. Surg. Gynec. Obstet. 113 (1961) 346

Spencer, R.: The various patterns of intestinal atresia. Pediat. Surg. 64 (1968) 661–668

Suzuki, H., R. Ohi, M. Kasai: Congenital jejunal atresia due to a septum containing ectopic pancreatic tissue. J. pediat. Surg. 8 (1973) 981

Tandler, J.: Zur Entwicklung des menschlichen Duodenums im frühen Embryonalstadium. Morph. Jb. 29 (1902) 187

Van Dyk, O. J., M. Posso: Congenital leiomyomatous tumor in a newborn simulating jejunal atresia. J. pediat. Surg. 10 (1975) 139

Weisschedel, E.: Über angeborene Atresien und Stenosen des Dünndarmes. Langenbecks Arch. klin. Chir. 276 (1953) 764

Weitzman, J. J., R. S. Vanderhoof: Jejunal atresia with agenesis of the dorsal mesentery. Amer. J. Surg. 111 (1966) 443

Young, D. G., A. W. Wilkinson: Mortality in neonatal duodenal obstruction. Lancet 1966/II, 18

Zerella, J. T.: Jejunal atresia with absent mesentery and a helical ileum. Surgery 80 (1976) 550

Mekoniumileus

U. G. STAUFFER

Eine besondere Form des Darmverschlusses beim Neugeborenen stellt der Mekoniumileus dar. Es handelt sich dabei um einen typischen Obturationsileus, bei dem die Passagestörung durch eine abnorme Eindickung des Mekoniums im Bereich des unteren Dünndarmes bedingt ist. Der Mekoniumileus ist keineswegs selten; er kommt in etwa 30–40% der tiefen Dünndarmverschlüsse beim Neugeborenen als Ursache in Betracht. Meist, aber nicht immer, ist er die erste klinische Manifestation einer Mukoviszidose. LANDSTEINER berichtete 1905 zum ersten Mal über die Kombination eines Darmverschlusses durch abnorm verdicktes Mekonium mit schweren Veränderungen im Pankreas. In einer Serie von heute klassischen Arbeiten von FANCONI u. Mitarb. (1936), ANDERSON (1938), FARBER (1944a,b), WISSLER u. ZOLLINGER (1945) wurde etwa 40 Jahre später erkannt, daß neben dem exokrinen Pankreasanteil auch alle übrigen schleimproduzierenden Drüsenzellen des Körpers, insbesondere in den Lungen und im Magen-Darm-Trakt, betroffen sind. 1953 wiesen DiSANT'AGNESE u. Mitarb. auch den Befall der Schweißdrüsen nach, eine für die Diagnostik der Mukoviszidose entscheidende Entdeckung (Schweißtest!). Die ersten überlebenden Patienten mit Mekoniumileus wurden erst 1948 von HIATT u. WILSON mitgeteilt.

Häufigkeit

Etwa 10% aller Kinder mit Mukoviszidose erkranken in der Neugeborenenperiode an einem Mekoniumileus (LEONIDAS u. Mitarb. 1970; WAGGET u. Mitarb. 1970). Die Häufigkeit der *Mukoviszidose* wird mit etwa 1,7 auf tausend Lebendgeborene angegeben (ANDERSON 1953). Sie ist eine rezessiv autosomal vererbte Krankheit. Etwa jeder 25. ist in der Schweiz ein heterozygoter Träger des Mukoviszidose-Gens (HOEGGER 1975); bei zwei heterozygoten Elternteilen beträgt das statistische Risiko einer klinisch manifesten Mukoviszidose demnach 1 : 3 (CARTER 1954). Das Krankheitsbild ist von Patient zu Patient unterschiedlich stark ausgeprägt; auch geht der Schweregrad der Abdominal- und der Lungensymptomatik im Einzelfall lange nicht immer parallel.

Von 1945–1975 wurden an unserer Klinik 25 Kinder mit Mekoniumileus behandelt. Dies entspricht gemäß unserem Einzugsgebiet etwa einer Häufigkeit von 1 : 18000 Geburten und stimmt auch mit den Angaben in der Literatur überein (STAUFFER u. RICKHAM 1978). In einem gemeinsam untersuchten Krankengut von 34 Kindern mit Mekoniumileus von Zürich und Innsbruck (SCHENNACH u. STAUFFER 1976) hatten 17 ein oder mehrere gesunde Geschwister, 5 hatten Geschwister mit manifester Mukoviszidose, 5 weitere hatten Geschwister, die in der Neugeborenenperiode ebenfalls einen Mekoniumileus aufgewiesen hatten. Ein Befall bei Zwillingen wurde von BETTEX (1954) beobachtet.

Pathogenese

Die Mukoviszidose beruht wahrscheinlich primär auf einer Störung intrazellulärer enzymatischer Vorgänge und äußert sich in der Produktion eines abnorm zähen Schleimes, aus dem DiSANT'AGNESE u. Mitarb. (1957) ein abnormes Mukoprotein isolieren konnten. Die Viskosität des Schleimes verhindert einen geregelten Abfluß des Sekrets, so daß es schon intrazellulär – vor allem in den schleimbildenden Becherzellen – und in den Ausführungsgängen der drüsigen Organe zu einer Retention und Distension kommt. Histologisch läßt sich in jedem Fall von Mekoniumileus bei Mukoviszidose im Pankreas eine zystische Pankreasfibrose nachweisen. Diese ist charakterisiert durch mehr oder weniger ausgesprochene zystische Erweiterungen der Drüsenacini und der Ausführungsgänge des Pankreas, die reichlich eingedicktes, oft konzentrisch geschichtetes oder körniges Sekret enthalten. Das intra- und interlobuläre Bindegewebe ist vermehrt und von Lymphozyten und Plasmazellen durchsetzt. Die Langerhansschen Inseln sind unverändert, während das Epithel der erweiterten Acini und Ductuli mehr oder weniger abgeflacht und atrophisch erscheint. Diese Veränderungen lassen sich, wie BODIAN (1954) gezeigt hat, im ganzen Verdauungs- und Respirationstrakt, ja selbst in der Cervix uteri nachweisen. Wir finden sie deshalb nicht nur im Pankreas, sondern auch in den Speicheldrüsen, in den Schleimdrüsen der Mund- und Nasenhöhle mit ihren Nebenräumen inklusive Mittelohr, in der Trachea und den Bronchien, im Magen, Duodenum, in der Leber und Gallenblase, im Dünn- und Dickdarm. Im Bereich der Lungen führt der partielle oder totale Verschluß der Bronchiolen durch zähes Sekret zum Emphysem oder Kollaps der Lungenbläschen. Die Schleimretention in den erweiterten Bronchiolen prädisponiert zu Infektionen. Häufig entwickelt sich so früher oder später eine chronische mukopurulente Bronchitis, die ihrerseits durch Schädigung der Bronchialwände zu Bronchiektasen führen kann. Diese pulmonalen Komplikationen führen in schweren Fällen von Mukoviszidose auch heute noch oft frühzeitig zum Tode. Die abnorme Sekretbildung in der Leber kann eine intrahepatische Cholestase mit herdförmiger bindegewebiger Reaktion verursachen, aus der sich bei einem Teil der länger überlebenden Kinder eine grobknotige Leberzirrhose mit portaler Hypertension, Splenomegalie und Aszites entwickelt.

Beim Mekoniumileus steht im Dünndarm das zähe Sekret in den oft kugelig erweiterten Becherzellen mit dem eingedickten Mekonium im Darmlumen in direkter Verbindung. Dies erklärt das feste Haften der zur Hauptsache aus Schleimmassen bestehenden Mekonium an der Darmwand. Die Erkrankung der Becherzellen scheint im Vordergrund der Pathogenese des Mekoniumileus zu stehen (GLANZMANN 1946; THOMAIDIS u. AREY 1963). Der Fermentmangel infolge der zystischen Pankreasfibrose trägt wohl zur Eindickung des Mekoniums ebenfalls bei, ist aber wahrscheinlich nicht von primär entscheidender Bedeutung. Dies geht u. a. auch daraus hervor, daß andere Mißbildungen des Pankreas, die mit einem fetalen Fermentmangel im Darm einhergehen, nur ausnahmsweise zum Mekoniumileus führen. So beschreiben z. B. AUBURN u. Mitarb. (1969) einen Mekoniumileus bei partieller Aplasie des Pankreas, KORNBLITH u. OTANI (1929) und HURWITT u. ARNHEIM (1942) berichteten über Einzelfälle von Mekoniumileus bei Stenose des Ductus pancreaticus. Für das frühzeitige Einsetzen der Darmobturation spricht die Tatsache, daß die Mekoniummassen, welche Galle enthalten, im oberen Dünndarm retiniert werden. Dies bedeutet, daß der Darmverschluß bereits vorhanden ist, wenn eine stärkere Gallenresektion einsetzt (4. bis 5. Fetalmonat).

Pathologische Anatomie

Die Veränderungen, die beim *Mekoniumileus* am Darmtrakt beobachtet werden, sind sehr charakteristisch (Abb. 41 und 42). Die oberen Jejunumschlingen, die normal aussehen, gehen allmählich in einige stark geblähte Schlingen über, die neben Darmgasen dickflüssiges, dunkelgrünes, durch die meist stark injizierte Darmwand durchschimmerndes Mekonium enthalten. Diese geblähten Schlingen verjüngen sich in kaudaler Richtung und gehen in den stark kontrahierten hypertrophischen unteren Dünndarm über, der mit Mekoniumballen, die sich perlschnurartig aneinanderreihen, ausgestopft ist. Das Mekonium zeigt in diesem Darmabschnitt eine zähe, pasten- oder kittartige Konsistenz und eine gelbliche bis weißlich-grüne Farbe. Es haftet fest an der Darmwand. Das eingedickte Mekonium erstreckt sich bis ins untere Ileum, gelegentlich auch bis ins Zäkum. Der übrige Dickdarm ist vollkommen frei von Mekonium und zu einem dünnen Strang kontrahiert (sog. Mikrokolon).

Der Mekoniumileus kann schon im Fetalleben zu

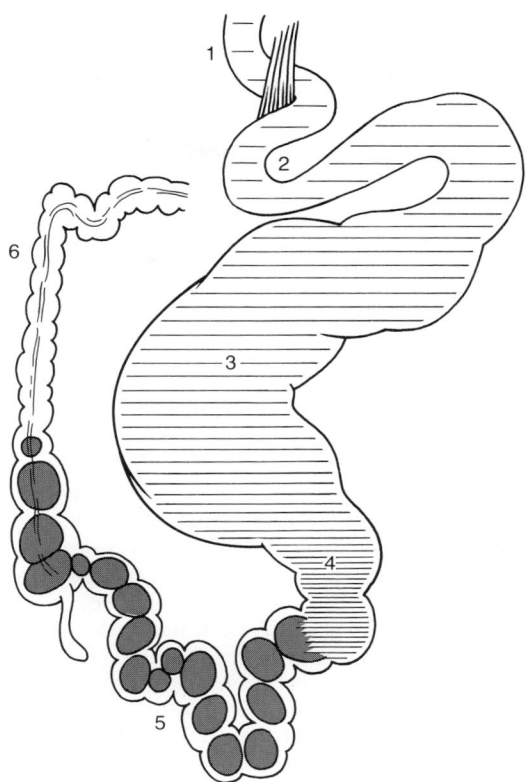

Abb. 41 Schematische pathologisch-anatomische Befunde bei Mekoniumileus. Duodenum (1) und oberes Jejunum (2) meist unverändert, mittleres Jejunum (3) stark dilatiert und mit dickflüssigen Mekoniummassen angefüllt, allmähliche Eindickung des Mekoniums (4), kittartige Mekoniumballen im enggestellten unteren Ileum (5), Kolon (6) meist leer.

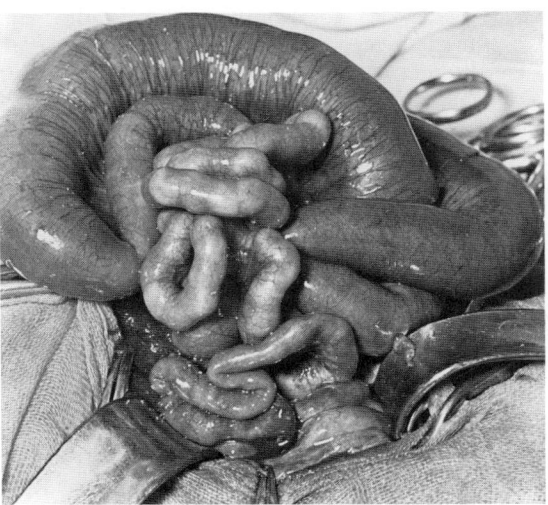

Abb. 42 Typischer Operationsbefund bei Mekoniumileus. Geblähte obere und perlschnurartige kontrahierte untere Dünndarmschlingen.

7.56 Abdomen

einer Reihe schwerer Komplikationen führen. Der Druck des eingedickten Mekoniums auf die Darmwand und die starke Kontraktion der Darmmuskulatur können eine Ischämie der Darmwand bewirken, die zur *Wandnekrose* und *Darmperforation* führt. Diese Perforationen, die isoliert oder multipel auftreten, liegen deshalb meist im unteren Ileum, wo sich das eingedickte Mekonium findet. Der Austritt des Mekoniums in die freie Bauchhöhle führt zu einer sterilen, meist diffusen Mekoniumperitonitis (S. 7.61 ff). In solchen Fällen findet man auf dem Peritoneum, auf der Darmserosa, im Gekröse und auf der Leberoberfläche multiple kleine Fremdkörpergranulome, die zur Verkalkung neigen und bei der Operation als weißliche Spritzer imponieren. Die starke entzündliche Reaktion führt auch zu flächenhaften Verklebungen einzelner Darmschlingen oder zur Bildung strangförmig ausgezogener, bindegewebiger Adhärenzen, die ihrerseits einen Adhäsionsileus oder Volvulus zur Folge haben können. Die Darmperforation kann schon intrauterin abheilen, d. h. die beiden Lumina verschließen sich nach Abstoßung der nekrotischen Darmpartie durch narbige Schrumpfung. So entwickeln sich sekundäre Atresien (Abb. 43), die dadurch charakterisiert sind, daß der Darm oral und kaudal des Verschlusses Mekonium mit Lanugohaaren und Plattenepithelien enthält.

Eine weitere Komplikation ist der *Mekoniumvolvulus*. Die durch gestaute, dickflüssige Mekoniummassen erweiterten Jejunumschlingen können infolge ihrer Schwere oder ihrer Dehnung zur Torsion des Mesenteriums und damit zur Abschnürung und vollständigen Durchquetschung einer Darmschlinge führen. Auch auf diese Weise können sich Darmatresien bilden, ohne daß hier Zeichen einer Perforationsperitonitis vorliegen. Kommt es hingegen dabei zu einer Perforation im Bereich einer oberen Jejunumschlinge, so entleert sich das durch verschlucktes Fruchtwasser verdünnte Mekonium in die freie Bauchhöhle. Bei der Laparotomie entleeren sich dann aus allen peritonealen Nischen reichliche Mengen eines grünlichen bis bräunlichen trüben Exsudates (S. 7.61 ff).

Diagnose

Etwa 20% der Mütter von Kindern mit Mekoniumileus weisen ein Hydramnion auf (HOLSCLAW u. Mitarb. 1965). Die klinischen Erscheinungen beim Kind unterscheiden sich im wesentlichen nicht von anderen Formen von tiefem Neugeborenenileus. Was zunächst auffällt oder bei guter Beobachtung auffallen sollte, ist das Ausbleiben des Mekoniumabganges, obschon Anus und Rektum durchgängig erscheinen. Gelegentlich entleert sich spontan oder nach Einlauf ein zäher, weißlicher Schleimpfropf. Das Neugeborene beginnt oft schon am 1. oder 2. Lebenstag zu erbrechen. Die herausgegebene Flüssigkeit kann zunächst klar sein, wird aber bald gallig. Gleichzeitig ist eine zunehmende Auftreibung des Abdomens festzustellen. Besonders im Oberbauch lassen sich durch die dünne und gespannte Bauchdecke vielfach mehrere geblähte Dünndarmschlingen erkennen, die eine vermehrte Peristaltik zeigen. Das ballonierte Abdomen weist häufig eine verstärkte Venenzeichnung auf. Bei der Perkussion erscheint der Oberbauch meteoristisch, der Unterbauch und die rechte Flanke hingegen eher gedämpft. Gelegentlich lassen sich hier die eingedickten Mekoniummassen als derbere Resistenzen palpieren. Dieses klassische Bild ist allerdings nicht immer vorhanden. So fehlte in einer eigenen Serie von 34 Patienten das große Abdomen einmal, 3 Kinder hatten angeblich einen normalen Mekoniumabgang gehabt, 9 zeigten kein galliges Erbrechen und nur bei 13 von 34 wurde eine deutlich sichtbare Peristaltik beobachtet (SCHENNACH u. STAUFFER 1976). Wird die Diagnose jetzt noch nicht gestellt, so verschlechtert sich der Allgemeinzustand des zunächst rosig und gesund aussehenden Neugeborenen rasch. Die Gesichtsfarbe wird gelblichgrau, und das Kind verfällt zusehends infolge der zunehmenden Exsikkose und des sich bald einstellenden paralytischen Ileus.

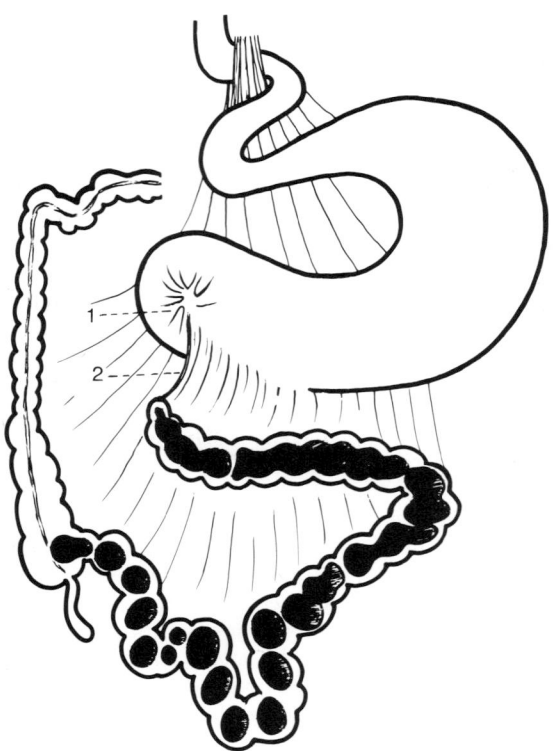

Abb. **43** Mekoniumileus mit intrauteriner Darmperforation und sekundärer Atresie.
1 Sternförmige Perforationsnarbe
2 Mesenteriumbrücke

Laborbefunde

Röntgenologische Befunde. Eine Abdomenleeraufnahme am hängenden Kind im a.-p. und eventuell seitlichen Strahlengang läßt die ballonförmige Auftreibung des Abdomens und eine Reihe mehr oder weniger stark geblähter Dünndarmschlingen erkennen, die sich vorwiegend in den oberen und mittleren Abschnitten des Abdomens lokalisieren. Die für einen Ileus sonst typischen Spiegelbildungen fehlen häufig, da das zähe Mekonium an der geblähten Darmwand festhaftet und keine Flüssigkeitsniveaus bildet (KALAYOGLI u. Mitarb. 1971; NEUHAUSER 1946). In unserer eigenen Serie von 34 Kindern hatten 15 Spiegel, 19 keine (SCHENNACH u. STAUFFER 1976). Im Unterbauch und in der rechten Flanke liegen oft zwischen geblähten Schlingen größere und kleinere fleckige Verschattungen, die bei genauer Betrachtung von zahlreichen feinsten Luftbläschen durchsetzt sind (Abb. 44). Dieser zuerst von NEUHAUSER (1946) beschriebene Befund, der dem eingedickten Mekonium im unteren Dünndarm entspricht, ist für diese Form des Neugeborenenileus recht typisch, aber nicht etwa pathognomonisch und lange nicht immer vorhanden. In der eigenen Serie zeigten nur 7 von 34 Kindern dieses typische »granuläre« Bild, in der Serie des Children Hospitals von Pittsburgh 24 von 46 Patienten (KALAYOGLI u. Mitarb. 1971). Entsteht zusätzlich eine Darmperforation, so läßt sich auch gelegentlich eine Luftsichel unter der Zwerchfellkuppe nachweisen. Meistens fehlt sie aber infolge der ausgedehnten peritonitischen Adhärenzen. Ist gleichzeitig mekoniumhaltiges Exsudat vorhanden, so ergibt die Abdomen-Leeraufnahme neben wenigen geblähten Schlingen im Oberbauch eine diffuse Verschattung des übrigen Abdomens.

Ist die Diagnose klinisch klar und die Operationsindikation gegeben, so sind wir der Meinung, daß auf weitere radiologische Untersuchungen unbedingt verzichtet werden sollte (DONNISON u. Mitarb. 1966; STAUFFER u. RICKHAM 1978). Bestehen Zweifel an der Diagnose und sind die klinischen Befunde nicht typisch, so kann allenfalls ein Kolonkontrasteinlauf, wie wir ihn in früheren Jahren regelmäßig durchführten, angezeigt sein. Das Kolon erscheint dann als schmales, knapp bleistiftdickes Band (sog. Mikrokolon). Eine Magen-Darm-Passage ist dagegen wegen der Perforationsgefahr auf alle Fälle zu unterlassen.

Untersuchung des Mekoniums. Die Untersuchung von eventuell abgesetztem Mekonium auf Trypsin ist, da sie nicht diagnostisch ist, an den meisten Zentren verlassen worden. Dagegen kommt als diagnostischer Schnelltest auf Mukoviszidose am abgesetzten oder bei der Operation entnommenen Mekonium allenfalls der Tetrabromophenol-Blautest (»Albustix-strip«) in Frage (SCHUTT u. ISLES 1968). Er weist im Mekonium von Patienten mit Mukoviszidose den abnorm hohen Proteingehalt (70% gegenüber 19% in normalem Mekonium) nach und wurde von SCHUTT u. ISLES (1968) auch als Screeningtest zur frühzeitigen Erkennung von Mukoviszidose-Patienten zur Diskussion gestellt.

Schweißtest. Bei Kindern mit Mukoviszidose sind die Elektrolyte im Schweiß erhöht (DISANT'-AGNESE u. Mitarb. 1957). Sie werden durch die Pilocarpin-Iontophorese (ELIAN u. Mitarb. 1961; SCHWACHMAN 1963) gemessen. Chloridkonzentrationen im Schweiß von mind. 70 meq/l (= mmol/l) sichern die Diagnose (HOEGGER 1975). Leider ist jedoch in der Neugeborenenperiode der Test gelegentlich wegen ungenügender Schweißmengen falsch-negativ, besonders, wenn die Kinder noch im Inkubator gepflegt werden müssen. In solchen Fällen muß der Test nach 1–2 Wochen allenfalls wiederholt werden.

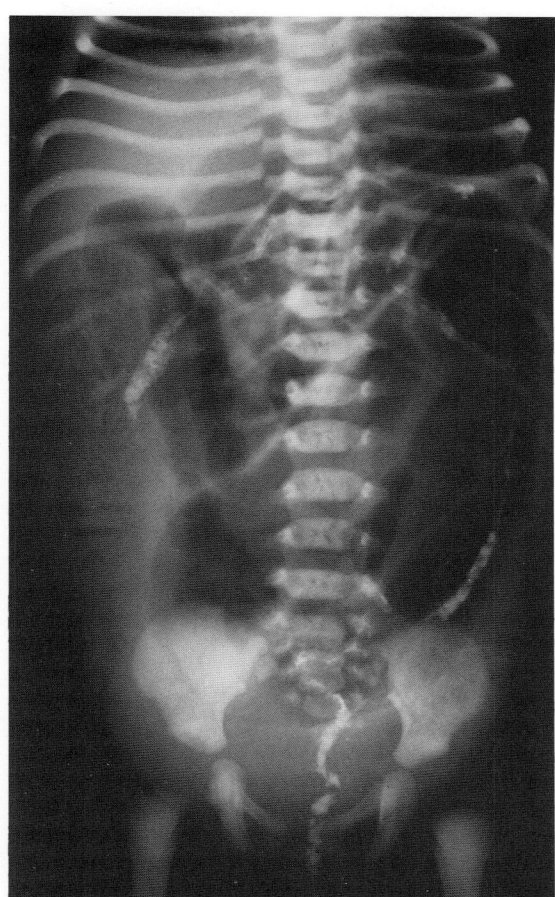

Abb. 44 Mekoniumileus mit überblähten Dünndarmschlingen. Fehlende Spiegel. Mit Luft durchmischte Mekoniummassen im rechten Mittelbauch, »feingranuläres Bild« (Neuhausersches Zeichen [27]). Mikrokolon, z. T gefüllt mit Kontrastmittel.

Abdomen

Differentialdiagnose

Mekoniumpfropfsyndrom. Differentialdiagnostisch kann gelegentlich besonders das Mekoniumpfropfsyndrom (CLATHWORTHY u. Mitarb. 1956) Schwierigkeiten bereiten. Das klinische Bild kann dem eines Mekoniumileus praktisch gleich sein. Das Hindernis liegt jedoch im Anorektum. Bei der rektalen Untersuchung oder spätestens beim Einlauf entleert sich meist zuerst ein grünlicher zäher Mekoniumpfropf (Abb. 45), anschließend normales dünnflüssiges Mekonium und Luft. In wenigen Stunden ist das aufgetriebene Abdomen verschwunden.

Das Mekoniumpfropfsyndrom ist nicht selten die erste Manifestation eines Morbus Hirschsprung. Wir empfehlen deshalb in jedem Fall die entsprechende Abklärung mit anorektaler Manometrie und Schleimhautsogbiopsien vor der Spitalentlassung des Patienten (STAUFFER u. RICKHAM 1978). Bei den Fällen, bei denen ein Morbus Hirschsprung nicht nachgewiesen werden kann, haben einige Autoren eine Unreife des Dünndarmes mit gestörter Peristaltik (EMERY 1957) vermutet, andere brachten das Mekoniumpfropfsyndrom auch mit der neonatalen Hypomagnesiämie in Verbindung (SOKAL u. Mitarb. 1972), doch liegen keine sicheren Befunde vor, und die Ätiologie bleibt vorläufig noch unklar.

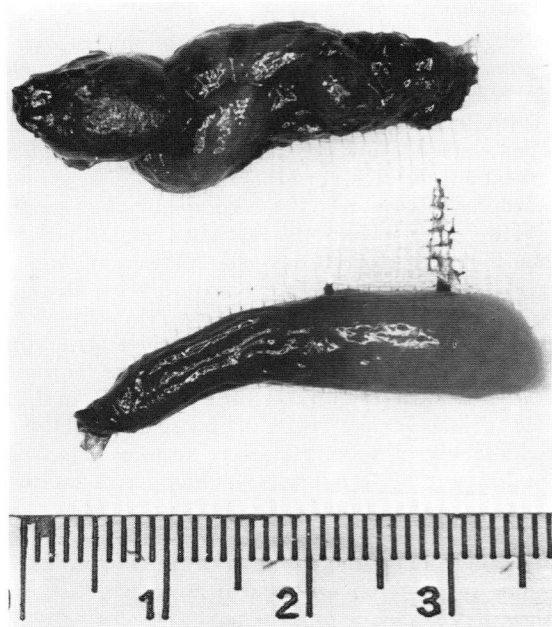

Abb. **45** Mekoniumpfropfsyndrom. Typischer glasiger Mekoniumpfropf, entleert nach Rektaluntersuchung und nach Kochsalzeinlauf.

Milchpfropfsyndrom. Das Krankheitsbild wurde 1969 von COOK u. RICKHAM (1969) erstmals anhand von 8 Patienten beschrieben. Wir haben in Zürich in den letzten 5 Jahren 3 Fälle beobachtet (STAUFFER u. POCHON 1978). Differentialdiagnostisch kann das Milchpfropfsyndrom durch eine genaue Anamnese gegenüber dem Mekoniumileus meist ohne weiteres abgegrenzt werden. Die Kinder mit Milchpfropfsyndrom sind bei der Geburt vorerst unauffällig, das Mekonium und der Übergangsstuhl werden normal abgesetzt, und die Darmobstruktion entwickelt sich frühestens nach einigen Tagen (COOK u. RICKHAM 1969; STAUFFER u. POCHON 1978).

Therapie

Konservative Behandlung

1969 beschrieb HELEN NOBLETT die konservative Behandlung des Mekoniumileus mit Gastrografineinläufen, und zahlreiche erfolgreiche Berichte sind seither in der Literatur erschienen (NOBLETT 1969; WAGGET u. Mitarb. 1970 a, b). Gastrografin ist eine 76% wäßrige Lösung von Natrium-Methylglucamin-Diatrizoat, mit einem Zusatz von 0,1% Tween 80, einem oberflächenaktiven Zusatzstoff. Seine hohe Osmolarität von 1900 mosm/l (= mmol/l) führt zu einem Einströmen von Flüssigkeit aus der Darmwand ins Darmlumen, da die Plasmaosmolarität nur 300 mosm/l (= mmol/l) beträgt. NOBLETT (1969) konnte so bei 4 von 8 Patienten ohne Operation den Mekoniumileus beheben.

Technik. Wegen seiner Osmolarität entzieht das Gastrografin dem Körper beträchtliche Flüssigkeitsmengen ins Darmlumen. Eine intravenöse Infusion ist deshalb vor, während und nach dem Einlauf absolut notwendig, wenn Kreislaufzwischenfälle vermieden werden sollen. Das Gastrografin wird unter Durchleuchtungskontrolle über einen weichen Darmschlauch, der im Anorektum liegt, langsam und mit Zwischenpausen injiziert. Das Zusammenpressen der beiden Gesäßbacken verhindert das sofortige Herauslaufen des Kontrastmittels. Das Ziel ist erreicht, wenn das erweiterte Ileumsegment dargestellt werden kann. Normalerweise werden dafür 50–100 ml unverdünnten Gastrografins gebraucht. Die Untersuchung sollte nicht länger als 45 Minuten dauern und sollte vom Radiologen und vom Kinderchirurgen gemeinsam, für den Fall von Komplikationen in Operationsbereitschaft, durchgeführt werden (SHARIATZADEH u. Mitarb. 1973; STAUFFER u. RICKHAM 1978; WAGGET u. Mitarb. 1970 a, b). Dabei sollte während der ganzen Untersuchung eine Palpation oder gar Massage des Abdomens vermieden werden, damit es nicht etwa zu iatrogenen Perforationen kommt.

Die konservative Behandlung kommt natürlich nur für unkomplizierte Fälle von Mekoniumileus, d. h. ohne sekundäre Atresien, Volvulus, Perforationen oder Mekoniumperitonitis in Frage. In unserer Serie von 34 Kindern wiesen jedoch $^2/_3$ zusätzliche intraabdominelle Komplikationen auf

(SCHENNACH u. STAUFFER 1976), von 164 des Boston Children Hospital Medical Center waren es 45% (DONNISON u. Mitarb. 1966). Diese Komplikationen sind nicht selten klinisch recht schwer zu erkennen, besonders wenn nicht Verkalkungen oder freie Luft im Abdomen-Leerbild darauf hinweisen. Wir bevorzugen deshalb an unserer Klinik allgemein das operative Vorgehen. Nur bei zwei eigenen Fällen haben wir, allerdings mit Erfolg, die Gastrografinbehandlung durchgeführt.

Operative Behandlung

Eine ganze Reihe verschiedenster operativer Möglichkeiten sind seit den ersten erfolgreichen Operationen von HIATT u. WILSON 1948 beschrieben und angewendet worden. Allein an unserer Klinik kamen in den letzten 30 Jahren 12 (!) verschiedene Verfahren zur Anwendung (SCHENNACH u. STAUFFER 1976). Die meisten von ihnen sind heute verlassen. Seit über 10 Jahren bevorzugen wir das Vorgehen nach BISHOP u. KOOP (1957). Dabei wird das Ileum am Ort der größten Dilatation durchtrennt und das Ende des proximalen Segments End-zu-Seit mit dem distalen engen Darmsegment anastomosiert. Einige Lembert-Nähte verkleinern zusätzlich den Winkel im Bereich der Anastomose (STAUFFER u. RICKHAM 1978). Das proximale Ende des distalen Schenkels wird als Ileostoma herausgeleitet (Abb. 46). Die Ileostomie soll in einem Darmsegment liegen, wo der Darminhalt noch etwas flüssig ist. Bei Vorliegen von Komplikationen wie Darmatresien, Perforationen, Darmgangrän oder extremer Dilatation und gefährdeter Durchblutung muß zusätzlich der betroffene Darmabschnitt reseziert werden. Dies war in der Liverpooler Serie bei 41 von 52 Fällen nötig (STAUFFER u. RICKHAM 1978). Bei schlechtem Allgemeinzustand kann nach der allenfalls notwendigen Darmresektion auch eine einfache doppelläufige Ileostomie nach Mikulicz, wie sie GROSS (1953) vorgeschlagen hat, angelegt und so eine intraabdominelle Anastomose vermieden werden. Allerdings sind die postoperativen Komplikationen nach Ingangkommen der Darmfunktion in diesen Fällen größer, und die Ileostomie muß später meist durch eine Nachresektion und End-zu-End-Anastomose verschlossen werden.

Postoperative Behandlung

Das Kind liegt postoperativ auf der Intensivstation in einer Isolette mit 100% Luftfeuchtigkeit zur Vermeidung von pulmonalen Komplikationen. Eine Magensonde am Sog (20 cm $H_2O \approx 2$ kPa) bleibt bis zum Ingangkommen der Darmfunktion liegen. Da dies meist zwischen 7 und 21 Tagen braucht, werden die Kinder ab 2. Tag vollständig parenteral ernährt. Nach 24–36 Stunden fangen wir vorsichtig mit kleinen NaCl-Einläufen per rectum (10–15 ml) 2–3mal täglich an. Gleichzeitig wird über einen weichen Katheter der distale Ileostomieschenkel mit 3–10 ml NaCl-Lösung 2–3mal

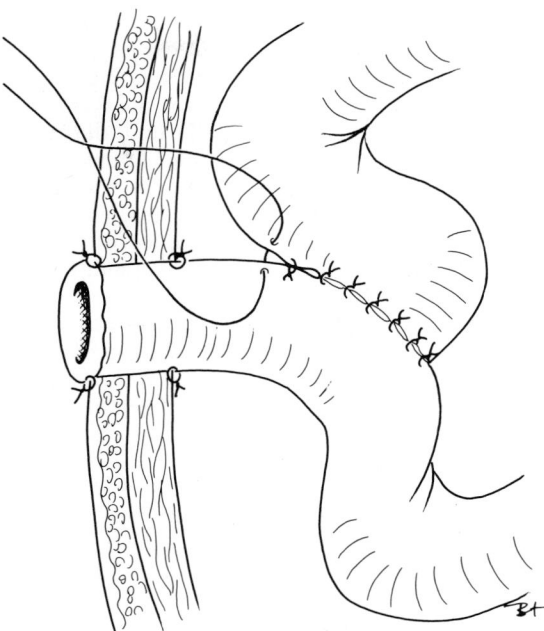

Abb. 46 Roux-Y-Anastomose, modifiziert nach *Bishop-Koop* (4). Der distale Dünndarmschenkel wird durch die Bauchdecken herausgeleitet, der proximale End-zu-Seit mit dem distalen Dünndarmschenkel anastomosiert. Einige zusätzliche Lembert-Nähte zur Verkleinerung des Einströmwinkels (s. Text).

täglich gespült. In einigen Fällen haben wir auch nach dem Vorschlag von MEEKER u. KINCANNON (1964) zur Spülung zusätzlich 10% Acetylcystein (Mucomist) zur Verflüssigung des zähen Mekoniums erfolgreich verwendet. Bringt man genügend Geduld auf, so kommt schließlich bei jedem Kind die Darmtätigkeit in Gang. Sobald mit der oralen Ernährung begonnen werden kann, muß auch die Therapie mit Pankreasersatzpräparaten einsetzen (z. B. Pankrotanon-Granula). Die Dosierung muß dem Einzelfall angepaßt und erprobt werden. Um pulmonale Komplikationen zu vermeiden, wird das Kind mehrfach am Tag umgelagert und abgeklopft. Antibiotika werden an unserer Klinik nur bei nachgewiesenem Infekt verabreicht. Überleben die Kinder die erste Hospitalisation und können sie nach Hause entlassen werden, so wird dort eine systematische prophylaktische Behandlung (Physiotherapie, Ärosoltherapie, wenn nötig, »postural Drainage«, gezielte Antibiotikatherapie) durchgeführt (HOEGGER 1975).

Prognose

Bis Ende der 40er Jahre galt die Erkrankung als absolut infaust. Erst 1948 haben HIATT u. WILSON über die ersten erfolgreich operierten Fälle berichtet. Trotzdem blieben die Resultate in allen größeren früher publizierten Serien schlecht (RICKHAM 1973; SANTULLI 1962; SCHWACHMAN 1963;

STAUFFER u. RICKHAM 1978). 50–60% der Kinder kamen bereits in den ersten 4 Wochen nach der Operation ad exitum. Nur 10–20% erreichten das Schulalter (RICKHAM 1973). Durch die Standardisierung der operativen Technik und durch die Fortschritte der Anästhesie und der Intensivpflege konnte die Frühmortalität in den letzten Jahren wesentlich gesenkt werden. Dank der heute allgemein üblichen systematischen aktiven prophylaktisch orientierten internistischen Behandlung der Mukoviszidosepatienten hat sich auch die Prognose für die primär überlebenden Kinder mit Mekoniumileus etwas verbessert. In einer eigenen Serie von 34 Patienten wurden die erzielten Resultate der Zeitperiode 1944–1965 derjenigen von 1966 bis 1975 gegenübergestellt (SCHENNACH u. STAUFFER 1976). Von 22 Kindern der ersten Zeitperiode starben 20 noch während des ersten Spitalaufenthalts. Die übrigen 2 Kinder starben an pulmonalen Komplikationen noch vor dem Alter von 2½ Jahren. Die mittlere Überlebenszeit der verstorbenen 22 Patienten betrug lediglich 59 Tage. Von den 12 Kindern der zweiten Zeitperiode verstarben nur noch 2 während des ersten Spitalaufenthalts. 3 Kinder waren im Moment des Berichts jedoch ebenfalls an Lungenkomplikationen nachträglich verstorben. Die mittlere Überlebensdauer der 5 verstorbenen Kinder betrug in der zweiten Zeitperiode 501 Tage. Die 7 überlebenden Kinder der zweiten Zeitperiode wurden alle persönlich nachkontrolliert. Das Älteste war 4 Jahre, das Jüngste erst 2 Monate alt. Bei einem der 7 Kinder konnte nie eine Mukoviszidose nachgewiesen werden. Es war bei der Nachkontrolle auch vollkommen gesund. 2 der 6 Mukoviszidosepatienten hatten vorläufig keinerlei Lungenprobleme und ein normales Thoraxröntgenbild. Die übrigen 4 litten an einer chronischen Bronchitis, einer hatte bereits Bronchiektasen und 2 hatten Zeichen eines beginnenden obstruktiven Lungenemphysems. 3 der 6 Kinder waren entweder in Länge oder in Gewicht oder in beidem unter der 3. Perzentile. Eines von diesen zeigte eine deutliche Lebervergrößerung.

Die Resultate der eigenen Nachuntersuchungen sind demnach alles andere als günstig. Immer noch bestimmt die Schwere der Grundkrankheit das weitere Schicksal der Kinder. In diesem Zusammenhang ist jedoch von besonderem Interesse, daß 2 unserer 6 überlebenden Mukoviszidosepatienten bis jetzt ohne Lungensymptome geblieben sind. Ein Mekoniumileus ist demnach nicht unbedingt identisch mit einer in jedem Fall besonders schweren Mukoviszidoseform, eine Tatsache, die für die Einstellung der Ärzte zu diesem Krankheitsbild und für die Beratung der Eltern von großer Bedeutung ist. Die Prognose für die seltenen Fälle von Mekoniumileus ohne Mukoviszidose ist natürlich wesentlich besser. Von 19 Fällen mit Mekoniumileus ohne Mukoviszidose in der Liverpooler Serie überlebten 13. Wie unser eigener Patient waren alle 13 bei späteren Verlaufskontrollen völlig gesund (STAUFFER u. RICKHAM 1978).

Literatur

Anderson, D. H.: Cystic fibrosis of the pancreas and its relation to celiac disease. Amer. J. Dis. Child. 56 (1938) 344

Anderson, D. H.: Cystic fibrosis of the pancreas. In Hilt jr., K. E., R. McIntosh: Pediatrics. Appleton, New York 1953

Auburn, R., S. A. Feldman, T. R. Gadacz, M. I. Rowe: Meconium ileus secondary to partial aplasia of the pancreas: report of a case. Surgery 65 (1969) 689

Bettex, M.: L'iléus méconial et son traitement. Helv. Paediat. Acta 9 (1954) 323–338

Bishop, H. C., C. E. Koop: Management of meconium ileus. Ann. Surg. 145 (1957) 410

Bodian, M.: Fibrocystic Disease of the Pancreas in Infants and Children. Thomas, Springfield/Ill. 1954

Carter, C. O.: In Bodian, M.: Fibrocystic Disease of the Pancreas in Infants and Children. Thomas, Springfield/Ill. 1954

Clathworthy jr., H. W., W. H. R. Howard, J. R. Lloyd: The meconium plug syndrome. Surgery 39 (1956) 131

Cook, R. C. M., P. P. Rickham: Neonatal intestinal obstruction due to milk curds. J. pediat. Surg. 4 (1969) 599

DiSant'Agnese, P. A., R. C. Darling, G. A. Perera: Sweat electrolyte disturbances associated with childhood pancreatic disease. Amer. J. Med. 15 (1953) 777

DiSant'Agnese, P. A., Z. Dische, A. Danilezenko: Physicochemical differences of mucoproteins in duodenal fluid of patients with cystic fibrosis of pancreas and controls. Pediatrics 19 (1957) 252

Donnison, A. B., H. Schwachman, R. E. Gross: A review of 164 children with meconium ileus seen at the Children's Hospital Medical Center, Boston. Pediatrics 37 (1966) 833

Elian, E., H. Schwachman, W. H. Hendren: Intestinal obstruction of newborn infants. New Engl. J. Med. 264 (1961) 13

Emery, J. C.: Abnormalities in meconium of the foetus and newborn. Arch. Dis. Childh. 32 (1957) 17

Fanconi, G., E. Uehlinger, H. Knauer: Das Coeliakiesyndrom bei angeborener cystischer Pankreasfibrose. Wien. med. Wschr. 86 (1936) 753

Farber, S. J.: The relation of pancreatic achylia to meconium ileus. J. Pediat. 24 (1944 a) 387

Farber, S. J.: Pancreatic function and disease in early life. Arch. Path. 37 (1944 b) 238

Glanzmann, E.: Dysporia enterobroncho-pancreatica congenita familiaris. Ann. pediat. (Basel) 166 (1946) 289

Gross, R. E.: The Surgery of Infancy and Childhood. Saunders. Philadelphia 1953

Hiatt, R. B., P. E. Wilson: Celiac syndrome therapy of meconium ileus. Surg. Gynec. Obstet. 87 (1948) 317

Hoegger, G. P.: Die Verbesserung der Überlebensrate von Mukoviszidose-Patienten in den Jahren 1962–1971. Helv. paediat. Acta 30 (1975) 151–158

Holsclaw, D. S., H. B. Eckstein, H. H. Nixon: Meconium ileus. Amer. J. Dis. Child. 109 (1965) 101

Hurwitt, E. S., E. E. Arnheim: Meconium ileus associated with stenosis of the pancreatic ducts. Amer. J. Path. 64 (1942) 443

Kalayogly, M., W. K. Sieber, J. B. Rodnan, W. B. Kiesewetter: Meconium ileus: a critical review of treatment and eventual prognosis. J. pediat. Surg. 6 (1971) 290

Kornblith, B. A., S. Otani: Meconium ileus with congenital stenosis of the main pancreatic ducts. Amer. J. Path. 5 (1929) 249

Leonidas, J. C., W. E. Berdon, D. H. Baker, T. V. Santulli: Meconium ileus and its complications. Amer. J. Roentgenol. 108 (1970) 598

Meeker, J. A., W. N. Kincannon: Acetylcysteine used to liquefy inspissated meconium causing intestinal obstruction in the newborn. Surgery 56 (1964) 419

Neuhauser, E. B. D.: Roentgen changes associated with pancreatic insufficiency in early life. Radiology 46 (1946) 319

Noblett, H. R.: Treatment of uncomplicated meconium ileus by Gastrografin enema: a preliminary report. J. pediat. Surg. 4 (1969) 190
Rickham, P. P.: Der Neugeborenenileus durch abnormes Mekonium. Pädiat. Fortbild. Prax. 36 (1973) 60–69
Santulli, T. V.: Meconium ileus. In Mustard, W. T., M. M. Ravitch, W. H. Snyder, K. J. Welch, C. D. Benson: Pediatric Surgery. Year Book Medical Publishers, Chicago (1962)
Schennach, W., G. Menardi, U. G. Stauffer: Zur Prognose des Mekoniumileus. Z. Kinderchir. 18 (1976) 161
Schutt, W. H., T. E. Isles: Protein in meconium from meconium ileus. Arch. Dis. Childh. 43 (1968) 178
Schwachman, H.: The sweat test. Pediatrics 30 (1963) 167
Shariatzadeh, A. N., F. J. Enderle, J. F. Fitzgerald, E. C. Klatte, J. E. Jesseph: Meconium ileus. Surg. Gynec. Obstet. 136 (1973) 234
Sokal, M. M., M. R. Koenigsberger, J. S. Rose, W. E. Berdon, T. V. Santulli: Neonatal hypermagnesemia and meconium plug syndrome. New Engl. J. Med. 286 (1972) 823
Stauffer, U. G., J. P. Pochon: Das Milchpfropfsyndrom. Helv. paediat. Acta 33 (1978) 53
Stauffer, U. G., P. P. Rickham: Intraluminal intestinal obstruction. In Rickham, P. P., J. Lister, J. M. Irving: Neonatal Surgery, 2nd ed. Butterworth, London 1978 (p. 429)
Thomaidis, T. S., J. B. Arey: Intestinal lesions in cystic fibrosis of pancreas. J. Pediat. 63 (1963) 444
Wagget, J., H. C. Bishop, C. E. Koop: Experience with Gastrografin enema in the treatment of meconium ileus. J. pediat. Surg. 5 (1970 a) 649
Wagget, J., D. G. Johnson, P. Borns, H. C. Bishop: The nonoperative treatment of meconium ileus by Gastrografin enema. J. Pediat. 77 (1970 b) 407
Wissler, H., H. U. Zollinger: Die familiäre kongenitale cystische Pankreasfibrose mit Bronchiektasien. Helv. paediat. Acta 1, Suppl. (1945)

Mekoniumperitonitis und intestinale Perforation beim Neugeborenen

U. G. Stauffer

Die Mekoniumperitonitis ist definiert als eine bereits intrauterin durch Darmperforation entstandene abakterielle Fremdkörperperitonitis, hervorgerufen durch in die freie Bauchhöhle ausgetretenes Mekonium (Boikan 1930; Coerper u. Mitarb. 1965; Lister u. Rickham 1978; Lorimer u. Ellis 1966; Rickham 1955). Die Bezeichnung »Mekoniumperitonitis« sollte denjenigen Fällen vorbehalten bleiben, bei denen Mekonium, verkalktes Mekonium, fibröse und fibrinöse Adhäsionen und Fremdkörpergranulome, allenfalls auch noch Detritus vom Ort der Darmperforation und histologisch Fremdkörperriesenzellen und gelegentlich auch noch Lanugohaare nachgewiesen werden können (Boikan 1930; Forshall u. Mitarb. 1952; Lister u. Rickham 1978). Die Mekoniumperitonitis, so definiert, ist recht selten. Ihre Häufigkeit wird von Payne u. Nielsen (1962) mit 1 : 35 000 Lebendgeburten angegeben.

Die erste Beschreibung stammt von Morgagni 1761. In seinem Buch »De sedibus et causis morborum« beschrieb er die Sektionsbefunde bei einem 2 Tage alten Mädchen, bei dem er in der Bauchhöhle neben multiplen Darmatresien im ganzen Abdomen ausgedehnte Verwachsungen und gelb-grünliche kleine Granulome fand. Bis 1949 konnten Low u. Cooper 100 publizierte Fälle aus der Weltliteratur zusammenstellen. Die ersten beiden erfolgreichen Operationen wurden von Agarty u. Mitarb. 1943 und Neuhauser 1944 mitgeteilt. Neuhauser beschrieb in dem von R. Gross operierten Fall als erster die typischen radiologischen Befunde, insbesondere die z. T. ausgedehnten intraabdominellen Verkalkungen. Bis 1965 konnten Coerper u. Mitarb. 31 erfolgreich operierte Fälle zusammenstellen. Mit der besseren Kenntnis des seltenen Krankheitsbildes haben sich seither auch die operativen Resultate verbessert; so überlebten z. B. im Krankengut von Liverpool (Lister u. Rickham 1978) von 52 Patienten 24, in demjenigen des Boston Children's Hospital Medical Center 20 von 56 Kindern (Birtch u. Mitarb. 1967).

Ätiologie und Pathogenese

Die Peristaltik des fetalen Darmes beginnt nach Hamilton u. Mitarb. (1945) bereits im 3. bis 4. Fetalmonat. Etwa gleichzeitig beginnt der Fetus Amnionflüssigkeit (damit auch Lanugohaare und Epithelzellen) zu schlucken (Davis u. Poynter 1922). Das Mekonium wird etwa ab dem 4. Schwangerschaftsmonat im fetalen Darm gebildet und erreicht das Kolon und Rektum im 5. bis 6. Monat. Der Zeitpunkt der intrauterinen Darmperforation muß deshalb irgendwo zwischen dem 4. und 9. Schwangerschaftsmonat liegen und wurde auch tatsächlich von Rudnew (1915) bereits bei einem 6 Monate alten Feten beschrieben.

Die Ursachen dieser intrauterinen Darmperforationen sind mannigfaltig. In etwa 80–90% kommt es proximal zu einer Darmobstruktion zur Perforation, vor allem bei Darmatresien, Mekoniumileus und Volvulus, seltener auch bei angeborenen Briden, intrauterinen Invaginationen, intrauterinen Perforationen eines Meckelschen Divertikels, einer Darmduplikatur usw. (Boikan 1930; Gilbert u. Rainey 1958; Ladd u. Gross 1941; Lister u. Rickham 1978; Payne u. Nielsen 1962; Shnitka u. Sherbaniuk 1956; Tow u. Mitarb. 1954). In 10–20% bleibt die Ursache der Darmperforation ungeklärt. In einem eigenen Fall konnte der bestehende Volvulus oberhalb der Darmperforation bei der Operation noch nachgewiesen werden (s. Abb. 47 c). Primäre Gefäßschäden (Helbig 1908), sekundäre vaskuläre Unfälle (Lloyd 1969), angeborene Webfehler und Schwächen der Darmwand, insbesondere der Lamina muscularis mucosae (Coerper u. Mitarb. 1965; Daum u. Mitarb. 1965; Moretti 1949), Hypertrophie der Lieberkühnschen Drüsen und lymphoide Hyperplasien (LATTES 1943; MAGUIRE u. MOORE 1950), kleine Schleimhautulzera (FARR u. BRUNKOW 1925) usw. werden bei dieser »idiopathischen Gruppe« vermutet und sind z. T. auch an Einzelfällen belegt worden.

Das in die freie Bauchhöhle austretende Mekonium führt zu einer starken peritonealen Reizung und Ausbildung einer fibroplastischen Peritonitis mit Fremdkörpergranulomen, Verkalkungen usw. Durch diese starke bindegewebige Reaktion kann es zu einem narbigen Verschluß der Perforation kommen, und eine Spontanheilung ist möglich. Die starken Verwachsungen können dann nach der Geburt zu einem Briden- und Adhäsionsileus und so zur Operation führen. Die Lösung der ausgedehnten Verwachsungen kann dann gelegentlich technisch ausgesprochen schwierig sein. Oft ist die Stelle der intrauterinen Perforation nicht mehr zu finden (DAVIS u. POYNTER 1922; FLESCH 1925; LISTER u. RICKHAM 1978). Gelegentlich heilt eine intrauterine Darmperforation mit Mekoniumperitonitis aber auch ohne jegliche Folgen aus. Bei diesen Kindern werden entweder später einmal zufällig bei einer Abdomenleeraufnahme multiple Verkalkungen oder bei einer Laparotomie mehr oder weniger ausgedehnte Verwachsungen gefunden. Gelangte das Mekonium durch den noch offenen Processus vaginalis peritonaei bis hinunter ins Skrotum, so kann eine Vergrößerung und Verhärtung des Skrotums mit Verkalkungen im Röntgenbild gelegentlich als einziges Zeichen einer durchgemachten Mekoniumperitonitis übrigbleiben (HOLLAND u. Mitarb. 1964; LANGE 1964; OLNICK u. HATCHER 1953). Dieser günstige Verlauf ist jedoch selten und nur bei den sogenannten idiopathischen Formen möglich (s. oben). In den meisten Fällen geschieht die Darmperforation proximal zu einer Darmobstruktion (Atresie, Mekoniumileus, Volvulus usw.). Auch wenn die Darmperforation ausheilt, bleibt die Darmobstruktion selbst natürlich bestehen und führt zu einem Neugeborenenileus. Zusätzlich zum anatomischen Hindernis finden sich dann bei der Laparotomie die oben beschriebenen ausgedehnten Verwachsungen, Fremdkörpergranulome und Verkalkungen.

Kommt die Perforation durch die fibroplastische Reaktion *nicht* zur Ausheilung, so verkleben die Darmschlingen der Umgebung untereinander, und es bildet sich eine zystische Höhle mit einer dicken schwieligen, von Verkalkungen durchsetzten Wandung. Durch die Bildung von entzündlichem Exsudat und durch das Nachfließen von galligem Darmsekret durch die offene Fistel vergrößert sich die abgekapselte Höhle progressiv und verdrängt die Darmschlingen. Die sonst normalerweise beim Fetus in den tieferen Darmabschnitten zum größten Teil rückresorbierten Darmsäfte sammeln sich in unveränderter Menge in diesem neugebildeten »Sack« an, was seine z. T. enormen Ausmaße erklärt. Die Größe der Zyste und ihre Wanddicke sind abhängig vom Zeitpunkt der intrauterinen Perforation. In einem eigenen Fall nahm sie beinahe die ganze kindliche Bauchhöhle ein (Abb. 47 a u. b). Nach der Geburt tritt zusätzlich auch die verschluckte Luft in den geschlossenen Sack ein, so daß sich ein breiter Flüssigkeitsspiegel bildet (s. Abb. 47 a u. b).

Die Klinik dieser zwar seltenen, aber in ihrer Eigenart absolut typischen *abgekapselten Mekoniumperitonitis* wird im folgenden noch näher beschrieben.

Symptome

Schon kurz nach der Geburt fällt bei diesen Kindern die gewaltige Vergrößerung des Abdomens auf, die gelegentlich sogar ein Geburtshindernis darstellen kann (LATTES 1943). Die nach vorn und nach beiden Flanken ausladende Bauchdecke ist häufig ödematös glänzend, gespannt und von zahlreichen erweiterten Venen durchzogen. Mehrfach wurde auch gleichzeitig eine ödematöse Schwellung des Skrotums, gelegentlich kombiniert mit einer grünlichen Verfärbung, beschrieben (COERPER u. Mitarb. 1965; LISTER u. RICKHAM 1978; OLNICK u. HATCHER 1953; PALTAUF 1888). Häufig besteht galliges Erbrechen bereits kurz nach der Geburt. Bei der Perkussion in Rückenlage ist die obere Bauchpartie tympanitisch, die Flanken und der Unterbauch aber gedämpft. In Seitenlage verschiebt sich die Tympanie nach der höchsten Stelle. Die Atmung ist infolge der Hochdrängung des Zwerchfells erschwert und beschleunigt, gelegentlich besteht eine leichte Zyanose.

Röntgenbefund. Eine Röntgenaufnahme im a.-p. Strahlengang am hängenden Kind ergibt ein außer-

---

Abb. 47 a–d 12 Stunden alter Knabe mit abgekapselter Mekoniumperitonitis.
a Thorax- und Abdomenröntgenbild a.-p.: Riesige Höhle im Abdomen mit Flüssigkeitsniveau und Luftblase. Deutlich erkennbare Verkalkungen in der Zystenwand. Übriges Abdomen luftarm. Zwerchfellhochstand beidseits.
b Gleicher Patient. Röntgenbild des Abdomens im seitlichen Strahlengang: Abgekapselte, von dicker verkalkter Membran umgebene Mekoniumzyste mit Verdrängung der übrigen Därme inklusive Kolon (kontrastmittelgefüllt) nach dorsal.
c Schema des Operationssitus beim selben Patienten.
1 Volvulus um 2mal 360 Grad im Uhrzeigersinn
2 zuführender Dünndarmschenkel mit zur Zyste offener Fistel und Schleimhauteversion
3 z.T. verkalktes, narbig obliteriertes proximales Ende des distalen Dünndarmschenkels
4 kollabierter abführender Dünndarmschenkel
5 schwielige Zystenwand mit Verkalkungen
d Derselbe Patient, 2⁶/₁₂ Jahre nach erfolgreicher Operation.

7.63

ordentlich eindrückliches Bild: Quer durch das ganze Abdomen zieht ein Flüssigkeitsspiegel, über welchem sich eine scharfbegrenzte, große Luftblase ausspannt. In besonders typischen Fällen ist die dicke, z. T. verkalkte Zystenmembran deutlich zu erkennen (s. Abb. 47 a). Die Darmschlingen werden bald in den Oberbauch, bald nach dorsal verdrängt (s. Abb. 47 b). Die streifigen oder körnigen, unregelmäßig verstreuten Kalkablagerungen sind unterschiedlich stark ausgeprägt; gelegentlich können sie auch nur intraoperativ nachgewiesen werden. PAYNE u. NIELSEN (1962) fanden radiologisch Verkalkungen in 60% der aus der Literatur zusammengestellten 27 Fälle. Verkalkungen sind, wenn vorhanden, für eine Mekoniumperitonitis pathognomonisch und sogar beweisend, wenn sie im Skrotum gefunden werden (LISTER u. RICKHAM 1978; OLNICK u. HATCHER 1953; PAYNE u. NIELSEN 1962).

Differentialdiagnose

Fehlen Verkalkungen oder ausgedehnte Zystenbildungen, so kann, besonders bei der diffusen Mekoniumperitonitis, die Differentialdiagnose zu Perforationen im Magen-Darm-Trakt unmittelbar vor, unter oder nach der Geburt oder in den ersten Lebenstagen klinisch gelegentlich unmöglich sein (BIRTCH u. Mitarb. 1967; LISTER u. RICKHAM 1978; RICKHAM 1959). Die Ursachen solcher Perforationen sind in der Perinatalperiode sind wiederum Atresien, Mekoniumileus, Volvulus, Morbus Hirschsprung, angeborene Muskeldefekte (besonders im Magen, s. S. 7.31) usw. Es sind somit dieselben, die auch zu einer Mekoniumperitonitis führen können. Der einzige Unterschied besteht im Zeitpunkt der Darmperforation. Bei perinatalen Perforationen findet sich im Röntgenbild differentialdiagnostisch häufiger freie Luft unter dem Zwerchfell, und besonders fehlen auch noch so feine Verkalkungen. Gelegentlich kann die Differentialdiagnose jedoch erst aufgrund der typischen Befunde bei der Laparotomie gemacht werden.

Therapie

Wenn der Allgemeinzustand des Kindes dies erlaubt, so soll möglichst bald nach Diagnosestellung notfallmäßig laparotomiert werden, da sonst die vorerst sterile Mekoniumperitonitis bereits wenige Stunden später sekundär bakteriell besiedelt wird. Bei der Laparotomie »fällt« man bei Fällen mit abgekapselter Mekoniumperitonitis nach Durchtrennung der verdünnten und stark infiltrierten Bauchdecke in einen riesigen sackförmigen Hohlraum, aus welchem sich im Schwall Gase und reichlich trübe, gallige Flüssigkeit entleeren. Von Darmschlingen ist vorerst nichts zu erkennen. Nach Absaugen der Flüssigkeit stellt man fest, daß der Sack von einer speckigen, stellenweise verkalkten Membran ausgekleidet ist. Meist an seiner Hinterwand liegt eine kleine rosettenförmige Darmfistel mit evertierten Schleimhauträndern, aus welchen sich einige Luftblasen und galliges Sekret entleeren. In den von uns beobachteten Fällen gehörte die Fistel, die endständig war, dem mittleren resp. oberen Ileum an. Der in unmittelbarer Nähe der Fistel, jedoch auf der Außenwand des Sackes adhärente, abführende Dünndarmschenkel ist meist auf einer kurzen Strecke narbig obliteriert (s. Abb. 47 c). Die Sackmembran wird nun vorsichtig so weit wie möglich von den übrigen Därmen gelöst und entfernt. Stark veränderte Darmabschnitte müssen reseziert werden. Ist der ganze Dünn- und Dickdarm von Adhäsionen befreit und durchgängig, so legen wir vorerst eine doppelläufige endständige Enterostomie an. Eine primäre Darmanastomose scheint uns zu riskant. Die beiden Darmenden werden antimesenterial auf eine Länge von 2–3 cm zusätzlich mit Lembert-Nähten vereinigt und anschließend durch eine separate Inzision zur Bauchwand herausgeleitet und eingenäht. Da häufig die Ausschälung der Sackmembran nicht vollständig gelingt, wird das Abdomen zusätzlich drainiert.

Postoperative Behandlung

Die Kinder liegen postoperativ auf der Intensivstation. Die Magensonde bleibt so lange am Sog (20 cm $H_2O \approx 2$ kPa), bis die Darmtätigkeit in Gang gekommen ist und kein galliges Magensekret mehr kommt. Da dies gelegentlich mehrere Tage oder 1–2 Wochen dauern kann, werden die Kinder vom 2. Tag an total parenteral ernährt. Nach Ingangkommen der Darmfunktion wird das Septum der doppelläufigen Enterostomie nach GROSS (1953) geklemmt; auf diese Weise gelangt so nach Herausfallen der Klemme ein Teil des Darminhaltes vom proximalen direkt in den distalen Schenkel, und der Flüssigkeitsverlust durch die Enterostomie kann reduziert werden. Ist die Darmpassage gesichert, so muß die Enterostomie möglichst bald verschlossen werden. Wir ziehen dabei dem theoretisch möglichen extraperitonealen Verschluß eine intraperitoneale End-zu-End-Anastomose nach möglichst spärlicher Resektion der beiden Enden vor.

Prognose

Die Aussichten, das Leben der Kinder mit Mekoniumperitonitis zu erhalten, waren in früheren Zeiten sehr gering (FONKALSRUD u. Mitarb. 1966; RICKHAM 1955). Die Prognose ist jedoch im Einzelfall weitgehend abhängig von der Grundkrankheit. Am schlechtesten ist sie für Kinder mit Mekoniumperitonitis bei Mekoniumileus und Mukoviszidose. So starben von 13 solchen Kindern in der Serie von LISTER u. RICKHAM (1978) alle, dagegen überlebten von den übrigen 40 Kindern 24. Ähnliche Resultate erzielten BIRTCH u. Mitarb. (1967) am Boston Children's Hospital Medical Center; von 56 Neugeborenen mit Mekoniumperitonitis überlebten 20.

Literatur

Agarty, H. A., A. J. Ziserman, C. L. Schollenberger: A case of perforation of the ileum in a newborn infant. J. Pediat. 22 (1943) 237
Birtch, A. G., A. G. Coran, R. E. Gross: Neonatal peritonitis. Surgery 61 (1967) 305
Boikan, W. S.: Meconium peritonitis from spontaneous perforation of ileum in utero. Arch. Path. 9 (1930) 1164
Coerper, H. G., R. Daum, W. Ch. Hecker: Beitrag zur Klinik der Mekoniumperitonitis. Bruns' Beitr. klin. Chir. 211 (1965) 160
Daum, R., W. Ch. Hecker, E. Ruter: Die spontanen Magenperforationen bei Neugeborenen und Säuglingen. Z. Kinderchir. 4 (1965) 481
Davis, D. C., C. W. M. Poynter: Congenital occlusion of the intestines. Surg. Gynec. Obstet. 34 (1922) 35
Farr, R. E., C. W. Brunkow: Congenital abnormalities of the intestine. Arch. Surg. 11 (1925) 417
Flesch, H.: Beitrag zur Frage der fötalen Peritonitis. Jb. Kinderheilk. 108 (1925) 366
Fonkalsrud, E. W., D. G. Ellis, H. W. Clatworthy: Neonatal peritonitis. J. pediat. Surg. 1 (1966) 227
Forshall, I., E. G. Hall, P. P. Rickham: Meconium peritonitis. Brit. J. Surg. 40 (1952) 31
Gilbert, E. F., J. R. Rainey: Meconium peritonitis. Report of a case secondary to ruptured Meckel's diverticulum. J. Pediat. 53 (1958) 597
Gross, R. E.: The Surgery of Infancy and Childhood. Saunders, Philadelphia 1953
Hamilton, W. J., J. D. Boyd, H. W. Mossmann: Human Embryologie, Cambridge 1945
Helbig, T.: Über fötale Peritonitis. Inaug.-Diss., Freiburg 1908
Holland, J. M., R. A. H. Haslam, L. R. King: Meconium in the processus vaginalis of infants. J. Urol. (Baltimore) 92 (1964) 140
Ladd, W. E., R. E. Gross: Abdominal Surgery of Infancy and Childhood. Saunders, Philadelphia 1941 (p. 25)
Lange, M.: Meconium peritonitis presenting in scrotal hydroceles. Brit. J. Surg. 51 (1964) 942
Lattes, R.: Early pseudomyxoma peritonei in case of fetal meconium peritonitis. Amer. J. Obstet. Gynec. 46 (1943) 149
Lister, J., P. P. Rickham: Necrotizing enterocolitis: bacterial and meconium peritonitis. In Rickham, P. O., J. Lister, J. M. Irving: Neonatal Surgery, 2nd ed. Butterworth, London 1978
Lloyd, J. R.: The aetiology of gastro-intestinal perforation in the newborn. J. pediat. Surg. 4 (1969) 77
Lorimer jr., W. S., D. G. Ellis: Meconium peritonitis. Surgery 60 (1966) 470
Low, J. R., G. Cooper: Meconium peritonitis. Surgery 26 (1949) 223
Maguire, C. H., W. R. Moore: Meconium peritonitis. Surgery 28 (1950) 568
Moretti, I.: Su d'un caso di atresia congenita dell'ileo e peritonite adhesiva da meconio. Minerva pediat. 2 (1949) 239
Neuhauser, E. B. D.: The roentgendiagnosis of fetal meconium peritonitis. Amer. J. Roentgenol. 51 (1944) 421
Olnick, H. M., M. B. Hatcher: Meconium peritonitis. J. Amer. med. Ass. 152 (1953) 582
Paltauf, A.: Die spontane Dickdarmruptur der Neugeborenen. Virchows Arch. path. Anat. 111 (1888) 461
Payne, R. M., A. M. Nielsen: Meconium peritonitis. Amer. Surg. 28 (1962) 224
Rickham, P. P.: Peritonitis in the neonatal period. Arch. Dis. Childh. 30 (1955) 23
Rickham, P. P.: Neugeborenenperitonitis. Langenbecks Arch. klin. Chir. 292 (1959) 427
Rudnew, W.: Über die spontanen Darmperforationen bei Föten und Neugeborenen. Inaug.-Diss., Basel 1915
Shnitka, T. K., R. W. Sherbaniuk: Congenital intussusception complicated by meconium peritonitis. Obstet. and Gynec. 7 (1956) 293
Tow, A., E. S. Hurwitt, J. A. Wolff: Meconium peritonitis due to incarcerated mesenteric hernia. Amer. J. Dis. Child. 87 (1954) 192

Lageanomalien des Magen-Darm-Traktes

M. BETTEX

Störungen in der Entwicklung der Darmlage sind keineswegs selten, und da sie oft schon frühzeitig klinische Erscheinungen machen, sind sie vor allem für den Pädiater und Kinderchirurgen von praktischem Interesse. Dank der Röntgenuntersuchung gelingt es heute, diese Anomalien in manchen Fällen schon vor einem allfälligen operativen Eingriff genauer abzuklären. Die Morphologie der Darmlageanomalien ist sehr mannigfaltig, und oft steht man einer verwirrenden, im wahrsten Sinne des Wortes verwickelten Situation gegenüber. Die Kenntnis dieser Verhältnisse ist deshalb für den Chirurgen notwendig, sofern er auch diesen Fällen gegenüber gewachsen sein will.

Die normale Entwicklung der Darmlage. Das primitive Darmrohr steht in der 4. Fetalwoche in der medianen Sagittalebene (Abb. 48 a). Gegen Ende der 4. Fetalwoche stellt sich die Magen-Duodenum-Schleife quer in die Frontalebene ein, wobei der Magenfundus links, der Pylorus und das Duodenum rechts vor die Gefäßachse (Aorta) zu liegen kommen. Aus dem kranialen Schenkel der Nabelschleife, der bis zum Ductus vitellointestinalis reicht, entwickeln sich Jejunum und oberes Ileum, aus dem kaudalen Schenkel das untere Ileum und das proximale Kolon bis und mit Colon transversum. Den kranialen Fußpunkt der Nabelschleife bildet die primitive Flexura duodenojejunalis, den kaudalen die primäre Kolonflexur. Die zunächst

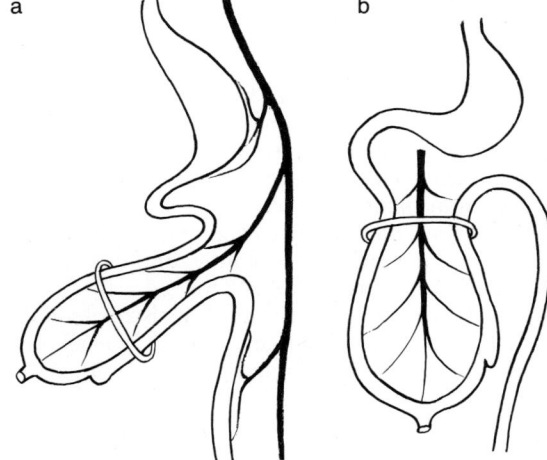

Abb. 48 a u. b Normale Entwicklung der Darmlage.
a 4. Fetalwoche: Darmrohr und Meso in der medianen Sagittalebene (seitliche Ansicht).
b 8. Fetalwoche: Nabelschleife um 90 Grad entgegen der Uhrzeigerrichtung in die Transversalebene gedreht (Ansicht von vorne).

7.66 Abdomen

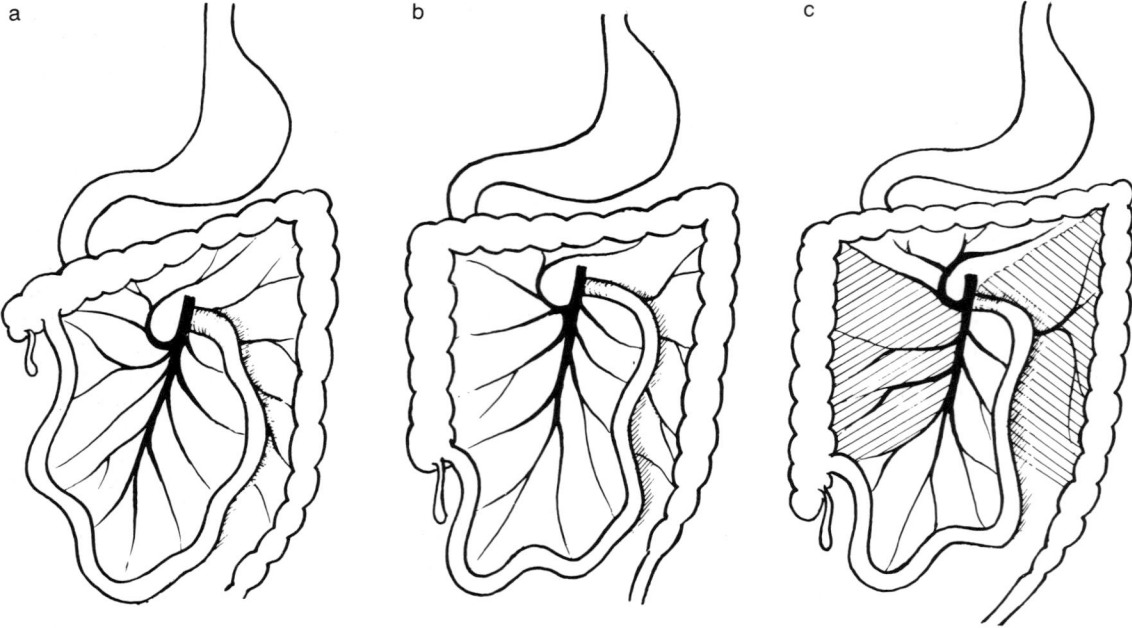

Abb. 49 a–c Normale Entwicklung der Darmlage.
a Nabelschleife um 270 Grad gedreht (10.–12. Fetalwoche).
b Senkung des Zäkums durch Eigenwachstum des proximalen Kolons.
c Verklebung des Mesocolon ascendens und des Mesocolon descendens mit der hinteren Bauchwand.

kurze Nabelschleife wächst aus der durch die starke Entwicklung der Leber beengten Bauchhöhle ins Nabelschnurzölom vor und bildet während der 5.–10. Fetalwoche den Inhalt einer fetalen Nabelhernie.
Die definitive Darmlage wird durch eine Drehung der Nabelschleife um die Achse der sie versorgenden A. mesenterica superior erreicht. Diese Drehung erfolgt um 3 × 90 Grad = 270 Grad in zur Uhrzeigerbewegung entgegengesetzter Richtung (von ventral betrachtet). Nach einer ersten Drehungsphase von 90 Grad, die etwa in der 8. Fetalwoche beendet ist, kommt die primär sagittal gestellte Nabelschleife in eine Transversalebene zu liegen. Die beiden Fußpunkte der Nabelschleife stehen nun nicht mehr übereinander, sondern nebeneinander, die primitive Flexura duodenojejunalis rechts, die primäre Kolonflexur links der A. mesenterica superior (Abb. 48 b).
In der 10. Fetalwoche tritt die Nabelschleife in die Bauchhöhle, die sich ausgeweitet hat, zurück und vollführt eine weitere Drehung um 90 Grad. Dabei kommt die Pars inferior hinter die Gefäßachse, das proximale Kolon vor dieselbe zu liegen, und durch eine weitere Drehung um 90 Grad wird das proximale Kolon von vorn nach rechts und der Dünndarm von dorsal nach links umgelagert. Die Drehung der Nabelschleife um total 270 Grad ist in der 11.–12. Fetalwoche beendet. Zu dieser Zeit steht das Zäkum noch hoch im rechten Epigastrium unter der Leber. Erst in einem weiteren Stadium (12. Fetalwoche bis Geburt) erreicht das Zäkum durch Eigenwachstum des proximalen Kolons seine endgültige Lage im rechten Hypogastrium. Während dieser Zeit bilden sich auch Verklebungen bestimmter Mesopartien mit dem Peritonaeum parietale. Es kommt dabei zur Fixation des Duodenums und, durch Verklebung des Mesocolon ascendens mit der hinteren Bauchwand, zur Fixation des Colon ascendens an der rechten Bauchflanke (Abb. 49 a–c). Dadurch bildet sich aus der ursprünglich stielförmigen eine lineäre Radix mesenterii, die von der definitiven Flexura duodenojejunalis links oben zum Ileozäkalwinkel rechts unten verläuft. Das Mesocolon descendens verklebt schon mit der hinteren Bauchwand nach der Umlagerung dieses Darmabschnittes nach links im Anschluß an die erste Drehungsphase um 90 Grad. Das sich zum Omentum majus ausweitende Mesogastrium dorsale verwächst mit dem freibleibenden Mesocolon transversum.

Pathogenese
Bei der Entstehung einer Lagenanomalie des Magen-Darm-Traktes sind drei Mechanismen auseinanderzuhalten, die aber im Einzelfalle oft nebeneinander in Erscheinung treten. Es kann sich um 1. eine Störung der fetalen Darmdrehung, 2. eine Störung des Eigenwachstums einzelner Darmabschnitte (z. B. hochsitzendes Zäkum bei mangelnder Entwicklung des Colon ascendens, abnorme Schlingenbildungen im Bereich des Kolons) oder 3.

eine mangelnde Verklebung des Mesokolons handeln (Mesenterium dorsale commune).
Bei den Rotationsstörungen, insbesondere der fetalen Nabelschleife resp. ihrer Derivate, lassen sich Störungen des Drehungsgrades (fehlende und unvollständige normal gerichtete Drehung) und solche der Drehungsrichtung (inverse und wechselnde Drehungen) unterscheiden. Neben diesen embryonalen Drehungsstörungen findet man aber nicht selten noch zusätzliche Verlagerungen besonders des proximalen Kolons und zusätzliche Drehung der noch mobilen Nabelschleifenschenkel. Letztere sind als *Volvulus* aufzufassen. Diese zusätzlichen Lageveränderungen sind *sekundäre* Erscheinungen, die von der fetalen Drehungsstörung abzutrennen sind. Sie sind Folgen des gestörten Eigenwachstums einzelner Darmabschnitte und der ausgebliebenen Mesenterialverklebung.

Beurteilung eines pathologischen Bauchsitus. Da die Beurteilung einer Darmlageanomalie unter Umständen recht schwierig sein kann, sei hier auf einige Gesetzmäßigkeiten und auf die Kriterien der vollführten Nabelschleifendrehung in Form einiger Leitsätze hingewiesen:

— Die Gastroduodenalschleife und die Nabelschleife drehen sich unabhängig voneinander. Sie können sich gleichsinnig oder entgegengesetzt drehen. Die Selbständigkeit der einzelnen Darmabschnitte in ihrer Lageentwicklung geht sogar so weit, daß sich das Duodenum unabhängig vom Magen drehen kann (z. B. inverse Drehung des Magens bei normaler Drehung des Duodenums).

— Die Lage des Colon descendens gibt darüber Aufschluß, in welcher Richtung die Drehung der Nabelschleife in der ersten Phase um 90 Grad erfolgt ist. Liegt das Colon descendens links, so erfolgte die erste Drehung normal, liegt es rechts, so erfolgte sie invers.

— Die Lagebeziehung der Pars inferior duodeni zum Mesenterialstiel gibt Aufschluß über Richtung der 1. und 2. Drehungsphase der fetalen Nabelschleife um 90 Grad. Nach der ersten Drehung liegt sie rechts vom Mesenterialstiel, nach der zweiten kommt sie hinter diesen zu liegen. Eine inverse Drehung der Nabelschleife in der 1. und 2. Phase verlagert sie immer vor den Mesenterialstiel (vorausgesetzt wird eine normale Drehung der Gastroduodenalschleife).

— Das proximale Kolon (Zäkum und Colon ascendens) hat oft die Tendenz, durch sekundäre Drehung oder Verschiebung seine normale Rechtslage zu erreichen, unbekümmert um die Lage des Dünndarmschenkels resp. unabhängig von der vorausgegangenen fetalen Drehung.

Formen der fetalen Drehungsstörung

Ausbleiben der fetalen Darmdrehung. Ein vollständiges Ausbleiben der Nabelschleifendrehung wird nur bei Neugeborenen mit Omphalozele oder Laparoschisis beobachtet. Dünn- und Dickdarm hängen an einem gemeinsamen Mesenterium, dessen Radix in sagittaler Richtung über die Wirbelsäule verläuft.

Nonrotation. Kommt die normal gerichtete Drehung der Nabelschleife schon nach einer Drehung von 90 Grad zum Stillstand, so erreicht der Dünndarm Rechtslage, das proximale Kolon (Zäkum und Colon ascendens) Linkslage (Abb. 50 a–c). Diese Lageanomalie, die man fälschlich als *Nonrotation* bezeichnet, ist die häufigste der Drehungsstörungen und entspricht dem Zustand in der 8. Fetalwoche. Sie wird nicht selten bei der Omphalozele und bei der Laparoschisis, aber auch oft als isolierte Entwicklungsstörung beobachtet. Der kraniale Fußpunkt der Nabelschleife, die Pars caudalis duodeni, kreuzt in diesen Fällen nicht wie normalerweise hinter der A. mesenterica superior, sondern bleibt rechts davon liegen und geht ohne Ausbildung einer Flexura duodenojejunalis in den rechts liegenden Dünndarm über (Abb. 51). Das unterste Ileum mündet von rechts nach links ins Zäkum ein. Das Colon ascendens steigt vor oder links der Wirbelsäule auf. Dünndarm und Dickdarm hängen an einem gemeinsamen freien Mesenterium (Abb. 52). Im *Röntgenbild* lassen sich diese Lageanomalien leicht erkennen (Abb. 53). Durch stärkeres Eigenwachstum des Kolons kann sich trotz des Drehungsstillstandes eine transversumartige Schleife entwickeln (s. Abb. 50 b), oder das proximale Kolon kann zu einer spitzwinkligen Flexura hepatica nach rechts auswachsen (Abb. 50 c).

Malrotation I. Unter dieser Bezeichnung verstehen wir diejenigen Lageanomalien, bei welchen die fetale Nabelschleife nach einer Drehung von 180 Grad stehen blieb. Die Pars inferior hat sich hier hinter die Mesenterialwurzel verlagert. Zäkum und Colon ascendens erreichen hier aber nicht ihre normale Rechtslage, sondern bleiben in der Mittellinie stehen (Abb. 54 a). Bleibt gleichzeitig das Wachstum des proximalen Kolons zurück, so kommt das Zäkum vor die Pars descendens unmittelbar rechts neben die Wirbelsäule zu liegen (Abb. 54 b und 55).

Malrotation II. Hier handelt es sich um Fälle, bei welchen die fetale Darmdrehung nach einer ersten normal gerichteten Drehung von 90 Grad *invers*, d. h. im Sinne des Uhrzeigers, um 90 Grad oder 180 Grad weiterging. Die inverse Drehung verlagert die Pars inferior immer *vor* die Gefäßachse resp. den Mesenterialstiel (Abb. 56 a). Die prävaskuläre Lage der Pars inferior ist deshalb das Charakteristikum dieser Gruppe. Durch die inverse Drehung kommt umgekehrt das proximale Kolon hinter den Mesenterialstiel zu liegen. Nicht selten schiebt es sich aber sekundär ganz oder teilweise

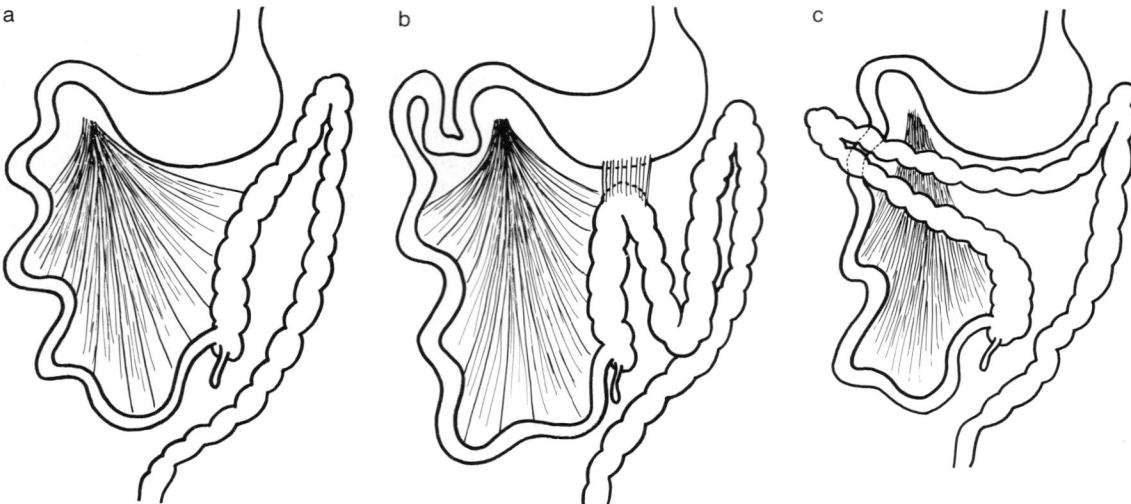

Abb. **50a–c** Nonrotation. Stillstand der Nabelschleife nach einer Drehung von +90 Grad (+ = normale Richtung). Beachte die Lage der Pars caudalis duodeni rechts des Mesenterialstiels.
a Embryonale Form (reine Form).

b Nonrotation mit stärkerem Eigenwachstum der Nabelschleifensegmente, Schlingenbildung am Duodenum und proximalen Kolon.
c Nonrotation mit partieller Rechtsverlagerung des proximalen Kolons, Bildung einer Flexura hepatica vor dem Duodenum.

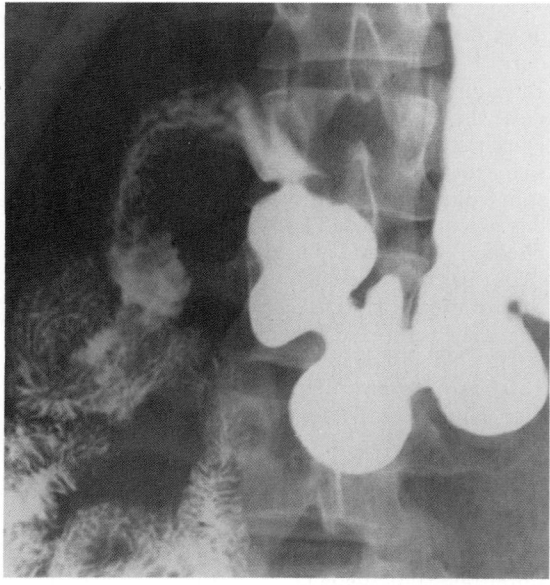

Abb. **51** Rechtslage der Pars caudalis duodeni und des Jejunums bei Nonrotation.

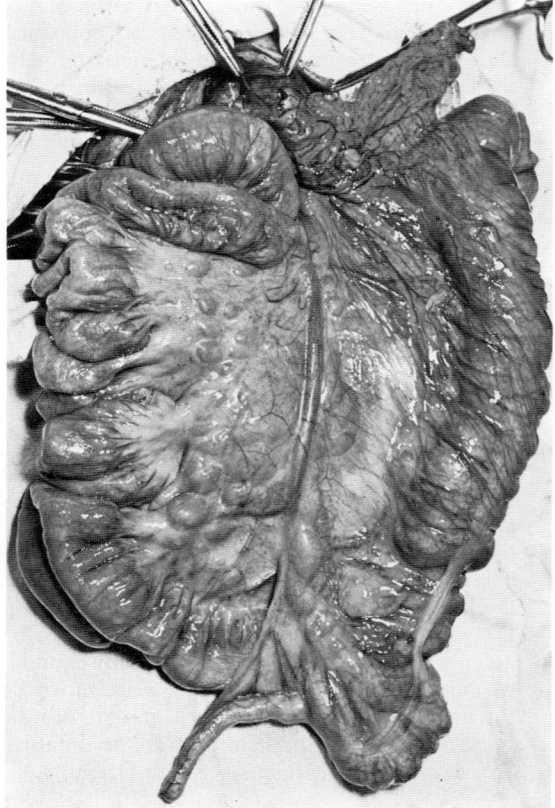

Abb. **52** Operationsbefund bei Nonrotation. Beachte die Rechtslage des Dünndarms, die Linkslage des proximalen Kolons und die Einmündung des Ileums ins Zäkum von rechts nach links. Die A. mesenterica superior bildet die Achse des gemeinsamen Mesenteriums.

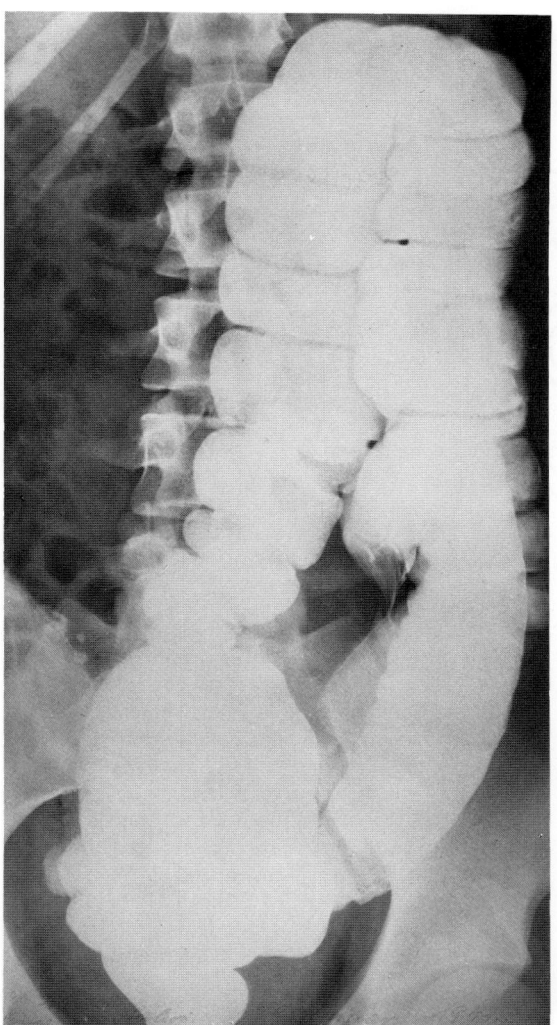

Abb. 53 Embryonale Form der Nonrotation. Dünndarmschlingen rechts, Kolon links.

59 a u. b). Das Zäkum erreicht dabei Linkslage, der Dünndarm Rechtslage.

Mesenterium commune. Das Ausbleiben der Verwachsung des Mesocolon ascendens mit der hinteren Bauchwand ist eine häufige Begleiterscheinung der Drehungsstörungen der fetalen Nabelschleife. Bei unvollständiger Drehung wird sie fast regelmäßig angetroffen. Das Mesenterium commune kann aber auch als isolierte Entwicklungsstörung bei normaler, d. h. um 270 Grad durchgeführter Darmdrehung auftreten. Die Pars inferior verläuft in diesen Fällen hinter der mesenterica superior hindurch und geht linkerseits unter Bildung einer Flexura duodenojejunalis in den oberen Dünndarm über. Die Mesenterialwurzel bildet beim Mesenterium commune einen schmalen Stiel, der unterhalb des Pankreas entspringt und von dem sich das Gekröse in kaudaler Richtung fächerförmig ausbreitet. Das Colon ascendens legt sich wohl der rechten lateralen Bauchwand an, verwächst aber nicht mit ihr. Erfolgt die Verklebung des Mesokolons teilweise, so bleiben nur Zäkum und die angrenzenden Abschnitte des Colon ascendens frei beweglich (Caecum mobile).

Drehungsstörungen der Gastroduodenalschleife. Sie werden nicht selten bei angeborenen Herzvitien, die mit Zyanose einhergehen (Tetralogie von Fallot, Pseudotruncus arteriosus, Cor triloculare), beobachtet. Duodenum und Nabelschleife folgen bei inverser Magenlage, die sich röntgenologisch leicht feststellen läßt, bald einem normalen, bald einem inversen Drehungsmodus (Lage des Colon descendens!). Die Nabelschleifendrehung bleibt oft unvollständig.

Symptome

— Die Anomalien der Darmlage machen in vielen Fällen keine klinischen Erscheinungen; sie sind oft Zufallsbefunde, die anläßlich von Röntgenuntersuchungen oder bei Operationen erhoben werden.

— In anderen Fällen sind es aber mehr oder weniger starke, meist chronisch rezidivierende Bauchbeschwerden, wie Völlegefühl, Druck, Stechen oder kolikartige Bauchschmerzen, die das klinische Bild beherrschen und die nicht selten von Brechattacken begleitet sind. Diese Symptome sind auf vorübergehende Passagestörungen, besonders im Bereich des Kolons, zurückzuführen. Abnorme Schlingenbildungen oder spitzwinklige Flexuren, die oft durch fibröse Adhäsionen fixiert sind, behindern hier die Darmpassage. Daneben können auch vorübergehende Volvuli im Bereich des Dünndarmes oder leichtere Torsionen des Mesenterialstiels mit im Spiele sein. Viele dieser Fälle werden unter der Diagnose »rezidivierende Nabelkolik«, »zyklisches azetonämisches Erbrechen«, »Neuropathie« oder »Appendicitis chronica« behandelt, bis eine Röntgenuntersuchung oder eine Laparotomie die Situation klärt.

von hinten ansteigend nach vorn und über das Duodenum hinweg, da es die Tendenz hat, seine normale Rechtslage zu erreichen (Abb. 56 b). Gelegentlich überzieht es auf seiner Wanderung nach rechts mit seinem Meso das ganze Dünndarmkonvolut, das dann wie von einem Sack eingehüllt erscheint (»*Hernia mesocolica*« bei inverser Nabelschleifendrehung; Abb. 56 c und 57). Wird hingegen die inverse Drehung um 180 Grad zu Ende geführt, so entsteht die *Retroposition des Colon transversum* (Abb. 58 a). Colon ascendens und Dünndarm liegen normal, das Colon transversum hingegen kreuzt hinter, die Pars inferior vor dem Mesenterialstiel. Oft wird in diesen Fällen noch eine zusätzliche Drehung der Nabelschleifenschenkel um weitere 180 Grad im Sinne des Uhrzeigers beobachtet, die als Volvulus um die stielförmige Radix mesenterii aufzufassen ist (Abb. 58 b und

7.70 Abdomen

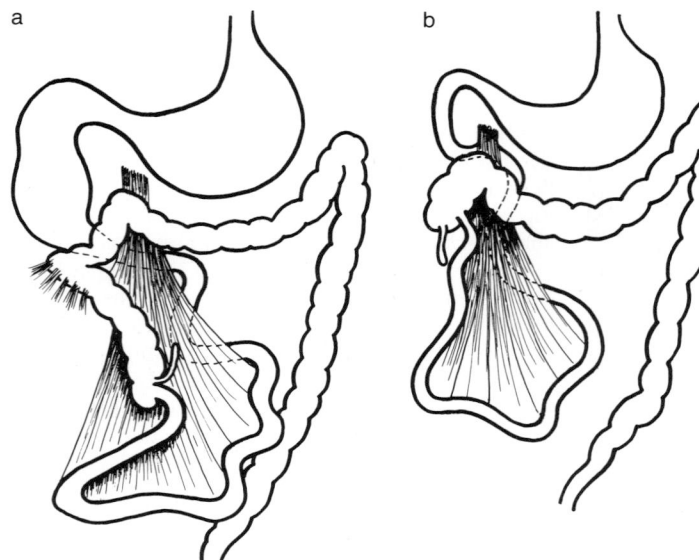

Abb. 54a u. b   Malrotation I. Stillstand der Nabelschleife nach einer Drehung von 180 Grad in normaler Richtung (+90 Grad +90 Grad).
a Kompression des Duodenums durch das proximale Kolon.
b Malrotation I mit Wachstumshemmung des proximalen Kolons (Caecum altum).

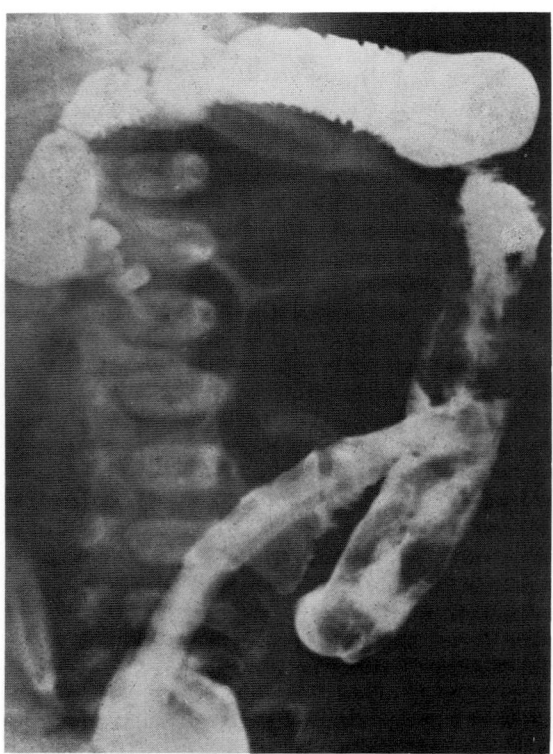

Abb. 55   Malrotation I mit Zäkumhochstand.

– Oft kommt es aber – und nicht selten schon kurz nach der Geburt – zu den schwersten akuten Symptomen des Darmverschlusses. Bei Neugeborenen und Säuglingen steht dabei das Bild der *angeborenen Duodenalstenose* mit galligem Erbrechen, aufgetriebenem Epigastrium, Magenektasie und typischer Luftblase mit Spiegelbildung in der Pars descendens (S. 7.43) (Abb. 32 u. 33) im Vordergrund. Ein über die Pars inferior verlagertes Zäkum oder ein Kolonabschnitt, der hier mit der Umgebung fest verwächst, wie dies bei einer Malrotation I und II nicht selten vorkommt, kann den Verschluß bedingen. Manchmal ist es aber die stielförmige Mesenterialwurzel, die die Pars inferior zusammendrückt. Man spricht in diesem Falle von einem *arteriomesenterialen Darmverschluß*. Die Unterscheidung von einer inneren angeborenen Duodenumatresie oder -stenose ist oft nicht möglich. Ein vollständig luftleerer Dünndarm spricht eher für angeborene Atresie. Doch haben wir auch Kombinationen dieser Mißbildungen gesehen.

Die *Torsion des Mesenterialstiels* führt zu peritonealen Reizerscheinungen, wobei die heftigen krampfartigen Schmerzen und die Druckempfindlichkeit im Oberbauch (Mesenterialwurzel!) im Vordergrund stehen. Die Kinder nehmen oft spontan eine *Knie-Ellenbogen-Lage* ein, welche die Schmerzen lindert, da das Zurückfallen der Darmschlingen in den Oberbauch den Zug am Mesenterialstiel entlastet. Zu Beginn der Torsion setzen nicht selten Durchfälle ein (Reizung des Parasympathikus durch die Torsion), so daß sich Dünn- und Dickdarm vollkommen entleeren. Der Unterbauch erscheint dann kahnförmig eingezogen und im Röntgenbild vollkommen luftleer, während Magen und Duodenum oft gewaltig dilatiert sind

Lageanomalien des Magen-Darm-Traktes 7.71

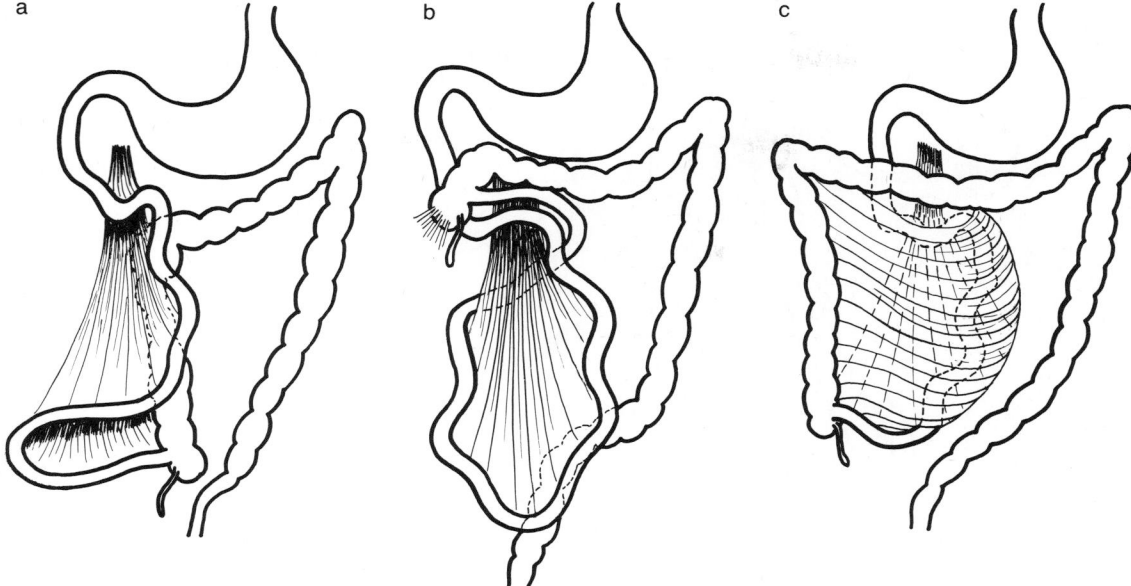

Abb. 56a–c Malrotation II. Beachte die prävaskuläre Lage der Pars caudalis duodeni.
a Darmsitus bei wechselnder Drehung der Nabelschleife von +90 Grad −90 Grad (+ = normal, − = invers).
b Malrotation II mit sekundärer Hebung des proximalen Kolons vor Duodenum und Mesenterialstiel.
c Malrotation II mit sekundärer Verlagerung des proximalen Kolons nach rechts und Bildung einer »Hernia mesocolica«.

(Abb. 61). Gelegentlich läßt eine Bariummahlzeit die spiralförmig um den Mesenterialstiel gewundenen oberen Dünndarmschlingen direkt erkennen (Abb. 62 a u. b). Da das mobile Zäkum und Colon ascendens gewöhnlich in die Torsion einbezogen werden, ergibt die Röntgenaufnahme nach Bariumeinlauf in der Regel eine Verlagerung dieser Abschnitte in medialer und kranialer Richtung. Eine Torsion des Mesenterium commune kann sich spontan lösen oder nicht selten als Dauerzustand erhalten bleiben, ohne daß die Darmpassage wesentlich gestört wäre. In solchen Fällen wird oft eine chronische Verdauungsinsuffizienz mit mangelnder Gewichtszunahme und ausgesprochener Dystrophie beobachtet. Vor allem sind die Resorptionsvorgänge stark behindert, da die Torsion am Mesenterialstiel zur Kompression und chronischen Stauung der mesenterialen Venen und Lymphgefäße führt (Abb. 63). Rezidivierende *Darmblutungen* infolge der Stauung werden nur ausnahmsweise beobachtet, hingegen kann es bei Neugeborenen zur Infarzierung des ganzen Dünndarmkonvolutes kommen. Bei älteren Kindern mit Nonrotation oder einer Retroposition des Colon transversum führt gelegentlich die Torsion des Mesenteriums durch Kompression des Kolons zu einem Dickdarmileus mit enormer Blähung des Zäkums.

Therapie

Handelt es sich nur um leichtere Beschwerden, wie dies oft in Fällen von Nonrotation der Fall ist, so

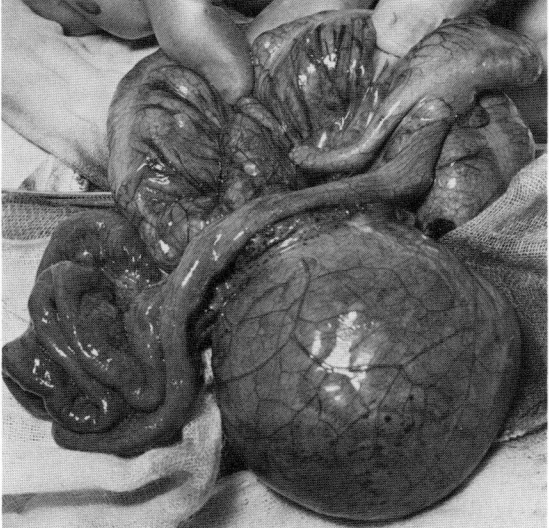

Abb. 57 »Hernia mesocolica« bei Malrotation II. Der mit Dünndarmschlingen gefüllte »Bruchsack« wird vom Mesocolon ascendens gebildet.

7.72 Abdomen

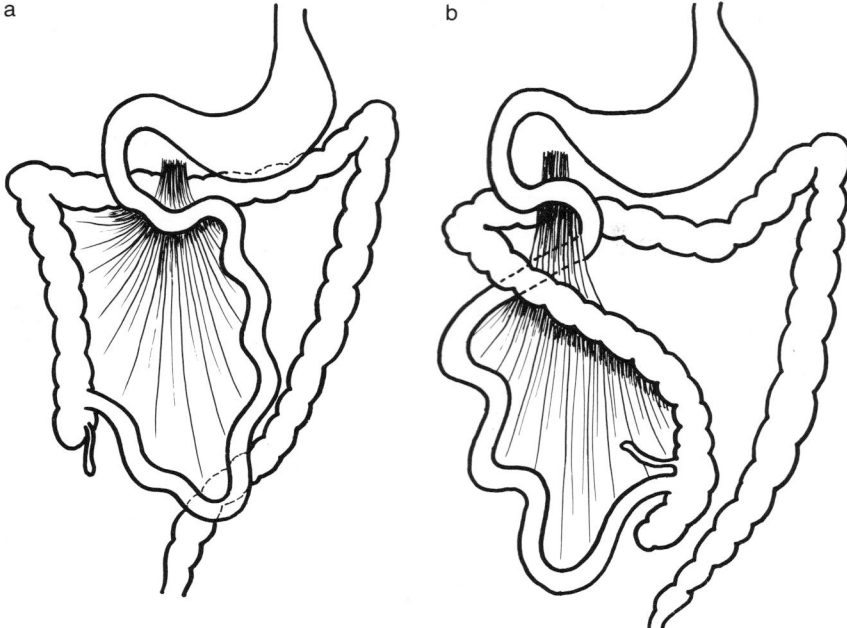

Abb. **58a** u. **b** Malrotation II mit vollständig durchgeführter Drehung. Retroposition des Colon transversum.
a Darmsitus bei wechselnder Drehung der Nabelschleife von +90 Grad −90 Grad −90 Grad (+ = normal, − = invers).
b Dasselbe mit zusätzlichem Volvulus von −180 Grad.

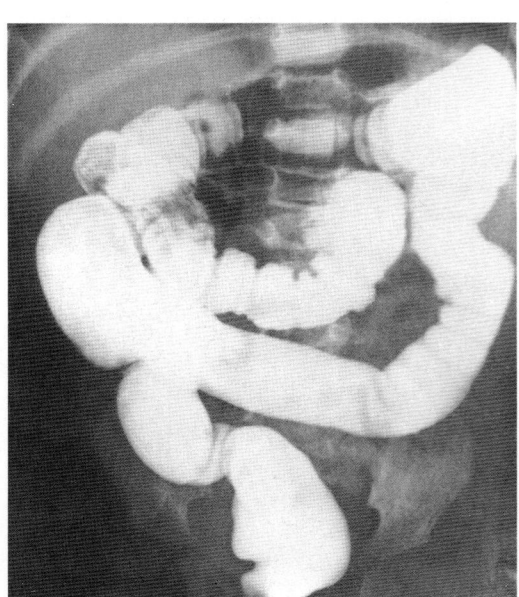

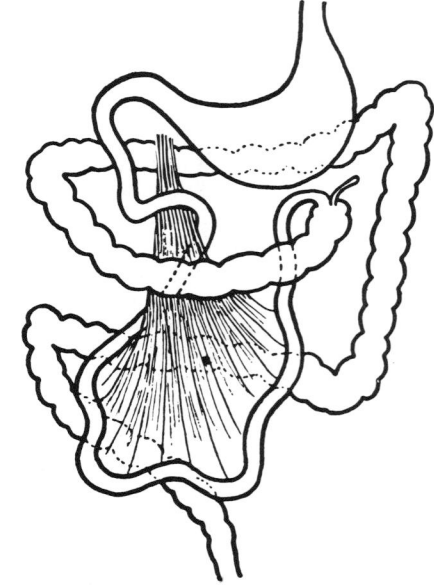

Abb. **59a** u. **b** Retroposition des Colon transversum bei Malrotation II mit zusätzlichem Volvulus. Beachte die dadurch entstandene hohe Linkslage des Zäkums und den partiellen Füllungsdefekt im Colon transversum infolge Kompression durch den Mesenterialstiel. Nebenbefund: Rechtslage des Sigmoides.

Abb. 60a u. b Magen-Darm-Situs bei inverser Drehung der Gastroduodenalschleife.
a Mit normaler Nabelschleifendrehung in »Nonrotation«-Stellung (+90 Grad).
a Mit inverser Nabelschleifendrehung (−90 Grad).

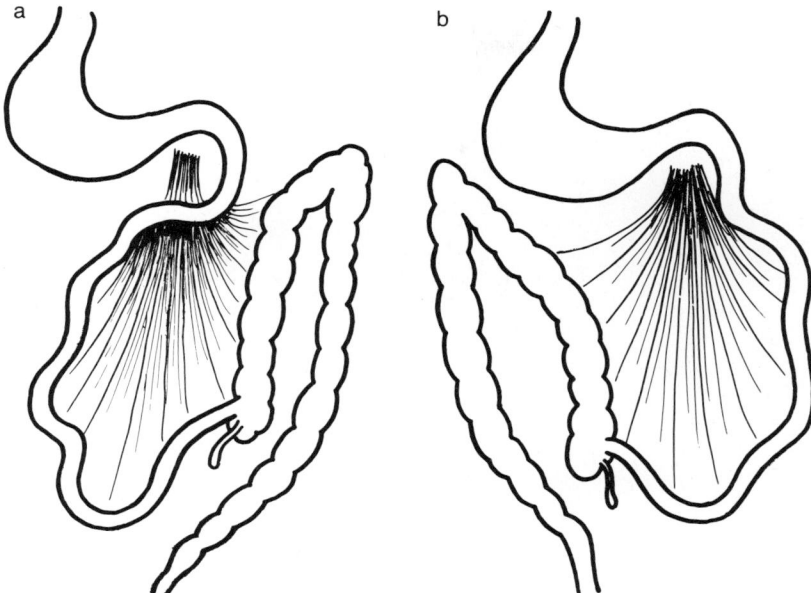

genügen meist diätetische Maßnahmen und gelegentliche Einläufe zu ihrer Behebung. Häufen sich jedoch die abdominellen Krisen oder liegt eine offensichtliche Passagestörung vor, so ist die operative Revision angezeigt.

Technik. Bei der Eröffnung der Bauchhöhle erleichtert ein ausgedehnter querer Schnitt die Orientierung über die oft komplizierten Darmlageverhältnisse. Für ihre Beurteilung sind zunächst zwei Feststellungen entscheidend: 1. die Lagebeziehung der Pars inferior zum Mesenterialstiel und 2. die Topographie des proximalen Kolons. Dabei ist die Eventration des ganzen Dünndarmkonvolutes oft nicht zu umgehen. Liegt ein Volvulus vor, so ist zunächst seine Detorsion meist entgegen dem Uhrzeiger vorzunehmen. Oft gelingt es erst jetzt, die ihm zugrundeliegende fetale Drehungsstörung zu beurteilen.

– Handelt es sich um ein *Mesenterium commune bei normaler Darmlage,* so ist die Fixation von Zäkum und Colon ascendens durch eine Reihe dichtgelegter Seroseknopfnähte an das rechte laterale Peritonaeum parietale vorzunehmen. Sie verhindert die abnorme Beweglichkeit des Darmtraktes. Damit der Dünndarm sich nicht zwischen Mesocolon ascendens und Peritonaeum parietale dorsale einschieben kann, was zu einem Ileus führen könnte, ist das Mesocolon ascendens von der Ileozäkalklappe bis zur Flexura duodenojejunalis durch eine schräge Nahtreihe an das Peritonaeum parietale dorsale zu fixieren.

– Liegt eine *Nonrotation* vor, so sind zwei Verfahren möglich: Entweder wird die Rotation vervollständigt (Grob) und das Colon ascendens wie beim einfachen Mesenterium dorsale com-

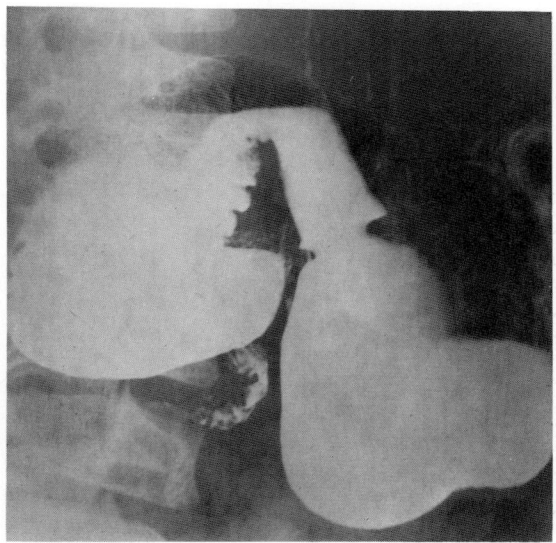

Abb. 61 Starke Dilatation von Magen und Duodenum bei Torsion des Mesenterialstiels (Malrotation II mit Mesenterium commune, 9jähriger Knabe).

mune an seiner normalen Stelle fixiert, oder es wird die Nonrotation liegen gelassen; in diesem letzten Fall jedoch sind Zäkum und Colon ascendens links längs des Colon descendens durch Nähte zu fixieren (LADD u. GROSS 1941), damit ein Volvulus der Nabelschleife nicht entstehen kann.

– In den Fällen von *Malrotation I und II,* in welchen das Duodenum durch ein hochsitzendes Zäkum oder durch bindegewebige Stränge,

7.74 Abdomen

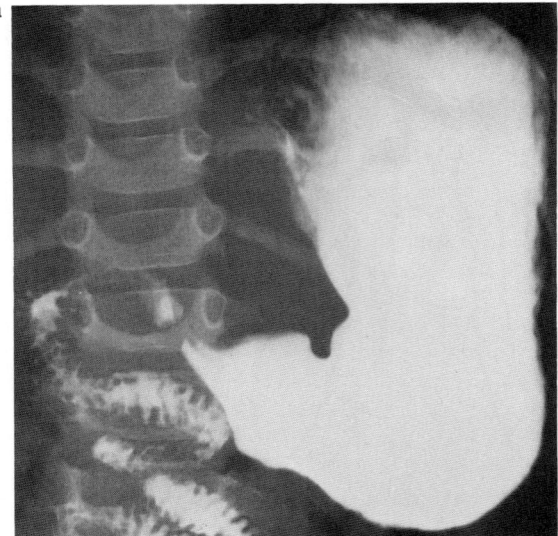
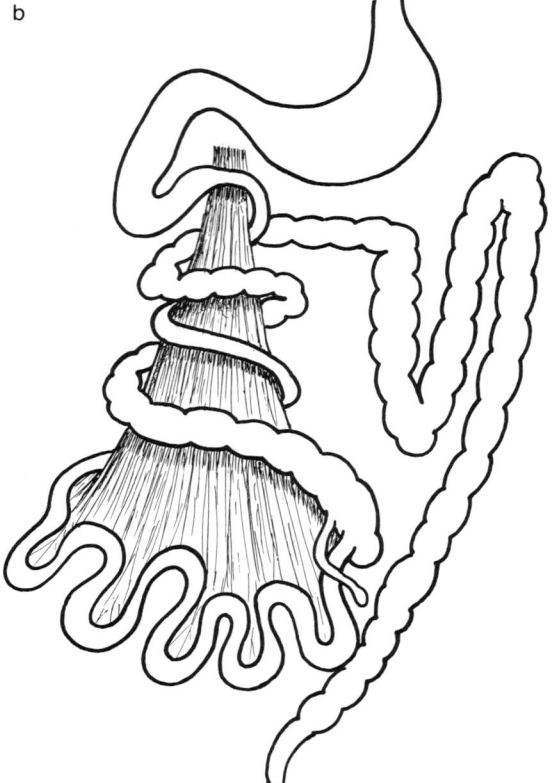

Abb. **62 a** u. **b** Mehrfacher Volvulus der Nabelschleife um den Mesenterialstiel bei Malrotation II.
a Magen-Darm-Passage: spiralförmiger Verlauf des oberen Jejunums.
b Schematische Darstellung des Operationsbefundes: Beachte die prävaskuläre Lage der Pars caudalis duodeni, die Retroposition des Colon transversum, das Mesenterium commune und den Volvulus der Nabelschleife.

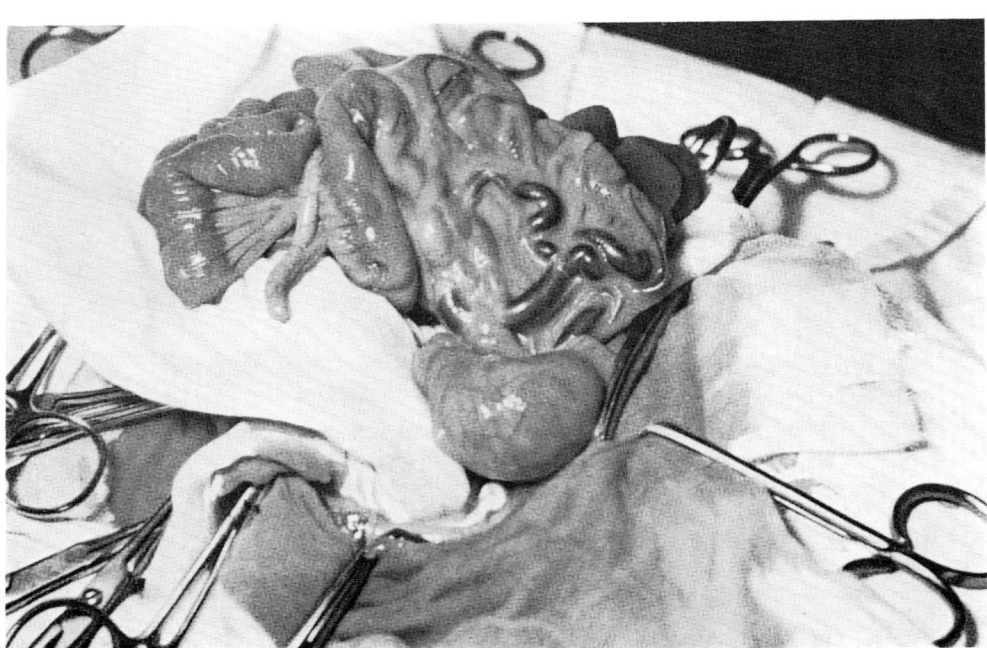

Abb. **63** Venenstauung im Mesenterium bei chronischem Volvulus (Mesenterium commune bei Nonrotation).

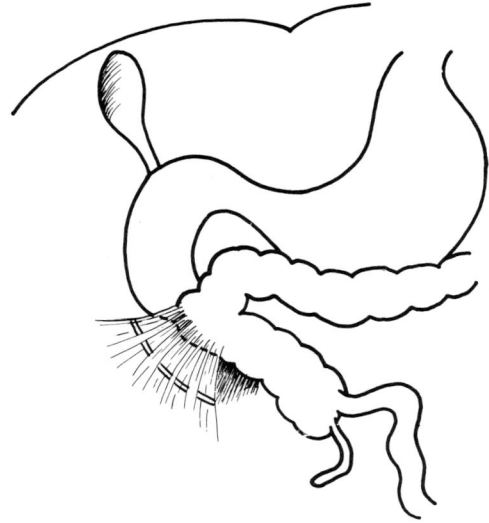

Abb. 64 Durchtrennung bindegewebiger Adhäsionen zwischen proximalem Kolon und hinterer Bauchwand in der Duodenalgegend bei Malrotation I und II. Zäkum und Colon ascendens werden anschließend nach links verlagert und mit dem Colon descendens zusammengenäht (Operation nach Ladd).

die vom proximalen Kolon zur hinteren Peritonealwand führen, komprimiert wird, sind nach Durchtrennung der Adhäsionen (Abb. 64) die Verklebungen mit dem Duodenum zu lösen; das Kolon ist nach links zu verlagern (Operation nach Ladd).
– Bei der *Retroposition des Colon transversum* infolge teilweiser inverser Drehung der fetalen Nabelschleife (Malrotation II, s. Abb. 58) soll nicht nur ein zusätzlicher Volvulus behoben, sondern auch der Versuch unternommen werden, durch eine weitere Drehung des Darmkonvolutes von 360 Grad entgegen der Uhrzeigerrichtung das retroponierte Colon transversum *vor* die Mesenterialwurzel zu wälzen und Zäkum und Colon ascendens an die rechte Bauchwand zu fixieren. Oft gelingt es dabei, auch die vor dem Mesenterialstiel liegende Pars inferior nach rechts zu verlagern, was sie vor Kompressionen schützt. Mit diesem Verfahren erzielten wir in verschiedenen Fällen gute und dauernde Erfolge. Da die fetale inverse Drehung mit einer Torsion der V. mesenterica superior um die Arterie einhergeht, ist auch aus diesem Grunde die Behebung der fetalen Inversion angezeigt.
– Bei einer *Hernia mesocolica dextra* (s. Abb. 56 c und 57) darf der die Dünndarmschlingen enthaltende Sack nicht reseziert werden, da in seiner Wand die Kolongefäße verlaufen. Der meist nicht verwachsene Dünndarm ist aus der Tasche zu ziehen und die Wand dieser Tasche an die hintere Peritonealfläche zu steppen.

Resultate. Solange der Darm nicht durch Strangulation der Mesenterialgefäße irreversibel geschädigt ist, sind die Operationsresultate meist gut. Gelegentlich bleiben hartnäckige Resorptionsstörungen zurück. In den seltenen Fällen, wo die volvulierte Nabelschleife nekrotisch ist und reseziert werden muß, ist die Prognose auf lange Sicht reserviert und ist davon abhängig, wieviel Dünndarm erhalten werden konnte.

Literatur

Bill, H., D. Grauman: Rationale and technic for stabilization of the mesentery in cases of malrotation of the midgut. J. pediat. Surg. 1 (1966) 127–136
Estrada, R. L.: Anomalies of Intestinal Rotation and Fixation. Thomas, Springfield/Ill. 1968
Firor, H. V., U. J. Harris: Rotational abnormalities of the gut. Amer. J. Roentgenol. 120 (1974) 315
Giedion, A.: Fehlbildungen, Rotations- und Fixationsanomalien des Darmtraktes. In Opitz, H., F. Schmid: Handbuch der Kinderheilkunde, Bd. IV. Springer, Berlin 1965 (S. 941–947)
Gripenberg, L., R. Stenstroem: Reversed rotation of the foregut and preduodenal portal vein in a newborn baby. Z. Kinderchir. 23 (1978) 318–322
Grob, M.: Über Lageanomalien des Magendarmtraktes infolge Störungen der fetalen Darmdrehung. Schwabe, Basel 1953
Ladd, W. E., R. E. Gross: Abdominal Surgery of Infancy and Childhood. Saunders, Philadelphia 1941 (pp. 53–70)
Soenderlund, S.: Anomalies of midgut rotation and fixation. Acta paediat. (Uppsala) 135 Suppl. (1962) 225

Duplikaturen des Verdauungstraktes

B. Herzog

Diese seltenen angeborenen Mißbildungen, die früher meist als enterogene Zysten oder Enterokystome bezeichnet wurden, werden heute im allgemeinen nach dem Vorschlag von Ladd u. Gross (1940) als Duplikaturen des Verdauungstraktes zusammengefaßt. Aus dem Schrifttum sind bisher ca. 700 Fälle bekannt. Duplikaturen können im Verlauf des gesamten Verdauungskanals vom oberen Ösophagus bis zum Rektum auftreten, werden aber vorwiegend im Bereich des Dünndarms, besonders im Ileum, gefunden (Daum u. Mitarb. 1972). Sehr selten sind sie im Bereich des Ösophagus und Rektums. Nicht so selten sind die Duplikaturen mit Entwicklungsanomalien der Wirbelsäule, besonders mit Spaltungen der Wirbelkörper und Morbus Klippel-Feil kombiniert (Abb. 65). Auch andere Mißbildungen wie Ösophagusatresie, Herzfehler, Laparoschisis, Blasenexstrophie und Myelomeningozele (Vaage u. Knutrud 1974) sind mit einer Duplikatur vergesellschaftet.

7.76 Abdomen

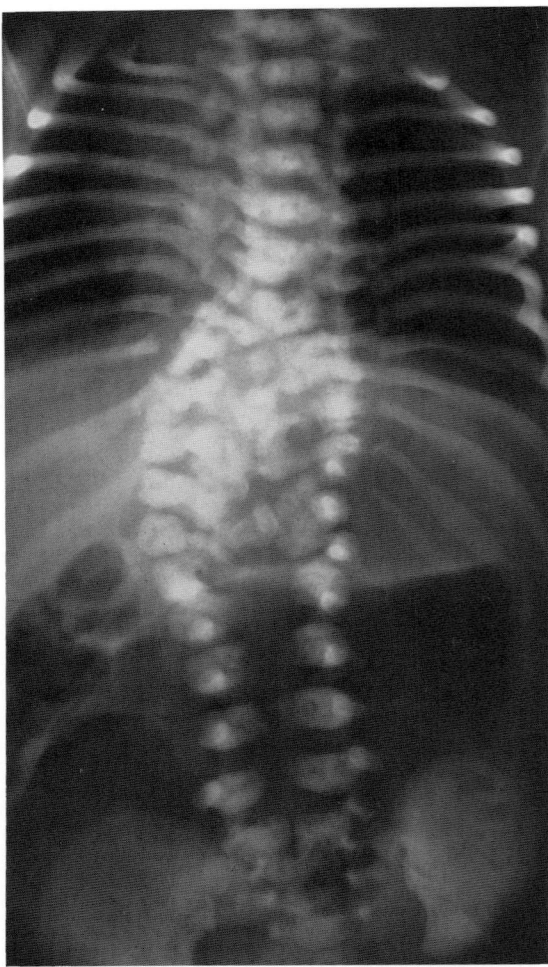

Abb. 65 Darmduplikatur des Ileums. Ausgedehnte Keil- und Spaltwirbelbildung. Gleicher Fall wie in Abb. 68.

Pathologische Anatomie

Die Duplikaturen stellen rundliche, zystische oder langgestreckte Gebilde dar, liegen immer auf der Seite des Mesenterialansatzes und haben eine gemeinsame Gefäßversorgung mit dem anliegenden Darmabschnitt. In ca. 20% besteht eine Kommunikation mit dem Darmtrakt; meist handelt es sich dabei um die tubulären Formen, bei welchen die Verbindung an ihrem distalen Ende liegt (DEVENS u. Mitarb. 1968). Auch abdominoperineale oder retroperitoneale Formen sind beschrieben (DEVENS u. Mitarb. 1968; HOFMANN u. LÖHR 1972). Eine besondere, aber äußerst seltene Form stellen jene divertikelartigen langgestreckten Gebilde dar, die vom Duodenum oder oberen Jejunum entspringen und sich durch eine besondere Lücke im Zwerchfell in den Thoraxraum hineinstrecken. Sie liegen im hinteren Mediastinum vorwiegend paravertebral rechts (S. 5.45). Innerhalb des Abdomens können tubuläre Duplikaturen als vollständig isolierte Darmabschnitte oder als »Doppelflinte« mit dünnem Septum die Dünndarmgrenze überschreiten und sich z. B. vom Ileum bis zum Sigma erstrecken. Die Duplikaturen werden meist einzeln und nur ganz selten multipel beobachtet.

Die Wandung der Duplikatur besteht aus zwei bis drei Lagen glatter Muskulatur und aus einer das Lumen begrenzenden Schleimhaut. Die Muskulatur geht ohne Grenze in diejenige des benachbarten Darmabschnitts über. Die Schleimhaut kann in ihrem Aufbau mit derjenigen des anliegenden Darms identisch sein. Doch können die verschiedensten Schleimhauttypen auch entfernterer Darmabschnitte (Magen-Duodenum, Kolon) gefunden werden. Auch verschiedene Schleimhautarten können nebeneinander in dem zystischen Gebilde vorkommen (HOFMANN u. LÖHR 1972). Die Produktion von Salzsäure bei vorliegender Magenschleimhaut kann zu peptischen Ulzerationen und Perforationen führen (vgl. Meckelsches Divertikel). Der Inhalt der Duplikatur wechselt je nach Art des sezernierenden Epithels. Liegt Magenschleimhaut vor, so ist der Zysteninhalt wässerigklar und sauer, bei Ulzerationen oft hämorrhagisch. Die mit Dünndarm- oder Dickdarmschleimhaut ausgekleideten Duplikaturen weisen einen schleimigen Inhalt auf. Steht die Duplikatur mit dem Darm in Verbindung, so enthält sie oft Darmgase oder Stuhl.

Duplikaturen des Kolons und Rektums gehen oft mit Doppelungen des Genitale und der Blase einher. Zusätzliche Wirbelmißbildungen finden sich in einem hohen Prozentsatz.

Pathogenese

Auch wenn die Duplikaturen besonders häufig im Bereich des unteren Dünndarms auftreten, so haben sie entwicklungsgeschichtlich nichts mit dem Meckelschen Divertikel zu tun, das auf der dem Mesenterialansatz entgegengesetzten Seite aus dem Dünndarm entspringt.

Früher wurde meist angenommen, daß die Duplikaturen infolge einer Störung der Rekanalisierung des im frühen Embryonalstadium soliden Verdauungstraktes entstehen. Bei dieser Annahme ist es aber schwer verständlich, daß die Duplikaturen immer auf der Seite des Mesenterialansatzes liegen und daß ihre Schleimhaut oft nicht derjenigen des benachbarten Darmabschnitts entspricht.

Andererseits wurde darauf hingewiesen, daß die Duplikaturen nicht selten mit Entwicklungsstörungen der Wirbelsäule mit Spina bifida anterior und posterior und mit Spaltung der Wirbelkörper einhergehen und daß die divertikel- oder zystenartigen Gebilde oft durch einen bindegewebigen Strang mit der Wirbelsäule resp. der gespaltenen Zone in Verbindung stehen. Diese Stränge werden als Überreste des Canalis neurentericus aufgefaßt, die einerseits zu einer Spaltung der Chorda und damit der Wirbelkörper, andererseits zu einer traktionsdivertikelartigen Ausziehung des primiti-

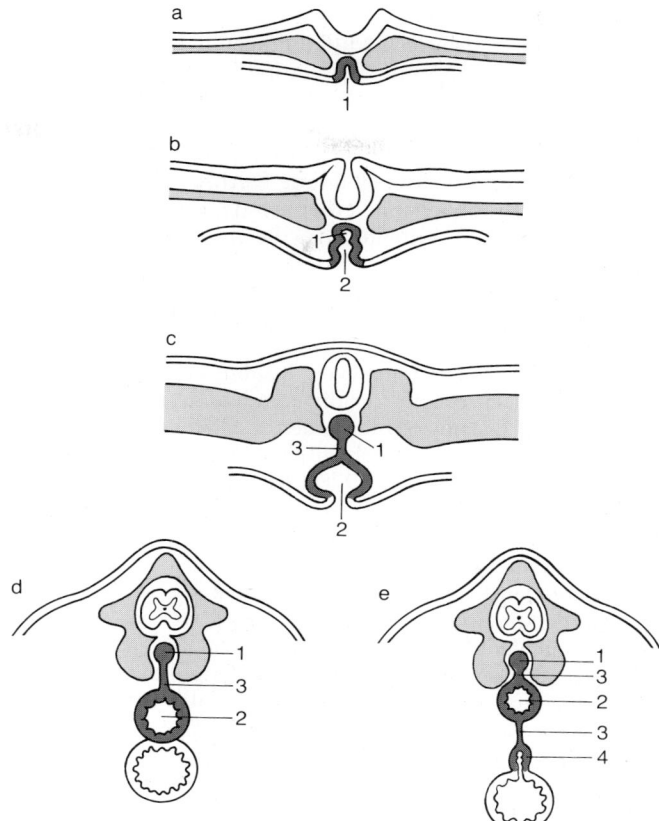

Abb. 66a–e Formale Genese der Duplikaturen des Verdauungstraktes.
a Differenzierung der 3 Keimblätter. Abspaltung der Chorda (1) vom Entoderm.
b Mangelhafte Trennung zwischen Chorda und Urdarm. Bildung einer divertikelartigen Tasche (2).
c Persistenz einer fibrösen Verbindung zwischen Chorda und Divertikel, des Chordastranges (3).
d Verschluß des Divertikels zu einer Darmduplikatur (2). Der persistierende Chordastrang (3) verhindert den Verschluß der Sklerotome (Spaltung des Wirbelkörpers).
e Entstehung multipler Duplikaturen: enterogene Zyste vor der Wirbelsäule (2); Divertikel im Zusammenhang mit dem Darmtrakt (4).

ven Darmrohres führen. Diese Annahme mag für die Entstehung gewisser divertikelartiger Duplikaturen zutreffen. Man kann sich aber nur schwer vorstellen, daß die oft auf weite Strecken parallel zum Darmrohr verlaufenden und mit ihm eng verbundenen tubulären Duplikaturen nur durch Traktion eines eng umschriebenen neurenterischen Stranges entstehen sollen.

Wir selbst sind deshalb der Ansicht, daß die Duplikaturen auf Störungen in der Entwicklung der Chorda dorsalis zurückzuführen sind. In Abb. 66 a–e schematisch dargestellt, können sich bei der Abspaltung der Chorda vom Entoderm dorsal vom Urdarm divertikelartige Auswüchse bilden, die sich zu zystischen oder bei ausgedehnterer Störung in der Längsachse zu tubulären Gebilden schließen. Bleiben diese mit der Chorda durch strangartige Adhärenzen (Chordastränge) in Kontakt, so können sich die mesodermalen Sklerotome der beiden Seiten nicht vereinigen, und es resultiert eine Spaltung der Wirbelkörper. Durch diese Hypothese der Entstehung der Duplikaturen des Verdauungstraktes lassen sich zwanglos ihre besonderen Merkmale erklären:

– Sie liegen immer im ursprünglichen Mesenterium dorsale: im Bereich des Thorax im hinteren Mediastinum hinter dem Ösophagus, am Magen an der großen Kurvatur, am Duodenum in der Gegend des Pankreaskopfes, am Dünndarm im Bereich des Mesenteriums medial vom Colon ascendens und descendens und dorsal vom Rektum.

– Ihre Form kann je nach Ausdehnung des Prozesses sehr variabel sein (Divertikel, Zysten, tubuläre Formen).

– Sie können mit oder ohne strangartige Verbindungen zur Wirbelsäule mit oder ohne Wirbelkörperspalten auftreten.

– Als Derivate des Urdarms ist ihr histologischer Aufbau starken Variationen unterworfen.

– Da sie mit der Entwicklung des Darms sekundär in kaudaler Richtung verschoben werden, kann die gleiche Duplikatur teils intrathorakal, teils intraabdominal liegen und durch einen eigenen dorsalen Hiatus des Zwerchfells, das sich erst später entwickelt, durchziehen. Aus dem gleichen Grund kann die Wirbelspalte wesentlich höher als die Duplikatur liegen.

– Die nicht so selten beobachtete Kombination von getrennten mediastinalen und abdominalen Duplikaturen ist auf multiple Chordaabschnürungen in der medianen Sagittalebene zurückzuführen (s. Abb. 66), wobei sich die darmnahe Duplikatur sekundär kaudal verlagert.

7.78 Abdomen

Symptome

Da es sich um angeborene Mißbildungen handelt, machen die Duplikaturen des Verdauungstraktes meist schon frühzeitig klinische Erscheinungen. So rekrutieren sich 60–70% der Patienten aus Säuglingen und Kleinkindern. Je nach Sitz, Form, Größe und Zustand der Doppelbildung wechselt aber das klinische Krankheitsbild erheblich. Duplikaturen im Bereich des Dünndarms, die infolge des zunehmenden Sekretionsdrucks allmählich größer werden, komprimieren nicht selten das Darmlumen und führen zu *Ileuserscheinungen*. Liegt zusätzlich eine Darmfixationsstörung mit Mesenterium ileocolicum commune vor, kommt es gelegentlich zum chronisch rezidivierenden arteriomesenterialen Darmverschluß, oder es entsteht ein akuter Volvulus mit hämorrhagischer Infarzierung des Dünndarms (HERZOG 1970). Kleinere Zysten können gelegentlich Ausgangspunkt einer *Darminvagination* werden (vgl. Meckelsches Divertikel). Besonders bei Säuglingen und Kleinkindern mit rezidivierenden Ileusschüben, für die man klinisch und röntgenologisch keine Ursache findet, ist ätiologisch eine Duplikatur in Erwägung zu ziehen. Größere oder entzündlich veränderte Duplikaturen imponieren als druckempfindliche, prallelastische *Tumoren* (Abb. 67 a u. b).

Chronische oder rezidivierende *Darmblutungen*, die gelegentlich unter dem Bild einer schweren Meläna mit hochgradiger Anämie in Erscheinung treten, kommen besonders bei Duplikaturen, welche Magenschleimhaut enthalten und mit dem Darmtrakt kommunizieren, vor (Abb. 68). Auch *Perforationen* peptischer Ulzera oder Nekrosen des anliegenden Darms infolge Drucks der Duplikatur auf die Mesenterialgefäße sind beschrieben worden.

Bei Duplikaturen im Bereich des Duodenums kann sich ein *Verschlußikterus* oder eine akute *Pankreatitis* entwickeln.

Diagnose

Im allgemeinen wird eine Duplikatur im Bereich des Magen-Darm-Traktes bei chronisch-rezidivierenden unspezifischen Allgemeinsymptomen und vor allem beim Vorliegen eines akuten Abdomens präoperativ höchstens vermutet. Die endgültige Diagnose kann deshalb erst bei der Laparotomie gestellt werden.

Röntgenbefund: Die Röntgenaufnahmen des Abdomens mit oder ohne Kontrastfüllung ergeben meist uncharakteristische Befunde im Sinne von Füllungsdefekten, Verdrängungen und Entleerungsverzögerungen. Nur wenn eine Duplikatur

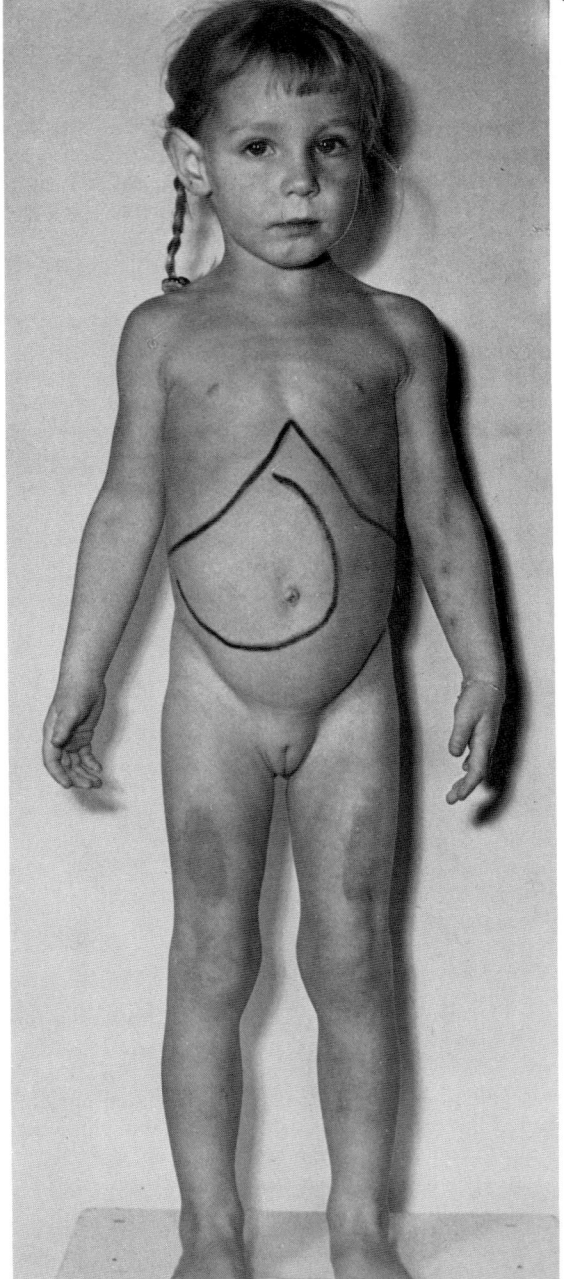

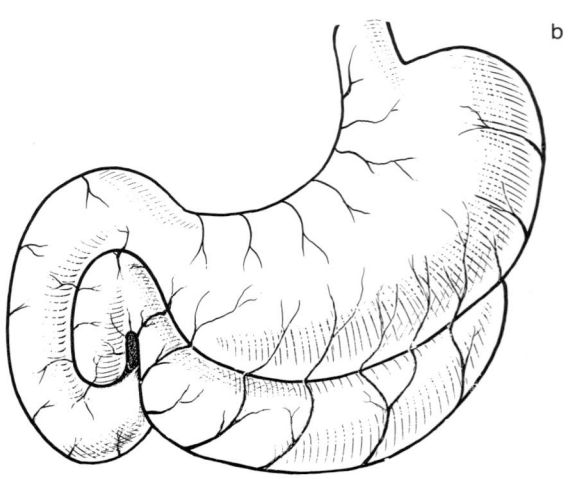

Abb. **67 a** u. **b** Duplikatur des Magens und des Duodenums.
a Zystischer Abdominaltumor bei einem 3½jährigen Mädchen.
b Operationsbefund.

Duplikaturen des Verdauungstraktes 7.79

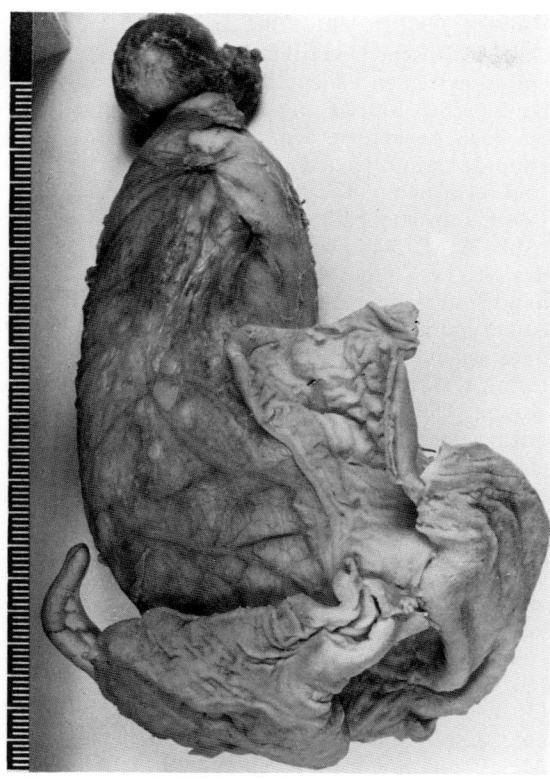

Abb. 68 Resektionspräparat einer Darmduplikatur. Die Duplikatur liegt im Mesenterium und kommuniziert mit dem unteren Ileum. Auf ihrer Kuppe sitzt noch eine zweite enterogene Zyste auf. Histologisch enthielt die Duplikatur Magenschleimhaut, und klinisch bestanden Darmblutungen (4 Wochen altes Mädchen).

mit dem Darm in Verbindung steht, kann sie unter Umständen mit einer Magen-Darm-Passage oder einer Kontrasteinlaufuntersuchung zur Darstellung kommen.
Eine *Sonotomographie* kann zwar einen zystischen Tumor abgrenzen; die Unterscheidung von z. B. einer Mesenterialzyste ist jedoch kaum möglich. Auch mittels Computertomographie ist keine eindeutige Diagnose möglich.
Wie beim Meckelschen Divertikel gelingt der Nachweis von Magenschleimhaut bei Dünndarmduplikaturen mit der Technetium-Szintigraphie (VAAGE u. KNUTRUD 1974). Die Diagnose Meckelsches Divertikel oder Darmduplikatur kann aber trotzdem erst intraoperativ gestellt werden.

Therapie

Die operative Ausschälung und Exstirpation einer Duplikatur ist wegen ihrer gemeinsamen Blutversorgung und der engen Verschmelzung ihrer Wandung mit dem anliegenden Darmabschnitt technisch kaum möglich. In der Regel muß deshalb die Duplikatur unter gleichzeitiger Resektion der benachbarten Darmpartie entfernt werden. Bei zystischen Duplikaturen und kürzeren tubulären Formen bietet eine solche Resektion und End-zu-End-Anastomose im Dünndarmbereich keine Schwierigkeit. Wenn der ganze Dünndarm doppelt angelegt ist, muß man sich auf eine Exzision der Schleimhaut in der Duplikatur beschränken. Liegt eine Duplikatur im Bereich des Duodenums proximal der Einmündung der Gallenwege, so ist nach erfolgter Resektion eine Gastrojejunostomie empfehlenswert. Um bei der Exstirpation duodenaler Duplikaturen eine Verletzung der Gallenwege und des Pankreas zu vermeiden, wird auch eine sogenannte Fensterung, d. h. Herstellung einer möglichst breiten Verbindung durch partielle Resektion der Trennungswand, vorgeschlagen.
Bei Duplikaturen des Magens längs der großen Kurvatur ist nur soviel von der Zystenwand zu resezieren, daß die Gefäßversorgung von Magen und Kolon nicht beeinträchtigt wird. Der restliche Sack kann marsupialisiert, die Schleimhaut durch ätzende Mittel oder Elektrokoagulation verödet oder es kann die Schleimhaut ausgeschält werden. Eventuell ist eine totale, meist aber nur eine partielle Magenresektion notwendig (DAUM u. Mitarb. 1972).
Enterogene Zysten, die hinter dem Rektum liegen, werden am besten von einer Inzision hinter dem Anus, evtl. nach Resektion des Steißbeins, freigelegt. Ihre Isolierung vom Sakrum macht keine Schwierigkeiten. Bei der Ablösung von der hinteren Rektumwand kann es jedoch leicht zu einer Perforation des Rektums kommen, die sorgfältig übernäht werden muß. Deshalb ist auch hier eine Verödung oder Exzision der Zystenschleimhaut zu überlegen.

Prognose

Die Prognose bei den Duplikaturen des Verdauungstraktes hängt von der Größe und Ausdehnung der Mißbildung selbst, von den entsprechenden Komplikationsmöglichkeiten und den zusätzlichen Anomalien ab. In unkomplizierten Fällen ist die Prognose im allgemeinen gut.

Literatur

Daum, R., H. W. Schüler, H. Tonnesen, A. Holschneider, W. Ch. Hecker: Duplikaturen des Magen-Darm-Traktes. Beitrag zum Ileus im Neugeborenen-, Säuglings- und Kindesalter. Z. Kinderchir. 11 Suppl. (1972) 64
Devens, K., H. D. Knorr, G. Neuhauser: Doppelbildungen des Magen-Darmtraktes. Ein Beitrag zur totalen Dünndarmdoppelung. Z. Kinderchir. 5 (1968) 384
Herzog, B.: Der chronisch rezidivierende arteriomesenteriale Darmverschluß. Helv. chir. Acta 37 (1970) 318
Hofmann, S., J. Löhr: Retroperitoneale Doppelbildung mit Perforationsperitonitis. Z. Kinderchir. 11, Suppl. (1972) 79
Ladd, W. E., R. E. Gross: Surgical treatment of duplications of the alimentary tract. Surg. Gynec. Obstet. 70 (1940) 295
Rickham, P. P., J. H. Johnston: Neonatal Surgery. Butterworth, London 1969
Vaage, S., O. Knutrud: Congenital duplications of the alimentary tract with special regard to their embryogenesis. Prog. pediat. Surg. 7 (1974) 103

Meckelsches Divertikel

J. EHRENSPERGER

Historischer Überblick. Die erste bekannte anatomische Beschreibung stammt von FABRICIUS HILDANUS, 1598. LITTRÉ erwähnt das Meckelsche Divertikel 1700 als Inhalt eines Bruchsackes. JOHANN FRIEDRICH MECKEL erkennt 1808 als erster die embryonale Abstammung des Divertikels vom Ductus omphaloentericus. In neuerer Zeit finden sich Berichte über größere Serien von SÖDERLUND (1959), WEINSTEIN u. Mitarb. (1962), RUTHERFORD u. AKERS (1966), SEAGRAM u. Mitarb. (1968) und LEUENER (1970).

Embryologie

Eine detaillierte Darstellung wird im Kapitel »Persistierender Ductus omphaloentericus« gegeben. Das Meckelsche Divertikel, das entwicklungsgeschichtlich der proximalen Partie des Ductus omphaloentericus entspricht, stellt eine angeborene, sackartige Ausstülpung der Darmwand im Bereich des unteren Ileums dar (S. 7.24).

Häufigkeit

Das Meckelsche Divertikel wird bei Autopsien in 1–2% der Fälle beobachtet. Bei der Revision des unteren Ileums anläßlich einer Appendektomie wird es deshalb nicht selten als Zufallsbefund entdeckt. Gelegentlich wird es in Kombination mit anderen Hemmungsmißbildungen beobachtet: In unserem Patientengut weisen 8,4% der Träger eines Meckelschen Divertikels eine zusätzliche andere Mißbildung auf, meist am Magen-Darm-Trakt. Bei Omphalozelenträgern kommt es gehäuft vor: In Rickhams Serie (RICKHAM u. Mitarb. 1978) haben von 145 Kindern mit einer Omphalozele deren 115 zusätzliche Mißbildungen des Magen-Darm-Traktes; 21 von ihnen sind Träger eines Meckelschen Divertikels oder eines offenen Ductus omphaloentericus. Das Meckelsche Divertikel wird vermehrt gefunden auch bei Kindern mit Darmdrehungsstörungen, mit Darmatresien, mit kongenitalen Herzfehlern usw. SMITH (1963) stellte es mit großer Regelmäßigkeit bei der Trisomie 18 fest.
Geschlechtsverteilung. Es ist beim männlichen Geschlecht wesentlich häufiger als beim weiblichen. In unserem Patientengut handelt es sich in 70% um Knaben. In den asymptomatischen Fällen betrug das Verhältnis Knaben : Mädchen 2 : 1, in den symptomatischen hingegen, die 50% des ganzen Krankenguts ausmachen, annähernd 4 : 1.
Altersdisposition. Das Meckelsche Divertikel kann sich in jedem Alter klinisch bemerkbar machen, doch tritt diese angeborene Mißbildung in der Regel schon frühzeitig in Erscheinung, fallen doch 40–50% der symptomatischen Fälle auf die ersten beiden Lebensjahre, 28% sogar auf die Säuglingszeit. In Söderlunds Serie (SÖDERLUND 1959) sind 35% der symptomatischen Fälle null- bis zweijährig, in Rutherfords Serie (RUTHERFORD u. AKERS 1966) 42%.

Pathologische Anatomie

Das Meckelsche Divertikel sitzt gewöhnlich 20–60 cm (in extremen Fällen 10–150 cm) proximal der Bauhinschen Klappe, mit mehr oder weniger breiter Basis gegenüber dem Mesenterialansatz dem Dünndarm auf. Größe und Gestalt des Divertikels sind recht mannigfaltig (Abb. 69).
In 60% unserer Fälle wies es eine breite Basis auf (Abb. 70). Es kann sehr verschieden lang sein und das gleiche Kaliber wie das Ileum aufweisen. Oft handelt es sich nur um eine flache, kuppenförmige Ausstülpung mit breiter Basis, in anderen Fällen hat das Divertikel eine mehr kugelige oder birnenförmige Gestalt mit halsartig sich verjüngendem Ansatz. Die Kuppe des Divertikels kann sich in Form einer phrygischen Mütze verjüngen oder einige fingerartige Fortsätze aufweisen. Sie kann auch in einen bindegewebigen Strang auslaufen, der durch die Bauchhöhle zum Nabel zieht und einen Rest des obliterierten Ductus vitellinus darstellt (bei 3 von unseren 130 Fällen). Gelegentlich zieht ein solcher Strang von der Spitze des Divertikels zum Mesoileum hin; er entspricht der obliterierten A. omphalomesenterica (bei 25 von unseren 130 Fällen) (Abb. 71).
Oft weist das Divertikel ein eigenes Mesenteriolum auf, dessen Fläche senkrecht zu derjenigen des Mesoileums steht. Infolge entzündlicher Veränderungen kann ein ursprünglich frei flottierendes Divertikel durch bindegewebige Adhärenzen mit der Seitenwand des Ileums oder dem Mesoileum fest verwachsen sein.

Histologie

Histologisch entspricht die Schleimhaut des Meckelschen Divertikels nicht immer derjenigen des Ileums. Nicht selten lassen sich im Divertikel Schleimhautpartien anderer Darmabschnitte, vor allem Magenschleimhaut, seltener Duodenum- oder Dickdarmschleimhaut, und ausnahmsweise auch Pankreasgewebe nachweisen (Abb. 72).
Ca. 50% der Divertikel enthalten ektope Magenschleimhaut (BENSON 1969). Von unseren 130 Patienten wurden bei 88 deren Divertikel histologisch untersucht; 51 waren symptomatische und 37 waren Zufallsbefunde gewesen; in 32% fanden wir ortsfremdes Gewebe: 21mal Magenschleimhaut (18 dieser 21 Patienten machten ein peptisches Ulkus), 4mal Pankreasgewebe. Das Auftreten ortsfremden Gewebes im Divertikel läßt sich dadurch erklären, daß der Ductus omphaloentericus ursprünglich in sehr breiter Verbindung mit dem Darmrohr steht und deshalb nahe Beziehungen sowohl mit den oralen als auch mit den kaudalen Darmabschnitten aufweist.

Symptome und Komplikationen

Normalerweise ist das Meckelsche Divertikel eine symptomfreie kongenitale Affektion: Bei 68 von unseren 130 Patienten war es ein Zufallsbefund.
Ein Meckelsches Divertikel kann gelegentlich als Ursache rezidivierender Bauchbeschwerden in Betracht kommen, auch wenn am Divertikel anläßlich einer durchgeführten Appendektomie à froid

Meckelsches Divertikel 7.81

Abb. **69** Formen des Meckelschen Divertikels.

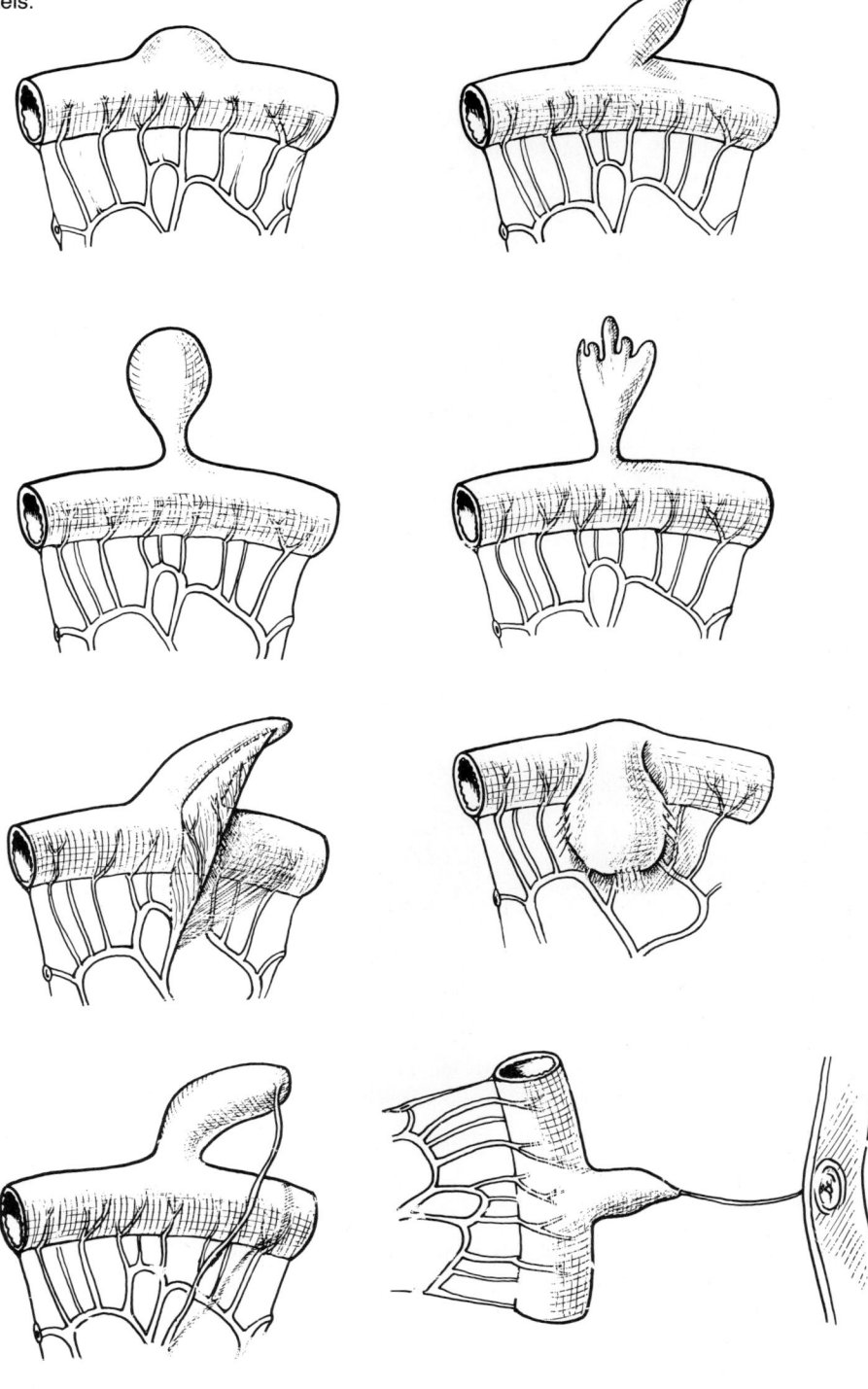

7.82 Abdomen

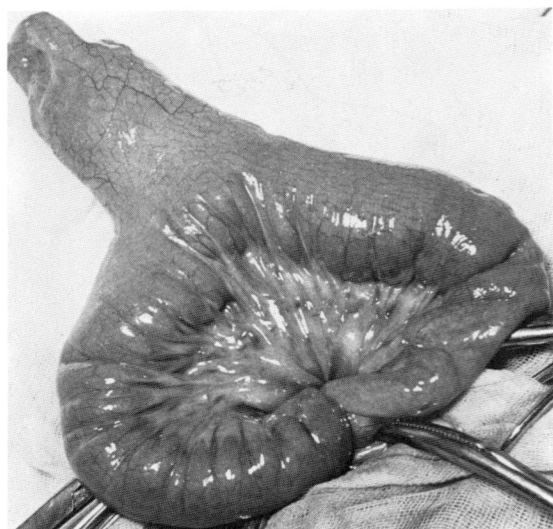

Abb. 70 Meckelsches Divertikel.

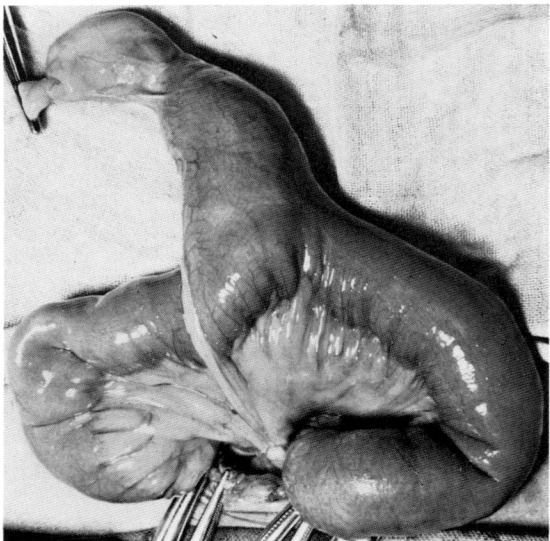

Abb. 71 Meckelsches Divertikel mit strangförmiger Bride zum Mesoileum.

keine pathologischen Veränderungen festgestellt werden können. Ob es sich dabei um Störungen der Peristaltik oder um abnorme Blähungen des Divertikels handelt, ist ungewiß.

Das Meckelsche Divertikel macht somit, abgesehen von den Darmblutungen, keine Symptome, die irgendwie für diese Hemmungsmißbildung typisch wären.

Das Meckelsche Divertikel kann zu einer Reihe von Komplikationen führen (ROOT 1967), die im Säuglings- und Kleinkindesalter wesentlich häufiger sind und auch meist bedrohlichere Formen annehmen als später (Tab. 3) (LEUENER 1970).

Findet sich ektope Magenschleimhaut im Divertikel, so können sich infolge der Salzsäure- und Pepsinproduktion *peptische Ulzera* entwickeln. Sie liegen regelmäßig im Bereich der benachbarten Ileumschleimhaut, insbesondere im Divertikelhals, am Rande der Magenschleimhautinseln oder ihnen gegenüber (Abb. 73).

Diese ulzeröse Komplikation findet sich je nach Statistik in 35–50% der symptomatischen Fälle. Sie äußert sich klinisch vor allem durch meist profuse *Darmblutungen*. Aus voller Gesundheit kommt es oft unvermittelt zur Entleerung von massigen, pechschwarzen Stühlen, denen auch solche mit frischerem, hellrotem Blut folgen können. Die meist akut einsetzende Anämie geht mit Blässe, rascher Ermüdbarkeit und Inappetenz einher. Die Ausbildung eigentlicher Schocksymptome ist eher selten. Das Hämoglobin kann auf Werte von 20–30% der Norm abfallen. Todesfälle infolge von Blutung sind allerdings selten (1 Fall bei RUTHERFORD u. AKERS 1966 erwähnt). In der Regel sistiert die Blutung nach 2–3 Tagen, kann aber, falls nicht operativ eingegriffen wird, nach Wochen oder Monaten rezidivieren. Das längste Intervall in unserer Serie betrug anderthalb Jahre. Die blutigen Durchfälle, die ohne andere abdominale Erscheinungen wie Erbrechen, Bauchschmerzen oder Bauchdeckenspannung einhergehen, sind – besonders, wenn es sich um Knaben handelt – für ein Meckelsches Divertikel so charakteristisch, daß sich weitere diagnostische Abklärungen unter Umständen erübrigen. Bei weniger starken Divertikelblutungen, die sich oft über mehrere Tage hin-

Tabelle 3 Komplikationen des Meckelschen Divertikels

Komplikationen	Rutherford u. Akers (1966)	Kiesewetter u. Swamy (1966)	Weinstein u. Mitarb. (1962)	Söderlund (1959)	eigene Fälle
Darmblutung	54%	48%	44%	20%	23%
Ileus	24%	10%	20%	32%	27%
Invagination	8%	13%	10%	15%	21%
Divertikulitis	10%	29%	20%	10%	8%
Perforation	4%			20%	18%
Hernie			6%	3%	3%
Anzahl aller path. Fälle	80	48	144	127	62

Meckelsches Divertikel 7.83

Abb. **72** Meckelsches Divertikel mit Pankreasgewebe (Histol. Schnitt: Pathologisches Institut der Universität Zürich, Prof. *E. Uehlinger*).

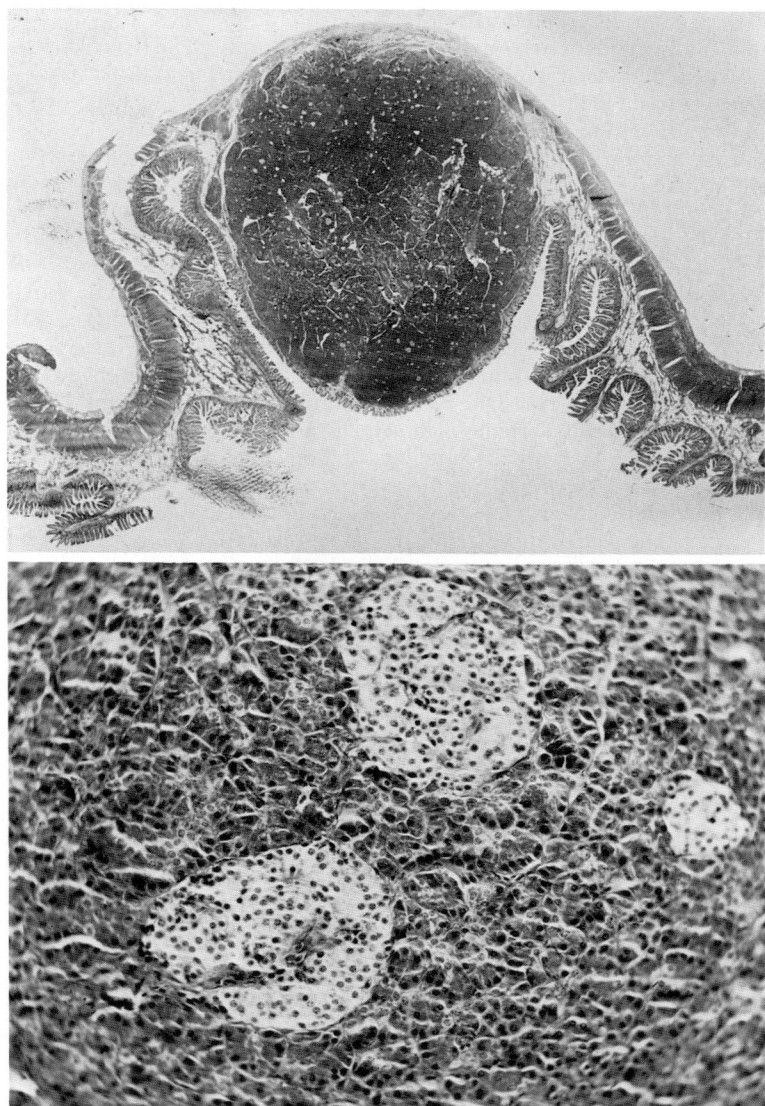

Abb. **73** Meckelsches Divertikel mit perforiertem peptischem Ulkus (9½jähriger Knabe).
1 Divertikel mit Magenschleimhaut
2 Ulkus
3 Ileum

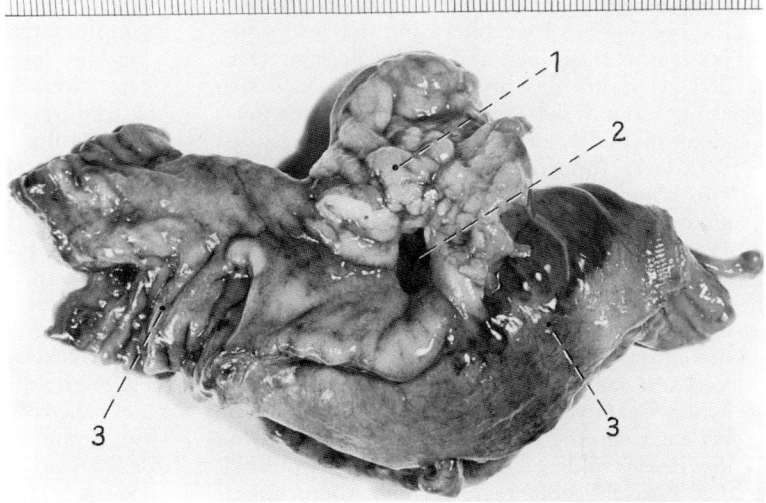

ziehen, sind differentialdiagnostisch Darmblutungen bei Invaginationen, Colitis ulcerosa, Rektumpolypen und Analfissuren in Betracht zu ziehen. Diagnostische Schwierigkeiten kann eine Purpura abdominalis Henoch-Schönlein bereiten, wenn zunächst andere Zeichen der hämorrhagischen Diathese fehlen (z.B. Hautblutungen). BOLKENIUS u. Mitarb. (1976) finden bei 121 Fällen einer Darmblutung in 5% die Ursache in einem blutenden Meckelschen Divertikel.

Wesentlich seltener – in unserem Krankengut in 18% der symptomatischen Fälle – ist die *Perforation* eines peptischen Ulkus. Es stellen sich dann die Symptome einer akuten, diffusen oder lokalisierten Peritonitis ein. Die Kinder befinden sich meist in stark reduziertem Allgemeinzustand, und lokal sind die Abdominalschmerzen und die Muskelspannung ausgeprägt, im Gegensatz zur meist schmerzlosen Blutung aus dem Meckelschen Divertikel. Die Perforationsstelle, die, entsprechend der Lage des Ulkus, meist an der Basis des Divertikelhalses liegt, kann vom sich darüberlegenden Divertikel mehr oder weniger bedeckt sein. Sie ist in ihrer Art typisch, meist kreisrund, wie ausgestanzt, und läßt etwas hellrote Schleimhaut prolabieren; ihre Umgebung zeigt kaum eine entzündliche Reaktion.

Nur äußerst selten erfolgt die Perforation schon intrauterin oder in der Neugeborenenperiode. Solche Fälle sind durch eine besonders hohe Letalität belastet (DAUM u. HOLLMANN 1967; FONKALSRUD u. Mitarb. 1966; ROSZA u. GROSS 1953; SCHICKEDANZ 1970). RICKHAM u. Mitarb. 1978 erwähnen in ihrer Serie drei Fälle von neonataler Peritonitis bei perforiertem Meckelschem Divertikel.

Eine weitere Komplikation des Meckelschen Divertikels ist der mechanische *Darmverschluß*. Er ist nach unserer Erfahrung im Säuglingsalter achtmal, in den ersten zwei Lebensjahren fünfmal häufiger als die Folgen eines peptischen Ulkus. Er kann folgende Formen annehmen:

– Nicht selten wird das Meckelsche Divertikel zum Ausgangspunkt einer *Darminvagination*. Ein breitbasiges Divertikel kann sich ins Lumen des Ileums einstülpen und infolge der einsetzenden Peristaltik das proximale Ileum nach sich ziehen, so daß sich zunächst eine ileoileale Invagination bildet, die sich aber bis weit in den Dickdarm fortsetzen kann. Dieser Mechanismus kommt jedoch nur in etwa 10% aller Invaginationen als Ursache in Betracht (SANTULLI 1964). An unserer Klinik bildete ein Meckelsches Divertikel den Ausgangspunkt einer Invagination in 6% der total 214 operierten Invaginationen. 9 dieser 13 Kinder waren null- bis dreijährig.

– Verklebt das Meckelsche Divertikel mit der seitlichen Darmwand, so kann sich – ähnlich wie bei einer enterogenen Zyste – *eine Obstruktion des Ileums* bilden: Das Darmlumen wird durch das zystisch geblähte Divertikel komprimiert. CROSS u. Mitarb. 1970 nennen diese Art des Divertikels »Giant Meckel's Diverticulum«, GROSFELD u. FRANKEN (1974) brauchen für diese Fälle den Terminus »Zyste des Ductus vitellinus«.

– Bindegewebige Stränge entzündlicher oder entwicklungsgeschichtlicher Natur, die das Divertikel am Nabel oder am Mesoileum fixieren, können zur *Strangulation* benachbarter Darmschlingen oder zur Auslösung eines *Volvulus* führen: Mit 17 von 62 Fällen war dies die häufigste Komplikation in unserer Serie. In Weinsteins Serie (WEINSTEIN u. Mitarb. 1962) waren es 28 von 192 kompliziert verlaufenen Fällen. Diese Komplikation tritt insbesondere dann ein, wenn sich einzelne oder mehrere Darmschlingen durch die Lücke schieben, die das Divertikel mit seiner obliterierten A. omphalomesenterica bei eingeschmolzenem Mesenteriolum bildet (s. Abb. 71).

– Zusätzlich kann die Verdrehung der Darmschleife, der das Meckelsche Divertikel aufsitzt, eine oft mehrfache *Torsion* dieses Gebildes bewirken, die in zwei unserer Fälle zur hämorrhagischen Infarzierung bzw. zur totalen Nekrose des Divertikels geführt hat. Auch der Volvulus beruht meist auf einer Fixation der Divertikelkuppe, um deren Achse sich einzelne Darmschlingen aufwickeln können.

Klinisch steht in all diesen Fällen das Bild des meist akut einsetzenden Ileus im Vordergrund, mit Bauchkoliken, galligem Erbrechen und zunehmender Auftreibung des Abdomens. Eine Abdomenleeraufnahme in aufrechter Stellung, die unter diesen Umständen angezeigt ist, ergibt multiple Dünndarmspiegel mit geblähten Schlingen. Differentialdiagnostisch ist in einer solchen Situation neben einer Darminvagination, einer fetalen Darmdrehungsstörung, einer enterogenen Zyste (Darmduplikatur) und einer Mesenterialzyste vor allem an das Vorliegen eines Meckelschen Divertikels zu denken.

– Eine weitere Komplikation, die etwa 10% der symptomatischen Fälle ausmacht, ist die *Divertikulitis*. Sie betrifft vorwiegend Kinder nach dem fünften Lebensjahr; ähnlich wie beim Wurmfortsatz kann sich – besonders bei Stauung infolge enger Basis – im Blindsack des Divertikels eine eitrige Entzündung einstellen, die in fortgeschrittenen Stadien zur Perforationsperitonitis führt. Klinisch lassen sich solche Fälle von einer Appendizitis kaum unterscheiden, da auch hier Druckempfindlichkeit und Bauchdeckenspannung vorwiegend im rechten Unterbauch lokalisiert sind.

– Das Meckelsche Divertikel kann selten (2 eigene Fälle) als Inhalt einer rechtsseitigen Leistenhernie angetroffen werden, wobei es gelegentlich zur Strangulation, Infarzierung oder Perforation des Divertikels kommt (KABBANI u. LEWIS 1966). Nach der ersten Beschreibung sollte diese Form als *Littrésche Hernie* (LITTRÉ 1700) bezeichnet werden (»Appendice de l'iléon«). Dieser Begriff wird oft fälschlicherweise für den Darmwandbruch angewendet, bei welchem nur ein Teil der Darmwand in einem Bruchsack eingeklemmt ist. Diese Hernie wird besser als Richtersche Hernie bezeichnet (RICHTER 1777).

Diagnose

Eine Kontrastdarstellung des Meckelschen Divertikels nach Bariummahlzeit gelingt nur selten. Ein neueres Verfahren zum Nachweis eines Magenschleimhaut enthaltenden Meckelschen Divertikels ist eine szintigraphische Darstellung mit *Technetium 99m* (DUSZYNSKI u. Mitarb. 1971; WINE u. Mitarb. 1974). Dieses radioaktive Zwischenprodukt im Zerfall von Molybdän 99 mit einer Halbwertzeit von nur 6 Stunden weist eine besondere Affinität zu den Schleimdrüsen des Magens auf. Es ist jedoch auch mit falschen positiven wie falschen negativen Resultaten zu rechnen: Falsch-positiv fällt die Untersuchung u. a. bei akutem oder chronischem Darmverschluß (CHAUDHURI u. CHRISTIE 1972; DUSZYNSKI u. Mitarb. 1971) aus, falschnegativ, wenn z. B. das Divertikel keine Magenschleimhaut enthält.

Therapie

Ein Meckelsches Divertikel, das zufällig bei einer Appendektomie oder Laparotomie aus anderen Gründen entdeckt wird, sollte prinzipiell entfernt werden, sofern dies der Zustand des Patienten und die lokalen Verhältnisse gestatten. Daß bei schweren Darmblutungen infolge eines Divertikels vor dem Eingriff Blut zu transfundieren ist, mag selbstverständlich erscheinen. Handelt es sich um einen Darmverschluß infolge Strangulation oder Volvulus, so ist vorgängig einer allfällig notwendigen Darmresektion und End-zu-End-Anastomose der geblähte Darm von einer Enterotomie aus mit einem Saugrohr vollständig zu entleeren. Postoperativ sind neben fortlaufender Kontrolle des Wasser- und Elektrolythaushaltes eine parenterale Ernährung für 4–5 Tage, intermittierendes Absaugen des Magens und des oberen Dünndarms und allenfalls Magenspülungen mit Ringerscher Lösung durch die liegende Magensonde angezeigt.

Technik. Die Technik der Divertikulektomie hängt von den anatomischen Verhältnissen ab. Ist die Basis schmal, so kann sie – wie bei einer Appendektomie – zwischen zwei Klemmen gequetscht, ligiert und mit dem Thermokauter durchtrennt werden. Der Stumpf wird versenkt und durch zwei Lagen von Serosanähten sorgfältig übernäht. Bei breiter Basis sind die keilförmige Exzision und die quere Vernähung der Wundränder angezeigt. Bei Säuglingen und Kleinkindern verwenden wir hierfür in zweischichtiger Naht 00 000 Seide oder 00 000 Dexon, was eine gute Adaptation erlaubt und das Darmlumen weniger einengt als bei Verwendung gröberen Nahtmaterials.

Prognose

Sie ist auch hier im wesentlichen von der frühzeitigen Erfassung der klinischen Symptome abhängig. Die in der Literatur gefundenen Letalitätsangaben reichen von 6–20% (BROOKES 1954; EGAN 1967; MCPOLAND u. KIESEWETTER 1958). 9 unserer 62 symptomatischen Fälle sind verstorben; es sind fast ausnahmslos Säuglinge mit Darmverschlüssen, die relativ spät überwiesen wurden. Dank der besseren prä- und postoperativen Maßnahmen hat sich die Prognose gegenüber früher jedoch wesentlich gebessert.

Literatur

Benson, C. B.: Surgical implications of Meckel's diverticulum. In: Mustard, W., M. Ravitch, W. Snyder, K. Welch, C. Benson: Pediatric Surgery. Year Book Medical Publishers, Chicago 1969

Bolkenius, M., R. Daum, M. Braun: Zur Differentialdiagnose intestinaler Blutungen im Säuglings- und Kindesalter. Z. Kinderchir. 18 (1976) 14

Brookes, V. S.: Meckel's diverticulum in children. Brit. J. Surg. 42 (1954) 57

Chaudhuri, T. K., J. H. Christie: False positive Meckel's diverticulum scan. Surgery 71 (1972) 313

Cross, V. F., A. J. Wendth, J. J. Phelan, H. G. Goussous, D. J. Moriarty: Giant Meckel's diverticulum in a premature infant. Amer. J. Roentgenol. 108 (1970) 591

Daum, R., G. Hollmann: Fetale Perforation eines Meckelschen Divertikels als Ursache eines Neugeborenen-Ileus. Zbl. Chir. 92 (1967) 107

Duszynski, D. O., T. C. Jewett, J. E. Allen: Tc 99m Na pertechnetate scanning of the abdomen, with particular reference to small bowel pathology. Amer. J. Roentgenol. 113 (1971) 258

Egan, T. J.: Meckel's diverticulum: Analysis of 18 cases. Irish. J. med. Sci. 502 (1967) 491

Fonkalsrud, E. W., G. E. Dick, H. W. Clatworthy jr.: Neonatal peritonitis. J. pediat. Surg. 1 (1966) 227

Grosfeld, J. L., E. A. Franken: Intestinal obstruction in the neonate due to vitelline duct cysts. Surg. Gynec. Obstet. 138 (1974) 527

Hildanus, Fabricius: Animadv. Var. Argum. Med. Helmstedt, 1750

Kabbani, S. S., J. E. Lewis jr.: Strangulated hernia of Meckel's diverticulum in an infant. J. pediat. Surg. 1 (1966) 579

Kiesewetter, W., H. Swamy: Meckel's diverticulum in infancy and childhood. Z. Kinderchir., Suppl. (1966) 57

Leuener, L.: Über 130 Fälle von Meckelschen Divertikeln bei Kindern. Inaug.-Diss., Zürich 1970

Littré, A.: Observation sur une nouvell'espèce de hernie. Acad. roy. Sci. 2 (1700) 300

McPoland, F. A., W. B. Kiesewetter: Meckel's diverticulum in childhood. Surg. Gynec. Obstet. 106 (1958) 11

Meckel, J. F.: Beitrag zur vergleichenden Anatomie. Reclam, Leipzig 1808

Richter, A. G.: Abhandlung von den Brüchen. Dietrich, Göttingen 1777

Rickham, P. P., J. Lister, I. M. Irving: Neonatal Surgery, 2nd ed. Butterworth, London 1978

Root, G. T.: Complications associated with Meckel's diverticulum. Amer. J. Surg. 114 (1967) 285

Rosza, S., R. J. Gross: Intrauterine perforation of Meckel's diverticulum. Amer. J. Roentgenol. 69 (1953) 944

Rutherford, B., D. R. Akers: Meckel's diverticulum. Surgery 59 (1966) 618

Santulli, T.: Intussusception. Amer. J. Surg. 167 (1964) 443

Schickedanz, H.: Perforation des Meckelschen Divertikels beim Neugeborenen. Z. Kinderchir. 8 (1970) 71

Seagram, C. G. F., R. E. Louch, C. A. Stephens, P. Wentworth: Meckel's diverticulum: A 10-year review of 218 cases. Canad. J. Surg. 11 (1968) 369

Smith, D. W.: The No. 18 Trisomie and D 1 Trisomie syndromes. Pediat. Clin. N. Amer. 10 (1963) 398
Söderlund, S.: Meckel's diverticulum, A clinical and histologic study. Acta chir. scand. 248 Suppl. (1959)
Weinstein, E. C., J. C. Cain, W. H. Re Mine: Meckel's diverticulum — 55 years of clinical and surgical experience. J. Amer. med. Ass. 182 (1962) 251
Wine, C. R., D. L. Nahrwold, J. A. Waldhausen: Role of the Technetium scan in the diagnosis of Meckel's diverticulum. J. pediat. Surg 9 (1974) 885

Darminvagination

R. Morger und R. Gysler

Akute Darminvagination

Die Invagination ist wegen ihrer Häufigkeit im Säuglings- und Kleinkindesalter für die Kinderchirurgie von allergrößter Bedeutung. Sie ist eine gefürchtete Affektion, die auch heute noch zum Tode führen kann, wenn sie nicht rechtzeitig erkannt und nicht sachgemäß behandelt wird. Obwohl die Darminvagination ein bekanntes Krankheitsbild ist, werden immer wieder Patienten mit dieser Diagnose zu spät hospitalisiert.

Pathologische Anatomie

Bei der Darminvagination stülpt sich ein Darmteil in das Lumen des kaudal anschließenden Darmabschnittes ein und wird durch die Peristaltik in analer Richtung vorgeschoben (Abb. 74). Der eingestülpte Darm mit seinem zugehörigen Mesenterium bildet ein zapfenartiges Gebilde, das als Invaginat oder Intussuszeptum bezeichnet wird und vom einscheidenden Darmabschnitt, dem Invaginans oder Intussuszipiens, umhüllt wird. Infolge der Abschnürung der Mesenterialgefäße an der Invaginationspforte entwickelt sich eine venöse Stauung, welche zu ödematöser Schwellung, Stauungsblutungen, blutiger Transsudation und später zur Nekrose, besonders an der Spitze des Invaginates, führt. Die aufeinanderliegenden Serosaflächen des invaginierten Darms verkleben mit der Zeit unter sich oder mit dem invaginierten Mesenterium, so daß eine spontane oder operative Reposition nicht mehr möglich ist.
Je nach Lokalisation unterscheidet man folgende Typen (Abb. 75):
— Invaginatio ileo-ilealis mit Einstülpung vom Dünndarm in Dünndarm;
— Invaginatio ileo-colica mit Einschiebung des unteren Dünndarms ins Colon ascendens, wobei sich Zäkum und Appendix nicht beteiligen, im Gegensatz zur
— Invaginatio ileo-caecalis;
— Invaginatio colo-colica, bei der sich Dickdarm in Dickdarm einschiebt;

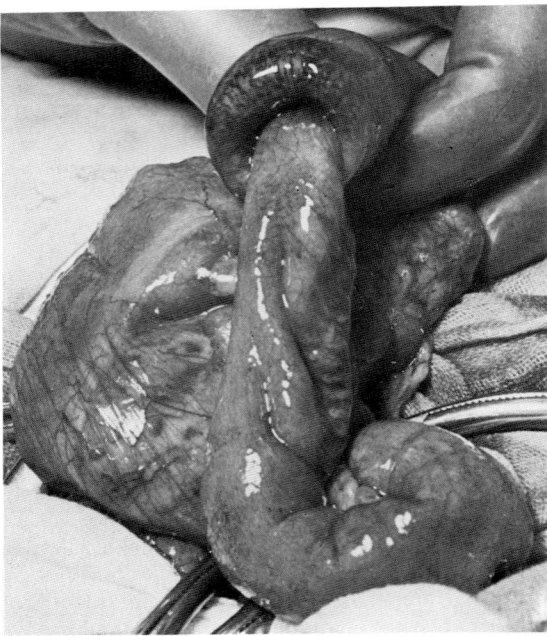

Abb. 74 Invagination ileo-ilealis.

— Invaginatio ileo-ileo-colica, bei der sich ein ileo-ilealer Invaginationstumor ins Kolon einschiebt. Am häufigsten wird die Invaginatio ileo-ileo-colica respektive ileo-caecalis beobachtet (ca. 80% der Fälle); dann folgen in abnehmender Häufigkeit die Invaginatio ileo-colica, die reinen ileo-ilealen Formen und schließlich die äußerst seltene Invaginatio colo-colica. Die Ineinanderschiebung der Darmabschnitte kann einfach, doppelt oder sogar dreifach sein, so daß das Invaginat aus mehreren übereinanderliegenden Darmwandzylindern besteht. Das Invaginat kann sich auch spiralförmig aufrollen, wenn das Mesenterium infolge Einklemmung an der Invaginationspforte dem sich im Dickdarm vorschiebenden Invaginat nicht zu folgen vermag. Ausnahmsweise reicht die Spitze (Appex) des Invaginates bis in das Rektum und prolabiert aus dem After (3 eigene Beobachtungen). Die Kompression des Darmlumens durch das Mesenterium an der Invaginationspforte führt bald zu einem vollständigen Darmverschluß. Das durch die Stauung oft voluminöse Invaginat kann im Dickdarm, besonders im Bereich der Flexura lienalis, Druckgeschwüre verursachen, die perforieren und zur Peritonitis führen können.

Ätiologie

Es ist bekannt, daß die Darminvagination regional gehäuft auftreten kann. In Dänemark ist sie z. B. 7–8mal häufiger als in der Schweiz; das gleiche gilt für die Region Basel verglichen mit der Region Ostschweiz, ohne daß hierfür eine vernünftige Erklärung gefunden werden könnte. Die Beobachtung, daß gerade gut ernährte, kräftige Säuglinge

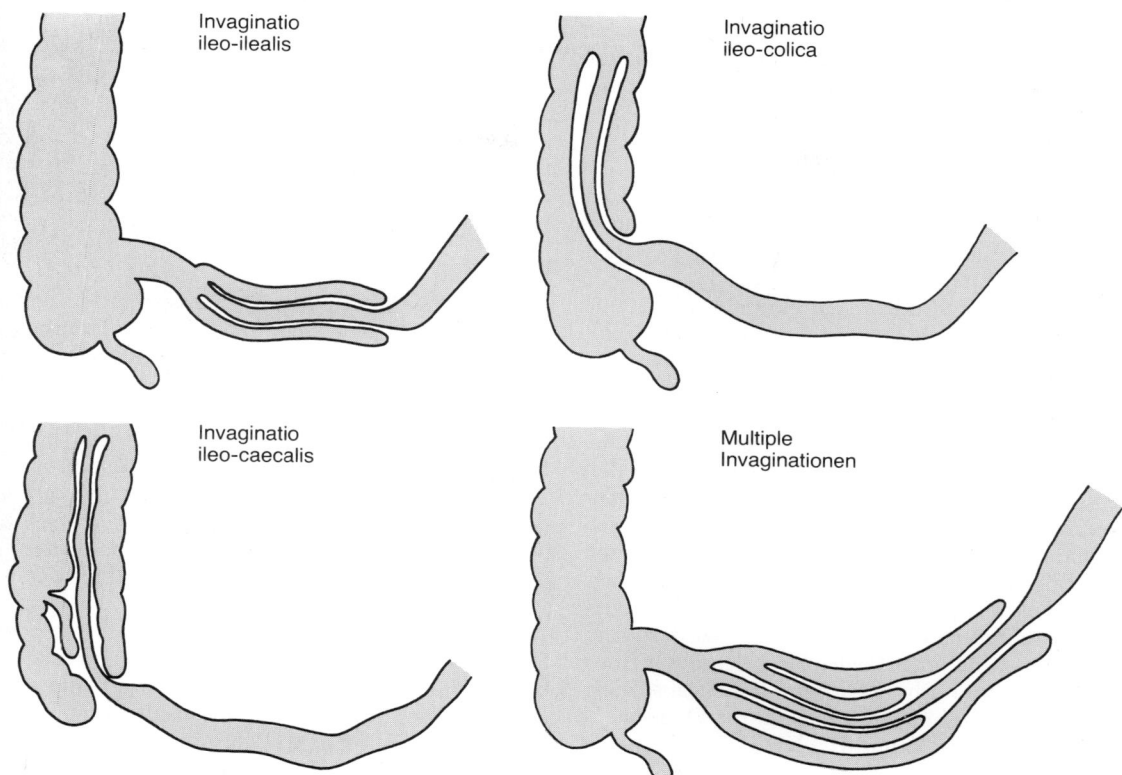

Abb. 75   Häufigste anatomische Formen der Darminvagination.

befallen werden, ist eine allgemeine. Auch eine saisonbedingte Häufung ist festzustellen, ohne daß man aber dafür eine Erklärung fände.
Das auslösende Moment bei der Darminvagination bleibt gewöhnlich (in 80–90% der Fälle, KAISER [1976]) unbekannt bzw. idiopathisch. Man weiß, daß sich physiologischerweise am Dünndarm Invaginationen bilden können, die nicht selten bei Laparotomien durch Zufallsbefunde beobachtet werden. Sie treten besonders bei leerem, stark kontrahiertem Dünndarm oft multipel auf: Die meist nur 1–2 cm langen Einstülpungen lösen sich bald wieder spontan. Es muß angenommen werden, daß hier Koordinationsstörungen im Ablauf der Peristaltik vorliegen. Dafür spricht, daß solche Invaginationen oft bei Magen-Darm-Tetanie (erhöhte Erregbarkeit) und nicht selten bei Sektionen als terminale Invaginationen beobachtet werden. Daneben ist es aber erwiesen, daß tumoröse Veränderungen im weitesten Sinne des Wortes, die in der Darmwand oder im benachbarten Meso liegen, eine Darminvagination auslösen können; der Darm versucht durch kräftige Kontraktionen ein solches Hindernis zu überwinden und schiebt es dabei in den kaudalen, erschlafften Darmabschnitt vor. Hierher gehören die Fälle, in welchen am Ausgangspunkt der Invagination ein Meckelsches Divertikel, ein Darmpolyp (z. B. Peutz-Jeghers-Syndrom), eine enterogene Zyste (Darmduplikatur), ein Lymphosarkom usw. gefunden werden. Bei der Purpura abdominalis Henoch, häufig im Vorschul- und Schulalter, kann es zu einem Hämatom in der Mukosa kommen, und dieses wird durch die Peristaltik erfaßt und invaginiert. Die Diagnose ist dabei äußerst schwierig, da die Grundkrankheit schon selbst mit Bauchschmerzen und Blut im Stuhl einhergehen kann. Auch bei der Mukoviszidose muß man immer an eine Darminvagination denken, wenn ileozäkale Symptome auftreten. In südlichen Ländern ist auch an Tropenkrankheiten des Darms zu denken, die sehr häufig für eine Invagination verantwortlich sind. Dabei werden auch ältere Patienten betroffen.
Es ist aber auch möglich, daß vergrößerte Peyersche Plaques (verursacht z. B. durch Adenoviren), mesenteriale Lymphknoten, die der Darmwand anliegen, ja sogar stark entwickeltes Fettgewebe am Mesenterialansatz, durch starke peristaltische Wellen in den distalen Darmabschnitt eingeschoben werden. Für letzteres spricht vielleicht, daß Invaginationen nicht selten bei wohlgenährten Frauenmilch-Kindern beobachtet werden.
Altersdisposition. Die Darminvagination ist eine typische Affektion des ersten (75%) und des zweiten (13%) Lebensjahres. Das Maximum ihrer Häufigkeit liegt im zweiten und dritten Trimenon. Ausnahmsweise kann sie im ersten Lebensmonat,

ja schon intrauterin auftreten. Nach dem zweiten Lebensjahr wird sie seltener, kommt im Schulalter nur ganz ausnahmsweise vor. Knaben werden mit ca. 60% häufiger befallen als Mädchen.

Symptome

Im zeitlichen Ablauf der Erkrankung ist klar zu unterscheiden zwischen *Prodromalaffektion* (diese ist allerdings nicht obligat vorhanden), zwischen *Früh-* und *Spätsymptomen*.

Die Gefahr der Prodromalaffektion – meist eine Enteritis oder Atemwegsinfektion – liegt darin, daß die Frühsymptome der akuten Darminvagination der bereits bekannten Affektion zugeordnet werden. Fehlt hingegen eine solche vorangehende Erkrankung, dann tritt der charakteristische, plötzliche Beginn deutlich in Erscheinung. In diesen Fällen beginnt die Darminvagination aus voller Gesundheit bei meist eutrophen oder adipösen Säuglingen mit krampfartigen Bauchschmerzen und Erbrechen. Während der kolikartigen Attakken, die sich in immer kürzer werdenden Intervallen und mit zunehmender Intensität wiederholen, schreit das Kind oft auf, wird blaß, bekommt einen ängstlichen und schmerzlichen Gesichtsausdruck, krümmt sich zusammen und zieht die Oberschenkel an. Anfangs kann das Kind zwischen den Schmerzattacken wieder völlig normal erscheinen, doch kommt es bald in einen kollapsähnlichen Zustand, der sich durch Blässe, Schweißausbruch, kalte Nase, eingesunkene Augen und Apathie äußert. Die Erscheinungen sind für die Umgebung des Kindes meist so bestürzend, daß der Arzt sofort gerufen wird. Anfangs können sich noch 1–2 normale Stühle entleeren, später wird in den Windeln hellrotes Blut oder blutiger Schleim – ein nahezu pathognomonisches Zeichen – festgestellt (Himbeergelee).

Die Untersuchung ergibt ein weiches, anfangs oft sogar eingesunkenes Abdomen. Meteorismus und sichtbare peristaltische Wellen sind bereits Spätsymptome und Ausdruck einer fortgeschrittenen Darmokklusion. Bei sorgfältiger Palpation läßt sich meist das Invaginat als Walzenstrich oder wurstförmige Resistenz in der rechten Flanke oder im Oberbauch feststellen. Der Invaginationstumor kann aber der Palpation entgehen, wenn das Kind aktiv spannt, wenn bereits ein stärkerer Meteorismus vorliegt, wenn es sich um eine ileoileale Invagination handelt oder wenn sich bei der ileozäkalen Form das Zäkum samt Invaginat unter den rechten Rippenbogen oder die Leber verschoben hat. Unter diesen Umständen wird die rechte Flanke oft auffallend leer gefunden. Bei der rektalen Untersuchung klebt am Fingerling frisches Blut oder himbeerroter Schleim. Bei fortgeschrittener Intussuszeption kann gelegentlich das Invaginat im Rektum als portioähnlicher Zapfen palpiert werden. Ganz ausnahmsweise kann es sogar aus dem After prolabieren. Bei bimanueller Untersuchung wird das Invaginat in der Bauchhöhle oft leichter festgestellt als bei bloßer, abdomineller Palpation. Zu Beginn der Erkrankung besteht meist keine Temperaturerhöhung, es können sogar Untertemperaturen festgestellt werden. Der Puls ist fast immer beschleunigt. Interessanterweise ist der Blutdruck meistens erhöht. Sobald blutige Stühle auftreten, können sich aber Fieber bis gegen 39 °C und eine Leukozytose einstellen.

Diagnose

Die Diagnose der akuten Darminvagination wird leider auch heute noch nicht immer innerhalb nützlicher Frist gestellt, obschon der Arzt gewöhnlich bei den ersten Alarmsymptomen zum Kind gerufen wird. Wichtiger als die Feststellung eines blutigen Stuhles ist für eine Frühdiagnose die Erkennung und Bewertung der 3 Initialsymptome, die sich vor allem aus einer guten Anamnese ergeben:
– der plötzliche Beginn aus voller Gesundheit,
– die heftigen, schockierend wirkenden, rezidivierenden Bauchkoliken und
– das Erbrechen.

Sie finden sich in über 80% der Fälle, während der blutige Stuhl nur in ca. 10% als erstes Symptom auftritt. Die bekannte Additionsgleichung von Ombrédanne: »Signe d'occlusion et émission de sang par l'anus = invagination« hilft für eine Frühdiagnose wenig. Der erste Summand dieser Addition, der Ileus, fehlt aber oft; ist er vorhanden, so handelt es sich bereits um ein Spätsymptom. Das so häufige initiale Erbrechen ist bei der Invagination keineswegs der Ausdruck eines Darmverschlusses, sondern nur die Folge des peritonealen Schockes, der durch die Kompression und den Zug am invaginierten Mesenterium entsteht. Das Abdomen ist zunächst noch nicht aufgetrieben, es kann sogar ein Kahnbauch vorliegen. Auch die sichtbaren peristaltischen Wellen, die für einen Ileus typisch sind, fehlen zunächst, da das Hindernis – dem Wesen der Invagination entsprechend – relativ mühelos in aboraler Richtung weit in den Dickdarm vorgeschoben wird. In 7% der Fälle und besonders beim Säugling treten sogar Durchfälle auf, da das Transsudat des gestauten Invaginates die Flüssigkeit im Dickdarm vermehrt und das Invaginat, das als weicher und relativ voluminöser Körper den Dickdarm ausstopft, seine Peristaltik anregt. Die Kenntnis dieser Tatsache ist von besonderer Bedeutung, denn hier setzen die ärztlichen Fehlleistungen ein: Statt Invagination wird eine akute Kolitis oder Colitis haemorrhagica diagnostiziert, und statt Operation wird Diät verordnet. Auch eine Abdomenleeraufnahme läßt in solchen Fällen keine Spur von einem Ileus, weder Meteorismus noch Spiegelbildung erkennen. Ebenfalls wird der Abgang von Blut im Stuhl (zweiter Summand der Ombrédanneschen Gleichung) anfangs oft vermißt. Die blutige Transsudation des Invaginates tritt erst auf, wenn die Stauung ein gewisses Maß erreicht hat oder wenn sich eine

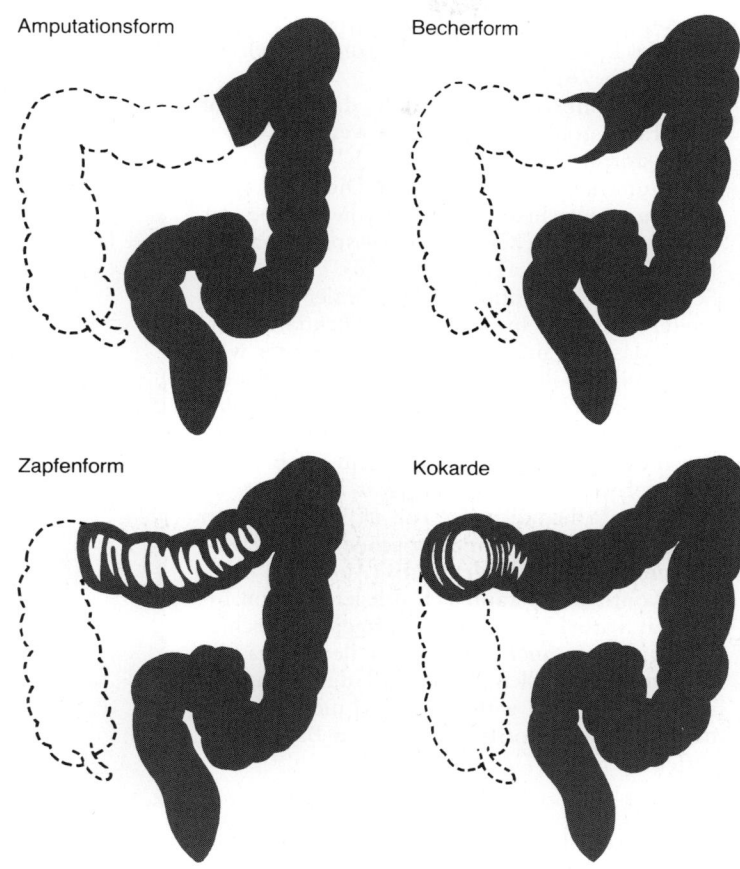

Abb. 76 Röntgenologische Formen der Darminvagination.

Nekrotisierung an der Spitze des Invaginates eingestellt hat. Wie erwähnt, ist der blutige Stuhl nur in 10% der Fälle das erste Symptom; in 37% tritt er in den ersten 3 Stunden nach Beginn der Bauchkrämpfe, in 60% innerhalb der ersten 12 Stunden auf. Obschon der Blutabgang nicht immer ein Initialsymptom darstellt, ist er ohne Zweifel ein wichtiges Zeichen, das sich früher oder später fast regelmäßig (95%) nachweisen läßt.

Differentialdiagnose

Eine Invagination – besonders wenn sie mit Durchfällen beginnt – kann im Säuglingsalter mit einer »alimentären Intoxikation« (Toxikose), im Kleinkindesalter mit einer dysenteriformen Enterokolitis (Colitis mucohaemorrhagica) verwechselt werden. Auch diese Affektionen gehen mit Erbrechen, krampfartigen Bauchschmerzen und kollapsähnlichem Zustand einher. Das meist von Anfang an bestehende hohe Fieber und die auffallend zahlreichen Stühle, die noch Nahrungsbestandteile und Galle enthalten, sprechen gegen eine Invagination. Schwierig kann die Unterscheidung von Purpura abdominalis (Henoch) sein, die allerdings meist jenseits des 5. Lebensjahres beobachtet wird. Auch diese geht mit heftigen intermittierenden Koliken, Erbrechen und blutigen Stühlen einher. Größere Hämatome in der Darmwand können sogar bei der Palpation des Abdomens mit einem Invaginationstumor verwechselt werden, und es ist daran zu denken, daß sie in der Tat zum Ausgangspunkt einer Invagination werden können. Erbrechen, Hautblutungen, Gelenkschwellungen, Galle im Stuhl sprechen für die Purpura Henoch. Im Zweifelsfall ist eine Röntgenuntersuchung angezeigt.

Röntgenbefund

Sobald der Verdacht auf eine Darminvagination besteht, sollte zunächst eine Leeraufnahme des Abdomens im Stehen und hierauf ein Bariumeinlauf vorgenommen werden, der unter dem Durchleuchtungsschirm verfolgt und dann in einer Aufnahme festgehalten wird. Diese Untersuchung ist zwar in typischen Fällen nicht unbedingt notwendig, doch gibt sie Anhaltspunkte über die Ausdehnung und Verschieblichkeit des Invaginates im Dickdarm und über den Stand des Darmverschlusses. *Kontraindiziert* ist der Einlauf, wenn peritonitische Symptome (Darmperforation!) vorliegen. Es ist auch daran zu denken, daß bei der allerdings seltenen, reinen ileoilealen Intussuszeption der Holzknechteinlauf einen negativen Befund ergibt. Doch zeigt hier die Leeraufnahme im Stehen schon frühzeitig Flüssigkeitsspiegel im Dünndarm. Das

Invaginat verursacht im Dickdarm einen Füllungsdefekt, der in verschiedener Weise zur Darstellung kommt (Abb. 76):
- Der Bariumbrei kann durch das Invaginat scharf und gradlinig abgestoppt werden (Amputationsform) (Abb. 77).
- Er kann sich etwas zwischen Dickdarm und Invaginat einschieben, so daß die Kuppe des Invaginats als becherförmige Aussparung zu erkennen ist (Becherform) (Abb. 78).
- Schiebt sich der Kontrastbrei in oraler Richtung weiter zwischen Invaginat und Dickdarm vor, so ist das Invaginat als Zapfenstrich oder walzenförmiger Füllungsdefekt zu erkennen, der oft von zirkulären Kontraststreifen, die in den Schleimhautfalten liegen, umgeben ist (Zapfenstrich oder Walzenform). Wird ein solcher Füllungsdefekt axial getroffen, was besonders an der Flexura hepatica der Fall ist, so ist er von mehr oder weniger konzentrischen Kontrastringen umgeben (Kokardenform) (Abb. 79).

Der Kontrastbrei kann sich gelegentlich am Invaginat vorbei bis in die Zäkalregion vorschieben und bei einer Invaginatio ileo-colica die Zäkumtasche füllen, ohne daß das Invaginat reponiert worden wäre. Dies darf nicht zur Annahme einer Reposition durch den Bariumbrei verleiten.

Therapie

Vielerorts, vor allem in Schweden, wird in Frühfällen die radiologische Reposition mit einem Bariumkontrasteinlauf unter Durchleuchtungskontrolle durchgeführt. Der hydrostatische Druck darf beim Repositionsversuch nicht mehr als 50–70 cm H_2O ($\approx$ 5–7 kPa) betragen. Die konservative Methode kann nur in relativ frischen Fällen, in welchen heute auch die Operation günstige Resultate ergibt, in Betracht kommen. Das Verfahren hat aber seine Nachteile. Der röntgenologische Test der erfolgten Desinvagination, d. h. die vollständige Füllung des Zäkums und des unteren Ileums mit Kontrastbrei, ist trügerisch. Eine ileo-ileale beginnende Invagination kann leicht übersehen werden, und über allfällige Darmveränderungen (Meckelsches Divertikel, Polyp und ähnliches), welche die Invagination auslösen, bleibt man im ungewissen. Mit diesem Repositionsmanöver kann auch kostbare Zeit verloren gehen. Bei irreponiblen Invaginationen ist das Verfahren nicht nur untauglich, sondern gefährlich, da der Druck im Kolon eine Darmperforation verursachen kann (KAISER 1976 2 Fälle).
Wir empfehlen deshalb mit vielen andern Kliniken die Operation.

Technik

Als Zugang wird die mediane Inzision im rechten Mittelbauch bevorzugt, die den Vorteil hat, daß man, wenn nötig, den Schnitt nach oben und unten erweitern kann. Die Reposition darf unter keinen

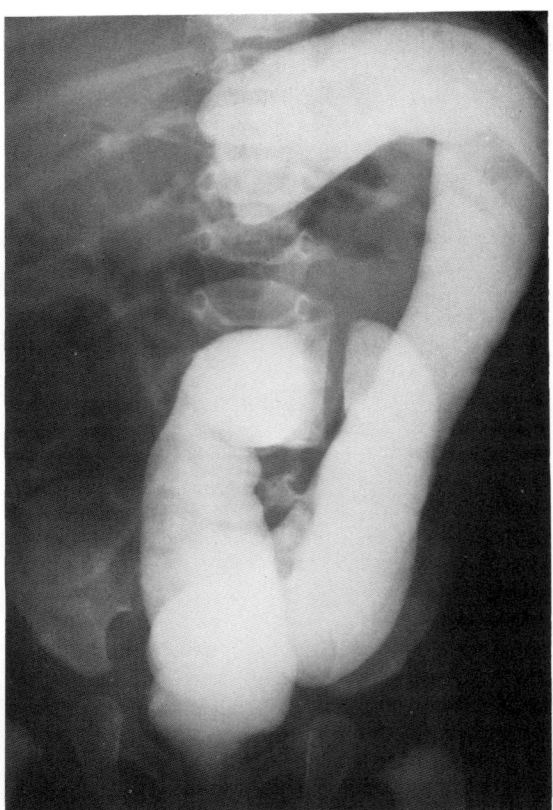

Abb. **77** Stopp im Colon transversum bei Darminvagination (Amputationsform, 4 Monate altes Mädchen).

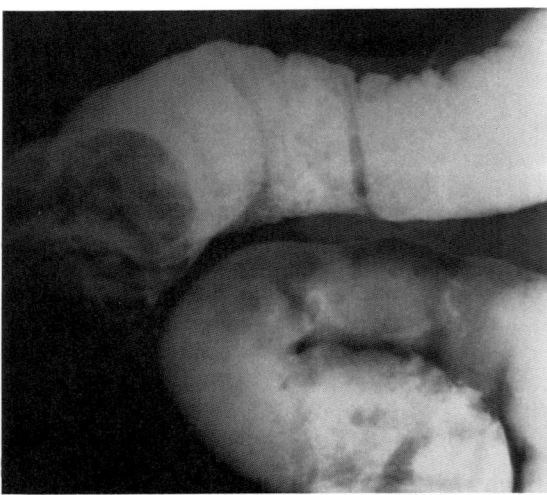

Abb. **78** Becherförmiger Füllungsdefekt im Kolon bei Darminvagination (1jähriges Mädchen).

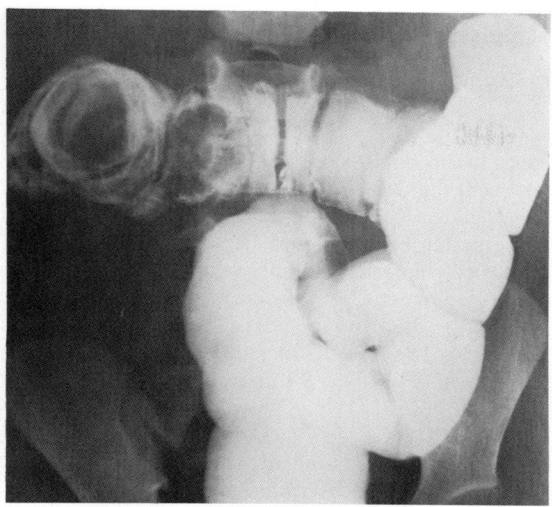

Abb. 79 Darminvagination mit typischer Kokarde an der Flexura hepatica bei 3jährigem Knaben.

Umständen durch Zug am invaginierten Darm erfolgen, der Invaginationstumor muß vielmehr durch sanften Druck auf den unmittelbar distal davon gelegenen Darmabschnitt ausgemolken werden. Dabei soll langsam in Etappen vorgegangen werden und das Invaginat immer wieder mit warmen Kochsalzkompressen bedeckt werden. Bei zweifelhafter Vitalität des Darms, d. h. wenn 10 Minuten nach Devagination der Darm sich nicht erholt, bleibt nur die Dünndarmresektion, die gelegentlich zur Ileozäkalresektion erweitert werden muß.

Bei irreponiblen Invaginationen sind heute alle Verfahren zeitlich gestaffelter Operationen zugunsten einer primären Darmresektion verlassen. Wir legen immer eine End-zu-End-Anastomose an.

Bei faßbarer Ursache der Invagination wird diese gleichzeitig behoben, so wird beispielsweise bei einem Meckelschen Divertikel eine Keilexzision vorgenommen. Recht oft drängt sich als Zusatzeingriff eine Pexie verschiedener Darmabschnitte, z. B. eine Aszendopexie beim Mesenterium commune, auf.

Die Appendektomie führen wir nur in jenen Fällen aus, wo die Appendix selbst durch die Invagination verändert ist oder wenn wir eine Aszendopexie ausführen.

Nachbehandlung

In der postoperativen Phase ist weiterhin für parenterale Flüssigkeitszufuhr zu sorgen. Der Meteorismus ist durch Einlegen einer Magen- bzw. Duodenalsonde und durch wiederholtes Einlegen des Darmrohres zu bekämpfen. Die Darmtätigkeit wird durch Zusatzgaben von Bepanthen in Gang gebracht. Eiweiß- und Elektrolytkontrollen sind selbstverständlich. Wir verabreichen regelmäßig während der ersten 5 Tage Antibiotika intravenös, bei Darmresektionsfällen während 10 Tagen. Sobald die Darmtätigkeit einsetzt, beginnen wir langsam mit der oralen Ernährung.

Prognose

Mit dem Fortschritt der Kinderchirurgie ist die Mortalität sehr gering geworden (etwa 1%). Es sind die schweren Spätfälle von Darminvagination mit Ileus, Peritonitis und Sepsis, die während mehrerer Tage Intensivpflege bedürfen und schuld sind an der Mortalitätsrate von 1%. Invaginationsrezidive sind selten. Als Spätfolge kann ein Brideniieus auftreten.

Trotz dieser Fortschritte bleibt die Frühdiagnose bei der Darminvagination immer noch die erste Forderung, die an den zugezogenen Arzt zu stellen ist.

Chronische Darminvagination

Die chronische Form der Darminvagination ist viel seltener als die akute. Auf etwa 100 akute Fälle sind mit 1–2 Fällen von chronischer Darminvagination zu rechnen. Ein Meckelsches Divertikel, eine Doppelbildung im Ileozäkalbereich oder ein Lymphosarkom der Ileozäkalregion kann Ausgangspunkt der Invagination sein. Bei der chronischen Invagination bleibt der zentrale Kanal des Invaginates für die Passage des Darminhaltes durchgängig, so daß sich kein Ileus entwickeln kann. Dies trifft nur dann zu, wenn die Erschlaffung des Intussuszipiens an der Invaginationspforte so stark ist, daß eine Abschnürung des Darmlumens und des Mesenteriums ausbleibt oder nur zeitweise vorliegt. Dafür spricht auch, daß sich chronische Invaginationen meist leicht reponieren lassen, selbst wenn sie Wochen oder Monate bestanden haben.

Symptome

Im Vordergrund stehen chronische, therapieresistente Durchfälle mit zeitweisem Abgang von mehr oder weniger blutigschleimiger Stühle. Von Zeit zu Zeit treten kolikartige Schmerzen, besonders im Oberbauch, und gelegentlich Brechattacken auf. Da sich die Krankheit über Wochen und Monate hinziehen kann, magern die Kinder stark ab und werden anämisch. Zeichen einer hämorrhagischen Diathese lassen sich nicht nachweisen.

Röntgen: Der Röntgenbefund nach Bariumeinlauf ist typisch, wird aber oft verkannt, da sich der Kontrastbrei meist ohne Schwierigkeiten zwischen dem Invaginat und dem schlaffen Kolon bis zum Zäkum vorschiebt. Der das Invaginat enthaltende Kolonabschnitt erscheint auch bei wiederholten Aufnahmen starr und erweitert und zeigt einen partiellen Füllungsdefekt, in dem sich nur die Schleimhautfalten mit Kontrastmittel beschlagen, die als spiralfederartige Ringe, gelegentlich in Kokardenform, zur Darstellung kommen (Abb. 80).

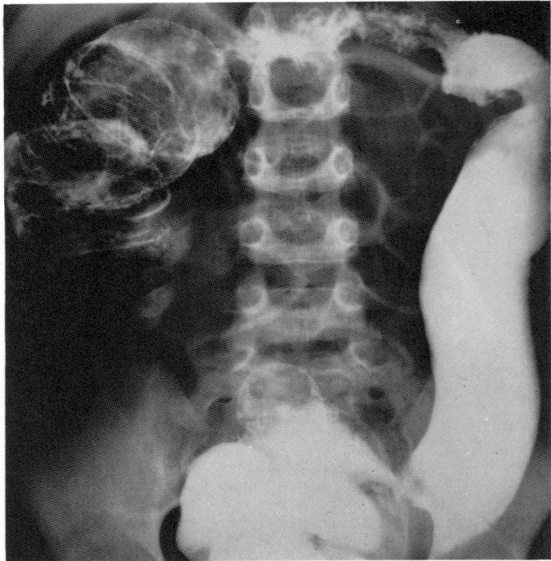

Abb. 80 Chronische Darminvagination bei Lymphosarkom des Zäkums. Beachte Füllungsdefekt im Zäkum, Ringbildung im Colon ascendens und Kaliberdifferenz im Colon transversum.

In Abb. 80 ist zudem die Eintrittsstelle des Invaginates als kreisrunder Füllungsdefekt im Zäkum zu erkennen.

Therapie

Wie erwähnt, macht die operative Desinvagination bei diesen chronischen Formen meist keine Schwierigkeiten. Sollte sie nicht vollständig gelingen, so ist auch hier die Resektion des Invaginates und eine End-zu-End-Anastomose vorzunehmen. Beim Lymphosarkom erfolgt zusätzliche zytostatische und Röntgenbehandlung.

Literatur

Bettex, M., F. Kuffer, A. Schärli: Wesentliches über Kinderchirurgie. Huber, Bern 1975 (S. 132–135)
Kaiser, G.: Früherfassung und Therapie der Darminvagination im Kindesalter. Chir. Praxis 21 (1976) 239–250
Kundert, J. G., R. Haller: Ileo-coecales Lymphosarkom. Maligne Tumoren im Kindesalter. Z. Kinderchir. 8 Suppl. (1969) 290
Ombrédanne, L.: Précis clinique et opératoire de Chirurgie infantile. Masson, Paris 1932
Rickham, P. P., R. T. Soper, U. G. Stauffer: Kinderchirurgie. Thieme, Stuttgart 1975 (S. 93–97)
Wolf, H. G.: Das akute Abdomen in der Paediatrie. Marseille, München 1971 (S. 72–76)

Askaridenileus

U. G. STAUFFER

Auch heute noch ist die Askaridiasis im Kindesalter recht häufig. Ein eigentlicher Darmverschluß durch ganze Knäuel von Askariden ist jedoch dank verbesserter Hygiene und den modernen Anthelminthika wenigstens in entwickelten Ländern sehr selten geworden. So wurden an der chirurgischen Abteilung der Universitäts-Kinderklinik Zürich von 1936–1951 29 Kinder mit Askaridenileus gesehen, von 1960–1978 nur noch 1.

Symptome

Die Krankheit beginnt meist akut mit heftigen, kolikartigen Bauchschmerzen, Erbrechen und Stuhl- und Windverhaltung. Das Abdomen ist aufgetrieben und zeigt sichtbare Peristaltik. Bei der Palpation gelingt es in manchen Fällen, im rechten Unterbauch eine rundliche oder wurstförmige, eher weiche Resistenz, die durch einen Askaridenknäuel verursacht wird, nachzuweisen. Abgänge einzelner Askariden in der Anamnese oder das gelegentlich auch vorkommende Erbrechen von Würmern weisen auf die Ätiologie des Ileus hin. Im Blutbild herrscht meist eine stark ausgeprägte Eosinophilie.

Röntgenbefund. Askariden können gelegentlich bereits auf dem Abdomenleerbild als längliche, schattengebende Gebilde in den erweiterten Darmschlingen vermutet werden. Nach Verabreichung von oralem Barium kommen sie als schmale, gewundene, bandförmige Füllungsdefekte zur Darstellung. Werden sie axial getroffen, so sind sie als kleine, kreisrunde Aufhellungen sichtbar. Hat die Hauptmasse des Bariumbreies den Darm passiert, so lassen sich immer noch fadenförmige Kontraststreifen erkennen, welche dem mit Barium gefüllten Askaridendarm entsprechen (Abb. 81).

Therapie

Im allgemeinen gelingt es, den Askaridenileus auf konservativem Wege mit einer Magensaugdrainage, hohen Einläufen und eventuell zusätzlicher Verabreichung von Prostigmin zu beheben. Erst wenn die freie Passage wieder hergestellt ist und sich ein allfälliger toxischer Zustand behoben hat, darf eine Wurmkur angeschlossen werden. Dabei können sich gelegentlich über 100 Askariden entleeren.

Führen konservative Maßnahmen nicht zum Ziel, so ist die Laparotomie angezeigt. Wenn möglich, sollen dabei die Askaridenknäuel ohne Eröffnung des Darmes auseinandergezogen und bei tiefer Lage der Obstruktion die Askariden ins Zäkum vorgeschoben und ausmassiert werden. Einmal im Dickdarm, sind die Askariden nicht mehr lebensfähig. Ist dies ausnahmsweise nicht möglich, so müssen die Askariden durch eine kleine Enterotomie

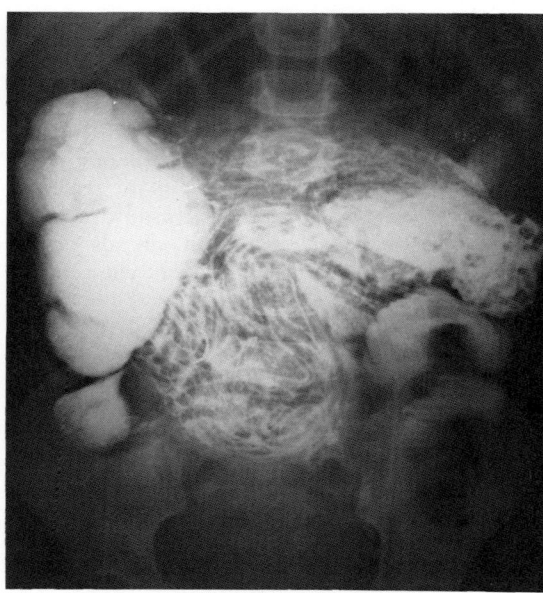

Abb. 81 5jähriges Mädchen. Askaridenileus. Magen-Darm-Passage 18 Std. p.c. Stark erweiterte Ileumschlingen. Kreisrunde und bandförmige Füllungsdefekte durch Askariden.

Stück um Stück entfernt werden. Die Darminzision ist gut zu übernähen, damit sich nicht allfällig zurückbleibende Askariden durch die Nahtstelle durchbohren.

Komplikationen

In seltenen Fällen kann es bei einem Askaridenileus zur Drucknekrose und Perforation der Darmwand kommen, so daß einzelne Askariden in die freie Bauchhöhle gelangen. Die sich dabei entwickelnde, meist diffuse Peritonitis zeichnet sich besonders durch auffallend dicke Fibrinbeläge aus. Bei der Laparotomie sind sämtliche Nischen der Bauchhöhle nach Askariden abzusuchen. Weitere mögliche Komplikationen bei massivem Askaridenbefall sind das Einwandern der Würmer in den Ductus choledochus und in die Leber, den Ductus pancreaticus und in die Appendix, wo sie entsprechend Leberabszesse, Cholangitiden, Pankreatitiden oder eine Appendicitis acuta verursachen können. Weitere Komplikationen der Askaridiasis s. spezielle Literatur.

Literatur

Ajao, O. G., A. O. Ajao: Ascariasis an acute abdomen. Trop. Doct. 9 (1979) 33–36
Blumenthal, D. S., M. G. Schultz: Incidence of intestinal obstruction in children infected with ascaris lumbricoides. Amer. J. Trop. Med. Hyg. 24 (1975) 801–805
Davies, N. J., J. M. Goldsmid: Intestinal obstruction due to ascaris suum infection. Trans. roy. Soc. Trop. Med. Hyg. 72 (1978) 107
Fanconi, G., A. Wallgren: Lehrbuch der Pädiatrie, 9. Aufl. Schwabe, Basel 1972 (S. 806)
Okumura, M., Y. Nakashima, P. Curti, W. de Paula: Acute intestinal obstruction by ascaris (455 cases). Rev. Inst. Med. trop. S. Paulo 16 (1974) 292–300
Perez, C. B., P. Vera, P. Barraza: Intestinal obstruction by massive ascaridiasis. Rev. med. Chile (1978) 39–40
Schuster, D. I., R. P. Belin, J. C. Parker jr., J. A. Burke, J. Z. Jona: Ascariasis – Its complications, unusual presentations and surgical approaches. Sth. med. J. (Bgham. Ala.) 70 (1977) 176–178

Akute Appendizitis
J. G. KUNDERT

Die akute Appendizitis ist die wichtigste chirurgische Abdominalerkrankung im Kindesalter. Auch für den Erfahrenen ist ihre klinische Diagnose eine der schwierigsten, und neuere Verfahren der Abdominaldiagnostik wie zum Beispiel die Sonographie haben hier keine Hilfe gebracht. Obwohl die Zahl der Perforationen in den letzten Jahren trotz ständiger Verbesserung der medizinischen Versorgung der Bevölkerung nicht abgenommen hat, sind die schweren Krankheitsverläufe dank Antibiotika und parenteraler Ernährung seltener geworden.

Ätiologie

Folgende Faktoren spielen bei der Appendizitisentstehung eine Rolle: Als lymphatisches Organ ist die Appendix besonders häufig von entzündlichen Prozessen befallen. Dafür spricht die Häufung von Begleitappendizitiden bei Masern, Scharlach und Tonsillenaffektionen in Epidemiezeiten. Aber auch bei der banalen Appendizitis beobachten wir seltsamerweise ein epidemieartiges Auftreten. Bei Enterokolitisepidemien sind jedoch nur die Beobachtungsfälle mit Appendizitisverdacht gehäuft, da das katarrhalische Stadium der Entzündung kaum überschritten wird. Ferner fördern sicher narbige Einengungen des Appendixlumens oder dessen Verlegung durch Kotsteine oder seltener durch Fremdkörper die Entzündung dieses Blindsackes.

Pathologische Anatomie

Die katarrhalische Appendizitis zeigt eine vermehrte Gefäßinjektion der Serosa und ein Schleimhautödem. Die fortschreitende Entzündung führt zur Fibrinausschwitzung der Serosa, zur Wandinfiltration und zu Schleimhautulzerationen (ulzeröse Appendizitis). Als nächste Stadien sehen wir *phlegmonöse,* dann nekrotische Wandveränderungen, oft mit prallem *Empyem* (phlegmonöse und gangränöse Appendizitis). Diesen Stadien entsprechend besteht die Umgebungsreaktion in einer Abkapselung des Entzündungsherdes mit Darmschlingen oder mit einer Netzkappe. In der übrigen

Bauchhöhle kommt es zur serösen, dann trüben, schließlich eitrigen Exsudation. Je rascher und vollständiger die Abkapselung, um so eher sehen wir die Ausbildung eines Abszesses. Sowohl primär durch die Appendizitis selbst wie auch durch sekundären Abszeßdurchbruch kann es zur diffuseitrigen Peritonitis kommen. Als Erreger finden wir am häufigsten Anaerobier, ferner E. coli, Enterokokken, Staphylo- und Streptokokken. Ein Befall mit Yersinien, besonders Y. pseudotuberculosis, kann zu appendizitischen Symptomen führen, welche gelegentlich zur Operation verleiten.

Altersverteilung. Die Appendizitis kann in jedem Alter auftreten. Ob die Appendizitis des Früh- oder Neugeborenen als unilokuläre, umschriebene nekrotisierende Enterokolitis oder als akute Appendizitis sui generis aufgefaßt werden soll, ist unklar und für die Therapie, nicht aber für die Prognose bedeutungslos. Während jedoch im Säuglingsalter die Appendizitis eine Seltenheit ist, nimmt sie im Vorschulalter ständig zu und erreicht im Volksschulalter das Maximum.

Perforation. Je jünger die von einer Appendizitis befallenen Kinder sind, desto größer ist die Perforationshäufigkeit. Die Säuglinge kommen ohne Ausnahme im Stadium der Abszedierung oder der diffusen Peritonitis zur Behandlung. Bei den Kleinkindern ist die Perforation zum Zeitpunkt der Diagnose in 50–77% der Fälle bereits erfolgt. Im Schulalter ist die Perforationshäufigkeit wesentlich geringer, einerseits wegen der besseren Kooperation zwischen Patient, Eltern und Arzt, und andererseits weil die Perforation bedeutend später erfolgt als in jüngerem Alter. Die Perforationsfälle sind in den letzten 45 Jahren wohl zurückgegangen, bleiben aber mit 15% sämtlicher kindlicher Fälle immer noch eine häufige Komplikation (Tab. 4).

Symptome und Diagnose

In vielen Fällen läßt sich die Diagnose auch beim Kind – besonders bei typischer Anamnese – leicht stellen. Zu den klassischen Symptomen gehören Appetitlosigkeit, Übelkeit, initiales Erbrechen, Bauchschmerzen, Druckempfindlichkeit im rechten Unterbauch, Abwehrspannung und Entlastungsschmerz, rektaler Druckschmerz, trockene Mundschleimhäute, leichtes Fieber, Pulsbeschleunigung und Leukozytose.

Auf besondere Schwierigkeiten stoßen Lokalisation und Bewertung der Intensität der Symptome beim Kleinkind. Hier sind Erfahrung im Umgang mit Kindern und *Untersuchungstechnik* besonders wichtig.

Wir achten vorerst auf den Gesichtsausdruck des Kindes und auf Körperstellungen, die als Schonhaltung interpretiert werden können, wie gebücktes Gehen, Seitenlage, Anziehen der Beine. Geht das Kind aufrecht, hüpft es auf Aufforderung ohne weiteres, sitzt es im Bett rasch auf oder liegt es längere Zeit flach auf dem Rücken mit gestreckten Beinen, so spricht dies eher gegen eine Appendizitis.

Für eine aufschlußreiche *klinische Untersuchung* sind positiver Kontakt mit Kind und Eltern, warme Hände und die Unterlassung unangenehmer Manipulationen wie Racheninspektion, Blutentnahme, Blutdruckmessung und Rektaluntersuchung vor der Abdominalbeurteilung Voraussetzung.

Hilfreich für die Beurteilung der muskulären Abwehrspannung ist die *Abdominalpalpation* in verschiedenen Körperstellungen des Patienten, bei langsamer Mundatmung, unter der Bettdecke, beginnend in einer schmerzfreien Abdominalregion, oder die Wiederholung der Palpation, nachdem das Kind eingeschlafen ist.

Als zweites lokalisieren wir das *Zentrum des Druckschmerzes* und provozieren durch plötzliches Loslassen der Bauchdecke den *Entlastungsschmerz*. Diskrete Schmerzäußerungen auch bei dissimulierenden Kindern sind dabei an der Mimik, an einer Pupillenerweiterung, am Ausweichen mit Gesäß und Abdomen, an einer Abwehr mit den Händen, einem Anziehen der Beine oder an einer Flexion der Großzehen abzulesen. Im Gegensatz zur Appendizitis fehlt der Entlastungsschmerz bei Zäkumblähung und Lymphadenitis ileocaecalis. Zusätzliche Hinweise auf das Vorliegen einer Peritonealbeteiligung liefert der gekreuzte *Druck- und Loslaßschmerz* bei tieferer Palpation des linken Unterbauchs.

Die *Rektaluntersuchung* ist integrierender Bestandteil der Appendizitisdiagnostik. Leichtes

Tabelle 4 Häufigkeit der Perforation und Letalität der Appendizitis im Krankengut der Universitätskinderklinik Zürich (nach *Schnider* und nach *Schwöbel* u. *Pochon*)

Jahr	Total akute Appendizitiden (mit und ohne Perforation)	Appendicitis perforativa	Perforations-rate in %	Todesfälle	Gesamt-letalität in %	Letalität der perforierten Appendizitiden in %
1931–1940	2170	640	29,5	104	4,8	16,25
1941–1950	1749	522	28,8	17	0,97	3,25
1951–1960	1482	385	26,0	4	0,27	1,04
1961–1970	1198	300	25,0	2	0,17	0,66
1971–1977	917	138	15,0	1	0,11	0,72

Pressenlassen wie bei der Defäkation und ein Gleitmittel machen das Einführen des Fingers schmerzlos. Wir beurteilen Analregion, Sphinktertonus, Infiltration, Druckempfindlichkeit oder Fluktuation des Douglasschen Raums und Inhalt der Ampulle. Bei guter Kooperation des Kindes ist die tiefliegende entzündete Appendix gelegentlich als verschieblicher, druckempfindlicher Tumor bimanuell tastbar. Beim Mädchen versuchen wir die internen Genitalorgane bezüglich Größe und Lage zu beurteilen.

Neben dem genauen Lokalstatus ist die Kenntnis des Stellenwertes objektiver Begleitsymptome für die Diagnose wichtig. Erbrechen, zumindest aber Übelkeit oder Eßunlust, gehören zum Beginn einer akuten Appendizitis, während eine ruhige Nacht vor einem Spitaleintritt schlecht zu einem Appendizitisverdacht paßt. Unbehandelt kann das Erbrechen nach einer Latenzperiode mit vorübergehendem Abklingen der Abdominalsymptome im Stadium der diffusen Peritonitis nach Perforation erneut einsetzen. Bei Kleinkindern, schlechter Mitarbeit von Patient und Eltern, bei atypischer Anamnese und Symptomatik ermuntern wir die Hausärzte zu einer Beobachtungshospitalisation. Während der Hausarzt die Entwicklung der Befunde nur weitmaschig, sporadisch und mit großem Aufwand verfolgen kann, ist im Spital eine lückenlose, longitudinale Beobachtung über 12–24 Stunden möglich. Bei diesen Beobachtungsfällen kommt es interessanterweise nur selten zur Appendektomie mit positivem Befund im Gegensatz zu den Kindern mit prägnanter progredienter akuter Symptomatik.

Die *Körpertemperatur* liegt in der Regel unter 38 °C. Ein hochfebriler Zustand gleich zu Beginn der Symptomatik spricht eher gegen Appendizitis. Wenn sich die Appendizitis in der Fossa iliaca oder im Kleinbecken abspielt, erwarten wir eine axillär-rektale Temperaturdifferenz von mindestens 0,5 °C. Kontinuierlich oder intermittierend hohes Fieber und *Facies abdominalis* bei einer mindestens 24 Stunden dauernden Anamnese sprechen für Perforation. Weitere Hinweissymptome sind abgeschwächte Abdominalatmung, fehlende Bauchdeckenreflexe, verminderte Darmgeräusche, Stuhlverhaltung sowie Dämpfung und Resistenz im rechten Unterbauch.

Leukozytenzahl, vor allem aber *Leukoszytenanstieg* sind ein wichtiger Mosaikstein zur Diagnose. Dabei ist zu berücksichtigen, daß die Normalwerte bei Kindern hoch, zwischen 8000 und 10 000/μl ($8-10 \times 10^9$/l) angesetzt werden müssen. Bei einer beginnenden Appendizitis (katarrhalisch oder ulzerös) finden wir Werte von 9000 bis 12 000/μl ($9-12 \times 10^9$/l), bei eitriger Appendizitis von 12 000 bis 14 000/μl ($12-14 \times 10^9$/l), bei Empyem, Abszeß oder diffuser eitriger Peritonitis bis 20 000/μl (20×10^9/l) und mehr Leukozyten. Unmittelbar nach der Perforation oder bei infektiöstoxischem Krankheitsbild mit eitriger Peritonitis

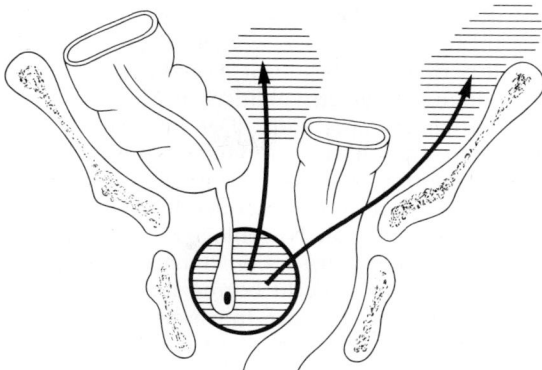

Abb. 82 Beckenappendizitis. Perforation der Appendix in der Tiefe des Kleinbeckens; Abszeßbildung mit Auswirkungen auf die Nachbarorgane Rektum und Blase. Sekundäres Aufsteigen des entzündlichen Prozesses in die freie Bauchhöhle medial oder häufig nach links.

kann die Leukozytose fehlen. Die Differenzierung der normalen oder subnormalen Leukozytenzahlen zeigt in diesen Fällen eine starke Linksverschiebung mit toxischen Veränderungen. Eine gleichzeitige Virusaffektion kann einen Leukozytenanstieg ebenfalls beeinträchtigen.

Die *Urinuntersuchung* ist vor der Indikation einer Appendektomie unerläßlich zum Ausschluß eines Harnweginfektes. Ein diskreter Sedimentsbefund mit wenig Leuko- und Erythrozyten ist bei Appendizitis in Harnwegsnähe möglich.

Atypische Verlaufsformen

Abweichend vom Gesagten beobachten wir gelegentlich eine schleichende, mehrtägige Symptomatik mit intraoperativ überraschenderweise hochakutem Appendizitisbefund oder aber stürmische Verläufe mit kurzer Anamnese und Perforation. Zum abnormen zeitlichen Verlauf kann auch eine atypische Lage der Appendix beitragen.

Beckenappendizitis. Wenn sich die Appendizitis tief im Kleinbecken abspielt, können Erbrechen und Peritonismus, Abwehrspannung, Druck- und Entlastungsschmerz vorerst fehlen. Rektalbefund und axillär-rektale Temperaturdifferenz sind deutlicher. Anstelle der Stuhlverhaltung können, wie beim Douglas-Abszeß, Tenesmen mit schleimigem Durchfall treten. Als Begleitsymptom sind auch zystische Beschwerden mit Pollakisurie möglich. Erst die Ausbreitung der Entzündung nach kranial führt zur häufig linksbetonten Unterbauchsymptomatik, da durch frühzeitige Verklebungen im Umfeld des Entzündungsherdes der Ausbreitungsweg aus dem rechten Kleinbecken verlegt sein kann (Abb. 82).

Laterale, retrozäkale und gedeckte Appendizitis. Wie bei der Beckenappendizitis spielt sich auch bei nach *lateral* oder *retrozäkal* hochgeschlagener Appendix die Entzündung in eng begrenztem Raum ab, d. h. deren Ausbreitung kann durch wenige Verklebungen verhindert werden. Die topographischen Verhältnisse begünstigen in diesen Fällen die Ausbildung eines perityphlitischen Abszesses ohne dramatische Symptomatik. Der klinische Befund besteht dann zunächst in Flankenschmerzen, Abwehrspannung, Druck-, eventuell Entlastungsschmerz im Bereich der lateralen Bauchwandmuskulatur, oft gegen die Nierenloge hin. Später kann ein entzündlicher, druckschmerzhafter, nicht verschieblicher und schlecht begrenzter Tumor getastet werden, welcher der Innenseite der Beckenschaufel anliegt. Erstaunlich ist dabei immer wieder der blande Befund im Bereich der freien Bauchhöhle mit unbehinderter Darmpassage und negativem Rektalbefund. *Besorgt das Netz die Abgrenzung des Entzündungsprozesses,* indem es sich auf die Appendix legt, so kann der Krankheitsverlauf ebenfalls protrahiert und verschleiert sein. Ein deutlicher Peritonismus fehlt zu Beginn und tritt erst explosionsartig auf, wenn die Netzkappe durchbrochen wird.

Appendizitis als Begleitkrankheit

Da virale oder seltener bakterielle Infektionskrankheiten im Kindesalter außerordentlich häufig sind, müssen wir bei zusätzlich einsetzenden Bauchsymptomen immer an eine Begleitappendizitis denken. Die Abgrenzung einer bloßen Lymphadenitis ileocaecalis von einer Begleitappendizitis kann beim Kind mit schon vorbestehender Infektionskrankheit sehr schwierig sein und ist fast nur unter stationärer Beobachtung möglich. Diese Kinder sind bereits appetitlos, febril, in reduziertem Allgemeinzustand, wenig kooperativ und haben manchmal eine Myalgie der Bauchmuskulatur, was die Wertung der Symptome erschwert. Überdies können wir uns in solchen Fällen weniger leicht dazu entschließen, dem Patienten noch eine Narkose und Operation zuzumuten. Dank der Antibiotika und der Masernimpfung hat dieses Dilemma in den letzten Jahren etwas an Bedeutung verloren.

Appendizitis und Darmparasiten

Die Appendicitis oxyurica spielt klinisch kaum eine Rolle. Sie taucht gelegentlich als histologische Diagnose beim Operationsbefund einer katarrhalischen Appendizitis oder einer nichtentzündeten Appendix auf. Hingegen kann ein Askaris gelegentlich durch Verlegung des Appendixlumens die Voraussetzungen für den Beginn einer akuten Appendizitis schaffen.

Differentialdiagnose

Die Leitsymptome Appetitlosigkeit, Übelkeit oder Erbrechen und Bauchschmerzen sind im Kindesalter außerordentlich häufig und können neben einem abdominalen Geschehen auch eine Kinderkrankheit, eine nasopharyngeale, zentralnervöse, pulmonale oder urologische Affektion einleiten.

Am Beginn jeder Appendizitisdiagnose stehen deshalb auch eine Umgebungsanamnese, eine genaue Chronologie des Einsetzens der Symptome und eine gründliche Allgemeinuntersuchung, dann aber eine subtile Erhebung und Wertung der Abdominalsymptome.

Eine *Obstipation* kann gelegentlich eine diskrete, rechts-, häufig auch linksseitige Druckempfindlichkeit im Unterbauch machen. Im Dickdarmbereich und von rektal her ist dann eine Koprostase mit harten Skybala zu tasten, während peritoneale Zeichen fehlen. Eine Zweituntersuchung nach Darmentleerung mit einem Einlauf zeigt dann eine Abnahme der Symptome. Bei der beginnenden *Enterokolitis* sind bei leichtem Meteorismus die Darmgeräusche stark vermehrt, und oft setzen die Durchfälle mit der Rektaluntersuchung ein.

Der *Volvulus des Sigmoides* läßt jegliche peritonitischen und entzündlichen Symptome vermissen. Er zeigt das Bild abdominaler, plötzlich einsetzender Koliken und wird vermutlich zu häufig diagnostiziert. Das torquierte Sigma ist gelegentlich als praller, luftgefüllter Sack im linken Unterbauch und von rektal her zu tasten (siehe S. 7.139).

Eine beginnende, besonders rechtsseitige *Pneumonie* geht oft mit Erbrechen, Bauchmuskelschmerzen bei starkem Husten und Meteorismus einher. Stoßende, oberflächliche Atmung, Tachypnoe, Nasenflügeln, Husten, der physikalische Befund und schließlich die Thoraxaufnahme klären die Diagnose.

Die *Myalgia epidemica* (Bornholmsche Krankheit) kann in Epidemiezeiten eine Appendizitis oder Peritonitis vortäuschen. Das gleiche gilt für die *Purpura Schönlein-Henoch,* welche gelegentlich rein abdominal beginnt und sporadisch zur fehlindizierten Appendektomie verleitet. Man darf aber nicht vergessen, daß die Purpura abdominalis nicht selten zu einer Darminvagination führen kann (s. S. 7.87).

Die akute *Pyelitis* und der *paranephritische Abszeß* können das Vollbild einer lateralen oder retrozäkalen Appendizitis vortäuschen. Anamnese, Urinbefund und Urographie klären hier die Diagnose. Ähnliches gilt für die rechtsseitige *Ureterkolik* bei Steinabgang, welche im Kindesalter nicht so selten ist. Hier fehlen entzündliche Zeichen meist vollkommen. Die Hämaturie kann diskret sein und bei Kleinkindern verkannt oder nur noch als Mikrohämaturie nachgewiesen werden. Auch hier bringt die Röntgenuntersuchung Klarheit. Auf die Lymphadenitis ileocaecalis bei Viruserkrankungen wurde schon hingewiesen.

Die *Ileitis regionalis* (Crohn) ist beim Kind in Mitteleuropa nicht häufig, hingegen wird sie in Skandinavien und in den USA regelmäßig beobachtet. Die betroffenen Kinder leben meist in einer gestörten Umweltsituation und leiden unter rezidivierenden abdominalen Schmerzanfällen mit Erbrechen und Durchfall. Spielen sich die ulzerösentzündlichen Prozesse vorwiegend in der Ileozä-

kalregion ab, so können sie eine Appendizitis vortäuschen.
Selten sind *Invaginationstumor, Lymphosarkom, Duplikaturen des Darmtraktes* oder *enterogene Zysten* von einem appendizitischen Abszeß abzugrenzen. Während sich erstere durch ileusartige Erscheinungen bemerkbar machen, steht bei letzterem die Entzündung im Vordergrund.
Beim Mädchen sind von einer Appendizitis diagnostisch die rechtsseitige, stielgedrehte *Ovarialzyste* oder die *Follikelzyste mit Blutung* fast nicht zu trennen. Sie zeigen ähnliche Anamnesen und fast identische Lokalbefunde. Leukozytenzahl und Koinzidenz des Geschehens mit der Zyklusmitte vermögen nur Hinweise zu geben, und oft muß hier der Operationsbefund Klarheit schaffen. Ähnliches gilt für die Abgrenzung der *Entzündung des Meckelschen Divertikels* oder einer *primären hämatogenen Peritonitis* von der Appendizitis.

Therapie

Wenn wir die Diagnose einer akuten Appendizitis stellen, ist die Appendektomie immer angezeigt. Eine erweiterte Indikation ergibt sich bei abdominalen Befunden, die eine Appendizitis nach einer Beobachtungszeit von wenigen Stunden nicht ausschließen lassen. Bei Exsikkose nach massivem Erbrechen, bei Verdacht auf Perforation oder bei manifester diffuser Peritonitis beginnen wir sofort mit der intravenösen Flüssigkeitszufuhr und der Korrektur der Elektrolyte. Bei toxischer Hypovolämie werden auch Plasma oder Plasmaexpander zugeführt. In Fällen, bei denen wir annehmen müssen, daß die mesenterialen Lymphbahnen bereits mit Bakterien überschwemmt sind oder daß eine Sepsis besteht, hat der präoperative Beginn einer antibiotischen Therapie zur Eindämmung und Lokalisierung des eitrigen Prozesses seine Berechtigung. Bei manifestem paralytischem Ileus entleeren wir präoperativ den Magen und legen sofort eine duodenale Heberdrainage ein.

Technik

Zugang der Wahl ist der Wechselschnitt im rechten Unterbauch, der beim Kind mit Vorteil 1–2 Querfinger breit kranial der Spina iliaca angelegt wird. Wir ziehen das Zäkum vor, skelettieren die Appendix mit Catgutligaturen, tragen sie zwischen Klemmen ab und desinfizieren den Stumpf, den wir zur Vermeidung eines Stumpfabszesses ligaturfrei hinter einer Tabaksbeutelnaht versenken. Die meisten Kinderchirurgen ziehen jedoch die Ligatur des Appendixstumpfes vor. Darüber wird zur Sicherung eine Z-Naht gelegt.
Kaum ein Eingriff kann im Kindesalter so leicht und handkehrum so schwierig sein wie die Appendektomie. Eine abnorme Lage oder fortgeschrittene entzündliche Verklebung können zu einer retrograden Appendektomie in situ zwingen. Um eine befriedigende Übersicht zu erhalten, zögern wir nicht, den Schnitt durch Spaltung der lateralen Bauchwandmuskulatur oder durch Einkerbung von Rektusscheide und Rektus zu erweitern. Sind Schwierigkeiten vorauszusehen oder ist die Diagnose nicht eindeutig, wählen wir zum vornherein eine Quer- oder Längslaparotomie, die sich gut erweitern läßt und eine ausreichende Übersicht über die Bauchhöhle erlaubt.
Wenn der Entzündungsprozeß durch eine Netzkappe abgekapselt ist, soll das Netz nicht abgelöst, sondern der zuführende Netzzipfel zwischen Catgutligaturen abgetrennt werden. Durch das Mobilisieren der Appendix eröffnen wir gelegentlich einen perityphlitischen Abszeß, den wir sofort absaugen, spülen und gleichzeitig dessen Propagation in die freie Bauchhöhle möglichst verhindern. Laterale oder retrozäkale Abszesse können gelegentlich durch das laterale Bauchwandperitoneum direkt nach außen drainiert werden, ohne daß die Bauchhöhle eröffnet wird. Die Appendektomie kann dann hinausgeschoben und als Appendektomie »à froid« nach einigen Wochen nachgeholt werden. Bei diffus eitriger Peritonitis wird die Bauchhöhle nach der Appendektomie mit warmer physiologischer Kochsalzlösung gespült. Der Wert einer lokalen antibiotischen Spülung ist umstritten. Wir legen in die Abszeßhöhle, bei Peritonitis auch in den Douglasschen Raum ein Gummidrain ein, das wir neben der Wunde separat herausführen und nach schrittweiser Kürzung am 4. bis 5. postoperativen Tag entfernen. Der Nutzen der traditionellen Drainage ist umstritten. Die Drains bleiben auch bei Spülung nur kurze Zeit durchgängig, und das Peritoneum würde wohl nach Entfernung der zerstörten Appendix mit der perifokalen Restentzündung selbst fertig. Sinnvoller ist eine verzögerte Hautnaht zur Vermeidung eines Subkutanabszesses. Zu diesem Zweck werden die Hautnähte nur gelegt, und die Hautwunde wird locker austamponiert. Der Tampon wird nach 3–4 Tagen entfernt, und die Fäden werden geknotet. Bei Verwendung von synthetischem, nichtresorbierbarem Nahtmaterial für die tiefen Schichten haben wir wiederholt hartnäckige Fadenfisteln gesehen, weshalb wir nur noch resorbierbares Material verwenden.

Nachbehandlung

Nach unkomplizierter Appendektomie können die Patienten meist um den 5. postoperativen Tag herum entlassen werden, sofern das Kind eine spontane Defäkation gehabt hat, fieberfrei ist und die Wunde p.p. heilt.
Bei Zustand nach perforierender Appendizitis gliedert sich die Nachbehandlung in Maßnahmen zur Bekämpfung der eitrigen Peritonitis und solche zur Überbrückung der Darmparalyse.
Zu den ersteren gehört die halbsitzende Stellung des Patienten (Fowlersche Lage), sobald er aus der Narkose völlig erwacht ist. An dieser Maßnahme halten wir noch fest, weil wir damit Oberbauchabszesse zu vermeiden glauben. Solche haben wir

bisher nie gesehen. Die antibiotische Behandlung wird nach Untersuchung des Peritonealabstriches resistenzgerecht fortgesetzt.

Zu den zweiten gehören die fortlaufende Kontrolle und Korrektur des Salz-Wasser-Haushalts, die kontinuierliche oder intermittierende Magenentleerung mit Ersatz des Magen-Darm-Inhalts durch zusätzliche Infusionsmengen und gelegentlich die additive oder vollständige parenterale Ernährung. Die Normalisierung der Darmpassage ist erst zu erwarten, wenn die Peritonitis beherrscht ist, sich kein Restabszeß gebildet hat und die Serumelektrolytwerte, insbesondere der des Kaliums, im Normbereich liegen. Eine vorzeitige medikamentöse Beeinflussung der Peristaltik hat deshalb wenig Sinn.

Komplikationen

Obschon die Patienten auch nach perforierender Appendizitis in der Regel nach 2–3 Wochen entlassungsfähig sind, beobachten wir gelegentlich eine Heilungsverzögerung durch Restabszesse oder Adhäsionen.

Restabszesse entstehen extraperitoneal oder subkutan im Narbenbereich, im Unterbauch, im Douglasschen Raum, kaum je subphrenisch. Nicht selten ist trotz solcher Befunde die Darmpassage frei, aber die Kinder zeigen intermittierendes Fieber und eine lokale Druckempfindlichkeit. In der Mehrzahl der Fälle kommt es noch zur Spontanresorption dieser Restherde. Ganz vereinzelt drängt sich eine operative Revision des Operationsgebietes oder gar der Bauchhöhle auf. Beim Douglas-Abszeß finden wir bei der Rektaluntersuchung die vordere, dem Douglasschen Raum benachbarte Rektalwand schmerzhaft, infiltriert oder fluktuierend vorgewölbt. Eine vorsichtige Punktion unter anoskopischer Sicht läßt Eiter aspirieren, was manchmal zur endgültigen Abheilung genügt. Eine transrektale Drainage ist nur in seltenen Einzelfällen nötig und birgt die Gefahr von Begleitverletzungen oder der erneuten intraperitonealen Ausbreitung der Entzündung.

Einen *Adhäsionsileus* in der postoperativen Phase hatten wir seit Jahren nicht mehr operativ anzugehen. Unter parenteraler Ernährung haben wir Zeit zu warten, bis sich entzündliche Adhäsionen in lockere Verwachsungen umgewandelt haben, welche dem Darm eine ausreichende peristaltische Beweglichkeit ermöglichen. Voraussetzung hierzu ist die Beherrschung der Peritonitis. Flächenhafte, ausgedehnte lockere Verwachsungen der Dünndarmschlingen nach Peritonitis verhindern auch einen mechanischen Spätileus. Dieser ist häufiger nach Entfernung einer nichtentzündlichen Appendix oder nach unkomplizierter Appendektomie zu erwarten, welche Netzbriden oder strangförmige peritoneale und mesenteriale Verwachsungen hinterlassen können.

Prognose

Seit über 15 Jahren haben wir keinen Todesfall als Folge einer Appendizitis mehr erlebt. Dies ist weder eine Folge der besseren, d. h. rascheren Diagnose noch eine solche der besseren chirurgischen Lokalbehandlung, sondern auf die antibiotische Therapie, die kontinuierliche Steuerung der Infusionstherapie durch Laboruntersuchungen und die parenterale Ernährung zurückzuführen. Letztere ermöglicht uns, dem Patienten auch bei schwersten eitrigen Abdominalprozessen einen anabolen Zustand zu erhalten.

Literatur

Bartlett, R. H., A. J. Eraklis, R. H. Wilkinson: Appendicitis in infancy. Surg. Gynec. Obstet. 130 (1970) 99–104

Brumer, M.: Appendicitis, seasonal incidence and postoperative wound infection. Brit. J. Surg. 57 (1970) 93–99

Christensen, M. F., O. Mortensen: Long-term prognosis in children with recurrent abdominal pains. Arch. Dis. Childh. 50 (1975) 110–114

Denes, J., K. Gergely, G. Wohlmuth, J. Leb: Necrotizing enterocolitis of premature infants. Surgery 68 (1970) 558–561

Eckstein, H. B., M. J. Glasson: Acute appendicitis, still a major problem. Z. Kinderchir. 7 (1969) 84–89

Hagenbach, E.: Zur Diagnose der Appendizitis im Kindesalter. Schweiz. med. Wschr. 67 (1937) 974–984

Hoffmann, R.: Intraoperative Diagnosen bei Appendizitisverdacht. Schweiz. Rdsch. Med. 67 (1978) 378–384

Kingsley, D. P. E.: Some observations on appendicectomy with particular reference to technique. Brit. J. Surg. 56 (1969) 491–496

Klimt, F., G. Hartmann: Appendicitis perforata mit tiefsitzendem Dünndarmverschluß beim Neugeborenen. Pädiat. Fortbild. Prax. 1 (1962) 271–274

Kühn, I.: Die akute Appendicitis des Kindes. Akt. Chir. 8 (1973) 257

Lari, J., D. Kirk, R. Howden: Bacteriologic survey of acute appendicitis in children. Brit. J. Surg. 63 (1976) 643–646

Marchilldon, M. B., D. L. Dudgeon: Perforated appendicitis: Current experience in a children's hospital. Ann. Surg. 185 (1977) 84–87

Martin, L. W., E. V. Perrin: Neonatal perforation of the appendix in association with Hirschsprungs disease. Ann. Surg. 166 (1967) 799–802

Othersen, H. B., T. B. Truluck, C. B. Loadholt: Ruptured appendicitis in children: Continuing controversy over antibiotic combinations. J. pediat. Surg. 11 (1976) 405–409

Parsons, J. M., B. G. Miscall, C. K. McSherry: Appendicitis in the newborn infant. Surgery 67 (1970) 841

Pester, G. H.: Congenital absence of the vermiform appendix. Arch. Surg. 91 (1965) 461–462

Puri, P., B. O'Donnell: Appendicitis in infancy. J. pediat. Surg. 13 (1978) 1973–176

Schnider, Ch.: Über die Ursachen der hohen Perforationsrate bei der kindlichen Appendicitis. Inaug.-Diss., Zürich 1971

Schütz, U.: Die Problematik der Appendicitis im Säuglings- und Kindesalter. Langenbecks Arch. Chir. 330 (1972) 259

Schwöbel, M. G., J. P. Pochon: Schwere postoperative Komplikationen bei Appendicitis perforativa im Kindesalter. Z. Kinderchir. 26 (1979) 20–27

Stone, H. H.: Gastric Surgery. Sth. med. J. Bgham. Ala. 70, Suppl. 1 (1977) 35–37 (Zur Frage der Antibiotika-»Prophylaxe«)

Tsunoda, A., M. Ishida: Surgical complications of Schönlein-Henoch Purpura. Z. Kinderchir. 8 (1970) 63–71

White, J. J., M. Santillana, A. Haller jr.: Intensive in-hospital observation, safe way to decrease unnecessary appendectomy. Amer. Surg. 41 (1975) 793–798

Wilkinson, R. H., R. H. Bartlett, A. J. Eraklis: Diagnosis of appendicitis in infancy: Value of abdominal radiographs. Amer. J. Dis. Child. 118 (1969) 687–690

»Chronische Appendizitis«

Kinder mit chronisch-rezidivierenden Bauchschmerzen, bald diffus, bald in der Nabelgegend, bald im rechten Unterbauch, werden häufig dem Chirurgen unter der Diagnose »chronische Appendizitis« zur Operation überwiesen. Nach dem Grundsatz: »Die Appendix murmelt nicht, sie brüllt oder schweigt« üben wir bei der Indikation zu solchen »Appendektomien à froid« größte Zurückhaltung. Gerade bei adoleszenten Mädchen zeigt die Operation nie einen Befund an der Appendix, der die Beschwerden erklärt. Gelegentlich hat die Operation für einige Zeit einen psychotherapeutischen Effekt, dann stellen sich die Beschwerden wieder ein. Die Appendektomie, zu der sich der Chirurg durch Eltern oder Kinderarzt gedrängt fühlt, sollte nicht durchgeführt werden. Bauchschmerzen im Kindesalter haben etwa den gleichen Stellenwert wie Kopfschmerzen beim Erwachsenen: Sie gehören in die psychosomatische Grauzone, doch gilt es den bedeutungsvollen, somatischen Einzelfall nicht zu übersehen. Bei diesem kann es sich um einen Parasitenbefall, eine Darmlageanomalie, eine Sigmatorsion, die Komplikationen des Meckelschen Divertikels oder eine Harnwegserkrankung handeln. Stuhl- und Urinuntersuchungen, i. v. Pyelogramm und Holzknecht-Einlauf erlauben die Erfassung dieser Befunde mit großer Sicherheit.

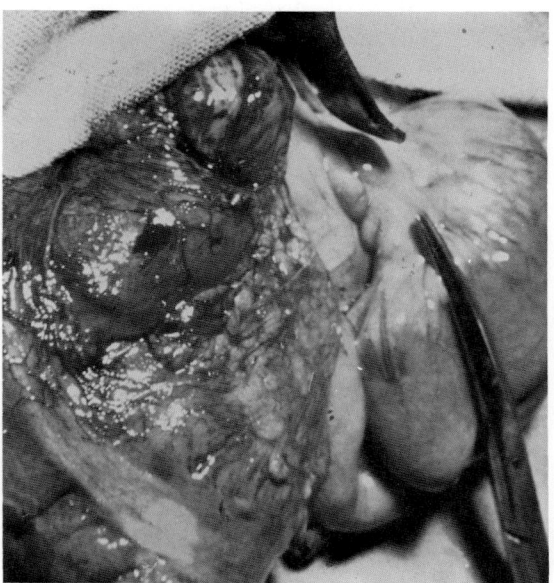

Abb. 83 Vergrößerte Lymphknoten in der Ileozäkalgegend bei Yersiniose (wir verdanken dieses Bild Herrn Dr. *P. Braun*, Kinderchirurgische Klinik Genf, Prof. *A. Cuendet*).

Yersiniosen

J. G. KUNDERT

Die Yersinia pseudotuberculosis ist als Erreger vor allem in der Veterinärmedizin bekannt. Seit aber 1953 MASSHOFF eine durch diesen Erreger hervorgerufene *abszedierende retikulozytäre Lymphadenitis* bei Jugendlichen beschrieb, hat diese enterale Manifestation einer Yersiniose ihren festen Platz in der Differentialdiagnose abdominaler Erkrankungen, besonders der Appendizitis im Kindesalter.

Symptome und Verlauf

Die *pseudoappendizitische* Form wird fast ausschließlich bei Kindern und Jugendlichen beobachtet. Sie beginnt mit den für eine akute Appendizitis typischen Symptomen Appetitlosigkeit, Brechreiz, Obstipation und Bauchschmerzen im Mittel- und rechten Unterbauch. Als Begleitsymptome kommen reduzierter Allgemeinzustand, Kopfschmerzen, Schüttelfrost, Polyadenie und Erythema nodosum vor. Gelegentlich beginnt das Krankheitsbild auch mit einer akuten Enterokolitis.

Als lokale Symptome finden wir Abwehrspannung der Bauchdecken in wechselnder Ausprägung, Druckschmerz mit Maximum im rechten Unterbauch und Schmerzhaftigkeit im rechten Kleinbeckenbereich bei der Rektaluntersuchung. Die Körpertemperatur finden wir um 37 °C axillär und bis 39° C rektal. Wenn die Allgemeinsymptome ausgeprägt sind, kann die Temperatur bis 40 °C betragen. Die Leukozytenzahlen liegen zwischen 10 000 und 18 000/µl (10–18 × 10^9/l) mit relativer Lymphozytose. Im Gegensatz zur akuten Appendizitis ist die Senkung beschleunigt.

Die Operationsindikation ist bei Appendizitisverdacht gegeben. Sie hängt allein von den klinischen Symptomen ab, da bakteriologische oder serologische Befunde nicht rasch genug erhältlich sind. Bei der Operation finden wir im Falle der Yersiniose stark vergrößerte mesenteriale Lymphknoten im ileokolischen Bereich (Abb. 83). Gelegentlich sind die Lymphknoten eingeschmolzen und untereinander oder mit der Darmwand verbacken. Manchmal ist die Serosa des Ileums oder der Appendix im Sinne einer katarrhalischen Entzündung verändert. Neben der Appendektomie ist eine Lymphknotenbiopsie durchzuführen. Das gewonnene Material wird teils nativ zur bakteriologischen, teils fixiert zur histologischen Untersuchung gegeben. Letztere zeigt in den vergrößerten und aufgelockerten

7.100 Abdomen

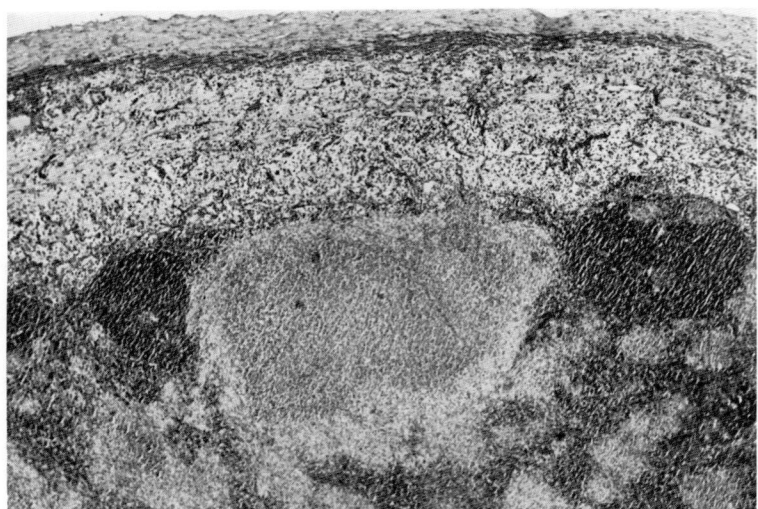

Abb. **84** Histologisches Bild eines Lymphknotens der Ileozäkalgegend bei Yersiniose (wir verdanken dieses Bild ebenfalls Herrn Dr. *P. Braun*).

Lymphknoten Einschmelzungsherde mit vielen neutrophilen Leukozyten und Retikulumzellansammlungen in der Peripherie, die der Krankheit den Namen gegeben haben (Abb. 84).

Außer bei der Abklärung unklarer Abdominalbefunde wird man serologische Befunde erst nach der Operation zur Bestätigung der Diagnose erheben können. Eine antibiotische Behandlung ist bei schweren allgemeinen Begleitsymptomen zu erwägen.

Der postoperative Verlauf ist immer ungestört, selbst wenn die Laparotomie nicht sofort erfolgt ist. Die retikulozytäre Lymphadenitis heilt innerhalb von 2–3 Wochen nach der Operation ab.

Die *septisch-typhöse* Verlaufsform wird eher bei jungen Erwachsenen beobachtet. Hier stehen die obenerwähnten Allgemeinsymptome im Vordergrund, kombiniert mit Glieder- und Gelenkschmerzen, während die Abdominalsymptome unterschiedlich ausgeprägt sind. Als Komplikationen ist mit Bronchitis, Bronchopneumonie, Leber-, Herz- und Nierenbeteiligung sowie Körperhöhlenergüssen zu rechnen. Diese seltene, schwere Verlaufsform ist mit einer antibiotischen Behandlung zu beherrschen, in Frage kommen Tetrazykline, Streptomycin und Chloramphenicol.

Bakteriologie und Serologie

Yersinia pseudotuberculosis (rodentium) wird nach dem Entdecker des Pesterregers, dem in der Schweiz geborenen, französischen Militärarzt YERSIN benannt. Es handelt sich um ein gramnegatives, aerobes, fakultativ anaerobes Stäbchen, das vor allem bei Nagern und Vögeln häufig vorkommt. Eine direkte Übertragung von Haustieren auf den Menschen scheint möglich, doch ist der direkte Nachweis einer solchen Übertragung auf Erkrankte bisher nur in Einzelfällen gelungen. Bei Patienten kann der Erreger gelegentlich im Blut, Stuhl oder in exzidierten Lymphknoten nachgewiesen werden. Eine Erklärung für die Erkrankungshäufung in der kalten Jahreszeit ist auf den gehäuften Befall geschwächter Tiere in den Wintermonaten zurückzuführen. Familiäres Vorkommen wurde beobachtet. Schon beim Auftreten der ersten Krankheitszeichen sind im Serum der meisten Patienten Antikörper nachweisbar. Zur Kontrolle des Titerverlaufs sind Untersuchungen im Abstand von etwa zwei Wochen erforderlich. Titer bis 1 : 160 sind vermutlich unspezifisch. Signifikant erhöht dürften Titer ab 1 : 640 sein. Die Titer fallen im allgemeinen nach 2–3 Monaten deutlich ab. Ausnahmen mit klinischen Rezidiven sind beschrieben worden. Der in Einzelfällen angewandte Intradermalschnelltest mit einem Antigen hat nicht die praktische Bedeutung erlangt, die wir uns anfänglich von ihm versprachen. Sein Wert wird durch die schwere Erhältlichkeit des Antigens und unspezifische Reaktionen mit falsch-positiven Resultaten beeinträchtigt.

Literatur

Beer, K.: Pseudotuberkulose. Schweiz. Rdsch. Med. 67 (1978) 1014

Bonard, E. C.: Yersinioses. Schweiz. med. Wschr. 106 (1976) 65–70

De Moerloose, J. L., P. Braun: Mesenteric lymphadenitis due to Yersinia pseudotuberculosis: its surgical significance in children. Z. Kinderchir. 26 (1979) 16–19

Kessler, P.: Ein Fall von enteraler Pseudotuberkulose mit appendizitischem Verlauf. Inaug. diss. Ann. paediat. (Basel) 202 (1964) 1–19 (mit ausführlichem Literaturverzeichnis)

Knapp, W.: Klinisch-bakteriologische und epidemiologische Befunde bei der Pseudotuberkulose des Menschen. Arch. Hyg. (Berl.) 147 (1963) 369–380

Knapp, W.: Weitere Beobachtungen zur Klinik, Epidemiologie und Diagnose der menschlichen Pseudotuberkulose. Nord. Vet.-Med. 16 (1964) 18–30

Knapp, W.: Die Pseudotuberkulose des Menschen. Ther. Umsch. 25 (1968) 195–200

Masshoff, W.: Eine neuartige Form der mesenterialen Lymphadenitis. Dtsch. med. Wschr. 78 (1953) 532

Masshoff, W., W. Dölle: Über eine besondere Form der sogenannten mesenterialen Lymphadenopathie: »Die abszedierende retikulozytäre Lymphadenitis«. Virchows Arch. path. Anat. 323 (1953) 664

Morger, R.: Die Pseudotuberkulose beim Kind. Pädiat. Fortbild. Prax. 3 (1964) 551–553

Mosimann, J., L. Büsser, W. Stierlin, E. Wiesmann: Infektionen durch Yersinia enterocolitica im Raume Zürich. Schweiz. med. Wschr. 107 (1977) 38–42

Saari, T. N., D. A. Triplett: Yersinia pseudotuberculosis mesenteric adenitis. J. Pediat. 85 (1974) 656–659

Waldschmidt, J.: Yersinia enterocolitica and pseudotuberculosis infection in children. Progr. pediat. Surg. 11 (1978) 97

Chylaszites

G. Kaiser

Unter Chylaszites versteht man einen Chylusaustritt in den Retroperitonealraum und/oder in die freie Bauchhöhle. Der Chylaszites ist keine Erkrankung sui generis, sondern Ausdruck eines von zahlreichen möglichen zugrundeliegenden Krankheitsprozessen. Obschon der Chylaszites in der Literatur eine größere Beachtung gefunden hat als der Chylothorax, wird er wahrscheinlich im kinderchirurgischen Krankengut seltener beobachtet als letzterer.

Anatomie und Physiologie der großen Lymphgefäße des Rumpfes, Pathophysiologie des Chylusverlustes

Ein in den Darmzotten endendes zentrales Chylusgefäß (Zottensinus) steht mit einem feinen subendothelialen und submukösen Netz in Verbindung, wovon die Lymphgefäße zunächst über darmnahe Lymphknoten und dann über die im oberen Gekröseanteil gelegenen Lymphknoten in die Trunci intestinales und in die Cisterna chyli einmünden. Diese liegt auf Höhe des ersten bis zweiten Lendenwirbelkörpers zwischen der Aorta und dem rechten Zwerchfellpfeiler. Hier treffen die erwähnten Trunci intestinales und die Trunci lumbales zusammen, die einerseits die Abdominalorgane drainieren und andererseits die Lymphe aus den Extremitäten sammeln. Aus der Cisterna chyli entsteht der Ductus thoracicus, der zunächst rechts von der Aorta verlaufend auf Höhe des fünften Brustwirbels hinter dem Ösophagus nach links kreuzt und an der Vereinigungsstelle der V. subclavia sinistra mit der linksseitigen Jugularvene ins venöse System mündet. Der nur 2 mm weite Ductus thoracicus ist demzufolge auf seinem nahezu 50 cm langen Verlauf retroperitoneal, mediastinal und im Bereich der oberen Thoraxapertur potentiell zahlreichen Einwirkungen ausgesetzt. Das beschriebene Lymphgefäßsystem kann zahlreiche anatomische Varianten aufweisen, z. B. einen doppelt angelegten Ductus thoracicus (Burdette 1959).

Im Gegensatz zu den anderen Lymphgefäßen obliegt denjenigen des Dünndarms zusätzlich der Abtransport des Gros der mit der Nahrung zugeführten und resorbierten Fette (s. auch »Chylothorax«, S. 5.198 ff). Dies geschieht in Form von Chylomikronen, welche sich zur Hauptsache aus langkettigen Triglyceriden mit geringerem Cholesterin- und Phosphatidanteil zusammensetzen und dem Chylus ein milchiges Aussehen verleihen (Abb. 85). Bei starkem Fettgehalt der Nahrung kann die Flußrate im Ductus thoracicus, die 1 ml/kg Körpergewicht/Std. beträgt, um ein Vielfaches gesteigert werden (Krizek u. Davis 1965). Umgekehrt wird durch eine fettarme Diät die zirkulierende Chylusmenge herabgesetzt. Wird fettfrei ernährt, dann verliert der Chylus sein charakteristisches Aussehen und

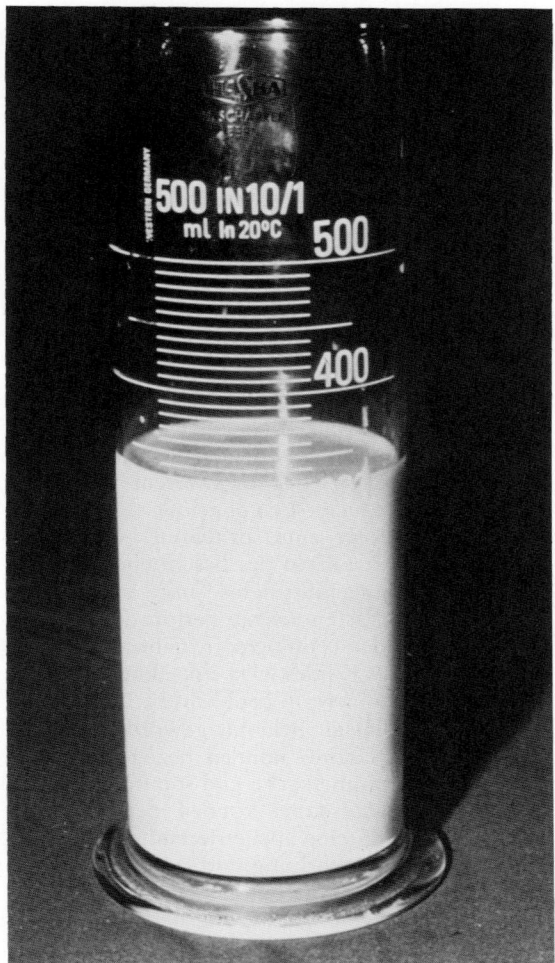

Abb. 85 Typischer Aspekt des Chylus bei regelrechter Nahrungszufuhr, wie er durch Aszitespunktion oder anläßlich einer Laparotomie gewonnen werden kann.

kann von Plasma nicht unterschieden werden (WHITTLESEY u. Mitarb. 1955).
Die Funktion der Lymphgefäße im allgemeinen und diejenige der chylusführenden im speziellen, ferner die Flußrate und die Zusammensetzung der Chylusflüssigkeit in Abhängigkeit von der Menge und Zusammensetzung der zugeführten Nahrung erklären zwangslos, weshalb bei einem fortbestehenden Chylusverlust nicht nur eine Hypoproteinämie, Oligurie und erheblicher Gewichtsverlust, sondern auch eine chronische Ernährungsstörung oder gar ein tödlicher Ausgang beobachtet werden kann.

Ätiopathogenese

Entstehung. Ein Chylaszites entsteht als Folge eines Chylusaustrittes aus dem Ductus thoracicus, der Cisterna chyli, der im Mesenterium oder Darmwand gelegenen Lymphgefäße. Dieser Chylusverlust ist Folge eines primären Leckes oder Folge einer Obstruktion des beschriebenen abdominalen Lymphgefäßsystems mit sekundärem Rückstau und prästenotischer Perforation. Je nach zugrundeliegender Ätiologie, Ernährungsmodalität und Alter des Kindes wird eine akute oder eine chronische Verlaufsform beobachtet.

Ätiologie. Die bisher bekannt gewordenen Ursachen eines Chylaszites können bezogen auf ihre Entstehung in traumatische und spontane Formen unterteilt werden; dabei können den traumatischen Ursachen eine penetrierende oder eine stumpfe Gewalteinwirkung und den spontan entstandenen Formen eine extra- oder intraluminale Verlegung der Lymphgefäße zugrunde liegen (NIX u. Mitarb. 1957). Einfacher ist eine Aufschlüsselung der Ursachen in neoplastische, entzündliche, kongenitale, traumatische und idiopathische (VASKO u. TAPPER 1967). Der Anteil dieser angeführten Ursachen ist von Altersgruppe zu Altersgruppe verschieden; während im Kindesalter die kongenitalen und idiopathischen Formen überwiegen, sind es bei Erwachsenen vor allem entzündliche und neoplastische Prozesse (VASKO u. TAPPER 1967).

Zu den kongenitalen Formen gehören peripher- und/oder zentralgelegene Entwicklungsstörungen (eventuell passageren Charakters), Defekte, Atresien und Stenosen. Sie können gelegentlich lymphangiographisch sehr schön zur Darstellung gebracht werden (CRAVEN u. Mitarb. 1967).

Auch der Morbus Milroy, dessen Leitsymptom ein Lymphödem der Extremitäten darstellt, kann einen Chylaszites entwickeln, der auf dem obigen Mechanismus beruht (WARWICK u. Mitarb. 1959). Auch die diffuse Lymphangiomatose (MCKENDRY u. Mitarb. 1957) und die kongenitale intestinale Lymphangiektasie (MISTILIS u. Mitarb. 1965; ROY u. Mitarb. 1975) müssen hierzu gerechnet werden, ferner umschriebene Defekte des Mesenteriums (FAWCITT u. GOLDBERG 1959) und Mesenterialzysten. Letztere können perforieren, so daß sich die Lymphe in die freie Bauchhöhle ergießt und zum akuten Chylaszites führt (KRIZEK u. DAVIS 1965), oder aber zufolge Mesenterialkompression zu Chylusabflußstörungen führen. Der letztgenannte Mechanismus trifft auch zu für Darmlageanomalien inklusive Volvulus, Überbleibsel des Ductus omphaloentericus (GROSS u. Mitarb. 1961) und irreponible Inguinalhernien.

Die bisher bekannt gewordenen neoplastischen und entzündlichen Ursachen eines Chylaszites sind zahlreich. Bei den Tumoren handelt es sich oftmals um solche, die die Lymphknoten in Nachbarschaft der großen Lymphgefäße betreffen. Neben der Lymphadenitis mesenterialis (KUYKENDALL u. DEDERER 1955) können auch verschiedene Formen von akutem Abdomen, von thrombotischem Verschluß der Hals- oder Thoraxvenen (V. subclavia, V. cava superior), von zahlreichen internistischen Erkrankungen (Gastroenteritis, Nephritis, Leberzirrhose, Lungenfibrose u. a.) sowie von Parasitenbefall (Filariose, Bilharziose) zu den entzündlichen Ursachen gerechnet werden, obschon hier oftmals der Verlegung des Lymphabflusses eine größere pathogenetische Rolle zukommt als dem entzündlichen Moment.

Die traumatischen Formen entstehen entweder durch stumpfe Gewalt (Battered-child-Syndrome, Straßenunfälle) oder anläßlich einer Operation im Halsbereich oder in der Brust- oder Bauchhöhle. Auch scheinbar geringfügige Gewalteinwirkungen, wie heftiges Husten oder Wiederbelebungsversuche, können hierzu genügen. Ort der Verletzung des Lymphgefäßsystems sind öfters Einrisse im Bereich der Mesenterialwurzel (VASKO u. TAPPER 1967).

Trotz sorgfältiger operativer Revision und allenfalls möglicher Autopsien gibt es immer wieder Fälle, bei denen sich keine eindeutige Ursache eruieren läßt. Der Anteil solcher Patienten ist besonders im Neugeborenen- und Säuglingsalter hoch (SANCHEZ u. Mitarb. 1971).

Symptome

Diese hängen ab
- von der Ursache und damit auch von der Entstehungsgeschwindigkeit des Chylaszites,
- von der Dauer des Chylaszites und
- vom Alter des Patienten.

Manche der beschriebenen Ursachen können zu einem *akuten Chylaszites* führen, der als akutes Abdomen mit Peritonismus imponiert und gleichzeitig zu einem Atemnotsyndrom führen kann. Weitere Symptome sind Abdominalkoliken und/oder Rückenschmerzen, Stuhldrang und Symptome einer Reizblase (KRIZEK u. DAVIS 1965). Dies mag sowohl für idiopathische Formen wie auch für Formen mit erkennbarer Ursache zutreffen (Ruptur einer Mesenterialzyste, Trauma, akut entstandene Obstruktion des Lymphabflusses) (KUYKENDALL u. DEDERER 1955). Dabei kann wie im Falle einer Verletzung des Ductus thoracicus ein symptomfreies Intervall zwischen Unfallereignis

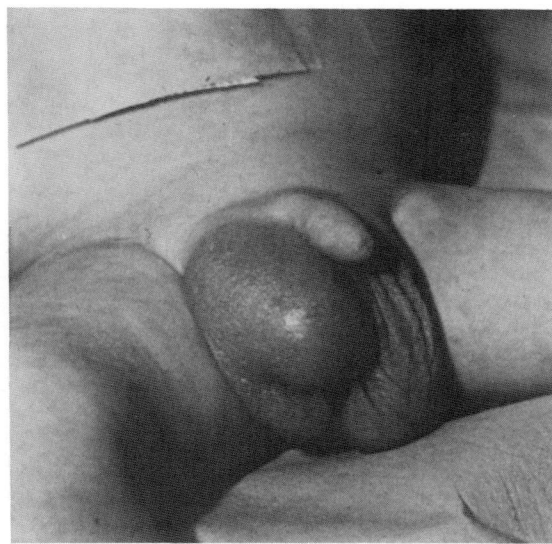

Abb. 86 Junger Säugling mit großem Abdomen und beidseitiger Chylozele bei idiopathischen Chylaszites.

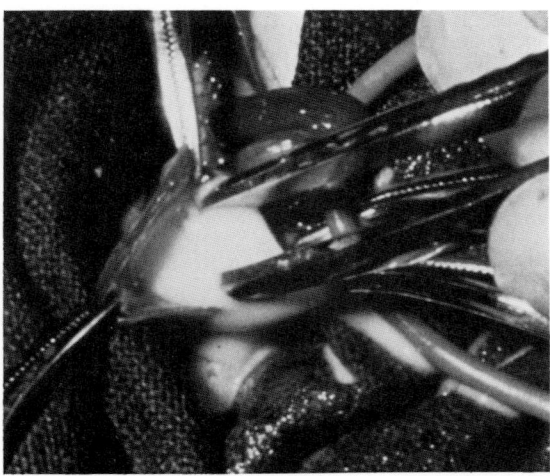

Abb. 87 Gleicher Patient; aus dem eröffneten Processus vaginalis peritonaei entleert sich Chylaszites.

und Auftreten der Symptome (Atemnot) beobachtet werden (BURDETTE 1959). Eine Schwellung am Hals kann sowohl auf eine Verletzung des Ductus thoracicus in diesem Bereich hinweisen als auch dem Auftreten eines Chylaszites als flüchtiges Symptom vorauseilen (KRIZEK u. DAVIS 1965). Die akute Form wird bisweilen im Anschluß an eine reichliche Mahlzeit beobachtet.
Häufiger wird allerdings eine mehr *chronisch-schleichende Verlaufsform* beobachtet. Leitsymptome sind hier: das große, vorgewölbte Abdomen mit oder ohne Atemnotsyndrom; ferner bei noch offenem Processus vaginalis Chylozele(n) oder Skrotal-, Inguinal- und Beinödeme (Abb. 86 und Abb. 87). Eine Chylozele kann unter Umständen als einziges augenfälliges Symptom nachweisbar sein (KREBS u. WILLITAL 1979; VASKO u. TAPPER 1967).

Komplikationen

Als Folge des anhaltenden Verlustes an Eiweiß- und Fettkörpern inklusive fettlöslichen Vitaminen, Wasser und Elektrolyten sowie Lymphozyten resultiert eine Unterernährung und schließlich ein tödlicher Ausgang, wenn der Chylaszites sich selbst überlassen wird und nicht spontan zur Abheilung kommt. Hypoproteinämie mit Ödembildung und Oligurie sind weitere Folgen. Im Gegensatz zur eiweißverlierenden Enteropathie erfolgen hier die Eiweißverluste nicht primär ins Darmlumen, sondern in die freie Bauchhöhle (S. 7.106 ff). Im Gefolge der Lymphgefäßstauung und einer venösen Abflußbehinderung kann es jedoch sekundär zum Malabsorptionssyndrom mit chronischer Diarrhö und Schleimhautveränderungen (CRAVEN u. Mitarb. 1967) und wohl auch zum intestinalen Eiweißverlust kommen (ROY u. Mitarb. 1975).
Bei der Durchsicht der Literatur gewinnt man auch den Eindruck, obschon die antibakterielle Wirkung des Chylaszites immer wieder betont wird, daß sich zusätzlich eine verminderte Infektabwehr einstellt (WARWICK u. Mitarb. 1959); ferner daß die Kinder, falls eine Laparotomie vorgenommen wird, zu Bridenileus neigen.

Differentialdiagnose

Die Differentialdiagnose der perakuten Form ist diejenige eines akuten Abdomens, und eine Unterscheidung z. B. von einer akuten Appendizitis ist klinisch nicht möglich.
Bei den chronisch verlaufenden Formen sind es alle Erkrankungen, die zu einer diffusen Vergrößerung des Abdomens, zur Skrotalschwellung und/oder zur Mangelernährung führen. Beim Neugeborenen muß vorab an die verschiedenen Aszitesformen gedacht werden (Ergußbildung bei diversen internistischen Erkrankungen, Aszites bei Mekonium- und infektiöser Peritonitis, Harnaszites und Cholaskos), bei Klein- und Schulkindern an neoplastisch bedingte Ergußbildung (Ovarialtumoren, maligne Lymphome).

Untersuchungen

Aszitespunktion

Die Diagnose eines Chylaszites wird durch eine Aszitespunktion gestellt und bei der akuten Form anläßlich der Probelaparotomie. Mißverständnisse ergeben sich dann, wenn anstatt der typischen weißlich-milchig gefärbten Flüssigkeit ein klares Exsudat vorliegt, wie dies beim Neugeborenen vor Einsetzen der oralen Ernährung der Fall ist (SANCHEZ u. Mitarb. 1971), oder wenn sich ein chyliformer oder pseudochylöser Erguß findet, wie er bei peritonealer Aussaat von Malignomen, bei

Pseudomyxoma peritonaei und bei der Abdominaltuberkulose beobachtet werden kann (JAHSMAN 1944).

Wird Chylus stehengelassen, dann trennt er sich in eine obere cremeartige, milchig gefärbte, in eine mittlere wässerige und eine untere farblose, trübe Schicht (BURDETTE 1959). Dadurch sowie mit Hilfe der nachfolgend angeführten Eigenschaften läßt sich Chylus ohne weiteres als solcher erkennen. Im Zweifelsfall muß gleichzeitig eine Blutprobe untersucht werden.

Chylus ist geruchlos, steril, reagiert alkalisch und weist ein spezifisches Gewicht zwischen 1010 und 1021 auf. Sein Eiweißgehalt ist halb so hoch wie derjenige des Plasmas (bei gleicher prozentualer Verteilung der einzelnen Eiweißkörper), der Lipidgehalt ist jedoch höher als die normalen Plasmawerte (FREDRICKSON 1972; HARTMANN u. WYSS 1970; KOTTMEIER 1979). Der Lipidstatus umfaßt Cholesterin, Phosphatide, Triglyceride, Gesamtlipide und Gesamt-β-Lipoproteine; bei einem unserer Patienten waren vor allem die drei letztgenannten Parameter des Lipidstatus stark erhöht. Mittels Lipidelektrophorese lassen sich Chylomikronen sowie deren prozentualer Anteil eruieren. Diese können auch direkt angefärbt werden. Es finden sich nahezu ausschließlich Lymphozyten, deren Konzentration u. a. davon abhängt, wie viele Lymphstationen die Lymphe bereits passiert hat ($200-20\,000/\mu l \triangleq 0,2-20 \times 10^9/l$).

Untersuchungen zum Nachweis der zugrundeliegenden Krankheit und/oder des Ortes der Blockierung der Chyluszirkulation

Bei Kenntnis der zahlreichen möglichen Ursachen eines Chylaszites ist es u. U. zweckmäßig – namentlich wenn Anamnese und klinische Untersuchungen nicht weiterhelfen –, Röntgenuntersuchungen vornehmen zu lassen (Thorax- und Abdomenleeraufnahmen, MDP, Kontrastmitteleinlauf, IVP und/oder Ultraschalltomogramme oder Ganzkörper-Scan). Skelettaufnahmen sind dann angezeigt, wenn ein Verdacht auf eine diffuse Lymphangiomatose besteht.

Als ultima ratio bleibt die Probelaparotomie aus diagnostischer Indikation. Sie gestattet es gegebenenfalls auch, den Ort der Blockierung und/oder des Leckes in der Chyluszirkulation zu erfassen. Dies kann gelegentlich auch präoperativ mittels einer Lymphangiographie eruiert werden, wobei zumindest ein allfälliger Kollateralkreislauf zur Darstellung kommt (CRAVEN u. Mitarb. 1967). Bei unterentwickelten Lymphgefäßen sind allerdings nur wasserlösliche Kontrastmittel erlaubt, da sich sonst die Abflußbehinderung noch verstärken kann. Das intraoperative Auffinden des Lymphgefäßsystems kann durch die Verabreichung fettlöslicher Farbstoffe erleichtert werden, die beispielsweise vor dem Eingriff zusammen mit Rahm verabreicht werden (VASKO u. TAPPER 1967).

Therapie
Konservative Therapie

Diese besteht in
- einer einmaligen oder wiederholten Chyluspunktion,
- der Verabreichung kurz- und mittelkettiger Triglyceride und
- falls nötig in einer vollständigen Nahrungskarenz mit hochkalorischer parenteraler Ernährung (KOTTMEIER 1979; SANCHEZ u. Mitarb. 1971).

Die erwähnten Triglyceride werden direkt vom Pfortadersystem aufgenommen, wodurch die Flußrate des Chylus und sein Gehalt an Lipiden und Eiweißkörpern signifikant herabgesetzt wird (CRAVEN und Mitarb. 1967).

Ein konservativer Behandlungsversuch kann dann angezeigt sein, wenn wahrscheinlich keine oder sicher keine eindeutig faßbare chirurgisch korrigierbare Läsion vorliegt respektive eine selbstlimitierende Form angenommen wird. Sie hat auch ihre Berechtigung für die Zeit der Abklärungsuntersuchungen und/oder als Operationsvorbereitung.

Indikation zur Operation

Eine explorative Laparotomie ist unter folgenden Umständen ohne Verzug angezeigt:
- perakuter Chylaszites = akutes Abdomen;
- bei anamnestisch und/oder mittels Abklärungsuntersuchungen gewonnenen Hinweisen für chirurgisch korrigierbare Ursachen (z. B. stumpfes Bauchtrauma);
- wenn bei einer operativen Revision eines noch offenen Processus vaginalis eine Chylozele vorgefunden wird und gleichzeitig ein Symptome verursachendes vorgewölbtes Abdomen vorliegt (KREBS u. WILLITAL 1979).

Ausbleibende Wirksamkeit der konservativen Therapie und zunehmende Verschlechterung des Allgemeinzustandes sind weitere Indikationen zum aktiven, wenngleich verzögerten Vorgehen. Die rein diagnostische Indikationsstellung ist umstritten, namentlich wenn sie im Neugeborenenalter mit einem hohen Prozentsatz idiopathischer Formen ohne zusätzliche Kriterien angewandt wird.

Operative Behandlungsmethoden

Diese bestehen in einer Entleerung des Chylaszites, in einer Behebung der Ursache und in einer Versorgung der leckenden Stelle durch Naht, Ligatur oder Exzision. So müssen beispielsweise ursächlich beteiligte Mesenterialzysten exzidiert werden, u. U. unter Mitnahme eines Dünndarmabschnittes. Über die Notwendigkeit einer retroperitonealen Revision der Lymphgefäße, falls sich in der Bauchhöhle kein Chylusleck findet, sind die Ansichten geteilt (KRIZEK u. DAVIS 1965; VASKO u. TAPPER 1967). Bei Verdacht auf eine ursächliche Lymphknotenaffektion empfiehlt sich eine Lymphknotenbiopsie; allfällig erforderliche Zusatzeingriffe wie

Appendektomie, Herniotomie, Adhäsiolyse und andere dürfen ohne weiteres vorgenommen werden (KRIZEK u. DAVIS 1965). Eine Drainage des Chylus nach außen oder ins venöse System erübrigt sich in der Regel, da der Chylusaustritt oft spontan sistiert und/oder sich die venoperitonealen Shunts verschließen (VASKO u. TAPPER 1967).

Prognose

Die Prognose des Chylaszites hinsichtlich Überlebens und/oder Restitutio ad integrum hängt von der zugrundeliegenden Ursache respektive Begleitpathologie ab, ferner von der Dauer des Chylaszites, dem Alter des betroffenen Patienten und schließlich von den getroffenen konservativen und operativen Maßnahmen. Deshalb ist es falsch, generell die Resultate der Operation mit denjenigen der konservativen Behandlung zu vergleichen. Selbstlimitierende Formen, wie dies für manche Fälle von idiopathischem Chylaszites des Neugeborenenalters zutrifft (SANCHEZ u. Mitarb. 1971), sprechen auf eine konservative Therapie gut an, während Formen mit einer korrigierbaren Läsion es nur mit einer Operation tun. Andere wiederum, wie beispielsweise die kongenitale Lymphangiomatose, wo auch die Knochen betroffen sind und gleichzeitig ein Chylothorax und ein Chyloperikard vorliegen kann (BERBERICH u. Mitarb. 1975; FESSARD u. Mitarb. 1974; SANCHEZ u. Mitarb. 1971), oder Chylaszitesformen auf dem Boden eines Malignoms haben so oder so eine schlechte Prognose.

In der Regel findet sich keine Operationsmortalität. Die Spättodesfälle – sie betragen im kindlichen Krankengut 24% – beruhen auf dem Grundmorbus und allenfalls auf den Folgen eines nichtbeherrschbaren, fortbestehenden Chylaszites (VASKO u. TAPPER 1967).

Bei eindeutig korrigierbarer Ursache des Chylaszites ist die Prognose quoad restitutio ad integrum günstig. Daneben finden sich Fälle, wahrscheinlich handelt es sich dabei um Patienten mit partiellem Verschluß der abführenden Lymphgefäße und ungenügend entwickeltem Kollateralkreislauf, die über Jahre hinweg bei größeren Diätfehlern dekompensieren und immer wieder symptomatisch werden (WHITTLESEY u. Mitarb. 1955). Möglicherweise gehört ein Teil der sogenannten idiopathischen Fälle hierzu, und eine jahrelange Nachkontrolle ist, falls initial keine gründliche Abklärung erfolgte, angezeigt. Operierte Fälle neigen zu Bridenileus.

Literatur

Berberich, F. R., I. D. Bernstein, H. D. Ochs, R. T. Schaller: Lymphangiomatosis with chylothorax. J. Pediat. 87 (1975) 941

Burdette, W. J.: Management of chylous extravasation. Arch. Surg. 78 (1959) 815

Craven, C. E., A. S. Goldman, D. L. Larson, M. Patterson, Ch. K. Hendrick: Congenital chylousascites: Lymphangiographic demonstration of obstruction of the cisterna chyli and chylousreflux into the peritoneal space and small intestine. J. Pediat. 70 (1967) 340

Fawcitt, J., H. M. Goldberg: Chylousascites in infancy. Brit. J. Surg. 46 (1959) 175

Fessard, Cl., C. Boulesteix, Ch. Roudil, N. Grynblat, A. Fondimare, R. Dumas, R. Jean, R. Dailly: Ascite chyleuse, chylothorax et ectasies capillaires intra-osseuses. Arch. franc. Pédiat. 31 (1974) 489

Fredrickson, D. S.: The familial hyperlipoproteinemia. In: The Metabolic Basis of Inherited Disease, 3rd ed. McGraw-Hill, New York 1972

Gross, J. I., V. E. Goldenberg, E. M. Humphreys: Venous remnants producing neonatal chylousascites. Pediatrics 27 (1961) 408

Hartmann, G., F. Wyss: Die Hyperlipidämien in Klinik und Praxis. Huber, Bern 1970

Jahsman, W. E.: Chylothorax: A brief review of the literature; Report of 3 non-traumatic cases. Ann. intern. Med. 21 (1944) 669

Kottmeier, P. K.: Neonatal ascites. In Ravitch, M. M., K. J. Welch, C. D. Benson, E. Aberdeen, J. G. Randolph: Pediatric Surgery, 3rd ed., vol. II. Year Book Medical Publishers, London 1979

Krebs, C., G. H. Willital: Chyloperitoneum und Chylozele: Falldarstellung. Z. Kinderchir. 27 (1979) 372

Krizek, T. J., J. H. Davis: Acute chylous peritonitis. Arch. Surg. 91 (1965) 253

Kuykendall, S. J., A. Dederer: Acute chylousascites in infancy. Surgery 38 (1955) 738

McKendry, J. B. J., W. K. Lindsay, M. C. Gerstein: Congenital defects of the lymphatics in infancy. Pediatrics 19 (1957) 21

Mistilis, S. P., A. P. Skyring, D. D. Stephen: Intestinal lymphangiectasia – mechanism of entire loss of plasmaprotein and fat. Lancet 1965/I, 77

Nix, J. T., M. Albert, J. E. Dugas: Chylothorax and Chylousascites: A study of 302 selected cases. Amer. J. Gastroent. 28 (1957) 1

Roy, C. C., A. Silverman, F. J. Cozzetto: Pediatric Clinical Gastroenterology, 2nd ed. Mosby, St. Louis 1975

Sanchez, R. E., G. H. Mahour, L. P. Brennan, M. M. Woolley: Chylousascites in children. Surgery 69 (1971) 183

Vasko, J. S., R. I. Tapper: The surgical significance of chylousascites. Arch. Surg. 95 (1967) 355

Warwick, W. J., R. T. Holman, P. G. Quie, R. A. Good: Chylousascites and lymphedema. Amer. J. Dis. Child. 98 (1959) 317

Whittlesey, R. H., Ph. R. Ingram, W. L. Ricker: Chylousascites in childhood. Report of five cases. Ann. Surg. 142 (1955) 1013

Eiweißverlierende Enteropathie

H. GAZE und G. KAISER

Die eiweißverlierende Enteropathie, auch exsudative Enteropathie genannt, ist keine eigentliche Erkrankung, sondern ein Syndrom, das bei zahlreichen Leiden des Verdauungstraktes oder anderer Organsysteme in mehr oder weniger großem Ausmaß auftreten kann. Die Feststellung einer eiweißverlierenden Enteropathie erfordert also das Fahnden nach einer ätiologischen Diagnose, damit eine gezielte Therapie des ursächlichen Leidens eingeleitet werden kann. Diese Therapie ist dann je nach Ursache internistisch oder chirurgisch. In unklaren Fällen kann die Chirurgie auch als Diagnostikum zugezogen werden (SCHAAD u. Mitarb. 1978).

Man spricht von eiweißverlierender Enteropathie im weiteren Sinne, wenn mehr als der normale endogene Eiweißkatabolismus im Darm stattfindet. Es handelt sich somit um eine sehr häufige Erscheinung, da sie eigentlich die meisten akuten und chronischen Enteropathien begleitet. Im engeren Sinne wird sie aber nur dann diagnostiziert, wenn wegen des Ausmaßes des Verlustes die Kompensationsreserven des Organismus überfordert werden und dadurch eine Hypoproteinämie entsteht: so definiert, ist die Diagnose im Kindesalter eher selten.

Ätiologie und Pathogenese

Erkrankungen mit eiweißverlierender Enteropathie

Ein exzessiver Verlust von Plasmaproteinen in den Verdauungstrakt wurde bereits in mehr als 80 verschiedenen klar definierten Krankheiten beschrieben (WALDMANN 1970). Die meisten davon wurden auch schon im Kindesalter beobachtet; die häufigeren darunter sind nach ihrer anatomischen Lokalisation in Tab. 5 dargestellt.

Physiologie des enteralen Eiweißmetabolismus

Der Verdauungstrakt spielt beim physiologischen Eiweißkatabolismus eine bedeutende Rolle. Beim Erwachsenen beträgt er etwa 70 g pro Tag. Die Hälfte davon wird der physiologischen Epitheldequamation zugeschrieben; letztere beträgt etwa 250 g pro Tag, was etwa 170 Mio. Zellen pro Minute bedeutet. Mehr als 50% der anderen Hälfte stammen aus dem Serumeiweißpool. Es erscheinen im Darmlumen nicht nur die niedermolekularen Proteine wie z. B. auf Nierenebene. Etwa 10% des physiologischen Albuminkatabolismus finden im Darm statt. Beim gesunden Erwachsenen synthetisiert die Leber 15–18 g Albumin pro Tag; bei vermehrtem Verbrauch kann die Synthesekapazität der Leber höchstens verdoppelt werden (SLEISINGER u. JEFFRIES 1973). Einmal im Darmlumen werden die endogenen Eiweiße rasch hydrolysiert und die daraus entstandenen Aminosäuren werden wieder resorbiert und über die Pfortader der Leber angeboten. Bei gesteigertem Angebot durch vermehrten enteralen Eiweißabbau ist die Leber nicht mehr imstande, sämtliche Aminosäuren in den Stoffwechsel einzuschleusen. Letztere gelangen in den großen Kreislauf und werden durch die Niere ausgeschieden (Hyperaminoazidurie).

Physiopathologie der eiweißverlierenden Enteropathie

Die Krankheiten mit exzessivem Eiweißverlust im Darm können in zwei Gruppen unterteilt werden.

Tabelle 5 Klassifikation von Krankheiten, die mit eiweißverlierender Enteropathie einhergehen können

Herz	Herzinsuffizienz Pericarditis constrictiva Vorhofseptumdefekt primäre Kardiomyopathien Postkardiotomiesyndrom (*Editorial*, Brit. med. J. 1977)
Ösophagus	gastroösophagealer Reflux (*Herbst* u. Mitarb. 1976)
Magen	Ménétrier-Syndrom (hypertrophische Gastritis)
Dünndarm	Zöliakie tropische Sprue allergische Gastroenteropathien – Kuhmilchallergie (*Waldmann* u. Mitarb. 1967) – Meerfrüchte (*Dulac* u. Mitarb. 1977) Mukoviszidose intestinale Lymphangiektasie (*Vardy* u. Mitarb. 1975) – kongenital – transitorisch Lymphosarkom gastrointestinale Infektionen und Infestationen Morbus Crohn segmentale Ileitis (*Schaad* u. Mitarb. 1978) »Stagnant-Loop«-Syndrom Strahlenenteropathie chronischer Volvulus, Malrotationen oder Stenosen anaphylaktoide Purpura (*Boyer* u. Mitarb. 1978) Morbus Whipple Abetalipoproteinämie
Kolon	akute Kolitis ulzerative Kolitis Morbus Hirschsprung Polypose
Hepatopathie	portale Hypertension
Immunopathie	Agammaglobulinämie Wiskott-Aldrich-Syndrom

- Krankheiten mit abnormer Permeabilität des Verdauungstraktes für Eiweiße;
- Krankheiten, die mit abnormem Lymphabfluß vergesellschaftet sind.

Beide können den Immunapparat mehr oder weniger stören.

Abnorme Permeabilität für Eiweiße

Die erhöhte Permeabilität wird durch Entzündung hervorgerufen, es kommt sowohl zur direkten Eiweißexsudation wie zu vermehrter Epithelzellabschilferung; ein solcher Mechanismus kann z. B. entstehen bei der Enterokolitis als Komplikation des Morbus Hirschsprung oder bei der infektiösen Enteritis, die sich bei Hypogammaglobulinämie wegen einer defekten IgA-Synthese entwickelt. Ist der entzündliche Prozeß ausgedehnt, so ist die eiweißverlierende Enteropathie häufig mit einer Malabsorption verbunden. Folgende Krankheiten aus dieser Gruppe sind für den Kinderchirurgen von Bedeutung: »Stagnant Loop«, Stenosen, Morbus Hirschsprung, Morbus Crohn, Colitis ulcerosa, Refluxösophagitis, segmentale Enteropathie.

Abnormer Lymphabfluß

Primäre Lymphabflußstörung. Der Lymphabfluß kann infolge einer Mißbildung primär gestört sein, wie z. B. bei der kongenitalen Lymphangiektasie. Es handelt sich um eine angeborene Mißbildung der mesenterialen Lymphbahnen. Häufig ist sie mit anderen Lymphabflußstörungen verbunden (asymmetrische Ödeme, Chylaszites, Chylothorax, Chyloperikard als Ausdruck extraintestinaler Lymphangiektasie). Die Ödeme entstehen hier sowohl wegen der Mißbildung selbst als auch wegen der Hypoproteinämie. Auf Darmebene kann der Block des Lymphabflusses auf verschiedener Höhe sein. Manchmal ist er streng auf die Lamina propria mucosae begrenzt, manchmal ist er auf Höhe der Subserosa oder des Mesenteriums, und die Veränderungen im Bereich der Lamina propria mucosae sind nur gering. Gastrointestinale Probleme sind meistens eher diskret und bestehen aus intermittierender Diarrhö mit leichter Steatorrhö.

Wegen der sekundären Immunopathie, die häufig mit dieser Form der exsudativen Enteropathie einhergeht, kommt es zu gehäuften Infekten, sowohl intestinal wie extraintestinal. Die Diarrhö wird dadurch sehr ungünstig beeinflußt. Die Diagnose wird im ersten oder manchmal erst im 2. Jahrzehnt gestellt, retrospektiv sind aber häufig Ödeme schon im frühen Säuglingsalter beobachtet worden. Wenn der Darmbefall streng lokalisiert ist, so kann die Indikation einer Teilresektion diskutiert werden. Bei Eröffnung des Abdomens ist manchmal eine bräunliche Verfärbung des betroffenen Segmentes erkennbar (Lipofuszinose wegen Vitamin-E-Verlust) (FORTAS u. FREXINOS 1979).

Sekundäre Lymphabflußstörung. Die Lymphabflußstörung mit sekundärer intestinaler Lymphangiektasie kann einerseits die direkte Folge einer organischen Obstruktion der efferenten Lymphbahnen sein wie bei retroperitonealen Tumoren, mesenterialer Pannikulitis, Strahlenfibrose. Andererseits kann sie bei primärer Erkrankung mesenterialer Lymphknoten entstehen, z. B. Tuberkulose, Lymphome usw. Der Lymphabfluß kann aber auch funktionell gestört sein, wie bei verschiedenen Herzleiden, vor allem der Pericarditis constrictiva. Der erhöhte zentralvenöse Druck führt zur Einflußstauung an der distalen Mündung des Ductus thoracicus und andererseits über die venöse Stauung zur vermehrten Lymphproduktion. Die Leber, die bei diesem Krankheitsbild ebenfalls unter Stauung steht, ist noch weniger als normal imstande, den gesteigerten Eiweißverlust zu kompensieren, was die Hypoproteinämie noch begünstigt. Mit der Perikardektomie beeinflußt der Chirurg somit 3 Mechanismen, die die exsudative Enteropathie verursachen.

Immunologische Störungen

Wie beim nephrotischen Syndrom oder bei ausgedehnter Verbrennung führt die exsudative Enteropathie zum Verlust von γ-Globulinen, und die Antikörpertiter können bei solchen Patienten sehr tief sein. Neben der humoralen Immunopathie spielt die zelluläre Immunopathie ebenfalls eine

Tabelle 6 Einfluß der eiweißverlierenden Enteropathie auf den Immunapparat

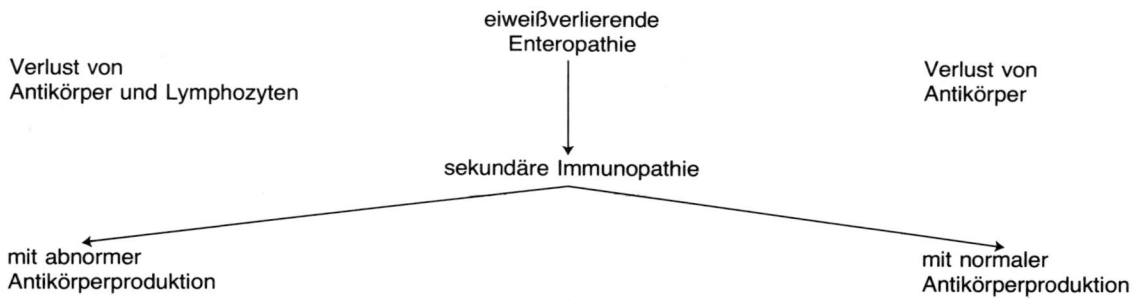

7.108 Abdomen

große Rolle, da durch die Lymphfistel in den Darm auch immunkompetente Zellen verloren gehen (Tab. 6). Die T-Lymphozyten wandern vom Blut ins Gewebe und über die Lymphbahnen wieder ins Blut, sie gehen daher bei der eiweißverlierenden Enteropathie mehr verloren als die B-Lymphozyten, die mehr in der Blutbahn bleiben. Der chronische Verlust von immunkompetenten Zellen führt neben der zellulären Immunopathie manchmal auch zur quantitativ und qualitativ abnormen Antikörperproduktion (MORELL u. Mitarb. 1979). Die Differentialdiagnose zwischen primärem Eiweißverlust und sekundärer Immunopathie oder primärer Immunopathie und sekundärem Eiweißverlust kann sehr schwierig werden.

Symptome

Allgemeine Symptome

Das Hauptsymptom der eiweißverlierenden Enteropathie als Syndrom sind die hypoproteinämischen Ödeme. Alle weiteren Symptome hängen mehr vom verantwortlichen Grundleiden ab. Ganz besonders trifft dies für die Symptome von seiten des Gastrointestinaltraktes zu. Letztere können komplett fehlen oder im Gegenteil im Vordergrund liegen, mit therapeutisch nur schwer beeinflußbaren Diarrhöen. Manchmal handelt es sich um ganz unspezifische gastroenterologische Störungen wie Nausea, Erbrechen und Bauchschmerzen von wechselndem Ausmaß mit oder ohne Durchfallschübe. Wachstumsstörungen können unabhängig vom Grundleiden auftreten sowie auch Uhrglasnägel und Trommelschlegelfinger. Wenn die Grundkrankheit selbst nicht mit einer Anorexie verbunden ist, haben Kinder mit eiweißverlierender Enteropathie charakteristischerweise Heißhunger. Die Infektanfälligkeit, besonders der Atmungsorgane, die manchmal therapeutisch das Hauptproblem darstellt, ist ebenfalls sehr unterschiedlich und hängt besonders vom Ausmaß des Verlustes von immunkompetenten Zellen ab. Häufig ist diese Komplikation trotz tiefen γ-Globulin-Spiegels erstaunlich gering. Eine Hypokalzämie wird ebenfalls nicht selten beobachtet. Die Steatorrhö gibt indirekt Auskunft über die Ausdehnung des pathologischen Prozesses.

Spezifische Symptome

Asymmetrische Ödeme sprechen für kongenitale Lymphmißbildungen (Abb. 88). Das Vorliegen einer Hepatomegalie ist von größter Bedeutung, da sie auf eine zugrundeliegende Kardiopathie hinweisen kann. Blutige Stühle sprechen für akute oder chronische Entzündungen, schleimige Stühle für eine Beteiligung des Dickdarms. Ergüsse in Peritoneal-, Thorax- und Perikardraum können Ausdruck eines direkten Lymphverlustes oder Konsequenz der Hypoproteinämie selbst sein.

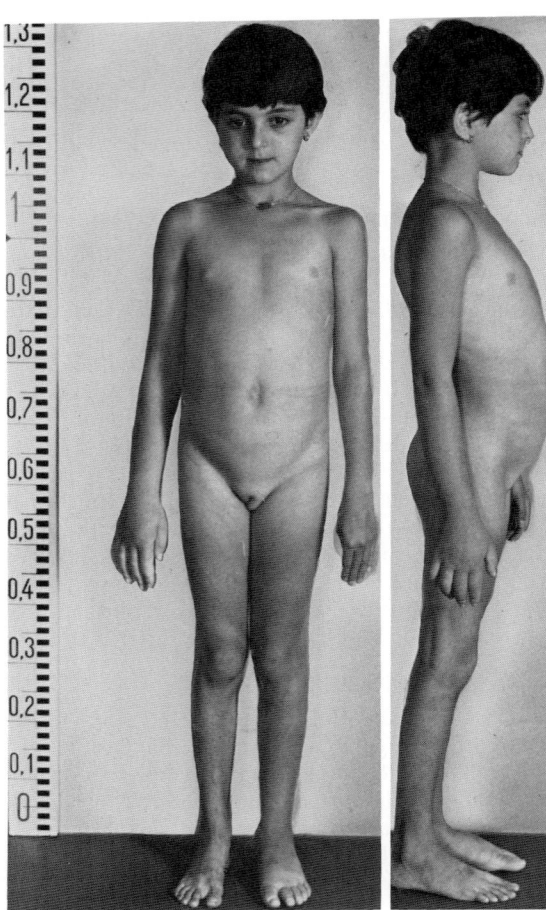

Abb. 88 Asymmetrische Ödeme bei kongenitaler Lymphangiektasie. Beachte rechte Hand und linken Fuß.

Biologische Befunde

Das Serumeiweiß ist charakteristischerweise tief. Sämtliche Eiweißfraktionen sind erniedrigt, im Gegensatz zum nephrotischen Syndrom, wo vorwiegend die niedermolekularen Eiweiße betroffen sind. Serumlipide und Cholesterin sind ebenfalls im Gegensatz zum nephrotischen Syndrom normal oder erniedrigt. Das Serumkalzium ist meistens tief, besonders das eiweißgebundene, so daß die tetanischen Zeichen trotz Hypokalzämie nur selten vorhanden sind. Das Blutbild zeigt häufig eine hypochrome Anämie, das tiefe Serumeisen wird der Transferrinexsudation zugeschrieben. Von großer Bedeutung ist die absolute Lymphopenie, die den Verlust immunkompetenter Zellen widerspiegelt, sowie die Hyperaminoazidurie mit oder ohne Hyperaminoazidämie, die auf die überforderte Kapazität der Leber hinweist. Neben der Hypogammaglobulinämie können manchmal mit Spezialtechniken abnorme γ-Globuline dargestellt werden. Im Stuhl geben besonders die Steatorrhö und die vermehrten Lymphozyten im Ausstrich

Abb. **89 a u. b** Histologisches Bild bei kongenitaler Lymphangiektasie mit Befall der Lamina propria mucosae (ektatische Lymphräume im Übersichtsbild [**a**] und im Ausschnitt [**b**] (Pathologisches Institut der Universität Bern, Direktor: Prof. *H. Cottier*).

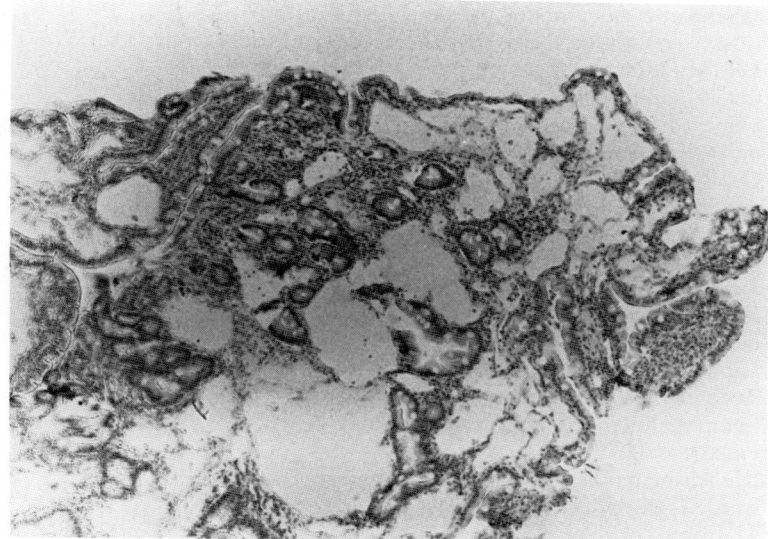

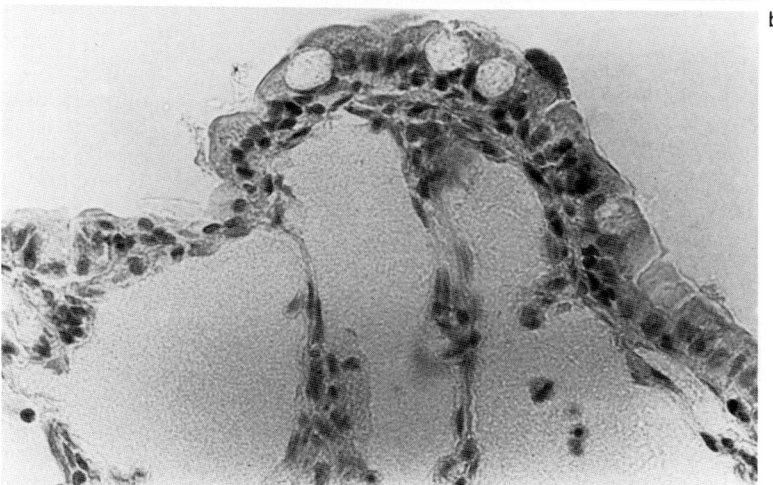

brauchbare Auskunft. Die Gesamtstickstoffausscheidung kann hingegen normal bleiben.

Untersuchungen

Isotopenuntersuchung

Keine der heute verfügbaren nuklearmedizinischen Methoden ist ideal zur quantitativen Erfassung des enteralen Eiweißverlustes. Die geeignetste semiquantitative Methode ist heute der ^{51}CrCl-Test (Walker-Smith u. Mitarb. 1967). Das i. v. verabreichte ^{51}Cr bindet sich rasch an die Serumproteine und durchtritt auf diese Weise die intestinale Barriere. Im Darmlumen wird das Eiweiß enzymatisch abgebaut, die Abbauprodukte werden z. T. rückresorbiert, nicht aber das ^{51}Cr, das im Darmlumen bleibt. Wenn mehr als 1% der initial verabreichten Aktivität in einer Dreitagestuhlportion erscheint, gilt der Test als pathologisch.

Radiologische Untersuchungen

Magen-Darm-Passage. Sie gibt generelle Auskunft über das Vorliegen einer Hypersekretion (Schneegestöber, verdünntes Kontrastmittel im distalen Ileum), über grobe Veränderungen der Schleimhaut (verdickte Falten). Andererseits können morphologische Veränderungen dargestellt werden (Malrotationen, Stagnant Loop, segmentale Veränderungen usw.). Die intraduodenale Verabreichung des Kontrastmittels nach Sellink (Sellink 1971) erlaubt eine feinere radiologische Diagnostik des Dünndarms als die konventionelle Magen-Darm-Passage.

Lymphographie. Sie erlaubt die Darstellung der tiefen abdominellen und thorakalen Lymphbahnen, gibt Auskunft über eventuelle Mißbildungen oder Hindernisse. Bei großer lymphintestinaler Fistel fließt das Kontrastmittel retrograd über Mesenterialgefäße in den Dünndarm. Die intraoperative Lymphographie eines mesenterialen Lymphge-

fäßes kann zur Darstellung der Integrität des Abflusses von Nutzen sein: Bei distaler Blockade oder bei Mißbildung fließt das Kontrastmittel nicht über eine Einzelbahn in einen Kollektor hinein wie beim normalen, sondern verbreitet sich spinnennetzartig um die Injektionsstelle herum.
Orale Dünndarmschleimhautbiopsie. Die Technik erlaubt, die Lymphangiektasie in der Schleimhaut darzustellen, insofern die Biopsie aus einem betroffenen Darmabschnitt entnommen wurde (Abb. 89 a u. b). Andererseits ist sie unerläßlich zur Diagnosestellung von verschiedenen möglichen Grundleiden wie Zöliakie, Morbus Whipple usw.
Laparoskopie. Einige Autoren befürworten diese Technik zur Darstellung segmental erweiterter Lymphbahnen auf dem Mesenterium (FORTAS u. FREXINOS 1979).
Die Ausbeute dieser Untersuchung kann verbessert werden durch Verabreichung einer fettreichen Mahlzeit vor dem Eingriff.

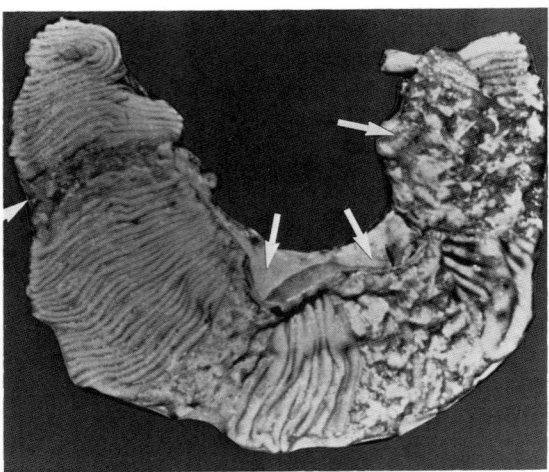

Abb. **90** Längseröffnetes Jejunumresektat bei chronisch ulzeröser Jejunitis mit stellenweiser Zerstörung des Schleimhautreliefs (*Schaad* u. Mitarb. 1978).

Therapie

Konservative Therapie

Neben der gezielten Therapie des zugrundeliegenden Leidens besteht die Basis der konservativen Therapie der eiweißverlierenden Enteropathie in der diätetischen Fettrestriktion. Der Zweck davon besteht in der Entlastung des mesenterialen Lymphabflusses. Mittellangkettige Triglyceride (MCT: zur Verfügung als Milch, Öl, Margarine) sind bei diesem Syndrom allgemein anerkannte Ersatzmittel der konventionellen Fette (LEYLAND u. Mitarb. 1969). MCT-Produkte werden im Darm, unabhängig von den Lymphgefäßen, über die Pfortader abtransportiert. Man empfiehlt daneben den Ersatz der fettlöslichen Vitamine sowie des Calciums. Je nach infektiösen Komplikationen und Immunopathie ist die Anwendung von Antibiotika und Immunglobulinpräparaten zu diskutieren. Corticosteroide sind im allgemeinen nicht indiziert, es sei denn zur Therapie des Grundleidens.

Indikation zur Laparotomie

Welches ist der Stellenwert der Laparotomie in der Diagnose und Therapie der eiweißverlierenden Enteropathie?
— Die Ursache der eiweißverlierenden Enteropathie ist aufgrund der Anamnese und der Abklärungsuntersuchungen bekannt und als solche einer chirurgischen Behandlung zugänglich. Beispiele für eine solche kurative Laparotomie sind: Laparotomie zur Behebung eines gastroösophagealen Refluxes (HERBST u. Mitarb. 1976), einer Darmlageanomalie mit/ohne chronischen Volvulus, einer angeborenen oder erworbenen Darmstenose (z.B. Stagnant Loop nach inadäquater Versorgung einer Dünndarmatresie, BETTEX u. Mitarb. 1962), eines Morbus Hirschsprung oder einer segmentären Dünndarmerkrankung (Abb. 90). Im letztgenannten Beispiel ist präoperativ eine Diagnose oftmals weniger sicher als der Nachweis einer umschriebenen und damit resezierbaren Läsion. Diese Beispiele illustrieren das theoretisch breite Spektrum der allenfalls erforderlichen Eingriffe, die dem Kinderchirurgen geläufig sein müssen, will er eine eiweißverlierende Enteropathie operativ angehen.
Mitunter liegt einer eiweißverlierenden Enteropathie eine operable Läsion des Herzens zugrunde (ROY u. Mitarb. 1975).
— Die präoperative Abklärung hat einen intestinalen Eiweißverlust erbracht, desgleichen die Tatsache eines streng lokalisierten, jedoch nicht näher bekannten Prozesses. Hier erfolgt die Laparotomie zur Kausalitätsdiagnose und zur kurativen Resektion.
— Ein intestinaler Eiweißverlust ist nachgewiesen. Trotz eingehender präoperativer Diagnostik ist es jedoch weder möglich, die Ursache des Eiweißverlustes auszumachen, noch die Ausdehnung und damit die Resektabilität des Prozesses festzulegen. Hier erfolgt die Laparotomie in erster Linie zur Kausalitätsdiagnose und je nach Befund zur Resektionsbehandlung.
Beispiele für Variante 2 und/oder 3 sind subakute und chronische segmentäre Dünndarmaffektionen oder die kongenitale, intestinale Lymphangiektasie (KAISER u. Mitarb. 1977; SCHAAD u. Mitarb. 1978).

Operationsvorbereitung

In Abhängigkeit von der Grundkrankheit und der Dauer und dem Schweregrad der eiweißverlierenden Enteropathie muß das Kind vorgängig der Laparotomie adäquat und lange genug vorbereitet werden, zumal gerade bei ausgiebiger Darmresektion eine regelrechte orale Nahrungsaufnahme nicht sofort erfolgen kann.

Die präoperativen Vorbereitungen betreffen die Korrektur der erniedrigten Bluteiweißkörper und einer allfälligen Anämie. Da eine eiweißverlierende Enteropathie auch mit einem Malabsorptionssyndrom einhergehen kann, muß auch dieses Berücksichtigung finden (z. B. Korrektur einer Hypokalzämie).

Allen diesen Maßnahmen sowie einer allfälligen parenteralen hochkalorischen Ernährung sind allerdings zeitliche Limiten gesetzt, da manche Ersatzstoffe laufend wieder verloren werden und eine allenfalls erforderliche zentrale Leitung bei diesen infektionsgefährdeten Patienten ein erhöhtes Risiko darstellt.

Zu den Operationsvorbereitungen im engeren Sinn gehören auch Maßnahmen zur besseren intraoperativen Darstellung befallener Darmabschnitte wie beispielsweise die Verabreichung von Schlagrahm, wodurch die intestinalen Lymphgefäße besonders schön zur Darstellung kommen.

Erkennung befallener Darmabschnitte, Operationsbefunde und Operationsverfahren

Die Erkennung befallener Darmabschnitte ist nicht immer möglich, auch nicht wenn die vorgängig vermerkten Maßnahmen zur besseren Darstellung der Lymphgefäße getroffen werden. Manchmal helfen Enterotomien und/oder Schnellschnittuntersuchung der Darmwand weiter, ferner die sofortige Eröffnung des Resektates zur Beurteilung des Schleimhautreliefs.

Bei den segmentären Dünndarmkrankungen können folgende Befunde erhoben werden, welche eine Abschätzung der Ausdehnung des befallenen Darmabschnittes erlauben: Verdickung und Konsistenzvermehrung der Darmwand sowie Kaliberschwankungen des Darms (Abb. 91), ferner Unterbrechung der Linie zwischen Darmserosa und Fettgewebe des Mesosteniums, Deformierung der Mesenterialwurzel durch Gruppen vergrößerter Lymphknoten mit deutlich dilatierten zuführenden Lymphgefäßen oder regional fehlende Darstellung der Lymphgefäße, schließlich fleckförmig subseröses Ödem oder entzündliches Exsudat und/oder grauweiße Fiboseherde.

Ausgedehnte Pigmentierungen (FORTAS u. FREXINOS 1979) und/oder blaßweiße Verfärbung der Darmwand gehen allerdings nicht unbedingt mit spezifischen histologischen Veränderungen der Darmwand einher; sie erlauben es also nicht, die Ausdehnung der Darmläsion abzuschätzen.

Gelegentlich läßt sich ein Chylaszites und/oder ein Chylusaustritt ins Darmlumen nachweisen. Dies kann besonders bei der kongenitalen intestinalen Lymphangiektasie beobachtet werden. Diese gibt sich durch multiple dilatierte und miteinander konfluierende Lymphgefäße zu erkennen (Abb. 92); histologisch finden sich dilatierte Zottensinus (BETTEX u. Mitarb. 1962; ROY u. Mitarb. 1975).

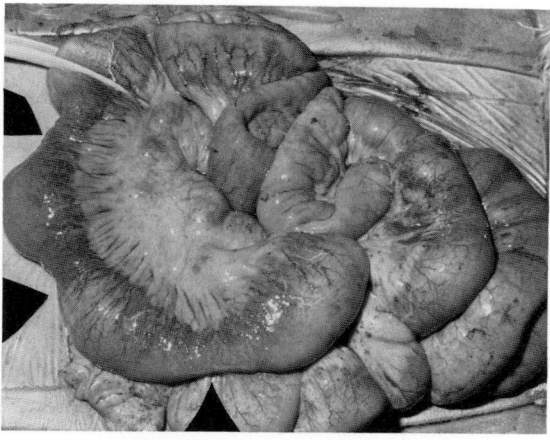

Abb. 91 Operationssitus bei subakuter segmentärer transmuraler Ileitis. Der befallene Ileumabschnitt weist eingeengte Abschnitte (Pfeile) im Wechsel mit dilatierten auf (*Schaad* u. Mitarb. 1978).

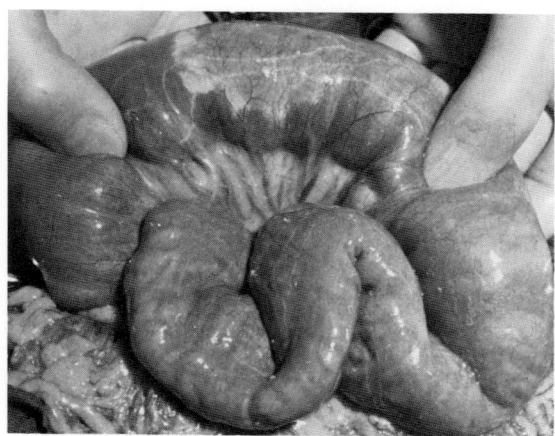

Abb. 92 Operationssitus bei kongenitaler intestinaler Lymphangiektasie. Grotesk dilatierte mit Chylus gefüllte subseröse Lymphgefäße (*Bettex* u. Mitarb. 1962).

Das Operationsverfahren richtet sich nach der Grundkrankheit. Bei den segmentären Darmerkrankungen muß der Darm im sicher gesunden Abschnitt abgesetzt werden.

Die Resektionsränder sind diesbezüglich histologisch zu untersuchen, da die Radikalität des Eingriffes nicht nur für die Heilung einer eiweißverlierenden Enteropathie, sondern auch für den unmittelbaren postoperativen Verlauf entscheidend ist. Beim Stagnant-Loop-Syndrom muß nicht nur der stenotische Darmabschnitt, sondern auch der prästenotische dilatierte, woraus der Eiweißverlust erfolgt, reseziert werden.

Resultate und Prognose
Komplikationen der Resektionsbehandlung

Früh- und Spätkomplikationen der Resektionsbehandlung hängen von der Grundkrankheit, Operationsvorbereitung, Operationstechnik und Ausdehnung der erforderlichen Resektion ab. Bei Berücksichtigung der oben erwähnten Vorsichtsmaßnahmen (gute Vorbereitung, radikale Resektion) sind Wundheilungsstörungen (Anastomoseninsuffizienz und Wunddehiszenz) nach unseren Erfahrungen selten; es sei denn, es handle sich um einen Morbus Crohn oder eine Colitis ulcerosa.

Symptome einer Darminsuffizienz sind bei zu ausgedehnten oder das terminale Ileum mit einbeziehenden Resektionen zu erwarten.

Resultate bezüglich Heilung einer eiweißverlierenden Enteropathie

Das eben Erwähnte gilt auch bezüglich Heilung der eiweißverlierenden Enteropathie. Segmentäre Dünndarmerkrankungen und zahlreiche operative Ursachen einer eiweißverlierenden Enteropathie sind durch eine Resektionsbehandlung definitiv heilbar und damit auch die eiweißverlierende Enteropathie (SCHAAD u. Mitarb. 1978).

Literatur

Bettex, M., D. Nussle, L. Eckmann: Aspécts chirurgicaux des entéropathies avec déperditions de proteïnes. Gastroenterologia (Basel) 98 (1962) 76

Boyer, J., P. Baudet, A. Benbouali, J. Ronceray, F. Joubaud: Manifestations digestives inhabituelles au cours d'un purpura rhumatoide. A propos de deux observations. Sem. Hôp. Paris 54 (1978) 298

Dulac, O., P. Zamet, A. Bonnefond: Gastroentéropathie exsudative révélatrice d'une allergie aux crustacés. Arch. franç. Pédiat. 34 (1977) 455

(Editorial): Protein-losing gastroenteropathy in cardiac disease. Br. Med. J. 1977/II, 1176

Fortas, L., J. Frexinos: Les entéropathies exsudatives d'origine lymphatique: Revue générale. Arch. Mal. Appar. dig. 62 (1979) 501, 685

Herbst, J. J., D. G. Johnson, M. A. Oliveros: Gastrooesophageal reflux with protein-losing enteropathy and finger clubbing. Amer. J. Dis. Childh. 130 (1976) 1256

Kaiser, G., H. Gaze, Th. Slongo, B. Hadorn, M. Bettex: Indikation zur Laparotomie bei der eiweißverlierenden Enteropathie. Schweiz. Gesellschaft für Kinderchirurgie, IX. Jahresversammlung. St. Gallen, 1977

Leyland, F. C., A. S. Fosbrooke, J. K. Lloyd, M. M. Segall, I. Tamir, R. Tomkins, O. H. Wolff: Use of medium-chain triglyceride diets in children with malabsorption. Arch. Dis. Childh. 44 (1969) 234

Morell, A., H. Gaze, S. Barandun: Immunodeficiency syndrome secondary to protein loss. Proceedings Fifth Meeting of the International Society of Haematology 1979

Orbec, H., T. E. Larsen, T. Hoving: Transient intestinal lymphangiectasia. Acta paediat. scand. 67 (1978) 677

Roy, C. C., A. Silverman, F. J. Cozzetto: Pediatric Clinical Gastroenterology, 2nd ed. Mosby, St. Louis 1975

Schaad, U., A. Zimmermann, H. Gaze, G. Kaiser, J. Vesy, B. Hadorn: Protein-losing enteropathy due to segmental erosive and ulcerative intestinal disease cured by limited resection of the bowel. Helv. paediat. Acta 33 (1978) 289

Sellink, J. L.: Examination of the Small Intestine by Means of Duodenal Intubation. Stenfert Kroese, Leiden 1971

Sleisinger, M. H., G. H. Jeffries: Protein metabolisms and protein-losing enteropathy. In Sleisinger M. H., J. S. Fordtran: Gastrointestinal Disease. Saunders, Philadelphia 1973 (Library of congress catalogue card No. 72–88851)

Vardy, P. A., E. Lebenthal, H. Schwachman: Intestinal lymphangiectasia: A reappraisal. Pediatrics 55 (1975) 842

Waldmann, T. A.: Protein-losing enteropathy. In Card, W. J., B. Cremer: Modern Trends in Gastroenterology. 1970 (p. 125)

Waldmann, T. A., R. D. Wochner, L. Laster, R. S. Gordon: Allergic gastroenteropathy – a course of excessive gastrointestinal protein loss. New Engl. J. Med. 276 (1967) 762

Walker-Smith, J. A., A. P. Skyring, S. P. Mistilis: Use of $^{51}CrCl_3$ in the diagnosis of protein-losing enteropathy. Gut 8 (1967) 166

Eitrige Peritonitis

J. G. KUNDERT

Sekundäre Peritonitis

Die sekundäre Peritonitis ist in der Regel die Folge einer Perforation des Magen-Darm-Kanals. Zu dieser Form müssen wir auch die *Durchwanderungsperitonitiden* bei umschriebener oder ausgedehnter Darmwandnekrose rechnen.

Am häufigsten kommt die Perforationsperitonitis zweifellos als Folge der *Appendizitis* vor. Die Symptome der diffusen Peritonitis sind Spontanschmerz, Abwehrspannung der Bauchdecken, Klopf-, Druck- und Entlastungsschmerz im ganzen Abdominalbereich, Meteorismus, spärliche bis fehlende Darmgeräusche und Druckempfindlichkeit des Douglasschen Raums bei der Rektaluntersuchung. Kurz nach der Perforation haben die Abdominalsymptome ihr Maximum noch im rechten Unterbauch oder lassen stark nach, später decken sie den appendizitischen Befund zu und sind diffus über den ganzen Bauch ausgedehnt.

Die Allgemeinsymptome sind Folge der schweren Infektion und der ungenügenden Flüssigkeitszufuhr oder des Verlusts durch Erbrechen: trockene Haut und Schleimhäute, belegte Zunge, halonierte Augen, Blässe (Facies abdominalis), Fieber, Leukozytose.

Als Erreger finden wir E. coli, Klebsiellen, Pseudomonas, Enterokokken, Streptokokken, eventuell Anaerobier.

In der Reihe der Ursachen von Perforations- und Durchwanderungsperitonitiden folgen der Appendizitis mit weitem Abstand die *Entzündung und die Ulkusperforation des Meckelschen Divertikels,* die *verschleppte Invagination* und das *penetrierende oder stumpfe Bauchtrauma.* Letzteres führt vor allem im Dünndarmbereich zu manchmal multiplen Perforationen. *Fremdkörper* als Perforations- und Peritonitisursache sind in den überzivilisierten Ländern und im Plastikzeitalter selten geworden.

Das Neugeborenen- und junge Säuglingsalter hat auch in diesem Bereich seine Spezialitäten. Wegen der Schwierigkeit der klinischen Frühdiagnose ist es gerade in diesem Altersabschnitt wichtig, auch seltene Perforationsursachen in Betracht zu ziehen. Die *»spontane« Magenperforation* des Neugeborenen (S. 7.31) beruht auf einer umschriebenen, kongenitalen Wandmuskelschwäche, in deren Bereich eine Überblähung des Magens durch Reanimation mit der Maske zur Perforation führen kann. Die *nekrotisierende Enterokolitis* des Früh- und Neugeborenen ist in den letzten Jahren zu einem gefürchteten Problem geworden. Ursächlich spielen niedriges Geburtsgewicht, Hypoxieepisoden, künstliche Ernährung, bakterieller Infekt des Magen-Darm-Kanals und möglicherweise anaphylaktische Phänomene eine Rolle. Als Folge von umschriebenen oder ausgedehnten Darmwandnekrosen kommt es rasch zur diffusen Peritonitis, welcher der Chirurg wegen der Progredienz der Darmwandzerstörung häufig machtlos gegenübersteht (s. S. 7.114 ff). Die *Mekoniumperitonitis* ist eine abakterielle Fremdkörperperitonitis. Die Perforation erfolgt entweder oral von einem Darmverschluß (Mekoniumileus, Atresie, Volvulus, Ductus omphaloentericus) oder bei durchgängigem Darm meist im Ileumbereich. Die Perforation kann vor der Geburt erfolgen und postnatal wieder verschlossen sein. Auf das ausgetretene Mekonium reagiert das Peritoneum mit Adhäsionen, Briden oder abgekapselten Pseudozysten. Das eingeschlossene Mekonium verkalkt, was zum charakteristischen Röntgenbefund feinpunktierter Verschattungen in der Abdomenleeraufnahme führt (s. S. 7.61 ff). Neugeborene mit *Hirschsprungscher Krankheit* neigen zu Spontanperforationen im Dickdarmbereich. Dazu kommen gelegentlich Perforationen am Sigmascheitel durch zu tief eingeführte Darmrohre.

Therapie

Die Behandlung der sekundären Peritonitis besteht in der chirurgischen Beseitigung der Perforation, d. h. Appendektomie, Abtragung eines Meckelschen Divertikels, Fremdkörperentfernung oder Anfrischen und Übernähen einer Perforationsstelle. Gelegentlich ist die Resektion eines zerstörten oder mißgebildeten Darmabschnittes nötig. Bei schwerer Peritonitis oder wenn nicht mit der Primärheilung einer Darmnaht gerechnet werden kann, muß vorübergehend eine Enterostomie im Perforationsbereich oder oral davon angelegt werden, z. B. durch Herausleiten des zuführenden und End-zu-Seit-Anastomose des abführenden Darmschenkels (Koopsche Anastomose). Die Peritonitis selbst läßt sich meist durch Spülung, Drainage, Lagerung und resistenzgerechte, massive antibiotische Therapie beherrschen. Mit parenteraler Ernährung müssen die Kinder auch während der Nahrungskarenz in einem anabolen Zustand gehalten werden.

Primäre Peritonitis

Hier erfolgt die Infektion der Bauchhöhle nicht aus dem Darmkanal, sondern hämatogen. Sofern ein Erreger im Peritonealabstrich nachweisbar ist, handelt es sich am ehesten um Pneumokokken, Streptokokken oder in zunehmendem Maße um gramnegative Bakterien. Sowohl die primäre bakterielle wie auch die benigne abakterielle Peritonitis sind selten.

Die *primäre bakterielle Peritonitis,* insbesondere die Pneumokokkenperitonitis, ist überwiegend bei Mädchen im Alter von 3–10 Jahren anzutreffen (»Peritonitis der kleinen Mädchen«), weshalb man früher eine Keimaszension aus dem Genitaltrakt diskutierte. Weitere Organmanifestationen eines bakteriellen Infektes fehlen fast immer, doch sollte vor allem ein Harnwegsinfekt ausgeschlossen werden. Bei Säuglingen hingegen tritt die bakterielle Peritonitis häufig im Rahmen einer Sepsis auf.

Wegen der Ähnlichkeit der Anamnesen werden die Kinder meist unter Appendizitisverdacht eingewiesen. Die Bauchsymptome sind aber diffus, und an die Stelle der Obstipation bei Appendizitisbeginn treten bei der Peritonitis schleimig-stinkende Durchfälle. Die Kinder sind schwerkrank, hochfebril und erreichen Leukozytenwerte von $30\,000/\mu l$ $(30 \times 10^9/l)$ und mehr.

Das Abdomen ist anfänglich flach, zeigt wenig Abwehrspannung, aber eine diffuse Druckempfindlichkeit. Mit fortschreitender Krankheit wird es aufgetrieben, und die Darmgeräusche fehlen weitgehend. Unter antibiotischer Behandlung bilden sich die Befunde rasch zurück, und lokalisierte Peritonealabszesse werden kaum noch beobachtet. Die Differentialdiagnose zur akuten Appendizitis wäre durch eine Peritonealpunktion zu klären, meist wird jedoch unter Appendizitisverdacht laparotomiert. Bei Frühfällen wird die Gelegenheitsappendektomie durchgeführt und ein Peritonealabstrich gewonnen, welcher bei antibiotisch anbehandelten Patienten bereits negativ ausfallen kann. Im Gegensatz zur sekundären Peritonitis ist das Peritonealexsudat geruchlos. Bei fortgeschrittener Peritonitis empfiehlt sich die alleinige Peritonealspülung und die Drainage nach Abstrich, eine halbsitzende Lagerung des Patienten (Fowlersche Lage) und eine massive antibiotische Behandlung mit Penicillinen.

Bei Kindern beiderlei Geschlechts mit Lipoidnephrose tritt die primäre bakterielle Peritonitis (Pneumokokken, gramnegative Erreger) als Komplikation auf. Die Besserung auf die antibiotische Behandlung ist meist dramatisch. Eine Abdominalrevision ist zu diskutieren, wenn das klinische Bild auf die antibiotische Behandlung während 48 Stunden nicht anspricht. Die peritonitische Komplikation hat einen günstigen Einfluß auf die ungewisse Prognose des Grundleidens.

Die *benigne abakterielle Peritonitis* treffen wir immer wieder bei Laparotomien unter Appendizitisverdacht mit negativem Befund am Wurmfortsatz an. Das bevorzugte Alter für diese Peritonitisform liegt zwischen 4 und 8 Jahren, Mädchen sind häufiger betroffen als Knaben. Bei meist gutem Allgemeinzustand finden wir die Lokalbefunde einer akuten Appendizitis, oft aber diffuser. Die Temperatur bewegt sich um 38 °C, die Leukozytenzahl liegt zwischen 10 000 und 20 000/µl ($10–20 \times 10^9$/l).

Bei der *Operation* fällt zunächst das Fehlen einer schweren Entzündung im Bauchraum trotz ausgeprägter klinischer Symptomatik auf. Als einzige pathologische Veränderung finden wir ein spärliches, trüb-schleimiges, fadenziehendes und geruchloses Exsudat zwischen Darmserosa und Peritoneum, in etwas größerer Menge im Kleinbeckenbereich. Die serösen Häute sind vermehrt gefäßinjiziert. Die mesenterialen Lymphknoten sind kaum vergrößert, die Adnexe beim Mädchen unauffällig. Das Exsudat enthält zwar polynukleäre Leukozyten, ist aber steril.

Nach Revision der Bauchorgane, Abstrich und Gelegenheitsappendektomie erfolgt ohne besondere postoperative Therapie rasche Heilung. Fast scheint die Belüftung der Bauchhöhle durch die Operation auf den Krankheitsverlauf günstig zu wirken.

Seit der Beschreibung durch BETTEX 1953 hat sich die Ätiologie dieser Peritonitisform nicht geklärt. Ein bakterieller Erreger läßt sich auch bei sofortiger Kultivierung nicht gewinnen. Eine virale Genese ist nicht auszuschließen, Begleitmanifestationen in anderen Organen fehlen aber jeweils, obwohl der Befund in den kalten Monaten etwas gehäuft beobachtet wird. Ein Zusammenhang mit Darmparasitenbefall konnte bisher ebenfalls nicht nachgewiesen werden.

Literatur

Bettex, M.: La péritonite bénigne abactérienne de l'enfant. Helv. paediat. Acta 8 (1953) 166–173

Bose, G., W. R. Keir, C. V. Godberson: Primary pneumococcic peritonitis. Canad. med. Ass. J. 110 (1974) 305–307

Fowler, R.: Primary peritonitis: Changing aspects 1956–1970. Aust. paediat. J. 7 (1971) 73–83

Hartl, H.: Neuere Gesichtspunkte zur Behandlung der kindlichen Bauchfellentzündung. Langenbecks Arch. klin. Chir. 296 (1960) 409–417

McDougal, W. S., R. J. Izant jr., R. M. Zollinger: Primary peritonitis in infancy and childhood. Ann. Surg. 181 (1975) 310–313

Martin, L. W., W. A. Altemeier, P. M. Reyer: The treatment of peritonitis and peritoneal abscesses. Pediat. Clin. N. Amer. 16 (1969) 747–748

Porter, J. M., R. J. Snowe, D. Silver: Tuberculous enteritis with perforation and abscess formation in childhood. Surgery 71 (1972) 254–257

Rickham, P. P.: Neugeborenen-Peritonitis. Langenbecks Arch. klin. Chir. 292 (1959) 427–434

Enterocolitis necroticans

B. KEHRER

Unter den Erkrankungen, die im Neugeborenenalter einen notfallmäßigen operativen Eingriff erforderlich machen, steht die nekrotisierende Enterokolitis gegenwärtig bezüglich Häufigkeit wie auch Letalität an der Spitze. In den letzten Jahren hat ihre Inzidenz aus unbekannten Gründen weltweit endemieartig zugenommen. Sicher ist eine ganze Reihe von Fällen früher unerkannt geblieben oder fälschlicherweise anderen Erkrankungen zugeordnet worden. Erst die Erkenntnis, daß es sich bei der nekrotisierenden Enterokolitis um ein eigenständiges Krankheitsbild handelt, hat eine präzisere Diagnostik ermöglicht.

Wesentlichen Anteil an der Zunahme hat aber der Umstand, daß mit der modernen Intensivmedizin eine größere Zahl von Neugeborenen überlebt, die durch ihr Grundleiden zur Entwicklung einer Enterokolitis prädestiniert sind. Auch die spezielle epidemiologische Situation in Neugeborenenstationen und veränderte Ernährungsgewohnheiten dürften für das vermehrte Auftreten der Krankheit mitverantwortlich sein.

Die Erfahrungen der letzten Jahre haben gezeigt, daß eine Reihe von Risikofaktoren die Entwicklung einer nekrotisierenden Enterokolitis begünstigt (Tab. 7). Am häufigsten erkranken Frühgeborene mit einem Geburtsgewicht unter 2000 g, die perinatal einem besonderen Streß unterworfen waren und einen tiefen Apgar-Score aufweisen. Andere prädisponierende Faktoren sind perinatale Infekte und respiratorische oder kardiovaskuläre Komplikationen, wie Atemnotsyndrom, Herzvitien, Sepsis usw. Alle diese Kinder müssen in den ersten Lebenstagen im Hinblick auf eine sich entwickelnde nekrotisierende Enterokolitis sorgfältig überwacht werden.

Tabelle 7 Risikofaktoren, die die Entstehung einer nekrotisierenden Enterokolitis begünstigen

Pränatal	– Placenta praevia – Schwangerschaftstoxikose – vorzeitiger Blasensprung – Amnionitis
Perinatal	– Frühgeburt, Mangelgeburt – Gewicht unter 2000 g – perinatale Asphyxie, Apnoe – niedriger Apgar-Score
Postpartal	– Atemnotsyndrom – Hypothermie – Schockzustand – Sepsis – Katheterisierung der Nabelgefäße, – Austauschtransfusion – zyanotisches Herzvitium

Die Enterokolitis kann jedoch auch nach unauffällig verlaufener Geburt bei normal entwickelten Neugeborenen auftreten. Da dann erst spät an diese Möglichkeit gedacht wird, wird die Diagnosestellung unter Umständen wesentlich verzögert.

Ätiologie und Pathogenese

Wahrscheinlich können mehrere Ursachen beim Neugeborenen eine nekrotisierende Enterokolitis auslösen. Aus der Vielzahl von möglichen ätiologischen Faktoren scheinen die folgenden drei für die Pathogenese entscheidend zu sein:
— ischämische Schädigung der Darmwand,
— bakterielle Besiedlung des Darms und
— Anwesenheit von Nahrung im Darmlumen.

Jeder Schockzustand (z. B. infolge Sepsis, Hypoxie und Hypothermie) bewirkt beim Neugeborenen eine Hypozirkulation im Darmbereich. Die Ischämie wird überdies durch eine zusätzliche Vasokonstriktion noch verstärkt. Dieser reflektorische Gefäßspasmus im Splanchnikusgebiet tritt nach Ansicht vieler Autoren bei jeder neonatalen Asphyxie auf und wird als physiologischer Abwehrmechanismus interpretiert. Das Blutvolumen wird dabei in das Gehirn und in das Herz verlagert, was die Perfusion des Darms, der Nieren und der Peripherie reduziert. Auch die Katheterisierung der Umbilikalarterien kann entweder durch eine direkte mechanische Reizung oder über eine chemische Irritation durch die infundierten Lösungen (besonders Kalzium) zu einem Spasmus der Mesenterialgefäße führen.

Thrombotische Verschlüsse der großen Darmarterien werden bei der Enterokolitis kaum beobachtet; viel häufiger sind Thrombosierungen der kleineren Arteriolen, die z. B. durch Einschwemmung von Mikroemboli bei Austauschtransfusionen oder durch eine erhöhte Viskosität und Hyperkoagulabilität des Blutes bedingt sein können.

Der bakteriellen Darmflora, die sich schon in den ersten Lebensstunden entwickelt, kommt in der Entstehung der nekrotisierenden Enterokolitis eine zentrale Bedeutung zu. Ein Hinweis auf die bakterielle Genese der Krankheit findet sich darin, daß epidemieartige Häufungen von Fällen in einzelnen Neugeborenenstationen beobachtet werden. Im Blut und Peritonealsekret der erkrankten Neugeborenen werden zudem meist gramnegative Keime der Darmflora kultiviert (E. coli, Klebsiellen, Pseudomonas, Proteus). Gegenwärtig wird zunehmend diskutiert, ob anaerobe, wasserstoffproduzierende Bakterien (Klostridien, Bakteroides) für die Pneumatosis verantwortlich seien.

Begünstigt wird die bakterielle Invasion der Darmwand durch die immunologische Abwehrschwäche des Neugeborenen. Das Fehlen von sekretorischem IgA in der Mukosa, aber auch die noch nicht stimulierte zelluläre Immunität wird normalerweise durch die Makrophagen und den IgA-Gehalt der Muttermilch kompensiert. Dies vermag zu erklären, weshalb die nekrotisierende Enterokolitis häufiger bei Neugeborenen beobachtet wird, die mit künstlich adaptierten Milchpräparaten ernährt worden sind. Diesen Produkten fehlt einerseits der erwähnte Schutzeffekt, andererseits kann ihre Hyperosmolarität direkt eine Schädigung des Darmepithels bewirken und durch ihre von der Muttermilch abweichende Zusammensetzung das Überwuchern einzelner Keime begünstigen.

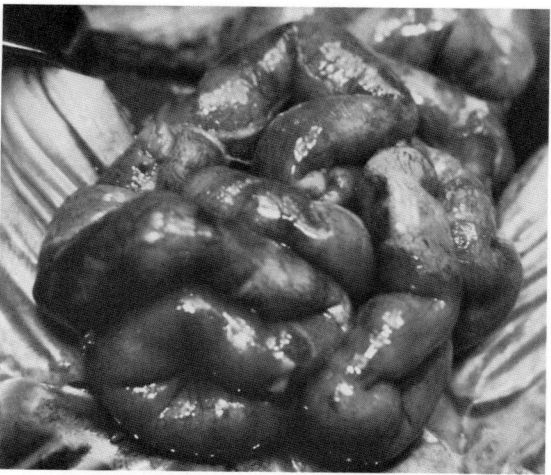

Abb. 93 Intraoperativer Befund einer nekrotisierenden Enterokolitis bei einem 10 Tage alten Neugeborenen. Segmentäre Nekrosen im ganzen Dünndarm und ausgeprägte generalisierte Peritonitis.

Nach gegenwärtiger Ansicht wird also bei diesem Leiden die Darmwand primär durch eine Hypozirkulation und Hypoxie lokal geschädigt. Eine hyperosmolare Nahrung im Darmlumen kann diese Schädigung noch akzentuieren, so daß eine bakterielle Invasion der Darmwand ermöglicht wird. Wegen der ungenügenden Infektabwehr des Neugeborenen und der mangelnden Zufuhr von exogenen immunologisch aktiven Faktoren durch die Muttermilch können sich die Keime ungehemmt entwickeln und führen schließlich über einen septisch-toxischen Schockzustand zum Tode des Patienten.

Pathologische Anatomie

Die nekrotisierende Enterokolitis kann im ganzen Magen-Darm-Trakt auftreten; der Befall von Ösophagus, Magen, Duodenum oder Rektum ist jedoch selten, am häufigsten finden sich die Läsionen in der Ileozäkalregion sowie im Kolon.

Die erkrankten Darmabschnitte sind unregelmäßig dilatiert und hämorrhagisch oder braun-grün verfärbt. Abhängig von der Ausprägung des Leidens ist die Darmwand nur ödematös verdickt und brüchig oder gangränös nekrotisch. Die antimesenterisch gelegenen Wandabschnitte sind in der Regel am stärksten betroffen. Auffallend ist, daß nekrotische Abschnitte mit makroskopisch throm-

7.116 Abdomen

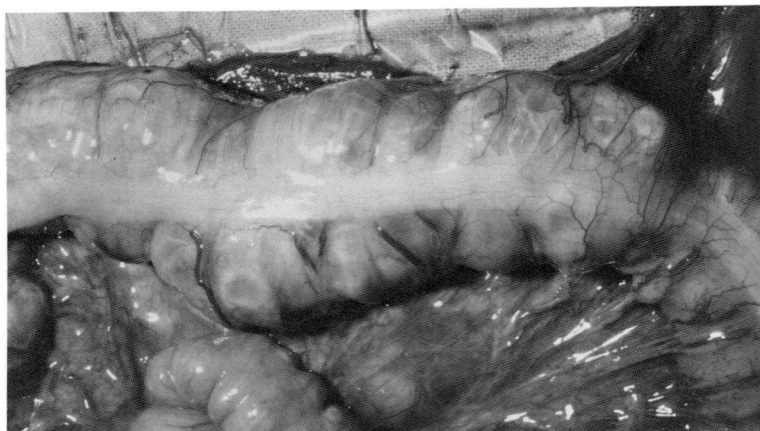

Abb. **94** Isolierte Pneumatosis intestinalis des Kolons mit intakter Durchblutung und ohne Zeichen einer beginnenden Nekrose. Solche Veränderungen können sich unter konservativer Therapie vollständig zurückbilden.

bosierten Endgefäßen scharf begrenzt mit normal aussehenden Darmabschnitten alternieren können (Abb. 93). Im Extremfall kann gelegentlich der ganze Dünn- und Dickdarm nekrotisch sein. Manchmal findet sich gebietsweise nur eine Pneumatosis mit normaler Gewebsdurchblutung, so daß die Vitalität nicht gefährdet erscheint (Abb. 94).
Nekrotische Abschnitte sind häufig mit einer fibrinösen Schicht überzogen und durch Verklebung mit benachbarten Darmschlingen mehr oder weniger abgekapselt. Bei der Operation können deshalb manchmal lokalisierte Perforationen gefunden werden, die radiologisch nicht erfaßt worden sind.
Meist enthält die Peritonealhöhle reichlich gelblich-seröse Flüssigkeit. Besteht eine freie Perforation, so entweicht bei der Eröffnung des Peritoneums Luft, es finden sich purulentes Exsudat und eine lokalisierte oder generalisierte Peritonitis.

Histologie

Das histologische Bild der nekrotisierenden Enterokolitis ist sehr variabel und kann das ganze Spektrum zwischen einfachem Ödem und Hämorrhagie der Mukosa und vollständiger Nekrose der ganzen Darmwand umfassen. Die Mukosa wird immer zuerst und auch am schwersten von Ödem, Hämorrhagie und Ulzerationen erfaßt, während die Serosa andererseits sehr lange intakt bleiben kann. Die Gasansammlungen der Pneumatosis liegen in der Regel submukös oder subserös und können Bakterien enthalten. Auffallend ist, daß in den ersten zwei Tagen auch bei vollständiger Wandnekrose keine oder nur wenige Entzündungszellen nachweisbar sind und daß sie erst später einwandern. Thromben finden sich nur in den kleinen Arteriolen. Sie scheinen erst sekundär aufzutreten und nicht kausal an der Entstehung der Infarkte beteiligt zu sein. In der Heilungsphase kommt es über die Bildung von Granulationsgewebe zu einer Fibrose und schließlich zu einer narbigen Gewebsschrumpfung.

Symptome und Diagnose

Bei über 90% der Säuglinge entwickelt sich die nekrotisierende Enterokolitis zwischen dem 1. und dem 10. Lebenstag. Nur in Einzelfällen wurde sie bei Kindern außerhalb der unmittelbaren Neugeborenenperiode beobachtet. Meist beginnt die Erkrankung mit unspezifischen Symptomen wie Trinkunlust, Lethargie, Temperaturinstabilität und Apnoeanfällen. Anfänglich ist nur die Magenentleerung verzögert, sehr rasch entwickeln sich dann jedoch galliges Erbrechen und ein zunehmend geblähtes Abdomen mit Abwehrspannung. Nur in etwa einem Drittel der Fälle finden sich makroskopisch blutige Durchfälle, die Benzidinprobe im Stuhl zeigt aber praktisch immer die Anwesenheit von okkultem Blut. Bei einer lokalisierten oder generalisierten Peritonitis kann die Bauchdecke diffus oder örtlich begrenzt ödematös geschwollen, überwärmt und gerötet sein (Abb. 95). Nach diesem Erythem ist besonders in der Verlaufsbeobachtung der Krankheit zu suchen, da es in der Regel Ausdruck einer progredienten intraabdominellen Entzündung ist.
Die Laboruntersuchungen ergeben keine für die nekrotisierende Enterokolitis charakteristischen Befunde, sondern zeigen generell das Bild eines

Tabelle **8** Häufigkeit der klinischen Symptome bei der nekrotisierenden Enterokolitis

gespanntes Abdomen	90%
Lethargie, Trinkschwäche	84%
Temperaturinstabilität	81%
Magenretention	81%
galliges Erbrechen	70%
Apnoeanfälle	66%
blutiger Stuhl okkult	63%
blutiger Stuhl makroskopisch	39%

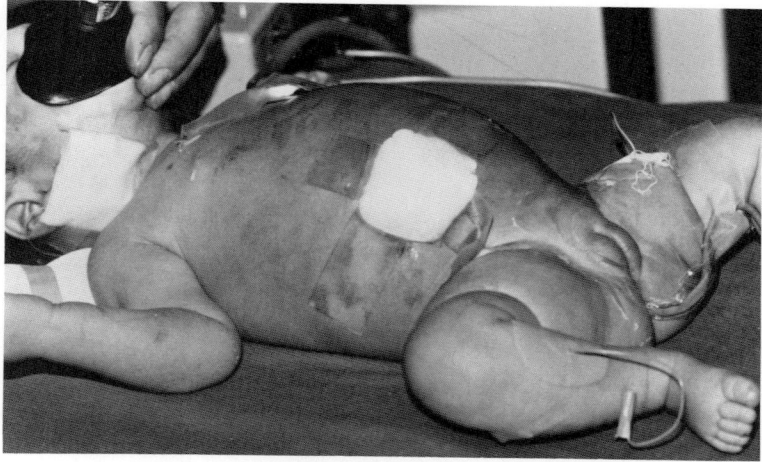

Abb. 95 Klinisches Bild einer ausgedehnten nekrotisierenden Enterokolitis. Das vorgewölbte Abdomen ist gespannt, druckdolent, und die Bauchwand zeigt eine ödematöse Infiltration mit lokaler Rötung und Überwärmung (Peau d'orange).

septisch-toxischen Zustandes. Im Blutbild entwickelt sich neben einer Anämie, Leukopenie und Linksverschiebung eventuell auch eine Thrombopenie. Störungen im Säure-Basen-Gleichgewicht, Labilität des Glucosespiegels, Hypokalzämie, ansteigende Bilirubinkonzentrationen sowie erhöhte Leberwerte sind Folgen des septisch-toxischen Zustandes. Blutkulturen ergeben in dieser Phase häufig Wachstum von gramnegativen Darmkeimen oder Anaerobiern.

Die Entwicklung der Erkrankung kann protrahiert, aber häufig auch rasch progredient verlaufen. Der Zustand des Patienten verschlechtert sich dann dramatisch unter dem Bild eines septischen Schocks mit zunehmender Niereninsuffizienz, Verschlechterung der Mikrozirkulation, blaßgrauem Hautkolorit und eventuell Zeichen einer disseminierten intravaskulären Gerinnung.

Radiologische Befunde

Die Abdomenleeraufnahme hat entscheidende Bedeutung, sowohl für die Diagnose wie auch in der Verlaufskontrolle. Besteht klinisch der Verdacht auf eine nekrotisierende Enterokolitis, so ist jede Kontrastmittelgabe, sei es für eine Magen-Darm-Passage oder für einen Kontrastmitteleinlauf, wegen der hohen Perforationsgefahr kontraindiziert.

Zu Beginn finden sich nur unspezifische Veränderungen eines paralytischen Ileus wie Erweiterung des Darms, einzelne Flüssigkeitsspiegel sowie eine Separation der Darmschlingen als Ausdruck eines Wandödems oder freier intraperitonealer Flüssigkeit. In etwa 90% der Patienten entwickelt sich dann eine Pneumatosis intestinalis, die in dieser Altersgruppe für eine nekrotisierende Enterokolitis praktisch beweisend ist. Nur dort, wo die Darmwand vom Strahlengang tangential getroffen wird, ist die submuköse und subseröse Gasansammlung radiologisch als eine lineare oder perlschnurartige Luftansammlung dargestellt. In der Aufsicht hat die von einer Pneumatosis befallene ödematöse Darmwand einen »schaumigen« Aspekt, der mit luftdurchsetzten Stuhlmassen verwechselt werden kann (Abb. 96 a–c). Am häufigsten ist die Pneumatosis im Bereich des terminalen Ileums und des Kolonrahmens zu erkennen. Das Ausmaß der Pneumatosis kann dabei höchstens die Ausdehnung der erkrankten Darmabschnitte, nicht aber die Schwere der Enterokolitis abschätzen lassen. In etwa 25% der Patienten sind auch Gasblasen im Bereich des Pfortadersystems nachzuweisen. Im Leberschatten findet sich dann ein fein verzweigtes, baumartiges Luftmuster, dem jedoch keine prognostische Bedeutung zukommt.

Eine Perforation äußert sich bei der nekrotisierenden Enterokolitis nicht immer mit den klassischen radiologischen Zeichen von freier Luft im Abdomen. Da die Perforationsstelle oft mehr oder weniger mit fibrinösen Verklebungen abgekapselt wird, bleibt das ausgetretene Gas lokal gefangen und kann dann nur schwer von einer intramuralen Pneumatosis unterschieden werden.

Wesentliche Bedeutung haben die radiologischen Kontrollen in der Verlaufsbeobachtung. Liegende Abdomenübersichtsbilder sowie Aufnahmen in Hänge- oder linker Seitenlage mit horizontalem Strahlengang müssen deshalb in 6stündlichen Intervallen wiederholt werden. Dabei muß nicht nur auf freie Luft im Abdomen geachtet werden; auch eine Zunahme der Flüssigkeit in der Bauchhöhle deutet auf einen ungünstigen Verlauf. Bleibt eine Darmschlinge über 12–18 Stunden konstant dilatiert und zeigt keine Formveränderung, die auf eine in diesem Bereich noch vorhandene Peristaltik schließen läßt, so muß eine weitgehende Nekrose dieses Abschnittes angenommen werden, die jederzeit perforieren kann. Dieser letztgenannten Beobachtung kommt in unserer Erfahrung eine ganz wesentliche Bedeutung in der Indikationsstellung zur Operation zu.

7.118 Abdomen

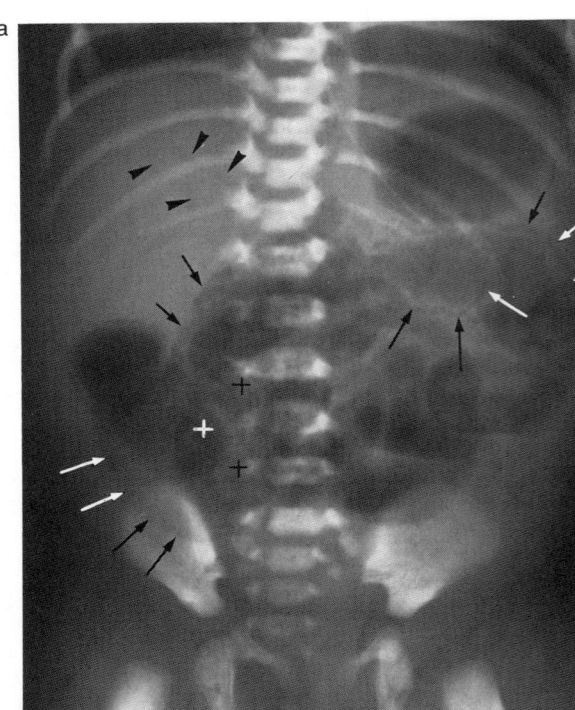

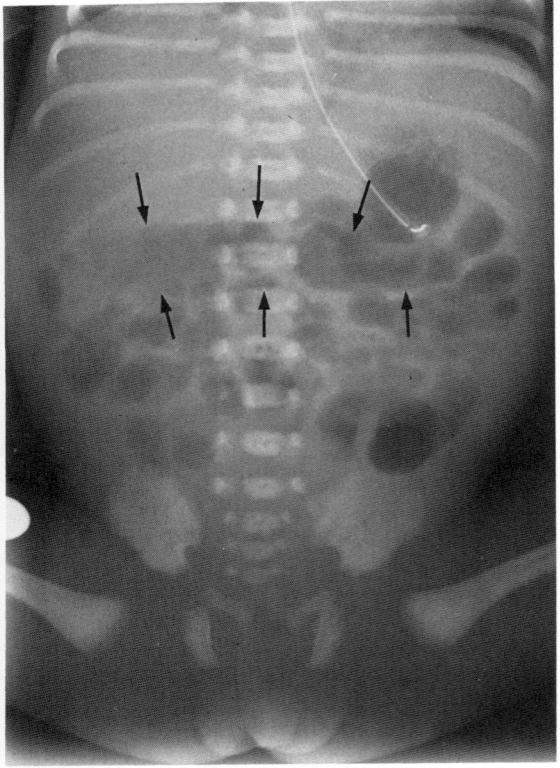

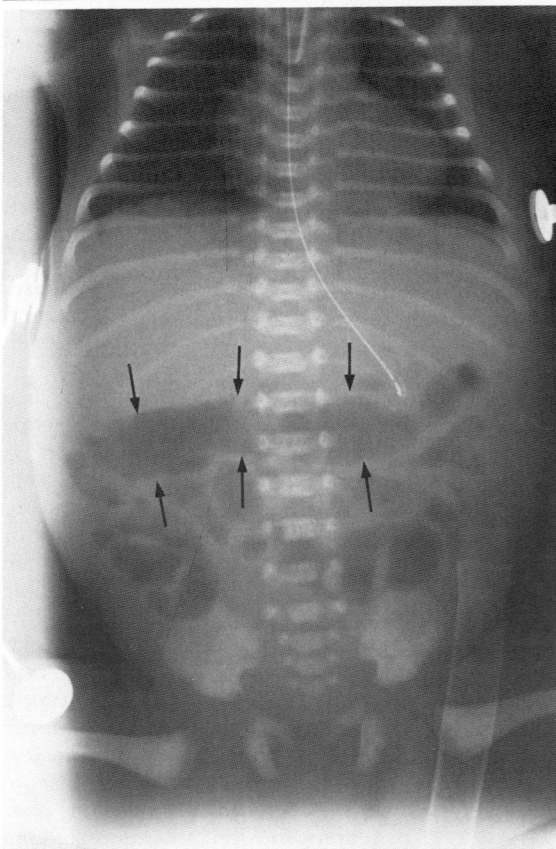

Abb. 96 a–c Radiologische Befunde bei der Enterocolitis necroticans.
a 2 Tage altes Neugeborenes: Ausgeprägte Enterocolitis necroticans im Bereich des Kolonrahmens. Lineär angeordnete Luftblasen in den tangential getroffenen Wandabschnitten (↗). Fleckiges Bild durch die Pneumatosis in der Vorder- und Hinterwand des Darms, das leicht als Stuhlmassen fehlinterpretiert werden kann (+). Verdacht auf Gasansammlung im Pfortadersystem (▲). Die Dünndarmschlingen sind im Rahmen eines paralytischen Ileus dilatiert.
b 2 Tage altes Frühgeborenes: Anfänglich ausgeprägte Pneumatosis intestinalis entlang dem Kolon, die sich rasch zurückgebildet hat und auf dem vorliegenden Bild nicht mehr zu erkennen ist. Auffallend ist nur noch eine Dilatation des Querkolons (↗).
c Auf der Aufnahme 12 Stunden später ist die Dilatation gegenüber der Voraufnahme (**b**) unverändert vorhanden (↗), was als Ausdruck einer schweren Wandschädigung gewertet werden muß. Zusätzlich Zeichen einer Flüssigkeitszunahme im Abdomen. Bei der anschließend durchgeführten Operation zeigt sich eine vollständige Nekrose des ganzen Colon transversum.

Therapie

Besteht anamnestisch (Risikofaktoren!) wie klinisch der Verdacht auf eine sich entwickelnde nekrotisierende Enterokolitis, so ist unverzüglich eine konsequente konservative Therapie einzuleiten. Zur Entlastung des Darms wird die orale Ernährung gestoppt und der Magen mit einer Sonde dauernd entleert. Ein allfällig noch vorhandener Nabelkatheter muß entfernt werden. Größte Wichtigkeit ist der Flüssigkeitsbilanzierung beizumessen, da nur mit einem aufgefüllten intravasalen Volumen die Mikrozirkulation verbessert werden kann. Oft sind beträchtliche Flüssigkeitsmengen notwendig, um den Kreislauf zu stabilisieren und um eine genügende Urinproduktion sowie einen guten zentralvenösen Druck aufrechtzuerhalten. Hämoglobinwerte, Säure-Basen-Verschiebungen, Glucose- und Elektrolytveränderungen müssen laufend überwacht und korrigiert werden. Um eine möglichst optimale Gewebsoxygenation zu erreichen, ist eine Ateminsuffizienz frühzeitig mit Intubation und maschineller Beatmung zu behandeln.

Die hochdosierte Antibiotikatherapie soll besonders die gramnegativen und anaeroben Darmkeime erfassen. Der Wert der Verabreichung von Antibiotika durch die Magensonde ist umstritten, da eventuell die Darmflora ungünstig beeinflußt werden kann.

Zu welchem Zeitpunkt die orale Ernährung wieder aufgenommen werden darf, wird unterschiedlich beurteilt. Da die Nahrungskarenz minimal 7–10 Tage dauert, ist der Aufbau einer vollständigen parenteralen Ernährung indiziert. Nach dieser Zeit darf frühestens 24–48 Stunden nach Abklingen der klinischen und radiologischen Symptomatik mit einem oralen Ernährungsaufbau begonnen werden. Mit Vorteil wird dazu sehr vorsichtig mit Frauenmilch begonnen, da bei Kuhmilchpräparaten Unverträglichkeitserscheinungen sowie Rezidive der Enterokolitis beobachtet worden sind.

Unter konservativer Therapie müssen die Patienten klinisch wie radiologisch sehr engmaschig kontrolliert und neu beurteilt werden, um Komplikationen, die eine Operation erforderlich machen, frühzeitig zu erfassen. Die Entscheidung, ob und wann ein Eingriff durchgeführt werden soll, ist oft nur schwer zu treffen. Erfahrungsgemäß bleiben die klinischen Symptome jedoch häufig hinter der tatsächlichen Entwicklung zurück, so daß die aktuelle Situation oft zu optimistisch beurteilt wird.

Unumstritten ist die Operationsindikation beim Vorliegen einer Darmperforation. Auch bei einer entzündlichen Infiltration der Bauchdecken – Ausdruck einer fortgeschrittenen Darmnekrose mit zugehöriger Peritonitis – muß operativ vorgegangen werden. Der alleinige radiologische Befund einer Pneumatosis intestinalis rechtfertigt einen operativen Eingriff nicht. Nimmt jedoch zusätzlich die intraperitoneale Flüssigkeitsmenge zu, so muß eine Peritonitis angenommen werden, die konservativ nicht zu beherrschen ist. Bleiben die Form und Lokalisation einer stark dilatierten Darmschlinge während 6–12 Stunden radiologisch unverändert, so muß eine vollständige irreversible Wandnekrose postuliert werden, die jederzeit zur Perforation führen kann. Ein frühzeitiges operatives Eingreifen, bevor es zur klinisch faßbaren intraabdominellen Katastrophe gekommen ist, wird in diesen Fällen die Überlebenschancen des Patienten wesentlich verbessern.

Vor jeder Operation sollen, wenn immer möglich, die Kreislaufverhältnisse stabilisiert, metabolische Störungen korrigiert und die Antibiotikatherapie eingeleitet sein. Intra- wie auch besonders postoperativ ist die ganze Palette der konservativen Behandlungsmaßnahmen konsequent weiterzuführen.

Der operative Zugang erfolgt durch eine quere Abdominalinzision. Eindeutig nekrotische oder perforierte Darmabschnitte werden reseziert und die verbleibenden Darmenden durch separate Inzisionen aus der Bauchwand herausgeleitet. Die alleinige Entlastung des Darms durch eine proximal der Nekrosen angelegte Enterostomie genügt nach unserer Erfahrung nicht. Verbleibende gangränöse Darmabschnitte führen im weiteren Verlauf zu Abszeß- oder Fistelbildungen oder können durch narbige Schrumpfung Stenosen oder sogar vollständige Atresien zur Folge haben.

Da die Patienten meist in einem sehr schlechten Allgemeinzustand sind, soll der Eingriff so einfach wie möglich gehalten werden. Wegen der großen Gefahr einer Nahtinsuffizienz ist eine primäre Reanastomosierung bei dem entzündlichen Geschehen nicht zulässig. Erst nach vollständiger Abheilung der Enterokolitis wird die Kontinuität des Darms in einem elektiven Eingriff wiederhergestellt. Vor dem Verschluß der Enterostomien muß jedoch die Durchgängigkeit des ganzen Darms radiologisch überprüft werden.

Komplikationen und Prognose

Die ursprünglich hohe Letalität des Leidens konnte in den letzten Jahren durch frühzeitige aggressive konservative wie operative Therapiemaßnahmen wesentlich gesenkt werden. Nach wie vor sterben jedoch immer noch 20–40% der Patienten hauptsächlich an einer nicht beherrschbaren Sepsis.

Abszesse und Wundinfekte sind Beispiele von frühen lokalen Komplikationen. Ausgehend von nach der Operation verbliebenen oder neu entstandenen Darmnekrosen können sich innere oder äußere Darmfisteln entwickeln. Bridenileus, interne Fistelbildungen und selten auch Malabsorptionssyndrome sind als Spätkomplikationen beobachtet worden. Viel häufiger werden geschädigte Darmabschnitte nach Abheilung der Enterokolitis narbig strikturieren und nach Wochen bis Monaten zu einer Passagebehinderung führen. Obwohl der

Großteil der Patienten später vollständig beschwerdefrei bleibt, sollten sie deshalb langfristig kontrolliert werden.

Literatur

Barlow, B., Th. V. Santulli, W. C. Heird, J. Pitt, W. A. Blanc, J. N. Schullinger: An experimental study of acute neonatal enterocolitis – The importance of breast milk. J. pediat. Surg. 9 (1974) 587–595

Bell, M. J., A. M. Kosloske, C. Benton, L. W. Martin: Neonatal necrotizing enterocolitis: Prevention of perforation. J. pediat. Surg. 8 (1973) 601–605

Bell, M. J., P. Shackelford, R. D. Feigin, J. L. Ternberg, T. Brotherton: Epidemiologic and bacteriologic evaluation of neonatal necrotizing enterocolitis. J. pediat. Surg. 14 (1979) 1–4

Bell, M. J., J. L. Ternberg, F. B. Askin, W. McAlister, G. Shackelford: Intestinal stricture in necrotizing enterocolitis. J. pediat. Surg. 11 (1976) 319–327

Bell, M. J., J. L. Ternberg, R. D. Feigin, J. P. Keating, R. Marshall, L. Barton, T. Brotherton: Neonatal necrotizing enterocolitis. Ann. Surg. 187 (1978) 1–7

Brandesky, G., R. Krenn: Chirurgisches Vorgehen bei der nekrotisierenden Enterokolitis – Ergebnis einer Österreich-Umfrage. Z. Kinderchir. 23 (1978) 41–43

Brandesky, G., R. Krenn: Die nekrotisierende Enterokolitis des Neugeborenen (NEC). Z. Kinderchir. 24 (1978) 215–230

Brown, E. G., A. Y. Sweet: Preventing necrotizing enterocolitis in neonates. J. Amer. med. Ass. 240 (1978) 2452–2454

Brown, E. G., A. Y. Sweet: Neonatal necrotizing enterocolitis. Monographs in neonatology. Grune & Stratton 1980

Daneman, A., S. Woodward, M. de Silva: The radiology of neonatal necrotizing enterocolitis (NEC). Pediat. Radiol. 7 (1978) 70–77

Dudgeon, D. L., A. G. Coran, F. A. Lauppe, J. G. Hodgman, J. G. Rosenkranz: Surgical management of acute necrotizing enterocolitis in infancy. J. pediat. Surg. 8 (1973) 607–614

German, J. C., M. R. Jefferies, R. Amlie, N. Brahmbhatt, R. F. Huxtable: Prospective application of an index of neonatal necrotizing enterocolits. J. pediat. Surg. 14 (1979) 364–367

Gothefors, L., I. Blenkharn: Clostridium butyricum and necrotising enterocolitis. Lancet 1978/I, 52–53

Guggenbichler, J. P.: Die nekrotisierende Enterocolitis des Neugeborenen. Pädiat. Prax. 21 (1979) 63–70

Khan, O., H. H. Nixon: The management of neonatal necrotising enterocolitis 1977: A preliminary report. Z. Kinderchir. 25 (1978) 196–205

Kiesewetter, W. B., F. Taghizadeh, R. J. Bower: Necrotizing enterocolitis: Is there a place for resection and primary anastomosis? J. pediat. Surg. 14 (1979) 360–363

Kliegman, R. M.: Neonatal necrotizing enterocolitis: Implications for an infectious disease. Pediat. Clin. N. Amer. 26 (1979) 327–344

Kosloske, A. M.: Necrotizing enterocolitis in the neonate. Surg. Gynec. Obstet. 148 (1979) 259–269

Kosloske, A. M., L. A. Papile, J. Burstein: Indications for operation in acute necrotizing enterocolitis of the neonate. Surgery 87 (1980) 502–508

Krasna, I. H., H. A. Fox, K. M. Schneider, J. M. Becker: Low molecular weight dextran in the treatment of necrotizing enterocolitis and midgut volvulus in infants. J. pediat. Surg. 8 (1973) 615–622

Munro, I., R. Fox, D. Sharp: Necrotising enterocolitis. Lancet 1977/I, 459–460

Pedersen, P. V., A. B. Halveg, F. H. Hansen, E. D. Christiansen: Necrotising enterocolitis of the newborn – is it gasgangrene of the bowel? Lancet 1976/II, 715–716

De Peyer, E., J. Walker-Smith: Cow's milk intolerance presenting as necrotizing enterocolitis. Helv. paediat. Acta 32 (1977) 509–515

Ramenofsky, M. L.: Necrotizing enterocolitis occurring in an infant three months of age. J. pediat. Surg. 12 (1977) 597–599

Roulet, M., L.-S. Prod'hom: L'entérocolite nécrosante dans la période néonatale. Helv. paediat. Acta 34 (1979) 405–415

Santulli, T. V., J. N. Schullinger, W. C. Heird, R. D. Gongaware, J. Wigger, B. Barlow, W. A. Blanc, W. E. Berdon: Acute necrotizing enterocolitis in infancy: A review of 64 cases. Pediatrics 55 (1975) 376–387

Schweizer, P., E. Leidig, M. König: Der gestörte postoperative Verlauf in der Behandlung der Nekrotisierenden Enterocolitis (NEC). Z. Kinderchir. 30 (1980) 26–29

Wexler, H. A.: The persistent loop sign in neonatal necrotizing enterocolitis: A new indication for surgical intervention? Radiology 126 (1978) 201–204

Megacolon congenitum (Hirschsprungsche Krankheit)

N. Genton

Die geläufige Bezeichnung »Megakolon« steht für eine abnorme Dilatation des Kolons auf einem verschieden langen Abschnitt. Die Ursachen dafür sind vielfältig. Die Dilatation kann angeboren oder erworben sein, und eine Klassifizierung der verschiedenen Formen gestaltet sich schwierig. Im folgenden Kapitel beschäftigen wir uns vor allem mit der Pathophysiologie, der allgemeinen und klinischen Symptomatik, der Behandlung und der Prognose des kongenitalen Megakolons. Es ist jedoch unmöglich, diese Krankheit darzustellen, ohne auf die Gesamtheit der verschiedenen Megakolonformen einzugehen.

Geschichtliches: Das Verdienst, im Jahre 1886 die erste Beobachtung eines angeborenen Megakolons veröffentlicht und im Sinne einer Mißbildung gedeutet zu haben, kommt dem dänischen Pädiater Hirschsprung zu; das Leiden trägt seither seinen Namen. Im Jahre 1888 beschrieb er als autoptischen Befund bei zwei Säuglingen im Alter von 7 und 11 Monaten eine Dilatation mit Hypertrophie des Kolons. Er vermutete damals den Sitz der Mißbildung im dilatierten Teil des Kolons, eine Hypothese, die sich später als Irrtum herausstellte. Erst 60 Jahre später formulierte Ehrenpreis (1945), gestützt auf klinische und radiologische Kriterien, die erste gültige Theorie über die Pathogenese dieser Krankheit. In den Jahren 1948 und 1949 gelang es Swenson (Swenson u. Bill 1948; Swenson u. Mitarb. 1949) und Bodian (1949), die Ursache des Megakolons zu präzisieren. Swenson stellte anhand von dynamischen Studien das Fehlen von peristaltischen Wellen im postdilatatorischen, engen Kolonabschnitt fest, während

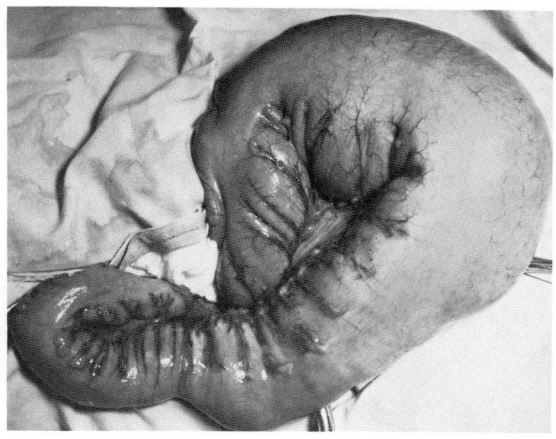

Abb. 97 Megacolon congenitum bei einem 1½jährigen Knaben. Dilatierte und hypertrophische Darmschlinge. Trichterförmige Verjüngung gegen das Rektum hin.

BODIAN diese Dysfunktion mit dem Fehlen der intramuralen Ganglienzellen erklärte. Erst diese Entdeckungen eröffneten der Chirurgie eine vernünftige Behandlungsmöglichkeit für das angeborene Megakolon, nämlich die Resektion des aganglionären Segments, ein Eingriff, der zum ersten Male von SWENSON (SWENSON u. Mitarb. 1949, 1955) realisiert wurde. – Seither sind unzählige Arbeiten der Erforschung der Hirschsprungschen Krankheit gewidmet worden, einem faszinierenden Teilgebiet der Kinderchirurgie, und noch heute bestehen große Lücken im Verständnis dieser Krankheit.

Einteilung der verschiedenen Megakolonformen

Die erste Klassifizierung geht auf BODIAN zurück, der 3 Formen von Megakolon unterschied (BODIAN 1949):
- das eigentliche angeborene Megakolon mit einem verengten Abschnitt von variabler Länge,
- das idiopathische Megakolon mit einer bis zum Analkanal reichenden Dilatation des Dickdarms,
- das Dolicho-Megakolon mit einer langen Sigmoidschlaufe, die in einem dilatierten Rektosigmoid endet.

Manometrische, radiologische und vor allem histologische und histochemische Untersuchungen erlauben heute eine differenziertere Einteilung: In Anlehnung an EHRENPREIS (1979), MEIER-RUGE (1968, 1974, 1980) und andere Autoren unterscheiden wir 3 Hauptformen:
a) das auf einer primären Anomalie der Ganglienzellen beruhende Megakolon,
b) das auf sekundären Veränderungen der Ganglienzellen beruhende Megakolon und
c) das Megakolon mit normalen Ganglienzellen.

Diese Einteilung beruht auf histologischen Kriterien, was uns die Wichtigkeit dieser Untersuchung im Hinblick auf eine Diagnosestellung veranschaulicht.

In der Gruppe a) findet sich die Hirschsprungsche Krankheit, die durch das Fehlen der submukösen Ganglienzellen, das Fehlen der Ganglienzellen im Plexus myentericus, durch die erhöhte Dichte der Nervenfasern sowie durch die erhöhte Aktivität der die parasympathischen Nervenfasern begleitenden Acetylcholinesterase ausgezeichnet ist. In der gleichen Gruppe findet sich auch die Hypoganglionose oder Pseudohirschsprungsche Krankheit, die durch eine verminderte Ganglienzellzahl im submukösen und myenterischen Plexus sowie durch eine verminderte Dichte der Nervenfasern und eine normale Aktivität der Acetylcholinesterase charakterisiert ist.

Die neuronalen Dysplasien des Kolons (MEIER-RUGE 1974) gehören zur gleichen Gruppe: Es handelt sich um eine Neurofibromatose des Kolons, die durch eine Hyperplasie der submukösen und myenterischen Ganglienzellen, eine erhöhte Dichte der Nervenfasern und eine gesteigerte Aktivität der Acetylcholinesterase gekennzeichnet ist; im Vergleich zum kongenitalen Megakolon ist die Acetylcholinesteraseaktivität jedoch weniger ausgeprägt.

In der zweiten Gruppe b) finden wir die erworbenen Hypo- oder Aganglionosen mit verminderter Anzahl bzw. fehlenden Ganglienzellen, verminderter Dichte der Nervenfasern und ebenso verminderter Aktivität der Acetylcholinesterase. Diese sekundären Veränderungen beobachtet man nach schweren intestinalen Infektionen, bei Fällen von Sepsis mit nekrotisierender oder toxischer Enterokolitis und bei parasitären Infektionen, hervorgerufen durch Trypanosoma Cruzi, der Chagasschen Krankheit.

Die dritte Gruppe c) umfaßt alle Megakolonformen, bei denen weder histologische noch histochemische Untersuchungen pathologisch ausfallen. Dazu gehören die sekundären Formen von Kolondilatationen, die durch eine tiefergelegene Obstruktion verursacht sind, sei es ein kongenitales oder erworbenes Passagehindernis, alle Megakolonformen neurologischer Ätiogenese und diejenigen Formen, die als Folge von endokrinen, zerebralen oder psychischen Störungen zu verstehen sind.

Embryologie der Aganglionosen

OKAMOTO u. UEDA (1967) haben mit einer Arbeit an menschlichen Embryonen und Feten gezeigt, daß der myenterische Plexus aus Neuroblasten entsteht, die sich, nach erfolgter kraniokaudaler Migration zwischen der 5. und 12. Gestationswoche, entlang dem Darmrohr verteilen. Eine wichtige Funktion während dieser Migration wird dabei dem N. vagus zugeschrieben. Der submuköse Plexus wird seinerseits von Neuroblasten gebildet, die

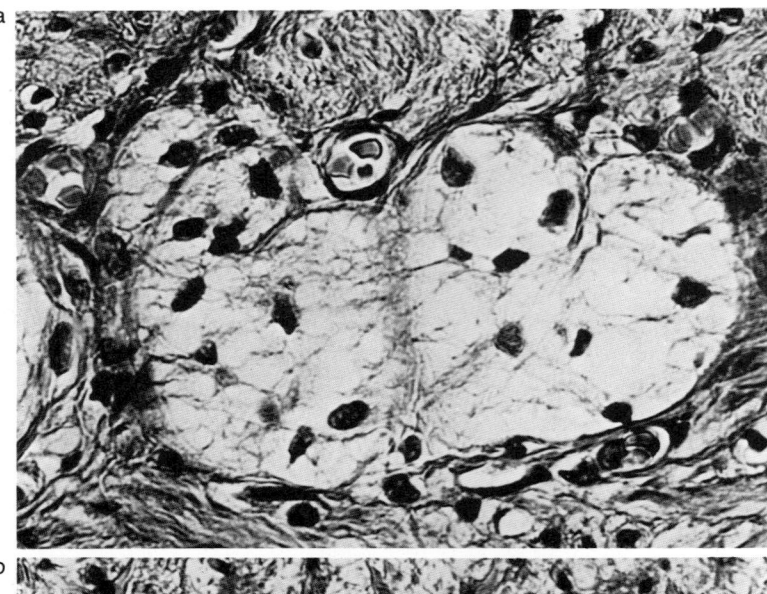

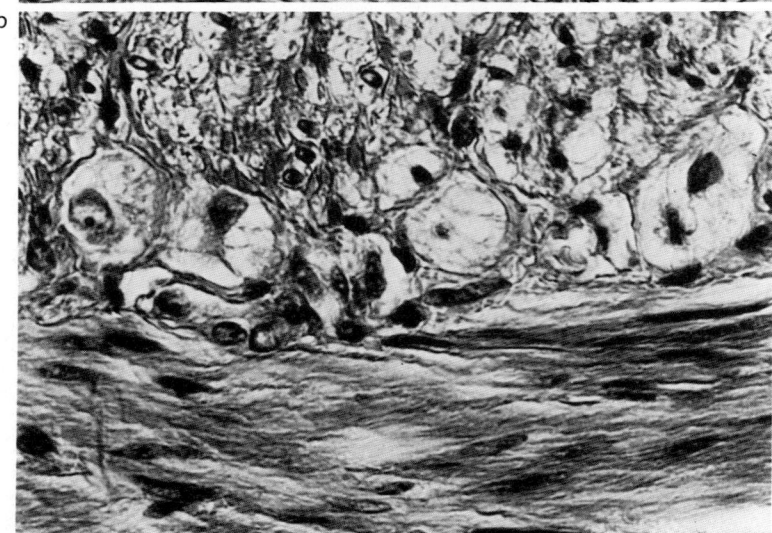

Abb. **98a–d** Plexus myentericus bei Aganglionose.
a Schnitt aus der normalen Zone: Ganglienzellen reichlich vorhanden.
b Schnitt aus der Transitionszone: Ganglienzellen noch vorhanden.

vom Plexus myentericus in die Submukosa auswandern. Demnach resultiert die Aganglionose des Kolons aus einer vor der 12. Gestationswoche stattfindenden abnormen Entwicklung. Je frühzeitiger die Migration der Ganglienzellen unterbrochen wird, desto länger wird das aganglionäre Segment werden. Die Statistiken zeigen, daß der aganglionäre Abschnitt am häufigsten im Bereich des Rektosigmoids gelegen ist, sich aber auf das Colon descendens, transversum und ascendens ausdehnen kann. Nicht nur existieren Aganglionosen des ganzen Dickdarms, sondern es sind auch Fälle bekannt, die den gesamten Verdauungstrakt einschließen. In diesem Zusammenhang wollen wir zwei Statistiken erwähnen, diejenige von GROB (1968), die 118 von ihm beobachtete Fälle umfaßt, und die jüngste publizierte Zusammenstellung von KLEINHAUS u. Mitarb. (1967), die 998 Patienten umfaßt, die unter den Mitgliedern der chirurgischen Sektion der American Academy of Pediatrics zusammengetragen wurden.

Die Häufigkeit der Aganglionosen wird mit 1 Fall auf 5000 Geburten angegeben, in 80% sind Knaben, in 20% Mädchen betroffen. Mit Sicherheit existiert eine familiäre Häufigkeit, und in diesen Kindern scheint der aganglionäre Abschnitt länger zu sein als bei den sporadischen Fällen.

Pathophysiologie

Das pathophysiologische Konzept des Morbus Hirschsprung befindet sich noch mitten in seiner Entwicklung (BOLEY 1975). Eine zwingende Erklärung scheitert an der Tatsache, daß bis heute keine eindeutig gültige Methode zur Kontrolle der Kolonmotilität und des Defäkationsmechanismus existiert. Die Kolonmotilität wird durch elektri-

Abb. **98c** Schnitt aus der kontraktierten Zone: Fehlen der Ganglienzellen.
d Demyelinisierte Nervenfasern zwischen Längs- und Ringmuskulatur.

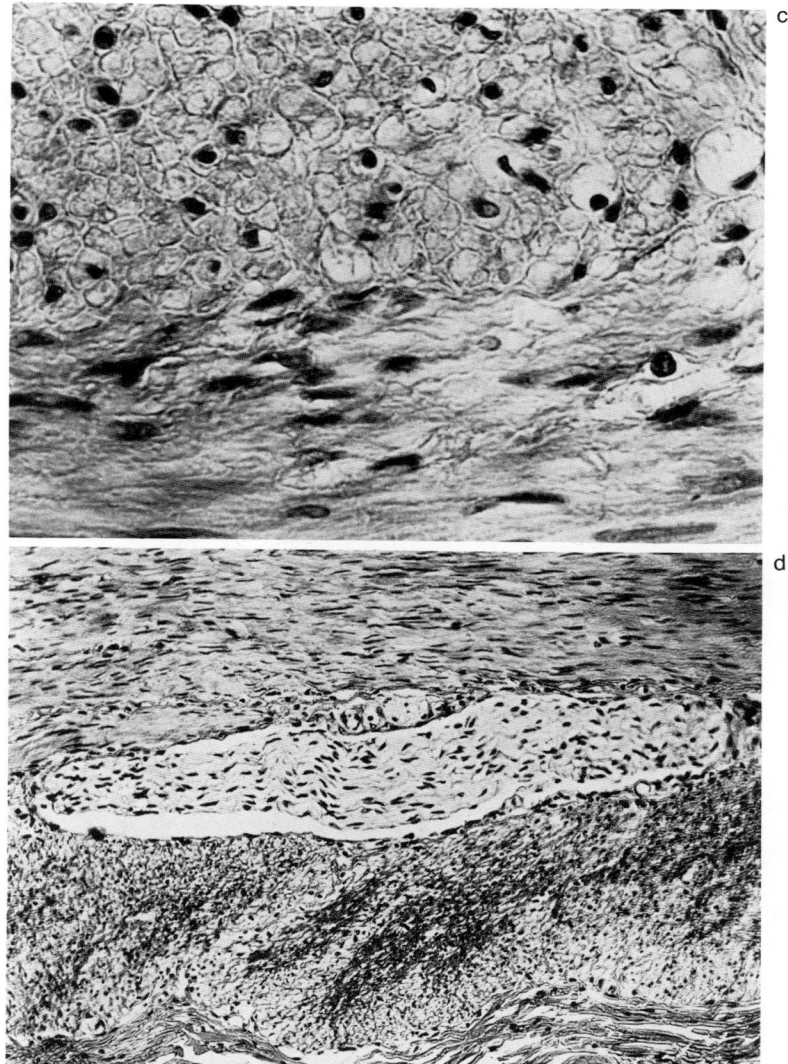

sche Muskelpotentiale gesteuert, die ihrerseits von der organeigenen Innervation und vom gastrointestinalen Hormonzusammenspiel abhängen. Man hat beweisen können, daß außer dem adrenergisch-sympathischen und dem cholinergisch-parasympathischen System noch ein drittes, sogenanntes purinergisches (BURNSTOCK 1972), nichtadrenergisches Hemmsystem besteht, das im Plexus myentericus liegt und kurze Verbindungsfasern besitzt. Das Vorhandensein dieses dritten Systems wurde vermutet aufgrund einer durch elektrische oder pharmakologische Stimulation induzierbaren Erschlaffung bei gleichzeitiger cholinergischer und adrenergischer Blockierung. Schematisch kann also die Nervenversorgung der Darmwand wie folgt beschrieben werden (IMAMURO u. Mitarb. 1975; RICHARDSON 1975; VARMA u. STEPHENS 1973): Postganglionäre sympathische Fasern enden einerseits in der glatten Muskulatur und andererseits in den Ganglienzellen des parasympathischen Systems. Ihre adrenergische Aktivität hemmt die Darmmotilität. Die sakralen präganglionären parasympathischen Fasern bilden Synapsen im parasympathischen Ganglienzellnetz und vermutlich auch mit den Ganglienzellen des nichtadrenergischen Hemmsystems. Die postganglionären parasympathischen Fasern versorgen einerseits die glatte Muskulatur und endigen andererseits wiederum an den Ganglienzellen des nichtadrenergischen Hemmsystems, wo sie eine stimulierende Funktion haben. Die Fasern des nichtadrenergischen Hemmsystems enden in der glatten Muskulatur, wo sie ihre hemmende Wirkung ausüben. *Bei Aganglionosen existieren nur noch postganglionäre-adrenergische Fasern und präganglionäre-parasympathische Fasern.*

7.124 Abdomen

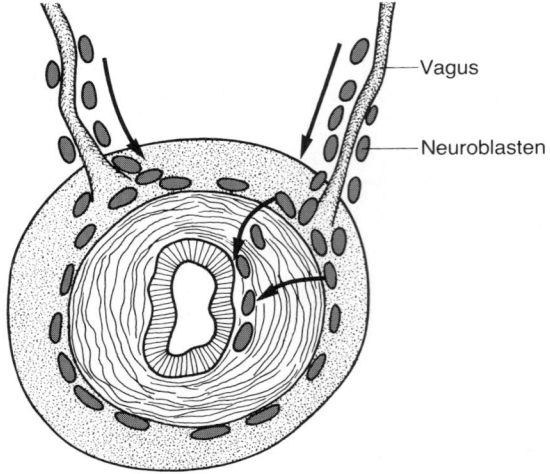

Abb. 99 Embryogenese des Plexus myentericus. Kraniokaudale Migration der Neuroblasten längs des N. vagus und Verteilung dem Darmrohr entlang.

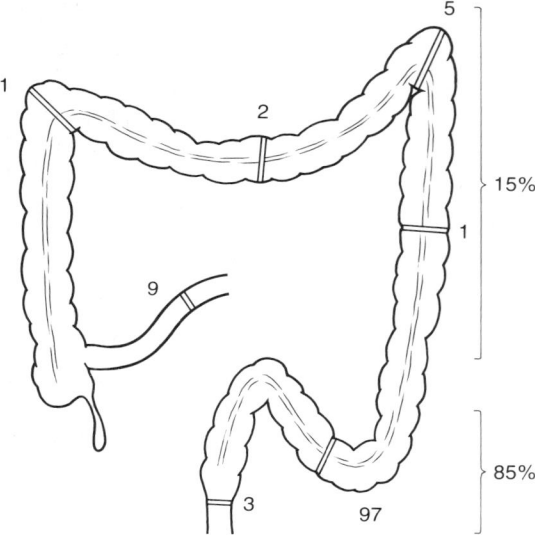

Abb. 100 Verteilung der aganglionären Darmabschnitte bei 118 Zürcher Fällen (von M. Grob 1968 zusammengestellt).

Dieses pathophysiologische Konzept erlaubt den eigentlichen Morbus Hirschsprung, die Hirschsprungsche Krankheit mit ultrakurzem Segment sowie die Pseudohirschsprungsche Affektion auf den gleichen Nenner zu bringen; gleichzeitig sind alle diese Affektionen Ausdruck einer neuromuskulären Störung des distalen Kolons und des Sphinkterapparates. Jeder anatomische oder biochemische Defekt im Bereich der Ganglienzellen, der Neurorezeptoren oder der Neurotransmittoren stört die normale Darmmotilität, vermindert die physiologische Erschlaffungsfähigkeit und schafft somit ein Passagehindernis. Diese fehlende Erschlaffungsfähigkeit eines bestimmten Darmabschnittes und des M. sphincter ani internus bewirken zunächst eine aktive Hypertrophie der kranialgelegenen Darmmuskulatur und später eine passive Dilatation mit Stuhlverhaltung und sekundären Veränderungen der Darmschleimhaut. Insofern liegt die Bedeutung dieser Krankheit im Unvermögen des Dünn- bzw. Dickdarms, das bestehende Hindernis zu überwinden. Die resultierende Stase des Darminhalts begünstigt die Entstehung von Ulzerationen, die bis zur Perforation der Darmwand führen können, sowie von Infektionen im Sinne einer Enterokolitis und Sepsis.

Symptome

Die Dyskinesie des Kolons, bedingt durch das Fehlen der Ganglienzellen, manifestiert sich schon in den ersten Lebenstagen und kann schon zu Beginn einen malignen Verlauf nehmen (BETTEX 1976; DUHAMEL 1958; von EKESPARRE u. JANNECK 1979; SIEBER 1979; SWENSON u. BILL 1948; ZUELZER u. WILSON 1948). Bis zum Jahre 1960 war die Sterblichkeit bei Neugeborenen mit kongenitalem Megakolon extrem hoch: DUHAMEL (1958) berichtet von 12 Todesfällen auf 14 beobachtete Patienten während der ersten Lebensmonate, während SWENSON die Sterblichkeit der bis zum 6. Lebensmonat konservativ behandelten Kinder auf 70% schätzt (SWENSON u. Mitarb. 1975). Eine von uns erstellte Statistik des Kinderspitals Zürich aus dem Jahre 1961 zeigt 9 Todesfälle auf 24 wegen Morbus Hirschsprung in den ersten Lebensmonaten hospitalisierten Kindern. In den heutigen Statistiken (KLEINHAUS u. Mitarb. 1967; SIEBER 1979; SOAVE 1963; SWENSON u. Mitarb. 1975) kommt die Sterblichkeit nicht mehr in demselben Maße zum Ausdruck, da sich diese Arbeiten hauptsächlich mit den operierten Fällen beschäftigen und diejenigen Todesfälle von Kindern, bei denen die Diagnosestellung verpaßt wurde oder welche zu spät hospitalisiert wurden, nicht mehr eingeschlossen sind.

Alle Kinder mit kongenitalem Megakolon zeigen schon in den ersten Lebensstunden oder in den folgenden Tagen Störungen der Darmpassage, jedoch sind diese manchmal so diskret, daß sie der Aufmerksamkeit der Eltern entgehen. Da die Neugeborenen in den ersten Tagen oft von Hebammen versorgt werden, ist eine Anamnese der ersten Lebenstage schwierig aufzunehmen. *Verspäteter Abgang von Mekonium, Erbrechen und aufgetriebenes Abdomen sind pathognomonisch für ein kongenitales Megakolon.* Der Schweregrad der Symptomatik hängt nicht so sehr von der Ausdehnung des aganglionären Segments ab, sondern widerspiegelt eher die Reaktionsweise der proximalen Darmabschnitte auf das Passagehindernis. Auch spielt die Art der Ernährung eine entscheidende Rolle im Verlauf der Krankheit. Wir haben eine Aganglionose des gesamten Dickdarms beobachtet bei einem Kind, das im Alter von 8 Mona-

Megacolon congenitum (Hirschsprungsche Krankheit)   7.125

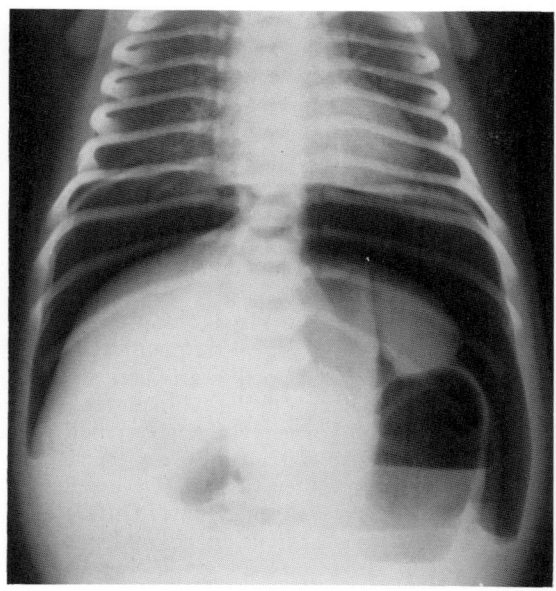

Abb. 101 Pneumoperitoneum infolge Kolonperforation am 2. Lebenstag bei Megacolon congenitum.

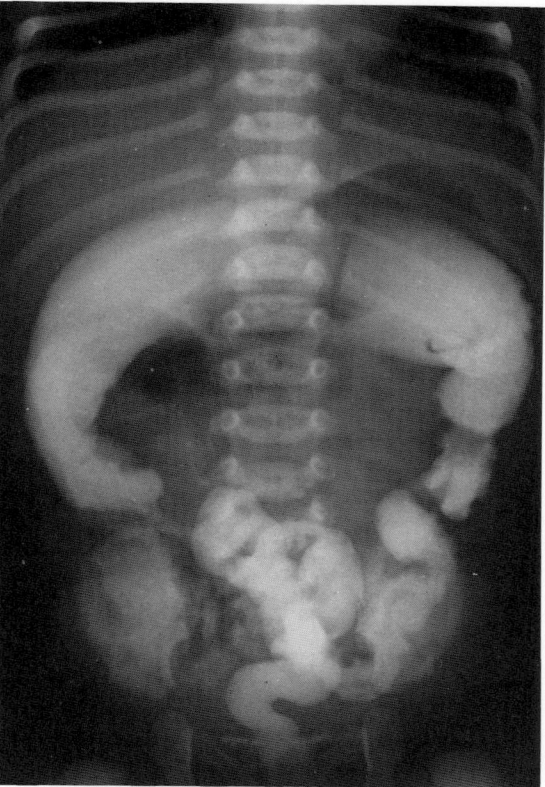

Abb. 102 Megakolon bei 3 Tage altem Säugling mit verengtem terminalen Kolon distal der Flexura lienalis.

ten verstorben ist: Dieses Kind zeigte keinerlei Symptome, solange es mit Muttermilch ernährt wurde, die Okklusionssymptome stellten sich erst bei der Entwöhnung ein (GENTON u. POMETTA 1959).

Verspäteter Abgang von Mekonium: Ein normales Neugeborenes läßt Mekonium in den ersten 48 Lebensstunden ab. Das klassische Syndrom des Mekoniumpfropfes (CLATWORTHY u. Mitarb. 1956) hat nichts mit einem abnormalen Verdauungstrakt zu tun. Liegt aber ein verspäteter Abgang von Mekonium vor, müssen eine Aganglionose vermutet und entsprechende diagnostische Maßnahmen eingeleitet werden, noch bevor ein Darmrohr eingeführt und Einläufe angewendet werden.

Ständiges Erbrechen ist mit einer tiefgelegenen Obstruktion vergesellschaftet und darf als Symptom nicht unterschätzt werden; oft geht dem Erbrechen ein Appetitmangel voraus. Ein *aufgetriebenes Abdomen* ist um so deutlicher ausgeprägt, je distaler das Passagehindernis liegt, und nimmt schnell an Umfang zu. Durch Verdrängung des Zwerchfells nach oben können respiratorische Störungen entstehen.

Das Vorliegen dieser Symptomentrias, die das klinische Bild eines akuten Abdomens ausmacht, verlangt unbedingt eine radiologische Untersuchung ohne vorhergehende reinigende Einläufe. Letztere können nämlich, selbst wenn sie das Hindernis nicht beseitigen, den morphologischen Aspekt des Kolons verändern und eine Spiegelbildung verursachen. Die digitale *Rektaluntersuchung* dient dem Ausschluß eines andersartigen tiefgelegenen Hindernisses. Bei Aganglionosen findet man eine leere Rektalampulle, die den untersuchenden Finger eng umschließt. Handelt es sich um eine distale Form der Aganglionose, kann die Rektaluntersuchung von einer explosionsartigen Entleerung von Darminhalt und Gasen gefolgt sein, die das klinische und radiologische Bild normalisiert und somit eine frühzeitige röntgenologische Diagnosestellung verhindern kann.

Röntgenuntersuchungen

Die *Abdomenleeraufnahme* (EHRENPREIS 1945, 1979; JAMES u. Mitarb. 1970; SIEBER 1979) in aufrechter Position zeigt ein luftgefülltes, dilatiertes Kolon, das bis zur Höhe des aganglionären Segments reicht. Eine Stuhlretention im proximalen Abschnitt und Flüssigkeitsspiegel im Dünn- oder Dickdarm sind bei fortgeschrittenen Formen nachweisbar. Bei unklaren Verhältnissen kann eine wiederholte Aufnahme das typische Bild zeigen, da die Kolondilatation rasch zunehmen kann. Manchmal genügt eine einzige Abdomenleeraufnahme, um die Verhältnisse im ganzen Kolon deutlich darzustellen.

Holzknecht-Einlauf. Unabhängig vom Alter des Kindes soll der Kontrastmitteleinlauf ohne vorhergehende reinigende Einläufe durchgeführt werden. Er dient der Sichtbarmachung der verschieden wei-

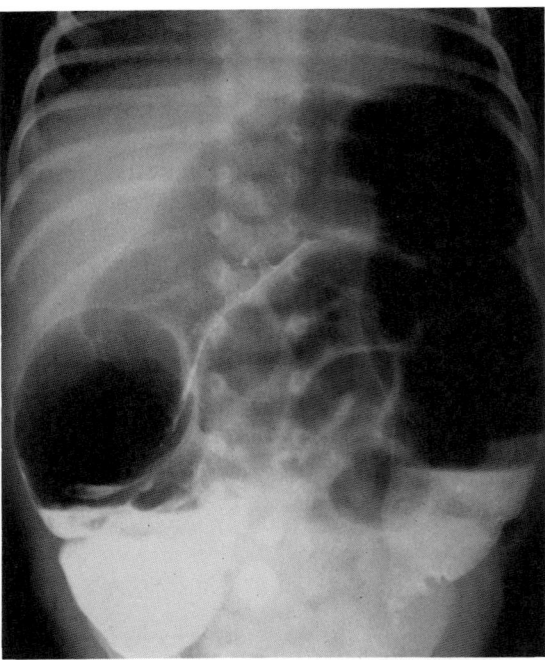

Abb. 103 Gleicher Fall wie Abb. 102 im Alter von 4 Wochen. Zunahme der Kolondilatation.

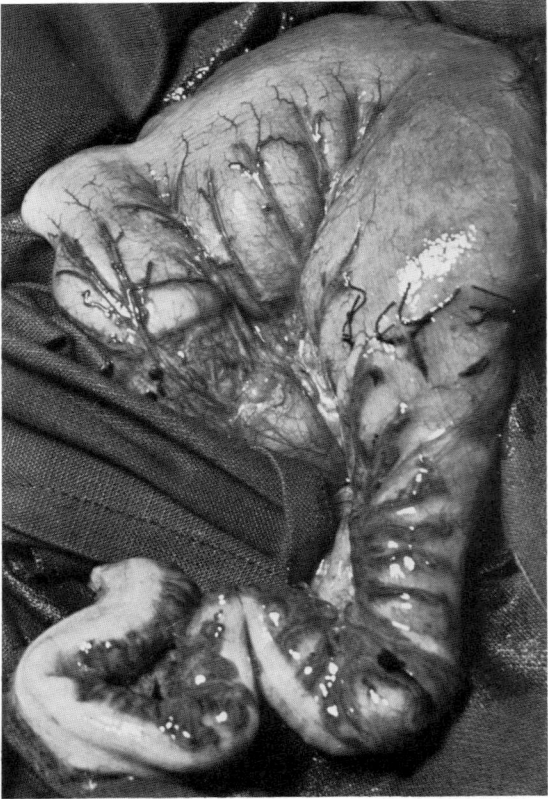

Abb. 104 Operationsbefund im Fall Abb. 102 im Alter von 7 Wochen. Die trichterförmige Verjüngung des Kolons liegt unmittelbar distal der Flexura lienalis.

ten Dickdarmabschnitte und des enggestellten aganglionären Bezirks, der über einen trichterförmigen transitorischen Abschnitt in den dilatierten Bereich übergeht. Da wegen der Stuhlmassen im Darmlumen das Kontrastmittel der Darmwand entlangläuft, werden die Konturen meist sehr genau dargestellt. Eine gewisse Vorsicht bei der Durchführung des Kontrastmitteleinlaufs ist ratsam, um eine Perforation zu vermeiden: Durch die Stase von Kotmassen kann nämlich die Darmwand bereits durch Ulzerationen geschädigt sein. Typisch für das kongenitale Megakolon ist ferner die verzögerte Entleerung des Kontrastmittels und, wenn nach 48 Stunden noch in größeren Mengen nachweisbar, als diagnostisches Hilfsmittel beweisend. Bei schweren Formen von angeborenem Megakolon wird die Anwendung von resorbierbarem Kontrastmittel empfohlen und das Darmrohr nur wenige Zentimeter weit eingeführt. Differentialdiagnostisch ist das »small left colon«-Syndrom, das 1975 von Davis und Campbell beschrieben wurde, in Ergänzung zu ziehen.

Die *Magen-Darm-Passage* (MDP) mit Bariumbrei ist bei distalen Okklusionen eine gefährliche Untersuchung, und wir betrachten sie, wenn radiologische Ileussymptome bestehen, die auf einen reinigenden Einlauf nicht verschwinden, als kontraindiziert. Dagegen ist die MDP mit einem resorbierbaren Kontrastmittel bei den ultrakurzen Formen des Morbus Hirschsprung angezeigt: die Stase des Kontrastmittels oberhalb des aganglionären Bezirks zeigt uns das typische, leicht interpretierbare Bild.

Die *kinematographischen Defäkationsstudien* haben ihre Berechtigung vor allem jenseits der Neonatalperiode. Sie erlauben das Zusammenspiel der Sphinktermuskeln zu beurteilen und damit die ultrakurzen angeborenen Megakolonformen von funktionellen Störungen anderer Genese abzugrenzen. Defäkogramme müssen aber, im Gegensatz zum Holzknecht-Einlauf, bei entleertem Kolon durchgeführt werden, ansonsten sind die Bilder nicht verwertbar.

Anorektale Druckmessung

Die manometrische Untersuchung (Boston u. Scott 1976; Bowes u. Kling 1979; Holschneider 1977; Holschneider u. Mitarb. 1976, 1980; Ito u. Mitarb. 1977; Lawson u. Nixon 1967) basiert auf der Erkenntnis, daß beim normalen Individuum jede Erhöhung des Drucks im Rektum eine Erschlaffung des analen Sphinkters zur Folge hat. Beim Morbus Hirschsprung bleibt diese normale Reaktion aus, der Sphinkterapparat erschlafft nicht, wenn eine Drucksteigerung in der Rektalampulle stattfindet. Lawson u. Nixon (1967) glauben, daß die manometrische Untersuchung die gleiche Aussagekraft besitzt wie der Kontrastmitteleinlauf oder sogar die Rektalbiopsie. Holschneider (1977; Holschneider u. Mitarb. 1976, 1980) hat in einer Serie von 138 Untersuchungen an Neugeborenen gezeigt, daß die Elektromanometrie als diagnostisches Hilfsmittel bei Aganglionosen brauchbar ist, mit der Einschränkung, daß das Ausbleiben der Sphinktererschlaffung erst nach dem 10. Lebenstag für die Hirschsprungsche Krankheit pathognomonisch ist. ITO u. Mitarb. (1977) betrachten abnormale Manometrieergebnisse als Indikation für eine histologische Abklärung.

Histologische Untersuchung

Die histologische Untersuchung (ALDRIDGE u. CAMPBELL 1968; BETTEX 1976; BODIAN 1949; MEIER-RUGE 1974, 1980) muß heute als beste Methode zum Ausschluß eines Morbus Hirschsprung betrachtet werden. Sind Ganglienzellen vorhanden, kann es sich nicht um diese Krankheit handeln. Nach LEUTENEGGER (1969) finden sich die am meisten distal gelegenen Ganglienzellen normalerweise auf einer variablen Distanz von 27 bis 60 mm vom unteren Rand des M. sphincter ani internus kranialwärts gemessen, jedoch nimmt die Dichte der Zellen ab, je näher man sich dieser Grenze nähert.
Je nach Höhe der Biopsieentnahme ist es daher möglich, falsch-positive Resultate zu erhalten. Man sucht daher nach neuen Biopsieverfahren (CAMPBELL u. NOBLETT 1969; DOBBINS u. BILL 1965; KADOWAKI u. Mitarb. 1979; SHANDLING u. AULDIST 1972), die eine genaue Diagnose ermöglichen, ohne daß die Rektalwand mit allen Schichten entnommen werden muß. Eine Lösung bietet die Entnahme von mehreren Saugbiopsien auf verschiedener Höhe mit anschließender histologischer und histochemischer Untersuchung. MEIER-RUGE (1974) spricht von einer histotopochemischen Diagnose.

Entnahmetechnik der Rektalbiopsien. Das klassische Verfahren geht auf SWENSON (1955) zurück. Man entnimmt im Abstand von 3 cm von der Analgrenze ein 1,5 cm langes und 1 cm breites Fragment der Rektalwand in toto und schließt die entstandene Lücke mit einem schwer resorbierbaren Nahtmaterial. Die Biopsie wird auf einem Korkstück ausgebreitet und in 40%iger Formollösung fixiert. Eine solcherweise entnommene Biopsie erlaubt die histologische Beurteilung der distalen Kolonanomalien, insbesondere das Fehlen oder Vorhandensein von Ganglienzellen im submukösen oder myenterischen Plexus und gibt, sofern vorhanden, Aufschluß über Anzahl und Beschaffenheit der Ganglienzellen ebenso wie über die Dichte der Nervenfaserbündel.
Die *Saugbiopsien* werden mit verschiedenen Instrumenten, z.B. nach DOBBINS u. BILL (1965) oder CAMPBELL u. NOBLETT (1969), entnommen und enthalten Mukosa, Muscularis mucosae und Submukosa. Weil nur Teile der Rektalwand entnommen werden, gestaltet sich die histologische Beurteilung schwieriger als bei der Biopsiemethode nach SWENSON. Vom Aspirationsdruck hängt die Dicke des entnommenen Fragments und somit die Beurteilungsmöglichkeit ab. Der Vorteil besteht darin, daß mit einem wenig eingreifenden, ambulant durchführbaren Verfahren mehrere Biopsien auf verschiedener Höhe gewonnen werden können. Eine Narkose ist aber dennoch nötig.

Histochemische Untersuchung

1953 haben KAMIJO u. Mitarb. zum ersten Male festgestellt, daß der Gehalt an Acetylcholinesterase im enggestellten Segment beim Morbus Hirschsprung erhöht ist. MEIER-RUGE (1974, 1980; MEIER-RUGE u. Mitarb. 1972) hat diese Untersuchungen fortgesetzt und gezeigt, daß die Aktivität der Acetylcholinesterase mit der erhöhten Dichte der Nervenfaserbündel im betroffenen Segment einhergeht (Abb. **105 a–d**). Diese enzymatische Hyperaktivität in der Mukosa und Submukosa und zwischen den Muskelschichten ist als Folge der extramuralen parasympathischen Hyperplasie zu verstehen. Die histochemische Untersuchung ist verläßlich, hat aber auch Fehlerquellen: z.B. die Verwendung von qualitativ schlechten Reagenzien und deren falsche Anwendung sowie Beschädigung des Gewebes anläßlich der Entnahme durch Aspiration.
Eine zu heftige Aspiration hat ein Ödem und eine Hämolyse im Biopsiematerial zur Folge. Die resultierende diffuse oder herdförmige Anfärbung muß als Artefakt erkannt werden. In Anlehnung an BETTEX (1976) erachten wir folgende drei Kriterien als unerläßlich für eine sichere histochemische und histologische Diagnose: fehlende Ganglienzellen, erhöhte Dichte der Nervenfaserbündel und eine stark erhöhte Aktivität der Acetylcholinesterase.

Therapie

Die Diagnose »Aganglionose« verlangt eine chirurgische Behandlung, die zum Ziel hat, das aganglionäre Segment auszuschalten. Die verschiedenen Operationstechniken sind vom Verfahren Swensons (SWENSON u. BILL 1948; SWENSON u. Mitarb. 1949) inspiriert und basieren auf folgenden Prinzipien: Der aganglionäre Bezirk wird so ausgeschaltet, daß die nervösen und muskulären Strukturen der analen Sphinkteren, der Blase und der Urethra möglichst geschont werden. Vom gesunden, ganglienzellhaltigen Kolon muß der größtmögliche Teil erhalten werden, und lediglich diejenigen Bezirke, die durch sekundäre Veränderungen (Enterokolitis, Hypertrophie, extreme Dilatation) irreversibel geschädigt sind, werden mitentfernt. Bei allen Formen der Aganglionosen ist der M. sphincter ani internus abnormal. Beläßt man ihn vollkommen, so kann dies zu unüberwindbaren funktionellen Störungen führen (SWENSON 1964).
Der kurative Eingriff bei Aganglionosen ist eine schwierige Operation, deren Resultate von der frühzeitigen Diagnosestellung und vom richtigen Zeitpunkt des Eingriffs abhängen. Eine Operation

7.128 Abdomen

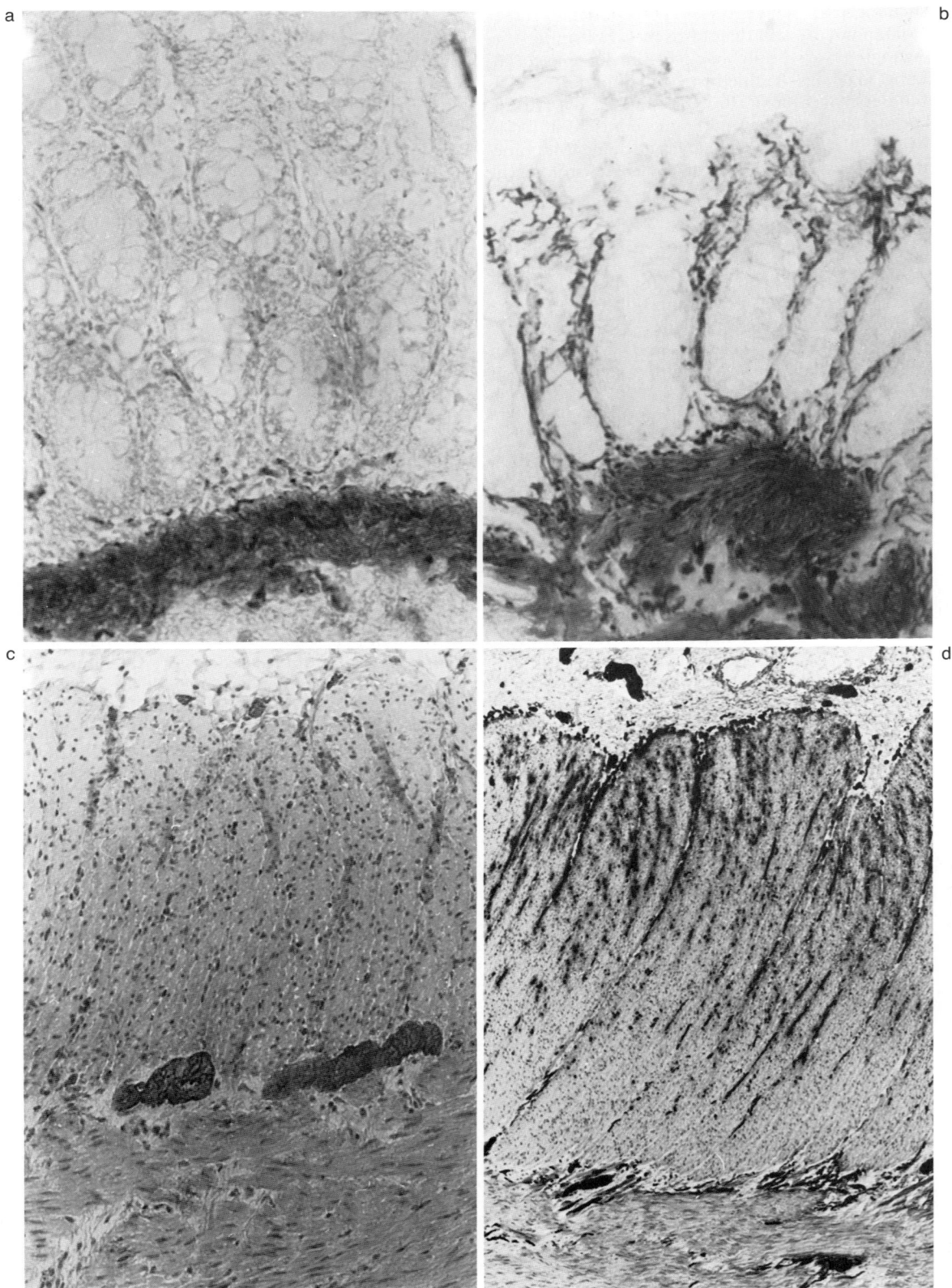

in den ersten Lebenstagen würde sekundären Veränderungen im gesunden Teil des Kolons vorbeugen, jedoch auch ein erhöhtes Risiko im Hinblick auf irreversible Nervenschädigungen mit sich bringen. Daher geht, bei den in den ersten Lebenstagen oder Monaten diagnostizierten Fällen, das Bestreben dahin, zuerst eine konservative Behandlung einzuleiten, um eine Dekompensierung des Kolons zu vermeiden, und den endgültigen Eingriff bis zum Alter von 10–12 Monaten aufzuschieben. Wird die Diagnose im Alter von 6–12 Monaten gestellt, ist eine sofortige kurative Behandlung nach entsprechender Vorbereitung denkbar, ausgenommen für völlig dekompensierte Fälle, die zuerst einer Entlastungskolostomie bedürfen. Ist bei Kleinkindern lediglich das Rektosigmoid befallen, kann ein täglicher Einlauf die Entleerung des Kolons gewährleisten. Bei allen anderen Fällen, bei denen die Aganglionose über das proximale Drittel des Sigmoids hinausreicht, sowie bei reduziertem Allgemeinzustand des Kindes empfiehlt sich die *vorhergehende Kolostomie*. Bei der Wahl der Kolostomie bestehen verschiedene Meinungen. Die einen wählen das Colon transversum möglichst nahe bei der Flexura hepatica (REHBEIN 1958), sogar am Colon ascendens (BETTEX 1980). Andere (SIEBER 1979, SWENSON 1975), und dazu gehören auch wir, befürworten das Anlegen der Kolostomie möglichst nahe beim Übergang des gesunden zum kranken Kolon. Damit wird bei der definitiven Sanierung die Kolostomie in der gleichen Sitzung aufgehoben. Wir bemühen uns dabei um eine möglichst genaue Festlegung der Ausdehnung des aganglionären Bezirks unter Zuhilfenahme der Röntgenuntersuchung und vermeiden alle Manipulationen, die zu Adhäsionsbildungen führen könnten und somit den späteren kurativen Eingriff erschweren würden; außerdem dürfen die Arkaden der mittleren und linken Kolonarterie nicht verletzt werden. Um ganz sicher zu gehen, daß die Kolostomie im gesunden Teil angelegt wird, empfiehlt sich eine gleichzeitige bioptische Untersuchung nach dem Schnellschnittverfahren.

Präoperative Vorbereitung

Unabhängig von einer eventuell vorbestehenden Kolostomie muß der Dickdarm zum Zeitpunkt des Eingriffs bestmöglichst gereinigt sein. Wiederholte reinigende Einläufe und lokal wirkende Antibiotika vermindern die postoperative Infektionsgefahr. In der Regel wird mit einer parenteralen Antibiotikaprophylaxe 12 Stunden vor der Operation begonnen.

Operationsmethoden

Alle geläufigen Eingriffe lassen sich auf 4 Operationstypen zurückführen:
— Die von SWENSON beschriebene *abdominoperineale Rektosigmoidektomie* (STEICHEN u. Mitarb. 1968; SWENSON u. BILL 1948; SWENSON u. Mitarb. 1949), auch »pull-through-Methode« genannt. Der aganglionäre Teil wird dabei in toto exzidiert. Die Methode ist von vielen Chirurgen in veränderter Form angewandt worden. Eine Erwähnung verdient die Modifikation nach GROB (1952): Er hat als erster den Durchzug ohne Eröffnung des Kolons vorgeschlagen; das abnorme Segment wird dabei ausgestülpt.
— Die *transabdominale Rektosigmoidektomie*, häufig auch vordere Rektosigmoidektomie genannt, die auf STATE (1952, 1963) zurückgeht, eine Methode, die von REHBEIN (1958, 1959) aufgegriffen und verbessert wurde und heute zu dem meistangewandten Verfahren in Deutschland gehört.
— Die *retrorektale, transanale Durchzugsmethode*, von DUHAMEL (1956) erstmals beschrieben und von vielen Autoren verfeinert, darunter GROB u. Mitarb. (1959), MARTIN u. ALTMEIER (1962), STEICHEN u. Mitarb. (1968) und andere.
— Die *endorektale, transanale Rektosigmoidektomie*, auch »endo-pull-through-Methode« genannt, die von SOAVE (1963) vorgeschlagen wurde und die auf einer von REHBEIN (1958) und ROMUALDI (1960) angewandten Behandlungstechnik bei anorektalen Malformationen basiert.

Allgemeines Prinzip der Rektosigmoidektomie. Bei allen Methoden ist die Eröffnung der Abdominalhöhle unumgänglich. Die Inzision wird manchmal median, unter Umfahrung des Nabels, manchmal transrektal oder pararektal links gewählt. Dem letzteren Zugang geben auch wir den Vorzug. Die Revision des Kolons gestattet, die wahrscheinliche Ausdehnung der Aganglionose festzustellen und sie vom gesunden Kolon abzugrenzen, sofern dies nicht schon anläßlich der Kolostomie geschehen ist. Man beginnt mit der Abtragung des Mesokolons und mobilisiert anschließend den Teil des Kolons, den man zu resezieren gedenkt.

Operationstechnik nach Swenson. Nach der Durchtrennung von einer oder mehreren Arterien des Sigmoids wird das Peritoneum entlang dem Rektosigmoid bis in die vordere Umschlagsfalte inzidiert. Wichtig ist das Aufsuchen der Ureteren und der Vasa deferentia. Das Rektosigmoid wird

---

◁ Abb. **105 a–d** Histochemische Untersuchung. (Präparate aus der Sammlung von PD Dr. *W. Meier-Ruge*, Basel.)
a Kolonschleimhaut mit normaler Innervation. Keine vermehrte Aktivität der Acetylcholinesterase.
b Kolonschleimhaut mit vermehrter Acetylcholinesteraseaktivität bei Megacolon congenitum.
c Darmmuskulatur bei normalem Kolon. Keine vermehrte Aktivität der Acetylcholinesterase.
d Darmmuskulatur bei Megacolon congenitum. Vermehrte Aktivität der Acetylcholinesterase.

7.130 Abdomen

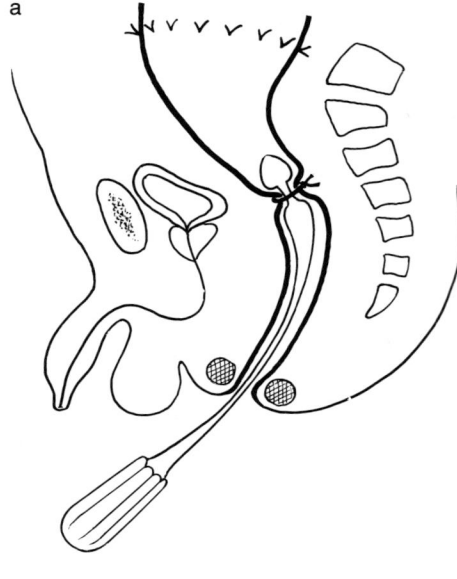

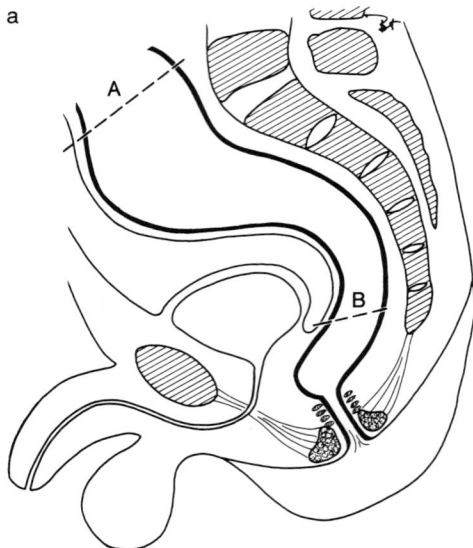

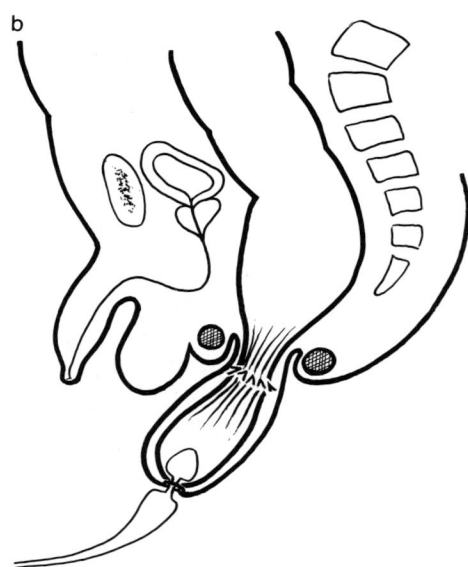

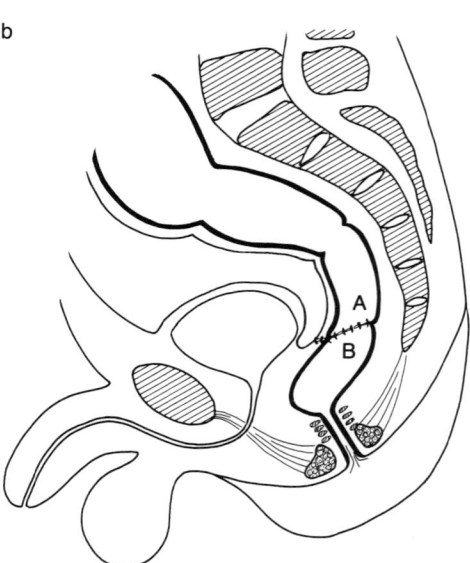

Abb. **106a** u. **b** Durchziehverfahren zur Rektosigmoidektomie bei Hirschsprungscher Krankheit: Operation von *Swenson*, nach *Grob* modifiziert.
a Markierung der Resektionsstelle mit Knopfnähten. Fixation des mobilisierten Kolons auf halber Höhe zwischen After und Resektionsstelle an der Spezialsonde.
b Rektosigmoid durchgezogen: Die Resektionsstelle liegt jetzt unmittelbar außerhalb des Afters.

Abb. **107a** u. **b** Transabdominale Rektosigmoidektomie nach *State Rehbein*. Beim Rehbeinschen Verfahren liegt die Anastomose ca. 4 cm proximal der Hautgrenze.

Megacolon congenitum (Hirschsprungsche Krankheit)

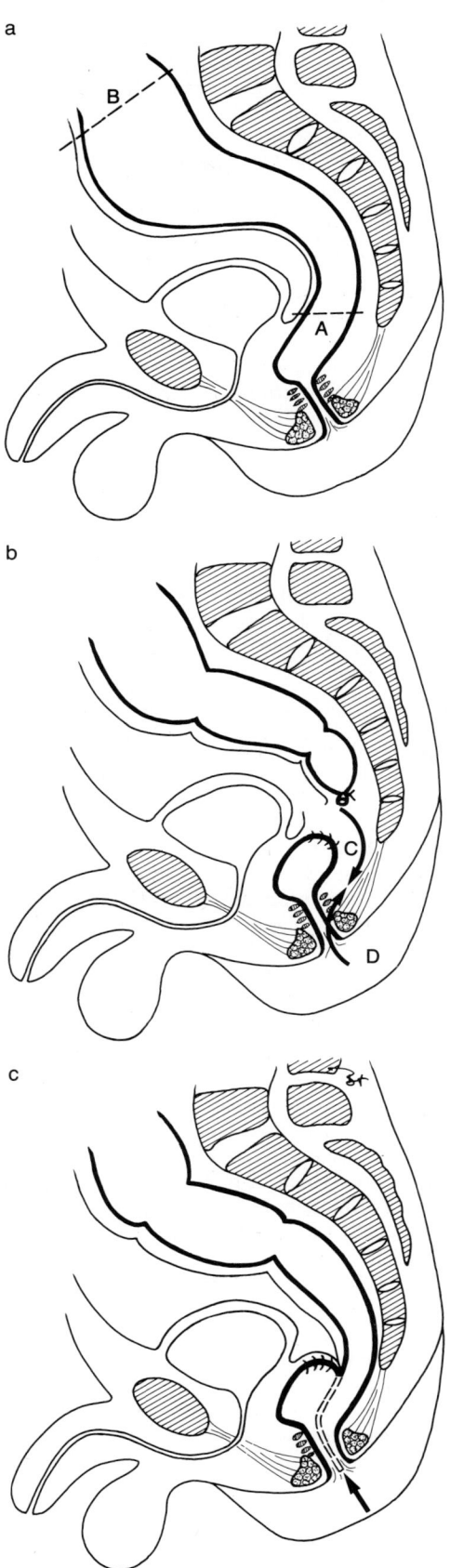

in seinem extraperitonealen Verlauf nahe entlang seiner muskulären Wandung präpariert, um die Innervation des Kolons und der Blase möglichst zu schonen. Die Präparation wird in kaudaler Richtung so tief wie möglich fortgesetzt, um die transanale Ausstülpung und Sichtbarmachung der Haut-Schleimhaut-Grenze zu ermöglichen. SWENSON selbst hat nicht gezögert, die Ausstülpungsprozedur mehrfach zu wiederholen, wenn er glaubte, die Präparation sei nicht genügend weit kaudalwärts erfolgt. Nachdem das gesunde Kolon durch eine vordere quere Inzision im evertierten distalen Kolon nach außen durchgezogen worden ist, erfolgt die kolorektale Anastomose vor dem Perineum und somit außerhalb der Abdominalhöhle. Die Einzelheiten dieser Technik sind so geläufig, daß wir nicht näher darauf eingehen wollen.

Im Jahre 1950, knapp 2 Jahre nach der ersten Operation durch SWENSON, hat GROB eine Änderung an dieser Methode eingeführt (Abb. 106 a u. b). Er präpariert das Rektosigmoid in gleicher Weise wie SWENSON auf abdominellem Wege und führt dann eine Knopfsonde durch den After und durch das aganglionäre Segment hindurch bis in den dilatierten Anteil des Kolons. Dort wird der Dickdarm mit einer kräftigen Ligatur unterhalb des konischen Sondenkopfs festgebunden und in uneröffnetem Zustand zusammen mit dem aganglionären Anteil durch den Anus hindurch vor das Perineum gezogen, wo anschließend die terminoterminale kolorektale Anastomose analog der Swensonschen Methode bewerkstelligt wird. Mit dieser Modifikation vermeidet GROB die Eröffnung des Kolons in der Abdominalhöhle und somit jegliche Kontamination derselben, verhindert aber nicht den schwierigsten Teil der Operation, nämlich die Präparation des Rektosigmoids bis 2 cm an die Haut-Schleimhaut-Grenze hinunter. Immerhin bedeutet diese Änderung einen Zeitgewinn, da die beiden Kolonstümpfe während des abdominellen Teils des Eingriffs nicht zugenäht werden müssen. Liegt eine beträchtliche Kolondilatation vor, ist das Durchzugsverfahren traumatisierend und kann während des Ausstülpungsmanövers zu Rissen in der Darmwand führen oder zu Gefäßverletzungen, die eine Nahtdehiszenz im Anastomosenbereich begünstigen.

Abb. **108 a–c** Retrorektale, transanale Durchzugsmethode von *Duhamel*.
a Resektion des dilatierten, hypertrophischen Darmabschnitts.
b Verschluß des Rektalstumpfes 5 cm proximal der Hautgrenze.
Inzision der Hinterwand des Afterkanals 1½ cm proximal der Linea dentata. Retrorektaler Durchzug des normalen Kolons.
c Status nach Quetschung des »Spornes« (Vorderwand des normalen Kolons und Hinterwand des Rektums).

Operationstechnik nach State und Rehbein. 1952 hat STATE (Abb. **107 a** u. **b**) eine einfache Resektion auf abdominellem Wege und eine Anastomose im Abstand von ungefähr 8 cm von der Analgrenze empfohlen. Er gibt an, daß diese Methode, ergänzt durch wiederholte Dilatationen, genügt, um die Darmentleerung zu gewährleisten. REHBEIN (1958, 1959) hat diese Operationsmethode verbessert, indem er die Anastomose ca. 4 cm von der Analgrenze entfernt anlegt (Abb. **107 a** u. **b**). Sein Verfahren erfreut sich in Deutschland weiter Beliebtheit, doch benötigt auch er wiederholte Dilatationen oder sogar eine Sphinkterotomie. Es gelingt REHBEIN, diese Anastomose mit Hilfe von Haltefäden am Rektum, an der Blase und an den beiden seitlichen Peritonealfalten so weit distal unter spannungsfreien Verhältnissen zu realisieren. Er benützt zur Anastomose 4 fortlaufende Nähte für je ein Viertel des Umfangs. Diese Operationstechnik vermeidet nicht die intraperitoneale Kontamination, da der proximale und distale Kolonstumpf während der Anastomosennaht weit offen stehen. Deshalb zieht es REHBEIN vor, die Operation unter Entlastungskolostomie durchzuführen. Man muß sich bewußt sein, daß dieses Verfahren einen nicht zu vernachlässigenden Anteil von aganglionärem Dickdarm zurückläßt, und, um wirklich therapeutisch zu sein, muß eine anorektale Myotomie angeschlossen werden, so wie sie LYNN (1966, 1968) und ORR (1979) befürworten.

Retrorektale, transanale Durchzugstechnik nach Duhamel (Abb. **108 a–c**). Die der Schaffung dieses Verfahrens zugrundeliegende Idee ist die Suche nach einer vereinfachten Rektosigmoidektomie, um die Operation auch bei sehr jungen Patienten und bei vermindertem Allgemeinzustand ohne vorhergehende Kolostomie zu ermöglichen. Im Originalverfahren (DUHAMEL 1956, 1958, 1960, 1964) präpariert DUHAMEL das Rektosigmoid bis 6 cm an die Analgrenze hinunter, durchtrennt es und verschließt den distalen Stumpf mit einer dreischichtigen Naht. Das aganglionäre Segment wird reseziert und das proximale Kolonende provisorisch durch eine Naht verschlossen. Man vergewissert sich durch einen histologischen Schnellschnitt über das Vorhandensein von Ganglienzellen an der proximalen Resektionsstelle. Mit dem Finger wird anschließend das Rektum an seiner Rückseite stumpf gelöst und die Faszie des Beckenbodens auseinandergedrückt. Das normale Kolon wird durch den retrorektalen Raum hinuntergezogen und durch eine transanal gelegte, quere Inzision im Bereich des M. sphincter ani externus und der hinteren Haut-Schleimhaut-Grenze nach außen gebracht. Der hintere Anteil des durchgezogenen Kolonschlauchs wird an die dorsale Haut-Schleimhaut-Grenze des Anus genäht, während die Vorderwand des durchgezogenen Kolons zusammen mit der Hinterwand des verbleibenden aganglionären Rektumstumpfes zwischen zwei Kocherklem-

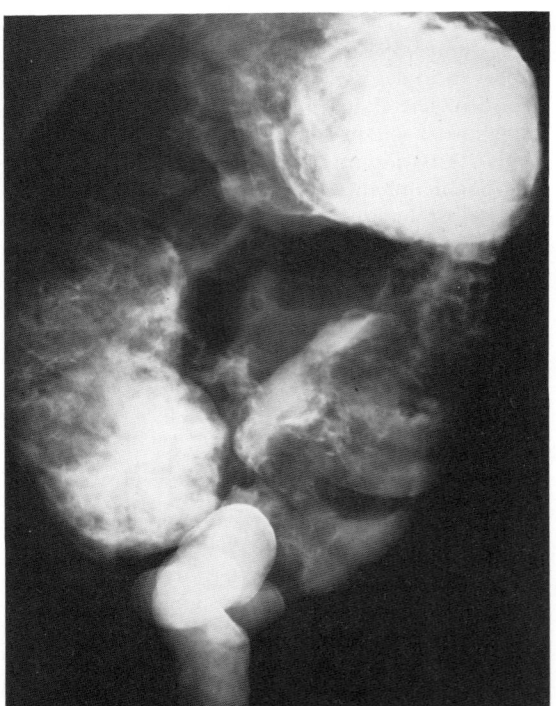

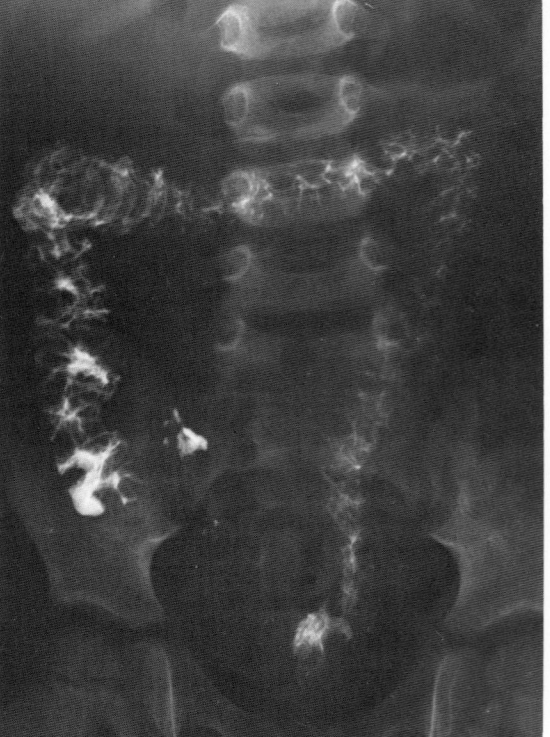

Abb. **109a** u. **b** Megacolon congenitum.
a Entleerungsaufnahme nach Bariumeinlauf vor der Rektosigmoidektomie.
b Status 3 Jahre nach Duhamelscher Operation: totale Normalisierung des Kolons.

men gequetscht wird. So wird eine breite Enterostomie gewährleistet. DUHAMEL schafft so ein Neorektum, dessen Vorderwand aganglionär ist und dessen Hinterwand mit seinen normalen Ganglienzellen eine normale Motilität aufweist. Im Duhamelschen Originalverfahren wird der M. sphincter ani internus absichtlich geopfert, ein vermeintlicher Vorteil, weil ein intakter Sphinkter postoperativ zu Stuhlverhaltungen führen kann. Es hat sich aber erwiesen, daß die Kleinkinder mit ihren wenig geformten Stühlen Inkontinenzsymptome haben.

GROB, der mit Enthusiasmus die Operationsmethode von Duhamel angenommen hat, schlägt schon 1960 (GROB u. Mitarb. 1959) eine Modifikation mit dem Ziel der Erhaltung des M. sphincter ani internus vor. Er legt die dorsale Inzision zum Durchzug in einem Abstand von 3 cm zur Analgrenze. Von Beginn an ist die postoperative Kontinenz ausgezeichnet, doch das Risiko einer Nahtdehiszenz mit konsekutiver Infektion des Retrorektalraums durch die erschwerte Operationsbedingung entsprechend erhöht. Der intakte M. sphincter ani internus kann im Gegenteil die Darmentleerung erschweren. Seit 1962 hat DUHAMEL, die Nachteile seiner Originalmethode sowie der Grobschen Modifikation einsehend, die Höhe für die dorsale Inzision auf 1,5 cm von der Analgrenze entfernt festgelegt, inmitten der Muskelfasern des M. sphincter ani internus. Die Naht ist dadurch technisch einfacher durchzuführen und die Teilerhaltung des M. sphincter ani internus für die spätere Kontinenz von Vorteil.

Die Operationstechnik Duhamels wurde weltweit von vielen Chirurgen übernommen und zum Teil vereinfacht. Man hat die Kocherklemmen durch speziell geformte Klemmen ersetzt, die den ganzen Sporn nekrotisieren und somit die Bildung eines Blindsackes durch das verbleibende Rektum vermeiden. Im Originalverfahren von Duhamel zeigte nämlich dieser Blindsack die Tendenz, sich auszuweiten, und begünstigte hiermit durch die Stuhlretention die Entstehung eines Kotsteines und somit die Verlegung der Anastomose durch Kompression.

MARTIN u. ALTMEIER (1962) verschließen den Rektalstumpf nicht und führen eine offene und breite laterolaterale Anastomose durch. STEICHEN u. Mitarb. (1968) benützen dieselbe modifizierte

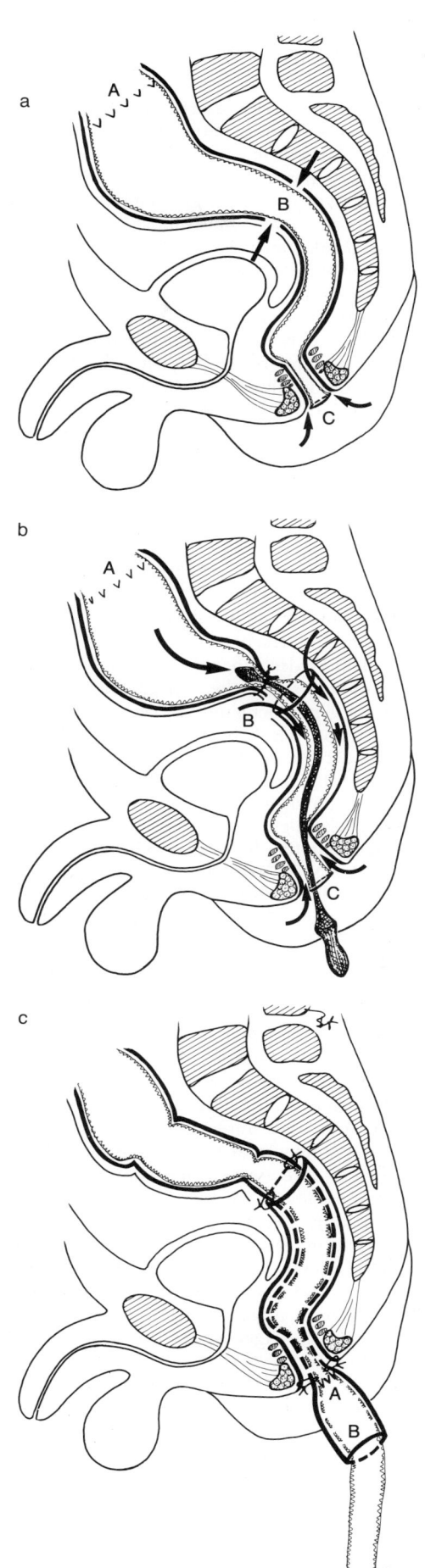

Abb. **110a–c** Endorektale, transanale Rektosigmoidektomie nach *Soave*.
a Inzision der Serosa und der Muskulatur (B) und Abpräparieren der Schleimhaut des aganglionären Kolons bis zur Linea dentata. Zirkuläre Inzision der Analschleimhaut 1½ cm proximal der Hautgrenze (C).
b Transanaler Durchzug des Kolons bis zur normal innervierten Zone (A).
c Vernähen des normalen Kolons am Anus. Die Resektion des durchgezogenen Kolons geschieht am 10. Tage.

Technik, brauchen aber einen automatisierten Nähapparat dazu. Wir brauchen die von ZACHARY u. LISTER 1964 beschriebene Klemme, mit der es uns gelingt, die Entstehung eines Blindsackes gänzlich zu vermeiden; das Resultat entspricht demjenigen der laterolateralen Anastomose.

Operationstechnik nach Soave (Abb. **110 a–c**). Das Verfahren wurde von SOAVE im Jahre 1963 beschrieben und hat zum Ziele, Verletzungen von Nervenfasern zu vermeiden, die Gefahr der Kontamination der Bauchhöhle und eine mögliche Nahtdehiszenz zu vermindern. Es handelt sich um eine Durchzugsmethode unter Belassung des Muskelmantels des distalen Rektumstumpfes. Der zu resezierende, aganglionäre Kolonanteil wird, wie bei den schon beschriebenen Verfahren, bis zum Beckenboden präpariert. Auf dieser Höhe wird die seromuskuläre Schicht kaudalwärts mit Kochsalzlösung infiltriert, was eine relativ einfache Loslösung der Muskelschicht von der Schleimhaut ermöglicht. Diese extramuköse Präparation wird bis zur Analgrenze fortgesetzt und läßt somit die nervösen Strukturen der lumbosakralen und sakralen Nervengeflechte unversehrt.

Der perineale Teil des Eingriffs beginnt mit einer kräftigen Analdilatation, die den Zugang zur im Analkanal gelegenen Schleimhaut verschafft. Eine zirkuläre Inzision der Schleimhaut wird 1–2 cm kranialwärts der Haut-Schleimhaut-Grenze gelegt und die Loslösung der Schleimhaut von der Muskelschicht von unten her vervollständigt. Das Belassen einer schmalen Zone von distaler Analschleimhaut spielt für die spätere Kontinenz eine wichtige Rolle. Nach erfolgter vollständiger Lösung des Muskelmantels läßt sich das vorher mobilisierte Rektosigmoid mittels einfacher Traktion leicht vor das Perineum durchziehen. Im ursprünglichen Verfahren durchtrennt SOAVE das durchgezogene Kolon ca. 5 cm von der Analöffnung entfernt, nachdem er es mit einigen losen Nähten am Anus zur Vermeidung einer spontanen Retraktion fixiert hat. Die Resektion des verbleibenden Stumpfes geschieht 10–12 Tage später, worauf sich das durchgezogene Kolon innerhalb weniger Stunden spontan oder unter Zuhilfenahme eines leichten Fingerdrucks in den Analkanal retrahiert. Heute führt SOAVE seine Operation einzeitig durch. Die Anastomose wird bewerkstelligt durch eine Vereinigung des Muskelzylinders mittels Chromcatgut 1 cm oberhalb der Durchtrennungslinie der Schleimhaut des durchgezogenen Kolons, während die rektale Schleimhaut auf Höhe der Linea dentata an die in der ganzen Dicke erhaltene Darmwand des durchgezogenen Kolons genäht wird.

Aufgrund der Kaliberdifferenz zwischen dem aganglionären und dem durchgezogenen normalen Kolon sind im postoperativen Verlauf wiederholte Dilatationen notwendig. Um der drohenden funktionellen Stenose durch den Muskelmantel vorzubeugen, inzidiert BETTEX (1976) das aganglionäre Segment an der Hinterwand bis auf Höhe des M. sphincter ani internus in Längsrichtung.

Chirurgische Verfahren bei besonderen Megakolonformen. Die *totale Aganglionose* einerseits, von ZUELZER u. WILSON schon 1948 beschrieben, die einen nicht zu vernachlässigenden Prozentsatz aller Aganglionosen ausmacht, und die ultrakurze Form des Morbus Hirschsprung andererseits bedingen besondere chirurgische Maßnahmen (DUHAMEL 1965; DUHAMEL u. DUHAMEL 1962). Beim Zuelzer-Wilson-Verfahren scheint es vernünftig, in einem ersten Schritt eine Ileokutaneostomie anzulegen und in einer zweiten Operation, dem Vorschlag von MARTIN folgend, die proximalen drei Viertel des Kolons zu resezieren und eine Seit-zu-Seit-Anastomose zwischen dem verbleibenden distalen Viertel des Kolons und dem Dünndarm durchzuführen.

Ultrakurze Megakolonformen. Diese Formen rechtfertigen keine Rektosigmoidektomie. Eine einfache dorsale Anorektomyotomie, die auf eine Höhe bis zu 8 cm von der Analgrenze weg hinaufreicht, genügt, um eine normale Darmentleerung zu gewährleisten (LYNN 1968).

Abschließend an die Beschreibung der verschiedenen Operationstechniken wollen wir noch die spätere Modifikation erwähnen, die SWENSON und GROB an der klassischen Rektosigmoidektomie vorgenommen haben. Beide sind zum Schluß gekommen, daß es die distale Dissektion der Rektumvorderseite von den umgebenden Nervenstrukturen, wegen unvermeidlichen Läsionen derselben, zu verhindern gilt. Wird die retrorektale Präparation bis zur Analgrenze vorangetrieben, so genügt eine Präparation der Rektumvorderseite bis auf eine Distanz von 4 cm von der Haut-Schleimhaut-Grenze (Abb. **111 a u. b**), analog der Duhamelschen und Rehbeinschen Technik, um die Evertierung des distalen Kolons zu erlauben. Die Differenz zum klassischen Verfahren besteht darin, daß die Anastomose schräg von oben-ventral nach unten-dorsal verläuft, was einen doppelten Vorteil bringt: Die nervösen Strukturen werden geschont, und die Anastomose wird weiter. Hier treffen sich in der praktischen Ausführung die Operationsverfahren von SWENSON und DUHAMEL.

Ergebnisse der chirurgischen Behandlung

Die chirurgischen Behandlungsergebnisse des kongenitalen Megakolons sind in zahlreichen Arbeiten dargelegt worden. Wir stützen uns hier auf die umfassendsten und neuesten Statistiken von EHRENPREIS 1979, von SWENSON u. Mitarb. 1975, von SOAVE 1977, von SIEBER 1979, KLEINHAUS u. Mitarb. 1967 und schließlich von HOLSCHNEIDER 1980.

Diese Autoren haben Behandlungsergebnisse erfaßt, die mit einem oder mehreren Verfahren erzielt worden sind. In ihrer Auswertung müssen jedoch gewisse Vorbehalte gemacht werden: Zwar basieren die großen Statistiken auf einem erschöp-

Megacolon congenitum (Hirschsprungsche Krankheit)

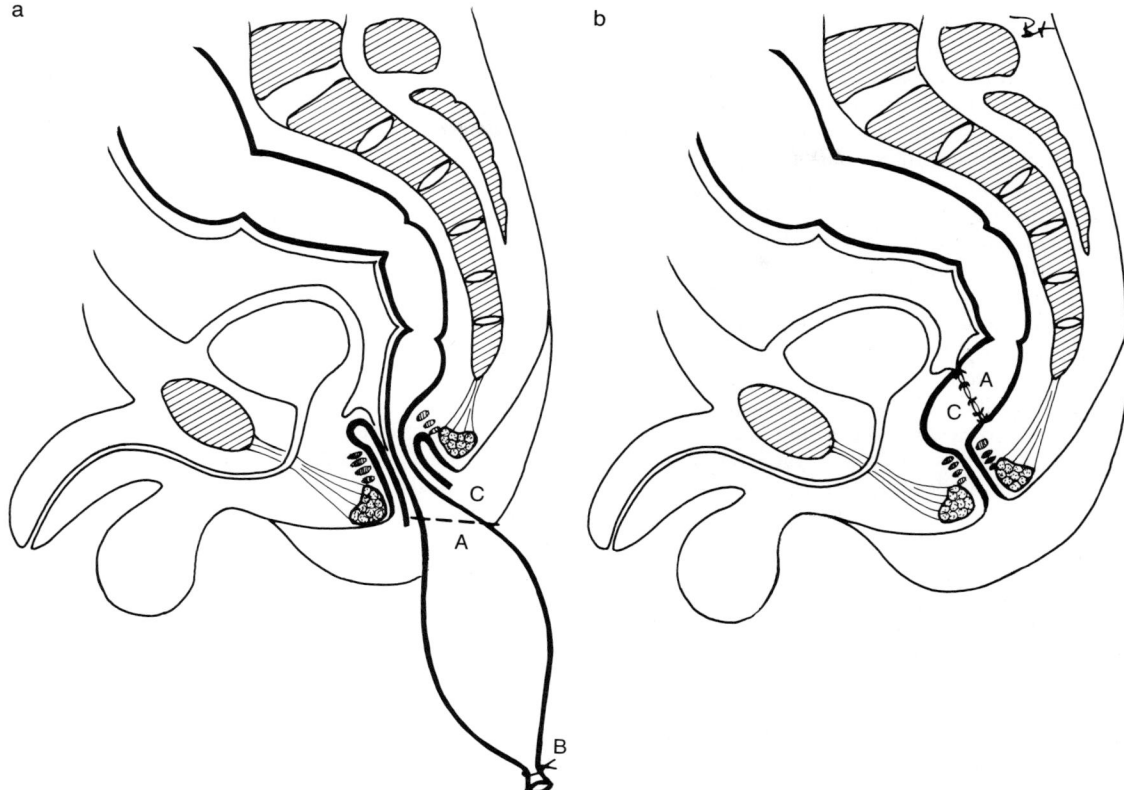

Abb. 111a u. b Rektosigmoidektomie. Zweite Modifikation nach *Grob*. Retrorektale Präparation bis zur Analgrenze. Die Rektumvorderseite wird bis auf eine Distanz von 4 cm zur Hautgrenze freipräpariert. Eine schräge Inzision führt zur schrägen Anastomose.

fenden Fragebogen, doch sind die herangezogenen Kriterien nicht absolut zuverlässig, z. B. sind nicht immer radiologische Untersuchungen vorhanden, Defäkationsstudien nur ausnahmsweise, und nur eine neuere Studie, diejenige von HOLSCHNEIDER (1980), gesellt der klinischen die elektromanometrische Untersuchung bei. Andererseits muß berücksichtigt werden, daß in ihren Auswertungen auch schon die allerersten Verfahren, z. B. die Rektosigmoidektomie nach Swenson, zählen; zu einer Zeit also, in der die Chirurgie des Morbus Hirschsprung in den frühesten Anfängen stand. Wir haben bereits mit den verschiedenen Behandlungsmethoden das Jahr ihrer ersten Anwendung erwähnt.

Eine Untersuchung, die von KLEINHAUS u. Mitarb. 1967 unter den Mitgliedern der American Academy of Pediatrics durchgeführt wurde, zeigte interessante Resultate: Von 181 Chirurgen, die den Fragebogen beantwortet hatten, bevorzugen 23% die Rektosigmoidektomie nach Swenson, 30% benützen die Operationsmethode nach Duhamel, und 47% haben sich das Verfahren von Soave zu eigen gemacht. Die Operation nach Rehbein wird in den Vereinigten Staaten praktisch nie durchgeführt.

Die Wahl dieser Chirurgen bleibt etwas willkürlich, da viele unter ihnen nicht alle vorgeschlagenen Verfahren angewandt haben.

Vergleicht man die verschiedenen Statistiken, so begegnet man, in etwas verschiedener Häufigkeitsangabe, den gleichen unmittelbaren Operationskomplikationen, den gleichen mittelzeitigen Beschwerden und in etwa den gleichen günstigen Langzeiterfolgen.

Unmittelbarer postoperativer Verlauf

Welches Verfahren auch immer angewandt wird, die Rektosigmoidektomie bleibt ein großer Eingriff, der ein gut ausgebildetes chirurgisches Team und eine lückenlose postoperative Überwachung voraussetzt. Dank der modernen Anästhesietechnik, der kontinuierlichen Kontrolle der Vitalzeichen und schließlich der prophylaktischen Antibiotikaanwendung ist die postoperative Mortalität auf sehr tiefe Werte gesunken, bis auf 0% sogar bei EHRENPREIS! KLEINHAUS gibt für 390 operierte Patienten eine Mortalität von 1,5% an, während SWENSON über 3,3% Todesfälle in der unmittelbaren postoperativen Phase anführt. Bei der Untersuchung von SOAVE im Jahre 1977 anhand von 2058 Fällen beträgt die Mortalität 7,4% nach der Operation vom Typ Swenson, 5,7% nach der von Duhamel, 4,8% nach dem Eingriff vom Typ Rehbein und 3,9% nach seinem eigenen Operationsverfahren.

In allen Statistiken werden Wundinfektionen mit und ohne Nahtinsuffizienz im Anastomosenbereich, Beckenabszesse, die zur Sepsis führen können, als Frühkomplikationen angegeben.

Die *Enterokolitis* nimmt, abgesehen als postoperative Folgeerscheinung, eine Sonderstellung in der Geschichte der Hirschsprungschen Krankheit ein. Sie ist in allen Stadien der Krankheit für Komplikationen verantwortlich. Durch die Stase von Kotmassen verursachte Ulzerationen der Schleimhaut führen zu Perforationen und Sepsis. Hohes Fieber, ein aufgetriebenes Abdomen mit Entleerung von flüssigen Stühlen, Zirkulationsversagen durch Hypovolämie, dies sind die üblen Zeichen für das Vorliegen einer Enterokolitis, die letztlich für viele präoperative Todesfälle verantwortlich ist, selten aber auch postoperativ zum Tode führt.

Mittelfristige Komplikationen

Enterokolitiden mit persistierenden Durchfällen, Anastomosenstrikturen, funktionelle Stuhlverhaltungen durch ungenügende Resektion des kranken Darmabschnitts oder durch Bridenbildung, Inkontinenz durch Läsion des Sphinkterapparats sind alles Erscheinungsformen der mittelfristigen, aber auch langzeitigen Operationsfolgen. Ihre Häufigkeit sowie Manifestationsgrad hängen sicher mit dem gewählten Operationsverfahren, besonders aber mit der Erfahrung des Operateurs und dem Zustand des durchgezogenen Kolonabschnittes zusammen. Die gestörte Darmentleerung aufgrund einer ungenügenden Resektion bedarf einer Korrektur durch einen zweiten Eingriff. Durch eine systematische histologische Untersuchung anläßlich der Operation kann diese Komplikation vermieden werden, da auch der erfahrenste Chirurg nicht immer die Grenze zwischen aganglionärem und ganglienzellhaltigem Kolon erkennen kann. Auch die Anastomosenstrikturen, sofern sie nicht durch wiederholte Dilatationen überwunden werden können, stellen eine Indikation zu einer Reintervention dar. In diesem Zusammenhang ist es erwähnenswert, daß bei allen Operationsverfahren gewisse Kniffe angewendet werden, um diese Strikturen zu umgehen: SWENSON und GROB haben die gerade Anastomose durch eine schräge ersetzt, bei der Operationstechnik von Duhamel vermeidet eine breitere Spornquetschung die Anastomosenstriktur, und beim Verfahren von Soave empfiehlt man eine Inzision in der Hinterwand zur Schwächung des Muskelmantels und des M. sphincter ani internus. Das Weiterbestehen einer Enterokolitis erweckt immer den Verdacht auf ein distal gelegenes, funktionelles Passagehindernis, sei es eine ungenügende Resektion, sei es eine Hypertonie des M. sphincter ani internus. Im letzteren Fall kann eine Sphinkterotomie die Verhältnisse bessern.

Prognose

10 Jahre müssen mindestens nach dem Eingriff verflossen sein, um die *Prognose auf lange Sicht* beurteilen zu können (SWENSON u. Mitarb. 1975). Vor 20 Jahren, d. h. 10 Jahre nach der 1. Publikation durch SWENSON, haben wir zusammen mit VONTOBEL (GENTON u. VONTOBEL 1960) die Resultate einer Serie von 47 in Zürich durch GROB operierten Fällen veröffentlicht. 32 Kinder wurden nach der Originalmethode nach Swenson oder dem modifizierten Verfahren nach Grob operiert, 15 nach der Technik von Duhamel. Wir haben in dieser Studie, neben der klinischen und radiologischen Kolondiagnostik, durch Miktionszystourethrogramme und Zystotonometrien die vesikourethralen Funktionen geprüft; die sexuellen Funktionen konnten wegen des jungen Alters der Patienten nicht beurteilt werden. Wir waren erstaunt über die Häufigkeit der festgestellten funktionellen Störungen, ohne daß sie sich klinisch manifestiert hätten. So fanden wir bei 21 von 32 nach dem Verfahren von Swenson-Grob Operierten funktionelle vesikourethrale Anomalien, aber nur 1 Patient war urininkontinent. HOLSCHNEIDER (1977) hat in 15 europäischen und amerikanischen Zentren 439 operierte Fälle von kongenitalem Megakolon zusammengetragen. Er findet mit Hilfe von elektromanometrischen anorektalen Untersuchungen häufiger funktionelle Störungen als dies in anderen Arbeiten der Fall war, bei denen die verwendeten Kontrolluntersuchungen weniger genau waren. So leiden in seinen Statistiken 32,8% der Patienten postoperativ an chronischer Verstopfung, 38% zeigen eine funktionelle Stuhlinkontinenz und 25,1% Enterokolitiden. Diese Störungen vermindern sich progressiv bis ins Alter von 8 Jahren, in welchem die Zahlen, wie sie in der Literatur angegeben sind, erreicht werden, nämlich 9,4% mit chronischer Verstopfung, 13,9% mit Stuhlinkontinenz und 7,3% mit Enterokolitiden. SWENSON stellte fest, daß von den 13,3% der Fälle mit postoperativem Soiling in einer späteren Studie nur 3,5% eine Sphinkterstörung aufweisen, wovon jedoch 90% über eine normale Kolonfunktion verfügen. 101 Patienten konnten im Nachpubertätsalter nachkontrolliert werden: In allen Fällen waren weder Impotenz noch Urininkontinenz nachweisbar, 80 Patienten sind inzwischen verheiratet und haben zusammengenommen 146 Kinder (SWENSON u. Mitarb. 1975).

Eine *Langzeitstudie* von SOAVE (1977), d. h. mehr als 8 Jahre nach erfolgter Operation, wurde in 25 kinderchirurgischen Kliniken zusammengetragen und erfaßt 852 Patienten. Gute Resultate fand er in 78,57% nach dem Verfahren von Swenson, in 80,45% nach dem Verfahren von Duhamel, in 82,09% nach dem Verfahren von Rehbein und in 82,61% nach seinem eigenen Verfahren operierten Kindern. Es gibt demnach keine signifikanten Unterschiede zwischen den verschiedenen chirurgischen Behandlungstechniken im Hinblick auf die

Ergebnisse auf lange Sicht. Die 90% der guten Ergebnisse, die von SWENSON bei Patienten festgestellt wurden, die durch ihn oder seine Schüler operiert wurden, beweisen, daß die Erfahrung eines guten Chirurgen wichtiger ist als das gewählte Operationsverfahren.

Literatur

Aldridge, R. I., P. E. Campbell: Ganglion cell distribution in the normal rectum and anal canal: A basis for the diagnosis of Hirschsprung's disease by anorectal biopsy. J. pediat. Surg. 3 (1968) 475
Bettex, M.: Megakolon. In Zenker, R., F. Deucher, W. Schink: Chirurgie der Gegenwart, Band VII/1. Urban & Schwarzenberg, München 1976
Bettex, M.: Persönliche Mitteilung 1980
Bodian, M.: Hirschsprung's disease and idiopathic megacolon. Lancet 1949/I, 6
Boley, S. J.: New modifications of the surgical treatment of Hirschsprung's disease. Surgery 56 (1964) 1015
Boley, S. J.: The pathophysiology of Hirschsprung's disease. A continuing research. J. pediat. Surg. 10 (1975) 861
Boston, V. E., E. S. Scott: Anorectal manometry as a diagnostic method in the neonatal period. J. pediat. Surg. 11 (1976) 9
Bowes, K. L., S. Kling: Anorectal manometry in premature infants. J. pediat. Surg. 14 (1979) 533
Burnstock, G.: Purinergic nerves. Pharmacol. Rev. 24 (1972) 509
Campbell, P. E., H. R. Noblett: Experience with rectal suction biopsy in the diagnosis of Hirschsprung's disease. J. pediat. Surg. 4 (1969) 410
Clatworthy, H. W., W. H. R. Howard, J. R. Lloyd: The meconium plug syndrome. Surgery 39 (1956) 131
Davis, W. S., J. B. Campbell: Neonatal small left colon syndrome. Amer. J. Dis. Child. 129 (1975) 1024–1027
Dobbins, W. O., A. H. Bill: Diagnosis of Hirschsprung's disease excluded by rectal suction biopsy. New Engl. J. Med. 27 (1965) 990
Duhamel, B.: Une nouvelle opération pour le mégacôlon congénital. L'abaissement rétro-rectal et transanal du côlon. Presse méd. 64 (1956) 2249
Duhamel, B.: Diagnostic et traitement chirurgical précoce du mégacôlon congénital. Arch. franç. Pédiat. 15 (1958) 1405
Duhamel, B.: A new operation for the treatment of Hirschsprung's disease. Arch. Dis. Childh. 35 (1960) 38
Duhamel, B.: Retrorectal and transanal pull-through procedure for the treatment of Hirschsprung's disease. Dis. Colon Rect. 7 (1964) 455
Duhamel, B.: Les achalasies recto-anales. Ann. Chir..infant. 6 (1965) 345
Duhamel, B., J. Duhamel: Les formes anales de la maladie de Hirschsprung. Ent. Bichat, Médecine (1962) 157
Ehrenpreis, Th.: Megacolon in the newborn: a clinical and roentgenological study with special regard of pathogenesis. Acta paediat. (Uppsala) 32 (1945) 358
Ehrenpreis, Th.: Hirschsprung's Disease. Year Book Medical Publishers, Chicago 1970
von Ekesparre. W., C. Janneck: Megacolon. In Bachmann, K.-D., H. Ewerbeck, G. Joppich, E. Kleihauer, E. Rossi, G. Stalder: Pädiatrie in Praxis und Klinik, Bd. II/1. Fischer, Stuttgart und Thieme, Stuttgart 1979
Fadda, B., R. Daum: Histochemische Untersuchungen des Sphincter ani internus. Z. Kinderchir. 19 (1976) 25
Frigo, G. M., M. del Tacco, S. Lecchini, A. Crema: Some observations on the intrinsic nervous mechanism in Hirschsprung's disease. Gut 14 (1973) 35
Genton, N., D. Pometta: A propos d'un cas de côlon aganglionnaire: maladie de Hirschsprung sans mégacôlon. Helv. paediat. Acta 14 (1959) 383
Genton, N., V. Vontobel: Megacolon congenitum. In Linneweh, F.: Prognose chronischer Erkrankungen. Springer, Berlin 1960 (S. 156)
Grob, M.: Zur Technik der Rectosigmoidektomie bei Megacolon congenitum (Hirschsprung). Helv. chir. Acta 19 (1952) 336
Grob, M.: Persönliche Mitteilung 1968
Grob, M., N. Genton, V. Vontobel: Erfahrungen in der operativen Behandlung des Megacolon congenitum und Vorschlag einer neuen Operationstechnik. Zbl. Chir. 84 (1959) 1781
Hirschsprung, H.: Stuhlträgheit Neugeborener in Folge von Dilatation und Hypertrophie des Colons. Jb. Kinderheilk. 27 (1887) 1
Holschneider, A. M.: Elektromanometrie des Enddarmes. Diagnostik der Inkontinenz und chronischen Constipation. Urban & Schwarzenberg, München 1977
Holschneider, A. M., E. Kellner, P. Streibl, W. C. Sippel: The development of anorectal continence and its significance in the diagnosis of Hirschsprung's disease. J. pediat. Surg. 11 (1976) 151
Holschneider, A. M., et al.: Clinical and electromanometrical investigations of postoperative continence in Hirschsprung's disease. Z. Kinderchir. 29 (1980) 39
Imamuro, K., M. Yamamoto, A. Sato, Y. Kashiki, T. Kunieda: Pathophysiology of aganglionic colon segment: an experimental study on aganglionosis produced by a new method in the rat. J. pediat. Surg. 10 (1975) 865
Ito, A., P. K. Donahoe, W. H. Hendren: Maturation of the rectoanal response in premature and perinatal infants. J. pediat. Surg. 12 (1977) 477
James, A. E., J. B. Greenfield jr., R. C. Pfister, A. L. Weber, W. H. Hendren, E. B. D. Neuhauser: The roentgenologic appearance of postoperative congenital megacolon (Hirschsprung's disease). Amer. J. Roentgenol. 109 (1970) 351
Kadowaki, H., F. Kitano, S. Takenchi, Sh. Tamate: Full-thickness rectal punch biopsy for the diagnosis of Hirschsprung's disease. J. pediat. Surg. 14 (1979) 165
Kamijo, K., R. B. Hiatt, F. B. Koelle: Congenital megacolon. A comparison of the spastic and hypertrophied segments with respect to cholinesterase activities and sensitivities to acetylcholine, DFP and the barium ion. Gastroenterology 24 (1953) 173
Kleinhaus, S., S. K. Boley, M. Sheran, W. K. Sieber: Hirschsprung's disease. A survey of the members of the surgical section of the American Academy of Pediatrics. J. pediat. Surg. 14 (1967) 588
Lawson, J. O. N., H. Nixon: Anal canal pressures in the diagnosis of Hirschsprung's disease. J. pediat. Surg. 2 (1967) 544
Leutenegger, F.: Untersuchungen des M. Sphincter ani internus auf Ganglienzellen. Schweiz. med. Wschr. 99 (1969) 1431
Lynn, H. B.: Rectal myectomy for aganglionic megacolon. Proc. Mayo Clin. 41 (1966) 289
Lynn, H. B.: Personal experience with rectal myectomy in the treatment of selected cases of aganglionic megacolon. Z. Kinderchir. 5, Suppl. (1968) 98
Martin, L. W.: Surgical management of Hirschsprung's disease involving the small intestine. Arch. Surg. 97 (1968) 183
Martin, L. W., W. A. Altmeier: Clinical experience with a new operation (modified Duhamel procedure) for Hirschsprung's disease. Ann. Surg. 156 (1962) 678
Meier-Ruge, W.: Das Megacolon, seine Diagnose und Pathophysiologie. Virchows Arch. path. Anat. 344 (1968) 67
Meier-Ruge, W.: Hirschsprung's disease. Its aetiology, pathogenesis and differential diagnosis. Current topics in pathology. Ergebn. Path. 59 (1974) 131
Meier-Ruge, W.: The morphological diagnosis of Hirschsprung's disease. In Holschneider, A. M.: Hirschsprung's Disease. Hippokrates, Stuttgart 1980 (in Press)
Meier-Ruge, W., P. M. Lutterbeck, B. Herzog, R. Morger, R. Moser, A. Schärli: Acetylcholinesterase activity in rectum suction biopsies as diagnostic in Hirschsprung's disease. J. pediat. Surg. 7 (1972) 11

Munakata, K., I. Okabe, K. Morita: Histologic studies of rectocolic aganglionosis and allied diseases. J. pediat. Surg. 13 (1978) 66

Noblett, H. R.: A rectal suction biopsy tube for use in the diagnosis of Hirschsprung's disease. J. pediat. Surg. 4 (1969) 406

Nussle, D., N. Genton, C. Bozic: Sémiologie radiologique fonctionnelle dans la maladie de Hirschsprung et dans d'autres formes de dyschésie. Ann. Radiol. 19 (1976) 111

Okamoto, E., T. Ueda: Embryogenesis of intramural ganglia of the gut and its relation to Hirschsprung's disease. J. pediat. Surg. 2 (1967) 437

Orr, J. D., W. G. Scobie: Anterior resection combined with anorectal myectomy in the treatment of Hirschsprung's disease. J. pediat. Surg. 14 (1979) 58

Rehbein, F.: Intraabdominelle Resektion oder Rectosigmoidektomie (Swenson) bei der Hirschsprungschen Krankheit. Chirurg 29 (1958) 366

Rehbein, F.: Operation for anal and rectal atresia with recto-urethral fistula. Chirurg 30 (1959) 417

Rehbein, F.: Kinderchirurgische Operationen. Hippokrates, Stuttgart 1976 (S. 309)

Rehbein, F., H. von Zimmermann: Results with abdominal resection in Hirschsprung's disease. Arch. Dis. Childh. 35 (1960) 29

Richardson, J.: Pharmacologic studies of Hirschsprung's disease on a Murino model. J. pediat. Surg. 10 (1975) 875

Romualdi, P.: A new technic for surgical treatment of some rectal malformations. Langenbecks Arch. klin. Chir. 296 (1960) 371

Shandling, B., A. W. Auldist: Punch biopsy of the rectum for the diagnosis of Hirschsprung's disease. J. pediat. Surg. 7 (1972) 546

Sieber, W. K.: Hirschsprung's disease. In Ravitch, M. M., K. J. Welch, C. D. Benson, E. Aberdeen, J. G. Randolph: Pediatric Surgery, 3rd ed., vol. 97. Year Book Medical Publishers, Chicago 1979 (p. 1035)

Soave, F.: Une nouvelle technique chirurgicale pour le traitement de la maladie de Hirschsprung. J. Chir. (Paris) 86 (1963) 451

Soave, F.: Langzeitergebnisse der operativen Behandlung des Morbus Hirschsprung. Z. Kinderchir. 22 (1977) 267

State, D.: Physiological operation for idiopathic congenital megacolon/Hirschsprung's disease. J. Amer. med. Ass. 149 (1952) 350

State, D.: Segmental colon resection in the treatment of congenital megacolon (Hirschsprung's disease). Amer. J. Surg. 105 (1963) 93

Steichen, F. M., J. L. Talbert, M. M. Ravitch: Primary side-to-side colon-rectal anastomosis in the Duhamel operation for Hirschsprung's disease. Surgery 64 (1968) 475

Swenson, O.: Sphincterotomy in the treatment of Hirschsprung's disease. Ann. Surg 160 (1964) 540.

Swenson, O., A. H. Bill: Resection of the rectum and rectosigmoid with preservation of the sphincter for benign spastic lesions producing megacolon: experimental study. Surgery 24 (1948) 212

Swenson, O., J. H. Fischer, H. E. Macmahon: Rectal biopsy as an aid in diagnosis of Hirschsprung's disease. New Engl. J. Med. 253 (1955) 632

Swenson, O., E. B. D. Neuhauser, L. K. Pickett: New concepts of etiology, diagnosis and treatment of congenital megacolon. Pediatrics 4 (1949) 201

Swenson, O., J. O. Sherman, J. H. Fischer, E. Cohen: The treatment and postoperative complications of congenital megacolon: a 25 year follow-up. Ann. Surg. 182 (1975) 266

Varma, K. K., F. D. Stephens: Neuromuscular reflexes in Hirschsprung's disease. Aust. N. Z. J. Surg. 42 (1973) 307

Zachary, R. B., J. Lister: Crushing instrument for Duhamel's procedure in Hirschsprung's disease. Lancet 1964/I, 467

Zuelzer, W. W., J. L. Wilson: Functional intestinal obstruction on a congenital neurogenic basis in infancy. Amer. J. Dis. Child. 75 (1948) 40

Chilaiditi-Syndrom

N. Genton

Unter dieser Bezeichnung versteht man eine partielle Lageanomalie des Kolons, bei welcher sich die Flexura hepatica zwischen die rechte Zwerchfellkuppe und die Leber eingeschoben hat. Diese »Interpositio hepatodiaphragmatica« des Kolons, die 1910 von Chilaiditi erstmals ausführlich beschrieben wurde, wird auch bei Kindern gelegentlich beobachtet. Als Ursache sollen angeborene Anomalien oder Defekte der Aufhängebänder der Leber, insbesondere des Lig. falciforme hepatis, dann auch Funktionsstörungen des Zwerchfells (Lähmungen) und abnorme Druckverhältnisse im Abdomen in Betracht kommen (Belke 1964; Jackson u. Hodson 1957).

Symptome

Diese Lageanomalie des Kolons macht oft keine Beschwerden (Belke 1964; Jackson u. Hodson 1957; Tsuchida u. Ishida 1975; Waldmann u. Mitarb. 1966) und wird dann nur zufällig, anläßlich einer Röntgenuntersuchung aus anderen Gründen, entdeckt; doch kann sie auch rezidivierende Schmerzattacken im Oberbauch und in der rechten Flanke verursachen. Bei der Röntgenuntersuchung erkennt man unter der rechten Zwerchfellkuppe ein Luftkissen, das den rechten Leberlappen nach unten und oft auch nach medial abdrängt. Man spricht deshalb auch etwa von Hepatoptose. Sind Haustrierungen vorhanden, so läßt sich die Luftansammlung leicht als Kolon indentifizieren (Abb. 112), doch sind schon Verwechslungen mit einem subphrenischen Abszeß oder einem Pneumoperitoneum (Magen-Darm-Perforation)

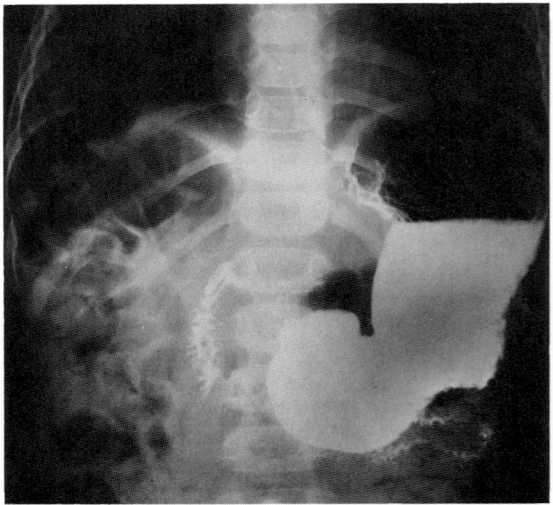

Abb. 112 Interpositio hepatodiaphragmatica des Kolons.

vorgekommen. Ein Bariumeinlauf klärt die Situation. Da die Interposition oft nur vorübergehend ist, kann der Befund bei wiederholten Röntgenuntersuchungen wechseln.

Therapie

Sie erübrigt sich, wenn keine Beschwerden vorliegen. Bei rezidivierenden Schmerzattacken ist hingegen eine Fixation des Kolons auf Höhe des unteren Leberrandes ans Peritoneum der vorderen Bauchwand angezeigt (BELKE 1964; TSUCHIDA u. ISHIDA 1975).

Literatur

Belke, F. M.: Hepatodiaphragmatic interposition in children. Amer. J. Roentgenol. 91 (1964) 669

Chilaiditi, D.: Zur Frage der Hepatoptose und Ptose im Allgemeinen im Anschluß an drei Fälle temporärer, partieller Leberverlagerung. Fortschr. Röntgenstr. 16 (1910) 173

Jackson A. D. M., C. J. Hodson: Interposition of the colon between liver and diaphragm (Chilaiditi's syndrome) in children. Arch. Dis. Childh. 32 (1957) 151

Tsuchida, Y., M. Ishida: Surgical correction of Chilaiditi's syndrome. Report of a case. Z. Kinderchir. 16 (1975) 281

Waldmann, J., L. Berlin, J. K. Fong, A. Lascari: Chilaiditi's syndrome. Fact or fancy? J. Amer. med. Ass. 198 (1966) 1032

Volvulus des Sigmoides

N. GENTON

Der Volvulus des Sigmoides, von manchen Autoren als selten beschrieben im Kindesalter (BUTS u. Mitarb. 1980; KERAMIDAS u. Mitarb. 1979; WILK u. Mitarb. 1974), kommt in Tat und Wahrheit relativ häufig vor (BUCH u. SCHUMACHER 1974; STURZAKER u. Mitarb. 1975). Er manifestiert sich auf zwei vollkommen verschiedene Arten, die eine banal, die andere schwerwiegend (BUTS u. Mitarb. 1980; TANEJA u. Mitarb. 1977; WILK u. Mitarb. 1974). Die am häufigsten auftretende Form ist eine einfache, häufig unvollständige Torsion des Sigmoides. Sie läßt sich reponieren. Oft wiederholt sie sich, weshalb sie »chronisch« genannt wird. Die andere Art hat einen akuten Charakter und muß als schwerwiegend betrachtet werden, da sie in der Regel zur Infarzierung führt, falls nicht operiert wird. Daß dieses Krankheitsbild von manchen Autoren als selten bezeichnet wird, ist dem Umstand zuzuschreiben, daß nur die schwerwiegende Form in Betracht gezogen wird, jedoch nicht die einfache, banale Torsion.

Pathologische Anatomie

Vom pathoanatomischen Standpunkt aus wird die Torsion durch eine Dilatation und ein elongiertes Sigmoid begünstigt, dessen enge Basis als Achse der Torsion dient. Die Konstipation, welche üblicherweise bei diesem Krankheitsbild vorliegt, begünstigt durch das Gewicht des gefüllten Darms noch eine Torsion. Es werden auch Fälle eines Volvulus des Sigmoides beim Morbus Hirschsprung (BUTS u. Mitarb. 1980; DEAN u. MURRY 1952) beschrieben. Die Torsion bewirkt eine Einengung des Lumens und eine Abschnürung der Gefäße mit der Gefahr einer Infarzierung.

Symptome

Die Torsion tritt plötzlich auf, häufig beim Sport, gelegentlich nach der Defäkation. Es handelt sich um starke, kolikartige Schmerzen (ALLEN u. NORDSTROM 1964; BUCH u. SCHUMACHER 1974; DEAN u. MURRY 1952), welche im linken unteren Abdomen lokalisiert sind, ohne Ausstrahlung in den Rücken oder die unteren Extremitäten. Sie können von Brechreiz, selten von Erbrechen begleitet sein. Diarrhoe und blutige Stühle sind die Ausnahme.

Die **klinische Untersuchung** zeigt ein blasses, schwitzendes Kind. Das Abdomen ist leicht asymmetrisch, mit einer Vorwölbung links. Die Palpation des linken unteren Abdomens ist dolent, ebenso ist ein Loslaßschmerz vorhanden. Die Darmgeräusche sind eher vermindert. Bei der Rektaluntersuchung findet sich meistens eine leere Ampulle, ausnahmsweise ein wenig Blut am Finger.

Es handelt sich somit um ein akutes Abdomen, das sowohl auf ein intraabdominelles als auch retroperitoneales Geschehen, beispielsweise eine Nephrolithiasis, schließen ließe.

Radiologische Untersuchungen

Die stehende Leeraufnahme des Abdomens zeigt eine luftgefüllte Erweiterung des Kolons auf der Höhe der Flexura lienalis, gelegentlich jedoch auch eine solche des Colon descendens oder transversum. Durch einen Kontrastmitteleinlauf, welcher einen Stopp des Kontrastmittels anzeigt, kann die Diagnose einer Torsion gestellt werden (Abb. 113).

Therapie und Verlauf

Bei der einfachen Form läßt sich eine Reposition des Volvulus bereits durch einen Einlauf herbeiführen (ALLEN u. NORDSTROM 1964). Die Kinder sind sofort beschwerdefrei. Der Kontrastmitteleinlauf hat somit sowohl eine diagnostische als auch therapeutische Funktion (ALLEN u. NORDSTROM 1964; BUCH u. SCHUMACHER 1974; HUNTER u. KEATS 1970; SHEPHERD 1968). Die Flüssigkeit sollte unter gleichmäßigem Druck langsam hineingepreßt werden. Die gleichzeitige Gabe von Spasmolytika kann von Nutzen sein. Bei den schweren Formen läßt sich eine Reposition nicht durch einen Einlauf herbeiführen. Es kann sogar gefährlich sein, einen Volvulus reponieren zu wollen, wenn bereits blutige Stühle vorhanden sind. Die Thera-

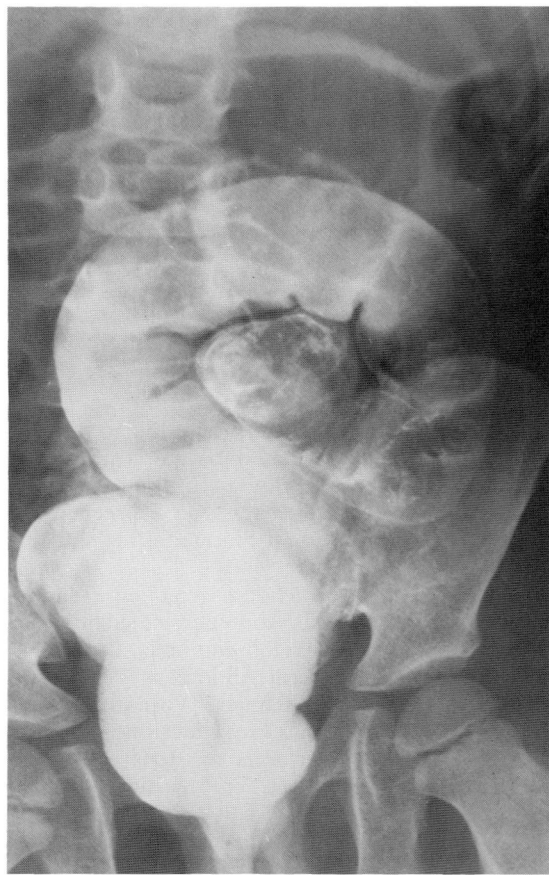

Abb. 113 Partieller Sigmavolvulus bei einem 5jährigen Knaben. Der Bariumeinlauf zeigt einen Stopp des Kontrastmittels auf der Höhe des proximalen Sigma. Luftfüllung des Colon descendens oberhalb der Torsion.

Literatur

Allen, P. R., J. E. Nordstrom: Volvulus of the sigmoid in children. Amer. J. Roentgenol. 91 (1964) 690

Buch, K. G., W. Schumacher: Die Sigmatorsion im Kindesalter. Z. Kinderchir. 15 (1974) 168

Buts, J. P., D. Claus, J. C. Beguin, J. B. Otte: Acute and chronic sigmoidvolvulus in childhood: report of three cases. Z. Kinderchir. 29 (1980) 29

Carter, R., D. B. Hinshaw: Acute sigmoid volvulus in children. Amer. J. Dis. Child. 101 (1961) 631

Dean, G. O., J. W. Murry: Volvulus of the sigmoid colon. Ann. Surg. 135 (1952) 830

Hunter, J. G., T. E. Keats: Sigmoidvolvulus in children. Amer. J. Roentgenol. 108 (1970) 621

Keramidas, D. C., C. Skondras, D. Anagnostou, N. Voyatzis: Volvulus of the sigmoid colon. J. pediat. Surg. 14 (1979) 479

Shepherd, J. J.: Treatment of volvulus of sigmoidcolon. A review of 425 cases. Brit. med. J. 1968/I, 280

Sturzaker, H. G., R. S. Lawrie, C. L. Joines: Recurrent sigmoidvolvulus in young people, a missed diagnosis. Brit. Med. J. 1975/IV, 338

Taneja, S. B., A. Kakar, C. R. D. Ayyar: Sigmoidal volvulus in childhood: report of two cases. Dis. Colon Rect. 20 (1977) 62

Wilk, P. J., M. Ross, J. Leonidas: Sigmoidvolvulus in a 11 year old girl. Case report and Literature review. Amer. J. Dis. Child. 127 (1974) 400

pie der Wahl ist dann eine Laparotomie mit einer Reposition des Volvulus und einer Kolonpexie (BUCH u. SCHUMACHER 1974; BUTS u. Mitarb. 1980; WILK u. Mitarb. 1974). Ist das Sigmoid infarziert, drängt sich eine Resektion auf (KERAMIDAS u. Mitarb. 1979). Wird die Diagnose erst spät gestellt, bei schon vorhandener Peritonitis, kann sogar eine temporäre Kolostomie nötig sein.

Bei den chronischen Formen, d. h. denjenigen, welche rezidivieren, kann unter Umständen eine operative Sanierung indiziert sein. Wir ziehen in diesem Fall eine Resektion im Bereich des Sigmoides einer einfachen Sigmoidopexie vor. Ohne Resektion kann keine definitive Heilung gewährleistet werden.

Colitis ulcerosa, Morbus Crohn

B. KEHRER

Die beiden Krankheitsbilder sind in einem Kapitel vereinigt, da sie in einer ganzen Anzahl von klinischen Aspekten übereinstimmen, so daß sie gelegentlich nur schwer oder selten gar nicht voneinander zu differenzieren sind. Tab. 9 gibt eine Übersicht über die makroskopischen Unterscheidungsmerkmale von Colitis ulcerosa und Morbus Crohn. Trotzdem ist nicht geklärt, ob es sich tatsächlich um zwei vollständig verschiedene Erkrankungen handelt oder ob die lange Reihe anatomischer Varianten bei diesen Krankheitsfällen als eine Stufenfolge mit ulzerohämorrhagischen Formen auf der einen (Colitis ulcerosa) und vorwiegend granulomatösen auf der anderen Seite (Crohnsche Krankheit) anzusehen ist.

Colitis ulcerosa

Die Colitis ulcerosa ist eine chronische Erkrankung des Dickdarms mit Ulzerationen und Entzündung der Schleimhaut. Die Krankheit verläuft entweder schleichend progredient oder wechselt zwischen akuten Schüben und Remissionsphasen.

Die Colitis ulcerosa ist sowohl beim Erwachsenen wie besonders auch im Kindesalter eine seltene Erkrankung; nach übereinstimmenden Angaben scheint jedoch in Europa und in den USA die Zahl

Tabelle 9 Makroskopische Unterscheidungsmerkmale zwischen Colitis ulcerosa und Morbus Crohn

Merkmale	Colitis ulcerosa	Morbus Crohn
Ausdehnung	kontinuierlich diffus ganze Zirkumferenz	diskontinuierlich (skip areas) scharf begrenzt, segmentär, eventuell Zirkumferenz nur partiell
Lokalisation allgemein	nur Kolon	ganzer Magen-Darm-Trakt
Rektumbeteiligung	immer	unter 40%
Ileumbeteiligung	nein (Backwash ileitis ??)	häufig (über 50%)
Serosa	zart (Ausnahme toxisches Megakolon)	fibrös verdickt
Überwachsung mit Serosafettgewebe	fehlt	ausgeprägt, ausgehend vom Mesenterialansatz
Obstruktion	selten	häufig
Schleimhaut	Ulzera, Pseudopolypen	longitudinale Ulzera
Fissuren	keine	quere Fissuren
Wanddicke	mäßig verdickt	stark verdickt
Fistelbildung	selten	sehr häufig
Analfissuren und -fisteln	selten, oberflächlich	sehr häufig
Toxisches Megakolon	ja	sehr selten
Maligne Entartung	ja (besonders bei Beginn im Kindesalter)	selten

der Patienten aus unbekannten Gründen zuzunehmen. Gegenwärtig muß bis zum Alter von 16 Jahren mit einer Frequenz von maximal 4 Fällen pro 100 000 Kindern gerechnet werden. Im Gegensatz zum Erwachsenen sind Knaben und Mädchen etwa gleich häufig befallen. Obwohl Fälle von Colitis ulcerosa im Säuglingsalter beschrieben worden sind, ist nicht sicher, ob diese Patienten wirklich der gleichen Krankheitsgruppe zugeordnet werden können. Auch im frühen Kindesalter ist die Erkrankung selten, und ihre Inzidenz nimmt erst im Schulalter und beim Jugendlichen stetig zu. Auffallend ist auch, daß die Patienten häufiger einer sozioökonomisch besser gestellten Schicht angehören.

Ätiologie

Nach wie vor ist die Ätiologie der Colitis ulcerosa wie auch des Morbus Crohn unbekannt. Wohl läßt sich eine ganze Reihe von pathologischen Befunden nachweisen, es ist aber nicht klar, ob es sich dabei um die primäre Ursache oder um sekundäre Folgen der Erkrankung handelt.
Gegenwärtig stehen zwei Theorien im Vordergrund der Diskussion:
- *Immunologische Erkrankung.* Bei beiden Erkrankungen wurde eine ganze Reihe von immunologischen Störungen beschrieben wie zirkulierende Antikörper gegen Darmmukosa, zytotoxische Antikörper gegen T-Lymphozyten, Immundefekte, Defekte im sekretorischen Immunsystem der Darmschleimhaut usw. Dabei kann es sich aber sehr wohl um Veränderungen sekundärer Natur handeln, die für die Entstehung der Erkrankung unter Umständen nicht entscheidend sind. Ein Hinweis darauf, daß dem Immunsystem doch eine gewisse Rolle in der Pathogenese zukommt, ergibt sich daraus, daß bei der Colitis ulcerosa wie beim Morbus Crohn gehäuft Autoimmunerkrankungen anderer Organsysteme auftreten.
- *Infekt.* Tierversuche lassen vermuten, daß übertragbare Faktoren vorhanden sein könnten; welcher ätiologische Stellenwert ihnen zukommt, ist jedoch unklar. So wurden Keime der Darmflora (E. coli, Streptococcus faecalis, Pseudomonas, Chlamydia), Mykobakterien (Mycobacterium tuberculosis, Mycobacterium kansasii) oder Viren (Rotavirus, Zytomegalie) als mögliche Erreger postuliert.
- Andere pathogene Noxen, wie psychosomatische Einflüsse, umwelt- oder diätbedingte Faktoren (Allergien, Disaccharidasemangel, Nahrungsmittelzusätze usw.), genetische Faktoren, Störungen der Prostaglandinproduktion, gefäßbedingte Prozesse usw., werden ebenfalls diskutiert.

Pathologische Anatomie

Die Colitis ulcerosa befällt nur den Dickdarm und greift nicht auf andere Darmabschnitte über. Jede Mitbeteiligung des Dünndarms schließt die Diagnose einer Colitis ulcerosa praktisch aus, da auch die Existenz einer sogenannten »Backwash ileitis« angezweifelt wird.

In allen Fällen ist das Rektum mitbefallen, und die pathologischen Veränderungen erstrecken sich kontinuierlich unterschiedlich weit nach proximal ins Sigma, Colon descendens und transversum aus. Im Extremfall ist das gesamte Kolon bis zum Zäkum erkrankt (Pancolitis ulcerosa). Im Kindesalter sind ausgedehnte Veränderungen und ein Befall des ganzen Kolons besonders häufig.

Die Intensität der Rektumbeteiligung ist nicht repräsentativ für das ganze erkrankte Gebiet; oft zeigt das Rektum die schwersten Veränderungen, es kann aber auch wesentlich geringer befallen sein als die weiter proximal liegenden Abschnitte.

Perianale Veränderungen sind nur in einem geringen Prozentsatz vorhanden und meist nur in Form von oberflächlichen Fissuren, Fisteln oder Abszessen.

Der pathologische Prozeß beginnt immer in der Mukosa mit entzündlichen Schleimhautläsionen. Auch in späteren Phasen beschränkt sich der Prozeß auf Mukosa und Submukosa und erfaßt die tieferen Wandschichten in der Regel nicht.

Der makroskopische Aspekt des Darms wechselt je nach Schweregrad und Phase der Krankheit. In der aktiven Phase finden sich eine düster-rote hämorrhagisch granulierte Oberfläche mit starker Verletzlichkeit bei Berührung, Ödem der Schleimhautfalten sowie vermehrte Schleim- und Eiterbeläge. Die Epitheldefekte sind oberflächlich, nur bei schwerer Erkrankung unterminieren sie die angrenzende Schleimhaut, die dann als »Pseudopolyp« ins Darmlumen vorspringt. In der Remission können sich die Schleimhautläsionen weitgehend zurückbilden, so daß nur noch eine gewisse Atrophie erkennbar bleibt.

Äußerlich lassen sich die Veränderungen am Darm nicht oder nur schwer erkennen, da die Serosa und die Darmwand nur bei schwersten Fällen (toxisches Megakolon, s. Beschreibung unter »Komplikationen«) verdickt oder verändert ist. Intraoperativ kann deshalb die Ausdehnung der Erkrankung von der Bauchhöhle her kaum abgeschätzt werden.

Histologie

Histologisch finden sich in der akuten Phase diffuse entzündliche Infiltrate (Lymphozyten, Plasmazellen, Leukozyten, Hyperämie usw.) in Mukosa und Submukosa, während die äußeren Wandschichten höchstens diskret verändert sind. Typisch sind auch Epitheldefekte und Ulzerationen, die die Schleimhaut unterminieren können. Fissuren sind selten und reichen höchstens bis in die Submukosa hinein. Kryptenabszesse, unspezifische reaktive Hyperplasien der Mukosa und obliterierende Endangitiden sind weitere charakteristische histologische Merkmale.

Symptome und Verlauf

Das klinische Bild der Colitis ulcerosa unterscheidet sich beim Kind grundsätzlich nicht von demjenigen beim Erwachsenen (Tab. 10). Je jünger das Kind ist, desto unvermittelter und heftiger setzt die Krankheit meist aus voller Gesundheit ein und desto schwerer ist ihr Verlauf. Die Krankheit kann jedoch auch schleichend beginnen oder sich primär allein durch die extraintestinalen Begleiterkrankungen manifestieren.

Tabelle 10 Symptome bei Colitis ulcerosa im Kindesalter

Durchfälle	93%
Rektale Blutung	86%
Abdominalschmerzen	86%
Schwäche	67%
Gewichtsverlust	51%
Nausea, Erbrechen	42%
Fieber	37%

In der Großzahl der Fälle sind schleimig-blutige Durchfälle das Leitsymptom. Das Blut haftet an der Stuhloberfläche, ist aber auch damit vermischt; gelegentlich wird aber auch nur blutiger Schleim vermischt mit Eiter und Schleimhautfetzen entleert. Die Diarrhö ist häufig am Morgen am schwersten und bessert sich im Laufe des Tages etwas. Meist bestehen vor der Stuhlentleerung krampfartige Unterbauchschmerzen und Tenesmen, die Beschwerden können jedoch auch vage und langdauernd sein. Oft bestehen auch Appetitlosigkeit, Brechreiz, Gewichtsverlust, Ödeme und intermittierende Fieberschübe.

Bei längerfristigem Verlauf kommt es schließlich zu einem Wachstumsrückstand und bei älteren Kindern zu psychischen Veränderungen sowie zu einer Verzögerung oder Ausbleiben der Pubertät.

Extraintestinale Begleiterkrankungen können der Colitis ulcerosa um Jahre vorausgehen oder erst im Verlauf der Krankheit auftreten. Ihre Ätiopathogenese ist ebensowenig bekannt wie diejenige der Grundkrankheit. Beobachtet wurden Leberbeteiligung, Arthropathien, Spondylitis, Erythema nodosum, Pyoderma gangraenosum, Uveitis, Stomatitis aphthosa und Thyreoiditis.

Der Krankheitsverlauf der Colitis ulcerosa ist sehr unregelmäßig und kaum voraussehbar. Im allgemeinen wechseln akute Phasen mit Remissionen; es können aber auch chronisch progrediente Verläufe beobachtet werden, die entweder schon primär bestehen oder erst im Verlauf einer ursprünglich schubweisen Erkrankung auftreten.

Diagnose
Die klinische Untersuchung ergibt keine spezifischen Befunde. Oft läßt sich ein Gewichtsverlust eruieren. Palpatorisch ist das Abdomen weich mit Druckdolenz über spastisch kontrahierten Kolonabschnitten; nur beim toxischen Megakolon bildet sich eine massive Blähung und eine diffuse Abwehrspannung des Abdomens. Diagnostisch wertvoll sind auch Symptome extraintestinaler Begleiterkrankungen, die gezielt gesucht werden müssen. Selten finden sich anale Veränderungen (Fissuren, Fisteln, perianale Abszesse).

Auch die Laborbefunde sind unspezifisch und weisen nur auf den entzündlichen Prozeß hin. Die Blutsenkungsgeschwindigkeit ist meist beschleunigt. In der aktiven Phase bestehen im Blutbild eine Linksverschiebung ohne wesentliche Leukozytose, eine hypochrome Anämie sowie eine Thrombozytose. Tiefes Serumeiweiß und Elektrolytstörungen reflektieren den intestinalen Protein- und Flüssigkeitsverlust. Bei Mitbeteiligung der Leber findet sich eine Erhöhung der Transaminasen, des Bilirubins sowie der alkalischen Phosphatase.

Untersuchungen
Röntgen. Radiologisch läßt sich die Diagnose einer Colitis ulcerosa nur vermuten. Auch das Ausmaß der radiologisch erkennbaren Veränderungen wechselt im Verlauf der Erkrankung. Die Abdomenleeraufnahme zeigt nur unspezifische Veränderungen (abnorme Gasverteilung im Kolon, verdickte Darmwände und Verlust der Haustrierung). Wesentlich aussagekräftiger ist der Kolonkontrastmitteleinlauf eventuell mit Doppelkontrast (kontraindiziert beim toxischen Megakolon!). Bei ausgeprägter Erkrankung erscheint das Kolon verkürzt und im Bereich von Spasmen und Wandfibrosen stark verengt oder sogar stenosiert. Die Wandkonturen sind abgeflacht, die Haustrierungen verstrichen, so daß der befallene Darm einen starren, röhrenartigen Aspekt erhält, da auch die Motilität gestört ist. Schleimhautulzerationen manifestieren sich als unregelmäßige »Zähnelungen« der Darmwand. Bei starker Schleimproduktion kann die Darmkontur auch unscharf sein. In der Seitenaufnahme läßt sich in über 50% der Fälle eine Verbreiterung der Distanz zwischen Rektum und Sakrumvorderfläche nachweisen. Nur selten finden sich bei schwerem chronischem Verlauf Fistelgänge (z. B. rektovaginale Fistel).

Ein normaler radiologischer Befund schließt aber besonders im Frühstadium eine Colitis ulcerosa nicht aus.

Endoskopie. Im Kindesalter wird die Endoskopie in Narkose oder zumindest in tiefer Sedation durchgeführt. Die Rektoskopie und Kolonoskopie ist die wichtigste diagnostische Maßnahme bei der Colitis ulcerosa. Sie erlaubt eine Übersicht über die Kolonwand und damit eine Beurteilung des Schweregrades und der Ausdehnung der Erkrankung sowie in den meisten Fällen durch Entnahmen von Biopsien die Sicherung der Diagnose. Auch in der Verlaufsbeobachtung wird die Endoskopie eingesetzt, um karzinomatöse Veränderungen frühzeitig zu erfassen.

Differentialdiagnose
In erster Linie müssen bakterielle, virale oder durch exogene Faktoren bedingte Erkrankungen des Dickdarms ausgeschlossen werden. Die Abgrenzung zum Morbus Crohn ist gelegentlich auch bioptisch nicht mit Sicherheit möglich (die morphologischen Unterscheidungsmerkmale sind in Tab. 9 dargestellt).

Therapie
Bei der Behandlung von Kindern mit einer Colitis ulcerosa muß man sich vor Augen halten, daß
- die Krankheit voraussichtlich lebenslänglich andauern wird;
- die Beeinträchtigung von Wachstum und Ausbildung dauernde Spuren bis ins Erwachsenenalter hinterlassen kann;
- eine Ileostomie besonders in der Pubertät zu psychischen Schwierigkeiten führen kann;
- bei Krankheitsbeginn im Kindesalter das Karzinomrisiko später speziell hoch ist;
- im Gegensatz zum Morbus Crohn die totale Kolektomie den Patienten »heilt«.

Internistische Therapie
In der akuten Phase soll der Darm durch Nahrungskarenz ruhiggestellt werden (parenterale Ernährung); der Wiederaufbau der oralen Ernährung muß vorsichtig, eventuell unter Verwendung von schlackenfreier, eiweißreicher Kost erfolgen. Elektrolyt-, Eiweiß- und Blutverluste werden korrigiert und ersetzt. Opiate und Anticholinergika sind zur Behandlung der Durchfälle kontraindiziert, da sie ein toxisches Megakolon auslösen können.

Steroide (eventuell ACTH) sind das Mittel der Wahl, um eine Remission zu induzieren, während gegenwärtig Salazopyrin als Basistherapeutikum sowohl zur Einleitung wie zur Erhaltung der Remission eingesetzt wird. Je nach Schweregrad und Ausdehnung der Erkrankung können die Steroide intravenös, oral oder rektal verabreicht werden. Die Wirkung von Immunsuppressiva wie 6-Mercaptopurine oder Azathioprine ist umstritten; bei steroidresistenten Rezidiven soll damit die Chance, eine Remission herbeizuführen, verbessert werden können. Antibiotika werden nicht routinemäßig eingesetzt; sie sind aber sicher indiziert beim toxischen Megakolon, drohender Perforation, Abszessen und in der postoperativen Phase.

Operative Therapie

Die Indikation zur Operation kann im Kindesalter in zwei grundsätzlich verschiedenen Situationen gegeben sein:

Akut:
- beim toxischen Megakolon, das nicht innerhalb von 48–72 Stunden auf eine konservative Therapie anspricht;
- bei drohender oder manifester Darmperforation;
- bei massiver, nicht beherrschbarer Darmblutung (selten);
- beim obstruktiven Ileus (selten).

Elektiv:
- das Karzinom (im Kindesalter selten) ist die einzige absolute Operationsindikation;
- ungenügende Remission trotz korrekter medikamentöser Therapie;
- Wachstums- und Entwicklungsrückstand;
- lange Krankheitsdauer und damit hohe Karzinomgefährdung;
- Unverträglichkeit der medikamentösen Therapie.

Die genannten Operationsindikationen sind grobe Richtlinien, von denen im Einzelfall je nach Situation abgewichen werden muß. Die Wahl des Zeitpunkts sowie die Art des operativen Eingriffs muß bei jedem Patienten individuell erwogen werden. Dabei muß man sich bewußt sein, daß die meisten Patienten, bei denen die Erkrankung schon im Kindesalter begonnen hat, früher oder später operiert werden müssen, da sie einerseits meist schwere Verläufe zeigen und andererseits durch die lange Krankheitsdauer das Karzinomrisiko sehr hoch ist.

Alle operativen Verfahren zielen darauf ab, den ganzen Dickdarm zu entfernen und damit die Krankheitsquelle zu eliminieren. Eine totale Kolektomie ist auch dann indiziert, wenn nur ein partieller Befall (z. B. Rektum und Sigma) vorliegt. Langfristige Erfahrungen haben gezeigt, daß die Krankheit nach einer Hemikolektomie links unweigerlich im verbleibenden Kolonabschnitt rezidiviert.

Folgende Operationsverfahren kommen wahlweise zur Anwendung:

Totale Proktokolektomie mit definitiver endständiger Ileostomie. Dieser Eingriff hat den Nachteil, daß die Patienten mit einer Ileostomie leben müssen, was praktische wie auch psychologische Probleme nach sich ziehen kann. Trotzdem adaptieren sich die meisten Patienten gut an die Situation, da sie doch eine wesentliche Verbesserung der Lebensqualität mit sich bringt. Die Patienten können praktisch als »geheilt« betrachtet werden und haben eine normale Lebenserwartung.

Inwieweit sich neuere Verfahren, die mit Konstruktionen eines kontinenten Reservoirs im Ileum (Kock) die Nachteile einer endständigen Ileostomie zu vermeiden suchen, langfristig bewähren, kann gegenwärtig noch nicht definitiv abgeschätzt werden.

Kolektomie mit ileorektaler Anastomose. Der Vorteil der Erhaltung des Kontinenzorgans wird erkauft mit dem wesentlichen Nachteil, daß ein Teil des erkrankten Rektums in situ belassen wird. Damit besteht jederzeit die Möglichkeit eines Rezidivs oder der Entwicklung eines Karzinoms im verbleibenden Rektumanteil. Dieses Verfahren ist deshalb insbesondere im Kindesalter nicht zu empfehlen.

Kolektomie mit Entfernung der Rektumschleimhaut und ileoanaler Durchzugsplastik. Nach totaler Kolektomie wird im Rektum die Schleimhaut ausgehülst und anschließend das mobilisierte Ileum (analog zur Durchzugsoperation nach Soave beim Morbus Hirschsprung) durch den verbleibenden rektoanalen Muskelschlauch durchgezogen. Damit bleibt das Kontinenzorgan erhalten, und die Gefahr eines Rezidivs im Rektumstumpf ist durch die Entfernung der Schleimhaut gebannt.

Komplikationen

Toxisches Megakolon

Das toxische Megakolon ist die schwerste und am unmittelbarsten lebensbedrohende Komplikation einer Kolitis. Der Begriff »toxisches Megakolon« ist nicht genau definiert, kann aber umschrieben werden als schwere Kolitisattacke mit Dilatation des ganzen oder zumindest eines Teils des Kolons, die mit einem septisch-toxischen Zustandsbild des Patienten einhergeht.

Ein toxisches Megakolon kann jederzeit im Verlauf der Krankheit auftreten; besonders beim Kind ist das toxische Megakolon nicht selten die Erstmanifestation einer Colitis ulcerosa. Die Ursachen, die ein toxisches Megakolon auslösen, sind unbekannt; ein ätiologischer Zusammenhang zwischen toxischem Megakolon und Hypokaliämie, Verabreichung von Anticholinergika, Narkotika oder Bariumeinläufen wurde vermutet, konnte aber nicht bewiesen werden.

Beim toxischen Megakolon kommt es zu einer raschen, ausgedehnten Zerstörung der Kolonschleimhaut mit massiver entzündlicher Infiltration der Darmwand. Die entstehenden Ulzerationen greifen über die Submukosa hinaus und erfassen die Muskelschichten, so daß jederzeit eine Perforation auftreten kann.

Makroskopisch findet sich im Abdomen etwas trübe Flüssigkeit; die Kolonwand ist entzündlich verändert und fibrinös belegt. An Stellen drohender Perforation legt sich das ödematös verdickte Omentum auf die Darmwand. Das dilatierte Kolon enthält Gas und seropurulentes oder blutiges Exsudat. Das klinische Bild ist abhängig davon, wie rasch sich der Zustand entwickelt. Vor Ausbruch der akuten Verschlechterung bestehen in der

Regel während einiger Tage schwere blutige Durchfälle; gelegentlich kann aber auch eine scheinbare »Verbesserung« der Durchfälle und eine »Obstipation« als ominöses Symptom auftreten. Meist zeigen die Patienten ein toxisches Bild mit Lethargie, Fieber, Tachykardie, Blässe und Leukozytose. Blutdruckabfall, Dehydratation, Elektrolytstörungen, Hypoproteinämie und ein Ikterus können ebenfalls in wechselnder Intensität auftreten.

Das Abdomen ist gespannt und zeigt die Zeichen einer Peritonitis und eines paralytischen Ileus; oft zeichnet sich das dilatierte Kolon durch die Bauchdecken ab. In der Abdomenleeraufnahme ist der Dickdarm besonders im Bereich des Colon transversum und der Flexura lienalis erweitert, während das Rektum enggestellt ist. Freie Luft im Abdomen läßt sich bei freier Perforation nachweisen. Ein Kolonkontrastmitteleinlauf ist zur Diagnose des toxischen Megakolons unnötig und sogar kontraindiziert.

Die Behandlung des toxischen Megakolons erfordert eine enge Zusammenarbeit zwischen Pädiater und Kinderchirurgen, damit der Zeitpunkt für einen operativen Eingriff nicht verpaßt wird. Eine Operationsindikation ist gegeben bei freier oder gedeckter Perforation, massiver Blutung und dann, wenn sich der Zustand des Patienten trotz korrekter konservativer Therapie verschlechtert oder sich nicht innerhalb von 24–72 Stunden verbessert.

Mit der Operation darf nicht so lange zugewartet werden, bis sich der Patient in einem desolaten Zustand befindet, da sonst die operative Mortalität hoch ist. Eine totale Proktokolektomie mit Ileostomie kann in der akuten Situation nur in Ausnahmefällen durchgeführt werden. In der Regel empfiehlt sich, in dieser Situation eine subtotale Kolektomie unter Belassung des Rektumstumpfes und eine Ileostomie vorzunehmen. In extremen Fällen muß eventuell sogar auf die Kolektomie verzichtet werden; zur Ausschaltung des Kolons kann eine doppelläufige Ileostomie und zur Entlastung des dilatierten Kolons im Bereich des Colon transversum und Sigmoids eine »blow hole« Kolostomie angelegt werden. Die Kolektomie erfolgt dann in einer zweiten Sitzung, nachdem sich der Zustand des Patienten normalisiert hat.

Die konservative Therapie des toxischen Megakolons besteht darin, die Dehydratation, Elektrolytstörungen, Hypalbuminämie und Anämie mit entsprechenden Infusionslösungen zu korrigieren (Elektrolyte, Bluttransfusionen usw.) und die Kreislaufverhältnisse zu stabilisieren. Der Darm wird durch Nahrungskarenz und Heberdrainage entlastet. Zusätzlich werden Antibiotika und Steroide (eventuell ACTH) verabreicht. Bei Beachtung der Therapierichtlinien, engmaschiger Überwachung des Patienten und, wenn nötig, frühzeitiger Operation kann die Mortalität des toxischen Megakolons gesenkt werden.

Karzinom

Das Risiko einer malignen Entartung steht in direkter Abhängigkeit zur Dauer und zur Ausdehnung der Erkrankung. Im Kindesalter entwickeln nach einer Krankheitsdauer von 10 Jahren ca. 3% der Patienten, mit jeder weiteren Dekade zusätzliche 20% (!) ein Karzinom. Auch der Umstand, daß ein Befall des ganzen Kolons im Kindesalter häufig ist, erhöht das Karzinomrisiko.

Solange die Patienten nicht kolektomiert sind, müssen sie deshalb im Hinblick auf die Möglichkeit einer Karzinomentstehung regelmäßig in Abständen von 6–12 Monaten endoskopiert und biopsiert werden.

Andere Komplikationen

Andere Komplikationen wie Fisteln, Stenosen usw. sind bei der Colitis ulcerosa im Kindesalter selten.

Morbus Crohn

1932 wurde der Morbus Crohn erstmals als klinische und pathologische Einheit erkannt und als »Ileitis terminalis« beschrieben. Seither hat sich gezeigt, daß der Morbus Crohn jeden Bereich des Magen-Darm-Traktes, vom Mund bis zum Anus, befallen kann. Die Krankheit kann definiert werden als chronische granulomatöse Entzündung des Magen-Darm-Traktes mit bis anhin unbekannter Ursache, die in akuten Schüben fortschreitet und Perioden von Remissionen durchmacht.

Häufigkeit

Der Morbus Crohn kann grundsätzlich in jedem Alter auftreten, ist jedoch am häufigsten im dritten Lebensjahrzehnt. 10–15% der Fälle manifestieren sich erstmals zwischen dem 10. und 16. Lebensjahr, unter 10 Jahren ist die Krankheit bedeutend seltener und macht am Gesamtkrankengut nur etwa 2–4% der Fälle aus. Trotzdem muß angenommen werden, daß bei einem Teil der älteren Kinder der Krankheitsbeginn vor dem 10. Lebensjahr lag, da bei Diagnosestellung schon ein Wachstumsrückstand bestand, der als Hinweis auf eine längere Krankheitsdauer gewertet werden kann. Wie bei der Colitis ulcerosa, so scheint sich auch beim Morbus Crohn eine Zunahme der Erkrankungsfälle im Kindesalter abzuzeichnen.

Ätiologie

Auch beim Morbus Crohn ist die Ätiologie unbekannt. Diskutiert werden die gleichen Ursachen, die bei der Colitis ulcerosa aufgeführt wurden. Neben immunologischen und infektiösen Faktoren werden Umwelteinflüsse und Vererbung vermutet. Für eine psychogene Genese bestehen noch weniger Anhaltspunkte als bei der Colitis ulcerosa.

Pathologische Anatomie

Beim Morbus Crohn zeigt der Darm typischerweise einen segmentären Befall, wobei die erkrankten Gebiete durch Strecken von normalem Darm getrennt sind.

In 80% der Fälle finden sich im Kindesalter im Ileum pathologische Veränderungen. Bei 60% handelt es sich dabei um die einzige Lokalisation, in 20% sind zusätzlich weitere erkrankte Gebiete im Dünn- oder Dickdarm vorhanden. In 65% beschränken sich die Läsionen auf den Dünn-, in 20% auf den Dickdarm.

Beim Morbus Crohn erfassen die Veränderungen die gesamte Dicke der Darmwand. Makroskopisch sind die Darmwand und der zugehörige Abschnitt des Mesenteriums verdickt durch Ödem und Fibrose. Charakteristisch ist auch das Vorwachsen von induriertem mesenterialem Fettgewebe auf die Darmwand (Abb. 114). Als Ausdruck der entzündlichen Reaktion finden sich eine ausgeprägte Vergrößerung der mesenterialen Lymphknoten, Hyperämie der Serosa und Fibrinauflagerungen. Das pflastersteinartige Aussehen der Mukosa ist bedingt durch tiefe Fissuren, welche Inseln von durch die darunterliegende Entzündung und Ödem angehobener Mukosa umgeben (Abb. 115). Histologisch ist die Krankheit charakterisiert durch eine die ganze Wand durchsetzende Entzündung mit Bildung von Granulomen, die Epitheloidzellen und mehrkernige Riesenzellen enthalten. Daneben bestehen fokale Ansammlungen von Lymphozyten und tiefe, bis in die Muskelschicht reichende Fissuren und Ulzerationen.

Die befallenen Darmabschnitte sind verdickt, starr und ödematös, was schließlich zu einer Einengung des Darmlumens mit nachfolgender Obstruktion führen kann (s. Abb. 116). Andererseits entwickeln sich aufgrund der entzündlichen Veränderungen und der durchgreifenden Fissuren Verwachsungen und intraabdominelle Fisteln zu benachbarten Organen, Darmabschnitten oder Abszessen.

In 60–70% der Fälle bestehen gleichzeitig anale Ulzerationen, Fisteln oder Abszeßbildungen, die im allgemeinen wesentlich ausgeprägter sind als bei der Colitis ulcerosa, obwohl beim Morbus Crohn das Rektum in der Regel nicht verändert ist.

Symptome

Der Morbus Crohn kann sich klinisch in verschiedenster Weise manifestieren, so daß primär oft nicht an dieses Leiden gedacht wird. Die initialen Symptome sind häufig so unspezifisch, daß die Diagnose erst nach Monaten oder Jahren gestellt wird. Die geläufigsten Symptome des Morbus Crohn sind in Tab. 11 zusammengestellt.

Der Beginn der Erkrankung kann langsam schleichend oder aber auch akut sein. Im letzteren Fall wird nicht selten eine Appendizitis vermutet und die Diagnose dann bei der Appendektomie gestellt.

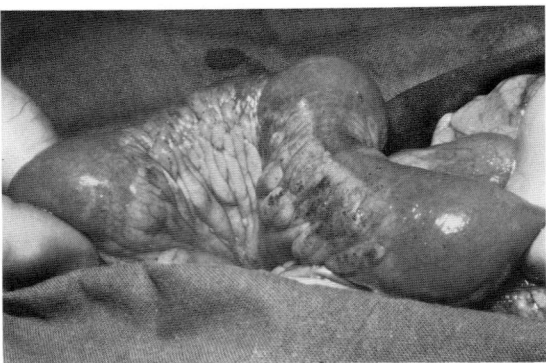

Abb. 114 Charakteristisches makroskopisches Bild bei Morbus Crohn. Das Fettgewebe wächst vom verdickten Mesenterium her auf die Darmoberfläche vor.

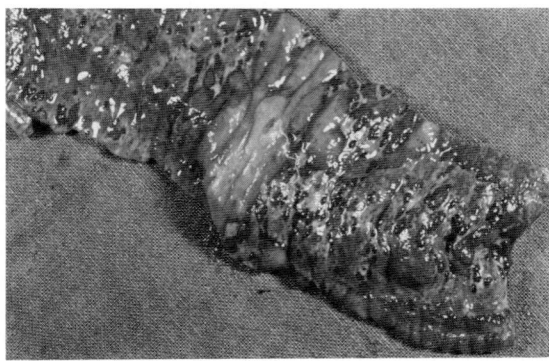

Abb. 115 Aufgeschnittenes Resektionspräparat bei Morbus Crohn (terminales Ileum). Gleicher Fall wie Abb. 114.

Tabelle 11 Klinische Symptome beim Morbus Crohn

Gewichtsverlust, Wachstumsrückstand	70–80%
Anorexie	70–80%
Leibschmerzen	70–80%
Durchfälle	65–80%
Fieberschübe	50–70%
Müdigkeit	40–50%
perianale Läsionen	40–50%
abdomineller »Tumor«	20–30%
Melaena	20–30%
Gelenkschmerzen	20–30%
Erbrechen, Nausea	20–25%
Erythema nodosum	10–15%
Stomatitis	5–10%

Fast alle Patienten zeigen besonders bei chronischem Verlauf einen Entwicklungsrückstand und einen Gewichtsverlust. Auch Müdigkeit, Anorexie, Leibschmerzen und Fieberschübe gehören zu den häufigsten Allgemeinsymptomen. Die Durchfälle sind meist intermittierend, stinkend und besonders bei Befall des Kolons blutig-schleimig.

Bei der Untersuchung des Abdomens kann eine

Bauchdeckenspannung und eventuell auch direkt eine Masse (meist im rechten unteren Quadranten) palpiert werden.

Auch beim Morbus Crohn sind die extraintestinalen Symptome diagnostisch wertvoll. Besonders charakteristisch sind Gelenkschmerzen, Erythema nodosum und Stomatitis. Gesucht werden müssen die perianalen Läsionen (Fisteln, Abszesse, Fissuren), die beim Morbus Crohn wesentlich häufiger und schwerwiegender sind als bei der Colitis ulcerosa.

Diagnose

Laborbefunde. Eine beschleunigte Blutsenkungsreaktion und eine Leukozytose mit Linksverschiebung sind Ausdruck des aktiven entzündlichen Prozesses. In über 60% der Patienten findet sich eine Anämie, die durch Blutverlust, Anorexie oder bei Befall des terminalen Ileums durch verminderte Vitamin-B_{12}-Resorption bedingt sein kann. Häufig zeigen die Patienten eine eiweißverlierende Enteropathie mit ausgeprägter Hypoproteinämie.

Radiologie. Die Kontrastmitteldarstellung des Dünn- und Dickdarms kann Ausdehnung, Lokalisation und Schweregrad der Erkrankung am besten dokumentieren. Besonders bewährt hat sich die Sellink-Methode, bei der das Kontrastmittel über eine Sonde direkt in den Dünndarm injiziert wird. Radiologisch finden sich eine einzelne, eventuell auch mehrere unregelmäßige Stenosierungen des Darms, der in diesem Bereich durch zusätzlichen Spasmus auf ein fadendünnes Lumen verengt sein kann (»string sign«). Im befallenen Bereich ist das Schleimhautrelief weitgehend verstrichen. Die einzelnen Darmschlingen sind durch die massive Wandverdickung weit auseinandergedrängt (Abb. 116). Zwischen den Schlingen können innere Fisteln zur Darstellung kommen. Im Spätstadium zeigt sich aufgrund fibrosierender Strikturen das Bild eines mechanischen Ileus.

Endoskopie. Die Koloskopie erlaubt nur bei Befall des Dickdarms eine Diagnosestellung (Inspektion, Biopsie). Bestehen Analläsionen, so sollten diese biopsiert werden.

Differentialdiagnose

Differentialdiagnostisch muß in erster Linie der Morbus Crohn von der Colitis ulcerosa abgegrenzt werden. Befällt der Morbus Crohn das Kolon, so kann besonders bei totalem Befall auch histologisch die Abgrenzung zur Colitis ulcerosa schwierig oder sogar unmöglich sein. Segmentäre Verteilung und die Aussparung des Rektums sind in solchen Fällen Hinweise auf den Morbus Crohn. Auch eine Tuberkulose der Ileozäkalregion kann klinisch und radiologisch das Bild eines Morbus Crohn täuschend imitieren.

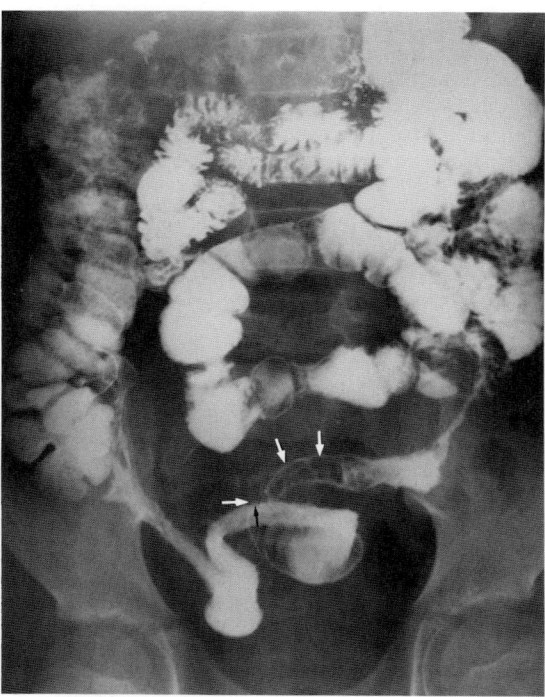

Abb. 116 Morbus Crohn: Ausgedehnter Befall des ganzen Ileum (15jähriger Knabe). Die Schlingen des Ileums sind durch die Wandverdickung weit auseinandergedrängt. Massive, langstreckige, unregelmäßige Einengung des terminalen Ileums. Sowohl im verengten Abschnitt wie auch proximal davon Verlust des normalen Schleimhautreliefs. Stellenweise »pflastersteinartiges« Bild und Darstellung von Wandfissuren (Pfeile).

Therapie

Der nicht oder nur sehr schwer voraussehbare Verlauf der Krankheit erschwert die Planung einer sinnvollen Therapie. Die Tatsache, daß die Krankheit auch nach chirurgischer Resektion des befallenen Gebietes an einer anderen Stelle rezidivieren kann, bedingt, daß wenn immer möglich ein operativer Eingriff mit Darmresektion vermieden werden sollte.

Die konservative Therapie zielt einerseits darauf ab, den schlechten Allgemein- und Ernährungszustand zu verbessern. Die bestehende Anorexie erschwert jedoch häufig die Durchführung einer proteinreichen, hochkalorischen Ernährung, so daß sich eventuell eine Elementardiät empfiehlt. Besteht eine Steatorrhoe, so kann die Verabreichung von mittelkettigen Triglyceriden die Fettresorption verbessern. Auch Eisen sowie Vitamine müssen bei Bedarf beigefügt werden. In akuter Phase und beim Vorliegen von Komplikationen (partielle Obstruktion, Fistel- oder Abszeßbildung, schlechter Allgemein- und Ernährungszustand) kann oft mit einer vollständigen parenteralen Ernährung die Situation verbessert und beherrscht werden.

Die medikamentöse Behandlung der akuten Entzündung respektive die Langzeitbehandlung in der Remission folgt den gleichen Grundprinzipien wie bei der Colitis ulcerosa. Corticosteroide und eventuell Immunosuppressiva (Azathioprin) werden in erster Linie zur Induzierung einer Remission eingesetzt, während Salazopyrin sowohl im akuten Schub wie auch als langfristige Erhaltungstherapie verabreicht wird. Während die Wirkung des Salazopyrins bei Befall des Kolons gesichert zu sein scheint, ist der Effekt bei Dünndarmläsionen umstritten.

Operative Eingriffe sind wegen der hohen Rezidivgefahr der Erkrankung wenn möglich zu vermeiden. Nur selten ist in der akuten Phase die Indikation für eine Operation gegeben, da auch schwerere Komplikationen wie z. B. Fistelbildung und partielle Obstruktion mit konsequenter konservativer Therapie in einem hohen Prozentsatz zur Abheilung gebracht werden können. Notfallmäßige Eingriffe sind jedoch notwendig bei freier Perforation, schwerer Blutung, akuter Obstruktion und beim toxischen Megakolon. Wachstumsrückstand, verzögerte Pubertät, rezidivierende Phasen von Obstruktion, Obstruktion der ableitenden Harnwege, schwere intraabdominelle Abszesse oder Fisteln sind Komplikationen, bei denen ebenfalls ein operativer Eingriff in Betracht gezogen werden muß. Bei vereinzelten Fällen kann auch der enterale Eiweißverlust so schwer sein, daß sich aus diesem Grund eine Resektion der erkrankten Gebiete aufdrängt.

Mit der Operation wird versucht, den befallenen Darmabschnitt mit seinem Mesenterium sicher im Gesunden zu entfernen und anschließend eine End-zu-End-Anastomosierung des Darms durchzuführen. Da die wahre Ausdehnung des pathologischen Prozesses makroskopisch meist nur schwer zu erkennen ist, empfiehlt es sich, intraoperativ die Resektionsränder mit Schnellschnittuntersuchungen zu kontrollieren.

Die perianalen Veränderungen sollen möglichst konservativ behandelt werden, da sie sich in der Remission oft spontan verbessern oder gar abheilen. Eingriffe, die die Kontinenz gefährden könnten, sollen vermieden werden.

Komplikationen und Prognose

Im Vordergrund stehen Fistelbildungen, ausgehend von den Fissuren in der Darmwand. Die Fisteln können sich zwischen einzelnen Darmschlingen entwickeln oder auch typischerweise in benachbarte Organe (Blase, Vagina, Abdominalwand, Perineum usw.) einbrechen. Oft kommt es auch ausgehend von diesen Fistelgängen zur Bildung von abgekapselten intraabdominellen Abszessen.

Durch Schwellung der Darmwand im Rahmen eines akuten Schubes oder durch Vernarbungsprozesse kann es entweder akut oder langsam progredient zu einem Darmverschluß kommen. Breitet sich der entzündliche Prozeß ins Retroperitoneum aus, so kann er die ableitenden Harnwege ummauern und so gelegentlich zu einer Abflußbehinderung führen.

Freie Perforationen sind beim Morbus Crohn selten; auch die Entwicklung eines toxischen Megakolons ist seltener als bei der Colitis ulcerosa, ist jedoch ebenfalls eine lebensbedrohende Komplikation (Klinik, Therapie, vergleiche Komplikationen bei Colitis ulcerosa).

Bei ausgedehntem Befall des terminalen Ileums kann eine perniziöse Anämie entstehen oder durch die verminderte Rückresorption von Gallensäuren eine Kolitis mit Durchfällen auftreten.

Das Risiko einer malignen Entartung ist beim Morbus Crohn wesentlich geringer als bei der Colitis ulcerosa. Trotzdem werden auch beim Morbus Crohn zunehmend Fälle beschrieben, die nach längerfristiger Dauer ein Karzinom entwickeln. Im Kindesalter dürfte jedoch dieses Risiko als gering eingestuft werden.

Literatur

Aronson, M. D., C. A. Phillips, W. L. Beeken, B. R. Forsyth: Isolation and characterization of a viral agent from intestinal tissue of patients with Crohn's disease and other intestinal disorders. Progr. med. Virol. 21 (1975) 165–176

Benner, J., W. H. Weintraub, J. R. Wesley, A. G. Coran: Crohn's disease in children and adolescents: Is inadequate weight gain a valid indication for surgery? J. pediat. Surg. 14 (1979) 325–328

Blaeker, F.: The basis of immunosuppressive treatment in ulcerative colitis. Progr. pediat. Surg. 11 (1978) 41–48

Blaeker, F., K. H. Schaefer: Plan and results of the medical treatment of ulcerative colitis. Progr. pediat. Surg. 11 (1978) 21–26

Brunner, H., J. Dill, H. Hauke: Regionale Enteritis Crohn (R.E.C.) bei Kindern und Jugendlichen. Mschr. Kinderheilk. 124 (1976) 377–379

Burbige, E. J., S.-S. Huang, T. M. Bayless: Clinical manifestations of Crohn's disease in children and adolescents. Pediatrics 55 (1975) 866–871

Castile, R. G., R. L. Telander, D. R. Cooney, D. M. Ilstrup, J. Perrault, J. Van Heerden, G. B. Stickler: Crohn's disease in children: Assessment of the progression of disease, growth, and prognosis. J. pediat. Surg. 15 (1980) 462–469

Dickson, J. A. S.: Chronic inflammatory bowel disease. In Harries, J. T.: Essentials of Paediatric Gastroenterology. Churchill, Livingstone, London, Edinburgh 1977

Von Ekesparre, W., C. Janneck: Colitis ulcerosa im Kindesalter. In Zenker, R., F. Deucher, W. Schink: Chirurgie der Gegenwart. Urban & Schwarzenberg, München 1977 (pp. 1–12)

Von Ekesparre, W., C. Janneck: Follow-up results of the pull-through operation for ulcerative colitis in children. Progr. pediat. Surg. 11 (1978) 7–20

Ferrari, B. T., E. W. Fonkalsrud: Endorectal ileal pull-through operation with ileal reservoir after total colectomy. Amer. J. Surg. 136 (1978) 113–120

Foglia, R., M. E. Ament, D. Fleisher, E. W. Fonkalsrud: Surgical management of ulcerative colitis in childhood. Amer. J. Surg. 134 (1977) 58–63

Fonkalsrud, E. W., M. E. Ament, W. J. Byrne: Clinical experience with total colectomy and endorectal mucosal resection for inflammatory bowel disease. Gastroenterology 77 (1979) 156–160

Grand, R. J., D. R. Homer: Approaches to inflammatory bowel disease in childhood and adolescence. Pediat. Clin. N. Amer. 22 (1975) 835–850

Gryboski, J. D., H. M. Spiro: Prognosis in children with Crohn's disease. Gastroenterology 74 (1978) 807–817
Gutman, F. M.: Granulomatous enterocolitis in childhood and adolescence. J. pediat. Surg. 9 (1974) 115–121
Harris, B. H., R. S. Hollabaugh, H. W. Clatworthy: Surgery for developmental and growth failure in childhood granulomatous enteritis. J. pediat. Surg. 9 (1974) 301–304
Henrikson, B., L. Hulten, S. Filipson, U. Sillen: Long-term study of the effect of treatment for ulcerative colitis. Progr. pediat. Surg. 11 (1978) 27–40
Henrikson, B., L. Hulten, S. Filipson, C. Rademark: Long-term study of Crohn's disease. Progr. pediat. Surg. 11 (1978) 57–71
Herzog, B.: Die Colitis ulcerosa und die Crohnsche Krankheit im Kindesalter. Pädiat. Fortbild. Prax. 36 (1973) 70–79
Homer, D. R., R. J. Grand, A. H. Colodny: Growth, course, and prognosis after surgery for Crohn's disease in children and adolescents. Pediatrics 59 (1977) 717–725
James jr., P. M., F. Hightower, R. T. Myers, A. Nedwich: Inflammatory disease of the lower gastrointestinal tract in children. Amer. J. Surg. 121 (1971) 30–38
Kelts, D. G., R. J. Grand, G. Shen, J. B. Watkins, S. L. Werlin, C. Boehme: Nutritional basis of growth failure in children and adolescents with Crohn's disease. Gastroenterology 76 (1979) 720–727
Kock, N. G.: Continent Ileostomy. Progr. Surg. (Basel) 12 (1973) 180
Korelitz, B. I.: Therapy of inflammatory Bowel disease, including use of immunosuppressive agents. Clin. Gastroent. 9 (1980) 331–349
Kremer, K., H. Kivelitz: Colitis ulcerosa. Internationales Symposion Düsseldorf, Juni 1976. Thieme, Stuttgart 1977
McCaffery, T. D., K. Nasr, A. M. Lawrence, J. B. Kirsner: Severe growth retardation in children with inflammatory bowel disease. Pediatrics 45 (1970) 386–393
Martin, L. W., C. Le Coultre: Technical considerations in performing total colectomy and Soave endorectal anastomosis for ulcerative colitis. J. pediat. Surg. 13 (1978) 762–764
Mellgren, G., E. Enger, H. E. Myrvold, S. Hagberg: Continent ileostomy in children. Progr. pediat. Surg. 11 (1978) 73–74
Miller, D. S., A. C. Keighley, J. S. Langman: Changing patterns in epidemiology of Crohn's disease. Lancet 1974/I, 691–693
Miller, R. C.: Surgical management of infantile ulcerative enteritis. J. Pediat. Surg. 10 (1975) 367–373
Nugent, F. W., M. Richmond, S. K. Park: Crohn's disease of the duodenum. Gut 18 (1977) 115–120
O'Donoghue, D. P., A. M. Dawson: Crohn's disease in childhood. Arch. Dis. Childh. 52 (1977) 627–632
Raine, P. A. M., D. G. Young, M. Blair: Crohn's disease in childhood. Z. Kinderchir. 29 (1980) 226–237
Shmerling, D. H.: Ulcerative Colitis. Progr. pediat. Surg. 11 (1978) 1–6
Shmerling, D. H.: Granulomatous ileocolitis (Crohn's disease). Progr. pediat. Surg. 11 (1978) 49–56
Shmerling, D. H.: Ileocolitis granulomatosa Crohn. Pädiat. Prax. 20 (1978) 197–205
Strobel, C. T., W. J. Byrne, M. E. Ament: Home parenteral nutrition in children with Crohn's disease: An effective management alternative. Gastroenterology 77 (1979) 272–279
Truelove, S. C., A. S. Pena: Course and prognosis of Crohn's disease. Gut 17 (1976) 192–201

Mißbildungen von Rektum und Anus

A. F. Schärli

Die Mißbildungen des Rektums und Anus sind bis heute ein sorgenvolles Kapitel der Kinderchirurgie geblieben. Die Kontinenz ist auch nach optimaler Behandlung oft unbefriedigend, die Mortalität liegt wegen der Vielzahl von Begleitmißbildungen bei 15–20 %. Die eigentliche operative Mortalität liegt jedoch unter 2 %. Aus diesem Grunde übernimmt der Kinderchirurg bei der Erstbehandlung eine Aufgabe, die für viele Jahre sein persönliches Engagement und besondere Kenntnisse der Anatomie und Physiologie des Kontinenzorgans bedingt.

Häufigkeit

Frühere Angaben (Bradham 1961; Gross 1953; Norris u. Mitarb. 1949; Rhoads u. Mitarb. 1948) über die Häufigkeit von 1:5000 für die anorektalen Mißbildungen sind unzutreffend. Genauere Berechnungen aus England (Leck u. Mitarb. 1968) und Amerika (Bock u. Zimmermann 1967) weisen nach, daß bei 1 Kind unter 2500–3500 Geburten mit einer derartigen Anomalie zu rechnen ist.

Pathogenese

Die Ursachen und Abläufe einer pathologischen Rektal- und Analbildung sind noch nicht hinreichend klar. Die Kenntnis der fehlerhaften embryonalen Entwicklung dient jedoch dem Verständnis der verschiedenartigen Mißbildungsformen.

Fehlerhafte Teilung der Kloake. Durch das Septum urorectale wird die innere Kloake in einen Sinus urogenitalis und einen Enddarm geteilt. Allen hohen rektalen Mißbildungstypen liegt eine fehlerhafte Kloakenteilung zugrunde. Als Überbleibsel der früheren Verbindung kann eine Fistel zwischen Rektum und Urethra (Blase) bei Knaben respektive zwischen Rektum und Vagina (Blase) beim Mädchen zurückbleiben. Der Theorie einer ungenügenden Septumbildung (Bill u. Johnson 1958; Keith 1908; De Vries u. Friedland 1974; Wood-Jones 1904) steht die Erklärung Duhamels gegenüber (Duhamel 1961), der den Entstehungsmechanismus in einer überstürzten Regression des embryonalen Schwanzfortsatzes sieht.

Den tiefen *analen Fehlbildungen* liegen verschiedene pathologische Abläufe zugrunde:
— Eine Dammhypoplasie bedingt eine anteriore Ektopie des Anus.
— Der membranöse Analverschluß oder die membranöse Analstenose rührt von einer Persistenz der Analmembran her.
— Der Anus copertus (covered anus) resultiert aus einer Fusion der embryonalen Analhöcker über dem bereits formierten inneren Anus.

– Eine Analagenesie entsteht durch fehlerhafte Bildung einer Analgrube nach vollständiger Kloakenteilung.

Ätiologie

Knaben werden mit 51–64% (DUHAMEL 1961; KIESEWETTER u. Mitarb. 1964) etwas häufiger betroffen als Mädchen. Für die Entstehung ist weder das Alter der Mutter noch die Geburtsordnung oder die Rasse maßgeblich. Als Ursachen werden jedoch diskutiert:
- *Genetische Faktoren.* Die Mitteilung von bisher 15 Familien (SCHÄRLI 1971; WINKLER u. WEINSTEIN 1970) mit mehreren Trägern einer anorektalen Mißbildung läßt darauf schließen, daß in Einzelfällen chromosomale Aberrationen eine Rolle in der Entstehung der anorektalen Mißbildungen spielen können. Das gehäufte Vorkommen des Analverschlusses beim Mongolismus und die Beobachtung einer Heredität bei Tieren (ROUX u. MARTINEZ 1962; SHARRATT 1966) verleihen einer genetischen Grundlage Nachdruck.
- *Teratogene Noxe.* Beim Menschen sind der Diabetes der Mutter (WANGENSTEEN u. RICE 1930) und Thalidomid (IMDAHL u. Mitarb. 1963) im Zusammenhang mit gehäuftem Analverschluß bekannt geworden. Im Tierversuch lassen sich gleichartige Mißbildungen durch Röntgenstrahlen (WOLFF 1936), Colchicininjektionen (ANCEL 1951) oder Vitamin-A-Überdosierung (KALTERER u. WARKANY 1960) erzielen.
- *Gefäßmißbildungen der Beckenorgane.* Das Fehlen einer Umbilikalarterie bei Kindern mit Analverschluß oder bei sireniformen Mißbildungen legt den Gedanken an eine Hypoxie der Beckenorgane nahe. Experimentell fehlt jedoch der Beweis für diese Hypothese (LOUW 1959).

Anatomie und Funktion von Rektum und Anorektum

Die Sphinktere des Anorektums sind wirksam, um Stuhl, Gas oder Flüssigkeit zurückzuhalten oder nach Wunsch passieren zu lassen. Für diese Kontinenzkontrolle ist eine Reihe von Regler- und Effektormechanismen notwendig.
Rezeptoren, die über die 2.–4. Sakralwurzel mit dem Rückenmark und dem ZNS in Verbindung stehen (KIESEWETTER 1967; SCHÄRLI 1971; STEPHENS u. SMITH 1970), stehen mit dem Anorektum und dem Darm in Verbindung. Effektororgane sind der M. sphincter ani internus und die willkürliche Ring- und Schlingmuskulatur um das Anorektum (M. puborectalis).
Kontinenz ist die *Gesamtleistung* aller Komponenten, die bewußt oder unbewußt den Darminhalt zurückhalten oder entleeren können. Unter diesem Aspekt können Rektum und Anorektum, Muskulatur und Nervenversorgung als einheitliches Kontinenzorgan betrachtet werden.

Einzelteile des Kontinenzorgans

Neben der besonderen Anordnung des Schleimhautepithels, das mit zahlreichen Tastorganen und sensiblen Fasern versorgt ist (OH u. KARK 1972, 1973; STEPHENS u. SMITH 1970), spielt für die Kontinenz besonders die Anordnug der Sphinktermuskulatur die größte Rolle. Ein kompliziertes Schlingenwerk von willkürlicher und unwillkürlicher Muskulatur ist im Anorektum wirksam (Abb. 117 u. 118).
- *M. sphincter ani internus.* Er stellt eine Verdickung der zirkulären Muskulatur des Enddarms dar und wird durch Ausläufer der Längsmuskulatur des Darms und von Fasern des M. levator ani durchsetzt (OH u. KARK 1972, 1973; STEPHENS u. SMITH 1970). Der M. sphincter ani internus hält den Analkanal geschlossen und fixiert seine Schleimhaut fest an der Darmwand. Vor und während der Defäkation erleichtert er die Eröffnung des Lumens (SCHÄRLI 1971; SCHÄRLI u. KIESEWETTER 1969, 1970). Bei hohen rektoanalen Agenesien ist er nur kümmerlich oder überhaupt nicht angelegt.
- *M. sphincter ani externus.* Die subkutane Schicht (Pars subcutanea) ist reichlich von Ausläufern des Levators durchsetzt. Die Fasern der Pars superficialis verlaufen vom Damm zur anokokzygealen Raphe und zum Steißbein. Die tiefe Schicht (Pars profunda) stellt den Hauptanteil des Muskels dar. Auch er ist durchsetzt von Levatorfasern. Bei rektoanalen Mißbildungen ist der M. sphincter ani externus gelegentlich nur segelförmig angelegt (SMITH u. GROSS 1961; STEPHENS 1963).
- *M. levator ani.* Aus diesem Komplex von Muskelbündeln ist besonders die kaudale Partie für die Kontinenz wesentlich. Sie besteht aus dem M. puborectalis, der auf der Rückseite des Os pubis inseriert und das Anorektum in der kranialen Hälfte umschlingt. Die Kontraktion des Puborektalis hat eine massive Sphinkterfunktion zur Folge. Der Muskel ist nur dann gut angelegt, wenn das Sakrum und die sakralen Nerven voll ausgebildet sind. Bei einem Fehlen von mehr als zwei Sakralwirbeln ist der Muskel nur noch rudimentär vorhanden.

Innervation

- Aus dem Mesenterialplexus stammt das sympathische Nervengeflecht. Die sympathische Versorgung wird für das Rektum als erschlaffend (inhibitorisch), für den M. sphincter ani internus als kontrahierend (motorisch) angesehen.
- Die parasympathische Innervation des Rektums und Anorektums wird aus dem Plexus pelvicus (S 2–S 4) gespeist. Der Parasympathikus ist der eigentliche motorische Regler der Darmtätigkeit (SHEPHERD 1972).
- Der N. pudendus (S 2–S 4) versorgt die willkürlichen Sphinktere.

Mißbildungen von Rektum und Anus 7.151

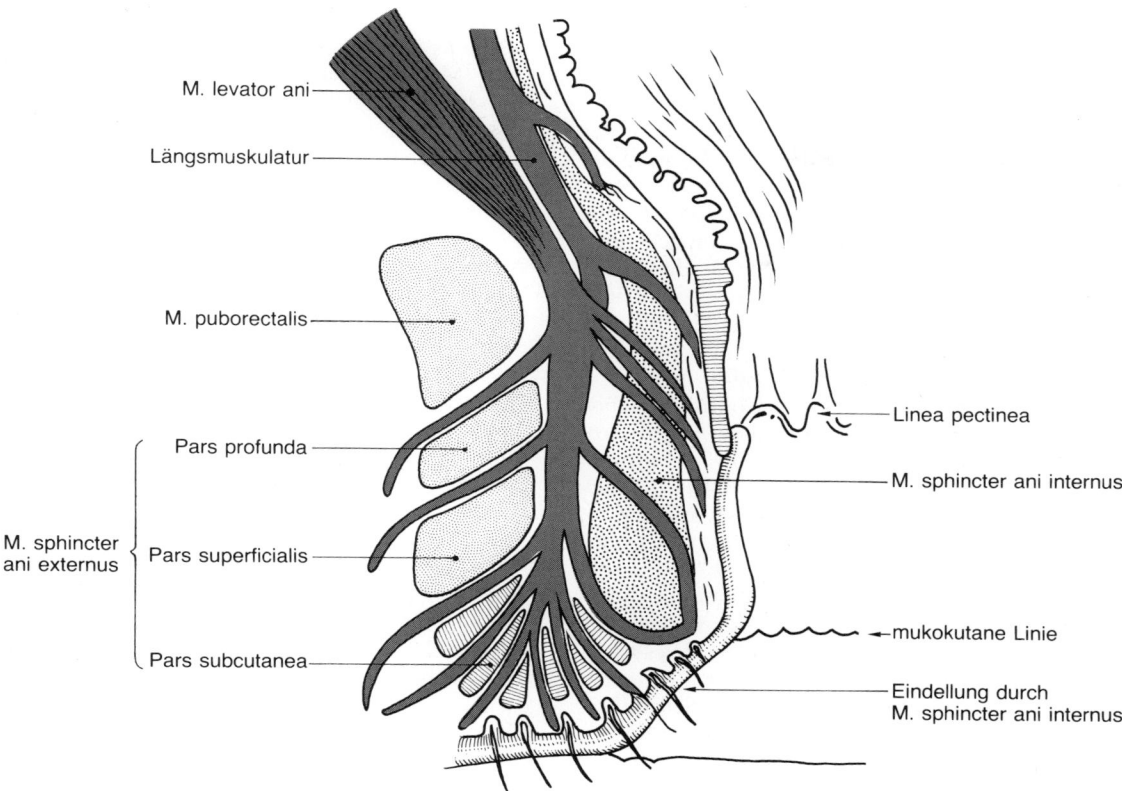

Abb. 117 Schematische Anordnung der anorektalen Muskulatur und der Epithelanordnung (aus A. F. Schärli: Mißbildung von Rektum und Anus. Chirurgie der Gegenwart. Urban und Schwarzenberg, München 1974).

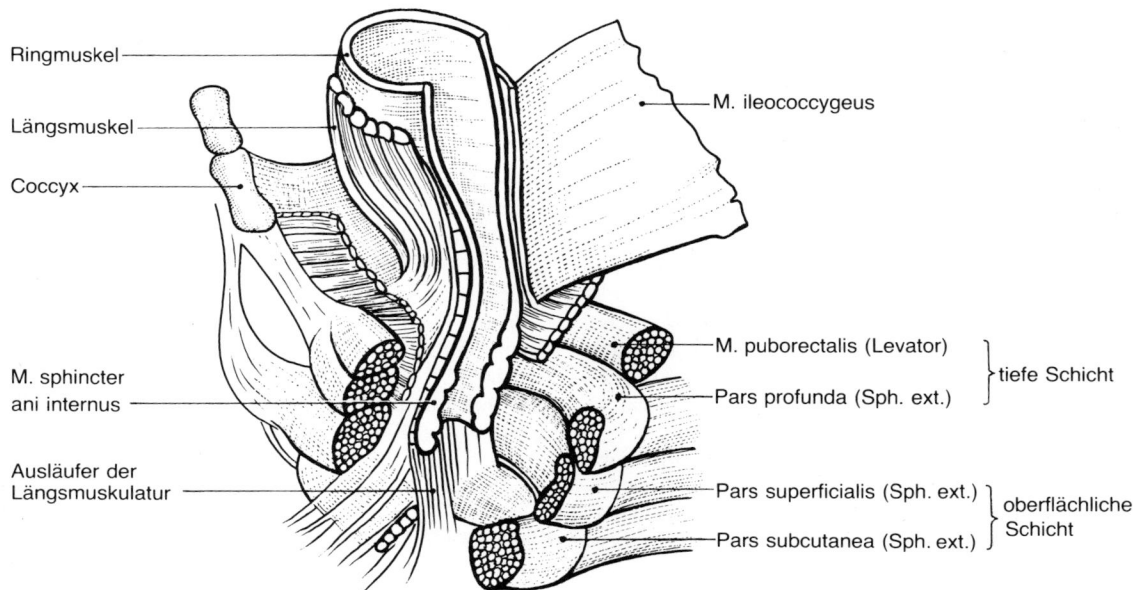

Abb. 118 Die Beziehung der einzelnen Sphinktermuskeln untereinander und zum Anorektum (aus A. F. Schärli: Mißbildung von Rektum und Anus. Chirurgie der Gegenwart. Urban und Schwarzenberg, München 1974).

- Ebenfalls aus dem N. pudendus stammt die sensible Innervation, während das Völlegefühl des Darms durch den Parasympathikus gewährleistet ist. Die sensible Rezeptorfunktion (BANK u. Mitarb. 1973; DUTHIE u. GAIRNS 1960) des Anorektums ist mit sämtlichen Tastkörpern der Haut ausgestattet.
Sie dient besonders der diskriminatorischen Funktion. Im Puborektalis oder umgebenden Bindegewebe liegen Rezeptoren, die das Stuhldranggefühl verleihen (KIESEWETTER 1967; SCHÄRLI 1971; STEPHENS u. SMITH 1970).

Physiologie des Kontinenzorgans

Für ein besseres Verständnis der Kontinenz haben elektromanometrische (HABERKORN u. Mitarb. 1973; HOLSCHNEIDER u. METZLER 1974; SCHÄRLI 1971; SCHÄRLI u. KIESEWETTER 1969; VARMA 1972; VARMA u. STEPHENS 1972; WAYLOUIS u. POWERS 1972), elektromyographische und radiologische Untersuchungen (HATA u. DUHAMEL 1974; KELLY 1969a, 1972) beigetragen. Die Kontinenz entsteht durch ein Zusammenwirken von motorischen und sensiblen Leistungen. Diese wiederum setzen sich aus verschiedenen Elementen zusammen, zu denen die Motorik, die Sensibilität und passive Kontinenzeffekte gehören.

Motorische Leistung

- Der anorektale Ruhedruck entsteht durch das Zusammenwirken aller Sphinktere (HOLSCHNEIDER u. METZLER 1974; PHILIPS u. EDWARDS 1965; SCHÄRLI 1971). Er liegt normalerweise zwischen 20–35 mmHg (2,67–4,67 kPa) und ist über eine Länge von 3–5 cm meßbar. In Narkose fällt er um 10–12 mmHg (1,33–1,60 kPa) ab (VARMA u. STEPHENS 1972). Ein normales Druckprofil gehört zu den wichtigsten Kontinenzelementen, ohne das die Ausbildung einer rektalen Reservoirfunktion (=Adaptationsreaktion) nicht möglich ist (HOLSCHNEIDER u. METZLER 1974; SCHÄRLI 1971; SCHÄRLI u. KIESEWETTER 1970).

- *Reflexabläufe:*
  a) Im Ablauf einer propulsiven Welle durch das Rektum oder durch aktive Dehnung des Rektums erfolgt eine Relaxation des M. sphincter ani internus. Der Reflex dient einer besseren diskriminatorischen Differenzierung im Anorektum und einer Verminderung des Ruhedrucks zur Vorbereitung der Defäkation.
  b) Durch eine passive Kontinenzreaktion wird eine unbewußte Anpassung des anorektalen Widerstands auf rektale Druckschwankungen hergestellt (SCHÄRLI 1971; VARMA u. STEPHENS 1972).
  c) Durch Dehnung der Rezeptoren im Anorektalring entstehen ein Stuhldranggefühl und eine bewußte Kontraktion des willkürlichen Sphinkterkomplexes (SCHÄRLI 1971; VARMA u. STEPHENS 1972).
  d) Eine automatische Schließreaktion des Anorektums erfolgt am Ende der Defäkation durch den M. sphincter ani internus (STEPHENS u. SMITH 1970).
- Die aktive Kontraktion der Willkürmuskulatur kann während 40–60 Sek. durchgeführt werden. Sie unterliegt wie die übrige Skelettmuskulatur der raschen Ermüdung.

Sensitive Leistung

- Die rektale Sensibilität ist gewährleistet durch Dehnungsrezeptoren in der Wand (Völlegefühl, Adaptationsreaktion) (SCHÄRLI 1971).
- Verschiedene Rezeptorelemente liegen im Puborektalis, in der Schleimhaut des Anorektums und in der Analhaut. Sie ermöglichen die Realisierung des Stuhlganggefühls und die Erkennung eines unterschiedlichen Darminhalts oder des Schmutzgefühls.

Passive Kontinenzeffekte

- Die Angulation des Rektums in Ruhe bewirkt eine Schlingenwirkung des Puborektalis.
- Durch die sternförmige Anordnung der Anorektalschleimhaut entsteht ein vergrößerter Auslaßwiderstand (PHILIPS u. EDWARDS 1965).
- Bei größeren Kindern oder bei Erwachsenen kommt dem venösen Füllungszustand der Beckenbodengefäße eine passive Haltefunktion zu.

Klassifikation der anorektalen Mißbildungen

Im Jahre 1970 ist von über 200 Kinderchirurgen eine internationale Klassifikation vorgeschlagen worden (SANTULLI u. Mitarb. 1971; SMITH u. GROSS 1961; STEPHENS u. SMITH 1970; WILLITAL 1974), die zur gegenseitigen Verständigung und einem künftigen Ergebnisvergleich in der Behandlung dienen soll (Tab. 12).

Häufigkeit der verschiedenen Mißbildungsformen

Bei Knaben leiden 50% an einer supralevatorischen Form. Nur 20% der Mädchen fallen in diese Kategorie. Die intermediären Typen hingegen machen bei Knaben nur 8%, bei Mädchen 25% aus. Beim männlichen Geschlecht werden tiefe Anomalien in 42%, beim Mädchen in 46% angetroffen. Fisteln kommen bei Knaben in 72%, bei Mädchen in 90% vor (SANTULLI u. Mitarb. 1971).

Diagnose

Klinische Untersuchung

Die Untersuchung eines Neugeborenen umfaßt die Inspektion der Analgegend und die Sondierung des Anus. Eine Typisierung der Mißbildung ist auf diese Weise oft schon möglich (FREEMAN 1969, 1971; SCHÄRLI 1971; SCHÄRLI 1972; STEPHENS u. SMITH 1970).

Tabelle 12 Internationale Klassifikation von anorektalen Mißbildungen (1970)

	Knaben	Mädchen
A. Hohe Mißbildungen (=supralevatorische)		
1. Anorektale Agenesie		
a) ohne Fistel	anorektale Agenesie	anorektale Agenesie
b) mit Fistel	(1) rektovesikal (2) rektourethral	(1) rektovesikal (2) rektokloakal (3) rektovaginal (hoch)
2. Rektalatresie	+	+
B. Intermediäre Mißbildungen		
1. Anale Agenesie		
a) ohne Fistel	Analagenesie	Analagenesie
b) mit Fistel	rektobulbär	(1) rektovaginal (tief) (2) rektovestibulär
2. Anorektale Stenose	+	+
C. Tiefe Mißbildungen (=translevatorische)		
1. In normaler Anallage	(1) vollständ. Anus copertus (inkl. Kloakenmembran) (2) Analstenose (inkl. Membranstenose)	(1) vollständ. Anus copertus (2) Analstenose
2. In perinealer Lage	(1) perinealer Anus (1) anokutane Fistel (unvollständ. Anus copertus)	(1) perinealer Anus (2) anokutane Fistel
3. In vulvärer Lage	–	(1) vulvärer (vestibulärer Anus) (2) anovulväre Fistel (3) anovestibuläre Fistel
D. Sonstige Mißbildungen		

- Anus und Genitale sind äußerlich normal bei Stenosen des Anus, Anorektums oder Rektums sowie bei der Rektalatresie.
- Der Mekoniumabgang erfolgt ektopisch am Damm bei inkomplettem Anus copertus mit anokutaner Fistel und beim perinealen Anus.
- Beim Mädchen ist die Diagnose oft aus der Inspektion des Genitale möglich.
  a) Eine einzige Öffnung gemeinsam für Harn, Genitale und Darmtrakt deutet auf anorektale Agenesie mit rektokloakaler Fistel hin (Abb. 119 d).
  b) Zwei Öffnungen liegen bei rektovaginaler Fistel (hoch oder intermediär) vor (Abb. 119 b).
  c) Drei Öffnungen bestehen bei den vestibulären und vulvären Fisteln (Abb. 119 a u. c und Abb. 120).
- Eine hohe (supralevatorische) Mißbildung muß vermutet werden, wenn die Natesfalten fehlen (s. Abb. 120), wenn eine Sakralanomalie vorliegt oder wenn Luft und Mekonium aus dem Penis entleert wird (Abb. 121).

Röntgendiagnostik

In vielen Fällen ist klinisch allein die Art des Analverschlusses ohne Röntgendiagnostik nicht erkenntlich. Für die Behandlung ist die Differenzierung in eine supralevatorische und translevatorische Anomalie wichtig. Bei der radiologischen Abklärung stehen 5 Verfahren zur Verfügung (EBEL u. ELTE 1973):

Seitliche Aufnahme des Beckens in Stirnlage (HOLSCHNEIDER u. LAHODA 1974; SCHÄRLI 1971; WANGENSTEEN u. RICE 1930): Hierfür wird das Kind mit dem Kopf nach unten und mit in den Hüften rechtwinklig gebeugten Oberschenkeln gehalten. Das Anusgrübchen oder der Darm wird mit Bariumpaste oder einer Klammer markiert. Der seitliche Strahlengang passiert den Trochanter (Abb. 122). Auf diese Weise wird ein Ileus, eine sakrale Mißbildung und besonders die Luftansammlung in der Blindsackkuppe festgestellt. Durch die Konstruktion von Hilfslinien (s. Abb. 123 u. 124) wird die Lage des Levators und Blindsackes festgestellt. Eine Gassichel der Blase deutet auf eine rektourethrale oder rektovesikale Fistel hin.

Damit diese Untersuchung diagnostisch ist, muß das Kind mindestens 12 Stunden alt sein, damit die Luftpassage bis ins Rektum vorgedrungen ist. Bei einer äußeren Fistel ist die Aufnahme in seitlicher Stirnlage jedoch trügerisch, da die Luft nach außen entweichen kann. Zudem ist zu beachten, daß je nach Kontraktionszustand des Puborektalis der Blindsack sich nach oben oder unten bewegen kann.

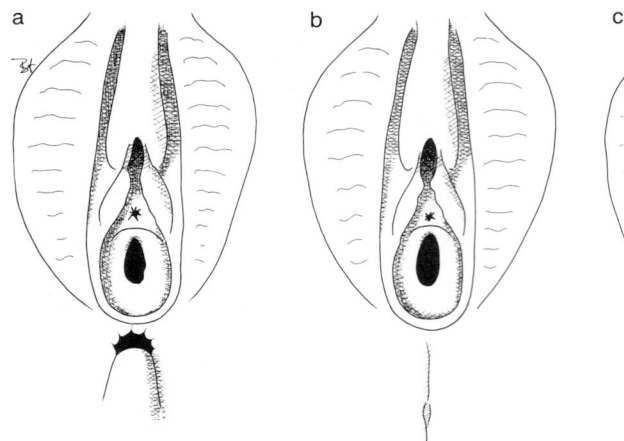
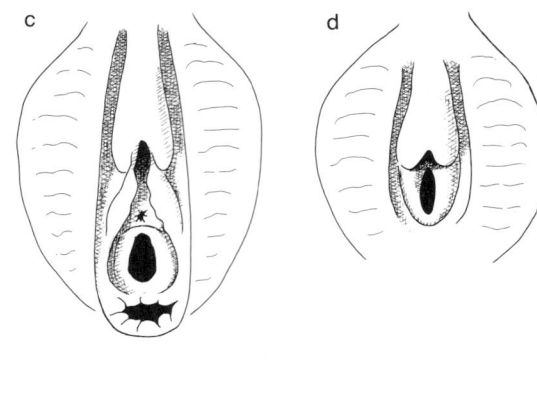

Abb. 119a–d Anorektale Mißbildungen und ihre Beziehungen zum weiblichen Genitale.
a Perinealer Anus; Anus copertus mit kutaner Fistel.
b Anorektale Agenesie mit oder ohne Vaginalfisteln; anale Agenesie; Anus copertus.
c Vulvärer Anus; Anusatresie mit vestibulärer Fistel.
d Sinus urogenitalis = Kloakenmißbildung.

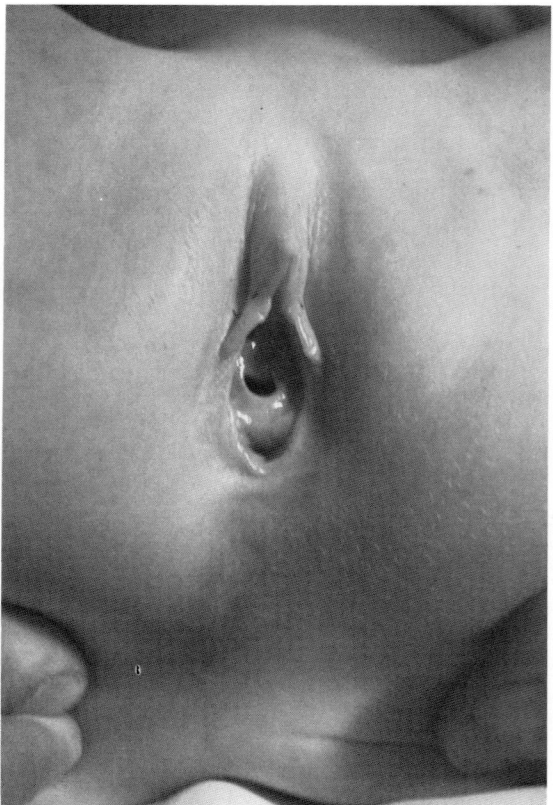

Abb. 120 Anorektale Agenesie mit rektovaginaler Fistel. Beachte die fehlende Natesfalte und die mangelhafte Formation des Vestibulums.

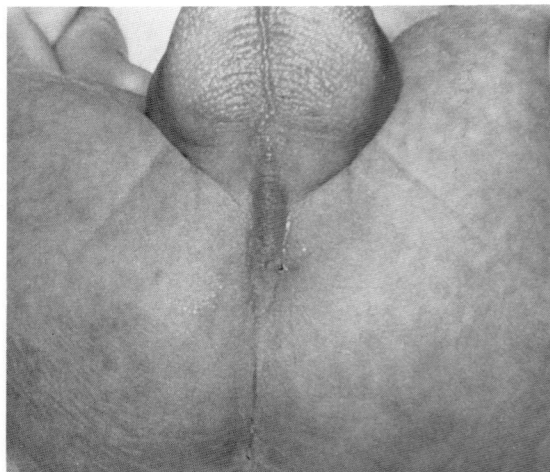

Abb. 121 Anorektale Agenesie mit rektourethraler Fistel (aus *M. Bettex, F. Kuffer, A. Schärli:* Wesentliches über Kinderchirurgie. Huber, Bern 1975).

Mißbildungen von Rektum und Anus 7.155

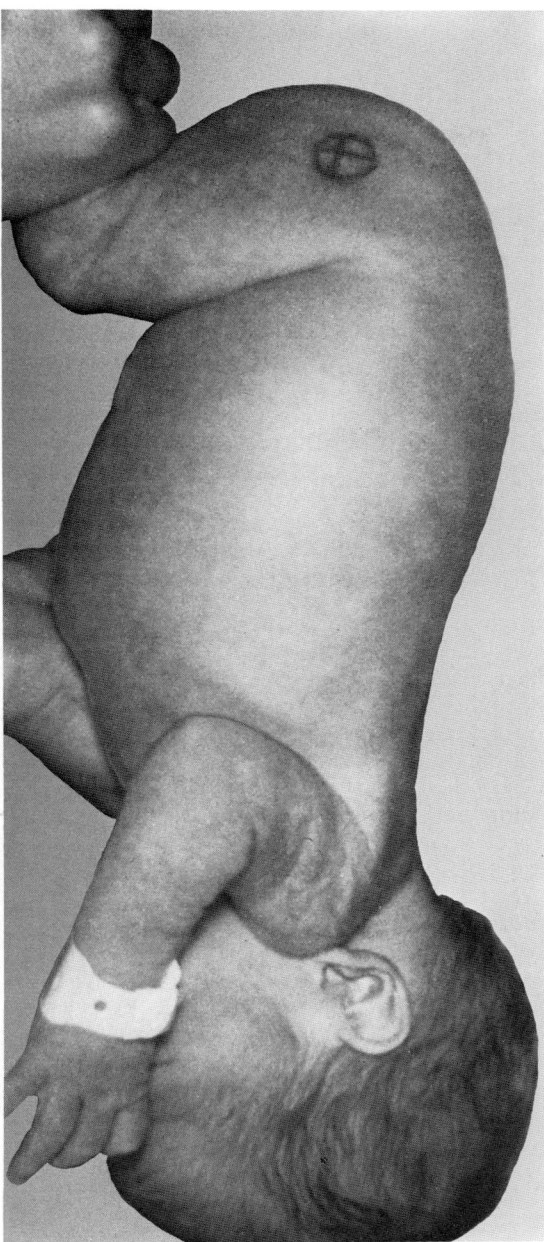

Abb. **122** Zur Bestimmung des rektalen Blindsackes wird das Kind in Stirnlage gehalten. Die Beine sind in der Hüfte rechtwinklig gebeugt, der Strahlengang erfolgt durch den Trochanter.

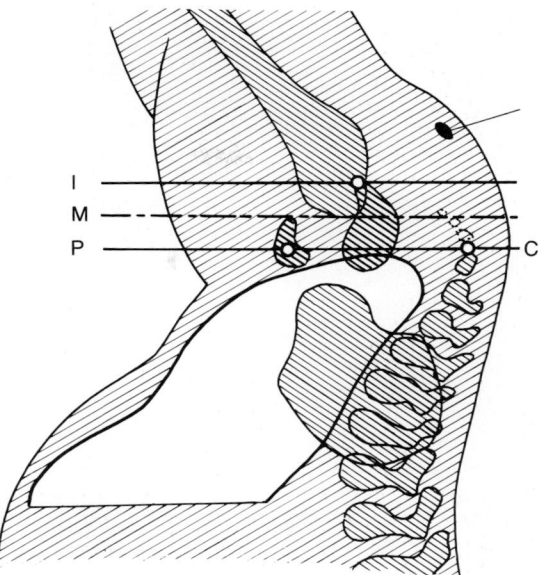

Abb. **123** Pause eines Röntgenbildes bei hoher anorektaler Agenesie. Hilfslinien nach Stephens (PC), nach Kelly (I) und nach Cremin (M).
PC pubokokzygeale Linie, von der Mitte der Rö.-Projektion des Os pubis bis zur Basis des Os coccygis (röntgenologisch in diesem Alter nicht sichtbar),
I Ischiumlinie, parallel zur PC-Linie an der Spitze des Os ischii,
M mittlere Linie nach Cremin, parallel zu und gleich entfernt von PC und I.
Rektumblindsack liegt hier oberhalb der PC-Linie: die Atresie ist als supralevatorisch zu bezeichnen (*Stephens*). Nach *Cremin* kann eine supralevatorische Atresie bis zur Linie I hinunterreichen.

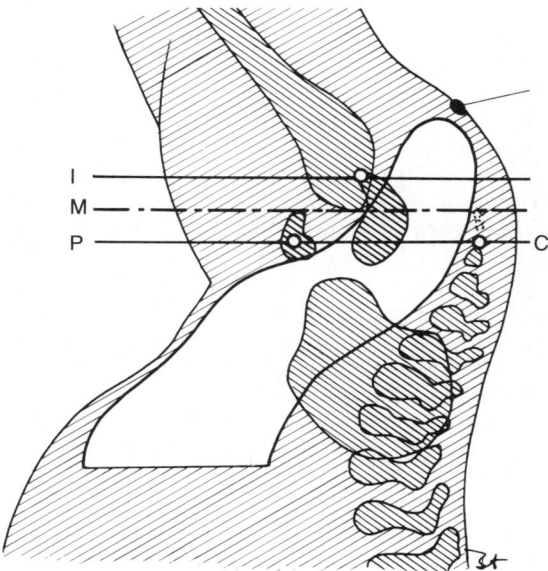

Abb. **124** Pause des Röntgenbildes eines vollständigen Anus copertus mit Einzeichnen der Hilfslinien, wie auf Abb. **123**.
Der Blindsack kreuzt alle 3 Hilfslinien und befindet sich unmittelbar unter der Anusmarke (translevatorisch).

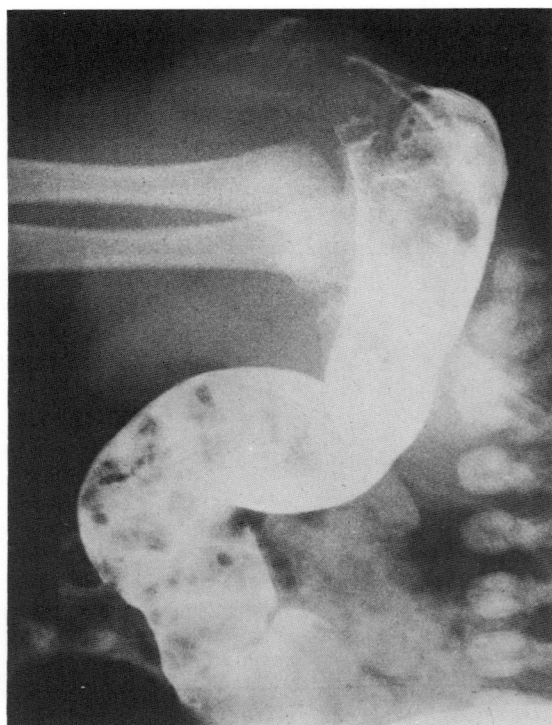

Abb. 125 Anus copertus mit anovulvärer Fistel. Darstellung durch Fistelfüllung mit Gastrografin.

STEPHENS (1963) sah in der PC-Linie die Grenzlinie zwischen supra- und translevatorischen Mißbildungen. Nach CREMIN (1972) reicht der Blindsack bei erschlafftem Levator meist bis zur M-Linie, in seltenen Fällen bis zur I-Linie (KELLY 1969 b). Eine tiefe Mißbildung liegt dann vor, wenn die Luft knapp unter der Analmarkierung sichtbar wird (Abb. 123 u. 124).
Kontrastmittelfüllung von äußeren Fisteln. Die Füllung erfolgt mit Gastrografin, der Damm wird wiederum mit Bariumpaste markiert. Auf diese Weise lassen sich Länge, Verlauf und Kaliber einer Fistel feststellen und die Lage des Enddarms bestimmen (Abb. 125). Wiederum ist zu beachten, daß eine Kontraktion der Muskulatur eine hohe Agenesie vortäuschen kann. Auch hier ist die Konstruktion von Hilfslinien nützlich.
Miktionszystourethrogramm. Durch eine retrograde Urethrographie oder eine Blasenfüllung über einen Katheter läßt sich eine rektourethrale, rektovesikale oder rektobulbäre Fistel darstellen.
Diese Untersuchung ist besonders bei gleichzeitiger Hypospadie (rektobulbäre Fistel) oder bei Hinweisen für eine andere Nierenmißbildung indiziert.
Darstellung des aboralen Kolons durch einen Anus praeter. Der distale Kolonanteil wird mit Gastrografin gefüllt, der Damm mit einer Klammer oder Bariumpaste markiert. Auf diese Weise ist die Lage des Enddarms bestimmbar, eventuell lassen sich gleichzeitig Fisteln zur Urethra oder Vagina erkennen.
Punktion des Blindsackes vom Damm her (EBEL u. ELTE 1973; WAGNER u. Mitarb. 1973) *und Kontrastmittelinstillation.* Mit einer Lumbalpunktionsnadel wird unter ständiger Aspiration die Nadelspitze bis in den Blindsack vorgeschoben und hierauf eine Kontrastmittelfüllung gemacht.
Eine Lagebestimmung des Enddarms kann in unklaren Fällen auf diese Weise erfolgen.
Ein ungefährlicherer Eingriff zur Lagebestimmung des Blindsackes ist jedoch die *Ultraschalluntersuchung* der Beckengegend.

Charakterisierung anorektaler Mißbildungen

Hohe, supralevatorische Mißbildungen

Bei diesen Formen (ca. 40% aller Mißbildungen) liegt der rektale Blindsack oberhalb der Puborektalschlinge. Der Analkanal ist nicht angelegt, der Puborektalis ist häufig defizient und umfaßt die Urethra. Der M. sphincter ani internus fehlt, und vom M. sphincter ani externus sind nur segelförmige Fasern vorhanden. Der Damm ist häufig hypoplastisch. Die Natesfalten können fehlen.
Anorektale Agenesie ohne Fistel. Das Rektum endet blind und kann auf irgendeiner Höhe im kleinen Becken angetroffen werden.
Anorektale Agenesie mit Fistel. Die rektourethrale Fistel ist die häufigste Gangverbindung bei Knaben (50–60% der hohen Agenesien). Die Mündung liegt fast immer am unteren Ende des Colliculus prostaticus.
Beim Mädchen ist wegen der Entwicklung der Müllerschen Gänge die Fistelverbindung in den Genitalbereich vorhanden:
– Bei der hohen rektovaginalen Fistel liegt die Mündung in der proximalen Vaginalwand.
– Bei der rektokloakalen Fistel steht sie mit der Hinterwand des Sinus urogenitalis in Verbindung. Im Genitalbereich besteht nur eine einzige Öffnung.
– Bei der rektovesikalen Fistel führt der Gang zwischen einem Uterus bicornis an die Trigonumgegend der Blase.
Rektalatresie. Diese seltene Mißbildung stellt einen Sekundärverschluß nach embryogenetisch normaler Anorektalanlage dar. Anus und Analkanal sind normal angelegt, ebenso sind der M. sphincter ani externus und M. puborectalis wie auch der M. sphincter ani internus ausgebildet. Die Länge des Darmunterbruchs läßt sich in einer Aufnahme in Stirnlage bei bariumgefülltem Analkanal erfassen (Abb. 126).

Intermediäre Mißbildungen

Anale Agenesie ohne Fistel. Der Darm endet blind und traversiert die Levatorschlinge unvollständig. Die Willkürsphinkter sind angelegt, der M. sphincter ani internus ist rudimentär.

Mißbildungen von Rektum und Anus 7.157

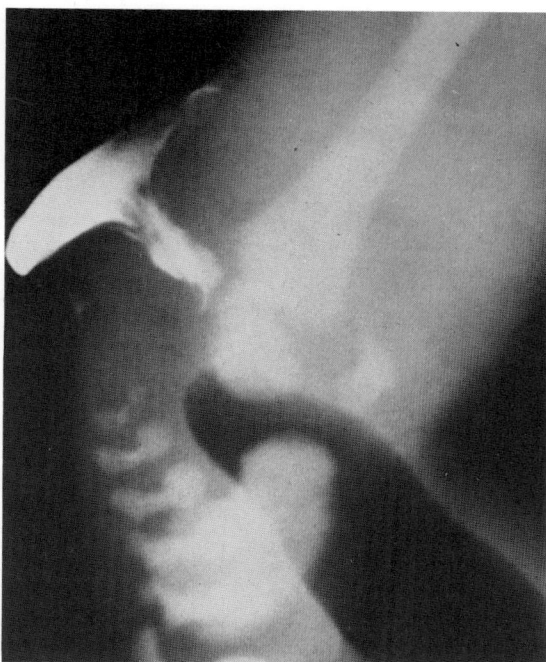

Abb. 126 Isolierte Rektalatresie. Die Aufnahme in Stirnlage zeigt den rektalen Blindsack. Der intakte Analkanal ist mit Bariumpaste gefüllt.

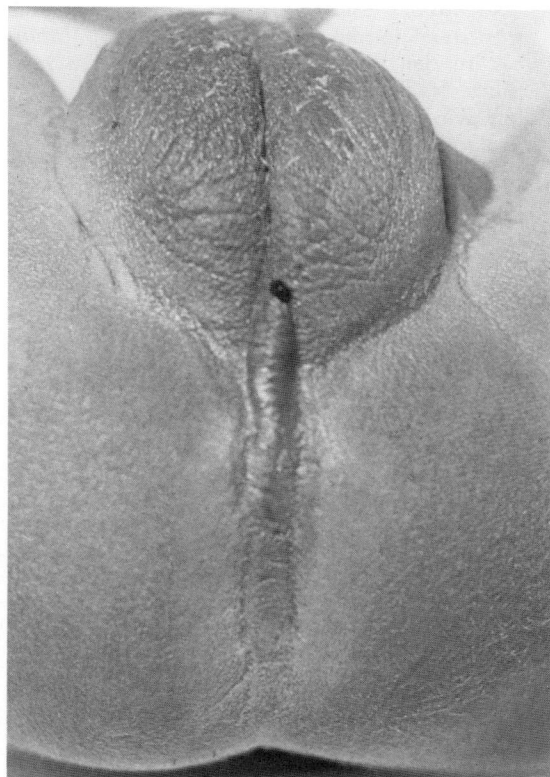

Abb. 127 Anus copertus mit rektoperinealer Fistel. An der Spitze der Gangbildung entleert sich etwas Mekonium.

Anale Agenesie mit Fisteln. Beim Knaben kommt die seltene rektobulbäre Fistel vor, die in der Pars membranacea der Urethra mündet.
Beim Mädchen ist eine Fistelverbindung zur tiefen Vagina oder zum Vestibulum vaginae bekannt.
Anorektale Stenose. Im oberen Teil des Analkanals liegt eine kurz- oder langstreckige Einengung des Lumens.

Tiefe translevatorische Mißbildungen

Bei diesen Formen hat der Darm die Levatorschlinge und die Tiefenportion des M. sphincter ani externus passiert. Der Blindsack liegt knapp unter dem Perineum. Die gesamte Sphinktermuskulatur ist recht gut entwickelt.

Anale Lage:
- Eine Analstenose liegt auf Höhe der Linea dentata. Sie rührt von Resten der ehemaligen Analmembran her.
- Beim Anus copertus besteht ein seichtes Grübchen oder eine Hautwulst. Der Anus ist aber vollständig bedeckt.

Perineale Lage:
- Beim unvollständigen Anus copertus besteht eine anokutane Fistel, die sich zum Damm, eventuell bis an die Basis des Penis oder die Vulva verfolgen läßt (Abb. 127).
- Beim perinealen Anus liegt die Analöffnung anteroponiert. Hier besteht wahrscheinlich eine primäre Dammhypoplasie.

Vulväre Lage:
- Die anovulväre Fistel verläuft dicht unter der Haut und mündet an der Haut-Schleimhaut-Grenze der Vulva.
- Die anovestibuläre Fistel eröffnet sich innerhalb des Scheidengewölbes.
- Der vulväre (vestibuläre) Anus stellt eine ektope Analöffnung dar.

Verschiedene Mißbildungsformen

Nach der internationalen Nomenklatur werden in dieser Gruppe Kombinationsanomalien zusammengefaßt (z. B. Blasenekstrophie und anovulväre Fistel, vesikointestinale Fissur usw.).

Begleitmißbildungen

Etwa 40% aller Kinder mit anorektalen Mißbildungen weisen eine oder mehrere Begleitmißbildungen auf. Bei den supralevatorischen Formen sind es sogar 65%. Die Überlebenschance eines Kindes hängt sehr oft nicht von der Schwere der anorektalen Mißbildung, sondern von der Prognose der Zusatzmißbildung ab.
Urogenitale Mißbildungen. Die embryologische Entwicklung des Darms ist eng mit der des Harntraktes verknüpft. Deshalb machen die urogenitalen Mißbildungen rund die Hälfte aller Zusatzanomalien aus. Das Spektrum reicht von der Nieren-

agenesie bis zur Hypospadie. Besonders häufig sind Hydronephrosen, vesikoureteraler Reflux, distale Ureterstenosen, Divertikelbildungen der Blase, Urethralklappen, beim Mädchen Septierungsstörungen von Vagina und Uterus (BELMAN u. KING 1972; PERSKY u. Mitarb. 1974; SANTULLI u. Mitarb. 1971; SINGH u. Mitarb. 1974).

Mißbildungen der Wirbelsäule. Bei 15–30% der supralevatorischen anorektalen Agenesie besteht eine lumbosakrale Entwicklungsstörung. Zu den wichtigsten gehört die Sakralagenesie oder die Mangelentwicklung von sakralen Knochenkernen sowie die Lumbalisation des Wirbels S 1 (BERDON 1966; SCHÄRLI 1971; WILLIAMS u. NIXON 1957). Es bestehen Beziehungen zwischen der anorektalen Agenesie der Wirbeldefekte und urogenitalen Mißbildungen. In Gegenwart einer Sakralanomalie wird die Wahrscheinlichkeit einer gleichzeitigen Harnwegmißbildung über 70% (SCHÄRLI 1971; SCHÄRLI 1972).

Übrige Mißbildungen. Aus Sammelstatistiken läßt sich errechnen, daß Ösophagusatresien (SANTULLI u. Mitarb. 1971) in 6%, übrige gastrointestinale Anomalien in 8%, Mißbildungen des Herzgefäßsystems in 9% und ZNS-Anomalien in 10% vorkommen.

Letalität. Die überwiegende Zahl der Todesfälle ist auf Begleitmißbildungen oder auf Komplikationen in deren Behandlung zurückzuführen. Sie liegt im Durchschnitt bei 20% der Fälle (COZZI u. WILKINSON 1968; KIESEWETTER u. TURNER 1963; PARTRIGE u. GOUGH 1961; SANTULLI u. Mitarb. 1971; SCHÄRLI 1971; SWENSON u. GRANA 1962). Die operationsbedingte Letalität ist weitgehend septikämiebedingt und liegt um 2% (KIESEWETTER u. TURNER 1963; STEPHENS u. SMITH 1970).

Therapie

Präoperative Maßnahmen

Die korrekte chirurgische Behandlung richtet sich nach dem Typ der Mißbildung. Die klinische und radiologische Voruntersuchung ist unbedingte Voraussetzung. Noch während der Abklärung wird eine Magensonde eingeführt und der Mageninhalt abgesaugt. Ileus und Erbrechen führen beim Neugeborenen zu rascher Dehydratation und zu Elektrolytstörungen. Ein präoperativer Ausgleich erfolgt durch intravenöse Infusionen und richtet sich nach der Analyse von Elektrolyten, Hämatokrit, pH und Blutgasen. Die Anwendung von Antibiotika in diesem Stadium ist unseres Erachtens richtig. Zur präoperativen Routinebehandlung gehört die Gabe von 1–2 mg Konakion.

Therapie tiefer, translevatorischer Mißbildungen

– Stenotische Anomalien werden zunächst durch einfache Bougierung geweitet. Gelingt es trotz fortgesetzter Dilatation nicht, ein normales Lumen zu erreichen, kann die Stenose durch eine YV-Plastik oder durch eine Z-Plastik behoben werden. Nur selten ist eine sakroperineale Durchzugsoperation mit Resektion der Stenose notwendig.
– Keiner Behandlung bedarf der perineale Anus. Falls eine Verschmutzung der Genitalregion störend wirkt, kann im Alter von 3–4 Jahren eine Rückverlagerung des Anus gemacht werden.
– Der unvollständige Anus copertus mit anokutaner Fistel wird zunächst sondiert und der Hautdeckel dreieckförmig inzidiert. Die Schleimhaut des Anorektums und des Perineums wird mobilisiert und locker adaptiert. Dieses Verfahren ist kosmetisch und funktionell weit günstiger als das frühere Cut-back-Verfahren (COZZI u. WILKINSON 1968; FREEMAN 1969; LOUW 1965; NIXON 1961; SANTULLI u. Mitarb. 1971; STEPHENS 1963). Wenn die Mobilisation des Darmes, besonders bei Mädchen, schwierig ist und den Puborektalis gefährden könnte, führen wir die Rückverlagerung der Analöffnung auf sakroperinealem Wege durch. Die Präparation des Enddarmes und die Isolierung der Fistel ist leichter und unter größter Schonung der Muskulatur möglich. Dieses Verfahren eignet sich auch für jene Fälle, bei denen nach einem primären Cut-back-Verfahren eine Rückverlagerung und Dammrekonstruktion wünschenswert erscheint.
– Beim vollständigen Anus copertus wird von einem kreuzweisen Einschnitt über der Stelle stärkster Sphinkterkontraktion die Präparation bis an den verschlossenen Enddarm durchgeführt. Nach Inzision und Entleerung des Darmes wird seine Wand mit den 4 Dreieckslappen anastomosiert. Eine längere Bougierungsbehandlung ist oft notwendig.

Therapie intermediärer Mißbildungen

– Analagenesie. Für die Korrektur dieser Mißbildung genügt meist der perineale Zugang. Über dem Sphincter externus wird ein 2 cm langer, kreuzweiser Hautschnitt gemacht. Nach Darstellung des Sphincter externus wird die Präparation durch das Zentrum vorgeführt und der rektale Blindsack erreicht. Mit einigen Zugnähten wird die rektale Endtasche an die neugeschaffene Analöffnung vorgezogen und nach Eröffnung mit einzelnen Stichen an der Perinealhaut fixiert. Gelingt die Mobilisation der rektalen Blindtasche von perineal her nicht leicht, so empfiehlt sich der sakroperineale Zugang.
– Bei der Analagenesie mit rektobulbärer Fistel des Knaben ist der rektale Blindsack und die Fistel am besten über einen sakroperinealen Zugang zu erreichen.
– Ein ähnliches Problem stellt die tiefe rektovaginale oder rektovestibuläre Fistel dar. Auch hier ist das sakroperineale Verfahren geeignet. Der Verschluß des Schleimhautdefekts im Vestibulum oder in der Vaginalhinterwand ist hierauf leicht durchzuführen.

Technik der sakroperinealen Operation nach Stephens (1963)

Das Kind wird auf dem Bauch gelagert. Über dem M. sphincter ani externus wird die Haut kreuzweise inzidiert und das Zentrum des Muskels präpariert. Über eine sakrale Inzision lassen sich der M. puborectalis und der rektale Blindsack leicht auffinden. Eine Abtrennung des Kokzygs erleichtert die Isolierung des Muskels. Dieser wird angeschlungen, während das Rektum und eine Fistel zur Vagina, zum Vestibulum oder zur Urethra isoliert und durchtrennt werden. Nach erfolgtem Durchzug des Rektums durch einen Tunnel zwischen M. puborectalis und M. sphincter ani externus wird der Fistelanteil reseziert und die Rektalschleimhaut mit der Perinealhaut vereint. Der Schluß eines vulvären oder vaginalen Schleimhautdefekts und der sakralen Inzision beendet die Operation (Abb. **128**).

Therapie hoher, supralevatorischer Mißbildungen

Kolostomie. Während früher die primäre abdominoperineale Durchzugsoperation bereits im Neugeborenenalter gemacht wurde, wird heute zunächst eine Kolostomie angelegt und die definitive Korrektur um Monate hinausgeschoben. Die Vorteile sind offensichtlich, da die operative Mortalität gesunken ist (KIESEWETTER u. TURNER 1963; LOUW 1965), die anatomischen Strukturen des Beckenbodens später besser dargestellt werden können und das Kind nach einigen Monaten eine erhöhte Resistenz aufweist. Die Nachteile der primären Kolostomie liegen darin, daß über eine rektourethrale Fistel Urin in den Darm abfließen kann und zu einer hyperchlorämischen Azidose (KIESEWETTER u. Mitarb. 1964) führt oder daß eine chronische Urininfektion über die Fistel unterhalten wird.

Durchzugsoperation. Aus verschiedenen Techniken hat sich besonders die sakroabdominoperineale, endorektale Durchzugsoperation durchgesetzt (KIESEWETTER 1976), die eigentlich die Wesensbestandteile der sakroperinealen Operation (STEPHENS 1953, 1963) und der abdominoperinealen, endorektalen Operation (REHBEIN 1959, 1974; RHOADS u. Mitarb. 1948; SOAVE 1969) zusammenfaßt.

Die Operation verläuft in 4 Phasen:
– Zunächst wird von sakral her der Puborektalis dargestellt. Durch eine kreuzweise Inzision über dem Analgrübchen wird der M. sphincter ani externus aufgesucht und ein Kanal durch diesen Muskel und innerhalb des Puborektalis geschaffen.
– Die Mobilisation des Rektums und des Rektosigmoids erfolgt von abdominal her. In Anlehnung an REHBEIN wird der Muskelmantel des rektalen Blindsackes belassen und die Schleimhaut ausgehülst (REHBEIN 1959, 1974).

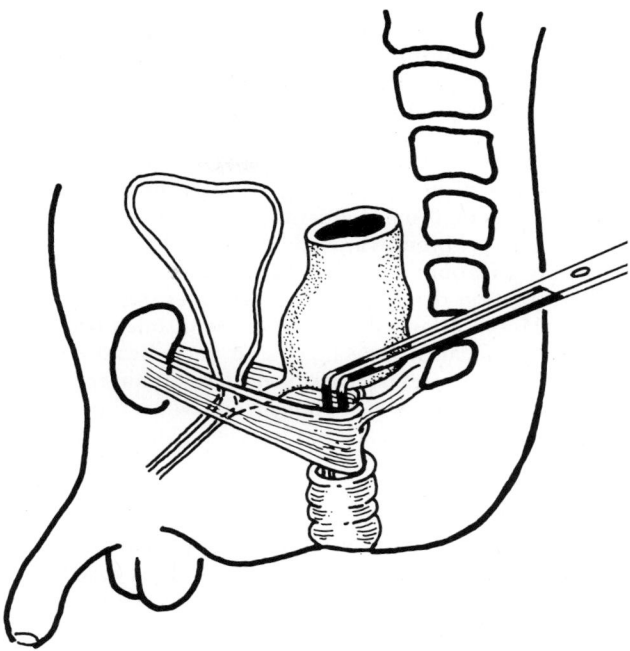

Abb. **128** Sakroperinealer Zugang für intermediäre Formen der anorektalen Mißbildungen. Darstellung der Puborektalmuskulatur und des rektalen Blindsackes auf transkokzygealem Wege (aus *A. F. Schärli:* Die angeborenen Mißbildungen des Rektums und Anus. Huber, Bern 1971).

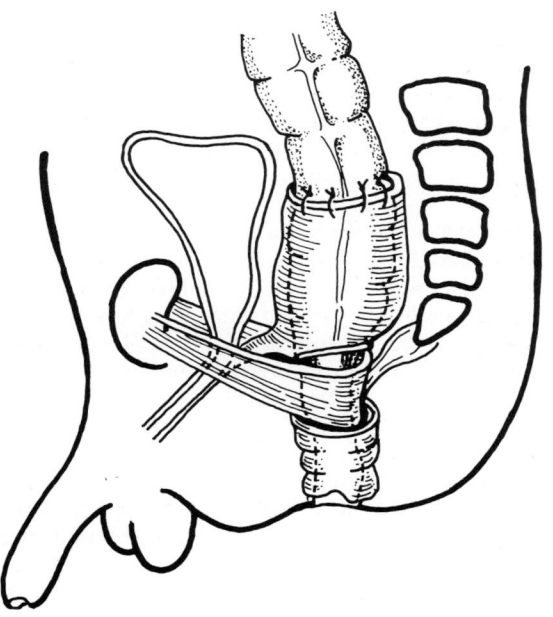

Abb. **129** Schematische Darstellung der Enddarmposition nach sakroabdominoperinealer Durchzugsoperation (aus *A. F. Schärli:* Die angeborenen Mißbildungen des Rektums und Anus. Huber, Bern 1971).

– Der Durchzug des Kolons erfolgt nun endorektal und durch den präformierten Kanal im M. puborectalis und M. sphincter ani externus (Abb. **129**).

Postoperative Komplikationen

Ein Schleimhautprolaps, eine Stenose des Analeingangs und eine Hautirritation durch Darmschleimhaut gehören zwar zu den langwierigen, aber leichteren Komplikationen. Schwerwiegend ist eine Retraktion des Darms als Folge einer ungenügenden Mobilisation oder Nekrose des distalen Rektums. Auf technische Mängel sind auch Rezidive einer Urethralfistel oder residuelle Urethraldivertikel zurückzuführen. Sie bedingen eine wiederholte Urininfektion und gelegentlich eine Steinbildung im restlichen Fistelgang.

Funktionelle Resultate

Bei den tiefen translevatorischen Anomalien wird einheitlich ein normales funktionelles Resultat in 80–95% der Fälle erreicht. Da der Puborektalis, Teile des M. sphincter ani internus und externus und eine normale Sensibilität ausgebildet sind, muß ein klinisch gutes Ergebnis auch gefordert werden. Versager in dieser Gruppe sind durchwegs Kinder mit zerebralen, motorischen Störungen oder mit schwerer, chronischer Obstipation.

Für supralevatorische Agenesien sind die Ergebnisse enttäuschender. Nur $^1/_3$ erreicht ein gutes Resultat. In 25–40% sind die Ergebnisse schlecht. Die Gründe dafür sind meist durchwegs in einer mangelhaften Anlage und Tätigkeit der anorektalen Muskulatur zu suchen. In früheren Jahrzehnten mußten auch oft ungenügende Operationstechniken im Verein mit überstürztem aktivem Vorgehen angeschuldigt werden. Schädigungen von Muskulatur und Innervation des Beckenbodens waren die Folgen.

Zur Vergleichbarkeit und besseren Beurteilung des klinischen Ergebnisses sind klinische (KELLER u. SCHÄRLI 1972; KELLY 1972), radiologische (HATA u. DUHAMEL 1974; KELLY 1969 a; STEPHENS u. SMITH 1970), elektromanometrische (HABERKORN u. Mitarb. 1973; HOLSCHNEIDER u. METZLER 1974; NIXON 1975; SCHÄRLI 1971) Parameter heranzuziehen. Es besteht ein guter Hinweis dafür, daß die Anorektalmuskulatur und das Rektum mit der Zeit eine Maturation erfahren (SCHÄRLI u. KIESEWETTER 1970), so daß nach einer früheren Inkontinenz später doch ein sozial akzeptableres Resultat entsteht.

Bei vollständiger Inkontinenz wird man sich jedoch nach hinreichender Abklärung für eine Korrekturoperation (BRANDESKY 1970; HARTL 1971; HOLSCHNEIDER u. LAHODA 1974; KIESEWETTER 1976; NIXON 1975; PICKRELL u. Mitarb. 1959; WREDEN 1929) entschließen müssen.

Literatur

Ancel, P.: Réalisation de la symelie chez l'embryon de poule par des injections localisées de colchicine. C. R. Soc. Biol. (Paris) 145 (1951) 1742

Bank, S., B. H. Novis, D. G. Burns, I. N. Marks: Dissecting microscopy of the rectal mucosa in health and disease. Dis. Colon Rect. 16 (1973) 459

Belman, A. B., L. R. King: Urinary tract abnormalities associated with imperforate anus. J. Urol. (Baltimore) 108 (1972) 823

Bennett, R. C., E. S. R. Hughes, A. M. Cuthbertson: Long-term review of function following pullthrough operations of the rectum. Brit. J. Surg. 59 (1972) 723

Berdon, W. E.: The association of lumbosacral spine genitourinary anomalies with imperforate anus. Amer. J. Roentgenol. 98 (1966) 181

Bill, A. H., R. J. Johnson: Failure of migration of the rectal opening as the cause for most cases of imperforate anus. Surg. Gynec. Obstet. 106 (1958) 643

Bock, H. B., J. H. Zimmermann: Study of selected congenital anomalies in Pennsylvania. Publ. Hlth. Rep. (Wash.) 82 (1967) 446

Bradham, R. R.: Delayed correction of type III imperforate anus in the male child. Ann. Surg. 154 (1961) 972

Brandesky, G.: Elektromyographische Untersuchungen der Gracilisplastik nach Pickrell. Z. Kinderchir. 9 (1970) 220

Cozzi, F., A. W. Wilkinson: Congenital abnormalities of anus and rectum. Brit. med. J. 1968/I, 144

Cremin, B. J., S. Cywes, H. H. Louw: A rational radiological approach to the surgical correction of anorectal anomalies. Surgery 71 (1972) 801

Duhamel, B.: From the mermaid to anal imperforation. The syndrome of caudal regression. Arch. Dis. Childh. 36 (1961) 152

Duthie, H. L., F. W. Gairns: Sensory nerve endings and sensation in the anal region of man. Brit. J. Surg. 47 (1960) 585

Ebel, K. D., W. Elte: Zur Problematik der präoperativen Röntgendiagnostik bei anorektalen Mißbildungen. Z. Kinderchir. 12 (1973) 51

Fowler, R.: A reappraisal of surgical approaches for the definitive correction of imperforate rectum. Aust. N. Z. J. Surg. 43 (1972) 56

Freeman, N. V.: Anorectal anomalies. In Rickham, P. P., J. H. Johnston: Neonatal Surgery. Butterworth, London 1969 (p. 397)

Freeman, N. V.: Recent advances in the management of anorectal abnormalities. Progr. pediat. Surg. 2 (1971) 83

Gross, R. E.: The Surgery of Infancy and Childhood. Saunders, Philadelphia 1953

Haberkorn, S., A. Chrispin, H. H. Nixon: Assessment of fecal incontinence by manometrie and radiological techniques. J. pediat. Surg. 9 (1973) 43

Hardy, K. J.: Involuntary sphincter tone in the maintenance of continence. Aust. N. Z. J. Surg. 42 (1972) 47

Hartl, H.: Modifizierte Gracilisplastik. Symposium Österr. Arbeitsgem. Kinderchirurgie, Obergurgl 1971

Hata, Y., B. Duhamel, J. P. Labarraque: Nouvelle technique d'étude de la défécation: La manodéfecographie. Ann. Chir. infant. 15 (1974) 77

Holschneider, A. M., F. Lahoda: Elektromyographische und elektromanometrische Untersuchungen zur Gracilisplastik nach Pickrell. Z. Kinderchir. 14 (1974) 288

Holschneider, A. M., E. M. Metzler: Elektromanometrische Untersuchungen der Kontinenzleistung nach rektoanalen Fehlbildungen. Z. Kinderchir. 14 (1974) 405

Imdahl, H., W. Koch, A. Hermanns: Thalidomid in der Frühschwangerschaft und Enddarmmißbildungen. Bull. Soc. int. Chir. 22 (1963) 602

Johnson, R. J., M. Palken, W. Derrick, A. H. Bill: The embryology of high anorectal and associated genitourinary anomalies in the female. Surg. Gynec. Obstet. 135 (1972) 759

Kalterer, H., J. Warkany: Congenital malformations of the rectum and urogenital system included by maternal hypervitaminosis A in strains of inbred mice. Anat. Rec. 135 (1960) 219

Keith, A.: Malformation of the hind and of the body. Brit. med. J. 1908/II, 1736

Keller, U., A. F. Schärli: Funktionelle Ergebnisse nach Operation anorektaler Mißbildungen. Z. Kinderchir. 11 (1972) 67

Kelly, J. H.: Cine radiography in anorectal malformations. J. pediat. Surg. 4 (1969 a) 538

Kelly, J. H.: The radiographic anatomy of the normal and abnormal neonatal pelvis. J. pediat. Surg. 4 (1969 b) 432

Kelly, J. H.: The clinical and radiological assessement of anal continence in childhood. Aust. N. Z. J. Surg. 42 (1972) 62

Kiesewetter, W. B.: The role and results of the sacroabdomino-perineal operation. J. pediat. Surg. 2 (1967) 106

Kiesewetter, W. B.: II. The rationale and technique of the sacroabdomino-perineal operation. J. pediat. Surg. 2 (1976) 106

Kiesewetter, W. B., C. R. Turner: Continence after surgery for imperforate anus. Ann. Surg. 158 (1963) 498

Kiesewetter, W. B., C. R. Turner, W. K. Sieber: Imperforate anus. Review of a sixteen years' experience with 146 patients. Amer. J. Surg. 107 (1964) 412

Kottmeier, P. K., R. Dziadiw: The complete release of the levator sling in fecal incontinence. J. pediat. Surg. 2 (1967) 11

Leck, I., R. G. Recard, T. Mc Klown, J. H. Edwards: The incidence of malformations in Birmingham, England, 1950–1959. Teratology 1 (1968) 263

Louw, J. H.: Malformations of the anus and rectum. S. Afr. med. J. 33 (1959) 874

Louw, J. H.: Congenital abnormalities of the rectum and anus. In Ravitch, M.: Current Problems in Surgery. Year Book Medical Publishers, Chicago 1965

Miller, R. C., R. J. Izant: Sacrococcygeal perineal approach to imperforate anus. Amer. J. Surg. 121 (1971) 61

Moore, T. C., E. A. Lawrence: Congenital malformations of the rectum and anus. Surg. Gynec. Obstet. 95 (1952) 281

Nixon, H. H.: British Surgical Practice. (Surgical progress-volume.) Butterworth, London 1961 (p. 1)

Nixon, H. H.: Surgical approach to incontinence. Vortrag B. A. P. S., Newcastle 1975

Norris, W. J., T. W. Brophy, D. Brayton: Imperforate anus: a case series and preliminary report on the stage abdominoperineal operation. Surg. Gynec. Obstet. 88 (1949) 623

Oh, C., A. E. Kark: Anatomy of the external anal sphincter. Brit. J. Surg. 59 (1972) 717

Oh, C., A. E. Kark: Anatomy of the perineal body. Dis. Colon Rect. 16 (1973) 444

Partrige, J. P., M. H. Gough: Congenital abnormalities of the anus and rectum. Brit. J. Surg. 49 (1961) 37

Passarge, E., W. Lenz: Syndrome of caudal regression in infants of diabetic mothers. Pediatrics 37 (1966) 672

Persky, L., A. Tucker, R. J. Izant: Urological complications of corrections of imperforate anus. J. Urol. (Baltimore) (1974) 415

Philips, S. F., A. W. Edwards: Some aspects of anal continence and defaecation. Gut 6 (1965) 396

Pickrell, K., N. Geograde, E. F. Richard, F. Morris: Gracilis muscle transplant for the correction of neurogenic rectal incontinence. Surg. Clin. N. Amer. 39 (1959) 1405

Rehbein, F.: Operation der Anal- und Rektumatresie mit Rectourethralfistel. Chirurg. 30 (1959) 417

Rehbein, F.: Analatresie: Max-Grob-Ehrenvorlesung, St. Gallen 1974. Medizinische Neuheiten, Hausmann 1974

Rhoads, J. E., R. L. Pipes, J. P. Randall: A simultaneous abdominal and perineal approach in operations for imperforate anus with atresia of the rectum and rectosigmoid. Ann. Surg. 127 (1948) 552

Roux, C., M. Martinez: Syndrome de regression caudale chez l'animal. Arch. franç. Pédiat. 19 (1962) 781

Santulli, T. V., J. N. Schullinger, W. B. Kiesewetter, A. H. Bill: Imperforate anus: a survey from the members of the surgical section of the American Academy of Pediatrics. J. pediat. Surg. 6 (1971) 484

Schärli, A. F.: Die angeborenen Mißbildungen des Rektums und Anus. Huber, Bern 1971

Schärli, A. F.: Urogenitale und vertebrale Begleit-Mißbildungen bei rektoanalen Anomalien. Akt. Urol. 3 (1972) 169

Schärli, A. F.: Mißbildungen von Rektum und Anus. In Zenker et al.: Chirurgie der Gegenwart. Urban & Schwarzenberg, München 1974

Schärli, A. F., W. B. Kiesewetter: Imperforate anus: anorectosigmoid pressure studies as a quantitative evaluation of postoperative continence. J. pediat. Surg. 4 (1969) 694

Schärli, A. F., W. B. Kiesewetter: Defecation and continence: some new concepts. Dis. Colon Rect. 13 (1970) 81

Sharratt, R. K.: The surgical correction of a case of anorectal agenesis in a calf. Vet. Rec. 79 (1966) 108

Shepherd, J. J.: The nerve supply of the internal sphincter. Aust. N. Z. J. Surg. 42 (1972) 50

Singh, M. P., A. Haddadin, R. B. Zachary, D. W. Pilling: Renal tract disease in imperforate anus. J. pediat. Surg. 9 (1974) 197

Smith, F. J., R. E. Gross: The external anal sphincter in cases of imperforate anus. Surgery 49 (1961) 807

Soave, F.: Surgery of rectal anomalies with presentation of the relationship between the colonic muscular sleeve and the puborectalis muscle. J. pediat. Surg. 4 (1969) 705

Stephens, F. D.: Congenital imperforate rectum, rectourethral and rectovaginal fistulae. Aust. N. Z. J. Surg. 22 (1953) 161

Stephens, F. D.: Congenital malformations of the rectum, anus and genitourinary tracts. Livingstone, Edinburgh 1963

Stephens, F. D., E. D. Smith: Anorectal malformations in children. Year Book Medical Publishers, Chicago 1970

Stone, H. B.: Plastic operation to restore voluntary anal control. J. Amer. med. Ass. 97 (1931) 1205

Swenson, O., L. Grana: Long-term results of surgical treatment of imperforate anus. Dis. Colon Rect. 5 (1962) 13

Varma, K. K.: The role of the voluntary anal sphincter in the maintenance of faecal continence in normal and abnormal states. Aust. N. Z. J. Surg. 42 (1972) 52

Varma, K. K., F. D. Stephens: Neuromuscular reflexes of rectal continence. Aust. N. Z. J. Surg. 41 (1972) 263

De Vries, P. A., G. W. Friedland: The staged sequential development of the anus and rectum in human embryos and fetuses. J. pediat. Surg. 9 (1974) 755

Wagner, M. L., F. J. Harberg, A. P. Maneshkumar, E. B. Singleton: The evaluation of imperforate anus utilizing percutaneous injection of water-soluble iodide contrast medium. Pediat. Radiol. 1 (1973) 34

Wangensteen, D. H., C. O. Rice: Imperforate anus: a method of determining the surgical approach. Ann. Surg. 92 (1930) 77

Waylouis, G. W., J. J. Powers: Clinical application of anal sphincter electromyography. Surg. Clin. N. Amer. 52 (1972) 807

Williams, D. I., H. H. Nixon: Agenesis of the sacrum. Surg. Gynec. Obstet. 105 (1957) 84

Willital, G. H.: Klassifikation der anorektalen Anomalien. Z. Kinderchir. 14 (1974) 54

Winkler, J. M., E. D. Weinstein: Imperforate anus and heredity. J. pediat. Surg. 5 (1970) 555

Wolff, E.: Les bases de la tératogenèse experimentale des vertébrés amniotes d'après les resultats de méthodes directes. Arch. Anat. (Strasbourg) 12 (1936) 202–250

Wood-Jones, F.: Explanation of recto-urethral anomaly and some points in normal anatomy. Brit. Med. J. 1904/II, 860

Wreden, R. R.: A method of reconstruction a voluntary sphincter ani. Arch. Surg. 18 (1929) 841

Stuhlinkontinenz und Obstipation

D. BERGER

Kontinenz und Defäkation

Zwei physiologische Funktionen des Anorektalsystems sind zu unterscheiden: die Stuhlkontinenz und die Defäkation. Die *Kontinenz* kann man als Reservoirfunktion des Rektosigmoides, das eine willkürliche oder passive Stuhlverhaltung zwischen zwei Entleerungen gewährleistet, definieren. Die *Defäkation* – ob willkürlich oder reflektorisch – charakterisiert sich durch die Entleerung des Rektosigmoides. Diese doppelte Funktion ist das Ergebnis eines statischen und dynamischen Zusammenspiels der glatten Muskulatur des Kolons und Sigmoides, des Anorektums und des Sphinkterapparates. Sie ist von neurophysiologischen Faktoren abhängig und wird von der kortikopsychologischen Kontrolle entscheidend beeinflußt.

Reifung der anorektalen Funktion

Von Geburt an unterliegt die anorektale Funktion einer Reihe von somatischen und neurologischen Reifungsprozessen. So wird die automatische, reflektorische Stuhlentleerung des Neugeborenen und Säuglings mit der Zeit kortikal kontrolliert und paßt sich den sozialen Bedürfnissen an (HOLSCHNEIDER 1977; KERREMANS 1969; PURY u. NIXON 1976). Auf der anderen Seite kann die anorektale Funktion durch psychologische Veränderungen, familiäre und soziale Bedingungen und durch den Streß des täglichen Lebens entscheidend beeinflußt und verändert werden (BERGER 1966).

Untersuchungsmethoden der anorektalen Funktion

Die Studie der Stuhlkontinenz respektive der Defäkation oder einer ihrer pathologischen Stadien kann je nach Bedarf in fünf Abschnitte aufgeteilt werden (Tab. 13).
Die klinische Untersuchung umfaßt eine genaue Anamnese und eine sorgfältige Untersuchung des Kindes. Die perineale und rektale Untersuchung erlaubt häufig, sich ein Bild über die Ätiologie der Diagnose zu machen. Beim sorgfältigen Einführen des Zeigefingers in den Analkanal kann man den Tonus des Musculus sphincter externus im distalen Anteil und des M. sphincter ani internus in seinem proximalen Abschnitt beurteilen. Auch kann man somit den hinteren Rektoanalwinkel, hervorgerufen durch die Puborektalschlinge, abschätzen. Schlußendlich beinhaltet die Untersuchung eine morphologische Beurteilung des Rektums, das Vorhandensein von Stuhl und dessen Konsistenz. Während man das Kind anhält zu »husten« und zu »drücken«, kann man die funktionelle Qualität des M. sphincter ani externus und der Puborektalschlinge untersuchen, was Rück-

Tabelle 13 Untersuchung der anorektalen Funktion

Klinische Untersuchung
– Anamnese
– Untersuchung des Kindes (Rektaluntersuchung)

Röntgenologische Untersuchung der Dynamik der Defäkation und der Kontinenz

Manometrische Untersuchung
– Analyse der spontanen sowie reflektorischen Aktivität des Sigmoides, Rektums und Anus
– rektoanales Druckprofil

EMG der quergestreiften Muskulatur
(Puborektalschlinge und M. sphincter ani externus)
– Untersuchung der gesamten Muskelaktivität
– Untersuchung der Aktivität einzelner Muskeleinheiten

Histologische und histochemische Untersuchung der Rektalwand
– Biopsie nach Swenson
– oberflächliche Saugbiopsie

schlüsse auf die Aktivität der spinalen und kortikalen Reflexbögen erlaubt (BERGER u. Mitarb. 1977).
Die *röntgenologische* Serienaufnahme erlaubt das morphologische und statische Bild herkömmlicher Röntgenbilder in eine dynamische Analyse der anorektalen Funktion umzuwandeln. In jedem Fall wird dank eines Kontrastmitteleinlaufs die Aktivität des Sigmoides, Rektums und Anus beobachtet. Spezielle Aufnahmen der Puborektalschlinge, des M. sphincter ani externus und internus zeichnen den Funktionsablauf derselben auf. Verschiedene Störungen der Öffnung des Anorektalkanals können diagnostiziert werden, wobei sowohl die Puborektalschlinge wie der M. sphincter ani externus oder internus betroffen sein kann. Eine isolierte wie auch kombinierte Dysfunktion ist möglich (BERGER u. LANDRY 1974; NUSSLE u. Mitarb. 1976) (Abb. 130 und Abb. 131 a–f).
Mit *der elektromanometrischen Untersuchung* kann man anorektale Dysfunktionen ausgezeichnet lokalisieren. Auf einem Mehrkanalschreiber werden die Kurven der Spontanaktivität des Rektosigmoides, des Rektums und des Anus aufgezeichnet. Indem man die Reflexe der Puborektalschlinge, des Rektums und des Rektosigmoides auslöst, kann man den Einfluß der verschiedenen Rezeptoren auf deren Endorgane, sei es in der Phase der aktiven oder passiven Kontinenz und während der willkürlichen oder reflektorischen Defäkation, untersuchen. Bei einigen Krankheitsbildern, beispielsweise die Aganglionose des Kolons und Rektums, finden wir das typische Bild eines nichtrelaxierten M. sphincter ani internus, während im Gegensatz dazu bei erworbenen funktionellen Leiden die Störungen oft beim Sphinkter-

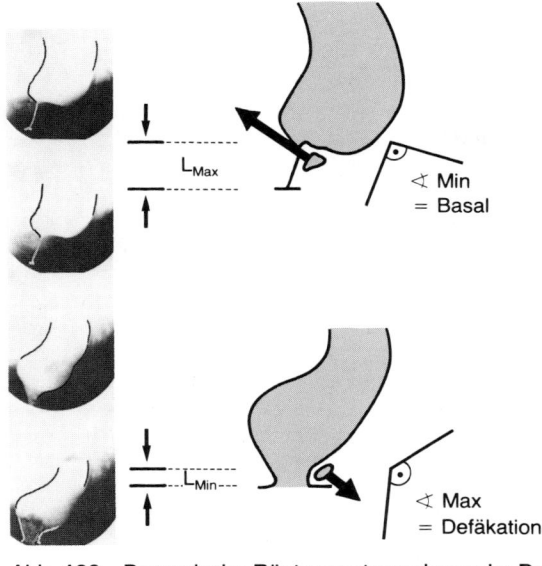

Abb. 130 Dynamische Röntgenuntersuchung der Defäkation (Profilaufnahme des Anorektums).

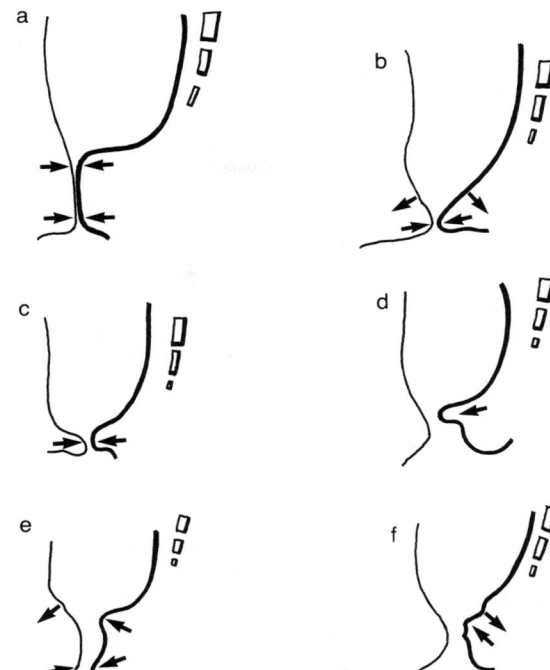

Abb. 131 a–f Schema des Röntgenbefundes bei Achalasie und Dyschalasie des Sphinkters während der Defäkation.
a Achalasie durch mangelhafte Öffnung der gesamten glatten und quergestreiften Muskeln des Sphinkterapparates.
b Hypertonie des M. sphincter ani externus.
c Organische Stenose des M. sphincter ani externus.
d Isolierte, ungenügende Relaxation der Puborektalschlinge.
e Dyschalasie des M. sphincter ani externus und der Puborektalschlinge.
f Dyschalasie des M. sphincter ani externus durch ungenügende Muskelrelaxation.

apparat oder in einer Hyper-Hypofunktion der glatten Muskulatur zu finden sind (BERGER u. Mitarb. 1979; HOLSCHNEIDER 1977; KAISER u. REUTER 1976; SCHÄRLI u. KIESEWETTER 1970).
Die *elektromyographische Untersuchung* der quergestreiften Muskulatur kann mit zwei verschiedenen Techniken durchgeführt werden. Die eine untersucht die Gesamtaktivität des Muskels, die andere, mit Hilfe einer coaxialen Nadel, einige motorische Einheiten (BERGER u. Mitarb. 1977; CHANTRAINE u. BALTHAZAR-LETAWE 1968). Die erste Untersuchungsart erlaubt das Verhalten des M. sphincter ani externus und der Puborektalschlinge während der Stuhlverhaltung zu beobachten, ebenso das Verschwinden des basalen Tonus während der Stuhlentleerung. Im Gegensatz dazu werden mit der zweiten Technik Veränderungen im Bereich der Muskelfaser (primär oder sekundär myogen) oder im Bereich des Nerven und Reflexbogens (primär oder sekundär neurogen) diagnostiziert (BERGER u. Mitarb. 1977) (Abb. 132 a u. b).
Schließlich ist bei einigen ausgewählten Fällen die histologische oder histochemische Untersuchung unumgänglich. Durch die Technik der transanalen Entnahmen nach Swenson kann ein für die Beurteilung genügend großes Stück Rektalwand entnommen werden. Dieser Eingriff bedarf jedoch einer Narkose. Dagegen ist die Saugbiopsie der Mukosa und Submukosa des Rektums und des Rektosigmoides schmerzlos und kann ohne Narkose gemacht werden. Die Grenzen und Indikationen der histologischen und histochemischen Untersuchung werden auf den Seiten 7.127 und 7.128 diskutiert.

Obstipation

Die Obstipation ist ein Symptom, das entweder durch eine Motilitätsstörung des Kolons oder durch eine Dysfunktion des Sphinkterapparates hervorgerufen wird. Klinisch kann man von Obstipation sprechen, wenn die Konsistenz des Stuhles erhöht ist und in der Folge nicht entleert werden kann oder zwischen zwei Stuhlentleerungen mehr als drei Tage verstreichen (HOLSCHNEIDER 1977). Für andere Autoren ist das Zeitintervall allein zwischen den Stuhlentleerungen nicht ausreichend. Man spricht nur von Obstipation, wenn die Stühle hart und schwierig und schmerzhaft zu entleeren sind (BERGER 1966; BOLEY u. DINARI 1979).
Die Obstipationen kann man klinisch in akute oder chronische, die entweder habituell oder okkasionell sein können, einteilen.

7.164 Abdomen

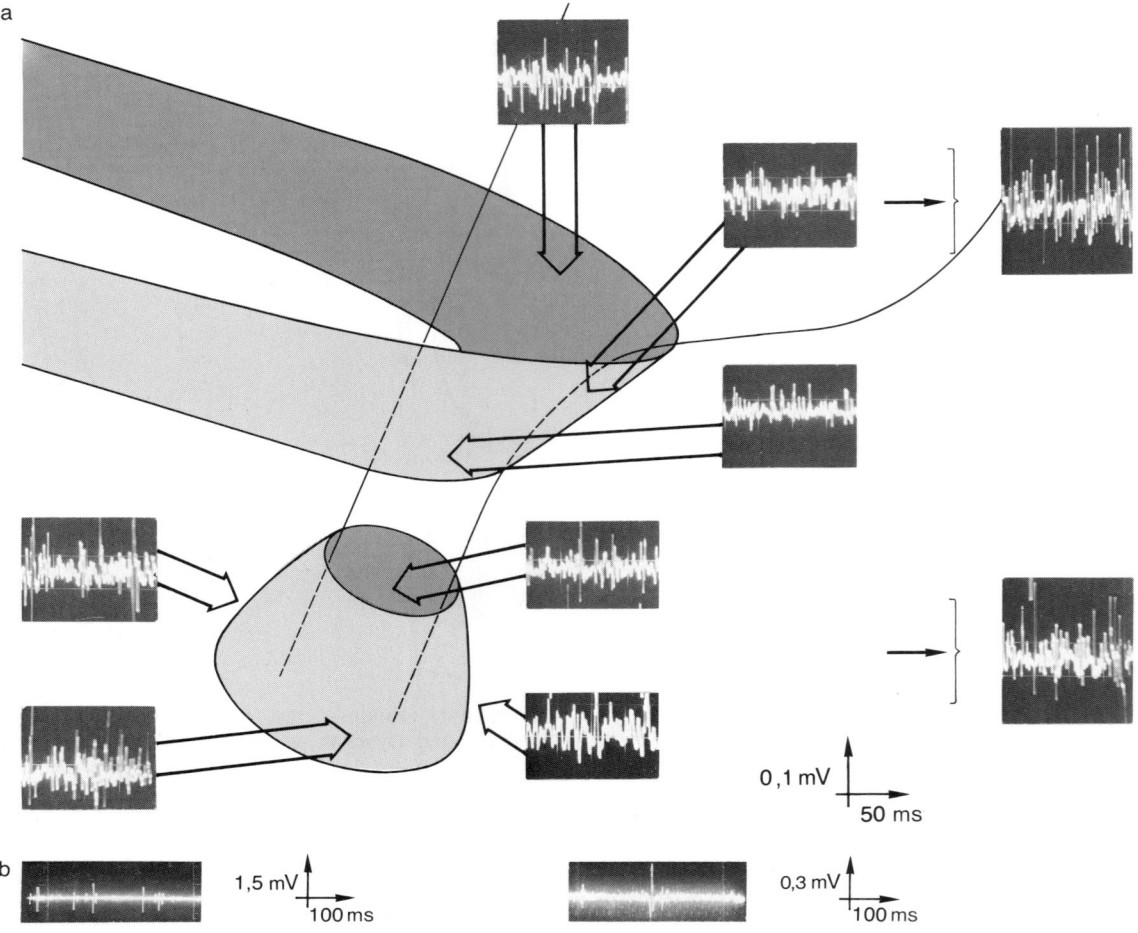

Abb. **132a** u. **b** Normale und pathologische EMG-Untersuchungen der Puborektalschlinge und des M. sphincter ani externus.
a Normale Basalaktivität (links) und physiologische Reflexaktivität (rechts).
b Neurologene Störungen (links) und myogene Läsionen (rechts) des quergestreiften Teiles des Sphinkterapparates.

Ätiologie und Pathogenese

Ätiologisch unterscheidet man 5 Gruppen (Tab. 14):
— Mechanische Behinderung der Stuhlpassage,
— Störungen der Darmmotilität,
— Dys- und Achalasien des Sphinkterapparates,
— Erkrankung des neuromuskulären und des Zentralnervensystems,
— Psychosomatische Dyschesien.

Mechanische Behinderung der Stuhlpassage

Zu dieser Gruppe gehören alle Arten von sekundärem Megakolon, die durch äußere (Tumoren, sakrokokzygiale Teratome, Duplikationen des Verdauungstraktes usw.) und innere Kompressionen (anorektale Mißbildungen, kongenitale oder erworbene Analstenosen) verursacht werden. Hierhin gehört auch das konstitutionelle Colon elongatum, unter dem eine große Anzahl Patienten leidet.

Ein anormal langes Kolon bewirkt eine sehr starke Eindickung der Stühle, wodurch die Defäkation erschwert wird. Schließlich können noch andere Affektionen sowohl die Qualität wie auch die Quantität des Stuhles beeinflussen. So können sie viskös, extrem hart oder besonders selten sein: Mangel an Ballaststoffen, Mukoviszidose, häufig von einem Analprolaps begleitet oder anläßlich desselben entdeckt, Fieberzustände mit erhöhtem Flüssigkeitsbedarf, Status nach Gastroenteritis.

Störungen der Darmmotilität

Die primären oder sekundären Dysgenesen der intramuralen Ganglienzellen, die das Gleichgewicht der Darmtätigkeit verändern, sind S. 7.121 beschrieben.
Anormale Reizungen des neurovegetativen Systems sind physiopathologisch noch wenig erforscht. Sie sind dem Chirurgen jedoch in ihrer

Tabelle 14 Ätiologische und pathogenetische Einteilung der Obstipation

Mechanische Behinderung der Stuhlpassage
- sekundäres Megakolon mechanischer Genese
- konstitutionelles Dolichokolon
- Störungen in der qualitativen und quantitativen Stuhlzusammensetzung

Störungen der Darmmotilität
- Dysgenese der Ganglienzellen
- sekundäre Läsionen der Ganglienzellen
- sekundäre Dysregulation des neurovegetativen Nervensystems
- Endokrine chromosomale Störungen
- Nebenwirkungen von Medikamenten

Dys- und Achalasien des Sphinkterapparates
- myogene Läsionen
- neurogene Läsionen

Erkrankungen des neuromuskulären Systems und des Zentralnervensystems

Psychosomatische Dyschesien

akuten Form gut bekannt. Diesen Zustand sieht man nach einer Laparotomie, einer retroperitonealen Operation oder nach einer Peritonitis. Die Stimulation des sympathischen Nervensystems bewirkt einerseits eine Relaxation des Tonus der glatten Muskulatur und andererseits eine erhöhte tonische Kontraktur des M. sphincter ani internus. Einige Autoren (BERGER 1966; MORGER und BERGER 1963) beschreiben einen ähnlichen, in diesem Fall jedoch chronischen Mechanismus als Ursache eines sekundären Megakolons. Indessen ist der Sympathiko-parasympathiko-Tonus nur eine Komponente von reflektorischen und psychischen Faktoren, die eine Störung der Koordination zwischen der Intestinal- und Sphinkterfunktion bewirken (HOLSCHNEIDER 1977).
Gelegentlich sind auch endokrine, metabolische oder chromosomale Krankheiten Ursachen einer chronischen Obstipation: Die Hypothyreose bewirkt durch Verlangsamung des Metabolismus Störungen der intestinalen Motilität mit Eindikkung der Stühle, und die Hypokaliämie hat einen direkten Einfluß auf die Motilität der Muskelzelle. Die Atonie bei Mongolismus wird häufig von einer hartnäckigen Obstipation begleitet. Andererseits können auch diverse Medikamente direkt oder indirekt eine Obstipation hervorrufen oder diese verschlechtern. Als Beispiel dafür gelten Medikamente auf Eisenbasis, Phenobarbital als Langzeitbehandlung bei Epilepsie, Pro-Banthin oder Tofranil.

Achalasien und Dyschalasien des Sphinkterapparates

In der pädiatrischen und kinderchirurgischen Sprechstunde ist die Achalasie (Chalasie: Sphinkterrelaxation) und Dyschalasie wohl eine der häufigsten Ursachen der funktionellen Obstipation. HOLSCHNEIDER (1977) hat diese sehr gründlich untersucht und auf die Relaxationsunfähigkeit des M. sphincter ani internus hingewiesen. Unsere eigenen Erfahrungen, gestützt auf Fallstudien, welche klinisch, röntgenologisch, elektromyographisch und manometrisch untersucht wurden, haben indessen gezeigt, daß der gesamte Sphinkterapparat unterschiedlich schwerwiegend betroffen sein kann (BERGER u. LANDRY 1974; BERGER u. Mitarb. 1977; DUBI u. Mitarb. 1979; NUSSLE u. Mitarb. 1976). In dieser Gruppe finden sich myogene Achalasien oder Dyschalasien, die anfänglich durch eine Läsion der Sphinktermuskulatur hervorgerufen und dann zum Ausgangspunkt eines Circulus vitiosus werden können: So bewirken erworbene Analstenosen, Fissuren, Fisteln und Anal- oder Perianalabszesse einen schmerzhaften Muskelspasmus, welcher seinerseits Angst vor der Defäkation auslöst. Die Stuhlverhaltung erhöht die Konsistenz des Kotballens, verstärkt den Schmerz beim Stuhlgang und verschlimmert den Sphinkterspasmus. Bei anhaltender Achalasie wird der Defäkationsreflex verringert und gehemmt, und es kommt zur Bildung eines Megakolons. Die neurogenen Achalasien und Dyschalasien entstehen durch eine Läsion des Reflexbogens zum spinalen Defäkationszentrum. Hierbei handelt es sich um Patienten, die an den Folgen einer Rückenmarksverletzung leiden, und besonders Kinder mit Myelodysplasien. Man kann Parallelen zwischen diesen anorektalen Funktionsstörungen und denen einer neurologischen Blase beobachten.

Erkrankungen des Zentralnerven- und neuromuskulären Systems

Eine Reihe neuromuskulärer Systemerkrankungen sind der Grund unterschiedlich schwerer Obstipation. Zu dieser Gruppe zählen Patienten mit Paralysen nach Botulismus und Diphtherien sowie mit zerebraler Kinderlähmung und Poliomyelitis. Beim Prune-Belly-Syndrom ist der Mechanismus ähnlich, jedoch nur auf die Bauchwand beschränkt.

Psychosomatische Dyschesien

Dyschesien (dys = schwierig, chesis = Defäkation) sind schwere Obstipationen, die durch unterschiedliche Verhaltensstörungen hervorgerufen werden und deren Folge Sphinkterachalasien und sekundäre neurovegetative Darmmotilitätsstörungen sind. Diese Form der Obstipation ist charakterisiert durch eine willkürliche oder unwillkürliche Hemmung der Relaxation des Sphinkterapparates, wodurch es erst zu einer Verminderung und schließlich zur Aufhebung des Defäkationsreflexes kommt. Die Ursache sind psychologische Probleme, Spannungen in der Beziehung zwischen Eltern und Kind, zu frühzeitiges oder strenges Stuhltraining. Verhaltensstörungen und Schulschwierigkeiten können diesen Circulus vitiosus auslösen. Diese funktionelle Obstipationsform führt zu einer myogenen Sphinkterachalasie und ist häufig von Stuhlschmieren und Enkopresis begleitet.

Diagnose

Das Hauptproblem bei der Diagnose ist die Unterscheidung der konstitutionellen Obstipation von den kurzen und ultrakurzen Formen des Morbus Hirschsprung, die eine ganz andere Therapie erfordern. Aus diesen Gründen verlangt jede hartnäckige Obstipation außer einer genauen Anamnese und einer gründlichen Untersuchung eine röntgenologische, manometrische, elektromyographische und histochemische Bilanz.

Zusätzlich sollte auch nach endokrinologischen, metabolischen und pharmakologischen Ursachen gesucht werden. Eine Anamnese der Eßgewohnheiten, die Forschung nach psychologischen Gründen, sei es durch gestörte Familienverhältnisse oder Schulschwierigkeiten, sind unerläßlich, um sich ein genaues Bild zu machen.

Therapie

Einige Formen von Obstipation verlangen von Anfang an ein chirurgisches Vorgehen, während andere konservativ zu behandeln sind. In keinem Fall jedoch kann die seit längerer Zeit gestörte anorektale Funktion durch eine einzige Behandlung geheilt werden. Es handelt sich vielmehr um eine Langzeitbehandlung, damit die verschiedenen koordinierten Reflexe der Funktion wieder erlernt werden. So kann man die Behandlung in 4 Abschnitte einteilen:
– Entleerung des Rektums (chirurgisch oder medikamentös),
– Kontrolle der Stuhlquantität und -qualität,
– regelmäßiges Stuhltraining,
– Lösung der psychologischen Probleme.

Die chirurgische Behandlung der kurzen oder ultrakurzen Form des Morbus Hirschsprung, kongenitaler oder erworbener Analstenosen, Fissuren, Rhagaden oder eines Analprolapses wird in einem anderen Kapitel beschrieben. Bei all diesen Formen jedoch ist eine chirurgische Behandlung sowie eine längerdauernde systematische Rehabilitation der anorektalen Funktion unumgänglich, da sich sonst ein sekundäres Megakolon mit erneuter Obstipation bildet.

Die Behandlung der verschiedenen Darmmotilitätsstörungen infolge von medikamentösen, endokrinen oder Elektrolytstörungen besprechen wir hier nicht, da sie den Rahmen dieses Kapitels sprengen würden.

Die Behandlung der funktionellen Obstipation, sei sie aufgrund einer Achalasie, Dyschalasie oder einer Dyschesie, sollte systematisch durchgeführt werden.

In der ersten Phase muß das Rektum entleert und eine Neuansammlung von Stuhl vermieden werden, um wieder eine normale Rektumgröße zu erlangen, damit sich die Muskulatur erholen kann. Durch die chronische Dehnung des Rektums wird häufig die Reizschwelle der sensiblen Rezeptoren herabgesetzt, wodurch der Stuhldrang vermindert wird oder gar ganz verschwindet. Das erneute Auftreten des Stuhldranges ist dann wieder möglich, wenn das Rektum bei normaler Stuhlkonsistenz mittelmäßig gedehnt ist. Je nach Alter des Kindes werden in der ersten Phase Einläufe mit NaCl und Glycerin oder im Handel erhältlichen Präparaten wie Practo-Clyss oder Micro-Clyss verordnet. Durch eine entsprechende zellulosereiche Diät, unter Vermeidung blähender und stopfender Nahrungsmittel (Reis, Schokolade, Blumenkohl usw.), versucht man den Stuhl sowohl qualitativ wie quantitativ zu regulieren. In der ersten Phase kann es nötig sein, weiche Stühle mit Hilfe von Paraffinöl oder Feigensirup zu erzeugen. Sobald die Kinder alt genug sind (in der Regel zwischen 3–4 Jahren), wird mit regelmäßigem Stuhltraining begonnen. Die Patienten müssen 2–3mal am Tag 10 Minuten lang zur Toilette gehen. Der günstigste Zeitpunkt ist 20–30 Minuten nach dem Essen, da dann die gastrokolischen und ileokolischen Reflexe am stärksten sind, wodurch der Stuhltransport in Richtung Rektum gefördert wird. Das Kind sollte unter bequemen Bedingungen hingesetzt werden können, die Füße auf dem Boden oder auf einem Hocker, um die Wirksamkeit der Bauchpresse maximal zu unterstützen. Sobald man durch diese drakonischen Maßnahmen eine Regelmäßigkeit der Defäkation erreicht hat, kann man die Einläufe durch Glycerinzäpfchen, welche nur eine lokale Entleerung des Rektums bewirken, ersetzen. Auch können anstelle von Paraffinöl mildere Laxativa wie Leinsamen oder Fruchtsäfte verschrieben werden. Jedoch sollte man in der ganzen Zeit auf regelmäßiges Stuhltraining streng achten. Die Wiederherstellung einer regelmäßigen anorektalen Funktion wird durch die Aufmerksamkeit, die man den verschiedenen emotionalen Faktoren, die zu dieser Dysfunktion geführt haben, schenkt, erst richtig vervollständigt.

In einzelnen Fällen kann die oben beschriebene Behandlung medikamentös unterstützt werden. WIENERT (1976) konnte beweisen, daß Diazepam eine Relaxation des M. sphincter ani internus und externus bewirkt. Das Sympathikolytikum Dyhydergotamin verändert, wie GARRET u. Mitarb. (1974) gezeigt haben, die Motilität des Rektosigmoides und den Tonus des M. sphincter ani internus. Ebenso kann Phenoxybenzamin den Tonus des M. sphincter ani internus durch Blockade der α-Rezeptoren herabsetzen. Bethanecol erhöht den Parasympathikotonus der glatten Muskulatur des Rektosigmoides, ohne jedoch den Sphinkterapparat zu beeinflussen. Diese medikamentösen Behandlungen sind jedoch nur in Verbindung mit einer vollständigen systematischen Rehabilitation der ano-rektalen Funktion sinnvoll (WIENERT 1976).

Chirurgische Behandlung

Eine gewisse Anzahl Achalasien und Dyschalasien spricht nicht auf die konservative Behandlung an und erfordert ein energischeres Vorgehen. Bei mittelschweren Formen der Obstipation führt man ein- oder mehrmalige Dilatationen des Anus unter Narkose durch (BOLEY u. DINARI 1979). Die schwere Achalasie oder Dyschalasie des Sphinkters sowie die ultrakurzen Formen des Morbus Hirschsprung werden mit einer Sphinkteromyektomie der glatten Muskulatur des analen Sphinkters nach der von LYNN (DUBY u. Mitarb. 1979; LYNN 1966) beschriebenen Technik behandelt. Bei schwerer Dekompensation des Rektosigmoides mit riesigem Megarektum, mit vollständig und definitiv geschädigter glatter Muskulatur sowie bei gewissen Formen des Megadolichokolons müssen abdominale oder abdominoperineale Eingriffe durchgeführt werden.

Das Megarektum, ohne Aganglionose, kann erfolgreich mit der Technik nach REHBEIN (1976) verschmälert werden. In anderen Fällen erlaubt ein Kolondurchzug nach SOAVE (1963), das dekompensierte Endreservoir auszuschalten.

Ausnahmsweise, wenn das Megadolichokolon das ganze Kolon betrifft, kann eine Segmentresektion (Colon ascendens und/oder Colon descendens) einen adäquaten Transit mit normaler Stuhlkonsistenz gewährleisten.

Stuhlinkontinenz

Die Stuhlinkontinenz ist durch das Unvermögen des Rektums charakterisiert, seinen Inhalt zwischen zwei willkürlichen Stuhlentleerungen zurückzuhalten (BOLEY u. DINARI 1979). Dabei gibt es unterschiedliche Schweregrade, vom Schmieren bis zu schweren Formen, die ständiges Windeltragen nötig machen.

Ätiologie und Pathogenese

Die verschiedenen Ätiologien der Inkontinenz können in 4 Gruppen eingeteilt werden:
— Störungen der Sphinkterfunktion,
— Störungen der Darmmotilität,
— Störungen der Sensibilität und
— Störungen durch spinale, zerebrale und psychische Affektionen (Tab. 15).

Störungen der Sphinkterfunktion

Sie kommen hauptsächlich bei den anorektalen Mißbildungen, die auf S. 7.149 ff beschrieben sind, vor. Je nach dem Mißbildungstyp können eine oder zwei Sphinktere fehlen (M. sphincter ani internus in der hohen Form, Hypoplasie der Puborektalschlinge in den hohen und intermediären Formen, Hypoplasie verschiedener Grade des M.

Tabelle 15 Ätiologische und pathogenetische Einteilung der Stuhlinkontinenz

Störungen der Sphinkterfunktion
— anorektale Mißbildungen, Tumoren
— iatrogene oder traumatische anorektale Läsionen
— Sphinkterläsionen nach Entzündungen
— degenerative neuromuskuläre Systemerkrankungen

Störungen der Darmmotilität
— hyperaktives, »neurologisches«, chirurgisch geschaffenes Neorektum
— Überlaufinkontinenz bei Dyschesien

Sensibilitätsstörungen
— Proktitis, Kolitis, Crohnsche Krankheit
— rektale Tumoren

Spinale, zerebrale, psychische Läsionen bzw. Störungen
— Myelodysplasien, Wirbelsäulenverletzungen
— zerebrale Kinderlähmung
— Enkopresis der funktionellen psychosomatischen Obstipation

sphincter ani externus in allen Formen). Iatrogene Läsionen, nach Operationen anorektaler Mißbildung, Abszeßdrainage, Eingriffe bei Morbus Hirschsprung oder nach Traumata können eine oder mehrere der drei Sphinkterstrukturen verletzen. Ebenso können gelegentlich degenerative neuromuskuläre Erkrankungen, wie Morbus Steinert, die Muskulatur des Sphinkterapparates befallen und für eine Inkontinenz verantwortlich sein. Ein ähnliches Phänomen kann nach entzündlichen Prozessen durch Sklerosierung der Muskulatur entstehen.

Störungen der Darmmotilität

Sie können mit oder ohne Beteiligung der Sphinktere die Ursache einer Inkontinenz sein. Durchzugsoperationen bei der Behandlung anorektaler Mißbildungen, des Morbus Hirschsprung oder kongenitaler und erworbener Sphinkterstenosen benötigen eine Dissektion der Gefäßarkaden des Kolons, wodurch das autonome Nervensystem von den Beckenganglien getrennt wird. Dieses aus dem Colon descendens und Sigmoid gebildete Neorektum ist zumindest in der ersten Zeit noch nicht an seine neue Reservoirfunktion gewöhnt. Diese verschiedenen Faktoren sind die Ursache einer Hyperaktivität des Kolons, die an eine hyperaktive neurogene Blase erinnern. Bei jeder Kontraktion wird der Widerstand und die Kontinenz der Sphinkterschranke beansprucht (BERGER u. Mitarb. 1979; SCHÄRLI 1978). Im Gegensatz dazu kompliziert sich eine schwere Hypotonie des Kolons mit Obstipation und Bildung eines Fäkaloms, häufig durch eine Überläufiginkontinenz mit paradoxen Diarrhoen.

Sensibilitätsstörungen

Isolierte oder mit einer anderen anorektalen Pathologie begleitete Sensibilitätsstörungen rufen durch Läsionen oder Irritationen der Mukosa eine Inkontinenz hervor. So können sowohl eine Proktitis, Kolitis, die Crohnsche Krankheit, Laxantienabusus und ein zu kurzes Kolon mit flüssigen Stühlen dafür verantwortlich sein.

Medulläre, zerebrale oder psychologische Läsionen

Die kongenitalen oder erworbenen medullären, zerebralen oder psychologischen Läsionen (Myelodysplasie, Myelitis transversa, Querschnittslähmungen, zerebrale Kinderlähmung, Enkoprese bei funktioneller psychosomatischer Obstipation) rufen durch Veränderung des Reflexbogens eine Dekompensation der Sphinkterphysiologie hervor.

Diagnose

Die Diagnose einer Stuhlinkontinenz soll nicht nur die Ätiologie der Pathogenese umfassen, sondern auch die bestehende oder potentiell restliche Kapazität der Kontinenzleistung genau definieren (BERGER u. LANDRY 1974; HOLSCHNEIDER 1977). Die Intelligenz des Kindes sowie das familiäre Milieu müssen in Betracht gezogen werden. Die Anamnese umfaßt eine genaue Angabe über die Häufigkeit und Konsistenz der Stühle, das Vorhandensein einer Enkoprese, Stuhlschmieren, Stuhldrang, die Möglichkeit, diesen zu kontrollieren (Warnungsperiode), die Diskriminierung des Darminhaltes sowie die Abhängigkeit von Pflege, Einläufen, Windeln usw.

Therapie

Die Behandlung hängt von dem Grad der Inkontinenz und deren Ursache ab. In einen Therapieplan muß man den »Reifungsprozeß« und eine anatomische Adaptation des Rektums, welche im Laufe der Zeit zu einer Verminderung oder Normalisierung des Symptomatologie führen kann, einbeziehen. Einige Inkontinenzformen nach operierten anorektalen Malformationen oder bei Kindern mit Myelodysplasien verbessern sich mit zunehmendem Alter. Autoren wie HOLSCHNEIDER (1977) und SCHÄRLI (1978) haben gezeigt, daß das Neorektum nach Durchzugsoperationen bei anorektalen Mißbildungen eine erstaunliche Anpassungsfähigkeit an seine neue Funktion hat. Diese Reifungsprozesse dauern unterschiedlich lange je nach Ätiologie, Art und Zeitpunkt des Eingriffs.

In den meisten Fällen kann konservativ vorgegangen werden. Einige davon benötigen jedoch einen chirurgischen Eingriff. Wie bei den Obstipationen handelt es sich bei der Inkontinenz nicht um eine einmalige Behandlung, sondern um eine systematische Langzeittherapie.

Das Stuhlschmieren, häufig nach lokalisierten, postinfektiösen Prozessen des Sphinkterapparates oder eine Folge der Behandlung einer anorektalen Mißbildung, kann man zum Verschwinden bringen, indem man dem Kind beibringt, nach jeder Defäkation den Analkanal von dem Stuhl, der unter der Puborektalschlinge zurückbleibt, zu entleeren (BOLEY u. DINARI 1979).

Bei den meisten Patienten mit Inkontinenz, besonders bei Kindern mit Myelodysplasien, kann im Laufe der Zeit durch Regelmäßigkeit täglich eine spontane Darmentleerung erreicht werden, die entweder durch einen Einlauf oder durch die Bauchpresse induziert wird. Zwischen zwei Entleerungen sind manche Patienten völlig sauber, andere leiden jedoch mehr oder weniger unter Stuhlschmieren. Die besten Erfolge erzielt man, wenn die Erziehung des Kolons zur regelmäßigen Entleerung im Alter von 3–4 Jahren beginnt. Dabei helfen eine schlackenreiche Diät und eine Entleerung des Rektums, bevor es zu einer Überfüllung oder einer Reflexentleerung kommt. Man sollte die maximale gastrokolische und ileokolische Reflexaktivität, die etwa 20–30 Minuten nach der Mahlzeit am ausgeprägtesten ist, ausnützen, um das Rektum mit Zäpfchen oder kleinen Einläufen zu entleeren.

Eine Verbesserung der Situation ist von einigen Autoren durch Konditionierung der Patienten, denen dadurch ihre autonomen Reflexe in das Bewußtsein gerückt werden, erreicht worden (ENGEL u. Mitarb. 1974).

In manchen Fällen ist man gezwungen, die Hyperaktivität des Kolons durch Parasympathikolytika (Pro-Banthin) zu vermindern oder die zu dünnen Stühle durch Medikamente zu kontrollieren. NIXON (1978) hat kürzlich die günstige Wirkung des Lopezamid beschrieben.

Chirurgische Behandlung

Die chirurgische Behandlung der Inkontinenz hat in erster Linie eine Verbesserung des anorektalen Winkels der Puborektalschlinge zum Ziel oder die Schaffung einer mechanischen Resistenz in der Anorektalgegend. Bei einer Inkontinenz nach einer Durchzugsoperation hinter der Puborektalschlinge kann diese bei einem erneuten Eingriff nach vorne verlagert werden (PURY u. NIXON 1976). Die Plastik des M. levator ani nach KOTTMEIER u. DZIADIW (1967) erlaubt es, die anorektale Winkelbildung zu verstärken und damit die Leistung des Levators zu verbessern. PROCHIANTZ (1979) schlägt eine Muskelplastik vor, bei der der Gluteus um den Analkanal geschlungen wird. Ist eine Hypoplasie oder Agenesie der Puborektalschlinge vorhanden, so ist eine Grazilisplastik nach Pickrell indiziert, dabei wird dieser Muskel, sei es unilateral oder modifiziert nach Brandesky bilateral, um den Analkanal geschlungen, wodurch man eine recht gute soziale Kontinenz erreicht (BERGER u. Mitarb. 1979; BRANDESKY u. HOLSCHNEIDER 1976; PICKRELL u. Mitarb. 1952). Kürzlich hat HAKELIUS seine ersten Beobachtungen, ein Jahr nach freiem Autotransplantat eines Vorderarmmuskels, publiziert. Dabei wurde der Muskel Uförmig, die Lage der Puborektalschlinge imitierend, um das Rektum geschlungen. Man konnte nach dieser Plastik eine Reinnervation der Muskulatur, eine Wiederherstellung der Funktion der Puborektalschlinge und ein Verschwinden der Inkontinenz beobachten (HAKELIUS u. Mitarb. 1978). Diese Technik ist noch neu, jedoch sehr vielversprechend.

Diese verschiedenen Operationen sollten nicht vor dem 7. oder 8. Jahr, nach HAKELIUS sogar nicht vor dem 10. Jahr durchgeführt werden. Um ein gutes Resultat zu erreichen, ist eine außergewöhnliche Mitarbeit, d. h. eine spontane Motivation des Kindes, erforderlich. Diese Operationen sollten von einer intensiven Physiotherapie und Reedukation zu einem regelmäßigen Rhythmus der anorektalen Funktion begleitet werden.

Literatur

Berger, D., M. Landry: Funktionelle Untersuchung der Defäkation beim Kinde. Fortschr. Röntgenstr. 121 (1974) 428
Berger, D., N. Genton, K. Berger: Efficacité et limites de l'ano-myoplastie selon Pickrell dans le traitement de l'incontinence post-opératoire des malformations ano-rectales. Chir. Pédiat. 20 (1979) 57
Berger, D., C. L. Schneider, M. Landry, N. Genton: Evaluation fonctionnelle et pronostique des malformations anorectales. Z. Kinderchir. 22 (1977) 286
Berger, H.: Die Obstipation des Kindes. Mschr. Kinderheilk. 114 (1966) 569
Boley, S. J., G. Dinari: Defecatory disorders in childhood. In Ravitch, M. M., K. J. Welch, C. D. Benson, E. Aberdeen, J. G. Randolph: Pediatric Surgery Year Book Medical Publishers, Chicago (1979) (p. 1074)
Brandesky, G., A. M. Holschneider: Operations for the improvement of fecal incontinence. Progr. pediat. Surg. 9 (1976) 105
Connel, A. M.: Motor action of the large bowel. In Cook, Ch. F.: Handbook of Physiology, Sect. 6, Alimentary Canal IV. Amer. Phys. Soc., Washington 1969
Chantraine, A., D. Balthazar-Letawe: Electromyographie des sphincters striés urétral et anal chez l'enfant normal. Etude descriptive et analytique. Electromygraphy 8 (1968) 311
Dubi, J., N. Genton, M. Landry: La constipation chronique de l'enfant: indications thérapeutiques chirurgicales. Méd. et Hyg. (Genève) 37 (1979) 3362
Engel, B. T., P. Nikoomanesh, M. M. Schuster: Operant conditioning of rectosphincteric responses in the treatment of fecal incontinence. New Engl. J. Med. 290 (1974) 646
Garret, J. R., E. R. Howard, W. Jones: The internal anal sphincter in the cat. A study of nervous mechanism affecting tone and reflex activity. J. Physiol. 243 (1974) 153
Hakelius, L., J. Gierup, G. Grotte, M. Joruf: A new treatment of anal incontinence in children: Free autogenus muscle transplantation J. pediat. Surg. 13 (1978) 77
Holschneider, A. M.: Elektromanometrie des Enddarmes: Diagnostik der Inkontinenz und chronischen Obstipation. Urban & Schwarzenberg, München 1977
Kaiser, G., I. Reuter: Betrachtung zum anorektalen Druckprofil. Z. Kinderchir. 38 (1976) 19
Kerremans, R.: Morphological and physiological Aspects of Anal Continence and Incontinence. Arscia, Bruxelles 1969
Kottmeier, P. K., R. Dziadiw: The complete release of the levator ani sling in fecal incontinence. J. pediat. Surg. 2 (1967) 111
Lynn, H. B.: Rectal myotomy for aganglionic megacolon. Mayo Clin. Proc. 41 (1966) 289
Morger, R., H. Berger: Beitrag zum funktionellen Megacolon. Schweiz. Rdsch. Med. 52 (1963) 545
Nixon, H. H.: The use of loperamide to regulate and improve Bowel control: A preliminary report. J. pediat. Surg. 13 (1978) 87
Nusslé, D., N. Genton, C. Bosic: Sémiologie radiologique fonctionnelle dans la maladie de Hirschsprung et dans d'autres formes de dyschésie. Ann. Radiol. 19 (1976) 111
Pickrell, K. L., T. R. Broadbent, F. W. Master, J. T. Metzger: Construction of a rectal sphincter and restoration of anal continence by transplanting the gracilis muscle. Ann. Surg. 893 (1952) 135
Prochiantz, A.: Myoplastie fessière à visée sphinctérienne pour le traitement des incontinences fécales des agénésies sacrées et des malformations ano-rectales opérées. Chir. Pédiat. 20 (1979) 63
Pury, P., H. H. Nixon: Levator plasty: A second operation for incontinence following primary operation for anorectal agenesis. J. pediat. Surg. 11 (1976) 77
Rehbein, F.: Raffung der Hinterwand des Rektumstumpfes. In Rehbein, F.: Kinderchirurgische Operationen. Hippokrates, Stuttgart 1976 (S. 362)
Schärli, A. F.: Correction of anorectal incontinence. Acta paediat. belg. 9 (1978) 31
Schärli, A. F., W. B. Kiesewetter: Defecation and continence: some new concepts. Dis. Colon Rect. 13 (1970) 81
Soave, F.: Une nouvelle technique chirurgicale pour le traitement de la maladie de Hirschsprung: la coloanostomie sans suture après mobilisation et abaissement extra-muqueux du recto-sigmoide. J. Chir. (Paris) 86 (1963) 451
Stelzner, F., H. G. Baumgarten, A. F. Holstein: Die Bedeutung der Superkontinenz. Langenbecks Arch. Chir. 336 (1974) 35
White, J. J., H. Suzuki, M. Elshafil: A physiologic rationale for the management of neurologic rectal incontinence. Child. Pediat. 49 (1972) 888
Wienert, V.: Die Beeinflussung der analen Sphinctermuskulatur des Menschen durch Pharmaka, Reflexstimulation und Elektrostimulation und deren klinischen Anwendbarkeit. Habil.-Schr., Köln 1976

Polypen des Magen-Darm-Traktes

M. LEHNER

Polypen sind von der Schleimhaut des Magen-Darm-Traktes ausgehende Tumoren. Sie sind im Kindesalter nicht selten zu beobachten. Die meisten Polypen sind benigne, nur wenige können maligne entarten oder stellen gar wie die seltene Polyposis coli eine klassische Präkanzerose dar.

Formen

Prinzipiell unterscheidet man zwei Gruppen von im Kindesalter vorkommenden Polypen:
– Hamartome (solitärer juveniler Polyp, juvenile Polypose, Peutz-Jeghers-Syndrom). In dieser Gruppe sind maligne Entartungen die Ausnahme.
– Adenomatöse Polypen (familiäre Polyposis coli, Gardner-Syndrom). In dieser Gruppe besteht eine hohe Gefahr der malignen Entartung.

Ätiologie

Die juvenile gastrointestinale Polyposis, ein sehr seltenes Leiden, wird dominant vererbt mit variabler, altersabhängiger Expressivität, wobei die Symptome in jeder Generation früher auftreten. Das Peutz-Jeghers-Syndrom wird dominant vererbt mit hoher Penetranz, die familiäre Polyposis coli wird autosomal dominant mit verschieden ausgeprägter Penetranz vererbt, ebenso das Gardner-Syndrom.

Histologie

Die *Hamartome* sind mikroskopisch charakterisiert durch das ausgedehnte Bindegewebe zwischen den Drüsenelementen. Das Bindegewebe ist häufig infiltriert von entzündlichen Zellen, die Drüsenelemente sind histologisch immer normal, und es fehlen Atypien. Muskuläre Elemente fehlen. Der *adenomatöse Polyp* hingegen ist zusammengesetzt von Drüsentubuli, die sich horizontal zur Muscularis mucosae verzweigen. Sie sind nur durch eine normale Lamina propria voneinander getrennt. Strukturunregelmäßigkeiten und Zellatypien kommen vor. Das beste Kriterium für Malignität ist Durchsetzung der Muscularis mucosae.

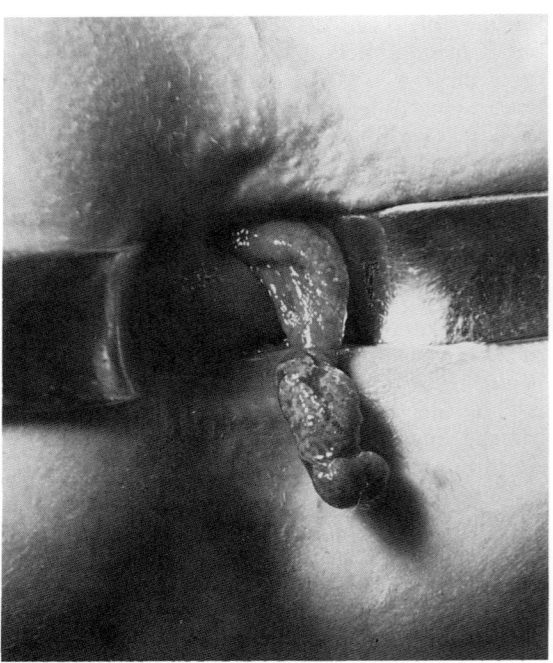

Abb. **133** Langgestreckter, vor den After vorfallender Rektumpolyp.

Hamartome

Solitärer juveniler Kolonpolyp

Es handelt sich dabei um bohnen- bis kirschgroße gestielte Polypen, die meist solitär in den untersten 10 cm des Anorektums sitzen.

Symptome

Da die gutartigen Tumoren stark vaskularisiert und leicht lädierbar sind, verursachen sie rezidivierende Darmblutungen, wobei sich etwas hellrotes Blut während, gelegentlich auch zwischen den Defäkationen entleert. Obwohl es sich in der Regel nur um kleine Blutverluste handelt, kann sich mit der Zeit doch eine sekundäre Anämie einstellen.
Bei der Untersuchung kann der Polyp manchmal beim Pressen aus dem After vorfallen, wenn er lang gestielt ist. Bei der rektalen Untersuchung wird er meist getastet, doch kann er wegen seiner weichen Konsistenz der Palpation auch entgehen. Mit dem Rektoskop kann er leicht gesehen werden, er imponiert als kugeliger, hellroter oder bläulicher Tumor, dessen Oberfläche oft ulzeriert ist und bei Berührung leicht blutet.

Differentialdiagnose

Ähnliche Blutungen wie beim Mastdarmpolyp kommen bei Hämorrhoiden, Analfissuren und Hämangiomen der Afterregionen vor; diese Differentialdiagnose kann nach genauer Inspektion des Anus und der Rektaluntersuchung gestellt werden. Blutungen bei Colitis ulcerosa oder bei Invagination gehen mit schweren Störungen des Allgemeinzustandes einher. Beim blutenden Meckelschen Di-

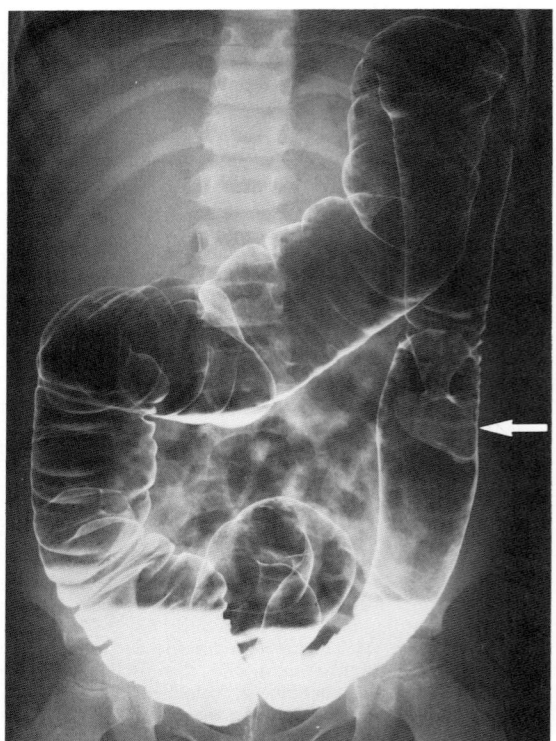

Abb. **134** Solitärer juveniler Polyp im Colon descendens bei einem 5jährigen Mädchen. Kolondoppelkontrastdarstellung.

vertikel sind die Stühle im Gegensatz zum Rektumpolyp von Blut durchsetzt. Polypen, die höher als im Mastdarm liegen, sollen immer durch einen der Rektoskopie vorausgehenden Doppelkontrasteinlauf ausgeschlossen werden.

Therapie
In Narkose gelingt es meist, nach Spreizen des Afters mit Roux-Haken den Polyp einzustellen und ihn nach Fassen seines Stiels mit einer Kocher-Klemme vorzuziehen. Hierauf wird der Polyp nach Anlegen einer Durchstechungsligatur an seiner Basis abgetragen. Höher, im Rektum gelegene Polypen können mit dem Rektoskop eingestellt und mit der elektrischen Drahtschlinge entfernt werden. Einzelne Polypen im Kolon können durch die Koloskopie abgetragen werden.

Prognose
Der solitäre Rektumpolyp ist benigne und hat keine Tendenz zur malignen Entartung.

Familiäre gastrointestinale Polyposis
(diffuse juvenile Polyposis)

Diese dominant vererbte Erkrankung, bei der die Hamartome im gesamten Magen-Darm-Trakt vorkommen, ist sehr selten.

Symptome
Die Krankheit beginnt meist in den ersten Lebenstagen oder -wochen mit Diarrhoe, mit zunehmenden gastrointestinalen Blutungen und rezidivierenden Invaginationen. In den ersten Lebensjahren kommt es zufolge Verlust von Protein zu hypoproteinämischen Ödemen und Aszites.

Therapie
Rektalpolypen werden, wenn sie prolabieren, entfernt. Bei Auftreten von Invaginationen müssen einzelne Polypen entfernt werden. Im übrigen ist die Behandlung konservativ mit Hyperalimentation parenteral.

Prognose
Die Krankheit führt in den ersten Lebensjahren zum Tod.

Peutz-Jeghers-Syndrom
Die Krankheit besteht in einer diffusen Polypose des Gastrointestinaltraktes, verbunden mit melanotischen Flecken der Mundschleimhaut und der Lippen. Sie ist dominant vererbt.

Symptome
Die typischen Pigmentationen der Mukosa und der Gegend um den Mund sind nicht zu verkennen. Die Polypen sind bei der Geburt nicht vorhanden, sie treten erst im Verlauf der Kindheit auf. Manche bereiten nie Symptome, andere schmerzen zufolge Dünndarminvaginationen. Die meisten dieser Invaginationen lösen sich spontan, und größere Blutungen sind selten. Sickerblutungen verursachen eine chronische Anämie.
Alle Patienten mit Schleimhautpigmentationen haben intestinale Polypen. Die Magen-Darm-Passage zeigt solitäre oder multiple, vom Magen bis zum Kolon lokalisierte Polypen.

Therapie
Asymptomatische Polypen müssen nicht behandelt werden, nur diejenigen, die eine Obstruktion oder eine sich nicht spontan lösende Invagination bewirken.

Komplikationen
Magen- und Duodenalpolypen können maligne entarten. Bei Frauen mit Peutz-Jeghers-Syndrom ist eine auffällige Häufung von Ovarialtumoren beschrieben.

Adenomatöse Polypen
Familiäre Polyposis coli
Diese ebenfalls autosomal dominant vererbte Krankheit ist eine klassische Präkanzerose.
Die Polypen verteilen sich im ganzen Kolon; Läsionen außerhalb des Kolons sind sehr selten.

Symptome
Meist zeigen sich diese in Form von Diarrhoe mit Blut erst in der späteren Kindheit oder in der Adoleszenz. Ältere Kinder klagen oft über krampfartige Bauchschmerzen.
Die Rekto- und Koloskopie sowie der Doppelkontrasteinlauf bestätigen den multiplen Befall des Kolons.

Therapie
Die Therapie der Wahl ist die totale Kolektomie. Da vor dem 10. Lebensjahr niemals eine maligne Entartung beschrieben wurde, kann damit bis zu diesem Alter zugewartet werden. In der Folge muß eine Ileostomie oder eine rektoileale Anastomose angelegt werden. In letzterem Fall müssen zum Ausschluß einer malignen Entartung von Polypen im Rektum engmaschige Kontrollen durchgeführt werden.

Gardner-Syndrom
Wie bei der familiären Polyposis des Kolons besteht auch beim Gardner-Syndrom ein hohes Risiko der malignen Entartung. Es ist gekennzeichnet durch eine Kombination von Hauttumoren (Lipomen, Fibromen und Dermoiden), Knochentumoren und adenomatösen Polypen des Kolons.

Therapie
Sie entspricht der Behandlung bei der Polyposis coli.

Literatur

Bussey, H. I. R., A. M. O. Veale, B. C. Morson: Genetics of gastrointestinal polyposis. Progr. Gastroent. 74 (1978) 1325

Gryboski, J.: Gastrointestinal problems in the infant. In: Major Problems in Clinical Pediatrics, vol. XIII. Saunders, Philadelphia 1975

Hug, I. E., A. Schärli: Zur Polyposis im Kindesalter. Z. Kinderchir. 23 (1979) 62

Morson, B. C.: Benign epithelial neoplasmas. In Morson, B.: Gastrointestinal Pathology, 2nd. ed. Blackwell, Oxford 1974 (p. 522)

Muldoon, J. R.: Treatment of benign tumors of the rectum. Clin. Gastroent. 4 (1965) 563

Whitehead, R.: Rectal polyps and their relationship to cancer. Clin. Gastroent. 4 (1975) 545

Mastdarmprolaps

M. Lehner

Der Mastdarmvorfall kommt besonders im Säuglings- und Kleinkindesalter vor.

Ätiologie

Im wesentlichen stehen sich zwei Auffassungen gegenüber. Die erste betrachtet den Analprolaps als Gleithernie durch einen Defekt in der Beckenfaszie. Diese Idee ist begründet in der Beobachtung, daß bei Fällen von Analprolaps die Excavatio rectovesicalis bzw. -uterina (Douglasscher Raum) besonders tiefstehend ist. Die zweite, neuere Auffassung ist die, daß es sich um eine Invagination des Rektums handelt, die beim Erwachsenen ungefähr 6 cm oberhalb des Anus ihren Ursprung nimmt, beim Kind entsprechend tiefer. Die eigentliche Ursache des Vorfalls ist ungeklärt, doch kennt man mehrere begünstigende Faktoren, die erklären, daß diese Krankheit in den ersten 4 Lebensjahren besonders häufig ist. Die Schwäche des Beckenbodens bei kleinen Kindern, die fehlende Kreuzbein-Steißbein-Krümmung und die daraus resultierende fehlende Angulation des Rektums, wie es beim Erwachsenen vorliegt, sowie der physiologische Tiefstand des Douglasschen Raums als Locus minoris resistentiae prädisponieren das kleine Kind zum Mastdarmvorfall. Eine Lockerung zwischen Mukosa und subserösen Darmschichten, wie sie bei chronischen Obstipationen und Diarrhoen, ebenso bei Polypen, Hämorrhoiden und bei der Mukoviszidose vorkommen, sowie ein Schwund des perirektalen Fettgewebes bei mangelnder Ernährung begünstigen zusätzlich die Entstehung eines Prolapses.

Formen

Nach Grob und Oberniedermeier unterscheidet man 3 Typen:
– Prolapsus ani,
– Prolapsus ani et recti,
– Prolapsus recti.

Bei letzterer Form verbleibt der über der Analöffnung gelegene Enddarmabschnitt in situ, und das höher gelegene Rektosigmoid prolabiert, weshalb zwischen äußerer Haut und ausgetretener Rektalschleimhaut eine Furche besteht. Maßgebend für das therapeutische Vorgehen ist jedoch der Schweregrad nach Reifferscheid (1962) bzw. nach Altmeier u. Mitarb. (1971).

1. Grad: Symptomatischer Mukosaprolaps (Ausdehnung der Schleimhaut zufolge Polypen oder Hämorrhoiden)	Typ I, falscher Prolaps
2. Grad: Mukosaprolaps	
3. Grad: Rektumprolaps	Typ II, inkompletter Prolaps (alle Wandschichten)
4. Grad: Prolaps des Rektosigmoides und des Douglas-Peritoneums	Typ III, »kompletter Prolaps«, Gleithernie des Beckenperitoneums mit Sphinkterüberdehnung

Symptome

Der Prolaps tritt meist bei der Defäkation aus, kann aber auch, besonders bei stark dystrophen Säuglingen, dauernd sichtbar sein. Beim symptomatischen Mukosaprolaps, z.B. bei Hämorrhoiden, verlaufen die Furchen radiär, bei allen übrigen Prolapsformen Grad 2–4 zirkulär (Abb. 135). Die Schleimhaut wird rasch ödematös verdickt, und es können Stauungsblutungen entstehen, ebenso Schleimhautulzera, Abgang von zähem Schleim und Tenesmen beobachtet werden.

Differentialdiagnose

Vom Schleimhautprolaps des Mastdarms ist die allerdings sehr seltene rektorektale Form der Dickdarminvagination zu unterscheiden, bei der sich die Spitze des Invaginates aus dem After ausstülpt.

Therapie

Der ausgetretene Schleimhautprolaps muß rasch reponiert werden. Kleinere vorgefallene Schleimhautpartien gehen nach der Defäkation spontan zurück. Ist dies nicht der Fall, wird der Prolaps mit Hilfe einer mit Salbe bestrichenen Gazekompresse reponiert, was meist leicht gelingt.

Mastdarmprolaps 7.173

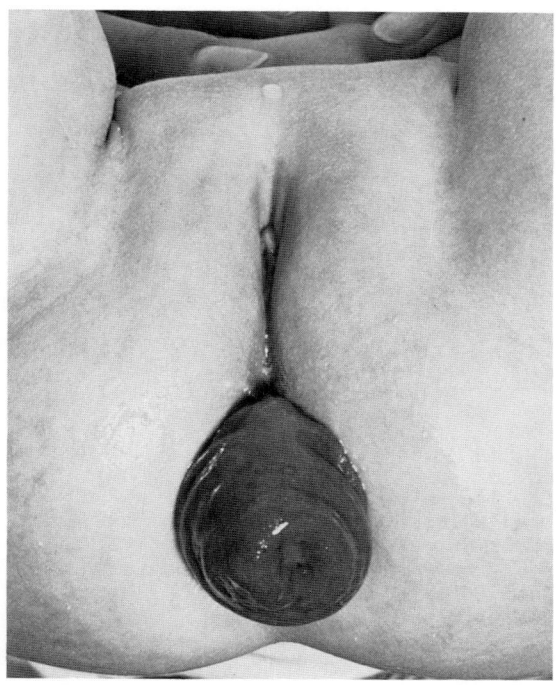

Abb. 135 Prolapsus recti bei 1²/₁₂ Jahre altem Mädchen.

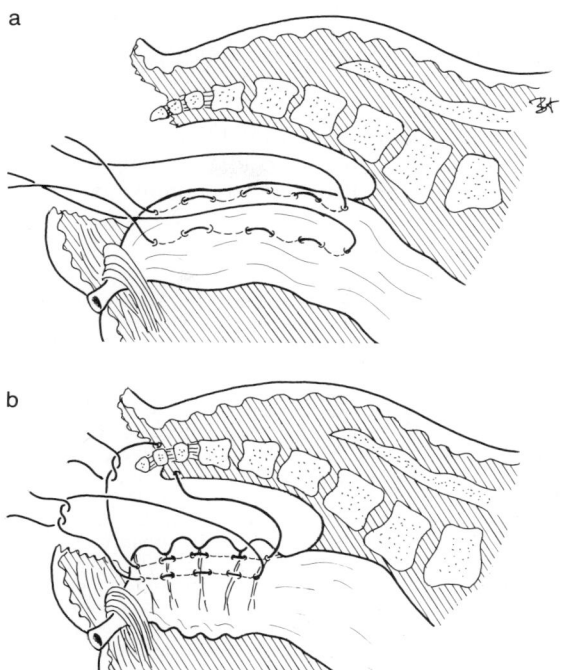

Abb. 136a u. b Operation nach Hecker, Daum und Maier bei Mastdarmprolaps. Lagerung in Bauchlage mit dicker Rolle unter dem Becken. Quere Inzision an der Spitze des Steißbeines. Ablösen des Rektums von der Konkavität des Sakrums.
a Anlegen von 4–6 Raffnähten in der Längsrichtung des Rektums dorsal und lateral.
b Durch Knüpfen dieser Nähte wird die Rektumwand in Längsrichtung gerafft. Zwei Fäden der Raffnähte werden mit dem Steißbein vernäht.

Konservative Maßnahmen

Zur Verhütung des Mastdarmprolapses ist in erster Linie für Regulierung der Darmtätigkeit (Behandlung chronischer Obstipation oder Diarrhoen) zu sorgen. Die Defäkation sollte in liegender Stellung erfolgen. Sie kann aber auch ohne Gefahr des Austretens des Prolapses in sitzender Stellung vorgenommen werden, wenn auf den Topf ein Brett gelegt wird, welches eine Öffnung von 5–10 cm Durchmesser, je nach Alter des Kindes, aufweist, was eine Stützung des Beckenbodens bewirkt. Die meisten kindlichen Mastdarmprolapse kommen mit konsequenter konservativer Behandlung zur Ausheilung. Ein Rezidiv ist nach dem 4. Lebensjahr nicht mehr zu erwarten.

Operative Maßnahmen

Sie sind nur angezeigt, wenn konservative Maßnahmen während längerer Zeit versagen. Weite Verbreitung hat die Sklerotherapie gefunden. Dabei bewirkt die Injektion von einer eine Entzündung bewirkenden Lösung ins periproktale Gewebe eine reaktive Bindegewebsbildung, wobei die entstehenden Narbenzüge das Rektum stabilisieren. Am verbreitetsten ist die Anwendung von 20–30%iger (3,4–5,1 ml/l) Kochsalzlösung. Als Nachteil der Methode muß das Risiko von Nekrosen und Infektionen erwähnt werden. Die einfache perianale Einlegung eines Drahtrings nach Thiersch, die einen submukösen Narbenring bewirkt, ist mit einer hohen Komplikationsrate (Drahtbrüche, lokale Infektionen, Fisteleiterungen und Stenosierung mit sekundärem Megakolon) belastet, so daß sie heute mehr und mehr verlassen wird. Die zahlreichen bei Erwachsenen entwickelten und angewendeten Methoden, wie die Operation nach Rippstein (Umwicklung des Rektums mit einem Teflonlappen vorne und Verankerung am Sakrum), sowie die abdominale Sigmaresektion und Proktopexie sind für Kinder wegen der Kompliziertheit der Methode und postoperativen Schwierigkeiten mit der Kontinenz wenig geeignet und nur in Ausnahmefällen anzuwenden. Zu empfehlen ist die von HECKER 1971 eingeführte Raffung der Rektumhinterwand mit zusätzlicher Fixierung des Rektums am Steißbein. Die Methode ist einfach und die Rezidivquote gering. Die Kinder werden in eine Westhuessche Lagerung gebracht. Von einem 4–6 cm langen Querschnitt über dem Steißbein wird nach Durchtrennung des Lig. anococcygeum die Rektumhinterwand freipräpariert. Danach werden 4–6 Nähte in Längsrichtung in der Art der Stopfmethode angelegt und geknotet, wobei es zu einer ziehharmonikaartigen Faltung der Rektumwand kommt. Die Eckfäden werden am Steißbein fixiert (Abb. **136a u. b**).

Dadurch erhält das Rektum die Konkavität und kommt in die Sakrumhöhle zu liegen.

Prognose
Wenn die konservative Behandlung über längere Zeit versagt, gelingt es mit der Methode nach Hecker meistens, den Prolaps definitiv zu beseitigen. Rezidive sind selten.

Literatur
Altmeier, W. A., W. R. Culbertson, C. J. Schowengerdt, I. Hundt: Nineteen years experience with the one-stage-perineal repair of rectal prolapse. Ann. Surg. 173 (1971) 993

Broden, B., B. Snellmann: Procidentia of the rectum studied with cine-radiographie: A contribution to the discussion of causative mechanism. Dis. Colon Rect. 11 (1968) 330

Goldberg, M., P. H. Gordon: Treatment of Rectal Prolapse. Clin. Gastroent. 4 (1975) H. 3

Hecker, W. Ch., R. Daum, W. A. Maier: Kinderchirurgische Operationen. In Gschnitzer, F., E. Kern, L. Schweiberer: Chirurgische Operationslehre, Bd. II. Urban & Schwarzenberg, München 1970 (S. 148)

Kay, N. R., R. B. Zachary: The treatment of rectal prolapse in children with injection of 30 percent saline solution. J. pediat. Surg. 5 334 (1970)

König, E.: Zu Pathogenese und Therapie des Mastdarmvorfalles. Chirurg. 20 (1949) 449

Reifferscheid, M.: Darmchirurgie. Thieme, Stuttgart 1962

Rippstein, C. B.: A simple effective operation for rectal prolapse. Ann. roy. Coll. Surg. Engl. 31 (1969) 379

Schickedanz, H., B. Kleinteich: Zur Therapie des Anal- und Rektumprolapses bei Kindern. Z. Kinderchir. 14 (1974) 178

Schütze, U., R. Daum, H. Eschwey: Die Behandlung des kindlichen Anal- und Rectumprolapses. Z. Kinderchir. 10 (1971) 53

Analfistel

M. Lehner

Ätiologie
Während Analfisteln beim Erwachsenen fast immer der Folgezustand von periproktalen Abszessen, ausgehend von Entzündungen in den analen Krypten, sind, sind Fisteln beim Kind vorwiegend angeboren. Eine Ausnahme bilden die Fisteln beim Morbus Crohn. Man unterscheidet komplette und inkomplette Formen. Bei letzteren endigt der Gang blind, wobei er nach außen oder in den Darm mündet. Je nach Lage der Fisteln zum M. sphincter ani externus und internus einerseits, zur Puborektalisschlinge andererseits unterscheidet man im wesentlichen 3 Formen: subkutane (außerhalb des Sphinkters verlaufende), transsphinktere (den M. sphincter ani externus und evtl. internus durchquerende) Fisteln und Anorektalfisteln, die die Puborektalisschlinge durchsetzen (Abb. 137). Bei den angeborenen Fisteln der Kinder handelt es sich fast

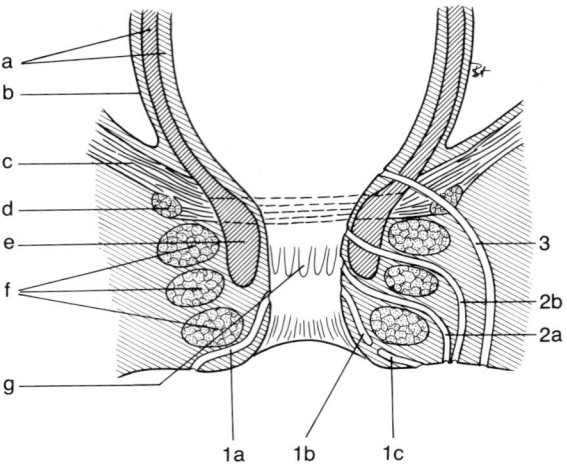

Abb. 137 Verlauf der Analfisteln. a = Rektumwand, b = Peritoneum, c = M. levator ani, d = Puborektalisschlinge, e = M. sphincter ani internus, f = 3 Portionen des M. sphincter ani externus, g = Linea dentata sive pectinea. 1 = Subkutane Fisteln: a = totale, b = inkomplette innere, c = inkomplette äußere. 2 = Transsphinktäre Fisteln: a = durch M. sphincter ani externus, b = durch M. sphincter ani internus und M. sphincter ani externus. 3 = Anorektale Fistel, durchsetzt die Puborektalisschlinge (= ischiorektale Form).

immer um submuköse oder transsphinktere Fisteln. Anorektalfisteln sind sehr selten, sie kommen häufiger bei Morbus Crohn vor.

Symptome
Durch schleimige oder eitrige Sekretion wird die Haut in der Umgebung der Fistelmündung mazeriert, und nicht selten führt die Analfistel zu rezidivierenden perianalen und periproktitischen Abszessen.

Therapie
Spontanheilungen sind selten. Eine operative Entfernung ist angezeigt. Davor muß man sich jedoch in Narkose ein genaues Bild über den Verlauf der Fistel machen durch Einführen einer Sonde oder Injektion von Methylenblau. Submukös gelegene Fisteln werden total exzidiert und das Wundbett offengelassen. Bei oberflächlich transsphinkter verlaufenden Fisteln kann bedenkenlos der Sphinkter senkrecht zur Faserrichtung durchtrennt werden. Tief transsphinkter verlaufende Fisteln werden bis zu ihrem Verlauf durch den Sphinkter exzidiert, im sphinkteren Bereich der Gang ausgekratzt. Bei Rezidivierung muß im Bereich des Sphinkters die Fadenmethode angewendet werden. Über die Fistel führt man von innen nach außen eine Knopfsonde ein, verknotet zwei Fäden daran, zieht die Sonde zurück und damit die Fäden durch den Fistelgang. Der erste Faden wird fest verknüpft, der zweite locker hängengelassen. Unter

Druckwirkung der Fadenschlinge nekrotisiert ein Teil des von der Schlinge umfaßten Gewebes, so daß der ursprüngliche feste Knoten locker wird. Nach ca. einer Woche wird der zweite Faden verknotet, der das noch verbleibende Gewebe durchschneidet. Somit ist der ganze durch den Sphinkter ziehende Fistelgang in seiner Länge eröffnet, wobei stufenweise durch den chronisch-entzündlichen Prozeß in der Umgebung des Fadens die durchtrennten Sphinkterfasern narbig fixiert werden, so daß keine Inkontinenz entsteht.
Fisteln bei regionaler Kolitis bei Morbus Crohn sollen keiner operativen Behandlung zugeführt werden, weil das Rezidiv dabei fast die Regel ist.

Literatur
Hawley, P. R.: Anorectal fistula. Clin. Gastroent. 4 (1975) H. 3
Largiadèr, F.: Analfistelsanierung. In Largiadèr, F., H. Säuberli, O. Wicki: Checkliste – Viszerale Chirurgie. Thieme, Stuttgart 1975 (S. 280)
Plenkl, A., H. Hartl: Operationen am Dickdarm, Mastdarm und Anus. In Gschnitzer, F., E. Kern, L. Schweiberer: Chirurgische Operationslehre, Bd. IV/I,2. Urban & Schwarzenberg, München 1975 (S. 110)
Spiro, H. M.: Disorders of the anus. In Spiro, H. M.: Clinical Gastroenterology, 2nd ed. Macmillan, New York 1977 (p. 887)

Analfissur
M. Lehner

Analfissuren sind meist spaltförmige Einrisse der Afterschleimhaut, welche radiär, meist an der hinteren, selten an der vorderen Kommissur liegen.

Ätiologie
Meist entstehen sie durch eine Verletzung bei Entleerung von hartem Stuhl. Begünstigt wird dies durch Verlust der normalen Elastizität und Mobilität der Mukosa bei chronischen Infektionen, z. B. Morbus Crohn, und durch Vernarbung der Schleimhaut nach Hämorrhoidektomien.

Symptome
Die Rhagaden führen zu einem Brennen in der Aftergegend und zu starken Schmerzen bei der Defäkation, welche zufolge eines Sphinkterkrampfes verzögert wird. Dadurch tritt eine hartnäckige Obstipation auf, was die Stuhlentleerungen noch schmerzhafter macht. Fast immer kommt es zu Blutauflagerungen auf dem Stuhl.

Diagnose
Bei der Inspektion sieht man meist an der hinteren, selten an der vorderen Kommissur einen von der Linea dentata bis zur Grenze der Analhaut reichenden Einriß, der in chronischen Fällen von indurierter Haut begrenzt ist, eine hypertrophierte Papille zeigt am unteren Ende ein durch die chronische Entzündung bewirktes ödematöses Hautbürzel (Sentinel tag).
In chronischen Fällen von Fissuren muß durch die Anoproktoskopie ein entzündlicher Prozeß als Ursache ausgeschlossen werden.

Therapie
Die meisten akuten Fissuren können durch konservative Maßnahmen geheilt werden. Neben Stuhlregulierung wird durch Applikation von anästhesierenden Salben oder Suppositorien der Sphinkterkrampf beseitigt. In schweren Fällen kann in Narkose eine Sphinkterdehnung vorgenommen werden, diese ist vor allem bei Fissuren bei Morbus Crohn zu empfehlen. Heilt unter diesen Maßnahmen eine Fissur nicht aus, so kann sie mit dem Thermokauter verschorft werden. Im Kindesalter ist es nur selten notwendig, eine Fissur radikal zu operieren (Operation nach Gabriel). Hierbei wird ein 2–2,5 cm langes Dreieck samt der Fissur exzidiert, wobei die Spitze gegen den Anus, die Basis nach außen liegt, zwecks Drainage des Wundbettes. Gleichzeitig werden die kaudalen sklerosierten Fasern des M. sphincter ani internus in der Mittellinie oder lateral mit dem Messer durchtrennt. Die Nachbehandlung erfolgt mit täglichen Kamillensitzbädern.

Literatur
Crapp, A. R., I. A. Williams: Fissure in ano and anal stenosis. Clin. Gastroent. 4 (1975) H. 3
Gabriel, W. B.: Principles and Practice of Rectal Surgery, 5th ed. Lewis, London 1963 (p. 237)
Spiro, H. M.: Disorders of the anus. In Spiro, H. M.: Clinical Gastroenterology, 2nd ed. Macmillan, New York 1977 (p. 881)

Hämorrhoiden
M. Lehner

Hämorrhoiden sind im Kindesalter nicht so selten.

Ätiologie
Äußere Hämorrhoiden gehen vom äußeren Hämorrhoidalplexus aus, dessen Abfluß im wesentlichen über die V. cava erfolgt. Innere Hämorrhoiden sind im Gegensatz zu den äußeren nicht mit Haut, sondern mit Schleimhaut bedeckt, gehen vom oberhalb der Linea dentata gelegenen inneren Hämorrhoidalplexus aus, der in die V. portae abfließt. Den inneren Hämorrhoiden kann deshalb ursächlich eine portale Hypertension zugrunde liegen.

Symptome

Äußere Hämorrhoiden sind bei der Inspektion sichtbar und verändern ihre Lage bei Pressen nicht. Bei Thrombosierung tritt ein plötzlicher, heftiger, sehr lange andauernder Schmerz auf. Man sieht einen tiefblauen, prominenten, harten Knoten, dessen Palpation äußerst schmerzhaft ist.

Bei den inneren Hämorrhoiden, die bei 3 Uhr, 7 Uhr und 11 Uhr liegen, unterscheidet man drei Grade: Die Hämorrhoiden 1. Grades liegen im Analkanal, können nicht palpiert werden, unterhalten eine Entzündung des Anus oder bewirken Blutungen. In der Proktoskopie sind sie sichtbar. Die Hämorrhoiden 2. Grades prolabieren beim Pressen und verschwinden danach spontan. Bei den drittgradigen inneren Hämorrhoiden entsteht ein Hämorrhoidalprolaps, bei dem eine Spontanreposition fehlt. Der Prolaps ist gekennzeichnet durch radiär verlaufende Furchen. Palpatorisch ist der weiche, aus Blut bestehende Inhalt ausdrückbar.

Therapie

Mehr noch als im Erwachsenenalter ist die primäre Behandlung der Hämorrhoiden konservativ, vor allem in Stuhlregulierung bestehend. Bei Therapieresistenz kann 1%ige Sotradekollösung submukös injiziert werden, pro Injektionsstelle 0,3–0,5 ml. In schweren Fällen ist es notwendig, die Hämorrhoiden zu ligieren oder sogar zu exzidieren. Dabei werden die primären Hämorrhoiden bei 3, 7 und 11 Uhr zusammen mit der sie bedeckenden Schleimhaut über einer Durchstechungsligatur exzidiert, es entsteht dadurch ein Schleimhautdefekt, dreieckförmig, mit Spitze analwärts. Zwischen den Defekten soll eine Hautbrücke von 0,5 cm bestehenbleiben, damit keine Stenosierung auftritt. Die postoperative Nachbehandlung besteht in Kamillensitzbädern.

Literatur

Largiadèr, F.: Haemorrhoiden. In Largiadèr, F., H. Säuberli, O. Wicki: Checkliste – Viszerale Chirurgie. Thieme, Stuttgart 1975 (S. 284)
Littmann, I.: Die operative Behandlung der nicht geschwulstigen Mastdarmerkrankungen. In Littmann, J.: Bauchchirurgie. Schattauer, Stuttgart 1977 (S. 334)
Steinberg, D. M., H. Liegois: Long term review of the results of rubber band ligation of haemorrhoids. Brit. J. Surg. 62 (1975) 144
Williams I. A., A. R. Crapp: Conservative management of haemorrhoids. Clin. Gastroent. 4 (1975) H. 3

Fremdkörper im Verdauungstrakt

J. G. KUNDERT

Eine nicht kindgemäße Umgebung, unzweckmäßiges Spielzeug, der Nachahmungstrieb des Kindes und sein Drang zur Erforschung der Umwelt führen im Kleinkindesalter gehäuft zum Verschlucken von Fremdkörpern. Nur ein Bruchteil der Kinder mit Fremdkörpern im Verdauungstrakt kommt zur Beobachtung, bei der Mehrzahl verläuft die Passage der Fremdkörper symptomlos und unbeobachtet. Neben kleinen, oftmals spitzen Metallgegenständen des täglichen Gebrauchs finden wir Steine und aus Kunststoff bestehende Spielzeugteile.

Symptome

Sofern die Einnahme des Fremdkörpers beobachtet wurde, wird sich die Mutter des Kindes durch genaue Stuhlkontrollen von der meist symptomlosen Passage in zwei bis drei Tagen überzeugen. Ob das Verabreichen von Ballastnahrung – zur Bildung eines Bolus zusammen mit dem Fremdkörper – hilfreich ist oder ob diese Maßnahme nur die Umgebung des Kindes beruhigt, lassen wir dahingestellt bleiben.

Wenn ein glattes Durchgleiten des Ösophagus unmöglich ist, so finden wir den Gegenstand im Ösophagusmund, d. h. am Übergang von der Pharynx- zur Ösophagusmuskulatur. Diese Stelle liegt beim Kind unterhalb des Krikoids, bereits auf Höhe der obersten trachealen Knorpelspangen, was das Auftreten eines Stridors neben Hustenreiz, Würgen und Speichelfluß erklärt. Ösophagusperforationen mit der Gefahr der Mediastinitis, Perikarditis oder Pleuritis kommen vor. Finden wir den Fremdkörper in tieferen Ösophagusabschnitten, so denken wir immer auch an bisher unbemerkte oder in der Notfallsituation unbekannte, vorbestehende Stenosen oder Strikturen.

Im Magen bleiben größere, rundliche Dinge oft tagelang liegen, während für lange Gegenstände bei Kleinkindern die Duodenalpassage problematisch werden kann. Meist aber ist nach dem Verlassen des Magens der Abgang der Gegenstände gesichert. Dünndarmperforationen sind Raritäten, während kleine, längliche Fremdkörper bei Appendektomien gelegentlich im Lumen des Wurmfortsatzes gefunden werden.

Röntgenbefund. Beim heutigen Vorherrschen von Plastikspielzeug und -gegenständen sind wir oft auf indirekte Röntgenhinweise angewiesen. Fremdkörper im Ösophagusmund können zu einer Verbreiterung des Weichteilbandes zwischen Trachea und Wirbelkörpern in der seitlichen Halsweichteilaufnahme führen. Andere Lokalisationen nicht schattengebender Fremdkörper sind durch

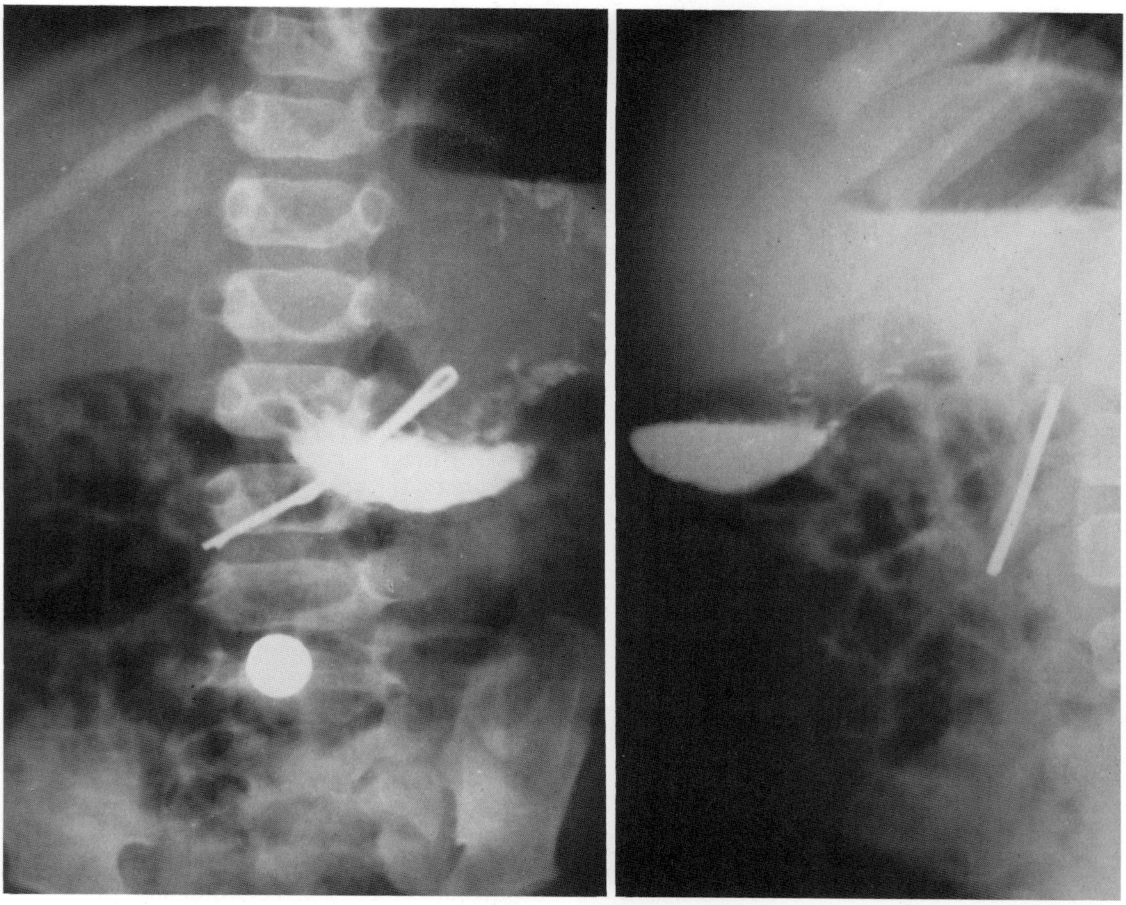

Abb. 138 Haarspange im dritten Abschnitt des Duodenums. Typische Lage unmittelbar vor der Lendenwirbelsäule (9 Monate alter Säugling).

Kontrastmittelaussparungen zu erfassen. Längliche, kontrastdichte Fremdkörper, die im dritten Abschnitt des Duodenums steckengeblieben sind, projizieren sich in der anteroposterioren Aufnahme von rechts nach links schräg aufsteigend vor den dritten Lendenwirbelkörper. Die seitliche Aufnahme zeigt sie unmittelbar vor der Wirbelsäule (Abb. 138).

Therapie

Ösophageale Fremdkörper müssen unverzüglich in Narkose endoskopisch entfernt oder in den Magen geschoben werden, da die Komplikationsgefahr erheblich ist. Bei asymptomatischen Fremdkörpern im Magen ist nach der ersten Lokalisation eine abwartende Haltung sinnvoll: wir empfehlen eine schlackenreiche Kost und eine genaue Stuhlkontrolle. Wenn der Fremdkörper nicht im Stuhl erscheint, lokalisieren wir ihn nach drei Wochen erneut, das Fehlen von Symptomen vorausgesetzt. Bei unveränderter Lage entschließen wir uns zu einem aktiven Vorgehen. Metallene Fremdkörper können entweder mit einer Magnetvorrichtung (z. B. Magensolenoid von Grob, Abb. 139) unter

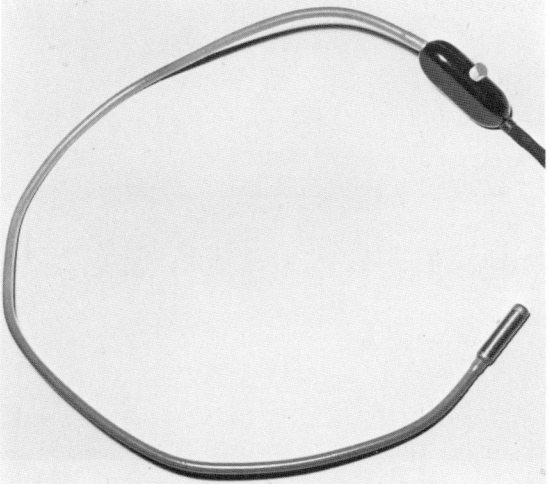

Abb. 139 Magensonde mit Elektromagnet an der Spitze (Solenoid) zur Entfernung metallischer Fremdkörper.

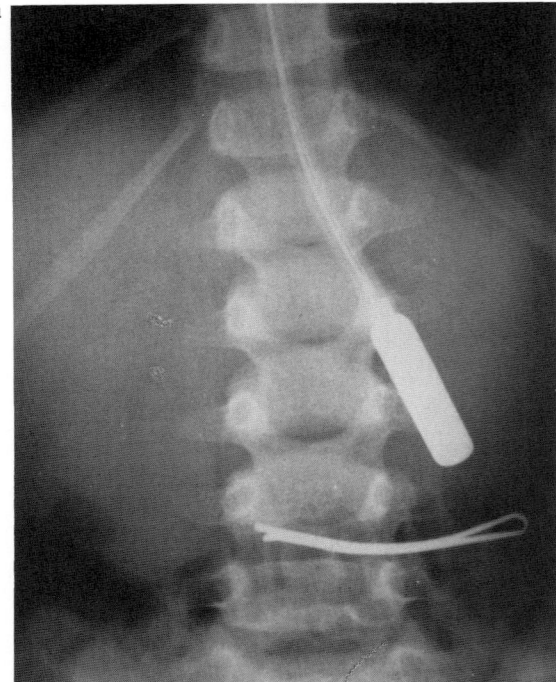

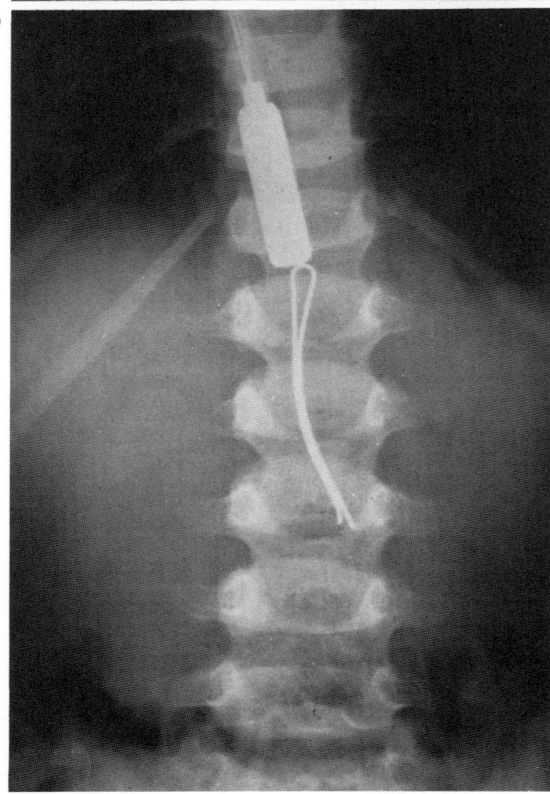

Abb. 140 Extraktion einer Haarspange aus dem Magen mit dem Elektromagneten.

Röntgenkontrolle vorsichtig extrahiert werden. Der Magnet muß so konstruiert sein, daß keine Wärmeentwicklung möglich ist. Extraktionsversuche mit dem Magneten oder aber mit der Fremdkörperzange unter gastroskopischer Sicht sind nur gestattet, sofern die Größenverhältnisse dies gefahrlos zulassen. Bei kleinen Kindern, bei Kontraindikation der Extraktion oder bei Sitz des Gegenstandes aboral des Pylorus, immer aber bei Verdacht auf Durchspießung der Darmwand ist eine Gastro- bzw. Enterotomie indiziert.

Die Ortung des Gegenstandes ist im Duodenum intraoperativ nicht immer leicht. Wenn wir den Fremdkörper gegen die Wirbelsäule durchtasten, läßt er sich gelegentlich in einen gut zugänglichen Duodenalabschnitt verschieben und dort durch eine kleine Enterotomie extrahieren.

Trichobezoar. Kinder, die die Unart haben, Haare und Fäden zu kauen und zu verschlucken, können im Magen einen verfilzten Knäuel dieser Fremdkörper bilden. Der Knäuel kann so groß werden, daß er den Magen nicht mehr verlassen kann, ihn schließlich ausfüllt und verschließt. Kinder, bei denen die Unart bekannt ist und die schlechte Esser sind, müssen bei Fötor, wiederholtem Erbrechen und ungenügender Gewichtszunahme an ein Trichobezoar denken lassen. Der weiche Tumor ist manchmal im linken Hypochondrium zu tasten und kann mit Barium als feinmaschiges Gebilde dargestellt werden. Es wird durch eine Gastrotomie entfernt. Im Zeitalter des Kaugummis und mit dem Verschwinden der Mädchenzöpfe ist das Trichobezoar bei uns selten geworden.

Literatur

Henry, L. N., J. W. Chamberlain: Removal of foreign bodies from esophagus and nose with the use of a Folex catheter. Surgery 71 (1972) 918–921

Mofenson, H. C., J. Greensher: The nontoxic ingestion. Pediat. Clin. N. Amer. 17 (1970) 583

Weber, Ch. P. G.: Verschluckte Fremdkörper im Kindesalter. Diss., Basel 1976

Kongenitale Gallengangsatresie

U. G. Stauffer und J. Hirsig

Wie kaum in einem anderen Gebiet der Kinderchirurgie hat sich das Verständnis der Gallengangsatresie in den letzten Jahren enorm gewandelt. Dabei ist trotz Fortschritten in der Erkenntnis der Ätiologie und der Pathogenese, verbesserter Frühdiagnostik und der Entwicklung neuer operativer Verfahren vor allem zur Korrektur sog. inoperabler Gallengangsatresien (GGA) vieles noch unklar geblieben und im Fluß. Die bisher erreichten Langzeitresultate sind bis heute wegen häufig beobachteter Spätkomplikationen (fortschreitende Verschlechterung der Leberfunktion und der Leberzirrhose, portale Hypertension) auch bei primär erfolgreicher Operation bei den meisten Kindern leider noch unbefriedigend und enttäuschend.

Die erste Beschreibung einer extrahepatischen Gallengangsatresie stammt von DONOP in Berlin 1852. 1916 unterteilte HOLMES die extrahepatischen Gallengangsatresien in sog. korrigierbare und nichtkorrigierbare Formen. Der erste erfolgreich chirurgisch behandelte Fall einer »korrigierbaren Form« von GGA wurde aber erst 1928 von LADD in Boston mitgeteilt. 1940 beschrieben HIKKEN u. CRELLIN die präoperative Cholangiographie zur Unterscheidung »korrigierbarer und nichtkorrigierbarer« Formen. Nach zahlreichen vergeblichen Versuchen zur operativen Behandlung der sog. nichtkorrigierbaren Formen von extrahepatischen Gallengangsatresien teilte 1957 KASAI die erste erfolgreiche hepatische Portoenterostomie mit, die mit zahlreichen kleineren und größeren Modifikationen sich bis heute als Behandlung der Wahl allgemein durchgesetzt hat. Erst 1949 beschrieben MAC MAHON u. TANNHAUSER die intrahepatische Gallengangsatresie, ein Krankheitsbild, das heute sowohl embryogenetisch als auch klinisch und prognostisch vollständig von den extrahepatischen Gallengangsatresien abgegrenzt werden muß. Die Beschreibung vor allem der histologischen Befunde bei der wichtigsten Differentialdiagnose zur GGA, der neonatalen Hepatitis, stammt von CRAIG u. LANDING (1952).

Häufigkeit

Glücklicherweise ist das Krankheitsbild der Gallengangsatresie eher selten. Es wird heute meist mit einer Häufigkeit von 1 zu 10000–13 000 Geburten angegeben (COOK u. RICKHAM 1978; LILLY u. STARZL 1974; SHIM u. Mitarb. 1974). Es wurde vermutet, daß die Gallengangsatresie in Japan häufiger als in Europa und in Nordamerika sei (BILL 1974; BILL u. Mitarb. 1974), doch konnten dies u.a. SHIM u. Mitarb. (1974) und HAYSS (1979) nicht bestätigen. Das Verhältnis von sog. korrigierbaren zu sog. nichtkorrigierbaren Formen ist in unserem Krankengut ca. 1:9 und entspricht etwa demjenigen der Literatur (ARIMA u. Mitarb. 1974; COOK u. RICKHAM 1978; FONKALSRUD u. ARMIA 1975). Intrahepatische Gallengangsatresien sind wesentlich seltener als extrahepatische. In unserer eigenen Serie finden sich 4 intrahepatische und 35 extrahepatische GGA; im Krankengut von KROVETZ (1960) stehen 35 intrahepatische 137 extrahepatischen GGA gegenüber. Extrahepatische GGA finden sich wesentlich häufiger bei Mädchen (BROUGH u. BERNSTEIN 1969), während bei der intrahepatischen GGA Knaben und Mädchen etwa gleich häufig betroffen sind (ALAGILLE 1972).

Ätiologie und Pathogenese

Extrahepatische Gallengangsatresie. Nachdem früher eine fehlende Rekanalisation der Gallengangsatresie in der frühembryonalen Phase der Schwangerschaft (6.–12. Schwangerschaftswoche) als Ursache der extrahepatischen Gallengangsatresie als wahrscheinlich angesehen wurde (AREY 1965; YLPPÖ 1913), machten LANDING u. Mitarb. 1972 aufgrund ihrer histologischen Studien bei Lebern von Kindern mit Gallengangsatresie, neonataler Hepatitis und Choledochuszysten wahrscheinlich, daß diese 3 Krankheitsbilder mit wenigen Ausnahmen verschiedene Formen *eines* einheitlichen Krankheitsgeschehens sind (LANDING 1974) und prägten dafür den Begriff der neonatalen obstruktiven Cholangiopathie. Nach LANDING (1974; LANDING u. Mitarb. 1972) führt der zugrundeliegende entzündliche Prozeß zur Degeneration der Epithelzellen der Gallenwege, zum Verschluß des Lumens und zu einer periduktalen Sklerose. Dieser Prozeß kann sich vorwiegend im Bereich der Hepatozyten und der kleinen intrahepatischen Gallengänge oder vorwiegend irgendwo im Bereich der großen abführenden Gallenwege abspielen. Liegt die Obstruktion vorwiegend im Abflußbereich der einzelnen Hepatozyten, so entsteht das Bild der neonatalen Hepatitis, erfaßt sie auch oder vor allem die großen Gallenwege, so kann eine extrahepatische Gallengangsatresie entstehen. Dieser entzündliche Prozeß ist nach LANDING (1974) in über 80% der Fälle auch nach der Geburt noch aktiv und progredient. Als Verursacher dieses entzündlichen Prozesses werden heute vor allem das Hepatitis-B-, weniger auch das Hepatitis-A- und das Rötelnvirus vermutet (HEATHCOTE u. Mitarb. 1976). Diese Vermutung wird u. a. auch durch das gelegentliche gleichzeitige Vorkommen von neonataler Hepatitis und Gallengangsatresie in derselben Familie (HAYS u. Mitarb. 1967; SCOTT u. Mitarb. 1954) gestützt. In Einzelfällen sind auch familiäre Häufungen von Gallengangsatresien beschrieben worden (LUTZ-RICHNER u. LANDOLT 1973). BLUMBERG u. Mitarb. (1972) vermuten deswegen überdies eine genetische Komponente im Virus-Wirt-Gleichgewicht in diesen Fällen. Die entzündliche Genese der Gallengangsatresie läßt zwanglos verstehen, warum es möglich ist, daß viele dieser Neugeborenen und kleinen Säuglinge mit GGA bei Geburt noch nicht ikterisch sind (KIMURA 1974; SHERLOCK 1963) und daß sogar einzelne Fälle bis zum Alter von 6 Monaten unauffällig waren (RICKHAM 1976). So wird heute die entzündliche Genese der meisten Formen von extrahepatischen Gallengangsatresien allgemein als am wahrscheinlichsten angesehen (ALAGILLE 1972; BILL u. Mitarb. 1974; DI SAN' AGNESE u. BLANC 1976), doch sind noch viele Fragen ungelöst, so z.B. die Tatsache, daß die Gallengangsatresien und die Choledochuszysten bei Mädchen viel häufiger als bei Knaben sind (BROUGH u. BERNSTEIN 1969; SAITO u. ISHIDA

1974), während das Verhältnis bei der neonatalen Hepatitis genau umgekehrt ist (LANDING 1974). Selten können wohl extrahepatische GGA wahrscheinlich auch wie die übrigen Atresien im Magen-Darm-Trakt als Folge lokaler Ischämien entstehen, wie dies OKAMOTO u. Mitarb. 1978 im Tierexperiment zeigen konnten. Japanische Autoren haben neuerdings auch auf die mögliche Bedeutung eines Refluxes von Pankreassaft infolge abnormer Mündung von Ductus choledochus und Ductus pancreaticus vor allem bei der Entstehung der Choledochuszysten und der seltenen Gallengangsperforationen hingewiesen (S. 7.192 ff u. 7.196 f), doch lehnt die Mehrzahl eine Bedeutung auch für die Entstehung der extrahepatischen GGA vorläufig ab (KITAMURA, persönl. Mitteilung).

Intrahepatische Gallengangsatresie

Bei der intrahepatischen Gallengangsatresie liegt im Gegensatz zu den meisten Formen der extrahepatischen Gallengangsatresie meist eine Hypoplasie, nur sehr selten eine richtige Aplasie der intrahepatischen Gallengänge vor. Die intrahepatische GGA würde deshalb wohl besser als intrahepatische *Gallengangshypoplasie* bezeichnet. Sie stellt eine eigentliche Fehlbildung dar und ist gelegentlich mit charakteristischen Zusatzmißbildungen wie Lungenarterienstenosen (GAUTIER u. Mitarb. 1975), Wirbelbogendefekten, Wachstumsrückstand, eigenartigem Gesicht, psychomotorischem Entwicklungsrückstand und Hypogonadismus usw. kombiniert.

Pathologische Anatomie

Die Haupttypen der extrahepatischen Gallengangsatresie sind in Abb. **141 a–f** wiedergegeben. In 80% liegt eine extrahepatische GGA mit Verschluß des Ductus hepaticus und seiner Äste (sog. inoperable Form) vor. Die Atresie kann sich auf den Ductus hepaticus beschränken oder auch den Ductus choledochus, den Ductus cysticus und die Gallenblase miteinbeziehen. Die Gallenblase besteht bei diesen Fällen entweder nur aus einem bindegewebigen Strang oder fehlt ganz (s. Abb. **141 d–f**).

Die extrahepatischen Gallengangsatresien ohne Verschluß des Ductus hepaticus gehören zu den sog. korrigierbaren Formen (s. Abb. **141 a–c**). Sie machen jedoch nur etwa 15–20% aller Fälle aus. Sehr selten liegt lediglich eine membranöse Atresie des Ductus choledochus vor (PINTER u. Mitarb. 1975), häufiger besteht anstelle des Ductus choledochus nur ein fibröser Strang, in schwereren Fällen sind auch der Ductus cysticus und die Gallenblase atretisch. Sowohl bei den sog. korrigierbaren als auch bei den sog. nichtkorrigierbaren Formen finden sich somit nicht selten Überreste von Teilen des Gallengangssystems (KASAI 1974), die allerdings hochgradig hypoplastisch sind (MYATAKA u. Mitarb. 1976). Überreste der Gallenwege finden sich bei der extrahepatischen GGA vor allem im Bereich der Porta hepatis (KASAI 1974; MYATAKA u. Mitarb. 1976). Der Durchmesser solcher kleiner und kleinster Gallengangskanälchen ist variabel, kann aber 200 µm und mehr erreichen (OHI u. Mitarb. 1969). Die Obstruktion der extrahepatischen Gallenwege ist jedoch nur ein Teil des ganzen Krankheitsbildes. Daneben besteht auch, entsprechend der meist entzündlichen Genese, gleichzeitig eine hepatozelluläre Läsion, die histologisch der neonatalen Hepatitis sehr ähnlich oder sogar gleich sein kann (CRAIG u. LANDING 1952; STOKES u. Mitarb. 1951). Das Ausmaß des Leberschadens ist von Patient zu Patient verschieden und bei einzelnen Patienten im Verlauf der Zeit progredient und somit meist abhängig vom Zeitpunkt der Untersuchung. Schon früh ist die Läppchenstruktur infolge der Degeneration der Leberzellen und gleichzeitig vorkommender regenerativer Prozesse verändert, die Glissonschen Scheiden sind durch proliferierendes Bindegewebe verbreitert und enthalten neben mehr oder weniger ausgeprägten entzündlichen Infiltraten vor allem häufig ein Netzwerk gewucherter Gallengänge und eigentliche Gallethromben. Daneben finden sich Riesenzellen wie bei der neonatalen Hepatitis.

Symptome

Bei etwa $2/3$ der Kinder entwickelt sich, nachdem sie bei Geburt vorerst unauffällig waren, ein langsam zunehmender *Icterus prolongatus* (LANDING u. Mitarb. 1972), der schließlich zu einer schmutzig gelb-grünlichen Verfärbung von Haut und Schleimhäuten führt. Von diesem klassischen Bild weicht das restliche Drittel der Kinder ab, die bereits bei der Geburt ikterisch sind (COOK u. RICKHAM 1978; KIMURA 1974). Von Fall zu Fall ergeben sich auch bei spontanem Verlauf einer extrahepatischen GGA erhebliche Bilirubinschwankungen nach oben und unten (MUGGIASCA 1966).

Die meisten Neugeborenen mit Gallengangsatresie oder neonataler Hepatitis setzen nach der Geburt vorerst normales *Mekonium* ab (COOK u. RICKHAM 1978; KASAI 1974). Nur 38% der Säuglinge mit Gallengangsatresie und 25% derjenigen mit neonataler Hepatitis hatten in der Serie von KIMURA (1974) bereits bei Geburt acholische Stühle. Bei schwerem Ikterus kann der Stuhl gelegentlich zwischendurch wieder etwas gallig verfärbt sein. Die Verfärbung findet sich dann besonders an der Oberfläche des Stuhles und kommt durch die hämatogene Ausscheidung von Gallefarbstoffen über die Darmepithelzellen zustande. Der *Urin* ist sowohl bei der Gallengangsatresie wie auch bei der Hepatitis dunkelbraun gefärbt, die Bilirubinprobe ist positiv, die Urobilinogenprobe negativ. Bei der klinischen Untersuchung ist die Leber in der Mehrzahl von GGA und neonataler Hepatitis bereits bei der Geburt vergrößert (KIMURA 1974), jedoch meist noch von normaler Konsistenz. Im Verlaufe weniger Wochen wird sie dann noch größer, derber und höckerig.

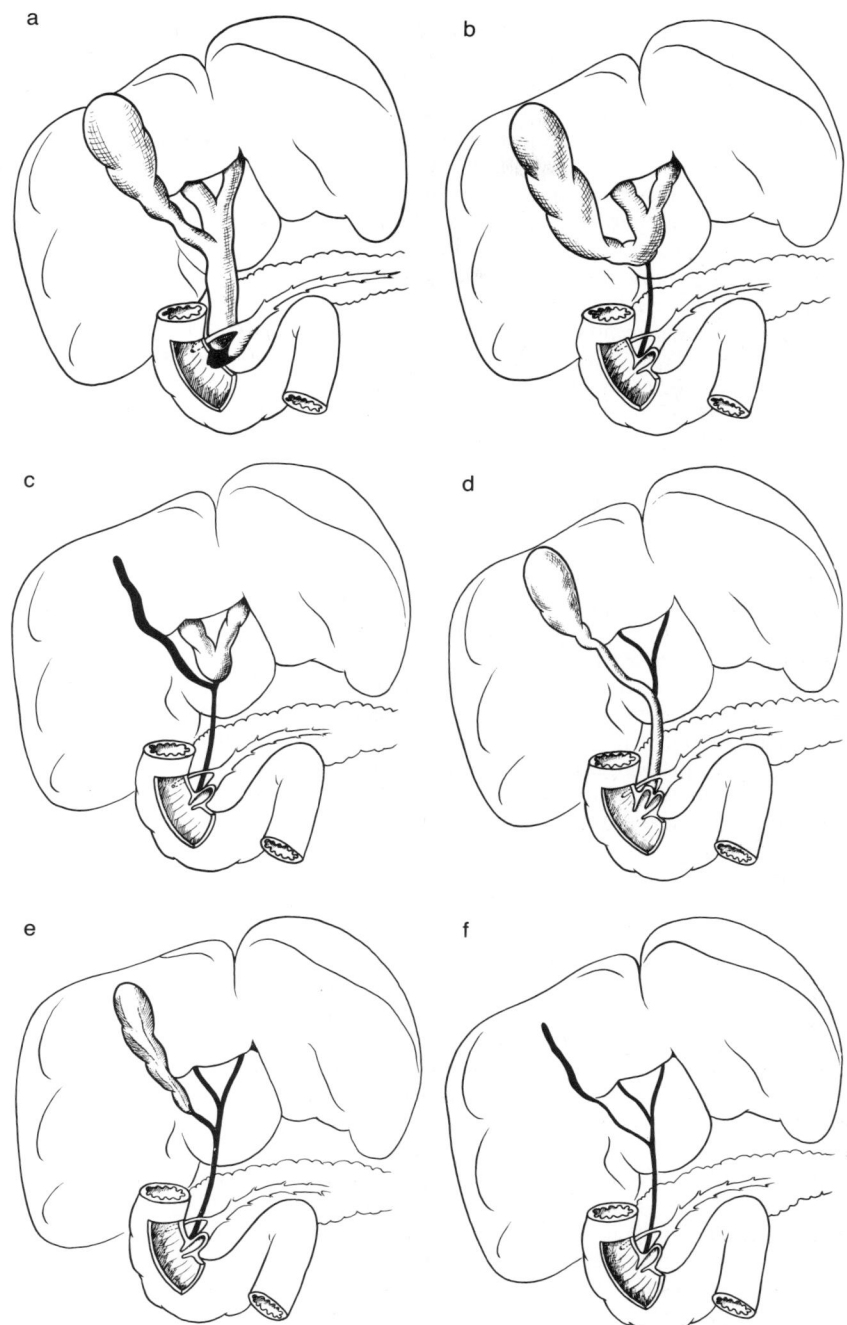

Abb. **141 a–f** Haupttypen der extrahepatischen Gallengangsatresie.
Sog. korrigierbare Formen:
a Kongenitaler Verschluß des Ductus choledochus an der Vaterschen Papille.
b Atresie des Ductus choledochus. **c** Atresie des Ductus choledochus, Ductus cysticus und der Gallenblase.
Sog. nicht korrigierbare Formen: **d** Atresie des Ductus hepaticus. **e** Atresie des Ductus hepaticus, cysticus und choledochus mit erhaltener Gallenblase.
f wie **e**, aber mit zusätzlicher Atresie der Gallenblase.

Laboruntersuchungen

Eine sichere klinische Differentialdiagnose zwischen neonataler Hepatitis und extrahepatischer Gallengangsatresie ist in den ersten Lebenswochen nicht möglich. Das gleiche gilt auch für die heute bekannten Laboruntersuchungen. Dies überrascht kaum, da ja höchstwahrscheinlich der Gallengangsatresie und der neonatalen Hepatitis eine gemeinsame entzündliche Lebererkrankung zugrunde liegt (LANDING 1974; LANDING u. Mitarb. 1972). Sind spezielle Infektionskrankheiten mit Beteiligung der Leber wie Zytomegalie, Toxoplasmose, Rubeola, Syphilis usw. durch das klinische Bild oder serologische Untersuchungen bereits ausgeschlossen, so beschränken wir uns an unserer Klinik meist auf nur wenige Leberfunktionsprüfungen, d. h. die Bestimmung von Bilirubin, Transaminasen, alkalischer Phosphatase, α-Fetoprotein, Australia-Antigen, α-1-Antitrypsin und der Gallensäurekonzentration im Blut.

Die Transaminasen (GOT, GPT) sind bei Atresien meist unter 300 U/l, bei der neonatalen Hepatitis können sie gelegentlich wesentlich höher sein (bis 800–1000 U/l) (Kove u. Wroblewski 1960; Kove u. Mitarb. 1960), die alkalische Phosphatase ist bei der Atresie oft, aber nicht immer höher als bei der neonatalen Hepatitis, umgekehrt haben Kinder mit neonataler Hepatitis oft deutlich erhöhte Werte von α-Fetoprotein im Serum, während diese bei Kindern mit GGA meist tief sind (Zeltzer u. Mitarb. 1974). Die Gallensäuren im Blut und ihre Differenzierung durch Gaschromatographie sollen nach Morrissey u. Mitarb. (Morrissey u. Javitt 1973) zwischen intra- und extrahepatischer Cholostase unterscheiden helfen. Neben vielen anderen zusätzlich empfohlenen Leberfunktionsproben sollen noch kurz der Belastungsversuch mit Cholestyramin und der Rose-Bengal-Test diskutiert werden. Cholestyramin bindet Gallensäuren im Magen-Darm-Trakt und fördert so ihre Ausscheidung im Stuhl (Campbell u. Mitarb. 1974a). Ein fehlender Abfall der Gallensäurekonzentration im Blut weist so auf einen kompletten Unterbruch der enterohepatischen Zirkulation hin (Morrissey u. Javitt 1973). Der Rose-Bengal-Test ist ursprünglich von Westover u. Mitarb. 1959 angegeben worden; die dabei notwendige, bei kleinen Säuglingen immer problematische Sammlung von Stuhl und Urin (Poley u. Mitarb. 1971) ist mittels Szintigraphie mit markiertem Jod 131 und neuerdings mit Technetium 99 umgangen worden. Die szintigraphischen Messungen der Ausscheidung über der Leber müssen allerdings mindestens einmal pro Tag während 4 Tagen durchgeführt werden (Kimura 1974). Eine fehlende Ausscheidung weist auf einen totalen Verschluß der abführenden Gallenwege hin. Die Methode ist allerdings bei Serumbilirubinwerten von über 12 mg% (205 µmol/l) nicht mehr aussagekräftig. Wir haben mit diesen beiden Untersuchungen keine großen persönlichen Erfahrungen.

Da keiner dieser Tests somit absolut sicher diagnostisch für oder gegen eine Gallengangsatresie ist, so darf damit nicht zuviel Zeit verloren gehen. Alle Laboruntersuchungen sollten unserer Ansicht nach nicht mehr als insgesamt 7 Tage in Anspruch nehmen und in keinem Fall zu einer Verzögerung einer allfälligen Operation über das Alter von 8 Wochen hinausführen (s. Prognose!). Möglicherweise kann in Zukunft eine verfeinerte sonographische Untersuchung wichtig werden; bis heute können jedoch Gallengänge unter 3 mm Durchmesser noch nicht erfaßt werden. Kaum diskutiert im Schrifttum ist bis heute die einfache Duodenalsondierung, die nach Kitamura an seiner Klinik bei gegen 300 eigenen Fällen die Differentialdiagnose zwischen Hepatitis und Gallengangsatresie nur zweimal nicht erlaubte. Dabei wird eine Magensonde unter radiologischer Kontrolle bis in die Pars II des Duodenums vorgeschoben und der Darmsaft während 90 Min. abgesogen, alle 15 Min. in ein anderes Glas. Ist in einer Portion das Bilirubin über 5 mg% (85,5 µmol/l), so soll eine GGA praktisch ausgeschlossen sein (Kitamura, persönl. Mitteilung).

Die für uns heute entscheidenden Untersuchungen sind die Cholangiographie und die Leberbiopsie. Sie erlauben in beinahe allen Fällen die Bestätigung oder den Ausschluß einer extrahepatischen GGA (Ferrucci u. Mitarb. 1976). Seit einigen Jahren führen wir diese Untersuchungen mit Hilfe des Laparoskopes durch (Karamehmedovic u. Mitarb. 1977; Stauffer u. Hirsig 1979). Das Laparoskop erlaubt die genaue Inspektion und Beurteilung der Leber und die Entnahme von genügend großen Biopsiestücken. Ist eine Gallenblase vorhanden, so führen wir anschließend perkutan unter laparoskopischer Sicht eine Punktionsnadel durch die Bauchdecken und durch das Leberparenchym in die Gallenblase ein. Eine direkte Punktion der Gallenblase muß dagegen wegen der Gefahr der galligen Peritonitis vermieden werden. Kommt das extrahepatische Gallengangssystem vollständig zur Darstellung und ist der Abfluß ins Duodenum normal, so ist die Untersuchung beendet (Abb. 142). Findet sich keine Gallenblase oder ist das extrahepatische System nur unvollständig dargestellt (Abb. 143), so wird in der gleichen Narkose laparotomiert und, wenn nötig, die chirurgische Korrektur angeschlossen. Steht diese laparoskopische Technik nicht zur Verfügung, so soll eine offene Leberbiopsie durch eine kleine Oberbauchlaparotomie vorgenommen werden. Blinde Nadelbiopsien der Leber sind für eine genaue Diagnostik zu klein und meist ungenügend (Bough u. Bernstein 1969; Clathworthy u. McDonald 1956; Cook u. Rickham 1978). Nach Entnahme von Leberbiopsien wird ein dünner Polyaethylenkatheter durch eine Stichinzision in die Gallenblase eingeführt und mit einer Tabaksbeutelnaht fixiert. Das Kontrastmittel (wir verwenden Urografin) wird nun langsam unter Durchleuchtungskontrolle injiziert. Die Untersuchung ist bei gutem Abfluß ins Duodenum abgeschlossen, wenn auch die Ductus hepatici zur Darstellung gekommen sind (s. Abb. 142). Ist dies nicht der Fall, so muß das Lig. hepatoduodenale mit einer Bulldogg-Klemme blockiert und so der Rückfluß in die Ductus hepatici und die großen intrahepatischen Äste der Gallenwege forciert werden, da, wie wir es selbst erlebten, gelegentlich Gallenblase, Ductus cysticus und Ductus choledochus durchgängig sein können, der Ductus hepaticus dagegen teilweise oder ganz obliteriert ist. Bestätigt sich dagegen bei dieser peroperativen Cholangiographie der Verdacht auf eine extrahepatische GGA, so führen wir den eigentlichen operativen Eingriff ebenfalls in derselben Narkose durch.

Mit der perkutanen Cholangiographie durch Injektion von Kontrastmittel direkt in die Leber haben wir nur geringe persönliche Erfahrung. Trotz detaillierter Studien, vor allem von Hashi-

Abb. 142 Normales Cholangiogramm. Das Kontrastmittel fließt frei von der Gallenblase über den Ductus cysticus und Ductus choledochus ab ins Duodenum. Die Ductus hepatici und ihre intrahepatischen Verästelungen sind rückläufig ebenfalls dargestellt.

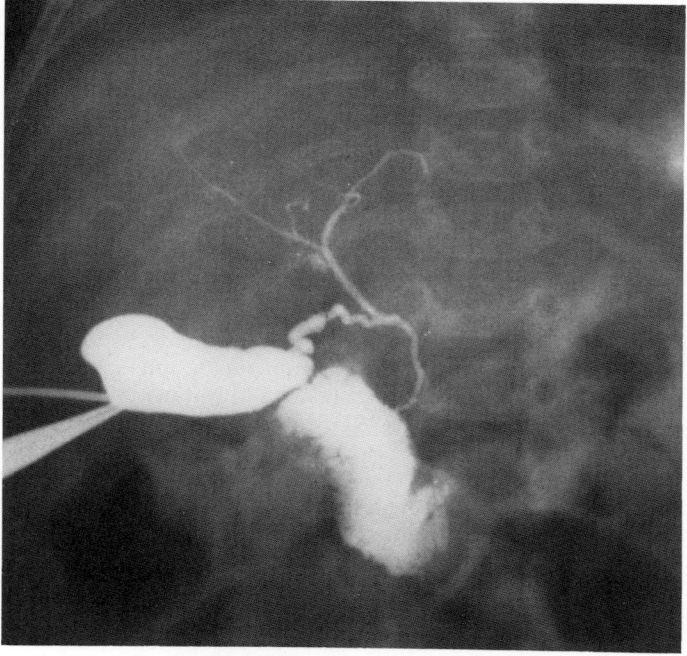

Abb. 143 Cholangiographie bei Gallengangsatresie. Das Kontrastmittel fließt zwar aus der Gallenblase über den Ductus cysticus und Ductus choledochus ab ins Duodenum, jedoch sind die Ductus hepatici nicht dargestellt. Intraoperativ fand sich eine Atresie der Ductus hepatici.

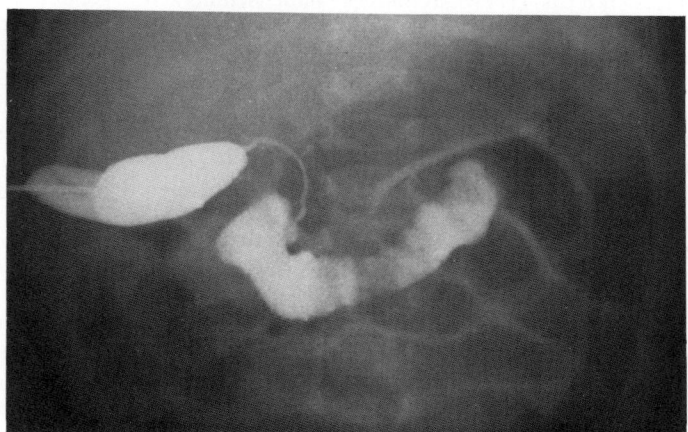

MOTO (1977), ist ihr Stellenwert vorläufig noch umstritten. Die Methode wird von VALAYER (1976) besonders als *Verlaufskontrolle* operierter Fälle empfohlen.

Differentialdiagnose

Die wichtigste Differentialdiagnose der extrahepatischen GGA, diejenige zur neonatalen Hepatitis, läßt sich häufig erst durch Laparoskopie, Leberbiopsie und Cholangiographie abgrenzen (s. oben). Über entzündliche Lebererkrankungen bei Toxoplasmose, Zytomegalie, Syphilis, Coxsackie-B-Viren usw. oder Stoffwechselerkrankungen wie Galaktosämie, Fructoseintoleranz u. a. s. pädiatrische Lehrbücher.

»*Syndrom der eingedickten Galle*«. Ein eingedickter Galle- oder Schleimpfropf verstopft die abführenden Gallenwege, insbesondere den Ductus choledochus. Das Krankheitsbild wurde erstmals 1935 von LADD beschrieben. Die Abgrenzung gegenüber einer GGA ist nur durch die Cholangiographie und Leberbiopsie möglich. Die Gallenblase kann, aber muß nicht, wegen der Rückstauung erweitert und prall sein. Bei der Cholangiographie ist ein verstärkter Druck zur Darstellung der Gallenwege nötig, der dann plötzlich ruckartig abnimmt. Das Cholangiogramm ist dann normal, ebenso in klassischen Fällen die Leberbiopsie. Die Therapie der Wahl besteht lediglich in der Durchspülung der Gallenwege, die auch bei 2 eigenen Fällen der letzten 5 Jahre erfolgreich war. Fälle, bei denen der Gallepfropf durch eine Choledochotomie entfernt werden mußte, wie sie 1969 von PICKETT beschrieben worden sind, haben wir nie beobachtet.

Obstruktion der Gallenwege von außen. Eine Obstruktion der Gallenwege durch Kompression von außen haben wir in den letzten 10 Jahren nur einmal, bei einem 6 Wochen alten Mädchen mit einer großen linksseitigen Zystenniere, beobachtet. Es war mit Verdacht auf GGA zugewiesen worden. Die Entfernung der Zystenniere, die das Lig. hepatoduodenale komprimierte, brachte die Heilung. Einen ähnlichen Fall beschrieben RICKHAM u. LEE (1964) bei einer riesigen Hydronephrose. Daneben sind Einzelfälle im Zusammenhang mit Duodenal- und Jejunalatresien (CRAIG u. Mitarb. 1955; NAKAI u. LANDING 1961), enterogenen Zysten (GILLESPIE u. ROGERS 1940), aberrierendem Pankreasgewebe (HÖCHT u. Mitarb. 1977) u. a. mitgeteilt worden.

Kongenitale Choledochuszyste. Bei Säuglingen kann die Differentialdiagnose gegenüber einer Gallengangsatresie gelegentlich schwierig sein, besonders wenn lediglich ein Ikterus, allenfalls Fieber und acholische Stühle bestehen und die klassische Trias Ikterus–Oberbauchtumor–Bauchschmerzen (TSARDAKAS u. ROBNETT 1956) fehlt. Das Cholangiogramm sichert die Diagnose. Details s. S. 7.192.

Spontane Perforation der Gallenwege. Sie ist sehr selten. 1976 konnten DONAHOE u. HENDREN erst 53 Fälle aus der Literatur zusammenstellen. Die Ursache ist meist unklar. In einigen wenigen Fällen fand sich distal der Perforation eine Stenose oder eine Striktur (DONAHOE u. HENDREN 1976; LEES 1966). Frühsymptome sind Erbrechen, zunehmender Ikterus und acholische Stühle (PRÉVOT u. BABUT 1971). Wird die Diagnose nicht rechtzeitig gestellt, so entwickelt sich ein toxisches Zustandsbild mit galliger Peritonitis und Aszites. Über Details s. S. 7.196.

α-1-Antitrypsin-Mangel. Eine Hypoplasie der intrahepatischen Gallenwege aufgrund eines α-1-Antitrypsin-Mangels wurde zuerst von ALTMANN u. CHANDRA 1965 beschrieben. Das Krankheitsbild ist selten. Wir verfügen nur über 2 Fälle in den letzten 15 Jahren. Typischerweise besteht im Säuglingsalter ein obstruktiver Ikterus, eine Hepatosplenomegalie, und einige Kinder entwickeln später auch eine Leberzirrhose (SVEGER u. AAGENAES 1976). Der Nachweis des α-1-Antitrypsin-Mangels im Blut und die typischen Befunde bei der Leberbiopsie, besonders bei der Untersuchung mit dem Elektronenmikroskop, bringen die Diagnose (SVEGER u. AAGENAES 1976).

Cholostase bei parenteraler Ernährung. Ein cholostatischer Ikterus kommt bei Neugeborenen und Säuglingen gelegentlich nach langdauernder parenteraler Ernährung vor (TOULOUKIAN u. DOWNING 1973; TOULOUKIAN u. SEASHORE 1975). Über Details s. S. 1.19. Die Leberbiopsie zeigt dann häufig neben den Zeichen der Cholostase eosinophile Zellinfiltrate in den periportalen Feldern. Die Pathogenese ist vorläufig noch nicht klar.

Therapie

Operative Therapie der extrahepatischen Gallengangsatresie

Wir eröffnen das Abdomen durch eine ausgedehnte Oberbauchlaparotomie (Abb. **144**). Über die Technik einer allenfalls anzuschließenden Cholangiographie s. oben.

Sog. korrigierbare Formen. Früher wurde allgemein die Anastomose des proximal offenen Gallengangs mit dem Duodenum (Choledocho- oder Hepatoduodenostomie) als Therapie der Wahl empfohlen (GROSS 1953; LADD 1928; SWENSON u. FISHER 1952). Sie wurde auch bei uns u. a. bei einer heute 15 Jahre alten Patientin mit Duodenalatresie und Atresie des distalen Choledochus im Alter von 2 Tagen mit Erfolg durchgeführt. Allenfalls kommt bei Atresien distal des Abgangs des Ductus cysticus auch eine Cholezystoduodenostomie in Frage. Wegen der jedoch häufig unbefriedigenden Resultate dieser direkten Anastomosen (aufsteigende Cholangitis!) schlugen KOOP u. KIESEWETTER 1954 eine Roux-Y-Anastomose des proximalen Gallengangs mit einem proximalen Jejunumschenkel vor. Dieses Verfahren, das die Gefahr der aszendierenden Cholangitis herabmindert (ARIMA u. Mitarb. 1974), wenn auch nicht in jedem Fall verhindert, hat sich heute an den meisten kinderchirurgischen Zentren als Therapie der Wahl durchgesetzt (Abb. **145**).

Sog. »nichtkorrigierbare« Formen. Die Methode der Wahl ist heute eine der Varianten der hepatischen Portoenterostomie, d. h. die Anastomose einer ausgeschalteten Jejunumschlinge an die Leberpforte, die 1957 von KASAI u. Mitarb. erstmals beschrieben wurde. Die übrigen Methoden wie das Einlegen von plastischen Röhrchen ins Lebergewebe (STARZL u. Mitarb. 1976; STERLING 1960), eine Cholangiojejunostomie nach Resektion des linken Leberlappens (LONGMIRE u. SANDFORS 1948) oder nach Resektion des Lobus quadratus (HASSE 1965; NIXON 1964) oder die Drainage des Ductus thoracicus nach außen (ABSOLON u. Mitarb. 1965) oder zum Ösophagus (SURUGA u. Mitarb. 1965; WILLIAMS u. DOOLEY 1963) haben heute nur noch historisches Interesse.

Operative Technik der hepatischen Portoenterostomie

Ist eine Gallenblase oder ein Überrest derselben vorhanden, so dient sie als Leitstruktur. Die Präparation beginnt mit der Auslösung der Gallenblase aus ihrem Bett und wird anschließend vorsichtig entlang dem Ductus cysticus und den meist vorhandenen fibrösen Strukturen der Ductus hepatici nach proximal bis an die Leberpforte weitergeführt. Die A. hepatica und die V. portae müssen

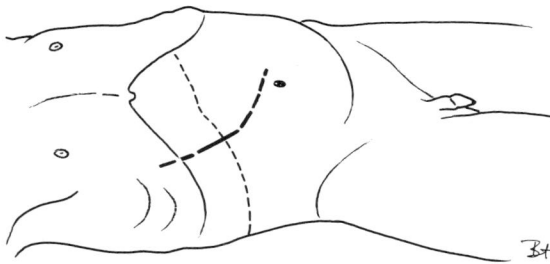

Abb. 144 Inzision für offene Cholangiographie (ausgezogene Linie), die entsprechende Schnittverlängerung bei Revision der Leberpforte und hepatischer Portoenterostomie (grob gestrichelte Linie). Fein gestrichelte Linie = Leberrand.

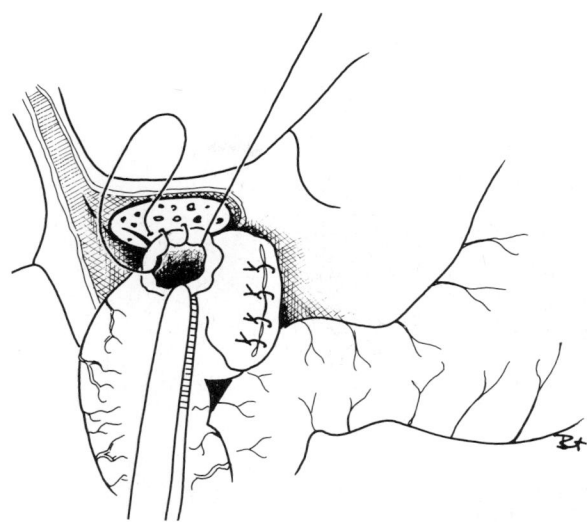

Abb. 146 Hepatische Portoenterostomie nach Kasai (44). Nach Freipräparation und Anfrischen der Leberpforte (s. Text) wird eine Jejunumschlinge, deren proximales Ende verschlossen wird, seitlich an die Leberpforte anastomosiert. Wir selbst bevorzugen die direkte Anastomose des proximalen Endes mit der Leberpforte (s. Text).

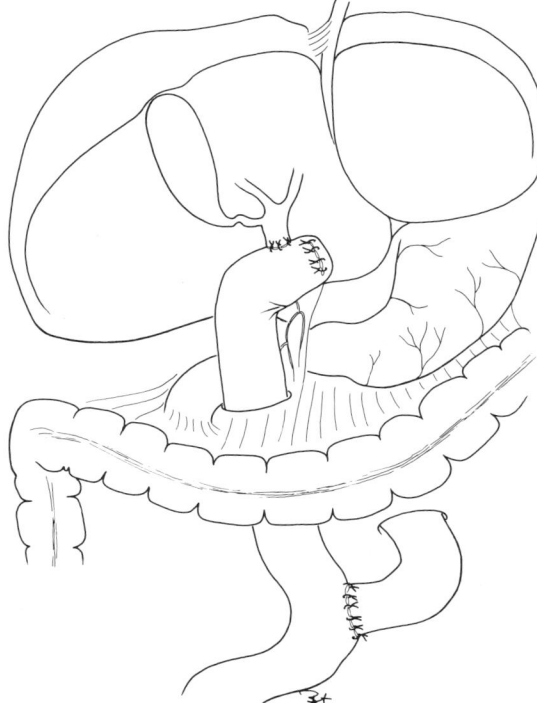

Abb. 145 Operative Korrektur einer »operablen Form« von Gallengangsatresie mit einer Roux-Y-Anastomose des proximalen Gallenganges mit einem retrokolischen proximalen Jejunumschenkel.

dabei sorgfältig isoliert und dargestellt werden. Fehlt eine Gallenblase vollständig oder fehlen jegliche Strukturen der Ductus hepatici, so wird das Lig. hepatoduodenale vorsichtig quer inzidiert, wobei wiederum die A. hepatica und die V. portae freigelegt und beiseite resp. nach dorsal abgedrängt werden. Entlang dem proximalen Anteil des Lig. hepatoduodenale wird die Präparation anschließend bis hinauf an die Leberpforte durchgeführt. Das als Leitband dienende Bindegewebe endet genau an der Leberpforte. Hier wird ein schmaler ovalärer Bezirk von Lebergewebe von ungefähr 1 mm Dicke scheibenförmig »abrasiert« (KASAI u. Mitarb. 1957). Die ganze Präparation muß sehr sorgfältig durchgeführt werden, damit nicht auch alle abführenden Lymphwege beschädigt oder durchtrennt werden. Wir verwenden dafür meist eine Lupe, SURUGA u. Mitarb. (1976) empfehlen sogar das Operationsmikroskop. Die Dicke der zu exzidierenden Leberscheibe ist noch umstritten. Während VALAYER (1976) sogar jegliche Präparation ins Leberparenchym hinein vermeidet und UEDA u. Mitarb. (1972) vor einer allzu tiefen Präparation in die Leberpforte warnen, da die konfluierenden intrahepatischen Gallengänge am größten an der Leberpforte selbst sind, empfiehlt KIMURA (1971) die Exzision einer Leberscheibe von 2–3 mm Dicke. Kommt es bei der Exzision der Leberscheibe zu einer stärkeren Blutung, so komprimieren wir wie KASAI (1974) die angefrischte Leberpforte mit einem mit Topostasin getränkten Tupfer. Eine Elektrokoagulation ist selbstverständlich absolut zu unterlassen! Die so angefrischte Leberpforte wird im Originalverfahren von KASAI u. Mitarb. (1957) anschließend mit einer Roux-Y-Schlinge vom Jejunum, dessen proximales Ende verschlossen wird, seitlich anastomosiert (Abb. 146). Bei uns hat sich die einfachere Anastomose des proximalen offenen Schlingen-Endes mit der Leberpforte ohne Nachteil bewährt.

Zur Vermeidung der häufigsten Gefahr, der aufsteigenden Cholangitis, wurden später zahlreiche Modifikationen des Kasaischen Vorgehens be-

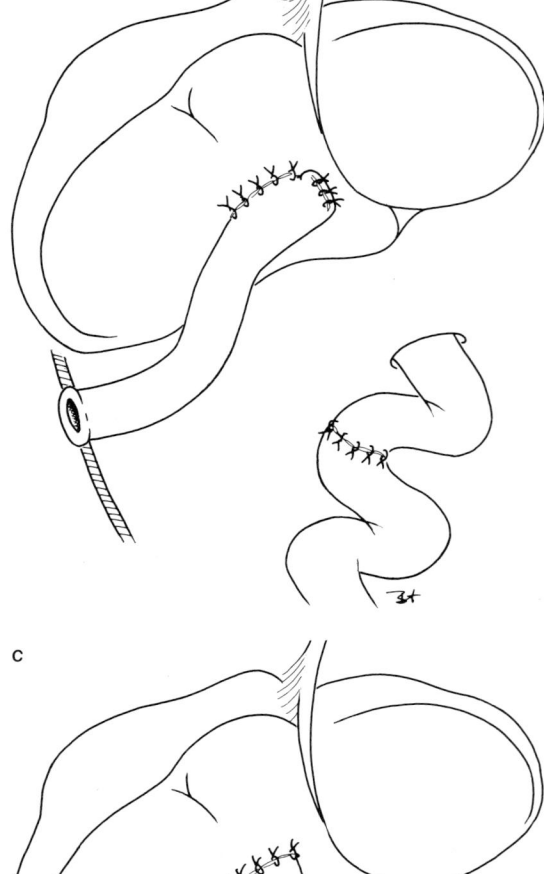
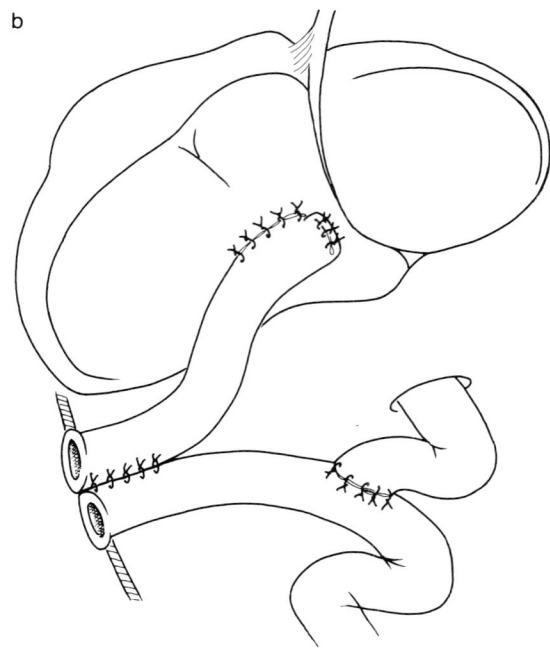
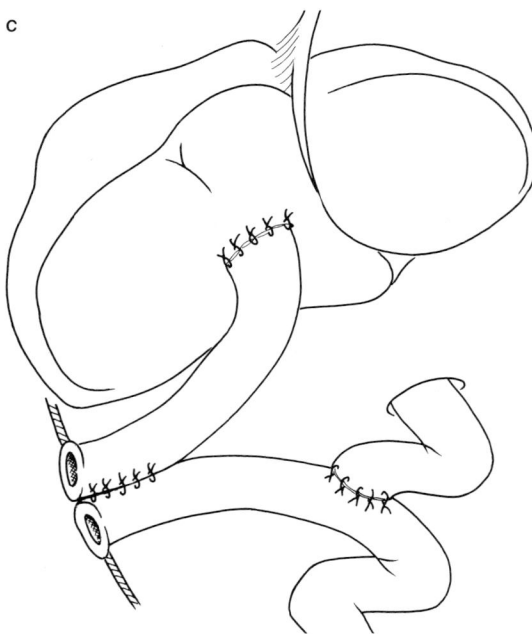

Abb. **147 a–c** 3 Beispiele von Modifikationen der ursprünglichen hepatischen Portoenterostomie nach Kasai.
a Einfaches Herausleiten des isolierten drainierenden Jejunumschenkels nach Sawaguchi 1968.
b Herausleiten der drainierenden isolierten Jejunumschlinge und des durchtrennten proximalen Endes des abführenden Jejunumschenkels. End-zu-Seit-Anastomose zur Wiederherstellung der Darmkontinuität, *Suruga* 1970.
c Die doppelläufige Enterostomie liegt auf dem proximalen drainierenden Jejunumschenkel, die Portoenterostomie ist hier endständig, im übrigen wie **b**, *Lilly* und *Altman* 1975.

schrieben, bei denen meist vorübergehend eine die Galle nach außen drainierende Enterostomie angelegt wird (Kasai u. Mitarb. 1972; Sawaguchi u. Mitarb. 1968; Suruga 1970; Suruga u. Mitarb. 1976). Wir haben bis vor kurzem das Vorgehen von Sawaguchi u. Mitarb. (1968) verwendet und geben heute dem Vorgehen nach Lilly u. Altman (1975) den Vorzug, bei dem die Enterostomie auf der die Leberpforte drainierenden Schlinge selbst liegt (Abb. **147 a–c**). Gegenüber der später notwendig werdenden End-zu-Seit-Anastomose zwischen der ausgeschalteten Jejunumschlinge und dem Dünndarm beim Vorgehen nach Sawaguchi u. Mitarb. (1968) ist das spätere Verschließen der Enterostomie beim Vorgehen nach Suruga (1970) und Lilly u. Altman (1975) wesentlich einfacher. Ob tatsächlich ein vorübergehendes Herausleiten der Schlinge die Langzeitergebnisse verbessert, ist jedoch immer noch umstritten (Kasai u. Mitarb. 1972; Kimura 1971, 1974, 1980; Kitamura 1980; Lilly u. Altman 1975). Seit 3 Jahren führen wir zusätzlich zur hepatischen Portoenterostomie immer noch eine Omentopexie durch (s. unten).

Modifikationen und Ergänzungen zur hepatischen Portoenterostomie

Hepatoportocholezystostomie. In etwa 20% der sog. nichtkorrigierbaren Fälle von GGA ist ein offener Gallengang zwischen Gallenblase und Duodenum vorhanden. In diesen Fällen kann die Gallenblase ausgelöst und unter Erhaltung der A. cystica nach Freipräparation der Porta hepatis (s. oben) statt einer Roux-Y-Schlinge an die Porta hepatis anastomosiert werden (FOIANINI u. RODRIGUEZ 1974; KASAI 1974). Wir selbst haben diese Operation in den letzten Jahren zweimal gemacht, aber nur bei einem Patienten vorübergehend einen Gallefluß erzielt.

Hepatoportogastrostomie. Die Präparation der Leberpforte geschieht in derselben Weise wie bei der Operation nach KASAI (1974). Statt der Roux-Y-Schlinge wird jedoch aus der Magenwand ein rechtwinkliger Lappen geschnitten, zu einem kurzen Rohr vereinigt und an die Porta hepatis anastomosiert. Dieses Vorgehen soll nach IKEDA u. SUITA (1975) die aufsteigende Cholangitis vermeiden helfen, da die Leberpforte von sterilem Magensekret umspült ist. Überdies soll angeblich der Säuregehalt des Magensaftes die Bildung von Granulationsgewebe an der angefrischten Leberpforte verhindern oder zumindest hemmen.

Die zusätzliche Omentopexie. Trotz Ableitens der drainierenden Schlinge nach außen, Auswaschen derselben mit Antibiotikalösungen und ähnlichem treten doch in etwa $^1/_3$ der Fälle Cholangitiden auf, so daß HIRSIG u. Mitarb. (1979) die Frage aufwarfen, ob nicht zumindest ein Teil der Cholangitiden statt durch Keimaszension hämatogen entstehen könnte. Aufgrund tierexperimenteller Arbeiten kamen sie zum Schluß, daß eine Beschädigung der abführenden Lymphwege während der Präparation an der Leberpforte Wegbereiter einer hämatogenen Cholangitis sein kann. Diese unterbrochene Lymphdrainage kann möglicherweise über eine zusätzliche Omentopexie an einen oberflächlich angefrischten Leberbezirk wenigstens teilweise wiederhergestellt werden. Die technisch einfache Omentopexie (Abb. 148) wird deshalb bei uns gegenwärtig bei allen Fällen zusätzlich zur hepatischen Portoenterostomie durchgeführt (RICKHAM u. HISSIG 1981). Eine abschließende Beurteilung dieses Verfahrens ist jedoch heute noch nicht möglich.

Mit weiteren Verfahren, z. B. der lymphodigestiven Gallendrainage nach SCHWEIZER u. FLACH (1976 a, b), die wie die Omentopexie den Lymphabfluß aus der Leber verbessern, haben wir keine persönliche Erfahrung.

Postoperative Behandlung

Die meisten Kinder liegen postoperativ für wenige Tage auf der Intensivabteilung. Eine Magensonde am Sog (20 cm H$_2$O ≈ 2 kPa) entlastet den Magen bis zum erneuten Ingangkommen der Darmtätigkeit. Bis dahin werden die Patienten ab 2. postope-

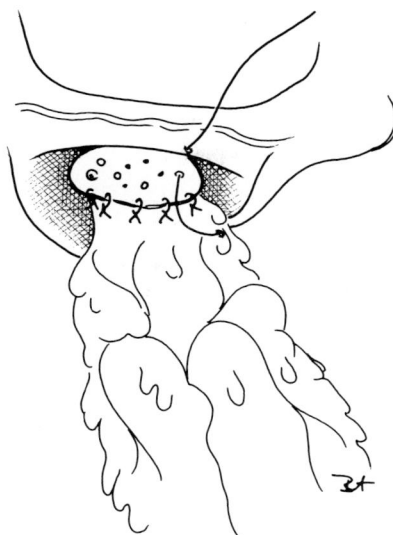

Abb. **148** Omentopexie. Zusätzlich zur hepatischen Portoenterostomie wird etwas oberhalb derselben die Leber leicht angefrischt und das Omentum mit einigen Einzelknopfnähten daran angelegt.

rativem Tag vollständig parenteral ernährt. Das Sekret aus der Enterostomie wird mit einem Klebsäckchen aufgefangen, die tägliche Menge gemessen und je nach Verlauf chemisch untersucht (Bilirubin, Gallensäuren usw.). Die Frage der postoperativen *Antibiotikagabe* ist immer noch umstritten. Während VALAYER (1976) die Wirkung langzeitiger Antibiotikagaben als Cholangitisprophylaxe als sehr zweifelhaft beurteilt, empfehlen die meisten Autoren Antibiotikagaben über mehrere Monate (KASAI u. Mitarb. 1975; KIMURA 1971; KITAMURA 1980). Wir haben bei den meisten Patienten postoperativ eine 4–6monatige Chemotherapie angeschlossen, setzen jedoch heute Antibiotika nur noch gezielt, bei nachgewiesenem Infekt und Antibiogramm, ein.

Von experimentellen Arbeiten bei Ratten (DAWBER u. THALER 1973) und Hunden (KHEDIS u. Mitarb. 1974) ist bekannt, daß *Glucagon* den Gallefluß aus der normalen Leber verdoppelt, die Gallengänge erweitert und den Sphinkter an der Vaterschen Ampulle zum Erschlaffen bringt (FERRUCCI u. Mitarb. 1976; KAMINSKI u. Mitarb. 1975). Wir haben deshalb in den letzten Jahren ab 2. postoperativem Tag während jeweils 7–10 Tagen Glucagon als Stimulans der Gallesekretion verwendet (1 mg, verteilt auf 4 Dosen i. v./die), doch ist eine abschließende Beurteilung dieser Zusatzbehandlung heute noch nicht möglich. Mit *Phenobarbital,* das die Gallensäurekonzentration im Blut herabsetzt, ihre Ausscheidung im Stuhl fördert und so vielleicht die Entwicklung einer Zirrhose verzögert (STIEHL u. Mitarb. 1973; THALER 1969), und *Cholestyramingaben* in der unmittelbar postoperativen Phase haben wir keine große persönliche Erfahrung, ebenfalls nicht mit dem als Cholagogum von KASAI (1974) empfohlenen *Decholin* (Dehydrocholinsäure).

Therapie der intrahepatischen Gallengangsatresie

Die intrahepatische GGA kann chirurgisch nicht angegangen werden. LOTTSFELDT u. Mitarb. (1963) und später ALAGILLE (1972, 1976) empfehlen eine internistische Behandlung mit Cholestyramin und allenfalls Phenobarbital (s. oben). Cholestyramin bindet die Gallensäuren im Darm und setzt so den Gallensäurespiegel im Blut, dem bei der fortschreitenden Verschlechterung der Leberfunktion und der Entwicklung einer Zirrhose eine entscheidende Bedeutung zukommt (SHARP u. Mitarb. 1971), herab. Es wirkt auch günstig auf den gelegentlich starken, lästigen Pruritus (DATTA u. SHERLOCK 1966). Über Details und Prognose s. pädiatrische Lehrbücher.

Prognose

Die mittlere Überlebensdauer unbehandelter Kinder mit extrahepatischer Gallengangsatresie beträgt etwa 12–15 Monate (MUGGIASCA 1966; MYERS u. Mitarb. 1956); gelegentlich können die Kinder aber sogar bis zu 5 Jahren überleben (HAYS u. SNYDER 1963), wie wir auch in einem eigenen Fall beobachten konnten. Unoperiert geht es den Kindern vielfach viele Monate gut, sie trinken gut, sogar gierig, und nehmen auch vorerst meist normal an Gewicht zu. Mit fortschreitender Zirrhose können sich aber dann relativ schnell, meist innerhalb weniger Wochen, die Zeichen der portalen Hypertension mit Aszites, allenfalls Blutungen und einer Leberinsuffizienz einstellen, denen die Kinder dann erliegen (ALTMANN 1976; ALTMANN u. Mitarb. 1975; VALAYER 1976). Werden Säuglinge mit extrahepatischer Gallengangsatresie erst nach dem Alter von 3 Monaten operiert, ist die Leberzirrhose meist schon so fortgeschritten, daß trotz vielleicht vorübergehenden Ingangkommens der Gallenausscheidung sich der weitere Verlauf kaum noch wesentlich von demjenigen unoperierter Kinder unterscheidet (KIMURA 1974; MORWAT u. Mitarb. 1976). Wir fordern deshalb heute die Operation zu einem möglichst frühen Zeitpunkt, spätestens innerhalb der ersten 2 Monate. Auch bei zeitgerechter Operation sind aber die Resultate sowohl bei den sog. korrigierbaren als auch bei den sog. nichtkorrigierbaren Formen oft nicht günstig. Dies ist zum Teil durch ein Fortschreiten der obstruktiven Cholangiopathie und damit des hepatozellulären Schadens trotz vielleicht primär erfolgreicher Operation bedingt (LANDING 1974; LANDING u. Mitarb. 1972). Postoperativ auftretende aszendierende oder hämatogene Cholangitiden verschlechtern die Prognose weiterhin. Ein entscheidender Faktor kommt auch dem Querschnitt der Gallenkanälchen an der angefrischten Leberpforte zu. Die meisten Autoren stimmen heute darin überein, daß ein genügender Gallefluß meist nur bei einem Durchmesser dieser kleinen Gallengänge von mind. 200 µm überhaupt möglich ist (KIMURA 1974). Als letzter Ausweg kommt bei einzelnen Fällen mit im Vordergrund stehender portaler Hypertension und genügender Leberfunktion allenfalls noch eine Umleitung des Blutstromes, z.B. durch das Anlegen eines splenorenalen oder eines mesokavalen Shunts (ALTMANN 1976), in Frage. Bei Fällen von »ausgebrannter« Leber bleibt theoretisch noch die Lebertransplantation, doch sind hier die bis heute erzielten Resultate kaum sehr ermutigend (STARZL u. Mitarb. 1976).

Resultate

Sog. »korrigierbare Formen«. Die Resultate sind hier aus den oben diskutierten Gründen häufig wesentlich schlechter, als man erwarten würde. So wurden vor 1963 in der Literatur 11 größere Serien von extrahepatischen GGA mit 461 Fällen publiziert; 87 gehörten zu den sog. korrigierbaren Formen, aber nur 28 konnten schließlich als geheilt betrachtet werden (RICKHAM 1966). Die erzielten Resultate sind leider seither nicht wesentlich besser geworden. Im Krankengut mehrerer japanischer kinderchirurgischer Kliniken von zusammen 82 Patienten fand KASAI 1974 wahrscheinliche Heilungen nur bei 18.

Sog. »nichtkorrigierbare« Formen. Im gemeinsamen Krankengut von Liverpool und Zürich von 1971–78 finden sich 30 Kinder, davon überlebten bisher 11 zwischen 1 und 5½ Jahren. Abb. **149** zeigt eines der Zürcher Kinder 4 Jahre nach primär erfolgreicher Operation. Über ähnliche Resultate berichteten auch LILLY u. ALTMAN (1975) und MYATA u. Mitarb. (1974). KASAI u. Mitarb. (1975) berichteten über 8 Heilungen bei insgesamt 53 hepatischen Portoenterostomien und 4 von 8 kurzfristig erfolgreichen Fällen, bei denen sie eine vorübergehende Gallefistel angelegt hatten. SURUGA u. Mitarb. (1976) berichteten sogar über 32 Überlebende von 46 Patienten. Auch wenn bei diesen Kindern ein Gallefluß in Gang kommt, ist doch die Langzeitprognose oft wegen der trotzdem langsam fortschreitenden Leberzirrhose zweifelhaft.

Viele der sog. geheilten Kinder hatten nach wie vor eine Hepatosplenomegalie, sind noch, manchmal etwas mehr, manchmal etwas weniger, ikterisch, und nur bei einem kleinen Teil ist die Cholestase vollständig behoben (VALAYER 1976). Auch wenn die Leberwerte (Bilirubin, Transaminasen usw.) sich normalisieren, so findet sich nach den Untersuchungen von KASAI u. Mitarb. (1975) histologisch häufig noch eine Leberfibrose, die möglicherweise auch Jahre später noch in eine Zirrhose übergehen kann. So erzielte KIMURA (1980) bei seinen 48 seit 1968 operierten Kindern mit GGA (korrigierbare und nichtkorrigierbare Formen) bei 34 vorerst einen genügenden Gallefluß, davon überlebten jedoch im Moment des Berichtes nur 9.

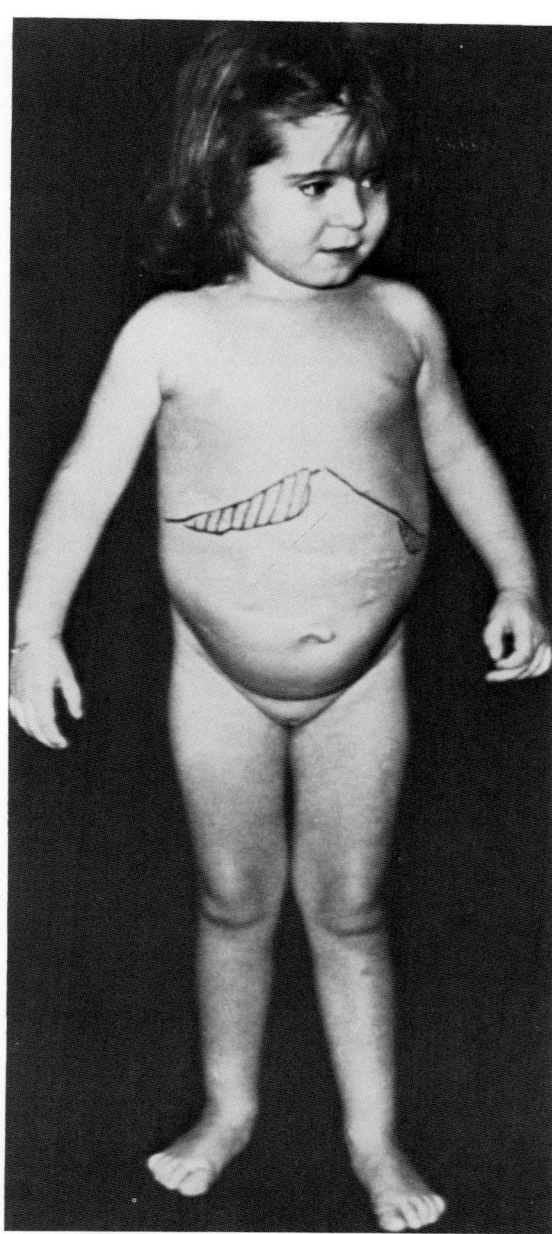

Abb. 149 4jähriges Mädchen mit extrahepatischer sog. nichtkorrigierbarer Gallengangsatresie. Erfolgreiche hepatische Portoenterostomie im Alter von 6 Wochen. Leichte Hepatosplenomegalie. Im übrigen vorläufig normale Leberwerte und guter Allgemeinzustand.

3 waren nur unter 2 Jahre alt, die übrigen 6 über 5 Jahre, das älteste 11 Jahre. 5 dieser 6 Kinder wiesen bei der Leberpunktion eine Zirrhose auf, 2 von ihnen mußten bereits wegen portaler Hypertension und rezidivierender Blutungen aus Ösophagusvarizen operiert werden, und nur 1 Kind war vollkommen gesund und wies auch eine normale Leberbiopsie auf. Über ähnliche Resultate berichten auch KITAMURA u. Mitarb. (1980). Von 144 Patienten der Jahre 1967 bis 1974 mit GGA (14% sog. korrigierbare Formen, 86% sog. nichtkorrigierbare Formen) erzielten sie bei 70% der unter dem Alter von 90 Tagen operierten einen vorerst genügenden Gallefluß, bei 60% verschwand, zum Teil vorübergehend, auch der Ikterus. Trotzdem war von den 144 Patienten nach Ablauf des ersten Jahres bereits die Hälfte gestorben. Nach 5 Jahren lebten im Moment des Berichtes noch 34 Kinder (26,4%). Das älteste Kind war 10 Jahre alt. Alle waren zwar klinisch ohne Ikterus, die Hälfte hatte jedoch abnorme GOT, GPT und alkalische Phosphatasen. 80% (28 Patienten) hatten eine Hepatomegalie, 57% (20 Patienten) eine Splenomegalie, 37% (13 Patienten) zeigten erweiterte Bauchvenen, und 50% (17 Patienten) wiesen Ösophagusvarizen auf. 2 der Kinder mußten bereits wegen rezidivierender Ösophagusvarizenblutungen operiert werden. Nur 2 der 34 Kinder hatten normale Leberfunktionsproben und waren ohne jegliche Zeichen einer portalen Hypertension.

Die Resultate sind demnach auch bei primär erfolgreichen hepatischen Portoenterostomien häufig nicht günstig, so daß CAMPBELL u. Mitarb. (1974 b) sogar vermuteten, daß die Prognose operierter und nichtoperierter Kinder sich in den Spätresultaten schließlich möglicherweise kaum unterscheiden würde, und so ein operatives Eingreifen überhaupt in Frage stellten. Dies ist heute nach allgemeiner Ansicht wahrscheinlich eine zu pessimistische Beurteilung. Der erste, 1956, von KASAI mit einer hepatischen Portoenterostomie operierte Patient ist heute immerhin 24 Jahre alt, arbeitet als Architekt und ist gesund (KIMURA, persönl. Mitteilung). Da ein so günstiger Ausgang leider jedoch selten ist, ist andererseits ein unkritischer Optimismus auch bei primär erfolgreich operierten Kindern sicher fehl am Platz.

Das Problem einer allfälligen Reoperation. Das Problem einer Reoperation bereits operierter extrahepatischer GGA ist in einer großen Umfrage von HAYS (1979) bei japanischen und amerikanischen Kinderchirurgen erfaßt worden. Die meisten Autoren lehnen eine Reoperation ab, wenn primär nie ein Gallefluß zustande kommt oder wenn ein Gallefluß langsam über Monate wieder zurückgeht und schließlich versiegt. Eine Indikation zur Reoperation sehen die Mehrzahl der japanischen und etwa die Hälfte der amerikanischen Kinderchirurgen bei initial guter Drainage, die nach 3–4 Wochen innerhalb Tagen wieder versiegt.

Literatur

Absolon, K. B., H. Rickers, J. B. Aist: Thoracic duct lymph drainage in congenital biliary atresia. Surg. Gynec. Obstet. 120 (1965) 123

Alagille, D.: Clinical aspects of neonatal hepatitis. Amer. J. Dis. Child. 123 (1972) 281

Alagille, D.: Intra-hepatic biliary atresia. In Berenberg, S. R.: Liver Diseases in Infancy and Childhood. Nijhoff, Den Haag 1976

Altmann, R. P.: Portal decompression by interposition mesocaval shunt in patients with biliary atresia. J. pediat. Surg. 11 (1976) 809

Altmann, R. P., R. Chandra: Biliary hypoplasia consequent to alpha-1-antitrypsin defiency. Surg. Forum 15 (1965) 377

Altmann, R. P., R. Chandra, J. R. Lilly: Ongoing cirrhosis after successful portiocoenterostomy in infants with biliary atresia. J. pediat. Surg. 10, (1975) 685

Arima, E., E. W. Fonkalsrud, R. C. Neerhout: Experience in the management of surgical correctable biliary atresia. Surgery 75 (1974) 228

Arey, L. B.: Developmental anatomy, 7th ed. Saunders, Philadelphia 1965

Bill, A. H.: Introduction. Prog. pediat. Surg. 6 (1974) 1

Bill, A. H., W. S. Brennom, T. L. Haseby: Biliary atresia. Arch. Surg. 109 (1974) 367

Blumberg, B. S., A. I. Sutwick, W. T. London, I. Millman: Australian antigen. In Gall, E. A.: The Liver. Williams & Wilkins, Baltimore 1972

Brough, A. J., J. Bernstein: Liver biopsy in the diagnosis of infantile obstructive jaundice. Pediatrics 43 (1969) 519

Campbell, D. P., J. R Poley, P. Alaupovic, E. I. Smith: The differential diagnosis of biliary atresia and neonatal hepatitis. J. pediat. Surg. 9 (1974 a) 699

Campbell, D. P., J. R. Poley, M. Bhatia, E. I. Smith: Hepatic porto-enterostomy – Is it indicated in the treatment of biliary atresia? J. pediat. Surg. 9 (1974 b) 329

Clathworthy, H. W., V. G. McDonald jr.: The diagnostic laparoscopy in obstructive jaundice in infants. Surg. Clin. N. Amer. 36 (1956) 1545

Cook, R. C. M., P. P. Rickham: The liver and biliary tract. In Rickham, P. P., J. Lister, I. M. Irving: Neonatal Surgery, 2nd ed. Butterworth, London 1978

Craig, J. M., S. S. Gellis, D. Y. Y. Hsia: Cirrhosis of the liver in infants and children. Amer. J. Dis. Child. 90 (1955) 299

Datta, D. V., S. C. Sherlock: Cholestyramine for long term relief of the pruritus complicating intrahepatic cholestasis. Gastroenterology 50 (1966) 223

Dawber, N. H., M. M. Thaler: Glucagon stimulating bilirubin production. Clin. Res. 21 (1973) 313

Di San' Agnese, A., W. A. Blanc: Infarction of the common bile duct in an infant after surgical exploration for jaundice. J. pediat. Surg. 11 (1976) 543

Donahoe, P. K., W. H. Hendren: Bile duct perforation in a newborn with stenosis of the ampulla of Vater. J. pediat. Surg. 11 (1976) 823

Donop, C. F.: De ictero specialism neonatorum. Inaug.-Diss., Berlin 1852

Ferrucci, J. T., J. Wittenberg, L. B. Stone, J. R. Dreyfuss: Hypotonic cholangiography with glucagon. Radiology 118 (1976) 466

Foianini, J. E., A. Rodriguez: Successful use of the gallbladder to establish drainage in a case of extrahepatic biliary atresia. J. pediat. Surg. 9 (1974) 413

Fonkalsrud, E. W., D. Armia: Bile lakes in congenital biliary atresia. Surgery 77 (1975) 384

Gautier, M., D. Alagille, G. H. Watson, O. Devloo-Blancquaert: Sténose de l'artère pulmonaire et de ses branches avec hypoplasie des voies biliares interlobulaires. 13th Ann. Meeting of the Association of European Paediatric Cardiologists, Marseille 1975

Gillespie, J. B., J. C. T. Gillespie: Enterogenous Cyst of Duodenum. Arch. Pediat. 57 (1940) 652

Gross, R. E.: The Surgery of Infancy of Childhood. Saunders, Philadelphia 1953

Hashimoto, N.: Percutaneous transhepatic cholangiography in infants and children with obstructive jaundice. Jap. J. pediat. Surg. 9 (1977) 105

Hasse, W.: Intrahepatic vascular and bile duct system as related to operative treatment of bile duct atresia. Arch. Dis. Childh. 40 (1965) 62

Hays, D. M.: Differences in attitude toward the management of biliary atresia among surgeons in Japan and in North America. J. pediat. Surg. 14 (1979) 580

Hays, D. M., E. M. Snyder jr.: Life span in untreated biliary atresia. Surgery 54 (1963)373

Hays, D. M., M. M. Woolley, W. H. Snyder, G. B. Reed, J. L. Gwinn, B. H. Landing: Diagnosis of biliary atresia. J. pediat. 71 (1967) 548

Heathcote, J., K. P. Deodhar, P. J. Schner, S. Sherlock: Intrahepatic cholestasis in childhood. New Engl. J. Med. 295 (1976) 801

Hicken, N. F., H. B. Crellin: Congenital atresia of the extrahepatic bile duct. Surg. Gynec. Obstet. 71 (1940) 437

Hirsig, J., O. Kara, P. P. Rickham: Experimental investigations into the aetiology of cholangitis following operation for biliary atresia. J. pediat. Surg. 13 (1979) 55

Höcht, B., U. Kühner, B. Gay, R. Arbogast: Verschlußikterus durch aberrierendes Pankreasgewebe im Bereich der Papilla Vateri. Z. Kinderchir. 22 (1977) 79

Holmes, J. B.: Congenital Obliteration of the bile duct. Diagnosis and suggestion for treatment. Amer. J. Dis. Child. 11 (1916) 405

Ikeda, K., S. Suita: Hepatic porto-gastrostomy. Using a gastric tube in the treatment of congenital biliary atresia. Z. Kinderchir. 17 (1975) 360

Kaminski, D. L., M. J. Ruwardt, M. Jellinek: Effect of glucagon on secretion-stimulated bile flow. Amer. J. Physiol. 229 (1975) 1480

Karamehmedovic, O., P. Dangel, J. Hirsig, P. P. Rickham: Laparoscopy in childhood. J. pediat. Surg. 12 (1977) 75

Kasai, M.: Treatment of biliary atresia with special reference to hepatic porto-enterostomy and its modifications. Progr. pediat. Surg. 6 (1974) 5

Kasai, M., I. Watanabe, R. Ohi: Follow-up studies of longterm survivors after hepatic portoenterostomy for noncorrectable biliary atresia. J. pediat. Surg. 10 (1975) 173

Kasai, M., Y. Asakura, H. Suzuki, E. Ohashi: Modification of hepatic portoenterostomy. 5th annual Meeting of the Pacific Association of Paediatric Surgeons, Tokyo 1972

Kasai, M., K. Watanabe, A. Yamagata, U. Takamura: Surgical treatment of biliary atresia. Nihonijishinpo 15 (1957) 1730

Khedis, A., M. Dumont, M. Duval, S. Erlinger: Influence of glucagon on canalicular bile production in the dog. Biomedicine 21 (1974) 176

Kimura, S.: Operation der angeborenen Gallengangsatresie. Hepatoportojejunostomie. Z. Kinderchir. 10 (1971) 60

Kimura, S.: The early diagnosis of biliary atresia. Progr. pediat. Surg. 6 (1974) 91

Kimura, S.: Resultate bei 48 eigenen Fällen von operierten Gallengangsatresien. Internat. Symp. Obergurgl, Jan. 1980

Kitamura, T., S. Sawaguchi, H. Akiyama, T. Nakajo: Langzeitergebnisse nach Operation der angeborenen Gallengangsatresie. 144 eigene Fälle. Z. Kinderchir. 31 (1980) 239

Koop, C. E., W. B. C. Kiesewetter: Extrahepatic atresia of the bile ducts. Ann. Surg. 139 (1954) 506

Kove, S., F. Wroblewski: Serum transaminase as an aid in early diagnosis of congenital biliary atresia. Amer. J. med. Sci. 240 (1960) 353

Kove, S., R. Perry, F. Wroblewski: Diagnosis of neonatal jaundice by pattern of serum transaminase. Amer. J. Dis. Child. 100 (1960) 47

Krovetz, L. J.: Congenital biliary atresia, Part I and II. Surgery 47 (1960) 453, 468

Ladd, W. E.: Congenital atresia and stenosis of the bile ducts. J. Amer. med. Ass. 46 (1928) 317

Ladd, W. E.: Congenital obstruction of the bile ducts. Ann. Surg. 102 (1935) 742

Landing, B. H.: Considerations of pathogenesis of neonatal hepatitis, biliary atresia and choledochal cyst. The concept of infantile obstructive cholangiopathy. Progr. pediat. Surg. 6 (1974) 113

Landing, B. H., T. R. Wells, G. B. Reed, M. S. Narayan: Diseases of the bile ducts in children. In Gale, E. A.: The liver. Williams & Wilkins, Baltimore 1972

Lees, W.: Bile peritonitis in infancy. Arch. Dis. Childh. 41 (1966) 185

Lilly, J. R., R. P. Altman: Hepatic portoenterostomy for biliary atresia. Surgery 78 (1975) 76

Lilly, J. R., T. E. Starzl: Liver transplantation in children with biliary atresia and vascular anomalies. J. pediat. Surg. 9 (1974) 707

Longmire jr., W. P., M. C. Sandford: Intrahepatic cholangiojejunostomy with partial hepatectomy for biliary obstruction. Ann. Surg. 130 (1948) 455

Lottsfeldt, F. I., W. Krivit, J. B. Aust: Cholestyramine therapy in intrahepatic biliary atresia. New Engl. J. Med. 269 (1963) 186

Lutz-Richner, A. R., R. F. Landolt: Familial bile duct malformations associated with tubular fenal insufficiency. Helv. paediat. Acta 28 (1973) 1

MacMahon, H. E., S. J. Tannhauser: Biliary xanthomatosis. Ann. intern. Med. 30 (1949) 121

Morrissey, K. P., N. B. Javitt: Extrahepatic biliary atresia: Diagnosis by serum bile acid patterns and response to cholestyramine. Surgery 74 (1973) 116

Morwat, A. P., H. T. Psacharopoulos, R. Williams: Extrahepatic biliary atresia versus neonatale hepatitis. Arch. Dis. Childh. 51 (1976) 763

Muggiasca, F.: Thirty-six cases of biliary atresia during the years 1944 to 1964. Z. Kinderchir. 3 (1966) 53

Myata, M., M. Satani, T. Ueda, E. Okamoto: Long term results of therapeutic protoenterostomy for biliary atresia. Surgery 76 (1974) 234

Myataka, T., K. Suruga, H. Tsuchiya, K. Suda: Pathohistological studies of extrahepatic bile ducts of incorrectable biliary atresia. Jap. J. pediat. Surg. med. 8 1976) 198

Myers, R. L., A. H. Baggenstoss, G. B. Logan, G. A. Hallenbeck: Congenital atresia of extrahepatic biliary tract. Pediatrics 18 (1956) 767

Nakai, H., B. H. Landing: Factors in the genesis of bile stasis in infancy. Pediatrics 27 (1961) 300

Nixon, H. H.: Leberchirurgie. Z. Kinderchirurgie 1 (1964) 83

Ohi, R., M. Kasai, T. Takahashi: Intrahepatic biliary obstruction in congenital bile duct atresia. Tohoku J. exp. Med. 99 (1969) 129

Okamoto, E., T. Okasora, A. Toyosaka: An experimental study on the etiology of congenital biliary atresia. Lecture delivered at the International Symposium in Cholestasis in Infancy. Japan Medical Research Foundation, Tokyo 1978

Picket, L. K.: The liver and biliary tract. In Mustard, W. T., M. M. Ravitch, W. H. Snyder, K. J. Welch, C. D. Benson: Pediatric Surgery. Yearbook Medical Publishers, Chicago 1969

Pinter, A., I. Pilaszanovich, J. Schäfer, J. Weissenbach: Membraneous obstruction in the common bile duct. J. pediat. Surg. 10 (1975) 839

Poley, J. R., E. Smith, D. I. Boon: Lipoprotein X and the double [131] I rose bengal test in the differential diagnosis of obstructive jaundice in the newborn period. Pediatrics 48 (1971) 562

Prévot, J., J. M. Babut: Spontaneous perforation of the biliary tract in infancy. Progr. pediat. Surg. 1 (1971) 187

Rickham, P. P.: Neonatal biliary obstruction. In Rob, C., R. Smith: Clinical Surgery, vol. X. Butterworth, London 1966

Rickham, P. P.: Neonatal biliary obstruction. In Rickham, P. P., J. H. Johnston: Neonatal Surgery. Butterworth, London 1969.

Rickham, P. P.: Editorial. Helv. paediat. Acta 31 (1976) 283

Rickham, P. P., E. Y. C. Lee: Neonatal jaundice. Surgical aspects. Clin. pediat. (Phila.) 3 (1964) 197

Rickham, P. P., J. Hirsig: Congenital biliary atresia. In Lord Smith of Marlow, Sh. Sherlock: Surgery of the gall bladder and bile ducts. Butterworth, London 1981

Saito, S., M. Ishida: Congenital choledochal cyst. Progr. pediat. Surg. 6 (1974) 63

Sawaguchi, S., T. Nakayo, T Hori, Y. Harada, Y. Obe: Staged reconstruction of biliary atresia. 8th Annual Meeting of Japanese Society of Surgery, Kanazawa 1968

Schweizer, P., A. Flach: Lympho-digestive bile drainage at the porta hepatis in extrahepatic biliary atresia. Experimental study. Z. Kinderchir. 18 (1976 a) 271

Schweizer, P., A. Flach: Erste klinische Ergebnisse nach lymphodigestiver Gallendrainage an der Leberpforte bei Gallengangsatresie. Z. Kinderchir. 19 (1976 b) 171

Scott, R. B., W. Wilkins, A. Kessler: Viral hepatitis in early infancy. J. pediat. 13 (1954) 447

Sharp, H. L., J. B. Carey, J. G. White, W. Kivit: Cholestyramine therapy in patients with a paucity of intrahepatic bile ducts. Pediatrics 67 (1971) 723

Sherlock, S.: Diseases of the liver and biliary system. Blackwell, Oxford 1963

Shim, W. K. T., M. Kasai, M. A. Spence: Racial influence on the incidence of biliary atresia. Progr. pediat. Surg. 6 (1974) 53

Starzl, T. E., K. A. Porter, C. W. Putnam, R. W. Beart, C. G. Hal-Grimson, A. F. A. Gadir: Liver replacement in children. In Berenberg, S. R.: Liver Diseases in Infancy and Childhood. Nijhoff, Den Haag 1976

Stauffer, U. G., J. Hirsig: Unsere Erfahrungen mit der Laparoskopie bei Säuglingen und Kindern. Z. Kinderchir. 27, Suppl. (1979) 134

Sterling, J. A.: Experience with congenital biliary atresia. Thomas, Springfield/Ill. 1960

Sterling, J. A., H. Lowenburg: Observations of infants with hepatic duct atresia and use of artificial duct prosthesis. Pediat. Clin. N. Amer. 9 (1962) 485

Stiehl, A., M. M. Thaler, W. H. Admirand: Effects of phenobarbitol on bile salt metabolism in cholestasis due to intrahepatic bile duct hypoplasia. Pediatrics 51 (1973) 992

Stokes, J., I. J. Wolman, M. C. Blanchard, J. D. Farquhar: Viral hepatitis in the newborn. J. Dis. Child. 82 (1951) 213

Suruga, K.: Operations for biliary atresia. Shujutsu 24 (1970) 543

Suruga, K., Z. Y. S. Iwai, K. Nagashima, W. Mori: The surgery of infantile obstructive jaundice. Arch. Dis. Childh. 40 (1965(156

Suruga, K., S. Kono, T. Miyano, T. Kitahara, C. Soul-Chin: Treatment of biliary atresia: Microsurgery for hepatic portoenterostomy. Surgery 80 (1976) 558

Sveger, T., Ø. Aagenaes: Clinical aspects of liver disease in children with alpha-1-antitrypsine deficiency. In Berenberg, S. R.: Liver Diseases in Infancy and Childhood. Nijhoff, Den Haag 1976

Swenson, O., J. H. Fisher: Utilisation of cholangiogram during exploration for biliary atresia. New. Engl. J. Med. 249 (1952) 247

Thaler, M. M.: Effects of barbiturates on biliary excretion in intrahepatic biliary atresia. Pediat. Res. 3 (1969) 355

Touloukian, R. J., S. E. Downing: Cholestasis associated with long-term parenteral hyperalimentation. Arch. Surg. 106 (1973) 58

Touloukian, R. J., J. H. Seashore: Hepatic secretory obstruction with total parenteral nutrition in the infant. J. pediat. Surg. 10 (1975) 353

Tsardakas, E., A. H. Robnett: Congenital cystic dilatation of the common bile duct. Arch. Surg. 72 (1956(311

Ueda, T., Y. Kujiraoka, T. Fujino, H. R. Chen, H. R. Okamoto, Y. Ohkuma, M. Miyata: Results of hepatoportojejunostomy for uncorrectable type of biliary atresia. Fifth Annual Meeting of the Pacific Association of Pediatric Surgeons, Tokyo 1972

Valayer, J.: Hepatic porto-enterostomy. In Berenberg, S. R.: Liver Diseases in Infancy and Childhood. Nijhoff, Den Haag 1976

Westover, J. L., M. A. Greenfield, A. Norman: A clinically useful liver function test using Rose Bengal. J. Lab. clin. Med. 54 (1959) 174

Williams, L. F., J. A. Dooley: Thoracic duct-esophagus anastomosis for relief of congenital biliary atresia. Surg. Forum 14 (1963) 189

Ylppö, A.: Zwei Fälle von kongenitalem Gallengangsverschluß. Z. Kinderheilk. 2 (1913) 319

Zeltzer, P. M., E. W. Fonkalsrud, R. C. Neerhout, E. R. Stiehm: Differentiation between neonatal hepatitis and biliary atresia by measuring serum Alpha Fetoprotein. Lancet 1974/I, 373

Idiopathische Choledochuszyste

B. KEHRER und G. KAISER

Bei dieser Krankheit ist ein Teil der extrahepatischen Gallengänge, meist der Ductus choledochus und hepaticus, zystisch erweitert.

Das Leiden manifestiert sich in der Regel erstmals im frühen Kindesalter, die Diagnosestellung kann sich aber bis ins jüngere Erwachsenenalter verzögern. Nur etwa 25% der Choledochuszysten werden im 1., weitere 35% bis zum 10. Lebensjahr erfaßt. Mädchen erkranken etwa 3–4mal häufiger als Knaben. In Europa und den USA ist die Choledochuszyste selten, sie scheint aber aus unbekannten Gründen in Japan wesentlich häufiger zu sein.

Ätiopathogenese

Die Ursachen, die dieser wahrscheinlich kongenitalen Anomalie zugrunde liegen, sind nicht bekannt. Postuliert wurde eine angeborene Wandschwäche des Ductus choledochus (fehlerhafte embryonale Epithelproliferation, perinatale infektiöse Cholangitis, kongenitale Hypotonie), die allein oder zusammen mit einer distalen Abflußbehinderung im Bereich der Papilla Vateri (kongenitale Stenose, Persistenz des epithelialen Verschlusses, neuromuskuläre Koordinationsstörung des Sphincter Oddi) zu einer Gallestauung und zu einer lokalisierten Dilatation der extrahepatischen Gallenwege führt. Neuere Arbeiten weisen darauf hin, daß bei dieser Erkrankung der Ductus pancreaticus außerhalb der Duodenalwand rechtwinklig in den Ductus choledochus mündet und daß sie dann in einem 2–3 cm langen gemeinsamen Gang die Duodenalwand und den Sphincter Oddi durchlaufen. Diese anatomische Gegebenheit scheint einen Reflux von Pankreassaft in den Ductus choledochus zu begünstigen. Dort werden die Pankreasenzyme durch die Galle aktiviert und arrodieren möglicherweise die Wand der Gallengänge.

Pathologische Anatomie

Die zystische Dilatation beschränkt sich in 90% der Fälle auf den Ductus choledochus und häufig zusätzlich auf den Ductus hepaticus communis (Typ I, Abb. 150). Der distalste Abschnitt des Ductus choledochus kann verengt, eventuell sogar atretisch sein. Die intrahepatischen Gallengänge werden durch die bestehende Cholestase nur wenig dilatiert, und auch der Ductus cysticus und die Gallenblase sind nur geringgradig erweitert. Die Größe der Zyste variiert sehr stark, sie kann sehr klein sein und nur wenige ml Galle enthalten; meist imponiert sie jedoch als großer, im Extremfall mit mehreren Litern Galle gefüllter zystischer Tumor, der der Leberunterfläche anliegt und der durch die Bauchwand direkt palpiert werden kann. Da sie sich aus dem Lig. hepatoduodenale heraus entwickelt, wird das Duodenum nach medial und vorne verdrängt. Die V. portae verläuft dann hinter, die A. hepatica medial über die Zyste und ist mit deren Wand stark verwachsen.

Isolierte Choledochusdivertikel (Typ II) oder Choledochozelen (Typ III) sind nur in Einzelfällen beschrieben. Ebenso selten sind multiple zystische oder zylindrische Auftreibungen der intrahepatischen Gallengänge, die entweder isoliert oder in Kombination mit einer klassischen extrahepatischen Choledochuszyste auftreten können (Carolische Krankheit; Typ IV).

Die einige Millimeter dicke Zystenwand besteht histologisch aus einem dichten Gewebe von Kollagenfasern, das von wenigen Muskelfasern und entzündlichen Infiltraten durchsetzt ist. Vom inneren Epithelüberzug sind nur noch Restinseln vorhanden, oder er fehlt sogar vollständig. Die Leber kann besonders beim Säugling vergrößert sein und zeigt das Bild einer Cholestase und Cholangitis mit unterschiedlich ausgeprägter biliärer Zirrhose.

Symptome

Im frühen Säuglingsalter kann die Choledochuszyste kaum von einer Gallengangsatresie unterschieden werden. Hauptsymptome sind beim Säugling ein Icterus prolongatus, acholische Stühle und ein aufgetriebenes Abdomen infolge einer Hepatomegalie. Häufig bestehen in diesem Alter jedoch noch keine klinischen Zeichen, oder aber es treten bis ins Kindes- und Jugendlichenalter nur unspezifische Beschwerden auf, deren Intensität von Patient zu Patient sehr unterschiedlich ist und die oft erst im nachhinein gedeutet werden können. Die Diagnosestellung wird dadurch für Monate bis Jahre verzögert.

Ein Wechsel zwischen Exazerbation und Remission ist für den Krankheitsverlauf charakteristisch. Zu Beginn bestehen schubweise auftretende diffuse oder im rechten Oberbauch lokalisierte Schmerzen, die einen kolikartigen Charakter aufweisen können; manchmal klagen die Patienten aber auch nur über ein unbestimmtes Druck- und Völlegefühl. In etwa 70% der Fälle findet sich ein rezidi-

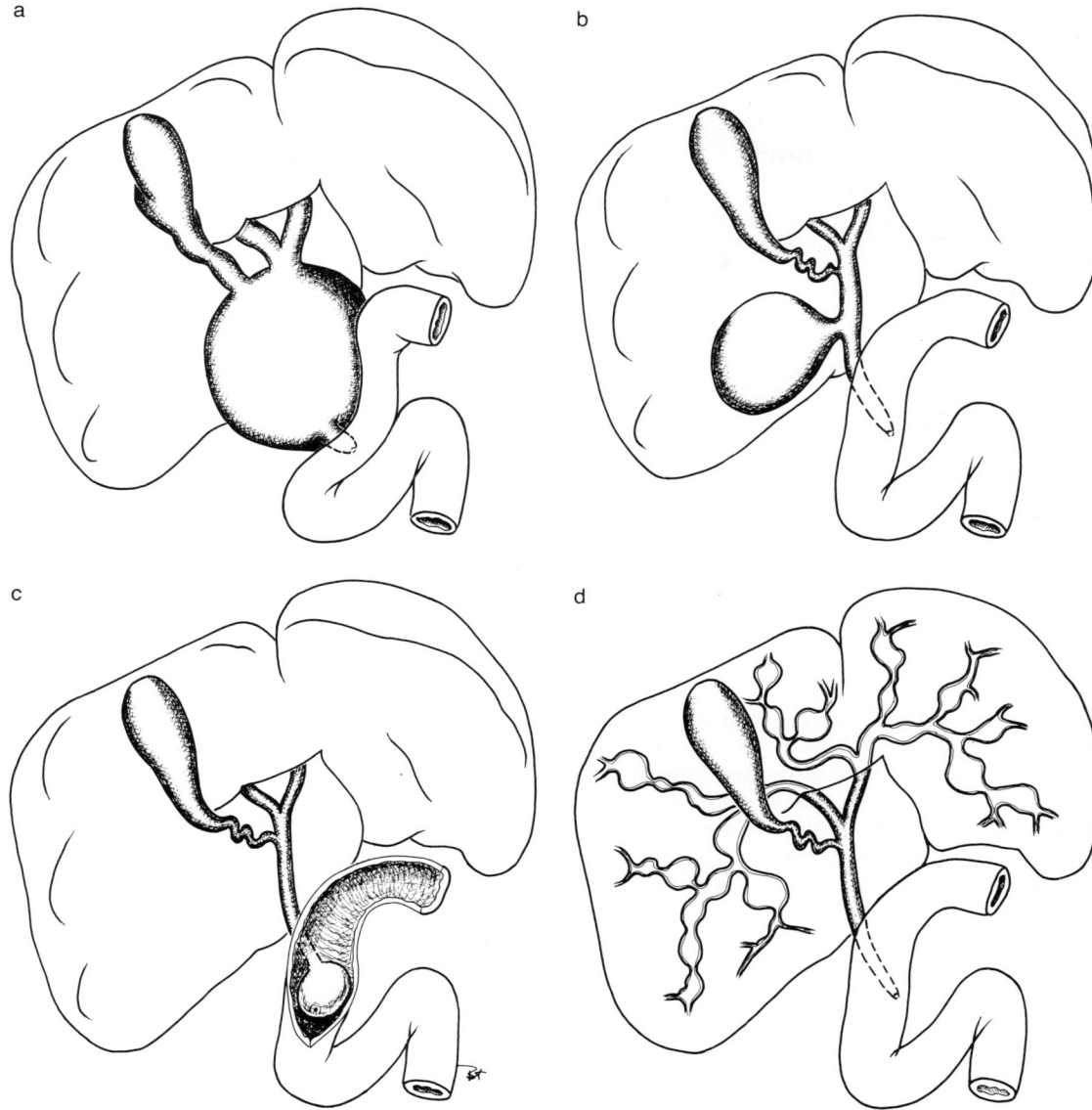

Abb. 150 a–d Anatomische Formen der Choledochuszysten.
a Typ I: Die zystische Dilatation umfaßt den Ductus choledochus und den Ductus hepaticus (häufigste Form).
b Typ II: Isoliertes Divertikel des Ductus choledochus (selten).
c Typ III: Stenose der Papilla Vateri mit Choledochozele (selten).
d Typ IV: Carolische Krankheit (selten). Zystische und fusiforme Dilatation der intrahepatischen Gallengänge. Diese oft familiäre Erkrankung ist keiner operativen Therapie zugänglich.

vierender Ikterus, der dauernd oder temporär mit acholischen Stühlen, dunklem Urin und einem Pruritus einhergeht. Infiziert sich die Zyste und kommt es zu einer aszendierenden Cholangitis oder in Einzelfällen auch zu einer Pankreatitis, dann treten Fieberschübe auf. Bei den meisten Patienten läßt sich in diesem Stadium die Zyste als prallelastischer oder sogar derber, gegen die Leber nicht abgrenzbarer Tumor im rechten Ober- und Mittelbauch palpieren. Die Größe und Konsistenz des Tumors kann dabei von Untersuchung zu Untersuchung je nach Füllungszustand der Zyste variieren.

Diagnose

Mit Ausnahme des Säuglingsalters läßt sich die Diagnose in den meisten Fällen schon präoperativ stellen. Die Leberfunktionsprüfungen sind entweder normal oder zeigen in der ikterischen Phase die für einen Verschlußikterus charakteristischen

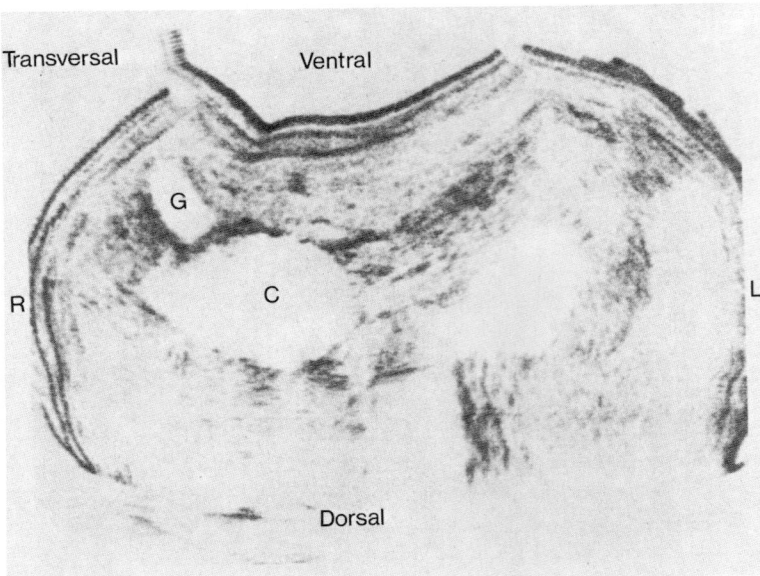

Abb. 151 Ultraschalltomogramm einer Choledochuszyste bei einem 15jährigen Mädchen. Die Zyste ist als großer, echofreier Raum deutlich erkennbar (C). Ventral davon liegt die nichterweiterte Gallenblase (G).

Werte. In der Abdomenleeraufnahme finden sich im rechten Oberbauch eine homogene Verschattung und eine Verdrängung des Intestinums nach medial und kaudal. Dieser letztere Befund läßt sich auch mit einer Magen-Darm-Passage dokumentieren: Der Duodenalbogen wird durch eine scharf begrenzte kugelige Masse nach vorne und nach kaudal oder medial verlagert. Eine intravenöse Cholangiographie bringt eine Zyste nur in Ausnahmefällen zur Darstellung, sie ist aber bei der Carolischen Erkrankung diagnostisch wertvoll. Bessere Resultate sind von einem Leberszintigramm mit Jod-131-Rose-Bengal zu erwarten. Nach etwa 24 Stunden kommt es in der Zyste zu einer Anreicherung des Isotops, die szintigraphisch erfaßt werden kann. Wesentliche diagnostische Bedeutung kommt der Ultraschalltomographie zu, die die Differenzierung Zyste oder solider Tumor zuläßt. Der Befund einer Zyste im Bereich der Leberpforte (Abb. 151) wird zusammen mit der typischen Anamnese und der Klinik in den meisten Fällen die Diagnosestellung ermöglichen. Auch die Computertomographie wird in der Zukunft in der Diagnostik der Choledochuszyste eingesetzt werden können. Differentialdiagnostisch muß in erster Linie ein zystischer Tumor der Bauchhöhle (Echinokokkuszyste, Mesenterialzyste, Omentumzyste, Ovarialzyste) oder des Retroperitonealraumes (Hydronephrose, Pankreaspseudozyste) in Betracht gezogen werden. Auch solide Tumoren der Leber, Neuroblastome, Wilms-Tumoren usw. können klinisch ähnliche Symptome aufweisen. Besteht ein Ikterus, so muß beim Säugling eine Gallengangsatresie oder eine Gallengangsperforation, beim älteren Kind eine Cholelithiasis ausgeschlossen werden.

Therapie

Palliative Eingriffe wie Drainage, Punktionen, Marsupialisation sind heute obsolet. Auch die früher geübte Teilresektion der Zyste und die Choledochozystoduodenostomie resp. -jejunostomie sind wegen der häufigen postoperativen Komplikationen, insbesondere wegen der rezidivierenden Cholangitiden, Steinbildung sowie der malignen Entartung der verbleibenden Zystenreste weitgehend verlassen worden.

Für die Choledochuszyste vom Typ I ist nur die vollständige Exzision der Zyste mit anschließender biliodigestiver Anastomose zu empfehlen. Der Zugang erfolgt von einer queren, rechtsseitigen Oberbauchinzision aus (Abb. 152 a u. b). Zur Darstellung der genauen anatomischen Situation, insbesondere der Mündungsstelle des Ductus pancreaticus muß zuerst eine intraoperative Cholangiographie durchgeführt werden. Da medial wie dorsal die Gefäße der Leberpforte der Zyste sehr eng anliegen, ist es in diesem Bereich unter Umständen empfehlenswert, die Dissektion innerhalb der Zystenwand unter Belassung der äußeren Wandschichten durchzuführen. Weil der Ductus cysticus meist in die Zyste einmündet, muß zudem eine Cholezystektomie vorgenommen werden. Nach distal wird der Choledochus nach Identifikation und Schonung des Ductus pancreaticus ligiert. Die nach der Zystenexzision im Bereich der Porta hepatis frei mündenden Gallengänge werden mit einer retrokolisch herangeführten Dünndarmschlinge anastomosiert. Diese Anastomose wird als Roux-en-Y-Anastomose ausgeführt, wobei der Schenkel zur Leberpforte ca. 20–30 cm lang sein sollte.

Idiopathische Choledochuszyste

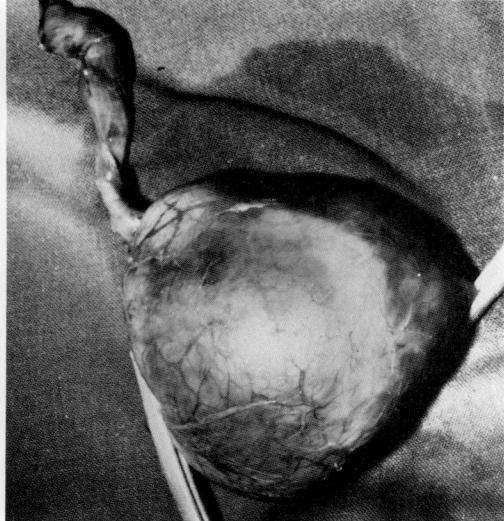

Abb. 152a u. b Operation eine Choledochuszyste.
a Operationssitus: Die Zyste liegt an der Unterfläche des rechten Leberlappens und hat die rechte Kolonflexur nach medial verdrängt.
b Operationspräparat: Zyste mit anhaftender Gallenblase.

Ein operatives Vorgehen mit Erhaltung der Kontinuität der Gallenwege (SCHÄRLI u. BETTEX 1968) wird nur bei den seltenen Zystenformen vom Typ II und III möglich sein. Die intrahepatischen Dilatationen beim Typ IV sind keiner chirurgischen Therapie zugänglich.

Prognose und postoperative Komplikationen

Unbehandelt führt die Krankheit durch eine progrediente biliäre Zirrhose und eine portale Hypertension zum Tode des Patienten. Länger bestehende Zysten können maligne entarten und in der Wand ein Adenokarzinom entwickeln. Auch spontane und traumatische Perforationen oder Bildung von Gallensteinen sind bekannte Komplikationen von Choledochuszysten.

Postoperativ ist die Prognose einerseits abhängig davon, ob weiterhin aszendierende Cholangitiden auftreten. Mit den heute geübten Operationsverfahren scheint diese Gefahr wesentlich reduziert zu sein. Andererseits wird auch der Schweregrad der schon vorhandenen biliären Zirrhose den weiteren Verlauf beeinflussen. Wird jedoch der Eingriff frühzeitig vorgenommen, so kann sich die Leberfunktion normalisieren, und der Patient wird weitgehend beschwerdefrei bleiben.

Literatur

Alonso-Lej, F., W. B. Rever jr., D. J. Pessagno: Collective review: Congenital choledochal cyst, with a report of 2, and an analysis of 94 cases. Int. Abstr. Surg. 108 (1959) 1

Arima, E., H. Akita: Congenital biliary tract dilatation and anomalous junction of the pancreatico-biliary ductal system. J. pediat. Surg. 14 (1979) 9

Babbitt, D. P.: Congenital choledochal cysts: New etiological concept based on anomalous relationships of the common bile duct and pancreatic bulb. Ann. Radiol. 12 (1969) 231

Bar-Maor. J. A., D. Front, J. K. Kaftori, M. Berant: Choledochal Cyst: Preoperative Diagnosis by Ultrasound and Scintigraphy. Z. Kinderchir. 31 (1980) 152–156

Barlow, B., E. Tabor, W. A. Blanc, T. V. Santulli, R. C. Harris: Choledochal cyst: A review of 19 cases. J. pediat. 89 (1976) 934

Bass, E. M., B. J. Cremin: Choledochal cysts: A clinical and radiological evaluation of 21 cases. Pediat. Radiol. 5 (1976) 81

Caroli, J., R. Soupault, J. Kossakowski, L. Plocker, Mme Paradowska: La dilatation polykystique congénitale des voies biliaires intra-hépatiques. Sem. Hôp. Paris 34 (1958) 488

Flanigan, D. P.: Biliary cysts. Ann. Surg. 182 (1975) 635

Fonkalsrud, E. W., E. T. Boles jr.: Choledochal cysts in infancy and childhood. Surg. Gynec. Obstet. 121 (1965) 733

Harris, V., J. Ramilo, J. Radhakrishnan: Choledochal cyst with cholelithiasis: 15-year follow-up. J. pediat. Surg. 14 (1979) 191–192

Jona, J. Z., D. P. Babbitt, R. J. Starshak, A. J. LaPorta, M. Glicklich, R. D. Cohen: Anatomic observations and etiologic and surgical considerations in choledochal cyst. J. pediat. Surg. 14 (1979) 315

Kagawa, Y., S. Kashihara, S. Kuramoto, S. Maetani: Carcinoma arising in a congenitally dilated biliary tract. Gastroenterology 74 (1978) 1286

Kangarloo, H., D. A. Sarti, W. F. Sample, G. Amundson: Ultrasonographic spectrum of choledochal cysts in children. Pediat. Radiol. 9 (1980) 15–18

Kasai, M., Y. Asakura, Y. Taira: Surgical treatment of choledochal cyst. Ann. Surg. 172 (1970) 844

Kato, T., Y. Asakura, M. Kasai: An attempt to produce choledochal cyst in puppies. J. pediat. Surg. 9 (1974) 509

Kimura, K., C. Tsugawa, K. Ogawa, Y. Matsumoto, T. Yamamoto, M. Kubo, S. Asada, S. Nishiyama, H. Ito: Choledochal cyst. Arch. Surg. 113 (1978) 159

Lilly, J. R.: Total excision of choledochal cyst. Surg. Gynec. Obstet. 146 (1978) 254

Macfarlane, J. R., F. Glenn: Carcinoma in choledochal cyst. J. Amer. med. Ass. 202 (1967) 1003
Martin, L. W., G. A. Rowe: Portal hypertension secondary to choledochal cyst. Ann. Surg. 190 (1979) 638–639
Nakamura, S., S. Kimura, T. Ishidoya, Y. Tamaki: Reoperation of the choledochal cyst. Z. Kinderchir. 22 (1977) 41
Saito, S., M. Ishida: Congenital choledochal cyst. (Cystic dilatation of the common bile duct.) Progr. pediat. Surg. 6 (1974) 63
Saito, S., Y. Tsuchida, K. Hashizume, S. Makino: Congenital cystic dilatation of the biliary ducts: Surgical procedures and long-term results. Z. Kinderchir. 19 (1976) 49
Todani, T., K. Tabuchi, Y. Watanabe, A. Nabeyama, T. Emoto, Y. Munetomo: Perforated choledochal cyst in children. Z. Kinderchir. 23 (1978) 280
Trout, H. H., W. P. Longmire jr.: Long-term follow-up study of patients with congenital cystic dilatation of the common bile duct. Amer. J. Surg. 121 (1971) 68
Tsuchiya, R., N. Harada, T. Ito, M. Furukawa, I. Yoshihiro, T. Kusano, M. Uchimura: Malignant tumors in choledochal cysts. Ann. Surg. 186 (1977) 22
Valayer, J., D. Alagille: Experience with choledochal cyst. J. pediat. Surg. 10 (1975) 65
Williams, L. E., J. H. Fisher, R. A. Courtney, D. B. Darling: Preoperative diagnosis of choledochal cyst by hepatoscintigraphy. New Engl. J. Med. 283 (1970) 85

Spontane Ruptur der Gallenwege beim Säugling

B. Kehrer und G. Kaiser

Die Spontanperforation der extrahepatischen Gallenwege ist eine ungewöhnliche Affektion. Die etwas über 130 Fälle, die bisher in der Literatur beschrieben worden sind, betreffen in der überwiegenden Zahl junge Säuglinge im Alter von 1–3 Monaten. Nur in Einzelfällen wurde die Erkrankung bei Neugeborenen oder älteren Kindern beobachtet.

Pathologische Anatomie

Die Perforation erfolgt bei nahezu allen Fällen am Ductus choledochus in der unmittelbaren Umgebung der Einmündungsstelle des Ductus cysticus. Meist ist die Perforation nur auf einen punktförmigen Bereich beschränkt, und die übrigen Gallenwege sowie die Leber sind normal. Durch die Perforationsstelle tritt die Galle in die freie Peritonealhöhle über, was im Kindesalter erstaunlich gut toleriert wird, zumindest solange keine Superinfektion hinzukommt. In etwa der Hälfte der Fälle wird die Galle dann in einem grünlich gefärbten fibrinösen Sack im subhepatischen Raum abgekapselt. Diese entzündliche Pseudozyste kann intraoperativ leicht als Choledochuszyste fehlinterpretiert werden.

Ätiopathogenese

Eine befriedigende Erklärung für die Pathogenese dieses Leidens konnte bislang nicht gefunden werden. Im Hinblick auf die relativ konstante Lokalisation der Perforation wird in erster Linie eine mißbildungsbedingte Wandschwäche angenommen. Inwieweit distale Abflußhindernisse (Papillenstenose, inspissated bile syndrome, Gallensteine) ätiologisch eine Rolle spielen, ist umstritten. Auch eine Arrosion durch refluierendes Pankreassekret bei Mündungsanomalien im Bereich der Papilla Vateri wird diskutiert.

Symptome

Die Geburtsanamnese ist bei diesen Patienten unauffällig, und sie gedeihen in den ersten Lebenswochen völlig normal. Erst nach diesem freien Intervall beginnt sich die Krankheit durch schlechtes Gedeihen, erhöhte Irritabilität und Erbrechen langsam zu manifestieren. Die Symptomatologie kann anfänglich während Wochen sehr diskret sein, besonders wenn der zunehmende gallige Aszites (Cholaskos) eine Gewichtsabnahme maskiert. Vielfach machen eine Skrotalschwellung oder eine Umbilikalhernie erstmals auf die Flüssigkeitsansammlung im Abdomen aufmerksam. Konstanteste klinische Symptome sind jedoch ein zunehmend schmerzlos ballonertes Abdomen mit Zeichen eines Aszites, ein meist nur wenig ausgeprägter Ikterus von wechselnder Intensität, dunkler Urin und acholische Stühle. Nur in wenigen Fällen entwickelt sich das Krankheitsbild sehr rasch unter dem Bild eines akuten Abdomens mit zunehmend toxischem Zerfall des Patienten.

Untersuchungen

Als Ausdruck einer ungestörten Produktion der Galle, die jedoch nicht in den Darm abfließt, finden sich blutchemisch normale Leberfunktionswerte und ein nur mäßig erhöhter Bilirubinspiegel. Die Abdomenleeraufnahme zeigt entweder freie Flüssigkeit im Peritoneum oder aber bei Abkapselung der Galle einen raumfordernden Prozeß im rechten Oberbauch, der im Ultraschalltomogramm als flüssigkeitsgefüllte Zyste imponiert. Der Galleaustritt kann entweder direkt mit einem intravenösen Cholangiogramm visualisiert werden oder läßt sich in den Spätaufnahmen eines Jod-131-Rose-Bengal-Szintigramms als Ansammlung des Isotops im rechten Oberbauch oder im freien Peritoneum nachweisen. Wird eine Punktion des Abdomens durchgeführt, so läßt sich gallige Flüssigkeit gewinnen, deren Bilirubinkonzentration wesentlich höher ist als in einer simultan entnommenen Blutprobe.

Differentialdiagnose

Differentialdiagnostisch muß die Gallengangsperforation von einer Gallengangsatresie, Choledochuszyste oder neonatalen Hepatitis abgegrenzt werden. Besonders die intraoperative Verwechslung einer abgekapselten Galleansammlung mit einer Choledochuszyste kann verhängnisvolle Folgen haben, da das chirurgische Vorgehen bei den zwei Affektionen grundsätzlich verschieden ist.

Therapie

Sobald die Diagnose gesichert ist, muß die Gallengangsperforation umgehend operiert werden, da jede abwartende Haltung unweigerlich zum Tode führt z. B. durch Superinfektion. Peroperativ empfiehlt es sich, durch einen in die Gallenblase eingeführten Katheter ein Cholangiogramm anzufertigen. Damit lassen sich die anatomische Situation und die Lage der Perforationsstelle darstellen, ohne daß eine ausgedehnte Exploration vorgenommen werden muß, die in dem entzündlichen Gewebe technisch schwierig sein kann. Bei einer umschriebenen Perforation genügt es vollkommen, den subhepatischen Raum ausgiebig zu drainieren; die Lücke wird sich durch Anlagerung der benachbarten Abdominalorgane nach 2–4 Wochen spontan verschließen. Ausgedehntere Eingriffe wie z. B. Einlegen eines T-Drains und biliodigestive Anastomosen sind meist unnötig und bringen höchstens zusätzliche Risiken mit sich. Sie rechtfertigen sich deshalb nur bei den seltenen, ausgedehnteren Wandnekrosen oder beim sicheren Nachweis einer zusätzlichen Abflußbehinderung.

In der postoperativen Phase empfiehlt sich die Verabreichung von Antibiotika. Zusätzlich kann die Galleproduktion durch eine parenterale oder eine fettfreie Ernährung vorübergehend gedrosselt werden. Die Drains werden erst nach Sistieren des Galleflusses und nach cholangiographischer Kontrolle der Durchgängigkeit der Gallenwege entfernt.

Prognose

Unbehandelt führt das Leiden immer zum Tode des Patienten. Die Gallengangsperforation des Säuglings ist eine Erkrankung, die selektiv und lokalisiert die extrahepatischen Gallengänge betrifft. Spätschädigungen z. B. in Form einer progredienten Leberinsuffizienz sind deshalb nach Verschluß der Perforation nicht zu erwarten.

Literatur

Fitzgerald, R. J., K. Parbhoo, E. J. Guiney: Spontaneous perforation of bile ducts in neonates. Surgery 83 (1978) 303
Hansen, R. C., R. D. Wasnich, P. A. De Vries, P. Sunshine: Bile ascites in infancy: Diagnosis with ^{131}I-rose bengal. J. pediat. 84 (1974) 719
Hartong, J. M.: Spontaneous perforation of the extrahepatic bile ducts in infancy. Amer. Surg. 42 (1976) 795
Koo, J., A. B. Jones, F. W. Turner: Spontaneous perforation of the bile ducts in infancy. Canad. J. Surg. 20 (1977) 41
Lees, W., J. E. Mitchell: Bile peritonitis in infancy. Arch. Dis. Childh. 41 (1966) 188
Lilly, J. R., W. H. Weintraub, R. P. Altman: Spontaneous perforation of the extrahepatic bile ducts and bile peritonitis in infancy. Surgery 75 (1974) 664
Ohkawa, H., H. Takahashi, M. Maie: A malformation of the pancreatico-biliary system as a cause of perforation of the biliary tract in childhood. J. pediat. Surg. 12 (1977) 541
Prévot, J.: Perforation spontanée des voies biliaires chez le nourrisson. Pädiat. Fortbild. Prax. 36 (1973) 98
Prévot, J., J. M. Babut: Spontaneous perforations of the biliary tract in infancy. Progr. pediat. Surg. 1 (1971) 187

Erkrankungen der Gallenblase

A. KOCH

Die klinische Abgrenzung einer isolierten Cholezystitis von einer Cholelithiasis mit oder ohne entzündliche Veränderungen der Gallenblase ist gerade im Kindesalter kaum möglich. Daher erscheint die gemeinsame Betrachtung beider Krankheitsbilder unumgänglich.

Häufigkeit

Gegenüber dem Erwachsenenalter wird die steinlose akute Cholezystitis im Kindesalter operativ häufiger bestätigt als bislang klinisch erwartet wurde (PIERETTI u. Mitarb. 1975).
Die Frequenz der Cholelithiasis im Kindesalter wurde in Post-mortem-Untersuchungen mit 0,28% gegenüber 11,6% für das Erwachsenenalter angegeben (WILENIUS 1951). Die Erkrankungshäufigkeit kann, wie aus der Zahl an Einzelfalldarstellungen ersichtlich (STRAUSS), kaum prozentual ausgedrückt werden.
Während vereinzelt alle Altersstufen betroffen sind, ist eine merkliche Häufung der präpubertären Jahrgänge nachweisbar. Dabei übertreffen die Mädchen die Knaben um das 2- bis 4fache.

Ätiologie und Pathogenese

Auslösend für akute Formen der Cholezystitis sind vorwiegend akute Infektionen (z. B. Scharlach, Salmonellose). Jedoch wurden sie auch im Zusammenhang mit steinlosen Sichelzellanämien angegeben (GRIVIER u. Mitarb. 1968).
Zur Steinbildung führt prinzipiell jede Störung des ausgewogenen Verhältnisses zwischen Bilirubin und Cholesterol einerseits und Gallensalzen und Fettsäuren andererseits. Somit können gerade Erkrankungen, die einen vermehrten Bilirubinumsatz oder eine Behinderung des enterohepatischen Rückflusses bedingen, eine Cholelithiasis auslösen.

Hämolytische Erkrankungen. 15–45% (NEWMAN 1973; STRAUSS 1969) der kindlichen Steinträger entfallen auf Sichelzellanämien, hereditäre Sphärozytosen und Thalassämien. Beim Morbus Wilson wird neben der Hämolyse auch die Leberzirrhose als Prädisposition angeführt (ROSENFIELD u. Mitarb. 1978). Insgesamt wird mit der Zunahme der publizierten Fallzahlen der Anteil hämolytischer Erkrankungen zunehmend niedriger anzusetzen sein.

Zustand nach Dünndarmresektion. Der Fortfall des bis zu 98% für die Gallensäurenresorption verantwortlichen distalen Ileums führt in auffallender Häufigkeit zur Manifestation einer Cholelithiasis (PELLERIN u. Mitarb. 1975). Die zunehmende Überlebensrate von darmresezierten Tumorkindern und solchen mit nekrotisierender Enterokolitis gewinnt in der Erwartung einer Cholelithiasis zunehmend Bedeutung.

Zystische Fibrose. Bei veränderter Zusammensetzung und gestörter Sekretion der Gallenflüssigkeit wurde über eine Häufung von Cholezystitis und Cholelithiasis berichtet (KISSANE u. SMITH 1967).

Symptome

Im Gegensatz zum Erwachsenen zeigen die mehrheitlich im Epigastrium lokalisierten Schmerzen nur selten kolikartigen Charakter. Erbrechen und Ikterus sind in nur der Hälfte der Fälle nachweisbar (STRAUSS 1969). Ein tastbarer Hydrops der Gallenblase gehört im Kindesalter zu den ausgesprochenen Seltenheiten. In ca. einem Drittel der Fälle erfolgt der Steinnachweis im Rahmen der Abklärung einer unklaren Abdominalsymptomatik.

Diagnose

Während Labordaten außer im Falle eines Ikterus ein wenig charakteristisches Verhalten zeigen, erlauben wegen der Häufung von Calciumpigmentsteinen Röntgenaufnahmen meist bereits in Form der Nativaufnahme die definitive Diagnosestellung. Zur Differenzierung von Erkrankungen, die mit rechtsseitigen Oberbauchverkalkungen einhergehen können (Tbc, Amöbenabszeß, Hämangiom, Echinokokkuszyste, Lebertumor), erscheint jedoch das Cholangiogramm, meist in oraler Form, unentbehrlich. Überdies erlaubt nur diese Art der Röntgenuntersuchung die Darstellung einer mit einer Dilatation des Choledochus einhergehenden Abflußbehinderung, die durch eine präpapilläre Konkrementansammlung oder eine primäre Papillenstenose bedingt sein kann.

Therapie

Wegen der auch beim Kind möglichen Komplikationen (Perforation mit galliger Peritonitis, Gallengangsverschluß und Zirrhose) kann die Therapie nur chirurgisch sein. Das Vorgehen besteht in der Cholezystektomie und der intraoperativen Cholangiographie. Obwohl eine Choledocholithiasis die Ausnahme darstellt (LILLY u. ALTMANN 1979), ist zum Ausschluß einer Papillenstenose das intraoperative Cholangiogramm stets angezeigt. Wegen der Rezidivgefahr der Steinbildung sollte die früher als kleinerer Eingriff empfohlene alleinige Cholezystotomie der Vergangenheit angehören. Als Zugang wird der transversale, bei spitzwinkligem Epigastrium der para- oder transrektale Weg bevorzugt. Bei hämolytischen Grunderkrankungen sollte simultan die Splenektomie erfolgen (KRUMHAAR u. Mitarb. 1970). Bei der Sichelzellanämie wird darüber hinaus präoperativ der Austausch von HbS gegen HbA – bestimmt durch Hb-Elektrophorese – bis zu einem Rest von 25% des Volumens vorgenommen (LILLY u. ALTMANN 1979).

Prognose

Bis auf eine Dyskinesie der Gallenwege in 5% der Fälle (KIESEWETTER 1969) und eine mit 10% Häufigkeit bezifferte Fettintoleranz (SOEDERLUND u. ZETTERSTROM 1962) sind nach Cholezystektomie im Kindesalter Komplikationen nicht bekannt.

Literatur

Grivier, L., G. W. Dorman, T. P. Votteler: Gallbladder disease in infants and children. Surgery 63 (1968) 690–696

Kiesewetter, W. B.: Cholecystitis and cholelithiasis. In Mustard, W. T.: Pediatric Surgery. Year Book Medical Publishers, Chicago 1969 (pp. 745–747)

Kissane, J. M., M. G. Smith: Pathology of Infancy and Childhood. Mosby, St. Louis 1967 (p. 254)

Krumhaar, D., W. C. Hecker, J. Joppich, K.-P. Reinhardt: Analyse von 49 Gallenwegserkrankungen im Kindesalters. Arch. Kinderheilk. 182 (1970) 47–58

Lilly, J. R. R. P. Altmann: The biliary tree. In Ravitch, M. M. et al.: Pediatric Surgery, vol. II. Year Book Medical Publishers, Chicago 1979 (p. 836)

Newman, D. E. P.: Gallstones in children. Pediat. Radiol. 1 (1973) 100–104

Pellerin, D., P. Bertin, C. Nihoul-Fekete, C. Ricour: Cholelithiasis and ileal pathology in childhood. J. pediat. Surg. 10 (1975) 35–41

Pieretti, R., A. W. Auldist, C. A. Stephens: Acute cholecystitis in children. Surg. Gynec. Obstet. 140 (1975) 16–18

Rosenfield, N., R. J. Grand, J. B. Watkins, T. V. Ballantine, R. H. Levey: Cholelithiasis and Wilson disease. J. Pediat. 92 (1978) 210

Soederlund, S., B. Zetterstrom: Cholecystits and cholelithiasis in children. Arch. Dis. Childh. 32 (1962) 174–180

Strauss, R. G.: Cholelithiasis in childhood. Amer. J. Dis. Child. 117 (1969) 689–692

Wilenius, R.: Cholecystits and cholelithiasis in childhood. Ann. Chir. Gynaec. Fenn. 10 (1951) 135

Leberzysten und -tumoren

B. HERZOG und P. JENNY

Primäre und sekundäre Leberzysten und -tumoren sind im Kindesalter selten und in der Mehrzahl der Fälle angeboren. Entsprechend häufig manifestieren sie sich im 1.–2. Lebensjahr durch sichtbare und palpable lokalisierte oder diffuse Lebervergrößerung. Von Ausnahmen abgesehen ist die übrige klinische Symptomatologie stumm. Bei jeder Hepatomegalie ohne erkennbare andere Ursache ist deshalb bei den differentialdiagnostischen Überlegungen eine Leberzyste oder ein Lebertumor mit einzubeziehen.

Mit den modernen, den Patienten wenig belastenden Untersuchungsmethoden wie Leberszintigraphie, Sonotomographie und Computertomographie können im allgemeinen zystische oder tumorartige Leberveränderungen diagnostiziert oder ausgeschlossen werden.

Über die Art, vor allem über die Dignität können im allgemeinen erst nach einer Laparotomie definitive Aussagen gemacht werden. Selbst dann bereitet eine exakte histologische Diagnose zur Differenzierung der Tumoren große Schwierigkeiten. Entsprechend uneinheitlich sind die in der Literatur beschriebenen Einteilungsschemata. In diesem Zusammenhang sind auch die unterschiedlich mitgeteilten Überlebensraten kritisch zu beurteilen.

Bei den Leberzysten kommt nur den nichtparasitären isolierten und den parasitären Leberzysten klinische Bedeutung zu. Die Zystenleber, eine dysontogenetische Fehlbildung, ist in 50% kombiniert mit Zystennieren und findet sich autoptisch bei Totgeburten oder in leichteren Fällen mehrheitlich im Erwachsenenalter, so daß sie nicht weiter besprochen wird.

Unter den benignen Lebertumoren machen die Hämangiome, Hämangioendotheliome und die Hamartome ca. 90% der bisher beschriebenen Fälle aus. Adenome sind in der Kindheit eine Rarität; Teratome sind ebenfalls extrem selten.

Nach einer größeren Statistik von EXELBY u. Mitarb. (1975) handelt es sich in 90% der malignen Lebertumoren im Kindesalter um Hepatoblastome und hepatozelluläre Karzinome. Unter den übrigen 10% finden sich vorwiegend mesenchymale gemischte oder »reine« Malignome resp. Sarkome.

In Tab. 16 werden die Leberzysten, die benignen und die malignen Lebertumoren gegeneinander abgegrenzt. Auf die häufiger vorkommenden Formen wird im folgenden eingegangen.

Tabelle 16   Leberzysten und Lebertumoren

Leberzysten	Benigne Lebertumoren	Maligne Lebertumoren
nichtparasitäre isolierte Zysten	Hämangiom Hämangioendotheliom	Hepatoblastom hepatozelluläres Karzinom
parasitäre Zysten	Hamartom	
polyzystische Leber	Adenome Teratome	mesenchymale gemischte oder »reine« Malignome resp. Sarkome

Isolierte nichtparasitäre Leberzysten

Pathogenese und pathologische Anatomie

Die Leberzysten sind kongenitale Mißbildungen des Galledrainagesystems. Sie entstehen durch zystische Erweiterung von aberrierenden versprengten Gallengangsstrukturen. Die solitären Formen sind häufig am Vorderrand des rechten Leberlappens lokalisiert und gelegentlich gestielt. Sie können aber auch im Innern des Organs liegen und das Lebergewebe verdrängen. Der Inhalt ist serös und zum Teil mit Blut und Zelldetritus vermischt. Der Druck des Inhalts ist im Gegensatz zur Echinokokkuszyste meist gering (DESSER u. SMITH 1956). Die Wand ist meist dünn und im Innern mit einschichtigem Epithel ausgekleidet, das an Gallengangsepithel erinnert. Bei den gestielten Zysten ist eine Infarzierung durch Stieldrehung möglich. Angeblich ist das weibliche Geschlecht häufiger betroffen.

Symptome

Die solitären Leberzysten können sich in jedem Alter klinisch bemerkbar machen. Im Kindesalter werden sie am häufigsten im 1. Lebensjahr aufgrund einer sichtbaren oder palpablen tumorartigen Vorwölbung im rechten Oberbauch diagnostiziert. Bei älteren Kindern bestehen anamnestisch gelegentlich dumpfe Schmerzen im Oberbauch, oder eine Leberzyste wird anläßlich einer Laparotomie wegen eines akuten Abdomens zufällig entdeckt, wenn diese rupturiert oder nach Stieldrehung infarziert ist. Andere typische Symptome fehlen. Auch die Laborresultate, vor allem was die Leberwerte anbetrifft, sind kaum je verändert. Sie sind nur zum Ausschluß anderer Erkrankungen von Bedeutung.

Untersuchungen

Auf einer Abdomenübersichtsaufnahme sieht man lediglich die Hepatomegalie. Verkalkungen sind im Gegensatz zur Echinokokkuszyste kaum je vorhanden. Eine Magen-Darm-Passage oder ein intravenöses Pyelogramm sind höchstens differentialdiagnostisch indiziert. Bei einer gezielten weiteren Abklärung kann eine Leberzyste durch die Sonotomographie, Leberszintigraphie und durch eine Computertomographie mit höchster Wahrscheinlichkeit erkannt werden, wobei die endgültige Diagnose der Laparotomie und Histologie vorbehalten bleibt.

Eine Angiographie der A. hepatica bringt u. U. genaue topographische Angaben, welche für den Operateur eine wertvolle Information bedeuten können (LEUZINGER u. Mitarb. 1976). Dies gilt vor allem für intrahepatisch gelegene Zysten.

Abdomen

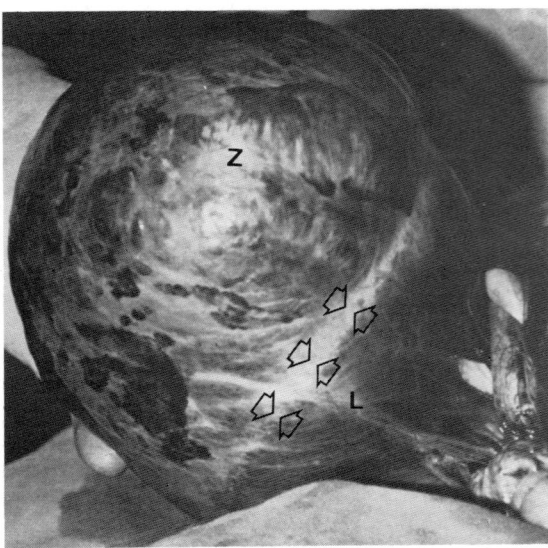

Abb. 153 Isolierte nichtparasitäre Leberzyste des rechten Leberlappens bei 11 Monate altem Mädchen.

Therapie und Prognose

Zur Sicherung der Diagnose ist eine Laparotomie in jedem Fall indiziert. Große, die Leberoberfläche überragende oder gestielte Leberzysten können gut exzidiert werden.

Bei einem 11 Monate alten Säugling, der mit einer großen isolierten Leberzyste zur Operation kam, konnte diese nach Punktion und Entleerung von 800 ml klarer, gelblicher Flüssigkeit in toto von der Unterfläche des rechten Leberlappens reseziert werden (FLIEGEL u. Mitarb. 1974) (Abb. 153).

Mehr Schwierigkeiten bereiten die sehr seltenen intrahepatisch gelegenen Zysten. Hier ist u. U. eine Leberteilresektion notwendig. Marsupialisationen oder einfache Drainagen werden heute nicht mehr empfohlen. Die Prognose ist im allgemeinen gut.

Echinokokkuszysten

Die Morbidität der Echinokokkose zeigt dem hygienischen Stand entsprechend beträchtliche geographische Unterschiede. Als Endemiegebiete gelten der Süden und Osten Europas, Asien, Afrika und Südamerika. Der Wirt, meistens ein Hund, frißt finnenhaltige Schafsleber; die Skolizes entwickeln sich in seinem Darm zu geschlechtsreifen Bandwürmern. Der Zwischenwirt, der Mensch, und die meisten Herbivoren nehmen oral die Eier auf. Diese durchwandern die Darmmukosa und entwickeln sich in 70% in der Leber, in 20% in den Lungen und in 10% systemisch zur Hydatide. 80% aller Leberhydatiden finden sich im rechten Leberlappen.

Ihrem langsamen Wachstum entsprechend verursachen sie lange nur unbestimmte Symptome. Meist kommen die Kinder wegen eines palpablen Lebertumors zur Abklärung. Als Komplikationen sind die Ruptur, die Infektion und die Anaphylaxie gefürchtet.

In der Diagnostik haben sich neben der Bluteosinophilie der intradermale Test nach Casoni, die serologische Reaktion nach Weinberg und der Hämagglutinationstest und die Immunfluoreszenz bewährt.

Im Röntgenbild ist meist ein kalkdichter Saum sichtbar. Die Sonotomographie und Computertomographie lassen den Tumor als zystisch differenzieren. Die Angiographie ergibt u. U. wichtige Informationen für die zur Diskussion stehende Dignität bei negativem serologischem Befund. Da die Risiken einer Ruptur und Infektion groß sind, ist auch bei symptomfreien Patienten eine Laparotomie die Therapie der Wahl. Bestens hat sich die Zystektomie nach vorangegangener Sterilisation des infektiösen Zystensandes mittels 2%iger Formollösung bewährt (LAMESCH u. ZAPP 1976).

(Siehe auch S. 5.215 ff.)

Gutartige Lebertumoren

Pathogenese und pathologische Anatomie

Hämangiome können die Leber wie jedes andere Organ befallen. Manchmal treten sie mit isoliertem Sitz als große zystische Tumoren auf, oder sie durchsetzen die Leber diffus. Bei großen Hämangiomen kann durch den arteriovenösen Shunt eine Herzinsuffizienz klinisch im Vordergrund stehen. Infolge Sequestrierung der Thrombozyten entsteht u. U. eine schwere Thrombopenie (Kasabach-Merritt-Syndrom) mit zusätzlicher hämorrhagischer Diathese.

Akute spontane oder traumatisch bedingte Rupturen führen zum Schock und zum Bild des akuten Abdomens. Eine spontane Rückbildungstendenz wird beschrieben (DEHNER u. ISHAK 1971; SLOVIS u. Mitarb. 1975).

Hämangioendotheliome sind nur bedingt den gutartigen Tumoren zuzurechnen (DOERR u. Mitarb. 1978). Das histologische Bild entspricht mehr dem eines benignen, der klinische Verlauf jedoch mehr dem eines malignen Tumors. Makroskopisch ist die Leber von multiplen kleineren Knoten durchsetzt. Solitäre Formen sind selten. Die mikroskopische Abgrenzung von einem Hämangiosarkom oder Hamartom ist schwierig. Spontane Rückbildungen, aber auch maligne Entartungen mit Metastasierung werden diskutiert (DEHNER u. ISHAK 1971).

Hamartome werden von vielen Pathologen zu den Fehlentwicklungen gezählt. Sie sind somit im eigentlichen Sinne keine Tumoren. Histologisch findet man normale Elemente, die jedoch in atypischer Weise zusammengestellt sind. Meistens handelt es sich um solide Tumoren, die aber auch zystisch durchsetzt sein können. Sie sind in der Regel deutlich gegen das normale Lebergewebe abgesetzt (Abb. 154).

Symptome

Im Vordergrund steht ein asymptomatischer Tumor im Oberbauch. Gelegentlich finden sich zusätzlich unspezifische gastrointestinale Symptome und selten ein Ikterus. Zusätzliche Hämangiome können in diesem Zusammenhang hinweisend

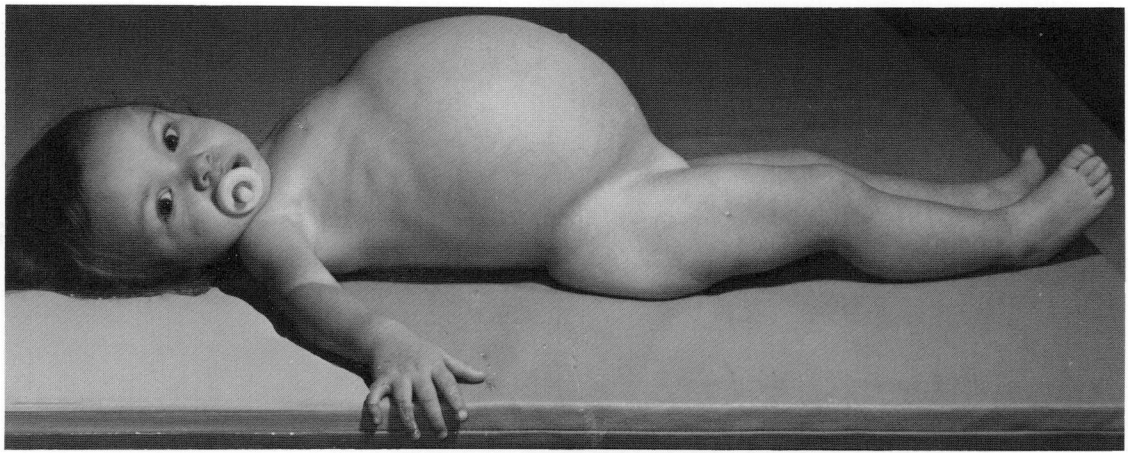
Abb. 154 14 Monate altes Mädchen mit 920 g schwerem Hamartom des rechten Leberlappens.

sein. Bei großen Leberhämangiomen steht u. U. die Symptomatik einer schweren Herzinsuffizienz im Vordergrund oder eine schwere Thrombozytopenie. Praktisch alle bisher bekannten Fälle von Hämangiomen wurden kurze Zeit nach der Geburt oder in den ersten Monaten diagnostiziert. Traumatisch bedingte intraabdominelle Blutungen sind beschrieben. Dabei steht ein akutes Abdomen im Vordergrund. Auch die Hämangioendotheliome und Hamartome kommen mehrheitlich im Säuglingsalter oder im 1. Lebensjahr durch einen meist zufällig entdeckten Tumor im Oberbauch zur Abklärung. Die Symptomatologie ist sonst stumm.

Untersuchungen
Eine Magen-Darm-Passage oder ein i. v. Pyelogramm zeigen bei oberflächlich größeren Tumoren u. U. Organverdrängungen.
Bei intrahepatischen Formen sind die Sonotomographie, Leberszintigraphie und Computertomographie von entscheidender Bedeutung. Daneben kommt der Angiographie vor allem beim Hämangiom eine wichtige diagnostische und operativ-technische Bedeutung zu (SLOVIS u. Mitarb. 1975).

Therapie
Bei den großen Hämangiomen mit zusätzlicher Herzinsuffizienz ist eine primäre konservative Therapie angezeigt. Eine frühe Digitalisierung ist entscheidend. Durch Corticosteroide und Bestrahlung kann u. U. eine Verkleinerung erreicht werden. Somit ist vor allem bei jungen Säuglingen beim Hämangiom die chirurgische Therapie keine primäre Notwendigkeit. Eine Ligatur der A. hepatica hat keinen Effekt (SLOVIS u. Mitarb. 1975). Die Resektion größerer Hämangiome ist schwierig und oft mit massiver Blutung verbunden.
Die Hämangioendotheliome können im allgemeinen nur intraoperativ durch Schnellschnittdiagnose von einem malignen Tumor abgegrenzt werden. Sie müssen deshalb möglichst rasch chirurgisch angegangen werden. Eine Leberteilresektion ist meist nicht zu umgehen.
Die Hamartome sind wegen ihrer guten Abgrenzbarkeit, vor allem wenn sie solitär sind, gut zu resezieren. Finden sich mehrere Tumoren auf einen Leberlappen begrenzt, ist eine Lobektomie notwendig.

Prognose
Bei den größeren Hämangiomen hängt die Prognose von der eventuell vorhandenen schweren Herzinsuffizienz ab. Spontane oder durch Corticoide und Bestrahlung induzierte Rückbildungen sind möglich.
Wegen der nicht eindeutig definierten Dignität der Hämangioendotheliome ist deren Prognose ungewiß.
Die Hamartome haben im allgemeinen eine gute Prognose, wenn deren Größe nicht eine große Leberresektion verlangt und somit die Operation selbst die Prognose bestimmt.

Maligne Lebertumoren

Pathogenese und pathologische Anatomie
Das *Hepatoblastom* findet sich gelegentlich bei Feten und entsteht offenbar bereits intrauterin. Der rechte Leberlappen ist bevorzugt befallen, meist in Form eines rundlichen, weichen, grauweißen Knotens, mit teilweiser, kapselartiger Begrenzung und gelegentlicher Verkalkung im Zentrum. Histologisch kann eine epitheliale von einer gemischten Form abgegrenzt werden. Beim epithelialen Hepatoblastom werden im Tumorgewebe sogenannte Fetal- und Embryonalzellen differenziert. Typisch sind bluthaltige Räume, deren Wände von

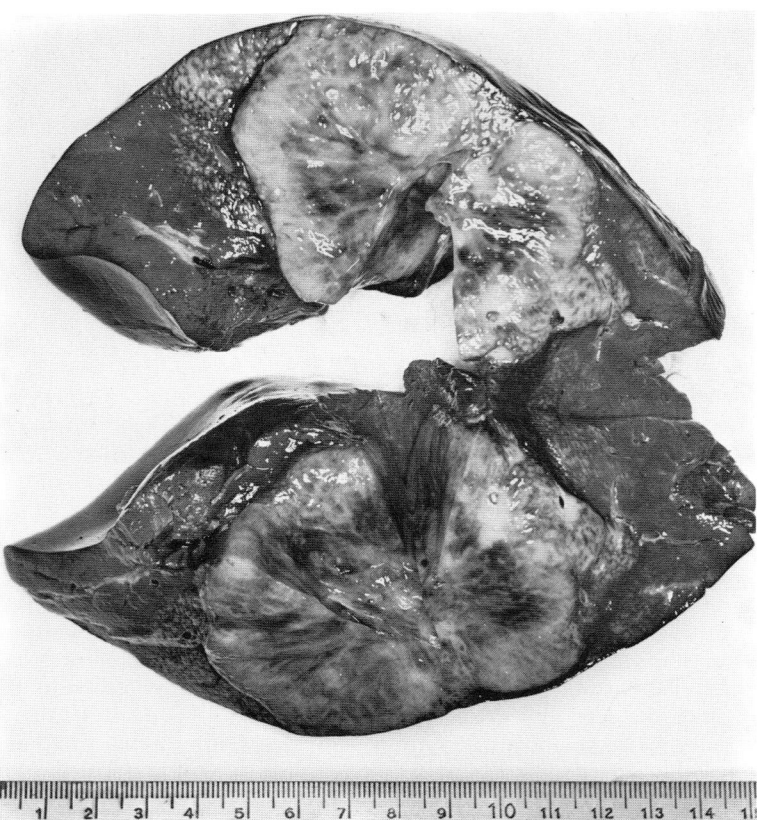

Abb. 155 Hepatoblastom des rechten Leberlappens bei 2jährigem Knaben.

Tumorzellen ausgekleidet sind. Insgesamt soll das Bild einer embryonalen Leber mit reichlich mitotischer Aktivität ähneln (DOERR u. Mitarb. 1978).

Der gemischte Typ des Hepatoblastoms enthält neben epithelialen Anteilen mesodermale Gewebskomponenten bis zu den hochdifferenzierten Strukturen in Form von Knorpel, Knochen oder Muskelfasern. Bei Metastasierung z. B. in die Lungen, in die abdominalen Lymphknoten oder in das Gehirn finden sich nur die epithelialen Anteile.

Hepatoblastome können Sitz ektoper Hormonproduktion sein. Am häufigsten ist eine Pubertas praecox, aber auch ektope Hyperparathyreoidismus-, Cushing- und Hypoglykämiesyndrome werden beschrieben. Gelegentlich ist das Hepatoblastom mit einer Hemihypertrophie vergesellschaftet (SACKER u. DIRSCHMID 1977/78).

Das **hepatozelluläre Leberkarzinom** ist meist multifokal; die Knoten haben eine hellbräunliche bis gräuliche Farbe mit Nekrose- oder Blutungsherden im Innern. Häufig bricht der Tumor in die Lebervenen ein oder wächst in die V. cava inferior vor.

Histologisch besteht der Tumor aus hepatozellulären Elementen. Es finden sich reichlich Mitosen und Riesenzellen.

Ätiologisch werden neben dysontogenetischen auch metabolische Störungen, wie z. B. Lipid- oder Glykogenspeicherkrankheiten, Siderophilie oder Tyrosinosis, aber auch präexistente Lebererkrankungen wie Zirrhose und Hepatitis B aufgeführt.

Das hepatozelluläre Leberkarzinom hat bezüglich Altershäufigkeit einen zweiten Gipfel um das 11.–12. Lebensjahr. Im Gegensatz zum Hepatoblastom kommt es relativ früh zur Metastasierung in die Lunge, ins Abdomen, ins Zentralnervensystem, in die großen Gefäße und in die Lymphknoten.

Die **malignen mesenchymalen Lebertumoren** werden in maligne Mesenchymome oder Sarkome unterteilt. Bei den ersteren finden sich fibro- und myxomatöse Anteile in mehr oder weniger differenzierter Form. Die Sarkome werden in Angio-, Myo- und Fibrosarkome unterteilt. Insgesamt sind diese malignen Tumoren ausgesprochen selten. Ihre Prognose ist schlecht!

Symptome

Beim *malignen Hepatoblastom* steht das Symptom eines meist zufällig entdeckten großen Abdomens mit palpablem Tumor im Bereich der Leber im Vordergrund. Zusätzliche Symptome wie Gewichtsstillstand oder -verlust, Erbrechen und Ikterus sind selten.

Beim *hepatozellulären Karzinom* unterscheidet

sich die Symptomatik bei frühem Auftreten im Säuglingsalter kaum von derjenigen des Hepatoblastoms; bei älteren Kindern jedoch stehen entsprechend der häufig vorausgehenden Leberschädigung Symptome wie schlechter Allgemeinzustand, Gewichtsverlust und Ikterus neben dem Hauptsymptom des palpablen Tumors im Vordergrund. Dies ist unter anderem auch auf das multifokale Auftreten und die relativ frühe Metastasierung zurückzuführen.

Auch die Laborresultate sind kaum je spezifisch verändert. Im Blutbild fällt am häufigsten eine Anämie und gelegentlich eine Thrombozytopenie vor allem beim Hepatoblastom auf. Eine Bilirubinerhöhung ist beim Karzinom häufiger und bei ca. $1/4$ aller Fälle deutlich. Erhöhte Transaminasen- und erhöhte alkalische Phosphatasewerte finden sich ebenfalls häufiger beim hepatozellulären Karzinom.

Als Ausdruck der embryonalen Herkunft ist das α_1-Foetoprotein beim Hepatoblastom in den meisten Fällen und beim hepatozellulären Karzinom gelegentlich erhöht.

Untersuchungen

Röntgen. Die Leeraufnahme des Abdomens und des Thorax weist auf die Lebervergrößerung, einen Zwerchfellhochstand und auf evtl. vorhandene Lungenmetastasen hin. Eventuell kommen Verkalkungen, die beim Hepatoblastom häufiger sind, zur Darstellung. Von maßgebender diagnostischer Aussagekraft sind die Spezialuntersuchungen wie Sonotomographie, Szintigraphie und Computertomographie sowie die Angiographie und das Kavogramm, letzteres vor allem beim hepatozellulären Karzinom, da hier eine Einsprossung in die V. cava in fortgeschrittenen Stadien häufig ist.

Therapie

Zur genauen histologischen Diagnose und zur Beurteilung der Operabilität ist eine Laparotomie in jedem Fall indiziert. Eine primäre Laparoskopie ist nicht zu empfehlen. Auch sollten perkutane Tumorbiopsien wegen der Blutungsgefahr nicht durchgeführt werden (HELBIG 1969).

Bei ausgedehnteren Tumoren über beide Leberlappen wird man sich auf eine Probebiopsie intra operationem beschränken müssen. Bei beschränktem Befall der Tumors auf einen Leberlappen ist eine Resektion primär indiziert, wenn es der Allgemeinzustand des Patienten erlaubt. Eine Ligatur der A. hepatica wird mehrheitlich abgelehnt (KASAI u. WATANABE 1975).

Ist aufgrund der Abklärungsuntersuchungen mit einer größeren Leberresektion zu rechnen, muß der thorakoabdominale Zugang gewählt werden. Die V. cava wird ober- und unterhalb des Zwerchfells angeschlungen. Anschließend wird die Leber von ihren Aufhängebändern befreit und die Leberpforte auspräpariert. Je nachdem, ob eine links- oder rechtsseitige Leberlappenresektion notwendig ist, werden die entsprechenden Äste der A. hepatica, der Vv. portae und der Gallengangsast ligiert. Anschließend wird die Leber luxiert und alle feinen kurz geschlossenen Venenäste zwischen Leber und V. cava ligiert. Die Resektion selbst geschieht am besten durch Digitolklasie nach Lin, d. h. durch Quetschen mit Daumen und Zeigefinger wird das Lebergewebe frakturiert (LIN u. Mitarb. 1966). Mit diesem Vorgehen können die Gefäße und Gallengänge schonend dargestellt und ohne großen Blutverlust ligiert werden. Die Resektionsfläche wird duch Matratzennähte adaptiert (GERHARD u. WILLICH 1969; KASAI u. WATANABE 1975; NICOLE 1969; STAUFFER u. Mitarb. 1973; TAYLOR u. Mitarb. 1969). In der ersten postoperativen Phase ist einer praktisch obligaten Hypoglykämie und Hypalbuminämie durch entsprechende Infusionen Rechnung zu tragen. Mit einer Bestrahlung darf frühestens nach 4–6 Wochen begonnen werden, um die gute Regenerationspotenz nicht zu stören (TAYLOR u. Mitarb. 1969).

Bei positivem α-Foetoprotein gibt die regelmäßige Kontrolle gute Anhaltspunkte für die Radikalität der Operation resp. über das Auftreten eines Rezidivs (vgl. Neuroblastom und Metabolite).

Eine zusätzliche konservative Therapie mit Bestrahlung und Chemotherapie hat bis jetzt von ganz vereinzelten Fällen abgesehen keinerlei kurativen Effekt. Entschließt man sich trotzdem dazu, sollte sie frühenstens 1–2 Monate nach einer Resektion zum Einsatz kommen, da die Leber im Kindesalter kurze Zeit nach einer Operation zu empfindlich auf eine Bestrahlung oder Chemotherapie reagiert und deren früher Einsatz die postoperative Regenerationsphase hemmt (TAYLOR u. Mitarb. 1969). Bei primär inoperablen Fällen ist u. U. durch eine Bestrahlung und Chemotherapie eine spätere Resektion des Tumors im Sinne einer Second-look-Operation möglich und erfolgreich (SINNIAH u. Mitarb. 1974).

Eine intraarterielle Infusionstherapie mit 5-Fluorouracil in Kombination mit einer Bestrahlung und anderen Chemotherapeutika kann u. U. einen inoperablen Tumor verkleinern, so daß eine sekundäre Exzision im Sinne einer Second-look-Operation möglich wird (KASAI u. WATANABE 1975).

Prognose

Die Prognose des Hepatoblastoms ist etwas günstiger als die beim hepatozellulären Karzinom und bei den Sarkomen. Im ganzen gesehen jedoch ist die Prognose schlecht. Die statistischen Angaben sind recht unterschiedlich. EXELBY u. Mitarb. (1975) geben für das Hepatoblastom eine Überlebensrate von 35% und für das hepatozelluläre Karzinom von 13% an. Die Prozentzahlen der meisten übrigen Statistiken sind jedoch niedriger. Insgesamt hängt die Prognose stark von der Möglichkeit der totalen Exzision des Tumors ab. Bei radikal operierten Fällen dürfte die Heilungsrate für das Hepatoblastom um 60% und für das hepatozelluläre Karzinom um 30% liegen (EXELBY u. Mitarb. 1975).

Literatur

Dehner, L. P., K. G. Ishak: Vascular tumors of the liver in infants and children. Arch. Path. 92 (1971) 101

Desser, P. S., S. Smith: Nonparasitic liver cysts in children. J. Pediat. 49 (1956) 297

Doerr, W., G. Seifert, E. Uehlinger: Spezielle pathologische Anatomie, Bd. X. Springer, Berlin 1978

Exelby, P. R., R. M. Filler, J. L. Grosfeld: Liver tumors in children in the particular reference to hepatoblastoma and hepatocellular carcinoma: American Academy of Pediatrics surgical section survey 1974. J. pediat. Surg. 10 (1975) 329

Fliegel, C. P., B. Herzog, H. Penner: Leberzyste bei einem 11 Monate alten Mädchen. Z. Kinderchir. 15 (1974) 117

Gerhard, K., E. Willich: Die primären Lebertumoren im Kindesalter. Z. Kinderchir. 6, Suppl. (1969) 276

Helbig, D.: Primäre maligne Lebertumoren im Säuglingsalter. Z. Kinderchir. 6, Suppl. 8 (1969) 262

Kasai, M., I. Watanabe: Liver tumors. In Bloom, H. J. G., J. Lemerle, M. K. Neidhardt, P. A. Voûte: Cancer in Children. Springer, Berlin 1975

Lamesch, A., E. Zapp: Echinokokkuszysten der Leber. Z. Kinderchir. 19 (1976) 421

Leuzinger, H. R., M. Haertel, F. Wagner, C. Ruchti, H. Rösler: Kongenitale Leberzysten. Schweiz. med. Wschr. 106 (1976) 1396

Lin, T. Y., C. C. Chen, W. P. Lio: Primary carcinoma of the liver in infancy and childhood: Report of 21 cases with resection in 6 cases. Surgery 60 (1966) 1275

Nicole, R.: Leberresektion bei Tumoren des Kindes. Helv. Chir. Acta 36 (1969) 53

Sacker, M., K. Dirschmid: Primäre Lebermalignome im Kindesalter. Chir. Praxis 23 (1977/78) 477

Sinniah, D., P. E. Campbell, J. H. Colebatch: Primary hepatic cancer in infancy and childhood. A survey of twenty cases. Progr. pediat. Surg. 7 (1974) 141

Slovis, T. L., W. E. Berdon, J. O. Haller, W. S. Casarelle, D. H. Baker: Hemangiomas of the liver in infants. Surgery 123 (1975) 791

Stauffer, U. G., P. P. Rickham, A. Guidrat: Primäre Lebertumoren im Kindesalter. Helv. paediat. Acta 28 (1973) 239

Taylor, P. H., R. M. Filler, R. A. Nebesar, M. Tefft: Experience with hepatic resection in childhood. Amer. J. Surg. 117 (1969) 435

Pankreatitis

B. KEHRER

Auch im Kindesalter ist die Pankreatitis eine schwere Erkrankung, die mit einer hohen Mortalität belastet ist (10–30%). Ein Grund für die schlechte Prognose liegt darin, daß beim Kind die Diagnose zu spät gestellt oder verpaßt wird, weil sie nicht in die Differentialdiagnose einbezogen wird. Die Pankreatitis dürfte aber beim Kind und beim Säugling häufiger sein als üblicherweise angenommen wird.

Eine gezielte Abklärung bei allen unklaren akuten oder chronischen Abdominalbeschwerden ist deshalb die wichtigste Maßnahme, die zu einer rechtzeitigen Erkennung der Erkrankung führt und damit zur Verbesserung der Prognose entscheidend beiträgt.

Ätiopathogenese

Obwohl eine große Anzahl von Faktoren bekannt ist, die eine Pankreatitis auslösen können (Tab. 17), müssen trotzdem etwa 60% der Fälle – insbesondere der akuten Pankreatitis – der idiopathischen Form zugeordnet werden.

Operativ bedingte Pankreatitiden wurden beim Kind praktisch nicht beschrieben; meist ist es ein stumpfes Bauchtrauma, das entweder eine Pankreatitis akut auslöst oder aber mit einem freien Intervall von einigen Wochen als Pankreaspseudozyste manifest werden läßt (vgl. S. 7.206 ff).

Wesentliche Bedeutung kommt der durch Corticosteroidtherapie induzierten Pankreatitis zu. Da Steroide oft im Rahmen von schweren Allgemeinleiden eingesetzt werden (z. B. nach Transplantation, terminalem Nierenleiden), verläuft sie bei diesen Patienten fast immer letal.

Bei den chronischen Pankreatitiden muß die familiäre, hereditäre Form ausgeschlossen werden, die mit einer Hyperlipidämie oder einer Aminoazid-

Tabelle 17 Ätiologie der Pankreatitis im Kindesalter

»Idiopathisch«

Trauma
stumpfes Bauchtrauma   – sofort, akut
                       – mit freiem Intervall
postoperativ (selten)

Medikamente
Corticosteroide, ACTH
L-Asparaginase
Chlorothiacide
Salazosulfapyridine
Tetracycline

Im Rahmen von anderen Erkrankungen
Mumps
Mukoviszidose
Hyperparathyreoidismus
Diabetes mellitus
Hepatitis
Lupus erythematodes
Polyarteriitis nodosa
terminale Nierenerkrankungen
schwerer Eisenmangel
ausgedehnte Verbrennungen
intraabdominale Sepsis

Hereditär, familiär   – Hyperlipidämie
                       – Aminoazidurie

Abflußstörungen (selten)
Mißbildungen
– intrapankreatische Duplikatur des Duodenums oder des Magens
– Pancreas anulare
– Papillenstenose
– Choledochuszyste
– intrakanalikulärer Tumor
– intrapankreatisches Lymphangiom
sekundär
– Cholelithiasis (bei Hämolyse)
– Askariden

urie einhergeht. In den letzten Jahren sind vermehrt Fälle beschrieben worden, bei denen einer chronisch rezidivierenden Pankreatitis eine mißbildungsbedingte Abflußbehinderung zugrunde lag. Die Pathogenese der idiopathischen Pankreatitis, die im Rahmen einer schweren Allgemeinerkrankung (z. B. Verbrennung, Sepsis) beim Säugling oder Kind auftreten kann, ist weitgehend ungeklärt. Diskutiert werden in erster Linie vaskuläre und hämodynamische Prozesse, die über eine Stase des Blutes zu thrombotischen Gefäßverschlüssen und schließlich zur partiellen oder vollständigen Organnekrose führen. Aus diesen Überlegungen ist denn auch verschiedentlich eine Therapie mit Heparinisierung, Fibrinolyse oder Verabreichung von Dextran empfohlen worden, ohne daß die Wirksamkeit dieser Maßnahmen schlüssig bewiesen werden konnte.

Symptome
Entsprechend den verschiedenen Verlaufsformen kann sich die Pankreatitis sehr unterschiedlich manifestieren. Bei der akuten, idiopathischen Pankreatitis sind die Kinder meist schwer krank und haben hohes Fieber. Nach anfänglichen Oberbauch- und evtl. Rückenschmerzen sowie Erbrechen entwickelt sich als Folge eines paralytischen Ileus und einer Aszitesbildung eine rasch zunehmende Blähung des Abdomens mit generalisierter Abwehrspannung, die leicht als diffuse bakterielle Peritonitis (z. B. infolge perforierter Appendizitis) mißdeutet wird. Bei den chronischen oder rezidivierenden Formen stehen rekurrierende unspezifische Oberbauchschmerzen im Vordergrund. Nur selten treten die Symptome einer exokrinen Pankreasinsuffizienz hinzu (Steatorrhoe, Gewichtsabnahme).

Diagnose
Wesentliche Hinweise können oft aus der Anamnese erhalten werden (Status nach stumpfem Bauchtrauma, Einnahme von Medikamenten, bekanntes vorbestehendes Leiden, Familienanamnese).
Häufig wird die Diagnose verpaßt, weil sowohl bei der akuten wie auch bei der chronischen Pankreatitis nicht an diese Möglichkeit gedacht und damit die entscheidende Bestimmung der Serum- und eventuell der Urinamylase unterlassen wird. Schon wenige Stunden nach Krankheitsbeginn ist die Serumamylase erhöht; sie kann sich aber später wieder normalisieren. Nur beim Mumps ist die Erhöhung der Amylase diagnostisch nicht sicher verwertbar, da sie durch die Sialadenitis allein bedingt sein kann. Im Blutbild findet sich eine Leukozytose mit Linksverschiebung. Die Bestimmung von Lipasen, Cholesterol, Phospholipiden, Fettsäuren und der Leberenzyme dient dem Ausschluß eines internistischen Grundleidens. Vorübergehend können eine Hyperglykämie und eine Glykosurie auftreten, die jedoch ohne Insulinverabreichung rasch abklingen. Eine Hypokalzämie kann oft schon in den ersten 24 Stunden der Erkrankung beobachtet werden (Tetanie).
Die Abdomenleeraufnahme dient dazu, andere Ursachen eines akuten Abdomens (z. B. intestinale Perforation) auszuschließen. Folgende radiologische Befunde können als Hinweise auf eine Pankreatitis gewertet werden: Zwerchfellhochstand links, Pleuraerguß, weichteildichte Schwellung, eventuell mit Verkalkungen im Bereich des Pankreas, einzelne dilatierte Jejunum- oder Kolonschlingen (»sentinel loop« und »colon cut-off sign«). In der Aszitesflüssigkeit, welche durch Punktion oder bei der Laparotomie gewonnen wird, muß neben Erythrozyten und Bakterien auch die Amylase bestimmt werden. In unklaren Situationen kann eine Peritoneallavage diagnostisch sehr wertvoll sein, wobei die gewonnene Spülflüssigkeit auf die vorgenannten Parameter untersucht werden soll.
Zur Erfassung von raumfordernden Prozessen im Bereich des Pankreaskopfes (Pseudozyste, Duplikatur, Choledochuszyste, Schwellung des Pankreas, intra- und parapankreatische Abszesse) hat die Magen-Darm-Passage wesentlich an Bedeutung verloren. Ultraschalltomographie und CT-Scan ergeben bei dieser Fragestellung detailliertere Angaben. Besonders bei chronisch rezidivierenden Pankreatitiden können Abflußbehinderungen und Mißbildungen auch beim Kind durch eine intraoperative oder transduodenale retrograde Pankreatikographie erfaßt werden.

Therapie
Die Behandlung der akuten Pankreatitis hat primär mit konservativen Mitteln zu erfolgen. Durch Nahrungskarenz und Heberdrainage des Magens wird der obere Darmtrakt ruhiggestellt und gleichzeitig die Secretin- und Pancreozyminfreisetzung gehemmt. Zentrale Bedeutung kommt einer adäquaten Flüssigkeitstherapie zu, wobei die Ersatzmenge von Elektrolytlösungen, Plasma und Blut in etwa derjenigen einer ausgedehnten Verbrennung entspricht! Da die notwendigen Mengen nur schwer abzuschätzen sind, ist eine dauernde Überwachung von Blutdruck, zentralvenösem Druck und Urinproduktion zu gewährleisten, um einen hypovolämischen oder toxischen Schock rechtzeitig erfassen zu können. Eine vollständige kalorische parenterale Ernährung mit Elektrolytsubstitution (besonders Calcium) überbrückt die meist längerfristig notwendige Nahrungskarenz. Neben der Verabreichung von Schmerzmitteln wird eine Therapie mit Breitspektrumantibiotika eingeleitet, die entsprechend den bakteriologischen Resultaten aus Blutkultur oder peritonealer Flüssigkeit ergänzt werden muß. Inwieweit auch Anticholinergika, Trasylol, Glucagon, Dextran, Heparin oder Fibrinolysin den Verlauf zu beeinflussen vermögen, ist umstritten. Eine chirurgische Intervention ist in folgenden Situationen angezeigt:

- Wird, wie es häufig vorkommt, eine Pankreatitis anläßlich einer Laparotomie festgestellt, die unter der Fehldiagnose einer Appendicitis perforata vorgenommen wurde, so muß sich das chirurgische Vorgehen auf minimale Maßnahmen wie z. B. schonendes Débridement von Nekrosen und Drainage von Abszessen beschränken. Eine Exploration der Gallen- und Pankreasgänge soll bei den meist sehr kranken Kindern in der akuten Phase unterlassen werden. Aszitesflüssigkeit wird bakteriologisch und auf den Amylasengehalt untersucht, das Abdomen reichlich ausgespült und anschließend besonders die Bursa omentalis, aber auch das restliche Abdomen drainiert. Um die Amylase in der Peritonealflüssigkeit zu verdünnen, können die Drains gegebenenfalls auch für eine Spüldrainage verwendet werden.
- Verbessert sich der Zustand des Patienten unter korrekter konservativer Therapie nicht, so muß frühzeitig operiert werden. Das chirurgische Vorgehen soll sich dabei auf die oben angegebenen Maßnahmen beschränken.
- Pankreaspseudozysten (vgl. S. 7.206 ff).
- Kann bei einer chronischen oder rezidivierenden Pankreatitis keine internistische Ursache gefunden werden und gelingt es nicht, mit konservativen diagnostischen Mitteln eine Abflußbehinderung auszuschließen, so muß eine endoskopische, evtl. auch operative Choledochopankreatikographie erwogen werden.
- Mißbildungen und sekundäre Abflußbehinderungen (vgl. Tab. 17) müssen operativ korrigiert werden, wobei das Verfahren den anatomischen Gegebenheiten angepaßt werden muß.
- Spätkomplikationen wie Abszesse, Briden erfordern eine operative Therapie.

Komplikationen und Prognose

Die Mortalität besonders der akuten hämorrhagischen und der medikamentös bedingten Pankreatitis ist sehr hoch und kann bis zu 30% betragen.
Initial ist besonders ein hypovolämischer Schock zu befürchten, der jedoch mit einer adäquaten Flüssigkeitstherapie beherrscht werden kann. Beobachtet wurden wahrscheinlich toxisch bedingte Nieren- und Leberinsuffizienzen. Häufig treten auch kardio-respiratorische Komplikationen auf, die in direkter Beziehung zum Schweregrad der Pankreatitis stehen. Initial bestehen flockig noduläre Verschattungen beider Lungen, später können sich Lungenabszesse, Nekrosen und ein Pneumothorax entwickeln. Trotz frühzeitiger Intubation und Beatmung ist die Prognose bei pulmonalen Komplikationen meist infaust.
Nur selten entwickelt sich im Kindesalter aus einer akuten eine chronische oder rezidivierende Pankreatitis. Solche Verläufe werden besonders bei steroidinduzierten Pankreatitiden oder bei Mißbildungen der Gallen- oder Pankreasgänge beobachtet. Auch nach schwerster akuter oder chronischer Entzündung des Pankreas ist seine exokrine oder endokrine Funktion nicht beeinträchtigt.

Literatur

Bienayme, J.: Les pancréatites de l'enfant. Ann. Chir. infant. 14 (1973) 5–53
Boumghar, M., R. Cavin: Respiratorische Komplikationen bei schwerer akuter Pankreatitis. Schweiz. Rdsch. Med. (Praxis) 67 (1978) 1394–1401
Buntain, W. L., J. B. Wood, M. M. Woolley: Pancreatitis in childhood. J. pediat. Surg. 13 (1978) 143–149
Cameron, A. G.: Acute respiratory failure in acute pancreatitis. Anesth. intens. Care 3 (1975) 244–249
Coupland, G.: Pancreatic ascites in childhood. J. pediat. Surg. 5 (1970) 570
Desjeux, J. F.: Les pancréatites de l'enfant. Méd. infant. 7 (1976) 863–871
Jaubert de Beaujeu, M., J. A. Bonjean, A. Brusq: Dilatation kystique congénitale du cholédoque et pancréatite aiguë chez l'enfant. Chir. Pédiat. 20 (1979) 325–331
Hendren, W. H., J. M. Greep, A. S. Patton: Pancreatitis in childhood: Experience with 15 cases. Arch. Dis. Childh. 40 (1965) 132–145
Karjoo, M., H. C. Bishop, P. Borns, Ph. G. Holtzapple: Choledochal cyst presenting as recurrent pancreatitis. Pediatrics 51 (1973) 289–291
Moossa, A. R.: Acute pancreatitis in childhood. A study of 16 cases and review of the literature. Prog. pediat. Surg. 4 (1972) 111–127
Raffensperger, J. G., G. Z. Griven, R. A. Warrner: Fusiform dilatation of the common bile duct with pancreatitis. J. pediat. Surg. 8 (1973) 907–910
Reece, J., L. Spitz, A. M. K. Rickwood: Steroid induced pancreatitis in a child complicated by abscess formation. Z. Kinderchir. 31 (1980) 168
Riemenschneider, T. A., J. F. Wilson, R. L. Vernier: Glucocorticoid-induced pancreatitis in children. Pediatrics 41 (1968) 428–437
Rubin, S. Z., S. H. Ein: The unusual presentation of pancreatitis in infancy. J. pediat. Surg. 14 (1979) 146–148
Williams, W. H., W. H. Hendren: Intrapancreatic duodenal duplication causing pancreatitis in a child. Surgery 69 (1971) 708–715

Pankreaspseudozysten

M. Bettex

Pankreaspseudozysten, die früher im Kindesalter als extrem selten galten, werden in den letzten zwei Jahrzehnten vermehrt beobachtet; 1970 konnte Löhrer 98 publizierte Fälle zusammenstellen. Seither sind noch viele Publikationen dieser Affektion gewidmet worden.

Ätiologie und Pathogenese

Die Pankreaspseudozyste ist eine Spätfolge entweder einer Pankreatitis (selten) oder einer traumatischen Pankreasläsion. Der häufigste Unfall scheint nach der Literatur der Sturz auf die Lenkstange eines Fahrrades oder eines Tretrollers zu sein, wobei der Pankreas gegen die Wirbelsäule gequetscht wird. Die primäre entzündliche oder traumatische Schädigung des Pankreas führt zu einem Austritt von Pankreassaft in die Bursa omentalis; durch die

chemische Wirkung der Pankreasenzyme entstehen Autolyse- oder Nekroseprozesse; das Foramen epiploicum (Winslowi) wird durch Granulationsgewebe verschlossen, und es folgt die Bildung einer abgekapselten aseptischen Peritonitis der Bursa omentalis.
Neuerdings ist auch die Entstehung von Pseudozysten in der hereditären Pankreatitis festgestellt worden.

Pathologische Anatomie
Die Pseudozyste hat keine eigene Wand; sie ist durch die Nachbarorgane, Magen, Duodenum, Leberunterfläche, Mesocolon transversum, Lig. gastrocolicum, Milz, Pankreas, begrenzt. Es bildet sich mit der Zeit eine Pseudokapsel aus Granulationsgewebe, die nekrotische Bestandteile (Fettgewebsnekrose) und Fibrin, ferner Haemosiderin enthalten kann. Eine innere Epithelbekleidung fehlt. Der Zysteninhalt besteht aus Pankreassekret und Blutbestandteilen und ist somit meist von bräunlicher Farbe; die enzymatische Aktivität dieser Flüssigkeit ist meist sehr stark.

Symptome
Sehr typisch in der Symptomatologie der Pankreaspseudozyste ist das *freie Intervall* zwischen der eigentlichen Ursache (Pankreatitis oder Trauma) und der Entstehung der Zyste, welches einige Wochen bis Monate dauern kann. Die akuten Zeichen der Primäraffektion (Oberbauchschmerzen, Erbrechen, Schocksymptomatik) sind meist längstens vergessen, wenn die Zyste sich klinisch manifestiert.
Die Symptomatik einer ausgebildeten Pseudozyste ist dann aber einheitlich und nahezu pathognomonisch. Neben dem sicht- und tastbaren Oberbauchtumor, der die Größe eines Kindskopfes erreichen kann, treten subjektive Beschwerden in Zusammenhang mit der Kompression der Nachbarorgane auf, wie z. B. Völlegefühl, Übelkeit und Erbrechen.

Untersuchungen
Röntgenbefund. Die Abdomenleeraufnahme zeigt einen rundlichen Schatten im Epigastrium und erlaubt meist bereits die Lokalisation in die Bursa omentalis. Die Magen-Darm-Passage bestätigt die Verdrängung von Magen, Duodenum, Dünndarm und Kolon (Abb. 156 a u. b). Ein i. v. Pyelogramm dient nur dem Ausschluß eines retroperitonealen Tumors und zeigt bei einer Pankreaspseudozyste keine Verdrängung der Niere.
Ultraschalltomographie. Diese Methode ist ebenfalls ausgezeichnet, um Pankreaspseudozysten aufzudecken und um ihrem Verlauf zu folgen.
Laboruntersuchungen. Die Pankreasfermente sind im Serum und im Urin meist stark erhöht. Es können gelegentlich eine starke Leukozytose und eine Erhöhung der Blutsenkungsreaktion nachgewiesen werden.

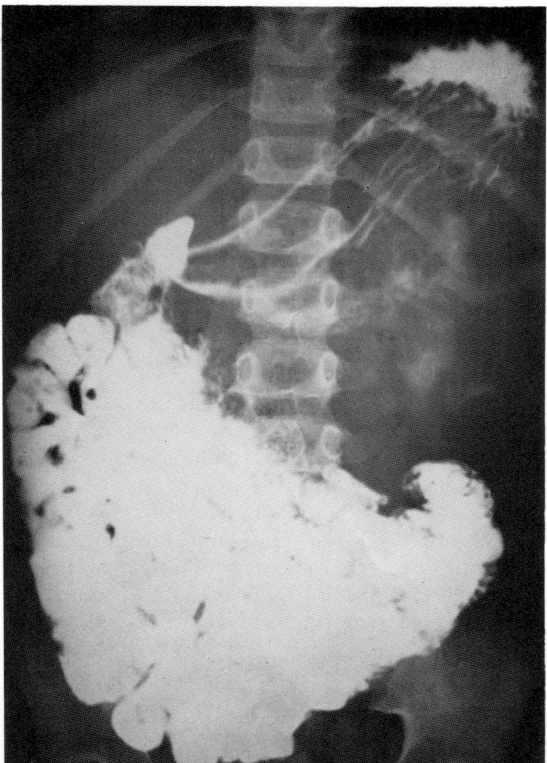
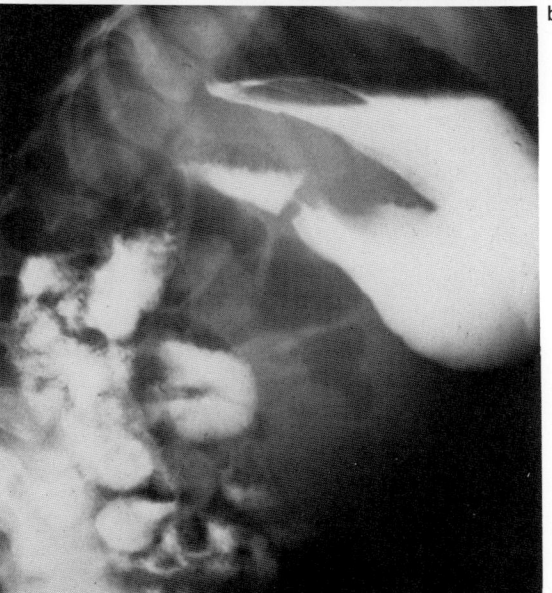

Abb. 156a u. b Pseudozyste des Pankreas. Bei der Magen-Darm-Passage wird ein Pelotteneffekt auf dem Magen in Rückenlage beobachtet (a) und eine Verdrängung des Magens nach vorne auf dem Seitenbild (b).

Differentialdiagnose

Zu bedenken sind im Kindesalter folgende Affektionen: Duplikaturen des Magen-Darm-Traktes, Mesenterialzysten, Choledochuszysten, posttraumatische Milzzysten, zystische und tumoröse Veränderungen der Nieren und sonstige retroperitoneale pathologische Zustände (Teratome, Ganglioneurome usw.). Echte Mißbildungszysten des Pankreas kommen so selten vor, daß sie in der Differentialdiagnose kaum in Erwägung gezogen werden müssen.

Therapie

Wegen der Komplikationsmöglichkeiten der Zystenruptur und der Unwahrscheinlichkeit einer spontanen Rückbildung ist sogleich nach Stellung der Diagnose die operative Behandlung indiziert. In der Literatur werden verschiedene Operationsmethoden angegeben wie einfache äußere Drainage, Marsupialisation, Ätzung und Raffung der Zystenwand und die sogenannte innere Fistelung (»internal Drainage«) durch Anastomosierung mit der Gallenblase, mit dem Magen, dem Duodenum und dem Jejunum. Nach Angaben der Literatur ist die meistgeübte Operationstechnik die Zystojejunostomie mit Roux-Y-Anastomose.

Wir geben persönlich der Drainage nach außen unter Sog (Redon-Drainage) den Vorzug. Die Zyste wird durch das Lig. gastrocolicum eröffnet, und nach Entleerung ihres Inhaltes wird ihre Wand mit Jodtinktur geätzt. Das Abdomen wird nun über einer Saugdrainage der Bursa omentalis wieder geschlossen. Die Drainage liefert am Anfang bis 100 ml Pankreassaft pro Tag, versiegt aber binnen einiger Wochen. Die Blut- und Harnenzyme normalisieren sich sehr rasch. Rezidive sind sehr selten.

Findet man aber bei der Inspektion der Zyste eine quere Pankreasruptur vor, so ist der distale Pankreasanteil zu resezieren und der proximale Stumpf des Pankreasstumpfes zu ligieren, worauf eine Sogdrainage in üblicher Weise angelegt wird.

Bei den seltenen Rezidivfällen ist eine Zystojejunostomie mit Roux-Y-Anastomose indiziert. Die Resultate einer solchen Anastomose sind meist auch gut. Komplikationen wie Reflux des Darminhaltes in die Pseudozyste und massive Nachblutungen sind aber beschrieben worden.

Literatur

Bettex, M., F. Kuffer, A. Schaerli: Über die Pseudozyste des Pankreas im Kindesalter. Schweiz. med. Wschr. 96 (1966) 342–348
Eckstein, H. B.: Behandlung der Pseudozyste des Pankreas. Z. Kinderchir. 4 (1967) 162–165
Feil, G.: Posttraumatische Pankreas-Pseudozyste im Kindesalter. Arch. Kinderheilk. 178 (1969) 198–212
Fried, A. M., A. C. Selke: Pseudocyst formation in hereditary pancreatitis. J. pediat. 93 (1978) 950–953
Koch, A.: Behandlung der traumatischen Pankreaszyste im Kindesalter. Z. Kinderchir. 11, Suppl. (1972) 556–562
Kummer, M., M. Bettex: Le drainage externe des pseudokystes du pancréas. Ann. Chir. inf. 13 (1972) 417–418
Löhrer, A.: Zur Pankreaspseudozyste im Kindesalter. Praxis 24 (1978) 159–170

Chirurgie der Hypoglykämie

U. G. STAUFFER

Vorkommen und Häufigkeit

Die Hypoglykämie ist definiert als ein Absinken der Blutglucosekonzentration unter die altersabhängige Norm als Folge einer Regulationsstörung des Kohlenhydratstoffwechsels (ZUPPINGER 1979). Sie kommt vor allem in der Neugeborenenperiode, besonders bei Früh- und Mangelgeborenen, Kindern diabetischer Mütter usw. und nur noch selten später, bei älteren Kindern vor. Die Toleranz tiefer Blutglucosespiegel ist stark altersabhängig und außerdem individuell verschieden. Tab. 18 zeigt die Definition einer Hypoglykämie in den verschiedenen Altersklassen (ZUPPINGER 1979). Meist ist die Abklärung und Behandlung einer Hypoglykämie ein internistisches Problem. Ein chirurgisches Eingreifen kommt bei schweren rezidivierenden, therapieresistenten Hypoglykämien in Frage, bei denen ein zeitweiser oder dauernder Hyperinsulinismus vorliegt. Dies ist vor allem beim Inselzelladenom, der Inselzellhyperplasie und der Nesidioblastose der Fall. Alle drei Krankheitsbilder sind sehr selten. Im Material des Boston Children's Hospital finden sich von 1954–1971 zwölf Neugeborene und Säuglinge bis zum Alter von 4 Monaten, die wegen therapieresistenter Hypoglykämien operiert werden mußten. Zwei hatten ein Inselzelladenom, sechs eine Hyperplasie der β-Zellen in den Langerhansschen Inseln und drei eine Nesidioblastose, einmal blieb

Tabelle 18 Definition der Hypoglykämie (nach *Cornblath* u. *Schwartz*, *Marks* u. *Richterich*) (aus *K. Zuppinger*: Hypoglykämie. In *Bachmann, K.-D., H. Ewerbeck, G. Joppich, E. Kleihauer, E. Rossi, G. Stalder*: Pädiatrie in Praxis und Klinik, Bd. II. Fischer, Stuttgart und Thieme, Stuttgart 1979)

	Alter	Plasma-glucose (kap. od. ven.) mg/100 ml (mmol/l)	Voll-blut-glucose (kap.) mg/100 ml (mmol/l)
Termingeborenes	0–72 Std.	35 (1,94)	30 (1,67)
Frühgeborenes	0–7 Tage	25 (1,39)	20 (1,11)
Mangelgeburt	0–7 Tage	25 (1,39)	20 (1,11)
Ältere Kinder		45 (2,50)	40 (2,22)

die pathologisch-anatomische Diagnose unklar (HARKEN u. Mitarb. 1971). An der Universitäts-Kinderklinik Zürich fanden wir von 1971–1979 eine Hypoglykämie als Haupt- oder Nebendiagnose bei 437 Neugeborenen, dagegen nur 38mal bei Säuglingen jenseits des dritten Lebensmonats und bei älteren Kindern. Unter diesen insgesamt 475 Kindern waren ein Neugeborenes mit Nesidioblastose und ein 12jähriges Mädchen mit Inselzelladenom, die schließlich beide operativ behandelt worden sind. In der Seltenheit dieser Krankheitsbilder liegt die große Gefahr, daß an die Möglichkeit eines Hyperinsulinismus bei der internistischen Abklärung der Hypoglykämie nicht oder zu spät gedacht wird; schwerwiegende permanente neurologische Spätfolgen wie Mikrozephalie, Epilepsie, schwere Entwicklungsrückstände, spastische Syndrome, Ataxie usw. können die Folge sein (CORNBLATH u. Mitarb. 1966; FRERICHS u. CREUTZFELDT 1976). Dabei ist heute die Diagnose eines Hyperinsulinismus durch die gleichzeitige Bestimmung von Glucose und Insulin im Blut und die Bestimmung des Glucose-Insulin-Quotienten unter verschiedenen Belastungsproben (FRERICHS u. CREUTZFELDT 1976) viel einfacher geworden als früher, und ein rechtzeitiges chirurgisches Eingreifen sollte so heute in den meisten Fällen möglich sein.

Das Krankheitsbild des Inselzelladenoms, der Inselzellhyperplasie und der Nesidioblastose und ihre mögliche chirurgische Behandlung werden im folgenden besprochen. Auf die Darstellung der ganzen Differentialdiagnose der Hypoglykämie muß dagegen verzichtet und auf pädiatrische Lehrbücher verwiesen werden.

Inselzelladenom

Das erste Inselzelladenom wurde 1902 von NICHOLLS beschrieben, noch bevor BANTING u. BEST 1922 das Insulin entdeckten. Die Kombination von Inselzelltumor und hypoglykämischen Anfällen wurde erstmals von WILDER u. Mitarb. 1927 beobachtet, die erste erfolgreiche Exzision eines bösartigen Inselzelladenoms beim Erwachsenen teilte 1929 GRAHAM, die Exzision eines gutartigen Adenoms 1930 CUSHING mit. Die erste erfolgreiche Operation bei einem Kind führte wohl SAUERBRUCH 1937 aus, der bei einem 7jährigen Mädchen im mittleren Drittel des Pankreas einen kirschgroßen Knoten entfernte. Das vorher an schweren hypoglykämischen Anfällen leidende Kind war 3 Jahre nach dem Eingriff ganz gesund (SAUERBRUCH 1940).

Häufigkeit

Das Inselzelladenom kann in jedem Alter auftreten, ist jedoch bei Erwachsenen wesentlich häufiger als bei Kindern (MANN u. Mitarb. 1969); während LAROCHE u. Mitarb. bis 1968 154 allein an der Mayo Klinik operierte Erwachsenenpatienten zusammenstellen konnten, fanden MANN u. Mitarb. (1969) lediglich 34 gut dokumentierte Fälle bei Kindern unter 15 Jahren in der gesamten Literatur. Bis 1975 sind etwa 50 Fälle von Inselzelladenomen bei Kindern, davon 15 bei Neugeborenen, publiziert worden (BALSAM u. Mitarb. 1972; RICKHAM 1975).

Pathologische Anatomie

Die meisten Inselzelladenome bei Kindern sind solitär und gutartig. Ihre Lokalisation ist doppelt so häufig im Schwanz und im Körper des Pankreas wie im Pankreaskopf. Von 39 Fällen von MANN u. Mitarb. (1969) war bei 33 Kindern der Tumor solitär, bei 3 fanden sich zwei und bei weiteren 3 Kindern drei Adenome. Zwei der 39 Inselzelladenome waren maligne (HUREZ u. Mitarb. 1961; THOMSON u. WELCH 1962). Die Tumoren sind rundlich, häufig stark vaskularisiert und gegen die Umgebung durch eine dünne Kapsel gut abgegrenzt. Oft liegen sie in der Tiefe des Pankreas, von normalem Pankreasgewebe bedeckt. Sie halten meist etwa 0,5–2 cm im Durchmesser, können aber auch nur reiskorngroß oder ausnahmsweise bis über kirschgroß sein (MANN u. Mitarb. 1969). Bei Erwachsenen sind als Seltenheiten auch extrapankreatische Lokalisationen z. B. im Lig. gastrolienale oder in der Wand des Duodenums beschrieben worden. Histologisch finden sich in den Adenomen α- (Glucagonproduzenten) und β-Zellen (Insulinproduzenten), wobei in den letzteren durch spezielle Färbungen (YAKOVAC u. Mitarb. 1971) oder bei der Elektronenmikroskopie das kristalline Insulin nachgewiesen werden kann. Das Adenom scheint in seinem histologischen Aufbau praktisch immer gutartig. Die Diagnose eines Malignoms kann nur durch Infiltration in die Umgebung oder durch den Nachweis von Metastasen gesichert werden (BALSAM u. Mitarb. 1971).

Symptome

Leitsymptome sind die klinischen Manifestationen der Hypoglykämie, hypoglykämische Anfälle vorwiegend morgens, nach längeren Fastenperioden oder körperlichen Anstrengungen. Sie zeigen sich klassisch in Schwitzen, Blässe, Muskelzittern, Brady- oder Tachykardien und schließlich in generalisierten oder fokalen Krämpfen und Koma. Krampfanfälle, Dämmerzustände und Bewußtlosigkeit waren in der Zusammenstellung von BOLEY u. Mitarb. (1960) die häufigsten und schwersten klinischen Leitsymptome. Bei Säuglingen bestehen überdies häufig Schreien, Unruhe, Gähnen, Schielen, Tremor, Ataxie, bei Neugeborenen Zyanoseanfälle, schwacher Schrei, unregelmäßige Atmung, Apnoeanfälle, Hypotonie usw. Bei älteren Kindern können zusätzlich Wesensveränderungen, Müdigkeit, Verstimmtheit, Reizbarkeit, Nervosität, Teilnahmslosigkeit bis zu Stupor, Appetitverlust, Übelkeit und Erbrechen hinzukommen (ZUPPINGER 1979).

Untersuchungen

Die heute wichtigste Laboruntersuchung ist die gleichzeitige, wiederholte Bestimmung der Nüchternblutglucose und des Nüchterninsulinspiegels im Blut. Gelegentlich sind mehrfache Bestimmungen, auch nach i. v. Belastungen mit Glucose, Glucagon oder Leucin notwendig, bis eine deutliche Plasmainsulinerhöhung nachgewiesen werden kann, und es sind auch einzelne Inselzelladenome beschrieben, bei denen sich eine solche sogar nie sicher nachweisen ließ (DRASH u. SCHULTZ 1967; GARCES u. Mitarb. 1968). In klassischen Fällen bleibt als Ausdruck einer autonomen Insulinsekretion das Plasmainsulin auch bei abfallenden Blutglucosespiegeln erhöht. Nach GRANT (1967) variiert das Plasmainsulin normalerweise von unbestimmbaren Werten bis zu 32 mU/l (Mittel 8 mU/l). Der Insulinspiegel fällt allgemein mit zunehmendem Alter der Kinder, ist jedoch in der Gruppe der 11–15jährigen immer noch deutlich höher (7–32 mU/l, Mittel 16 mU/l) als bei Erwachsenen (6–20 mU/l, Mittel 10 mU/l).

Ist die Diagnose eines Hyperinsulinismus gestellt, so kann eine Zöliakographie mit gleichzeitiger Injektion von Kontrastmittel in die A. hepatica und die A. mesenterica superior die Pankreasgefäßarkade und allenfalls ein Inselzelladenom zur Darstellung bringen. Seit es OLSSON 1963 erstmals gelungen war, bei einer 57jährigen Frau einen 1,5 cm großen Inselzelltumor angiographisch nachzuweisen, schwanken die Angaben über die erfolgreiche Lokalisation von Inselzelltumoren durch Angiographie bei Erwachsenen zwischen 63 und 90% (BOIJSEN u. SAMUELSSON 1970; GRAY u. Mitarb. 1970). Die Inselzelladenome erscheinen dann aufgrund ihrer weiten Sinusoide und des reichen Kapillarnetzes als runde, umschriebene, intensiv angefärbte Knötchen in der kapillären Phase (TUTTLE u. Mitarb. 1972). Sind die Tumoren jedoch weniger kapillarreich oder halten sie unter 0,5 cm im Durchmesser, so ist die Angiographie meist negativ. Inwiefern auch bei Kleinkindern oder sogar Säuglingen die Zöliakographie herangezogen werden soll, ist umstritten. Über die Lokalisation mit weniger invasiven Untersuchungen, vor allem mit der Sonographie und der Ganzkörpercomputertomographie, liegen noch zu wenige Berichte vor, doch können diese in Zukunft möglicherweise eine wesentliche Hilfe sein.

Therapie

Die Therapie des Inselzelladenoms ist chirurgisch und besteht, wenn möglich, in der Exzision des Tumors. Hochprozentige Glucoseinfusionen, Gaben von Cortison, ACTH, Glucagon und allenfalls Diazoxyd haben nur überbrückenden Charakter bis zur definitiven Stellung der Diagnose und dürfen keinesfalls die Operation verzögern (FISCHER u. Mitarb. 1974; MANN u. Mitarb. 1969; RICKHAM 1975; ZUPPINGER 1980). Falls das Inselzelladenom bei der Operation gefunden wird, so ist seine lokale Exzision meist relativ einfach. Ist die Lokalisation des Tumors präoperativ jedoch unklar, so kann das Auffinden bei der Operation schwierig und bei kleinen, versteckten Tumoren allenfalls unmöglich sein. Das Pankreas muß dann vollständig mobilisiert und zwischen Daumen und Zeigefinger vom Schwanz bis und mit Kopf sorgfältig durchpalpiert werden. Gelingt es nicht, den Tumor zu finden, so muß eine subtotale Pankreatektomie angeschlossen werden (s. unten). Lag der Tumor tief im Pankreasgewebe, so werden bei seiner Exzision zahlreiche kleine Pankreasgänge eröffnet. Während früher die Pankreasfistel gefürchtet war, schließt sich diese heute unter Stillegung des Pankreas mit vollständiger parenteraler Ernährung und Ableitung des Magensekretes über eine Sonde am Sog praktisch immer spontan.

Prognose

Ist ein Patient nicht durch schwere, wiederholte hypoglykämische Anfälle zerebral vorgeschädigt, so bringt normalerweise die Exzision des Inselzelladenoms die vollständige Heilung. Allzuoft kommt jedoch auch heute noch die Operation zu spät, nach bereits gesetzten definitiven Hirnschäden. In der Zusammenstellung von MANN u. Mitarb. (1969) waren von 37 Kindern mit gutartigen Inselzelladenomen bei der Nachkontrolle im Alter von einigen Monaten bis 17 Jahre nach dem Eingriff 20 durch die Operation geheilt und gesund, 11 hatten jedoch dauernde neurologische Schäden; sie wiesen entweder einen psychomotorischen Entwicklungsrückstand oder Krämpfe oder beides auf. 3 Kinder waren verstorben, davon hatten 2 multiple Adenome, 1 davon war ein Neugeborenes. Bei 2 Kindern war der Ausgang ungewiß, und 1 litt nach totaler Pankreatektomie an Diabetes und Malabsorption. Die beiden Kinder mit malignen Inselzelltumoren hatten im Moment des Berichts 6 Monate resp. 6 Jahre überlebt und waren gesund.

Besteht der Hyperinsulinismus postoperativ weiter, so liegt möglicherweise ein weiteres Adenom vor, und eine zweite Operation, meist eine subtotale Pankreatektomie, ist nicht zu umgehen. Bei unserem 12jährigen Mädchen, bei dem vorerst eine erfolgreiche Exzision eines vermeintlich gutartigen Inselzelladenoms vorgenommen wurde, war ein später wiederauftretender Hyperinsulinismus durch eine Unzahl von kleinen Lebermetastasen bedingt. Über postoperative Komplikationen und Prognose bei subtotaler resp. totaler Pankreatektomie s. unten.

Inselzellhyperplasie und Nesidioblastose

Eine Inselzellhyperplasie oder eine Nesidioblastose kommt im Gegensatz zum Inselzelladenom nur in der Neugeborenenperiode und in den ersten Lebensmonaten vor. Woo u. Mitarb. beschrieben 1976 das Vorkommen einer Nesidioblastose bei zwei Geschwistern, normalerweise handelt es sich jedoch um sporadische Einzelfälle. Auch wenn das Krankheitsbild selten ist, muß unbedingt bei jeder therapieresistenten Hypoglykämie in dieser Zeitperiode daran gedacht werden, damit solche Kinder allenfalls rechtzeitig operiert und vor irreversiblen neurologischen Spätschäden bewahrt werden. Unter unseren 437 Neugeborenen mit Hypoglykämien war nur 1 Kind mit Nesidioblastose. Leider wurde es der Operation erst zugeführt, als durch zahlreiche nicht oder ungenügend beherrschbare hypoglykämische Anfälle bereits ein schwerer irreversibler zerebraler Schaden gesetzt worden war. Dies war auch bei 26 von 45 aus der Literatur zusammengestellten Fällen von HAMILTON u. Mitarb. (1967) der Fall.

Pathologische Anatomie

Bei der *Inselzellhyperplasie* ist die Zahl der Langerhansschen Inseln vermehrt (> 40% der Schnittfläche, normal 4–13%), und die einzelnen Inseln enthalten abnorm viele, zum Teil vergrößerte insulinproduzierende β-Zellen. Häufig ist auch der Anteil der α-Zellen (Glucagonproduzenten) und der D-Zellen (Somatostatinproduzenten) vermehrt. Die *Nesidioblastose* ist definiert als eine pathologische Neubildung von verstreuten β-Zellen, die sich aus den Epithelzellen des exokrinen Pankreasapparates herleiten (Woo u. Mitarb. 1976; Yakovac u. Mitarb. 1971). Bei der normalen Hämatoxilin-Eosin-Färbung erscheinen diese Pankreaspräparate vorerst normal. Erst bei Spezialfärbungen (Yakovac u. Mitarb. 1971) und bei der elektronenmikroskopischen Untersuchung oder durch den Radioimmunassay auf Insulin lassen sich die kleinen β-Zellhaufen von 4–6 Zellen, die außerhalb der Langerhansschen Inseln und häufig in der Nähe von kleinen Pankreasgängen liegen, finden. Die Nesidioblastose ist denn auch erst nach den Arbeiten von Yakovac u. Mitarb. 1971 als spezielles Krankheitsbild herausgestellt worden.

Symptome und Untersuchungen

Das klinische Bild ist, mit Ausnahme der Altersverteilung, nicht von demjenigen des Inselzelladenoms zu unterscheiden, und auch die Laboruntersuchungen ergeben weitgehend die gleichen Resultate. Wiederum besteht ein Hyperinsulinismus mit einem erhöhten Insulin-Glucose-Quotienten. Häufige Mahlzeiten, i. v. Glucosebehandlung, Glucagon, ACTH usw., aber auch Gaben von Diazoxyd als Insulinhemmer (5–20 mg/kg/die) sind meist nicht genügend wirksam (Crowder u. Mitarb. 1976; Woo u. Mitarb. 1976; Zuppinger 1980). Entgegen früheren Ansichten steht heute fest, daß auch das Ansprechen auf Diazoxyd nicht zur Differentialdiagnose zwischen Inselzelladenom einerseits und Inselzellhyperplasie und Nesidioblastose andererseits herangezogen werden kann (Cornblath u. Mitarb. 1966; Crowder u. Mitarb. 1976).

Therapie

Steht einmal ein Hyperinsulinismus fest und ist eine aggressive internistische Behandlung (häufige kleine Mahlzeiten, i. v. Glucosegaben, Cortison, ACTH, HGH, Diazoxyd, s. auch internistische Lehrbücher) nicht in der Lage, den Blutglucosespiegel dauernd zu normalisieren, so ist das frühzeitige operative Vorgehen unbedingt angezeigt. Jede Phase der versuchten konservativen internistischen Behandlung sollte nicht mehr als maximal 3–5 Tage dauern (Crowder u. Mitarb. 1976), wenn neurologische Spätschäden vermieden werden sollen.

Chirurgische Therapie

Findet sich bei der Pankreasexploration kein Inselzelladenom, so ist vorerst eine subtotale Pankreatektomie (s. Abb. 157) (Crowder u. Mitarb. 1976; Hamilton u. Mitarb. 1967; Rickham 1978; Zuppinger 1979), bei Persistenz der Hypoglykämie eine totale Pankreatektomie (s. Abb. 158) angezeigt (Harken u. Mitarb. 1971; Rickham 1978).

Subtotale Pankreatektomie. Die früher übliche »subtotale« Pankreatektomie nach Gross, bei der zwei Drittel des Pankreas und auch die Milz reseziert wurden (Gross 1953), ist heute als ungenügend von den meisten Autoren verlassen worden. Sie ergab bei 10 Patienten am Boston Children's Hospital 5 Rezidive der hypoglykämischen Anfälle, und bei 5 traten, wahrscheinlich wegen der Splenektomie, Spätsepsisfälle auf, von denen einer tödlich endete (Harken u. Mitarb. 1971). Heute wird allgemein empfohlen, bei der subtotalen Pankreatektomie 80–90% des Pankreas zu entfernen. Die Milz wird wegen der bekannten Gefahr der Postsplenektomiesepsis (Eraklis u. Mitarb. 1967) dabei erhalten.

Operative Technik. Das Abdomen wird durch einen supraumbilikalen queren Oberbauchschnitt eröffnet, das Lig. gastrocolicum auf seiner ganzen Länge zwischen Ligaturen durchtrennt, der Magen nach oben weggehalten und so das Pankreas übersichtlich freigelegt. Als erstes wird nun die Milz mobilisiert und beiseitegehalten, dann das Peritoneum entlang dem unteren Ende des Pankreas sorgfältig inzidiert, Schwanz, Körper und Hals und der linke Teil des Pankreaskopfes sorgfältig mobilisiert. Dabei müssen die zahlreichen kleinen Gefäße zwischen Pankreasoberrand und den Milzgefäßen sorgfältig isoliert und ligiert werden. Die

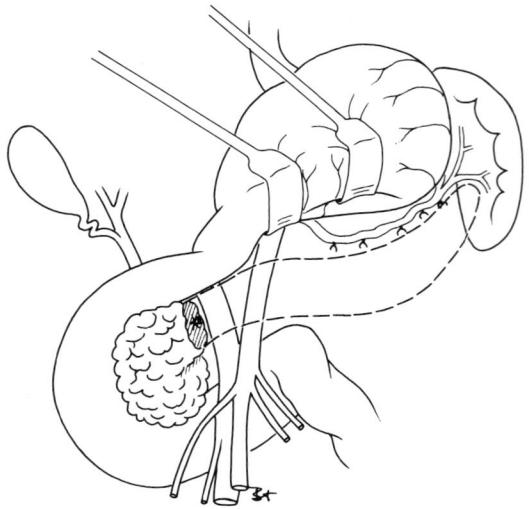

Abb. 157 Subtotale Pankreatektomie. Das Pankreas wird rechts der Mesenterialgefäße reseziert (s. Text).

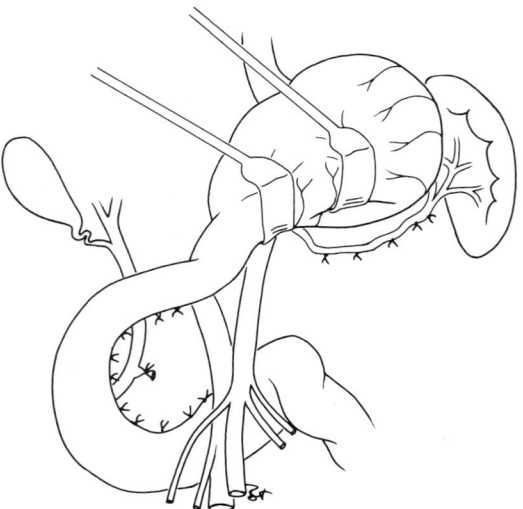

Abb. 158 Totale Pankreatektomie (s. Text).

früher als notwendig erachtete Ligatur der Milzvene ist bei sorgfältigem Vorgehen unnötig. Der Kopf des Pankreas wird nun von den mesenterialen Gefäßen freipräpariert, der Processus uncinatus mobilisiert und das Pankreas deutlich rechts der Mesenterialgefäße durchtrennt (Abb. 157). Der Ductus pancreaticus wird isoliert und abgebunden. Ein Penrose-Drain wird in die Resektionsgegend gelegt und das Abdomen verschlossen.

Totale Pankreatektomie. Führt die subtotale Pankreatektomie nicht zum Erfolg und kann durch medizinische Maßnahmen keine Normoglykämie erreicht werden, da entweder ein kleiner insulinproduzierender Tumor im Kopf zurückgeblieben ist oder der Hyperinsulinismus wegen Inselzellhyperplasie oder Nesidioblastose im verbleibenden Pankreasgewebe persistiert, so ist als zweiter Eingriff eine totale Pankreatektomie indiziert.

Operative Technik. Durch den gleichen Zugang (s. oben) wird der Kopf des Pankreas dargestellt. Dabei müssen meist zahlreiche Verwachsungen und Verklebungen zwischen Pankreas, Omentum und Magen gelöst werden. Anschließend wird der Pankreaskopf vom inneren Duodenalknie freipräpariert. Dabei müssen zahlreiche kleine und kleinste Gefäßchen sorgfältig ligiert werden. Meist bleiben kleine Pankreasreste um das Duodenum zurück. Der Ductus choledochus muß selbstverständlich dargestellt, angeschlungen und geschont werden, der Ductus pancreaticus wird an seiner Einmündung in den Ductus choledochus oder in das Duodenum ligiert. Einlegen eines Penrose-Drains und Verschluß der Bauchwunde wie oben.

Postoperative Behandlung

Postoperativ liegen die Kinder auf der Intensivstation. Eine genaue Überwachung der Blutglucose- und Insulinspiegel zusammen mit den pädiatrischen Kollegen ist selbstverständlich. Eine Magensonde am Sog wird belassen, bis der paralytische Ileus behoben ist, und wir erachten eine etwa 10–14tägige totale parenterale Ernährung nach subtotaler oder totaler Pankreatektomie als indiziert. Patienten mit erfolgreicher subtotaler Pankreatektomie brauchen in der Regel später keine Substitutionstherapie mit Pankreasersatzpräparaten oder Insulin. Gelegentlich werden zwar vorübergehend unmittelbar postoperativ kleine Insulinmengen nötig, doch finden sich in der pädiatrischen Literatur keine Berichte über einen permanenten Diabetes oder eine spätere exokrine Pankreasinsuffizienz (HAMILTON u. Mitarb. 1967). Bei der totalen Pankreatektomie dagegen ist eine Substitutionsbehandlung mit Pankreasersatzpräparaten notwendig. Dagegen brauchen lange nicht alle Patienten mit sog. totaler Pankreatektomie später auch Insulin. Von 5 Patienten von HARKEN u. Mitarb. (1971) waren bei 2 später keine Insulingaben nötig, 3 Kinder zwischen 2 und 12 Jahren nach Operation brauchten lediglich kleine Insulinmengen zwischen 2 und 8 IE pro Tag. Wahrscheinlich genügen zum Teil die kleinen im Duodenalknie verbliebenen Pankreasreste als Insulinproduzenten, allenfalls werden auch kleine Mengen von Insulin in ektopischem Pankreasgewebe produziert (HARKEN u. Mitarb. 1971). Die Gefahr der Postsplenektomiesepsis wird durch die Operationstechnik mit Erhaltung der Milz vermieden.

Prognose

Während die subtotale Pankreatektomie später zu keinerlei Problemen führt und die Folgen der totalen Pankreatektomie durch Pankreasersatzpräparate und kleine Insulindosen relativ leicht behandelt werden können, wird die Prognose für diese

Patienten durch die der Operation mehr oder weniger lang vorangehenden, häufig schweren hypoglykämischen Anfälle und ihre neurologischen Folgen getrübt. So waren nur 3 von 9 schließlich erfolgreich operierten Kindern von HARKEN u. Mitarb. (1971) später in ihrer Entwicklung und Intelligenz normal, 6 zeigten verschiedene Schweregrade von Hirnschädigungen mit neurologischen Ausfällen und Entwicklungsverzögerung; 5 der 6 Kinder konnten immerhin eine Spezialschule besuchen. Über ähnliche Resultate berichteten auch MANN u. Mitarb. (1969); 26 von 45 aus der pädiatrischen Literatur zusammengestellten Patienten waren später neurologisch auffällig oder in der Entwicklung zurück. Nur die frühzeitige Diagnose und die rechtzeitige Operation können diese Resultate in Zukunft verbessern (CROWDER u. Mitarb. 1976; HAMILTON u. Mitarb. 1967; HARKEN u. Mitarb. 1971; MANN u. Mitarb. 1969; RICKHAM 1975; ZUPPINGER 1979).

Literatur

Balsam, M. J., L. Baker, H. C. Bishop, K. Hummeler, W. C. Yakovac, R. Kaye: Beta cell adenoma in a child with hypoglycemia controlled with diazoxide. Pediatrics 80 (1972) 788
Banting, F. G., C. H. Best: The internal secretion of the pancreas. J. Lab. clin. Med. 7 (1922) 251
Boijsen, E., L. Samuelsson: Angiographic diagnosis of tumors arising from the pancreatic islets. Acta radiol. Diagn. 10 (1970) 161
Boley, S. J., J. Lin, A. Schiffmann: Functioning pancreatic adenomas in infants and children. Surgery 48 (1960) 592
Cornblath, M., G. Joassin, B. Weisskopf, K. R. Swiatek: Hypoglycemia in the newborn. Pediat. Clin. N. Amer. 13 (1966) 905
Crowder, W. L., N. K. MacLaren, R. L. Gutberlet, J. L. Frost, G. R. Mason, M. D. Cornblath: Neonatal pancreatic beta-cell hyperplasia: Report of a case with failure of diazoxide and benefit of early subtotal pancreatectomy. Pediatrics 57 (1976) 897
Cushing, H.: Neurohypophysical mechanisms from a clinical standpoint. Lancet 1930/II, 119
Drash, A., R. Schultz: Islet cell adenoma in childhood: Report of a case. Pediatrics 39 (1967) 59
Eraklis, A. J., S. V. Kevy, L. K. Diamond, R. E. Gross: Hazard of overwhelming infection after splenectomy in childhood. New. Eng. J. Med. 276 (1967) 1225
Fischer, G. W., A. M. Vazquez, R. M. Buist Neil, J. R. Campbell, E. McCarty, E. T. Egan: Neonatal islet cell adenoma: Case report and literature review. Pediatrics 53 (1974) 753
Frerichs, H., W. Creutzfeldt: Hypoglycemia. 1. Insulin secreting tumors. Clin. Endocr. Metab. 5 (1976) 747
Garces, L. Y., A. Drash, F. M. Kenny: Islet cell tumour in the neonate. Studies in carbohydrate metabolism and therapeutic response. Pediatrics 41 (1968) 789
Graham, R. R.: zit. nach G. Howland u. Mitarb. 1929
Grant, D. B.: Fasting serum insuling levels in childhood. Arch. Dis. Childh. 42 (1967) 375
Gray, R. K., J. Rosch, J. H. Grollmann jr.: Arteriography in the diagnosis of islet-cell tumors. Radiology 97 (1970) 97
Gross, R. E.: The Surgery of Infancy and Childhood. Saunders, Philadelphia 1953
Hamilton, J. P., L. Baker, R. Kaye, C. E. Koop: Subtotal pancreatectomy in the management of severe persistent idiopathic hypoglycemia in children. Pediatrics 39 (1967) 49
Harken, A. H., R. M. Filler, Th. W. AvRuskin, J. F. Crigler jr.: The role of »total« pancreatectomy in the treatment of unremitting hypoglycemia of infancy. J. pediat. Surg. 6 (1971) 284
Howland, G., W. R. Campbell, E. J. Maltby, W. L. Robinson: Dysinsulinismus. J. Amer. med. Ass. 93 (1929) 674
Hurez, A., J. Bedouelle, H. Debray, A. Le Bras, B. Hallé: Carcinome langerhansien avec manifestations hypoglycémiques sévères chez un enfant de 9 ans – pancréatectomie partielle. Arch. franç. Pédiat. 18 (1961) 625
Laroche, G. P., D. O. Ferris, J. T. Priestley et al.: Hyperinsulinism: Surgical results and management of occult functioning islet cell tumor: Review of 154 cases. Arch. Surg. 96 (1968) 763
Mann, J. R., P. H. W. Rayner, A. Gourevitch: Insulinoma in childhood. Arch. Dis. Childh. 44 (1969) 435
Nicholls, A. G.: Simple adenoma of the pancreas arising from an island of Langerhans. J. Med. Res. 3 (1902) 385
Olsson, O.: Angiographic diagnosis of an islet cell tumor of the pancreas. Acta chir. scand. 126 (1963) 346
Rickham, P. P.: Islet cell tumors in childhood. J. pediat. Surg. 10 (1975) 83
Rickham, P. P.: Operation for hyperinsulinismus in infancy. In Rob, Ch., R. Smith, C. N. Morgan: Operative Surgery, 3rd ed. Butterworth, London 1978
Sauerbruch, F.: Die chirurgische Behandlung der durch Inseladenome bedingten hypoglykämischen Zustände. Schweiz. med. Wschr. 70 (1940) 587
Thomson, S., K. J. Welch: Surgery of the pancreas. In Bernstein, C. D., W. T. Mustard, M. M. Ravitch, W. H. Snyder, K. J. Welch: Pediatric Surgery, vol. I. Year Book Medical Publishers, Chicago 1962 (p. 631)
Tuttle, R. J., Z. Strasberg, F. M. Cole: Angiographic diagnosis of insulinoma in a 6-year-old boy. Radiology 104 (1972) 355
Wilder, R. M., F. N. Allan, M. H. Power, H. E. Robertson: Carcinoma of the islands of the pancreas. Hyperinsulinism and hypoglycemia. J. Amer. med. Ass. 89 (1927) 348
Woo, D., J. W. Scopes, J. M. Polak: Idiopathic hypoglycaemia in sibs with morphological evidence of nesidioblastosis of the pancreas. Arch. Dis. Childh. 51 (1976) 528
Yakovac, W. C., L. Baker, K. Hummeler: Beta-cell nesidioblastosis in idiopathic hypoglycemia of infancy. J. Pediat. 79 (1971) 226
Zuppinger, K.: Hypoglykämie. In Bachmann, K.-D., H. Ewerbeck, G. Joppich, E. Kleihauer, E. Rossi, G. Stalder: Pädiatrie in Praxis und Klinik, Bd. II. Fischer, Stuttgart und Thieme, Stuttgart 1979 (S. 135)

Bauchtrauma

A. F. SCHÄRLI

Allgemeine Gesichtspunkte zum Bauchtrauma

Von den stationär behandelten Unfallpatienten im Kindesalter erleiden 2–6% eine abdominale Organverletzung als Folge einer stumpfen Gewalteinwirkung. Bei der Hälfte der Fälle bestehen gleichzeitig Verletzungen außerhalb der Bauchhöhle (SCHÄRLI 1974).
Als Ursache für das stumpfe Bauchtrauma stehen Verkehrsunfälle mit 60–70% an 1. Stelle. Weitere Ursachen sind Stürze von Balkonen, aus Fenstern sowie bei Spiel und Sport und schließlich Verlet-

zungen mit Landwirtschaftsmaschinen (Hood u. Smyth 1974; Schärli 1974).
Ein Häufigkeitsgipfel ist zwischen dem 5. und 11. Lebensjahr festzustellen.

Besonderheiten des traumatisierten Kindes

Die äußere Gewalt ist oft für Art und Schwere der Verletzungen nicht maßgebend. Ein Kind kann einmal einen Sturz aus großer Höhe heil überstehen, das Ausgleiten auf einem Teppich kann andererseits eine Organruptur zur Folge haben. Die Gewebe haben eine größere Eigenelastizität und ertragen eine momentane Anspannung besser. Die verformbare Thoraxwand schützt die darunterliegenden Organe gut, solange diese selbst nicht über Gebühr verformt werden (Milz, Leber, Lunge). Schwierigkeiten bestehen besonders darin, daß die Anamnese beim Kind oft stumm oder unklar bleibt. Eine passagere Besserung täuscht oft falsche Sicherheit vor. So kann eine Milzruptur zunächst unerkannt bleiben, bis die Schocksymptomatik einsetzt. Der Schock selbst wird durch ein elastisches Gefäßsystem länger kompensiert als beim Erwachsenen.

Verletzungshäufigkeit

Die verschiedenen Bauchorgane werden von stumpfen Bauchtraumen unterschiedlich häufig betroffen. Es finden sich Verletzungen der Milz in 40–60%, der Leber in 10–20%, des Magen-Darm-Traktes in 5–15%, des Mesenteriums in 5–8% und des Pankreas in 1–3%.

Letalität

Die Sterblichkeit der Kinder mit Bauchverletzungen ist bestimmt durch die Schwere einer Organruptur, vom Blutverlust und von der Art der Begleitverletzungen. Gefährdet sind besonders Kinder mit gleichzeitiger Schädel-Hirn-Verletzung, wo eine Letalität von über 50% zu verzeichnen ist (Hood u. Smyth 1974). Für Leberrupturen liegt die Letalität um 20%, für Milzverletzungen um 5–10%. Entscheidend ist aber besonders der möglichst frühe Zeitpunkt einer Operation.

Diagnose

Das klinische Bild einer Abdominalverletzung wird geprägt durch 3 Symptomgruppen:
– allgemein-körperliche Symptome,
– abdominale Symptome,
– organspezifische Symptome.

Allgemein-körperliche Symptome. Bedeutungsvoll sind vorwiegend jene Zeichen, die sich aus der bestehenden Schocksituation ableiten: Blässe, fahle Schleimhäute, kollabierte Venen, Durst und schließlich ein steigender Puls zusammen mit Blutdruckabfall. Bereits kleinen Kindern im Schock steht die Angst im Gesicht geschrieben. Mit zunehmender Schwere des Schocks wird der Ausdruck gleichgültig, schließlich tritt Bewußtlosigkeit ein. Erbrechen ist bei sämtlichen Bauchverletzungen häufig. Blutbeimengungen können auf Magen- oder Duodenalverletzung hinweisen, sind aber wegen der Möglichkeit von Zungen- und Schädelbasisverletzungen mit Vorsicht zu interpretieren. Ein früher Fieberanstieg ist bei Parenchymblutungen wie bei Perforationen von Hohlorganen festzustellen.

Abdominale Symptome. Jedes verletzte Kind ist nach äußeren Verletzungsspuren genau abzusuchen. Bei Bewußtlosen muß immer an ein Bauchtrauma gedacht werden. Hinweise für eine Abdominalverletzung ergeben ein besonders lokalisierter Schmerz (linker Oberbauch – Milz, rechter Oberbauch – Leber). Blutungen wie auch Sekrete im Bauchraum führen rasch zu Abwehrspannung und Entlastungsschmerz. In die Schulter ausstrahlende Schmerzen treten durch Phrenikusreizung der einen oder anderen Seite auf.

Den wichtigsten diagnostischen Fortschritt der letzten Jahre stellen die *Abdominalpunktion* und die *Peritoneallavage* dar (Hood u. Smyth 1974; Koostra 1972; Perry u. Mitarb. 1970). Dabei wird unter Lokalanästhesie eine kleine Hautinzision 1 cm unterhalb des Nabels in der Mittellinie gemacht. Ein Pleurakatheter Charr. 10 mit Mandrin kann hierauf leicht ins Abdomen eingeführt werden. Bei massiver Blutung läuft sofort bläuliches Blut über den Katheter ab. Andernfalls erfolgt nun eine rasche Instillation von mindestens 200–300 ml 0,9%igem (154 mmol/l) NaCl ins Abdomen. Das ausfließende Instillat wird analysiert nach dem pH-Wert, dem Gehalt der Amylase, Protein und Galle. Besonders aufschlußreich ist das mikroskopische Sediment. Da die diagnostische Sicherheit der Peritoneallavage über 95% liegt, wird man sich bei jedem klinischen Verdacht leicht entschließen, diese Informationen zu gewinnen.

Laboruntersuchungen. Hämoglobin- und Hämatokritwerte sind im Anfangsstadium der Blutung nicht aufschlußreich, dienen aber der weiteren Verlaufsbeurteilung. Hohe Leukozytenzahlen werden besonders bei Milzrupturen beobachtet. Deutlich erhöhte Serum- und Urinamylasen weisen auf Pankreasverletzungen hin.

Röntgenbefunde. Die Aussagekraft abdominaler Röntgenbilder ist beschränkt. Zur Darstellung freier Luft oder Flüssigkeit dient eine Aufnahme bei stehendem Patienten oder mit transversalem Strahlengang in Seitenlage. Luftsicheln unter dem Zwerchfell sind zwar für Perforationen des Magen-Darm-Traktes charakteristisch, bei weitem aber nicht obligat. Für eine Blutung sprechen das »Schwimmen« von Därmen, Doppelseptierungen der Darmwände oder lokalisierte Verschattungen. Bei einer Milzruptur kann die große Magenkurvatur verdrängt werden.

Fällt eine Nierenverletzung differentialdiagnostisch in Betracht, so ist notfallmäßig ein intravenöses Pyelogramm durchzuführen.

Einer Arteriographie kommt in der Beurteilung der

Art und Schwere einer Nierenverletzung Bedeutung zu (BEDUHN 1972; BERK u. WHALEY 1968). Eine szintigraphische Untersuchung wurde besonders für den Nachweis von Milz- oder Leberverletzungen propagiert (O'MARA u. Mitarb. 1970). Sämtliche diagnostische Maßnahmen erleiden jedoch wegen der Dringlichkeit eines operativen Eingriffes eine Einschränkung. Schon während der Abklärung sind therapeutische Maßnahmen unverzüglich einzuleiten. Sie beziehen sich auf die Schockbehandlung und Prophylaxe. Ergibt sich nach der klinischen, radiologischen Untersuchung und der Peritoneallavage die Indikation für einen immediaten Eingriff nicht, so wird der Patient auf der Intensivstation überwacht und in kurzen Abständen erneut klinisch untersucht. Fortlaufend sind Puls, Blutdruck, zentralvenöser Druck und Urinausscheidung zu registrieren.

Organspezifische Befunde. Besonderheiten der abdominalen Symptome und des Verlaufs hängen direkt mit der Verletzung einzelner Organe zusammen. Sie werden anschließend besprochen.

Traumatische Milzruptur

Unter den Bauchverletzungen steht im Kindesalter die traumatische Milzruptur mit etwa 40% an erster Stelle.

Ätiologie

Es erscheint zunächst schwer verständlich, daß die Milz, die in geschützter Lage unter dem linken Rippenbogen liegt, durch äußere Gewalteinwirkung so leicht verletzt wird. Infolge ihres großen Blutgehaltes ist sie aber nur wenig komprimierbar, so daß es wegen der hydrodynamischen Druckwirkung bei einem stumpfen Trauma zur Berstung der dünnen Kapsel und des lockeren Milzgerüstes kommt. Bei Kindern ist zu berücksichtigen, daß wegen der Elastizität des unteren Brustkorbes eine direkte Übertragung der Gewalteinwirkung auf die Milz erleichtert wird. Deshalb fehlen bei Kindern mit Milzrupturen gleichzeitig Rippenfrakturen, die beim Erwachsenen in 10% der Fälle festgestellt werden. Die Intensität der stumpfen Gewalteinwirkung ist in der Regel erheblich. So bilden in der Hälfte unserer Fälle Stürze aus beträchtlicher Höhe, von Fenstern, Balkonen, Mauern, Felsen usw. die Ursache. Daneben sind es vor allem die Verkehrsunfälle und die für das Kindesalter besonders typischen Schlittenunfälle, die zu Milzrupturen führen. Diese werden aber gelegentlich durch scheinbar geringfügige Traumen, wie Anstoßen der linken Flanke an kantigen Gegenständen, verursacht. Beim Neugeborenen kann ausnahmsweise eine Milzruptur geburtstraumatisch bedingt sein.

Pathologische Anatomie

Je nach Intensität des Traumas sind die pathologisch-anatomischen Veränderungen wechselnd. Oft kann nur ein einzelner Riß festgestellt werden, der mehr oder weniger tief, meist in querer Richtung über die Konvexität oder die vordere Kante der Milz verläuft. Längsrupturen sind wesentlich seltener. Sind mehrere Risse vorhanden, so konvergieren sie gewöhnlich gegen den Hilus. Sie können so tief sein, daß die Milz in einzelne Trümmer zerlegt wird (Abb. 159). Subkapsuläre Hämatome und oberflächliche Milzrisse werden nach leichteren Traumen besonders bei der pathologisch vergrößerten Milz beobachtet. Gelegentlich geben intrasplenische Rupturen zur Bildung von posttraumatischen Milzpseudozysten Anlaß. Solche Pseudozysten können so groß werden, daß sie eine Splenomegalie vortäuschen können (REUTER 1976; REUTER u. Mitarb. 1977).

Symptome

Bei der Milzruptur stehen der Schockzustand und die Zeichen einer intraabdominalen Blutung im Vordergrund. Die Zunahme des Bauchumfangs läßt eine intraabdominelle Blutung vermuten. Bei genauer Inspektion können gelegentlich am linken Rippenbogen oberflächliche Kontusionen oder leichte Schürfungen nachgewiesen werden. Sehr oft werden Schmerzen spontan im linken Oberbauch geäußert, und fast regelmäßig besteht eine Druckempfindlichkeit am oberen Rande des linken Rippenbogens. Ein für die Milzruptur fast pathognomonisches Zeichen ist der linksseitige Schulterschmerz. Oft wird der Schulterschmerz spontan geäußert, manchmal kann er durch Druck auf den linken Oberbauch ausgelöst werden. Das Phänomen beruht auf einer Reizung des N. phrenicus, dessen sensible Fasern auch die ventrale Seite des Zwerchfells überziehen. Die übrigen abdominellen Symptome sind weniger charakteristisch. Eine Bauchdeckenspannung kann sich im linken Oberbauch lokalisieren, aber auch fehlen oder sich über größere Abschnitte des Abdomens ausdehnen. Eine Dämpfung in der linken Flanke oder im Unterbauch ist in der Regel nur bei bereits stärkeren Blutungen nachzuweisen. Eine Blutansammlung im kleinen Becken ergibt bei der rektalen Untersuchung eine Vorwölbung des Douglas und löst gelegentlich Stuhl- und Urindrang aus. Als Ausdruck des peritonealen Schocks können sich besonders initial Brechreiz oder Erbrechen einstellen. Die Röntgenaufnahme des Abdomens kann einen Zwerchfellhochstand links und eine Verdrängung des Magens nach rechts ergeben (Abb. 160). Bei Blutungen ins Lig. gastrolienale erscheint die Kontur der großen Magenkurvatur gezackt. Sichere Schlüsse auf eine Milzruptur lassen sich indessen aus dem Röntgenbild allein niemals ziehen. Während die Diagnose bei einer isolierten Milzruptur meist ohne Schwierigkeiten gestellt werden kann, wird diese Läsion leicht übersehen, wenn gleichzeitig multiple schwere Verletzungen (Schädelfrakturen, Hirnkontusionen, Lungenrisse, Nieren- und Leberrupturen, Arm- und Beinbrüche) vorliegen, was gerade bei Stürzen aus großer

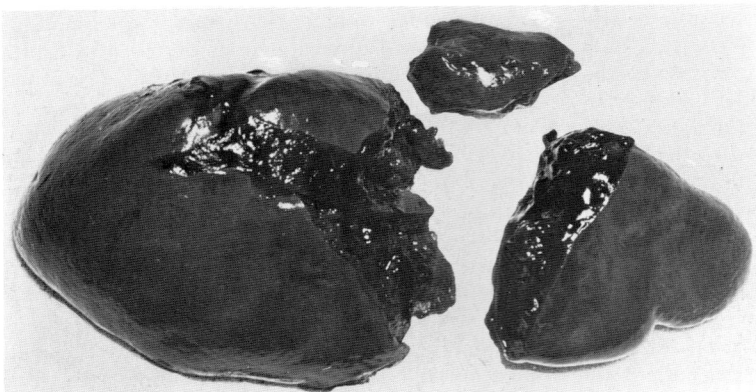

Abb. 159 Milzruptur mit vollständiger Fragmentation des Organs.

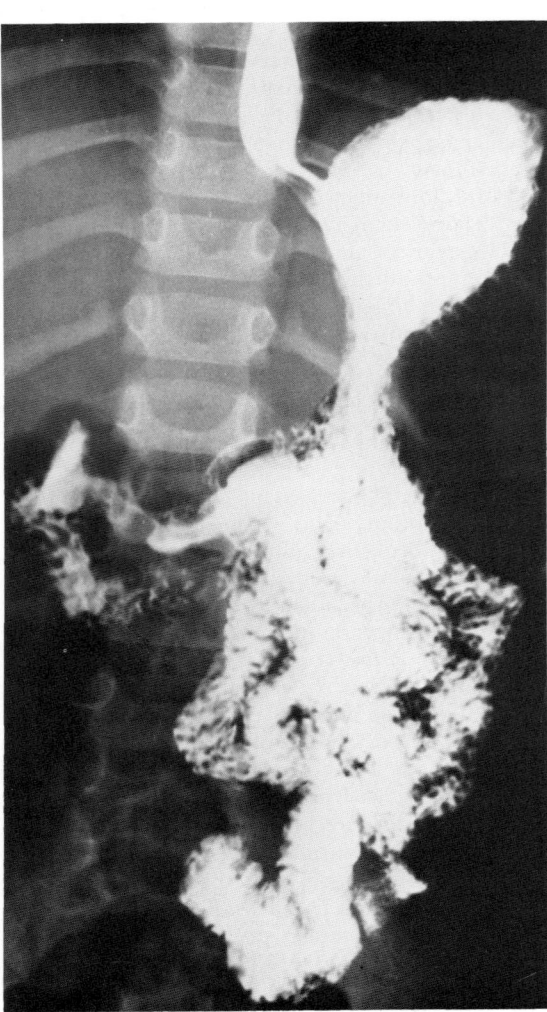

Abb. 160 Verdrängung des Magens durch intrahepatische Kavernenbildung bei Hämobiliesyndrom (3jähriger Knabe).

Höhe oder schweren Verkehrsunfällen nicht selten der Fall ist.
Schon kurz nach einer Milzruptur wird eine hohe Leukozytose im Blut festgestellt.

Therapie

Da sich die Patienten meist in einem Schock befinden, wird eine sichere Leitung für Infusion und Transfusion angelegt. Alle Kontrollen zur Überwachung des Kreislaufs sind einzurichten.
Bis vor einer Dekade galt die Milzexstirpation fast in jedem Verletzungsfall als Eingriff der Wahl (BROCKS 1975; HENDREN u. KIM 1975). Die sehr gute Heilungstendenz der Milz im Tierexperiment (TOULOUKIAN 1978) und beim Menschen (WALKER 1976) und die Möglichkeit einer Septikämie nach Splenektomie (ELLIS u. SMITH 1966; ERAKLIS u. Mitarb. 1967; ISA u. Mitarb. 1974; MORGENSTERN 1977; ROY 1974; WINTER 1974) haben einen deutlichen Wandel in der Chirurgie der Milz gebracht. Es muß als Ziel der Behandlung gelten, wenn immer möglich, eine verletzte Milz zu reparieren oder zumindest einen Teil zu erhalten (DOUGLAS u. SIMPSON 1971; EISENBERG 1976; MATSUYAMA u. Mitarb. 1976; MISHLANY 1974; SHERMAN 1972). Bevor man sich zu einer Exstirpation des Organs entschließt, sollte geprüft werden, ob eine Blutstillung durch alleinige Arterienligatur gelingt. Offenbar genügen der venöse Rückfluß über die V. lineális und der arterielle Zufluß über kleinste Kapselgefäße, um zumindest Teile der Milz funktionstüchtig zu erhalten.
Eine Entfernung des Organs zwingt sich bei der vollständigen Zerstörung sowie bei großen Läsionen des Hilus und der Milzgefäße auf.
Verschiedentlich ist der Versuch unternommen worden, durch Autotransplantation von Milzgewebe die Abwehrfunktionen des Organismus intakt zu halten. Dabei wird Milzgewebe in Form von Gewebsbrei oder in kleinen Stücken ins große Netz oder in eine peritoneale Tasche verlagert. Bisher konnte nachgewiesen werden, daß zahlreiche Milzzellen überleben. Im Tierexperiment sind diese Transplantate zur Hämatopoese befähigt,

doch sind bei Tier und Mensch auch immunkompetente Zellen nachgewiesen worden, die aus dem transplantierten Milzgewebe stammen. Durch diese Untersuchungen ist jedoch nicht bewiesen, ob kurzzeitig oder auf Dauer eine normale Abwehrlage, besonders gegen Pneumokokken, erreicht wird. Wir selbst führen die Autotransplantation nicht ins große Netz, sondern in eine peritoneale Tasche durch, weil der Funktionsnachweis oder eine spätere Reintervention leichter möglich wird.

Technisches Vorgehen

Bei einem Hinweis für eine unbekannte abdominale Blutung wird die Bauchhöhle durch einen oberen Medianschnitt eröffnet. Stammt die Blutungsquelle aus der Milz, werden die Bauchdecken hierauf in querer Richtung bis zur linken Flanke durchtrennt (Abb. 161). Der auf diese Weise entstandene dreieckförmige Hautmuskellappen wird mit einem Haken über den linken Rippenbogen gezogen. Der Magen ist durch eine Sonde zu entleeren. Nach Absaugen des Blutes im linken Oberbauch wird der Milzhilus zwischen Zeigefinger und Mittelfinger der linken Hand komprimiert.

Ein *einfacher Riß* kann mit einer Reihe einer einfachen 3 × 0-Chromcatgut-Naht versorgt und die Blutung gestillt werden.

Das Einreißen der feinen Milzkapsel kann verhindert werden, wenn die Ein- und Ausstichstellen mit einem Durastreifen unterlegt werden.

Einfache Kapselrisse lassen sich allein mit einem Streifen lyophilisierter Dura abdichten, der mit Histoacryl leicht aufzuleimen ist. Da bei einer Milzruptur fast immer eine arterielle Blutung vorliegt, kann eine zuverlässige Blutstillung bei einem lazerierten Pol durch selektive Arterienligaturen erreicht werden.

Kommt jedoch nur eine *Splenektomie* in Frage, so wird zunächst die peritoneale Umschlagsfalte auf der Milzrückfläche durchtrennt. Die Milz kann nun leicht vorgezogen werden. Die Hilusgefäße sind nun schrittweise und möglichst nahe der Milzoberfläche doppelt zu ligieren und zu durchtrennen. Dabei darf die Spitze des Pankreasschwanzes nicht verletzt werden. Besondere Vorsicht ist auch bei der Durchtrennung des meist kurzen Lig. gastrolienale am oberen Milzpol geboten, da hier die Magenwand leicht in die Ligatur geraten könnte. Nach Revision der Leber, des Dünn- und Dickdarms und des Mesenteriums ist zur Feststellung allfälliger weiterer Verletzungen die Bauchhöhle von flüssigem Blut und Gerinnsel zu reinigen und mit warmer Kochsalzlösung zu spülen. Eine Tamponade oder Drainage des Wundbettes ist nicht notwendig.

Zweizeitige Milzruptur. Diese Form der Milzruptur, die auch als traumatische Spätruptur bezeichnet wird, ist dadurch charakterisiert, daß zwischen dem Trauma und dem Auftreten bedrohlicher Erscheinungen infolge einer intraabdominellen Blutung ein Intervall von einigen Stunden bis mehre-

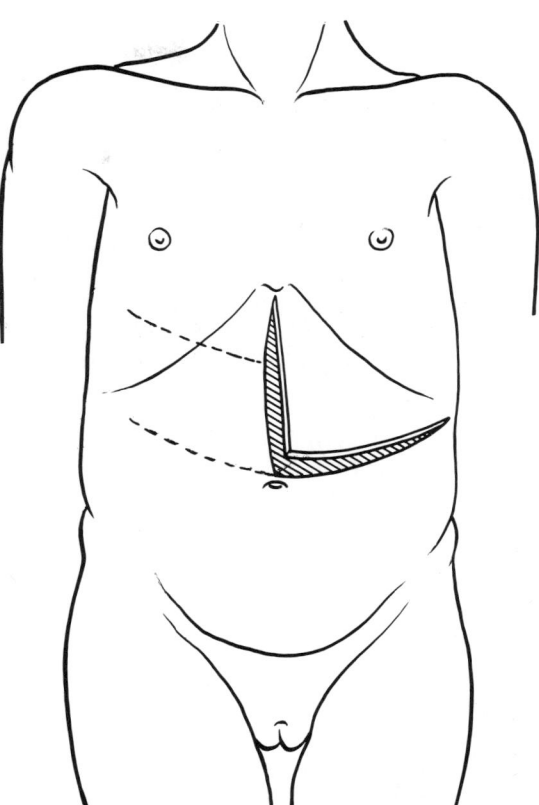

Abb. **161** Schnittführung bei Abdominalverletzungen. Extension der medianen Laparotomie nach links bei Milzruptur, nach rechts-abdominal oder thorakal bei Leberruptur.

ren Tagen verstreicht (ALAWNEH 1979 b; FACOL u. KREUZER 1972). Solche Spätrupturen können auf verschiedene Weise zustande kommen. Ein zunächst zentrales oder subkapsuläres Hämatom kann bei zunehmendem Druck sekundär die dünne Milzkapsel durchbrechen und sich in die freie Bauchhöhle ergießen.

Es besteht aber die Möglichkeit, daß anfänglich eine stärkere Blutung durch das verklebende Gerinnsel verhindert wird. Spätblutungen um den 8. posttraumatischen Tag herum deuten auf autolytische Vorgänge an Gerinnsel und Gefäßthromben hin.

Das *operative Vorgehen* richtet sich wiederum nach der Schwere der Parenchymverletzung. Auch bei der zweizeitigen Ruptur ist ein konservatives Verfahren in Betracht zu ziehen. Hingegen können posttraumatische Milzpseudozysten nur durch Splenektomie saniert werden (REUTER 1976; REUTER u. Mitarb. 1977).

Prognose

Die Aussichten nach Milzreparatur sind sehr gut. Die Heilung des rupturierten Organs ist günstig. Nachblutungen nach Milznaht werden sehr selten gesehen.

Nach einer rechtsseitig durchgeführten Splenektomie sind die Überlebenschancen zwar günstig, doch sind besonders bei sehr jungen Patienten Komplikationen möglich. Sie bestehen zunächst in einer Thrombozytose, die bis auf Werte von 1,2 Mio/mm³ steigen kann und in seltenen Fällen eine Mesenterialvenenthrombose ermöglicht. Innerhalb von 3 Wochen sind die Thrombozyten wieder im Normbereich. Die Notwendigkeit einer Thromboseprophylaxe ist umstritten. Falls man eine solche Prophylaxe durchführen will, kommen vor allem die subkutane Heparinisierung in Frage, ferner die Anwendung von Acetylsalicylsäure und von Dipyramidol. Ob die Antikoagulation mit Cumarinpräparaten nützlich ist, bleibt fraglich.

In 2. Linie wird nach Splenektomie eine vermehrte Anfälligkeit gegen Infekte (Pneumokokkensepsis) befürchtet (ELLIS u. SMITH 1966; ERAKLIS u. Mitarb. 1967; ISA u. Mitarb. 1974; MORGENSTERN 1977; ROY 1974; WINTER 1974) (S. 7.226). Während die Letalität nach Milzruptur zwischen 10–15% liegt, beträgt sie bei der zweizeitigen Blutung 20–30% (ALAWNEH 1979 b; FACOL u. KREUZER 1972). Bei Polytraumatisierten mit Milzruptur sind die Überlebenschancen nur 40–50% (ALAWNEH 1979 b; DOUGLAS u. SIMPSON 1971; FACOL u. KREUZER 1972).

Durch Verschleppung abgerissenen Milzgewebes besteht eine *Splenosis* (PIROZYNSKI 1974). Dabei handelt es sich um eine Art Autotransplantation von Milzgewebe in der Abdominalhöhle oder in der Operationswunde. Die Folgen sind langdauernde Schmerzzustände, die oft eine Reintervention bedingen.

Verletzungen der Leber

Im Kindesalter sind Verletzungen der Leber sehr viel seltener als der Milz. Die Blutung ist meist profus, und Schocksymptome setzen rasch ein. Klinisch bestehen ein Spontan- und Palpationsschmerz im rechten Oberbauch und ab und zu ein Schulterschmerz rechts. Laboruntersuchungen tragen zur Diagnose wenig bei, obwohl schon frühzeitig die Transaminasen ansteigen (HERFARTH 1968). Röntgenuntersuchungen inklusive Angiographie und Szintigraphie sind nur angezeigt, wenn ein Eingriff nicht dringlich ist (BOOSS 1972; KAUFMANN u. BURRINGTON 1971). Von größtem diagnostischem Wert ist aber die Peritoneallavage.

Mehr als die Hälfte aller Patienten mit Leberruptur leidet an zusätzlichen Verletzungen (Niere, Milz, Skelett, Schädel, Hirn). Die Art der Verletzung ist je nach Verletzungsmechanismus verschieden (SCHÄRLI 1974):

— Risse an der vorderen und hinteren Konvexität resultieren aus direkten Gewalteinwirkungen.
— Durch Kompression von Leber und Thorax entstehen Risse entlang der Aufhängebänder.
— Sternförmige und zentrale Rupturen liegen vorwiegend im rechten Leberlappen und sind Folgen eines Direktschlages auf die Leber.

Therapie

Inzision. Da die Blutungsquelle zunächst selten bekannt ist, beginnt man mit einer medianen oberen Laparotomie. Falls notwendig, wird die Inzision in den rechten Thorakalraum oder entlang dem Rippenbogen verlängert.

Versorgung der Verletzung

— Oberflächliche Risse werden mit tiefgreifenden 3 × 0-Chromcatgut-Nähten in einfacher Naht oder mit Matratzennähten versorgt.
— Risse entlang der Aufhängebänder können erst adaptiert werden, wenn die Leber in ihrem Bereich mobilisiert ist. Die fibrösen Bandanteile können dann direkt auf den Riß gesteppt werden.
— Tiefe Leberverletzungen, die besonders an der rechten Konvexität liegen, bedürfen einer genauen Exploration. Nekrotische Gewebsmassen werden entfernt und der Riß tiefgreifend adaptiert. Die Interposition von blutstillender Gaze ist dafür meist nicht notwendig. STONE (1975) hat mit Erfolg das Einnähen von Netzgewebe verwendet. Diese tiefen Risse sind stets nach außen zu drainieren.
— Schwere Zertrümmerungen können durch partielle Hepatektomie oder Lobektomie geheilt werden (BEKIER 1974; MARTIN 1975; SCHÄRLI 1974). Für die Kontrolle der Blutung ist die selektive Ligatur der rechten oder linken A. hepatica oft lebenswichtig und die einzige Möglichkeit, eine persistierende Blutung zu stillen. Die Ausfälle nach Arterienligatur sind geringgradig, wenn eine genügende Blutversorgung über das Portalsystem gewährleistet ist (CANTY u. AARON 1975; MADDING u. KENNEDY 1972; MAYS u. WHEELER 1974). Eine prophylaktische Gallendrainage halten wir nicht für notwendig.

Postoperative Behandlung

— Da geschädigtes Lebergewebe infektanfällig ist, erhalten die Patienten ein Breitspektrumantibiotikum.
— Zur Korrektur der häufigen Gerinnungsstörungen sind Vitamin K, konzentrierte Gerinnungsfaktoren, frisches oder gefrorenes Plasma usw. notwendig. Eine gezielte Korrektur ist aber nur mit gerinnungschemischer Analyse möglich.
— Zur Verhinderung einer häufigen Hypoglykämie (STONE 1975) nach Leberoperationen dient eine 10–15%ige (0,56–0,83 mmol/l) Glucoselösung als Basistherapie. So früh wie möglich wird eine hochkalorische parenterale Ernährung verabreicht.

Komplikationen

Hämorrhagische Diathese. Sie wird durch verschiedene Störungen ausgelöst: Fibrinogen- oder Faktorenmangel. Thrombozytopenie. Fibrinolysine können aus Teilen retinierter ischämischer Lebergewebe entstehen. Frischblut, frisches Plasma, Vitamin K und gezielter Einsatz von Gerinnungsfaktoren werden zur Korrektur eingesetzt.

Infektion. Eine Anfälligkeit geschädigten Lebergewebes besteht besonders gegenüber gramnegativen Erregern (Leberabszesse). Durch septikämische Aussaat entstehen metastatische Abszesse und nicht selten eine Osteomyelitis.

Gallekomplikationen. Eine Galleperitonitis entsteht durch Ausfluß freier Galle in den Bauchraum. Ein vorübergehender leichter Ikterus ist wahrscheinlich durch lokale Abflußbehinderung bedingt.

Hypoglykämie. Nach größeren Leberresektionen kann sich eine schwere Hypoglykämie einstellen, da die Leber das hauptsächliche Organ für den Erhalt eines normalen Blutzuckerspiegels darstellt (Mays u. Wheeler 1974; Stone 1975).

Hypalbuminämie. Albumin ist einzig durch die Leber synthetisierbar. Deshalb kann schon 2–3 Tage nach einer Leberresektion ein gefährlicher Albuminmangel eintreten (Martin 1975; Stone 1975).

Prognose

Die Regenerationskraft der Leber ist im Kindesalter vorzüglich. Bereits 3 Wochen nach einer größeren Leberresektion kann die volle Funktion wieder erreicht sein. Dennoch ist die Verblutung aus einer Leberverletzung die wichtigste Ursache von Todesfällen nach intraabdominalen Traumen. Die Letalität liegt zwischen 30 und 80% (Canty u. Aaron 1975; Kaufmann u. Burrington 1971; Madding u. Kennedy 1972).

Hämobiliesyndrom

Der Begriff der Hämobilie wurde 1948 von Sandblom geprägt. Weit über 500 Mitteilungen der Literatur haben seither die Berechtigung des klinischen Syndroms bestätigt (Sandblom 1973).

Pathogenese

Nach zentralen Rupturen der Leber oder oberflächlicher Übernähung tiefer Risse kann eine intrahepatische Blutungshöhle entstehen. Durch ein gleichzeitig verletztes Gallengangssystem erfolgt ein schubweiser Abfluß des Hämatoms. Innerhalb Tagen füllt sich die Höhle erneut mit Blut, Galle und Gewebsbröckeln. Der Höhleninhalt wird autolysiert, und anfallsweise entleert er sich wieder, indem auch Koagula und Gewebsteile mitgeschwemmt werden. Mitunter stellt sich durch den Sog der Entleerung eine massive Nachblutung ein, die so lange in den Darmtrakt nachfließt, bis die Höhle durch Koagula erneut gefüllt ist (Schärli 1967).

Symptome

Typisch für die Hämobilie ist eine periodische Wiederholung einer Symptomenfolge, die sich in Koliken des rechten Oberbauchs, Meläna oder Hämatemesis mit Schocksymptomen und häufigem leichtem Ikterus äußert. Die Intervalle zwischen den Blutentleerungen können Tage, eventuell auch Wochen und Monate betragen. Eine Blutungsepisode ist gefolgt von einem Bilirubinanstieg, einer leichten Zunahme der Körpertemperatur und einer anhaltenden Schwäche und Müdigkeit des Patienten (Berk u. Whaley 1968; Sandblom 1948; Schärli 1967).

Abklärung. In der Abklärung nimmt die Szintigraphie der Leber, aber besonders die Arteriographie einen wichtigen Platz ein (Hawes 1973; McGehee 1974; Schärli 1967). Größere Blutungshöhlen lassen sich durch ein Ultraschalltomogramm und eventuell ein Computertomogramm finden. Verlangt eine okkulte Blutung eine erneute Laparotomie, so darf ein retrogrades Cholangiogramm nicht unterlassen werden (Schärli 1974).

Therapie

Die Erstbehandlung besteht in der Eröffnung, Kürettage und Drainage der Kaverne nach außen. Arterielle Blutungsquellen und abführende Gallenwege werden, wenn immer möglich, ligiert oder umstochen (Halsband u. Mitarb. 1972; Sandblom 1948; Schärli 1967). Innerhalb Tagen kann die Höhle hierauf schrumpfen und narbig verheilen. Die Ligatur einer Leberarterie halten wir nicht für eine adäquate Maßnahme in der Behandlung einer Hämobilie (Wilkinson u. Mitarb. 1968). Hingegen ist eine anatomische Leberresektion für jene Fälle vorzusehen, bei denen trotz Drainage die Hämobilie persistiert.

Prognose

Eine Spontanheilung einer Hämobilie ist zwar möglich. Die Letalität unoperierter Fälle mit diesem Syndrom dürfte aber über 50% liegen (Sandblom 1973). Unter Kontrolle einer Operation ist die Überlebenschance und Heilung beinahe 90%.

Magen-Darm-Ruptur

Magen- oder Darmverletzungen werden erzeugt durch plötzliche, sehr heftige Schläge gegen das Abdomen. Im Kindesalter stehen als auslösende Ursachen Verkehrsunfälle, Hufschläge, Stürze mit dem Fahrrad oder mit dem Schlitten an erster Stelle.

Im Vordergrund der Symptome steht nicht der Schock oder die Blutung, sondern die peritonitische Reizung durch den ausfließenden Magen- oder Darminhalt. Bald auch sind Erbrechen, eine Facies abdominalis, ein Puls- und Temperaturanstieg vorhanden. Bei der Rektaluntersuchung ist der Douglas dolent, eventuell flüssigkeitsgefüllt.

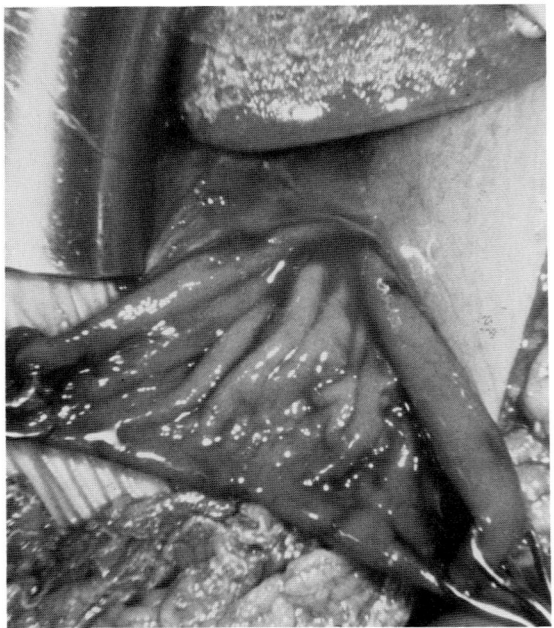

Abb. 162 Ruptur des Magens im Bereich der Großkurvatur (6jähriges Mädchen, Verkehrsunfall).

Diese klinischen Zeichen können sofort nach dem Trauma oder auch erst nach Stunden ausgeprägt sein.
Das typische Röntgenbild im Stehen zeigt einen freien Luftspiegel unter dem Zwerchfell. Doch wird dieser Hinweis besonders bei Dünndarmperforationen häufig vermißt.

Ruptur des Magens
Eine Berstung des Magens ist vorwiegend im gefüllten Zustand möglich. Dadurch bestehen besonders Querrisse an der Vorderwand und im Bereich der großen Kurvatur (Abb. 162). In mehr als der Hälfte aller Fälle sind zusätzliche Abdominalverletzungen vorhanden (ALAWNEH 1979a; DICKINSON u. Mitarb. 1970; HARRISON u. DEBAS 1972; SIEMENS u. FULTON 1977). Die häufigsten Symptome sind heftige Schmerzen im Oberbauch, eine oberflächliche Atmung, bretthart Bauchdecken und Bluterbrechen. Schließlich gesellen sich Schocksymptome dazu.
Röntgenologisch erkennt man Luft unter der rechten Zwerchfellkuppe. Die Diagnose ist aber eher mit der Abdominallavage zu stellen, die Mageninhalt mit frischen Speiseteilen fördern kann. Aus der Magensonde ist wenig blutige Flüssigkeit abzusaugen.

Therapie
Perforationen des Magens werden doppelschichtig übernäht und der Magen durch Saugdrainage dekomprimiert. Eine ausgiebige Spülung der Abdominalhöhle ist notwendig, um Speisereste und Magensäure restlos zu entfernen.

Prognose
Die alleinige Ruptur des Magens hat bei sofortiger Laparotomie eine gute Prognose. Septische Komplikationen sind wegen des sauren Mageninhaltes und geringen Bakteriengehaltes selten.

Verletzungen des Duodenums
Ein Drittel der Duodenalrupturen ist retroperitoneal gelegen. Daher entsteht eine retroperitoneale Phlegmone. Die Symptome sind wenig charakteristisch: Nach einem freien Intervall kann ein Bluterbrechen einsetzen. Die fortschreitende Infektion und der Auslauf von Duodenalsaft hat einen Pulsanstieg und den Beginn septischer Zeichen zur Folge (SCHÄRLI 1974; STONE 1972; WURNIG u. HOPFGARTNER 1972). Im Röntgenbild ist ein retroperitoneales Emphysem mit verstrichener Psoaskultur zu erkennen.

Therapie
Bei der Laparotomie deuten ein retroperitoneales Hämatom, eine gallige Imbibition oder Gasblasen auf eine Duodenalruptur hin. Häufig ist auch der Pankreaskopf gleichzeitig verletzt. Eine glattrandige Ruptur wird mit einer zweischichtigen Anastomose versorgt. Hier wie auch bei der Quetschung des Duodenums (intramurales Hämatom, s. S. 7.37) wird der Darm mit einer Sonde geschient.
Muß wegen einer Wandnekrose ein Teil des Duodenums reseziert werden, läßt sich die Darmkontinuität mit einer Roux-Y-Anastomose wiederherstellen. Bei Schädigungen der Pars I des Duodenums ist auch eine Gastroenterostomie möglich (SCHÄRLI 1974; STONE 1972; WURNIG u. HOPFGARTNER 1972).
Postoperativ ist immer eine zuverlässige Magendrainage notwendig. Breitspektrumantibiotika werden verabreicht. So bald als möglich wird eine hochkalorische parenterale Ernährung durchgeführt.
Komplikationen bestehen in subphrenischen oder subhepatischen Abszessen. Ungeschiente Anastomosen neigen zu Schrumpfung und können eine permanente Gastroenterostomie benötigen.

Verletzungen von Dünndarm und Kolon
Durch die äußere Gewalt wird der Darm meist gegen die Wirbelsäule gepreßt oder eingeklemmt. Die Verletzungsart reicht von einem Serosariß bis zum Wandhämatom und der vollständigen Perforation.
Peritonitische Symptome stellen sich ein, wenn der Darm rupturiert ist, doch sind auch zweizeitige Perforationen möglich (KAKOS u. Mitarb. 1971).

Therapie

Während kleinere Wunden übernäht werden, bedingt eine einzelne oder mehrfache Ruptur mitunter eine Darmresektion und End-zu-End-Anastomose. Auch in diesen Fällen wird die Peritonealhöhle gespült und eine Abschirmung mit Antibiotika durchgeführt.

Bei Mehrfachverletzungen des Kolons ist es oft sicherer, eine distale Anastomose mit einer proximaleren Kolostomie zu schützen.

Prognose

Die Prognose der Darmverletzungen hängt wiederum von der frühzeitigen Operation ab. Wegen des hohen Gehaltes an anaeroben Mikroorganismen im Kolon sind die Aussichten bei einer Perforation ungünstiger als für den Dünndarm.

Literatur

Alawneh, I.: Traumatische Magenperforation. Akt. Traumatol. 6 (1979 a) 323

Alawneh, I.: Zweizeitige Milzruptur. Akt. Traumatol. 6 (1979 b) 335

Beduhn, D.: Angiographie beim kindlichen Trauma. Z. Kinderchir. 11, Suppl. (1972) 562

Bekier, J.: Zur chirurgischen Behandlung der traumatischen Leberruptur. Helv. chir. Acta 41 (1974) 505

Berk, R. N., M. H. Whaley: The application of splenicarteriography in the diagnosis of rupture of the spleen. Amer. J. Roentgenol. 104 (1968) 662

Booss, D.: Traumatische Leberrupturen im Kindesalter. Z. Kinderchir. 2, Suppl. (1972) 523

Brocks, D. H.: Surgery of the spleen. Surg. Clin. N. Amer. 55 (1975) 287

Canty, T. T., W. S. Aaron: Hepatic artery ligation for exsanguinating liver injuries in children. J. pediat. Surg. 10 (1975) 693

Dickinsin, S. J., A. Shaw, T. V. Santulli: Rupture of the gastrointestinal tract in children by blunt trauma. Surg. Gynec. Obstet. 130 (1970) 655

Douglas, C. J., J. S. Simpson: The conservative management of splenic trauma. J. pediat. Surg. 6 (1971) 566

Eisenberg, B.: Splenectomy in children. A correlative review of indications and complication in fifty patients. Amer. J. Surg. 13 (1976) 6

Ellis, E. F., R. T. Smith: Role of spleen in immunity with special reference to the post-splenectomy problem in infancy. Pediatrics 37 (1966) 111

Eraklis, A. J., S. V. Kevy, L. K. Diamond: Hasards of overwhelming infection after splenectomy in childhood. New. Engl. J. Med. 276 (1967) 1226

Facol, P., W. Kreuzer: Über zweizeitige Milzrupturen. Münch. med. Wschr. 114 (1972) 2057

Halsband, H., F. Rehbein, L. Kerk: Posttraumatische Hämobilie infolge intrahepatischer Aneurysma-Bildung. Z. Kinderchir. 11, Suppl. (1972) 534

Harrison, R. C., H. T. Debas: Injuries of the stomach and duodenum. Surg. Clin. N. Amer. 52 (1972) 635

Hawes, D. R.: Traumatic hemobilia: angiographic diagnosis. Amer. J. Dis. Childh. 125 (1973) 130

Hendren, W. H., S. H. Kim: Trauma of the spleen and liver in children. Pediat. Clin. N. Amer. 22 (1975) 349

Herfarth, C.: Direktes Lebertrauma und Enzymaktivitätsverhalten. Bruns' Beitr. klin. Chir. 216 (1968) 508

Hood, J. M., B. T. Smyth: Nonpenetrating intraabdominal injuries in children. J. pediat. Surg. 9 (1974) 69

Isa, S. S., N. T Mirhij et al.: Postsplenectomy infection in childhood. Z. Kinderchir. 14 (1974) 245

Kakos, E. S., J. L. Grosfeld, T. S. Morth: Small bowel injuries in children after blunt abdominal trauma. Ann. Surg. 174 (1971) 238

Kaufmann, J. M., J. D. Burrington: Liver trauma in children. J. pediat. Surg. 6 (1971) 1585

Koostra, G.: Abdominale Parazentese und peritoneale Spülung. Z. Kinderchir. 11, Suppl. (1972) 518

McGehee, R. N.: Traumatic hemobilia. Ann. Surg. 179 (1974) 311

Madding, G. F., P. A. Kennedy: Hepatic artery ligation. Surg. Clin. N. Amer. 52 (1972) 719

Martin, C. E.: Major hepatic resection in children. J. pediat. Surg. 10 (1975) 195

Matsuyama, S. H., N. Suzuki, Y. N. Maebashi: Rupture of the spleen in the newborn. Treatment without splenectomy. J. pediat. Surg. 4 (1976) 115

Mays, T., C. S. Wheeler: Demonstration of collateral arterial flow after interruption of hepatic arteries in man. New. Engl. J. Med. 290 (1974) 993

Mishlany, H.: Repair of the ruptured spleen. J. pediat. Surg. 9 (1974) 175

Morgenstern, L.: The avoidable complications of splenectomy. Surg. Gynec. Obstet. 145 (1977) 525

O'Mara, R. E., R. C. Hall, D. L. Dombroski: Scintiscanning in the diagnosis of rupture of the spleen. Surg. Gynec. Obstet. 131 (1970) 1077

Perry, J. F., J. E. De Meules, H. D. Root: Diagnostic peritoneal lavage in blunt abdominal trauma. Surg. Gynec. Obstet. 111 (1970) 742

Pirozynski, W. J.: Abdominal splenosis. Canad. med. Ass. J. 111 (1974) 159

Reuter, J.: Einige seltene Fälle von chirurgischen Milzaffektionen im Kindesalter. Z. Kinderchir. 19 (1976) 376–384

Reuter, J., M. Mariotti, M. Bettex: Posttraumatische intraabdominelle und retroperitoneale Pseudozysten im Kindesalter. Helv. chir. Acta 44 (1977) 111–117

Roy, M.: Increased morbiditiy of iatrogenic splenectomy. Surg. Gynec. Obstet. 139 (1974) 392

Sandblom, P.: Hemorrhage in to biliery tract following trauma: Traumatic hemobilia. Surgery 24 (1948) 571

Sandblom, P.: Hemobilia. Surg. Clin. N. Amer. 53 (1973) 1191

Schärli, A. F., H. Stirnemann: Traumatische Hämobilie im Kindesalter. Z. Kinderchir. 4 (1967) 33

Schärli, A. F.: Das Bauchtrauma. In Rehn, J.: Unfallverletzungen bei Kindern. Springer, Berlin 1974

Sherman, N. J.: Conservativ surgery for splenic injuries. Pediatrics 61 (1972) 267

Siemens, R. A., R. L. Fulton R. L.: Gastric rupture as a result of blunt trauma. Amer. Surg. 43 (1977) 229

Stone, H. H.: Pancreatic and duodenal trauma in children. J. pediat. Surg. 7 (1972) 670

Stone, H. H.: Major hepatic resection in children. J. pediat. Surg. 10 (1975) 127

Touloukian, R. J.: Splenic function following experimental dearterialisation injury in the suckling rat. J. pediat. 63 (1978) 131

Walker, W.: Splenectomy in childhood. Review. Brit. J. Surg. 63 (1976) 36

Wilkinson, G. M., W. P. Mikkelsen, C. J. Berne: Treatment of posttraumatic hemobilia by ligation of the common hepatic artery. Surg. Clin. N. Amer. 48 (1968) 1337

Winter, S. T.: Trauma, splenectomy and the risk of infection. Clin. Pediat. (Phila.) 13 (1974) 1011

Wurnig, P., L. Hopfgartner: Die retroperitoneale Duodenalruptur beim Kind. Z. Kinderchir. 11, Suppl. (1972) 509

Indikationen zur Splenektomie

B. WINKLER

Die Splenektomie wird heute bei vielen Erkrankungen aus den verschiedensten Gebieten der Medizin aus therapeutischen, prophylaktischen und diagnostischen Indikationen vorgenommen. Die Entfernung dieses Organs bietet im allgemeinen technisch keine Schwierigkeiten, der unmittelbar postoperative Verlauf ist meist komplikationslos. Spätkomplikationen sind jedoch bekannt, weshalb die Indikation zu jeder Splenektomie mit Sorgfalt gestellt werden muß. Es soll hier eine Übersicht der wichtigsten Affektionen gegeben werden, welche eine Splenektomie erfordern.

Chirurgische Affektionen

Traumatische Milzruptur

Die traumatische Milzruptur ist immer noch eine der eindeutigsten Indikationen zur Splenektomie, obwohl in den letzten Jahren verschiedentlich über erfolgreiche konservative Verfahren bei Milzrupturen berichtet wurde. Solche organerhaltende Operationen werden immer häufiger im allgemeinen mit sehr guten Resultaten angewandt (EIN u. Mitarb. 1978; HOWMAN-GILES u. Mitarb. 1978). Betreffend der Splenektomie, die bei der ein- wie bei der zweizeitigen Ruptur häufig notfallmäßig vorgenommen werden muß, verweisen wir dabei auf S. 7.215. Speziell zu erwähnen sind lediglich die Rupturen bei Splenomegalie infolge Mononukleose, Malaria und anderen Erkrankungen, da diese bei sehr geringem Trauma auftreten können und wegen der enormen Organvergrößerung technisch oft schwierige Eingriffe zur Folge haben.

Andere chirurgische Affektionen, die eine Splenektomie erfordern, sind:
- primäre Tumoren,
- Zysten,
- entzündliche Veränderungen,
- Milzvenenthrombose.

Primäre Tumoren

Es können Sarkome, Hamartome, Dermoide, Lymphangiome und Hämangiome der Milz vorliegen. Bei den Hämangiomen ist das Kasabach-Merritt-Syndrom speziell zu erwähnen, welches definiert wird als Riesenhämangiom mit Thrombozytopenie und Anämie. Letztere beide werden durch einen erhöhten Zellabbau im Hämangiom selbst verursacht. Dabei weisen die Megakaryozyten oft Reifungsstörungen auf, möglicherweise durch toxische Abbauprodukte aus dem Tumor bedingt. Das klinische Bild wird deshalb durch Anämie und hämorrhagische Diathese bestimmt, oft bevor der Tumor, der irgendwo im Körper liegen kann, diagnostiziert wird. Alle oben erwähnten Tumoren bedingen fast ausnahmslos die Entfernung des ganzen Organs.

Zysten

Nebst den primären Tumoren erfordern verschiedene Zysten ebenfalls die Entfernung der Milz. Histologisch handelt es sich meist um Pseudozysten. Unter den *parasitären* Zysten ist die Echinokokkuszyste die weitaus häufigste; bei den nichtparasitären sind besonders die posttraumatischen Zysten erwähnenswert (REUTER 1976; REUTER u. Mitarb. 1978). Bei den letzteren handelt es sich um alte, abgekapselte Hämatome, welche oft eine enorme Größe erreichen und einen hämorrhagischen bis klaren Inhalt haben können. Auf genaues Befragen kann in der Anamnese oft ein früheres Trauma gefunden werden, bei dem die Milzverletzung klinisch stumm verlief. Daneben gibt es seltene angeborene Zysten sowie solche entzündlicher oder neoplastischer Art.

Entzündliche Veränderungen

Entzündliche Veränderungen der Milz im Sinne großer Milzabszesse können ebenfalls eine Splenektomie erfordern, ebenso zwang früher die heute kaum mehr bekannte primäre Tuberkulose der Milz zur Entfernung des Organs.

Milzvenenthrombose

Die Milzvenenthrombose, meist Folge einer hämatologischen Erkrankung, seltener Folge eines Unfalls, sowie die sehr seltene *Torsion der Milz* erfordern ebenfalls fast ausnahmslos die Splenektomie.

Internmedizinische Affektionen

Nebst den chirurgischen gibt es heute viele internmedizinische Affektionen, bei welchen die Indikation zur Splenektomie gestellt werden muß. Obwohl diese meist schon durch den Internisten oder Hämatologen gestellt wird, ist es doch unerläßlich, daß der Chirurg selbst auch in der Lage ist, bei medizinischen Erkrankungen die Indikation zur Splenektomie zu stellen.

Funktion der Milz

Die Milz gilt als eines der Hauptorgane des RES. Das Blut, welches zuerst durch die Zentralarterien in die weiße Pulpa fließt, kommt hier in engen Kontakt mit den Lymphfollikeln, dem Ort der Erkennung von Antigenen und der Antikörperproduktion. Anschließend passiert das Blut die rote Pulpa, die einem großen, kontraktilen Filter vergleichbar ist. Hier kommen die Blutbestandteile in Berührung mit den phagozytierenden Endothelzellen. Überalterte oder geschädigte Blutzellen werden hier eliminiert, ebenso können Bakterien und andere Fremdkörper phagozytiert werden. Durch

Indikationen zur Splenektomie 7.223

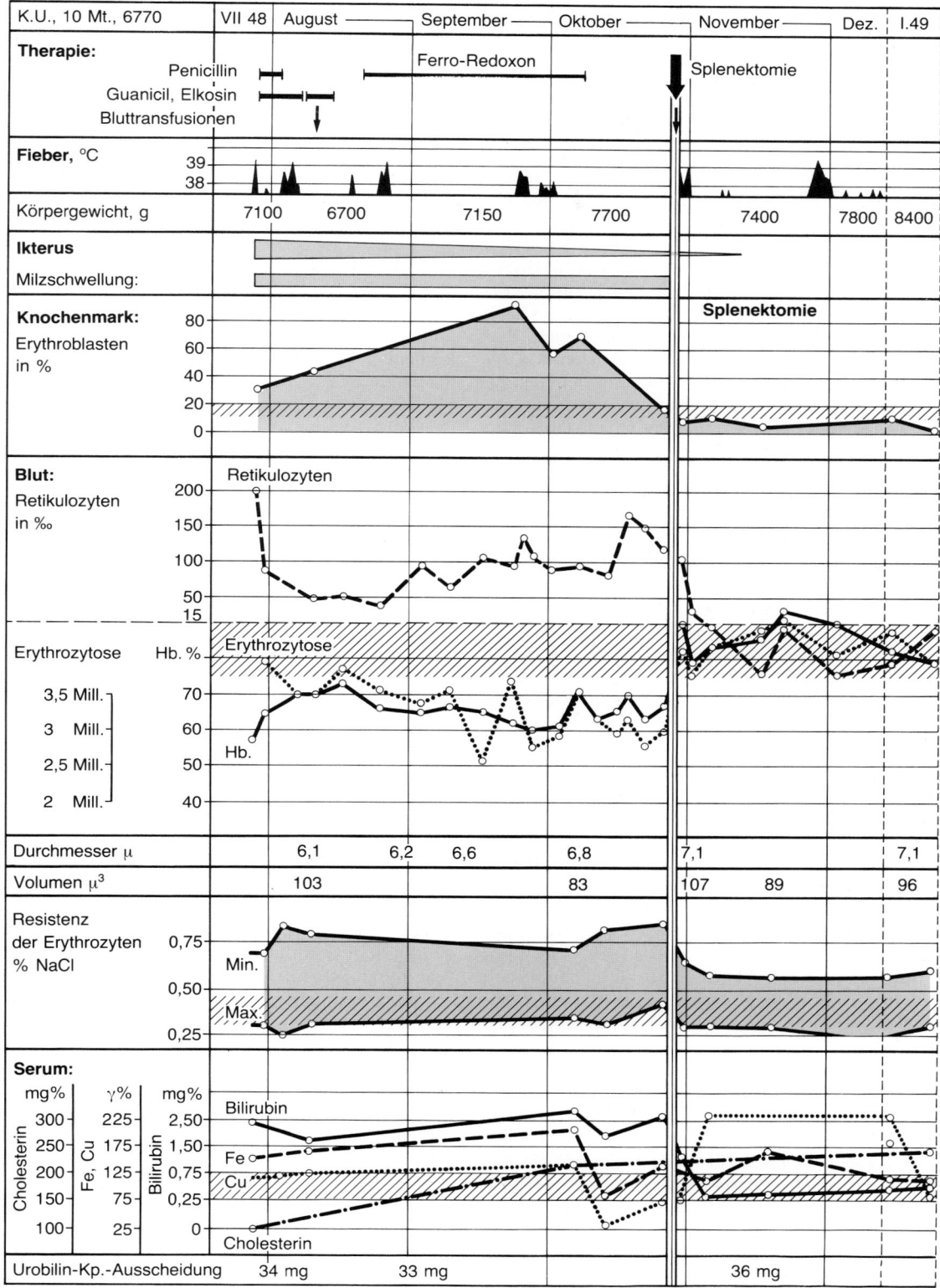

Abb. 163 Splenektomieerfolg bei einer kongenitalen hämolytischen Kugelzellanämie, schematisch dargestellt.

diesen Blutzellenabbau besitzt die Milz einen gewissen regulierenden Einfluß auf das Knochenmark. Sie gilt zudem als eines der großen Blutreservoire und hat dadurch einen wichtigen hämodynamischen Effekt auf das ganze Pfortaderstromgebiet.
Bei Ausfall der Milz, bei der seltenen Milzagenesie, welche besonders beim Situs inversus des Magens vorkommt, oder nach Splenektomie können bestimmte Ausfallserscheinungen beobachtet werden. In den Erythrozyten im peripheren Blut lassen sich vermehrt Howell-Jolly-Körperchen nachweisen, Ausdruck einer Störung des Entkernungsvorgangs der Erythroblasten. Es ist bekannt, daß diese Innenkörperchen normalerweise in der roten Pulpa der Milz entfernt werden. Als Zeichen für das Fehlen eines großen Teils des RES mit der entsprechenden Antikörperproduktion werden besonders bei Kindern fulminant verlaufende septische Infektionen beobachtet (s. weiter unten). Die Thrombozyten und z. T. auch die anderen zellulären Blutelemente weisen nach Splenektomie eine erhöhte Lebenszeit auf, was zu erhöhten Zellzahlen im peripheren Blut führt. Dieser Befund kann sich, oft erst nach Jahren, wieder normalisieren.

Kongenitale hämolytische Anämien

Bei den verschiedenen kongenitalen hämolytischen Anämien ist die Indikation zur Splenektomie je nach Leiden und Verlauf verschieden.
Bei der *kongenitalen Sphärozytose* liegt die Störung an der Membran der Erythrozyten. Die Patienten weisen eine mäßige bis schwere Anämie auf, die Milz ist bei kleinen Kindern nur mäßig, bei größeren Kindern jedoch stark vergrößert. Es treten oft Krisen von akutem Hämoglobinabfall vereint mit Abdominalkoliken, Erbrechen und Fieber auf. Die Splenektomie ist bei dieser Erkrankung immer indiziert, da die geschädigten Erythrozyten vermehrt in der Milz abgebaut werden und somit durch die Operation eine echte Verbesserung des gesamten Leidens erreicht werden kann. Es wird empfohlen, die Splenektomie als Wahleingriff im Alter von 10–12 Jahren vorzunehmen, da sich besonders während der Pubertät Gallensteine bilden und bei kleinen Kindern ein höheres postoperatives Infektrisiko besteht (Abb. **163**).
Die *Sichelzellanämie* sowie die *Thalassämie* weisen Störungen an der Hämoglobinstruktur auf. Die Milz spielt hier im gesamten hämolytischen Geschehen eine weniger zentrale Rolle als bei der Sphärozytose. Bei beiden letztgenannten Erkrankungen soll die Splenektomie nur in sehr ausgewählten Fällen vorgenommen werden, so bei ausgedehnter Splenomegalie, beim Auftreten eines Hypersplenismus und bei gehäuften hämolytischen Krisen. Die Transfusionshäufigkeit kann durch die Splenektomie oft gesenkt werden, ohne daß dabei das Grundleiden beeinflußt werden kann. Bei der Thalassaemia minor sowie bei anderen eher mild verlaufenden Hämoglobinopathien ist die Splenektomie im allgemeinen nicht indiziert, wobei die Angaben nicht bei allen Autoren identisch sind.
Bei den enzymatischen Defekten des Glucosemetabolismus ist der *Glucose-6-Phosphat-Dehydrogenase-Mangel* bei uns am häufigsten. Hier sowie bei anderen Enzymdefekten ist die Splenektomie nur in seltenen, ausgewählten Fällen indiziert. Es können dadurch auch hier gelegentlich die Transfusionsmengen gesenkt werden.

Erworbene hämolytische Anämien

Unter erworbenen hämolytischen Anämien versteht man Hämolysen, die aufgrund verschiedener anderer pathologischer Prozesse entstehen. Sie können je nach Grundleiden nur vorübergehend auftreten und sich spontan zurückbilden. Während früher von sogenannten warmen und kalten Antikörpern gesprochen wurde, wird heute die genauere immunochemische Unterteilung zwischen IgG- und IgM-Antikörpern gemacht. Trotz sehr großer neuer Erkenntnisse sind noch nicht alle Zusammenhänge bekannt, die sich zwischen diesen Immunglobinen, den Erythrozyten und dem RES abspielen. Die IgG-Antikörper reagieren bei 37 °C und wurden deshalb »warme« Antikörper genannt. Die IgM-Antikörper sind aktiver bei einer Temperatur unter 37 °C, weshalb sie »kalte« Antikörper genannt wurden.
Klinisch unterscheidet man zwischen der sogenannten idiopathischen immunhämolytischen Anämie und der sogenannten sekundären immunhämolytischen Anämie. Erstere tritt auf, ohne daß eine primäre Krankheit oder eine medikamentöse Noxe nachweisbar ist, letztere tritt auf nach Infektionskrankheiten, bei Neoplasien, sogenannten Bindegewebskrankheiten, aufgrund verschiedener Medikamente. Einige Autoren nehmen an, daß bei der idiopathischen Immunhämolyse oft ein vorangehender leichter viraler Infekt eine Rolle spielt. Bei der idiopathischen Form handelt es sich meistens um IgG-Antikörper. Die primäre Therapie besteht in Steroiden, die früher verschiedentlich vorgeschlagene Immunsuppression ist heute wiederum umstritten. Die Splenektomie soll erst in Erwägung gezogen werden, wenn die Steroidtherapie keinen Erfolg mehr bringt oder wenn Komplikationen auf die Steroidtherapie auftreten. Die beschriebenen Resultate bei der Splenektomie sind sehr unterschiedlich, wahrscheinlich weil die Unterscheidung zwischen idiopathischer und sekundärer immunhämolytischer Anämie oft schwierig ist und auch weil Indikation und Zeitpunkt zur Operation nicht überall gleich gestellt werden. Die Splenektomie ist jedenfalls nur bei gut ausgewählten Fällen vorzunehmen.
Den sekundären immunhämolytischen Anämien können sowohl IgG- wie IgM-Antikörper zugrunde liegen. Im allgemeinen ist hier, wie oben erwähnt, eine primäre Erkrankung bekannt, wobei bei den IgM-Antikörpern recht oft eine vorange-

hende Infektion mit Mycoplasma pneumoniae gefunden werden kann. Die Therapie besteht in allererster Linie in der Behandlung des Grundleidens, die Splenektomie wird im allgemeinen nicht empfohlen.

Hypersplenismus

Der Hypersplenismus ist gekennzeichnet durch erniedrigte Werte von Erythrozyten, Leukozyten und/oder Thrombozyten im peripheren Blut, bei normaler oder gesteigerter Knochenmarksfunktion und bei Splenomegalie.

Die überaktive Milz zerstört die verschiedenen zellulären Blutbestandteile, was zu einem Mangel derselben und anschließend zu einer gesteigerten Produktion im Knochenmark führt. Die Milz weist dabei immer eine deutliche Vergrößerung auf. Trotz eingehender Studien und heute großer Kenntnisse der Vorgänge in der Milz sind noch nicht alle Einzelheiten bekannt, die zur Entstehung eines Hypersplenismus führen. Man unterscheidet einen primären (idiopathischen) Hypersplenismus, welcher möglicherweise genetisch vererbt wird, sowie einen sekundären Hypersplenismus, der auf dem Boden verschiedener anderer Erkrankungen (hepatische, vaskuläre, hämatologische, myeloproliferate und neoplastische oder autoimmune Prozesse) auftritt. Wenn die erhöhte Zelldestruktion sicher durch die große Milz bedingt wird, ist die Splenektomie absolut indiziert, obwohl dadurch bei der sekundären Hypersplenie die Grundkrankheit nicht beeinflußt wird. Dagegen werden die Folgen des Hypersplenismus durch eine Entfernung der Milz immer behoben.

Idiopathische thrombozytopenische Purpura (ITP)

Bei der idiopathischen thrombozytopenischen Purpura (ITP) unterscheidet man zwischen einer akuten und einer chronischen Form. Erstere tritt vor allem bei Kindern auf, wobei bei 90% der Patienten mit einer spontanen Erholung 9–12 Monate nach Beginn der Erkrankung zu rechnen ist. Nur in 5–10% geht die akute ITP beim Kind in eine chronische Form über. Oft konnte vorher ein viraler Infekt festgestellt werden. Die chronische Form tritt meistens bei Erwachsenen auf, es ist nicht mit einer spontanen Heilung zu rechnen. Mehrere Autoren konnten Plättchenantikörper nachweisen, weshalb oft auch von einer autoimmunen thrombozytopenischen Purpura gesprochen wird. Das klinische Bild wird bestimmt durch die hämorrhagische Diathese; bei Kindern sind vor allem die intrakraniellen Blutungen gefürchtet, die jedoch nur in wenigen Fällen auftreten. Es ist bekannt, daß die schweren Blutungen besonders zu Beginn der Erkrankung auftreten und später trotz weiterhin tiefer Thrombozytenwerte weniger beobachtet werden. Die Pathogenese der ITP ist noch nicht vollständig bekannt. Gesichert ist, daß eine zu schnelle Plättchenzerstörung stattfindet, in den meisten Fällen in der Milz. Dabei wird möglicherweise die Plättchenmembran durch ein Immunglobulin, einen viralen Antigen-Antikörper-Komplex oder durch ein Virus selbst verändert, worauf die betroffenen Plättchen im RES schneller als normal abgebaut werden. Die Therapie besteht bei der akuten Form bei Kindern vor allem in Steroiden, wobei die Steroidtherapie keinen Einfluß auf die Dauer der Erkrankung hat, jedoch im allgemeinen die Thrombozytenwerte erhöht und die Blutungstendenz verringert. Bei der chronischen Form, d. h. wenn die Thrombozytopenie über ein Jahr lang besteht, ist die Splenektomie angezeigt. Verschiedene Autoren empfehlen dabei, vor der Operation mittels radioaktiver Plättchen nachzuweisen, ob die vermehrte Plättchensequestrierung wirklich in der Milz und nicht vorwiegend in der Leber stattfindet. Selten drängt sich die Operation auch bei der akuten Form auf, falls eine Steroidresistenz auftritt oder bei Komplikationen auf diese Therapie.

Glücklicherweise sind die Hämorrhagien im allgemeinen bei kleinen Kindern weniger schwer als bei Jugendlichen. Die Splenektomie wird allgemein erst im Alter ab 5 Jahren empfohlen und erst wenn die Thrombozytenwerte über mehrere Monate unter $50\,000/\mu l$ ($50 \times 10^9/l$) liegen.

Von der ITP ist die neonatale Thrombopenie abzugrenzen, bei welcher die Splenektomie immer kontraindiziert ist.

Lymphome

Die lymphomatösen Erkrankungen sind in ihrer Therapie und Prognose nach Art und Ausdehnung sehr verschieden. Die explorative Laparotomie mit Splenektomie hat bis jetzt nur bei den Hodgkin-Lymphomen einen unbestrittenen Wert, während sie bei den Nicht-Hodgkin-Lymphomen umstritten ist und nur selten ausgeführt wird. Um die Ausdehnung eines sicher diagnostizierten Hodgkin-Lymphoms möglichst genau zu erfassen, wurden viele Untersuchungen empfohlen. Dabei hat sich in den letzten Jahren die explorative Laparotomie immer mehr durchgesetzt: Milz, Leber, paraaortale Lymphknoten sowie andere suspekte Regionen können direkt makroskopisch sowie histologisch beurteilt werden. Es zeigte sich, daß der makroskopische Befund oft nicht mit den histologischen Befunden übereinstimmt. Deshalb wird die Entfernung der Milz in jedem Fall empfohlen. Die histologische Untersuchung des ganzen Organs ist viel verläßlicher als die einer kleinen Biopsie, zudem muß die Milz bei einem allfälligen Befall nicht bestrahlt werden, womit gleichzeitig die Fibroserisiken für die linke Niere sowie die linke Lunge wegfallen. Bis jetzt wurden nur sehr wenige Komplikationen wegen der Splenektomie bei Hodgkin-Patienten bekannt. Gleichzeitig mit der explorativen Laparotomie wird vielerorts eine Knochenmarksentnahme aus dem Beckenkamm durchgeführt sowie an den meisten Kliniken bei Mädchen eine Ovaropexie (Verlagerung der Ovarien aus dem späteren Bestrahlungsfeld) vorgenommen.

Stoffwechselkrankheiten

Bei verschiedenen Stoffwechselkrankheiten – bei vielen Heteroglykanosen (vor allem den Mukopolysaccharidosen) sowie bei einigen Lipoidosen (Morbus Gaucher, Morbus Niemann-Pick) – kann es im Rahmen der Vergrößerung parenchymatöser Organe zu enormen Splenomegalien kommen. Die Organvergrößerung entsteht dabei durch Speicherung der entsprechenden pathologischen Stoffwechselprodukte. Eine Splenektomie wird notwendig, wenn das riesige Organ wegen seiner Volumenzunahme klinisch ernsthafte Beschwerden macht, wenn eine splenogene Markhemmung auftritt oder wenn es dabei, wie selten berichtet, zu einer Torsion der Milz kommt. Die Grundkrankheit wird natürlich durch die Entfernung der Milz nicht beeinflußt.

Splenektomie

Vorbereitungen zur Splenektomie

Diese sind je nach Grundkrankheit verschieden. In jedem Fall sind das Einlegen einer Magensonde sowie ein guter venöser Zugang zu empfehlen. Bei traumatischen Milzrupturen sollten vor der Operation Blutdruck und Puls mittels Plasma und Erythrozytentransfusion möglichst normalisiert werden, zudem sollten für den Eingriff genügend Blutreserven vorhanden sein. Wichtig ist auch, daß bei Unfallpatienten andere Blutungsquellen (Thorax, Kopf usw.) vor der Operation ausgeschlossen werden.

Bei den wahlweisen Splenektomien der hämatologischen Erkrankungen sind die Vorbereitungen je nach Grundleiden zu gestalten, Erythrozytentransfusionen sind bei anämischen Patienten nicht unbedingt notwendig, da sich diese im allgemeinen an die tiefen Hämoglobinwerte gewöhnt haben. Dagegen sind bei der ITP oft vor und während der Operation Thrombozytensedimente zu transfundieren. Bei Patienten mit Cortisontherapie ist dieselbe wie bei anderen Eingriffen während und nach der Operation weiterzuführen.

Technik

Der Zugang wird nicht einheitlich gewählt, es werden der »Türflügelschnitt« (medianer Oberbauchschnitt mit querer Erweiterung zum Rippenbogen), der schräge Oberbauchschnitt sowie die paramediane Inzision links empfohlen. Die Milz wird dann etwas nach unten gezogen, der obere Milzpol wird unter Durchtrennung des Lig. phrenicolienale befreit. Nun werden die Vv. gastricae breves schrittweise durchtrennt, anschließend wird der Milzhilus dargestellt, Venen und Arterien werden schrittweise und einzeln ligiert, wobei die Arterie vor der Vene ligiert werden sollte. Wichtig ist dabei, den Pankreasschwanz nicht zu verletzen, was zur Entstehung einer Pankreaszyste führen könnte. Verschiedene Autoren empfehlen, vor der Mobilisation der Milz den Hilus zu durchtrennen, was uns jedoch als weniger günstig erscheint.

Bei den hämatologischen Störungen sowie bei der ITP ist es äußerst wichtig, alle Nebenmilzen mitzuentfernen, sie können sonst zu Rezidiven führen. Nebenmilzen kommen bei 15–20% aller Patienten vor und liegen meist hilusnah oder im Omentum majus. Nicht entfernte Nebenmilzen, ja sogar bei einer Ruptur abgesprengte und ins Peritoneum implantierte Pulpaherde können alle Funktionen des ursprünglichen Organs übernehmen.

Bei den kongenitalen hämolytischen Anämien ist es sinnvoll, gleichzeitig mit der Splenektomie eine Cholezystektomie vorzunehmen, falls eine Cholelithiasis vorliegt.

Nachbehandlung

Die Magensonde kann im allgemeinen am ersten oder zweiten postoperativen Tag entfernt werden, mit der Ernährung soll jedoch erst nach Einsetzen der Darmtätigkeit begonnen werden. Meist kommt es wenige Tage nach der Operation zu einem massiven Thrombozytenanstieg mit einem Maximum gegen Ende der 1. oder anfangs der 2. postoperativen Woche. Die Thrombozytenwerte müssen deshalb regelmäßig kontrolliert werden. Die bis anhin gültige Antikoagulation bei Thrombozytenwerten ab 500 000–1 Million/µl (500–1000 × 10^9/l) wurde in letzter Zeit verschiedentlich in Frage gestellt. Es wird ein sogenannter Plättchenfaktor-4 (DANA u. Mitarb. 1976) beschrieben, welcher eine heparinneutralisierende Aktivität besitzen soll. Da die Thrombosebildung, insbesondere im Bereich der Mesenterialgefäße, nach Splenektomie bekannt und gefürchtet ist, ist unseres Erachtens eine Thromboseprophylaxe bei Thrombozytenwerten ab 800 000/µl (800 × 10^9/l) unbedingt notwendig. Als Alternative zur früheren Cumarintherapie werden die subkutane Heparinisierung, Acetylsalicylsäure und Dipyramidole angewendet.

Postoperative Komplikationen sind selten: Sie bestehen in subphrenischen Abszessen, postoperativen Blutungen, verlängertem postoperativem Ileus, seltenen Pankreatitiden sowie Wundinfekten.

Spätkomplikationen

Nach Splenektomien sind gehäuft schwere, oft letal verlaufende Septikämien beobachtet worden. Es handelt sich dabei meistens um kleinere Kinder, der Verlauf ist außerordentlich fulminant und tritt meistens in den zwei ersten postoperativen Jahren auf. Als Erreger konnten weitaus am häufigsten Diplococcus pneumoniae isoliert werden, seltener Haemophilus influenzae. Beide Erreger besitzen eine Kohlenhydratkapsel und haben eine hohe Vermehrungsrate. Sehr selten wurden auch andere

Erreger beschrieben, wie Mengingokokken sowie gramnegative Keime. Die Milz scheint für all diese Erreger eine wichtige Filterfunktion sowie die Fähigkeit zu haben, gleich beim ersten Kontakt mit den Bakterien die gezielte Antikörperproduktion aufzunehmen. Im Serum splenektomierter Kinder lassen sich signifikant erniedrigte IgM-Spiegel nachweisen. Zudem soll nach Splenektomie die Produktion des Tetrapeptides »Tuftsin« ausfallen, was eine gestörte Phagozytose zur Folge haben soll (CONSTANTOPOULOS u. Mitarb. 1972). Wenn man die Infekthäufigkeit in Korrelation zum Grundmorbus setzt, findet man, daß Patienten mit posttraumatischer Splenektomie weniger gefährdet sind als solche mit primär schweren hämatologischen Störungen. Wahrscheinlich werden bei der traumatischen Milzruptur einzelne Milzteilchen versprengt, welche, vom Peritoneum aufgenommen und ernährt, eine gewisse Milzfunktion übernehmen können. Es ist bekannt, daß diese Patienten oft eine geringere Zahl an Howell-Jolly-Körperchen aufweisen. Wie schon erwähnt, ist die Sepsisgefahr zudem bei kleineren Kindern deutlich höher als bei größeren, ganz besonders gefährdet sind Kinder unter 5 Jahren.

Diese Sepsisgefahr muß bei der Indikationsstellung zur Splenektomie in Betracht gezogen werden. Wenn möglich, sollte keine Splenektomie bei Kindern unter 5 Jahren vorgenommen werden. Postoperativ muß eine antibiotische Abschirmung mit oralem Penicillin erfolgen, und nach neuesten Erfahrungen sollte diese ausnahmslos bei allen splenektomierten Kindern bis ins beginnende Erwachsenenalter vorgenommen werden. Zudem sollen bei diesen Patienten auch kleinste Infekte hoch dosiert antibiotisch behandelt werden. Seit kurzem werden zusätzlich polyvalente Pneumokokkenimpfstoffe verwendet, wobei auch mit dieser vielversprechenden neuen Therapie schon Infektionsfälle bekannt geworden sind. Trotzdem gehört die Schutzimpfung heute zur unbedingt notwendigen Nachbehandlung jeder Splenektomie im Kindesalter.

Literatur

Balz, J., J.P. Minton: Mesenteric thrombosis following splenectomy. Ann. Surg. 181 (1975) 126–128
Bowdler, A.J.: The role of the spleen and splenectomy in autoimmune hemolytic disease. Semin. Hematol. 13 (1976) 335–348
Claret, I., L. Morales, A. Montaner: Immunological studies in the postsplenectomy syndrome. J. pediat. Surg. 10 (1975) 59–64
Constantopoulos, A., V.A. Najjar, J.W. Smith: Tuftsin deficieny: A new syndrome with defective phagocytosis. J. Pediat. 80 (1972) 564–572
Dameshek, H.L., L.D. Ellis: Hematologic indications for splenectomy. Surg. Clin. N. Amer. 55 (1975) 253–275
Dana, B., A. Carvolho, L. Ellmann: Plasma heparin neutralizing activity. Amer. J. clin. Path. 65 (1976) 964–969
Didolkar, M.S., A. Mittelman, G. Gomez, E.G. Elias: Evaluation of splenectomy in chronic myelogenous leukemia. Surg. Gynec. Obstet. 142 (1976) 689–692
Doan, C.A.: Hypersplenism Bull. N.Y. Acad. Med. 25 (1949) 625
Ein, S.H., B. Shandling, J.S. Simpson, C.A. Stephens: Non operative management of traumatised spleen in children: how and why. J. pediat. Surg. 13 (1978) 117
Ellis, L.D., H.L. Dameshek: The dilemma of hypersplenism. Surg. clin. N. Amer. 55 (1975) 277–285
Eraklis, A.J. et al.: Hazard of overwhelming infections after splenectomy in childhood. New. Engl. J. Med. 276 (1967) 1255
Howman-Giles, R., D.L. Gilday, S. Venugopal, B. Shandling, J.M. Ash: Splenic trauma long term follow-up. J. pediat. Surg. 13 (1978) 121
Hoys, D.M., M. Karon, H. Isaacs, R.E. Hittle: Hodgkin's disease. Technique and results of staging laparatomy in childhood. Arch. Surg. 106 (1973) 507
Keinert, K., V. Kober, J. Reichel, K.D. Rüdiger, E. Schumann, F. Trux: Die Splenektomie bei der Lymphogranulomatose – Indikation und Ergebnisse. Arch. Geschwulstforsch. 46 (1976) 311–315
Kiesewetter, W.B.: Pediatric splenectomy. Indications, technique, complications and mortality. Surg. Clin. N. Amer. 55 (1975) 449–460
Lusher, J.M., R. Iyer: Idiopathic thrombocytopenic purpura in children. Semin. Thromb. Hemost. 3 (1977) 175–199
Nitsche, D., A. Thiede, G. Zierott: Postoperative Veränderungen der Immunglobuline nach Splenektomie. Eine prospektive Untersuchungsreihe. Langenbecks Arch. Chir. 340 (1976) 213–218
Reuter, J.: Einige seltene Fälle von »chirurgischen« Milzaffektionen im Kindesalter. Z. Kinderchir. 19 (1976) 4
Reuter, J., M. Mariotti, M. Bettex: Posttraumatische intraabdominale und retroperitoneale Pseudozysten im Kindesalter. Chir. Praxis 24 (1978) 159–170
Rosenberg, S.A., R.F. Dorfman, H.S. Kaplan: The value of sequential bone marrow biopsy and laparatomy and splenectomy in a series of 127 consecutive untreated patients with non Hodgkin's lymphoma. Brit. J. Cancer 31, Suppl. II (1975) 221–227
Smith, C.H.: Indication for splenectomy in the pediatric patient. Amer. J. Surg. 107 (1964) 523
Viala, J.J., M. Dechavanne, D. Ville: Les Epreuves Radioisotopiques Plaquettaires permettent elles de meilleurs Indications de la Splenectomie au cours du Purpura Thrombopenique Idiopathique Chronique? Lyon méd. 234 (1975) 419–425
Walker, W.: Splenectomy in childhood: A review in England and Wales 1960–1964. Brit. J. Surg. 63 (1976) 36–43

Portale Hypertension

M. BETTEX und B. KEHRER

Die spezifische Pathologie des portalen Kreislaufs gründet auf mehreren für ihn charakteristischen anatomischen und physiologischen Gegebenheiten: Das Pfortadersystem ist eingeschaltet zwischen den Kapillarnetzen des Splanchnikusgebietes und der Leber, und an verschiedenen Stellen bestehen Anastomosen zum systemischen venösen Kreislauf. In erster Linie sind hier die Verbindungen im Bereich des Magens und des Rektums zu nennen; kleinere Anastomosen finden sich aber auch in den Ligamenten der Leber und der Milz und entlang dem Verlauf der V. umbilicalis (Abb. 164). Der Kreislauf der Leber wird aus zwei

7.228 Abdomen

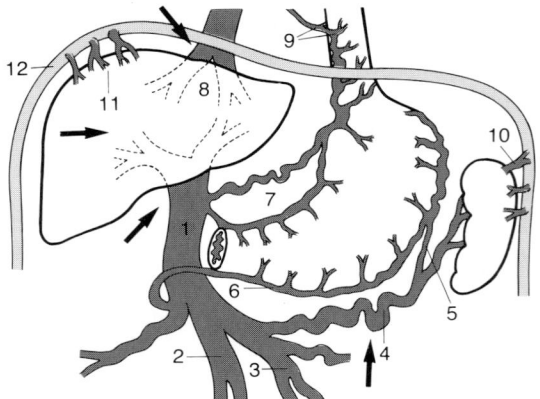

Abb. 164 Pfortaderkreislauf mit den wichtigsten Kollateralen. Die Pfeile bezeichnen die verschiedenen Lokalisationen des Abflußhindernisses (Block) bei der portalen Hypertension.
1 V. portae
2 V. mesenterica superior
3 V. mesenterica inferior
4 V. lienalis
5 V. gastrica brevis
6 Vv. gastro-epiploicae
7 V. coronaria ventriculi
8 Vv. hepaticae
9 Vv. oesophageae
10 und 11 Vv. diaphragmaticae
12 Zwerchfell

verschiedenen Gefäßnetzen gespeist, indem in die Sinusoide sowohl die Äste der V. portae wie auch der A. hepatica münden. Andererseits erfolgt der venöse Abfluß aus der Leber nur über eine Strombahn. Der normale Druck im Pfortadergebiet von 8–12 cm H_2O ($\approx$ 0,8–1,2 kPa) ist deutlich höher als der Druck in der V. cava. Weil das splanchnische Gebiet vom Blut sehr rasch durchströmt wird, ist die O_2-Ausschöpfung geringer als in den Kapillarnetzen der Peripherie. Dies hat zur Folge, daß die O_2-Sättigung des portalen Blutes höher ist als diejenige des Blutes der V. cava. Zudem hat das Pfortaderblut im Darmtrakt eine Reihe von Substanzen aufgenommen, die in der Leber wiederum ausfiltriert werden.

Ätiologie

Jede Abflußbehinderung im Pfortadersystem führt zu einer Druckerhöhung im Bereich der zuführenden Gefäße. Der Begriff der portalen Hypertension ist definiert als Druckanstieg im portalen System über 12–15 cm H_2O ($\approx$ 1,2–1,5 kPa) hinaus. Je nachdem, ob die Obstruktion prä-, intra- oder posthepatisch liegt, sind Ursachen, aber auch Folgen der Abflußbehinderung sehr unterschiedlich (Tab. 19).

Prähepatischer Block

Als Ursache der portalen Hypertension ist im Kindesalter in 70% der Fälle eine Obstruktion der Pfortader verantwortlich. An ihrer Entstehung sind hauptsächlich zwei verschiedene pathogenetische Ursachen beteiligt: die Pfortaderthrombose und kongenitale Mißbildungen der V. portae.
In der überwiegenden Mehrzahl der Fälle liegt eine *Thrombosierung der V. portae* oder ihrer Hauptäste vor. Die Thrombose entsteht dabei auf dem Boden einer von einer Omphalitis ausgehenden Phlebitis, die über den Ductus venosus auf die Pfortader übergreift. Auch die Katheterisierung der Nabelvene, wie sie beim Neugeborenen häufig zur Austauschtransfusion oder Infusion vorgenommen wird, kann über eine chemische (z. B. hochprozentige Glucoselösung) oder eine bakterielle Reizung der V. portae zu einem thrombotischen Verschluß des Gefäßes führen. Dies dürfte mit eine Erklärung dafür sein, daß in den letzten 20 Jahren die Häufigkeit der portalen Hypertension im Kindesalter deutlich zugenommen hat. Beim älteren Kind kann die Pfortaderthrombose im Rahmen einer schweren Allgemeininfektion (z. B. Osteomyelitis, Peritonitis) mit Dehydratation oder einer Erkrankung, die mit Hyperkoagulabilität des Blutes einhergeht (Thrombozythämie, Myelofibrose), entstehen. Im Gegensatz zum Erwachsenen werden andere erworbene Formen, z. B. nach Trauma, Kompression der V. portae durch maligne Tumoren und Pankreatitis, im Kindesalter kaum beobachtet.
Nur selten muß als Ursache eine *Entwicklungsstörung* (Ausdehnung des normalen Obliterationsvorgangs im Ductus venosus auf die Pfortader) angenommen werden. Andere *angeborene Mißbildungen* wie Atresie, Stenose, Klappen oder Fistelbildung zwischen A. hepatica und V. portae sind nur in Einzelfällen an der Entstehung einer portalen Hypertension beteiligt. Ob die sogenannte »kavernöse Umwandlung« der Pfortader den primären Mißbildungen zuzuordnen ist oder ob es sich eher um einen Zustand nach Rekanalisation einer partiell thrombosierten Pfortader über die Vv. comitantes handelt, ist umstritten.
Gemeinsames Merkmal der verschiedenen Formen des prähepatischen Blocks ist die Tatsache, daß die Leber sich hämodynamisch *nach dem Block* befindet und daß die Leberfunktion ungestört bleibt, ein Umstand, der für die Prognose des Leidens sehr günstig ist.

Intrahepatischer Block

Während im Erwachsenenalter die weitaus meisten Fälle von portaler Hypertension dieser Gruppe zuzuordnen sind, dürften beim Kind nur etwa 29% auf eine intrahepatische Abflußbehinderung zurückzuführen sein. Entscheidend ist bei dieser Form, daß das Grundleiden vom Leberparenchym ausgeht und daß damit einerseits das Gefäßsystem der Leber komprimiert wird, andererseits aber

Tabelle 19 Ätiologie und Lokalisation der Abflußbehinderung im Pfortadersystem im Kindesalter

Lokalisation		Ätiologie
prähepatisch 70 %		– Pfortaderthrombose – Mißbildungen
intrahepatisch 29 %	präsinusoidal	– kongenitale Leberfibrose – polyzystische Leberveränderungen – myeloproliferative Erkrankungen – Schistosomiasis – Zirrhose
	parasinusoidal	– Hepatitis – Zirrhose – Mukoviszidose – Speicherkrankheiten
	postsinusoidal	– Zirrhose – hepatotoxische Alkaloide
posthepatisch 1 %		– Budd-Chiari-Syndrom – Obstruktion der suprahepatischen V. cava inferior – Pericarditis constrictiva

auch die Leberfunktion mehr oder weniger gestört sein kann. Damit hängen die Symptomatologie und der Krankheitsverlauf nicht allein von den Folgen der portalen Hypertension ab, sondern werden im wesentlichen durch die Lebererkrankung bestimmt.

Entsprechend der Lokalisation innerhalb der Leber werden drei verschiedene Blockformen unterschieden:

Präsinusoidaler intrahepatischer Block, bei dem sich die pathologischen Veränderungen um die feinsten Verzweigungen der V. portae gruppieren. Die Äste der A. hepatica münden distal des Blocks, so daß die arterielle Durchblutung des Leberparenchyms nicht gestört ist. Dies erklärt teilweise, warum die Leberfunktion in diesen Fällen sehr lange normal bleiben kann. Ätiologisch findet sich diese Form im Kindesalter bei der kongenitalen Leberfibrose, bei polyzystischen Leberveränderungen, myeloproliferativen Erkrankungen (z. B. myeloische Leukämie, Morbus Hodgkin) und in gewissen Gebieten der Welt bei der endemischen Schistosomiasis.

Intrahepatischer parasinusoidaler Block. Liegt das Durchblutungshindernis im parasinusoidalen Bereich, so wird sowohl der portale Blutstrom wie auch der Blutstrom aus der A. hepatica blockiert. Dies ist vor allem bei der *Zirrhose* der Fall, gleichgültig, welche Ursache sie hat. Sie kann die Folge einer viralen oder toxischen Hepatitis sein oder im Rahmen einer spezifischen Erkrankung wie Mukoviszidose, Morbus Wilson, Morbus Gaucher, Galaktosämie und α-1-Antitrypsinmangel auftreten. Auch die biliäre Zirrhose manifestiert sich hauptsächlich im Gebiet der Sinusoide.

Postsinusoidaler Block. Bei dieser Krankheitsgruppe kann die Obstruktion irgendwo zwischen den Sinusoiden und den Lebervenen liegen. Da die Äste der A. hepatica in die Sinusoide münden, ist wie beim parasinusoidalen Block auch die arterielle Perfusion der Leber beeinträchtigt.

In der Regel beschränkt sich die Obstruktion jedoch nicht allein auf einen der drei erwähnten Bezirke. So liegt der intrahepatische Block bei der Zirrhose – im Kindesalter vor allem bei der cholostatischen Zirrhose der Gallengangsatresie – sowohl prä- wie para- und postsinusoidal.

Posthepatischer Block

Nur äußerst selten liegt die Obstruktion im Bereich der Lebervenen oder intra- und suprahepatischen V. cava inferior. Bei diesen Formen spielt zudem die portale Hypertension eine untergeordnete Rolle, da sie meist wenig ausgeprägt ist und auch der Umgehungskreislauf nur schwach entwickelt wird. Im Vordergrund stehen vielmehr eine massive Hepatomegalie und häufig ein deutlicher Aszites. Seit dem Rückgang der Tuberkulose kommt die Pericarditis constrictiva als Ursache praktisch kaum mehr in Frage. Auch das Budd-Chiari-Syndrom, bei dem eine oder beide Lebervenen eventuell unter Beteiligung der V. cava thrombosiert sind, ist im Kindesalter eine große Seltenheit.

Pathogenese

Der Block, gleichgültig ob er prä-, para- oder postsinusoidal liegt, führt zu einer Störung des Blutabflusses und zu einem *Widerstandshochdruck* im portalen Kreislauf, der 20–40 cm H_2O

(≈2–4 kPa) und mehr erreichen kann. Alle Venen des portalen Kreislaufs sind vor dem Block gestaut, dilatiert und geschlängelt. Die Milz ist ebenfalls gestaut und vergrößert. Es entwickelt sich ein portokavaler Umgehungskreislauf vor allem über Magenfundus, Kardia und distalen Ösophagus (Ösophagusvarizen), seltener über die Vv. rectales und über die V. umbilicalis (Caput medusae), wobei der Blutstrom umgekehrt wird *(hepatofugaler Pfortaderblutstrom)*.

Beim *prähepatischen Block* bleibt die Leber in Größe, Beschaffenheit und Funktion normal. Beim *intrahepatischen Block* ist sie je nach der eigenen Pathologie kleiner oder größer als normal. Liegt der Block ganz oder teilweise para- oder postsinusoidal, so kann es zur Aszitesbildung kommen. Beim *posthepatischen Block* sind der portale Hochdruck und der Umgehungskreislauf weniger ausgeprägt als bei den anderen Formen; die Leber ist immer vergrößert und die Neigung zur Aszitesbildung die größte.

Symptome

Meist manifestiert sich die portale Hypertension erst beim größeren Kind mit einer unerwartet einsetzenden gastrointestinalen Blutung aus den Ösophagusvarizen. Gelegentlich machen aber auch eine Splenomegalie, eine splenogene Markhemmung (Anämie, Leukopenie, Thrombopenie), eine Blutungsanämie oder aber auch ein gespanntes Abdomen mit Aszites erstmals auf das Leiden aufmerksam. Die Symptomatologie wird jedoch wesentlich durch das Grundleiden und damit auch durch die Lokalisation des Blocks mitbestimmt, so daß die Symptome einzeln oder kombiniert in wechselnder Ausprägung vorhanden sein können.

Prähepatischer Block

Bei etwa 80% der Patienten wird die Diagnose vor dem 6. Lebensjahr gestellt. Beim prähepatischen Block sind die Symptome anfänglich nur sehr spärlich. Der Säugling zeigt selten die typischen Zeichen einer portalen Hypertension. Schlechtes Gedeihen, ein angedeutetes Caput medusae oder Aszites können im 1. Lebensjahr die einzigen Hinweise sein, die jedoch sehr unspezifisch sind und zudem rasch wieder verschwinden.

In etwa 60% der Fälle manifestiert sich das Leiden erstmals im Alter von 2–6 Jahren mit einer *plötzlichen unerwarteten Blutung aus den Ösophagusvarizen*. Die Hämatemesis ist in diesen Fällen immer ein überraschendes dramatisches Ereignis: Frisches und durch Magensaft alteriertes Blut wird in großen Mengen erbrochen. Obwohl der Blutverlust häufig so groß ist, daß ein Schockzustand eintritt, führt die erste Blutung nur ausnahmsweise zum Tode des Patienten. Dieses von der Blutung bei Zirrhose abweichende Verhalten ist zumindest teilweise dadurch bedingt, daß beim prähepatischen Block die Leberfunktion und damit die Gerinnungsfaktoren normal sind. Stunden bis Tage nach der Varizenblutung kann eine Meläna beobachtet werden. Nur selten verläuft die Blutung chronisch und unbemerkt, so daß nur eine Anämie auf das Leiden aufmerksam macht. Die Benzidinreaktion ist jedoch im blutungsfreien Intervall häufig positiv.

In etwa einem Drittel der Fälle wird als erstes Zeichen eine *symptomlose Splenomegalie* festgestellt. Die vergrößerte Milz wird entweder zufälligerweise bei einer ärztlichen Allgemeinuntersuchung gefunden, oder aber der hämatologische Befund einer *splenogenen Markhemmung* mit Anämie, Leukopenie und eventuell Thrombopenie führt zu einer entsprechenden Abklärung.

Da beim prähepatischen Block die Leber nicht betroffen ist, ist sie nicht vergrößert, und weder anamnestisch noch klinisch wird ein Ikterus zu finden sein.

Intra- und posthepatischer Block

Beim intra- und posthepatischen Block entwickelt sich die Symptomatologie nicht so uniform wie beim prähepatischen Block, da sich den Symptomen der portalen Hypertension die klinischen Zeichen der Grundkrankheit überlagern (z. B. Ikterus, rezidivierende Luftwegsinfekte). Bei der cholostatischen und posthepatischen Zirrhose sowie bei der Mukoviszidose steht die Grundaffektion im Vordergrund. In der Regel wird also zuerst die Diagnose des Grundleidens gestellt, die portale Hypertension ist dann die erwartete Folge der schon bekannten Krankheit. Da die primäre Schädigung die Leber betrifft, wird diese in ihrer Größe verändert und in ihrer Funktion gestört sein. Zusätzlich zur Splenomegalie findet sich deshalb in diesen Fällen meist auch eine Hepatomegalie. Typischerweise ist beim postsinusoidalen und posthepatischen Block auch Aszites vorhanden. Wegen der gleichzeitig bestehenden Leberfunktionsstörung sind bei diesen Fällen die Ösophagusvarizenblutungen viel schwieriger zu stillen. Die kongenitale Leberfibrose unterscheidet sich in ihrer Symptomatologie grundsätzlich von den übrigen intrahepatischen Blockformen. Da das Hindernis präsinusoidal liegt, ist die Leberfunktion ungestört, und es kommt nicht zur Ausbildung von Aszites. Klinisch kann sie deshalb kaum von einem prähepatischen Block unterschieden werden.

Diagnose und Untersuchungen

Bei jedem Kind, das eine akute gastrointestinale Blutung zeigt, muß an die Möglichkeit einer portalen Hypertension mit blutenden Ösophagusvarizen gedacht werden. Die zur Diagnose notwendigen verschiedenen Abklärungsmethoden haben dabei eine unterschiedliche Zielsetzung:

Nachweis der Ösophagusvarizen

– *Ösophagogramm* (Abb. 165). Bei adäquater Technik lassen sich in etwa 75% der Fälle die Ösophagusvarizen mit der Ösophaguspassage

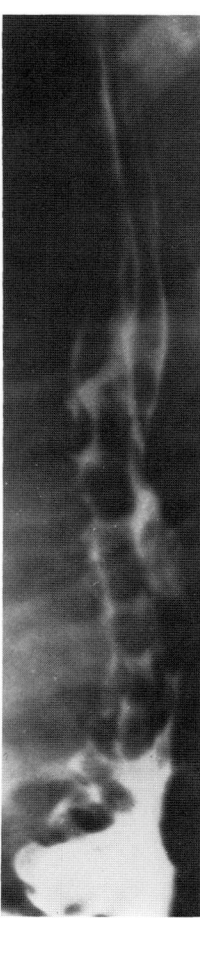

Abb. 165 Ösophagusvarizen bei portaler Hypertension.

Lokalisation der portalen Obstruktion

Für die Planung des therapeutischen Vorgehens ist die Kenntnis der Lokalisation und der Ausdehnung der Abflußbehinderung von zentraler Bedeutung. Auch die anatomischen Verhältnisse des portalen Stromgebietes müssen vor jedem Eingriff genau bekannt sein. Je nach Situation und Fragestellung kann unter 4 verschiedenen Darstellungsmethoden gewählt werden:
- Splenoportographie,
- indirekte arterielle Spleno- oder Mesenterikoportographie,
- intraoperative venöse Mesenterikoportographie,
- Umbilikoportographie.

Splenoportographie. Wird das Kontrastmittel in die Milz injiziert, so können die V. portae und der Umgehungskreislauf direkt dargestellt werden. Diesem Verfahren ist deshalb, wenn immer möglich, der Vorzug zu geben. Die Untersuchung wird beim Kind praktisch immer in Allgemeinnarkose durchgeführt. Aszites, Thrombopenie und Gerinnungsstörungen sind Kontraindikationen zur Splenoportographie, da die Blutungsgefahr wegen des gesteigerten intralienalen Drucks erhöht ist. Die Milz wird unter Kontrolle mit dem Bildwandler mit einer dünnen Kanüle punktiert. Nach einer kleinen Testdosis werden dann etwa 1 ml Kontrastmittel pro kg Körpergewicht rasch injiziert und gleichzeitig eine Serie von Röntgenbildern aufgenommen. Normalerweise fließt das Kontrastmittel über die Milzvene, Pfortader und Leber in 5–8 Sekunden ab. Es werden also beim Gesunden nur diese Gefäße dargestellt; zu einer retrograden Füllung der Mesenterialvenen oder anderer Äste der V. portae oder V. lienalis kommt es nicht (Abb. 166).

Ein wesentlicher Vorteil dieser Untersuchungsmethode besteht darin, daß gleichzeitig eine Messung des intralienalen und damit indirekt auch des portalen Drucks möglich ist, da die beiden Werte ziemlich genau übereinstimmen (normal 8–12 cm $H_2O \approx 0,8–1,2$ kPa). Die direkte Kontrastmittelinjektion ergibt eine sehr gute Darstellung der Gefäße und damit auch der Kollateralen. Sie erlaubt zudem eine zumindest qualitative Beurteilung der portalen Leberperfusion.

Beim *prähepatischen Block* kommt die Pfortader nicht oder nur mangelhaft als kavernöse Struktur zur Darstellung. Der hepatofugale Blutstrom läßt das Kontrastmittel über den Kollateralkreislauf abfließen. Die geschlängelten, erweiterten Venen des Magenfundus und des distalen Ösophagus stellen sich dabei als ausgeprägtes Konvolut links der Wirbelsäule dar. Gelegentlich wird auch eine retrograde Füllung der V. mesenterica beobachtet (Abb. 167).

Beim *intrahepatisch gelegenen Block* wird die V. portae normal dargestellt, während die Leberperfusion vermindert ist. Die intrahepatischen Äste der Pfortader sind unregelmäßig verteilt, zah-

nachweisen. Besonders im distalen Drittel, wo die prall gefüllten, geschlängelten Varizen ins Lumen der Speiseröhre vorspringen, erscheinen sie als multiple lakunäre oder streifige Füllungsdefekte. Da sie je nach Respirationsphase mehr oder weniger gefüllt sind, sind oft mehrere Aufnahmen in unterschiedlichen Positionen notwendig. Auch die Verwendung von eingedicktem Kontrastbrei unter Durchleuchtungskontrolle erhöht die diagnostische Sicherheit.

– *Ösophagoskopie.* Lassen sich bei einer Blutung radiologisch keine sicheren Varizen darstellen, so kann in jedem Alter die Endoskopie die Diagnosestellung ermöglichen und andere Ursachen ausschließen. Auch die Ausdehnung – besonders im Bereich des Magenfundus – sowie die genaue Blutungslokalisation können damit festgelegt werden. In den letzten Jahren sind verschiedene Berichte über eine endoskopische Sklerosierung der Varizen publiziert worden. Inwieweit sich diese Methode auch im Kindesalter bewährt, ist noch nicht genügend dokumentiert.

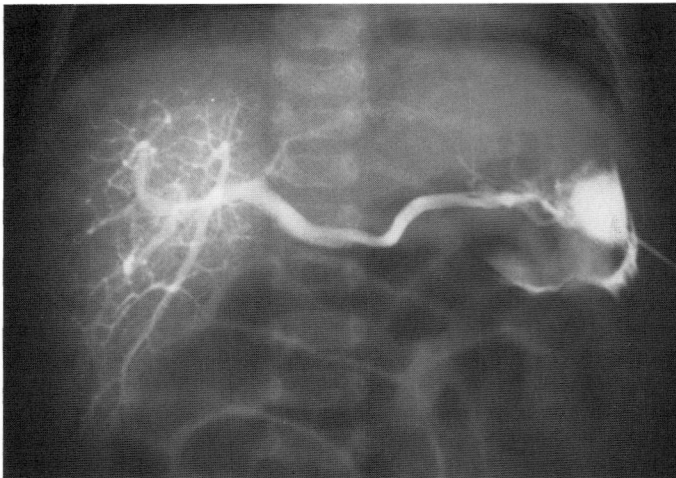

Abb. 166 Normales Splenoportogamm. Beachte die Kontrastfüllung der Milz, der V. lienalis, der Pfortader und ihrer Äste in der Leber.

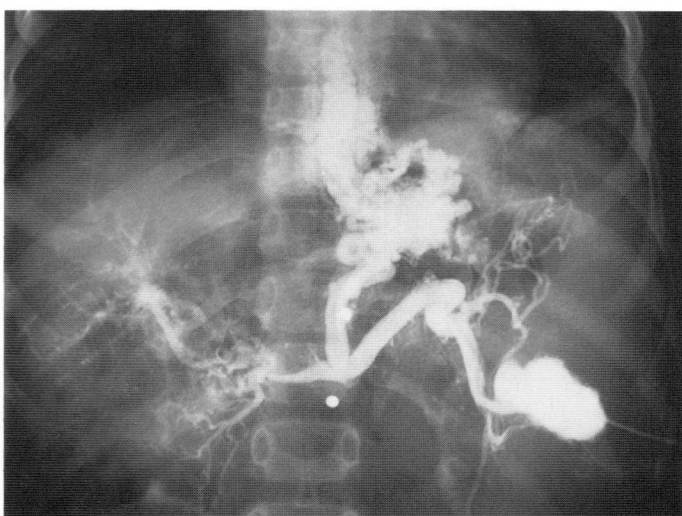

Abb. 167 Splenoportographie. Geschlängelte Kollateralen bei prähepatischem Block. Beachte die Kontrastfüllung der Milz, der V. lienalis, der Vv. gastricae breves. Varizenbildung im Magenfundus und in der Wand des Ösophagus. Pfortader stenosiert, stellenweise »kavernös« verändert. Schlechte Kontrastfüllung der Pfortaderäste in der Leber.

lenmäßig vermindert und zeigen Kalibereinengungen sowie abrupte Unterbrechungen. Der Umgehungskreislauf ist identisch wie beim prähepatischen Block.

Indirekte arterielle Spleno- oder Mesenterikoportographie. Diese Technik wird als alternatives oder ergänzendes Verfahren angewandt, wenn die direkte Splenoportographie nicht möglich ist (Blutungsgefahr, Status nach Splenektomie) oder wenn wegen Thrombose der V. lienalis nur eine ungenügende Darstellung erfolgt.

Über einen durch die A. femoralis in die Aorta vorgeschobenen Katheter wird das Kontrastmittel selektiv in die A. mesenterica superior, in den Truncus coeliacus oder sogar in die A. lienalis, eventuell unter Zugabe eines Vasodilatators, injiziert. In der venösen Phase kommt es zu einer guten Darstellung der Mesenterialvenen, Pfortaderzirkulation und Kollateralgefäße. Bei diesem Vorgehen kann der portale Druck nicht gemessen werden. Vorteilhaft ist jedoch, daß im gleichen Untersuchungsgang auch die A. hepatica dargestellt und die arterielle Durchblutung der Leber beurteilt werden kann. Die selektive Katheterisierung der A. mesenterica wird bei der Ösophagusvarizenblutung auch therapeutisch ausgenützt, indem durch direkte Infusion von geringen Vasopressindosen der Druck im Pfortaderkreislauf gesenkt und damit die Blutung zur Stillstand gebracht werden kann.

Operative Mesenterikoportographie. Durch eine chirurgische Freilegung und Kanülierung einer Mesenterialvene kann intraoperativ das Pfortadersystem dargestellt und der Druck gemessen werden.

Umbilikoportographie. Die operative Katheterisierung der V. umbilicalis ist nur beim intra- und posthepatischen Block sinnvoll, da die V. portae auf diesem Weg nicht sichtbar gemacht werden kann.

Untersuchungen zur ätiologischen Diagnose

Die radiologischen und endoskopischen Untersuchungen können besonders beim intra- und posthepatischen Block nur über die Lokalisation und Ausdehnung der Abflußbehinderung Auskunft geben. Für die Planung der Therapie wie auch für allfällige prognostische Aussagen müssen aber auch das Grundleiden sowie das Ausmaß der Leberschädigung bekannt sein. Untersuchungen wie Leberfunktionstest, serologische Abklärung bezüglich metabolischer Erkrankungen, Leberbiopsie usw. müssen deshalb im Einzelfall entsprechend der klinischen Problematik zusätzlich durchgeführt werden.

Therapie

Therapie der akuten Varizenblutung

Obwohl die Blutung oft sehr dramatisch verläuft, kann sie im Kindesalter praktisch immer mit konservativen Maßnahmen gestillt werden. Notfallmäßige Maßnahmen wie transabdominale oder transthorakale Umstechung und Ligatur der Varizen oder ihre endoskopische Verödung sind nur in einzelnen Extremfällen notwendig, bei denen alle übrigen Maßnahmen versagt haben. Vor der Durchführung einer Shuntoperation in der akuten Blutungssituation sei ausdrücklich gewarnt, da einerseits die Operation im Schockzustand eine Belastung darstellt und andererseits die Blutumleitung keinen unmittelbaren Einfluß auf die akute Blutung hat.

Unabhängig davon, ob der Block prä- oder intrahepatisch liegt, ist das Ziel der Therapie, die Blutung momentan zu stillen, damit anschließend im blutungsfreien Intervall die Situation genau abgeklärt und die weiteren Therapieschritte sinnvoll geplant werden können.

Über einen guten, wenn möglich zentralen intravenösen Anschluß wird die zur Schockbekämpfung notwendige Flüssigkeits- und Blutmenge substituiert. Bestehen Anhaltspunkte für das Vorliegen einer Gerinnungsstörung, so werden zusätzlich Vitamin K und Gerinnungsfaktoren (FFP) zugeführt. Mit einer Sonde wird der Magen entleert und anschließend mit eiskalter NaCl-Lösung gespült, bis die zurückfließende Lösung klar ist. In der Regel wird die Blutung mit diesen Maßnahmen zu beherrschen sein und sistieren. Sollte dies nicht zutreffen, so kann versucht werden, mit einer Infusion von Vasopressin intravenös oder u. U. in die A. mesenterica superior den portalen Druck vorübergehend abzusenken. Erst nach Ausschöpfung dieser Möglichkeit kann mit der Doppelballonsonde nach Sengstaken-Blakemore versucht werden, die Varizen mechanisch zu komprimieren (Abb. 168). Um einer Druckschädigung vorzubeugen, darf der Innendruck 45 cm H_2O (4,5 kPa) nicht

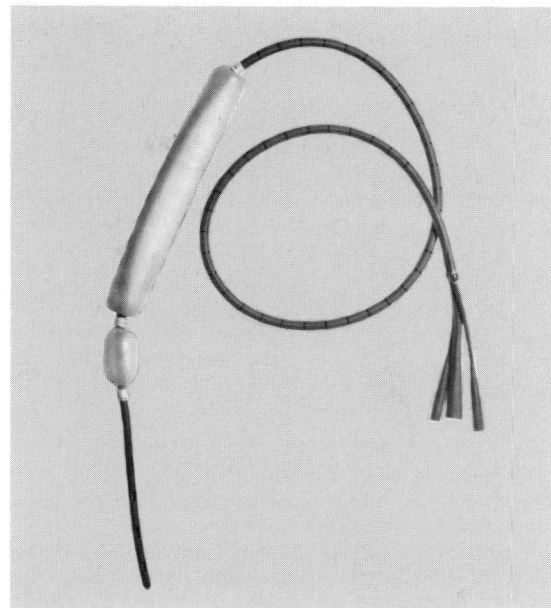

Abb. 168 Sengstaken-Blakemoresche Ballonsonde zur Kompression der Ösophagusvarizen.

übersteigen, und die Ballone müssen alle 12 Stunden abgebläht werden.

Ligatur der Ösophagusvarizen

Bei Patienten mit rezidivierenden Ösophagusvarizenblutungen kann eine *operative Unterbrechung des ösophagealen Umleitungskreislaufs im Intervall* von Nutzen sein, zumal die Patienten häufig für eine portosystemische Shuntoperation noch zu jung und zu klein sind. Viele Autoren haben mit der »En-bloc«-Ligatur des Ösophagus über einem Metallrohr nach Vossschulte gute Erfolge gehabt. Wir verwenden lieber die offene Methode nach Stelzner, welche wir mit einer Fundoplicatio ergänzen.

Technik der Ösophagusvarizenligatur. Transabdominaler Zugang am Epigastrium. Präparieren der Kardiagegend und des distalen Ösophagus. Die Muskulosa des distalen Ösophagus wird auf 3–4 cm längsgespalten und der Mukosaschlauch, der an dieser Stelle das ganze Venenkonvolut enthält, von der Muskulosa ringsum abgelöst. Dann wird die Mukosa zirkulär durchtrennt, die blutenden Venen ligiert und der Schleimhautzylinder zirkulär wieder anastomosiert. Darüber wird die Muskulosa längs wieder verschlossen und die Ösophagusnahtstelle durch eine Fundoplicatio (s. Hiatushernie, S. 6.2 ff) gedeckt.

Die Unterbrechung des ösophagealen Umgehungskreislaufs ergibt eine Blutungsfreiheit von mehreren Jahren.

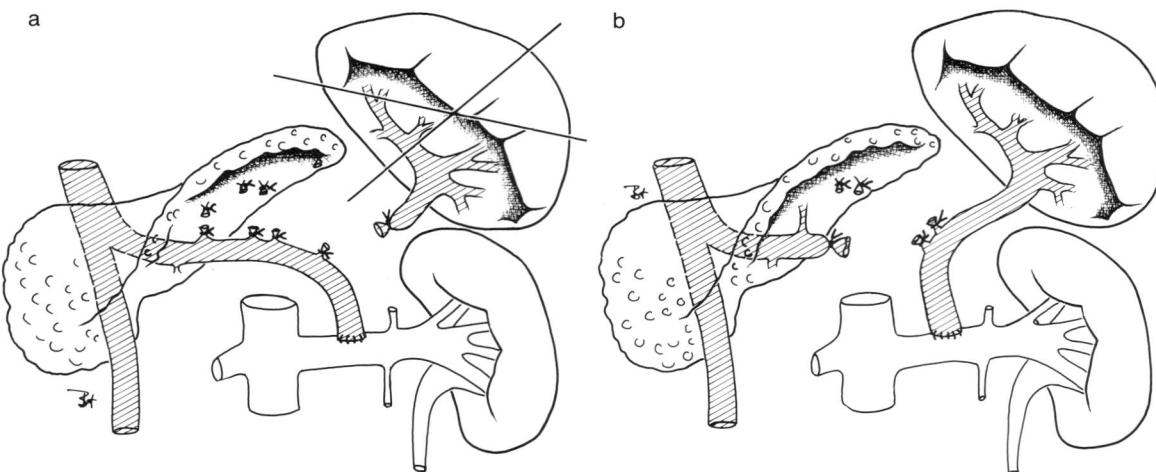

Abb. 169a u. b Schematische Darstellung der splenorenalen Anastomosen:
a Klassische splenorenale Anastomose unter Opferung der Milz. Der proximale Stumpf der V. lienalis wird mit der linken V. renalis End-zu-Seite anastomosiert.

b Distale splenorenale Anastomose. Die Milz wird erhalten, und der distale Stumpf der V. lienalis wird mit der linken V. renalis End-zu-Seite anastomosiert (nach *Warren*). Schraffiert: Portalkreislauf (V. lienalis und V. mesenterica superior).

Behandlung der portalen Hypertension an sich; Shuntoperationen

Die Ösophagusvarizen bilden die unmittelbare Bedrohung des Patienten mit einer portalen Hypertension. Mit einem Eingriff soll deshalb diese Gefahrenquelle langfristig eliminiert werden, indem der Portalkreislauf in ein anderes Venenbett abgeleitet wird (Shuntoperation). Ist dies geglückt, dann hängt die weitere Prognose von dem bestehenden Grundleiden ab: Sie ist gut bei der prähepatischen Pfortaderthrombose und bei der kongenitalen Leberfibrose, wo die Leberfunktion nicht beeinträchtigt ist, und hängt bei den anderen intrahepatischen Blockformen vom Grundleiden resp. vom Grad der Leberschädigung ab. Der Zeitpunkt und die Art des zu wählenden Eingriffes hängen im Einzelfall von einer Vielzahl von Faktoren ab, so daß keine schematischen Behandlungsrichtlinien gegeben werden können, sondern die Situation von Patient zu Patient individuell beurteilt werden muß. Folgende Faktoren sollen u. a. in die Überlegungen einbezogen werden:

Der *Allgemeinzustand* soll möglichst optimal sein, da sonst das Operationsrisiko unzulässig hoch ist und das operative Resultat entsprechend schlecht ausfällt. Dies ist einer der Gründe, weshalb Shuntoperationen im akuten Schockzustand bei Varizenblutung tunlichst vermieden werden müssen. Auch ausgeprägter Aszites gilt im allgemeinen als Kontraindikation zu einer Operation.

Technische Faktoren. Portosystemische Shunts, bei denen der Anastomosendurchmesser unter 8–10 mm liegt, gelten als sehr thrombosegefährdet. Man soll deshalb mit der Shuntoperation im Kindesalter so lange wie möglich zuwarten. Verbesserte Operationsmöglichkeiten, insbesondere mikrochirurgische Techniken, haben jedoch die Chancen, daß auch kleinere Anastomosen durchgängig bleiben, stark erhöht. Das Alter des Patienten ist deshalb nicht unbedingt als limitierender Faktor anzusehen, wo solche Techniken zur Verfügung stehen.

Anatomische Gegebenheiten können gewisse Eingriffe verunmöglichen. Ein direkter portokavaler Shunt ist z. B. bei einem prähepatischen Block von vornherein ausgeschlossen, da das thrombosierte Gefäß nicht für eine Anastomose herangezogen werden kann. Ist beim Patienten vorgängig eine Splenektomie durchgeführt worden oder die V. lienalis thrombosiert, so sind alle Anastomosen mit der V. lienalis nicht mehr durchführbar. Auch Varianten im Gefäßverlauf können einzelne Shunttechniken stark erschweren.

Pathophysiologische Überlegungen. Eine Splenektomie sollte nicht oder höchstens im Rahmen einer Shuntoperation vorgenommen werden. Die früher empfohlene alleinige Splenektomie ist kein Mittel zur Behandlung einer portalen Hypertension; auch die Bedenken wegen einer splenogenen Markhemmung rechtfertigen diesen Eingriff nicht, da in diesem Zusammenhang erfahrungsgemäß die Panzytopenie für den Patienten keine Nachteile mit sich bringt. Auch die Gefahr der Verletzung der vergrößerten Milz wird eher überschätzt. Bei adäquater Senkung des Drucks im portalen Kreislauf werden sich zudem die hämatologischen Werte normalisieren. Bedeutender ist hingegen, daß mit der Splenektomie einerseits eine ganze Reihe von Shuntmöglichkeiten verbaut wird und zudem durch die immunologische Störung die Gefahr einer fulminant verlaufenden Sepsis entsteht.

Mit einem portosystemischen Shunt wird in der

Portale Hypertension 7.235

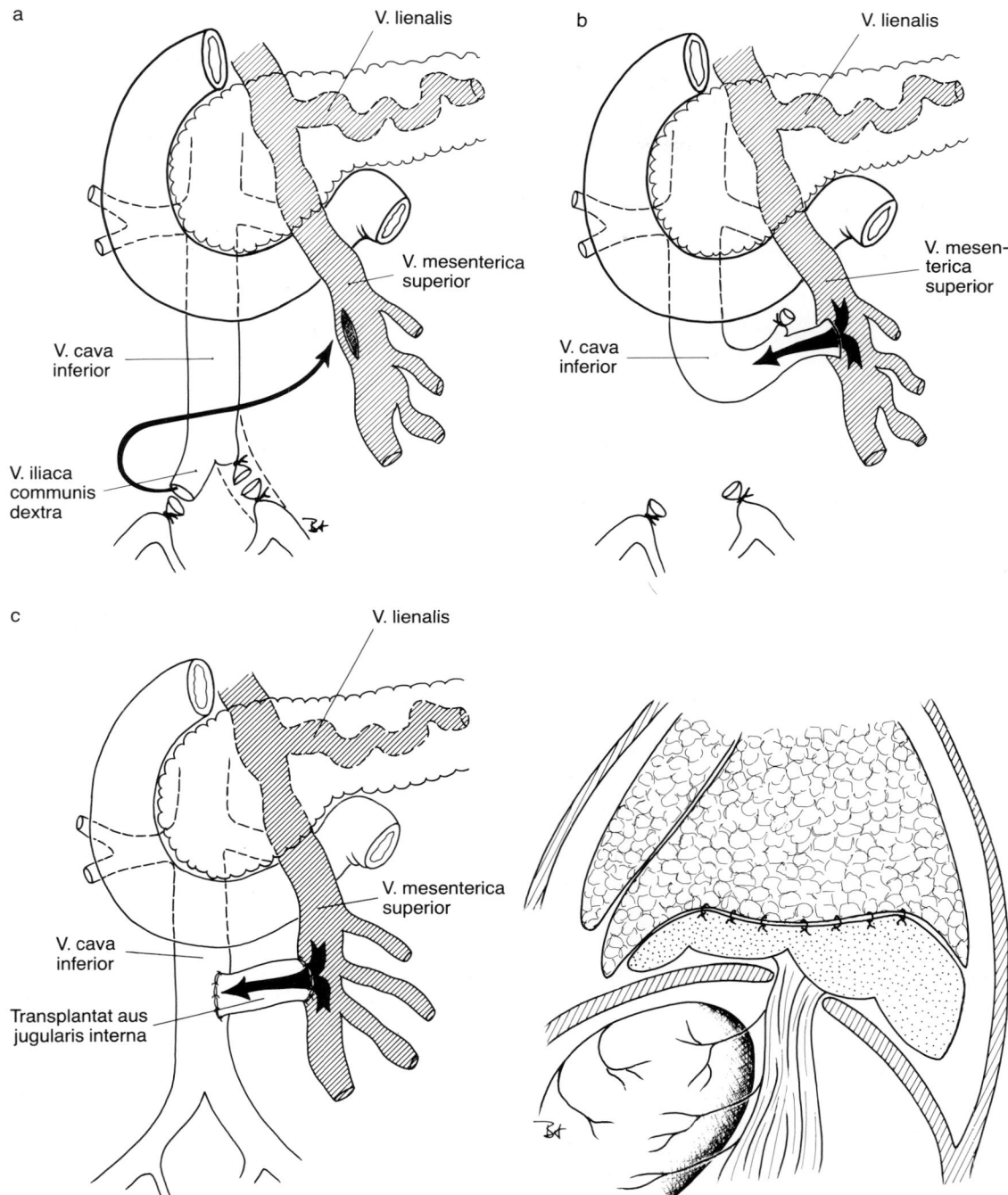

Abb. 170a–c
a u. b Mesenterikokavale Seit-zu-End-Anastomose.
c Mesenterikokavale H-Anastomose mit Interposition eines Transplantates aus der V. jugularis interna.

Abb. 171 Splenopneumopexie. Die Milz wird durch eine Inzision im Zwerchfell in die Pleura verlagert und nach Vorbereitung eines Wundbettes im linken Lungenunterlappen und Skarifikation der eigenen Oberfläche mit der Lunge »anastomosiert«.

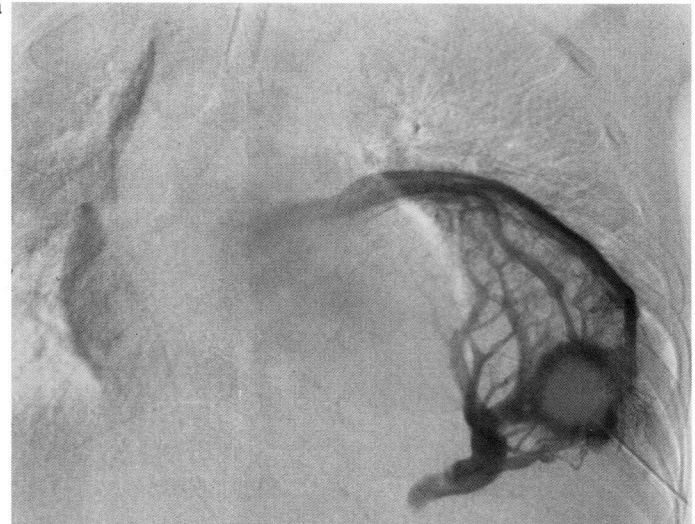

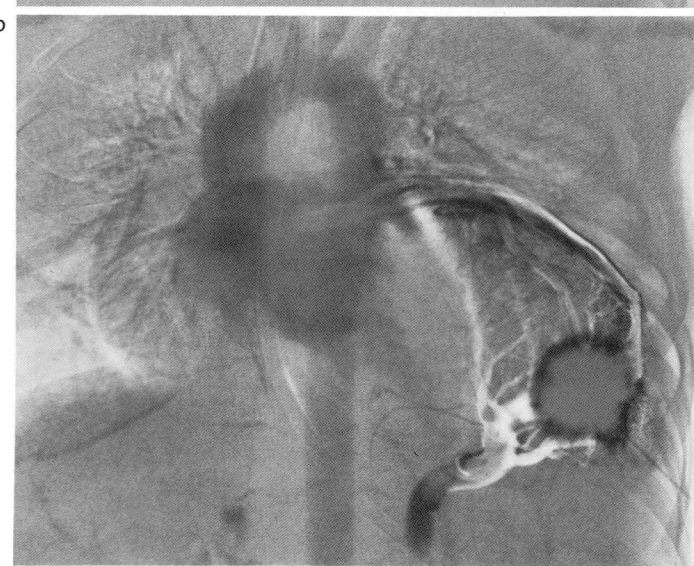

Abb. **172a** u. **b** Resultat der Splenopneumopexie. **a** Die Splenoportographie zeigt den Blutabfluß über die V. pulmonalis (Substraktionsbild). **b** Beachte das Kardiolävogramm und die Darstellung der Aorta.

Regel die Durchströmung der Leber mit Blut aus dem Pfortadergebiet gestoppt oder zumindest drastisch reduziert. Besonders bei gestörter Leberfunktion dürfte dies ein ungünstiger Faktor sein, da einerseits das Risiko einer shuntinduzierten Enzephalopathie erhöht, andererseits auch die Leberfunktion verschlechtert wird. Inwieweit diese Punkte auch bei prähepatischem Block und intakter Leberfunktion von Bedeutung sind, ist kontrovers. Mit den sog. selektiven Shunttechniken, die nur die Ösophagusvarizen entlasten, während die Leber weiterhin mit Blut aus dem übrigen Splanchnikusgebiet perfundiert wird, sollen diese Nachteile vermieden werden können.

Grundleiden. Auch die Art und Prognose des allfällig vorhandenen Grundleidens werden die Entscheidung zur Shuntoperation beeinflussen. Bei einer Mukoviszidose mit fortgeschrittener Lungendestruktion ist die Indikation zu einer Shuntoperation beispielsweise nicht unbedingt gegeben, da die Grundkrankheit ohnehin letal ist.

Zeitpunkt des Eingriffs. Für die Wahl des Zeitpunkts für eine Shuntoperation bestehen keine Richtlinien. Da bei der ersten Blutung praktisch keine Mortalität besteht und sie bei der 2. Episode unter 2% liegt, wird in der Regel mit der Operation zugewartet. Ein prophylaktischer Shunt zur Prävention von Varizenblutungen ist im Kindesalter nicht indiziert, er wird einzig im Rahmen von Stoffwechselstörungen (Glycogenspeicherkrankheiten) zur Kurzschließung der Leber verwendet.

Wahl der Shuntmethode. Bei Kindern mit prähepatischem Block, d.h. in der Mehrzahl der Fälle, kommt wegen der pathologischen Veränderungen der Pfortader eine direkte portokavale Anastomose nicht in Frage. Zur Wahl stehen: die periphere splenorenale Anastomose mit Splenektomie, die zentrale splenorenale Anastomose ohne Splenektomie, die mesenterikokavale Anastomose und die Splenopneumopexie. Die Milzexstirpation an sich ist keine Behandlung der portalen Hypertension.

Die splenorenale Anastomose (Abb. **169a u. b**), proximal oder distal, ist nur dann möglich, wenn der Patient nicht schon früher in unerfahrener Weise splenektomiert wurde. Bei Anwendung einer normalen Gefäßnahttechnik muß die V. lienalis einen Durchmesser von 8–10 mm haben, ansonsten verschließt sich die Anastomose bald wieder. Mit einer mikrochirurgischen Nahttechnik kann eine Shuntoperation auch bei dünneren Venen Erfolg haben.

Die *mesenterikokavale Seit-zu-End-Anastomose* (Abb. **170 a u. b**) ist schon bei kleinen Kindern anwendbar. Die V. cava inferior kann ungestraft distal der Mündung der Nierenvenen abgesetzt werden; um mehr Spielraum zu erhalten, kann auch eine der Vv. iliacae communes im Shunt miteinbezogen werden. Bei dieser Art Anastomose ist eher die V. mesenterica superior der limitierende Faktor.

Nach dem Vorschlag von ALTMAN (1976) und von BEILIN u. Mitarb. (1976) kann diese Art Anastomose auch durch Interposition eines Transplantates aus der V. jugularis interna hergestellt werden (sog. H-Anastomose) (Abb. **170 c**). Dies hat den Vorteil, keinen Unterbruch der Kontinuität der V. cava inferior zu erfordern. Die Entnahme eines Stückes aus der V. jugularis interna hat keine pathologischen Konsequenzen.

Die *Splenopneumopexie* (Abb. **171**), welche schon vor etwa 25 Jahren vorgeschlagen wurde, ist auch eine gute Ableitungsoperation, obgleich sie bis heute noch umstritten ist. Hier findet die Umleitung in Richtung der Pulmonalvenen statt. Die Milz wird transabdominal oder transthorakal-transdiaphragmatisch, ohne ihren Gefäßstiel zu verletzen, mobilisiert und durch eine kleine Öffnung im Zwerchfell in den Thorax verlagert. Die Milzoberfläche und die Unterseite des linken Lungenunterlappens werden angefrischt und aneinandergenäht. Es entwickelt sich *sekundär* ein Umgehungskreislauf über die Lungenvenen zum linken Vorhof (Abb. **172 a u. b**). Diese Operation hat uns in 8 Fällen gute Resultate ergeben.

Die *Resultate der Shuntoperation* beim prähepatischen Block sind in der Regel besser als entsprechende Operationen bei der Leberzirrhose. Die Leber selber ist in ihrer Funktion nicht beeinträchtigt, weshalb Shuntenzephalopathien (Ammoniakenzephalopathie) auch praktisch nie beobachtet werden. Bleibt der Shunt offen, so kann von Heilung gesprochen werden. Dies dürfte in etwa 70% der Fälle erwartet werden.

Literatur

Altman, R. P.: Portal decompression by interposition mesocaval shunt in patients with biliary atresia. J. pediat. Surg. 11 (1976) 809–814

Auvert, J., C. Farge: Hypertension portale de l'enfant. Expansion Scientifique Française, Paris 1964

Auvert, J., G. Weisgerber: Immediate and long-term results of superior mesenteric vein-inferior vena cava shunt for portal hypertension in children. J. pediat. Surg. 10 (1975) 901–908

Beilin, L. B., V. O. Lundmark, P. Paulson, J. C. Smith, L. R. Sauvage: Internal jugular venous autograft in extrahepatic portal hypertension. Surg. Gynec. Obstet. 142 (1976) 62–64

Berchtold, R.: Das Syndrom des Pfortaderhochdruckes. Huber, Bern 1970

Bettex, M., T. Slongo: La spléno-pneumopexie dans l'hypertension portale de l'enfant. Entretiens de Bichat, chirurgie et spécialités. Expansion Scientifique Française, Paris 1977 (pp. 113–114)

Bettex, M., T. Wyss-Bloechlinger: Die Transposition der Milz in den Thoraxraum bei der portalen Hypertension des Kindes. Praxis 64 (1975) 1071–1073

Bismuth, H., D. Franco: Portal diversion for portal hypertension in early childhood. Ann. Surg. 183 (1976) 439–446

Buerger, K., H.-B. Zimmermann, H. H. Otto: Termino-terminale kavo-splenale Anastomose zur Therapie des portalen Hochdruckes im Kindesalter. Zbl. Chir. 99 (1974) 1292–1295

Clathworthy, H. W., E. T. Boles: Extrahepatic portal bed block in children. Ann. Surg. 150 (1959) 371

Clatworthy, H. W., T. Wall, R. N. Waltman: A new type of portal-to-systemic venous shunt for portal hypertension. Arch. Surg. 71 (1955) 588

Cohen, D., A. Mansour: Extrahepatic portal hypertension – long-term results. Progr. pediat. Surg. 10 (1977) 129–140

Doleckij, S. J., V. G. Akopjan: Portale Hypertension bei Kindern. Pathogenese und Behandlung. Hippokrates, Stuttgart 1973

Ehrlich, F., S. Pipatanagul, W. K. Sieber, W. B. Kiesewetter: Portal hypertension: Surgical management in infants and children. J. pediat. Surg. 9 (1974) 283–287

Engert, J., U. Klein, G. Hollmann, P. Tinschmann: Die direkte Mesenterico-Portographie in der Differentialdiagnose der portalen Hypertension. Z. Kinderchir. 13 (1973) 333–339

Ernst, D., M. Obladen, L. Wille: Extrahepatische Pfortaderstenose nach neonatalen Nabelprozessen. Mschr. Kinderheilk. 124 (1976) 741–743

Fonkalsrud, E. W., N. A. Myers, M. J. Robinson: Management of extrahepatic portal hypertension in children. Ann. Surg. 180 (1974) 487–493

Galambos, J. T., W. D. Warren, D. Rudmann, R. B. Smith, A. A. Salam: Selective and total shunts in the treatment of bleeding varices. New Engl. J. Med. 295 (1976) 1089–1095

Grimoud, M., A. Ribet, J.-P. Sarramon: Hypertension portale segmentaire par cystadénome bénin du pancréas. Chirurgie 97 (1971) 827–830

Grosfeld, J. L., J. F. Fitzgerald, V. W. Wagner, W. A. Newton, R. L. Bähner: Portal hypertension in infants and children with hystocytosis X. Amer. J. Surg. 131 (1976) 108–113

Hecker, W. C., J. Engert, F. A. Zimmermann, M. Kratzer, R. H. Kolbinger: Portale Hypertension im Kindesalter. In Zenker, R., F. Deucher, W. Schink: Chirurgie der Gegenwart, Bd. VII, Abschn. K/18. Urban & Schwarzenberg, München 1978 (S. 1–21)

Junker, P., M. Egeblad, O. Nielson, J. Kamper: Umbilical vein catheterisation and portal hypertension. Acta paediat. scand. 65 (1976) 499–504

Krasna, I. H., A. E. Kark: Side-to-Side splenorenal shunt for portal hypertension in a child. J. pediat. Surg. 7 (1972) 369–373

Krauss, H.: Intrathorakale Milzverlagerung bei portaler Hypertension. Kolloquium veranstaltet von der Chirurgischen Unsiversitätsklinik Freiburg. Schattauer, Stuttgart 1969

Kundert, J. G.: Erfahrungen mit der Dissektionsligatur nach Vossschulte beim kindlichen Pfortaderhochdruck. Helv. chir. Acta 37 (1970) 122–125

Maksoud, J. G., S. Miles, V. C. Pinto: Distal splenorenal shunt in children. J. pediat. Surg. 13 (1978) 335–340

Martin, L. W.: Changing concepts of management of portal hypertension in children. J. pediat. Surg. 7 (1972) 559–564

Mitra, S. K., V. Kumar, D. V. Datta, P. N. Rao, K. Sandhu, G. K. Singh, J. S. Sodhi, I. C. Pathak: Extrahepatic portal hypertension: A review of 70 cases. J. pediat. Surg. 13 (1978) 51–54

Monereo, J.: Peripheral portocaval shunts in children. J. pediat. Surg. 5 (1970) 514–521

Nylander, P. E. A., M. Turunen: Transposition of the spleen into the thoracic cavity in cases of portal hypertension. Ann. Surg. 142 (1955) 954–956

Oski, F. A., D. M. Allen, L. K. Diamond: Portale hypertension – A complication of umbilical vein catheterisation. Pediatrics 31 (1963) 297

Paltia, V., M. Sulamaa: Treatment and prognosis of portal hypertension in children. Arch. Dis. Childh. 37 (1962) 171–173

Paquet, K. J., K. D. Lindecken: Wandsklerosierung der Speiseröhre bei Ösophagusvarizenblutung im Kindesalter. Ein neues Verfahren zur Behandlung der portalen Hypertension des Kindes. Z. Kinderchir. 23 (1978) 269–279

Paquet, K. J., K. D. Lindecken, H. Goecke: Massive Ulkusblutung aus der Speiseröhre nach Dislokation einer Doppelballonsonde – Diagnostik – Therapie. Z. Kinderchir. 27 (1979) 303–311

Prevot, J., P. Collignon, F. Boileau: Portal hypertension in childhood. Progr. pediat. Surg. 1 (1970) 151–185

Read, R. C., B. W. Thompson, W. S. Wise, M. L. Murphy: Mesocaval H venous homograft. Arch. Surg. 101 (1970) 785–791

Rodgers, B. M., J. L. Talbert: Distal spleno-renal shunt for portal decompression in childhood. J. pediat. Surg. 14 (1979) 33–37

Salam, A. A., W. D. Warren, J. R. Lepage, M. R. Viamonte, D. Hutson, R. Zeppa: Hemodynamic contrasts between selective and total portal-systemic decompression. Ann. Surg. 173 (1971) 827–844

Schaldon, S., S. Sherlock: The use of Vasopressin (»Pitressin«) in the control of bleeding from esophageal varices. Lancet 1960/II, 222

Silver, D., C. L. Puckett, J. F. McNeer, M. McLeod, D. C. Sabiston: Evaluation of selective transsplenic decompression of gastrooesophageal varices. Amer. J. Surg. 127 (1974) 30–34

Starzl, T. E., K. A. Porter, N. Kashiwagi, C. W. Putnam: Portal hepatotrophic factors, diabetes mellitus and acute liver atrophy, hypertrophy and regeneration. Surg. Gynec. Obstet. 141 (1975) 843–858

Stelzner, F.: Über die individuelle Therapie der Blutung beim portalen Hochdruck unter Berücksichtigung der Ösophagusvarizenligatur. Bruns' Beitr. klin. Chir. 214 (1967) 86–99

Sulamaa, M., M. Turunen: Thoracic transposition of the spleen in portal hypertension. Surgery 52 (1962) 685

Thelen, M., D. Emons, M. Becker: Radiologische Untersuchungsmethoden bei portaler Hypertension im Kindesalter. Z. Kinderchir. 28 (1979) 134–142

Voorhees, A. B., E. Chaitman, S. Schneider, J. F. Nicholson, D. S. Kornfeld, J. Price: Portal-systemic encephalopathy in the noncirrhotic patient. Arch. Surg. 107 (1973) 659–663

Vossschulte, K., F. Eisenreich: Operative Maßnahmen bei Pfortaderhypertonie im Kindesalter mit besonderer Berücksichtigung der Dissektionsligatur. Z. Kinderchir. 4 (1967) 154–162

Warren, W. D., A. A. Salam, D. Hutson, R. Zeppa: Selective distal splenorenal shunt. Arch. Surg. 108 (1974) 306–314

Zimmermann, F. A., J. Engert: Postoperative deaths in children with portal hypertension. Progr. pediat. Surg. 13 (1979) 253–255

Mesenterialzysten

B. Herzog

Die Mesenterialzysten gehören zu den selteneren benignen lymphangiomatösen Abdominaltumoren im Kindesalter. Aus der Literatur sind bisher etwa 200 Fälle bekannt (Frykberg 1977; Galifer u. Mitarb. 1978; Koltai u. Menardi 1975; Lamesch u. Mitarb. 1974; von der Oelsnitz 1973; Sauer u. Menardi 1971; Weymann 1969). Aufgrund ihres langsamen Wachstums werden sie in jedem Alter beobachtet, die meisten jedoch zwischen dem 2.–10. Lebensjahr. Von 139 Fällen wurden 60% vor dem 5. Lebensjahr diagnostiziert (Galifer u. Mitarb. 1978). Bei Knaben kommen die Mesenterialzysten häufiger vor. Meistens liegen sie im Dünndarmmesenterium. Pathogenetisch handelt es sich um *intraabdominelle zystische Lymphangiome*, die zu 70% ihren Sitz im Mesenterium haben. Ca. 15% sind im Omentum, 10% im Mesokolon und 5% retroperitoneal lokalisiert (Galifer u. Mitarb. 1978).

Pathologische Anatomie

Die Mesenterialzysten entwickeln sich aus isolierten, embryonalen, lymphoiden Zentren, welche den Anschluß an das normale Lymphgefäß verpaßt haben. Sie liegen zwischen den beiden Blättern des Mesenteriums eng dem angrenzenden Darmabschnitt an und überragen ihn oft beidseits hantelförmig. Die unterschiedlich großen, oft multilokulären oder multipel auftretenden Zysten sind dünnwandig und enthalten milchig-trübe, chylöse, gelegentlich auch hämorrhagische Flüssigkeit. Die Zystenwand ist mit einem flachen Endothel ausgekleidet und besteht sonst aus einer dünnen, fibrösen Schicht, in der auch glatte Muskelfasern zu finden sind. Die Omentumzysten finden sich vor allem im Omentum majus und nur selten isoliert im Omentum minus oder Lig. gastrocolicum. Bei den wenigen auf das Mesokolon beschränkten Zysten ist das Mesosigmoid bevorzugt befallen (von der Oelsnitz 1973). Die retroperitonealen Formen finden sich vor allem in der rechten Lumbalregion (Galifer u. Mitarb. 1978).

Symptome

Die Mesenterialzysten machen sich gelegentlich beim Neugeborenen und Säugling, besonders aber im *Kleinkindesalter* klinisch bemerkbar. Dabei sind folgende Möglichkeiten zu berücksichtigen:

Mesenterialzysten 7.239

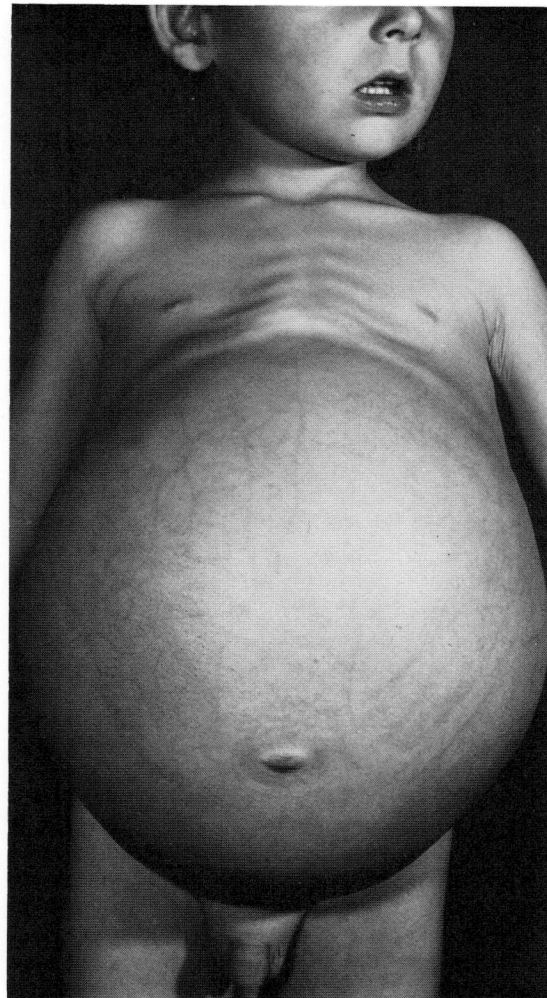

Abb. 173 Starke Auftreibung des Abdomens mit intermittierenden Bauchschmerzen. Vielkammerige Omentumzyste (3jähriger Knabe).

- Eine allmähliche, zunehmende *Auftreibung des Abdomens* mit oder ohne intermittierende, gelegentlich kolikartige Bauchschmerzen ist auf eine Mesenterialzyste verdächtig. Dies trifft besonders zu, wenn bei der Palpation ein schwappender, nicht scharf begrenzter Tumor festgestellt werden kann, der kaum druckempfindlich ist und sich in seitlicher, oft auch sagittaler Richtung verschieben läßt (Abb. 173).
  Ein positiver Wellenschlag kann einen Aszites vortäuschen, um so mehr als bei einer Punktion seröse oder hämorrhagische Flüssigkeit aspiriert werden kann (Pseudoaszites) (GALIFER u. Mitarb. 1978).
- Oft erkranken die Kinder akut mit Erbrechen, Druckempfindlichkeit und Spannung der Bauchdecken, Temperaturerhöhung und Leukozytose, so daß sie unter der Diagnose »*akute Appendizitis*« operiert werden. Als Überraschungsbefund zeigt sich eine entzündlich veränderte, gelegentlich mit dem Netz verklebte oder gar perforierte Mesenterialzyste im unteren Mesoileum.
- In anderen Fällen stehen die Zeichen eines *mechanischen Darmverschlusses* mit galligem Erbrechen, kolikartigen Bauchschmerzen und Auftreibung des Abdomens im Vordergrund. Ähnlich wie die Duplikaturen können die im Mesenterium liegenden Zysten durch seitliche Kompression das Darmlumen total oder partiell verlegen. Häufiger erfolgt die Einengung des Darms von beiden Seiten durch die sich sanduhr- oder hantelförmig ausweitenden Zysten (Abb. 174).
  Die Kompression der Mesenterialvenen durch den zystischen Tumor kann auch zur hämorrhagischen Infarzierung des benachbarten Darmabschnitts führen.
  Nicht selten stellt man als Ursache des Darmverschlusses einen Volvulus fest, der durch die Schwere und die abnorme Beweglichkeit der im Dünndarmmesenterium liegenden Zysten bedingt ist und zu ausgedehnten Darmnekrosen führte. Gleichzeitig findet man ein Mesenterium ileocolicum commune, und es ist denkbar, daß die frühembryonal entstandenen Lymphzysten für die mangelnde Fixation des Mesenteriums mitverantwortlich waren.

Diagnose

Die Diagnose der Mesenterialzysten wird bei den kleineren Zysten meist zufällig bei einer Operation gestellt. Bei größeren kann aufgrund des Palpationsbefundes, der Röntgenuntersuchung, Sonotomographie und evtl. mittels Computertomographie lediglich die Verdachtsdiagnose gestellt werden, welche durch die Laparotomie bestätigt werden muß.
Zysten des Mesokolons sind an der hinteren Bauchwand fixiert und können mit Hydronephrosen oder retroperitonealen zystischen Tumoren verwechselt werden.
Röntgenbefund. Die Abdomenleeraufnahme gibt meist eine wenig typische Verschattung im mittleren und im unteren Abdomen, die gelegentlich mit Verdrängung der Dünndarmschlingen in den Oberbauch und seitlicher Ausweitung des Kolonrahmens einhergeht. Eine bogenförmige Begrenzung der Verschattung und ihre Verschieblichkeit bei Lagewechsel des Patienten mag an das Vorliegen einer Mesenterialzyste denken lassen.
Die *Magen-Darm-Passage* läßt bei größeren Zysten u. U. die Diagnose Mesenterialzyste vermuten, wenn einzelne Dünndarmschlingen komprimiert und verdrängt erscheinen und die Zyste wie ein Fenster imponiert (GALIFER u. Mitarb. 1978). Durch eine *Sonotomographie*, welche einen echoarmen Tumor mit zystischem Charakter zeigt, sowie durch eine ergänzende *Computertomographie* kann eine Mesenterialzyste mit ziemlicher Sicher-

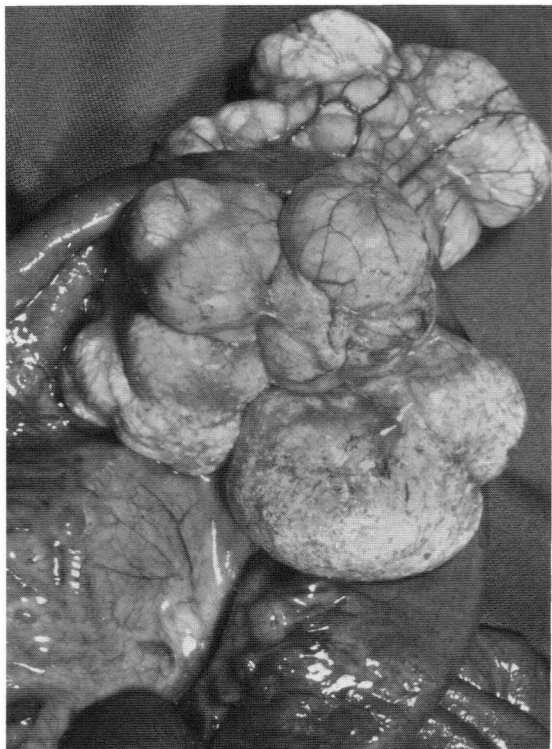

Abb. 174 Vielkammerige Mesenterialzyste, den Dünndarm (Jejunum) hantelförmig überragend (7j. mit rezidivierenden Bauchschmerzen und Subileuszeichen).

heit diagnostiziert und von einer Leber-, Milzoder Pankreaszyste abgegrenzt werden, jedoch schlecht von Ovarialzysten oder Darmduplikaturen.

Punktionen der Zysten mit nachfolgender Luft- oder Kontrastfüllung oder gar Laparoskopien sind nicht empfehlenswert.

Therapie

Im Gegensatz zu den Duplikaturen lassen sich kleinere isolierte Mesenterialzysten nach Spaltung des einen Mesenterialblattes und Abschieben der Mesenterialgefäße leicht ausschälen und entfernen. Handelt es sich jedoch um ausgedehntere zystische Veränderungen, die eine sehr nahe Lagebeziehung zum Darm aufweisen, sind die Resektion des betroffenen Darmabschnittes und eine End-zu-End-Anastomose angezeigt. Bei größeren, vor allem multilokulären Omentumzysten wird man zur Vereinfachung des Eingriffes das Netz resezieren.

Zystodigestive Anastomosen oder Marsupialisation sind heute abzulehnen.

Prognose

Die Prognose ist im allgemeinen günstig und nur in jenen Fällen zweifelhaft, bei denen ein Volvulus zu einer ausgedehnten Darmnekrose geführt hat. Rezidive sind selten und kommen bei multizystischen Formen vor, die nicht radikal operiert wurden und bei denen die Demarkierung makroskopisch nicht mit dem histologischen Befund übereinstimmt. Sie treten jedoch meist erst spät auf.

Literatur

Frykberg, T., J. Gierup, K. Lännergren: Intraabdominal lymphangiomas in children. Z. Kinderchir. 22 (1977) 139
Galifer, R. B., J. G. Pons, S. Juskiewinski, M. Masquie, J. Gaubert: Intraabdominal cystic lymphangioma in childhood (233 Literaturangaben). Progr. pediat. Surg. 11 (1978) 173
Koltai, J., G. Menardi: Mesenterialzyste im Neugeborenen- und Kindesalter. Z. Kinderchir. 17 (1975) 35
Lamesch, A., H. Schneider, R. Schäfer: Chylus cyst of the jejunal mesentery in a 7 year old boy. Z. Kinderchir. 14 (1974) 227
von der Oelsnitz, G.: Mesenterialzyste im Mesosigmoid. Z. Kinderchir. 12 (1973) 461
Sauer, H., G. Menardi: Mesenterialzysten im Kindesalter. Z. Kinderchir. 9 (1971) 330
Weymann, H.: Über 10 Fälle von Mesenterialzysten im Kindesalter. Diss., Zürich 1969

Lymphosarkom des Darmtraktes

B. Herzog

Im Gegensatz zum Erwachsenen sind primäre maligne Tumoren im Bereich des Magen-Darm-Traktes beim Kind äußerst selten. Wird ausnahmsweise ein solcher Tumor festgestellt, so handelt es sich meistens um ein Lymphosarkom. Heute wird dieser Tumor auch unter die Nicht-Hodgkin-Lymphome eingereiht (Jenkin u. Morristones 1975). Im Gegensatz zum Erwachsenen sind diese Tumoren im Kindesalter häufiger entdifferenziert. Dies erklärt auch die insgesamt schlechte Prognose (Hecker u. Mitarb. 1967).

Das Lymphosarkom kann in jedem Alter, ausnahmsweise schon beim Neugeborenen auftreten. Es befällt Knaben häufiger als Mädchen. Weitaus am häufigsten sitzen diese Tumoren im untersten Ileum und in der Ileozäkalregion, seltener im Bereich des Magens, des Duodenums, Jejunums, Kolons oder Rektums.

Andere maligne Tumoren des Darmtraktes sind im Kindesalter noch seltener, z. B. Retothelsarkom, Leiomyosarkom und Rektumkarzinom (Hecker u. Mitarb. 1967; Ziegler 1962).

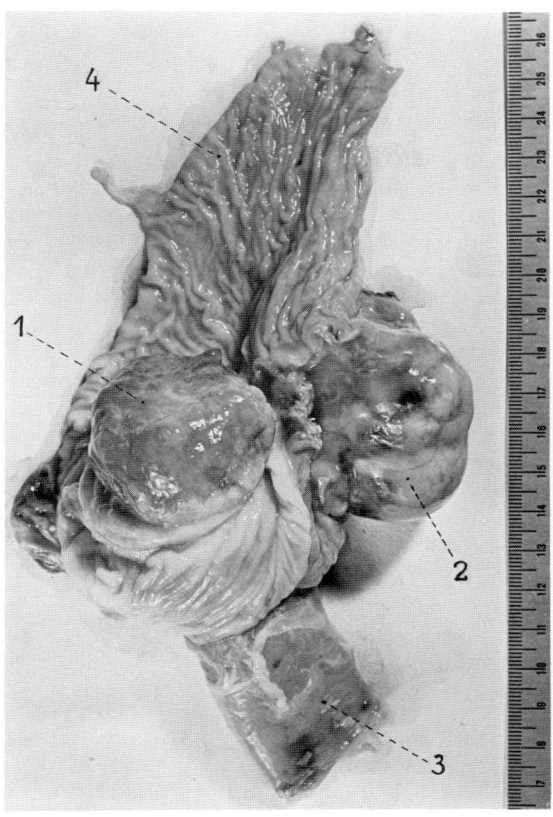

Abb. 175 Resektionspräparat bei Lymphosarkom der Ileozäkalregion. 1 = Polypöser, ins Zäkum vorragender Tumor am Rand der Ileozäkalklappe, 2 = Lymphknotentumor im Meso, 3 = mit Fibrin belegtes Ileum (war invaginiert), 4 = Colon ascendens.

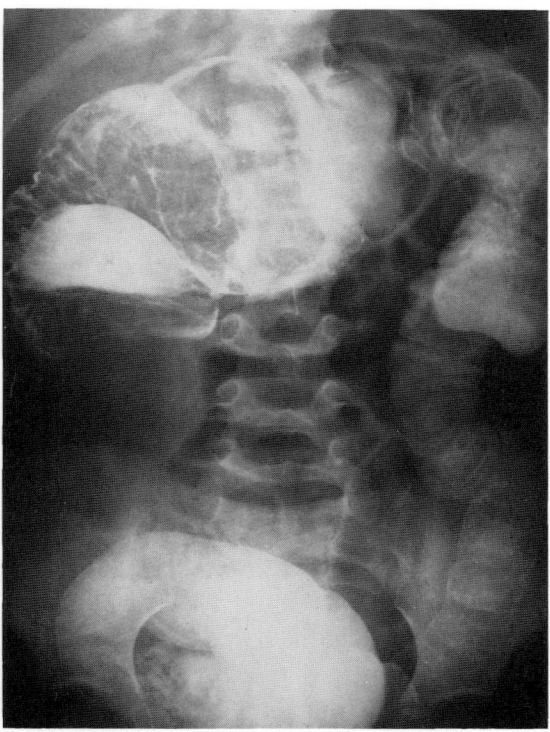

Abb. 176 Lymphosarkom der Ileozäkalregion mit chronischer Darminvagination. Beachte Füllungsdefekt im Zäkum und Invaginat im proximalen Kolon. 3jähriger Knabe mit »hämorrhagischer Kolitis« seit 3 Monaten.

Pathologische Anatomie

Bei den Lymphosarkomen des Darmtraktes handelt es sich um mehr oder weniger ausgedehnte Tumoren von relativ weicher Konsistenz. Die Darmwand, die eine intakte Serosa aufweist, ist ödematös gequollen und teigig verdickt. Die Tumoren gehen vom lymphatischen Gewebe der Submukosa, besonders von den Peyerschen Plaques aus. Sie infiltrieren die einzelnen Schichten der Darmwand und zerstören die Muskulatur. Es ist deshalb verständlich, daß der befallene Darmabschnitt oft sackförmig dilatiert erscheint und daß es selten zu Stenoseerscheinungen kommt. In anderen Fällen ist die Schleimhaut ringförmig von polypösen Gebilden durchsetzt, oder es ragen größere, knotige Tumoren ins Darmlumen hinein, die leicht zum Ausgangspunkt einer Invagination werden (Abb. 175 u. 176). Ulzeröse Prozesse im Bereich der Schleimhaut sind nicht selten. Darmperforationen ereignen sich hingegen nur ausnahmsweise. Gelegentlich handelt es sich um multiple Tumoren, wobei die Entscheidung, ob es sich um Metastasen oder um verschiedene primäre Neubildungen handelt, nicht leicht fällt. Relativ frühzeitig kommt es zur Metastasierung in die mesenterialen Lymphknoten, die oft zu größeren, derben Paketen verbacken sind. In der terminalen Phase führt die hämatogene Aussaat zu einer diffusen Lymphosarkomatose mit Metastasen in allen Organen; nur Milz und Leber werden selten befallen.

Symptome

Die klinischen Erscheinungen, die diese Tumoren verursachen, sind in keiner Weise charakteristisch und vor allem von Fall zu Fall sehr variabel, so daß die Diagnose erst bei der Laparotomie gestellt werden kann. Der Verlauf ist zunächst schleichend. Gewöhnlich vergehen einige Monate, bis die ersten Symptome auftreten. Einerseits stehen Verdauungsstörungen wie kolikartige Bauchschmerzen, Appetitlosigkeit, gelegentliches Erbrechen, Obstipation, Durchfälle, Gewichtsabnahme usw. im Vordergrund. Gelegentlich werden Kolitisschübe mit blutig-schleimigen Stühlen beobachtet. Andererseits kann auch ein bereits voluminöser Abdominaltumor, der zum ersten Mal auf die Affektion hinweist und der sich ohne wesentliche

Störung des Allgemeinzustandes entwickelt hat, im Vordergrund stehen. Akute Ileuserscheinungen mit Meteorismus, Erbrechen, krampfartigen Bauchschmerzen und sichtbarer Peristaltik sind eher selten, da das Darmlumen im Bereich des Tumors meist dilatiert ist. Hingegen kommt es auffallend häufig zu einer akuten oder chronischen, gelegentlich auch intermittierenden *Darminvagination*.

Röntgenbefunde. Die röntgenologische Kontrastuntersuchung verläuft, besonders bei Tumoren, die ihren Sitz im Dünndarm haben, meist negativ. In der Ileozäkalregion können hingegen Füllungsdefekte oder eine Rigidität des Darmrohres auf das Vorliegen eines Tumors hinweisen oder den Verdacht auf eine Invagination bestätigen.

Bei palpablen Tumoren kann u. U. durch eine Sonotomographie oder Computertomographie die Diagnose Darmtumor mit höchster Wahrscheinlichkeit präoperativ gestellt werden.

Therapie

Die Resektion des vom Tumor befallenen Darmabschnittes zusammen mit seinem Mesenterium und zugehörigen Lymphknoten ist unbedingt zu fordern. In weit fortgeschrittenen Fällen liegen schon ausgedehnte Drüsenpakete oder multiple primäre oder sekundäre Tumoren vor. Auch hier sollte eine möglichst radikale Operation versucht werden, allerdings unter Erhaltung einer optimalen Blutversorgung des Restdarms.

In allen Fällen ist eine Röntgenbestrahlung angezeigt. Auch die Chemotherapie hat hier ihren besonderen Wert (KUNDERT u. HALLER 1969).

Prognose

In der früheren Literatur sind nur wenige Fälle bekannt, die mehr als 5 Jahre überlebten. Heute ist jedoch mit einer Überlebensrate von 30% zu rechnen. Die Prognose wird dann infaust, wenn mehrere Lymphknotenstationen befallen sind oder wenn bereits Metastasen in anderen Organen diagnostiziert werden können.

Die Fälle, die sich klinisch durch eine Invagination bemerkbar machen, haben insgesamt eine bessere Prognose, da sie sich anscheinend in einem relativ frühen Stadium befinden (KUNDERT u. HALLER 1969).

Literatur

Hecker, W. C., G. Ott, G. Hollmann: Maligne Tumoren des kindlichen Magen-Darm-Traktes. Z. Kinderchir. 4 (1967) 146
Jenkin, R. D. T., P. Morristones: Malignant lymhomas. In Bloom, H. J. G., J. Lemerle, M. K. Neidhardt, P. A. Voûte: Cancer in Children. Springer, Berlin 1975
Kundert, J. G., R. Haller: Ileocoecales Lymphosarkom. Z. Kinderchir. 6, Suppl. (1969) 290
Ziegler, B.: Fünfjahresheilung eines Dünndarm-Retothelsarkoms. Helv. paediat. Acta 17 (1962) 240

Fetus in Fetu

B. WINKLER

Äußerst selten und eigenartig sind jene teratoiden Geschwülste, bei welchen die Gewebsdifferenzierung so weit fortgeschritten ist, daß es nicht nur zur Entwicklung einzelner Organe, sondern eines im Körper eingeschlossenen, selbständigen Organismus kommt, der als Zwilling aufgefaßt werden kann.

Diese Neubildungen können im oberen retroperitonealen Raum sowie intraperitoneal liegen. Sie sind von einem dünnen bindegewebigen Sack umgeben, der mit Amnionepithel ausgekleidet ist. Ihre Blutversorgung erfolgt in der Regel durch eine Nabelschnur, die mit Ästen der Aorta (A. mesenterica superior oder inferior, A. renalis oder A. iliaca) in Verbindung steht. Die Entwicklung dieser eingeschlossenen Feten ist meist nur rudimentär, was wohl mit der mangelhaften Blutversorgung in ihrer ungewöhnlichen Lage und dem Fehlen von zentralen Kreislauforganen in Zusammenhang steht.

Trotzdem enthalten diese Feten wohlentwickelte Organe in geordneter Lage und – worauf WILLIS (1958) besonders hingewiesen hat – eine Wirbelsäule, die sich in rudimentärer Form selbst bei einer Fetalinklusion eines amorphen Zwillings nachweisen läßt.

In der Literatur sind an die 20 Fälle von Fetalinklusionen beschrieben, die wie die üblichen retroperitonealen Teratome fast ausschließlich Neugeborene und Säuglinge betreffen. Der hier dargestellte Fall ist eine eigene Beobachtung von GROB: Es handelt sich um ein 2 Monate altes Mädchen mit großem abdominalem Tumor. Die Röntgenaufnahme des Abdomens zeigte Verkalkungen, die in ihrer Anordnung an eine kleine Wirbelsäule erinnerten. Die Laparotomie ergab ein an der hinteren Bauchwand fixiertes, sackartiges Gebilde, das einen wohlentwickelten Feten enthielt, der an einer Nabelschnur hing, welche in der Gegend des Gefäß-Pankreas-Stiels an der hinteren Bauchwand inserierte. Schädeldach und -basis, Wirbelsäule, Becken sowie die vier Extremitäten waren relativ gut entwickelt. Histologisch ließen sich u. a. Rückenmark, Hypophyse, Lunge, Pankreas, Dünn- und Dickdarm mit After, jedoch keine Herzmuskulatur nachweisen. Zwischen den oberen Extremitäten fand sich ein zweiter Fetus (Amorphus), der ebenfalls eine rudimentäre Wirbelsäule sowie Extremitätenstummel besaß.

Pathogenetisch müssen derartige Zwillingseinschlüsse so erklärt werden, daß sich im Stadium der Gastrula Zellkomplexe aus dem Henseschen Knoten in ventraler Richtung zwischen das sich differenzierende Mesoderm und Entoderm verlagern und zum Ausgangspunkt eines zweiten, selbständigen Organisators werden. Der hieraus resul-

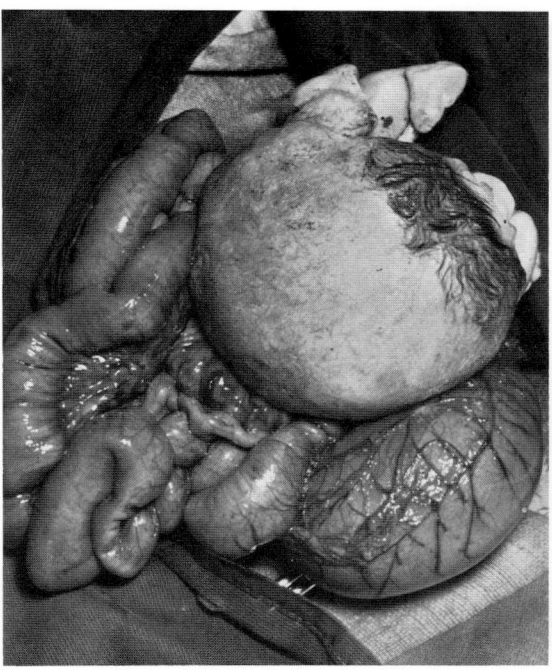

Abb. 177 Operationsbefund bei »Fetus in fetu«. Die Fetalinklusion befindet sich im Peritoneum selbst.

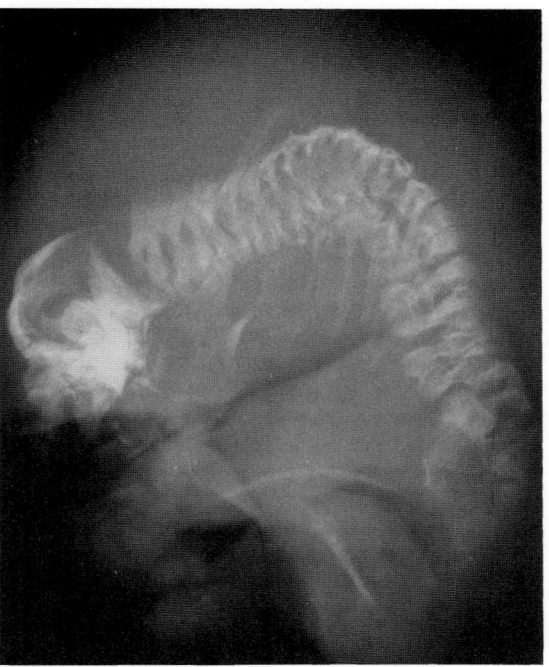

Abb. 179 Röntgenbild des Präparates von Abb. 178. Beachte das gut entwickelte Schädel- und Wirbelsäulenskelett.

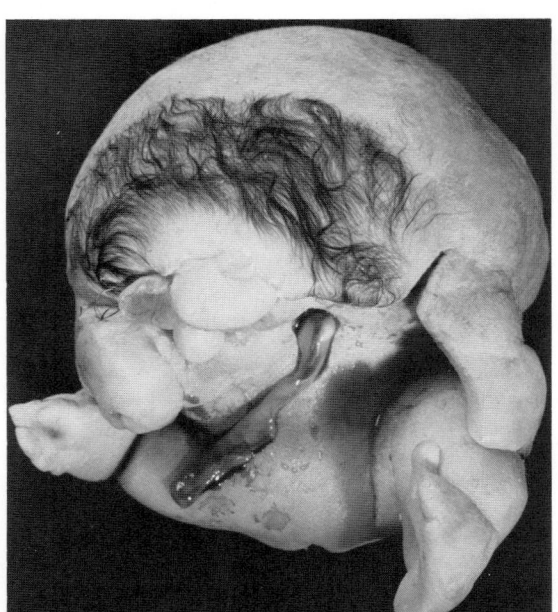

Abb. 178 Präparat im Fall Abb. 177. »Fetus« mit Nabelschnur, behaarter Kopfregion und ordentlich entwickelten Extremitäten.

tierende parasitäre Zwilling bleibt aus den oben erwähnten Gründen in seiner Entwicklung zurück und wird bei der Abfaltung eines Wirts von diesem eingeschlossen. Die operative Entfernung eines solchen Fetus unter gleichzeitiger Exzision seines Amnionsackes bietet in der Regel keine besonderen Schwierigkeiten, was auch im hier beschriebenen Falle zutraf.

Literatur

Janovsky, N. A.: Fetus in fetu. J. Pediat. 61 (1962) 100
Knox, A. J. S., A. J. Webb: The clinical features and treatment of fetus in fetu. J. pediat. Surg. 10 (1975) 438
Lee, E. Y. C.: Foetus in foetu. Arch. Dis. Childh. 40 (1965) 689
Lord, J. M.: Intraabdominal foetus in foetu. J. Path. Bact. 72 (1956) 627
Willis, R. A.: The Borderland of Embryology and Pathology. Butterworth, London 1958 (p. 147)

8. Urogenitaltraktus und retroperitonealer Raum

Besonderheiten der Kinderurologie

N. Genton

Dank der Einführung neuer Untersuchungsmethoden und immer perfektionierteren Operationstechniken hat die Kinderurologie im Laufe der vergangenen 25 Jahre einen außergewöhnlichen Aufschwung genommen. Ebenfalls verdankt sie diese Entwicklung der pädiatrischen Nephrologie, die es versteht, die Patienten prä- und postoperativ im Gleichgewicht zu halten, und die in der Lage ist, auch die schwersten Fälle bis zu dem Zeitpunkt überleben zu lassen, in dem eine Nierentransplantation sinnvoll ist. Aus verschiedenen Gründen sollte und muß die Urologie des Kindes ein Fachgebiet der Kinderchirurgie bleiben: Unter anderem werden die Zukunftsaussichten von Kindern mit urologischen Malformationen entscheidend durch die harmonische Zusammenarbeit einer Spezialistengruppe bestimmt, in welcher pädiatrische Nephrologen, Kinderradiologen und Kinderchirurgen ein jeder den jungen Patienten nach den jeweils neuesten Erkenntnissen seines Fachgebietes behandeln.

Man glaubt heute, daß 10% aller Menschen mit einer urogenitalen Mißbildung behaftet sind (Burkland 1958). Jedoch bei weitem nicht jede dieser Anomalien stellt eine Bedrohung für das Nierenparenchym dar oder verursacht funktionelle Nierenbeschwerden, Faktoren, die alleine chirurgische Maßnahmen rechtfertigen.

Je frühzeitiger eine Malformation der Harnwege entdeckt wird, um so besser sind die Aussichten eines Kindes, sich wieder zu erholen oder eine genügende Nierenfunktion beizubehalten. Wir müssen uns daher um eine möglichst prompte Diagnosestellung bei urologischen Mißbildungen bemühen.

Ein *gehäuftes familiäres Vorkommen* von urogenitalen Anomalien gilt heute als bewiesen (Bois u. Mitarb. 1975; Burkland 1958; Jardin 1977; De Vargas u. Mitarb. 1978). Liegen, wenn auch nur leichte, Symptome seitens des Urogenitaltraktes gleichzeitig mit einer positiven familiären Anamnese vor, muß nach Malformationen gesucht werden.

Die *häufige Kombination* von urogenitalen Mißbildungen mit solchen anderer Körpersysteme sollte unsere Aufmerksamkeit wecken (Kelalis u. King 1976). Erwähnen wir an dieser Stelle die gastrointestinalen Malformationen (besonders solche im anorektalen Bereich), kardiovaskuläre Anomalien und Gesichtsmißbildungen (Potter-Syndrom). Kelalis unterstreicht die häufige Beteiligung des Urogenitaltraktes bei polymalformativen Kindern.

Symptome

Die *klinischen Symptome* variieren je nach Alter. An dieser Stelle soll hervorgehoben werden, daß eine pränatale Diagnose einer ganzen Anzahl von Mißbildungen, unter anderen auch solche des Urogenitalsystems, dank ultrasonographischer Untersuchungen gegen Ende der Schwangerschaft immer häufiger bereits durch die Gynäkologen gestellt wird. Deshalb haben wir z. B. bei einem 3 Tage alten Neugeborenen auf endoskopischem Wege mit Erfolg Urethralklappen resezieren können und bei einem nur 10 Tage alten Patienten mit beidseitigem Reflux fünften Grades und schweren Megaureteren eine bilaterale Ureterozystoneostomie durchführen können (Abb. 1 a–c). In beiden Fällen ergab die frühzeitige Operation ein ausgezeichnetes Resultat.

Im *Neugeborenenalter* sind die Symptome, die den Verdacht auf das Vorliegen einer Harnwegsmißbildung wecken, häufig die Palpation eines abdominellen Tumors oder einer Retentionsblase, Elektrolytstörungen, Fieber, Erbrechen und eine mangelnde Gewichtszunahme.

Im *Säuglingsalter* bleibt die Pyurie das häufigste Symptom.

In allen Altersstufen kommt den *Miktionsbeschwerden* eine große Bedeutung zu: abgeschwächter Urinstrahl, Pollakisurie, Dysurie, imperativer Harndrang, Enuresis und andere Arten von Inkontinenz (Weber u. Genton 1958) sowie eine Blasenretention.

Untersuchungen

Alle diese Symptome indizieren eine urologische Abklärung (Chrispin u. Mitarb. 1980). Wir schlagen als erste Untersuchung eine zweidimensionale Ultrasonographie vor (Bartels 1980; Chrispin u. Mitarb. 1980; Goldberg u. Pollack 1979; Kelalis u. King 1976), die uns erlaubt, Anzahl, Form, Lage und Größe der Nieren zu beurteilen. Des weiteren gibt sie uns Aufschluß über zystische oder tumorale Prozesse und Konkrementbildungen oder zeigt eventuelle Dilatation der Ureteren oder Blasenanomalien auf.

Beim Vorliegen von Miktionsstörungen sind wir immer mehr dazu übergegangen, eine vesikourethrale Funktionsdiagnostik mittels der *Uroflowmetrie* zu erzielen, die vom 3. bis 4. Lebensjahr an durchführbar ist (Gierup 1970). Nach unserem Dafürhalten machen die nichtinvasiven Techniken der Ultrasonographie und Uroflowmetrie diese Untersuchungen zu einer geeigneten Screening-Methode in Fällen, bei denen ein Verdacht auf Mißbildungen der Harnwege besteht. Obwohl mit diesen Untersuchungen grobe Mißbildungen, die das Nierenparenchym in Mitleidenschaft ziehen, praktisch ausgeschlossen werden können, vermögen sie aber leider nicht, weniger augenfällige Anomalien aufzudecken, die ebenfalls zu einer Beeinträchtigung der Nierenfunktion Anlaß geben können. Deshalb soll in Fällen mit einer positiven

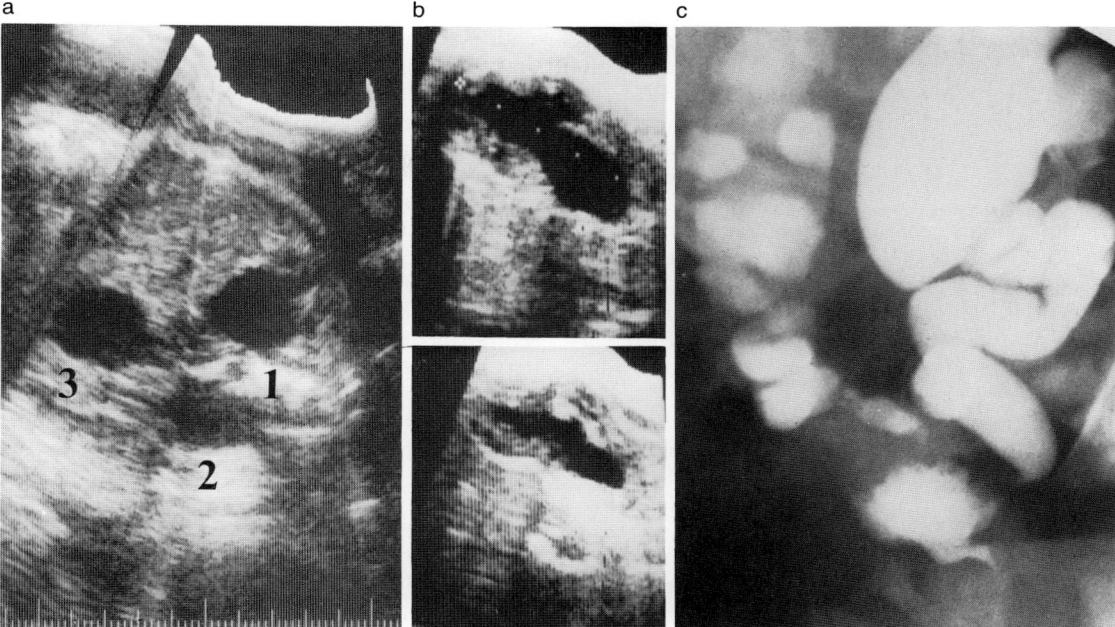

Abb. 1 a–c Ultraschalluntersuchung und Miktionszystourethrogramm.
a Pränatale Ultraschalluntersuchung, sagittaler Schnitt.
1 Rechte Niere
2 Linke Niere
3 Magen

b Ultraschalluntersuchung am 1. Lebenstag, longitudinaler Schnitt. Oben: rechtsseitige hydronephrotische Niere, unten: linksseitige Niere mit geringgradiger Hydronephrose.
c Miktionszystourethrogramm im Alter von 1 Woche. Massiver Reflux mit dilatierten, gewundenen Ureteren und bilateraler Hydronephrose.

Nierensymptomatik wie z. B. Fieber, Pyurie, reduzierter Allgemeinzustand der Ultrasonographie als initialer Untersuchung eine erweiterte uroradiologische Abklärung folgen. Zeigen die Ultraschallbilder eine Dilatation der oberen Harnwege, schlagen wir als erste Röntgenuntersuchung ein *Miktionszystourethrogramm* vor, das wir durch eine Blasenfüllung mittels suprapubischem Katheter realisieren.

Die Miktionszystourethrographie hat der Kinderurologie vieles gebracht (GIERUP 1970; KELALIS u. KING 1976). Wir widersetzen uns der Ansicht, daß selbst das geübteste Auge beim Betrachten eines normalen intravenösen Pyelogramms eine Malformation der Harnwege ausschließen kann. Auch beharren wir auf der Bedeutung der Serienaufnahmen während der Miktion, die, besonders bei neurologischen Blasen- und Urethrastörungen, eventuell mit einer Uroflowmetrie zusammen, durchgeführt werden können. Sie ergeben uns das, was die französischen Autoren den »instantané mictionnel« nennen (Miktionsmomentaufnahme).

Die *intravenöse Pyelographie* behält auch bei Kindern den Aussagewert bei, den wir in den folgenden urologischen Kapiteln erläutern werden. Wir wollen aber vor einer Durchführung in den ersten beiden Lebenstagen warnen, da eine nicht selten zu beobachtende physiologische Anurie in diesem Alter uns zum falschen Rückschluß auf das Vorliegen einer schweren Nierenmißbildung verleiten könnte.

Nur wenige spezialisierte Zentren sind mit der Einrichtung für *urodynamische Untersuchungen* wie z. B. die Zystourethroelektromanometrie ausgestattet. Unter günstigen Bedingungen durchgeführt, ergeben sie sehr nützliche Informationen über den funktionellen Zustand von Blase und Urethra.

Die Notwendigkeit einer *endoskopischen Untersuchung* wird manchmal angezweifelt. Wie die meisten Kinderurologen sind auch wir der Meinung, daß eine *Zystourethroskopie* im Rahmen einer vollständigen urologischen Abklärung unerläßlich ist. Lage und Form der Uretermündungen sowie der Zustand der Blasenmuskulatur und der Schleimhäute von Blase und Urethra scheinen uns wichtige Attribute zur Beurteilung der Notwendigkeit eines Eingriffs und dessen zeitlicher Planung zu sein.

Der Wert der *Computertomographie* als diagnostisches Hilfsmittel in der kindlichen Urologie ist eingeschränkt (CHRISPIN u. Mitarb. 1980). Wir greifen auf sie zurück, wenn Tumorprozesse vorliegen, weil durch sie die Ausdehnung des Tumors und das Vorhandensein von Metastasen am genauesten festgelegt werden können.

Die *Nierenangiographie* (CHRISPIN u. Mitarb. 1980) hat, seit der Einführung der Ultraschalldia-

8.4 Urogenitaltraktus und retroperitonealer Raum

gnostik und der Computertomographie, an Bedeutung eingebüßt. Sie bleibt wertvoll bei traumatischen Nierenverletzungen, bei Hypertonieabklärungen und ausnahmsweise zur präoperativen Beurteilung der Gefäßverhältnisse bei gewissen Mißbildungen wie Hufeisennieren oder Nierenektopien.

Die morphologische und urodynamische Beurteilung von Niere und Harnwegen muß durch *Untersuchungen der Nierenfunktion* ergänzt werden (MAYOR u. Mitarb. 1975). Die Clearancewerte für Inulin, PAH, Harnstoff und Kreatinin werden heute von den Kindernephrologen routinemäßig bestimmt.

Isotopenclearance und *Nierenszintigraphie* ergeben eine seitengetrennte Bestimmung der Nierenfunktion (DELALOYE-BISHOF u. Mitarb. 1980), eine diagnostische Bereicherung, die in vielen Situationen nicht mehr wegzudenken ist.

Gleichzeitig kann durch nuklearmedizinische Untersuchungsmethoden ein vesiko-ureteraler Reflux geprüft werden (HAHN 1982).

Prognose

In den vergangenen 20 Jahren haben wir in Lausanne mehr als 1500 Kinder mit Mißbildungen der Harnwege operiert (die Fälle von reinen Hypospadien ohne begleitende urologische Anomalien ausgeschlossen). Bei 150 Patienten erfolgte der Eingriff vor Vollendung des ersten Lebensjahres, bei 40 Kindern in der Neugeborenenperiode. Als Kurz- und Langzeitfolgen haben wir lediglich 9 Todesfälle zu verzeichnen, davon 7 bei Kindern, die während des ersten Lebensmonates mit ausgeprägten Nierendysplasien hospitalisiert wurden. Mit Ausnahme derjenigen Patienten, die aus unserer Gegend weggezogen sind, kontrollieren wir seit 20 Jahren in regelmäßigen Abständen diese Patientenschar. So ist es uns möglich gewesen, die Prognose auf lange Sicht aller in diesem Kapitel beschriebener Mißbildungen zu beurteilen und den Wert der jeweils angewendeten chirurgischen Techniken einzuschätzen. Besonders wertvoll scheint uns die Beobachtung der durch die Eingriffe veränderten anatomischen Verhältnisse und der Entwicklung der Nierenfunktion im Laufe des Wachstums zu sein.

Aus einer 1975 veröffentlichten Studie (MAYOR u. Mitarb. 1975) über die Langzeitresultate bei 24 Fällen von schweren obstruktiven Uropathien mit Niereninsuffizienz zur Zeit des Eingriffs und in den darauffolgenden Monaten haben wir folgende Erkenntnisse gewinnen können: Man erzielt eine eindeutige Verbesserung der Nierenfunktion bei Kindern, die im Laufe des ersten Lebensjahres operiert werden, erreicht eine Stabilisierung derselben, ohne jedoch Normalwerte zu erreichen, bei Kindern zwischen dem ersten und zweiten Lebensjahr und wird Zeuge einer progressiven Verschlechterung der Nierenfunktion bei Kindern, die zum Zeitpunkt des Eingriffs älter als zweijährig sind. Keines dieser 24 Kinder ist verstorben, jedoch haben 6 Patienten bis heute bereits eine erfolgreiche Nierentransplantation hinter sich.

In den ersten Lebenstagen ist es unmöglich, die Prognose einer geschädigten Nierenfunktion genau festzulegen. Selbst bei schwerster Beeinträchtigung des Nierenparenchyms sollten die malformativen Uropathien operativ korrigiert und die Patienten einer hochstehenden medizinischen Therapie zugeführt werden. Wir sind der Meinung, daß sowohl eine Dialysebehandlung als auch eine Nierentransplantation während der ersten Lebensmonate zu unterlassen sind, bedeuten sie doch eher einen therapeutischen Triumph als eine vernünftige Entscheidung für den Patienten, die Familie und die Gesellschaft.

Literatur

Bartels, H.: Urosonographie. Springer, Berlin 1980
Bois, E., J. Feingold, H. Benmaiz et al.: Congenital urinary tract malformations: epidemiologic and genetic aspects. Clin. genet. 8 (1975) 37
Burkland, C. E.: The significance of genetic and environmental factors in urogenital disease. J. Urol. 79 (1958) 532
Chrispin, A. R., I. Gordon, C. Hall, C. Metreweli: Diagnostic Imaging of the Kidney and Urinary Tract in Children. Springer, Berlin 1980
Delaloye-Bishof, A., B. Delaloye, R. Pippa, N. Genton: Assessment of cortical function in children with malformations of kidneys and the urinary tract. In Hollenberg, N. K, S. Lange: Radionuclides in Nephrology. Thieme, Stuttgart 1980
Eklöf, O., H. Ringnertz: Kidney size in children. Acta radiol. scand. 17 (1976) 17
Gierup, J.: Micturition studies in infants and children. Scand. J. Urol. Néphrol. 4 (1970) 191
Goldberg, B. B., H. M. Pollack: Retroperitoneal ultrasonography. In Miskin, M.: Ultrasound in Pediatrics. Grune & Stratton, New York 1979
Hahn, K.: In Weitzel, D., J. Tröger: Morphologische Abdominaldiagnostik im Kindesalter. Springer, Berlin (1982) (S. 68)
Hendren, W. H.: A new approach to infants with severe obstructive uropathy: early complete reconstruction. J. Pediat. Surg. 5 (1970) 184
Jardin, A.: Familial vesico-renal reflux. J. Urol. Néphrol. 83, Suppl. 2 (1977) 495
Kelalis, P. P., L. R. King: Clinical Pediatric Urology. Saunders, Philadelphia 1976
Kjellberg, S. R., N. O. Ericsson, V. Rudhe: The lower Urinary Tract in Childhood: Some correlated clinical and roentgenologic Observations. Year Book Medical Publishers, Chicago 1957
Lewis, E., G. M. Ritchie: A simple ultrasonic method for assessing renal size. J. Clin. Ultrasound 8 (1980) 417
Mayor, G., N. Genton, A. Torrado, J. P. Guignard: Renal function in obstructive nephropathy: long-term effect of reconstructive surgery. Pediatrics 56 (1975) 740
Morrisson-Lacombe, G., G. Monfort, J. Christofari: Diagnostic anténatal des malformations congénitales par l'échotomographie. Chir. Pediat. 21 (1980) 249
De Vargas, A., K. Evans, P. Ransley et al.: A family study of vesicoureteric reflux. J. med. Genet. 15 (1978) 85
Weber, A., N. Genton: Zur Frage der Enuresis. Psychopathologische und urologische Untersuchungen an einer größeren Serie von Enuretikern. Helv. paediat. Acta 13 (1958) 275
Whitaker, J., G. S. Johnston, J. D. Lawson: Urinary outflow resistance estimation in children. Theory, Method and Results. Invest. Urol. 7 (1969) 127
Williams, D. I.: Pediatric Urology. Appleton-Century-Crofts, New York 1968

Harnwegsinfektion

J. P. GUIGNARD

Die Harnwegsinfektion ist eine der häufigsten entzündlichen Erkrankungen des Kindes. Ihre verschiedenartige Symptomatologie ist um so atypischer, je jünger das Kind ist, was die Diagnosestellung erschwert. Eine frühzeitige Diagnose ist aber unerläßlich, da der Harnwegsinfekt für das Kind und besonders das Neugeborene eine unmittelbare, nicht zu unterschätzende Gefahr bedeuten kann. Häufig ist ein Urininfekt das erste Zeichen einer Anomalie im Bereich des Harntraktes (Reflux, Abflußhindernis), weshalb dann eine Langzeitprognose nur vorsichtig gestellt werden darf.

Definitionen. Der Blasenurin ist normalerweise keimfrei. Das Auftreten von Erregern in der Blase kennzeichnet die Bakteriurie. Man unterscheidet:
- *die Infektion der unteren Harnwege* (Urethra und Blase),
- *die Pyelonephritis,* bei welcher das Nierenparenchym von Bakterien besiedelt ist.

Die Unterscheidung zwischen einem unteren Harnwegsinfekt und einer Pyelonephritis kann oft schwierig sein. Zu ihrer Differenzierung wurden mehrere Untersuchungsmethoden vorgeschlagen (GIRARDET 1979), z. B. die Blasenspülung mit Neomycin (FAIRLEY u. Mitarb. 1967) oder das Auffinden von Bakterien, die mit Antikörpern beladen sind (FAIRLEY u. Mitarb. 1971). Der zweifelhafte Wert der daraus resultierenden Informationen rechtfertigt selten ihre Anwendung. Der beste Hinweis für eine renale Lokalisation des Infektes ist eine Beeinträchtigung des Konzentrationsvermögens der Niere. Des weiteren lassen sich die Harnwegsinfektionen unterteilen in solche ohne und solche mit Anomalien der Harnwege. Das Urethrasyndrom, eine Erkrankung, die besonders bei der erwachsenen Frau beobachtet wird, muß differentialdiagnostisch in Erwägung gezogen werden. Dieses Syndrom ist durch eine Pollakisurie und Dysurie gekennzeichnet. Seine Ätiologie ist noch unklar, doch wurden gynäkologische, traumatische, allergische oder emotionale Faktoren in ursächlichem Zusammenhang diskutiert. Langsam wachsende, CO_2-abhängige, grampositive Keime oder eine bestehende Bakteriurie, die nach den Kriterien von KASS aber »nichtsignifikant« ist, könnten in der Pathogenese des Urethrasyndroms eine wichtige Rolle spielen (BROOKS u. MAUDAR 1972).

Häufigkeit und Geschlechtsverteilung

Der Harnwegsinfekt spielt bereits in der Neugeborenenperiode eine Rolle, weisen doch 1 bis 3,7% der Knaben und 0,7 bis 2,1% der Mädchen einen Urininfekt auf (EDELMANN u. Mitarb. 1973; KUNIN 1971, 1974; MAHERZI u. Mitarb. 1978). Bei älteren Kindern findet man ihn häufiger bei Mädchen (1,2%) als bei Knaben (0,07%) (KUNIN 1970, 1974). Während beim männlichen Geschlecht der Prozentsatz an Harnwegsinfekten bis zum Auftreten von Prostatakomplikationen gleichbleibt, steigt er beim Mädchen ständig an. Im Alter von 30 Jahren leiden 5% aller Frauen an einer Harnwegsinfektion.

Ätiologie

Der Harnwegsinfekt ist meistens die Folge einer aszendierenden Keimbesiedlung des Harntraktes (FREEDMAN 1971), wobei die Erreger aus der Darmflora stammen (GRÜNEBERG 1969). E. coli wird weitaus am häufigsten gefunden (FREEDMAN 1971), doch können auch andere Keime wie Streptococcus faecalis, Klebsiella pneumoniae, Proteus mirabilis und Pseudomonas aeruginosa einen Harnwegsinfekt verursachen. Für Sekundärinfektionen im Anschluß an instrumentelle Eingriffe oder Katheterisierung und für Hospitalismusinfektionen sind besonders die Pseudomonas- und Proteuskeime verantwortlich. Aber auch andere Bakterien oder Viren werden gelegentlich gefunden (HASHIDA u. Mitarb. 1973; NUMAZAKI u. Mitarb. 1973). Mehr als 90% der Rezidive werden durch neue Keime, die wiederum aus der Darmflora stammen, verursacht. Jede Anomalie der Harnwege (Stenose, Hydronephrose, neurogene Blase) begünstigt wegen der Urinstase das Auftreten eines Harnwegsinfektes (NORMAND 1970). Andere prädisponierende Faktoren sind: Frühgeburt, Spätgeburt (MAHERZI u. Mitarb. 1978), konsumierende Krankheiten, Harnwegsoperationen (Ureterostomie usw.), Nephropathien und schlechte lokale Hygiene.

Symptome

Bei der asymptomatischen Form entwickelt sich der Harnwegsinfekt stumm, die symptomatische Form manifestiert sich auf verschiedene Art. Je jünger das Kind, desto vielschichtiger sind die Krankheitszeichen. Beim Neugeborenen kann die Erkrankung dramatisch verlaufen mit Dehydratation, Oligurie, Krämpfen und gelegentlich einem Ikterus. Magen-Darm-Störungen sind nicht selten (MAHERZI u. Mitarb. 1978). Beim älteren Kind werden die Symptome typischer und lassen daher rascher einen Harnwegsinfekt vermuten. Die Symptome richten sich aber auch nach dem Ort des Infektes (Tab. 1).

Die Infektion der unteren Harnwege (Zystitis, Urethritis) manifestiert sich durch eine Dysurie, Pollakisurie, Pyurie oder Hämaturie.

Die Pyelonephritis verursacht ein schwereres Krankheitsbild: Fieber, Erbrechen, mangelnde Gewichtszunahme, Lethargie, Dysurie, Nierenkoliken, Pyurie, Proteinurie, Hämaturie und leukozytäre Zylindrurie. Die Blutsenkungsgeschwindigkeit ist erhöht. Besonders beim Neugeborenen kann die Pyelonephritis als lokale Manifestation einer Sepsis gefunden werden. Die Unterscheidung

8.6 Urogenitaltrakt und retroperitonealer Raum

Tabelle 1 Symptomatologie des Harnwegsinfektes in Abhängigkeit vom Alter des Kindes

Neugeborenes	Säugling	Vorschulalter	Schulalter
Erbrechen	Erbrechen	Apathie	Flankenschmerz
Nahrungsverweigerung	Nahrungsverweigerung	Miktionsstörungen	Dysurie
Gewichtsverlust	Gewichtsverlust	Bauchschmerzen	Fieber
Dehydratation	Dehydratation	Enuresis	Hämaturie
Fieber	Fieber	Fieber	Pollakisurie
Oligurie	Oligurie, Polyurie	Hämaturie	trüber Urin
Krämpfe	Krämpfe	Polyurie/Polydipsie	fötider Urin
Hämaturie	Hämaturie	Proteinurie	
Hyperpnoe	Miktionsstörungen		
Miktionsstörungen			

zwischen einer Infektion der oberen oder der unteren Harnwege ist schwierig, und keine der vorgeschlagenen Methoden kann ganz befriedigen (DEVASKAR u. MONTGOMERY 1978; FAIRLEY u. Mitarb. 1967; FAIRLEY u. Mitarb. 1971; FASTH u. Mitarb. 1978; GIRARDET 1979; JONES u. SMITH 1974). Die Diagnose stützt sich daher hauptsächlich auf klinische Kriterien.

Diagnose

Die Diagnose eines Harnwegsinfektes basiert auf dem bakteriologischen Nachweis von Keimen aus einem steril gewonnenen Urin.
Die Interpretation einer Bakteriurie richtet sich nach der Methode der Uringewinnung:

Mittelstrahlurin:
- Wiederholtes Auftreten (mindestens 2–3mal) von mehr als 100 000 Keimen/ml Mittelstrahlurin spricht für das Vorliegen eines Harnwegsinfektes (KASS 1956).
- Weniger als 1000 Keime/ml sprechen für eine Kontamination.
- Eine Keimzahl von 10 000 bis 100 000/ml läßt eine Infektion vermuten und muß weiter kontrolliert werden.
- Die obengenannten Regeln gelten nicht für grampositive Kokken.

Urin durch Katheterisierung oder Blasenpunktion gewonnen: Bereits das Wachstum weniger Kolonien in der Kultur spricht für einen Urininfekt (BAILEY u. LITTLE 1969). Das Vorkommen von zwei oder mehreren verschiedenen Stämmen in einer Kultur ist gewöhnlich durch Kontamination bedingt. Diese Regel ist aber nicht absolut gültig und darf wahrscheinlich nicht auf das Neugeborene angewendet werden (MAHERZI u. Mitarb. 1978). Die Pyurie ist eine häufige Begleiterscheinung des Harnwegsinfektes, sie ist aber für diesen auf keinen Fall pathognomonisch (BAILEY 1970). Indirekte Untersuchungsmethoden, wie der Nitrit- oder Glucosetest, sind im allgemeinen ungenügend für praktische Belange (GUIGNARD u. TORRADO 1978).

Röntgenuntersuchung

Der Harnwegsinfekt des Kindes ist häufig mit einer angeborenen Mißbildung oder einer Dysfunktion der Harnwege vergesellschaftet. Das Vorhandensein oder das Fehlen einer gleichzeitigen Anomalie ist für Behandlung und Prognose eines Harninfektes entscheidend. Eine sorgfältige uroradiologische Abklärung mit i.v. Pyelogramm und einem Miktionsurethrogramm (GUIGNARD 1980) ist deshalb bei Knaben und Mädchen nach durchgemachtem Harninfekt vorzunehmen. Dies gilt besonders bei Erkrankungen in den ersten fünf Lebensjahren. Die Abklärung findet jedoch erst statt, wenn unter Behandlung die Urinkontrollen während einiger Wochen keimfrei waren. Es ist in der Tat nicht selten, daß der Harnwegsinfekt selbst Veränderungen in der Morphologie der Harnorgane bewirkt, welche sich nach längerer Behandlung wieder zurückbilden. Die Zahl der radiologisch festgestellten Anomalien ist sowohl beim Neugeborenen als auch beim älteren Kind hoch (COHEN 1976; KUNIN 1974; MAHERZI u. Mitarb. 1978; MC LACHLAN u. Mitarb. 1975). Es handelt sich am häufigsten um einen passageren vesikoureteralen Reflux, der aber wieder spontan verschwinden kann.

Nach erfolgter uroradiologischer Abklärung lassen sich schematisch drei Patientengruppen unterscheiden:
- Patienten mit normalen uroradiologischen Befunden,
- Patienten mit obstruktiver Harnwegsveränderung wie Urethralklappe, paraureterales Divertikel, Ureterabgangsstenose oder Ureterozele,
- Patienten mit vesikoureteralem Reflux.

Verlauf

Die einfache Form des Harnwegsinfektes ohne Begleitmißbildung der Harnwege hat eine sehr gute Prognose. Nach einer kurzdauernden antiinfektiösen Behandlung (–7 Tage) heilt er aus und geht daher nie in eine chronische Pyelonephritis über. Eine größere Zahl von Patienten infiziert sich erneut einige Wochen oder Monate nach der Erstinfektion. Obwohl die meisten Rezidive in den ersten

Monaten nach dem Initialinfekt auftreten, dauert die Rezidivneigung jedoch einige Jahre an. Wiederholte Urinkulturen sind daher nach einem bestimmten Schema anzulegen (GUIGNARD 1974).
Ein vesikoureteraler Reflux findet sich bei 30–50% der Kinder mit einem Harnwegsinfekt (SMELLIE u. Mitarb. 1975), er verschwindet jedoch bei 80% der medikamentös behandelten Patienten nach einigen Wochen oder Monaten (KUNIN 1974). Die restlichen 20% aber müssen besonders sorgfältig überwacht werden, da sich in dieser Gruppe jene Patienten befinden, bei denen sich infolge sklerosierender Narbenbildung eine »Refluxnephropathie« entwickeln kann (S. 8.111).
Bei Kombination eines *Urininfektes mit einer Obstruktion in den Harnwegen* muß die Prognose vorsichtiger gestellt werden. Als Folge des Infektes und des retrograden Drucks im Nierenbecken und in den Kelchen entwickelt sich rasch eine Nierenatrophie. Die narbige Destruktion der Niere wird noch beschleunigt durch ischämische Vorgänge in den Papillen, da die Blutzirkulation im medullären Teil durch die Druckerhöhung im Nierenbecken ernstlich gefährdet ist. Wird im Zusammenhang mit einem Harnwegsinfekt eine obstruktive Anomalie gefunden, so ist die Indikation zu einer eingehenderen Abklärung sowohl der anatomischen als auch der funktionellen Verhältnisse der Nieren und Harnwege gegeben. Die Indikation zur Operation wird dann aufgrund der röntgenologischen Abklärung (i. v. Pyelographie, Miktionsurethrogramm), der funktionellen Nierenuntersuchungen (Bestimmung des Glomerulusfiltrates und der Nierendurchblutungsgröße) und der Endoskopie (Zystoskopie) gestellt (S. 8.112).

Refluxnephropathie

Die Bakteriurie kann bei gewissen Patienten zu einer vernarbenden chronischen Pyelonephritis führen. Meistens liegt ein vesikoureteraler Reflux zugrunde (SCOTT u. STANSFELD 1968; SMELLIE 1967). Die Folgen des Refluxes bei sterilen Urinverhältnissen sind noch nicht sicher erwiesen (GEIST u. ANTOLAK 1972; HODSON u. Mitarb. 1975; LENAGHAN u. Mitarb. 1972b; WINBERG u. Mitarb. 1975). Die Bedeutung des Refluxes bei infiziertem Urin steht aber für die Entwicklung einer vernarbenden Pyelonephritis außer Zweifel (LENAGHAN u. Mitarb. 1972a), findet man ihn doch bei annähernd 90% der Kinder mit chronischer Pyelonephritis (ROLLESTON u. Mitarb. 1970). Die atrophierenden Narben entwickeln sich gewöhnlich vor dem 6. Lebensjahr und nur ausnahmsweise später. Ein intrarenaler, pyelotubulärer Reflux dürfte für die Bildung von pyelonephritischen Narben verantwortlich sein. Dieser intrarenale Reflux ist jedoch nur in dazu disponierten Papillen möglich, welche bei ca. $^{2}/_{3}$ der Kinder gefunden werden (RANSLEY u. RISDON 1975; RANSLEY 1977). Sie liegen häufig neben gewöhnlichen Papillen in den Nierenpolen (RANSLEY u. RISDON 1978). Es ist durchaus möglich, daß als Folge von rezidivierenden Infekten normale Papillen zu solchen mit Reflux werden. Nach Langzeitstudien von RANSLEY u. RISDON ist nur der infizierte intrarenale Reflux schädlich (RANSLEY 1977; RANSLEY u. RISDON 1975, 1978).

Komplikationen

Die gramnegative Sepsis, die ihren Ausgang im Harntrakt nimmt, findet man am häufigsten bei einer chronischen oder einer sekundären Infektion infolge einer Obstruktion oder im Anschluß an einen instrumentellen Eingriff (FREEDMAN 1971). Sie wird aber auch beim Neugeborenen beobachtet. Die Schwere der Erkrankung erfordert eine rasche Diagnosestellung und eine intensive parenterale Antibiotikatherapie. Die häufigsten Erreger der Sepsis sind: E. coli, Enterobakter, Proteus mirabilis, Klebsiella und Pseudomonas. Die medikamentöse Behandlung sollte wenn immer möglich gezielt sein (Blutkulturen). Am häufigsten werden verabreicht: Aminoglykoside (Gentamycin oder Kanamycin), Ampicillin oder Amoxycillin, Cephalosporine, Carbenicillin und Colistin. Ampicillin und Amoxycillin sind besonders wirksam bei Infektionen mit E. coli und Proteus mirabilis, Gentamycin, Colistin und Carbenicillin bei solchen mit Pseudomonas und Cephalotin bei Klebsiella (KUNIN 1974). Gelegentlich ist eine Kombination von mehreren dieser Medikamente notwendig. Ihre Anwendung darf aber wegen ihrer relativen Toxizität nur unter strengster Überwachung erfolgen.
Harnwegsinfekt und chronische Niereninsuffizienz. Der Harnwegsinfekt ist eine häufige Komplikation der chronischen Niereninsuffizienz, deren Verlauf er nachteilig beeinflussen kann. Bei Vorliegen einer Niereninsuffizienz muß die Dosis der antiinfektiösen Medikamente reduziert werden. Das Ausmaß der Reduktion ist abhängig von der Schwere der Niereninsuffizienz, von der renalen Clearance des Medikamentes und seinen verschiedenen Ausscheidungsmöglichkeiten, von seinem Verteilungsvolumen und seiner Toxizität. Genaue Angaben über die Dosierung der verschiedenen Medikamente bei einer Niereninsuffizienz finden sich in zwei neueren Publikationen (DETTLI u. GALEAZZI 1980; KONAT u. Mitarb. 1973). Es sei hier nur festgehalten, daß ein Harnwegsinfekt bei Niereninsuffizienz nie mit Nitrofurantoin, Sulfonamiden mit Ausnahme von Sulfadimidin und nie mit Tetracyclinen außer mit Doxycyclin behandelt werden darf. Die Dosis von Kanamycin, Gentamycin, Colistin muß reduziert werden. Ampicillin, Nalidixinsäure, Cephalexin, Chloramphenicol, Erythromycin und Methicillin benötigen eine geringere Dosisreduktion. Diese Antibiotika sollten nach Möglichkeit während eines Spitalaufenthaltes gegeben werden, um nötigenfalls ihre Serumkonzentration bestimmen zu können.

8.8 Urogenitaltrakt und retroperitonealer Raum

Prophylaxe

Da die Harnwegsinfektionen nicht auf einer mangelnden lokalen Hygiene beruhen, ist es gelegentlich notwendig, diesen rezidivierenden Infektionen durch langanhaltende Gabe von Harndesinfektionsmitteln zuvorzukommen. Dies liegt in den folgenden Situationen vor:
- nach einer Korrekturoperation im Bereich der Harnwege;
- bei Kindern mit vesikoureteralem Reflux oder einer anderen funktionellen Anomalie des Harntraktes, die nicht korrigiert werden kann;
- bei Patienten mit rezidivierenden Harnwegsinfekten ohne ersichtlichen prädisponierenden Faktor.

Eine prophylaktische, aber kurzdauernde Behandlung nach Katheterisierung oder einer instrumentellen Untersuchung ist von Nutzen (GUIGNARD u. Mitarb. 1979).

Das Ziel der prophylaktischen Behandlung ist die Keimfreiheit des Urins während einer längeren Periode. Sie ist häufig von einem Verschwinden des vesikoureteralen Refluxes gefolgt (EDWARDS u. Mitarb. 1977). Eine wirksame Prophylaxe kann erreicht werden durch eine längerdauernde Verabreichung kleiner Dosen von Harndesinfizientien oder von Sulfonamiden (MASKELL u. Mitarb. 1979). Eine ausgezeichnete Prophylaxe ist die Anwendung von Nitrofurantoin in einer Einzeldosis von 1 mg/kg KG abends vor dem Schlafengehen. Die Nebenwirkungen sind gering und die Entwicklung von resistenten Stämmen selten. Keimfreiheit des Urins kann ebenfalls erlangt werden durch Verabreichung von Mandelsäure oder Hippursäure, doch muß das Urin-pH mit einem Wert um 5 herum konstantgehalten werden (KASS 1979). Dies kann erreicht werden mit Hilfe eines entsprechenden Urindesinfiziens, das selbst ein Protonenspender ist. Die Mandelsäure ist gewöhnlich als Methenaminmandelat im Handel. Weitere Medikamente wie Sulfonamide, Nalidixinsäure, Trimethoprim oder Cotrimoxazol können ebenfalls verwendet werden, doch ist das Auftreten von resistenten Stämmen häufiger (WINBERG 1973).

Therapie

Die Behandlung eines Harnwegsinfektes ist verschieden, je nachdem es sich um eine einfache Infektion oder um eine solche bei Harnwegsmißbildungen handelt.

Die medizinische Therapie besteht in:
- reichlicher Flüssigkeitszufuhr,
- gezielter Infektbehandlung.

Ein vermehrtes Flüssigkeitsangebot fördert die Diurese, was zu häufigen Blasenentleerungen führt, wodurch die Keimvermehrung reduziert wird (GUIGNARD 1974). Eine vermehrte Diurese vermindert zudem die Gefahr einer intratubulären Auskristallisierung von Sulfonamiden.

Die medikamentöse Behandlung eines einfachen Harnwegsinfektes während einer längeren Zeit bietet keinen Vorteil gegenüber einer kurzfristigen Behandlungsdauer von 7 Tagen (SONNESCHEIN 1973). Der Urin muß am 3. Tag steril sein, wenn die verantwortlichen Keime auf das verabreichte Medikament empfindlich sind. Ist der Urin jedoch am 3. Tag noch nicht keimfrei, so muß auf ein anderes Präparat umgestellt werden. Es ist möglich, daß eine Diskrepanz zwischen der Ansprechbarkeit auf ein Antibiotikum in vivo und in vitro besteht. In diesem Fall sollte sich die Wahl des neuen Medikamentes nach dem Resultat in vivo richten. Die Verabreichung einer einzigen Dosis eines Antibiotikums wie Amoxacillin wurde beim Erwachsenen vorgeschlagen (BAILEY u. ABBOTT 1977). Sie scheint aber nur wirksam zu sein, wenn der Harnwegsinfekt nicht mit einem Harnleiden kombiniert ist. Der Urin ist 3 Tage nach Beendigung der Behandlung auf Keimfreiheit zu kontrollieren. Die Mehrzahl der Rezidive, welche in den ersten Monaten nach Absetzen der Therapie auftreten, benötigen häufige bakteriologische Urinkontrollen: alle 4 Wochen während der ersten 3 Monate, dann alle 3 Monate während des ersten Jahres. Bei Fehlen einer Neuinfektion sind später noch 2 Kontrollen notwendig. Das Anlegen von Bakterienkulturen (Dipslide-Methode) kann auch von der Mutter nach genauer Anweisung durchgeführt werden (GUIGNARD u. TORRADO 1978). Bei jedem Rezidiv sollten sowohl das ganze Behandlungsschema als auch die Kontrollvorschriften wiederholt werden.

Tabelle 2 Medikamente und ihre orale Dosierung bei Behandlung eines Harnwegsinfektes

Medikamente	orale Dosierung (mg/kg/KG/d)	
	therapeutisch	prophylaktisch
Nitrofurantoin	4	1
Nalidixinsäure	50	15
Sulfonamide	100	25–50
Trimethoprim	6	3
Cotrimoxazol (Trimethoprim-sulfomethoxazol)	4 + 20	2 + 10
Methenaminmandelat	1–2 g	1 g

Tabelle 3 Dosierung und Applikationsart der Medikamente bei Behandlung eines Harnwegsinfektes

Medikament	Dosis (mg/kg/KG/d)	Applikationsart
Amoxycillin	25–50	p.o., i.m., i.v.
Ampicillin	50–150	i.m., i.v.
Cephalexin	50	p.o.
Gentamycin	1–5	i.m., i.v.

Patienten mit einer röntgenologisch festgestellten leichten Anomalie, z. B. vesikoureteraler Reflux ohne Obstruktion, welche keine chirurgische Korrektur benötigt, erhalten eine prophylaktische Behandlung von einem Jahr. Nach dieser Zeit ist mit einer radiologischen Nachkontrolle das Verschwinden der Anomalie zu überprüfen. Bleibt der Reflux bestehen, muß die medikamentöse Prophylaxe bis zum Ende der Risikoperiode beibehalten werden, d. h. bis zum Schulalter.

Medikamentenwahl. Die Wahl des Chemotherapeutikums richtet sich wenn immer möglich nach dem Erreger und dem Resultat der Resistenzprüfung. Eine Liste der wichtigsten zur Verfügung stehenden Medikamente und ihrer Dosierung ist in Tab. 2 u. 3 zusammengefaßt. Die Wirksamkeit einiger Präparate wechselt mit dem pH des Urins (GUIGNARD 1974). Um einen optimalen Effekt des Medikamentes zu erhalten, muß das Urin-pH gelegentlich modifiziert werden. Bei Vorliegen einer Niereninsuffizienz werden die Dosen selbstverständlich reduziert. Die Reduktion hängt vom Grad der renalen Insuffizienz, der renalen und extrarenalen Clearance des Medikamentes, von seinem Verteilungsvolumen und seiner Toxizität ab.

Literatur

Abbott G. D.: Transient asymptomatic bacteriuria in infancy. Brit. med. J. 1970/I, 20

Bailey, R. R.: Urinary infection in pregnancy. N. Z. med. J. 71 (1970) 216

Bailey R. R., G. D. Abbott: Treatment of urinary tract infection with a single dose of amoxycillin. Nephron 18 (1977) 316

Bailey R. R., P. J. Little: Suprapubic bladder aspiration in diagnosis of urinary tract infection. Brit. med. J. 1969/I, 293

Brooks, K., A. Maudar: Pathogenesis of the urethral syndrome in women and its diagnosis in general practice. Lancet 1972/II, 893

Cohen, J.: The first urinary tract infection in male children. Amer. J. Dis. Child. 130 (1976) 810

Dettli, L., R. Galeazzi: Principes pharmacocinétiques de posologie médicamenteuse. Compendium Suisse des Médicaments. Documed., Bâle 1980

Devaskar, U., W. Montgomery: Urinary lactic deshydrogenase iso enzyme IV and V in the differential diagnosis of cystitis and pyelonephritis. J. Pediat. 93 (1978) 789

Edelmann, C. M., J. E. Ogwo, B. P. Fine, A. B. Martinez: The prevalence of bacteriuria in full-term and premature newborn infants. J. Pediat. 82 (1973) 125

Edwards, D., I. L. S. Normand, N. Prescod, J. M. Smellie: Disappearance of vesicoureteric reflux during long-term prophylaxis of urinary tract infection in children. Brit. med. J. 1977/II, 286

Fairley K. F., A. G. Bond, B. B. Brown, P. Habersberger: Simple test to determine the site of urinary tract infection. Lancet 1967/II, 427

Fairley, K. F., N. E. Carson, R. C. Gutch: Site of infection in acute urinary infection in general practice. Lancet 1971/II, 615

Fasth, A., L. A. Hanson, Ul. Jodal, H. Peterson: Autoantibodies to Tamm-Horsfall protein associated with urinary tract infections in girls. J. Pediat. 95 (1979) 54

Freedman, L. R.: Urinary Tract Infection, Pyelonephritis and other Forms of Chronic Interstitial Nephritis. Diseases of the Kidney, Vol. I. Little, Brown & Co., Boston 1971 (S. 667)

Geist, R. W., S. J. Antolak jr.: The clinical problems of children with sterile ureteral reflux. J. Urol. (Baltimore) 108 (1972) 343

Girardet, P.: Twenty years of research on urinary tract infections in children: progress and problems. Ergebn. inn. Med. Kinderheilk. 42 (1979) 133

Grüneberg, R. N.: Relationship of infecting urinary organism to the fecal flora in patients with symptomatic urinary infection. Lancet 1969/II, 766

Guignard, J. P.: Traitement de l'infection urinaire. Schweiz. med. Wschr. 104 (1974) 1724

Guignard, J. P.: Pathogénèse et prévention de la néphropathie de reflux. Helv. paediat. Acta 35 (1980) 205

Guignard, J. P., A. Torrado: Nitrite indicator strip test for bacteriuria. Lancet 1978/I, 47

Guignard, J. P., C. L. Fawer, A. Kroener, J. Queloz, M. Landry: Urinary infection after micturating cystography. Lancet 1979/I, 103

Hashida, Y., P. G. Gaffney, E. J. Yunis: Acute hemorrhagic cystitis due to adenovirus type II. N. Engl. J. Med. 289 (1973) 344

Hodson, C. J., T. M. J. Maling, P. Mc Manaman, M. G. Lewis: The pathogenesis of reflux nephropathy. Chronic atrophic pyelonephritis. Brit. J. Radiol., Suppl. 13 (1975) 1

Jones, S. R., J. W. Smith: Localization of urinary tract infections by detection of antibody coated bacteria in urine sediment. N. Engl. J. Med. 290 (1974) 591

Kass, E. H.: Asymptomatic infections of the urinary tract. Trans. Ass. Amer. Phycns 69 (1959) 56

Kass, E. H.: An approach to the management of resistant urinary infections. Kidney Internat. 16 (1979) 204

Kounat, P., E. Labovitz, S. P. Levison: Antibiotics and the kidney. Med. Clin. N. Amer. 57 (1973) 1045

Kunin, C. M.: A ten year study of bacteriuria in schoolgirls. Final report of bacteriologic, urologic and epidemiologic findings. J. infect. Dis. 122 (1970) 382

Kunin, C. M.: Epidemiologic and natural history of urinary tract infection in school age children. Pediat. Clin. N. Amer. 18 (1971) 509

Kunin, C. M.: Detection, prevention and management of urinary tract infection, 2è éd. Lea & Febiger, Philadelphia 1974

Lenaghan, D., A. S. Cass, L. J. Cussen, F. D. Stephens: Long term effect of vesico-ureteral reflux on the upper urinary tract in dogs. I. Without urinary infection. J. Urol. (Baltimore) 107 (1972 a) 755

Lenaghan, D., A. S. Cass, L. J. Cussen, F. D. Stephens: Long term effect of vesicoureteral reflux on the upper urinary tract in dogs. II. With urethral obstruction. J. Urol. (Baltimore) 107 (1972 b) 758

Maherzi, M., J. P. Guignard, A. Torrado: Urinary tract infection in highrisk newborn infants. Pediatrics 62 (1978) 521

Maskell, R., L. Pead. J. Allen: The puzzle of »urethral syndrome«: a possible answer? Lancet 1979/I, 1088

McLachlan, M. S. F., S. T. Meller, E. R. V. Jones, A. W. Asscher, E. W. L. Fletscher, R. T. Mayonwhite, J. G. G. Ledingham, J. C. Smith, H. Johnston: Urinary tract in school girls with covert bacteriuria. Arch. Dis. Child. 50 (1975) 253

Normand, I. C. S.: The treatment of infections of the urinary tract in childhood. Practioner 204 (1970) 91

Numazaki, Y., T. Kumasaka, N. Yana, M. Yahanaka, T. Miyazawa, S. Takai, N. Tshida: Further study on acute hemorrhagic cystitis due to adenovirus type II. N. Engl. J. Med. 289 (1973) 344

Ransley, P. G.: Intrarenal reflux: anatomical dynamic and radiological studies (I). Urol. Res. 5 (1977) 61

Ransley, P. G., R. A. Risdon: Reflux papillary nephrology in infants and young children. Urol. Res. 3 (1975) 111

Ransley, P. G., R. A. Risdon: Reflux and renal scarring. Brit. J. Radiol., Suppl. 4 (1978)

Rolleston, G. L., F. T. Shannon, W. L. F. Utley: Relationship of infantile vesicoureteric reflux to renal damage. Brit. med. J. 1970/I, 460

Salvatierra, O., S. L. Kountz, F. O. Belzer: Primary vesicoureteral reflux and end-stage renal disease. J. Amer. med. Ass. 226 (1973) 1454
Scott, J. E. S., J. M. Stansfeld: Treatment of vesicoureteric reflux in children. Arch. Dis. Child. 43 (1968) 323
Smellie, J. M.: Medical aspects of urinary infection in children. J. roy. Coll. Phycns 1 (1967) 189
Smellie, J. M., D. Edwards, N. Hunter, I. C. S. Normand, N. Prescod: Vesicoureteric reflux and renal scarring. Kidney Internat. 8 (1975) 65
Sonnenschein, H.: Recurring urinary tract infection: an overview. N. Y. St. J. Med. 73 (1973) 856
Winberg, J., T. Bergström, B. Jacobsson: Morbidity, age and sex distribution, recurrences and renal scarring in symptomatic urinary tract infection in childhood. Kidney Internat. 8 (1975) 101
Winberg, J., T. Bergström, K. Lincoln, G. Lidin-Janson: Treatment trials in urinary tract infections with special reference to the effect of antimicrobials on the fecal and peri-urethral flora. Clin. Nephrol. 1 (1973) 142

Doppelniere

N. Genton

Bei der Doppelniere handelt es sich um unvollständig verschmolzene Anteile der gleichen Nierenanlage.

Voneinander getrennte Doppelbildungen (drei oder vier selbständige Organe) sind eine große Seltenheit. Doppelnieren, die häufigste Mißbildung der oberen Harnwege, werden in etwa 0,6–4% der Bevölkerung angetroffen und 3mal häufiger beim weiblichen als beim männlichen Geschlecht (Nation 1944; Nordmark 1948; Thimothy u. Mitarb. 1971). Ein familiär gehäuftes Auftreten dieser Mißbildung ist bekannt; der Vererbungsmodus wahrscheinlich autosomal-dominant mit unterschiedlicher Penetranz (Atwell u. Mitarb. 1974). Nach den Literaturangaben ist es sehr schwierig, den Prozentsatz der Fälle mit einer positiven Symptomatik festzulegen. Man schätzt, daß 40–50% der Fälle symptomlose Träger dieser Mißbildung sind, obwohl ein erhöhtes Risiko für Harnwegsinfekte besteht (Campbell u. Harrison 1970).

Embryologie

Der Anomalie liegt primär eine abnorme Entwicklung der Ureteren zugrunde. Es entwickelt sich eine Doppelniere dann, wenn gleichzeitig zwei Ureterenknospen aus dem Wolffschen Gang aussprossen oder wenn sich die Ureterenknospe frühzeitig, d. h. vor ihrem Eintritt in das nephrogene Gewebe, aufspaltet. Die innere Organisation des Metanephros wird durch die Ureterknospe induziert: Dementsprechend zeigt die Doppelniere eine vollständig getrennte innere Organisation der beiden Anteile (zwei getrennte Nierenbecken und getrennte Blutversorgung), ohne daß jedoch die Metanephrosanlage äußerlich in zwei Anteile gespalten wäre.

Formen

Äußerlich kann die Doppelniere gelegentlich die Gestalt einer etwas vergrößerten Niere aufweisen; viel häufiger sind die beiden Anteile durch eine mehr oder weniger ausgesprochene Parenchymfurche voneinander abgegrenzt. Der obere Nierenabschnitt ist im allgemeinen kleiner als der untere. Die beiden Ureteren verlaufen eng aneinanderliegend nach unten. Zwei Hauptformen mit je zwei Untergruppen kommen vor (Abb. 2 a–d):

Ureter bifidus oder fissus = Bifidität (nur 1 Ostium):
– Teilung hoch genug, so daß ein Abschnitt gemeinsam ist (Y-Form).
– Teilung tief, so daß nur das Ostium gemeinsam ist (V-Form).

Ureter duplex = Duplizität (2 Ostien):
– Beide Ostien in der Blase.
– Ein Ostium in der Blase, das zweite Ostium extravesikal distal gelegen.

Bei der *Bifidität,* die nur in etwa 15% sämtlicher Fälle beobachtet wird, ist die Verdoppelung des Ureters unvollständig, d. h. beide Ureteren vereinigen sich vor ihrem Eintritt in die Blase, so daß nur ein Ostium vorliegt. Bei der Y-Form ist zwischen Gabelung und Ostium ein gemeinsamer Ureterabschnitt vorhanden. Bei tiefliegender Teilung ist nur das Ostium gemeinsam.

Bei der *Duplizität* münden die verdoppelten Ureteren getrennt in die unteren Harnwege. Der Verlauf des Ureters aus dem kaudalen Nierenbecken, den wir als *kaudalen Ureter* bezeichnen, ist meist normal. Der Ureter aus dem kranialen Nierenbecken, oder *kranialer Ureter* genannt, kreuzt den kaudalen Ureter zunächst *ventral* von medial nach lateral, dann etwas tiefer wiederum *ventral* von lateral nach medial und endlich unmittelbar hinter der Blase *dorsal* von medial nach lateral (s. Abb. 2). Die beiden Ostien liegen häufig an der äußersten Ecke des Trigonum vesicale (Ectopia lateralis), wobei der kraniale Ureter nach dem *Gesetz von Weigert-Meyer distal und medial* (Weigert 1877) vom kaudalen Ureter mündet. Dieses Gesetz ist aber keineswegs absolut; es handelt sich eher um eine Regel. In seltenen Fällen sitzt das Ostium des kranialen Ureters auch kranial des Ostiums des kaudalen Ureters. Der kraniale Ureter mündet eigentlich irgendwo längs einer gewundenen Linie, die von Stephens (1979) als »ectopic pathway« bezeichnet wurde. Der kraniale Ureter kann gelegentlich auch *extravesikal* beim Mädchen in die Urethra, ins Vestibulum vaginae und selten in die Vagina selbst, beim Knaben in die Urethra posterior, in die Samenblase oder ins Vas deferens münden.

Das Ostium des kranialen Ureters ist häufig der Sitz einer *Stenose,* die zur Bildung eines Megaureters und einer Hydronephrose führt. Umgekehrt bewirkt die lateral-ektopische Mündung des kau-

Doppelniere 8.11

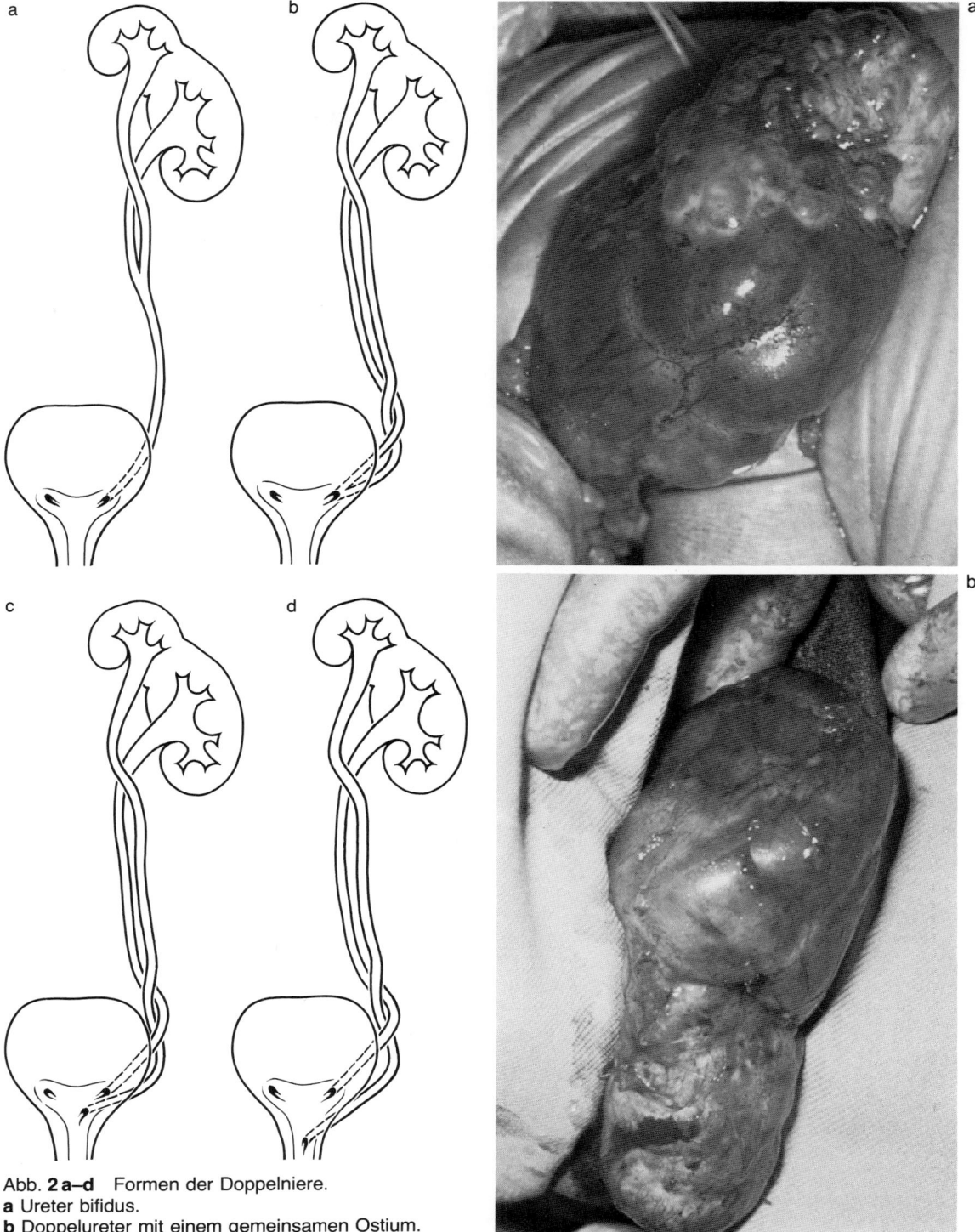

Abb. 2 a–d Formen der Doppelniere.
a Ureter bifidus.
b Doppelureter mit einem gemeinsamen Ostium.
c Doppelureter mit zwei Ostien. Ostium des kranialen Anteils liegt tiefer.
d Doppelniere mit extravesikal mündendem kranialem Ureter.

Abb. 3a Schwere Dysplasie am oberen Pol einer Doppelniere bei ektopischer Ureterozele.
b Hochgradige Refluxnephropathie im unteren Nierenpol bei Ureter duplex.

dalen Ureters eine Verkürzung der vesikoureteralen Klappe und somit einen vesikoureteralen Reflux.
MACKIE u. STEPHENS (1975) haben in ihren Arbeiten postuliert, daß bei Doppelnieren eine direkte Korrelation besteht zwischen dem Einmündungsort des Ureters in die Blase, Urethra oder Genitalwege einerseits und dem morphologisch-radiologischen Aspekt des Nierenparenchyms andererseits, und zwar in dem Sinne, daß, je weiter entfernt von der normalen Position das ektope Ostium liegt, desto ausgeprägter die Nierendysplasie und Hypoplasie sei. Unter normalen Bedingungen induziert die Ureterknospe die Differenzierung im Zentrum des metanephrogenen Blastems. Die überzählige Ureterknospe aber trifft eine Randzone dieses Blastems, in welcher das Differenzierungspotential geringer ist. Das Nierenparenchym weist folglich Involutionszeichen im Sinne einer Dysplasie oder Hypoplasie auf (Abb. 3).

Die Pathogenese und Pathologie sind bei jeder Form der Doppelniere eine andere, so daß klinische Symptome, röntgenologische Zeichen und Therapie streng an die jeweilige Form gebunden sind.

Ureter bifidus

Ureter bifidus mit hoher Teilung (Y-Form)

Symptome
Unter den Doppelbildungen ist der Ureter bifidus diejenige Form, die am wenigsten Symptome macht, und bleibt deshalb häufig ein Zufallsbefund. Wenn vorhanden, so sind die klinischen Zeichen *kolikartige Schmerzen* mit oder ohne *Pyurie*. Diese Symptomatik wird durch einen *ureteroureteralen Reflux* verursacht (LEBOWITZ 1980; NÜSSLE u. GENTON 1965) (Abb. 4). Die Peristaltik der beiden Ureteren ist nicht synchronisiert, da sie nicht neurogen, sondern rein myogen durch Dehnung der Nierenbeckenmuskulatur ausgelöst wird. Die Kontraktionswelle des einen Ureters breitet sich an der Bifurkation sowohl distal in den gemeinsamen Abschnitt als auch retrograd in den anderen Ureter aus. So entsteht ein *aktiver Reflux*. Möglich ist auch, daß die Kontraktionswelle des einen Ureters kurze Zeit nach derjenigen des anderen Ureters an der Bifurkationsstelle ankommt: Der distale gemeinsame Ureter befindet sich dann im Augenblick, in dem die zweite Welle ankommt, in kontrahiertem Zustand, was einer funktionellen Stenosierung gleichkommt. Der Urin fließt somit retrograd in den anderen, erschlafften Ureter ab, und es entsteht ein *passiver Reflux*. Dieses Pendeln des Urins zwischen beiden Ureteren (Jo-Jo-Effekt) erklärt die kolikartigen Schmerzen; die dabei entstehende Harnstauung begünstigt eine Harninfektion und damit die sekundäre Schädigung des Nierenparenchyms.

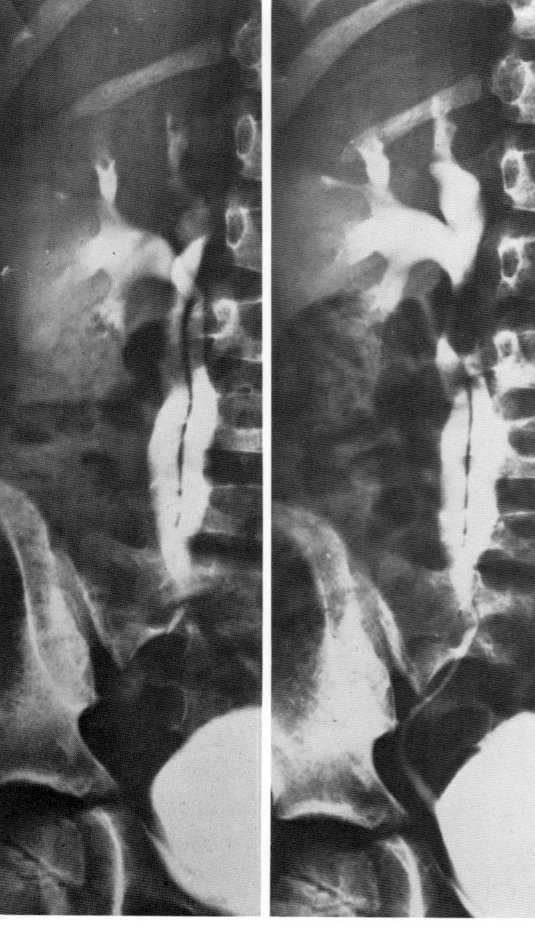

Abb. 4 Ureter bifidus mit ureteroureteralem Reflux. Es besteht eine funktionelle Stenosierung an der Bifurkation.

Diagnose
Die Diagnose wird röntgenologisch (i. v. Pyelogramm, retrogrades Pyelogramm, noch besser Serienaufnahme, Videofilm, Radiokinematographie) gestellt.

Therapie
Eine operative Behandlung kommt nur in Frage bei deutlicher Dilatation der oberen Harnwege, bei Schädigung des Nierenparenchyms und bei wiederholten kolikartigen Schmerzen (GENTON 1966; GIBSON 1957; SWENSON u. RATNER 1962). Als Therapie der Wahl kommt die »interpyelische Anastomose« in Betracht. Der kraniale Ureter wird exzidiert und beide Nierenbecken breit anastomosiert.

Ureter bifidus mit tiefer Teilung (V-Form)

Bei dieser Form (s. Abb. 78) ist das gemeinsame Ostium häufig abnormal: bald ist es klaffend, bald ist es stenosiert. Klinisch hat man es meist mit einer rezidivierenden Pyurie zu tun.

Diagnose

Sie wird anhand des i. v. Pyelogramms gestellt. Ein Miktionsurethrogramm ist bei jedem Fall angezeigt.

Therapie

Bei Stenose sowie bei Reflux kommt hier eine *operative Korrektur des Ostiums* in Betracht. Am besten eignet sich die refluxverhindernde Ureterozystoneostomie nach LEADBETTER-POLITANO oder nach COHEN (1975): Das Ostium wird aus dem Trigonum herausgelöst, beide Ureteren werden mobilisiert und unter Bildung eines submukösen Tunnels neu implantiert (S. 8.121). Bei einer allfälligen Ostiumstenose wird gleichzeitig eine Resektion der distalen Anteile durchgeführt. Beide Ureteren werden dann »en bloc« neu implantiert (s. Ureter duplex) (BETTEX u. KUFFER 1969; BETTEX u. Mitarb. 1970).

Ureter duplex

Ureter duplex mit Mündung beider Ostien in der Blase

Symptome

Die totale Verdoppelung der Ureteren mit getrennter Mündung in die Blase ist die häufigste Variante der Doppelniere und ist häufig auch symptomlos. Oft liegt das Ostium des kaudalen Ureters lateraler als normal, so daß der intramurale Anteil des distalen Ureters eine zu kurze vesikoureterale Klappe besitzt und somit die Entstehung eines vesikoureteralen Refluxes begünstigt. Das Ostium des kranialen Ureters hingegen mündet meist distaler als normal (WEIGERT-MEYER) und weist eine lange vesikoureterale Klappe auf, die einen Reflux verhindert. Das klinische Bild ist somit ähnlich den übrigen Refluxsyndromen (S. 8.110), d. h. die rezidivierenden Harnwegsinfekte bilden den Hauptbefund.

Diagnose

Die Diagnose wird röntgenologisch gestellt: Das i. v. Pyelogramm bringt die Verdoppelung zur Darstellung, und die Miktionszystourethrographie zeigt den vesikoureteralen Reflux ins kaudale Nierenbecken. Im i. v. Pyelogramm finden sich zusätzlich die indirekten Zeichen eines Refluxes, nämlich eine Ureterdilatation und pyelonephritische Läsionen des Kelchsystems und Nierenparenchyms. Etwas seltener kommt es vor, daß das Ostium des kranialen Ureters stenosiert ist oder durch eine Ureterozele verengt wird (S. 8.100). Das Bild wird dann durch das Vorliegen eines Megaureters und einer Hydronephrose des kranialen Nierenanteils kompliziert. Die Kombination eines Refluxes ins kaudale Nierenbecken mit einer Hydronephrose des kranialen Nierenbeckens ist gar nicht so selten. Bei ausgeprägter Hydronephrose oder Dysplasie des oberen Nierenanteils durch Stenose, Uretero-

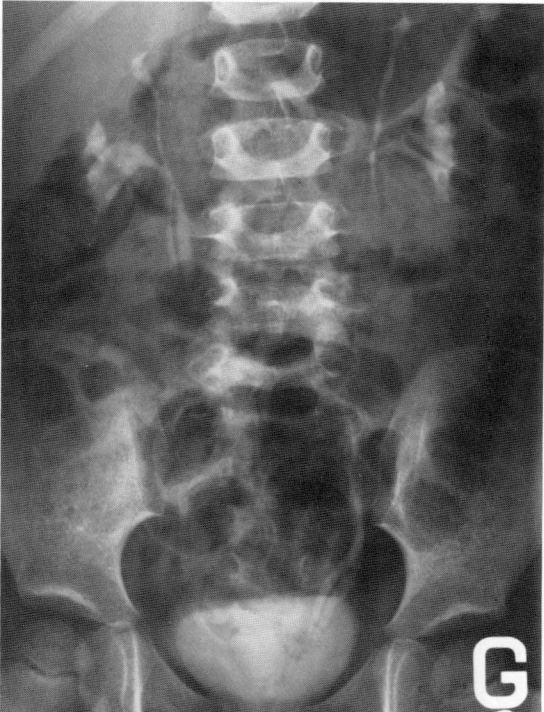

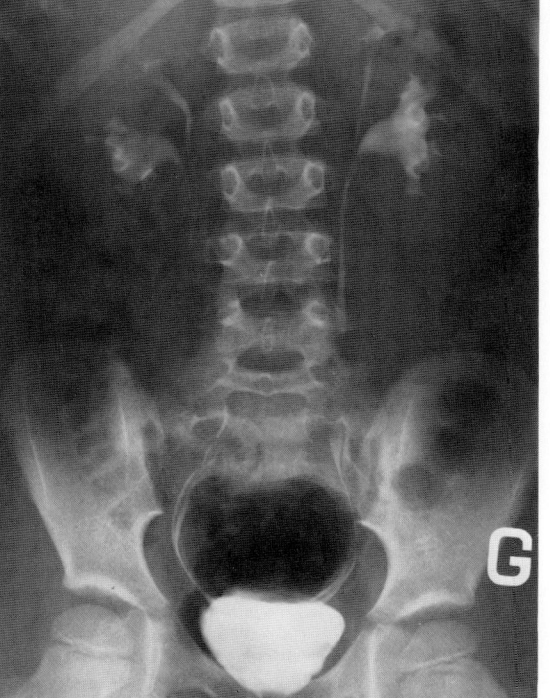

Abb. 5a u. b Neuimplantation beider Ureteren »en bloc« nach Cohen zur Korrektur eines bilateralen vesikoureteralen Refluxes bei Ureterduplizität.
a I. v. Pyelogramm vor der Operation.
b I. v. Pyelogramm 2 Jahre nach der Cohenschen Operation. Die Ureteren sind außerordentlich schlank.

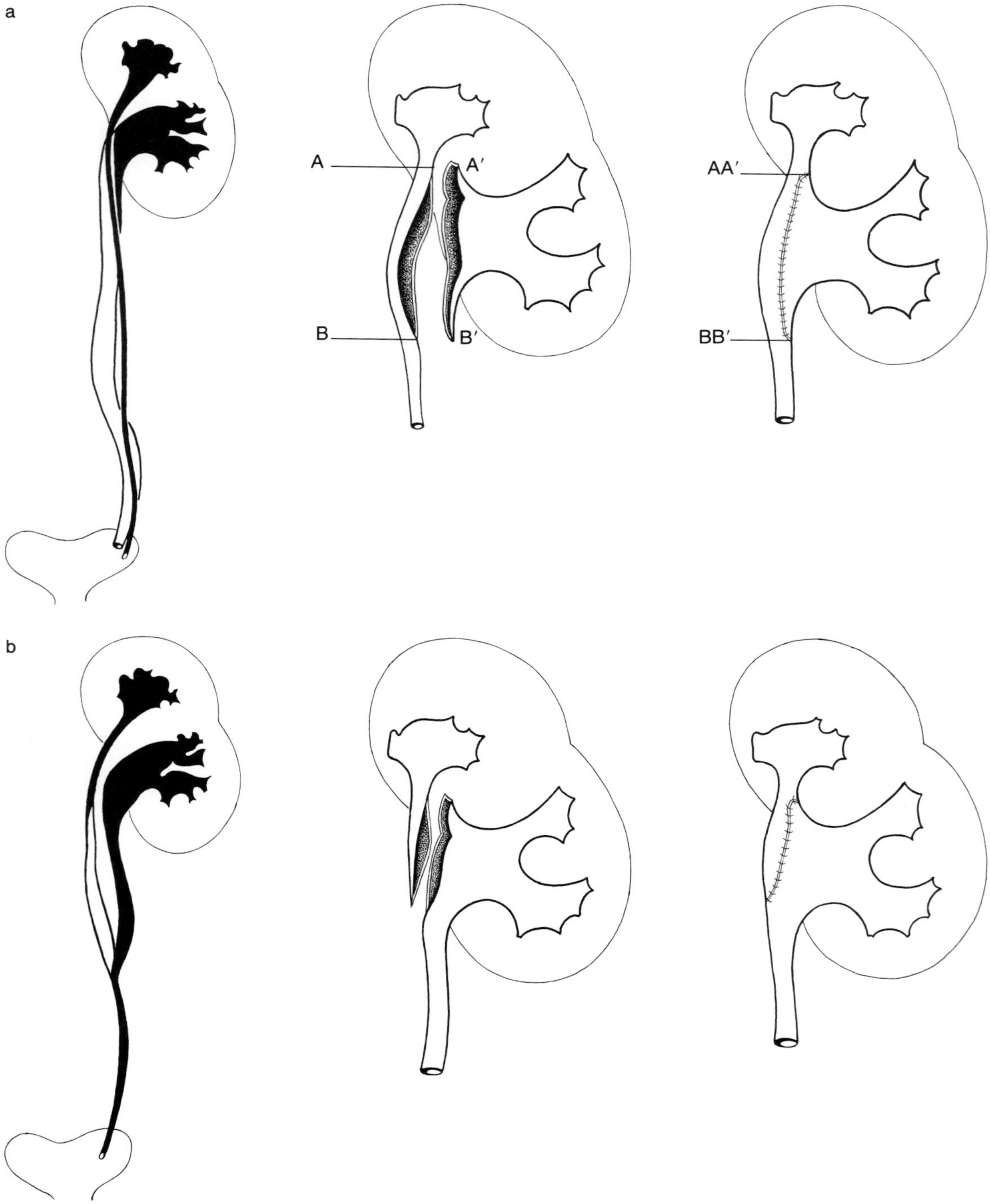

8.14 Urogenitaltrakt und retroperitonealer Raum

Abb. **6a–c** Interpyelische oder pyeloureterale Anastomose.
a Typ I: Resektion des kaudalen dilatierten Ureters und Anastomose zwischen beiden Nierenbecken bzw. Nierenbecken und Ureter.
b Typ II: Resektion des kranialen Ureter bifidus und Anastomose zwischen beiden Nierenbecken bzw. Nierenbecken und Ureter.

Doppelniere 8.15

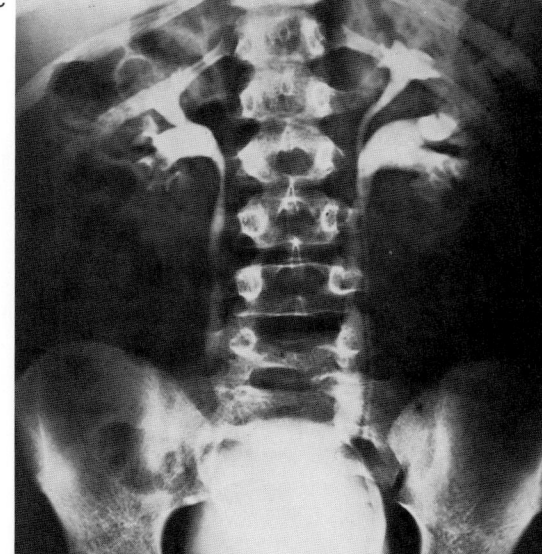

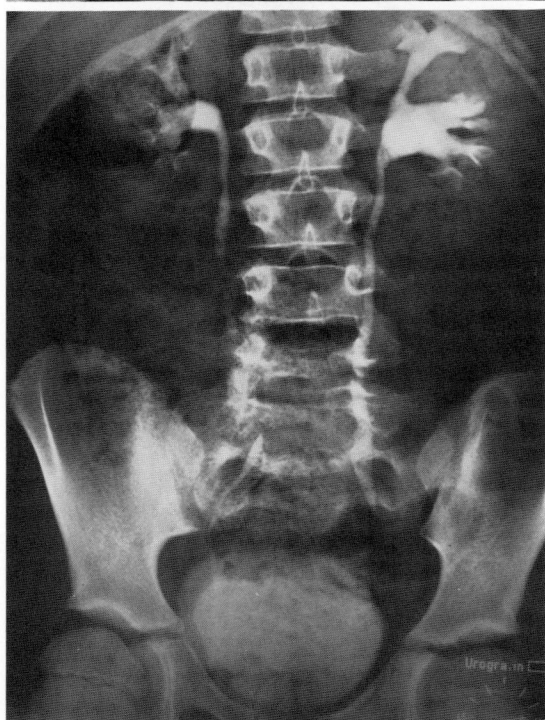

Abb. 6 c I. v. Pyelogramm vor und nach interpyelischer Anastomose Typ I.

zele oder ektopische Uretereinmündung kann die obere Nierenhälfte funktionslos und somit radiologisch stumm sein. Man muß daher stets auf die folgenden indirekten röntgenologischen Zeichen einer Doppelniere achten (s. Abb. 78 a):
- Vergrößerter Abstand zwischen dem oberen Nierenpol und der oberen Kelchgruppe.
- Abnorme Achse des Nierenbeckenkelchsystems.
- Konkave Eindellung der oberen Begrenzung des Nierenbeckens.
- Verminderung der Zahl der Kelche.
- Spiralförmiger Verlauf des Ureters.

Beim Vorliegen einer Ureterozele ist zusätzlich ein Füllungsdefekt in der Blase zu finden (S. 8.101).
Hat man anhand eines oder mehrerer dieser indirekten Zeichen den Verdacht auf eine Doppelniere, so ist die *Ultrasonographie* ein ausgezeichnetes diagnostisches Mittel, den Befund zu erhärten.

Therapie

Liegt ein Reflux oder eine Stenose eines Ostiums oder beides kombiniert vor, so ist nach Ansicht der meisten Autoren eine operative Korrektur angezeigt. Vor dem Eingriff muß aber eine Szintigraphie zur Bestimmung der Funktion der einzelnen Nierenabschnitte durchgeführt werden (CAMPBELL u. HARRISON 1970). Einige Autoren sind der Meinung, daß für Reflux bei Doppelnieren die gleichen Operationsindikationen gelten wie beim Reflux in einen Ureter simplex (S. 8.121). Man wird aber bei der operativen Behandlung des Ureter duplex je nach Zustand des Nierenparenchyms und der Ureteren eine der folgenden Techniken wählen:

Ureterozystoneostomie beider Ureteren »en bloc«

Wenn beide Nierenanteile funktionstüchtig und beide Ureteren noch relativ schlank sind, kann der vesikoureterale Reflux in den *kaudalen* Ureter durch eine Neuimplantation *beider* Ureteren »en bloc« korrigiert werden. Am besten geeignet sind die Operation nach POLITANO-LEADBETTER und nach COHEN (Abb. 5a u. b) (S. 8.121): Beide Ostien werden zusammen mit einer kleinen Blasenschleimhautscheibe freipräpariert und beide Ureteren bis in den Retroperitonealraum mobilisiert, ohne sie jedoch voneinander zu lösen. Die Reimplantation erfolgt ähnlich wie bei einem einzelnen Ureter. Die damit erzielten Resultate sind besonders gut.

Interpyelische Anastomose

Sind bei einer Doppelniere beide Nierenanteile funktionstüchtig oder müssen sie wegen gleichzeitiger Schädigung der kontralateralen Niere unbedingt erhalten bleiben, wird man versuchen, die Nierenbecken zu anastomosieren und den pathologischen Ureter zu entfernen. Die Indikation zur interpyelischen Anastomose ist besonders dann gegeben, wenn einer der Ureteren infolge einer Stenose des Ostiums oder infolge eines Refluxes *stark*

8.16 Urogenitaltraktus und retroperitonealer Raum

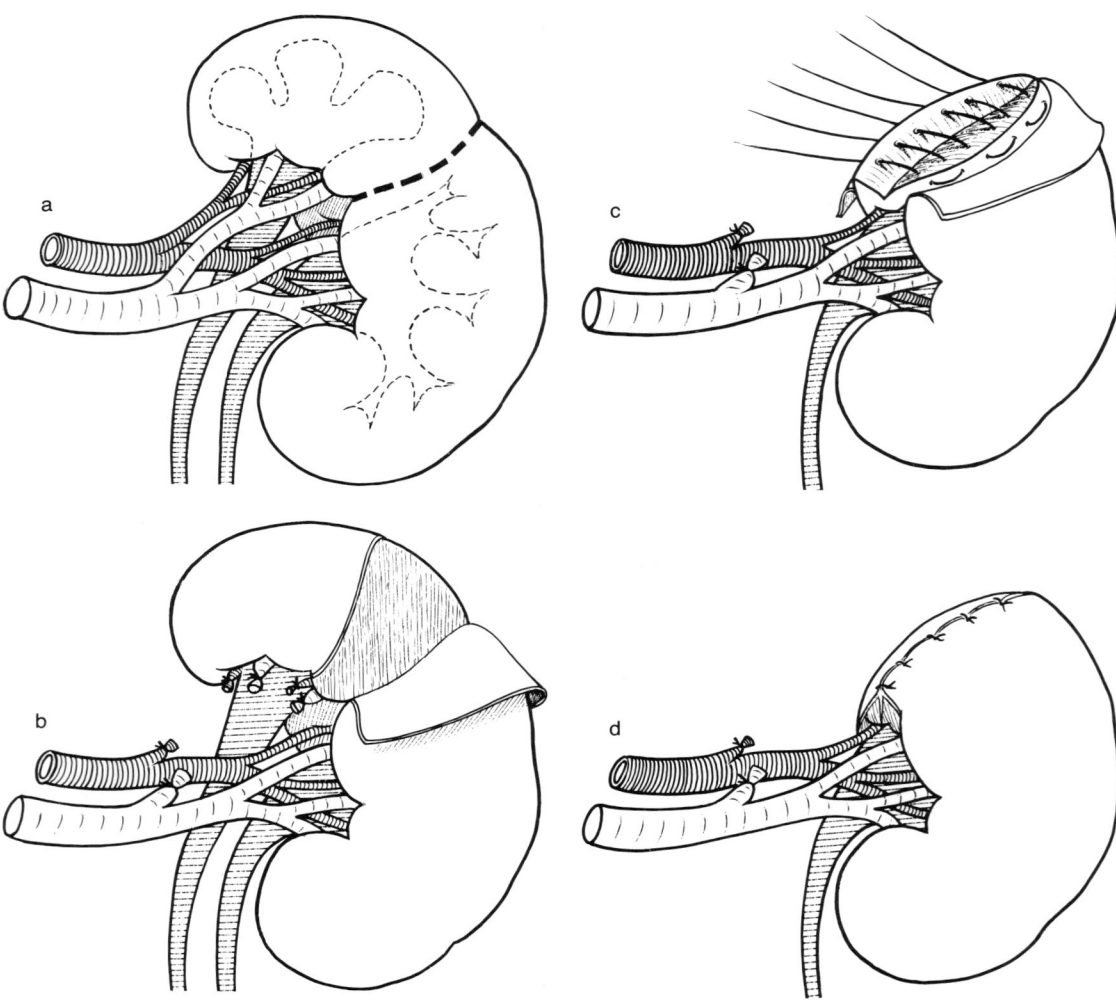

Abb. **7 a–d** Technik der Heminephrektomie.
a Berücksichtigung der getrennten Gefäßversorgung bei der Wahl der Resektionsstelle.
b Zurückklappen der fibrösen Kapsel zur späteren Deckung der Wundfläche.
c Matratzennähte nach keilförmiger Resektion des oberen Nierenanteils.
d Verschluß der fibrösen Kapsel über der Nierenparenchymnaht.

erweitert ist. Erhalten wird der gesunde Ureter, d. h. derjenige, der weder einen vesikoureteralen Reflux noch eine Ostiumstenose aufweist (interpyelische Anastomose Typ I oder II). Ist der gesunde Ureter zu dünn, so kann notfalls der andere, pathologische Ureter erhalten werden, jedoch unter Vorbehalt einer gleichzeitigen Ureterozystoneostomie zur Ausschaltung der schädigenden Ursache (Abb. **6a–c**).

Technik der interpyelischen Anastomose. Von einem abdominalen Querschnitt aus und nach Abschieben des uneröffneten Peritoneum nach medial werden die Nieren und die Doppelureteren freigelegt. Die Nierenbecken werden allseitig freipräpariert und so inzidiert, daß sie nachher breit anastomosiert werden können (s. Abb. **6**). Die Nierenbeckennaht wird locker mittels 5/0 Chrom Catgut-Einzelknopfnähten realisiert. Der ausgeschaltete Ureter wird exzidiert. Eine Schienung des erhaltenen Ureters ist zu unterlassen, hingegen ist das Nierenbett nach außen zu drainieren. Die Resultate der interpyelischen Anastomose sind meist ausgezeichnet. Die prophylaktische Behandlung der Urininfektion muß aber, wie bei allen plastischen Operationen der Harnwege, während mindestens 6 Monaten weitergeführt werden.

Heminephrektomie

Wenn einer der Nierenanteile funktionsuntüchtig ist und der andere noch gut genug ist, um erhalten zu werden, kommt eine Heminephrektomie in Frage. Je nach Entstehungsmechanismus der Nierenläsion wird der kraniale Anteil (Stenose, Ureterozele) oder der kaudale Anteil (Reflux) geopfert werden müssen.

Doppelniere 8.17

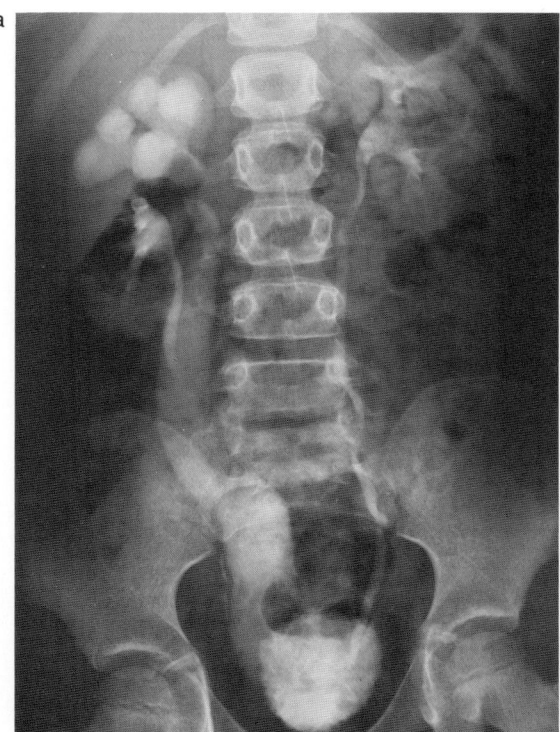

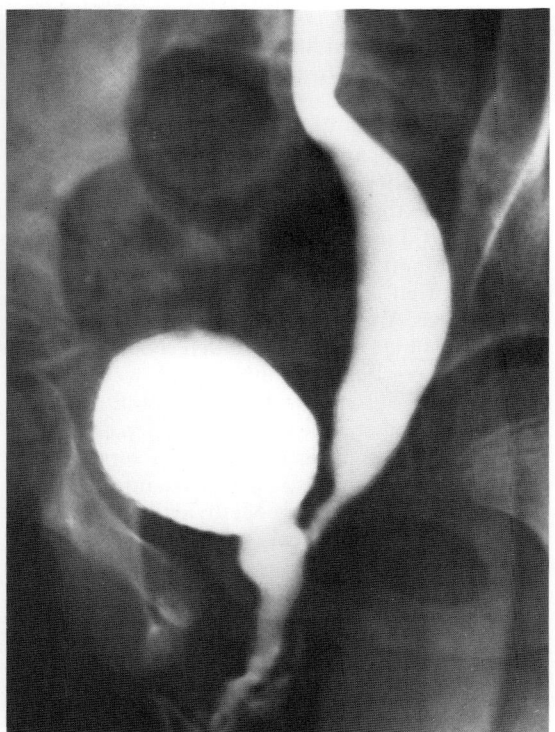

Abb. 8 a–c Ureter duplex bei einem 3jährigen Mädchen mit rezidivierender Pyurie.
a I. v. Pyelogramm: schwere Hydronephrose am oberen Nierenpol. Hochgradiger Megaureter.
b Das Miktionsurethrogramm stellt eine ektopische Uretereinmündung mit Reflux 5. Grades dar.
c Röntgenbefund 5 Jahre nach Heminephrektomie und Ureterresektion. Die rechte untere Niere hat sich auffallend schön entwickelt.

Technik der Heminephrektomie (Abb. 7a–d). Die Niere ist durch einen lumboabdominalen (seitliche Lagerung) oder subkostalabdominalen (Rückenlagerung) Querschnitt freizulegen, damit die Ureteren bis gegen die Blase hin visualisiert werden können. Nach Darstellung der beiden Nierenbecken auf der Nierenrückseite sind auf der Nierenvorderfläche die Nierenarterien und -venen mit ihren Ästen anatomisch genau auszupräparieren. Selbstverständlich werden nur die Gefäßäste, welche den zu entfernenden Nierenanteil versorgen, ligiert. Nach Anlegen der Ligaturen wird die Demarkationslinie zwischen beiden Nierenanteilen am Farbunterschied erkennbar, auch wenn sie äußerlich nicht durch eine Furche oder Einziehung gekennzeichnet ist. Gelegentlich werden die beiden Nierenanteile durch separate Gefäße versorgt, die direkt aus der Aorta resp. Vena cava inferior abgehen. Durch Injektion von Methylenblau in das zu resezierende Kelchsystem kann das betreffende Nierenparenchym blau angefärbt werden, was die Resektion erleichtert. Die Durchtrennung der Niere erfolgt nach innen zu leicht keilförmig zwischen den beiden getrennten Nierenbecken, ohne sie zu eröffnen. Die Nierenwundfläche wird mittels einer Reihe von Matratzenknopfnähten, die über einen Streifen Oxycelgaze locker geknotet werden, geschlossen. Vor der Resektion kann die fibröse Kapsel über dem zu entfernenden Anteil gespalten, abgeschoben und dann zur Deckung der Nahtstelle verwendet werden. Der zum kranken Nierenabschnitt gehörende Ureter wird nun freigelegt und in Blasennähe oder an seiner Eintrittsstelle in den anderen Ureter ligiert und durchtrennt. Die Resultate nach Heminephrektomie sind bei guter Indikationsstellung ausgezeichnet (Abb. 8a–c). Die Pyurie verschwindet nach Entfernung des Infektionsherdes, und die restliche Niere, so klein sie auch sein mag, bleibt funktionstüchtig.

Nephrektomie mit Entfernung der Ureteren
Dieses Verfahren kommt nur in Frage, wenn beide Nierenanteile funktionslos sind (Hydronephrose, schwere Pyelonephritis, Schrumpfniere usw.), vorausgesetzt, daß die Gegenseite normal ist.

Ureter duplex mit ektopischer Mündung des kranialen Ureters außerhalb der Blase

Symptome
Die unterschiedliche Symptomatologie läßt sich anhand der anatomischen Verhältnisse erklären:
– Verläuft der ektopische Ureter durch den Sphinktermechanismus der Blase hindurch, so entstehen eine Stauung und eine Dilatation des Ureters, eventuell eine Hydronephrose oder infolge des erhöhten Infektionsrisikos eine Pyonephrose. Dasselbe wird bei der ektopischen Mündung in einen Ductus ejaculatorius oder in eine Samenblase beobachtet. Die genaue *Diagnose* kann sehr schwierig sein, da der betroffene Nierenanteil oft funktionell stumm ist und bei der Zystoskopie kein zusätzliches Ostium gefunden werden kann. Die Diagnose kann mittels Ultrasonographie gesichert werden, da hier sowohl der funktionslose Nierenanteil als auch der dilatierte Ureter zur Darstellung kommen.
– Mündet der ektopische Ureter distal der Blase unter Umgehung des Sphinktermechanismus, so entsteht ein Harnträufeln, das regelmäßig als Enuresis zunächst fehlgedeutet wird. Dieses Harnträufeln unterscheidet sich von einer Harninkontinenz bei Blasenlähmung dadurch, daß daneben auch eine normale Miktion besteht.

Diagnose
Sie stützt sich auf die endoskopische Inspektion, auf den Farbtest (die Blase wird mit einer gefärbten Lösung gefüllt: ist der abträufelnde Harn nicht gefärbt, so handelt es sich um eine Umgehung der Blase durch einen ektopisch mündenden Ureter) und auf die röntgenologische Untersuchung (Vorhandensein einer Doppelniere im i.v. Pyelogramm: eventuell retrograde Füllung des ektopisch mündenden Ureters).

Therapie
Sie besteht beim Ureter duplex mit ektopischer Mündung außerhalb der Blase entweder in einer Heminephrektomie oder in einer interpyelischen Anastomose. Von einer tiefen Ureteranastomose (Ureteroureterostomie) ist nach unserer Meinung wegen der Gefahr des ureteroureteralen Refluxes abzuraten. Eine Ureterozystoneostomie des ektopisch mündenden Ureters ist aus technischen Gründen kaum möglich, er wird daher meist möglichst nahe an seiner Mündungsstelle reseziert. Besteht ein Reflux, so muß der distale Ureterstumpf wegen der Gefahr rezidivierender Infektionen total reseziert werden. Durch einen inguinalen Wechselschnitt werden beide Ureteren bis zur Blase freipräpariert. $1^1/_2$–2 cm proximal der Blasenwand sind die Ureteren nicht mehr zu trennen, da sie eine gemeinsame Wand haben. Am besten wird der abnormale Ureter bis zum Ostium längsgespalten. Das Lumen wird dann unter Schonung des normalen Ureters durch zwei Nähte verschlossen. Eine Resektion der Ureterschleimhaut ist überflüssig. Beim hochgradigen Megaureter ist die Ureterwand teilweise abzutragen. Bei diesem Procedere bleibt die Blutversorgung des normalen Ureters intakt.

Literatur
Albers, D. D., J. R. Geyer, S. D. Barnes: Clinical significantion of the blind-ending branch of a bifid ureter: report of 3 additional cases. J. Urol. 105 (1971) 634
Amar, A. D.: Lateral ureteral displacement: sign of nonvisualized duplication. J. Urol. 105 (1971) 638
Amar, A. D.: Reimplantation of completely duplicated ureters. J. Urol. 107 (1972 a) 230
Amar, A. D.: Treatment of reflux in bifid ureters by conversion to complete duplication. J. Urol. 108 (1972 b) 77

Amar, A. D.: Ipsilateral ureteroureterostomy for single ureteral disease in patients with ureteral duplication: a review of 8 years of experience with 16 patients. J. Urol. 119 (1978) 472
Amar, A. D., K. Chabra: Reflux in duplicated ureters: treatment in children. J. Pediat. Surg. 5 (1970) 419
Atwell, J. D., P. L. Cook, C. J. Howell et al.: Familial incidence of bifid and double ureters. Arch. Dis. Child. 49 (1974) 390
Barrett, D. M., R. S. Malek, P. P. Kelalis: Problems and solutions in surgical treatment of 100 consecutive ureteral duplications in children. J. Urol. 114 (1975) 126
Belman, A. B., R. B. Filmer, L. R. King: Surgical management of duplication of the collecting system. J. Urol. 112 (1974) 316
Bettex, M., F. Kuffer: Indikationen und Ergebnisse der Uretero-Cysto-Neostomie bei refluierenden Doppelureteren im Kindesalter. Z. Kinderchir. 7 (1969) 490
Bettex, M., M. Kummer-Vago, F. Kuffer: Ureteroneocystostomy in refluxing ureteric duplication: indications, technique and results. J. Pediat. Surg. 5 (1970) 622
Borgwardt, G., J. Krause: Ureteral Triplication in an infant. Z. Kinderchir. 23 (1978) 323
Brueziere, J., M. Georgelin: L'état du pyélon inférieur dans les duplications de la voie excrétrice chez l'enfant. Ann. Urol. 8 (1974) 31
Campbell, M. F., J. H. Harrison: Urology, 3rd ed. Saunders, Philadelphia 1970 (S. 492)
Cendron, J., H. Saied, P. Trottot: Uretère bifide dont une branche est borgne. J. Urol. Nephrol. 10–11 (1975) 775
Chatelain, C., G. Weisgerber, M. Boureau et al.: Duplicités et bifidités urethrales. Ann. Chir. infant. 16 (1975) 75
Cohen, S. J.: Ureterozystoneostomie. Eine neue antireflux Technik. Aktuelle Urologie 6 (1975) 1
Fehrenbaker, L. G., P. P. Kelalis, G. B. Stickler: Vesicoureteral reflux and ureteral duplication in children. J. Urol. 107 (1972) 862
Genton, N.: Le traitement chirurgical du double rein chez l'enfant, indications et techniques opératoires. Urol. int. (Basel) 20 (1965) 100
Genton, N.: L'anastomose inter-pyélique dans la chirurgie du double-rein. Z. Kinderchir., Suppl. 3 (1966) 101
Gibson, T. E.: A new operation for ureteral ectopia. Case report. J. Urol. 77 (1957) 414
Hartman, G. W., C. J. Hodson: The duplex kidney and related abnormalities. Clin. Radiol. 20 (1969) 387
Johnston, J. H., M. R. Heal: Reflux in complete duplicated ureters in children: management and techniques. J. Urol. 105 (1971) 881
Kaplan, W. E., P. Nasrallah, L. R. King: Reflux in complete duplication in children. J. Urol. 120 (1978) 220
Krawitt, L. N.: Excision of duplicated ectopic ureter: reemphasis on technique. J. Urol. 121 (1979) 98
Kumar, R., M. S. Madan: Renal duplication with hypertension. J. Pediat. Surg. 5 (1970) 380
Lebowitz, R. L., F. E. Avni: Misleading appearances in pediatric uroradiology. Pediat. radiol. 10 (1980) 15
Lenaghan, D.: Bifid ureters: an anatomical, physiological and clinical study. J. Urol. 87 (1962) 808
Mackie, G. G., F. D. Stephens: Duplex kidneys: a correlation of renal dysplasia with position of the ureteral orifice. J. Urol. 114 (1975) 274
Mackie, G. G., H. Awang, F. D. Stephens: The ureteric orifice: the embryologic key to radiologic status of duplex kidneys. J. Pediat. Surg. 10 (1975) 473
Maier, W. A., P. Simonis: Erfahrungen in der chirurgischen Behandlung von Nierendoppelungen mit Doppelureter. Z. Kinderchir. 7 (1969) 477
Mildenberger, H., M. Brandis, U. Schnaidt: Beobachtungen zum Mackie-Stephensschen embryologischen Konzept der Harnleiterektopie. Z. Kinderchir. 27 (1979) 337
Musselman, B. C., J. J. Barry: Varying degrees of ureteral ectopia and duplication in 5 siblings. J. Urol. 110 (1973) 476
Nation, E. F.: Duplication of the kidney and ureter: a statistical study of 230 new cases. J. Urol. 51 (1944) 456
Nordmark, B.: Double formations of the pelves of the kidneys and the ureters. Embryology occurence and clinical significance. Acta radiol. 30 (1948) 267
Nüssle, D., N. Genton: Anomalies fonctionnelles des uretères bifides. Ann. radiol. 8 (1965) 203
Redman, J. F.: Triplicate ureter with contralateral ureteral duplication. J. Urol. 116 (1976) 805
Reule, G. R., J. S. Ansell: Reimplantation of double ureters. J. Urol. 102 (1969) 172
Schulman, C. C.: Les implantations ectopiques de l'uretère. Acta urol. belg. 40 (1972) 194
Schulman, C. C., W. Gregoir: Ureteric duplication in surgical pediatric urology. In: Eckstein, H. B., R. Hohenfellner, D. I. Williams: Surgical Pediatric Urology. Thieme, Stuttgart 1977 (S. 244)
Silber, Sh. J.: Extrarenal function in patients with duplication anomaly: obligatory and compensatory renal growth. J. Urol. 112 (1974) 423
Simms, M. H., P. M. Higgins: Diagnosis of the occult ectopic ureter in a duplex kidney. J. Urol. 114 (1975) 697
Stephens, F. D.: Bifid and double ureters, ureteroceles and fused kidneys. In: Ravitch, M. M., K. J. Welch, C. D. Benson et al.: Pediatric Surgery, 3rd Ed. Year Book Medical Publishers, Chicago 1979 (S. 1188)
Swenson, O., I. A. Ratner: Pyelo-ureterostomy for treatment of symptomatic ureteral duplications in children. J. Urol. 88 (1962) 184
Timothy, R. P., A. Decter, A. D. Perlemutter: Ureteral duplication: clinical findings and therapy in 46 children. J. Urol. 105 (1971) 445
Viville, Ch., R. Fournier: La duplicité urétéro-rénale chez l'enfant. Ann. Urol. 11 (1977) 185
Weigert, C.: Über einige Bildungsfehler der Ureteren. Virchows Arch. path. Anat. 70 (1877) 490

Hufeisenniere

N. GENTON

Von den zahlreichen Anomalien der Niere, welche sowohl ihre Zahl (einseitige Nierenagenesie), ihre Form (gelappte Niere), ihre Lage (Nierenektopie) als auch die Rotationsfehlstellungen und die Verschmelzungsniere betreffen, werden wir hier die Hufeisenniere, die häufigste Form der Nierenverwachsungen, und die Nierenektopie (S. 8.23) behandeln.

Embryologie und pathologische Anatomie

Die Hufeisenniere entsteht dadurch, daß im frühen Fetalleben aus unbekannter Ursache die beiden noch im kleinen Becken liegenden Nierenanlagen in 90% der Fälle am unteren Pol (BOATMAN u. Mitarb. 1972; CENDRON 1977; KELALIS u. Mitarb. 1973), seltener am oberen, miteinander verschmelzen. Diese Vereinigung erfolgt in den meisten Fällen, bevor sich das ursprünglich nach vorn gerichtete Nierenbecken nach medial gedreht hat, so daß auch nach dem Aszensus der Nieren die normale Rotation ausbleibt. Der Isthmus, die Verbindungsbrücke zwischen den beiden Nieren, ist verschieden breit und besteht entweder nur aus Bindegewebe oder aus Nierenparenchym (Abb. 9).

8.20 Urogenitaltraktus und retroperitonealer Raum

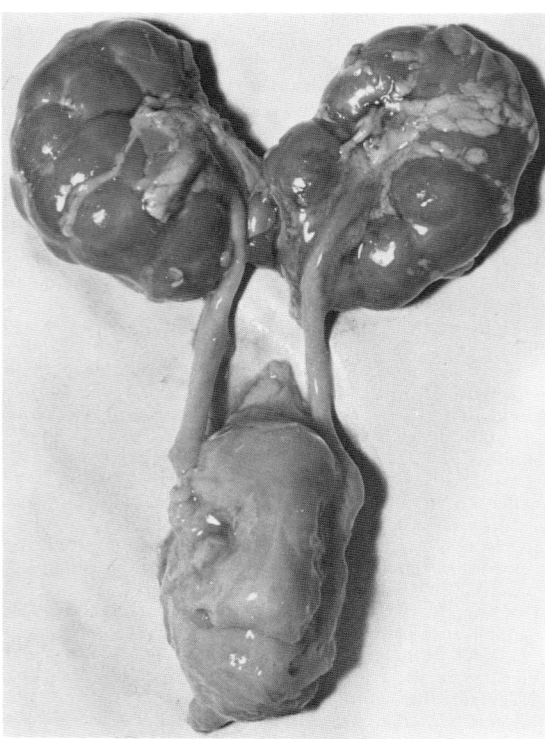

Abb. 9 Hufeisenniere bei 7 Tage altem Mädchen. Linker Nierenanteil um 90 Grad nach vorn rotiert. Ureter vor dem schmalen Isthmus bzw. vor dem unteren Nierenpol verlaufend.

Er liegt gewöhnlich quer vor der Lumbalwirbelsäule und den großen Gefäßen, unterhalb der Abgangsstelle der A. mesenterica inferior. Diese verhindert während der Entwicklung ein Aufsteigen des Organs als Ganzes. Gleichwohl können die Nieren seitlich bis in die normale Nierenloge auswachsen. Oft bleiben aber die verschmolzenen Nieren ektopisch in der unteren Lumbalregion, vor dem Promontorium oder gar im kleinen Becken (fehlender Aszensus). Die Längsachsen der Nieren, die sich normalerweise in kranialer Richtung schneiden, laufen bei der Hufeisenniere beckenwärts zusammen. Die Hufeisenniere hat zwei vollständig getrennte Nierenbecken, deren atypische Form und Lage durch die Verschmelzung der Nierenanlage und durch die Rotationsstörung zu erklären ist. Die Ureteren verlaufen vor dem Isthmus nach unten und münden an normaler Stelle in die Blase. Die beiden Nierenhälften werden durch getrennte Gefäße versorgt, die dorsal vom Nierenbecken den Hilus erreichen. Die Hufeisenniere kann auch unilateral liegen, wobei der Harnleiter der verlagerten Nierenhälfte die Mittellinie kreuzt. Bei ausgedehnteren Verschmelzungen der Nierenanlagen entwickeln sich oft unförmige, unregelmäßig gelappte Gebilde, die man als Klumpen- oder Kuchenniere bezeichnet.

Häufigkeit
Es kann nur schwer festgestellt werden, wie hoch die Zahl dieser Mißbildungen ist, doch schätzt man, daß in der Gesamtbevölkerung eine Hufeisenniere auf 3000 Menschen gefunden wird (BOUCKAERT u. Mitarb. 1970). Bei urologischen Routineuntersuchungen kann sie einmal auf 200 Patienten festgestellt werden (BOUCKAERT u. Mitarb. 1970). Andere Autoren geben ein Verhältnis von 1:350 und 1:460 an (BOATMAN u. Mitarb. 1972; KELALIS u. Mitarb. 1973; PITTS u. MUECKE 1975). Das männliche Geschlecht ist häufiger betroffen.

Zusätzliche Mißbildungen
Bei allen Autoren wird eine Häufung weiterer Mißbildungen (Abb. 10) bei Patienten mit einer Hufeisenniere beschrieben. KÖLLN u. Mitarb. (1972) schätzen sie auf 30%, KELALIS u. Mitarb. (1973) auf 50–60%. Viele Kinder werden wegen multiplen Mißbildungen tot geboren, andere sterben kurz nach der Geburt (BOUCKAERT u. Mitarb. 1970).

Urogenitale Mißbildungen. Eine ektopische Lage der Hufeisenniere ist häufig, ebenfalls werden öfters Stenosen am pyeloureteralen Übergang gefunden, wodurch Infektionen und Steinbildungen begünstigt werden. So fanden PITTS u. Mitarb. (1975) bei einem Krankengut von 43 Kindern im Alter von 0–10 Jahren in 21% der Fälle Steine, in 15% eine Ureterabgangsstenose und nur in einem Fall einen vesikoureteralen Reflux. Zystische Mißbildungen (CORREA u. PATON 1976) und Nephroblastome wurden ebenfalls beschrieben (PAPPIS u. Mitarb. 1979; SHASHIKUMAR u. Mitarb. 1974).

Mißbildungen im Bereich anderer Organsysteme
Nach KELALIS u. Mitarb. (1973) sind Skelettmißbildungen am häufigsten (38%), gefolgt von kardiovaskulären (30%) und gastrointestinalen (25%) Anomalien.

Symptome
FOLEY (1940) schlägt vor, aufgrund der klinischen Symptome 3 Gruppen zu unterscheiden.
Die asymptomatische Hufeisenniere, welche anläßlich einer Routineuntersuchung wegen anderer Mißbildungen entdeckt wird.

Die Hufeisenniere mit urologischen Symptomen
Eine Pyurie oder Hämaturie ist häufig der Anlaß zu einer urologischen Abklärung. Meist besteht ein plumpes, erweitertes Kelchsystem infolge einer Mißbildung am pyeloureteralen Übergang oder ein vesikoureteraler Reflux. Dadurch wird eine Pyurie begünstigt. Sie kann jedoch auch ohne Urostase bei parenchymatösen Anomalien auftreten (z. B. Dysplasie). Die Hämaturie kann auf eine Urolithiasis oder einen Tumor hinweisen. Es ist nicht auszuschließen, daß die ektopische Lage und die Form die Hufeisenniere anfälliger auf Mikrotrau-

Hufeisenniere 8.21

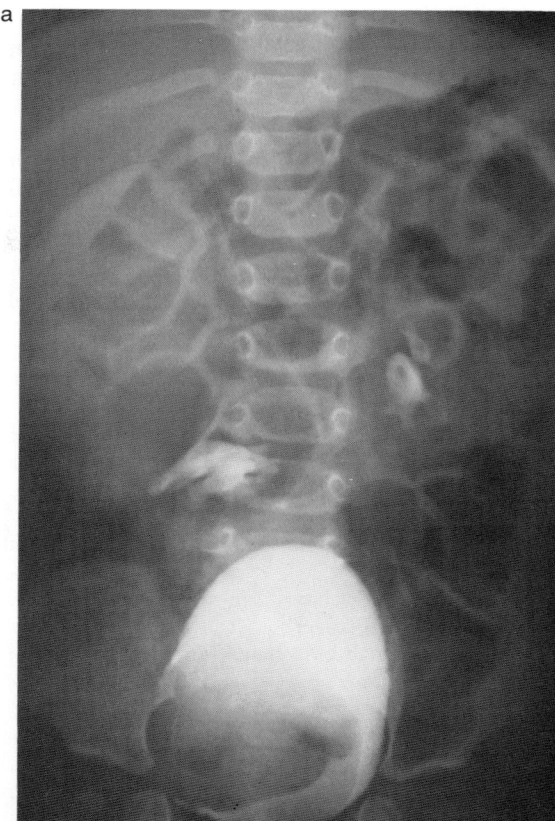
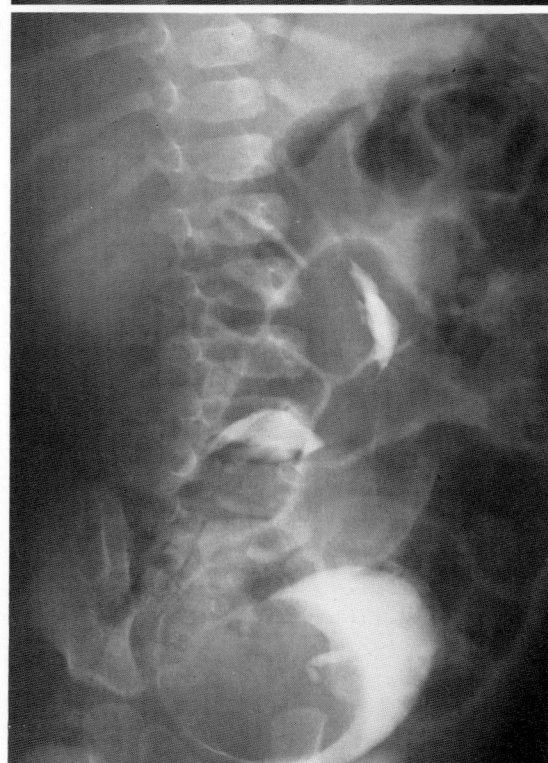

men machen als eine normale Niere und sie deshalb zur Quelle einer Hämaturie werden lassen.

Die Hufeisenniere mit abdominellen Symptomen
Schmerzen im Abdomen können verschiedene Ursachen haben. Wird besonders bei der Dorsalflexion der Isthmus der Hufeisenniere gegen die Wirbelsäule gedrückt, so können Schmerzen in der Lumbal- und Nabelgegend auftreten. Ebenso kann ein Druck des Isthmus auf die A. mesenterica inferior zu gastrointestinalen Beschwerden führen (Arteria-mesenterica-inferior-Syndrom).

Röntgenbefund
Die intravenöse oder retrograde Kontrastfüllung der Nierenbecken zeigt ihre ungewöhnliche Form und Lage. Sie liegen gewöhnlich etwas tiefer und näher der Wirbelsäule als normal. Ihre Längsachsen können in kranialer Richtung divergieren. Als Ausdruck der Rotationsstörung liegen die Calices ein- oder beidseitig in der Sagittalebene (Abb. 11). In der seitlichen Aufnahme ist der nach vorn konvexe Verlauf der Ureteren über den Isthmus oder über den unteren Nierenpol gelegentlich eindeutig zu erkennen. Das *Miktionsurethrogramm* gibt Auskunft über das Vorliegen eines Refluxes oder einer vesikourethralen Anomalie.
Die *Angiographie,* obwohl von einigen Autoren empfohlen, scheint uns nicht unbedingt notwendig zu sein, doch könnte sie im Falle einer Isthmusresektion wertvolle Hinweise geben. Die Interpretation der Bilder ist aber oft schwierig. Ein *Computertomogramm* ist für alle jene Fälle reserviert, bei denen Verdacht auf einen Tumor besteht. Die *Szintigraphie* erscheint uns unerläßlich zur Festlegung der Funktion der verschiedenen Nierenabschnitte, um nachher die bestmögliche Therapie durchführen zu können.

Therapie
Die asymptomatischen Formen bedürfen keines therapeutischen Eingriffes, falls keine Begleitmißbildungen wie Erweiterung des Nierenbeckens und der Kelche oder ein vesikoureteraler Reflux vorliegen. BOATMAN mußte in seiner Serie von 105 Fällen von Hufeisennieren in 80 % chirurgisch vorgehen. Folgende Eingriffe an den Nieren kommen in Frage: eine *partielle oder totale Nephrektomie,* eine *Durchtrennung oder Resektion des Isthmus, Nierenbecken- mit Ureterabgangsplastik.* Bei vorliegendem Reflux wird eine Ureterozystoneostomie ausgeführt.

Abb. 10 a u. b Hufeisenniere mit orthotopischer Ureterozele und Doppelniere rechts bei einem 9 Monate alten Mädchen (i. v. Pyelogramm).
a A.–p. Aufnahme: Die unteren Kelche sind durch die starke Hydronephrose der oberen Niere nach unten verdrängt. Die Nierenkontur ist gut sichtbar.
b Seitliche Aufnahme: Beachte die rechtsseitige Ureterozele und den hochgradigen Megaureter.

8.22 Urogenitaltraktus und retroperitonealer Raum

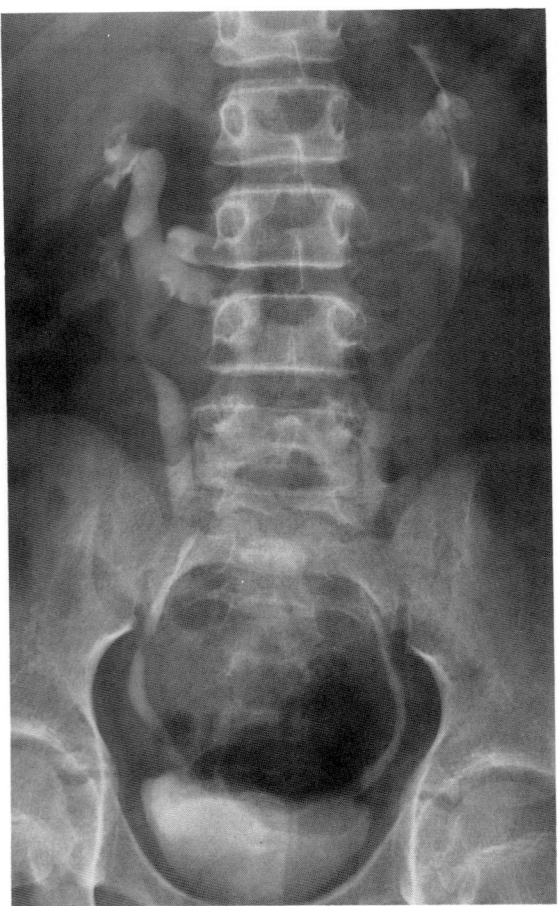

Abb. 11 Hufeisenniere bei 9 Jahre altem Mädchen. Die Calices liegen in der Sagittalebene.

Der Zugang zur Hufeisenniere sollte nach Möglichkeit retroperitoneal erfolgen, um postoperative Adhäsionen zu vermeiden. Nach einer subkostalen Querinzision und Abschieben des Peritoneums nach medial kann die Niere leicht freigelegt werden. Wenn nötig, kann diese Inzision ohne Schwierigkeit verlängert werden. Jede Anomalie des Ureterabgangs, welche eine Erschwerung des Urinabflusses bedingt, muß korrigiert werden, was jedoch durch das Vorliegen des Isthmus und die Malrotation erschwert wird. Die Art der Anastomose muß den örtlichen Gegebenheiten angepaßt werden. Häufig wird die Y-V-Plastik nach FOLEY (1940) verwendet. Bei einigen schwierigen Fällen wird die Resektion des unteren Nierenpols empfohlen, um so eine kalikoureterale Anastomose zu ermöglichen (CENDRON 1977). Die Kombination einer *Spaltung des Isthmus mit einer Ureter-Nierenbeckenplastik* (CENDRON 1977) entlastet dank einer Fixation der Niere an den M. psoas die Abgangsstelle des Ureters vom Nierenbecken. Besteht jedoch eine ausgeprägte Hydronephrose mit schwerer Parenchymschädigung, eine zystische Mißbildung oder ein Tumor, so sollte eine *partielle oder totale Nephrektomie* durchgeführt werden. *Die Spaltung oder die einfache Resektion des Isthmus* ist für jene Fälle vorbehalten, bei denen lästige Kompressionsbeschwerden oder gastrointestinale Störungen (Arteria-mesenterica-inferior-Syndrom) auftreten. Ein sorgfältiges Präparieren des Isthmus und der Gefäße besonders auf der Rückseite ist eine unumgängliche Voraussetzung. Der Isthmus wird zwischen 2 Klemmen, welche bis nach Beendigung der Naht der Resektionsstellen liegen bleiben, durchtrennt. Wir empfehlen eine fortlaufende Naht, U- oder X-Nähte mit Chromcatgut 3/0. Anläßlich der Durchtrennung oder Resektion des Isthmus eröffnete Nierenkelche müssen übernäht werden. Um einen besseren Urinabfluß zu gewährleisten, werden am Ende der Operation die beiden getrennten Nieren seitlich an den M. psoas fixiert.

Resultate

Die chirurgische Behandlung der Hufeisenniere kann die Situation verbessern, doch bleibt die Mißbildung an sich bestehen. Die Operationsindikation ist daher nur in jenen Fällen gegeben, welche durch die Korrektur einer Begleitmißbildung verbessert werden können. Unklare Bauchschmerzen ohne Erweiterung der Harnwege rechtfertigen keinen chirurgischen Eingriff, auch keine Spaltung des Isthmus.

Literatur

Boatman, D. L., C. P. Kölln, R. H. Flocks: Congenital anomalies associated with horseshoe kidney. J. Urol. 107 (1972) 205
Bouckaert, J. I., F. Kuffer, M. Bettex: Die Hufeisenniere. Z. Kinderchir. 8 (1970) 268
Cendron, J.: Horseshoe kidney. In Eckstein, H. B., R. Hohenfellner, D. I. Williams: Surgical pediatric urology. Thieme, Stuttgart 1977 (S. 174)
Correa, R. J. jr., R. R. Paton: Polycystic horseshoe kidney. J. Urol. 116 (1976) 802
Foley, F. E. B.: Surgical correction of horseshoe kidney. J. A. MA. 115 (1940) 1945
Hefferman, J. C., R. G. Lightwood, M. E. Snell: Horseshoe kidney with retrocaval ureter: second reported case. J. Urol. 120 (1978) 358
Kelalis, P. P., R. S. Malek, J. W. Segura: Observations on renal ectopia and fusion in children. J. Urol. 110 (1973) 588
Kölln, C. P., D. L. Boatman, J. D. Schmidt et al.: Horseshoe kidney: a review of 105 patients. J. Urol. 107 (1972) 203
Leiter, E.: Horseshoe kidney: discordance in monozygotic twins. J. Urol. 108 (1972) 683
Pappis, C. H., G. H. Moussatos, C. G. Constantinides et al.: Bilateral nephroblastoma in a horseshoe kidney. J. Pediat. Surg. 14 (1979) 483
Pitts, W. R. Jr., E. C. Muecke: Horseshoe kidneys: a 40-year experience. J. Urol. 113 (1975) 743
Segura, J. W., P. P. Kelalis, E. C. Burke: Horseshoe kidney in children. J. Urol. 108 (1972) 333
Shashikumar, V. L., L. A. Somers, G. P. Pilling et al.: Wilms' Tumor in the horseshoe kidney. J. Pediat. Surg. 9 (1974) 185
Soulier, Y., J. Cendron: Les reins en fer à cheval chez l'enfant. Ann. Chir. infant. 16 (1975) 325
Towbin, R., C. Benton, L. Martin: Multilocular cystic dysplasia of half of a horseshoe kidney. J. Pediat. Surg. 9 (1974) 421

Nierenektopie

N. Genton

Bei der echten ektopischen Niere hat sich das Organ nie an seiner normalen Stelle befunden (Hendren u. Mitarb. 1976). Sie unterscheidet sich von der erworbenen Ektopie (Ptosis) durch eine abnorme Gestaltung der Nieren, des Ureters und durch die abnorme Abgangsstelle der Nierengefäße.

Pathologische Anatomie

Man unterscheidet 3 Formen (Gruner u. Brueziere 1971; Hendren u. Mitarb. 1976):
- *die tiefsitzenden Ektopien,* bei welchen die Nieren im kleinen Becken, im iliakalen oder tiefen lumbalen Bereich liegen (Abb. **12**);
- *die hochsitzenden Ektopien* (Ang u. Chan 1976; Azmy u. Forrest 1979) mit intrathorakal gelegenen Nieren, mit oder ohne Zwerchfellücke;
- *die gekreuzte Ektopie* (Boatman u. Mitarb. 1972; Campbell 1973; Farkas u. Mitarb. 1978; Hendren u. Mitarb. 1976; Hendren u. Donahoe 1979), bei welcher die Niere auf der der Implantationsstelle ihres Ureters gegenüberliegenden Seite liegt (Abb. 13).

Häufigkeit

Die Häufigkeit ektopischer Nieren wird von Campbell (1973) mit 1:800, von Thompson u. Pace (1937) mit 1:1220 angegeben. 60% liegen im Beckenbereich, 10% sind Einzelnieren. Dretler u. Mitarb. (1970) fanden bei 15 066 Autopsien eine Häufigkeit der Beckenniere von 1:1004. Das Verhältnis Knaben zu Mädchen beträgt 3:2.

Embryologie

Normalerweise wandern die Nieren zwischen der 5.–9. Fetalwoche von ihrer ursprünglichen Lage im kleinen Becken in die Lumbalgegend hinauf. Die Nierenektopie entsteht infolge eines fehlerhaften Aszensus. Bei Beckennieren verbleibt die Niere in ihrer ursprünglichen Position, wobei noch öfters ein zusätzlicher Rotationsfehler vorliegt. Die selten vorkommenden hochsitzenden Formen sind die Folge eines übersetzten Aszendierens der Niere über die Zwerchfellinie hinauf, was immer mit einer Verlängerung des Ureters und der Gefäße einhergeht. Bei der gekreuzten Ektopie wird eine Niere auf die Gegenseite verlagert, was mit oder ohne Verschmelzung der beiden Nieren erfolgen kann. Die Ursache dieser Anomalie ist unbekannt. Die ektopische und besonders die gekreuzte Niere ist meist abnorm gestaltet, stark gelappt, kugelig oder eiförmig. Nicht selten weist das Nierenparenchym eine Dysplasie auf. Die ektopische Niere verwächst gelegentlich mit der anderen Niere zu einem unförmigen Gebilde (Kuchen- oder Klumpenniere). Die immer retroperitoneal liegende ektopische Niere ist gewöhnlich mit der Umgebung fest verwachsen.

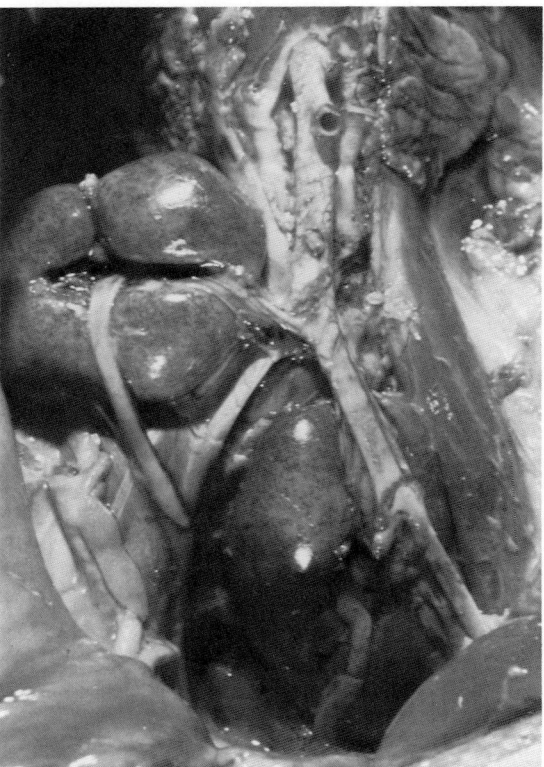

Abb. **12** Anatomisches Präparat einer bilateralen Nierenektopie. Die rechte Niere ist im lumbalen, die linke im iliakalen Bereich lokalisiert. Beachte die normale Stelle der beiden Nebennieren.

Zusätzliche Mißbildungen

Bei der Feststellung einer Nierenektopie muß wie auch bei der Hufeisenniere nach Begleitmißbildungen des Urogenitalsystems, des Skeletts, des Magen-Darm-Traktes und des Herzens gesucht werden. Gruner u. Brueziere (1971) beschreiben bei einem Krankengut von 25 Patienten mit Nierenektopie in 11 Fällen einzelne oder multiple Begleitmißbildungen kardiovaskulären, genitalen oder skelettären Ursprungs. Ein häufig beobachteter vesikoureteraler Reflux begünstigt rezidivierende Harnwegsinfektionen mit Pyelonephritiden. Nicht selten findet man auch Anomalien des pyelouretralen Übergangs, multizystische Nieren (Ariyan u. Touloukian 1973; Evans u. Mitarb. 1979) und gelegentlich Nephroblastome (Marshall u. Freedman 1978).

Symptome

Eine ektopische Niere verursacht wegen ihrer abnormen Lage häufig Beschwerden wie chronische Bauchschmerzen, Obstipation oder Subileuser-

8.24 Urogenitaltraktus und retroperitonealer Raum

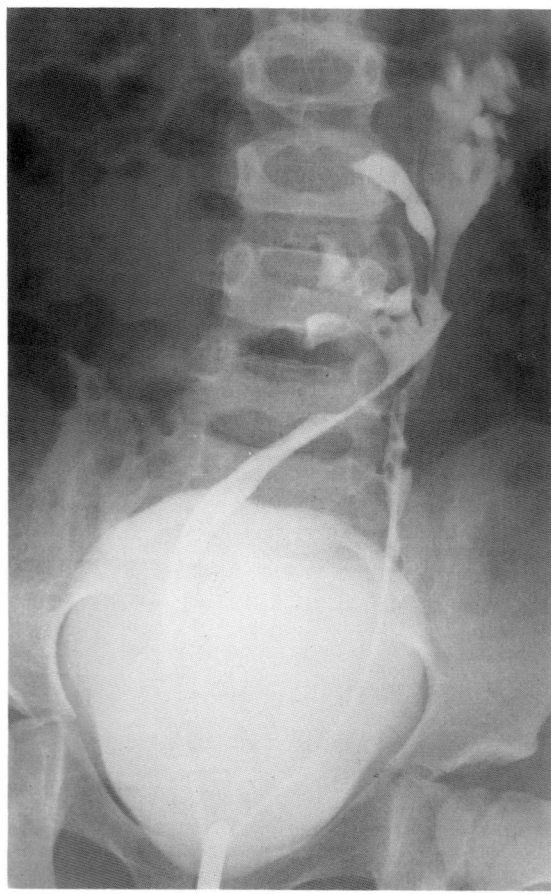

Abb. 13 Gekreuzte Ektopie. Das retrograde Pyelogramm stellt typische extrarenale Kelchsysteme dar.

scheinungen. Sie läßt sich oft als Tumor palpieren und ist differentialdiagnostisch bei Ovarialtumoren, Mesenterialzysten, appendizitischem Abszeß in Betracht zu ziehen. Wie bei allen Anomalien der Harnwege ist auch bei der Nierenektopie die Pyurie ein sehr häufiges Symptom. Fälle von Hypertension infolge von Gefäß- oder Parenchymanomalien werden beschrieben (BOATMAN u. Mitarb. 1972).

Die intrathorakal gelegenen, meist asymptomatischen Ektopien können beim Säugling zum Atemnotsyndrom führen.

Diagnose

Die Diagnose einer Nierenektopie läßt sich *radiologisch* stellen. Das i.v. Pyelogramm orientiert über die Lage der Niere und die pyeloureterale Morphologie. Wird nur eine Niere dargestellt, so sollte immer im kleinen Becken nach einer zweiten Niere, deren Kelchsystem sich mit den Konturen der Wirbelsäule und der Blase überschneiden kann, gesucht werden. Eine Erweiterung des Nierenbeckens und der Kelche sowie Steinbildungen sind häufige Komplikationen bei tiefsitzenden Ektopien (HENDREN u. Mitarb. 1976). Extrarenale Nierenkelche ohne Tubulusanschluß können mit pyelonephritischen Veränderungen verwechselt werden. Für diese Kelche ist eine keulenförmig abgerundete Begrenzung charakteristisch (DRETLER u. Mitarb. 1970, 1971) (s. Abb. 13). Die hochsitzenden Ektopien sind oft Zufallsbefunde bei Routineröntgenbildern des Thorax. Differentialdiagnostisch muß eine Zwerchfellhernie, eine Lungensequestration oder ein Lungeninfiltrat in Erwägung gezogen werden. Ein i.v. Pyelogramm klärt die Situation.

Mit Hilfe der Miktionsurethrographie sollte systematisch nach einem Reflux gesucht werden. Die *Endoskopie* gibt Auskunft über die Morphologie der Ostien. Liegt die Verdachtsdiagnose einer Einzelniere vor, so wird bei der Endoskopie nach einem eventuell vorhandenen zweiten Ostium gesucht. Der Wert der *Ultraschalldiagnostik* darf nicht unterschätzt werden, worauf wir bereits bei der Hufeisenniere hingewiesen haben.

Die *Angiographie* ist zur Stellung der Operationsindikation nützlich, jedoch nicht unerläßlich.

Therapie

Die Nierenektopie bedarf keines operativen Eingriffs, solange sie keine Symptome zeigt. Niemand wird versuchen, die ektopische Lage der Niere korrigieren zu wollen, da weder die Gefäß- noch die Ureterverhältnisse einen solchen Eingriff erlauben würden. Ein vesikoureteraler Reflux muß jedoch behoben und Anomalien des Ureterabgangs korrigiert werden, da sie eine Rückstauung des Urins, Infektionen und Steinbildung begünstigen. Bei der gekreuzten Nierenektopie können verschiedene plastische Eingriffe wie pyeloureterale oder interpyelische Anastomosen die Situation verbessern (HENDREN u. DONAHOE 1979).

Literatur

Ang, A. H., W. F. Chan: Ectopic thoracic kidney. J. Urol. 108 (1972) 211
Ariyan, St., R. J. Touloukian: Ectopic multicystic kidney with hydronephrosis in a 7-year old boy. J. Pediat. Surg. 8 (1973) 953
Azmy, A., D. M. Forrest: High renal Ectopia with diaphragmatic hernia. Z. Kinderchir. 28 (1979) 89
Boatman, D. O., B. A. Culp, D. A. Culp et al.: Crossed renal ectopia. J. Urol. 108 (1972) 30
Campbell, M. F.: Urology, Vol. III. Saunders, Philadelphia 1963
Cass, A. S., R. J. Vitko: Unusual variety of crossed renal ectopy with only one ureter. J. Urol. 107 (1972) 1056
Dretler, S. P., C. Olsson, R. C. Pfister: The anatomic, radiologic and clinical characteristics of the pelvic kidney: an analysis of 86 cases. J. Urol. 105 (1971) 623
Dretler, S. P., R. Pfister, W. H. Hendren: Extrarenal calyces in the ectopic kidney. J. Urol. 103 (1970) 406
Evans, W. P., T. E. Summer, W. B. Lorentz jr. et al.: Association of crossed fused renal ectopia and multicystic kidney. J. Urol. 122 (1979) 821
Farkas, A., J. Earon, M. Fistater: Crossed renal ectopia with crossed single ectopic ureterocele. J. Urol. 119 (1978) 836
Gray, W. S., J. E. Skandalakis: Embryology for Surgeons. Saunders, Philadelphia 1972 (S. 471)

Gruner, M., J. Brueziere: L'ectopie rénale chez l'enfant. A propos de 25 observations. Ann. Chir. infant. 12 (1971) 113

Hendren, W. H., P. K. Donahoe: Renal fusions and ectopia. In Ravitch, M. M., K. J. Welch, C. D. Benson: Pediatric Surgery, 3. ed. Year Book Medical Publishers, Chicago 1979

Hendren, W. H., P. K. Donahoe, R. C. Pfister: Crossed renal ectopia in children. Urology 7 (1976) 135

Marshall, F. F., M. T. Freedman: Crossed renal ectopia. J. Urol. 119 (1978) 188

Redman, J. F., D. L. Berry: Wilms' Tumor in crossed fused renal ectopia. J. Pediat. Surg. 12 (1977) 601

Stubbs, A. J., M. J. Resnick: Struvite staghorn calculi in crossed fused ectopia. J. Urol. 118 (1977) 369

Thompson, G. J., J. M. Pace: Ectopic kidney: a review of 97 cases. Surg. Gynec. Obstet. 64 (1937) 935

Zystische Nierenerkrankungen

F. KUFFER

Tabelle 4   Classification of Renal Cysts

I. *Renal dysplasia*
 A. Multicystic kidney
   1. Unilateral multicystic kidney
   2. Bilateral multicystic dysplasia
 B. Focal and segmental cystic dysplasia
 C. Multiple cysts associated with lower urinary tract obstruction
 D. Familial cystic dysplasia

II. *Polycystic disease*
 A. Infantile polycystic disease
   1. Polycystic disease of early infancy
   2. Polycystic disease of childhood
   3. Congenital hepatic fibrosis
 B. Adult polycystic disease

III. *Renal cysts in hereditary syndromes*
 A. Meckel's syndrome
 B. Tuberous sclerose complex and Lindau's disease
 C. Jeune's asphyxiating dystrophy
 D. Zellweger's cerebrohepatorenal syndrome
 E. Cortical cysts in syndromes of multiple malformations

IV. *Renal cortical cysts*
 A. Simple cysts, solitary and multiple
 B. Multilocular cysts (benign cystic nephromas)

V. *Renal medullary cysts*
 A. Medullary sponge kidney
 B. Medullary cystic disease complex
   1. Familial juvenile nephronophthisis
   2. Medullary cystic disease
   3. Renal-retinal dysplasias
 C. Pyelogenic cyst
 D. Medullary necrosis

VI. *Miscellaneous intrarenal cysts*
 A. Inflammatory
   1. Tuberculosis
   2. Calculous disease
   3. Echinococcus disease
 B. Neoplastic cyst. Degenerations of carcinoma; dermoid
 C. Endometriosis
 D. Traumatic, intrarenal hematoma

VII. *Extraparenchymal renal cysts*
 A. Parapelvic cyst (lymphangiectasia)

Es besteht keine einheitliche ätiologische oder pathogenetische Klassifikation der zystischen Nierenerkrankungen; zudem ist die Nomenklatur im deutschen und angelsächsischen Sprachraum uneinheitlich. Die gebräuchlichsten Klassifikationen sind jene von OSATHANONDH u. POTTER (1964, 1972) und BERNSTEIN (1973) (Tab. 4); FILMER u. TAXY (1976), CAFFEY (1978) und LENNERT (1978) übernehmen im wesentlichen die Klassifikation Bernsteins. Diese Einteilungen sind angewiesen, ätiologische, hereditäre, anatomische und topographische Gesichtspunkte beizuziehen. Die Zystenwände selbst sind meist von einem atypischen flachen Epithel ausgekleidet und lassen keine nähere histopathologische Bestimmung zu. Wir ziehen wie JOHNSTON (1971) eine klinisch-anatomische Aufteilung vor (Tab. 5).

Pathogenese

Die Pathogenese der zystischen Nierenerkrankung ist nicht geklärt. Der Annahme, daß sich die ableitenden Harnkanäle (Tubuli) nicht mit dem metanephrogenen Gewebe (Glomerula) vereinigen und Retentionszysten bilden (HILDEBRAND 1894), steht die Theorie gegenüber, daß die Zystenbildung auf eine mangelnde Regression der zweiten bis vierten Tubulusgeneration oder eine Sequestration von Tubuluselementen zurückzuführen ist (HEGGO u. NATVIG 1963). Einzelne Formen wie die polyzystische Nierendegeneration, die aplastische Zystenniere und das zystische Nierenhamartom können auf die mangelnde Vereinigungstheorie zwischen metanephrogenem Blastem (Baumannsche Kapsel, Hauptstück, Mittelstück und Überleitungsstück) und mesonephrogener Knospe (Sammelrohr und Nierenbecken) erklärt werden; diese Formen haben keine Verbindungen zu den ableitenden Harnwegen und führen zu Retentionserscheinungen. Die pyelogenen Zysten werden auf eine Achalasie zurückgeführt (KELLER 1974); die Verbindung zum Pyelon muß immer nachweisbar sein. Währenddem im nephrologischen Formenkreis zahlreiche zystische Nierenerkrankungen eine autosomal rezessive oder autosomal dominante Erbform nachweisen lassen, ist bei den chirurgischen zystischen Nierenerkrankungen mit Ausnahme der neonatalen polyzystischen Nierendegeneration (autosomal rezessiv) keine Heredität nachweisbar. Die medullotubuläre Ektasie bei der

8.26 Urogenitaltraktus und retroperitonealer Raum

Tabelle 5 Vereinfachte Übersicht über die zystischen Nierenerkrankungen

1. *Zystische Erkrankungen auf Höhe des Mesonephros* (Tubuloektasien)
   – polyzystische Nierendegeneration (polycystic kidney)
   – Markschwammniere (medullary sponge kidney)
   – juvenile Nephronophthisis (medullary cystic disease)

2. *Zystische Mißbildungen auf Höhe des Metanephros* (Dysplasien)
   – aplastische Zystenniere (multicystic kidney)
   – solitäre Nierenzyste (simple renal cyst)
   – multilokuläre Nierenzysten oder benignes Nephroblastom (multilocular cysts of the kidney)
   – Oligomeganephronie

3. *Zystische Mißbildungen auf Höhe des Pyelons*
   – pyelogene Zyste (calyceal diverticulum)
   – angeborene Hydrokalikosis (infundibular stenosis, upper calyx syndrome)
   – Megakalikosis

4. *Extrarenale Zysten*
   – posttraumatische Pseudozyste (parapelvic oder perinephric cyst)

Markschwammniere gilt als idiopathische Mißbildung, dagegen die Megakalikosis als Hammartie oder medulläre Hypoplasie (KOZAKEWICH 1974).

Die einzelnen chirurgischen zystischen Nierenerkrankungen

Im Kindesalter sind vom chirurgisch-klinischen Standpunkt aus folgende zystische Nierenveränderungen auseinanderzuhalten (Abb. 14):
– Polyzystische Nierendegeneration:
  – neonatale Form,
  – adulte Form.
– Aplastische Zystenniere.
– Nierenzyste.
– Pyelogene Zyste.
– Schwammniere:
  – tubulomedulläre Ektasie (Markschwammniere),
  – tubuläre medullokortikale Ektasie (generalisierte Schwammniere).
– Hydrokalikosis.
– Megakalikosis.
– Posttraumatische Pseudozyste.

Um aus didaktischen Gründen eine gewisse Systematik zu erlangen, seien in der Folge die einzelnen Krankheitsbilder in 4 Gruppen eingeordnet und die ähnlichen Formen jeweils mitbesprochen.

Zystische Veränderungen auf Höhe des Tubulus und tubuloektasieähnliche Erkrankungen

In dieser Gruppe werden jene Mißbildungen besprochen, bei denen durch Mikrodissektion eine Erweiterung des tubulären Apparates nachgewiesen werden kann.

Polyzystische Nierendegeneration

Pathologische Anatomie

Die polyzystische Nierendegeneration ist nach FILMER u. TAXY (1976) selten (17 Patienten auf 108 765 Aufnahmen am Children's Memorial Hospital Chicago in 13 Jahren), nach STAEMMLER (1957) häufiger (1 zu 400 Obduktionen).

Die polyzystische Nierendegeneration tritt bilateral auf; die Nieren sind oft auf das 4–5fache eines normalen Organs vergrößert, zeigen eine meist kleinhöckrige Oberfläche und sind auffallend derb (Abb. 15 a u. b). Das ganze Nierenparenchym ist diffus von unzähligen Zysten und Zystchen durchsetzt; subkapsulär und zwischen diesen Zysten kann noch spärliches Nierengewebe erhalten bleiben.

Die Differenzierung zwischen Mark und Rinde ist kaum mehr möglich. Die meist stecknadelkopf- bis erbsengroßen Zysten sind mit wäßriger gelblichbrauner oder hämorrhagischer Flüssigkeit gefüllt; oft ist ihr Inhalt schleimig, kolloidartig oder eitrig. Der Epithelbelag der Zystenwand besteht aus Platten oder polygonalen Zellen, die an das Epithel der Harnkanälchen erinnern. Im Schnitt ist die Anordnung wabenförmig radiär. Durch Mikrodissektion läßt sich nachweisen, daß die Zysten und Ektasien Teile des Nephrons sind (HEGGO u. NATVIG 1963).

Je nach Penetranz der Erkrankung wird eine infantile* (autosomal rezessive) und eine adulte (autosomal dominante) Form der polyzystischen Nierendegeneration unterschieden (BLYTH u. OCKENDEN 1971; LIEBERMAN u. Mitarb. 1971; LUDIN u. OLOW 1961) (Tab. 6).

Nach LIEBERMAN (1971) sollte die polyzystische Nierendegeneration mit kongenitaler Leberfibrose (Abb. 16 a u. b) von der eigentlichen polyzysti-

---

* Perinatale Form, neonatale Form, infantile Form, juvenile Form.

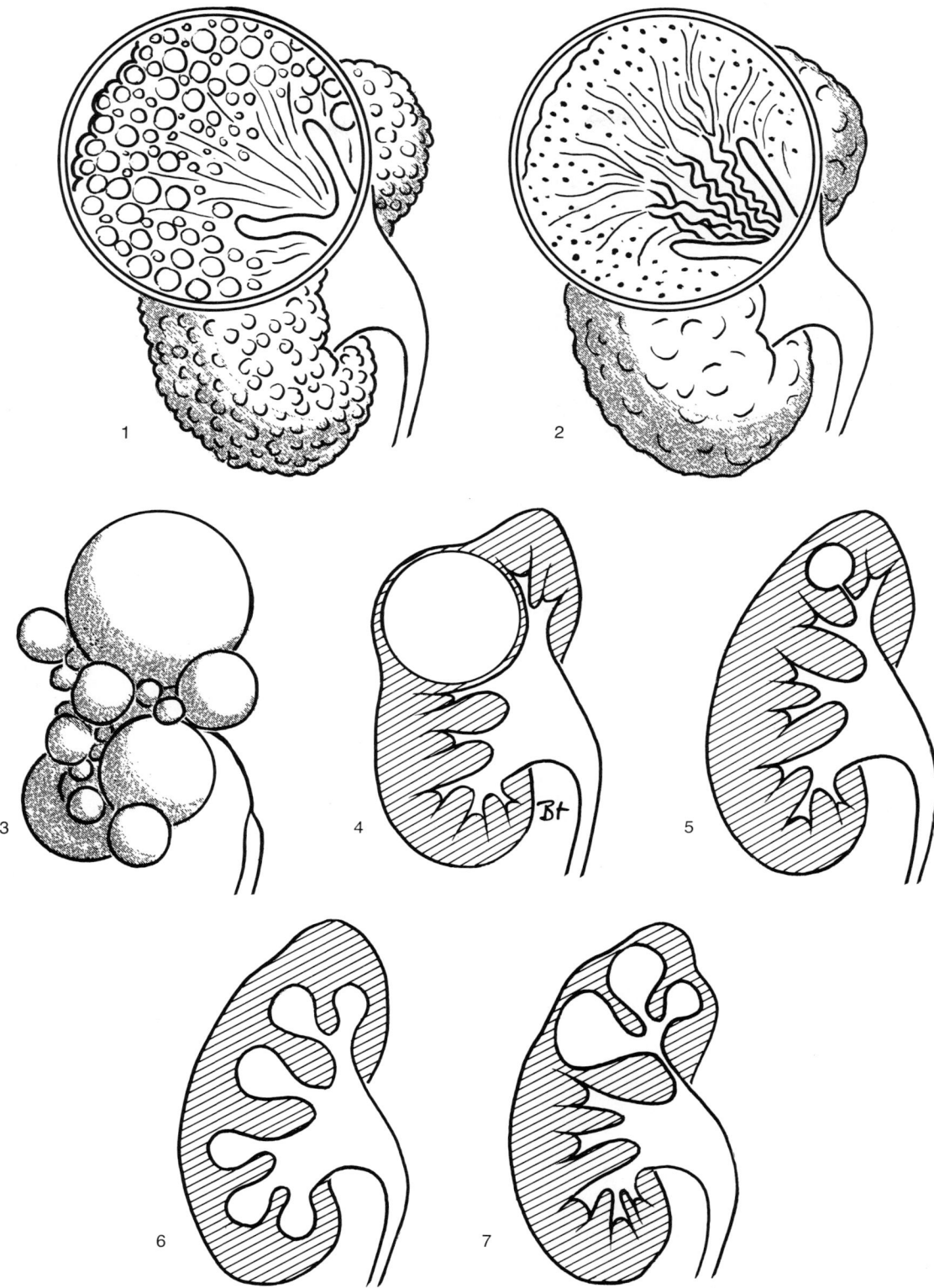

Abb. 14 Die chirurgischen zystischen Nierenerkrankungen:
1 polyzystische Nierendegeneration
2 Schwammniere
3 aplastische Zystenniere
4 solitäre Nierenzyste
5 pyelogene Zyste
6 Megakalikosis
7 Hydrokalikosis

8.28 Urogenitaltraktus und retroperitonealer Raum

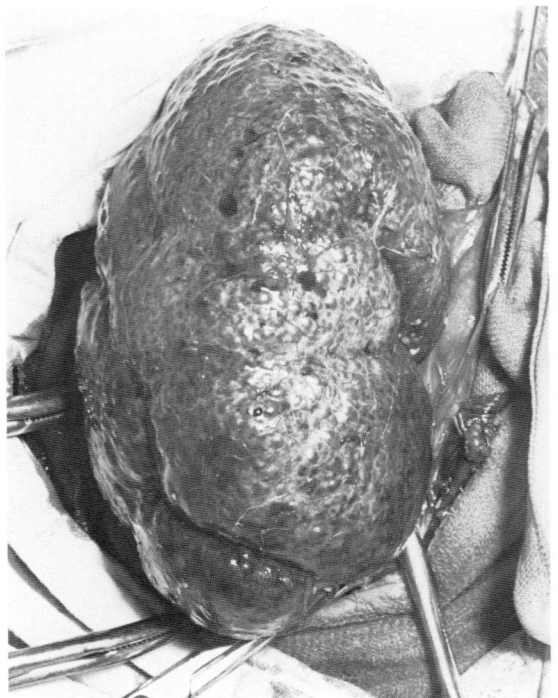
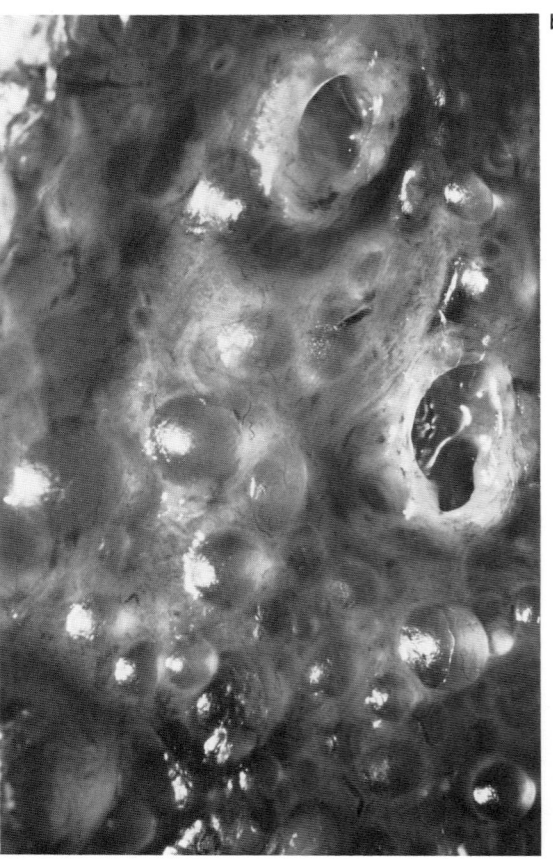

Abb. 15 a u. b Starke Vergrößerung der Niere bei polyzystischer Nierendegeneration.
a Probelaparotomie wegen Verdacht auf ein malignes Nierenembryom.
b Vergrößertes Bild der Nierenoberfläche.

Tabelle 6 Die Unterteilung der infantilen polyzystischen Nierendegeneration

	perinatal	neonatal	infantil	juvenil
Alter	Geburt	0–1 Monat	3–6 Monate	1–5 Jahre
Leitsymptom	Flankentumoren Leber normal	Flankentumoren Hepatomegalie	Nieren vergrößert Hepatosplenomegalie	Nieren wechselnd Hepatosplenomegalie
Verlauf	Exitus	progressives Nierenversagen	chronisches Nierenversagen portale Hypertension	portale Hypertension
Prognose	Exitus in Wochen	Exitus in Monaten	belastet	belastet
Nieren (Anzahl zystische tubuläre Ektasie)	mehr als 90%	60%	25%	weniger als 10%
Leber – Gallengänge dilatiert – periportale Fibrose	alle minimal	alle wenig	alle vermehrt	alle deutlich

Abb. 16 a u. b Polyzystische Nierendegeneration (a) bei kongenitaler Leberfibrose (b).

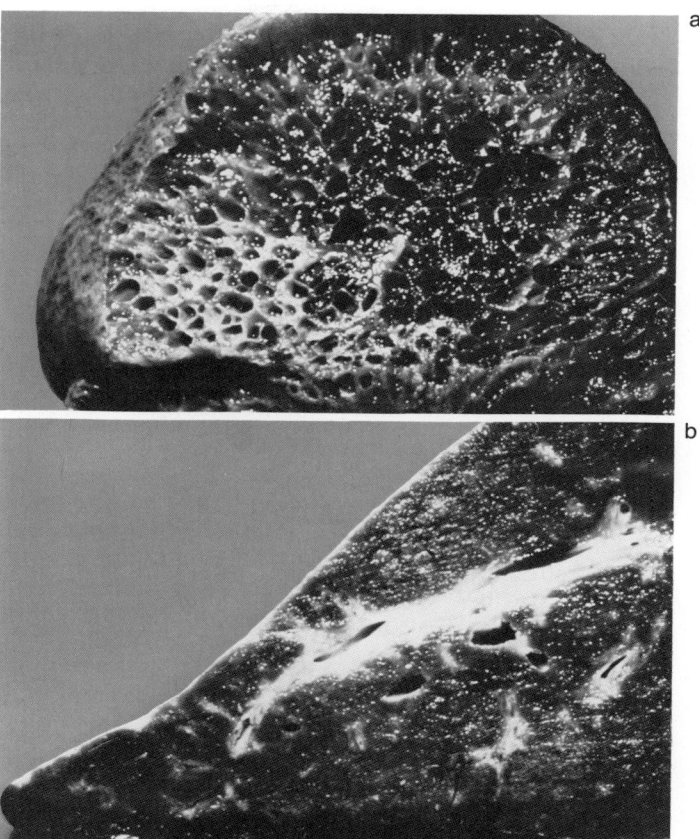

schen Nierendegeneration abgetrennt werden, da der renale Befall geringer sei; BERNSTEIN (1973) betrachtet die kongenitale Leberfibrose als Variante der spätinfantilen (juvenilen) polyzystischen Nierendegeneration.

Die kongenitale Leberfibrose ist eine hamartöse, autosomal rezessiv vererbte Fibrose der Leber mit adenomatoid vermehrten Gallengängen (FAUVERT u. Mitarb. 1964; GRUMBACH 1954; KERR 1961). Im Schnitt zeigt sich ein fibröses Maschennetz, in welchem die Gallengänge sichtbar sind. Histologisch bleibt die Läppchenstruktur intakt; die Läppchen sind gegen die fibrös stark erweiterten und verlängerten portalen Felder scharf abgegrenzt; Leberzellnekrosen fehlen, und das intraazinäre Gitterfasergerüst ist zart. In den portalen Feldern finden sich weite, teils verzweigte und herdweise adenomatoid vermehrte Gallengänge mit regelmäßigem Epithel und Cholestase. Das breitfasrige und oft hyaline portale Bindegewebe enthält fast nur Arteriolen und nur spärlich Venolen. Entzündliche Infiltrate fehlen (KUFFER u. Mitarb. 1969).

Die adulte polyzystische Nierendegeneration ist im Gegensatz zur infantilen Form autosomal dominant vererbt. Sie kommt nur in 10% der Fälle im Kindesalter vor (KISSANE u. SMITH 1967). Die Diagnose stützt sich auf die hundertprozentige Penetranz des autosomal dominanten Erbgangs in der Familie (FILMER u. TAXY 1976). Bei der adulten Form ist die Leber in 30% beteiligt und weist im Gegensatz zur infantilen Form einen fokalen Befall auf.

Symptome und Diagnose

Die polyzystische Nierendegeneration tritt vorwiegend im Neugeborenen- und Säuglingsalter auf; in erster Linie fällt die Auftreibung des Abdomens auf; die Palpation des Abdomens zeigt einen beidseitigen derben, oft höckrigen Nierentumor. Im Röntgenbild sind beide Flanken diffus verschattet und die Darmschlingen in den Oberbauch verdrängt; entsprechend zeigt der Bariumeinlauf eine beidseitige Verlagerung des Kolons nach vorn, medial und oben. Im Ausscheidungspyelogramm kommt das Nierenbecken meist nicht oder nur undeutlich zur Darstellung, da die Harnsekretion stark verzögert ist. Erfolgt die nephrographische Darstellung trotzdem, zeigt sie den typischen, zum Teil schummrigen, zum Teil radiären Aspekt des tubulären Apparates. Die retrograde Füllung ergibt tiefstehende, relativ große und elongierte Nierenbecken. Die Ureteren sind in ihren oberen Abschnitten bogenförmig nach medial verlagert (Abb. 19). Die Urinuntersuchung zeigt meist einen nephritischen Befund mit Eiweiß, Erythrozyten,

Granulozylindern oder eine Pyurie. Die Senkungsreaktion ist im Gegensatz zum embryonalen Mischtumor anfangs normal. Je nach Penetranz und Alter des Kindes ist im Blutchemismus entweder das Nierenversagen mit und ohne Hypertension oder die Cholostase vordergründig. Die Weiterabklärung umfaßt das ganze Spektrum der nephrologischen Studien und der Tumorabklärung, wobei die endgültige Diagnose erst durch eine explorative Lumbotomie sichergestellt wird.

Therapie

Es gibt keine Kausaltherapie der zystischen Nierendegeneration. Die Nephrektomie ist wegen der Doppelseitigkeit des Leidens nicht möglich und eine Punktion oder Verödung größerer Zysten aussichtslos. Bei der juvenilen und adulten Form muß wegen möglicher Konkrementbildung infolge Urostase in den ektatischen Tubuli der urologische Verlauf überwacht werden. Die Behandlung der Niereninsuffizienz und Überwachung der renalen Hypertonie richtet sich nach nephrologischen Richtlinien. Tritt eine portale Hypertension bei Leberbeteiligung (kongenitale Leberfibrose) auf, muß unter Umständen eine Shuntoperation durchgeführt werden (s. Portale Hypertension, S. 7.233). Überlebt ein Kind die neonatale Phase und das Säuglingsalter, muß es bei Nierenversagen nierentransplantiert werden; die polyzystisch veränderten Nieren werden nur dann primär entfernt, wenn dies infolge der Raumforderung notwendig ist, sie Quelle eines chronischen Blutverlustes sind oder Ursache eines chronischen Harnwegsinfektes werden (s. Nierentransplantation, S. 8.78).

Differentialdiagnose

Die Differentialdiagnose muß je nach Penetranz des Leidens vom klinischen oder radiologischen Standpunkt aus vorgenommen werden. Klinisch handelt es sich um die Differentialdiagnose des »Tumor in abdomine«, vorwiegend der Hydronephrose, der aplastischen Zystenniere, des Nephroblastoms (Wilms-Tumor) und der retroperitonealen Tumoren; schwieriger ist die radiologische Differentialdiagnose. Eine kleinzystische-tubuloektatische Radiärzeichnung im Nephrogramm findet sich bei verschiedenen medullären und kortikalen zystischen Nierenerkrankungen, die pathogenetisch nicht sicher in das Kapitel der polyzystischen Nierendegeneration einzureihen, aber vom klinisch-pragmatischen Standpunkt aus am besten hier zu besprechen sind.

Markschwammniere (Medullary Sponge Kidney)

Es liegt eine Ektasie der Tubuli im Markbereich vor. Der radiologische Aspekt wurde von LENARDUZZI (1939) und die Entität der Erkrankung von CACCHI u. RICCI (1949) beschrieben. Die Pathogenese ist nicht bekannt; nach JOHNSTON (1971) und anderen mehr besteht keine Familiarität. Die Diagnose wird im Kindesalter selten gestellt (ROYER 1974). Die Tubulektasie wurde durch Mikrodissektion (POTTER 1972) nachgewiesen, mißt 1–8 mm und beschränkt sich auf den pyramidalen Anteil; der kortikale Tubulusbereich und der glomeruläre Apparat sind intakt. Klinisch symptomatisiert die Erkrankung unter dem Bild des chronischen Harnwegsinfektes mit Nephrolithiasis bei intakter Nierenfunktion. Die Therapie ist konservativ und richtet sich nach den Komplikationen des Harnwegsinfektes und der Steinbildung; gelegentlich ist die isolierte Nephrolithotomie oder partielle Nephrektomie notwendig.

Juvenile Nephronophthisis Fanconi (Medullary cystic Disease)

Die von SMITH u. GRAHAM (1945) beschriebene Medullary cystic Disease und die von FANCONI (1951) umschriebene juvenile Nephronophthisis sind nach HABIB (1974) dieselbe klinische und pathologische Entität. Nach ROYER (1974) und anderen mehr tritt die Erkrankung autosomal rezessiv auf; HABIB (1974) beschreibt ein sporadisches Auftreten der juvenilen Nephronophthisis in 20% und der Medullary cystic Disease in 50%.

Die 1–10 mm messenden Zysten sind am medullokortikalen Übergang lokalisiert; die Mikrodissektion zeigt, daß es sich um multiple Divertikel des Nephrons handelt (FETTERMAN u. Mitarb. 1967); sie stehen in Verbindung zum Tubuluslumen (PASCAL 1973). Die Niere ist als Ganzes verkleinert und ihre Oberfläche granuliert; histologisch sind die Tubuli atroph und ihre Basalmembran verdickt.

Klinisch präsentiert sich die juvenile Nephronophthisis als tubuläre Niereninsuffizienz mit Polyurie, Polydipsie, Isosthenurie und renalem Salzverlust. Es handelt sich um eine Erkrankung des frühen Kindesalters. Die Zysten werden radiologisch nur dann gesehen, wenn das i.v. Pyelogramm zu Beginn der Erkrankung bei noch genügender Nierenfunktion gemacht wird.

Dysplastische Mißbildungen

In dieser Gruppe werden jene Mißbildungen besprochen, bei denen eine ungenügende Differenzierung des metanephrogenen Blastems zu primitiven dysplastischen Strukturen führt.

Aplastische Zystenniere

Pathologische Anatomie

Die aplastische Zystenniere ist die häufigste zystische Nierenerkrankung.

Das zystische Konglomerat kann eine beträchtliche Größe erreichen, so daß es klinisch als höckriger Nierentumor imponiert, oder es kann nur aus wenigen zusammenhängenden, oft aber auch voneinander getrennten Zysten bestehen (Abb. 17). Ureter und Nierenbecken können vollkommen fehlen oder sind meistens atretisch (PATHAK u. WILLIAMS 1964) (Abb. 18); selten einmal kann ein kleines hypoplastisches Nierenbecken mit faden-

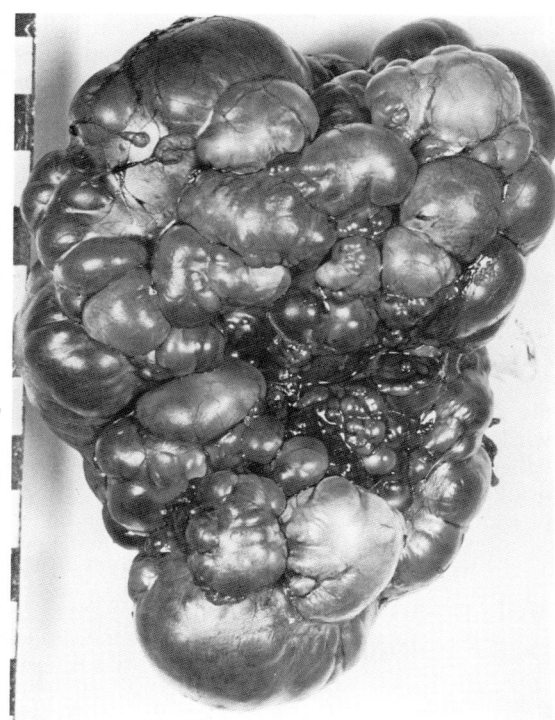

Abb. 17 Aplastische Zystenniere ohne ableitende Harnwege bei 6 Monate altem Mädchen.

förmig auslaufendem Ureter vorhanden sein, der erst im kleinen Becken seine normale Durchgängigkeit aufweist. Die Blutversorgung kann annähernd normal sein bis vollständig fehlen (PARKKULAINEN u. Mitarb. 1959). Histologisch findet sich dysplastisches Nierengewebe mit und ohne hyaline Knorpelanteile mit primitiven Nephronstrukturen. Zwischen den Zysten kann spärliches fokales Nierengewebe nachgewiesen werden. In 16% (klinische Fälle) bis 50% (Autopsiefälle) finden sich auf der Gegenseite der aplastischen Zystenniere Mißbildungen des oberen Harntraktes (FILMER u. TAXY 1976); die aplastische Zystenniere selbst ist meist einseitig, doch ist Doppelseitigkeit auch beschrieben (JOHANESSEN u. Mitarb. 1973). PARKKULAINEN (1959) hat eine aplastische Zystenniere bei Nierenektopie und GREN u. Mitarb. (1971) eine solche bei Hufeisenniere beschrieben.

Symptome

Handelt es sich um größere zystische Konglomerate, so steht der palpable Nierentumor mit der typischen Kolonverdrängung im Vordergrund; je nach Autor bildet die aplastische Zystenniere den häufigsten bis zweithäufigsten Grund des »Tumor in abdomine« des Säuglings (KISSANE 1974). Die Erkrankung ist nicht familiär. Im Ausscheidungspyelogramm kommt auf der befallenen Seite kein Nierenbecken zur Darstellung. Bei der Zystoskopie und der retrograden Füllung läßt sich oft ein

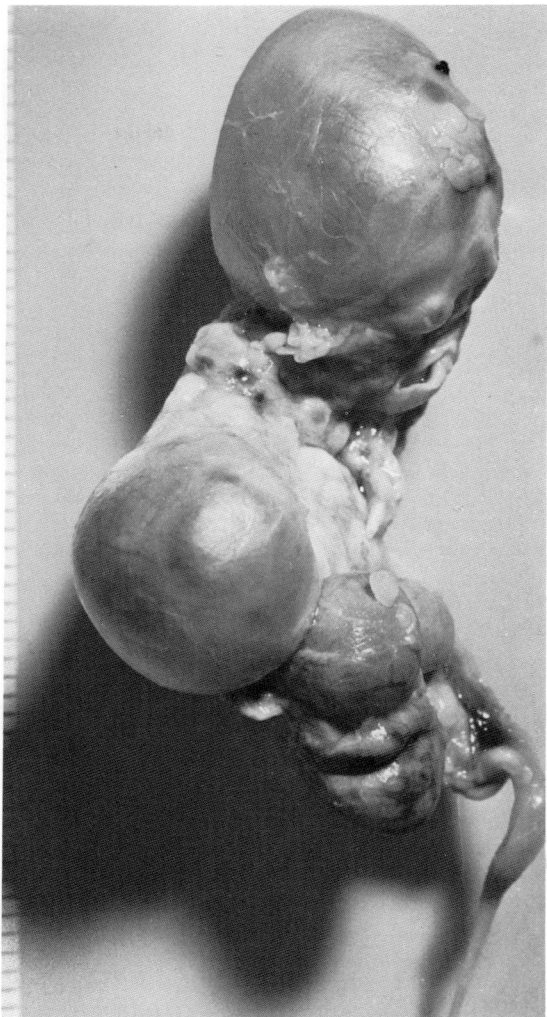

Abb. 18 Aplastische Zystenniere mit teilweise atretischem Ureter bei 2jährigem Knaben.

hypoplastisches Nierenbecken (Abb. 19) oder eine Ureteratresie nachweisen; gelegentlich fehlt das Ureterostium auf der betreffenden Seite. Wegen der kontralateralen Mißbildungsmöglichkeit muß die Untersuchung zum Ausschluß eines vesikoureteralen Refluxes durch ein Miktionszystoureterogramm ergänzt werden. Heute werden Sonographie und Isotopennephrogramm im Untersuchungsgang nicht fehlen. Gelegentlich ist das Zystenkonglomerat klein und wird nicht palpiert; in diesen Fällen bleibt die Mißbildung entweder stumm oder wird im Rahmen einer urologischen Abklärung bei Harnwegsinfekten entdeckt. Sehr selten kann eine Hypertension vorliegen (GREENE u. Mitarb. 1971).

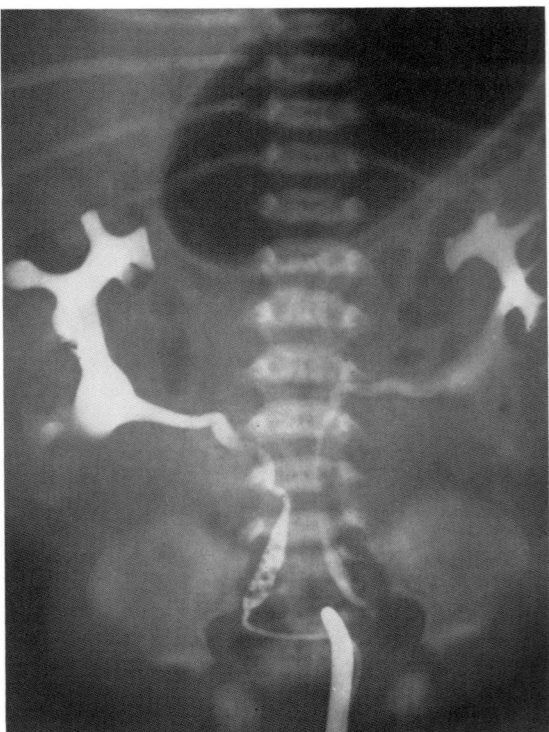

Abb. 19 Elongation der Nierenbecken und mediale Verlagerung der distalen Ureterabschnitte bei bilateral polyzystischer Nierendegeneration.

Therapie und Prognose

Der Nachweis eines Tumors zwingt zur explorativen Revision; die Entfernung des zystischen Konglomerates bietet keine Schwierigkeiten. Maligne Degeneration ist nicht beschrieben. Die Prognose hängt vom Zustand der anderen Niere ab, wobei gegenseitiger Befall, hydronephrotische Veränderungen bei Ureterabgangsstenose, Nierenhypoplasie und vesikoureteraler Reflux in Frage kommen.

Solitäre Nierenzyste

Pathologische Anatomie

Die solitäre Nierenzyste wird auch als zystisches Hamartom, abspaltbare Nierenzyste, Zystadenom, einfache Zyste oder unilokuläre Nierenzyste bezeichnet; sie kommt gekammert vor und wird dann multilokuläre Nierenzyste oder benignes Nephroblastom genannt (DOGGS u. KIMMELSTIEL 1956; FOWLER 1971).

Symptome

Die Zysten bleiben in der Regel asymptomatisch und werden als Zufallsbefund entweder bei der Abdominalpalpation oder im Pyelogramm entdeckt; sie liegen intrarenal, nehmen kein Kontrastmittel auf und üben einen Pelotteneffekt auf das benachbarte Nierengewebe und Kelchsystem aus (Abb. 20 a–d). Die Sonographie und vor allem Angiographie bestätigen die Diagnose und lassen die Zyste von einem intrarenalen Tumor abgrenzen.

Therapie

Die Indikation zur operativen Entfernung ist einerseits aus explorativen Gründen, andererseits wegen der Kompressionserscheinungen der Zyste gegeben; in der Literaturübersicht von DE WEERD u. SIMON (1965) fand sich dreimal als Indikation zur Operation eine Infektion der Zyste.
Die Zyste wird nach sorgfältigem Abklemmen der Nierengefäße in Blutleere transrenal eröffnet und die Zystenwand exzidiert; der residuelle Defekt wird mit Parenchymnähten adaptiert. In gewissen Fällen muß wegen mangelnder Restdurchblutung des Parenchyms oder Zystenabszedierung die Nephrektomie vorgenommen werden.

Veränderungen auf Höhe des Pyelons

In dieser Gruppe werden zystische und zystenähnliche Veränderungen beschrieben, die das Pyelon betreffen.

Pyelogene Zyste

Pathomorphologie

Die pyelogene Zyste entspricht einem Kelchdivertikel. Sie ist wie die Calices, das Pyelon und der Ureter mit einem Übergangsepithel ausgekleidet (CENDRON u. DESGREZ 1969; WILLIAMS u. Mitarb. 1969). Das Nierenparenchym ist unverändert und die Nierenoberfläche glatt. Die pyelogenen Zysten befallen den oberen Nierenpol häufiger als den unteren. Sie treten meist unilokulär auf; multilokulärer oder gar bilateraler Befall ist selten (DEVINE u. Mitarb. 1969; KELLER u. Mitarb. 1974). Die pyelogene Zyste ist im Kindesalter selten und wird mit zunehmendem Alter gehäuft beobachtet; ihre Ursache ist unbekannt.

Symptome und Diagnose

Die pyelogene Zyste ist meist asymptomatisch; klinische Zeichen treten erst auf, wenn eine Stase in der Zyste auftritt, so rezidivierende Harnwegsinfekte, Flankenschmerzen und Konkrementbildungen mit rezidivierenden Hämaturien.
Die Diagnose erfolgt im Röntgenbild (intravenöses Pyelogramm, retrogrades Pyelogramm); da die Zyste mit dem Hohlsystem kommuniziert, stellt sie sich dar (Abb. 21 a u. b); es handelt sich um eine retrograde Füllung, da keine Papille in die Zyste einmündet.

Zystische Nierenerkrankungen 8.33

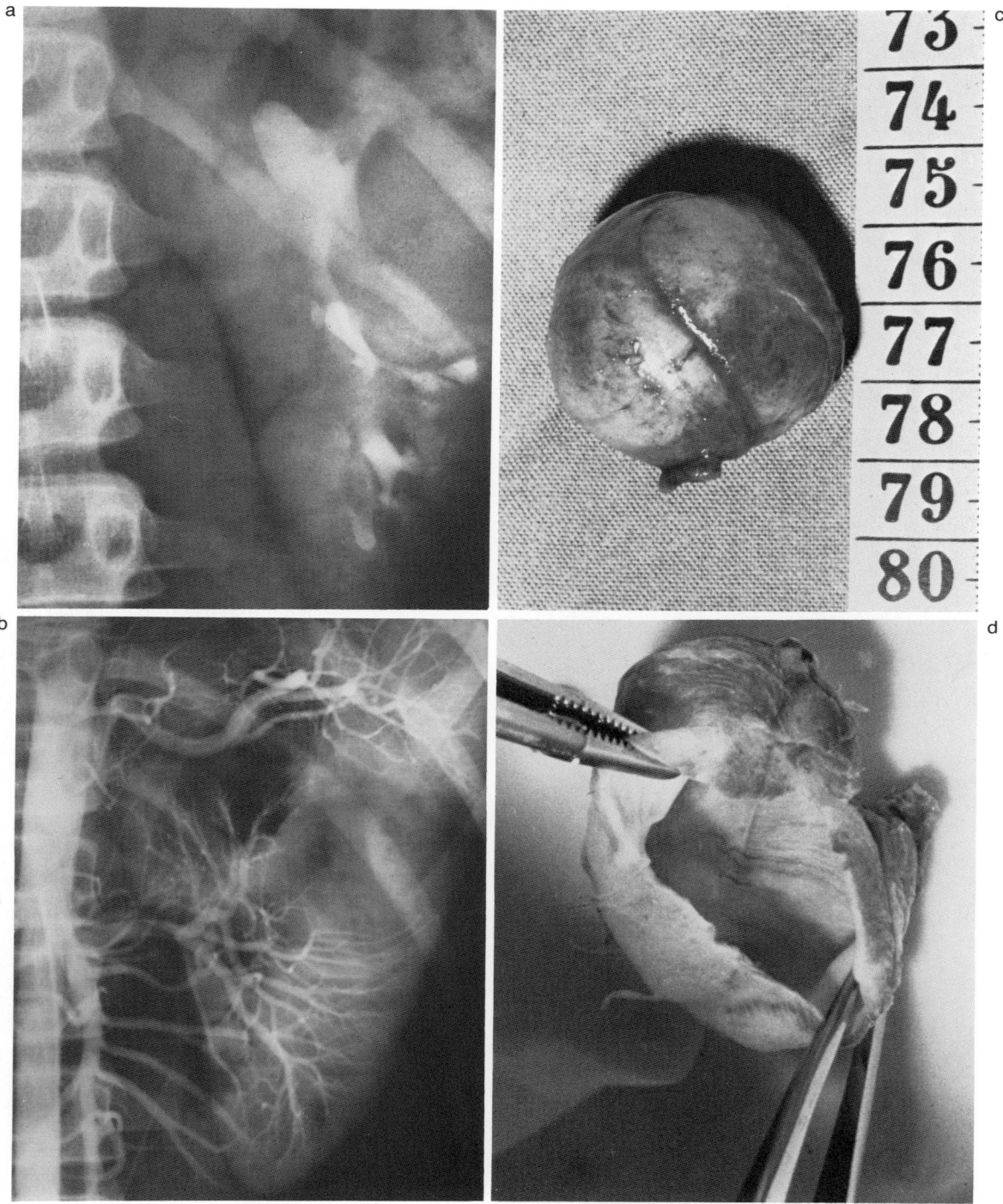

Abb. 20 a–d Abspaltbare Nierenzyste.
a Homogener Rundschatten im Bereich der linken Niere mit Pelotteneffekt auf das Kelchsystem.
b Bestätigung des Befunds im Nierenangiogramm.
c Operationspräparat der ausgeschälten Zyste.
d Zyste eröffnet.

8.34 Urogenitaltraktus und retroperitonealer Raum

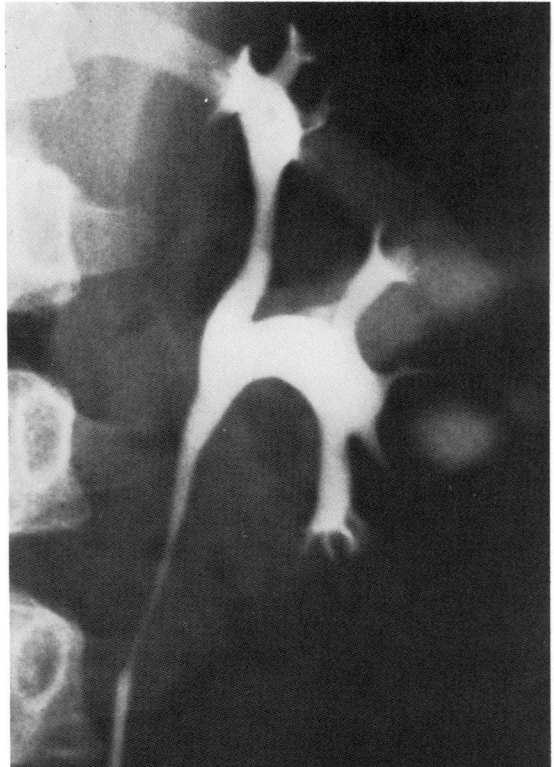

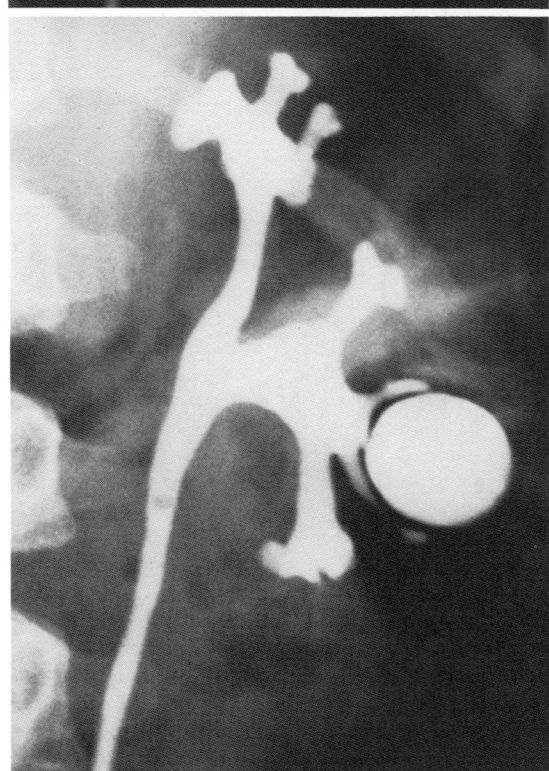

Abb. 21 a u. b   Pyelogene Zyste.
a Verspätete retrograde Darstellung der Zyste im i.v. Pyelogramm.
b Zystenfüllung im retrograden Pyelogramm.

Differentialdiagnose

Differentialdiagnostisch sind eine Teilhydronephrose (Upper-Calix-Syndrom), eine Tuberkulose oder ein Abszeß auszuschließen; im Gegensatz zur pyelogenen Zyste zeigen diese Veränderungen eine Schrumpfung des gegenüberliegenden Parenchymbezirks. Bei multilokulärem Auftreten ist an eine Markschwammniere (Medullary Sponge Kidney) nach CACCHI u. RICCI (1949), die allerdings im Kindesalter sehr selten auftritt, zu denken.
Wesentlich ist, daß sich die pyelogene Zyste unter allen großen zystischen Nierenmißbildungen als einzige mit Kontrastmittel füllt.

Therapie

Bei größeren Zysten mit rezidivierendem Harnwegsinfekt und nachweisbarer Stase im Divertikel ist ein chirurgisches Vorgehen indiziert; die Teilresektion kleiner Zysten ist kaum möglich, so daß der Eingriff auf eine Teilresektion des befallenen Nierenanteils ausgeweitet werden muß. In einem Fall mit multilokulärem und bilateralem Befall trat infolge Ventilmechanismus am Zystenhals ein akuter Spannungszustand mit grotesker Vergrößerung der Zysten in beiden Nieren auf (eigene Beobachtung); die Zysten wurden transrenal angegangen, der Zystenhals selektiv unterbunden und das Zystenepithel exzidiert (Abb. 22 a u. b).

Hydrokalikosis (»Upper-Calix-Syndrome«)

Bei der Hydrokalikosis handelt es sich um eine isolierte »hydronephrotische« Erweiterung eines oder mehrerer Kelche oder Kelchgruppen; meist wird die kraniale Kelchgruppe befallen (Upper-Calix-Syndrome). Die Ursache ist eine angeborene oder erworbene Obstruktion.
Unter den angeborenen Ursachen wird zwischen intrinsischer und extrinsischer Obstruktion unterschieden:
- *Intrinsisch* kommt die seltene stenotische Fibrose des Kelchhalses vor; solange sich kein Infekt in der Hydrokalikosis festgesetzt hat, ist diese von einem Übergangsepithel ausgekleidet. Der stenotische Anteil ist lang und filiform; da meist alle Kelchhälse befallen sind, entsteht im Pyelogramm ein tentakuläres Bild. Theoretisch wurde die Mißbildung auch auf eine Achalasie zurückgeführt, jedoch nie bewiesen.
- *Extrinsisch* erfolgt die Kompression auf den Kelchhals durch ein intrarenales Gefäß, die Arterie liegt ventral, die Vene dorsal des Kelchhalses (JOHNSTON u. SANDOMIRSKY 1971); die Inzidenz beträgt 2,7% (RUSIEVICZ u. REILLY 1968).

Symptome und Therapie

Sie hängen von der Urinstase ab. Ist der Abfluß aus der Kalikosis genügend, bleibt sie asymptomatisch; bei ungenügendem Abfluß wird sie Sitz eines rezidivierenden Harnwegsinfektes oder einer Ne-

Zystische Nierenerkrankungen

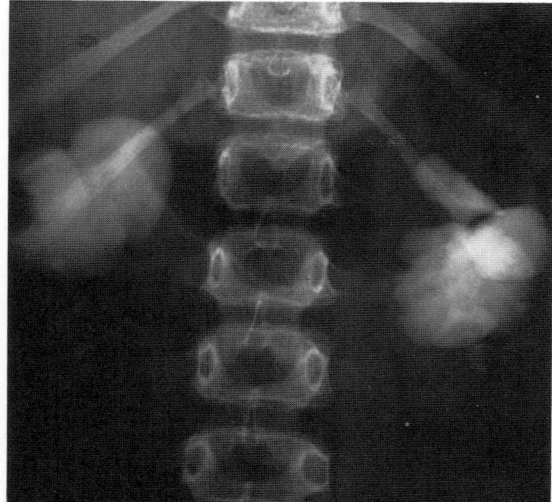

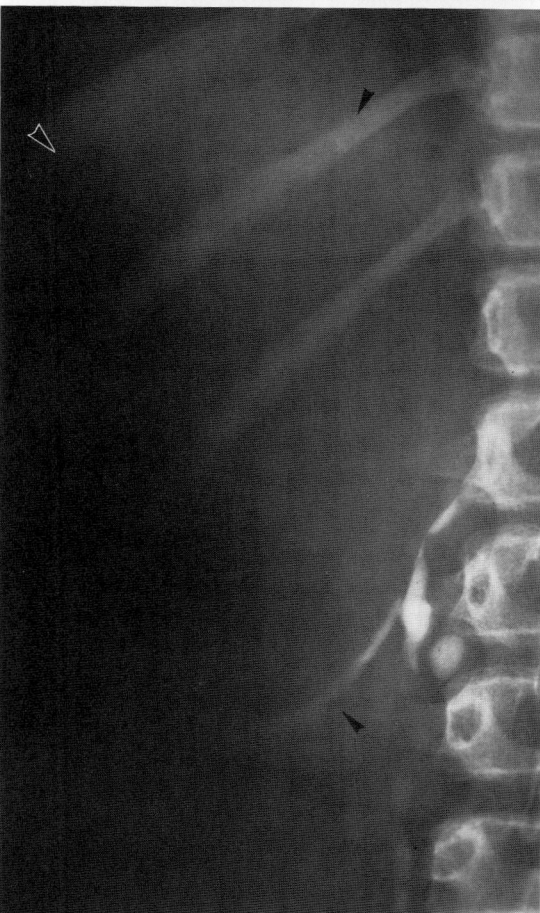

Abb. 22 a u. b Multiple, bilaterale pyelogene Zysten.
a I.v. Pyelogramm im Alter von 7 Jahren.
b Akuter Spannungszustand einer Zyste im Bereich der rechten Niere im i.v. Pyelogramm 2 Jahre später.

phrolithiasis. Die Therapie ist zunächst antibakteriell konservativ; die Indikation zur Operation ist bei Therapieresistenz und Größenzunahme der Hydrokalikosis im Sinne einer partiellen Hydronephrose gegeben. Wir ziehen die partielle Nephrektomie der Infundibulopyelostomie nach FRALEY (1969) oder der Gefäßentkreuzung vor; im Gegensatz zum operativen Vorgehen bei der pyelogenen Zyste wird der zu resezierende Kelchhals vom Nierenpol her aufgesucht. Eine präoperative Nierenangiographie mag in der Indikationsstellung (Restparenchym) und zur Darstellung der topographischen Verhältnisse von Nutzen sein.

Die erworbene Hydrokalikosis wird als Folgezustand einer Pyelonephritis, einer Nephrolithiasis, eines Traumas, einer Tuberkulose oder eines Tumors beobachtet.

Megakalikosis

Die Megakalikosis wurde von PUIGVERT (1964) beschrieben; sie ist wie folgt charakterisiert:
- Die befallene Niere (einseitig oder doppelseitig) ist von normaler Größe; die Calices sind auf Kosten der Medulla bei normal dickem Kortexparenchym erweitert.
- Die Zahl der Calices ist von normal bis 25 vermehrt.
- Das Kortexparenchym zeigt, solange kein sekundärer Harnwegsinfekt auftritt, keine Narben.
- Das Nierenbecken selbst ist normal, und es liegt keine pyeloureterale Abgangsstenose vor.
- Im Nierenangiogramm ist das Gefäßnetz normal (bei pyelonephritischen Veränderungen sind die Interlobulärarterien vermindert oder atrophiert). Das Verhältnis des Kortexparenchyms zur Medulla ist von normal 1:2 auf 1:1 verändert.
- Die Nierenfunktionen sind intakt; bei schweren Fällen kann die tubuläre Funktion vermindert sein (TALNER u. GITTES 1974).

Als Ursache der Megakalikosis wird eine embryogenetische Störung zwischen Ureterknospe und Metanephron, eine Hypoplasie der Pelvismuskulatur oder eine primäre Hypoplasie der juxtamedullären Glomeruli angenommen (MALEK 1976).

Die Megakalikosis ist von einer Restpyelonephritis bei vesikoureteralem Reflux, von einer obstruktiven Uropathie, von einer großzystischen Markschwammniere, von multiplen pyelogenen Zysten und von multiplen intrinsischen Kelchstenosen abzugrenzen. Eine chirurgische Therapie ist nicht gegeben. Die Megakalikosis kann Ursache eines rezidivierenden Harnwegsinfektes sein, die funktionelle Prognose ist gut.

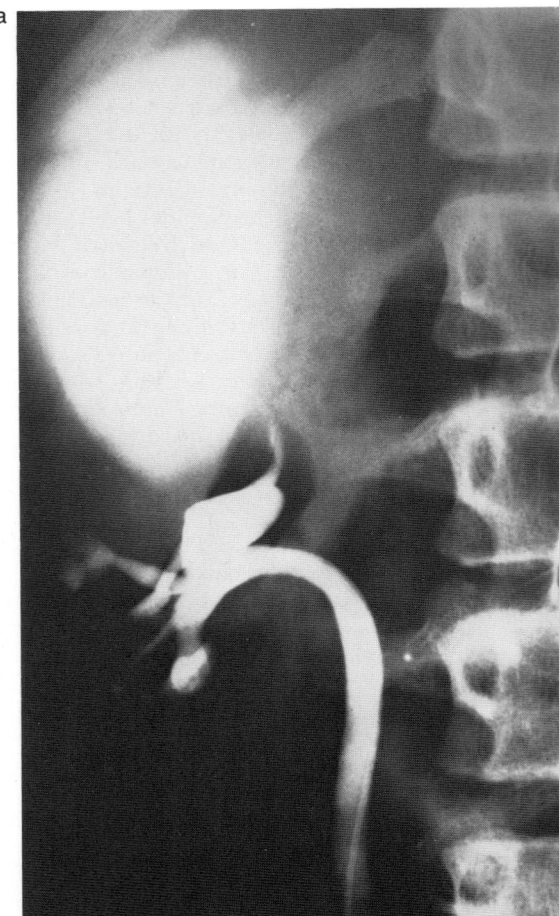

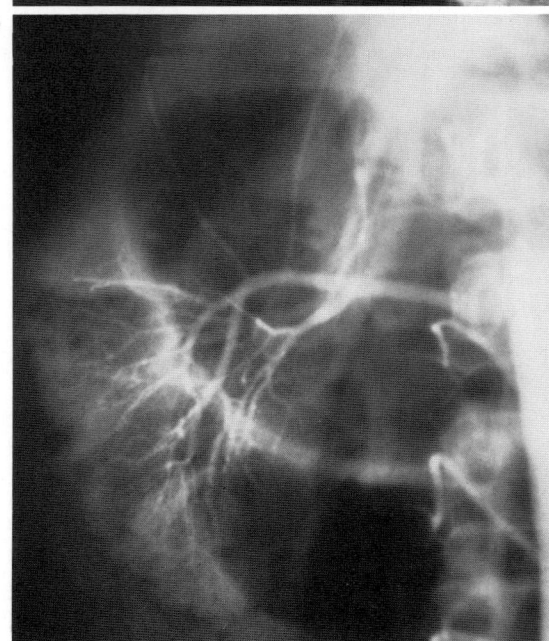

Abb. 23 a u. b Posttraumatische Pseudozyste.
a I.v. Pyelogramm.
b Angiogramm.

Extrarenale Zysten

Unter den extrarenalen zystischen Gebilden sind die posttraumatische Pseudozyste (Abb. 23 a u. b), das Lymphangiom und der perinephritische Abszeß zu erwähnen. Es sind sehr seltene Affektionen, die angiographisch vermutet, aber erst bei der Exploration des Retroperitoneums nachgewiesen werden können.

Literatur

Bernstein, J.: The morphogenesis of renal parenchymal maldevelopment (renal dysplasia). Pediat. Clin. N. Amer. 18 (1971) 395–407

Bernstein, J., J. M. Kissane: Hereditary disorders of the kidney. Perspect. Pediat. Pathol., pp. 117 (1973)

Bernstein, J., R. Meyer: Some speculations on the nature and significance of developmentally small kidneys (renal hypoplasia). Nephron 1 (1964) 137–143

Bialestock, D.: Morphogenesis of unilateral multicystic kidney in childhood. Aust. Ann. Med. 9 (1960) 53–56

Blaeker, F.: Chronische Leberparenchymerkrankungen. In Bachmann/Ewerbeck u. a.: Pädiatrie in Praxis und Klinik, pp. 13.125–13.126. Fischer, Thieme, Stuttgart 1980

Blyth, H., B. G. Ockenden: Polycystic disease of kidney and liver presenting in childhood. J. Med. Genet. 8 (1971) 257–284

Boggs, L. K., P. Kimmelstiel: Benign multilocular cystic nephroma: report of two cases of so-called multilocular cyst of the kidney. J. Urol. 76 (1956) 530–541

Cacchi, R., V. Ricci: Sur une rare maladie kystique multiple des pyramides rénales »le rein en éponge«. J. Urol. Néphrol. 55 (1949) 497–519

Caffey, J.: Pediatric X-ray diagnosis, 7th Ed., Vol. II, pp. 1807–1813. Year Book Medical Publishers, Chicago 1978

Cendron, J., J. P. Desgrez: Dilatation calicelle malformative. Ann. Chir. infant. 10 (1969) 427–440

Claesson, I., B. Jacobsson: Standardisierte Messungen der Nierenparenchymdicke – Methode und diagnostischer Wert bei Kindern. In H. Olbing: Rezidivierende nichtobstruktive Harnwegsinfektionen bei Kindern, pp. 65–72. Springer, Berlin 1980

De Weerd, J. H., H. B. Simon: Simple renal cysts in children: review of the literature and report of 5 cases. J. Urol. 75 (1965) 912–921

Elkin, M.: Renal cystic disease: An Overview. Semin. Roentgenol. 10 (1975) 99–102

Fanconi, G.: Die familiäre juvenile Nephronophthisis (die idiopathische parenchymatöse Schrumpfniere). Helv. paediat. Acta 6 (1951) 1–49

Fauvert, R., J. P. Benhamou, P. Meyer: Fibrose hépatique congénitale. Rev. int. Hépat. 14 (1964) 395–400

Fettermann, G. H., M. S. Fabrizia, F. M. Studnicki: The study by microdissection of structural tubular defects in certain examples of the hereditary nephropathies. In: Proceedings of the Third international Congress of Nephrology, pp. 235–250. Karger, Basel 1967

Filmer, R. B., J. B. Taxy: Cysts of the kidney, renal dysplasia and renal hypoplasia. In Kelalis, P. P., L. R. King: Clinical pediatric urology, pp. 680–733. Saunders, Philadelphia 1976

Fowler, M.: Differentiated nephroblastoma: solid cystic or mixed. J. Path. 105 (1971) 215–218

Fraley, E. E.: Dismembered infundibulo-pyelostomy: improved technique for correcting vascular obstruction of the superior infundibulum. J. Urol. 101 (1969) 144–148

Goldmann, S. H., S. R. Walker, T. C. Merigan jr., K. D. Gardner, J. M. C. Bull: Hereditary occurrence of cystic disease of the renal medulla. New Engl. J. Med. 274 (1966) 984–992

Greene, L. F., W. Feinzaig, D. C. Dahlin: Multicystic dysplasia of the kidney: with special reference to the contralateral kidney. J. Urol. 105 (1971) 482–487

Grumbach, R., J. Bourillon, J. P. Auvert: Maladie fibrokystique du foie avec hypertension portale. Sem. Hôp. Paris 30 (1954) 74

Guetter, W., P. Hermanek: Maligner Tumor der Nierengegend unter dem Bild der Knollenniere. Urol. int. (Basel) (1957) 164–182

Habib, R.: Nephronophthisis and medullary cystic disease. In Strauss, J.: Pediatric Nephrology: Current Concepts in Diagnosis and Management. Intercontinental Medical Book Corporation, New York 1974 (S. 393)

Heggo, O., J. B. Natvig: Microdissection studies of structural changes in cystic disease of the kidney. Lancet 1963/II, 616–616

Hildebrand: Weiterer Beitrag zur pathogenetischen Anatomie der Nierengeschwülste. Arch. Klin. Chir. 48 (1894) 343

Johanessen, J. W., B. Haneberg, P. J. Moe: Bilateral multicystic dysplasia of the kidneys. Beitr. Path. 148 (1973) 290–295

Johnston, J. H.: Renal cystic disease in childhood. Progr. pediat. Surg. 2 (1971) 99–114

Johnston, J. H., S. K. Sandomirsky: Intrarenal vascular obstruction of the superior infundibulum in children. J. Pediat. Surg. 7 (1972) 318–323

Jorulf, H., J. Nordmark, A. Jonsson: Kidney size in infants and children assessed by area measurement. Acta radiol. Diagn. (Stockholm) 19 (1978) 154–162

Kaye, C., P. R. Lewy: Congenital appearance of adult type (autosomal-dominant) polycystic kidney disease; report of a case. J. Pediat. 85 (1974) 807–810

Keller, U., M. Bettex, F. R. Kuffer: Zehn Fälle von pyelogenen Zysten. Z. Kinderchir. 14 (1974) 303–311

Kerr, D. N., C. V. Harrison, S. Sherlock, S. R. Walker: Congenital hepatic fibrosis. Quart. J. Med. 30 (1961) 91–117

Kissane, J. M., M. G. Smith: Pathology of infancy and childhood. Mosby, St. Louis 1967 (S. 521)

Kozakawich, H. R., R. L. Lebowitz: Congenital megacalices. Pediat. Radiol. 2 (1974) 251–258

Kuffer, F. R., J. Laissue, O. Oetliker, M. Schmid: Kongenitale Leberfibrose. Z. Kinderchir. 7 (1969) 613–623

Lenarduzzi, G.: Reperto pielografico poco commune (dilatazione delle vie urinarie intrarenali). Radiol. med. (Torino) 26 (1939) 346–347

Lennert, Th.: Zystische Nierenerkrankungen. In Bachmann/Ewerbeck u. a.: Pädiatrie in Praxis und Klinik, pp. 9.34–9.35. Fischer, Thieme, Stuttgart 1979

Lieberman, E., L. Salinas-Madrigal, J. L. Gwinn et al.: Infantile polycystic disease of the kidneys and liver: clinical, pathological and radiological correlation and comparison with congenital hepatic fibrosis. Medicine 50 (1971) 277–318

Lister, J., H. Singh: Pelvical calyceal cysts in children. J. Pediat. Surg. 8 (1973) 901–905

Lundin, P. M., I. Olow: Polycystic kindeys in newborns, infants and children: a clinical and pathological study. Acta paediat. scan. (Upps.) 50 (1961) 185–200

Mettier, B., F. Kuffer, O. Oetliker: Klinische Studie in der Phase der stabilen Urämie bei einem Fall von beidseitiger oligomeganephronischer Hypoplasie der Niere. Helv. paediat. Acta 25 (1970) 462–474

Osathanondh, V., E. L. Potter: Pathogenesis of polycystic kidneys. Arch. Path. 77 (Chicago) (1964) 459–465

Parkkulainen, K. V., L. Hielt, K. Sirola: Congenital multicystic dysplasia of kidney; report of 19 cases with discussion on the etiology, nomenclature and classification of the cystic dysplasias of the kidney. Acta chir. scand., Suppl. 244 (1959) 5–46

Pascal, R. R.: Medullary cystic disease of the kidney: study of a case with scanning and transmission electron microscopy and light microscopy. Amer. J. clin. Path. 59 (1973) 659–665

Pathak, I. G., D. I. Williams: Multicystic and cystic dysplastic kidneys. Brit. J. Urol. 36 (1964) 318–331

Potter, E. L.: Normal and abnormal development of the kidney. Year Book Medical Publishers, Chicago 1972

Puigvert, A.: Mégacalicose – Diagnostic différentiel avec l'Hydrocaliectasie. Helv. chir. Acta 31 (1964) 414–419

Royer, P.: Malformations of the kidney. Major Probl. Clin. Pediat. 11 (1974) 9–27

Royer, P. R., R. Habib, M. Broyer et al.: Segmental hypoplasia of the kidney in children. Advanc. Nephrol. 1 (1971) 145–159

Royer, P. R., R. Habib, M. Mathieu, M. Broyer: Pediatric Nephrology. Saunders, Philadelphia 1974

Royer, P. R., R. Habib, H. Mathieu, V. Courtecuisse: L'hypoplasie rénale bilatérale congénitale avec réduction du nombre et hypertrophie des néphrons chez l'enfant. Ann. Pédiat. 9 (1962) 133–146

Rubinstein, M., R. Meyer, J. Bernstein: Congenital abnormalities of the urinary system. J. Pediat. 58 (1961) 356–366

Rusiewicz, E., B. J. Reilly: The significance of isolated upper pole calyceal dilatation. J. Canad. Ass. Radiol. 19 (1968) 179–182

Smith, C. H., J. B. Graham: Congenital medullary cysts of the kidneys with severe refractory anaemia. Amer. J. Dis. Child 69 (1945) 369–377

Staemmler, M.: Die Harnorgane. Lehrbuch der speziellen pathologischen Anatomie, 12. Aufl. Bd. II/1. de Gruyter, Berlin 1957

Talner, L. B., R. F. Gittes: Megacalyces: further observations and differentiation from obstructive renal disease. Amer. J. Roentgenol. 121 (1974) 473–486

Wahlqvist, L.: Cystic disorders of the kidney: review of pathogenesis and classification. J. Urol. (Baltimore) 97 (1967) 1–6

Williams, G., J. P. Blandy, G. C. Tresidder: Communicating cysts and diverticula of the renal pelvis. Brit. J. Urol. 41 (1969) 163–170

Nierenruptur

B. Kehrer

Die Behandlung der Nierenverletzungen hat in den letzten Jahren eine wesentliche Verbesserung erfahren. Während früher Nephrektomien häufig unumgänglich waren, wird heute besonders im Kindesalter wenn immer möglich versucht, die Niere ganz oder zumindest teilweise zu erhalten. Diese Entwicklung basiert in erster Linie auf verbesserten diagnostischen Mitteln (besonders der selektiven Nierenangiographie), die eine genaue Planung des therapeutischen Vorgehens erlauben.

Häufigkeit

Entsprechend der zunehmenden Zahl von Kinderunfällen ist auch die Frequenz der Verletzungen des Urogenitaltraktes gestiegen. Daß Kinder besonders gefährdet sind, geht allein schon daraus hervor, daß 25–30% aller Nierenverletzungen im Kindesalter beobachtet werden.

Wohl sind z. B. Fälle von geburtstraumatischen Nierenrupturen bekannt, Säuglinge und Kleinkinder sind jedoch gesamthaft gesehen nur selten betroffen. Mit dem Schulalter, d. h. wenn die Kinder sich vermehrt allein im Straßenverkehr bewe-

8.38 Urogenitaltrakt und retroperitonealer Raum

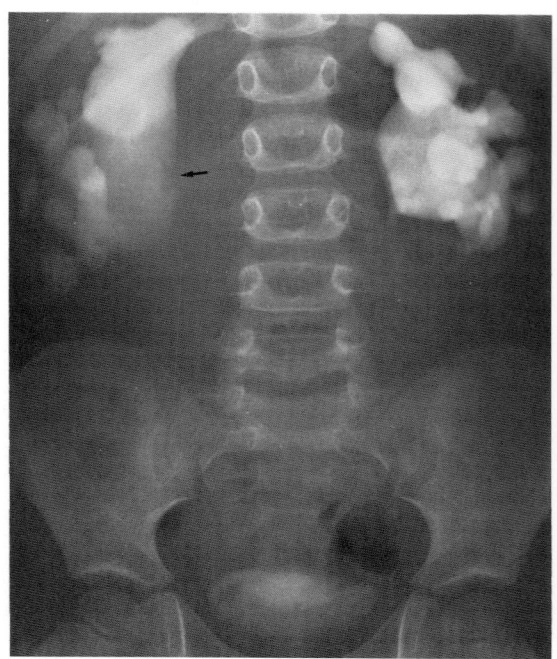
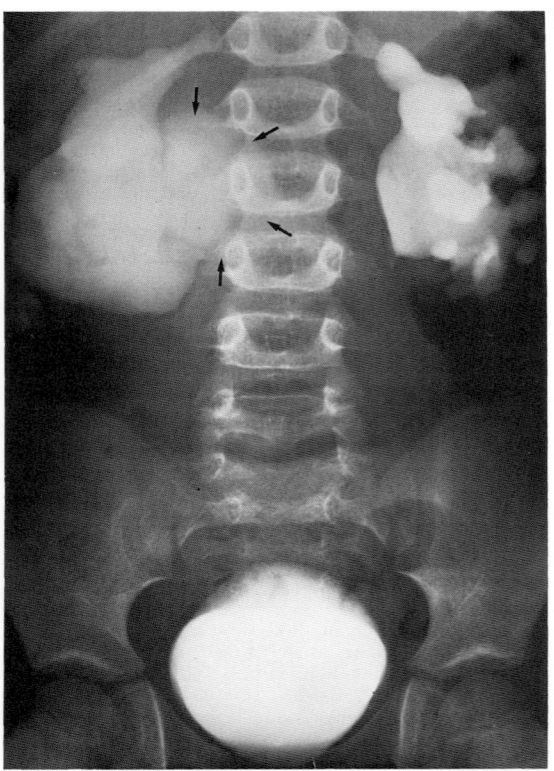

Abb. 24 a u. b Isolierte Ruptur des Nierenbeckens bei vorbestehender Hydronephrose. Die bilaterale Ureterabgangsstenose war nicht bekannt, sondern wurde erst im Rahmen der Abklärung der Nierenverletzung entdeckt (4jähriger Knabe, Sturz aus 1 Meter Höhe!).
a Im intravenösen Urogramm ist nach 35 Minuten nur die bilaterale Hydronephrose erkennbar. Einzig eine Konturunregelmäßigkeit am rechten Nierenbecken (Pfeil) gibt einen Hinweis auf die Rupturstelle. Kein Kontrastmittelaustritt!
b Erst in der Spätaufnahme nach 3 Stunden ist ein Kontrastmittelaustritt aus dem Nierenbecken sichtbar (Pfeil).
In gleicher Sitzung wurde der Riß verschlossen und die Ureterabgangsstenose rechts nach Anderson-Hynes korrigiert.

gen und selbständig Sport zu treiben beginnen, steigt dann die Häufigkeit sehr rasch an und erreicht ihren Gipfel nach dem 10. Lebensjahr. Knaben erleiden aufgrund ihrer intensiveren physischen Aktivität 3-4mal häufiger eine Nierenverletzung als Mädchen.
Etwa 30-40% der Nierentraumata ereignen sich im Rahmen von Mehrfachverletzungen (z.B. Kombination mit Schädelhirntraumata, Frakturen, Wirbelsäulenverletzungen und Thoraxtraumata).
Besonders häufig sind Nierenrupturen auch mit zusätzlichen Verletzungen intraabdomineller Organe (Milz, Darm, Pankreas, Leber) verbunden; so findet sich z.B. bei einer Verletzung der linken Niere in 25% der Fälle gleichzeitig auch eine Milzruptur! Bei einer Nierenruptur muß deshalb immer auch nach weiteren intraabdominellen Verletzungen gesucht werden. Andererseits sollen bei jedem stumpfen Bauchtrauma oder beim Vielfachverletzten – auch wenn eine verdächtige klinische Symptomatik fehlt – ein Urinstatus angefertigt und beim Vorliegen einer Hämaturie die ableitenden Harnwege gezielt abgeklärt werden.
Innerhalb des Urogenitaltraktes sind die Nieren am häufigsten von Verletzungen betroffen, Blasen- und Urethra- sowie besonders Ureterverletzungen sind demgegenüber wesentlich seltener.

Ätiologie
Eine Reihe von anatomischen Gegebenheiten bewirkt, daß die kindliche Niere im Vergleich zum Erwachsenen weniger gut geschützt und damit bei einem Trauma stärker gefährdet ist. Die relativ große und weiche kindliche Niere überragt mit ihrem kaudalen Pol den Rippenthorax; zudem sind die 11. und 12. Rippe beim Kind noch weitgehend knorpelig angelegt und vermögen Schläge nur schlecht abzufangen. Das »polsternde« Fettgewebe ist nur wenig entwickelt; die Niere ist deshalb innerhalb der Gerota-Faszie auch relativ mobil und praktisch nur an den Gefäßen aufgehängt. Sie kann leicht gegen die Rippen oder gegen die Wirbelsäule gedrückt werden und dabei bersten.

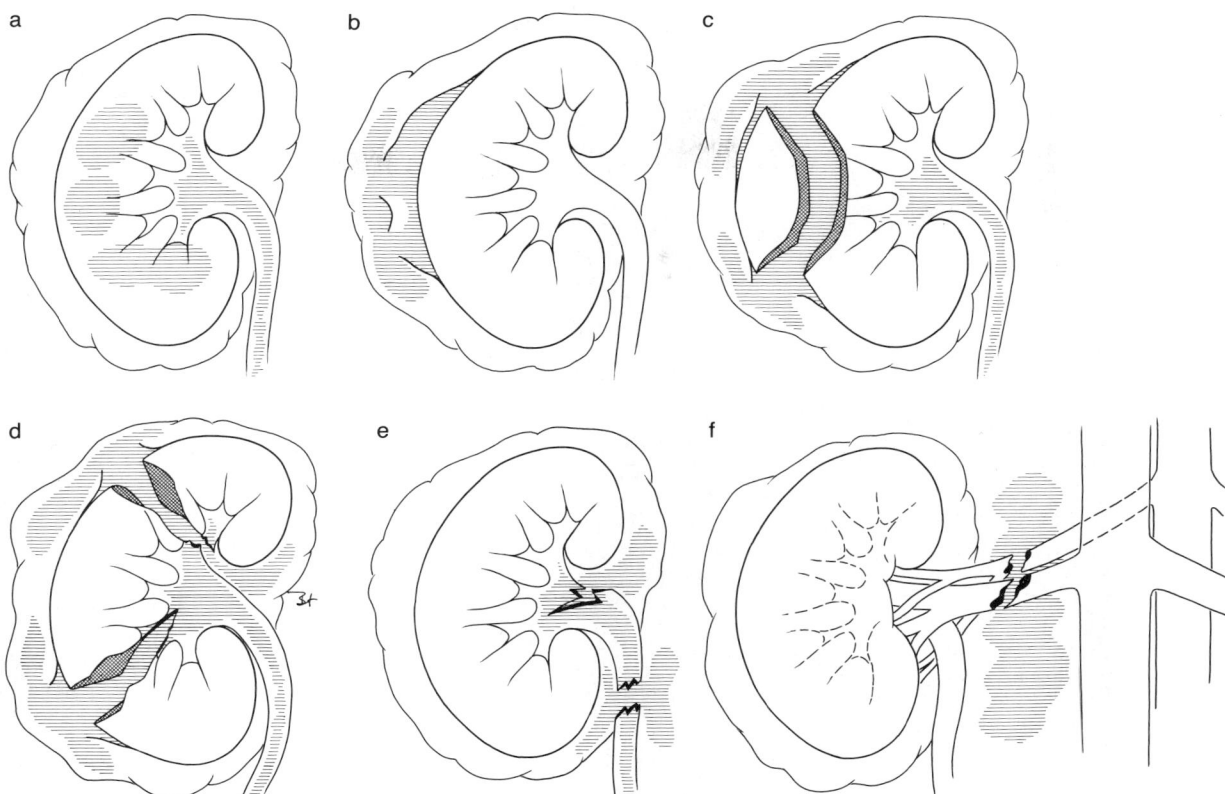

Abb. 25 a–f Formen der Nierenruptur.
a Commotio und Contusio renis.
b Zerreißung der fibrösen Kapsel und der Fettkapsel.
c Parenchymriß ohne Beteiligung des Nierenbeckenkelchsystems.
d Zerreißung des Nierenparenchyms mit Eröffnung des Nierenbeckens.
e Isolierte Verletzung des Nierenbeckens oder des Ureters.
f Abriß der Nierengefäße.

Die Nierenverletzung entsteht in der überwiegenden Zahl der Fälle durch eine direkte Gewalteinwirkung im Rahmen eines *stumpfen Bauchtraumas*. Besonders groß ist die einwirkende Kraft bei Verkehrsunfällen, wo die Kinder entweder überrollt werden oder als ungeschützte Fußgänger, Velo- oder Motorradfahrer gegen ein Auto prallen. Auch bei Sport und Spiel (Skifahren, Schlitteln, Kontaktsportarten) können Schläge in die Nierengegend zu schweren Verletzungen führen, oder das Organ kann beim Sturz auf eine Kante rupturieren.
Penetrierende Nierenverletzungen sind bei uns sehr selten, da Schuß- und Stichverletzungen kaum vorkommen. Gelegentlich können sie iatrogen bei retrograder Pyelographie (Perforation) oder bei perkutaner Nierenbiopsie (Hämatom, arteriovenöse Fistel) entstehen.
Bei einem *Dezelerationstrauma* kann durch indirekte Krafteinwirkung die Niere im Hilusbereich von den Hauptgefäßen abgerissen werden.
Vorbestehende Mißbildungen (Hydronephrose bei Ureterabgangsstenose, ektope Nierenlage, Hufeisenniere) oder Erkrankungen (Wilms-Tumor) erhöhen die Verletzungsgefahr, so daß dann ein nur geringes, inadäquates Trauma eine Ruptur bewirken kann. Bei etwa 20% aller Nierenverletzungen finden sich solche Anomalien, die vorher meist nicht bekannt waren, da sie keine klinischen Symptome verursachten, und die sich erst durch das Trauma manifestieren (Abb. 24 a u. b).

Pathologische Anatomie
Pathologisch-anatomisch lassen sich 6 verschiedene Formen von Nierenverletzungen unterscheiden, wobei die Differenzierung besonders im Hinblick auf die Therapie von Bedeutung ist.
Commotio und Contusio renis (Abb. 25 a). Bei dieser häufigsten Form der Nierenläsion besteht ein umschriebener, nur im Parenchym lokalisierter Schaden (Ekchymose, Hämatom, subkapsulärer Riß); das Nierenbeckenkelchsystem, die fibröse Kapsel sowie die extra- und intrarenalen Gefäße bleiben intakt. Eine lokalisierte oder generalisierte

8.40 Urogenitaltrakt und retroperitonealer Raum

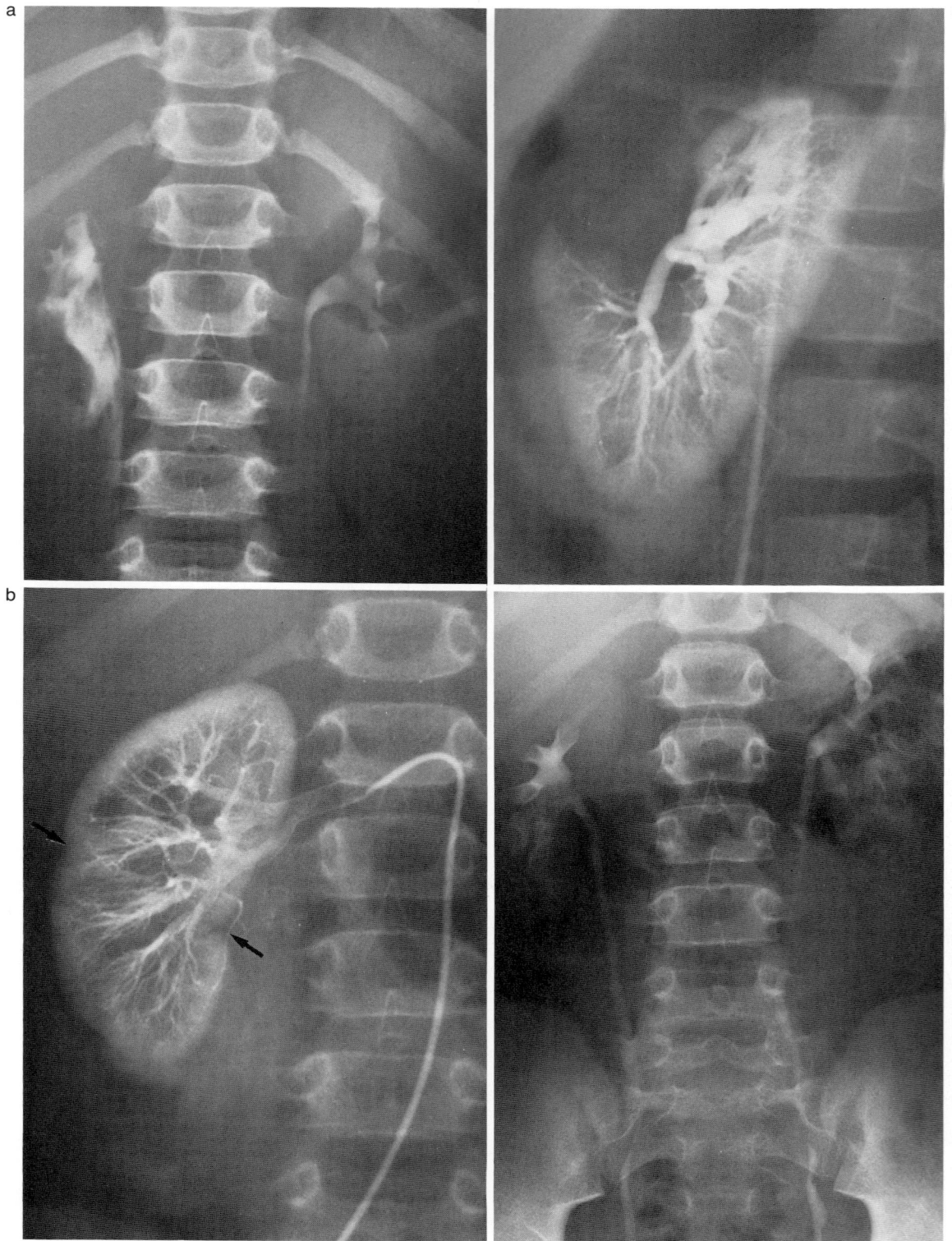

Abb. 26 a–d Nierenruptur nach Skiunfall (6jähriger Knabe).
a Intravenöses Urogramm: Austritt von Kontrastmittel in das peripyelische und periureterale Gewebe.
b Selektive Angiographie: In der a.-p. Aufnahme nur diskrete Kerbe in der Nierenkontur als Hinweis auf eine Ruptur (Pfeile).
c Erst die seitliche Aufnahme zeigt im Angiogramm den keilförmigen Einriß in der Ventralfläche der Niere.
d Nach Naht des Nierenbeckens und Readaptation des Parenchyms sowie ausgiebiger perirenaler Drainage vollständige Abheilung der Verletzung und normale Funktion der Niere.

Nierenruptur 8.41

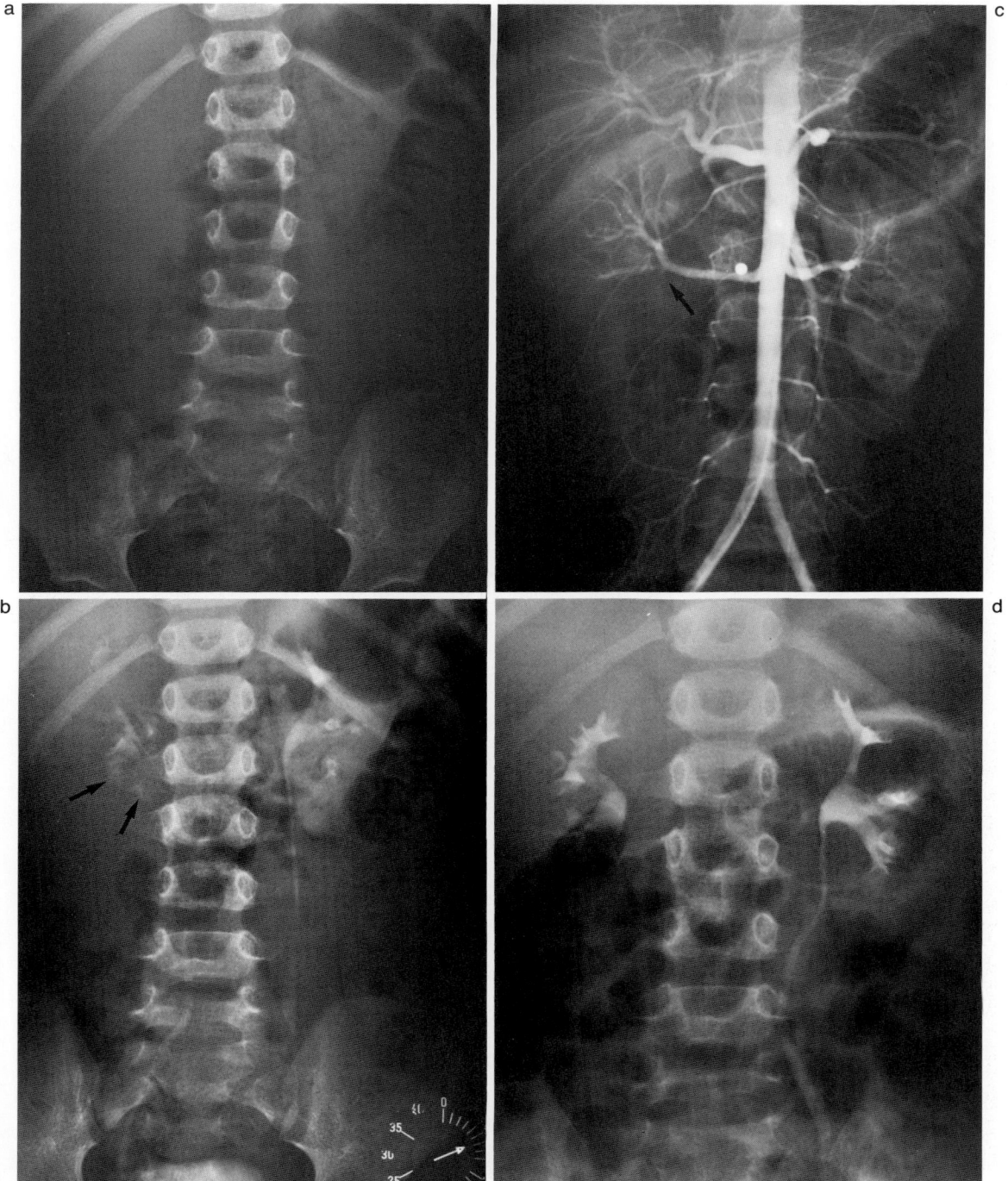

Abb. 27 a–d Abriß des unteren Nierenpols rechts nach einem Hufschlag durch ein Pferd (2jähriger Knabe).
a Abdomenleerbild: Schonhaltung der Wirbelsäule. Flaue Verschattung der Nierenloge rechts mit Verstreichen der Nierenkontur und des Psoasschattens. Das Colon ascendens ist nach medial verdrängt.
b Verzögerte und abgeschwächte Kontrastmittelausscheidung durch die rechte Niere im intravenösen Urogramm. Fehlende Darstellung der unteren Kelchgruppe mit Kontrastmittelaustritt in das perirenale Gewebe (Pfeil). Der Ureter ist nach medial verdrängt.
c Im Angiogramm fehlende Darstellung des unteren Nierenpols rechts. Intraoperativ findet sich eine Absprengung des unteren Nierenpols mit Abriß des zugehörigen Gefäßes (Pfeil) und der unteren Kelchgruppe.
d Nach unterer Polresektion rechts und Naht des Nierenbeckens normale Funktion der verbleibenden Restniere.

posttraumatische Schwellung kann temporär die Nierenfunktion beeinträchtigen, sie erholt sich jedoch vollständig. Die immer bestehende Hämaturie kann längerfristig persistieren.

Zerreißung der fibrösen Kapsel und der Fettkapsel (Abb. 25 b) (meist kombiniert mit einer Commotio oder Contusio renis). Durch den Riß in der fibrösen Kapsel kommt es zum Blutaustritt in das perirenale Gewebe. Da die Blutung im geschlossenen Raum innerhalb der Gerota-Faszie bleibt, tamponiert sie sich spontan. Das entstandene Hämatom wird resorbiert, und die Verletzung heilt ohne Folgen ab.

Parenchymriß ohne Beteiligung des Nierenbinnensystems (Abb. 25 c). Durch die meist radiär verlaufenden Risse werden die fibröse Kapsel und das Parenchym zerrissen, ohne daß es zu einer Eröffnung des Nierenbeckenkelchsystems kommt. Die Durchblutung des Parenchyms bleibt weitgehend gewährleistet, so daß nur geringgradige Nekrosen entstehen. Aus den Rupturstellen findet eine Blutung statt, die sich im perirenalen Gewebe verteilt und dort resorbiert wird. Die Parenchymrisse heilen unter Narbenbildung rasch ab; sie sind später röntgenologisch noch als Kerben oder Eindellungen der Nierenkontur zu erkennen.

Zerreißung des Nierenparenchyms mit Eröffnung des Nierenbeckens (Abb. 25 d). Die Risse laufen durch das ganze Parenchym bis in das Nierenbecken hinein (Abb. 26, Abb. 27). Dadurch kommt es nicht nur zu einer Blutung, sondern auch zu einem Urinaustritt aus dem Nierenbecken. Das Blut-Urin-Gemisch bildet später einen idealen Nährboden für ein Bakterienwachstum, so daß sich ein perirenaler Abszeß entwickeln kann.

Die Niere ist gelegentlich in zwei oder mehr Fragmente geteilt, die nur noch am Nierenhilus zusammenhängen. Einzelne Fragmente können dabei mit der Kelchgruppe und/oder den zugehörigen Blutgefäßen abgerissen sein und liegen dann frei in der Nierenloge (s. Abb. 27 c). Bei Schädigung der arteriellen Blutzufuhr kommt es zur Infarzierung des betroffenen Fragmentes. Im Extremfall ist die Niere in multipelste kleine Stücke zerborsten (»shattered kidney«) und kann dann praktisch nicht mehr erhalten werden.

Isolierte Verletzung des Nierenbeckens oder des Ureters (Abb. 25 e) (**ohne Parenchymbeteiligung**). Diese Verletzungsform findet sich in erster Linie, wenn das Nierenbecken z. B. wegen einer vorbestehenden Ureterabgangsstenose schon dilatiert war (s. Abb. 24 a u. b). Die entstehende Blutung ist meist unwesentlich, hingegen kommt es zu einer massiven perirenalen Urinansammlung.

Gefäßläsion (Abb. 25 f). Der vollständige Abriß eines oder beider Hauptgefäße zur Niere ist selten und entsteht meist bei einem Dezelerationstrauma. Die Abrißstelle befindet sich dabei nicht an der Mündungsstelle der Gefäße in die Aorta oder Vena cava, sondern 1–2 cm peripher davon. Der entstehende, meist schwere Blutungsschock ist in diesen

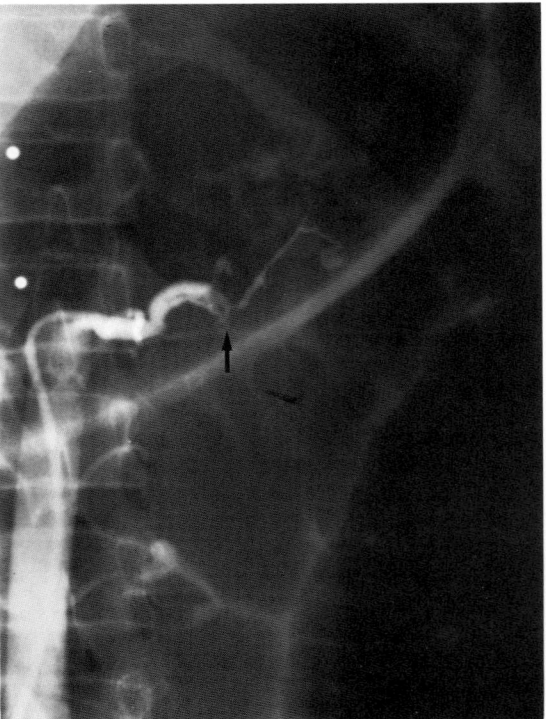

Abb. **28** Thrombosierung der A. renalis nach traumatischer Läsion der Intima. Nur ein kleiner Ast ist noch durchgängig (10jähriges Mädchen).

Fällen einerseits durch den großen Blutverlust aus den Nierengefäßen bedingt, andererseits aber auch durch die häufig damit verbundenen intraabdominellen Zusatzverletzungen. Gelegentlich bleibt die Kontinuität der Gefäße erhalten, und nur die Intima reißt ein. Die entstehende Thrombose führt dann zu einem progredienten Gefäßverschluß mit nachfolgender Ischämie der Niere (Abb. 28).

Symptome

Hinweise auf das Vorliegen einer Nierenruptur ergeben sich schon aus der Anamnese. Meist läßt sich ein vorangehendes stumpfes Abdominaltrauma unschwer eruieren; besonders bei vorbestehender Pathologie der Niere (Hydronephrose) kann das Trauma jedoch so geringfügig sein, daß es nicht unbedingt den Gedanken an eine Nierenruptur nahelegt.

Bei schweren Mehrfachverletzungen können die relativ diskreten Zeichen einer Nierenruptur von der dramatischen Symptomatik der übrigen Verletzungen (z. B. Bewußtlosigkeit bei Schädelhirntrauma, Schockzustand bei zusätzlicher intraabdomineller Blutung) überdeckt werden. Die Nierenruptur muß in solchen Situationen deshalb immer gezielt gesucht werden (Urinstatus!).

Lokal finden sich über der Nierenloge Kontusionsmarken oder Hautschürfungen, die jedoch häufig nur äußerst diskret sind oder oft sogar vollständig fehlen. Jede Nierenverletzung geht mit Schmerzen einher, die in die Lendengegend oder das Abdomen lokalisiert werden und sich bei Bewegungen und bei der Inspiration verstärken. Die Nierenloge ist druck- und klopfdolent, oft vorgewölbt und gespannt, so daß ein weicher »Flankentumor« palpiert werden kann. Bei geringer Blutung (z. B. bei einer Contusio renis) wird der Palpationsbefund jedoch negativ sein. Ein ausgedehntes retroperitoneales Hämatom kann Zeichen eines Peritonismus auslösen oder reflektorisch einen paralytischen Ileus bewirken.

Die Kreislaufverhältnisse können bei isolierter Nierenverletzung anfänglich längerfristig sehr stabil bleiben, und erst nach mehreren Stunden stellt sich allmählich oder plötzlich ein Schockzustand ein. Ein schwerer Schockzustand, der sich schon kurz nach dem Unfall manifestiert, findet sich entweder bei massiven Nierenverletzungen (»shattered kidney«, Gefäßabriß) oder ist verdächtig auf das Bestehen von zusätzlichen Verletzungen (Milz-, Leberruptur mit intraabdomineller Blutung).

In beinahe allen Fällen findet sich sofort oder nach einer gewissen Latenzzeit eine Makro- oder Mikrohämaturie, die für die Diagnostik wegleitend ist. Eine Harnuntersuchung ist deshalb bei jedem Verdacht auf Nierenruptur angezeigt (eventuell katheterisieren!). Die übrigen Laboruntersuchungen sind nicht signifikant verändert. Hämoglobin und Hämatokrit fallen entsprechend dem vorliegenden Blutverlust ab, und als Ausdruck einer Allgemeinreaktion auf das Trauma stellt sich rasch eine Leukozytose mit Linksverschiebung ein.

Untersuchungen

In der Diagnostik der Nierenverletzung kommt der Röntgenuntersuchung eine zentrale Bedeutung zu. Besonders die selektive Nierenangiographie ermöglicht eine präzise Darstellung des verletzten Organs und erlaubt eine genaue Planung der Therapie, wie es für ein speziell im Kindesalter angestrebtes, organerhaltendes Vorgehen entscheidend ist. In der Regel ist zumindest bei der isolierten Nierenruptur die Situation so, daß nach Stabilisierung der Kreislaufverhältnisse auch diese aufwendigen Untersuchungen durchgeführt werden können.

Abdomenleeraufnahme

Schon die Abdomenleeraufnahme kann wesentliche Hinweise auf eine Nierenruptur geben (s. Abb. 27 a): Die Wirbelsäule zeigt eine Schonhaltung; gelegentlich finden sich Frakturen der untersten Rippen oder der Querfortsätze im thorakolumbalen Bereich. Als Ausdruck einer retroperitonealen Flüssigkeitsansammlung (Blut, Urin) kommt es zu einer homogenen, flauen Verschattung im Bereich der Nierenloge, das Kolon wird nach medial weggedrängt, der Psoasschatten verschwindet, und die Nierenkontur ist nicht mehr abgrenzbar, da das perirenale Fettpolster vom Hämatom überlagert wird.

Im Leerbild soll zudem auf Hinweise für das Vorliegen von weiteren, intraabdominellen Verletzungen geachtet werden (Flüssigkeit im Abdomen, freie Luft).

Intravenöse Pyelographie

Für die Durchführung eines intravenösen Pyelogramms steht fast immer genügend Zeit zur Verfügung; ggf. ist eine Pyelographie auch während eines Notfalleingriffs möglich. Einzige Kontraindikation ist ein persistierender Schockzustand.

Die intravenöse Pyelographie soll frühzeitig vorgenommen werden, da ihre Aussagekraft dann wesentlich größer ist. Einige Stunden nach dem Trauma kann die Nierenfunktion reflektorisch oder durch Schwellung der Niere eingeschränkt sein, was die Bildqualität beeinträchtigt. Entweder wird ein Infusionsurogramm mit hoher Kontrastmitteldosierung gemacht, oder das Kontrastmittel wird als Bolus injiziert. Die letztere Methode hat den Vorteil, daß in der Frühphase (ca. 2 Minuten nach Injektion) die Kontrastmittelkonzentration in den Glomeruli hoch ist, was eine gute Parenchymdarstellung ergibt, so daß größere Konturunregelmäßigkeiten erkannt werden können.

Oft wird die Niere vom Darm überlagert, da die Patienten nicht adäquat zur Untersuchung vorbereitet werden können. In solchen Fällen können Schichtaufnahmen die Beurteilung der Niere erleichtern und verbessern.

Im Pyelogramm soll nicht nur die traumatisierte Seite kontrolliert werden, sondern es darf nicht vergessen werden zu verifizieren, ob die gegenseitige Niere normal angelegt ist.

Eine gegenüber der gesunden Gegenseite verzögerte oder abgeschwächte Kontrastmittelausscheidung kann Hinweis auf eine traumatische Schädigung sein.

Die Darstellung des Nierenbeckens läßt vorbestehende Mißbildungen erkennen (Hydronephrose) (s. Abb. 24); größere Blutkoagula führen zu Kontrastmittelaussparungen und zu unvollständiger Füllung der Kelchgruppen oder, falls sie das ganze Nierenbecken ausfüllen, zu einer fehlenden Darstellung des Nierenbinnensystems.

Deformierungen und Veränderungen der Kelchgruppen entstehen bei Parenchymrissen oder intrarenalem Hämatom. Bei Absprengung eines Nierenpols können einzelne Kelchgruppen vollständig vom Nierenbecken abgetrennt und disloziert sein. Durch Einrisse in das Nierenbeckenkelchsystem kommt es zur Extravasation von Kontrastmittel in das perirenale und periureterale Gewebe (s. Abb. 24, 26, 27). Solche Extravasate, die diagnostisch wichtig sind, sind manchmal auf den Frühaufnahmen noch nicht sichtbar, sondern kommen erst auf Spätaufnahmen nach 1–2 Stunden zur Darstellung (s. Abb. 24 b).

8.44 Urogenitaltraktus und retroperitonealer Raum

Tabelle 7 Differentialdiagnose der einseitig stummen Niere nach Nierentrauma

	Abdomenleeraufnahme	intravenöses Pyelogramm	Nierenangiographie
Nierenagenesie	kein abgrenzbarer Nierenschatten Psoas sichtbar	Niere der Gegenseite hypertroph	auf der stummen Seite Aortenkontur glatt, keine Darstellung eines Stumpfes einer A. renalis
Nierenbecken mit Blut gefüllt	Niere und Psoas abgrenzbar oder Zeichen einer retroperitonealen Flüssigkeitsansammmlung	gegenseitige Niere normal	normale A. renalis, Darstellung der verletzten Niere
Gefäßabriß	retroperitoneale Flüssigkeitsansammlung	gegenseitige Niere normal	1–2 cm langer Stumpf der A. renalis
Thrombose der A. renalis nach Intimaläsion	Niere und Psoas abgrenzbar	gegenseitige Niere normal	1–2 cm langer Stumpf der A. renalis
"shattered kidney"	retroperitoneale Flüssigkeitsansammlung	gegenseitige Niere normal	Darstellung der verletzten Niere
posttraumatische Funktionsstörung der Niere	Niere und Psoas abgrenzbar oder retroperitoneale Flüssigkeitsansammlung	gegenseitige Niere normal	Darstellung der verletzten Niere
vorbestehendes Nierenleiden (z. B. Hydronephrose, polyzystische Nierendegeneration)	Psoas abgrenzbar retroperitoneale homogene Verschattung	gegenseitige Niere hypertroph, eventuell auch Mißbildung der Gegenseite	Darstellung der pathologischen Niere
ektope Niere	Psoas abgrenzbar kein Nierenschatten	Nierenbecken in ektoper Lage!	nicht notwendig

Diagnostische Schwierigkeiten ergeben sich dann, wenn sich im i. v. Pyelogramm einseitig keine Niere darstellt. In diesen Fällen ist praktisch immer die notfallmäßige Durchführung einer transfemoralen Angiographie indiziert (Tab. 7).

Transfemorale Aortographie und selektive Nierenangiographie

Erst die Angiographie ermöglicht eine exakte Visualisierung der verletzten Niere und ist deshalb besonders für die Planung eines operativen Eingriffs entscheidend. Sie erlaubt die Bestimmung des Schweregrades der Läsion, die Beurteilung der Durchblutung der Nierenfragmente, die Erkennung von prätraumatisch schon vorhandenen Erkrankungen der Niere (Hydronephrose, Wilms-Tumor) und allfälligen Zusatzverletzungen (Leber-, Milzruptur).
Beim Kind muß die Untersuchung immer in Narkose erfolgen, was voraussetzt, daß der Zustand des Patienten stabil ist. Da sie besonders im Kindesalter mit einem gewissen Risiko verbunden ist (Thrombose der A. femoralis), muß die Indikation sorgfältig abgewogen werden; sie ist nach unserer Ansicht gegeben, wenn 1. im intravenösen Pyelogramm auf der Seite des Traumas eine stumme Niere besteht, 2. in der Pyelographie eine Extravasation von Kontrastmittel sichtbar ist oder 3. eine Hämaturie längerfristig persistiert.

Vorgängig der selektiven Angiographie der Nierenarterie wird immer zunächst eine abdominelle Übersichtsaortographie vorgenommen, die einerseits Verletzungen weiterer Organe aufdecken kann und andererseits Variationen in der Gefäßversorgung der Niere zeigt (z. B. Polgefäße).
Die Entscheidung über das therapeutische Vorgehen wird weitgehend von den Befunden in der selektiven Nierenangiographie bestimmt: normales Angiogramm, Parenchymrisse, intrarenales Hämatom, Fraktur mit oder ohne Dislokation der Fragmente, Abriß von Teilen oder der ganzen Niere von der Gefäßversorgung, Gefäßthrombose, arteriovenöse Fistel usw.

Weitere Untersuchungsmethoden

Die Ultraschalltomographie kann eventuell eine perirenale Flüssigkeitsansammlung oder sogar die Rupturstelle zeigen.
In den letzten Jahren wurde in unklaren Fällen auch die einfache, nichtinvasive Nierenszintigraphie mit ^{99m}Tc-DTPA eingesetzt, die eine gute Parenchymdarstellung ergibt. Sie kann jedoch die Angiographie nicht ersetzen, da ihr Informationsgehalt vergleichsweise geringer ist. Inwieweit sich bei dieser Fragestellung in Zukunft auch die Computertomographie bewähren wird, ist im gegenwärtigen Zeitpunkt noch nicht klar, da bis anhin nur ungenügende Erfahrungen vorhanden sind.

Auch die retrograde Pyelographie ist nur in seltenen Fällen (z. B. bei Ureterruptur) indiziert.

Therapie

Das Ziel der Behandlung einer Nierenverletzung besteht einerseits darin, möglichst viel funktionierendes Nierengewebe zu erhalten, andererseits aber auch darin, mögliche Spätkomplikationen zu vermeiden. Nur eine genaue radiologische Abklärung erlaubt ein systematisches Vorgehen und eine gute Planung der therapeutischen Maßnahmen.

Allgemeine Maßnahmen

Im Vordergrund steht die Bekämpfung eines hypovolämischen Schockzustandes, der mit Blut, Plasma, Plasmaexpandern oder Elektrolytlösungen korrigiert werden muß. In jedem Fall müssen ein guter venöser Zugang gesichert sein und genügend Blutkonserven in Reserve zur Verfügung stehen, da bei der Nierenruptur der Kreislaufzusammenbruch erst mit einiger Latenz eintreten kann.

Konservative Therapie

70–80% der Nierenverletzungen können konservativ behandelt werden. In erster Linie handelt es sich dabei um reine Nierenkontusionen (S. 8.39) oder Zerreißungen der fibrösen Kapsel (S. 8.42). Auch bei Parenchymrissen, bei denen keine Extravasation von Kontrastmittel sichtbar ist (d. h. bei denen das Nierenbeckenkelchsystem intakt ist) und bei denen die Fragmente durchblutet und nicht disloziert sind (S. 8.42), ist eine exspektative Therapie indiziert. Diese umfaßt strenge Bettruhe, genaue klinische Beobachtung, Schockbehandlung, Aufrechterhaltung einer guten Diurese und eventuell Verabreichung von Antibiotika.

Auch iatrogene Verletzungen nach Nierenbiopsien oder nach Perforation bei retrograder Pyelographie heilen in der Regel spontan ab und erfordern keinen operativen Eingriff.

Notfalleingriffe

Sie sind selten indiziert und können in 4 Situationen notwendig sein:
– Wenn bei isolierter Nierenverletzung trotz Infusion und Bluttransfusion die akute Verblutungsgefahr fortbesteht und nicht dauernd beherrscht werden kann. Meist liegt dann entweder eine schwerste Zertrümmerung der Niere vor (»shattered kidney«), die eine Nephrektomie erforderlich macht, oder aber die Nierengefäße sind vollständig durchgerissen (S. 8.42). Im letzteren Fall ist die rasche Freilegung der Niere schon deshalb indiziert, weil bei länger bestehender Ischämie das Organ irreversibel geschädigt bleibt.
– Bei Thrombose der A. renalis infolge eines Intimarisses (s. Abb. 28) bietet die notfallmäßige Thrombektomie und Naht der Intima die einzige Chance, die Niere zu retten. Meist wird jedoch dieser Verletzungstyp zu spät diagnostiziert.
– Wenn Kombinationsverletzungen der Bauchorgane den Zustand des Patienten rasch verschlechtern lassen (Leber-, Milz-, Darmverletzungen). In diesen Fällen wird der Eingriff transabdominal erfolgen. Dabei müssen in erster Priorität die Begleitverletzungen angegangen werden, da sie (und nicht die Niere) in der Regel für die lebensbedrohliche Situation verantwortlich sind. Erst sekundär wird dann (eventuell nach Durchführung einer intraoperativen Pyelographie oder zumindest nach palpatorischer Verifizierung des Vorhandenseins der anderen Niere) die Niere freigelegt. Dazu wird das Kolon lateral abgelöst und zusammen mit dem Mesenterium nach medial verlagert. Dann werden zuerst die Nierengefäße zur Blutungskontrolle aufgesucht und angeschlungen (auf der rechten Seite muß dazu zusätzlich das Duodenum nach Kocher mobilisiert werden). Erst jetzt wird die Gerota-Faszie eröffnet und die Nierenläsion angegangen.
– Bei offenen penetrierenden Nierenverletzungen (Stich, Pfählung, Schußverletzung).

Eingriffe mit aufgeschobener Dringlichkeit

Eine isolierte Nierenverletzung führt in der überwiegenden Mehrzahl der Fälle nicht zu einer unmittelbar lebensbedrohlichen Situation. Der Eingriff kann deshalb nach der initialen Schockbekämpfung und den Abklärungsuntersuchungen in den ersten 24–48 Stunden erfolgen. Eine weitere Verzögerung der Operation sollte jedoch vermieden werden, da später Ödem und einsetzende Organisation des Hämatoms die Präparation erschweren oder sich im ins Nierenlager ausgetretenen Blut-Urin-Gemisch ein Infekt entwickelt.

Eine Indikation zur Operation besteht, wenn
– bei einer Fraktur der Niere und guter Durchblutung der Fragmente die Fragmente stark disloziert sind;
– eine Extravasation von Kontrastmittel auf einen Riß im Nierenbeckenkelchsystem hinweist. Der Riß kann entweder isoliert (S. 8.43) oder mit einer Parenchymverletzung kombiniert sein (S. 8.42) (s. Abb. 24, 26, 27);
– das Angiogramm eine Nierenruptur mit schlechter oder fehlender Durchblutung eines oder mehrerer Fragmente zeigt (s. Abb. 27c);
– wenn eine vorbestehende Hydronephrose oder ein Wilms-Tumor verletzt ist (s. Abb. 24).

Der Zugang zur Niere erfolgt in diesen Fällen meist extraperitoneal. Nach Freilegung des Organs werden zuerst die Gefäße auspräpariert und angeschlungen, damit sie zur Blutungskontrolle gegebenenfalls temporär abgeklemmt werden können. Anschließend wird das Hämatom ausgeräumt und eine exakte Blutstillung vorgenommen. Devaskularisierte Fragmente oder abgesprengte Stücke, die die Verbindung zum Kelchsystem verloren haben, werden entfernt (eventuell Teilresektion der Niere, Polresektion). Risse im Nierenbecken werden mit feinen Catgutnähten verschlossen und abgerissene Kelchgruppen eventuell reanastomosiert. Noch durchblutete Fragmente können durch Kapselnähte readaptiert werden. Entscheidend ist eine gute Drainage der Nierenloge durch Einlegen von Redon-Drains, damit eine Reakkumulation von Urin und Blut sicher verhindert wird.

Liegt eine Mißbildung vor (s. Abb. 24), so wird diese im gleichen Eingriff korrigiert (z. B. Anderson-Hynes-Plastik bei Ureterabgangsstenose).

Eine Nephrektomie sollte wenn immer möglich vermieden werden; sie ist in der Regel nur notwendig, wenn eine vollständige Zertrümmerung der Niere vorliegt oder wenn bei schwerverletzten Patienten eine Rekonstruktion zu aufwendig wäre. Wird eine Einzelniere verletzt, so muß sie um jeden Preis erhalten werden, u. U. unter Einsatz von »bench surgery« und Autotransplantation.

Späteingriffe

Bei korrekter Therapie sollten sich Späteingriffe weitgehend vermeiden lassen. Sie müssen meist zur Behandlung von Komplikationen eingesetzt werden wie z. B. bei perirenalem Abszeß, Hydronephrose nach Ureterstriktur wegen posttraumatischer Vernarbung, residueller Teilhydronephrose, extrarenaler Pseudozyste (Abb. 23), renaler Hypertension usw.

Postoperative Behandlung

Initial ist eine engmaschige Kreislaufkontrolle vorzunehmen und für eine gute Diurese zu sorgen. Meist empfiehlt sich auch die Verabreichung von Antibiotika.

Zur Erfassung von Spätkomplikationen soll nach einigen Monaten eine Kontrollurographie durchgeführt werden.

Komplikationen

Frühkomplikationen. Sie sind häufiger nach konservativer Therapie. Eine persistierende Blutung kann auch nach einer Latenzzeit zum Schockzustand führen.

Ist das Nierenbeckenkelchsystem verletzt, so bildet das austretende Urin-Blut-Gemisch einen idealen Nährboden für Bakterien, so daß sich schließlich ein pararenaler Abszeß entwickeln kann.

Spätkomplikationen. Die Entwicklung einer renalen Hypertension ist bei Kindern nach Trauma relativ selten.

Durch Vernarbungsprozesse kann es zu Obstruktionen kommen, die zu lokalisierten Pyelektasien oder einer Hydronephrose führen können.

Eine perirenale Ansammlung von Urin kann sich zu einer Pseudozyste entwickeln, deren Lumen mit dem Pyelon kommuniziert (Abb. 23).

Weitere Spätkomplikationen sind segmentäre Nekrosen von Nierengewebe, Steinbildung oder arteriovenöse Fisteln.

Literatur

Belin, R. P., D. L. Bauer, W. O. Griffen jr., J. Z. Jona, W. L. Buntain: Pediatric Urologic Trauma. Z. Kinderchir. 23 (1978) 286–292

Bettex, M., A. F. Schaerli, A. Oesch, M. P. Haertel: Die Arteriographie als Hinweis für die Therapie des kindlichen Nierentraumas. Z. Kinderchir., Bd. 11, Suppl. (1972) 582–596

Cass, A. S.: Renal Trauma in the Multiple Injured Patient. J. Urol. 114 (1975) 495

Daum, R.: Das stumpfe Bauchtrauma im Kindesalter. Chir. Praxis 21 (1976) 259

Emanuel, B., H. Weiss, P. Gollin: Renal Trauma in Children. J. Trauma 17 (1977) 275–278

Gwinn, J. L., Ph. Stanley: Diagnostic Imaging in Pediatric Trauma. Springer, Berlin 1980

Hoeltl, G., H. Wiltschke: Diagnose und Therapie der Nierentraumen im Kindesalter. Pädiat. 11 (1976) 605–612

Javadpour, N., P. Guinan, I. M. Bush: Renal Trauma in Children. Surg. Gynec. Obstet. 136 (1973) 237–240

Kelalis, P. P., L. R. King: Clinical Pediatric Urology, Vol. 2. Saunders, Philadelphia 1976

Kerk, L., O. Feenders: Traumatische Nierenrupturen im Kindesalter. Z. Kinderchir., Bd. 11, Suppl. (1972) 596–603

Lang, E. K.: Arteriography in the Assessment of Renal Trauma. The Impact of Arteriographic Diagnosis on Preservation of Renal Function and Parenchyma. J. Trauma 15 (1975) 553–566

Linke, C. A., J. N. Frank, L. W. Young, A. T. K. Cockett: Renal Trauma in Children: Diagnostic Workup and Management. N. Y. St. J. Med. 72 (1972) 2414–2420

Lutzeyer, S., S. Lymberopoulos: Verletzungen der Urogenitalorgane. In Rehn, J.: Unfallverletzungen bei Kindern. Springer, Berlin 1975

Mayor, J., E. J. Zingg: Urologische Operationen. Thieme, Stuttgart 1973

Morse, T. S.: Renal injuries. Pediat. Clin. N. Amer. 22 (1975) 379–391

Morse, T. S.: Renal Injuries. In Touloukian, R. J.: Pediatric Trauma. Wiley, New York 1978

Morse, T. S., J. P. Smith, W. H. J. Howard, M. J. Rowe: Kidney injuries in children. J. Urol. 98 (1967) 539–547

Morse, T. S., B. H. Harris: Nonpenetrating Renal Vascular Injuries. J. Trauma 13 (1973) 497–501

Otto, H., B. Brehmer: Röntgenologische Befunde schwerer Nierenverletzungen im Kindesalter. Fortschr. Röntgenstr. 127 (1977) 442–447

Reis, J. S.: Renal Trauma in Children: A ten-year review. Aust. N. Z. J. Surg. 42 (1973) 260–266

Rodeck, G.: Verletzung der Harnwege im Kindesalter. Z. Kinderchir., Bd. 11, Suppl. (1972) 604–618

Rothfield, S. H., H. L. Stein: Renal Trauma in Children: Angiography as an Aid to Treatment. Angiology 23 (1972) 415–426

Schaerli, A. F.: Renal Trauma. In Eckstein, H. B., R. Hohenfellner, D. L. Williams: Surgical Pediatric Urology. Thieme, Stuttgart 1977

Schiller, M., B. H. Harris, L. D. Samuels, H. W. Clatworthy, T. S. Morse: Diagnosis of Experimental Renal Trauma. J. Pediat. Surg. 7 (1972) 187–193

Schoenberg, H. W., J. G. Gregory: Delayed Flank Approach to Isolated Renal Trauma in Children. J. Pediat. Surg. 10 (1975) 525–530

Stables, D. P.: Unilateral Absence of Excretion at Urography after Abdominal Trauma. Radiology 121 (1976) 609–615

Van Hee, R. H. G. G.: Posttraumatische perirenale Pseudozysten. Z. Kinderchir., Bd. 11, Suppl. (1972) 618–627

Young, L. W., B. P. Wood, C. A. Linke: Renal Injury from Blunt Trauma in Childhood: Radiological Evaluation and Review. Ann. Radiol. 18 (1975) 359–376

Harnsteine

G. KAISER

Der Nachweis von Steinen der Harnorgane wird als kindliche Urolithiasis bezeichnet, da es dafür im Kindesalter kein einheitliches Krankheitsbild gibt. Konkremente können beim spontanen Abgang, anläßlich einer urologischen Abklärung oder zufällig bei einer aus anderen Gründen vorgenommenen Röntgenuntersuchung nachgewiesen werden. Es ist erwiesen, daß in manchen Ländern, so im Balkan, Kleinasien, Ägypten, Indien und China, die Urolithiasis gehäuft auftritt; man spricht von Steinendemiegebieten (ECKSTEIN 1961). Im Gegensatz dazu wird das Steinleiden in Westeuropa und Nordamerika (WENZL u. Mitarb. 1968) heutzutage vergleichsmäßig seltener beobachtet und entsprechend als sporadische Urolithiasis bezeichnet.

Zunahme der kindlichen Urolithiasis. Trotz der obigen Aussage ist in Westeuropa eine Zunahme der kindlichen Urolithiasis zu verzeichnen: Je mehr röntgenologische und urologische Untersuchungen angewandt werden, desto häufiger wird eine Steinkrankheit feststellbar. Diese Früherfassung täuscht wahrscheinlich eine echte Zunahme vor. Daneben gibt es mutmaßlich ähnlich wie bei den Erwachsenen sakkuläre Schwankungen in der Inzidenz des Steinleidens, wofür keine plausible Erklärung gefunden werden kann.

Vorkommen

Inzidenz der kindlichen Urolithiasis. In unserem Einzugsgebiet mit mehr als 1 Million Einwohner kam von 1963–72 durchschnittlich pro Jahr ein Kind auf 70 000 resp. 45 000 Kinder der Altersgruppe 0–14 Jahre wegen Urolithiasis zur Operation; oder auf ein operiertes Nephroblastom werden zwei Kinder mit Urolithiasis beobachtet (WILLIAMS u. ECKSTEIN 1968).

Geschlechts- und Altersverteilung. Harnsteine werden bei Knaben häufiger als bei Mädchen beobachtet; auf zwei Knaben kommt ein Mädchen. Je jünger die Patienten, desto mehr überwiegen Knaben. Besonders Blasen- und Harnröhrensteine finden sich fast ausschließlich bei Knaben, was damit in Zusammenhang gebracht wird, daß sich hier die Entleerung auch kleinerer Konkremente durch die enge und lange Harnröhre schwieriger gestaltet. Nahezu ³/₄ der Kinder entfallen auf die Altersgruppe 0–5 Lebensjahre, 10% sind Säuglinge; ja selbst bei Feten wurden Konkremente vom 6. Monat an beobachtet (SCHMIDT 1971).

Ätiologie und Pathogenese

Formalgenese

Die Formalgenese der Harnsteine ist noch nicht in allen Einzelheiten bekannt und stellt ein äußerst komplexes Geschehen dar. Man weiß jedoch, daß gewisse Faktoren an einer allfälligen Steinbildung beteiligt sind und/oder eine solche verhindern können. Diese Faktoren sind je nach Steinart in unterschiedlichem Ausmaß und Kombination an der Formalgenese beteiligt, so daß der Vorgang, der schlußendlich zur Konkrementbildung führt, nicht uniform, sondern für jede Steinart ein verschiedener ist (ROBERTSON u. NORDIN 1976).

Für die Formalgenese wichtige Faktoren sind:
1. Der Sättigungsgrad und/oder das Erscheinen steinbildender Substanzen im Urin.
2. Die Wasserstoffionenkonzentration (wobei das pH im spontan gelassenen Urin nicht unbedingt mit demjenigen am Ort der Steinbildung übereinstimmt).
3. Die Konzentration von Stoffen, welche die Größe der Kristalle resp. deren Aggregation zu größeren Körpern beeinflussen resp. hemmen.
4. Der Harnfluß pro Zeiteinheit.
5. Eine allfällige Infektion der Harnorgane mit harnstoffspaltenden Keimen.

Faktor 1, nämlich hohe Ausscheidungsmengen harnsteinbildender Substanzen, spielt bei den Cystin-, Tripelphosphat- und Calciumoxalatsteinen eine wichtige Rolle. Eine Hyperkalzurie – eine solche liegt vor, wenn mehr als 6 mg/kg KG

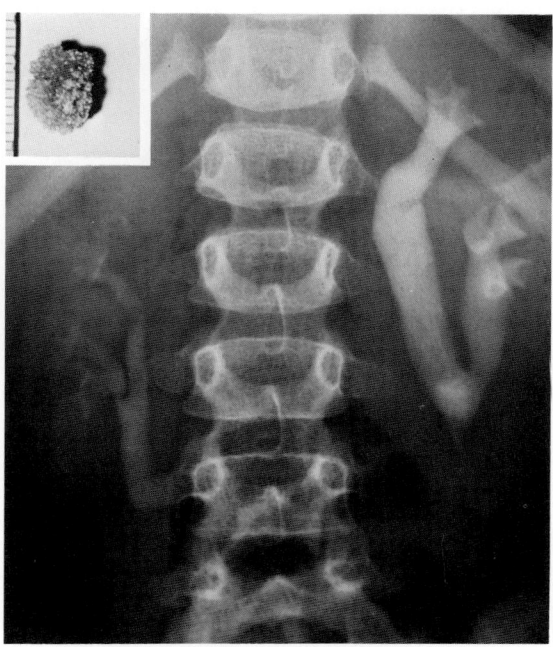

Abb. **29** Doppelniere mit Einklemmung eines Harnsteines an der Bifurkation der Nierenbecken. Pyelektasie. Calciumoxalat- und Calciumphosphatstein (4jähriger Knabe).

8.48 Urogenitaltraktus und retroperitonealer Raum

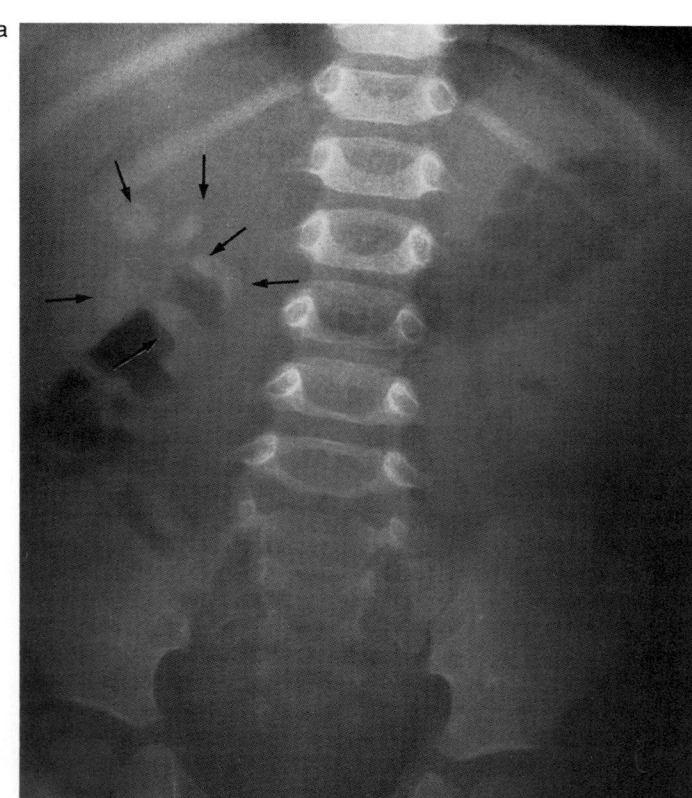

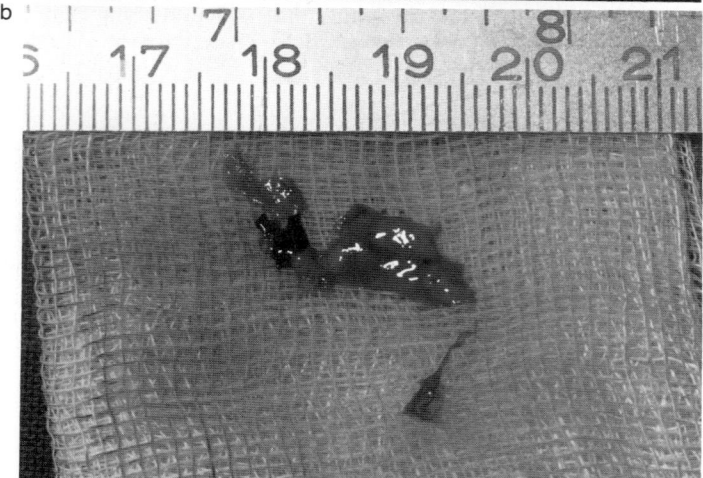

Abb. 30 a u. b
a Multiple Nierensteine im Leerbild rechts erkennbar.
b Bei der Pyelolithotomie links sog. Matrixsteine (11 Monate alter Knabe).

ausgeschieden wird (ROYER u. Mitarb. 1967) — führt für sich allein jedoch nicht zwangsläufig zur Konkrementbildung. Und nur in einem verschwindend kleinen Anteil von Oxalatsteinbildern findet sich eine anhaltende Oxalurie (primäre Hyperoxalurie).
Faktor 2, das Ph, ist bei der Harnsäure-, Calcium- und Tripelphosphatsteinbildung von großer Bedeutung. Faktor 3, einem Mangel kristallaggregationshemmender Substanzen, kommt bei der Bildung von Calciumoxalatsteinen eine große Rolle zu. Solche Stoffe sind von der Niere ausgeschiedene, saure Mucopolysaccharide (ROBERTSON u. NORDIN 1976). Faktor 4 und 5 können zur Entstehung verschiedener Steinarten beitragen und sich auch gegenseitig ungünstig beeinflussen (BETTEX 1975). Faktor 5, ein Harnwegsinfekt, wiederum kann sich über die Faktoren 1 (vermehrte Ammoniumausscheidung) und 2 (Erhöhung des Harn-Ph) wie im Fall der Tripelphosphatsteinbildung auswirken.
Nach ROBERTSON u. NORDIN (1976) muß generell

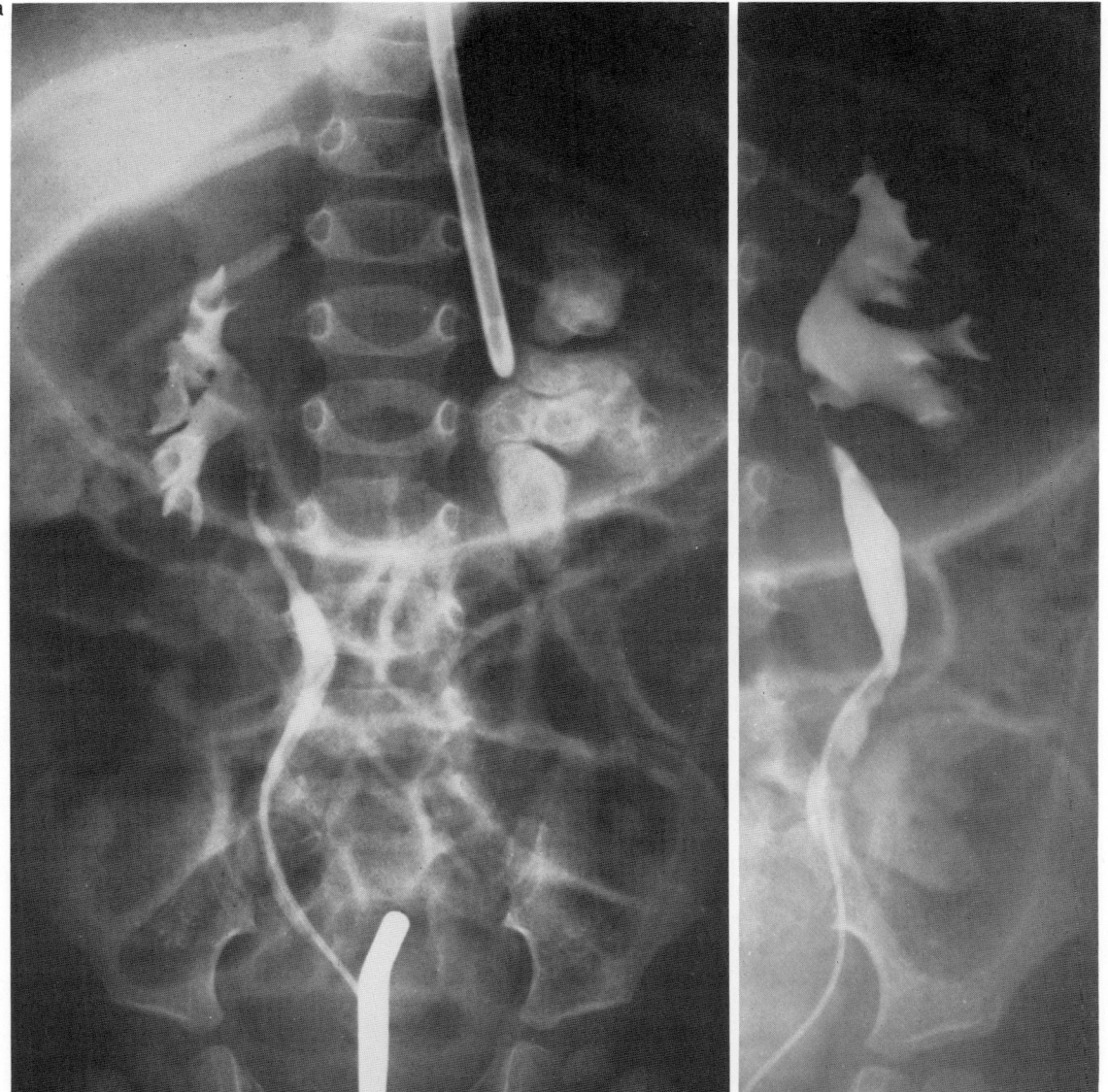

Abb. 31 a u. b Großer Ausgußstein des linken Nierenbeckens.
a Röntgenaufnahme nach Luftfüllung des Magens mit Sonde und retrograde Kontrastfüllung der Gegenseite.
b Retrogrades Pyelogramm 10 Monate nach Entfernung des Steines durch Nephrotomie (Sektionsschnitt). Beachte die gute Restitution des Nierenbeckens (13 Monate alter Knabe).

eine Periode extremer Übersättigung mit konkrementbildenden Substanzen angenommen werden, die über eine spontane Auskristallisation die Steinbildung auslösen. Erreichen die Kristalle oder Kristallaggregate eine gewisse kritische Größe, dann werden sie im Harntrakt zurückgehalten und wachsen in der Folge zu zufällig, klinisch oder radiologisch faßbaren Konkrementen (Abb. 29).

Kausalgenese

Es lassen sich folgende ätiologische Gruppen unterscheiden: idiopathische Harnsteine, Stauungssteine, metabolische Konkremente und solche anderer Ursachen. Diese Einteilung hatte bislang ihre Bedeutung für den Kliniker im Hinblick auf die therapeutische Beeinflußbarkeit der jeweils vorliegenden ätiologischen Gruppe. Mit fortschreitenden Erkenntnissen können auch den als idiopathisch klassifizierten Konkrementen ursächliche Faktoren und ein entsprechendes therapeutisches

Konzept zugeordnet werden. Wie aus der Formalgenese ersichtlich, wird ein unterschiedliches Zusammenwirken der verantwortlichen Faktoren beobachtet; ebenso kommen die wichtigsten Faktoren je nach ätiologischer Gruppe auf unterschiedlichen Wegen zustande.

50% der Steine sind idiopathisch, $^1/_3$ Stauungssteine und $^1/_6$ Folge von Stoffwechselstörungen, Fremdkörpern oder Immobilisation.

Bis zu $^3/_4$ der sog. idiopathischen Konkremente sind Infektionssteine. Es handelt sich dabei bevorzugt um Knaben im 1.–3. Lebensjahr, die gleichzeitig einen infizierten Urin und multiple Harnsteine aufweisen (Abb. 30 a u. b). Diese setzen sich aus Tripel- und Calciumphosphat zusammen und enthalten reichlich mucoproteidhaltige Matrixsubstanzen (JOHNSTON u. MCKENDRICK 1974; WILLIAMS u. ECKSTEIN 1968). Bei den verbleibenden Patienten mit idiopathischen Konkrementen handelt es sich oftmals um ältere Kinder, deren Steinleiden stark an die beim Erwachsenen beobachtete Form erinnert. Bei den Stauungssteinen kommt dem gleichzeitigen Vorliegen einer Urininfektion – wobei Proteuskeime überwiegen – und eine Obstruktion der ableitenden Harnwege eine hervorragende Rolle zu. Diese Voraussetzungen sind bei den kongenitalen Mißbildungen des Harnsystems oft erfüllt, weshalb diese das Gros der sog. Stauungssteine stellen (d.h. bei 25% aller kindlichen Urolithiasisfälle). Einer von 4–6 Patienten mit Ureterabgangsstenose (Abb. 31 a u. b), juxtavesikaler Ureterstenose oder Hufeisenniere hat gleichzeitig eine Urolithiasis. Bei den Doppelnieren und beim vesikoureteralen Reflux trifft dies seltener zu, und bei infravesikalem Hindernis ist es ungewöhnlich. Unter anderem wegen der Möglichkeit des Auftretens von Harnsteinen sind korrigierte Harnwegsmißbildungen jahrelang kontrollbedürftig. Das gleiche trifft für Harnableitungen und Nierentransplantationen zu.

Immobilisationssteine sind heute seltener geworden, ebenso ein Teil der Fremdkörpersteine (Abb. 32), nämlich die durch nicht resorbierbares Nahtmaterial verursachten.

Bezüglich der Stoffwechselsteine sei auf die einschlägige Literatur verwiesen; der primäre Hyperparathyreoidismus mit ursächlichem Nebenschilddrüsenadenom stellt im Kindesalter eine Seltenheit dar (BORGMANN u. HASSE 1977).

Bei Säuglingen mit häufigen Dyspepsien und bei Kindern mit Darmstomien ist wegen der dadurch beeinträchtigten Urinflußrate immer an die Entstehung von Harnsteinen zu denken.

Aufbau der Harnsteine (Steinarten)

Das Aussehen wird durch die chemische Zusammensetzung und durch die Verweildauer am Entstehungsort geprägt. Ihre Größe schwankt in der Regel zwischen Sandkorn- bis Dattelkerngröße. Je nach Art ihres Wachstums zeigen sie auf Schnitt oder im Röntgenbild eine radiäre, spikulaförmige

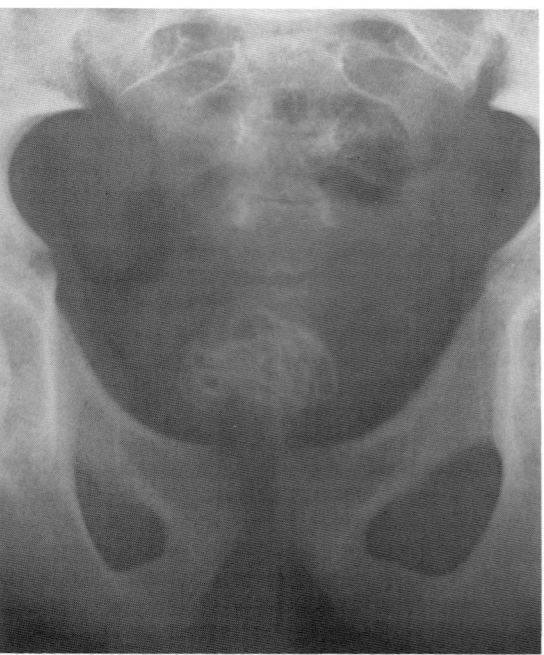

Abb. 32 Inkrustierter, 85 cm langer Veloventilschlauch in der Blase bei 14jährigem Knaben mit Phimose, der sich selbst katheterisieren wollte.

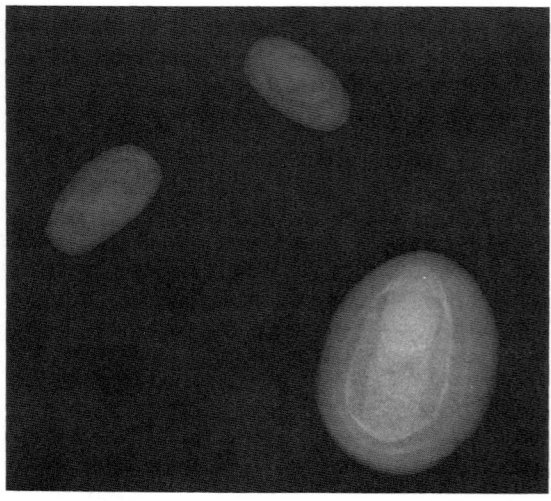

Abb. 33 Röntgenaufnahme von 3 Harnsteinen bei 13 Monate altem Knaben. Beachte konzentrische Apposition steinbildender Substanzen.

Streifung, oder sie sind laminär in konzentrischen Schichten aufgebaut (Abb. 33). Abgesehen von den Matrixsteinen beträgt der Anteil organischer Matrix nur wenige Prozent des Gesamtgewichts. Es wird zwischen den röntgenpositiven calciumhaltigen anorganischen Konkrementen (Phosphat- und Calciumoxalatsteine) und den röntgenschwachen urat- oder zystinhaltigen Steinen unterschie-

Harnsteine 8.51

Abb. **34** Calciumoxalatstein in zunehmend stärkerer Vergrößerung.

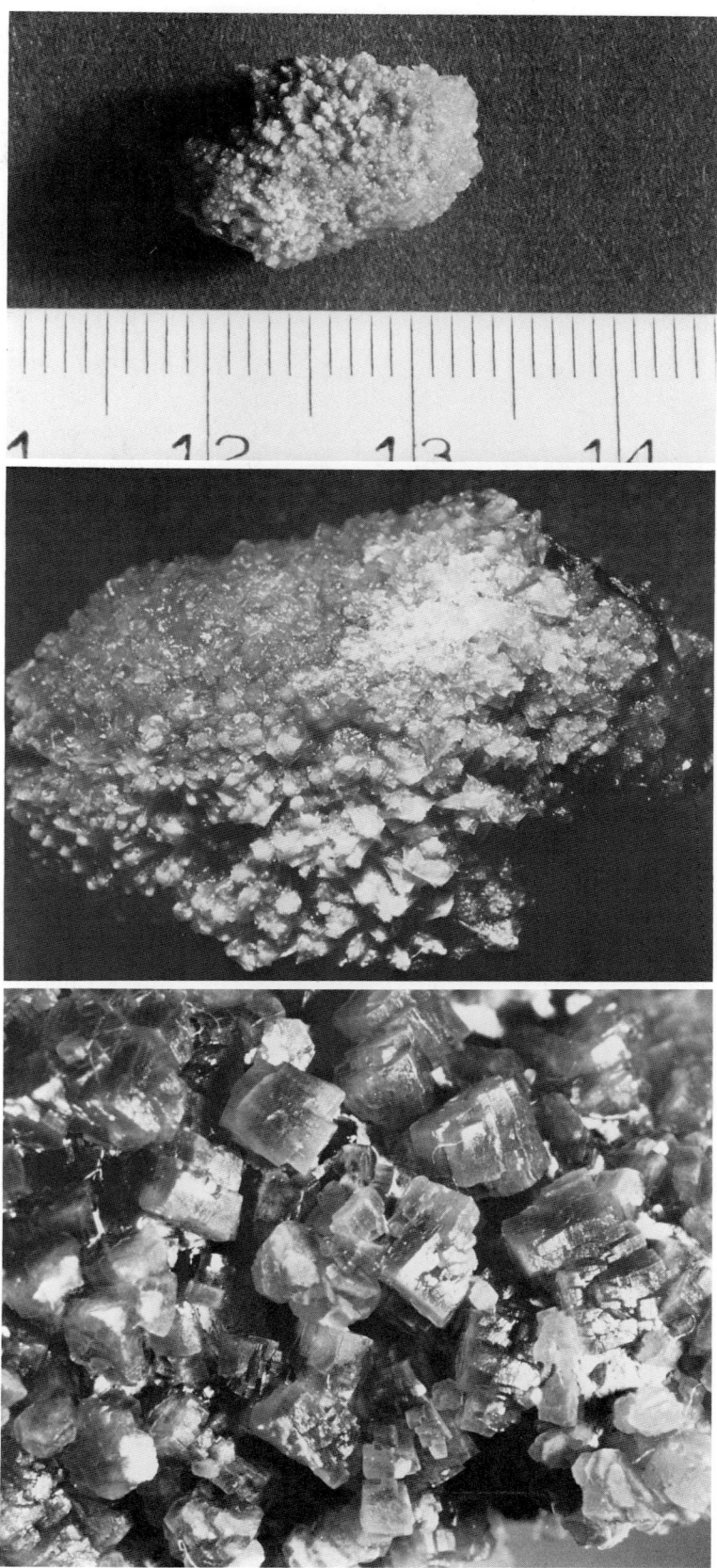

8.52 Urogenitaltraktus und retroperitonealer Raum

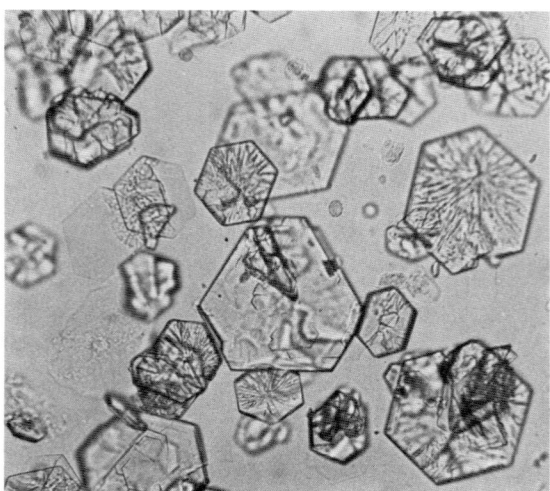

Abb. 35 Zystinkristalle im Urinsediment bei Zystinstein.

Pathologische Anatomie und Physiologie

Vorstufen des Steinbildungsprozesses

Es sei diesbezüglich auf das Kapitel Formalgenese verwiesen. In Säuglingsnieren findet man histologisch Veränderungen, die als Vorstufen eines interstitiellen und/oder eines intratubulären Steinbildungsprozesses gedeutet werden können (WILLNOW 1967). Im Tierversuch kann in den proximalen Tubuli eine Calciumoxalatkristallbildung ausgelöst werden (PIEHL 1976). Heutzutage überwiegt die Ansicht, daß die Vorstufen des dreiphasisch ablaufenden Steinbildungsprozesses im harnführenden Anteil der Niere auftreten (ROBERTSON u. NORDIN 1976).

Lokalisation der Harnsteine

Im Moment der Diagnosestellung sind $2/3$ Nieren- (Abb. 36), $1/4$ Ureter- (Abb. 37) und der Rest Blasen- oder Urethrasteine. In 10–20% sind die Harnsteine bilateral und in bis zu 40% multipel.
Die meisten Harnkonkremente entwickeln sich in der Niere und passieren unbehindert die ableitenden Harnwege, wenn sie eine gewisse Größe nicht überschreiten (Harngrieß). Oft werden sie aber schon in den Nierentubuli, in einzelnen Calices oder im Nierenbecken retiniert. Die Nierensteine sind rechts etwas häufiger als links und werden bei Kindern in nahezu $1/5$ bilateral beobachtet.
Bei den Uretersteinen, die ausnahmslos aus der Niere stammen, handelt es sich meist um relativ kleine Konkremente. Bei Säuglingen bestehen sie vorwiegend aus Phosphaten, bei älteren Kindern mit sterilem Urin aus Calciumoxalat. Dabei können sich auch im Ureter größere, geschichtete Ausgußsteine bilden, die in ihrer Form dem gewundenen Verlauf des Ureters entsprechen. Oft sind die Uretersteine multipel und bleiben in verschiedenen Höhen infolge entzündlicher Schwellung der Schleimhaut oder lokaler spastischer Zustände stecken. Oft sind es aber kongenitale Mißbildungen, wie Stenosen usw., die als Ursache der Steinretentionen in Betracht kommen. In etwa 50% der Fälle werden sie am vesikalen Ende des Ureters angetroffen (Abb. 38).
Blasensteine werden vorwiegend beim männlichen Geschlecht (75% der Fälle) angetroffen (Abb. 39). In der Mehrzahl der Fälle entwickeln sie sich aus Konkrementen, die von der Niere stammen. Seltener bilden sich die Steine primär in der Blase aus Phosphatinkrustationen um eingeführte Fremdkörper wie Nadeln, Haftspangen oder Katheter (s. Abb. 32). Die Blasensteine können beträchtliche Größe erreichen. Sie sind meist beweglich, manchmal aber in einem Blasen- oder Urachusdivertikel fixiert.
Konkremente in der Harnröhre sind wesentlich seltener als Blasensteine. Sie kommen ebenfalls vorwiegend bei Knaben und besonders in den ersten 2 Lebensjahren vor. Sie können in der Pars prostatica, in angeborenen Divertikeln der Harn-

den. Die herkömmliche Analyse erlaubt nur eine ungefähre Angabe über die Bestandteile eines Harnsteines.
Es finden sich wenige % organische Steine, 15% Oxalat- und $1/3$ Phosphatsteine. Mehr als 40% sind polymineralische Konkremente, und $2/3$ enthalten eine Tripelphosphatkomponente. Zum Nachweis aller vorhandenen Harnsteinanteile dienen physikalische Untersuchungsverfahren (Polarisationsmikroskopie, Infrarotspektrographie und Röntgendiffraktionsmethode) (PIEHL 1979; SCHMIDT 1971; SUTOR 1976).
Die Phosphatsteine (Ammonium-, Magnesium- und Calciumphosphat) erreichen oft beträchtliche Größe und können sehr rasch wachsen. Sie sind laminär gebaut und von eher weicher Konsistenz. Oft sind sie von feuchten, krümeligen Konkrementmassen umgeben. Sie stellen die typischen Ausgußsteine dar und werden in chronisch infiziertem, alkalischem Urin angetroffen.
Die Oxalatsteine sind außerordentlich hart und weisen eine rauhe, höckerige oder zackige Oberfläche auf (Abb. 34). Diese Calciumoxalatsteine sind röntgenologisch am stärksten schattengebend, wobei im Gegensatz zum Erwachsenen der Weddellitanteil überwiegt (Calciumoxalatdihydrat) (PIEHL 1979).
Die Harnsäure- und Uratsteine (Ammonium- und Natriumurat) sind im Kindesalter selten geworden. Sie weisen oft eine glatte Oberfläche auf und sind hart. Rein sind sie nicht radioopak und werden daher oft erst im Pyelogramm als Aussparung sichtbar.
Die seltenen Zystinsteine sind wachsartig weich und sind im Röntgenbild immer röntgendicht, auch wenn sie wenig Kalk enthalten. Im Urinsediment lassen sich die typischen hexagonalen Zystinkristalle nachweisen (Abb. 35).

Harnsteine

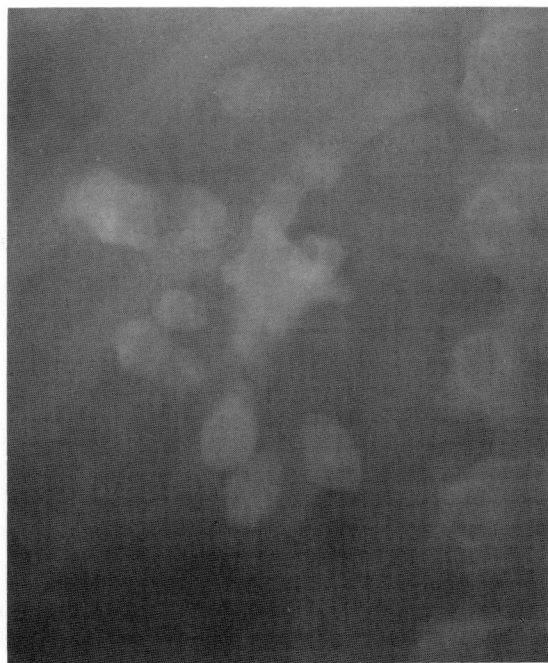

Abb. 36 Einseitige, multiple Nierensteine im Nierenbecken und in den Calices (Ausgußsteine aus Tripelphosphaten) bei 13jährigem Knaben.

röhre oder in der Fossa navicularis retiniert werden.

Folgen der Harnsteine

Je nach Größe und Lage der Konkremente kommt es zur Stauung und zum Infekt. Beides zusammen sowie das Vorliegen multipler Nierensteine kann zur Schrumpfniere führen. Harnsteine lassen sich in 1% der Kindersektionen nachweisen (WILLNOW 1976). Dennoch kommen die oben genannten Komplikationen seltener vor als beim Erwachsenen. Im klinischen Krankengut findet sich bei ca. 8% der Kinder eine Pyonephrose und bei ca. 3% eine Schrumpfniere; Pyelonephritiden und Teilhydronephrosen sind hingegen häufiger (ABERLE 1968; KAISER 1974).

Die pathologisch-anatomischen und -physiologischen Konsequenzen lassen sich je nach Lokalisation der Harnsteine im Detail wie folgt skizzieren: Die Retention eines Nierensteines führt zu einer entzündlichen Reizung des Nierenparenchyms und des Nierenbeckens, da der Stein als Fremdkörper wirkt. Ist seine Oberfläche rauh oder mit spitzigen Kristallen besetzt, so kann er leicht die Mukosa verletzen, was sich klinisch in einer Hämaturie äußert (s. Abb. 34). Die begleitende Schwellung der Schleimhaut begünstigt die Einklemmung des Konkrementes, das je nach seinem Sitz eine lokale (Hydrocalix) oder allgemeine Rückstauung des Urins (Hydronephrose) zur Folge hat. Sozusagen regelmäßig führen die Hyperämie der Niere infol-

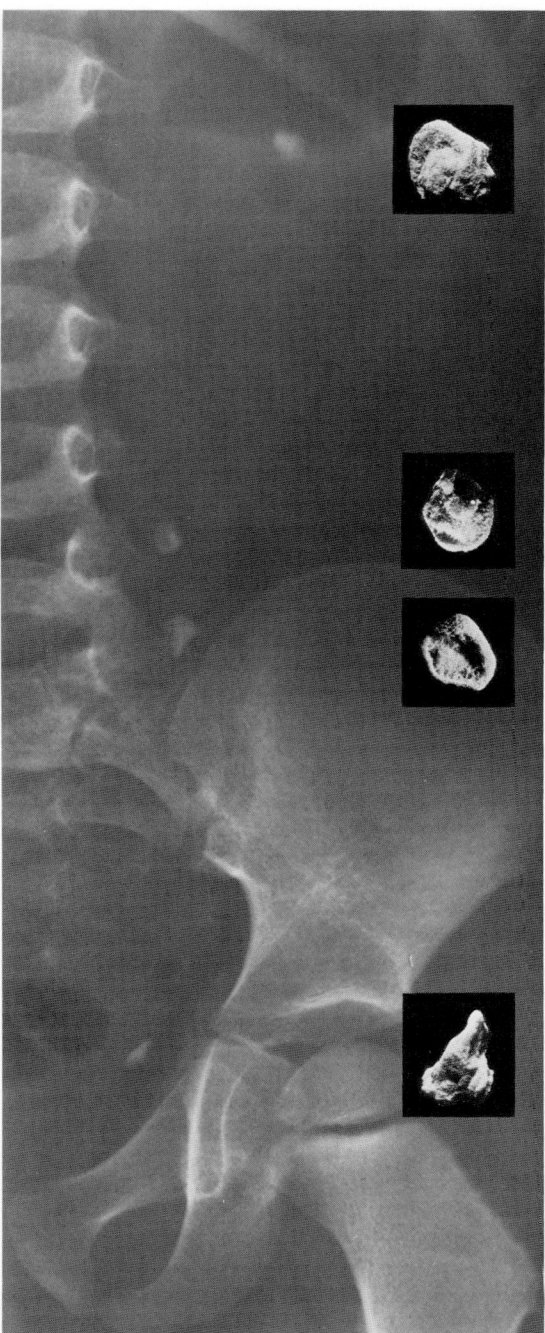

Abb. 37 Multiple Uretersteine (Calciumphosphat) bei 4jährigem Knaben.

8.54 Urogenitaltraktus und retroperitonealer Raum

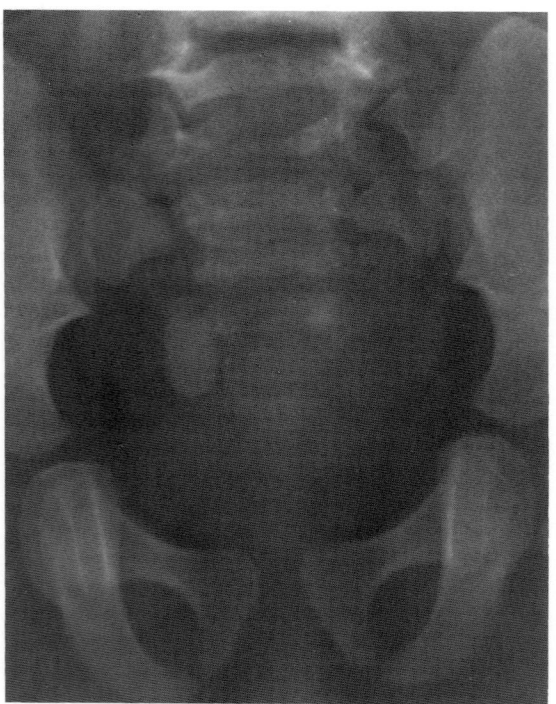

Abb. 38 Typische Lage eines Harnsteines am vesikalen Ureterende rechts bei 2jährigem Knaben.

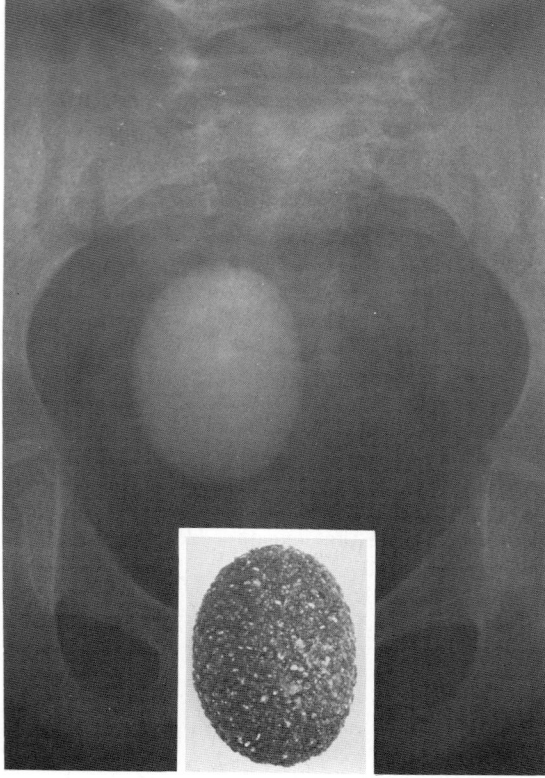

Abb. 39 Großer Oxalatstein in der Blase durch Zystotomie entfernt (2½jähriger Knabe).

ge der Fremdkörperreizung und die Urinretention zur sekundären, hämatogenen oder aszendierenden Pyelonephritis, die mit Pyurie und interstitieller leukozytärer Infiltration einhergeht. In schweren Fällen kommt es zur Bildung von multiplen Abszessen, zu ausgedehnter Zerstörung des Parenchyms und zur Pyonephrose (Abb. 40a u. b).
Die Einklemmung eines Steines im Ureter führt zur Harnretention mit progressiver Dilatation des proximalen Ureters und des Nierenbeckens (Hydronephrose und -ureter). Durch lokal entzündliche Veränderungen (Ureteritis und Periureteritis) können sekundäre Strikturen entstehen. Oft aber bleiben die Steine im Ureter beweglich und beeinträchtigen den Harnabfluß nicht.
Größere Blasensteine gehen meist mit einer schweren hämorrhagischen Zystitis, manchmal sogar mit einer Perizystitis und Blasenschrumpfung einher.
Werden Harnröhrensteine nicht spontan ausgestoßen, so entwickelt sich eine eitrige Urethritis mit entzündlicher Schwellung des Gliedes und Präputiums, gelegentlich eine periurethrale Urinphlegmone (KAISER 1978).

Symptome

Die Symptome hängen vom Alter des Kindes, von der Lage und Größe der Konkremente, vom Vorliegen allfälliger Komplikationen der Urolithiasis und von der Ätiologie der Steinbildung ab.
Spektrum klinischer Zeichen (KAISER 1978). Die Symptome und klinischen Zeichen können uncharakteristisch und vielgestaltig sein. Es finden sich folgende Leitsymptome:
1. Chronische Pyurie mit/ohne rezidivierende Fieberschübe in mehr als 30%.
2. Anfallsweise auftretende und/oder unklare Leibschmerzen in 20%.
3. Makrohämaturie in 20%.
4. Diverse Symptome in 25% (z.B. Säuglingsdyspepsie).

In vielen Fällen stehen die Leitsymptome 2, 3 und diejenigen der Gruppe 4 nicht im Vordergrund des klinischen Geschehens. Die chronische Pyurie veranlaßt den Arzt zu einer uroradiologischen Abklärung, und wider Erwarten werden Harnsteine entdeckt. Die sog. Nierenkolik, die durch den Eintritt eines Konkrementes vom Nierenbecken in den Ureter, seine erschwerte Passage durch den Harnleiter oder durch eine akute Harnstauung ausgelöst wird, gehört nebst einer Hämaturie zu den auffälligsten durch ein Harnkonkrement verursachten Symptomen; sie kommt hingegen seltener beim Kind als beim Erwachsenen vor: Aus anscheinend voller Gesundheit treten heftigste, krampfartige Schmerzen auf, die in die Lendengegend, besonders in den kostovertebralen Winkel lokalisiert werden und in kaudaler Richtung gegen die Blase, die Harnröhre oder entlang dem Samenstrang gegen die Leiste und den Hoden nach der Innenseite des Oberschenkels ausstrahlen. Die

Schmerzen, die sich in rhythmischen Intervallen wiederholen, sind oft so intensiv, daß sie mit kollapsähnlichen Zuständen wie Blässe, kaltem Schweiß und kleinem, raschem Puls, oft auch mit Erbrechen einhergehen. Bei Säuglingen und Kleinkindern, die sich über Art und Lokalisation der Schmerzen nicht äußern können, wird nicht selten zunächst eine gastrointestinale Störung vermutet, zumal das Abdomen meteoristisch sein kann. Die Urinuntersuchung ergibt als weiteres charakteristisches Symptom eine Hämaturie. Oft sind nur im Sediment Erythrozyten nachweisbar, oft aber besteht eine Makrohämaturie, gelegentlich mit Abgang von Blutgerinnseln. Bei Bettruhe kann die Hämaturie rasch wieder verschwinden, um bei körperlicher Betätigung erneut aufzutreten (rezidivierende Hämaturien).

Bedeutung des Alters in der Symptombildung (KAISER 1978). Bis zum 3. Lebensjahr ist die Pyurie in 50%, beim älteren Kind in 20% Leitsymptom. Das umgekehrte Verhältnis gilt für die Leibschmerzen und Hämaturie. Im Schnitt verstreicht mehr als 1 Jahr bis zur stationären Abklärung. Bei Hospitalisation sind mehr als $^2/_3$ der Kinder infiziert, und annähernd gleichviele weisen eine Mikrohämaturie auf.

Bedeutung der Lokalisation der Konkremente, des Vorliegens von Komplikationen der Urolithiasis und der Ätiologie des Steinleidens für die Symptombildung. Kleine Steine können jahrelang symptomlos verlaufen. Unklare Leibschmerzen, beim größeren Kind auch Flankenschmerzen, finden sich bei steinauslösender oder steinbedingter Pyelonephritis, Hydronephrose oder Pyonephrose. Letztere kann bei diskreten Allgemeinsymptomen erst nach Wochen zu einer merkbaren Verschlechterung und damit zur Diagnose führen. Bei einer beginnenden Hydronephrose infolge Steineinklemmung wird die Nierengegend druckempfindlich, und die Bauchdeckenspannung kann erhöht sein.

Unvermittelt auftretende Koliken sprechen für einen Konkrementübertritt in den Ureter. Besonders bei tiefersitzenden Uretersteinen treten wohl reflektorische Störungen der Miktion wie Harndrang, Pollakisurie und Schmerzen beim Wasserlassen auf.

Eine plötzliche Unterbrechung des Harnstrahles oder eine akute Harnverhaltung lassen an einen Blasenstein oder an eine Konkrementeinklemmung in der Urethra denken. Dysurie und Miktionsbeschwerden deuten somit auf ein Konkrement im

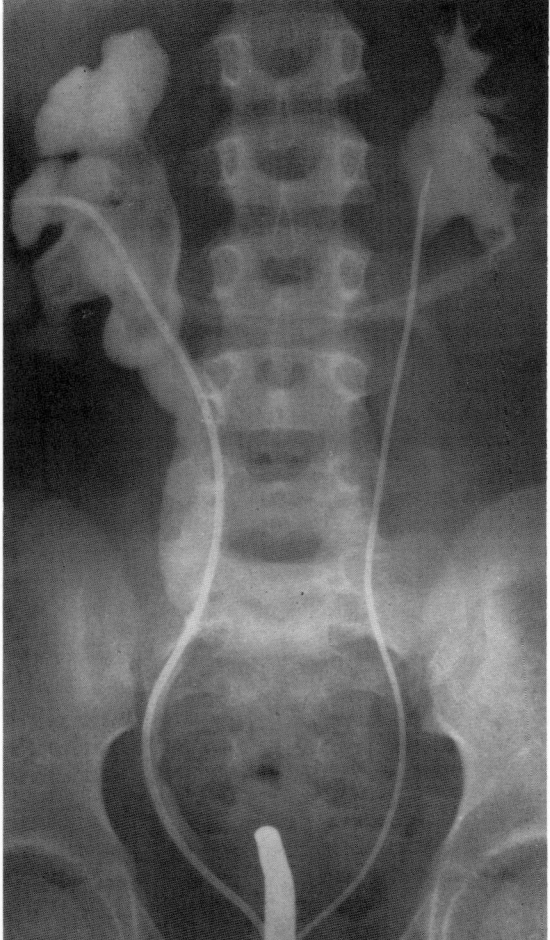

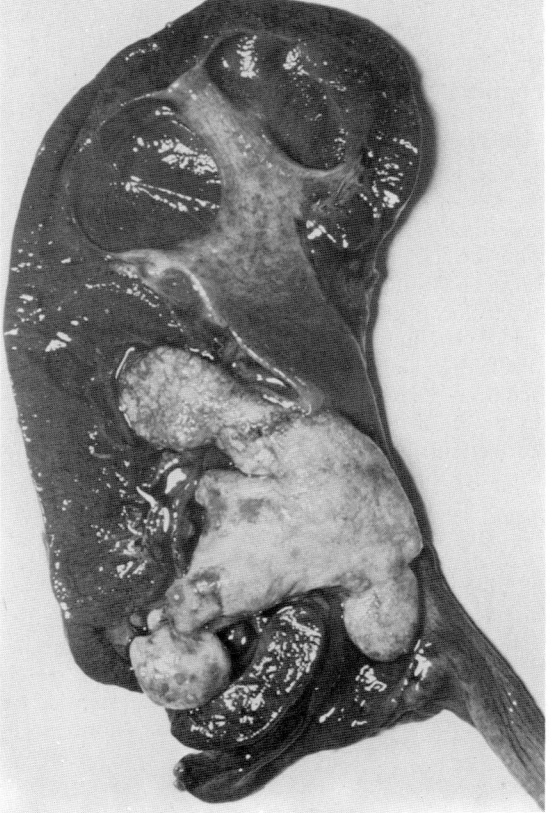

Abb. **40a** u. **b** Hydronephrose rechts mit großem Ausgußstein im Nierenbecken.
a Beachte den partiellen Füllungsdefekt.
b Präparat ergibt Ausgußstein aus Magnesium-Ammoniumphosphat in hypoplastischer, hydronephrotischer Niere (5jähriges Mädchen).

distalen Ureter, in der Blase oder in der Harnröhre.

Eine steinbedingte Anurie wird glücklicherweise selten beobachtet. Sie kann nicht nur bei doppelseitigem Verschluß der Harnwege durch Konkremente auftreten, sondern auch bei einseitiger Steineinklemmung als reflektorische Anurie der Gegenseite. Oft hält sie nur Stunden an, kann sich aber über Tage hinziehen und zu bedrohlichen urämischen Zuständen führen.

Die Ätiologie der Urolithiasis spielt für das klinische Bild insofern eine Rolle, als man bei den zu Harnsteinen disponierenden Affektionen an die Möglichkeit des Vorliegens von Konkrementen denken muß (z. B. bei osteolytischen Skelettveränderungen zufolge Hyperparathyreoidismus).

Diagnose

Um ein Kind mit der Verdachtsdiagnose einer Urolithiasis einzuweisen, genügen oft eine Urinanalyse und Abdomenleerbild im Liegen bei gut abgeführtem Kind. Bei der Urinuntersuchung ist auf eine rezidivierende Mikrohämaturie zu achten. Eine Kristallurie ist mit wenigen Ausnahmen nicht beweisend für ein Harnsteinleiden, da je nach Zeitpunkt der Untersuchung und Temperatur der Harnprobe auch normalerweise Harnkristalle nachgewiesen werden können (ROBERTSON u. NORDIN 1976).

Die der Klinik vorbehaltenen Untersuchungsmethoden erlauben es, Sitz, Größe, Beweglichkeit und Zahl der Konkremente sowie deren Zusammensetzung zu ermitteln, auslösende Faktoren zu erfassen und urodynamische und entzündliche Rückwirkungen auf die Harnorgane abzuschätzen. Es handelt sich um Röntgen, Endoskopie, Harnanalysen, Blutchemismus, Nierenfunktionsproben und Harnsteinanalyse.

Radiologische Untersuchungen

Harnkonkremente lassen sich in einer Leeraufnahme aus ihrer Form und Lokalisation oftmals leicht erkennen, da sie gewöhnlich schattengebend sind. Nur die reinen Matrix-, Harnsäure-, Urat- und die seltenen Xanthinsteine kommen oft erst nach Kontrastfüllung der Harnwege in Form vakuolenartiger Aufhellungen zur Darstellung. Nierensteine projizieren sich in der seitlichen Aufnahme in den Schatten der Wirbelkörper. Verkalkte mesenteriale Lymphknoten, Kotsteine, Phlebolithen, Verkalkungen in Teratomen oder Tumoren können zu Verwechslungen mit Harnsteinen Anlaß geben.

Bei Verdacht auf Harnkonkremente ist in jedem Fall eine Urographie angezeigt, die zugleich wichtige Aufschlüsse über die Nierenfunktion und über allfällige hydronephrotische Veränderungen gibt. Sie ist gerade im Kindesalter von besonderer Bedeutung, da es sich hier oft um Konkremente bei urologischen Mißbildungen handelt. Die Lage eines auf Ureterstein verdächtigen Schattens kann auch durch die bloße Einführung eines kontrastgebenden Ureterenkatheters, der bis zum Konkrement vorgeschoben wird, oder durch eine retrograde Luftfüllung bestimmt werden. Luftblasen im Ureter, wie sie bei der retrograden Pyelographie gelegentlich beobachtet werden, dürfen nicht mit Füllungsdefekten durch Konkremente verwechselt werden (s. Abb. 31a und 40a).

Endoskopie

Die Zystoskopie kann bei Nierensteinen normale Befunde ergeben. Oft aber lassen sich die Symptome der einseitigen Harninfektion wie ödematöse Schwellung und Rötung des Ostiums auf der befallenen Seite mit Entleerung eines eitrigen Urins nachweisen. Die Chromozystoskopie ist auch hier zur Beurteilung der Funktion der beiden Nieren von Wichtigkeit, ebenso die Endoskopie als Ganzes mit all ihren möglichen Varianten zur Erfassung einer allfälligen Harnwegsmißbildung.

Harnanalysen, Blutchemismus, Nierenfunktionsproben und Harnsteinanalyse

Die Harnanalysen dienen nicht nur der Erfassung einer pathologisch vermehrten Ausscheidung konkrementbildender Substanzen (sei es als Screening-Verfahren oder als quantitative Bestimmung über 24 Std.), sondern auch zur Erkennung pädiatrischer Erkrankungen (z. B. renale tubuläre Azidose u. a.) und vorab zur Erfassung eines Harnwegsinfektes und dessen Erreger.

Der Blutchemismus ist wiederum vor allem bei den metabolisch bedingten Konkrementen von Bedeutung, ferner bei der Überwachung einer allfälligen medikamentösen Harnsteinbehandlung und -prophylaxe.

Nierenfunktionsproben (Isotopenclearance, Isotopennephrogramm) sind für die Indikationsstellung (organerhaltende Operation, Reihenfolge bei bilateralem Befall) sowie für prognostische Aussagen von Bedeutung.

Eine sorgfältige Harnsteinanalyse ist für die Prognose (Rezidivquote) und für eine allfällige Steinmetaphylaxe von Bedeutung.

Differentialdiagnose

Angesichts der mannigfachen Symptome der kindlichen Urolithiasis kommen differentialdiagnostisch zahlreiche Affektionen in Betracht. Erfahrungsgemäß wird aber zunächst an diese und nicht an eine Urolithiasis gedacht. Besonderen Anlaß zu einer Verwechslung geben Pyelonephritis, Hydronephrose, nephrotisches Syndrom, stumpfes Nierentrauma und Tumor in abdomine, aber auch die verschiedensten akuten abdominellen Affektionen wie akute Darminvagination, Gastroenteritis, Ileus und mitunter Appendizitis. Besonders bei der Beckenappendizitis werden nicht selten Störungen der Miktion, gelegentlich sogar Erythrozyten im Urin beobachtet. Eine ausgesprochene Défense der Bauchdecken, erhöhte Temperatur, eine Leukozytose und ein positiver rektaler Befund sprechen zugunsten dieser Affektion.

Therapie

Indikation zur operativen Therapie und zum exspektativen Verhalten

Harnkonkremente, ob groß oder klein, müssen unter allen Umständen entfernt werden, da sie früher oder später zur Zerstörung der Niere durch Hydronephrose oder zur Infektion führen. Im Kindesalter hat die Operation den Vorrang (HOHENFELLNER u. MARBERGER 1977), da in nur ca. 5% der diagnostizierten Fälle ein Spontanabgang beobachtet wird, da oft zu korrigierende Harnwegsmißbildungen vorliegen und da Infektionssteine nach vollständiger Sanierung keine Rezidivneigung aufweisen (JOHNSTON u. MCKENDRICK 1974; WILLIAMS u. ECKSTEIN 1968).

Eine abwartende Haltung darf nur bei isolierten Kelchsteinen verantwortet werden, sofern keine Pyurie nachweisbar ist. Bei etwas größeren Steinen (Durchmesser in Millimetern nicht mehr als $1/3$ des Alters) kann über max. 3 Wochen ein konservativer Behandlungsversuch unternommen werden. Das Röntgenbild täuscht aber oftmals über ein in Wirklichkeit vorhandenes Mißverhältnis zwischen Steingröße und Ureterkaliber hinweg.

Inzidenz der einzelnen operativen Eingriffe. Häufigster Eingriff ist die Pyelo- oder Pyelonephrolithotomie. Lithotomien im restlichen Harntrakt sind etwas seltener erforderlich, entsprechend der peripherwärts abnehmenden Inzidenz bzw. Lokalisation der Konkremente. In 15% aller Harnsteinoperationen sind Pol- resp. Nierenteilresektionen oder Nephrektomien erforderlich (Hydronephrose, Pyo- und massive Hydronephrose oder Schrumpfniere).

Technik der operativen Harnsteinbehandlung

Bei Nierenbeckensteinen ist die Pyelotomie, bei Kalixsteinen eine Nephrotomie angezeigt. Da im Kindesalter sowohl die intrasinusale Pyelokalikotomie als auch das Plasma-Ausgußverfahren nicht immer geeignet sind, multiple Konkremente oder große, korallenförmig verzweigte Nierenbeckenkelchsteine vollständig zu entfernen, müssen gelegentlich multiple Nephrotomien oder eine einem Sektionsschnitt vergleichbare Längsnephrotomie vorgenommen werden. Diese soll entlang der sog. Brödelschen Linie, in temporärer Blutleere und Hypothermie erfolgen (HOHENFELLNER u. MARBERGER 1977). Bei rezidivierenden Kalixsteinen und Ureterabgangsstenose bietet sich als organerhaltender Eingriff unter Umständen eine Ureterokalikostomie an (HOHENFELLNER u. MARBERGER 1977).

Bei bilateralen Nierensteinen erhebt sich oft die Frage, welche Seite zuerst operiert werden soll. Besteht auf der einen Seite eine offensichtliche Harnobstruktion, so ist zunächst diese anzugehen. Im übrigen ist zu empfehlen, diejenige Niere zuerst zu operieren, welche noch eine bessere Funktion aufweist. Ist die Nierenfunktion bereits beiderseits schwer geschädigt oder besteht eine Anurie, hat sich der operative Eingriff wegen der Schwere des Zustandes zunächst auf eine Pyelo- oder Nephrostomie zu beschränken.

Uretersteine werden operativ durch eine Ureterotomie entfernt. Hochsitzende Steine sind von einem lumboabdominalen Nierenschnitt, tiefsitzende von einem suprapubischen oder tiefen pararektalen Schnitt anzugehen. Unmittelbar vor dem Eingriff ist eine nochmalige Röntgenkontrolle zur Lokalisation der Steine angezeigt, da sie sich oft in ihrer Lage verschieben können. Wird der Ureterstein nicht an der erwarteten Stelle gefunden, so ist der Ureter sorgfältig in der ganzen Länge, evtl. auf transperitonealem Weg, abzutasten. Nach Fixation des Ureters mit 2 Haltefäden wird er über dem Konkrement längs inzidiert und der Stein entfernt. Eine Naht des Ureters ist nicht unbedingt notwendig, doch verschließen wir die Wunde durch einige feinste Chromcatgutnähte, die nur die Adventitia fassen, und legen eine Redon-Drainage ein. Bei Einklemmung eines Uretersteines am Ostium oder unmittelbar hinter dem Ostium ist von einer Meatotomie des Ostiums wegen Gefahr der Entstehung eines vesikoureteralen Refluxes Abstand zu nehmen. Beim Vorliegen einer tiefen Ureterstenose oder einer Ostiumstenose ist primär eine Ureterozystoneostomie nach Resektion der Stenose vorzunehmen.

Blasensteine werden am besten durch eine suprapubische Zystotomie entfernt. Der relativ kleine Eingriff ist für das Kind weniger belastend als eine oft mühsame Lithotripsie. Urethrasteine können hie und da manuell in die Fossa navicularis ausgepreßt und dann mit oder ohne Spaltung des Orificium urethrae externum extrahiert werden. Gelingt dies nicht, so ist die Harnröhre zu spalten oder bei Steinen in der Pars prostatica eine Zystotomie auszuführen. Unabhängig von der Lokalisation der Harnsteine sind Harnwegsmißbildungen immer möglichst in der gleichen Sitzung zu korrigieren.

Rolle der instrumentellen Steinentfernung im Kindesalter. Mit Ausnahme speziell gelagerter Fälle (z. B. Adoleszenten mit juxtavesikalem Ureterkonkrement oder ältere Spina-bifida-Kinder mit Blasensteinen) ist im Kindesalter wegen der Feinheit der Strukturen sowohl eine Schlingenextraktion als auch eine Lithotripsie kontraindiziert.

Indikation zur und Methoden der konservativen Behandlung

Bezüglich kleiner Konkremente, s. S. 8.57, kommt einer reichlichen Flüssigkeitszufuhr und körperlichen Bewegung eine größere Rolle zu als den sog. Spasmolytika. Eine medikamentöse Behandlung zur Steinauflösung bleibt vorderhand für ausgewählte Fälle vorbehalten, da wegen der damit verbundenen unterschiedlich langen Therapiedauer wertvolle Zeit mit möglicherweise irreversibler Nierenschädigung verstreichen kann (z. B. Citrattherapie bei Urat-, D-Penicillamin bei Zystin- und

Aluminiumhydroxyd bei Immobilisationssteinen) (BAERLOCHER 1978; DWORSCHAK u. HASCHEK 1969; WATTS 1976).

Prophylaxe

Die wichtigsten Maßnahmen sind Behebung abflußbehindernder Harnwegsveränderungen, gezielte antimikrobielle Langzeitbehandlung und reichliche, rund um die Uhr erfolgende Flüssigkeitszufuhr sowie die Vermeidung disponierender Faktoren (z. B. Langzeitimmobilisation u. a.) (VAHLENSIECK 1968). Theoretisch ließe sich durch eine der jeweiligen Steinart angepaßte Diät (z. B. calciumarme Kost), durch eine gezielte Blockierung der intestinalen Resorption (z. B. Aluminiumhydroxyd- oder Thyazidverabreichung) und durch verschiedene in Nieren und Harntrakt wirkende Medikamente (pH-beeinflussende Stoffe, Aethan-Diphosphonat, Succinimid, Kationenaustauscher u. a.) eine neuerliche Harnsteinbildung verhindern. Jedoch gilt nach wie vor die Erfahrung, daß detaillierte Diätvorschriften beim Kind auf lange Sicht schwierig durchzuführen sind und gefährlich sein können. Das gleiche gilt mit wenigen Ausnahmen für eine allfällige Anwendung einer medikamentösen Langzeitmetaphylaxe (PIEHL 1979). Dazu kommt, daß selbst in der Erwachsenen-Urologie diskutierte Medikamente wie z. B. das Aethan-Diphosphonat zwar die Aggregation von Calciumoxalatsteinen hemmen, jedoch gleichzeitig die Oxalatausscheidung fördern (ROBERTSON u. NORDIN 1976).

Prognose

Nach unseren Erfahrungen ist die Rezidivquote mit 15% der operierten Kinder geringer als die für das Erwachsenenalter angegebene. Die ermittelte Rezidivquote hängt jedoch von der Zusammensetzung des Krankengutes, der jeweiligen ätiologischen Gruppe und der Dauer der Nachkontrollen ab (WILLIAMS u. ECKSTEIN 1968). Infektionssteine und Stauungssteine können in der Regel als geheilt angesehen werden. Rezidive werden frühestens nach 1 Monat oder erst nach Jahren faßbar. 50% dieser Kinder weisen später ein 2. oder mehrere Rezidive auf. Rezidive treten vor allem bei idiopathischen Harnsteinen vom Erwachsenentyp und bei den stoffwechselbedingten Konkrementen auf oder wenn bei der Operation Restkonkremente in den Harnwegen zurückgelassen und eine allfällige kongenitale Mißbildung nicht behoben wurde.
Die Erholungsfähigkeit der Morphologie und der Funktion der Nieren und der Harnwege hängt wesentlich vom Ausmaß der präoperativen Schädigung ab. Radiologisch faßbare Defektheilungen finden sich in $1/4$ und persistierende Pyelonephritis in ca. 15% der Kinder (ABERLE 1968). Eine erhebliche Funktionseinbuße und ein Wachstumsrückstand werden relativ selten angetroffen. Ein tödlicher Ausgang als unmittelbare Folge der Urolithiasis ist im Kindesalter ungewöhnlich. Das gleiche gilt für eine chronische Niereninsuffizienz. Auch bei doppelseitiger Urolithiasis ist die diesbezügliche Prognose günstiger als noch vor 25 Jahren.

Literatur

Aberle, B.: Die Nierensteinkrankheit beim Kind. Urologe 7 (1968) 279
Baerlocher, K.: Spezifische Hyperaminoazidurien. In Bachmann, K. D., H. Ewerbeck, G. Joppich, E. Kleihauer, E. Rossi, G. R. Stalder: Pädiatrie in Praxis und Klinik. Fischer, Stuttgart und Thieme, Stuttgart 1978
Bettex, M.: Pathogenese des Harninfektes. In Bettex, M., F. Kuffer, A. Schärli: Wesentliches über Kinderchirurgie. Huber, Bern 1975
Borgmann, V., W. Hasse: Primärer Hyperparathyreoidismus bei einem 13jährigen Mädchen mit ossärer und renaler Manifestation. Z. Kinderchir. 22 (1977) 222
Dworschak, W., H. Haschek: Konservative Behandlung von Nierensteinen. Med. Klin. 64 (1969) 273
Eckstein, H. B.: Endemic urinary lithiasis in Turkish children. A. clinical study of 119 cases. Arch. Dis. in Childh. 36 (1961) 137
Hohenfellner, R., M. Marberger: Renal stones. In Eckstein, H. B., R. Hohenfellner, D. I. Williams: Surgical Pediatric Urology. Thieme, Stuttgart 1977
Johnston, J. H., T. McKendrick: Urinary calculous disease. In Johnston, J. H., W. E. Goodwin: Reviews in Paediatric Urology. North-Holland Publishing Co., Amsterdam 1974
Kaiser, G.: Spontane Komplikationen der Urolithiasis im Kindesalter. Helv. chir. Acta 41 (1974) 323
Kaiser, G.: Harnsteine. In Bachmann, K. D., H. Ewerbeck, G. Joppich, E. Kleihauer, E. Rossi, G. R. Stalder: Pädiatrie in Praxis und Klinik. Fischer, Thieme, Stuttgart 1978
Piehl, G.: Bericht über das V. Jenaer Harnsteinsymposion 1977. Z. Kinderchir. 26 (1979) 82
Robertson, W. G., B. E. C. Nordin: Physico-chemical factors governing stone formation. In Williams, D. I., G. D. Chisholm: Scientific Foundations of Urology, Vol. 1, Renal Disorders, Infections and Calculi. Heinemann, London 1976
Royer, P., R. Habib, H. Mathieu: Nephrologie im Kindesalter. Thieme, Stuttgart 1967
Schmidt, Th.: Harnsteinleiden. In Sigel, A.: Lehrbuch der Kinderurologie. Thieme, Stuttgart 1971
Sutor, D. J.: Cristallographic analysis of urinary calculi. In Williams, D. I., G. D. Chisholm: Scientific Foundations of Urology, Vol. 1, Renal Disorders, Infections and Calculi. Heinemann, London 1976
Vahlensieck, W.: Rezidivharnstein beim Kind. Helv. chir. Acta 35 (1968) 485
Watts, R. W. E.: Cystinuria and cystin stone disease. In Williams, D. I., G. D. Chisholm: Scientific Foundations of Urology, Vol. 1, Renal Disorders, Infections and Calculi. Heinemann, London 1976
Wenzl, J. E., E. C. Burke, G. B. Stickler, D. C. Utz: Nephrolithiasis and Nephrocalcinosis in children. Pediatrics 4 (1968) 57
Williams, D. I., H. B. Eckstein: Urinary lithiasis. In Williams D. I.: Paediatric Urology. Butterworth, London 1968
Willnow, U.: Nephrolithiasis im Säuglings- und Kindesalter. Dtsch. med. Wschr. 22 (1967) 1668

Nierenvenenthrombose

M. BETTEX und B. WINKLER

Die Nierenvenenthrombose ist im Kindesalter eine eher seltene Erkrankung und kommt vor allem bei Neugeborenen und kleinen Säuglingen vor. Etwa 60% der Fälle werden vor dem 2. Lebensmonat beobachtet, während nur 20% nach dem ersten Lebensjahr vorkommen. In einem Sektionsgut von Neugeborenen und Säuglingen ist in 1% der Fälle eine Nierenvenenthrombose zu erwarten.

Ätiologie und Pathogenese

Die Pathogenese der Nierenvenenthrombose ist wie die Pathogenese jeglicher Thrombosen multifaktoriell (Abb. 41). Auffallend häufig findet man in der Anamnese Angaben über pathologische Schwangerschaften, schwere und langdauernde Geburten und über Geburtstraumata. Es wäre denkbar, daß bei komplizierten Geburten Gewebsthromboplastin der Plazenta in den kindlichen Kreislauf gelangt und zu einer generalisierten Hyperkoagulabilität führt. Die Affektion wird auch gehäuft bei Kindern diabetischer Mütter beobachtet. Ferner spielen in der Entstehung einer Nierenvenenthrombose die Dehydratation, der Kollaps und die Sepsis über den Weg eines Endothelschadens eine Rolle.

Pathologische Anatomie

Die Nierenvenenthrombose ist meist unilateral, kann aber gelegentlich bilateral vorkommen. Die befallene Niere ist vergrößert, dunkelrot und zeigt auf der Schnittfläche alle Zeichen eines roten Infarktes. Histologisch beobachtet man entweder eine Thrombose der großen venösen Stämme mit Stauung in den Parenchymvenen oder eine Thrombose der kleinen Venen oder noch eine Mischung der beiden Formen.

Symptome und Verlaufsformen

Nach dem klinischen Bild und nach dem Verlauf lassen sich drei Formen von Nierenvenenthrombosen unterscheiden:
- die neonatale Nierenvenenthrombose,
- die sekundäre Nierenvenenthrombose des älteren Säuglings und des Kleinkindes,
- die subakute bis chronische Nierenvenenthrombose des älteren Kindes und des Erwachsenen.

Die neonatale Form. Die neonatale Nierenvenenthrombose hat für den Kinderchirurgen eine besondere Bedeutung, da sie mit einem Nierentumor leicht verwechselt wird. Sie ist durch folgende 4 Symptome charakterisiert: Hämaturie mit Proteinurie; akute Nierenvergrößerung; stumme Niere bei der i. v. Urographie und Thrombozytopenie (Verbrauchsthrombopenie). Das klinische Bild entwickelt sich dramatisch binnen einiger Stunden, wobei Unruhe, Blässe und Trinkunlust eine makroskopische Hämaturie begleiten.

Die sekundäre Nierenvenenthrombose. Diese Form entwickelt sich im Laufe einer anderen akuten Affektion, die mit Brechdurchfall, Exsikkose und Kollaps oder Schock einhergeht. Der Symptomenkomplex ist der gleiche wie bei der neonatalen Form, wird aber häufig durch die eigenen Symptome der Grundaffektion kaschiert.

Die subakute und die chronische Form haben vor allem eine internistische Symptomatologie mit schleichendem Beginn und Zeichen, die eher an eine Glomerulonephritis oder an ein nephrotisches Syndrom denken lassen.

In allen Formen ist der Befall beider Nieren möglich, und es kann zu einer globalen Niereninsuffizienz kommen.

Diagnose

Je nach Ausdehnung des thrombotischen Bezirkes ist die befallene Niere funktionell mehr oder weniger ausgeschaltet, so daß die i. v. Urographie eine

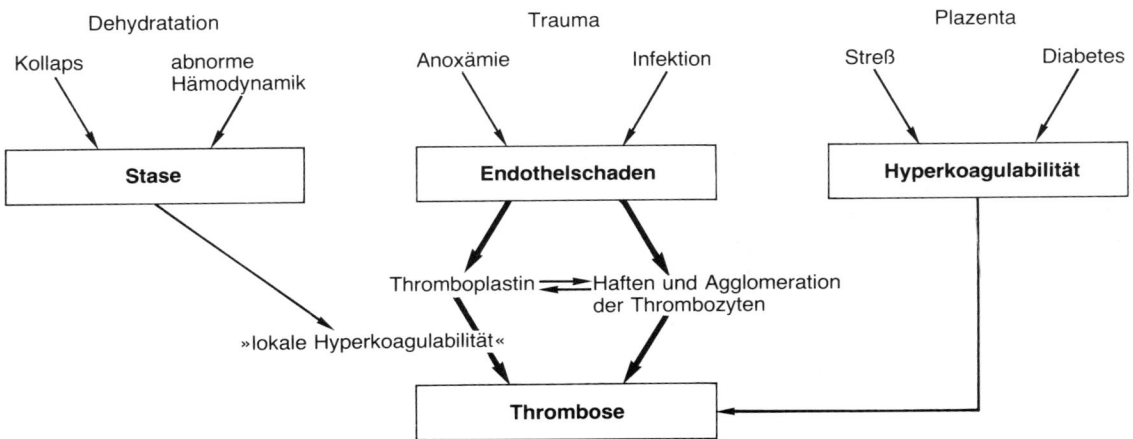

Abb. 41 Ätiologie und Pathogenese der Nierenvenenthrombose.

8.60 Urogenitaltraktus und retroperitonealer Raum

Tabelle 8 Differentialdiagnose der Nierenvenenthrombose

	Hämaturie	Nierenvergrößerung	Thrombozytopenie	stumme Nieren bei i.v.P.
Nierenvenenthrombose	+	+	+	+
Wilms-Tumor	((+))	+	–	–
Nierenruptur	+	?	–	–
Nephrolithiasis	(+)	–	–	(+)
akute Nierenrindennekrose	+	–	(+)	+
kongenitale Hydronephrose	(+)	+	–	±
aplastische Zystenniere	–	+	–	+

fehlende oder mindestens eine mangelhafte Kontrastausscheidung zeigt (»stumme Niere«). Gelegentlich ist die andere, nicht befallene Niere (die palpatorisch dementsprechend auch nicht vergrößert ist) bei der i. v. Pyelographie ebenfalls stumm; dies beruht auf einer reflektorischen Anurie (wie sie auch bei Harnsteinen mit Nierenkoliken beobachtet wird) oder auf einem Ausfall im Sinne einer Schockniere. Man sollte deshalb bei der Diagnose einer doppelseitigen Nierenvenenthrombose sehr vorsichtig sein. Eine zweite i. v. Urographie kann einige Tage später eventuell wieder eine ganz normale Ausscheidung der fraglichen Gegenseite zeigen! Eine Nierenangiographie kann bei der Diagnose helfen, ist aber bei Neugeborenen und kleinen Säuglingen in der Ausführung äußerst schwierig. Ein Isotopennephrogramm kann bei der Seitenlokalisation gute Dienste leisten.

Differentialdiagnose
Ein ähnliches klinisches Bild kann eventuell beim Wilms-Tumor, bei der kongenitalen Hydronephrose und bei Zystennieren beobachtet werden. Bei diesen Affektionen fehlt aber immer das eine oder andere der Kardinalzeichen. Beim Wilms-Tumor fehlt die stumme Niere; die Makrohämaturie ist nur sehr selten vorhanden. Bei allen fehlt die Verbrauchsthrombopenie (Tab. 8).

Verlauf und Komplikationen
Unbehandelt verläuft die Nierenvenenthrombose in den meisten Fällen letal. Bei den Überlebenden wird später eine Nierenschrumpfung auf der befallenen Seite beobachtet, wobei die Entwicklung einer malignen Hypertonie besonders gefürchtet wird. Es stellt sich auch die Frage, ob eine später beobachtete, einseitige Nierenschrumpfung ohne Pyelonephritis nicht die Folge einer im Säuglingsalter übersehenen Nierenvenenthrombose sein kann!

Therapie
Die Indikation zur Nephrektomie, die früher bei unilateralen Fällen sozusagen automatisch gegeben war, ist heute durch die konservative Behandlung weitgehend verdrängt worden, nachdem dadurch Erfolge bei bilateralen Fällen erzielt worden sind.

Fibrinolyse. Als erste Phase der Behandlung wird eine therapeutische Fibrinolyse mit Streptokinase eingeleitet. Sie dauert 12–24 Stunden.
Antikoagulation. Nach der Fibrinolyse wird während einer Woche eine Antikoagulation mit Heparin vorgenommen.
Diese Therapie führt relativ rasch zu einer Normalisierung der Thrombozytenzahl. Die Diurese bessert sich, und die Hämaturie verschwindet. Die Nierenvergrößerung verschwindet binnen 2–3 Wochen.
Diese Therapie, die quo ad vitam gute Resultate erzielt, hat den Nachteil, daß die befallene Niere später doch schrumpfen und somit zur Entwicklung einer malignen Hypertonie führen kann. Spätkontrollen sind deshalb während Jahren vorzunehmen, und gegebenenfalls ist eine Spätnephrektomie doch indiziert.

Literatur
Friolet, B., E. Gugler, M. Bettex, E. Gautier, G. de Muralt: Über 6 Fälle von Nierenvenenthrombosen im Kindesalter. Helv. paediat. Acta 19 (1964) 243–266

Nephroblastom (Wilms-Tumor)
A. Koch und M. Bettex

Während zu Ausgang des letzten Jahrhunderts erstmals Eberth (1872) einen Nierentumor bei einem 17monatigen Kind als *Myoma sarcomatodes* bezeichnete, klassifizierte einen gleichartig beschriebenen Tumor 2 Jahrzehnte später Birch-Hirschfeld (1898) bereits als *embryonales Adenosarkom der Niere*. Trotz zahlreicher Fallmitteilungen in den Folgejahren ging der Tumor aufgrund einer besonders repräsentativen Monographie von Wilms (1899) unter diesem Autorennamen in die klinische Pathologie ein. Im angloamerikanischen Sprachbereich wird überwiegend der Begriff des *Nephroblastoms* verwandt.

Nephroblastom (Wilms-Tumor)

Häufigkeit

Unter den Malignomen des Kindesalters steht das Nephroblastom hinter den zentralnervösen und neurogenen Tumoren an 3. Stelle. Zugleich ist es der häufigste retroperitoneale und mit 95% der häufigste renale Tumor. Die Häufigkeit wird mit 1 auf 50 000 bis 1 auf 200 000 Lebendgeburten angegeben (WEITZEL 1974). In den Vereinigten Staaten wird mit einer jährlichen Neuerkrankungsrate von 500 (SUTOW 1975), in der Schweiz mit einer von 12 gerechnet (LANG u. Mitarb. 1973). Während das durchschnittliche Manifestationsalter bei $3^{1}/_{2}$ Jahren liegt, werden bis zu 50% vor dem 2. und 80% bis zum 5. Lebensjahr diagnostiziert (GOLDSCHMIDT u. BACHMANN 1974). Jedoch wurden große Fallzahlen sowohl beim Feten, bei Früh- und Neugeborenen bis zur 2. Lebenswoche als auch beim Erwachsenen mitgeteilt (GOLDSCHMIDT u. BACHMANN 1974). In der Geschlechtsverteilung sind Knaben und Mädchen in gleicher Häufigkeit betroffen. Ebensowenig besteht eine wesentliche Differenz in der Seitenlokalisation bei einseitigem Befall. Eine familiäre Häufung in mehreren Generationen sowie unter Geschwistern und Zwillingen ist vereinzelt bekannt geworden (BROWN 1972; JUBERG u. Mitarb. 1975). In diesen Fällen überraschen das durchschnittlich jüngere Manifestationsalter und die höhere Inzidenz simultaner Fehlbildungen.

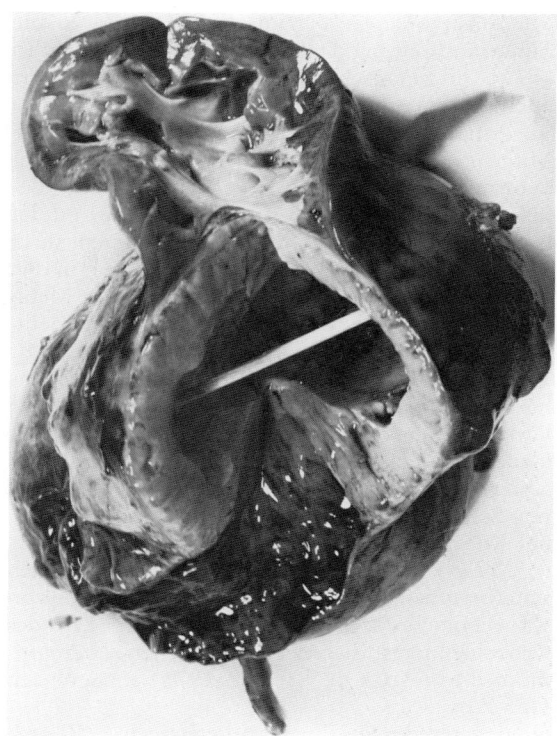

Abb. 42 Nephroblastom mit zystischer Nekrosehöhle und kranial gelegenem Nierenrestanteil bei einem $2^{1}/_{2}$ jährigen Knaben.

Pathologische Anatomie

Genese. Anhand elektronenoptischer (WILLIAMS u. AYAHI 1976) und aus Organkulturen (ROUSSEAU u. Mitarb. 1974) gewonnener Befunde kann die Herkunft des Tumors aus dem metanephrogenen Blastom als gesichert gelten. Die mit zunehmender Häufigkeit in der Nachbarschaft des Wilms-Tumors diagnostizierte noduläre Form einer Nephroblastomatose und die mögliche Entwicklung zu einem malignen Nephrom legen eine Entstehung des Wilms-Tumors aus einem nicht weiter differenzierten oder persistierenden nodulären renalen Blastem nahe (KUMAR u. Mitarb. 1978)

Makroskopischer Befund. Der bei einseitigem Befall (90%) überwiegend das gesamte Nierenparenchym erfassende, von innen unter Kompression des Kelchsystems vorwachsende Tumor zeigt eine grau-weißliche, stark vaskularisierte, glatte bis höckrige Oberfläche von solider bis zystischer Konsistenz (Abb. 42). Bei isoliertem Polbefall ist eine bindegewebige Abgrenzung zum Restparenchym erkennbar. Selten kann auch ein multizentrischer Organbefall vorliegen. Mit der Größenzunahme steigen das Ausmaß zerfallender Nekroseherde und die Wahrscheinlichkeit einer Infiltration von Kapsel und angrenzenden Strukturen. Ein beidseitiger Befall ist mit einer Frequenz von 3,6 bis 18% anzunehmen (TAUTZ u. Mitarb. 1977). Bei 53 eigenen Wilms-Tumoren aus den letzten 20 Jahren bestand eine Bilateralität in 3 Fällen. Die große Streubreite ergibt sich daraus, daß selbst bei initialer bilateraler Manifestation, die in ca. 65% nachweisbar ist, nicht sicher zwischen Zweittumor oder kontralateraler Metastasierung unterschieden werden kann. Die verbleibenden 35% werden in den dem Therapiebeginn folgenden 6 Wochen diagnostiziert (RAGAB u. Mitarb. 1972). Nur kasuistisch wird über einen Wilms-Tumor in beiden Anteilen einer Hufeisenniere (PAPPIS u. Mitarb. 1979), in einer gekreuzten Ektopie oder in einer Einzelniere (TAUTZ u. Mitarb. 1977) berichtet. Ein äußerst seltener extrarenaler Ursprung wurde bislang sechsmal bekannt: Ausgangspunkt waren der extrarenale Retroperitonealraum, die Inguina und das hintere Mediastinum (SIEBER u. Mitarb. 1979).

Histologie. Das mikroskopische Bild zeigt vorwiegend epitheliale, strangförmig oder glomerulusähnlich angeordnete Zellelemente unterschiedlichen Reifegrades und primitive mesenchymale Formationen aus Bindegewebe, Knorpel, glatter und quergestreifter Muskulatur. Daneben finden sich undifferenzierte, sarkomähnliche Spindelzellen. Das Überwiegen von epithelialen Elementen scheint die Voraussage einer geringeren Metastasierungstendenz zu gestatten. Hingegen müssen diffuse Anaplasie und das Vorherrschen sarkomatöser Elemente als prognostisch ungünstig gelten.

Metastasierung. Am häufigsten ist die lokale Tumorausbreitung. Dabei ist ein mit 5% (WURNIG 1973) zu veranschlagendes Vorwachsen in die Nierenvene und V. cava inferior mit vereinzeltem Vordringen bis in den rechten Vorhof (THEMAN u. Mitarb. 1978) bekannt. Die regionären und paraaortalen Lymphknoten zeigen einen initialen Befall in ca. 30%. Die Fernmetastasierung erfolgt fast ausschließlich hämatogen. Initial besteht sie in ca. 10–30% (LÄMMERLE u. Mitarb. 1976), in den folgenden 2 Jahren wird die Mehrheit der Metastasen manifest. Unter 15 eigenen Fällen mit Metastasierung waren 3 initial, jedoch nur 2 später als 10 Monate nach Diagnosestellung erkennbar. Das bis zu 80% am häufigsten betroffene Organ ist die Lunge. Sie kann singulär oder multipel, ein- oder beidseitig befallen sein. Eine Metastasierung in andere Organe findet erst im Stadium multilokulären Befalls statt. Dabei wird die Leber in ca. 19, der Knochen in bis zu 13% betroffen (LÄMMERLE u. Mitarb. 1976). Vereinzelt wird der Versuch unternommen, aus der spezifischen Histologie von Knochenmetastasen einen besonderen Typ des »knochenmetastasierenden kindlichen Nierentumors« (MARSDEN u. LAWLER 1978) abzugrenzen (S. 8.73).

Stadieneinteilung. Eine stadiengerechte Zuordnung des Tumors ist ausschließlich postoperativ und unter Berücksichtigung des histologisch nachgewiesenen Tumorausmaßes sowie des Befalles der regionären Lymphknoten möglich. Obwohl die Einteilung der National Wilms Tumor Study (NWTS) nicht Lebensalter, histologischen Zelltyp und Fernmetastasierung bei bilateralem Befall berücksichtigt (D'ANGIO 1972), scheint sie für internationale Vergleichszwecke am besten geeignet (Tab. 9).
In größeren Statistiken entfallen ²/₃ der Fälle auf die Stadien I und II (NWTS: I = 42%, II = 26%; eigene Serie: I = 46,6%, II = 15,5%), auf das Stadium III ca. ¹/₄ und auf Stadium IV etwa ¹/₁₀ des Kollektivs. Während die NWTS unter Stadium IV jede Fernmetastasierung, unter Stadium V ausschließlich den bilateralen Tumor einordnet, beschränken einige Autoren (CASSADY 1973; GREEN u. JAFFÉ 1979) Stadium IV auf die pulmonale, hingegen Stadium V auf alle übrigen Formen von Fernmetastasierung, einschließlich der kontralate-

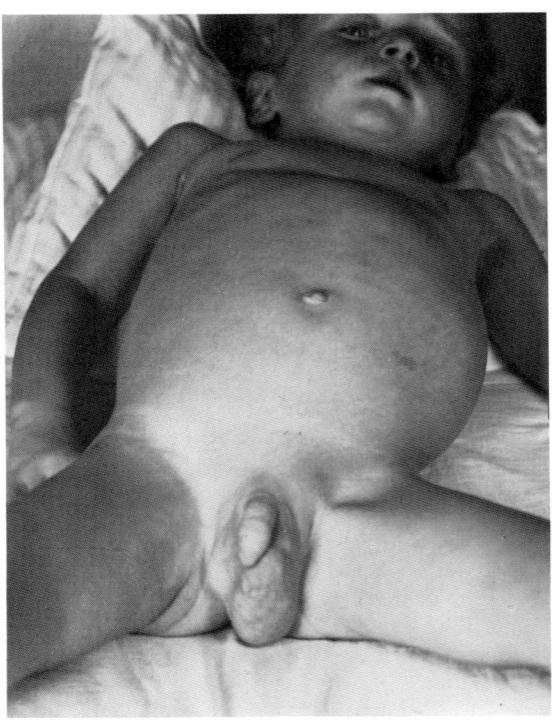

Abb. 43 Ausladender Flankentumor links und gleichseitige Varikozele als Hinweis auf einen linksseitigen Nierentumor bei einem 2jährigen Knaben.

ralen Niere. Eine besondere Problematik der Stadieneinteilung ergibt sich im Falle einer isolierten oder kombinierten präoperativen Behandlung, da ein primäres Überschreiten der Organgrenze sowie ein regionärer Lymphknotenbefall unter Umständen nicht mehr nachweisbar sind.

Symptome

Abdominaltumor. Die zufällige oder gezielte Palpation weist einen Flankentumor, der bisweilen nach medial nicht abgrenzbar ist, in 50–90% nach (GOLDSCHMIDT u. BACHMANN 1974; SIEBER u. Mitarb. 1979). Vereinzelt ist eine gleichzeitig manifeste Varikozele Hinweis auf einen Nierentumor (Abb. 43).

Tabelle 9 Chirurgisch-histologische Stadieneinteilung des Wilms-Tumors entsprechend der NWTS *(D'Angio 1972)*

Stadium I	Tumor auf Niere begrenzt, operativ vollständig resezierbar
Stadium II	Tumor überschreitet Nierengrenze, infiltriert möglicherweise Nierengefäße und paraaortale Lymphknoten, ist jedoch ohne Residuum entfernbar
Stadium III	Tumoraussaat auf Abdomen begrenzt, jedoch nicht vollständig entfernbar. Keine Fernmetastasierung nachweisbar
Stadium IV	Fernmetastasierung in Lunge, Leber, Knochen, Zentralnervensystem
Stadium V	Bilateraler Tumor

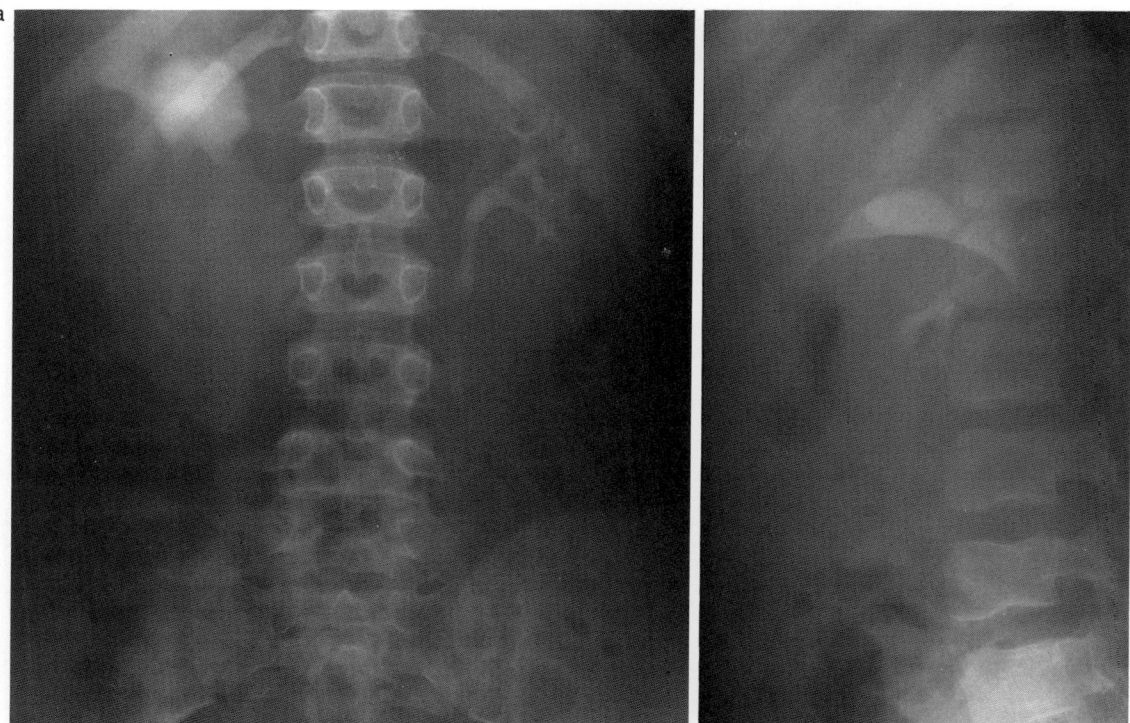

Abb. 44a u. b I.v. Pyelogramm mit großer weichteildichter Raumforderung, die im sagittalen Strahlengang (a) rechts paravertebral gelegen ist. Bei normaler Ausscheidung links besteht rechts eine deutliche Verzögerung. Kraniale Verdrängung des Nierenbeckenkelchsystems, das im seitlichen Strahlengang (b) eine sichelförmige Konfiguration erfährt (11jähriges Mädchen).

Abdominalschmerz. Er wird in bis zu 30% angegeben (ROSENFELD u. Mitarb. 1977) und reicht von einem geringgradigen, mit Übelkeit einhergehenden, nicht näher lokalisierbaren Schmerz bis zum Vollbild des akuten Abdomens. Daher wird gerade im Kleinkindesalter anläßlich einer Appendektomie die präoperative Palpation in Narkose und bei negativem Appendixbefund die intraoperative Exploration des Retroperitonealraums für obligatorisch erachtet (ROSENFELD u. Mitarb. 1977).
Hämaturie. Makroskopisch tritt sie in nur 10% auf (TAUTZ u. Mitarb. 1977) und stellt als Ausdruck eines Tumoreinbruches in das Nierenbeckenkelchsystem ein Spätsymptom dar. Eine Erythrozyturie hingegen wird häufiger beobachtet.
Allgemeinsymptomatik. Eine Anämie besteht in der für ein Tumorgeschehen charakteristischen Häufigkeit. Nur die akute Anämie erscheint als Hinweis auf eine Tumorblutung verwertbar. Eine Hypertonie wird mehrheitlich als Seltenheit angegeben, jedoch wird in vereinzelten Kollektiven eine Häufigkeit bis zu 87% mitgeteilt (DIBBONS u. WIENER 1973; KUMAR u. Mitarb. 1975). Gleichermaßen lediglich als Hinweis auf eine tumoröse Grunderkrankung sind intermittierende Fieberschübe und ein in 10% zu beobachtender Gewichtsverlust zu deuten.

Diagnose

Röntgen. Die initial durchgeführte *Abdomenübersichtsaufnahme* zeigt stets einen weichteildichten Tumorschatten und erlaubt Rückschlüsse auf Größe und Ausdehnung. Die auch beim Wilms-Tumor in 10% gesehenen schalenförmigen Verkalkungen sind uncharakteristisch (NEUHAUSER 1970).
Das i.v. *Pyelogramm* kann im Frühstadium negativ sein, zeigt jedoch in 90% die charakteristische intrinsische Kompression und sichelförmige Ausweitung des gesamten Nierenbeckenkelchsystems (Abb. 44a u. b) oder eine Bündelung des Kelchsystems an einem Nierenpol. Gelegentlich fehlt auf der betroffenen Seite die Ausscheidung vollständig. Auch schließt ein auf der Gegenseite offenbar normaler Befund einen bilateralen Tumor nicht aus.
Gerade im Fall einer stummen Niere ist die beidseitige selektive *Angiographie* von entscheidender Bedeutung in der Abgrenzung von anderen retroperitonealen Tumoren oder anlagebedingten Veränderungen der Niere selbst. Darüber hinaus informiert sie über die Ausdehnung des Tumors und über eine wahrscheinliche Einbeziehung benachbarter Organe. Ein initial beidseitiger Befall kann meist nur angiographisch aufgedeckt werden.
Die arterielle Phase (Abb. 45a u. b) zeigt nach eventuell spärlicher initialer Arterienfüllung eine

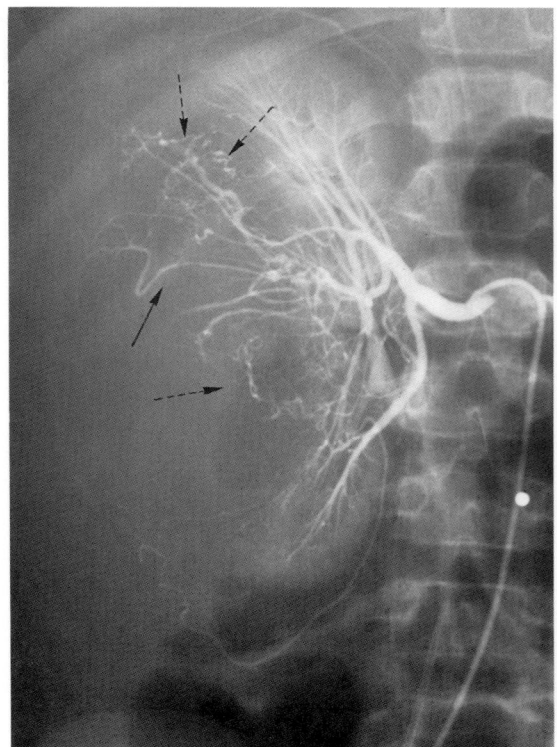 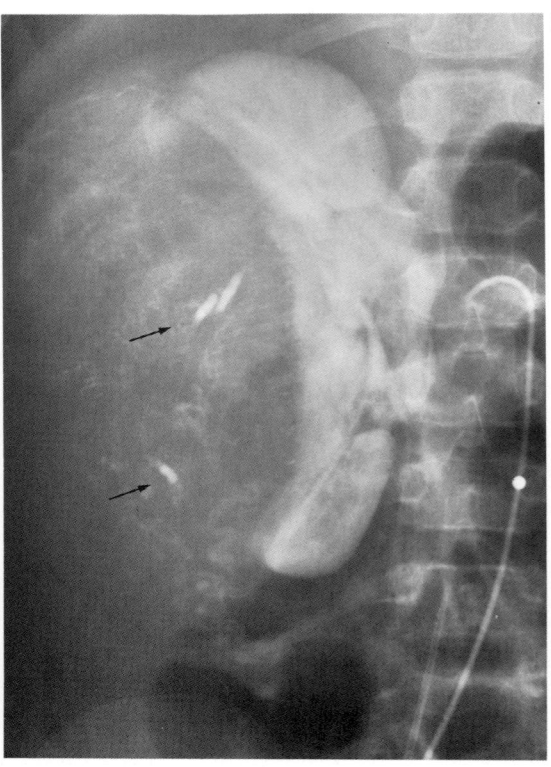

Abb. 45a u. b Selektive Nierenarterienangiographie bei 11jährigem Mädchen.
a Arterielle Phase: Mediokraniale Verdrängung der A. renalis mit Spreizung und Streckung der Segment- und Subsegmentarterien im kranialen Anteil. Korkenzieherartige Gefäßschlängelungen (----➤) und kurzstreckige Kaliberschwankungen (➜).

b Parenchymphase: Im deutlich abgegrenzten lateral gelegenen Tumorbereich inhomogene und fleckförmige Kontrastmittelanfärbung mit typischem Kontrastmittel-„pooling" (➜).

bogenförmige Verdrängung der A. renalis nach kranial oder kaudal sowie eine Spreizung und Streckung der Segment- und Subsegmentarterien. Peripher weisen die Gefäße eine korkenzieherartige Schlängelung und kurzstreckige Kaliberschwankungen auf, die häufig in arteriovenöse Shunts münden. In der Parenchymphase ist die Kontrastmittelfärbung inhomogen, hingegen kommt es zu fleck- bis seenförmigen Kontrastmittelansammlungen (»pooling«). Die venöse Phase läßt bei pathologischer Gefäßzeichnung häufig eine Darstellung der V. renalis vermissen.

Gerade bei rechtsseitiger Tumorlokalisation gibt die *Kavographie* ein tumoröses Vorwachsen in Nieren- und/oder untere Hohlvene an. Zumindest ist bei ausreichender Tumorgröße eine Verdrängung und Einengung unterschiedlichen Ausmaßes (Abb. 46) mit eventueller Ausprägung eines Kollateralkreislaufs über die Vv. lumbales nachweisbar. Die *Lungenübersichtsaufnahme* ist zur Erfassung von Metastasen primär obligatorisch. In fraglichen Fällen kann die Tomographie eine Klärung herbeiführen. Eine retrograde Pyelographie ist normalerweise unbegründet.

Ultrasonographie und Computertomogramm. Die *Ultrasonographie* vermag zwischen soliden und zystischen Anteilen zu unterscheiden und erlaubt weitgehend eine differentialdiagnostische Klärung. Eine gut abgegrenzte echofreie Zone mit multiplen Unterbrechungen im Inneren ist charakteristisch für einen von Nekrosen durchsetzten Wilms-Tumor. In den bisher bekannten, wenn auch noch kleinen Serien überrascht die hohe Treffsicherheit dieser Methode (HUENIG u. KINSER 1973; WEITZEL 1974). Neben der exakten Bestimmung der Tumorgröße ermöglicht das Verfahren eine Abgrenzung von der Leber bei rechtsseitigem Tumor. Zunehmend erlangt das Verfahren eine Bedeutung als Screening-Methode bei Risikopatienten (Trisomie 18, Geschwister von Patienten mit bilateralem Befall usw.), bei denen eine Strahlenbelastung vermieden werden soll. Darüber hinaus kann sie künftig möglicherweise als Kontrollmaßnahme bei aktinisch und zytostatisch behandelten Resttumoren herangezogen werden. Die *Computertomographie* gestattet bereits eine differenziertere Aussage vor allem über die Einbeziehung benachbarter Strukturen in das Tumorgewebe. Mit ihrer Hilfe

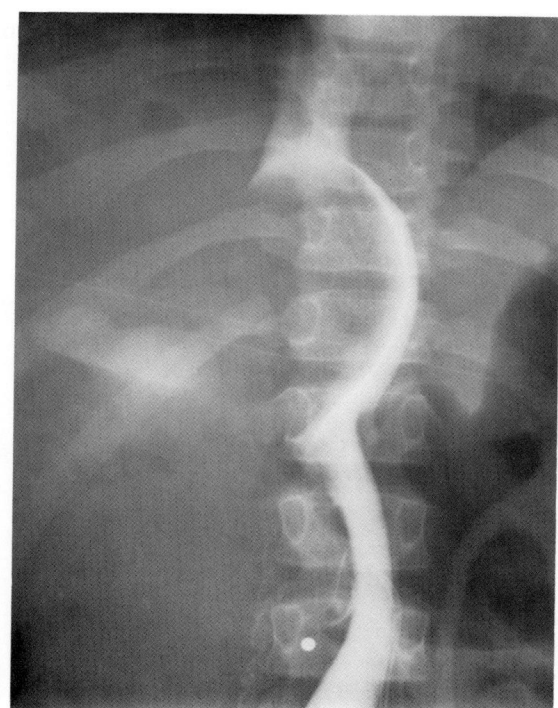

Abb. 46 Kavographie bei Wilms-Tumor (11jähriges Mädchen). Tumorinvasion der V. cava inferior auf einer Länge von 7,5 cm, Verdrängung des distalen Gefäßabschnittes nach links.

ist die Stellung einer präoperativen Artdiagnose am ehesten möglich, sie erübrigt sich jedoch wegen der meist verfügbaren Angiographie als präoperative diagnostische Maßnahme. Hingegen gewinnt sie ihre Bedeutung bei der Aufdeckung lokaler Rezidive oder Kontrolle therapeutischer Erfolge nach unvollständiger Tumorexstirpation.

Laborbefunde. Beim Fehlen spezifischer Laborbefunde ist vom Blutbild höchstens eine für eine Tumorerkrankung charakteristische Konstellation, von den renalen Sekretionswerten nur ausnahmsweise ein Hinweis auf eine eingeschränkte Nierenfunktion zu erwarten. Die Bestimmung des Erythropoetins in Plasma und Urin wird zur Zeit gerade als Kontrollparameter zur postoperativen Aufdeckung von Metastasen erwogen, da ein stets initial erhöhter und nach Bestrahlung nicht rasch normalisierter Wert für eine Zelldissemination spricht (MURPHY u. Mitarb. 1972).

Begleitende Fehlbildungen. Aniridie, Hemihypertrophie, Trisomie 18, Agonadismus, morphologische Veränderungen der abführenden Harnwege und das EMG-Syndrom wurden beim Wilms-Tumor in einer überzufälligen Häufigkeit gesehen

(PENDERGRASS 1976). Daraus ergibt sich die Notwendigkeit einer Ausschlußdiagnostik eines Wilms-Tumors bei allen genannten Krankheitsbildern.

Differentialdiagnose

Unter den *extrarenalen* Tumoren ist der maligne neurogene Tumor durch Bestimmung der Katecholaminmetaboliten und durch das charakteristische i. v. *Pyelogramm* mehrheitlich abzugrenzen. Unter den *renalen* Tumoren sind das Hypernephrom und andere seltenere Neoplasien wie das kongenitale mesoblastische Nephrom, das differenzierte epitheliale Nephroblastom und die noduläre renale Nephroblastomatose (BOLANDE 1974) präoperativ nicht zu objektivieren (S. 8.73). Das vorwiegend im Erwachsenenalter auftretende Nierenadenom wurde im Kindesalter bisher siebenmal beschrieben (LEISTENSCHNEIDER u. Mitarb. 1977). Die Schwierigkeit der feingeweblichen Diagnosestellung beruht auf dem Fehlen eindeutiger morphologischer Kriterien für eine sichere Benignität bzw. maligne Entartung.

Als weitere renale Ursachen sind Hydronephrose und Zystenniere leicht zu identifizieren. Hingegen kann sich die Abgrenzung von einer Nierenvenenthrombose, vor allem in der Neugeborenenperiode, als schwierig erweisen. Einzubeziehen in die diagnostischen Erwägungen sind leukozytäre Infiltrate und Glykogenosen.

Therapie

Unilateraler Tumor

Während mit der alleinigen operativen Tumorentfernung günstigstenfalls eine erkrankungsfreie Zweijahresüberlebensrate von 20% erreicht wurde, konnte die zusätzliche postoperative Bestrahlung des Tumorbettes das Ergebnis auf 50% verbessern. Erst die ergänzende Behandlung mit Actinomycin D ermöglichte eine weitere Steigerung auf durchschnittlich 80% (SIEBER u. Mitarb. 1979). Daher ist zur Zeit die Kombination von operativer Tumorexstirpation, Zytostatika und Strahlenapplikation die effektivste Therapieform (Tab. 10). Umstritten ist zur Zeit lediglich die Notwendigkeit der Anwendung von Bestrahlung und Zytostatika im Stadium I (GOLDSCHMIDT und BACHMANN 1974).

Präoperative Maßnahmen. Ist durch die Angiographie oder Biopsie der Malignitätsnachweis erbracht, so ist bei palpatorisch großem und einer über einen röntgenologisch nachweisbaren Durchmesser von 10 cm hinausgehenden Tumorgröße die Annahme einer bereits vorliegenden oder intraoperativ drohenden Tumorruptur berechtigt. Ebenso wächst mit zunehmender Tumorgröße die Wahrscheinlichkeit einer intraabdominalen Aussaat (KUMAR u. Mitarb. 1975). Da eine intraoperative Tumorruptur zwar die erkrankungsfreie Zweijahresüberlebensrate nicht signifikant beein-

Tabelle 10 Alters- und stadiengerechte kombinierte postoperative Behandlung des unilateralen Wilms-Tumors (*Jenkin* 1976).

Therapieverfahren	Stadium					
	I			II	III	IV
	< 1 J.	1–2 J.	> 2 J.			
Exstirpation	+	+	+	+	+	+
Bestrahlung	–	–	+	+	+	+
Actinomycin-D + Vincristin	–	+	+	+	+	+

flußt (LEAPE 1978), jedoch die Zahl der Lokalrezidive nahezu verdoppelt und somit die Langzeitprognose verschlechtert, ist bei großem Tumor die präoperative Strahlen- und Chemotherapie jenseits des 1. Lebensjahres zu empfehlen.

Einhelligkeit herrscht über das Vorgehen für den Fall einer initialen Fernmetastasierung. Bei pulmonalen Metastasen erscheint eine Hinauszögerung des Eingriffes um 2–3 (AL-RASHID 1979), ja bei einigen Autoren sogar um 6–8 Wochen (JENKIN 1976) zur Erzielung einer Remission durch Zytostatika- und Strahlenapplikation gerechtfertigt. Für einzelne Autoren ist ein hochgradiger Hypertonus (RR 180/120) ein Kriterium für eine präoperativ einzuleitende Behandlung (KUMAR u. Mitarb. 1975).

Während bei der Zytostatikaapplikation einerseits die alleinige wöchentliche Vincristingabe in 2–3maliger Wiederholung für eine Tumorverkleinerung ausreichend erscheint (AL-RASHID 1979), wird andererseits die Kombination mit Actinomycin-D, möglichst innerhalb von 5 aufeinanderfolgenden Tagen, in wöchentlichen Abständen für erforderlich gehalten (GOLDSCHMIDT u. BACHMANN 1974).

Für die zusätzliche präoperative Bestrahlung spricht das nahezu allen Statistiken gemeinsame bessere Ergebnis der kombinierten gegenüber der alleinigen Zytostatikatherapie. Die Einwände gegen jede präoperative Maßnahme betreffen die Erschwerung der histologischen Diagnose sowie eine Begünstigung der Metastasierung durch weiteres Zuwarten.

Operation. Zentrale therapeutische Maßnahme ist die möglichst radikale Tumorentfernung. Diese geschieht am sichersten durch (Abb. 47a–c)
– einen supraumbilikalen, transversalen und transperitonealen Zugang, der die Beurteilung intraperitonealer Strukturen, der peritonealen Lymphknoten und der kontralateralen Niere erleichtert;
– eine präliminäre Gefäßligatur, die am ehesten eine intraoperative Tumorzellausschwemmung vermeiden kann;
– eine ausgedehnte Ureterresektion zur Erfassung eines kontinuierlichen Einwachsens in die abführenden Harnwege;
– eine Kennzeichnung der Ausmaße von Tumor oder Niere mit Metallklips zur Abgrenzung der späteren Bestrahlungsfelder.

Unter konsequent durchgeführter postoperativer Chemo- und Strahlentherapie erübrigt sich eine systematische Lymphknotendissektion. Die Exstirpation beschränkt sich auf makroskopisch suspekte Lymphknoten.

Zytostatika. Ihre adjuvante Wirkung besteht in der Destruktion von Mikroherden von Tumorzellen. Die bei der Nephroblastomtherapie zur Anwendung kommenden Zytostatika, ihre Dosierung und ihre Applikationsart sind in Tab. 11 aufgeführt.

Tabelle 11 Zur Therapie des Wilms-Tumors verwandte Chemotherapeutika und empfohlene Dosierungen (nach *Al-Rashid* 1979)

Freiname	Dosierung	Applikationsart
Actinomycin-D	15 mcg/kg/Tag max. 500 mcg/Dosis	intravenös
Vincristin-sulfat	1,5 mg/m²/Woche max. 2 mg/Dosis	intravenös
Adriamycin	60 mg/m² oder	i.v. in 1 Dosis
	20 mg/m²/Tag	i.v. 3 Tage lang
Cyclo-phosphamid	10 mg/kg/Tag	i.v. oder per os

Während für das Stadium I von einigen Autoren im Alter von 1–2 Jahren die Hinzufügung der Chemotherapie, jenseits des 2. Lebensjahres die von Chemotherapie und Bestrahlung empfohlen wird, können zumindest bis zum Alter von 2 Jahren die guten Ergebnisse dieses Stadiums durch die zusätzlichen genannten Maßnahmen nicht verbessert werden (GREEN u. JAFFÉ 1979).

Nach isolierter Anwendung von Actinomycin D bzw. Vincristin in den Stadien II und III konnte lediglich eine erkrankungsfreie Zweijahresfrist von 57 bzw. 55% erreicht werden, bei Kombination beider Substanzen hingegen stieg die Rate auf 81% (D'ANGIO u. Mitarb. 1976). Dabei wird die erste

Nephroblastom (Wilms-Tumor) 8.67

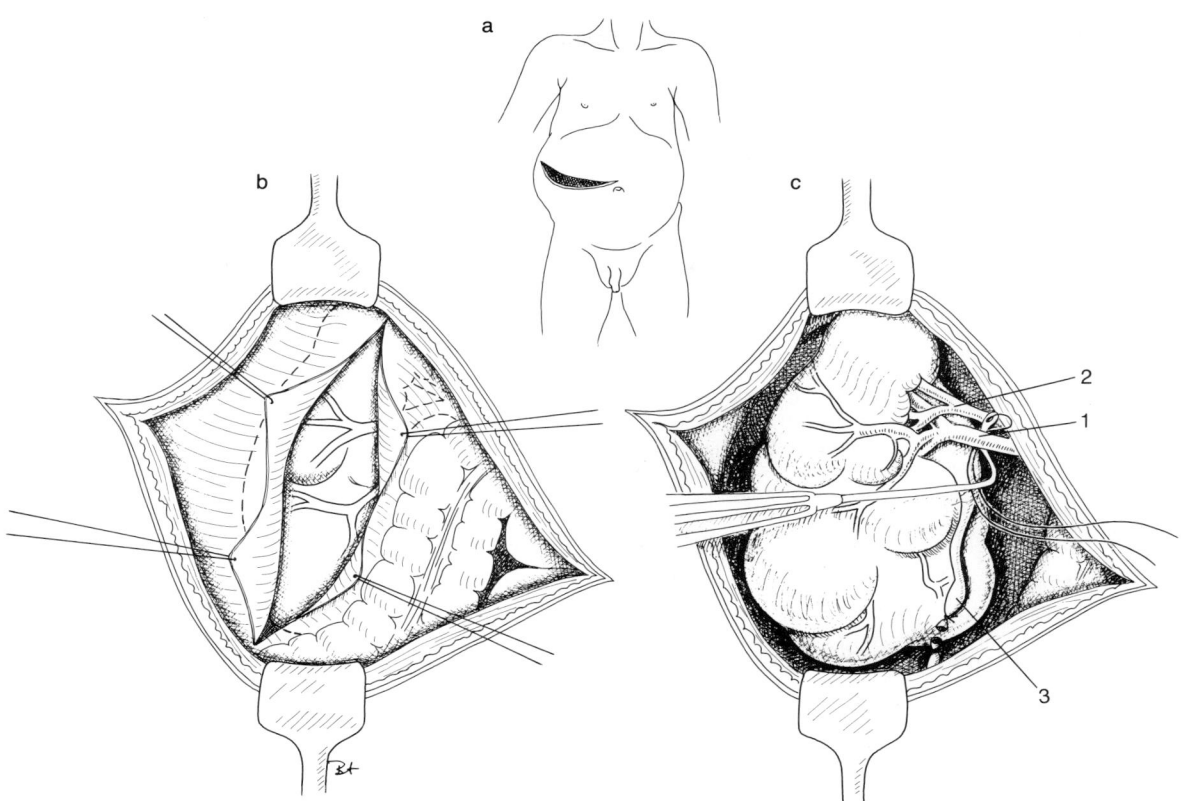

Abb. 47 a–c Transperitoneale Exstirpation eines Wilms-Tumors.
a Transversaler, supraumbilikaler Zugang.
b Eröffnung des hinteren Peritoneums nach medialer Verlagerung des Kolons.
c Präliminäre Gefäßligatur
(1 Vene, 2 Arterie, 3 bereits ligierter Ureter).

Actinomycin-D-Gabe möglichst 24 Stunden, die ergänzende Vincristinmedikation 1 Woche nach dem operativen Eingriff empfohlen (AL-RASHID 1979). Abb. 48 gibt ein entsprechendes postoperatives Behandlungsschema wieder.
Bei durch Arteriographie oder operative Exploration wahrscheinlich gemachter Inoperabilität erlauben 2–3 Dosen der genannten Substanzenkombination in den meisten Fällen bereits die Resektion 2–3 Wochen später. Im Stadium IV wird nach Anwendung prä-und postoperativer Zytostatikagabe und Bestrahlung eine erkrankungsfreie Zweijahresfrist in $^2/_3$ der Fälle erzielt. Im verbleibenden Drittel ist entweder eine gezielte Resektion im Falle von Solitärmetastasen der Lunge oder eine zusätzliche Adriamycin-Intervallmedikation anzustreben. Diese letztgenannte Indikation erscheint zur Zeit noch der einzige Bereich für eine klinische Anwendung von Adriamycin, da gerade bei vorausgegangener Bestrahlung vermehrt mit einer toxischen Kardiomyopathie zu rechnen ist (BOLKENIUS u. Mitarb. 1977).
Bestrahlung. In der präoperativen Anwendung von Telekobalt wird eine Herddosis von 1500–2000 rad (15–20 Gy) entweder während 2 Wochen oder an 2 der Operation vorausgehenden Tagen und dem Tag der Operation selbst empfohlen (GOLDSCHMIDT u. BACHMANN 1974). Hier muß allerdings bei einer Dosis ab 1200 rad (12 Gy) eine Strahlennephritis in Rechnung gezogen werden. Postoperativ scheint im Stadium I eine zusätzliche Bestrahlung den alleinigen chirurgischen Maßnahmen zumindest bis zum Alter von 2 Jahren nicht überlegen zu sein (GREEN u. JAFFÉ 1979). In den Stadien II und III ist die additive Bestrahlung des markierten Tumorbettes jenseits des Säuglingsalters obligatorisch. Bei pulmonaler Metastasierung ist die mit Zytostatikagabe kombinierte Bestrahlung in jedem Fall auf die röntgenologisch nicht betroffene Lungenhälfte auszudehnen (SUTOW 1975).

Bilateraler Tumor

Während die Vielzahl der empfohlenen Schemata eine gewisse Unsicherheit der Therapie des beidseitigen Wilms-Tumors erkennen läßt, scheint sich zumindest das nachfolgende Prinzip unter 2 Modalitäten herauszukristallisieren:

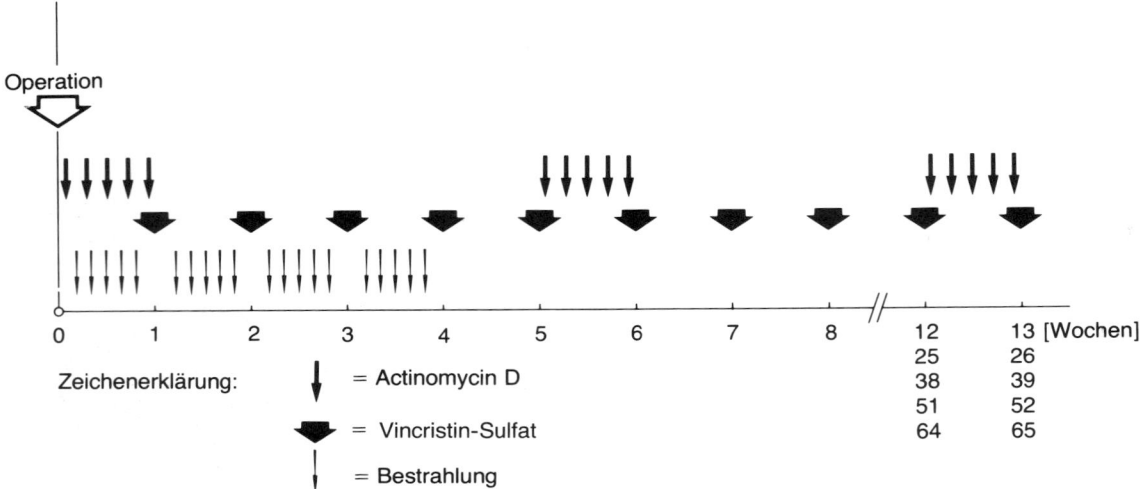

Abb. 48 Zeitplan für die kombinierte Therapie des nicht-metastasierenden Wilms-Tumors.

Nach angiographischer Sicherung eines initialen beidseitigen Befalls wird die kombinierte Chemotherapie begonnen und jenseits des 1. Lebensjahres durch die Bestrahlung der am ausgedehntesten befallenen Niere ergänzt. Ziel des folgenden operativen Eingriffes ist die möglichst vollständige Tumorentfernung bei größtmöglicher Erhaltung von Nierengewebe. Dies kann durch eine unilaterale Nephrektomie und partielle kontralaterale Resektion bzw. Enukleation oder bei ausgedehntem Befall auch der zweiten Seite durch Nephrektomie und alleinige kontralaterale Biopsie erfolgen (BISHOP u. Mitarb. 1977). Dabei wird meist die möglichst weitgehende primäre Tumorentfernung durch Nephrektomie der am ausgedehntesten betroffenen Seite verfolgt. Uns hat sich hingegen in 3 Fällen das umgekehrte Vorgehen bewährt: Nach Tumorenukleation auf der weniger betroffenen Seite wird durch anschließende Zytostatika- und Strahlentherapie die Nephrektomie der ausgedehnter befallenen Seite durch eine einfache Nierenteilresektion vermeidbar (KAISER u. Mitarb. 1974). Nachfolgende Chemotherapie und Bestrahlung erfolgen in üblicher Dosierung, jedoch mit der Einschränkung, daß für die verbleibende Seite die während 1½–2 Wochen angewandte Strahlendosis 1500 rad (15 Gy) nicht überschreiten soll (BISHOP u. Mitarb. 1977).

Im Fall einer vollständigen Tumorbelassung in der verbliebenen, diffus befallenen Niere steht eine Reevaluation nach 2–3 Monaten konsequent durchgeführter Therapie an.

Als Alternative bei ausgedehntem beidseitigem Befall werden die mikrochirurgische Tumorentfernung durch temporäre Nierenentnahme (NOESKE 1975) oder die einer beidseitigen Nephrektomie folgende Transplantation diskutiert (ALTMANN u. Mitarb. 1977). Im ersten Fall muß das Risiko der Ischämie, im zweiten das der Sepsis bei immunsuppressiver Therapie gegen den Organgewinn abgewogen werden (DE MARIA u. Mitarb. 1979). Bei der Autotransplantation nach mikrochirurgischer Tumorentfernung gelten die Verlagerung der Restniere in das kleine Becken und die damit erreichte Entfernung aus dem Bestrahlungsfeld als Vorteil (ALTMANN u. Mitarb. 1977).

Komplikationen

Die konsequente Durchführung der vorgeschlagenen Kombinationstherapie erfährt bereits bei Behandlungsbeginn bisweilen ihre erste Einschränkung. Die *zytostatische Wirkung* vor allem auf die Gewebe mit hoher Proliferationsrate verursacht im Bereich des Intestinaltraktes akut toxische Reaktionen, die unter Umständen eine Reduzierung oder Unterbrechung der Medikation erfordern. Weit seltener ist die protrahierte Wirkung auf das Knochenmark mit letaler Agranulozytose (WURNIG 1973). Die zytostatikaabhängige Tumorinduktion ist bislang nicht schlüssig erwiesen, jedoch scheint zumindest die Inzidenz nachfolgender Leukämien erhöht (JENKIN 1976). Diskutiert wird auch eine größere Disposition des zytostatisch behandelten Kindes für die Entwicklung eines Strahlenkarzinoms (MILLER 1975).

An unmittelbaren Folgen der *Bestrahlung* sind die Nephritis des Restnierengewebes gerade bei beidseitigem Tumor (KOUTECKY u. KALINOVA 1973) und die Lungenfibrose nach Bestrahlung pulmonaler Metastasen einzukalkulieren. Das Ausmaß von Skelettdeformierungen, vorwiegend im Wirbelsäulenbereich, korreliert mit der applizierten Strahlendosis und dem Alter bei Therapiebeginn (JENKIN 1976). Über eine Beeinträchtigung der Gonadenfunktion sowie über stenosierende Veränderungen des Darmes als späte Bestrahlungsfolge wird vereinzelt berichtet (MARCINSKI u. Mitarb. 1980). Die Wahrscheinlichkeit der Entwicklung eines Zweittumors erscheint nach Bestrahlung vermehrt.

Nachsorge

Übereinstimmend bedarf der tumorfreie Patient nach Beendigung der stadiengerechten Therapie einer langfristigen Nachsorge. Umstritten ist dabei lediglich die Terminierung.

Die Forderung nach einer klinischen Kontrolle mit Überprüfung von Blutbild, Blutsenkung und Leberwerten im ersten Jahr monatlich, im zweiten zweimonatlich, im dritten dreimonatlich, im vierten viermonatlich, im fünften und sechsten Jahr halbjährlich und von da ab einmal pro Jahr findet mehrheitlich Unterstützung (GOLDSCHMIDT u. BACHMANN 1974). Hingegen wird die erforderliche Häufigkeit der Röntgenkontrolle unterschiedlich beantwortet.

Mehrheitlich wird die Thoraxübersicht zum Ausschluß von Metastasen alle 2 Monate während der ersten 2 Jahre nach Diagnosestellung durchgeführt (GOLDSCHMIDT u. BACHMANN 1974). Dagegen wird die i. v.-Pyelographie-Kontrolle zur Überprüfung der Restniere einerseits im ersten Jahr dreimonatlich, im zweiten sechsmonatlich, danach jährlich empfohlen (GOLDSCHMIDT u. BACHMANN 1974), andererseits wird eine Kontrolle nach 6, 12, 24, 36 Monaten für ausreichend gehalten (KOUTECKY u. KALINOVA 1973). Auch für die Kontrolle des besonders disponierten Trägers von chrakteristischen Fehlbildungen und Geschwistern bzw. Nachkommen von Wilms-Tumor-Patienten wird meist eine 6monatige i. v.-Pyelographie-Kontrolle bis zum 6. Lebensjahr für dringlich erachtet (GOLDSCHMIDT u. BACHMANN 1974). Dagegen scheint eine Sechsmonatsfrist unzureichend, wenn man die beobachteten kürzeren Intervalle zwischen normalem i.v. Pyelogramm und der Entwicklung eines Abdominaltumors berücksichtigt (WOODARD u. Mitarb. 1975). Vielleicht kann in Zukunft mit zunehmender Erfahrung das nichtinvasive Verfahren der Ultrasonographie dieses Problem lösen.

Ergebnisse und Prognose

Die bisherigen Ergebnisse der kombinierten Behandlung des Wilms-Tumors sind ein ermutigendes Beispiel für die gegenüber dem Erwachsenenalter promptere Ansprechbarkeit kindlicher Malignome auf die kombinierte Tumorbehandlung.

Als bislang *gesichert* gilt die Abhängigkeit der Prognose von der initialen Ausdehnung des Tumors. Übereinstimmend zeigt das Stadium I mit bis zu 90% (AL-RASHID 1979) die besten Zweijahresüberlebensraten und mit 80% die günstigsten tumorfreien Zweijahresraten. Die eigenen Spätresultate erbrachten in 21 Fällen mit Stadium I eine durchschnittliche tumorfreie Überlebensrate von 81% über eine Dauer von 5–13 Jahren, während für das Stadium II eine tumorfreie Überlebensrate

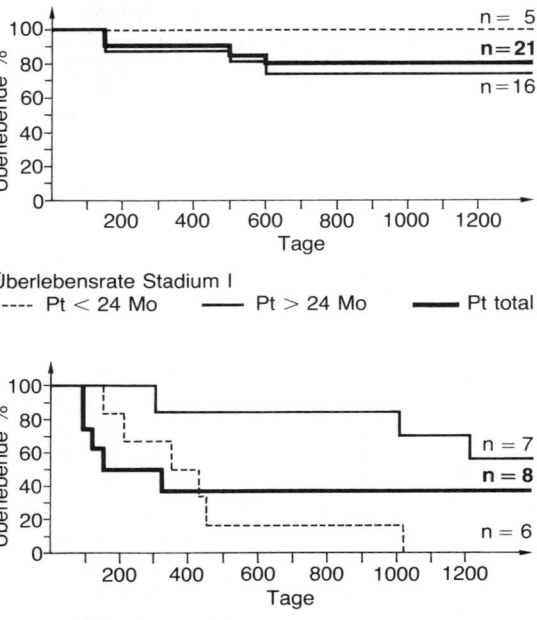

Abb. 49 Überlebensraten von Wilms-Tumoren der Chirurgischen und Medizinischen Kinderklinik Bern in Abhängigkeit vom Initialstadium. Bei Stadium I wird das Manifestationsalter unterhalb und jenseits von 2 Jahren berücksichtigt (*Egger* 1979).

von 57, für das Stadium III nur noch eine von 37,5% erreicht wurde (Abb. 49).

Obwohl die Abhängigkeit vom Manifestationsalter für einzelne Altersstufen nicht generell objektiviert werden konnte, scheint sich zumindest für die Stadien II und III mehrheitlich eine schlechtere Prognose jenseits des 2. Lebensjahres zu bewahrheiten (JENKIN 1976). In größeren Kollektiven betrifft die Gesamtletalität zu ³/₄ die Altersstufen über 2 Jahre (SIEBER u. Mitarb. 1979). Auch für das Stadium I ergab sich sowohl in der NWTS (LEAPE 1978) als auch in unserem Patientengut eine günstigere Heilungsquote für das Manifestationsalter unter 2 Jahren (EGGER 1979).

Immer *wahrscheinlicher* wird die Abhängigkeit vom histologischen Tumortyp (CURRIE u. Mitarb. 1973). Während das Überwiegen differenzierter, vorwiegend fetaler Rhabdomyosarkomanteile eher günstig erscheint, weist eine geringe Differenzierung auf eine schlechtere therapeutische Beeinflussung hin (CASSIDY 1977; LEMMERLE u. Mitarb. 1976).

Sowohl bei primärer als auch bei sekundärer *Metastasierung* zeichnet sich eine zunehmende Verbesserung der Ergebnisse ab. Bei Lungenmetastasierung wird durch die kombinierte Zytostatikaanwendung innerhalb von 2–3 Wochen eine Rückentwicklung in 73% erreicht (VIETTI 1970). Die unter der Therapie bei 13 von 28 (46%) unserer

Tabelle 12 Eigene Ergebnisse nach organerhaltender Operation bei bilateralem Wilms-Tumor

Patient	Ersteingriff	Zweiteingriff	Lokalrezidiv/Metastasen	Nachbeobachtung
T. S. ♂ 1½ J.	Enukleation li.	Nephrektomie re.	–	7½ J.
S. L. ♀ 1⁴/₁₂ J.	Enukleation li.	Enukleation re.	–	7 J.
B. U. ♂ 10 Mon.	Enukleation li.	Enukleation re.	–	4 J.

Patienten der Stadien I und II aufgetretenen Pulmonalmetastasen erfuhren durch die kombinierte Behandlung eine so weitreichende Remission, daß die entsprechende tumorfreie Zweijahresüberlebensrate auf 75% gehalten werden konnte. Für alle Patienten mit Lungenmetastasen – 15 von 45 – ergab sich eine tumorfreie Überlebensrate von 47% durchschnittlich 7 Jahre nach Diagnosestellung (EGGER 1979). In diesem Zusammenhang erscheint bemerkenswert, daß die tumorfreie Zweijahresfrist, die meist einer Heilung gleichgesetzt wird, in 2 eigenen Fällen durch ein schließlich letales Metastasenrezidiv nach 24 und 27 Monaten sich als unzureichende Nachbeobachtungszeit erwies.

Obwohl in unserem Patientengut eine Metastasierung in Skelett und Leber nicht überlebt wurde, werden Heilungsquoten von bis zu 50% angegeben (AL-RASHID 1979; CASSIDY 1973).

Für den bilateralen Befall wird zur Zeit eine tumorfreie Zweijahresüberlebensrate von 50–87% (AL-RASHID 1979; BISHOP u. Mitarb. 1977) angegeben. Wir konnten in allen 3 Fällen von Bilateralität mit dem geschilderten therapeutischen Vorgehen eine tumorfreie Überlebenszeit erzielen, die inzwischen 4–7½ Jahre beträgt (Tab. 12).

Literatur

Al-Rashid, R. A.: Pediatric Cancer Chemotherapy, Chap. 8. Huber, Bern 1979 (S. 201)

Altman, R. P., K. D. Anderson, M. E. Matlak, J. G. Randolph: Evolution of surgical treatment of bilateral Wilms' tumor. Surgery 82 (1977) 760

Birch-Hirschfeld, F.: Sarcomata of the kidney in Childhood. Beitr. pathol. Anat. 24 (1898) 343

Bishop, H. C., M. Tefft, A. E. Evans, G. J. D'Angio: Survival in bilateral Wilms' tumor-Review of 30 National Wilms'tumor Study cases J. pediat. Surg. 12 (1977) 631

Bolande, R. P.: Congenital and infantile neoplasia of the kidney. Lancet 1974/I, 1497

Bolkenius, M., W. E. Brandeis, R. Daum, H. Geiger, P. Ludwig, L. Roehl, H. Ulmer: Kasuistischer Beitrag zum Therapieproblem des doppelseitigen Wilms-Tumors. Z. Kinderchir. 20 (1977) 320

Bond, J. V., E. C. Martin: Bone metastasis in Wilms' tumor. Clin. Radiol. 26 (1975) 103

Brown, W.: Wilms' tumor in three successive generations. Surgery 72 (1972) 756

Cassady, J. R.: Considerations in the radiation therapy of Wilms' tumor. Cancer 32 (1973) 598

Cassady, J. R.: The increasing importance of radiation therapy in the improved prognosis of children with Wilms' tumor. Cancer 39 (1977) 825

Currie, D. P. et al.: Wilms' tumor: A clinical pathological corelation. J. Urol. 109 (1973) 495

D'Angio, G. J.: The National Wilms' tumor Study. A progress report. Urology 3 (1974) 798

D'Angio, G. J., A. E. Evans, N. Brestow et al.: The treatment of Wilms' tumor, Results of the National Wilms' tumor study. Cancer 38 (1976) 633

D'Angio, J. J.: Management of children with Wilms' tumor. Cancer 30 (1972) 1528

De Maria, J. E., B. E. Hardy, A. Brezinski, B. M. Churchill: Renal transplantation in patients with bilateral Wilms' tumor. J. pediat. Surg. 14 (1979) 577

Dibbins, A. W., E. S. Wiener: Retroperitoneal tumors in Children. In: Current Problems in Surgery. Year Book Medical Publishers, Chicago 1973

Eberth, C. J.: Myoma sarcomatodes renum. Arch. pathol. Anat. 55 (1872) 518

Egger, J.: Therapie und Prognose des Nephroblastoms. Inaugural-Dissertation, Bern 1979

Goldschmidt, H., K. D. Bachmann: Der Wilms-Tumor beim Neugeborenen. Schweiz. med. Wschr. 99 (1974) 360

Green, D. M., N. Jaffé: The role of chemotherapy in the treatment of Wilms' tumor. Cancer 44 (1979) 52

Gutjahr, P., J. Greinacher, J. Kutzner, R. Hohenfellner: Röntgenolog. Skelettveränderungen nach kombinierter Wilmstumorbehandlung. Z. Kinderchir. 16 (1975) 61

Huenig, R., J. Kinser: Ultrasonic diagnosis of Wilms' tumors. Amer. J. Roentgenol. Radium Ther. Nucl. Med. 117 (1973) 119

Jenkin, R. D. T.: The treatment of Wilms' tumor. Pediat. Clin. N. Amer. 23 (1976) 147

Juberg, R. C., E. C. Martin, J. R. Hundley: Familial occurence of Wilms' tumor: Nephroblastoma in one monozygous twin and in another sibling. Amer. J. hum. Genet. 27 (1975) 155

Kaiser, G., W. Laug, M. Bettex: Zur Therapie des bilateralen Nephroblastoms unter besonderer Berücksichtigung der chirurgischen Aspekte. Pädiat. Fortbildk. Praxis 39 (1974) 47

Kaiser, G., J. G. Voelker, M. Bettex: Sind Dauerheilungen nach Enukleation des Tumors bei bilateralem Nephroblastom zu erwarten? Z. Kinderchir. 17 (1975) 233

Karcz, J.: Adenokarzinome der Niere bei Kindern. Z. Kinderchir. 24 (1978) 154

Koutecky, J., E. Kalinova: Doppelseitige Wilms-Tumoren im Kindesalter. Z. Kinderchir. 12 (1973) 357

Kuffer, F., H. P. Wagner, W. A. Fuchs, M. Bettex: Die Bedeutung der Angiographie in der Diagnose ausgewählter kindlicher Tumoren. Z. Kinderchir., Suppl. Bd. 6 (1969) 132

Kumar, A. P. M., C. B. Pratt, T. P. Coburn, W. W. Johnson: Treatment strategy for nodular renal blastema and nephroblastomatosis associated with Wilms' tumor. J. pediat. Surg. 13 (1978) 281

Kumar, A. P. M., E. L. Wrenn, J. D. Fleming, H. O. Hustu, C. B. Pratt, D. Pinkel: Preoperative therapy for unresectable malignant tumors in children. J. pediat. Surg. 10 (1975) 657

Laug, W., E. Bossi, J. J. Gindrat, H. P. Wagner: Zur Therapie und Prognose des Nephroblastoms. Helv. paed. Acta 28 (1973) 199
Leape, L. L.: The surgical treatment of Wilms' tumor. Ann. Surg. 187 (1978) 351
Ledlie, E. et al.: Natural history and treatment of Wilms' tumor Brit. med. J. 1970/IV 195
Leistenschneider, W., R. Nagel, S. Bluemcke, F. Niedobitek: Nierenadenom mit fraglicher Dignität bei einem Kind. Z. Kinderchir. 22 (1977) 181
Lemmerle, J., M. F. Tournade, D. Sarrazin, J. Valayer: Tumors of the kindney. UNICC: Cancer in Children. Springer, Berlin 1976 (S. 252)
Li, F. P., J. R. Cassady, N. Jaffé: Risk of second tumors. Cancer 35 (1975) 1230
Louw, J. H.: The management of Wilms' tumor. S. Afr. med. J. 45 (1971) 1065
Marciński, A., K. Wermenski, I. Swiatkowska, E. Wichrzycka: Intestinal obstruction as a late complication in Roentgen therapy of Wilms' tumor. Z. Kinderchir. 29 (1980) 375
Marsden, H. B., W. Lawler: Bone-metastasizing renal tumor of childhood. Brit. J. Cancer 38 (1978) 47
Miller, F. W.: Leukemia in survivors of Wilms' tumor. J. Pediat. 87 (1975) 505
Murphy, C. P., J. E. Allen, W. Staubitz, J. Sinks, J. F. Mirand, E. A. Mirand: Erythropoetin levels in patients with Wilms' tumor. Follow-up evaluation. N. Y. St. J. Med. 72 (1972) 487
Neuhauser, E. B.: Wilms' tumor. Postgrad. Med. 47 (1970) 55
Noeske, H. D.: Die Nierenparenchymresektion – Entwicklung, Technik, Probleme. Münch. med. Wschr. 117 (1975) 817
Pappis, C. H., G. H. Moussatos, C. G. Constantinides, M. Kairis: Bilateral nephroblastoma in a horseshoe kidney. J. pediat. Surg. 14 (1979) 483
Pendergrass, T. W.: Congenital anomalies in children with Wilms' tumor, a new survey. Cancer 37 (1976) 403
Ragab, A. H., T. Vietti, W. Crist, C. Perez, W. McAllister: Bilateral Wilms' tumor. Cancer 30 (1972) 983
Rosenfeld, M., B. M. Rodgers, J. L. Talbert: Wilms' tumor with acute abdominal pain. Arch. Surg. 112 (1977) 1080
Rothschild, B., R. Gleckman: Beware of the normal excretory urogram. J. Urol. (Baltimore) 114 (1975) 438
Rousseau, M. F., B. Nabarra, C. Nezelof: Behaviour of Wilms' tumor and normal metanephros in organ culture. Europ. J. Cancer 10 (1974) 461
Sieber, W. K., A. W. Dibbins, E. S. Wiener: Retroperitoneal tumors. In Ravitch, M. M., K. J. Welch, C. D. Benson, E. Aberdeen, J. G. Randolph: 1979 3rd ed., Vol. II, Chap. 99 Pediat. Sur. (S. 1095)
Slovis, T. L., B. Cushing, B. J. Reilly, Z. A. Farooki, A. J. Philippart, W. E. Berdon, D. H. Baker, J. O. Reed: Wilms' tumor to the heart: Clinical and radiographic evaluation. Amer. J. Roentgenol. 131 (1978) 263
Smith, W. B. et al.: Partial hepatectomy in metastatic Wilms' tumor. J. Pediat. 84 (1974) 259
Sutow, W. W.: Chemotherapy in the management of Childhood solid tumors. In: Cancer Chemotherapy. Year Book Medical Publishing, Chicago 1975
Tautz, C., S. Pfister, K. Nolte, P. Schweizer: Bilaterale Wilms-Tumoren. Z. Kinderchir. 21 (1977) 337
Telander, R. L., G. S. Gilchrist, E. O. Burgert jr., P. P. Kelalis, J. R. Goellner: Bilateral massive nephroblastomatosis in infancy. J. pediat. Surg. 13 (1978) 163
Theman, T., W. G. Williams, J. S. Simpson, D. Radford, S. Rubin, C. A. Stephens: Tumor invasion of the upper inferior vena cava: The use of profound hypothermia and circulation arrest as a surgical adjunct. J. pediat. Surg. 13 (1978) 331
Vietti, T. J.: Vincristine Sulfate and radiation therapy in metastatic Wilms' tumor. Cancer 25 (1970) 12
Weitzel, D.: Zur Diagnose des Wilms-Tumors. Dtsch. Med. Wschr. 99 (1974) 658
Williams, A. O., O. O. Ajayi: Ultrastructure of Wilms' tumor (nephroblastoma). Exp. molec. Path. 24 (1976) 35
Wilms, M.: Die Mischgeschwülste der Niere. Georgi, Leipzig 1899
Withe, J. J. et al.: Conservativly aggressive management with bilateral Wilms' tumor. J. pediat. Surg. 11 (1976) 859
Woodard, J. R., B. B. Gay jr., C. R. Rutherford jr.: The incipient Wilms' tumor. Pediat. Radiol. 3 (1975) 81
Wurnig, P.: Die radikale retroperitoneale Lymphknotenausräumung bei Wilmstumoren und ihre Ergebnisse. Acta chir. Austriaca 5 (1973) 73

Adenokarzinom der Niere (Hypernephrom)

U. G. STAUFFER und H. J. PLÜSS

Adenokarzinome der Niere, früher auch als Hypernephrome oder Grawitz-Tumor bezeichnet, kommen besonders beim Erwachsenen zwischen dem 40. und 60. Lebensjahr vor, sind im Kindesalter jedoch äußerst selten (CASTELLANOS u. Mitarb. 1976; KARCZ 1978; LYNNE u. MACHIZ 1973; PARVINEN u. Mitarb. 1974). 1974 berichteten PARVINEN u. Mitarb. über 95 Adenokarzinome bei Kindern, die bisher in der Weltliteratur veröffentlicht wurden. An der chirurgischen Abteilung der Universitäts-Kinderklinik Zürich und Lausanne wurden in den letzten 20 Jahren nur je 1 Fall, an der Berner Klinik 2 Fälle beobachtet. Trotzdem ist die Kenntnis des gelegentlichen Vorkommens wichtig, da die Diagnose sonst während Monaten verpaßt werden kann. So betrug z. B. das Intervall zwischen den ersten Symptomen und der Operation bei den 2 Berner Fällen 13 Monate resp. 2 Jahre.

Pathologische Anatomie

Die Adenokarzinome gehen von den Epithelzellen der Nierentubuli aus. Makroskopisch findet sich ein gelbgesprenkeltes, von alten und frischen Blutungen und Nekrosen durchsetztes Tumorgewebe (Abb. 50). Die Tumorzellen enthalten große Mengen an Glycogen und Fett. Bei gewöhnlicher Fixation werden diese Bestandteile herausgelöst, und es entstehen so die histologisch charakteristischen hellen, adenomatösen, bald trabekulär, bald papillär angeordneten Zellstrukturen (KARCZ 1978). Die Tumoren wachsen häufig schnell expansiv in Richtung auf die Nierenbeckenkelche und das Nierenbecken und brechen auch in das Venensystem ein und wachsen in die V. cava vor. Die Metastasierung erfolgt vor allem hämatogen in die Lungen, später in Bauchorgane und in das Skelettsystem, aber auch lymphogen in die regionären Lymphknoten.

8.72 Urogenitaltraktus und retroperitonealer Raum

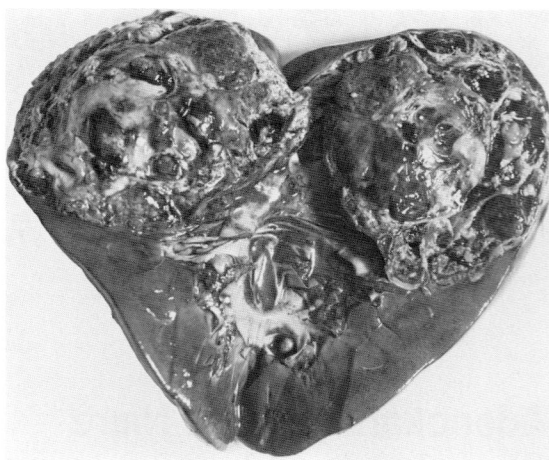

Abb. 50 Adenokarzinom des oberen Nierenpols mit gelblichen lipoidhaltigen Massen, Nekrosen und Blutungen (eigener Fall: 13jähriger Knabe).

Altersverteilung

Im Gegensatz zu den Wilms-Tumoren, die vor allem in den ersten 4 Lebensjahren auftreten, sind kindliche Patienten mit Adenokarzinomen meist über 10 Jahre alt (HARA u. Mitarb. 1968; PARVINEN u. Mitarb. 1974). Unser eigener Patient war ein 13 Jahre alter Knabe. Ausnahmsweise kann das Adenokarzinom jedoch auch bei Kleinkindern oder, als große Seltenheit, sogar bei Säuglingen vorkommen (HARA u. Mitarb. 1968; PARVINEN u. Mitarb. 1974).

Symptome

In 40-50% der Fälle ist eine Makrohämaturie Früh- und Leitsymptom der Erkrankung (CASTELLANOS u. Mitarb. 1976; KARCZ 1978; PARVINEN u. Mitarb. 1974). Dies steht im Gegensatz zum Wilms-Tumor, bei dem meist ein palpabler Flankentumor als erstes auffällt.

Röntgenbefund

Das Abdomenleerbild zeigt bei 17% aller Adenokarzinome bei Kindern Verkalkungen im Tumorbereich. Diese sind meist kleinfleckig und liegen oft in den Randbezirken des Tumors (ARON u. GROSS 1969) (Abb. 51). Das intravenöse Pyelogramm, allenfalls kombiniert mit einer Kavographie, ist wenig charakteristisch und ähnlich dem Befund beim Nephroblastom. In ungefähr 10% der Fälle ist auf der betroffenen Seite keine Kontrastmittelausscheidung zu erkennen (CASTELLANOS u. Mitarb. 1976). Die Kavographie gibt allenfalls Anhaltspunkte darüber, ob der Tumor bereits in die V. cava vorgewachsen ist. Eine Sonographie weist die stumme, vergrößerte Niere und den Tumor nach. In Fällen von stummen Nieren kann allenfalls eine selektive Arteriographie weiterhelfen, die auf der betroffenen Seite im Bereich des

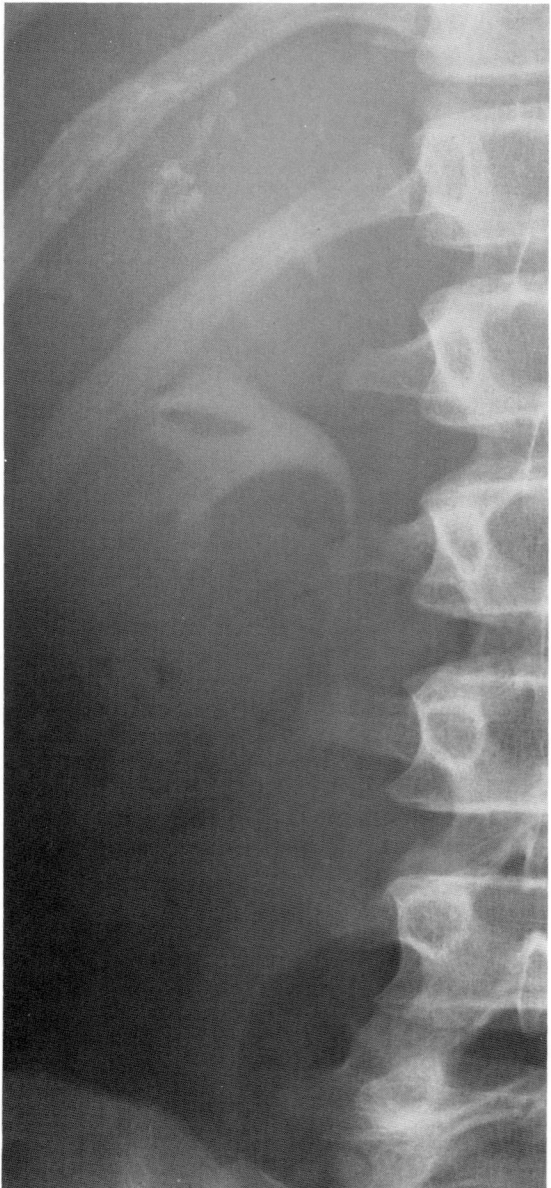

Abb. 51 Adenokarzinom der Niere. Intravenöses Pyelogramm. Feinfleckige Verkalkungen rechter oberer Nierenpol. Abdrängung des Nierenbeckenkelchsystems (gleicher Patient wie Abb. 50).

Tumors ein stark vermehrtes, feines Gefäßnetz zeigt (PARVINEN u. Mitarb. 1974; WATSON u. Mitarb. 1968).

Therapie
Sie richtet sich nach dem Stadium des Tumors, wobei die Stadieneinteilung analog derjenigen der Wilms-Tumoren erfolgt (D'ANGIO u. Mitarb. 1976). Wenn immer möglich, soll die Totalexstirpation des Tumors und allfälliger bereits vorhandener Metastasen angestrebt werden. Außer bei Stadium 1 erachten die meisten Autoren eine anschließende Chemotherapie über 1–2 Jahre als dringend indiziert (CASTELLANOS u. Mitarb. 1976; KARCZ 1978; LYNNE u. MACHIZ 1973; PARVINEN u. Mitarb. 1974). Dagegen scheint der Tumor nur bedingt strahlensensibel zu sein, und der Stellenwert der Radiotherapie ist sehr umstritten (ARON u. GROSS 1969).

Prognose
Der Krankheitsverlauf beim Adenokarzinom bei Kindern und Erwachsenen soll ähnlich sein (LYNNE u. MACHIZ 1973). Die Prognose ist demnach wesentlich schlechter als beim Wilms-Tumor. Immerhin hat unser eigener Patient mehr als 20 Jahre überlebt, derjenige aus Lausanne 15 Jahre, und bei einem der Berner Kinder beträgt die Nachbeobachtungszeit 4 Jahre. Einzelne Patienten mit Überlebenszeiten von 7–26 Jahren sind auch in der Literatur mitgeteilt (CIBERT u. Mitarb. 1964; KARCZ 1978).

Literatur
Aron, B. S., M. Gross: Renal adenocarcinoma in infancy and childhood. J. Urol. (Baltimore) 102 (1969) 497
D'Angio, G., A. E. Evans, N. Breslow, B. Beckwith, H. Bishop, P. Feigl, W. Goodwin, L. L. Leape, L. F. Sinks, W. Sutow, M. Tefft, J. Wolff: The treatment of Wilms' Tumor, results of the National Wilms' Tumor study. Cancer 38 (1976) 633
Castellanos, R., B. Aron, A. Evans: Renal adenocarcinoma in children. Incidence, therapy and prognosis. J. Urol. (Baltimore) 111 (1976) 534
Cibert, J., A. Giloz, M. Aqueznai: L'hypernephroma chez l'enfant. J. Urol. Nephrol. 70 (1964) 883
Fèvre M.: Epithelioma du rein à cellules claires chez l'enfant, leur calcification. Arch. franç Pédiat. 15 (1959) 1
Hara, S., D. Brandley, K. D. Brown, F. Crump: Hyperphroma in a three year old negro boy. Amer. J. Dis. Child. 116 (1968) 559
Karcz, J.: Adenokarzinome der Niere bei Kindern. Z. Kinderchir. 24 (1978) 154
Lynne, Ch., S. Machiz: Renal cell carcinoma in children. A report of four cases and a review of the literature. J. pediat. Surg. 8 (1973) 925
Parvinen, T., E. Mäkinen, J. Tyrkko: Renal adenocarcinoma in children. Z. Kinderchir. 15 (1974) 188
Watson, R. C., R. J. Fleming, A. Evans: Arteriography in the diagnosis of renal carcinoma. Radiology 91 (1968) 881

Seltene Nierentumoren
I. OESCH und M. BETTEX

Bereits zu Beginn dieses Jahrhunderts wurde über einzelne Fälle von primären, im Kindesalter auftretenden »Nicht-Wilms«-Tumoren der Nieren berichtet (DEMING 1923; FAHR u. LUBARSCH 1925; KAESTNER 1921).
Sie können nach Manifestationsalter, klinisch-biologischem Verhalten, Morphologie sowie mutmaßlicher Pathogenese klassifiziert werden. Ihre Zuordnung zu verschiedenen Gruppen mit jeweils charakteristischen klinischen und pathologischen Eigenschaften ist jedoch erst in den letzten Jahren erfolgt und ist z. Zt. immer noch im Gange, wie es die uneinheitliche Nomenklatur zeigt (Tab. 13).
Eine mögliche Einteilung ergibt sich aus konnatalen Formen einerseits und später sich manifestierenden Neoplasmen andererseits.
Innerhalb der ersten dieser 2 Gruppen bestehen wahrscheinlich pathogenetische Zusammenhänge. Es finden sich nämlich Anhaltspunkte für eine kausale Beziehung ihrer Entwicklung zu einer gestörten Nephrogenese. Diese konnatalen Tumoren lassen sich 3 Untergruppen zuordnen, die, wie bereits erwähnt, zahlreiche Synonyma aufweisen (s. Tab. 13). Das Adenokarzinom der Niere ist im vorhergehenden Beitrag beschrieben (S. 8.71).

Konnatales mesoblastisches Nephrom

BOLANDE u. Mitarb. identifizierten diesen Tumor als eine besondere Entität (BOLANDE u. Mitarb. 1967). Bis heute sind um die 100 Fälle publiziert, welche gestatten, das konnatale mesoblastische Nephrom als klinische und pathologische Einheit zuverlässig abzugrenzen. Über seine wahre Inzidenz herrscht Unklarheit. Es handelt sich jedoch sicher um den häufigsten konnatalen Nierentumor; denn in retrospektiven Studien wird die Hälfte der Wilms-Tumoren bei Patienten unter 1 Jahr als konnatale mesoblastische Nephrome erkannt (BOLANDE 1973).
Anamnestisch kann oft – zuerst bei FAVARA (1968), später auch von anderen Autoren beschrieben (BLANK u. Mitarb. 1978) – ein Polyhydramnion der Mutter eruiert werden. Somit wäre in entsprechenden Fällen die antenatale Diagnose des Tumors mittels Ultraschall möglich. Das konnatale mesoblastische Nephrom manifestiert sich fast ausschließlich als abdominale Masse in den ersten Lebenswochen, meistens in der neonatalen Periode. Bei einer Analyse von 72 Fällen der Literatur fanden WOECKEL u. Mitarb. (1979) ein Überwiegen der Knaben von 1,6 : 1.
Manifestationen im späteren Kindes- oder sogar Erwachsenenalter werden in Einzelfällen beschrieben. Bilaterale Fälle kommen selten vor. Sekundä-

res Herzversagen kann durch a.-v. Shunts (KING u. Mitarb. 1978) oder Hypertension auftreten. Reninproduktion durch den Tumor findet sich in einem Fall dokumentiert (BAUER u. Mitarb. 1979).

Im i.v. Pyelogramm besteht eine Veränderung der Kelche durch den intrarenalen Tumor, der sich auch angiographisch nicht vom Wilms-Tumor unterscheiden läßt. Bei der Laparotomie ist die Niere meist massiv vergrößert, der Tumor befindet sich in der Regel innerhalb der Nierenkapsel, kann sich aber auch ins perirenale Fettgewebe ausbreiten. Er mißt 0,8–14 cm (mittel 6,2 cm) im Durchmesser (BOGDAN u. Mitarb. 1973) und ist von derber Konsistenz. Auf der Schnittfläche nimmt er häufig 50–90% der Niere ein. Im Gegensatz zum Wilms-Tumor weist das konnatale mesoblastische Nephrom keine Kapsel auf, sondern geht unscharf in das normale Nierengewebe über (Abb. 52). Zentral kommen mitunter Zysten und/oder Blutungsherde vor. Histologisch bestehen die sich durchflechtenden Gewebezüge aus länglichen Spindelzellen, die Fibroblasten oder Fibromyoblasten ähneln (Abb. 53). Selten sind Knorpel, quergestreifte Muskulatur oder Blutbildungsherde vorhanden. Tubuläre Strukturen und glomeruloide Bildungen werden meist als eingeschlossene dysplastische Nephronteile aufgefaßt. Im Gegensatz zum Wilms-Tumor fehlen typische epitheliale Komponenten, und auch ultrastrukturell finden sich überwiegend wenig differenzierte mesenchymale Zellen (WIGGER 1975).

Im Gegensatz zum primären Mesenchym, das epitheliale Strukturen bilden kann, vermag das ontogenetisch spätere sekundäre Mesenchym offenbar keine epithelialen Elemente zu formen. Obwohl die Pathogenese und Natur des konnatalen meso-

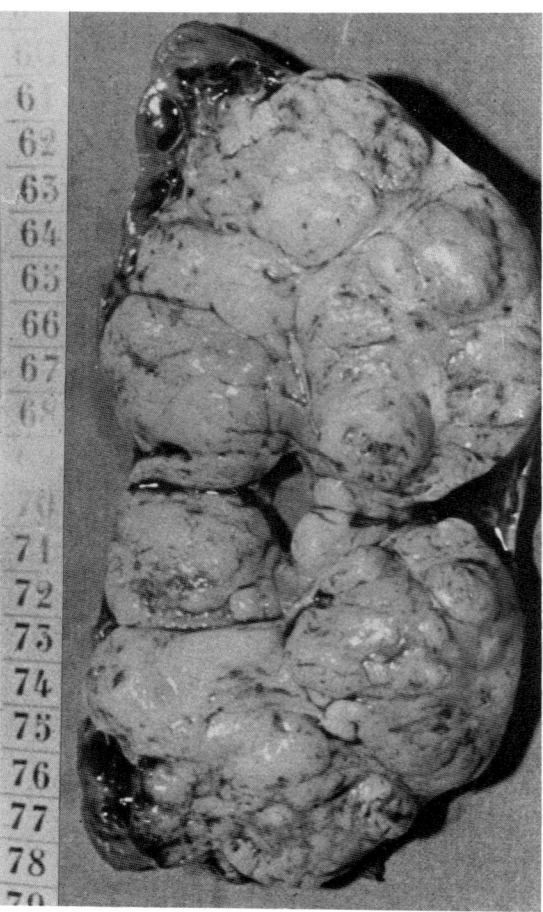

Abb. 52 Konnatales mesoblastisches Nephrom der Niere bei einem 3 1/2 Monate alten Knaben. Nephrektomiepräparat (aufgeschnitten). Das neoplastische Gewebe geht unscharf in das Nierengewebe über.

Tabelle 13 Synonyme der seltenen Nierentumoren

Adenokarzinom der Niere	Konnatales mesoblastisches Nephrom	Polyzystisches Nephrom 1. multilokuläres zystisches Nephrom 2. tubulopapilläres Nephrom	Primär knochenmetastasierende Nierentumoren
Hypernephrom hypernephroides Karzinom	kongenitales mesoblastisches Nephrom	polyzystisches Nephroblastom	undifferenziertes Sarkom der Niere
Renal-cell-carcinoma	fetales Hamartom der Niere	renale multilokuläre Zyste	Bone metastazising renal tumor of childhood (BMRTC)
hellzelliges Karzinom der Niere	Fibrom der Niere	benignes multilokuläres zystisches Nephrom	
hellzelliger Nierentumor	Fibromyom der Niere	renales Zystadenom	
Grawitz-Tumor	fibromyomatöses Hamartom der Niere	partielle polyzystische Niere	
	Leiomyomatöses Hamartom der Niere		
	mesenchymales Hamartom der Niere		
	stromagenes Nephrom		
	Fibrosarkom der Niere		

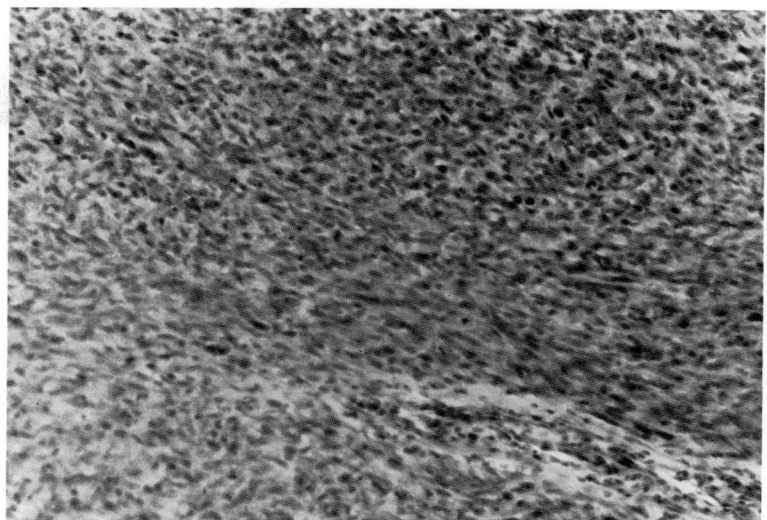

Abb. 53 Konnatales mesoblastisches Nephrom der Niere (gleicher Fall wie Abb. 52). Histologie. Die Gewebezüge aus länglichen Spindelzellen sind für den Tumor typisch.

blastischen Nephroms noch kontrovers sind, bieten diese embryogenetischen Aspekte doch ein bemerkenswertes Konzept der Tumorentstehung: Das konnatale mesoblastische Nephrom entstünde demnach aus sekundärem Mesenchym – das keine Potenz zur Bildung epithelialer Strukturen hat –, der Wilms-Tumor aus primärem Mesenchym.

Das konnatale mesoblastische Nephrom ist meistens gutartig. Die Therapie besteht in Nephrektomie. Chemo- oder Strahlentherapie führen, vor allem bei Säuglingen, zu unnötiger Morbidität (einer unserer Patienten mit mesoblastischem Nephrom weist eine Skoliose nach Radiotherapie auf) oder sogar Letalität. Bis heute sind 5 Rezidive (BOLANDE 1974; FU u. KAY 1973; JOSHI u. Mitarb. 1973; WALKER u. RICHARD 1973) dieses Tumors bekannt, für die kein gültiges therapeutisches Vorgehen besteht. Neben der vollständigen Tumorexstirpation ist wohl bei solchen Patienten ausnahmsweise eine adjuvante Therapie angezeigt.

Polyzystisches Nephrom

Multilokuläres zystisches Nephrom. Die erste Beschreibung dieses Tumors stammt wahrscheinlich aus dem letzten Jahrhundert (EDMUNDS 1891 bis 1892). Seither sind nur 50 weitere Fälle – die Hälfte bei Säuglingen und Kleinkindern – unter verschiedener Bezeichnung (s. Tab. 13) publiziert worden. Die zunehmende Kenntnis des Tumors bringt eine steigende Frequenz der Berichte. Dies zeigt, daß die Veränderung wohl häufiger ist als bisher angenommen wurde. Nach ATERMAN u. Mitarb. (1973) müssen die folgenden diagnostischen Kriterien erfüllt sein:
– Der zystische Tumor muß unilateral, solitär und multifokal sein.
– Die verschiedenen »Zysten« sollten mit Epithel ausgekleidet sein und untereinander nicht kommunizieren.
– Der Tumor sollte keine Verbindung mit dem Nierenbecken aufweisen.
– Die Restniere muß normal sein.
– In den Septen zwischen den Zysten dürfen weder voll entwickelte Nephrome noch Teile derselben vorhanden sein.

Die meisten multilokulären zystischen Nephrome sind relativ groß mit einem Durchmesser von 5–10 cm. Aufgeschnitten findet sich eine fibröse Pseudokapsel zwischen Tumor und renalem Parenchym (GALLO u. PENCHANSKY 1977); die multiplen Zysten, einige Millimeter bis 4 cm groß, sind durch Septen getrennt. Histologisch fallen die weit dilatierten Tubuli auf, die von flachem oder seltener kuboidem Epithel ausgekleidet sind und durch ein mesenchymales Stroma aus plumpen Spindelzellen getrennt werden.

Klinisch manifestiert sich auch dieser Nierentumor als abdominale oder renale Masse, seltener durch Hämaturie oder Hypertension.

Radiologisch besteht, wie beim Wilms-Tumor, eine Verdrängung des Nierenbeckenkelchsystems.

Die Therapie besteht meistens in Nephrektomie, obwohl eine Enukleation genügt (ATERMAN u. Mitarb. 1973); denn Rezidive oder Metastasen sind nicht bekannt.

Tubulopapilläres Nephrom (Adenom). Dieser Tumor ist eine epitheliale Variante des polyzystischen Nephroms, ist noch seltener als dieses und ist nur histologisch abgrenzbar.

Das noduläre renale Blastem und die sogenannte Nephroblastomatose. Diese ungewöhnliche Nierenläsion ist erst in den letzten Jahren morphologisch erkannt worden; ihre Bedeutung und biologische Aktivität sind aber noch unklar.

Als »noduläres renales Blastem« werden die lokalisierten Formen bezeichnet, als Nephroblastomatose die ausgedehnten, z. T. multifokalen Formen (BOLANDE 1974). Das noduläre renale Blastem besteht histologisch aus kleinen, in der Regel im Nierenkortex lokalisierten Knötchen aus unreifem, an Nierenprimordium erinnerndes Gewebe (d. h. Begriff Blastem). Mitunter sind die Noduli makroskopisch erkennbar. Bei der sogenannten Nephroblastomatose findet man Herde, die in ihrem histologischen Aufbau dem Nephroblastom oder dessen postulierten Vorstufen ähnlich sind.

Die Veränderungen werden als Zufallsbefunde bei der Autopsie und bei Nephrektomiepräparaten beobachtet oder präsentieren sich als uni- oder bilaterale Tumoren der Flanken. Sie treten familiär gehäuft auf, teilweise in Kombination mit Nierenanomalien, Trisomie 18 und Trisomie 13.

Die Tumoren werden in 0,25–0,5% aller autopsierten Säuglinge unter 4 Monaten gefunden, selten dagegen bei älteren Kindern (BOLANDE 1974). Eine Ausreifung oder spontane Regression mit der Zeit ist deshalb wahrscheinlich.

Da eine klinische und radiologische Diagnose nicht möglich ist, muß diese durch eine Biopsie erfolgen. Nach gestellter Diagnose ist das weitere Vorgehen konservativ.

Angiomyolipome. Der Vollständigkeit halber sind noch die im Rahmen der tuberösen Hirnsklerose auftretenden, oft multiplen und z. T. bilateralen Angiomyolipome der Niere zu nennen, die zur oben erwähnten Gruppe eine bisher ungeklärte Beziehung aufweisen.

Primär knochenmetastasierende Nierentumoren (Bone metastazising renal tumor of childhood = BMRTC)

Klinisches Verhalten und morphologische Eigenschaften lassen dieses Neoplasma innerhalb der primären kindlichen Nierentumoren als besondere, eigenständige Neubildung erscheinen.

Ihre Identifizierung geschah anhand retrospektiver histologischer Untersuchungen von primär als Wilms-Tumoren klassierten malignen Neoplasmen (LAWLER u. MARSDEN 1979; MARSDEN u. Mitarb. 1978). Die Reevaluation der entsprechenden klinischen Daten ergab, daß auch diese nicht zu Wilms-Tumoren paßten:

Die Metastasierung dieser Tumoren erfolgte im Gegensatz zum Wilms-Tumor häufiger, meist primär und ausgedehnt in das Skelett (MORGAN u. KIDD 1978). Abgesehen von der Art der Metastasierung ist die Klinik dieses Tumors ähnlich derjenigen des Wilms-Tumors und die Therapie identisch. Die Prognose ist jedoch viel schlechter.

Histologisch handelt es sich um ein undifferenziertes monomorphes Neoplasma, das keine an ein Nephroblastom erinnernden Komponenten aufweist.

Literatur

Aterman, K., P. Boustani, D. A. Gillis: Solitary multilocular cyst of the kidney. J. pediat. Surg. 8 (1973) 505–516

Bauer, J. H., J. Durham, J. Milles, N. Hakami, T. Groshong: Congenital mesoblastic nephroma presenting with primary reninism. J. Pediat. 95 (1979) 268–272

Blank, E., R. C. Neerhout, K. A. Burry: Congenital Mesoblastic Nephroma and Polyhydramnios. JAMA 240 (1978) 1504–1505

Bogdan, R., D. E. M. Taylor, F. K. Mostofi: Leiomyomatous hamartoma of the kidney. A clinical and pathologic analysis of 20 cases from the kidney tumor registry. Cancer 31 (1973) 462–467

Bolande, R. P., A. J. Brough, R. J. Izant jr.: Congenital mesoblastic nephroma of infancy. Pediatrics 40 (1967) 272–278

Bolande, R. P.: Congenital mesoblastic nephroma of infancy. Perspect. Pediat. Path. 1 (1973) 227–250

Bolande, R. P.: Congenital and infantile neoplasia of the kidney. Lancet 1974/II, 1497–1499

Deming, C. L.: Congenital sarcoma of kidney in a child of twenty-nine days. J. Amer. med. Ass. 80 (1923) 902–905; zit. nach Wigger (1975)

Edmunds, W.: Cystic adenoma of the kidney. Trans. Path. Soc. Lond. 43 (1891–1892) 89

Fahr, Th., O. Lubarsch: Die Nierengewächse. In: Handbuch der speziellen pathologischen Anatomie, Bd. VI/1. Springer, Berlin 1925 (S. 587–720)

Favara, B. E., W. Johnson, J. Ito: Renal tumors in the neonatal period. Cancer 22 (1968) 845–855

Fu, Y. S., S. Kay: Congenital mesoblastic nephroma and its recurrence. An ultrastructural observation. Arch. Path. 96 (1973) 66–70

Gallo, G. E., L. Penchansky: Cystic nephroma. Cancer 39 (1977) 1322–1327

Joshi, V. V., S. Kay, R. Milsten, W. W. Koontz, N. B. McWilliams: Congenital mesoblastic nephroma of infancy: Report of a case with unusual clinical behavior. Amer. J. clin. Path. 60 (1973) 811–816

Kaestner, H.: Nierensarkom bei einem siebenmonatlichen Fötus. Frankfurt. Z. Path. 25 (1921) 1–15

King, D. R., D. Buck, P. B. Kleinman, T. M. Connor: Congenital mesoblastic nephroma. Amer. J. Dis. Child. 132 (1978) 1139–1140

Lawler, W., H. B. Marsden: Bone metastases in children presenting with renal tumours. J. Clin. Path. 32 (1979) 608–615

Marsden, H. B., W. Lawler, P. M. Kumar: Bone metastasizing renal tumor of childhood. Cancer 42 (1978) 1922–1928

Morgan, E., J. M. Kidd: Undifferentiated sarcoma of the kidney. Cancer 42 (1978) 1916–1921

Walker, D., G. A. Richard: Fetal hamartoma of the kidney: Recurrence and death of patient. J. Urol. (Baltimore) (1973) 352–353

Wigger, H. J.: Fetal mesenchymal hamartoma of kidney. Cancer 36 (1975) 1002–1008

Woeckel, W., A. Lageman, K. Scheibner: Konnatales mesoblastisches Nephrom und noduläres renales Blastem bei einem Säugling. Zbl. allg. Path. path. Anat. 123 (1979) 222–231

Nierentransplantation

B. Kehrer, O. Oetliker und M. Bettex

Hämodialyse und Transplantation sind auch im Kindesalter zu einem anerkannten Behandlungsverfahren bei chronisch progredienter Niereninsuffizienz geworden. Beides sind aufwendige, für den Patienten belastende und risikoreiche palliative Methoden. Trotzdem steht außer Zweifel, daß erfolgreich behandelte Patienten über eine Lebensqualität verfügen, die die therapeutischen Bemühungen rechtfertigt.

Die terminale Niereninsuffizienz stellt den Patienten, seine Eltern und den behandelnden Arzt vor eine schwerwiegende Situation, in der drei Entscheidungsmöglichkeiten bestehen:

- Der natürliche Verlauf des Leidens und damit der Tod des Patienten wird akzeptiert, ohne daß einschneidende Maßnahmen zu seiner Behandlung ergriffen werden. Eine solche Haltung ist in gewissen familiären oder medizinischen Situationen ethisch gerechtfertigt.
- Einsatz von Hämodialyse oder Peritonealdialyse als Funktionsersatz: Beide Verfahren sind auch beim Kind längerfristig durchführbar.
- Die Nierentransplantation.

Die Entscheidung darüber, welcher Weg gewählt werden soll, muß in sorgfältigen, offenen Gesprächen mit den Eltern und eventuell auch mit dem Kind selbst erarbeitet werden.

In die Überlegungen sind nicht nur medizinische, sondern auch psychosoziale Gegebenheiten und die Gedankenwelt der Familie (Lebenseinstellung, Glauben) mit einzubeziehen. Nur unter Berücksichtigung aller dieser Faktoren kann die für den einzelnen Patienten voraussichtlich richtige Entscheidung getroffen werden.

Die Nierentransplantation ist derzeit die wohl beste therapeutische Möglichkeit, da sie trotz der potentiellen Risiken (z. B. Abstoßung, Wachstumsstörung) die Abhängigkeit von einem medizinischen Zentrum verringert und auch die beste Chance für ein weitgehend normales Leben bietet. Die Dialyse verwenden wir in der Regel nur als temporäre Überbrückungsmaßnahme bis zur Transplantation, da Wachstumsstörungen bei dialysierten Kindern häufiger sind als beim Transplantierten und da eine langdauernde Dialyse nach unserer Meinung eine schwere Beeinträchtigung der normalen sozialen Entwicklung mit sich bringt.

Die Durchführung eines wirksamen Dialyse- und Transplantationsprogrammes ist nur mit einem gut organisierten Team möglich; es umfaßt Kindernephrologe, Gefäßchirurg, Kinderchirurg, Anästhesist, Sozialarbeiter, Lehrer, Psychologe, spezialisierte Kinderkrankenschwester.

Krankengut

Die Krankheiten, die beim Kind zum terminalen Nierenversagen führen, können in drei Gruppen aufgeteilt werden:

Glomeruläre Erkrankungen ($^1/_3$). Im Vordergrund stehen primäre chronische Glomerulonephritiden, z. B. schwere Verläufe bei fokaler und segmentärer Glomerulosklerose oder bei membranoproliferativer Glomerulonephritis.

Folgezustände nach Mißbildungen ($^1/_3$). Die schweren Mißbildungen führen wegen der gestörten Abflußverhältnisse zu chronischen Pyelonephritiden und damit zum infektionsbedingten Untergang von Nierengewebe. Im Vordergrund stehen hier diejenigen Leiden, die sowohl im Pyelon wie auch intrarenal zu einer Drucksteigerung führen wie z. B. infravesikale Hindernisse (Urethralklappen, neurogene Blasenentleerungsstörungen) oder schwere Refluxformen.

Seltene angeborene oder erworbene Leiden ($^1/_3$). Verschiedenste Grundkrankheiten sind in dieser Gruppe zusammengefaßt. Sie umfaßt hereditäre Stoffwechselerkrankungen (Zystinose, Oxalose), kongenitale parenchymatöse Erkrankungen (Hypoplasie, Dysplasie), vaskuläre Prozesse, kortikale und/oder tubuläre Nekrosen nach Schockzuständen, hämolytisch urämisches Syndrom sowie eine ganze Reihe von seltenen Erkrankungen (Alport-Syndrom, Lupusnephritis, konnatales nephrotisches Syndrom usw.).

Indikationsstellung

Bei der chronischen terminalen Niereninsuffizienz gelten für Dialyse wie für Transplantation grundsätzlich die gleichen Selektionskriterien. Die Entscheidung darüber, ob ein Patient ins Transplantationsprogramm aufgenommen wird, muß möglichst frühzeitig gefällt werden, damit genügend Zeit für die vorbereitenden Maßnahmen zur Verfügung steht.

Folgende Punkte müssen gegenwärtig bei der Indikationsstellung berücksichtigt werden:

Internistisch: Die Indikation ist erst gegeben, wenn das Nierenversagen sicher irreversibel ist und mit keinen anderen Maßnahmen mehr beeinflußt werden kann.

Schwere systemische Krankheiten (z. B. Tuberkulose, maligne Tumoren) oder Leiden, die im transplantierten Organ rezidivieren können (Oxalose, gewisse Formen von Glomerulonephritis), können die Indikationsstellung erschweren oder verhindern.

Für eine Transplantation im Säuglings- und frühen Kindesalter ist die notwendige Immunosuppressionstherapie und die damit verbundene Wachstumshemmung heute noch eine relative Kontraindikation.

Operativ: Störungen der Blasenentleerung (z. B. neurogene Blase) galten als Kontraindikation; in neuerer Zeit sind jedoch auch Transplantationen mit gleichzeitiger äußerer Harnableitung vorgenommen worden.

8.78 Urogenitaltrakt und retroperitonealer Raum

Eine lange ausgeschaltete Blase ist keine Kontraindikation, da sie sich nach der Transplantation sehr rasch erholen und funktionell wie auch größenmäßig wieder normalisieren kann.
Alter resp. Größe des Patienten sind vom operativen Vorgehen her kein limitierender Faktor, da bei geeigneter Technik auch beim Säugling und Kleinkind Transplantationen möglich sind.
Psychosozial: Für die Beurteilung der Transplantationseignung besteht ein weiter Ermessensspielraum. Wir entschließen uns nur zur Transplantation, wenn wir aus persönlichen Gesprächen den Eindruck haben, daß der Patient und seine Angehörigen den Anforderungen auf die Dauer gewachsen sein werden. Auch muß die Reintegration des Patienten in seine Umwelt sehr gut vorbereitet werden.
Im Hinblick auf die langfristige Belastung für den Patienten und seine Angehörigen sind eine geistige Behinderung oder schwere assoziierte Mißbildungen eine relative Kontraindikation zur Transplantation.

Vorbereitende Maßnahmen

Präoperatives Vorgehen

Jeder Patient wird einer eingehenden internistischen Untersuchung unterzogen; dazu gehört auch die blutchemische Dokumentation der primären und sekundären Zeichen der Niereninsuffizienz.
Bakterielle Infektionsherde (z. B. Zahnabszesse, Urininfekte, Luftwegsinfekte) müssen präoperativ saniert oder medikamentös behandelt werden. Virologische Untersuchungen gehören ebenfalls zur routinemäßigen Abklärung.
Zusätzlich zur klinischen Untersuchung wird der kardiale Zustand mit Thoraxaufnahme und EKG dokumentiert. Eine sich entwickelnde Hypertonie muß frühzeitig behandelt werden.
Störungen des Calcium-Phosphor-Stoffwechsels werden nicht nur blutchemisch, sondern auch radiologisch (nephrogene Osteopathie) gesucht und behandelt.
Die meistens vorhandene Anämie wird abgeklärt, und es werden alle sekundären Störungen nach Möglichkeit behandelt.
Die immunologischen Untersuchungen umfassen: LE-Test, antinukleäre Antikörper, Immunglobuline, Komplement und Antistreptolysintiter. Ist der Patient zur Transplantation akzeptiert, wird eine Gewebstypisierung vorgenommen. In neuerer Zeit werden vor jeder Transplantation mindestens fünf Transfusionen verabreicht, da dadurch die Überlebenschancen des Transplantates statistisch deutlich verbessert werden. Es kann aber auch eine Hyperimmunisierung auftreten, weshalb nach jeder Transfusion nach zytotoxischen Antikörpern gesucht werden muß.
Die Beurteilung der unteren Harnwege erfolgt zumindest anhand einer Miktionszystourethrographie, bei speziellen Problemen müssen ergänzend Zystoskopie, retrograde Pyelographie, Manometrie und Bestimmung von Blasenkapazität und Resturin durchgeführt werden. Eine intravenöse Pyelographie ist zu diesem Zeitpunkt wegen der fortgeschrittenen Niereninsuffizienz nicht mehr aussagekräftig.

Vorbereitende Eingriffe

Sie werden vor der Transplantation, in der Regel während der Zeit der Hämodialyse durchgeführt. Bei einem vesikoureteralen Reflux, einer Infektquelle in den ableitenden Harnwegen (Pyelonephritis, Hydronephrose) oder bei großen, raumfordernden Nieren ist eine Nephrektomie indiziert. Internistische Indikationen zur Nephrektomie sind z. B. die therapieresistente renale Hypertonie oder das Goodpasture-Syndrom, wo die Glomerula des Patienten die Bildung von Antibasalmembran-Antikörpern aufrechterhalten. Damit retrovesikal und in der Fossa iliaca keine Verwachsungen entstehen, die die Präparation später erschweren, wird bei der Nephrektomie der Ureter in diesem Bereich belassen und erst bei der Transplantation entfernt.
Allfällige infravesikale Hindernisse (Urethralklappen) werden vor der Transplantation saniert. In den seltenen Fällen, bei denen die Blase entfernt und der Urin der transplantierten Niere mit einer isolierten Sigmaschlinge zur Bauchwand abgeleitet werden soll, müssen die vorbereitenden Eingriffe ebenfalls in einer separaten Operation vor der Transplantation durchgeführt werden.

Dialyse

Beim Kind dient die Dialyse im allgemeinen nur dazu, die Zeit zwischen irreversiblem Nierenversagen und Transplantation einer geeigneten Spenderniere zu überbrücken.

Hämodialyse

Bei der Vorbereitung zur Transplantation wird meist die Hämodialyse eingesetzt.
An der semipermeablen Membran der künstlichen Niere, die sowohl in der Platten- wie in der Kapillarniere zwischen strömendes Blut und Dialysat eingeschaltet ist, werden die frei gelösten Substanzen (Elektrolyte, Kreatinin und Harnstoff usw.) entsprechend dem individuellen Konzentrationsgefälle durch Diffusion ausgetauscht. Ionen wie auch freie kleinmolekulare Substanzen können auf diese Weise durch Veränderung ihrer Konzentration in der Dialyseflüssigkeit entweder aus dem Blutkreislauf entfernt (Kalium, Kreatinin, Harnstoff) oder in ihn hineingebracht werden (z. B. NaCl). Die Membran ist andererseits für Eiweiße und eiweißgebundene kleinere Moleküle (z. B. Digitalis) undurchlässig. Gegen das Konzentrationsgefälle aller gelösten Substanzen finden osmotisch bedingte Flüssigkeitsverschiebungen statt. Wird die osmotische Konzentration im Dialysat höher gehalten als im Blut, kann Flüssigkeit aus der Blutbahn entfernt

werden. Auch durch Erstellen eines Druckgefälles zwischen Blutkreislauf und Dialysat kann dem Kreislauf Flüssigkeit entzogen werden. Moderne Hämodialysatoren erlauben eine weitgehende Manipulation von Flüssigkeitsmenge und frei gelösten Substanzen im intravaskulären Raum.

Bei der Hämodialyse stehen für den Zugang zum Gefäßsystem verschiedene Methoden zur Verfügung, die je nach Situation (Durchmesser der zur Verfügung stehenden Gefäße, Dringlichkeit der Dialyse usw.) eingesetzt werden. Aus der Vielzahl der Möglichkeiten seien nur die beiden gebräuchlichsten erwähnt:

Quinton-Scribner-Shunt. In eine Arterie und Vene, die nahe beieinanderliegen (A. radialis und V. cephalica, A. und V. femoralis), wird je ein Silastikkatheter eingelegt, der am Dialysator angeschlossen werden kann. Zwischen den Dialysen werden die Katheteren über ein Zwischenstück kurzgeschlossen.

Der wesentliche Vorteil dieser Methode liegt darin, daß der Shunt sofort verwendet werden kann. Lokale oder allgemeine Infektionen, thrombotischer Gefäß- oder Shuntverschluß, Hauterosionen oder akzidentelle Entfernung sind Komplikationen des Quinton-Scribner-Shunts.

Brescia-Cimino Fistel. Zwischen einer Arterie und einer Vene – meist A. radialis und V. cephalica – wird eine arteriovenöse Verbindung geschaffen. Durch die Arterialisation der Vene erhält diese einen beträchtlichen Flow und kann für die Dialyse gut punktiert werden.

Die Gefahr einer Infektion, einer akzidentellen Beschädigung oder einer Thrombose ist bei einer gut funktionierenden Fistel minimal. Die Fistel kann allerdings frühestens nach 2–3 Wochen benützt werden, das heißt, sie muß frühzeitig angelegt werden. Schwierigkeiten können dadurch entstehen, daß ein zu großes Shuntvolumen zu einer Herzinsuffizienz führt, eine Situation, die beim Scribner-Shunt wegen des unveränderlichen Shuntvolumens kaum vorkommt.

Chronische Peritonealdialyse

Die Peritonealdialyse funktioniert mit der semipermeablen, körpereigenen »Membran« der peritonealen Kapillaren. Auch hier tauschen sich gelöste Substanzen bidirektionell aus; die Flüssigkeit muß hingegen dem Körper ausschließlich durch osmotische Wirkung des Dialysats entzogen werden. Durch die gelegentlich notwendige sehr hohe osmotische Konzentration des Dialysats kann es zur Reizperitonitis kommen. Andererseits besteht immer auch die Gefahr einer bakteriellen Peritonitis, die allerdings durch häufige Kontrollen und rasches therapeutisches Eingreifen klein gehalten werden kann.

Mit der Hämo- wie auch der Peritonealdialyse können die exkretorischen Funktionen der Niere weitgehend übernommen werden. Verschiedene gelöste Substanzen (größere Moleküle, toxische Stoffe mit hoher Eiweißbindung usw.) werden durch die Dialyse aber nicht oder nur ungenügend eliminiert. Die endokrinen Funktionen der Niere (Hämatopoese, Vitamin-B-Stoffwechsel, Prostaglandinstoffwechsel) werden durch die Dialyse gar nicht ersetzt. Die entsprechenden Störungen können aber teilweise durch Substitutionstherapie behoben werden.

Transplantation

Nierenspender

Als Spender von sogenannten Leichennieren kommen hirntote Patienten mit intaktem kardiorespiratorischem System in Frage, die mit dem Empfänger blutgruppengleich sind und deren Lymphozyten nach Zugabe von Patientenserum keine Agglutination zeigen (negativer cross-match). Die Diagnose des Hirntodes wird durch einen nicht dem Transplantationsteam angehörigen Neurologen klinisch gestellt und mit einem Arkogramm bestätigt. Die Diagnose gilt als gesichert, wenn neuroradiologisch im Abstand von 5 Minuten keine Durchblutung des Gehirns nachgewiesen werden kann. Ein gleichzeitig durchgeführtes Aortogramm dient dazu, eventuelle Gefäßanomalien der Spendernieren schon präoperativ zu erfassen.

Der Organspender muß normal funktionierende Nieren haben und sollte selbst keine systemischen Erkrankungen, Hypertonie, lokale oder generalisierte Infektionen usw. gehabt haben. Die Verwendung einer Leichenniere ist nur möglich, wenn die Grundkrankheit, die zum Tode geführt hat, die Niere nicht geschädigt hat.

Vor der Organentnahme wird grundsätzlich das Einverständnis der Angehörigen eingeholt.

Während heute noch die Leichennierentransplantation üblicher ist, werden immer häufiger auch Organe von Eltern oder Geschwistern transplantiert. Solche Transplantate haben statistisch eine bessere Überlebenschance.

Transplantatentnahme

Die Entnahme der Spenderniere erfolgt immer unter sterilen Bedingungen. Am günstigsten wird sie vom Transplantationschirurgen selbst durchgeführt.

Beim Hirntoten hat sich der transperitoneale Weg als geeignet erwiesen. Beatmung und Kreislauf werden bis zur Beendigung der Organentnahme aufrechterhalten. Nierenbecken und Ureter werden unter Schonung der Längsgefäße in der Adventitia freigelegt, damit ihre Durchblutung nicht gefährdet ist. Die Ureteren werden bis zur Blase verfolgt und unmittelbar prävesikal abgetragen. Die Nierengefäße müssen wegen der Gefahr eines Spasmus oder einer Intimaverletzung äußerst schonend präpariert werden. Aberrierende Arterien werden sorgfältig erhalten, ligiert werden nur die Gefäße zur Nebenniere und zu den Gonaden. Die warme Ischämiezeit muß möglichst kurz gehalten werden (1–3 Minuten). In der Regel werden deshalb beide Nieren en bloc, d. h. zusammen mit einem Stück Aorta und V. cava herausgenommen und sofort mit kalter Collins-Lösung perfundiert. Bei der anschließenden Präparation der Nieren wird ein Patch aus der Wand der Aorta resp. V. cava an den Gefäßen belassen. Diese Maßnahme verbessert die Qualität der Gefäßanastomosen des Transplantates.

Spendernieren von einem Säugling oder Kleinkind werden en bloc (beide Nieren zusammen mit Aorta und V. cava) transplantiert.

Für die kurzfristige Lagerung der Spenderniere stehen heute zwei Verfahren zur Verfügung: Die pulsierende Perfusion der Niere in einer speziellen Apparatur oder wesentlich einfacher die Kältekonservierung, bei der die Niere bei 0–4 °C in Collins-Lösung bis zu 24 Stunden aufbewahrt wird.

Transplantation

Wir verwenden eine Inzision, die von lateral subkostal bogenförmig in einen Pararektalschnitt übergeht und distal ca. auf Höhe der Spina iliaca anterior superior nach medial umbiegt und bis zur Medianen läuft. Das Transplantat wird in die Fossa iliaca gelegt, wobei mit Vorteil ein extraperitonealer Zugang gewählt wird. Von den Nierengefäßen wird zuerst die V. renalis mit der V. iliaca, anschließend die Nierenarterie mit der A. iliaca End-zu-Seit anastomosiert. Wird die Zirkulation zur Niere freigegeben, so beginnt schon nach wenigen Minuten eine deutliche Diurese.

Die Blase wird präoperativ über einen Katheter mit steriler Flüssigkeit gefüllt. Nach Resektion eines allfällig verbliebenen Ureterstumpfes kann der Ureter der Spenderniere an der üblichen Stelle schonend in die Blase eingezogen werden. Die Ureterimplantation in die Blase erfolgt mit einer der geläufigen Techniken (Politano-Leadbetter, Cohen). Der Ureter des Transplantates ist meist zu lang und muß so weit gekürzt werden, daß er schließlich geradlinig, ohne Abknickung verläuft. Wir schienen den Ureter regelmäßig für 10 Tage und legen suprapubisch für 2 Wochen einen Blasenkatheter ein. Blasennaht wie auch das Gebiet der Gefäßanastomose werden mit einem Redon-Drain drainiert. Die Nierenkontur wird zur späteren radiologischen Größenbestimmung mit Silberclips markiert.

Erfahrungsgemäß lassen sich mit dieser Technik auch bei Kindern problemlos Erwachsenennieren implantieren.

Postoperative Kontrollen

Zur Steuerung der postoperativen Flüssigkeitstherapie, wie auch um postoperative Komplikationen frühzeitig zu erfassen, ist die Flüssigkeitsbilanz in 4–6stündlichen Intervallen zu kontrollieren. Während der ersten Tage geben zudem regelmäßige Bestimmungen von Kreatinin, Elektrolyten, Proteinurie, Hämoglobin und Blutbild Hinweise über den Zustand des Patienten und des transplantierten Organs. Normalerweise stellt sich nach dem ersten Tag eine Polyurie ein, und Kalium, Harnstoff, Kreatinin fallen innerhalb von 24–48 Stunden auf normale Werte ab. Bei günstigem Verlauf kann die Überwachung nach 10 Tagen gelockert werden.

Immunosuppression

Gegenwärtig werden zur Unterdrückung einer Abstoßungsreaktion Corticosteroide und Immuran verwendet. Die anfänglich notwendigen hohen Steroiddosen werden baldmöglichst verringert und nach ca. 3 Monaten nur noch jeden zweiten Tag in geringer Dosierung auf Lebzeiten des Transplantates weiter verabreicht.

Immuran wird während der gesamten Zeit in einer täglichen Dosierung von 2 mg/kg KG gegeben. Während der ersten zwei Wochen nach Transplantation kann auch Antilymphozytenserum die Immunosuppression unterstützen.

Akute Abstoßungsreaktionen sind in den ersten 10 Tagen nach Transplantation am häufigsten; sie werden mit hohen Dosen von Corticosteroiden (20 mg/kg KG i. v. und mehr) bekämpft. Eventuell kann zusätzlich eine Strahlentherapie (ca. 3000–4000 rad = 30–40 Gy) lokal eingesetzt werden.

Obwohl der Patient unter Immunosuppression steht, wird eine antibiotische Therapie nur bei einem Infekt gezielt verabreicht. Alle potentiellen Infektherde müssen deshalb sorgfältig beobachtet und kontrolliert werden. Der Patient kann aber trotzdem in seiner gewohnten Umgebung leben.

Komplikationen

In den ersten 10 Tagen nach Transplantation ist die Gefahr von chirurgischen Komplikationen am größten. Die Abgrenzung der chirurgischen Komplikationen gegen eine akute Abstoßungsreaktion, die ebenfalls bevorzugt in der Frühphase auftritt, kann mitunter schwierig sein. Nachblutungen, Thrombosierung der Gefäßanastomosen, Ureternekrosen, Urinfistel usw. müssen aggressiv diagnostiziert und ggf. operativ angegangen werden.

Auch ein Rezidiv der ursprünglichen Grundkrankheit, z. B. ein nephrotisches Syndrom bei fokaler und segmentärer Glomerulosklerose, kann sich schon unmittelbar im Anschluß an die Transplantation erneut manifestieren.

Im späteren Verlauf bieten chronische Abstoßungen, Infekte (eventuell viral) und Hypertonie die Hauptschwierigkeiten. Die chronische Abstoßung mit zunehmender Niereninsuffizienz ist meistens therapieresistent. Bei chronischer Abstoßung und gleichzeitiger Komplikation (z. B. Hypertonie) muß eine Transplantatnephrektomie erwogen werden. Nach Verlust des Transplantates sind weitere Transplantationen möglich, die jedoch wegen der möglichen gesteigerten Immunabwehr des Patienten zusätzliche Probleme stellen können.

Prognose

Es muß unterschieden werden zwischen Prognose für den Patienten und Prognose für das Transplantat.
Laut Register der European Dialysis and Transplant Association leben 2 Jahre nach Transplantation noch 85% der Kinder, und 60% der transplantierten Leichennieren sind zu diesem Zeitpunkt noch funktionstüchtig (70% der Nieren von Lebendspendern).
Kleinere Kinder im Alter von 5–9 Jahren haben etwas geringere Chancen als ältere Patienten mit 10–14 Jahren.
Bei Kindern ist die Wachstumshemmung bei allen gegenwärtig verfügbaren Therapieschemen immer noch eines der wesentlichsten Probleme nach Nierentransplantation. Es ist zu hoffen, daß in Zukunft vergleichbare oder bessere Methoden der Immunosuppression entwickelt werden, die diesen schwerwiegenden Nachteil vermeiden.

Literatur

Buselmeir, T. J., E. A. Santiago, R. L. Simmons, J. S. Najarian, C. M. Kjellstrand: Arteriovenous shunts for pediatric hemodialysis. Surgery 70 (1971) 638
Chatterjee, S. N.: Manual of Renal Transplantation. Springer, Berlin, 1979
Combined Report on Intermittent Dialysis and Renal Transplantation in Europe, Bd. X. Pitman, London 1980
Fine, R. N.: Renal transplantation in children. In: Advances in Nephrology, Vol. 5. Year Book Medical Publishers, Chicago 1975
Fine, R. N., A. J. Pennisi, H. H. Edelbrock: Renal transplantation in children. Urology 9 (1977) 61
Glass, N. R., K. M. H. Butt, D. Moel, S. L. Kountz: Pediatric and Adult Renal Transplants: A Comparative Study. J. pediat. Surg. 15 (1980) 293
Largiadèr, F., E. Leumann: Zur Nierentransplantation beim Kind. Z. Kinderchir., Suppl. 13 (1973) 140
Levey, R. H., J. Ingelfinger, W. E. Grupe, M. Toper, A. J. Eraklis: Unique Surgical and Immunologic Features of Renal Transplantation in Children. J. pediat. Surg. 13 (1978) 576
Mauer, S. M.: Pediatric Renal Dialysis. In Edelmann, Ch. M.: Pediatric Kidney Disease, Vol. I. Little, Brown & Co., Boston 1978 (S. 487)
Mauer, S. M., R. E. Lynch: Hemodialysis Techniques for Infants and Children. Pediat. Clin. N. Amer. 23 (1976) 843
Picon, G., G. Monfort, F. Barnouin, J. Camboulives, G. Morisson-Lacombe: Transplantation rénale chez l'enfant. Chir. Pédiat. 20 (1979) 317
Schaerer, K., C. Chantler, F. P. Brunner, H. J. Gurland, C. Jacobs, F. M. Parsons, G. Seyffart, A. J. Wing: Dialysis and Renal Transplantation of Children in Europe, 1974. Acta Pediat. scand. 65 (1976) 657
Simmons, R. L., C. M. Kjellstrand, R. M. Condie, T. J. Buselmeier, E. J. Thompson, E. J. Yunis, S. M. Mauer, J. S. Najarian: Parent-to-Child and Child-to-Parent Kidney Transplants. Lancet 1976/I, 321
Van Collenburg, J. J. M., H. E. Zoethout, J. De Gruyl, H. van Urk, D. L. Westbroek, G. G. Thomas, J. C. Molenaar, M. Meradji: Two Years of Experience with Renal Transplantation in Children. Z. Kinderchir. 24 (1978) 15
Vidne, B. A., S. B. Leapman, K. Butt, B. Gauthier, S. L. Kountz: Renal Transplantation in Children. Urol. int. (Basel) 32 (1977) 277

Obstruktive Uropathien der oberen Harnwege

A. F. Schärli

Hydronephrose

Die Hydronephrose gehört zu den häufigsten urologischen Affektionen im Kindesalter.

Ätiologie

Die Hydronephrose ist gewöhnlich die Folge einer kongenitalen Obstruktion im Bereich der ableitenden Harnwege, deren Ursachen mannigfaltig sind (Abb. 54). Zu diesen gehören kongenitale, dynamische und erworbene Störungen (Bäcklund 1965; Barry 1972; Foote 1970; Gilles 1972; Hanna 1976a, 1976b; Itatani 1977; Osterhage u. Mitarb. 1974).

Kongenitale Störungen:
– Kongenitale Strikturen, die irgendwo im Verlauf des Ureters, besonders aber am Übergang des Nierenbeckens zum Ureter und an seiner Einmündung in die Blase vorkommen.
– Aberrierende Nierengefäße, die den oberen Ureter komprimieren oder abknicken.
– Siphonartige Schlingenbildungen des Ureters, die durch einen Schleier periureteraler Adhärenz in ihrer Lage fixiert werden.
– Korkzieherartige Windungen des Ureters (Persistenz der fetalen Ureterform).
– Klappenartige Schleimhautfalten, die besonders am Übergang des Nierenbeckens zum Ureter beobachtet werden.
– Angeborene Muskelaplasie des oberen Ureterendes, die zu einem Unterbruch der Peristaltik führt (die Uretermuskulatur entwickelt sich normalerweise in kaudal-kranialer Richtung).
– Stenosen des Ostiums mit oder ohne Ureterozelen.
– Stenosen oder Atresien der Urethra (Kollikulushypertrophie, Klappenbildungen).
– Angeborene neurogene Störungen, die zu Dilatationen des Ureters (Hydroureter) und der Blase (Detrusorlähmung) führen, wie sie bei Spina bifida und Aplasien des Kreuz- und Steißbeines (Myelodysplasien) beobachtet werden können.

Dynamische Störungen. Manchmal sind es auch lokale spastische Zustände im Bereich des Ureters oder am Blasenhals, die zur Harnobstruktion führen. Eine besondere Form von dynamischer Ursache der Hydronephrose stellt der vesikoureterale Reflux dar. Bei jeder Kontraktion der Blase fließt Urin unter Druck in die Ureteren und in die Nierenbecken zurück, was zu einer progredienten Dilatation der oberen Harnwege führt. Man spricht dann von Hydroureter und Hydronephrose ohne Hindernis.

8.82 Urogenitaltraktus und retroperitonealer Raum

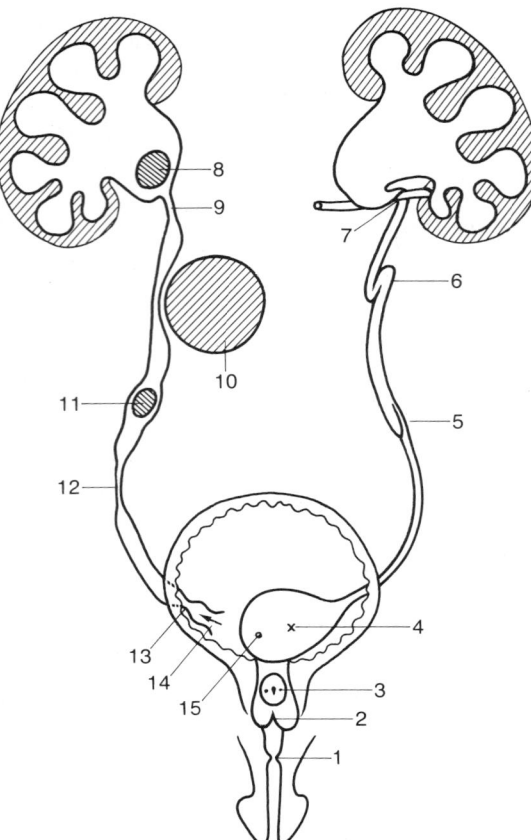

Abb. 54 Wichtigste Ursachen der Hydronephrose.
1 Urethrastriktur
2 Klappenbildung in der hinteren Urethra
3 Kollikulushypertrophie
4 Ureterozele
5 Klappenbildung im Ureter
6 Schlingenbildung am Ureter
7 Abknickung des Ureters durch aberrierendes Polgefäß
8 Konkrement am Nierenbeckenausgang
9 kongenitale Stenose am Übergang vom Nierenbecken zum Ureter
10 Ureterkompression durch Tumoren
11 Ureterstein
12 und 13 Stenosen im unteren Ureter
14 Reflux bei klaffenden Ostien
15 Ostiumstenose

Erworbene Störungen. Wesentlich seltener sind die erworbenen Hydronephrosen, die sich infolge Verlegung der Harnwege, vor allem durch Harnkonkremente, Blutgerinnsel, Fremdkörper, dann durch Tumoren, traumatische und entzündliche Strikturen entwickeln. Sie spielen aber als zusätzliche Momente bei angeborenen Mißbildungen der Niere und der ableitenden Harnwege (Doppelniere, Hufeisenniere, Blasenektopie usw.) eine wichtige Rolle.

Pathogenese und pathologische Anatomie

Die Rückstauung des Urins in den ableitenden Harnwegen führt zunächst zu einer progressiven Dilatation des Nierenbeckens und seiner Kelche. Hat diese ein gewisses Maß erreicht, so wird das Nierenparenchym unter der wenig nachgiebigen fibrösen Nierenkapsel komprimiert und erleidet eine Druckatrophie, die sich in einer Verdünnung und Abplattung der Nierenrinde und des Markes, vor allem aber der Pyramiden äußert.

Die Kompression der kleineren Nierengefäße bedingt eine lokale Anoxie, die zu trophischen Störungen der gestauten Tubuli, später auch zu Hyalinisierung und Zerstörung der Glomeruli führt. Bei vorwiegend intrarenal entwickeltem Nierenbecken (Abb. 55 a u. b) schreitet die Atrophie des Nierenparenchyms rascher fort als bei extrarenalem Nierenbecken (s. Abb. 66). Handelt es sich um ein hochsitzendes Abflußhindernis, so werden die kleineren Calices von der Dilatation früher und stärker betroffen als bei einem tiefliegenden, bei dem sich zunächst nur das eigentliche Nierenbecken erweitert. Ein Hindernis am Blasenausgang oder peripher davon führt zu einer doppelseitigen Dilatation der Ureteren und Nierenbecken. Die Rückstauung des Urins in den Ureteren äußert sich zunächst in einer Hypertrophie ihrer Wandung, dann in einer oft hochgradigen Dilatation und Elongation (Hydroureter), so daß die Ureteren einen stark gewundenen Verlauf annehmen.

Als Komplikation der Harnobstruktion stellt sich in den meisten Fällen einer Hydronephrose eine Pyelonephritis ein, die zur weiteren Schädigung des Nierenparenchyms, zur Bildung von Konkrementen und bindegewebigen Strikturen beiträgt. In solchen Fällen spricht man von einer infizierten Hydronephrose, während man den Ausdruck Pyonephrose für chronische Endstadien reserviert, bei denen ein nicht mehr funktionierendes Nierenparenchym von Abszessen durchsetzt ist und das Nierenbecken einen eigentlichen Eitersack bildet (Abb. 56).

Vorkommen

Die Hydronephrose kann in jedem Alter vorkommen. Da sie aber vorwiegend durch angeborene Mißbildungen bedingt ist, tritt sie meist schon im Säuglings- und Kleinkindesalter in Erscheinung. Die linke Niere ist häufiger als die rechte betroffen. In etwa 40% der Fälle ist die Hydronephrose doppelseitig. Besonders häufig sind bilaterale Strukturen am vesikalen und pelvinen Ende der Ureteren und beidseitige Stenosen im pyeloureteralen Abschnitt.

Symptome

Im Vordergrund steht eine persistierende oder rezidivierende Pyurie, die mit Fieberschüben, Erbrechen, Blässe, Schmerzen in der Lendengegend, Meteorismus, Spannung der lateralen Bauchdecken und Obstipationen einhergeht. Oft bestehen Mik-

Obstruktive Uropathien der oberen Harnwege 8.83

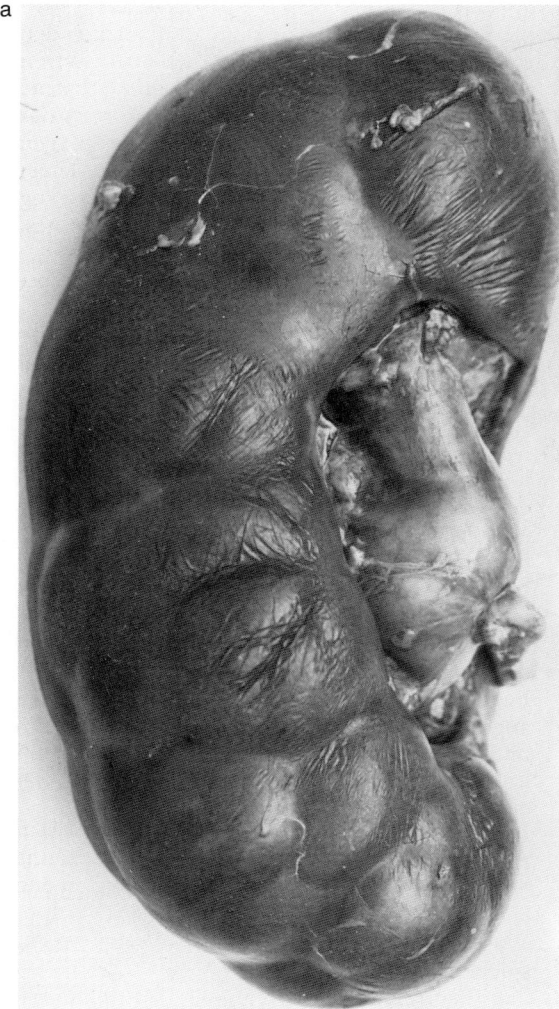

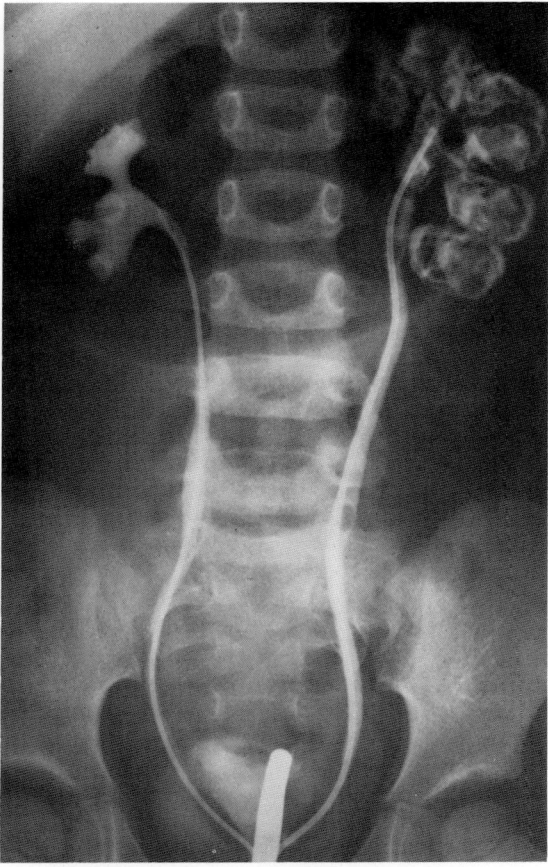

Abb. 56 Fleckige Kontrastmittelfüllung des linken Nierenbeckens bei Pyonephrose mit multiplen Abszessen. Das erweiterte Nierenbecken enthält nekrotische Massen (4jähriges Mädchen).

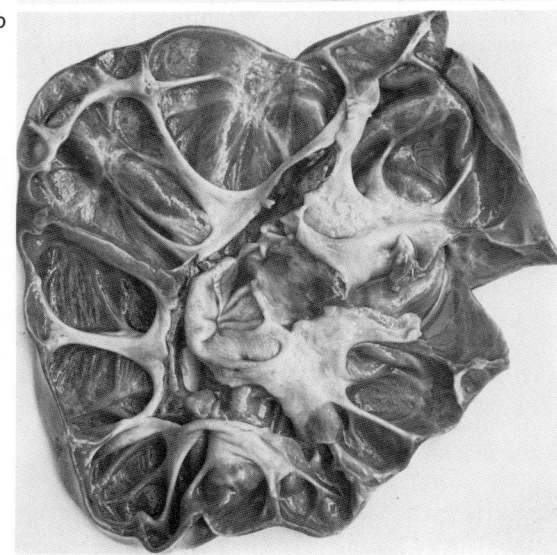

Abb. 55 a u. b
a Hochgradige, vorwiegend intrarenale Hydronephrose bei hoher Ureterstenose. b Schwere Atrophie des Parenchyms im aufgeschnittenen Präparat.

tionsbeschwerden wie Brennen beim Wasserlösen, Harnträufeln usw. Der Allgemeinzustand leidet, der Appetit ist schlecht und mangelnde Gewichtszunahme oder Gewichtsstürze werden beobachtet. Manchmal stellen sich schwere toxische Zustände mit Kopfschmerzen, Bewußtseinstrübungen und Krämpfen ein. Die Kontrolle des Blutdrucks ergibt oft erhöhte Werte. Bei den doppelseitigen und fortgeschrittenen Hydronephrosen kommt es zu Ödemen und urämischen Symptomen mit erhöhtem Reststickstoff und Elektrolytstörungen. Der Urin enthält massenhaft Leukozyten und Albumin. In 10% der Fälle werden Hämaturien festgestellt (KELALIS u. Mitarb. 1971). Wesentlich seltener sind die Fälle, in welchen die Hydronephrose solche Dimensionen erreicht, daß sie als prall-elastischer Abdominaltumor palpabel wird oder die Bauchdecken sichtlich vorwölbt (Abb. 57 a u. b). Die Konsistenz ist bei Säuglingen und Kleinkindern gelegentlich so derb, daß die Entscheidung gegenüber einem soliden Tumor nicht immer leicht ist. Bei der rektalen Untersuchung kann ein prall-

8.84 Urogenitaltraktus und retroperitonealer Raum

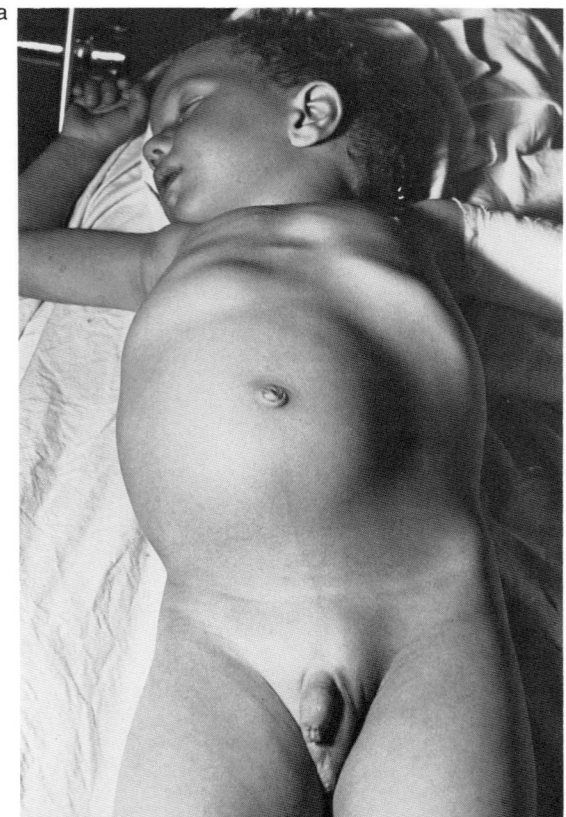

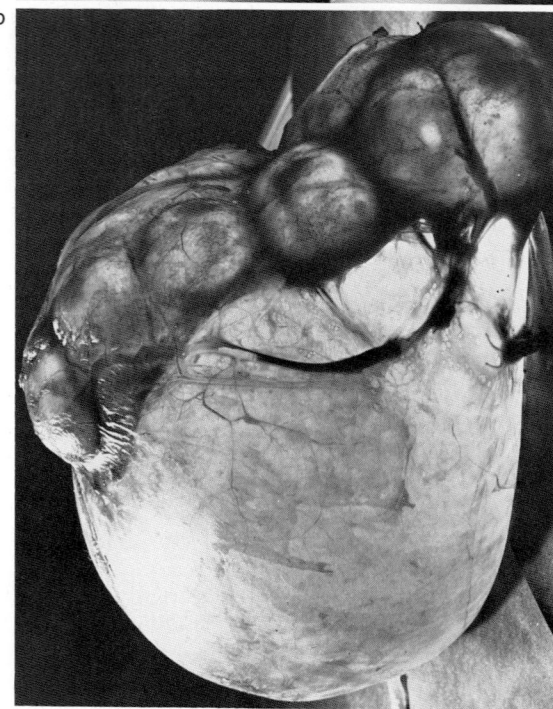

Abb. 57 a u. b Rechtsseitige Hydronephrose bei 3½ jährigem Knaben.
a Praller Abdominaltumor über die Mittellinie reichend.
b Operationspräparat, fotografiert mit Diaphanie.

gefüllter Megaureter als Resistenz palpiert werden. Unter Urinauspressung kann es gar zu einem Urinaszites kommen (DOCKRAY 1974).

Diagnose
Bei diesen Befunden ist in erster Linie an eine kongenitale Hydronephrose zu denken und eine vollständige urologische und röntgenologische Untersuchung vorzunehmen. Erst diese Untersuchungen geben genaueren Aufschluß über Sitz und Grad der Hydronephrose und meist auch über die Ursachen, die zur Harnobstruktion geführt haben (Strikturen, Abknickungen des Ureters, Steinbildungen, Doppelmißbildungen usw.).

Röntgenuntersuchung
- Das intravenöse Pyelogramm läßt eine Darstellung der Hydronephrose oft vermissen, besonders wenn diese sehr ausgedehnt ist oder die Niere ihre sekretorische Leistung und Konzentrationsfähigkeit stark eingebüßt hat. In vielen Fällen ist erst in Spätbildern nach 2–4 Stunden und nach doppelter Kontrastmittelgabe oder mit einem Infusionspyelogramm das Ausmaß der Hydronephrose zu erkennen.
- In jedem Fall ist eine retrograde Pyelographie angezeigt, die wichtige Details der Form, Lage und Ausdehnung der Stenose vermittelt. Damit ist einzig zu erfassen, ob nur eine einfache oder eine mehrfache Striktur vorliegt (Abb. 58).
- Die Arteriographie kann gelegentlich eine aberrierende Polarterie zur Darstellung bringen. Sie erlaubt auch die Dicke des restlichen Nierenparenchyms abzumessen und kann somit in der Wahl des Operationsverfahrens eine Rolle spielen.
- Zur Beurteilung der Dynamik des dilatierten Nierenbeckens ist die Beobachtung des Verlaufs einer Urographie mit dem Bildverstärker oder die magnetische Registrierung mit dem Video-Tape-Recorder von Bedeutung. Bei gutem Kontraktionsvermögen ist womöglich eine organerhaltende plastische Operation zu versuchen.

Sonographie, Computertomographie
Mit Hilfe von Ultraschalltechnik gelingt der Nachweis von Lage, Ausdehnung und Parenchymerhalt einer Hydronephrose. Die Untersuchung ist besonders dann von Nutzen, wenn es gilt, einen parenchymatösen Tumor von einem zystischen Prozeß abzugrenzen. Die Computertomographie ist bislang der Sonographie nicht überlegen.

Zystoskopie
Sie ist mit den heute zur Verfügung stehenden Optiken auch schon bei Säuglingen möglich. Bei Kindern wird sie in allgemeiner Anästhesie durchgeführt. Die Zystoskopie gibt Aufschluß über die Zahl (Doppelmißbildungen) und Beschaffenheit der Ostien (klaffende, starre Ostien, Ureterozele, Stenosen usw.). Die intravenöse Injektion von In-

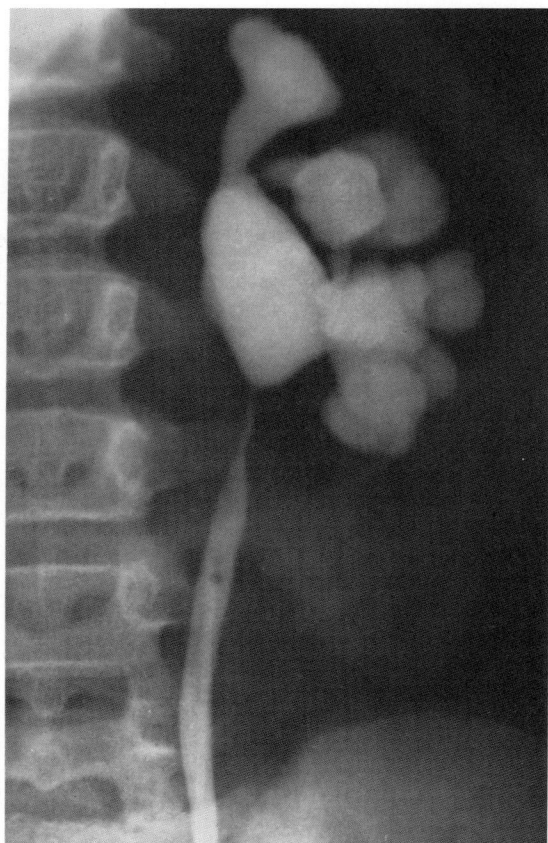

Abb. 58 Retrograde Pyelographie links bei streckenförmiger Ureterabgangsstenose.

digocarmin (5 ml) läßt die separate Funktion der beiden Nieren beurteilen (verzögerte, schwache oder fehlende Blauausscheidung auf der hydronephrotischen Seite). Von Bedeutung ist auch die Gewinnung getrennter Harnportionen aus den beiden Ureteren und die vergleichende Untersuchung der Sedimente.

Funktionsprüfung der Nieren

Der Verdünnungs- und Konzentrationsversuch kann bei großer einseitiger Hydronephrose normal ausfallen, da die gesunde Niere die ganze Nierenfunktion übernommen hat, während die kranke Niere funktionell ausgeschaltet ist. Bei erhaltener Funktion der hydronephrotischen Niere hingegen ist der Konzentrationsversuch meist abnorm, da die kranke Niere ihr Konzentrationsvermögen verloren hat und nur isosthenischen Urin liefert. Die Clearanceuntersuchungen bleiben bei einseitiger Hydronephrose wegen Hyperfunktion der gesunden Niere meist normal. Bei bilateraler Hydronephrose ist die Nierenfunktion im Gegensatz zu den unilateralen Formen schon relativ früh beeinträchtigt. Eine Erhöhung des Blutharnstoffes ist ein spätes Zeichen der Niereninsuffizienz.

Isotopennephrogramm

Diese moderne Untersuchungsmethode erlaubt eine seitengetrennte, semiquantitative Beurteilung der Nierenfunktion. Sie ist besonders wertvoll bei der therapeutischen Entscheidung einer organerhaltenden Operation oder der Nephrektomie.

Bakteriologische Untersuchungen

Bei der Hydronephrose ist der Urin meist infiziert (E. coli, Proteus, Enterokokken, Klebsiellen, Staphylokokken und Streptokokken). Die bakteriologische Diagnose, Keimzahlbestimmung und Resistenzprüfung sind für die Wahl der Antibiotika wichtig. Die Differentialdiagnose zwischen eigentlicher Harninfektion und Kontamination des Urins bei der Entnahme kann mit der Keimzählung mit genügender Sicherheit gestellt werden.

Therapie

Bei der operativen Behandlung der Hydronephrose sind im Prinzip 2 Verfahren in Erwägung zu ziehen: die Entfernung der erkrankten Niere und die Behebung des Abflußhindernisses unter Erhaltung der Niere.

Nephrektomie. Sie ist immer dann indiziert, wenn bei einer einseitigen Hydronephrose die Nierenparenchymschädigung durch Druck und Infektion so weit fortgeschritten ist, daß das Organ funktionell wertlos geworden ist (s. Abb. 57). Die Entscheidung zur Nephrektomie läßt sich oft schon anhand der Röntgenbilder fällen, insbesondere wenn es sich um riesige, schwer infizierte Sacknieren handelt. Oft wird man sich aber erst nach der Freilegung der Niere und Palpation des Nierengewebes zur Nephrektomie entschließen. Dieses Vorgehen hat – eine gesunde Niere auf der Gegenseite vorausgesetzt – den Vorzug der kurzen Behandlungsdauer, der auffallend raschen Besserung des Allgemeinzustandes, der Normalisierung des Urinbefundes und der guten Dauerresultate.

Die Technik der Nephrektomie bietet bei Kindern im allgemeinen keine Schwierigkeiten. Wir verwenden einen leicht gebogenen lumboabdominalen Schnitt. Dieser Zugang gestattet die Entfernung eines allfälligen Hydroureters unmittelbar über der Blase. Nur bei riesigen, stark nach vorn entwickelten Hydronephrosen geben wir dem transperitonealen Zugang von einem pararektalen Schnitt aus Vorzug. Das Wundbett drainieren wir regelmäßig mit einem Redon-Drain für 2–3 Tage.

Organerhaltende Operationen. Bei Hydronephrosen mit offensichtlich noch gut entwickeltem Nierenparenchym und bei doppelseitigen pathologischen Nierenveränderungen soll zunächst der Versuch unternommen werden, das Hindernis in den ableitenden Harnwegen zu beheben und die Niere zu erhalten.

Dieses Vorgehen ist um so mehr gerechtfertigt, als sich eine relativ wenig geschädigte Niere bei freier Urinpassage weitgehend erholen kann. Leider sind

8.86 Urogenitaltraktus und retroperitonealer Raum

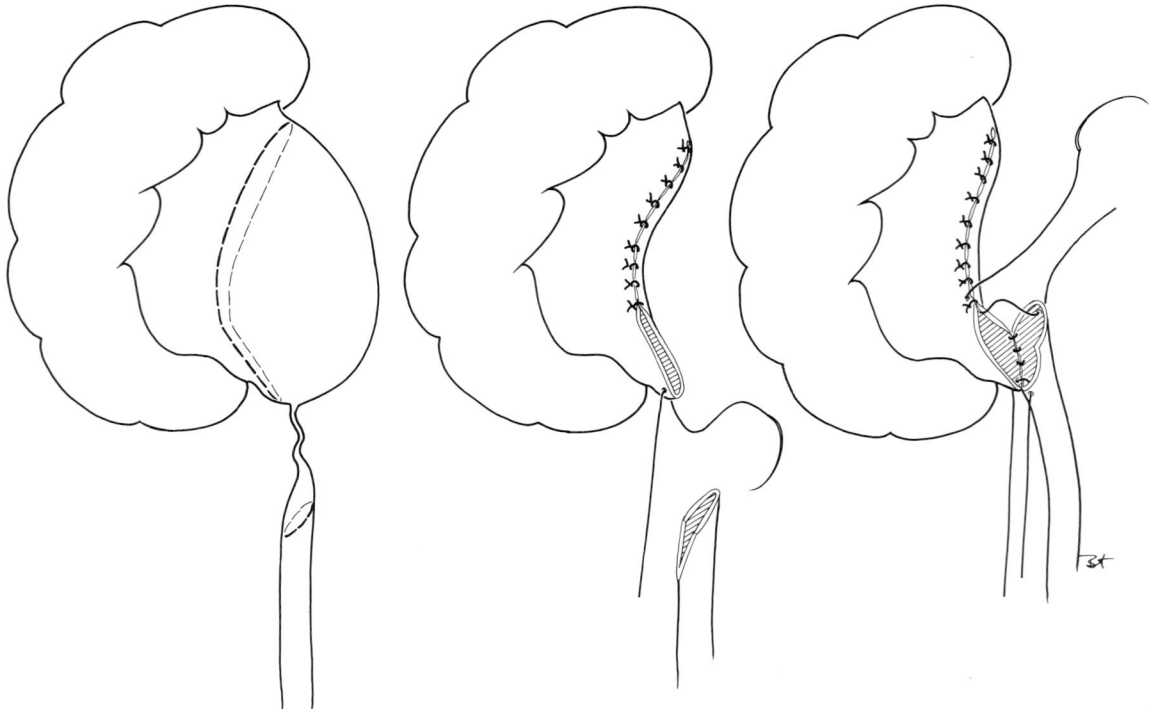

Abb. 59 Ureterabgangsplastik nach Anderson-Hynes.

die Verfahren nicht immer erfolgreich, so daß wenige Hydronephrosen später doch geopfert werden müssen.

Wegen der unterschiedlichen Technik werden die Operationswege für die Hydronephrose mit Ureterabgangsstenose und den schweren Hydroureter gesondert dargestellt.

Behandlung der pyeloureteralen Stenose. Zugang: In den meisten Fällen wählen wir einen lumboabdominalen, retroperitonealen Zugang zur Niere. Einige Autoren (DRAKE 1978) ziehen jedoch den direkten transabdominalen Zugang vor.

Bei aberrierenden Nierengefäßen, die eine Obstruktion des unteren Ureters verursachen, handelt es sich um Arterien oder Venen, die oft direkt von der Aorta resp. V. cava zum unteren Nierenpol ziehen. Sie verlaufen bald ventral, bald dorsal vom Ureter. Zur Behebung der Obstruktion dürfen Venen ohne weiteres durchtrennt werden. Bei Arterien soll hingegen durch Kompression zunächst geprüft werden, wie groß ihr Versorgungsgebiet ist, was an der Anämisierung des betroffenen Nierenabschnitts leicht festgestellt werden kann. Die früher oft geübte Arteriendurchtrennung ist nicht sinnvoll, zumal meist auch eine Veränderung der Ureterwand im Knickungsgebiet besteht. Es ist beinahe immer besser, den Ureter zu durchtrennen und unter Umgehung des Hindernisses ins Nierenbecken einzusetzen. Die Obstruktion des Harnleiters durch aberrierende Gefäße ist zudem meist sekundär, d. h. sie kommt erst zustande, wenn sich das Nierenbecken infolge eines anderen Hindernisses hydronephrotisch erweitert hat. Deshalb ist in jedem Fall durch Sondierung von einer Pyelotomie aus zu prüfen, ob nicht gleichzeitig noch ein weiteres Hindernis (Striktur, Klappenbildung, Nierenstein usw.) vorliegt.

Resektion der Stenose mit plastischem Verfahren nach ANDERSON u. HYNES (1951). Die einfache Resektion einer Stenose und direkte Anastomose führt sehr häufig zu einer Restenosierung der Anastomosenstelle. Das Verfahren nach Anderson-Hynes hat sich für jede Form der Ureterabgangsstenose mit stark dilatiertem extrarenalem Becken besonders bewährt. Damit kann eine Resektion der Stenose und eine Teilresektion des Nierenbeckens direkt durchgeführt werden. Zur Überbrückung des so entstandenen Defektes wird ein Nierenbeckenlappen nach kaudal umgeklappt und mit dem schräg geschnittenen Ureter anastomosiert (Abb. 59). Eine Schienung der Anastomose scheint uns unerläßlich: Ein Polyaethylenkatheter mit Seitenöffnung wird von einer Stichinzision an der Nierenkonvexität aus durch die Anastomose in den Ureter und womöglich bis in die Blase eingeführt. Ein 2. Drain wird ins Nierenbecken eingelegt. Die Ureterschiene wird nach 8–12 Tagen entfernt. Durch den Pyelostomiekatheter wird der Druck im Nierenbecken einige Tage nach der Entfernung der Schiene gemessen und die Durchgängigkeit der Anastomose mit einem Farbstoff oder röntgenologisch mit einem Kontrastmittel geprüft.

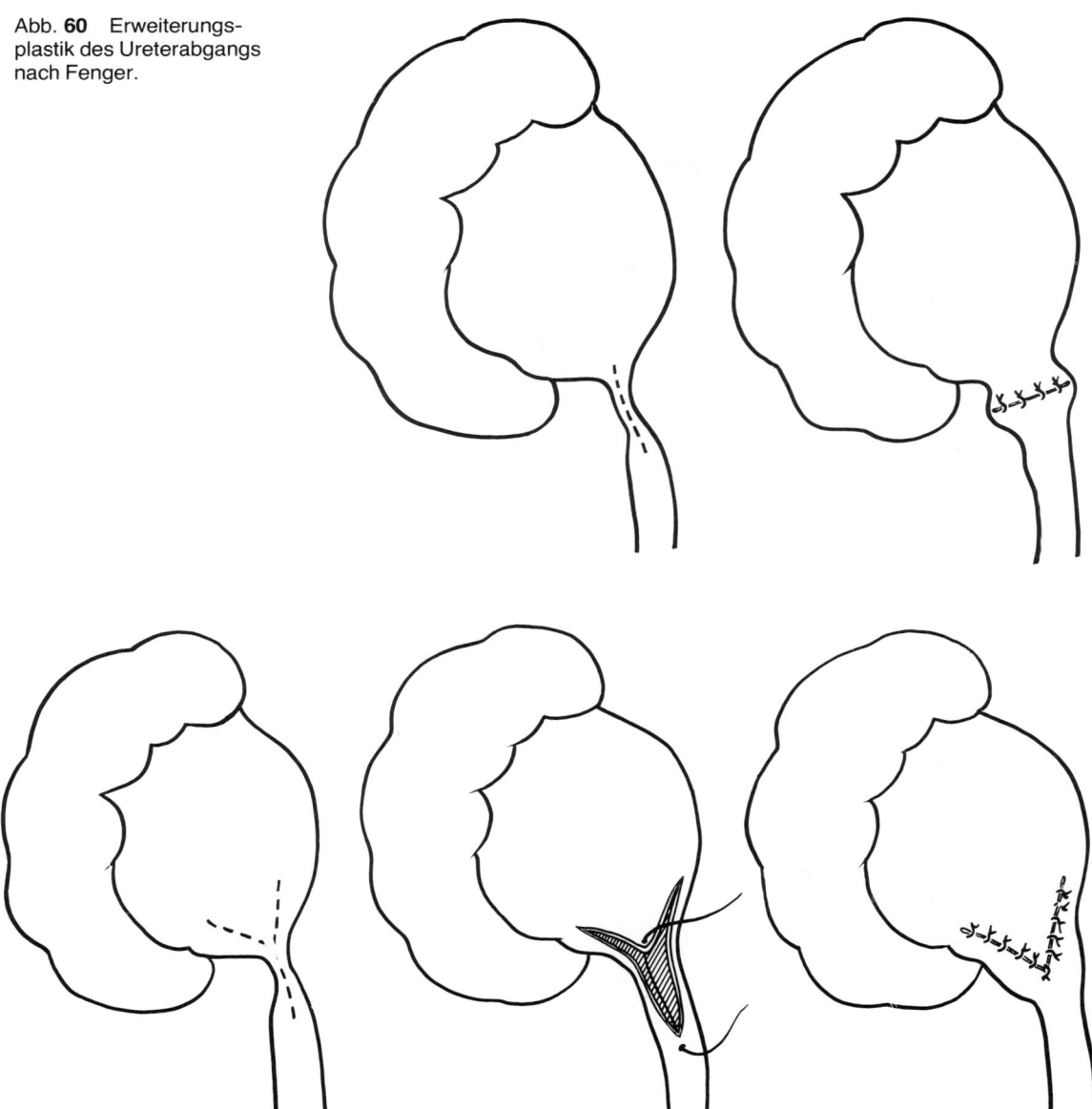

Abb. **60** Erweiterungsplastik des Ureterabgangs nach Fenger.

Abb. **61** Y-V-Plastik nach Foley bei hoher Ureterstenose.

Sobald die Passage frei ist und der Druck 20 cm H$_2$O nicht übersteigt, kann auch die Pyelostomiedrainage beseitigt werden. Dauerharnfisteln werden sozusagen nie beobachtet. Auch das Wundbett ist zu drainieren. Am besten hat sich die Unterdruckdrainage nach Redon bewährt.
Die Resultate nach der Ureterabgangsplastik nach Anderson-Hynes sind durchwegs ermutigend (BISCHOFF 1957a; BREDIN u. Mitarb. 1974; GENTON 1961).
Plastische Operationen mit Erhaltung der Kontinuität zwischen Nierenbecken und Ureter. Wenn der Ureter kurz erscheint, kann es wichtig sein, die Kontinuität zwischen Nierenbecken und Ureter zu erhalten, um eine allzu große Spannung der Nahtstelle zu vermeiden. Das einfachste Verfahren ist die Fenger-Plastik (FENGER 1897) (Abb. 60), die in einer Längsinzision über der Stenose und deren querer Vernähung besteht.
Die Y-V-Plastik nach FOLEY (1937) (Abb. 61), wobei die Spitze des dreieckförmigen Läppchens am Nierenbecken mit dem unteren Wundwinkel der Längsinzision am Ureter vereinigt und hierauf die entstehenden V-förmigen Lücken geschlossen werden, findet auch häufig mit sehr guten Erfolgschancen Anwendung.
Das etwas kompliziertere Verfahren nach CULP u. DEWEERD (1951) (Abb. 62) oder Deuticke-Bi-

8.88 Urogenitaltraktus und retroperitonealer Raum

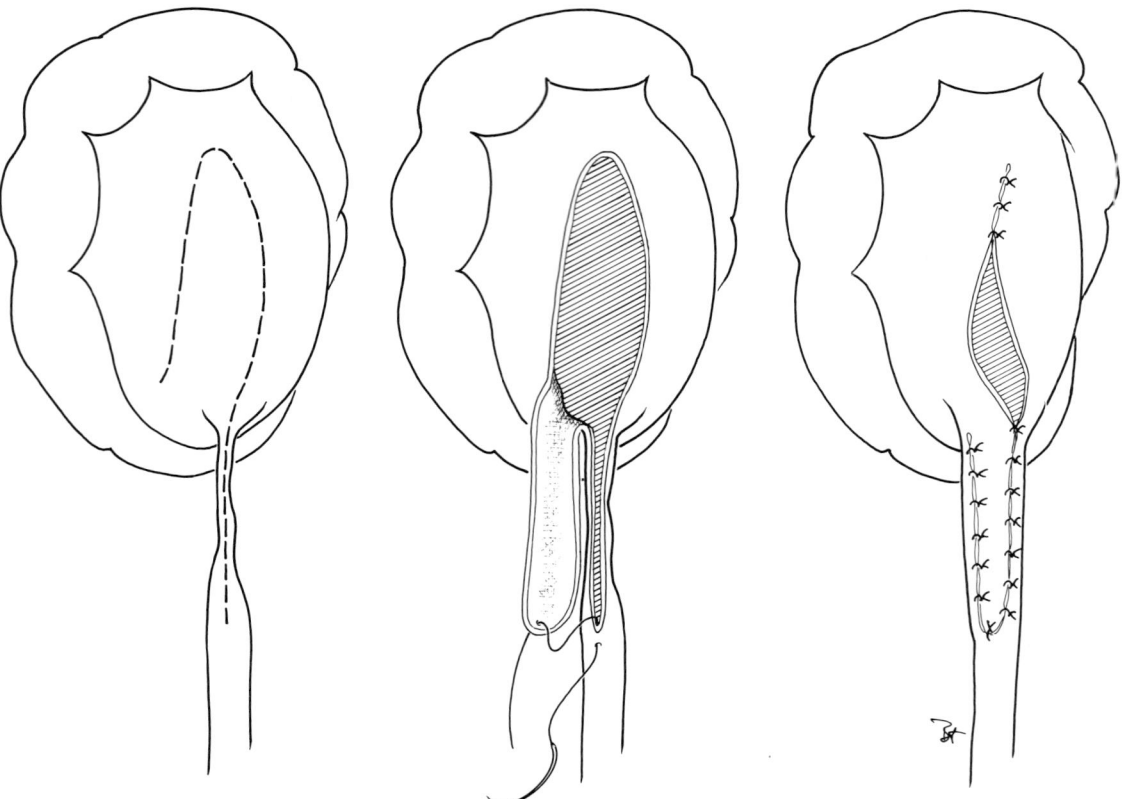

Abb. **62** Operationstechnik nach Vries-DeWeerd.

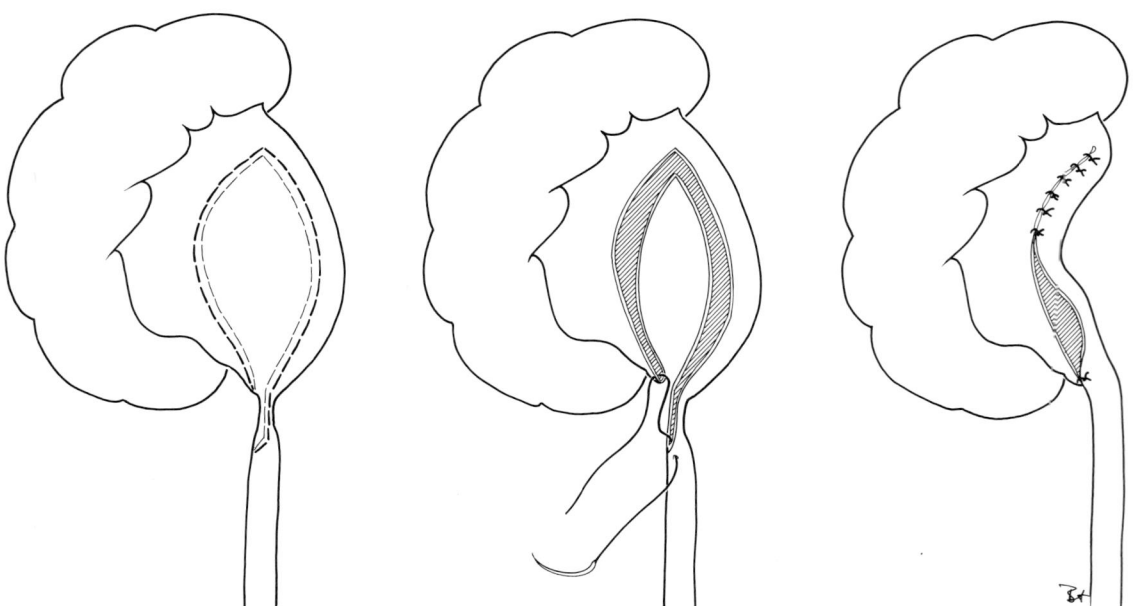

Abb. **63** Nierenbeckenresektion und Uretererweiterung nach Deuticke-Bischoff.

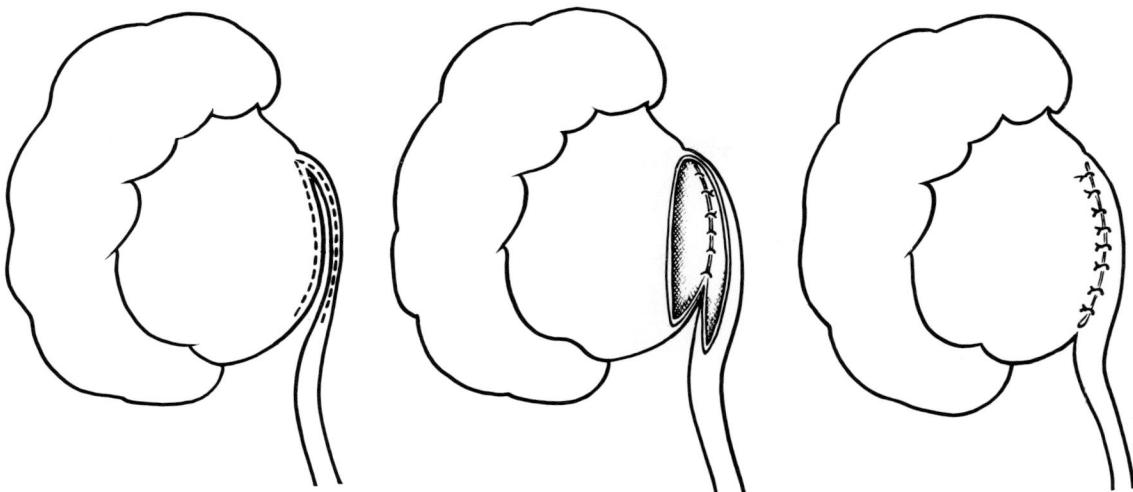

Abb. 64 Spornresektion nach Trendelenburg.

schoff (BISCHOFF 1957a; DEUTICKE 1949, 1960) (Abb. 63), bei welchen die längsgespaltene Stenose mit einem Umklapp-Nierenbeckenlappen erweitert wird, erlaubt langgestreckte Ureterabgangsstenosen zu beheben. Die Spornresektion nach Trendelenburg (Abb. 64) kann nur bei hohem Ureterabgang vorgenommen werden. Bei langgestreckten Stenosen kann die bloße Spaltung und das Einlegen eines Drains nach DAVIS (1943) zur Überbrückung des Defektes (Abb. 65) gute Resultate geben. Eine Restenosierung ist aber häufig. Um diese Komplikation zu umgehen, wurde vorgeschlagen, ein freies Transplantat aus dem Nierenbecken zur Überbrückung des Substanzdefektes zu verwenden (PASINI 1975).

Auch während Operationen mit Erhaltung der Kontinuität ist eine Schienung und eine Pyelostomie angezeigt.

Bei abnormen Schlingenbildungen des Ureters sind die periureteralen bindegewebigen Adhärenzen (Ureterolyse) zu durchtrennen. Durch Hochziehen der Niere gelingt es, den Ureter zu strecken. Mit Vorteil wird eine Nephropexie angeschlossen, die bei Kindern in einfacher Weise ausgeführt wird. Nach Hochschieben der mobilisierten Niere unter die 12. Rippe wird zunächst die Umschlagsfalte des Peritoneums, hierauf die Fettkapsel mit ihrer Faszie durch einige Knopfnähte unterhalb des unteren Nierenpols an den M. quadratus lumborum fixiert. Dadurch ergibt sich ein festes Polster, dem die Niere aufsitzt.

Nachbehandlung

In der postoperativen Phase ist mit der antibiotischen Behandlung zur Bekämpfung der Harnwegsinfektion fortzufahren. Nach einer Nephrektomie bei gesunder kontralateraler Niere gelingt die Sterilisation des Urins binnen einiger Wochen. Nach einer organerhaltenden Operation ist die antibioti-

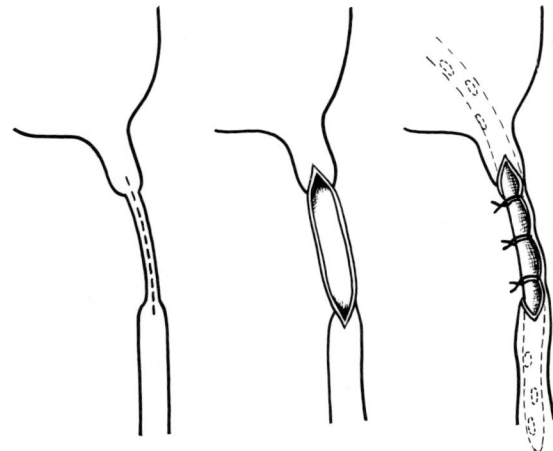

Abb. 65 Ureterplastik bei langgestreckter Stenose nach Davis.

sche Therapie wegen der vorbestehenden Begleitpyelonephritis wenigstens während 3–6 Monaten fortzuführen.

Prognose

Nach einer Nephrektomie bei einer gesunden Gegenseite ist die Prognose sehr gut, auch wenn die Läsion hochgradig war. Durch die operative Ausschaltung des Eiterherdes, unterstützt durch antibiotische Mittel, läßt sich eine rasche und dauernde Heilung der rezidivierenden Pyurie erzielen.

Nach einer organerhaltenden Operation ist der Verlauf bei gutem Parenchym und geeigneter Technik günstig (ANDERSON 1941; BIBUS u. HOHENFELLNER 1956; BOEMINGHAUS 1955; CAMPBELL 1951; ENDTNER u. SCHÄRLI 1964; FINCKE 1974; NAGEL u. Mitarb. 1972; van d. OELSNITZ

8.90 Urogenitaltraktus und retroperitonealer Raum

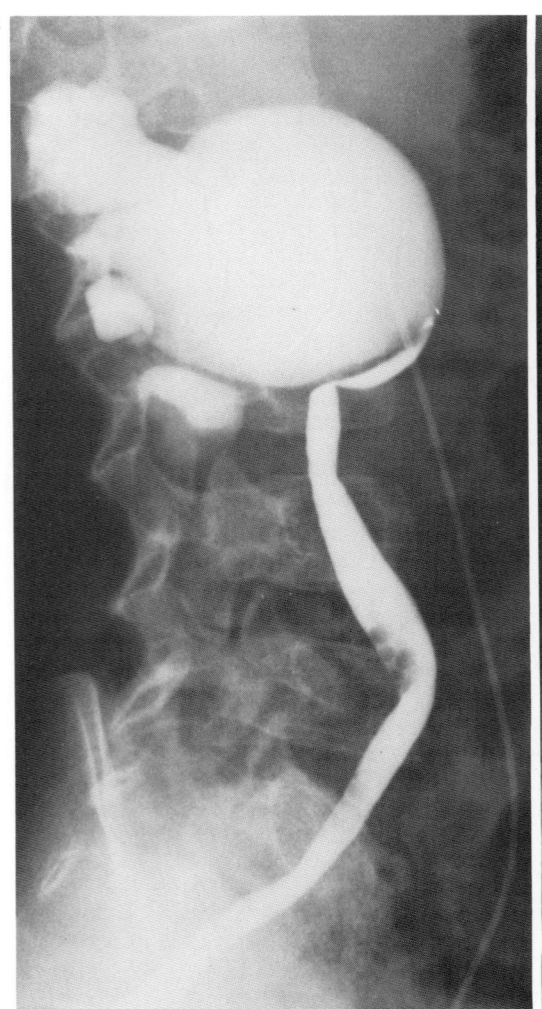
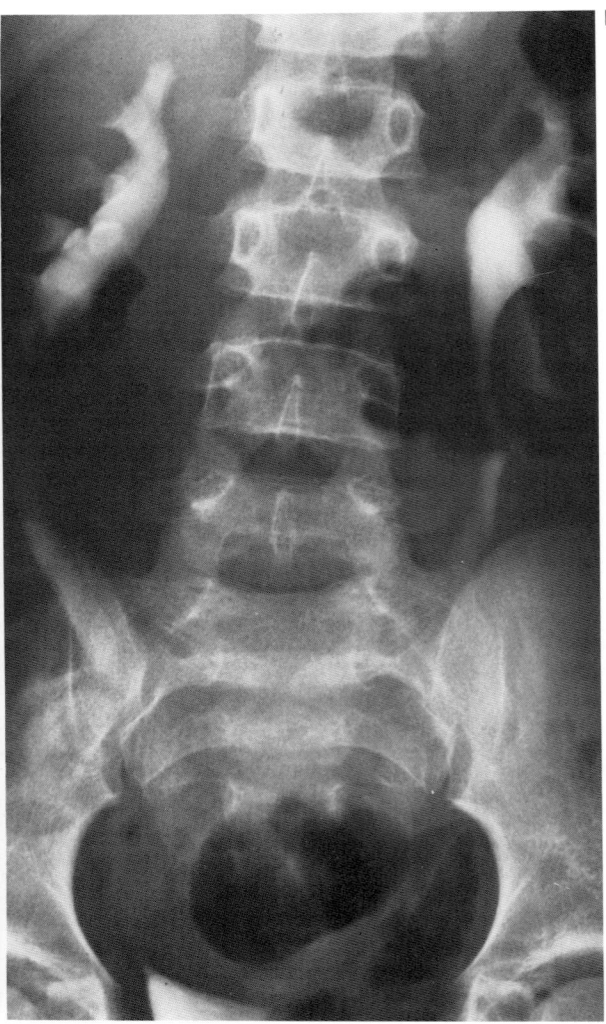

Abb. 66 a u. b
a Extrarenale Hydronephrose infolge aberrierender Vene und intramuraler Ureterstenose.

b Ergebnis nach Ureterabgangsplastik und Nierenbeckenreduktion nach Anderson-Hynes.

1978). Die Pyurie läßt sich allmählich durch die antibiotische Therapie beherrschen, und eine Dilatation bildet sich im Laufe von Monaten zurück. Urographische Nachkontrollen sind mindestens im Abstand von 6 Monaten vorzunehmen (Abb. 66 a u. b). Stenoserezidive bedürfen einer Reoperation.

Bei schweren bilateralen Hydronephrosen ist trotz Behebung der Abflußhindernisse die Prognose sehr häufig infaust (GENTON 1961). Viele dieser Kinder erliegen schon im Säuglings- oder Kleinkindesalter der chronischen Harninfektion und Urämie.

Literatur

Anderson, J. C., W. Hynes: Plastic operations for hydronephrosis. Proc. roy. Soc. Med. 44 (1951) 4–5

Bäcklund, L., G. Grotte, A. Reuterskiöld: Functional stenosis as a cause of pelvi-ureteric obstruction and hydronephrosis. Arch. Dis. Child. 40 (1965) 203

Barry, W. F.: The abnormal uretero-pelvic junction: a muscle deficit. Radiology 104 (1972) 43

Bibus, B., R. Hohenfellner: Zur konservativ chirurgischen Behandlung der Hydronephrose. Urol. int. (Basel) 3 (1956) 190

Bischoff, P.: Zur Indikation und Technik der plastischen Eingriffe an Harnstauungsnieren. Urol. int. (Basel) 5 (1957a) 21

Bischoff, P.: Mißbildungen und Entleerungsstörungen der oberen Harnwege im Kindesalter. Z. Urol. Sonderband (1957b)

Boeminghaus, H.: Wiederherstellung des Harnweges und künstliche Harnableitung bei Erkrankungen des Harnleiters. Thieme, Stuttgart 1955

Bredin, H. C., E. C. Muecke, S. Georgsson, V. F. Marshall: The surgical correction of congenital ureteropelvic junction obstruction in normally rotated kidneys. J. Urol. (Baltimore) 111 (1974) 460

Campbell, M. F.: Hydronephrosis in infants and children. J. Urol. (Baltimore) 65 (1951) 734

Culp, O. S., J. H. DeWeerd: Pelvic flap operation for certain types of uretero-pelvic obstruction. Proc. Mayo Clin. 26 (1951) 483

Davis, D. M.: Intubated ureterotomy. A new operation for ureteropelvic stricture. Surg. Gynec. Obstet. 76 (1943) 513

Deuticke, P.: Hydronephrosen. Z. Urol. Sonderheft (1949)

Deuticke, P., H. Haschek, A. Schimatzek: Die Hydronephrose und ihre konservativ chirurgische Behandlung (Nierenbeckenplastik). Urol. int. (Basel) 112 (1960) 1

Dockray, K. T.: Preferred treatment for urinary ascites in newborns: A report of the eighteen survivors and a review of therapy for those living and dead. J. Urol. (Baltimore) (1974) 840

Drake, P., H. B. Eckstein: Hydronephrosis secondary to ureteropelvic obstruction in children. J. Urol. (Baltimore) 119 (1978) 649

Endtner, B., A. Schärli: Die Chirurgie der primären Harnstauungsniere. Helv. chir. Acta 31 (1964) 325

Fenger, Ch.: Operation for the relief of valve formation and stricture of the ureter in hydronephrosis or pyonephrosis. J. Amer. med. Ass. 22 (1894) 335

Fincke, H.: Ureteropelvic obstruction in children. Surg. Gynec. Obstet. 139 (1974) 873

Foley, F. E. B.: A new plastic operation for stricture at the ureteropelvic junction: report of 21 cases. J. Urol. (Baltimore) 38 (1937) 643

Foote, J. W., J. B. Blennerhassett: Observations on the ureteropelvic junction. J. Urol. (Baltimore) 104 (1970) 252

Genton, N.: Traitement et pronostic éloigné de l'hydronéphrose. Bibl. paediat. (Basel) 78 (1961) 29

Gilles, R. F.: Congenital megacalices versus obstructive hydronephrosis. J. Urol. (Baltimore) 108 (1972) 833

Hanna, M. K.: Ureteral structure and ultrastructure, Part I normal ureter. J. Urol. (Baltimore) 116 (1976 a) 718

Hanna, M. K.: Ureteral structure and ultrastructure, Part II Cong. U. pelvic junction. J. Urol. (Baltimore) (1976 b) 725

Itatani, H.: Development of the ureterovesical junction in woman foetus. Invest. Urol. 15 (1977) 232

Kelalis, P. P., O. S. Culp, G. B. Stickler, E. C. Burke: Ureteropelvic obstruction in children: experiences with 109 cases. J. Urol. (Baltimore) 106 (1971) 418

Nagel, R., W. Brosig, H. Marquardt, J. Lange: Ergebnisse der Behandlung kongenitaler Hydronephrosen. Urologe 11 314 (1972)

Osterhage, H. R., H. B. Kastert, J. G. Moormann, D. Sachse: Harnleiterkompression durch atypische Venen. Urol. B. 14 (1974) 180

Pasini, P.: Freies Transplantat aus der Nierenbeckenwand bei Ureterabgangsstenose. Z. Kinderchir. 16 (1975) 16

van d. Oelsnitz, G., W. Sigge: Ureterabgangsstenosen im Kindesalter. Z. Kinderchir. 25 (1978) 47

Obstruktiver Megaureter (Hydroureter)

Terminologisch wird der Ausdruck Hydroureter und Megaureter uneinheitlich gebraucht. Synonym mit der Hydronephrose wird hier von Hydroureter gesprochen, wenn die Ursache seiner Entstehung obstruktiv ist (MAC KINNON 1978; SCHAERLI u. Mitarb. 1972). Für die Behandlung ist es aber irrelevant, ob der Hydro-(Mega-)ureter auf der Grundlage einer Adynamie (SINGER 1977), einer organischen Stenose oder eines Refluxes entstanden ist (HENDREN 1978).

Die Ureterstenose kann irgendwo im Ureterverlauf liegen. Dabei handelt es sich um embryogenetische Entwicklungsstörungen oder Kompressionen durch atypische Gefäße. In den häufigsten Fällen ist die Obstruktion jedoch im Mündungsgebiet lokalisiert (ostial, intramural, retrovesikal). Ätiologisch sind vom primär obstruktiven Hydroureter andere stenosierende Gründe wie die Ureterozele, die Ureterektopie und das paraureterale Divertikel abzugrenzen. Eine Uretermündungsstenose folgt auch den Wandveränderungen der Blasenmuskulatur, sei sie durch urethrale Engnisse (Klappen) oder wegen einer neurogenen Blase entstanden.

Symptome

Die Krankheitszeichen unterscheiden sich nicht von denen einer Hydronephrose. Im Vordergrund steht die chronische rezidivierende Harnwegsinfektion, die bereits im Säuglings- und frühen Kindesalter einsetzt. Unter antibiotischer Behandlung stellt sich ein frühzeitiger Keimwechsel ein. Klebsiellen, Enterokokken oder Proteus werden daher häufig gefunden. Säuglinge gedeihen schlecht, trinken nicht und erbrechen häufig. Ein Urinaszites wurde schon verschiedentlich bei Säuglingen beobachtet (MURPHY 1978). Die Miktion und Blasenentleerung ist ungestört.

Diagnose

Durch die intravenöse Pyelographie mit großer Kontrastmittelmenge erfolgt die Darstellung des Hydroureters erst in Spätbildern. Im Miktionszystourethrogramm fehlt meist ein Reflux, und bei der Zystoskopie werden die Ostien als normal befunden, oder sie liegen im Zentrum eines kleinen vulkanähnlichen Schleimhautvorsprungs. Durch die retrograde Pyelographie gelingt die Darstellung des stenotischen Bereiches, des Ausmaßes der Ureterdilatation und die Beobachtung der peristaltischen Aktivität. Nach Entfernung des Ureterkatheters kann die Verzögerung der Entleerungszeit studiert werden.

Stenose im Ureterverlauf. Sie kommen einzeln und multipel vor, sind oft schlingenförmig und sehr viel häufiger von Steinbildungen begleitet als Hydronephrosen mit pyeloureteralen Stenosen (Abb. 67 a u. b).

Die Behandlung besteht in der Resektion des obstruktiven Ureteranteils, wo eine organische Wandveränderung vorhanden ist. Eine schräge End-zu-End-Anastomose stellt die Kontinuität wieder her. Die Schienung des Harnleiters halten wir für unerläßlich. In einigen Fällen werden als Ursache atypisch verlaufende Arterien (A. umbilicalis) (READ 1975) oder Venen (V. ovarica) (PFAFF 1974) gefunden. Es genügt aber trotzdem nicht, nur die Gefäße zu durchtrennen, da der Ureter an der Kompressionsstelle bereits fibröse Veränderungen erlitten hat (JAVADPOUR 1972).

8.92 Urogenitaltraktus und retroperitonealer Raum

a b

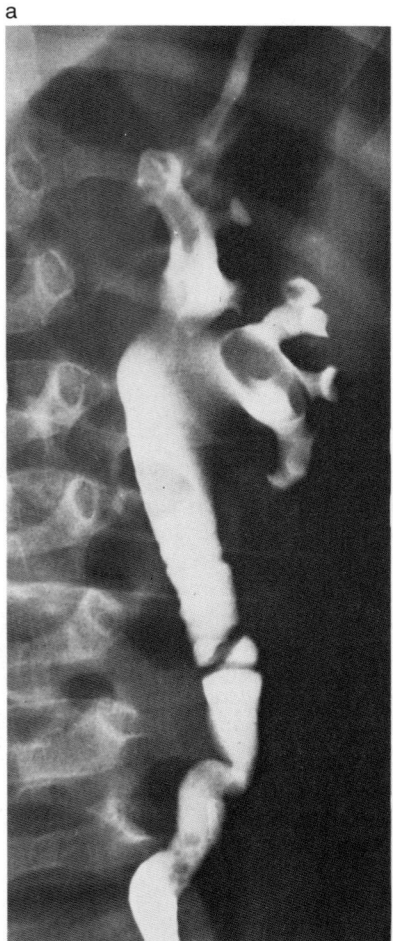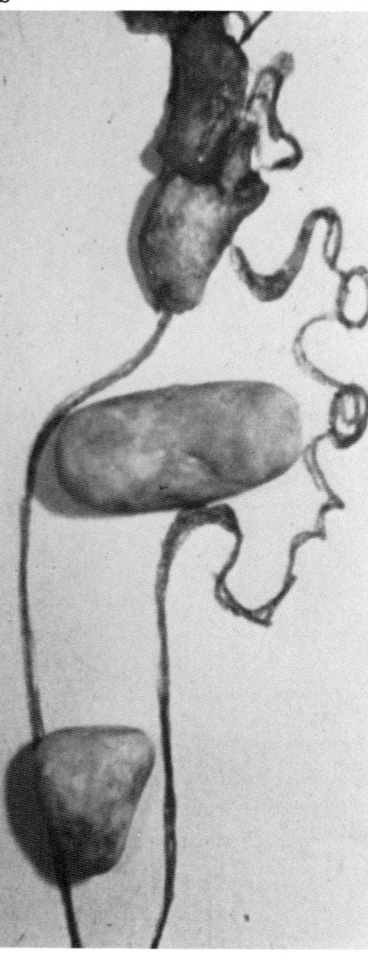

Abb. **67 a** u. **b**   Ureterstenose im mittleren Ureterdrittel.
a Mit Dilatation vorwiegend des proximalen Ureter- und Nierenbeckenabschnitts.
b Als Folge davon massive Steinbildung im proximalen Binnensystem.

Prävesikale Ureterstenosen. Diese Stenosen werden als Mißbildung analog der Ureterabgangsstenose betrachtet. Das terminale Segment ist enggestellt, entbehrt eines normalen Muskelaufbaus oder weist vermehrte fibröse Fasern auf (EMERY 1974; GREGOIR u. DEBLED 1969; HANNA 1975; NOTLEY 1972; PITTS 1974; ROCHE 1962; STEPHENS 1963; SWENSON u. Mitarb. 1956). Proximal davon ist der Ureter dilatiert, hypertrophiert und oft geschlängelt.

Knaben sind von dieser Mißbildung weit häufiger betroffen als Mädchen. Die linke Seite überwiegt die rechte (JOHNSTON 1967). Der Grad der Obstruktion ist von Fall zu Fall unterschiedlich und variiert von der leichten distalen Ureterdilatation bei normalem oberem Harntrakt bis zur grotesken Ausweitung von Harnleiter und Nierenbecken mit Funktionslosigkeit der Niere. In diesen findet beinahe kein Abfluß von Urin mehr statt, und der intraureterale Druck liegt hoch (WHITACKER 1967). In $^2/_3$ der Patienten werden Begleitmißbildungen des Urogenitaltraktes nachweisbar (MC LAUGHLIN u. Mitarb. 1971; MILDENBERGER 1976).

Therapie

In Fällen mit mäßiger Dilatation des Ureters genügt die Resektion des stenotischen Anteils und die Reimplantation nach einer bewährten Implantationsmethode. Bei günstigen Abflußverhältnissen bildet sich eine verbleibende Ureterdilatation innerhalb Monaten oder Jahren zurück (Abb. 68 a–c).

Massiv dilatierte Ureteren bedürfen jedoch einer Modellage (ureteric tailoring), da ein zu weites Harnleiterlumen nicht refluxfrei in die Blase implantiert werden könnte. JOHNSTON (1967, 1968) verkleinert das Kaliber nur im Beckenbereich, BISCHOFF (1957, 1961) führte eine weitreichendere Modellage durch, während HENDREN (1969, 1970, 1971) oft in 2 Sitzungen den Gesamtureter und das Nierenbecken verjüngt. Die spontane Besserung des oberen Harntraktes nach der Schaffung eines freien Urinabflusses und die vielfach ungünstigen Ergebnisse einer zu exzessiven Chirurgie (DERRICK 1972; JOHNSTON 1967; WILLIAMS 1970) haben uns bewogen, nur in beschränkter Länge von 10–12 cm eine Modellage durchzuführen (Abb. 69 a u. b). Ein zweizeitiges Vorgehen ist

a b 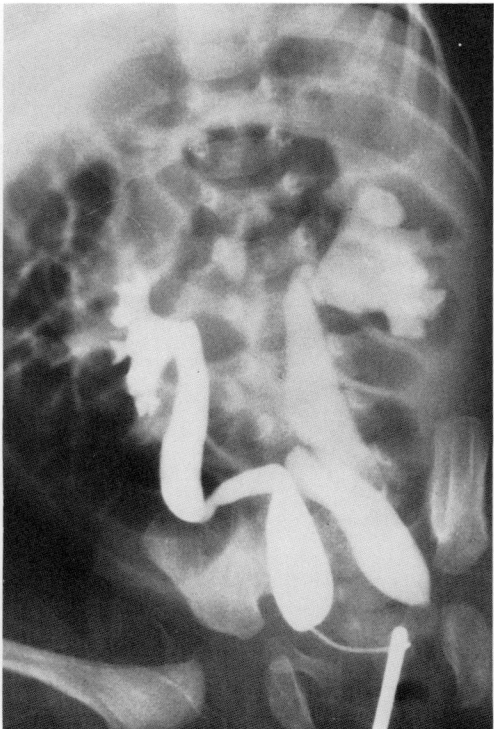 c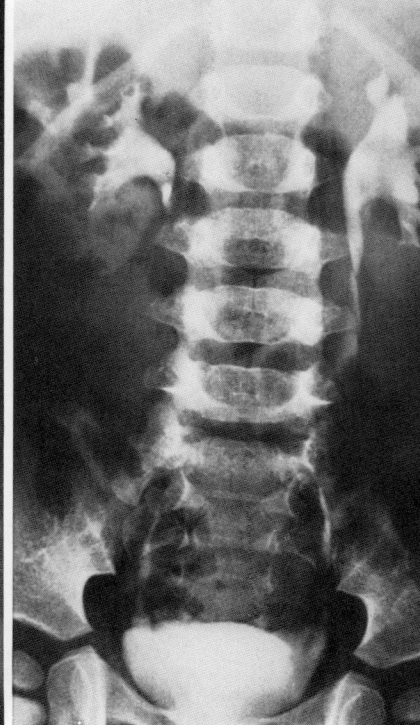

Abb. 68 a–c Distale Ureterstenose mit Hydroureter.
a Gut erhaltene Nierenfunktion, vorwiegend rechts Schlängelung und Dilatation des Ureters, besonders in den distalen Abschnitten.
b Retrograde Pyelographie mit Darstellung des verzögerten Abflusses.
c Postoperatives i. v. Pyelogramm nach Stenoseresektion und direkter Ureterozystoneostomie nach Leadbetter-Politano (aus *A. F. Schärli, M. Kropf, M. Bettex:* Distale Ureterstenose und Hydroureter. Z. K. Chir. 11 [1972] 218).

bei persistierender pyeloureteraler Stenose indiziert. Als Alternativlösung darf die Längsfältelung des dilatierten Ureters ohne Resektion des überschüssigen Wandanteils gesehen werden (KALICINSKI u. Mitarb. 1977).

Technik der Uretermodellage

– Der Ureter wird mit äußerster Sorgfalt aus der Blasenwand präpariert. Sämtliche Gefäße vom Becken oder der Lumbalregion werden geschont, um die Blutzirkulation zum Ureter nicht zu gefährden. Über einen liegenden Katheter wird die gefäßärmste Strecke von unten nach oben eingezeichnet oder mit Hendren-Klemmen (HENDREN 1969, 1970, 1971, 1977; HODGSON 1975) gefaßt. Der überschüssige Ureterstreifen wird nun reseziert und der Ureter mit fortlaufender 5 × 0-Chromcatgut-Naht von oben nach unten wieder zu einem Rohr formiert (Abb. 70 a u. b). Dieser neukalibrierte und meist etwas verkürzte Ureter kann nun mit einer Antirefluxtechnik in die Blase implantiert werden. Wir belassen eine Ureterschiene für 2–3 Wochen.

– Bei massiver Ureterdilatation und geringer oder fraglicher Nierenfunktion wird eine temporäre Drainage des Urins über eine Ureterokutaneostomie durchgeführt. Um die durchgehende Zirkulation für den Ureter nicht zu gefährden, darf nur eine Loop-Ureterostomie angelegt werden. Wenn sich das Ureterlumen verkleinert und die Nierenfunktion gebessert hat, kann frühestens nach 2–3 Monaten eine Resektion der distalen Ureterstenose mit oder ohne Modellage gemacht werden (HENDREN 1978; KING 1976; RABINOWITZ 1977; TANAGHO 1971). Sicher wurden früher zu viele Urinableitungen durchgeführt, wo eine direkte Korrektur erfolgversprechend hätte sein können. Die Ureterostomie vereinfacht den definitiven Eingriff nicht. Er ist daher nur für den immediaten Erhalt der Nierenfunktion indiziert.

– Für Hydroureter mit multiplen Streckenstenosen bestehen bereits günstige Erfahrungen mit der Autotransplantation (DEWEERD 1976; KLEIN 1977; LILLY 1975; STEWARD 1977).

8.94 Urogenitaltraktus und retroperitonealer Raum

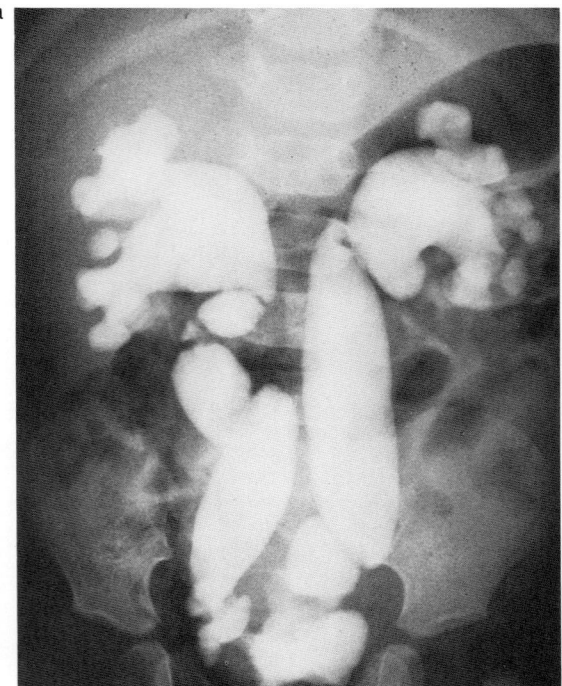

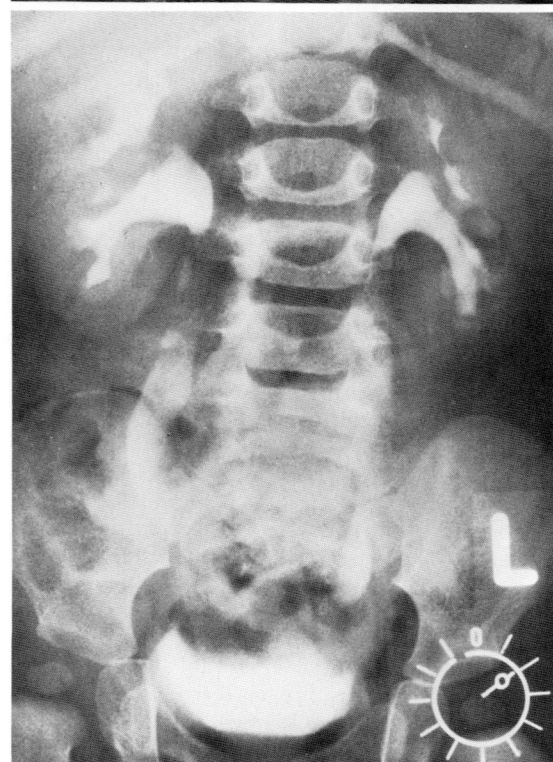

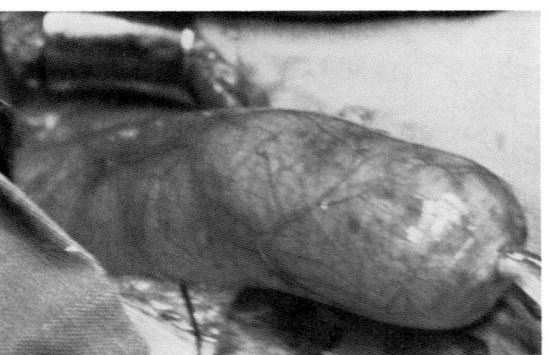

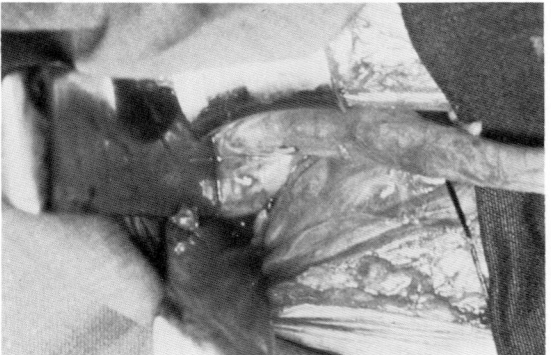

Abb. 70 a u. b
a Operationssitus einer prävesikalen Ureterstenose und Hydroureterbildung.
b Zustand nach Uretermodellage.

Prognose

Nach Operation eines obstruktiven Hydroureters darf in ca. 75% der Fälle (HENDREN 1975; JOHNSTON 1967; MC LAUGHLIN u. Mitarb. 1971; PAGANO 1977; SCHAERLI u. Mitarb. 1972; WILLIAMS 1954, 1974) ein günstiges Ergebnis erwartet werden. Die hohe Zahl an ungebesserten Fällen, Reinterventionen oder Sekundärnephrektomien zeigt deutlich, daß diese Art von Harnleiterchirurgie nur in die Hand des erfahrenen Chirurgen gehört. Eine Reihe von Komplikationen limitiert den Operationserfolg. Dazu gehören: eine ungenügende Blutversorgung und Fibrosierung des distalen Ureters, ein zu langer vesikoureteraler Tunnel, eine unvollständige Resektion eines adynamischen Ureters usw. (HENDREN 1975, 1977; MILDENBERGER 1976). In einigen Fällen setzt jedoch trotz anatomischer Besserung eine Peristaltik des Ureters nicht mehr ein, oder die Nierenfunktion verfällt einer progressiven Verschlechterung (RABINOWITZ 1978; SCHAERLI u. Mitarb. 1972).

Abb. 69 a u. b Prävesikale Ureterstenose und schwere Hydroureter- und Hydronephrosenbildung beidseits.
a Präoperatives i. v. Pyelogramm.
b Intravenöses Pyelogramm postoperativ nach distaler Uretermodellage (aus *A. F. Schärli, M. Kropf, M. Bettex:* Distale Ureterstenose und Hydroureter. Z. K. Chir. 11 [1972] 218).

Literatur

Bettex, M., A. Blumberg, A. Zimmermann: Die tiefe Ureterstenose – Eine reelle pathologische Entität. Schweiz. Rdsch. Med. 69 (1980) 1191

Bischoff, P.: Megaureter. Brit. J. Urol. 29 (1957) 416

Bischoff, P., H. G. Busch: Origin, clinical experiences and the treatment of urinary obstructions of the lower ureter in childhood. J. Urol. (Baltimore) 85 (1961) 739

Derrick, F. C.: Management of the large tortuous adynamic ureter with reflux. J. Urol. (Baltimore) 108 (1972) 153

De Weerd, J. H.: Renal autotransplantation for upper ureteral stenosis. J. Urol. (Baltimore) 116 (1976) 23

Emery, J. L.: A classification and quantitative histological study of abnormal ureters in children. Brit. J. Urol. 46 (1974) 69–79; 46, (1974) 81–90

Gregoir, W., G. Debled: L'étiologie du reflux congénitale et du méga-urétère primaire. Urol. int. (Basel) 24 (1969) 119

Hanna, M. K.: Primary obstructive megaureters in adults. J. Urol. (Baltimore) 113 (1975) 328

Hendren, W. H.: Operative repair of megaureter in children. J. Urol. (Baltimore) 101 (1969) 491

Hendren, W. H.: A new approach to infants with severe obstructive uropathy. J. pediat. Surg. 5 (1970) 184

Hendren, W. H.: Recent advances in the management of low urinary obstructions in the newborn. Progr. Pediat. Surg. 2 (1971) 115

Hendren, W. H.: Complications of megaureter repair in children J. Urol. (Baltimore) 113 (238) 1975

Hendren, W. H.: Reconstructive surgery of the urinary tract in children. Curr. Probl. Surg. 14 (1977)

Hendren, W. H.: Complications of ureterostomy. J. Urol. (Baltimore) 120 (1978) 269

Hodgson, N. B.: Technique of reductive ureteroplasty in management of megaureter. J. Urol. (Baltimore) 113 (1975) 118

Johnston, J. H.: Reconstructive surgery of megaureter in childhood. Brit. J. Urol. (Baltimore) 39 (1967) 17

Johnston, J. H.: Hydroureter and megaureter. Butterworth, London 1968 (S. 160)

Javadpour, N.: Obstruction of the lower ureter by aberrant vessels in children. J. Urol. (Baltimore) 108 (1972) 340

Kalicinski, Z. H., J. Kansy, B. Kotarbinska, W. Joszt: Surgery of megaureters – modification of Hendren's operation. J. pediat. Surg. 12 (1977) 183

King, L. R.: Undiversion. J. Urol. (Baltimore) 115 (1976) 296

Klein, T. W.: Renal autotransplantation. Invest. Urol. 15 (1977) 256

Lilly, J. R.: Bench surgery and renal autotransplantation in the pediatric patient. J. pediat. Surg. 10 (1975) 623

Mac Kinnon, M.: Pelviureteric obstruction and multicystic renal disease. Z. Kinderchir. 25 (1978) 70

Mc Laughlin, A. P., W. F. Leadbetter, R. C. Pfister: Reconstructive surgery of primary megalo-ureter. J. Urol. (Baltimore) 106 (1971) 186

Mildenberger, H.: Komplikationen bei der operativen Behandlung des Megaureters. Z. Kinderchir. 19 (1976) 178

Murphy, D.: Neonatal urinary ascites in the abscence of urinary obstruction. J. pediat. Surg. 13 (1978) 529

Notley, R. G.: Electron-microscopy of the primary obstructive mega-ureter. Brit. J. Urol. 44 (1972) 229

Pagano, P.: Primary obstructed megaureter. Brit. J. Urol. 49 (1977) 469

Pfaff, R.: Right ovarian vein Syndrom bei einem 9jährigen Mädchen. Acta. urol. 5 (1974) 187

Pitts, W. R.: Congenital megaloureters. J. Urol. (Baltimore) 111 (1974) 468

Rabinowitz, R.: Surgical treatment of the massively dilated ureter in children. J. Urol. (Baltimore) 117 (1977) 658, J. Urol. 118 (1977) 436

Rabinowitz, R.: Influence of etiology on the surgical management and prognosis of the massively dilated ureter in children. J. Urol. (Baltimore) 119 (1978) 808

Read, B. P.: Vascular distal ureteral obstruction. J. Urol. (Baltimore) 114 (1975) 762

Roche, A. E.: Three cases of uretero-cystostomy for megaloureter. Brit. J. Urol. 34 (1962) 207

Schaerli, A. F., M. Kropf, M. Bettex: Distale Ureterstenose und Hydroureter. Z. Kinderchir. 11 (1972) 218

Singer, A. M.: Adynamic terminal ureteral segment. J. Urol. (Baltimore) 118 (1977) 1037

Stephens, F. D.: Congenital Malformations of the Rectum and Anus and Genito-Urinary-Tracts. Livingstone, Edinburgh 1963

Stewart, B. H.: Renal autotransplantation. Current perspectives. J. Urol. (Baltimore) 118 (1977) 363

Swenson, O., J. H. Fisher, J. Cendron: Megalo-ureter, investigation as to the cause and report and the results of new forms of treatment. Surg. 40 (1956) 223

Tanagho, E. A.: Ureteral tailoring. J. Urol. (Baltimore) 106 (1971) 194

Whitacker, R. H.: Investigating wide ureters with ureteral pressure: flow studies. J. Urol. (Baltimore) 116 (1976) 81

Williams, D. I.: The chronically dilated ureter. Proc. roy. Coll. Surg. 14 (1954) 107

Williams, D. I.: Urology in Childhood. Springer, Berlin 1974

Williams, D. I.: Hulme-Moir. Primary obstructive megaureter. Brit. J. Urol. 42 (1970) 140

Retrokavaler Ureter

Ätiologie und Pathogenese

Die retrokavale Lage des Ureters ist auf eine abnorme Entwicklung des abdominalen Venensystems zurückzuführen. In der Embryonalzeit sind dreipaarige Venen angelegt, von denen nur die rechte V. supercardinalis bestehenbleibt und zur lumbalen V. cava wird. Zwischen diesem Gefäßnetz liegt die Nierenanlage.

Bei der häufigsten Mißbildungsvariante ist jedoch die hintere Kardinalvene oder die rechte Subkardinalvene bestehengeblieben (GDANIETZ 1966; KENAWI u. WILLIAMS 1976; ROWLAND u. Mitarb. 1960). Aus diesem Grunde liegt der Ureter im proximalen Abschnitt retrokaval und wird durch die Vene komprimiert. Die Anomalie liegt vorwiegend rechts, doch sind auch Fälle mit Situs inversus und linksseitigem retrokavalem Ureter beschrieben (MONCADA u. WENDEROTH 1974) (Abb. 71).

Symptome

In den meisten Fällen verläuft das Leiden bis zum 3. oder 4. Jahrzehnt stumm. Im Kindesalter sind Beschwerden selten und uneinheitlich. Am häufigsten wird über intervallweise Schmerzen in der rechten Nierenloge und Pyuriesymptome geklagt. Bei mehr als der Hälfte der Patienten findet man eine Hämaturie (ROWLAND u. Mitarb. 1960), bei einigen auch eine Steinbildung. Oftmals handelt es sich um einen Zufallsbefund im Rahmen einer Infektions- oder Enuresisabklärung (STOLL u. RUZA 1965).

Diagnose

Im intravenösen, besonders aber im retrograden Pyelogramm wird eine S-förmige Schlängelung des proximalen Ureters mit Medialverlagerung auf

8.96 Urogenitaltraktus und retroperitonealer Raum

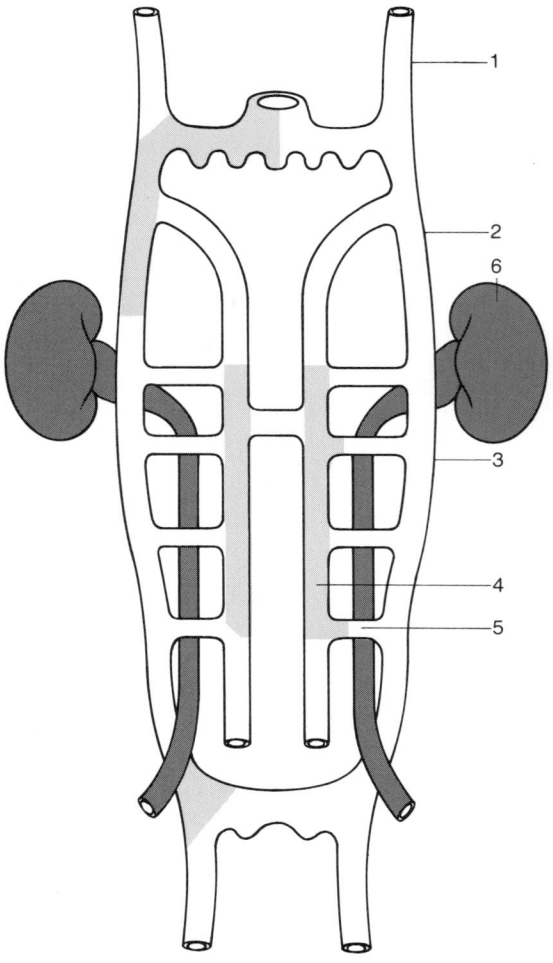

Anteile zum Aufbau der normalen unteren Hohlvene

Abb. 71 Embryonales Venensystem vor der Entwicklung der V. cava inferior (nach *McClure*). Schraffiert sind die bleibenden Venenanteile eingezeichnet.
1 V. cardinalis anterior bzw. superior
2 u. 3 V. cardinalis inferior bzw. posterior
4 V. subcardinalis
5 Queranastomosen
6 Niere und Harnleiter in Beziehung zu den Venen

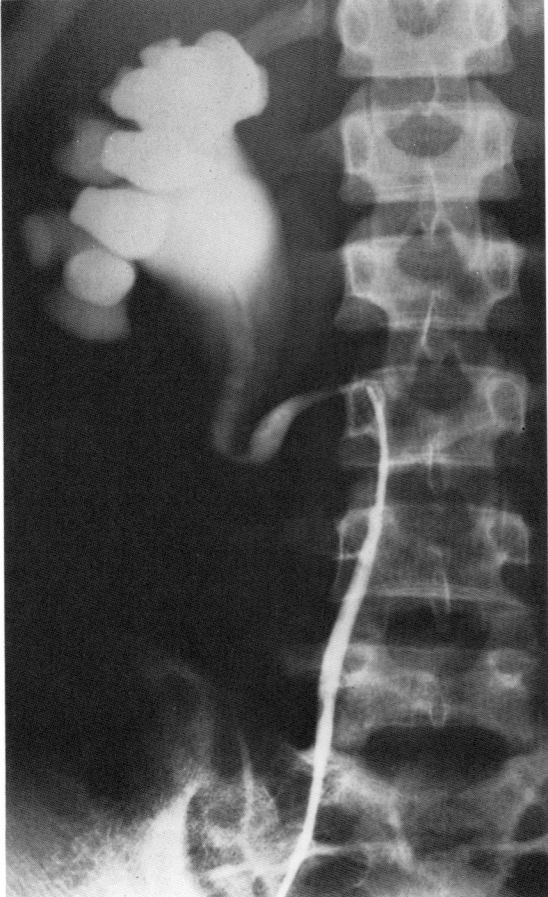

Abb. 72 Hydronephrose bei retrokavalem Ureter. Schleifenbildung des Ureters zwischen V. cava und Wirbelsäule (11jähriger Knabe). Retrogrades Pyelogramm (aus *E. Stoll, J. Ruza:* Helv. paed. acta 20 [1965] 456).

Höhe des 3. oder 4. Lumbalwirbels gesehen (Abb. 72) (MULLEN u. ENGEL 1952; STOLL u. RUZA 1965). Oberhalb des retrokavalen Verlaufs sind der Ureter und das Nierenbecken dilatiert, und es besteht eine Pyelektasie. Differentialdiagnostisch ist ein komprimierender Tumor auszuschließen.

Therapie

Eine Therapie ist nur indiziert, wenn echte obstruktive Symptome oder Beschwerden vorhanden sind. Die Art der Operationstechnik läßt sich erst nach der Präparation von V. cava und Ureter festlegen. Man wird am ehesten geneigt sein, den Ureter im dilatierten Abschnitt zu durchtrennen und vor der Vene zu reanastomosieren (WILLIAMS 1968). In einigen Fällen ist aber eine Ureterstenose oder -hypoplasie im spiraligen Abschnitt vorhanden, so daß eine Teilresektion notwendig ist. In diesen Fällen wird eine schräge Ureteranastomose oder eine Anastomose mit dem Nierenbecken durchgeführt (Abb. 73 a u. b) (HARRIL 1940; STOLL u. RUZA 1965). Um Strikturen zu vermeiden, ist eine Schienung vorteilhaft. Die Lagekorrektur des Ureters mit Durchtrennung und Reanastomosierung der V. cava zu erreichen, ist sicherlich schwieriger und nur bei stenosefreiem Harnleiter möglich (GOODWIN u. Mitarb. 1957).

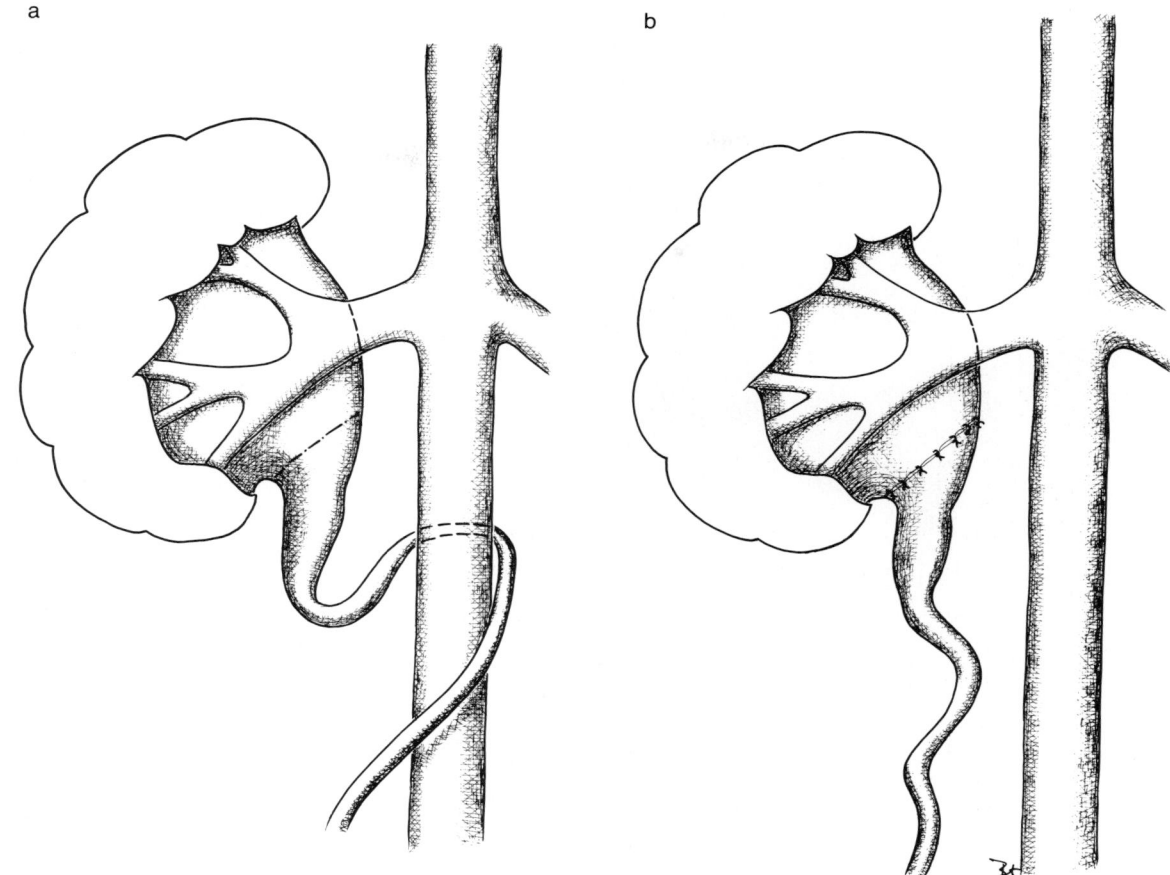

Abb. **73 a** u. **b** **a** Verlauf des Ureters bei retrokavalem Ureter. **b** Operation nach Harril (s. Text).

Prognose

Die Umlagerung des Ureters und Anastomose mit dem Nierenbecken nach Harril (HARRIL 1940) hat die besten Aussichten auf Erfolg (GDANIETZ 1966; KENAWI u. WILLIAMS 1976; STOLL u. RUZA 1965). Ureteranastomosen sind in einem hohen Prozentsatz von Stenosen gefolgt.

Literatur

Gdanietz, K.: Beitrag zum retrokavalen Ureter im Kindesalter. Z. Kinderchir. 3 (1966) 83
Goodwin, W. E., D. E. Burke, W. H. Mullen: Retrocaval ureter. Surg. Gynec. Obstet. 104 (1957) 337
Harril, H. C.: Retrocaval ureter. Report of four cases with operative correction of the defect. J. Urol. (Baltimore) 44 (1940) 450
Kenawi, M. M., D. I. Williams: Circumcaval ureter: A report of four cases in children with review of the literature. Brit. J. Urol. 48 (1976) 183
Moncada, J., H. Wenderoth: Bericht über 2 Fälle von retrokavalem Ureter. Urol. int. (Basel) 29 (1974) 69
Mullen, W. H., W. J. Engel: Circumcaval ureter. Radiology 59 (1952) 528
Rowland, H. S., R. C. Bunts, J. H. Iwano: Operative correction of retrocaval ureter. J. Urol. (Baltimore) 83 (1960) 820
Stoll, E., J. Ruza: Retrokaval verlaufender rechter Ureter bei einem 11jährigen Kind und seine Korrektur. Helv. paediat. Acta 20 (1965) 456
Williams, D. I.: Paediatric Urology. Butterworth, London 1968

Hydronephrose bedingt durch Ureterpolyp

Die Verlegung des oberen Harntraktes durch Polypen ist im Kindesalter äußerst selten; während beim Erwachsenen maligne Tumoren in der Form von Übergangsepithelkarzinomen vorkommen (CUNNINGS 1975), handelt es sich bei Kindern durchwegs um benigne Affektionen (COLGAN 1973; GROB-VONTOBEL 1966; WILLIAMS 1972; WILLIAMS u. v. NIEDERHÄUSERN 1963).

Pathologische Anatomie

Polypen mit tintenfischartigen Ausläufern nehmen ihren Ursprung knapp unterhalb des pyeloureteralen Übergangs. Die einzelnen fingerförmigen »Tentakel« erreichen eine Länge bis 1½ cm und eine Dicke von 1–3 mm. Ursache und Entstehungsweise dieser von Übergangsepithel bekleideten

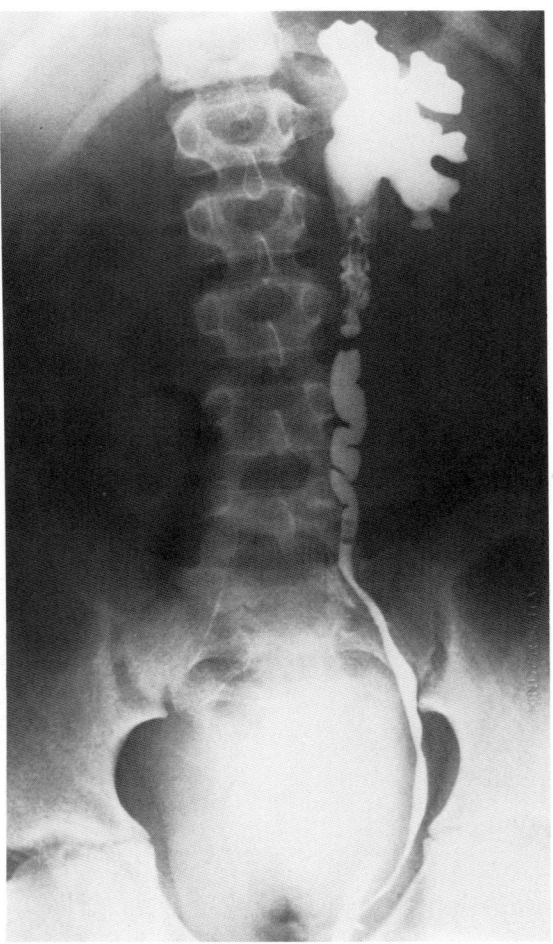

Abb. 74 Retrograde Füllung bei Ureterpolyp mit Hydronephrose und Dilatation und Schlängelung des Ureters distal des Tumors (aus *V. Grob-Vontobel*: Z. Kinderchir. Suppl. 1966, 115).

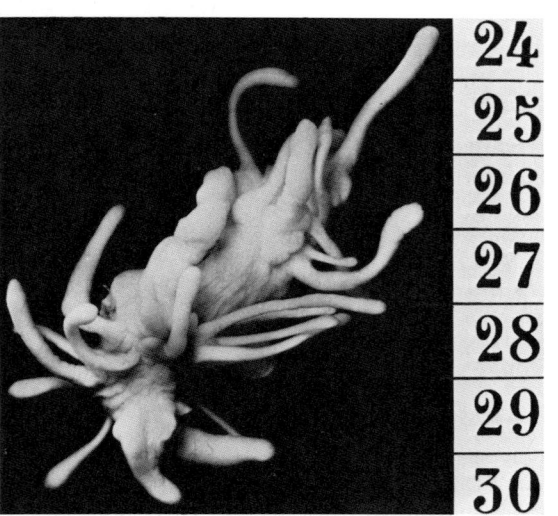

Abb. 75 Resezierter Ureterpolyp mit über zwanzig Tentakeln (aus *V. Grob-Vontobel*: Z. Kinderchir. Suppl. 1966, 115).

Tumoren sind nicht bekannt. Sicher handelt es sich nicht um einen entzündlichen Prozeß (WILLIAMS 1972).

Diagnose

Die Symptome sind uncharakteristisch. Lendenschmerzen, Pyurie oder Hämaturie können die Anomalie begleiten (GROB-VONTOBEL 1966; WILLIAMS u. v. NIEDERHÄUSERN 1963). Im i. v. Pyelogramm ist ein Füllungsdefekt erkenntlich. Das Nierenbecken und der pyeloureterale Übergang sind meist gestaut (Abb. 74). Bei der retrograden Füllung läßt sich das Ausmaß des Prozesses in Form einer Defektdarstellung sehen. Eine für Stenose charakteristische Ureterknickung fehlt (WILLIAMS u. v. NIEDERHÄUSERN 1963).

Therapie

Der Polyp mitsamt seinem Ureterwandanteil wird reseziert und eine pyeloureterale Anastomose durchgeführt (Abb. 75). Die Rezidivhäufigkeit ist nach vollständiger Entfernung gering.

Literatur

Colgan, J. R.: Benign ureteral tumors in childhood. J. Urol. (Baltimore) 109 (1973) 301
Cunnings, K. B.: Renal pelvic tumors. J. Urol. (Baltimore) 113 (1975) 158
Grob-Vontobel, V.: Ureterpolyp im Kindesalter. Z. Kinderchir. Suppl. (1966) 115
Oesch, I., Bettex, M.: Die pyeloureteralen Polypen beim Kind. Aktuelle Urologie 12 (1981) 220–223
Williams, D. I.: Urology in childhood. Springer, Berlin 1972 (S. 180)
Williams, D. I., W. v. Niederhäusern: Les polypes de l'urètère. J. Urol. Néphrol. 69 (1963) 145

Ureterozele

N. GENTON und F. MARKWALDER

Als Ureterozele wird eine zystische Dilatation des distalen Ureters in seinem submukösen Anteil bezeichnet. Sie präsentiert sich als eine ballonartige Vorwölbung im Bereich des Blasendreiecks, reicht manchmal bis über den Blasenhals hinunter und kann sich mitunter bis in die Urethra ausdehnen. 1954 hat ERICSSON als erster zwei Formen von Ureterozelen unterschieden: Die *Ureterocele simplex,* auch orthotopische oder intravesikale Ureterozele genannt, und die *ektopische Ureterozele,* auch extravesikale Ureterozele genannt. Funktionell stellt man den Ureterozelen vom *kindlichen Typ,* die sehr oft mit einer Doppelbildung der Ureteren oder anderen Mißbildungen der oberen Harnwege vergesellschaftet sind, den *adulten Typ* gegenüber, Ureterozelen, die in der Regel kleiner sind und die oberen Harnwege funktionell kaum beeinträchtigen.

Embryologie

Bei allen Ureterozelen findet sich gleichzeitig eine obstruierende Anomalie des Ureterostiums. Man ist sich heute einig, daß dieser Stenose eine partielle Persistenz der Chwallaschen Membran zugrunde liegt. Letztere unterteilt während der 6. Schwangerschaftswoche die gemeinsame Lichtung von Ureter und Wolffschem Gang (CHWALLA 1927; DEBLED 1969; TANAGHO 1972; WILLIAMS u. WOODARD 1964; WILLIAMS u. Mitarb. 1972). Andererseits glaubt man, daß eine Obstruktion im Ostiumbereich die Bildung einer Ureterozele nicht genügend erklären kann. So sind verschiedene Hypothesen über die mögliche Ätiologie dieser submukösen Dilatation des Ureters aufgestellt worden. Die ältest bekannte beruht auf einer Insuffizienz der Waldeyerschen Schicht (DEBLED 1969). TANAGHO 1972 erwägt unter anderem die Idee, daß in der Embryonalzeit die Obstruktion zeitlich schon vor der Ausbildung der Muskelschicht im distalen Ureter besteht. Die Dilatation würde sich also durch das Noch-nicht-Vorhandensein der Muskelschicht im distalen Ureter erklären. Unterstützt wird diese Hypothese durch die Tatsache, daß bei erworbenen Stenosen im Ostiumbereich nie eine Ureterozele entsteht.

Pathologie

Die Ureterozele besitzt eine dünne Wand, die sich morphologisch aus der Blasenschleimhaut an ihrer intravesikalen Oberfläche und aus dem ureteralen Übergangsepithel an ihrer Innenseite zusammensetzt. Zwischen den beiden Schleimhautschichten finden sich Bindegewebe und Muskelfasern, die gegen das stenosierte Ostium hin konvergieren. Es handelt sich also nur um Längsmuskelfasern. Die funktionelle Beschaffenheit ergibt sich aus der engen Nachbarschaft zum Detrusormuskel. Ist dieser gut ausgebildet, so vermag er während des Miktionsvorgangs die Ureterozele zu komprimieren, und es entsteht keine Deformation im Bereich des Blasenbodens. Ist er jedoch dünn und schwach ausgebildet, so kann während der Miktion die Ureterozele eine Eindellung oder sogar ein Divertikel im Trigonumbereich bilden (WILLIAMS u. Mitarb. 1972) (Abb. 76 a–c).

Die *orthotopische Ureterozele* (Abb. 77 a u. b) besitzt einen Ureter mit normalem Mündungsort

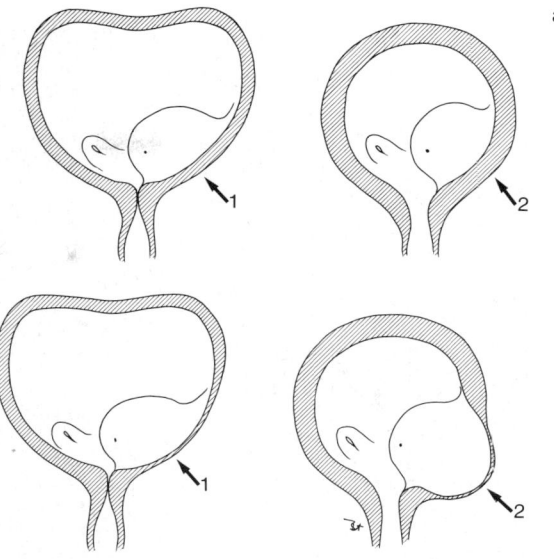

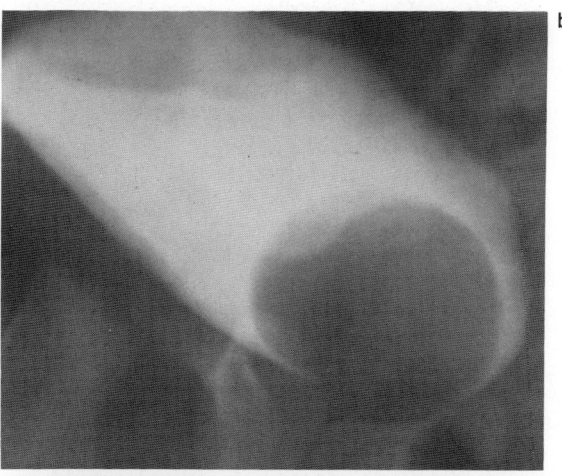

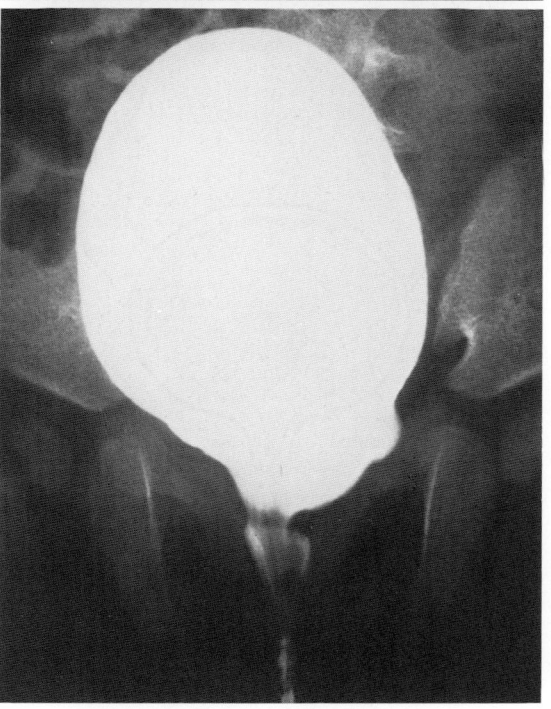

Abb. 76 a–c

a Schematische Darstellung einer orthotopischen Ureterozele mit starker und schwacher Trigonummuskulatur.
1 Bei ruhender Blase;
2 bei kontrahierter Blase (Miktion).

b I. v. Pyelogramm: Die schräge Aufnahme zeigt eine linksseitige orthotopische Ureterozele mit schwacher Trigonummuskulatur.

c Miktionsurethrogramm: Bei der Miktion ist eine Divertikelbildung links deutlich sichtbar.

8.100 Urogenitaltrakt und retroperitonealer Raum

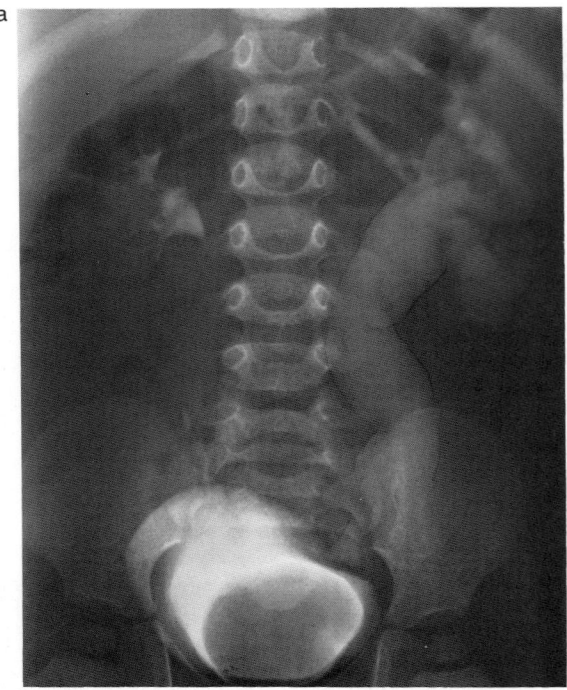

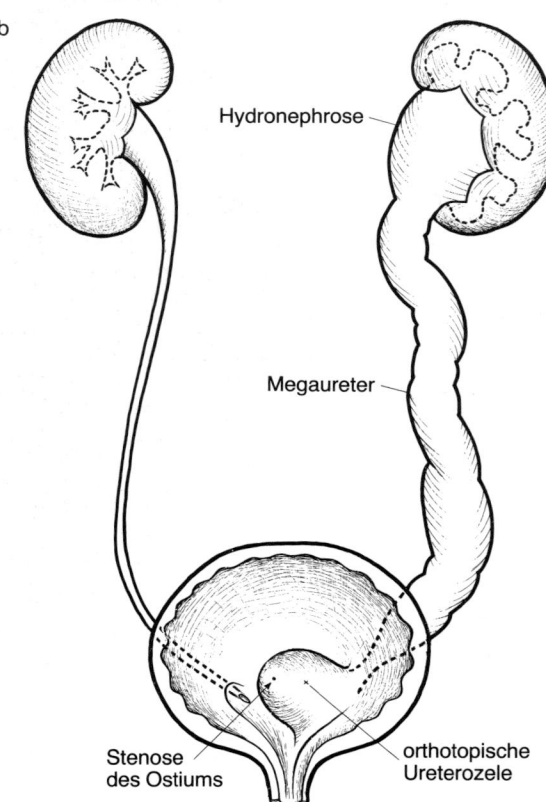

Abb. 77 a u. b Orthotopische Ureterozele links mit Megaureter und Hydronephrose.
a I. v. Pyelogramm: Runde Aussparung im Trigonumbereich, dilatierter, gewundener Ureter, hochgradige Hydronephrose.
b Schematische Darstellung eines ähnlichen Falles.

und ist, beim kindlichen Typ, mit einer unterschiedlich ausgeprägten Dilatation der proximalen Harnwege assoziiert. Aufgrund ihrer Größe oder wegen der intravesikalen Divertikelbildung kann sie zu einer Obstruktion im Bereich des Blasenhalses werden.

Die *ektopische Ureterozele*, die in 75% der Fälle mit einer Doppelbildung der dazugehörigen oberen Harnwege vergesellschaftet ist, entwickelt sich auf einem ektopischen Ostium und kann verschiedene Formen annehmen, die von STEPHENS schematisiert worden sind (1971, 1979). Sie kann bisweilen ohne ein eruierbares Ostium sein, entweder ober- oder unterhalb des Blasenhalses oder in die Urethra münden. Die Zäkoureterozele stellt anatomisch eine Besonderheit dar: Wegen ihrer ausgeprägten submukösen Ausdehnung in kaudaler Richtung kann sie manchmal bis zur äußeren Harnröhrenmündung reichen, während das sekundär verschlossene Ostium im Bereich des Blasenhalses liegt.

Die Ureterozelen im allgemeinen und die ektopischen mehr noch als die einfachen Formen sind mit Mißbildungen der oberen Harnwege assoziiert. Ihre pathogenetische Bedeutung für eine mißgebildete Niere, im besonderen für den oberen Nierenanteil bei Doppelnieren, beruht auf den gleichen Vorgängen wie bei Doppelnieren ohne Ureterozele, d. h. auf einer Dilatation und Infektgefährdung infolge Reflux oder Kompression im Ostiumbereich (S. 8.12 und 8.13).

Beim Vorliegen eines Doppelureters wird der Reflux in das ableitende System der unteren Nierenhälfte durch deformierende Traktionskräfte der Ureterozele auf den ohnehin schon kurzen intramuralen Anteil des kaudalen Ureters begünstigt. Ist die Ureterozele groß und voluminös, so kann sie durch Kompression des ipsi- oder kontralateralen Ostiums zu einer Ausweitung der proximalen Harnwege führen. Orthotopische Ureterozelen, die in die Blase prolabieren, sowie die meisten ektopischen Ureterozelen wirken als Abflußhindernis auf die distalen Harnwege und können so in der postnatalen Phase zu einer partiellen oder vollständigen Urinretention führen. Bei schwerwiegenden Formen bewirken sie dadurch schon pränatal schwere Schäden des Nierenparenchyms (Abb. 3a). Die Urinretention manifestiert sich als Ischuria paradoxa (LEADBETTER 1970). Die Bildung von Konkrementen ist besonders bei den kleinen Ureterozelen vom adulten Typ bekannt und gibt Anlaß, nach den prädisponierenden metabolischen Faktoren zu suchen (MESSING u. HENRY 1979).

Vorkommen

Die Häufigkeit der Ureterozelen wird in der Literatur unterschiedlich angegeben. MALEK u. UTZ (1970) finden 1 Fall auf 5000 bis 10 000 Aufnahmen eines Kinderspitals. In den Statistiken unserer Kinderchirurgie haben wir 1 Fall auf 1500 Aufnahmen gefunden. Diese Zahlen geben jedoch kaum Aufschluß über die Häufigkeit in einer Normalpopulation. Ureterozelen kommen häufiger bei Mädchen vor (4 Mädchen auf 1 Knaben).

Symptome

Der Großteil der Ureterozelen wird während des ersten Lebensjahres diagnostiziert. Folgende Symptome liegen in abnehmender Häufigkeit vor: Pyurie (80%), Urinretention, selten ein sichtbarer Prolaps der Ureterozele vor die Vulva und, bei älteren Kindern, Schmerzen. Der Zeitpunkt der Diagnosestellung geht mit dem Schweregrad der Mißbildung einher. Unser jüngster Patient mit einer riesigen ektopischen Ureterozele und akuter Harnretention war ganze 10 Tage alt.

Diagnose

Außer bei den prolabierenden Formen wird die Diagnose auf röntgenologischem Wege gestellt.
Das *intravenöse Urogramm* zeigt eine typische runde Aussparung im Trigonumbereich, mit oder ohne zusätzliche Alterationen der oberen Harnwege. Die radiologischen Zeichen einer Doppelbildung haben wir schon beschrieben (S. 8.15) (Abb. 78 a u. b). Wegen der Ähnlichkeit im Röntgenbild müssen differentialdiagnostisch Tumoren des Blasenbodens und des hinteren Urethraabschnittes (S. 8.149), Blasensteine und schließlich Luftblasen im Rektum ausgeschlossen werden, was mit Hilfe von seitlich-schrägen Aufnahmen meist möglich ist.
Das *Miktionsurogramm* bietet beim Vorliegen von Ureterozelen ein gewisses Interesse (s. Abb. 76) (CREMIN u. Mitarb. 1977; WILLIAMS u. Mitarb. 1972). Es gibt uns genaueren Aufschluß über die Größe und Ausdehnung der Zele, ihren Füllungszustand und ihre Komprimierbarkeit während der Miktion. Es unterrichtet uns über den Zustand des Detrusormuskels und über einen eventuellen Prolaps der Ureterozele in die Urethra und zeigt uns die Abflußverhältnisse der Blase. Diese Faktoren bestimmen das taktische Vorgehen bei der Operation. CREMIN u. Mitarb. (1977) und WEISS u. SPACKMAN (1974) haben unabhängig voneinander gezeigt, daß, bei einer Wandschwäche des Trigonums, die Ureterozele sich invaginieren und so ein Divertikel mit Reflux bilden kann.
Um die Nierenfunktion beurteilen zu können, ist

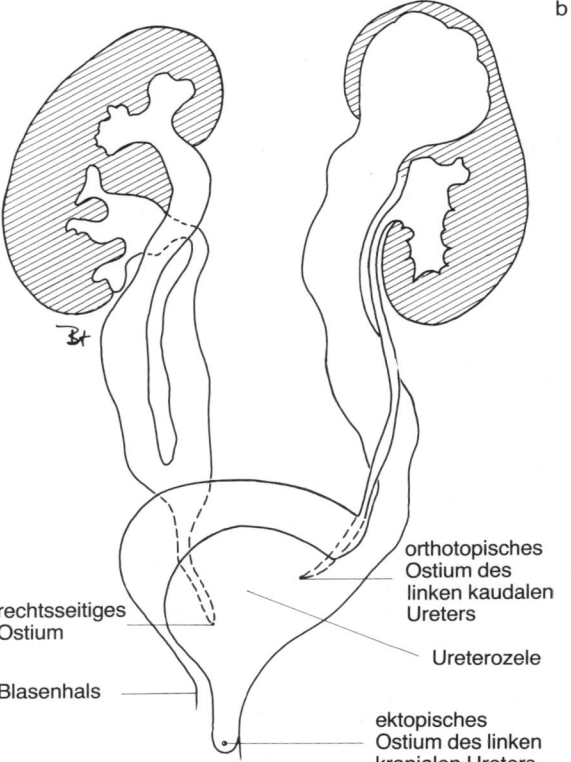

Abb. 78 a u. b Ektopische Ureterozele links mit bilateraler Doppelbildung der Ureteren bei einem 8 Monate alten Mädchen.
a I. v. Pyelogramm: Runde Aussparung im Trigonumbereich. Typische indirekte Zeichen einer Doppelniere links. Beachte z.B. den vergrößerten Abstand zwischen dem oberen Nierenpol und der »oberen« Kelchgruppe. Die obere Niere ist stumm. Rechts ist ein Ureter bifidus zu sehen. Die Dilatation ist Folge einer durch die linke Ureterozele bedingten Kompression.
b Schematische Darstellung des gleichen Falles.

eine *Nierenszintigraphie* unerläßlich, auch wenn keine Doppelniere vorliegen sollte.
Die *Ultrasonographie* endlich hat sich heute zu einer zuverlässigen Untersuchungstechnik entwickelt, die es uns erlaubt, Form und Ausmaß des funktionstüchtigen Nierenparenchyms beurteilen zu können.

Therapie

Für die meist kleinen *Ureterozelen vom adulten Typ,* die im Kindesalter nur ausnahmsweise angetroffen werden, erübrigt sich eine Behandlung, sofern die oberen Harnwege nicht in Mitleidenschaft gezogen sind. Es empfiehlt sich aber, die Ureterozele und die proximalen Harnwege im Laufe des Wachstums in regelmäßigen Abständen zu kontrollieren.
Bei den *Ureterozelen vom kindlichen Typ,* seien es orthotopische oder ektopische, bestimmen mehrere Faktoren die Behandlungsweise. HENDREN u. MONFORT (1971) lassen sich für das chirurgische Vorgehen von folgenden Kriterien leiten:
— Alter des Patienten,
— Vorliegen von einseitigen oder bilateralen Läsionen,
— Vorliegen eines einfachen oder doppelten Ureters,
— Allgemeinzustand des Patienten,
— Erfahrung des Chirurgen.
Die *transurethrale elektrochirurgische Inzision* der Ureterozelenwandung sollte heute *verlassen* werden: Sicher wird die Obstruktion dadurch beseitigt, doch geschieht dies für den Preis eines nun drohenden Refluxes, der nicht weniger gefährlich ist.
Die *transvesikale Resektion der Ureterozele* mit *gleichzeitiger Ureterozystoneostomie* nach dem Verfahren von Cohen ist die Methode der Wahl, wenn eine einfache Ureterozele vorliegt mit einem einfachen Ureter und einer funktionstüchtigen Niere. Sie wird kombiniert mit einer *Ureterplastik,* wenn die Dilatation des Ureters es erfordert. Ist die Ureterozele exzidiert, so ist es wichtig, die im Trigonum entstandene Muskellücke zu schließen, um die Entstehung eines Divertikels zu verhindern, das zu einem neuen Abflußhindernis werden (ASHCRAFT u. HENDREN 1979) oder sogar zur Urininkontinenz führen kann (LEADBETTER 1970; WILLIAMS u. WOODARD 1964). Anders verhält es sich, wenn anhand der Urographie, der Szintigraphie und der Ultrasonographie der funktionelle Zustand des Nierenparenchyms als stark beeinträchtigt beurteilt werden muß. HENDREN u. MITCHELL (1979), Verfechter möglichst einzeitiger chirurgischer Verfahren, schlagen in solchen Fällen folgendes Vorgehen vor: In *einer ersten Phase* wird im Blasenbereich die *Ureterozele exzidiert,* das *Trigonum repariert* und der refluierende *Ureter* des unteren Nierenanteils *neu implantiert.* Der zweite Schritt besteht in einer *Heminephrektomie* oder, wenn der Zustand des Nierenparenchyms es erlaubt, in einer *Nierenbeckenanastomose.* Bei schlechtem Allgemeinzustand des Kindes wird der Eingriff in zwei Zeiten durchgeführt, wobei man entweder mit der Heminephrektomie und Exzision des Ureters oder auch mit der Beseitigung der Ureterozele und Reimplantation des kaudalen Ureters beginnen kann.
Eine *vereinfachte Operationstechnik* wurde in den letzten Jahren von verschiedenen Autoren empfohlen (CENDRON u. Mitarb. 1980; KROOVAND u. PERLMUTTER 1979): Bei Doppelmißbildungen wird lediglich eine Heminephrektomie und Resektion des Ureters durchgeführt und die Ureterozele in situ belassen. CENDRON u. Mitarb. (1980) haben 35 nach dieser Methode operierte Patienten reevaluiert. In 25 Fällen wurde die Ureterozele belassen, die Blase in 14 Fällen nicht eröffnet. Der Vorteil liegt in der Vermeidung der technisch schwierigen Resektion der Ureterozele. Bleibt ein Abflußhindernis bestehen, z. B. durch ein Prolabieren der unbehandelten Ureterozele, oder persistiert ein Reflux, so wird die definitive Korrektur mit einem zweiten Eingriff später erzielt, wenn der Allgemeinzustand des Kindes sich gebessert hat.
Persönlich haben wir uns folgendes Vorgehen zu eigen gemacht: Wie HENDREN u. MITCHELL (1979) führen auch wir die Operation wenn möglich *einzeitig* durch, aber wir beginnen mit dem Eingriff im Bereich der Niere. Die Heminephrektomie oder die Nierenbeckenanastomose realisieren wir mit einem vorderen Rippenbogenschnitt. Wir glauben, daß die peroperative Beurteilung der Nierenverhältnisse einer Korrektur im Blasenbereich vorangehen sollte. Der pathologische Ureter wird dann kaudalwärts präpariert unter Schonung der Blutversorgung nach der von HENDREN u. MITCHELL (1979) vorgeschlagenen Weise. Stößt man bei der Dissektion im Blasenbereich auf technische Schwierigkeiten, so steht die Möglichkeit offen, die Operation hier abzubrechen. Man hat dann immer noch die von CENDRON u. Mitarb. (1980) postulierte vereinfachte Behandlung realisiert. Wir spülen in einem solchen Falle die Ureterozele, um einer Abszeßbildung durch Retention von infiziertem Urin vorzubeugen. Liegen unkomplizierte Verhältnisse vor, pflegen wir die Operation in der gleichen Sitzung mit der transvesikalen Phase, d. h. mit der Resektion der Ureterozele, der Reimplantation des Ureters und der Wiederherstellung des Trigonums zu beenden.

Postoperative Behandlung

Wir belassen einen Ureteralkatheter Charrière 3 oder 4 während 8 Tagen und einen Blasenkatheter während 10 Tagen und leiten die beiden Katheter transvesikal nach außen ab, in dieser Weise auf die transurethrale Katheterisierung verzichtend. Zwei Wochen nach dem Eingriff führen wir eine erste radiologische Kontrolle durch. Eine prophylaktische Antibiotikabehandlung ist bei uns die Regel, und wir behalten diese Therapie, allerdings in einer reduzierten Dosis, während 6 Monaten bei, in welchem Zeitpunkt wir eine vollständige radiologische und eventuell funktionelle Bilanz ziehen.

Resultate

Auf lange Sicht sind die Ergebnisse der chirurgischen Behandlung der Ureterozelen ausgezeichnet, vorausgesetzt, daß der Eingriff im vesikoureteralen Bereich vollständig kurativ war (Beseitigung des Abflußhindernisses und Verhinderung eines Refluxes).

Die Entfernung von vorgeschädigtem Nierengewebe hat zum Ziel, rezidivierende Infektionen zu vermeiden und den Patienten vor den Folgen einer allfälligen renalen Hypertonie zu schützen. Im Gegensatz zu den orthotopischen Ureterozelen, die den Sphinkterapparat in keiner Weise beeinträchtigen, kann nach der Entfernung einer ektopischen Ureterozele eine Urininkontinenz auftreten, wie dies WILLIAMS (1972) und LEADBETTER (1970) beschrieben haben.

Wir haben bei 10 Patienten Langzeitkontrollen der vesikourethralen Funktionen durchgeführt, wobei 6 dieser Patienten schwerwiegende obstruktive Formen von Ureterozelen aufgewiesen haben. Alle 10 Patienten sind kontinent, wobei wir immer wieder verblüfft waren über die wiedersprüchlichen radiologischen und klinischen Befunde. Selbst bei einer persistierenden Dilatation des Blasenhalses bei einigen schweren Formen von ektopischen Ureterozelen haben uns die urodynamischen Untersuchungen die vollständige Kontinenz und regelrechte Funktion des Sphinkterapparates bestätigt.

Gerade die häufige Assoziation von Ureterozelen mit Nieren- und Harnwegsmißbildungen macht die Behandlung so vielschichtig. Deshalb ist die Beurteilung des Harnapparates als Ganzes unbedingte Voraussetzung für ein taktisch richtiges Vorgehen und den damit verbundenen Erfolg.

20 Jahre Rückblick auf unsere ersten operierten Fälle erlauben uns, die ausgezeichneten Behandlungsresultate zu bestätigen, selbst bei Patienten, die komplexe Mißbildungen aufgewiesen haben. Wir glauben, daß die besten Voraussetzungen ein möglichst frühzeitig durchgeführter Eingriff und ein funktionell genügender Zustand des Nierenparenchyms bei der Geburt sind.

Literatur

Amar, A. D.: Simple ureterocele at the distal end of a blind-ending ureter. J. Urol. (Baltimore) 106 (1971) 423

Amar, A. D.: Management of urinary calculous disease in patients with ureterocele. J. Urol. (Baltimore) 117 (1977) 34

Ambrose, S. S.: Ureterocele. In Glenn, J. F.: Urologic Surgery, 2nd ed. Harper & Row, New York 1975 (S. 261)

Ashcraft, K. W., W. H. Hendren: Bladder outlet obstruction after operation for ureterocele. J. pediat. Surg. 14 (1979) 819

Bauer, S. B., A. B. Retik: The non-obstructive ectopic ureterocele. J. Urol. (Baltimore) 119 (1978) 804

Bruezière, J.: Un aspect inhabituel d'urétérocèle: la forme orthotopique avec duplicité de la voie excrétrice. Ann. Chir. infant. 16 (1975) 15

Cendron, J., Y. Melin, J. Valayer: Traitement simplifié de l'urétérocèle avec duplicité pyélo-urétérale chez l'enfant. Chir. Pédiat. 21 (1980) 121

Chwalla, R.: Eine bemerkenswerte Anomalie der Harnblase bei einem menschlichen Embryo von 32,5 mm. Virchows. Arch. path. Anat. 263 (1927) 632

Cremin, B. J., M. R. Funston, J. A. Aaronson: The intraureteric diverticulum, a manifestation of ureterocele intussusception. Pediat. Radiol. 6 (1977) 92

Debled, G.: Die Ätiologie der Ureterocele. Acta urol. belg. 37 (1969) 125

Eklöf, O., E. Mäkinen: Ectopic Ureterocele. A radiological appraisal of 66 consecutive cases. Pediat. Radiol. 2 (1974) 111

Ericsson, N. O.: Ectopic ureterocele in infants and children. A clinical study. Acta chir. scand., Suppl. 197 (1954) 18

Gray, S. W., J. T. Skandalakis: Embryology for Surgeons. Saunders, Philadelphia 1972 (S. 541)

Hendren, W. H., M. E. Mitchell: Surgical correction of ureteroceles. J. Urol. (Baltimore) 121 (1979) 590

Hendren, W. H., G. J. Monfort: Surgical correction of ureteroceles in childhood. J. pediat. Surg. 6 (1971) 235

Johnston, J. H., L. M. Johnson: Experiences with ectopic ureteroceles. Brit. J. Urol. 41 (1969) 61

Kroovand, R. L., A. D. Perlmutter: A one-stage surgical approach to ectopic ureterocele. J. Urol. (Baltimore) 122 (1979) 367

Leadbetter jr., G. W.: Ureterocele as a cause of urinary incontinence. J. Urol. (Baltimore) 103 (1970) 222

Lebowitz, R. L., F. E. Avni: Misleading appearances in pediatric uroradiology. Pediat. Radiol. 10 (1980) 15

Malek, R. S., D. C. Utz: Crossed, fused, renal ectopia with an ectopic ureterocele. J. Urol. (Baltimore) 104 (1970) 665

Malek, R. S., P. P. Kelalis, E. Burke et al.: Simple and ectopic ureterocele in infancy and childhood. Surg. Gynec. Obstet. 134 (1972) 611

Mandell, J., P. S. Stevens, D. T. Lucey: Management of the unsuspected ectopic ureteroceles. J. Urol. (Baltimore) 120 (1978) 496

Messing, E. M., S. C. Henry: Stones in orthotopic, non-obstructing ureteroceles. J. Urol. (Baltimore) 122 (1979) 403

Mitty, H. A., H. E. Schapira: Ureterocele and pseudoureterocele: cobra versus cancer. J. Urol. (Baltimore) 117 (1977) 557

Mollard, P.: Urétérocèles. In Pellerin, D., P. Bertin, Techniques de chirurgie pédiatrique. Masson, Paris 1978 (S. 484)

Noe, H. N.: Prolapsing single orthotopic ureterocele in a boy: case report. J. Urol. (Baltimore) 120 (1978) 367

Royle, M. G., W. E. Goodwin: The management of ureteroceles. J. Urol. (Baltimore) 106 (1971) 42

Schulman, C. C.: Les urétérocèles. Acta urol. belg. 40 (1972) 687

Snyder, H. M., J. H. Johnston: Orthotopic ureteroceles in children. J. Urol. (Baltimore) 119 (1978) 543

Stephens, D. F.: Cecoureterocele and concepts on the embryology and etiology of ureteroceles. Aust. N. Z. J. Surg. 40 (1971) 239

Stephens, D. F.: Bifid and double ureter, ureteroceles and fused kidneys. In Ravitch, M. M., K. J. Welch, C. D. Benson et al. Pediatric Surgery, 3rd ed. Year Book Medical Publishers, Chicago 1979 (S. 1188)

Tanagho, E. A.: Anatomy and management of ureteroceles. J. Urol. (Baltimore) 107 (1972) 729

Weiss, R. M., T. J. Spackman: Everting ectopic ureteroceles. J. Urol. (Baltimore) 111 (1974) 538

Williams, D. I., J. R. Woodard: Problems in the management of ectopic ureteroceles. J. Urol. (Baltimore) 92 (1964) 635

Williams, D. J., R. Fay, J. G. Lillie: The functional radiology of ectopic ureterocele. Brit. J. Urol. 44 (1972) 417

Witherington, R., M. Smith: Management of prolapsed ureterocele: past and present. J. Urol. (Baltimore) 121 (1979) 813

Zinner, N. R., N. S. Datta, R. Fay: Cystouretrics during endoscopy of an ureterocele: determination of potential for reflux. J. Urol. (Baltimore) 117 (1977) 562

Prune-Belly-Syndrom

D. Berger

Das von Fröhlich (1839) zum ersten Male teilweise beschriebene Prune-Belly-Syndrom ist ein klinisches Bild, das durch 3 Symptome charakterisiert wird: eine Dysplasie der Bauchmuskulatur, Mißbildung der Harnwege und Kryptorchismus. Jedoch ist diese Beschreibung unvollständig, man muß noch Prostata-, Skelett-, Herz- und Darmmißbildungen hinzufügen (Tab. 14).

Tabelle 14 Symptome des Prune-Belly-Syndroms

Dysplasie der Bauchmuskulatur	95%
Mißbildungen der Harnwege	84%
Kryptorchismus	90%
Prostatamißbildungen	62%
Herzmißbildungen	30%
Darmmißbildungen	28%
Syndaktylie, Polydaktylie	9%
Mongolismus, Mukoviszidose, Myelomeningozele, Omphalozele	1–3%

Häufigkeit

Es wird fast ausschließlich das männliche Geschlecht betroffen. Unter den 280 in der Literatur beschriebenen Fällen fanden Rabinowitz u. Schillinger (1977) nur 18 Mädchen, von denen 6 Fälle zweifelhaft waren (48%). Das Leiden ist sehr selten, seine Häufigkeit nicht bekannt. Parrott u. Woodard (1976) untersuchten 603 große neonatale Operationen über einen Zeitraum von 4 Jahren und fanden 51 urologische Fälle (8,4%), unter denen 6 Prune-Belly-Syndrome (0,9%) (Parrot u. Woodard 1976) waren. Duckett (1976) glaubt, daß die Häufigkeit ähnlich der von Blasenekstrophien ist, nämlich 1 von 40 000 Geburten (Duckett 1976).

Pathologische Anatomie

Quergestreifte Bauchmuskulatur

Die Insuffizienz der Bauchmuskulatur bewirkt das charakteristische klinische Bild. Beim Neugeborenen erinnert die Bauchwand an die Schale einer trockenen Pflaume (s. Abb. 80a u. b und Abb. 81a). Nach 6–12 Monaten verwischt sich dieses Bild durch das Wachstum des Fettgewebes (s. Abb. 81b u. c). Der Befall kann asymmetrisch sein. Silverman u. Huang (1950) haben 45 Fälle untersucht und festgestellt, daß der untere Teil des M. rectus abdominis und des M. transversus abdominis am häufigsten und schwersten betroffen ist. Die Dysplasie kann sich auch auf den M. obliquus internus abdominis und externus abdominis sowie den oberen Teil des M. rectus abdominis ausdehnen (Silverman u. Huang 1950). Die muskulären Läsionen können von einer partiellen Hypoplasie, die sowohl eine als auch mehrere Schichten befallen kann, bis zu einem völligen Fehlen des kontraktilen Gewebes reichen (Nunn u. Stephens 1961). Bei der histologischen Untersuchung fehlen die Myotubuli fast ganz. Die Größe der Fasern ist unterschiedlich, häufig sind sie von Bindegewebe und Fettgewebe durchsetzt. Im Elektronenmikroskop erkennt man, daß die Organisation und Orientierung der Fasern gestört ist. Die Z-Streifen sind durch Glycogenansammlungen und durch eine Verminderung oder gar Fehlen der Mitochondrien verändert.

Harnwege

Glatte Muskulatur. Der Befall der glatten Muskulatur des Nierenbeckens, des Ureters, der Blase und des prostatischen Anteils der Urethra ähnelt den Läsionen der Bauchmuskulatur. Die Organisation der Fasern ist geschädigt. Die Anzahl der Muskelfasern ist ungenügend. Sie sind von hyalinem Bindegewebe durchzogen, und die Ganglienzellen sind vermindert. Die Struktur des oberen Teils der Ureteren ist häufig normaler als der untere Teil der ableitenden Harnwege (Ehrlich u. Brown 1977; Palmer u. Tesluk 1974).

Nieren. Die Prognose bei diesem Syndrom hängt in erster Linie von der Nierenfunktion ab. Die Läsion des Nierenparenchyms ist unabhängig vom Schweregrad des Befalles der abdominalen Muskulatur und der der Ureteren, die sowohl asymmetrisch als auch überhaupt nicht betroffen sein können. Bei einer Untersuchung von 20 Kindern beschreibt Williams (1974) in 55% Nierendysplasien (Williams u. Burkholder 1967). Die meisten Todesursachen in den ersten Lebensmonaten sind auf eine schwere Insuffizienz des Nierenparenchyms zurückzuführen (Duckett 1976; Nunn u. Stephens 1961; Welch 1979; Williams u. Burkholder 1967; Williams 1974). Die Hydronephrose ist sehr häufig nicht so ernst, wie man es aufgrund der Blasen- und Ureterläsion erwarten würde. Es handelt sich hier um eine andere Hydronephrose als bei den obstruktiven Uropathien, denn die Ureteren, obwohl erweitert, erlauben einen guten Harnabfluß (Duckett 1976; Whitaker 1973; Williams 1974).

Ureter. Die Läsion der Ureteren ist sehr unterschiedlich. Bei den schweren Formen handelt es sich um stark erweiterte, geschlängelte und verlängerte Megadolichoureteren (s. Abb. 80). Im allgemeinen sind der mittlere und distale Ureterabschnitt schwerer betroffen.

Blase. Sie ist besonders stark vergrößert. Die Blasenwand ist unregelmäßig, jedoch ohne Trabekel, sie ist häufig verdickt, ohne Zeichen einer Muskelhypertrophie, aber mit einer Verminderung der elastischen Fasern. Manche Autoren glauben, daß die Anzahl der Ganglienzellen vermindert ist (MININBERG u. Mitarb. 1973). Am Nabel ist der Apex vesicalis befestigt, und der Urachusgang kann durchgängig sein. In diesem Falle, so berichtet LATTIMER (1958), sterben 80% der Kinder in den ersten 2 Wochen (LATTIMER 1958). Ohne eine Urethraatresie ist die Blasenfunktion trotz der großen Blasenkapazität fast normal. Der intravesikale Druck ist niedrig, der Miktionsdruck und der Harnfluß sind in der Norm (GENTON u. Mitarb. 1976; NUNN u. STEPHENS 1961; WILLIAMS u. TAYLOR 1969). Jedoch entwickelt eine gewisse Anzahl von Kindern langsam einen Restharn, und eine dazukommende Blaseninfektion kann plötzlich die Blasenfunktion dekompensieren. Das Trigonum ist erweitert, asymmetrisch mit lateralisierten und oft klaffenden Ureterostien. In 70% der Fälle besteht ein vesikoureteraler Reflux (DUCKETT 1976).

Urethra. Der posteriore Anteil der Urethra ist erweitert bis in die Prostatagegend. Jedoch kann man meistens keine wesentlichen Stenosen feststellen (DUCKETT 1976; WILLIAMS 1974). Besteht eine Atresie, so handelt es sich um einen membranösen Typ. Selten hat man Urethraklappen feststellen können. Manchmal findet man einen Utrikulus prostaticus in der Höhe des Colliculus seminalis. Auf den Bildern der Miktionsurethrogramme ist der Blasenhals immer schwer erkennbar, da der posteriore Teil der Urethra mit der Basis der Blase verschwimmt. Die Urethra ist bis zu ihrem membranösen Teil erweitert. Einige Fälle mit Megaureteren sind, zusammen mit fehlenden Corpora spongiosae, begleitet von einem sehr großen Penis, beobachtet worden (Megalopenis) (DUCKETT 1976; KING 1969; WILLIAMS 1974).

Hoden

Fast immer liegen sie intraabdominal und sind an der hinteren Seite der Bauchwand neben dem dilatierten Ureter fixiert. Das Cubernaculum testis fehlt, und häufig hat sich der Inguinalkanal nicht entwickelt (WILLIAMS u. BURKHOLDER 1967).
Die seltenen histologischen Untersuchungen zeigen gesundes Gewebe oder aber ein Bild wie beim gewöhnlichen Kryptorchismus (DUCKETT 1976). WILLIAMS (1974) hält den Kryptorchismus eher für eine sekundäre Folge der Muskelhypoplasie als für eine primäre Störung (WILLIAMS u. BURKHOLDER 1967). Bis jetzt ist in der Literatur noch kein fertiler Patient beschrieben worden.

Prostata

Die schon von mehreren Autoren (NUNN u. STEPHENS 1961; WILLIAMS u. BURKHOLDER 1967) beschriebene Prostatahypoplasie befällt die epithelialen Teile der Drüse. Sie scheinen weder mit der Dilatation der Urethra noch mit dem Kryptorchismus in Beziehung zu stehen (DEKLERK u. SCOTT 1978).

Zusätzliche Mißbildungen

Der Brustkorb ist häufig, besonders bei ausgedehnten Läsionen des Abdomens, deformiert: Trichterbrust, Hühnerbrust und vorstehende untere Rippen (s. Abb. 81 b u. c).
In der neonatalen Periode kann der Ventilationsmechanismus unzureichend sein. Omphalozelen, anorektale Mißbildungen und Mißbildungen, welche aus der Kloake entstehen, sind ebenfalls beschrieben worden (MORGAN u. Mitarb. 1978). Die Anzahl der intestinalen Mißbildungen – häufig asymptomatisch – ist relativ hoch. Herzmißbildungen, wie z. B. Vorhof- und Ventrikelseptumdefekte, kann man manchmal finden. In der Literatur sind einige Fälle von Syndaktylie und Polydaktylie zusammen mit diesem Syndrom beschrieben worden. Die Mißbildungen der unteren Gliedmaßen sind schwer: Hemiphokomelie, Hüftdysplasie, angeborener Klumpfuß. Man nimmt an, daß dieses Problem auf ein Oligoamnios zurückzuführen ist (TUCH u. SMITH 1978). Schließlich ist über einige Zusammenhänge zwischen Prune-Belly-Syndrom und Mukoviszidose, Mongolismus und Myelomeningozele berichtet worden.

Ätiologie

Die Ätiologie dieses Syndroms ist unbekannt. LICHTENSTEIN (1939) hat eine Verminderung der motorischen Neurone der Vorderhörner im unteren Thoraxbereich beobachtet (LICHTENSTEIN 1939). HARLEY u. Mitarb. (1972) beschreiben zwei Zwillinge mit einem Mosaik und einer Veränderung des 16. Chromosoms (HARLEY u. Mitarb. 1972). Es handelt sich hier jedoch um Einzelfälle. PETERSEN (1972), DUCKETT (1976) und ROGERS u. OSTROW (1973) berichten von 10 unter diesem Syndrom leidenden Zwillingen, deren Brüder normal sind. Es sieht so aus, daß es sich bei diesem Syndrom nicht um die Folge einer primären Läsion der Bauchmuskulatur oder der Harnwege handelt, sondern um einen Stillstand der mesenchymalen Entwicklung zwischen der 6. und 10. Schwangerschaftswoche (BURTON 1951; DEKLERK u. SCOTT 1978).

Diagnose

Die Diagnose ist in Gegenwart einer Bauchmuskelhypoplasie nicht schwer. Man unterscheidet 4 Stadien (Tab. 15). Bei der ersten, schwersten Form ist die Urethra völlig obstruiert. Man findet eine schwere Nierendysplasie, häufig auch eine Lungenhypoplasie und zusätzliche Mißbildungen wie

8.106 Urogenitaltrakt und retroperitonealer Raum

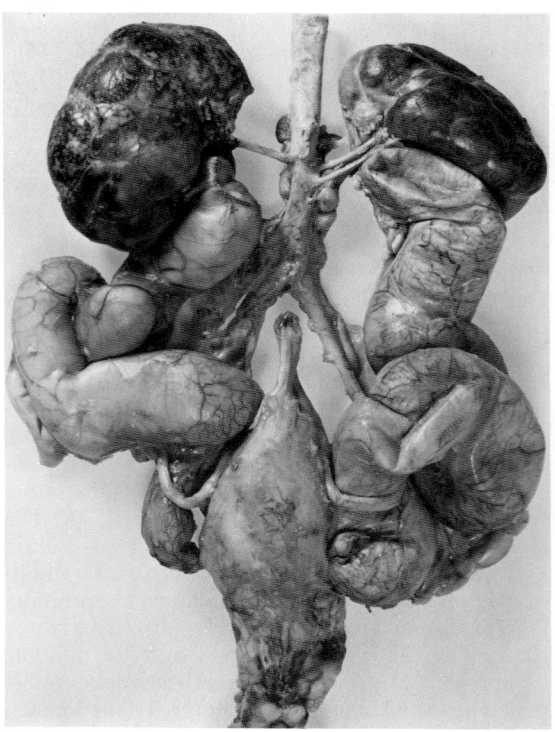

Abb. 79 Anatomisches Präparat einer nicht lebensfähigen Form des Prune-Belly-Syndroms mit schwerer Nierendysplasie, Megaureteren, Megablase, Megaurethra, offener Urachus.

Tabelle 15 Einteilung der klinischen Bilder des Prune-Belly-Syndroms

I. *Nicht lebensfähige Formen*
- schwere Dysplasie der Bauchmuskulatur
- schwere Nierendysplasie
- Megaureter, Riesenblase
- Urethraatresie mit oder ohne durchlässigen Urachusgang
- Kryptorchismus

II. *Schwere Formen* (die häufig einen chirurgischen Eingriff in der Neugeborenenperiode benötigen)
- unterschiedlich starke Dysplasie der Bauchmuskulatur
- gemäßigte Nierendysplasie
- Megaureter, „Riesenblase" (kein Abflußhindernis)
- Kryptorchismus

III. *Mittlere bis schwache Formen*
- unterschiedlich starke Dysplasie der Bauchmuskulatur
- keine Nierendysplasie
- unterschiedliche Erweiterungen der Harnwege
- Kryptorchismus

IV. *Pseudo-Prune-Belly-Syndrom*
- normale Bauchmuskulatur
- normale Hoden im Skrotum
- unterschiedliche Dilatation der Harnwege mit Megaureter, großer Blase und Erweiterung des prostatischen Teils der Urethra

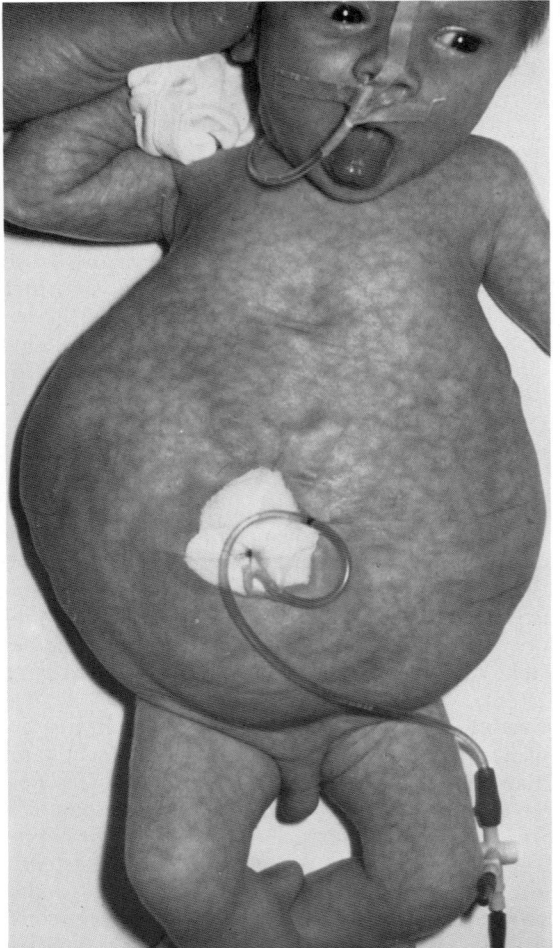

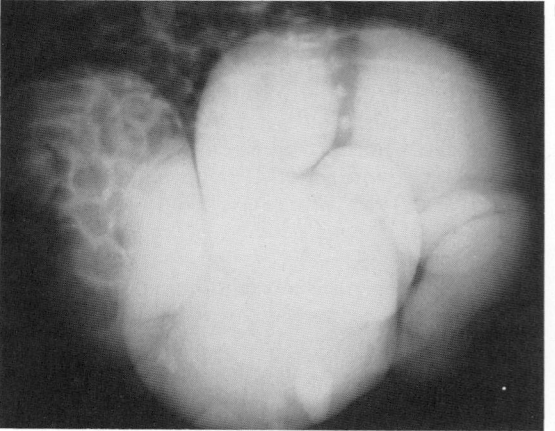

Abb. 80 a u. b
a Neugeborenes mit einer schweren Form eines Prune-Belly-Syndroms.
b Miktionsurethrogramm kurz nach der Geburt und vor einer beidseitigen Ureterokutaneostomie.

Prune-Belly-Syndrom 8.107

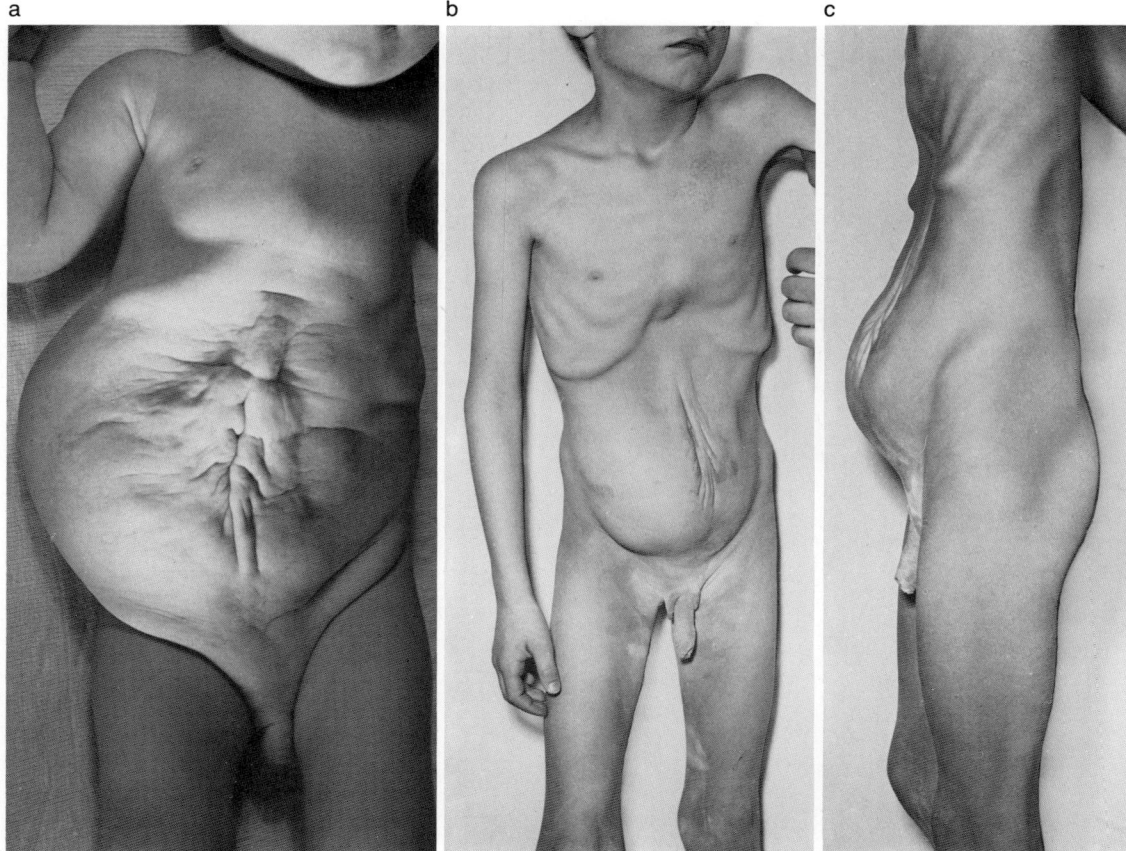

Abb. 81 a–c   Mittlere Form eines Prune-Belly-Syndroms in der Neugeborenenperiode (a). Dasselbe Kind 9 Jahre später (b u. c).

Omphalozelen, anorektale Mißbildungen usw. Praktisch bestehen keine Überlebenschancen (Abb. 79). Bei der zweiten Form ist die Bauchmuskulatur schwer geschädigt. Man findet eine sehr große Blase, Megaureteren und eine leichte Nierendysplasie. Die Funktion der Harnwege ist unsicher, und eine einfache Infektion droht sie zu dekompensieren (Abb. 80 a u. b). Bei der dritten Form ist das Nierenparenchym normal, und trotz des geschlängelten, mittelmäßig dilatierten Ureters ist die Entwicklung dieser Kinder zufriedenstellend (Abb. 81 a–c und Abb. 82 a u. b).

Die vierte Form wird von manchen Autoren »Pseudo-Prune-Belly-Syndrom« genannt. Man trifft sie bei Kindern mit normalem Abdomen, die Hoden sind im Skrotum, und es besteht keine Nierendysplasie. Jedoch findet man die charakteristischen Dilatierungen des Ureters, der Blase und der Urethra, die anders sind als diejenigen, die man bei neurologischen Blasen oder obstruktiven Uropathien antrifft (KING 1969; WILLIAMS u. TAYLOR 1969).

Untersuchungen

Mit Ausnahme der ersten Gruppe ist die Geburt eines Kindes mit Prune-Belly-Syndrom keine neonatale Notfallsituation. Durch eine klinische Untersuchung kann sie gut beurteilt werden. Die Nieren sind besonders gut zu palpieren, und die Größe der Blase sowie ihre Entleerung können klinisch überwacht werden. Ein i. v. Pyelogramm ist häufig in den ersten Lebenstagen von schlechter Qualität, so daß es nicht vor dem 3.–4. Tag gemacht werden sollte. Das Miktionsurethrogramm erlaubt, die Größe der Blase und die Dilatation von Ureter und Urethra zu beurteilen. Die Endoskopie und die manometrische Untersuchung sind in der Neonatalperiode nicht indiziert. Ebenso wie das Miktionsurethrogramm können diese Untersuchungen durch ein durch die Manipulation entstehendes Ödem oder eine aufsteigende Infektion zu einer plötzlichen Dekompensation der Blasenfunktion führen. Der Ultraschall ist eine nicht verletzende Untersuchungstechnik, die es erlaubt, diese Kinder zu beobachten. Eine Nierenfunktionsprüfung (Clearance und Szintigramm) vervollständigen das Bild.

8.108 Urogenitaltraktus und retroperitonealer Raum

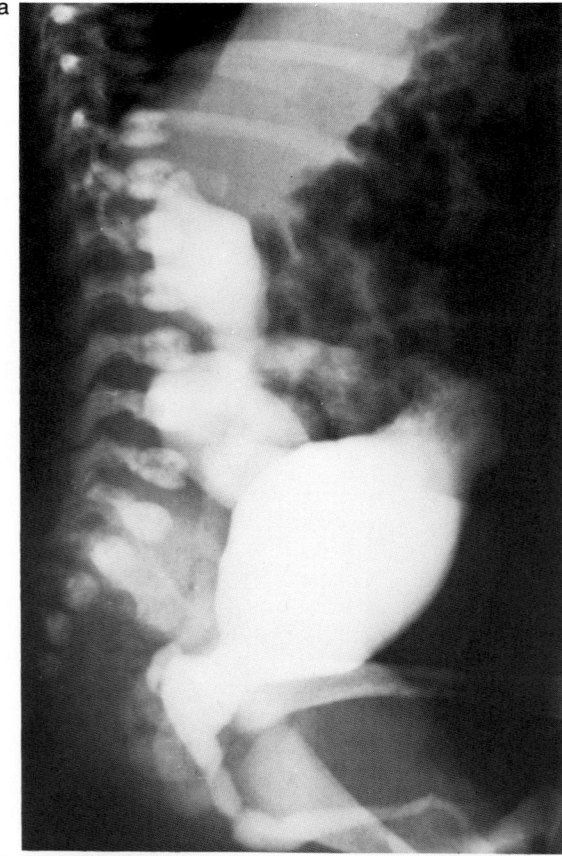

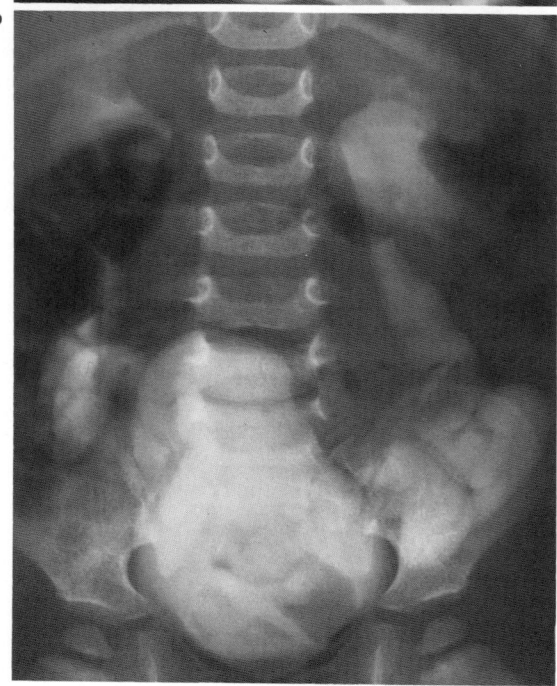

Abb. **82 a** u. **b** Mittlere Form eines Prune-Belly-Syndroms.
a Miktionsurethrogramm 3 Tage nach der Geburt.
b I. v. Pyelogramm $2^{3}/_{12}$ Jahre später bei konservativer Behandlung.

Therapie

Harnwege

Bevor man sich für einen Therapieplan entscheidet, sollte man sich vor Augen halten, daß es sich um eine diffuse Myopathie der Harnwege handelt. Sie führt zu Bildern, die an obstruktive Uropathien erinnern, die jedoch funktionell gesehen sehr verschieden von diesen sind. Durch den fehlenden Tonus werden die Ureteren dilatiert, ohne daß der Druck ansteigt, wie bei den obstruktiven Uropathien, z. B. Urethralklappen. Die stark vergrößerte Blase leert sich im allgemeinen langsam, aber vollständig (GENTON u. Mitarb. 1976; NUNN u. STEPHENS 1961; WHITAKER 1973; WILLIAMS 1974). Trotz der Dilatation des prostatischen Teils der Urethra sind die Kinder kontinent und leiden nur gelegentlich unter leichtem Harnträufeln.

Aus diesen Gründen haben zahlreiche Autoren, die früher zu Interventionen neigten, im Laufe der Jahre eine »Hands-off-Philosophie« entwickelt. Sie raten zu größter Vorsicht bei der Operationsindikation und der Wahl der chirurgischen Technik.

Hat man sich für eine Ureterokutaneostomie entschlossen, so muß man versuchen, den proximalen Teil des Ureters und das Nierenbecken, deren Muskeldysplasie häufig weniger schwer ist, zu erhalten (DUCKETT 1976; WELCH 1979). Manche amerikanische Autoren haben gute Erfahrungen mit einer vorübergehenden Vesikostomie zur Entlastung gemacht (DUCKETT 1976; WELCH 1979). Mit Ausnahme einer kurzen postoperativen Periode muß eine Drainage durch Katheter vermieden werden, denn eine Infektion würde diese unsichere Harnwegsfunktion gefährden. Ein vesikoureteraler Reflux sollte nicht systematisch korrigiert werden. Hat man die Infektionen unter Kontrolle und tauchen keine Zeichen einer Pyelonephritis auf, so dürfte der niedrige Druck, der so charakteristisch für diesen Megaureter ist, die Nierenfunktion nicht verschlechtern (KING u. Mitarb. 1974).

Nach unseren Erfahrungen sind die Rekonstruktion des Ureters und die chirurgische Refluxkorrektur möglich, jedoch sehr schwierig (HENDREN 1972; WALDBAUM u. MARSHALL 1970). Manchmal sind mehrere Interventionen nötig (GENTON u. Mitarb. 1976). In einigen Fällen kann – möglichst im Vorschulalter – eine Reduktionszystoplastik nach PERLMUTTER (1976) durchgeführt werden, was die Detrusorfunktion verbessert. Die Resultate von 20 veröffentlichten Fällen sind ermutigend. Durch Verminderung oder Verschwinden des Restharns wird eine zufriedenstellende Blasenfunktion erreicht. Diese systematische und vorsichtige Behandlung der Myopathien der Harnwege läßt eine definitive Derivation (Ileumblase usw.) vermeiden.

Kryptorchismus

In der Literatur sind nur wenig Hinweise zur Behandlung des Kryptorchismus zu finden. JOHNSTON (1977) schlägt vor, die A. testicularis sehr kurz zu durchtrennen, um eine spannungsfreie Transposition ins Skrotum zu ermöglichen (JOHNSTON 1977). SILVER u. KELLY (1976) anastomosieren mit Hilfe der mikrochirurgischen Technik die A. und V. testicularis mit den hinteren hypogastrischen Gefäßen. WILLIAMS (1974) regt an, die Hoden in der Bauchhöhle zu belassen und eine Hodenprothese zu implantieren (WILLIAMS 1974). Diese Haltung scheint uns etwas mutig, wenn man die erhöhte Gefahr der malignen Entartung der intraabdominal gelegenen Hoden in Betracht zieht.

STRÖBER u. STROHMENGER (1979) meinen, daß man eine Hodenexstirpation machen sollte, wenn eine Orchidopexie nicht durchführbar ist. Vielleicht ermöglicht die Ultraschalluntersuchung, die eine bessere Kontrolle der Entwicklung dieser intraabdominalen Hoden erlaubt, auf diese Therapie zu verzichten.

Behandlung der abdominalen Muskeldysplasie

Diese Dysplasie kann die Ursache einer Thoraxmißbildung mit Atemstörungen in der Neugeborenenperiode sein. Später wird die geringste Lungeninfektion zu einer Gefahr, da der Husten nicht wirksam ist. Die Körperstatik ist beeinträchtigt, und diese Kinder laufen erst spät. Sie können nur mit Mühe den Positionswechsel vom Liegen zum Sitzen vollziehen. Häufig entwickelt sich eine starke kompensatorische Lordose. Schließlich spielt die Bauchpresse eine große Rolle bei der Defäkation und Miktion. Sobald das Kind zu sitzen und besonders zu laufen beginnt, muß eine Physiotherapie helfen, die eventuell noch vorhandenen Bauchmuskeln zu trainieren und die lumbale Muskulatur zu verstärken. Ein mittelsteifes Korsett kann die Teile des Bauchs, deren Muskulatur zu schwach ist oder fehlt, unterstützen. Bei einer gewissen Anzahl von Fällen verbessert sich mit zunehmendem Alter die Deformierung des Bauchs (s. Abb. 80). Bei zu schwerer Deformierung schlagen einige Autoren eine Bauchplastik vor, bei der die dysplastische Muskulatur entfernt wird (AUBREPSY u. Mitarb. 1976), oder eine Verstärkung durch die Fascia lata.

Schlußfolgerung

Das Prune-Belly-Syndrom umfaßt eine ganze Reihe von Mißbildungen, die durch einen Stillstand der mesenchymalen Entwicklung des Embryos entstehen. Die Todesursachen sind hauptsächlich auf die Nierendysplasie zurückzuführen. Eine Urosepsis verschlechtert sekundär die Nierenfunktion der bereits dysplastischen Niere.

Durch ein besseres Verständnis der besonderen urodynamischen Verhältnisse, durch eine verstärkte Zurückhaltung bei frühzeitigen Eingriffen und durch eine strenge Überwachung der Harnwegsinfektionen erreichte man in den letzten 12 Jahren, daß die Mortalität von 70 auf 30% sank (WELCH 1979).

Literatur

Afifi, A. K., J. Rebeiz, J. Mire, S. J. Andonian, V. M. der Kaloustian: The myopathology of the Prune Belly syndrome. J. neurol. Sci. 15 (1972) 153–165

Aubrepsy, P., G. Monfort, Derlon et Seriat-Gautier: L'aplasie des muscles de la paroi abdominale: tentative de réparation. In: Urologia e Nefrologia pediatrica. Unione Tipografica, Milano 1976 (S. 49–56)

Burton, D. C.: Agenesis of abdominal musculature associated with genitourinary and gastro-intestinal anomalies. J. Urol. 66 (Baltimore) (1951) 607–611

Deklerk, D. P., W. W. Scott: Prostatic maldevelopment in the Prune Belly syndrome: a defect in prostatic stromaepithelial interaction. J. Urol. (Baltimore) 120 (1978) 341–344

Duckett, jr., J. W.: The Prune Belly syndrome. In Kelalis, P. O., L. R. King: Clinical Paediatric Urology. Saunders, Philadelphia 1976 (S. 615–635)

Ehrlich, R. M., W. J. Brown: Ultrastructural anatomic observation of the ureter in the Prune Belly syndrome. In Liss, A. R.: Birth Defects: Original Articles Series, Vol. XIII/5. National Foundation, New-York 1977 (S. 101–103).

Fröhlich, F.: Mangel der Muskeln insbesonders der Seitenbauchmuskeln. Dissertation, Würzburg C. A., Zürn, 1839

Genton, N., D. Berger, K. Berger: Problèmes vésico-urétéraux dans le syndrome de Prune Belly. In Belloli, G.: Urologia e Nefrologia pediatrica. Unione Tipografica, Milano 1976 (S. 49–56)

Harley, L. M., Y. Chen, W. H. Rattner: Prune Belly syndrome, J. Urol. (Baltimore) 108 (1972) 174–176

Hendren, W. H.: Restoration of function in the severely decompensated ureter. In Johnston, J. H., R. J. Scholtmeijer: Problems in Paediatric Urology. Excerpta Medica Foundation, Amsterdam 1972 (S. 1–56)

Johnston, J. H.: Prune Belly syndrome. In Eckstein, H. B., R. Hohenfellner, D. I. Williams: Surgical Pediatric Urology. Stuttgart, Thieme 1977 (S. 239–243)

King, L. R.: Idiopathic dilatation of the posterior urethra in boys without bladder outlet obstruction. J. Urol. (Baltimore) 102 (1969) 783–787

King, L. R., S. O. Kazmi, A. B. Belman: Natural history of vesicoureteral reflux: outcome of a trial nonoperative therapy. Urol. Clin. North Amer. 1 (1974) 441–455

Lattimer, L. K.: Congenital deficiency of the abdominal musculature and associated genito-urinary anomalies: a report of 22 cases. J. Urol. (Baltimore) 79 (1958) 343–352

Lichtenstein, B. W.: Congenital absence of the abdominal musculature: associated chandes in the genitourinary tract and in the spinal cord. Amer. J. Dis. Child. 58 (1939) 339–348

Mininberg, D. T., F. Montoya, K. Dkada, F. Galioto, C. Presutti: Subcellular muscle studies in the Prune Belly syndrome. J. Urol. (Baltimore) 109 (1973) 524–526

Morgan, G. L., H. Grossmann, R. Novak: Imperforate anus and colon calcifications in association with the Prune Belly syndrome. Pediat. Radiol. 7 (1978) 19–21

Nunn, I. N., F. D. Stephens: The trial syndrome: a composite anomaly of the abdominal wall, urinary system and testes. J. Urol. (Baltimore) 86 (1961) 782–794

Palmer, J. M., H. Tesluk: Ureteral pathology in the Prune Belly syndrome. J. Urol. (Baltimore) 111 (1974) 701–707

Parott, T. S., J. R. Woodard: Urological surgery in the neonate. J. Urol. (Baltimore) 116 (1976) 506–507

Perlmutter, A. D.: Reduction cystoplasty in Prune Belly syndrome. J. Urol. (Baltimore) 116 (1976) 356–362

Petersen, D. S., L. Fish, A. S. Cass: Twins with congenital deficiency of abdominal musculature. J. Urol. (Baltimore) 107 (1972) 670–672

Rabinowitz, R., J. F. Schillinger: Prune Belly syndrome in the female subject. J. Urol. (Baltimore) (1977) 454–456

Randolph, J. G.: Total surgical reconstruction for patients with abdominal musculature deficiency (Prune Belly) syndrome, J. pediat. Surg. 12 (1977) 1033–1043

Rogers, L. W., P. T. Ostrow: The Prune Belly syndrome: report of 20 cases and description of a lethal variant. J. Pediat. 83 (1973) 786–791

Streer, U., P. Strohmenger: Überlegungen zum operativen Vorgehen beim Prune-Belly-Syndrom. Symptomatik-Diagnostik-Harnableitung. Z. Kinderchir. 26 (1979) 132–142

Tuch, B. A., T. K. Smith: Prune Belly syndrome: a report of twelve cases and review of the literature. J. Bone Jt. Surg. 60 (1978) 109–111

Silverman, F. M., N. Huang: Congenital absence of the abdominal muscles associated with malformation of the genitourinary and alimentary tracts: report of cases and review of literature. Amer. J. Dis. Child. 80 (1950) 91–124

Waldbaum, R. S., V. F. Marshall: The Prune Belly syndrome: a diagnostic therapeutic plan. J. Urol. (Baltimore) 103 (1970) 668–674

Welch, K. L.: Abdominal musculature deficiency syndrome (Prune Belly). In Ravitch, M. M., K. J. Welch, C. D. Benson et al.: Pediatric Surgery. Year Book Medical Publishers, Chicago 1979 (S. 1220–1232)

Whitaker, R. H.: Methods of assessing obstruction in dilated ureters. Brit. J. Urol. 45 (1973) 15–22

Williams, D. I., C. V. Burkholder: The Prune Belly syndrome. J. Urol. (Baltimore) 98 (1967) 244–251

Williams, D. I., J. S. Taylor: A rare congenital uropathy: vesicourethral dysfunction with upper tract anomalies. Brit. J. Urol. 41 (1969) 307–313

Williams, D. I.: The Prune Belly syndrome. In Handbuch der Urologie, Bd. XV: Urology in Childhood. Springer, Berlin 1974 (S. 230–237)

Silver, S. J., J. Kelly: Successful autotransplantation in a intraabdominal testis to the scrotum by microvascular technique. J. Urol. (Baltimore) 115 (1976) 452–453

Vesikoureteraler Reflux

M. BETTEX

Der vesikoureterale Reflux (VUR) oder Rückfluß des Blasenharnes in die Ureteren bzw. Nierenbecken ist praktisch immer ein abnormes Geschehen. Es entsteht als Ausdruck einer Insuffizienz des Ventilmechanismus des ureteralen Ostiums, wobei die eigentliche Ursache sehr verschieden sein kann.

Tierexperimentelle Grundlagen. Tierexperimentell ist der vesikoureterale Reflux schon seit dem 19. Jahrhundert bekannt. Die Untersuchung des Refluxes bei verschiedenen Tierarten hat gezeigt, daß ein spontaner VUR bei kleinen Tierarten (Katzen, Kaninchen) häufiger vorkommt als bei großen Tieren. Es wurde deshalb postuliert, daß die Länge des submukösen Verlaufs des Ureters in der Blase eine Rolle spielen soll. Tierexperimentell konnte tatsächlich gezeigt werden, daß eine Spaltung der sog. vesikoureteralen Klappe automatisch zum Reflux führt. Die Fixation des Ostiums am Trigonum ist ebenfalls von eminenter Bedeutung (TANAGHO (1965): Wird die Trigonalmuskulatur zwischen Ostium und Blasenhals durchtrennt, so gleitet das Ostium nach kranial; die Klappe wird kürzer, und es kommt auch zu Reflux.

Vorkommen

Verschiedene Untersuchungen, die 1965 in der Monographie von BETTEX (1965) zusammengestellt sind, haben gezeigt, daß der Reflux nur bei etwa 1% der urologisch sonst normalen Kinder gefunden werden kann. Die Technik der Miktionszystourethrographie spielt aber dabei eine Rolle: Wird das Kontrastmittel zu rasch und unter einem zu hohen Druck in die Blase injiziert, so kann es zum sog. »Überraschungsreflux« kommen, einer Refluxmodalität, die nicht pathologisch ist.

Häufigkeit

Der vesikoureterale Reflux ist in unserem Krankengut die häufigste pathologische Erscheinung im Kindesalter und stellt mehr als die Hälfte der urologischen Fälle dar. Die Affektion scheint beim weiblichen Geschlecht deutlich häufiger zu sein als beim männlichen.

Der Antirefluxmechanismus

Normalerweise ist das Ureterostium mit einem sehr differenzierten Antirefluxsystem versehen (Abb. 83), welches aus 4 Mechanismen besteht:

– *Die vesikoureterale Klappe* ist das wichtigste Antirefluxelement des Systems. Diese Klappe ist durch den intravesikalen submukösen Anteil des Ureters gebildet und spielt eine rein passive Rolle; sie bleibt nach dem Tode noch wirksam. Sie mißt beim Neugeborenen 5 mm Länge, beim Erwachsenen etwa 15 mm.

– *Die Uretermuskulatur* spielt im Antirefluxsystem auch eine wichtige Rolle. Die innere muskuläre Längsschicht des Ureters dehnt sich im Trigonum und in der Urethra ohne Unterbruch bis zur Crista urethralis aus; sie fixiert das Ostium an seiner Stelle und verhindert, daß die Längskontraktion des Ureters eine Verkürzung der vesikoureteralen Klappe verursacht.

– *Die Muskulatur des Hiatus uretericus,* d. h. der Lücke in der Blasenwand, durch welche der Ureter hindurchführt, übt sehr wahrscheinlich nicht die Rolle eines Sphinkters aus, wie gewisse Autoren dies postuliert haben. Sie ist aber doch sehr wichtig, weil sie die Unterlage bildet, gegen welche die vesikoureterale Klappe gepreßt wird. Der vesikoureterale Muskelmantel, oder »Waldeyersche Schicht«, scheint hingegen nur ein Fixationsmittel zu sein.

– *Der Druckgradient zwischen Ureter und Blase* ist auch ein wichtiger Antirefluxmechanismus. Bei ruhender Blase schwankt der endovesikale Druck zwischen 0 und 10 cm H_2O, während der

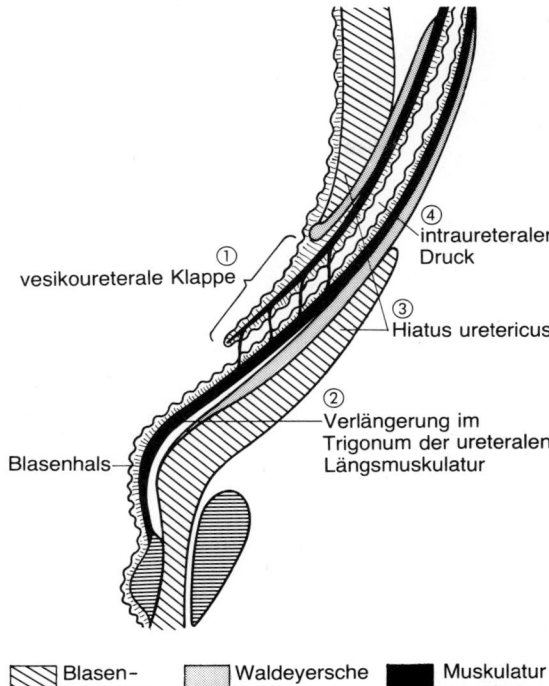

Abb. 83 Antirefluxmechanismen. S. Text (aus *M. Bettex, F. Kuffer, A. Schärli:* Wesentliches über Kinderchirurgie. Huber, Bern 1975).

Legende Abb. 83:
- Blasenmuskulatur
- Waldeyersche Schicht
- Muskulatur des Ureters

① vesikoureterale Klappe
② Verlängerung im Trigonum der ureteralen Längsmuskulatur
③ Hiatus uretericus
④ intraureteraler Druck
Blasenhals

Tabelle 16 Ursachen des vesikoureteralen Refluxes

A *Kongenitale Mißbildungen des Ostiums*
 – kongenitales Klaffen (= laterale Ektopie)
 – Ureter duplex
 – Ureter bifidus mit tiefer Teilung
 – ektopische Uretermündung im Bereich des Blasenhalses

B *Reflux als Folge anderer urologischer Mißbildungen*
 – Reflux bei juxtaostialen Divertikeln
 – Reflux bei infravesikalen Hindernissen

C *Reflux auf entzündlicher Basis*

D *Reflux bei Affektionen des Zentralnervensystems*
 – angeboren (Myelomeningozele usw.)
 – erworben (Querschnittsläsion, Myelitis usw.)

E *Reflux iatrogener Natur*

endoureterale Druck in der Regel 12–20 cm H$_2$O beträgt. Ein solcher Druckgradient macht einen vesikoureteralen Reflux unmöglich, auch wenn die vesikoureterale Klappe fehlt. Verschiedene Faktoren können indessen diesen Druckgradienten *umkehren;* es sind einerseits die *Miktion,* während welcher der endovesikale Druck bis 60–120 cm H$_2$O ansteigt, und andererseits die *Dilatation* und die *Atonie* des Ureters, die einen Abfall des endoureteralen Drucks bewirkt.

Dieser auf einem Druckgradienten beruhende Antirefluxmechanismus stellt eine gestaffelte Abwehr gegen den Reflux dar; er tritt in Aktion, sobald die Hauptverteidigungslinien, die vesikoureterale Klappe und das Muskelbündel von Tanagho, gefallen sind. Leider machen die sekundäre Dilatation des Ureters und die durch die Infektion bedingte Ureteratonie diesen Antirefluxmechanismus bald unwirksam.

Ätiologie

Jegliche Schädigung des Antirefluxmechanismus des Ureterostiums kann den Reflux hervorrufen. Die Schädigung ist *primär* und *kongenital* oder im Gegenteil *sekundär* und *erworben*. Die sekundäre Schädigung selbst kann die Folge eines Geburtsgebrechens, sei es auf Höhe des Harntraktes, sei es auf Höhe des ZNS, sein. Am häufigsten tritt sie als Folge einer erworbenen Affektion des ZNS, einer Urininfektion, eines Blasentumors, eines erworbenen infravesikalen Hindernisses oder schlußendlich eines chirurgischen Eingriffes auf (Tab. 16). Die Klinik dieser verschiedenen Möglichkeiten wird weiter unten beschrieben.

Folgen des vesikoureteralen Refluxes

Der vesikoureterale Reflux kann schwerwiegende Folgen haben:

– Der Miktionsdruck wird ohne Hindernis von der Blase in die Wassersäule der Ureteren weitergeleitet. Die Ureteren und Nierenbecken, die bei ruhender Blase noch relativ eng sind (Abb. 84a), lassen sich infolge des Miktionsdrucks dilatieren (Abb. 84b). Daraus resultieren eine *Hydronephrose* und ein *Megaureter*.

– Bei einem Teil der Patienten trägt eine zusätzliche Mißbildung der Nierenpapillen bei, das Nierenparenchym zu schädigen. Wie vor allem RANSLEY (1976a, 1976b, 1977, 1978) zeigen konnte, werden gelegentlich verschmolzene Papillen vorgefunden, deren Tubuliöffnungen klaffen und einen intrarenalen Reflux ermöglichen. Diese mißgebildeten Papillen sind meist zu 2–3 gruppiert und sitzen praktisch immer an beiden Polen der Niere. Dies erklärt, warum die sog. Refluxnephropathie (Bailey) häufiger an den Nierenpolen beobachtet wird als in der mittleren Partie der Nieren. Der intrarenale Reflux kann so hochgradig sein, daß er auf dem Miktionszystogramm gesehen werden kann (Abb. 85).

– Der rein mechanische Effekt der intraureteralen, intrapyelischen und intrarenalen Druckerhöhung wird durch die *Urininfektion verschlechtert,* die früher oder später mit im Spiele ist. Der infizierte Urin fließt unter Druck bei jeder Miktion bis ins Nierenparenchym zurück und unterhält dort eine um so destruktivere *chronische Pyelonephritis* (Refluxnephropathie), als sie durch den Effekt des retrograden Drucks verschlimmert wird.

8.112 Urogenitaltrakt und retroperitonealer Raum

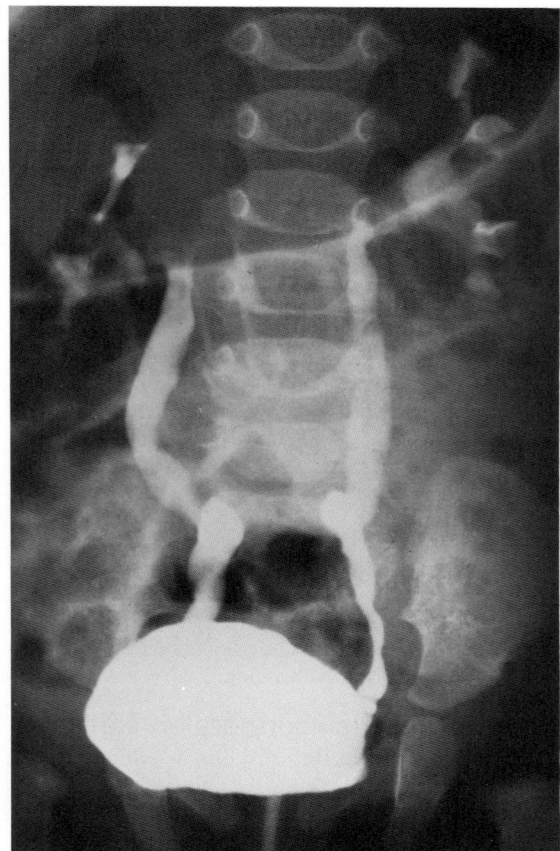
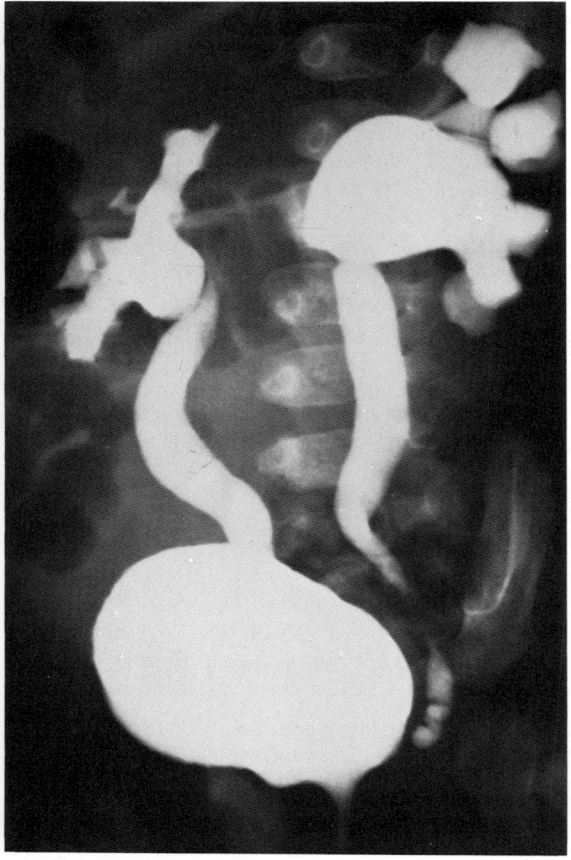

Abb. **84a u. b** Vesikoureteraler Reflux bei kongenitalem Klaffen der Ureterostien.
a Bei ruhender Blase.
b Bei der Miktion.

In der Beurteilung eines vesikoureteralen Refluxes ist es sinnvoll, den Grad der Parenchymschrumpfung zu bestimmen. Wir verwenden die Einteilung nach SMELLIE u. Mitarb. (1975) (Tab. 17):

Tabelle **17** Grad der Parenchymschrumpfung (nach *Smellie* u. Mitarb.)

Grad 0	normale Niere
Grad A	nicht mehr als eine Parenchymnarbe
Grad B	mehr als eine Narbe mit dazwischen erhaltenen normalen Parenchymanteilen
Grad C	generalisierte Vernarbung, Parenchym von wechselnder Dicke
Grad D	vollständige Schrumpfung der Nieren. Parenchymschwund

Das Persistieren des Refluxes zieht immer eine progrediente Verschlechterung der Nierenläsion mit sich. Nach einer durch die Druckerhöhung bedingten Dilatationsphase erfolgt der Verlauf gegen die narbige Niere der chronischen Pyelonephritis zu, die ihrerseits zur globalen Niereninsuffizienz führen kann.

Es ist aber auch bekannt, daß sich der vesikoureterale Reflux gelegentlich ohne Operation zurückbilden kann. Dies wird vor allem beim entzündungsbedingten Reflux (Zystitis) beobachtet, sobald die Entzündung geheilt ist, ferner bei geringgradiger lateraler Ektopie der Ostien infolge der wachstumsbedingten Verlängerung der vesikoureteralen Klappe (Maturationseffekt nach Hutch).

Untersuchungen

Der vesikoureterale Reflux kann nicht ohne weiteres mit den klassischen urologischen Untersuchungsmethoden (i.v. Pyelographie, retrograde Pyelographie, Zystoskopie) erfaßt werden. Er

Vesikoureteraler Reflux 8.113

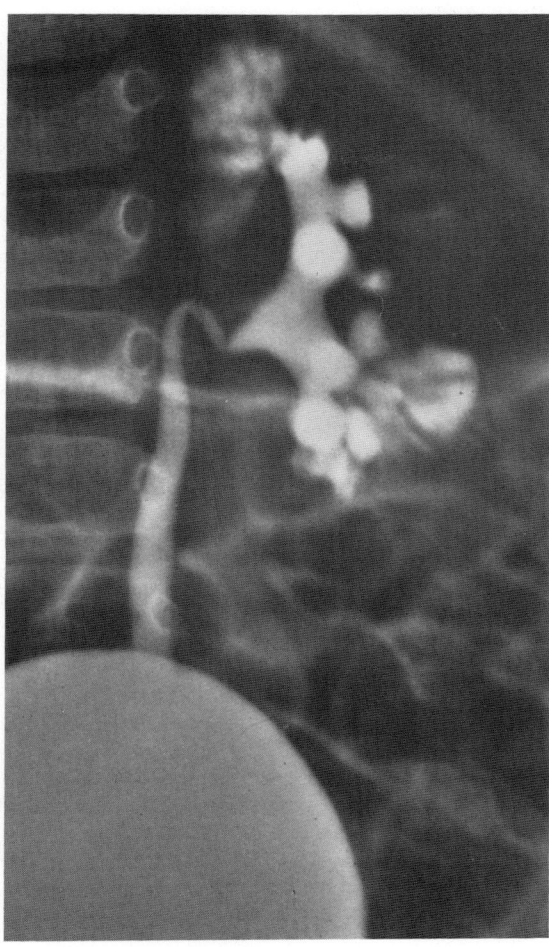

Abb. 85 Massiver vesikorenaler Reflux an beiden Nierenpolen beim Miktionszystourethrogramm. Beachte die retrograde Kontrastfüllung einzelner Pyramiden.

Tabelle 18 Schweregrade des vesikoureteralen Refluxes (nach *Heikel* u. *Parkkulainen*)

Grad I	retrograde Kontrastfüllung des Ureters allein, ohne Dilatation
Grad II	Füllung des Ureters, des Nierenbeckens und der Kelche, *ohne* Dilatation
Grad III	dito *mit* Dilatation des Ureters und des Nierenbeckens, jedoch *mit spitzen Fornices* (kein „blunting")
Grad IV	dito *mit* Dilatation und *mit stumpfen Fornices* („blunting"). Papillen noch konvex
Grad V	dito mit schwerer Dilatation des Ureters und des Nierenbeckens und *keulenförmigen Kelchen* („clubbing"). Papillen konkav

kann aber mit großer Sicherheit mittels *Miktionszystourethrographie* aufgedeckt werden. Gelegentlich wird er bei der Zystoskopie direkt oder indirekt beobachtet. Neuerdings sind auch *radioisotopische* Nachweismethoden entwickelt worden.

Miktionszystourethrographie (MCUG)

Diese radiologische Untersuchung bildet die Basis der Diagnose des vesikoureteralen Refluxes.
Technik der Miktionszystourethrographie. Das Kind erhält $^{1}/_{2}$–1 Stunde vor der Untersuchung ein leichtes Sedativum. Nach Einführen eines Blasenkatheters Charr 8, 9 oder 10, je nach Alter, wird die Blase entleert und mit Kontrastmittel (z. B. Urographin, verdünnt auf eine Konzentration von 100 mg Jod pro Milliliter) langsam gefüllt. Der Druck in der Blase darf 20–25 cm H_2O nicht übersteigen, damit nicht frühzeitig ein Miktionsreflex ausgelöst wird. Der Druck wird am einfachsten kontrolliert, indem das Kontrastmittel nicht mit einer Spritze, sondern mit einem offenen Trichter eingeführt wird, dessen Spiegel 20–30 cm oberhalb der Blase gehalten wird. Sobald der Patient den Harndrang verspürt, bzw. bei Säuglingen und Kleinkindern die Blase mit einem Druck von 20 cm H_2O voll ist, werden der Katheter entfernt und vier Röntgenaufnahmen vorgenommen: anteroposterior ohne Miktion (Ruhezystogramm); schräg rechts während der Miktion; schräg links während der Miktion und a.-p. am Schluß der Miktion (postmiktionelles Bild). Abb. 86, 87 und 88 orientieren über das normale Zystogramm beim Knaben und beim Mädchen und über die Befunde, die mit diesem Untersuchungsverfahren aufgedeckt werden können. Der vesikoureterale Reflux wird praktisch nie beim urologisch normalen Kind beobachtet. Bei Insuffizienz des ostialen Ventilmechanismus kommt der Reflux bei schwerem Klaffen der Ostien schon im Ruhezustand der Blase (Tiefdruckreflux) oder bei geringgradigem Klaffen erst bei der Miktion (Hochdruckreflux) zustande. Die schrägen Aufnahmen bringen die Eintrittsstelle des Ureters in der Blase besser zur Darstellung als die a.-p. oder seitliche Aufnahme. Bei entzündlicher Beeinträchtigung des Ventilmechanismus erfolgt der Reflux manchmal erst ganz am Schluß der Miktion. Ein besonders elegantes Verfahren zur Erfassung des Refluxes ist die Aufzeichnung der Miktionszystourethrographie auf Video-Tape.
Schweregrad des vesikoureteralen Refluxes. Man teilt den Reflux nach HEIKEL u. PARKKULAINEN in 5 Schweregrade ein, wobei zu bemerken ist, daß der Refluxgrad sich im Laufe der Miktion verändern kann (Tab. 18).

Zystoskopie

Bei der Zystoskopie kann der Reflux gelegentlich *direkt* beobachtet werden: Schwebende Fibrinflocken oder Indigocarminwolken werden nach einer

8.114 Urogenitaltraktus und retroperitonealer Raum

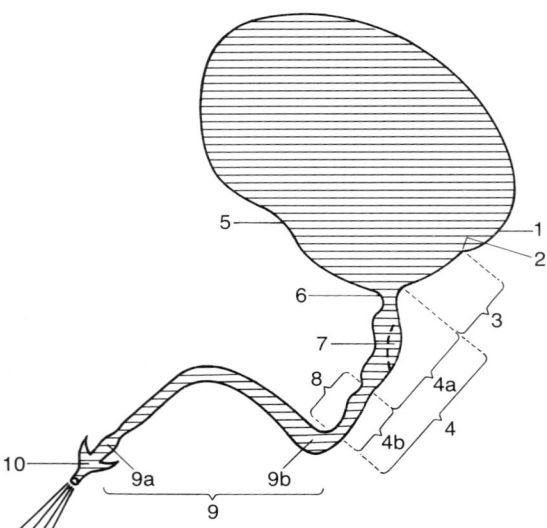

Abb. 86 Miktionszystourethrogramm bei Knaben.
1 Blasenfundus
2 Plica interureterica
3 Trigonum
4 Pars posterior urethrae
4a Pars prostatica
4b Pars membranacea
5 Impressio ossis pubis
6 Blasenhals
7 Colliculus seminalis
8 M. sphincter externus
9 Urethra anterior
9a Fossa navicularis glandis
9b Bulbus urethrae
10 Präputialsack
(aus *M. Bettex, F. Kuffer, A. Schärli:* Wesentliches über Kinderchirurgie. Huber, Bern 1975).

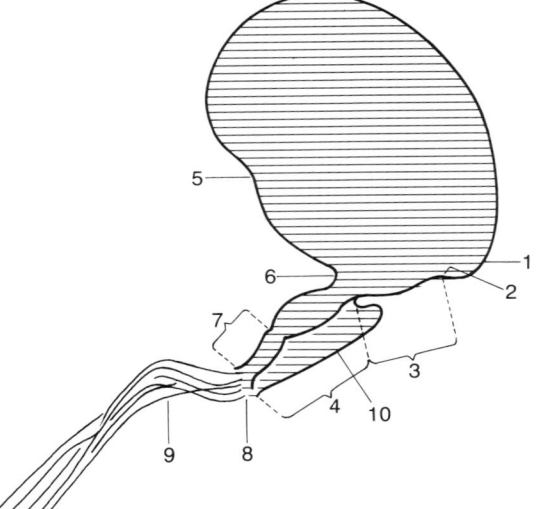

Abb. 87 Miktionszystourethrogramm beim Mädchen:
1 Blasenfundus
2 Plica interureterica
3 Trigonum
4 Urethra
5 Impressio ossis pubis
6 Blasenhals
7 M. sphincter externus
8 Meatus urethrae
9 Urinstrahl zwischen den Labien
10 retrograde Füllung der Vagina (häufig und nicht pathologisch)
(aus *M. Bettex, F. Kuffer, A. Schärli:* Wesentliches über Kinderchirurgie. Huber, Bern 1975).

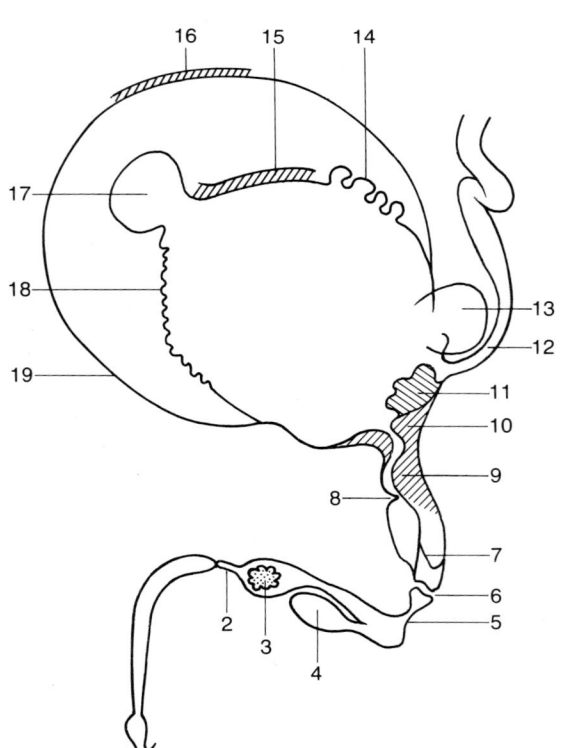

Abb. 88 Befunde beim Miktionszystourethrogramm (Knaben).
1 Meatusstenose
2 erworbene Urethrastriktur
3 eingeklemmter Harnstein
4 Urethradivertikel
5 Spasmus des M. sphincter externus
6 diaphragmaförmige Urethrastenose
7 kongenitale Urethralklappen
8 Urethraschleimhautfalte (nicht pathologisch)
9 Kollikulushypertrophie,
10 Blasenhalsstenose
11 Sarcoma botryoides
12 vesikoureteraler Reflux
13 juxtaostiales Divertikel
14 Pseudodivertikel bei Balkenblase
15 dicke Blasenwand
16 dünne Blasenwand
17 Urachusdivertikel
18 Zähnelung der Schleimhaut bei Zystitis
19 Megazystis
(aus *M. Bettex, F. Kuffer, A. Schärli:* Wesentliches über Kinderchirurgie. Huber, Bern 1975).

Vesikoureteraler Reflux 8.115

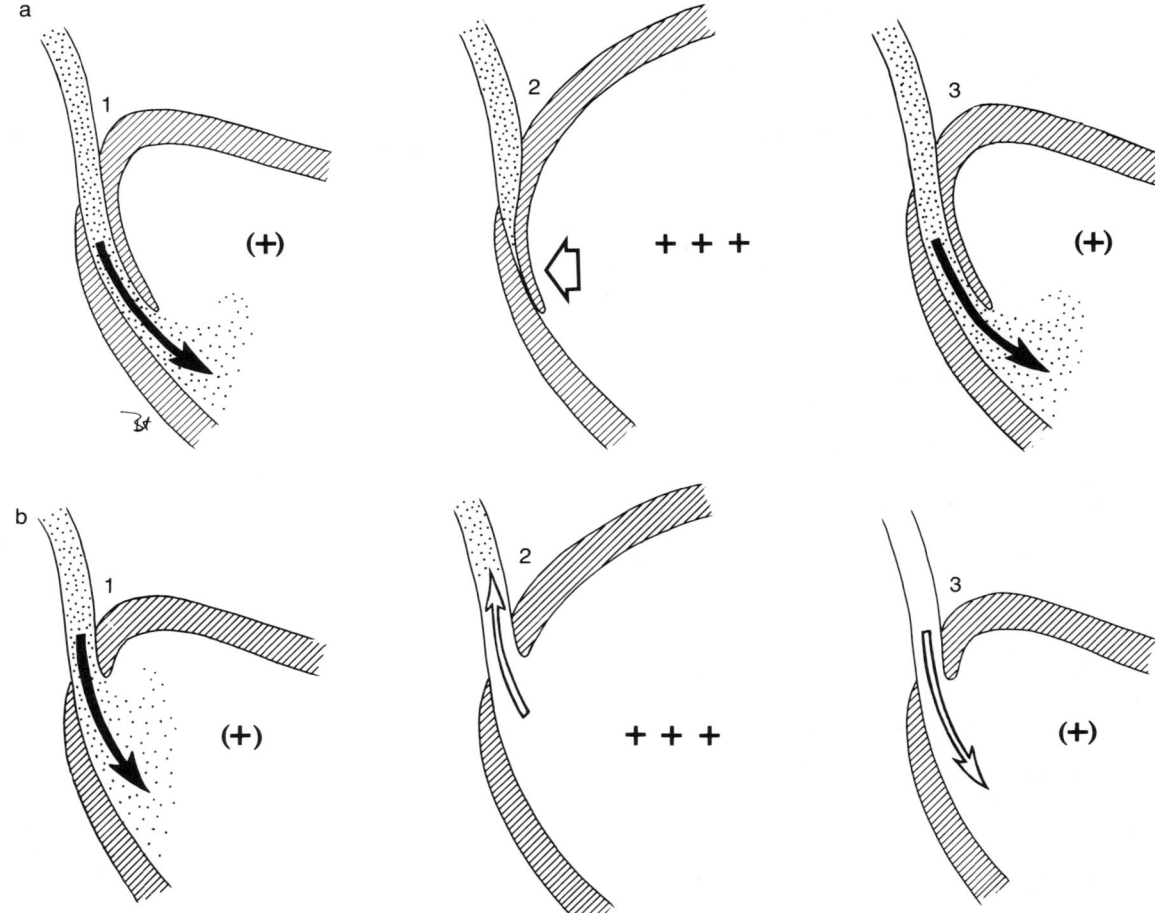

Abb. 89 a u. b Refluxbedingtes Verdünnungsphänomen bei der Chromozystoskopie.
a Normale Verhältnisse:
1 Nach i. v. Gabe von 20 mg Indigocarmin erscheint der Farbstoff konzentriert aus dem Ostium, solange der Blasendruck gering ist (+).
2 Bei Prallfüllung der Blase mit Kochsalzlösung (+++) schließt sich die vesikoureterale Klappe. Ein Reflux kommt nicht zustande.
3 Nach Wiederentleeren der Blase fließt der gefärbte Urin gleich konzentriert sofort wieder ab.
b Insuffizienz der vesikoureteralen Klappe:
1 Der Farbstoff fließt bei tiefem Blasendruck (+) normal konzentriert ab.
2 Bei Prallfüllung der Blase (+++) refluiert die Kochsalzlösung in den Ureter.
3 Nach Wiederentleerung der Blase sind die ersten Ejakulationen aus dem Ureter verdünnt.

Ureterkontraktion durch den Ureter wieder aufgesogen. Er kann auch *indirekt* nachgewiesen werden: Eine Chromozystoskopie wird bei halbgefüllter Blase durchgeführt, und es wird gewartet, bis der ausgeschiedene Urin dunkelblau geworden ist; dann wird die Blase während kurzer Zeit prall mit Kochsalzlösung gefüllt und wieder zur Hälfte entleert. Sind nach diesem Verfahren die ersten Urinejakulationen aus den Ureteren deutlich weniger konzentriert als vorher, so muß angenommen werden, daß Kochsalzlösung in die Ureteren refluiert hat und den ausgeschiedenen Farbstoff verdünnte (Abb. 89 a u. b). Dieser Test ist etwas empfindlicher als die konventionelle Zystographie.
Die Zystoskopie ist unerläßlich, um die Läsion des befallenen Ostiums zu diagnostizieren. Sie erlaubt uns festzustellen, ob es sich um ein kongenital klaffendes Ostium (»Golfloch«-Ostium, Ectopia lateralis), eine Verdoppelung des Ostiums, ein Ödem oder eine Infiltration des Ostiums bei Zystitis, ein paraostiales Divertikel usw. handelt. Eine tabellarische Einteilung der Form des Ureterostiums kann in der Praxis nützlich sein (Tab. 19).
Wichtig ist auch bei der Zystoskopie die Messung der vesikoureteralen Klappe (5 mm beim Neugeborenen; 15 mm beim Erwachsenen). Die Messung des submukösen Abschnitts des Ureters erfolgt am besten mit einem Ureterkatheter, der bis zu der Stelle in den Ureter eingeführt wird, an welcher seine Spitze nicht mehr als Vorwölbung sichtbar

Tabelle 19 Formen des Ureterostiums

1	Ostium normal, punktförmig oder schlitzförmig
2	Ostium oval
3	Ostium tunneleingangförmig
4	Ostium golflochförmig
5	Ostium in Blasendivertikel
6	Ostium duplex
7	Ureterozele
a	ohne entzündliche Veränderungen
b	mit entzündlichen Veränderungen

ist. Die Messung kann auch mit einer Bugbee-Elektrode oder mit einem leuchtenden Fiberglasureterkatheter erfolgen.

Szintigraphie

Der Nachweis des vesikoureteralen Refluxes kann auch mit einem Radioisotop erfolgen. Der Tracer, meist Diodrast-^{131}J, wird mit einem Katheter in die Blase eingeführt und die Aktivität über den Nierenlogen gemessen. Beim Vorliegen eines Refluxes wird eine hohe Radioaktivität der Nierenlogen festgestellt. Eine Szintigraphie kann sehr eindrückliche Bilder ergeben.

RNO-System zur Charakterisierung eines vesikoureteralen Refluxes

Mit diesem System, bei welchem R = Reflux, N = Niere und O = Ostium, ist es einfach, einen Reflux kurz und klar zu charakterisieren. Zum Beispiel Re. Niere: III B 3 b bedeutet:

III: Füllung des Ureters, des Nierenbeckens und der Kelche mit Dilatation, aber mit noch erhaltenen spitzen Fornices (s. Tab. 18).

B: Mehr als eine Parenchymnarbe, mit dazwischen erhaltenen normalen Parenchymanteilen (s. Tab. 17).

3 b: Ostium tunneleingangförmig und entzündlich verändert (s. Tab. 19).

Symptome und Diagnose

Der vesikoureterale Reflux hat keine *eigentliche Symptomatologie*. Im allgemeinen ist eine Pyurie die einzige klinische Feststellung. Die lumbalen Schmerzen bei der Miktion, die beim größeren Kind und beim Erwachsenen für den Reflux als typisch angesehen werden, stellen beim Säugling und Kleinkind keine diagnostische Hilfe dar. Im Falle einer sekundären Läsion eines Ureterostiums beherrscht die Symptomatologie der Grundaffektion im allgemeinen das klinische Bild.

Die *Diagnose* kann gelegentlich mit der *intravenösen Urographie* anhand indirekter Zeichen vermutet werden. Diese Zeichen sind nach HODSON (1959):

— röntgenologischer Nachweis einer chronischen Pyelonephritis,
— sehr kleine Nieren mit Erweiterung der Nierenkelche,
— Erweiterung der oberen Harnableitungswege ohne Stenose,
— übermäßige Dehnbarkeit der oberen Harnwege; Restharn,
— nicht erklärbare renale Osteodystrophie.

Ferner ist noch zu erwähnen, daß der Reflux aus der Blase eine stumme Niere mit Kontrastmittel anfärben kann: Diese Anfärbung täuscht eine eigene Kontrastausscheidung der stummen Niere vor!

Ein intravenöses Pyelogramm allein erlaubt aber nie, einen vesikoureteralen Reflux auszuschließen. Es sollte deshalb bei jeder urologischen Durchuntersuchung eine *Miktionszystourethrographie* durchgeführt werden. Auch mit der *Zystoskopie* kann der Reflux nicht ausgeschlossen werden; diese letzte Untersuchung bleibt aber unerläßlich, um die für den bei der Zystographie beobachteten Reflux verantwortliche Ostiumläsion aufzudecken.

Die Anwendung sämtlicher zur Verfügung stehenden Untersuchungsmethoden erlaubt, die in Tab. 16 erwähnten Refluxursachen auch klinisch zu diagnostizieren.

Kongenitales Klaffen der Ureterostien (laterale Ektopie der Ureterostien)

Bei dieser Mißbildung der Ureterostien fehlt die vesikoureterale Klappe mehr oder weniger vollständig. Die Affektion ist meist bilateral und betrifft vor allem das weibliche Geschlecht. Die Embryogenese ist noch keineswegs geklärt; es dürfte sich jedoch um eine angeborene Schwäche der Trigonalmuskulatur handeln, welche eine Verkürzung des submukösen Tunnels verursacht.

Anatomisch besteht die Mißbildung aus einem bilateralen partiellen oder vollständigen Fehlen des intravesikalen submukösen Abschnitts des Ureters, was zur Folge hat, daß die Ostien weiter nach lateral zu liegen kommen als normal (Ectopia lateralis, Megatrigonum) und eine mangelhaft entwickelte bis fehlende vesikoureterale Klappe aufweisen (Abb. 90 a u. b). Der trigonourethrale Ausläufer der ureteralen Längsmuskulatur (Tanagho) ist hypoplastisch. Das Ostium hat die Neigung zu klaffen und ist entweder rundlich, wie ausgestanzt in der Blasenwand (»Golfloch«-Ostium, Abb. 91) oder tunneleingangsförmig, je nach dem Grad der Hypoplasie der vesikoureteralen Klappe. Der resultierende vesikoureterale Reflux führt früher oder später zur Erweiterung der Ureteren und der Nierenbecken, so daß Megaureteren, d.h. Hydroureteren ohne Abflußhindernis, entstehen. Die Blase ist gelegentlich dilatiert als Folge der infektionsbedingten Hypotonie, jedoch nie hypertrophisch. Dieses gleichzeitige Vorkommen von Megaureteren und großer Blase hat WILLIAMS (1975) veranlaßt, die Affektion als »Megaureter-Megazystis-Syndrom« zu bezeichnen: In der Tat sind weder *Mega*ureteren noch *Mega*zystis obligat. Grundsätzlich ist das kongenitale Klaffen der Ure-

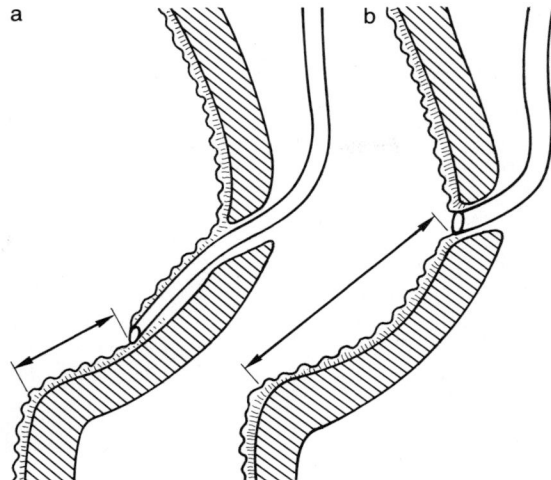

Abb. 90 a u. b Fehlende vesikoureterale Klappe bei ausgeprägter lateraler Ektopie des Ureterostiums.
a Normale Verhältnisse.
b Kongenitales Klaffen (aus *M. Bettex, F. Kuffer, A. Schärli:* Wesentliches über Kinderchirurgie. Huber, Bern 1975).

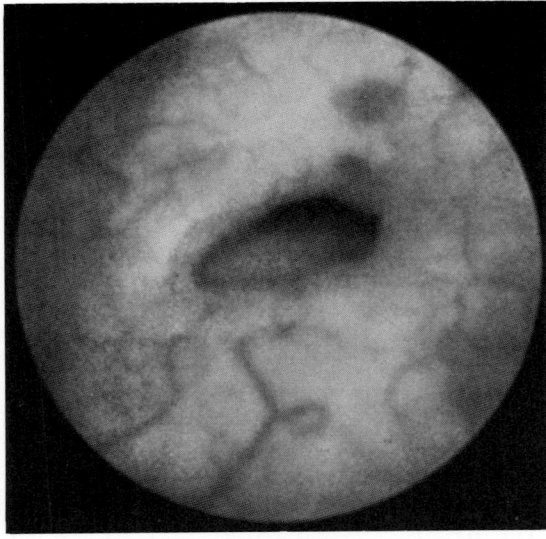

Abb. 91 Klaffen des Ureterostiums bei einem Fall von lateraler Ektopie. Endoskopische Fotografie.

terostien streng vom sekundären Klaffen bei infravesikalen Hindernissen zu unterscheiden. Vor Stellung der Diagnose »kongenitales Klaffen« muß deshalb ein solches Hindernis wie Blasenhalsstenose, Urethraklappen usw. ausgeschlossen werden.
Symptome und Zeichen. Die ersten Zeichen der Affektion bestehen in Pyurie und Fieberschüben schon im jüngsten Säuglingsalter. Bei spät aufgedeckten Fällen steht die Niereninsuffizienz im Vordergrund. Gelegentlich wird bei der klinischen Un-

tersuchung eine große Blase vorgefunden, ein Zeichen, das aber nicht obligat ist. Die Banalität der Symptomatik ist hervorzuheben.
Urologische Befunde. Die *Zystometrie* kann die Kurve einer großen hypotonen Blase geben; dies muß aber nicht sein. Ein *echter Restharn* wird nie beobachtet; jedoch ein Restharn kann durch das Entleeren der Megaureteren in die Blase vorgetäuscht werden (Pseudorestharn). Das *intravenöse Pyelogramm* zeigt meist eine Dilatation der oberen Harnwege und Zeichen einer chronischen Pyelonephritis; Fälle mit normalem Ausscheidungspyelogramm werden aber häufig angetroffen. Die *Miktionszystourethrographie* (S. 8.113) ist die Methode der Wahl zur Diagnosestellung des kongenitalen Klaffens der Ureterostien: Schon in Ruhe entsteht ein massiver vesikoureteraler Reflux, der bei der Miktion noch stärker wird (s. Abb. 84). Das Kind »uriniert in seine Ureteren«! Die *Zystoskopie* zeigt die für die Affektion typische laterale Ektopie der Ostien, wobei der Eindruck eines Megatrigonums erweckt wird. Die Ostien selber sind stark klaffend und entweder »golfloch«-artig ausgestanzt (s. Abb. 91) oder wenigstens »tunneleingangförmig«. Der Reflux kann meist direkt oder indirekt beobachtet werden. Zeichen von infravesikalen Hindernissen fehlen.
Prognose. Die Rückstauung des Urins infolge des vesikoureteralen Refluxes führt zu einer progredienten Druckatrophie des Nierenparenchyms, das durch die aszendierende Infektion noch zusätzlich geschädigt wird. Ohne Behandlung sterben diese Kinder an einer Niereninsuffizienz. Bei einer geringgradigen lateralen Ektopie kann doch gelegentlich eine spontane Heilung durch Maturation erfolgen (S. 8.112).
Therapie. Beim kongenitalen Klaffen der Ureterostien kommt nur eine Antirefluxoperation in Betracht (Technik s. am Ende des Kapitels). Die Resultate sind ausgezeichnet, wenn die Operation früh gemacht wird, d. h. zu einem Zeitpunkt, bei welchem die Nieren noch nicht allzu stark geschädigt sind (Abb. 92 a–d).

Reflux bei Doppelbildung der Ureteren

Wenn bei einer Doppelniere beide Ureteren durch ein gemeinsames Ostium in die Blase münden, befindet sich dieses Ostium sehr häufig in lateraler Ektopie, und sein Antirefluxmechanismus ist defekt. Beim Vorliegen von zwei getrennten intravesikalen Ostien sitzt nur das Ostium des kaudalen Ureters in lateraler Ektopie, während der kraniale Ureter einen eher zu langen intravesikalen submukösen Verlauf aufweist. Ein vesikoureteraler Reflux kommt regelmäßig in den kaudalen Ureter zustande. Für Einzelheiten s. Kapitel »Doppelniere« (S. 8.10 ff).

8.118 Urogenitaltraktus und retroperitonealer Raum

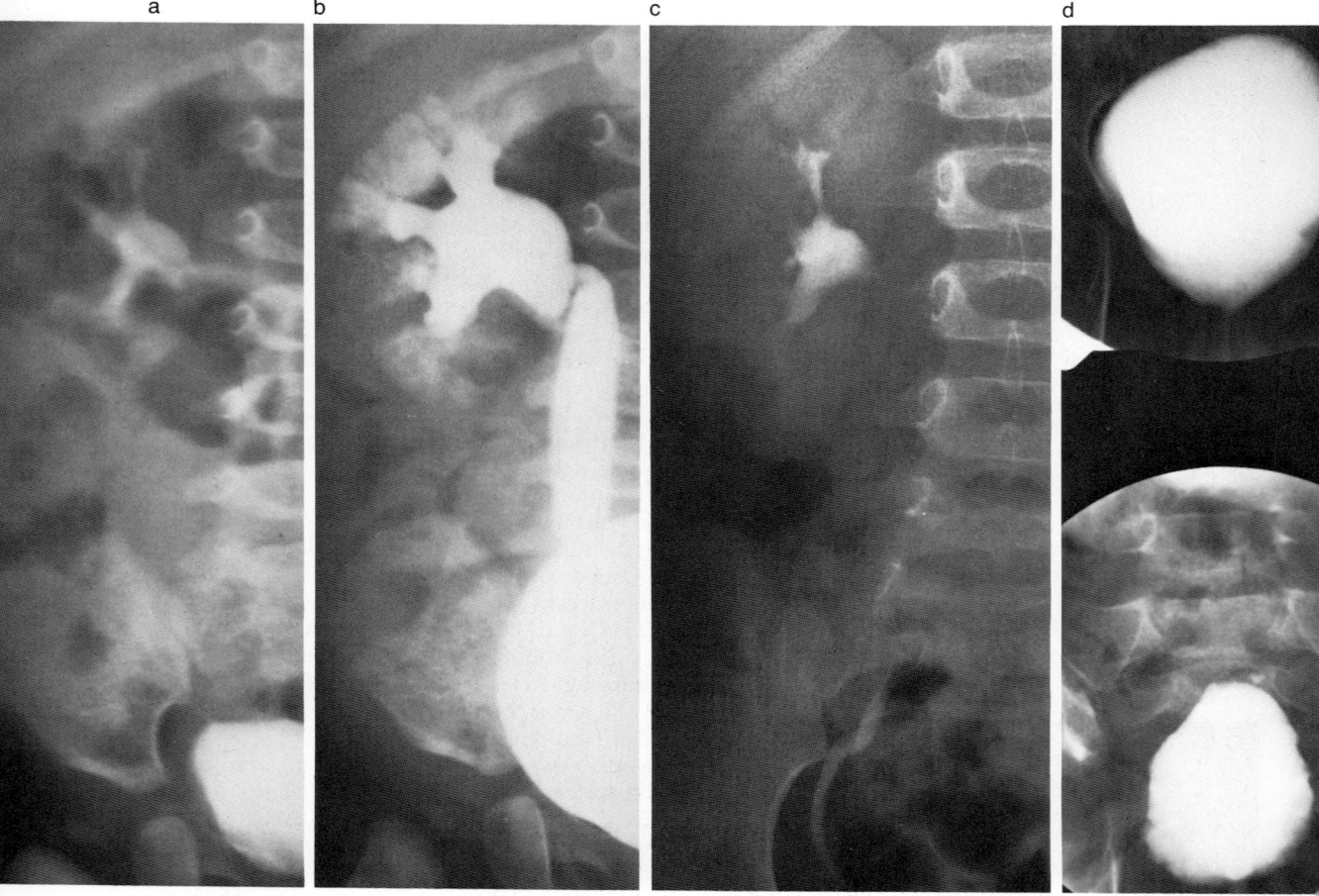

Abb. 92 a–d Kongenitales Klaffen der Ureterostien.
a I. v. Pyelogramm vor der Ureterozystoneostomie im Alter von 5 Monaten.
b Miktionszystourethrogramm vor der Ureterozystoneostomie im Alter von 5 Monaten.
c I. v. Pyelogramm 4 Jahre nach der Ureterozystoneostomie im Alter von 4⁶/₁₂ Jahren.
d Miktionszystourethrogramm 4 Jahre nach der Ureterozystoneostomie.

Reflux bei ektopisch mündenden Ureteren distal der Blase

Bei ektopischer Mündung eines Ureters im Blasenhals oder in der Urethra posterior (Abb. 93) fehlt der submuköse endovesikale Verlauf bzw. die vesikoureterale Klappe. Es kommt am Anfang der Miktion ein Reflux zustande, und zwar im Moment, wo die Urethra unter Druck gestellt wird. Während der Miktion selbst wird durch den raschen Abfluß des Urins ein Venturi-Effekt erzeugt, so daß sich der Ureter wieder entleeren kann.
Die Therapie besteht in einer Reimplantation des befallenen Ureters unter Anwendung eines Antirefluxverfahrens.

Reflux bei kongenitalen juxtaostialen Divertikeln

Entsteht in der unmittelbaren Umgebung eines Ostiums ein *Blasendivertikel*, so zieht es den submukösen Teil des Ureters mit sich nach außen (Abb. 94). Dabei ergibt sich das, was HUTCH u. AMAR (1972) »Extravesikalisation« des Ureters nannten. Befindet sich das Ureterostium noch in der Blase, so liegt kein Reflux vor; befindet es sich aber am Divertikelrand, so ist der Reflux fakultativ. Befindet sich das Ureterostium hingegen im Innern des Divertikels, so wird der Reflux obligat (Abb. 95). Das juxtaostiale Divertikel kann sich auf der Basis einer Malformation des Hiatus uretericus entwickeln. Es kann sich auch um ein erworbenes Divertikel oder um ein Pseudodivertikel handeln, wie man sie bei Balkenblase infolge eines infravesikalen Hindernisses oder bei der neurologischen Blase antrifft. Nicht die Herkunft des Divertikels ist verantwortlich für den Reflux, sondern seine Lokalisation.
Die Therapie besteht in der Exzision des Divertikels, kombiniert mit einer Reimplantation des Ureters mittels eines Antirefluxverfahrens.

Vesikoureteraler Reflux

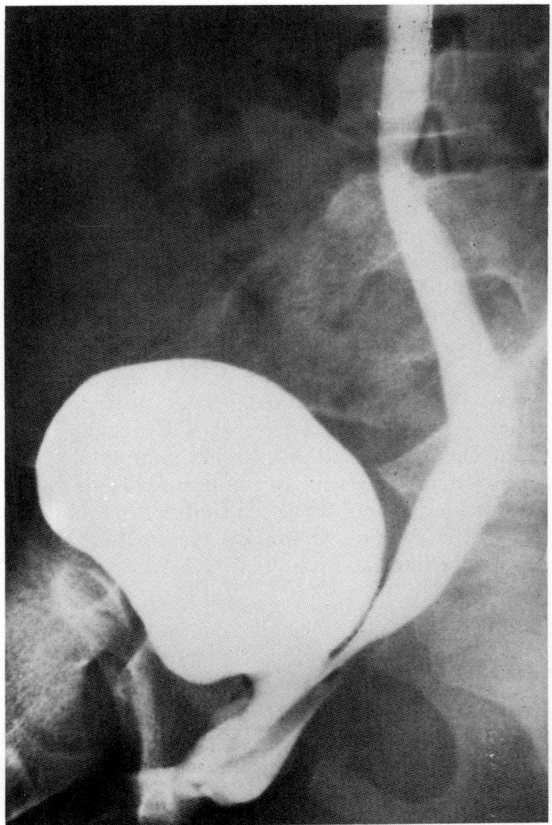

Abb. **93** Vesikoureteraler Reflux bei Mündung eines Ureters unmittelbar distal des Blasenhalses.

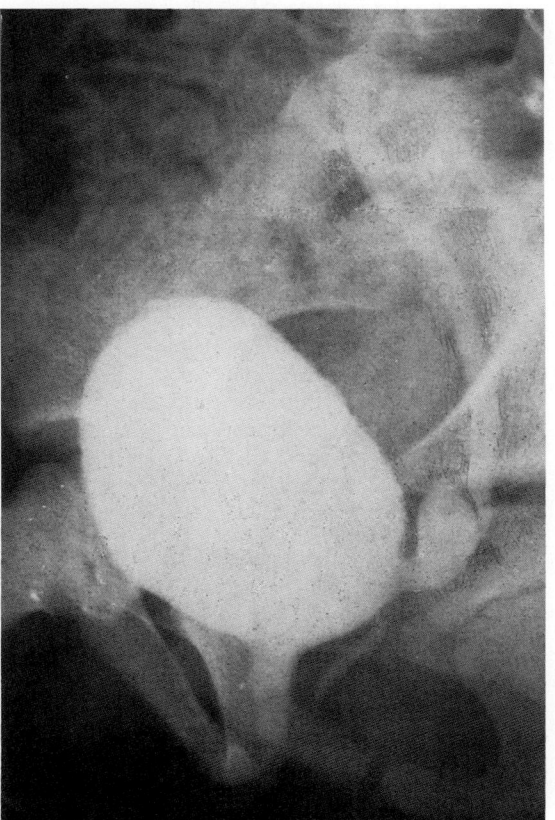

Abb. **95** Vesikoureteraler Reflux bei Extravesikalisation des Ureterostiums durch ein juxtaostiales Blasendivertikel.

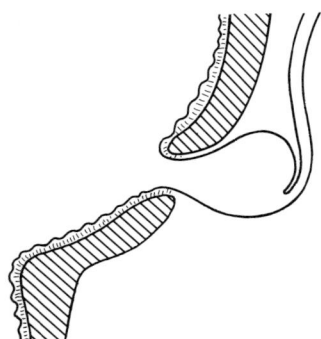

Abb. **94** Extravesikalisation des Ureterostiums durch ein juxtaostiales Blasendivertikel (aus *M. Bettex, F. Kuffer, A. Schärli:* Wesentliches über Kinderchirurgie. Huber, Bern 1975).

Reflux bei infravesikalen Hindernissen

Beim Vorliegen von *kongenitalen Klappen* der Urethra posterior (S. 8.168 ff) oder einer *kongenitalen Blasenhalsstenose* (Maladie de Marion oder Fibroelastose des Blasenhalses) sowie beim Vorliegen von *kongenitalen konzentrischen Urethrastenosen* oder von *Urethradivertikeln* wird sehr häufig ein vesikoureteraler Reflux beobachtet. Auch bei posttraumatischen oder postinfektiösen Strikturen der Urethra ist diese Komplikation häufig. Der Reflux ist bei all diesen infravesikalen Hindernissen nur eine sehr mittelbare Folge der Abflußstörung und ist keineswegs obligat. Die unmittelbare Ursache des Refluxes ist entweder die Bildung eines juxtaostialen Divertikels im Rahmen einer Balkenblase (S. 8.165) oder die Beeinträchtigung des Ventilmechanismus des Ostiums durch sekundäre entzündliche Prozesse.

Die *Therapie* des Refluxes ist erst dann indiziert, wenn das infravesikale Hindernis mit Erfolg beseitigt wurde. Nicht selten sind die Ureteren in solchen Fällen, besonders bei kongenitalen Urethraklappen, so stark dilatiert, daß eine Ableitung nach außen mittels Pyelostomie oder Ureterokutaneostomie temporär indiziert ist. In den übrigen Fällen wird eine Antirefluxoperation vorgenommen.

Reflux auf entzündlicher Basis

Die ödematöse Schwellung oder die entzündliche Infiltration der Blasenschleimhaut in der Umgebung der Ostien kann deren Antirefluxeigenschaften beeinträchtigen. Bei allen Formen der Zystitis kann deshalb ein vesikoureteraler Reflux beobachtet werden, am häufigsten aber bei der *Cystitis granularis* des kleinen Mädchens (S. 8.154 ff). Der Reflux auf entzündlicher Basis verschwindet meist spontan, d. h. ohne Operation, sobald die Zystitis durch konservative Maßnahmen zur Heilung gebracht wird. Es werden aber auch besonders chronische Fälle beobachtet, bei welchen die vesikoureterale Klappe bei der Heilung der Zystitis schrumpft; die Schrumpfung führt dann zu einem irreversiblen Reflux. Daraus resultiert eine aszendierende Pyelonephritis, die durch den Reflux unterhalten wird. Diese spezielle Refluxform wird oft als »idiopathischer Reflux« bezeichnet, wahrscheinlich aber zu Unrecht.

Beim Reflux auf entzündlicher Basis ist die Therapie zunächst konservativ (Blasenspülung, Antibiotika, Antiphlogistika usw.), wobei in 30–50% der Fälle mit einer Heilung binnen Jahresfrist zu rechnen ist. Beim Weiterbestehen des Refluxes ist eine Antirefluxoperation indiziert.

Reflux bei Affektionen des Zentralnervensystems

Ein vesikoureteraler Reflux wird sehr häufig bei Fällen mit Myelomeningozele, Myelodysplasie, Diastematomyelie, Dermoidzysten und -fisteln des Terminalmarks usw. angetroffen, ferner bei erworbenen Läsionen wie Querschnittsläsion, Myelitis usw. Auch hier ist die Relation zwischen Primärläsion und vesikoureteralem Reflux nur eine mittelbare. Drei Refluxmechanismen werden vorgefunden:
– Der Trigonummuskelapparat und vor allem das Muskelbündel von Tanagho sind gelähmt; das Ostium wird durch die Kontraktionen des Ureters nach oben und lateral verschoben, wobei die vesikoureterale Klappe kürzer wird oder sogar verschwindet.
– Im Rahmen einer Balkenblase, wie sie so häufig bei neurogenen Störungen beobachtet wird, bildet sich ein juxtaostiales Divertikel, welches die Extravesikalisation des Ureters nach sich zieht.
– Die früher oder später einsetzende Harninfektion führt zu einer entzündlichen Veränderung des Ostiums und macht den Antirefluxmechanismus insuffizient.

Die Therapie des Refluxes ist in solchen Fällen sehr problematisch. Eine Antirefluxoperation ist nur da indiziert, wo die neurogene Störung der Blase geringgradig ist. Dabei ist die Antirefluxoperation nach Cohen (s. unten) zu wählen, da der Antirefluxtunnel bei dieser Methode nicht halb im Detrusor-, halb im Trigonumbereich liegt, sondern nur im Trigonum. Meist muß man sich zur Ableitung der Ureteren nach außen, direkt oder mittels eines ausgeschalteten Darmstücks (z. B. Sigmoid) entschließen.

Reflux iatrogener Natur

Gewisse Operationen im Bereich des Ureterostiums können einen schweren vesikoureteralen Reflux zur Folge haben. Die wichtigsten dieser Operationen sind:
– die Spaltung des Ostiums zur Entfernung eines eingeklemmten Uretersteines,
– die einfache Inzision oder »Marsupialisation« einer Ureterozele,
– die Reimplantation eines Ureters in die Blase ohne Antirefluxverfahren.

Nach solchen Operationen ist der Antirefluxmechanismus des vesikoureteralen Übergangs zerstört. Die Therapie dieser Refluxform ist operativ und besteht in einer Antirefluxoperation. Es ist aber besser, dem iatrogenen Reflux vorzubeugen, indem die primäre Operation systematisch durch ein Antirefluxverfahren ergänzt wird.

Therapie

In bezug auf die deletäre Beeinflussung der oberen Harnwege und des Nierenparenchyms darf der vesikoureterale Reflux nicht sich selbst überlassen bleiben. Seine Behandlung basiert auf den folgenden Prinzipien:
– *Urindesinfektion* auf allgemeinem (Antibiotika usw.) und lokalem Wege (Blasenspülung); antiphlogistische Behandlung (Tanderil, Corticoide).
– *Behebung der etwaigen infravesikalen Hindernisse.*
– *Operative Korrektur des insuffizienten Ureterostiums.*

Wenn die Läsion des Ureterostiums reversibel ist (Entzündung), so ist es möglich, durch die erste Behandlungsphase allein den Reflux zum Verschwinden zu bringen. Dies konnten wir bei 30–50% unserer Zystitisfälle mit Reflux beobachten. Die Behebung eines eventuellen infravesikalen Hindernisses beeinflußt den Reflux nur in den Fällen, bei welchen er durch eine rein entzündliche Läsion des Ostiums bedingt ist; es bleibt aber trotzdem unerläßlich, jedes infravesikale Hindernis zu beseitigen, bevor man eine Antirefluxoperation in Betracht ziehen kann.

Indikationen und Kontraindikationen zur Antirefluxoperation

Eine Antirefluxoperation ist bei folgenden Fällen *prinzipiell indiziert:*
– *Primär-irreversible Refluxfälle* wie laterale Ektopie, Doppelbildung, Ektopie der Uretermündung im Bereich des Blasenhalses, iatrogene Schädigung der vesikoureteralen Klappe usw.
– *Entzündungsbedingter Reflux,* falls eine konservative, während 6–12 Monaten durchgeführte Therapie keine Besserung gezeigt hat.

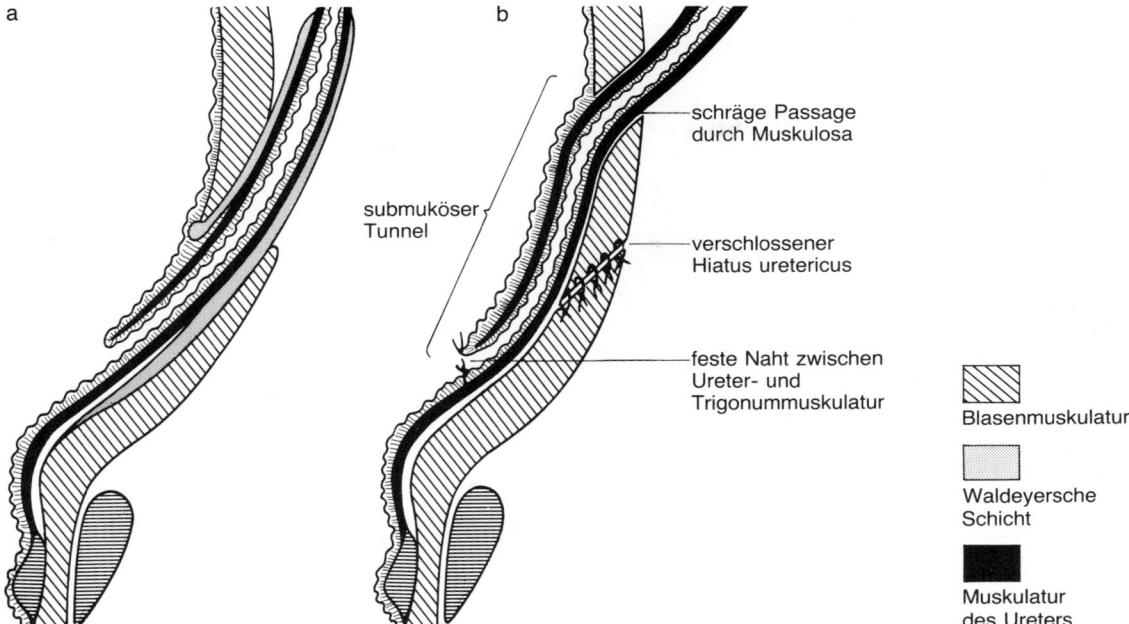

Abb. 96a u. b Prinzip der Ureterozystoneostomie nach Politano-Leadbetter.
a Normale Verhältnisse.
b Rekonstruktion des Antirefluxmechanismus durch Führung des Ureters durch einen submukösen Tunnel (aus *M. Bettex, F. Kuffer, A. Schärli*: Wesentliches über Kinderchirurgie. Huber, Bern 1975).

– *Sekundärer Reflux* bei infravesikalen Harnabflußstörungen wie kongenitalen Urethraklappen, Blasenhalsstenose usw., *nach* Beseitigung des Hindernisses.

Indessen muß man auch gewissen *Kontraindikationen* Rechnung tragen: Jegliche Antirefluxoperation stellt in den Wochen, die der Operation folgen, ein Abflußhindernis dar. Falls die Nierenfunktion bereits vor der Operation schlecht ist, wird dieses Hindernis zu einer schlimmen, für die betroffene Niere eventuell sogar fatalen Dekompensation führen können. Deshalb ist es in den folgenden Fällen nicht ratsam, eine Antirefluxoperation vorzunehmen:

– schlechte Nierenfunktion (Urämie);
– extreme Dilatation der oberen Harnwege;
– neurogene Blase mit Abflußhindernis;
– stumme Niere im i.v. Pyelogramm.

Bei all diesen fortgeschrittenen Fällen ist eine Harnableitungsoperation der Antirefluxoperation vorzuziehen.

Antirefluxoperationen

Von den vielen Antirefluxoperationen, die in den letzten 30 Jahren vorgeschlagen wurden, bleiben nur vereinzelte im Gebrauch. Sie können folgendermaßen umschrieben werden:

1. Gruppe: Ureterozystoneostomien (UCNST) mit Bildung eines submukösen Tunnels (POLITANO-LEADBETTER 1958; COHEN 1975).

2. Gruppe: Intravesikalisation des Ureters, ohne das Ostium zu verändern (LICH u. Mitarb. 1961; GRÉGOIR 1964, 1969).

Ziel dieser Operationen ist die Wiederherstellung des intravesikalen Ureterverlaufs.

Die Operationen der 1. Gruppe haben den Vorteil zu ermöglichen, einen zu langen, geschlängelten Ureter zu kürzen und einen dilatierten Ureter durch Modellage zu reduzieren, was bei den Operationen der 2. Gruppe nicht durchführbar ist.

Bei refluierendem Ureter duplex werden beide Ureteren »en bloc« reimplantiert, also auch der Ureter des kranialen Nierenanteils, obgleich er nicht mit Reflux behaftet ist. So kann die für die Durchblutung der Ureteren so gefährliche Dissektion zur Trennung beider Duplexureteren vermieden werden (s. »Doppelniere«, S. 8.10 ff).

Technik der Ureterozystoneostomie mit Tunnelbildung nach Politano-Leadbetter (Abb. 96a u. b und 97)

Zugang. Der Patient wird auf den Rücken gelegt. Die Inzision der Bauchdecken erfolgt suprapubisch auf der Mittellinie oder, besonders bei Mädchen, nach Pfannenstiel. Die Blase wird auf der Mittellinie längs inzidiert.

Neostomie. Es ist zu empfehlen, den Ureter zunächst retrovesikal zu mobilisieren. Das refluierende Ostium wird dann umschnitten mit einer Colerette aus Blasenschleimhaut von 2–3 mm Breite.

8.122 Urogenitaltraktus und retroperitonealer Raum

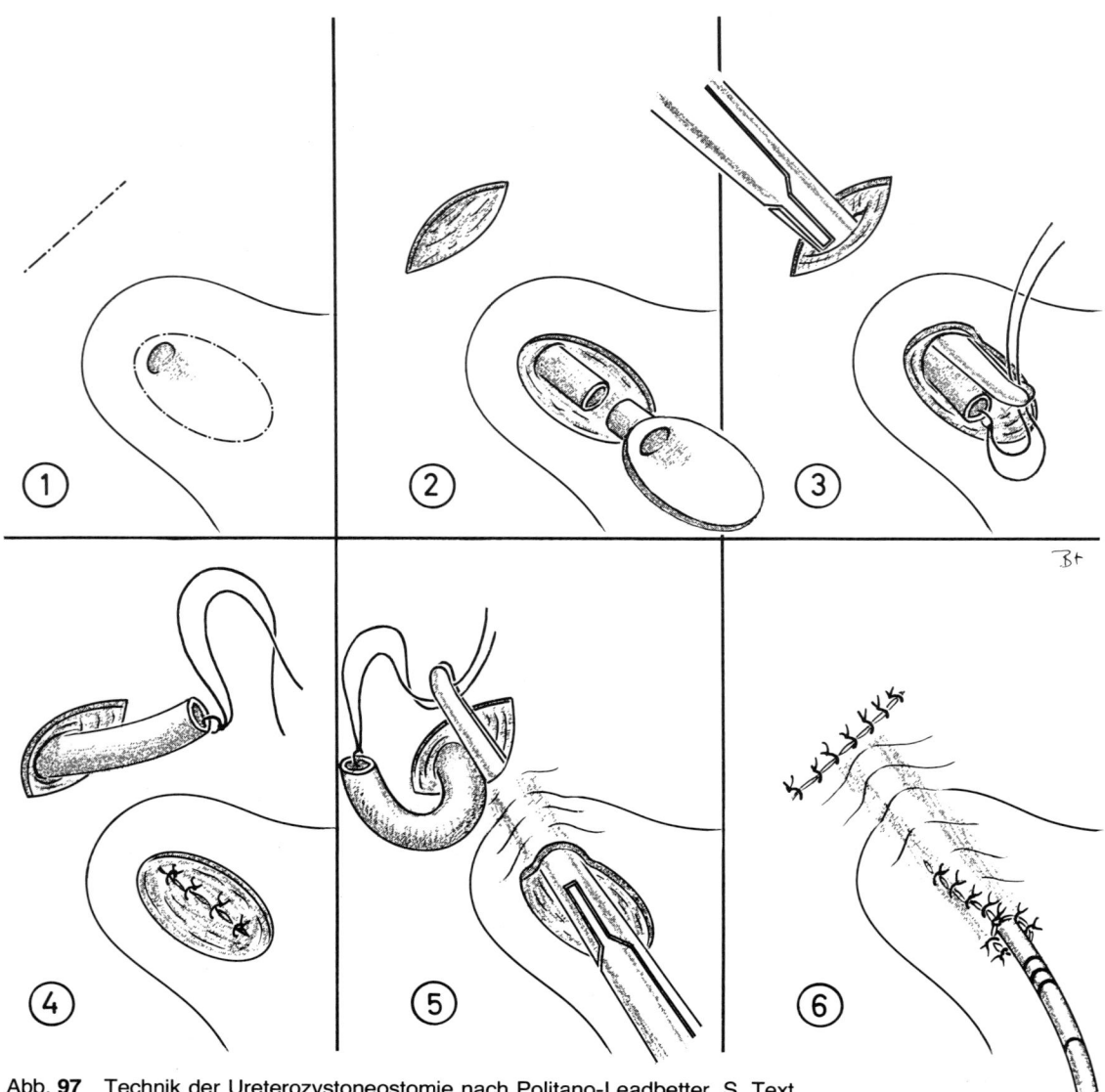

Abb. 97 Technik der Ureterozystoneostomie nach Politano-Leadbetter. S. Text.

Der Ureter wird nun von distal nach kranial ringsum bis in den retrovesikalen Raum freipräpariert. Beim Knaben muß dabei der Ductus deferens streng geschont werden. Die Blasenwand wird 2–3 cm kranial vom Hiatus uretericus inzidiert und der freipräparierte Ureter durch diese neue Öffnung in die Blase durchgezogen. Der Hiatus uretericus wird mit festen Chromcatgutnähten zugenäht, wobei nur die Muskelschicht gefaßt wird. Ein submuköser Tunnel wird zwischen altem Sitz des Ostiums und neuer Inzision präpariert und der Ureter durch diesen Tunnel gezogen. In den meisten Fällen ist der Ureter zu lang oder seine letzten 2 Zentimeter durch die Dissektion etwas beschädigt. Es ist deshalb zu empfehlen, den Ureter etwas zu kürzen, bis sein Verlauf gerade ist und seine Durchblutung von kranial her befriedigend erscheint.

Das freie Ende des Ureters wird nun so kaudal wie möglich wieder an die Muskulatur und an die Schleimhaut des Trigonums fixiert; alle Nähte werden mit Chromcatgut gemacht. Um einer Abknickung am neuen Durchgang durch die Blasenmuskulatur vorzubeugen, ist eine Schienung des Ureters während 8–12 Tagen unerläßlich. Die Blase wird suprapubisch drainiert und in zwei Schichten verschlossen. Der prävesikale Raum wird unter negativem Druck nach Redon drainiert. Die Bauchdecke wird in Schichten geschlossen.
Modellage des dilatierten Ureters. Ist der Ureter wesentlich dilatiert, so besteht die Gefahr, daß die Neostomie ihre Antirefluxfunktion nicht ausüben kann. Die Erfahrung hat gezeigt, daß der intravesikale submuköse Anteil des Ureters erst dann refluxhemmend wirkt, wenn seine Länge zu seinem

Vesikoureteraler Reflux 8.123

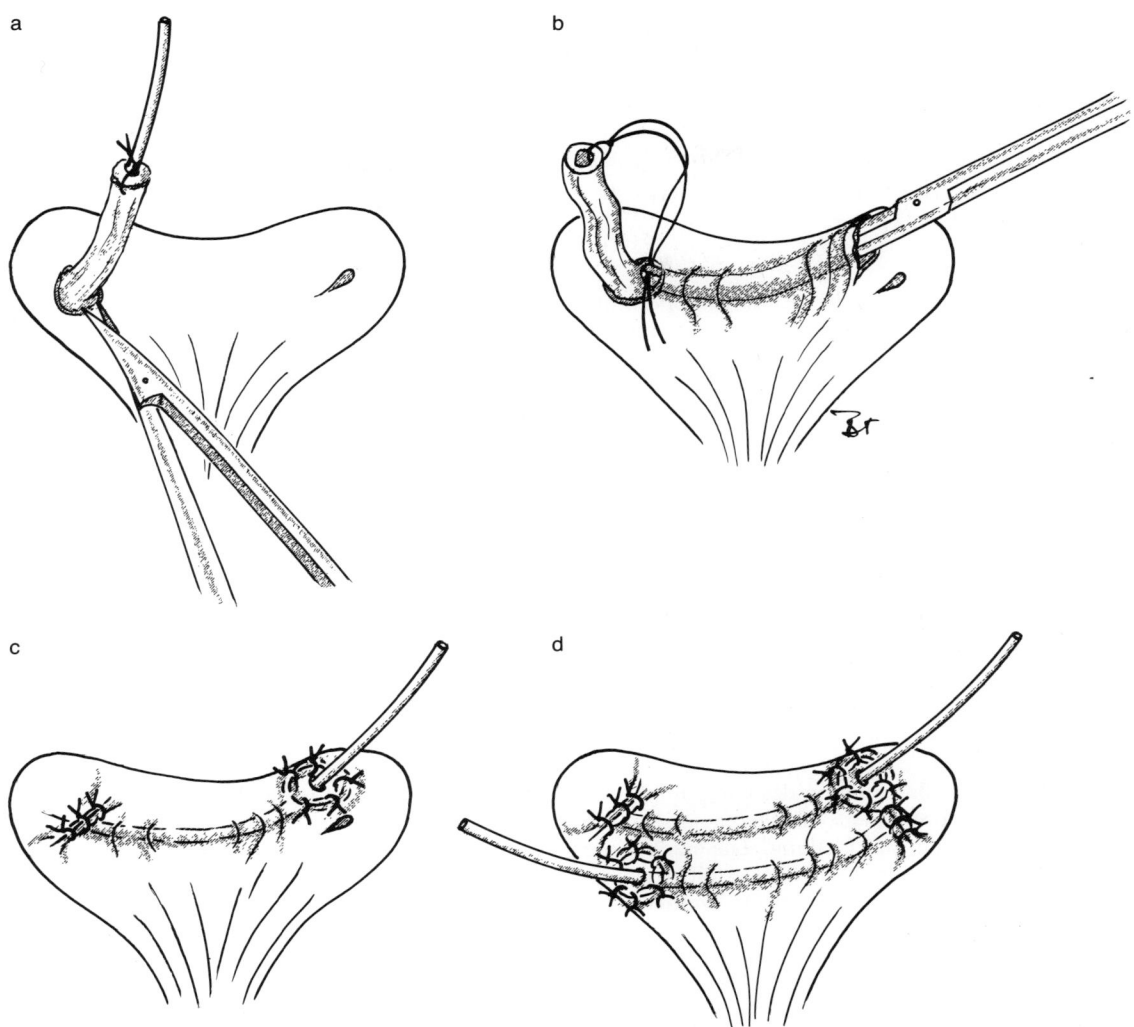

Abb. 98 a–d   Technik der Ureterozystoneostomie nach Cohen. S. Text. **a–c** Unilateral. **d** Bilateral.

Außendurchmesser im Verhältnis von 3 : 1 steht. Der Länge des submukösen Tunnels sind aber besonders bei Säuglingen und kleinen Kindern Grenzen gesetzt. Es ist deshalb indiziert, beim Vorliegen einer wesentlichen Ureterdilatation eine *Ureterplastik* vorzunehmen: Ein Längsstreifen wird aus dem distalen Ende des Ureters unter Schonung der Hauptlängsarterie exzidiert und der Ureter über einer Schiene wieder gebildet. Der so verengte Ureter wird anschließend nach dem Verfahren von Politano-Leadbetter reimplantiert.

Technik der Antirefluxoperation nach Cohen

Beim Verfahren nach Cohen (Abb. 98 a–d) ist der Zugang identisch wie beim Politano-Leadbetter. Das Ostium und der distale Ureter werden in ähnlicher Weise freipräpariert, gestreckt, gekürzt und ggf. im Umfang reduziert. Der submuköse Tunnel wird aber nicht zwischen Hiatus uretericus und neuer Implantationsstelle gebildet, sondern quer durch den kranialen Anteil des Trigonums vom Hiatus uretericus bis zur Gegend des anderen Ostiums. Falls beide Ureteren in einer Sitzung operiert werden, sind die Ureteren parallel zueinander, der eine von links nach rechts, der andere von rechts nach links, durch den Tunnel durchzuziehen und auf der Gegenseite am Trigonum zu fixieren.

Technik der Antirefluxoperation nach Lich-Grégoir (Abb. 99)

Die Operation erfolgt extravesikal. Nach Freipräparieren des Ureters wird die Blasenmuskulatur vom Hiatus uretericus kranialwärts auf einer

Strecke von etwa 3–4 cm bis auf die Schleimhaut inzidiert. Der Ureter wird dann zwischen Schleimhaut und Muskulosa gelegt und die Blasenmuskulatur darüber wieder geschlossen.

Ureterozystoneostomie »en bloc« bei Ureter duplex
Die Technik ist im Kapitel »Doppelniere« beschrieben (S. 8.15).

Nachbehandlung
Selbstverständlich wird die Antirefluxoperation unter antibiotischer Abschirmung vorgenommen. Die Redon-Drainage wird nach 36 Stunden, die Ureterschiene nach 8–12 Tagen und die suprapubische Blasendrainage nach 15–18 Tagen entfernt. Die Patienten können normalerweise am 21. Tage nach der Operation nach Hause entlassen werden.
Man erwartet nicht von der Antirefluxoperation, daß sie die praktisch immer vorhandene Infektion schlagartig zum Verschwinden bringt. Es ist deshalb von entscheidender Bedeutung, daß die antibiotische oder chemotherapeutische Behandlung während Monaten bis Jahren weitergeführt wird, zunächst ununterbrochen, später in Form einer Intervalltherapie (z. B. 10 Tage je Monat).

Ergebnisse
Die konservative Behandlung des entzündungsbedingten vesikoureteralen Refluxes führt in 30–50% der Fälle zur Heilung. Die nach einer Behandlungsdauer von 12 Monaten nicht geheilten Fälle müssen erneut überprüft werden. Die Resultate der Antirefluxoperationen sind bei guter Indikation äußerst gut, rechnet man doch mit einer Erfolgsquote von über 90%. Zur Beurteilung des Resultates sind wenigstens 4 Kriterien anzuwenden:
Der vesikoureterale Reflux muß definitiv behoben sein. Es sind deshalb während einer relativ langen Periode Kontrollen in Form von Miktionszystourethrogrammen vorzunehmen. Es ist ratsam, eine solche Nachkontrolle nach 6 Monaten, 18 Monaten und wenn möglich noch nach 5 Jahren vorzunehmen. Bei Refluxrezidiv ist eine Reoperation unerläßlich.
Die Operation darf kein Harnabflußhindernis darstellen. Am Anfang unserer Tätigkeit auf diesem Gebiet haben wir gelegentlich die Entwicklung von Ureterstenosen im Operationsbereich nach 6–18 Monaten beobachtet. Wir führen diese Stenosebildung auf eine Schädigung der Durchblutung des distalen Ureters zurück; seitdem wir die 2 letzten Zentimeter des Ureters systematisch exzidieren, sehen wir diese Komplikation nur noch ausnahmsweise. Es ist aber wichtig, systematisch nach einer solchen Stenose mittels intravenöser Urographie nach 6 Monaten, 18 Monaten und eventuell noch später zu fahnden.
Bei einer Stenosierung ist eine nochmalige Antirefluxoperation nach Resektion der Stenose unerläßlich.

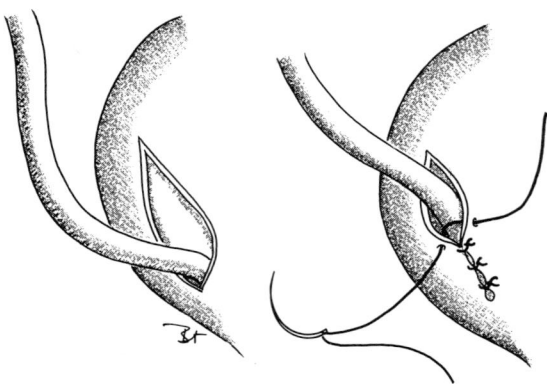

Abb. 99 Technik der Antirefluxoperation nach Lich-Grégoir. Vgl. Text.

Die Infektion muß nach 12 Monaten definitiv beseitigt sein. Regelmäßige bakteriologische Untersuchungen sind also routinemäßig durchzuführen, und zwar besonders in den ersten Monaten nach Absetzen der Antibiotika.
Die Niere muß wieder beginnen zu wachsen. Bei bestehendem vesikoureteralem Reflux führt die Refluxnephropathie zu einer Wachstumshemmung der Niere. Nach erfolgreicher Operation muß eine Wiederaufnahme des Nierenwachstums stattfinden.
Wenn alle diese Kriterien erfüllt sind, so kann von einer definitiven Heilung gesprochen werden. Falls die Operation jedoch zu spät vorgenommen wurde, wenn die chronische Refluxpyelonephritis schon zu schweren Vernarbungen des Nierenparenchyms geführt hat, so kann sich gegebenenfalls die Niereninsuffizienz trotz allem weiterentwickeln, wie MAYOR u. Mitarb. (1975) es beobachtet haben.

Vorgehen bei schwerer Refluxnephropathie
In den Fällen, bei welchen eine Antirefluxoperation kontraindiziert ist (S. 8.121), ist eine *Harnableitungsoperation* als temporäre oder definitive Maßnahme vorzunehmen. Diese Palliativoperation sollte dem Urin freien Abfluß gewähren, ohne daß Fremdkörper wie Katheteren im Harnweg belassen werden müssen.
Die *direkte Ureterokutaneostomie* ist für temporäre Ableitungen besonders geeignet, da sie eine spätere Rekonstruktion (»un-Diversion«) ohne zu große Schwierigkeiten erlaubt. Die Ableitung kann endständig sein, in welchem Falle der Ureter nahe an der Blase abgesetzt und durch die Bauchdecken nach außen geführt wird. Wenn der Ureter lang und geschlängelt ist, kann eine doppelläufige oder eine Y-Ableitung gute Dienste leisten.
Die *transintestinale Harnableitung* ist als definitives Verfahren günstiger als die direkte Kutaneo-

stomie, vor allem deshalb, weil die Stelle des Stromas besser gewählt werden kann und beide Nieren durch eine einzige Kutaneostomie drainiert werden können. Die vor einigen Jahren hoch im Kurs stehende transileale Ableitung wird mehr und mehr durch eine transsigmoidale Ableitung verdrängt. Dabei werden ein Teil des Sigmoides aus der Darmkontinuität ausgeschaltet und die Ureteren unter Verwendung eines Antirefluxverfahrens quer in die isolierte Darmschlinge implantiert. Die Sigmaschlinge wird dann auf der oralen Seite geschlossen und ihr aborales Ende in der linken Fossa iliaca nach außen geleitet. Das Stoma kann sogar so gestaltet werden, daß es kontinent sein kann, was das Tragen eines Auffangbeutels überflüssig macht: Der Patient entleert die Darmschlinge regelmäßig mit einem Katheter.

Die Harnableitungen erlauben häufig, das Nierenparenchym zu schonen, bis eine Rekonstruktion möglich ist, oder den Zeitpunkt einer Nierentransplantation längere Zeit hinauszuschieben.

Literatur

Amar, A. D.: Calicotubular backflow with vesicoureteral reflux. J. Amer. med. Ass. 213 (1970) 293–294

Arap, S., A. D. Cabral, J. G. De Campos Freire, W. Gregoir, G. van Regemorter: The extra-vesical antireflux plasty. Urol. int. (Basel) 26 (1971) 241–251

Bettex, M.: Über den vesico-ureteralen Reflux beim Säugling und Kind. Huber, Bern 1965

Bettex, M., F. Kuffer: Indikationen und Ergebnisse der Uretero-Cysto-Neostomie bei refluierenden Doppelureteren im Kindesalter. Z. Kinderchir. 7 (1969) 490–499

Bettex, M., F. Kuffer, A. Schaerli: Wesentliches über Kinderchirurgie. Huber, Bern 1975

Blight, E. M. J., E. J. O'Shaughnessy: Vesicoureteral reflux in children: a prospective study. J. Urol. (Baltimore) 102 (1969) 44–46

Bourne, H. H., V. R. Condon, T. S. Hoyt, G. W. Nixon: Intrarenal reflux and renal damage. J. Urology (Baltimore) 115 (1976) 304–306

Bridge, R. A. C., C. W. Roe: The grading of vesicoureteral reflux: a guide to therapy. J. Urol. (Baltimore) 101 (1969) 821–823

Cass, A. S., G. W. Ireland: Significance of ureteral submucosal tunnel length, orifice configuration and position in vesicoureteral reflux. J. Urol. (Baltimore) 107 (1973) 963

Cohen, S. J.: Ureterozystoneostomie. Eine neue Antirefluxtechnik. Akt. Urol. 6 (1975) 1–8

Cohen, S. J.: The Cohen technique of ureteroneocystostomy. In Eckstein, H. B., R. Hohenfellner, D. I. Williams: Surgical Pediatric Urology. Thieme, Stuttgart 1977 (S. 269–274)

Edwards, D., I. C. S. Normand, N. Prescod, J. M. Smellie: Disappearance of vesico-ureteric reflux during long-term prophylaxis of urinary tract infection in children. Brit. Med. J. 1977/II 285–288

Gregoir, W.: Le traitement chirurgical du reflux vésicourétéral congénital. Acta chir. belg. 63 (1964) 431–439

Gregoir, W.: Traitement chirurgical du reflux congénital et du mégauretère primaire. Urol. Inter. (Basel) 24 (1969) 502–526

Gregoir, W., C. C. Schulman: Die extravesikale Antirefluxplastik. Urologe A 16 (1977) 124–127

Hodson, C. J.: The radiological diagnosis of pyelo-nephritis. Proc. roy. Soc. Med. 52 (1959) 669

Hodson, C. J., T. M. J. Maling, P. J. McManamon, M. G. Lewis: The pathogenesis of reflux nephropathy (chronic atrophic pyelonephritis). Brit. J. Radiol. Suppl. 13 (1975)

Hutch, J. A., A. D. Amar: Vesico-ureteral reflux and pyelonephritis. Appleton, New York 1972

King, L. R., A. M. Surian, R. M. Wendel, J. J. Burden: Vesico-ureteral reflux. Classification based on cause and the results of treatment. J. Amer. med. Ass. 203 (1968) 169–174

Kuffer, F., M. Bettex, M. Kropf: Operative Resultate beim vesico-ureteralen Reflux. Helv. paediat. Acta 24 (1969) 118–122

Lich, R., L. W. Howerton, L. A. Davis: Recurrent urosepsis in children. J. Urol. (Baltimore) 86 (1961) 554–558

Lyon, R. P., S. Marshall, E. A. Tanagho: The ureteral orifice: its configuration and competency. J. Urol. (Baltimore) 102 (1969) 504–509

Lyon, R. P., S. Marshall, E. A. Tanagho: Theory of maturation: a critique. J. Urol. (Baltimore) 103 (1970) 795–800

Mayor, G., N. Genton, A. Torrado, J. P. Guignard: Renal function in obstructive nephropathy: long-term effect of reconstructive surgery. Pediatrics 56 (1975) 740–747

Politano, V. A., W. E. Leadbetter: An operative technique for the correction of vesicoureteral reflux. J. Urol. (Baltimore) 79 (1958) 932–941

Ransley, P. G.: Opacification of the renal parenchyme in obstruction and reflux. Pediat. Radiol. 4 (1976 a) 226

Ransley, P. G.: The renal papilla and intrarenal reflux. In Williams, D. I., G. D. Chisholm: Scientific Foundations of Urology. Heinemann, London (1976 b) (S. 79–87)

Ransley, P. G.: Intrarenal reflux: anatomical, dynamic and radiological studies, Part 1. Urol. Res. 5 (1977) 61–69

Ransley, P. G., R. A. Risdon: Renal papillae and intrarenal reflux in the pig. Lancet 1974/II, 1114

Ransley, P. G., R. A. Risdon: Renal papillary morphology and intrarenal reflux in the young pig. Urol. Res. 3 (1975 a) 105–109

Ransley, P. G., R. A. Risdon: Renal papillary morphology in infants and young children. Urol. Res. 3 (1975 b) 111–113

Rolliston, G. L., T. M. J. Maling, C. J. Hodson: Intrarenal reflux and the scarred kidney. Arch. Dis. Childh. 49 (1974) 531–539

Rose, J. S., K. I. Glassberg, K. Waterhouse: Intrarenal reflux and its relationship to renal scarring. J. Urol. (Baltimore) 113 (1975) 400–403

Scott, J. E. S.: Results of operations for ureteric reflux. Arch. Dis. Childh. 41 (1966) 165–167

Smellie, J., D. Edwards, N. Hunter, I. C. S. Normand, N. Prescod: Vesico-ureteral reflux and renal scarring. Kidney International, Suppl. 8 (1975) 65

Stephens, F. D.: Congenital Malformations of the Rectum, Anus and Genito-Urinary Tracts. Livingstone, Edinburgh 1963

Tanagho, E. A., J. A. Hutch: Primary reflux. J. Urol. (Baltimore) 93 (1965) 158–164

Tanagho, E. A., T. H. Guthrie, R. P. Lyon: The intravesical ureter in primary reflux. J. Urol. (Baltimore) 101 (1969) 824

Tanagho, E. A., F. H. Meyers, D. R. Smith: The trigone: anatomical and physiological considerations. 1. In relation to the ureterovesical junction. J. Urol. (Baltimore) 100 (1968) 623–632

Tanagho, E. A., J. A. Hutch, F. H. Meyers, O. N. Rambo: Primary vesico-ureteral reflux. Experimental studies of its etiology. J. Urol. (Baltimore) 93 (1965) 165–176

Williams, D. I.: Surgery of the uretero-vesical junction. In Wilkinson, A. W.: Recent Advances in Paediatric Surgery, Bd. 3. Livingstone, Edinburgh 1975

Idiopathischer Megaureter

N. Genton

Das Vorkommen eines idiopathischen Megaureters wird von manchen Autoren bestritten (Smith u. Mitarb. 1977), und doch wird er in den meisten Arbeiten erwähnt (Belman u. King 1976; McLaughlin u. Mitarb. 1973; Saidi u. Mitarb. 1973; Stephens 1974). Zum besseren Verständnis dieses Krankheitsbildes ist es notwendig, die in den vorangegangenen Kapiteln besprochenen Megaureteren in ein logisches und möglichst umfassendes System einzureihen. 1976 versuchte eine Gruppe anerkannter Kinderurologen, eine international gültige Nomenklatur auszuarbeiten. Die Megaureteren wurden unter Berücksichtigung histologischer, anatomischer, urodynamischer und mechanischer Aspekte in 3 Gruppen unterteilt.

— *Megaureteren mit Reflux* (Reflux-Megaureter). Sie können primär oder sekundär auftreten (S. 8.111).
— *Durch Obstruktion entstandene Megaureteren* (Obstructed-Megaureter). Die primären Formen entstehen als Folge einer inneren Obstruktion (Bettex u. Mitarb. 1980), die sekundären hingegen infolge neurologischer Blasenstörungen, einer Kompression von außen, z.B. durch Tumoren (S. 8.149), oder infolge infravesikaler Abflußhindernisse (S. 8.165).
— *Megaureteren ohne Reflux oder Obstruktion* (Non-reflux-, Non-obstructed-Megaureter). Dies ist definitionsgemäß der idiopathische Megaureter, wobei jedoch noch zu beweisen wäre, ob nicht doch eine weder klinisch noch röntgenologisch erfaßbare Obstruktion oder ein intermittierender Reflux vorliegen könnte. Es ist bekannt, daß die Cystitis granularis infolge paraostialer Blasenschleimhautveränderungen einen intermittierenden Reflux zeigt, der erst nach der Abheilung der Zystitis konstant wird (S. 8.154).

Pathologische Anatomie

Der idiopathische Megaureter ist die Folge einer Muskelschwäche der Ureterwand und eines daraus resultierenden mangelhaften Entleerungsmechanismus. Gelegentlich ist der idiopathische Megaureter mit einer Megablase assoziiert. Dieses Megaureter-Megazystis-Syndrom ist gewöhnlich von einem Reflux begleitet (Williams u. Hulme-Moir 1970). MacLaughlin u. Mitarb. (1971, 1973) vertreten die Hypothese, daß zwischen einem normalen Ureter und einem distal fibrosierten Ureter, der die schwerste Form der Obstruktion darstellt, fließende Übergänge bestehen. Die histologische Untersuchung zeigt eine unterschiedliche Anordnung der glatten Muskelfasern; während sie beim normalen Ureter spiralförmig verlaufen, findet man beim pathologisch veränderten Ureter zirkulär verlaufende Muskelfasern. Bei der Fibrose ist kollagenes Gewebe zwischen den Muskelfasern eingelagert. Stephens (1974) berichtet über die Ergebnisse von 300 histologisch untersuchten Ureteren. Er fand 201 Fälle mit obstruktivem Megaureter, 72 Ureteren mit Reflux und 18 Fälle von idiopathischem Megaureter. Es wurde der Grad der Hypertrophie und der Hyperplasie der Muskelzellen im distalen Ureteranteil miteinander verglichen. Beim Megaureter als Folge einer Obstruktion findet man sowohl eine Hypertrophie als auch eine Hyperplasie, beim Megaureter mit Reflux eine Hypertrophie und minime Hyperplasie und beim idiopathischen Megaureter keine oder nur eine geringe Hypertrophie und keine Hyperplasie (s. Prune-Belly-Syndrom). Diese Resultate sind jedoch umstritten (Smith u. Mitarb. 1977). Sekundäre Megaureteren ohne Obstruktion und ohne nachweisbaren Reflux können unter folgenden Bedingungen auftreten:
— bei Polyurie,
— bei Infektionen,
— bei Persistenz eines Restmegaureters nach operativer Korrektur einer Obstruktion oder eines Refluxes.

All diese Fälle dürfen nicht als idiopathischer Megaureter bezeichnet werden.

Symptome

Der idiopathische Megaureter ist meistens asymptomatisch und wird zufällig entdeckt. Wiederholte Röntgenkontrollen zeigen, daß sich die Dilatation mit dem Wachstum progressiv zurückbilden kann.

Wie alle Mißbildungen der Harnwege neigt auch der idiopathische Megaureter zu Urininfekten mit Fieber, Schmerzen und einer Pyurie.

Diagnose

Die Diagnose eines idiopathischen Megaureters sollte nur mit größter Zurückhaltung und nur aufgrund folgender Kriterien gestellt werden (Belman u. King 1976):
— Darstellung einer leichten Hydronephrose ohne Stenose am distalen Ureter im *intravenösen Pyelogramm,*
— Fehlen eines vesikoureteralen Refluxes und eines infravesikalen Abflußhindernisses im *Miktionsurethrogramm,*
— normale Ostien bei der *Endoskopie.*

Therapie

Der idiopathische Megaureter bedarf keiner Therapie, solange er asymptomatisch bleibt, andernfalls sind regelmäßige Kontrollen angezeigt. Die oben erwähnte Rückbildung des Megaureters ist nicht die Regel, es kann sich auch eine zunehmende Verschlechterung einstellen. Es handelt sich dann wahrscheinlich nicht um idiopathische Megaureteren, sondern vielmehr um klinisch, urodynamisch und röntgenologisch nicht erfaßbare Obstruktions- oder Refluxmegaureteren. Rezidivierende Urininfekte und eine progressive Verschlechterung der Nierenfunktion verlangen eine Ureterozystoneostomie und in schweren Fällen eine plastische Korrektur des Ureters.

Literatur

Belman, A., L. R. King: Uretero-vesical junction. In Kelalis, P. P., L. R. King: Clinical pediatric urology. Saunders, Philadelphia, 1976 (S. 267)
Bettex, M., A. Blumberg, A. Zimmermann: Die tiefe Ureterstenose – eine reelle pathologische Entität. Schweiz. Rundschau Med. (Praxis) 34 (1980) 1191
Hodgson, N. B., L. W. Thompson: Technique of reductive ureteroplasty in the management of megaureter. J. Urol. (Baltimore) 113 (1975) 118
Johnston, J. H., A. Farkas: The congenital refluxing megaureter: experiences with surgical reconstruction. Brit. J. Urol. 47 (1975) 153
Lockhart, J. L., A. M. Singer, J. F. Glenn: Congenital megaureter. J. Urol. (Baltimore) 122 (1979) 310
McLaughlin, A. P., R. C. Pfister, W. F. Leadbetter et al.: The pathophysiology of primary megaloureter. J. Urol. (Baltimore) 109 (1973) 805
McLaughlin, A. P., W. F. Leadbetter, R. C. Pfister: Reconstructive surgery of primary megaloureter. J. Urol. (Baltimore) 106 (1971) 186
Pagano, P., G. Passerini: Primary obstructed megaureter. Brit. J. Urol. 49 (1977) 469
Retik, A. B., J. P. Mc Evoy, S. B. Bauer: Megaureters in children. Urology 11 (1978) 231
Saidi, F., J. D. Osmond, W. H. Hendren: Microangiographic study in experimentally produced megaureter in rabbits. J. pediat. Surg. 8 (1973) 117
Smith, E. D., L. J. Cussen, J. Glenn et al.: Report of working party to establish an international nomenclature for the large ureter. In Liss, A. R.: Birth Defects: Original Articles Series, Vol. XIII/5. National Foundation, New York 1977 (S. 3)
Stephens, F. D.: Idiopathic dilatations of the urinary tract. J. Urol. (Baltimore) 112 (1974) 819
Weber, A. L., R. C. Pfister, A. E. James, W. H. Hendren: Megaureter in infants and children: roentgenologic, clinical and surgical aspects. Amer. J. Roentgenol. 112 (1971) 170
Whiltaker, R. H.: Pathophysiology of ureteric obstruction. In Williams, D. I., G. D. Chisholm: Scientific Foundation of Urology, Bd. II. Heinemann, London 1976 (S. 18)
Williams, D. I., J. Hulme-Moir: Primary obstructive megaureter. Brit. J. Urol. 42 (1970) 140

Blasendivertikel

R. Morger und R. Gysler

Die Meinungen in der Literatur über Ätiologie und Pathogenese des Blasendivertikels sind sehr verschiedenartig. Einig ist man sich darüber, daß das Divertikel eine seltene Mißbildung beim Kind ist. Die meisten Divertikel liegen in der Nähe der Uretermündung (Hutch 1961), im Trigonumbereich oder oberhalb an der Blasenkuppe (*Urachusdivertikel*). Differentialdiagnostisch muß an die Blasendoppelbildung gedacht werden.

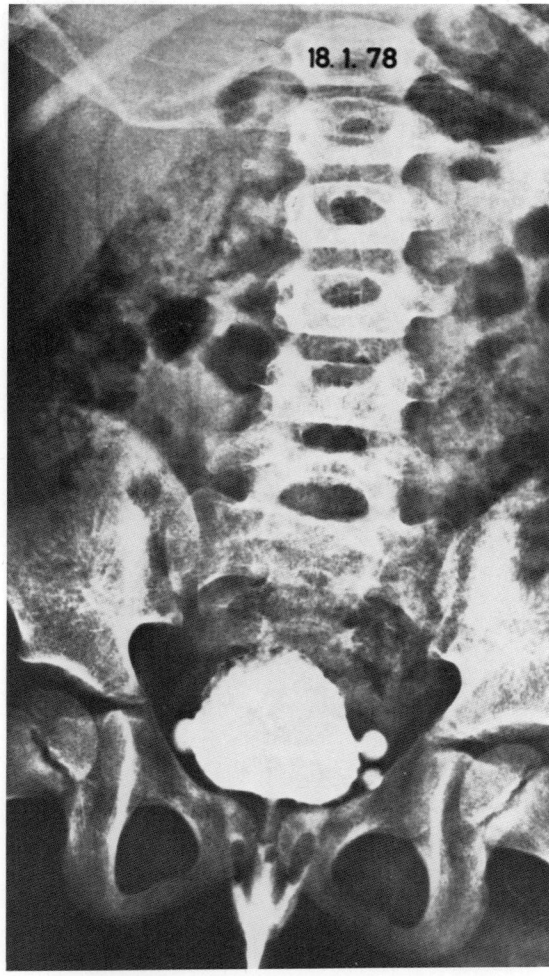

Abb. 100 Miktionszystogramm gegen Ende der Entleerung. Es sind 3 Divertikel deutlich zu erkennen: Auf der rechten Seite ein breitbasiges, links zwei schmalbasige. 3jähriges Mädchen.

Ätiologie

Man kann beim Kind ätiologisch 4 Arten von Divertikeln unterscheiden:
– kongenitales Blasendivertikel (Abb. 100),
– Urachusdivertikel,
– Pseudodivertikel (Abb. 101),
– iatrogenes Divertikel.

Beim *kongenitalen Divertikel* ist die Entstehung nicht vollständig geklärt. Diskutiert werden angeborene Blasenwanddefekte. Ein infravesikales Hindernis ist wesentlich seltener nachweisbar als beim Erwachsenen, wenn auch die Divertikel deutlich häufiger beim Knaben als beim Mädchen vorkommen. Urethralstenosen usw. können aber auslösende Ursachen für ein Divertikel sein. Nach Campbell (1951) kommen folgende 5 Punkte ursächlich für die Entstehung eines Divertikels in Frage:

Urogenitaltrakt und retroperitonealer Raum

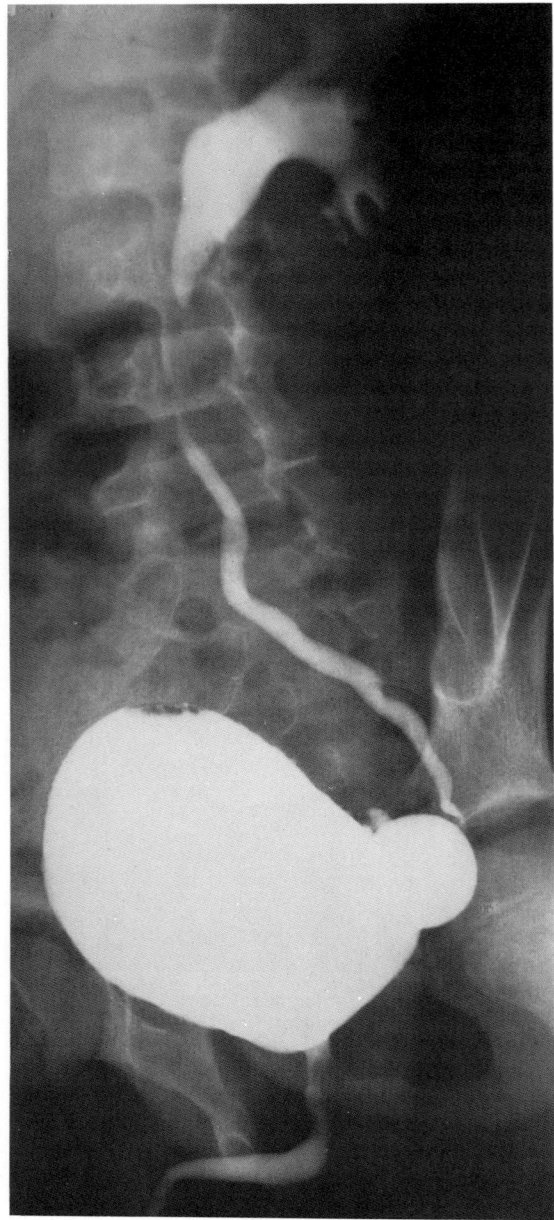

Abb. 101 Miktionszystourethrogramm. Paraostiales Divertikel (Hutch) mit vesikoureteralem Reflux.

- Vorübergehender Verschluß der urethralen Mukosa beim Fetus mit konsekutiver Harnretention.
- Überschuß an embryonalem Gewebe an der Blasenwand.
- Bildung von überschüssigem epithelialem Gewebe an der Verschmelzungsstelle der Wolffschen Gänge und der Allantois an der Blase und vorübergehendes Ausbleiben der Epithelialisierung zwischen beiden.
- Überschüssige Ureterknospen.
- Persistierender Urachus, möglicherweise Grund aller Divertikel an der Blasenkuppe.

Meist finden sich 1–3 Divertikel, sind es 2, liegen diese oft symmetrisch. Der Ureter kann in den Divertikelhals münden, was oft zu Reflux oder seltener zu Ureterkompression führt.

Die *Pseudodivertikel* sind immer als Folge einer anatomischen oder funktionellen Abflußbehinderung im Bereich der Urethra oder am Blasenhals anzusehen. Sie finden sich häufig bei Patienten mit Myelomeningozele (Beckenbodenlähmung, Urininkontinenz) und sind praktisch immer multipel.

Das *iatrogene Divertikel* entsteht bei unvollständiger muskulärer Adaptation nach Zystotomie oder nach Ureterneuimplantation.

Symptome

Die klinischen Symptome sind bei allen 4 Divertikelarten ähnlich. Das Leitsymptom ist die Urininfektion mit Fieber, begleitet von Miktionsschmerzen, Pollakisurie oder Dysurie. In der Hälfte der Fälle liegt auch eine Enuresis vor. Bei nicht erkanntem Divertikel kann es mit der Zeit zur Steinbildung und Hämaturie kommen. Selten ist die maligne Entartung.

Diagnose
Radiologische Befunde
- Miktionszystourethrogramm. Bei gesunden Kindern wird die Blasenkontur während der Miktion leicht unregelmäßig, vor allem an der Blasenhinterwand, manchmal als flachdachartige Ausstülpungen. Der Blasenschatten ist in der Regel rundlich, obwohl sich die Seitenwände während der Miktion ausbuchten können, so daß ein dreieckiges Bild entsteht. Divertikel lassen sich am besten im halbaxialen oder Entleerungsbild darstellen. Größe und Form der Divertikel ändern sich radiologisch während der Miktion. Kleine Divertikel können sich während der Miktion stark vergrößern. Sie bleiben 1–2 Minuten gefüllt, dann entleert sich der Urin resp. das Kontrastmittel wieder in die Blase.
- Das *i.v. Pyelogramm* zeigt oft sekundäre Erscheinungen wie z.B. Infektzeichen.

Zystoskopie. Mittels der Zystoskopie können Lage und Größe des Divertikels, Konkremente und Entzündungszeichen festgestellt werden. Man kann sowohl zystographisch wie auch zystoskopisch 2 Arten von Divertikeln unterscheiden: das schmalbasige und das breitbasige Divertikel.

Doppelmiktionstest. Wenn ein Kind 2 Minuten nach der Miktion erneut Wasser lösen kann, so besteht der Verdacht auf Resturin. Ursachen des Resturins sind ein vesikoureterorenaler Reflux, eine Blasenhalsobstruktion oder ein großes Blasendivertikel.

Therapie

Beim kongenitalen Divertikel, beim Urachusdivertikel und beim iatrogenen Divertikel erfolgt die Resektion von der eröffneten Blase aus. Das Divertikel wird mit einer Klemme gefaßt und in die Blase eingestülpt. Dann werden am Rande des Divertikels Haltefäden angelegt, das Divertikel an der Basis reseziert und der Blasendefekt verschlossen. Liegt das Divertikel in Ostiumnähe, wird vorgängig ein Ureterkatheter eingeführt. Je nach Befund muß zusätzlich eine Antirefluxplastik oder eine Ureterneuimplantation durchgeführt werden. Kleine Divertikel ohne Komplikationen müssen nicht behandelt werden, aber unter Kontrolle bleiben. Beim Pseudodivertikel erfolgt die Therapie entsprechend dem Grundleiden. Eine Blasenhalsstenose muß behoben werden; bei der neurogenen Blase wird u. U. der Sphinkter durchtrennt, so daß es zu einer Auslaufblase kommt, oder es wird eine extravesikale Urinableitung (Ileum- oder Sigmablase) angelegt.

Prognose

Diese ist gut. Rezidive treten praktisch nur bei unbehandeltem Grundleiden auf.

Literatur

Barrett, D. M., R. S. Malek, P. P. Kelalis: Observations on vesical diverticulum in childhood. J. Urol. (Baltimore) 116 (1976) 234–236
Bauer, S. B., A. B. Retik: Bladder diverticula in infants and children. Urology 3 (1974) 712–715
Bettex, M., F. Kuffer, A. Schärli: Wesentliches über Kinderchirurgie. Huber, Bern 1975 (S. 242–245)
Bruezière, J., J. M. Jablonski, M. Bianchi: Les Diverticules de la vessie chez l'enfant. A propos de 20 observations. J. Urol. Néphrol. 78 (1972) 914–928
Campbell, M.: Clinical Pediatric Urology. Saunders, Philadelphia 1951 (S. 258)
Forsythe, J. W., B. T. Surythe: Diverticulum of the bladder in children. Pediatrics 24 (1959) 322
Hutch, J. A.: Saccule formation of the ureterovesical junction in smooth walled bladders. J. Urol. (Baltimore) 86 (1961) 390–399
Mac Kellar, A., F. D. Stephens: Vesical diverticula in children. In Stephens, F. D.: Congenital Malformations of the Rectum, Anus and Genito-urinary Tracts. Livingstone, Edinburgh 1963 (S. 246–259)

Blasenexstrophie

U. G. Stauffer

Bei der Blasenexstrophie ist ein angeborener Defekt der vorderen Blasenwand und der Bauchwand unterhalb des Nabels vorhanden, so daß die hintere Blasenwand, das Trigonum vesicae und die hintere Urethralwand frei zutage liegen. Die Behandlung dieser schweren Mißbildung bedeutet auch heute noch ein äußerst schwieriges und vielfach nur teilweise lösbares Problem.

Häufigkeit

Die Häufigkeit der Blasenexstrophie wird in der Literatur mit 1 auf 10 000 bis 1 zu 30 000 Lebendgeborenen (Chisholm 1962; Sorrentino u. Leonetti 1958) angegeben. Die Blasenexstrophie ist bei Knaben etwa 3mal häufiger als bei Mädchen (Chisholm 1962; Williams 1974; Johnston 1978). Die Fehlbildung tritt meistens sporadisch auf, nur gelegentlich wurden Geschwisterfälle beschrieben (Chisholm 1962; Janssen 1933; Sorrentino u. Leonetti 1958). So fanden sich in einer Sammelstatistik von Sorrentino (1958) von 1175 Fällen nur 6 unter Blutsverwandten, unter nur 36 Fällen von Chisholm (1962) war allerdings ein Geschwisterpaar. An der Universitätskinderklinik Zürich wurden von 1970 bis 1978 27 Kinder mit Blasenexstrophien gesehen, 18 Knaben und 9 Mädchen, alles sporadische Einzelfälle.

Pathogenese

Die Kloakenmembran, d. h. die ventrale Wand der Kloake, die sich von der Schwanzknospe des Fetus bis zum Nabelstrang erstreckt, besteht ursprünglich aus einer bilaminären Schicht aus Ektoderm und Entoderm. Der Kontakt der beiden Keimblätter wird in der Folge normalerweise in ihrem kranialen Abschnitt durch einwachsendes Mesoderm gelöst, das einerseits das Gerüst für die ventrale Harnblasenwand, andererseits für die infraumbilikale Bauchwand und für den sich kaudal davon entwickelnden Genitalhöcker liefert. Nur im Bereich der später durchbrechenden Urogenital- und Analmembran bleibt der direkte Kontakt der beiden Keimblätter erhalten. Bleibt aus bisher unbekannten Gründen die mesodermale Differenzierung der ventralen Kloakenwand aus, so wird sie hinfällig, und es entwickelt sich die typische Form der Blasenexstrophie mit Defekt der medialen Partien der vorderen Bauch- und Blasenwand (Glenister 1958; Grob u. Grob-Vontobel 1969; Muecke 1964). Die Entwicklung einer Blasenexstrophie beim Knaben und beim Mädchen ist schematisch in Abb. **102a** u. **b** wiedergegeben. Beim Knaben reicht die Dehiszenz der Kloakenmembran bis zum Kloakenwulst, der ersten Anlage des äußeren Genitale, so daß sich die ursprünglich paarig angelegten Genitalhöcker, die durch einwachsendes Mesoderm gestützt werden, nur auf ihrer kaudalen (ventralen) Seite vereinigen und sich somit eine Epispadie entwickelt. Bei Mädchen erstreckt sich der Defekt der Kloakenmembran etwas weiter kaudalwärts, so daß eine Verschmelzung der Genitalhöcker nicht möglich ist und eine gespaltene Klitoris resultiert (Grob u. Grob-Vontobel 1969). Nur ganz ausnahmsweise erfolgt auch hier wenigstens eine partielle Vereinigung der Genitalhöcker. Die mangelnde Entwicklung des Mesoderms in der Mittellinie führt auch zur Dehiszenz des vorderen Beckengürtels mit mehr oder weniger weit getrennten Schambeinen (sog. Symphysenspalte) und zur Divergenz der Mm. recti. Wenn die

8.130 Urogenitaltraktus und retroperitonealer Raum

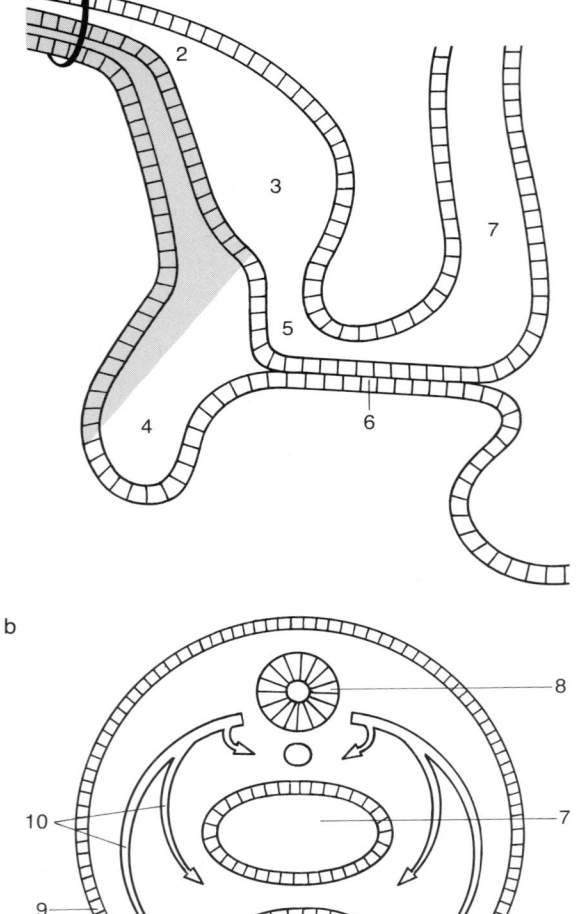

Abb. **102a** u. **b** Formale Genese der Blasenexstrophie. Defekt der vorderen Bauchwand (schraffiert) infolge fehlender Mesodermisation (Pfeile).
a Sagittalschnitt.
b Transversalschnitt.
1 Nabel
2 Urachus
3 Harnblase
4 Genitalhöcker
5 Sinus urogenitalis
6 Kloakalmembran
7 Enddarm
8 Neuralrohr
9 Ektoderm
10 Mesodermentwicklung

Mesodermentwicklung im Bereich der ventralen Kloakenwand nicht vollständig ausbleibt, sondern doch teilweise erfolgt, entstehen inkomplette Formen der Blasenexstrophie (GROB u. GROB-VONTOBEL 1969; MARSHALL u. MUECKE 1970). Die Defektbildung findet bei der Blasenexstrophie *nach* der Ausbildung des Septum urorectale, etwa in der 6. Fetalwoche beim 16 mm langen Embryo statt (JEFFS u. Mitarb. 1972). Zu einem früheren Zeitpunkt bezieht der Defekt auch das Septum urorectale mit ein, und es entstehen die verschiedenen Formen der vesikointestinalen Fissuren (S. 8.145); ist die Mesodermisation der Membrana infraumbilicalis nur im Bereich der Symphysis pubica gestört, so entsteht die wesentlich seltenere isolierte Epispadie (S. 8.192). Weitere zusätzliche Mißbildungen sind bei Kindern mit Blasenexstrophie, mit Ausnahme von Leistenhernien, selten (CHISHOLM 1972; GROB u. GROB-VONTOBEL 1969; JOHNSTON 1978).

Pathologische Anatomie und Symptome
Abb. 103 zeigt eine klassische Blasenexstrophie bei einem neugeborenen Knaben, Abb. 104 dasselbe bei einem neugeborenen Mädchen. Die hintere Blasenwand bildet in der Unterbauchregion einen halbkugelig sich vorwölbenden Tumor, der von einer hellroten, samtartig verdickten Schleimhaut überzogen ist, die sich gegen die Bauchwand scharfrandig absetzt. In kaudaler Richtung sind das Trigonum vesicae und die total gespaltene Harnröhre zu erkennen. Aus den beiden Ureterenostien, die oft wulstartig verdickt erscheinen, entleert sich in kurzen Intervallen ein feiner Urinstrahl. Die Größe der Blasenplatte ist sehr variabel. Bei beiden Geschlechtern ist die Blasenexstrophie mit einer totalen Epispadie kombiniert. Bei Knaben ist der dorsal gespaltene Penisschaft meist stark verkürzt und in kranialer Richtung verzogen, so daß es den Anschein hat, die verbreiterte, nierenförmige Glans liege direkt der Blasenschleimhaut auf. Das Präputium ist nur auf der ventralen, d. h. unteren Seite entwickelt und hängt am Frenulum schürzenförmig herab. Wird der Penis an seinem Präputium nach unten gezogen, so erkennt man in der Tiefe des Trigonums den Colliculus seminalis mit den punktförmigen Mündungen der Samenleiter (s. Abb. **104**). Ausnahmsweise kann auch eine Verdoppelung des Penis vorliegen (Abb. **105**). Bei Mädchen ist die Klitoris mit ihrem Präputium in zwei Hälften gespalten, die als kleine Wülste zu beiden Seiten der Symphyse aufsitzen (s. Abb. **104**). Äußerst selten können sie durch ein ausgezogenes fibröses Band noch in Verbindung stehen. Bei Kindern mit totaler Blasenexstrophie scheint der Nabel zu fehlen. Die Nabelnarbe schließt sich unmittelbar an den oberen Rand der exstrophierten Blasenschleimhaut an. Sie bildet keinen Ring, sondern nur einen flachen Bogen. Die Symphyse ist breit gespalten, d. h., die beiden Schambeine stehen weit voneinander ab und sind

Blasenexstrophie 8.131

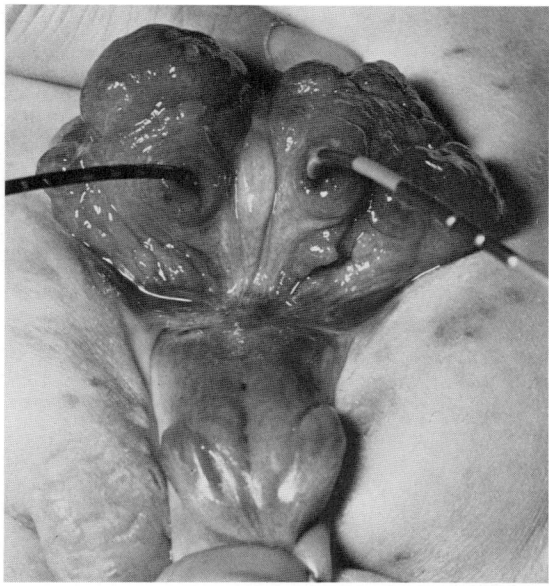

Abb. 103 Blasenexstrophie beim Knaben. Penis nach unten gezogen. Ostien mit eingeführten Ureterenkathetern. Trigonum vesicae, Colliculus seminalis und Epispadie gut erkennbar.

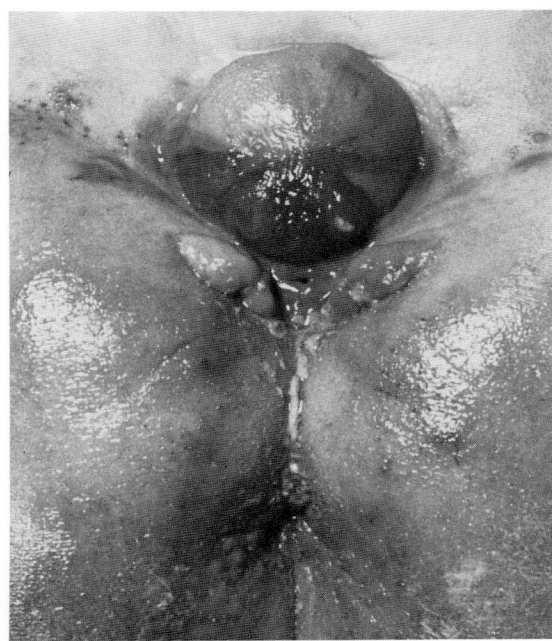

Abb. 104 Blasenexstrophie bei 2jährigem Mädchen mit gespaltener Klitoris. Blasenwand teilweise überhäutet.

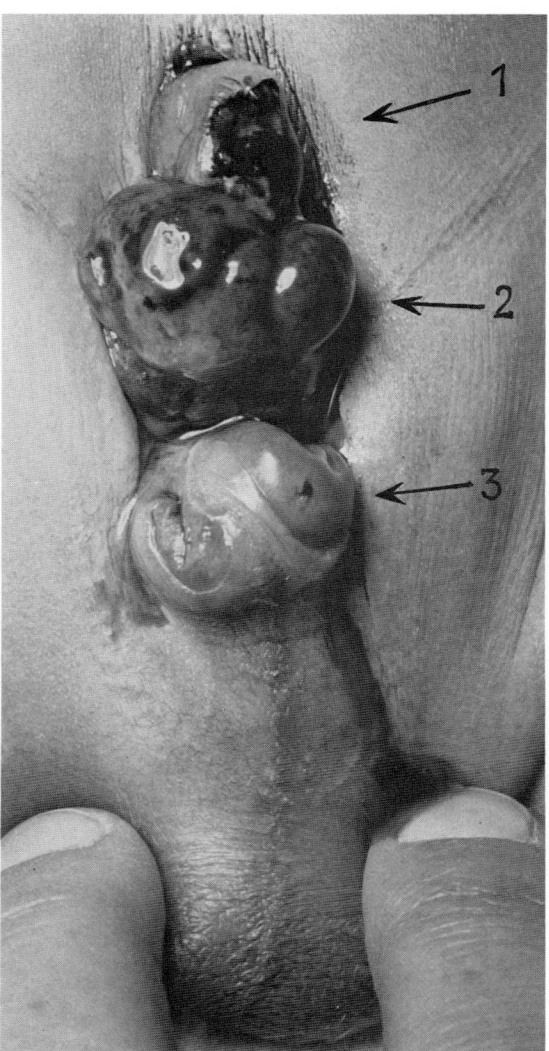

Abb. 105 Blasenexstrophie bei einem Neugeborenen mit Verdoppelung des Penis.
1 Nabelschnurrest
2 ektopische Blase
3 verdoppelter Penis

nur durch einige bindegewebige Stränge miteinander verbunden. Da infolge des starken Auseinanderweichens der Symphyse die Hüftgelenkpfannen nach außen vertiert werden, erscheint der Gang dieser Kinder – wenigstens in den ersten 5–6 Jahren – auffallend breitspurig. Später normalisiert er sich von selbst. Entsprechend der Symphysenspalte divergieren die Mm. recti nach unten und lassen im Bereich der Blasenschleimhaut eine fast kreisrunde Lücke in den Bauchdecken frei. Das Skrotum ist oft hypoplastisch, häufig findet sich ein beidseitiger Leistenhoden. Auch doppelseitige Leistenbrüche werden häufig beobachtet. Da sich der Urin fortwährend aus den Ostien ergießt, sind die Kinder dauernd naß und verbreiten einen urinösen Geruch. Durch die Feuchtigkeit und das Scheuern der nassen Windeln und Kleider kommt es bald zur Mazeration der Haut, zu intertriginösen Ekzemen mit papulösen Effloreszenzen, besonders über dem Skrotum und auf der Innenseite der Oberschenkel. In den ersten Wochen bleibt die Blasenschleimhaut noch rosig, später wird sie durch Infektionen häufig schmierig belegt, durch chronisch entzündliche Transformationen entstehen Pseudopolypen und eine teilweise fibröse Umwandlung der Blasenplatte, und mit der Zeit wird die Blasenschleimhaut vom Rande her epithelialisiert (s. Abb. 104). Das ständige Abtropfen des Urins führt früher oder später zu einer aszendierenden Pyelonephritis, doch stellt sich diese selten vor dem zweiten Lebensjahr ein. Durch entzündliche Fibrosen im Bereich der Uretereinmündungen kommt es zur Ausbildung von sekundären Abflußstörungen, zu Hydroureteren und Hydronephrosen. An einer chronischen Pyelonephritis, kombiniert mit Abflußstörungen, gingen früher die Kinder meist zugrunde. Wird die Blasenplatte jahrelang belassen, so besteht überdies die Gefahr der malignen Entartung. So wurden Adenokarzinome und Rhabdomyosarkome in der Literatur beschrieben (ENGEL 1973; JAKOBSEN u. OLESEN 1968; SEMERDJIAN u. Mitarb. 1972; WILLIAMS 1974). Der Anus ist bei Kindern mit Blasenexstrophie häufig nach vorne verlagert, nicht selten besteht überdies ein schwacher Sphinkter, so daß sich, besonders beim Schreien und Pressen, ein Anal- oder Rektumprolaps einstellt. Angeborene Entwicklungsstörungen der oberen Harnwege wie Verdoppelungen der Ureteren, kongenitale Hydronephrosen und Hydroureteren usw. sind selten. Ebenso fehlen in der Regel schwere zusätzliche Fehlbildungen in anderen Organsystemen, wie sie bei der vesikointestinalen Fissur so häufig angetroffen werden. Von unseren letzten 27 Kindern mit Blasenexstrophien hatten nur 3 zusätzliche Fehlbildungen, 1 eine Doppelniere und Doppelureter, 1 einen Vorhofseptumdefekt und 1 eine Fallotsche Tetralogie.

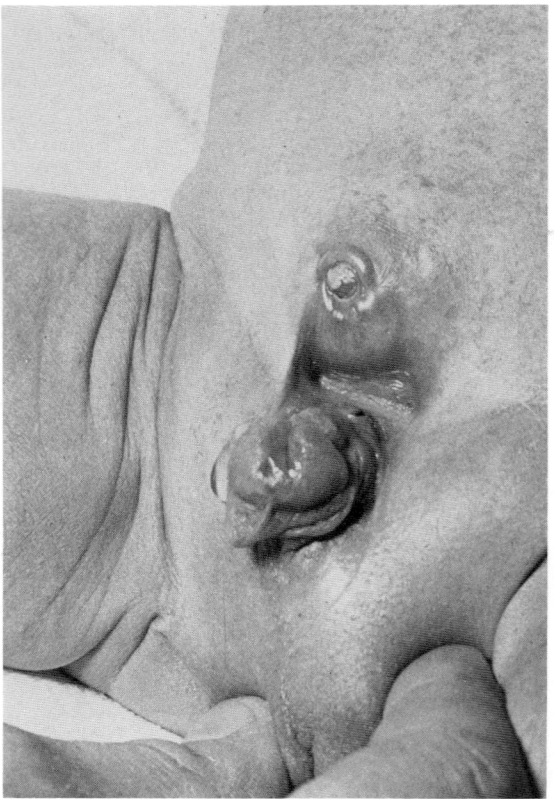

Abb. **106** Inkomplette Form der Blasenexstrophie, sogenannte Pseudoexstrophie. Hypoplasie des Hypogastriums. Zwischen dem tiefliegenden Nabel und dem epispaden, kurzen Penis findet sich nur eine narbenartige Einziehung. Blase selbst intakt.

Partielle oder inkomplette Formen der Blasenexstrophie

Inkomplette Formen der Blasenexstrophien sind selten. Sie sollen im folgenden kurz diskutiert werden.

– Bei der leichtesten Form, der sogenannten Pseudoexstrophie, hat sich der tiefliegende Nabel ringförmig geschlossen. Zwischen ihm und dem epispaden, kurzen Penis besteht eine narbenartige Einziehung (Abb. 106).
– In anderen Fällen besteht wie bei der klassischen Form eine Dehiszenz der Mm. recti und eine leichte Diastase der Symphyse, doch haben sich Blase und Harnröhre ganz geschlossen. Die Bauchwand unterhalb des tiefsitzenden Nabels besteht nur aus Haut mit einer dünnen Faszienschicht, die aber auch ganz fehlen kann. Die Blase, die eine kleine obere Fistel aufweisen kann, wölbt sich dann hernienartig vor (Abb. 107). Bei noch geringeren Graden fehlt eine direkte Kommunikation mit der Blase. Anstelle einer Blasenfistel findet sich eine umschriebene Hautpartie, die von einem papierdünnen, hellrot durchscheinenden und gefältelten Epithel überzogen ist (Abb. 108).

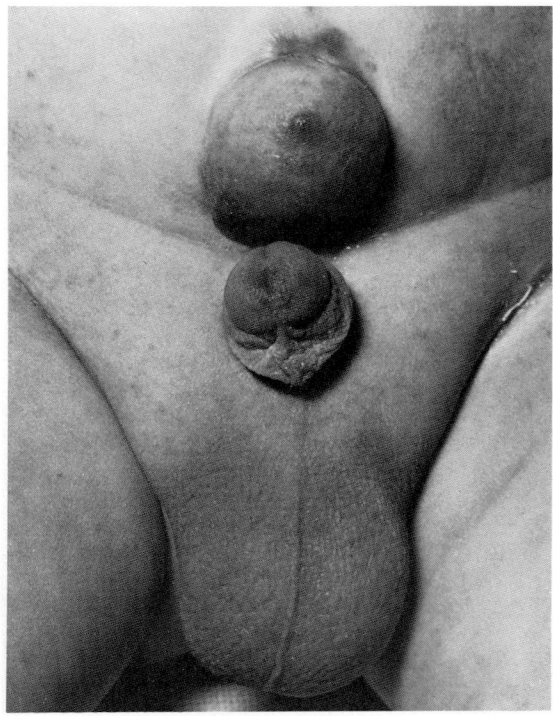 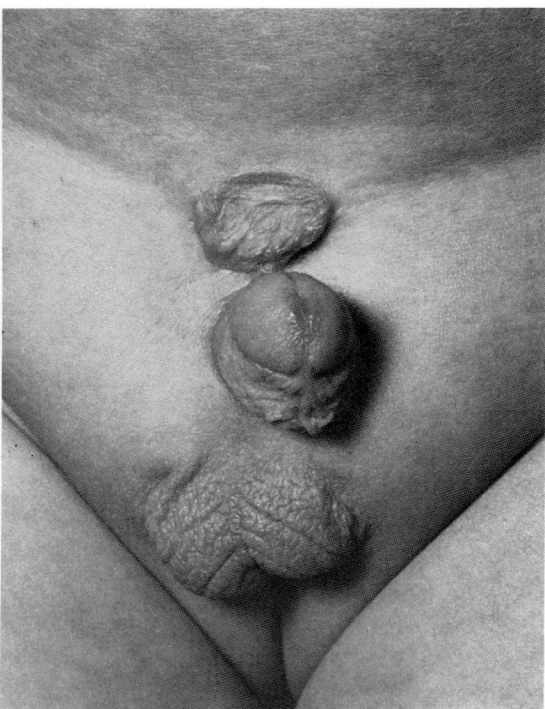

Abb. 107 Inkomplette Form der Blasenexstrophie. Die Bauchwand unterhalb des tiefsitzenden Nabels besteht nur aus Haut und dünner Faszie. Die Blase wölbt sich hernienartig vor. Kleine Blasenfistel an der Kuppe.

Abb. 108 Inkomplette Form der Blasenexstrophie. Anstelle einer Blasenfistel findet sich lediglich ein papierdünnes, gefälteltes Epithel. Kurzer Penis mit Epispadia glandis.

- Bei der suprapubischen Blasenspalte oder oberen Fissur ist die mittlere Partie der Blasenwand offengeblieben, so daß eine mehr oder weniger klaffende Fistel besteht, die von einem Saum von ekstrophischer Blasenschleimhaut umgeben ist. Die in ihrer ganzen Länge geschlossene Urethra mündet an der Glansspitze. Trotzdem kann das Dorsum penis eine epispadieähnliche Rinne aufweisen (Abb. 109), in der sich gelegentlich auch kleine oberflächlich gelegene Fistelgänge sondieren lassen, die jedoch meist nicht mit der daruntergelegenen Harnröhre in Verbindung stehen.
- Eine extrem seltene, aber entwicklungsgeschichtlich besonders interessante Form ist die sog. exstrophische Doppelblase. Der in Abb. 110 u. 111 dargestellte Fall machte zunächst den Eindruck einer gewöhnlichen Form der Blasenexstrophie, doch fehlten die exstrophischen Ostien, und das Neugeborene entleerte Urin im Strahl aus dem normalsitzenden Ostium urethrae. Eine Kontrastfüllung durch die Urethra ergab eine gut entwickelte Harnblase (s. Abb. 111). Entwicklungsgeschichtlich ist anzunehmen, daß eine fetal bestehende Blasenfissur sekundär durch allseitig einwachsendes Mesoderm doch noch zum Verschluß kommt, wobei aber Teile der exstrophischen Blasenschleimhaut, die die Fissur umsäumen und im Niveau der Haut liegen, abgeschnürt werden und vor die sich schließende Bauchdecke zu liegen kommen (GROB u. GROB-VONTOBEL 1969). Gelegentlich können bei dieser Form noch minimale obere Blasenfisteln vorhanden sein.

Röntgenbefunde. Eine Übersichtsaufnahme des Beckens läßt den Grad der Symphysenspalte erkennen (Abb. 111) (s. auch Abb. 112). Diese kann so hochgradig sein, daß die Schambeinäste nicht mehr in der Frontalebene, sondern in der Sagittalebene liegen. Ein intravenöses Pyelogramm, das wir in jedem Fall durchführen, zeigt beim Neugeborenen und kleinen Säugling meist noch unauffällige Abflußverhältnisse. Bei älteren Kindern finden sich dann meist wechselnde Grade von sekundären Abflußbehinderungen, Hydroureteren, Hydronephrosen und pyelonephritischen Narben (s. Abb. 112). In einzelnen Fällen kann das intravenöse Pyelogramm aber auch nach Jahren noch normal sein.

8.134 Urogenitaltraktus und retroperitonealer Raum

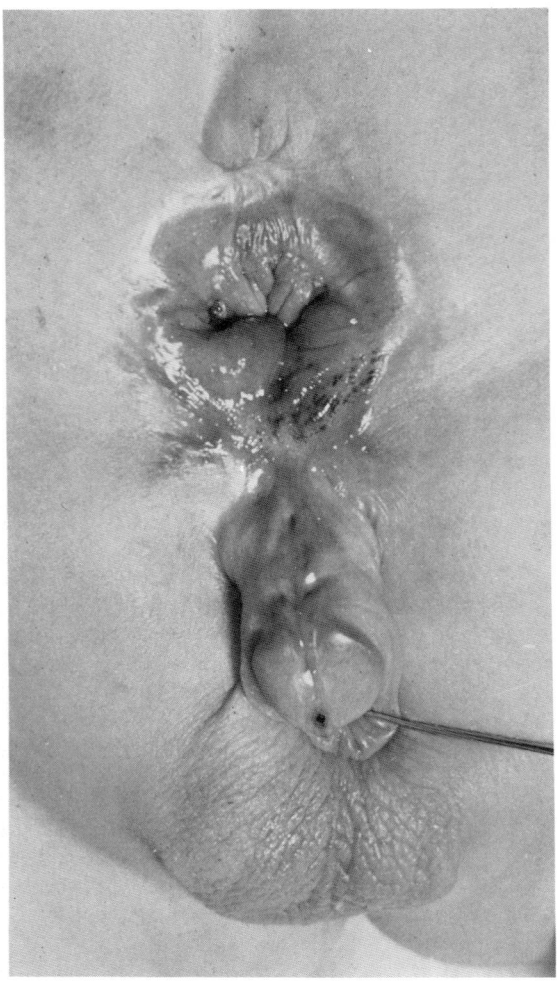

Abb. 109 Inkomplette Form der Blasenexstrophie. Suprapubische Blasenspalte unterhalb des tiefsitzenden Nabels. Epispadische Rinne mit blind endenden kleinen Fistelgängen bei normaler Urethralmündung.

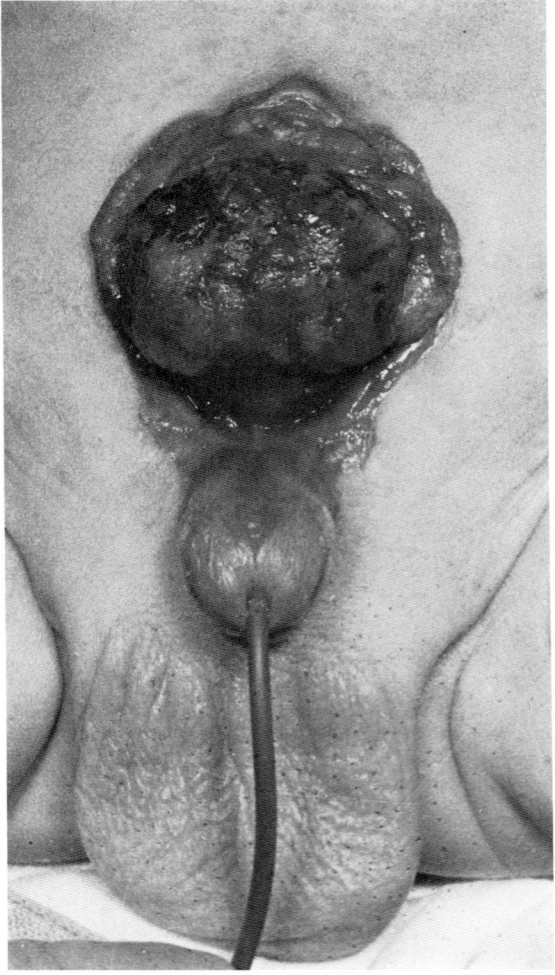

Abb. 110 2 Wochen alter Knabe mit exstropher Doppelblase. Exstrophierte Blase ohne erkennbare Ureterostien. Normale Urethramündung bei kurzem Penis.

Therapie

Die ersten, allerdings nicht erfolgreichen Versuche einer *Blasenrekonstruktion* gehen bereits auf das Ende des letzten Jahrhunderts zurück und stammen von TRENDELENBURG (1881) (TRENDELENBURG, zit. n. MONTAGNANI 1977). Die ersten sporadischen, wenigstens vorübergehend erfolgreichen Blasenrekonstruktionen erzielten jedoch erst BURNS (1924) und JANSSEN (1933). Wegen der im allgemeinen unbefriedigenden Resultate wurden jedoch in der Folge Rekonstruktionsversuche lange Zeit unterlassen, bis diese dann in den späten 50er und Anfang der 60er Jahre vor allem in England und in den USA von WILLIAMS u. Mitarb. (1973, 1974), CHISHOLM (1962) u. a. erneut aufgenommen, systematisch bearbeitet und verbessert wurden.

Die erste technisch erfolgreiche *Harnumleitung* in den Darm wurde bereits 1852 von SYME (1852) durchgeführt; sein Patient starb allerdings bereits 9 Monate später an einer schweren aufsteigenden Pyelonephritis. 1894 teilte MAYDL (1894) die erfolgreiche Implantierung des Trigonum vesicae samt Ureteren ins Rektum mit, die 1967 von GRÉGOIR wieder aufgenommen und vertreten wurde. 1911 beschrieb COFFEY seine Technik der Uretereneinpflanzung ins Sigma, die sich in der Folge vielerorts als Therapie der Wahl bewährte und sich z. T. bis heute durchgesetzt hat.

Wahl des Operationsverfahrens. Das ideale Ziel der chirurgischen Behandlung einer Blasenexstrophie wäre ein Kind mit normaler Kontinenz, frei von rezidivierenden Harnwegsinfekten, normalen oberen Harnwegen und normaler Nierenfunktion. Leider wird jedoch dieses Ziel auch heute noch, weitgehend unabhängig vom gewählten operati-

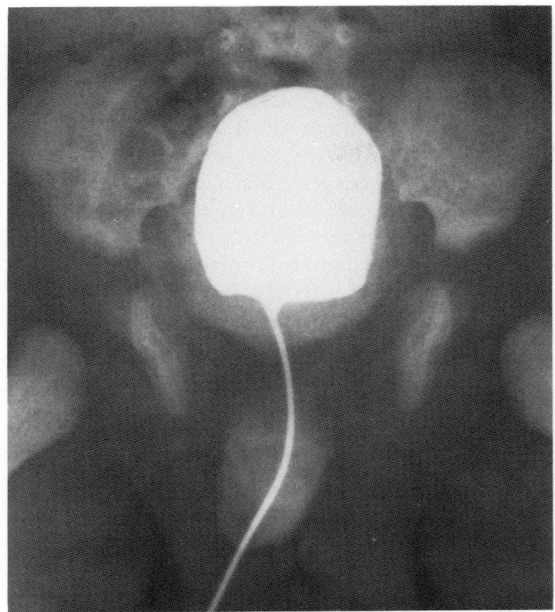

Abb. 111 Patient wie in Abb. 110. Kontrastmittelfüllung der Blase durch die Urethra. Gut entwickelte, geschlossene dorsale Harnblase. Weite Symphysenspalte.

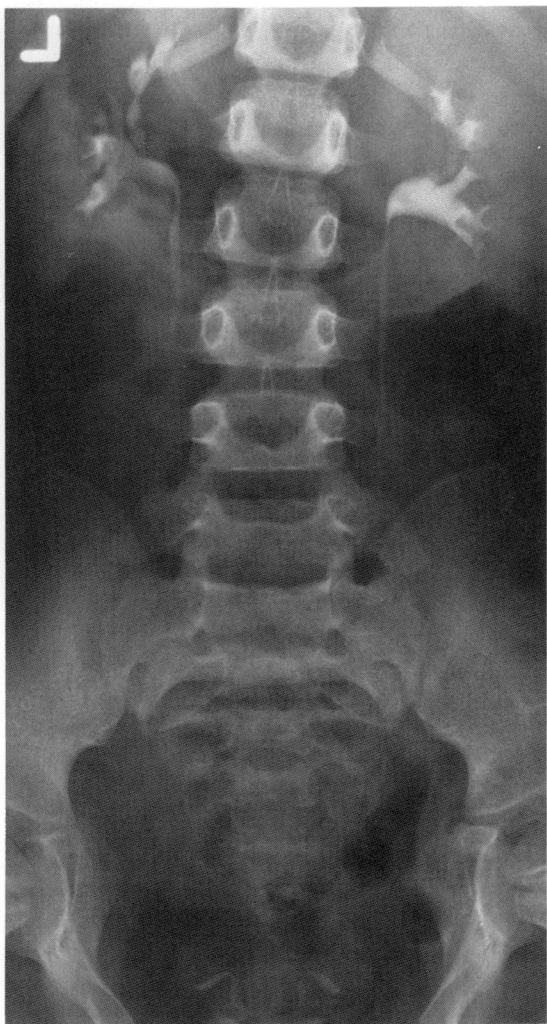

Abb. 112 6jähriges Mädchen mit unop. Blasenexstrophie. Völlig normales intravenöses Pyelogramm (gleiche Patientin wie Abb. 116).

ven Vorgehen, nur selten erreicht. Die chirurgische Therapie der Blasenexstrophie ist deshalb mit Recht immer noch umstritten und im Fluß. Den in den letzten Jahren wieder häufig werdenden Befürwortern einer primären Blasenrekonstruktion steht eine immer noch große Zahl erfahrener Kinderchirurgen und Kinderurologen gegenüber, die jegliche Blasenrekonstruktionsversuche ablehnen und einer primären Harnumleitungsoperation den Vorzug geben. Wenn es auch eine Tatsache ist, daß die Blasenrekonstruktionsversuche bis heute auf lange Zeit kaum eine größere Erfolgsrate als 20–30% ergeben haben, so hat es sich in den letzten Jahren auch gezeigt, daß die Umleitungsoperationen ebenfalls mit einer recht erheblichen Komplikationsrate behaftet sind. Es ist denn in den letzten 65 Jahren auch eine Vielzahl verschiedener Varianten von Ureterneuimplantierungen in den Darm in der Literatur publiziert worden. Eine ideale chirurgische Behandlung der Blasenexstrophie gibt es demnach bis heute nicht, weder auf der Seite der Befürworter einer primären Blasenrekonstruktion noch auf seiten der Befürworter einer primären Harnumleitung.

Blasenrekonstruktionsversuche

Die Befürworter sehen dieses Vorgehen als das physiologischste an, auch wenn man sich allgemein einig ist, daß eine exstrophierte Blase auch bei erfolgreicher Rekonstruktion nie völlig normal werden kann (WILLIAMS 1974). Bei engmaschiger Überwachung von Patienten mit rekonstruierten Blasen sollte nach ihrer Meinung eine allenfalls noch notwendig werdende sekundäre Umleitungsoperation immer noch rechtzeitig gemacht werden können. Dies ist in größeren Serien vorläufig bei

50–70% der Kinder mit Blasenrekonstruktionen irgendwann einmal notwendig. Dieser hohe Prozentsatz von Mißerfolgen bei Langzeitverläufen sollte allenfalls durch eine verbesserte Auslese der Patienten in bezug auf den Lokalbefund, die Wahl des Zeitpunktes der Rekonstruktionsversuche und durch verbesserte operative Techniken in Zukunft vermindert werden können (CHISHOLM 1962; JOHNSTON 1978; TRENDELENBURG 1981; WILLIAMS 1974). So versucht z. B. WILLIAMS (1970) nur in etwa 50–60% der Blasenexstrophien eine Blasenrekonstruktion, CHISHOLM (1962) rekonstruierte die Blase nur bei 27 von 36 Patienten. Beim Lokalbefund sollen die Größe der Blasenplatte, der Zustand der Schleimhaut, die Möglichkeit einer manuellen Einwärtsdrehung der Blase in Narkose und, allerdings vorläufig noch umstritten, elektromyographische Befunde an der Blasenplatte herangezogen werden (JOHNSTON 1978; WILLIAMS 1974). Die Wahl des *Zeitpunktes* der Blasenrekonstruktion ist immer noch umstritten; während ANSELL (1974), JOHNSTON (1978), wir u. a. diese wenn möglich bereits in der Neugeborenenperiode durchführen, da die Schleimhaut noch wenig chronisch entzündlich verändert und die Blasenplatte weniger fibrosiert ist, empfehlen CENDRON (1971), FISHER u. RETIK (1969), JEFFS u. Mitarb. (1972), WILLIAMS (1973, 1974) u. a. den Verschluß im Verlaufe des 1. Lebensjahres resp. in den ersten 2 Lebensjahren. Ein Rekonstruktionsversuch ist allerdings auch später prinzipiell durchaus möglich (WILLIAMS 1974). So war das älteste Kind von CHISHOLM (1962) beim ersten Versuch einer Blasenrekonstruktion 6 Jahre, unser ältestes Kind 7 Jahre alt. Auch über das *technische Vorgehen* herrscht noch lange keine Einigkeit; so befürworten z. B. die meisten Autoren eine vorgängige oder gleichzeitige Beckenosteotomie, während WILLIAMS (1974) diese in den letzten Jahren wieder verlassen hat. Ein weiterer strittiger Punkt ist die Notwendigkeit und der Zeitpunkt einer Neueinpflanzung der Ureteren, die die meisten Autoren als zweiten Eingriff, aber unsere Klinik gleichzeitig mit der primären Blasenrekonstruktion durchführt.
Komplikationen. Die bekannten Komplikationen der Blasenrekonstruktion sind andauernde rezidivierende Harnwegsinfekte, vesikoureteraler Reflux mit Erweiterung der oberen Harnwege, die Bildung von Blasensteinen, gelegentliche Blasenblutungen und das Problem der Harninkontinenz. Jede einzelne dieser Komplikationen kann allenfalls zu einer sekundären Harnumleitung (z. B. Ureterosigmoidostomie) zwingen.

Umleitungsoperationen

Die Gegner jeglicher Blasenrekonstruktionsversuche führen die Größe solcher Eingriffe und das damit für den Patienten verbundene Risiko bei den vergleichsweise heute noch bescheidenen Erfolgsraten ins Feld, die eine Blasenrekonstruktion kaum rechtfertigen würden, da die Mehrzahl der Patienten später doch sekundär eine Harnumleitung brauchen würde. Sie geben auch zu bedenken, daß solche sekundären Umleitungsoperationen (z. B. Ureterosigmoidostomien) bei fortgeschrittenen Erweiterungen der Harnleiter schlechtere Resultate ergeben, als dies bei primär schlanken Ureteren der Fall ist. Als weiterer Grund gegen einen Blasenrekonstruktionsversuch wird noch die Möglichkeit einer späteren malignen Entartung der rekonstruierten Blase angeführt. Zwar konnten RUDIN u. Mitarb. (1972) zeigen, daß die Veränderungen i. S. einer proliferativen chronischen Zystitis häufig auch nach erfolgreichen Rekonstruktionen tatsächlich weiterbestehen, doch ist bis 1974 erst ein Fall von maligner Entartung nach Blasenrekonstruktion bekannt geworden (ENGEL u. Mitarb. 1970). Es handelte sich überdies um einen Mann, bei dem erst im Alter von 29 Jahren eine erfolgreiche Blasenrekonstruktion vorgenommen worden war. Die Gefahr der malignen Entartung ist nach unserer und der Meinung von WILLIAMS (1974) deshalb vorläufig kein stichhaltiges Argument gegen einen Blasenrekonstruktionsversuch, jedoch ein Grund zur regelmäßigen Überwachung von Patienten mit erfolgreich rekonstruierten Blasen (Zystoskopie!) und eine Indikation zur Zystektomie bei allen Patienten mit primären oder sekundären Umleitungsoperationen.
Die verschiedenen Harnumleitungen. Unter den Befürwortern der primären Harnumleitung stehen sich die Befürworter einer Umleitung mit möglichst erhaltener Kontinenz (Ableitung der Ureteren in den Darm) und die Befürworter einer primären Ableitung zur Haut (Ileum- oder Kolonkonduit) gegenüber. Währenddem die Harnumleitung in den Darm in günstigen Fällen ein allenfalls normales Leben noch ermöglicht, ist das Anlegen eines Ileumkonduit ein verstümmelnder Eingriff, der für den Patienten selbst, aber auch die Eltern, psychisch häufig schwer zu verkraften ist. Die Patienten sind dazu verurteilt, ihr ganzes Leben lang einen Urinsack zu tragen. Trotz erhöhtem Komplikationsrisiko einer Harnleiterimplantation in den Darm (aszendierende Pyelonephritiden, Hydroureteren, Hydronephrosen) neigen deshalb heute die meisten Autoren zu einer Umleitung in den Darm mit der Möglichkeit einer späteren Harn- und Stuhlkontinenz. Voraussetzung ist allerdings ein normaler kräftiger Analsphinkter. Unter den verschiedenen Verfahren hat sich heute allgemein die Ureterimplantation ins Sigma erneut durchgesetzt, nachdem sie früher wegen schlechter Langzeitresultate etwas in Mißkredit geraten war. Am verbreitetsten ist dabei die Ureterosigmoidostomie nach Mayo-Coffey (COFFEY 1911; MAYO 1917), die wir in unserer Klinik selbst bis 1954 an 29 Fällen durchgeführt haben. Seit 1954 geben wir der Technik nach MATHISEN (1953) den Vorzug (s. unten).
Die Implantation des isolierten Blasentrigonums

samt Ureteren ins Sigma, wie sie zuerst von MAYDL (1894) vorgeschlagen wurde, hat sich nicht allgemein durchgesetzt. Die Verpflanzung des ganzen Trigonums soll nach GRÉGOIR, der 1967 das Verfahren erneut aufgriff, einen Reflux in den meisten Fällen verhindern helfen. Die verschiedenen operativen Verfahren zur Schaffung einer isolierten Rektumblase, die ein steriles Urinreservoir ermöglicht, sind wegen der dabei notwendigen definitiven Kolostomie heute allgemein verlassen worden, dagegen gibt es einige Befürworter einer isolierten Rektum-Sigma-Blase, wobei der proximale Darm dann in Analogie zur Operation beim Morbus Hirschsprung dorsal der Rektum-Sigma-Blase innerhalb des Sphinkterapparates an den Anus durchgezogen wird. Eine Diskussion der verschiedenen operativen Verfahren und die Darstellung der eigenen Technik finden sich bei DUHAMEL (1971). Nach WILLIAMS (1974) kommt es jedoch wegen des schmalen Septums zwischen Rektum-Sigma-Blase und dem durchgezogenen Kolon häufig zu einer Durchmischung von Urin und Stuhl und zu aszendierenden Urininfektionen, so daß WILLIAMS (1970, 1973, 1974) kaum Vorteile im Vergleich mit der direkten Ureterosigmoidostomie sieht. Für alle Harnumleitungen mit möglicher Kontinenz ist ein normaler Analsphinkter unbedingte Voraussetzung. Da die Qualität des Sphinkters bei Säuglingen jedoch nicht einfach zu beurteilen ist, empfiehlt WILLIAMS (1974), die Umleitung nicht vor dem Alter von 2–3 Jahren durchzuführen, nachdem durch Füllung des Rektums mit warmer Kochsalzlösung die Reservoirfunktion getestet werden konnte. Überdies kann zusätzlich auch eine der modernen Methoden der anorektalen Manometrie eingesetzt werden. Harnumleitungen mit Verzicht auf Kontinenz müssen vorgenommen werden, falls der Analsphinkter schlecht ist oder falls nach einer Ureterimplantation ins Sigma ernsthafte, nicht behebbare Komplikationen aufgetreten sind. Das Anlegen einer Ileum- oder Sigmablase stellt aber einen einschneidenden Eingriff in die Persönlichkeit des Patienten dar und sollte deshalb wohl eine Ultima ratio bleiben.

Komplikationen. Alle Formen von Harnab- oder -umleitungen brauchen ebenfalls eine engmaschige Langzeitüberwachung. Am gefährlichsten sind rezidivierende Schübe von Pyelonephritiden durch aszendierende Keiminfektion aus dem Darm, aber auch die Entwicklung von Stenosen im Bereich der Einmündung der Ureteren bei Ureterosigmoidostomien, Ileum- oder Sigmablasen mit nachfolgenden Hydroureteren und Hydronephrosen. Besonders lästig kann bei Ureterimplantationen ins Sigma die glücklicherweise eher seltene, schwere chronische Proktokolitis sein. In praktisch allen Fällen von Ureterosigmoidostomien und bei einem Teil der Patienten mit Ileo- oder Sigmablasen (bes. bei relativ langem Darmabschnitt) kommt es wegen der erhöhten Chlorrückresorption durch die Darmwand aus dem Urin zu einer hyperchlorämischen Azidose im Blut, die in früheren Jahren oft mit Rachitits und vermindertem Wachstum einherging. Heute können diese Komplikationen jedoch einfach durch orale Zufuhr von Alkali gefahrlos ausgeglichen werden. Je nach dem Grad der metabolischen Azidose und dem Alter des Kindes empfehlen wir Natriumcitrat 2–5 g/Tag in 3 Dosen.

Eigene Behandlungsrichtlinien

Im folgenden sollen nun die an unserer Klinik heute üblichen Behandlungsrichtlinien und operativen Techniken kurz dargestellt und diskutiert werden.

Vor 1970 wurden an unserer Klinik bei den kompletten Formen von Blasenexstrophien keine Rekonstruktionsversuche unternommen, sondern die Ureteren im Alter von 6–24 Monaten vorerst nach COFFEY-MAYO (1911, 1917), ab 1954 nach MATHISEN (COFFEY 1911, MATHISEN 1953; MAYO 1917) ins Sigma implantiert, die Blasenplatte abgetragen und im Alter von 3–4 Jahren die Epispadie verschlossen. Seit 1971 bis heute versuchen wir als ersten Schritt im Behandlungsplan einer Blasenexstrophie, wenn immer möglich, die Blase zu rekonstruieren. Die bisherigen Resultate scheinen eher ermutigend. Bei 24 der 27 an unserer Klinik von 1971 bis 1978 behandelten Kinder mit Blasenexstrophien wurde dieser Blasenrekonstruktionsversuch vorgenommen. Relative Kontraindikationen zur Blasenrekonstruktion sind bei uns vor allem eine außerordentlich kleine Blasenplatte, absolute Kontraindikationen schwere zusätzliche Mißbildungen (Herzvitien, Myelomeningozelen usw.).

Operationsalter. Wir führen die Blasenrekonstruktion bereits in den ersten 4 Lebenswochen durch. Als vorbereitender Eingriff wird eine Woche vor der eigentlichen Blasenrekonstruktion in jedem Fall eine Beckenosteotomie durch das Os ilium, parallel zum Sakroiliakalgelenk, durchgeführt; sie erleichtert in unserer Erfahrung die Versenkung der rekonstruierten Blase und den Verschluß der Bauchdecken wesentlich und verhindert das Exstrophierezidiv sicher. In früheren Jahren haben wir bei zwei Kindern auf die Beckenosteotomie verzichtet; beide Male kam es zu einem Rezidiv der Exstrophie, während bei den Kindern mit Beckenosteotomie keine der Blasenplastiken wieder aufgegangen ist.

Eine Woche nach Beckenosteotomie werden bei primär erfolgter Wundheilung am Rücken die Blase und der Blasensphinkter zu einem Hohlorgan geschlossen und die Bauchdecken darüber plastisch vereinigt. Wenn immer möglich, wird wegen der rechtwinklig durch die Blasenplatte durchtretenden Ureteren und dem damit verbundenen großen Risiko eines vesikoureteralen Refluxes in derselben Sitzung die Ureterozystoneostomie nach Politano-Leadbetter oder in letzter Zeit auch nach Cohen durchgeführt. Die Rekonstruktion der Epispadie, allenfalls verbunden mit einer zweiten

8.138 Urogenitaltrakt und retroperitonealer Raum

a

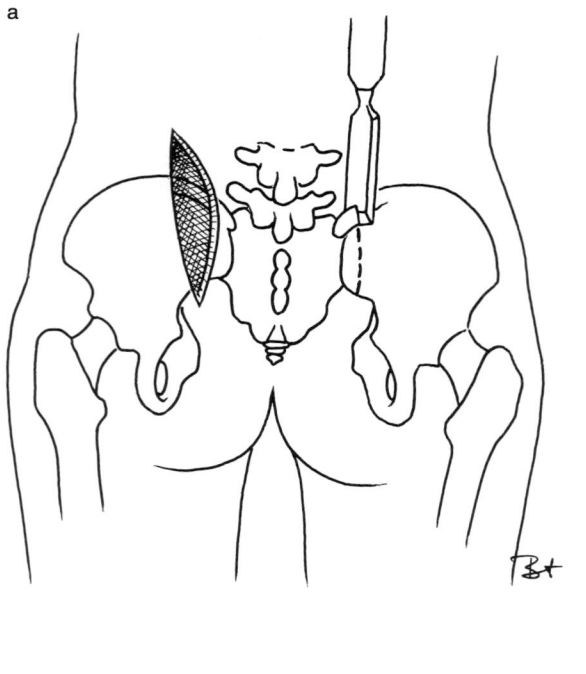

b

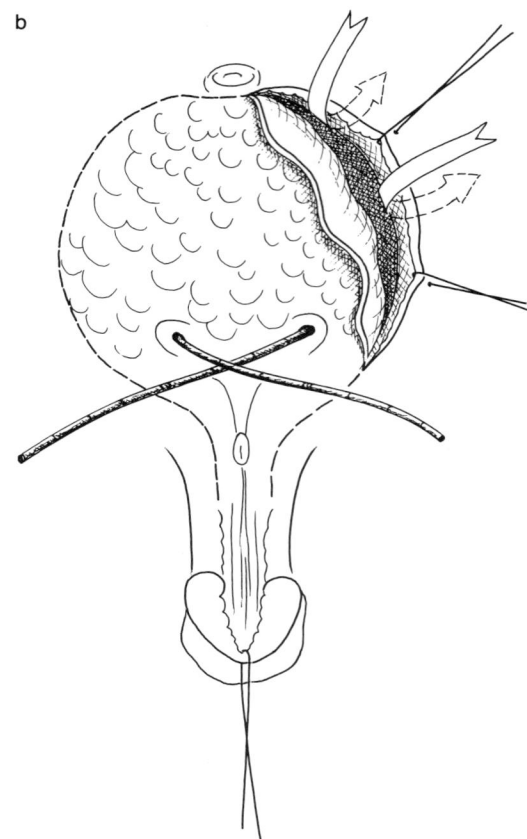

c

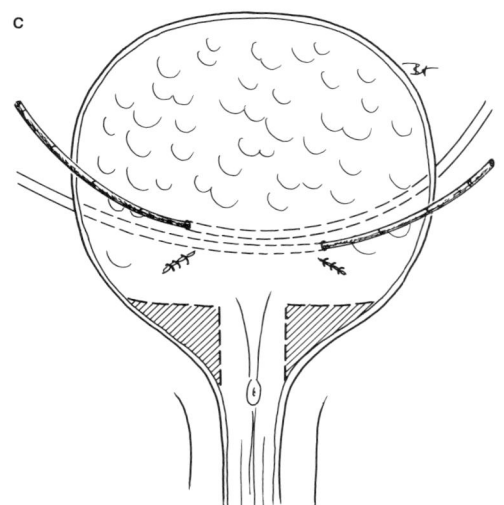

Abb. 113 a–g Technik der Blasenrekonstruktion.
a Vorbereitende Beckenosteotomie. Hautinzision und Osteotomieebene sind schematisch eingezeichnet (s. Text).
b Schienung der Harnleiter, Umschneidung und Mobilisation der Blasenplatte.
c Ureterozystoneostomie nach Cohen (oder Politano-Leadbetter). Exzision dreieckiger Schleimhautläppchen aus der Blasenhalsgegend (schraffiert).
d Verschluß der Schleimhaut und der Blasenhalsmuskulatur 2schichtig mit atraumatisch Dexon über liegendem Gummikatheter Charrière 7–8.
e Vereinigung der starken seitlichen Bindegewebszügel vor dem Blasenhals mit atraumatisch 2-0 Dexonnähten. 2schichtiger Verschluß der Blasenplatte zum Hohlorgan. Herausleiten der Ureterenschienen und Einlegen eines suprapubischen Malecot-Katheters.
f Stauchung des Beckens und Annähern der Symphysenhöcker mit 2–4 starken Nylonnähten, die durch den Ansatz der fibrösen Bänder und das Periost gelegt werden. Drainage beider paravesikalen Räume und Verschluß der Bauchdecken in Schichten (s. Text).
g Zusammenbinden der Beine mit elastischen Binden für 7 Tage. Übrige postoperative Behandlung s. Text.

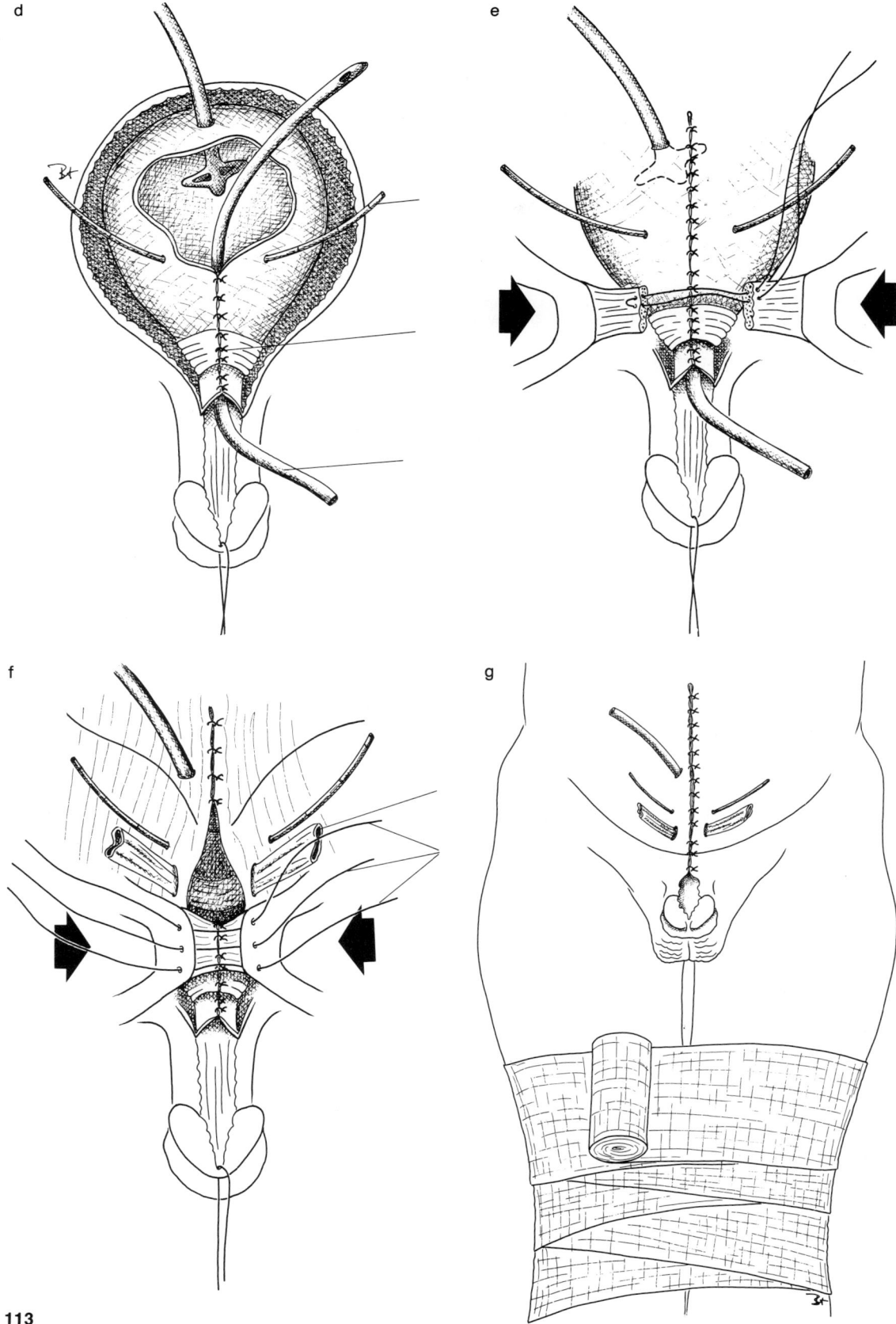

Kontinenzplastik nach Leadbetter (S. 8.195), verschieben wir dagegen meist auf das Alter von 2–4 Jahren. Es muß jedoch betont werden, daß für jedes Kind mit Blasenexstrophie letztlich ein individueller Therapieplan aufgestellt werden muß. Tritt kurz nach der Operation oder Monate oder Jahre später eine Verschlechterung des Pyelogramms auf oder kommt es zu schweren rezidivierenden Harnwegsinfekten, Steinbildung oder Blasenblutungen oder ist eine Kontinenz nicht zu erzielen, so muß eine Umleitungsoperation in Aussicht genommen werden. Ist der Analsphinkter intakt, so geben wir dabei der Ureterosigmoidostomie nach MATHISEN (1953) den Vorzug. Erst als letzte Lösung kommt eine definitive Ableitung in eine isolierte Ileum- oder Kolonschlinge (Ileum- oder Kolonkonduit) in Frage.

Eigene operative Technik
Blasenrekonstruktion
Beckenosteotomie. Das Kind liegt auf dem Bauch, mit leicht angehobenem Becken und etwas abgespreizten Beinen. Die Hautinzision erfolgt vertikal, leicht nach medial gebogen etwas seitlich der Sakroiliakalgelenke (Abb. 113a). Die Muskulatur wird bis auf das Periost des Os ilium durchtrennt, die Crista iliaca im Bereich der vorgesehenen Osteotomie freigelegt und die Muskulatur von den Darmbeinschaufelinnenseiten stumpf abgeschoben. Das Foramen ischiadicum majus wird lokalisiert und mit dem Osteotom die Darmbeinschaufel vorsichtig gespalten. Ein breitflächiges Raspatorium im Foramen ischiadicum majus schützt dabei die dort durchtretenden Gefäße und Nerven. Zur Prüfung der Vollständigkeit der Osteotomie wird das Becken von außen gestaucht. Beidseits wird je ein Redon-Drain eingelegt und die Wunde in Schichten verschlossen. Das Kind liegt postoperativ vorwiegend auf der Seite. Die an sich wünschbare Bauchlage ist wegen der erschwerten Pflege der Blasenplatte ungünstig.

Blasenrekonstruktion und vorläufige Blasenhalsplastik. Sie ist in Abb. 113b–g schematisch wiedergegeben. Das Kind liegt flach mit leicht abgespreizten Beinen auf dem Rücken, die Ureteren werden beidseits intubiert und rund um die Blasenplatte, unmittelbar neben der Haut-Schleimhaut-Grenze, Haltefäden an die Haut angelegt. Die Blasenplatte wird nun sorgfältig umschnitten und allseitig in ihrer ganzen Dicke aus dem vorhandenen Narbengewebe herausgelöst. Am oberen Rand erscheint das dünne Peritoneum, dessen Eröffnung vermieden wird. Bei der Mobilisation der Blasenplatte wird laufend die Durchblutung derselben sorgfältig beobachtet. Im Bereich des Blasenhalses findet sich bei der Mobilisation praktisch immer ein kräftiges fibröses Band, das von der Symphyse Richtung Blasenhals zieht. Es wird freipräpariert, mit einem Haltefaden angeschlungen und beiseitegehalten. Aus der Blasenschleimhaut des Blasenbodens werden nun zwei kleine Dreiecke exzidiert, die Muskel- und Bindegewebsschichten jedoch sorgfältig geschont. Meist führen wir nun eine Reimplantation der gerade durch die Blasenwand durchtretenden Harnleiter entweder nach Politano-Leadbetter oder nach Cohen durch. Anschließend wird mit 5–0 atraumatisch Dexonnähten die Blasenschleimhaut über einem feinen Katheter (Charr. 7–8) verschlossen, darüber die Blasenmuskulatur und in einer dritten Schicht die seitlichen Bindegewebszügel mit 2–0 Dexon in sich vernäht. Die Blase selbst wird nun nach Einlegen eines Malecot-Katheters, der suprapubisch herausgeleitet wird, doppelschichtig mit Chromcat verschlossen und nach dorsal gedrängt. Durch den Ansatz der fibrösen Bänder und das Periost der Symphyse werden nun 2–3 kräftige Supramidzügel gelegt und unter maximaler Stauchung des Beckens durch den Assistenten geknüpft. Eine leichte Diastase der Symphyse bleibt praktisch immer bestehen, doch genügt die Annäherung derselben, die Blase in der Tiefe zu halten. Die paravesikalen Räume werden beiderseits drainiert. Anschließend gelingt meist ohne wesentliche Probleme der Verschluß der Bauchdecken in Schichten, wobei wir durch die Haut meist Doppelstoppnähte legen. Postoperativ werden für 7 Tage beide Beine mit elastischen Binden zusammengebunden. Die Patienten liegen vorwiegend in Seitenlage. Postoperativ erhalten sie für 3–4 Wochen Antibiotika entsprechend dem Antibiogramm. Die Ureterenschienen werden für 10 Tage belassen, der suprapubische Katheter für 2 Wochen. Die Elektrolyte, Harnstoff und Kreatinin im Serum werden unmittelbar postoperativ und nach Entfernen der Schienungskatheteren kontrolliert, ein intravenöses Pyelogramm wird je nach Fall in 3–6 Monaten vorgenommen.

Epispadieverschluß. Wir führen ihn meist sekundär im Alter von 2–3 Jahren durch. Über die operative Technik mit und ohne Kontinenzplastik s. S. 8.194. Abb. 117 zeigt eines der Spätresultate der Epispadiekorrektur bei einem eigenen Patienten.

Ureterosigmoidostomie nach Mathisen (1953).
Sie ist in Abb. 114a–e schematisch wiedergegeben. Das Abdomen wird durch einen Pfannenstielschnitt eröffnet. Die prolabierenden Darmschlingen werden durch Abstopfen mit einem Gazestreifen zurückgedrängt. Das hintere Peritoneum wird über den leicht zu erkennenden Ureteren am Eingang zum kleinen Becken auf einer Strecke von etwa 4 cm längs inzidiert, der Ureter aus seinen lockeren bindegewebigen Adhärenzen gelöst und nahe der Blasenplatte resp. der Blase abgesetzt. Der Schlitz im hinteren Peritoneum wird durch einige Chromcatnähte verschlossen. Nach Vorziehen und Abklemmen des unteren Sigmoids werden die beiden Ureterenden quer angeschnitten und in etwas schräger Richtung zwischen zwei Tänien auf der Serosa des Rektosigmoids durch zwei seitliche und eine endständige Naht fixiert. Hierauf wird

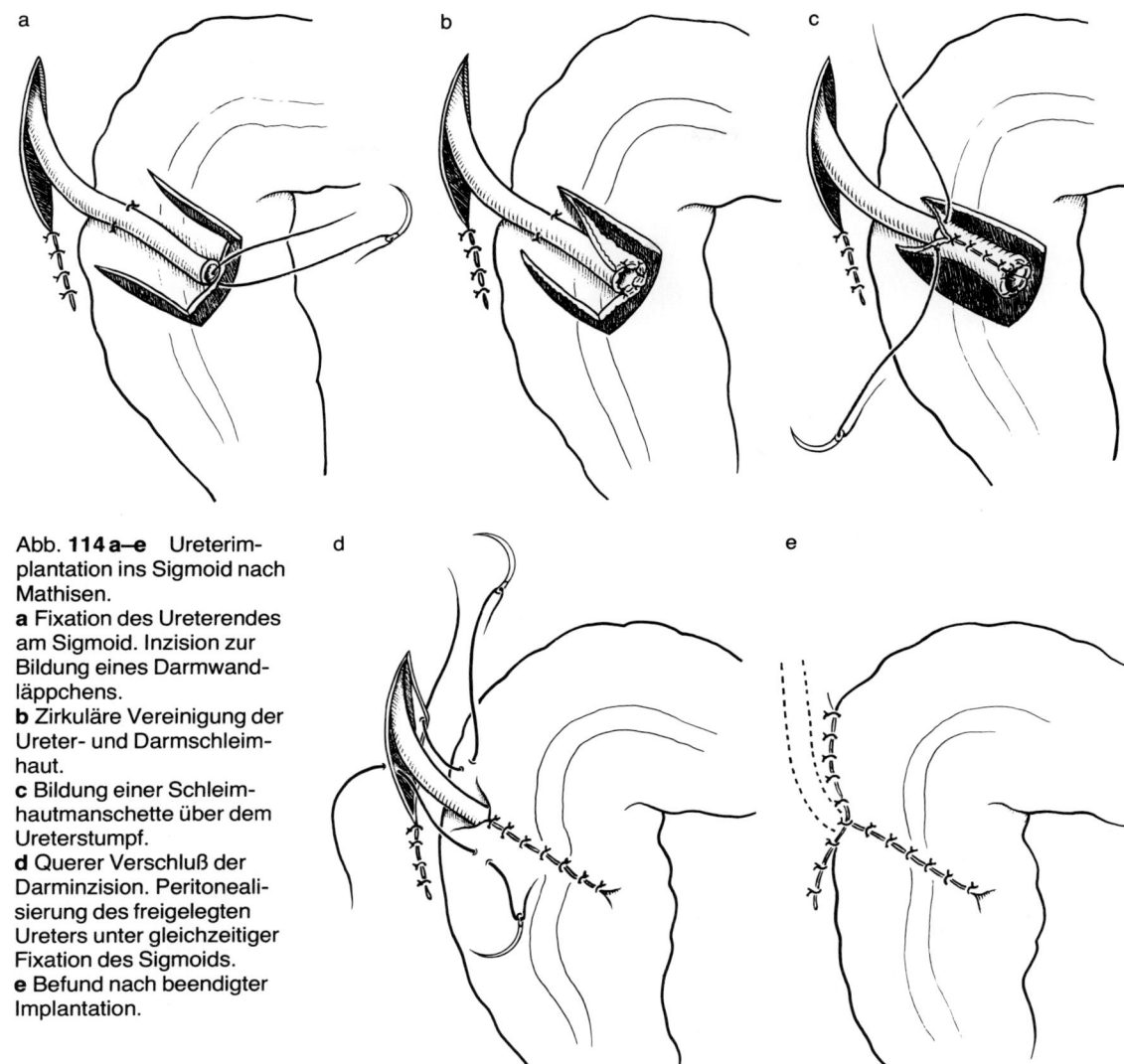

Abb. 114a–e Ureterimplantation ins Sigmoid nach Mathisen.
a Fixation des Ureterendes am Sigmoid. Inzision zur Bildung eines Darmwandläppchens.
b Zirkuläre Vereinigung der Ureter- und Darmschleimhaut.
c Bildung einer Schleimhautmanschette über dem Ureterstumpf.
d Querer Verschluß der Darminzision. Peritonealisierung des freigelegten Ureters unter gleichzeitiger Fixation des Sigmoids.
e Befund nach beendigter Implantation.

die Darmwand im Bereich des Ureterendes senkrecht zur Ureterachse inzidiert. Die Länge der Inzision soll etwa der Zirkumferenz des Ureters entsprechen. Von den Ecken dieser Inzision aus wird nun die Darmwand parallel zum Ureter inzidiert, so daß ein kleiner Lappen entsteht, dessen Basis etwas breiter als das freie Ende gewählt werden soll (s. Abb. **114a**). Dieser wird zirkulär durch feine Catgutknopfnähte mit der Uretermündung vernäht. Anschließend wird ein feiner Ureterkatheter in den Ureter bis gegen das Nierenbecken vorgeschoben und am Ende mit einer Chromcatnaht fixiert. Das distale Ende des Katheters wird durch den After nach außen gezogen. Die seitlichen Ränder des Darmwandläppchens werden nun über dem Ureter vereinigt, wobei die Knopfnähte zugleich die äußere Schicht der Ureterenwand mitfassen. Die verbleibende Öffnung der Darmwand wird anschließend in zwei Schichten geschlossen. Die Eintrittsstelle des Ureters ins Sigma wird durch das Peritonaeum parietale überdeckt. Der Ureterkatheter, der eine Hemmung des Urinabflusses infolge lokaler ödematöser Schwellung in den ersten postoperativen Tagen verhindern soll, wird nach 5–7 Tagen entfernt. Die Zystektomie oder früher die Entfernung der Blasenplatte und plastische Deckung des Bauchwanddefektes nehmen wir erst in einer späteren Sitzung vor. Über die Technik bei kutanen Ureterostomien und Ileoblasen siehe entsprechende Kapitel.

Resultate und Prognose

Blasenrekonstruktionsversuche. Von 1971 bis 1979 wurden an unserer Klinik bei 24 Kindern Blasenrekonstruktionen durchgeführt, davon 12mal bei Neugeborenen und kleinen Säuglingen.

8.142 Urogenitaltrakt und retroperitonealer Raum

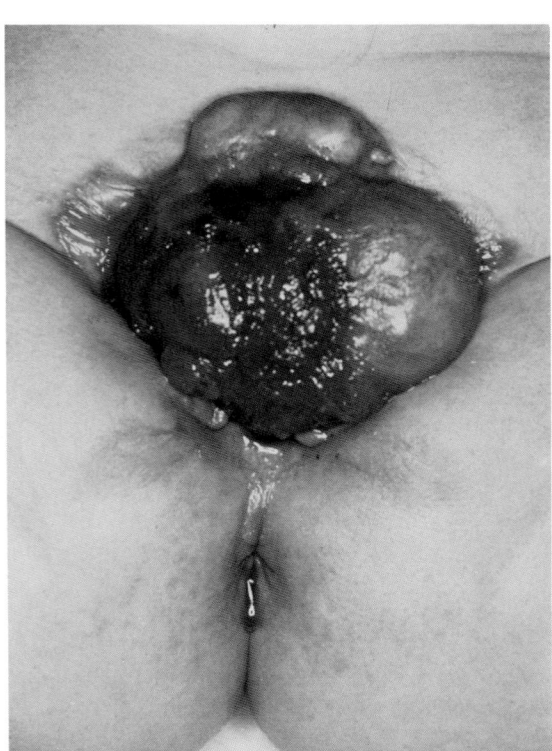
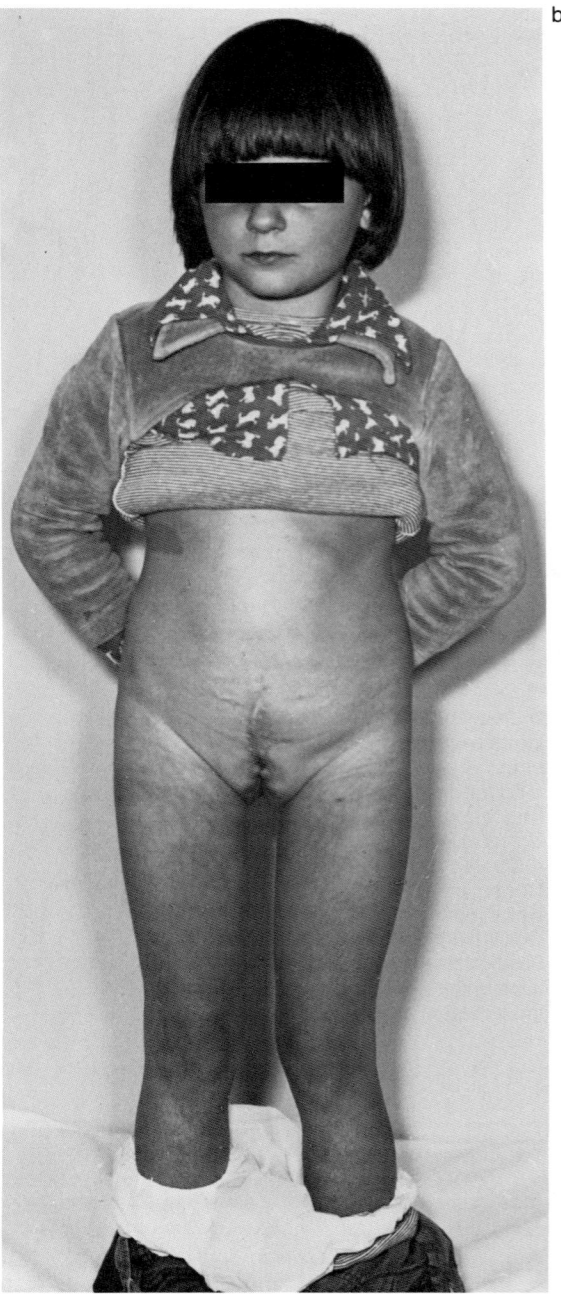

Abb. 115a u. b 5jähriges Mädchen mit Blasenrekonstruktion im Alter von 3 Monaten.
a Lokalbefund präoperativ.
b Kosmetisches Resultat 5 Jahre später. Kind frei von Harnwegsinfekten. Intravenöses Pyelogramm normal, jedoch noch fehlende Kontinenz.

Bei 2 Kindern handelte es sich um Formen von inkompletten Blasenexstrophien (Blasenspalten), die mit gutem Erfolg plastisch verschlossen werden konnten. Die Kinder sind jetzt, einige Jahre nach dem Eingriff, vollkommen unauffällig und kontinent. Von den 22 Patienten mit vollständiger Blasenexstrophie starben 2 an den Folgen einer postoperativen Sepsis, 1 nach Beckenosteotomie, 1 nach der eigentlichen »Turn-in«-Operation. Von den 20 Überlebenden können 8 den Urin 2 bis 9 Jahre nach Operation für mindestens 2 Stunden halten und in aktivem Strahl lassen. Keines dieser Kinder leidet an schweren rezidivierenden Harnwegsinfekten, jedoch sind bei 3 von ihnen die oberen Harnwege leicht erweitert. 2 Kinder sind trotz einer nochmaligen Sphinkterplastik inkontinent und warten auf eine Umleitungsoperation. Bei 10 ist die Beobachtungszeit nach der Operation noch zu kurz, als daß eine definitive Beurteilung des Resultates möglich wäre. Obwohl unsere Serie klein und die Nachbeobachtungszeit noch zu kurz ist, scheinen demnach unsere ersten Resultate

Blasenexstrophie 8.143

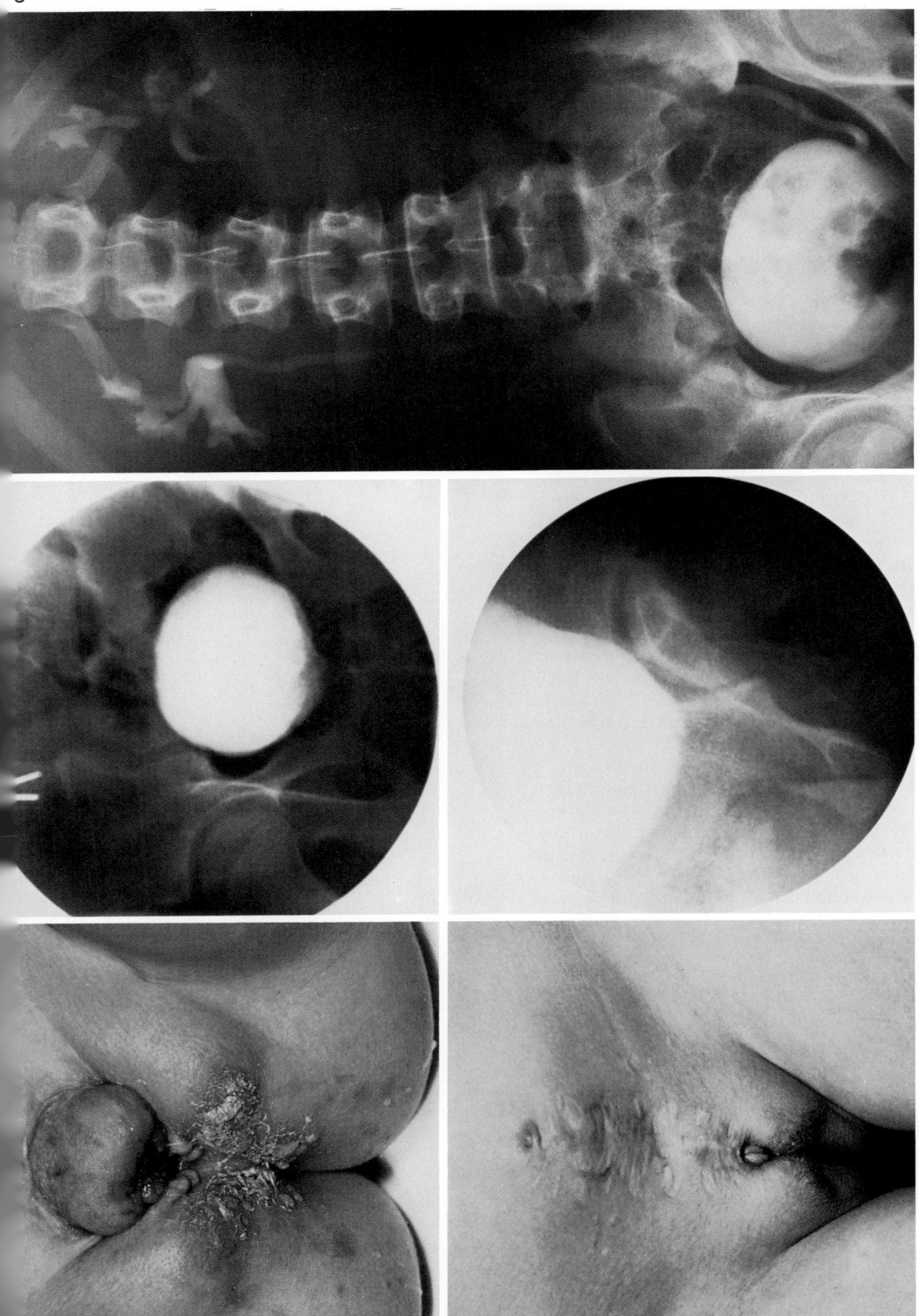

Abb. 116 a–d 13jähriges Mädchen mit Blasenrekonstruktion im Alter von 6 Jahren.
a Präoperativer Befund. Blasenplatte weitgehend epithelialisiert. Reizdermatitis durch ständig abtröpfelnden Urin.
b Kosmetisches Resultat 2 Jahre nach Blasenrekonstruktion, Kind 8 Jahre alt. Sichere Kontinenz für 2 Stunden.
c Miktionsurethrogramm 5 Jahre später, im Alter von 13 Jahren. Blasenkapazität 250 ml. I = Gefüllte Blase a.-p. Glatte Blasenkonturen. Kein Reflux.
II = seitliches Zielbild während Miktion. Kind kontinent für 2–3 Stunden.
d Intravenöses Pyelogramm 6 Jahre nach Blasenrekonstruktion; normale Abflußverhältnisse.

einigermaßen zufriedenstellend zu sein (s. auch Abb. 115 u. 116). Sie decken sich mit neueren Angaben in der Literatur. So rekonstruierten WILLIAMS u. KEATON (1973) 19 von 36 Kindern mit Blasenexstrophien zwischen 1963 und 1969 und erzielten eine genügende Kontinenz bei 6 von ihnen, EZELL u. CARLSON (1970) führten eine Blasenrekonstruktion bei 9 von 19 Patienten durch und erzielten eine Kontinenz bei 2. In der Serie von FISHER u. RETIK (1969) waren 9 von 26 Kindern mit Blasenrekonstruktion kontinent. CENDRON (1971) erzielte sogar eine Kontinenz bei 6 von 12 Kindern.

Spätresultate der Ureterosigmoidostomien. Die Resultate der Ureterimplantationen nach MATHISEN (1953) wurden in einer Sammelstatistik der Schweizer Kliniken 1971 von BETTEX, GROB u. GENTON (1971) publiziert. 43 von 59 operierten Kindern konnten 2–16 Jahre nach der Operation nachkontrolliert werden. Keines der Kinder litt damals unter Fieberschüben, die auf eine schwere Pyelonephritis hindeuten würden. Von 37 Fällen, die bei der Kontrolle älter als 5 Jahre waren, zeigten 32 (86,5%) tagsüber eine genügende Kontinenz. Einige ältere Patienten konnten den Urin 3–4 Stunden und mehr ohne Schwierigkeiten halten, so daß sie in der Schule und sogar bei sportlicher Betätigung (Fußball, Velofahren usw.) nicht behindert waren. 15 Patienten waren anfangs während der Nacht gelegentlich noch naß. Bei den älteren ereigneten sich solche Zwischenfälle höchstens 1–2mal pro Monat. Eine totale Inkontinenz bestand nur in 3 Fällen, wobei es sich in einem um ein Mädchen mit einer Trisomie 21 handelte. Ein normales Pyelogramm ergab sich in 20 von 38 Fällen, und in 10 weiteren lag nur eine mäßige Dilatation der Ureteren und der Nierenbecken vor. 4 von 43 Fällen mußten wegen einer Uretermündungsstenose reoperiert werden. In einem Fall mit einer einseitigen pyelonephritischen Schrumpfniere und einer minimalen Funktion im Radionephrogramm war eine Nephrektomie durchgeführt worden. Die Kontrolle der Elektrolyte und der Säure-Basen-Verhältnisse im Blut (Astrup) ergab normale Werte, sofern das Natrium citricum regelmäßig eingenommen worden und gut dosiert war. War dies nicht der Fall, so ließ sich die Störung durch adäquate orale Zufuhr von Alkali leicht korrigieren. SIKORA, LEHNER u. RICKHAM (1975) haben 1975 die Zürcher Patienten dieser Sammelstatistik allerdings nochmals nachkontrolliert und zum Teil wesentlich ungünstigere Resultate erhalten. Mehr als die Hälfte der Patienten hatte im Verlaufe der Jahre nach den ersten Studien doch noch Hydroureteren und wechselnde Grade von Hydronephrosen entwickelt oder litt an rezidivierenden aufsteigenden Pyelonephritiden (RICKHAM 1978; SIKORA u. Mitarb. 1975). Weder die vorliegenden Resultate der primären Blasenrekonstruktionen noch die Spätresultate nach Umleitungsoperationen stellen demnach ideale Lösungen des Problems

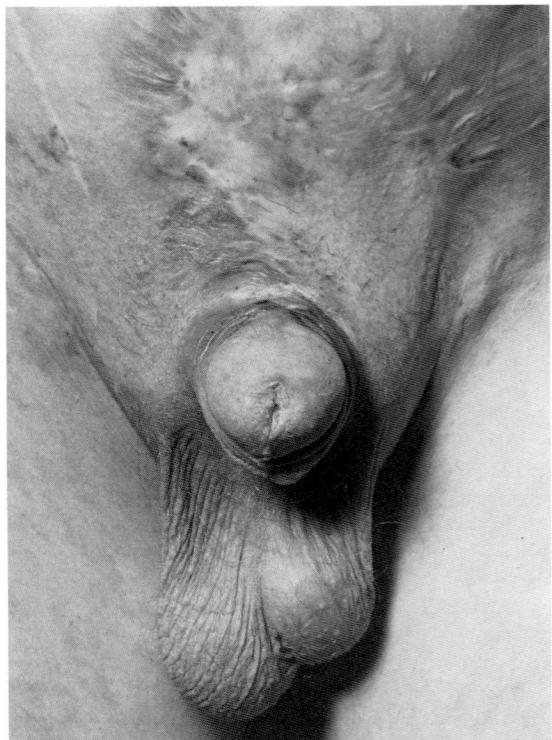

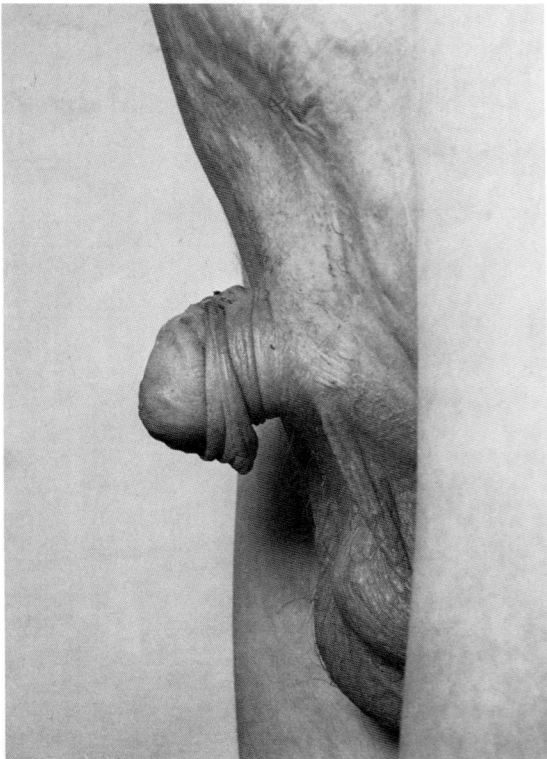

Abb. 117 16jähriger Knabe. Kosmetisches Resultat der Epispadiekorrektur.

dar. Immerhin mußten nur bei 4 der 67 Kinder, bei denen entweder ein Blasenrekonstruktionsversuch oder eine Ureterimplantation ins Sigma vorgenommen wurde, bis heute kutane Ureterostomien mit und ohne Zwischenschaltung eines Ileum- oder Kolonabschnittes vorgenommen werden.

Literatur

Ansell, J.: zit. nach Williams, D. I., Urology in Childhood. Springer, Berlin 1974
Bettex, M., M. Grob, N. Genton: Résultats lointains des urétero-sigmoidostomies. Ann. Chir. infant. 12 (1971) 32
Burns, J. E.: A new operation for exstrophy of the bladder. J. Amer. med. Ass. 82 (1924) 1587
Cendron, J.: La reconstruction vésicale. Ann. Chir. infant. 12 (1971) 371
Chisholm, T. C.: Exstrophy of the Bladder. In Benson, C. D., et al.: Pediatric Surgery, Vol. 2. Year Book Medical Publishers, Chicago 1962 (S. 993)
Coffey, R. C.: Physiologic implantation of the severed ureter or common bile-duct into the intestine. J. Amer. med. Ass. 56 (1911) 397
Dees, J. E.: Congenital epispadias with incontinence. J. Urol. (Baltimore) 62 (1949) 513
Duhamel, B.: Les vessies intestinales. Ann. Chir. infant. 12 (1971) 433
Engel, R. M. E.: Bladder exstrophy: vesicoplasty or urinary diversion. Urology 2 (1973) 20
Engel, R. M., H. A. Wilkinson: Bladder exstrophy. J. Urol. (Baltimore) 104 (1970) 699–704
Ezell, W. W., H. E. Carlson: A realistic look at exstrophy of the bladder. Brit. J. Urol. 42 (1970) 197–202
Fisher, J. H., A. B. Retik: Exstrophy of the bladder. J. pediat. Surg. 4 (1969) 620
Glenister, T. W.: A correlation of the normal and abnormal development of the penile urethra and of the infraumbilical abdominal wall. Brit. J. Urol. 30 (1958) 117
Grégoir, W.: L'implantation trigono-rectale. Opération de Maydl. Urol. Int. (Basel) 23 (1967) 41
Grob, M., V. Grob-Vontobel: Über inkomplette Formen der Blasenekstrophie. Z. Kinderchir. Bd. 7 (1969) 559–565
Jakobsen, B. E., S. Olesen: Bladder exstrophy complicated by adenocarcinoma. Dan. med. Bull. 15 (1968) 253
Janssen, P.: Die Operation der Blasenexstrophie ohne Inanspruchnahme des Intestinums. Zbl. Chir. 60 (1933) 2658
Jeffs, R. D., R. Charrons, M. Many, A. R. Juriansz: In Scott, R.: Current Controversies in Urologic Management. Saunders, Philadelphia 1972
Johnston, J. H.: Exstrophic anomalies. In Rickham, P. P., J. Lister, I. M. Irving: Neonatal Surgery. Butterworth, London 1978 (S. 595)
Marshall, V. F., E. C. Muecke: Functional closure of typical exstrophy of the bladder. J. Urol. (Baltimore) 104 (1970) 205
Mathisen, W.: A new method for ureterointestinal anastomosis. Surg. Gynec. Obstet. 96 (1953) 255
Maydl, K.: Über die Radikaltherapie der Blasenektopie. Wien. med. Wschr. 44 (1894) 25
Mayo, C. H.: Exstrophy of the bladder and its treatment. 69 (1917) 2079–2081
Montagnani, C. A.: Functional Reconstruction of the Exstrophied Bladder. In: Progress in Pediatric Surgery, Vol. 10. Urban & Schwarzenberg, München 1977
Muecke, E. C.: The role of the cloacal membrane in exstrophy: the first experimental study. J. Urol. (Baltimore) 92 (1964) 659
Rickham, P. P.: The incidence and treatment of ectopia vesicae. Proc. Soc. Med. 54 (1961) 389
Rickham, P. P.: Blasenektopie. In Bachmann, K. D., H. Ewerbeck u. a.: Pädiatrie in Praxis und Klinik. Thieme, Stuttgart 1978
Rudin, L., M. Tannenbaum, J. K. Lattimer: Histological analysis of exstrophied bladder after anatomical closure. J. Urol. (Baltimore) 108 (1972) 802–807
Semerdjian, H. S., J. H. Texter, D. H. Yawn: Rhabdomyosarcoma occurring in repaired exstrophic bladder: case report. J. Urol. (Baltimore) 108 (1972) 354
Sikora, J., M. Lehner, P. P. Rickham: Spätkomplikationen nach Ureterosigmoidostomie. Helv. chir. Acta 42 (1975) 745
Sorrentino, F., P. Leonetti: Terapia della estrofia vesicale. ESI, Naples 1958 (S. 1)
Syme, J.: Ectopia vesicae. Lancet 1852/II 568
Trendelenburg 1881: zit. nach C. A. Montagnani (1977)
Williams, D. I.: Exstrophy of the bladder. In Rob, Ch., R. Smith: Operative Surgery. Butterworths, London 1970
Williams, D. I.: Epispadias and Exstrophy. In Handbuch der Urologie, Bd. XV: Urology in Childhood. Springer, Berlin 1974 (S. 266)
Williams, D. I., J. Keaton: Vesical exstrophy – 20 years experience. Brit. J. Surg. 60 (1973) 203–207

Vesikointestinale Fissur

U. G. STAUFFER

Die vesikointestinale Fissur ist die schwerste, glücklicherweise aber auch seltenste Verschlußstörung der vorderen Bauchwand. Ihre Häufigkeit beträgt etwa 1 auf 60 000 Geburten. Es handelt sich um eine äußerst komplexe Mißbildung im Bereich des kaudalen Körperendes, die bei Knaben und Mädchen in gleicher Häufigkeit beobachtet wird. Der Begriff der vesikointestinalen Fissur stammt von SCHWALBE (1909). In der Literatur finden sich zahlreiche Synonyme dieser schweren Fehlbildung, vor allem die Kloakenexstrophie (SWAN u. CHRISTENSEN 1953), Kloakenektopie (WILLIAMS 1958), persistierende Kloake (VEAL u. MCFETRIDGE 1934) und Ecstrophia splanchnica (SPENCER 1965).

Pathologische Anatomie

Die Entwicklungsstörung ist durch folgende Merkmale charakterisiert:
– Abgesehen von wenigen Ausnahmen besteht eine mehr oder weniger große infraumbilikale Omphalozele.
– Kaudal daran anschließend liegt eine Blasenekstrophie besonderer Form, die durch eine mediane Zone von hellroter Darmschleimhaut mit Fistelbildung in zwei seitlich liegende Hälften unterteilt ist. Es kann nur eine einzige Darmfistel vorhanden sein, häufiger liegen jedoch zwei, ausnahmsweise auch drei oder sogar vier Fisteln vor, die in der sagittalen Medianebene übereinanderliegen. Die obere Fistel entspricht in der Regel einer Verbindung mit dem unteren Ileum oder dem Zäkum, das oft zwei Wurmfortsätze aufweist, die kaudal liegenden sind Kolonfisteln. Nach der Geburt kommt es infolge der Bauchpresse häufig zur Evagination, vor allem der oberen Fistel, aus der sich Mekonium entleert (Abb. 118).

8.146 Urogenitaltraktus und retroperitonealer Raum

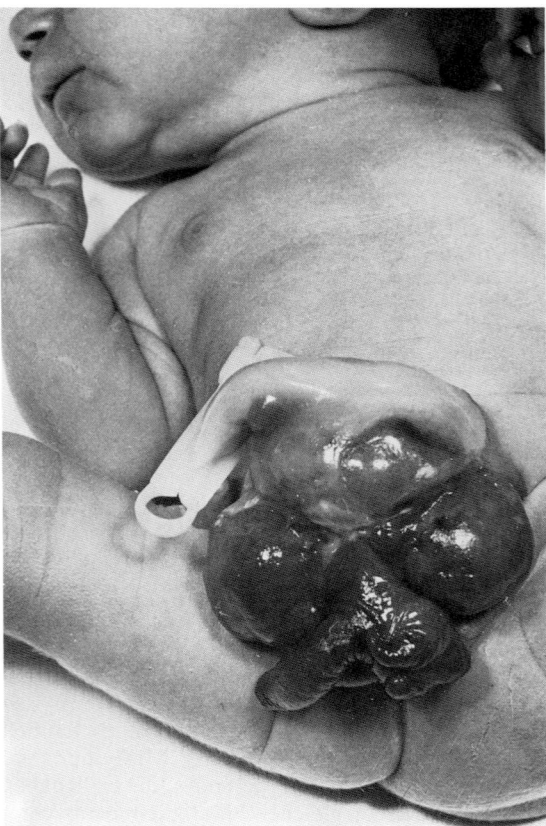

Abb. 118 4 Stunden altes männliches Neugeborenes. Vesikointestinale Fissur und MMC. Prolaps der proximalen Darmfistel und der beiden Appendizes.

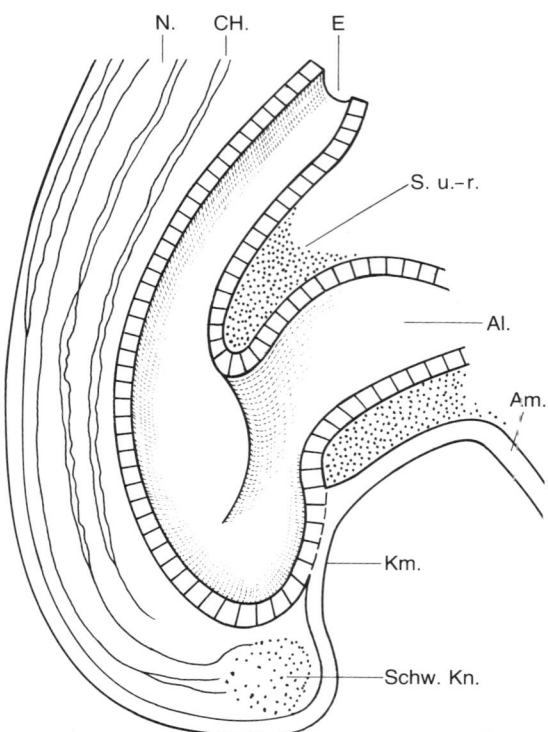

Abb. 119 Kloake mit beginnender Entwicklung des Septum urorectale bei 4 mm langem Embryo. Seitlicher Schnitt (s. auch Text).

– Das Kolon, das im kleinen Becken liegt, ist nur rudimentär angelegt. Es endet in einem Blindsack, der oft nur wenige Zentimeter mißt. Dagegen sind die oberen Darmabschnitte bis zum unteren Ileum meist normal angelegt. Häufig finden sich zusätzliche Verdoppelungen, vor allem der Appendix (bei 7 von 8 eigenen Fällen), nicht selten auch ein paariges Zäkum oder Kolon (je 1 von 8 eigenen Fällen). Das Rektum fehlt meist vollständig, und eine Afteröffnung ist nicht vorhanden. Das Mesokolon liegt noch in seiner ursprünglichen medianen Sagittalebene, sofern es überhaupt angelegt ist.
– Die Variation der immer vorhandenen Genitalmißbildungen ist außerordentlich vielgestaltig und reicht von der einfachen Spaltung bis zur vollständigen doppelten Anlage. Von 4 eigenen männlichen Patienten hatten 2 eine Epispadie, 2 eine Verdoppelung des Penis. Das Skrotum ist bei allen Patienten mehr oder weniger zweigeteilt. Praktisch immer sind die Hoden kryptorch (SOPER u. KILGER 1964), auch Agenesien des gesamten äußeren Genitales, gemeinsame Mündungen von Ureter und Vas deferens (BRYCE 1895; JOHNSTON 1978; WOOD-JONES 1912) in den exstrophierten Blasenhälften sind beschrieben. 3 von 4 eigenen weiblichen Patienten hatten eine vollständige doppelte Anlage des inneren und äußeren Genitales, wobei teilweise nur eine Vagina durchgängig war.

Häufig weisen auch die oberen Harnwege Fehlbildungen wie uni- oder bilaterale Nierenagenesien, Beckennieren, Hydroureteren und Hydronephrosen usw. auf (JOHNSTON u. PEN 1966).

– Neben einer Diastase der Symphyse sind überdies recht häufig Anomalien der terminalen Wirbelsäule wie Meningo- oder Myelomeningozelen (30–50% der Fälle) und selbst Mißbildungen der unteren Extremitäten zusätzlich vorhanden (JOHNSTON 1978; SOPER u. KILGER 1964). Von unseren eigenen 8 Kindern wiesen 3 eine zusätzliche Myelomeningozele auf.

Dieser eigenartigen Mißbildung liegt eine frühembryonale Entwicklungshemmung des Mesoderms zugrunde, die die kaudale Abfaltung des Embryos vom Dottersack beeinträchtigt. Dies führt zu einer bruchartigen Ausstülpung der Organe in dieser Region. Normalerweise erfolgt die Unterteilung der Kloake durch das Septum urorectale, eine Scheidewand der Splanchnopleura, die sich zwi-

Abb. 120 a u. b Entwicklungshemmung des Septum urorectale und der vorderen Bauchwand (a) mit Prolaps der Hinterwand des Enddarms (b) (teils im Schnitt, teils in Aufsicht dargestellt, s. Text).

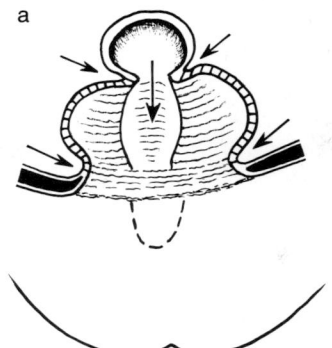
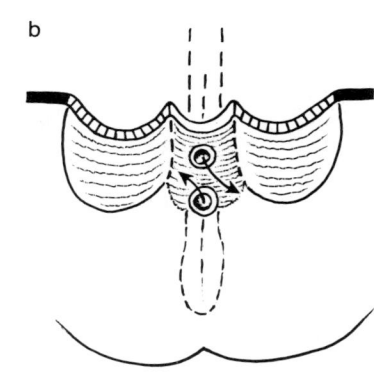

schen Allantois und Enddarm sowohl in kraniokaudaler Richtung als auch von beiden Seiten bis auf das Niveau der Kloakenmembran vorschiebt (Abb. 119). Dieser Vorgang beginnt bei 4–6 mm langen und ungefähr 32 Tage alten Embryonen und endet bei 16 mm langen Embryonen, etwa in der 6. Fetalwoche.

Bleibt die Bildung des Septum urorectale unvollständig, so können sich nur die seitlichen Partien der Allantois bzw. Blasenwand entwickeln, die durch den dazwischenliegenden Enddarm in Form von zwei Hälften getrennt bleiben (Abb. 120a). Nach Ruptur der nur aus einer bilaminären Schicht von Ektoderm und Entoderm bestehenden Kloakenmembran kommuniziert der Enddarm frei mit der Amnionhöhle. Als Folge des allerdings beschränkten Eigenwachstums des Darmes wölbt sich die Kloakenhinterwand in Form einer oder mehrerer Falten in die bestehende Lücke vor. Dies erklärt die Entstehung einer oder auch mehrerer Fisteln des Enddarmes (Abb. 120b). Das Auseinanderweichen der beiden Blasenhälften führt auch zur Trennung der ursprünglich paarig angelegten Genitalorgane (Penis, Klitoris, Vagina). In weniger ausgesprochenen Fällen können sich die Genitalhöcker durch von dorsal in die hintere Kloakenmembran einwachsendes Mesoderm doch noch zu einem epispaden Penis resp. einer Klitoris vereinigen.

Die frühembryonale Störung beeinflußt auch die weitere Entwicklung der kaudalen Körperregion. Abgesehen von der Omphalozele bleibt die infraumbilikale Bauchpartie stark verkürzt und hypoplastisch. Auch die Entwicklung des primitiven Darmtrakts im Abschnitt zwischen dem in diesem Zeitpunkt offenen Dottergang und der Kloake ist behindert, und die Differenzierung in seine zukünftigen Abschnitte (unteres Ileum, Zäkum und Kolon) bleibt mangelhaft. Dies erklärt, daß die obere Darmfistel zwischen den beiden Blasenhälften bald dem unteren Ileum, bald dem Zäkum, ausnahmsweise auch dem Kolon angehört und daß die kaudal davon liegenden Darmfisteln einem in seiner Länge stark reduzierten Kolon entsprechen.

Einige weitere Variationen der vesikointestinalen Fissur, die auch als »Formes mineures« bezeichnet werden können, sind in Abb. 121 dargestellt. So kann durch sekundäres Vorwachsen des Mesoderms z. B. eine Hemiblase noch zum Verschluß kommen (Abb. 121a, eigener Fall). Ein nachträglicher Verschluß beider Blasenhälften, die in ihrem kaudalen Abschnitt kommunizierten, führt zu einer Vesica bifida (Abb. 121b, Fall von SPENCER [1965], SPENCER u. GREER 1967). Schließt sich das Septum urorectale bis auf eine kleine mediane Lücke, so entsteht eine Blasenexstrophie mit zentraler Darmfistel (Abb. 121c), oder es findet sich eine Blasenexstrophie mit lediglich getrennten, rudimentären Genitalien, an die sich kaudal – nur durch einen Hautstreifen getrennt – eine prolabierende Kolonfistel (Rektum?) anschließt (Abb. 121d) (JOHNSTON u. PEN 1966; RICKHAM 1960).

Therapie

Kinder mit vesikointestinaler Fissur sind beinahe immer Früh- und/oder Mangelgeburten. Der massive Flüssigkeitsverlust aus dem kurzen Darm und Infektionen führen unbehandelt bei den meisten Fällen innerhalb von wenigen Tagen oder Wochen zum Tode. Viele Kinder weisen zusätzlich zur vesikointestinalen Fissur noch schwere Fehlbildungen der oberen Harnwege und in über der Hälfte der Fälle Myelomeningozelen auf. Die Frage, ob unter diesen Umständen ein chirurgischer Eingriff ethisch und moralisch überhaupt gerechtfertigt ist, ist eines der großen Probleme der Neugeborenenchirurgie. Die beste Behandlung muß schließlich doch meist mit einer schweren Behinderung mit einem Enterostoma und einer Urinumleitung enden. Die Korrektur des äußeren Genitale, wenn überhaupt möglich, ergibt oft unbefriedigende Resultate, dazu kommt allenfalls noch die schwere Behinderung durch die Folgen z. B. einer Myelomeningozele. Wir haben deshalb meist auf einen operativen Eingriff verzichtet. Alle unsere 6 nichtoperierten Kinder mit vesikointestinaler Fissur sind innerhalb von wenigen Tagen bis 5 Wochen gestorben. In Einzelfällen und besonders bei leich-

8.148 Urogenitaltrakt und retroperitonealer Raum

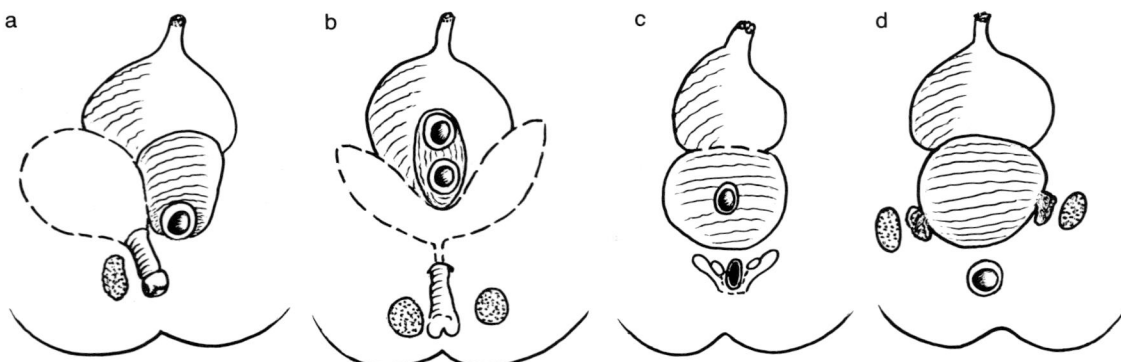

Abb. 121 a–d Forme mineure der Kloakenexstrophie (schraffiert = exstrophierte Blasenanteile, gestrichelt = verschlossene Blasenanteile, punktiert = Skrotum.
a Mit sekundärem Verschluß der rechten Blasenhälfte und hypospadem rechtem Penis.
b Mit sekundärem Verschluß beider Blasenhälften (Vesica bifida), unterteilt durch prolabierenden Darm.
c Blasenexstrophie mit zentraler Darmfistel infolge Lückenbildung im Zentrum des Septum urorectale.
d Blasenexstrophie mit unterteiltem rudimentärem Genitale und zu ventral mündendem Enddarm (s. Text).

teren Formen kann jedoch allenfalls ein chirurgisches Eingreifen gerechtfertigt sein (JOHNSTON 1978; RICKHAM 1960; SPENCER 1965; SWAN u. CHRISTENSEN 1953).
Entschließt man sich zur Operation, so ist in Etappen vorzugehen. In einer ersten Sitzung wird nach dem Vorschlag von RICKHAM (1960) die Omphalozele exzidiert und der exstrophierte Darm sorgfältig von den beiden Blasenhälften abgelöst. Die gesamte Länge auch des exstrophierten Darmabschnitts wird erhalten, zu einem Rohr geformt und das blind endende Kolon als Kolostomie zur Bauchwand herausgeleitet. Die beiden Hemivesicae werden in der Mitte in sich vernäht, und die Bauchlücke oberhalb wird verschlossen. Ein abdominoperinealer Durchzug des Darmes, wie er u. a. von RAFFENSBERGER 1980 einige Male durchgeführt wurde, hat meist ungünstige Resultate ergeben und scheint uns nur ausnahmsweise empfehlenswert. In einer späteren Sitzung muß dann die Blasenplatte entfernt oder eine Ileoblase angelegt werden. Die wenigen Einzelversuche zur Blasenrekonstruktion in diesen Fällen haben bis heute fehlgeschlagen und sind ebenfalls nur ausnahmsweise zu empfehlen. In einer dritten Sitzung muß dann die Genitalrekonstruktion erfolgen, die jedoch sehr oft unbefriedigend ist (JOHNSTON 1978; TANK u. LINDAUER 1970). Partielle Formen von vesikointestinalen Fissuren brauchen einen individuellen Operationsplan.
Von unseren beiden operierten Fällen, die mit einer Kolostomie und einer Ileoblase endeten, ist ein Kind jetzt 4 Jahre alt und leidet an chronischer Niereninsuffizienz. Ein anderes mit einer leichten Form hat 16 Jahre überlebt, machte aber mit 15 Jahren einen Selbstmordversuch, weil es mit seinen vielen Behinderungen psychisch nicht fertig werden konnte. Von den rund 100 bis heute publizierten Fällen der Literatur haben nur etwa 10–15 überlebt. Eine chirurgische Behandlung sollte in Anbetracht der Spätresultate demnach nur in ausgewählten Fällen diskutiert werden. Insbesondere sollte wohl bei der häufigen Kombination einer vesikointestinalen Fissur mit einer Myelomeningozele besser auf eine chirurgische Behandlung verzichtet werden.

Literatur

Bryce, T. H.: Description of a foetus the subject of retroflexion of the trunk; ectopia viscerum and spina bifida with a discussion as to the cause of these associated abnormalities. J. Anat. 29 (1895) 552
Johnston, H. J.: Exstrophic Anomalies. In Rickham, P. P., J. Lister, I. M. Irving: Neonatal Surgery, second edition. Butterworth, London 1978
Johnston, J. H., I. H. Pen: Exstrophy of the cloaca. Brit. J. Urol. 38 (1966) 302
Raffensberger, J.: Vesicointestinal Fissure. In Swenson's Pediat. Surg. 4th Ed., Appelton, New York (1980) 747–750
Rickham, P. P.: Vesico-intestinal fissure. Arch. dis. Childh. 35 (1960) 97
Schwalbe, E.: Die Morphologie der Mißbildungen des Menschen und der Tiere, Vol. III. Fischer, Jena, 1909 (S. 78)
Soper, R. T., K. Kilger: Vesico-intestinal fissure. J. Urol. (Baltimore) 92 (1964) 490
Spencer, R.: Exstrophia splanchnica (exstrophy of the cloaca). Surgery 57 (1965) 751
Spencer, R., J. C. Greer: Ileocecal exstrophy with bifid intra-abdominal urinary bladder: incomplete exstrophy of the cloaca. J. pediat. Surg. 2 (1967) 69
Swan, H., S. P. Christensen: Exstrophy of the cloaca. Pediatrics 12 (1953) 645
Tank, E. S., S. M. Lindauer: Principles of management of exstrophy of the cloaca. Amer. J. Surg. 119 (1970) 95
Veal, J. R., E. M. McFetridge: Exstrophy of bladder (persistent cloaca) associated with intestinal fistulas. J. Pediat. 4 (1934) 95
Williams, D.: Urology in Childhood. In Encyclopedia of Urology XV, Springer, Berlin 1958 (S. 103)
Wood-Jones, F.: Extroversion of the bladder and some problems in connection with it. J. Anat. 46 (1912) 193

Blasentumoren

N. Genton und V. Markwalder

Blasentumoren im allgemeinen, die gutartigen Formen noch ausgesprochener als die bösartigen, sind im Kindesalter selten. Die klinischen Symptome sind eher von der Größe und Lokalisation des Tumors als von dessen morphologischer Beschaffenheit abhängig. Leitsymptome sind Enuresis, Blasentenesmen, Unterbauchbeschwerden und allgemeine Ermüdbarkeit, oft bedingt durch Harnstauung in den Ureteren und der Blase durch Tumorobstruktion. Eine Harnstauung führt zwangsläufig zu Urininfekten. Im Falle einer lädierten Tumoroberfläche resultiert eine Hämaturie.

Gutartige Tumoren

Ganem u. Ainsworth (1955) gelang es in einer Literaturübersicht über gutartige, kindliche Blasentumoren 30 Fälle zusammenzustellen, die sich wie folgt verteilen: 9 Hämangiome, 5 Polypen, 4 Neurofibrome, 3 Fibrome, 6 weitere Tumoren. Unser Kapitel ist vor allem den Hämangiomen, den Neurofibromen und, wegen ihrer tückischen Besonderheiten, den Phäochromozytomen gewidmet.

Hämangiome

Das Blasenhämangiom ist ein langsam wachsender, vermutlich kongenitaler Tumor, dessen Zellen aus embryonalen, unipotenten Angioblasten, die den Gefäßanschluß verpaßt haben, abstammen (Herbut 1959; Taylor u. Wilkinson 1967). Demzufolge erstaunt es nicht, daß in einer Literaturübersicht von Fuleihan u. Cordonnier (1969) an einem Patientengut von 21 Fällen im Alter von 1–60 Jahren 62% der Patienten jünger als 10jährig sind.
Das Vorhandensein eines Blasenhämangioms bei Patienten mit Klippel-Trenaunay-Syndrom wurde in Ausnahmefällen beschrieben (Klein u. Kaplan 1975). Weitere Kombinationen mit Haut- und Viszeralhämangiomen wurden bis in 25% der Fälle beobachtet (Fuleihan u. Cordonnier 1969; Liang 1958; Stanley 1966). Das Blasenhämangiom, meist solitär, selten multipel auftretend, lokalisiert sich mit Vorliebe an der Blasenhinter- oder -seitenwand, ist seltener im Fundus- oder Trigonumbereich anzutreffen. Makroskopisch präsentiert es sich als rot-bläuliche, glatte oder höckrige Geschwulst, gestielte Tumoren sind eine Ausnahme. Das Kardinalsymptom ist in Folge einer leicht lädierbaren Oberfläche eine rezidivierende, meist schmerzlose Hämaturie (Tank u. Kelalis 1976).

Diagnose

Sie basiert vor allem auf der Endoskopie. Röntgenologisch kann der Tumor in einem Miktionsurogramm als unregelmäßige Wandkontur imponieren oder sich, insbesondere bei Trigonumbefall, in einem pathologischen i. v. Pyelogramm darstellen. Eine Tumorbiopsie ist wegen Blutungsgefahr kontraindiziert (Rosenberg u. Mitarb. 1973).

Therapie

Sie ist abhängig von der Größe und Lokalisation des Tumors. Bei kleinen Hämangiomen mag eine endoskopische Kauterisation in Erwägung gezogen werden; die Behandlung der Wahl ist jedoch eine Resektion durch Zystotomie, da die Hämangiome vorwiegend kavernösen Charakters sind, oft tief in die Blasenmuskulatur, in Extremfällen ins paravesikuläre Gewebe infiltrieren. Der endoskopische Aspekt täuscht insofern, als mehrheitlich nur die Tumorspitze sichtbar ist (Eisberg-Prinzip) (Stanley 1966).

Neurofibrome

Clarc u. Mitarb. (1977) präsentieren 21 Fälle von Neurofibromen der Blase im Kindesalter. 40% der Patienten weisen assoziierte Hautläsionen auf. Knaben sind deutlich bevorzugt. Die nur langsam wachsenden Tumoren sind oft asymptomatisch. So sollte bei jedem Patienten mit Café-au-lait-Flecken oder manifester Neurofibromatose bei geringsten Anzeichen von Miktionsbeschwerden eine genaue urologische Abklärung vorgenommen werden (Bitker u. Mitarb. 1966).

Symptome

Die Symptomatologie ist auch hier abhängig von Tumorlokalisation und -größe. Im i. v. Pyelogramm können sich Aussparungen an der Blasenwand oder Ureterenstase zeigen, die Miktionsurographie eignet sich besonders zur Diagnose von im Trigonumbereich lokalisierten Tumoren. Die endoskopische Untersuchung enthüllt knotige, gräulichfarbene submukös liegende Tumoren, das histologische Bild der Biopsie ist demjenigen der Neurofibromatose identisch.

Therapie

Bei Obstruktionssymptomen ist eine Resektion, sei es endoskopisch, sei es durch Zystotomie, angezeigt. Eine beobachtende Haltung kann im Falle eines Zufallsbefundes eingenommen werden, jedoch ist eine intensive Überwachung des Tumorwachstums angezeigt (Tank u. Kelalis 1976).

Phäochromozytome

Eine Fehldeutung dieses Tumors kann schwerwiegende, ja fatale Folgen haben, und deshalb legen wir, trotz seines seltenen Vorkommens, Wert auf eine kurze Besprechung (vgl. S. 5.258). Der Tumor ist mehrheitlich gutartig, jedoch wurden von Meyer u. Mitarb. (1979) in einer Serie von 41 Phäochromozytomen der Blase 9 maligne Formen beschrieben. Eine Primärlokalisation in der Blase erklärt sich durch das Vorhandensein chromaffiner Zellinseln in der Blasenwand (SCOTT u. EVERSOLE 1960).

Symptome und Diagnose

Die Patienten leiden einerseits an den für Blasentumoren beschriebenen Symptomen, andererseits erleben sie spezifischerweise im Anschluß an eine Miktion die klassischen Beschwerden der Phäochromozytome wie Kopfschmerzen, Herzklopfen, Schwindelgefühle, intermittierende oder permanente Hypertonie (HIGGINS u. TRESIDDER 1966). Diagnostisch beweisend sind erhöhte Katecholaminwerte und dessen Metaboliten im Urin. Während maligne Tumoren konstant pathologische Werte aufweisen, sollten intermittierend normale Dosierungen einen benignen Tumor nicht ausschließen (MEYER u. Mitarb. 1979). Eine Hämaturie ist häufig anzutreffen.
In Verkennung der Diagnose können bei diagnostischen und chirurgischen Eingriffen lebensbedrohliche Komplikationen durch Blutdruckschwankungen auftreten (LATHEM u. HUNT 1966). Die Verabreichung von α- und β-Rezeptoren-Blockern zur Blutdruckkontrolle hat sich bewährt.
Wie bei allen Blasentumoren gewissen Ausmaßes können ein i. v. Pyelogramm oder eine Miktionsurographie diagnostisch hinweisend sein.

Therapie

Eine suprapubische, partielle Zystektomie mit abdomineller Exploration zur Erfassung weiterer Tumoren oder Metastasen wird empfohlen. Multiple Phäochromozytome im Kindesalter sind in 32% der Fälle beschrieben worden (LATHEM u. HUNT 1966).

Prognose

Die Prognose der gutartigen Tumoren ist hervorragend, die bösartigen Formen scheinen bei Primärsitz in der Blase prognostisch günstiger zu sein als bei malignen Phäochromozytomen im allgemeinen (MEYER u. Mitarb. 1979).

Weitere Blasentumoren

Folgende ausnahmsweise gefundene Tumoren sind beschrieben worden: Fibrome (GANEM u. AINSWORTH 1955), Fibromyome (GANEM u. AINSWORTH 1955), Leiomyome (MUTCHLER u. GORDER 1972) und Teratome (RAMAKRISHNAN u. Mitarb. 1964).
Die klinischen und radiologischen Symptome und Diagnosestellung entsprechen den oben besprochenen Tumoren. Eine Biopsie und anschließende Exstirpation sind anzustreben.

Bösartige Tumoren

Wir unterscheiden 3 Formen:
– *Epitheliale oder urotheliale Tumoren.*
– *Mesenchymale Tumoren*, deren häufigster Vertreter das Rhabdomyosarkom ist. Zu erwähnen sind das Fibrosarkom und das Leiomyosarkom (WEITZNER 1978; BOHNE u. Mitarb. 1972).
– *Maligne Tumoren mit primärem oder sekundärem Blasenbefall.*

Zusätzlich findet sich eine Anzahl von sog. »Pseudotumoren«.

Epitheliale Tumoren

In einer Untersuchung an 2500 Spezimen von Blasentumoren findet MELICOW (1955) nur einen einzigen Fall einer epithelialen Blasengeschwulst im Kindesalter (MELICOW 1955). CASTELLANOS u. Mitarb. (1975) u. CHANDY u. Mitarb. (1975) gelingt es, über die Jahre 1950–1975 deren 13 Fälle aufzuspüren.
Unter dem Begriff »epitheliale Tumoren« fassen wir alle papillomatösen Wucherungen zusammen, da vermutlich jedes epitheliale Neuwachstum als potentiell maligne, d.h. als Karzinom Stadium I angesehen werden sollte (FIRSTATER u. Mitarb. 1969). Pathologisch-anatomisch bleiben die Tumorzellen an der Epitheloberfläche lokalisiert, zeigen kein infiltratives Wachstum, neigen weder zu Rezidiven noch zu Metastasen, und der Malignitätsgrad kann als sehr niedrig betrachtet werden (WAALER u. Mitarb. 1975; SIEGEL u. PINCUS 1969).
Bevorzugte Lokalisationen sind die Nähe der Ureterenostien und der Trigonumbereich.
Knaben sind doppelt so häufig betroffen wie Mädchen (TANK u. KELALIS 1976).
Die klinischen Symptome und radiologischen Kriterien entsprechen den Blasentumoren im allgemeinen. Endoskopisch ist der Tumor gut erkenn- und biopsierbar. Nach transurethraler oder suprapubischer Exzision beträgt die Heilungsquote 100% (CASTELLANOS u. Mitarb. 1975).

Mesenchymale Tumoren: Rhabdomyosarkom

Dem Rhabdomyosarkom, dem häufigsten und leider auch bösartigsten Blasentumor, gebührt unsere volle Aufmerksamkeit. 13–20% aller Rhabdomyosarkome sind im Beckenbereich lokalisiert (ROGERS u. Mitarb. 1976; SUTOW u. Mitarb. 1973).

Pathologische Anatomie

Eine klassische Aufteilung gliedert das Rhabdomyosarkom in 4 Typen: den embryonalen, den alveolären, den pleomorphen und den gemischten Typ (JONES u. CAMPBELL 1976).
Die urogenitalen Tumoren sind meist undifferenzierten, embryonalen Charakters, oft Sarcoma botryoïdes genannt. Sie lokalisieren sich mit Vorliebe

Blasentumoren 8.151

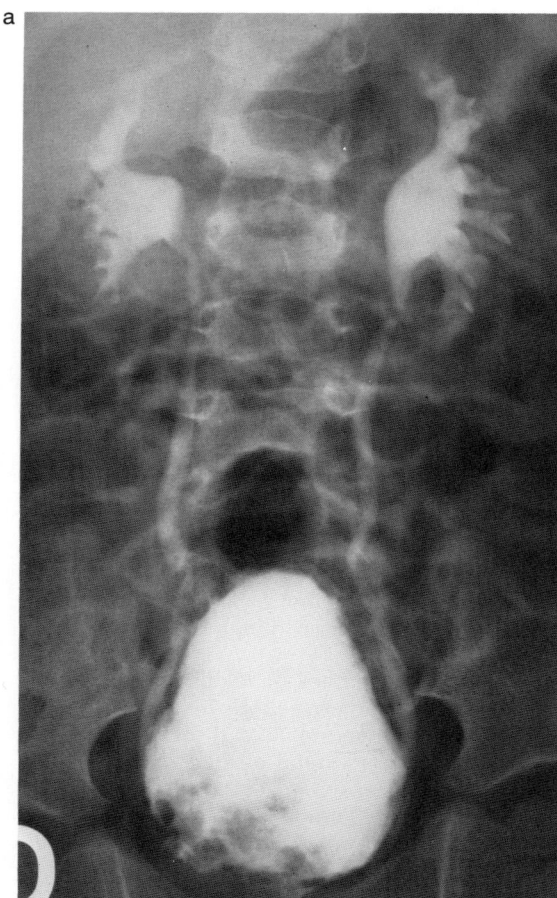

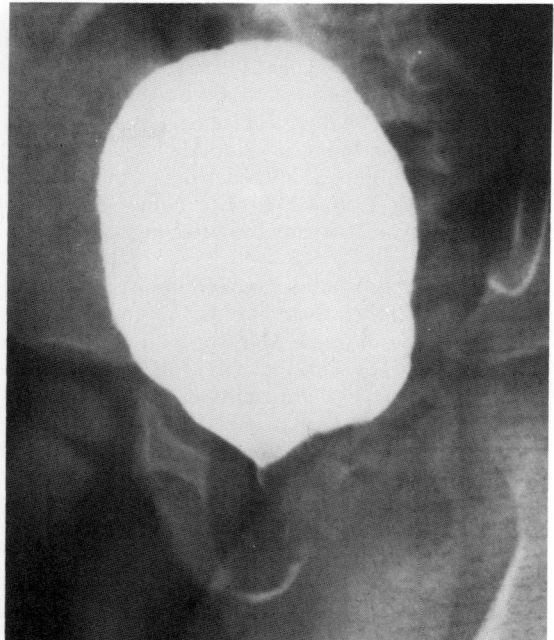

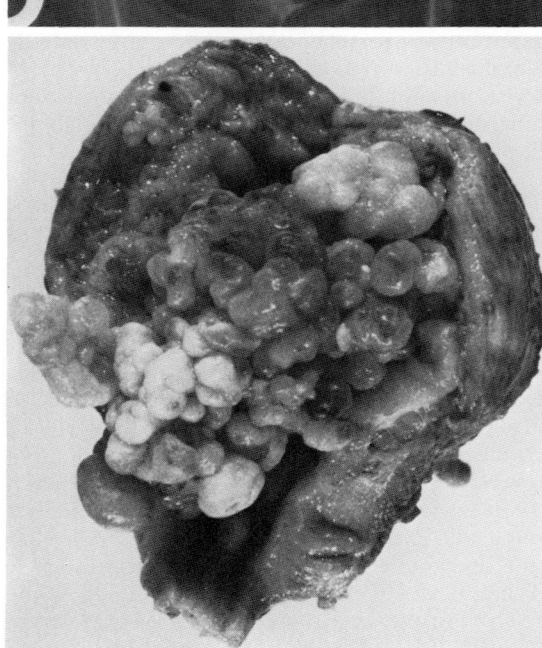

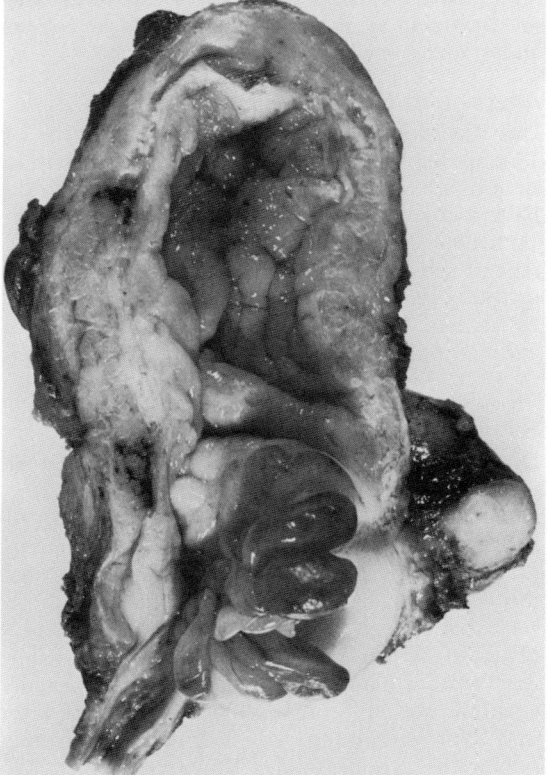

Abb. 122 a u. b   Sarcoma botryoïdes eines 18 Monate alten Knaben, ausgehend vom Trigonumbereich.
a I. v. Pyelogramm: Füllungsdefekte des Blasenbodens, Ureterendilatation durch äußere Blasenkompression.
b Operationspräparat der Blase: typisch traubenförmige Tumorknoten. Hochgradige Detrusorhypertrophie.

Abb. 123 a u. b   Sarcoma botryoïdes eines 12 Monate alten Knaben, ausgehend von der Prostata.
a Miktionsurethrogramm: Harnretention durch schwerste Abflußbehinderung in der Pars prostatica.
b Operationspräparat: kompakte Tumorbildung in der Prostata. Polypenartige Tumorknoten im hinteren Urethralbereich und hochgradige Detrusorhypertrophie.

im Trigonumbereich der Blase (GROSFELD u. Mitarb. 1972), in der Prostata, der Vagina und im paratestikulären Gewebe (JONES u. CAMPBELL 1976). Der Ausdruck »Sarcoma botryoïdes« leitet sich aus seinem makroskopischen Aspekt, einem traubenförmig-gelappten Gebilde (Abb. **122 b**), das polypenartig ins Lumen der Blase und Urethra vorwächst, ab (Abb. **123 b**). Die Tumorkonsistenz ist je nach Anteil an myxomatösem Gewebe variabel.

Das embryonale Rhabdomyosarkom ist ein schnell wachsender, infiltrativer Tumor, der erst in fortgeschrittenem Stadium zu Metastasen neigt (ROGERS u. Mitarb. 1976; TEFFT u. JAFFE 1973). Histologisch imponiert ein unregelmäßiger, fast chaotischer, locker in myxomatöser Matrix eingebetteter Zellverband mit hyperchromatischen, in Form und Größe stark variierenden Zellkernen mit sporadischen Mitosen. Beweisend wären Zeichen einer Quer- oder Längsstreifung im eosinophilen Zytoplasma (JONES u. CAMPBELL 1976).

Ursprungsort der Blasen- und Prostatatumoren ist der Sinus urogenitalis (BATSAKIS 1963). Die Tumoren der Prostata sind von härterer und homogenerer Konsistenz als die botryoïde Variante der Blase, doch sind sie in manchen Fällen nicht voneinander abzugrenzen.

Alters- und Geschlechtsverteilung

Das Rhabdomyosarkom im Beckenbereich ist ein Tumor des Kleinkindes. 40% aller Fälle manifestieren sich vor dem zweiten Lebensjahr, 75% der Fälle werden im Alter von 1–5 Jahren diagnostiziert, eine Erkrankung nach dem zehnten Lebensjahr ist selten (NARAYANA u. Mitarb. 1978; TEFFT u. JAFFE 1973; TIMMONS u. Mitarb. 1975; SUTOW u. Mitarb. 1975). Die Knaben erkranken signifikant häufiger als die Mädchen (JARMAN u. KENEALY 1970; SUTOW u. Mitarb. 1973).

Symptome und Diagnose

Die meist beschriebenen Beschwerden sind Enuresis, Blasentenesmen, Unterbauchschmerzen, Konstipation und zunehmende Harnverhaltung bis zur Ischuria paradoxa. Eine Harnstauung unterhält oft Urininfekte mit Fieber und reduziertem Allgemeinzustand. Erst in fortgeschrittenen Stadien zeigt sich infolge Tumorulzeration eine Hämaturie (TANK u. KELALIS 1976). Die Symptome seitens der Prostata manifestieren sich spät und bestehen ebenfalls aus Miktionsbeschwerden, Konstipation und Harnverhaltung. Bei Vaginalbefall können polypoide Gebilde in der Vulva erscheinen. Die klinische abdominale, insbesondere die rektale Untersuchung erlaubt oft eine Tumorpalpation.

Röntgenologisch kennzeichnen sich die Tumoren im i. v. Pyelogramm durch inselförmige Aussparungen im Trigonumbereich, Deformierung des Blasenbodens und Dilatation der Ureteren (s. Abb. **122 a**). Im Miktionsurogramm öffnen sich Blasenhals und Urethra unvollständig; unregelmäßige, verzerrte Wandkonturen und ein fallschirmähnlicher Trigonum-Urethral-Bereich vervollständigen die Diagnose (s. Abb. **123 a**).

Die Endoskopie schließlich offenbart ein typisch polypöses Tumorgebilde, die Diagnose wird bioptisch gesichert.

Ergänzende diagnostische Möglichkeiten offerieren die Computertomographie, die Ultrasonographie und die Szintigraphie.

Stadieneinteilung

Bei allen bösartigen Tumoren sollten, um ein Behandlungsschema programmieren zu können, genaue Kenntnisse über das Ausmaß der Erkrankung vorhanden sein. Eine Stadieneinteilung resultiert aus klinischen, radiologischen, szintigraphischen, endoskopischen und chirurgischen Untersuchungsergebnissen. Gewisse Autoren wie TANK u. KELALIS (1976) unterscheiden 3 Stadien, andere Autoren benützen deren 4, wie folgt (HEYN u. Mitarb. 1974; MAURER 1975):

Stadium I: Der Tumor ist lokalisiert, in toto exzidiert, die regionalen Lymphknoten sind nicht befallen.

Stadium II: Der Tumor ist lokalisiert, makroskopisch in toto exzidiert, jedoch besteht ein mikroskopischer Resttumor. Die evtl. befallenen regionalen Lymphknoten sind exzidiert, evtl. mit mikroskopischen Residuen.

Stadium III: Der Tumor ist nur inkomplett resezierbar, oder es wurde nur eine Probebiopsie aus großem verbleibendem Resttumor genommen.

Stadium IV: Es finden sich Fernmetastasen (Lungen, Leber, Knochenmark, Hirn, Muskulatur, lymphatisches System).

Es ist offensichtlich, daß eine genaue Stadieneinteilung nur nach chirurgischer und histologischer Exploration durchgeführt werden kann.

Therapie und Prognose

Therapieverfahren des Rhabdomyosarkoms im allgemeinen, des Urogenitalbefalls im speziellen, werden nach modernsten onkologischen Erkenntnissen in weltweiten Studien angewandt (MAURER u. Mitarb. 1977). Es liegt uns fern, uns über eine Therapie, die in gelehrtesten Fachkreisen Anlaß zu Diskussionen gibt, belehrend zu äußern. Unser Ziel ist es lediglich, diverse therapeutische Aspekte zu durchleuchten und dem Leser mit bibliographischen Hinweisen dienen zu können. Bis nahezu 1960 war eine radikale chirurgische Tumorentfernung mit Zystektomie, ausgedehnter Urethrektomie und totaler Exenteration die einzig mögliche Therapie des Rhabdomyosarkoms im Beckenbereich (JARMAN u. KENEALY 1970; MACKENZIE u. Mitarb. 1971). Mit der Einführung einer aggressiven Chemotherapie beginnt eine neue Ära, die die Onkologen an der Richtigkeit der mutilierenden Chirurgie zweifeln läßt; und erste Resultate mit kombinierter chirurgischer, chemo- und radiotherapeutischer Behandlung veranlassen zu einer optimistischen Haltung (GHAVIMI u. Mitarb. 1975; GROSFELD u. Mitarb. 1972; HEYN u. Mitarb. 1974; JOHNSON 1975; TIMMONS u. Mitarb. 1975). WILBUR publiziert 1971 21 Fälle von inoperablen embryonalen Rhabdomyosarkomen, die er nur mit Radio- und Tripelchemotherapie behandelte (Vincristin, Actinomycin und Cyclophosphamid). 76% seiner Patienten sind in Nachkontrollen über 1–4 Jahre tumorfrei. EXELBY u. Mitarb. (1978) verweisen in einer Arbeit auf die Komplikationsraten nach Strahlentherapie und postulieren ein radikales, jedoch nicht allzu mutilierendes chirurgisches Vorgehen, kombiniert mit Chemotherapie. Ihre 6 Patienten mit Blasen- und Prostatabefall weisen eine Überlebensrate von 100% auf. Autoren wie RIVARD (1975) und ORTEGA (1979) wehren sich gegen die chirurgische mutilierende Exstirpation, bejahen allenfalls eine Minimalchirurgie und hoffen auf Anerkennung der Therapieerfolge durch Chemotherapie. 1979 stellen sie 13 Fälle von Rhabdomyosarkomen im Beckenbereich vor, darunter 9 Patienten mit Prostata- und Urethraltumoren. Bei einem der 5 überlebenden Patienten mußte sekundär eine totale Zystektomie mit Ureterdeviation vorgenommen werden. Eine eindrückliche Studie der Mitarbeiter der Intergroup-RMS-Study (IRS) wurde 1979 von NEIFELD vorgestellt.

Ihr Patientengut umfaßt 524 Fälle von Rhabdomyosarkomen in den Stadien I–III. Die Gruppe I zeigt eine Mortalität von nur 6% bei einer Rezidivrate von 13%, in der Gruppe II findet sich eine Mortalität von 16% mit 20% Rezidiven, wie zu erwarten steigt die Mortalität in der dritten Gruppe auf 26%, wobei in 43% dieser Gruppe das Tumorwachstum nach 2 Jahren nicht mehr kontrollierbar ist.

Die erwähnte IRS-Gruppe sowie die Mehrzahl der Onkologen unterwerfen im heutigen Zeitpunkt ihre Tumorpatienten einer intensiven multidisziplinären, auch multimodal genannten Therapie (HAVERS u. Mitarb. 1979; MAURER 1975; MAURER u. Mitarb. 1977).

Für die Stadien I–III offerieren sich 2 Therapiemöglichkeiten:
– Primär schonendes chirurgisches Vorgehen mit einbezogener Lymphknotenresektion, anschließend Chemotherapie, gefolgt in ausgewählten Fällen von Radiotherapie.
 Die Beurteilung der pelvischen Lymphknoten ist im Hinblick auf eine Radiotherapie von Bedeutung (TEFFT u. Mitarb. 1980).
– Primäre Chemotherapie, gefolgt von schonendem chirurgischem Eingriff und weiterverfolgter Chemotherapie. Eine Radiotherapie wird in bestimmten Fällen kombiniert.

Unsere Onkologen empfehlen für die Stadien I–III primär chemotherapeutisch mit Vincristin, Actinomycin-D und Cyclophosphamid (VAC) gemäß Intergroup-RMS-Study zu behandeln.

Die laufenden prospektiven Kurz-, Mittel- und Langzeitstudien werden für die nächsten Jahre wegweisend sein (GORNALL u. Mitarb. 1979; MAURER u. Mitarb. 1977; TIMMONS u. Mitarb. 1975).

Maligne Tumoren mit primärem oder sekundärem Blasenbefall

Wir möchten vollständigkeitshalber einige maligne Tumoren, die im Blasenbereich angetroffen werden können, anführen. Es sind dies Neuroblastome, maligne Phäochromozytome, die wir bereits im Kapitel über gutartige Blasentumoren besprochen haben, Blasenimplantation bei Wilms-Tumoren (PAGANO u. PENNELLI 1974; TAYKURT 1972), leukämische Infiltrate (PERSKY u. Mitarb. 1972) und Lymphome (PONTIUS u. Mitarb. 1963).
Die Behandlung entspricht den jeweils tumorspezifischen Richtlinien.

Pseudotumoren der Blase

Gewisse proliferative Epithelläsionen der Blase können das Bild eines Tumors imitieren. Verantwortlich sind infektiöse, chemische und physikalische Reizwirkungen (VARSANO u. Mitarb. 1975). Wir erinnern an die granulöse, follikuläre und zystische Zystitis (s. Cystitis granularis, S. 8.154), an die Bilharziose (CHEEVER u. ANDRADE 1967), an die Folgen eines Verweilkatheters, an die Anilin-Zystitis, an die Auswirkungen eines Vitamin-A-Mangels und an die Zystitis bei Cyclophosphamidtherapie.
Im Zweifelsfall ist eine Biopsie indiziert.

Literatur
Batsakis, J. G.: Urogenital rhabdomyosarcoma: histogenesis and classification. J. Urol. (Baltimore) 90 (1963) 180
Bitker, M., C. Chatelain, J. Chome et al.: La neuro-fibromatose vésicale. J. Urol. Néphrol. 72 (1966) 445
Bohne, A. W., R. D. Urwiller, T. G. Pantos: Leiomyosarcoma of the urinary bladder with review of the literature. Henry Ford Hosp. med. Bull. 10 (1962) 445
Castellanos, R. D., P. B. Wakfield, A. T. Evans: Carcinoma of the bladder in children. J. Urol. (Baltimore) 113 (1975) 241
Chandy, P. C., M. G. Pai, M. R. Budihal et al.: Carcinoma of the bladder in young children, report of 2 cases. J. Urol. (Baltimore) 113 (1975) 264
Cheever, A. W., Z. A. Andrade: Pathological lesions associated with schistosoma mansoni infection in man. Trans. roy. Soc. trop. Med. Hyg. 61 (1967) 626
Clark, S. S., M. M. Marlett, R. F. Prudencio et al.: Neurofibromatosis of the bladder in children: case report and literature review. J. Urol. (Baltimore) 118 (1977) 654
Exelby, P. R., F. Ghavimi, B. Jereb: Genitourinary rhabdomyosarcoma in children. J. pediat. Surg. 13 (1978) 746
Firstater, M., I. Heyman, M. Loewenthal: Bladder papilloma in a child: case report. J. Urol. (Baltimore) 101 (1969) 57
Fuleihan, F. M., J. J. Cordonnier: Hemangioma of the bladder: report of a case and review of the literature. J. Urol. (Baltimore) 102 (1969) 581
Ganem, E. J., L. B. Ainsworth: Benign neoplasms of the urinary bladder in children. Review of the literature and report of a case. J. Urol. (Baltimore) 73 (1955) 1032

Ghavimi, F., P. R. Exelby, G. J. D'Angio et al.: Multidisciplinary treatment of embryonal rhabdomyosarcoma in children. Cancer 35 (1975) 677

Gornall, P., J. R. Mann, J. J. Corkery et al.: Recent experience in the treatment of rhabdomyosarcoma. J. pediat. Surg. 14 (1979) 38

Grosfeld, J. L., J. P. Smith, H. W. Clatworthy: Pelvic rhabdomyosarcoma in infants and children. J. Urol. (Baltimore) 107 (1972) 673

Havers, W., G. Schmitt, B. Stollmann: Multidisziplinäre Behandlung des Rhabdomyosarkoms im Kindesalter. Helv. paediat. Acta 34 (1979) 449

Herbut, P. A.: Pathology, 2nd ed. Lea & Febiger, Philadelphia 1959 (S. 393)

Heyn, R. M., R. Holland, W. A. Newton et al.: The role of combined chemotherapy in the treatment of rhabdomyosarcoma in children. Cancer 34 (1974) 2128

Higgins, P., G. C. Tresidder: Pheochromocytoma of the urinary bladder. Brit. med. J. 1966/II, 274

Jarman, W. D., J. C. Kenealy: Polypoid rhabdomyosarcoma of the bladder in children. J. Urol. (Baltimore) 103 (1970) 227

Johnson, D. G.: Trends in surgery for childhood rhabdomyosarcoma. Cancer 35 (1975) 916

Jones, P. G., P. E. Campbell: Tumours of infancy and childhood. Blackwell, Oxford 1976

Klein, T. W., G. W. Kaplan: Klippel-Trenaunay-Syndrom associated with urinary tract hemangiomas. J. Urol. (Baltimore) 114 (1975) 596

Lathem, J. E., L. D. Hunt: Pheochromocytoma of the urinary bladder. J. Amer. med. Ass. 197 (1966) 588

Liang, D. S.: Hemangioma of the bladder. J. Urol. (Baltimore) 79 (1958) 956

MacKenzie, A. R., T. C. Sharma, W. F. Whitmore et al.: Non-extirpative treatment of myosarcomas of the bladder and prostate. Cancer 28 (1971) 334

Maurer, H. M.: The intergroup rhabdomyosarcoma study. (N.I.H.) Objectives and clinical staging, classification. J. pediat. Surg. 10 (1975) 977

Maurer, H. M., T. Moon, M. Donaldson et al.: The intergroup rhabdomyosarcoma study: a preliminary report. Cancer 40 (1977) 2015

Melicow, M. M.: Tumors of the urinary bladder. A clinicopathological analysis of over 2500 specimens and biopsies. J. Urol. (Baltimore) 74 (1955) 498

Meyer, J. J., M. S. Shashikant, R. M. Drake: Malignant paraganglioma (Pheochromocytoma) of the urinary bladder: report of a case and review of the literature. Pediatrics 63 (1979) 879

Mutchler jr., R. W., J. L. Gorder: Leiomyosarcoma of the bladder in a child. Brit. J. Radiol. 45 (1972) 538

Narayana, A. S., S. Loening, V. Loening.: Sarcoma of the urinary bladder and prostate in children. Europ. Urol. 4/6 (1978) 401

Neifeld, J. P., H. M. Maurer, D. Godwin et al.: Prognostic variables in pediatric rhabdomyosarcoma before and after multi-modal therapy. J. pediat. Surg. 14 (1979) 699

Ortega, J. A.: A therapeutic approach to childhood pelvic rhabdomyosarcoma without pelvic exenteration. Pediatrics 94 (1979) 205

Pagano, F., N. Pennelli: Ureteral and vesical metastases in nephroblastoma. Brit. J. Urol. 46 (1974) 409

Persky, L., A. J. Newman, A. S. Tucker: Urologic manifestations of leukemia. J. Urol. (Baltimore) 107 (1972) 1073

Pontius, E. E., M. H. Nourse, L. Pau et al.: Primary malignant lymphomas of the bladder. J. Urol. (Baltimore) 90 (1963) 58

Ramakrishnan, M. S., S. P. Vedachalam, K. Soundarapandian: A case of intravesical teratoma with rectovesical fistula. J. Urol. (Baltimore) 92 (1964) 201

Rivard, G., J. Ortega, R. Hittle et al.: Intensive chemotherapy as primary treatment for rhabdomyosarcoma of the pelvis. Cancer 36 (1975) 1593

Rogers, P. C. J., S. S. Howards, D. M. Komp: Urogenital rhabdomyosarcoma in childhood. J. Urol. (Baltimore) 115 (1976) 738

Rosenberg, J., M. Golimbu, J. Suarez et al.: Congenital arteriovenous malformations of the bladder. J. Urol. (Baltimore) (1973) 605

Scott, W. W., S. L. Eversole: Pheochromocytoma of the urinary bladder. J. Urol. (Baltimore) 83 (1960) 656

Siegel, W. H., M. B. Pincus: Epithelial bladder tumors in children. J. Urol. (Baltimore) 101 (1969) 55

Stanley jr., K. E.: Hemangioma-lymphangioma of the bladder in a child. J. Urol. (Baltimore) 96 (1966) 51

Sutow, W. W., T. Vietli, D. J. Fernbach: Clinical Pediatric Oncology. 1st ed. Mosby, St.-Louis 1973 (S. 450 u. 500)

Tank, E. S., P. P. Kelalis: Benign and malignant tumors of the bladder. In Kelalis, P. P., L. R. King: Clinical Pediatric Urology. Saunders, Philadelphia 1976 (S. 928)

Taykurt, A.: Wilms' Tumor at lower end of the ureter extending to the bladder. J. Urol. (Baltimore) 107 (1972) 142

Taylor, G. W., J. F. Wilkinson: Vascular surgery and reticulo-endothelial system. In Rob, C., R. Smith: Clinical Surgery. z. B. Lippincott, Philadelphia 1967

Tefft, M., N. Jaffe: Sarcoma of the bladder and prostata in children. Rationale for the role of radiation therapy based on a review of the literature and a report of fourteen additional patients. Cancer 32 (1973) 1161

Tefft, M., D. Hays, R. B. Raney jr. et al.: Myosarcoma of the genitourinary tract in children: is it necessary? A report from the Intergroup Rhabdomyosarcoma Study. Cancer 45 (1980) 3065

Timmons jr., J. W., E. O. Burgert jr., E. H. Soule et al.: Embryonal rhabdomyosarcoma of the bladder and prostate in childhood. J. Urol. (Baltimore) 113 (1975) 694

Varsano, J., M. Grünebaum, R. Bogel et al.: Inflammatory processes mimicking bladder tumors in children. J. pediat. Surg. 10 (1975) 909

Waaler, G., G. Schistad, A. Serck-Hanssen: Papillary urothelial tumor of the bladder in a child. J. pediat. Surg. 10 (1975) 841

Weitzner, S.: Leiomyosarcoma of urinary bladder in children. Urology 12 (1978) 450

Idiopathische Cystitis granularis

M. Bettex

Jedem Kinderchirurgen und jedem Kinderurologen, der häufig Zystoskopien macht, ist das endoskopische Bild der Cystitis granularis mit ihren kleinen Ödembläschen wohl bekannt. In der Literatur ist aber die Affektion nur selten beschrieben und häufig minimisiert.

Diese Form der Zystitis ist nach unserer Erfahrung eine der häufigsten urologischen Affektionen des Kindesalters und kommt beim Mädchen im Verhältnis von 30 zu 1 häufiger vor als beim Knaben. Sie wird vor allem in der Altersklasse von 6–12 Jahren beobachtet. In den meisten Fällen (etwa 80%) ist die Affektion *idiopathisch*; in den übrigen 20% ist sie eine Begleiterscheinung anderer urologischer Erkrankungen (symptomatische Form). In diesem Kapitel beschränken wir uns auf die idiopathische Form.

Idiopathische Cystitis granularis

Ätiologie

Die Ursachen der idiopathischen Cystitis granularis sind noch nicht mit Sicherheit bekannt. In Frage kommen eine chronische Infektion der Harnwege, eine allergische Reaktion der Blasenschleimhaut, eine Reaktion der Schleimhaut auf Chemikalien und eine endokrinologische Ursache.

Chronischer Harnwegsinfekt. Eine sichere Harnwegsinfektion mit positiver Bakteriologie wird in etwa 50% der Fälle festgestellt. Bei den übrigen Patienten bleibt der Urin trotz hochgradigem endoskopischem Befund steril. Man kann sich deshalb fragen, ob die bakterielle Besiedlung der Blasenschleimhaut als Ursache betrachtet werden darf oder ob es sich dabei nur um ein Epiphänomen handelt. Eine virale Ursache im Sinne eines rezidivierenden »Herpes« der Blasenschleimhaut ist zur Zeit nur eine Arbeitshypothese.

Allergische Reaktion. Die histologische Untersuchung der Blasenschleimhaut (s. unten) zeigt eine deutliche Eosinophilie der kleinen Granulationen; es wurde deshalb postuliert, die Affektion dürfte auf einer allergischen Reaktion beruhen. Die immunologische Erforschung dieser Fälle ist aber bis heute noch zu wenig fortgeschritten, daß schon etwas Sicheres gesagt werden kann.

Reaktion auf Chemikalien. Bei vielen Patienten mit Cystitis granularis kann aus der Anamnese ein Zusammenhang zwischen Badezusätzen und Exazerbation der klinischen Zeichen eruiert werden. Es konnte andererseits nachgewiesen werden (RAEZ 1977), daß in etwa drei Viertel der Mädchen Wasser aus der Badewanne in die Blase eindringt, während dies bei Knaben *nie* vorkommt. Versuche bei jüngeren weiblichen Schweinen konnten beweisen, daß Badezusätze wohl eine Schleimhautreaktion verursachen können, jedoch, wenigstens beim Schwein, nicht in Form einer Cystitis granularis. Es ist noch zu früh, den Reflux von Badezusätzen in die Blase für die Cystitis granularis des kleinen Mädchens verantwortlich zu machen. Das Auslassen solcher Bäder führt aber gelegentlich zur raschen Heilung der Affektion.

Endokrinologische Ursache. Die Cystitis granularis ist bedeutend seltener bei pubären Frauen als vor der Pubertät oder nach der Menopause (VON RUETTE 1965). Sie scheint sich bei der Schwangerschaft deutlich zu reaktivieren. Zytologische Untersuchungen (PAPANICOLAOU) der Urethralschleimhaut bei normalen Mädchen und solchen mit Cystitis granularis haben bisher keine Unterschiede gezeigt (FETSCHERIN 1967). Weitere Erforschungen in dieser Richtung sind noch geplant.

Pathologische Anatomie

Makroskopischer Befund. Die Schleimhaut der Blase weist kleine granuläre Gebilde und Bläschen auf, die einen Durchmesser von meist weniger als 1 mm aufweisen. Die Granula häufen sich am *Trigonum* und am Blasenhals, können aber auch am Fundus und auf den lateralen Wänden der Blase beobachtet werden. Sie sitzen häufig um die Ostien herum, vor allem auf der *vesikoureteralen Klappe*. Von oben gesehen imponieren sie als kleine gelb-bräunliche Flecken und verstecken stellenweise den Verlauf der sonst normal aussehenden Schleimhautgefäße (Abb. 124a). In tangentialer Sicht sehen die Granula wie kleine halbkugelförmige Erhebungen glasigen Aspektes aus (Abb. 124b). Ihre Dichte ist sehr variabel: bei schweren Formen können sich die Granula berühren; bei leichteren Formen sieht man nur vereinzelte Bläschen auf der Schleimhaut zerstreut.

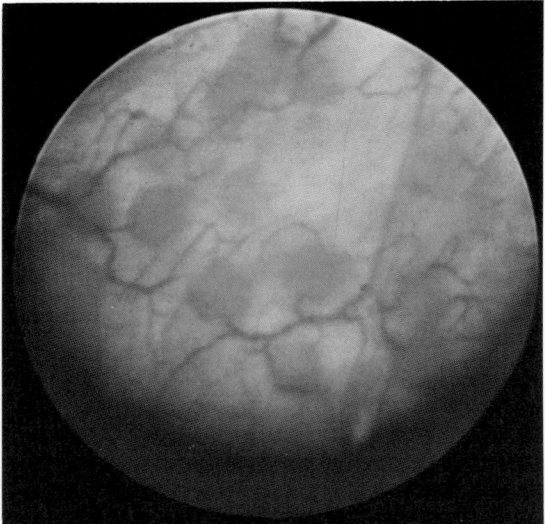
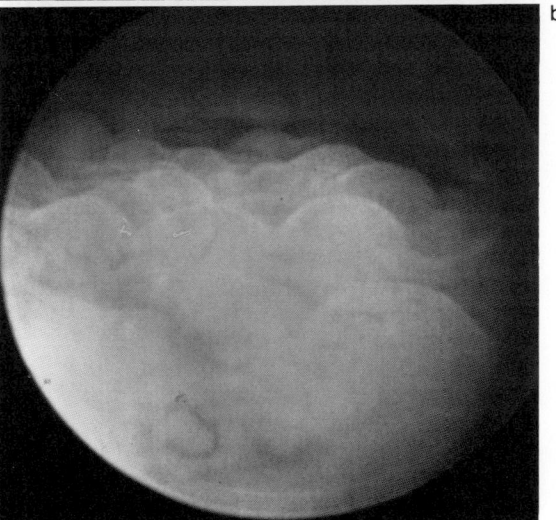

Abb. 124a u. b Cystitis granularis. Endoskopisches Aussehen.
a Von oben gesehen (Rechtwinkeloptik): gelblichbräunliche rundliche Flecken, welche den Verlauf der Gefäße stellenweise verstecken.
b Tangential gesehen (140°–180°-Optik): halbkugelförmige, glasige »Bläschen«.

Histologie. Das zwischen den Ödembläschen normal aussehende Übergangsepithel wird auf den Bläschen umschrieben weniger dick und läuft zu einer dünnen Zellschicht aus, welche in einzelnen kleinen Bezirken sogar ganz fehlen kann. Die ödematös aufgelockerte Tunica propria ist dicht mit Lymphozyten, Plasmazellen und vor allem *eosinophilen Granulozyten* infiltriert. Ferner findet man unter den Bläschen viele, zum Teil erweiterte, prall gefüllte, senkrecht zur Oberfläche ziehende Kapillaren.

Symptome

Die Anamnese der *idiopathischen Cystitis granularis* ist typisch. Es handelt sich meist um Mädchen zwischen 6 und 12 Jahren, die an einer sekundären Enuresis (diurna, nocturna oder gemischt) mit Pollakisurie, Algurie und Streßinkontinenz (vor allem beim Lachen) leiden. Die Affektion dauert meist schon seit Monaten, bevor die erste ärztliche Untersuchung stattfindet. Eine Pyurie wird in etwa 70% der Fälle ein- oder mehrmals rezidivierend beobachtet, wobei eine Bakteriurie in 50% der Fälle fehlen kann. In etwa einem Viertel der Patientinnen sind die vesikoureteralen Klappen befallen (Ödembläschen oder narbige Schrumpfung) und der Antirefluxmechanismus zerstört; es entsteht ein vesikoureteraler Reflux und, wenn nicht behandelt, eine Refluxnephropathie. Die Patientin macht Fieberschübe und weist zusätzlich zur Symptomatologie der Zystitis noch diejenige der Pyelonephritis (s. Vesikoureteraler Reflux, S. 8.110) auf. Das Blutbild weist in etwa 20% der Fälle eine deutliche Eosinophilie auf. Ein Zusammenhang mit einer Würmererkrankung konnte in unserem Krankengut nicht gefunden werden.

Untersuchungen

Röntgenuntersuchungen. Abdomenleeraufnahme und i. v. Urographie sind bei der idiopathischen Form der Cystitis granularis meist ergebnislos. Gelegentlich werden bei chronischen Fällen mit vesikoureteralem Reflux Zeichen der chronischen Pyelonephritis (Refluxnephropathie) beobachtet. Bei der Miktionszystourethrographie erscheinen die Blasenkonturen gezähnelt. Der Blasenhals und die Urethra posterior sind häufig erweitert (»wide bladder neck anomaly«), während man einen Spasmus des Sphincter externus beobachten kann. Beim Befall einer vesikoureteralen Klappe kommt ein vesikoureteraler Reflux zur Darstellung.
Zystoskopie. Die Affektion kann *nur mittels Endoskopie* mit Sicherheit diagnostiziert werden. Die schon weiter oben beschriebenen Granulationen und Ödembläschen werden am besten im tangentialen Betrachtungswinkel (Optikwinkel 140–180 Grad) gesehen (s. Abb. 124 b): Sie sind meist glasig und von weißlicher Farbe, können aber gelegentlich mit Blut tingiert sein. Senkrecht von oben gesehen (Rechtwinkeloptik) sehen sie wie kleine leicht bräunliche Flecken aus, die die Gefäßzeichnung stellenweise verstecken (s. Abb. 124 a). Die häufigste Lokalisation auf einer vesikoureteralen Klappe kann den Antirefluxmechanismus stören. Bei sehr chronischen unbehandelten Fällen oder bei in Heilung begriffenen behandelten Fällen können Vernarbungsprozesse die Klappe schrumpfen lassen (Messung der Klappenlänge mit dem Ureterkatheter; s. auch Vesikoureteraler Reflux, S. 8.110 ff). Die Verkürzung der Klappen kann zum *irreversiblen* vesikoureteralen Reflux führen.

Verlauf

Die idiopathische Cystitis granularis ist eine besonders hartnäckige chronische Affektion. Unbehandelt führt sie häufig zum vesikoureteralen Reflux und zur Refluxnephropathie. Nach der Pubertät schwächen sich die Symptome mehr oder weniger ab, so daß man den Eindruck hat, die Affektion sei durch die sexuelle Reifung selbst limitiert. Sie scheint aber bei der Schwangerschaft rezidivieren zu können. Eine eigene Nachuntersuchung von 20 jungen Frauen, bei denen wir in der Kindheit eine Cystitis granularis festgestellt hatten, zeigte, daß 9 noch diskrete Symptome und endoskopisch eine Cystitis granularis hatten. 2 weitere Patientinnen hatten bei einer Schwangerschaft schwere pyelonephritische Beschwerden gehabt. 1 der 20 Probandinnen war in der Zwischenzeit an einer Urämie gestorben (leider ohne Obduktion!). Acht Probandinnen waren subjektiv und objektiv geheilt.

Therapie

Eine kausale Therapie ist zur Zeit bei der Unklarheit über die Ursache der Cystitis granularis noch nicht möglich.
Hygienische Maßnahmen. Die Tatsache, daß beim Baden Wasser durch die kurze Urethra des Mädchens in die Blase gelangen kann und somit pathogene Keime und pathogene Chemikalien eingeführt werden können, macht es sinnvoll, das Baden zu untersagen und durch Duschen zu ersetzen. Das Weglassen sämtlicher Badezusätze ist ebenfalls zu empfehlen. In etwa 15% unseres Krankengutes konnte eine Heilung durch diese Maßnahmen allein erzielt werden.
Antiinfektiöse Maßnahmen. Etwa 50% der Fälle sind bakteriologisch infiziert. Eine Superinfektion ist bei den anderen 50% jederzeit möglich. Eine antiinfektiöse Therapie ist deshalb immer indiziert. Sie wird sowohl allgemein wie lokal appliziert.
Allgemeine Therapie. Bei schon infizierten Fällen geben wir eine antibiotische bzw. chemotherapeutische Medikation nach den Angaben des Antibiogramms. Bei negativer Bakteriologie ist eine Abschirmung mit Bactrim zu empfehlen. Versuche mit Autovakzinen haben nur selten zum Erfolg geführt.
Lokale Therapie. Bei schwerer Cystitis granularis mit unzähligen Ödembläschen und Harnwegsin-

fekt haben sich Blasenspülungen mit Oxychinolin 1‰ oder Silbernitrat 0,5‰ bewährt. Bei diesen kleinen Konzentrationen sind keine toxischen Erscheinungen zu erwarten und wurden auch nie beobachtet. Spülungen allein führen binnen weniger Wochen zu einer eindeutigen subjektiven und objektiven Besserung, jedoch nicht zur Heilung.
Antiphlogistische Maßnahmen. Die Gabe von Antiphlogistika wie z. B. Tanderil hat sozusagen nie zu einem Erfolg geführt. Wegen der Hypothese einer allergischen Reaktion wurden Versuche mit Steroiden gemacht, leider ebenfalls ohne überzeugenden Effekt.
Operative Maßnahmen. Wenn ein vesikoureteraler Reflux trotz intensiver konservativer Therapie nach 12 Monaten immer noch besteht, ist eine Antirefluxoperation indiziert (s. Vesikoureteraler Reflux, S. 8.110 ff).

Prognose

Die Behandlung der idiopathischen Cystitis granularis ist sehr enttäuschend. Die Affektion hat trotz der Therapie einen sehr chronischen Verlauf, und Rezidive bei Unterbruch der Behandlung sind äußerst häufig. Heilungen werden in etwa 30% der Fälle beobachtet, jedoch erst nach einer Behandlung von mindestens 1 Jahr. Bei den anderen Fällen verschwinden die Ödembläschen und mit ihnen die Symptome nur sehr langsam, so daß viele Mädchen während Jahren unter Kontrolle stehen müssen.
Schwerwiegend für die Prognose ist der Befall der vesikoureteralen Klappen und der dadurch entstehende vesikoureterale Reflux. Einer Refluxnephropathie kann aber mit Erfolg durch eine Antirefluxoperation vorgebeugt werden.

Literatur

Anderson, T.G., L.E. McCrea, A.T. Settembrino: Viruses as the etiologic agents of urinary tract infections. J. Urol. (Baltimore) 90 (1963) 92–93
Ehrensperger, J.: Zum Problem der Cystitis granularis beim Kind. Praxis 56 (1967) 1717–1726
Fetscherin, R.E.: Zytologische Untersuchungen der Urethralschleimhaut bei der Cystitis granularis des Mädchens. Praxis 56 (1967) 1564–1568
Goldstein, M.: Eosinophilic cystitis. J. Urol. (Baltimore) 106 (1971) 854–857
Goldstein, M.: Eosinophile Zystitis: eine Allergie der Blase. Akt. Urol. 5 (1974) 159–161
Hohenfellner, R.: Harninfektion und Menarche. Akt. Urol. 3 (1972) 41–42
Horowitz, J., S. Slavin, A. Pfau: Chronic renal failure due to eosinophilic cystitis. Ann. Allergy 30 (1972) 502–506
Madersbacher, H., G. Bartsch: Eosinophile Infiltrate der Harnblase. Urol. intern. (Basel) 27 (1972) 149–159
Marchand-von Selve, S., A. Aeschlimann: Zum Problem der Ätiologie der Cystitis granularis. Med. Dissertation, Universität Bern 1978
Raez, M.: Zur Ätiologie der Cystitis granularis: Nachweis eines Harnröhren-Blasen-Refluxes von Badewasser beim Baden und Waschen von kleinen Mädchen. Akt. Urol. 8 (1977) 151–158
von Ruette, B., J. Delnon: Die Urethritis atrophicans der Frau. Helv. chir. Acta 32 (1965) 484–495

Neurogene Blase

D. BERGER und K. BERGER

Die neurogenen Blasen entstehen durch Störungen des neuromuskulären Gleichgewichts der physiologischen Funktion der unteren Harnwege (DUCKETT 1976).
Das Blasen-Sphinkter-Urethra-Zusammenspiel hat zwei Aufgaben: die Reservoirfunktion drückt sich klinisch in der Kontinenz aus und die bewußte freiwillige Entleerung des Reservoirs ist die Miktion.

Funktionelle Anatomie der unteren Harnwege

Die *Blase* ist ein aus glatter Muskulatur bestehendes Hohlorgan, bei dem man 2 Teile unterscheidet: der *Corpus vesicae* ist frei beweglich, kann sich stark ausdehnen und ist das Reservoir. In den schüsselförmigen, ziemlich unbeweglichen *Fundus vesicae* münden die beiden Ureter und die vesikourethrale Öffnungsstelle ist ein Hauptelement der Kontinenz. Diese beiden Abschnitte nehmen während der Entwicklung des embryonalen Mesenchyms zu glatten Muskelfasern ihre individuelle Form an (DROES 1976).
Die Organisation der Detrusorfasern ist ziemlich gut bekannt, die des Blasenbodens jedoch ein Gegenstand zahlreicher Untersuchungen. Der Trigonummuskel (JUSKIEWENSKI u. Mitarb. 1966) sei die Fortsetzung der Urethrafasern und bildet die zirkuläre Basalplatte von Hutch (HUTCH 1972), die posterior verstärkt ist und distal den Blasenhals bildet. Funktionell gesehen kann man 2 antagonistische Elemente unterscheiden, die jedoch zusammenarbeiten: ein Sphinkter- und ein Dilatationssystem (GOSLING u. DIXON 1975).
Der *posteriore Urethraabschnitt* entsteht aus dem Teil des Sinus urogenitalis, der oberhalb der Mündung der mesonephrotischen Kanäle in der Höhe des Müllerschen Tuberkulums liegt. Die *glatte Muskulatur* der longitudinalen Schicht kommt aus der Blasenmuskulatur. Es bestehen zwei Verdickungen der zirkulären Muskulatur. Die erste, nur beim männlichen Geschlecht vorhanden, liegt direkt unter dem Blasenhals und verhindert so eine retrograde Ejakulation (GALLIZIA 1972). Bei beiden Geschlechtern, in Höhe der externen Sphinkter, werden $^2/_3$ der Urethra membranosa von der Verdickung der zirkulären Muskulatur bedeckt. Die quergestreifte Muskulatur bildet, unabhängig von der perinealen Muskulatur, einen vollständigen Ring um die Urethra membranosa. Die Fasern des quergestreiften *externen Sphinkters* ziehen in Richtung Blasenhals und treten in Verbindung mit den Fasern des Detrusors (YALLA u. Mitarb. 1976).

Neuroanatomie der Blase und der Urethra

Die Blase und die Urethra sind durch spinale Afferenzen und Efferenzen der Rückenmarkssegmente Th 12–L 2 und S 2–S 4 mit dem Zentralnervensystem verbunden, wobei individuelle Variationen bestehen können (MYO 1969). Die sympathischen Bahnen (Th 12–L 2) sowie die sie begleitenden Efferenzen führen über den Plexus hypogastricus. Dieser steht in Verbindung mit dem Plexus pelvicus, in den wiederum die parasympathischen Efferenzen münden. Der N. pudendus kommt aus den Segmenten S2–S4, durchquert den Plexus sacralis, um schließlich den externen Sphinkter zu innervieren. Die vesikalen Afferenzen (Paccioni-Rezeptoren, Volumenrezeptoren usw.) ziehen durch die hinteren Wurzeln zu den spinalen Synapsen und treten in Verbindung mit dem Sympathikus, wodurch ein Reflexbogen entsteht. Dieser erlaubt eine Hemmung des Detrusors bei gleichzeitiger Kontraktion des Blasenfundus und der Urethra (EDWARDSEN 1968). In derselben Weise werden die Informationen von der Harnröhren- und Blasenschleimhaut über die hinteren Wurzeln zum Sakralmark geleitet, wo die Verbindungen zum Parasympathikus haben, was die Kontraktion des Detrusors bewirkt (DE GROAT u. Mitarb. 1969). Außerdem existieren noch vesikourethrale Afferenzen, die den vorderen deszendierenden Bahnen entlangziehen (FLETCHER u. BRADLEY 1978).

Die Verteilung der sympathischen und parasympathischen Rezeptoren ist weder in der Blase, der Urethra noch im Sphinkter regelmäßig (AWAD u. Mitarb. 1974). Die cholinergischen Rezeptoren sind gleichmäßig über den Corpus vesicae verteilt. Sie sind wesentlich weniger zahlreich im Fundus, Trigonum und der Urethra anzutreffen. Die α-adrenergischen Rezeptoren (Depolarisation und Kontraktion) sind selten in der Blasenkuppel, jedoch besonders zahlreich im Fundus, Trigonum und der Urethra zu finden. Die β-adrenergischen Rezeptoren (Hyperpolarisation und Verminderung der Reizschwelle der Muskelzellen) sind häufig im Corpus vesicae und rar in anderen Gegenden (GOSLING u. DIXON 1975; KELALIS 1974). RAO u. Mitarb. (1980) haben indessen gezeigt, daß Medikamente wie β-2-Antagonisten den intraurethralen Druck bei paraplegischen Patienten senken können. Der quergestreifte Sphinkter hat sowohl eine somatische (GRABER u. Mitarb. 1974) wie autonome Innervation. Letztere ist wahrscheinlich für die dazwischenliegenden glatten Muskelfasern bestimmt (FLETCHER u. BRADLEY 1978). Eine Koordination zwischen der glatten und quergestreiften Muskulatur ist hier höchst wahrscheinlich (GOHNEIM u. Mitarb. 1975).

Kontrolle des Zentralnervensystems

Das Zentrum für den Detrusor liegt in der Supramedialiszone des Frontalhirns. Das motorische Miktionszentrum ist im Retikulum des Hirnstamms lokalisiert und wird von den spinalen, kortikalen, limbischen, hypothalamischen und zerebellaren Informationen gesteuert. Durch die efferenten spinalen Bahnen wird von hier aus der Detrusor und Sphinkterapparat kontrolliert (BRADLEY u. Mitarb. 1976).

Physiologie der normalen Miktion

Schematisch kann man sagen, daß die Phase der Blasenfüllung unter Einfluß des Sympathikus ist, während die Miktion parasympathisch gesteuert wird. Es bestehen Interferenzen zwischen diesen beiden Teilen des autonomen Nervensystems, die durch ihre Interaktionen eine bessere Koordination der Blasen-Sphinkter-Funktion erlaubt (BRADLEY u. Mitarb. 1976; EL BADAWI u. SCHENK 1966).

Der Sympathikus scheint durch seine β-Rezeptoren die glatten Muskelfasern des Corpus vesicae zu hemmen. Die Intensität dieser Hemmung ist die Funktion der progressiven Ausdehnung der Muskeln. Die Informationen kommen von den Dehnungsrezeptoren und werden über die somatischen und sympathischen Afferenzen weitergeleitet. So kann sich der Muskel an das wachsende Volumen adaptieren. Gleichzeitig bewirkt der Sympathikus durch seine α-adrenergische Funktion eine Kontraktion des Blasenfundus, des Trigonums und der Urethra. Die Kontinenz der Urethra wird durch 3 verschiedene Arten sichergestellt. Bei geringem Druck spielen die Elastizität der elastischen Gewebe und Gefäßplexus (Corpus spongiosus) eine Hauptrolle. Bei zunehmendem Druck steigt die Aktivität der α-adrenergischen Rezeptoren auf reflektorischem Wege. Schließlich verstärkt der M. sphincter ani externus mit seiner tonischen Basalaktivität den Verschluß. Er kann außerdem bei plötzlichem Ansteigen des intraabdominalen oder intravesikalen Drucks seinen Tonus blitzschnell erhöhen (FLETCHER u. BRADLEY 1978).

Die Miktion dagegen wird vom Parasympathikus gesteuert. Die zuerst isotonische, dann isometrische Detrusorkontraktion wird von den supraspinalen Zentren beeinflußt. Ihr geht eine Sphinkterrelaxierung voraus, die durch reflektorische Hemmung des urethralen Sympathikus und der somatischen Spinalneurone, die den Sphincter externus beeinflussen, bewirkt wird. Die Detrusorkontraktion und dann der Urinfluß dehnen die Urethra passiv.

Pathophysiologie

Das klinische Bild einer neurologischen Blase hängt von der Lage und Ausdehnung der Läsion ab. Chronische Infektionen und vesikourethrale Dysfunktion können die Ursache von Muskelschäden sein, deren sekundäre Erscheinungen das anfängliche neurologische Bild völlig verändern.

Rein schematisch gibt es neurologische, neuroklinische und urologische Einteilungen. Zu der ersten Gruppe gehört die Einteilung nach Bors (SEIFERT 1976), wobei man zwischen Läsionen der »oberen motorischen Neuronen« und »unteren motorischen Neuronen« unterscheidet, was aber beim Kind unzureichend ist. In Wirklichkeit sind die meisten dieser Blasen vom gemischten Typ, und diese Einteilung hilft bei der Aufstellung eines Therapieplanes recht wenig. Die »loops«-Theorie von Bradley ist wissenschaftlich sehr interessant, hilft aber klinisch nicht immer (BRADLEY u. Mitarb. 1976). Die neuroklinische Einteilung (sensorische, motorische Läsionen, autonome, automatische, atone und ungehemmte Blasen) erlaubt keine genaue Lokalisierung der Störung der Blase. Wir glauben, so wie einige andere Autoren (BERGER 1981; SEIFERT 1976), daß die Interpretation und die Einteilung einer neurologischen Blase aus urologischer Sicht vorgenommen werden sollte.

Klinisch und therapeutisch kann man die neurologische Blase aus zwei Sichten sehen und einteilen (Tab. 20): ihren Einfluß auf die Niere einerseits

Tabelle 20 Einteilung der neurologischen Blase aus urologischer Sicht

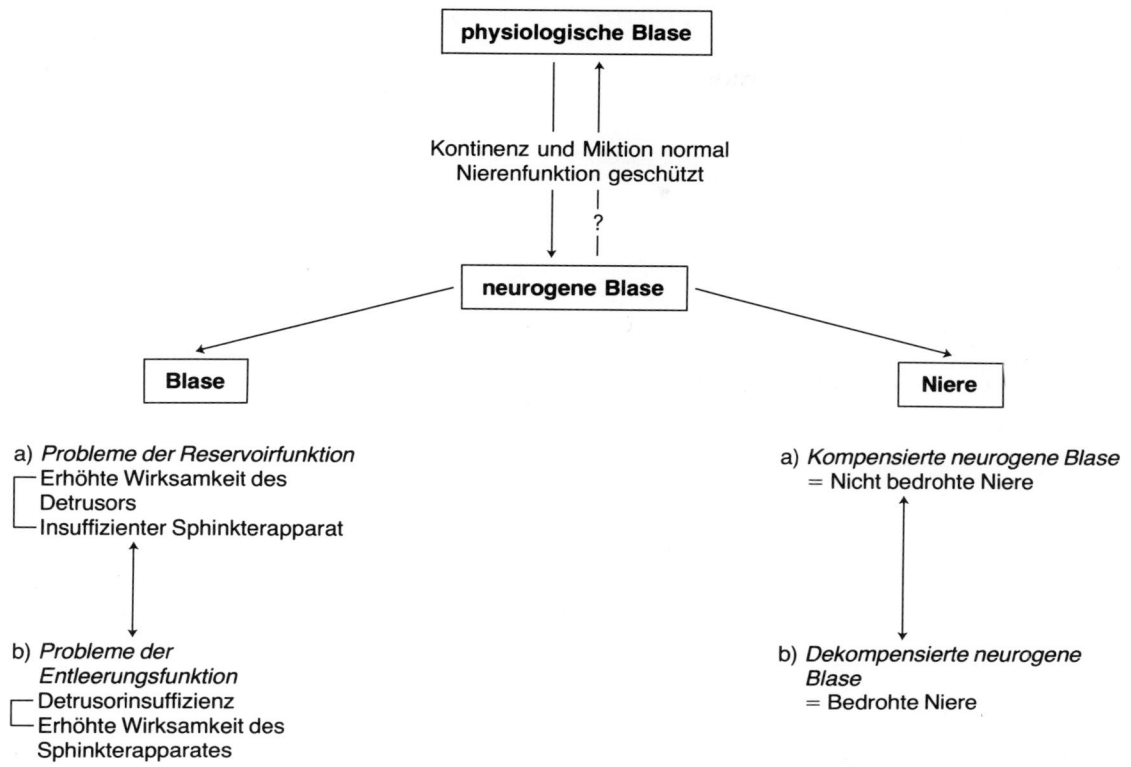

und die Blasenfunktion andererseits. Im ersten Fall spricht man von einer *kompensierten neurologischen Blase*, wenn diese, ob kontinent oder auch nicht, die Nieren nicht bedroht. Im Gegensatz dazu steht die *dekompensierte Blase*. Hier kommt es zur Störung des Gleichgewichts zwischen der Reservoirfunktion und der Entleerung, so daß die Nieren in Gefahr geraten. Das Messen des Restharns ist ein einfaches Mittel, die Dysfunktion zu beurteilen, die die Niere bedroht. Betrachtet man die Blasen-Sphinkter-Funktion, so kann man entweder eine *Insuffizienz der Reservoirfunktion* (verstärkte Aktivität des Detrusors und bzw. oder Insuffizienz des Sphinkterapparates) oder aber der *Probleme bei der Entleerung* bestimmen (Detrusorinsuffizienz und bzw. oder Sphinkterspasmus). Die Beziehung zwischen den beiden funktionellen Komponenten – Detrusor und Sphinkterapparat – bestimmt ihrerseits die potentielle Bedrohung der oberen Harnwege und besonders der Niere. Man sollte sich außerdem stets in Erinnerung rufen, daß besonders beim Kind das neurourologische Gleichgewicht der neurologischen Blase nicht fixiert ist, sondern sich jederzeit sowohl in der einen wie auch in der anderen Richtung entwickeln kann.

Ätiologie

Beim Kind kommen 3 Typen neurologischer Blasen vor (Duckett u. Raezer 1976). Die kongenitalen neurologischen Blasen sind die Folge von Sakrumagenesien, spinaler Dysraphie und besonders Spina bifida (occulta, Meningozele, Meningomyelozele). Die erworbene neurologische Blase entsteht meist als Folge eines Unfalls (Zentralnervensystem, Wirbel- und Rückenmarksverletzungen), einer Infektion (Enzephalitis, transversale Myelitits, Poliomyelitis, vertebrale Osteomyelitis), eines Tumors (Rückenmarksmetastasen, sakrokokzygiales Teratom) oder nach chirurgischen Eingriffen (Chirurgie des kleinen Beckens, Tumorexzision, Operationen am Blasenhals oder an der posterioren Urethra). Die dritte Gruppe stellt die z. Z. noch schlecht definierte »occult neuropathic bladder« (Anderson 1980; Lawrence 1977; Williams 1974) dar. Die meisten Autoren beschreiben eine schwere veränderte Retentionsblase mit erweiterten oberen Harnwegen, kompliziert durch rebellierende Infektionen. Es sind weder neurologische Ausfälle noch obstruktive Läsionen der Harnwege nachweisbar.

8.160 Urogenitaltraktus und retroperitonealer Raum

a b c

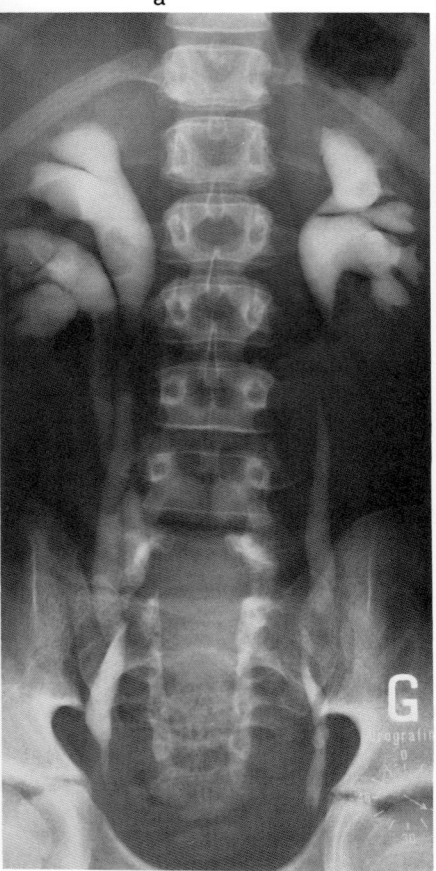
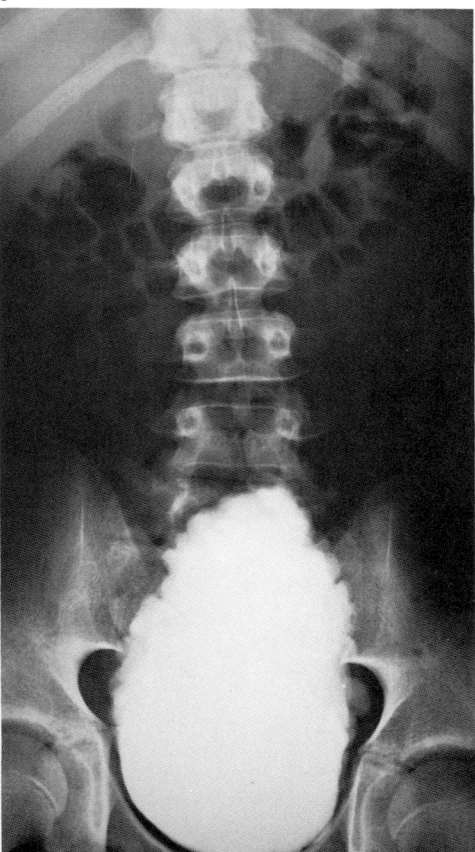
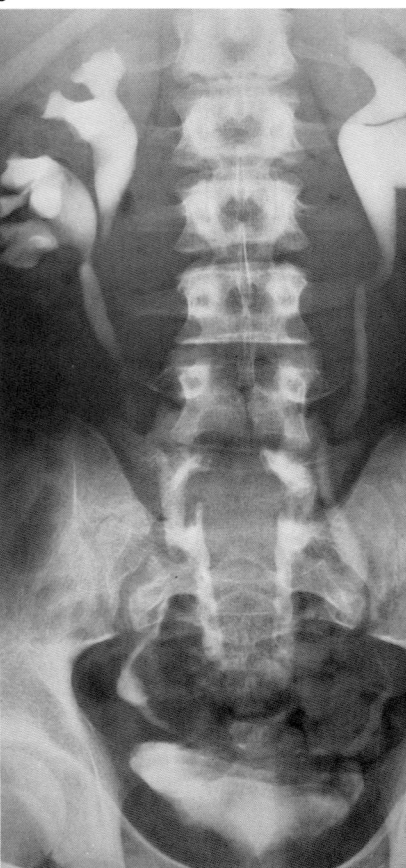

Abb. 125 a–c 13jähriger Junge mit S_2–S_4-Meningozele.
a I. v. Pyelogramm bei dekompensierter neurogener Blase.
b Miktionsurethrogramm mit Detrusorhypertrophie und Pseudodivertikeln.
c I. v. Pyelogramm ein Jahr später nach Blasenhals-Y-V-plastik, Elektrostimulationen, Phenoxybenzamintherapie und Normalisierung der Blasenfunktion.

Untersuchungen

Die Untersuchung einer neurologischen Blase besteht aus 4 Abschnitten: anamnestisch, klinisch, röntgenologisch und urodynamisch. Während der Untersuchung muß man sich die Priorität der Probleme vor Augen halten. In erster Linie ist der Schutz der Nierenfunktion wichtig, und erst an zweiter Stelle steht die Inkontinenz im Zusammenhang mit ihren psychologischen und sozialen Problemen.

Die Anamnese konzentriert sich auf die Kontinenzstörung: Inkontinenz durch ungehemmte Miktion (das Miktionsgefühl ist vorhanden, aber die Miktion ist nicht kontrollierbar), reflektorische Inkontinenz (häufige, unkontrollierbare Miktion ohne Miktionsgefühl), Streßinkontinenz (plötzliche Bewegungen, Sport, Valsalva usw.), Überlaufinkontinenz, häufig von den Eltern fälschlich als Kontinenz interpretiert (Blasendekompensation ohne Öffnung des Sphinkters), Inkontinenz durch mangelnde Behinderung, Tropfinkontinenz (der Sphinkterapparat ist weit offen und es tropft ständig). Die Grenzen zwischen der Inkontinenz einer neurologischen Blase und einer Enuresis sind manchmal verschwommen.

Die klinische Untersuchung umschließt einen vollständigen neurologischen Status. Die Untersuchung der anosakralen Reflexe erlaubt Rückschlüsse auf die Funktion des M. sphincter externus der Urethra (BERGER u. Mitarb. 1978): Reflexkontraktion/bewußte Relaxation des Sphincter analis (Cortex – S4/S5), Reflexkontraktion des Sphincter analis (Th 12/L2–S4/L5), kutaner Analreflex (S4–S5), Bulbokavernosus- (bzw. Klitoris-)reflex (L5–S2). Schließlich erlaubt noch die Beurteilung des Grades der Spastizität oder Schlaffheit der unteren Gliedmaßen, je nach Höhe der Läsion, Rückschlüsse auf die Art der Läsion des M. sphincter externus urethrae zu machen.

Röntgenuntersuchung: Im i. v. Pyelogramm kann man die pyelonephritischen Vernarbungen beobachten, die ein Zeichen für eine aufsteigende Ent-

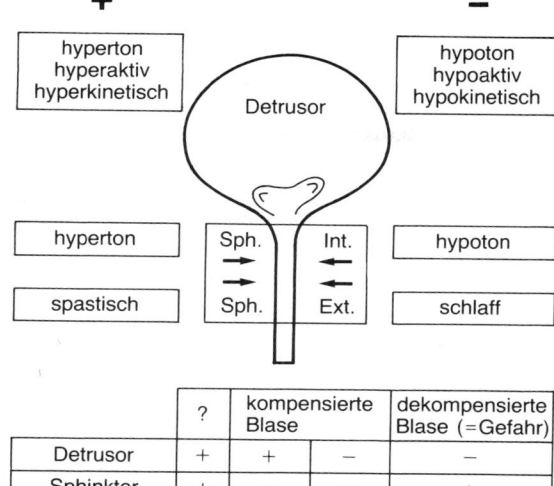

Abb. 126 Resultate der urodynamischen Untersuchung einer neurogenen Blase.

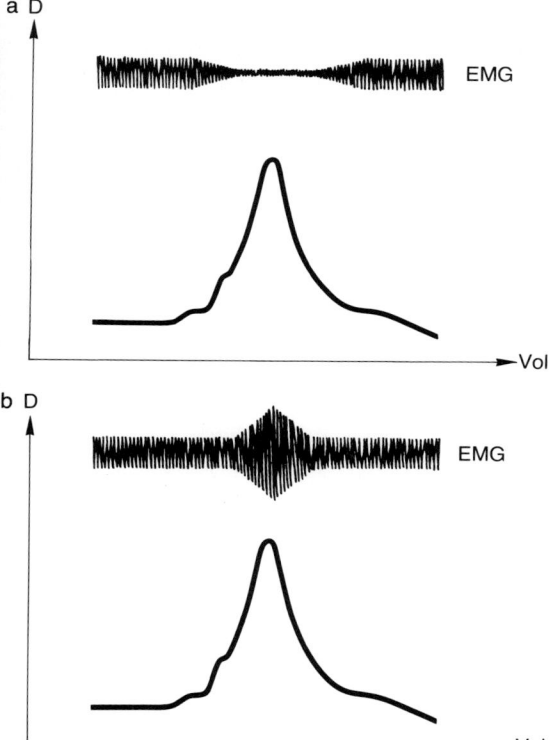

Abb. 127a u. b Detrusor-Sphinkter-Dyssynergie.
a Normales EMG während der Miktion.
b Dyssynergie des Sphinkterapparates (EMG) während einer pathologischen (spontan, unkontrolliert oder Credé usw.) Miktion.

zündung sind. Ebenso sollte man die Stauungszeichen (Hypertrophie der Blasenmuskulatur) (Abb. 125 a u. c) oder Reflux bei dem Abfluß behindernden Sphinkter und das Nierenwachstum beurteilen. Die MUG ist die wichtigste röntgenologische Untersuchungsmethode der neurologischen Blase (ERICSSON u. Mitarb. 1971). Diese Technik erlaubt eine dynamische und morphologische Untersuchung der Ureteren (vesikoureteraler Reflux, Stase), des Detrusors (Größe, Form, Trabekel, Pseudodivertikel, Qualität der Blasenkontraktionen) (Abb. 125 b), der nach Hutch benannten Basalplatte, die Öffnungsfähigkeiten und Verschlußmöglichkeiten des Blasenhalses und die Urethra (Morphologie und Dynamik der Sphinkter) zu beurteilen.

Die urodynamische Untersuchung ist unerläßlich zum Verständnis der Störungen des Gleichgewichts zwischen Blase und Sphinkter (Abb. 126). SCOTT (1976) bezeichnete sie als »Reflexhammer des Urologen« (DUCKETT u. RAEZER 1976). Die *Zystometrie* ist die Aufzeichnung des intravesikalen Drucks während der Füllung und der Miktion. Sie erlaubt zusätzlich den ersten Harndrang und die Blasenkapazität zu messen und zu beurteilen. Sehr nützlich ist eine gleichzeitige Registrierung der *EMG* des M. sphincter ani externus oder M. sphincter externus urethralis. Dadurch kann das Vorhandensein des Basaltonus der Sphinkter, deren reflektorische Relaxation während der Miktion und eine eventuelle Dyssynergie zwischen Blase und Sphinkter beobachtet werden (YALLA u. Mitarb. 1976) (Abb. 127 a u. b).

Die Urethromanometrie ist die parallele Aufzeichnung auf einer bestimmten Höhe der Resistenz der Urethra und deren Druckänderungen in der Füllungsphase. Beim *Urethradruckprofil* wird der statische Urethradruck der ganzen Urethralänge entlang gemessen und graphisch aufgezeichnet, wodurch man die Verschlußqualität des Sphinkterapparates erfassen kann. Die *Uroflowmetrie* ist die Messung des Harnstromes. Sie erlaubt Rückschlüsse auf die Kontraktionsfähigkeit des Detrusors, auf die Öffnung des Sphinkterapparates in Beziehung zum Miktionsvolumen (SCOTT 1976).

Therapie

Die Behandlung einer neurologischen Blase kann in 4 Abschnitte eingeteilt werden: Verbesserung der Reservoirfunktion, bessere Entleerung der Blase, Schutz der Nierenfunktion und eine Harnableitung aus sozialen Gründen (Tab. 21).

Verbesserung der Reservoirfunktion

Eine Verbesserung der Reservoirfunktion durch Hemmung des Detrusors oder durch Verstärkung der Sphinkterresistenz muß mit größter Vorsicht wegen der erhöhten Infektionsgefahr und der Möglichkeit einer eventuellen Verschlechterung des nierenbedrohenden vesikoureteralen Refluxes gemacht werden.

Tabelle 21 Behandlung der neurogenen Blase

1. *Verbesserung der Reservoirfunktion der Blase*
   (Cave: Nierenfunktion)
   a) *Hemmung der Blasenkontraktionen*
      – medikamentös durch Anticholinergika
      – medikamentös durch β-Adrenergika
   b) *Verstärkung der Sphinkterresistenz*
      – medikamentös durch α-Adrenergika
      – mechanische Kompression des Sphinkterapparates (künstlicher Sphinkter nach Scott)
      – Kompression des Penis (Baumruchersche Zange)
      – Elektrostimulation des Beckenbodens (nach Caldwell)
      – endovesikale transurethrale Elektrostimulation (nach Katona)
   c) *Externe Sammlung des Urins*
      – urinal (beim männlichen Geschlecht)
      – Harnableitung (Ureterokutaneostomie, Ileumblase, Sigmablase, Zystostomie)

2. *Verbesserung der Blasenentleerung*
   a) *Verbesserung der Detrusorentleerungsfunktion*
      – suprapubische Blasenperkussion oder Stimulation der Reflexzonen (suprapubisch, inguinal, rektal usw.)
      – Credéscher Handgriff
      – medikamentös durch Cholinergika
      – elektrische Stimulation des Detrusors (nach Melrill)
      – endovesikale Elektrostimulation (nach Katona)
   b) *Verminderung der Sphinkterresistenz*
      – urethrale Dilatationen
      – Y-V-Plastik des Blasenhalses
      – transurethrale Sphinkterotomie
      – externe Sphinkterotomie
      – intermittierendes Katheterisieren
      – Ausschluß der somatischen Nerven durch Medikamente oder auf chirurgischem Wege
      – medikamentös durch α-Blocker

3. *Schutz der Nierenfunktion*
   a) *Bei nichtdekompensierter Blase*
      – Antirefluxplastik nach Cohen
   b) *Bei malignen Dekompensationen der Blase*
      – Harnableitung (Ureterokutaneostomie, Ileumblase, Sigmablase)

4. *Soziale Indikationen für eine Harnableitung bei einer kompensierten neurogenen Blase*
   – Ureterokutaneostomie, Ileumblase, Sigmablase, Zystostomie

Hemmung der Blasenkontraktionen. Eine hyperaktive, hyperkinetische Blase kann durch anticholinergische Substanzen gebremst werden: Probanthelin (Probanthine), Oxybutynin (Ditropan), Flovoxate (Urispas), Emepronium (Cetiprin). Überwiegt eine Hypertonie, so scheint Imipramin (Tofranil) wirksamer zu sein. Diese Medikamente können auch in Verbindung mit adrenergischen Substanzen wirkungsvoll sein: Atropin (Belladonna Tinc.), Ephedrin, Etileferin (Effortil) (HILWA u. PERLMUTTER 1978; RAEZER u. Mitarb. 1977; SEIFERT 1976; SCHOENBERG u. Mitarb. 1977).

Verstärkung der Sphinkterresistenz. Eine Verbesserung des Sphinkterschlusses durch adrenergische Medikamente ist nach unserer Erfahrung nicht immer sehr zufriedenstellend, kann jedoch bei nur geringen Störungen hilfreich sein: Dihydergotamin (Dihydergot), Etileferin (Effortil). Die erste Implantation eines künstlichen Sphinkters, der nach Bedarf geöffnet und geschlossen werden kann, gelang 1971. SCOTT u. Mitarb. (1976) haben seitdem ihr Material verbessert und vereinfacht. Bis heute wurden über 250 Sphinkter implantiert, ¹/₄ davon bei Kindern mit einer Erfolgsquote von 60%. Die Wahl der Patienten, die Infektions- und Abstoßungsgefahren und das Wachstum begrenzen die Indikationen auf eine nur kleine Zahl neurologischer Blasen bei Kindern (BERGER 1982b; MOLLARD u. Mitarb. 1977).
Die von CLADWELL u. Mitarb. (1969) beschriebenen Elektrostimulationen des Beckenbodens (CLADWELL u. Mitarb. 1969) sind unserer Meinung nach bei Kindern nicht zu empfehlen. Wegen der Schwierigkeit bei der Wahl der Patienten und der Nebenwirkungen dieser »Schrittmacher« (schmerzhafte Spasmen, mit der Zeit verminderte Reaktion auf die Stimulation) ist diese Methode bei Kindern zu kompliziert in der Anwendung. Die Elektrostimulation nach Katona erlaubt unserer Erfahrung nach die Sphinkterfunktion zu verbessern (BERGER 1982a; BERGER u. Mitarb. 1978; KATONA u. BERNEY 1975).

Verbesserung der Blasenentleerung

Eine verbesserte Reservoirfunktion der Blase verringert das Ausmaß der Inkontinenz. Eine minimale soziale Kontinenz bedarf jedoch kontrollierbarer Miktionen. Leider muß man sich oft damit zufriedengeben, die Entleerung zu verbessern und die Niere vor einer sich maligne entwickelnden Blase zu schützen.
Verbesserung der Detrusorfunktion. Die Stimulierung der Reflexzonen (suprapubische, perineale Perkussionen usw.) ist bei einer erworbenen neurologischen Blase mit einer genau lokalisierten Läsion wesentlich wirksamer als bei Kindern mit Spina bifida. Kleine Kinder sind nicht genügend motiviert, um diese Methode erfolgreich anzuwenden. Jedoch kann unter günstigen Umständen – Mutter und Kind müssen kollaborieren – eine normoaktive Blase eine bestimmte Rhythmik erreichen, bei der das Kind über eine längere Zeit hin trocken ist.
Durch den Credéschen Handgriff wird eine gute Blasenentleerung erreicht, wenn der Sphinkterapparat keine allzu große Resistenz darstellt. Dies kann während einer Zystometrie geübt werden, so daß das Kind die Handgriffe und den zur vollständigen Harnentleerung notwendigen Druck erkennen und genau kontrollieren kann. Durch die regelmäßige Restharnbestimmung läßt sich die

Wirksamkeit dieser mechanischen Leerung kontrollieren (ZACHARY u. LISTER 1972).
Cholinergische Substanzen verbessern die Kontraktionen des Corpus vesicae: Bethanecol (Urecholin, Myocholin), Carbacol (Doryl). Ihre Wirkungen sind bei den akuten postoperativen Retentionen gut bekannt. Bei hypotonen oder hypoaktiven neurologischen Blasen, die gegen einen kräftigeren Sphinkter ankämpfen müssen, können diese Medikamente hilfreich sein (YALLA u. Mitarb. 1976)
Mehrere Autoren haben die Elektrostimulation des Detrusors mit einem elektronischen Implantat (Mento-Stimulator) beim Kind mit mehr oder weniger Erfolg versucht (BERGER 1981 a; MERRILL 1974). Zahlreiche Patienten sind so kontinent geworden. In anderen Fällen jedoch ruft die Stimulation schmerzhafte Dyssynergien zwischen Blase und Sphinkter oder eine Extension der stimulierten Zone hervor. Die einschränkenden Faktoren bei der Anwendung dieser Methode sind: das Alter, psychische und soziale Umstände und der Dekompensationsgrad der Blase (BERGER 1981 a).
Die endovesikale Elektrostimulation nach Katona ist eine endovesikale Elektrotherapie, bei der die Rezeptoren des Detrusors reaktiviert werden, wodurch eine Blasenrhythmik mit Harndrang und Miktion entstehen kann. Mit dieser Methode haben wir maligne Blasendekompensationen soweit wieder reequilibriert, daß wir auf eine Derivation verzichten konnten. Bei anderen Kindern haben wir eine gute soziale Kontinenz, in manchen Fällen sogar eine Annäherung an eine normale Blasenfunktion erreichen können. Eine strenge Patientenauswahl (keine komplette Paralyse, keine Detrusortrabekel, Wunsch und Möglichkeit zur Mitarbeit von seiten des Kindes) erlaubt es, die Blasenfunktion bei etwas über der Hälfte der Patienten zu verbessern (BERGER u. Mitarb. 1978; KATONA u. BERNEY 1975; MADERSBASCHER 1978).
Verminderung der Sphinkterresistenz. Ein hypotoner und/oder spastischer Sphinkterapparat kann geschwächt werden, um eine bessere Miktion zu erlauben, oder im Gegenteil dazu benutzt werden, um mit Hilfe des intermittierenden Katheterisierens eine soziale Kontinenz zu gestatten.
Die Zerstörung des Sphinkterapparates wird notwendig, wenn sich das Gleichgewicht zwischen Sphinkter- und Blasenfunktion zuungunsten der Blase verlagert. Eine Schwächung des Sphinkters erreicht man besonders beim Mädchen durch urethrale Dilatationen, durch die »Y-V«-Plastik des Blasenhalses (ZACHARY u. LISTER 1972). Nach unseren Erfahrungen waren die Sphinkterotomien auf abdominalem oder perinealem Weg oder Pudendusresektionen beim Kind oft enttäuschend und nicht sehr wirksam. Die Blocker (Phenoxybenzamin: Dibenylin) wirken auf die Muskulatur des Sphinkter internus, die des Blasenhalses und Trigonums. Manchmal kann im Laufe der Behandlung ein vesikoureteraler Reflux entstehen.

Diese Medikamente vermindern die im Laufe einer Dyssynergie zwischen Blase und Sphinkter, durch einen pathologischen Reflexbogen entstehende Hyperaktivität des Sphinkter internus (McGUIRE u. Mitarb. 1976).
Die Tonusherabsetzung des Sphinkter externus (Valium) vervollständigt diese Maßnahmen (SEIFERT 1976).
Das sterile oder nichtsterile intermittierende Katheterisieren ist ein großer Fortschritt der letzten Jahre (ANDERSON 1980; HARDY u. Mitarb. 1975; HILWA u. PERLMUTTER 1978; LYON u. Mitarb. 1975; MOLLARD u. Mitarb. 1977; RAEZER u. Mitarb. 1977). Bei ausgesuchten Patienten, bei denen der Crédésche Handgriff erfolglos ist, kann diese Methode eine wirksame soziale Kontinenz erlauben. Zusätzlich können anticholinergische oder adrenergische Medikamente die Blasenkapazität verbessern (RAEZER u. Mitarb. 1977; SCHOENBERG u. Mitarb. 1977).

Schutz der Nierenfunktion

Vesikoureterale Antirefluxplastik. Vor 4–5 Jahren wurde die Antirefluxreimplantation der Ureteren meistens abgelehnt. Einerseits wurden die Probleme der Inkontinenz mehr oder weniger erfolgreich durch die Derivationsoperationen gelöst, andererseits war in der Literatur die Mißerfolgsrate dieser Plastiken ziemlich hoch (Meatusstenose, Refluxrezidiv) (RICKHAM 1964). Neue therapeutische Maßnahmen jedoch erlauben mit konservativen Methoden eine soziale Kontinenz zu erreichen, und durch die Beherrschung neuer Antirefluxtechniken haben sich die Einstellungen in vielen Abteilungen geändert (JEFFS u. Mitarb. 1976; MOLLARD 1978). Wir haben, wie BELLOLI u. Mitarb. (1979), gute Erfahrungen bei der Reimplantation der Ureteren nach der Technik von COHEN (1975) gemacht.

Harnableitungen

Vor ungefähr 10 Jahren war dies noch die einzige Methode, um den Kindern mit neurologischen Blasen eine gute soziale Integration zu ermöglichen. Jedoch zeigten die Resultate von Langzeituntersuchungen, daß die Nierenfunktion nicht so gut geschützt ist, wie man sich dies erhofft hatte (Ureterokutaneostomie, Ileumblase, Sigmablase oder Vesikostomie) (ALTWEIN u. Mitarb. 1977; DUCKETT u. RAEZER 1976; KHANNA 1976; RICKHAM 1964; SCHWARZ u. JEFFS 1975). MITROGANOFF (1980) schlägt eine kontinente transappendikuläre Vesikostomie vor, durch die das Stoma kontinent wird. Zur Zeit ist jedoch seine Kasuistik noch klein, und es fehlt noch ein zeitlicher Abstand, um diese originelle Methode beurteilen zu können.
Momentan gibt es 2 Indikationen für eine definitive Harnableitung. Eine absolute Indikation, unabhängig vom Alter, ist die im Augenblick seltener gewordene maligne Dekompensation der Blase sowie eine Verschlechterung der Nierenfunktion. Ei-

ne weitere Indikation wäre, aus sozialen Gründen bei inkontinenten neurogenen Blasen.
Die Indikation der ersten Gruppe ist kaum ein Problem, jedoch ist die Wahl der angewendeten Technik sehr schwierig. Nach unseren Langzeiterfahrungen ziehen wir die Ureterokutaneostomie oder die Sigmablase vor. Ihre Lokalisation an der Bauchwand muß gründlich mit dem Orthopäden besprochen werden.
Bei der sozialen Indikation sollte man sehr vorsichtig sein. Erst nachdem alle konservativen Mittel versagt haben und unter Berücksichtigung, daß eine Verschlechterung der Nierenfunktion nach einer Derivation möglich ist, sollte diese Indikation im Hinblick auf die Motivation des Kindes, dessen Alter und soziale Integration diskutiert werden (ALTWEIN u. Mitarb. 1977; KHANNA 1976; SCHWARZ u. JEFFS 1975). Bei Knaben wird die Zahl der Indikationen für eine Derivation durch die Anwendung eines Urinals noch verringert.

Schlußfolgerung

Die urologische Behandlung einer neurologischen Blase ist von sehr langer Dauer. Sie muß sich den Störungen des Gleichgewichts zwischen Blase und Sphinkter anpassen und die orthopädischen, psychologischen und sozialen Probleme berücksichtigen.

Literatur

Altwein, J. E., U. Jonas, R. Hohenfellner: Long-term follow-up of children with colon conduit urinary diversion and ureterosigmoidostomy. J. Urol. (Baltimore) 118 (1977) 832

Anderson, R. U.: Non-sterile intermittent catheterization with antibiotic prophylaxis in the adulte spinal cord injured male patients. J. Urol. (Baltimore) 124 (1980) 392

Awand, S. A., A. W. Bruce, G. Carrociampi, J. W. Downie, M. Lin: Distribution of alpha and beta adrenoreceptors in human urinary bladder. Brit. J. Pharmacol. 50 (1974) 525

Bauer, S. B., K. B. Labib, R. A. Dieppa, A. B. Retik: Urodynamic evaluation of boys with myelodysplasia and incontinence. Urology 10 (1977) 354

Belloli, G. P., L. Musi, P. Campobasso, A. Cattaneo: Ureteral reimplantation in children with neurogenic bladder. J. pediat. Surg. 14 (1979) 119

Berger, D.: Elektrotherapie. In Kuffer, F.: Neurogene Störung der Blase und des Rektums im Kindesalter. Huber, Bern 1982 a

Berger, D.: Künstliche Blasensphinctern. In Kuffer, F.: Neurogene Störung der Blase und des Rektums im Kindesalter. Huber, Bern 1982 b

Berger, D., K. Berger, N. Genton: Endovesical transuretral electrostimulations in the rehabilitation of neurogenic bladders in children. Europ. Urol. 4 (1978) 33

Bradley, W. E., G. L. Rockwald, G. W. Timm, F. B. Scott: Neurology of the micturition. J. Urol. (Baltimore) 115 (1976) 481

Cladwell, K. P. S., M. R. Martin, F. C. Flach, E. D. Jonas: An alternative method of dealing with incontinence in children with neurogenic bladders. Arch. Dis. Childh. 44 (1969) 625

Cohen, J.: Vesico-ureteral reflux. A new surgical approach. Int. urol. Pediat. 6 (1975) 20

De Groat, W. C., R. W. Ryall: Reflex to sacral parasympathic neurons concerned with micturition in the cat. J. Physiol. 200 (1969) 87

Droes, J. Th.: Observations of the musculature of the urinary bladder and urethra in the human foetus. Brit. J. Urol. 38 (1966) 54

Duckett, J. W., D. M. Raezer: Neuromuscular dysfunction of the lower urinary tract. In Kelalis, P. P., L. R. King, A. B. Bellman: Clinical Pediatric Urology. Saunders, Philadelphia 1976 (S. 401)

Edwardsen, P.: Nervous control of urinary bladder in the cat: Part I–IV, Acta physiol. scand. 72 (1968) 157

El Badawi, A., E. A. Schenk: Dual innervation of the mamalian urinary bladder. A histochemical study of the distribution of cholinergic and adrenergic nerves. Amer. J. Anat. 119 (1966) 405

Ericsson, N. O., B. Hedström, A. Nergârgh, H. Rudhe: Micturition urethrocystography in children with myelomeningocele. A radiologic and clinical investigation. Acta radiol. Diagn. 11 (1971) 321

Fletcher, T. F., W. E. Bradley: Neuroanatomy of the bladder-urethra. J. Urol. (Baltimore) 119 (1978) 153

Gallizia, P.: The smooth sphincter of the vesical neck, a genital organ. Urol. int. (Basel) 27 (1972) 341

Genton, N., J. Ehrensperger, G. Zoupanos, D. Nusslé: Les problèmes urologiques des myéloméningocèles. Ann. Chir. infant 10 (1969) 49

Gohneim, M. A., J. A. Fretin, D. J. Gagnon, J. G. Susset: The influence of vesical distention on urethral resistance to flow (part I: the collecting phase; part II: the expulsion phase). Brit. J. Urol. 47 (1975) 657

Golsing, J. A., J. S. Dixon: The structure and innervation of the smooth muscles in the wall of the bladder and proximal urethra. Brit. J. Urol. 47 (1975) 549

Graber, P., G. Laurent, E. A. Tanagho: Effects of abdominal pressure rise on the urethral profile. An experimental study in dogs. Invest. Urol. 12 (1974) 57

Grossman, H. B., S. A. Korr, A. C. Diokno: Cystometry in children. J. Urol. (Baltimore) (1977) 646

Hardy, A. A., W. F. Melick, J. G. Gregory, H. W. Schoenberg: Intermittent catheterisation in children. Urology 5 (1975) 206

Hilwa, N., A. D. Perlmutter: The role of adjunctive drug therapy for intermittent catheterization in children with vesical dysfunction. J. Urol. (Baltimore) 119 (1978) 551

Hutch, J. A.: Anatomy and physiology of the trigone, bladder and urethra, Band I. Appleton-Century-Crofts, New York 1972

Jeffs, R. D., P. Jonas, J. F. Schillingers: Surgical correction of vesico-urethral reflux in children with neurogenic bladder. J. Urol. (Baltimore) 115 (1976) 449

Juskiewenski, S., J. Becue, J. Poules: Contribution à l'étude de la jonction urétéro-vésicale. Bull. Ass. Anat. (Nancy) 135 (1966) 524

Katona, F., M. Berney: Intravesical transurethral electrotherapy in meningocele patients. Acta paediat. hung. 16 (1975) 363

Khanna, O. P.: Disorders of the micturition: neuropharmacologic basis and results of drug therapy. Urology 8 (1976) 316

Kelalis, P. P.: Urinary diversion in children by the sigmoide conduit: its advantage and limitations. J. Urol. (Baltimore) 112 (1974) 666

Koontz jr., U. W., M. J. V. Smith, R. J. Currie: External sphincterotomy in boys with meningomyelocele. J. Urol. (Baltimore) 108 (1972) 649

Lawrence, W.: Occult neuropathic bladder. Urology 10 (1977) 1

Lendon, R. G., R. B. Zachary: A histological study of the external sphincter of the bladder in the male infant. Develop. Med. Child Neurol. 16 (1974) 79

Lyon, R. P., M. P. Scott, S. Marshall: Intermittent catheterisation rather than urinary diversion in children with myelomeningocele. J. Urol. (Baltimore) 113 (1975) 409

Obstruktive Uropathien der unteren Harnwege

I. OESCH und M. BETTEX

Allgemeine Betrachtungen

Pathophysiologie

Die Obstruktion des Blasenhalses oder der Urethra führt erstens zu erhöhtem Druck, dann zur Dilatation proximal der Stenose und zur Urinstase. Diese Parameter sind um so ausgeprägter, je stärker die Einengung der Urethra und damit die Reduktion des Urindurchflusses sind. Die Dilatation liegt unmittelbar oberhalb der Obstruktion: Bei einem Hindernis am Meatus wird die ganze Urethra ausgeweitet, bei einer proximalen Einengung des Lumens wird nur der prästenotische Abschnitt dilatiert. Die Form der urethralen Erweiterung wird durch die zugrundeliegende Pathologie bestimmt: So erscheint z. B. bei valvulärer Obstruktion die Urethra nicht nur dilatiert, sondern auch elongiert.

Bei jeder infravesikalen Obstruktion hypertrophiert der M. detrusor, um den vermehrten Widerstand am Blasenausgang zu überwinden. Die Verdickung des Muskels führt zu einem engen, vorspringenden Blasenhals, welcher selber obstruktiv werden kann. Das erste Zeichen der Hypertrophie der Blasenmuskulatur ist die Trabekulierung, d. h. in Erscheinungtreten der einzelnen Muskelbündel. Später nimmt die Blasenkapazität zu, und die Blasenschleimhaut wölbt sich zwischen den Muskeln nach außen und bildet Pseudodivertikel. Liegt ein solches Divertikel in unmittelbarer Nähe eines Ureterostiums, so führt es zur Extravesikalisation des betroffenen Ostiums und damit zum vesikoureteralen Reflux, welcher eine Dilatation der Ureteren und des Nierenbeckenkelchsystems zur Folge hat. Die Erweiterung der oberen Harnwege kann aber auch durch Widerstandserhöhung am vesikoureteralen Übergang bei Einengung des intramuralen Ureteregments im hypertrophierten Detrusormuskel zustande kommen.

Die Stenose führt zur Überdehnung und Dilatation des Ureters mit Wandverdickung und Schlängelung. Nachfolgend steigt der Druck im Nierenbecken, die Tubuli werden dilatiert und das Nierenparenchym allmählich zerstört. Im Extremfall kann sogar eine Perforation des Nierenbeckens erfolgen.

Diese klassischen pathophysiologischen Mechanismen haben mit neueren experimentellen Arbeiten allerdings eine Modifikation erfahren: Die Analyse von intrauterin an Schafsfeten erzeugten Urethraobstruktionen unter gleichzeitiger Urachusligatur ergab, daß wohl primär eine Erhöhung des intravesikalen Drucks auftrat. Die Nierenveränderungen erwiesen sich dagegen nicht als Folge des

---

Madersbascher, H.: Der Effekt der transurethralen Elektrostimulation auf die gelähmte und inkontinente Blase: objektivierbare Ergebnisse. Urologe A 17 (1978) 355

McGuire, E. J., F. M. Wagner, R. M. Weiss: Treatment of autonomic dysreflexia with phenoxybenzamine. J. Urol. (Baltimore) 115 (1976) 53

Merrill, D. C.: Clinical experience with the Mentorbladder stimulator. II: Meningocele patients. J. Urol. (Baltimore) 112 (1974) 823

Mitroganoff, P.: Cystostomie continente transappendiculaire dans le traitement des vessies neurologiques. Chir. Pédiat. 21 (1980) 297

Mollard, P.: Réimplantation antireflux sur vessie neurologique de l'enfant. Chir. Pédiat. 19 (1978) 9

Mollard, P., S. Klimis, J. Bernard: Le cathétérisme intermittent pluriquotidien. Traitement des vessies neurologiques de l'enfant. Chir. Pédiat. 20 (1980) 149

Mollard, P., A. Gelet, P. Dubernard, P. Meunier, C. Fourcade: Sphincter urinaire artificiel. J. Urol. Néphrol. 83 (1977) 619

Myo, M. M.: Innervation of the bladder and urethra. J. Anat. (Lond.) 105 (1969) 210

Pekarovic, E., A. Robinson, R. B. Zachary, J. Lister: Indications for manual expression of the neurogenic bladder in children. Brit. J. Urol. 42 (1970) 191

Petri, E., P. H. Walz, U. Jonas: Transurethral bladder neck operation in neurogenic bladder. Europ. Urol. 4 (1978) 189

Raezer, D. M., G. S. Benson, A. J. Wein, J. W. Duckett jr.: The functional approach to the management of the pediatric neuropathic bladder: a clinical study. J. Urol. (Baltimore) 117 (1977) 649

Rao, M. S., B. C. Bapna, P. L. Sharma, K. S. M. Chary, S. Vaidynatman: Clinical import of beta-adrenergic activity in the proximal urethra. J. Urol. (Baltimore) 124 (1980) 254

Rickham, P. P.: Permanent urinary diversion in childhood. Ann. royal Coll. Surg. Engl. 35 (1964) 84

Scott, F. B.: Urodynamics. Urology Times 4 (1976) 1

Seifert, J.: Das Spina-bifida-Kind: unter besonderer Berücksichtigung der urologischen Krankheitsbilder. Schattauer, Stuttgart 1976

Schoenberg, H. W., J. P. Shah, J. G. Gregory: Pharmacologic manipulation of therapeutic measures used in management of the neurogenic bladder. Birth Defects XIII/5 (1977) 123

Stark, G.: Pudendal neurectomy in management of neurogenic bladder in myelomeningocele. Arch. Dis. Childh. 44 (1969) 698

Susset, J. G., N. Zinner, J. D. Archimbaud: Differential sacral blocks and selective neurotomies in the treatment of incomplete upper motor neuron lesions. Urol. int. (Basel) 29 (1974) 236

Schwarz, G. R., R. D. Jeffs: Ileal conduit urinary diversion in children: computer analysis of follow-up from 2 to 16 years. J. Urol. (Baltimore) 114 (1975) 285

Williams, D. I., G. Hirst, D. Doyle: The occult neuropathic bladder. J. pediat. Surg. 9 (1974) 35

Yalla, S. V., F. B. Gabilondo, K. J. Blunt, B. A. Fam, A. Castello, J. M. Faufman: Functional striated sphincter component at bladder neck: clinical implications. J. Urol. (Baltimore) 118 (1977) 408

Yalla, S. V., A. B. Rossier, B. A. Fam: Dyssynergic vesicourethral responses during bladder rehabilitation in spinal cord injury patients: effects of suprapubic percussion, Crédé method and bethanechol chloride. J. Urol. (Baltimore) 115 (1976) 575

Zachary, R. B., J. Lister: Conservative management of neurogenic bladder in problems. In Johnston, J. H., R. J. Scholtmeijer: Pediatric Urology. Excerpta Medical Foundation, Amsterdam 1972 (S. 121)

Rückstaues; denn die Dilatation der Harnwege begann im Bereich des Nierenbeckens, erfaßte dann das obere Ureterdrittel und schritt nachfolgend blasenwärts fort. Die Ektasie der Harnwege wäre demnach das Ergebnis des erhöhten Drucks, den Niere und Harnleiter aufbringen müssen, um den Urin in die Blase zu befördern.

Harnstauung. Funktionell vergrößert sich auf jeden Fall das Volumen der Harnwege proximal der Stenose. Die dadurch eintretende Änderung der Urokinetik begünstigt die Harnwegsinfekte. Im Endstadium führen die genannten Faktoren zur mechanisch-infektiösen Niereninsuffizienz.

Symptome

Bei partieller Verlegung des Urethrallumens erscheint der Miktionsstrahl abgeschwächt, eventuell wird sogar nur noch tropfenweise Harn entleert. Harnträufeln ist bei willkürlicher Miktion ein Symptom der Obstruktion, unwillkürliches Harnträufeln ist bereits ein Zeichen einer Überlaufinkontinenz (Pseudoenuresis). Bei Harnretention wird die Blase suprasymphysär palpabel, die aufgeweitete Pars prostatica kann gelegentlich rektal getastet werden.

Brennen bei der Miktion, Dysurie, Pollakisurie und Pyurie sprechen für Superinfektion. Fieber tritt meist erst bei Pyelonephritis auf. Eine Hämaturie findet sich selten bei Obstruktion und kann auf akute Lumenverlegung (z. B. durch Einklemmung eines Harnsteines) oder auf einen Urethralpolypen hinweisen.

Werden alle diese klinischen Erscheinungen übersehen, was leider nicht selten ist, so sind es erst Zeichen der renalen Schädigung oder sogar der Niereninsuffizienz, die zur urologischen Abklärung führen. Allgemeinsymptome (Appetitlosigkeit, schlechtes Gedeihen) oder spezifische Zeichen (palpable Flankentumoren, Urinaszites, Polyurie) erfordern bei diesen Kindern weitere diagnostische Maßnahmen. Auf jeden Fall muß bei niereninsuffizienten Kleinkindern eine obstruktive Läsion gesucht werden, da sie für ein Drittel dieser Fälle verantwortlich ist.

Diagnose

Ziel jeder diagnostischen Maßnahme ist, Art und Ort der Obstruktion im unteren Harntrakt festzustellen und Auswirkungen auf die oberen Harnwege zu erfassen.

Katheterisierung. Die einfache Katheterisierung der Blase zeigt, ob ein Hindernis passierbar ist oder nicht, wobei zu bemerken ist, daß kongenitale Urethraklappen bei der Katheterisierung nicht gespürt werden. Nach spontaner Miktion wird der in der Harnblase verbleibende Urin als Restharnmenge gleichzeitig bestimmt.

Röntgenuntersuchungen. Das i. v. Pyelogramm zeigt meist nur die sekundären Schädigungen der oberen Harnwege. Die aussagekräftigste radiologische Methode ist deshalb das Miktionszystourethrogramm (MCUG). Die Technik der Miktionszystourethrographie ist im Beitrag »Vesikoureteraler Reflux« beschrieben. Bei Blasenhalsstenose und bei distal der Harnblase gelegenem Hindernis können neben vermehrter Trabekulierung Konturunregelmäßigkeiten der Blase gesehen werden. Die Untersuchung erfaßt auch den vesikoureteralen Reflux, der in verschiedenem Ausmaß vorkommt. Reicht er bis ins Nierenbecken, können Hydronephrose oder pyelonephritische Herde beurteilt werden. Die pathologischen Veränderungen in der Urethra selber werden direkt dargestellt. Ihre Interpretation erfordert die genaue Kenntnis der normalen Urethrakonfiguration im MCUG: Als prominenteste Marke findet sich beim Knaben, mitten in der Pars prostatica gelegen, der Colliculus seminalis als ovale, 0,5–1 cm lange Impression. Auf Höhe der perinealen Membran ist das Urethrallumen normalerweise diskret eingeengt, bevor es sich in der Pars bulbosa wieder aufweitet. Bei Mädchen ist die Prägung des Sphincter externus meist sehr deutlich zu sehen (s. Abb. 86 und Abb. 87).

Die Aussagekraft des Miktionszystourethrogramms ist erst voll erschöpft, wenn nicht nur a.-p. und schräge Aufnahmen durchgeführt werden, sondern auch streng seitliche.

Die spezifischen pathologischen Veränderungen in der Urethra sind je nach Art und Lokalisation der Läsion (s. Abb. 88) verschieden. Proximal des Hindernisses besteht immer eine Dilatation. Weniger ausgeprägte Befunde können u. U. nur durch funktionelle Aufnahmen (evtl. unter Aufzeichnung auf Video) durch Radiokinematographie erfaßt werden: Das Zurückbleiben von Kontrastmittel zwischen Blasenhals und Hindernis (»trapping«) am Ende der Miktion ist ein brauchbares Zeichen. Bei sehr engen Urethrastrikturen kann manchmal ein Katheter *nicht* in die Blase eingeführt werden, so daß ein MCUG unmöglich ist. Ist dies der Fall, so wird eine retrograde Kontrastfüllung der Urethra vorgenommen, wobei zu wissen ist, daß Urethraklappen mit dieser Methode kaum darzustellen sind.

Endoskopie. Die Endoskopie, die eine direkte Einsicht auf den pathologischen Prozeß in der Urethra erlaubt, ist bei jedem Verdacht auf infravesikale Obstruktion angezeigt. Seit der Einführung von kleinen Instrumenten ist sie auch bei Säuglingen anwendbar. Das Blaseninnere wird mit einer 140-Grad-Optik eingesehen, für die Urethra eignet sich die gerade Optik besser.

Die Blasentrabekulierung ist ein wichtiger Hinweis für einen obstruktiven Prozeß in der Urethra und tritt bereits bei geringer Abflußbehinderung auf. Ist sie vorhanden, müssen Pseudodivertikel gesucht und Lage und Form der Ureterostien beurteilt werden. Die Urethra muß bei verschiedenen Füllungszuständen beobachtet und sowohl bei Vorschieben als auch beim Zurückziehen des Urethroskopes untersucht werden.

Ursachen

Phimose (s. Phimose, S. 8.177 ff).

Meatusstenose. Die Meatusstenose kommt bei Knaben und Mädchen als kongenitale Mißbildung isoliert vor. Sie wird, ebenfalls kongenital, im Rahmen der Hypospadia glandis und penis anterior (s. Hypospadie) gefunden. Die erworbenen Formen treten nach Zirkumzisionen vor allem in neonataler Periode oder im Rahmen entzündlicher Affektionen auf (s. unten).

Urethrastenosen. Die Stenosen der Urethra können angeboren sein und sind dann meist langgestreckt im Sinne einer Hypoplasie des entsprechenden Abschnittes. Meistens betreffen sie die Pars bulbosa oder pendulans der Urethra. Die erworbenen Urethrastrikturen sind traumatischen oder entzündlichen Ursprungs. Beim Knaben wird die Pars bulbosa vor allem bei Sturz rittlings auf eine harte Unterlage verletzt, die Pars membranacea bei Beckenfrakturen (s. unten).

Urethradivertikel. Die Obstruktion ist kein häufiges Symptom der Urethradivertikel, kommt jedoch vor und kann sogar eine hochgradige Verlegung des Lumens mit proximaler Dilatation von Ureteren und Nierenbecken bewirken (s. Urethradivertikel, S. 8.174 ff).

Urethraklappen. Die kongenitalen Urethraklappen im Bereich der Pars prostatica können ein hochgradiges Abflußhindernis bilden. Ihre Diagnose muß vor allem bei jedem männlichen Neugeborenen und Säugling mit Harnverhaltung gesucht werden. Die Diagnose der Obstruktion darf trotz des mühelosen Einführens eines Katheters nicht verpaßt werden (s. unten).

Kompression von außen. Bei jeder obstruktiven Uropathie der unteren Harnwege muß eine mögliche extraluminale Obstruktion sorgfältig gesucht werden. Hydrometrokolpos, Tumoren oder Abszesse im kleinen Becken oder Skybala können eine Kompression von außen bewirken (s. Hydrometrokolpos, Hämatokolpos, Hämatometra).

Blasenhalsstenose. Die primäre Hypertrophie des Blasenhalses geht meistens mit einer Fibroelastose, d. h. Deposition von elastischem Gewebe im Blasenhals einher (s. unten).

Ureterozelen (s. Ureterozele, S. 8.98 ff). Ureterozelen können bei orthotoper Lage und entsprechender Größe den Blasenhals durch Ventilwirkung blockieren, ektope Ureterozelen führen zu direkter Obstruktion in der Urethra.

Urethrapolypen. Die gestielten Urethrapolypen gehen meistens vom Colliculus seminalis aus, ihr Stiel liegt intraurethral, ihre Spitze jedoch intravesikal, so daß bei Miktion je nach Lage des Polypen eine Obstruktion entsteht (s. unten).

Neurogene Störungen (s. Neurogene Blase, S. 8.157 ff).

Spezieller Teil

Wir verweisen auf die Beiträge Ureterozele, Divertikel der Urethra, Phimose, Hypospadie, Hydrometrokolpos, Hämatokolpos, Hämatometra und neurogene Blase, die von anderen Autoren bearbeitet werden.

Meatusstenose

Knaben. Angeborene Gewebesegel können im Meatus urethrae bei *Knaben* eine isolierte Stenose bilden. Weit häufiger ist jedoch die Verlegung des Meatus nach entzündlichen Prozessen. Die Balanoposthitis (wahrscheinlich nach Candida-albicans-Infekten auftretend), Dermatitiden und die bei Kindern seltene Balanitis xerotica stenosans, deren Genese unklar ist, führen zu Meatusstenosen. Diese sind auch postoperativ, vor allem nach Zirkumzisionen im Neugeborenenalter bekannt. Der Urinstrahl ist dünn und abgeschwächt, bei Meatitis besteht dazu noch Dysurie. Die Inspektion führt zur Diagnose. Schäden der proximalen Harnwege sind meistens gering, kommen aber in Einzelfällen vor. Meistens gelingt eine Katheterisierung mit einem feinsten Katheter und damit die radiologische Abklärung. Therapeutisch genügen in leichten Fällen Dilatationen, in schwereren muß eine Meatotomie, d. h. eine Längsspaltung und Quervernähung des stenosierten Meatus, vorgenommen werden. Bei stenosierender Balanitis werden Corticosteroide, evtl. mit Meatotomie kombiniert, angewandt.

Mädchen. Weiche Hymenalmembranen beim Mädchen oder Fusion der Labien können leicht getrennt werden und verursachen meistens keine Stenose. Die Meatusstenose und die distale Urethrastenose ziehen oft, auch bei nur geringgradiger Stenosierung, rezidivierende Urininfekte nach sich.

Die engste Stelle bildet normalerweise die Fusion der hinteren aus festem kollagenem Bindegewebe bestehenden Urethrallippe mit dem Hymenalring. Neben dem bereits erwähnten Hauptsymptom der rezidivierenden Harnwegsinfekte sind Dysurien und inkomplette Blasenentleerung Hinweis für eine urethrale Obstruktion. Diese kann durch Kalibrierung der Urethra mit Hegar-Stiften oder »sonde à boule« erfaßt werden, wobei klinische Beschwerden nicht unbedingt mit gefundener Verminderung des Urethradurchmessers übereinstimmen. Therapeutisch haben Dilatationen, die ebenfalls mit Hegar-Stiften durchgeführt werden, meistens bereits nach einmaliger Anwendung guten Erfolg.

Urethrastenosen und -strikturen

Es ist sinnvoll, kongenitale und traumatische Urethrastrikturen von den entzündlichen abzugrenzen; denn in der ersten Gruppe sind eventuell nur epitheliale Strukturen beteiligt, während die entzündlichen Läsionen meist nicht nur die volle

Wanddicke der Urethra, sondern auch noch die umgebenden Gewebe miteinbeziehen.

Konnatale Urethrastenosen kommen bei Mädchen und Knaben vor. Beim Knaben liegen diese Stenosen dort, wo die Pars bulbosa (ektodermalen Ursprungs) in die Pars prostatica der Urethra (endodermalen Ursprungs) übergeht. Das Urethrallumen ist durch das zwischen zwei Epithelreihen liegende fibröse Gewebe verengt.

Am häufigsten sind *Urethrastrikturen traumatischen Ursprungs* und kommen vor allem bei Knaben vor. Sie treten an den fixierten Stellen der Urethra auf, am Blasenhals, in der membranösen Urethra oder an der penoskrotalen Verbindung. Die Strikturen der penilen Urethra sind hingegen selten. Diejenigen der Pars bulbosa entstehen meistens nach einem Fall rittlings auf einen Balken oder einen ähnlichen Gegenstand; die Urethra wird dabei zwischen dem R. inferior ossis pubis und der harten Unterlage gequetscht. Bei Beckenfrakturen wird vor allem die Pars membranacea, die am Diaphragma urogenitale fixiert ist, verletzt. Häufig handelt es sich dabei um eine Ruptur, die in die Prostata reicht, so daß später im Erwachsenenalter Impotenzerscheinungen als Folge eines solchen Traumas auftreten können.

Iatrogene Strikturen sind in allen Urethralabschnitten möglich und rühren von unsachgemäßem Katheterisieren oder instrumentellen Läsionen her.

Urethrastrikturen entzündlicher Genese sind sehr selten beim Kind, sie finden sich in der Pars pendulans oder bulbosa der Urethra, wo Krypten einen guten Boden für bakterielle Besiedlung bilden.

Bei allen Urethrastrikturen ist der Urinstrahl vermindert, je nach Grad der Stenosierung in verschiedenem Ausmaß. Häufig nimmt die Obstruktion mit der Zeit zu und kann so extrem werden, daß Hydronephrosen entstehen.

Diagnose

Die Diagnose einer Urethrastriktur wird mit dem MCUG, wenn möglich mit Radiokinematographie, gestellt. Bei hochgradigen Strikturen können die genaue Lokalisation und die exakte Länge besser abgeschätzt werden, wenn gleichzeitig antero- und retrograde Urethralfüllung vorgenommen werden. Falls eine Uroflowmetrie präoperativ gemacht wurde, kann diese Untersuchung zur postoperativen Kontrolle anstelle einer Endoskopie angewendet werden.

Therapie

Als Therapie stehen Bougierungen und Operationen zur Verfügung. *Dilatationen* reichen für die *konnatalen und leichteren Formen der posttraumatischen Strikturen* aus. Dabei ist die Perforationsgefahr bei Anwendung eines endlosen Fadens und Bougies nach Rehbein (Firma Rüsch) geringer als bei blinder retrograder Dilatation.

Kurze Strikturen (bis max. 1 cm Länge) *der Pars pendulans oder der distalen Pars bulbosa* der Urethra sollten nach genügender Mobilisation durch Resektion und *End-zu-End-Anastomose* repariert werden. *Längere Strikturen* können durch ein- oder mehrzeitige Verfahren behoben werden, eventuell unter Derivation des Urins. Ist das Lumen nicht allzu eng, reicht ein Patch zur Erweiterung aus. Sind die Strikturen schwerer oder erstrecken sie sich über mehr als 3 cm, werden sie am besten mit einem freien Transplantat aus haarloser Vollhaut überbrückt. Von den zweizeitigen Verfahren wird meistens dasjenige von Johansson oder eine Modifikation desselben angewendet: In einer ersten Sitzung wird die ganze Striktur unter Naht der Urethraränder an die Haut longitudinal aufgeschnitten, 4–6 Monate später wird die Urethra über einem Katheter geschlossen, wobei die Rekonstruktion unter Verwendung der Haut erfolgt, an welche die Urethra primär genäht wurde.

Die *Strikturen der posterioren Urethra* nach Beckenfrakturen sind schwierig anzugehen. Wenn keine direkte Anastomose zwischen den mobilisierten Urethraenden möglich ist, kann die Rekonstruktion durch einen Vollhautlappen erfolgen. Der transpubische Zugang mit Entfernung der Symphyse gibt eine sehr gute Übersicht und zieht keine Instabilität des Beckens nach sich. Unabhängig vom gewählten Vorgehen kann die Kontinenz postoperativ gestört sein, wenn der Sphincter externus in die Striktur einbezogen war.

Kongenitale Urethralklappen

Pathologische Anatomie

Bereits 1840 wurden bei der Autopsie eines jungen Seglers Urethralklappen gefunden und diese richtigerweise als Grund der letalen Urämie angeschuldigt. 1913 behandelte Young zum ersten Male erfolgreich einen 20 Monate alten Knaben durch Zerstörung der Urethralklappen. Der gleiche Autor verfaßte 1919 die klassische Einteilung der Urethralklappen, die auch heute noch gilt (Abb. 128 a–c).

Typ I: Die Klappen divergieren von der Crista urethralis *distal* des Kollikulus nach lateral. In einigen Fällen ist die Krista kurz, in anderen elongiert. Bei leichten Formen schließen die Segel nur die Hälfte des Lumens, bei schweren bilden sie eine fast vollständige Obstruktion (Abb. 129).

Typ II: Die Klappen befinden sich *proximal* des Kollikulus. Sie sind selten; einige Autoren zweifeln sogar an ihrer Existenz.

Typ III: Die Klappen bilden ein Diaphragma, häufig auf Höhe des Kollikulus, manchmal auch andernorts, sie kommen sogar distal des Sphincter externus vor.

Am häufigsten sind die Urethralklappen Typ I nach Young, doch kommen viele intermediäre Formen vor.

Die genaue Embryogenese der Urethralklappen ist

Obstruktive Uropathien der unteren Harnwege

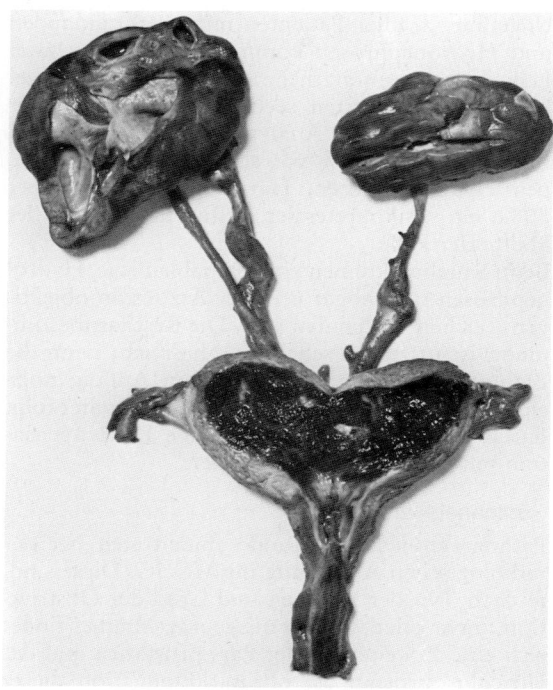

Abb. 129 Sektionspräparat von kongenitalen Urethralklappen (Typ I nach Young). Hämorrhagische Zystitis und hydronephrotische Doppelniere rechts.

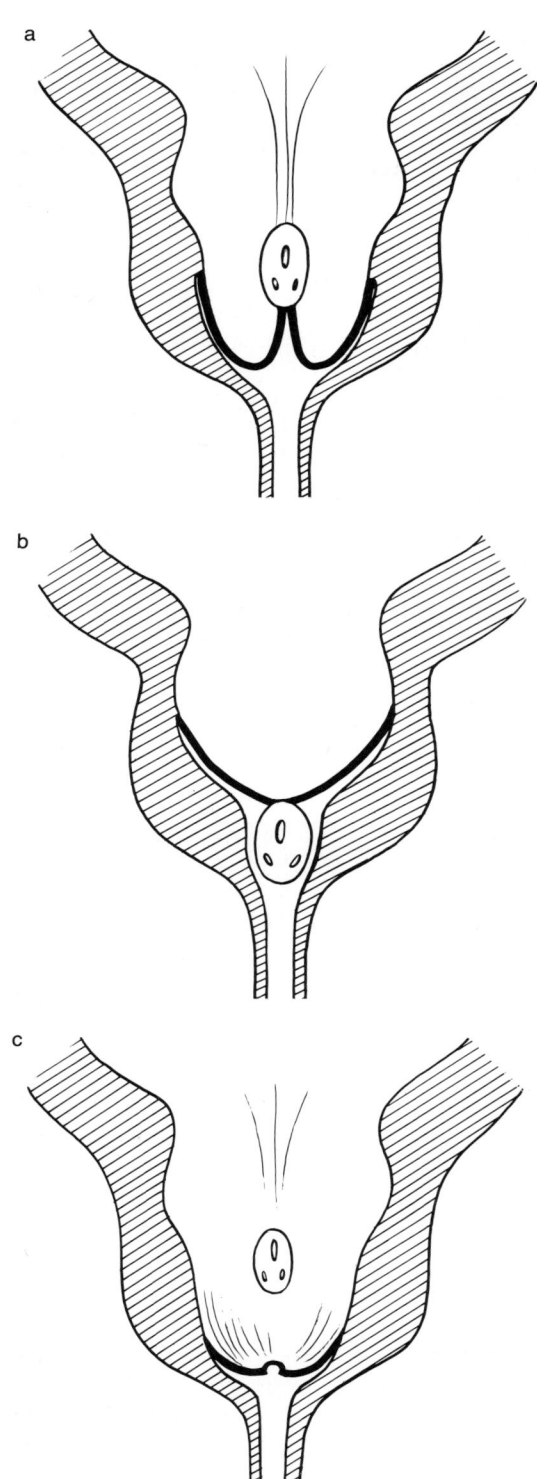

Abb. 128 a–c Formen der kongenitalen Urethralklappen.
a Typ I nach Young: Bilaterale Urethralklappen distal des Colliculus seminalis. Häufigste Form.
b Typ II nach Young: Die Klappen befinden sich proximal des Colliculus seminalis. Sehr selten.
c Typ III nach Young: Die Klappen erscheinen als Diaphragma.

nicht bekannt. Die meisten Autoren nehmen an, daß Urethralklappen nichts anderes als eine abnorme Gabelung der normalen Crista urethralis darstellen. Andere vermuten eine gestörte Anlage des distalen Endes des Wolffschen Ganges, der in der anterioren Urethralwand persistiere.

Symptome und Diagnose

Die pathologischen Veränderungen, die im Zusammenhang mit den Urethralklappen gefunden werden, variieren sehr stark; denn die Urethralklappen bieten ein weites Spektrum der Obstruktion, die nur in ungefähr ¹/₄ aller Fälle hochgradig ist. Die Symptome treten dann schon im Säuglings- und Kleinkindesalter auf. Allgemeinsymptome wie Fieber und Gewichtsverlust oder gastrointestinale Zeichen wie Erbrechen und mangelndes Gedeihen stehen oft im Vordergrund. Von urologischer Seite sind es meistens bereits die Zeichen der Niereninsuffizienz, die auf die Obstruktion aufmerksam machen. Mit zunehmendem Alter der Kinder stehen immer mehr die Manifestationen der lokalen Obstruktion im Vordergrund, vermehrtes Pressen beim Wasserlösen, schwacher Urinstrahl, Miktionsstörungen und Enuresis. Die abnormale Miktion wird aber oft übersehen; so weisen bei Inspektion während der Hospitalisation 40% der Patienten Miktionsstörungen auf, während diese nur in 8% von den Eltern bzw. Hausarzt beobachtet wurden.

Ungefähr ¼ aller Patienten mit Urethralklappen und Hydronephrosen kommt in den ersten zwei Lebenswochen in ärztliche Behandlung, ca. ⅔ gelangen in den ersten sechs Lebensmonaten zur Abklärung. Bei der Analyse größerer Statistiken finden sich bei 100% von schweren Urethralklappen Hydronephrosen, Harnwegsinfekte in über 80%, ein vesikoureteraler Reflux in mehr als der Hälfte der Fälle.

Beim Säugling können eine palpable Blase, Hydronephrosen oder sogar urinärer Aszites an objektiven Zeichen vorhanden sein. Die Restharnbestimmung ist oft nicht sehr aufschlußreich; denn die Blasenhypertrophie ermöglicht am Anfang noch eine totale Entleerung des Organs; erst später folgt durch Überdehnung der Blase die Dekompensation mit großen Restharnmengen.

Röntgenabklärung

Pathognomonische Befunde finden sich bei der radiologischen Abklärung im *MCUG*. Diese sind, je nach Typ der Klappen und Grad der Obstruktion, mehr oder weniger ausgeprägt. Immer findet sich eine Erweiterung der Pars prostatica und des Utriculus prostaticus, oft mit Elongation dieses Abschnitts kombiniert.

Die distale Abgrenzung des dilatierten Abschnitts der Urethra ist immer stark aufgeweitet, konkav zum Blasenhals begrenzt und distal abrupt endend (Abb. 130). Die Klappen selbst können als scharf begrenzte perpendikuläre oder schräge Aufhellung distal des Kollikulus gesehen werden (Abb. 131). Distal davon ist die Urethra sehr dünn. Bei schwerer Obstruktion ist die Blase trabekuliert und zeigt Pseudodivertikel. Ein vesikoureteraler Reflux ist in ungefähr ⅓ der Fälle, häufiger ein- als beidseitig, vorhanden. Inkonstant kann ein Kontrastmittelreflux in die Samenblase oder in die Ducti ejaculatores nachgewiesen werden. Die Radiokinematographie erlaubt, auch wenig obstruktiv wirkende Urethralklappen aufzudecken: Am Schluß der Miktion bleibt Kontrastmittel zwischen Klappen und Blasenhals liegen (»trapping«), um sich erst langsam später zu entleeren. Das *i.v. Pyelogramm* ist, wie bei allen infravesikalen Hindernissen, nur für die Beurteilung des oberen Harntraktes von Bedeutung: Hydroureter, Hydronephrosen oder – bei hochgradiger Schädigung – eventuell stumme Niere weisen auf eine Stauungs- oder Refluxnephropathie.

Endoskopie

In ganz wenigen Fällen wird radiologisch nur eine urethrale Obstruktion diagnostiziert, und die endgültige Diagnose muß *endoskopisch* gestellt werden. Die zystoskopische Abklärung der Urethralklappen hat mit der Einführung der auch für Neugeborene geeigneten Instrumente große Bedeutung erlangt. Wie bereits erwähnt, wird zur Beurteilung der Urethra am besten die gerade Optik verwendet. Wichtig ist, das Organ bei verschiedenen Fül-

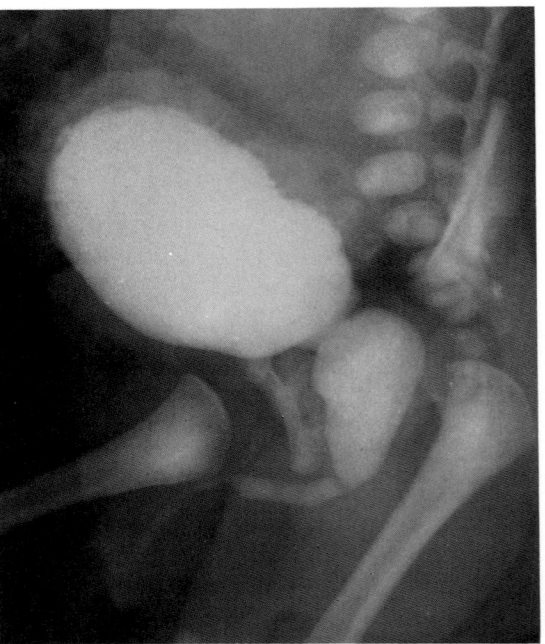

Abb. 130 Miktionszystourethrogramm bei kongenitalen Urethralklappen. Die Pars prostatica der Urethra ist nicht nur dilatiert, sondern auch elongiert.

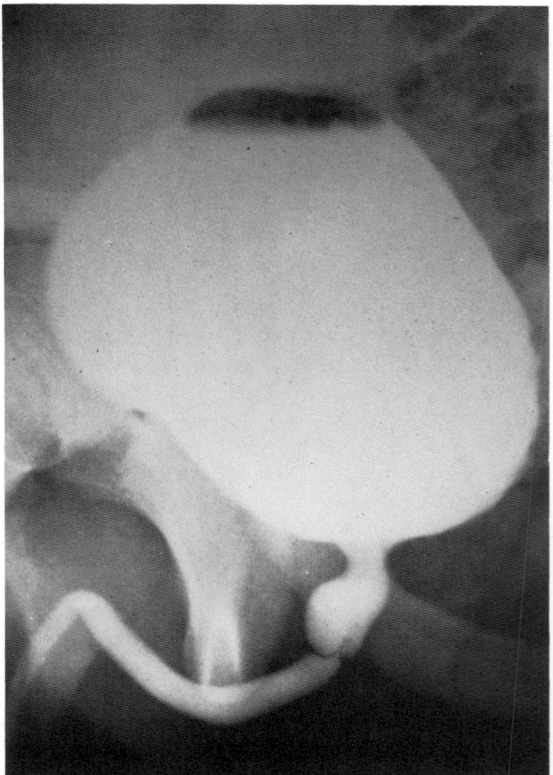

Abb. 131 Miktionszystourethrogramm bei kongenitalen Urethralklappen. Die scharf begrenzte Aufhellung distal des Colliculus seminalis entspricht den Klappen.

Obstruktive Uropathien der unteren Harnwege

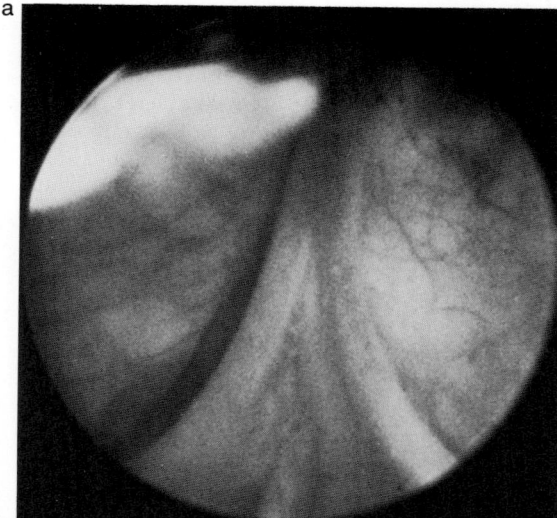

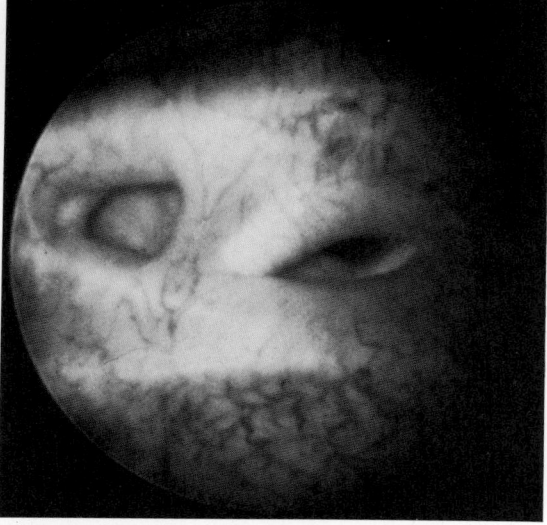

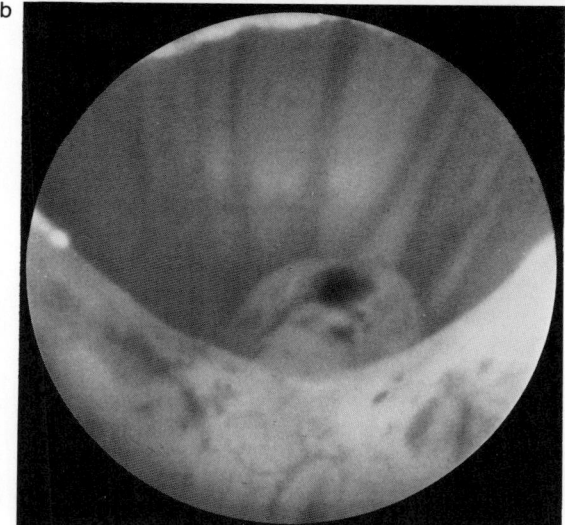

Abb. 132 a u. b Endoskopisches Bild von Urethralklappen Typ I. Sie divergieren von der Crista urethralis distal des Colliculus seminalis nach lateral. Zwei verschiedene Aspekte:
a Die Klappen divergieren weit distal vom Kollikulus.
b Die Klappen divergieren unmittelbar distal des Kollikulus.

Abb. 133 Endoskopisches Bild von Pseudodivertikeln bei kongenitalen Urethralklappen. Die Blasenmuskulatur ist am Rande verdickt und bildet Trabekel. Das Divertikel selbst besteht nur aus Schleimhaut.

lungszuständen zu untersuchen. Alle Urethralklappen füllen sich, unabhängig von ihrer Größe und Form, bei anterograder Distension durch Flüssigkeit. Sie können also am leichtesten gesehen werden, wenn die Blase maximal gefüllt wird und die Flüssigkeit während der Endoskopie langsam abgelassen wird. Dieses Vorgehen spiegelt denn auch die funktionelle Situation wider, da ja Urethralklappen nur bei Urin outflow obstruierend wirken. Beim Durchzug des Endoskops vom Blasenhals durch die dilatierte Pars prostatica der Urethra unter den Kollikulus werden die freien Ränder der Urethralklappen in der Pars membranacea der Urethra sichtbar (Abb. 132 a). Sie schließen sich nach Durchtritt des Zystoskops von beiden Seiten her in die Mittellinie und obstruieren dann das Urethrallumen fast vollständig. Posteriore Urethra und Kollikulus verschwinden, der schmale Schlitz zwischen den Klappen entspricht dem noch funktionellen Urethrallumen. Meistens wölben sich die Klappen bilateral symmetrisch von der Basis des Kollikulus nach unten und lateral und verschließen am anterioren Urethralrand das Lumen. Häufig fehlt die Crista inferior vollständig oder ist sehr kurz (Abb. 132 b).

Die Blase ist, vor allem im Bereich des Trigonums, hypertroph und erscheint trabekuliert (Abb. 133); Pseudodivertikel sind oft in extremem Ausmaß vorhanden. Der Blasenhals ist ebenfalls sekundär hypertroph und erscheint eng mit sehr prominenter, dorsaler Lippe.

Therapie

Das therapeutische Vorgehen differiert je nach klinischen und radiologischen Befunden und ist vor allem auch abhängig von den durch das Leiden verursachten Auswirkungen auf den Gesamtorganismus.

Für die *lokale Therapie* ist der noch bis vor kurzem vertretene suprapubische, offene Zugang heute fast vollständig zugunsten der endoskopischen Klappenresektion verlassen. Diese kann durch perineale Einführung eines Miniaturrektoskops erfolgen (JOHNSTON, 1979); allerdings besteht bei dieser Methode die Gefahr der Sphinkterverletzung; denn das Diaphragma der Urethralklappe befindet sich gerade am Rande des M. sphincter externus. Die *transurethrale endoskopische Me-*

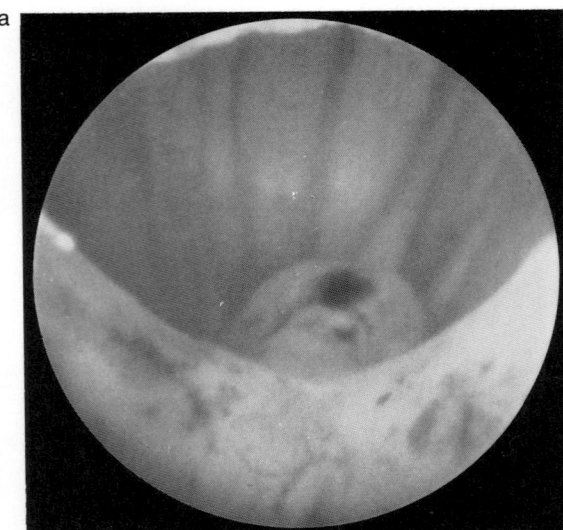

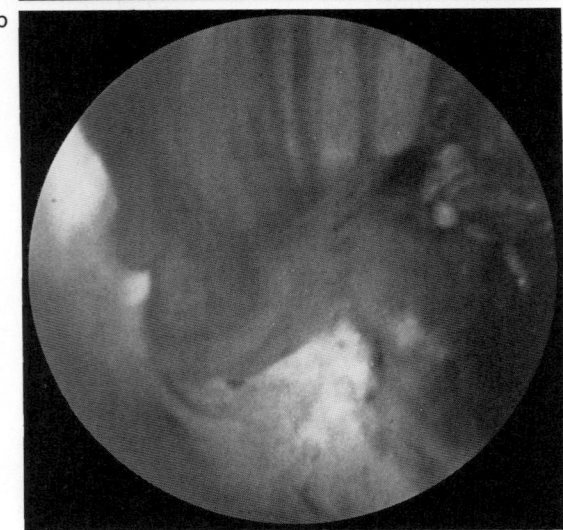

Abb. 134 a u. b Endoskopisches Bild von Urethralklappen.
a Nativ (gleicher Fall wie Abb. 132 b).
b Unmittelbar nach endoskopischer transurethraler Elektroresektion. Kleinere Überreste der Klappen sind distal des Kollikulus noch sichtbar.

thode unter Benützung des Zystoskops ist die heute am häufigsten verwendete Technik. Über die Bugbee-Elektrode oder mit einem in einen dünnen Ureterkatheter zur Isolierung eingeführten Drahtfaden wird der schneidende Strom zur Zerstörung der Urethralklappen eingesetzt. Wird die Elektrode gegen die Unterfläche der Klappen gesetzt und dann der Schnitt von unten nach oben durchgeführt, werden die Klappen vollständig zerstört, ohne daß eine Verletzung des M. sphincter externus befürchtet werden muß (Abb. 134 a u. b). Die genaue Technik ist in mehreren Arbeiten von W. H. HENDREN (1971, 1977 a u. b) ausgezeichnet und ausführlich beschrieben, sowohl für die häufigen Klappen des Typs I wie auch für den selteneren Typ III, bei dem das Diaphragma an zwei entgegengesetzten Punkten inzidiert wird. Postoperativ verhindert ein Urethrakatheter Verklebungen und Strikturen und kontrolliert eine eventuelle Blutung durch Kompression.

Während bei leichteren Fällen von Urethralklappen ohne wesentliche Mitbeteiligung der oberen Harnwege oder des Allgemeinzustands diese lokale Behandlung vollständig genügt, erfordern alle schwereren Formen zusätzlich weitere Maßnahmen. Bei ganz schweren Formen müssen Azidose und Dehydratation korrigiert und die massive Infektion mit Antibiotika behandelt werden. Die Obstruktion wird in der akuten Phase durch einen Blasenkatheter behoben. Sobald der Allgemeinzustand des Kindes und die blutchemischen Werte es erlauben, wird die Ableitung des Urins als Schlingenureterostomie, Endureterostomie, Y-Ureterostomie oder als Pyelostomie durchgeführt. Nach der endoskopischen Klappenresektion erfolgt dann die Korrektur der oberen Harnwege in Etappen, die Behebung des vesikoureteralen Refluxes durch Ureterozystoneostomie und die ureterale Rekonstruktion. Es ist auch möglich, nach endoskopischer Klappenresektion die Korrektur der oberen Harnwege in einer einzigen Operationssitzung frühzeitig vorzunehmen.

Der vesikoureterale Reflux bei Urethralklappen kann nach Resektion der Klappen spontan verschwinden. Ein Persistieren des vesikoureteralen Refluxes ist aber von großer prognostischer Bedeutung, wie JOHNSTON (1979) in einer retrospektiven Studie zeigte. So hat ein bilateraler Reflux unabhängig vom Alter des Patienten eine viel schlechtere Prognose in punkto Überleben des Patienten als ein fehlender oder nur einseitiger Reflux. Deshalb besteht häufig eine Indikation zur Antirefluxoperation, wie oben beschrieben.

Komplikationen

Komplikationen bei endoskopischer Klappenresektion entstehen, wenn zuviel Gewebe reseziert wird und der anliegende Sphinkter externus dabei zu Schaden kommt, oder bei mangelhafter Resektion, bei der die Obstruktion bestehen bleibt.

Prognose

Wenn auch heute dank den kleinen Endoskopen das obstruktiv bedingte Nierenversagen in der akuten Phase leicht behoben werden kann, bleiben die Langzeitprobleme immer noch bestehen. Sie sind um so ausgeprägter, je schlechter die Nierenfunktion und der Zustand der oberen Harnwege bei der Diagnosestellung waren.

Nierendysplasie, obstruktive Parenchymatrophie und Pyelonephritiden führen auch heute trotz erfolgreicher Behandlung der Urethralklappen nach einem Stadium der Niereninsuffizienz zum Nierenversagen und zur Nierentransplantation.

Blasenhalsstenose

Diese Affektion wird sowohl beim Knaben wie auch beim Mädchen beobachtet. Die Ursache der primären Blasenhalsstenose ist nicht bekannt. MARION vermutete in seinen Originalarbeiten eine fibröse Kontraktion des Blasenhalses. Neuere Arbeiten weisen auf elastisches Gewebe, das den normalen Muskel am Blasenhals größtenteils ersetzt. Die Abgrenzung der Blasenhalsstenose als eigenes Krankheitsbild erfolgte, da einige Kinder mit engem Blasenhals, hypertropher Detrusormuskulatur und einer Balkenblase mit Pseudodivertikeln keine andere Obstruktion distal in der Urethra zeigten.

Diagnose

Die Diagnose einer Blasenhalsstenose darf präoperativ erst gestellt werden, wenn keine anatomischen Veränderungen wie Urethralklappen oder eine andere urethrale Obstruktion gefunden werden und kein neurologisches Leiden zugrunde liegt. Klinisch findet man neben den unterschiedlich ausgeprägten Zeichen der Obstruktion am Blasenhals häufig rezidivierende Harnwegsinfekte. Röntgenologisch ist der Blasenhals eng und die Blase mehr oder weniger stark trabekuliert (Abb. 135). Schwerere Auswirkungen auf die oberen Harnwege finden sich selten.

Therapie

Sie besteht in einer YV-Plastik des Blasenhalses. Eine transurethrale diathermische Keilresektion der dorsalen Lippe des Blasenhalses kann auch mit Erfolg angewendet werden. Postoperativ treten in seltenen Fällen auch einmal Inkontinenzerscheinungen auf: Beim Knaben ist die retrograde Ejakulation in die Blase als Langzeitkomplikation beschrieben worden.

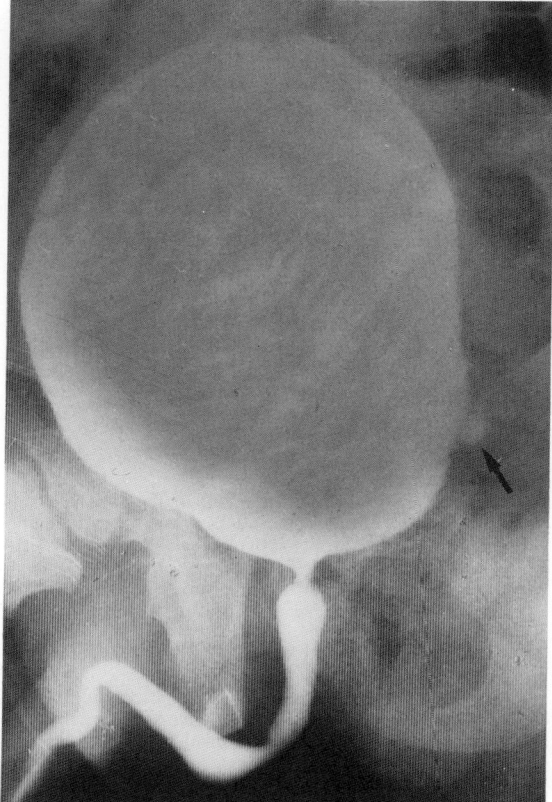

Abb. 135 Blasenhalsstenose. Im Miktionszystourethrogramm bleibt der Blasenhals bei voller Miktion eng. Die Blase weist Pseudodivertikel auf (Pfeil).

Urethrapolypen

Urethrapolypen sind eine sehr seltene, konnatal vorhandene Läsion. Sie gehen vom Kollikulus und von der dorsalen Wand der Pars prostatica der Urethra aus. Meist sind sie gestielt, ihre Spitze reicht in die Blase. Histologisch findet sich im Stiel gut vaskularisiertes Bindegewebe und glatte Muskulatur, die Oberfläche ist von einem Übergangsepithel bedeckt.

Symptome und Therapie

Die Symptomatik ist je nach Größe und Lokalisation des Polypen wechselnd: Bei Lage in der Blase bestehen keine Miktionsbeschwerden, bei Vorfall in die Urethra kommt es zur Harnverhaltung.
Radiologisch ist ein Füllungsdefekt in der proximalen Urethra charakteristisch (Abb. 136).
Bei der endoskopisch oder eventuell transvesikalen Resektion ist zur Vermeidung von Rezidiven unbedingt die Basis des Polypen mitzuentfernen.

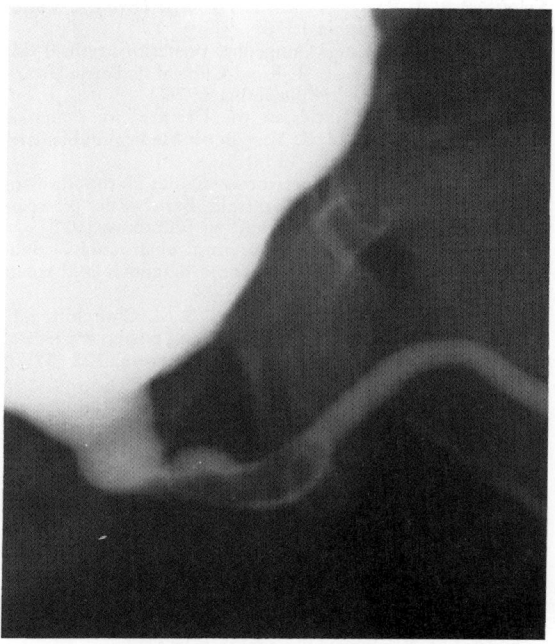

Abb. 136 Polyp der Urethra. Im Miktionszystourethrogramm ist ein Füllungsdefekt leicht zu erkennen.

Literatur

Bettex, M., F. Kuffer, A. Schärli: Wesentliches über Kinderchirurgie. Huber, Bern 1975
Bodian, M.: Some Observations on the Pathology on Congenital »Idiopathic Bladder-neck Obstruction« (Marion's Disease). Brit. J. Urol. 29 (1957) 393
Brueziere, J., G. Lasfargues, J. P. Jablonski, B. Bensman: Traitement des formes graves de valve de l'urètre postérieur du nourrisson par urétérostomie cutanée première. J. Urol. (Paris) 86 (1980) 1–9
Chrispin, A. R., I. Gordon, C. Hall, C. Metreweli: Diagnostic Imaging of the Kidney and Urinary Tract in Children. Springer, Berlin 1980
Cornil, C.: Urethral Obstruction in Boys. Excerpta Medica Foundation, Amsterdam 1975
Cornil, C.: Endoscopic Diagnosis of posterior urethral valves. Birth Defects 5 (1977) 51–52
Ekloef, O.: Micturition cysto-urethrography. Potential diagnostic pitfalls in the male infant. Ann. Chir. Gynaec. Fenn. 69 (1980) 6–9
Ericsson, N. O.: Posterior Urethral Valves. Birth Defects 5 (1977) 53–54
Furlow, W. L.: Surgical Management of Urethral Trauma. In Seminar on Reconstructive Surgery of the Genito-Urinary System. American Urological Association, Norfolk (VA) 1980 (S. 213–217)
Hendren, W. H.: Posterior urethral valves in boys: A broad clinical spectrum. J. Urol. (Baltimore) 106 (1971) 298–300
Hendren, W. H.: Urethral valves. Birth Defects 5 (1977 a) 75–86
Hendren, W. H.: Reconstructive Surgery of the Urinary Tract in Children. In Current Problems in Surgery, Vol. XIV, Number 5. Year Book Medical Publishers, Chicago 1977 b
Hendren, W. H.: Persönliche Mitteilung.
Johansson, B.: Reconstruction of the Male Urethra in Strictures. Acta, chir. scand., Suppl. 176 (1953)
Johnston, J. H.: Vesicoureteric reflux with urethral valves. Brit. J. Urol. 51 (1979) 100–104
Kearney, G. P., R. L. Lebowitz, A. B. Retik: Obstructing polyps of the posterior urethra in boys: embryology and management. J. Urol. (Baltimore) 122 (1979) 802–804
Kelalis, P. P., L. R. King: Clinical Pediatric Urology, Vol. I. Saunders, Philadelphia 1976
Kelalis, P. P., L. R. King: Congenital posterior urethral valves. In Kelalis, P. P., L. R. King: Clinical Pediatric Urology, Vol. I. Saunders, Philadelphia 1976
King, L. R.: Abnormalities of the Urethra. In: Pediatric Surgery, 3rd Ed., Vol. II. Year Book Medical Publishers, Chicago 1979 (S. 1345–1353)
Osterhage, H. R.: Die Folgen intravesikaler Harnabflußstörungen auf den foetalen Harntrakt. Berichte der physikalisch-medizinischen Gesellschaft zu Würzburg 1978
Parkkulainen, K. V.: Posterior urethral obstruction: valvular or diaphragmatic? Endoscopic diagnosis and treatment. Birth Defects 5 (1977) 63–74
Taylor, W. N., D. Alton, A. Toguri, B. M. Churchill, J. F. Schillinger: Bladder diverticula causing posterior urethral obstruction in children. J. Urol. (Baltimore) 122 (1979) 415–420
Waterhouse, R. K.: Transpubic Repair of Membranous Urethral Strictures. In Seminar on Reconstructive Surgery of the Genito-Urinary System. American Urological Association, Norfolk (VA) 1980 (S. 218–223)
Waterhouse, K., G. Laungani, U. Patil: The surgical repair of membranous urethral strictures: Experience with 105 consecutive cases. J. Urol. (Baltimore) 123 (1980) 500–505
Williams, D. I.: Urethral Valves: A Hundred Cases with Hydronephrosis. Birth Defects 5 (1977) 55–62
Young, B. W.: Lower Urinary Tract Obstruction in Childhood. Lea & Febiger, Philadelphia 1972
Young, H. H., W. A. Frantz, J. C. Baldwin: Congenital obstruction of the posterior urethra. J. Urol. (Baltimore) 3 (1919) 289

Divertikel der Urethra

N. Genton und F. Markwalder

Harnröhrendivertikel sind sowohl bei Kindern als auch bei Erwachsenen selten. Indessen ist es durchaus möglich, daß diese Anomalie unerkannt bleibt, da gewisse Formen praktisch symptomlos sind oder nur ganz geringfügige Beschwerden verursachen. Zudem ist auch die röntgenologische Diagnose nicht immer einfach zu stellen.
Die Divertikel können angeboren (primär) oder erworben (sekundär) sein. Im Kindesalter sind die kongenitalen Formen die häufigsten.

Kongenitale Divertikel der Urethra

Divertikel im Bereich *der hinteren Harnröhre* (Urethra posterior) sind eine Ausnahme. Williams (1968) glaubt, daß es sich bei manchen der beschriebenen Fälle gar nicht um Divertikel, sondern um ektopische Ureteren handelte. Am Rande sei vermerkt, daß beim männlichen Intersex der vergrößerte Utriculus prostaticus ein Divertikel im Bereich der hinteren Harnröhre vortäuscht.
Am häufigsten sind die *Divertikel der vorderen Harnröhre* (Urethra anterior). Stephens (1963) unterscheidet die sackförmigen Divertikel des proximalen Anteils der vorderen Urethra von den skaphoïdförmigen diffusen Erweiterungen des distalen Anteils der vorderen Urethra und von der Megaurethra. Die Divertikel der vorderen Harnröhre weisen je nach Form unterschiedlich obstruktiven Charakter auf (Abb. 137 a–c). Williams (1968) beschreibt breitbasige Divertikel (wide mouthed diverticula), deren Vorderwand während des Miktionsvorgangs eine Art obstruierenden Wulst im Urethrallumen bildet (Abb. 137 a u. c). In anderen Fällen bewirkt die retrograde Ausdehnung des Divertikels (Abb. 137 b) ein Abknicken des Halses und eine Verengung der Öffnung. Diese Divertikel füllen sich ebenfalls während der Miktion, verursachen aber weniger starke Abflußbehinderungen. Die Divertikel, die sich sowohl nach distal als auch nach proximal ausbreiten, wurden von Cendron mit »bissac« (zweisakkig) bezeichnet (s. Abb. 137 a). Ist ihre Öffnung in das Urethrallumen eng, nehmen gewisse Divertikel eine kugelige Form an; es besteht dann oft eine Retention von Urin im Divertikel, die eine Konkrementbildung begünstigt. Die Morphologie der verschiedenen Divertikel ist generell durch die Form und Entwicklung der Schwellkörper bedingt.

Embryologie

Ortlip u. Mitarb. haben 1980 eine Zusammenstellung der gebräuchlichsten ätiologischen Konzepte geliefert:
– Ungenügende Entwicklung der Schwellkörper.
– Fehlerhafte Fusion der beiden Urethralabschnitte, die zur Ausbildung eines klappenähnlichen Hindernisses führt.

Divertikel der Urethra 8.175

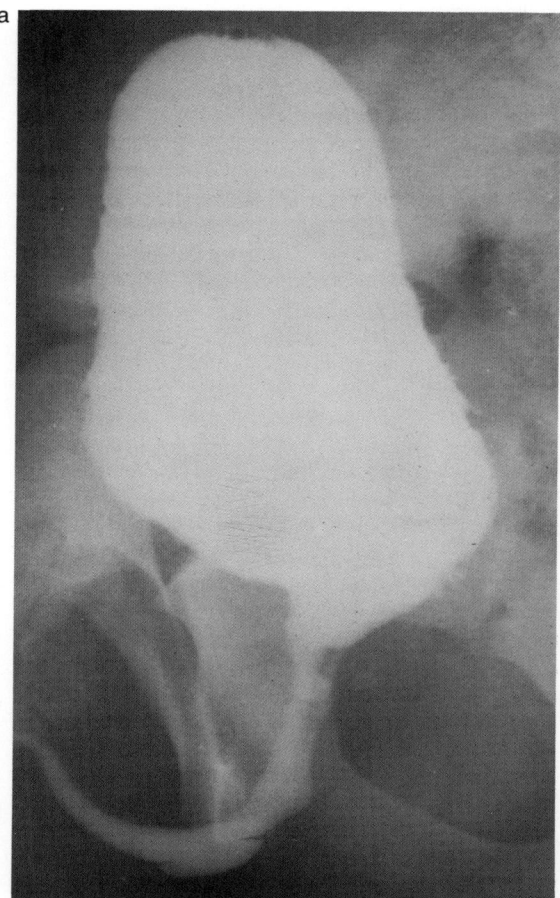

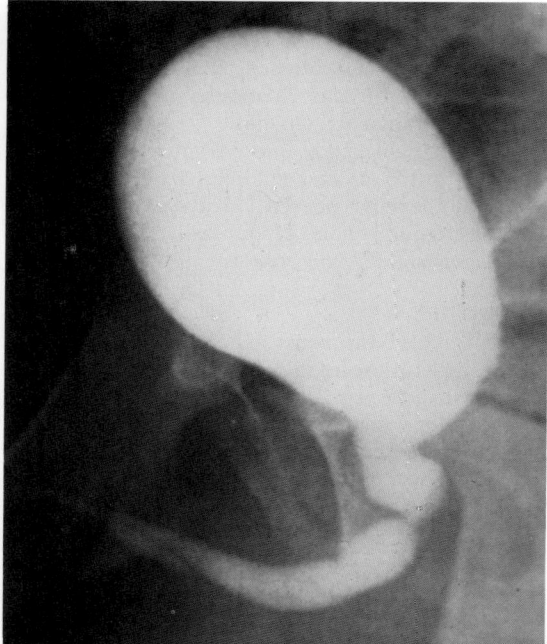

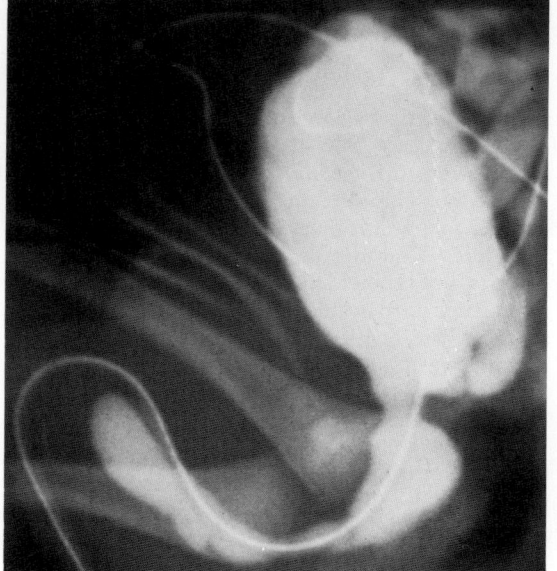

Abb. **137 a–c** Divertikel der vorderen Urethra.
a Divertikel mit proximaler und distaler Ausbreitung (»bissac«). 10jähriger Knabe mit geringen Obstruktionssymptomen, Enuresis und intermittierender Dysurie. Endoskopische Resektion indiziert.
b Divertikel mit proximaler Ausbreitung. 4jähriger Knabe mit einer intermittierenden Harnverhaltung (4–5 Episoden im Jahr). Indikation zu einer endoskopischen oder einzeitigen Resektion auf perinealem Wege.
c Divertikel mit distaler Ausbreitung. Neugeborenes mit vollständiger Harnverhaltung, beidseitigen Megaureteren und linksseitiger Nierendysplasie. Es wurde eine zweizeitige plastische Operation nach Johansen durchgeführt.

8.176 Urogenitaltraktus und retroperitonealer Raum

– Persistenz der embryonalen periurethralen Drüsen, die in das Lumen der Urethra münden.

Es ist nicht auszuschließen, daß mehrere dieser Mechanismen für das Zustandekommen von Divertikeln verantwortlich sind.

Sackförmige Divertikel und Megaurethra der vorderen Harnröhre sind manchmal mit schweren Mißbildungen der oberen Harnwege kombiniert: Megaureteren, renale Hypoplasien und Dysplasien, Agenesie der Nieren.

Symptome

Obstruktive Phänomene stehen im Vordergrund, wobei die Morphologie des Divertikels den jeweiligen Obstruktionsgrad bestimmt. Enuresis, postmiktionelles Harnträufeln, Dysurie und Hämaturie infolge einer Exulzeration der Divertikelwandung sind weitere bekannte Manifestationen dieser Anomalie.

Untersuchungen

Wir sind der Ansicht, daß eine *Uroflowmetrie* die vorrangige Untersuchungsmethode für Miktionsbeschwerden jeglicher Art ist. Sie stellt eine nicht eingreifende Untersuchung dar, die selbst wenig ausgeprägte Abflußhindernisse zu objektivieren vermag. Man wird auch nach allen chirurgischen Eingriffen an den distalen Harnwegen auf die Uroflowmetrie als geeignetste Kontrolluntersuchung zurückgreifen.

Das *Miktionsurogramm* liefert uns die Diagnose. Um die manchmal recht kleinen Divertikelbildungen sichtbar zu machen und um zu vermeiden, daß sich deren Konturen mit denjenigen der bulbären Urethra überschneiden, sind Aufnahmen aus verschiedenen Richtungen erforderlich (seitlich, schräg). Wie bereits angedeutet, bleibt eine ganze Anzahl von Divertikeln der vorderen Harnröhre unerkannt, weil sie als simple Erweiterung eines Urethralsegments gedeutet werden. Das Miktionsurogramm gibt uns zusätzliche Auskunft über den Obstruktionsgrad und deckt eine eventuelle Hypertrophie des Blasenhalses und des Detrusormuskels auf. Schließlich werden allfällige Pseudodivertikel der Blase und das Bestehen eines sekundären Refluxes sichtbar gemacht.

Das *intravenöse Urogramm* ist unerläßlich zur Beurteilung der Auswirkungen, die ein Abflußhindernis auf die oberen Harnwege haben kann, und deckt etwaige begleitende Mißbildungen derselben auf.

Die *Ultrasonographie*, wie die Uroflowmetrie, eine nicht invasive Untersuchung, gibt Aufschluß über die Nierenmorphologie.

Die *endoskopische Untersuchung* dient einem doppelten Zweck: Einmal erlaubt sie uns die morphologische Beurteilung von Form und vorderer Wanddicke, Größe der Öffnung und evtl. der Beschaffenheit der Hinterwand des Divertikels, andererseits kann eine endoskopische Resektion in der gleichen Sitzung angeschlossen werden, sofern sie auf diesem Wege möglich und indiziert ist.

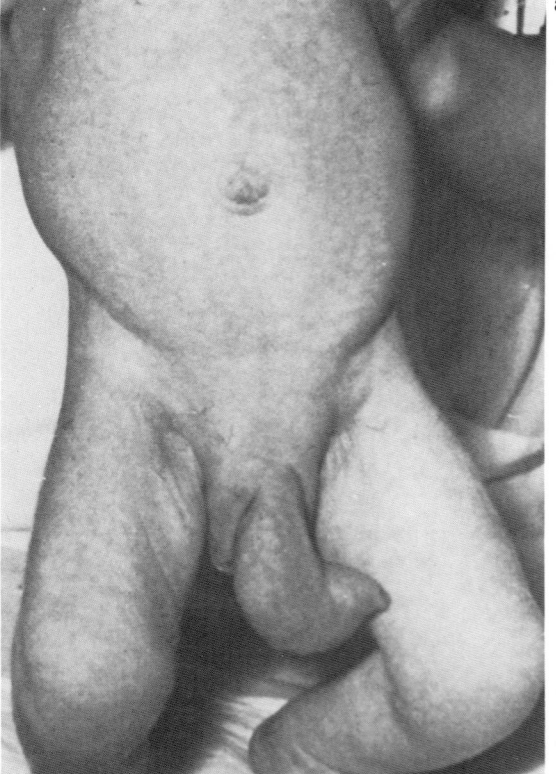
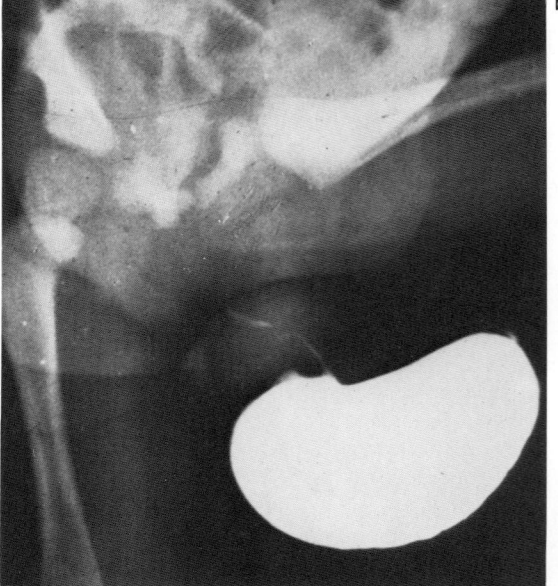

Abb. **138 a** u. **b** Megalourethra beim Neugeborenen mit beidseitigen ausgeprägten Megaloureteren und Nierendysplasie.
a Megapenis.
b Retrograde Kontrastmittelfüllung eines riesigen Divertikels am penilen Anteil der Harnröhre.

Therapie

Ist das Divertikel klein und die lumennahe Wand des Divertikels nur als feine Membran ausgebildet, so stellt die endoskopische Resektion eine elegante und wenig traumatisierende Behandlungsmethode dar (MANDLER u. POOL 1966; ORTLIP u. Mitarb.; PARKKULAINEN u. HEIKEL 1971). Die Elektrode nach Bugby oder ein feines Resektoskop werden dazu benützt, die lumennahe Begrenzung des Divertikels zu resezieren.

Die Resektion des ganzen Divertikels ist dann indiziert, wenn eine Insuffizienz der Corpora spongiosa vorliegt. Vom Perineum her wird bei kugeligen Divertikeln mit engem Hals einzeitig reseziert (WILLIAMS 1968). Ein zweizeitiger Eingriff wird für diejenigen Divertikel empfohlen, die mit einer Urethralstenose einhergehen. Am besten scheint die Technik nach JOHANSEN (1953) geeignet: Es wird zunächst das Divertikel reseziert und die Stenose gespalten und dann eine skrotale Hypospadie geschaffen. Die plastische Rekonstruktion der Urethra geschieht 3–4 Monate später.

Prognose

Die Prognose der vorderen Harnröhrendivertikel hängt vom funktionellen Zustand der Nieren ab: der postoperative Verlauf ist, bei den schweren Formen, analog demjenigen von Urethralklappen der hinteren Harnröhre (S. 8.168).

Megalourethra

Diese Mißbildung ist ausgesprochen selten und morphologisch davon abhängig, ob neben der urethralen Mißbildung auch eine solche der Corpora cavernosa besteht. Die Urethra kann bisweilen grotesk erweitert sein, die Obstruktionserscheinungen bleiben wenig ausgeprägt, es können ein Megapenis (Abb. 138 a u. b) und Mißbildungen der oberen Harnwege vorliegen.

Erworbene Divertikel

Sie kommen als Sekundärerscheinungen vor, bedingt durch narbige Strikturen postinfektiöser oder posttraumatischer Genese. Beim Knaben können diese Divertikel im Anschluß an eine operative Behandlung einer Hypospadie auftreten, auch sind sie nach abdominoperinealen Eingriffen bei anorektalen Mißbildungen beobachtet worden (SHASHIKUMAR u. CRESSON 1974).

Literatur

Cendron, J., J. P. Desgrez: Urèthres surnuméraires chez le garçon. Ann. Chir. infant 16 (1975) 409
Enriquez, G., P. Garcia-Pena, J. Lucuya et al.: Congenital diverticula of the anterior urethra. Ann. Radiol. 21 (1978) 207
Fellows, G. J., J. H. Johnston: Incomplete urethral duplication and urinary retention. Brit. J. Urol. 46 (1974) 449
Janneck, C.: Riesiges kongenitales Harnröhrendivertikel bei einem 8jährigen Mädchen (ein kasuistischer Beitrag). Z. Kinderchir. 25 (1978) 170
Johansen, B.: Modern Trends in Urology. Butterworth, London 1953
Kelalis, P. P.: Urethral diverticulum in the male. In Kelalis, P. P., L. R. King, A. B. Belman: Clinical Pediatric Urology. Saunders, Philadelphia 1976 (S. 336)
Kirchner, S. G., H. Burko: Congenital megalourethra. Pediat. Radiol. 3 (1975) 89
Kjellberg, S. V., N. O. Ericsson, V. Rudhe: The lower Urinary Tract in Childhood. Almqvist & Wiksell, Stockholm 1957 (S. 272)
Lambrecht, W.: Angeborenes Urethraldivertikel beim Knaben. Z. Kinderchir. 15 (1974) 454
Mandler, J. I., T. L. Pool: Primary diverticulum of the male urethra. J. Urol. (Baltimore) 96 (1966) 336
Müller, H.: Urethraduplikatur. Z. Kinderchir. 17 (1975) 278
Neimann, N., J. Prevot: A propos des diverticules de l'urèthre scrotal. Ann. Chir. infant 4 (1963) 119
Ortlip, A. S., R. Gonzales, R. D. Williams: Diverticula of the male urethra. J. Urol. (Baltimore) 124 (1980) 350
Parkkulainen, K. V., P. E. Heikel: Distale Harnröhrendivertikel bei Knaben. Urologe 10 (1971) 228
Shashikumar, V. L., S. L. Cresson: Urethral diverticulum: complication of abdominoperineal pull-through procedure. J. pediat. Surg. 9 (1974) 249
Silk, M. R., J. M. Lebowitz: Anterior urethral diverticulum. J. Urol. (Baltimore) 101 (1969) 66
Stephens, F. D.: Congenital Malformations of the Rectum, Anus and Genito-Urinary Tracts. Livingstone, Edinburgh 1963 (S. 233)
Sweetser jr., T. H.: Congenital urethral diverticula in the male patient. J. Urol. 97 (1967) 93
Williams, D. I.: Paediatric Urology. Butterworth, London 1968 (S. 269)

Phimose, Paraphimose, Palmure des Penis

J. G. KUNDERT

Phimose

Unter Phimose verstehen wir eine Verengerung der Vorhaut, so daß diese nicht ohne Gewaltanwendung über die Glans zurückgezogen werden kann. Beim *Neugeborenen* und Säugling ist der Präputialring physiologisch eng, und das innere Präputialblatt ist mit der Glans verwachsen. Diese *physiologische* Phimose und Synechie macht keine Miktionsbeschwerden. Durch ganz leichtes Zurückziehen des äußeren Präputialblattes kann im Neugeborenenalter die Harnröhrenöffnung eben sichtbar gemacht werden. Ein weiteres, gewaltsames »Lösen« des Präputiums führt in diesem Alter immer zu Einrissen des zarten Gewebes und zu Blutungen. Die Folgen sind radiäre, narbige Schrumpfung mit Ausbildung einer *sekundären* Narbenphimose. Bis zur Pubertät lösen sich die Vorhautsynechien von distal bis zum Sulcus coronarius spontan, wodurch sich schließlich die sterilen Smegmaretentionen aus dem Sulkus entleeren. Bis zum Pubertätsende wird das Präputium so weit, daß es sich ohne Schwierigkeiten über die Glans zurückstreifen läßt. Persistierende Verengerungen können immer auf überflüssige frühere Manipulationen zurückgeführt werden, so daß die Phimose dann als erworbener, häufig iatrogener Zustand bewertet werden muß. Eine Ausnahme davon bilden nur die Phimosen nach eitriger Balanoposthitis. Diese sind aber bedeutend weniger häufig als die traumatisch-iatrogenen.

Symptome

Die phimotische Vorhaut kann vor der Glans einen langen, rüsselförmigen Kanal bilden oder eine Narbenplatte mit haarfeiner, zentraler Öffnung zeigen. Die Urinentleerung erfordert ein starkes Pressen, der Urinstrahl ist dünn, und der Präputialsack kann sich während der Miktion ballonartig füllen. Die Retention von infiziertem Smegma und die regelmäßige Benetzung mit Urin führen auf Glans und Vorhautinnenblatt zu ekzematösen Veränderungen und fibrinartigen Belägen. Brennen und Jucken, manchmal akute Balanitiden mit entzündlicher Schwellung oft des ganzen Penis, sowie zusätzliche Adhäsionen und Narben sind die Folgen.

Therapie

Eine »Behandlung« der physiologischen Phimose der ersten Lebensjahre in Form der noch oft empfohlenen Lösung oder Dehnung der Vorhaut ist strikt abzulehnen. Es besteht auch keinerlei Grund zur Ausräumung des während der physiologischen Verklebung der Präputialblätter retinierten, sterilen Smegmas. Die oft ins Feld geführte medizinische Begründung einer *routinemäßigen* Beschneidung der Neugeborenen hält einer strengen Beurteilung nicht stand. Das Argument der besseren Hygiene ist bestenfalls für Tropen- und Wüstengebiete haltbar, wo die Beschneidung der Neugeborenen als Ritual ihren Ursprung hat. Stellt man die Häufigkeit von Penis- und Zervixkarzinom in vergleichbaren Populationen z. B. in Skandinavien oder England mit geringer Beschneidungshäufigkeit und in den Vereinigten Staaten mit routinemäßiger Beschneidung einander gegenüber, so läßt sich kein signifikanter Unterschied feststellen. In Trockengebieten mit mangelhafter Hygiene der Bevölkerung scheinen die Zirkumzidierten hingegen bevorteilt zu sein. So sind nach Angaben der »International Union Against Cancer« die beiden Tumorarten in Bombay rund doppelt so häufig wie in Deutschland. Bei in Israel geborenen Juden wiederum sind sie praktisch unbekannt. Alle Angaben über die Abhängigkeit der Genitalkarzinome von der Beschneidung müssen mit Skepsis beurteilt werden, da geographische, rassische, soziale, religiöse Faktoren und die Altersstruktur der untersuchten Gruppen die Statistiken beeinflussen. Auch der oft bagatellisierte und als Routine betrachtete Eingriff der Zirkumzision bedarf im medizinischen Bereich einer sauberen Indikation, sind doch die mitgeteilten Komplikationen bei unsachgemäßer Durchführung erschreckend: Blutung,

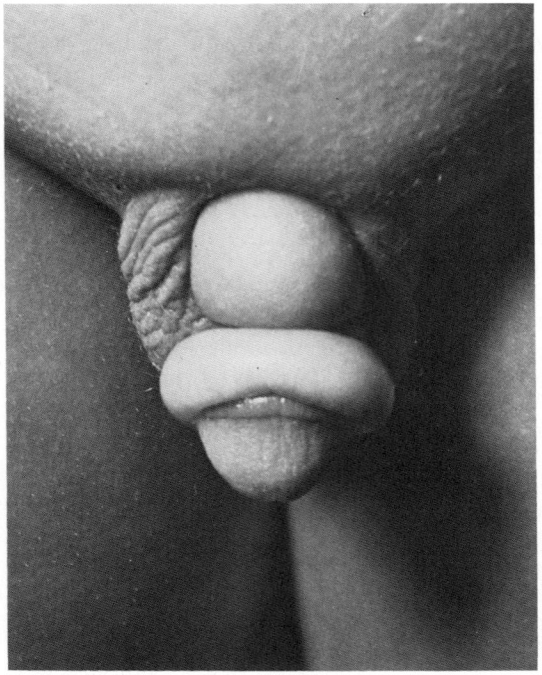

Abb. 139 Paraphimose.

Wundinfekt, Übersehen einer Hypospadie, Strangulation und Nekrose, Ulzeration und Verletzung von Glans und Urethra, Meatusstriktur, einzelne Todesfälle! Die Indikation zur operativen Behandlung ist bei der erworbenen Phimose gegeben. Es scheint schwer zu sein, ein kosmetisch einwandfreies, Patienten und Eltern befriedigendes Resultat zu erzielen. Während viele Eltern eine möglichst radikale Entfernung des Präputiums erwarten, legen andere größten Wert auf die Erhaltung eines möglichst langen Präputialstumpfes. Die alleinige dorsale Inzision eines präputialen Schnürringes befriedigt kosmetisch nicht. Wie wir es gelegentlich nach ritueller Beschneidung sehen, führt eine zu sparsame zirkuläre Zirkumzision zu extremer narbiger Phimose. Zur Vermeidung unbefriedigender Ergebnisse sind deshalb die folgenden operationstechnischen Regeln zu beachten.

Technik

Die ohne weiteres ambulant durchführbare Zirkumzision erfolgt in Allgemeinnarkose oder Ketaminanästhesie. Wir fassen das Präputium seitlich mit zwei Kocherklemmen genau an der Umschlagfalte zwischen innerem und äußerem Blatt und ziehen es vor. Das äußere Blatt des mäßig angespannten Präputiums wird nun etwa auf Höhe der

Phimose, Paraphimose, Palmure des Penis   8.179

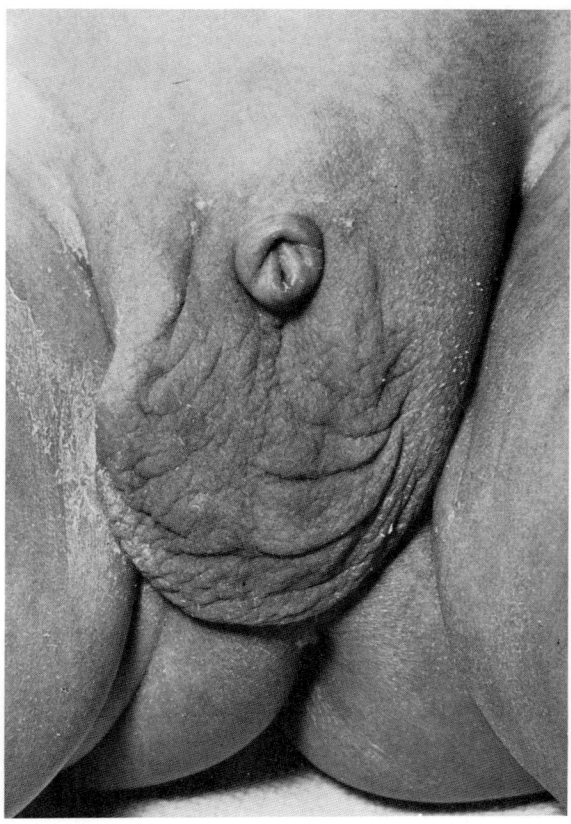 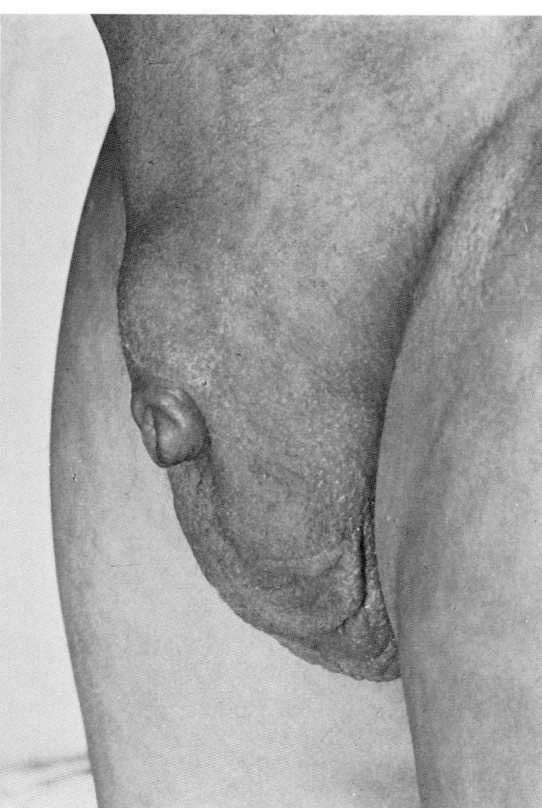

Abb. 140   Palmure des Penis.

Glansspitze ovalär, schräg vom Penisrücken proximal in Richtung auf die Penisunterseite distal umschnitten. Das innere Blatt wird über dem Penisrücken etwa 4 mm lang gelassen und – gegenläufig zum äußeren Blatt – zur Insertionsstelle des Frenulums hin durchtrennt. Auf diese Weise bleibt der Präputialstumpf ausreichend lang, um später die Glansbasis zu bedecken. Der relativ schmale Saum des inneren Blattes führt zur Einstülpung der Vereinigungsnaht, wodurch eine sekundäre, narbige Verengerung vermieden wird. Durch die schrägovale Schnittführung am äußeren Blatt entsteht ein dreieckiges Läppchen, das im Sinne einer Frenulumplastik in den Frenulumstumpf eingenäht wird. Blutstillung und Nähte werden mit feinem Catgut ausgeführt.

Die Nachbehandlung erfolgt abwechselnd mit Salbeverbänden und täglichen Sitzbädern oder feuchten Kompressen. Die Methoden mit Kunststoffring oder -klemme sind vor allem für kleinere Knaben rasch und elegant. Blutstillung und Vereinigung der Präputialblätter erfolgt durch ringförmige Kompression, welche zu einer umschriebenen Nekrose und damit zum Wegfall des Kunststoffringes führt.

Paraphimose

Wird ein enger Präputialring, meist im Bereich der Vorhautumschlagfalte durch Manipulation oder Erektion über die Glans zurückgezogen, so kann es zwischen der entstehenden Schnürfurche und dem Sulcus coronarius zu einer ödematösen Schwellung des inneren Präputialblattes und der Glans kommen. In diesem Zustand, als Paraphimose bezeichnet (Abb. 139), finden wir das innere Präputialblatt als glasig-glänzenden Wulst, und der Penisschaft zeigt nach einigen Stunden ein Kollateralödem mit entzündlicher Rötung. Bei längerdauernder Abschnürung können am Präputium Ulzerationen, Fibrinbeläge, gelegentlich sogar Nekrosen beobachtet werden.

Therapie

Bei frischen Fällen gelingt es relativ leicht, durch konzentrischen Fingerdruck das Präputialödem auszupressen. Danach kann der Vorhautring vorgezogen und die Glans gleichzeitig durch den Schnürring zurückgestoßen werden. Gelingt dies nicht, so inzidieren wir den Schnürring dorsal unter Lokalanästhesie. Mit Salbelappen und feuchten Umschlägen wird nachbehandelt und nach Abklingen des Ödems die Zirkumzision durchgeführt.

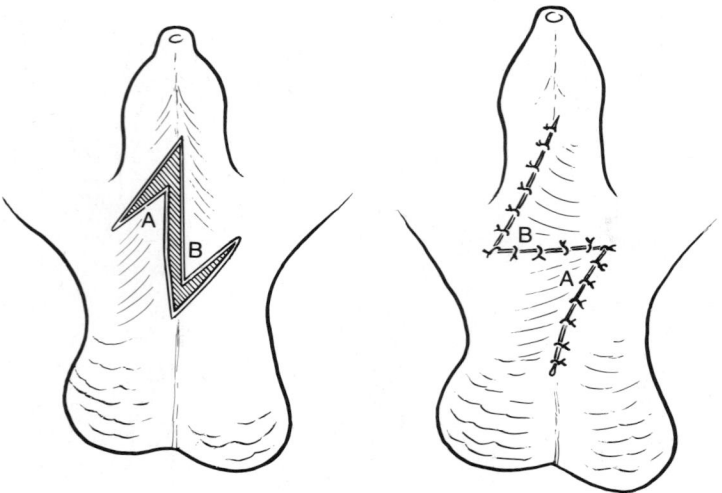

Abb. 141 Z-Plastik zur operativen Korrektur der Palmure des Penis.

Palmure des Penis
(Virga palmata – Palmenrute)

Unter Palmure verstehen wir ein sehr weit distal am Penisschaft ansetzendes Skrotum (Abb. **140**). Gelegentlich ist die Skrotalraphe bis zum Präputium nach vorne verschoben. Dadurch läßt sich zwischen Penis und Skrotum ein dreieckförmiges Skrotalhautsegel aufspannen, welches möglicherweise die Erektion behindert. Durch eine weitgehende Bedeckung des Penisschaftes durch die Skrotalhaut kann der Penis sehr klein wirken, was Eltern und Kind zum Arzt führt.

Therapie
Mit einer typischen Z-Plastik an der Penisunterseite versetzen wir den Skrotalansatz zur Penisbasis zurück (Abb. **141**).

Literatur
Capt, E. N.: Wither the foreskin? J. Amer. med. Ass. 213 (1970) 1853–1858
Doll, R., C. Muir, J. Waterhouse: Cancer Incidence in Five Continents. Springer, Berlin 1970
Esch, W., C. Hager, G. A. von Harnack: Ist die Phimosenbehandlung ein Indikationsproblem? Pädiat. Prax. 9 (1977/78) 589–593
Gairdner, D.: The Fate of the Foreskin. Brit. med. J. 1949/II, 1433–1437
Gee, W. F., J. S. Ansell: Neonatal circumcision in a 10-year-overview. Pediatrics 58 (1976) 824–827
Lackey, J. T., R. A. Manniou, J. E. Kerr: Urethral fistula following circumcision. J. Amer. med. Ass. 206 (1968) 2318
Oster, J.: Further fate of the foreskin. Incidence of preputial adhesions, phimosis and smegma among danish schoolboys. Arch. Dis. Childh. 43 (1968) 200–203
Shulman, J., N. Ben-Hur, Z. Neuman: Surgical complications of circumcision. Amer. J. Dis. Childh. 107 (1964) 85–90
Kogan, St. J., D. I. Williams: The micropenis syndrome: Clinical observations and expectations for growth. J. Urol. (Baltimore) 118 (1977) 311–313
Masih, B. K., St. A. Brosman: Webbed Penis. J. Urol. (Baltimore) 111 (1974) 690–692
Perlmutter, A. D., J. W. Chamberlain: Webbed penis without chordee. J. Urol. (Baltimore) 107 (1972) 320–321

Hypospadie
J. G. Kundert

Die Hypospadie ist eine Aplasie der penilen und perinealen Harnröhre verschiedenen Ausmaßes. Wir finden die Urethralöffnung demnach nicht an der Glansspitze, sondern auf der Penisunterseite. Je nach der Lage der Harnröhrenmündung unterscheiden wir verschiedene Schweregrade dieser Mißbildung: Hypospadia glandis, Hypospadia penis anterior, Hypospadia penis media, Hypospadia penis posterior oder penoscrotalis, Hypospadia scrotalis, Hypospadia perinealis. Parallel zu diesen Formen finden wir zunehmend ausgeprägte weitere Fehlbildungen am äußeren Genitale. Mit wenigen Ausnahmen ist die Vorhaut auf der Penisunterseite gespalten und nur seitlich und vor allem dorsal entwickelt. Dadurch bekommt sie eine schürzenähnliche Form und legt sich lappenartig über die Glans. Da ein Präputialsack fehlt, fällt schon beim Neugeborenen auf, daß ein Teil der Glans – obschon mit der dorsalen Präputialschürze verklebt – sichtbar ist. Der Penis ist oft klein, bei milderen Hypospadieformen ist die Glans nach unten geneigt, bei schweren der Penisschaft gekrümmt.

Die Fehlbildung kommt 3–4mal auf 1000 Lebendgeborene vor und ist damit häufiger als die Lippen-Kiefer-Gaumen-Spalte! Eine familiäre Häufung ist möglich.

Embryologie
Nach dem indifferenten Stadium des äußeren Genitales entwickelt sich in der 10. Schwangerschaftswoche aus dem Genitalhöcker der Phallus. Durch Schließung der seitlichen Urethralfalten entsteht nach Rückbildung der Urogenitalmembran aus der Urogenitalspalte am Ende des 3. Monates die penile Urethra. Diese reicht aber nur bis zur

Hypospadie 8.181

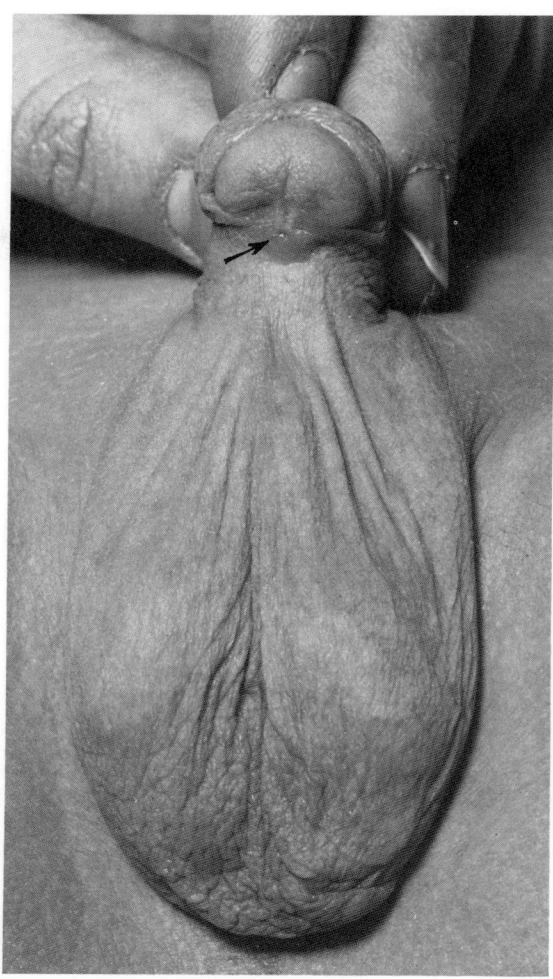

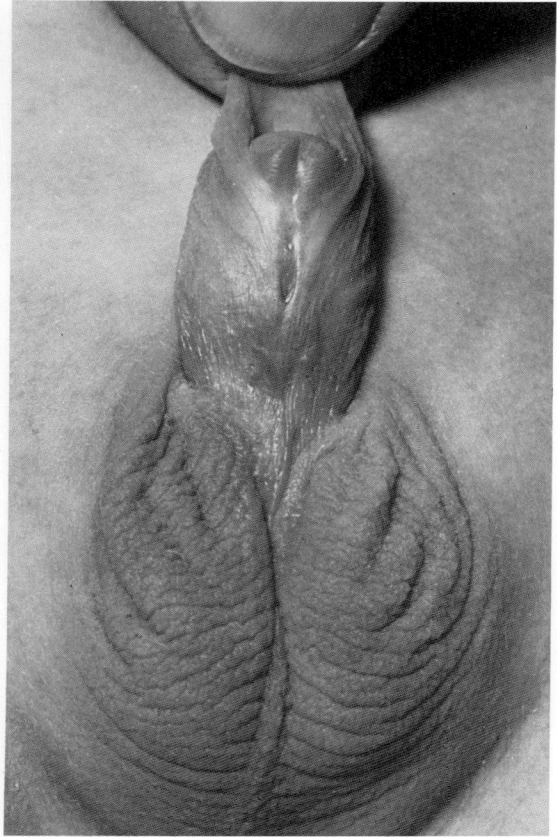

Abb. 143 Penile Hypospadie.

Abb. 142 Glandäre Hypospadie mit punktförmiger Harnröhrenmündung (Pfeil).

Basis der Glansunterseite. Die Urethra glandis entsteht hingegen durch Einwanderung von Ektodermzellen von der Glansspitze her und nachfolgende Kanalisierung. Diese zweiphasige Entstehung erklärt die besondere Häufung der penoglandären Hypospadie. Bei dieser Form finden wir die Fossa navicularis seicht, blind endend und ohne Anschluß an die penile Harnröhre, welche in den Sulcus coronarius mündet.

Formen

Bei der *Hypospadia glandis* (Abb. 142) finden wir die Harnröhrenmündung noch im Glansbereich, manchmal lediglich am proximalen Rand der Fossa navicularis. Wenn eine Mündungsanomalie der Harnröhre überhaupt fehlt und nur das Präputium gespalten ist, sprechen wir auch etwa von »Hypospadia sine hypospadia«. Andererseits kann trotz eindeutiger glandärer Hypospadie das Präputium intakt sein.

Die *Hypospadia penis anterior* ist die häufigste Form. Die Harnröhre mündet hier im Sulcus coronarius oder knapp proximal davon. Die Mündung ist fast immer punktförmig eingeengt (Meatusstenose) und nur für den Geübten erkennbar; sie liegt manchmal neben der medianen Penisachse. Der Penisschaft ist bei dieser Form gerade, und eine Krümmung wird durch Neigung und Hypoplasie der Glans lediglich vorgetäuscht.

Bei der *Hypospadia penis media* (Abb. 143) finden wir das punkt- oder schlitzförmige Orifizium am Penisschaft. Oft zieht von der Harnröhrenöffnung ein Schleimhautstreifen zum Sulcus. Die Sondierung der Urethra zeigt einen sehr oberflächlichen Verlauf, und die Penisrhaphe ist proximal der Harnröhrenmündung gegabelt.

Die *penoskrotale und skrotale Hypospadie* sind immer mit einer Verkürzung, Hypoplasie und starken Krümmung (Abb. 144) des Penis kombiniert. Anstelle der penilen Harnröhre finden wir fibröse Stränge (Chorda), durch deren Unnachgiebigkeit

8.182 Urogenitaltrakt und retroperitonealer Raum

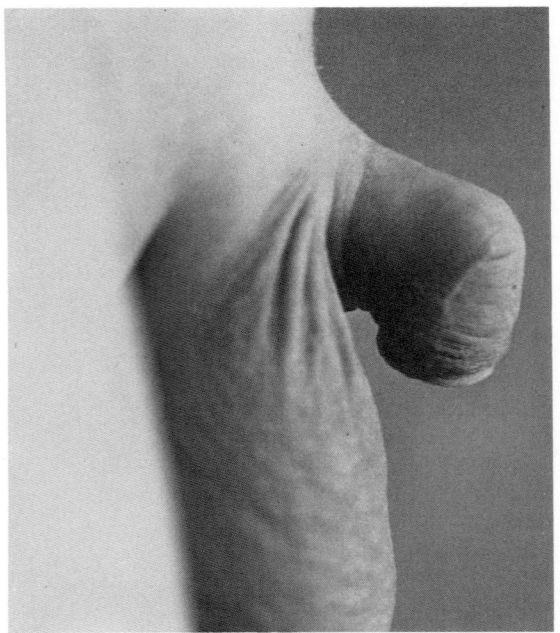

Abb. 144 Starke Peniskrümmung bei Hypospadie.

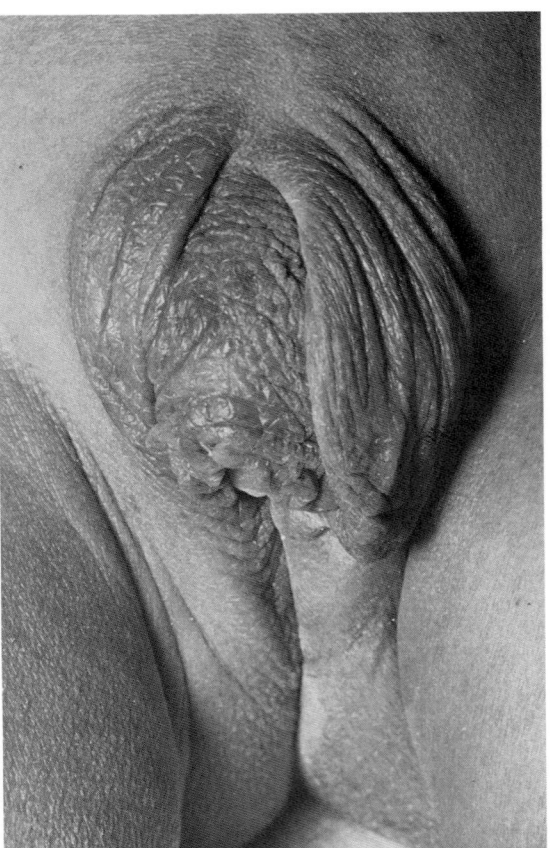

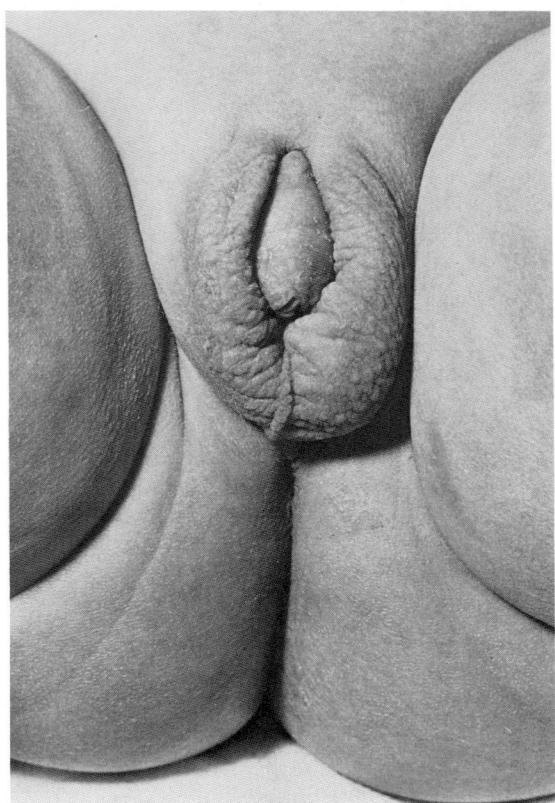

Abb. 145 Skrotale Hypospadie.

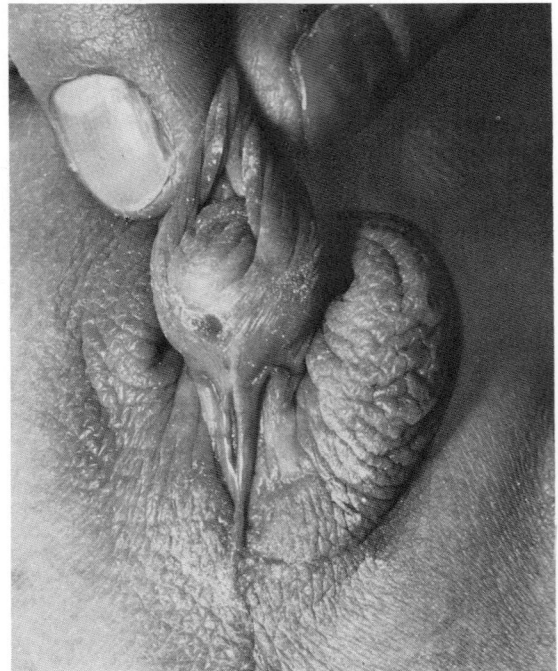

Abb. 146 Vulviforme skrotale Hypospadie.

die Verkürzung der Penisunterseite bedingt zu sein scheint. Das Skrotum ist gespalten, und dessen Ansatz umgibt die Penisbasis fast vollständig (Abb. 145).
Bei der *perinealen Hypospadie* ähnelt der immer hochgradig hypoplastische Penis nach Form und Lage einer vergrößerten Klitoris. Das Skrotum ist vollständig gespalten (Hypospadia vulviformis, Scrotum bipartitum) (Abb. 146).

Geschlechtsbestimmung

Bei schweren Hypospadieformen mit Kryptorchismus oder inguinaler Hodenretention und Penishypoplasie kann die Festlegung des genitalen Geschlechts auf Schwierigkeiten stoßen. Da alle Übergänge zwischen weiblichem und männlichem äußerem Genitale möglich sind, kann beim Neugeborenen die Entscheidung, ob es sich um einen Knaben mit unvollständiger Maskulinisierung des äußeren Genitales (männlicher Pseudohermaphrodit) oder um ein virilisiertes Mädchen (weiblicher Pseudohermaphrodit) handelt, nicht aufgrund des Genitalaspektes entschieden werden.

Zur Abklärung, die schon im Neugeborenenalter zu erfolgen hat, gehören die vollständige Chromosomenanalyse mit Bestimmung des chromosomalen Geschlechts, die Identifikation der Gonaden (gonadales Geschlecht), der radiologische und eventuell laparoskopische Nachweis von Vagina und Uterus und die endokrinologische Untersuchung. Bei männlichem Karyotyp und bei chirurgisch oder laparoskopisch nachgewiesenen Testes kann es sich um ein unvollständig maskulinisiertes äußeres Genitale oder um ein männliches äußeres Genitale mit Uterus und Tuben handeln.

Als Ursache kommen dabei in Frage: 1. ein ungenügendes Ansprechen des äußeren Genitales auf das Testosteron des fetalen Hodens (verstärkte Bindung des Testosterons an das Globulin) bzw. Enzymdefekte in der Biosynthese dieses Hormons und 2. ein Nichtansprechen der Müllerschen Gänge auf ein deren Differenzierung hemmendes Hormon des fetalen Hodens bzw. ein Fehlen dieses Hormons.

Symptome

Bei der Hypospadia glandis finden wir gelegentlich eine Meatusstenose mit dünnem Harnstrahl. Hier genügt eine Meatotomie nach vorne mit Kürzung der unschönen Präputialschürze als Therapie. Mündet die Urethra hingegen im Sulcus coronarius oder proximal davon, so ist der Urinstrahl nach unten von der Penisachse weggerichtet, dünn oder gefächert. Die Miktion ist oft nur sitzend möglich, da im Stehen die Kleider benetzt werden. Bei Erwachsenen können die schweren Hypospadieformen sowohl die Potentia coeundi wie auch generandi beeinträchtigen.

Therapie

Die operative Korrektur der Hypospadie gehört zu den besonders schwierigen Aufgaben der Kinderchirurgie. Es ist deshalb nicht erstaunlich, daß eine ganze Reihe operativer Verfahren empfohlen und mit unterschiedlichem Erfolg angewandt wird. Zweifellos führen in den Händen erfahrener Chirurgen verschiedene Methoden zum Ziel. Wir möchten hier auf eine Beschreibung zahlreicher Verfahren verzichten und uns auf das beschränken, was sich uns im Laufe der Jahre bewährt hat. Bei der Durchführung der Harnröhrenplastik müssen folgende Prinzipien beachtet werden:

– Eine Indikation zur Korrektur der Urethra ist nur bei Miktionsstörungen und bei Krümmung gegeben. Bei leichten Fällen von Hypospadia glandis ist keine Operation oder höchstens eine Meatotomie nach vorne nötig.
– In Zweifelsfällen ist die Präputialschürze so lange zu erhalten, bis die Notwendigkeit einer Harnröhrenverlängerung mit Sicherheit verneint werden kann. Dies ist besonders in Ländern, wo Neugeborene häufig beschnitten werden, zu beachten.
– Aus psychologischen Gründen sollte die Korrektur vor Schuleintritt vollzogen sein.
– Bei der Harnröhrenplastik haben mehrzeitige Verfahren größere Erfolgsaussichten.
– Als Material für die zu bildende Harnröhre eignet sich die Penis- und Vorhaut am besten, da sie elastisch, leicht mobilisierbar, gut durchblutet und haarlos ist. Sie neigt nicht zu Keloidbildung. Die Skrotalhaut eignet sich vor allem wegen der späteren Behaarung nicht.

Meatotomie

Bei sehr engem Orifizium muß der stenosierte Meatus längs gespalten und quer genäht werden (Meatotomie). Die Nähte werden mit resorbierbarem Material und atraumatischen Nadeln durchgeführt.

Streckung des Penis

Liegt eine Krümmung des Penisschaftes vor, führen wir im Alter von etwa drei Jahren die Streckung des Gliedes durch, um später eine gerade Erektion zu ermöglichen. Ein gestreckter Penisschaft ist Voraussetzung für eine erfolgreiche Urethraplastik.

Technik der Penisaufrichtung. Unmittelbar vor der Harnröhrenmündung wird die Penishaut quer inzidiert. Die Inzision wird über die seitlichen Ränder des Präputiums ins innere Präputialblatt fortgesetzt unter Bildung eines asymmetrischen Lappens (Abb. 147 a–d). Das Orifizium wird soweit mobilisiert und nach proximal verlagert, daß die Urethra bei Penisstreckung nicht unter Spannung steht. Sämtliche Bindegewebsstränge (Chorda) zwischen den Corpora cavernosa werden von der Peniswurzel bis zum Sulcus wegpräpariert. Durch Mobilisation der Penishaut und asymmetrische

8.184 Urogenitaltraktus und retroperitonealer Raum

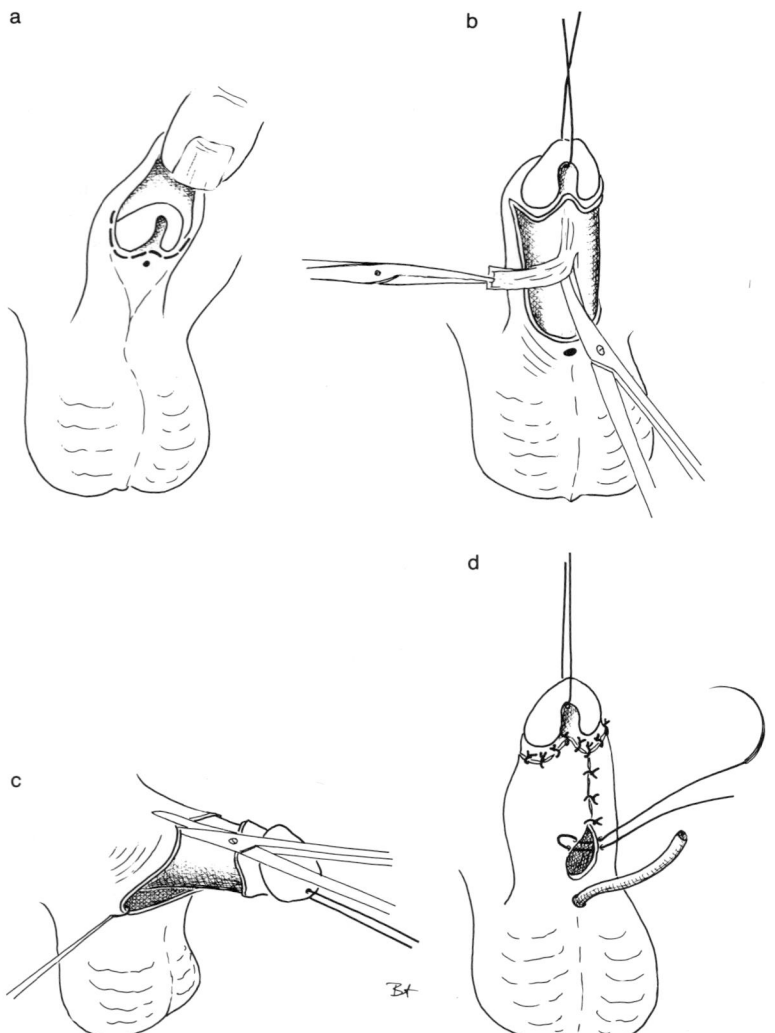

Abb. **147 a–d** Operative Strekkung des Penis bei Hypospadie unter asymmetrischer Lappenbildung nach Marberger.
a Schnittführung vor der Harnröhrenöffnung.
b Freilegung der Penisunterseite und Exzision der »Chorda«.
c Asymmetrische Inzision der mobilisierten dorsalen Penishaut.
d Asymmetrische Naht der Penishautlappen unter Bildung eines Hautdepots links von der Längsnaht.

dorsale Inzision des äußeren Präputialblattes erhält man einen Verschiebelappen, mit dem sich der Hautdefekt auf der Penisunterseite gut decken läßt. Die Nähte werden atraumatisch mit resorbierbarem, synthetischem Nahtmaterial durchgeführt. In die Urethra wird ein Thiemann-Katheter für 3–4 Tage eingelegt und festgenäht. Durch die Asymmetrie des Hautlappens, wie sie MARBERGER (1968) angibt, vermeiden wir eine Längsnarbe in der späteren Urethralwand und umgehen die Gefahr einer erneuten Peniskrümmung durch Narbenschrumpfung.

Rekonstruktion der Urethra

Für die Harnröhrenplastik verwenden wir bei der penoglandären und vorderen penilen Hypospadie die elegante Methode von OMBRÉDANNE mit den Ergänzungen von BARCAT. Sie zeichnet sich durch größte Erfolgssicherheit aus. Für die schweren Hypospadieformen kommen die Urethraplastik nach DENIS-BROWNE oder die Methode des asymmetrischen Rotationslappens nach MARBERGER in Frage.

Vordere Harnröhrenplastiken

Operation nach Ombrédanne I. Diese Operation dient der Bereitstellung von Hautmaterial zur Urethraplastik durch Verlagerung des gespaltenen Präputiums auf die Penisunterseite (Abb. 148).
Wir legen einen Katheter in die Harnröhre bis in die Blase und fassen die Ecken des entfalteten Präputiums mit je einer atraumatischen Haltenaht. Auf der Penisunterseite wird der proximal der Harnröhrenmündung zu umschneidende Hautlappen angezeichnet (Ombrédanne-Lappen). Seine Breite beträgt $2/3$ der Penisunterseite, seine Länge muß dem Abstand des Orifiziums zur Glansspitze entsprechen. Beim Umschneiden und Freipräparieren dieses »Ombrédanne-Lappens« achten wir auf die Erhaltung einer guten Durchblutung. Größte Vorsicht erfordert die Hautinzision über der Urethra, welche unmittelbar unter der zarten Penis-

Hypospadie 8.185

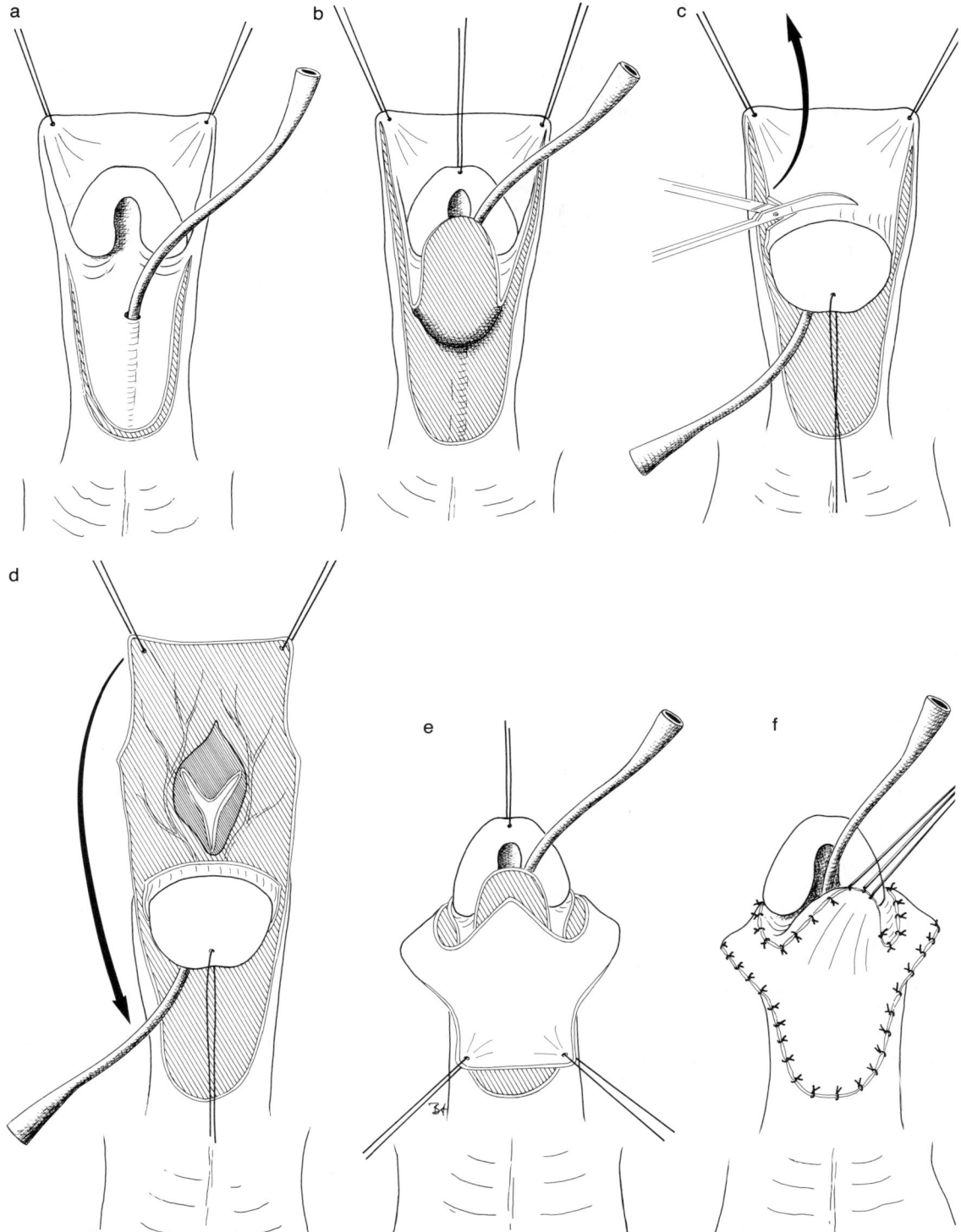

Abb. 148 a–f   Operation der Hypospadie nach Ombrédanne I.
a Umschneiden des ventralen Ombrédanne-Lappens.
b Mobilisierung und Aufklappen des Lappens. Inzision der seitlichen Präputialränder.
c Quere Durchtrennung des inneren Vorhautblattes nahe dem Sulkus und Entfaltung des Präputiums (Pfeil).
d Y-förmige Inzision im entfalteten Präputium unter Schonung der Gefäße.
e Herunterschlagen des Präputiums auf die Penisunterseite, wobei die Glans durch die Y-Inzision durchgezogen wird.
f Naht der Wundränder.

8.186 Urogenitaltraktus und retroperitonealer Raum

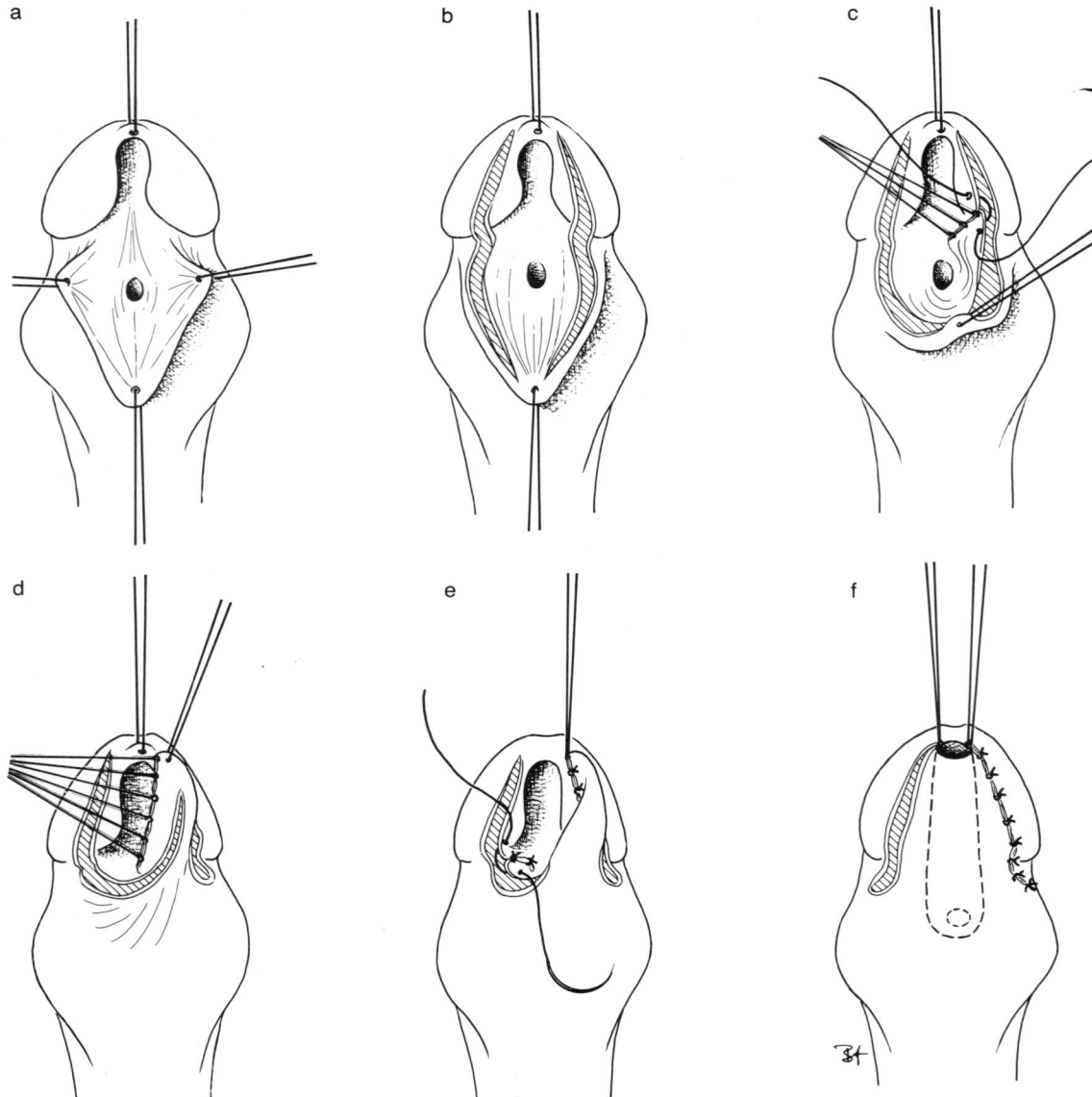

Abb. 149 a–f Operation der Hypospadie nach Ombrédanne II.
a Glans und Ombrédanne-Lappen werden mit Haltefäden gefaßt.
b Glans und Lappen werden seitlich streifenförmig angefrischt.
c–e Vereinigung der inneren Wundränder zur Bildung der vorderen Urethra.
f Vereinigung der äußeren Wundränder (links vollendet).

haut liegt. Eine exakte Blutstillung ist Voraussetzung für eine gute Wundheilung. Die Lappeninzision wird entlang den seitlichen Präputialrändern bis zu den Haltefäden weitergeführt. Das innere Präputialblatt wird in einer Entfernung von etwa 3 mm vom Sulkus durchtrennt und nach Lösung der bindegewebigen Adhäsionen zwischen den beiden Blättern aufgeklappt (Abb. **148 c u. d**). Das entfaltete Präputium inzidieren wir basal Y-förmig, wiederum unter peinlicher Schonung der Gefäße, so daß es auf die Penisunterseite geschlagen und die Glans durch die Y-Öffnung nach dorsal durchgezogen werden kann (Abb. **148 d u. e**). Dabei darf die Glans nicht stranguliert werden. Die nun auf der Penisunterseite zur Verfügung stehende Präputialhaut dient zur Deckung des bei der Bildung des Ombrédanne-Lappens entstandenen Defektes am Penisschaft und der Rückseite des Ombrédanne-Lappens. Die Ränder des Y-Schnittes werden dorsal mit dem Saum des inneren Präputialblattes, auf der Penisunterseite mit dem Ombrédanne-Lappen und den Rändern des Entnahmedefektes unter Verwendung resorbierbaren, synthetischen Nahtmaterials vereinigt (Abb. **148 f**). Der Penis wird mit einem leichten zirkulären Kompressionsverband in Erektionsstellung fixiert. Verband und Katheter werden am 5. postoperativen Tag entfernt.

Operation nach Ombrédanne II. Der zweite Teil der Ombrédanneschen Operation besteht in der eigentlichen Verlängerung der Harnröhre bis zur Glansspitze. Wir führen ihn 6 Monate nach der ersten Operation durch. Glans und Ombrédanne-Lappen werden mit atraumatischen Haltefäden gefaßt. Die seitlichen Lappenränder werden durch Exzision schmaler Hautstreifen mit einer feinen gebogenen Schere angefrischt (Abb. **149 a–f**). Die Exzisionen werden auf die Unterseite der Glans beidseits der Fossa navicularis verlängert. An der Glansspitze bleibt eine Hautbrücke von 3 mm Breite bestehen. Um hartnäckige Blutungen aus den Corpora cavernosa zu vermeiden, darf nur gerade die Epithelschicht exzidiert werden. Auf Höhe des Orifiziums beginnend, vereinigen wir nun die inneren Wundränder des Lappens mit den entsprechenden der Glans. (Abb. **149 c, d u. e**). Die Einzelknopfnähte werden gegen die Lichtung des entstehenden Harnröhrenstücks geknotet und kurz abgeschnitten. Mit einer zweiten äußeren Nahtreihe werden je die lateralen Wundränder vereinigt. Auch für diese Operation verwenden wir atraumatisches, synthetisches, resorbierbares Nahtmaterial der Stärke 6–0. Überschüssige Vorhautwülste zu beiden Seiten des vorderen Penisschaftes werden abgetragen. Das Einlegen eines Katheters erübrigt sich.

Bei geringgradiger Hypospadia glandis mit gespaltenem Präputium kann bei subtiler Technik auch eine einzeitige Plastik nach Ombrédanne verwendet werden. Ein kleiner Ombrédanne-Lappen wird wie üblich gebildet und sofort in die seitlich der Fossa navicularis beidseits angefrischte Glans eingenäht. Darüber werden die Glans und das Präputium primär vernäht (Abb. **150**).

Eine weitere Modifikation der Ombrédanneschen Technik ist bei den seltenen Formen penoglandärer Hypospadie mit *intakter* Vorhaut anwendbar. Hier kann die Korrektur direkt nach Ombrédanne II durchgeführt werden. Der Ombrédanne-Lappen wird dann aus dem Präputiumanteil der Penisunterseite gebildet (Abb. **151 a–c**).

Verfahren bei schweren Hypospadieformen
Operation nach Denis-Browne und Modifikation nach Marberger. Diesem Eingriff liegt die Erfahrung zugrunde, daß sich ein subkutan verlagerter Hautstreifen durch Epithelisierung zu einem Rohr schließt, in der Regel ohne narbige Verdickung oder Kontraktion. Die Marbergersche Modifikation vermeidet überdies durch asymmetrische Lappenbildung die mittelständige Längsnarbe. Durch perineale, bei kleinen Kindern besser suprapubische Harnableitung wird die Urethra trockengelegt. Zum Anlegen einer perinealen Urethrafistel wird ein mit Metallsonde armierter Katheter in die Urethra eingeführt, perineal unter die Haut vorgedrängt und durch eine kleine Inzision herausgeleitet. Für die suprapubische Ableitung empfiehlt sich die Einführung eines gewebefreundlichen Silicongummikatheters durch einen Troikart unter zystoskopischer Sicht.

Auf der Penisunterseite umschneiden wir nun einen 5 mm breiten medialen Hautstreifen unter Einbezug des Ostiums. Im Sulkusbereich werden Präputialansatz und Glans mit feiner gebogener Schere einige Millimeter weit angefrischt. Die seitlichen Wundränder werden nun am Penisschaft weit, bis gegen den Penisrücken mobilisiert und beim Originalverfahren medial über dem Hautstreifen vereinigt (Abb. **152 a–d**). Dabei ist es für eine fistelfreie Wundheilung wichtig, daß die Wundränder breiten Kontakt haben. Am besten werden zu diesem Zweck Matratzennähte aus Seide oder Polyglycolsäure zu beiden Seiten der Wundränder über weiche Silicongummischläuche geführt und nur locker geknotet. Zur Feinadaptation der Wundränder verwenden wir feinstes, atraumatisches Nahtmaterial. Um jede Hautkompression und -spannung zu vermeiden, wird am Penisrücken ein ausgiebiger, längs verlaufender Entlastungsschnitt angelegt, dank dessen Seromoder Hämatombildungen vermieden werden. Der Defekt wird offengelassen. Es ist auch ratsam, ein Penrose-Drain an der Basis des Penis einzulegen; dieses Drain wird nach 3 Tagen wieder entfernt.

Um Fistelbildungen an den Stichstellen der Matratzennähte zu vermeiden, werden diese spätestens am 7. postoperativen Tag entfernt. Die perineale oder suprapubische Fistel schließt sich nach Katheterentfernung am 8. bis 10. Tag rasch, erstere ohne Striktur.

Die Vorteile der *Marbergerschen Modifikation* lie-

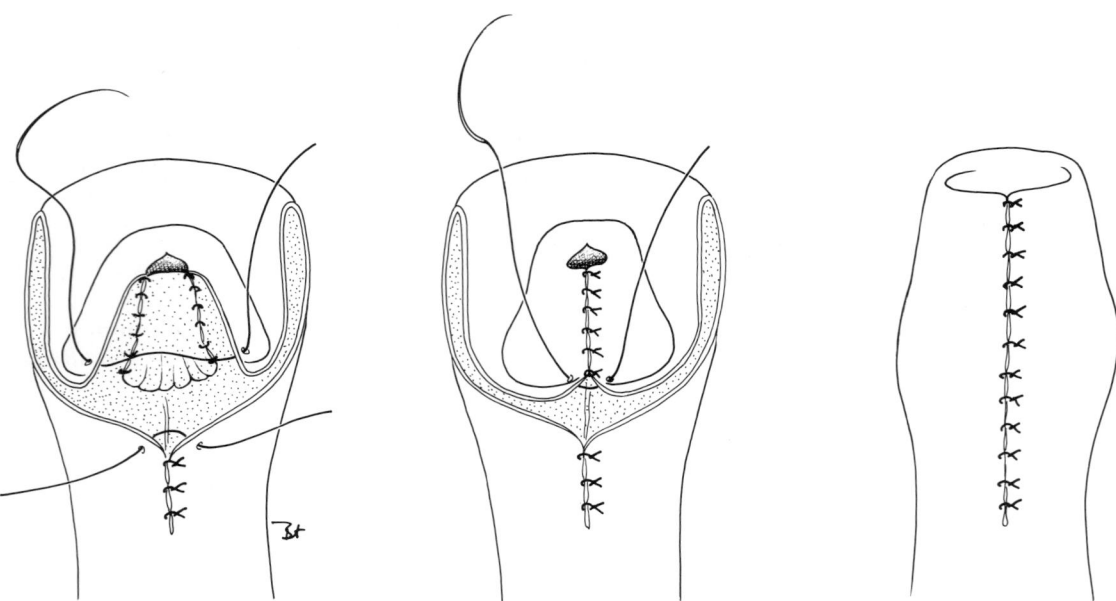

Abb. 150 Verfahren bei geringgradigen Harnröhrendefekten. Ein kleines Ombrédanne-Läppchen wird in die beidseits der Fossa streifenförmig angefrischte Glans eingenäht. Inneres Präputialblatt und Glans werden vereinigt, äußeres Präputialblatt und Haut des Penisschaftes auf der Penisunterseite geschlossen.

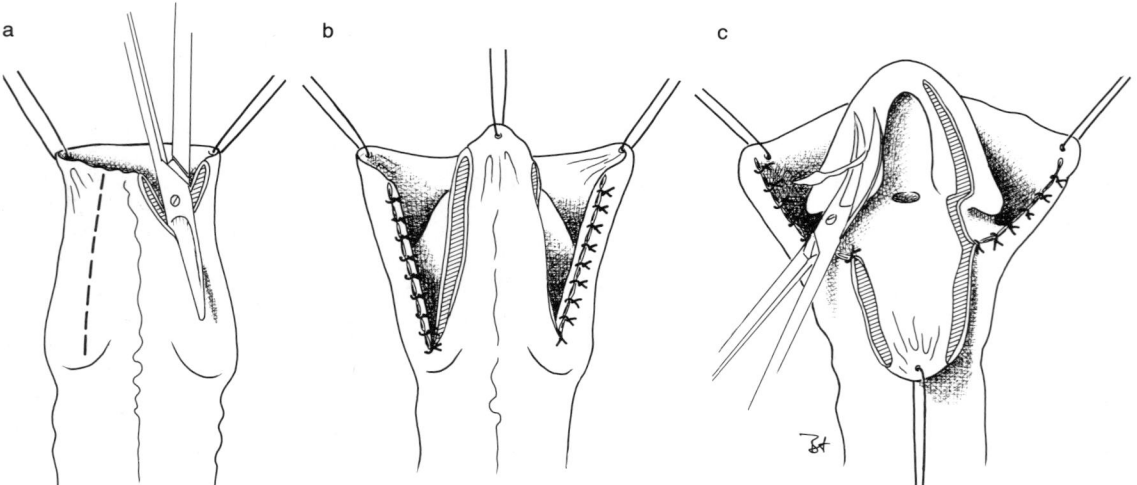

Abb. 151 a–c Operation bei Hypospadia glandis mit intaktem Präputium.
a u. b Ausschneiden eines Vorhautlappens.
c Bildung der Harnröhre mit diesem Lappen wie bei der 2. Sitzung des Verfahrens nach Ombrédanne (s. Abb. 149).

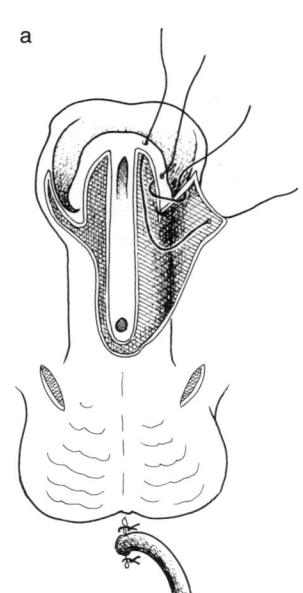 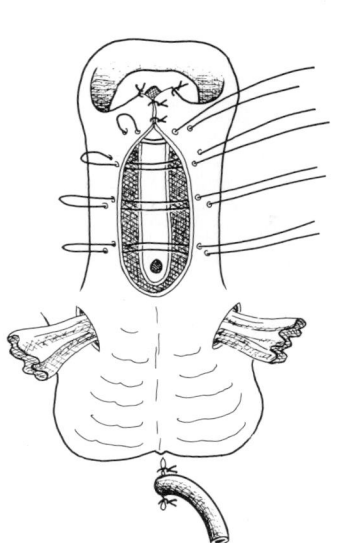 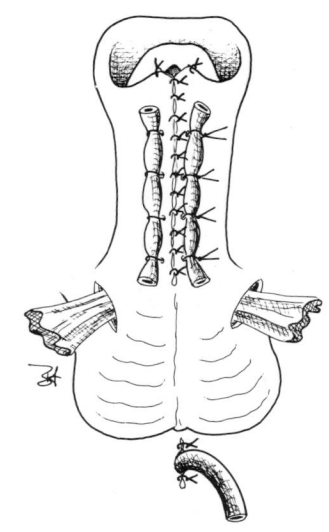
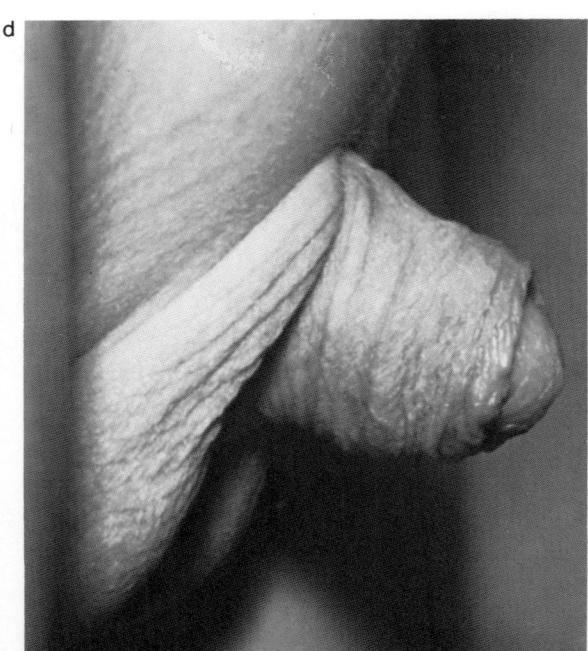 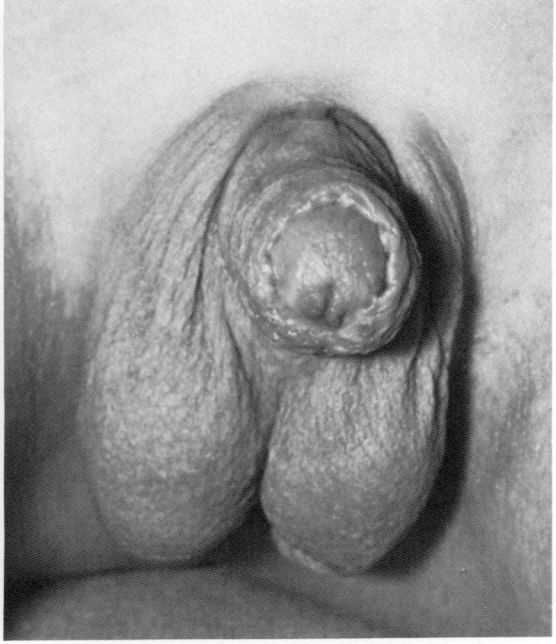

Abb. 152 a–d Methode nach Denis Browne (modifiziert).
a Ein Hautstreifen wird auf der Penisunterseite von der Harnröhrenmündung bis zur Glans umschnitten, die seitlichen Wundränder werden mobilisiert, Glans und Präputialumschlagfalte werden angefrischt.
b Die seitlichen Wundränder werden mittels Matratzennähten nach Donati über dem Denis-Browne-Streifen adaptiert. Anlegen eines subkutanen Penrose-Drains quer durch die Penisbasis.
c Die Matratzennähte werden über weichen Silicongummischläuchen geknotet und die Wundränder mit feinen Einzelknopfnähten genau adaptiert.
d Resultat der Denis-Browne-Methode. 12jähriger Knabe mit vulviformer skrotaler Hypospadie.

8.190 Urogenitaltrakt und retroperitonealer Raum

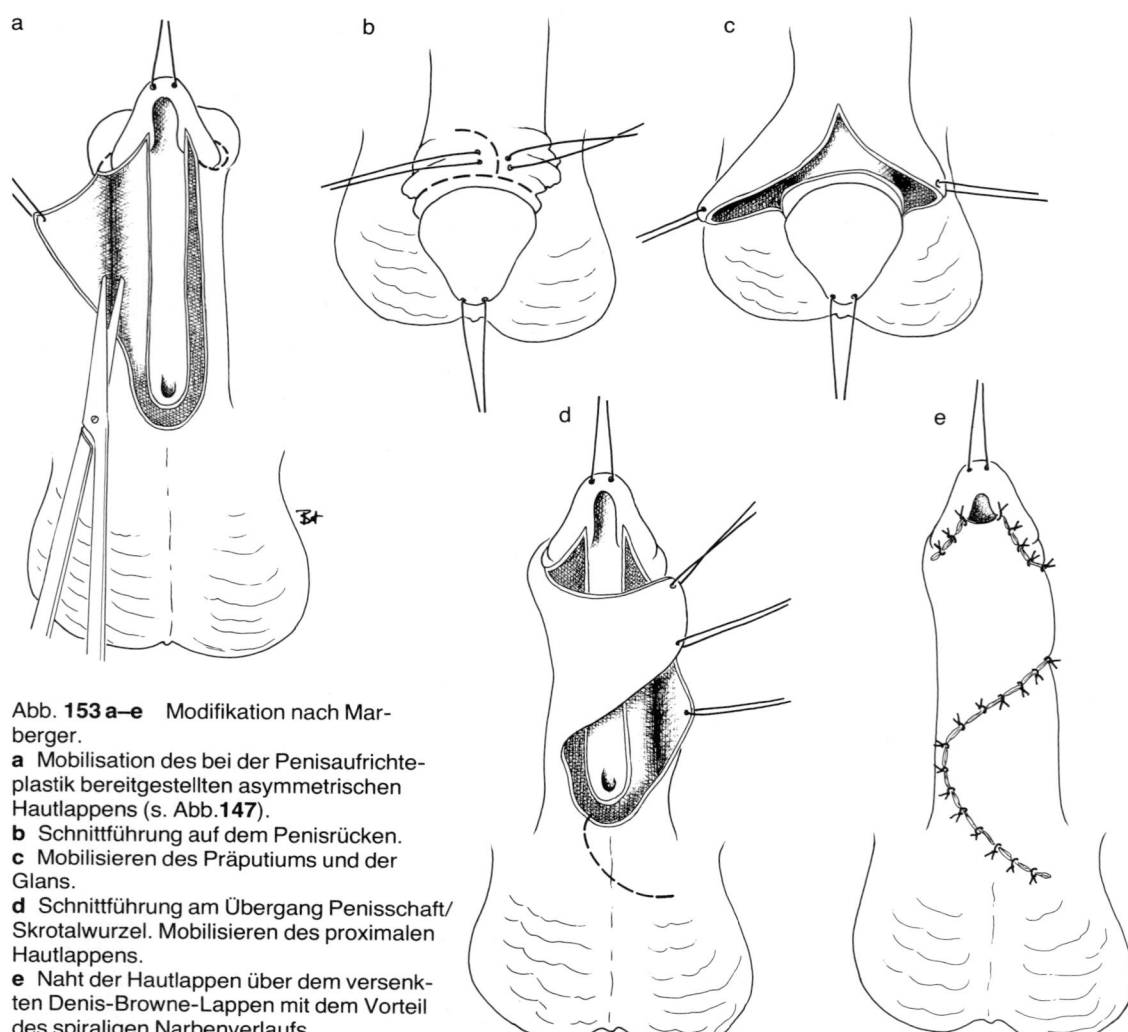

Abb. **153 a–e** Modifikation nach Marberger.
a Mobilisation des bei der Penisaufrichteplastik bereitgestellten asymmetrischen Hautlappens (s. Abb.**147**).
b Schnittführung auf dem Penisrücken.
c Mobilisieren des Präputiums und der Glans.
d Schnittführung am Übergang Penisschaft/Skrotalwurzel. Mobilisieren des proximalen Hautlappens.
e Naht der Hautlappen über dem versenkten Denis-Browne-Lappen mit dem Vorteil des spiraligen Narbenverlaufs.

gen in der geringen Fistelhäufigkeit und in der Vermeidung jeglicher narbiger Verkürzung mit erneuter Peniskrümmung. Bei der Aufrichteplastik (s. Abb. **147**) wird auf der einen Seite des zu bildenden Harnröhrenstreifens Hautmaterial bereitgestellt, welches bei der Hauptoperation die spiralige Lappenbildung ermöglicht (Abb. **153 a–e**) und eine weniger aufwendige und störungsanfällige Nahttechnik erlaubt. Bei der Denis-Browne-Operation kommt es nicht selten zur Nahtdehiszenz im Bereich der Glans. Hier liegt ein weiterer schwacher Punkt dieser Urethraplastik. Die dabei entstehende penoglandäre Hypospadie kann aber später noch durch eine Ombrédanne-Plastik behoben werden. Bei der Margergerschen Modifikation steht hingegen die Vorhaut für allfällige Korrekturen im vordersten Urethraabschnitt nicht mehr zur Verfügung.
Duckett hat 1981 2 neue Methoden beschrieben. Durch eine sog. Meatoglanduloplastik (MAGPI),

die bei glandulären Hypospadieformen angezeigt ist, wird ein endständiger Meatus gebildet. Mit der zweiten Methode korrigiert der Autor die schweren Hypospadieformen in einer einzigen Sitzung: Nach breiter Exzision der Chorda wird eine Neourethra mittels eines im dorsalen mukösen Präputium entnommenen, gestielten Lappens bis zur Glansspitze rekonstruiert (Transverse Preputial Island Flap Technique). Nach Angaben des Autors sollen beide Methoden zu funktionell und kosmetisch befriedigenden Resultaten führen.

Ergebnisse

Mit den wenigen hier angeführten Methoden gelingt es, für jede Hypospadieform anatomisch und funktionell befriedigende Resultate zu erreichen (Abb. **154** und **155**). Da in den meisten Fällen ein mehrzeitiges Vorgehen empfehlenswert ist, kommt der Führung von Kind und Eltern besondere Bedeutung zu. Besser als eine Vielzahl von Methoden

Hypospadie 8.191

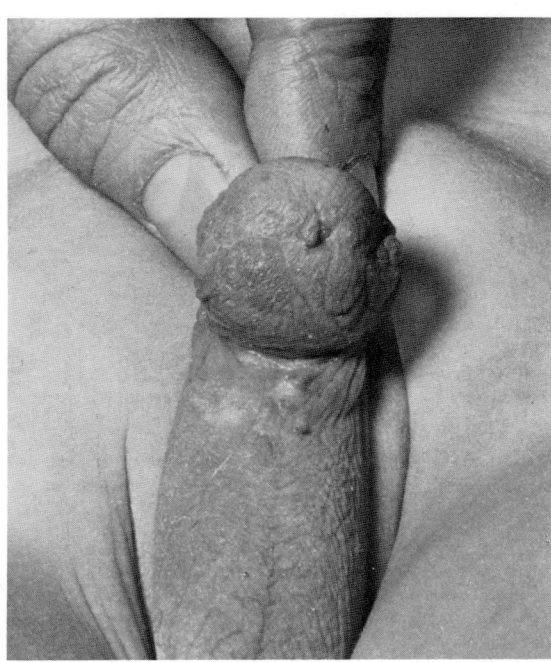

Abb. **154** Resultat nach Ombrédanne-Plastik bei Hypospadia penis anterior. Neue Harnröhrenöffnung an der Spitze der Glans.

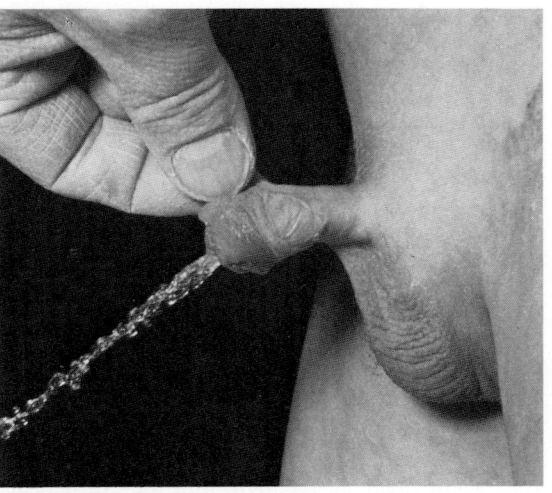

Abb. **155** Gerade gerichteter Urinstrahl nach Ombrédanne-Plastik bei Hypospadia penis media.

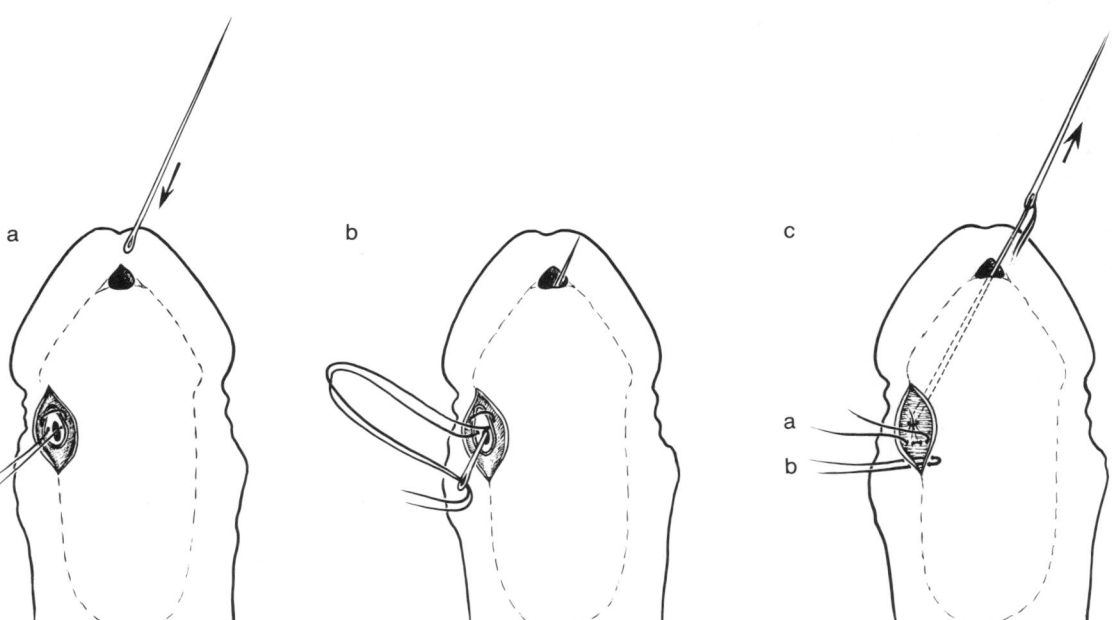

Abb. **156 a–c** Technik des Verschlusses einer Urethrafistel.
a Die Fistel ist angefrischt, invertierende Nähte werden angelegt.
b Die Nähte werden durch die Urethra nach innen durchgezogen.
c Subkutannaht und Matratzennähte der äußeren Penishaut.

ist das Festhalten an ganz wenigen Standardoperationen, mit denen man sich die nötige Erfahrung aneignet und die sich den immer wieder wechselnden Ausgangsbefunden anpassen lassen. Mit kleineren Nahtdehiszenzen und Urethrafisteln ist jedoch bei jeder Urethraplastik zu rechnen. Oft sind sie so klein, daß sie nur während der Miktion erkannt werden können. Sie treten auch längere Zeit nach erfolgreicher Operation auf und sind auf sich schließende Epithelzysten zurückzuführen, die ihrerseits auf verschleppte Epithelzellen in Stichkanälen von — meist nicht resorbierbarem — Nahtmaterial beruhen. Viele dieser Fisteln schließen sich nach mehreren Wochen noch spontan.

Bei *persistierenden Fisteln* und größeren Dehiszenzen ist die Nachoperation nach 4–6 Monaten angezeigt. Nach dieser Frist ist mit einer Spontanheilung nicht mehr zu rechnen, und die Narben der vorausgegangenen Operationen sind wieder weich und geschmeidig geworden.

Technik des Fistelverschlusses nach Grob

Wir umschneiden den Fistelrand und mobilisieren den Fistelkanal sowie den äußeren Wundrand. Die Fistelränder werden hierauf mit feinen Polyglycolsäurenähten so vereinigt, daß die Knoten lumenwärts in die Urethra zu liegen kommen. Die Fadenenden werden mit Hilfe einer geraden Nadel durch die Urethralöffnung nach außen geführt (Abb. **156 a–c**). Durch Zug an diesen Fäden wird das Fistelgebiet trichterförmig in die Harnröhrenlichtung hineingezogen. Über diesem Trichter wird nun die äußere Wunde mit Subkutan- und exakt adaptierten Hautnähten verschlossen.

Peniskrümmung und Penistorsion ohne Hypospadie

Bei der Beurteilung von Fehlbildungen des Penis stoßen wir gelegentlich auch auf die angeborene Peniskrümmung und die Penistorsion ohne Hypospadie. Die ventrale Peniskrümmung ohne Harnröhrenspalte (»isolated chordee«, »chordee without hypospadias«) hat ihre Ursache in einer strangförmigen Degeneration der Corpora spongiosa beidseits der terminalen Urethra. Diese fibrotischen Stränge mesenchymalen Ursprungs entstehen nur im Bereiche der ektodermalen Harnröhre, das heißt an Glans und distalem Penisschaft. Je länger sie sind, um so stärker wird der Krümmungseffekt am Penis, ähnlich einer Bogensehne. Typisch für diesen Befund ist dessen Zunahme bei Erektion. Die gängigste Therapie besteht in einer sorgfältigen Exzision der fibrosierten, distalen Anteile der Corpora spongiosa beidseits der Harnröhre. Diese soll wegen ihrer Längselastizität nicht von ihrem Mündungsbereich abgelöst werden, da sonst eine Hypospadie entsteht. Zugang und Hautverschluß auf der Penisunterseite erfolgen unter verlängernden Z-Plastiken. Bei schweren Fällen ist es aber manchmal nicht möglich, die Krümmung ohne Durchtrennung der Urethra zu beseitigen. Die Urethralücke ist später einschichtig nach Denis-Browne oder zweischichtig zu verschließen.

Bei der angeborenen Penistorsion finden wir einen spiraligen Verlauf der Penishautrhaphe mit Verdrehung der Glans verschiedenen Ausmaßes. Sofern die Anomalie nicht mit einer Hypospadie kombiniert ist, läßt sie sich durch zirkuläre Ablösung der Haut des Penisschaftes, Detorquierung und Naht im Sulkusbereich korrigieren.

Literatur

Allen, T. D., H. M. Spence: The surgical treatment of coronal hypospadias and related problems. J. Urol. 100 (1968) 504–508

Barcat, J. R.: Traitement de l'hypospadias pénien et pénoscrotal. J. Chir. 58 (1941/42) 418–426

Berger, D., P. P. Rickham: Chordee and torsion with or without hypospadias. Z. Kinderchir. 29 (1980) 158–163

Brandesky, G.: Die Intersexualität aus kinderchirurgischer Sicht. Pädiat. Prax. 9 (1970) 543–557

Browne, D.: An operation for hypospadias. Proc. roy. Soc. Med. 9 (1949) 466–468

Crawford, B. S.: The management of hypospadias. Brit. J. clin. Pract. 17 (1963) 273–280

Devine, Ch. J., Ch. E. Horton: Chordee without hypospadias. J. Urol. 110 (1973) 264–271

Duckett, J. W.: MAGPI (Meatoplasty and glanduloplasty). A procedure for subcoronal hypospadias. Urol. Clin. North. Am. 8 (1981) 5/3

Duckett, J. W.: The island flap technique for hypospadias repair. Urol. Clin. North. Am. 8 (1981) 503

Gross, M., R. Fein, K. Waterhouse: Single stage correction of chordee without hypospadias and coronal hypospadias. J. Urol. 102 (1969) 70–74

Kim, S. H., W. H. Hendren: Repair of mild hypospadias. J. Ped. Surg. 16 (1981) 806–811

Klauber, G. T.: Distal hypospadias, chordee and torsion: the Allen-Spence procedure and new modifications. J. Urol. 114 (1975) 765–768

Marberger, H.: Hypospadieoperation unter Verwendung von asymmetrischen Praeputialhautlappen. Urologe 7 (1968) 161–163

Marberger, H., K. Bandhauer: Ergebnisse der Hypospadiekorrektur nach der Methode von Denis Browne. Urologe 4 (1965) 185–191

Michaelowski, E., W. Modelski, A. Kowalski: Erfahrungen und Ergebnisse bei der operativen Behandlung der Hypospadie. Urologe 1 (1970) 32–38

Pfeiffer, K. M.: Die Resultate der Hypospadieoperation nach Ombrédanne. Ann. paediat. 185 (1955) 61–96

Pompino, H. J., Th. Zickgraf, J. H. Pietschmann, W. Schmidt: Langzeitkatamnesen von 164 Hypospadien. Z. Kinderchir. 3 (1969) 519–533

Prader, A.: Male pseudohermaphroditism. Helv. paediat. Acta, Suppl. 34 (1974) 79–86

Zachmann, M., P. P. Rickham: Intersexuality. In Rickham, P. P., J. Lister, I. M. Truing: Neonatal Surgery. Butterworths, London-Boston 1978

Epispadie

U. G. STAUFFER

Häufigkeit

Diese Fehlbildung, die in einer dorsalen Spaltung der Harnröhre besteht, tritt – im Gegensatz zur Hypospadie – als isolierte Entwicklungsstörung nur selten auf. Hingegen findet sich eine Epispadie regelmäßig als Teilerscheinung der häufiger vorkommenden Blasenexstrophie (S. 8.129).
Von 1970 bis 1978 haben wir an der chirurgischen Abteilung der Universitätskinderklinik Zürich nur 6 isolierte Epispadien gesehen. In demselben Zeitraum waren gegen 200 Kinder mit Hypospadien und 27 mit Blasenexstrophien an unserer Klinik behandelt worden. Dies entspricht in etwa den Angaben der Literatur, wonach isolierte Epispadien ungefähr 30–50mal seltener als Hypospadien und etwa 4–5mal seltener als Blasenexstrophien vorkommen (WELCH 1962; WILLIAMS 1974). Absolut beträgt die Häufigkeit der isolierten Epispadie ungefähr 1 auf 30 000–50 000 Geburten (WELCH 1962).
Die Epispadie kommt beim männlichen und beim weiblichen Geschlecht vor, doch ist sie bei Knaben wesentlich häufiger als bei Mädchen. In einer Sammelstatistik von WELCH (1962) fanden sich 75 Knaben und nur 23 Mädchen. Im Hinblick auf die formale Genese, die klinischen Erscheinungsformen und zum Teil auf die Therapie ergeben sich bei der männlichen und bei der weiblichen Epispadie wesentliche Differenzen, so daß eine getrennte Betrachtung angezeigt ist.

Die männliche Epispadie

Pathogenese

Wie die Blasenexstrophie beruht auch die Epispadie auf einer mangelhaften Mesodermisation der Kloakenmembran, die sich aber hier auf den dorsalen Abschnitt des Genitalhöckers (Phallus) beschränkt. Dabei erfolgt der Durchbruch des Sinus urogenitalis nicht wie normalerweise *hinter* dem Genitalhöcker, sondern *vor* demselben, so daß die Urethralrinne vor die Corpora cavernosa des Penis zu liegen kommt (Abb. 157a).

Symptome

Je nach Ausdehnung dieser Fehlbildung lassen sich verschiedene Formen unterscheiden. Bei den geringsten Graden der Epispadia glandis (Epispadie Grad 1) ist das Ostium externum der Urethra in dorsaler Richtung lediglich etwas erweitert und daher klaffend. Die Glans penis ist intakt, zeigt jedoch hinter der Harnröhrenmündung eine leichte Furche zwischen den Corpora cavernosa glandis, die sich über den Sulcus coronarius hinaus auf das innere Blatt des in solchen Fällen zirkulär

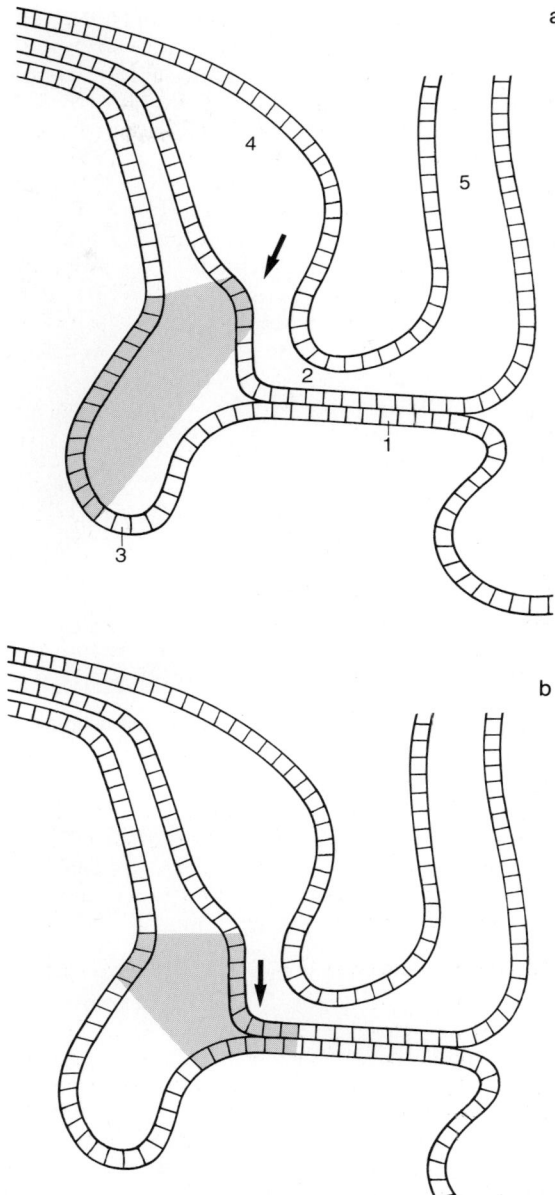

Abb. **157a** u. **b** Entstehung der Epispadie infolge mangelnder Mesodermisation (schraffierte Partie).
a Beim männlichen Geschlecht im dorsalen Abschnitt: Durchbruch des Sinus urogenitalis vor dem Genitalhöcker (Pfeil).
1 Membrana cloacalis
2 Sinus urogenitalis
3 Phallus
4 Harnblase
5 Enddarm
b Beim weiblichen Geschlecht: Durchbruch des Sinus urogenitalis hinter dem Genitalhöcker (Pfeil).

entwickelten Präputiums fortsetzt. In ausgesprocheneren Fällen von Epispadien Grad 1 weist die Glans auf ihrer dorsalen Seite eine klaffende Spalte auf, die bis zum Sulcus coronarius reicht, wo sich die Mündung der Urethra befindet. Das Präputium ist dabei auf der dorsalen Seite nur minimal als schmaler Wulst entwickelt, auf der ventralen Seite indessen hängt es mit seinem Frenulum als schürzenförmiges Gebilde von der Glans herab (Abb. 158).

Bei der Epispadia penis (Epispadie Grad 2) bildet die Urethra eine dorsal offene, mit feuchter Schleimhaut bekleidete Rinne, die irgendwo am Penis, jedoch noch vor dem Blasenhals endet. Die schwerste und weitaus häufigste Form ist die Epispadia penopubica. Die Urethralrinne reicht hier bis an die Basis des kurzen Penisschaftes und geht dort in den trichterförmigen Blasenhals über (Epispadie Grad 3). Die Schleimhaut der Urethralrinne ist durch longitudinal verlaufende Sulci gegen die Corpora cavernosa bzw. die Penishaut abgegrenzt. Wird der Penis an seiner ventralen Präputiumschürze nach unten gezogen, so überdeckt eine sichelförmige Hautfalte die Basis des Penis (Abb. 159). Allen Formen ist eine Hypoplasie des Penisschaftes gemeinsam. Dieser ist nach oben gerichtet und häufig so kurz, daß er bei bloßer Inspektion nicht sichtbar ist. Nur die nierenförmige Glans penis mit dem schürzenförmigen ventralen Präputium überragt das Hautniveau. Oft ist die Glans zusätzlich etwas seitlich verdreht. Wie bei der Blasenexstrophie ergibt die Röntgenaufnahme des Beckens ein mehr oder weniger ausgesprochenes Auseinanderweichen der Schambeine (Symphysenspalte). Kinder mit der seltenen Epispadia glandis sind meist normal kontinent; dagegen sind die große Mehrzahl der Kinder mit Epispadie Grad 2 und alle Kinder mit Epispadie Grad 3 inkontinent, da der M. sphincter vesicae nur auf der ventralen Seite entwickelt ist. In aufrechter Stellung läuft der Urin ständig ab, so daß sich Mazerationen und intertriginöse Veränderungen an der Haut des Skrotums und an der Oberschenkelinnenseite bilden. In liegender Stellung kann hingegen der Urin gelegentlich längere Zeit gehalten werden.

Therapie

Geschichtliches. Die ersten Versuche zur chirurgischen Korrektur von Epispadien wurden von DIEFFENBACH (1845) mitgeteilt, der die Urethralrinne zu einem Rohr schloß und die Penishaut darüber vereinigte (DIEFFENBACH 1845). 1895 schlug CANTWELL (1895) zusätzlich die Versenkung des Urethralrohres nach ventral und die Vereinigung der Corpora cavernosa dorsal desselben vor (CANTWELL 1895). Da diese Operationen jedoch nichts an der meist vorhandenen Inkontinenz änderten, empfahl STILES (1911) die zusätzliche Ableitung der Ureteren ins Sigma. Den entscheidenden Beitrag zur Behandlung der Epispadie mit Urininkontinenz brachte YOUNG (1922), dessen

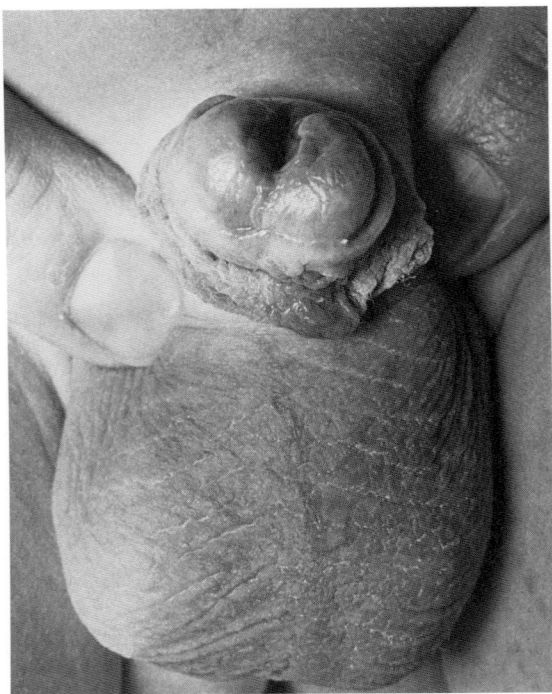

Abb. 158 Epispadia glandis (Grad 1) mit schmalem, dorsalem Präputium.

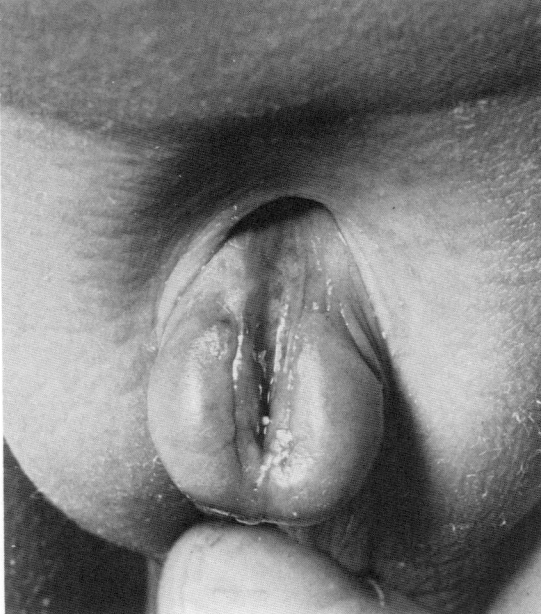

Abb. 159 Epispadia penopubica (Grad 3). Die Urethralrinne reicht bis an die Basis des kurzen Penisschaftes und geht dort in den Blasenhals über.

Epispadie 8.195

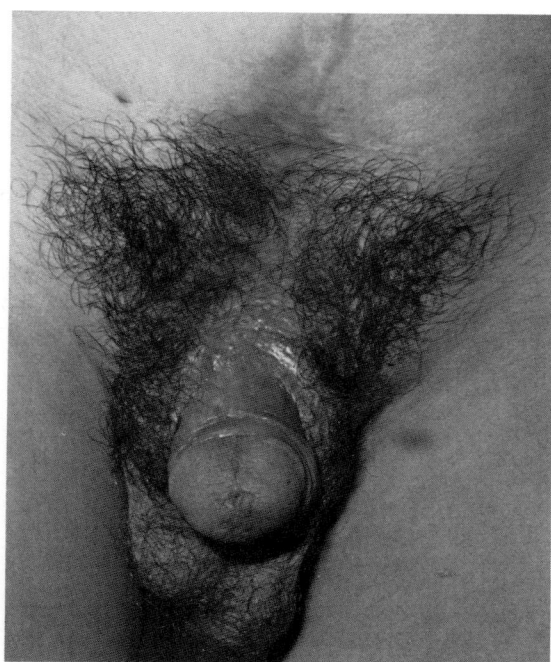

Abb. 160 16jähriger Knabe mit Epispadia penopubica (Grad 3). Kosmetisches Resultat 14 Jahre nach Erstoperation und 2 Jahre nach nochmaliger Kontinenzplastik nach Leadbetter. Normaler kräftiger Penis. Kontinenz für mindestens 3 Stunden.

operatives Verfahren sich, zum Teil erweitert durch einige Modifikationen, prinzipiell bis heute allgemein durchgesetzt hat. Er empfahl, zusätzlich zur plastischen Korrektur der eigentlichen Epispadie die Gegend des Blasenhalses und die Blase weit zu eröffnen, das fibröse Bindegewebe, das das Dach des M. sphincter ani internus bildet, sorgfältig zu exzidieren und in Schichten die Mukosa und die Muskulatur der Blase und des Blasenhalses zu einem Rohr zu schließen. 1937 konnte YOUNG über 12 von 13 operierten Kindern mit vollständiger Kontinenz berichten (YOUNG, 1937). DEES (1949) modifizierte das Originalverfahren von YOUNG (1922, 1937), indem er zusätzlich aus dem Blasenboden beidseits in der Fortsetzung des Urethralstreifens zwei dreieckige Schleimhautläppchen exzidierte, den verbleibenden Blasenschleimhautstreifen zu einem Rohr schloß und darüber die Blasenmuskulatur überlappend adaptierte. Das Prinzip dieser Modifikation nach Dees wurde von LEADBETTER 1964 (LEADBETTER u. FRALEY 1967) noch erweitert, indem er zusätzlich die beiden Ureterenmündungen vom Trigonum weg höher in der Blase wieder einpflanzte, um ein noch längeres Rohr aus Blasenschleimhaut und Blasenmuskulatur zu erhalten. 1952 kombinierte CAMPBELL (1952) das Vorgehen nach Young mit der Versenkung des neugebildeten Urethralrohres nach ventral unter die Corpora cavernosa nach Cantwell und berichtete über 15 erfolgreich operierte Kinder (CAMPBELL 1952). Heute hat sich allgemein als erstes das Vorgehen nach Young (1937), allenfalls modifiziert nach Dees (1949), mit oder ohne ventrale Verlagerung der Urethra nach Cantwell (1895), bei Mißerfolg als Zweiteingriff die Kontinenzplastik nach Young-Dees-Leadbetter durchgesetzt (LEADBETTER u. FRALEY 1967; WILLIAMS 1970, 1974).

Eigenes Vorgehen

Das Ziel der Epispadiekorrektur ist ein kosmetisch befriedigendes Ergebnis mit möglichst normalem Penis und Urinkontinenz. Wir empfehlen eine chirurgische Korrektur normalerweise nicht vor dem Alter von 3 Jahren, da vorher kontinente und teilweise kontinente resp. inkontinente Kinder häufig nicht sicher auseinandergehalten werden können (WELCH 1962; WILLIAMS 1974). Überdies ist die Operation bei älteren Kindern wegen den größeren Verhältnissen in unserer Erfahrung einfacher. Wir empfehlen deshalb die Korrektur der Epispadie ungefähr im Alter von 3-5 Jahren. Auf alle Fälle sollte vor der Einschulung oder wenn möglich noch vor dem Eintritt in den Kindergarten die Korrektur des Genitales durchgeführt sein. Der Therapieplan muß für jedes Kind individuell, gemäß dem Grad der Epispadie, der Inkontinenz und der Penisgröße aufgestellt werden (WILLIAMS 1974). Im folgenden sollen die an unserer Klinik üblichen operativen Methoden kurz schematisch dargestellt werden.

Vorgehen bei Epispadia glandis (Grad 1) und Epispadia penis (Grad 2) ohne Inkontinenz. Abb. 161 a–d zeigt die Operationstechnik bei isolierter Epispadia glandis. Die Urethralschleimhaut wird unter Bildung eines kleinen Vorhautläppchens umschnitten und seitlich etwas mobilisiert. Anschließend wird die Urethralrinne mit 5-0 atraumatischer Chromcat und die Glans mit atraumatischer Seide 4-0 verschlossen. Das kosmetische Ergebnis ist meist gut.

Das Vorgehen bei der Epispadia penis ohne Urininkontinenz zeigt Abb. 162 a–e. Die Urethralrinne wird umschnitten, wobei ein Urethralstreifen von etwa 1–2 cm Breite belassen wird. Dieser wird beidseits unterminiert und von dem Corpus cavernosum penis freipräpariert, bis der Streifen zu einem Rohr geschlossen werden kann; wir bevorzugen dabei eine fortlaufende invertierende Naht mit 4-0 atraumatischer Chromcat. Im Bereich der Glans werden beidseits der Urethralrinne kleine Dreiecke exzidiert, so daß die beiden Glanshälften in sich vereinigt werden können. Wie bei der Hypospadieoperation nach Denis-Brown verwenden wir zur Sicherung der Hautnähte Doppelstoppnähte. Eine lange ventrale Entlastungsinzision vermindert zusätzlich die zu erwartende Spannung durch das postoperative Ödem. Die Blase wird während 12 Tagen durch einen suprapubischen Ballon- oder Malecot-Katheter am Sog drainiert.

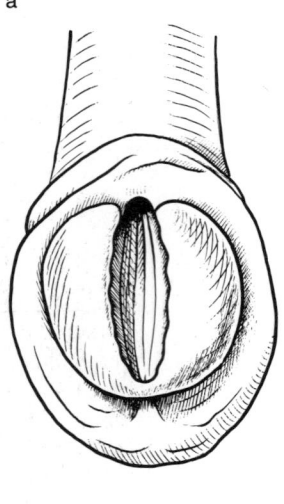
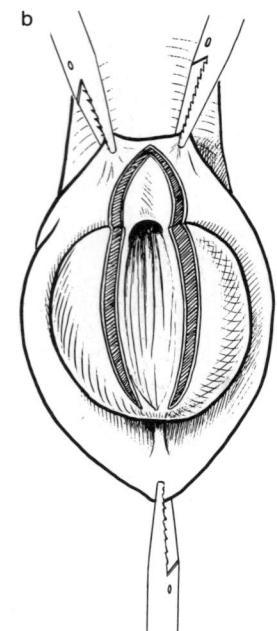
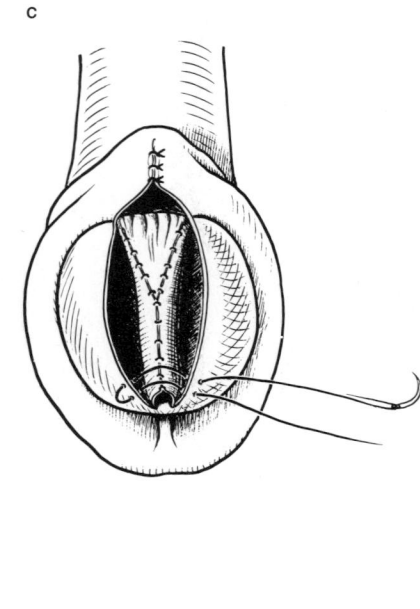
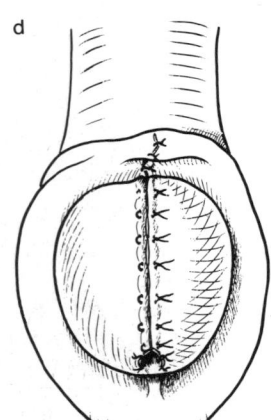

Abb. 161 a–d Operationstechnik bei Epispadia glandis.
a Situs.
b Schnittführung zur Mobilisierung der Urethralschleimhaut unter Bildung eines kleinen Vorhautläppchens.
c Naht der Harnröhre und der Corpora cavernosa.
d Hautnaht der Glans.

In günstigen Fällen kann auch die Urethralrinne nach CANTWELL (1895) nach ventral verlagert und als weitere Schicht über der in sich geschlossenen Harnröhre die Tunica albuginea der beiden Corpora cavernosa penis vereinigt werden.

Vorgehen bei Epispadia penis Grad 2 und 3 mit Harninkontinenz. Hier hat sich uns als erster Schritt das Vorgehen nach Young-Cantwell, allenfalls modifiziert nach DEES (1949), bewährt. Bei der Umschneidung des Urethralstreifens wird der Hautschnitt zusätzlich in der Mittellinie bis über die Symphyse hinaus nach oben geführt (Abb. **163 a**). Das fibröse Bindegewebe, das die zweigeteilten Ossa pubis verbindet, wird inzidiert und die Region des Blasenhalses dargestellt. Aus dem angetroffenen Bindegewebe werden sorgfältig Zügel präpariert, die später zur Verstärkung der Urethralplastik dienen können. Der Blasenhals wird genau in der Mittellinie inzidiert und die Inzision über den Blasenhals hinaus in die Blase fortgesetzt. Im Bereich des Blasenhalses wird nun der Überschuß an fibrösem, nichtmuskulärem Gewebe exzidiert. Ist die Muskulatur im Bereich des Blasenhalses schwach entwickelt, so können zusätzlich kleine Dreiecke nach DEES (1949) zur Verlängerung der proximalen Urethra in die Blase hinein aus der Blasenschleimhaut exzidiert werden (Abb. **163 b**). Anschließend wird die Urethra mit 5–0 atraumatisch Chromcat invertierend fortlaufend verschlossen. Darüber folgt der Verschluß der Blasenmuskulatur und der Muskulatur im Bereich des Blasenhalses, wenn möglich gedoppelt, und die Vereinigung der vorbereiteten seitlichen Bindegewebszügel (Abb. **163 c**). Das übrige Vorgehen ist dasselbe wie bei der Epispadie Grad 2 ohne Harninkontinenz (s. oben).

Ist eine Kontinenz mit der modifizierten Young-Plastik nicht zu erreichen, so empfiehlt es sich, in

Epispadie

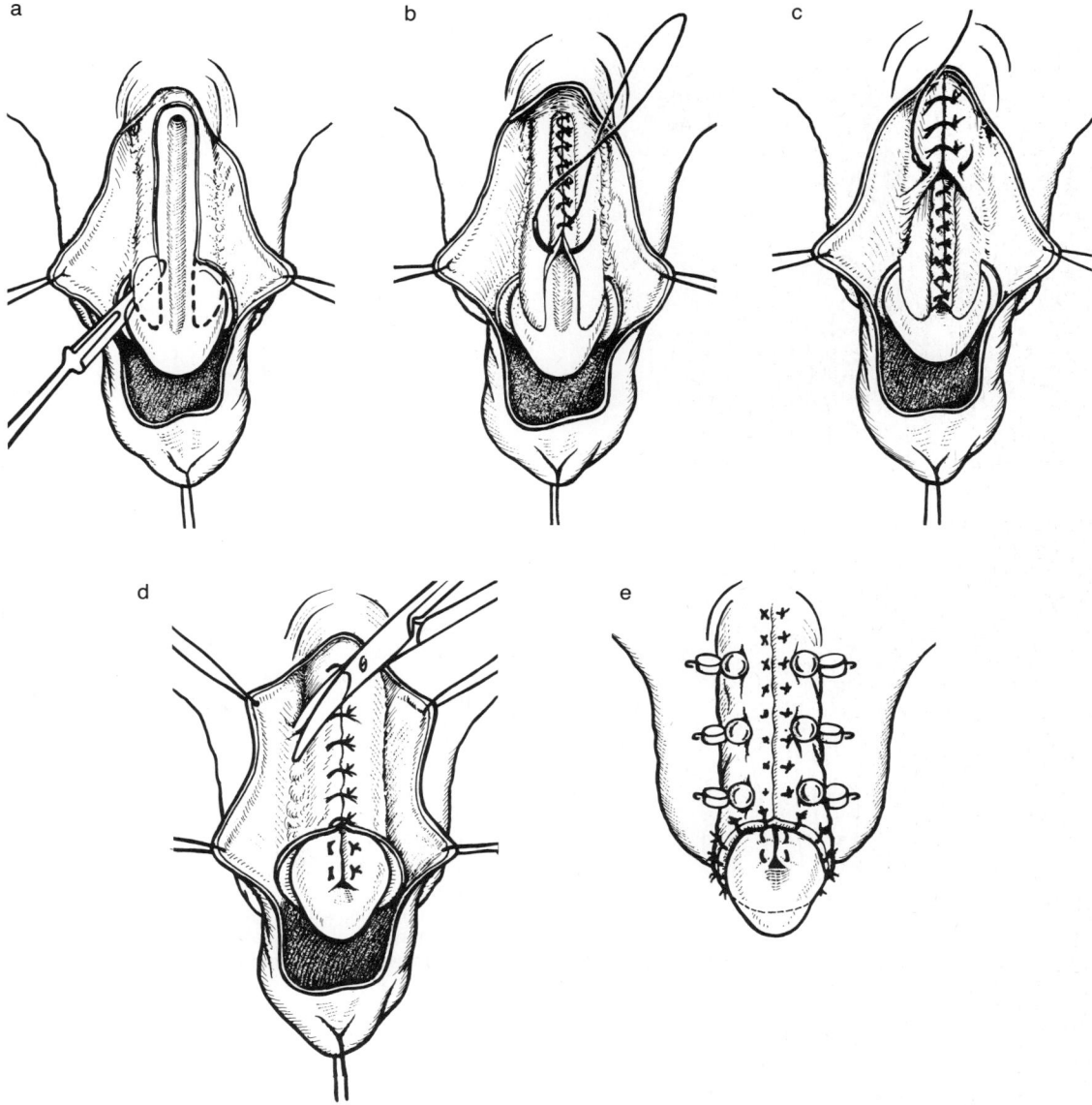

Abb. 162 a–e Operative Technik bei Epispadia penis ohne Harninkontinenz.
a Umschneidung und Mobilisation der Urethralrinne. Exzision kleiner Dreiecke im Bereich der Glans.
b Verschluß der Urethralrinne durch fortlaufende Chromcatnaht (4–0).
c Mögliche Verstärkung durch Tunica albuginea (fakultativ).
d Vereinigung der beiden Glanshälften mit Rückstichnähten und ausgedehnte Mobilisation der Penishaut.
e Hautverschluß mit Doppelstoppnähten. Feinadaptation der Hautränder mit atraumatisch Dexon 5–0.

8.198　Urogenitaltraktus und retroperitonealer Raum

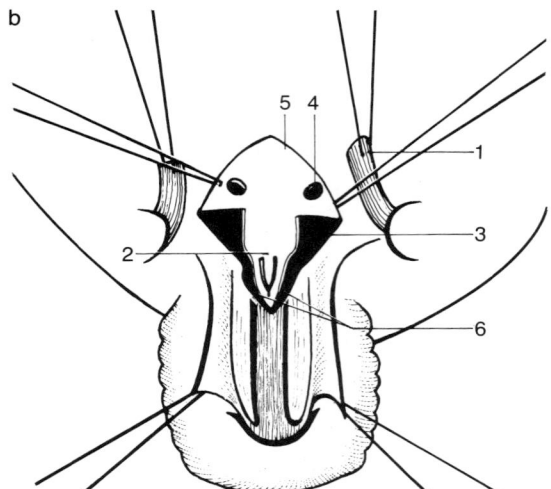

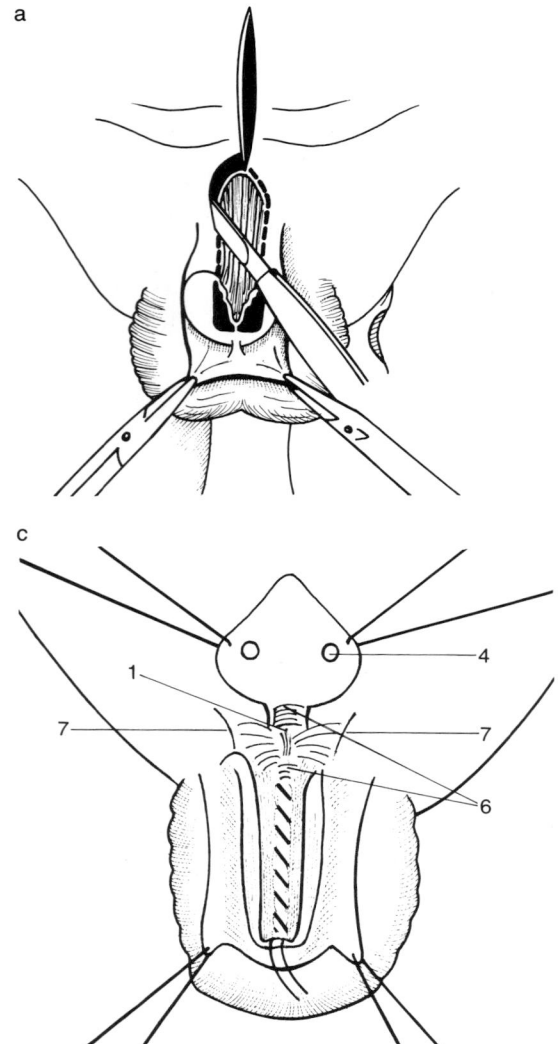

Abb. **163 a–c** Vorgehen, modifiziert nach Young (11, 12) bei Epispadia penis und penopubica mit Harninkontinenz.
a Bei der Umschneidung des Urethralstreifens wird der Schnitt zusätzlich in der Mittellinie bis über die Symphyse nach oben geführt.
b Die seitlichen Bindegewebszügel im Bereich des Blasenhalses wurden sorgfältig präpariert und angeschlungen (1). Der Blasenhals (2) ist in der Mittellinie eröffnet, die proximale Urethra durch Exzision von kleinen Dreiecken (3) aus der Blasenschleimhaut verlängert worden.
4 Ureterostien
5 Blaseninzision
6 Blasenhalsmuskulatur
7 Symphyse
c Der Blasenhals wurde gerafft, die Urethra distal davon mit einer fortlaufenden Naht verschlossen. Die zwei Bindegewebszügel über dem Blasenhals sind gedoppelt und dienen als Verstärkung der Blasenhalsplastik.

einem zweiten Eingriff noch das erweiterte Vorgehen nach LEADBETTER u. FRALEY (1967) zu versuchen. Es handelt sich dabei eigentlich um eine Modifikation des Vorgehens nach DEES (1949), in dem die beiden Harnleiter aus der Blase herausgelöst und vom Trigonum weg höher neu implantiert werden. Dies ermöglicht die Verlängerung der proximalen Harnröhre um ein 4–5 cm langes zusätzliches Rohr, das aus der gesamten Dicke der Blasenwand besteht und so eine Verschlußfunktion ermöglichen soll. Das operative Vorgehen ist schematisch in Abb. **164 a–d** wiedergegeben.

Resultate

Der Erfolg oder Mißerfolg einer Kontinenzplastik kann nicht unmittelbar postoperativ beurteilt werden, vielfach dauert es Monate oder sogar 2–3 Jahre, bis das Kind gelernt hat, seine Blase zu kontrollieren. Dies ist zum Teil auch Folge der wegen der ständigen Urinentleerung klein gebliebenen Blase. In der Zeit nach der Operation müssen die Kinder unbedingt dazu angehalten werden, die Blase selbst zu trainieren. Das Kind soll alle 2–3 Stunden auf die Toilette gehen und immer wieder versuchen, den Harnstrahl willentlich zu unterbrechen. Die der Operation folgenden Monate und allenfalls Jahre erfordern von allen Beteiligten, am meisten natürlich vom Patienten selbst und seinen Eltern, viel Geduld. Von unseren 6 zwischen 1970 und 1978 nach YOUNG (1922) oder nach Young-Cantwell-Dees operierten Kindern sind 4 vollkommen kontinent, 2 haben gelegentlich eine leichte Streßinkontinenz. Abb. **165** zeigt einen unserer erfolgreich operierten Patienten bei der Miktion. Auf einen zweiten Eingriff konnte bei unseren 6 Patienten demnach verzichtet werden. Von 54 Knaben in der Serie von WILLIAMS (1974) waren 17 bereits präoperativ beinahe normal kontinent; andererseits konnte nur bei 11 von 25 präoperativ vollständig inkontinenten Knaben

Epispadie 8.199

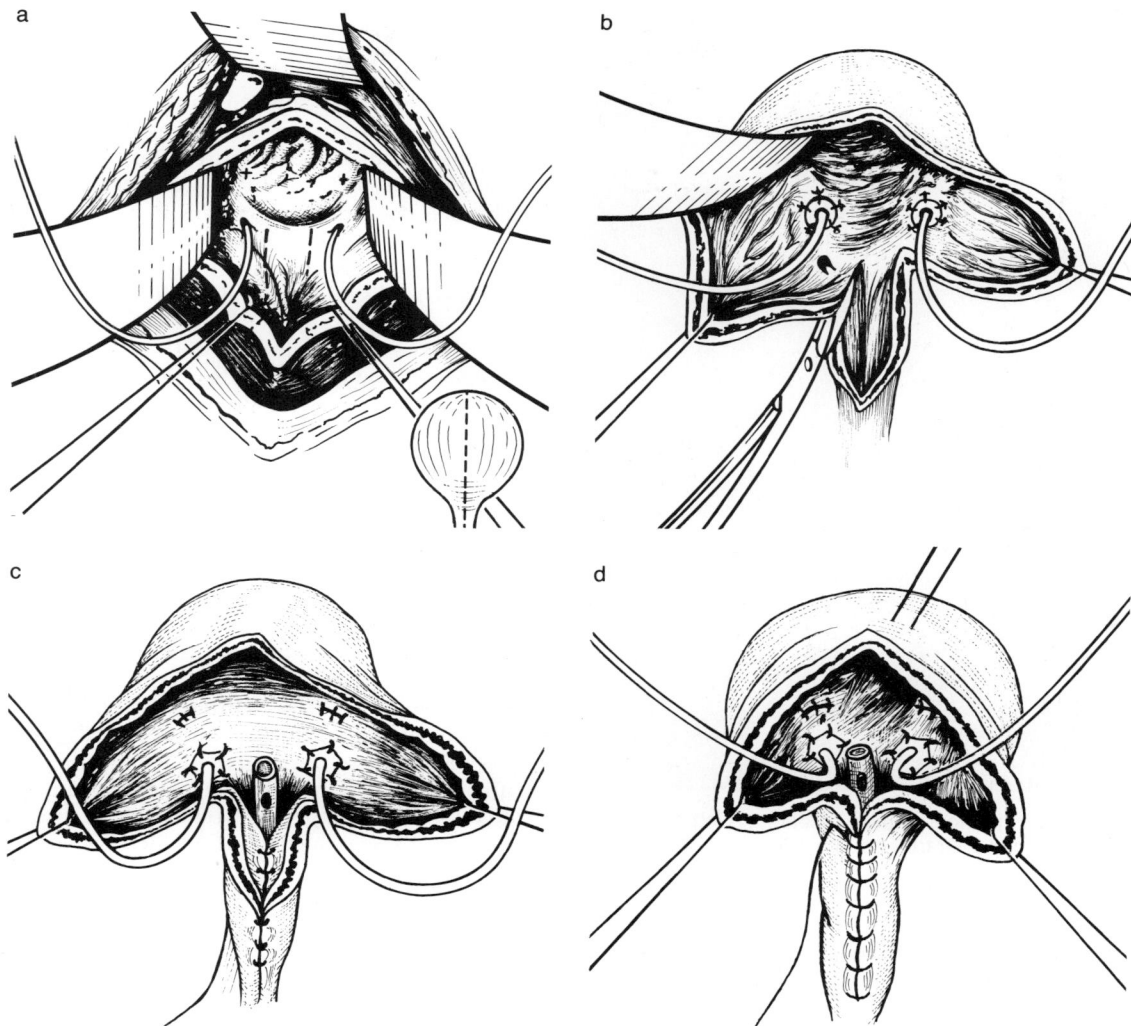

Abb. 164 a–d Kontinenzplastik nach Leadbetter (1967).
a Freilegen des Blasenhalses und der Blasenvorderwand. Schienung der beiden Ureteren.
b Die Ureteren sind nach Politano-Leadbetter 3–4 cm höher in der Blase reimplantiert worden. Durch laterale Inzisionen wird die proximale Urethra etwa 4–5 cm in die Blase hinein verlängert.
c Der Streifen aus Blasenmuskulatur wird über einem dünnen Katheter zweischichtig zu einem Rohr verschlossen. Dabei kann der Muskelmantel allenfalls auch gedoppelt werden.
d Die Harnröhre ist nun etwa 5 cm in die Blase hinein verlängert worden. Der Urethraschienungsdrain wird unmittelbar nach der Operation entfernt, die Ureterschienen für 7 Tage belassen und zur Bauchwand herausgeleitet und ein suprapubischer Katheter für 14 Tage eingelegt.

8.200 Urogenitaltraktus und retroperitonealer Raum

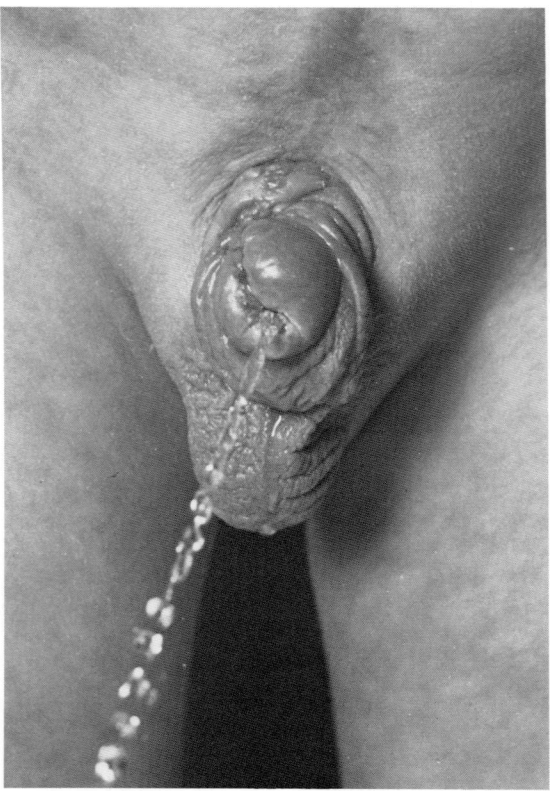

Abb. 165 7jähriger Knabe, 2 Jahre nach Operation einer Epispadie Grad 3 bei der Miktion.

Die weibliche Epispadie

Pathogenese
Auch die weibliche Epispadie ist auf eine mangelnde Mesodermisation der medialen Partien der Kloakenmembran zurückzuführen. Im Gegensatz zum männlichen Geschlecht erfolgt hier aber der Durchbruch des Sinus urogenitalis immer an normaler Stelle, d. h. hinter dem Genitalhöcker. Da der Defekt bis hierher reicht, wird der Genitalhöcker (Klitoris) vollständig gespalten (s. Abb. 157 b).

Symptome
Die mildeste Form der weiblichen Epispadie ist die bifide Klitoris bei intakter Urethra (Grad 1). Beim Grad 2 besteht zusätzlich eine leichte dorsale Spaltung der Urethra, doch ist der Blasensphinkter noch intakt. Beide Formen sind ausgesprochen selten. Meist liegt eine Epispadie Grad 3 mit einem vollständigen Fehlen der Vorderwand der Urethra und totaler Inkontinenz vor. Anstelle der Vorderwand der Urethra findet sich eine trichterförmige Einziehung, die direkt in den Blasenhals übergeht. Zu beiden Seiten des Trichters liegen die Hälften der gespaltenen Klitoris mit den zugehörigen Präputiumabschnitten (Abb. 166a u. b). Die Labia majora divergieren nach vorn, und der Mons veneris erscheint flacher als normal. Im Röntgenbild ist ebenfalls eine Symphysenspalte nachweisbar. Bei Betätigung der Bauchpresse prolabiert in manchen Fällen die Blasenschleimhaut in der Tiefe des Trichters (Abb. 167). Die meisten Mädchen mit Epispadien sind inkontinent; dies war z. B. bei 21 von 22 Mädchen in der Serie von WILLIAMS (1974) der Fall.

Therapie
Die weibliche Epispadie Grad 1 und 2 erfordert nicht unbedingt eine Korrektur. Die chirurgische Korrektur der weiblichen Epispadie Grad 3 entspricht der Technik beim Knaben. Allgemein hat sich ebenfalls das Vorgehen nach Young-Dees, evtl. Leadbetter, durchgesetzt (s. Abb. 163 a–c). Der Eingriff ist insofern einfacher, als nur eine kurze Urethra rekonstruiert werden muß, doch ist das Erzielen einer Kontinenz eher schwieriger.

Resultate und Prognose
In der Serie von WILLIAMS (1974) konnte nur bei 9 von 17 Mädchen eine perfekte Kontinenz erreicht werden. Ist das Vorgehen nach Young-Dees nicht erfolgreich, so empfehlen wir als zweiten Schritt ebenfalls das Vorgehen nach Leadbetter (s. Abb. 164 a–d); ist auch damit keine einigermaßen genügende Kontinenz zu erreichen, so muß eine Umleitungsoperation vorgenommen werden. Dies ist nach Williams bei etwa einem Drittel der Mädchen der Fall (WILLIAMS 1974).

durch das Verfahren nach Young-Dees eine perfekte Kontinenz erzielt werden. Bleiben die Kinder auch nach dem zweiten Eingriff (Vorgehen nach Leadbetter) inkontinent und ist der Penis gut entwickelt und das kosmetische Resultat sonst günstig, so kommt möglicherweise das Tragen eines Urinals in Frage, falls auf weitere Operationen verzichtet werden muß. Bei gutem Analsphinkter empfehlen wir jedoch eher eine Umleitung der Ureteren ins Sigma (Ureterosigmoidostomie, (S. 8.140). Männer mit erfolgreich rekonstruierten Epispadien sind nach den Berichten von HANNA u. WILLIAMS (1972) normal potent und haben eine normale Ejakulation. Gelegentlich kommt es allerdings wegen eines zu schlaffen Sphinkters im Bereich des Blasenhalses zu einem retrograden Samenfluß. In der Serie von HANNA u. WILLIAMS (1972) war mit einer Ausnahme das Ejakulat normal. Probleme können sich bei der Kohabitation jedoch möglicherweise wegen des häufig etwas kurzen Penis ergeben.

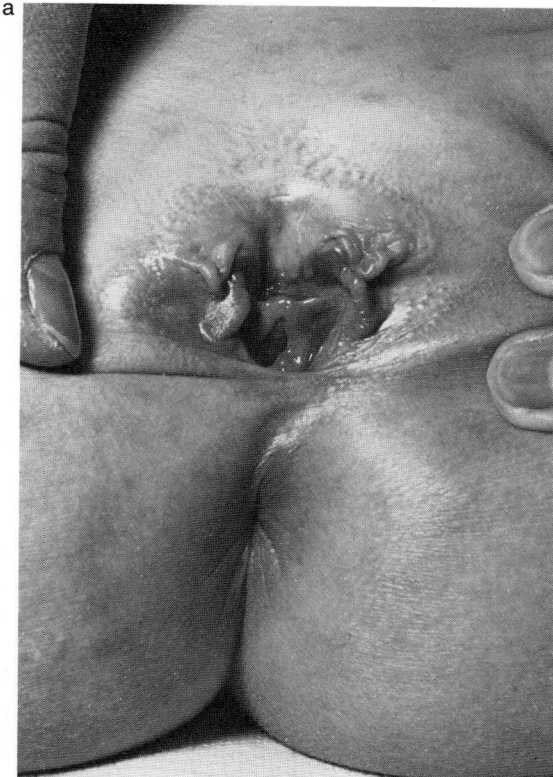

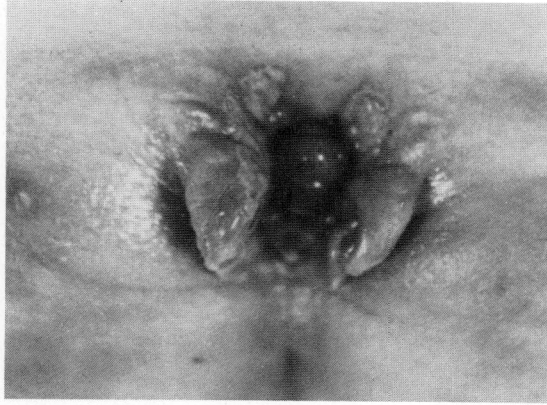

Abb. 167 Prolaps der Blasenschleimhaut bei weiblicher Epispadie (1jähriges Mädchen).

Literatur

Campbell, M. F.: Epispadias: A report of 15 cases. J. Urol. (Baltimore) 67 (1952) 988
Cantwell, F. V.: Operative treatment of epispadias by transplantati of the urethra. Ann. Surg. 22 (1895) 689
Dees, J. E.: Epispadias. J. Urol. (Baltimore) 62 (1949) 513
Dieffenbach, J. F.: Plastische Operationen an den Harnwegen. Die Operative Chirurgie. Brockhaus, Leipzig 1845 (S. 526)
Hanna, M. K., D. I. Williams: Genital function in males with vesical exstrophy and epispadias. Brit. J. Urol. 44 (1972) 169
Leadbetter, G. W., E. E. Fraley: Surgical correction for total urinary incontinence. J. Urol. (Baltimore) 97 (1967) 869
Stiles, H. J.: Epispadias in the female and its surgical treatment. Surg. Gynec. Obst. 13 (1911) 84
Welch, K. J.: Epispadias. In Benson, C. D. et al.: Pediatric Surgery Vol. 2. Year Book Medical Publishers, Chicago 1962 (S. 1082)
Williams, D. I.: Exstrophy of the Bladder. In Rob, Ch., R. Smith: Operative Surgery, Genito-Urinary System. Butterworth, London 1970 (S. 229)
Williams, D. I.: T. Epispadias and Exstrophy. In Handbuch der Urologie, Bd. XV: Urology in Childhood. Springer, Berlin 1974 (S. 266).
Young, H. H.: An operation for cure of incontinence associated with epispadias. J. Urol. (Baltimore) 7 (1922)
Young, H. H.: Genital Abnormalities, Hermaphroditism and Related Adrenal Diseases. Williams & Wilkins Company, Baltimore 1937 (S. 40)

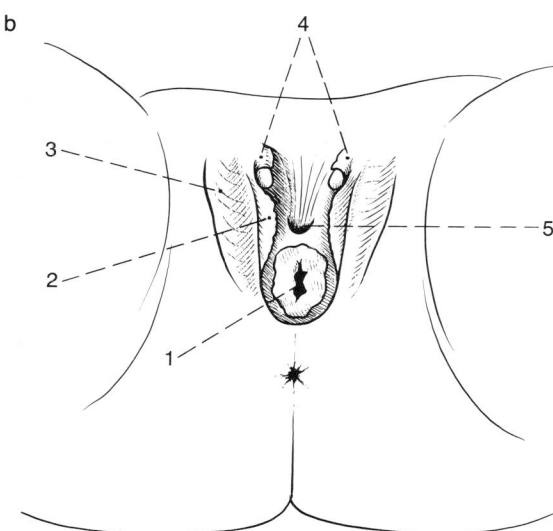

Abb. 166a u. b Weibliche Epispadie.
a Befund bei 3jährigem Mädchen.
b Skizze dazu:
1 Introitus vaginae
2 Labium minus pudendi
3 Labium majus pudendi
4 gespaltene Klitoris mit Präputium
5 trichterförmige Urethra

Lageanomalien des Hodens

P. O. HÖSLI

Der fetale Hoden wandert im Laufe der Schwangerschaft aus der Lendenregion kaudalwärts und erreicht am Ende des 8. Monats hinter dem präformierten Processus vaginalis peritonaei das Skrotum. Den Stimulus für diese Migration erhält die Keimdrüse wahrscheinlich durch ein in ihren Zwischenzellen gebildetes fetales Androgen, dessen Produktion durch mütterliches Choriongonadotropin angeregt wird. Beim Maldeszensus bleibt die Gonade auf halbem Wege stecken oder schlägt eine verkehrte Richtung ein.

Häufigkeit

Man findet bei 0,8% aller Knaben einen echten Maldeszensus. Bei Neugeborenen ist der Prozentsatz mit 4,3 bedeutend höher (2,7% bei Kindern am Termin, 21% bei Frühgeburten). Er sinkt nach 1 Monat auf 2%, nach 3 Monaten auf 1,2% und nach 9 Monaten auf 0,8% (SCORER 1964). Anscheinend wirkt der hormonale Stimulus nach der Geburt noch eine Zeitlang nach, so daß die intrauterin unvollständig gebliebene Wanderung in den ersten Lebensmonaten beendet werden kann. Dies gilt besonders für Frühgeburten. Nach dem 9. Monat erfolgt kein spontaner Deszensus mehr. Erst mit der natürlichen Hormonkur der Pubertät kann sich wieder ein Abstieg vollziehen, welcher meistens unvollständig bleibt und eine minderwertige Gonade hinterläßt. Bei etwa 50% betrifft die Lageanomalie die rechte, bei 30% die linke und bei 20% beide Seiten. Die Angaben über eine gleichzeitige Leistenhernie gehen stark auseinander. Wir fanden bei Operationen einen offenen Processus vaginalis viel öfter bei jüngeren als bei älteren Kindern (0–4 Jahre 70%, 4–8 Jahre 60%, 8–12 Jahre 20%, über 12 Jahre 8%; n = 545). Diese Ausstülpung kann also während des ganzen Wachstums spontan obliterieren. Kausal ist sie für die Deszensusstörung kaum von Bedeutung.

Sekundärer Maldeszensus

Einzelne Beobachtungen, auch im eigenen Material, sprechen für das Vorkommen eines sekundären Maldeszensus. Bei diesen Knaben findet man die Gonaden in den ersten Lebensjahren im Skrotum und erst bei einer späteren Untersuchung, z. B. durch den Schularzt, zeigt sich dann ein echter Maldeszensus, wie wenn das Wachstum des Samenstranges mit dem allgemeinen Längenwachstum nicht Schritt gehalten hätte (MYERS u. OFFICER 1975).

Descensus testiculorum

Der Abstieg der männlichen Keimdrüse ist wegen der tieferen Temperatur im Skrotum die notwendige Voraussetzung für die Spermiogenese, wahrscheinlich aber auch für die normale Hodenentwicklung im Kindesalter. Im Skrotum sorgt ein komplexer Mechanismus für die Temperaturregulation.

Der Deszensus ist in seiner biologischen Bedeutung schwierig zu erklären, und es scheint, daß sich die Spermiogenese im Laufe der Evolution an die tieferen Temperaturen angepaßt hat.

Ätiologie

Hormonale Insuffizienz. Die Ursache der Deszensusstörung scheint am ehesten in einer verminderten Ansprechbarkeit der Gonade auf den hormonalen Stimulus zu liegen. JOST postuliert eine ungenügende fetale Androgensekretion, welche ihrerseits auf einem mütterlichen Gonadotropinmangel beruhen könnte. In jüngerer Zeit wird durch elektronenmikroskopische Studien eine primäre Insuffizienz der Leydig-Zellen angenommen (HADZISELIMOVIC u. HERZOG 1976).

Lokale Faktoren. Mit der hormonalen Insuffizienz läßt sich die häufige Einseitigkeit der Affektion schwierig deuten. Sie gibt auch keine Erklärung für die ektopischen Formen, bei denen die Gonade vom normalen Abstiegsweg abweicht. Anscheinend müssen lokale Faktoren mitspielen (»anatomisches Hindernis«).

Testikuläre Dysplasie. Mindestens bei einem Teil der Maldeszensusfälle liegt ein tiefgreifender Schaden am Keimepithel vor. Der retinierte Hoden ist oft kleiner als sein normal deszendierter Nachbar. Für eine kongenitale Dysplasie spricht auch seine erhöhte Anfälligkeit für maligne Tumoren (s. unten). Die Häufigkeit dieser Anlagestörungen ist zur Zeit noch unklar.

Genetische Faktoren. Eine Hodenretention findet sich regelmäßig bei *angeborenem Bauchmuskeldefekt*, nicht selten gleichzeitig bei *Blasenexstrophie* und *Hypospadie*. Ferner kennen wir eine ganze Anzahl chromosomaler Aberrationen, welche obligat oder fakultativ mit einem Maldeszensus einhergehen (Klinefelter-, Prader-Willi-Syndrom usw.). Eine *familiäre Häufung* ist unverkennbar. Gelegentlich sind Vater und Sohn, manchmal auch Geschwister befallen. Bei der ersten Begegnung wissen die Eltern meistens noch nichts über weitere Fälle in der Verwandtschaft, hingegen fanden wir bei einer Nachkontrolle früher operierter Kinder bei 30% der Befragten eine familiäre Häufung. *Gleichzeitige Fehlbildungen am oberen Harntrakt* finden sich in maximal 10%. Sie sind meistens leichteren Grades, klinisch unbedeutend, und man kann sich entsprechende Abklärungen ersparen.

Diagnose

Mit der zunehmenden Praxis der Frühbehandlung wird der Maldeszensus meistens von den Eltern selbst oder vom Pädiater entdeckt, ohne daß er den Kindern irgendwelche Beschwerden bereitet. Bei der Inspektion fällt oft ein kleines, kontrahiertes oder asymmetrisches Skrotum auf. In der Leiste kann eine kleine Vorwölbung auf die Lage des Hodens hinweisen. Man versucht, im Liegen die Inguina von oben nach unten auszustreichen, wobei es oft gelingt, den Testis vor dem äußeren Leistenring oder gar bis zum Skrotalansatz herunterzudrücken. Oft schnellt er beim Heruntermassieren unter den Fingern wieder in die subkutane inguinale Tasche zurück.

Messung. Wir verwenden seit Jahren ein einfaches und bewährtes Meßverfahren, welches über den Grad der Deszensusstörung klaren Aufschluß gibt. Dabei wird festgestellt, wie weit man den Mittelpunkt des Hodens unter den Oberrand der Sym-

Lageanomalien des Hodens   8.203

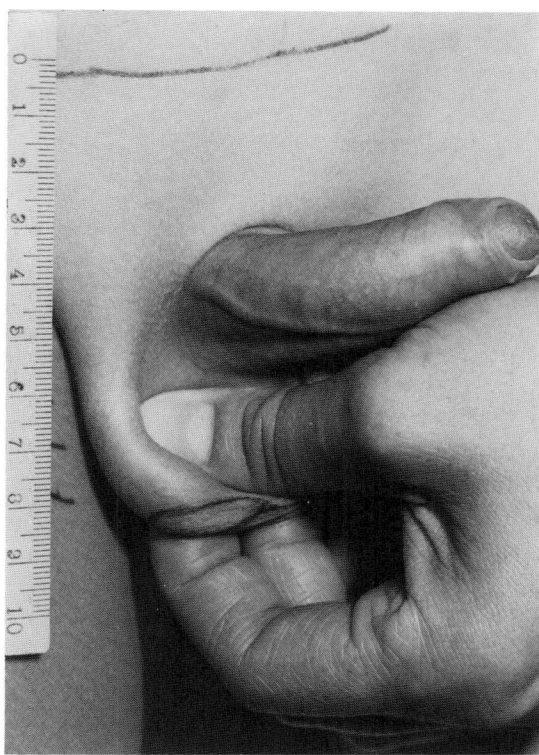

Abb. 168 Normale Deszendierbarkeit des Hodens bis 8 cm unter den Oberrand der Symphyse.

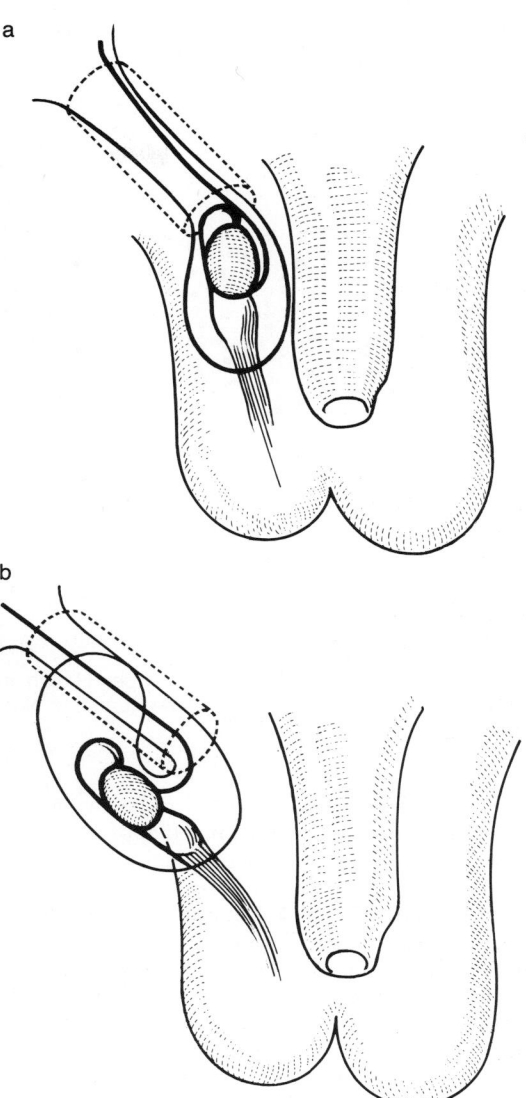

Abb. 169 Subkutane inguinale Ektopie (Testis reflexus).

physe ziehen kann (Abb. 168). Die normale Deszendierbarkeit beträgt in jedem Alter bis zur Präpubertät 8 cm oder mehr. Die Grenze liegt bei 7 cm. *Läßt sich ein Testis weniger als 7 cm nach kaudal verschieben, dann liegt ein behandlungsbedürftiger Maldeszensus vor.* Das Hodenvolumen wird mit dem Orchidometer geschätzt, einem rosenkranzförmigen Gerät mit Rotationsellipsoiden bekannter Volumina. Dieses einfache Verfahren erlaubt eine Abgrenzung der harmlosen *Pendelhoden* (s. unten) vom echten Maldeszensus, was erfahrungsgemäß vielen Ärzten Schwierigkeiten bereitet. Es läßt erkennen, daß bei manchen adipösen Individuen nur eine scheinbare Deszensusstörung vorliegt, weil die Hoden im subkutanen Fett verschwinden, und schließlich erlaubt es eine Messung des Therapieerfolges.

Pendelhoden (flottierender Testis, unterer retraktiler Typ) sind im Kindesalter sehr häufig. Durch erhöhte Kremasteraktivität können sie schon auf den geringsten Kältereiz oder leichter Berührung in die subkutane Tasche vor dem äußeren Leistenring retrahiert werden. Sie sind histologisch normal, deszendieren mit der Pubertät definitiv und bedürfen keiner Behandlung.

Pathologie

Makroskopisch. Die verschiedenen Grade der echten Lageanomalien haben mehr topographische als prognostische Bedeutung. Bei fließenden Übergängen lassen sich folgende Formen auseinanderhalten:

- *Kanalikulär-abdominale Form* (Kryptorchismus im engeren Sinne). Diese Gonaden sind entweder gar nicht oder nur zeitweise im Leistenkanal tastbar, oft schlüpfen sie zwischen Bauchhöhle und offenem Processus vaginalis hin und her. *Am äußeren Leistenring (emergent inguinal).*
- *Die subkutane inguinale Ektopie (Testis reflexus)* ist eine häufige angetroffene Form. Dabei bildet der Processus vaginalis nach seinem Austritt aus dem Leistenkanal eine mehr oder weni-

8.204 Urogenitaltraktus und retroperitonealer Raum

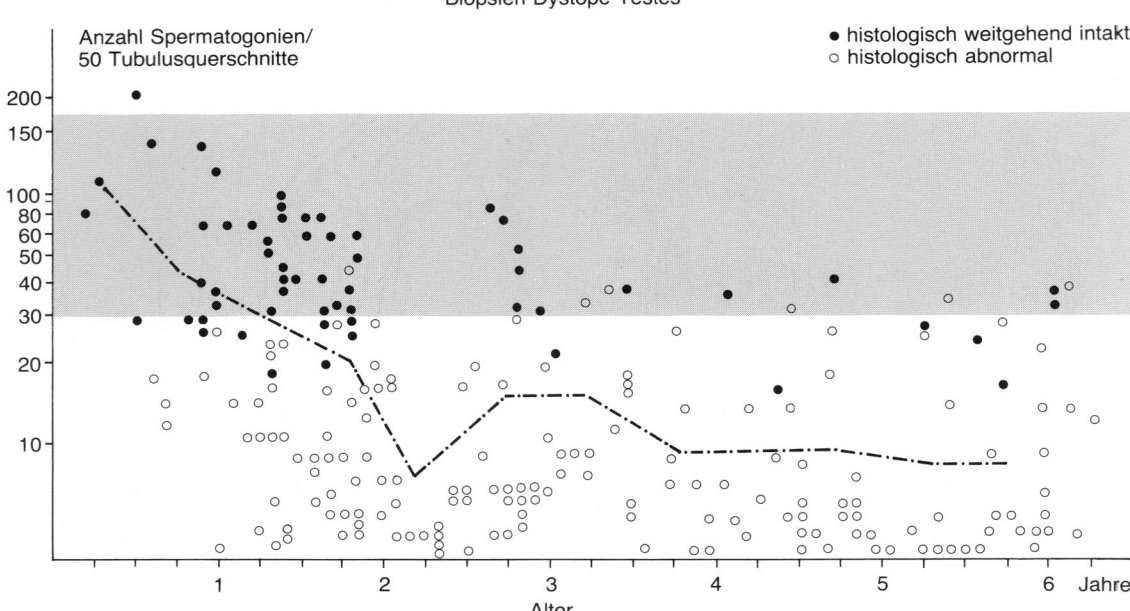

Abb. 170 Spermatogoniengehalt dystoper Hoden in verschiedenen Altersstufen. Mittelwerte gerastert: Normalbereich (Spermatogonienzahlen in normalen Testes).

ger große, epifaszial liegende Tasche, in welcher der Hoden nach kranial umgeklappt erscheint. Der Unterpol bleibt dabei kaudal und das Gubernakulum steuert das normale Ziel, den Boden des Skrotums an (Abb. **169**). Klinisch lassen sich diese Testes auch noch in der Leiste tasten, wenn man sie nach kranial und lateral verschiebt. Offensichtlich muß hier eine anatomische Obstruktion den Hoden an der Einwanderung ins Skrotum behindern. In diesen Fällen ist der Gefäßstiel meistens ziemlich lang und die Operation entsprechend leicht. Nach der histologischen Beschaffenheit schneiden die abdominalen Testes etwas schlechter ab als die übrigen Formen, bei denen sich kein deutlicher Unterschied erkennen läßt. *Eigentliche Hodenektopien* (krural, penil, perineal) sind Raritäten (3 von ca. 1000 Maldeszensusfällen).

Epididymis. Die Gonade findet beim 60–120-mm-Feten Anschluß an den Rest der Urniere, dem späteren Nebenhoden. Beim Erwachsenen liegt er besonders im Kopf- und noch mehr im Kaudabereich eng dem Testis an. Beim Neugeborenen ist diese Beziehung viel lockerer, der Nebenhoden ist im Vergleich länger, voluminöser. Seine Kauda beschreibt eine lockere Schleife, welche eine halbe Testislänge unter dem Unterpol in den Samenleiter übergeht. Beim Maldeszensus bleibt der Nebenhoden oft in einem mehr oder weniger fetalen Unreifestadium stecken und zeigt einen großen pathologischen Formenreichtum vom lockeren Mesorchium bis zur fehlenden urogenitalen Verbindung (missed urogenital union). Auch Atresien des Vas deferens können gelegentlich beobachtet werden. Diese Mißbildungen tragen einen Teil zur Infertilität kryptorcher Individuen bei.

Mikroskopie. Das Gewebsbild nichtdeszendierter Hoden zeigt mehr oder weniger tiefgreifende Schäden namentlich des spermiogenetischen Apparates. Es ist unklar, *ob diese tubulären Läsionen dysplastischer Natur oder eine Folge der abnormalen Lage der Keimdrüse sind.* Wahrscheinlich trifft beides zu. Von theoretischer und praktischer Bedeutung sind histologische Untersuchungen von Testisbiopsien in großen Serien, namentlich mit Auszählung der Spermatogonien (HECKER 1972; HEDINGER 1971; HOESLI 1971; REISERT 1977). Sie erlauben folgende Aussagen:

– Im gesunden Hoden ist die Anzahl der Keimzellen bei der Geburt am höchsten, sinkt in den ersten beiden Jahren etwa um die Hälfte ab und bleibt dann konstant bis zur Pubertät.
– In vielen dystopen Hoden ist ihre Anzahl in den ersten beiden Lebensjahren noch weitgehend normal, sinkt dann weiter auf sehr tiefe Werte ab, welche sich nicht mehr verändern.
– Bei einseitigem Maldeszensus sind vielfach auch die scheinbar gesunden skrotalen Hoden geschädigt (Dysplasie? Autoimmunvorgänge?). Abb. **170** zeigt die Spermatogonienzahl in Abhängigkeit vom Alter. Man kann in den ersten beiden Lebensjahren eine Gruppierung erkennen, einerseits von Gonaden mit offensichtlich kongenitalen Defekten, und anderen, welche bei der Geburt noch intakt sind und wahrscheinlich durch die abnormale Lage sekundär geschädigt werden.

Maldeszensus und Fertilität. Bei den Lageanomalien wird die spätere Spermiogenese und damit die Fortpflanzung in ernstem Maße beeinträchtigt, während die endokrine Funktion weniger berührt wird. Die Erfahrung zeigt, daß doppelseitig Kryptorche fast alle kinderlos bleiben und daß bei einseitigem Maldeszensus nur etwa ein Drittel normal fertil, ein Drittel subfertil und ein weiteres Drittel infertil bleibt. Es läßt sich schwierig beweisen, ob die Behandlung an dieser Tatsache etwas ändert. Die Resultate zahlreicher katamnestischer Untersuchungen (Spermiologie, Vaterschaft) sind verwirrend. Wo nach doppelseitigem Maldeszensus sehr hohe Vaterschaftsquoten mitgeteilt werden, ist der Verdacht berechtigt, daß harmlose Pendelhoden behandelt worden sind.

Therapie

Behandlungsalter. Über das optimale Alter der Behandlung herrscht immer noch Verwirrung. Weil sekundäre Schäden von Bedeutung sein können und eine Wiederbevölkerung spermatogonienfreier Kanälchen nicht zu erwarten ist, scheint es logisch, den Hoden so früh wie möglich ins Skrotum zu verlagern. Bis zum 9. Lebensmonat können die Gonaden noch spontan deszendieren. Die Anhänger der Frühbehandlung fordern daher *eine Behandlung im Laufe des 2. Lebensjahres* und sehen darin die einzige Chance zur Verbesserung der Fertilität (HECKER 1972; HOESLI 1971). Von kritischen Stimmen wird die Frage aufgeworfen, ob man durch das operative Trauma in diesem zarten Alter nicht mehr schade als nütze. Wenn auch deutliche Indizien vorliegen, daß die potentielle Fertilität beim Verbleiben des Hodens außerhalb des Skrotums vermindert ist, so bleibt doch die Ursache des »Spermatogoniensterbens« nicht klar. Vor allem ist bisher nicht bewiesen, daß das Verschwinden der Keimzellen durch die Frühbehandlung aufgehalten wird (wiederholte Biopsien aus dem gleichen Testis sind aus ethischen Gründen nicht leicht zu erhalten). Eines scheint klar: *Die Operation jenseits des 2. Geburtstages hat in den meisten Fällen nur kosmetischen oder psychologischen Wert.*

Medikamentöse Therapie

Hormonbehandlung und Operation sind nicht Alternativen, sondern müssen einander ergänzen. Bei praktisch allen Kindern empfiehlt sich zuerst eine Kur mit HCG *(human chorion gonadotropin)* (z. B. Pregnyl) oder mit dem in jüngster Zeit verfügbaren LHRH *(luteinising hormone releasing hormone)* (Hoechst). Auch bei ausbleibendem Erfolg schafft man sich damit für die Operation bessere Bedingungen. Die Hormonkur kann während der ganzen Kindheit, frühestens zu Beginn des 2. Lebensjahres durchgeführt werden. Mit dem Einsetzen der Pubertät hat sie keinen Sinn mehr. Die *Dosierung des HCG* läßt sich nur schwer schematisieren, weil das Genitale im Einzelfall auf die gleiche Menge trophisch sehr unterschiedlich anspricht. Dies kommt auch in den erheblich divergierenden Empfehlungen in der Literatur zum Ausdruck, welche zwischen total 1500 und 30 000 IE schwanken (KLEINTEICH 1979). In den Richtlinien der International Health Foundation (1973) ist besonders die Frühbehandlung berücksichtigt: 0–2 Jahre 250–300 IE, 2–6 Jahre 500 IE, 6–13 Jahre 1000 IE, 2 Injektionen pro Woche, total 10 Injektionen. Leider werden die Kinder durch die zahlreichen Spritzen verängstigt. Wir verzichten auf ein starres Schema und beenden die Kur, sobald das Genitale anschwillt. HCG bewirkt eine Stimulierung der Zwischenzellen mit Testosteronausschüttung. Bei zu hoher Dosierung erreicht man eine Art abortiver Pubertät mit Penisvergrößerung und angedeuteter Pubesbehaarung. Diese Veränderungen sind reversibel, allerdings nicht bis zum Ausgangswert. Im eigenen Patientengut von mehreren Hundert Knaben wurden folgende Dosen verabreicht: 1–2 J.: 3mal 500 IE bis 3–6 mal 1500 IE 1 Injektion pro Woche. 2–3 J.: 3–6 mal 1500 IE 2 Injektionen pro Woche, 3–12 J.: 3–10 mal 1500 IE 2 Injektionen pro Woche. Die Erfolgsziffer ist abhängig vom Grad der Lageanomalie und von der Dosis. Sie beträgt bei uns zwischen 50 und 70%. Oft ist das Resultat nur temporär, der Hoden nach ein paar Monaten wieder hochgestiegen und es ist dann eine Ermessensfrage, ob man die Kur wiederholen will. Bei erfolglosem Bemühen werden die Anhänger der Frühbehandlung mit der Operation nicht lange zuwarten. Im Zweifelsfall operiert man besser sofort, als daß man nach Jahren erfolgloser Kuren dann doch noch zum Skalpell greifen muß.

LHRH (luteinising hormone releasing hormone) (Hoechst) hat den großen Vorteil, daß es schmerzlos als Nasenspray verabreicht werden kann. In einer Doppelblindstudie (ILLIG u. Mitarb. 1977) wurden während 4 Wochen täglich Dosen mit einer Tagesmenge von 1,2 mg appliziert. Die Erfahrungen mit dieser Behandlung sind noch sehr beschränkt, doch scheint der Erfolg ähnlich zu sein wie bei der HCG-Kur (38% vollständiger, 28% partieller Deszensus). Auch bei dieser Behandlung ist mit Rezidiven zu rechnen.

Operative Behandlung

Wir verwenden in den letzten Jahren fast ausschließlich ein nach SCHOEMAKER (1932) modifiziertes Verfahren (Abb. **171a–g**) und verlagern den Hoden ins gleichseitige Skrotalfach zwischen Tunica dartos und Haut. Die Fixation mit einem elastischen Zügel am Oberschenkel sollte nicht mehr praktiziert werden. Die früher oft geübte transseptale Orchidopexie nach Ombrédanne (Verlagerung durch ein Knopfloch ins gegenüberliegende Skrotalfach) wird nur noch ausnahmsweise bei extrem kurzen Samenstranggebilden angewendet.

8.206 Urogenitaltrakt und retroperitonealer Raum

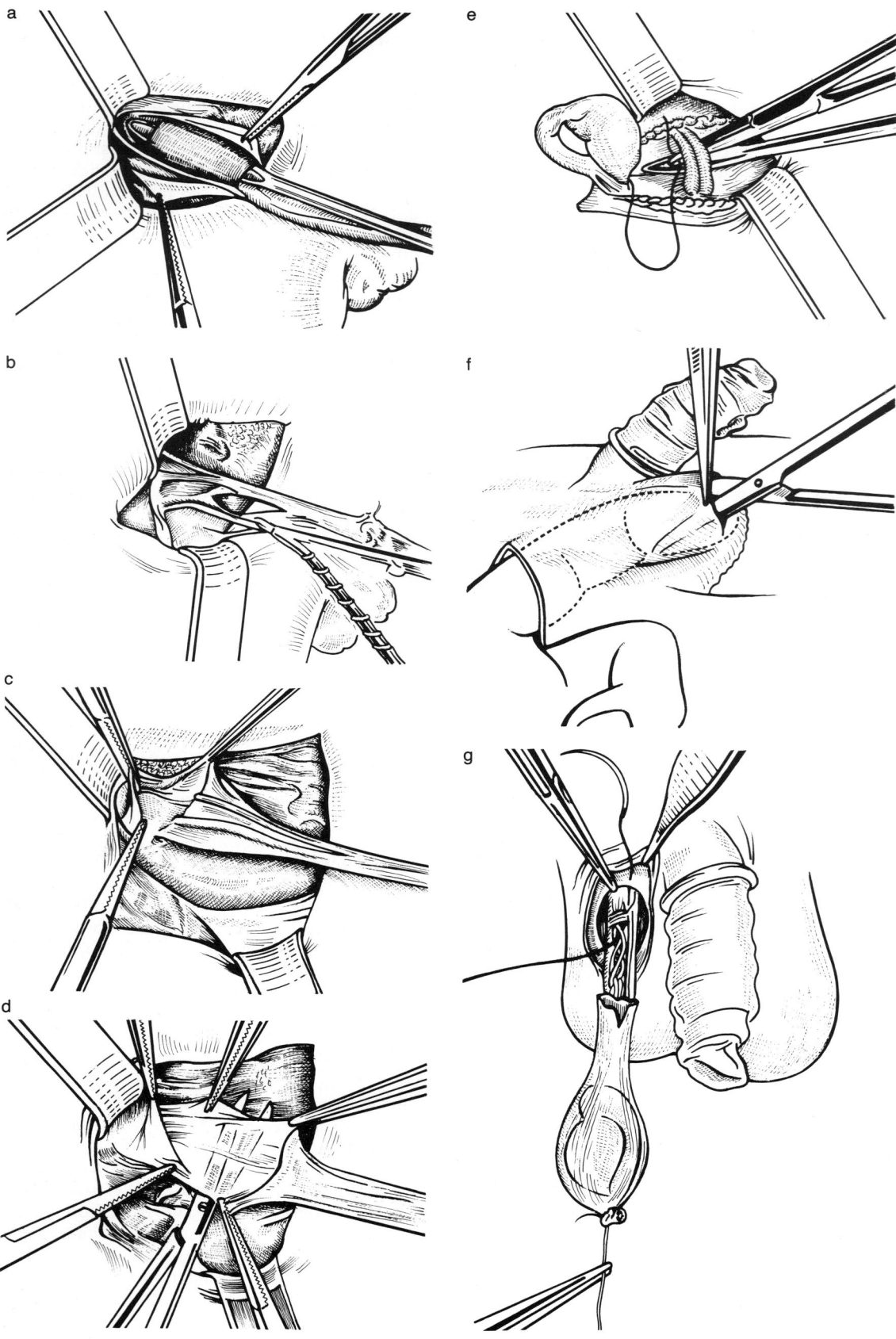

Technik. Nach der hohen Hautinzision in der queren Unterbauchfalte wird die Externusaponeurose gespalten. Der meist im Inguinalkanal oder am äußeren Leistenring liegende Hoden wird von seinen bindegewebigen Verwachsungen befreit, das Gubernakulum durchtrennt, so tief wie möglich, weil das Vas deferens am Unterpol eine lange Schleife nach kaudal beschreiben kann. Wir unterfahren anschließend auch die Internusmuskulatur mit einer Kocher-Sonde und durchtrennen sie quer zur Faserrichtung sorgfältig, auf die darunterliegenden Samenstranggebilde achtend. Bei der ausgiebigen Befreiung des Funikulus werden die Äste aus den epigastrischen Gefäßen und zahlreiche Kremasterfasern durchtrennt, mit der bipolaren Elektrode oder feinen Ligaturen versorgt, bis die Gonade wenn nötig nur noch am Vas deferens und den testikulären Gefäßen hängt. Ein offener Processus vaginalis wird mit einer feinen krummen Schere unter spreizenden Bewegungen und unter Schonung der darunterliegenden Samenstranggebilde unterfahren und quer durchtrennt. Nachdem die Ränder des proximalen Bruchsackes mit feinen Kocherklemmen gefaßt worden sind, lassen sich Gefäße und Vas deferens von der Hinterwand stumpf abschieben und retroperitoneal mobilisieren. Der distale Teil des Processus vaginalis wird offen gelassen, damit die Gonade in ihrer serösen Schutzhülle bleibt. Es resultiert dabei nie eine sekundäre Hydrozele. Man kann wenn nötig etwas an Länge gewinnen, wenn der Hoden von lateral her unter den epigastrischen Gefäßen durchgezogen wird. Damit muß die A. testicularis nicht mehr 2 Seiten eines Dreiecks beschreiben. Von der Leistenwunde her bohrt man mit dem Zeigefinger einen Tunnel ins gleichseitige Skrotalfach und inzidiert die Haut, nicht aber die darunterliegende Muskelschicht auf eine Länge von 1,5 cm. Die beiden Wundecken werden mit feinen Kocher-Klemmen gefaßt. Zwischen dieser Schicht und der Haut wird mit einer Cooper-Schere ein Bett zur Aufnahme der Gonade vorbereitet. Durch eine kleine Inzision in der Tunica dartos wird auf der Fingerkuppe eine Klemme hochgeschoben, der Hoden gefaßt und durchgezogen. Nach dem Durchzug fixieren wir die restlichen Hüllen des Samenstranges so hoch wie möglich mit 2 atraumatischen Nähten an der Tunica dartos. Es folgt der Verschluß der Skrotalhaut und des Inguinalschnitts in üblicher Weise. Als Nahtmaterial verwenden wir mit Ausnahme der Haut in der Leiste ausschließlich Dexon. Bei sehr kurzem Stiel kann das Septum scroti mobilisiert und nach der transskrotalen Technik nach Ombrédanne dem Testis entgegen gebracht werden. Mit diesen Techniken gelingt es in praktisch allen Fällen, den Hoden ohne Zug ins Skrotum zu bringen. Die gelegentlich empfohlene zweizeitige Operation eignet sich zwar für ungenügend voroperierte Rezidive, ist aber nach vorabgegangener retroperitonealer Mobilisation kaum praktikabel. Die primäre Semikastration muß eine Ausnahme bleiben, auch wenn gegenwärtig brauchbare Hodenprothesen zur Verfügung stehen.

Resultate

Im eigenen Material von 168 Frühoperationen zwischen 0 und 3 Jahren gelang die Verlagerung in allen Fällen. Es mußte kein Testis exstirpiert werden. Bei der Nachkontrolle fanden sich 2 Rezidive. Eine postoperative Hodenatrophie war bei keinem der Kinder zu verzeichnen. Eine Schädigung durch das operative Trauma wird offenbar zu Unrecht befürchtet. Der Eingriff ist bei Kleinkindern delikater als bei Schulkindern und verlangt auch etwas mehr Zeit.

Literatur

Hadziselimovic, F., B. Herzog: The meaning of the Leydig cell in relation to the etiology of cryptorchism: an experimental electron microscopic study. J. pediat. Surg. 11 (1976) 1

Hecker, W. Ch. et al.: Frühbehandlung des Maldescensus testis. Dtsch. med. Wschr. 97 (1972) 1325

Hedinger, Ch.: Über den Zeitpunkt frühest erkennbarer Hodenveränderungen beim Kryptorchismus des Kleinkindes. Dtsch. Ges. Path. 55 (1971) 172

Hoesli, P. O.: Zum Kryptorchismus. Welches ist der optimale Zeitpunkt der Behandlung? Schweiz. med. Wschr. 101, 30 (1971) 1090–1096

Illig, R. et al: Treatment of cryptorchidism by intranasal synthetic luteinising hormone releasing hormone. Lancet 1977/I, 518

Kleinteich, B.: Kongenitale Hodendystopien. VEB Thieme-Leipzig 1979

Morger, R.: Behandlung des Hodenhochstandes. Therapiewoche 18 (1968) 2202

Myers, N. A., C. B. Officer: Undescended testis: Congenital or acquired? Aust. paediat. J. 11 (1975) 76

Reisert, I., B. Steinhardt, A. Flach, E. Tonutti: Mschr. Kinderheilk. 125 (1977) 82–87

Scorer, C. G.: The descent of the testis. Arch. Dis. Childh. 39 (1964) 605–609

Schoemaker, J.: Über Kryptorchismus und seine Behandlung. Chirurg 1 (1932) 1

◁ **Abb. 171 a–g** Modifizierte Orchidopexie nach Schoemaker.
a Spalten der Internusmuskulatur.
b Funikulolyse mit Versorgung kleiner Gefäße.
c Abschieben des Peritonealsackes mit retroperitonealer Mobilisierung der Samenstranggefäße.
d Durchtrennen eines offenen Processus vaginalis unter Schonung von Vas deferens und spermatischen Gefäßen.
e Unterfahren der epigastrischen Gefäße.
f Bildung der gleichseitigen Tasche zwischen Skrotalhaut und Tunica dartos.
g Fixation der verbliebenen Samenstranghüllen an die Tunica dartos (keine Gefäße anstechen!).

Anorchie

P. O. HÖSLI

Häufigkeit

Die einseitige Anorchie (Monorchie) findet sich in etwa 0,02% aller männlichen Geburten. Ein doppelseitiges Fehlen der Testes bei männlichem Phänotypus ist erheblich seltener. Wir fanden eine Monorchie bei 3,4% aller Kryptorchismusoperationen.

Hormontest. Wenn beide Keimdrüsen nicht tastbar sind, so empfiehlt sich die Bestimmung des chromosomalen Geschlechts. Wir machen in solchen Fällen eine Hormonkur wie beim Kryptorchismus, wobei fast immer einer oder beide Hoden in der Leiste erscheinen. Ein HCG-Test ist deshalb nur selten notwendig: Nach Injektion von Choriongonadotropin (5000 E/m^2 i.m.) erfolgt beim Vorhandensein von Hodengewebe ein Anstieg von Testosteron im Serum.

Ätiologie

Bei den Mammalia führt eine Agenesie der Gonaden bei der Geschlechtsdifferenzierung zu einem weiblichen Genitale. Man muß deshalb eine sekundäre Zerstörung der normal angelegten männlichen Gonade annehmen, und zwar so gut wie sicher durch eine *intrauterine Stieldrehung während des Descensus testiculorum*. Das Vorkommen fetaler Torsionen ist bewiesen. Früher diskutierte genetische und entzündliche Ursachen kommen wohl kaum in Betracht.

Therapie

Operation. Bei der operativen Revision findet man in der Regel einen Leistenkanal mit einem rudimentären Funiculus spermaticus, in welchem neben dünnen testikulären Gefäßen ein mehr oder weniger intaktes Vas deferens skrotalwärts zieht, wo es sich verliert oder in einem kleinen Knötchen von Nebenhodengewebe endigt. Beim Nachweis dieser blind endigenden Strukturen kann man auf eine weitere Suche verzichten. Sie ist intra- oder extraperitoneal nur in den seltenen Fällen am Platz, wo ein Leistenkanal mit einem Samenleiter fehlt.

Individuen mit bilateraler Anorchie entwickeln unbehandelt die typischen Merkmale des Eunuchen. Es muß deshalb im Alter von 12–13 Jahren eine Dauerbehandlung mit Testosteron eingeleitet werden (z.T. Triolandren 250 mg monatlich i.m.). Diese Substitution gestattet eine normale Pubertätsentwicklung und später sogar eine befriedigende Vita sexualis.

Hodenprothesen. Um psychische Schäden zu vermeiden oder zu vermindern, sind in den letzten Jahren brauchbare Hodenprothesen aus Silikonkautschuk entwickelt worden. Die neueren Modelle haben eine derbe Membran mit einer Gelfüllung. Ihre Konsistenz ist von einem normalen Organ kaum zu unterscheiden. Es stehen verschiedene Fabrikate in unterschiedlichen Größen für Kinder, Jugendliche und Erwachsene zur Verfügung (Heyer-Schulte Gel-Filled Testicular Prosthesis, Dow Corning Silastic Prosthesis).

Implantationstechnik. Die Prothese kann durch einen vertikalen Schnitt im oberen Skrotum eingebracht werden. Wir bevorzugen aus Sterilitätsgründen eine Inzision in der Leiste. Das kontrahierte Skrotum wird von oben her mit dem Finger oder mit Stieltupfern stumpf entfaltet. Die Vorschriften für die Behandlung und Sterilisation des Implantates sind genau zu beachten. Die dünne Haut verträgt keine scharfen Instrumente. Mit einer Tabaksbeutelnaht am Skrotaleingang soll ein Hinaufrutschen der Prothese verhütet werden.

Resultate

Die primären kosmetischen Resultate sind allgemein sehr gut. Wir mußten eines von 15 Implantaten wegen Wundinfektion entfernen. Spätresultate liegen noch nicht vor. Die mit Gel gefüllten Implantate können bei Traumatisierung platzen und ihren halbflüssigen Inhalt ins Gewebe ergießen. Das wiederholte Einlegen immer größerer Prothesen vom Kindes- bis zum Erwachsenenalter wird wohl kaum eine breite Anwendung finden. Das leere Skrotum beschäftigt die Söhne meistens erst in der Pubertät. Wir ziehen es nach der Besprechung mit den Eltern deshalb meistens vor, bis zu dieser Zeit zu warten und dann gleich ein größeres Modell einzulegen.

Literatur

Abeyaratne, M. R. u. a.: The vanishing testis. Lancet 1969/II, 822–824
Goldberg, L. M. u. a.: Anorchism, monorchism. J. Urol. (Baltimore) (1974) 840–845

Hoden- und Hydatidentorsion

P. O. HÖSLI

Die Torsion des Hodens, d. h. eine Verdrehung um die Längsachse des Samenstranges, ist eine typische Affektion des Kindes- und Jugendalters, deren Existenz vielen Ärzten zu wenig vertraut ist. Ein Drittel kommt unter falscher Diagnose und oft zu spät zum Chirurgen. Die Stieldrehung des Hodens verläuft unter dem klinischen Bild einer akuten Orchitis, und man merke sich, daß jede akute »Orchitis« oder »Epididymitis« im Kindesalter eine Hodentorsion bedeutet. Entzündungen des Nebenhodens, spezifische und unspezifische, kommen in diesem Alter kaum vor. Eine Orchitis als Komplikation bei Parotitis epidemica findet man erst nach der Pubertät.

Ätiologie

Die Torsion ist nur möglich auf dem Boden einer lokalen Anomalie (s. unten). Die Achse des Hodenovoids steht zur Achse des Samenstranges schief, und man stellt sich vor, daß durch die Kontraktion des Kremasters leicht ein Drehmoment ausgelöst wird. Die Altersverteilung von 106 Fällen zeigt ein Vorkommen in jedem Abschnitt des Kindesalters mit Häufigkeitsgipfeln im 1. Lebensjahr einerseits und im Pubertätsalter andererseits (Abb. 172). Torsionen bei Neugeborenen beweisen das intrauterine Vorkommen (s. Anorchie, S. 8.208). Die *Drehrichtung* ist – von vorne gesehen – immer *von außen nach innen*.

Pathologische Anatomie

Es lassen sich zwei Formen der Hodentorsionen unterscheiden:
Intravaginale Torsion. Sowohl bei Säuglingen und Kleinkindern als auch in der Pubertät haben wir vorwiegend mit dieser Form zu rechnen. Der Testis ist dabei innerhalb der Tunica vaginalis um den Samenstrang gedreht (Abb. 173).
Eine Torquierung ist hier nur möglich, wenn der Hoden locker und »wie eine Frucht am Stiel« in seiner serösen Schutzhülle hängt. Wir treffen diese anatomische Besonderheit häufig beim Maldeszensus, und es erstaunt nicht, daß Stieldrehungen bei unvollständigem Deszensus relativ häufig sind. Normalerweise klebt die Tunica vaginalis testis nur an den vorderen und seitlichen Partien des Hodens und Nebenhodens, während sie bei der beschriebenen Disposition die ganze Gonade umhüllt und sie dabei frei im Hohlraum der Tunica vaginalis testis an ihrem Stiele flottieren läßt (Abb. 174a u. b). Diese Anomalie ist oft bilateral, und daraus leitet sich die Forderung nach prophylaktischer Fixation des gegenseitigen Hodens ab.
Supravaginale Torsion. Sie findet sich in allen

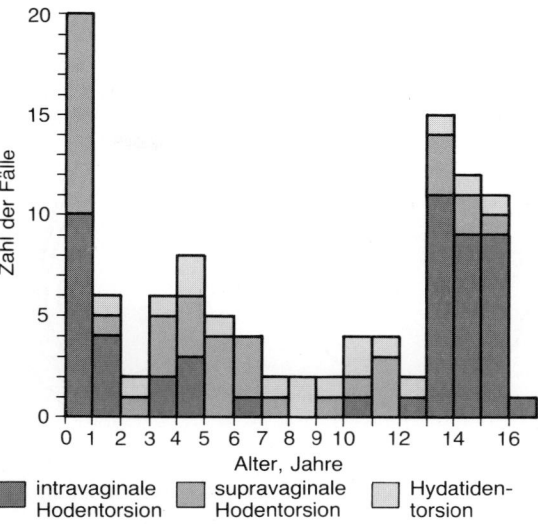

Abb. **172** Altersverteilung von 106 Fällen mit Hoden- und Hydatidentorsion (Kinderspital Zürich 1942–1965).

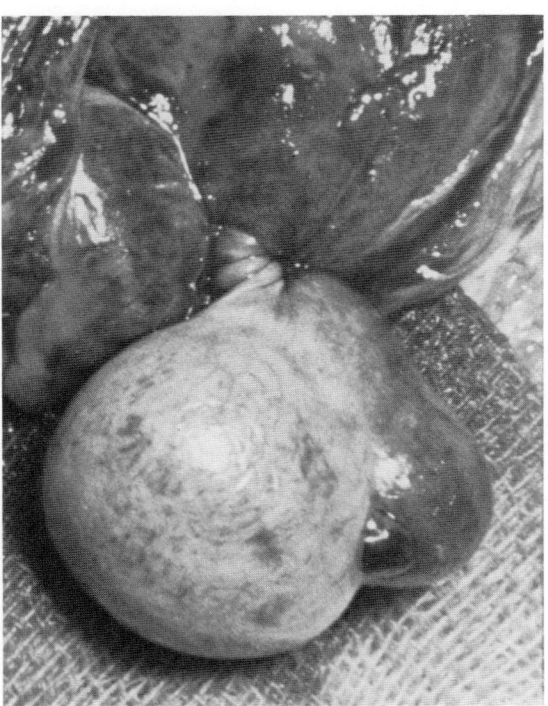

Abb. **173** Intravaginale Hodentorsion mit nekrotischem Hoden bei 4jährigem Knaben.

8.210 Urogenitaltraktus und retroperitonealer Raum

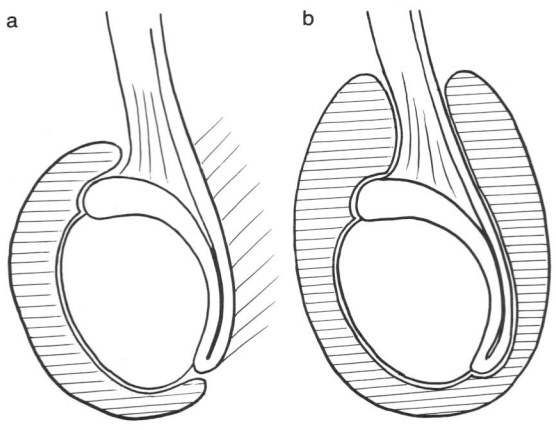

Abb. 174 a u. b
a Normale Verhältnisse.
b Disposition zur Torsion: Gonade frei im Hohlraum der Tunica vaginalis.

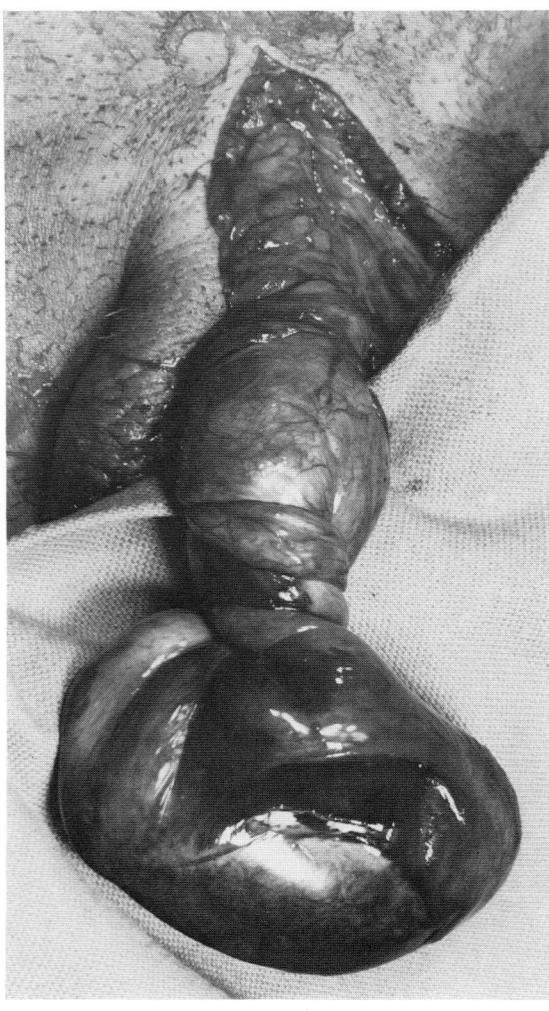

Abb. 175 Supravaginale Hodentorsion.

Altersstufen. Dabei dreht sich der Hoden zusammen mit seiner Tunica vaginalis um den Samenstrang, dessen Gefäße bis zum äußeren Leistenring spiralförmig gewunden erscheinen (Abb. 175). Die zirkulatorische Schädigung hängt vom Ausmaß und der Dauer der Strangulierung ab, wobei sich der endokrine Apparat viel resistenter erweist als der spermatogenetische. Bei leichteren Verdrehungen bis 180 Grad ist eine spontane Detorsion möglich (s. rezidivierende Torsion, S. 8.211). Bei einer Verdrehung von 360 Grad und mehr muß innerhalb von 6 Stunden operiert werden, um noch mit einer Restitution rechnen zu können. Unbehandelt resultiert eine hämorrhagische Infarzierung mit nachfolgender Atrophie, später eventuell ein Abszeß, aus dem sich nekrotische Hodenfetzen ausstoßen.

Symptome

Die klinischen Erscheinungen der Hodentorsion gleichen wie gesagt denjenigen einer akuten Epicidymitis oder Orchitis. Der Beginn ist ohne äußeren Anlaß plötzlich mit ziehenden, an Intensität rasch zunehmenden Schmerzen im Skrotum, die in die Leiste und in den Unterbauch ausstrahlen, gekennzeichnet. Häufig gehen sie mit kollapsähnlichen Zuständen, mit Blässe, Schweißausbrüchen usw. einher. Bald stellt sich eine Rötung und Schwellung der Skrotalhälfte ein (Abb. 176). Die Gegend des Samenstranges ist bis zum äußeren Leistenring ödematös geschwollen. Bei der Palpation ist der Hoden deutlich vergrößert, wenig verschieblich, von derber Konsistenz und druckempfindlich. Diese lokalen Symptome gehen zuweilen mit Allgemeinerscheinungen, leichter Temperaturerhöhung, Erbrechen, Bauchschmerzen und Meteorismus einher.

Differentialdiagnose

Am häufigsten wird die Stieldrehung mit einer *inkarzerierten Leistenhernie* verwechselt, besonders wenn es sich um die Torsion bei Maldeszensus handelt. Das *idiopathische Skrotalödem* läßt sich nicht immer von der Torsion abgrenzen. Diese harmlose Affektion unbekannter Ätiologie ist charakterisiert durch ein plötzlich auftretendes Erythem und Ödem des Skrotums mit geringen Schmerzen. Auch nach operativer Revision klingen die Symptome nach 48 Stunden ab.
Die Torsion der Morgagnischen Hydatide ist klinisch der Hodentorsion zum Verwechseln ähnlich. Morgagni-Hydatide ist ein Sammelname für rudimentäre Anhängsel an Hoden und Nebenhoden. Meistens ist die Appendix testis betroffen, welche als gestieltes bläschenförmiges Gebilde dem oberen Hodenpol aufsitzt und einen Überrest des kranialen Anteils des Müllerschen Ganges darstellt. Sie wird bei der Torsion blauschwarz und verfällt der Nekrose. Trotz ihrer Bedeutungslosigkeit und Kleinheit bewirkt sie eine heftige lokale Reaktion, die allerdings etwas protrahierter verläuft und mit

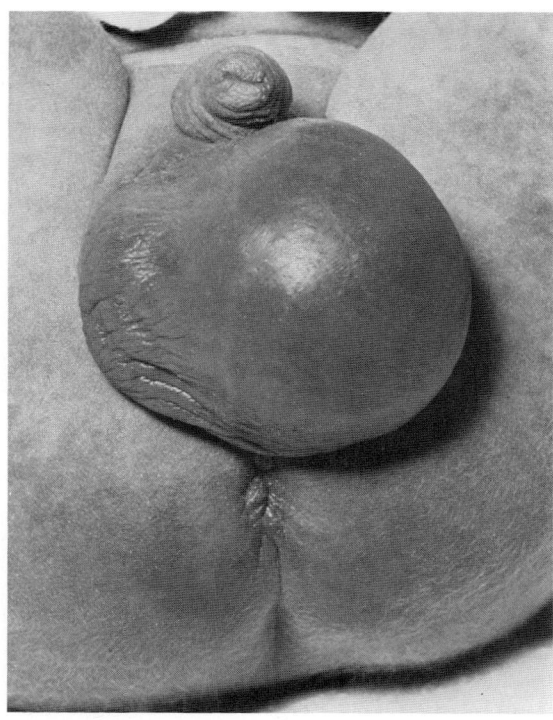

Abb. 176 Einseitige entzündliche Schwellung des Skrotums bei Hodentorsion am 5. Lebenstag.

weniger allgemeinen Reaktionen einhergeht wie die Hodentorsion. Diese an sich harmlose Affektion, welche nicht operiert werden müßte, macht etwa ein Fünftel aller Fälle aus. Wegen der unsicheren Diagnose ist die operative Revision meistens notwendig.

Rezidivierende Hodentorsion. Die anatomischen Anomalien, welche der intravaginalen Torsion zugrunde liegen, können bei älteren Knaben in der Pubertät und später Anlaß zu rezidivierenden leichten Hodentorsionen mit entsprechenden Schmerzen geben. Man soll die lockere Aufhängung der Gonaden im Stehen durch ihre horizontale Lage erkennen können (WILLIAMSON 1976).

Therapie

Der Versuch einer manuellen Detorsion (richtige Drehrichtung!) ist als Notmaßnahme bei großer Entfernung vom Spital innerhalb der ersten vier Stunden erlaubt. Sie ist meistens schmerzhaft und führt am ehesten bei leichten supravaginalen Torsionen zum Erfolg. Der Detorsionsversuch enthebt nicht von der Pflicht *zur sofortigen Spitaleinweisung zwecks notfallmäßiger operativer Revision.* Die Inzision erfolgt im Skrotum oder über dem äußeren Leistenring. Schon bei der Freilegung des Samenstranges fällt regelmäßig eine ödematöse Schwellung des Gewebes auf. Nach Spaltung der Tunica funiculi spermatici et testis erkennt man bei der supravaginalen Torsion den spiraligen Verlauf der Samenstranggefäße. Beim Vorziehen des Hodens erscheinen seine Hüllen entzündlich infiltriert. Sie sind bei längerem Bestande der Affektion mit Fibrin durchsetzt und am Skrotum adhärent. Nach Spaltung der Tunica vaginalis testis entleert sich bei der intravaginalen Form etwas hämorrhagisches Exsudat, und man erkennt den meist blauschwarz verfärbten Hoden und den oft stark torquierten Samenstrang. Erholt sich der Testis nach erfolgter Detorsion und Berieselung mit warmer NaCl-Lösung nach einigen Minuten nicht, so ist er bereits nekrotisch und muß reseziert werden. Wird die Gonade trotz mangelnder Erholung im Skrotum belassen, so können entzündliche Erscheinungen persistieren und nekrotische Hodenteile herausfisteln. Stellt sich hingegen die Zirkulation wieder ein und wird der Hoden hellrot, so wird, um ein Rezidiv zu vermeiden, das viszerale Blatt der Tunica vaginalis testis mit ein bis zwei Knopfnähten am Septum fixiert. Bei supravaginalen Torsionen ist zudem eine Fixation der Tunica vaginalis testis an die Tunica funiculi spermatici et testis an die Subkutis des Hodensackes angezeigt. In Grenzfällen neigt man eher zum konservierenden Verhalten, auch wenn die exkretorische Funktion der Gonade damit verloren ist.

Prophylaxe

Nach jeder Operation muß der Hoden auf der Gegenseite prophylaktisch pexiert werden, wegen der möglichen Wundinfektion am besten nach 4–6 Wochen. Diese Maßnahme ist nach erfolgter Semikastration besonders imperativ. In städtischen Verhältnissen muß zur Zeit noch etwa jeder dritte Hoden exstirpiert werden. Durch rechtzeitige chirurgische Therapie sollte dieser Anteil weiter gesenkt werden können.

Literatur

Stauffer, U. G.: Zur Hodentorsion. Erfahrungen anhand von 140 Fällen. Ther. Umsch. 27 (1970) 443–448

Williamson, R. C. N.: Torsion of the testis and allied conditions. Brit. J. Surg. 63 (1976) 465–476

Hodentumoren und Varikozele

P. O. Hösli

Hodentumoren

Die im Kindesalter selten vorkommenden Hodentumoren sind wegen ihres oft malignen Charakters besonders gefürchtet. In der Universitäts-Kinderklinik Zürich wurden in 25 Jahren 25 Fälle beobachtet (KARAMEHMEDOVIC u. Mitarb. 1975).

Pathologische Anatomie

Das Nebeneinander verschiedener Gewebsarten in vielen dieser Geschwülste erschwert eine einheitliche Nomenklatur. In Zürich wird die Klassifizierung von COLLINS u. PUGH (1976) angewendet. Dabei wird zunächst unterschieden zwischen *Seminomen* und *Teratomen*. Die Teratome werden nach dem Differenzierungsgrad weiter unterteilt in *TD = Teratom differenziert*, *MTI = malignes Teratom intermediär* (Teratokarzinom), *MTU = malignes Teratom undifferenziert* (embryonales Karzinom) und *MTT = malignes Teratom trophoblastisch* (Chorionkarzinom). Als weitere primäre Neoplasmen werden *Dottersacktumoren* (früher »Orchioblastome«), *paratestikuläre Geschwülste* und *Sertoli-Zell-Tumoren* aufgeführt. Ihre Verteilung ist beim Kind anders als bei Erwachsenen. Es werden hauptsächlich *Dottersacktumoren* (40–50%), *paratestikuläre Geschwülste* (22%) und *differenzierte Teratome (TD)* (18%) angetroffen, daneben sehr selten *maligne Teratome (MTI)* (5%) und *Sertoli-Zell-Tumoren* (5%) (PUGH 1976). Beim Erwachsenen sind fast alle Hodentumoren maligne, während bei Kindern mindestens ein Sechstel dieser Geschwülste einen gutartigen Verlauf nimmt. Dottersacktumoren kommen ausschließlich bei Kindern vor, während umgekehrt Seminome und Chorionkarzinome in diesem Altersabschnitt fehlen.

Der Dottersacktumor (Abb. 177) (Orchioblastom, entodermaler Sinustumor, juveniles Adenokarzinom) ist die typische Geschwulst des Kleinkindes zwischen 0 und 5 Jahren. Sie wächst rasch und metastasiert frühzeitig. Die Neubildung fühlt sich derb an, die Schnittfläche ist grau-gelb verfärbt, oft mit hämorrhagischen Bezirken oder kleinen Zysten durchsetzt. Histologisch zeigt die Geschwulst eine gleichförmige Gewebsstruktur eines schleimbildenden Adenokarzinoms. Über das Ursprungsgewebe wurden viele Vermutungen geäußert. Man nimmt heute eine Entstehung aus Urgeschlechtszellen (germ cell) außerhalb des Embryos im Endothel des Dottersackes an. Diese Tumorart produziert α–Fetoprotein, welches im Serum nachzuweisen ist und dem als Tumormarker eine große theoretische und klinische Bedeutung zukommt.

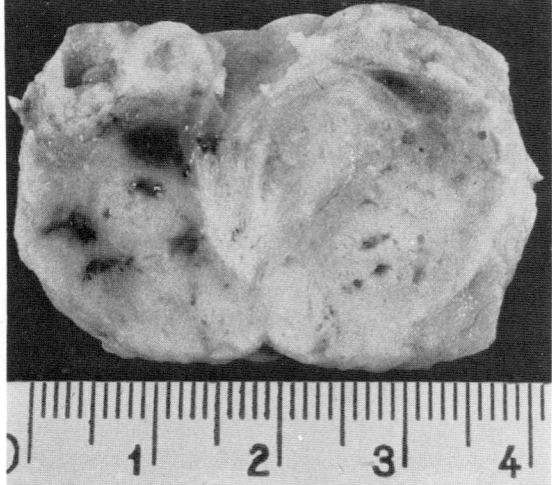

Abb. 177 Dottersacktumor (Orchioblastom) links bei 2jährigem Knaben.

Im Laufe der Behandlung gibt die Serumkonzentration ein Maß für die Tumoraktivität.

Die paratestikulären Geschwülste sind beim Kind fast immer maligne, oft hochmaligne. Es handelt sich häufig um embryonale Tumoren, vor allem Rhabdomyosarkome. Entstehungsort ist meistens der Samenstrang, doch wachsen sie rasch in Nebenhoden und Hoden ein und metastasieren frühzeitig.

Die differenzierten Teratome TD (Abb. 178) sind bald zystisch, bald kompakt aufgebaute Gebilde und enthalten Gewebe verschiedener Keimblätter (wie Haut, Nervensubstanz, Knochen usw.) in mehr oder weniger ausgesprochener Differenzierung. Man findet sie im Alter von 0–10 Jahren. Wenn sich die Mehrzahl dieser Formen bei Kindern auch gutartig verhält, so sind sie potentiell doch maligne. Bei älteren Knaben zwischen 12 und 14 Jahren wurden Metastasierungen beobachtet. Beim Erwachsenen streuen auch differenzierte Teratome. Hier ergeben sich Übergänge zum *malignen Teratom MTI*, welche neben Teratombezirken auch maligne Zellverbände enthalten. Von den sehr seltenen *Sertoli-Zell-Tumoren* scheint der größte Teil benigne zu sein.

Die Metastasierung vollzieht sich sowohl lymphogen wie hämatogen. Der Lymphabfluß aus dem Hoden folgt den testikulären Gefäßen in die

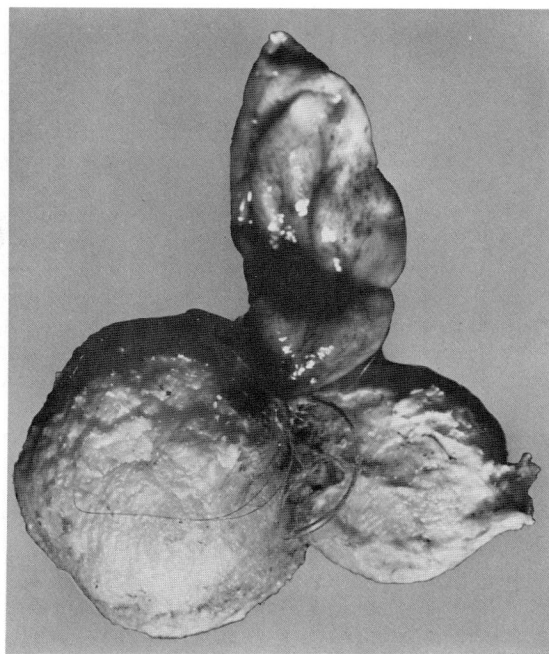

Abb. 178 Hodenteratom Haare enthaltend (Fall Abb. 179).

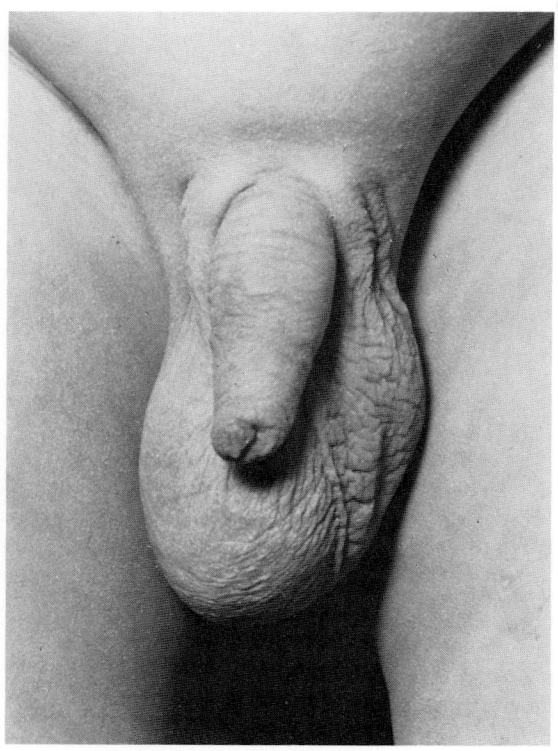

Abb. 179 Hodentumor rechts bei 1jährigem Knaben.

Lymphknoten am Nierenstiel als erster Station. Von hier aus breiten sie sich nach kaudal in die periaortalen, perikavalen und iliakalen Stationen aus. Die Leiste bleibt frei von Metastasen.

Diagnose

Klinisch muß jede schmerzlose Verhärtung des Hodens, sei sie umschrieben oder diffus, als Tumor betrachtet werden (Abb. 179), bis das Gegenteil bewiesen ist. Oft bleiben diese Prozesse während langer Zeit unbemerkt oder werden als Hydrocele testis gedeutet. Hodentumoren sind kaum druckempfindlich, ihre Konsistenz wechselt von derb bis knochenhart. Gelegentlich lassen sich auch fluktuierende Partien tasten. Die Skrotalhaut ist mit dem Tumor nicht verwachsen, der Samenstrang erscheint im allgemeinen nicht infiltriert. Klinisch lassen sich benigne und maligne Geschwülste nicht unterscheiden. α-Fetoprotein im Serum ist beim Dottersacktumor immer, beim embryonalen Karzinom fakultativ nachweisbar. Beim Seminom wird es nicht gebildet, und es ist noch unklar, wie es sich bei den Teratomen verhält. Dem Hodentumor zum Verwechseln ähnlich ist das Krankheitsbild der *Mekoniumperiorchitis*, welches ausschließlich beim Neugeborenen angetroffen wird (SENFF u. HEDINGER 1978). Bei dieser Erkrankung tastet man in den Hodenhüllen körnige und verkalkte harte Massen, ohne daß man den intakten Testis darunter palpieren kann. Sie kommt zustande, wenn das Neugeborene in der Fetalperiode eine Darmperforation überlebt, dabei Mekonium durch die Bauchhöhle in den offenen Processus vaginalis testis abfließt und dort der raschen Verkalkung anheimfällt. Klinisch schützt man sich vor der Fehldiagnose Tumor am besten mit einer Röntgenaufnahme, welche zahlreiche Kalkspritzer nicht nur im Skrotum, sondern auch in der Bauchhöhle erkennen läßt, später auch mit der Biopsie aus den Hodenhüllen und dem Nachweis von entzündlichen Herden und von Galle. Retroperitoneale Metastasen werden im intravenösen Pyelogramm durch eine Verdrängung des Ureters auf der Höhe des 4. LW angezeigt, evtl. verbunden mit einer Stauung des Harntraktes. Zum Nachweis paraaortaler, iliakaler und lumbaler Lymphknoten kann eine Lymphangiographie versucht werden. Die Kanülierung der Lymphgefäße am Fußrücken ist bei Kindern sehr delikat, unter 3–4 Jahren kaum praktikabel. Eine Thoraxaufnahme ist zur Kontrolle einer allfälligen hämatogenen Aussaat unerläßlich.

Therapie

Die geringe Anzahl kindlicher Hodentumoren gestattet zur Zeit keine klaren Richtlinien für ihre optimale Behandlung. Zur Wahl stehen *Semikastration, Ausräumen der retroperitonealen Lymphknoten* und die *Chemotherapie,* während die *Radiotherapie* wegen ihrer Nebenwirkungen auf das Skelettwachstum unterschiedlich beurteilt wird (WOODTLI u. Mitarb. 1974; ISE u. Mitarb. 1976). In einer Sammelstatistik vergleichen WOODTLI u. Mitarb. (1974) verschiedene therapeutische Kombinationen mit den Überlebensraten nach 3 Jahren, ohne daß sich eine klare Überlegenheit der einen Methode über die andere erkennen ließe (WOODTLI u. HEDINGER 1974). Der Wert der *Semikastration* ist unbestritten. Bei den gutartigen Tumoren sind keine weiteren Maßnahmen nötig. Bei den malignen Geschwülsten ist der Wert der *retroperitonealen Lymphknotenausräumung* umstritten, wahrscheinlich hat sie mehr Bedeutung für das Staging als für die Therapie. Hingegen kann die Chemotherapie zu überraschenden Remissionen führen. Es wird für jeden Fall nach der Orchidektomie eine prophylaktische Chemotherapie gefordert (KARAMEHMEDOVIC u. Mitarb. 1975). Im Einzelfall muß das Vorgehen mit dem Onkologen besprochen werden.

Radikale Semikastration. Von einer Inzision über dem Leistenkanal her wird der Samenstrang isoliert und mit einem dünnen Gummischlauch abgeschnürt. Durch Druck auf das Skrotum und leichten Zug am Funikulus läßt sich der Hoden mit seinen Hüllen in die Leistenwunde herausluxieren. Bei klarem Tumorbefund erfolgt sofort die Semikastration. Im Zweifelsfall eröffnet man die Tunica vaginalis testis zur Inspektion von Hoden und Nebenhoden. Auf eine Biopsie kann meistens verzichtet werden, soweit nicht eine Mekoniumperiorchitis vorliegt. Nach dem Entschluß zur Semikastration spalten wir die Bauchdecken lateral vom inneren Leistenring und eröffnen die Bauchhöhle, damit wir uns über allfällige Metastasen entlang den großen Gefäßen orientieren können. Vas deferens und testikuläre Gefäße werden so hoch wie möglich separat abgesetzt.

Radikale retroperitoneale Lymphadenektomie. Diese zeitraubende und technisch anspruchsvolle Operation wird mancherorts nicht nur beim Erwachsenen, sondern auch bei Kindern als Routine empfohlen. Bezüglich der Operationstechnik sei auf entsprechende Handbuchartikel (ECKSTEIN 1977; MAYOR u. ZINGG 1973) verwiesen. Als Spätkomplikation bilateraler Lymphadenektomie muß die ejakulatorische Impotenz erwähnt werden.

Prognose

Statistisch sind die Heilungsaussichten am höchsten bei den Teratomen TD, weniger gut bei den Dottersacktumoren (60–70%) und am niedrigsten bei den paratestikulären Sarkomen (30%). Die Prognose hängt entscheidend von der Dauer des Leidens und dem Alter der Kinder ab. Bei Operationen im ersten Lebensjahr ist die kurative Rate am höchsten und sinkt im dritten Jahr auf mehr als die Hälfte ab. Mit der Frühbehandlung sollte eine Heilung von 60–70% aller malignen Hodentumoren möglich sein.

Hodentumoren beim Maldeszensus. Über die erhöhte Tumoranfälligkeit beim Maldeszensus besteht kein Zweifel (PUGH 1976; HÖSLI 1971). Es wurde ausgerechnet, daß die Krebsgefahr für einen nichtdeszendierten Hoden etwa 18mal größer ist als für einen gesunden. Schätzungsweise wird sich im Laufe des Lebens in etwa 1,5% der dystopen Gonaden ein Malignom entwickeln. Es ist möglich, aber nicht bewiesen, daß die frühzeitige Orchidopexie das Geschwulstrisiko vermindert. Die operative Verlagerung des Hodens hat jedenfalls den Vorteil, daß der Patient eine allfällige Verhärtung rechtzeitig bemerkt, während man beim Tumorbefall kryptorcher Testes meistens zu spät kommt. Die Geschwülste manifestieren sich erst nach einer Latenzzeit mit Häufigkeitsgipfeln im zweiten und dritten Lebensjahrzehnt. Sie sind damit nicht mehr Gegenstand der Kinderchirurgie. Ihre Verteilung in Seminome, Teratome usw. ist ähnlich wie bei den Geschwülsten in normal gelagerten Hoden (PUGH 1976).

Literatur

Eckstein, H. B.: R. Hohenfellner, D. I. Williams: Surgical Pediatric Urology. Thieme, Stuttgart 1977

Hösli, P. O.: Zur Problematik der Behandlung des Kryptorchismus Akt. Urol. 2 (1971) 107–119

Ise, T., H. Ohtsuki, K. Matsumoto, R. Sano: Cancer 37 (1976) 1539–1545

Karamehmedovic, O. u. a.: Testicular tumors in childhood. J. pediat. Surg. 10 (1975) No. 1

Mayor, G., E. J. Zingg: Urologische Operationen. Thieme, Stuttgart 1973

Pugh, R. C. B.: Pathology of the Testis. Blackwell, Oxford 1976

Senff, A., Chr. Hedinger: Die Mekonium-Periorchitis. Z. Kinderchir. 25 (1978) 125–135

Woodtli, W., Chr. Hedinger: Endodermal sinus tumor or orchioblastoma in children and adults. Virchows Arch. path. Anat. Histol. 364 (1974) 93–110

Woodtli, W. u. a.: Hodentumoren im Kindesalter. Schweiz. med. Wschr. 104 (1974) 650–658

Varikozele

Diese Affektion ist gekennzeichnet durch eine variköse Erweiterung der Venen im Plexus pampiniformis. Sie findet sich wegen der unterschiedlichen Abflußverhältnisse fast ausschließlich auf der linken Seite und manifestiert sich frühestens in der Pubertät. Die von OSTER (1971) angegebene Häufigkeit von 16% bei Jünglingen zwischen 10 und 19 Jahren ist vielleicht etwas hoch gegriffen.

Ätiologie

Wenn die Ursachen auch nicht ganz klar sind, so scheint eine venöse Insuffizienz der V. testicularis interna eine Schlüsselrolle zu spielen. Die oft zitierte symptomatische Varikozele bei Kompression der linken V. renalis z. B. bei Nierentumoren spielt nur eine sehr untergeordnete Rolle.

Symptome

Wenn die Jünglinge im Stehen untersucht werden, dann fühlt sich das Skrotum »wie ein Sack voll Würmer« an (Abb. 180). Daneben tastet man einen normalen Hoden und Nebenhoden, die in einem tiefhängenden Skrotum liegen. Im Liegen verschwindet die Schwellung. Wenn man am Leistenring einen Fingerdruck ausübt und die Leute wieder stehen läßt, so füllt sich die Varikozele erst bei Weglassen der digitalen Kompression, was auf eine klappenlose V. testicularis interna schließen läßt, deren Blutsäule mit einem hohen hydrostatischen Druck auf der Gonade lastet. Beim Husten im Liegen fühlt man einen deutlichen Anprall. Die Träger sind außer der kosmetischen Störung durch die Affektion meistens nicht behindert, gelegentlich klagen sie über ein unbestimmtes Ziehen.

Störung der Spermiogenese

Die früher als harmlos betrachtete Affektion geht bei vielen jungen Männern mit einer Störung der Spermiogenese einher und ist eine chirurgisch korrigierbare Ursache der Infertilität. Quantitative Aussagen sind auf diesem Gebiet schwierig, doch darf man annehmen, daß 30–50% der Varikozelenträger ein pathologisches Spermiogramm aufweisen, das alle Grade der Oligospermie, Teratospermie und Motilitätsstörung zeigen kann (BROWN 1976; WEISSBACH u. Mitarb. 1975).
Die schädliche Wirkung dieser meist einseitigen Affektion auf beide Testes ist unklar. Neben der venösen Stauung spielt vielleicht auch die Temperaturerhöhung im varikös veränderten Skrotum eine Rolle. Offensichtlich ist für den Grad der Schädigung auch die Dauer der Varikozele von Bedeutung. Nach der Operation verbessert sich bei der Mehrzahl die Spermaqualität, und es kommt bei vorheriger Infertilität in etwa 30% zur erwünschten Schwangerschaft.

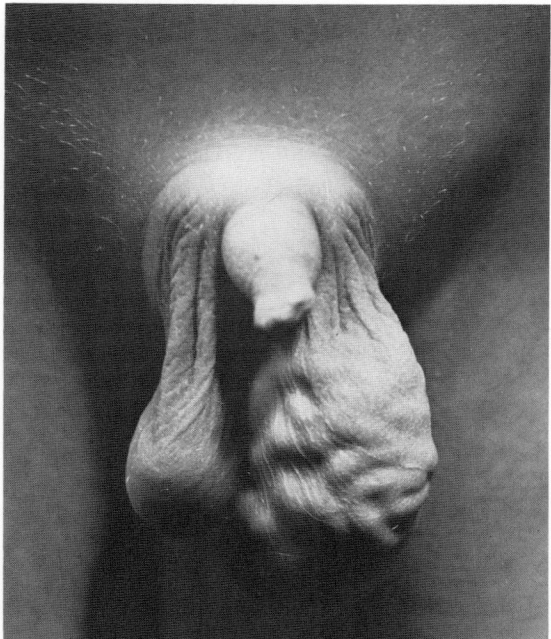
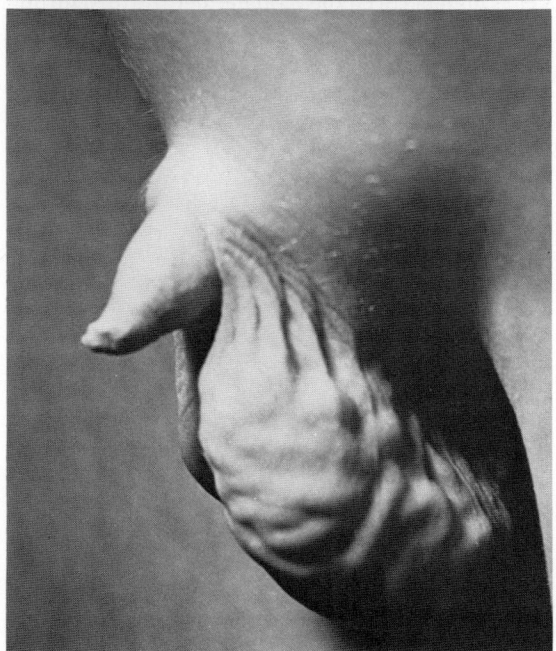

Abb. 180 Prallgefüllte Varikozele bei einem Jüngling im Stehen.

Therapie

Unter Würdigung dieser Tatsachen befürworten wir die *prophylaktische Operation bei Jugendlichen,* zumal es sich um einen kleinen und harmlosen Eingriff handelt. Es scheint ethisch vertretbar, eine bekannte Noxe zu eliminieren, um eine so wichtige biologische Funktion nicht unnötig zu gefährden.

Operation

Das Verfahren der Wahl ist die *hohe Ligatur der V. testicularis interna.* Venenresektionen am Plexus pampiniformis sind gefährlich und obsolet. Nach einer dem ileozäkalen Wechselschnitt analogen Inzision im linken Unterbauch wird das Peritoneum nach median abgedrängt. Man erkennt bald den Verlauf der Vasa testicularia, die am Peritonealsack haften. Die V. testicularis präsentiert sich auf dieser Höhe meistens als ein deutlich dilatiertes Gefäß, manchmal begleitet von 1–2 dünnen Venen. Aus all diesen Gefäßen wird ein etwa 3 cm langes Stück reseziert. Die Arterie soll intakt bleiben. Wird sie versehentlich mitligiert, so ist dies kein Unglück, weil die Kollateralen zur Ernährung des Hodens genügen, sofern am Hoden keine früheren Operationen vorangegangen sind (PALOMO 1949). Eine Drainage ist nicht notwendig. Komplikationen sind kaum zu befürchten. Im Laufe einiger Wochen bildet sich der variköse Komplex schrittweise zurück.

Literatur

Brown, J. S.: Varicocelectomy in the subfertile male. Fertil. and Steril. 27 (1976) 1046–1053

Oster, J.: Varicocele in children and adolescents scandinav. J. Urol. Néphrol. 5 (1971) 27–32

Palomo, A.: Radical cure of varicocele by a new technique: preliminary report. J. Urol. (Baltimore) 61 (1949) 604

Weissbach, L. u. a.: Spermatologische und histologische Befunde bei Patienten mit Varicocele. Urologe A 14 (1975) 277–281

Synechie der Labia minora

F. KUFFER

Angeborene Verklebungen der kleinen Labien werden oft erst im Kleinkindesalter bemerkt. Werden die beiden großen Schamlippen gespreizt, so erkennt man, daß die Vulva durch eine dünne, transparente Membran, die von der hinteren Kommissur bis fast zur Klitoris reicht, verschlossen ist (Abb. 181). Der Urin entleert sich durch eine kleine Lücke zwischen Membran und Klitoris.

Es gelingt leicht, mit einer Sonde die Membran in der Mittellinie von vorne nach hinten zu spalten, wobei es kaum zu einer Blutung kommt. In die Vulva wird ein Borvaselintupfer eingelegt, um die Verklebung der Wundränder und damit ein Rezidiv zu vermeiden. Noch wirksamer in dieser Hinsicht ist die Applikation einer östrogenhaltigen Salbe.

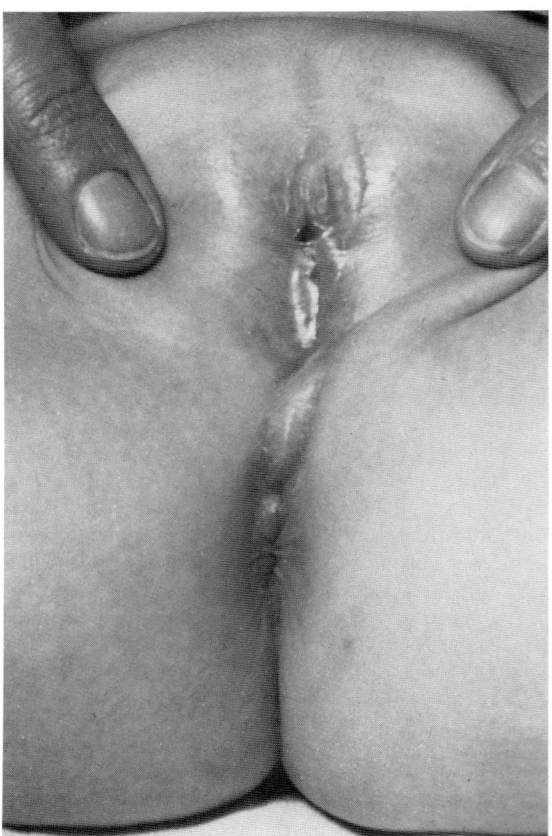

Abb. 181 Synechie der Labia minora bei einem 2jährigen Mädchen. Hinterer Vulvaabschnitt mit einer durchscheinenden Membran überspannt.

Prolaps der weiblichen Urethra

F. KUFFER

Bei Mädchen, besonders im Kleinkindesalter, oft aber auch bei älteren Kindern, kommt es gelegentlich zu einem Prolaps der Urethra, der wohl auf eine starke Betätigung der Bauchpresse bei Obstipation, Husten usw. zurückzuführen ist.

Symptome

Der Prolaps der Urethra macht kaum subjektive Beschwerden, insbesondere ist die Miktion nicht gestört. Meist kommen die Kinder wegen Genitalblutung oder Hämaturie in ärztliche Kontrolle. Nur selten ist der Prolaps so groß, daß er direkt, ohne Spreizung der Labien, erkennbar ist. Bei der Untersuchung zeigt sich in der Vulva oberhalb der Vagina ein ringförmiger, bläulich-roter Schleimhauttumor von 1–2 cm Durchmesser und weicher Konsistenz, der auf Berührung sehr empfindlich ist und leicht blutet (Abb. 182). Er erinnert am ehesten an ein Hämangiom. Das Ostium urethrae externum im Zentrum des Tumors ist oft infolge der ödematösen Schleimhautschwellung verstrichen. Gelegentlich sind oberflächliche Ulzerationen, seltener partielle Infarzierung festzustellen.

Therapie

Da der Prolaps der Urethra meist schon seit längerer Zeit besteht, scheitert der Versuch einer manuellen Reposition. Die operative Abtragung des Prolapses und die Vereinigung der Schleimhautränder mit einigen Catgutknopfnähten bringen am raschesten Heilung. Dieses Verfahren ist deshalb einer Kauterisierung oder Abschnürung mit einem Faden nach Einlegen eines Katheters vorzuziehen.
Rezidive haben wir nie beobachtet. Gegebenenfalls müßte die Blase retropubisch mobilisiert, hochgezogen und an die vordere Bauchwand und die subpubische Faszie fixiert werden.

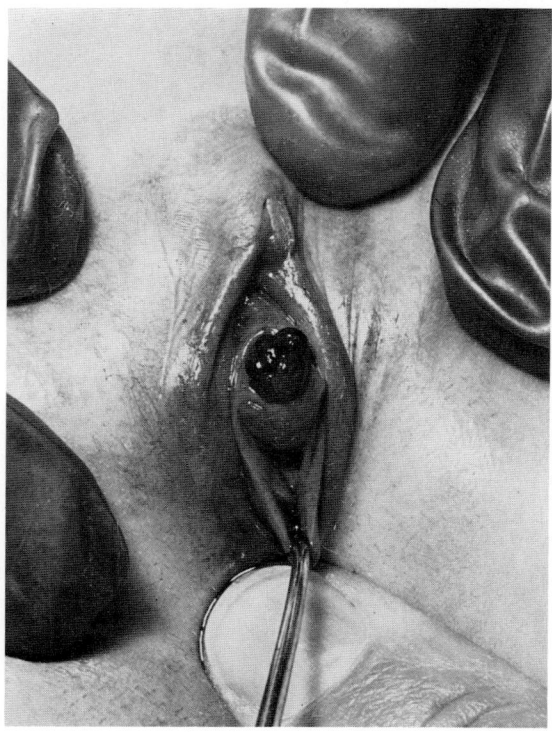

Abb. 182 Prolaps der weiblichen Urethra.

Tumoren des Uterus und der Vagina

F. KUFFER

Ätiologie

Das Rhabdomyosarkom des Sinus urogenitalis (Sarcoma botryoides) ist der häufigste maligne Tumor des Urogenitaltraktes im Kindesalter (S. 8.150). Daneben werden im Uterus und in der Vagina seltene Papillome und Karzinomata beschrieben.
Das mesonephrische Papillom der Zervix. Das mesonephrische Papillom (Abb. 183) ist in der Cervix und Portio uteri lokalisiert; es entspringt embryonalen Resten des Ductus mesonephricus (Gartnerscher und Wolffscher Gang).
Das Adenokarzinom der Cervix uteri. Es werden zwei Formen des Adenokarzinoms unterschieden; das seltene Endokarzinom des Endometriums und Endozervixepithel sowie das in letzten Jahren häufigere Hellzelladenokarzinom der Zervix. Das Endometriumkarzinom entstammt aus embryonalen Resten des Ductus paramesonephricus (Müllerscher Gang); das Hellzelladenokarzinom der Zervix wird auf eine pränatale Behandlung der Mütter mit synthetischen, nichtsteroiden Östrogenen (Stilboestrol) zurückgeführt (HERBST u. Mitarb. 1975). 25% der Fälle präsentieren sich als Adenom der Vagina.
Das Karzinom des Corpus uteri. Das Korpuskarzinom vor der Menarche ist sehr selten (HERZOG 1977); es kommen beide Karzinomformen vor, nämlich das mesonephrische Korpuskarzinom wie das paramesonephrische Korpuskarzinom (Endometrium).
Diese Karzinomformen sind nicht nur selten, sondern auch schwierig einzuteilen, da das Endometrium vor der Menarche morphologisch unspezifisch ist und die Differenzierung zwischen intraepi-

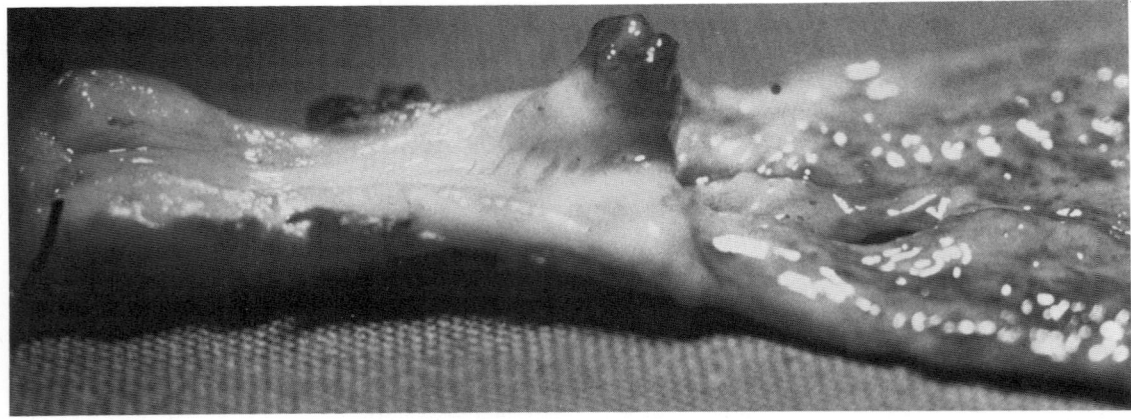

Abb. 183 Mesonephrischer Tumor der Cervix uteri im Kleinkindesalter (aus *A. F. Schärli, P. Gnos, J. Laissue*: Z. Kinderchir. 25 [1978] 164–169).

thelialen Dysplasien, Karzinomata des mesonephrischen Gewebes und Karzinomata des paramesonephrischen Gewebes schwierig sind.

Symptome und Diagnose

Das Leitsymptom ist ein mukosanguinolenter Ausfluß. Metrorrhagien und Zyklusunregelmäßigkeiten sind naturgemäß nur bei älteren Mädchen vorhanden. Das Karzinom präsentiert sich nur in verschleppten Fällen unter dem Bilde eines Kleinbeckentumors. Die Diagnose wird aufgrund der Kolposkopie gestellt, wobei der Abklärungsgang die üblichen urologischen und onkologischen Abklärungsprinzipien befolgen soll. Differentialdiagnostisch müssen eine Kolpitis und insbesondere ein Vaginalfremdkörper ausgeschlossen werden. Die histologische Differenzierung und Zuordnung ins Schema der Urogenitaltumoren ist im Schnellschnitt nicht immer möglich (SCHÄRLI u. Mitarb. 1978).

Therapie

Polypen werden abgetragen. Das mesonephrische Papillom wird im Gesunden exzidiert, wobei Lokalrezidive möglich sind. Beim früherfaßten Zervix- und Korpuskarzinom kann die Prognose durchaus gut sein, wenn keine lokale Infiltration und insbesondere keine Infiltration der Blase vorliegt. Da die Zahl der veröffentlichten Fälle gering ist, können keine Angaben über die optimale postoperative Onkotherapie gemacht werden.

Literatur

Herbst, A. L., R. E. Scully, S. J. Robboy: Effects of Maternal DES Ingestion on the Female Genital Tract. Hospital Practice, New York 1975

Herzog, B., H. Bangerter, L. Dostalova: Karzinom des Corpus uteri bei einem fünfjährigen Mädchen. Z. Kinderchir. 22 (1977) 360–368

Schaerli, A. F., P. Gnos, J. Laissue: Mesonephrischer Tumor der Cervix uteri im Kleinkindesalter. Z. Kinderchir. 25 (1978) 164–169

Atresien des weiblichen Genitaltraktes

B. KEHRER

Unter den Mißbildungen des weiblichen Genitaltraktes spielen die Gynatresien eine wesentliche Rolle. Sie umfassen ein sehr weites Spektrum, das von der einfachen Hymenalatresie bis zu komplexen urogenitalen Fehlbildungen wie kloakale Mißbildungen, Doppelmißbildungen und vollständiger Aplasie von Vagina und Uterus reicht.

Ätiologie

Die Ätiologie dieser Mißbildungen ist unbekannt; einzelne Formen scheinen jedoch erblich bedingt zu sein. Entsprechend der engen embryologischen Beziehung finden sich bei Vaginalatresien gehäuft Mißbildungen der ableitenden Harnwege, des Sinus urogenitale, des Anorektums und der Wirbelsäule.

Symptome

Die klinische Symptomatik einer Atresie des weiblichen Genitaltraktes ist abhängig von
- Vorhandensein oder Fehlen eines Endometriums,
- Lokalisation und Länge des atretischen Segmentes,
- Zusatzmißbildungen.

Endometrium. Während der Schwangerschaft wird das Endometrium des weiblichen Feten durch die östrogenen Hormone der Mutter stimuliert und sezerniert eine wäßrig-schleimige Flüssigkeit. Ist der Genitaltrakt atretisch, so kann sich diese Flüssigkeit nicht entleeren, sammelt sich beim Neugeborenen als sogenannter Muko- oder Hydrometrokolpos im Genitaltrakt an und führt oft zu einer enormen Dilatation dieser Organe

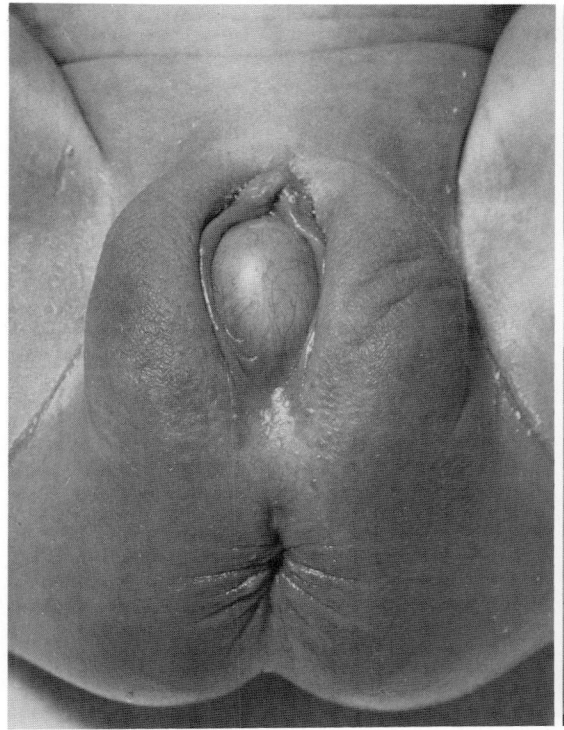 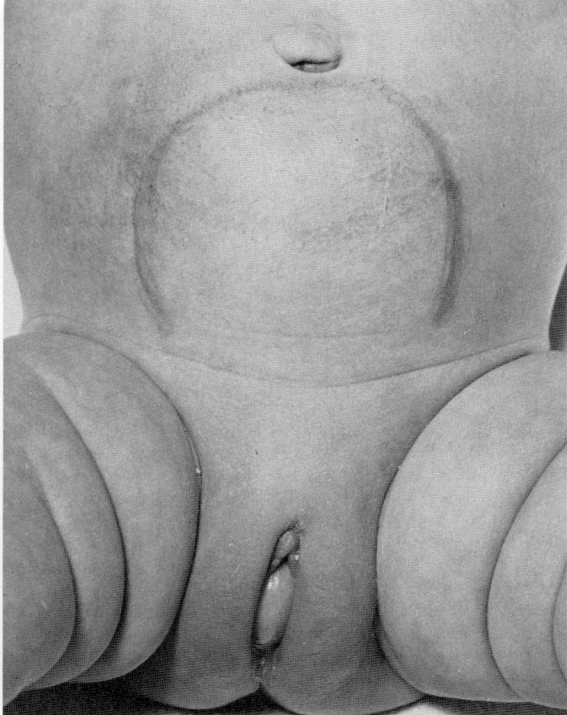

Abb. 184 Hydrometrokolpos bei neugeborenem Mädchen. Beachte die Vorwölbung des verschlossenen Hymens und des Dammes. Die vergrößerte Vagina und Uterus sind als rundlicher, bis zum Nabel reichender Tumor im Unterbauch palpierbar.

(Abb. 184). Auch mit Einsetzen der Pubertät wird das Endometrium wieder zyklisch aktiviert, und es kommt mit der zunehmenden Stauung des Menstrualblutes proximal einer Atresie zur Bildung eines Hämatokolpos und/oder einer Hämatometra. Da mit jeder Menstruation die Retention wächst, treten charakteristischerweise regelmäßig rezidivierende Unterbauchschmerzen auf. Der entstehende, das kleine Becken ausfüllende Hämatokolpos kann durch mechanische Kompression von Blase oder Rektum häufig zu Miktions- oder sogar gelegentlich zu Defäkationsschwierigkeiten führen.

Ist ein Endometrium vorhanden, so sind die Symptome in erster Linie beim Neugeborenen oder nach Einsetzen der Pubertät zu erwarten. In der hormonellen Ruhephase zwischen Säuglingsalter und Menarche werden Atresien des Genitaltraktes deshalb meist nur als Zufallsbefunde entdeckt, da sie während diesem Lebensabschnitt vollständig asymptomatisch bleiben.

Fehlt ein funktionelles Endometrium (z. B. bei vollständiger Aplasie von Vagina und Uterus im Rahmen eines Mayer-Rokitansky-Küster-Hauser-Syndrom), so macht die Atresie im Kindesalter keine Symptome, weil es nicht zur Bildung eines Muko- oder Hämatokolpos kommt; sie kann deshalb höchstens als Zufallsbefund im Rahmen einer Allgemeinuntersuchung entdeckt werden. Die Diagnose wird bei diesen Fällen meist erst gestellt, wenn wegen der primären Amenorrhoe eine Abklärung vorgenommen wird.

Lokalisation und Länge des atretischen Segmentes. Bei einer distalen, kurzstreckigen Atresie (meist isolierte Hymenalatresie) wird das Hymen durch den Muko- oder Hämatokolpos ballonartig in die Vulva vorgewölbt und kann bei der Inspektion leicht erkannt werden (s. Abb. 184 u. 185).

Bei der längerstreckigen Atresie (meist der distalen Vagina) wird die Symptomatik durch die eventuell zyklischen Schmerzen und den zystischen Tumor des sich in der Pubertät entwickelnden Hämatokolpos beherrscht. Die scheinbare primäre Amenorrhoe und die fehlende Vaginalöffnung erlauben die klinische Diagnosestellung.

Schwierigkeiten bereitet die Diagnostik der seltenen in der proximalen Vagina gelegenen Septen, bei denen die äußere Vaginalöffnung normal aussieht. Leitsymptome sind hier die primäre Amenorrhoe, rezidivierende Leibschmerzen und der Tumor in abdomine. Liegt zusätzlich noch ein Uterus duplex vor, so kann auch die Amenorrhoe fehlen, da die Atresie dann meist nur die eine Seite des Uterus verschließt, während die andere Seite normal menstruiert.

Bei langstreckigen Aplasien, die auch den Uterus

8.220 Urogenitaltraktus und retroperitonealer Raum

umfassen, fehlt im Kindesalter jede Symptomatik, und erst die Amenorrhoe oder allenfalls Kohabitationsschwierigkeiten decken das Fehlen der Vagina auf.

Zusatzmißbildungen. Bei rektoanalen Agenesien, kloakalen oder urogenitalen Mißbildungen kommen gehäuft vaginale Atresien vor. Das klinische Bild wird dann durch diese zusätzliche Fehlbildung bestimmt, und die begleitende vaginale Atresie kann leicht übersehen werden, wenn nicht systematisch danach gesucht wird.

Untersuchungen

Akute oder rezidivierende Unterbauchschmerzen sowie ein aus dem kleinen Becken aufsteigender Tumor müssen besonders beim älteren Mädchen immer an einen Verschluß des Vaginaltraktes denken lassen. Die Mehrzahl der Fälle läßt sich durch einfache Inspektion des Genitales erfassen. Das äußere Genitale ist meist normal weiblich angelegt. An der Stelle des Introitus vaginae wölbt sich das geschlossene Hymen entweder beim Neugeborenen als gelb-weiße, beim älteren Mädchen als blau durchschimmernde Membran vor (Abb. 185a; s. Abb. 184). Gelegentlich besteht anstelle des Hymens eine relativ derbe Platte, die nicht prominierend ist (Abb. 185 b).

Bei Atresie der distalen Vagina findet sich anstelle des Introitus vaginae eine flache Grube. Nur bei den Atresien im mittleren und proximalen Bereich der Vagina sowie bei Uterus duplex mit einseitiger Atresie ist der Introitus äußerlich unauffällig.

Besonders beim Neugeborenen müssen zum Ausschluß einer Mißbildung des Sinus urogenitale Vaginalöffnung wie auch Meatus urethrae externus einwandfrei simultan identifiziert werden können.

Ein Muko- oder Hämatokolpos kann bei der rektalen Untersuchung als ein das kleine Becken ausfüllender und sich gegen das Sakrum vorwölbender Tumor getastet werden. Er kann leicht mit einer prallgefüllten Blase verwechselt werden, doch klärt ihre Katheterisierung rasch die Situation. Bimanuell läßt sich bei abdominorektaler Palpation die Ausdehnung des Tumors nach distal wie nach proximal abgrenzen. Liegt ein Vaginalverschluß ohne Hämatokolpos vor, so kann mit der Rektaluntersuchung eventuell festgestellt werden, ob ein Uterus vorhanden ist oder nicht.

Die Abdomenleeraufnahme zeigt bei einem Muko- oder Hämatokolpos einen aus dem kleinen Becken aufsteigenden, homogenen »Tumor«, der bis auf Nabelhöhe reichen kann. Die zystische Natur dieses Tumors läßt sich leicht mit einer Ultraschalluntersuchung nachweisen.

Differentialdiagnostisch muß an eine Harnverhaltung (katheterisieren!), Urachuszyste, Ovarialzyste, Mesenterial- oder Omentumzyste gedacht werden. Andererseits wird wegen des Palpationsbefundes nicht selten primär nur ein Abdominaltumor in Erwägung gezogen und erst bei der Lapa-

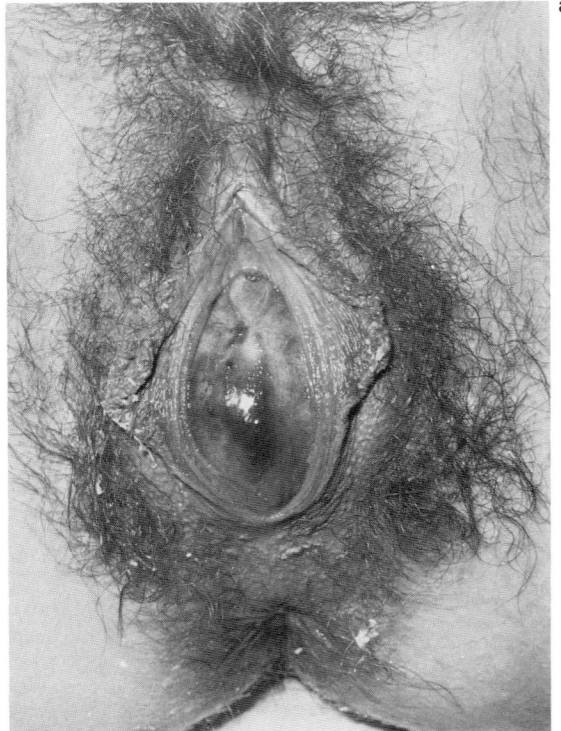

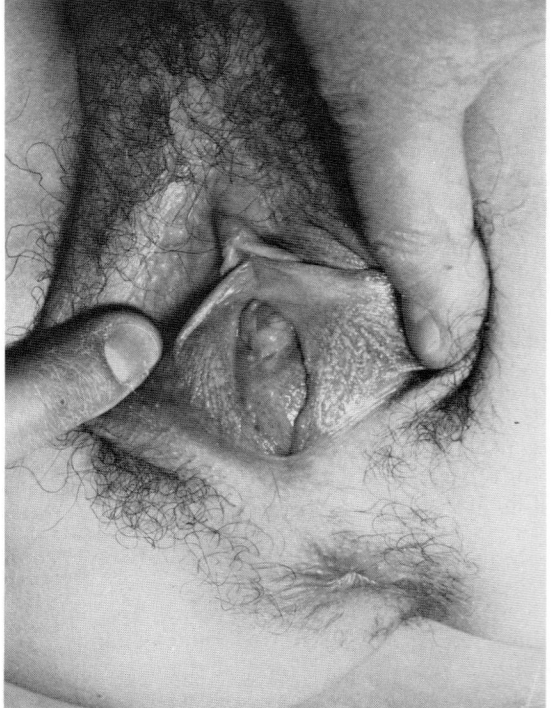

Abb. **185a** u. **b** Hämatokolpos beim älteren Mädchen.
a Typischer Befund mit dünner, bläulich schimmernder, stark vorgewölbter Hymenalmembran.
b Nur geringgradige Vorwölbung bei dickerer Hymenalplatte. Erst die Rektaluntersuchung zeigt, daß der Hämatokolpos weit nach distal reicht und daß die atretische Strecke nur kurz ist.

rotomie die Diagnose eines Hydro- oder Hämatokolpos gestellt.
Labiensynechien werden gelegentlich als Hymenal- oder Vaginalatresien fehlgedeutet.
Eine Abklärung der ableitenden Harnwege mit intravenöser Pyelographie und Miktionszystourethrogramm ist einerseits bei den kloakalen Mißbildungen, zur Darstellung der anatomischen Situation und andererseits bei allen Vaginalatresien zum Ausschluß von zusätzlichen Anomalien des Harntraktes indiziert. Einzig bei den reinen Hymenalatresien finden sich nicht gehäuft Fehlbildungen im Bereich der ableitenden Harnwege.
Die Kolposkopie ist bei kloakalen Mißbildungen, Mißbildungen des Sinus urogenitale oder bei Verdacht auf Atresien im proximalen Vaginalbereich diagnostisch von Bedeutung. Kann dabei eine Portio eingesehen werden, so schließt dies eine Vaginalatresie nicht vollständig aus, da beim Uterus duplex nur eine Seite verschlossen sein kann. Gelegentlich wird zur genauen Inspektion des inneren Genitales die Laparoskopie eingesetzt.
Untersuchungen des chromosomalen Kerngeschlechtes sind insbesondere bei Verdacht auf testikuläre Feminisierung oder gonadale Dysgenesien indiziert.

Formen der Gynatresien

Hymenalatresie

Sie stellt die häufigste Form der Atresie des weiblichen Genitaltraktes dar. Das verschlossene Hymen wird beim Neugeborenen durch den gestauten Hydrometrokolpos in die Vulva hervorgedrängt und ist leicht als gelblich-graue vorgewölbte Membran erkennbar. Der vergrößerte Uterus imponiert als derber rundlicher Tumor, der im kleinen Becken liegt, gelegentlich aber bis auf Nabelhöhe aufsteigen kann (s. Abb. **184**). Differentialdiagnostisch muß eine Zyste des Gartnerschen Ganges, eine Paraurethralzyste, eine Hymenalzyste, eine prolabierende Ureterozele oder ein allerdings seltener Vaginalprolaps ausgeschlossen werden. Ein Hydrometrokolpos wird praktisch nur im ersten Lebensjahr beobachtet.
Wird die Hymenalatresie im Neugeborenenalter nicht diagnostiziert, so wird sie meist erst mit einsetzender Menstruation erkannt. Der entstehende Hämatokolpos verursacht beim Mädchen von 12 bis 14 Jahren krampfartige Schmerzen im Unterbauch, ohne daß das Allgemeinbefinden gestört ist. Obwohl entzündliche Zeichen fehlen, werden die Beschwerden gelegentlich bei oberflächlicher Untersuchung als Appendizitis fehlgedeutet. Die Schmerzattacken wiederholen sich in Intervallen von einigen Wochen entsprechend dem Menstruationszyklus; in der Zwischenzeit können dumpfe Schmerzen in der Lenden- und Kreuzbeingegend persistieren. Gelegentlich führt die mechanische Kompression der Urethra zu Miktionsstörungen, die im Beschwerdebild im Vordergrund stehen können. Obwohl die allgemeine Entwicklung der Patientin der vollen Pubertät entspricht (Pubarche, Thelarche), hat noch keine Menstruation stattgefunden. Bei der Inspektion des äußeren Genitales kann eine ballonartige Vorwölbung des Hymens festgestellt werden (s. Abb. **185 a u. b**). Die Unterbauchgegend ist gelegentlich druckempfindlich und bei der rektalen Untersuchung kann die dilatierte Vagina als prallelastischer Tumor palpiert werden.

Therapie

Beim Neugeborenen genügt die einfache Inzision des Hymens mit Übernähung der Schnittränder zur Entlastung des Hydrometrokolpos. Um eine Verletzung der Urethra zu vermeiden, sollte sie vorgängig der Inzision katheterisiert werden. Auch beim älteren Mädchen wird das Hymen mit einer kreuzförmigen Inzision oder besser durch Exzision der zentralen Hymenalanteile unter sorgfältiger Schonung der Urethra eröffnet. Dabei entleert sich oft eine erstaunlich große Menge alten Blutes. Die Wundränder werden anschließend zur Vermeidung einer erneuten Verklebung gesäumt. Einige Zeit nach der erfolgten Inzision muß in jedem Fall die Durchgängigkeit des Hymens überprüft werden.

Vaginale Atresien

Auch Atresien im Bereich der Vagina führen beim Neugeborenen zum Hydrometrokolpos oder beim älteren Mädchen zum Hämatokolpos und zur Hämatometra. Anatomisch können verschiedene Formen unterschieden werden:

Agenesie der distalen Vagina

Bei dieser seltenen, eventuell hereditären Mißbildung fehlt der distale Teil der Vagina, während die proximalen Abschnitte, die von den Müller-Gängen abstammen, durchgängig sind. Die Patientinnen zeigen bei der Geburt einen großen, gelegentlich bis zum Rippenbogen reichenden Tumor, der einem riesigen Hydrometrokolpos entspricht und der durch seine Raumforderung das Zwerchfell hochdrängt und ein Atemnotsyndrom zur Folge haben oder infolge Abflußbehinderung zu beidseitiger Hydronephrose führen kann. Bei der sorgfältigen Inspektion der Vulva findet sich nur eine einzige Öffnung, die in Lage und Aspekt eher einem Introitus vaginae entspricht, da sie weiter dorsal liegt als ein normales Orificium urethrae. Bei der Katheterisierung oder bei der endoskopischen Untersuchung zeigt sich jedoch, daß diese Öffnung in die Blase führt, während die Vagina in ihrem distalen Abschnitt vollständig fehlt.

Therapie

Diese Mißbildung kann nicht allein von perineal angegangen, sondern muß kombiniert abdominoperineal operiert werden, um Verletzungen des

Rektums oder der Urethra zu vermeiden. Nach Eröffnung des Hydrometrokolpos von abdominal her wird dabei der proximale Vaginalabschnitt nach sorgfältiger Präparation zwischen Urethra und Rektum zum Perineum durchgezogen.

Transversales Septum der Vagina

Bei dieser seltenen Mißbildung wird die Vagina durch ein queres Septum meist im mittleren oder proximalen Drittel verschlossen. Die sorgfältige Inzision von vaginal her ist nur möglich, wenn es sich um ein sehr dünnes Septum handelt. Ist die atretische Strecke länger, so muß die proximale Vagina von abdominal mobilisiert und mit dem distalen Segment anastomosiert werden.

Atresie bei Doppelmißbildungen des inneren Genitales

Diagnostisch besondere Schwierigkeiten bieten diejenigen Fälle von Vaginalatresien, bei denen eine Doppelung der proximalen Vagina und des Uterus vorliegt und bei denen sich die Atresie nur auf die eine Seite beschränkt. Mit Einsetzen der Pubertät wird sich nur auf der einen atretischen Seite ein Hämatokolpos und eine Hämatometra bilden, während die andere Seite normal menstruiert. Ein wesentliches diagnostisches Kriterium, die primäre Amenorrhoe, wird damit fehlen. Da solche Doppelmißbildungen des Uterus häufig mit ipsilateralen Nierenmißbildungen (Nierenagenesie, ektope Niere usw.) einhergehen, muß gezielt danach gesucht werden.

Therapie

Sie besteht darin, den atretischen Teil der Doppelmißbildung zur normalen Seite hin durch Exzision eines großen Teiles des Septums zu eröffnen und zu drainieren.

Kloakale Mißbildungen

Kloakale Mißbildungen können ebenfalls mit einer Atresie der Vagina verbunden sein. Bei diesen seltenen Fehlbildungen existiert eine ganze Reihe von anatomischen Varianten, die zum Teil gehäuft auch mit einer rektoanalen Agenesie kombiniert sind. Die Therapie dieser komplexen Mißbildungen muß dem Einzelfall angepaßt werden.

Agenesie der Vagina

Das äußere Genitale ist bei der vollständigen Agenesie der Vagina normal entwickelt. Deshalb wird die Mißbildung meist auch erst relativ spät und eventuell erst nach der Pubertät erkannt. In der Regel wird bei der Agenesie der Vagina auch der Uterus fehlen oder nur rudimentär angelegt sein, so daß es nicht zur Bildung einer Hämatometra kommen kann. Da die Ovarien jedoch vorhanden und hormonell aktiv sind, ist die Entwicklung der Patientin, abgesehen von der primären Amenorrhoe, normal.
Lokal findet sich an der Stelle des Introitus vaginae eine flache Grube mit eventuell fransenartigen Hymenalresten. Rektal läßt sich keine Vagina und meist auch kein Uterus tasten. Eine Laparoskopie gibt Auskunft über die Anwesenheit von Ovarien und das allfällige Fehlen des Uterus. Häufig liegt bei diesen Patientinnen ein Mayer-Rokitansky-Küster-Hauser-Syndrom (Vaginalaplasie, rudimentär entwickelte Uterushörner bei Doppelmißbildung, kranial gelegene, normale, eventuell polyzystische Ovarien) vor.

Vaginale Agenesien sind in 25–40% mit urologischen Mißbildungen kombiniert, die in jedem Fall mit intravenöser Urographie und der Zystographie gesucht werden sollen. Differentialdiagnostisch muß in erster Linie eine testikuläre Feminisierung ausgeschlossen werden, bei der das Kerngeschlecht männlich ist; zudem findet sich bei diesen Patientinnen meist eine kurze, blind endende Vagina (vgl. Intersexualität, S. 8.242).

Therapie

Ziel der Behandlung ist die Schaffung einer kohabitationsfähigen Vagina. In der Regel wird die operative Korrektur in der Zeit unmittelbar vor oder nach der Pubertät vorgenommen. Zur Verfügung steht eine ganze Reihe von Techniken:

- Langfristige Bougierungsbehandlung der Vaginalgrube. Die Methode erfordert eine ausdauernde Kooperation der Patientinnen, die im Kindesalter meist nicht gegeben ist.
- Schaffung eines Tunnels zwischen Urethra und Rektum, der mit Spalthautlappen ausgekleidet wird. Auch diese Ersatzscheide muß regelmäßig bougiert werden, da sie sonst rasch schrumpft.
- Neuere Methoden verwenden zur Auskleidung des Vaginaltunnels ein Darmsegment (Dünndarm, Sigmoid), das entweder als freies Transplantat oder gestielt an den Gefäßen eingepflanzt wird. Die Schrumpfungstendenz ist bei diesen Methoden wesentlich geringer.

Literatur

Baird, P. A., R. B. Lowry: Absent vagina and the Klippel-Feil anomaly. Amer. J. Obstet. Gynec. 118 (1974) 290–291

Capraro, V. J., M. B. Gallego: Vaginal agenesis. Amer. J. Obstet. Gynec. 124 (1976) 98–107

Casthley, S., C. Maheswaran, J. Levy: Laparoscopy: An important tool in the diagnosis of Rokitansky-Küster-Hauser-Syndrome. Amer. J. Obstet. Gynec. 119 (1974) 571

Deppisch, L. M.: Transverse vaginal septum: histologic and embryologic considerations. Obstet. and Gynec. 39 (1972) 193

Fore, S. R., Ch. B. Hammond, R. T. Parker, E. E. Anderson: Urologic and genital anomalies in patients with congenital absence of the vagina. Obstet. and Gynec. 46 (1975) 410–416

Gilliland, B., F. Dyck: Uterus didelphys associated with unilateral imperforate vagina. Obstet. and Gynec., Suppl. 48 (1976) 5–8

Graivier, L.: Hydrocolpos. J. pediat. Surg. 4 (1969) 563–568

Graivier, L., D. L. McKay jr., A. Katz: Hydrocolpos, vaginal atresia, and urethrovaginal fistula in a neonate: Abdomino-perineal-vaginal pull-through. J. pediat. Surg. 12 (1977) 605–607

Griffin, J. E., C. Edwards, J. D. Madden, M. J. Harrod, J. D. Wilson: Congenital absence of the vagina – The Mayer-Rokitansky-Küster-Hauser-Syndrome. Ann. Intern. Med. 85 (1976) 224–236

Heinz, M., S. Hoyme: Gynäkologie des Kindes- und Jugendalters. Enke, Stuttgart 1974

Huber, A., H.-D. Hiersche: Praxis der Gynäkologie im Kindes- und Jugendalter. Thieme, Stuttgart 1977

Huffmann, J. W., C. J. Dewhurst, V. J. Capraro: The Gynecology of Childhood and Adolescence. Saunders, Philadelphia 1981

Huffman, J. W.: Gynäkologie des Kindes. Urban & Schwarzenberg, München 1975

Kirks, D. R., G. Currarino: Imperforate vagina with vaginourethral communication. Amer. J. Roentgenol. 129 (1977) 623–628

Lamont, E.: Congenital absence of the vagina: diagnosis and plastic surgical reconstruction. Ann. Plastic. Surg. 1 (1978) 380–391

Preier, L.: Hymenalatresien. Z. Kinderchir. 20 (1977) 358–363

Raffensperger, J. G.: Anomalies of the female genitalia. In Kelalis, P. P., L. R. King: Clinical Pediatric Urology, Vol. 2. Saunders, Philadelphia 1976

Ramenofsky, M. L., J. G. Raffensperger: An abdominoperineal-vaginal pull-through for definitive treatment of hydrometrocolpos. J. pediat. Surg. 6 (1971) 381–387

Sailer, J. F.: Hematometra and hematocolpos: ultrasound findings. Amer. J. Roentgenol. 132 (1979) 1010–1011

Schaerli, A. F., M. Aufdermaur: Vaginalaplasie mit rudimentären Uterushörnern und urologischen Mißbildungen. Z. Kinderchir. 18 (1976) 188–199

Yoder, J. C., R. C. Pfister: Unilateral hematocolpos and ipsilateral renal agenesis: report of two cases and review of the literature. Amer. J. Roentgenol. 127 (1976) 303–308

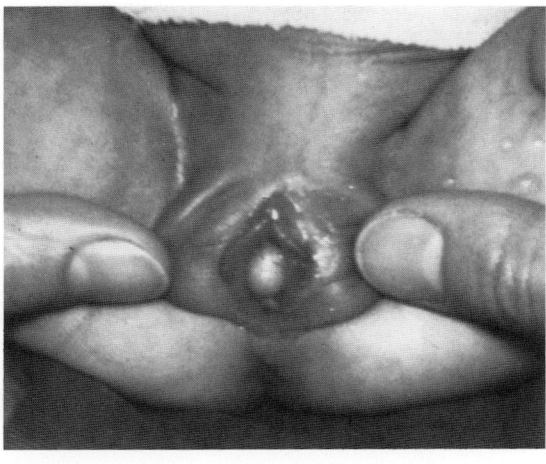

Abb. 186 Zyste des Gartnerschen Ganges. Die aus der Vulva prolabierende Zyste imponiert makroskopisch wie ein Hydrokolpos. Neben der Zyste findet sich jedoch ein Vaginallumen.

beim Säugling mit einem Hydrokolpos bei einer Hymenalatresie verwechselt werden. Bei sorgfältiger Untersuchung läßt sich jedoch neben der Zyste mit einem weichen Katheter ein Vaginallumen sondieren.

Therapie

Die Therapie der Zysten besteht entweder in einer sorgfältigen Ausschälung oder, wenn dies nicht möglich ist, in einer Marsupialisierung derselben.

Zysten der Vagina

B. KEHRER

Zysten der Vaginalwand können aus Resten des ehemaligen Müllerschen oder Gartnerschen Ganges entstehen. In beiden Fällen liegen sie in der seitlichen Vaginalwand. Besonders die Gartnerschen Zysten können eine beträchtliche Größe erreichen und sich bis ins parametrane Gewebe erstrecken. Histologisch ist die Wand dieser Retentionszysten aus Bindegewebe, Muskelfasern und elastischen Fasern aufgebaut.

Diagnose und Differentialdiagnose

Die Diagnose der Vaginalzysten, die schon beim Neugeborenen beobachtet werden können, ist meist einfach und ergibt sich aus Aspekt und Lokalisation. Differentialdiagnostisch müssen sie von einer prolabierenden Ureterozele oder von einem ektop in die Vagina mündenden, dilatierten Ureter abgegrenzt werden. Erscheint eine Zyste des Gartnerschen Ganges im Introitus vaginae, so kann sie

Ovarialzysten und -tumoren

B. KEHRER und K. ZUPPINGER

Innerhalb des weiblichen Genitaltraktes ist das Ovar beim Kind am häufigsten von Neubildungen betroffen. Zystische und solide Tumoren des Ovars sind im Kindesalter trotzdem relativ selten und machen beim Mädchen unter 16 Jahren nur etwa 1% der Tumoren aus.

Grundsätzlich können sie in jedem Alter klinisch in Erscheinung treten, zwischen dem 6.–15. Lebensjahr ist die Inzidenz jedoch wesentlich größer als im Säuglings- und Kleinkindesalter. Während in den ersten zwei Lebensjahren – gelegentlich schon beim Neugeborenen – praktisch ausschließlich Zysten beobachtet werden, überwiegen später die soliden Tumoren.

Das rechte Ovar ist häufiger befallen als das linke; einige Tumorarten können primär bilateral auftreten.

Tabelle 22 Übersicht über die häufigsten Ovarialtumoren und -zysten im Kindesalter

Ausgangsgewebe	Klassifikation	Dignität	Hormonelle Aktivität	Bemerkungen
Oberflächenepithel des Ovars	*seröse Zystadenome:*			
	– einfach, papillär	benigne	keine	häufig
	– proliferierend	evtl. maligne	keine	selten
	– Zystadenokarzinom	maligne	keine	selten
	pseudomuzinöse Zystadenome:			
	– einfach, papillär	benigne	keine	häufig
	– proliferierend	evtl. maligne	keine	selten
	– Zystadenokarzinom	maligne	keine	selten
Undifferenzierte Keimzelle	*Dysgerminom*	maligne	meist keine	5–10% bilateral, evtl. in dysgenetischen Gonaden
	embryonales Karzinom	maligne		
Müller-Gang (?)	*Endodermalsinustumor*	maligne	keine	
Gewebe aller drei Keimschichten	*Teratome*			
	– unreif	maligne	meist keine	Synonym: Teratoblastom, Teratokarzinom, selten feminisierend
	– reif			
	– solide	benigne, selten maligne Elemente	meist keine	Synonym: adultes oder coaetanes Teratom, selten feminisierend
	– zystisch	benigne, selten maligne Elemente	keine	Synonym: Dermoidzyste sehr häufig
	Chorionkarzinom	maligne	HCG	Synonym: Chorionepitheliom meist Teil eines Teratoms. Positiver Schwangerschaftstest, isosexuelle Pubertas praecox
	Gonadoblastom	potentiell maligne	Androgene	Patienten mit Chromosomenanomalie, heterosexuelle Pubertas praecox Virilisierung
Keimepithel (Mesonephros)	*Granulosazelltumor* evtl. gemischt mit Thekazellelementen	benigne, selten maligne	Östrogene	isosexuelle Pubertas praecox
	Arrhenoblastom	potentiell maligne	Androgene evtl. Östrogene	Synonym: Sertoli-Zelltumor virilisierend, evtl. feminisierend
	Gynandroblastom	potentiell maligne	Androgene Östrogene	
Bindegewebe des Ovars	*Fibrom, Myom, Myxom, Osteom*	benigne	keine	selten
	Endotheliom, Sarkom	maligne	keine	selten
Metastasen	*Leukämie, Rhabdomyosarkom*	maligne	keine	

Tabelle 22   Übersicht über die häufigsten Ovarialtumoren und -zysten im Kindesalter (Forts.)

Ausgangsgewebe	Klassifikation	Dignität	Hormonelle Aktivität	Bemerkungen
Graaf-Follikel	– solitäre oder multiple Follikelzysten	benigne	entsprechend Ausgangsgewebe	keine echten Neubildungen, persistierende funktionelle Zysten, Zyklusstörungen
Corpus luteum	– solitäre oder multiple Corpus-luteum-Zysten	benigne		

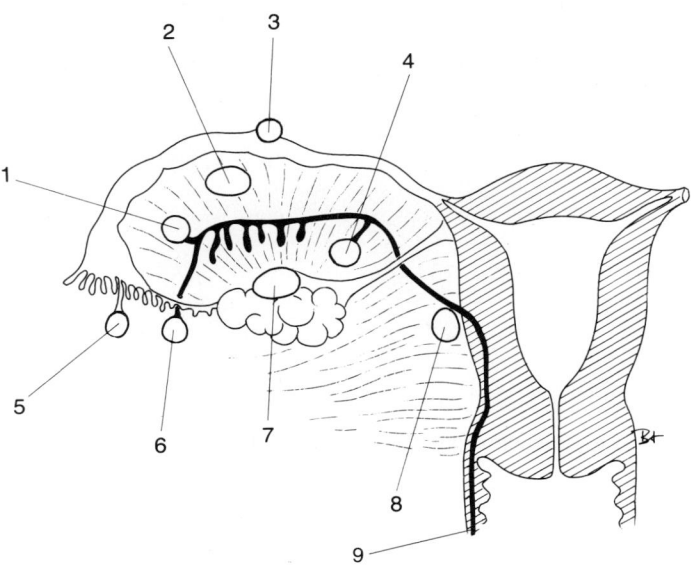

Abb. 187   Zysten und Tumoren der Adnexgegend, die nicht vom Ovar ausgehen. Tube: Hämatosalpinx, Pyosalpinx, extrauterine Gravidität. Paramesonephrische Anlage: Morgagni Hydatide (5), Parovarialzyste (2), Müller-Zyste (3). Mesonephrische Anlage: Kobelt-Zyste (6), Parovarialzyste (1), Paroophoronzyste (4), Zyste des Gartnerschen Ganges (8), Zyste der Rete ovarii (7), Gartnerscher Gang (9).

Pathologische Anatomie

Nicht alle in der Adnexgegend lokalisierten Zysten und Tumoren gehen vom Ovar aus. Auch aus der mesonephrischen und der paramesonephrischen Anlage sowie aus dem Eileiter können speziell Zysten hervorgehen, die sich klinisch nicht von echten Ovarialtumoren unterscheiden lassen. Erst während der Operation erlaubt die genaue Analyse der anatomischen Situation eine korrekte Differenzierung. In Abb. 187 sind die nicht direkt dem Ovar zugehörigen Tumoren und Zysten entsprechend ihrer Lokalisation dargestellt.

Die Einteilung der Ovarialtumoren wird nicht einheitlich gehandhabt, meist erfolgt sie aufgrund des postulierten Ausgangsgewebes. Tab. 22 gibt eine Übersicht über die häufigsten im Kindesalter vorkommenden Ovarialtumoren und Zysten, wobei auf die Erwähnung extrem seltener Formen verzichtet wurde. Die individuelle Häufigkeit der verschiedenen Tumorarten ist sehr unterschiedlich: Zahlenmäßig stehen im Kindesalter die Ovarialzysten und die Teratome im Vordergrund. Beide sind ungefähr gleich häufig, zusammen machen sie rund 90% der bei Kindern beobachteten Ovarialtumoren aus. Die übrigen Tumortypen sind demgegenüber vergleichsweise selten, so sind z. B. nur etwa 7% hormonell aktiv.

Zystadenome

Ausgangsgewebe für diese Zysten ist wahrscheinlich das Oberflächenepithel des Ovars. Die dünnwandigen Zysten sind ein- oder mehrkammerig und enthalten seröse oder schleimige Flüssigkeit. Sie können gelegentlich sehr groß werden und das ganze Abdomen ausfüllen. Da sie hauptsächlich erst nach der Pubertät beobachtet werden, muß angenommen werden, daß eine hormonelle Stimulation in der Pathogenese eine Rolle spielt; die Zysten selbst sind jedoch hormonell nicht aktiv. Meist sind die benignen Zysten von einem einfachen Plattenepithel oder von Schleimhaut ausgekleidet. Gelegentlich finden sich papilläre Strukturen, die histologisch nur schwer gegen die serösen oder pseudomuzinösen Zystadenokarzinome abgegrenzt werden können, die jedoch im Kindesalter höchst selten sind.

8.226 Urogenitaltrakt und retroperitonealer Raum

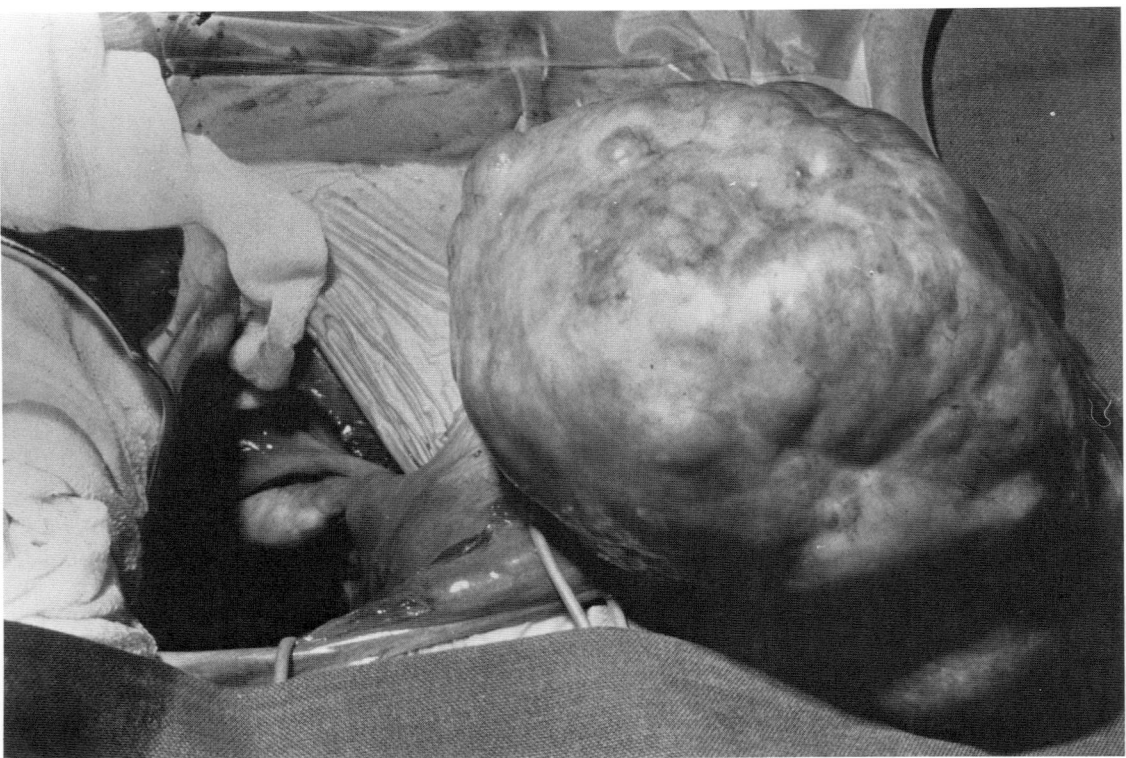

Abb. 188 Dysgerminom des rechten Ovars bei einem 11jährigen Mädchen.

Dysgerminom

Aus Zellen der Gonaden, die geschlechtlich noch nicht differenziert sind, entwickelt sich beim Mädchen das Dysgerminom, das dem Seminom des Knaben entspricht. Etwa 25% aller malignen Ovarialtumoren im Kindesalter sind Dysgerminome. Sie können sehr klein sein und einen Durchmesser von wenigen Zentimetern aufweisen oder im Extremfall das ganze kleine Becken und die Bauchhöhle ausfüllen. Äußerlich sind die Dysgerminome unregelmäßig oder glatt und von einer festen Kapsel umgeben (Abb. 188). Die rötlich-graue Schnittfläche ist homogen, lobuliert oder knotig und weist häufig Blutungsherde und Nekrosen auf. Histologisch haben die großen, runden Tumorzellen reichlich klares Zytoplasma und sind charakteristischerweise zwischen fibrösen Septen in größeren Gruppen angeordnet. In der Regel sind sie hormonell nicht aktiv; sie können aber aus dysgenetischen Gonaden entstehen und sind dann meist virilisierend.

Für den Chirurgen ist von Bedeutung, daß der Tumor in 5–10% aller Fälle schon primär bilateral in beiden Ovarien vorhanden ist und daß er schon früh in die Umgebung infiltriert oder in die regionären, paraaortalen Lymphknoten metastasiert.

Teratome

Die Teratome sind die häufigsten Ovarialtumoren im Kindesalter. Es sind zwei Formen zu unterscheiden: die embryonalen (malignen) und die reifen (in der Regel benignen) Teratome. Etwa 10% sind bilateral. Maligne wie benigne Teratome können in seltenen Fällen hormonell aktiv sein (feminisierend).

Die *embryonalen oder unreifen Teratome* (Teratoblastom, Teratokarzinom) sind solide, eventuell partiell zystische Tumoren, die aus embryonalem und ausgereiftem Gewebe aller drei Keimschichten bestehen.

Histologisch zeigen sie ein sehr buntes Bild mit Haut, Schleimhaut, Neuroglia, unreifem Neuralrohr, Knorpel und Knochen in unterschiedlicher prozentualer Verteilung. Neben diesen ausgereiften Anteilen finden sich große Gebiete mit unreifem Mesenchym, undifferenzierten Epithelzellen und Epithelzysten oder Drüsenzellen, die keine organähnlichen Strukturen mehr aufweisen. Die embryonalen Teratome sind bösartig und metastasieren in die Lungen. Die Prognose ist abhängig davon, welches der vorhandenen Gewebselemente maligne entartet ist.

Viel häufiger sind die *reifen Teratome* (coaetanes oder adultes Teratom), die sich ebenfalls aus Derivaten aller drei Keimblätter zusammensetzen, wobei histologisch die verschiedenen Gewebsanteile ausgereift sind. Sie können zystisch oder solide sein.

Die *Dermoidzyste* (Abb. 189) ist mit 95% der häufigste Typus des reifen Teratoms. Sie enthält überwiegend ektodermale Elemente (Haare, Talgmassen, Nervensubstanz, Zähne), aber in 75–90% auch Abkömmlinge des Mesoderms (hyaliner Knorpel, Knochen usw.) und in 40–70% entodermale Strukturen (respiratorisches Epithel, Darmschleimhaut, Leber, Pankreas usw.). Eine im Kindesalter seltene, monodermale Form der Dermoidzyste ist die Struma ovarii.

Seltener sind die *soliden reifen Teratome,* die bei der makroskopischen Inspektion grau-weiße, hirnähnliche Gewebsanteile und Knochen oder Knorpel erkennen lassen.

Auch in den reifen Teratomen (solide oder Dermoidzyste) können einzelne Gewebsanteile sarkomatös oder karzinomatös entarten; gelegentlich sind darin sogar Elemente eines Chorionkarzinoms enthalten. Die Teratome müssen deshalb immer systematisch auf allfällige maligne Anteile abgesucht werden.

Tumoren aus Keimepithel des Ovars (Mesonephros)

Die Tumoren aus dem Keimepithel können entweder von weiblichem (Granulosazell-, Thekazelltumor) (Abb. 190), männlichem (Arrhenoblastom) oder von gemischtem Zelltypus (Gynandroblastom) sein. Ihre hormonelle Aktivität ist vom Zelltypus abhängig. Sie sind grundsätzlich benigne, können aber mit Ausnahme des Thekazelltumors gelegentlich maligne entarten.

Nichtovarspezifische Tumoren

Neben gut- und bösartigen Bindegewebstumoren (Fibrome, Hämangiome, Sarkome usw.) findet man ausnahmsweise auch Metastasen anderweitiger Tumoren in den Ovarien (z. B. bei Leukämie, embryonalem Rhabdomyosarkom).

Funktionelle Zysten

Die sogenannten funktionellen Zysten des Ovars sind keine eigentlichen Neubildungen, sondern entsprechen persistierenden Graafschen Follikeln resp. Corpora lutea, sind entsprechend hormonell aktiv und führen zu Zyklusstörungen.

Symptome und Diagnose

Bei den *hormonell inaktiven* Tumoren sind lokale, mechanische Faktoren (Verdrängung, Torsion) für die Symptomatik verantwortlich. Im Gegensatz dazu steht bei den *hormonbildenden Tumoren* meist nicht der Tumor selbst im Vordergrund, sondern die hormonell bedingten Veränderungen (Pubertas praecox, Virilisierung) geben zur Abklärung Anlaß.

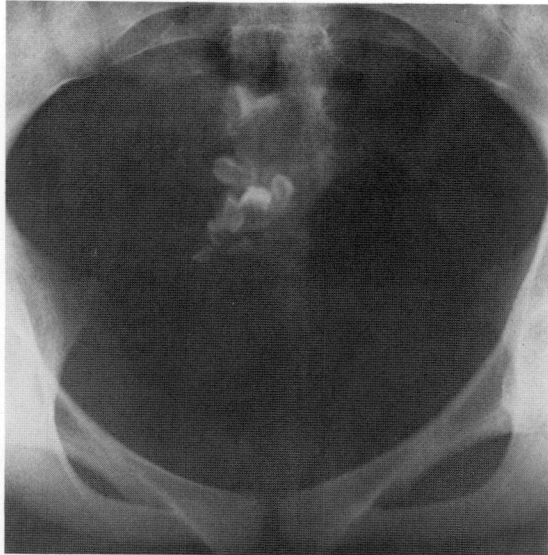

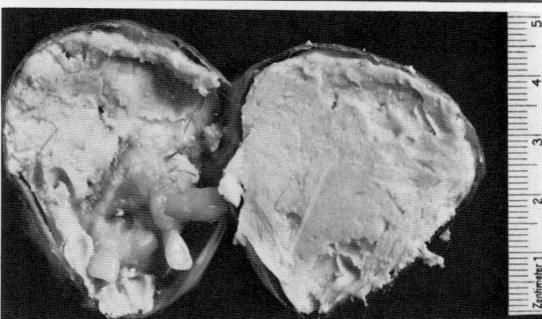

Abb. 189 Röntgenbefund bei Ovarialteratom mit Zähnen (14jähriges Mädchen). In der aufgeschnittenen Dermoidzyste finden sich Zähne, Talg und Haare.

Endokrin inaktive Tumoren

Sie bilden das überwiegende Hauptkontingent der Ovarialtumoren im Säuglings- und späteren Kindesalter. Zu Beginn verursachen sie meist nur geringgradige Beschwerden; später sind die Symptome abhängig von verschiedenen Faktoren wie Wachstumsgeschwindigkeit, Lage, Malignität oder werden von sekundären Veränderungen wie Torsion, Ruptur, Blutung oder Infektion bestimmt. Sehr oft entwickelt sich eine Zyste bis zu einer beträchtlichen Größe vollständig unbemerkt, und erst eine Zunahme des Abdomens, eine asymmetrische Vorwölbung oder – bei Einklemmung im kleinen Becken – kompressionsbedingte Miktions- oder Defäkationsbeschwerden machen auf den Prozeß aufmerksam. Gelegentlich wird auch erst anläßlich einer Routineuntersuchung ein palpabler Tumor in abdomine als Zufallsbefund festgestellt. Meist bestehen jedoch uncharakteristische subakute oder chronische Bauchschmerzen.

Bei Torsion, Ruptur oder Blutung kann sich ein Ovarialtumor erstmals ganz plötzlich als akutes

8.228   Urogenitaltraktus und retroperitonealer Raum

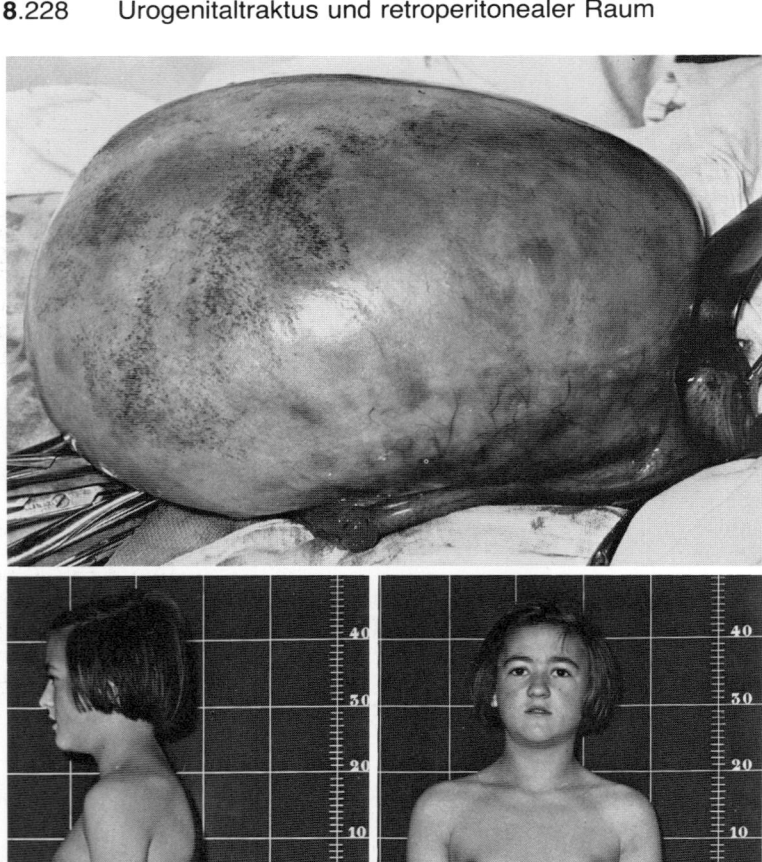

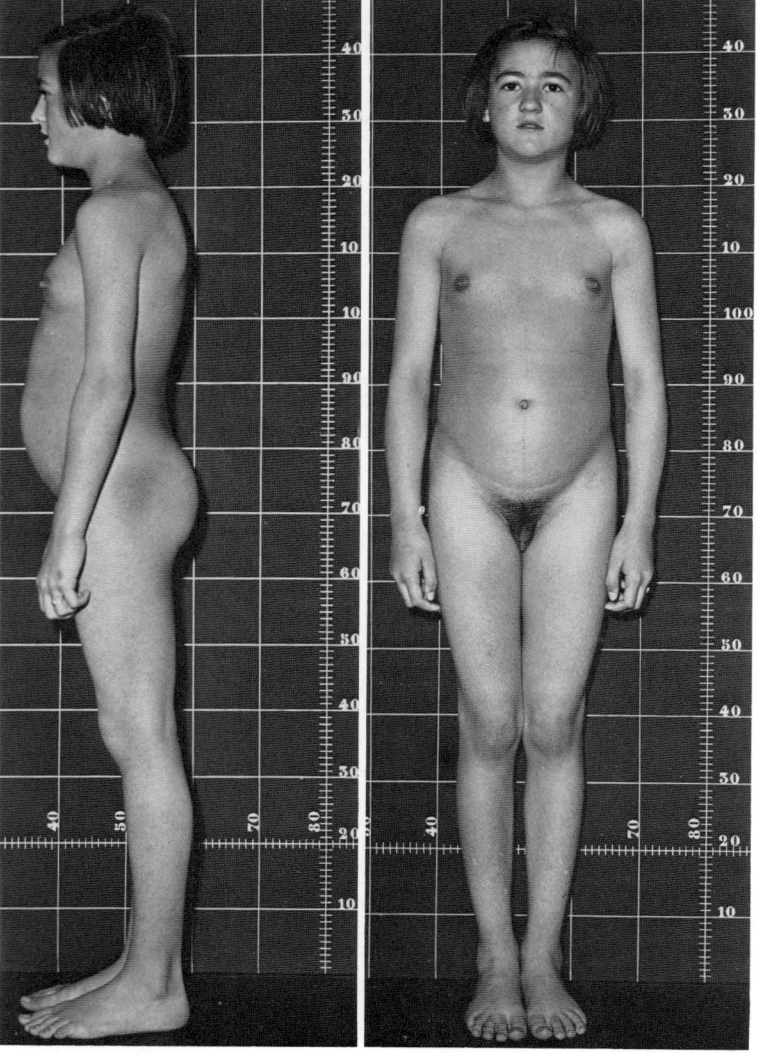

Abb. **190**   Granulosazelltumor bei einem 12jährigen Mädchen. Auffallend dunkel pigmentierte und große Mamillen als Zeichen der Feminisierung.

Abdomen mit Schmerzen, Nausea, Erbrechen, Schockzustand und eventuell sogar Fieber manifestieren. Die klinische Abgrenzung gegen andere Ursachen einer akuten Bauchsymptomatik, besonders einer Appendizitis, kann dann schwierig sein. Bei etwa 25% der Patientinnen macht die Torsion erstmals auf den Ovarialtumor aufmerksam.
Bei der Untersuchung findet sich im Abdomen ein solider oder zystischer Tumor, der asymmetrisch im Unterbauch oder bei großen Tumoren zentrisch im Unter- und Mittelbauch liegt. Der Tumor kann eventuell von rektal oder bimanuell von rektal und abdominal her palpiert werden. Liegt er nicht im kleinen Becken, sondern ist vollständig ins Abdomen aufgestiegen, so kann die Rektaluntersuchung auch negativ sein.
Ovarialtumoren sind charakteristischerweise gut beweglich und meist indolent. Die Größe und Konsistenz ist außerordentlich unterschiedlich und reicht vom eben noch palpierbaren Ovar (im Kindesalter können normale Ovarien bei der rektoabdominellen Palpation nicht gespürt werden) bis zu grotesk großen Zysten, die das ganze Abdomen symmetrisch ausfüllen und durch ihren Flüssigkeitsgehalt mit Aszites verwechselt werden können. Die Laborbefunde sind bei den nicht hormonproduzierenden Tumoren uncharakteristisch.
In der Abdomenleeraufnahme können bei der Dermoidzyste in etwa 40% Verkalkungen oder Zähne nachgewiesen werden (s. Abb. **189**). Bei großen Zysten oder Tumoren ist eine rundliche, homogene Verschattung nachweisbar, die aus dem kleinen Becken aufsteigt und die lufthaltigen Darmschlingen verdrängt. Im intravenösen Pyelogramm können große Tumoren auch die Ureteren nach lateral und die Blase nach vorne verdrängen. Werden die Ureteren zwischen Tumor und Becken komprimiert, so sind sie in ihren proximalen Abschnitten wegen der Abflußbehinderung dilatiert. Die früher verwendete Pneumoperitoneographie (= Gynäkographie) ist heute weitgehend von der Ultraschalluntersuchung verdrängt worden, die nicht nur eine Beurteilung der Größe zuläßt, sondern auch eine Differenzierung zwischen solidem und zystischem Tumor erlaubt. Auch im Säuglings- und Kindesalter können die Ovarien gegebenenfalls laparoskopisch eingesehen und biopsiert werden.
Bei Verdacht auf Malignität des Tumors dienen Thoraxbild, Skelettübersicht oder Skelettszintigramm, Lymphographie und Leberszintigraphie der Erfassung von Metastasen. In die *Differentialdiagnose* des hormonell inaktiven Ovarialtumors muß ein breites Spektrum von intra- oder retroperitonealen Tumoren und Zysten einbezogen werden. Ovarialzysten müssen differentialdiagnostisch von Hydronephrosen, Omentum- oder Mesenterialzysten, Darmduplikaturen und nach der Pubertät auch von einer Eileiterschwangerschaft abgegrenzt werden. Bei soliden Tumoren kommen differentialdiagnostisch der Wilms-Tumor, Neuroblastome und intra- oder retroperitoneale Tumoren (z. B. Sarkome) in Frage. Torquiert der Tumor, so wird wegen der akuten Symptomatik oft die Fehldiagnose einer Appendizitis gestellt oder beim Säugling eine Darminvagination vermutet.

Endokrin aktive Tumoren

Die endokrin aktiven Ovarialtumoren sind im Kindesalter äußerst selten. Gemäß einer Zusammenstellung von 1152 Ovarialtumoren und -zysten im Kindesalter (Tab. 23) waren 81 (= 7%) endokrin aktiv. In der Mehrzahl der Fälle waren die hormonellen Auswirkungen das Leitsymptom.

Feminisierende Tumoren

Etwa ²/₃ der endokrin aktiven Ovarialtumoren sind feminisierend. Am häufigsten handelt es sich um einen Granulosazelltumor (s. Abb. **190**), teilweise histologisch mit Thekazellelementen. Klinisch zeigen die Mädchen eine prämature Brustentwicklung (prämature Thelarche), eine Vergrößerung der kleinen Labien, vermehrten weiß-gelblichen Vaginalausfluß, einen vergrößerten Uterus und schließlich unregelmäßige anovulatorische

---

Tabelle **23** Endokrin aktive Ovarialtumoren (Zusammenstellung von 1152 Ovarialtumoren im Kindesalter) (*Abell* u. *Holtz* 1965; *Ein* u. Mitarb. 1970; *Groeber* 1963; *Moore* u. Mitarb. 1967; *Norris* u. *Jensen* 1972; *Scully* 1970; *Teter* u. *Boczkowski* 1967; *Towne* u. Mitarb. 1975).

Feminisierend	Follikelzyste	6
(n = 48 = 4,2%)	embryonales Karzinom	2
	Teratom	3 (davon 2 maligne)
	Chorionkarzinom	3
	Granulosazelltumor	30 (davon 2 maligne)
	Gonadoblastom	1
	seröse Zyste (bei Albright-Syndrom)	1
	Sertoli-Zell-Tumor	2
Virilisierend	Arrhenoblastom	17
(n = 33 = 2,9%)	Gonadoblastom	11
	Dysgerminom	5
	Gynandroblastom	0

Menses. Die Wachstumsgeschwindigkeit ist meist erhöht und die Knochenreifung dysproportioniert beschleunigt. Bei der Rektaluntersuchung ist der Uterus vergrößert, und der Ovarialtumor ist meist bei bimanueller Palpation zu spüren.

Bei unklarem Befund ist heute eine Ultraschalltomographie und eventuell eine Laparoskopie indiziert. Hormonell sind eine starke Erhöhung der Plasmaöstradiolkonzentration und eine vermehrte Östrogenausscheidung im 24-Stunden-Urin zu erwarten. Die Gonadotropinsekretion ist unterdrückt. Somit besteht das Bild einer *isosexuellen* Pseudopubertas praecox.

Der Granulosazelltumor ist nur bedingt benigne. Umschriebene maligne Entartung innerhalb des Tumors ist möglich, so daß eine sorgfältige histologische Beurteilung des gesamten Tumors nötig ist. Bei Zeichen von Malignität ist eine zweite Operation mit Entfernung der gegenseitigen Adnexe, des Uterus sowie eine postoperative Bestrahlung indiziert. Da Spätrezidive bekannt sind, ist eine langfristige klinische und hormonelle Überwachung notwendig.

Das extrem seltene *Chorionkarzinom* des Ovars führt ebenfalls zur isosexuellen Pseudopubertas praecox. Der Tumor sezerniert HCG (human chorionic gonadotropin), das zu einer gesteigerten Östrogensekretion führt. Die Schwangerschaftsteste sind meist positiv. Wegen der hochgradigen Malignität ist eine kombinierte chirurgische und zytostatische Therapie erforderlich. Da bei den meisten feminisierenden Ovarialtumoren zunächst die endokrinen Symptome im Vordergrund stehen, sind die anderen Ursachen einer isosexuellen Pubertas praecox differentialdiagnostisch in Betracht zu ziehen. Am häufigsten ist beim Mädchen die idiopathische Pubertas praecox, seltener eine ZNS-Störung bzw. ein ZNS-Tumor, eine hormonelle Überlappung z. B. bei primärer Hypothyreose oder eine fibröse Knochendysplasie (McCune-Albright-Syndrom). An eine exogene Östrogenzufuhr sollte immer gedacht werden.

Virilisierende Tumoren

Die virilisierenden Tumoren sind noch seltener als die feminisierenden und machen nur etwa 3% der Ovarialtumoren im Kindesalter aus (s. Tab. 23).

Das *Arrhenoblastom* entsteht aus den männlich determinierten Elementen der primär undifferenzierten Gonade und kann bereits im frühen Kindesalter auftreten. Das *Gonadoblastom* entwickelt sich fast ausschließlich bei primären Gonadenstörungen aufgrund einer Chromosomenanomalie. Dabei kann klinisch eine reine Gonadendysgenesie, eine asymmetrisch gemischte Gonadendysgenesie oder – seltener – ein klassisches Turner-Syndrom vorliegen (Abb. 191). Die meisten Patientinnen sind Chromatin-negativ. Die Chromosomenkonstellation zeigt 46, XY oder 46 XY/45, X oder ein anderes Mosaik der Geschlechtschromosomen meist mit Beteiligung eines Y-Chromosoms. Klinisch treten Zeichen einer heterosexuellen Pubertas praecox mit prämaturer Pubarche, Klitorishypertrophie, Akne, Hirsutismus, beschleunigter Wachstumsgeschwindigkeit und stark akzeleriertem Knochenalter auf. Diese Symptome beruhen auf einer gesteigerten Androgensekretion des Tumors mit erhöhter Testosteronkonzentration im Plasma, vermehrter Ausscheidung von Testosteron, Androsteron und Aetiocholanolon sowie mäßig vermehrten 17-Ketosteroiden im Urin. Die Gonadotropine sind vermindert. Dexamethason führt nicht zur Unterdrückung der Androgenausscheidung.

Sowohl das Arrhenoblastom wie auch das Gonadoblastom sind potentiell maligne. Die histologische Beurteilung ist entscheidend für das weitere Procedere. Während beim Arrhenoblastom nur bei Malignitätszeichen auch die gegenseitige Adnexe entfernt werden muß, ist beim Gonadoblastom bei Gonadendysgenesie primär eine beidseitige Entfernung der Adnexe indiziert, da häufig beidseitige Tumoren beobachtet werden (SCULLY 1970).

Differentialdiagnostisch muß bei heterosexueller Pubertas praecox beim Mädchen an exogene Anabolikazufuhr, an ein adrenogenitales Syndrom oder einen virilisierenden Nebennierentumor gedacht werden.

Eine klinische, psychologische und hormonelle Nachbetreuung in Zusammenarbeit mit dem pädiatrischen Endokrinologen, Onkologen und eventuell Psychologen ist bei allen hormonell aktiven Ovarialtumoren notwendig.

Therapie

Bei jeder Operation wegen eines Ovarialtumors oder einer Zyste muß auch das Ovar der Gegenseite inspiziert und gegebenenfalls biopsiert werden, da ein wesentlicher Prozentsatz aller Ovarialtumoren primär beidseitig ist.

Gutartige Tumoren. Grundsätzlich soll organerhaltend operiert werden und versucht werden, wenn immer möglich noch vorhandenes Ovarialgewebe zu belassen. Bei multiplen kleineren Zysten genügt es, die Zysten zu punktieren. Größere Zysten können eröffnet und teilreseziert oder auspräpariert werden. Oft gelingt es auch, solide Tumoren unter Schonung des verdrängten Ovarialgewebes auszuschälen. Bei großen zystischen

---

Abb. 191 Kleinwüchsiges Mädchen mit Turner-Syndrom (Chromosomen im Blut 45, X). Allmählich einsetzende Virilisierung mit Vergrößerung der Klitoris, zunehmender Pubesbehaarung, Vertiefung der Stimme. 17-KS mit 8,8 mg/24 h erhöht. Radiologische Darstellung eines Ovarialtumors rechts, der histologisch das Bild eines Gonadoblastoms ergab. Nach Entfernung des Tumors und der gegenseitigen dysgenetischen Gonade Rückbildung der Virilisierung und Normalisierung der 17-Ketosteroid-Ausscheidung. Seit 10 Jahren rezidivfrei.

Ovarialzysten und -tumoren 8.231

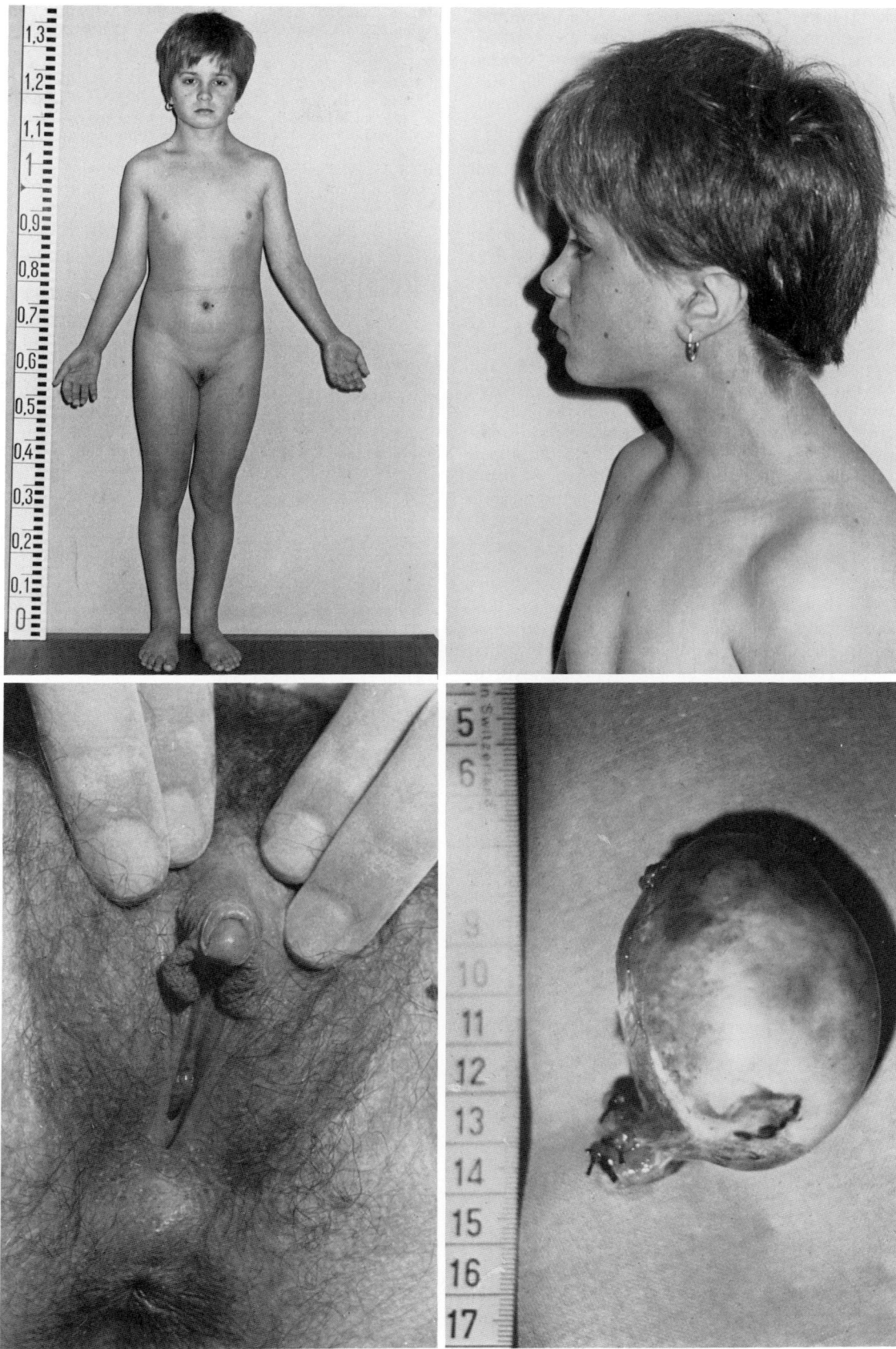

oder soliden Tumoren (Dermoid, Zystadenome) läßt sich meist kein Ovarialgewebe mehr erkennen, so daß der Tumor in toto entfernt werden muß.

Nur ausnahmsweise gelingt es, einen gutartigen torquierten Ovarialtumor zurückzudrehen und noch Ovarialgewebe zu erhalten. Meist ist bei einer Stieldrehung der Tumor infarziert, eventuell sogar geplatzt, so daß nur eine Salpingo-Oophorektomie durchgeführt werden kann.

Maligne Tumoren. Das operative Vorgehen bei malignen Ovarialtumoren muß weitgehend dem lokalen Befund angepaßt werden. Angestrebt wird eine möglichst vollständige Entfernung des bösartigen Gewebes. Im einfachsten Fall gelingt dies allein durch die Exzision des Ovars; meist muß jedoch die ganze Adnexe exstirpiert werden. Bei großen Tumoren oder beidseitigem Befall müssen unter Umständen sogar Uterus und die Adnexe beidseits geopfert werden. Auch bei Infiltration in das Nachbargewebe (Darm, Netz, Blase) müssen Teile dieser Organe mitreseziert werden. Postoperativ werden je nach Lokalbefund Chemotherapie und evtl. Röntgenbestrahlung eingesetzt (vgl. S. 1.34).

Prognose

Von wenigen Ausnahmen abgesehen ist die Prognose gesamthaft günstig, da nur 10% der Ovarialtumoren bösartig sind. Bei den Fällen mit malignen Tumoren sind Langzeitkontrollen vorzunehmen, da sie teilweise auch nach Jahren noch rezidivieren können. Besonders wichtig sind Langzeitkontrollen auch bei Patientinnen nach bilateraler Ovarektomie, damit rechtzeitig eine hormonelle Substitutionstherapie eingeleitet werden kann.

Literatur

Abell, M. R., F. Holtz: Ovarian neoplasms in childhood and adolescence. II Tumors of non-germ cell origin. Amer. J. Obstet. Gynec. 93 (1965) 850–866

Acosta, A., A. L. Kaplan, R. H. Kaufman: Gynecologic cancer in children. Amer. J. Obstet. Gynec. 112 (1972) 944–952

Adelman, S., C. D. Benson, J. H. Hertzler: Surgical lesions of the ovary in infancy and childhood. Surg. Gynec. Obstet. 141 (1975) 219–222

Ahmed, S.: Neonatal and childhood ovarian cysts. J. pediat. Surg. 6 (1971) 702–708

Barber, H. R. K., E. A. Graber: Gynecological tumors in childhood and adolescence. Obstet. gynec. Surv. 28 (1973) 357–381

Buchanan, G. C., D. R. Tredway, F. J. Gareis, D. M. Robinson: Hypothalamic-pituitary responses to high concentrations of gonadal steroids in a three-month-old infant with a feminizing gonadal stromal tumor. Amer. J. Obstet. Gynec. 134 (1979) 648–654

Cangir, A., J. Smith, J. Van Eys: Improved prognosis in children with ovarian cancers following modified VAC (vincristine sulfate, dactinomycin, and cyclophosphamide) chemotherapy. Cancer 42 (1978) 1234–1238

Carney, J. A., D. P. Thompson, C. L. Johnson, H. B. Lynn: Teratomas in children: clinical and pathologic aspects. J. pediat. Surg. 7 (1972) 271–282

Caruso, P. A., M. R. Marsh, S. Minkowitz, G. Karten: An intense clinicopathologic study of 305 teratomas of the ovary. Cancer 27 (1971) 343–348

Cussen, L. J., R. A. MacMahon: Germ cells and ova in dysgenetic gonads of a 46-XY female dizygotic twin. Amer. J. Dis. Child. 133 (1979) 373–375

De Palo, G. M., R. Doci, M. Gasparini, F. Fossati-Bellani: Malignant ovarian neoplasms in childhood. Tumori 64 (1978) 33–43

Ein, S. H.: Malignant ovarian tumors in children. J. pediat. Surg. 8 (1973) 539–542

Ein, S. H., J. M. M. Darte, C. A. Stephens: Cystic and solid ovarian tumors in children: A 44-year review. J. pediat. Surg. 5 (1970) 148–156

Fox, H., K. Agrawal, F. A. Langley: A clinicopathologic study of 92 cases of granulosa cell tumor of the ovary with special reference to the factors influencing prognosis. Cancer 35 (1975) 231–241

Gardner, L. I.: The paradox of the XY oocyte. Amer. J. Dis. Child 133 (1979) 365–366

Groeber, W. R.: Ovarian tumors during infancy and childhood. Amer. J. Obstet. Gynec. 86 (1963) 1027–1035

Hollenbeck, J. I., B. M. Rodgers, J. L. Talbert, W. H. Donnelly: Bilateral granulosa cell tumors of the ovaries in infancy. J. pediat. Surg. 13 (1978) 542–543

Huber, A., H. D. Hiersche: Praxis der Gynäkologie im Kindes- und Jugendalter. Thieme, Stuttgart 1977 (S. 110–125)

Huffman, J. W.: Gynäkologie des Kindes. Urban & Schwarzenberg, München 1975

Hyman, R. A., L. I. Von Micsky, N. Finby: Ovarian teratoma in childhood. Amer. J. Roentgenol. 116 (1972) 673–675

Jenner, M. R., R. P. Kelch, S. L. Kaplan, M. M. Grumbach: Hormonal changes in puberty: IV. plasma estradiol, LH, and FSH in prepubertal children, pubertal females, and in precocious puberty, premature thelarche, hypogonadism, and in a child with a feminizing ovarian tumor. J. clin. Endocr. 34 (1972) 521–530

Jereb, B., N. Wollner, P. Exelby: Radiation in multidisciplinary treatment of children with malignant ovarian tumors. Cancer 43 (1979) 1037–1042

Kobayashi, R. H., T. C. Moore: Ovarian teratomas in early Childhood. J. pediat. Surg. 13 (1978) 419–422

Kohn, B. A., A. Bongiovanni: Ovarian tumors in childhood. Pediat. Annals 3 (1974) 47

Kurman, R. J., H. J. Norris: Endodermal sinus tumor of the ovary. Cancer 38 (1976) 2404–2419

Li, F. P., J. F. Fraumeni, N. Dalager: Ovarian cancers in the young. Cancer 32 (1973) 969–972

Linden, G., B. E. Henderson: Genital-tract cancers in adolescents and young adults. N. Engl. J. Med. 286 (1972) 760–761

Lucraft, H. H.: Ovarian tumours in children – a review of 40 cases. Clin. Radiol. 30 (1979) 279–285

Manuel, M., K. P. Katayama, H. W. Jones: The age of occurrence of gonadal tumors in intersex patients with a Y chromosome. Amer. J. Obstet. Gynec. 124 (1976) 293–300

Moore, J. G., B. S. Schifrin, S. Erez: Ovarian tumors in infancy, childhood and adolescence. Amer. J. Obstet. Gynec. 99 (1967) 913–922

Norris, H. J., R. D. Jensen: Relative frequency of ovarian neoplasms in children and adolescents. Cancer 30 (1972) 713–719

Piver, M. S., J. Lurain: Childhood Ovarian Cancers. NY St. J. Med. 79 (1979) 1196–1199

Rary, J. M., D. K. Cummings, H. W. Jones, J. A. Rock, C. G. Julian: Cytogenetic and clinical notes on a girl with a 46, X, i (Yq) karyotype, H-Y antigen-negative, and a gonadoblastoma. Birth Defects 14 (1978) 97–107

Scully, R. E.: Gonadoblastoma. A review of 74 cases. Cancer 25 (1970) 1340–1356

Siegel, M. J., W. H. McAlister, G. D. Shackelford: Radiographic findings in ovarian teratomas in children. Amer. J. Roentgenol. 131 (1978) 613–616

Smith, J. P., F. Rutledge, W. W. Sutow: Malignant gynecologic tumors in children: current approaches to treatment. Amer. J. Obstet. Gynec. 116 (1973) 261–270
Teter, J., K. Boczkowski: Occurrence of tumors in dysgenetic gonads. Cancer 20 (1967) 1301–1310
Towne, B. H., G. H. Mahour, M. M. Woolley, H. Isaacs: Ovarian cysts and tumors in infancy and childhood. J. pediat. Surg. 10 (1975) 311–320
Wisniewski, M., L. M. Deppisch: Solid teratomas of the ovary. Cancer 32 (1973) 440–446
Wollner, N., P. R. Exelby, J. M. Woodruff, W. C. Cham, M. L. Murphy, J. L. Lewis: Malignant ovarian tumors in childhood. Cancer 37 (1976) 1953–1964

Intersexualität

B. Kehrer und K. Zuppinger

Bei der Intersexualität stimmen entweder äußeres Genitale, inneres Genitale, Gonaden und/oder chromosomales Geschlecht nicht miteinander überein, oder sie können aufgrund ihrer anatomischen oder histologischen Struktur nicht eindeutig dem weiblichen oder männlichen Geschlecht zugeordnet werden. Die somatische Intersexualität muß also von der Transsexualität (hier nicht besprochen) abgegrenzt werden, bei der eine Störung der psychosexuellen Identität vorliegt.

Die klassische Einteilung der verschiedenen Formen der Intersexualität basiert auf dem histologischen Bau der vorhandenen Gonaden. Beim Pseudohermaphroditismus masculinus bestehen die Gonaden aus Hodengewebe, während das äußere Genitale weiblich oder intersexuell ausgebildet ist. Entsprechend finden sich beim Pseudohermaphroditismus femininus Ovarien und ein mehr oder weniger virilisiertes äußeres Genitale. Beim echten Hermaphroditismus enthalten die Gonaden sowohl Ovarial- wie Hodengewebe. Diese einfache Einteilung der Intersexualität vermag den neueren Erkenntnissen nicht mehr vollständig zu genügen, ist jedoch in diesem Kapitel wegen ihrer Übersichtlichkeit weitgehend beibehalten worden.

Eine Intersexualität kann sich in zwei grundsätzlich verschiedenen Arten manifestieren:
– Das äußere Genitale ist deutlich intersexuell ausgebildet und weist schon bei der Geburt in unterschiedlicher Ausprägung Genitalmerkmale beider Geschlechter auf (s. Abb. **195** und **201 a–d**), so daß das Neugeborene nicht eindeutig einem Geschlecht zugeordnet werden kann (z. B. ausgeprägtes adrenogenitales Syndrom [AGS] beim Mädchen). Eine solche Situation stellt Ärzte wie Angehörige vor die schwierige Entscheidung der Geschlechtszuordnung, die möglichst rasch und endgültig vorgenommen werden muß.
– Das äußere Genitale ist makroskopisch nicht oder bei oberflächlicher Betrachtung nur wenig intersexuell verändert, so daß beim Patienten primär die Geschlechtszuordnung eindeutig zu sein scheint (z. B. testikuläre Feminisierung, s. Abb. **199**). Erst später wird – z. B. wegen anormaler Entwicklung der sekundären Geschlechtsmerkmale, Ausbleiben der Pubertät, Amenorrhoe, Kohabitationsschwierigkeiten, Sterilitätsabklärung, Untersuchung einer vermeintlichen Hypospadie, Zufallsbefund – festgestellt, daß das innere Genitale, die Gonaden oder das chromosomale Geschlecht nicht dem aufgrund des äußeren Genitale angenommenen Geschlecht entspricht. Die Abklärung kann in dieser Situation ohne Zeitdruck erfolgen, so daß die notwendigen therapeutischen Schritte sorgfältig geplant werden können. Entscheidend ist dabei, daß nach dem 2. Lebensjahr das angenommene Geschlecht des Patienten nicht mehr geändert werden darf (s. Abb. **202**).

In jedem Fall ist eine genaue Abklärung der vorliegenden Störung von zentraler Bedeutung. Erst eine klare Diagnose und eine genaue Kenntnis der anatomischen Situation sowie der chirurgischen Korrekturmöglichkeiten erlauben eine sinnvolle Planung der therapeutischen Schritte.

Embryologie

Aus der primär bipotentiell angelegten Keimdrüse entwickeln sich vom 42. Tag an bei Vorliegen von XX-Chromosomen die Rindenelemente zum Ovar, bei XY-Chromosomen die Markelemente zum Testis. Die Gewebsdifferenzierung des Hodens findet bereits zwischen dem 43. und 50. Schwangerschaftstag statt. Nach heutiger Auffassung beruht die fetale Hodenentwicklung auf dem Vorhandensein des HY-Antigens, einem Oberflächenhistokompatibilitätsantigen, das das Produkt eines wahrscheinlich auf dem Y-Chromosom gelegenen Gens ist.

Während die Entwicklung zum männlichen Phänotyp auf der aktiven Hormonsynthese des fetalen Testis beruht, ist die Entwicklung des weiblichen Genitales im wesentlichen ein hormonell inaktiver Prozeß. Die zeitlich gestaffelten Abläufe der Geschlechtsdifferenzierung des inneren und äußeren Genitales sind in der Abb. **192, 193** und **194** und die homologen Strukturen in Tab. **24** dargestellt.

Beim männlichen Embryo setzt zunächst die Involution des Müller-Ganges Ende des 2. Schwangerschaftsmonats ein: Sie wird durch ein in den Sertolizellen des fetalen Hodens produziertes Peptidhormon, das Anti-Müller-Hormon, hervorgerufen. Die Wirkung des Anti-Müller-Hormons beschränkt sich auf eine kurze kritische Phase in der Frühschwangerschaft (bis 8. Schwangerschaftswoche); es leitet eine irreversible Regression der Müllerschen Strukturen ein.

Die fetalen Leydig-Zellen differenzieren sich von der 8. Schwangerschaftswoche an und beginnen Testosteron zu produzieren. Die Anzahl der Ley-

8.234 Urogenitaltraktus und retroperitonealer Raum

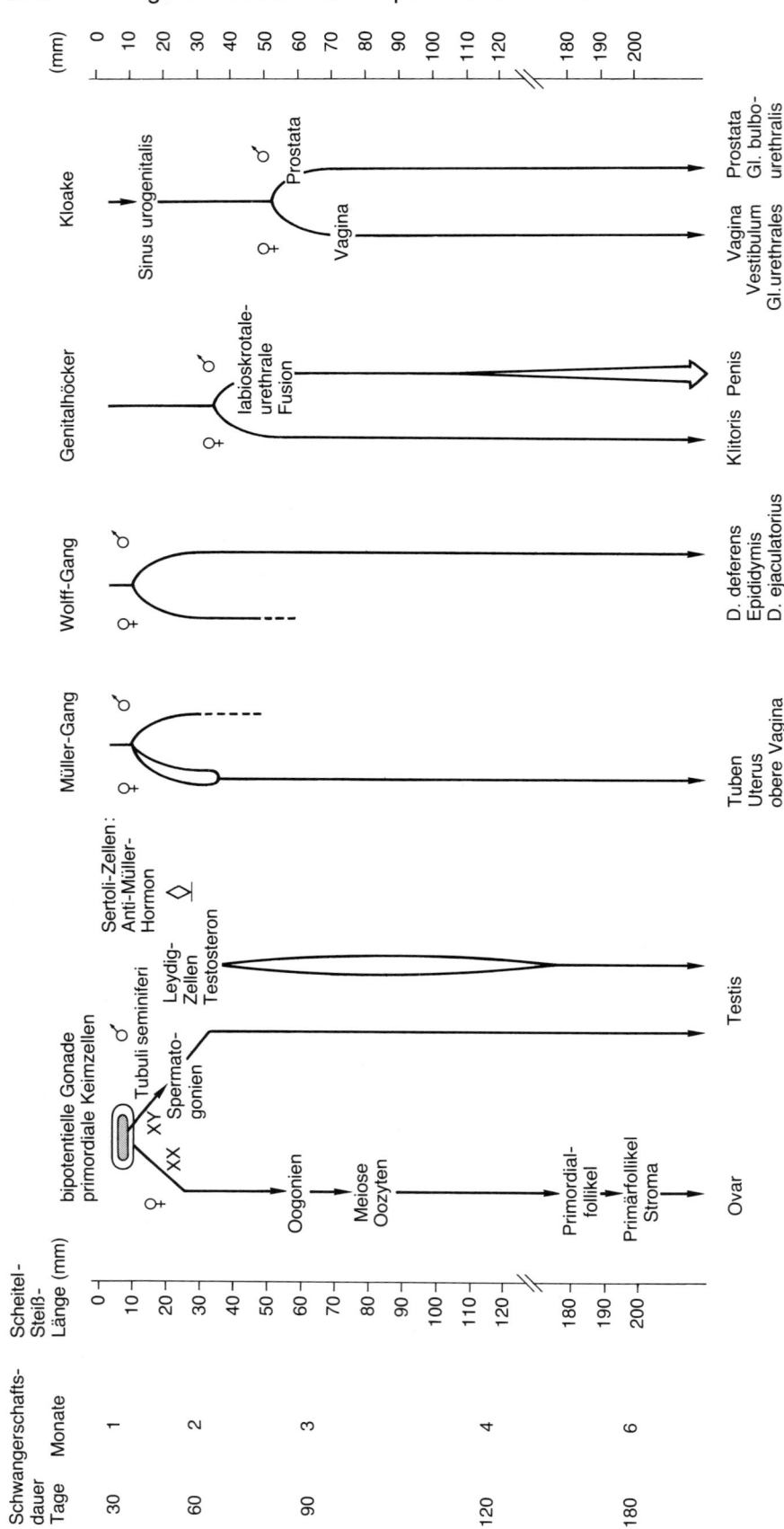

Abb. 192 Zeitlicher Ablauf der sexuellen Differenzierung (nach *Grumbach* u. *van Wyk*).

Intersexualität **8**.235

Abb. **193** Morphologische Entwicklung des äußeren Genitales.

Indifferentes Stadium 6 Wochen

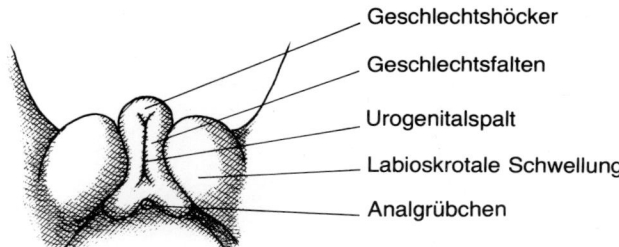

Embryo 12 Wochen

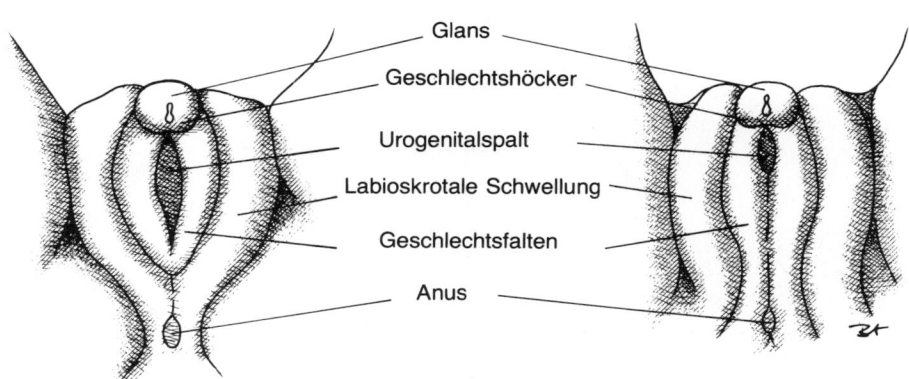

Bei der Geburt

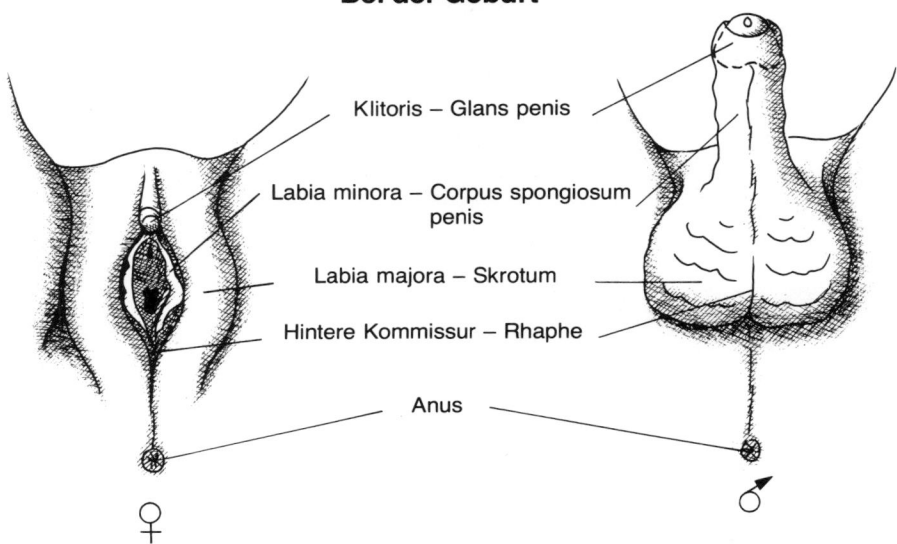

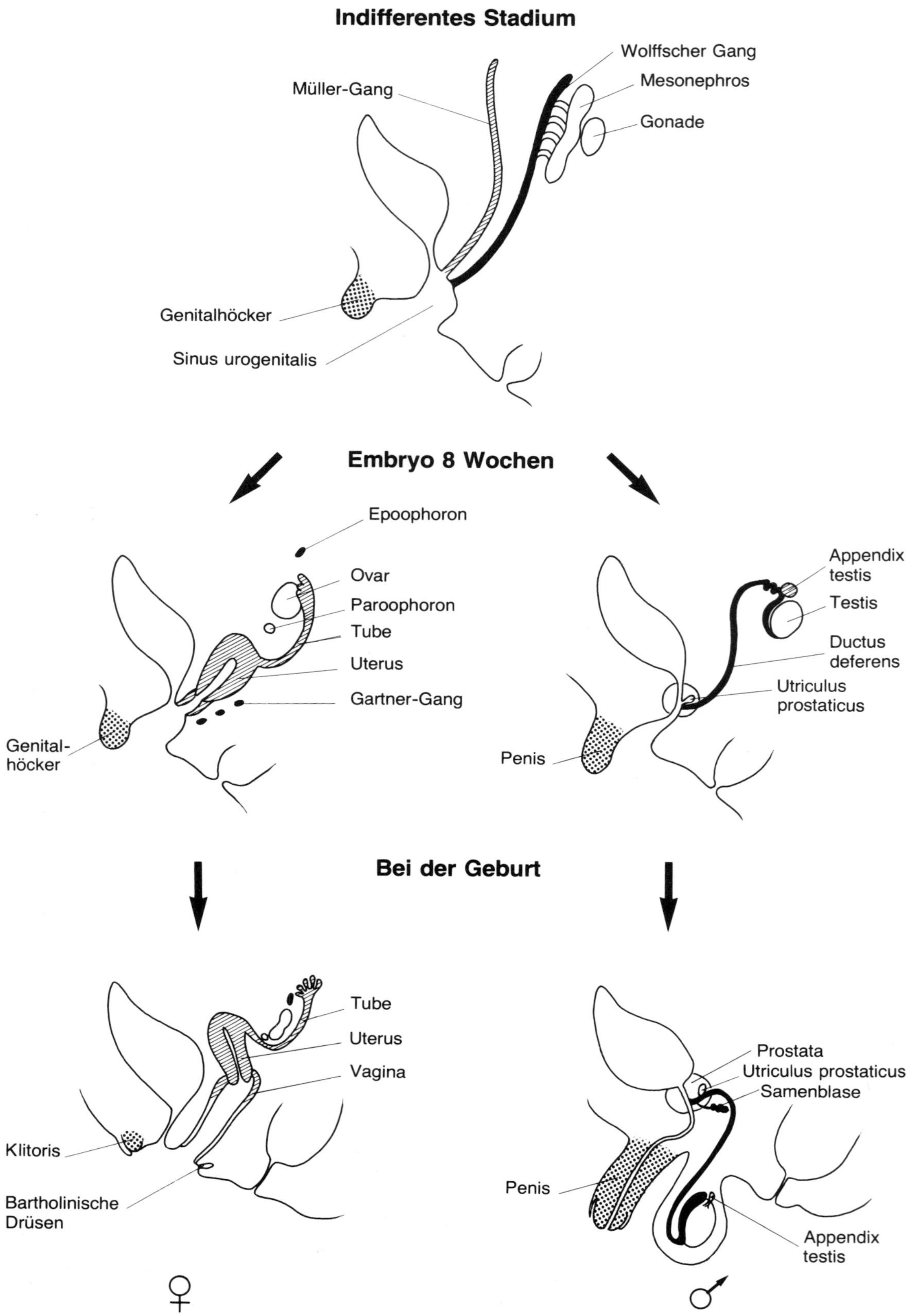

8.236   Urogenitaltrakt und retroperitonealer Raum

Indifferentes Stadium

- Müller-Gang
- Wolffscher Gang
- Mesonephros
- Gonade
- Genitalhöcker
- Sinus urogenitalis

Embryo 8 Wochen

- Epoophoron
- Ovar
- Paroophoron
- Tube
- Uterus
- Gartner-Gang
- Genitalhöcker
- Appendix testis
- Testis
- Ductus deferens
- Utriculus prostaticus
- Penis

Bei der Geburt

- Tube
- Uterus
- Vagina
- Klitoris
- Bartholinische Drüsen
- Prostata
- Utriculus prostaticus
- Samenblase
- Penis
- Appendix testis

♀   ♂

Abb. 194 Morphologische Entwicklung des inneren Genitales.

Tabelle 24 Entwicklungshomologe der Genitalstrukturen

Indifferentes Stadium	♂	♀
bipotentielle Gonade aus mesodermalem Zölomepithel	Testis Sertoli-Zellen Leydig-Zellen	Ovar Granulosazellen Thekazellen
primordiale Keimzellen	Spermatogonien	Oogonien
Mesonephrostubuli	Epididymis Ductuli aberrantes	Paroophoron
Mesonephrosgang (Wolff)	Vas deferens Ductus epididymidis Ductus ejaculatorius Samenblasen	Gartner-Gang Epoophoron
Paramesonephrosgang (Müller)	Appendix testis (Hydatide)	Tuben Uterus obere Vagina
Sinus urogenitalis	Prostata Utriculus prostaticus distale Urethra Gl. bulbourethralis (Cowper)	untere Vagina Vestibulum Gl. vestibularis major (Bartholini) Gll. urethrales (Skene)
Geschlechtshöcker	Penis (Corpus cavernosum penis + Glans)	Klitoris
Urethralfalten	Corpus spongiosum penis	Labium minus pudendi
Geschlechtswülste (Labioskrotalwülste)	Skrotum	Labium majus pudendi

dig-Zellen und parallel dazu die Testosteronproduktion steigt vor allem unter dem Einfluß von HCG (human chorionic gonadotropine) bis zur 15. Schwangerschaftswoche an und nimmt anschließend wieder etwas ab. In diese Zeit der aktiven Testosteronsynthese der fetalen Testes fällt die männliche Differenzierung des primär bipotentiell angelegten inneren und äußeren Genitales.

Vom 65.–70. Schwangerschaftstag an verlängert sich zunächst die anogenitale Distanz, anschließend kommt es zur allmählichen labioskrotalen Fusion und zum Verschluß der phallischen Urethra zwischen dem 70. und 75. Tag. Diese Entwicklung des äußeren Genitales erfolgt unter dem Einfluß von Testosteron, das bereits in der Frühschwangerschaft in den peripheren Zellen des Phallus und Skrotums durch die 5α-Reduktase in das biologisch aktivere Dihydrotestosteron umgewandelt wird. Während die labioskrotale und urethrale Fusion somit in der Frühschwangerschaft stattfindet, setzt das eigentliche Peniswachstum erst nach der 16. Schwangerschaftswoche unter dem Einfluß der hypophysenabhängigen Testosteronsynthese ein. Bei hypophysärem LH-Mangel bleibt der Penis klein.

Die Differenzierung des Wolffschen Ganges zum Ductus deferens, zur Epididymis, Samenblase und zum Ductus ejaculatorius findet in der Frühschwangerschaft statt und ist ungefähr bis zum 95. Schwangerschaftstag stabilisiert. Sie setzt die Anwesenheit eines ipsilateralen Hodens mit hohen lokalen Testosteronkonzentrationen voraus.

Das fetale Ovar produziert kein Testosteron, so daß sich der Wolffsche Gang zurückbildet und das äußere Genitale nicht maskulinisiert wird. Der Müllersche Gang wird nicht unterdrückt und entwickelt sich autonom, d. h. ohne bekannte hormonelle Einflüsse zu Uterus, Tuben und oberer Vagina. Wird der weibliche Fetus erst nach der 12. Schwangerschaftswoche androgen exponiert, so kommt es nicht mehr zur labioskrotalen Fusion, sondern nunmehr zur Klitorishypertrophie. Eine reine Klitorishypertrophie kann auch durch postnatale androgene Einflüsse zustandekommen. Die Theorie der nicht hormonell bedingten weiblichen Differenzierung wird unterstützt durch den rein weiblichen Phänotyp bei Vorliegen von dysgenetischen Gonaden ohne Hormonproduktion, z. B. beim Turner-Syndrom (Chromosomen 45,X) oder bei der reinen Gonadendysgenesie (Chromosomen 46,XY).

Die geschlechtsspezifische sexuelle Prägung des Gehirns ist tierexperimentell auf die hormonelle Aktivität des fetalen oder perinatalen Testis zurückzuführen. Beim Menschen hingegen ist die Frage dieser pränatalen sexuellen Prägung des Gehirns und deren Auswirkung auf die spätere Gonadotropinsekretion sowie auf das Sexualverhalten einstweilen noch ungeklärt.

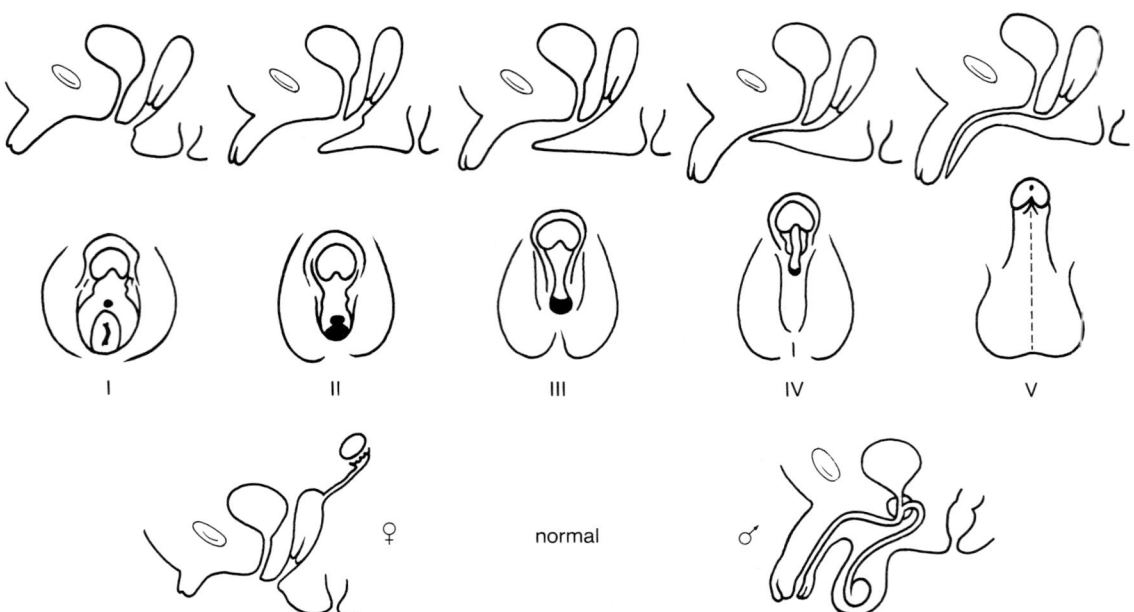

Abb. 195 Intersexuelles Genitale, Typus I–V nach Prader, am Beispiel der zunehmenden Virilisierung des weiblichen Genitales. Die gleichen Stadien findet man auch bei der ungenügenden Maskulinisierung des männlichen Genitales.

Anatomie und Untersuchungen

Nach PRADER kann der Grad der Intersexualität des äußeren Genitales in 5 Stadien eingeteilt werden (Abb. 195). Der äußere Aspekt läßt jedoch keinen Rückschluß auf das Geschlecht oder die Pathogenese zu. Bei Vorliegen eines Sinus urogenitalis oder einer labioskrotalen Fusion (Stadium III–V) ist eine in der Frühschwangerschaft einsetzende Störung anzunehmen. Beim Mädchen handelt es sich um eine Androgenüberproduktion oder exogene Androgenzufuhr, beim Knaben um eine Androgeninsuffizienz oder exogene Zufuhr von Testosteroninhibitoren bzw. -antagonisten. Die reine Klitorishypertrophie (Stadium I) kann spät in der Schwangerschaft oder postnatal entstanden sein.

Genitale oder perigenitale Hyperpigmentierung sprechen für das Vorliegen eines Blocks in der Cortisolsynthese mit erhöhtem ACTH, d. h. eines adrenogenitalen Syndroms. Dehydratation und Erbrechen mit Hyperkaliämie sind wichtige Hinweise für ein Salzverlustsyndrom, das sich meistens zwischen dem 4. und 10. Lebenstag manifestiert.

Die Lage und Größe von palpablen Gonaden hilft oft nicht weiter, außer bei eindeutig skrotal gelegenen Gonaden, bei denen es sich in der Regel um Testes handelt. Ist eine Vaginalöffnung sichtbar (Stadium I und II), läßt sich die Tiefe der Vagina mit einer Sonde abschätzen. Genauere Auskunft über Topographie der Vagina, Urethra und eines eventuellen Sinus urogenitalis gibt die Röntgendarstellung in Seitenlage (Abb. 196a u. b). Gelegentlich kommt es dabei auch zur Darstellung eines Cavum uteri und der Tuben. Die Kolposkopie kann mit dem Säuglingskolposkop bereits im Neugeborenenalter durchgeführt werden und erlaubt gelegentlich das Erkennen einer Portio sowie die Beurteilung des Sinus urogenitalis. Bei der Rektaluntersuchung kann u. U. die Zervix palpiert werden. Einen guten Überblick über das innere Genitale gibt die Laparoskopie, die auch Gonadenbiopsien zuläßt und heute die diagnostische Probelaparotomie auch im frühen Säuglingsalter verdrängt hat.

Für die Diagnose wesentlich ist die chromosomale Geschlechtsbestimmung in Mundschleimhaut, Leukozyten und Haarwurzeln und die Suche nach Y-Fluoreszenz. Zur weiteren Differenzierung ist eine Chromosomenanalyse inklusive Bänderungsmethode aus peripheren Lymphozyten notwendig. Das chromosomale Geschlecht ist jedoch in keinem Fall entscheidend für die Geschlechtszuordnung. Theoretisch von Interesse ist bei speziellen Fällen die Titrierung des HY-Antigens, die jedoch sehr schwierig ist und deshalb spezialisierten Labors vorbehalten bleibt.

Die Indikation, Auswahl und der ideale Zeitpunkt von Hormonbestimmungen sollten grundsätzlich einem erfahrenen pädiatrischen Endokrinologen überlassen werden, vor allem auch um unnötige Untersuchungen zu vermeiden.

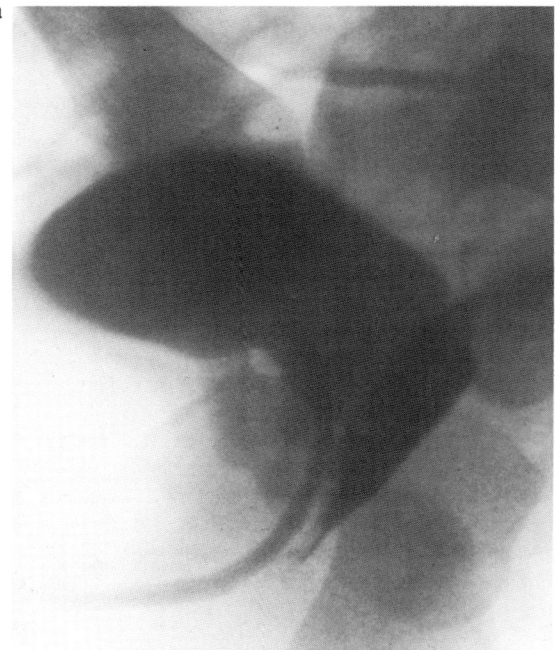
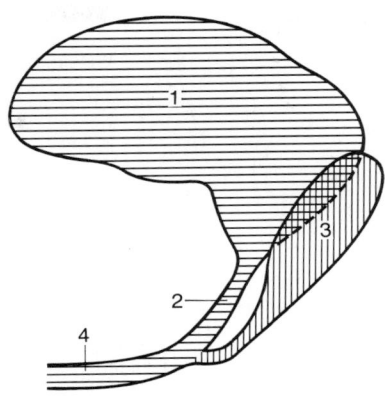

Pseudohermaphroditismus masculinus

In diese Gruppe der Intersexualität gehören alle inkomplett maskulinisierten männlichen Individuen, die XY-Chromosomen haben und deren Gonaden aus testikulärem Gewebe bestehen. Theoretisch müßte bei all diesen Formen HY-Antigen nachweisbar sein. Pathogenetisch können grundsätzlich 5 Formen unterschieden werden (Abb. 197, Tab. 25). Obschon sich nicht alle Fälle einordnen lassen, ist eine möglichst präzise Diagnose wichtig für die genetische Beratung. Außerdem ist bei richtiger Diagnose oft auch der spätere Verlauf des Krankheitsbildes bekannt, vor allem auch während der Pubertät, so daß die Auswahl des bestmöglichen Prozederes erleichtert wird.

Abnorme Hodendifferenzierung

Bei der *Leydig-Zell-Hypoplasie* oder *Agenesie* bleibt die Maskulinisierung aus, so daß das äußere Genitale rein weiblich erscheint. Die inguinal gelegenen Hoden enthalten Tubuli mit fehlender oder stark reduzierter Spermatogenese, jedoch vorhandenen Sertoli-Zellen, denen die Involution der Müllerschen Gänge zuzuschreiben ist. Die Entwicklung von Ductus deferens und Epididymis spricht für eine gewisse fetale Testosteronproduktion.

Das *embryonale testikuläre Regressionssyndrom* beruht auf einer in utero stattfindenden testikulären Degeneration, deren Ursache unbekannt ist. Familiäres Auftreten ist beschrieben. Das Fehlen von Müllerschen Strukturen weist auf das Vorhan-

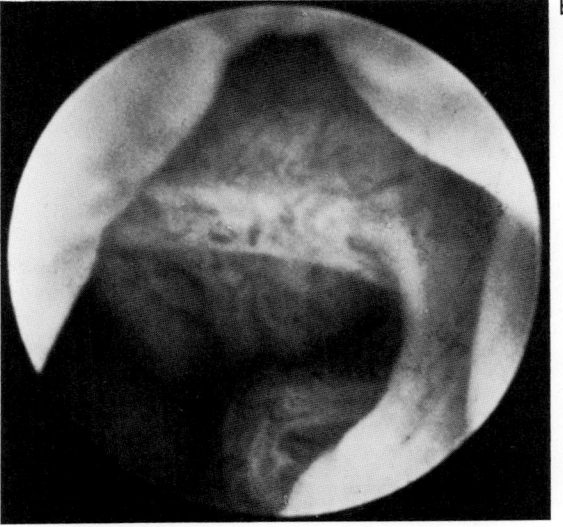

Abb. 196 a u. b
a Kontrastdarstellung des Sinus urogenitalis beim Mädchen mit angeborenem adrenogenitalem Syndrom. Beachte die von der Urethra abzweigende Vagina (Genitaltyp IV nach Prader).
1 Harnblase
2 Urethra
3 Vagina
4 Sinus urogenitalis
b Endoskopischer Aspekt der Verzweigungsstelle Urethra – Vagina.

8.240 Urogenitaltrakt und retroperitonealer Raum

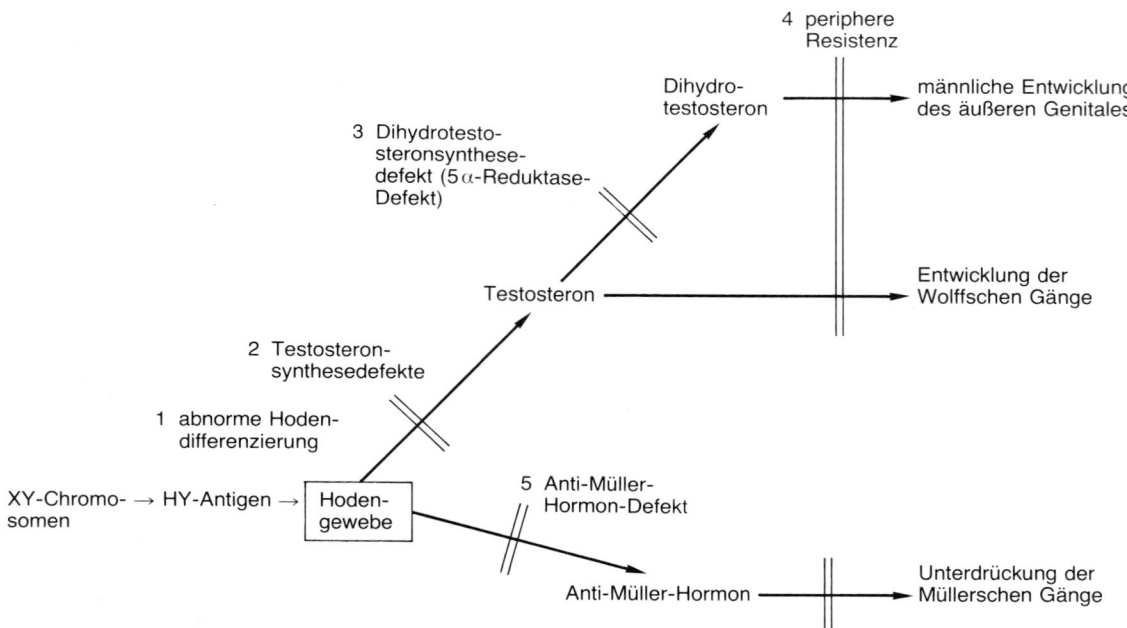

Abb. 197 Formen des Pseudohermaphroditismus masculinus (nach *Prader*).
1 Abnorme Hodendifferenzierung (Leydig-Zell-Aplasie, Testesdysgenesie)
2 Testosteronsynthesedefekte
3 Dihydrotestosteronsynthesedefekt (5-Reduktase-Mangel)
4 Periphere Androgenresistenz (testikuläre Feminisierung)
5 Anti-Müller-Hormon-Defekt (Oviduktpersistenz)
6 Unbekannte Mechanismen.

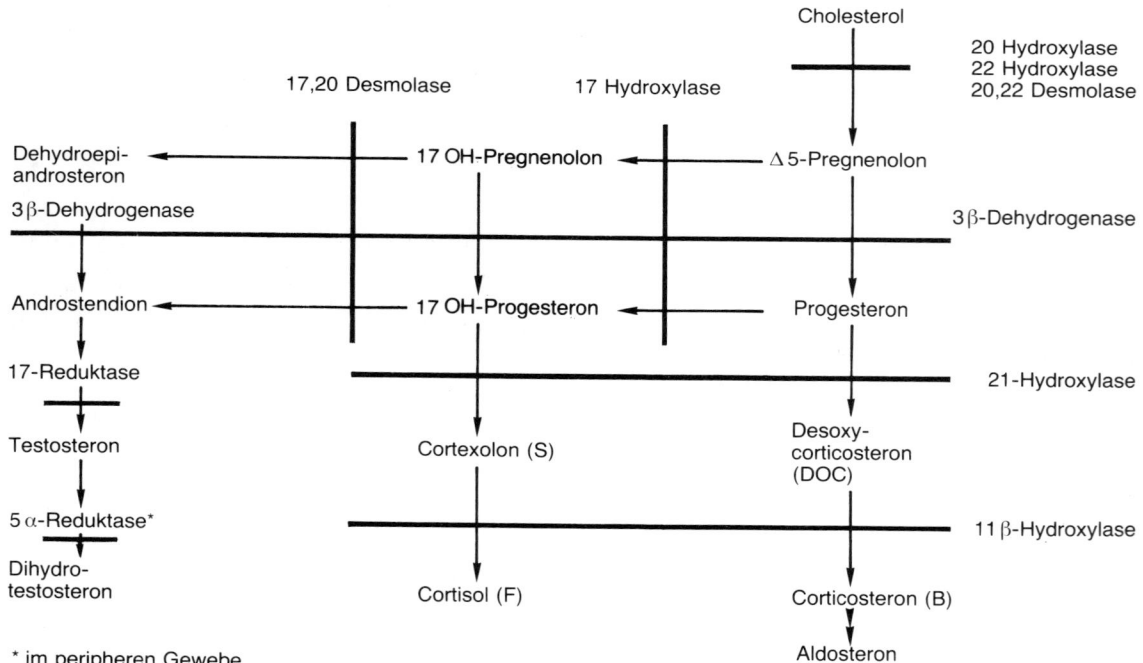

* im peripheren Gewebe

Abb. 198 Enzymdefekte der Synthese der Testes- und Nebennierenrindensteroide.

Tabelle 25 Pathogenetische Formen des Pseudohermaphroditismus masculinus (Chromosomen 46,XY)

Pathogenetische Formen	Phänotyp	Gonaden	Inneres Genitale	Heredität	Bemerkungen
Abnorme Hodendifferenzierung					
Leydig-Zell-Aplasie	♀	Testes (K)	♂	?	erst 2 Beschreibungen
embryonales testikuläres Regressionssyndrom (echter Agonadismus)	♀ – ♂	Bindegewebe	♂ + ♀, rudimentär	+	meist isolierte Fälle
Testesdysgenesie	♀ – ♂	rudimentäre Testes (K)	♂ + ♀	+ ar?	Gonadoblastomrisiko
Testosteronsynthesedefekte					
Ohne Cortisolmangel					
17,20-Desmolase-Defekt	⚥	Testes	♂	Xr?	nur Männer bekannt
17-Reduktase	♂ – ♀	Testes (K)	♂	Xr?	nur Männer bekannt
Mit Cortisolmangel					
20–22-Desmolase-Defekt (= Lipoidhyperplasie)	♀ – ♂	Testes (K)		ar	schwerstes Salzverlustsyndrom
3β-.Dehydrogenase-Defekt	⚥	Testes (K)	♂	ar	schweres Salzverlustsyndrom
17-Hydroxylase-Defekt	♀ – ♂	Testes		ar	Hypertension
Dihydrotestosteronsynthesedefekt					
5α-Reduktase-Defekt	⚥	Testes (K)	♂	ar	Virilisierung in der Pubertät
Periphere Testosteronresistenz					
testikuläre Feminisierung	♀	Testes (labial)	rudimentäre Tuben	Xr	Übertragung durch gesunde Frauen
partielle Formen	⚥	Testes (labial)		Xr	Übertragung durch gesunde Frauen
Reifenstein-Syndrom	♂ – ♀	Testes (K)	♂	Xr	
Anti-Müller-Hormon-Defekt	♂	Testes (K)	Uterus, Tuben d. def.	ar	Hernia uteri Inguinalissyndrom (= Oviduktpersistenz)

⚥: intersexueller Phänotyp, ar: autosomal rezessiv, Xr: X-chromosomal-rezessiv, K: Kryptorchismus.

densein von Hoden in der Frühschwangerschaft hin mit Produktion von Anti-Müller-Hormon. Während der anschließenden Phase der Organogenese der männlichen Genitalstrukturen wird wegen der testikulären Degeneration ungenügend Testosteron gebildet, so daß die Entwicklung der Wolffschen Gänge rudimentär bleibt und das äußere Genitale weiblich oder intersexuell erscheint. Diese Störung wurde früher auch mit dem verwirrenden Ausdruck »echter Agonadismus« benannt.

Bei der *konnatalen Anorchie* ist das äußere und innere Genitale rein männlich entwickelt. Es muß angenommen werden, daß bei dieser Störung die Hoden in der späteren Schwangerschaft, d. h. nach Stabilisierung des männlichen Genitales, vollständig degenerieren. Die Diagnose kann durch fehlenden Testosteronanstieg nach HCG vermutet und durch Probelaparotomie bestätigt werden.

Eine Zwischenform dürfte die *Testesdysgenesie* darstellen, bei der die Hoden sehr klein sind und der Phänotyp intersexuell oder sogar weiblich ist. Das innere Genitale kann sowohl männliche wie auch weibliche Strukturen aufweisen. Familiäres Auftreten ist beschrieben. Wegen des erhöhten Risikos von Gonadoblastomen in den dysgenetischen Testes ist eine beidseitige Entfernung der Gonaden indiziert.

Testosteronsynthesedefekt

Intersexualität beim Knaben kann auch in seltenen Fällen auf einem der 5 beschriebenen Enzymdefekte der Testosteronsynthese beruhen (Abb. 198). Die auf die Testosteronsynthese beschränkten Defekte führen zu intersexuellem Genitale und ausbleibender Pubertät (17,20-Desmolase-Defekt) bzw. zu intersexuellem Genitale mit männlicher Pubertät und Gynäkomastie (17-Reduktase-Defekt). Ist auch die Cortisol- und Aldosteronsynthese betroffen (20–22-Desmolase-Defekt, 3β-Dehydrogenase-Defekt), besteht zusätzlich zur Intersexualität bereits im Neugeborenen- oder frühen

Säuglingsalter ein schweres Salzverlustsyndrom. Beim 17-Hydroxylase-Defekt ist die Cortisolsynthese nur partiell und die Aldosteronsynthese nicht gestört. Die Pubertät ist inkomplett männlich mit Gynäkomastie, und später kann sich zudem eine Hypertension entwickeln.

Dihydrotestosteronsynthesedefekt

Bei diesem auf einem peripheren 5α-Reduktase-Mangel beruhenden Defekt ist die mangelnde Umwandlung von Testosteron in das biologisch aktivere Dihydrotestosteron verantwortlich für die ungenügende Maskulinisierung des äußeren Genitales. Das klinische Bild wurde früher auch als pseudovaginale perineoskrotale Hypospadie bezeichnet. Das äußere Genitale ist intersexuell mit kleinem Phallus und Hypospadie, Leistenhoden und blind endender kurzer Vagina. Während der Pubertät tritt eine ausgeprägte Virilisierung mit Stimmbruch und kräftiger Entwicklung der Muskulatur ein. Die meist als Mädchen aufgezogenen Individuen zeigen sodann eine ausgeprägte Tendenz zur männlichen psychosexuellen Identität mit Wunsch auf Geschlechtsumkehr. Dies tritt nicht auf, falls die Individuen als Mädchen aufgezogen und vor der Pubertät kastriert werden.

Periphere Testosteronresistenz

Unter den verschiedenen Formen der peripheren Androgenresistenz soll hier vor allem auf die klassische *testikuläre Feminisierung* eingegangen werden. Sie ist relativ häufig und soll bei 1–2% der Mädchen mit Inguinalhernien vorliegen, so daß eigentlich bei jedem Mädchen mit Inguinalhernien eine chromosomale Geschlechtsbestimmung durchgeführt werden sollte. Die testikuläre Feminisierung wird durch gesunde Frauen auf 50% der XY-Nachkommen übertragen. Die Vererbung ist somit wahrscheinlich X-chromosomal geschlechtsgebunden rezessiv. Die Androgenresistenz beruht auf einer völlig fehlenden oder thermolabilen Bindung von Dihydrotestosteron an die intrazellulären Rezeptoren. Klinisch führt diese periphere Resistenz bei der kompletten Form zu rein weiblichem Phänotyp mit kurzer Vagina ohne Uterus. Die Müllerschen Strukturen sind unterdrückt, da die fetalen Hoden offenbar genügend Anti-Müller-Hormon bilden. Die im Bruchsack, inguinal oder labial gelegenen Testes (Abb. 199) zeigen histologisch das Bild eines kryptorchen Hodens mit fehlender Spermatogenese, jedoch normalen Sertoli- und Leydig-Zellen. Der Samenstrang ist rudimentär angelegt. Die Testosteronproduktion ist normal bis erhöht. In der Pubertät kommt es nicht zur Maskulinisation, die Axillarbehaarung fehlt, und die Pubesbehaarung bleibt sehr spärlich (hairless women). Hingegen entwickeln sich normale weibliche Körperformen und Brüste, da Testosteron normal in Östrogen umgewandelt wird. Wegen des fehlenden Uterus besteht eine primäre Amenorrhoe. Die psychosexuelle Identität und die Se-

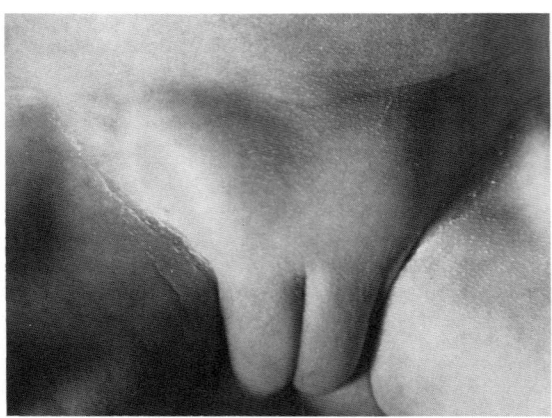

Abb. 199 Klinisches Bild einer kompletten Form einer testikulären Feminisierung. Beachte die beidseits inguinal liegenden Testes. Das äußere Genitale ist rein weiblich; die Vagina ist kurz und der Uterus fehlt.

xualität sind rein weiblich, und als erwachsene Frauen zeigen sie auch normale mütterliche Gefühle gegenüber Adoptivkindern. Meist genügt auch die Vaginallänge für normalen Geschlechtsverkehr. Bei ungenügender Vaginalentwicklung ist u. U. eine Vaginalplastik durchzuführen. Als gefürchtete Komplikation können nach der Pubertät in den Hoden maligne Tumoren auftreten, so daß die Gonaden entfernt werden sollten mit anschließender Östrogensubstitution.

Bei der selteneren inkompletten Form der testikulären Feminisierung ist das äußere Genitale intersexuell (Klitorishypertrophie und partielle Fusion der Schamlippen), und in der Pubertät besteht das Risiko einer gewissen Virilisation. Somit ist in dieser Situation eine Gonadenentfernung vor der Pubertät notwendig.

Auch das *Reifenstein-Syndrom* ist Folge einer peripheren Androgenresistenz, die jedoch nur partiell und nicht thermolabil ist. Es handelt sich um phänotypisch männliche Individuen mit perineoskrotaler Hypospadie, kleinen evtl. kryptorchen Hoden, gelegentlich einem kleinen Vaginalsack, männlicher Pubertät, Azoospermie und Gynäkomastie. Die Vererbung ist X-chromosomal geschlechtsgebunden rezessiv.

Anti-Müller-Hormon-Defekt

Dieses wahrscheinlich autosomal rezessiv vererbte, seltene Erscheinungsbild wird auch Oviduktpersistenz oder Hernia-uteri-inguinalis-Syndrom genannt. Es wird angenommen, daß dabei der fetale Hoden wohl genügend Testosteron, jedoch ungenügend Anti-Müller-Hormon bildet, wobei auch eine periphere Resistenz gegen Anti-Müller-Hormon bestehen könnte. Der Phänotyp ist männlich, und die Diagnose wird meist zufällig anläßlich einer Herniotomie gestellt, wenn bei einem Mann im Bruchsack Uterus und Tuben gefunden werden.

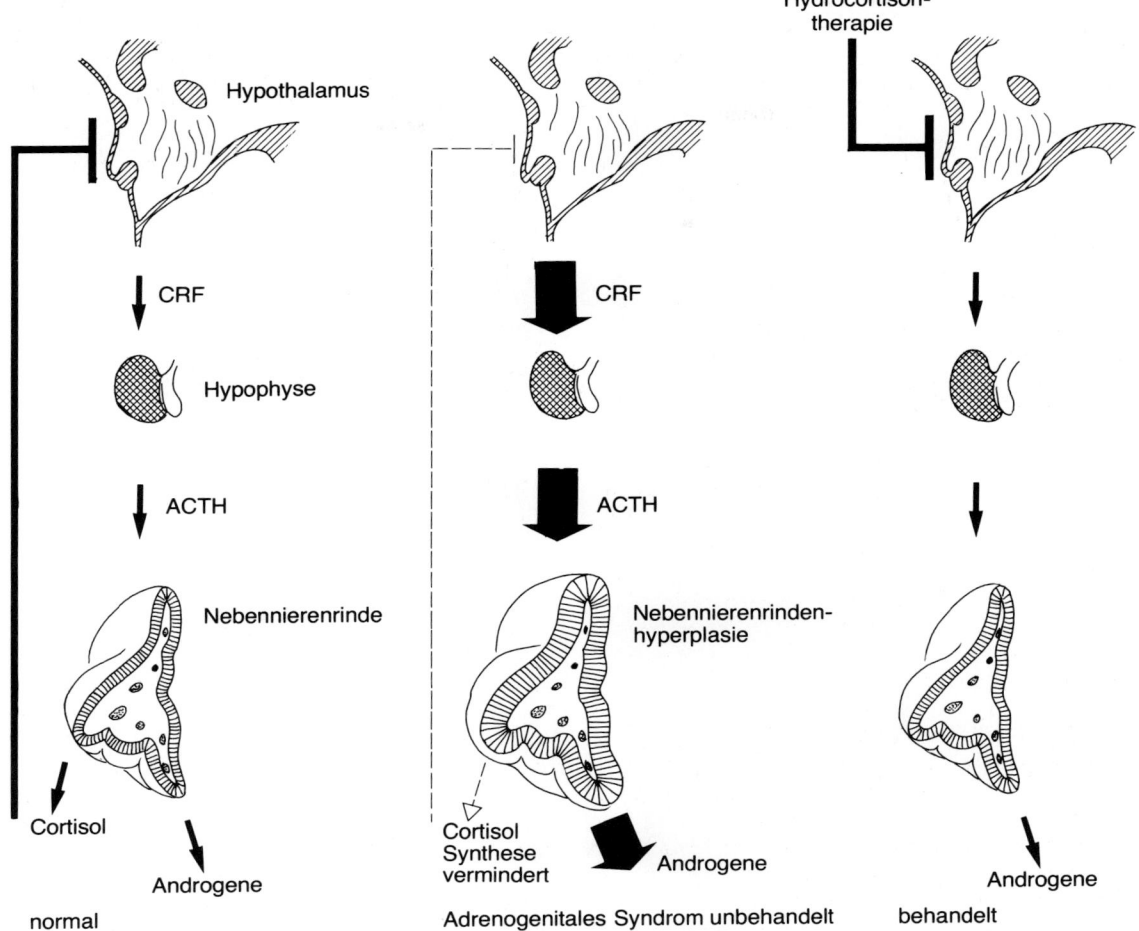

Abb. 200 Pathophysiologie des adrenogenitalen Syndroms.

Die Hoden sind oft nur partiell deszendiert und entwickeln sich nicht normal. Es kann eine Oligo- oder Azoospermie bestehen. Auch hier liegt ein erhöhtes Risiko von malignen Hodentumoren vor.

Pseudohermaphroditismus femininus

Weibliche Individuen mit XX-Chromosomen und Ovarien, die ein intersexuelles oder männliches äußeres Genitale aufweisen, gehören in die Gruppe des Pseudohermaphroditismus femininus. Die häufigste Ursache ist ein kongenitales adrenogenitales Syndrom beim Mädchen. Selten ist transplazentare Virilisierung aufgrund einer exogenen Androgeneinnahme der Mutter (Anabolika, synthetische Gestagene) oder eines androgenen Nebennieren- bzw. Ovarialtumors der Mutter. Gelegentlich kann der Ursprung der Androgene nicht eruiert werden, so daß man von einer idiopathischen Klitorishypertrophie spricht.

Kongenitales adrenogenitales Syndrom

Das relativ häufige kongenitale adrenogenitale Syndrom beruht auf einem autosomal rezessiv vererbten Enzymdefekt in der Cortisolsynthese. Als Folge der verminderten Cortisolsekretion ist der Rückkopplungsmechanismus gestört (Abb. 200). Der Hypothalamus produziert nun ungehemmt Corticotropin-Releasing-Factor (CRF), so daß die ACTH-Sekretion ansteigt und die Nebennieren hyperplastisch werden. Die vor dem Enzymblock liegenden intermediären Steroide werden vermehrt produziert und führen wegen ihrer androgenen Wirkung zur Virilisierung. Je nach Ausprägung des Enzymdefektes entsteht eine mehr oder weniger ausgeprägte Virilisation (Abb. 201 a–d). Die Therapie besteht in einer Unterdrückung des ACTH durch exogene Hydrocortisonzufuhr.

8.244　Urogenitaltraktus und retroperitonealer Raum

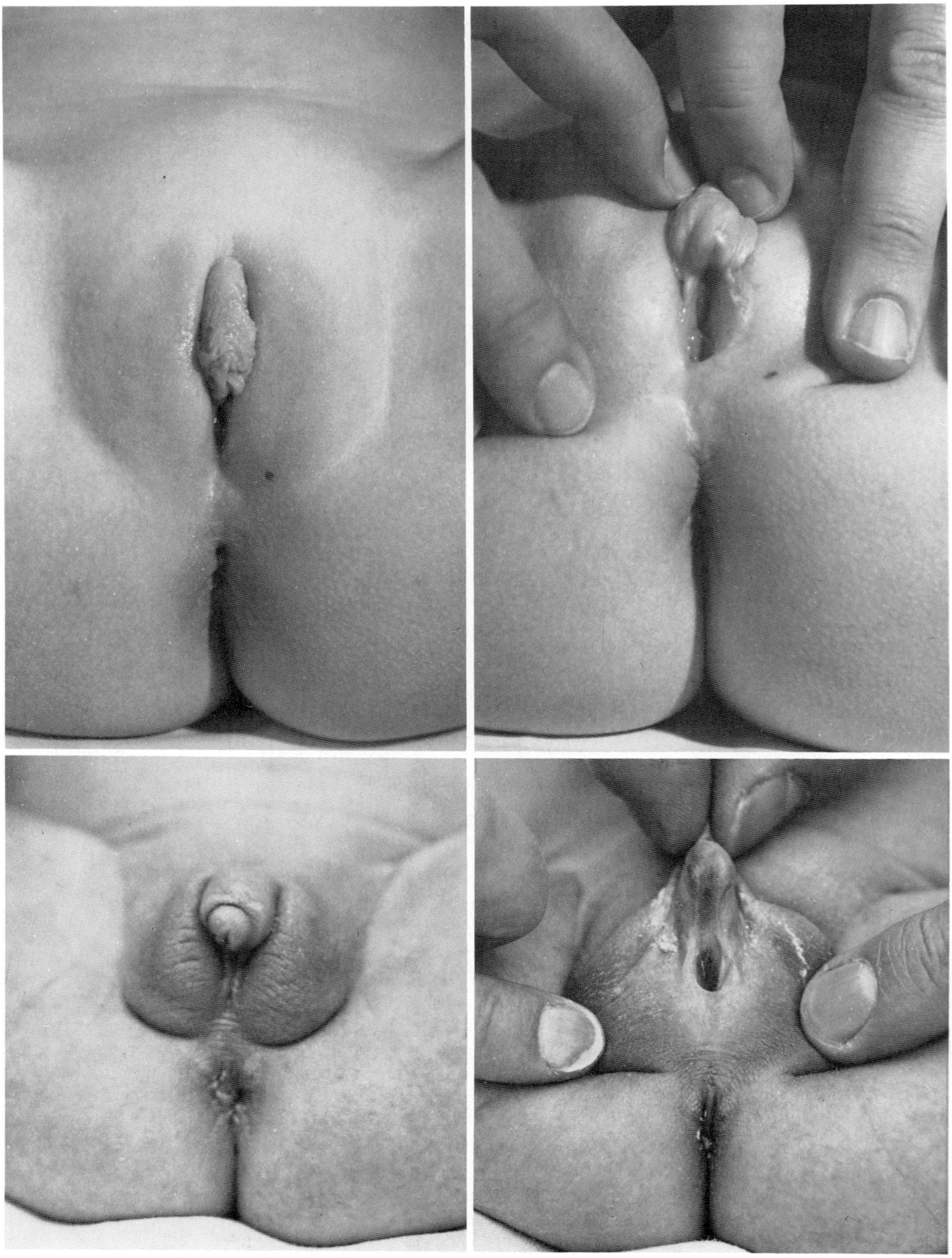

Abb. **201 a–d** Aspekt des äußeren Genitales beim Mädchen mit adrenogenitalem Syndrom.
a Typ II nach Prader.
b Typ III nach Prader. Beachte die Verlängerung des Dammes und die skrotumartigen Labia majora.
c Typ IV nach Prader.
d Typ V nach Prader.

Intersexualität 8.245

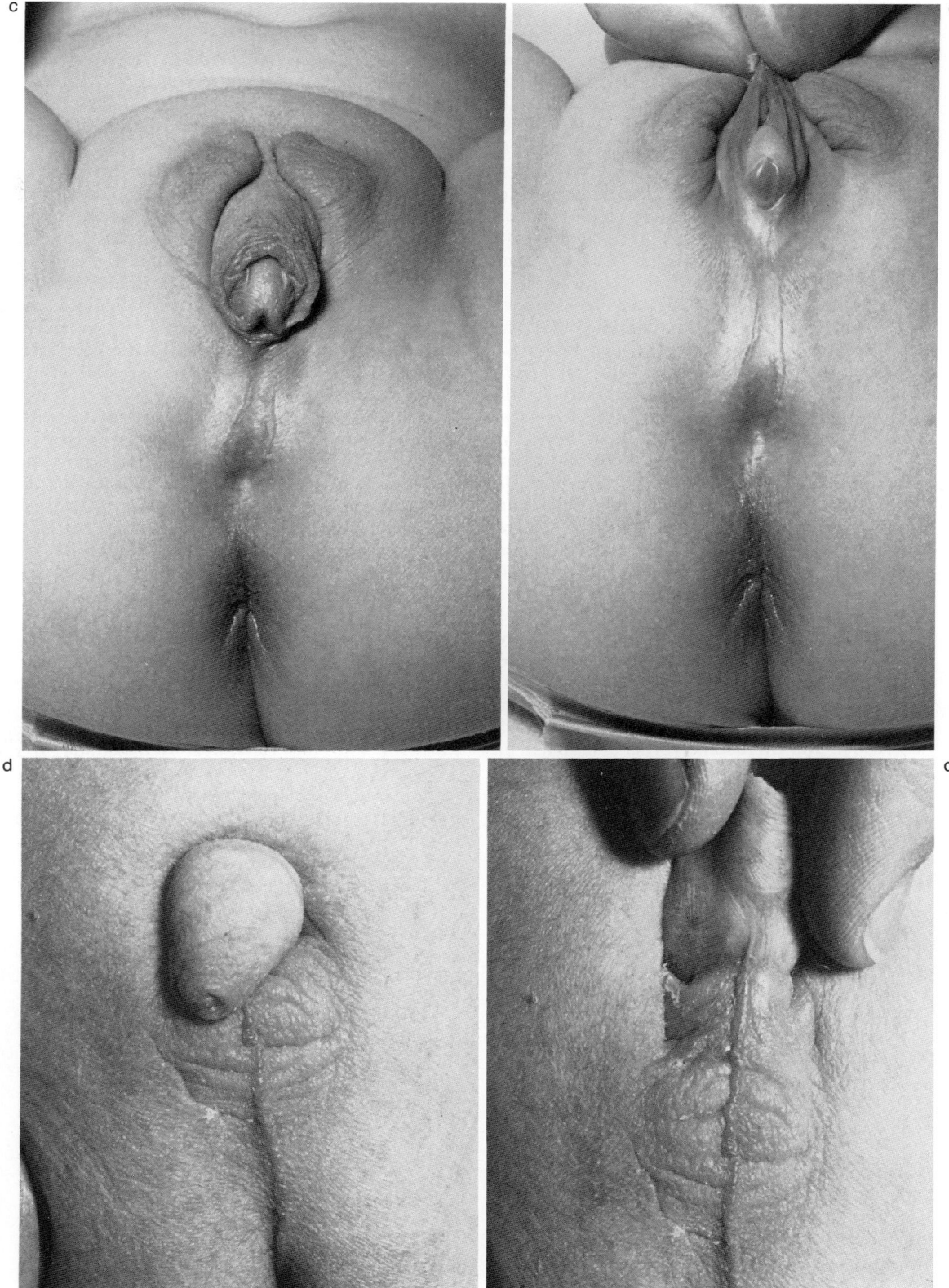

21-Hydroxylase-Mangel

Der 21-Hydroxylase-Mangel (s. Abb. 198) ist die häufigste Form des adrenogenitalen Syndroms und führt beim Mädchen je nach Ausprägung des Blocks zur Virilisierung verschiedenen Ausmaßes (beim Knaben zu isosexueller Pseudopubertas praecox). Falls zusätzlich zur Cortisolsynthese in der Zona fasciculata auch die Aldosteronsynthese in der Zona glomerulosa blockiert ist, kommt es zum Salzverlustsyndrom. Anatomisch können verschiedene Ausprägungen der Intersexualität (Typ I–V) festgestellt werden (s. Abb. 201 a–d). Beim seltenen Typ I ist nur die Klitoris vergrößert, so daß die Diagnose im Säuglingsalter oft übersehen wird. Beim Typ II ist das Vestibulum trichterförmig verengt. In seinem Grunde findet man nach Spreizung der Labien die Urethra- und Vaginalöffnung, die dicht übereinander liegen. Beim Typ III ist an der Basis der vergrößerten Klitoris nur eine einzige Urogenitalöffnung zu erkennen. Beim Typ IV ist diese Öffnung klein und entspricht einem normal weiten Ostium urethrae. Diese Form ist kaum von einer Hypospadia scrotalis beim Knaben zu unterscheiden. Beim Typ V liegt die Urogenitalöffnung am penisartigen Klitorisschaft oder sogar an der Spitze der Glans. Der äußere Aspekt entspricht vollkommen einem männlichen Genitale mit beidseitigem Kryptorchismus. Somit sollte bei jedem als Knaben erscheinenden Neugeborenen mit beidseits nichtpalpablen Hoden eine chromosomale Geschlechtsbestimmung durchgeführt werden.

Das innere Genitale ist immer weiblich, d. h. Ovarien, Tuben und Uterus sind vorhanden, so daß die Vorbedingungen für eine normale Reifung und weibliche Geschlechtsentwicklung vorhanden sind. Die Vagina kann allerdings sehr hoch in den Sinus urogenitalis einmünden, so daß plastische Korrekturen schwierig sein können. Als Folge der androgenen Stimulation kann auch eine Prostataanlage vorhanden sein, hingegen sind von den Wolffschen Gängen keine Residuen auffindbar, da die Androgenüberproduktion offenbar erst im 3. oder 4. Fetalmonat einsetzt.

Klinisch zeigt das neugeborene Mädchen neben der Intersexualität oft eine auf die endogene ACTH-Produktion zurückzuführende verstärkte Pigmentation der Mamillen, großen Labien, Klitoris und der Perianalregion. Im übrigen weist das Neugeborene eine normale Körperlänge und normale Knochenreifung auf. Falls die Diagnose nicht gestellt wird, kommt es zur Beschleunigung des Wachstums und der Knochenreifung mit dem bekannten vorzeitigen Wachstumsabschluß.

Liegt gleichzeitig ein Salzverlustsyndrom vor, fällt meist schon in den ersten Lebenstagen eine sehr ausgeprägte Hyperpigmentation und Virilisation auf. Zwischen dem 4. und 10. Lebenstag treten Zeichen einer schweren Nebennierenrindeninsuffizienz mit Erbrechen, Anorexie, Lethargie, mangelnder Gewichtszunahme, Dehydratation, kühler graublasser Haut und hypovolämischem Schock mit Blutdruckabfall auf. Da das Erbrechen auch spastisch sein kann, wurde dieses Krankheitsbild früher oft als Pylorusstenose verkannt. Wird die Diagnose verpaßt, kann der Exitus letalis infolge Kreislaufkollaps oder Herzrhythmusstörungen eintreten.

Die Serumelektrolyte zeigen die typischen Veränderungen der Nebennierenrindeninsuffizienz mit Hyperkaliämie, Hyponatriämie, metabolischer Azidose und hohem Harnstoff-N. Im EKG finden sich die Zeichen der Hyperkaliämie (hohe spitze symmetrische T-Wellen). Der Salzverlust manifestiert sich vor allem im Säuglingsalter. Später kompensieren die Kinder gelegentlich durch vermehrten Salzkonsum. Bei jeder Streßsituation (Infekte, Operationen usw.) kann jedoch der Salzverlust wieder bedrohlich werden.

Bei rechtzeitigem Therapiebeginn mit Hydrocortison und korrekter Anpassung der Dosis ist eine annähernd normale Entwicklung und normale weibliche Pubertät möglich. Im Laufe der Pubertät ist eine gynäkologische Untersuchung zur Beurteilung der Abflußverhältnisse notwendig. Die Kolposkopie dient auch der Beurteilung im Hinblick auf späteren Sexualverkehr, um allfällige plastische Korrekturen rechtzeitig vornehmen zu können.

Die zur Bestätigung der Diagnose und zur Therapiekontrolle notwendigen Spezialuntersuchungen können hier nur summarisch gestreift werden. Die Erhöhung des Plasma-ACTH und des 17α-Hydroxyprogesterons ist vor allem diagnostisch wichtig. Im Urin sind die Gesamt-17-Ketosteroide, das Testosteron, das Pregnantriol und das Pregnantriolon erhöht. Bei unklaren Befunden muß eine Steroidfraktionierung vor und nach ACTH-Gabe durchgeführt werden.

Zur präzisen Erfassung der anatomischen Veränderungen im Bereich des Sinus urogenitalis ist eine Zystokolposkopie und eine Kontrastmitteldarstellung mit seitlichen Röntgenbildern des Sinus urogenitalis, der Blase und Vagina bereits im Neugeborenenalter indiziert.

Die lebenslänglich durchzuführende hormonelle Substitution geschieht am besten in Form von dauernder oraler Verabreichung von Hydrocortison, wobei die Dosis so gering wie möglich gehalten werden sollte, um das Wachstum nicht allzu sehr zu bremsen (Richtdosis 15–25 mg/m^2/Tag in 3 Dosen). Bei Streßsituationen ist die Dosis vorübergehend zu erhöhen (3–5mal) bzw. auf intravenöse Hydrocortisonsubstitution überzugehen (z.B. Hydrocortison Hemisuccinat 120 mg/m^2/8 Std.). Bei Salzverlustsyndrom beim Neugeborenen muß sofort NaCl und Flüssigkeit intravenös zugeführt werden. Nach Sistieren des Erbrechens kann auch oral NaCl zugeführt werden (1–5 g/Tag). Außerdem soll salzretinierendes Hormon gegeben werden (z.B. Desoxycorticosteronacetat 1–5 mg i.m.). Nach Behebung des bedrohlichen Initialzustands kann auf orale Zufuhr von 9-α-Fluorohydrocortison (Florinef) 50–100 µg/m^2/Tag übergegangen werden.

11-Hydroxylase-Mangel

Bei diesem viel selteneren Enzymblock ist die Virilisierung weniger ausgeprägt und ein zusätzliches Salzverlustsyndrom sehr selten. Die Diagnose ist schwieriger und kann vermutet werden, falls außer der Erhöhung der 17-Ketosteroide auch die 17-Hydroxycorticosteroide im Urin erhöht sind. Die Steroidfraktionierung des Urins erlaubt den Nachweis von Tetrahydro-S, und im Plasma ist das Cortexolon (S) erhöht. Diese Form kann später auch zu Hypertension führen. Die Therapie besteht in der Verabreichung von Hydrocortison ähnlich wie beim 21-Hydroxylase-Defekt.

3-β-Dehydrogenase-Mangel

Dieser führt beim Knaben zu Pseudohermaphroditismus masculinus aufgrund der verminderten Androgensynthese, beim Mädchen zu Pseudohermaphroditismus femininus mit nur leichtgradiger Virilisierung. Meistens besteht ein schweres Salzverlustsyndrom.

Intersexualität bei abnormer Gonadenentwicklung

Eine gestörte Gonadenentwicklung beruht meistens auf einer Anomalie der Geschlechtschromosomen. Allerdings liegt bei den beiden häufigsten Störungen (Turner-Syndrom 45,X und Klinefelter-Syndrom 46,XXY) keine Intersexualität vor. Die mit intersexuellem Genitale einhergehenden gonadalen Störungen sind sehr selten.

Bei der *reinen Gonadendysgenesie* mit 46,XY-Chromosomen und Streakgonade ähnlich wie beim Turner-Syndrom kann eine Klitorishypertrophie vorkommen. Die reine Gonadendysgenesie wird X-chromosomal-rezessiv vererbt. Die Gonaden sollten wegen des hohen Risikos einer Gonadoblastomentwicklung entfernt werden.

Bei der sporadisch auftretenden *asymmetrischen gemischten Gonadendysgenesie* beruhend auf einem 45,X/46,XY oder seltener 46,XX/46,XY Mosaik findet sich regelmäßig ein intersexuelles Genitale. Auf der einen Seite besteht eine Streakgonade mit rudimentärer Tube und auf der andern Seite ein Hoden, der dysgenetisch oder sogar normal sein kann. Die Maskulinisierung ist jedoch meist schwach, so daß die Kinder am besten als Mädchen aufgezogen werden. Da zum Zeitpunkt der Pubertät mit einer Virilisierung zu rechnen ist und das Tumorrisiko auch bei dieser Störung groß ist, müssen die Gonaden beidseits entfernt werden.

Beim *XX-Male-Syndrom* ist der Phänotyp in der Mehrzahl der Fälle rein männlich. Die Hoden bleiben eher klein und weisen ein histologisches Bild auf wie beim Klinefelter-Syndrom. Die bipotentielle embryonale Gonade hat sich bei diesem Syndrom in Richtung Hoden entwickelt, da trotz XX-Chromosomen HY-Antigen vorhanden ist. Bei einer kleinen Zahl von XX-Male-Syndrom ist das Genitale intersexuell.

Von *echtem Hermaphroditismus* kann nur gesprochen werden, wenn sowohl eindeutiges Hoden- wie auch Ovarialgewebe nachweisbar ist. Bei 50% liegt auf der einen Seite ein Ovotestis, auf der andern Seite entweder ein Hoden oder Ovar vor. Bei je 25% findet sich entweder beidseits ein Ovotestis oder einseits ein Testis und auf der andern Seite ein Ovar. Die Chromosomen sind meist 46,XX, seltener 46,XX/46,XY. Das äußere Genitale ist in der Regel intersexuell mit ausgeprägter Maskulinisation (Prader-Typ III und IV). Das innere Genitale zeigt sowohl Müllersche Strukturen bis zum normalen Uterus wie auch Wolffsche Strukturen entsprechend den anliegenden Gonaden. Da die spätere pubertäre Sexualentwicklung ebenfalls intersexuell sein kann und die psychosexuelle Identität uneinheitlich ist, wird sich die schwierige Auswahl des besten Prozedere vor allem nach den anatomischen Möglichkeiten und dem Zeitpunkt der Erfassung richten.

Geschlechtszuordnung bei Intersexualität

Jedes Individuum sollte eindeutig einem Geschlecht zugeordnet werden, damit es ein geschlechtsspezifisches, soziales und sexuelles Verhalten annehmen kann. Die Intersexualität steht zu dieser Forderung im Widerspruch und führt deshalb zwangsläufig für den Patienten und seine Umwelt zu Konflikten. Ziel jeder Therapie ist deshalb, eine Situation zu schaffen, die eine zweifelsfreie anatomische und funktionelle Geschlechtszuteilung erlaubt und damit eine ungestörte psychosexuelle Entwicklung ermöglicht.

Die Entscheidung darüber, welchem Geschlecht ein Patient zugeordnet wird, kann nicht schematisch gefällt, sondern muß in jedem Fall individuell gesucht werden. Da die Entscheidung definitiv sein muß und sich lebenslänglich bewähren soll, empfiehlt es sich, sie einem erfahrenen Team (Kinderendokrinologe, Kinderchirurg) zu überlassen. Fehlentscheidungen können sich fatal auswirken. Ein Beispiel für den Fehlentschluß zur Geschlechtsumwandlung ist Abb. 202. (Trotz intensiver allseitiger Bemühungen konnte das Kind seine Zuordnung zum weiblichen Geschlecht nie akzeptieren. Im Alter von 22 Jahren dringender Wunsch zur anatomischen Rückverwandlung in einen sexuell funktionstüchtigen Mann entsprechend seiner eindeutig männlichen psychosexuellen Identität. Chirurgisch ist die Rückverwandlung unmöglich.)

Für die Beurteilung sind folgende Grundsätze von Bedeutung:

8.248 Urogenitaltrakt und retroperitonealer Raum

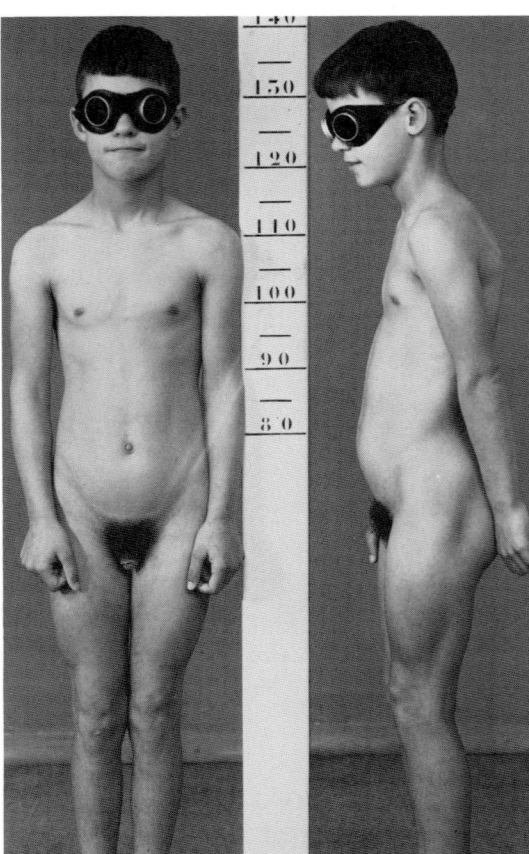

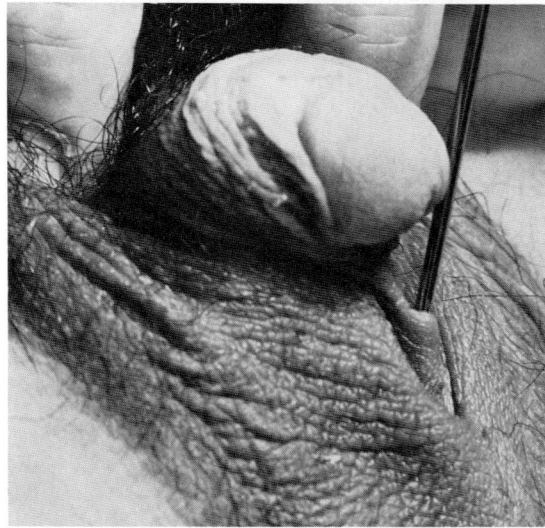

Abb. **202** 7jähriges Kind mit intersexuellem äußerem Genitale (Typ IV), als Knabe akzeptiert und erzogen. Diagnose eines Pseudohermaphroditismus femininus (Chrom. 46, XX) bei adrenogenitalem Syndrom. Anschließend fataler Fehlentschluß zur Geschlechtsumwandlung in ein Mädchen mit Phallusamputation im Alter von 7½ Jahren.

- Die geschlechtliche Identität (gender identity) eines Kindes ist nach dem 2. Lebensjahr weitgehend fixiert. Eine Geschlechtsänderung nach diesem Zeitpunkt hat für den Patienten und seine Umgebung in der Regel schwerste Konflikte zur Folge. Der Patient und seine Angehörigen werden dann vollständig verunsichert und können sich weder mit dem ursprünglichen noch mit dem neuen Geschlecht identifizieren. Im Extremfall kann der aus dem Verlust der geschlechtlichen Identität resultierende psychische Konflikt sogar zum Suizid führen.
- Für die Entfaltung einer normalen sexuellen Aktivität ist das chromosomale Geschlecht nicht von Bedeutung. Entscheidend ist vielmehr das Vorhandensein eines anatomisch und funktionell normalen männlichen oder weiblichen äußeren Genitales (und der entsprechenden sekundären Geschlechtsmerkmale), das einerseits eine eindeutige Geschlechtszuordnung erlaubt und andererseits eine normale Kohabitation ermöglicht.
- Die Entwicklung einer geschlechtlichen Identität (gender identity) sowie das geschlechtsspezifische Verhalten und Empfinden sind weitgehend durch Erziehung und Interaktion mit der Umwelt erworben bzw. erlernt. Auch die psychosexuelle Entwicklung ist deshalb in erster Linie abhängig von einem normalen äußeren Genitale und den zugehörigen sekundären Geschlechtsmerkmalen. In der Wechselwirkung zwischen Körper und Psyche spielen chromosomales Geschlecht und die präpuberal weitgehend hormonell inaktiven Gonaden eine sekundäre Rolle.

Die Notwendigkeit, über eine Geschlechtszuordnung entscheiden zu müssen, kann in zwei grundsätzlich verschiedenen Situationen entstehen: im Neugeborenenalter oder nach dem 2. Lebensjahr.
Im Neugeborenenalter. Beim Neugeborenen wird man in der Regel durch einen ambivalenten Aspekt des äußeren Genitales auf die Intersexualität aufmerksam. Für Eltern und Angehörige ist diese Feststellung immer verwirrend und mit Angst und Schuldgefühlen verbunden; sie erwarten deshalb vom Arzt möglichst rasch Klarheit über das genitale Geschlecht des Kindes. Trotz dieser »relativen Notfallsituation« dürfen keine voreiligen Aussagen gemacht werden, die einen Entscheid vorwegnehmen, da sie später nur schwer oder nicht mehr korrigiert werden können. In dieser Phase sollte deshalb die Geschlechtszuordnung bis zur definitiven Entscheidung offengelassen werden, z. B. sollten für die Bezeichnung des äußeren Genitale keine geschlechtsspezifischen Ausdrücke wie Penis, Vagina usw. verwendet werden, da diese Wortwahl schon ein Präjudiz schaffen kann.
Die Abklärung der Ätiologie der Intersexualität, des chromosomalen Geschlechts und der Gonadenstruktur ist wohl für die spätere Therapie wesentlich, steht jedoch bei der Wahl der Ge-

schlechtszuordnung beim Säugling nicht im Vordergrund. Im Zentrum der Überlegungen steht immer die Frage der operativen Korrekturmöglichkeiten im Hinblick auf ein anatomisch und funktionell möglichst normales männliches oder weibliches äußeres Genitale.
Als Knabe darf deshalb ein Patient nur dann deklariert werden, wenn der vorhandene Phallus genügend groß ist und adäquat erektiles Gewebe enthält, so daß später mit der Entwicklung eines kohabitationsfähigen Penis gerechnet werden kann. Ist diese Voraussetzung nicht erfüllt, so soll ein Patient – auch wenn er chromosomal männlich ist – in weiblicher Richtung korrigiert werden.
Die Schaffung eines funktionell und ästhetisch befriedigenden weiblichen Genitales ist operativ praktisch immer möglich und nicht an das Vorhandensein oder Fehlen von gewissen Genitalstrukturen gebunden.
Da die Geschlechtszuordnung mit weitreichenden Konsequenzen verbunden ist, empfiehlt es sich, Abklärung und Entscheidung einem Team zu übergeben, das mit der Problematik vertraut ist und den Patienten und seine Familie langfristig und konstant betreuen und beraten kann.
Ist die Geschlechtszuordnung einmal festgelegt, dann muß die Haltung aller an der Behandlung und Betreuung beteiligten Personen eindeutig sein, und an der Entscheidung muß konsequent festgehalten werden. Jede Aussage, die Zweifel am Geschlecht des Patienten aufkommen lassen könnte, muß tunlichst vermieden werden. Den Eltern soll versichert werden, daß die weitere sexuelle Reifung spontan oder mit hormoneller Therapie normal und daß auch ein normales Geschlechtsleben möglich sein wird. Auch die häufige Angst vor einer sexuellen Perversion kann zerstreut werden, während über die spätere Fertilität keine bindenden Aussagen gemacht werden sollen.
Nach dem 2. Lebensjahr. In der Regel wird eine Intersexualität nur dann erst nach dem 2. Lebensjahr festgestellt, wenn das äußere Genitale einen nahezu normalen Aspekt aufweist. Diese Kinder wurden initial als Knaben oder Mädchen in einer eindeutigen Geschlechtsrolle aufgezogen. Der Grund zur eingehenderen Abklärung liegt dann z. B. in Störungen der Pubertät, mangelnder oder gegengeschlechtlicher Ausbildung der sekundären Geschlechtsmerkmale, Kohabitationsschwierigkeiten usw.
In dieser Situation ist für die Geschlechtszuordnung nicht das genetische, gonadale oder chromosomale Geschlecht entscheidend, sondern das Geschlecht, in dem der Patient bis anhin aufgezogen wurde. Eine Geschlechtsänderung nach einmal fixierter Geschlechtszuordnung führt mit großer Wahrscheinlichkeit zu schwersten Konflikten (s. Abb. 202). Alle Maßnahmen sollen deshalb darauf abzielen, das bisher eingenommene Geschlecht zu bestätigen und keinesfalls in Frage zu stellen. Hormonelle wie chirurgische Therapien sind so zu planen, daß eine der eingenommenen Geschlechtsrolle entsprechende körperliche Entwicklung stattfinden kann (z. B. durch hormonelle Substitution, Entfernung von hormonell störenden gegengeschlechtlichen Gonaden usw.) und daß ein anatomisch und funktionell normales Genitale geschaffen wird (z. B. Klitorisreduktion, Vaginalplastik). Bei jeder Intersexualität ist ganz besonders darauf zu achten, daß strikte Diskretion gewahrt und nur ein kleiner Kreis von Personen, die über das geplante Vorgehen aufgeklärt sind, informiert wird.

Therapie

Operative Korrektur bei Intersexualität

Die operative Korrektur einer Intersexualität in weiblicher oder männlicher Richtung umfaßt verschiedene Schritte, die je nach Situation kombiniert oder zeitlich gestaffelt vorgenommen werden.
Folgende operative Teilschritte sind dabei von Bedeutung:
– Kosmetische Korrektur des äußeren Genitales in männlicher oder weiblicher Richtung,
– Schaffung eines Kohabitationsorgans,
– Korrektur des inneren Genitales.

Kosmetische Korrektur des äußeren Genitales

Damit eine normale Geschlechtserziehung möglich ist, darf die Umgebung des Patienten nicht ständig durch den Anblick eines zwitterhaften Genitales verunsichert werden. In jedem Fall muß deshalb zumindest eine frühzeitige Normalisierung des äußeren Genitales angestrebt werden. Spätestens mit 18–24 Monaten muß das äußere Genitale kosmetisch und anatomisch so weit korrigiert sein, daß es einen eindeutigen weiblichen oder männlichen Aspekt bietet.
Korrektur in männlicher Richtung. Voraussetzung für den operativen Aufbau eines männlichen Genitales ist das Vorhandensein eines genügend großen Phallus, der später eine normale Kohabitation erlauben soll.
Neben den bei Intersexualität üblichen Abklärungsuntersuchungen müssen speziell auch Überreste der Müllerschen Gänge gesucht werden (Kontrastmitteldarstellung, Endoskopie), da sie eventuell später operativ entfernt werden müssen. Für die Rekonstruktion des äußeren Genitales in männlicher Richtung werden die gleichen Operationsmethoden eingesetzt, wie sie zur Korrektur einer Hypospadie verwendet werden. Sie werden deshalb an dieser Stelle nicht besprochen, sondern es sei auf das entsprechende Kapitel (Hypospadie) verwiesen.
Korrektur in weiblicher Richtung. Nicht jeder Fall erfordert eine operative Korrektur; ist die Klitoris nur unwesentlich vergrößert, kosmetisch nicht störend und die Vaginalöffnung weitgehend freiliegend (Prader I/II), so kann die weitere Entwicklung abgewartet werden. Auch bei einer Virilisie-

rung aufgrund exogen zugeführter Hormone (z. B. nach Behandlung der Mutter mit Androgenen oder bei androgenproduzierenden mütterlichen Tumoren) können sich die Veränderungen des äußeren Genitales noch zurückbilden.

Korrektur der Klitoris. Wichtigster Schritt in der primären Korrektur bildet die Reduktion der penisartig vergrößerten Klitoris, da diese kosmetisch am auffallendsten ist und die weibliche Rolle am meisten in Frage stellt.

Die früher geübte vollständige *Exstirpation der Klitoris* ist heute weitgehend verlassen worden, da sie einerseits kosmetisch nicht zu befriedigen vermag und andererseits damit ihre Funktion als wichtige erogene Zone verlorengeht.

Bei der *Reduktionsplastik der Klitoris* wird der Klitorisschaft aus der bedeckenden Haut auspräpariert. Durch Raffnähte auf der Oberseite werden nun die Schwellkörper so weit zusammengezogen und unterhalb der Symphyse fixiert, daß sie im subkutanen Fettgewebe eingebettet werden und nur noch die Glans als Klitoris sichtbar bleibt. Dieses Verfahren eignet sich jedoch nur bei mäßig vergrößerter Klitoris, da zu große versenkte Schwellkörper später eine schmerzhafte, störende Erektion verursachen können.

Bei den neueren Verfahren werden deshalb die Corpora cavernosa reseziert und die Glans mit ihren Gefäßen und ihrer sensiblen Innervation als Klitoris erhalten. Dazu wird längs auf der Unterseite der Klitoris ein breiter Schleimhautstreifen zusammen mit den dort verlaufenden Gefäßen und Nerven bis zur Basis der Glans präpariert. Auch dorsal wird die die Klitoris bedeckende Haut vom Sulcus coronarius bis zur Symphyse vom Schaft abgelöst, so daß die Schwellkörper freiliegen. Die Corpora cavernosa werden nun am Sulcus coronarius und knapp am Arcus pubis über Durchstechungsnähten abgetragen und reseziert. Dadurch bleibt ventral die am Schleimhautstreifen und ihrer nervösen und vaskulären Versorgung hängende Glans erhalten; sie wird anschließend am Klitorisstumpf am unteren Rand der Symphyse refixiert.

Aus dem vom Dorsum der Klitoris stammenden Präputium werden durch Längsspaltung zwei zungenförmige Hautlappen gebildet, die zur Rekonstruktion der stets fehlenden Labia minora herangezogen werden können.

Der wesentliche Vorteil der Klitorisreduktionsplastik liegt einerseits darin, daß der Hauptanteil des kosmetisch wie auch funktionell störenden erektilen Gewebes entfernt wurde, ohne daß andererseits die Sensibilität der Klitoris verlorengeht. Funktionell wie kosmetisch sind die Langzeitergebnisse dieser Methode gut.

Erweiterungsplastik des Introitus vaginae. Beim Stadium III und IV nach Prader wird der Sinus urogenitalis von dorsal her unterschiedlich weit von den fusionierten Labia majora überdeckt. Die Eröffnung des Sinus urogenitalis durch medianes Längsspalten und queres Vernähen im Sinne eines einfachen »Cutback« genügt jedoch nur selten, da der Introitus vaginae dabei zu eng bleibt. In der überwiegenden Zahl muß deshalb gleichzeitig eine Introitusplastik durchgeführt werden. Dazu wird nur im vorderen Bereich von der Mündung des Sinus urogenitalis her eine Längseröffnung durchgeführt. Dorsal endet die Inzision Y-förmig gegen den Damm hin unter Bildung eines dreieckförmigen Hautlappens mit dammwärts gerichteter Basis ungefähr auf Höhe der hinteren Kommissur. Dieser Lappen wird zur Erweiterung der hinteren Zirkumferenz in den Introitus vaginae eingenäht.

Die Introitusplastik wird meist mit der Reduktionsplastik der Klitoris kombiniert in gleicher Operation durchgeführt.

Schaffung eines Kohabitationsorgans

Bei der *Korrektur in männlicher Richtung* ist die Kohabitationsfähigkeit allein von Größe und Erektionsfähigkeit des vorhandenen Phallus abhängig. Die operativen Schritte entsprechen denjenigen, die bei einer Hypospadie zur Anwendung kommen.

Vereinigen sich bei der *Korrektur in weiblicher Richtung* Urethra und Vagina distal des M. sphincter externus, so wird sich in der Regel mit der alleinigen Introitusplastik eine kohabitationsfähige Vagina ergeben. Bei proximaler Mündung der Vagina in die Urethra, d. h. kranial des M. sphincter urethrae externus, muß die Vagina an der Urethra abgelöst und zum Perineum durchgezogen werden. Dieser Eingriff ist jedoch wesentlich aufwendiger und sollte wegen der Gefahr einer möglichen Schädigung des Sphinkterapparates nicht schon im Säuglingsalter durchgeführt werden. Die durchgezogene Vagina muß zudem in der Regel langfristig dilatiert werden. Trotzdem lassen sich in diesen Fällen nicht immer befriedigende Resultate erzielen.

Wesentliche Probleme bilden jedoch diejenigen Fälle, bei denen die Vagina nur rudimentär angelegt ist oder sogar vollständig fehlt (z. B. testikuläre Feminisierung); hier muß eine Vagina neu geschaffen werden. Zur Anwendung kommen die bei der Vaginalatresie aufgeführten operativen Techniken (S. 8.222). Die Eingriffe sollten jedoch wegen der Notwendigkeit einer langfristigen Bougierungsbehandlung der »Neovagina« erst nach der Pubertät vorgenommen werden.

Operationen am inneren Genitale

Bei beiden Geschlechtern kann es notwendig werden, die Gonaden oder Gonadenreste zu entfernen. Die Indikation dazu kann einerseits gegeben sein, um später eine hormonelle Störung zu vermeiden. Andererseits zwingt u. U. auch die erhöhte Gefahr einer malignen Entartung zur frühzeitigen Exstirpation der Gonaden (besonders bei gonadaler Dysgenesie).

Beim Knaben kann ein in die Urethra mündender Rest des Müllerschen Gangs als Urethradivertikel wirken und Harnträufeln oder Harnwegsinfekte verursachen und muß deshalb u. U. reseziert werden.

Literatur

Allan, T. D.: Disorders of sexual differentiation. Urology, Suppl. 7 (1976) 1–32

Amrhein, J. A., G. J. Klingensmith, P. C. Walsh, V. A. McKusick, C. J. Migeon: Partial androgen insensitivity. New. Engl. J. Med. 297 (1977) 350–356

Bolkenius, M., R. Daum: Verbesserte Methode zur operativ-plastischen Korrektur der Klitoris bei Pseudohermaphroditismus femininus. Z. Kinderchir. 20 (1977) 71–76

Brown, D. M., C. Markland, L. P. Dehner: Leydig cell hypoplasia: a cause of male pseudohermaphroditism. J. clin. Endocr. 46 (1978) 1–7

Burgio, G. R., M. Fraccaro: Genetic and endocrine disorders of sex development. Symposium, Levico (Trento), 12/13 October 1973. Helv. paediat. Acta, Suppl. 34 (1974)

Crawford, J. D.: It's a boy? New. Engl. J. Med. 291 (1974) 976–977

Dapunt, O., H. Marberger: Die operative Reduktion der vergrößerten Clitoris. Geburtsh. u. Frauenheilk. 30 (1970) 433–438

De la Chapelle, A.: Analytic review: nature and origin of males with XX sex chromosomes. Amer. J. hum. Genet. 24 (1972) 71–105

Donahoe, P. K., J. D. Crawford, W. H. Hendren: Management of neonates and children with male pseudohermaphroditism. J. pediat. Surg. 12 (1977) 1045–1057

Donahoe, P. K., J. D. Crawford, W. H. Hendren: True hermaphroditism: a clinical description and a proposed function for the long arm of the Y chromosome. J. pediat. Surg. 13 (1978) 293–301

Donahoe, P. K., J. D. Crawford, W. H. Hendren: Mixed gonadal dysgenesis, pathogenesis and management. J. pediat. Surg. 14 (1979) 287–309

Edman, C. D., A. J. Winters, J. C. Porter, J. Wilson, P. C. McDonald: Embryonic testicular regression. A clinical spectrum of XY agonadal individuals. Obstet. and Gynecol. 49 (1977) 208–217

Federman, D. D.: His and hers. New. Engl. J. Med. 290 (1974) 1137–1138

Fonkalsrud, E. W., S. Kaplan, B. Lippe: Experience with reduction clitoroplasty for clitoral hypertrophy. Ann. Surg. 186 (1977) 221–226

Griffin, J. E., J. D. Wilson: The syndromes of androgen resistance. New. Engl. J. Med. 302 (1980) 198–208

Grumbach, M. M., J. J. van Wyk: Disorders of sex differentiation. In Williams, R. H.: Textbook of Endocrinology, 5th Edition. Saunders, Philadelphia (S. 442–501)

Hendren, W. H.: Surgical management of urogenital sinus abnormalities. J. pediat. Surg. 12 (1977) 339–357

Hendren, W. H.: Urogenital sinus and anorectal malformation: experience with 22 cases. J. pediat. Surg. 15 (1980) 628–641

Hendren, W. H., J. D. Crawford: Adrenogenital syndrome: the anatomy of the anomaly and its repair; some new concepts. J. pediat. Surg. 4 (1969) 49–58

Hendren, W. H., J. D. Crawford: The child with ambiguous genitalia. Current Probl. Surg. Monograph. Year-Book Medical Publishers, Chicago (1972) (S. 1–64)

Hendren, W. H., P. K. Donahoe: Correction of congenital abnormalities of the vagina and perineum. J. pediat. Surg. 15 (1980) 751–763

Hung, W., G. P. August, A. M. Glasgow: The Testis and Disorders of Male Sexual Development. In Pediatric Endocrinology. Huber, Bern 1978, 288–330

Imperato-McGinley, J., R. E. Peterson, T. Gautier, E. Sturtz: Androgens and the evolution of male-gender identity among male pseudohermaphrodites with 5α-reductase deficiency. New Engl. J. Med. 300 (1979) 1233–1237

Jones, H. W.: A long look at the adrenogenital syndrome. Johns Hopk. Med. J. 145 (1979) 143–149

Jones, H. W., S. C. Carcia, G. J. Klingensmith: Necessity for and the Technique of Secondary Surgical Treatment of the Masculinized External Genitalia of Patients with Virilizing Adrenal Hyperplasia. In D. A. Lee, L. P. Platnick, A. A. Kowarski, C. J. Migeon: Congenital Adrenal Hyperplasia. University Park Press, Baltimore 1977

Josso, N., M.-L. Briard: Embryonic testicular regression syndrome: Variable phenotypic expression in siblings. J. Pediat. 97 (1980) 200–204

Josso, N., J.-Y. Picard, D. Tran: The Anti-Müllerian Hormone. Birth Defects: Original article series XIII (1977) 59–84

Jost, A., J. Prepin, B. Vigier: Hormones in the morphogenesis of the genital system. Birth Defects: Original Article Series XIII (1977) 85–97

Kay, R., E. S. Tank: Principles of management of the persistent cloaca in the female newborn. J. Urol. 117 (1977) 102–104

Kumar, H., J. H. Kiefer, J. E. Rosenthal, S. S. Clark: Clitoroplasty: experience during a 19-year period. J. Urol. 111 (1974) 81–84

MacMahon, R. A., L. J. Cussen, W. A. W. Walters: Importance of early diagnosis and gonadectomy in 46,XY females. J. pediat. Surg. 15 (1980) 642–645

Marberger, M., H. Marberger, K. Stockamp, E. Straub: Die Korrektur des intersexuellen Genitale in die weibliche Richtung. Akt. Urol. 6 (1975) 99–106

Minowada, S., K. Kobayashi, K. Isurugi, K. Fukutani, H. Ikeuchi, T. Hasegawa, K. Yamada: Two XX male brothers. Clin. genet. 15 (1979) 399–405

Money, J., M. Schwartz: Dating, romantic and nonromantic friendships and sexuality in 17 early treated adrenogenital females, aged 16–25. In P. A. Lee, L. P. Plotnick, A. A. Kowarski, C. J. Migeon: Congenital Adrenal Hyperplasia. University Park Press, Baltimore 1977

Parks, G. A., K. W. Dumars, G. A. Limbeck, W. L. Quinlivan, M. I. New: True agonadism: A misnomer? J. Pediat. 84 (1974) 375–380

Prader, A.: Störungen der Geschlechtsdifferenzierung (Intersexualität). In Labhart, A.: Klinik der inneren Sekretion. Springer, Berlin 1978 (S. 655–688)

Randolph, J. G., W. Hung: Reduction clitoroplasty in females with hypertrophied clitoris. J. pediat. Surg. 5 (1970) 224–231

Savage, M. O., D. B. Grant: The incomplete male. Arch. Dis. Child. 53 (1978) 701–703

Shaw, A.: Subcutaneous reduction clitoroplasty. J. pediat. Surg. 12 (1977) 331–338

Siiteri, P. K., J. D. Wilson: Testosterone formation and metabolism during male sexual differentiation in the human embryo. J. clin. Endocr. 38 (1974) 113–125

Silvers, W. K., S. S. Wachtel: H-Y Antigen: behavior and function. Science 195 (1977) 956–960

Simpson, J. L.: Disorders of Sexual Differentiation. Etiology and Clinical Delineation. Academic Press, New York 1976

Nebennierenrindentumoren

B. KEHRER und K. ZUPPINGER

Tumoren der Nebennierenrinde (NNR) sind eine im Kindesalter seltene Erkrankung. Sie sind nach übereinstimmenden Angaben in der Literatur beim Mädchen 2–3mal häufiger als beim Knaben und können auch schon im Säuglings- und frühen Kindesalter auftreten. Beim Wiedemann-Beckwith-Syndrom (vgl. Omphalozele, S. 7.15) und bei der Hemihypertrophie ist die Inzidenz der Nebennierenrindentumoren erhöht.

Die Nebennierenrindentumoren manifestieren sich in erster Linie mit Symptomen, die durch ihre hormonelle Aktivität bedingt sind (Abb. 203; s. Abb. 206 und 207). Im Vordergrund steht einerseits wegen der gesteigerten Produktion von Androgenen eine unterschiedlich ausgeprägte Virilisierung und andererseits wegen der gleichzeitigen Vermehrung der Glucocorticoide ein Cushing-Syndrom (als Cushing-Syndrom wird im gegenwärtigen Sprachgebrauch das klinische Bild bezeichnet, das nach längerfristiger Erhöhung der Glucocorticoide entsteht). Das beim Erwachsenen bekannte Conn-Syndrom (Hyperaldosteronismus bei Adenom der NNR) kommt beim Kind unter 16 Jahren nur extrem selten vor.

Pathologische Anatomie

Die Tumoren sind in der rechten und in der linken Nebenniere etwa gleich häufig. Ihre Größe ist sehr unterschiedlich und variiert von einem Durchmesser von 1–2 cm bis zu 30 cm. Meistens sind die Tumoren rundlich, fest und von einer Kapsel umgeben (Abb. 205 a), sie können aber auch sehr brüchig, stark vaskularisiert und an Nachbarorgane adhärent sein und sind dann nur schwer zu entfernen. Hämorrhagien und Nekrosen im Tumor, ein lokal invasives Wachstum (besonders mit Gefäßeinbrüchen) oder Fernmetastasen sprechen makroskopisch für Malignität, während ein durch eine Kapsel gut abgegrenzter Tumor eher benigne ist.

Histologisch handelt es sich entweder um Adenome oder häufiger um Adenokarzinome (Abb. 205 b), wobei mikroskopisch zwischen gut- oder bösartigem Tumor nicht oder nur sehr unsicher differenziert werden kann. Ein adenomatöses Bild ist nicht beweisend für ein benignes Adenom, da trotz des histologisch gutartigen Aussehens ein invasives Wachstum oder eine Metastasierung möglich ist. Intraoperative Schnellschnittuntersuchungen sind daher bei dieser Fragestellung nicht aussagekräftig. In der Regel wird deshalb erst die langfristige Verlaufsbeobachtung darüber Auskunft geben können, ob es sich um einen gut- oder bösartigen Tumor gehandelt hat. Metastasen fin-

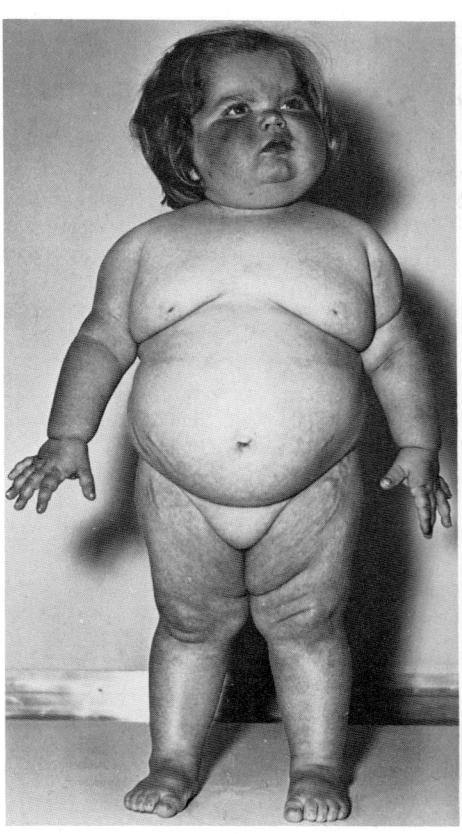
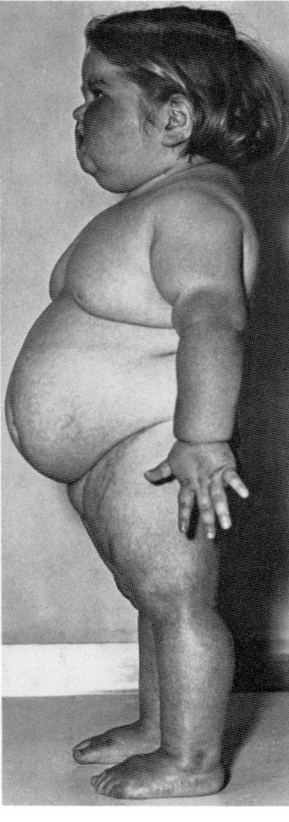

Abb. 203 Reines Cushing-Syndrom bei Nebennierenrindenkarzinom. »Buffalo«-Typ. Beachte die Striae am Abdomen und an den Oberschenkeln. Zwergwuchs (4jähriges Mädchen).

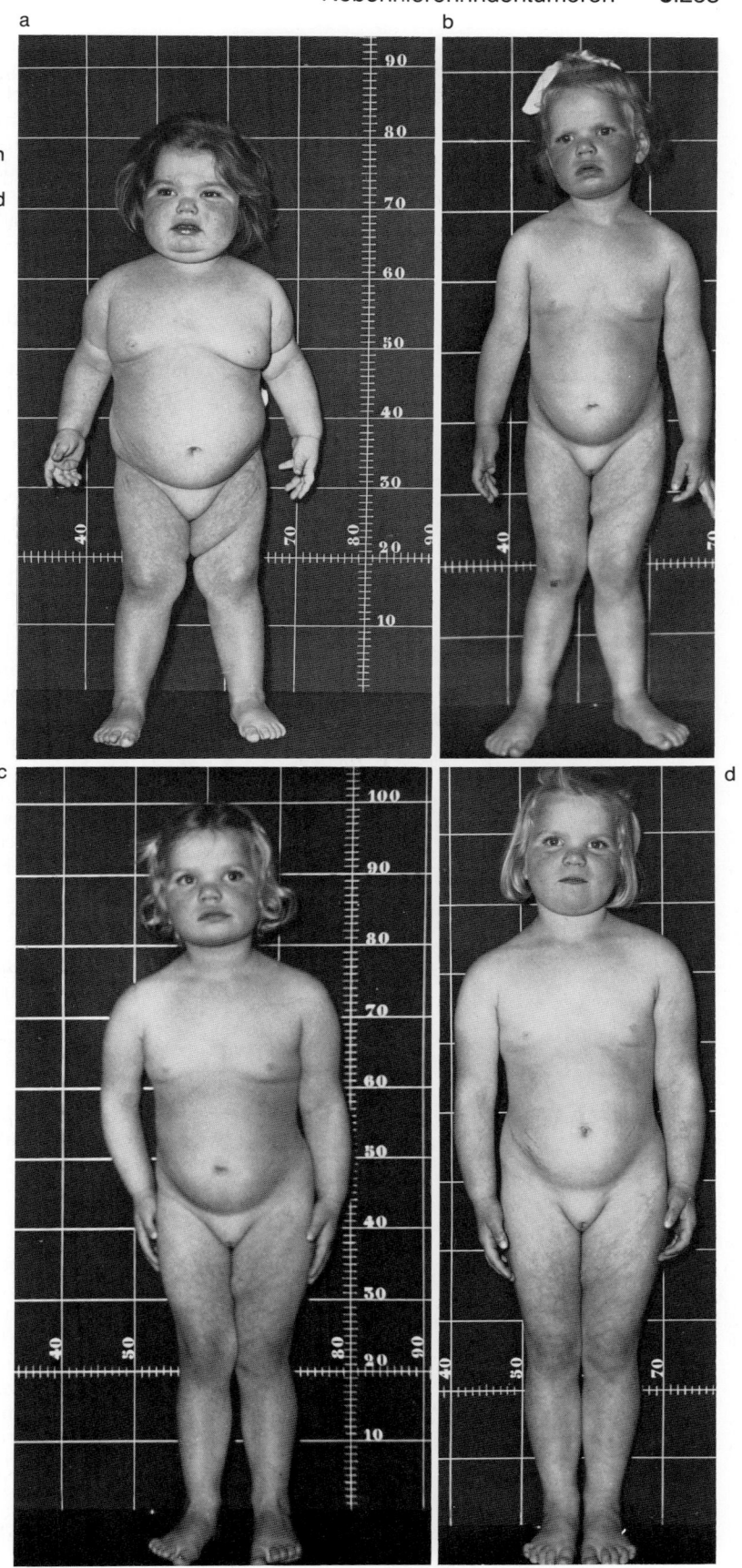

Abb. **204 a–d** Gleicher Fall wie Abb. 203.
a 1 Monat,
b 7 Monate,
c 14 Monate und
d 26 Monate nach der Exstirpation des Tumors. Beachte die Beschleunigung des Wachstums und die spontane Korrektur der X-Beine.

8.254 Urogenitaltraktus und retroperitonealer Raum

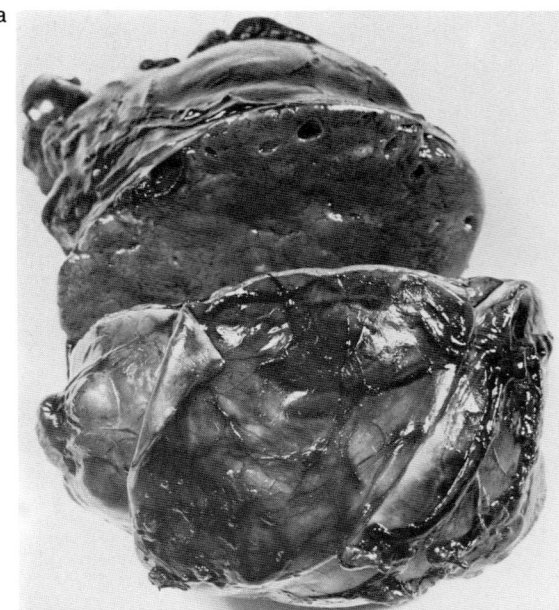

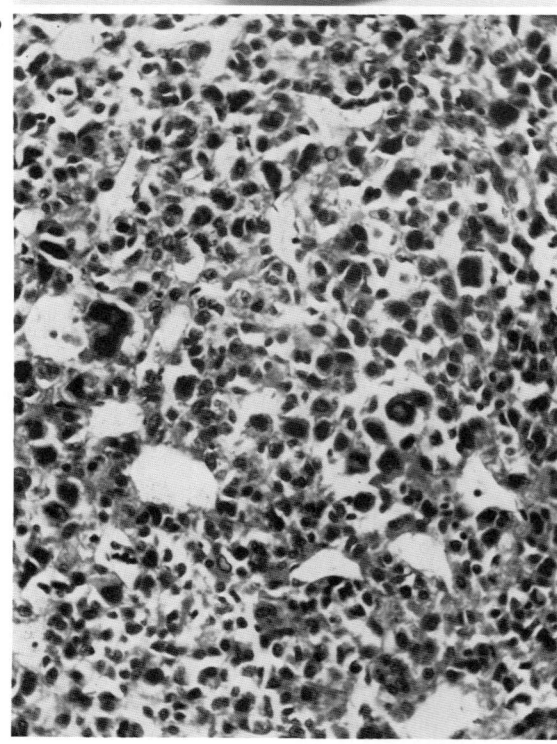

Abb. **205 a** u. **b** Nebennierenrindenkarzinom.
a Abgekapseltes Karzinom der Nebennierenrinde.
b Zellpolymorphie bei Nebennierenrindenkarzinom.

den sich in erster Linie in den regionären Lymphknoten, in der Lunge, Leber, Gehirn und eventuell auch in den Knochen. Sie können noch mehrere Jahre nach der primären Behandlung auftreten.
Die hormonelle Störung bei den Nebennierenrindentumoren ist bedingt durch eine autonome Produktion von Glucocorticoiden und von Androgenen im Tumor selbst. Sehr selten können diese Geschwülste auch Östrogene bilden.

Symptome

Die hormonell bedingten Veränderungen machen in praktisch allen Fällen erstmals auf das Leiden aufmerksam und führen zur internistischen resp. endokrinologischen Abklärung.
Leitsymptom des immer vorhandenen *Cushing-Syndroms* ist die typische stammbetonte Fettsucht. Oft liegt auch eine Wachstumsverzögerung (Kleinwuchs) und eine Retardierung des Knochenalters vor (im Gegensatz dazu ist bei gewöhnlicher Adipositas die Körperlänge vermehrt und das Knochenalter beschleunigt). Weitere Verdachtsmomente sind: Vollmondgesicht, Plethora des Gesichts, »Büffelnacken«, breite rosarote Striae, Muskelschwäche bei schmächtiger Muskulatur, Ekchymosen, erhöhter Blutdruck, Kopfschmerzen sowie eine Osteoporose hauptsächlich im Bereich der Wirbelsäule.
Zusätzlich zum Hyperkortizismus werden in der Regel bei Nebennierenrindentumoren auch übermäßig Androgene gebildet, die zu einer *Virilisierung* führen, die sich je nach Alter und Geschlecht des Patienten verschiedenartig manifestiert. Allgemein zeigen sich Hirsutismus, Akne, Seborrhoe, Stimmbruch und prämature Pubarche. Beim präpuberalen Knaben entsteht eine Pseudopubertas praecox mit klein bleibenden Testes (Abb. 206). Beim Mädchen kommt es zur Virilisierung mit Klitorishypertrophie (Abb. 207 b) sowie primärer oder sekundärer Amenorrhoe.
Höchst selten sezernieren die Tumoren Östrogene, die beim Mädchen eine prämature Brustentwicklung (Abb. 207a) und eventuell eine prämature Menarche, beim Knaben eine Gynäkomastie hervorrufen. Gelegentlich können große Nebennierenrindentumoren, die meistens maligne sind, im Abdomen palpiert werden.

Untersuchungen

Die Abklärungsuntersuchungen dienen nicht nur dazu, die klinisch vermuteten hormonellen Störungen biochemisch zu bestätigen, sondern sie sollen das Grundleiden (Hyperplasie oder Tumor) aufdecken. Hämoglobin und Hämatokrit sind häufig erhöht, und das weiße Blutbild zeigt eine Eosinopenie und eine Lymphopenie. Die Glucosetoleranz ist meist vermindert, ein manifester Diabetes mellitus wird jedoch im Kindesalter kaum je beobachtet. Blutchemisch bestehen meist eine Hypokaliämie und eine metabolische Alkalose.
Radiologische Abklärungen. Zum Ausschluß eines

Nebennierenrindentumoren 8.255

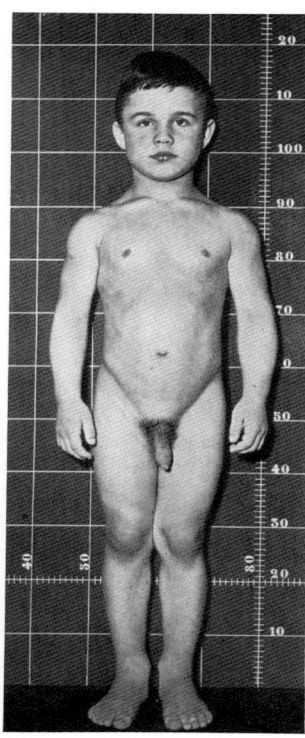

Abb. 206 Isosexuelle Virilisierung bei einem Nebennierenrindenkarzinom. 4jähriger Knabe mit einer Pseudopubertas praecox.

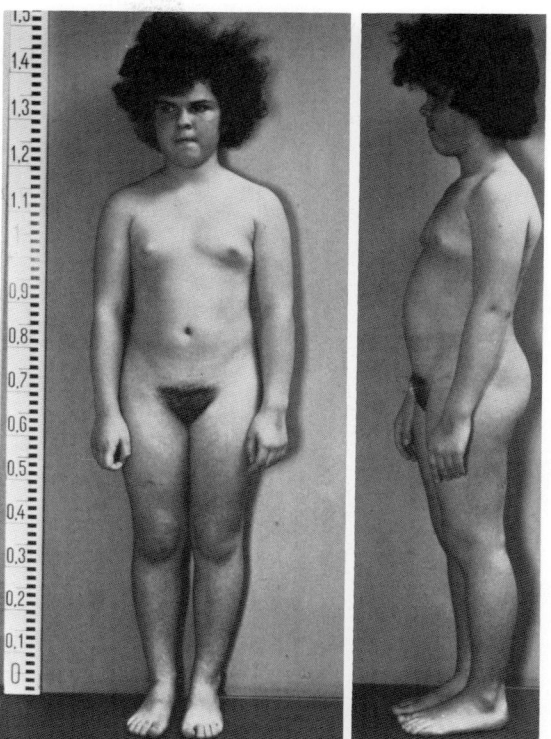

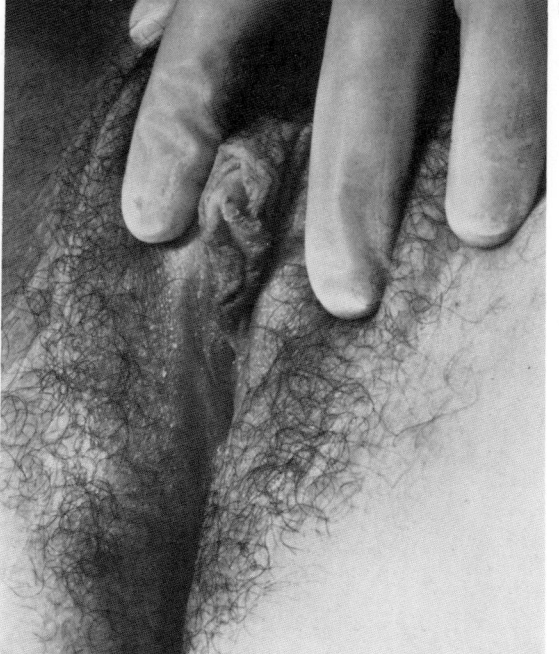

Abb. 207 a u. b 7 Jahre altes Mädchen mit Cushing-Syndrom.
a Virilisierung und prämature Thelarche bei Nebennierenrindenadenom.
b Vergrößerung der Klitoris als Ausdruck der Virilisierung.

Hypophysenadenoms wird zunächst von der Sella turcica a.-p. und seitlich eine Röntgenaufnahme oder allenfalls ein CT-Scan angefertigt. Die Knochenreifung wird mit einer Aufnahme der Hand, die Osteoporose mit einer seitlichen Aufnahme der Wirbelsäule dokumentiert.

Die Tumoren sind selten bereits auf einer Abdomenleeraufnahme als raumfordernde, eventuell kalkhaltige Masse erkennbar. Das i.v. Pyelogramm, mit Vorteil kombiniert mit einer Tomographie, zeigt eine Kaudalverlagerung der Niere und kann den Tumor zur Darstellung bringen. Die früher empfohlene Retropneumoperitoneographie ist wegen ihren Komplikationsmöglichkeiten weitgehend verlassen worden. Inwieweit sich jedoch die Ultraschalltomographie und der abdominelle CT-Scan in der Diagnostik der Nebennierenrindentumoren im Kindesalter bewähren werden, kann zum heutigen Zeitpunkt nicht schlüssig beurteilt werden, da noch zu wenig Erfahrungen vorliegen.

In geübten Händen ist die Phlebographie der Nebennierenvenen sehr aussagekräftig, besonders da sie gleichzeitig eine Hormonbestimmung in der V. cava und den Nebennierenvenen und in unklaren Fällen u. U. sogar eine Seitenlokalisation erlaubt (Abb. 208 a u. b).

Hormonelle Abklärungen. Sie ermöglichen in der Regel eine Differenzierung zwischen Nebennierenrindenhyperplasie und Nebennierenrindentumor; die Steroidanalyse erlaubt jedoch nicht ein Neben-

8.256 Urogenitaltrakt und retroperitonealer Raum

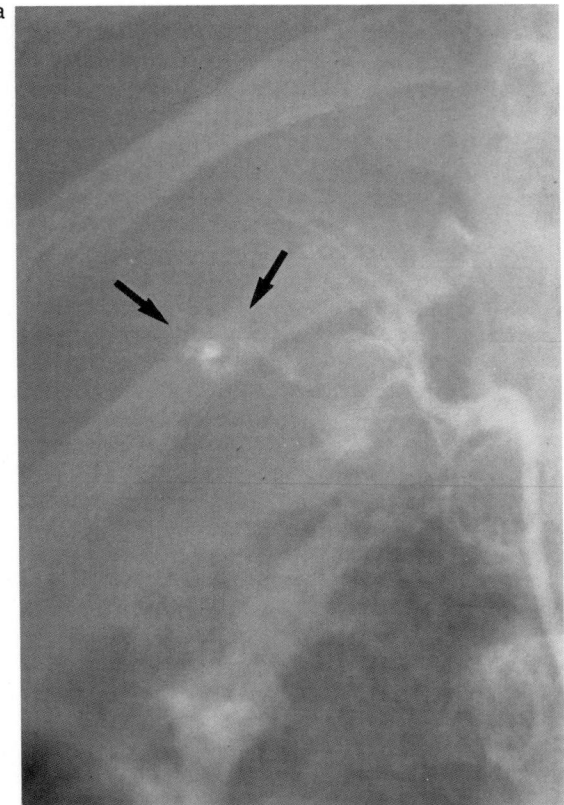

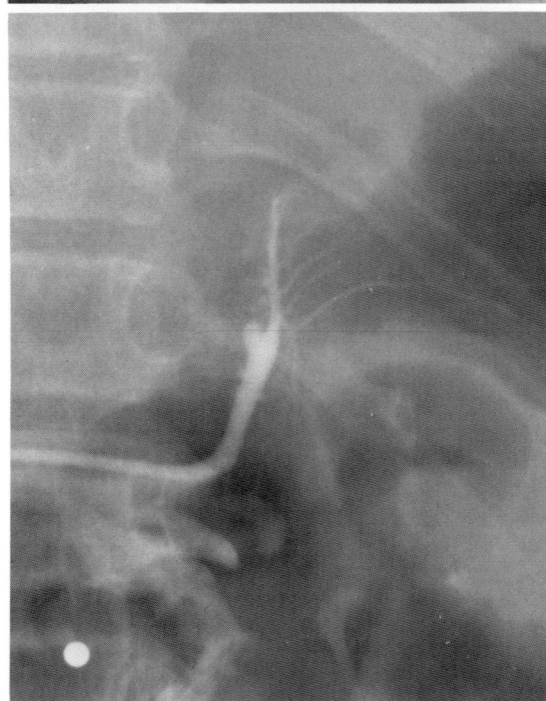

Abb. 208a u. b Phlebogramm der Nebenniere bei einem Nebennierenrindenadenom rechts (gleicher Fall wie Abb. 207).
a Pathologische Gefäße im Bereich des Tumors der rechten Nebenniere.
b Phlebogramm der gesunden linken Nebenniere.

nierenrindenkarzinom von einem gutartigen Adenom abzugrenzen.
Bei den Nebennierenrindentumoren sind im Urin die folgenden Steroide erhöht: 17-OH-Corticosteroide, 17-Ketosteroide, freies Cortisol und die Cortisolmetaboliten, und es finden sich im Gegensatz zur Nebennierenrindenhyperplasie vermehrt Androgene wie Testosteron und Dehydroepiandrosteron sowie andere Metaboliten der Androgenreihe. Zu diesem Zweck ist es notwendig, die Urinsteroide zu fraktionieren: Bei Vorliegen eines Nebennierenrindentumors ist das Verteilungsmuster gegenüber der Norm pathologisch verändert. Das Plasma-ACTH ist unmeßbar tief, das Plasmacortisol erhöht. Der fehlende Cortisoltagesrhythmus kann ein weiterer Hinweis sein, ist jedoch im Kindesalter weniger bedeutungsvoll als beim Erwachsenen. Bei virilisierenden Nebennierenrindentumoren ist auch das Plasmatestosteron und Dehydroepiandrosteron (DHA) erhöht. Im Dexamethasontest kommt es beim Vorliegen eines Nebennierenrindentumors weder unter tiefer Dosierung (2 mg/1,73 m²/Tag) noch unter hoher und bis zu 7tägiger Dosierung (8 mg/1,73 m²/Tag) zur Unterdrückung der erhöhten Urin- bzw. Plasmasteroide.

Differentialdiagnose

Sie erstreckt sich auf alle Erkrankungen, die mit einem Cushing-Syndrom einhergehen (exogene Steroid- oder ACTH-Zufuhr, NNR-Hyperplasie, ektopisches ACTH-Syndrom, multinoduläre Dysplasie der Nebenniere), sowie auf Störungen, die zu einer Virilisierung führen (adrenogenitales Syndrom, virilisierende Ovarialtumoren usw.). Die *Nebennierenrindenhyperplasie* kann klinisch nur schwer von einem Nebennierenrindentumor unterschieden werden, da beide Krankheiten zu einer Überfunktion der Nebennierenrinde führen, die sich mit einer fast identischen Symptomatik manifestiert. Die Pathogenese der hormonellen Störung ist jedoch bei NNR-Tumoren und NNR-Hyperplasie sehr verschieden. Während die Tumoren autonom NNR-Hormone produzieren, wird bei der Hyperplasie die Nebennierenrinde durch einen erhöhten ACTH-Spiegel vermehrt stimuliert; die NNR-Hyperplasie ist denn auch immer bilateral. Das ACTH kann dabei aus zwei verschiedenen Quellen stammen:
1. Übermäßige ACTH-Ausschüttung aus der Hypophyse. Ob die Ursache für die Störung lokal in der Hypophyse zu suchen ist, ist unklar. Im Hypophysenvorderlappen werden jedoch bei der NNR-Hyperplasie sehr häufig mikroskopisch oder makroskopisch basophile Adenome gefunden, die direkt für die erhöhte ACTH-Produktion verantwortlich sein können. Wahrscheinlich handelt es sich aber eher um eine Regulationsstörung im Hypothalamus, die mit einer gesteigerten Sekretion von ACTH-releasing-Faktor einhergeht. Die vermehrte Aktivität des Hypophysenvorderlap-

pens und auch die Entstehung von basophilen Adenomen in der Hypophyse wären demzufolge nur sekundäre reaktive Veränderungen.

2. Ektopische ACTH-Produktion im Rahmen eines paraneoplastischen Syndroms bei Tumoren, die außerhalb der Hypophyse liegen (Thymuskarzinom, Ganglioneuroblastom, Phäochromozytom, Inselzelladenom, Wilms-Tumor usw.). Das ektopische ACTH-Syndrom ist im Kindesalter extrem selten. Die Entfernung und Behandlung des Primärtumors ist die Therapie der Wahl.

Nach dem 7. Altersjahr auftretende Symptome und schwach ausgeprägte Virilisierung mit weniger erhöhten Steroidwerten sprechen eher für eine NNR-Hyperplasie. Die Urinsteroide sind dabei meist geringgradiger vermehrt als beim Adenom und zeigen in der Fraktionierung ein normales Verteilungsmuster. Das endogene Plasma-ACTH ist bei NNR-Hyperplasie meßbar oder erhöht, und die erhöhten Steroide lassen sich durch Dexamethason in hoher Dosierung (8 mg/1,73 m^2/Tag) unterdrücken. Bei einem großen Teil der Patienten mit einer NNR-Hyperplasie finden sich vor oder im Anschluß an eine bilaterale Adrenalektomie Zeichen eines basophilen Adenoms (Nelson-Tumor) am Boden der Sella, das sich klinisch durch eine ausgeprägte Pigmentation der Haut und Schleimhäute anzeigt, die durch ein massiv erhöhtes Plasma-ACTH bedingt ist. Deshalb ist bei jedem Cushing-Syndrom auch im Kindesalter eine präzise Abklärung der Sella (a.-p. und seitliche Sellaaufnahme, CT-Scan der Sella, evtl. Karotisangiogramm) notwendig. Bei Darstellung eines Hypophysenadenoms ist eine Bestrahlung der Hypophyse oder eine mikrochirurgische Entfernung des Adenoms indiziert und einer bilateralen Adrenalektomie vorzuziehen.

Bei der seltenen *multinodulären Dysplasie* liegt wahrscheinlich ein autonomer Prozeß der Nebennierenrinde vor. Die biochemischen Befunde ähneln denjenigen bei Nebennierenrindentumor, die organische Abklärung zeigt jedoch eine bilaterale leichtgradige Vergrößerung beider Nebennieren. Bei dieser Störung, deren Genese unklar ist, muß weiterhin eine bilaterale Adrenalektomie durchgeführt werden.

Therapie

Beim Nachweis eines Nebennierenrindentumors ist die operative Entfernung immer indiziert.

Prä- und postoperative medikamentöse Therapie.
Die vom Tumor nicht befallene Nebennierenrinde der Gegenseite ist atrophiert und wird die Steroidproduktion nach Tumorentfernung erst allmählich übernehmen. Intra- sowie postoperativ ist deshalb eine adäquate Substitutionstherapie von vitaler Bedeutung. Mit Beginn der Narkose wird eine Mischinfusion (5% Glucose/0,3% NaCl) angelegt und Hydrocortison-Na-Succinat (Solucortef Upjohn) in einer Dosierung von 120 mg/m^2/8 Stunden und anschließend 120 mg/m^2/16 Stunden in die Infusion gegeben. An den folgenden Tagen kann die Dosierung langsam vermindert und bei komplikationslosem Verlauf in der Regel 6–8 Tage nach Entfernung des Nebennierenrindentumors die Steroidtherapie abgesetzt werden. Die belassene kontralaterale Nebenniere kann Monate brauchen, bis sie ihre Funktion wieder voll aufgenommen hat. Bei Streßsituationen ist demnach eine vorübergehende Cortisontherapie noch längere Zeit notwendig.

Operatives Vorgehen. Die meisten Autoren empfehlen eine quere Oberbauchinzision, von der aus transabdominal auf den Tumor eingegangen wird. Bei unklarer Situation müssen gelegentlich beide Seiten inspiziert und eventuell auch biopsiert werden. Eine gute Exposition des Operationsgebietes ist deshalb entscheidend: Rechts wird die Flexura hepatica des Kolons sowie das Duodenum gelöst und nach medial weggehalten; links wird die Flexura lienalis mobilisiert und eventuell auch die Bursa omentalis eröffnet. Auf der rechten Seite kann gelegentlich bei großen Tumoren ein thorakoabdominales Vorgehen mit Spaltung des Zwerchfells von Vorteil sein, da Leber und V. cava besser weggehalten werden können, was die Übersicht über das Operationsgebiet erleichtert. Das Ausmaß der Resektion richtet sich nach dem Lokalbefund. Ist der Tumor gegenüber der Umgebung gut abgegrenzt und von einer festen Kapsel umgeben, so genügt es, den Tumor zusammen mit dem restlichen Nebennierengewebe zu entfernen. Bei lokaler Infiltration in die Umgebung, insbesondere in die Niere, muß der Tumor en bloc mit der Niere entfernt werden. In solchen Fällen kann der Tumor sogar in die Nierenvene eingewachsen sein, was bei der Resektion berücksichtigt werden muß. Schnellschnittuntersuchungen sind intraoperativ wenig sinnvoll, da eine Differenzierung zwischen benignen und malignen Tumoren nicht möglich ist. Sie können höchstens bei der Beurteilung behilflich sein, ob die Resektionsflächen von Tumorgewebe frei sind.

Erfassung von Rezidiven. Zur Früherfassung von Rezidiven bzw. Metastasen sollen anfänglich in 1–3monatigen Abständen, später in größeren Intervallen, Bestimmungen von Plasmasteroiden (Cortisol, Testosteron evtl. DHA) und Urinsteroiden (17-KS, 17-OH-Corticosteroide, freies Urincortisol, Testosteron evtl. DHA) durchgeführt werden.

Prognose

Die vollständige Resektion des Tumors bringt die hormonell bedingten Symptome im Verlauf von wenigen Wochen vollständig zum Verschwinden (s. Abb. 203 und 204 a–d).

Obwohl die Kombination der Operation mit einer postoperativen lokalen Bestrahlung des Tumorbettes eine gewisse Verbesserung gebracht hat, ist die Spätprognose der Nebennierenrindenkarzinome weiterhin äußerst schlecht. Metastasen sind in den

Lungen, der Leber und den regionalen Lymphdrüsen zu erwarten. Mit der Verabreichung von o'p'-D-D-D (2,2'-[4-chlorophenyl, 2-chlorophenyl]–1,1-Dichloraethan) kann wohl die Steroidsynthese des Tumors gebremst werden, das Tumorwachstum bleibt aber unbeeinflußt.

Literatur

Artigas, J. L. R., E. A. Niclewicz, A. P. Silva, D. B. Ribas, S. L. Athayde: Congenital adrenal cortical carcinoma. J. pediat. Surg. 11 (1976) 247–252
Bierich, J. R.: Nebennierenrindentumoren mit Wirkung auf die Sexualsphäre. Minerva pediat. 17 (1965) 725–731
Burrington, J. D., C. A. Stephens: Virilizing tumors of the adrenal gland in childhood: report of eight cases. J. pediat. Surg. 4 (1969) 291–302
Cloutier, M. D., A. B. Hayles: Tumors of the adrenal Cortex. In Kelalis, P. P., L. R. King: Clinical Pediatric Urology. Saunders, Philadelphia 1976
Decourt, J., Ch. Anoussakis: Les tumeurs virilisantes de la corticosurrénale chez l'enfant avant l'âge de la puberté. Sem Hôp. Paris 45 (1969) 817–826
Hayles, A. B., H. B. Hahn, R. G. Sprague, R. C. Bahn, J. T. Priestley: Hormone secreting tumors of the adrenal cortex in children. Pediatrics 37 (1966) 19–25
Hopwood, N. J., F. M. Kenny: Incidence of Nelson's syndrome after adrenalectomy for Cushing's disease in children. Amer. J. Dis. Child. 131 (1977) 1353–1356
Jennings, A. S., G. W. Liddle, D. N. Orth: Results of treating childhood Cushing's disease with pituitary irradiation. New Engl. J. Med. 297 (1977) 957–962
Job, J. C., M. Pierson: Hypercorticismes et tumeurs corticosurrénales. In: Endocrinologie pédiatrique et croissance. Flammarion, Paris 1978 (S. 218–226)
Labhart, A.: Klinik der inneren Sekretion. Springer, Berlin 1978
McArthur. R. G., A. B. Hayles, R. M. Salassa: Childhood Cushing disease: results of bilateral adrenalectomy. J. pediat. 95 (1979) 214–219
Migeon, C. J.: Functional adrenocortical tumors. In Kelley, V. C.: Metabolic, Endocrine and Genetic Disorders of Children. Harper & Row, New York 1974 (S. 281–299)
Stewart, D. R., P. H. Morris-Jones, A. Jolleys: Carcinoma of the adrenal gland in children. J. pediat. Surg. 9 (1974) 59–67
Zaitoon, M. M., G. G. Mackie: Adrenal cortical tumors in children. Urology 12 (1978) 645–649

Phäochromozytom

B. HERZOG

Dieser meist gutartige Tumor verdankt seinen Namen der histologischen Chromierbarkeit seiner Zellen und ist hormonproduzierend. Die maligne unreife Form *(Phäochromoblastom)* ist meist hormoninaktiv und kommt im Kindesalter praktisch nicht vor. Das Phäochromozytom befällt alle Altersgruppen mit einem Gipfel um das 20.–50. Lebensjahr. Die bis jetzt beschriebenen 155 Phäochromozytome im Kindesalter zeigen einen Gipfel um das 10.–15. Lebensjahr (LOUIS u. Mitarb. 1975). Im Unterschied zum Erwachsenenalter handelt es sich bei den Kindern häufiger um Knaben (STACKPOLE u. Mitarb. 1963). In ca. 75% der Fälle sitzt der Tumor in der Nebenniere mehrheitlich rechts, wobei auch in ca. 3–5% beide Nebennieren befallen sein können. In ca. 20% liegt der Tumor außerhalb der Nebenniere, vorwiegend in den sympathischen Nervengeflechten des Bauch- und Brustraums und vor allem links (STACKPOLE u. Mitarb. 1963). Selten findet sich der Tumor auch im Bereich der Blase (WILLIAMS u. Mitarb. 1971), im Ureter (ALLEN u. Mitarb. 1971) und in anderen Organen, und multiple Lokalisationen sind eher häufiger (bis 30%) als bisher angenommen (STACKPOLE u. Mitarb. 1963). In 5% der Fälle ist eine Familiarität beschrieben, wobei eine dominante Vererbung diskutiert wird. Bei Kindern mit Neurofibromatose findet sich in 6% ein Phäochromozytom. Auch eine Kombination von Phäochromozytom, Ganglioneurinom und Schilddrüsenkarzinom wird beschrieben (LEVIN u. Mitarb. 1973; v. STUDNITZ 1970b).

Pathophysiologie

Das Phäochromozytom ist meistens abgekapselt und erreicht Haselnuß- bis Hühnereigröße. Der Tumor hat einen läppchenförmigen Aufbau, zeigt unregelmäßig begrenzte große Zellen, die perivaskulär gelagert sind und blasse, große polymorphe Kerne haben. Entsprechend dem Adrenalin- und Noradrenalingehalt sind die Zellen chromaffin. Häufig finden sich im Tumor Zysten, Blutungen und Nekrosen.

Die Phäochromozytome sind bis zur 100–1000fachen *Adrenalin-* und *Noradrenalinproduktion* überaktiv und überschwemmen den Organismus förmlich mit Nebennierenmarkhormonen. Die selteneren extraadrenalen Tumoren produzieren fast nur Noradrenalin, die häufigeren adrenalen Tumoren 75% Adrenalin und nur 25% Noradrenalin. Die Phäochromozytome unterliegen keiner zentralen Steuerung.

Adrenalin führt zu einer Pulsfrequenzsteigerung mit Minutenvolumenhochdruck, aber mit diastolischer Normo- bis Hypotonie; Noradrenalin hingegen bewirkt einen widerstandsbedingten Hochdruck mit effektiver Blutdruckerhöhung. Die metabolen Effekte auf den Sauerstoffverbrauch und auf die Glykogenolyse in der Leber sind für das Adrenalin typisch (Glukosurie). Gemeinsam führen beide Katecholamine zu Hautgefäßkonstriktionen (Blässe), zur Anregung von Schweißabsonderung und zur Lipolyse (Abmagerung).

Symptome

Die Überproduktion von Adrenalin und Noradrenalin führt zu paroxysmaler oder dauernder Hypertonie. Die Anfälle, die Minuten bis Stunden dauern können, gehen mit Herzklopfen, Tachykardie, Tremor, Kopfschmerzen, Schwitzen, Blässe und Polyurie einher. Sie werden oft durch Steigerung des intraabdominellen Drucks wie Pressen, Bücken, beengende Kleidung oder Palpation des

Bauchs ausgelöst. Bei Migränepatienten kann auch ein Migräneanfall eine hypertone Krise verursachen. Die *Blutdruckkrisen* haben die Tendenz, im Verlauf der Krankheit häufiger zu werden. In der anfallsfreien Zwischenzeit fallen die Hautblässe, die Neigung zum Schwitzen und der Gewichtsverlust auf, wobei der Blutdruck oft normo- oder sogar hypoton sein kann. Gelegentlich kommt es zu einem Kollaps im Stehen. Bei persistierender Hypertonie und gehäuften Krisen entstehen hypertensive Sekundärerscheinungen am Herzen, an den Nieren und am Augenfundus. Zusätzliche Bauchschmerzen bis zum Bild des akuten Abdomens treten vor allem bei Infarzierung des Tumors auf.

Diagnose

Die Diagnose des Phäochromozytoms kann durch eine sorgfältige, zielgerichtete Anamnese sowie eine genaue klinische Beobachtung durch Provokationsteste, durch den Nachweis der spezifischen Katecholamine und durch radiologische sowie computertomographische Untersuchungen gestellt werden. In den seltensten Fällen ist der Tumor palpierbar.

Provokationstest. Oft kann durch eine tiefe bimanuelle Palpation der Nebennierengegend eine paroxysmale Hypertonie ausgelöst werden.
Im Intervall löst *Histamin* (0,05 mg in 0,5 ml isotoner NaCl-Lösung) einen rasch einsetzenden deutlichen Hypertonieanfall aus. Heute wird der *Tyramin-* oder *Glucagontest* eher empfohlen. Durch Freisetzen der im Tumor angespeicherten Katecholamine wird ein prompter Blutdruckanstieg registriert (v. STUDNITZ 1970 a).
Regitin (5–10 mg i.v.) vermag im Anfall den erhöhten Blutdruck wesentlich zu senken. Dieses Mittel sollte auch bei Durchführung des Provokationstests griffbereit sein. Ähnlich, aber nicht so prompt, wirkt Phenoxybenzamin (Dibencyline) und eignet sich vor allem zur Operationsvorbereitung.

Nachweis der spezifischen Katecholamine. Die Katecholamine, speziell die Vanillinmandelsäure, sind im Blut und im 24-Stunden-Urin bei allen Patienten mit Phäochromozytom während einer *Blutdruckkrise* massiv erhöht. Zwischen den Krisen ist die Ausscheidung u. U. nur wenig erhöht. Obwohl vor allem auch das Neuroblastom eine erhöhte Katecholaminausscheidung verursacht, läßt sich das Phäochromozytom aufgrund der Klinik meist gut davon unterscheiden.
Noch zuverlässiger ist die selektive Bestimmung von Adrenalin und Noradrenalin, da damit u. a. auch auf eine intra- oder extraadrenale Lokalisation geschlossen werden kann (extraadrenale Tumoren produzieren fast nur Noradrenalin) (KÄSER 1972).
Die Entnahme von venösen Proben aus verschiedenen Höhen innerhalb der V. cava hilft ebenfalls bei der Suche nach der Lokalisation des Tumors, insbesondere dann, wenn die radiologischen und

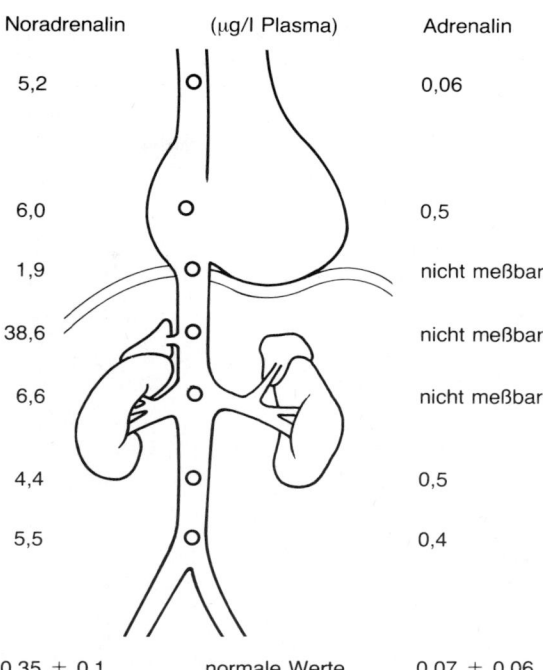

Abb. **209** Phäochromozytom bei 11½ Jahre altem Kind. Dosierung von Noradrenalin und Adrenalin in den Venae cavae. Beachte die Erhöhung des Noradrenalins in der Höhe der Mündung der rechten Nebennierenvene in die Vena cava inferior. Der Adrenalinspiegel ist nicht erhöht (aus *M. Bettex:* Wesentliches über Kinderchirurgie. Huber, Bern 1975).

computertomographischen Untersuchungen infolge der Kleinheit des Tumors keinen eindeutigen Nachweis erbringen (LOUIS u. Mitarb. 1975) (Abb. **209**).

Radiologie und Computertomographie. Im *intravenösen Pyelogramm* sieht man oft eine Verdrängung der korrespondierenden Niere nach unten und lateral sowie eine Verlagerung des oberen Pols nach ventral. Läßt sich ein Tumorschatten abgrenzen, finden sich gelegentlich in diesem Bereich Verkalkungen. Bei extraadrenalen Tumoren fällt eine Verdrängung des Ureters auf (Abb. **210**). Mittels *Aortographie* kann der Tumor meist durch entsprechende Gefäße abgegrenzt und diagnostiziert werden (Abb. **211**). Eventuell ist die A. renalis durch den Tumor komprimiert. Da für diese Untersuchung bei Kindern eine Narkose nötig ist, gelten die gleichen präoperativen und operativen medikamentösen Vorbereitungsmaßnahmen wie bei der Operation des Tumors (S. 8.260). Von einer bestimmten Größe an kann der Tumor am schonendsten durch die *Computertomographie* dargestellt und lokalisiert werden.

8.260 Urogenitaltrakt und retroperitonealer Raum

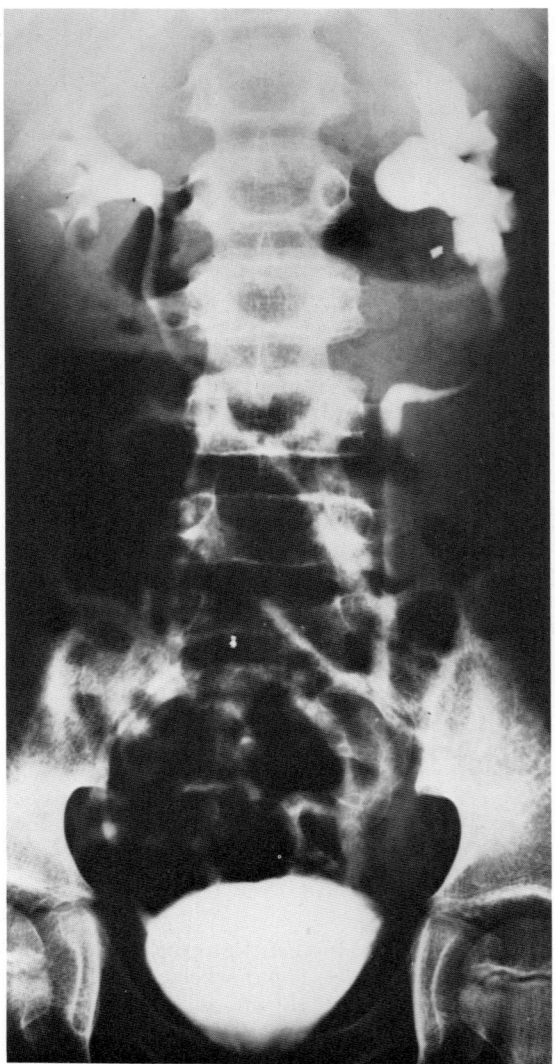

Abb. 210 I. v. Pyelogramm. Verdrängung des linken Ureters durch extraadrenales Phäochromozytom (11jähriger Knabe).

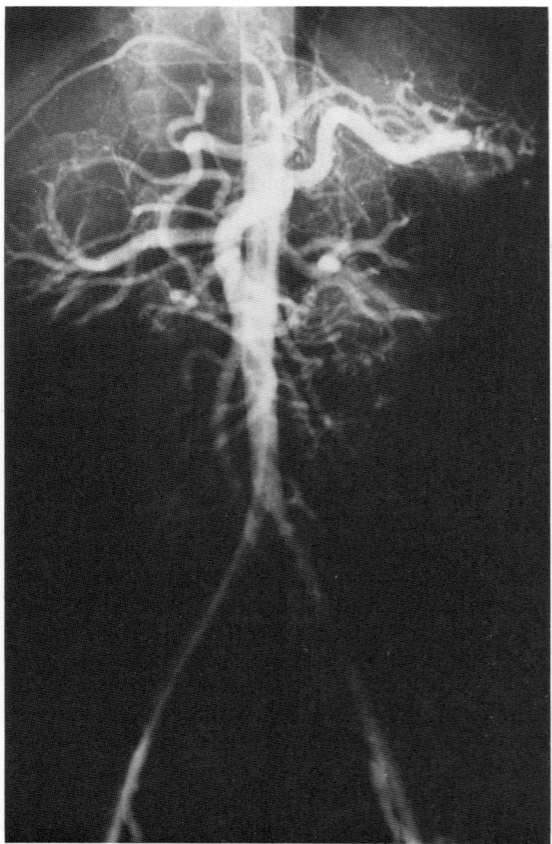

Abb. 211 Arteriographie. Darstellung eines extraadrenalen Phäochromozytoms unterhalb der linken Niere (gleicher Fall wie Abb. 210).

Therapie

Die Therapie der Wahl ist die operative Entfernung des Tumors. Um den gefürchteten lebensbedrohlichen Krisen, die durch Narkose und Operation mit Manipulation am Tumor mit Sicherheit ausgelöst werden, begegnen zu können, ist eine gezielte, medikamentöse prä-, per- und postoperative Therapie absolute Voraussetzung. Damit konnte in den letzten Jahren die früher recht hohe Operationsmortalität drastisch gesenkt werden.

Mit α-Blockern (Phenoxybenzamin) und adrenolytischen Substanzen (Phentolamin) und allmählicher Normalisierung des intravasalen Flüssigkeitsvolumens können die Hypertonie und die übrigen Symptome unter Kontrolle gebracht werden, so daß die intraoperativ gefürchteten hypertensiven Krisen und der plötzliche Blutdruckabfall nach Exzision des Tumors wirkungsvoll abgefangen werden können (MELICOW 1977). Der β-Rezeptoren-stimulierenden Wirkung der Narkosegase mit Tachyarrhythmie kann mit β-Blockern (Propranolol) begegnet werden (LOUIS u. Mitarb. 1975). So kann sich heute der Operateur in Ruhe auf die vollständige und schonende Exstirpation des Tumors konzentrieren.

Nach radikaler Entfernung des Tumors verschwinden die Hypertonie und ihre Begleiterscheinungen in kurzer Zeit. Ist dies nicht der Fall, so ist nach weiteren, nichtentdeckten Phäochromozytomen zu suchen.

Die *Operation* eines Phäochromozytoms erfolgt durch einen transabdominellen Zugang, welcher eine Exploration beider Nebennieren und des paraaortalen Gewebes bis zur Bifurkation erlaubt. Nach Darstellen des Tumors sollte, wenn immer möglich, primär der Gefäßstiel ligiert werden. Anschließend wird der Tumor mobilisiert und reseziert. Obwohl die Tumoren nicht selten einen nahen Kontakt zur V. cava oder Aorta haben, lassen sie sich meist ohne Verletzung der großen Gefäße abpräparieren. Auch bei präoperativ nur einseitig diagnostiziertem Phäochromozytom müssen immer die gegenseitige Nebenniere und das paraaortale Gebiet genau inspiziert werden, um einen doppelseitigen oder multiplen Tumor auszuschließen.

Prognose

Bei adäquater medikamentöser Vorbereitung, Narkoseeinleitung und gezielter per- und postoperativer Überwachung sowie radikaler Entfernung des Tumors ist heute die Prognose des Phäochromozytoms im Kindesalter gut. Die Mortalität liegt unter 1%.

Literatur

Allen, S. D., L. Karafin, A. R. Kendall: Non-visualization of the kidney due to a ureteral pheochromocytoma. J. Urol. (Baltimore) 105 (1971) 571

Käser, H.: Biochemische Diagnostik des Phäochromocytoms, des Neuroblastoms und anderer neuro-ektodermaler Neoplasien. Helv. paediat. Acta, Suppl. 29 (1972)

Levin, D. L., Ch. Perlia, A. H. Tashjian jr.: Medullary carcinoma of the thyroid gland: the complete syndrom in a child. Pediatrics 52 (1973) 192

Louis, C., L. Diekmann, B. Brisse, K.-M. Müller: Beitrag zum Phäochromocytom im Kindesalter. Z. Kinderheilk. 119 (1975) 197

Melicow, M. M.: One hundred cases of pheochromocytoma (107 tumors) at the Columbia-Presbyterian Medical Center, 1926–1976. Cancer 40 (1977) 1987

Stackpole, R. H., M. M. Melicow, A. C. Uson: Pheochromocytoma in children. J. Pediat. 63 (1963) 315

v. Studnitz, W.: Provokationstest beim Phäochromocytom. Dtsch. med. Wschr. 95 (1970 a) 1934

v. Studnitz, W.: Familiär auftretendes Adrenalin produzierendes Phäochromocytom in Kombination mit medullärem Thyreoidea-Carcinom. Klin. Wschr. 48 (1970 b) 144

Williams, D. F., F. H. Schröder, Th. M. Stanley: Phäochromozytom der Harnblase – Diagnose und Behandlung. Z. Urol. 9 (1971) 681

Neuroblastoma sympathicum in abdomine

B. Herzog

Neuroblastome sind Tumoren der Neuralleiste. Sie sind in über 60% retroperitoneal, in ca. 20% mediastinal und in seltenen Fällen im Bereich des Halses oder des kleinen Beckens lokalisiert. Ca. 30% der retroperitonealen Tumoren haben ihren Ursprung in der Nebenniere. Die Häufigkeit des Auftretens entspricht ungefähr derjenigen des Wilms-Tumors. Beide Geschlechter sind gleich häufig betroffen. Die Mehrzahl der Fälle wird in den drei ersten Lebensjahren diagnostiziert. Nach dem 5. Lebensjahr wird das Neuroblastom selten und im Erwachsenenalter nur als ausgesprochene Rarität gesehen.

Pathologische Anatomie

Die Ganglienzellen des Sympathikus entwickeln sich aus den unreifen Sympathogonien über die wenig differenzierten und pluripotentiellen Sympathoblasten zu den reifen Zellen. Eine maligne Proliferation auf der Stufe der Sympathogonien und Sympathoblasten führt zum malignen Neuroblastom. Eine neoplastische Differenzierung der Ganglienzellen führt zu den benignen Tumoren, die als Ganglioneurome bezeichnet werden. Ganglioneuroblastome sind Mischtumoren, die sowohl reife als auch unreife Zellen erkennen lassen. Sie sind semimaligne.

Interessant ist die Tatsache, daß in vereinzelten Fällen eine spontane Umwandlung des malignen Neuroblastoms in die benignere Form, ja sogar die spontane Rückbildung möglich ist. In diesem Zusammenhang ist die hohe Zahl der Neuroblastome in situ (1 : 40) zu erwähnen (Beckwith u. Perrin 1963), welche darauf hindeutet, daß der Tumor beim Neugeborenen und Säugling viel häufiger vorkommt und nur in vereinzelten Fällen klinisch manifest wird.

Makroskopisch zeigen die meist voluminösen Neuroblastome eine höckerige Oberfläche. Sie sind von einer dünnen, gefäßreichen bindegewebigen Kapsel umgeben, in der oft maligne Zellen nachweisbar sind. Auf Schnitt quillt ein markiges, grauweißes Gewebe vor, das meist von Blutungen und Nekrosen durchsetzt ist.

Histologisch sieht man beim Neuroblastom rosettenförmig angeordnete, undifferenzierte kleine Zellen mit dunklen Kernen und Mitosen, umgeben von fibrillärem Gewebe.

Die Ganglioneurome zeigen ausgereifte Ganglienzellen in einem Tumorgewebe, das aus kleinen Zellen mit Nervenfibrillen besteht. Bei den semimalignen Ganglioneuroblastomen finden sich Elemente wie beim Neuroblastom neben ausgereiften Ganglienzellen. Der Anteil der differenzierten im

Tabelle 26 Stadieneinteilung nach Evans u. Mitarb. (3)

Stadium I	Tumor auf Ursprungsorgan beschränkt
Stadium II	Tumor infiltriert Umgebung des Ursprungsorgans, ohne die Mittellinie zu überschreiten. Homolaterale regionale Lymphknoten können befallen sein
Stadium III	Tumor dehnt sich über die Mittellinie aus. Regionale Lymphknoten beidseits der Mittellinie können befallen sein
Stadium IV	Fernmetastasen im Skelett, in parenchymatösen Organen, Weichteilen, entfernten Lymphknoten usw.
Stadium IV^s	Wie Stadium I oder II, aber mit Fernmetastasen in Leber und/oder Haut und/oder Knochenmark (ohne osteolytische Skelettläsionen)

Vergleich zu den undifferenzierten Zellen hat eine prognostische Bedeutung (BECKWITH u. MARTIN 1968).
Durch das meist rasche Wachstum dieser Tumoren im Retroperitonealraum kommt es je nach Sitz zur Verdrängung der Nachbarorgane. Die Nieren, die vom Tumor zunächst nicht infiltriert werden, sind gewöhnlich nach unten medial, gelegentlich auch nach lateral, seltener nach oben verlagert. Das Colon transversum ist bald nach oben, bald nach unten, das Colon ascendens oder descendens nach medial oder lateral verschoben. Bei hochsitzenden Tumoren, die vom Plexus coeliacus ausgehen, wird der Magen nach vorn oder zur Seite gedrängt, und das Pankreas spannt sich oft als plattgedrücktes Organ über die Tumorvorderfläche. Die ursprünglich paravertebral liegenden Tumoren haben die Tendenz, frühzeitig die Wirbelsäule zu überschreiten und sich auch nach der Gegenseite auszudehnen. Typisch ist deshalb ihre nahe Lagebeziehung zu den großen Gefäßen: zu Aorta und V. cava. Diese werden vom Tumor oft vollständig umwachsen und eingeengt. Die regionären Lymphknoten und das Gekröse werden frühzeitig infiltriert, und gelegentlich wächst der Tumor in den Wirbelkanal ein (Sanduhrtumoren).
Ein Wachstum nach außen, z. B. durch den Zwischenrippenraum der letzten Rippen, wird auch beobachtet, so daß sich der Tumor als lumbale Vorwölbung sozusagen als Spitze des Eisbergs bemerkbar machen kann.
Die *Metastasierung* erfolgt beim Neuroblastom meist frühzeitig auf dem Lymph- und Blutweg, vor allem in die Leber und ins Skelettsystem (Schädel, Extremitäten und Becken) und relativ spät in die Lungen. Auch Hautmetastasen in Form von subkutanen Knoten werden beobachtet.
Die Art und Ausdehnung des Tumors sowie der Metastasen ist von großer therapeutischer und auch prognostischer Bedeutung und führte zu der bei Tumoren üblichen Stadieneinteilung. Die gebräuchlichste ist die von EVANS vorgeschlagene Differenzierung (Tab. 26).
Praktisch alle Neuroblastome, die meisten Ganglioneuroblastome und ein Teil der Ganglioneurome sind hormonell aktive Tumoren und verursachen eine erhöhte Ausscheidung der Katecholderivate, vor allem der Vanillinmandelsäure und Homovanillinmandelsäure. Somit gehören die Neuroblastome zu den sekretorisch aktiven Neoplasien, deren Aktivität biochemisch verfolgt werden kann.

Symptome

Wie beim Wilms-Tumor verläuft das Wachstum der Neuroblastome oft längere Zeit unbemerkt, ohne Schmerzen und ohne funktionelle Störungen. Sind Frühsymptome vorhanden, so sind sie meist banaler Natur: Etwas aufgetriebener Leib, gelegentliche Bauchschmerzen, Übelkeit, Erbrechen, Durchfall, Fieber, Müdigkeit, leichte Anämie, evtl. Gewichtsstillstand oder -abnahme.
Meist führt die Entdeckung eines Abdominaltumors von bereits beträchtlicher Größe von seiten der Eltern und vom nachfolgend konsultierten Arzt zur weiteren Abklärung und Diagnose eines Neuroblastoms (Abb. 212).
Bei Schmerzen oder neurologischen Ausfällen in den unteren Extremitäten als Zeichen einer Tumorkompression der Spinalnerven verstreicht gelegentlich wertvolle Zeit, wenn die diagnostischen Maßnahmen primär auf die neurologischen Folgeerscheinungen ausgerichtet sind und der Tumor der Allgemeinuntersuchung entgeht. Nicht selten wird das Vorliegen eines Neuroblastoms erst im Stadium der Metastasierung entdeckt (pathologische Fraktur, Schädel, Leber, Haut). Interessant ist in diesem Zusammenhang die Kombination einer myoklonischen Enzephalopathie und Neuroblastom (KINSBOURNE 1962). Im allgemeinen vergehen durchschnittlich 3–4 Monate vom Beginn der uncharakteristischen Symptome bis zur Diagnose des Grundleidens (HOLSCHNEIDER u. Mitarb. 1973).

Diagnose

Wie bei jedem Tumor steht die Palpation primär im Vordergrund. Sie sollte jedoch wegen der Malignität und möglichen Ausschwemmung von Tumorzellen auf ein Minimum beschränkt bleiben! Bei palpablem, meist höckerigem Tumor in abdomine basieren die weiteren diagnostischen Maßnahmen vor allem auf der radiologischen Abklä-

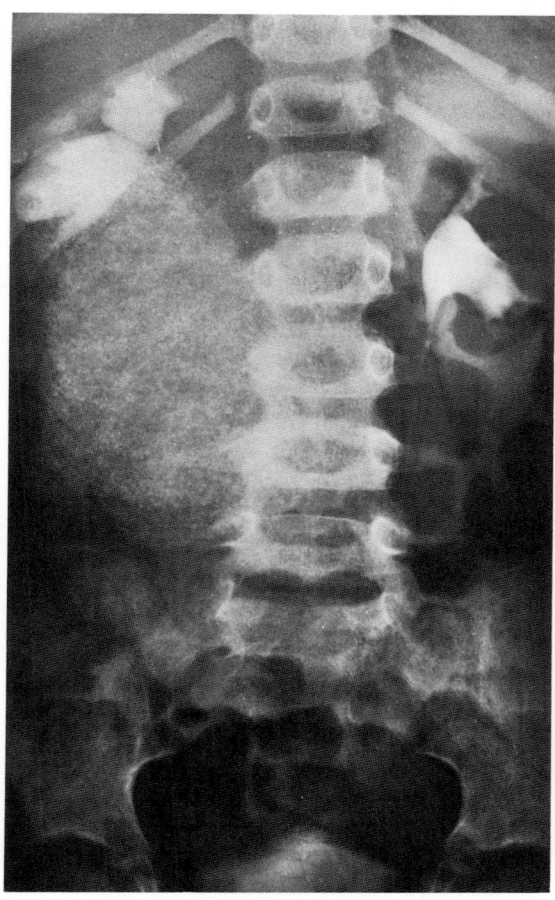

Abb. 212 Großes Neuroblastom rechts mit massiver Verkalkung (4½jähriger Knabe).

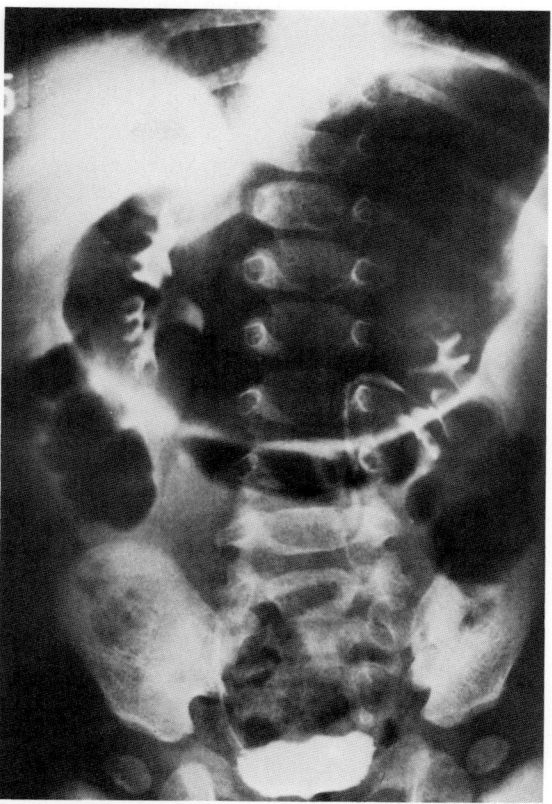

Abb. 213 I. v. Pyelogramm. Linksseitiges suprarenales Neuroblastom mit Verdrängung der Niere nach unten (8 Monate alter Knabe).

rung bezüglich Größe und Sitz des Primärtumors sowie Verdrängung der Nachbarorgane und dem Nachweis oder Ausschluß von Metastasen im Bereich des Skeletts und der Lungen. Vorausgehend oder nachfolgend wird die radiologische Abklärung durch ein Sonotomogramm, eine Computertomographie oder ein Szintigramm ergänzt. Äußerst wichtig ist die Untersuchung des Knochenmarks und des 24-Stunden-Urins zur Bestimmung der Vanillinmandelsäure und Homovanillinmandelsäure (KÄSER 1972).

Radiologie. Die *Abdomenleeraufnahme* läßt entsprechend der Ausdehnung des Tumors eine diffuse Verschattung erkennen, die oft in typischer Weise von zahlreichen Kalksprenkeln durchsetzt ist (s. Abb. 212).

Das *i. v. Pyelogramm* zeigt im Gegensatz zum Wilms-Tumor weniger schwere Veränderungen am Nierenbeckenkelchsystem, sondern vorwiegend eine Verdrängung der ganzen Niere (Abb. 213).

Ein *Arteriogramm* bringt u. U. für den Operateur wichtige Informationen über die Gefäßversorgung des Tumors (meist direkt aus der Aorta) sowie über die möglichen Gefäßeinengungen (Kaliberschwankungen) durch Tumorummauerung (Abb. 214). Bei rechtsseitig gelegenen Tumoren kann ein ergänzendes *Kavogramm* durchgeführt werden.

Eine *Thoraxaufnahme* sowie *Aufnahmen des ganzen Skeletts* sind obligat zum Nachweis oder Ausschluß von Metastasen. Die Knochenmetastasen bevorzugen die proximalen Abschnitte der Extremitätenknochen und stellen sich als mottenfraßähnliche Aufhellungen dar. Die Epiphysen sind im allgemeinen nicht befallen (Abb. 215).

Im Bereich des Schädels sieht man ähnliche Herde in der Kalotte. Eine Schädelnahtsprengung ist Ausdruck eines intrakraniellen Befalls, evtl. mit sekundärem Hydrozephalus.

Die *Szintigraphie* eignet sich vor allem zum Nachweis von Lebermetastasen, aber auch zur Frühdiagnose von Skelettmetastasen.

Ultraschall und Computertomographie. Da zum Zeitpunkt der Diagnose die Tumoren meist schon eine beträchtliche Größe aufweisen, sind der Nachweis und die Lokalisation des Tumors sowie

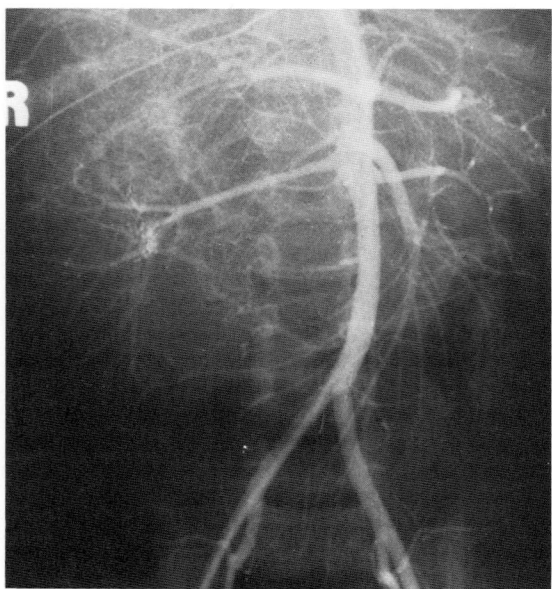

Abb. 214 Arteriogramm. Rechtsseitiges Neuroblastom mit deutlicher Verdrängung und Einengung der Aorta (6jähriges Mädchen).

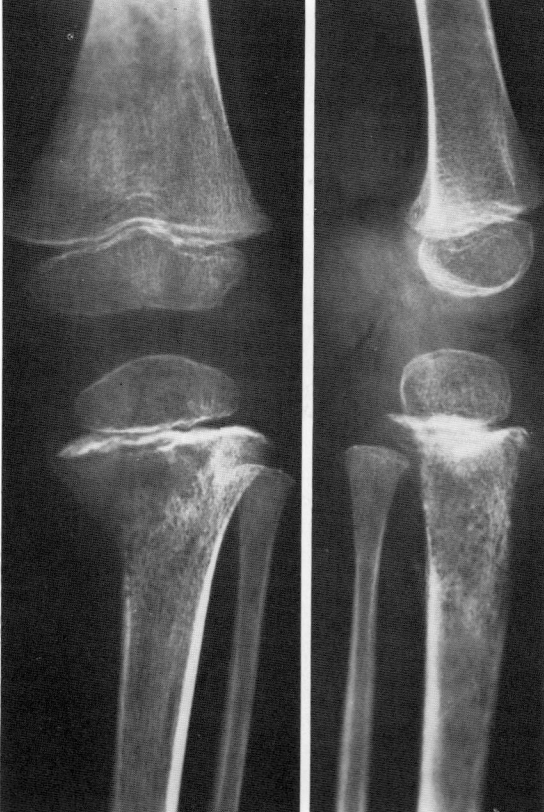

Abb. 215 Metastase in der proximalen Tibiametaphyse bei Neuroblastoma sympathicum.

die Beziehung zu den Nachbarorganen mittels Ultraschall und CT meist recht gut und für das Kind wenig eingreifend darstellbar.

Knochenmark. Eine Knochenmarksuntersuchung gehört zum Routineprogramm. Sie zeigt beim Neuroblastom sehr häufig die typischen Tumorzellen. Ein positiver Befund schließt nicht unbedingt auf Knochenmetastasen.

Blutuntersuchung. Im allgemeinen wird neben einer erhöhten Senkung lediglich eine leichte Anämie festgestellt. Gewisse prognostische Bedeutung kommt der Zahl der Lymphozyten zu. Niedere Werte bei Diagnose und im weiteren Verlauf korrelieren mit einer schlechteren Prognose (KOOP 1972).

Ein **24-Stunden-Urin** zur Bestimmung der Katecholmetabolite ist absolut erforderlich, wobei die Höhe der primären Werte weder mit der Größe des Tumors noch mit dessen Malignität und Prognose in Korrelation stehen. Hingegen haben die Verlaufskontrollen nach chirurgischer sowie Radio- und zytostatischer Therapie prognostischen Wert, indem sie sich unter optimaler Therapie normalisieren. Eine erneute Erhöhung deutet darauf hin, daß der Tumor nicht unter Kontrolle ist und weitere diagnostische und therapeutische Maßnahmen indiziert sind. Zwischen der Höhe der Metabolitausscheidung und einer manifesten Diarrhoe besteht ein direkter Kausalzusammenhang.

Differentialdiagnose

Das Neuroblastom kann primär am ehesten mit einem Wilms-Tumor verwechselt werden, um so mehr als bei beiden Tumoren ungefähr die gleiche Altersdisposition besteht. Der Wilms-Tumor jedoch hat eine glatte Oberfläche und füllt mehr die Flanke im Abdomen aus. Die Neuroblastome sind höckerig und überschreiten frühzeitig die Mittellinie. Das Gleiche gilt für die retroperitonealen Teratome, die bald solide, bald zystisch und von beträchtlicher Größe sein können. Das Karzinom der Nebenniere führt zu typischen endokrinen Störungen, während das Phäochromozytom meist mit einer Hypertension einhergeht. Sie sind im Kindesalter sehr viel seltener und meist auch kleiner als das Neuroblastom.

Therapie

Die Behandlung eines Neuroblastoms beruht auf 3 Prinzipien: Operation, Bestrahlung und Chemotherapie, deren alternierender oder kombinierter Einsatz sich nach der präoperativen und postoperativen Gesamtbeurteilung richtet.

Jeder Fall muß durch ein Team, bestehend aus einem erfahrenen Kinderchirurgen, -onkologen und -radiologen, analysiert und behandelt werden. Bei großen Neuroblastomen mit vorhandenen Knochenmetastasen oder Lungen- und Lebermetastasen wird die operative Behandlung primär oft aufgeschoben, um mit einer palliativen Bestrahlung und einer chemotherapeutischen Anbehandlung die Metastasen und den Tumor zu verkleinern. Bei kleineren, umschriebenen Tumoren ohne nachweisbare Metastasen muß die operative Entfernung sofort durchgeführt werden.

Operation

Eine totale chirurgische Entfernung des Tumors ist anzustreben, aber oft nicht durchführbar. Bei fortgeschrittenen voluminösen Tumoren sollte man sich auf eine Probeexzision oder Teilresektion zur genauen histologischen Untersuchung des Tumors sowie auf Lymphknoten- und Leberbiopsien beschränken. Eine um jeden Preis, d. h. unter Opferung nicht nur der Niere, sondern größerer Abschnitte des Darms, der Aorta und der V. cava durchgeführte Totalresektion ist abzulehnen. Diese ausgedehnten Eingriffe sind nicht nur mit einem hohen Operationsrisiko, sondern auch mit einer außerordentlich großen Begünstigung der Metastasierung durch die Operation verbunden.
Bei nichtresezierbaren Neuroblastomen sollte der Tumor für die evtl. nachfolgend gezielte Bestrahlung in seiner Ausdehnung markiert werden.
Die operative Technik unterscheidet sich nicht von der beim Wilms-Tumor, was den Zugang und die Resektion betrifft. Nach der Operation ist aufgrund der histologischen Untersuchung des Tumors, der Lymphknoten und evtl. Organbiopsien in Zusammenhang mit den übrigen Befunden eine Stadieneinteilung notwendig, welche das weitere therapeutische Prozedere bestimmt und gewisse prognostische Aussagen erlaubt (Stadieneinteilung s. Tab. 26).
Unter Umständen ist zu einem späteren Zeitpunkt eine Second-look-Operation indiziert (GROSFELD u. Mitarb. 1978).

Radiotherapie

Es ist unbestritten, daß die Neuroblastome strahlensensibel sind. Der Einsatz der Radiotherapie richtet sich im allgemeinen nach dem Schweregrad resp. dem entsprechenden Stadium des Tumors und dessen Resezierbarkeit. Dabei wird zwischen kurativer und palliativer sowie prä- und postoperativer Bestrahlung unterschieden. Knochenmetastasen sind im allgemeinen wenig strahlensensibel. Bei Patienten mit Stadium I wird nur dann eine postoperative kurative Radiotherapie empfohlen, wenn der Tumor nicht radikal entfernt werden konnte (2500–3000 rad [25–30 Gy] in 3–4 Wochen). Im Stadium II und III ist ebenfalls postoperativ eine Bestrahlung indiziert, wenn mit einem Resttumor und/oder tumorpositiven Lymphknoten zu rechnen ist. Bei Patienten mit Stadium III, bei denen wegen der Ausdehnung oft nur eine Tumorbiopsie oder eine Teilresektion vorgenommen werden kann, kommt der durch Markierung gezielten postoperativen Bestrahlung eine entscheidende Bedeutung zu (KOOP 1972). Im Stadium IV wird eine präoperative Bestrahlung der nachweisbaren Metastasen und des Tumors empfohlen. Nach der Laparotomie wird diese fortgesetzt, hat jedoch meistens wegen der infausten Prognose nur palliativen Charakter (Linderung der Schmerzen bei Knochenmetastasen). Bei Patienten mit Stadium IV^S ist eine präoperative Bestrahlung des Tumors und der Organmetastasen indiziert, um eine Verkleinerung der Gesamttumormasse zu erreichen (z. B. 500–600 rad [5–6 Gy] in 2 Wochen).
Die Gefahren der Radiotherapie in bezug auf die Zerstörung des hämopoetischen Systems sind die gleichen wie bei der Radiotherapie des Wilms-Tumors.

Chemotherapie

Beim Neuroblastom hat die Chemotherapie nicht den gleich günstigen Effekt wie beim Wilms-Tumor und wird deshalb nicht einheitlich eingesetzt und z. T. auch abgelehnt (KOOP 1972; VOÛTE u. Mitarb. 1975). Von den Befürwortern erfolgt der Einsatz der Chemotherapie im allgemeinen nach, selten vor der Operation, sowie oft nach Abschluß einer indizierten Radiotherapie und wird je nach Stadium des Tumors über längere Zeit weitergeführt. Unter den heutigen Chemotherapeutika haben sich vor allem Vincristin und Cyclophosphamid bewährt (VARKARAKIS u. Mitarb. 1973). Oft wird die Chemotherapie mit Prednisolon kombiniert. Im allgemeinen ist die postoperative Chemotherapie ab Stadium II indiziert. Die chemotherapeutische Behandlung sollte auf jeden Fall so lange fortgeführt werden, wie ein nachweisbarer Resttumor resp. Metastasen und im 24-Stunden-Urin noch erhöhte Werte der Katecholamine nachweisbar sind.

Prognose

Die Prognose der Neuroblastome ist von den verschiedensten Faktoren abhängig, so z. B. vom Alter des Patienten bei Therapiebeginn, der Lokalisation und des Stadiums des Tumors und scheinbar am wenigsten von der Therapie. Daneben beeinflussen gewisse, bisher noch unbekannte Faktoren den Verlauf (Immunsystem, nerve growth factor).
Aufgrund der größeren Statistiken der letzten Jahre ist die Überlebenschance der Neuroblastompatienten umgekehrt proportional zum Alter. Bei Patienten unter 1 Jahr liegt die Überlebensrate bei ca. 60–70%, bei einem Alter von 1–2 Jahren bei ca. 20–30% und bei über 2jährigen nur bei ca. 5–10%. Bezogen auf die verschiedenen Stadien ist die Überlebensrate im Stadium I 80%, im Stadium II 60%, im Stadium +IV 10–20% und im Stadium IV^S ca. 75% (EVANS 1980). Bei fortgeschrittenen Knochenmetastasen ist die Prognose meist infaust.
Nach KOOP (1972) besteht eine Korrelation zwischen der Höhe der initialen Lymphozytenwerte und der Überlebenschance. In diesem Zusammenhang ist die von verschiedenen Autoren angegebe-

ne mögliche negative Beeinflussung der Bestrahlung und Chemotherapie auf das Immunsystem zu erwähnen.

Zur Zeit laufen verschiedene Forschungsprojekte, die den Immunmechanismus des befallenen Organismus gegen den Tumor studieren. Es ist zu hoffen, daß die insgesamt schlechte Prognose des Neuroblastoms in den nächsten Jahren wesentlich verbessert werden kann und die heute guten Überlebensraten beim Wilms-Tumor erreicht.

Literatur

Beckwith, J. B., E. V. Perrin: In situ neuroblastomas: a contribution to the natural history of neural chest tumor. Amer. J. Path. 43 (1963) 1089

Beckwith, J. B., R. F. Martin: Observation on the histopathology of neuroblastoma. J. pediat. Surg. 3 (1968) 106

Evans, A. E., G. J. D'Angio, J. A. Randolf: A proposed staging for children with neuroblastoma. Cancer 27 (1971) 374

Evans, A. E.: Staging and treatment of neuroblastoma. Cancer 43 (1980) 1799

Grosfeld, J. L., Th. V. Ballantine, R. L. Bachner: Experiences with »second look« operation in pediatric solid tumors. J. pediat. Surg. 13 (1978) 275

Holschneider, A. M., J. Engert, G. Meyer, E. Schneider: Das Neuroblastom. Bruns Beitr. klin. Chir. 220 (1973) 233

Käser, H.: Biochemische Diagnostik des Phäochromocytoms, des Neuroblastoms und anderer neuro-ektodermaler Neoplasien. Helv. paediat. Acta, Suppl. 29 (1972)

Kinsbourne, M.: Myoclonic encephalopathy of infants. J. Neurol. Neurosurg. Psychiat. 25 (1962) 271

Koop, C. E.: The neuroblastoma. Progr. Pediat. Surg. 4 (1972) 1

Varkarakis, M. J., T. Bhanalaph, D. J. Albert, L. Sinks, G. P. Murphy: Current status of prognostic criteria in neuroblastoma. J. Urol. (Baltimore) 109 (1973) 94

Voûte, P. A., W. J. van Putten, J. MV. Burgers: Tumors of the sympathetic nervous system. In: Cancer in Children. Springer, Berlin 1975

Retroperitoneales Teratom

J. G. KUNDERT

Wenn beim Kind ein Tumor vom Retroperitonealraum ausgeht, so ist er in der überwiegenden Zahl der Fälle nephrogen oder neurogen. Wesentlich seltener werden wir ein von der Muskulatur des Retroperitonealraums ausgehendes embryonales Rhabdomyosarkom, ein retroperitoneales Lymphangiom, schließlich paraaortale Lymphknotenmetastasen bei Hodentumor oder Morbus Hodgkin in Betracht ziehen müssen. Bereits im Neugeborenen- und Säuglingsalter manifeste Tumoren dieser Region müssen immer auch an ein Teratom denken lassen. Neben den Teratomen der Steißregion, des Mediastinums, der Gonaden und vereinzelter weiterer Lokalisationen machen diejenigen des Retroperitonealraums um 5% aus.

Pathogenese und pathologische Anatomie

Die Teratome enthalten Abkömmlinge aller drei Keimblätter, des Ektoderms, des Mesoderms und des Entoderms. Sie müssen demnach aus frühzeitig vom Organisator getrenntem, pluripotentem Embryonalgewebe entstanden sein, in einer Region, die als Wetterwinkel der Embryogenese bezeichnet werden kann. Die Teratome bilden bald zystische, bald solide Tumoren, welche Haut, Haare, Zähne, Knorpel, Knochen, Muskelfaserbündel, Darm- und Bronchialepithel enthalten können und durch einen bindegewebigen Sack von der Umgebung abgegrenzt sind. Meist sind es gutartige, langsam wachsende oder sich durch Sekrete füllende Gebilde. Von einzelnen Geweben können – aber Entartungen und schließlich Metastasen – besonders der Lungen – ausgehen. Wegen der Tatsache, daß α-Fetoprotein vor allem in der fetalen Leber, im Dottersack und im Gastrointestinaltrakt synthetisiert wird und man erhöhte Titer bei malignen Teratomen findet, lassen sich letztere möglicherweise als Tumoren des entodermalen Sinus klassieren (sog. Dottersackkarzinome).

Symptome

Die retroperitonealen Teratome werden – etwa bei pädiatrischen Säuglingskontrollen – oft schon in den ersten Lebensmonaten, zwei Drittel der Fälle in den ersten beiden Lebensjahren entdeckt. Mit zunehmendem Alter nimmt der Anteil maligner Teratome zu, allerdings eher bei sakrokokzygealer, gonadaler und mediastinaler als bei retroperitonealer Lokalisation. Die Geschwülste liegen einseitig im Oberbauch, lumbal oder präsakral, häufiger links als rechts, und besonders die zystischen Formen können beträchtliche Größe erreichen. Auch bei scheinbar doppelseitigem Befall geht das Teratom von einer Seite aus und überragt in diesen Fällen die Mittellinie. Die Palpation zeigt einen meist gut abgrenzbaren, leicht gelappten Tumor von derber oder prallelastischer Konsistenz, der die häufig venös gestauten Bauchdecken vorwölbt. Gelegentlich bestehen Fieber, Gewichtsverlust und gastrointestinale Störungen wie Erbrechen, Appetitlosigkeit oder Obstipation. Die Ruptur zystischer Tumoranteile in die freie Bauchhöhle kann zu einem hämorrhagischen Exsudat mit akutem Peritonismus führen. Der positive Serumtiter auf α-1-Fetoprotein ist ein guter Indikator für maligne Formen. Er ist in zwei Dritteln dieser Fälle positiv und koinzidiert mit dem Vorhandensein von Dottersackgewebe. In Einzelfällen können erhöhte Titer auch bei gutartigen Teratomen gefunden werden. Bei diesen Patienten scheint es sich um Säuglinge unter einem Monat zu handeln, bei denen die Synthese von α-Fetoprotein durch Leber- und Darmepithel noch nicht vollständig unterdrückt ist. Bei Kindern mit erhöhtem α-Fetoprotein kann der Titerverlauf auch zur Überwachung des Behandlungsresultats, d. h. zur Erfassung von Rezidiven, herangezogen werden.

Röntgenbefund. Die Abdomenleeraufnahme zeigt die Tumorumrisse mit fleckigen oder kalkdichten Schatten entsprechend den Gewebsanteilen. Darmschlingen oder Niere und obere Harnwege sind verdrängt. Das Nierenbeckenkelchsystem ist aber nie derart auseinandergezogen wie bei intrarenalen Tumoren. Durch die Sonographie und neuerdings die Computertomographie lassen sich Sitz, Größe und Struktur der Geschwülste außerordentlich genau darstellen.

Differentialdiagnose
Klinisch ist die Abgrenzung des retroperitonealen Teratoms gegenüber nephrogenen und neurogenen Tumoren, gegen das Rhabdomyosarkom und paraaortale Lymphknotenmetastasen oft schwierig. Während das Teratom das Nierenhohlraumsystem verdrängt, wird dieses durch einen Wilms-Tumor oft grotesk deformiert. Die Tumorverkalkungen sind – falls vorhanden – beim Teratom unregelmäßig, grobfleckig, beim Neuroblastom kleinfleckig, regelmäßig. Grobe Strukturunterschiede, wie zystische Anteile einerseits und verkalkte Gewebe andererseits, lassen sich sonographisch und computertomographisch erfassen. Das Neuroblastom läßt sich manchmal durch einen Schnelltest auf Katecholamine erfassen. Die Darstellung der arteriellen Gefäßversorgung des Tumors hilft bei der Abgrenzung zwischen Wilms-Tumor und Teratom. Ein Kavogramm kann zur Abgrenzung und Lokalisation retroperitonealer Tumoren zusätzliche Hinweise geben. Die Kavographie läßt sich durch geringen Mehraufwand beim Pyelogramm erhalten, indem das Kontrastmittel über einen Saphenakatheter injiziert wird.

Therapie
Jeder palpierbare Tumor in der Abdominalregion des Kindes muß als maligne angesehen werden, solange nicht das Gegenteil bewiesen ist. Steht die Indikation zur Probelaparotomie fest, so hat es keinen Sinn, mit weiteren komplizierten Untersuchungen über die Art des vorliegenden Tumors Zeit zu verschwenden. Die Indikation zur Laparotomie leitet sich aus den Kenntnissen über die charakteristischen klinischen Zeichen bezüglich Lokalisation und Konsistenz der in Frage kommenden Tumoren zusammen mit den erwähnten Zusatzuntersuchungen ab. Trotz aufwendiger diagnostischer Maßnahmen läßt sich die Diagnose meist erst bei der Laparotomie sichern. Deshalb muß der Chirurg, der Kindertumoren behandelt, in der Lage sein, alle Organe des Abdominal- und Retroperitonealraums, eingeschlossen die Gefäße, chirurgisch anzugehen. Bei der Erstoperation muß immer auch die Radikaloperation durchgeführt werden, welche im Bereich der großen Gefäße, der Nieren, des Pankreas und des Duodenums schwierig sein kann. Die Mißachtung dieser Regel verschlechtert bei maligner Entartung des Teratoms die Prognose. Besonders wichtig ist die Elterninformation über alle möglicherweise notwendigen Operationsschritte und -risiken.

Prognose
Die Prognose hängt somit von der Dignität und der Ausdehnung des Tumors ab. Sie ist besser bei lokalisierten, insbesondere bei gonadalen Formen. Bei den lokal disseminierten oder nicht radikal operierten malignen Tumoren ist die Überlebenschance trotz kombinierter Chemotherapie und Bestrahlung sehr schlecht. Sind solitäre Lungenmetastasen nachgewiesen, so ist deren Exstirpation diskutabel, kombiniert mit einer hochdosierten Chemotherapie. Bestenfalls ist aber mit diesem Vorgehen eine kürzere oder längere Remission zu erzielen, nicht aber Heilung.

Literatur
Ackerman, L. V.: Tumors of the retroperitoneum, mesentery and peritoneum. Armed Forces Institute of Pathology, Atlas of Tumor Pathology, Section VI. Fasc. 24 (1954) 65–77

Allen, J. E., T. S. Morse, T. R. Frye, H. W. Clatworthy jr.: Vena cavagrams in infants and children. Ann. Surg. 160 (1964) 568–574

Arnheim, E. E.: Retroperitoneal teratoma in infancy and childhood. Pediatrics 8 (1951) 309–327

Burri, M., Chr. Hedinger, P. J. Grob: Composante vitelline des tératomes et alpha-fétoprotéine sérique. Schweiz. med. Wschr. 107 (1977) 405–410

Flamant, F., O. Schweisguth, S. Jundt, J. M. Zucker: Possibilité de traitement des tératomes malins de l'enfant. Pädiat. Fortbild. Prax. 39 (1974) 24–31

Geley, L.: Problematik der Teratome im Kindesalter. Pädiat. Prax. 14 (1974) 449–454

Grosfeld, J. L., T. V. N. Ballantine, D. Lowe, R. L. Baehner: Benign and malignant teratomas in children: analysis of 85 patients. Surgery 80 (1976) 297–305

Hendren, W. H., M. Henderson: The surgical management of sacrococcygeal teratomas with intrapelvic extension. Ann. Surg. 171 (1970) 77–84

Hoffman, E.: Multicystic, retroperitoneal lymphangioma presenting as an indirect inguinal hernia in a newborn. Amer. Surg. 31 (1965) 525

Kafka, V., K. Novak: Multicystic retroperitoneal lymphangioma in an infant appearing as an inguinal hernia. J. pediat. Surg. 5 (1970) 573

Keramidas, D. C., N. G. Voyatzis: Retroperitoneal teratoma. J. pediat. Surg. 7 (1972) 434–435

Lowman, R. M., D. R. Peck, L. Love: Lumbar angiography in the diagnosis of primary retroperitoneal tumors. Surg. Gynec. Obstet. 132 (1971) 597

Mahour, G. H., B. H. Landing, M. M. Woolley: Teratomas in children: clinicopathologic studies in 133 patients. Z. Kinderchir. 23 (1978) 365–380

Palumbo, L. T., K. R. Cross, H. N. Smith, A. A. Baronas: Primary teratoma of the lateral retroperitoneal spaces. Surgery 26 (1949) 149

Schmidt, M., W. Sperling: Bericht über zwei retroperitoneal gelegene Zwillingsteratome hohen Reifungsgrades in einem männlichen Neugeborenen: Fetus in fetu. Fortschr. Röntgenstr. 128 (1978) 369–371

Willis, R. A.: Teratomas. Armed Forces Institute of Pathology, Atlas of Tumor Pathology, Section III. Fasc. 9 (1951)

9. Haut und Weichteile

9.2 Haut und Weichteile
Kongenitale Schnürfurchen und Narben, akrale Aplasien und Hypoplasien

M. Lehner

Die angeborenen, meist ringförmig verlaufenden Furchen an den Extremitäten, früher als amniotische Abschnürungen bezeichnet, sind häufig vergesellschaftet mit distal der Schnürfurche vorliegenden Hypo- und Aplasien, früher als kongenitale Amputationen angesehen. Ferner kommen oft gleichzeitig Akrosyndaktylien vor.

Pathogenese
Die frühere Ansicht, daß Amnionstränge durch mechanische Druckwirkung kongenitale Narben, »Amputationen« und Schnürringe bewirken, ist heute verlassen worden. Clavert u. Mitarb. (1975) induzierten durch intraadnexale Glucoseinjektion beim Kaninchenembryo kongenitale Schnürringe, Narben, Syndaktylien, Hypo- und Aplasien sowie Klumpfüße und Hasenscharten. Je früher die Injektion einsetzte, desto proximaler lagen die Läsionen. Clavert u. Mitarb. (1975) konnten zeigen, daß die Anomalien von einer Zerstörung der Hautzellen und der darunterliegenden Zellen des Mesenchyms sowie einer Blutextravasation mit Hämatombildung herrühren. Amnionstränge wurden erst nach der Ausbildung der Läsionen nachgewiesen, scheiden also als ursächlich aus. Die Art und Weise, wie die beschriebene Läsion, die zu den Mißbildungen führt, zustande kommt, ist noch ungeklärt.

Lokalisation
Die kongenitalen Schnürringe finden sich einzeln oder multipel bald an der oberen, bald an der unteren Extremität, häufig an Fingern und Zehen. Kongenitale Narben treten im Bereich der Kopfschwarte, im Gesicht, in der Schultergegend und auch an den Extremitäten auf.

Pathologische Anatomie und Symptome
Die meist quer zur Längsachse des Gliedes stehenden kongenitalen Furchen bilden einen oft in sich geschlossenen Narbenring (Abb. 1a u. b). Manchmal umfassen sie das betroffene Gebiet nur teilweise und gelegentlich spiralförmig. Die Einschnürung reicht mehr oder weniger tief in die Weichteile, in den meisten Fällen sind Sehnen, Gefäße und Nerven in der Tiefe intakt, doch sind auch Lähmungen, Sensibilitätsstörungen sowie Pseudarthrosen beschrieben. Distal der Schnürfurche ist der Gliedabschnitt oft auffallend verändert. Die Weichteile können diffus verdickt sein und in ihrer Beschaffenheit an ein chronisches Lymphödem erinnern. Histologisch findet man in diesen Fällen in der Tat neben einer subkutanen Bindegewebs-

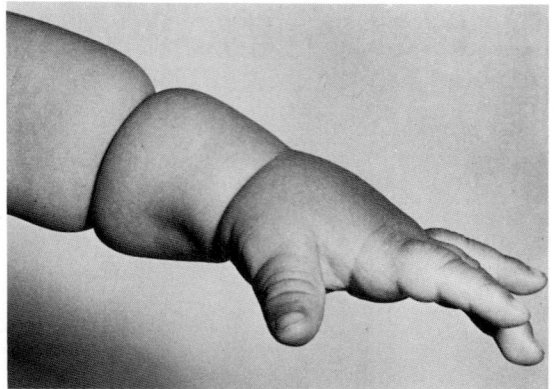

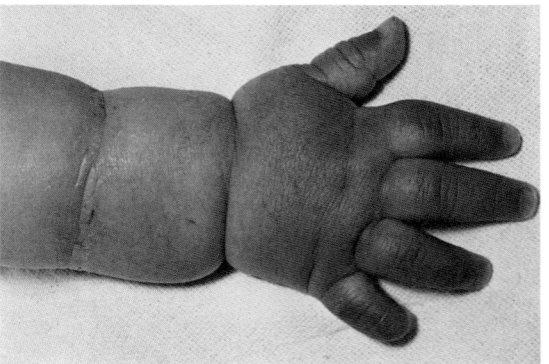

Abb. 1a u. b Zirkuläre Schnürfurche am Vorderarm bei 7 Monate altem Knaben vor (a) und nach Operation (b).

vermehrung diffuse Ektasien der Lymphgefäße. In anderen Fällen ist der Gliedabschnitt distal der Furche in seiner Entwicklung zurückgeblieben (hypoplastisch) oder mißgebildet (Abb. 2). An seiner Stelle findet man oft nur noch ein bürzelförmiges Anhängsel, das keine Skeletteile mehr enthält, sondern aus einem mit Haut überzogenen Bindegewebsknoten besteht. Sind mehrere Fingerstummel an ihren Enden flächenhaft oder durch Weichteilbrücken untereinander verwachsen, spricht man von terminaler Syndaktylie oder Akrosyndaktylie (Abb. 3a u. b). An benachbarten Fingern findet man Schnürfurchen und »Amputationen« oft auf gleicher Höhe.

Therapie
Die Behandlung der Schnürfurchen ist einfach und sollte wegen der Lymphstauung im ersten, spätestens zweiten Lebensjahr erfolgen. Ist der Schnürring zirkulär, empfiehlt sich eine Operation in 2 Sitzungen. Der Schnürring muß in ausreichender Tiefe breit exzidiert und in der Folge eine Umlagerung von dreieckigen Haut-Subkutis-Lappen i. S. multipler Z-Plastiken durchgeführt werden. Akrosyndaktylien sind frühzeitig zu trennen, vor allem dann, wenn die Finger überkreuzt sind (S. 11.2 ff.).

Kongenitale Schnürfurchen und Narben, akrale Aplasien und Hypoplasien 9.3

Abb. 2 Tiefgreifende, doppelte Schnürfurche am rechten Unterschenkel mit kongenitaler Pseudarthrose und trophischer Störung des Fußes.

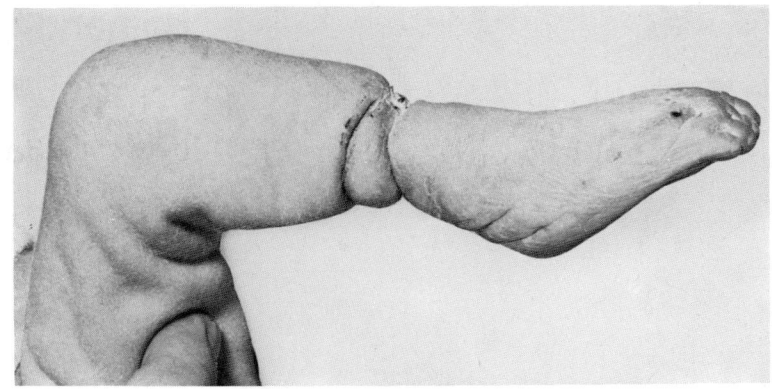

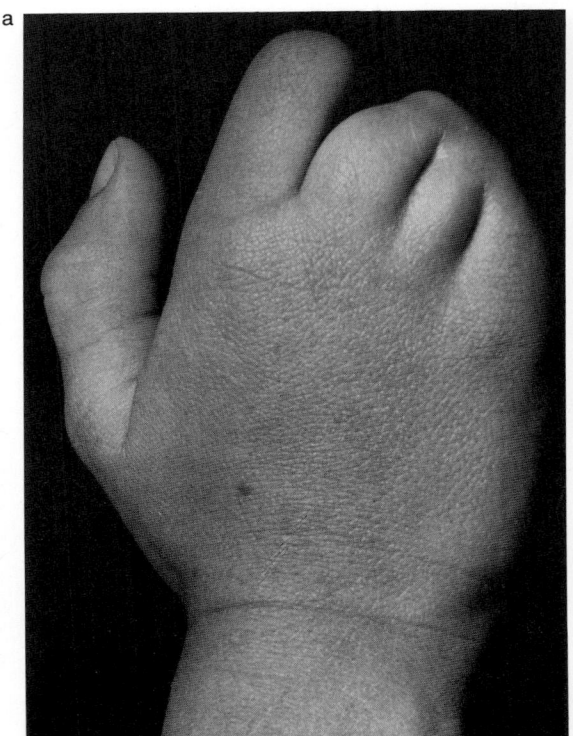

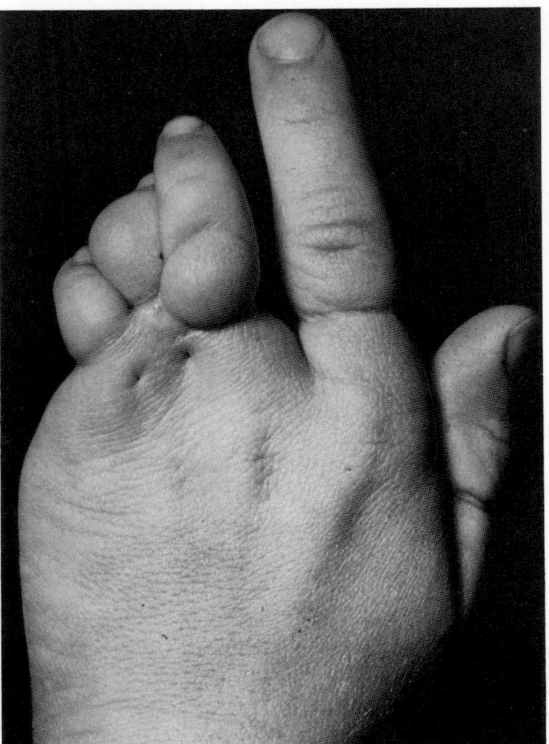

Abb. 3a u. b Abschnürungen beider Hände bei 2jährigem Knaben.
a Amputation des rechten Zeigefingers (Perodaktylie) und terminale Syndaktylie (Löffelhand).

b Multiple Schnürfurchen an den Fingern und punktförmige Hautnarben.

9.4 Haut und Weichteile

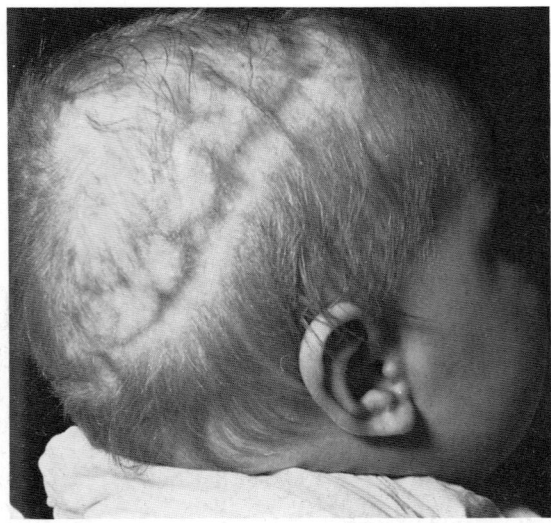

Abb. 4 Schnürfurche am Kopf mit kongenitaler Hautnarbe.

Die Greiffähigkeit von hypoplastischen Fingern, bei denen ein Weichteilüberschuß besteht, kann verbessert werden, indem ein Knochenspan aus dem Beckenkamm eingesetzt wird, welcher mit Kirschner-Drähten fixiert wird. Auch knochenlose Fingerstümpfe können durch Einpflanzung von Darmbeinspänen zu wichtigen Greifwiderlagern werden. Bei Defektpseudarthrosen im Bereich von Schnürringen empfiehlt sich nach Blauth vorerst die Überdeckung des Hautdefektes mit einem gestielten Lappen vom Abdomen, nach dessen Einheilung die Pseudarthrose mit einem Knochenspan vom Darmbein überbrückt werden kann. Aufstockungsoperationen und die Operation einer Defektpseudarthrose bei kongenitalen Schnürfurchen sind Eingriffe, die Erfahrung erfordern. Die Zusammenarbeit von Kinderchirurgen mit Handchirurgen und Orthopäden ist in diesen nicht einfachen Fällen zu empfehlen.

Literatur

Blauth, W.: Periphere Hypoplasien, In: Handfehlbildungen, hrsg. von W. Blauth, F. Schneider. Springer, Berlin 1976 (S. 73)

Buck-Gramcko, D.: Operative Behandlung angeborener Fehlbildungen der Hand. Handchirurgie 7 (1975) 53

Clavert, I. M., A. Clavert, A. Berlizon, A. Buck: Abnormalities resulting from intraadnexal injection of glucose in the rabbit embryo. An experimental model of »amniotic disease«. Progr. pediat. Surg. 12 (1978) 143

Kelikian, H.: Annular grooves and allied acral abscences. In: Congenital Deformities of the Hand and Forearm, hrsg. von H. Kelikian. Saunders, Philadelphia 1974 (S. 496)

Yoshitake Kino: Clinical and experimental studies of the congenital constriction band syndrome, with an emphasis on its etiology. J. Bone Jt Surg. 57 (1975) 636

Hämangiome

M. Kummer

Unter der Bezeichnung Hämangiom wird eine Reihe gutartiger Gefäßwucherungen sowie Anomalien des Kapillarsystems zusammengefaßt. Ein großer Teil der Hämangiome ist angeboren. Sie zählen überhaupt zu den häufigsten benignen Tumoren des Kindesalters und sind deshalb von großem praktischem Interesse. Man unterscheidet bei den kongenitalen Hämangiomen Teleangiektasien und echte Hämangiome.

Teleangiektasien

Naevus flammeus

Der Naevus flammeus oder teleangiectaticus, auf deutsch Feuermal genannt, bildet rote bis blaurote, meist scharf begrenzte Flecken, die im Niveau der Haut liegen. Mit dem Glasspatel lassen sie sich wegdrücken. Der Naevus flammeus wächst nur proportional zum Körperwachstum. Beim jungen Kind ist die Haut histologisch kaum verändert, und erst nach dem 10. Lebensjahr lassen sich Teleangiektasien vorerst der oberflächlichen, später der tiefen Kapillaren erkennen. Es handelt sich damit nicht um eine Neubildung, sondern um die Folge einer kongenitalen Schwäche der Kapillarwand. Klinisch sind zwei Formen zu unterscheiden:

Die *blassen Feuermale* sind bei Neugeborenen und bei Säuglingen außerordentlich häufig (sog. Storchenbisse). Sie liegen vorwiegend median oder symmetrisch zur Mittellinie. Man findet sie über der mittleren Stirnpartie als dreieckförmigen hellroten Fleck, an den Augenlidern, in den nasolabialen Falten, besonders häufig im Nacken und gelegentlich in der Sakralgegend. Beim Schreien oder in Hängelage werden sie dunkler. Mit zunehmendem Alter blassen sie mehr und mehr ab und verschwinden größtenteils bis zum 2. Lebensjahr. Nur diejenigen im Nacken können bis ins Erwachsenenalter (Naevus Unna) bestehen bleiben. Eine Behandlung erübrigt sich.

Der *Naevus vinosus* (Portweinnävus) weist eine starke blau-rote Verfärbung auf. Im Gegensatz zu den blassen Feuermalen liegt er vorwiegend in den lateralen Teilen des Gesichts, oft im Ausbreitungsgebiet eines Trigeminusastes. Am Stamm und an den Extremitäten zeigt er eine segmentäre Anordnung. Mit zunehmendem Alter wird er dunkler und wirkt sehr entstellend. Er kann isoliert oder in Kombination mit anderen Gefäßmißbildungen auftreten. Beim Sturge-Weber-Syndrom ist der Naevus vinosus des Gesichts von einem Glaukom und einer Angiomatose der Meningen begleitet. Als Klippel-Trenaunay-Syndrom (S. 11.14 ff.) bezeichnet man die Kombination von Naevus vinosus mit einem partiellen Riesenwuchs. Beim Hippel-Lindau-Syndrom liegt eine Angiomatosis des Kleinhirnes und der Retina vor. Beim Louis-Bar-Syndrom sind okulokutane Teleangiektasien kombiniert mit dem klinischen Bild einer progressiven zerebellären Ataxie. Die Behandlung des Naevus vinosus ist schwierig. Durch Kohlensäureschnee kann er höchstens aufgehellt werden. Bei dunklen Nävi, die sich mit Kosmetika nicht verdecken lassen, bringt die Exzision und Deckung des Defektes mit einem Vollhauttransplantat oft ein günstiges Resultat.

Naevus araneus (spider nevus)

Dieses sternförmige Angiom erscheint als rot gefärbter, leicht erhabener Punkt, aus welchem kleine Blutgefäße radiär ausstrahlen. Er wird aus einer dilatierten Arteriole gebildet, die sich in Kapillaren aufteilt. Während beim Erwachsenen der Naevus araneus meist multipel am Oberkörper auftritt (während der Schwangerschaft oder bei der Leberzellinsuffizienz, gelegentlich auch beim Gesunden), kommt er beim Säugling und Kleinkind einzeln im Gesicht vor. Obwohl er letztlich spontan verschwindet, machen häufig Blutungen aus der kleinen Arterie eine Behandlung notwendig. Der Nävus wird am besten elektrokoaguliert.

Echte Hämangiome

Planotuberöse Hämangiome

Das *planotuberöse Hämangiom* oder *kapilläre Hämangiom* ist selten bereits bei der Geburt vorhanden, sondern entwickelt sich im Laufe der ersten Lebenswochen. Es zeigt ein progressives Wachstum während der ersten Lebensmonate, um sich dann spontan über einige Jahre zurückzubilden. Die planotuberösen Hämangiome stellen hellrote, leicht erhabene, gegen die gesunde Haut scharf abgegrenzte Tumoren von rundlicher, ovaler oder girlandenförmiger Gestalt dar. Ihre Größe variiert stark; meist handelt es sich um kleinere, linsengroße oder 2–3 cm breite Geschwülste. Ausgedehnte Angiome zeigen häufig ein unregelmäßiges Dickenwachstum, so daß ihre Oberfläche höckerig oder sogar lappig erscheint (Abb. 5). In ihrer Umgebung finden sich nicht selten punktförmige Hämangiome, die auf die Ausbreitung des Tumors hindeuten. Histologisch beobachtet man eine Wucherung von Kapillaren mit Proliferation von endothelialen Zellen, deshalb werden diese Hämangiome auch als gutartige Hämangioendotheliome bezeichnet. Mit der Zeit nimmt die endotheliale Proliferation ab, und das Gefäßendothel wird einschichtig. Im späteren Verlauf kommt es zu einer fibrösen Obliteration der Kapillaren.

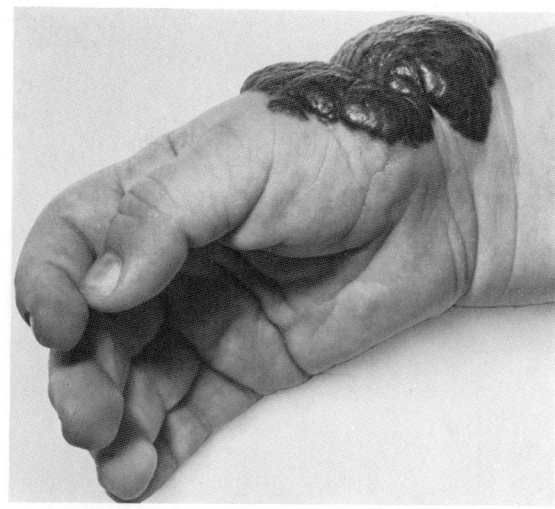

Abb. 5   Planotuberöses Hämangiom am Handgelenk.

Kavernöse Hämangiome

Das *kavernöse Hämangiom* besteht aus einem subkutan gelegenen Knoten von weicher Konsistenz, der bläulich durchschimmert (Abb. 6). Die Haut darüber ist häufig normal, sie kann aber der Sitz eines kapillaren Hämangioms sein. Makroskopisch setzen sich die kavernösen Hämangiome aus zahlreichen traubenförmigen Läppchen zusammen, die von einer dünnen bindegewebigen Kapsel umgeben sind und sich leicht vom benachbarten Fettgewebe abgrenzen lassen. Histologisch sieht man in den tiefen Schichten der Dermis und in der Subkutis breite blutgefüllte Räume, die durch eine dünne endotheliale Schicht und eine fibröse Wand von wechselnder Dicke abgegrenzt sind.

Beim »blue-rubber-bleb nevus« sind neben multiplen kleinen kavernösen Hämangiomen der Haut auch kavernöse Hämangiome der Hohlorgane vorhanden. Beim Mafucci-Syndrom bestehen kavernöse Hämangiome in Verbindung mit einer Dyschondroplasie.

Lokalisation

Die Hämangiome, die bei Mädchen etwa doppelt so häufig wie bei Knaben sind, können praktisch überall beobachtet werden. Am häufigsten finden sie sich im Gesicht, an der Stirne, an der Wange, an den Augenlidern, an der Ohrmuschel. An der Oberlippe sind sie oft im Bereich des Lippenrotes als erbsengroße Tumoren lokalisiert. Gelegentlich greifen sie aber diffus auf die Schleimhaut der Lippe, der Gingiva, des Gaumens und der Zunge über. Zu grotesken Verunstaltungen führen die nicht so seltenen subkutanen Hämangiome der Nasenspitze. Eine weitere bevorzugte Lokalisation ist die Kopfschwarte, wo sich erbs- bis walnußgroße Tumoren bilden, die häufig im Bereich der großen Fontanelle liegen. Während sie in der Halsregion seltener vorkommen, finden sie sich unge-

9.6 Haut und Weichteile

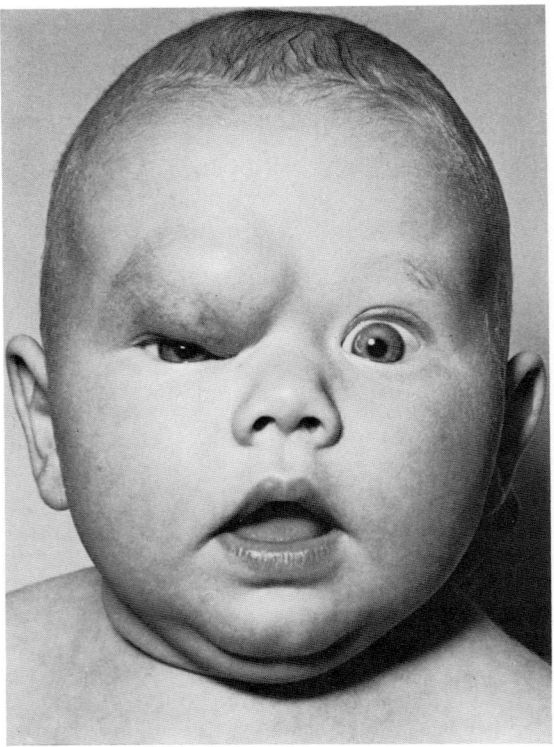

Abb. 6 Subkutanes, kavernöses Hämangiom über dem rechten Orbitalbogen.

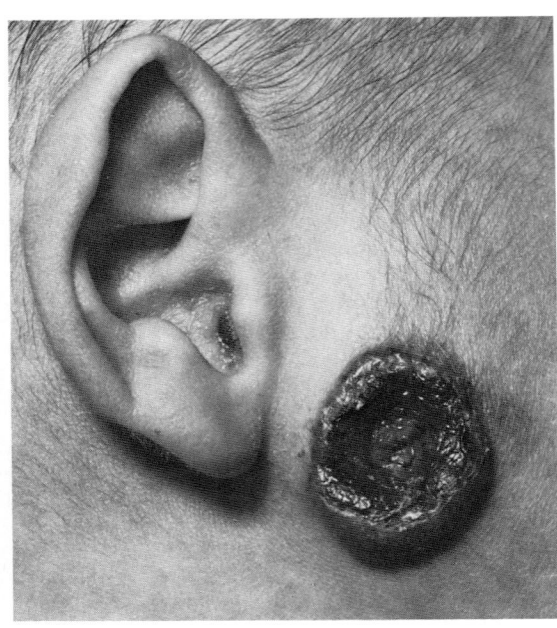

Abb. 7 Ulzeriertes Hämangiom der Parotisgegend.

fähr in gleicher Häufigkeit am Rücken, auf der Brust – hier gelegentlich in unmittelbarer Nähe der Mamilla –, am Abdomen, auf der Beuge- und Streckseite der oberen und unteren Extremitäten. Man findet sie auch im Bereich der großen Labien und des Skrotums.

Verlauf

Das biologische Verhalten der Hämangiome ist sehr verschieden. Viele zeigen nach einem anfänglichen schnellen Wachstum eine langsame spontane Rückbildung. Zu diesen involutiven Formen gehören die meisten planotuberösen Hämangiome, die im Zentrum eine weißliche Zone (obliterierte Gefäße) bereits in der Zeit entwickeln, in welcher sie am Rand möglicherweise noch weiter wachsen. Die Rückbildung erstreckt sich über einige Jahre. Meistens verbleibt im Bereich des früheren Hämangioms ein schlaffer Hautsack mit Pigmentverschiebung oder mit kleinen Teleangiektasien. Die kavernösen Hämangiome zeigen eine geringere Rückbildungstendenz.

Komplikationen

Bei den tuberösen Formen kommt es nicht selten zum zentralen Zerfall und zu ulzerösen Prozessen (Abb. 7), die mit schweren Blutungen einhergehen können. Gemischt tuberös-kavernöse Hämangiome können ein sehr schnelles Wachstum aufweisen und vor allem im Bereich des Gesichts zu einer ausgedehnten Destruktion der normalen Strukturen führen (Abb. 8). Bei großen kavernösen Hämangiomen der Haut oder der inneren Organe führen thrombotische Prozesse im Inneren des Hämangioms zu einer Verbrauchskoagulopathie (Kasabach-Merritt-Syndrom). Beim »blue-rubber-bleb nevus« können lebensbedrohliche Blutungen aus den Angiomen der Darm- und Blasenwand auftreten, oder es stellt sich eine chronische Blutungsanämie ein.

Therapie

Die Behandlungsmöglichkeiten der Hämangiome sind sehr vielfältig und der therapeutische Entscheid häufig schwer zu treffen. Er sollte von mehreren Faktoren abhängig gemacht werden: Art und Lokalisation des Hämangioms, Größe, Wachstumstendenz und Komplikationen. Wenn eine spontane Rückbildung erwartet werden kann wie bei den kapillären Hämangiomen, wird man sich eher konservativ verhalten. Die Rückbildung der Hämangiome scheint unter Corticosteroidtherapie beschleunigt zu sein; ein Behandlungsversuch mit Prednison in der Dosierung von 2–3 mg/kg Körpergewicht/Tag während maximal 3 Wochen ist bei größeren Hämangiomen im Wachstumsstadium gerechtfertigt und führt häufig zum Erfolg. Bei der früher viel angewandten Röntgen-

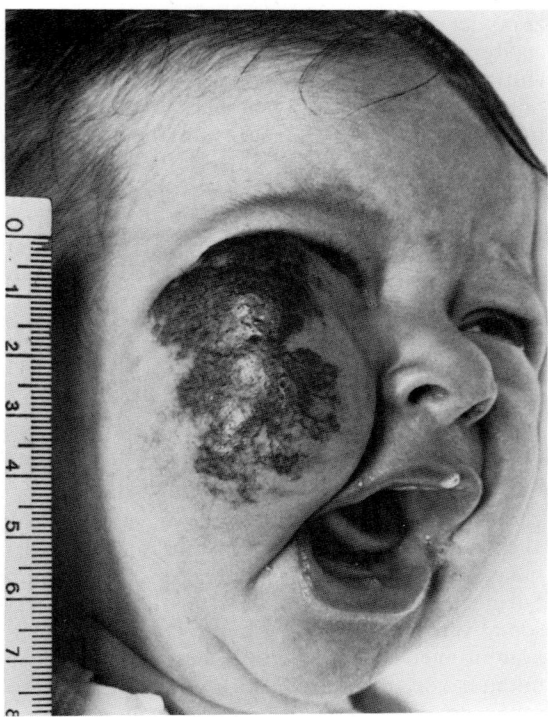

Abb. 8 Gemischtes Hämangiom des Gesichts mit raschem destruktivem Wachstum.

bestrahlung besteht trotz sorgfältiger Durchführung und Anwendung niederer Strahlendosen die Gefahr einer Strahlendermatitis und späterer Wachstumsstörungen. Die Behandlung sollte deshalb nur bei nichtoperablen Hämangiomen mit drohenden Komplikationen zur Anwendung kommen. Bei ausgedehnten Hämangiomen kann nach vorangehender, superselektiver Angiographie die Ligatur oder Embolisierung der zuführenden Arterien zu einer Rückbildung führen. In den letzten Jahren wird die Thrombosierung der Hämangiomgefäße mit Laserstrahlen ausprobiert. Die Elektrokoagulation eignet sich nur bei punktförmigen Hämangiomen. Unter Applikation von Kohlensäureschnee kann das Hämangiom abblassen, seine tiefen Anteile bleiben aber meist bestehen. Seit einigen Jahren wird über Erfolge der Kompressionsbehandlung der Hämangiome berichtet. Diese ungefährliche Methode scheint das weitere Wachstum des Hämangioms zu hemmen und seine Rückbildung zu begünstigen. Bei schwer operablen kavernösen Hämangiomen kann die Sklerosierungsmethode zur Anwendung kommen: Durch die wiederholte Injektion von Varizenverödungsmitteln wird eine Schrumpfung des Hämangioms erreicht. Diese Behandlung ist schmerzhaft und läßt sich daher nur unter Narkose durchführen. Sie löst häufig starke entzündliche Reaktionen in der Umgebung der Injektionsstelle aus. Die präoperative Verkleinerung des Hämangioms durch die Verödungsbehandlung kann von Vorteil sein.

Bei den nicht involutiven Formen wird man der chirurgischen Entfernung den Vorzug geben, wenn sich das Hämangiom in toto durch einen günstig gelegenen Hautschnitt entfernen läßt. Eine weitere Operationsindikation besteht bei ulzerierenden Hämangiomen wegen der Blutungs- und Infektionsgefahr. Beim Kasabach-Merritt-Syndrom soll das Hämangion womöglich exstirpiert werden, um die oft lebensbedrohliche Gerinnungsstörung zu beheben. Wenn *lebenswichtige* Organe, wie z. B. das *Auge*, durch ein rasch wachsendes Hämangiom gefährdet sind, ist die Indikation zur chirurgischen Behandlung zwingend. Bei weniger eindeutigen Indikationen wird sich der Chirurg aufgrund seiner persönlichen Erfahrung und seines Temperamentes im Einzelfall zu einem aktiven oder abwartenden Verhalten entscheiden.

Literatur

Apfelberg, D. B., M. R. Maser, H. Lash: Argon laser treatment of cutaneous vascular abnormalities. Progress report. Ann. plast. Surg. 1 (1978) 14

Brown, S. H., R. C. Neerhout, E. W. Fonkalsrud: Prednisone therapy in the management of large hemangiomas in infants and children. Surgery 71 (1972) 168

Clodius, L.: Der Naevus teleangiectaticus der Gesichtshaut: Möglichkeiten und Probleme der plastischen Wiederherstellung. Dermatologica 153 (1976) 68

Cunningham, D. S., F. X. Paletta: Control of arteriovenous fistulae in massive facial hemangioma by muscle emboli. Plast. reconstr. Surg. 46 (1970) 305

Czinner, A., J. Léb, J. Dénes: Operativ erfolgreich behandeltes »blue-rubber-bleb« Naevus Syndrom (viszerokutane Haemangiomatose). Z. Kinderchir. 19 (1976) 81

Desmons, F., M. Simon: Choix des méthodes et résultats du traitement des angiomes tubéreux du jeune enfant. Lille med. 21 (1976) 500

Evans, J., A. D. R. Batchelor, G. Stark, W. S. Uttley: Haemangioma with coagulopathy, sustained response to prednisone. Arch. Dis. Childh. 50 (1975) 809

Fost, N. C., N. B. Esterly: Successful treatment of juvenile hemangiomas with prednisone. J. Pediat. 72 (1968) 351

Gibson, T.: Haemangioma. In: Plastic Surgery in Infancy and Childhood, hrsg. von J. C. Mustardé. Livingstone, Edinburgh 1971

Ginsbach, G., H. Höhler, G. Lemperle: Die Behandlung von Hämangiomen mit dem Argon-Laser. Z. plast. Chir. 1 (1977) 20

Maier, C., F. Schulthess: Blue rubber bleb naevus. Haemangiomatosis cutanea et intestinalis. Schweiz. med. Wschr. 100 (1970) 828

Mangus, D. J.: Continuous compression treatment of hemangiomas. Evaluation in two cases. Plast. reconstr. Surg. 49 (1972) 490

Miller, S. H., R. L. Smith, S. J. Shochat: Compression treatment of haemangiomas. Plast. reconstr. Surg. 58 (1976) 573

Orenstein, D. M., H. Yonas, R. Bilenker, H. L. Rekate, R. J. White: Hemangioma thrombocytopenia syndrome. Amer. J. Dis. Child. 131 (1977) 410

Schrudde, J., V. Petrovici: Haemangiome und ihre Therapie. Z. plast. Chir. 1 (1977) 3

Walsh, T. S., V. N. Tompkins: Some observations on the strawberry nevus of infancy. Cancer 9 (1956) 869

Zala, L., H. Wanner, R. Faessler, A. Krebs: Kontrolle röntgenbestrahlter tuberöser Haemangiome nach 15–20 Jahren. Dermatologica (Basel) 153 (1976) 82

Zarem, H. A., M. T. Edgerton: Induced resolution of cavernous haemangiomas following prednisolone therapy. Plast reconstr. Surg. 39 (1967) 76

Lymphangiome

M. KUMMER

Die Lymphangiome sind kongenitale Lymphgefäßproliferationen, die eher Mißbildungen als echten Neoplasien entsprechen. Man unterscheidet das Lymphangioma *simplex,* das aus kapillären Lymphgefäßen besteht, das Lymphangioma *cavernosum,* das durch dilatierte Lymphgefäße gebildet wird, und das Lymphangioma *cysticum* oder *Hygroma,* das sich aus zahlreichen, endothelbekleideten Zysten verschiedener Größe, selten aus vereinzelten großen Zysten zusammensetzt. Es existieren auch Mischformen zwischen Lymphangiomen und Hämangiomen, die sog. *Hämolymphangiome.* Die Lymphangiome können bereits bei der Geburt vorhanden sein oder im Laufe der ersten zwei Lebensjahre auftreten. Sie zeigen eine langsame Wachstumstendenz, können aber ganz plötzlich an Größe zunehmen, wenn eine Blutung im Inneren der Zysten stattfindet. Eine spontane Rückbildung, wie sie bei vielen Hämangiomen vorkommt, tritt kaum auf.

Die Lymphangiome lassen sich als weiche, elastische, schlecht umschriebene Geschwülste unter einer unveränderten Haut palpieren. Wenn eine Blutung im Lymphangiom stattgefunden hat, besteht ein bläulicher Schimmer durch die Haut. Die Lymphangiome erstrecken sich von der Subkutis bis zu den Faszien und durch diese sogar bis in die Muskellogen. Zystische Formen liegen gerne entlang der Gefäß- und Nervenstränge, die sie vollständig ummauern können.

Lokalisation

Typische Lokalisationen der Lymphangiome im Bereich der Zunge, des Mundbodens, des Gesichts, des Halses, des Mediastinums und des Mesenteriums wurden in den entsprechenden Kapiteln bereits besprochen. Am Stamm und an den Extremitäten werden die Lymphangiome seltener angetroffen als die Hämangiome (Abb. 9). Man findet sie vor allem entlang des Schultergürtels, in der Axilla und an der seitlichen Thoraxwand, evtl. in Verbindung mit zervikalen und intrathorakalen Anteilen. Die Leistengegend und die Adduktorenloge sind ebenfalls bevorzugte Lokalisationen.

Therapie

Da eine spontane Rückbildung nicht zu erwarten ist, müssen die funktionell und kosmetisch störenden Lymphangiome exzidiert werden. Die radikale Entfernung des Tumors ist schwierig, da sich die kavernösen und zystischen Lymphräume vom umgebenden subkutanen Gewebe schlecht abgrenzen lassen. Das Herausschälen der um die Nerven und Gefäße liegenden Zysten erfordert eine minutiöse Präparierarbeit. Häufig muß etwas Lymphangiomgewebe hinterlassen werden, um eine Verletzung der wichtigen Strukturen zu vermeiden, was zu Rezidiven führen kann. Eine Alternative zu der chirurgischen Therapie gibt es kaum: Die Verödungsbehandlung führt zu einer starken Vernarbung, die verunstaltend wirkt und einen späteren chirurgischen Eingriff erschwert; sie kann ferner entzündliche Reaktionen auslösen. Sie wird deshalb höchstens bei schwer operablen Rezidiven angewendet. Durch Inzision und Drainage kann das Volumen eines rasch gewachsenen Lymphangioms vorübergehend reduziert werden, bevor eine definitive Operation möglich ist; diese Behandlung ist ebenfalls mit der Gefahr einer Infektion behaftet. Schließlich sind die Lymphangiome gegenüber Röntgenstrahlen vollständig resistent.

Kongenitales Lymphödem

Zu den Mißbildungen der Lymphgefäße gehört auch das kongenitale Lymphödem. Dieses Leiden kann familiär oder isoliert auftreten. Die familiäre Form ist als Milroy-Krankheit, ein dominant autosomal vererbtes Leiden, bekannt. Das Lymphödem kommt meistens im Bereich der unteren Extremitäten vor, mit Befall eines oder beider Beine, selten an den oberen Extremitäten. Es kann von einer exsudativen Enteropathie begleitet werden, die auf einer Lymphgefäßanomalie im Bereich des Mesenteriums beruht (S. 7.106). Die Krankheit ist kurz nach der Geburt bereits vorhanden und nimmt progredient zu. Wie lymphangiographische Untersuchungen gezeigt haben, beruht das kongenitale Lymphödem auf einer Aplasie oder hochgradigen Hypoplasie der oberflächlichen Lymphgefäße, selten einmal auf deren variköser Umwandlung; die tiefen Lymphgefäße sind normal angelegt. Infolge der Lymphstauung im subkutanen Gewebe kommt es zu einer häufig grotesken Verdickung der betroffenen Extremität. Sind gleichzeitig Blutgefäßmißbildungen vorhanden, entsteht ein partieller Riesenwuchs (S. 11.14 ff.). Die funktionelle Behinderung ist meistens groß, insbesonders ist das Tragen von Schuhen stark erschwert. Lymphangitische Schübe können auftreten, sind aber selten; infolgedessen sind die Hautveränderungen wie Vesikelbildung, Hyperkeratosis und Vernarbung ebenfalls viel seltener als bei der erworbenen Elefantiasis.

Therapie

Während leichte Fälle konservativ mit Hochlagerung, Kompressionsverbänden und Diuretika behandelt werden, müssen schwerere Formen chirurgisch angegangen werden. Die Umgehungsoperation durch Implantation eines gestielten Omentumlappens in die Subkutis zur Drainage der Lymphe über die mesenterialen Lymphwege scheint sich leider nicht zu bewähren. Neuerdings wird eine Interposition von Mesenterialtransplantaten ausprobiert. Am besten scheint die »subkutane Lymphangiektomie«, d.h. die radikale Exzision

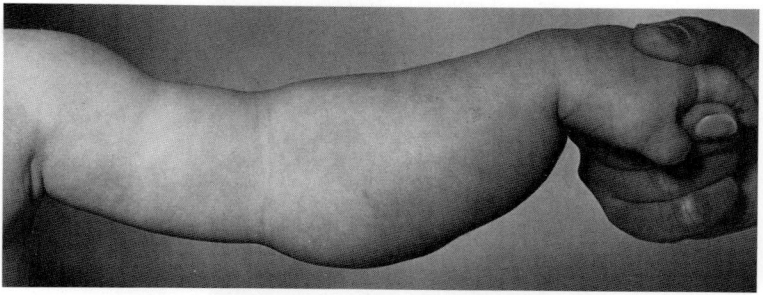

Abb. 9 Lymphangioma cavernosum des Vorderarmes.

des befallenen subkutanen Gewebes bis auf die Faszie, zu wirken. Die abgelöste Haut wird in Form von freien Spalthautlappen direkt auf die Faszie aufgelegt; falls die Haut selber auch verändert ist, wird sie entfernt und der Defekt durch Thiersch-Lappen aus einer entfernten Entnahmestelle gedeckt. Die Operation wird in mehreren Etappen vorgenommen; sie führt allgemein zu einem funktionell und kosmetisch befriedigenden Ergebnis.

Literatur

Chait, D., A. J. Yonkers, G. M. Beddoe: Management of cystic hygromas. Surg. Gynec. Obstet. 139 (1974) 55

Esterly, J. R.: Congenital hereditary lymphoedema. J. med. Genet. 2 (1965) 93

Fonkalsrud, E. W.: Surgical management of congenital malformations of the lymphatic system. Amer. J. Surg. 128 (1974) 152

Fonkalsrud, E. W., W. F. Coulson: Management of congenital lymphedema in infants and children. Ann. Surg. 177 (1973) 280

Goldsmith, H. S.: Long term evaluation of omental transposition for chronic lymphedema. Ann. Surg. 180 (1974) 847

Kinmonth, J. B., S. J. Cox: Protein-losing enteropathy in primary lymphoedema. Brit. J. Surg. 61 (1974) 589

Kinmonth, J. B., P. A. Hurst, J. M. Edwards, D. L. Rutt: Relief of lymph obstruction by use of a bridge of mesentery and ileum. Brit. J. Surg. 65 (1978) 829

Miller, T. A.: Surgical management of lymphedema of the extremity. Plast. reconstr. Surg. 56 (1975) 633

Saijo, M., I. R. Munro, K. Mancer: Lymphedema. A clinical review and follow-up study. Plast. reconstr. Surg. 56 (1975) 513

Saijo, M., I. R. Munro, K. Mancer: Lymphangioma. A long-term follow-up study. Plast. reconstr. Surg. 56 (1975) 642

Pigmentnävi

M. KUMMER

Pigmentnävi oder Nävuszellnävi sind hellbraun bis dunkelbraun pigmentierte Flecken, die am ganzen Körper vorkommen können. Ihre Oberfläche ist flach, leicht erhaben oder gelegentlich warzenartig verändert (Naevus verrucosus, Abb. 10). Gewisse Nävi sind behaart (Naevus pilosus); wenn sie groß sind, spricht man von *Tierfellnävus* (Abb. 11). Der *Riesennävus* überdeckt ganze Körperteile, wie z. B. das Gesicht, die Nacken-Schulter-Region, die Rücken-Gesäß-Gegend (sog. Badehosennävus, Abb. 12). Am Rand des Riesennävus, manchmal sogar am ganzen Körper, sind weitere, größere und kleinere Nävi verstreut. Der Riesennävus des Nackens und des Kopfes kann von einer leptomeningealen Melanozytose begleitet sein, die mit einer Epilepsie, einer geistigen Retardierung und einem Hydrozephalus einhergehen kann.

Histologie

Je nach der Lage der Melanozytenagglomerate oder Nävuszellnester in der Haut unterscheidet man verschiedene Nävustypen. Beim *epidermalen* oder *konjunktivalen* Nävus, der eine typische Form des Kindesalters ist, liegen die Zellnester in der Epidermis. Beim *intradermalen* Nävus liegen sie im Korium und zeigen keinen Durchbruch in die Epidermis. Eine Übergangsform stellt der *dermoepidermale* Nävus dar (Compound-Nävus), bei welchem die Zellnester z. T. in der Basalschicht der Epidermis, z. T. im Korium liegen. Häufig wird im Kindesalter das *juvenile Melanom* angetroffen (auch benignes Melanom Spitz oder Spindelzellmelanom genannt), ein meist im Gesicht lokalisiertes, linsengroßes, leicht erhabenes Gebilde von bräunlich-rötlicher Farbe. Histologisch handelt es sich um einen Compound-Nävus, der eine starke epidermale Aktivität und eine große Zellpleomorphie aufweist, weshalb er früher häufig mit einem nodulären malignen Melanom verwechselt wurde. Die maligne Entartung eines gewöhnlichen Pigmentnävus ist im Kindesalter sehr selten. Bei den Riesennävi dagegen wird in der Literatur die Fre-

9.10 Haut und Weichteile

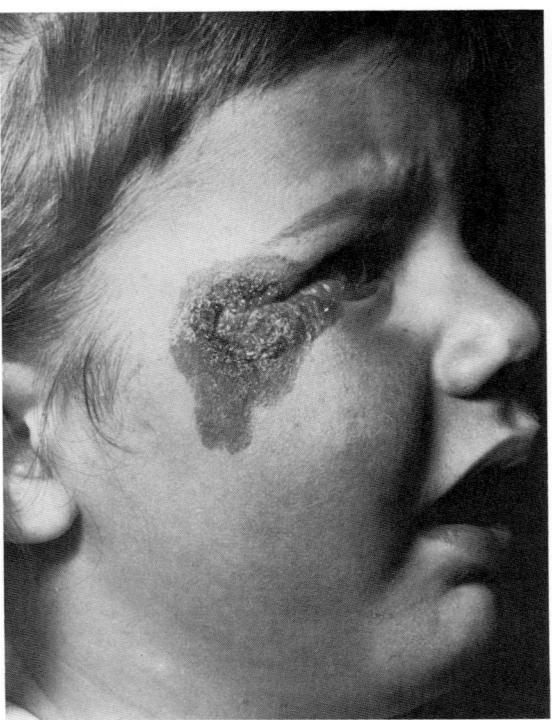

Abb. 10 Naevus verrucosus am Augenwinkel.

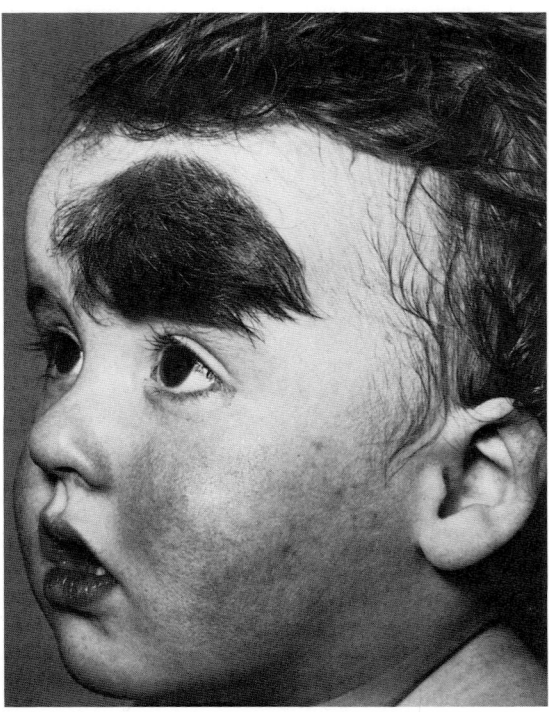

Abb. 11 Tierfellnävus an der Stirne.

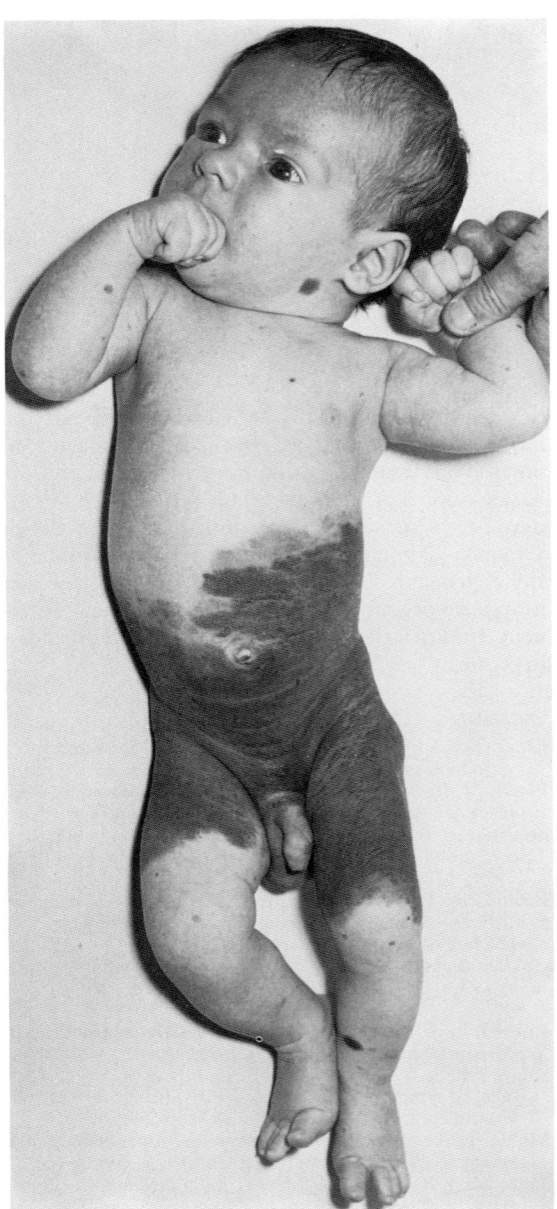

Abb. 12 Riesennävus (sog. Badehosennävus) mit multiplen kleineren Nävi am ganzen Körper.

quenz der malignen Umwandlung mit Zahlen angegeben, die zwischen 1,5% und 30% schwanken. Diese Formen gelten deshalb als Präkanzerose und müssen so radikal wie möglich entfernt werden. Ein Nävus ist auf eine bösartige Entartung verdächtig, wenn er zu brennen oder jucken beginnt, wenn er an Größe zunimmt, wenn sich auf der Oberfläche Ulzerationen und Krusten bilden. Eine Pigmentverschiebung im Inneren des Nävus sowie das Auftreten von Satellitenläsionen in der Umgebung sind ebenfalls sehr suspekt.

Therapie

Pigmentnävi, die einem chronischen mechanischen Reiz, z. B. durch Kleidungsstücke, ausgesetzt sind, und solche, die an einer schlecht kontrollierbaren Stelle liegen, sollen wegen der Gefahr der späteren Entartung entfernt werden. Dazu gehören u. a. die Nävi der äußeren Genitale, der Perianalgegend, der Hohlhand und der Fußsohle. Bei den anderen Lokalisationen wird man die Operationsindikation aufgrund kosmetischer Kriterien stellen. Man wird dabei die Nachteile der Narbe und des Muttermals gegeneinander abwägen müssen.

Kleine Nävi werden elliptisch exzidiert und die Hautränder nach Mobilisation primär vereinigt. Wenn der Nävus zu groß ist, um eine primäre Adaptation der Hautränder zu ermöglichen, kann er in 2–3 Etappen exzidiert werden. Die ersten Inzisionen werden innerhalb der Grenzen des Nävus angelegt, damit die endgültige Narbe nicht größer wird, als sie bei einer einmaligen Exzision geworden wäre. Diese Methode gibt gute Resultate; trotz der Inzision im Inneren des Nävus besteht keine Gefahr einer malignen Entartung im Bereich der Schnittränder. Die Exzision größerer Nävi hinterläßt Defekte, die mit Hauttransplantaten gedeckt werden müssen. Je nach der Lokalisation des Nävus kommen verschiedene plastische Verfahren zur Anwendung. Am Gesicht wird man in erster Linie Rotationslappen oder dicke, freie Hauttransplantate anwenden; dafür eignen sich Transplantate aus der retroaurikulären oder supraklavikulären Gegend am besten, da ihre Farbe von derjenigen der normalen Gesichtshaut wenig abweicht. Am Körper werden die Defekte mit Thiersch-Lappen gedeckt; wenn aus funktionellen Gründen Vollhaut gebraucht wird (wie z. B. über den Gelenken), wird sie durch Bildung von Rotations- oder Stiellappen aus der Umgebung gebracht oder aus weiter Entfernung (Bauchwand, Flanke) durch Bildung von Rundstielwanderlappen. Bei den Riesennävi sind zahlreiche Eingriffe nötig. Die Operationen müssen sorgfältig geplant werden, unter Berücksichtigung aller Möglichkeiten, die die plastische Chirurgie bietet. Da eine maligne Degeneration bereits im jungen Kindesalter vorkommen kann, muß mit der Entfernung des Riesennävus früh begonnen werden. Die noch in situ belassenen Anteile müssen einer sorgfältigen Überwachung unterzogen werden.

Bei Verdacht auf ein *malignes Melanom* wird die Exzision weit im Gesunden vorgenommen. Je nach histologischem Befund wird die lokale Nachresektion und die Ausräumung der lokalen Lymphdrüsenstationen angeschlossen. Die weitere Nachbehandlung gestaltet sich wie im Erwachsenenalter. Die früher angewandte Zerstörung des verdächtigen Nävus mit der Elektrokoagulation ist vollständig verlassen worden. Die Prognose des malignen Melanoms im Kindesalter ist ähnlich wie im Erwachsenenalter. Nur die Melanome, die sich in einem Riesennävus entwickeln, scheinen eine deutlich schlechtere Prognose aufzuweisen, wahrscheinlich weil sie spät entdeckt werden.

Literatur

Gibson, T.: Pigmented naevi. In: Plastic Surgery in Infancy and Childhood, hrsg. von J. C. Mustardé. Livingstone, Edinburgh 1971

Greeley, P. W., A. G. Middleton, J. W. Curtin: Incidence of malignancy in giant pigmented nevi. Plast. reconstr. Surg. 36 (1965) 26

Haggard, M. G.: Miscellaneous childhood tumors. In: Clinical Pediatric Oncology, hrsg. von W. W. Sutow, T. J. Vietti, D. J. Fernbach. Mosby, St. Louis 1973

Koloske, A. M., L. W. Martin, A. J. McAdams: Giant »bathing trunk« nevus with malignant melanoma treated by excision and split thickness skin grafting, J. pediat. Surg. 10 (1975) 823

Korting, G. W.: Hautkrankheiten bei Kindern und Jugendlichen, 2. Aufl. Schattauer, Stuttgart 1972

Lanier, V. C., K. L. Pickrell, N. G. Georgiade: Congenital giant nevi: clinical and pathological considerations. Plast. reconstr. Surg. 58 (1976) 48

Lever, W. F., G. Schaumburg-Lever: Histopathology of the skin, 5. Aufl. Lippincott, Philadelphia 1975

Lorentzen, M., M. Pers, G. Bretteville-Jensen: The incidence of malignant transformation in giant pigmented nevi. Scand. J. plast. reconstr. Surg. 11 (1977) 163

Malec, E., B. Lagerlöf: Malignant melanoma of the skin in children registered in the swedish cancer registry during 1959–1971. Scand. J. plast. reconstr. Surg. 11 (1977) 125

Trozak, D. J., W. D. Rowland, F. Hu: Metastatic malignant melanoma in prepubertal children. Pediatrics 55 (1975) 191

Dermoid- und Epidermoidzysten

M. KUMMER

Diese zystischen, subkutan gelegenen Tumoren werden bei Säuglingen und älteren Kindern häufig angetroffen. Die beiden Formen lassen sich nur histologisch unterscheiden. Der von einer bindegewebigen Kapsel umgebene Sack ist bei den Dermoidzysten von Haut mit ihren Anhangsgebilden wie Talgdrüsen, Haaren usw., bei den Epidermoidzysten nur von Epidermis ausgekleidet. Der Inhalt des Sackes besteht aus gelblich-weißen, krümeligen Massen von pastenartiger Konsistenz, die sich aus desquamierten, verhornten Plattenepithelien und Talg zusammensetzen. Bei Dermoidzysten können auch Haare im Lumen gefunden werden.

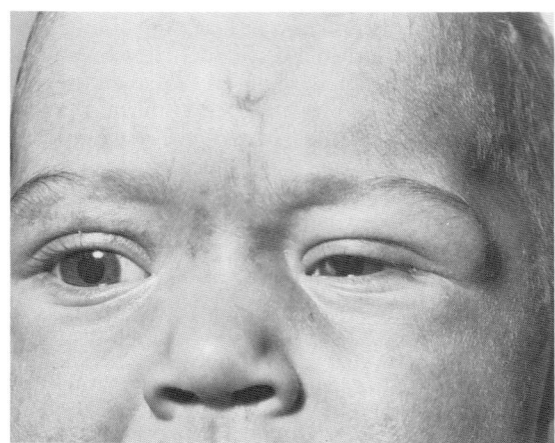

Abb. 13 Dermoidzyste am lateralen Rand der linken Augenbraue.

Lokalisation

Diese Tumoren haben ihre bevorzugte Lokalisation. Am häufigsten werden sie an der Spitze der Augenbrauen in der Delle unmittelbar oberhalb des Supraorbitalbogens beobachtet (Abb. 13), gelegentlich auch am medialen Rand der Augenbraue; daneben finden sie sich am Schädel, besonders im Bereich der Sagittalnaht und der großen Fontanelle, an der Nasenwurzel, auf dem Nasenrücken (Abb. 14), sublingual im vorderen Mundboden, am Hals unmittelbar unter dem Kinn oder im Jugulum, seltener über dem Sternum und am Skrotum. Charakteristisch ist somit ihre meist mediane Lage.

Symptome

Diese Geschwülste sind erbsen- bis haselnußgroß und von weich-elastischer Konsistenz. Die darüberliegende Haut läßt sich leicht verschieben. Ihr Wachstum ist langsam, und nur ausnahmsweise kommt es zu entzündlichen Veränderungen mit Verlötung der Haut und zum Durchbruch eitriger krümeliger Massen. Besonders fest sitzen sie im Bereich des Schädels der Unterlage auf, wo sie mit dem Periost verwachsen sind und oft in einer Knochendelle liegen. Sie können sogar den Knochen arrodieren und auf der Dura liegen. Radiologisch stellt man eine runde Knochenlücke mit einem sklerotischen Rand fest (Abb. 15). Wenn beim Säugling eine Dermoidzyste im Bereich der großen Fontanelle sitzt, hemmt sie den vollständigen knöchernen Verschluß der Fontanelle. Die Dermoide des Nasenrückens erstrecken sich manchmal in die Tiefe bis unter die Nasenbeine. Sie können hier auch primär auftreten und stehen dann meist mit einem Fistelgang in Verbindung, der am Nasenrücken nach außen mündet (Abb. 16). Aus einer solchen kongenitalen Nasenfistel entleeren sich von Zeit zu Zeit Talgmassen und Haare. Oft stellen sich auch rezidivierende eitrige Entzündungen infolge Sekretstauung ein. Bei diesen tiefliegenden Nasendermoiden ist die vordere Kante des Septum nasi in der Regel gegabelt.

Differentialdiagnose

Differentialdiagnostisch sind bei Dermoidzysten des Schädels und der Nasenwurzel Meningozelen in Erwägung zu ziehen. Die Bedeckung mit einer normal dicken Haut, das Fehlen von Pulsationen und die derbe Konsistenz sprechen für Dermoide. Im Bereich des Halses können sie mit Thyreoglossuszysten verwechselt werden, obschon sie der Unterlage weniger fest aufsitzen.

Therapie

Die Entfernung dieser Tumoren bietet meistens keine Schwierigkeiten. Es ist darauf zu achten, daß die bindegewebige Kapsel nicht verletzt und, um Rezidive zu vermeiden, in toto exstirpiert wird. Am Schädeldach empfiehlt es sich, ein Stück des an der Zyste festhaftenden Periostes zu entfernen. Bei Arrosion des Knochens dürfen tiefe Anteile der Dermoidzyste, die direkt auf der Dura liegen, nicht übersehen werden. Bei Knochenlücken von über 1 cm Durchmesser im Bereich des Schädels schließen wir den Defekt durch eine aus der Umgebung entnommene Tabula-externa-Schale, die wir mit den wallartigen Rändern der Lücke verzahnen. Im Bereich des Supraorbitalbogens wird die Inzision am unteren Rand der Augenbraue angelegt, an der Nase in der Hautfaltenrichtung, d. h. sagittal über der Nasenspitze und quer über der Nasenwurzel. Der Wundverschluß erfolgt mit feinstem atraumatischem Nahtmaterial. Am Mundboden wird die Schleimhaut über dem Tumor vor den Ausführungsgängen der Sublingualdrüsen, am besten in querer Richtung, inzidiert und nach Entfernung der Zyste durch einige Nähte aus resorbierbarem Faden geschlossen.

Dermoid- und Epidermoidzysten

Abb. 14 Dermoidzyste an der Nasenspitze.

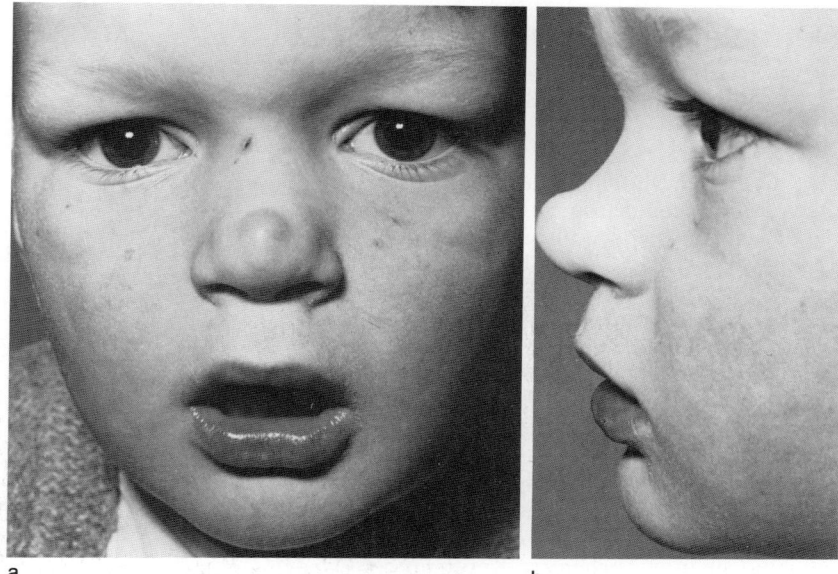

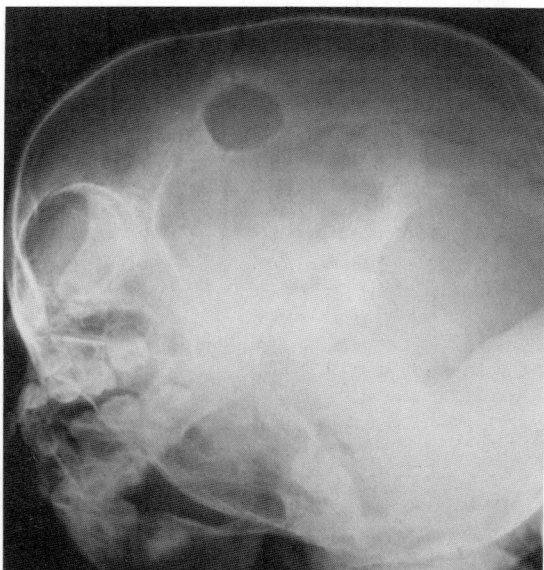

Abb. 15 Knochenlücke im Bereich der großen Fontanelle bei Dermoidzyste.

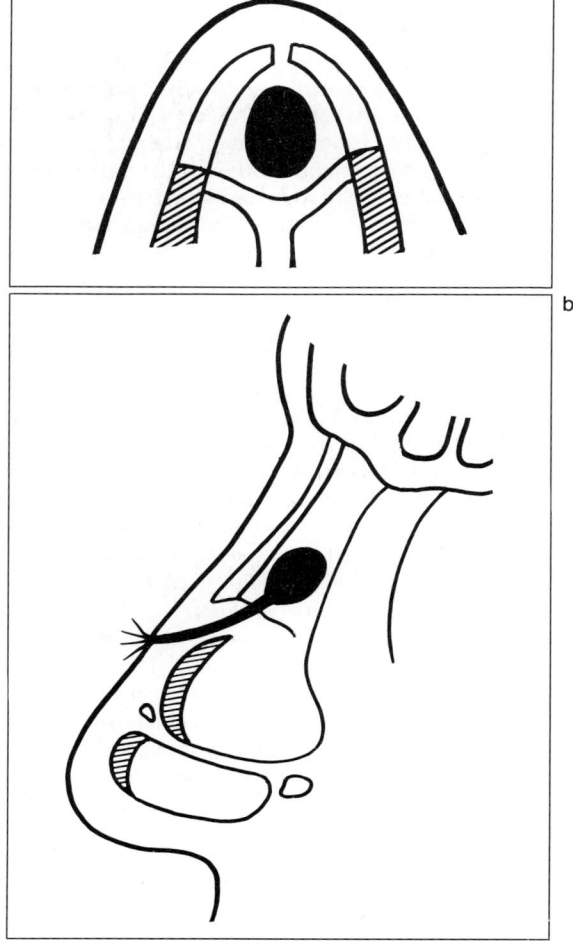

Abb. 16 Kongenitale Nasenfistel mit Dermoidzyste hinter den Nasenbeinen.

Dermalsinus und Dermalfisteln

Da diese Gebilde oft in Verbindung mit Dermoidzysten stehen, sollen sie in diesem Kapitel behandelt werden.

Als *Dermalsinus* bezeichnet man Hauteinziehungen, die in der Mittellinie des Rückens, zwischen Okziput und Steißbeinspitze lokalisiert sind. Viele dieser Hautsinus enden blind in der Subkutis und sind belanglos; sie können aber auf das Vorliegen einer Spina bifida occulta hinweisen. Wenn sich der Sinus weit in die Tiefe erstreckt und eine Verbindung mit den tiefliegenden Strukturen aufweist, spricht man von einer *Dermalfistel.* Diese Fisteln kommen mit Vorliebe in der Okzipital- und Lumbosakralgegend vor; in der Rückenmitte sind sie viel seltener. Sie erscheinen als kleine Hauteinziehung, aus welcher möglicherweise einige Haare hinausragen. Die umgebende Haut kann eine Pigmentverschiebung oder Teleangiektasien aufweisen. Sind sie in der behaarten Kopfhaut der Okzipitalgegend gelegen, sind sie besonders schwierig zu entdecken und kommen erst nach Rasieren der Kopfhaut zum Vorschein.

Ätiologie

Die Dermalfisteln sind auf eine unvollständige Trennung des Neuralrohres vom Ektoderm in den ersten Embryonalwochen zurückzuführen. Die bevorzugte Lokalisation der Fisteln subokzipital und lumbosakral entspricht der Höhe des ursprünglichen kranialen und kaudalen Neuroporus.

Die Dermalfisteln sind von Epidermis ausgekleidet. Sie können auf jeder Höhe ihres Verlaufs in eine Dermoid- bzw. Epidermoidzyste übergehen. Diese sind mit Vorliebe am Endpunkt des Fistelganges im Rückenkanal oder im Schädelinnern lokalisiert. Wenn eine oberflächlich gelegene Dermoidzyste über einen Fistelgang mit einer tief gelegenen Zyste kommuniziert, spricht man von einem Sanduhrdermoid (s. Abb. 18).

Intraspinale Dermalfisteln. Wenn die Fistelöffnung in der Lumbosakralgegend liegt, erstreckt sich der Fistelgang schräg nach kranial bis auf Höhe des Conus terminalis, entsprechend der entwicklungsbedingten Wanderung des Rückenmarkes nach kranial (Abb. 17). Die Fistel kann blind im Bereich der Meningen enden, oder sie geht in eine extra- oder intradural liegende Dermoidzyste über. Die Hauptkomplikation dieser Fisteln ist die Infektion: Es kann entweder zu einer Meningitis oder zu einer Abszeßbildung kommen. Bei jeder rezidivierenden Meningitis oder bei jeder Meningitis, die durch ungewöhnliche Erreger (E. coli, Staphylococcus aureus) verursacht wird, muß eine Dermalfistel gesucht werden. Neben der Infektion kann sich die Dermoidzyste wie ein Tumor durch neurologische Ausfälle wegen Kompression des Rückenmarkes und der Nervenwurzeln manifestieren.

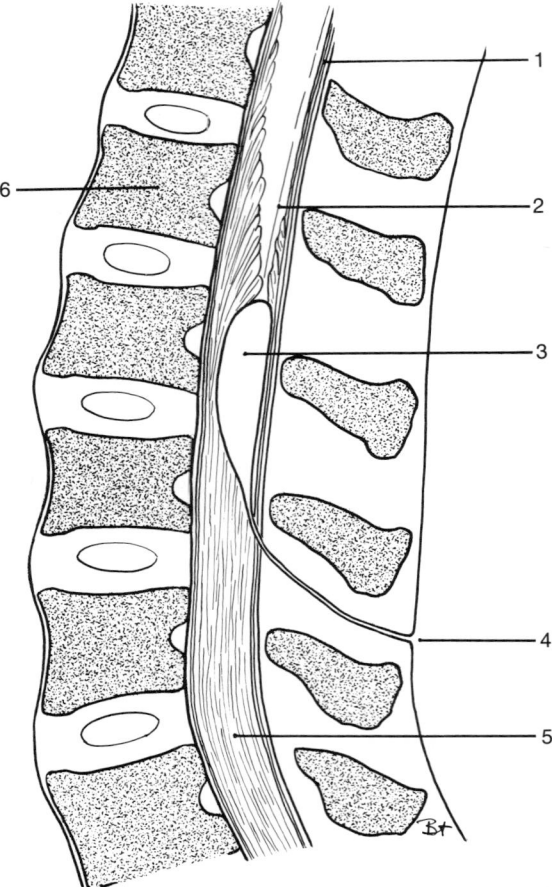

Abb. 17 Epidermoidzyste der Cauda equina mit lumbaler Dermalfistel.

1 Dura	4 Fistelöffnung
2 Conus medullaris	5 Cauda equina
3 Epidermoidzyste	6 L1

Therapie

Da die chirurgische Entfernung der Fistel und der *intraspinalen Dermoidzyste* nach durchgemachter Infektion wesentlich schwerer ist als im reizlosen Zustand, sollte die Diagnose früh gestellt werden und die Operation womöglich prophylaktisch erfolgen. Der Chirurg, der einen Dermalsinus oder eine Dermalfistel angeht, muß wissen, daß sich das Gebilde bis zum Rückenmark erstrecken kann, und bereit sein, eine ausgedehnte Laminektomie durchzuführen. Vorgängig wird er sich über die lokalen Verhältnisse mit Hilfe von Wirbelsäulenaufnahmen und eventuell von einer Myelographie orientieren.

Die *intrakraniellen Dermalfisteln* sind seltener als die intraspinalen. Vom Hautsinus weg verläuft der Fistelgang schräg nach kaudal bis in den Bereich der Fossa posterior. Die am Ende des Fistelganges liegende Dermoidzyste kann sich im IV. Ventrikel, in der Cisterna magna oder in einer Kleinhirnhe-

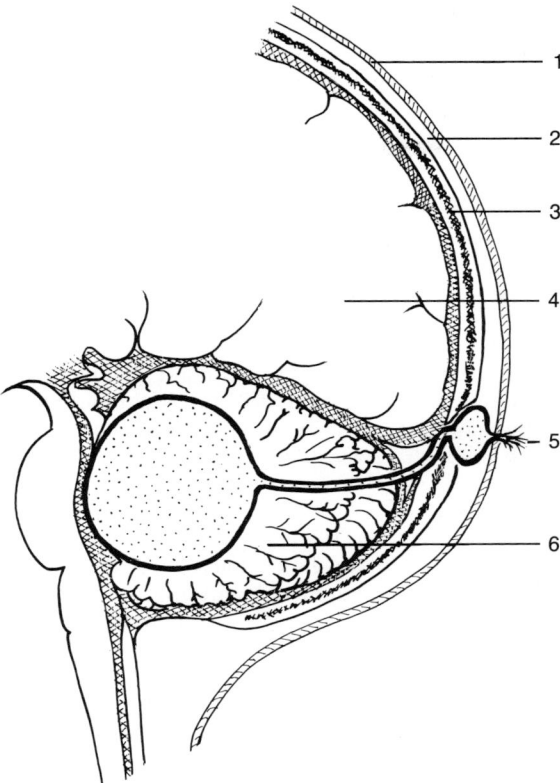

Abb. 18 Okzipitale Dermalfistel mit Sanduhrdermoid.

1 Haut   4 Gehirn
2 Subkutis 5 Haare
3 Knochen 6 Zerebellum

misphäre entwickeln (Abb. 18). Sobald die Zyste eine gewisse Größe erreicht hat, kommt es zu den für einen Tumor der Fossa posterior typischen Symptomen: Kopfweh, Erbrechen, Ataxie, Augenmuskellähmungen, Papillenödem, allgemeine Muskelschwäche, Nackensteifigkeit. Ein okklusiver Hydrozephalus ist meistens vorhanden. Auch bei diesen Dermalfisteln ist die Infektionsgefahr sehr groß. Es kommt entweder zu einer Abszedierung im Bereich der Zyste oder zu rezidiverenden Meningitiden, die meistens durch Staphylococcus aureus bedingt sind. Hier wiederum sollte die Operation womöglich vor dem Auftreten der Komplikationen stattfinden.

Bei einem Dermalsinus der Okzipitalgegend wird man radiologisch eine Knochenlücke suchen und mit Hilfe der computerisierten Tomographie einen möglichen Hydrozephalus ausschließen. Die Entfernung einer Dermalfistel und des zugehörigen oberflächlichen Dermoids am Hinterkopf darf nur erfolgen, wenn die Möglichkeit vorhanden ist, eine subokzipitale Kraniotomie anzuschließen, falls sich intraoperativ erweist, daß der Fistelgang mit einem intrakraniellen Dermoid in Verbindung steht.

Literatur

Bettex, M.: Angeborene dermale Fistel in Verbindung mit einer Epidermoidzyste der Cauda equina. Helv. paediat. Acta 14 (1959) 372–382

James, C. C. M., L. P. Lassman: Spinal Dysraphism. Butterworth, London 1972

Matson, D. D.: Neurosurgery of Infancy and Childhood, 2. Aufl. Thomas, Springfield 1969

Pollard, Z. F., R. D. Harley, H. Calhoun: Dermoid cysts in children. Pediatrics 57 (1976) 379

Shackelford, G. D., P. G. Shackelford, P. R. Schwetschenau, W. H. McAlister: Congenital occipital dermal sinus. Radiology 111 (1974) 161

Till, K.: Pediatric Neurosurgery. Blackwell, Oxford 1975

Epithelioma Malherbe und Desmoid

M. KUMMER

Epithelioma Malherbe (Pilomatrixom)

Dieser auch als »verkalktes, benignes Epitheliom« bezeichnete Hauttumor, den MALHERBE 1881 erstmals beschrieben hat, kommt bei Kindern und jungen Erwachsenen vor. Er wird bei Mädchen etwas häufiger als bei Knaben beobachtet.

Das Epithelioma Malherbe sitzt meistens im Gesicht, seltener am Hals, an den oberen Extremitäten und am Rücken. Klinisch stellt es einen indolenten, flachen, auffallend harten Tumor dar, dessen Oberfläche etwas höckerig ist. Er mißt einige Millimeter bis ca. 2 cm im Durchmesser. Während er mit der Kutis fest verlötet ist, läßt er sich gegen das subkutane Fettgewebe leicht verschieben.

Histologisch besteht der Tumor aus Inseln von epithelialen Zellen und aus einem Stroma, das Fremdkörper-Riesenzellen, amorphe Kalkmassen und sogar Knocheninseln enthält. Die epithelialen Zellen zeigen eine Ähnlichkeit mit den Haarwurzelzellen, weshalb dieser Tumor in der amerikanischen Literatur auch *Pilomatrixoma* genannt wird.

Differentialdiagnostisch sind vor allem subkutane Fremdkörpergranulome und Fettgewebsnekrosen, wie sie beim jungen Säugling nach Geburtstrauma oder beim älteren Kind nach Kontusion vorkommen, in Betracht zu ziehen. Der Palpationsbefund des Epithelioma Malherbe, der als kleine intrakutane Kalkplatte imponiert, ist so typisch, daß die richtige Diagnose fast immer klinisch gestellt werden kann. Die Geschwulst läßt sich in der Tiefe leicht ausschälen, dagegen müssen ihre Adhärenzen mit der Kutis scharf durchtrennt werden oder die deckende Haut mitreseziert werden. Es besteht keine Rezidivneigung und keine Gefahr einer malignen Entartung.

Desmoid

Das Desmoid oder die desmoide Fibromatose ist ein Weichteiltumor, der im Kindesalter sehr selten ist und vorwiegend bei jungen Erwachsenen vorkommt. Es handelt sich um eine benigne fibröse Geschwulst, die von Faszien, Aponeurosen oder Muskeln ausgeht. Das klassische, erstbeschriebene Desmoid sitzt in der Bauchwand und tritt bei Frauen während und nach der Schwangerschaft auf. Es kann sich auch in einer Operationsnarbe entwickeln. Extraabdominelle Formen des Desmoids kommen im Bereich des Schultergürtels, des Halses, der Inguina und der Extremitäten vor. Das Desmoid tritt bei der familiären Kolonpolypose gehäuft auf und kann den ersten Hinweis auf dieses Grundleiden darstellen. Klinisch imponiert das Desmoid als knotiges Gebilde fester Konsistenz, das mit der Unterlage fixiert und gegenüber der Haut verschieblich ist. Der meistens solitäre Knoten kann mehrere Zentimeter Durchmesser erreichen. Obwohl histologisch gutartig, wächst der Tumor lokal infiltrativ und rezidiviert immer, wenn er nicht weit im Gesunden reseziert wird. Metastasen treten nicht auf.

Histologisch besteht der Tumor aus Bündeln von Fibroblasten und kollagenen Fasern, zwischen welchen atrophische Muskelzellen erkennbar sind.

Klinisch und histologisch ist die Abgrenzung der desmoiden Fibromatose gegenüber anderen fibrösen Weichteiltumoren schwierig. Die *juvenile Fibromatose* zeigt ein aggressives Wachstum mit Infiltration der benachbarten Knochen. Die *kongenitale multiple Fibromatose* tritt bereits bei Neugeborenen und jungen Säuglingen in Erscheinung unter Bildung von multiplen Knoten in der Subkutis und Muskulatur des Rückens und der Extremitäten. Bei der generalisierten Form der kongenitalen Fibromatose sind die inneren Organe ebenfalls befallen, und der Zustand ist mit dem Leben nicht kompatibel.

Literatur

Ackerman, L. V., J. A. del Regato: Cancer, 4. Aufl. Mosby St. Louis 1970

Allen, A. C.: Skin. In: Pathology, 6. Aufl., Bd. II, hrsg. von W. A. D. Anderson. Mosby, St. Louis 1971

Allen, P. W.: The Fibromatoses: A clinico-pathological classification based on 140 cases. Amer. J. Surg. Pathol. 1 (1977) 255

Daudet, M., J. P. Chappuis, B. Salle, D. Rosenberg, J. C. Mamelle: Fibromatose congénitale multiple. Ann. Chir. infant. 10 (1969) 273

Enzinger, F. M., R. Lattes, H. Torloni: Histological Typing of Soft Tissue Tumors. World Health Organization, Genf 1969

Janneck, C.: Das Bauchdeckendesmoid, ein Beitrag zu einem seltenen semimalignen Tumor im Kindesalter. Z. Kinderchir. 27 (1979) 130

Lever, W. F., G. Schaumburg-Lever: Histopathology of the Skin, 5. Aufl. Lippincott, Philadelphia 1975

Shuman, R.: Mesenchymal tumors of soft tissues. In: Pathology, 6. Aufl., Bd. I, hrsg. von W. A. D. Anderson. Mosby, St. Louis 1971

Smith, W. G.: Desmoid Tumors in Familial Multiple Polyposis. Proc. Mayo Clin. 34 (1959) 31

Stout, A. P., R. Lattes: Tumors of the Soft Tissues. Armed Forces Institute of Pathology, Washington 1967

Verbrennungen

M. Lehner

Thermische Schädigungen der Haut kommen im Kindesalter – ganz besonders bei Kleinkindern – recht häufig vor, da diese die Gefahrenmomente noch nicht zu bewerten vermögen.

Ätiologie

Meist handelt es sich um Hautverbrennungen durch heiße Flüssigkeiten (Verbrühungen), seltener um direkte Flammeneinwirkungen. Für jedes Lebensalter gibt es typische Unfallmechanismen. Bereits beim Neugeborenen kommen Verbrennungen durch Wärmelampen vor, wenn diese zu nah an das Kind herangebracht werden. Unsachgemäße Handhabung von Wärmflaschen und Heizkissen verursacht Verbrühungen und Verbrennungen beim Säugling. Kleinkinder ziehen sich Verbrühungen zu, indem sie Gefäße mit heißem Wasser auf sich herunterziehen, darüber stolpern oder hineinfallen. Auch Verbrühungen durch Luftbefeuchter sind in diesem Alter häufig. Im Schulalter stehen Verbrennungen mit Feuer und Explosivstoffen im Vordergrund.

Verbrennungsgrad, Ausdehnung und Prognose

Der Krankheitsverlauf ist nicht nur vom Verbrennungsgrad (I. Grad = Erythem, II. Grad = teilweise Zerstörung der Haut, III. Grad = vollständige Zerstörung der Haut, IV. Grad = Zerstörung der Haut und darunterliegender Gewebe), sondern vor allem von der Ausdehnung der Verbrennungsfläche abhängig. Säuglinge und Kleinkinder sind mit ihrer relativ größeren Hautoberfläche besonders gefährdet. Für die approximative Berechnung der lädierten Hautoberfläche eignet sich bei großen Kindern die Neunerregel (Kopf und Hals = 9%, obere Extremitäten = je 9%, Rumpf, Vorder- und Rückfläche = je 18%, untere Extremitäten = je 18%, Genitale = 1%). Für kleine Kinder ist die Regel wenig geeignet, da die Extremitäten prozentual weniger, der Kopf prozentual mehr Oberfläche einnehmen. Für die genaue Berechnung verweisen wir auf Abb. 19 a u. b.

Pathophysiologie

Schock. In den ersten 3 Tagen steht der Verlust von Wasser, Plasma und Elektrolyten im Vordergrund. Der Verlust kommt zustande durch das

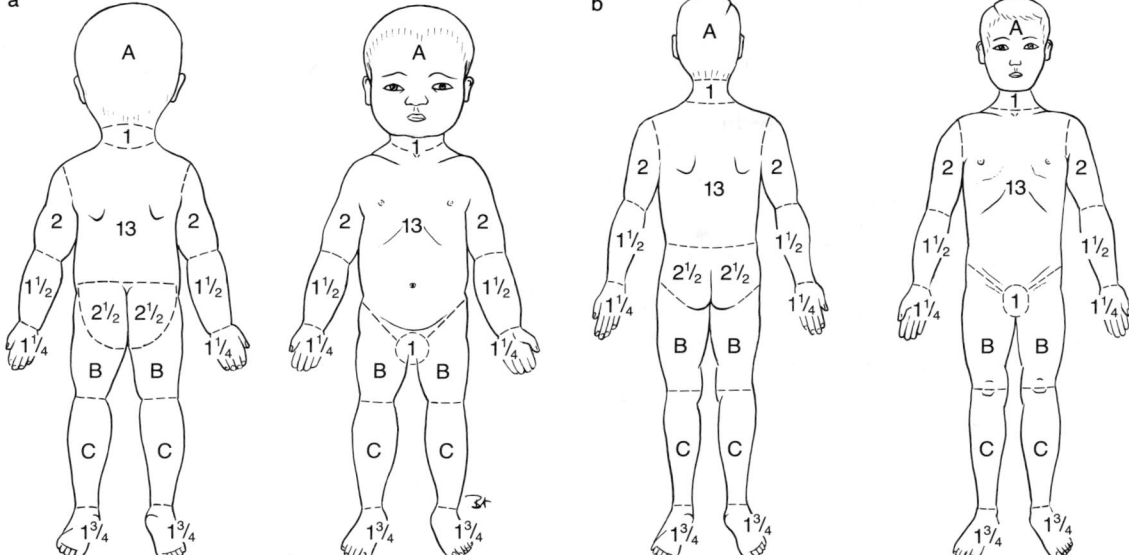

Abb. 19a u. b Oberfläche der verschiedenen Körperregionen in Prozent der Gesamtkörperoberfläche.
a Im Alter von 0–7½ Jahren. b Im Alter von 7½–15 Jahren.

Wundexsudat, durch erhöhte Wasserverdunstung und durch das Ödem.

Das Wundexsudat, das einen Eiweißgehalt von 3–4% hat, entsteht durch Austritt von Plasma aus den geschädigten Kapillaren und Entzug von Wasser durch erhöhten osmotischen Druck im Gewebe. Durch die Verbrennung werden im Korium Lipoproteine zerstört, die normalerweise die Verdunstung hemmen; dadurch steigt dieselbe auf ein Vielfaches der Norm. Die Genese des Ödems ist nicht geklärt. Die im Gewebe festgehaltene Flüssigkeit muß ersetzt werden wie ein Verlust nach außen. Die Gewichtszunahme durch Ödembildung schwankt zwischen 1–25% des Körpergewichts, wobei das Maximum des Gewichts immer am 3. Tag erreicht ist. Am 4. Tag nach dem Unfall beginnt die Phase der Ausschwemmung, am 10. Tag ist normalerweise das Ausgangsgewicht erreicht.

Auch heute noch werden die Flüssigkeitsverluste unterschätzt. Beim Säugling und Kleinkind mit Verbrennung ab 8% der Körperoberfläche kann es ohne Behandlung bereits zum Schock kommen.

Verbrennungstoxin. ALLGÖWER u. Mitarb. (1974) isolierten aus verbrannter Mäuse- und Menschenhaut sowie aus dem Blut schwerverbrannter Patienten ein bei Temperaturen über 150 °C entstehendes Toxin. Dieses ist ein Polymerisationsprodukt eines normalerweise in der Epidermis vorkommenden Lipoproteins. Es weist ein Molekulargewicht von 3×10^6 und einen Durchmesser von 30 nm auf. Die klinische Bedeutung des Toxins wird angezweifelt.

Auswirkungen auf die Atmung. Durch zirkuläre Verbrennungen kann die Atmung mechanisch behindert werden.

Auch ohne Schädigung der tieferen Luftwege kann es bei jeder Verbrennung am Gesicht und Hals in den ersten Stunden zum Larynxödem kommen. Inhalation von toxischen Produkten im Rauch, selten auch direkte Einwirkung von Hitze führen zu einer Schädigung der Lunge. Als pathologische Veränderungen finden sich Ödeme, Desquamation von Epithel von Bronchien und Bronchiolen, Bronchopneumonien, Lungenabszesse, Lungenblutungen und Nekrosen.

Stoffwechselveränderungen. Über Wochen ist der Körper in einer katabolen Stoffwechsellage. Durch Abbau von Kohlenhydraten, Fett und Eiweiß muß der bei der Verdunstung entstehende Wärmeverlust wettgemacht werden. Zusätzlich kommt es zu einem Verlust von Eiweiß im Wundexsudat. Der Patient magert ab und verarmt an Eiweiß. Auch die Albumine und die γ-Globuline, vor allem das IgG, fallen ab.

Retention von Wasser und Salz sowie Störungen

des Säure-Basen-Haushalts sind meist nur kurzfristiger Natur. Leberfunktionsstörungen treten bei jeder schweren Verbrennung auf, führen aber kaum zu klinischer Manifestation.

Alle schwereren Verbrennungen führen zu Eisenmangel zufolge chronischem Verlust von Blut aus den Wunden und zufolge chronischer Infektion. Bei ausgedehnten Verbrennungen kommt es immer zu einem Zink- und Kupfermangel. Zink findet sich zu ca. 20% in der Haut und geht nicht nur durch die Verbrennung verloren, sondern auch im Wundexsudat. Da Kupfer und Zink für die Bildung von Haut notwendig sind, kommt es bei Mangel dieser Spurenelemente zu Wundheilungsstörungen.

Infektabwehrschwäche. Wegen Herabsetzung von humoraler und zellulärer Abwehr ist der verbrannte Patient extrem infektgefährdet.

Curling-Ulzera. Infolge des Stresses können Magen- und Duodenalulzera entstehen.

Hypertension. Unabhängig von der Ausdehnung der Verbrennung kann es vor allem bei Kleinkindern zu einer schweren Hypertension kommen, die sich nach Abheilung der Verbrennung in allen Fällen spontan normalisiert. Die Blutdruckerhöhung ist wahrscheinlich die Folge einer erhöhten Produktion von Catecholaminen.

Symptome

In den ersten Tagen stehen die Zeichen des Schocks sowie ein inspiratorischer Stridor beim Vorliegen eines Larynxödems im Vordergrund. Liegt eine Rauchvergiftung oder Hitzeschädigung der Lungen vor, kommt es 5 Minuten bis 18 Stunden nach dem Unfall zu Dyspnoe, in der Folge bis 3 Tage nach dem Unfallereignis zu den Zeichen des Lungenödems.

Im Verlauf der Behandlung eines schwer verbrannten Patienten kommt es zu Abmagerung, Absinken der Serumproteine und der γ-Globuline. Infolge von Kupfer- und Eisenmangel sowie Verlust von Blut aus den Wunden tritt eine Anämie auf, bei Zinkmangel Wundheilungsstörungen.

Zeichen einer Sepsis im Verlauf einer Behandlung sind: hohes Fieber, Schüttelfrost, Hypothermie, Erbrechen oder Zeichen eines Schocks. Tachykardie und Auftreten eines systolischen Geräusches im Rahmen einer Sepsis deuten auf eine Myoendokarditis hin. Bei blutigem Erbrechen oder Meläna muß an ein Curling-Ulkus gedacht werden.

Lokale Symptome. Bei erstgradigen Verbrennungen besteht eine Hautrötung, bei zweitgradigen Verbrennungen kommt es meistens zu Blasenbildung, im verbrannten Gebiet ist die Berührungssensibilität vorhanden. Drittgradig verbrannte Gebiete zeichnen sich durch harte lederartige Beläge aus. Die Berührungssensibilität ist aufgehoben. Die Unterscheidung zwischen zweit- und drittgradigen Verbrennungen ist bei Kindern oft schwierig.

Therapie

Allgemeine Maßnahmen

Schock. In den ersten Tagen steht die Schockbehandlung im Vordergrund. Tab. 1 zeigt die Minimalmenge, die in den ersten 24 Stunden infundiert werden muß.

Tabelle 1 Flüssigkeitstherapie bei Verbrennungen im Kindesalter während der ersten 24 Stunden

4 ml/kg/% der verbrannten Oberfläche
davon $1/3$ als Plasma
        $2/3$ als Elektrolytlösung
        (Na/K-Bicarbonat oder Ringer-Lactat)
zusätzlich zur Deckung des normalen Flüssigkeitsbedarfs: 1 800 ml/m²
davon $1/4 - 1/3$ per os
Rest Mischinfusion:
10%ige (0,55 mol/l) Glucoselösung 4 Teile
physiologische NaCl-Lösung (154 mmol/l) 1 Teil
Formel der Na/K-Bicarbonat-Lösung:
Na   134 mval (mmol)
K^+ 4 mval (mmol)
Cl^- 111 mval (mmol)
HCO_3^- 27 mval (mmol)
pro 1 000 ml

Bei Zeichen von Schock, insbesondere bei Absinken der Urinproduktion unter 1 ml/kg/Stunde bei hohem spezifischem Gewicht oder bei schlechter peripherer Durchblutung, muß die Infusionsmenge erhöht werden, oft auf das Doppelte der in Tab. 1 angegebenen Menge. Am 2. und 3. Tag benötigt der Patient neben seinem Normalbedarf an Flüssigkeit ungefähr die Hälfte der Menge, die am 1. Tag infundiert werden mußte. Bei adäquater Flüssigkeitszufuhr unter genauer Kreislaufkontrolle sind Schocktodesfälle weitgehend vermeidbar. Nur äußerst selten kommt es zu Nierenversagen. In diesen Fällen überbrückt die Peritonealdialyse die anurische Phase. Angst vor Hirn- und Lungenödem darf nicht davor zurückhalten, genügend Flüssigkeit zuzuführen. Ein guter Kreislauf ist die beste Prophylaxe des Hirnödems. Lungenödeme kamen in unserem Krankengut nur bei durch Rauch oder Hitze vorgeschädigten Lungen vor.

Anämie. Beim Auftreten einer Anämie sind Bluttransfusionen notwendig. Bei über 20%igen Verbrennungen ist dies meist am 3. Tag erforderlich.

Veränderungen der Luftwege. Jeder Patient, der eine Verbrennung durch Feuer an Gesicht und Hals oder eine Verbrennung durch Feuer in einem geschlossenen Raum erlitten hat, muß wegen Verdachts auf Rauch- oder Hitzeschädigung der Lungen auch bei anfänglich fehlenden Zeichen respiratorischer Insuffizienz in einer Intensivstation überwacht werden. Treten Zeichen des Larynxödems auf, muß intubiert werden, das Lungenödem wird durch Überdruckbeatmung behandelt. Eine Tracheotomie ist meist zu umgehen. Die Prognose der Rauchvergiftung ist ernst.

Ernährung und Kalorienzufuhr. Kinder mit schweren Verbrennungen müssen eiweißreich und hochkalorisch ernährt werden. Sehr oft ist es notwendig, einen Teil der Nahrung durch die Magensonde zu verabreichen. Nur selten ist eine totale parenterale Ernährung erforderlich; sie birgt den Nachteil der Sepsisgefahr durch den zentralen Venenkatheter in sich.

Zufuhr von Spurenelementen. Kupfermangel wird durch Kupfer in Form von Kupfersulfattropfen (0,08 mg/kg/Körpergewicht/Tag) per os ausgeglichen. Kinder mit Zinkmangel erhalten Zinksulfatpulver per os (20 mg/kg/Tag). Werden Zink und Kupfer gleichzeitig verabreicht, so wird das Kupfer schlecht absorbiert. Bei schwerem Kupfer- und gleichzeitigem Zinkmangel ist deshalb zu empfehlen, für einige Zeit nur Kupfer allein zuzuführen. Eine Bestimmung des Zink- und Kupferspiegels alle 2 Wochen ist notwendig.

Allgemeine Infektionsprophylaxe bzw. -behandlung. Regelmäßige Zufuhr von γ-Globulinen ist notwendig. Antibiotika sollen nicht prophylaktisch verabreicht werden. Eine Wundinfektion muß lokal, nicht allgemein behandelt werden. Bei Zeichen einer Sepsis oder Pneumonie soll vorerst Blut- oder Trachealsekret zur bakteriologischen Untersuchung entnommen werden, dann, wenn möglich über periphere Nadeln, intravenös antibiotisch therapiert werden. Bis zum Eintreffen der Resultate der bakteriologischen Untersuchungen kann man sich in der Wahl des blind zu verabreichenden Antibiotikums nach Art und Resistenz der Keime auf der Wunde richten, da die Allgemeininfektion praktisch immer von der Wundinfektion ausgeht. Nach Eintreffen der Resultate der bakteriologischen Untersuchung sollte entsprechend gezielt behandelt werden.

Bei Myoendokarditis wird während 6 Wochen intravenös mit Antibiotika behandelt und gleichzeitig digitalisiert.

Extreme Hypertensionen müssen mit Reserpin behandelt werden.

Lokalbehandlung

Der Lokalbehandlung kommt in der Infektionsprophylaxe zentrale Bedeutung zu. Verschiedene Methoden der Wundbehandlung führen zum Ziel.

Sofortmaßnahmen. Als Sofortmaßnahme empfiehlt sich das Abduschen mit kaltem Wasser, was meist an der Unfallstelle oder in der Nähe durchgeführt werden kann. Anschließend soll der Patient in saubere warme Tücher gewickelt und ins nächste Spital gebracht werden.

Primäre Lokalbehandlung. Kinder mit Verbrennungen von über 8% der Körperoberfläche sowie alle Verbrennungen an Gesicht, Händen und Beugeseiten von Gelenken und Hals müssen ins Spital eingewiesen werden. Unmittelbar nach dem Unfall werden in Narkose die Blasen entfernt und die Behandlung mit einem lokalen Antiseptikum begonnen. Bei Gefahr von Durchblutungsstörungen durch zirkuläre tiefe Verbrennungen an Extremitäten oder bei zirkulären Verbrennungen am Thorax müssen Entlastungsschnitte angelegt werden.

Die Lagerung in speziellen Zimmern mit 28 °C Temperatur und 55% Luftfeuchtigkeit dämmt Wasserverdunstung und Wärmeverlust ein. Die Wunden müssen täglich durch Duschen und Entfernen von Belägen gereinigt und die antiseptischen Mittel neu aufgetragen werden. Einmal wöchentlich, bei schweren Verbrennungen häufiger, werden qualitative bakteriologische Kontrollen der Wundabstriche vorgenommen.

Zur Wundbehandlung eignen sich folgende antiseptische Mittel: 0,5%ige *Silbernitratlösung* im feuchten Dauerverband hat eine gute bakteriostatische Wirkung, am schlechtesten gegen Pseudomonas, keine Wirkung gegen Pilze. Die Verbände lassen sich fast ohne Schmerzen im Bad lösen. Es besteht die Gefahr der Hyponatriämie, da die hypotone Lösung Ionen, vor allem Natrium, vom Körper entzieht. Die gesunde Haut wird vorübergehend, Wände, Boden und Wäsche bleibend schwarz gefärbt. Die Pflege durch das ein- bis zweistündige Begießen der Verbände ist aufwendig.

Silbersulfadiazincreme (1%ig) wirkt ebenso gut bakteriostatisch wie Silbernitratlösung und hat nicht den Nachteil der Verschmutzung und der Hyponatriämie. Das Auftragen der Salbe ist praktisch schmerzlos; die Salbe kann in Verbänden angewendet werden.

Sulfamylonacetatsalbe dringt gut in die Tiefe. Sie darf nicht in Verbänden angewendet werden, da es dann zu Ulzerationen kommt. Häufig treten beim Auftragen heftige Schmerzen auf. Sulfamylonacetat kann als Carboanhydrasehemmer zu Azidosen führen.

Povidone-Jodine (10%ig) kann offen oder in Verbänden angewendet werden. Es wirkt sehr gut bakteriostatisch, bereitet aber oft beim Auftragen heftige Schmerzen und führt wie Sulfamylonacetat häufig zu Azidosen.

Ist die Wunde mit Pseudomonas infiziert, ist Gentamycinsalbe im Experiment 3mal wirksamer als Sulfamylon und Silbernitrat. Wegen der Gefahr der Resistenzbildung sollte dieses Mittel nur gezielt gegen Pseudomonasinfektion angewendet werden. Bei längerer Anwendung besteht die Gefahr der Pilzinfektion.

Bei Infektion mit Pilzen stehen je nach Art derselben 5-Fluorocytosin-Salbe (Ancotil Roche), Amphotericinsalbe (Amphozone, Ampho-Moronal), Miconazol (Dahtarin) zur Verfügung.

Sekundäre Lokalbehandlung. Innerhalb von 2 Wochen soll bei drittgradigen Verbrennungen die Nekrose entfernt sein. Bei ausgedehnten Verbrennungen muß schrittweise, pro Sitzung ca. 10% der Körperoberfläche, exzidiert werden. Zur Vorbereitung des Wundbettes für die definitive Deckung empfiehlt sich die vorübergehende mit Homograft,

Heterograft oder Epigard (Kunsthaut, bestehend aus einem Polyurethanschaum bedeckt von einem Polypropylenfilm). Fremd- oder Kunsthaut muß alle 4–5 Tage gewechselt werden, bevor Abstoßungsvorgänge einsetzen. Diese temporäre Deckung vermindert den Eiweißverlust. Homo- und Heterograft senken ebenfalls die Bakterienzahl im Wundbett. Wächst die Fremd- oder Kunsthaut an, so ist das Wundbett so vorbereitet, daß fast sicher auch die wertvolle Eigenhaut anwächst. Zur definitiven Deckung drittgradig verbrannter Stellen werden Spalthauttransplantate verwendet. Steht nur wenig Haut zur Verfügung, ist das Maschentransplantat zu empfehlen.

Lokale Nachbehandlung. Hypertrophe Narben, wie sie beim Kind sehr häufig entstehen, können durch Kompression wesentlich gebessert werden. Bewährt haben sich Kompressionsmaßanzüge. Narbenkontrakturen, die sich vor allem am Hals, in der Axilla und an den Beugeseiten von Gelenken auch bei täglicher intensiver Physiotherapie nicht vermeiden lassen, müssen sekundär durch Hautverschiebeplastiken oder Einsetzen freier Transplantate nach Spalten der Haut behoben werden.

Psychologische Aspekte. Schmerzen, Ängste, Trennung von den Eltern und die Verbrennungskrankheit an sich stellen eine große Belastung für die Psyche des Kindes dar. Diese darf bei der Behandlung und Pflege nicht vergessen werden.

Literatur

Alexander, I. W.: Clinical evaluation of Epicard, a new synthetic substitute for homograft and heterograft. Skin. Trauma 13 (1973) 374

Allgöwer, M., K. Stadtler, G. Schönenberger: Burn sepsis and burn toxin. Ann. roy. Coll. Surg. Engl. 55 (1974) 226–35

Daniles, J. C.: Serum protein profiles in thermal burns J. Trauma 14 (1974) 137–152

Editorial: Burn toxin. Lancet II, 1432 (1974)

Henzel, J.: Significance of magnesium and zinc metabolism in the surgical patients Arch. Surg. 95 (1967) 991–99

Köhnlein, H. E.: Experimentelle Untersuchungen und klinische Beobachtung der Kaltwasserbehandlung bei frischen Verbrennungen Chir. plast 1 (1972) 216

Köhnlein, H. E.: Experimente zur lokalen Verbrennungsbehandlung. Chir. plast 1 (1972) 207

Koslowski, L.: Die Pathophysiologie der Verbrennungskrankheit im Lichte neuer Forschungsergebnisse. Langenbecks Arch. klin. Chir. 329 (1971) 880

Larson, D. L.: Techniques for decreasing scar formation and contractures in the burned patient J. Trauma 11 (1971) 807

Lehner, M. P.: Verbrühungen und Verbrennungen im Kindesalter. In: Chirurgie der Gegenwart, Bd. IV a. Urban & Schwarzenberg (1976)

Lehner, M., P. Dangel: Schockbehandlung bei Verbrennungen. Pädiat. Intensivpfl. 70 (1973) 17–19

Lynch, J. B.: Symposium on the Treatment of Burns. Mosby, St. Louis (1973)

Moyer, C. A.: Treatment of large human burns with 0,5% silver nitrate sodium. Arch. Surg. 90 (1965) 812

Pochon, J. P., J. Klöti: Zinc and copper replacement therapy in children with deep burns. Burns 5 (1978) 123

Polk, H. C.: Contemporary Burn Management. Little, Brown & Co., Boston 1971

Schönenberger, G. A., M. Allgöwer: Pathogenetische Bedeutung eines spezifischen kutanen Verbrennungstoxins für Infektion und Spätmortalität nach schweren Verbrennungen. Zbl. Chir. 99 (1974) 1089–1097

Smahel, J.: Free skin transplantation on a prepared bed. Brit. J. plast. Surg. 24 (1971) 129

Wood-Walker, R. P.: Zinc and copper in serum and urine of children with burns. S. Afr. med. J. 48 (1974) 1495

Benigne Viruslymphadenitis

M. LEHNER

Die benigne Viruslymphadenitis, auch Katzenkratzkrankheit, Felinose oder Maladie des griffes de chat genannt, wird von den übrigen Lymphadenitiden abgegrenzt.

Ätiologie

Der Virus, der durch Katzen, aber auch durch andere Haustiere übertragen wird, ist noch nicht sicher identifiziert. Die Tiere selber sind nicht krank.

Pathologie

Die pathologisch-anatomischen Veränderungen entsprechen denen einer subakuten bis chronischen granulomatösen abszedierenden Lymphadenitis und Perilymphadenitis mit tuberkuloiden Formationen, wobei Epitheloidzellen und Langhanssche Riesenzellen vorkommen.

Symptome

Klinisch äußert sich die Katzenkratzkrankheit in einem Primärkomplex, bei welchem aber die Eintrittspforte des Erregers eine meist geringfügige Hautläsion, die oft unbemerkt bleibt, darstellt, während die entsprechenden Lymphdrüsenschwellungen im Vordergrund stehen. Die befallene Lymphdrüse, die von einer Perilymphadenitis begleitet ist, bildet gewöhnlich eine derbe Schwellung, kann aber auch einschmelzen, perforieren und zur Bildung einer Fistel führen, wobei der Eiter steril ist.

Das Allgemeinbefinden eines Patienten mit benigner Viruslymphadenitis ist meist nur wenig gestört, die Temperaturen sind nicht oder kaum erhöht, die Blutsenkung ist normal bis leicht erhöht, das Blutbild zeigt oft eine Leukopenie mit relativer Lymphozytose.

Lokalisation

Die Axilla bildet die Lieblingslokalisation der benignen Viruslymphadenitis, doch findet man auch gelegentlich Drüsen in der Inguinalgegend bei entsprechender Läsion an den Beinen. Seltener sind die Lymphome der Ileozäkalgegend, die das Bild einer akuten Appendizitis vortäuschen können und die differentialdiagnostisch gegen die Yersiniose (S. 7.99) abzugrenzen sind.

Diagnose

Die Diagnose stützt sich auf die Anamnese, auf die histologische und die bakteriologische Untersuchung und auf den Hauttest. Dabei werden 0,1 ml Antigen intradermal gespritzt. Ist der Test positiv, beobachtet man 48–72 Stunden nach der Injektion einen mindestens 5 mm im Durchmesser messenden indurierten, geröteten Bezirk, umgeben von einer Rötungszone von 30–40 mm Durchmesser. Eine positive Hautreaktion kann Jahre nach einer abgelaufenen Katzenkratzkrankheit nachgewiesen werden.

Differentialdiagnose

Differentialdiagnostisch kommen in erster Linie tuberkulöse Lymphome, akute bakterielle Lymphadenitiden, Morbus Boeck, Hodgkin-Lymphome und Nicht-Hodgkin-Lymphome in Frage. Bei der ileozäkalen Form besteht die Differentialdiagnose zur Yersiniose.

Therapie

Bei Einschmelzung der Drüsen ist die Inzision des Abszesses angezeigt, im übrigen heilt das gutartige Leiden spontan aus. Innerhalb von 1–3 Monaten bilden sich die vergrößerten Lymphknoten zurück.

Literatur

Carithers, H. A.: Cat scratch disease: its natural history. J. Amer. med. Ass. 207 (1969) 312

Jones, P. G., P. E. Campbell: Lymphadenopathy of superficial nodes. In: Tumors of Infancy and Childhood, hrsg. von P. G. Jones: Blackwell, Oxford 1976 (S. 223)

Nelson, W. E.: Cat scratch disease. In: Textbook of Pediatrics, hrsg. von V. C. Vaughan u. R. J. McKay. Saunders, Philadelphia 1975 (S. 694)

BCG-Lymphadenitis

N. GENTON

Die BCG-Lymphadenitis, auch BCG-itis genannt, stellt eine seltene Komplikation der BCG-Impfung dar. In der Regel verursacht diese Impfung eine mäßige lokale Reaktion in Form einer Hautinfiltration, die sich nach einigen Wochen zurückbildet. Eine leichte lokale Begleitreaktion der Lymphknoten wird meist nicht bemerkt (LACHMANN u. HOWANIETZ 1976). Eine lokale Exkoriation an der Impfstelle bedingt eine längere Heilungszeit, und die begleitende Lymphknotenschwellung, obwohl in diesem Falle etwas ausgeprägter, bildet sich nach einigen Wochen oder Monaten vollständig zurück (CHAVES-CARBALLO u. SANCHEZ 1972). Als BCG-Lymphadenitis im engeren Sinne bezeichnet man eine begleitende Lymphknotenreaktion mit Tendenz zur Einschmelzung oder Fistelbildung (BREHMER u. Mitarb. 1977).

Eine Lymphadenitis kann in der Zeitspanne von 5 Wochen bis 6 Monaten nach der BCG-Impfung auftreten (BREHMER u. Mitarb. 1977; CHAVES-CARBALLO u. SANCHEZ 1972). Je später dies geschieht, um so weniger stark ist die Neigung zur Abszedierung (BREHMER u. Mitarb. 1977). Ihre Häufigkeit variiert je nach Statistik und beträgt in Westeuropa zwischen 0,015 und 2%. In einer kürzlichen weltweiten Studie liegt die Häufigkeit mit 6,46 Vorkommen auf 1 Million Impfungen sogar noch tiefer (BREHMER u. Mitarb. 1977; CHAVES-CARBALLO u. SANCHEZ 1972; DAHLSTRÖM u. SJÖGREN 1977; JABLOKOVA u. Mitarb. 1977; KUSKE 1961; LACHMANN u. HOWANIETZ 1976; LOTTE u. Mitarb. 1978).

Die Lymphadenitis ist nicht die einzig mögliche Komplikation einer BCG-Impfung. Vielmehr hat man im Rahmen einer disseminierenden Infektion durch den Impfstoff unter anderem schon Otitiden, retropharyngeale Abszesse, Hautaffektionen, osteomyelitische Läsionen von Knochen und Gelenken, Nierenläsionen und pulmonale Herde festgestellt (DAHLSTRÖM u. SJÖGREN 1977; KUSKE 1961; LEIDIG u. HUENGES 1976; LOTTE u. Mitarb. 1978; NITSCH 1972; PRUGBERGER 1971). Sogar einige Fälle von tödlicher Sepsis sind beschrieben worden (LOTTE u. Mitarb. 1978; TORRIANI u. Mitarb. 1979).

Die Komplikationsrate hängt ab von der Art des Impfstoffes, von der Dosierung und der angewandten Impftechnik und konstitutionellen Faktoren (BREHMER u. Mitarb. 1977; CHAVES-CARBALLO u. SANCHEZ 1972; JABLOKOVA u. Mitarb. 1977; NITSCH 1972), wobei die individuelle Immunitätslage eine Rolle spielt (KALDEN u. Mitarb. 1975).

Aus anatomisch-pathologischer Sicht sind die Befunde identisch mit denen der Lymphknotentuberkulose (BREHMER u. Mitarb. 1977; CHAVES-CARBALLO u. SANCHEZ 1972).

In der Regel bereitet die Diagnosestellung keine Schwierigkeiten. Wird die Impfung am Oberschenkel getätigt, so kann die inguinale Lymphknotenschwellung immerhin mit einer Hodenretention beim Knaben und mit einer Ovarialhernie beim Mädchen verwechselt werden (BREHMER u. Mitarb. 1977; LACHMANN u. HOWANIETZ 1976).

Therapie

Die banale BCG-Lymphadenitis benötigt keine Behandlung, da sie sich spontan zurückbildet. Ist die regionale Lymphknotenschwellung ausgeprägt oder scheint die Haut infiltriert oder bestehen gar weitere Lymphknotenschwellungen, so ist eine Behandlung nötig. Der chirurgische Eingriff ist gerechtfertigt, wenn als Zeichen für eine Abszedierung eine Fluktuation auftritt (LACHMANN u. HO-

WANIETZ 1976; NITSCH 1972), wenn ganze Lymphknotenpakete bestehen oder wenn die infiltrierende Hautbeteiligung eine drohende Fistelbildung anzeigt. Die Exzision der betroffenen Lymphknoten in toto ist die Methode der Wahl (CHAVES-CARBALLO u. SANCHEZ 1972). Ist die radikale Exzision wegen Einschmelzung ausgedehnter Lymphknotenpakete nicht mehr möglich, muß man sich mit der Inzision und Ausschabung der befallenen Region begnügen. Besteht eine Fistel, so wird diese mit Vorteil ganz exidiert und curettiert (LACHMANN u. HOWANIETZ 1976). Eine postoperative Retention wird durch das Einlegen eines Gummidrains vermieden, der Drain kann bereits nach 48 Stunden wieder entfernt werden.

Die prä- und postoperative Anwendung von Tuberkulostatika scheint die Heilung in keiner Weise zu beeinflussen. Hingegen muß an eine mögliche Sekundärinfektion mit anderen Keimen gedacht werden, die eine Behandlung mittels Antibiotika nötig macht (LACHMANN u. HOWANIETZ 1976).

Wichtig beim Vorliegen einer BCG-Lymphadenitis ist das Beobachten der Evolution des Prozesses. Bleibt die Reaktion des Lymphknotens lokal beschränkt, braucht keine Therapie vorgeschlagen zu werden. Besteht die Neigung zur Abszedierung oder Fistelbildung, wird nach Möglichkeit radikal exzidiert. Die Punktion des Abszesses vom Gesunden aus wird heute nicht mehr angewandt (BREHMER u. Mitarb. 1977). Tuberkulostatika nützen nichts, eventuell aber Antibiotika beim Vorliegen einer Superinfektion.

Wird die Läsion in toto exzidiert, ist die Heilung per primam, nach einer Inzision ist sie um einige Wochen verzögert. Aus ästhetischen Gründen ist bisweilen eine spätere Korrektur der Narbe nötig.

Literatur

Brehmer, W., N. Falkenberg, H. Hussels, H. S. Otto, H. Preussler, J. Waldschmidt: Regionale suppurative Lymphadenitis nach BCG-Impfung. Dtsch. med. Wschr. 102 (1977) 1251

Chaves-Carballo E., G. A. Sanchez: Regional lymphadenitis following BCG vaccination (BCGitis). Clin. pediat. 11 (1972) 693

Dahlström, G., I. Sjörgen: Side-effects of BCG vaccination. J. Biol. Stand. 5 (1977) 147

Jablokova, T., A. Rosenberg, N. Pisarenko, L. Mitinskaya, N. Kushnikova, T. Ivanova: Characterization of the Soviet BCG vaccine and the occurence of lymphadenitis in primarily vaccinated children. J. Biol. Stand 5 (1977) 149

Kalden, J. R., J. Brodehl, A. Kutz, P. Grob, C. Hilger: BCG-Granulomatose, eine Impfkomplikation, verursacht durch einen begrenzten zellulären Defekt des Immunsystems. Mschr. Kinderheilk. 123 (1975) 406

Kuske, F. A.: Komplikationen der Tuberkuloseschutzimpfung. Bundesgesundheitsblatt 4 (1961) 68

Lachmann, D., L. Howanietz: Die BCG-Lymphadenitis und ihre Behandlung. Pädiat. Pädol. 11 (1976) 283

Leidig, E., R. Huenges: Verdachtsdiagnose BCG-Osteomyelitis. Pädiat. Fortbild. Prax. 23 (1980) 267

Lotte, A., O. Wasz-Höckert, N. Poisson, D. Dumitrescu: Complications induites par la vaccination BCG: étude rétrospective. Bull. Int. Union Tuberc. 53 (1978) 121

Nitsch, K.: BCG-Granulomatose. Mschr. Kinderheilk. 120 (1972) 283

Prugberger, E.: Lymphknotenschwellung im Lungenhilus als eine Reaktion der BCG-Überempfindlichkeit. Z. Erkrank. Atm. Org. 147 (1977) 51

Schuit, K. E., D. A. Powell: Mycobacterial Lymphadenitis in childhood. Amer. J. Dis. Child. 132 (1978) 675

Torriani, R., A. Zimmermann, A. Morell: Die BCG-Sepsis als letale Komplikation der BCG-Impfung. Schweiz. med. Wschr. 109 (1979) 708

Tendovaginosis stenosans des Kleinkindes

M. LEHNER

Die Tendovaginosis stenosans ist eine typische Affektion des Säuglings- und Kleinkindesalters, die durch eine Beugefixation des Daumenendgliedes ohne vorausgehendes Trauma charakterisiert ist. Andere Finger, vor allem der Ringfinger, sind gelegentlich auch betroffen. Das Endglied kann nicht mehr aktiv gestreckt werden, wohl ist anfänglich noch ein passives Strecken nach Überwinden eines federnden Widerstandes möglich, doch stellt sich sofort die alte Beugefixation wieder ein. Volar über dem Grundgelenk palpiert man eine knötchenartige Verdickung (Abb. 20).

Häufigkeit

Die Tendovaginosis stenosans kommt relativ häufig vor, nicht selten schon kurz nach der Geburt, meist im Säuglings- und Kleinkindesalter.

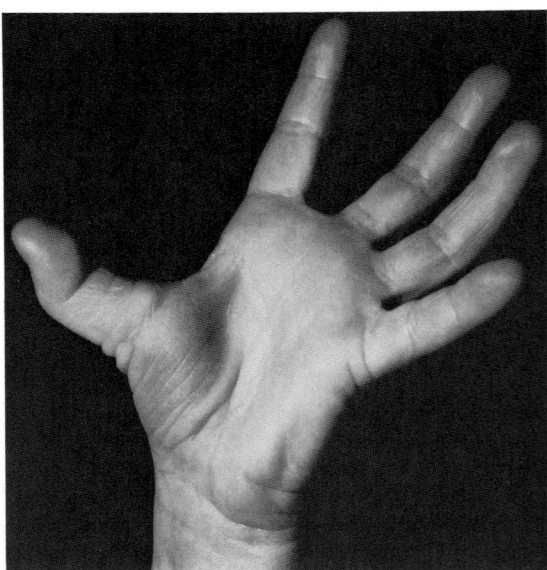

Abb. 20 Tendovaginosis stenosans des linken Daumens. Beachte die Beugekontraktur des Endgliedes und die knötchenartige Verdickung über dem Metakarpophalangealgelenk.

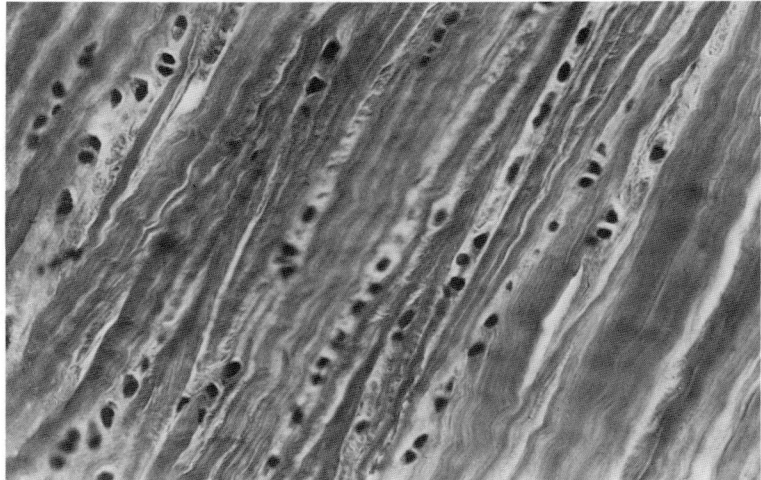

Abb. 21 Sehnenscheide bei Tendovaginosis stenosans mit Faserknorpelzellen.

Pathologie

Die Beugekontraktur im Interphalangealgelenk kommt zustande durch ein Mißverhältnis zwischen der Sehne des M. flexor pollicis longus, die eine spindelförmige Auftreibung zeigt, und des zu engen Ringbandes über dem Metakarpophalangealgelenk in Höhe der Sesambeine. Der Sehnenknoten kann das Ringband nicht passieren, so daß sich das Daumenendgelenk auch passiv nicht strecken läßt.

Histologie

Die histologische Untersuchung der verdickten Sehnenpartien ergibt neben einer Vermehrung von ungeformtem Bindegewebe zwischen den einzelnen Sehnenfasern eine partielle Umwandlung des Sehnengewebes im Faserknorpel, was auf eine lokale stärkere mechanische Beanspruchung zurückzuführen ist (Abb. 21). Entzündliche Infiltrate, wie man sie häufig bei der Tendovaginitis stenosans de Quervain findet, fehlen hier.

Differentialdiagnose

In sehr seltenen Fällen liegt die Ursache des Pollex flexus congenitus in einer Hypo- oder Aplasie der Daumenstrecksehnen.

Therapie

Da die operative Behandlung einfach und die Kontraktur funktionell bedeutungsvoll ist, empfiehlt sich die Operation bereits im Säuglingsalter. Von einem queren Hautschnitt über dem Metakarpophalangealgelenk aus werden das verhärtete Ringband und die Sehnenscheide distal der spindelförmig aufgetriebenen Sehne des M. flexor pollicis longus längs gespalten und teilexzidiert.

Postoperativ soll nur wenige Tage der Finger ruhiggestellt werden, frühe Bewegung verhindert Adhäsionen.

Prognose

Diese ist gut. Rezidive sind selten.

Literatur

Blauth, W.: Pollex flexus congenitus. In: Hautfehlbildungen, hrsg. von W. Blauth. Springer, Berlin 1976 (S. 305)
White, I. W., W. E. Jensen: Trigger thumb in infants. Amer. J. Dis. Childh. 85 (1953) 141
Witt, A. N., H. Cotta, M. Jäger: Die angeborenen Fehlbildungen der Hand und ihre operative Behandlung. Thieme, Stuttgart 1966

Ganglion, Baker-Zyste

J. G. KUNDERT

Ganglien sind synoviale zystische Gebilde mit gallertigem, wasserklarem Inhalt. Sie sitzen einer Gelenkkapsel, Sehnenscheide oder Sehne mehr oder weniger breitbasig auf oder entsprechen dem Hygrom eines Schleimbeutels. Bei Gelenkganglien ist eine Verbindung zum Gelenk möglich, und die Füllung des Ganglions kann je nach Gelenkstellung wechseln. Über die Ätiologie der Ganglien bestehen nur Annahmen. Sie entwickeln sich vermutlich aus versprengtem Keimgewebe der bindegewebigen Gelenksanlage.

Im Kindesalter finden wir Ganglien am häufigsten im Handgelenksbereich und in der Kniekehle. Die jüngste von uns operierte Patientin war 1jährig und zeigte ein haselnußgroßes Sehnenscheidenganglion auf dem linken Handrücken. Neben dieser Lokalisation findet man die Ganglien vorzugsweise von den volaren Sehnenscheiden im Bereich des Lig. carpi volare ausgehend oder der volaren Kapsel des Radiokarpalgelenks aufsitzend. Die letzteren werden von älteren Kindern bei Schularbeiten

9.24 Haut und Weichteile

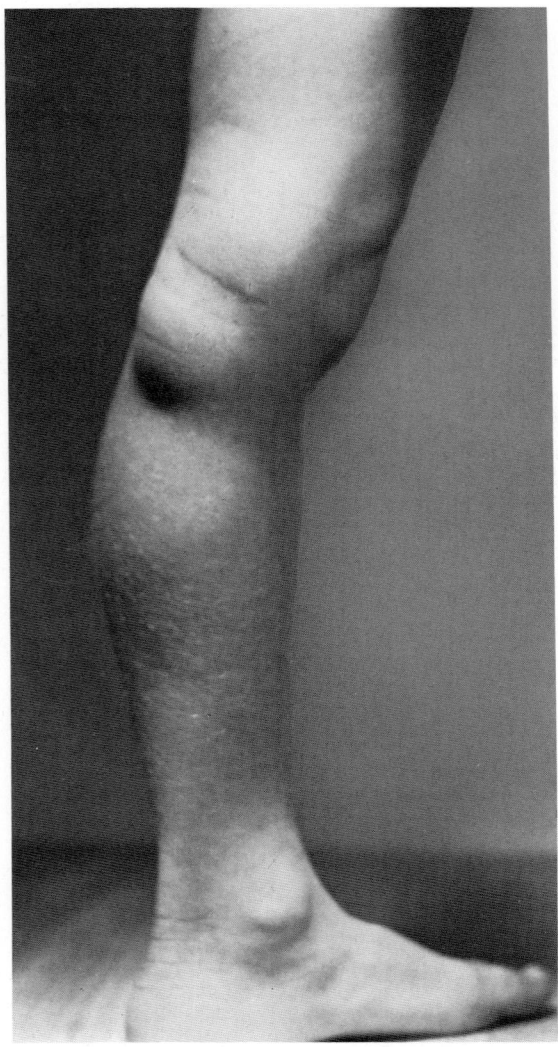

Abb. 22   Ganglion der Fossa poplitea (Baker-Zyste).

oft als störend empfunden. Wir entfernen sie in diesen Fällen in Blutsperre des betreffenden Armes ambulant, je nach Alter des Patienten in Allgemeinnarkose oder Oberarmleitungsanästhesie. Bei sorgfältigem, radikalem Ausräumen des Synovialgewebes und Ruhigstellung des Handgelenks mit einer dorsalen Vorderarmgipsschiene für 10–14 Tage besteht keine Rezidivgefahr.

Das Ganglion der Kniekehle (Synonyma: Popliteazyste, Baker-Zyste, Semimembranosuszyste) entspricht einem Hygrom der verschmolzenen Bursa gastrocnemiosemimembranacea und Bursa subtendinea m. gastrocnemii medialis (Abb. 22). Die Zyste tritt kugelig zwischen M. gastrocnemius und Semimembranosussehne auf der tibialen Seite der Kniekehle hervor und hat bei gestrecktem Kniegelenk prall-elastische Konsistenz. Da sie keine Beschwerden macht, wird sie vom Kind oder dessen Eltern immer zufällig entdeckt. In Einzelfällen beobachten wir Rückbildungen innerhalb einiger Monate, vermutlich durch sekundäre Kommunikation mit dem Gelenk bedingt. Wir klären deshalb Eltern und Kind zuerst über die Natur des Tumors auf und warten 6–12 Monate ab. Bei unverändertem Befund empfehlen wir dann die Operation.

Technik. In Blutsperre des betreffenden Beines wird die Zyste durch einen etwas geschweiften Längsschnitt der Haut freigelegt und ein Teil des Inhaltes abpunktiert, um besser an die Basis heranzukommen. Bis auf die popliteale Kniegelenkkapsel eingehend, entfernen wir nun alles synoviale Gewebe vom Sehnenspiegel des tibialen Gastroknemiuskopfes und von der Semimembranosussehne. Zur Rezidivprophylaxe tupfen wir das Zystenbett mit Jodlösung aus (oberflächliche Eiweißfällung) und verschließen es durch resorbierbare Naht der Semimembranosussehne an den Gastroknemiuskopf. Das Gelenk stellen wir für 3 Wochen ruhig, indem wir das Kind mit einer Gipshülse umhergehen lassen.

Mit diesen Maßnahmen haben wir bisher keine Rezidive gesehen.

Literatur

Morscher, E.: Semimembranazeus-Zysten, Vorkommen und Besonderheiten im Kindesalter. Helv. chir. Acta. 24 (1957) 266

Tulukian, R. J.: Popliteal cysts in childhood. Surgery 69 (1971) 629–632

Tetanus

J. Ehrensperger

Häufigkeit, geographische Verteilung

In den Jahren 1974–1976 wurden in den VESKA-Spitälern der Schweiz (pro Jahr 219000–267000 hospitalisierte Patienten) durchschnittlich 20–30 Patienten mit der Diagnose Tetanus eingeliefert. Davon waren in den Jahren 1974 und 1975 je 2 Kinder und 1976 3 Kinder. An Tetanus verstorben sind in der Schweiz in den Jahren 1955 32 Patienten, 1960 20 Patienten, 1974 5 Patienten, 1976 4 Patienten.

Ganz anders sieht die Weltstatistik aus: Es sterben heute pro Jahr noch ungefähr eine Million Menschen an Tetanus. Betroffen sind vor allem die Entwicklungsländer, in denen die Mehrzahl der Tetanuspatienten Kinder sind: Garnier (1975) publiziert 230 Patienten, von denen über 50% jünger als 11jährig sind. In Somalia sind 60% aller Tetanustodesfälle Neugeborene, deren Tetanus meist von einem *Nabelinfekt* ausgeht (Bytchenko 1966).

Ätiologie, Relation zur Prognose

1884 erbringt NICOLAIER den Nachweis des infektiösen Charakters der Krankheit, und 1889 isoliert KITASATO das *Clostridium tetani*. In 30% der floriden Tetanusfälle findet man keine eindeutige Eintrittspforte. *Klassische Eintrittspforten* sind Wunden mit Taschenbildungen, mit Stichkanälen, mit Holzfremdkörpern, Wunden, in denen Mischinfektionen angehen. 70% der Tetanusinfekte entstehen in sogenannten Bagatellwunden. Die *Inkubationszeit* beträgt 1–3 Wochen (2–60 Tage). Ein Tetanus, der nach mehr als 4 Wochen Inkubationszeit ausbricht, wird *Spättetanus* genannt. Die sogenannte *Anlaufzeit* ist ein für die Prognose wichtiges Kriterium: Sie ist die Zeit, welche verstreicht vom Auftreten des ersten Symptoms bis zum Eintritt des Vollbildes der Krankheit.

Die bakteriologische Diagnose ist nur in etwa 50% der exzidierten Wundgewebe positiv, und sie kann nur im Tierversuch bestätigt werden. Die direkte Diagnose ist unmöglich wegen der in den mischinfizierten Wunden vorhandenen großen Anzahlen apathogener grampositiver Stäbchen.

Die vegetative Form des Clostridium tetani ist empfindlich auf Penicillin, Chloromycetin, Tetracycline. Die Sporen und die an die Gewebe fixierten Toxine sind hingegen auf Antibiotika unempfindlich. Es sind heute drei *Toxine* bekannt, das neurotoxische, krampfauslösende Tetanuspasmin, das Neurotoxin und das Tetanolysin, welches vor allem hämolysierend und kardiotoxisch wirkt. Die Toxine breiten sich in den Lymphbahnen der Nerven aus. Sie fixieren sich an den Vorderhornzellen des Rückenmarks und an den motorischen Endplatten der quergestreiften Muskulatur. Sie diffundieren dann weiter in sensible Bahnen und ins Blut. Die Toxine blockieren die inhibitorischen Interneurone des Rückenmarks, was zu einer tonischen Starre der Muskulatur führt, und sie wirken wahrscheinlich auch direkt am Muskel: Degeneration und Nekrose der Muskelfasern, was zu einem Enzymanstieg (Creatinphosphokinase, Aldolase) führt. Nach einer durchgemachten Tetanuskrankheit findet man eine von Bindegewebe durchsetzte quergestreifte Muskulatur. Das Myokard weist ein interstitielles Ödem auf und entzündliche Infiltrate, schließlich Nekrosen und Narbenbildungen: *Tetanusmyokarditis* mit schlechter Prognose (DROSBY 1970).

Symptome und Diagnose

HIPPOKRATES beschrieb wahrscheinlich als erster einen typischen Tetanusfall, den er auf eine 7 Tage vor Ausbruch der Erkrankung erlittene Verletzung zurückführt (RÜGHEIMER 1968).

Prodromalerscheinungen: Unruhe, Kopfweh, Spannungsgefühl im Nacken und Gesicht, Schwitzen, evtl. leichte Krämpfe an der verletzten Extremität.

Frühsymptome: Schluckbeschwerden, Trismus, Risus sardonicus (Abb. 23), Rückenschmerzen.

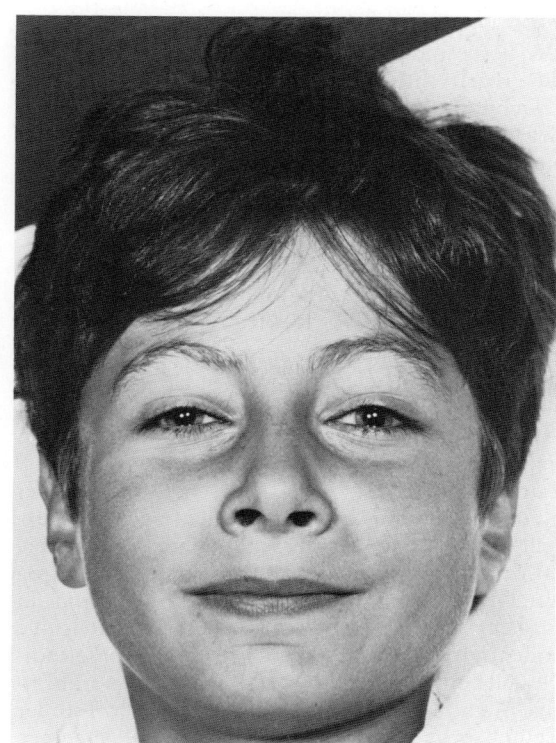

Abb. 23 Risus sardonicus.

Nach dem Befall der Kopf- und Stammuskulatur folgen die Extremitäten: Sie werden gebeugt gehalten. Es folgen schließlich generalisierte *tonischklonische Krämpfe* von 1 bis 2 Minuten Dauer. Dies ist die für den Menschen typische *deszendierende Form des Tetanus*. Die aszendierende Form ist beim Menschen selten.

Im Prinzip handelt es sich um eine schwere allgemeine Intoxikationskrankheit mit Störung der Willkürmotorik, Schädigung der quergestreiften und der Herzmuskulatur und einer Störung der vegetativen Funktionen. Das Bewußtsein ist klar, die Lumbalpunktion ergibt einen normalen Liquor. Die Krankheit durchläuft keine Stadien, sondern sie ist entweder primär leicht oder primär schwer. Es werden 3 Krankheitsabläufe unterschieden:

I   Mäßige Tonussteigerung der Skelettmuskulatur, Risus sardonicus, Trismus, Opisthotonus.
II Muskelrigidität, tonisch-klonische Krämpfe ohne Ateminsuffizienz.
III Schwere allgemeine Muskelkrämpfe mit Ateminsuffizienz.

Fehldiagnosen kommen vor allem bei Abszessen im Mund- und Pharynxbereich, bei Enzephalitis und bei Hypokalzämien vor. In zweifelhaften Fällen läßt sich die Diagnose durch ein *Elektromyogramm* erhärten oder ausschließen.

Prophylaxe

Der beste und fast absolute individuelle Schutz ist die regelrechte *Schutzimpfung*. Während eine Durchimpfung von 80–90% der Bevölkerung bei den meisten anderen Infektionskrankheiten die Verhinderung einer Epidemie und damit einen fast vollständigen Schutz des Individuums garantiert, leben hingegen beim Tetanus die Ungeimpften nicht im Schutze der Geimpften. Bei einer Verletzung tragen sie das gleiche Risiko, wie wenn überhaupt niemand geimpft wäre (SEELEMANN 1972).

Eine durchgemachte Krankheit hinterläßt keine Immunität, weil die Toxinmenge zu gering ist für Antikörperbildung. Rezidive sind bekannt: 5 von 202 Patienten von GARCIA-PALMIERI (1957) machten ein Rezidiv.

Zur Indikation der prophylaktischen Impfung bei einer Verwundung muß jeder Fall individuell beurteilt werden. Die Wundbeschaffenheit ist kein verläßliches Kriterium, so daß bindende Vorschriften zur Vorbeugung bei einer Verwundung nur in grobem Rahmen möglich sind. Im Zweifelsfalle sollen optimale Maßnahmen für eine größte individuelle Sicherheit getroffen werden. Eine frühzeitige Wundversorgung ist ein wesentlicher Teil der Tetanusprophylaxe, und sie hat nach allgemeinen chirurgischen Regeln zu erfolgen. Bei besonders tetanusverdächtigen Verletzungen (z. B. Stich-, Bißwunden) muß auf einen primären Verschluß der Wunde verzichtet werden.

Aktive Immunisierung (Tab. 2)

Die heute verwendeten Adsorbatimpfstoffe sind serologisch abgeänderte Toxine, die 30–40mal stärker antigen wirken als die 2–3fach letale Tetanustoxindosis (ALDER 1972). Es sind 3 Impfstoffgaben nötig, weil eine Dosis zur Antikörperbildung nicht genügt. Die intramuskuläre Verabreichung ist besser als die subkutane. Das Intervall zwischen den 3 Impfstoffgaben wird in verschiedenen Impfschemata unterschiedlich angegeben. Ein Impfschutz ist gewährleistet, falls das Intervall nicht kürzer als 14 Tage ist.

Empfehlungen der Deutschen Gesellschaft für Chirurgie (Nov. 1973) zur Tetanusimpfung von größeren Kindern und Erwachsenen:
– 0,5 ml i.m. als erste Dosis, zweite Dosis nach 6 Wochen, dritte Dosis nach 1 Jahr.
– Injection de rappel nach 10 Jahren, falls keine Verwundung erfolgt ist.
– Injection de rappel nach 5 Jahren bei erfolgter Verwundung.
– Injection de rappel nach 1 Jahr bei einer Verwundung, die älter als 24 Stunden ist, vernachlässigt oder unübersichtlich ist.

Im 1. Lebensjahr – jedoch nicht früher als im 3. Lebensmonat – soll Di-Te-Per verabreicht werden, und zwar nach einem etwas verschiedenen Impfschema:

1. Injektion im 3. Lebensmonat,
2. Injektion im 4. Lebensmonat,
3. Injektion im 5. Lebensmonat,
4. Injektion zwischen 12. und 24. Lebensmonat.

Bei Allergikern soll der Impfstoff fraktioniert verabreicht werden: zuerst 0,2 ml, nach 1 Stunde 0,3 ml.

Zu häufige Booster-Gaben können zu einer *Allergisierung* führen (EDSALL u. Mitarb. 1967). Exzessive Titer können eine qualitative Veränderung der Antikörper bewirken mit Auftreten von Antikörpern des hautsensibilisierenden Typs; diese verursachen Fieber, Mattigkeit, Lymphknotenvergrößerungen, örtliche Schwellung.

Passive Immunisierung (Tab. 2)

Das Serum hemmt weder das Wachstum noch die Toxinproduktion von Clostridium tetani, sondern es neutralisiert als Antitoxin lediglich das schon gebildete Toxin. Tierisches Serum sollte nicht mehr verwendet werden, außer wenn Mangel an menschlichem Serum herrscht, z. B. in Katastrophensituationen. Mit 1 Dosis des homologen Tetanushyperimmunglobulins (= 250 IE) überträgt man menschliche Antitoxine und schafft eine Immunität, welche rund 4 Wochen dauert. Bei einem großen Plasmaverlust (z. B. nach Verbrennungen) braucht es größere Dosen, wobei allfällige immunologische Konsequenzen zu beachten sind: Eine höhere Antitoxindosis kann beispielsweise die Entwicklung der aktiven Immunität beeinträchtigen, was bedeutet, daß Antikörper und Antigene sich teilweise neutralisieren. Vorsichtshalber spritzt man dann nach mehreren Monaten eine vierte Anatoxaldosis.

Die international anerkannte Schutzschwelle beträgt 0,01 IE pro ml.

Die Indikation zur passiven Immunisierung muß folgende Faktoren berücksichtigen:
– den Unfallort und den Ort der Verwundung am Körper,
– die Zeit, die bis zur Behandlung verstreicht,
– den Zustand der Wunde: Stichverletzungen, Nekrosen, Verunreinigungen, Fremdkörper,
– die Impfanamnese des Patienten.

In den Entwicklungsländern ist eine regelrechte Prophylaxe mit aktiver Immunisierung, wie sie in den Industriestaaten durchgeführt wird, schwierig: große Volksmassen, auf große Distanzen verstreut. Die Lösung, die heute angestrebt wird: 1 Injektion konzentrierten Anatoxins mit 1 Booster-Injektion nach 1 Jahr.

Therapie

– *Wundbehandlung*. Sie soll nach den Friedrichschen Regeln erfolgen. Durch saubere Exzision der Wunde soll die weitere Toxinproduktion ausgeschaltet werden. Zu beachten ist, daß selbst ein radikales Vorgehen den Verlauf der Krankheit kaum zu beeinflussen vermag. Auch bei unbekannter Eintrittspforte ist der Krank-

Tabelle 2   Schematischer Behelf zur Beurteilung der Erfordernisse einer Tetanusprophylaxe

Der Verwundete hat früher keine aktive Immunisierung erhalten	Saubere oberflächliche Wunde	1 Dosis Te-Anatoxal, Vervollständigung der Impfung nach üblichem Schema
	Alle anderen Wunden	Anatoxal plus Tetuman
Der Verwundete wurde früher unvollständig geimpft: – 2 nachgewiesene Injektionen, die letzte vor mindestens 6 Wochen		1 Dosis Te-Anatoxal
– 1 nachgewiesene Injektion, die vor mindestens 1 Monat erfolgte		1 Dosis Te-Anatoxal, 1 weitere Dosis nach 6–12 Monaten
Der Verwundete hat eine vollständige aktive Immunisierung erhalten	in den letzten 5 Jahren	man gibt kein Te-Anatoxal, außer wenn die Wunde älter als 24 Stunden, vernachlässigt oder unübersichtlich ist
	in den letzten 10 Jahren	Te-Anatoxal
	vor 10 Jahren, Wunde oberflächlich und sauber	Te-Anatoxal
	vor 10 Jahren, Verwundung älter als 24 Stunden, vernachlässigt und unübersichtlich	Te-Anatoxal plus Tetuman* (an gegenüberliegender Körperseite), evtl. zusätzliche Chemoprophylaxe zur Bekämpfung von Begleitinfekten. Die 2. Anatoxalgabe wird schon nach 15–25 Tagen verabreicht, damit die aktive Immunisierung vorhanden ist, bevor die passive abklingt

* Tetuman kann weggelassen werden, wenn bereits bei Eintritt des Patienten eine sichere Dokumentation vorliegt, wonach er früher vollständig geimpft worden ist. Tetuman sollte – um Zeit zu gewinnen – vorsichtshalber immer dann gegeben werden, wenn diese sichere Dokumentation im Moment der Versorgung einer vernachlässigten Wunde noch nicht vorliegt.

heitsverlauf ähnlich wie nach einer ausgedehnten Wundexzision bei bekannter Eintrittspforte (WIEMERS u. EYRICH 1966).
– *Serumtherapie.* Die passive Immunisierung soll die Neutralisation der noch nicht an die Zellen gebundenen Toxine bewirken.
– *Intensivbehandlung.* Sie ist rein symptomatisch und soll vor allem die respiratorischen Komplikationen verhüten.

Die meisten Autoren befürworten eine Abschirmung des Patienten vor äußeren Reizen: Licht, Lärm, Berührung. ALDER (1972) behandelt seine Patienten in normal beleuchteten Intensivpflegestationen, damit das Pflegepersonal Veränderungen im Zustand des Patienten beizeiten erkennt.
Leichter Tetanus, Krankheitsverlauf Typ I (mäßige Tonussteigerung der Skelettmuskulatur ohne Krämpfe): Die Reizschwelle wird durch Sedativa erhöht (Valium, Barbiturate, lytischer Cocktail). Unterhaltsdosen (ALDER 1972 und ROTH, pers. Mitteilung 1980): Valium 1,5 mg/kg Körpergewicht pro 24 Stunden, stündliche Dosen i.v. Phenobarbital 4 mg/kg Körpergewicht i.m. alle 8 Stunden. Cocktail lytique (Dolantin 100 mg, Prometacin = Phenergan 50 mg, Chlorpromazin = Largactil 50 mg): Körpergewicht : 200 = ml Cocktail lytique pro 30 Minuten i.v.
Der Patient soll so gedämpft werden, daß er jederzeit weckbar ist, und so, daß Husten- und Schluckreflexe erhalten bleiben. Ferner sollen die Kreislaufparameter und der Astrup im Normbereich sein und keine größeren Schwankungen aufweisen. Bei deutlicher Progredienz der Symptomatologie trotz regelmäßig verabreichter Sedativa sollte der Patient nach Möglichkeit vor dem ersten tonisch-klonischen Krampfanfall intubiert werden: Er kann dann risikolos viel tiefer sediert werden, z. B. mit Valium bis 4 mg/kg Körpergewicht pro 24 Stunden, in stündlichen oder sogar halbstündlichen Dosen verabreicht (ROTH, pers. Mitteilung 1980).
Krankheitsverlauf Typ II (tonisch-klonische Krämpfe ohne Ateminsuffizienz): Diese Patienten machen häufig Bronchoaspirationen, so daß eher zu früh als zu spät intubiert werden soll. Bronchialtoilette 1mal stündlich oder häufiger, Verstopfung des Tubus verhindern durch volle Wasserdampfsättigung der Atemgase, allenfalls durch zusätzliche Instillationen von NaCl 0,9%.

Indikation zur Relaxation und Beatmung:
- Schwere, generalisierte Krämpfe trotz reichlicher Sedation.
- Asphyxiezeichen während mehrerer Krampfanfälle: Zyanose, Schwitzen, Tachykardie, Hypertonie (entspricht dem *Krankheitsverlauf Typ III*: schwere, allgemeine Muskelkrämpfe mit Ateminsuffizienz).
- Pulmonale Komplikationen: Atelektasen, Pneumonie.

Die Relaxation soll nie vollständig sein, sondern lediglich genügen zur Vermeidung von Muskelkrämpfen und des Gegenatmens des Patienten gegen den Respirator. Der Hustenreiz soll beim Absaugen erhalten bleiben. Succinylcholin und andere depolarisierende Relaxantien sind gefährlich: Sie können eine schwere Hyperkaliämie und evtl. einen Kreislaufstillstand bewirken (ROTH 1970). Pancuronium = Pavulon dürfte zur Zeit das Mittel der Wahl sein, da es praktisch keine ganglienblokkierenden Eigenschaften besitzt: Zu Beginn 0,1 mg/kg Körpergewicht; Erhaltungsdosis ca. 0,025 mg/kg Körpergewicht alle 30–60 Minuten (ROTH, pers. Mitteilung 1980).

Volumengesteuerte Beatmer sind den druckgesteuerten überlegen: Das Druckplateau verteilt das Atemvolumen gleichmäßig im Lungengewebe. Gegebenenfalls soll stündlich 1mal von Hand beatmet werden zur leichten Überblähung der Lungen.

Eine Tracheotomie dürfte bei Kindern nur bei sehr schwerem, protrahiertem Krankheitsverlauf notwendig sein.

Physiotherapeutische Betreuung des Patienten:
- Dekubitusprophylaxe.
- Thoraxklopfmassage mehrmals täglich.
- Mobilisation der Gelenke inkl. des Kiefergelenks (ROTH 1970).
- Credé der Harnblase statt Dauerkatheter.
- Physikalische Bekämpfung der Hyperthermie: Der Tetanus macht selbst kein Fieber, aber er stört die vegetative Wärmeregulation derart, daß banale zusätzliche Infekte u.U. schwere Hyperthermien verursachen. Wenn keine Krämpfe mehr vorhanden und die Kreislaufverhältnisse stabil sind, zeigt eine erhöhte Temperatur meist eine infektiöse Komplikation an.
- Augenpflege und Mundpflege.

Ernährung: Meist durch eine Magensonde. Dadurch erreicht man eine genügende Kalorienzufuhr und eine Bindung der Magensäure und damit eine Vermeidung der sonst häufigen Streßulzera (NACHTWAY 1964).

Cave: Bei liegenden Trachealtuben oder Tracheotomiekanülen mit gleichzeitiger Magensonde im Ösophagus kann es oft rasch zur Entwicklung von Druckulzera mit folgenden Fisteln zwischen Ösophagus und Trachea kommen. Sie können vermieden werden durch Verwendung dünner Magensonden, die wöchentlich ins andere Nasenloch gewechselt werden, und durch Verwendung von nicht dichtenden Trachealtuben und bei größeren Kindern durch Anwendung und regelrechte Handhabung von Tuben mit »Low pressure cuffs« (ROTH, pers. Mitteilung 1980). Übergehen auf reine parenterale Kalorienzufuhr wird ausnahmsweise notwendig bei schwer gestörter Darmfunktion: Sie muß genügend hoch bemessen werden wie für einen mittelschwer arbeitenden Organismus, bei Hyperthermien entsprechend höher.

Komplikationen

- *Komplikationen des Tetanus selbst.* Folgen von Organschäden (Hirn, Lunge, Myokard usw.) nach längeren Hypoxiephasen bei schlecht beherrschten Krämpfen und nach Bronchoaspirationen.
  Kreislaufstillstand wegen toxinbedingter Kreislauflabilität und wegen hypoxischen Zuständen.
  Anämie wegen Tetanolysinen.
  Die seltene Tetanusmyokarditis mit relativ schlechter Prognose (DROSBY 1970).
- *Komplikationen der Behandlung.* Pneumonien und Atelektasen entstehen in schweren Fällen teils wegen der Grundkrankheit (schlechte Belüftung der Lungen während der Krampfanfälle, Bronchoaspirationen), teils als Komplikationen der maschinellen Beatmungsbehandlung.
  Magenblutungen als Streßkomplikationen: Möglichst frühzeitig enterale Sondenkost verabreichen zur Bindung der Magensäure; zusätzliche Antacida (Alucol-Gel, Camalox usw., je nach Gewicht des Patienten 5–10 ml 4–6mal täglich); bei Ernährungsschwierigkeiten und stark saurem pH des Magensaftes sollte Cimetidin gegeben werden.

Prognose

Die Morbidität hat in den westlichen Industriestaaten dank einer recht breiten aktiven Immunisierung stark abgenommen: In der Schweiz starben 1955 32 Patienten an Tetanus, 1976 nur noch 4 Patienten. Während des zweiten Weltkrieges wurden in den Armeen der USA nur 12 Tetanusfälle gemeldet, in der kanadischen Armee lediglich 3 Fälle.

Die Mortalität beträgt bei den ausgebrochenen Tetanusfällen gegenwärtig in Westeuropa 20–30%. Die Tetanusmorbidität des Neugeborenen (in Somalia sind 60% aller Tetanusfälle Neugeborene) kann zum Teil mit einer aktiven Immunisierung der Mütter angegangen werden. Die Mortalität der an Tetanus erkrankten Neugeborenen bewegt sich in der gleichen Größenordnung wie die Durchschnittsmortalität der erwachsenen Patienten: 27% bei 193 Neugeborenen von GARNIER (1975).

Literatur

Alder, A.: Tetanus beim Kind. In: Der Unfall im Kindesalter. Z. Kinderchir., Suppl. 11 (1972) 228
Bytchenko, B.: Tetanus as a world problem. In: Principles of Tetanus, hrsg. von L. Eckmann. Huber, Bern 1966 (S. 21)
Devens, K., P. Schostok: Zur neuzeitlichen Therapie des Tetanus. Chirurg 28 (1957) 253
Drosby, R.: Zur Frage der Herzbeteiligung beim Tetanus. Anaesthesist 19 (1970) 109
Eckmann, L.: Tetanus, Prophylaxe und Therapie. Schwabe, Basel 1960
Edsall, G., M. W., Elliott, T. C. Peebles, L. Levine, M. C. Eldred: Excessive use of tetanus toxoid boosters. J. Amer. med. Ass. 22 (1967) 111
Fischer, G. W., P. Sunakorn: Otogenous tetanus, a sequelae of chronic ear infections. Amer. J. Dis. Childh. 131 (1977) 445
Garcia-Palmieri, M. R., R. Ramiry: Generalized tetanus: analysis of 202 cases. Ann. intern. Med. 47 (1957) 721
Garnier, M. J.: Tetanus in Patients three years of age and up. Amer. J. Surg. 129 (1975) 459
Lick, R. F.: Primärversorgung von Unfallverletzten. Schattauer, Stuttgart 1978
Manz, R., R. Drost: Heutiger Stand von Verhütung und Behandlung des Wundstarrkrampfes. Anaesthesist 18 (1969) 101
Nachtway, W.: Die Behandlung der schweren Verlaufsformen des Wundstarrkrampfes. Anaesthesist 13 (1964) 71
Nicolaier, A.: Über infektiösen Tetanus. Dtsch. med. Wschr. 10 (1884) 842
Roth, F., H. Wüthrich: The Clinical importance of Hyperkaliämie following Suxamethonium administration. Brit. J. Anasth. 41 (1969) 311
Roth, F., H. Stirnemann: Intensivbehandlung beim Tetanus. Therapeut. Umschau 27 (1970) 763
Rügheimer, E.: Tetanus. In: Praxis der Intensivbehandlung, hrsg. von P. Lawin. Thieme, Stuttgart 1968 (S. 342)
Seelemann, K.: Der heutige Stand der Tetanusprophylaxe. In: Der Unfall im Kindesalter. Z. Kinderchir., Suppl. 11 (1972) 224
Smolens, J., A. B. Vogt, M. N. Crawford, J. Stokes jr.: The persistance in the human circulation of horse and human tetanus antitoxins. J. Pediat. 59 (1961) 899
Stirnemann, H.: Tetanus. Huber, Bern 1966
Wiemers, K., K. Eyrich: Die Therapie des manifesten Tetanus. Dtsch. med. Wschr. 92 (1966) 1113
Züst, B.: Die Simultanprophylaxe gegen Tetanus mit Tetanusimpfstoff und humanem Anti-Tetanus-Globulin. Diss., Basel 1967

Weichteilsarkome

F. KUFFER und H. P. WAGNER

Als Weichteilsarkom werden jene Malignome definiert, die ihren Ursprung in einer undifferenzierten Mesenchymzelle der Muskulatur, des Bindegewebes, des Sehnengewebes, des Fettgewebes, der Blut- und Lymphgefäße haben. Das histologische Bild und das Verhalten ein und desselben Tumors kann infolge Pleomorphie stark variieren; manche Weichteilsarkome sind so undifferenziert, daß ihre Ursprungszelle nicht erkannt werden kann. Sie wachsen ohne Tumorkapsel infiltrativ und täuschen nicht selten ein entzündliches Geschehen vor. Die Klassifikation der Weichteilsarkome wurde von ENZINGER u. Mitarb. (1969) und DOLL u. Mitarb. (1972) empfohlen; in Tab. 3 wird eine vereinfachte Übersicht der Weichteiltumoren wiedergegeben.

Die Morbidität der Weichteilsarkome wird mit 8,4 per Million angeben (Neuroblastom 9,4 per Million, Wilms-Tumor 7,8 per Million) (JUNG u. MILLER 1975). Als Gruppe machen sie 6% der malignen kindlichen Tumoren aus (JONES u. CAMPBELL 1976); der Großteil entfällt mit 12–56% aller malignen Weichteiltumoren des Kindesalters auf das Rhabdomyosarkom (SANTAMARIA u. Mitarb. 1970; BALE u. REYE 1975); die übrigen sind seltene Tumoren des Kindesalters, die in Tab. 4 synoptisch zusammengestellt sind. Wesentlich ist, bei jeder in ihrer Lokalisation unklaren Schwellung an die Möglichkeit eines Weichteilsarkoms zu denken und eine repräsentative Biopsie zu entnehmen. Weichteilsarkome wachsen lokal infiltrativ; sie verhalten sich sehr unterschiedlich. Sie besitzen keine Tumorkapsel oder können eine Pseudokapsel mit peritumorösen entzündlichen Reaktionen vortäuschen; es ist deshalb notwendig, Biopsien mit Sicherheit im Inneren des Tumors und wenn möglich an verschiedenen Stellen zu entnehmen.

Rhabdomyosarkom

Pathogenese

Die Ursprungszelle des Rhabdomyosarkoms ist der Myoblast, der je nach Körperregion in den Myotomen oder aus dem Mesenchym entsteht; dies erklärt sein ubiquitäres Auftreten. Das Rhabdomyosarkom ist mit 8–13% der soliden Tumoren (SUTOW u. Mitarb. 1970; RAGAB u. Mitarb. 1977) der dritthäufigste solide Tumor des Kindesalters nach dem Neuroblastom und dem Wilms-Tumor. Das Rhabdomyosarkom tritt mit einem Prädilektionsalter zwischen 4–6 Jahren in jedem Alter auf; mit Ausnahme des Sarcoma botryoides, das vermehrt bei Mädchen vorkommt (s. dort), ist die Geschlechtsverteilung gleich. Das Rhabdomyosarkom tritt in der Regel dort auf, wo quergestreifte Muskulatur vorkommt; da indessen Rhabdomyosarkome auch an Orten beobachtet werden, wo keine quergestreifte Muskulatur existiert, muß angenommen werden, daß der Tumor von einer totipotentiellen Mesenchymzelle abstammt (RAGAB u. Mitarb. 1977). Je nach Mesenchymstammzelle und Lokalisation ist das biologische Verhalten des Rhabdomyosarkoms verschieden; dies führt zu Nomenklatur- und Klassifikationsschwierigkeiten. Wir stellen an der Chirurgischen Universitäts-Kinderklinik in Bern die Diagnose eines Rhabdomyosarkoms seltener als in der anglosächsischen Literatur erwähnt; SCHWEISSGUTH u. Mitarb. (1959) führen das Sarcoma botryoides der Blase als eigenständigen Tumor.

Makroskopisch präsentiert sich das Rhabdomyosarkom als nodulärer Tumor von harter bis mat-

9.30 Haut und Weichteile

Tabelle 3 Weichteiltumoren (Übersicht)

Mutmaßlicher Ursprung	Benigne	Maligne
Muskel quergestreift	Rhabdomyom	*Rhabdomyosarkom*
Muskel glatt	Leiomyom	Leiomyosarkom
Bindegewebe	Fibrom Fibromatosen Desmoid fibröses Histiozytom	*Fibrosarkom* malignes Histiozytom Synovialsarkom malignes Mesenchymom
Fettgewebe	*Lipom*	Liposarkom
Blutgefäße	Hämangiom	Angiosarkom Hämangioperizytom juveniles Angiofibrom
Lymphgefäße	*Lymphangiom*	Lymphangiosarkom
unbekannt		Dermatofibrosarcoma protuberans Epitheloidsarkom

Tabelle 4 Seltene Weichteiltumoren (Übersicht)

Tumortyp	Histologie	Bevorzugte Lokalisation	Besonderheiten
Rhabdomyom	Ausdifferenzierte, quergestreifte Muskulatur, hamartomatös	Herz, Hals, vorwiegend postaurikulär	2 erste Lebensjahre, oft im Rahmen einer tuberösen Sklerose
Leiomyom	Spindelzellig mit vesikulärem, zigarrenförmigem Kern	Magen, Omentum, Harnwege, Atemwege	Sehr selten, alle Altersklassen
Leiomyosarkom	Spindlige, in Bündeln oder Wirbeln angeordnete Zellen mit zigarrenförmigem, nukleolenhaltigem Kern, Mitosen	Magen-Darm-Trakt, Harn- und Atemwege, selten Weichteile	Sehr selten; Vorschulalter und Adoleszenten bevorzugt. Lokale Rezidive und/oder Metastasen häufig
Fibromatosen	Spindlige Fibroblasten, wellen- oder wirbelförmig angeordnet	– Kongenitale, generalisierte Fibromatose: Subkutis, Muskeln, Knochen, Eingeweide betreffend – Fibröses Hamartom: Axilla – Fibromatosis colli: Sternokleidomastoideus – Juveniles, aponeurotisches Fibrom: Hände, Füße – Juvenile Fibromatosen: Weichteile – Infantile, digitale Fibromatosis: distale Phalanx der Finger, Zehen	– Sehr selten. 70% Knaben, 50% sterben, v. a. solche mit starkem viszeralem Befall – 3 erste Lebensjahre. Vorwiegend Knaben. Prognose nach Exzision gut – Verursacht kongenitale Tortikollis – In den ersten 2 Dezennien. Knoten mit feinen Verkalkungen und Knorpeln – Solitäre Knoten
Desmoide Tumoren (siehe Seite 9.16)	Elongierte Fibroblasten mit viel extrazellulärem Kollagen. Infiltrativ in umliegende Muskulatur wachsend. Keine Fernmetastasen	M. rectus, Muskulatur des Schultergürtels, Knochen	Wachstum durch Östrogene gefördert; neurologische Ausfälle durch Umwachsen von Nerven
Fibröses Histiozytom (Dermatofibrome)	Besteht aus Histiozyten und Fibroblasten, Kollagenbildung	Subkutis	Schulalter

Weichteilsarkome 9.31

Tabelle 4 (Fortsetzung)

Tumortyp	Histologie	Bevorzugte Lokalisation	Besonderheiten
Malignes Histiozytom (Fibröses Xanthom)	Histiozyten, Fibroblasten, xanthomatöse Zellen, Riesenzellen; spiralförmig angelagerte Retikulin- und Kollagenfasern. Malignität schwierig zu beurteilen	Extremitäten; Retroperitonealraum; Knochen	Sehr selten. Vorwiegend bei Mädchen
Synovialsarkom	Wirbelförmig angeordnete, spindlige Zellen, dazwischen drüsenähnliche Schläuche mit ein- oder mehrschichtigem Epithel. Im Lumen PAS-positives, Mukopolysaccharide enthaltendes Material	Knie, Füße, Hände, Thorax, Leiste, Schädel, Hals	10–14jährige bevorzugt. Protrahierter, bösartiger Verlauf: Spätrezidive. Multimodale Behandlung erforderlich
Liposarkom	Gut differenzierter, myxoider Typ (am häufigsten); undifferenzierter, myxoider Typ (Siegelringzellen); Rundzelltyp; Mischformen	Oberschenkel; Hals; Schulter, Thorax, Füße, Labien	Säuglings- und Adoleszentenalter bevorzugt, mehr Knaben. Fernmetastasen selten, Lokalrezidive häufig, deshalb Chirurgie und Radiotherapie
Angiosarkom (Hämangiosarkom, malignes Hämangioendotheliom, malignes Angiom, Hämangioblastom)	Solitäre oder multiple, evtl. hämorrhagische, nekrotische Knoten, Zysten oder Kavernome, bestehend aus atypischen Kapillaren mit hyperplastischen, endothelialen Zellen und retikulären Fasern. Selten Zellatypien oder Mitosen, PAS+. Infiltratives Wachstum in Venen, Fett- und Muskelgewebe	Extremitäten, Leber, behaarter Kopf, Hals, Herz (v. a. rechter Vorhof), Brust, Abdomen, Milo	Selten. Leber v. a. im späteren Säuglingsalter befallen. Wenn in der Haut, entweder Ekchymosen vortäuschend oder ulzerierend und blutend. Schmerzen bei Blutungen. Je nach Lokalisation Rechtsinsuffizienz, Hepato- oder Splenomegalie, Aszites, Ödeme der unteren Extremitäten, intravasale Gerinnung. In 30% Lymphknoten befallen, Fernmetastasen (Lungen, Abdomen, Knochen). Multimodale Behandlung erforderlich. Schlechte Prognose
Hämangioperizytom	Weißgrünliche oder halbdurchsichtige Knoten. Wucherung von Kapillaren umfassenden und kontrahierenden, von Retikulinfasern (Silberfärbung) umgebenen spindligen oder epitheloiden Perizyten. Vereinzelt Mitosen. Dignität schlecht beurteilbar. Nekrosen verdächtig auf Malignität	Extremitäten; Retroperitonealraum; behaarter Kopf, Thorax, ZNS	Alle Altersklassen. Im Kindesalter häufiger maligne als später. Fernmetastasen in Lunge, Knochen, Mediastinum, ZNS, Leber, oft erst nach Jahren. Multimodale Behandlung indiziert
Juveniles Angiofibrom	Blaurötlich schimmernde, schwammige, infiltrativ wachsende Tumoren. Fibröses Stroma um Gefäßnetz. Endotheliale Zellen direkt an Stroma grenzend, ohne glatte Muskelzellen	Nasopharynx	Im Adoleszenzalter rasch wachsend. Sehr große Blutungsgefahr (cave Biopsie). Evtl. der Trachea entlang in die Lungen wachsend (Angiographie). Keine Metastasen. In 1. Linie Radiotherapie, Chirurgie v. a. für Rezidive. Kryotherapie?
Lymphangiosarkom	Ausgehend vom Endothel der Lymphgefäße bei vorbestehendem kongenitalem oder erworbenem Lymphödem	Extremitäten, Stamm	Extrem selten. Konfluierende makulopapulöse Läsionen, in nichtlymphödematöse Regionen metastasierend. Sehr maligne. Palliative Radiotherapie

9.32 Haut und Weichteile

Tabelle 4 (Fortsetzung)

Tumortyp	Histologie	Bevorzugte Lokalisation	Besonderheiten
Dermatofibrosarcoma protuberans	Wagenradähnlich um zentrales Kollagen oder Gefäß angeordnete spindlige Fibroblasten. Wenig Mitosen. Endo- oder perineurale Zellen? Oft verwechselt mit Fibrom, Fibrosarkom oder Neurofibrom	Haut des Stamms, behaarter Kopf, Wangen	Alle Altersklassen. Sehr langsam wachsende, isolierte oder multiple, blaurote, auf Druck abblassende Knoten. Später flächenhaftes Wachstum, dann erneut Knotenbildung. Häufig Lokalrezidive. Fernmetastasen selten. Chirurgie, evtl. Chemotherapie
Epitheloidsarkom	Wucherung von nodulär angeordneten, großen, polygonalen Zellen mit azidophilem Zytoplasma. Spindelzellen um die Knötchen und Kollagen. Oft zentrale Nekrose. Synoviale, fibroblastische oder histiozytäre Zellen?	Extremitäten, v. a. Hand, Vorderarm, prätibiale Region, behaarter Kopf, Penis	V. a. Adoleszenten, männliches Geschlecht stark bevorzugt. Langsam, oft entlang von Nerven wachsend (Schmerzen, Gefühllosigkeit). Solitär oder multiple, weißgräulich. Ulzeration und Nekrosen der darüberliegenden Haut. In 30% Lymphknoten und Fernmetastasen (Lunge, Haut, Leber, Niere, Wirbel). Cave lokale Resektion. Amputation, evtl. multimodale Behandlung
Malignes Mesotheliom	Große, kuboidale oder säulenförmige, in Strängen angeordnete oder flach ausgebreitete Zellen. Fibröse Platten bildend oder papillär. Mitosen selten, z. T. bizarre Zellen. Extrazellulär saure Mukopolysaccharide	Vorwiegend Pleura, seltener intraabdominal	Sehr selten. Vorwiegend männliches Geschlecht betroffen. Bei Befall der Pleura Schmerzen, Erguß, Hypoglykämie. Lokal infiltratives Wachstum, Metastasen sehr selten. Radiotherapie selten wirksam, evtl. Chemotherapie
Malignes Mesenchymom	Ausgehend von pluripotenten, mesenchymalen Zellen, entweder nur sehr undifferenzierte Zellen oder auch partiell differenzierte (muskuläre, vaskuläre) und bizarre Zellen mit unregelmäßigen Kernen enthaltend. Viele Mitosen, oft Blutungen	Extremitäten, Retroperitoneum, Hals, Abdomen	V. a. im Vorschulalter, sehr rasch wachsend, häufig rezidivierend, selten Metastasen im Gehirn, in Lungen, Leber oder Knochen. Oft Symptome durch Druck auf umgebende Strukturen, Gewichtsverlust, Ödem. Prognose im Vorschulalter besser als später. Radiotherapie für Lungenmetastasen. Chemotherapie, evtl. Prednison

schiger Konsistenz mit zystischen, myxomatösen und nekrotischen Anteilen. Bei exophytischem Wachstum (botryoider Typ) treten sekundär ulzerierende und entzündliche Veränderungen auf, die die klinische Differentialdiagnose erschweren. Das Rhabdomyosarkom ist nicht abgekapselt, doch kann eine Pseudokapsel vorgetäuscht werden. Das Wachstum ist infiltrativ, wobei beim Rhabdomyosarkom des Urogenitaltraktes und der Extremitäten eine frühere lymphogene Metastasierung erfolgt (Intergroup Rhabdomyosarcoma Study »IRS«, 1977); zur Zeit der Diagnosestellung ist in 30–40% der Fälle (LAWRENCE u. Mitarb. 1964; SUTOW u. Mitarb. 1970) bereits eine Metastasierung in die Lungen, die Lymphknoten, die Knochen und das Knochenmark, die Leber und/oder das Hirn erfolgt.

Histologie

Histologisch werden in Anlehnung an die WHO (ENZINGER 1969) 4 Typen des Rhabdomyosarkoms unterschieden:
– das embryonale,
– das alveoläre,
– das polymorphe und
– das gemischte Rhabdomyosarkom.

Der botryoide Typ ist dem embryonalen Rhabdomyosarkom zugeordnet. Die IRS unterscheidet zusätzlich einen »special undifferenciated Typ I und Typ II«.

Embryonales Rhabdomyosarkom

Es ist mit 50–96% aller Rhabdomyosarkome der häufigste Typ im Kindesalter; es ist im Kopf- und Halsgebiet, im Retroperitoneum und im Urogenitaltrakt (Sarcoma botryoides) lokalisiert. Der histologische Aufbau ist spindelzellig mit zentralem Nukleus und reichlichem eosinophilem Zytoplasma, enthält eine Längs- und Querstreifung, doch fanden RAGAB u. Mitarb. (1977) diese bei elektronenmikroskopischer Untersuchung nur in 31% der Zellen. Der Nukleolus ist hyperchrom, groß und oft von bizarrer Form; die Tumormatrix ist myxomatös, das Zellgefüge locker und der Tumoraufbau unregelmäßig. Nach PATTON u. HORN (1962) entspricht die Morphologie des embryonalen Rhabdomyosarkoms dem Skelettmuskel der 7.–10. Fetalwoche.

Alveoläres Rhabdomyosarkom

Das alveoläre Rhabdomyosarkom macht 2–24% aller Rhabdomyosarkome aus; es befällt vorwiegend die Extremitäten. Makroskopisch ist der Tumor derber und weniger myxoid als der embryonale Typ. Die Bezeichnung ist auf den alveolären Aufbau des Tumors zurückzuführen; die Zellen sind in Gruppen mit fibrovaskulären Septen angeordnet. Histologisch finden sich Rundzellen mit spärlichem, meist gestreiftem Zytoplasma; gelegentlich finden sich Vakuolen und Glycogengranula. Der Nukleolus ist groß, hypochrom und kompakt; in den alveolären Septen treten multinukleäre Riesenzellen auf.

Die Morphologie des alveolären Rhabdomyosarkoms entspricht der gestreiften Muskulatur der 10.–12. Fetalwoche (PATTON u. HORN 1962).

Polymorphes Rhabdomyosarkom

Dieser Rhabdomyosarkomtyp ist im Kindesalter mit 0–14% der Rhabdomyosarkome sehr selten; er ist in der Skelettmuskulatur lokalisiert. Die meisten weisen ausgedehnte Hämorrhagien auf. Makroskopisch finden sich unregelmäßig bis bündelförmig angeordnete Spindelzellen; charakteristisch ist die Pleomorphie der Nuklei und das reichliche Zytoplasma mit ausgeprägter Querstreifung.

Lokalisation

Die Klinik hängt von der Lokalisation des Tumors ab. Die 308 Fälle der IRS sind wie folgt lokalisiert:

Kopf und Hals (36%):
– Orbita,
– Nasopharyngealraum,
– Mittelohr,
– Hals.

Stamm und Extremitäten (31%).

Urogenitaltrakt (18%).

Übrige Lokalisationen (15%):
– Retroperitoneum,
– Perineum,
– Ductus choledochus,
– Thoraxraum.

Rhabdomyosarkom der Orbita

Das Rhabdomyosarkom ist der häufigste maligne Tumor der Orbita im Kindesalter. Es tritt in den ersten 10 Lebensjahren auf – durchschnittlich im Alter von 5 Jahren –, kann aber bereits angeboren vorhanden sein. Der Tumor ist weich und kann ein entzündliches Geschehen vortäuschen. Entgegen dem übrigen Verhalten des Rhabdomyosarkoms bleibt dasjenige der Orbita lokalisiert. Klinisch manifestiert sich der Tumor durch ein periorbitales Ödem mit Konjunktivitis sowie eine Diplopie; das Wachstum ist rasch. Differentialdiagnostisch muß an benigne Läsionen wie Zellulitis, eine Osteomyelitis der Maxilla, einen Pseudotumor der Orbita, ein Hämatom der Orbita, einen Exophthalmus bei Hyperthyreose, eine Histiozytose, an maligne Affektionen, z. B. ein Teratom der Orbita, ein Ewing-Sarkom, eine Neuroblastommetastase oder ein Retinoblastom gedacht werden. Die Behandlung besteht in einer kombinierten Chemo- und Radiotherapie (KILMAN u. Mitarb. 1973), wobei heute die Enukleation in den Hintergrund tritt. Die Prognose wird mit einer Überlebensrate von 75–80% angegeben (DONALDSON u. Mitarb. 1973).

Rhabdomyosarkom des Nasopharyngealraums

Wie im Orbitalraum ist auch hier das Rhabdomyosarkom der häufigste maligne Tumor des Nasopharyngealraums; es kann exophytisch wachsen und einem Sarcoma botryoides gleichen. Die hauptsächlichsten Lokalisationen sind die Nase, die Sinus maxillares und ethmoidales, die Zunge oder der Pharynx. Klinisch können Symptome einer Sinusitis, eine lokale Schwellung, Schmerzen und Epistaxis auftreten. Infiltratives Wachstum führt zum Befall von Hirnnerven und Defekten des Skeletts im Röntgenbild. Differentialdiagnostisch muß an einen entzündlichen Prozeß, an das juvenile nasopharyngeale Angiofibrom, Lymphome, seltene Karzinome und andere Sarkome gedacht werden. Die Behandlung besteht in einer möglichst radikalen Operation, gefolgt von einer kombinierten Chemo- und Radiotherapie. Die Prognose galt früher mit 10–30% Überlebensrate als schlecht – scheint jedoch mit kombinierter Onkotherapie wesentlich gebessert werden zu können; 1973 publizierten DONALDSON u. Mitarb. (1973) eine Zweijahresüberlebensrate von 75%.

Rhabdomyosarkom des Mittelohres

Ein Rhabdomyosarkom kann im Bereich des Mittelohres lokalisiert sein, das Trommelfell perforieren und als Polyp im äußeren Gehörgang erscheinen (JAFFE u. Mitarb. 1971). Es handelt sich dabei fast immer um den embryonalen Typ des Rhabdomyosarkoms. Der Tumor tritt oft als Otitis media mit Schmerzen, sanguinopurulentem Ausfluß und einer Fazialisparese in Erscheinung. In ³/₄ der Fälle tritt die Fazialisparese vor der Tumormanifestation auf (LEVITON u. Mitarb. 1972). Die Differentialdiagnose umfaßt das Cholesteatom, die chronische Mittelohrentzündung, die Mastoiditis und die Epidermoidzysten.

Rhabdomyosarkom des Urogenitale
S. »Blasentumoren«, S. 8.149 ff.

Rhabdomyosarkom des Rumpfes und der Extremitäten
Das Rhabdomyosarkom der Skelettmuskulatur präsentiert sich als derber, indolenter Tumor im Bereich eines Muskelbündels; die darüberliegende Haut bleibt zu Beginn unberührt und gut verschieblich. Das Wachstum ist langsam. Jede unklare Schwellung im Bereich der Skelettmuskulatur muß an ein Rhabdomyosarkom erinnern.
Die Therapie ist zunächst chirurgisch, wobei eine großzügige Exzision im Gesunden notwendig ist; die IRS betont die Wichtigkeit der Lymphdrüsenausräumung. Auf die Amputation kann in der Regel verzichtet werden (KILMAN u. Mitarb. 1973; EXELBY 1974).

Therapie und Prognose
Therapie und Prognose hängen vom Staging ab; die IRS schlägt folgende Gruppierung vor (MAURER u. Mitarb. 1977): *Gruppe I:* Tumor lokalisiert, Totalexstirpation; *Gruppe II:* Tumor lokalisiert, mikroskopische Residuen; *Gruppe III:* Tumor lokalisiert, Teilexstirpation; *Gruppe IV:* metastasierender Tumor.
Eine Vorbehandlung wird nicht empfohlen. Die chirurgische Exstirpation hat möglichst großzügig zu erfolgen, wobei beim Rhabdomyosarkom des Sinus urogenitalis und der Extremitäten eine Ausräumung der Lymphstationen zu erfolgen hat. Die Nachbehandlung beinhaltet eine postoperative Nachbestrahlung von 5000–6000 rads (50–60 Gy) und gleichzeitig Chemotherapie mit Vinkristin (VCR), Actinomycin (AMD), Cyclophosphamid (CYC) und Adriamycin (ADR) über 2 Jahre. Im Anschluß an diese 2jährige Behandlung beträgt die Heilungsquote (free of disease) in Gruppe I 92% nach 60 Wochen und 85% in Gruppe II. In Gruppe III und IV muß anstelle der Heilungs- die Remissionsquote beigezogen werden; sie beträgt in Gruppe III 69% nach 44 Wochen und in Gruppe IV nach derselben Zeit 35%. In allen 4 Gruppen wurden je 2 Untergruppen ausgelost, die mit und ohne Nachbestrahlung behandelt wurden; die Resultate blieben sich gleich. Die durchschnittliche Remissionsquote aller 4 Gruppen beträgt 72% nach 41–72 Wochen. Diese Zahlen decken sich mit jenen des Memorial Hospital, das unter dem multidisziplinären Rhabdomyosarkomprotokoll die Überlebenszeit von 18% auf eine Heilungsquote von 84% nach 3–5 Jahren erhöhen konnte (EXELBY 1974).

Fibrosarkom
Das Fibrosarkom geht von mesenchymalen Fibroblasten, Synovioblasten, Mesothelzellen oder Histiozyten aus. Es ist selten und für das Kindesalter nicht typisch. In früheren Jahren sind ätiologisch ionisierende Strahlen (GOLDSTEIN 1921), Prothesen und Traumata erwähnt worden; EXELBY (1973) betont hingegen, in seiner Serie keine Bestrahlung und keine Traumata in der Anamnese vorgefunden zu haben; bei einem Kind trat ein Fibrosarkom bei Gardner-Syndrom auf (Colon polyposis, Osteom, Desmom). Das Fibrosarkom ist in der Regel in der Extremitätenmuskulatur lokalisiert; es kommt jedoch ubiquitär vor (Nasopharyngealraum, Intrakranium, Thoraxwand, Retroperitoneum und Viszeralorgane). Es handelt sich um einen derben, schmerzlosen und wenig beweglichen Tumor. Differentialdiagnostisch kommen sämtliche soliden Weichteiltumoren in Frage; besonders schwierig ist die Abgrenzung zur juvenilen Fibromatosis (PRITCHARD u. Mitarb. 1974; ENZINGER u. Mitarb. 1965) und zu den übrigen mesenchymalen Tumoren (Liposarkom, Synoviom, Mesotheliom, Histiozytom usw.). Der Tumor wächst infiltrativ und bildet eine Pseudokapsel durch Kompression des umgebenden Gewebes.

Therapie
Sie besteht in einer möglichst radikalen chirurgischen Exzision mit anschließender kombinierter Chemo- und Radiotherapie. Die Rezidivquote ist sehr groß, die Metastasierung gering.

Prognose
Sie ist im Kindesalter günstiger (HAYS u. Mitarb. 1970) und besser beim Befall einer Extremität (CASTRO u. Mitarb. 1973). Die Zehnjahresüberlebensrate schwankt zwischen 29% (PRITCHARD u. Mitarb. 1974) und 80% (HAYS u. Mitarb. 1970). Lokalrezidive treten in der Regel innerhalb 12 Monaten auf, wurden aber auch noch nach Jahren beobachtet (HORNE u. Mitarb. 1968).

Malignes Mesenchymom
Das Mesenchymom entspringt einer primitiven pluripotentiellen Mesenchymzelle (KLIMA u. Mitarb. 1975), die sich zu zwei oder mehr sarkomatösen Zelltypen entwickelt (STOUT 1948). Es entsteht ein mesenchymaler Mischtumor, dem per definitionem keine fibrosarkomatöse Komponente angehören darf. NASH u. STOUT (1961) fanden in ihrer Serie von 460 Fällen 50 maligne und 36 benigne Mesenchymome im Alter von 0–15 Jahren, wovon 9 angeboren waren. Das Mesenchymom kommt der Häufigkeit nach an den Extremitäten, im Retroperitoneum (Urogenitaltrakt), im Nasopharyngealraum und im Viszeralraum (Leber) vor; es zeigt ein rasches indolentes Wachstum und symptomatisiert durch Raumverdrängung. Die Ausbreitung ist infiltrativ und die Metastasierung unvorhersehbar.

Prognose

Sie hängt vom Alter und von der Größe des Tumors zum Zeitpunkt der Diagnose ab; die Prognose ist um so günstiger, wenn das Kind unter 5 Jahren ist, der Tumor kleiner als 5 cm mißt und das Mesenchymom keine rhabdomyomatöse Komponente enthält (SANTAMARIA 1976).

Übrige Weichteilsarkome

Das Liposarkom, das Leiomyosarkom, das Hämangioperizytom, das Lymphangiosarkom, das Angiosarkom, das Epitheloidsarkom, das Alveolarsoft-part-Sarkom, das maligne Histiozytom, das maligne Mesotheliom und der Desmoidtumor sind im Kindesalter selten und in Tab. 4 zusammengefaßt. Sie sind ausführlich bei ENZINGER u. Mitarb. (1965), JONES u. CAMPBELL (1976) und SUTOW u. Mitarb. (1977) beschrieben.

Literatur

Akers, D. R., M. E. Needham: Sarcoma botryoides (Rhabdomyosarcoma) of the bile ducts with survival. J. Pediat. Surg. 6 (1971) 474–479
Bale, P. M., R. D. Reye: Rhabdomyosarcoma in childhood. Pathology 7 (1975) 101–111
Castro, E. B., S. I. Hajdu, J. G. Fortner: Surgical therapy of fibrosarcoma of extremities: a reappraisal. Arch. Surg. 107 (1973) 284–286
Doll, R., R. Muir, J. Waterhouse: Cancer Incidence in Five Continents, Bd. II. Springer, Berlin 1972
Donaldson, S. S., J. R. Castro, J. R. Wilbur, R. H. Jesse: Rhabdomyosarcoma of head and neck in children; combination treatment by surgery, irradiation and chemotherapy. Cancer 31 (1973) 26–35
Enzinger, S. M.: Fibrous tumors of infancy. In: Tumors of Bone and Soft Tissue. Yearbook Medical Publishers, Chicago 1965 (S. 375–396)
Enzinger, S. M., R. Lattes, H. Torloni: Histological Typing of Soft Tissue Tumors. World Health Organization, Genf 1969
Exelby, P. R.: Management of embryonal rhabdomyosarcoma in children. Surg. Clin. N. Amer. 54 (1974) 849–857
Exelby, P. R., W. H. Knapper, A. G. Huvos, E. J. Beattie: Soft-tissue fibrosarcoma in children. J. Pediat. Surg. 8 (1973) 415–420
Goldstein, H. J.: Sarcoma of the tongue. Med. Tms. (Lond.) 49 (1921) 158–160
Hays, D. M., V. W. Mirabal, M. S. Karlam, H. R. Patel, B. H. Landing: Fibrosarcomas in infants and children. J. Pediat. Surg. 5 (1970) 176–183
Horne, C. H., G. Slavin, A. M. McDonald: Late recurrence of juvenile fibrosarcoma. Brit. J. Surg. 55 (1968) 102–103
Intergroup Rhabdomyosarcoma Study (IRS); a preliminary report. Cancer 40 (1977) 2015–2026
Jaffe, B. F., J. E. Fox, J. G. Batsakis: Rhabdomyosarcoma of the middle ear and mastoid. Cancer 27 (1971) 29–37
Jones, P. G., P. E. Campbell: Tumors of Infancy and Childhood. Blackwell, Oxford 1976 (S. 777–782)
Jung jr., J. L., R. W. Miller: Incidence of malignant tumors in US-children. J. Pediat. Surg. 86 (1975) 254–158
Kilman, J. W., H. W. Clathworthy jr., W. A. Newton jr., J. L. Grossfeld: Reasonable surgery for rhabdomyosarcoma. A study of 67 cases. Ann. Surg. 178 (1973) 346–351
Klima, M., M. Smith, H. J. Spjut, E. N. Root: Malignant mesenchymoma. Case report with electron microscopic study. Cancer 36 (1975) 1086–1094
Lawrence jr., W., G. Jegge, F. W. Foote jr.: Embryonal rhabdomyosarcoma; a clinicopathological study. Cancer 17 (1964) 361–376
Leviton, A., R. Davidson, F. Gilles: Neurologic manifestations of embryonal rhabdomyosarcoma of the middle ear cleft. J. Pediat. 80 (1972) 596–602
Nash, A., A. P. Stout: Malignant mesenchymomas in children. Cancer 14 (1961) 524–533
Patton, R. B., R. C. Horn jr.: Rhabdomyosarcoma; clinical and pathological features and comparison with human fetal and embryonal skeletal muscle. Surgery 52 (1962) 572–584
Pritchard, D. J., E. H. Soule, W. F. Taylor, J. C. Ivins: Fibrosarcoma. A clinicopathologic and statistical study of 199 tumors of the soft tissues of the extremities and trunk. Cancer 33 (1974) 888–897
Ragab, A. H., E. T. Phelan, A. A. Razek: Malignant tumors of the soft tissues. In: Clinical Pediatric Oncology, hrsg. von W. W. Sutow et al. 2. Aufl. Mosby, St. Louis 1977 (S. 569–604)
Santamaria, J. N.: Malignant Mesenchymoma. In: Tumors of Infancy and Childhood, hrsg. von P. G. Jones, P. E. Campbell. Blackwell, Oxford 1976 (S. 812–814)
Santamaria, J. N., J. H. Colebatch, P. E. Campbell: Rhabdomyosarcoma; a study of 27 cases. Aust. Radiol. 14 (1970) 438–442
Schweissguth, O., D. Pellerin, J. Cendron, R. Gerard-Marchant: Les sarcomes du sinus uro-génital chez l'enfant. Sem. Hôp. Paris 35 (1959) 469, 2843, 2851
Stout, A. P.: Mesenchymoma, the mixed tumor of mesenchymal derivatives. Ann. Surg. 127 (1948) 278–290
Sutow, W. W., T. J. Vietti, D. J. Fernbach: Clinical Pediatric Oncology, 2. Aufl. Mosby, St. Louis 1977
Sutow, W. W., M. P. Sullivan, H. L. Ried, H. G. Talor, K. M. Griffith: Prognosis in childhood rhabdomyosarcoma. Cancer 25 (1970) 1385–1390

10. Wirbelsäule

10.2 Wirbelsäule

Spina bifida
F. KUFFER

Unter dem Begriff Spina bifida oder Rachischisis wird eine Reihe in Form und klinischer Bedeutung sehr verschiedenartiger Mißbildungen zusammengefaßt, denen als gemeinsames Merkmal eine angeborene Spaltung der Wirbelsäule (Spina bifida occulta), der Wirbelsäule mit der Dura mater (Meningozele) oder der Wirbelsäule mit dem Rückenmark (Myelomeningozele) zugrunde liegt. Je nach Erscheinungsform der Läsion wird die Myelomeningozele als offene oder gedeckte, als rupturierte oder nicht rupturierte und als zystische oder plane Myelomeningozele bezeichnet.

Ätiologie

Die Ätiologie ist unbekannt. Es kommen exogene wie genetische Faktoren in Frage. Im Tierversuch können während der teratogenetischen Determinationsperiode applizierte exogene Noxen (kurzfristiger Sauerstoffmangel, ionisierende Strahlen, Trypanblau, Bleinitrat, Salicylate, Insulin und Vitamin A) die Bildung einer Rachischisis provozieren (KALTER 1968). Bisher konnten diese tierexperimentellen Erkenntnisse nicht auf den Menschen übertragen werden: Exogene Faktoren wie Sauerstoffmangel, ungünstige mechanische Einwirkung auf den Uterus, Röntgenstrahlen, chemische Gifte wie DDT, Farbstoffe, Bleichmittel und Arzneimittel, Hormone wie Insulin, Sexualhormone und Ovulationshemmer, Blutgruppeninkompatibilitäten wie AB0 und Rhesusfaktor, virale Infektionskrankheiten und anderes mehr bleiben als mögliche Ursache unbewiesen (SEIFERTH 1976); unter den Arzneimitteln ist bisher nur der Folsäureantagonist Aminopterin (Antimetabolite bei Leukämie) als mögliche Ursache für eine Spina bifida veröffentlicht worden (THIERSCH 1952). PARSCH u. SCHULITZ (1972) fanden in 240 Schwangerschaftsanamnesen bei 67% der Mütter keine Angaben über äußere Faktoren während der Schwangerschaft; bei 14% wurde ein fieberhafter Infekt, bei 8,5% ein Abortus imminens, bei 6,5% die Einnahme von Medikamenten und bei 2% Impfungen in den ersten Schwangerschaftsmonaten angegeben. Die Hypothese von RENWICK (1972), wonach das Phytophthora infestans langgelagerter Kartoffeln für die Bildung eines Anenzephalus mit Spina bifida verantwortlich sei, wurde von LAURENCE (1973) und anderen mehr verworfen.
Genetisch ist ein rezessiver Erbgang möglich, jedoch nicht bewiesen (LORBER 1965). In 20,4% der Fälle liegt bei den Eltern eine Spina bifida occulta vor (LORBER u. LEVICK 1967); bei Eltern, denen ein Kind mit Spina bifida geboren wurde, steigt das Risiko für das nächste Kind auf 5%, bei 2 Kindern mit Spina bifida auf 25% (CARTER 1974; CARTER u. EVANS 1973; LAURENCE 1964; LAURENCE u. Mitarb. 1968). Von 887 Zwillingspaaren mit Myelomeningozele oder Anenzephalus sind in 4,9% der Fälle beide Zwillinge befallen (LORBER u. ROGERS 1977). Konsanguinität erhöht die Wahrscheinlichkeit, ein Kind mit Spina bifida zu erhalten, um durchschnittlich das Dreifache (CARTER 1974).

Häufigkeit

Die Häufigkeit der Myelomeningozele wird je nach geographischer Lage zwischen 0,1‰ (Südamerika) bis 4,2‰ (Nordirland) angegeben (STEVENSON u. Mitarb. 1966). Die Schweiz dürfte eine Inzidenz von 0,5–1‰ erreichen (KUFFER 1972).
Die Ätiologie der Spina bifida ist offenbar multifaktoriell (EMANUEL u. SEWER 1973); Kinder irischer Abstammung sind auf der ganzen Welt einem erhöhten Risiko ausgesetzt (HOBBS u. Mitarb. 1974), wogegen die schwarze Rasse aller Kontinente (LECK 1972) am wenigsten befallen wird, was allerdings von SEIFERTH (1976) nicht bestätigt wird (Tab. 1). Von Bedeutung scheint auch weniger der Ort der Schwangerschaft als der Ort, wo die Mutter des geschädigten Kindes aufgewachsen ist (CARTER 1974).

Tabelle 1 Häufigkeit der Spina bifida und geographische Lage (nach *Seiferth*)

Nordirland	4,2‰
Großbritannien	2,0–4,2‰
USA	2,41‰
Europa	0,61–0,96‰
Afrika	0,65–1,46‰
Australien	0,71–1,02‰
Südamerika	0,10–1,10‰
Asien	0,18–1,06‰

Pathogenese

Die Spina bifida beruht auf einer lokalisierten Störung der Form- und Lageentwicklung des Rückenmarks. Nach der Differenzierung der drei Keimblätter bildet sich das Rückenmark aus der Medullarplatte, einer streifenförmigen Verdichtung des Ektoderms, die sich auf dem Dorsum des Keimlings vom Blastoporus resp. Canalis neurentericus in kranialer Richtung erstreckt. Durch Einsenkung der Neuralplatte entsteht die Neuralrinne, deren seitliche Randwülste sich dorsal zur Bildung des Neuralrohrs vereinigen, über welchem sich das Ektoderm schließt. Das Mesoderm, das die Neuralrinne seitlich umgibt, schiebt sich als Membrana reuniens zwischen die sich schließende Rinne und das Ektoderm ein. Es bildet die Anlage für die Hirnhäute und die Wirbelbogen. Der kaudalste Abschnitt des Rückenmarks entwickelt sich nicht in dieser typischen Weise, sondern aus einem mit dem Ektoderm zunächst in Zusammenhang bleibenden, soliden Epithelstrang, der sich später kanalisiert und dann erst vom Ektoderm löst und in die Tiefe senkt. Diese sekundäre Entwicklung des kaudalsten Rückenmarkabschnitts wird von der vorigen, primären unterschieden.

Bleibt nun die Medullarrinne an einer Stelle offen, so liegt hier das Rückenmark als flache Platte vollkommen unbedeckt an der Körperoberfläche. Da sich das Mesoderm dorsal nicht vereinigen kann, bleiben auch die Wirbelbogen und die Hirnhaut gespalten. Dieser Entwicklungsstillstand ereignet sich nun besonders häufig da, wo sich als letzter Akt der Neuralrohrbildung das primär und sekundär entstandene Rohr vereinigen, d. h. unmittelbar vor dem kaudalen Ende des Rückenmarkes bzw. in der späteren Lumbosakralregion.

Ist die Verlagerung des Medullarrohres von der Oberfläche in ventraler Richtung unvollständig, so kann sich das Mesoderm nur in dünner Schicht zwischen Neuralrohr und Ektoderm einschieben, und seine weitere Entwicklung ist an dieser Stelle mangelhaft. Auch hier kommt es deshalb nicht zum dorsalen Verschluß von Dura und Skelett, sondern nur zur Bedeckung des Neuralrohres mit einer mehr oder weniger stark entwickelten Bindegewebs- oder Fettgewebsschicht.

Die Tumorentwicklung bei der Spina bifida ist darauf zurückzuführen, daß die Gebilde, welche die knöcherne Spalte überbrücken, infolge des Liquordrucks aus ihrer ursprünglichen Lage nach außen verdrängt werden, so daß sie sich buckelig über das normale Hautniveau vorwölben.

Die bei der Spina bifida gelegentlich beobachteten Störungen in der Entwicklung der Wirbelkörper stehen mit der Bildung des Neuralrohrs nicht in direktem Zusammenhang. Es handelt sich hier vielmehr um koordinierte Entwicklungsanomalien der Chorda, die sich aus dem Ektoderm bildet.

Pathologische Anatomie (Abb. 1 a–c)

Anatomische Formen der Spina bifida

Spina bifida occulta. Bei dieser Form sind Spalten im Bereich der Wirbelbogen vorhanden, ohne daß sich jedoch ein Tumor nach außen vorwölbt. Sie sind meist am lumbosakralen Übergang L 5 und S 1 lokalisiert und entsprechen entweder einer fehlerhaften Ablösung des Neuralrohrs vom Ektoderm oder einer Ossifikationsstörung der dorsalen Wirbelbogen (JAMES u. LASSMANN 1972; SCHLEGEL 1964). Dementsprechend findet man in dieser Gegend eine abnorme Behaarung, Pigmentierungen, Angiombildungen und grübchenförmige Einziehungen der Haut (Abb. 2); mitunter finden sich Dermoidzysten, Lipome und schwielige Fixierungen der Dura im Lückenbereich des Wirbelbogens (Membrana reuniens posterior), die myelographisch oder operativ dargestellt werden können (LASSMANN u. JAMES 1978). Die Häufigkeit der Spina bifida occulta wird bei Kindern mit 25% und bei Erwachsenen mit 4% der Population angegeben. Sie ist mit Ausnahme jener oben beschriebenen Formen mit zusätzlicher Pathologie in der Regel asymptomatisch (MUMENTHALER 1976). Bei

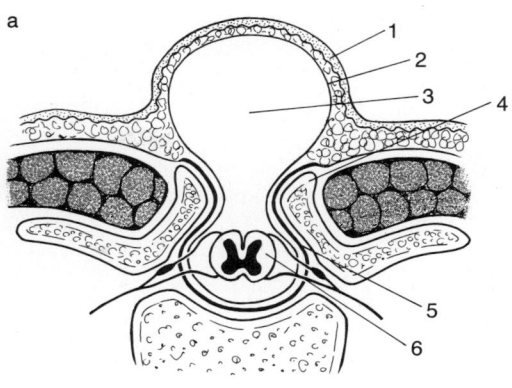
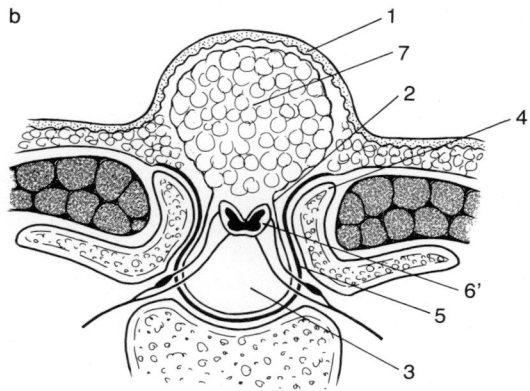
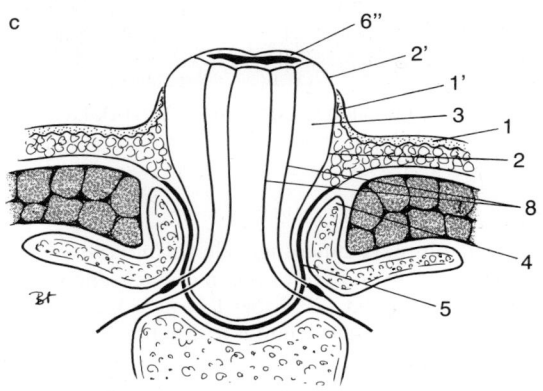

Abb. **1 a–c** Formen der Spina bifida
a Meningozele
b Myelomeningozele mit Lipom
c Offene Myelomeningozele
1 Haut
1' Zona dermatica
2 Arachnoidea
2' Zona epithelioserosa
3 Liquor
4 gespaltener Dornfortsatz
5 Dura
6 intaktes Rückenmark
6' gespaltenes Rückenmark
6'' gespaltenes Rückenmark = Zona medullovasculosa
7 Lipom
8 elongierte Wurzeln
(aus *M. Bettex, F. Kuffer, A. F. Schärli:* Wesentliches über Kinderchirurgie. Huber, Bern 1975).

10.4 Wirbelsäule

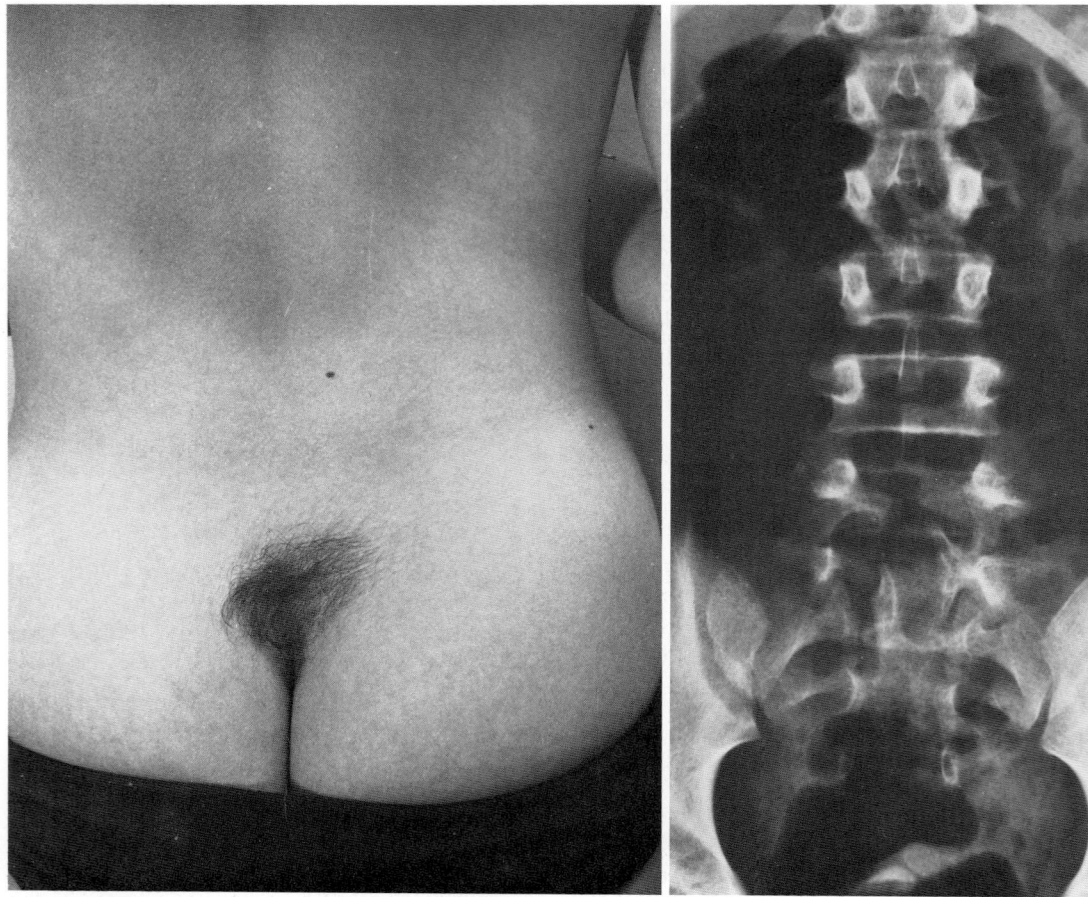

Abb. 2 Spina bifida occulta L4–S3 mit Behaarung.

Eltern mit Myelomeningozelen-Kindern wird sie 5mal mehr als in der gesunden erwachsenen Population beobachtet (22% bei LAURENCE u. Mitarb. [1968]; 20,4% bei LORBER u. LEVICK [1967]).

Meningozele. Bei der Meningozele ist der Verschluß der Medullarplatte zum Medullarrohr vollständig. Das Rückenmark liegt an normaler Stelle. Die Wand der mit Liquor gefüllten Zyste wird hier nur von der Arachnoidea gebildet, die von Haut überzogen wird; die Dura beteiligt sich an der ossären Spaltbildung und setzt direkt an den gespaltenen Dornfortsätzen an. Die Meningozelen sitzen vorwiegend in der lumbosakralen Region (Abb. 3). Häufiger als die übrigen Formen treten sie auch im Bereich der Hals- und Brustwirbelsäule auf (Abb. 4). Sie können schmal gestielt sein oder breitbasig der Wirbelspalte aufsitzen und oft voluminöse Tumoren bilden. Multiple Meningozelen (Abb. 5) sind möglich, aber viel seltener als multiple Myelomeningozelen. Der Meningozelensack ist manchmal von einzelnen, gelegentlich von einem Netzwerk von Strängen durchzogen; nie handelt es sich aber um Nervenfaserbündel, sondern immer um Ausläufer der Arachnoidea. Die Haut, die die Meningozele bedeckt, kann völlig normal erscheinen, oft ist sie aber hochgradig gespannt, verdünnt und von strahligen Narben oder flachen Feuermalen durchsetzt. In anderen Fällen ist der eher schlaffe Tumor mit einer faltigen Haut bedeckt; nicht selten besteht besonders im Bereich der Tumorbasis und ihrer Umgebung eine ausgesprochene Hypertrichose.

In einer Aufstellung von SEIFERTH (1976) entfallen durchschnittlich 23% der Fälle auf Meningozelen und 77% auf Myelomeningozelen.

Myelomeningozele. Es werden offene oder epithelialisierte, plane oder zystische Myelomeningozelen sowie Myelomeningozelen mit und ohne Gibbus unterschieden; zusätzlich muß die Myelomeningozele mit Lipom und die Myelomeningozele in Kombination mit anderen Mißbildungen unterschieden werden; so die Myelomeningozele mit Dermoid oder Teratom, die Myelomeningozele mit Sakrumagenesie, die Myelomeningozele mit Arthrogryposis und die Myelomeningozele mit Diastematomyelie.

Spina bifida **10**.5

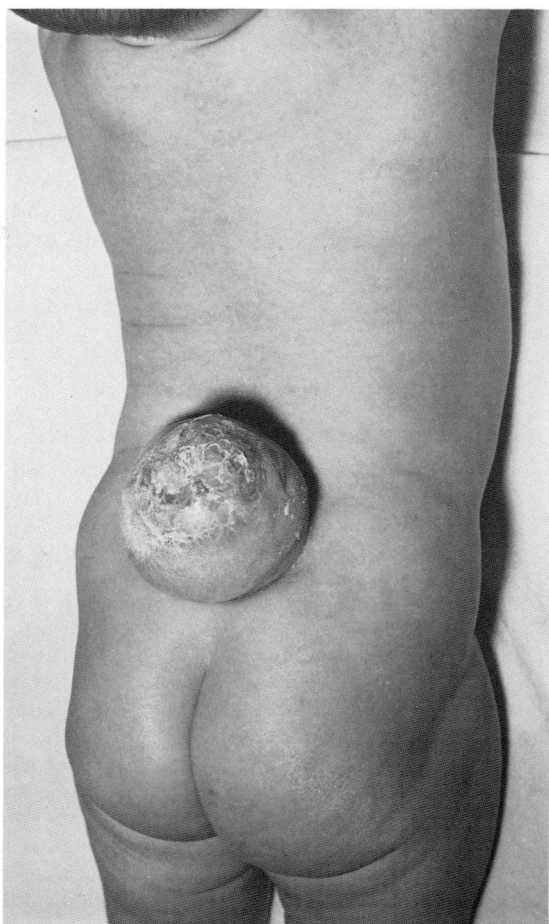

Abb. 3 Lumbale Meningozele mit dünner schuppender Haut.

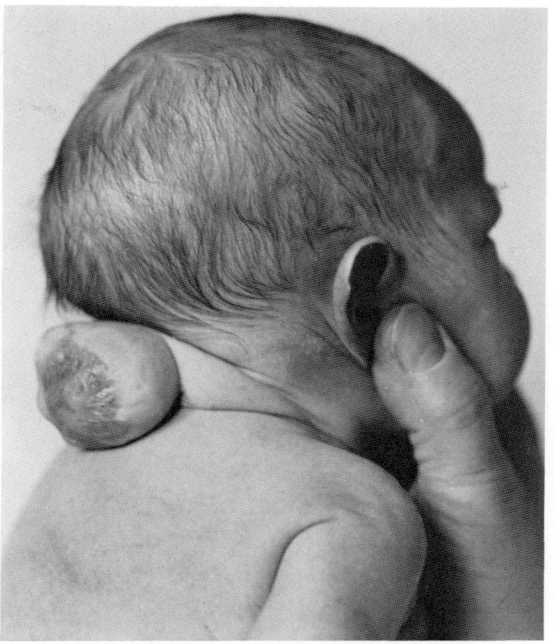

Abb. 4 Zervikale Meningozele.

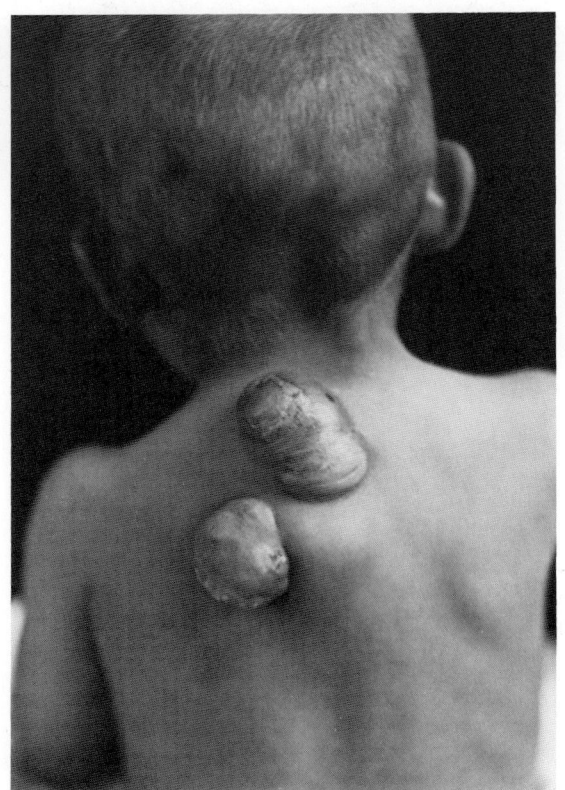

Abb. 5 Thorakale multiple Meningozelen.

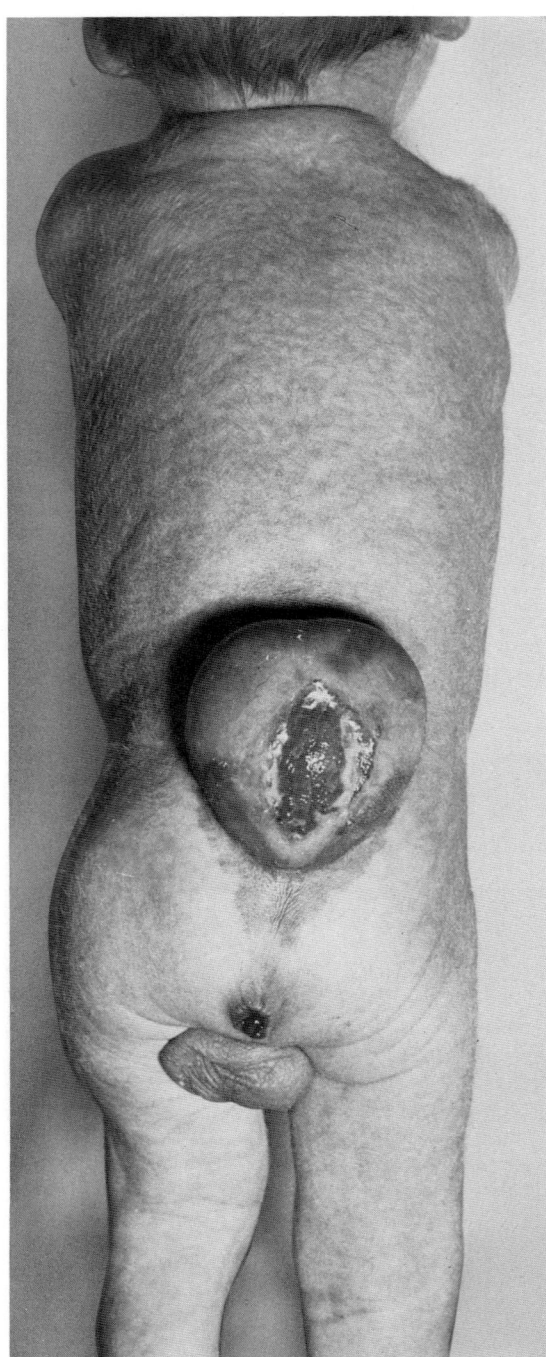

Abb. 6 Myelomeningozele mit freiliegender Zona medullovasculosa; Beckenbodenlähmung mit kleinem Analprolaps.

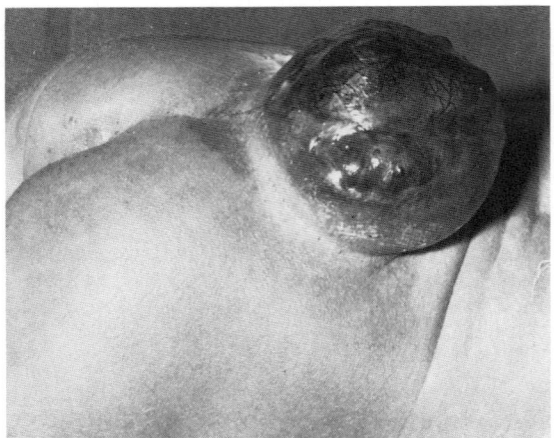

Abb. 7 Offene Myelomeningozele mit intakter Membrana pellucida.

Die offene Form (Abb. 6). Bei diesen schwersten Formen liegt das gespaltene Rückenmark resp. die Medullarplatte vollkommen frei zutage. Sie neigt zu Ulzerationen und wird deshalb auch ulzerierende offene Myelomeningozele genannt. Die Medullarplatte bildet eine dunkelrote, ovale oder runde Fläche (Zona medullovasculosa), die von einem schmalen Saum einer dünnen, grauglänzenden Membran umgeben ist, die der Arachnoidea entspricht (Zona epithelioserosa). Daran schließt sich peripher die Rückenhaut (Zona dermatica) an. Die freiliegende Medullarplatte bildet meist die Kuppe eines prallelastischen Tumors; sie kann kurz nach der Geburt im Niveau des Rückens liegen und sich erst später mehr oder wenig vorwölben. Die Zona medullovasculosa ist häufig von einer Membran überzogen, die selbst zystisch aufgefüllt (Liquor) ist, jedoch in den meisten Fällen rupturiert; diese Membran ist als Fortsetzung der Zona epithelioserosa zu betrachten und wird als Membrana pellucida bezeichnet (Abb. 7). Am epithelialen Übergang lassen sich die gespaltenen Dornfortsätze palpieren, an denen medialseits die Dura mater und lateralseits die Rückenmuskulatur ansetzen.

Die geschlossene Form. Der Aufbau der Spaltbildung ist prinzipiell gleich wie bei der offenen Myelomeningozele mit oder ohne Membrana pellucida, doch ist die Medullarplatte bei Geburt vollständig epithelialisiert (Abb. 8); diese Form wird deshalb auch geschlossene epithelialisierte Myelomeningozele genannt. Die den Tumor bedeckende Haut ist in ihrer zentralen Partie meist dünn und durchschimmernd; sie ist gelegentlich von narbenartigen Strängen durchzogen, was auf einen sekundären pränatalen Verschluß hinweist (Abb. 9). Nach der Peripherie zu wird sie gewöhnlich dicker und geht in die normale Rückenhaut der Umgebung über. Das darunterliegende Rückenmark kann alle Übergänge von der ausgebreiteten Medullarplatte bis zum fast normal verschlos-

Spina bifida 10.7

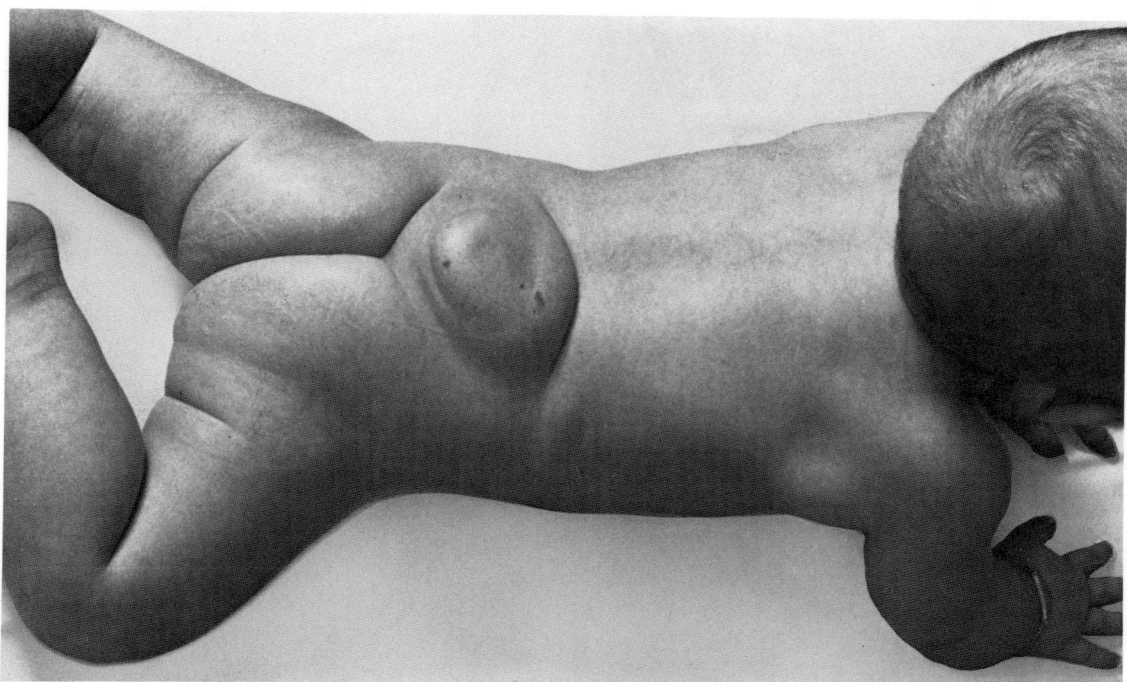

Abb. 8 Epithelialisierte Meningozele.

senen Rückenmark mit Ependym ausgekleideter, persistierender Rückenmarksrinne aufweisen. In seltenen Fällen ist die Rückenmarksrinne an ihrer Haftstelle zystisch erweitert; diese Form entspricht der klassischen Myelozystomeningozele.
Myelomeningozele mit Lipom (Abb. 10 a u. b). Die Myelomeningozele mit Lipom entspricht der gedeckten Myelomeningozele, wobei zwischen normal gelegenem, jedoch im Sinne einer persistierenden Medullarrinne gespaltenem Rückenmark und Zystenwand (Arachnoidea und Epidermis) ein an der Medullarrinne adhärentes Lipom liegt. Die Haut über dem Fettumor ist von normaler Dicke, aber gelegentlich hämangiomatös verändert. Die Myelomeningozele mit Lipom ist regelmäßig am lumbosakralen Übergang lokalisiert und geht nie mit einem Begleithydrozephalus einher.

Kombinierte Myelomeningozelen
Myelomeningozele mit Dermoid oder Teratom (Abb. 11 u. 12). Begleitdermoide und Teratome bei Myelomeningozele sind selten und im thorakolumbalen Abschnitt lokalisiert. Das Teratom kann groteske tumoröse Befunde ergeben, während das Dermoid immer gedeckt und schwer von der Myelomeningozele mit Lipom zu unterscheiden ist. Eigenartige Befunde ergeben sich dann, wenn ein sogenanntes koätanes Teratom einer Myelomeningozele direkt aufsitzt; dem zystischen Tumor sitzt in solchen Fällen ein meist zapfenförmiges, von hellroter Darmschleimhaut überzogenes Gebilde

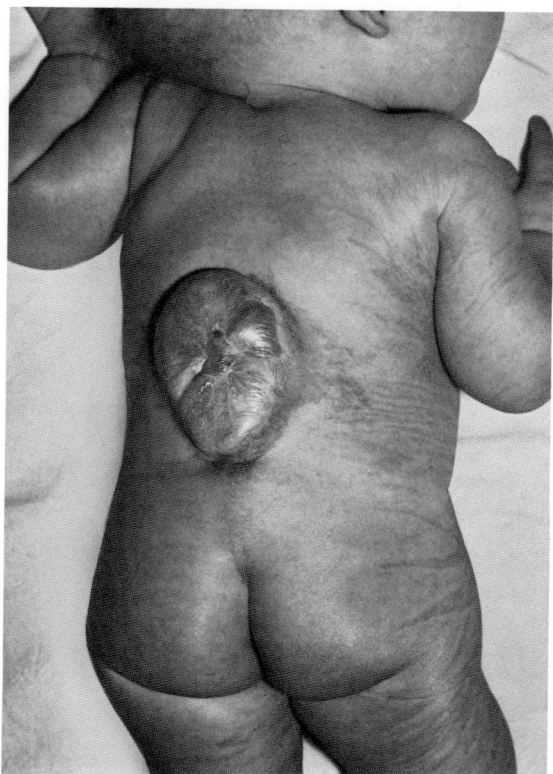

Abb. 9 Sekundär epithelialisierte Meningozele mit zentralen Narbenzügen.

10.8 Wirbelsäule

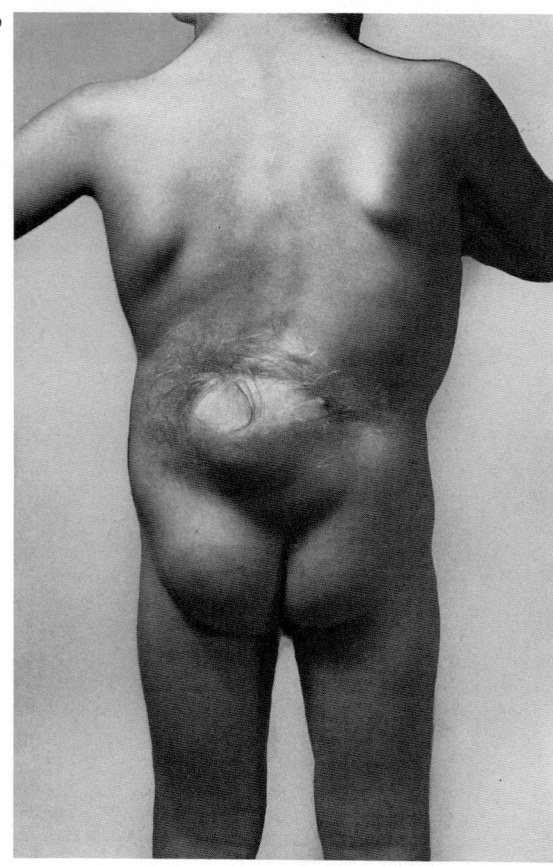

Abb. 10 a u. b Myelomeningozele mit Lipom.
a Myelomeningozele mit riesigem Lipom und partieller Lähmung der unteren Extremitäten.
b Myelomeningozele mit Lipom und Hypertrichosis.

auf. Bei diesen Gebilden entodermaler Herkunft muß es sich um an die Oberfläche gelangte Überreste des Canalis neuroentericus handeln; sie dürften der sehr seltenen ventralen Spina bifida entsprechen.
Myelomeningozele mit Sakrumagenesie. Man unterscheidet zwischen partieller und totaler Sakrumagenesie je nach Anzahl der fehlenden Sakralwirbelkörper. Die Sakrumagenesie ist mit einer Myelodysplasie verbunden und beim Fehlen von drei Wirbelkörpern und mehr Ursache einer neurogenen Blasenstörung. Der Sakrumagenesie ähnliche zusätzliche Mißbildungen der Wirbelsäule (Abb. 13) finden sich bei Myelomeningozele im übrigen Wirbelsäulenbereich als Keilwirbel, Blockwirbel, Gibbus und begleitende Rippenmißbildungen.
Myelomeningozele mit Arthrogryposis. Die Kombination einer Myelomeningozele mit Arthrogryposis ist wohl selten, jedoch klassisch und kann nicht übersehen werden. Auffallenderweise bleiben diese Patienten von einem Hydrozephalus verschont.
Myelomeningozele mit anderen Mißbildungen. Wie bei allen schweren Mißbildungen können alle möglichen Kombinationen angetroffen werden. Im Gegensatz zu den obenerwähnten klassischen Kombinationen handelt es sich hier mehr um Zufälligkeiten: Lippen-Kiefer-Gaumen-Spalten, primäre urologische Mißbildungen, primäre anorektale Mißbildungen, Herzvitien und viele andere mehr (SEIFERTH 1976).
Von den primären Mißbildungen sind die neurogenen Folgeerkrankungen bei Myelomeningozele zu unterscheiden; sie lassen sich in drei Hauptkomplikationsgruppen unterscheiden:
- neurochirurgische Komplikationen (s. unter »Hydrozephalus«),
- neurourologische Komplikationen (s. unter »Neurogene Blase«),
- neuroorthopädische Komplikationen (s. unter Neuroorthopädie).

Abb. 11 Myelomeningozele mit koätanem Teratom.

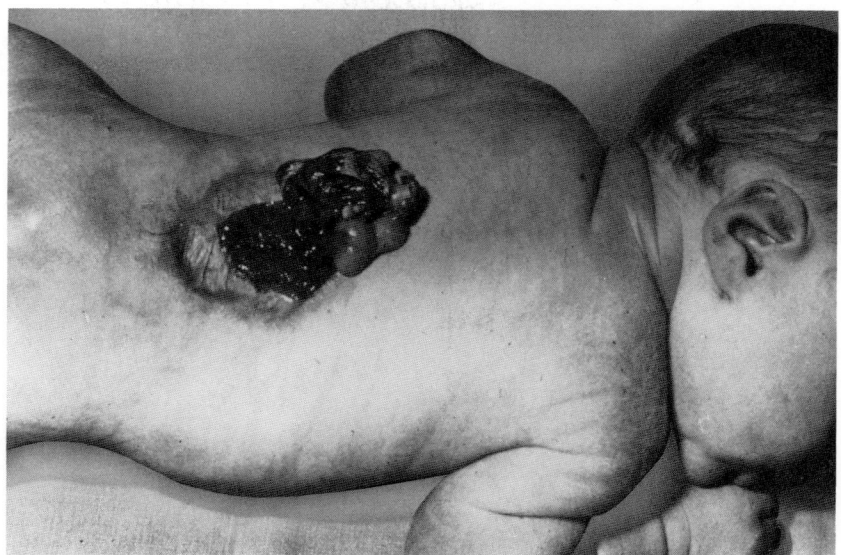

Abb. 12 Thorakale Spina bifida mit Teratom (Reste des Canalis neuroentericus); die dunkle zentrale Partie besteht aus Dickdarmschleimhaut, die beiden flügelartigen, seitlichen Tumoren entsprechen fetalen Lungen.

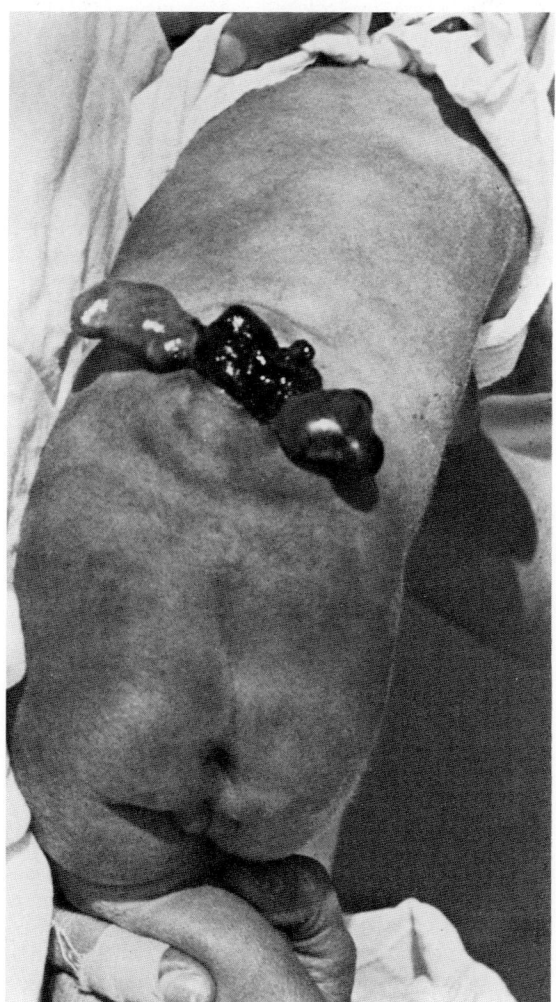

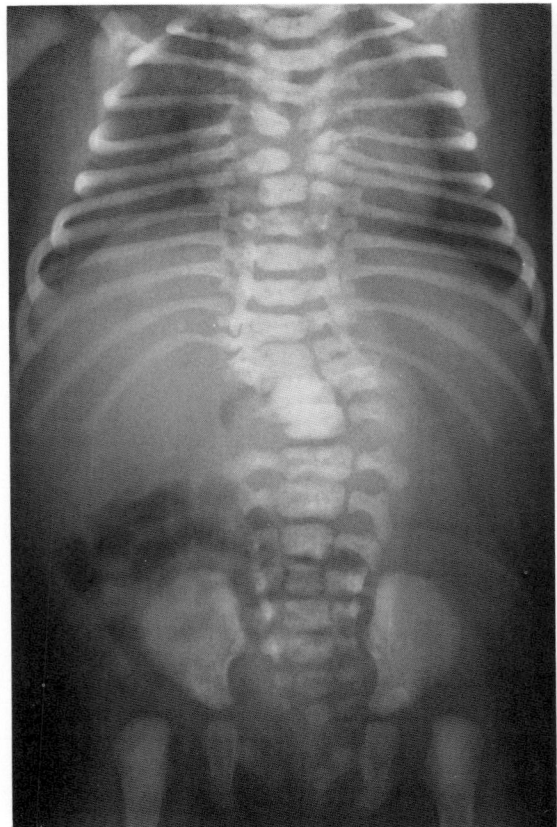
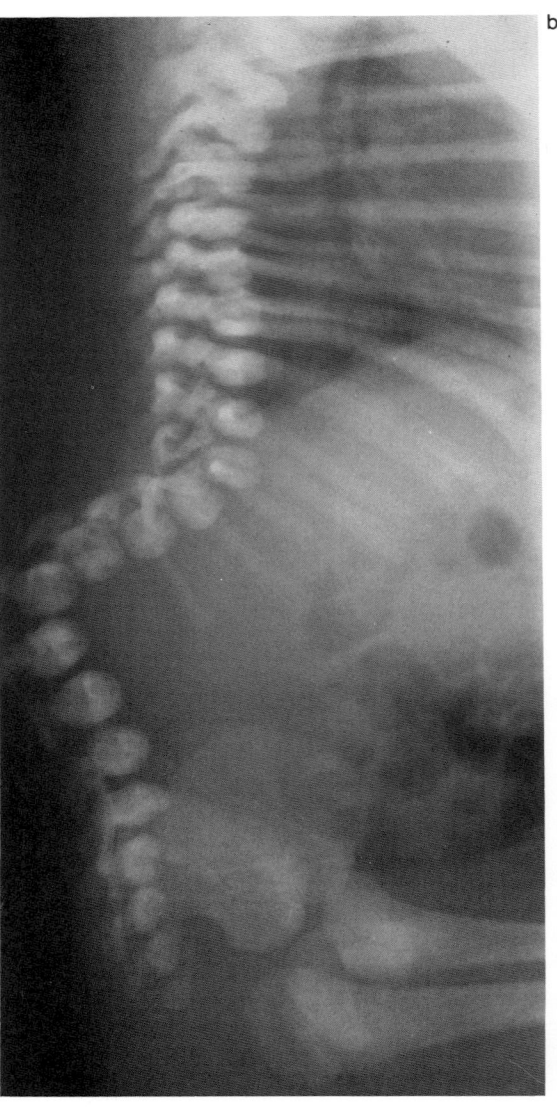

Abb. 13 Spina bifida mit zusätzlichen Wirbelsäulenmißbildungen: Keilwirbel und Gibbus.

Symptome und Diagnose

Die Diagnose der Spina bifida ist eine morphologische Diagnose. Bei Verdacht auf Myelodysplasie ohne äußere lokale Zeichen muß die Röntgenuntersuchung beigezogen werden. Die Klinik selbst ist durch die neurochirurgischen, neurourologischen und neuroorthopädischen Folgeerkrankungen geprägt (Abb. 15 a u. b) (s. unten).
Die Höhen des neurologischen Ausfalles und der skelettären Spaltbildung decken sich nicht; zudem entsprechen die neurologischen Ausfälle nicht einer klaren Querschnittslähmung, sondern einem mosaikhaften neuromuskulären Ausfallbild (EMERY u. LENDON 1973; STARK 1971). Da die Erhebung eines neuromuskulären Status beim Neugeborenen sehr schwierig ist, empfiehlt es sich, die Höhe der Ausfälle mittels Elektrostimulation der Neuralplatte festzulegen.

Wie der neuromuskuläre Ausfall ist auch die skelettäre Spaltbildung an der Neugeborenen-Wirbelsäule schwierig zu erkennen; die Wirbelkörper müssen nach SIMRIL u. THURSTON (1955) ausgemessen werden. Myelographische Untersuchungen setzen wahrscheinlich mehr Schaden als Nutzen und sollten nur mit strengster Indikation im Hinblick auf therapeutische Möglichkeiten durchgeführt werden; dies ist vor allem bei Spina bifida occulta mit Verdacht auf zusätzliche Pathologie der Fall (JAMES u. LASSMANN 1977; MCALLISTER 1977).

Spina bifida 10.11

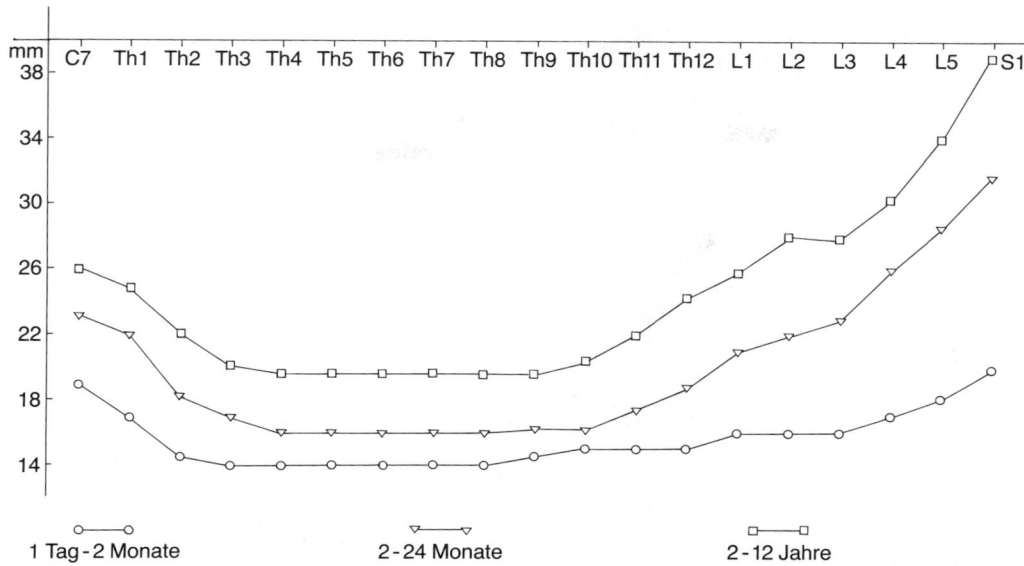

Abb. 14 Röntgenbild der Wirbelsäule bei normalen Kindern: maximaler Interpedikularabstand nach *Smiril* und *Thurston*.

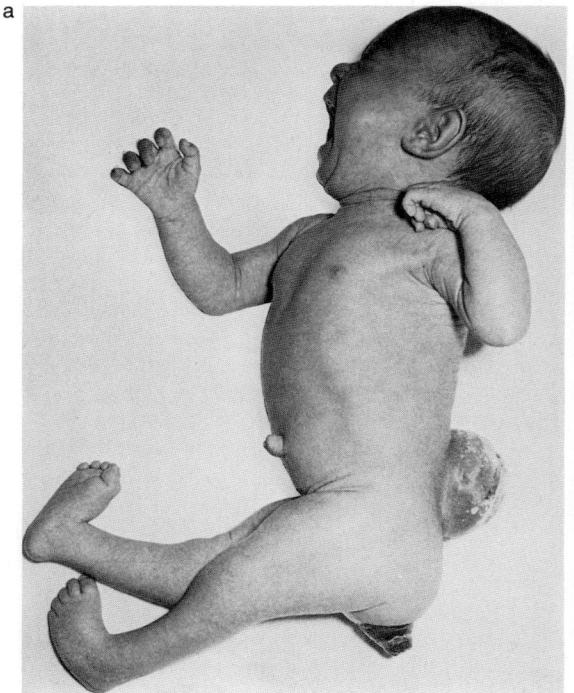

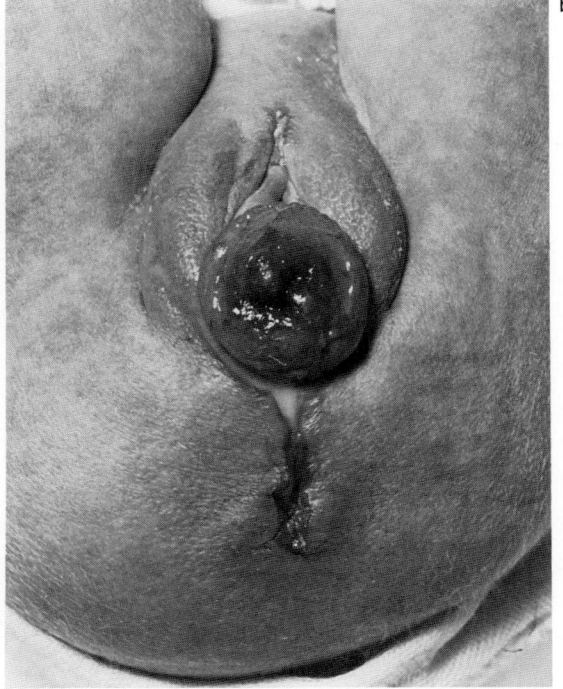

Abb. 15 a u. b Neuroorthopädisches Bild bei Myelomeningozele.
a Paraplegie, Flexionskontraktur in den Hüften, Genu recurvatum und Hackenfuß rechts, Flexionskontraktur des Knies mit Klumpfuß links; Analprolaps.
b Beckenbodenlähmung bei Myelomeningozele: Vaginalprolaps, Analschlaffheit und Levatorparalyse.

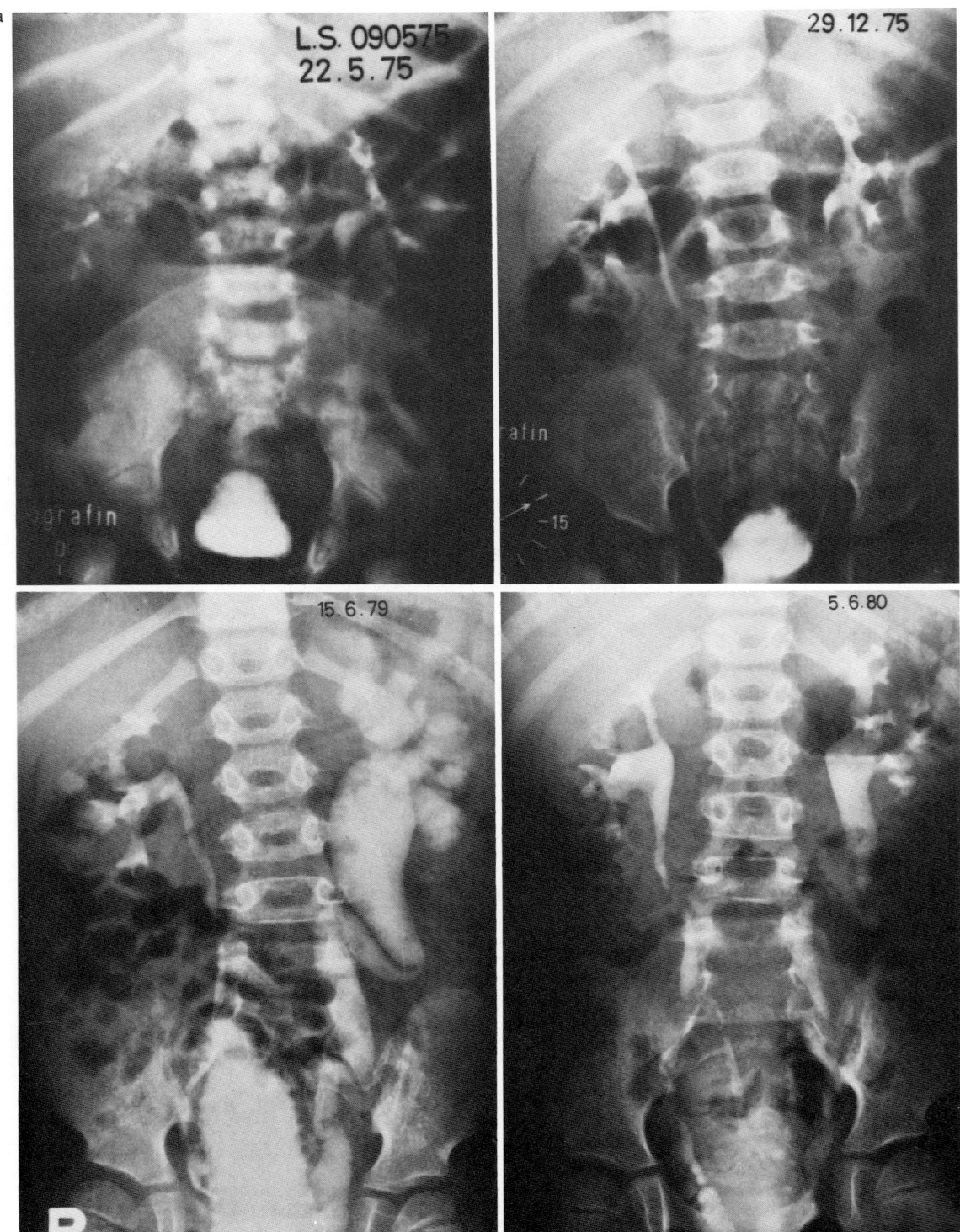

Abb. 16a–c Neurourologisches Bild bei Myelomeningozele.
a Normales IVP bei Geburt, beginnende Ureterektasie im Alter von 6 Monaten, hydronephrotische Veränderungen und Megaureterbildung als Folge der neurogenen Blasenstörung im Alter von 4 Jahren, geringgradige Besserung nach Pharmakotherapie (α-Rezeptoren-Blocker) im Alter von 5 Jahren.

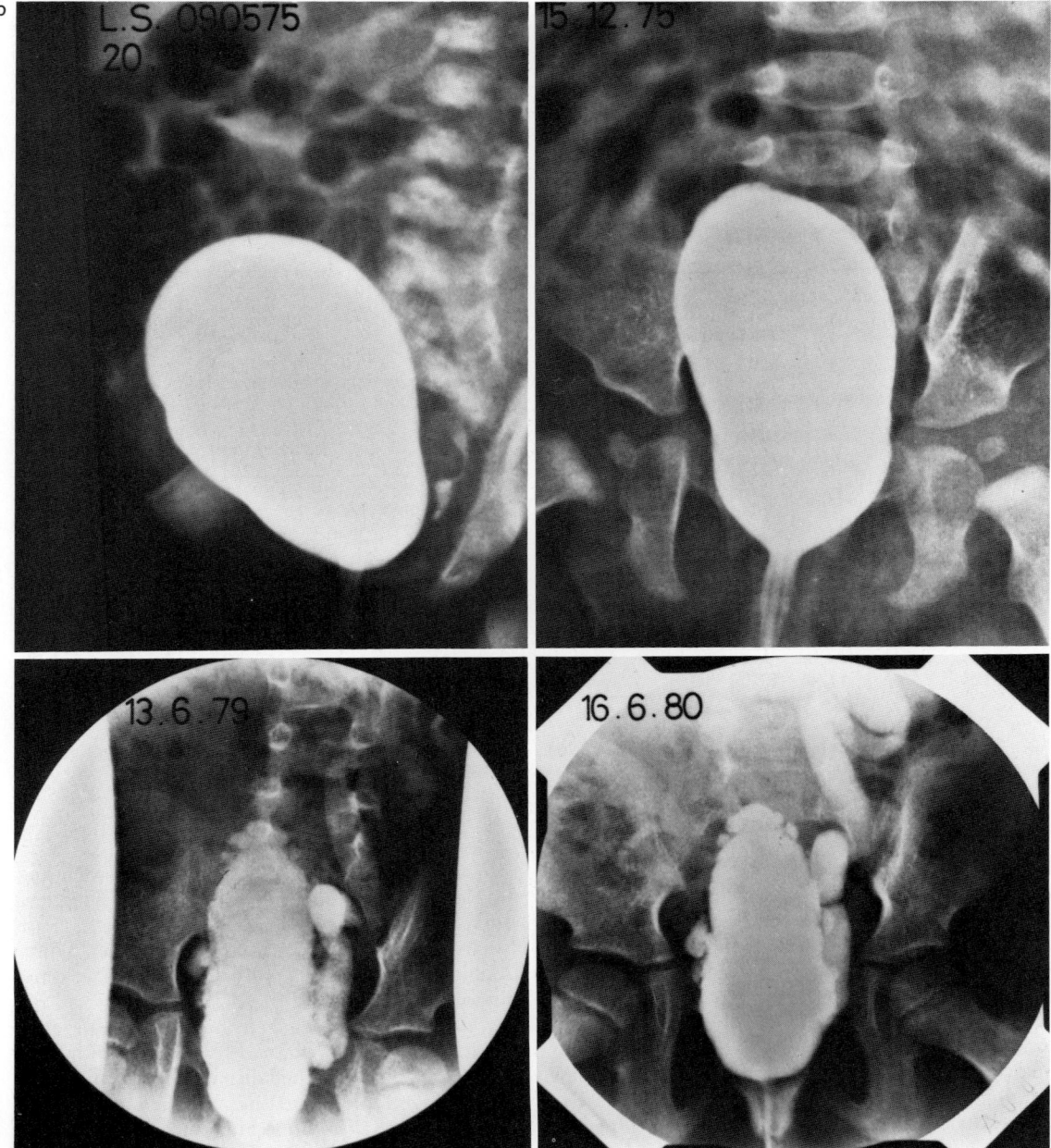

Abb. **16 b** Dazugehörendes Zystogramm; normale Blasenkonfiguration bei Geburt, beginnende Deformierung ohne vesikoureteralen Reflux im Alter von 6 Monaten, hochgestellte, trabekulierte und divertikulierte neurogene Blase mit massivem vesikoureteralem Reflux links infolge erhöhtem Blasenauslaßwiderstand im Alter von 4 Jahren, geringgradige Besserung des Befundes unter Pharmakotherapie (α-Rezeptoren-Blokker) im Alter von 5 Jahren.

10.14 Wirbelsäule

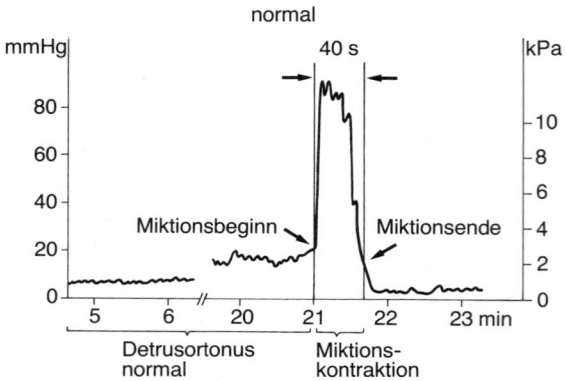
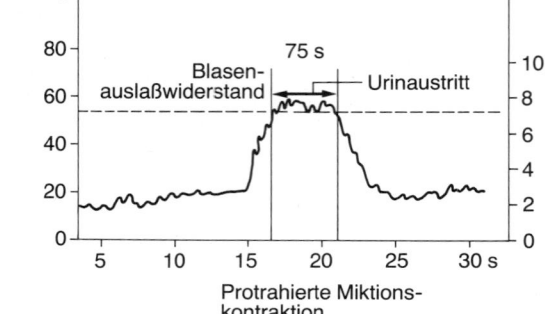
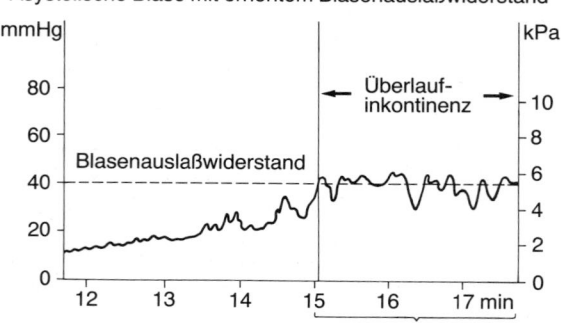
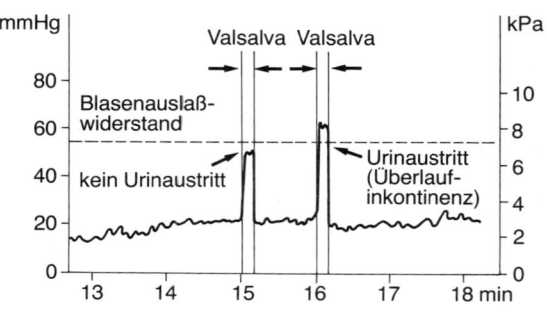

Abb. 16c Elektrozystomanometrische Kurvenbilder bei neurogener Blasenstörung (aus *F. Kuffer:* Die neurogenen Störungen der Blase und des Rectums im Kindesalter. Huber, Bern 1981).

Differentialdiagnose

Die Veränderungen bei einer Spina bifida sind gewöhnlich so offensichtlich, daß die Diagnose keine Schwierigkeiten bereitet. Immerhin kann eine tiefsitzende, mit dicker Haut überdeckte lumbosakrale Myelomeningozele mit einem Steißteratom verwechselt werden; die Vorwölbung der hinteren Rektumwand nach vorne und das Fehlen einer Spaltbildung sprechen für das letztere. Beide Mißbildungen können kombiniert vorkommen. Die Unterscheidung zwischen einer reinen Meningozele und einer gedeckten Myelomeningozele kann besonders beim jungen Säugling nicht immer einfach sein, da der äußere Aspekt des zystischen Tumors, insbesondere die Hautveränderungen sehr ähnlich sein können und die Aufnahme eines neurologischen Status und eines radiologischen Skelettstatus in diesem Alter nicht immer zuverlässige Befunde ergibt. Jeder peroperative oder histologische Nachweis eines Nervenstranges aus der Zele schließt eine Meningozele aus.

Therapie

Die reine Meningozele könnte unoperiert belassen werden, wird jedoch praktisch immer im Sinne einer Wahloperation aus kosmetischen, mechanischen und psychischen Gründen abgetragen. Das Exzisat wird histologisch untersucht; werden keine Nervenfaserbündel gefunden, ist die Diagnose einer reinen Meningozele endgültig gestellt; beim Nachweis von Nervenstrukturen liegt per definitionem eine zystische epithelialisierte Myelomeningozele vor.

Bei der Myelomeningozele hängt das Vorgehen zunächst davon ab, ob die Mißbildung epithelialisiert oder nicht epithelialisiert ist; da aber eine zuverlässige Differenzierung zwischen abgeschlossener Epithelialisierung und nicht rupturierter Membrana pellucida nicht immer möglich ist, empfiehlt sich in beiden Fällen das gleiche Vorgehen: notfallmäßige Desinfektion der Zele mit Mercurochrom (kein Puder, keine Salben!), nasser mit physiologischer Kochsalzlösung getränkter steriler Gazeverband und notfallmäßige Überweisung des Neugeborenen in Bauchlage auf ein kinderchirurgisches Zentrum in Begleitung des Vaters.

Hier muß entschieden werden, ob das Kind notfallmäßig operiert werden soll oder nicht. Für die Operation spricht das Bestreben, dem Kind das Optimum an Hirnsubstanz und Neuromotorik zu erhalten, gegen die Operation bei schwerster Mißbildung ethische Bedenken bezüglich Lebensqualität des Kindes und Belastung der Familie.

Wird zugunsten einer Operation entschieden

(s. unten), muß diese aus zwei Gründen in der Sechsstundenfrist nach der Geburt erfolgen:
- Zur Zeit der Geburt ist die Myelomeningozele meist flach; sie wölbt sich infolge des Druckgradienten zwischen Liquorraum und Außenwelt vor und führt zu Wurzeldehnung; diese Dehnungen führen zu zusätzlichen neuromuskulären Ausfällen der betroffenen Segmente.
- Die Gefahr einer Superinfektion ist in der Sechsstundenfrist gering und nimmt nach 48 Stunden zu; nach dieser Zeit nimmt die Wahrscheinlichkeit einer aszendierenden Meningoventrikulitis und die Zunahme der Paresen an den unteren Extremitäten signifikant zu (SHARRARD u. Mitarb. 1963, 1967).

LORBER hat 1971 nach einer Analyse von 524 Myelomeningozelen-Patienten 6 Kriterien erarbeitet, nach denen selektiv nur noch die Kinder operiert werden, die Bildungsfähigkeit und volle Integration in unsere Gesellschaft erwarten lassen. Folgende Fälle sollten nicht operiert werden:
- große thorakolumbale oder thorakolumbosakrale Läsion,
- schwere Paraplegie ohne Innervation unterhalb L3,
- Kyphose, Skoliose und Gibbus bei Geburt,
- großer Hydrozephalus (Kopfumfang über 90 Perzentile),
- große zusätzliche Mißbildungen,
- schwere zerebrale Geburtsschäden oder intrazerebrale Blutungen.

Es fällt schwer, über die Richtigkeit der »total care« versus »Selektion« zu urteilen (LORBER 1971; ZACHARY 1969). 1971 publizierten LAURENCE u. TWE eine Nachuntersuchung an 381 Myelomeningozelen-Kindern, welche ohne chirurgische Therapie ihrem Schicksal überlassen wurden: Nur $^1/_3$ der Kinder starb bereits in der ersten Lebenswoche, und die Zehnjahresüberlebensrate betrug 10%. Diese 10% überlebender Kinder zeigten zu $^2/_3$ große intellektuelle Defekte (IQ unter 80%). Demgegenüber publizierten 1977 LISTER u. Mitarb. 200 konsekutiv unselektioniert operierte Patienten, bei denen die Zehnjahresüberlebensrate 56% betrug; von diesen 56% war nur $^1/_4$ der Kinder schwer handikapiert.

Bei Anwendung gleicher Selektionsprinzipien variieren die zur Behandlung ausgewählten Myelomeningozelen-Kinder zwischen 30–70%, und die Überlebensrate der selektiv nicht operierten Myelomeningozelen-Kinder schwankt von 0–10% (aus BETTEX 1979). Die Diskussion um die total care versus Selektion ist im vollen Fluß. Eine mögliche Lösung des Problems liegt in der pränatalen Diagnostik. 1972 haben BROCK u. SUTCLIFFE die Vermehrung von α-Fetoprotein im Fruchtwasser von Müttern mit Anenzephalie-Embryonen und Embryonen mit offener Myelomeningozele festgestellt; zwischen der 16. und 18. Schwangerschaftswoche kann durch Amniozentese das in der Leber gebildete und über den offenen Rückenmarkskanal in exzessiven Mengen ins Fruchtwasser abgegebene Protein bestimmt werden. Die Erhöhung des α-Fetoproteins (AST) wird auch beim angeborenen autosomal rezessiv vererbten nephrotischen Syndrom, bei der Omphalozele, bei Duodenal- und Ösophagusatresien, beim Turner-Syndrom und bei weiteren neonatalen Abnormitäten beobachtet; eine abgelaufene Hepatitis bei der Mutter muß ausgeschlossen sein. Die amniozentetische Bestimmung der AST rechtfertigt sich aus Risikogründen für die Mutter einerseits und eignet sich aus technischen und logistischen Gründen andererseits *nicht* als Routineuntersuchung; sie bleibt deshalb jenen Situationen vorbehalten, bei denen die Amniozentese aufgrund bereits akzeptierter Kriterien indiziert ist (mißgebildetes Kind in der Anamnese oder Schwangere über 35 Jahren); nur 5–10% aller Neuralleistendefekte stammen aber aus solchen Risikoschwangerschaften (GROB 1978). Eine Erweiterung dieser Indikationsbreiten muß in jenen Fällen postuliert werden, in denen aufgrund der heute routinemäßig durchgeführten Schwangerschafts-Ultraschalldiagnostik ein Hydrozephalus oder Defekt der Wirbelsäule vermutet wird.

1979 hat BETTEX folgende Richtlinien für die chirurgische Universitäts-Kinderklinik in Bern aufgestellt:
- Die antenatale Frühdiagnose ist anzustreben, um die Schwangerschaftsunterbrechung aus eugenischer Indikation zu ermöglichen.
- Der Chirurg soll dem geborenen Myelomeningozelen-Kind die bestmögliche Therapie zukommen lassen; wird die Indikation zur Operation gestellt, muß die »total care« gewährleistet sein.
- Eine Selektion von Fall zu Fall ist ratsam; sie darf aber nur vom Operateur vorgenommen werden, der nachher auch für die Nachbetreuung auf lange Sicht verantwortlich bleibt.
- Bessere Selektionskriterien sollen erarbeitet werden; eine Selektion ohne Mitspracherecht des Chirurgen ist zu untersagen.

Operationstechnik

Der Verschluß einer Myelomeningozele ist ein dringlicher Eingriff (Abb. 17 a–e). Die Zele wird in der Zona dermatica umschnitten und die Zona epithelioserosa am Übergang zur Medullarplatte (Zona medullovasculosa) exzidiert; bei der nichtrupturierten Myelomeningozele entweicht meist Liquor unter Druck, so daß zu diesem Zeitpunkt auf akute Dekompensationserscheinungen des Hirns (Einklemmung des Hirnstamms, Schock) geachtet werden muß. Es empfiehlt sich, das Kind aus diesem Grunde in leichter Kopftieflage zu lagern. Nach Exzision der Zelenwand stellen sich die Nervenwurzeln, die Medullarplatte und kranialwärts der Canalis centralis dar; nicht sicher identifizierbare Stränge müssen faradisch geprüft werden. In den meisten Fällen gelingt – meist nach

10.16 Wirbelsäule

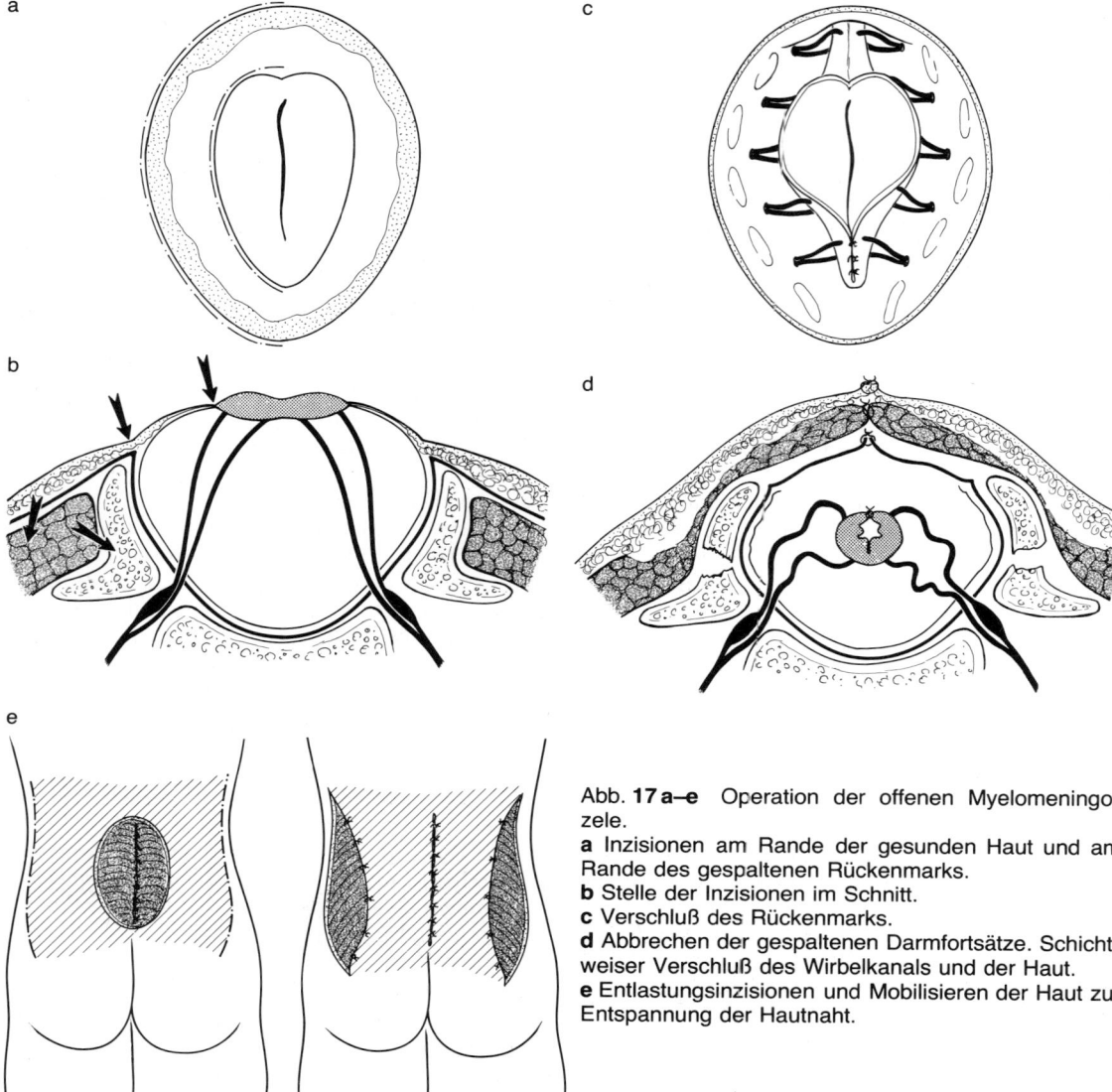

Abb. 17 a–e Operation der offenen Myelomeningozele.
a Inzisionen am Rande der gesunden Haut und am Rande des gespaltenen Rückenmarks.
b Stelle der Inzisionen im Schnitt.
c Verschluß des Rückenmarks.
d Abbrechen der gespaltenen Darmfortsätze. Schichtweiser Verschluß des Wirbelkanals und der Haut.
e Entlastungsinzisionen und Mobilisieren der Haut zur Entspannung der Hautnaht.

Abbruch der seitlichen, gespaltenen Dornfortsätze und zusätzlichen Entlastungsinzisionen in der Rückenmuskulatur – die Einrollung des Rückenmarks mit feinem Catmaterial und doppelt- bis dreischichtigem Verschluß der Lücke durch Adaptation der mobilisierten Dura, der mobilisierten Muskulatur und der durch breite laterale Entlastungsinzisionen mobilisierten Haut. Anstelle der Hautmobilisation durch Entlastungsinzisionen kann der Defekt durch Verschiebelappen oder gar Thiersch-Lappen gedeckt werden (BETTEX 1969).

Bei der *Meningozele* erfolgt die Operation als Wahleingriff. Der Tumor wird in querer Richtung an seiner Basis im Bereich der normalen Haut spindelförmig umschnitten; die Hautränder sind von der Unterlage zu mobilisieren, und ohne den Sack zu eröffnen, werden die Wirbelsäulenlücke und der Stiel des Sackes allseitig freipräpariert. Erst jetzt wird der Sack – am besten durch eine seitliche Inzision – eröffnet und auf seinen Inhalt geprüft. Handelt es sich um eine reine Meningozele, so erkennt man das freiliegende Rückenmark an normaler Stelle in der Tiefe der Spalte. Die Zyste, die gelegentlich von bindegewebigen Strängen durchzogen ist und auch vielkammerig sein kann, wird nun reseziert, und ihre restierenden Ränder werden durch eine fortlaufende, wasserdichte Naht mit feinem Material über dem Rückenmark vereinigt. Ist der Stiel der Meningozele sehr schmal, so kann er wie ein Bruchsack durch eine Durchstechungsligatur geschlossen werden. Bei *Myeolomeningozelen mit Lipom* erachten wir

Spina bifida 10.17

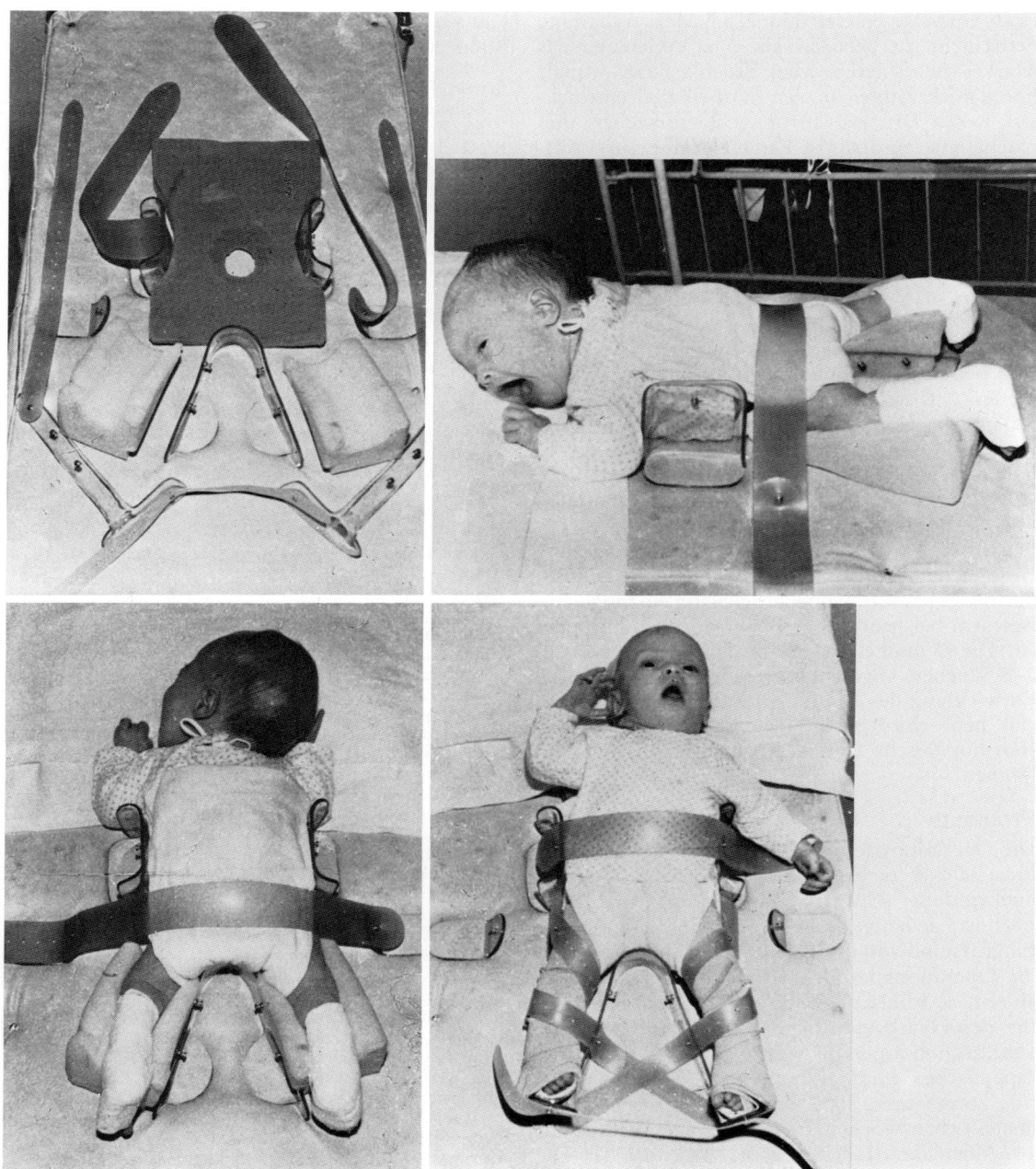

Abb. 18 Das Berner Myelomeningozelen-Brett zur Frühlagerung in den ersten 12 Lebensmonaten.

es als vorsichtiger, eine dünne, am Mark adhärente Fettschicht zu belassen als eine Verletzung des Markes zu riskieren. Man bedenke, daß oftmals lipomatöse Zapfen in den Wirbelkanal einwachsen, wo sie Druckerscheinungen verursachen; dies macht eine zusätzliche Laminektomie zur Eröffnung der Dura notwendig, da sich diese lipomatösen Zapfen intradural fortsetzen.

Die *Nachbehandlung* erfolgt in Bauchlage, wobei das Kind auf einem Y-förmigen erhöhten Kissen gelagert wird, um Stuhl und Urin auffangen zu können; man bedenke, daß bei neurogener Blase dieselbe zusätzlich exprimiert oder durch einen Dauerkatheter entleert werden muß. Die Beine sind bei neuroorthopädischen Störungen so zu fixieren, daß sie nicht in Kontrakturstellungen verweilen; der Kopf sollte eher tief gelagert werden, um den Liquordruck im operierten Bereich tief zu halten. Um all diesen Anforderungen technisch gerecht zu werden, haben wir ein spezielles »MMC-Brett« entwickelt, das für die ersten Lebenswochen und -monate eine optimale Lagerung ermöglicht (Abb. 18). Die Kinder werden antibiotisch abgeschirmt, wobei gleichzeitig ein möglicher Resturin bei neurogener Blasenstörung abgedeckt ist. Die Wundheilung ist in der Regel innerhalb 2–3 Wochen abgeschlossen, in welcher Zeit die Entwicklung des Kopfes beobachtet und zusätzliche neurochirurgische, neurologische und neuroorthopädische Untersuchungen ergänzt werden können.

Prognose

Die Operationssterblichkeit der Myelomeningozele ist schwer zu beurteilen, da die primäre Sterblichkeit dieser schweren Mißbildung an sich schon hoch ist; sie hängt des weiteren vom Zeitpunkt des Eingriffs und von übrigen Begleitmißbildungen ab; die Operationssterblichkeit scheint um so kleiner zu sein, je früher das Kind zur Operation gelangt. Bis der Hydrozephalus mit der Einführung der Shunttechnik operabel wurde (1957), war die therapeutische Grundhaltung gegenüber der Spina bifida konservativ. 30% der Kinder starben in den ersten Lebenswochen, und nur 10% erreichten das 10. Altersjahr (Laurence u. Tew 1971). Die Zehnjahresüberlebensrate nach modernen chirurgischen Behandlungsprinzipien steht in der Folge durchschnittlich auf 60–80% (Lorber 1971; Menelaus 1971); 40% der frühoperierten Patienten mit Myelomeningozele erreichen an unserer Klinik das Pubertätsalter.

Literatur

Bettex, M.: Traitement chirurgical précoce de la myéloméningocèle. Ann. Chir. infant. 10 (1969) 15–26

Bettex, M.: Indikationen und Kontraindikationen in der Behandlung der Myelomeningozele und des Hydrozephalus. Z. Kinderchir. 27 (1979) 120–124

Brock, D. J., J. E. Olson: Comparison of alpha-fetoprotein and BETA trace protein in the antenatal diagnosis of anencephaly and spina bifida. Clin. Genet. 9 (1976) 385–388

Brock, D. J., R. G. Sutcliffe: Alpha-fetoprotein in the antenatal diagnosis of anencephaly and spina bifida. Lancet 1972/II, 197–199

Carter, C. O.: Clues to the aetiology of neural tube malformations. Develop. Med. Child Neurol., Suppl. 32 (1974) 3–15

Carter, C. O., K. Evans: Children of adult survivors with spina bifida cystica. Lancet 1973/II, 924–926

Emanuel, I., L. E. Sewer: Questions concerning the possible association of potatoes and neural tube defects, and an alternative hypothesis relating to maternal growth and development. Teratology 8 (1973) 325–331

Emery, J. L., R. G. Lendon: The local cord lesion in neurospinal dysraphism (Meningomyelocele). J. Path. Bact. 110 (1973) 83–96

Grob, P. J.: Pränatales Alpha-Fetoprotein-Screening für Neurallleistendefekte. Schweiz. med. Wschr. 108 (1978) 1302–1307

Hemmer, R.: Dringliche chirurgische Eingriffe an Gehirn, Rückenmark und Schädel im frühen Säuglingsalter. Enke, Stuttgart 1969

Hemmer, R.: Surgical treatment of hydrocephalus: complications, mortality, developmental prospects. Z. Kinderchir. 22 (1977) 443–451

Hobbs, M. S. T., A. Carney, B. Field, D. Simpson, C. Kerr: Incidence of anencephalus and spina bifida and variation in risks according to parental birth places in three Australian States. Br. J. prev. soc. Med. 28 (1974) 66

James, C. C. M., L. P. Lassman: Spinal Dysraphism: Spina Bifida Occulta. Butterworth, London 1972

James, C. C. M., L. P. Lassman: Diastematomyelia with median septum in spina bifida occulta: Indications for surgery. Z. Kinderchir. 22 (1977) 460–464

Kalter, H.: Teratology of the Central Nervous System. Induced and Spontaneous Malformations of Laboratory Agricultural and Domestic Mamals. University of Chicago Press, Chicago 1968

Kuffer, F.: Die Myelomeningozele. Huber, Bern 1972

Kuffer, F.: Die neurogenen Störungen der Blase und des Rektums im Kindesalter. Huber, Bern 1982

Lassman, L. P., C. C. M. James: Spina bifida occulta – some operative findings and their significance. Z. Kinderchir. 25 (1978) 357–358

Laurence, K. M.: The natural history of spina bifida cystica; detailed analysis of 407 cases. Arch. Dis. Childh. 39 (1964) 41–57

Laurence, K. M.: The survival of untreated spina bifida cystica. Develop. Med. Child Neurol. Suppl. 11 (1966) 10–19

Laurence, K. M.: Diet and congenital defects. Brit. med. J. 1973/I, 46

Laurence, K. M., B. J. Tew: Natural history of spina bifida cystica and cranium bifidum cysticum. Arch. Dis. Childh. 46 (1971) 127–138

Laurence, K. M., A. Bligh, K. T. Evans: Vertebral and other abnormalities in parents and sibs of cases of spina bifida cystica and of anencephaly. Develop. Med. Child Neurol., Suppl. 16 (1968) 107

Laurence, K. M., R. C. Evans, R. D. Weeks, M. D. Thomas, A. K. Frazer, B. J. Tew: The reliability of prediction of outcome in spina bifida. Develop. Med. Child Neurol., Suppl. 37 (1976) 150–156

Leck, I.: Incidence of malformations following influenza epidemics. Brit. J. prev. soc. Med. 17 (1963) 70–80

Leck, I.: The etiology of human malformations: insights from epidemiology. Teratology 5 (1972) 303–314
Lister, J., R. B. Zachary, R. Brereton: Open myelomeningocele – a ten year review of 200 consecutive cases. Progr. pediat. Surg. 10 (1977) 161–176
Lorber, J.: The family history of spina bifida cystica. Pediatrics 35 (1965) 589–595
Lorber, J.: Results of treatment of myelomeningocele. An analysis of 524 unselected cases with special reference to possible selection for treatment. Develop. Med. Child Neurol. 13 (1971) 279–303
Lorber, J.: Early results of selective treatment of spina bifida cystica. Brit. med. J. 1973/IV, 201–204
Lorber, J., K. Levick: Spina bifida cystica. Incidence of spina bifida occulta in parents and in controls. Arch. Dis. Childh. 42 (1967) 171–173
Lorber, J., S. C. Rogers: Spina bifida cystica and anencephalus in twins. Z. Kinderchir. 22 (1977) 565–571
McAllister, V. L.: A comparison of Metrizamide and Myodil for myelography in spinal dysraphism. Z. Kinderchir. 22 (1977) 519–526
Menelaus, M. B.: The Orthopaedic Management of spina bifida cystica. Livingstone, Edinburgh 1971
Mumenthaler, M.: Neurologie, 5. Aufl. Thieme, Stuttgart 1976; 6. Aufl. 1979
Parsch, K., K. P. Schultz: Das Spina-bifida-Kind. Klinik und Rehabilitation. Thieme, Stuttgart 1972
Renwick, J. H.: Hypothesis: Anencephaly and spina bifida are usually preventable by avoidance of a specific but unidentified substance present in certain potatoes tubers. Brit. J. prev. soc. Med. 26 (1972) 67–88
Schlegel, K. F.: Spina bifida occulta und Klauenhohlfuß. Ergebn. Chir. Orthop. 46 (1964) 268–320
Seiferth, J.: Das Spina-bifida-Kind. Schattauer, Stuttgart 1976
Sharrard, W. J. W., R. B. Zachary, J. Lorber, A. M. Bruce: A controlled trial of immediate and delayed closure of spina bifida cystica. Arch. Dis. Childh. 38 (1963) 18–22
Sharrard, W. J. W., R. B. Zachary, J. Lorber, A. M. Bruce: The long term evaluation of a trial of immediate and deleayed closure of spina bifida cystica. Clin. Orthop. 50 (1967) 197–201
Simril, W. A., D. Thurston: Normal interpediculate space in spines of infants and children. Radiology 64 (1955) 340–340
Stark, G. D., M. Drummond: The spinal cord lesion in myelomeningocele. Develop. Med. Child Neurol., Suppl. 25 (1971) 1–18
Stevenson, A. C., H. A. Johnston, M. I. P. Stewart, D. R. Golding: Congenital malformations. Bull. Wld. Hlth. Org., Suppl. 34 (1966) 25–34
Thiersch, J. B.: Therapeutic abortions with folic acid antagonist 4-aminopteroylglutamic acid administered by oral route. Amer. J. Obstet. Gynec. 63 (1952) 1298–1304
Zachary, R. B.: Les bases morales, philosophiques, religieuses et sociales du traitement intensif des formes graves de myéloméningocèle. Ann. Chir. infant. 10 (1969) 7–14

Neuroorthopädie der Spina bifida

F. Kuffer und R. Ganz

Pathophysiologie

Die neuromuskulären Ausfälle bei der Myelomeningozele sind mit jenen bei erworbenen, degenerativen, zerebralen und entzündlichen Affektionen des Zentralnervensystems nicht identisch; sie charakterisieren sich durch ein über mehrere Segmente reichendes neuromuskuläres Ungleichgewicht mit und ohne erhaltene Reflexaktivität distal der Myelodysplasie. Ähnliche Krankheitsbilder finden sich bei der zerebralen Lähmung, bei heredodegenerativen Erkrankungen und als Restzustände nach entzündlichen Affektionen; sie sind jedoch in ätiologischer und therapeutischer Hinsicht nicht vergleichbar. Bei den erworbenen Ausfällen liegt meist ein niveauscharfes Querschnittssyndrom vor, wogegen bei den neuromuskulären Ausfällen der Myelomeningozele ein mosaikhaftes, über mehrere Segmente reichendes Ausfallsbild mit oder ohne komplizierende Reflexaktivität vorliegt.

Bei der Spina bifida ist die ganze betroffene Rückenmarksplatte dysplastisch; Stark u. Drummond (1971) haben nachgewiesen, daß das periphere Neuron (Lower-neuron) intakt bleibt und daß die Läsion im Sinne einer »Upper-neuron-Lesion« in der myelodysplastischen Platte selbst oder knapp oberhalb derselben lokalisiert ist; auf Elektrostimulation der Rückenmarksplatte reagieren alle distalen Muskelgruppen, wobei ein Drittel davon eine willkürliche Aktivität und zwei Drittel keine oder nur eine Reflexaktivität aufweisen. Aus dieser Gegenüberstellung läßt sich die Vorderhornzelle als Sitz der Läsion ausschließen. Emery u. Lendon (1972) haben histologisch nachgewiesen, daß die myelodysplastischen Anteile in der Plaque selbst unsystematisch sind und gar oberhalb der Myelomeningozele vorhanden sind. Der äußere Aspekt der Myelomeningozele gibt nur einen orientierenden Eindruck über die Höhe der Mißbildung; das Niveau läßt sich auf zwei Arten festhalten, nämlich skelettär oder neuromuskulär; wir sehen von der Elektrodiagnostik ab, da Vorderhorn und peripheres Neuron intakt sind und die entsprechenden Muskelgruppen entsprechend reagieren. Das skelettäre und neuromuskuläre Niveau korrelieren nicht, so daß beide getrennt festgehalten werden müssen. Zur Festlegung der skelettären Spaltbildung wird der Interpedikulärabstand ausgemessen (s. S. 10.10 f.); das neuromuskuläre Niveau wird klinisch eruiert (Menelaus 1980; Sharrard 1964 a; Stark 1971); der sensorische Ausfall an Stamm und Extremitäten folgt in der Regel ein bis zwei Segmente unterhalb des motorischen Ausfalles (Menelaus 1980). Im Idealfall läßt sich jede Muskelgruppe einer Segment-

10.20 Wirbelsäule

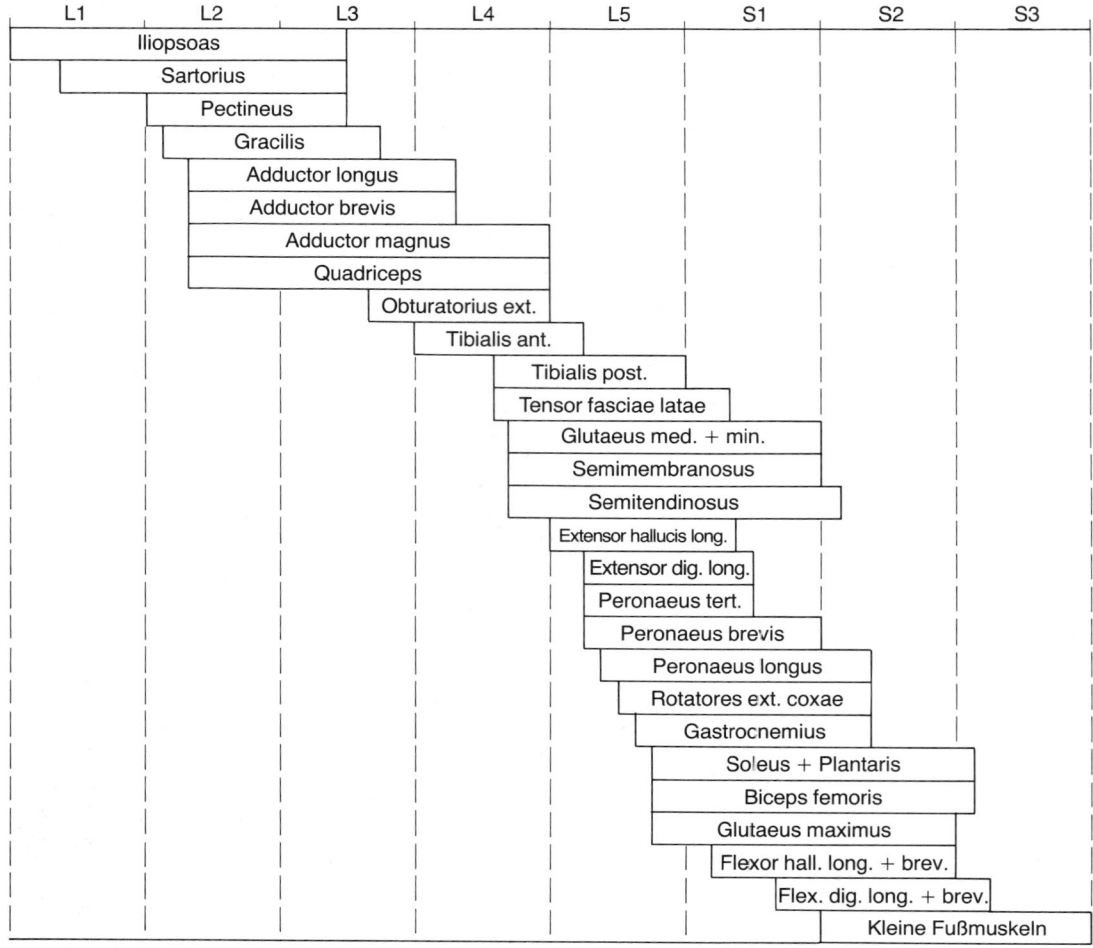

Abb. 19 Wurzelinnervation der unteren Extremitäten nach *Sharrard* (1964).

höhe zuordnen (Abb. 19) (PARSCH u. SCHULITZ 1972); die residuelle Kraft der Einzelmuskeln oder Muskelgruppen wird anhand des international gebräuchlichen Bewertungsschemas eingestuft; bei Säuglingen und Kleinkindern ist dies allerdings nur bedingt möglich, so daß in praxi die zusammenfassenden Schemata von MENELAUS (1980) weiterhelfen (Abb. 20 a–c).
STARK (1971) hat die neuromuskulären Ausfälle in zwei Typen eingeteilt:
Typ I. Die motorische Funktion ist bis zur Myelomeningozele intakt; distal der Myelodysplasie liegen eine schlaffe Lähmung, ein Ausfall der Sensorik und ein Ausfall der Reflexe vor; die resultierenden schlaffen Lähmungsbilder wurden von SHARRARD (1964a) beschrieben (s. unten).
Typ II A. Es liegt ein querbandförmiger Ausfall (»Gap«) der Motorik, Sensorik und Reflexaktivität auf Höhe der Myelodysplasie vor; die Funktion ist bis zur Spina bifida intakt, distal davon kann ein Mosaik von isolierten Rückenmarksanteilen ebenfalls funktionstüchtig bleiben.

Typ II B. Der Bandausfall ist sehr schmal; das neuromuskuläre Ausfallsbild entspricht einer Querschnittsläsion; die willkürliche Beinmotorik fällt bei erhaltener Reflexaktivität mit Hyperreflexie aus.
Typ II C. Die Läsion entspricht einer inkompletten Querschnittsläsion; es liegt eine spastische Paraplegie mit Ausfällen der willkürlichen Motorik und Verlust der Sensorik vor.
Beide Typen und alle drei Untertypen können getrennt oder kombiniert, in einer oder beiden Hälften des Rückenmarks vorkommen.
Neben den reinen myelodysplastisch bedingten Ausfällen können Verwachsungen im Bereich der Spina bifida und der Cauda equina zu zusätzlichen neuromuskulären Ausfällen führen; diese sind progredient und führen insbesondere zu einer Progredienz der Spastizität. Diese Verwachsungen können mit einer Diastematomyelie kombiniert sein (LASSMAN u. JAMES 1978) oder als postoperative Folgen der Myelomeningozelenfrühversorgung auftreten.

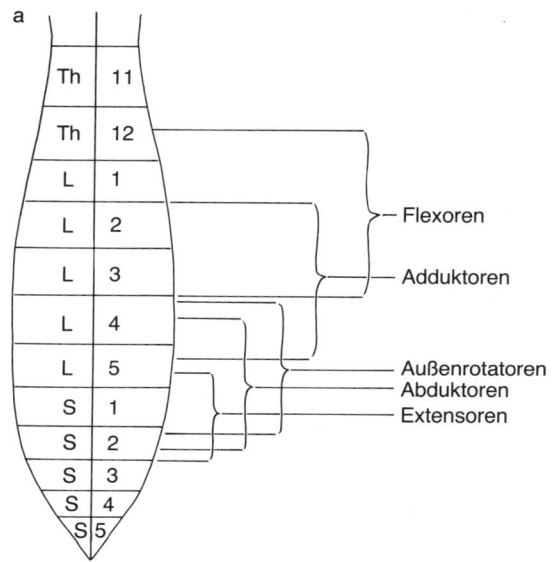

Abb. **20 a** Radikuläre motorische Innervation der Hüftmuskulatur (nach *Menelaus*).

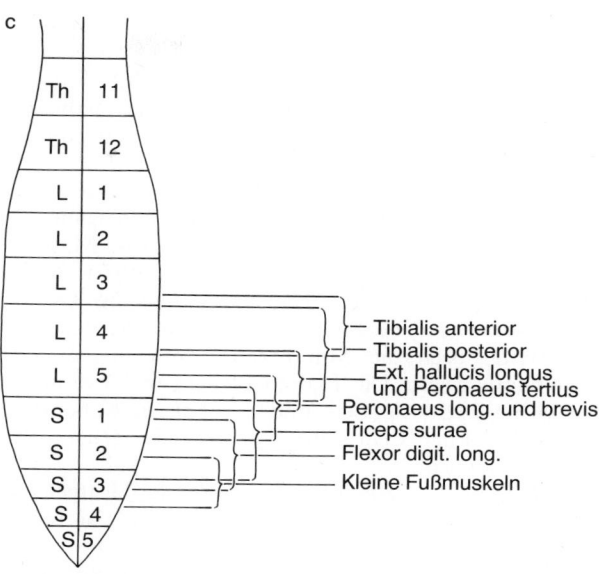

Abb. **20 c** Radikuläre motorische Innervation des Fußes (nach *Menelaus*).

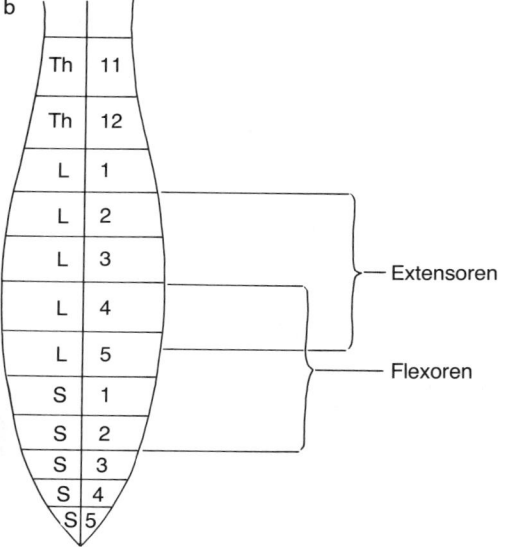

Abb. **20 b** Radikuläre motorische Innervation der Kniemuskulatur (nach *Menelaus*).

Klinische Formen
Neuromuskuläre Ausfälle

Beim Typ I nach STARK (Paralyse ohne Reflexaktivität unterhalb der Myelomeningozele) entstehen von Th 12 an abwärts folgende neuromuskuläre Lähmungsbilder (SHARRARD 1964 a):

Paralyse unterhalb Th 12. Die Muskulatur der unteren Extremitäten ist schlaff paretisch, die Beine sind außenrotiert, die Knie nicht flektiert und die Füße in Spitzfußstellung.

Paralyse unterhalb L 1. Die Hüften sind wegen leichter Aktivität des M. sartorius, des M. iliacus und des M. psoas in Flexion und Außenrotation, die Knie in Flexion und die Füße in Spitzfußstellung (Froschstellung). Die Flexion der Hüften ist muskulär bedingt, die Außenrotation erfolgt wegen des Schwergewichts der Beine.

Paralyse unterhalb L 2. Die Hüften sind infolge kräftiger Aktivität des M. sartorius, des M. iliacus, des M. psoas, des M. pectineus, des M. gracilis, der Adduktoren und des M. rectus femoris flektiert und adduziert. Das Bein ist flektiert und adduziert, der Fuß in Spitzfuß- bis leichter Equinovarusstellung (varisierende Klappstellung).

Paralyse unterhalb L 3. Zur normalen Flexoren- und Adduktorenfunktion gesellt sich die Quadricepsaktivität; das Kind ist weiterhin in den Hüften flektiert, doch sind die Knie jetzt extendiert; der Fuß bleibt in Spitzfußstellung (valgisierende Klappstellung).

Paralyse unterhalb L 4. Auf diesem Niveau tritt neu die Aktivität des M. tibialis anterior hinzu; er verursacht eine Dorsiflexion und Inversion des

Fußes (Equinovarus). Das Bein liegt in Hüftflexion, Adduktion und Außenrotation, die Knie in Extension und der Fuß in Varus; nach SHARRARD (1967) handelt es sich um einen Pes calcaneovarus, nach MENELAUS (1980) um einen Pes equinovarus.

Paralyse unterhalb L5. M. tensor fasciae latae, M. glutaeus medius und minimus bringen eine mäßige Abduktion; M. semitendinosus und M. semimembranosus korrigieren die Überfunktion des Quadriceps und verursachen eine leichte Knieflexion. Das Übergewicht des M. tibialis posterior wird durch die Mm. peronaei nur ungenügend kompensiert. Die Hüften bleiben in Flexion, die Knie leicht flektiert und der Fuß in Kalkaneus; gelegentlich stellt sich ein echter neurogener Talus errectus ein.

Paralyse unterhalb S1. Auf Höhe der Hüftgelenke treten der M. glutaeus maximus und M. biceps femoris hinzu; auf die Füße wirken M. gastrocnemius, M. flexor digitorum longus, M. flexor hallucis longus und brevis.

Hüft- und Kniegelenke sind ausgeglichen oder leicht flektiert; Sprunggelenke und Füße können je nach Ausfallmuster der Zehenflexoren und kleinen Fußmuskeln verschieden sein; in der Regel entwickelt sich ein Pes planus mit Hammerzehe oder Hackenfuß.

Der Beckenboden bleibt paralytisch.

Paralyse unterhalb S2. Hier sind nur noch die kleinen Fußmuskeln geschwächt; meist entwickeln sich Hammerzehen.

Typ II a–c. Die Ausfälle richten sich je nach der myelodysplastischen Bandbreite (»Gap«). Charakteristisch ist die Spastizität der Muskulatur distal des Bandes infolge erhaltener Reflexaktivität. Die Spastizität des Typs II muß von den fixierten Kontrakturen infolge Antagonistenparalyse beim Typ I unterschieden werden. Der Beckenboden ist beim Typ I schlaff paretisch, beim Typ II spastisch paretisch (s. auch Neurogene Blasenstörung im Kapitel 8).

Wirbelsäulendeformitäten

Skoliose

Die Entwicklung einer Skoliose hängt bei der Myelomeningozele von verschiedenen Faktoren ab.

Von der Höhe der Läsion und vom Lähmungstyp. Beim Lähmungstyp I entwickelt sich die Skoliose als Folge einer Muskelimbalance. Je höher die Läsion ist, desto früher und stärker entwickelt sie sich (SHURTLEFF u. Mitarb. 1976). Bei *thorakal schlaffer Läsion* (Typ I) kann eine Skoliose bereits in den ersten Lebensmonaten beobachtet werden, und über 80% der Kinder werden im Alter von 15 Jahren eine Skoliose von 30 Grad und mehr aufweisen. Bei *hoher lumbaler Myelomeningozele* tritt die Skoliose nach dem 2. Lebensjahr, bei *tiefer lumbaler Läsion* nach dem 4. Lebensjahr auf, und 20% der Kinder mit lumbaler Myelomeningozele werden im Alter von 15 Jahren eine Skoliose aufweisen; bei *sakraler Läsion* leiden nur noch 3% der Patienten im Alter von 15 Jahren an einer Skoliose.

Diese paralytische Skoliose ist die häufigste Form unter den Skoliosen bei Myelomeningozele; sie reicht von Mitte Thorax bis zum Sakrum und ist häufig im Sinne einer echten kongenitalen Skoliose mit Torsion kompliziert (MOE u. Mitarb. 1978).

Von der Hydrosyringomyelie. Eine ungenügende Liquordrainage (chronischer, intrakranieller Druck) führt zu einer Hydrosyringomyelie; HALL u. Mitarb. (1976) haben darauf hingewiesen, daß Patienten mit Hydrosyringomyelie im Alter von 5–10 Jahren eine zunehmende Skoliose aufweisen, die durch eine Shuntoperation oder Shuntrevision aufgehalten oder gar bei Skoliosen unter 50% rückgängig gemacht werden kann.

Von zusätzlichen Mißbildungen. Hemivertebra (Keilwirbel), Blockwirbel, Diastematomyelie, Spondylolisthesis und Sakrumagenesie verursachen oder verstärken zusätzlich eine vorhandene Skoliose.

Kyphose

Die Kyphose tritt bei der Myelomeningozele in 12,5% der Fälle als primäre Mißbildung auf (HOPPENFELD 1967); ein Teil davon ist neurogen progredient. Das Auftreten einer Kyphose hängt von der Höhe der Myelodysplasie ab (SHURTLEFF u. Mitarb. 1976). Bei thorakaler Läsion ist die Kyphose in 10% der Fälle bei Geburt vorhanden; im Adoleszentenalter weisen 33% der Patienten eine Kyphose von 65 Grad und mehr auf. Lumbale und sakrale Läsionen zeigen bei Geburt keine Kyphose; die Wahrscheinlichkeit, eine solche zu entwickeln, beträgt bei lumbalen Formen 10% und bei sakralen Formen 5%.

Lordose

Eine Hyperlordose tritt sekundär als Folge einer Flexionskontraktur der Hüften, einer Glutäusschwäche und einer kompensatorischen Lordosierung bei Kyphose auf. Des weiteren werden die Narbenkeloide im Bereich der Entlastungsinzisionen anläßlich der Primärversorgung gelegentlich für Lordosen mit und ohne Skoliose verantwortlich gemacht.

Neurogene Gelenkdeformitäten der unteren Extremitäten

Der Einfluß der Myelodysplasie auf Hüft-, Knie- und Fußgelenke wurde von PARSCH u. SCHULITZ (1972) eingehend beschrieben.

Hüftdeformitäten

Je nach Höhe der Läsion (thorakal, lumbal, sakral) entwickeln sich typische klinische und radiologische Veränderungen der Hüfte.
Die schlaffe, thorakale Lähmung (Typ I) führt zu einer Flexions-, Außenrotations- und Abduktionsfehlstellung der Hüfte mit folgendem radiologischem Bild:
langer, steil gestellter Schenkelhals,
entrundeter mediokaudal abgeplatteter Kopf mit exzentrischer Stellung,
horizontal stehende Epiphysenfuge mit Konsolenbildung,
verminderte Antetorsion (AT im unteren Normbereich),
vermehrte Valgisation (CCD über Normbereich).
Die spastische und inkomplette thorakale Lähmung (Typ II) ist durch einen Adduktions- und Flexionsspasmus gekennzeichnet, der im Röntgenbild zu einer Subluxation und Luxation der Hüften führt; die Antetorsion ist hier erhöht, ansonsten entspricht das Röntgenbild der neurogenen Hüfte bei lumbaler Lähmung.
Die lumbale Lähmung unterhalb L 1–2 führt radiologisch zu einer Coxa valga, leicht vermehrter Antetorsion und Subluxation des Femurkopfes.
Die lumbale Lähmung unterhalb L 3–4 führt zu einer Adduktions-, Flexionskontraktur und Hyperlordose mit folgendem radiologischem Bild:
komplette Luxation,
plumper, steil gestellter Schenkelhals,
kleiner, entrundeter Kopf,
hinten ausgezogene, steil gestellte Pfanne,
extrem vermehrte Antetorsion (AT),
normaler Caput-Collum-Diaphysen-Winkel (CCD).
Bei der *lumbalen Lähmung unterhalb L 5* ist die Muskelimbalance der Hüften wieder geringer, wobei Flexion und Adduktion immer noch überwiegen; radiologisch findet sich eine mäßige Pfannendysplasie mit angedeuteter Coxa valga.
Bei der *sakralen Lähmung* ist die Hüftmuskulatur nicht mehr betroffen; die Hüften sind radiologisch unauffällig.
Da der CCD-Winkel bei den thorakalen wie bei den lumbalen Formen erhöht ist, andererseits der AT-Winkel nur bei den luxierenden lumbalen wie bei den luxierenden thorakalen (spastisch, Typ II) Lähmungen signifikant erhöht ist, aber bei den nichtluxierenden thorakalen Lähmungen normal bleibt, ist für PARSCH u. SCHULITZ (1972) die Antetorsion der primäre Faktor für das Entstehen einer myelodysplastischen Hüftdysplasie; der Luxationsvorgang führt sekundär zum Abschliff der Pfanne. Die Abhängigkeit der Antetorsionsentwicklung hängt wiederum von der Muskelimbalance und damit von der Höhe der Läsion ab (PALIS 1970).

Kniedeformitäten

Auf Höhe des Kniegelenks tritt das Genu recurvatum, das Genu flexum und das Genu valgum auf.
Das *Genu recurvatum* entsteht bei Lähmungen distal von L 2–4 durch Übergewicht des Quadriceps bei paralytischen Knieflexoren.
Das *Genu flexum* entsteht durch Spastizität (Reflexaktivität) im Bereich der Ischiokruralmuskulatur oder als Folge einer Fehllagerung bei schlaffer, thorakaler Lähmung. Die Lähmung distal von L 5 führt zu einer Beugefehlstellung von 10–20 Grad bei gleichzeitigem Pes calcaneus, Coxa »flexa« und Lumbalhyperlordose; der aufrechte Gang ist mit schwachem Knie (»week knee«) möglich.
Das *Genu valgum* entsteht infolge Übergewichts des Tractus iliotibialis bei Abduktions- und Außenrotationslage der Beine; dies führt zu einer Verschiebung der auf das Kniegelenk einwirkenden Kraftkomponenten nach lateral, wodurch es zu einem ungleichmäßigen Wachstumsreiz für die Epiphysen und zum Genu valgum kommt (PARSCH u. SCHULITZ 1972).

Fußdeformitäten

Es lassen sich drei Gruppen unterscheiden (MENELAUS 1980): varisierende Deformitäten, valgisierende Deformitäten und plane Deformitäten.
Die Gruppe A (varisierend) umfaßt den Pes varus, Pes equinovarus, Pes equinus, Pes cavovarus und die Tibiainnenkreiselung. Die Deformität ist auf das Übergewicht des M. tibialis anterior oder auf eine gemeinsame Überfunktion des M. tibialis anterior, des M. tibialis posterior und des M. flexor hallucis longus zurückzuführen. Häufig ist der Equinovarus bereits bei Geburt vorhanden.
Die Gruppe B (valgisierend) umfaßt den Pes calcaneus (Hackenfuß) mit und ohne Valgus oder Varus und den Pes valgus (Knicksenkfuß). Die Deformität wird auf eine Überfunktion der anterioren Muskelgruppen bei Ausfall der posterioren Unterschenkelmuskulatur zurückgeführt. Ein Überwiegen der Mm. peronaei und des M. extensor digitorum über den M. tibialis anterior führt zum Pes calcaneovalgus. Eine Muskelimbalance zwischen den gleich hoch innervierten M. tibialis posterior und M. tibialis anterior führt zum Pes calcaneovarus resp. equinovarus bei kontrakter Achillessehne.
Gruppe C beinhaltet vor allem den Talus verticalis (errectus). Die planen Deformitäten treten als Folge einer schlaffen Lähmung der kleinen Fußmuskeln und eines Ausfalls des Steigbügels (M. tibialis posterior und M. peronaeus longus) auf.

Komplikationen

Die wichtigsten neuroorthopädischen Komplikationen sind:
Kontrakturen infolge Muskelungleichgewicht. Diese Kontrakturen sind einer konservativen oder funktionell-operativen Behandlung zugänglich.

Unbehandelt führen sie zu einer kapsulären Kontraktur, zu einer knöchernen Fehlstellung und schlußendlich zu einer Luxation.

Kontrakturen infolge Reflexaktivität. Diese Kontrakturen treten früh auf, sind rasch progredient und sind therapieresistent.

Trophische Störungen. Unterhalb der Läsion sind nicht nur die Sensorik und das Neurovegetativum gestört, sondern auch das arterielle System hypotroph. Sensibilitätsausfälle und Mangeldurchblutung führen insbesondere bei Achsenfehlstellungen zu torpiden Ulzera, die nicht selten als Infektquelle zusätzlich den Hydrozephalusshunt (Shuntinfekt) und die oberen Harnwege bei neurogener Blasenstörung gefährden.

Arthrogryposis. Die Begleitarthrogryposis bei der Myelomeningozele wird auf eine intrauterine Muskelimbalance zurückgeführt.

Pathologische Frakturen. Pathologische Frakturen sind eine klassische Komplikation der unteren Extremitäten bei Kindern mit Myelomeningozele; ihre Inzidenz beträgt 20% (MENELAUS 1980). Es werden vor allem die proximale und die distale Femurmetaphyse befallen. Die Frakturen werden häufig übersehen, da Beweglichkeit und Empfindung fehlen. Die Mehrzahl tritt nach längerer Immobilisation auf; sie imponieren in der Regel als groteske, fast tumoröse Schwellung infolge luxurierender Kallusbildung. Das Bild kann einer ossifizierenden Myositis ähnlich sein und muß zusätzlich differentialdiagnostisch von einer Osteomyelitis und einem Tumor abgegrenzt werden. Nach Abheilung der Fraktur bildet sich der wuchernde Kallus zurück.

Etwas weniger häufig, aber ebenso typisch ist die pathologische Epiphysiolyse bei Spina bifida (EDWARDSEN 1972).

Trotz Dystrophie und Muskelimbalance heilen aber pathologische Frakturen bei der Myelomeningozele immer gut aus; Pseudarthrosen werden nicht beobachtet. Hingegen treten bei Epiphysiolysen und gelenknahen Frakturen chronische Ergüsse und Gelenkdeformierungen mit zusätzlichen Achsenabweichungen auf. Die luxurierende Frakturheilung führt zu Längendifferenzen der Extremitäten, die größer sind als beim gesunden Kind und die orthetische Versorgung erschweren.

Therapie

Die Komplexität der Spina-bifida-Erkrankung erfordert ein Gesamtkonzept, in welches die orthopädischen Maßnahmen integriert sind. Ihr Ziel ist die größtmögliche körperliche Bewegungsfreiheit bei der jeweiligen Lähmung. Stehen und Gehen in Apparaten sind grundsätzlich anzustreben, selbst wenn diese Funktionen im Erwachsenenalter verlorengehen oder nicht genutzt werden. Sie sind nicht zuletzt für die geistige Entwicklung des Kindes eine entscheidende Voraussetzung und sollten deshalb auch so früh wie möglich, d.h. ohne wesentlichen Verzug im Vergleich zum normalen Kind, beginnen.

Neben einer in der Regel dauernden physiotherapeutischen Betreuung und den für das jeweilige motorische Ausfallsbild notwendigen Orthesen sind es vor allem orthopädisch-chirurgische Maßnahmen, die das Behandlungsziel erreichen helfen. Dabei gilt es, mit möglichst einer Operation ein weitgehend definitives Ergebnis zu erreichen und in einer Narkose so viele der notwendigen Eingriffe wie möglich durchzuführen. Mit der Korrektur einer Fehlstellung muß auch immer die allenfalls verursachende Muskelimbalance korrigiert werden, will man ein Rezidiv vermeiden. Bei postoperativer Ruhigstellung im Gips muß die fehlende Sensibilität bedacht werden. Die eingegipste Extremität sollte belastet werden können, um so der zunehmenden Osteoporose und damit der Gefahr der pathologischen Frakturen begegnen zu können.

Im Rahmen dieser Abhandlung können lediglich generelle Richtlinien gegeben werden. Für nähere Einzelheiten der operativen Möglichkeiten, ihrer Indikation und Technik sei auf die einschlägige Literatur verwiesen (MENELAUS 1980; PARSCH u. SCHULITZ 1972; SHARRARD 1971; TACHDJIAN 1972).

Folge der therapeutischen Maßnahmen

Die orthopädische Behandlung beginnt mit gesichertem Hautverschluß der Spinaläsion. Nachdem das Lähmungsmuster näherungsweise feststeht, läßt sich ein Behandlungsplan in großen Zügen aufstellen.

In den ersten Lebensmonaten des Kindes bis Erreichen der Sitzbalance stehen physiotherapeutische Bemühungen im Vordergrund. Zur Vermeidung bzw. Bekämpfung von Fehlstellungen werden Lagerungsschienen eingesetzt. Besonderes Augenmerk gilt in dieser Phase dem Klumpfuß. Mobile Formen lassen sich manuell redressieren und mit Gipsen behandeln. Bei kontrakten Klumpfüßen ist eine befriedigende Fußstellung nur mit entsprechenden operativen Weichteilablösungen zu erreichen, oft genügt allerdings die Durchtrennung der Achillessehne.

Ist ein Spina-bifida-Kind nicht ausgeprägt geistig behindert, sollte es Stehen und Gehen erlernen. In dieser Phase bis etwa zum zweiten Lebensjahr sind entsprechende Stehhilfen, später Gehapparate unter Berücksichtigung der Lähmungshöhe notwendig. Die notwendigen Maßnahmen erfolgen in enger Zusammenarbeit mit Physiotherapeutin und Orthopädisten. Behindernde Hüftfehlstellungen werden operativ angegangen, wozu meist Weichteiloperationen (Tenotomien, offene Gelenkreposition, Psoastransfer) genügen. Noch bestehende Fehlstellungen der Füße müssen ebenfalls durch entsprechende Tenotomien beseitigt werden.

In die Vorschulphase fallen praktisch alle notwendigen knöchernen Hüftoperationen wie intertrochantere oder Beckenosteotomien, ebenso Weichteileingriffe für Kniebeugekontrakturen. An den

Füßen können mit steigendem Gewicht und entsprechenden Valgusproblemen extraartikuläre Arthrodesen des unteren Sprunggelenks sowie supramalleoläre Tibiaosteotomien notwendig werden. Sehnenverlagerungen bei Pes calcaneus werden ebenfalls mit Vorteil gegen Ende dieser Altersstufe durchgeführt.

Im Schulalter sollten nur noch Rezidive, vor allem von Hüft- und Fußdeformitäten, zu behandeln sein, die Operationen finden dann meist am Knochen statt. Besondere Probleme bietet die bei thorakalen Läsionen vorkommende, zum Teil ausgeprägte Reflexaktivität. Hohe Aufmerksamkeit gilt der Wirbelsäule, da vorher leichte Skoliosen nun deutlich zunehmen. Vorteile und Grenzen konservativer sowie der schwierigen operativen Stabilisierungsmaßnahmen müssen dabei gegeneinander abgewogen werden.

Erreichbare Behandlungsresultate

Zwar sind schon bald nach Geburt gewisse Aussagen möglich, nähere Prognosen lassen sich jedoch erst nach genauer Kenntnis des oft mosaikartigen Ausfallbildes stellen. Solche Angaben sind unerläßlich für einen integrierten Behandlungsplan, sie helfen aber auch, der betroffenen Familie schon früh möglichst klare Vorstellungen der zu erwartenden Problematik zu vermitteln.

Kinder mit hohen thorakalen Lähmungen können zwar mit Apparaten zum Stehen und Gehen gebracht werden, aufgrund häufig vorhandener partieller Armlähmungen ist der Aufwand hierzu jedoch sehr groß. In der späteren Jugend werden diese Fähigkeiten dann kaum mehr genutzt. Selbst im Sitzen muß der Rumpf gestützt werden, um eine freie Aktivität der Arme zu ermöglichen. Bei der Mehrzahl treten zunehmende Skoliosen auf, die so ausgeprägt sein können, daß operative Korrekturen erforderlich werden. Hauptziel auf lange Sicht ist deshalb, ein möglichst aufrechtes Sitzen sowie wichtige Rollstuhlaktivitäten unter allen Umständen zu gewährleisten.

Wesentlich besser gestellt sind Kinder mit tiefen thorakalen Lähmungen. Aufgrund der erhaltenen Kraft in den oberen Extremitäten können sie in der Kindheit gute Gehfähigkeit erlernen, als Erwachsene Gehmöglichkeit besitzen. In der Rollstuhlbenützung sind diese Kinder wesentlich unabhängiger.

Bei hohen lumbalen Lähmungen sind die Betroffenen wegen der schwachen Glutäal- und Quadrizepsmuskulatur immer an Stöcke gebunden. Durch die operative Beseitigung häufig bestehender Beugekontrakturen von Hüfte und Knie können Stehen und Gehen in Oberschenkelapparaten wesentlich erleichtert werden.

Bei tiefen lumbalen Lähmungen ist die Situation durch eine kräftige Quadrizepsmuskulatur wesentlich günstiger. Hüft- und Fußprobleme infolge Muskelimbalancen erfordern jedoch meistens chirurgische Eingriffe. Während in der Kindheit stockfreies Gehen, meist mit Unterschenkelapparaten, möglich ist, werden später je nach Schwäche der Hüftmuskulatur ein oder gar zwei Stöcke verwendet.

Bei sakralen Lähmungen schließlich sollte ein apparatefreies Gehen möglich sein. Allerdings sind operative Korrekturen der verschiedenen Fußdeformitäten notwendig.

Literatur

Edwardsen, P.: Physeo-epiphyseal injuries of lower extremities in myelomeningocele. Acta orthop. scand. 43 (1972) 550–557

Emery, J. L., R. G. Lendon: Clinical implications of cord lesions in neurospinal dysraphism. Develop. Med. Child Neurol., Suppl. 27 (1972) 45–51

Hall, P. V., R. E. Lindseth, R. L. Campbell: Myelodysplasia and developmental scoliosis: a manifestation of syringomyelia. Spine 1 (1976) 50–58

Lassman, L. P., C. C. M. James: Spina bifida occulta. Some operative findings and their significance. Z. Kinderchir. 25 (1978) 357–358

Menelaus, M. B.: The Orthopaedic Management of Spina bifida cystica. 2nd ed. Churchill Livingstone, London 1980

Moe, J. L., R. B. Winter, D. S. Bradford, J. E. Lonstein: Scoliosis and other Spinal Deformities. Saunders, Philadelphia 1978

Palis, U.: Muscle morphology in spina bifida hip deformities. Develop. med. Child Neurol., Suppl. 22 (1970) 137–144

Parsch, K. D., K. P. Schulitz: Das Spina-bifida-Kind. Thieme, Stuttgart 1972

Sharrard, W. J. W.: The segmental innervation of the lower limb muscles in man. Ann. roy. Coll. Surg. Engl. 35 (1964a) 106–122

Sharrard, W. J. W.: Posterior iliopsoas transplantation in the treatment of paralytic dislocation of the hip. J. Bone Jt. Surg. 46-B (1964b) 426–444

Sharrard, W. J. W.: Paralytic deformity in the lower limb. J. Bone Jt. Surg. 49-B (1967) 731–747

Sharrard, W. J. W.: Spinal osteotomy for congenital kyphosis in myelomeningocele. J. Bone Jt. Surg. 50-B (1968) 466–471

Sharrard, W. J. W.: Paediatric Orthopaedics and Fractures. Blackwell, Oxford 1971

Shurtleff, D. B., R. Goiney, L. H. Gordon, N. Livemore: Myelodysplasia: the natural history of kyphosis and scoliosis. A preliminary report. Develop. med. Child Neurol. 18, Suppl. 37 (1976) 126–133

Stark, G. D.: Neonatal assessment of the child with a myelomeningocele. Arch. Dis. Childh. 46 (1971) 539–548

Stark, G. D., M. Drummond: The spinal cord lesion in myelomeningocele. Develop. Med. Child Neurol., Suppl. 25 (1971) 1–14

Tachdjian, M. O.: Paediatric Orthopaedics. Saunders, Philadelphia 1972

Steißteratom

F. KUFFER

Ätiologie

Teratome sind Tumoren aller drei Embryonalschichten: vom Endoderm stammen Strukturen des Respirations- und Gastrointestinaltraktes, vom Mesoderm solche des Bindegewebes und des Gefäßsystems, vom Ektoderm Anteile wie Haut und Hautanhängsel, Zähne und Nervenstrukturen. Das Steißteratom ist von allen Teratomata das häufigste (WOOLLEY u. Mitarb. 1967); daneben kommen Teratomata der Häufigkeit nach im Retroperitoneum, im Mediastinum, in den Gonaden, im Zerebrum, an der Schädelbasis und am Palatinum vor.

Nach ASHLEY (1973) sind ätiologisch zwei Gruppen von Teratomata zu unterscheiden: Das Teratom der Gonaden, das einer Keimzelle entspringt, und das Teratom der Mittellinie (Steiß, Mediastinum, Kranium), das einer Blastulazelle entstammt. Im Gegensatz zu anderen Mischtumoren besitzt die Teratomzelle als einzige die Fähigkeit, sich in Richtung aller drei Keimblätter zu differenzieren. Dies erlaubt, diesen dreikeimblättrigen, der Blastula entstammenden Tumor als abortiven Zwilling zu betrachten. Die Pathogenese am kaudalen Ende der Wirbelsäule läßt sich in folgender Weise erklären: Die Entwicklung der Somiten oder Ursegmente bzw. die Differenzierung in die drei Keimblätter erfolgt in der Keimscheibe vom Hensenschen Primitivknoten (Blastoporus) aus in kranialer Richtung. Je mehr Ursegmente sich bilden, um so mehr wird der Hensensche Knoten, der Organisator, scheinbar in kaudaler Richtung verschoben. Er erreicht die Spitze der fetalen Schwanzpartie etwa Mitte der 6. Fetalwoche, einer Zeit, da der Fetus ein Maximum von total 42 Ursegmenten aufweist. Später setzen am Schwanzabschnitt Reduktionserscheinungen am Neuralrohr, an den Somiten und am kaudalsten Darmabschnitt ein. Die Steißlänge reduziert sich auf fünf Segmente, und der Primitivknoten kommt an seine Spitze zu liegen. In diesem Stadium liegt somit die fetale Gewebsmasse, die allein noch omnipotente Zellen enthält, am kaudalsten Ende der Wirbelsäule, was die häufigste Entwicklung von Teratomen in dieser Region verständlich macht (Abb. 21 a u. b).

Häufigkeit

Obwohl häufigster Tumor des Neugeborenen, ist das Steißteratom selten; nach GELB u. Mitarb. (1964) wird es einmal auf 40 000 Lebendgeburten gezählt. Mädchen werden in einem Verhältnis von 4 : 1 häufiger befallen (SMITH 1976).

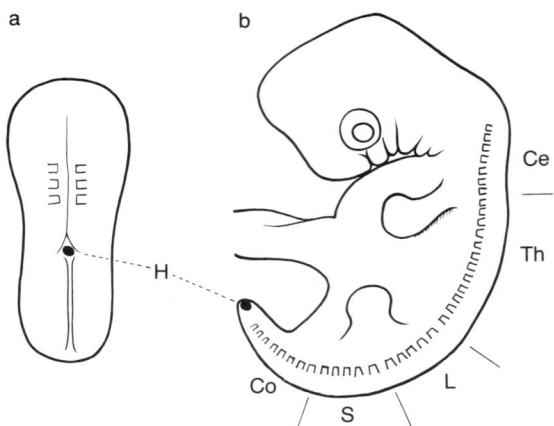

Abb. 21 a u. b Pathogenese der Steißteratome. a Keimscheide mit Hensenschem Knoten (H) und einigen Ursegmenten. b Verlagerung des Hensenschen Knotens an die Spitze der embryonalen Schwanzpartie.

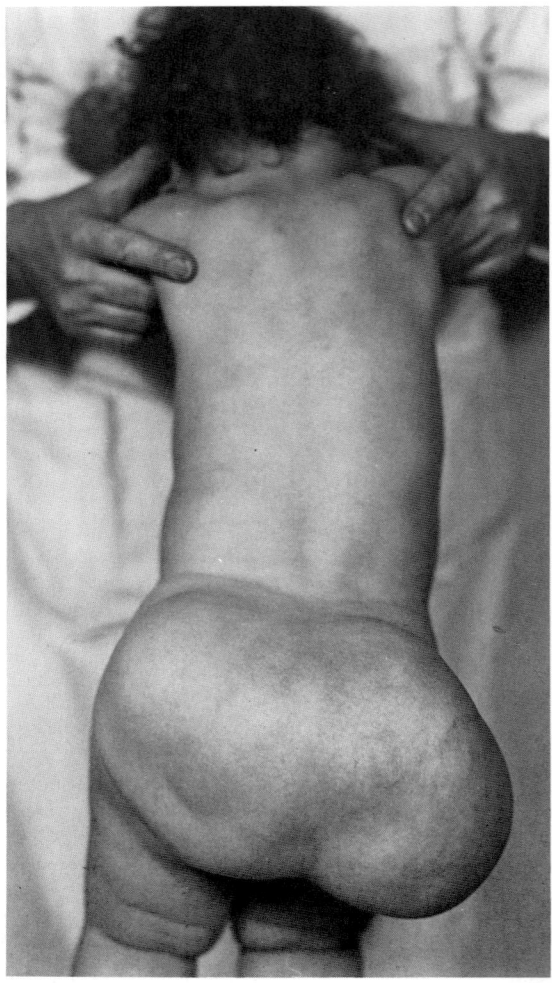

Abb. 22 Riesiges Steißteratom bei 1½jährigem Knaben.

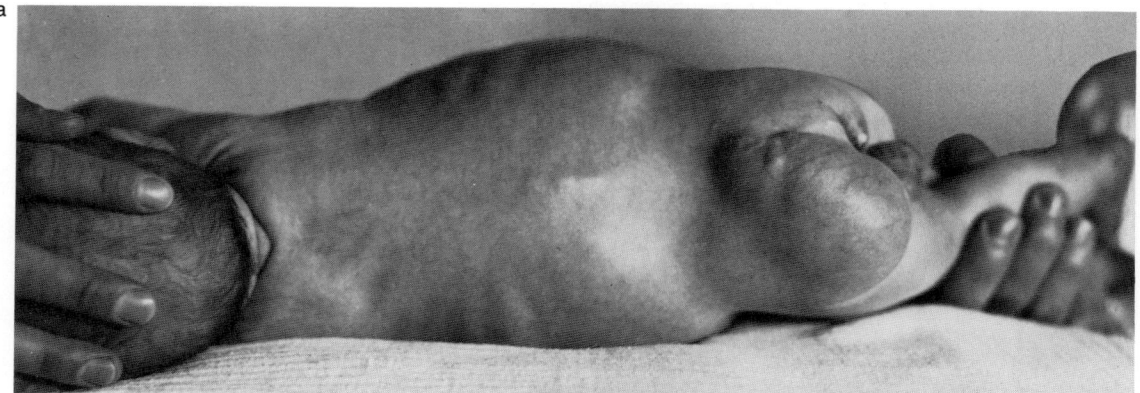

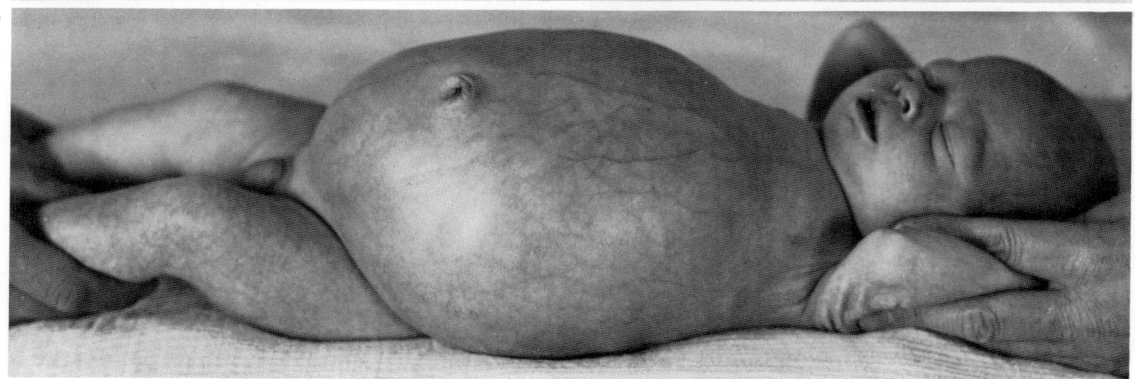

Abb. 23a u. b Steißteratom bei 1 Monat altem Knaben.
a Lateraler Steißtumor.
b Abnorme Venenzeichnung und Auftreibung des Abdomens infolge Ausdehnung des Steißteratoms in den retroperitonealen Raum (hoher, medialer Steißtumor).

Pathologische Anatomie

Die Lokalisation des Steißteratoms ist an der Vorderfläche des Steißbeins, seltener am Sakrum. Die Geschwulst entwickelt sich hinter dem Rektum vorwiegend in kaudaler Richtung (tiefe mediale Form) und verlagert dadurch den Anus nach vorn. Sie kann so groß werden, daß die Intergluteafalte völlig verstreicht und die Gesäßgegend als riesiges, sackartiges, herunterhängendes Gebilde imponiert (Abb. 22). Seltener entwickelt sich der Tumor einseitig am Steißbein vorbei in dorsaler Richtung (laterale Form) oder über der Hinterfläche des Steißbeins vorwölbend (hohe mediale Form). Nur ausnahmsweise wächst er in den Sakralkanal ein oder erstreckt sich vom kleinen Becken als retroperitoneale Zyste bis hoch ins Abdomen hinauf (Abb. 23 a u. b).

Die pathologische Anatomie zeigt in der Mehrzahl der Fälle zahlreiche zystische Gebilde, zwischen welchen solide Gewebspartien gefunden werden. Der histologische Aufbau ist sehr variabel. Oft handelt es sich nur um lymphangiomatöse oder lipomatöse Wucherungen; fast immer aber können bei exakter Untersuchung die Abkömmlinge aller drei Keimschichten wie Haut, Haare, Zähne, Nervensubstanz, Knorpel, Knochen, Muskulatur, Gewebe von Speicheldrüsen, Pankreas, Schleimhaut des Darm- und Respirationstraktes in planloser Anordnung nachgewiesen werden. Einzelne Gewebskomplexe können schon primär die Zeichen einer malignen Entartung aufweisen.

Man unterscheidet zwischen maturen Teratomen, immaturen Teratomen, embryonalen Teratomen und Teratokarzinomen (CONKLIN u. ABELL 1967). 10–30% der Fälle sind maligne Teratomata oder Teratokarzinome (VAEZ-ZADEH und Mitarbeiter 1972).

Symptome

Die Klinik ist durch die Größe des Tumors geprägt; nur jedes 10. Steißteratom ist bei der Geburt nicht sichtbar (VAEZ-ZADEH u. Mitarb. 1972). Da sie meist sehr voluminös sind und oft Kindskopfgröße erreichen, bilden sie nicht selten ein Geburtshindernis oder rupturieren bei der Geburt; der Tumor kann aber auch spontan rupturieren, sich superinfizieren, Blutungen aufweisen und Schmerzen verursachen. Die Konsistenz der kugeligen Tumoren ist bald derb, bald prall-elastisch, die sie bedeckende Haut ist meist unverändert oder nicht behaart. Der After wird durch den Tumor gegen die Ventralfläche des Körpers verlagert. Bei der Rektaluntersuchung fühlt man an der hinteren Rektumwand eine halbkugelige Vorwölbung und

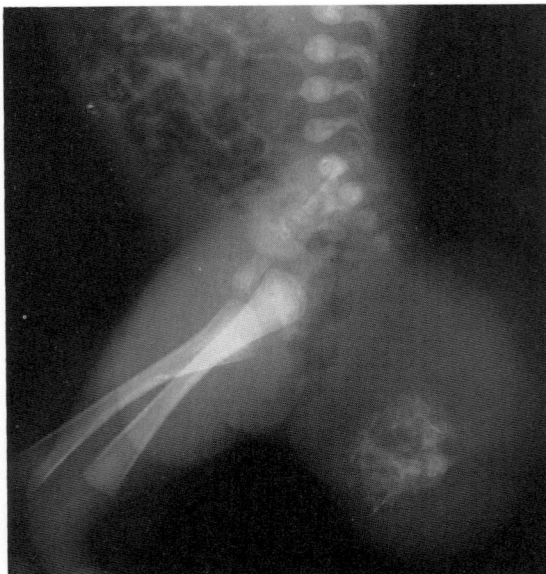

Abb. 24 Verkalkungen und Zahnkeime in einem Steißteratom. Der Tumor enthielt Kieferteile und eine gut entwickelte Zunge.

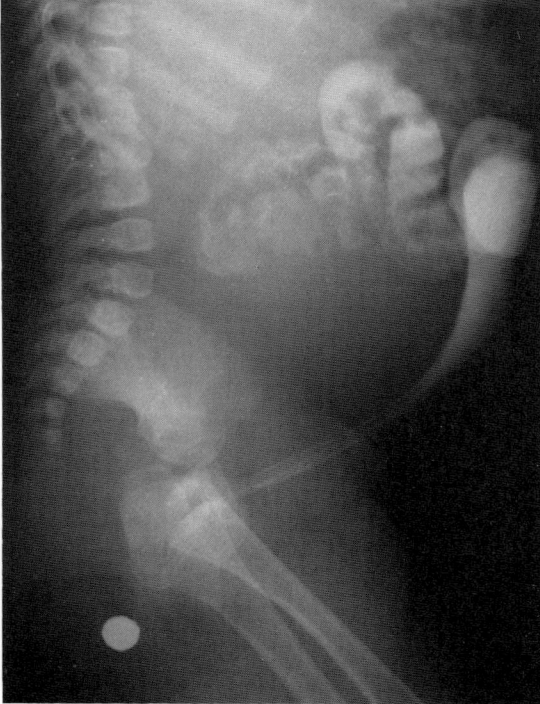

Abb. 25 Steißteratom mit großem retroperitonealem Anteil. Verlagerung des Rektums nach vorne.

eine Einengung des Mastdarmlumens; gelegentlich wird die Defäkation erschwert. Lähmungserscheinungen von Blase und Mastdarm oder solche der unteren Extremitäten werden primär nie beobachtet, können aber eine Folge des chirurgischen Eingriffs sein. Im Röntgenbild finden sich nur in 10% der Fälle Anomalien des Sakrums (LEMIR u. Mitarb. 1971); nur bei malignen Tumoren können Arrosionen von Steiß und Sakrum vorkommen. In etwa 40% der Fälle sind unregelmäßig fleckige Verkalkungen innerhalb des Tumorschattens zu erkennen (Abb. 24). Der Bariumeinlauf läßt die Verlagerung des Rektums nach vorn darstellen (Abb. 25); über urogenitale Begleitmißbildungen finden sich keine Angaben in der Literatur, und in seltenen Fällen ist eine Begleitmyelomeningozele vorhanden.

Beim Teratokarzinom kann eine Erhöhung des Alphafetoproteins vorgefunden werden (ABELEV u. Mitarb. 1967; GROB 1978; NORGAARD-PEDERSON u. Mitarb. 1975).

Differentialdiagnose

Differentialdiagnostisch müssen die tiefe Meningozele, die Myelomeningozele mit Lipom, die terminale enterogene Zyste (histologisch Kolon) und die Rektumduplikatur, ein Schwanzfortsatz, das Chordom, das Fibrosarkom, das Neurofibrom, das Ganglioneurom, das Ependymom und der Riesenzelltumor abgetrennt werden. Mit Ausnahme der Myelomeningozele mit Lipom handelt es sich um sehr seltene Affektionen, deren Diagnose nur histologisch möglich ist. Das Chordom ist im Kindesalter allgemein und im Bereich des Sakrums im speziellen sehr selten (KAMRIN u. Mitarb. 1964).

Therapie

Die Therapie der Wahl ist die chirurgische Exzision in toto. Bei Verdacht auf Ausdehnung des Tumors im kleinen Becken ist ein kombinierter perineoabdominaler Zugang zu wählen, wobei zunächst die Laparotomie und anschließend die perineal lokale Exploration durchzuführen ist (HENDREN u. HENDERSON 1970); man achte darauf, die A. sacralis mediana zu ligieren und das Os coccygis in toto zu resezieren.

Als Zugang wird die Steißbeinspitze markiert und die Haut durch einen nach kranial konvexen, bogenförmigen Schnitt durchtrennt; um in die richtige Schicht der Tumoroberfläche zu gelangen, ist auch die ihn bedeckende Faszie in der Schnittrichtung zu inzidieren. Nach dorsaler und seitlicher Isolierung des Tumors wird nun das Steißbein freigelegt und an seiner Basis vom Sakrum durchtrennt; es bleibt am besten mit dem Tumor in Zusammenhang. Der Tumor kann nun leichter stumpf oder scharf von seiner präsakralen Adhäsion gelöst und vorgezogen werden. Von oben nach unten werden hierauf die Verwachsungen des Tumors mit dem Rektum, über das man nun eine gute Übersicht erhält, bis zum After durchtrennt.

Steißteratom 10.29

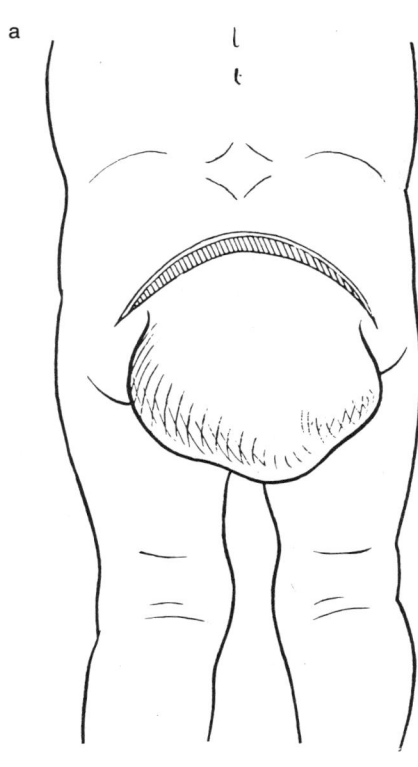
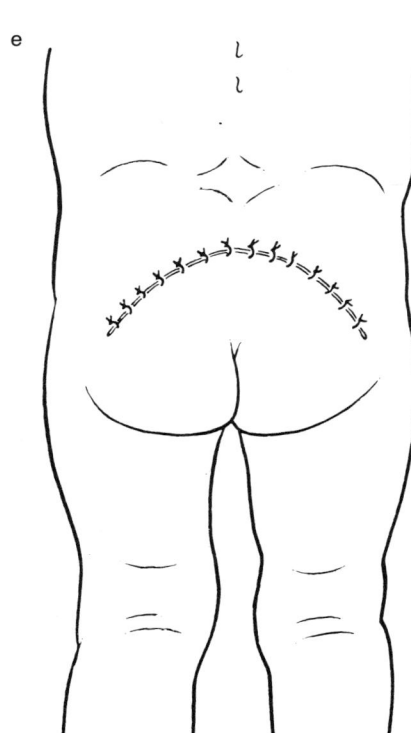
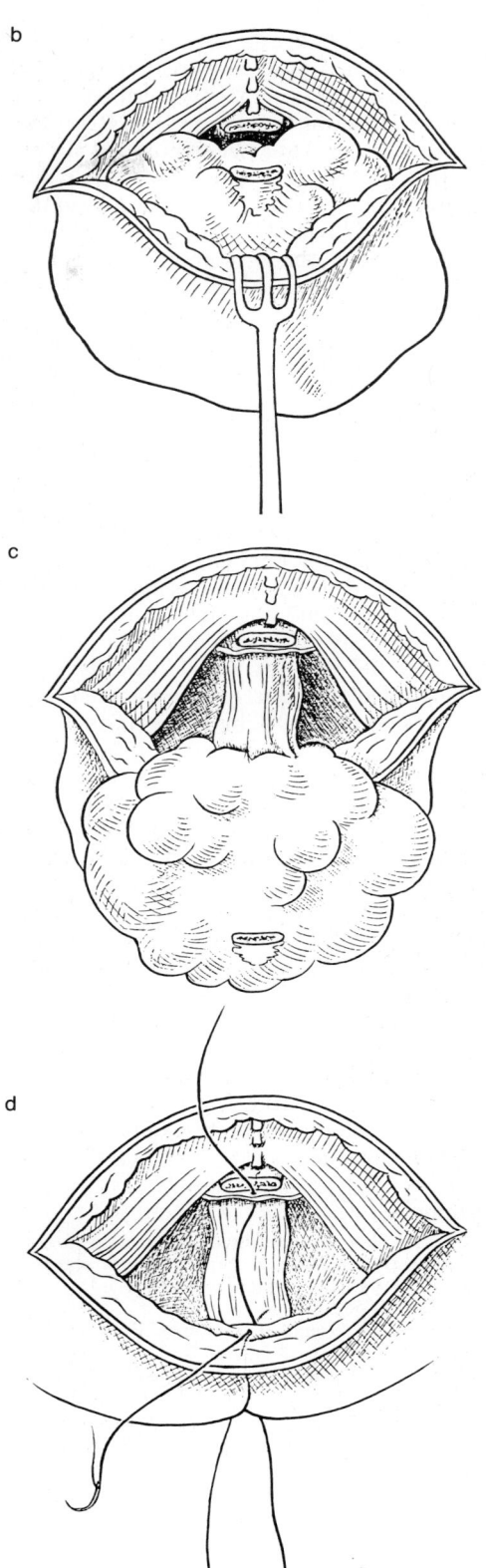

Abb. 26 a–e Operationstechnik bei Steißteratom.
a Bogenförmige Inzision über dem Tumor.
b Durchtrennung des Steißbeines nach Ligatur der Arteria sacralis mediana.
c–d Lösen des Tumors vom Rektum und Naht des perinealen Gewebes an die präsakrale Faszie.
e Wundverschluß hoch über dem After nach Exzision der überschüssigen Haut.

Nach Vervollständigung der seitlichen Mobilisierung hängt der Tumor nur noch an einem Haut- und Faszienlappen, der 2–3 Querfinger oberhalb des Afters abgetragen wird. Da das Rektum elongiert ist und der After tief steht, wird mit einigen Knopfnähten das perianale Gewebe der hinteren Zirkumferenz bzw. der M. levator ani an die präsakrale Faszie fixiert. Der Hautlappen über dem Anus wird nach oben geklappt, und nach allfälliger Resektion überschüssigen Gewebes werden Muskulatur und Haut vereinigt (Abb. **26 a–e**).

Bei Malignität wird eine kombinierte Radio-/Chemotherapie durchgeführt; die Radiosensitivität ist jedoch schlecht, und das maligne Steißteratom spricht nur ungenügend auf Chemostatika an.

Prognose

Die Prognose hängt vorwiegend vom Alter bei Operation ab; nach HUNT u. Mitarb. (1968) beträgt die Malignität bei Operation unter 4 Monate 6%, über 4 Monate 50–60%; nach MAHOUR u. Mitarb. (1975) sind alle Steißteratome nach dem 6. Lebensmonat maligne. Unter jenen seltenen Teratomata, die erst im Kleinkindesalter manifest werden oder um den 6. Lebensmonat entdeckt werden, sind über 50% maligne (GROSS u. Mitarb. 1951).

Die Metastasierung erfolgt bald lymphogen, bald hämatogen in das Skelett und die Lungen. Auch bei guter operativer Technik können gelegentlich Rezidive beobachtet werden; dies darf nicht unbedingt für Malignität des Tumors sprechen, so daß Nachoperationen angezeigt sind; sie können nach Jahren auftreten. Beim histologischen Nachweis einer malignen Gewebspartie braucht bei einem Neugeborenen die Prognose nicht aussichtslos zu sein, sofern früh und radikal operiert wird. Die intrapelvisch wachsenden Formen (hohe, präsakrale, mediale Form) scheinen prognostisch ungünstiger zu sein (GHAZALI 1973). Bei geeigneter Technik werden postoperativ keine Sphinkterstörungen beobachtet.

Literatur

Abelev, G. I., I. V. Assecritova, N. A Kraevsky, S. D. Perosa, N. I. Perevodenikova: Embryonal serum alpha-globulin in cancer patients: Diagnostic value. Int. J. Cancer 2 (1967) 551–558
Ashley, D. J. B.: Origin of teratomas. Cancer (Philad.) 32 (1973) 390–394
Conklin, J., M. R. Abell: Germ cell neoplasms of sacrococcygeal region. Cancer (Philad.) 20 (1967) 2105–2117
Gelb, A., H. Rosenblum, V. G. Jaurigue, C. Liboro, P. Franzisco: Sacrococcygeal teratoma. Deleware med. J. 36 (1964) 119–123
Ghazali, S.: Presacral teratomas in children. J. pediat. Surg. 8 (1973) 915–918
Grob, P. J.: Pränatales Alphafetoprotein-Screening für Neuralleistendefekte. Schweiz. med. Wschr. 108 (1978) 1302–1307
Gross, R. E., H. W. Clathworthy jr., J. A. Meeker jr.: Sacrococcygeal teratomas in infants and children. Surg. Gynec. Obstet. 92 (1951) 341–354
Hendren, W. H., B. M. Henderson: The surgical management of sacrococcygeal teratomas with intrapelvic extension. Ann. Surg. 171 (1970) 77–84
Hunt, P., G. van Leeuwen, H. Bingham, W. Sights: Sacrococcygeal teratomas. Clin. Pediat. (Phila.) 7 (1968) 165–169
Kamrin, R. P., J. N. Potanos, J. L. Pool: An evaluation of the diagnosis and treatment of chordoma. J. Neurol. Neurosurg. Psychiat. 27 (1964) 157–165
Lemir, R. J., C. B. Graham, J. B. Beckwith: Skin covered sacrococcygeal masses in infants and children. J. Pediat. 79 (1971) 948–954
Mahour, G. H., M. M. Woolley, S. N. Trivedi, B. H. Landing: Sacrococcygeal teratomata: a 33 year experiment. J. pediat. Surg. 10 (1975) 183–188
Norgaard-Pederson, B., R. Albrechtsen, G. Teilum: Serum alpha-foetoprotein as a marker for endodermal sinus tumor or a vitelline component of »teratocarcinoma«. Acta pathol. microbiol. scand. 83 (1975) 573–589
Smith, E. D.: Sacrococcygeal tumors. In: Jones, P. G., P. E. Campbell: Tumors of Infancy and Childhood, Chapter 21 E. Blackwell, Oxford 1976 (p. 711–721)
Sutow, W. W., T. J. Vietti, D. J. Fernbach: Clinical Pediatric Oncology, 2nd ed. Mosby, St. Louis 1977
Vaez-Zadeh, K., W. K. Sieber, F. E. Shermann, W. B. Kiesewetter: Sacrococcygeal teratomas in children. J. pediat. Surg. 7 (1972) 152–156
Woolley, M. M., S. Ginsburg, S. Di Censo, W. H. Snyder, V. Q. Mirabal, B. H. Landing: Teratomas in infancy and childhood. Z. Kinderchir. 4 (1967) 280–303

Wirbelsäulentrauma
F. KUFFER

Häufigkeit

Die Fraktur eines Wirbelkörpers ist im Kindesalter selten; nach PROBST (1972) und RUCKSTUHL u. Mitarb. (1976) betragen die Wirbelfrakturen im Kindesalter unter 17 Jahren 1–3% der Wirbelsäulenfrakturen sämtlicher Altersstufen. MEINECKE (1974) zitiert unter 2680 Wirbelfrakturen ohne Querschnittslähmungen deren 67 im Kindesalter (2,5%) und unter 901 Frakturen mit Querschnittslähmungen deren 24 bei Kindern (2,7%); dies bedeutet bei 91 Kindern 24 Querschnittslähmungen (26%). In der Serie von MAGERL u. Mitarb. (1978) von 583 Wirbelsäulenfrakturen aller Arten finden sich 28 Frakturen (4,8%) und 14 Subluxationen oder Luxationen im Kindesalter; die Autoren betonen, daß dieses Krankengut nicht repräsentativ sei, da einerseits ambulant behandelte Fälle (Impressionsfrakturen) statistisch nicht erfaßt seien und andererseits die Statistik zahlreiche Zugewiesene zur Nachbehandlung enthalte (BERREUX 1980). GELEHRTER (1960) bezeichnete Wirbelbrüche unterhalb des 5. Lebensjahres als Rarität. Das Verhältnis Wirbelsäulenfrakturen zu Luxationen der Wirbelsäulen beträgt 3 : 1; nimmt man alle Altersstufen in Betracht, gehen nach MEINECKE (1974) 26% der Fälle, nach MAGERL u. Mitarb. (1978) 10,3% der Fälle mit einer Beteiligung des Rückenmarks respektive mit einem Querschnittssyndrom einher. Nach MEINECKE (1972) fehlen in der Literatur statistisch signifikante Unterlagen über Wirbelsäulenfrakturen im Kindesalter ganz allgemein und über Beteiligung des Rückenmarks im speziellen; Ursache dafür ist die Seltenheit der Verletzung an sich, die Schwierigkeit der radiologischen Diagnose oder die Tatsache, daß ein Kind entweder wegen geringer Beschwerden nicht weiter abgeklärt oder wegen eines Polytraumas die Wirbelverletzung übersehen wird.

Unfallmechanismen

Die kindliche Wirbelsäule ist durch die größere Bandscheibenhöhe, ihre Elastizität und die größeren Knorpelanteile besser gegen direkte Gewalteinwirkung geschützt als die viel starrere Wirbelsäule des Erwachsenen; dies erklärt, daß Wirbelsäulenfrakturen im Kindesalter sich in Lokalisation und Unfallmechanismen von denjenigen im Erwachsenenalter unterscheiden. Anstelle der direkten Gewalteinwirkung frakturiert die kindliche Wirbelsäule als Folge eines Stauchungstraumas im Bereich der Brust- und Lendenwirbelsäule oder eines Flexionstraumas mit Luxation im Bereich der Halswirbelsäule. Als Ursache kommen der Häufigkeit nach Verkehrsunfälle, Sturzunfälle aus großer Höhe, Spiel- und Sportunfälle sowie Sprung ins seichte Wasser.in Frage (MAGERL u. Mitarb. 1978; MEINECKE 1972; RUCKSTUHL u. Mitarb. 1976). Seltenere Ursachen sind Kindsmißhandlungen, Frakturen bei Begleitmißbildungen und geburtstraumatische Schädigungen; TOWBIN (1964) schätzt die Zahl der Wirbelsäulenläsionen auf 10% von 50 000 neonatalen Todesfällen in einem Jahr in den USA.

Pathologische Anatomie

Nebst den Frakturformen muß zwischen stabilen und unstabilen Frakturen unterschieden werden.

Frakturformen

Man unterscheidet zwischen Frakturen des Wirbelkörpers, des Gelenkapparates und der Quer- und Dornfortsätze; man unterscheidet des weiteren zwischen Impressions-, Kompressions- und Luxationsfrakturen.

Impressionsfrakturen

Bei der einfachen Impressionsfraktur (Abb. 27) ist die Spongiosa im Bereich der Abschlußplatte infraktiert; Deckplatte, Epiphysenfuge, Hinterwand des Wirbelkörpers sowie ligamentäre und artikuläre Verbindungen sind intakt (Epiphysenlösung vom Typ A nach Müller; s. »Frakturen im Kindesalter«). Zusammenfinden des Wirbelkörpers und Fraktur der Wirbelkörpervorderwand führen zum typischen Keilwirbel; die Bandscheiben sind intakt.
Die Wirbelkörperdeckplatten entsprechen morphologisch und funktionell in bezug auf das Höhenwachstum des Wirbelkörpers einer Wachstumsfuge. Demnach entsprechen Impressionsfrak-

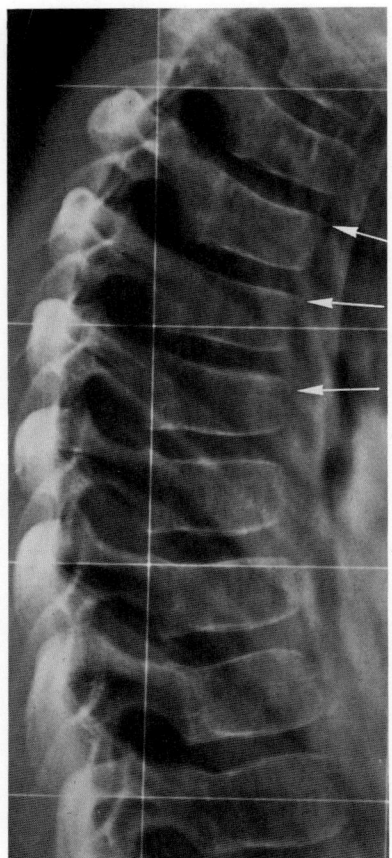

Abb. 27 Impressionsfraktur von drei thorakalen Wirbelkörpern. (Die Abb. verdanken wir Dr. *H. J. Ruckstuhl.*)

turen mit Deckplatteneinbrüchen und Kantenabrissen einer Epiphysenfraktur, da die Frakturlinie quer durch die Wachstumsfuge verläuft (Epiphysenfraktur Typ B nach Müller).
Die Impressionsfraktur mit und ohne Deckplatteneinbruch ist eine stabile Wirbelsäulenfraktur.

Deckplattenablösung

Die Deckplattenablösung entspricht einer traumatischen Epiphysenablösung, die durch Zug-, Scher- und Biegekräfte zustande kommt. Die Rißlinie verläuft in der metaphysären Schicht der Wachstumsfuge, wo sich die hypertrophierenden Knorpelzellen befinden und die provisorische Verkalkung stattfindet (AUFDERMAUR 1974). Das Stratum germinativum und die Bandscheibe bleiben intakt. Es handelt sich um eine Epiphysenlösung vom Typ A nach Müller, die stabil ist.

Kompressionsfrakturen

Bei der Kompressionsfraktur (Abb. 28 a u. b) (Berstungsfraktur, Trümmerfraktur) werden verschiedene Stadien der Mitleidenschaft unterschieden (MAGERL u. Mitarb. 1978):

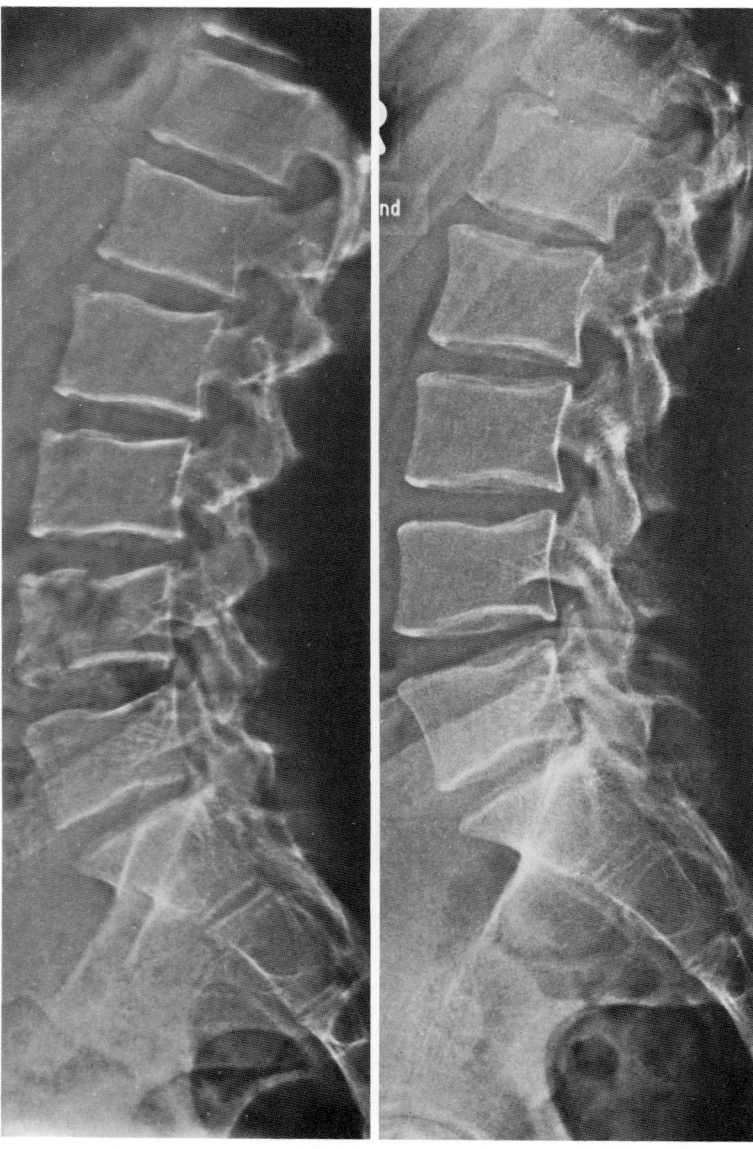

Abb. **28a** u. **b** Kompressionsfraktur L 4. **a** Akuter Zustand: Zertrümmerung beider Deckplatten und Spongiosakörper. **b** Restitutio ad integrum 2 Jahre später. (Die Abb. verdanken wir Dr. *H. J. Ruckstuhl.*)

a   b

– Kompressionsfraktur (Berstung) mit intaktem Kapsel-Band-Apparat, intakten Gelenkfortsätzen und intakten Wirbelbögen.
– Kompressionsfraktur plus gerissener Kapsel-Band-Apparat.
– Kompressionsfraktur plus gerissener Kapsel-Band-Apparat plus Fraktur der Gelenkfortsätze (Kompressionsfraktur und Bogenfraktur).

Die isolierte Kompressionsfraktur ist bedingt stabil, die Kompressionsfrakturen mit Beteiligung des Kapsel-Band-Apparates und der kleinen Gelenkfortsätze sind instabile Wirbelsäulenfrakturen.

Wirbelkörperkantenabriß (Abb. 29)

Der proximale und distale Wirbelkörperpol ist von einem knorpeligen Ring umgeben, der im Alter von ungefähr 12 Jahren die knöcherne Randleiste bildet; diese ringförmige Apophyse dient der Verankerung der äußeren Lamellen des Anulus fibrosus; sie hat keine Wachstumspotenz in bezug auf Höhenzunahme des Wirbelkörpers, dient aber der Stabilität der im Kindesalter äußerst elastischen Bandscheiben.

Luxationen und Luxationsfrakturen

Bei der Luxation ist die ligamentäre und artikuläre Verbindung unterbrochen. Der Kontinuitätsunterbruch erfolgt entweder auf Höhe der knorpeligen Abschlußplatte (Deckplattenablösung) im Sinne einer Epiphysenlösung (AUFDERMAUR 1974) oder auf Höhe der mitfrakturierten Bandscheibe (MAGERL u. Mitarb. 1978). Einrisse oder Frakturen des Anulus fibrosus führen zusätzlich zu einem Kollaps der Bandscheibe. Beim Vollbild der Wir-

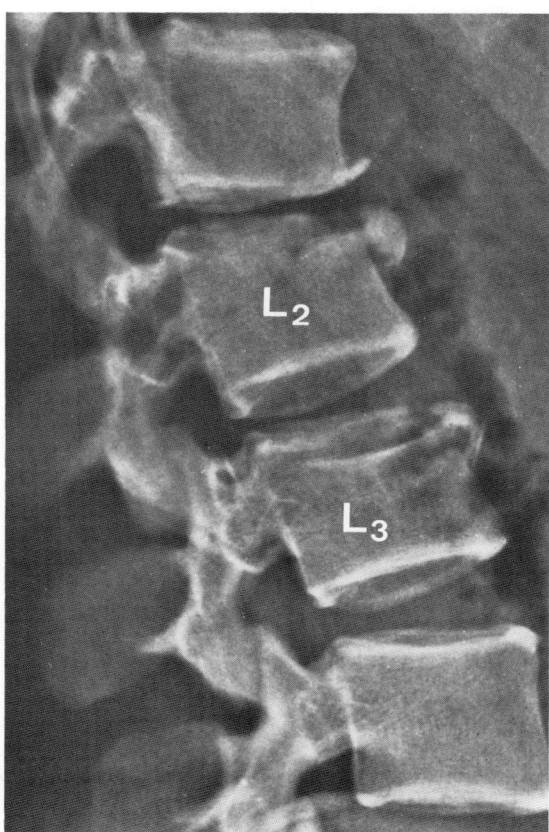

Abb. 29 Kantenabrißfraktur L 2 und L 3.

belsäulenfrakturen nach LOB (1954) sind Wirbelkörper, Deckplatte, Bandscheibe, Gelenkfortsätze und Bandapparat beteiligt.

Isolierte Fortsatzfrakturen

Isolierte Quer- und Dornfortsatzfrakturen sind belanglos. Sie können als Begleitverletzungen beim Malgaigneschen Beckenbruch oder als Zusatzfrakturen bei Impressions-, Kompressions- oder Luxationsfrakturen vorkommen. Klaffende Quer- und Dornfortsätze weisen bei Mischbrüchen auf einen Luxationszustand hin.

Frakturlokalisationen

Frakturen und Luxationen der Halswirbelsäule

Die Halswirbelsäule ist im Kindesalter die Prädilektionsstelle für Luxationen und Luxationsfrakturen durch direkte Gewalteinwirkung oder Flexionstraumata; hier stehen die kleinen Gelenksflächen flach. Betroffen wird vor allem das untere Kopfgelenk, das unter zwei Bedingungen luxiert (MAGERL u. Mitarb. 1978):
- Luxation des Atlas durch Einriß des Lig. transversum atlantis; der Dens bleibt intakt (transligamentäre Luxation) (Abb. 30 b);
- Luxationsfraktur des Dens durch die basale Epiphysenfuge (transdentale Luxationsfraktur); bei dieser Form wird das Halsmark weniger komprimiert als bei der reinen Luxation ohne Densfraktur (Abb. 30 c).

Isolierte Frakturen der Halswirbelsäule sind am seltensten unter allen Wirbelfrakturen im Kindesalter; sie finden sich als Luxation und Subluxationsfrakturen im Bereich von C 2 und C 3, wobei die Wirbelkörper im Sinne einer Ablösung der knorpeligen Deckplatte (Epiphysenlösung) ohne Ruptur der Bandscheibe luxieren (Abb. 32 a u. b).

Frakturen der Brustwirbelsäule

Die Brustwirbelsäule bildet die Prädilektionsstelle der kindlichen Wirbelfraktur. Es handelt sich fast immer um Impressionsfrakturen; Deckplatteneinbrüche, Randleistenausbrüche und Lobsche Frakturen sind hier wegen der Stabilität des Brustkorbes selten; am ehesten kommen noch Luxationsfrakturen im Bereich der unteren Brustwirbelsäule vor.

Die Impression erfolgt entweder in sagittaler Ebene (Keilspitze ventral im Seitenbild) oder in frontaler Ebene (Keilspitze seitlich im a.-p. Bild); bei Infraktion in beiden Ebenen (frontal und sagittal) liegt meist eine Kompressionsfraktur vor (instabil).

Frakturen der Lendenwirbelsäule

Frakturen der Lendenwirbelsäule kommen im Kindesalter ebenfalls vor, sind jedoch seltener als im Bereich der Brustwirbelsäule; es handelt sich meist um Kompressions- und Luxationsfrakturen des thorakolumbalen Übergangs Th 11 bis L 2. Spezifisch ist im Bereich der LWS die Fraktur des Querfortsatzes durch abrupte Kontraktion des M. psoas major und M. quadratus lumborum oder als Teil einer Malgaigneschen Beckenfraktur.

Frakturen des Sakrums

Sie sind im Kindesalter äußerst selten; hingegen ist die Luxationsfraktur des noch nicht sinostosierten Kreuzbeins für das Kindesalter typisch.

Misch- und Serienfrakturen

Neben den umschriebenen Frakturformen und Frakturlokalisationen kommen Trümmer- und Serienfrakturen vor. Neben der gehäuften Lokalisation der Wirbelkörperfrakturen im Thorakalbereich unterscheiden sich kindliche Wirbelfrakturen von denjenigen der Erwachsenen zusätzlich dadurch, daß sie in der Regel als Serienfraktur auftreten; RUCKSTUHL u. Mitarb. (1976) weisen darauf hin, daß in ihrem Krankengut durchschnittlich 3,3 Brustwirbel betroffen waren; dies wird darauf zurückgeführt, daß beim Kind im Unterschied zum Erwachsenen bei Sturz auf Beine, Gesäß und Kopf die Hyperflexion der Brustwirbelsäule wegen der

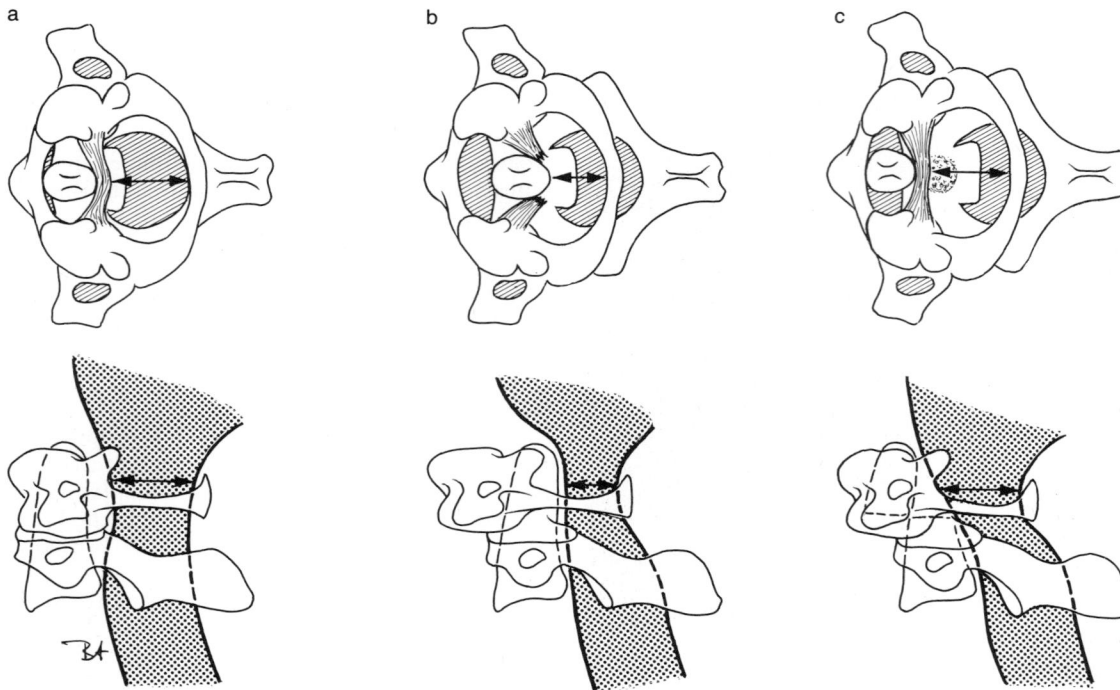

Abb. **30 a–c** Luxation des unteren Kopfgelenks.
a Wirbelkanal in Höhe C 1–C 2 bei normalen Verhältnissen. Raum für das Rückenmark (Pfeil).
b Luxation des unteren Kopfgelenks ohne Fraktur des Dens. Beachte die starke Kompression des Rückenmarks (Pfeil).
c Luxation des unteren Kopfgelenks mit Fraktur des Dens. Das Rückenmark ist weniger gefährdet, da der Raum weniger eingeengt ist (Pfeil).

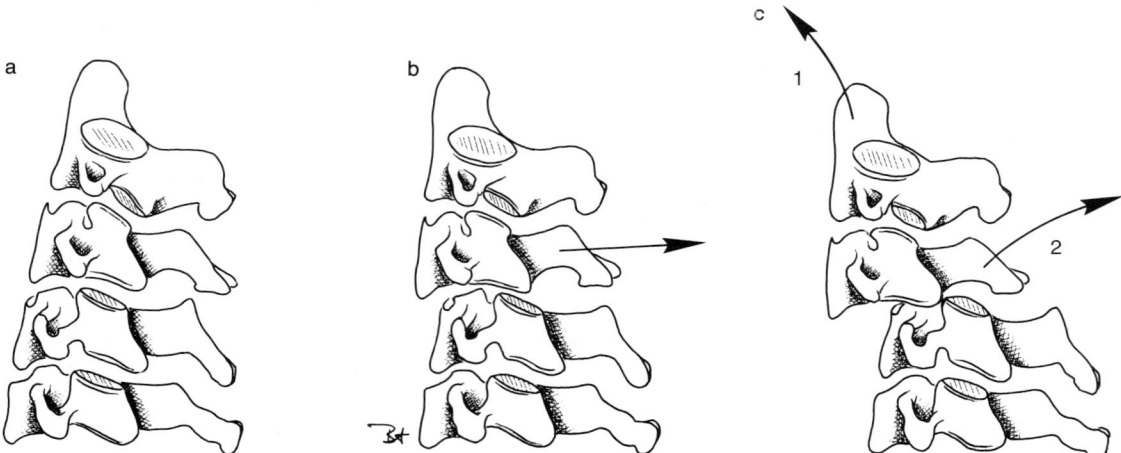

Abb. **31 a–c** Subluxation der Halswirbelsäule.
a Normal.
b Bei der Subluxation sind die kleinen Gelenke nicht vollständig luxiert; der Pfeil zeigt die Richtung der Reposition (Reklination).
c Bei der Luxation sind die kleinen Gelenke vollständig luxiert und verhakt; die Pfeile zeigen die Reihenfolge und Richtung der Repositionszüge (Längszug unter vorsichtiger Inklination und Reposition durch Reklination).

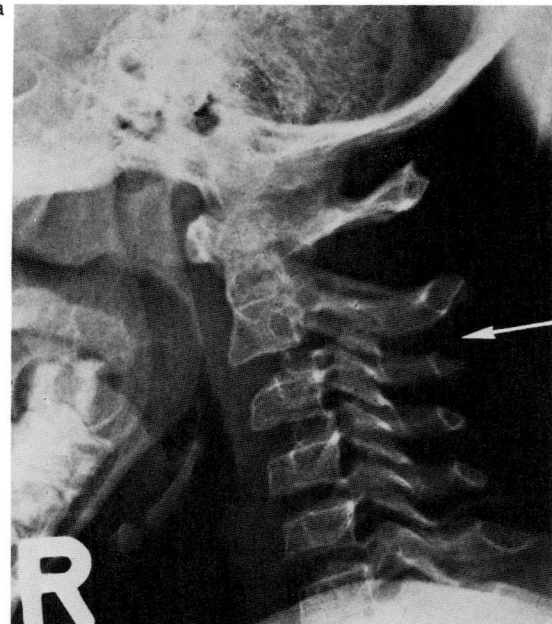

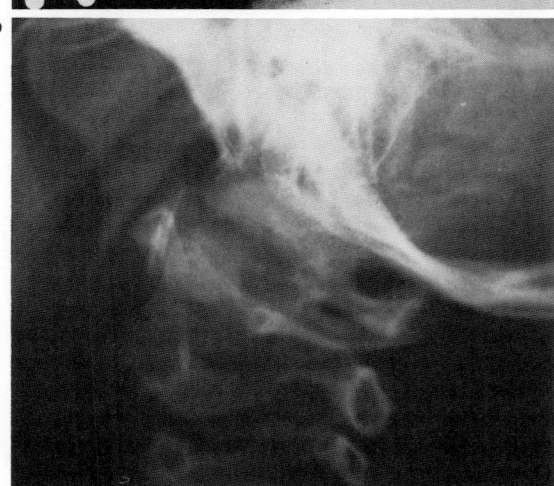

Abb. 32a u. b a Luxationsfraktur zwischen C2 und C3. b Densfraktur. (Die Abb. b verdanken wir Dr. *H. J. Ruckstuhl*.)

besseren Flexibilität frakturiert wird, wogegen im Erwachsenenalter die relativ starre Brustwirbelsäule die Gewalteinwirkung auf die mobilere Lendenwirbelsäule überträgt.

Symptome und Diagnose

Wirbelsäulenfrakturen und Luxationen ohne Rückenmarksbeteiligung

Kindliche Wirbelsäulenfrakturen können symptomarm ablaufen und sogar übersehen werden; dies gilt beim Kind vor allem bei der Impressionsfraktur, die bisweilen im Röntgenbild schwer zu erkennen ist; man achte auf äußere Zeichen wie Schürfungen, Prellungen und Schwellungen. Die Fraktur selbst führt zu Lokalschmerzen und Druckdolenz; durch Aufschlagen der Fersen läßt sich ein Erschütterungsschmerz – durch Klopfen oder Stauchen des Kopfes ein Achsenfernschmerz – prüfen. Im Bereich des traumatisierten Wirbelsäulenabschnitts ist eine Steifhaltung oder Muskelverspannung zu beobachten – im Falle von Luxationsbrüchen und instabilen Frakturen eine Achsenabweichung zu erkennen; Subluxationen der Halswirbelsäule führen zu einem Schiefhals mit Nackenschmerzen. Kleinkinder mit Verletzungen der Brust- und Lendenwirbelsäule meiden den Langsitz und versuchen sich abzustützen; bei Frakturen der Halswirbelsäule stützen sie den Kopf mit den Händen ab, um den Belastungsschmerz zu lindern.

Wirbelfrakturen und Luxationen mit Rückenmarksbeteiligung

Nach BURKE (1971) sei die unfallbedingte Querschnittslähmung selten; in der Serie von MEINECKE (1974) waren hingegen bei 91 Kindern 24 querschnittsgelähmt (26%). Die Querschnittslähmung tritt hauptsächlich als Komplikation von Luxationsfrakturen der Halswirbelsäule auf, wird aber auf allen Höhen der Wirbelsäule beobachtet. Das Rückenmark ist weniger dehnbar als die Wirbelsäule, was bei schweren Geburten (Steißlagen, Sturzgeburten) und instrumenteller Entbindung zu geburtstraumatischen Querschnittslähmungen führen kann; TOWBIN (1964) schätzt die Zahl auf 10% von 50 000 neonatalen Todesfällen in 1 Jahr in den USA. Die neuromuskulären Ausfälle bei der Spina bifida sind weniger auf eine traumatische Querschnittslähmung des Feten zurückzuführen (STARK 1972) als auf eine primäre Myelodysplasie des Rückenmarks; eine zusätzliche traumatische Läsion der Myelomeningozele ist allerdings unter dem Geburtsvorgang nicht auszuschließen.

Die Rückenmarksbeteiligung reicht von milden Ausfällen über Miktionsstörungen bis zum Vollbild der Querschnittsläsion. Als spinaler Schock wird jener Zustand beschrieben, der zum Verlust der Reflexe und einem darniederliegenden vegetativen Nervensystem führt; er kann 1–8 Wochen dauern.

Röntgenbefunde

Die Spongiosaimpression führt zu einer bandförmigen Verdichtung im metaphysären Abschnitt der Deckplatten; die Verdichtungszone kann der Abschlußplatte direkt anliegen, so daß diese verbreitert wirkt und an der Vorderkante einen Wulst aufweist.

Ein Zusammenbruch der Wirbelkörpervorderwand führt zum Keilwirbel in sagittaler Ebene (Seitenbild), ein Zusammenbruch einer Seitenwand zum Keilwirbel in frontaler Ebene (a.-p. Bild). Die Hinterwand bleibt meist intakt. Zur Bestimmung des Ausmaßes der Keilform wird der

Winkel zwischen oberer und unterer Deckplatte in beiden Ebenen gemessen (Messung nach Cobb).
Zur Beurteilung der kleinen Gelenke sind schräge Spezialaufnahmen notwendig; dies gilt insbesondere bei Verdacht auf Subluxation der Halswirbelsäule; hier spricht ein Klaffen der Dornfortsätze zusätzlich für einen Luxationszustand. In der Literatur wird immer wieder auf die Schwierigkeit der rötgenologischen Diagnose hingewiesen; nach GELEHRTER (1960) empfiehlt sich ein diagnostischer Aufrichtversuch (Lagerung in Überstreckung); entfaltet sich der Wirbel im Seitenbild, ist die Diagnose eines Bruches gesichert.
Physiologische Besonderheiten der Wirbelsäule im Kleinkindesalter können zusätzlich zu Fehldeutungen führen; so der Abstand zwischen Dens und Atlas, der Apophysenkern am Dens, die physiologische Steilstellung der Halswirbelsäule und die Pseudoluxation zwischen C2 und C3 (CATTELL u. FILTZER 1965). Im Zweifelsfall ist die Tomographie angezeigt.
Nach RUCKSTUHL u. Mitarb. (1976) sprechen folgende röntgenologische Zeichen für eine kindliche Wirbelkörperfraktur:
— asymmetrische Keilform in sagittaler und/oder frontaler Ebene,
— flache oder konkave Deckplatte (normal leicht konvex),
— Stufe am vorderen oberen Wirbelkörper (bei älteren Kindern),
— Spongiosaverdichtungszone unter der knöchernen Deckplatte (bei älteren Kindern),
— flachere, breitere Wirbelkörper im Vergleich zu den benachbarten,
— Serienfrakturen.

Differentialdiagnose

Kantenabrißfrakturen und Impressionsfrakturen in sagittaler Ebene sind als solche gut erkennbar; schwieriger gestaltet sich die Differentialdiagnose bei Kompressionsfrakturen in 2 Ebenen und bei der Wirbelkörperfraktur nach Lob.
Keilwirbel werden bei Morbus Scheuermann, bei Spondylitis und beim angeborenen Keilwirbel beobachtet; Keilwirbel als Folge einer pathologischen Fraktur finden sich bei seltenen Tumoren wie Hämangiom, aneurysmatischer Knochenzyste, eosinophilem Granulom, Riesenzelltumor, leukämischem Infiltrat, Sarkomata und bei seltenen Affektionen wie Speicherkrankheiten, Histiozytose X und Dysostosis multiplex. Beim Morbus Scheuermann findet sich neben den typischen Schmorlschen Knötchen eine symmetrische Keilform, eine Verschmälerung der Bandscheibe, eine Sklerosierung der Deckplatten und eine Randleistenabtrennung. Schwierig ist die Abtrennung zwischen Vorderkantenabrißfrakturen und Randleistendefekten beim Morbus Scheuermann; hier muß als feines Zeichen eine Kontinuitätstrennung gesucht werden. Gelegentlich kann ein Morbus Scheuermann durch eine pathologische Fraktur zusätzlich kompliziert werden (traumatisierter Morbus Scheuermann) (Abb. 33).
Im Bereich der Halswirbelsäule müssen schlußendlich das Klippel-Feil-Syndrom, der muskuläre und der okuläre Schiefhals in Erwägung gezogen werden.

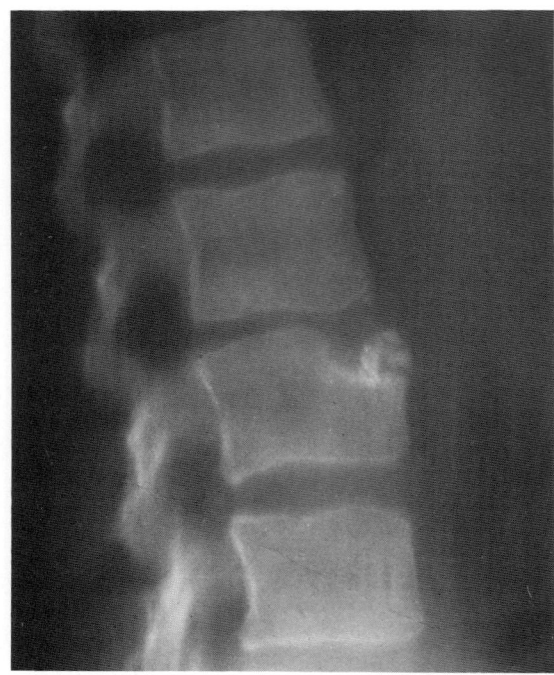

Abb. 33 Pathologische Fraktur (Kantenabriß) bei traumatisiertem Morbus Scheuermann.

Therapie

Die Behandlung richtet sich danach, ob die Fraktur *stabil* oder *unstabil* ist, ob eine Fraktur mit oder ohne neurologische Ausfälle vorliegt und ob die Fraktur im Hals- oder Brust-/Lendenwirbelbereich lokalisiert ist.
Bei stabilen Frakturen wird eine funktionelle Behandlung nach Magnus durchgeführt; als stabile Frakturen gelten die Impressionsfraktur in einer Ebene, der isolierte Kantenabriß und die isolierte Fraktur eines Quer- oder Dornfortsatzes. Die funktionelle Behandlung besteht aus aufbauender, die Rückenmuskulatur isometrisch stärkender Gymnastik mit Frühmobilisation nach der Schmerzphase. RUCKSTUHL u. Mitarb. (1976) beschränken diese aktive Behandlung auf jene Fälle, in denen die Keilbildung in sagittaler Ebene 10 Grad nicht überschreitet.
Bei bedingt stabilen Frakturen der Brust- und Lendenwirbelsäule (Keilbildung in sagittaler und frontaler Ebene) wird eine Immobilisationsbehandlung durchgeführt; RUCKSTUHL u. Mitarb. (1976) empfehlen einen ventralen Durchhang im Gipskorsett für 4–8 Wochen, wobei sie die Kinder nach An-

passung des Gipskorsetts aufstehen lassen; MAGERL u. Mitarb. (1978) empfehlen eine redressierende Gipsschale, lassen das Kind 6–8 Wochen liegen und legen ein Gipsmieder in Korrekturstellung für weitere 6 Wochen nach der Mobilisation an. MEINECKE (1974) lagert Frakturen der Brust- und Lendenwirbelsäule ebenfalls in Überstreckung, um ein weiteres Zusammensintern zu verhindern; im Gegensatz zu MAGERL verzichtet er auf Aufrichteversuche, da die Entfaltungsneigung kindlicher Wirbelbrüche gering sei und sich die ursprüngliche Frakturform nicht mehr ändern lasse. Das Röntgenbild läßt keine Beurteilung des Heilungsverlaufs zu; die Beurteilung muß nach dem klinischen Verlauf, vor allem nach dem Achsenfernschmerz und Belastungsschmerz erfolgen.

Bei instabilen Frakturen ist jeder Aufrichtungsversuch kontraindiziert; als instabile Frakturen gelten die Kompressionsfraktur mit Kapsel-Band-Riß, die Wirbelfraktur nach Lob, die Luxationsfraktur und die Wirbelkörperserienfrakturen. Hier gehen die Meinungen über konservatives verso operatives Vorgehen auseinander. Während die meisten Autoren eher konservativ sind, ist nach WEBER (1978) die Indikation zur Operation (Reposition – Stabilisation – Dekompression) in folgenden Fällen gegeben:
– instabile Frakturen,
– Einengung des Spinalkanals durch Fragmente,
– Behinderung der Liquorpassage (auch ohne sichtbare Fraktur).
– zunehmende Lähmungen.

MEINECKE (1974) beschränkt die Indikation auf folgende Bedingungen:
– deutlicher zeitlicher Zwischenraum zwischen Unfall und Eintritt der Lähmungen,
– deutliches Aufsteigen einer zunächst nur teilweisen Lähmung,
– nachgewiesener komprimierender Bandscheibenvorfall,
– offene Verletzungen.

Nach MEINECKE (1974) scheinen Repositionsverfahren auch bei Luxationsfrakturen nicht immer notwendig; er weist auch darauf hin, daß sogar Fälle mit teilweisen Lähmungen auch ohne Operationen auf konservativem Wege ausheilen können. Entscheidend scheint folgendes: Wird bei unstabiler Ausgangslage oder zunehmender Deformierung ein konservatives Vorgehen gewählt, muß die Behandlung mit einem Milwaukee- oder Dreipunktekorsett über lange Zeit (bis zu 1 Jahr) fortgesetzt werden; wird ein operatives Vorgehen gewählt, muß darauf geachtet werden, in derselben Sitzung zu reponieren, zu entlasten und zu versteifen.

Luxationsfrakturen der Halswirbelsäule werden mit vorsichtigem Längszug und Lordosierung in Narkose reponiert, in einer Glisson-Extension für 4 Wochen gelagert und anschließend mit einem Brust-Kopf-Gipsverband für 6–8 Wochen fixiert. Luxationsfrakturen der Brust- und Lendenwirbelsäule müssen nach MAGERL u. Mitarb. (1978) notfallmäßig offen reponiert und mit einer dorsalen Zuggurtungsosteosynthese stabilisiert werden.

Prognose

Impressionsfrakturen. Bei Impressionsfrakturen bleiben Deckplatte und Randleisten in ihrer Funktion als Epiphysenfuge intakt. Bei Wirbelkörperfrakturen mit sagittaler Keilform richten sich 75% im weiteren Wachstum wieder auf, wogegen bei Keilformen in beiden Ebenen (sagittal und frontal) nur 33% eine Besserung aufweisen (RUCKSTUHL u. Mitarb. 1976). Die Aufrichtung erfolgt durch Beschleunigung des Wachstums im ventralen Wirbelkörperbereich (VINZ 1964). Die endostale Kallusbildung (LOB 1954) sichert der Spongiosaimpression die notwendige Stabilität.

Kantenabrißfrakturen. Die Randleiste in ihrer Funktion als ringförmige Apophyse hat keine Wachstumsfunktion in bezug auf Höhenzunahme des Wirbelkörpers (TÖNDURY 1958); die Randleiste dient der Fixation des Anulus fibrosus. Der isolierte Kantenabriß führt zu keiner Fehlstellung der Wirbelsäule.

Deckplattenablösung. Die Ablösung der Deckplatte entspricht einer Epiphysenlösung; der Riß erfolgt im metaphysären Bereich des Wirbelkörpers, wobei das Stratum germinativum intakt bleibt. Sofern die Reposition gelingt, erfolgt das weitere Wachstum der Wirbelsäule achsengerecht.

Eine Sonderstellung nimmt die Densfraktur ein; es handelt sich um eine Epiphysenlösung vom Typus A nach Müller, wo Spontankorrekturen möglich sind; die Prognose hängt hier von der Quetschung des Rückenmarks ab, die bei der transdentalen Luxationsfraktur besser ist als bei der transligamentären (Luxation des Atlas ohne Fraktur des Dens), wo das Rückenmark stark gequetscht wird und die Letalität hoch ist.

Kompressionsfrakturen. Bei der Kompressionsfraktur ist die Deckplatte mitfrakturiert. Dies führt zu asymmetrischen Wachstumsstörungen des Wirbelkörpers, die nur durch asymmetrisches Wachstum der Nachbarwirbelkörper ausgeglichen werden können (kompensatorische Lordosierung, kompensatorische Kyphose). Die Deckplattenfraktur führt zusätzlich zu einer Verschmälerung der Bandscheibe und einer Synostosierung der benachbarten Wirbelkörper. Endgültige, posttraumatische Keilwirbel führen zu kompensatorischen Fehlhaltungen der Wirbelsäule, die wiederum wegen späterer Überlastungen einzelner Abschnitte und benachbarter Gelenke zu chronischen Beschwerden führen. Es ist wesentlich, der Rückenmuskelatrophie so früh wie möglich vorzubeugen.

Wirbelsäulenfrakturen mit Rückenmarksbeteiligung. Obwohl MEINECKE (1974) Spontanregressionen beschreibt, kann nach WEBER (1978) nur eine kompromißlose Dekompressions-Repositions-Stabilisations-Therapie weiterführen; kon-

Wirbelsäule

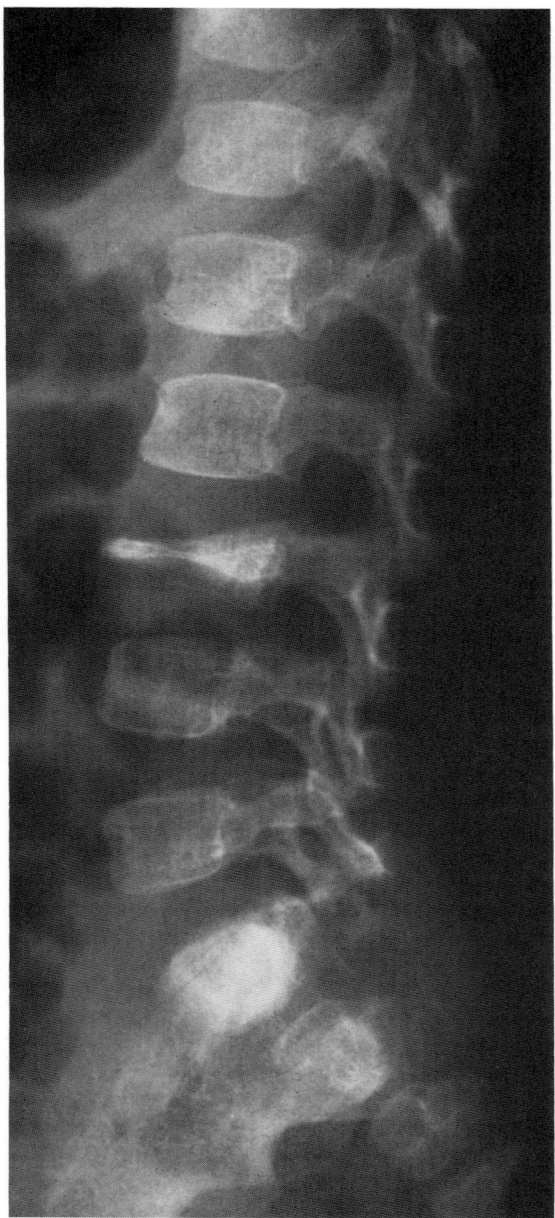

Abb. 34 Keilwirbel bei Status nach Kompressionsfraktur L 2.

Literatur

Aufdermaur, M.: Spinal injuries in juveniles. J. Bone Jt. Surg. 56-B (1974) 513–519
Berreux, P.: Persönliche Mitteilung (1980)
Burke, D.: Spinal cord trauma in children. Paraplegia (1971) 1–12
Cattell, H. S., D. L. Filtzer: Normal variations in the cervical spine in children. J. Bone Jt. Surg. 47-A (1965) 1295–1305
Gelehrter, G.: In: Ehalt, W.: Verletzungen bei Kindern und Jugendlichen. Enke, Stuttgart 1960 (S. 254–263)
Lob, A.: Die Wirbelsäulenverletzungen und ihre Ausheilung, 2. Aufl. Thieme, Stuttgart 1954
Magerl, F., C. H. Brunner, K. Zoech, P. Berreux: Frakturen und Luxationen der Wirbelsäule. In: Weber, B. G., C. Brunner, F. Freuler: Die Frakturenbehandlung bei Kindern und Jugendlichen. Springer, Berlin 1978 (S. 230–247)
Meinecke, F. F.: Querschnittslähmungen im Kindesalter nach Unfällen. Z. Kinderchir. 11, Suppl. (1972) 633–654
Meinecke, F. W.: Wirbeleinbrüche – Querschnittslähmungen. In: Rehn, J.: Unfallverletzungen bei Kindern. Springer, Berlin 1974 (S. 223–240)
Probst, J.: Wirbelsäulenverletzungen der Kinder und Jugendlichen. Rehabilitation (Stuttg.) 11 (1972) 209–219
Ruckstuhl, J.: Ambulante Behandlung stabiler Wirbelkörperfrakturen mit dem 3-Punkte-Korsett. Schweiz. med. Wschr. 104 (1974) 1064–1069
Ruckstuhl, J., E. Morscher, L. Jani: Behandlung und Prognose von Wirbelfrakturen im Kindes- und Jugendalter. Chirurg 47 (1976) (458–467)
Ruediger, K. D., W. Woeckel: Morphologische Spätbefunde nach geburtstraumatischer Rückenmarksläsion. Schweiz. med. Wschr. 102 (1972) 545–548
Stark, D.: The nature and cause of paraplegia in meningomyelocele. Paraplegia 9 (1972) 219–223
Töndury, G.: Entwicklungsgeschichte und Fehlbildungen der Wirbelsäule. Hippokrates, Stuttgart 1958
Towbin, A.: Spinal cord and brain stem injury at birth. Arch. Path. (Chicago) 77 (1964) 620–622
Vinz, H.: Frakturen im Bereiche von Brust- und Lendenwirbelsäule bei Kindern. Zbl. Chir. 89 (1964) 817–827
Vinz, H.: Wirbelbrüche bei Kindern. Zbl. Chir. 90 (1965) 626–636
Weber, B. G.: zit. nach F. Magerl u. Mitarb. (1978)

Haltungsfehler, Haltungsanomalien

L. Jani

servative Redressionsmaßnahmen sind kontraindiziert und verschlechtern die Prognose.
Bei Instabilität nimmt die Achsenabweichung zu, was auf einen Abriß des hinteren Ligamentkomplexes (Lig. interspinale und Lig. supraspinale, Lig. flavum, Gelenkkapsel der kleinen Wirbelgelenke) zurückgeführt wird und bei zunehmenden chronischen Beschwerden eine Spondylodese nach Harrington notwendig macht.

Haltungsfehler der Wirbelsäule sind bei Kindern und Jugendlichen außerordentlich häufig; gibt es doch kaum einen Erwachsenen, der sich nicht an die elterliche Mahnung in seiner Jugendzeit erinnert, gerade zu sitzen oder gerade zu stehen. Die Aufforderung zur geraden Haltung entspricht einmal der allerdings umstrittenen Ansicht, daß Haltungsfehler im Wachstumsalter Ursache von späteren Wirbelsäulenerkrankungen (z. B. Scheuermann-Kyphose, Skoliose) seien und daß bei Frühbehandlung der Haltungsfehler diese Erkrankungen vermeidbar wären. Darüber hinaus ist es die aufrechte, gerade Haltung, die den Menschen neben der großartigen Fortentwicklung des Gehirns

Haltungsfehler, Haltungsanomalien

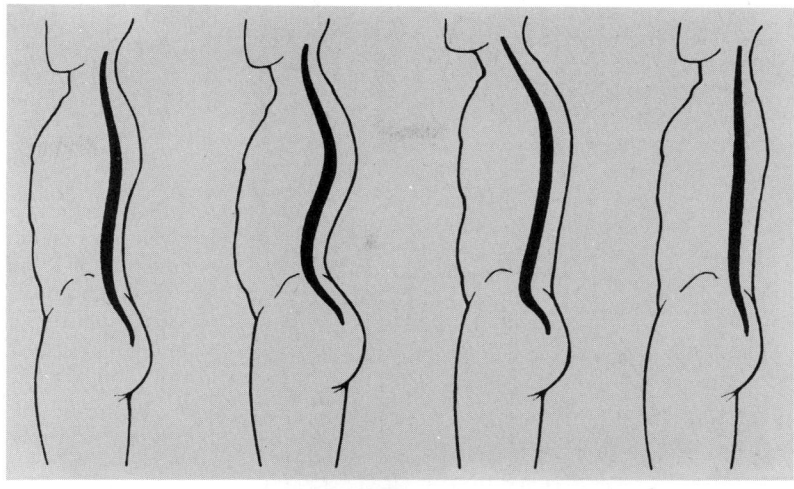

Abb. 35 Haltungsanomalien in der Sagittalebene.

normal   Hohlrundrücken   Totalrundrücken   Flachrücken

vor allem von den Vierfüßlern unterscheidet, damit aber erzieherisch angestrebt wird, wobei letzteres wegen der Übertragung der Worte »aufrecht« und »gerade« auf die seelischen Qualitäten des Menschen zusätzlich motiviert ist. Insbesondere aus therapeutischen Gründen ist eine Differenzierung der Haltungsfehler und eine Abgrenzung zu wirklichen Erkrankungen der Wirbelsäule nötig. Wir unterscheiden deshalb Haltungs*anomalien* und Haltungs*deformitäten*.

Haltungsanomalien der Wirbelsäule sind aktiv oder passiv völlig ausgleichbare Abweichungen von der Normalhaltung. Bei der exakt durchgeführten Wirbelsäulenuntersuchung müssen alle Wirbelsäulensegmente frei beweglich sein. Die Normalhaltung ist gerade bei Kindern und Jugendlichen schwer zu definieren und unterliegt abhängig vom Alter einer erheblichen Variabilität. Als Normalhaltung wäre etwa die Mitte zwischen maximaler Entspannung und maximaler Aufrichtung anzusehen.

Ätiologie

Hauptursache bei Kindern und Jugendlichen ist die relative Schwäche der Rücken- und Bauchmuskulatur in Perioden raschen Skelettwachstums. Da Haltung auch Ausdruck der Gesamtpersönlichkeit ist, spielen psychische Faktoren eine wichtige Rolle bei der Entstehung von Haltungsanomalien.

Einteilung und Differenzierung

Wir unterscheiden Haltungsanomalien in der Sagittalebene und in der Horizontalebene. In der Sagittalebene (Abb. 35) sind es vor allem der Hohlrundrücken (verstärkte Kyphosierung der BWS mit verstärkter Lordosierung der LWS), der totale Rundrücken (verstärkte Kyphosierung der gesamten Wirbelsäule mit Scheitelpunkt am thorakolumbalen Übergang, gelegentlich mit Abflachung der physiologischen LWS-Lordose), das

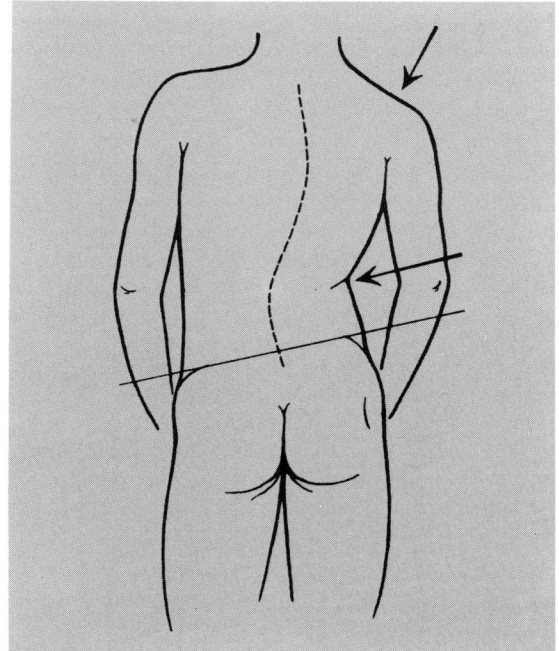

Abb. 36 Skoliotische Haltung der Lendenwirbelsäule infolge Beckenschiefstand bei Beinverkürzung.

Hohlkreuz (verstärkte Lordosierung der LWS) und der Flachrücken (Abflachung bzw. leichte Kyphosierung der LWS, Abflachung der physiologischen Kyphose der BWS). In der Horizontalebene gilt als Haltungsanomalie die skoliotische Haltung, welche hauptsächlich an der Lendenwirbelsäule lokalisiert ist und dann meist durch einen Beckenschiefstand infolge Beinverkürzung hervorgerufen wird (Abb. 36).

Zur Differenzierung des Schweregrades eignet sich der sog. Armvorhaltetest nach Matthiass (Abb.

10.40 Wirbelsäule

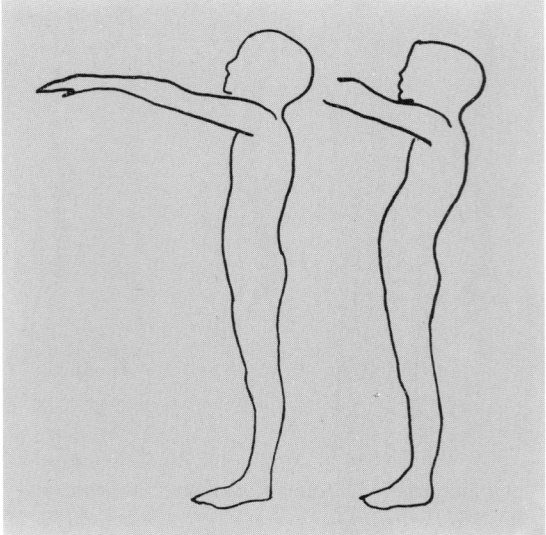

Abb. 37 Armvorhaltetest nach *Matthiass*. Patient hat sich mit vorgehaltenen Armen gerade aufgerichtet (links), innerhalb von 30 Sekunden kommt es zu einem deutlichen Haltungsverlust (rechts).

37). Dabei wird der haltungsgeschädigte Patient aufgefordert, sich aktiv aufzurichten und diese Stellung mit vorgehaltenen Armen für mindestens 30 Sekunden beizubehalten. Gelingt dies, und das ist bei den meisten Patienten der Fall, so handelt es sich um eine leichte Haltungsanomalie, der keiner eigentlichen Behandlung bedarf. Kommt es dagegen während der 30 Sekunden zu einem Haltungsverlust, liegt eine behandlungsbedürftige Muskelschwäche vor, die Haltungsanomalie ist als mittelgradig einzustufen. Von einer schweren Haltungsanomalie sollte man dagegen sprechen, wenn der Patient überhaupt nicht in der Lage ist, sich bei dem Test vollständig aktiv aufzurichten (Haltungsverfall nach MATTHIASS 1966).

Therapie und Prognose
Alle leichten Haltungsanomalien bedürfen keiner eigentlichen ärztlich verordneten Therapie. Eltern und Erzieher sollten dagegen für eine Reihe prophylaktischer Maßnahmen (s. unten) Sorge tragen, die im übrigen auch für Kinder ohne Haltungsanomalien wünschenswert wären. Bei mittelgradigen Haltungsanomalien wäre zu den prophylaktischen Maßnahmen das Sonderturnen der Schule angezeigt, während eine intensive physiotherapeutische Behandlung eigentlich nur den schweren Haltungsanomalien vorbehalten bleiben sollte.
Die skoliotischen Haltungen, hervorgerufen durch eine Beinverkürzung, sind durch eine entsprechende Schuherhöhung auszugleichen.
Die Prognose der Haltungsanomalien ist im allgemeinen gut. Nach Abschluß des Wachstums sind sie erheblich seltener anzutreffen. Der immer wieder behauptete Übergang von Haltungsanomalien in echte Wirbelsäulendeformitäten ist lediglich bei der nichtbehandelten lumbalskoliotischen Haltung infolge Beinverkürzung sicher. Trotz der im letzten Jahrzehnt vorgenommenen intensiven Früherfassung und Behandlung, wenn nicht sogar Überbehandlung aller Haltungsanomalien ist es zu keinem Rückgang der beiden wichtigsten Wirbelsäulendeformitäten im Wachstumsalter, nämlich der Scheuermann-Kyphose und der idiopathischen Skoliose gekommen. Andere ätiologische Momente stehen bei diesen beiden Deformitäten (s. dort) sicher im Vordergrund. Zum frühzeitigen Ausschluß von Wirbelsäulendeformitäten sollten deshalb alle Jugendlichen und nicht nur solche mit Haltungsanomalien jährlich 1mal kontrolliert und untersucht werden, um allfällig sich anbahnende Fixationen der Wirbelsäule frühzeitig zu erkennen und der dann gezielt vorzunehmenden Therapie zuzuführen.

Prophylaxe
Vor allem um mittelgradige oder schwere Haltungsanomalien zu vermeiden, gilt es, die körperliche Aktivität aller Kinder und Jugendlichen zu fördern. So ist es für jeden Schüler von größter Wichtigkeit, ihm am Nachmittag eine sog. Sportstunde freizuhalten; dies wäre möglich in einem Sportverein, beim Schwimmen oder auch nur zu einem spielerischen Aufenthalt in der frischen Luft. Sofern die finanzielle Möglichkeit besteht, wäre Reiten das hervorragende Mittel gegen Haltungsanomalien. An den Wochenenden sollten die genannten Maßnahmen auf mindestens 2–3 Stunden pro Tag ausgedehnt werden. In der Schule wären verstellbare Sitze und Rückenlehnen, aber auch verstellbare Pulte ein geeignetes Mittel gegen Haltungsanomalien, weil den je nach Alter wechselnden und zudem individuell recht unterschiedlichen Körpergrößen und Körperproportionen besser Rechnung getragen werden könnte. Die leider nur selten verwirklichte tägliche Turnstunde würde ganz wesentlich zur körperlichen Ertüchtigung beitragen, wobei jedoch gerade in der Präpubertät und der Pubertät der unterschiedlichen Belastbarkeit des einzelnen Rechnung zu tragen ist. Eine sehr einfache in der Schule durchzuführende Maßnahme gegen Haltungsanomalien wäre 5 Minuten Gymnastik nach jeder Schulstunde; dies würde nicht nur die Rückenmuskulatur kräftigen, sondern auch die Hirndurchblutung fördern, was sich wiederum auf die nächste Unterrichtsstunde nur günstig auswirken kann.

Literatur
Matthiass, H. H.: Reifung, Wachstum und Wachstumsstörungen des Haltungs- und Bewegungsapparates im Jugendalter. Karger, Basel 1966

Kyphosen, Morbus Scheuermann

L. JANI

Die Scheuermann-Krankheit ist eine zur Zeit der Pubertät auftretende Wachstumsstörung der Wirbelsäule, die zur Kyphose und Versteifung des erkrankten Wirbelsäulenabschnitts führt. Als Kyphose bezeichnen wir die fixierte, d. h. aktiv und passiv nicht ausgleichbare Verkrümmung der Wirbelsäule in der Sagittalebene.

Ätiologie

Sie ist nicht einheitlich. Bei der Scheuermann-Krankheit unterscheiden wir kongenitale Faktoren (häufiges familiäres Vorkommen, Wirbelkörperdysplasien), endokrine Faktoren (physiologische Erweichung des Wachstumsknorpels in der Pubertät, Kombination der Scheuermann-Kyphose mit Hüftkopfepiphysenlösungen, gehäuftes Vorkommen bei bestimmten Konstitutionstypen wie eunuchoider, adiposogenitaler und Pseudo-Fröhlich-Typ, Kombination mit Turner-Syndrom) und mechanische Faktoren (zu große körperliche Beanspruchung in der Pubertät, Diskrepanz zwischen mechanischer Beanspruchung und Beanspruchbarkeit). Die Ursachen anderer Kyphosen im Wachstumsalter sind kongenital (angeborene Keilwirbel), posttraumatisch (Wirbelfrakturen), entzündlich (Spondylitis) und paralytisch. Kyphosen finden wir auch bei Systemerkrankungen (z. B. Osteogenesis imperfecta, juvenile Osteoporose).

Häufigkeit

Die Angaben in der Literatur hierzu schwanken erheblich. Nach Untersuchungen von ROMER (1973) und eigenen Erfahrungen zeigen etwa 20% der Bevölkerung Wirbelsäulenveränderungen im Sinne eines Morbus Scheuermann, wobei davon weniger als $1/3$ eine Behandlungsbedürftigkeit erkennen lassen.

Pathologisch-anatomischer Verlauf

Durch die Diskrepanz zwischen dem Druck des Discus intervertebralis auf die Wachstumsknorpelplatte und ihrer mechanischen Widerstandsfähigkeit, bedingt durch einen oder mehrere der angeführten ätiologischen Faktoren, kommt es bei der Scheuermann-Krankheit zum Einbruch der Bandscheibengewebe in die Wirbelkörperspongiosa (Schmorlsche Knötchen). Histologisch fanden sich großräumige Unterbrechungen der kollagenen Fasersysteme in den Grund- und Deckplatten (AUFDERMAUR 1973). Der Einbruch von Bandscheibengewebe in die Wirbelkörperspongiosa führt zur Verschmälerung des Bandscheibenraums und zur allmählichen Fixation der Wirbelsegmente. Spielt sich dieser Prozeß vorwiegend ventralseitig ab (ventrale Randleistenhernien), kommt es zu einer verstärkten Kyphosierung und allmählicher Keilwirbelform der betreffenden Wirbelkörper. Die verstärkte Kyphosierung setzt darüber hinaus einen Circulus vitiosus in Gang, der auch für die Kyphosen anderer Ätiologie gilt und bei Nichtbehandlung die Progredienz der Erkrankung bestimmt. So führt die verstärkte Kyphosierung zur Druckerhöhung der ventralseitig gelegenen Wachstumsplatte, was eine Wachstumsretardierung zur Folge hat. Der dorsale Anteil der Wirbelkörper wächst dagegen normal weiter, da er diese Beeinträchtigung nicht erfährt. Die aus dem ungleichen Wachstum entstandene Keilform des Wirbelkörpers verstärkt nun aber ihrerseits den Druck auf die ventralseitigen Wachstumsknorpelplatten. Kommt es gleichzeitig zu einer einseitig lateralen Druckerhöhung, entwickelt sich zusätzlich eine Skoliose (sog. Scheuermann-Skoliose).

Symptome und Diagnose

Die Diagnose wird durch klinische und röntgenologische Untersuchung gestellt. Während der Schmerz eher selten als auslösendes Symptom und dann meist nur bei der lumbalen Manifestation der Erkrankung in Frage kommt, ist vor allem die bei der Wirbelsäulenuntersuchung festgestellte Fixation einzelner oder mehrerer Wirbelsegmente auffallend. Je nach Lokalisation des Morbus Scheuermann können charakteristische Deformitäten erkennbar sein: Bei Manifestation der Erkrankung an der oberen und mittleren BWS kommt es dort zu einer gelegentlich erheblichen Kyphose mit kompensatorisch verstärkter Lendenlordose, während die Lokalisation am thorakolumbalen Übergang zu einer großbogigen Kyphose führt. Beim lumbalen Morbus Scheuermann ist oft ein Flachrücken erkennbar, entstanden durch die Kyphosierung der physiologischen Lendenlordose bei kompensatorischer Aufrichtung der physiologischen Brustwirbelsäulenkyphose. Beweisend für die Erkrankung ist der *Röntgenbefund* und hier wiederum das Vorhandensein von Schmorlschen Knötchen oder von den meist ventral gelegenen Randleistenhernien (Abb. 38). Weitere röntgenologische Kennzeichen sind die Bandscheibenverschmälerung und im späteren Stadium die Keilwirbelbildung. Sind letztere Kennzeichen allein, d. h. ohne Schmorlsche Knötchen sichtbar, muß differentialdiagnostisch auch an andere Erkrankungen (Spondylitis, Diszitis, posttraumatische oder kongenitale Keilwirbel) gedacht werden. Andererseits darf wegen eines oft zufällig röntgenologisch entdeckten Schmorlschen Knötchens oder einer als seiner Vorstufe anzusehenden leichten Einbuchtung der Grund- und Deckplatten noch kein Morbus Scheuermann diagnostiziert werden, wenn nicht gleichzeitig der entsprechende klinische Befund, insbesondere die Fixation eines Segments vorhanden ist. Die Übergänge vom Physiologischen zum Pathologischen sind hier fließend (MORSCHER 1967).

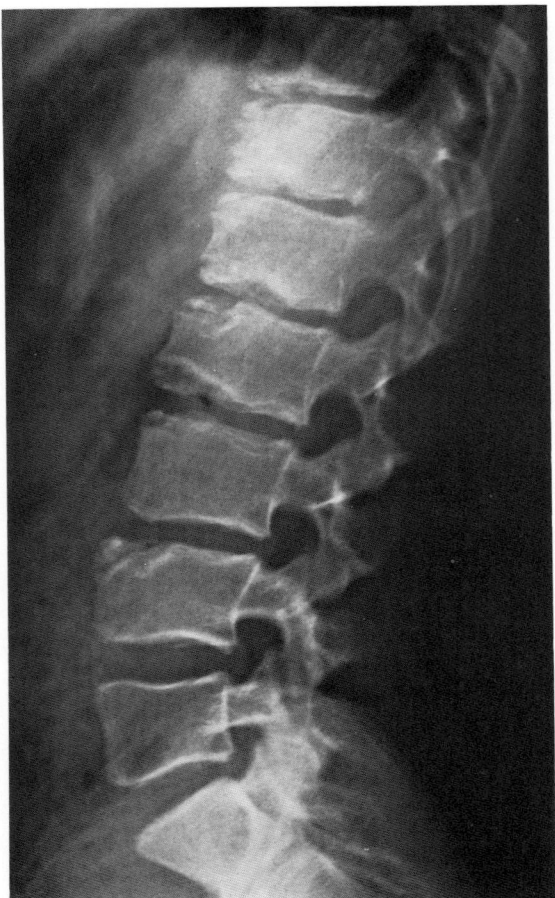

Abb. 38 Ventrale Randleistenhernie bei thorakolumbaler und lumbaler Manifestation des Morbus Scheuermann.

Therapie

Das Ziel der Therapie besteht in der Schmerzbeseitigung, der Verbesserung der Wirbelsäulenform durch Lordosierung der erkrankten Abschnitte und schließlich in der Verhütung einer Progredienz. Die Art der Therapie richtet sich nach der Schwere der Erkrankung. Bei der leichteren Form, die noch keine wesentlich fixierte Kyphose aufweist, reicht im allgemeinen die alleinige Physiotherapie aus, wobei durch Kräftigung des M. erector trunci eine Entlastung vor allem der ventralen Wirbelkörperabschnitte erreicht werden soll. Gleichzeitig gilt es, den Erkrankten vor körperlichen Anstrengungen zu bewahren. Mit Physiotherapie allein ist eine fixierte Kyphose nicht zu korrigieren, so daß bei stärkeren Verkrümmungen (Winkel über 25–30 Grad) eine Korsettbehandlung zusätzlich erfolgen sollte. Die beste Korrektur wird dabei mit dem Milwaukee-Korsett erreicht, das zunächst Tag und Nacht getragen werden muß, bei eingetretener Korrektur evtl. halbtags weggelassen werden darf, auf jeden Fall aber nachts weiterhin angelegt werden muß, da die nächtliche Korrektur sehr wirksam ist. Mit dem Milwaukee-Korsett, das nach dem Dreipunkteprinzip funktioniert, ist neben der passiven Korrektur auch eine aktive Streckung möglich, was wesentlich zur Entlastung der gefährdeten Wirbelkörperanteile beiträgt. Das Milwaukee-Korsett sollte vor allem bei Kyphosen thorakaler und thorakolumbaler Lokalisation Anwendung finden, während lumbale Scheuermann-Kyphosen auch mit kleineren Dreipunktekorsetten (z.B. nach Gschwend) behandelt werden können. Die Korsettbehandlung ermöglicht beim Morbus Scheuermann oft sehr gute Korrekturen. Ihr Nachteil besteht darin, daß die Behandlung bis Wachstumsabschluß erfolgen muß, will man ein Rezidiv vermeiden; außerdem sind die Jugendlichen oft nur schwer von der Notwendigkeit der Korsette zu überzeugen. Schwerste Kyphosen, die bei einem Winkel von 50 und mehr Grad fixiert sind, können nur operativ durch dorsale, gelegentlich auch ventrale Spondylodesen verbessert werden. Bei frühzeitiger und korrekt durchgeführter Korsettbehandlung können die operativen Eingriffe praktisch immer vermieden werden.

Prophylaxe

Bei der Berücksichtigung der ätiologischen Faktoren der Erkrankung muß vor allem dem mechanischen Faktor prophylaktische Bedeutung zukommen. Da die frühzeitige Erfassung und Therapie von Haltungsanomalien zu keinem Rückgang der Scheuermannschen Erkrankung geführt hat, dürfte für eine wesentliche Prophylaxe vor allem die Forderung stehen, Jugendliche in der Präpubertät und Pubertät keiner körperlichen Überbelastung auszusetzen (Landwirtschaft, Leistungssport). Aber auch eine solche Maßnahme wäre nur für einen kleinen Teil der Betroffenen als wirksamer Schutz anzusehen. Die größte Bedeutung muß deshalb, im Sinne einer sekundären Präventivmedizin, der Früherkennung und der Frühbehandlung zugesprochen werden. Dies verlangt regelmäßige klinische Wirbelsäulenuntersuchungen, damit beginnende Fixationen einzelner Wirbelsäulensegmente rechtzeitig erkannt werden können.

Literatur

Morscher, E.: Wesen, Diagnose und Therapie der Scheuermannschen Krankheit. Schweiz. med. Wschr. 97 (1967) 763

Romer, U.: Die Prophylaxe der Scheuermannschen Krankheit. Orthopädie 2 (1973) 140

Skoliose

L. JANI

Es sind fixierte Abweichungen der Wirbelsäule in der Frontalebene mit anatomischen Veränderungen der Wirbelkörper, die zudem um die Längsachse der Wirbelsäule torquiert sind.

Einteilung und Ätiologie

Wir unterscheiden vor allem *kongenitale Skoliosen* (angeborene Halbwirbel), *paralytische Skoliosen* (vor allem bei Poliomyelitis und bei CP), *idiopathische Skoliosen* (Ursache noch unbekannt, familiäre Faktoren spielen eine Rolle; die frühkindliche idiopathische Skoliose ist selten, während die adoleszente idiopathische Skoliose derzeit die häufigste Skoliose überhaupt darstellt), *Skoliosen bei Systemerkrankungen* (z. B. Osteogenesis imperfecta, Neurofibromatose usw.).

Pathologisch-anatomischer Verlauf

Bedingt durch die ungleiche Druckverteilung – Druckerhöhung konkavseitig, Druckverminderung konvexseitig – auf die Wachstumsplatten der Wirbelkörper kommt es während des Wachstums bei den meisten strukturellen Skoliosen zur Progredienz (Ausnahmen: kompensierte kongenitale Skoliosen). Die stärkste Progredienz der Skoliosen droht in den Perioden beschleunigten Längenwachstums (Pubertät!). Je früher die Skoliose altersmäßig auftritt, um so mehr wird sie bis Wachstumsabschluß zunehmen. Danach ist eine weitere Verschlechterung im allgemeinen nur dann zu erwarten, wenn der Skoliosewinkel über 40–50 Grad liegt, wobei pro Jahr durchschnittlich mit einer Zunahme von einem Grad zu rechnen ist. Der Wachstumsabschluß an der Wirbelsäule ist eingetreten, wenn die Darmbeinkammapophysen durchgehend von der Spina iliaca anterior superior bis zur Spina iliaca posterior mit dem Darmbein verknöchert sind und wenn die Apophysenkerne an den Wirbelkörpern verschwunden sind.

Symptome

Das Hauptaugenmerk gilt der Früherfassung einer Skoliose, wobei die Untersuchung beim Vorwärtsbeugen den beginnenden Rippenbuckel und bzw. oder den Lendenwulst aufdecken soll. Röntgenologisch mißt man auf der a.-p. Aufnahme den Winkel zwischen dem kranialen und kaudalen Neutralwirbel (letzter Wirbel einer Krümmung, der gerade noch nicht in die Gegenkrümmung einschwenkt). Je nach Seite, Höhe und Form differenzieren wir zwischen rechts- bzw. linkskonvexen, thorakalen oder lumbalen sowie C- oder S-förmigen Skoliosen.

Therapie

Oberstes Ziel gerade bei den leichten (Winkel bis 20 Grad) und mittelgradigen (Winkel bis ca. 50 Grad) Skoliosen ist die Verhütung der Progredienz. Bei den schweren Skoliosen (Winkel über 50 Grad), aber auch bei den mittelgradigen, soll die bestehende Krümmung korrigiert und die erzielte Korrektur aufrechterhalten werden.

Konservative Maßnahmen finden vor allem bei leichten und mittelgradigen Skoliosen Anwendung. Die in jedem Fall erforderliche *Physiotherapie* dient zur Verbesserung der Haltung und der Herz-Lungen-Funktion. Die Korrektur einer strukturellen Skoliose ist mit alleiniger Physiotherapie nicht möglich. Bei leichten Skoliosen kann aber bei intensiver Krankengymnastik der Progredienz Einhalt geboten werden. Eine Korrekturmöglichkeit für leichtere und mittelgradige Skoliosen ist mit der nächtlichen Längsextension (Cotrel-Extension) (COTREL 1973) gegeben, wobei die nächtlich erzielte Korrektur nur bei intensiver Physiotherapie tagsüber einigermaßen gehalten werden kann. Umkrümmungsgipse (Risser-Cotrel) erlauben gute Korrekturen. Nachteilig sind die oft jahrelang erforderliche Behandlung und die durch den Gips bedingte Einschränkung der Lungenfunktion. Verhütung der Progredienz und auch leichte Korrektur während des Wachstums sind mit dem sog. Milwaukee-Korsett möglich, das eine aktive und passive Korrektur nach dem Dreipunkteprinzip gewährleistet. Leider ist dieses zweifellos beste Korsett wegen der äußerlich sichtbaren Form bei den Jugendlichen nicht immer beliebt. Bei tiefsitzenden Skoliosen kann ein modifiziertes Milwaukee-Korsett, das sog. Boston-Korsett, Anwendung finden; es ist weniger sichtbar, weil die Extensionsvorrichtung an Nacken und Kinn fehlt.

Operative Maßnahmen finden bei schweren Skoliosen Anwendung. Die Korrektur der Krümmung kann präoperativ durch Gipse und Extension, intraoperativ durch entsprechende Distraktions- und Kompressionsgeräte (Methode nach Harrington, Methode nach Dwyer) erzielt werden. Durchschnittlich ist eine Korrektur im allgemeinen um 50–60% möglich (Abb. **39 a** u. **b**). Um die erreichte Korrektur aufrechtzuerhalten, ist allerdings eine streckenmäßig oft sehr ausgedehnte Spondylodese, d. h. operative Versteifung der Wirbelsäule im Skoliosenbereich, unumgänglich. Als schwerwiegendste Komplikation bei der Skolioseoperation ist die Querschnittslähmung anzusehen, die bei zahlenmäßig großen Skoliosenstatistiken unbestechlich zwischen 1 und 2% schwankt. Besonders droht diese Gefahr bei der operativen Korrektur kongenitaler Skoliosen. Aus diesem Grund sollte man sich bei der intraoperativen Korrektur größte Zurückhaltung auferlegen und lieber frühzeitig die operative Stabilisierung durch Spondylodese vornehmen, um eine weitere Progredienz der kongenitalen Skoliose zu verhüten.

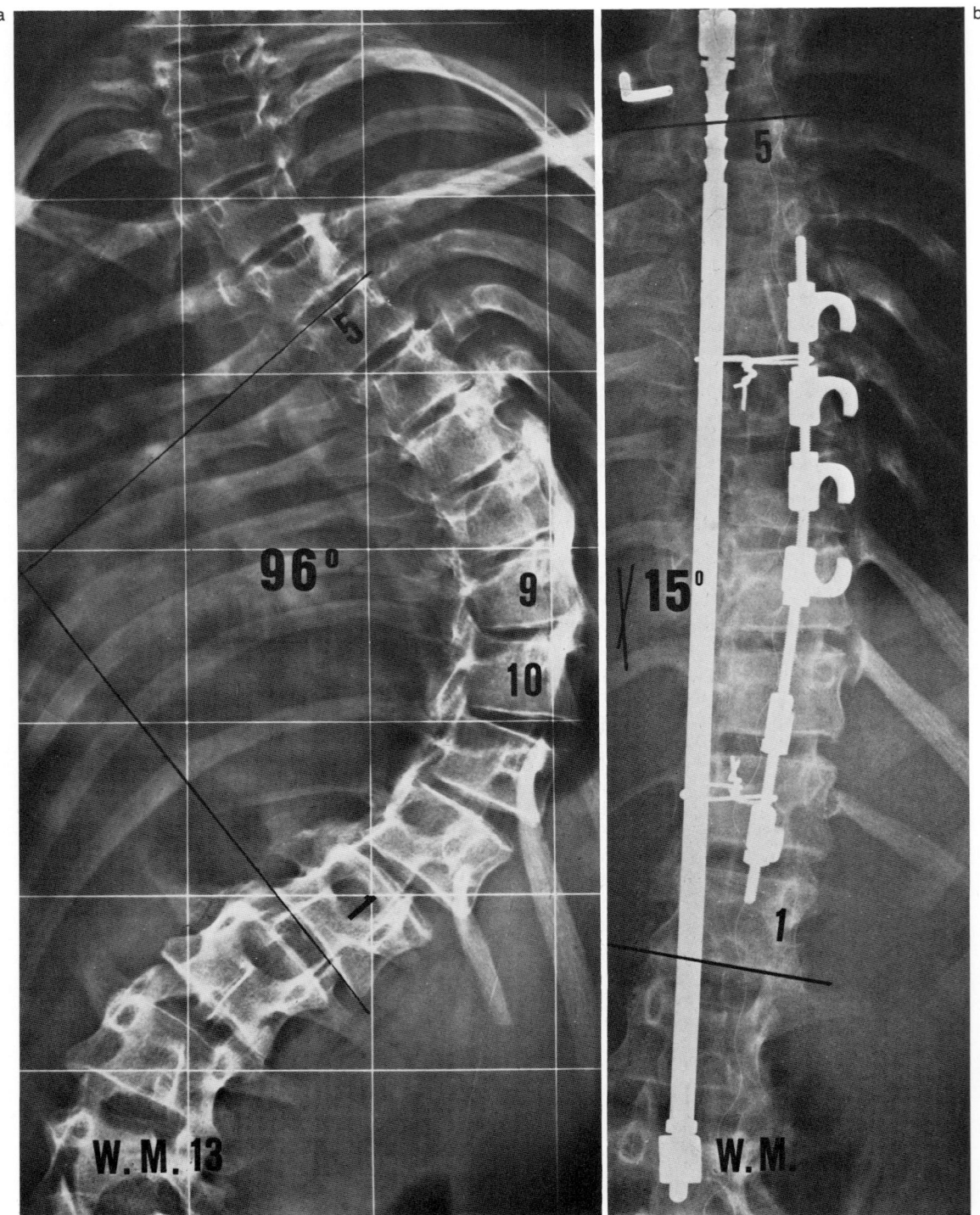

Abb. 39 a u. b Schwere idiopathische Skoliose präoperativ (a) und ein Jahr postoperativ (b).

Skoliose   10.45

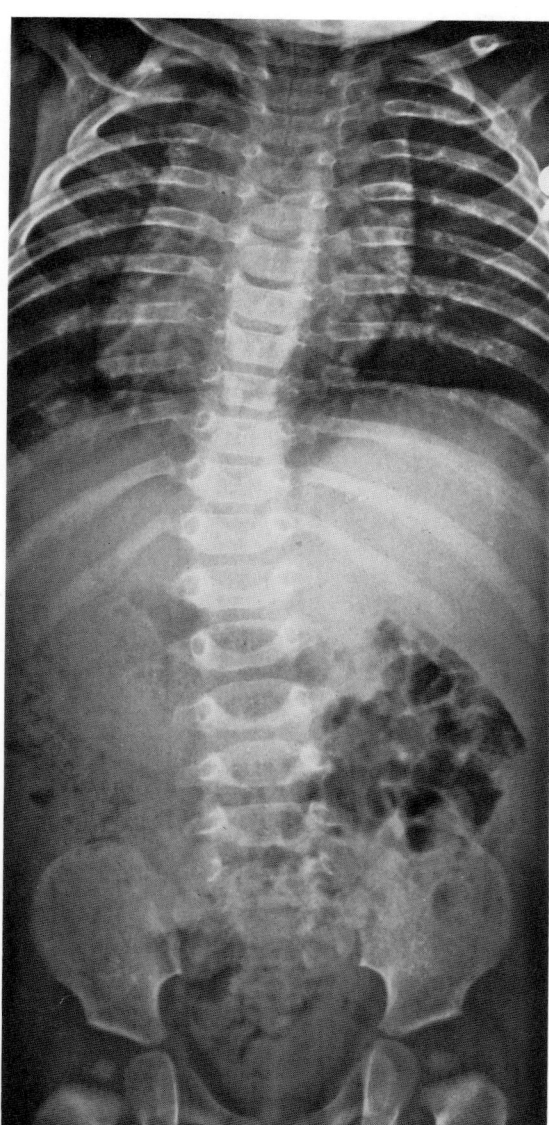

Abb. 40 Typische linkskonvexe Säuglingsskoliose im Alter von 8 Monaten.

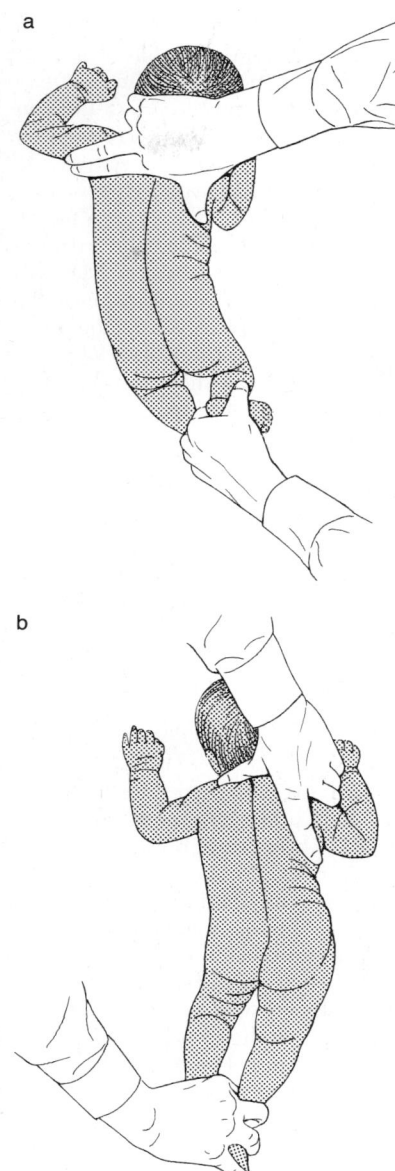

Abb. 41 a u. b Klinische Untersuchung der Säuglingsskoliose. Der nach Seitneigen nach rechts gleichmäßig konvexe Bogen ist beim Seitneigen nach links infolge der linkskonvexen Säuglingsskoliose nicht reproduzierbar.

Prognose

Bei sehr schweren unbehandelten Skoliosen mit einem Winkel von über 100 Grad ist die Lebenserwartung infolge Einschränkung der Herz-Lungen-Funktion herabgesetzt. Frühzeitige Kreuz- oder Rückenschmerzen sind erstaunlich selten und dann vor allem bei Lumbalskoliosen zu erwarten. Der hervorstechendste und für die weitere Zukunft erheblich beeinflussende Faktor liegt im kosmetischen Schaden, den ein Skolioseträger (Mädchen 3mal häufiger betroffen als Knaben) insbesondere durch den Rippenbuckel erleidet. Nach einer skandinavischen Studie (KOLIND-SØRENSEN 1973) sind Frauen mit einer sichtbaren Skoliose 4mal weniger häufig verheiratet als normalwüchsige.

Säuglingsskoliose

Sie ist eine seitliche Verkrümmung der Wirbelsäule, die in den ersten Lebenswochen auftritt, verursacht durch eine ungleiche neuromotorische Ausreifung. Es ist keine echte Skoliose, da strukturelle Veränderungen an den Wirbelkörpern ebenso fehlen wie deren Torsion. Gegenüber der skoliotischen Haltung zeigt die Säuglingsskoliose jedoch eine teilweise Fixation.

Diagnose

Die Diagnose wird oft von den Eltern gestellt, denen die durch die Säuglingsskoliose verursachte Schräglage auffällt. Meist handelt es sich um eine großbogige, linkskonvexe Skoliose (Abb. 40). Die Untersuchung des Säuglings erfolgt in Bauchlage, wobei mit der einen Hand der Nacken fixiert wird, während die andere Hand beide Füße faßt und nun unter leichtem Anheben des Gesäßes den Körper nach rechts und links schwenkt (Abb. 41 a u. b). Normalerweise sollte bei dieser sehr langsam und zartfühlig vorgenommenen Untersuchung jeweils ein gleichmäßig konvexer Bogen, gebildet durch die Dornfortsätze, entstehen.

Therapie und Prognose

Eine Progredienz tritt bei der Säuglingsskoliose im Gegensatz zur infantilen idiopathischen Skoliose nicht auf. Die Prognose ist also gut, Spontanheilungen dürfen als Regelfall angesehen werden. Seit Einführung der prophylaktischen Bauchlage aller Säuglinge hat die Säuglingsskoliose deutlich abgenommen. Bei schweren Formen sind neben strenger Bauchlage und Sitzverbot physiotherapeutische Maßnahmen angezeigt. Die Verwendung von Gipsliegeschalen, Umkrümmungsbrettern oder Umkrümmungsbandagen ist bei der typischen Säuglingsskoliose unnötig.

Literatur

Cotrel, Y.: New technic of correction and fusion. In: Robin, G. C.: Scoliosis. Academic Press, New York 1973
Kolind-Sørensen, V.: A follow up study of patients with idiopathic scoliosis. Acta orthop. scand. 44 (1973) 98

Spondylolisthesis, Spondylolyse

L. JANI

Es handelt sich um ein Wirbelgleiten nach vorn (Spondylos = Wirbel, Olisthesis = Gleiten, Vorstufe: Spondylolyse = Unterbrechung der Interartikularportion).

Ätiologie und Verlauf

Für das Wirbelgleiten ist die Unterbrechung oder die Ausziehung der Interartikularportion der Wirbelkörper Voraussetzung. Die Spaltbildung in der Interartikularportion tritt meistens nach dem 5. bis 6. Lebensjahr auf und muß als eine Art »Ermüdungsbruch« in einer mechanisch beanspruchten Region gesehen werden. Charakteristischerweise sind 80% der Spondylolysen und Olisthesen am 5. Lendenwirbel lokalisiert. Hereditäre Faktoren, evtl. auch Erkrankungen mit nachfolgenden Störungen im Knochenstoffwechsel mögen eine Rolle spielen. Bei Eskimos finden wir über 20%, bei der weißen Rasse nur 5-7% Spondylolysen und nur 2-4% Olisthesen. Die Olisthesis, d. h. der Gleitvorgang, spielt sich vor allem im Wachstumsalter ab und ist meist nach dem 20. Lebensjahr abgeschlossen. Eine große Zahl von Spondylolysen und Olisthesen – wahrscheinlich die Hälfte – verläuft klinisch stumm und wird gelegentlich erst in höheren Lebensaltern als Ursache von Kreuzschmerzen diagnostiziert.

Symptome

Kreuzschmerzen bei Kindern, insbesondere nach Anstrengungen, beim Turnen und beim Aufheben von Lasten, sind die hervorstechenden Symptome. Radikuläre Reizerscheinungen können gelegentlich bestehen, sind aber selten. Im letzteren Fall ist differentialdiagnostisch stets an einen Bandscheibenprolaps zu denken, der auch bei Kindern über 10 Jahren schon durchaus auftreten kann. Bei der klinischen Untersuchung sind eine allfällige Stufenbildung im Bereich der Dornfortsätze, die Aufrichtung des Beckens sowie die quere Bauchfalte bereits wichtige Hinweise für eine Olisthesis. Ein lokaler Klopfschmerz oder ein Schüttelschmerz findet sich im Frühstadium der Spondylolyse. *Röntgenologisch* läßt sich die Spondylolyse am besten auf Schrägaufnahmen an der Lendenwirbelsäule erkennen (Abb. 42), während die Spondylolisthesis durch seitliche Röntgenbilder erfaßt wird (Abb. 43). Je nach Ausmaß der Verschiebung werden verschiedene Stadien differenziert. Bei vollständiger Verschiebung des 5. Lendenwirbelkörpers in das kleine Becken sprechen wir von einer Spondyloptose.

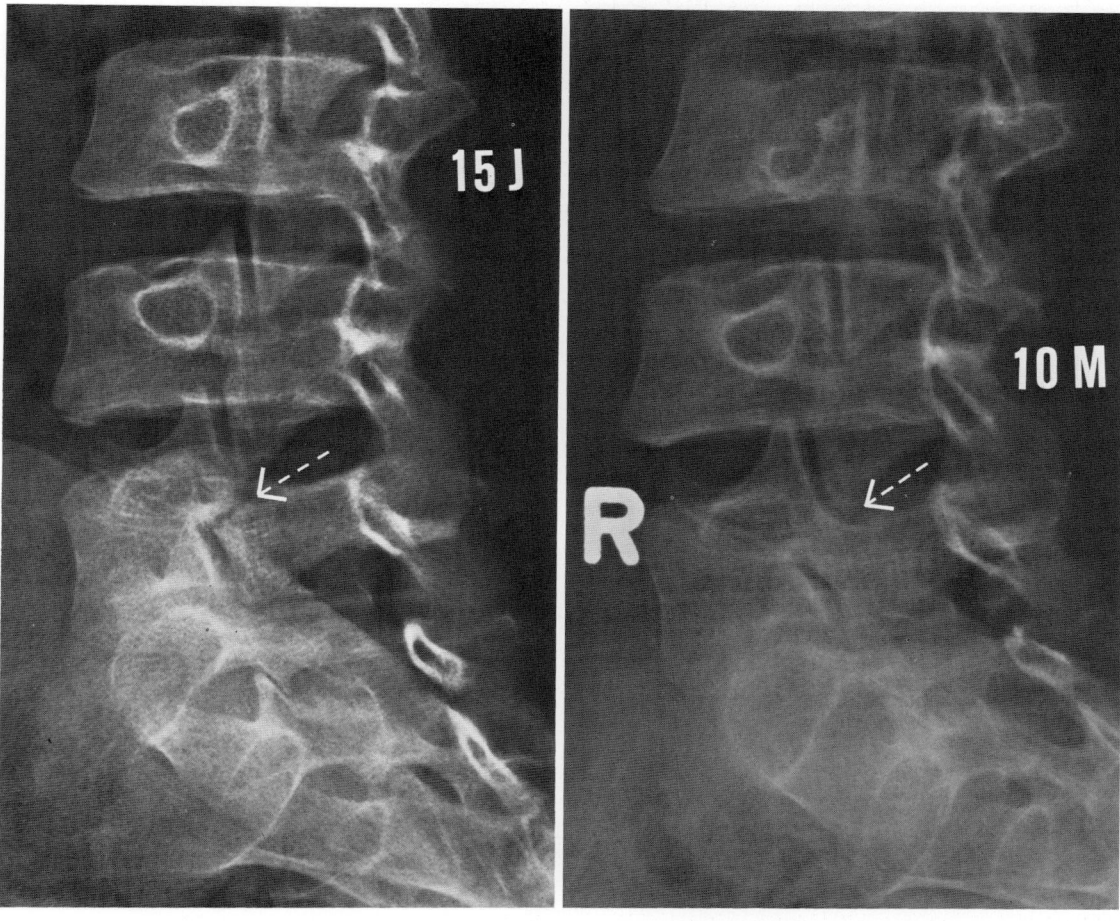

Abb. 42 Spondylolyse L 5 mit typischer Unterbrechung der Interartikularportion (siehe Pfeil) auf der rechten Schrägaufnahme. In der Ruhigstellung mit Gips- und Ortholenkorsett ist 10 Monate später die knöcherne Konsolidierung der Interartikularportion eingetreten.

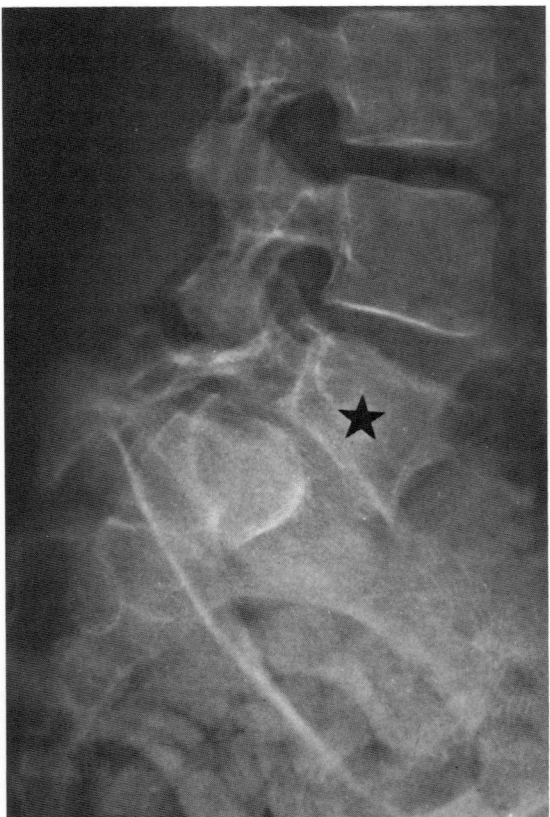

Abb. 43 Spondylolisthesis L 5. Der 5. Lendenwirbel ist gegenüber dem 1. Sakralwirbel um 50% nach ventral verschoben. Der Wirbelbogen L 5 ist deutlich elongiert.

ebenfalls operativ fixiert werden. Die hierzu nötige Spondylodese ist nach Möglichkeit von ventral vorzunehmen, da auf diese Weise nur ein Wirbelsegment versteift werden muß. Bei einer Spondyloptose ist dagegen oftmals die kombinierte von dorsal und ventral vorgenommene Spondylodese erforderlich, um eine ausreichende Reposition und Fixation des stark dislozierten Wirbels zu erreichen.

Literatur

Morscher, E., B. Santschi, A. Staubli: Die vordere interkorporelle Spondylodese bei neurologischen Symptomen einer Spondylolisthesis. Zt. f. Orthopädie 117 (1979) 172–178

Taillard, W.: Die Spondylolisthesen. WS in Forschung und Praxis, Vol. II. Hippokrates, Stuttgart 1957

Therapie

Zufällig entdeckte und nicht schmerzhafte Spondylolysen sowie geringgradige Olisthesen bedürfen keiner eigentlichen Behandlung. Während des Wachstumsalters muß aber zunächst halbjährlich, später jährlich der allfällig auftretende Gleitvorgang überwacht werden, damit eine Spondyloptose und damit eine schwere statische Aufbaustörung der Wirbelsäule vermieden wird.

Mit Schmerzen einhergehende Spondylolysen werden vor allem bei jüngeren, bis zu 12 Jahre alten Kindern für die Dauer von 6 Wochen in einem Gipskorsett und anschließend in einer Ortholenorthese ruhiggestellt, in der Annahme, mit dieser Fixation nicht nur die Schmerzen zum Verschwinden zu bringen, sondern auch eine knöcherne Konsolidierung der unterbrochenen Interartikularportion zu erreichen. Dies ist jedoch nur möglich, wenn der Unterbruch erst kurze Zeit zurückliegt. Bei schon längere Zeit bestehender Unterbrechung mit fortdauernden Beschwerden ist die operative Fixation der Interartikularportion von dorsal indiziert. Schmerzhafte oder rasch progrediente Olisthesen sollten bei Kindern und Jugendlichen

11. Knochen und Gelenke

Syndaktylie

M. Lehner

Die Syndaktylie ist ein Überbegriff für die verschiedenartigsten Formen von häutiger und knöcherner Verbindung von zwei und mehr Fingern. Sie hat, da sie eine der häufigsten Handfehlbildungen ist, große klinische Bedeutung.

Embryologie

Um die 6. Woche des intrauterinen Lebens entstehen am freien Rand der Handplatte 4 Einkerbungen, die 5 Hügel voneinander trennen, die in der Folge zu den 5 Fingern auswachsen. Die 4 Kerben sind Vorstufen der Interdigitalkommissuren. Verglichen mit dem langsamen Wachstum der Handfläche wachsen die Fingerknospen rasch nach vorne. Die Separation der Finger wird durch die zentrifugale Ausdehnung vervollständigt, nicht durch zentripetale Atrophie von zwischen den Fingern gelegenem Gewebe.

Ätiologie

Mit Ausnahme der Akrosyndaktylien bei peripheren Hypoplasien bei Schnürfurchen (S. 9.2) sind exogene Ursachen wohl auszuschließen. Weder eine seitliche Kompression noch Quetschungen mit nachfolgender Vernarbung können erklären, daß am Fuß und an der Hand die der Achse benachbarten Zehen respektive Finger am häufigsten betroffen sind (Syndaktylie zwischen Zehe 1 und 2, Syndaktylie zwischen Finger 3 und 4). Die exogene Ursache ist auch dadurch ausgeschlossen, daß Syndaktylien sehr häufig vererbt sind und daß oft beide Hände oder Füße betroffen sind. Die genaue Ätiologie ist aber unbekannt.

Häufigkeit

Auf 2000–3000 Lebendgeburten kommt 1 Kind mit Syndaktylie vor. Zusammen mit den Hexa- und Polydaktylien sind es die am häufigsten vorkommenden Fehlbildungen an der Hand. Vorwiegend betroffen ist der 3. und 4. Finger. Etwa zwei Drittel der Patienten sind Knaben. Weiße sind etwa 10mal so häufig betroffen wie Neger.

Assoziierte Mißbildungen

Die Syndaktylie kann mit den verschiedenartigsten anderen Handfehlbildungen vergesellschaftet sein. Sie werden außerdem obligat oder fakultativ bei anderen Fehlbildungssyndromen wie Akrozephalosyndaktylie Apert, Laurence-Moon-Biedl-Syndrom, Poland-Syndrom beobachtet.

Formen

Die Syndaktylien werden in kutane Syndaktylien, die nur die Weichteile betreffen, und ossäre Syndaktylien, bei denen eine Verwachsung von Skelettelementen besteht, unterteilt.

Kutane Syndaktylien

Es besteht eine lückenlose Hautweichteilbrücke zwischen zwei und mehreren Fingern, wobei sich die Verwachsungen mehr oder weniger weit nach distal erstrecken können und die Zwischenfingerräume mehr oder weniger weit, straff oder locker ausgebildet sind (Abb. 1 a). Bei totalen Syndaktylien können die Fingernägel getrennt oder miteinander verwachsen sein. Sind ungleich lange Finger miteinander kutan verbunden, resultiert während des Wachstums eine zunehmende Verkrümmung des längeren Fingers durch den Zug des kürzeren Fingers (Abb. 1 b).

Ossäre Syndaktylien

Die knöcherne Verbindung von benachbarten Fingern liegt sehr oft in den distalen Phalangen, eher selten in einer gemeinsamen breiten Grundphalanx oder, was vor allem bei gleichzeitig vorliegender Oligodaktylie beobachtet werden kann, in einem die Grundphalangen verbindenden »Querknochen«, der wahrscheinlich der quergestellten Grundphalanx des fehlenden Fingers entspricht. Durch solche bizarre Formen gemeinsamer Grundphalangen kommt es zu Achsenabweichungen der Finger. Zahlenmäßig die meisten Fälle von ossären Syndaktylien werden beim Apert-Syndrom beobachtet. Dabei unterscheidet man nach Blauth (1976) 3 Typen: Bei Typ 1 ist der Daumen aus der restlichen Handplatte gut abgrenzbar, zeigt aber eine ungenügend tiefe Kommissur, ebenso ist der 5. Finger äußerlich gut gegliedert und nur durch eine partielle Weichteilbrücke an die Finger 2–4 angewachsen. Beim Typ 2 ist auch der 5. Finger durch eine Syndaktylie an die übrigen Langfinger angegliedert. Beim Typ 3, der klassischen Löffelhand, besteht eine komplette Syndaktylie aller Finger. Die Endglieder liegen in gleicher Höhe, sind konkav gegen die Palma manus zusammengezogen, die Nägel sind zu einem gemeinsamen Band fusioniert.

Bei der Apert-Hand ist zu berücksichtigen, daß häufig die Gefäß- und Nervenaufzweigungen nach distal verschoben sind. Außerdem liegen entweder nur zwei kurze dysplastische Phalangen oder auch nur eine einzige Phalanx vor. Distal bestehen knöcherne Synostosen.

Kombination mit anderen Handfehlbildungen

Die Syndaktylie ist nicht selten vergesellschaftet mit einer Spalthand, mit Polydaktylien und Brachydaktylien. Die Kombination einer Reduktion der Mittelphalanx mit Syndaktylien bezeichnet man als Synbrachydaktylie. Nach Blauth (1976)

Syndaktylie 11.3

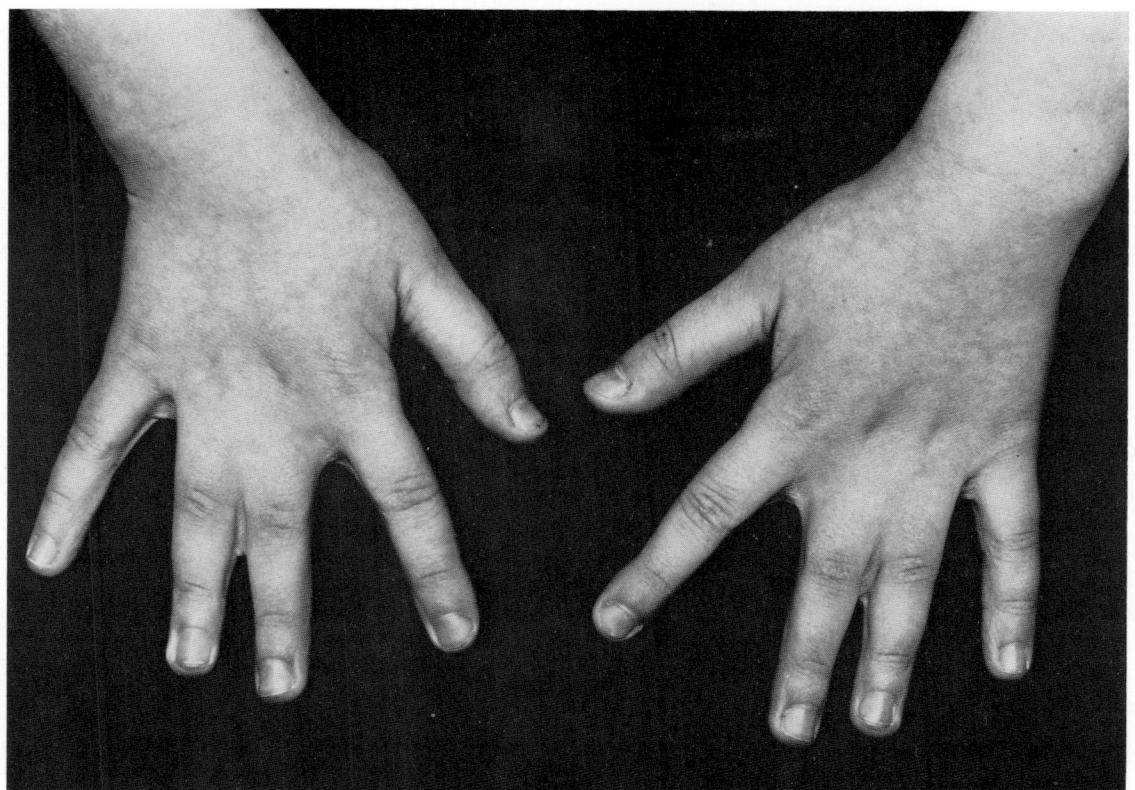

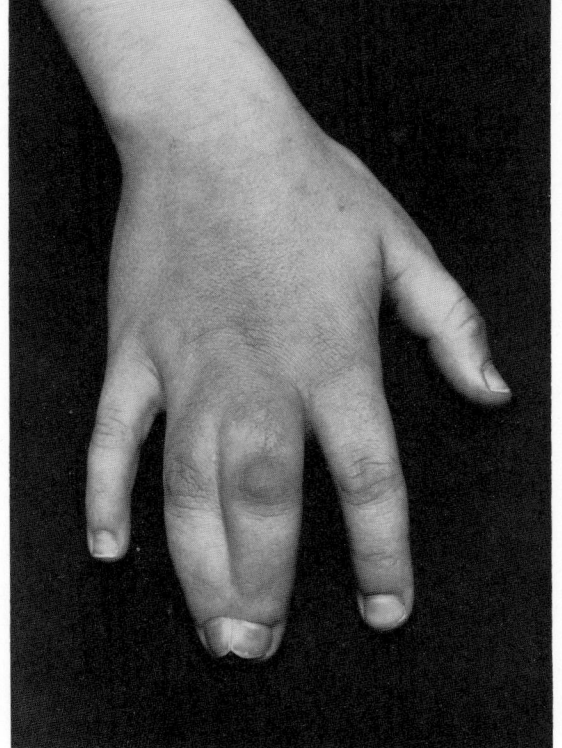

Abb. 1 a u. b   Syndaktylie.
a Partielle häutige Syndaktylie.
b Totale häutige Syndaktylie, ungleich langer Finger.

11.4 Knochen und Gelenke

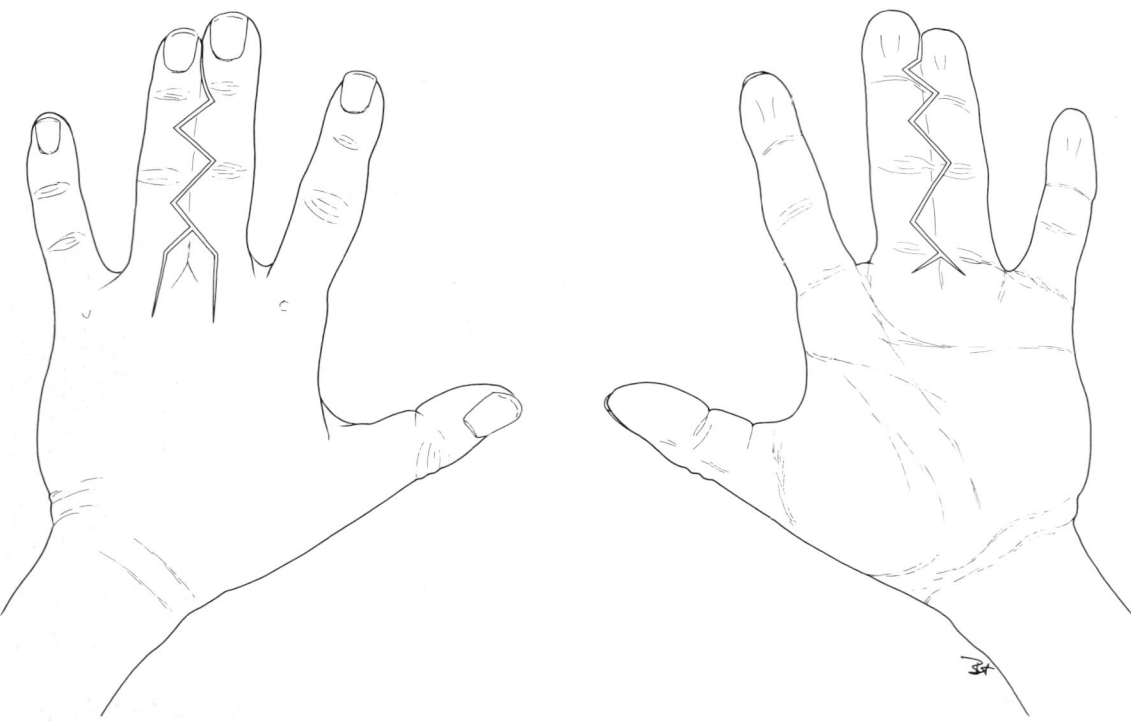

Abb. 2 Schnittführung bei operativer Trennung häutiger Syndaktylie, schraffiert Kommissurenlappen.

unterscheidet man 4 Grade von Synbrachydaktylie:
1. Grad: Reduktion oder Fehlen einer oder mehrerer Mittelphalangen.
2. Grad: Vollständiges Fehlen eines Fingers oder mehrerer mittelständiger Handstrahlen.
3. Grad: Fehlen sämtlicher Langfinger bei erhaltenem Daumen.
4. Grad: Fehlen sämtlicher Finger.

Die schweren Formen der Synbrachydaktylie sind von den Spalthänden und peripheren Hypoplasien nicht zu unterscheiden.

Therapie

Grundsätzlich muß die Frühoperation im Alter von 3–6 Monaten empfohlen werden. Ist eine optimale Narkose durch einen Kinderanästhesisten gewährleistet, wird in Blutleere atraumatisch unter Zuhilfenahme der Lupenbrille operiert, so hat die Frühoperation nur Vorteile. Unbedingt erforderlich ist sie in all den Fällen von Syndaktylien, in denen durch das Wachstum ungleich großer miteinander verbundener Finger Fehlwuchs und Kontrakturen entstehen. Die Schnittführung ergibt sich allgemein aus Abb. 2. Die Kommissur muß breit und tief, schräg von proximal dorsal nach distal palmar abfallend gebildet werden. Der Kommissurenlappen soll ausreichend breit und lang sein, damit seine Durchblutung gewährleistet ist, was bei Zug oder einem allzu schmalen Hautstreifen nicht der Fall ist. Wird der Kommissurenlappen nekrotisch, ist das Rezidiv sicher. Die Inzision der Haut palmar und dorsal muß zickzackförmig erfolgen. Längsschnitte sind unbedingt zu vermeiden, da dadurch operationsbedingte Narbenkontrakturen entstehen. Die dreieckförmigen Lappen sollen mit Fett von der Oberfläche abpräpariert werden. Besteht eine ossäre Syndaktylie, muß der Knochen auf einer Seite mit einem dreieckförmigen gestielten Fettlappen, auf der anderen Seite mit dem dreieckförmig gestielten, vom Fett abpräparierten Hautlappen bedeckt werden. Teilen sich Gefäße und Nerven distal der Grundbasis des Fingers, so kann der Nerv stumpf in der Mitte getrennt werden, während das Gefäß einer Seite geopfert werden muß. Dabei ist zu bedenken, daß dasjenige Gefäß erhalten werden muß, das zu dem Finger gehört, der für das Greifen mit dem Daumen wichtiger ist, oder, bei multiplen Syndaktylien, dasjenige Gefäß, das dem Finger angehört, der noch mit einem weiteren ossär oder kutan verbunden ist. Nach Vernähen der dreieckförmigen Hautlappen ohne Spannung deckt man die verbleibenden Defekte mit Vollhaut aus der Leiste. Es ist wichtig, die Haut nach Schablonen, die man entsprechend den Hautdefekten aus Papier oder Plastik schneidet, zu entnehmen, da bei blinder Entnahme zufolge der Elastizität der Haut die Hautlappen zu groß gewählt werden. Postoperativ empfiehlt sich das Belassen eines Kompressionsverbandes für 10 Tage, das Wechseln desselben und Entfernen der Fäden in Narkose nach dieser Zeit.

Literatur

Blauth, W.: Syndaktylien. In Blauth, W., F. Schneider-Sickert: Handfehlbildungen. Springer, Berlin 1976 (S. 10)

Blauth, W., I. Gekerler: Synbrachydaktylien. Handchirurgie 5 (1973) 121

Buck-Gramcko, D.: Operative Behandlung angeborener Fehlbildungen der Hand. Handchirurgie 7 (1975) 53

Kelikian, H.: Syndaktylie. In Kelikian, H.: Congenital Deformities of the Hand and Forearm. Saunders, Philadelphia 1974 (p. 331)

Hexa- und Polydaktylie

M. Lehner

Die Handfehlbildungen, die von der normalen Ausbildung von 5 Fingerstrahlen abweichen, werden unter dem Begriff der numerischen Variation zusammengefaßt. Die Polydaktylien lassen sich aus einer überschießenden, skelettären Breitendifferenzierung in Form von Aufspaltungen ableiten, während Oligodaktylien die Folge von mangelhaften Breitendifferenzierungen sind.

Häufigkeit

Die Polydaktylien gehören zu den häufigsten Handfehlbildungen. Bei Negern kommen sie, im Gegensatz zu den Syndaktylien, 10mal häufiger vor als bei der weißen Rasse. Strahl 1 und 5 sind am häufigsten befallen, Binnenstrahlverdoppelungen sind selten.

Ätiologie

In den meisten Fällen ist das Leiden autosomal dominant vererbt mit verschieden starker Expressivität.

Formen

Polydaktylien zeigen die verschiedenartigsten Formen, die von rudimentären überzähligen Fingern in Form von Hautbürzeln über voll ausgebildete zusätzliche Strahlen bis zur seltenen vollständigen Handverdoppelung reichen. Die Verdoppelung der Finger kann sich nur auf die End- oder mehrere Phalangen (Abb. 3) oder selbst auf den Metakarpus erstrecken, wobei auf jeder Höhe eine Gabelung möglich ist. Die distal der Gabelung angrenzenden doppelten Phalangen können gemeinsame oder getrennte Epiphysen aufweisen. Oft stehen überzählige Finger auch seitlich von der Mittelhand ab und stehen mit dem Metakarpus in einer separaten Gelenksverbindung (Abb. 4 c u. d), oder sie gehen vom Metakarpophalangealgelenk aus (Abb. 4 a u. b).

Form und Größe der überzähligen Finger sind variabel, teils kleiner, teils größer als der benachbarte Finger, parallel zu diesem verlaufend oder auch krallenartig gekrümmt angelegt.

Nicht selten beobachtet man auf der ulnaren oder radialen Seite der Mittelhand bzw. am Daumen oder Kleinfinger rudimentäre überzählige Finger, die nur aus Weichteilen bestehen oder etwas Knorpel enthalten und an ihrem Ende einen meist deformierten Fingernagel tragen. Sie hängen nur locker an der Hand, mit der sie durch einen dünnen Weichteilstiel verbunden sind.

Oft sind überzählige Finger und Zehen mit dem benachbarten Strahl ossär oder häutig verwachsen, was als Polysyndaktylie bezeichnet wird.

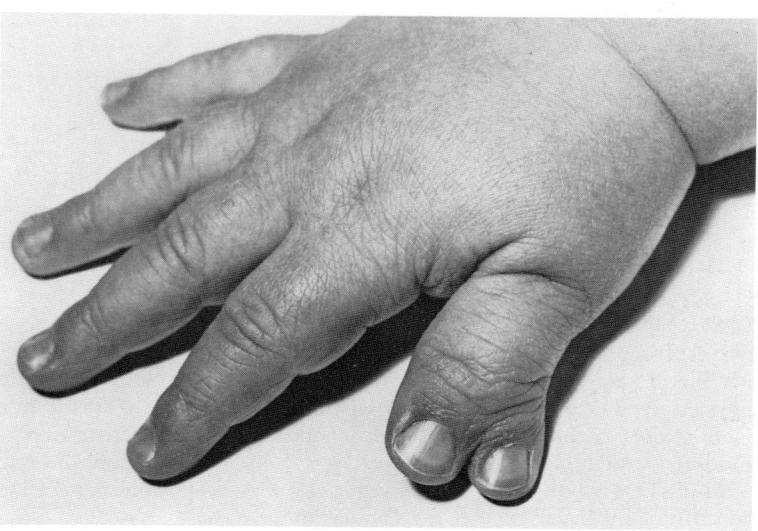

Abb. 3 Verdoppelung des Daumenendgliedes.

11.6 Knochen und Gelenke

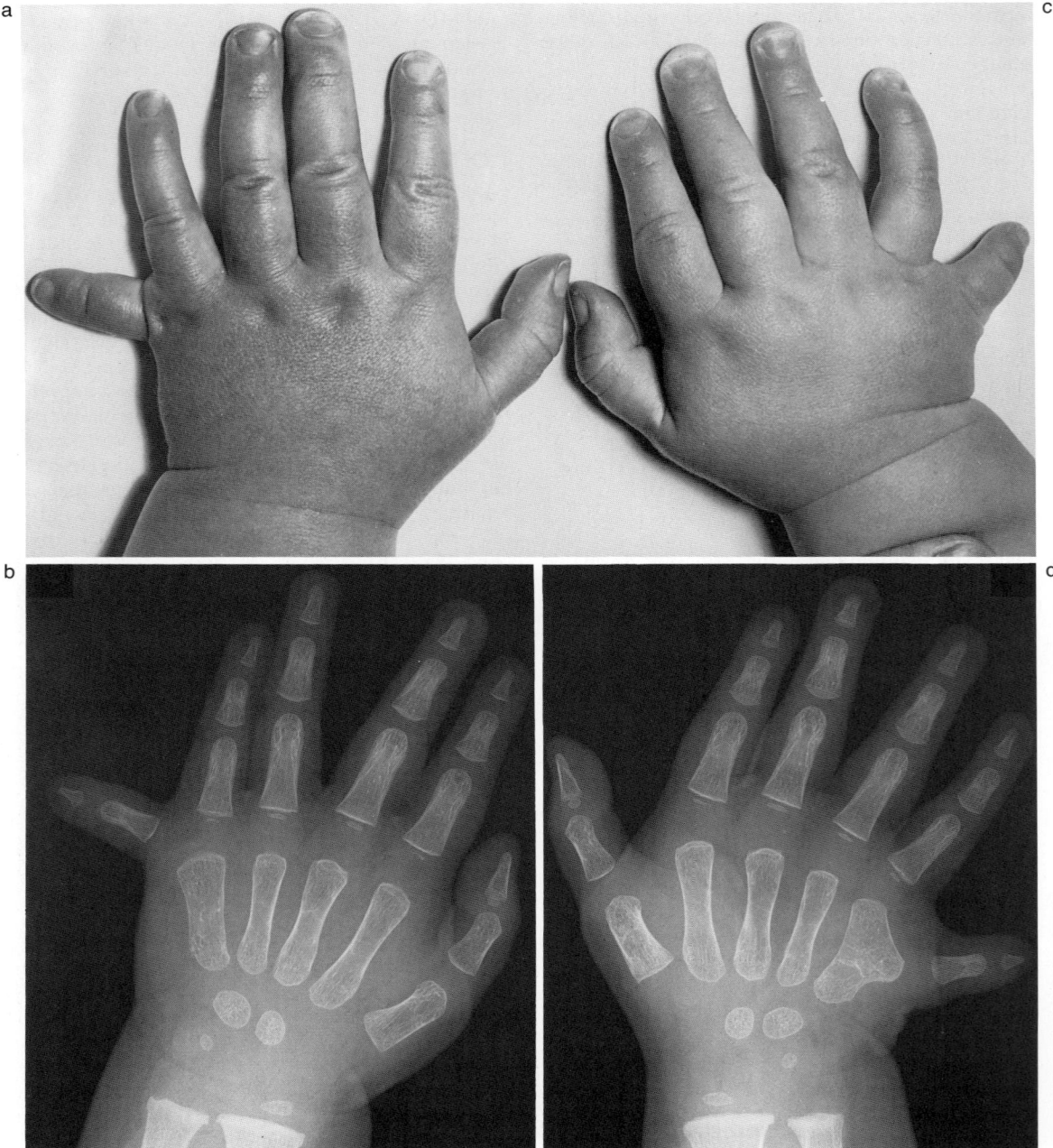

Abb. **4 a–d** Hexadaktylie beider Hände.

Therapie

Die Abtragung hypoplastischer überzähliger Finger bietet keine technischen Schwierigkeiten. Wie bei den Syndaktylien müssen Längsschnitte wegen Gefahr der wachstumsbedingten Kontraktur verhindert werden.

Sind die Partner ungleich groß, so muß der kleinere entfernt werden. Dabei ist zu beachten, daß vorerst die Gefäße und Nerven des bleibenden Fingers präpariert werden, um eine Verletzung zu vermeiden. Zweigt ein Doppelfinger in einem Gelenk ab, muß das Gelenkköpfchen etwas verschmälert werden. Außerdem soll zur Vermeidung einer Instabilität aus Faszie oder Strecksehne des entfernten Fingers die Gelenkkapsel rekonstruiert werden, die nach Entfernung eines Doppelfingers immer einen Defekt aufweist.

Geht der Doppelfinger vom Metakarpale aus, ist dieses meist mehr oder weniger verbreitert und zeigt eine spezielle Gelenkfläche. Das Metakarpale muß in diesen Fällen mit dem Meißel auf normale Breite reduziert werden. Nicht selten liegt am Daumen eine unvollständige Verdoppelung vor, wobei einer verbreiterten Grundphalanx eine vollständig oder unvollständig verdoppelte Endphalanx aufsitzt. In diesen Fällen kann nur die Operation nach Bilhaut angewendet werden. Dabei werden die einander zugekehrten Hälften der Endphalanx mit dem Meißel längs entfernt sowie aus der Grundphalanx zentral ein Keil herausgemeißelt. In der Folge müssen die Fragmente seitlich genau adaptiert und durch quergestellte Kirschner-Drähte fixiert werden. Da man durch die Epiphysenfuge meißelt, besteht die Gefahr, daß in der Folge eine Wachstumsstörung entsteht. Es ist deshalb vorzuziehen, diese Operation erst im 2. Lebensjahrzehnt durchzuführen. (Für Einzelheiten der Operationstechnik der verschiedenen Polydaktylien verweisen wir auf BLAUTH u. SCHNEIDER-SICKERT: Handfehlbildungen, Springer 1976.)

Literatur
Bilhaut, M.: Guérison d'un pouce bifide par un nouveau procédé operatoire. Congr. franç. de Chir., Paris 1889
Blauth, W.: Numerische Variationen. In Blauth, W., F. Schneider-Sickert: Handfehlbildungen. Springer, Berlin 1976 (S. 119)
Buck-Gramcko, D.: Operative Behandlung angeborener Fehlbildungen der Hand. Handchirurgie 7 (1975) 53
Müller, W.: Die angeborenen Fehlbildungen der menschlichen Hand. Thieme, Leipzig 1937

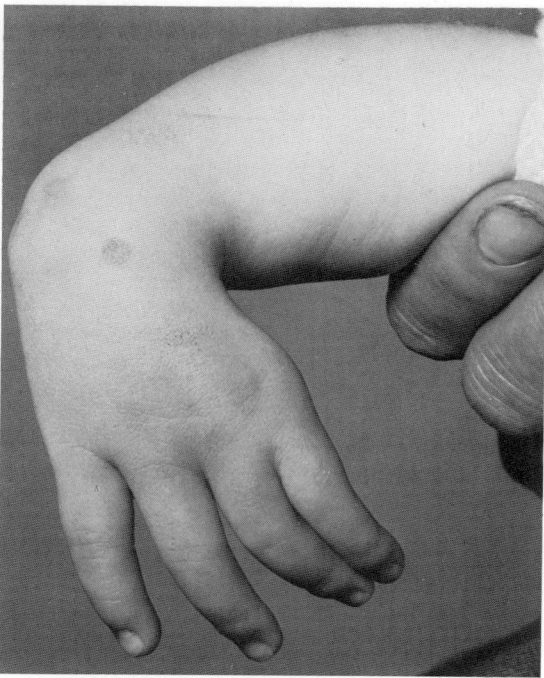

Abb. 5 Daumenaplasie mit Klumphand.

Strahlmangel und Mikromelie

M. LEHNER

Strahlmangel (Oligodaktylie und Spalthand)

Einen angeborenen Mangel einzelner oder mehrerer Finger bzw. Zehen bezeichnet man als Oligodaktylie. Eine Sonderform stellt die Spalthand dar. Sowohl die Rückbildung der Strahlen wie auch die Spalthandbildung zeigen verschiedene Schweregrade und die verschiedenartigsten Erscheinungsformen.

Häufigkeit
Oligodaktylien sind seltene Mißbildungen. Am häufigsten ist der 1. und 5. Strahl betroffen. Die Häufigkeit der Spalthände wird zwischen 1 : 90 000 und 1 : 150 000 Geburten angegeben.

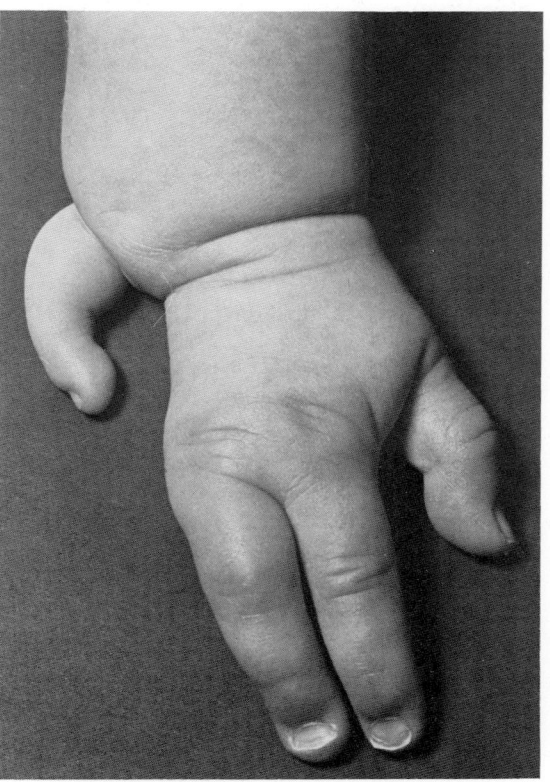

Abb. 6 Strahlmangel mit Abgang des 5. Fingers vom Vorderarm.

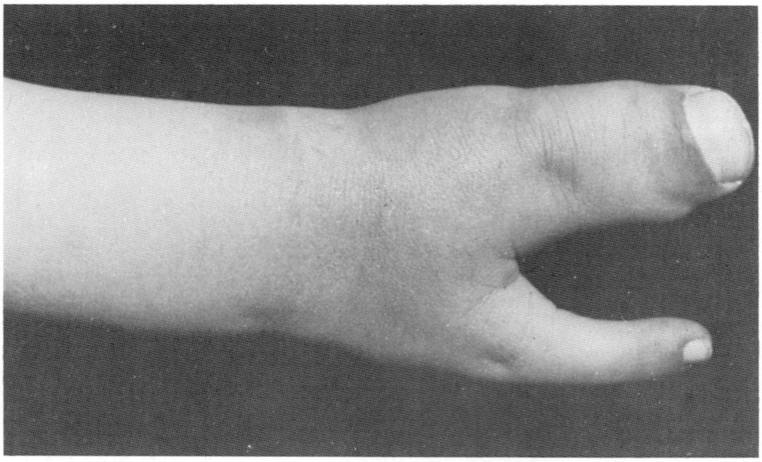

11.8 Knochen und Gelenke

Abb. 7 Binnenstrahlmangel mit ossärer Syndaktylie.

Pathogenese

Die Oligodaktylien und Spalthände stellen die Rückbildungsformen der numerischen Variationen dar, die sich aus einer mangelhaften skelettären Breitendifferenzierung in Form von Verschmelzungen einzelner Strahlen ableiten.
Spalthände sind autosomal dominant mit wechselnder Penetranz vererbt.

Formen

Am häufigsten ist die Reduktion des 1. und 5. Strahles von Hypoplasien bis vollständigen Aplasien. Bei schweren Daumenhypoplasien und der Daumenaplasie liegt fast immer gleichzeitig eine Radiusdysplasie oder Aplasie mit Klumphandbildung vor (Abb. 5), bei schweren Reduktionen des 5. Strahles Ulnadysplasien (Abb. 6). Die isolierte Reduktion von Binnenstrahlen ohne Spalthandbildung ist sehr selten und meist vergesellschaftet mit Syndaktylien der benachbarten Finger (Abb. 7).
Bei der Spalthand handelt es sich um einen keilförmigen Defekt im Zentrum der Hand, wobei die Basis des Keils an der Peripherie liegt. Je nach Länge und Breite des Keils zeigt die Spalthand unterschiedliche Erscheinungsformen und Schweregrade. So kann nur der 3. Strahl fehlen, wobei der Spalt bis in die Mittelhand oder gar bis zum Handgelenk hin reicht (Abb. 8). In schwereren Fällen sind Strahl 2 und 3 oder gar Strahl 2–4 reduziert oder fehlen, wobei die Reduktion bis in die Handwurzel reichen kann. Nicht selten trifft man sog. Transversalknochen, die als abgedrängte Grundphalanx fehlender Strahlen eine Brücke zwischen Mittelhandknochen bilden.
Fehlen Strahl 2–4, so sind oft der Daumen und der Kleinfinger gegeneinander so gekrümmt, daß die Form an eine Hummerschere erinnert.

Therapie

Bei Aplasie des Daumens oder sehr hochgradiger Hypoplasie ist die Pollizisation des Zeigefingers die Therapie der Wahl, wobei der Zeitpunkt der Operation möglichst in den ersten beiden Lebensjahren liegen soll. Die operative Technik ist sehr schwierig, ergibt aber in den Händen sehr erfahrener Chirurgen gute funktionelle und kosmetische Resultate.
Bei Radiusaplasie mit normaler Beweglichkeit im Ellenbogengelenk und passiv redressierbarer Klumphandfehlstellung empfiehlt BLAUTH (1976) die Einstellung der Elle in die Handwurzel. In diesen Fällen wird vorerst diese Operation durchgeführt, dann die Pollizisation. Besteht eine Beugebehinderung im Ellenbogen, muß unbedingt von einer Einstellung der Elle in die Handwurzel Abstand genommen werden, da nur durch die Klumphandstellung die Hand zum Mund geführt werden kann.
Bei Oligodaktylie von Binnenstrahlen mit Syndaktylien ist die operative Trennung der Syndaktylie meist angezeigt. Therapeutische Maßnahmen bei Spalthandbildungen dürfen nur dann vorgenommen werden, wenn dadurch eine Verbesserung der Funktion oder eine kosmetische Verbesserung ohne funktionelle Einbuße erreicht wird. Auch bei großen Defekten besteht oft eine gute Gebrauchsfähigkeit der Hand, so daß alle operativen therapeutischen Maßnahmen außerordentlich kritisch abgewogen werden müssen. In vielen Fällen treten beschäftigungstherapeutische Maßnahmen in den Vordergrund. Bei der Behandlung all dieser schweren Handfehlbildungen ist Zusammenarbeit mit Handchirurgen und Orthopäden mit Physiotherapeuten und Beschäftigungstherapeuten dringend zu empfehlen.

Strahlmangel und Mikromelie 11.9

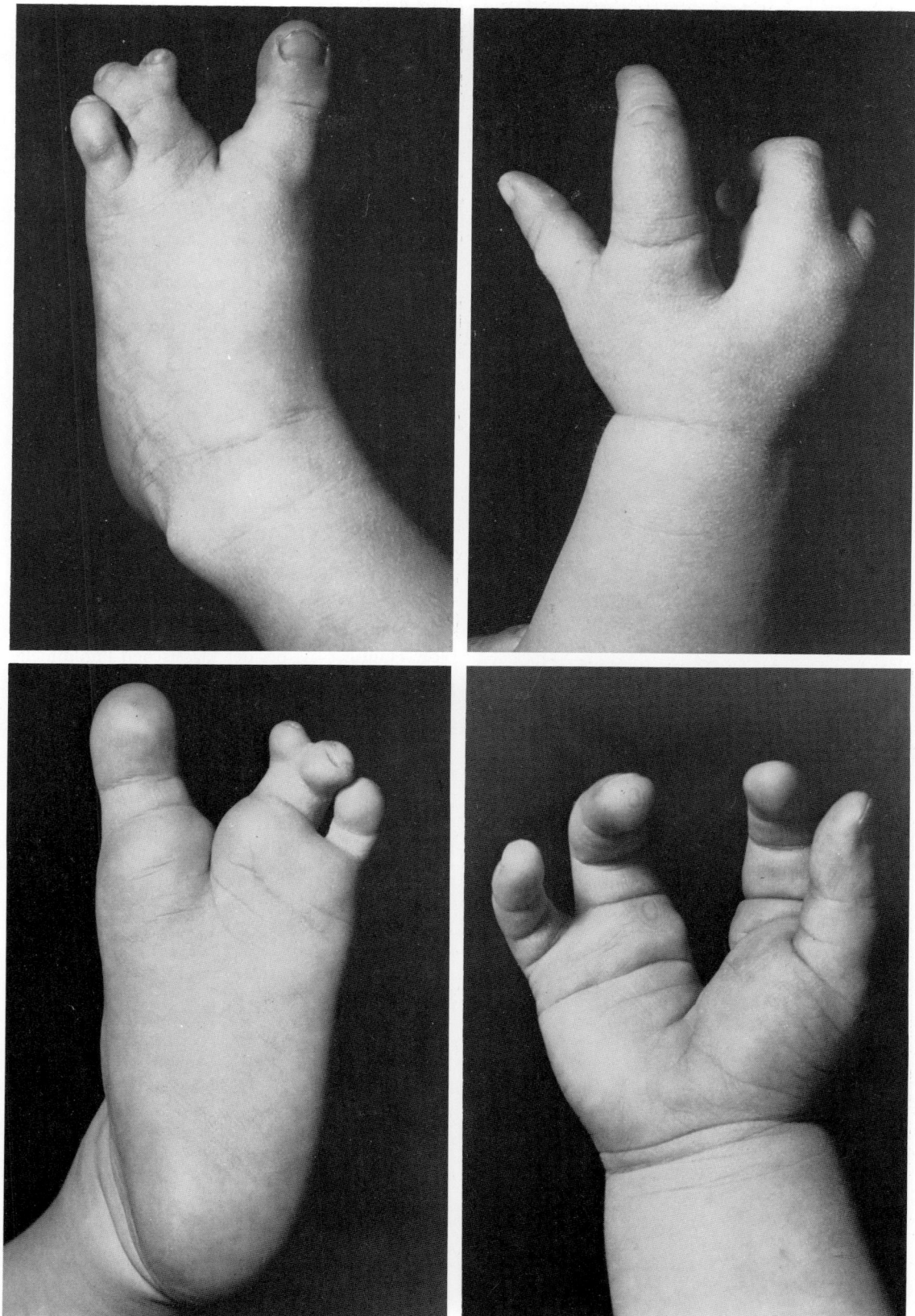

Abb. 8 Spalthand und Spaltfuß.

11.10 Knochen und Gelenke

Literatur

Blauth, W.: Zur Morphologie und Therapie der radialen Klumphand. Arch. orthop. Unfall-Chir. 65 (1969) 97

Blauth, W.: Spalthand. In Blauth, W.: Handfehlbildungen. Springer, Berlin 1976 (S. 272)

Buck-Gramcko, D.: Pollicisation of the index finger method and results in aplasie and hypoplasie of the thumb. J. Bone Jt. Surg. 53-A (1971) 1605

Cotta, H., M. Jäger: Die operative Behandlung der angeborenen Daumenfehlbildungen einschließlich der Daumenaplasie. Arch. orthop. Unfall-Chir. 62 (1967) 339

Kelikian, H.: Splithand complex. In Kelikian, H.: Congenital Deformities of the Hand and Forearm. Saunders, Philadelphia 1974 (p. 467)

Spranger, J.: Cleidocranial dysplasie. In Spranger, J.: Bone Dysplasias. Fischer, Stuttgart 1974 (S. 354)

Witt, A. N., M. Jäger: Eingriffe zur Korrektur angeborener Fehlbildungen. In Zenker, R., G. Heberer, G. Hegemann: Allgemeine und spezielle chirurgische Operationslehre, Bd. X/3. Springer, Berlin 1972

Mikromelie, Dysostosis cleidocranialis und radioulnäre Synostose

Die Behandlung dieser Fehlbildungen gehört weitgehend in das Gebiet der Orthopädie, so daß sie hier nur kurz beschrieben werden.

Mikromelie

Bei der Mikromelie oder Kurzgliedrigkeit (Abb. 9) bestehen mehr oder weniger ausgedehnte Defekte der Extremitäten. Die Extremitätenstummel zeigen an den Enden oft flache oder leicht eingezogene Hautnarben oder kleine bürzelförmige Anhängsel. Fehlen die Extremitäten vollständig, spricht man von Amelie. Gehen Hände oder Füße direkt vom Rumpf weg oder sind Ober- und Vorderarm stark verkürzt, so daß an ihrer Stelle nur kurze flossenartige Auswüchse vorhanden sind, spricht man von Robbengliedrigkeit oder Phokomelie. Klinisch große Bedeutung hat diese Fehlbildung in der Zeit der Anwendung des Thalidomid erhalten, während welcher die Häufigkeit auf etwa das 20fache angestiegen ist. Im Gegensatz zu den klassischen, nicht von Thalidomid induzierten Phokomelien liegen in diesen Fällen meistens assoziierte Mißbildungen wie kapilläre Hämangiome der Oberlippe oder der Nase, Aplasien der Gallenblase oder des Appendix, Uterus duplex oder Duodenalatresien vor. Häufiger als bei der klassischen Phokomelie fehlt an der Hand der Daumen.

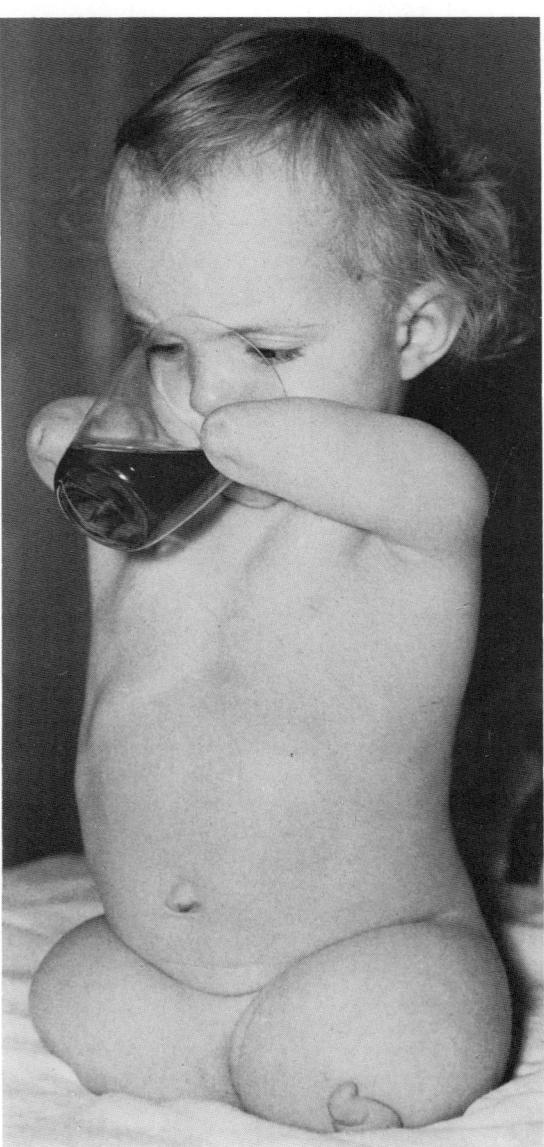

Abb. 9 Mikromelie.

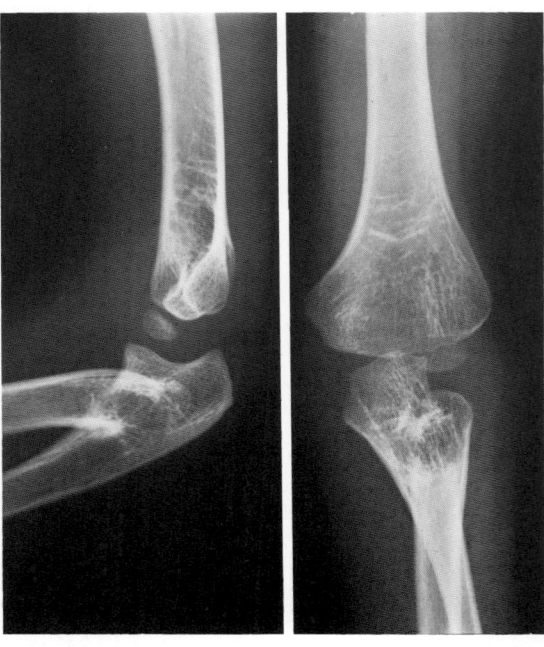

Abb. 10 Radioulnäre Synostose bei 5jährigem Patienten.

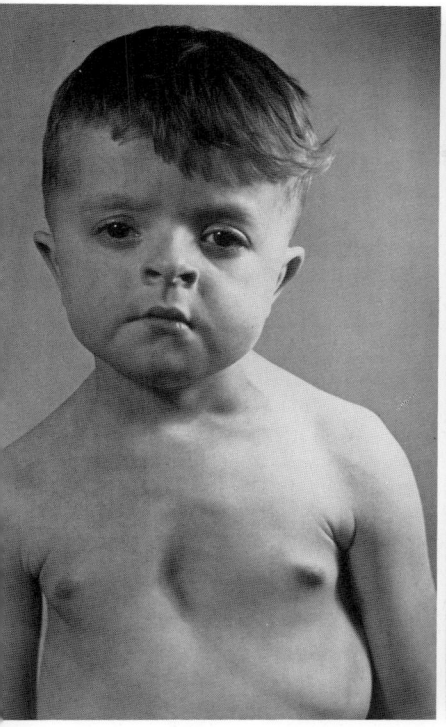 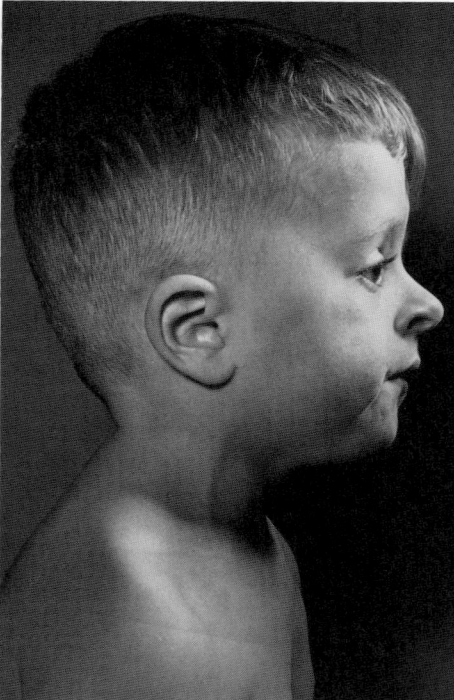 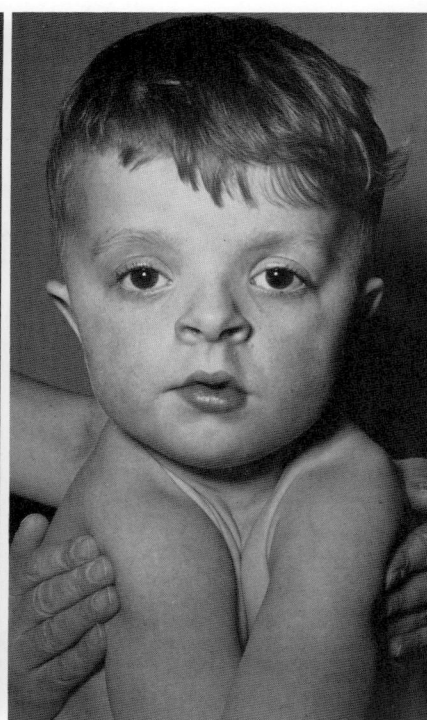

Abb. 11 Patient mit Dysostosis cleidocranialis.

Therapie
Therapeutisch steht die prothetische Versorgung im Vordergrund.

Radioulnäre Synostosen
Bei der angeborenen radioulnären Synostose besteht eine Verschmelzung der Unterarmknochen im proximalen Bereich, wodurch Pro- und Supination möglich ist. Eine gleichzeitige Verschmelzung im distalen Bereich ist sehr selten.
Die klinische Untersuchung zeigt die Hände meist in einer Mittelstellung zwischen Pro- und Supination fixiert bei im übrigen freier Beweglichkeit aller Gelenke. Radiologisch erkennt man eine knöcherne Verbindung zwischen proximalem Radius und Ulnaschaft mit durchgehender Knochenstruktur (Abb. 10).

Therapie
Nur wenige Patienten mit radioulnärer Synostose sind funktionell gestört, vorwiegend diejenigen, bei denen der Vorderarm in einer extrem pronierten Stellung fixiert ist, was eine ungünstige Stellung der Hand zur Folge hat. In diesen Fällen kann durch eine Drehosteotomie des Radius und der Ulna die Hand in eine günstigere Stellung gebracht werden.
Den Operationen, die eine Trennung der beiden Vorderarmknochen voneinander und eine freie Beweglichkeit gegeneinander zum Ziele haben, steht man eher zurückhaltend gegenüber, da die Resultate nicht sehr ermutigend sind. OBERNIEDERMAYR (1959) beschreibt in seinem Lehrbuch für Chirurgie und Orthopädie des Kindesalters eine einfache Operation: Der Radius wird distal der Synostose osteotomiert, wobei ein ca. 0,5–1 cm langes Knochenstück entfernt wird. In der Folge wird ein Muskellappen interponiert und der Vorderarm in Supinationsstellung während 4 Wochen fixiert. Anschließend wird für 3–4 weitere Monate eine Nachtschiene angelegt und gleichzeitig intensive Bewegungstherapie durchgeführt.

Dysostosis cleidocranialis
Es handelt sich um ein ein- oder doppelseitiges vollständiges oder teilweises Fehlen der Klavikula, was zur Folge hat, daß sich die Schultern zusammenklappen lassen (Abb. 11). Außerdem bestehen ein großer Kopf mit prominenten Frontal- und Scheitelbeinen, weiten Nähten, einer weiten Fontanelle und einer verkürzten Schädelbasis, eine Mikrodontie, Zahndysplasien und eine verzögerte Entwicklung der zweiten Zähne. Fakultativ kommen Trichterbrust, enges Becken, Coxa vara und Aplasie der Symphyse, kurze distale Phalangen und hypoplastische Nägel hinzu.
Das Leiden ist autosomal dominant vererbt.

Differentialdiagnose
Beim Neugeborenen besteht die Differentialdiagnose zur geburtstraumatischen Klavikulafraktur.

11.12 Knochen und Gelenke

Therapie
Eine symptomatische Behandlung der orthopädischen Anomalien und der Zahnanomalien ist angezeigt.

Literatur
Kee., A.: Beitrag zur radioulnären Synostose. Diss., Zürich 1971
Kelikian, H.: Phokomelie. In Kelikian, H.: Congenital Deformities of the Hand and Forearm. Saunders, Philadelphia 1974
Lenz, W.: Congenital malformations. The international medical Congress, Ltd. 263, New York 1964
Oberniedermayr, A.: Lehrbuch der Chirurgie und Orthopädie des Kindesalters, Bd. III. Springer, Berlin 1959 (S. 176)
Weil, S.: Die Phokomelie. In Hohmann, G., M. Hackenbroch, K. Lindemann: Handbuch der Orthopädie, Bd. III. Thieme, Stuttgart 1959 (S. 6)
Zellweger, H., D. S. Huff, D. Abbo: Phokomelie and trisomie. Acta Genet. med. (Roma) 14 (1965) 164

Poland-Syndrom

M. LEHNER

Das Poland-Syndrom ist charakterisiert durch einen einseitigen Musculus-pectoralis-Defekt, kombiniert mit Mißbildungen der gleichseitigen oberen Extremität i. S. einer Synbrachydaktylie. Tritt beim weiblichen Geschlecht als Leitsymptom die einseitige Hypo- bis Aplasie der Brust hinzu, wird das Syndrom auch Amazonensyndrom genannt. Der Name rührt daher, daß nach der griechischen Mythologie die Amazonen sich die rechte Brust entfernten, um besser Speerwerfen zu können.

Häufigkeit
Das Poland-Syndrom ist ein seltenes Syndrom, das männliche Geschlecht ist häufiger betroffen, ebenso die rechte Seite.

Embryologie
Die obere Extremität und die Schultergürtelmuskulatur entstehen aus der Extremitätenknospe. Werden in der 5. Embryonalwoche gleichzeitig die Extremitätenknospe und die Milchleiste, die wegen ihrer engen Nachbarschaft zu diesem Zeitpunkt nur ein kleines Areal des Keimlings einnehmen, geschädigt, entsteht die kombinierte Mißbildung des Poland-Syndroms.

Ätiologie
Die Ursache ist unklar.

Symptome
Der M. pectoralis major kann ganz oder nur in seinem sternokostalen Anteil fehlen, was zu einer auffallenden Verflachung der entsprechenden Brustseite führt. Die durch den unteren Rand des

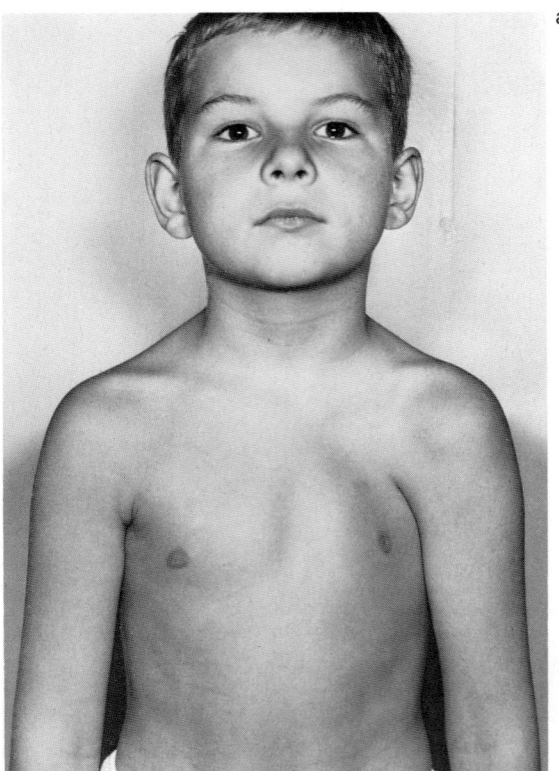

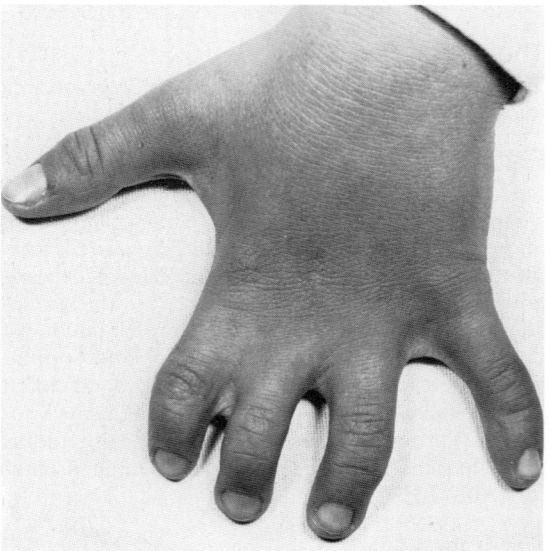

Abb. 12 a u. b Poland-Syndrom.
a 7jähriger Knabe mit Pektoralisaplasie links.
b Aufnahme der Hand beim gleichen Patienten.

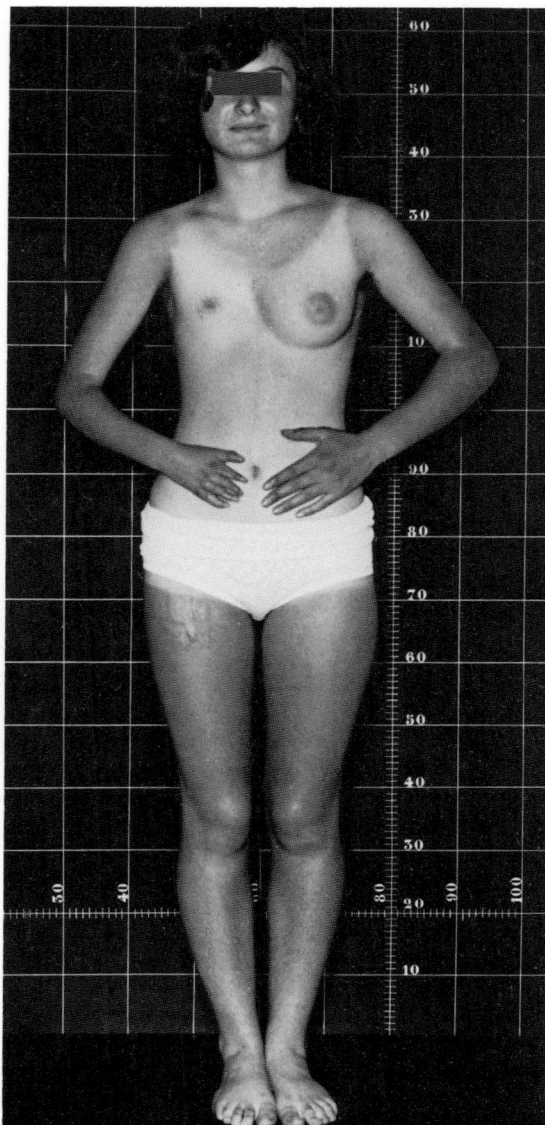

Abb. 13 14jährige Patientin mit Amazonensyndrom (fehlender M. pectoralis, Mamillenhypoplasie und fehlende Mammaentwicklung).

Zusätzlich können Defekte der oberen Rippenknorpel, die den Anschluß an den meist aufgekrempelten Sternalrand nicht gefunden haben, vorkommen.
Trotz Pektoralisaplasie ist die Funktion des Oberarmes kaum beeinträchtigt.

Therapie
Die Syndaktylie muß frühzeitig korrigiert werden (S. 11.4). Als Ersatz für die fehlende Brustdrüse kommt evtl. nach der Pubertät eine Mammaaufbauplastik oder das Einsetzen einer Mammaprothese in Frage.

Literatur
Anger, G., G. Strubl: Das Poland-Syndrom. Schweiz. med. Wschr. 99 (1969) 483
Kelikian, H.: Poland-Syndrome. In Kelikian, H.: Congenital Deformities of the Hand and Forearm. Saunders, Philadelphia 1974
Mühlbauer, W., K. Wangerung: Zur Embryologie und Ätiologie des Poland- und Amazonensyndroms. Handchirurgie 9 (1977) 147
Walker, I. C., R. Meier, D. Aranda: Syndactylism with deformity of the pectoralis muscle – Poland Syndrome. J. pediat. Surg. 4 (1969) 569

Partieller Riesenwuchs

M. Lehner

Diese angeborene Mißbildung besteht in einer Hypertrophie einzelner oder mehrerer Finger oder Zehen, einer ganzen Extremität oder seltener einer ganzen Körperhälfte.
Man unterscheidet den idiopathischen Riesenwuchs von den Formen, die mit Angiopathien (Lymphangiopathien oder Hämangiopathien) einhergehen.

Idiopathischer Riesenwuchs

Ätiologie und Pathogenese
Die Ursache ist unbekannt. Eine familiäre Häufung ist die Ausnahme. Da in den Fällen, in denen eine Nervenhyperplasie besteht, der Riesenwuchs immer genau dem Ausbreitungsgebiet des betreffenden Nerven entspricht, wird ein pathogenetischer Zusammenhang vermutet. Kelikian (1974) bezeichnet diese häufigste Form des idiopathischen Riesenwuchses als »nerve territory oriented macrodactyly« (NTOM).

Symptome
Meist besteht bei Geburt bereits eine Vergrößerung eines oder mehrerer Finger oder Zehen, der Extremität oder einer Körperhälfte. Es kommt dann in der Folge entweder proportional zum

M. pectoralis bedingte, nach unten leicht konvexe vordere Axillarfalte ist verstrichen (Abb. 12 a). Der M. pectoralis minor kann vorhanden sein oder fehlen. Regelmäßig ist eine leichte Hypoplasie des Vorderarms und eine ausgesprochene Hypoplasie der Hand festzustellen. Die Finger sind kurz, von ungefähr gleicher Länge und ganz oder teilweise miteinander häutig verwachsen (Brachysyndaktylie) (Abb. 12 b).
Beim weiblichen Geschlecht ist die Mamma auf der homolateralen Seite unterentwickelt oder kann vollständig fehlen, wobei der Warzenhof rudimentär bleibt (Abb. 13).

11.14 Knochen und Gelenke

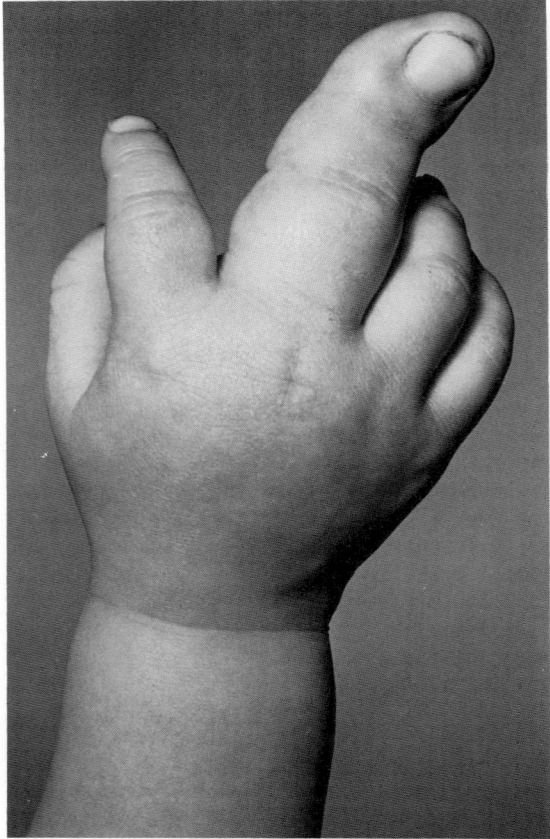

Abb. 14 Riesenwuchs des rechten Mittelfingers bei 2jährigem Knaben.

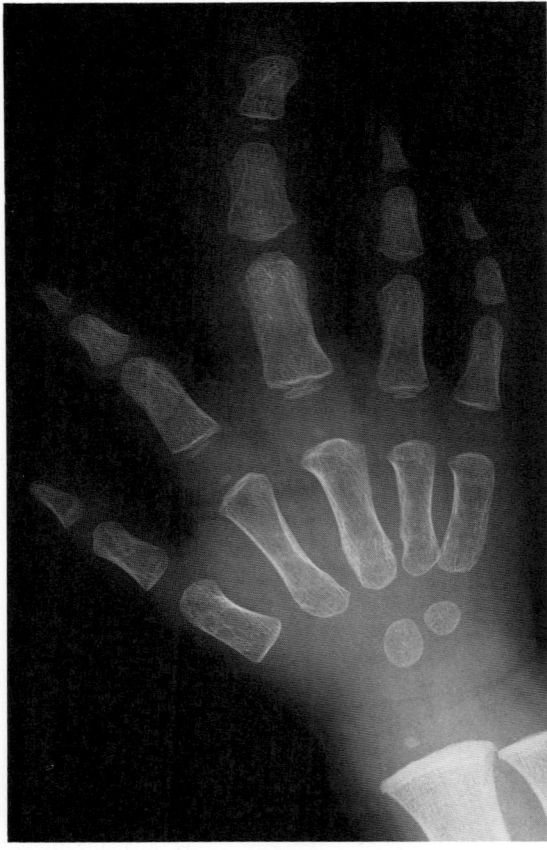

Abb. 15 Hypertrophie des Metakarpus und der Phalangen bei Riesenwuchs des 3. Fingers (Fall Abb. 14).

übrigen Körperwachstum zu einer Zunahme des Riesenwuchses (statischer Typ) oder zu einem überproportional fortschreitenden Wachstum (progressiver Typ). Vergrößert sind das Subkutangewebe und der Knochen, wobei das enchondrale wie das periostale Knochenwachstum verstärkt sind. Sehr häufig beobachtet man eine Hyperplasie der zugehörigen Nerven. An den Fingern ist der Riesenwuchs immer keilförmig mit Basis peripher, am häufigsten kommt er im Versorgungsgebiet des N. medianus, also am 2. und 3. Finger vor (Abb. 14 und 15). Seitliche Abwinkelungen sind nicht selten.

Therapie

Die Operation sollte frühzeitig vorgenommen werden, wobei das Längenwachstum des Knochens durch Epiphysiodesen gebremst werden kann. Durch Exzision des Fettgewebes kann zusätzlich eine Reduktion der Weichteilmassen erzielt werden, wobei in einer Sitzung an einem Finger zur Sicherstellung der Durchblutung der Haut höchstens die Hälfte exzidiert werden darf. Im Kleinkindesalter kann durch Entfernung des Periosts und Abtragen oberflächlicher Kortikalisschichten eine Verschmälerung des Fingers erzielt werden. Keilosteotomien gleichen Fehlstellungen aus. Nur in schweren Fällen müssen Teilamputationen oder gar die Amputation eines ganzen Fingers in Erwägung gezogen werden.

Partieller Riesenwuchs zufolge Lymphangiopathien (Elefantiasisformen)

Ätiologie
Die Ätiologie ist unbekannt.

Symptome
Es handelt sich um eine Hypoplasie bis Aplasie und Dilatation der lymphatischen Gefäße mit Rückstau der Lymphe in den epifaszialen Raum. Die Tatsache, daß die Lymphe nur epifaszial gestaut ist, bedeutet nicht, daß nur die oberflächlichen Lymphbahnen gestört sind. Experimentelle Arbeiten von CLODIUS u. Mitarb. (1973) zeigen, daß auch bei Anomalie der tiefen Lymphbahnen wegen des geringeren Drucks sich die Lymphe

epifaszial staut. Bei längerem Bestehen des Lymphödems kommt es zu einer Verdickung der Faszie, zur Ausbildung von dicken fibrösen Septen subkutan und zu trophischen Störungen der Haut, nicht selten zu Ulzerationen. Zellulitis und Lymphangitis sind gefürchtete Komplikationen.

Therapie

Vorerst kommt konservative Behandlung wie Hochlagerung der Extremität und Kompressionsverbände zur Anwendung. Bei Auftreten von schweren Infektionen oder schweren funktionellen Behinderungen durch Größe und Schwere der Extremität muß operativ vorgegangen werden. Eine ideale Operationsmethode gibt es bisher nicht. Bei der Operation nach Thompson wird ein vom Epithel befreiter gestielter Hautstreifen durch die Faszie in die tiefe Muskelloge versetzt, wodurch ein Lymphabfluß gewährleistet werden soll. Gute Resultate werden beschrieben durch die Operation von Charles, bei der in 2–3 Sitzungen Haut, Fettgewebe und Faszie der ganzen befallenen Extremität entfernt und die Weichteile durch Spalthautlappen bedeckt werden. Neuere Methoden, die über eine lymphonodovenöse Anastomose oder durch freie Transplantation von Omentum mit mikrovaskulärer Anastomose, beim sekundären Lymphödem durch Schaffung eines Lymphabflusses erfolgversprechend sind, stehen für das primäre Lymphödem nicht im Vordergrund.

Partieller Riesenwuchs zufolge von Hämangiopathien

Hierzu gehören zahlreiche Syndrome: Beim Klippel-Trénaunay-Syndrom finden sich angeboren ein partieller Riesenwuchs mit Naevus flammeus und subkutane Varikosis (Abb. 16). Beim Parkes-Weber-Syndrom bestehen arteriovenöse Anastomosen. Liegen gleichzeitig angiomatöse Veränderungen der Retina und der zerebellaren Leptomeninx vor, spricht man vom Hippel-Lindau-Syndrom. Beim Sturge-Weber-Krabbe-Syndrom findet man neben angiomatösen Veränderungen der Meningen gleichzeitig ein Glaukom. Das sehr seltene Mafucci-Syndrom ist eine Kombination von multiplen hereditären Exostosen mit Hämangiomen.

Ätiologie

Das Klippel-Trénaunay-Syndrom ist autosomal dominant vererbt.

Symptome

Beim Klippel-Trénaunay-Syndrom ist die untere Extremität bevorzugt. Die beim Neugeborenen noch nicht so auffallende Vergrößerung des Beines gegenüber der gesunden Seite wird mit zunehmendem Wachstum verstärkt. Infolge der Verlängerung und Schwere des befallenen Beines wird der Gang behindert. Im Stehen wird das Bein in Ab-

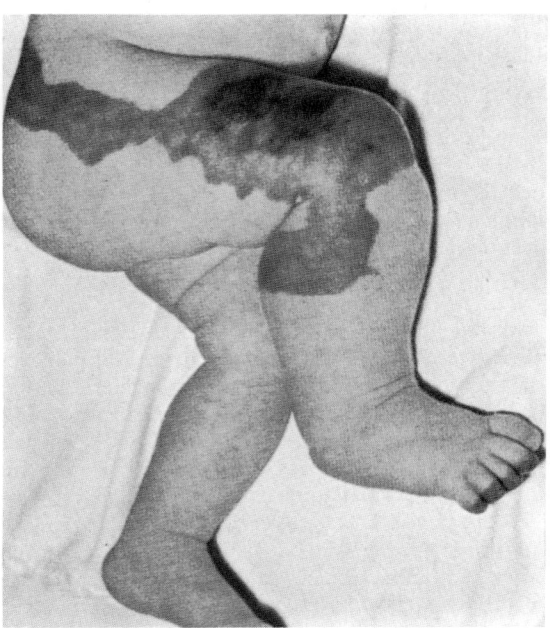

Abb. 16 Partieller Riesenwuchs des rechten Beines mit Naevus flammeus (Klippel-Trénaunay-Syndrom).

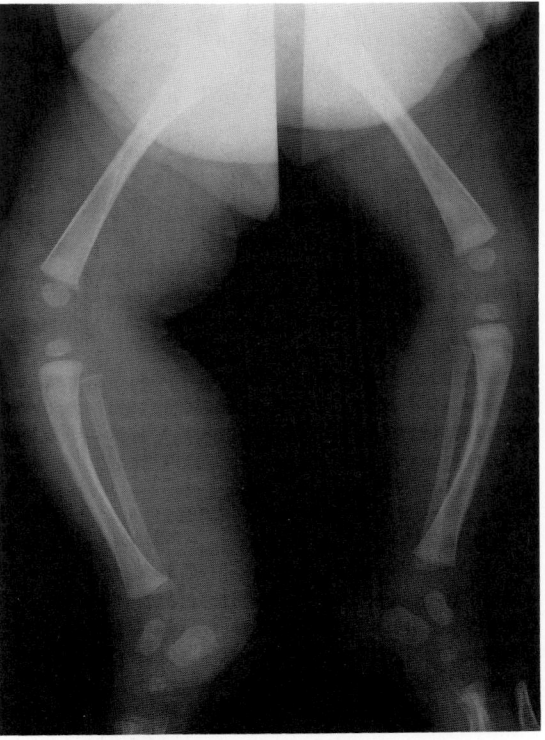

Abb. 17 Partieller Riesenwuchs der rechten unteren Extremität. Verbreiterung des Weichteilschattens bei 1 Monat altem Mädchen (Fall Abb. 16).

duktion und Außenrotation gehalten. Wegen der Längendifferenz der unteren Extremität stellt sich frühzeitig eine Becken- und Wirbelsäulendeformation ein. In den ersten Lebensjahren ist im Röntgenbild nicht nur eine Verlängerung, sondern eine Verbreiterung des Knochens des befallenen Gliedes festzustellen (Abb. 17). Später sind aber die Knochen zufolge der Inaktivität dünner als auf der gesunden Seite. Im Anschluß an geringgradige Verletzungen oder operative Eingriffe kommt es nicht selten zu schweren Komplikationen wie Erysipel und Phlegmone, wobei sich die Infektion rasch ausbreitet. Häufig finden sich beim Klippel-Trénaunay-Syndrom des Beines in den Beckenorganen variköse Veränderungen, die zu rezidivierenden schweren Blutungen führen können.

Beim Mafucci-Syndrom bewirken Hämangiome und multiple kartilaginäre Exostosen eine groteske, blumenkohlartige Vergrößerung der Finger. Thrombosierungen in den vaskulären Tumoren sowie Kalzifizierungen sind häufig, sarkomatöse Veränderungen kommen vor.

Therapie

Beim Klippel-Trénaunay-Syndrom ist das verstärkte Längenwachstum meist nicht so stark, daß sich eine Epiphysiodese rechtfertigt, doch kann nach abgeschlossenem Längenwachstum eine Verkürzungsosteotomie den Längenausgleich zur gesunden Seite herstellen. Bei Auftreten von Erysipel oder Phlegmone muß antibiotisch behandelt werden.

Literatur

Bales, H. W.: In Rob, Ch.: Operative management of lymphoedema. In Rob, Ch.: Vascular Surgery. Butterworth, London 1976 (pp. 257–261)
Blauth, W., F. Schneider-Sickert: Handfehlbildungen. Springer, Berlin 1976
Clodius, L., G. Uhlschmid, W. Madritsch: Chirurgische Möglichkeiten der Lymphödembehandlung. Folia angiol. (Pisa) 21 (1973) 304–312
Dellon, A., L. John, E. Hoopes: The Charles procedures for primary lymphedema. Plast. reconstr. Surg. 60 (1977) 589–595
Kelikian, H.: Congenital Deformities of the Hand and Forearm. Saunders, Philadelphia 1974
Warwick, W.: Diseases of the lymphatic vascular system. In Kelley, V. C.: Practice of Pediatrics. Harper & Row, New York 1978 (p. 19)

Angeborene Fehlbildungen am Femur (Coxa vara congenita, Femur varum congenitum, kongenitaler Femurdefekt)

L. Jani

Ätiologie

Diesen seltenen Mißbildungen am Femur liegt eine angeborene Ossifikationsstörung unterschiedlicher Ausprägung zugrunde, die bevorzugt das proximale Femurende betrifft und teilweise den Schaft miteinbezieht, während das distale Femurende meist intakt ist. Bei der kindlichen *Coxa vara* wird als Ursache auch eine erworbene Form als Folge eines nicht diagnostizierten frühkindlichen Schenkelhalsbruchs diskutiert, der in Varusstellung u. U. mit Pseudarthrose konsolidierte (Blockey 1969).

Verlauf

Eine Spontanheilung dieser Deformitäten, die alle mit einer mehr oder weniger ausgeprägten starken Verkürzung des Femurs einhergehen, ist nicht zu erwarten. Lediglich beim *Femur varum congenitum* ist eine spontane Achsenkorrektur im Laufe des Wachstums möglich, wenn die primäre Verkrümmung nicht zu hochgradig ausgeprägt war. Bei der *Coxa vara congenita* kommt es mit zunehmendem Alter und damit auch mit zunehmender Belastung der Schenkelhalsregion wegen der hier in besonderem Maße einwirkenden Schub- und Scherkräfte zu einem Fortschreiten der Varusstellung, was wiederum zu einer Verstärkung der Schub- und Scherkräfte führt. Auf diese Weise kann bei Nichtbehandlung nach Wachstumsabschluß eine spitzwinklige Stellung zwischen Femurschaft und Schenkelhals mit hochstehendem Trochanter major (Hirtenstab-Coxa-vara) resultieren. Beim *kongenitalen Femurdefekt* entwickelt sich während des weiteren Wachstums eine erhebliche Verkürzung des Femurs, wobei diese um so größer sein wird, je weniger es gelingt, das mißgebildete und oft luxierte proximale Femurende in eine ausreichende Abstützung zum Becken zu bringen. Nur dann können die für das weitere Wachstum wesentlichen Druckkräfte auf die für das Längenwachstum vor allem verantwortliche distale Femurepiphysenfuge einwirken. Die Pfanne ist häufig unterentwickelt.

Diagnose

Bei der *Coxa vara congenita* wird die Diagnose selten vor dem 2. Lebensjahr gestellt, da erst beim vermehrten Laufen das Hinken bzw. ein positives Trendelenburg-Zeichen auffallen. Röntgenolo-

Abb. 18 Beidseitige Coxa vara congenita.

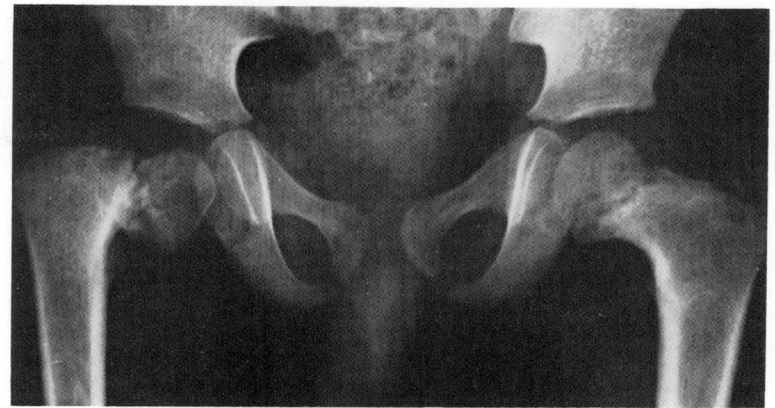

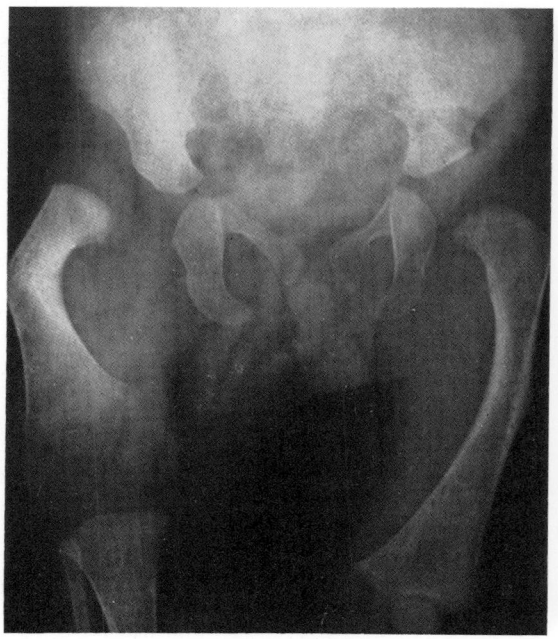

Abb. 19 Angeborene Oberschenkelverkrümmung beidseits, rechts mit Hüftluxation.

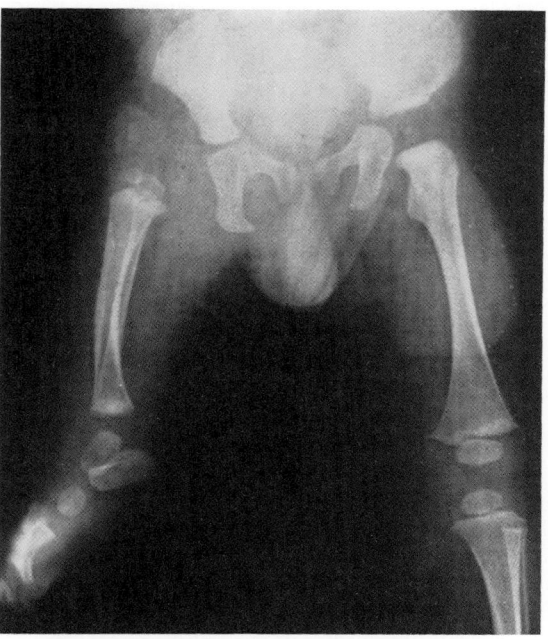

Abb. 20 Angeborener Oberschenkeldefekt rechts mit Hüftluxation.

gisch ist die Verkleinerung des Schenkelhalsschaftwinkels ebenso charakteristisch wie die einer Pseudarthrose gleichende Aufhellungszone im Schenkelhals (Abb. 18). Beim *Femur varum congenitum* ist die gleichzeitige Beinverkürzung ebenso auffallend wie die nach lateral konvexe Ausbiegung des Oberschenkels. Der *kongenitale Femurdefekt* ist bei Geburt nicht zu übersehen. Hier sollte jedoch in den ersten Monaten eine arthrographische Untersuchung erfolgen, damit die knorpeligen Elemente des proximalen Femurendes genauer analysiert werden können.

Therapie

Da bei der *Coxa vara* eine spontane Korrektur nur bei geringen Varusabweichungen möglich ist und konservative Behandlungsmethoden nutzlos sind, sollte sofort nach der Diagnosestellung die operative Aufrichtung des Schenkelhalses am besten durch eine intertrochantere Valgisationsosteotomie erfolgen. Die Fixation der Osteotomie geschieht je nach Alter des Kindes und Größe des Knochens mit Schanzschen Schrauben unter Verwendung des Fixateur externe oder mit einer Winkelplatte. Die Wiederherstellung des physiologischen Schenkelhalsschaftwinkels führt meist rasch zur Ossifikation des »pseudarthrotischen« Schenkelhalses.

Beim *Femur varum congenitum* (Abb. 19) kann

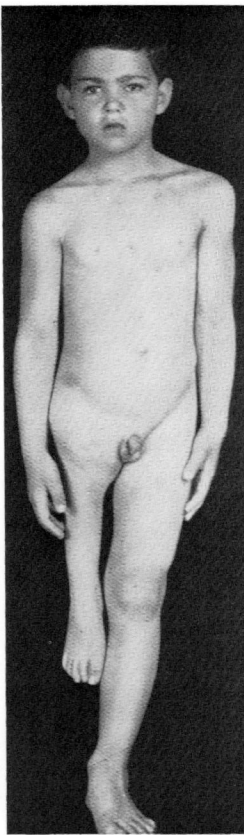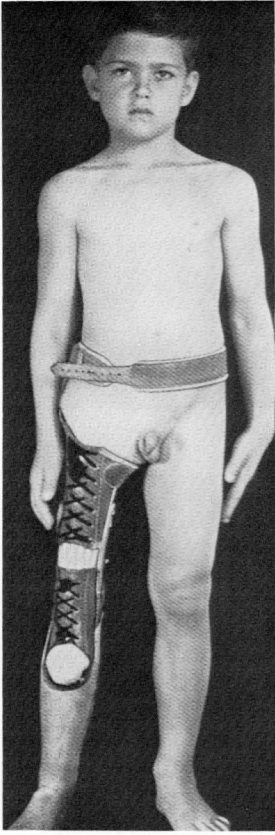

Abb. 21 Angeborener Oberschenkeldefekt (gleicher Fall wie Abb. 20 im Alter von 10 Jahren).

man, sofern der Femurknochen durchgehend ossifiziert ist, zunächst die spontane Korrektur abwarten. Zeichnet sich diese innerhalb von 2 Jahren nicht ab oder kommt es gar zur Verstärkung der Varusstellung, muß eine Korrekturosteotomie erfolgen. Die Fixation erfolgt mit Platten, die an der lateralen Seite des Femurs angelegt und verschraubt werden. Die gleichzeitige Verkürzung wird während des Wachstums je nach Ausmaß durch entsprechende Schuherhöhung oder mittels Apparaten ausgeglichen. Nach Wachstumsabschluß kommen als operative Verfahren entweder die Verlängerungsosteotomie (bei gut durchblutetem Knochen des betroffenen Femur) oder die Verkürzungsosteotomie der gesunden Seite in Frage. Bei hochgradigen Verkürzungen können beide Verfahren kombiniert werden.

Der *kongenitale Femurdefekt* (Abb. 20) bereitet erhebliche therapeutische Probleme, vor allem wenn es nicht gelingt, den luxierten Hüftkopf bzw. die knorpeligen Reste des proximalen Femurendes in die Hüftgelenkspfanne einzustellen. In diesem Falle muß der Apparat aufwendiger gestaltet und vor allem das Becken miteinbezogen werden. Um ein Höhertreten des luxierten proximalen Femurendes zu vermeiden, muß zudem das Bein im Apparat extendiert werden. Bei genügender Abstützung des proximalen Femurs dient der Apparat vor allem dem Verkürzungsausgleich, wobei jedoch das wegen der Femurverkürzung zu weit proximal liegende Kniegelenk im Apparat stabilisiert werden muß, weil sonst kein genügender Halt beim Gehen gewährleistet ist. Sofern die Lokalisation und Ausdehnung des Femurdefekts eine operative Stabilisierung möglich machen, soll dies frühzeitig geschehen. Nach Wachstumsabschluß wird man bei ausgeprägter Femurverkürzung eine Kniearthrodese durchführen, um auf diese Weise einen längeren Schaft zu erhalten, wobei das Sprunggelenk dann häufig in Höhe des Kniegelenks der gesunden Gegenseite zu liegen kommt. Nach der Kniearthrodese ist eine wesentlich einfachere prothetische Versorgung möglich. Letztere läßt sich, insbesondere funktionell, noch mehr verbessern, wenn man gleichzeitig mit der Arthrodese oder durch eine zusätzliche Drehosteotomie am Unterschenkel diesen mit dem Fuß um 180 Grad dreht. Auf diese Weise kann das obere Sprunggelenk eine ähnliche Funktion wie das Kniegelenk ausüben, die Plantarflexion bewirkt dann eine Streckung, die Dorsalflexion eine Beugung (BORGREVE 1930; CHAPCHAL 1941; VAN NES 1950). Der Anblick des um 180 Grad gedrehten Fußes ist jedoch kosmetisch nicht befriedigend, so daß die Patienten der normalen Fußstellung meist den Vorzug geben, auch wenn dadurch die Funktion geringer ist (Abb. 21).

Literatur

Blockey, N. Y.: Observation on infantile coxa vara. J. Bone Jt. Surg. 51-B (1969) 106

Borgreve, J.: Arch. Orthop. Chir. 28 (1930) 175

Chapchal, G., W. van de Kerkhove: Die Umdrehplastik des Sprunggelenkes bei der Behandlung des kongenitalen Femurdefektes. Arch. orthop. Unfall-Chir. 41 (1941) 109

Jani, L.: Angeborene Defekte und Deformitäten. In Chapchal, G., D. Waigand: Orthopädische Therapie. Thieme, Stuttgart 1971

van Nes, C. P.: Rotation plasty for congenital defects of the femur. J. Bone Jt. Surg. 32 B (1950) 12

Dysplasia coxae luxans

L. JANI

Dem Krankheitsbild der Hüftluxation liegt eine angeborene Dysplasie der Hüftgelenksregion zugrunde mit verschiedenen Schweregraden. Vor allem aus therapeutischen Gründen sollte man 2 Formen unterscheiden: *1. die Hüftgelenksdysplasie oder Pfannendysplasie*, bei der eine dysplastische, d. h. unterentwickelte Hüftgelenkspfanne vorliegt, der Hüftkopf jedoch nicht – noch nicht – luxiert ist; *2. die eigentliche Hüftluxation* mit Dislokation des Hüftkopfes. Letzteres kann schon bei Geburt eingetreten sein, entwickelt sich aber meist erst nach dem 3. Lebensmonat, gelegentlich sogar erst nach dem 1. Lebensjahr. Als Zwischenstufe der Hüftdysplasie und Hüftluxation ist die Subluxation des Hüftkopfes zu verstehen, deren genaue Differenzierung zur Luxation nur durch Röntgenfunktionsaufnahmen oder durch eine Arthrographie möglich ist. Sofern die Hüftluxation schon bei Geburt besteht und mit anderen Mißbildungen des Bewegungsapparates kombiniert ist, sprechen wir von der teratologischen Luxation.

Häufigkeit und Vorkommen

Da das Krankheitsbild regional sehr verschieden auftritt, schwanken die Angaben in der Literatur zwischen 0,1–1,5 pro 100 Lebendgeburten. Durch die zunehmende Früherfassung und Frühbehandlung der Hüftdysplasie ist es zweifellos in den letzten Jahren zu einem deutlichen Rückgang der eigentlichen Hüftluxationen gekommen, während die Anzahl der Hüftdysplasien einen enormen Anstieg erfuhr; letzteres dürfte vor allem durch eine Überdiagnose bedingt sein. Das Geschlechtsverhältnis von Mädchen zu Jungen beträgt 6 : 1, in ca. 25% läßt sich eine Vererbung nachweisen mit rezessivem oder unregelmäßig dominantem Erbgang. Die starken regionalen Schwankungen (»Luxationsnester«) werden einmal auf diese Vererbung zurückgeführt, zum andern aber auch auf unterschiedliche Wickelmethoden. Enges Wickeln begünstigt die Luxation, während breites Wickeln diese u. U. verhindern kann. Das Leiden ist in ca. 50% doppelseitig manifestiert.

Ätiologie und Pathogenese

Sie ist noch nicht ausreichend geklärt, immerhin sprechen eine Reihe tierexperimenteller Untersuchungen der letzten Jahre wie auch Einzelbeobachtungen beim Menschen für eine Stoffwechselstörung im Hormonhaushalt (Östrogene), welche ihrerseits eine abnorme Schlaffheit der Gelenkkapseln bedingen mit entsprechender Gelenkinstabilität. Letztere soll bereits intrauterin zur Subluxation des Hüftkopfes führen. Infolge dieser pränatalen, aber auch postnatalen Subluxation des Hüftkopfes fehlen der Pfanne wichtige mechanische Reize, die sie für ihre normale knöcherne und knorpelige Entwicklung benötigt. Eine unterentwickelte zu flache und zu steile Pfanne bedingt ihrerseits eine Gelenkinstabilität, so daß schließlich die totale Luxation des Hüftkopfes eintreten kann. Genau wie die Pfanne benötigen auch der Hüftkopf und Schenkelhals für ihre normale knöcherne Entwicklung den nur bei vollem Gelenkschluß wirksamen mechanischen Reiz durch die Pfanne. Fehlt dieser Reiz, so bleibt nicht nur die Rückbildung der zunächst physiologisch verstärkten Antetorsion aus, sie kann sich vielmehr, je nach Dauer der Subluxation oder Luxation, auf Werte erhöhen, die weit über den altersentsprechenden Werten von 30 oder 40 Grad liegen. Eine verstärkte Antetorsion von über 60 oder 70 Grad macht einen normalen Gelenkschluß unmöglich. Bei dieser als Coxa valga et antetorta bezeichneten Fehlstellung spielt die meist nur unwesentlich verstärkte und eigentlich nur durch Röntgenprojektion vorgetäuschte Valgusstellung eine untergeordnete Rolle. Für die Theorie der primären Kapselschlaffheit in der Entstehung der Hüftdysplasie und -luxation spricht auch die klinische Beobachtung, daß bei diesen Kindern gehäuft eine enorme Kapselschlaffheit mit oft extrem überstreckbaren Gelenken vorkommt. Bei frühzeitiger, d. h. in den ersten Lebensmonaten erfolgter Diagnose der Hüftdysplasie kann sich die dysplastische Pfanne innerhalb weniger Wochen vollständig oder weitgehend normalisieren, wenn der Hüftkopf beispielsweise mit der Spreizhose tief in der Pfanne gehalten wurde. Letztere Entwicklung wäre kaum vorstellbar, wenn die Ursache der Pfannendysplasie auf einer angeborenen Defektbildung beruhen würde. Die alte Streitfrage, ob dem Krankheitsbild eine endogene oder exogene Ursache zugrunde liegt, kann aufgrund der heutigen Kenntnisse dahingehend beantwortet werden, daß endogene Faktoren möglicherweise in Form einer Sexualhormonstoffwechselstörung die Kapselschlaffheit und damit die nachfolgende Gelenkinstabilität bewirken, daß gerade letztere aber durch exogene Faktoren, wie z. B. intrauterine Zwangslage, schwierige Geburten (Steißlage) und enges Wickeln verstärkt werden kann.

Diagnose

Die Tatsache, daß eine frühzeitig diagnostizierte Hüftdysplasie bei kurzdauernder ambulanter Behandlung zur Heilung des Krankheitsbildes führt, während eine bereits luxierte Hüfte einer langdauernden stationären Behandlung bedarf mit u. U. zahlreichen nachfolgenden operativen Eingriffen, unterstreicht die Bedeutung der Frühdiagnose. Eine genaue Diagnose ist nur röntgenologisch möglich. Die hieraus mancherorts gezogene Folgerung, bei allen Säuglingen eine Routine-Röntgenuntersuchung vorzunehmen, ist aus vielerlei Gründen und nicht zuletzt wegen der Strahlenbelastung umstritten. Zweifellos würden über 95% der Säuglinge unnötig geröntgt. Hinzu kommt, daß die genauen Kenntnisse der klinischen Hinweiszeichen eine ausreichende Triage für ein notwendiges Röntgenbild ermöglichen.

Klinische Befunde

Die folgenden klinischen Befunde sprechen für das Vorhandensein einer Hüftdysplasie oder einer Hüftluxation:

Ortolani-Phänomen. Dieses oft nur in den ersten 4 Lebenswochen auslösbare Zeichen sollte bei allen Neugeborenen geprüft werden. Mit seiner Hilfe läßt sich die Stabilität des Hüftgelenks feststellen. Die Prüfung sollte für jede Hüfte einzeln erfolgen. Bei dem auf dem Rücken liegenden Säugling wird die gleichseitige Hand des Untersuchers unter das Gesäß gelegt, wobei die Finger gerade noch den Trochanter major umfassen. Die gegenseitige Hand umschließt den in der Hüfte um 90 Grad gebeugten Oberschenkel, adduziert und drückt ihn gegen die Unterlage. Auf diese Weise wird der Hüftkopf bei schlaffer Kapsel und dysplastischer Pfanne subluxiert. Anschließend wird der immer noch gebeugte Oberschenkel bis zur Unterlage abgespreizt, was bei vorheriger Subluxation zur Reposition des Hüftkopfes führt und mit einem charakteristischen, von der unter dem Gesäß liegenden Hand spürbaren Schnappen einhergeht (Ortolani-positiv). Häufig spürt man nur ein initiales Knacken, das bei erneuter Prüfung nicht mehr vorhanden ist und kein echtes Ortolani-Phänomen darstellt. Ebenfalls ein Knacken ist nicht selten an den Kniegelenken festzustellen, besonders wenn die untersuchende Hand mit dem Oberschenkel auch noch das Kniegelenk umfaßt. Beim Unerfahrenen ist auf diese Weise eine falsche Beurteilung möglich. Liegt bei Geburt bereits eine Luxation vor, ist das Ortolani-Zeichen negativ. Schon aus diesem Grunde ist dieses Zeichen als alleiniges Diagnostikum unzureichend.

Die Abspreizbehinderung in den Hüftgelenken. Sie ist das wichtigste klinische Kriterium zum Ausschluß einer Hüftdysplasie oder -luxation und ist außerordentlich einfach zu prüfen. Bei Säuglingen sollten normalerweise die in der Hüfte um 90 Grad gebeugten Oberschenkel sich nahezu bis zur Unterlage, also fast um 90 Grad abspreizen lassen.

Bei männlichen Säuglingen ist die Abduktion normalerweise um ca. 10 Grad geringer als bei weiblichen. Nach dem 1. Lebensjahr wird die Abduktion physiologischerweise geringer, sollte jedoch mindestens 60 Grad betragen. Die Abspreizbehinderung kann auch andere Ursachen haben, so z. B. eine zerebrale Bewegungsstörung. Auf jeden Fall ist das Vorhandensein einer Abduktionsbehinderung eine klare Indikation zum Röntgenbild, wer dies nicht tut, handelt fehlerhaft.

Asymmetrie der Oberschenkel- bzw. Gesäßfalten. Dieses Phänomen ist zwar relativ häufig auch ohne Hüftdysplasie vorhanden und spricht eigentlich nur für eine einseitige Luxation, wenn es ausgeprägt ist.

Familienanamnese. Wegen der bekannten Vererbung der Hüftluxation müssen die Eltern unbedingt nach Hüftleiden in der Familie gefragt werden. Ist die Familienanamnese auffällig, so sollte auf jeden Fall, auch bei sonst klinisch unauffälligem Befund, die Röntgenaufnahme zum Ausschluß erfolgen.

Vorhandensein anderer kongenitaler Deformitäten am Bewegungsapparat. Da bei einer Reihe von anderen kongenitalen Deformitäten, z. B. Klumpfuß, Schiefhals, Arthrogryposis, die Hüftluxation vermehrt auftritt, sollte routinemäßig bei diesen Leiden ein Hüftröntgenbild durchgeführt werden. Bei älteren, d. h. über einem Jahr alten Kindern ist neben den angeführten klinischen Hinweisen das *Gangbild* zu beurteilen. Verkürzungshinken, Trendelenburg-Hinken (Watscheln), einseitig oder doppelseitig, sind wichtige klinische Kriterien für eine allfällige Hüftluxation, wobei die Tatsache eines verspäteten Gehenlernens besonders beachtet und eben röntgenologisch abgeklärt werden muß.

Röntgendiagnose

Der Zeitpunkt für die Röntgenaufnahme sollte sich nach dem klinischen Befund richten. Die gelegentlich geäußerte Behauptung, eine genaue Beurteilung des Röntgenbildes sei nicht vor dem 3. oder 4. Lebensmonat möglich, ist ganz sicher unrichtig; zudem besteht bei der relativ späten Röntgenuntersuchung die Gefahr, eine allfällige Frühluxation erst dann zu diagnostizieren und damit wertvolle Zeit für die Behandlung verloren zu haben. Bei starker Abduktionsbehinderung sollte sofort, unabhängig vom Alter, geröntgt werden. Bei einer instabilen Hüfte nach der Geburt kann zunächst mit der Spreizhose behandelt werden, spätestens nach 4–6 Wochen ist jedoch ein Röntgenbild anzufertigen. Bei einer positiven Familienanamnese und normalem klinischem Befund kann mit der Röntgenaufnahme bis zum 3. Monat gewartet werden.

Das Röntgenbild soll uns Aufschluß darüber geben, ob eine alleinige Dysplasie der Hüftgelenkspfanne oder ob bereits eine Luxation des Hüftkopfes vorliegt. Die Beurteilung der Pfannendächer verlangt zweifellos Erfahrung, sie ist bei einseitiger Dysplasie wegen des Vergleichs mit der gesunden Seite einfacher. Zur Objektivierung vor allem des Schweregrades der Dysplasie soll der Pfannendachwinkel (AC-Winkel) bestimmt werden, d. h. der Winkel, den eine entlang des Pfannendaches gezogene Linie mit der durch die Y-Fuge gezogenen Horizontalen bildet (Abb. **22**). Dieser Winkel sollte normalerweise im Alter von 2–3 Monaten nicht wesentlich über 30 Grad und im Alter von 2 Jahren unter 20 Grad liegen. Bei einem Winkel über 35–40 Grad liegt eine mittelschwere Dysplasie, bei Winkeln über 40 Grad eine schwere Dysplasie vor. Der Pfannendachwinkel kann bei ein-

Dysplasia coxae luxans 11.21

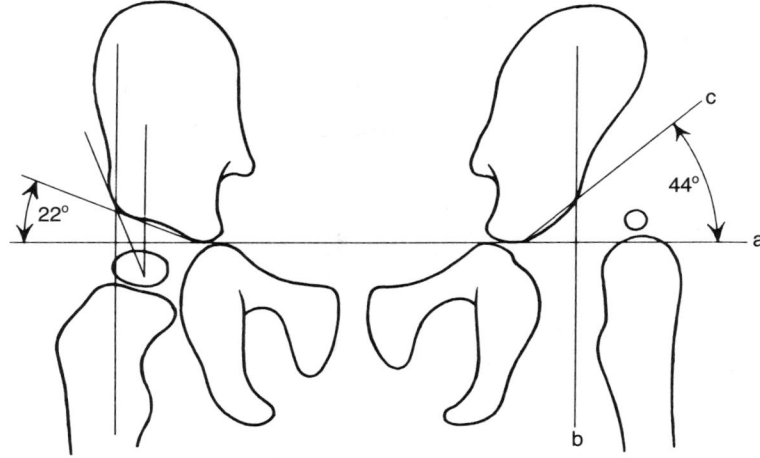

Abb. 22 a–c Röntgenschema zur Beurteilung einer Hüftdysplasie und einer Hüftluxation. Die Hilfslinien dienen zur Beurteilung des Pfannendachs und der Stellung des proximalen Femurendes.

a Horizontale durch die Y-Fuge (Hilgenreiner-Linie).
b Senkrechte auf **a**, die durch die laterale Begrenzung des Pfannendachs verläuft (Ombrédanne-Linie), der Hüftkopf sollte normalerweise im unteren inneren der durch die Linie **a** und **b** gebildeten Quadranten liegen.

c Linie entlang des Pfannendachs. Der Winkel zwischen **a** und **c** ist der Pfannendach- oder AC-Winkel (aus *K.-D. Bachmann, H. Ewerbeck* u. a.: Pädiatrie in Praxis und Klinik, Bd. II. Thieme, Stuttgart 1979).

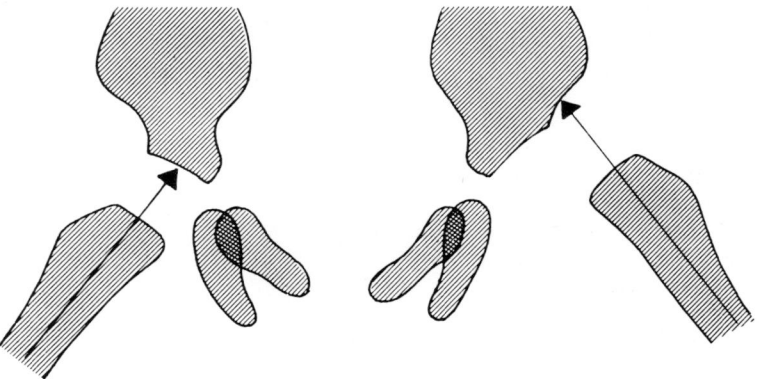

Abb. 23 Auf der van Rosen-Andreen-Röntgenaufnahme mit abgespreizten und innen gedrehten Oberschenkeln sollte die Verlängerung der Femurlängsachse direkt in die Pfanne weisen. Die linke Hüfte ist hier luxiert (aus *K.-D. Bachmann, H. Ewerbeck* u. a.: Pädiatrie in Praxis und Klinik, Bd. II. Thieme, Stuttgart 1979).

seitiger Beckenkippung projektionsbedingt auch bei normaler Pfanne steiler erscheinen und eine Dysplasie vortäuschen. Dies ist bei der Aufnahmetechnik zu beachten. Auf dem Röntgenbild ist die einseitige Kippung durch die ungleiche Darstellung der Foramina obturatoria erkennbar. Die Beurteilung einer allfälligen Luxation erfolgt mit Hilfe der durch die Hilgenreiner-Ombrédanne-Linien gebildeten Quadranten. Normalerweise sollten der Knochenkern des Hüftkopfes und auch ein Teil des knöchernen Schenkelhalses vorwiegend im inneren unteren Quadranten stehen. Neben der Pfannendysplasie und der Lateralposition bzw. Kranialverschiebung des Hüftkopfes ist die Hypoplasie bzw. das Fehlen des Femurkopfkernes nach dem 7. Lebensmonat (Putti-Trias) für eine Hüftluxation charakteristisch. Besonders wenn nur eine Lateralverschiebung des proximalen Femurendes besteht, kann die Beurteilung, ob eine Luxation vorliegt oder nicht, schwierig sein. Diese Beurteilung ist wesentlich einfacher, wenn man das a.-p. Röntgenbild nach der sog. van Rosen-Andreen-Technik anfertigt, bei der die Beine maximal abgespreizt und innen gedreht werden. Bei dieser Aufnahmetechnik, die mit Vorteil zunächst einmal bei allen Kindern im ersten Lebensjahr zu wählen ist, sollte die Verlängerung der Oberschenkellängsachse normalerweise direkt in die Hüftgelenkspfanne weisen (Abb. 23), während sie bei einer Luxation oberhalb der Pfanne liegt. Ist aufgrund der Röntgenbilder eine sichere Beurteilung bezüglich des Vorliegens einer Luxation nicht möglich, erlaubt nur die Arthrographie des Hüftgelenks eine klare Differenzierung.

Arthrographie

Die Arthrographie ist auch eine wichtige diagnostische Ergänzung nach der durchgeführten Repositionsbehandlung und soll kurz beschrieben werden: Der Zugang kann von lateral, von ventral

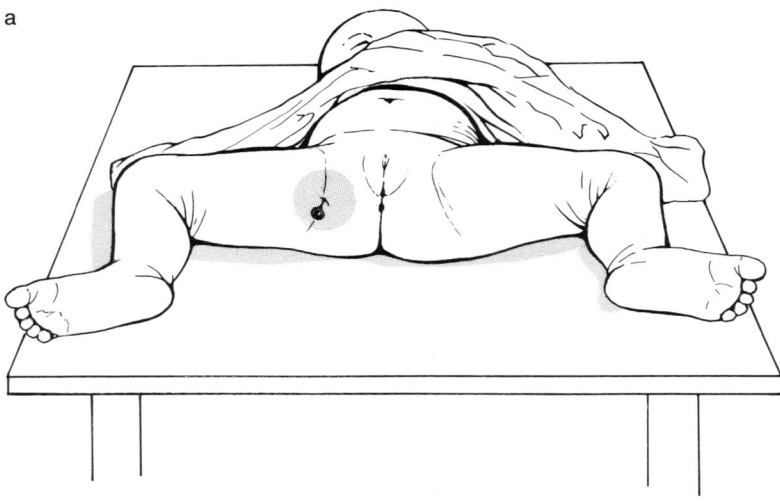

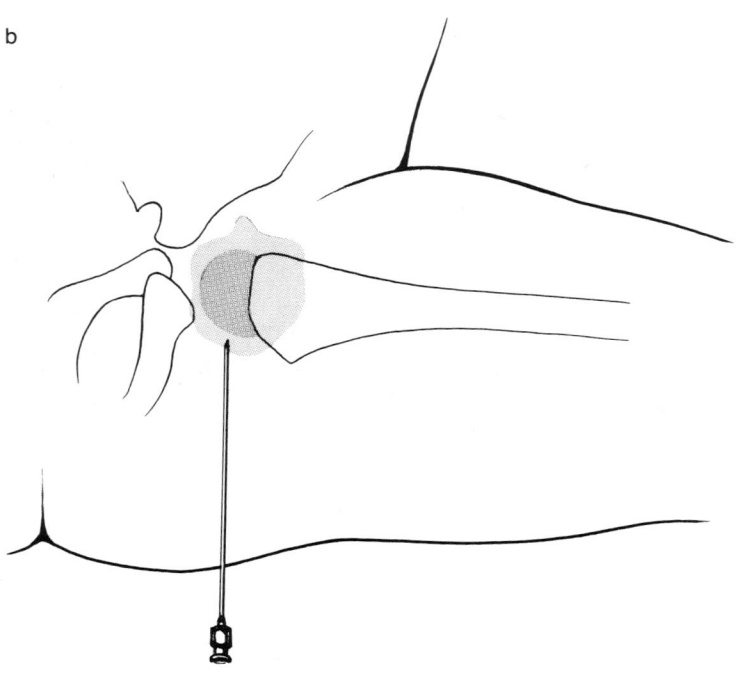

Abb. 24 a u. b Nach der Overhead-Extension befinden sich die Oberschenkel in 90 Grad Beugung und Abduktion (a), so daß sich für die Arthrographie der mediale distale Zugang anbietet (b). Genaue Beschreibung s. Text (aus *H. Kunz:* Operationen im Kindesalter, Bd. II., Thieme, Stuttgart 1975).

und von medial-distal erfolgen. Soll die Arthrographie nach der Repositionsbehandlung erfolgen, eignet sich der mediale distale Zugang (Abb. 24 a u. b) am besten, da sich die Oberschenkel nach der Extensionsbehandlung in einer Außenrotations- und Abduktionsstellung von etwa 90 Grad befinden. Über der mittleren Zirkumferenz der Gesäßfalte wird die Nadel eingestochen und in einer leicht nach kranial-medial ansteigenden Richtung vorgeschoben. Den ersten größeren Widerstand bildet die Gelenkkapsel; wenn diese durchstoßen ist, überzeugt man sich durch kurze Betrachtung unter dem Bildwandler über die Nadellage; sie sollte etwa 1 cm medial der knöchernen Schenkelhalsmetaphyse liegen. Hat man mit der Nadelspitze bereits den knorpeligen Hüftkopf berührt, muß die Nadel ganz geringfügig zurückgezogen werden, bevor man das Kontrastmittel einspritzt. Bei richtiger Nadellage verteilt sich das Kontrastmittel sofort im Gelenkraum, was sich mit dem Bildwandler gut beobachten läßt. Bei der Beurteilung des Arthrogramms müssen die Kopf- und Pfannenkonfigurationen und ihre Stellung zueinander beachtet werden (Abb. 25). Befindet sich zwischen Kopf und Pfanne eine größere Menge von Kontrastmittel, so ist hierfür meist der in die Pfanne eingeschlagene Limbus verantwortlich, der dann ein tieferes Eintreten des Kopfes in die Pfanne verhindert (Abb. 26). Bei älteren Luxationen findet sich darüber hinaus reichlich Pulvinarfettgewe-

Abb. 25 Normales Hüftgelenksarthrogramm mit Schema.
1 Recessus colli
2 Impressio zona orbicularis
3 Recessus glenoidales inferior
4 Impressio ligamenti transversi
5 Recessus acetabuli (ventromedialis und dorsolateralis)
6 Zona orbicularis
7 Recessus capitis
8 Recessus ligamenti teris
9 Limbus
10 Recessus glenoidales superior
11 Recessus supraorbicularis
12 Recessus infraorbicularis

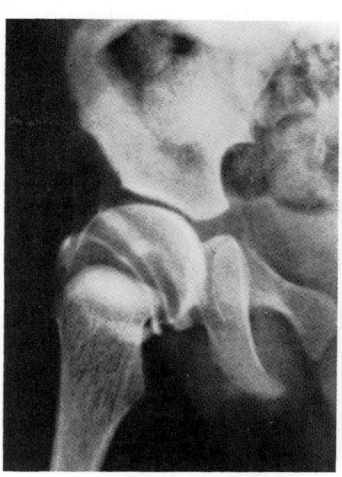
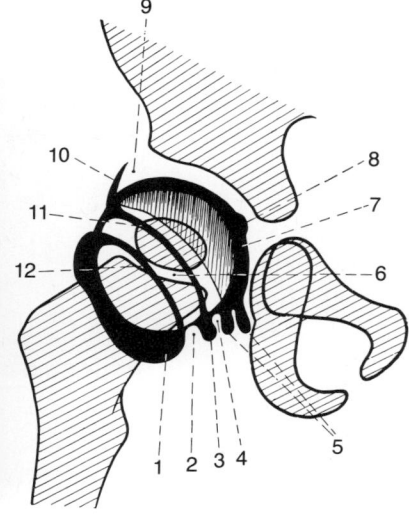

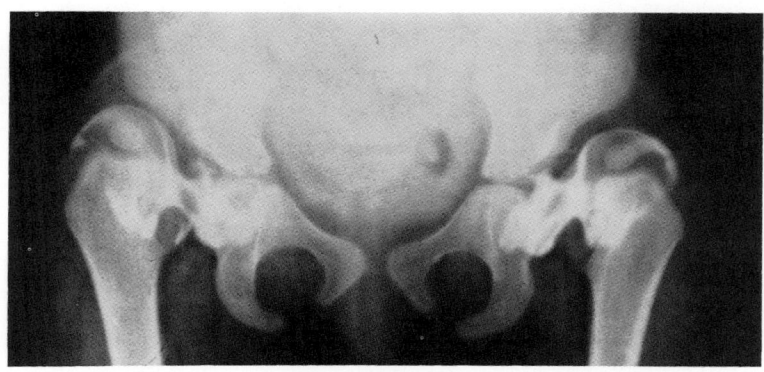

Abb. 26 Doppelseitige angeborene Hüftgelenksluxation. Beachte den hochgradig verengten Kapselschlauch und den eingeschlagenen, gleichsam tropfenförmig aussehenden Limbus.

be in der Pfanne, welches ebenfalls ein tieferes Eintreten des Kopfes verunmöglicht. Bei den noch nicht lange Zeit bestehenden Luxationen gelingt es manchmal, durch vorsichtiges Bewegen des Kopfes den eingeschlagenen Limbus wieder ganz oder teilweise aus der Pfanne herauszukrempeln, was unter dem Bildwandler sichtbar wird. Bei persistierender Luxation des Kopfes und damit erfolgloser Extensionsbehandlung ist ein allfällig verengter Kapselschlauch (Kapselisthmus) zu beachten, der so eng sein kann, daß nur die operative Reposition in der Lage ist, dieses Repositionshindernis zu beseitigen. Bei weitem Kapselschlauch und luxiertem Hüftkopf kann während der Arthrographie ein vorsichtiges manuelles Redressionsmanöver versucht werden. Wegen der Gefahr nachfolgender Kopfnekrose sollte dies bei Nichterfolg keinesfalls mehrmals wiederholt werden und überhaupt nur dem in der Luxationsbehandlung Erfahrenen vorbehalten bleiben. Die Arthrographie nach der Extensionsbehandlung gibt darüber hinaus Auskunft über die Stabilität des reponierten Kopfes. Luxiert bei leichter Streckung und Adduktion der Kopf sofort wieder aus der Pfanne, ist zur besseren Retention eine vorübergehende Gipsfixation nötig, während andernfalls eine Schienenbehandlung ausreicht.

Therapie

Wir müssen hier streng zwischen der Behandlung der Hüftdysplasie und der Behandlung der Hüftluxation unterscheiden. Erstere kann fast immer ambulant, letztere sollte stationär erfolgen.

Behandlung der Hüftdysplasie

Die Behandlung der Hüftdysplasie geschieht mit der Spreizhose. Auch eine bei Geburt diagnostizierte instabile Hüfte mit oder ohne sichtbare Pfannendysplasie wird mit der Spreizhose ausreichend fixiert. Bei der Indikationsstellung zur Spreizhosenbehandlung muß man wissen, daß sich fast alle leichten Dysplasien spontan normalisieren können. Mir hat sich das folgende Vorgehen bestens bewährt: Bei einem Behandlungsbeginn in den ersten 6 Lebensmonaten wird die Spreizhose immer dann verordnet, wenn bei sicher ausgeschlossener Luxation der Pfannendachwinkel über 35 Grad beträgt. Bei einem Winkel von 30–35 Grad erfolgt dagegen die Spreizhosenbe-

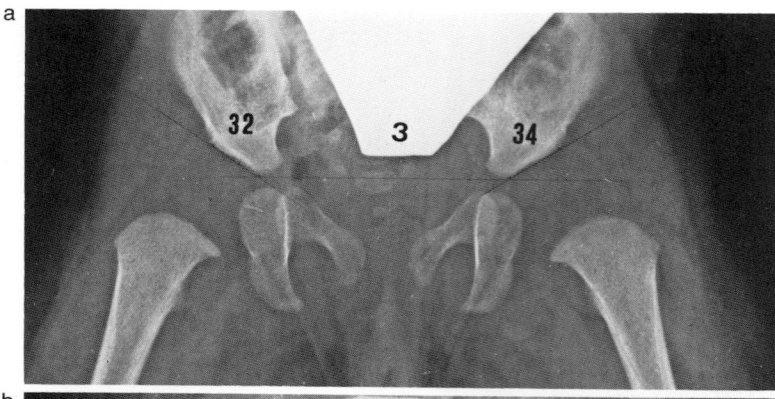
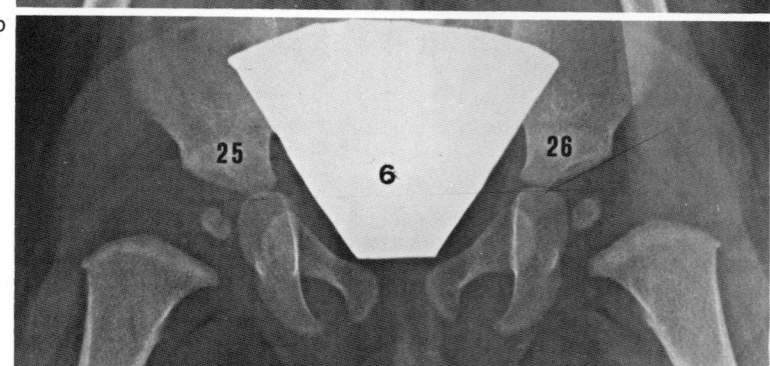

Abb. 27 a u. b   Leichte Hüftdysplasie beidseits im Alter von 3 Monaten.
a Die gemessenen Pfannendachwinkel liegen unter 35 Grad. Eine Abspreizbehinderung wesentlichen Ausmaßes bestand nicht.
b 3 Monate später vollständige Normalisierung der Hüftgelenkspfannen ohne Therapie.

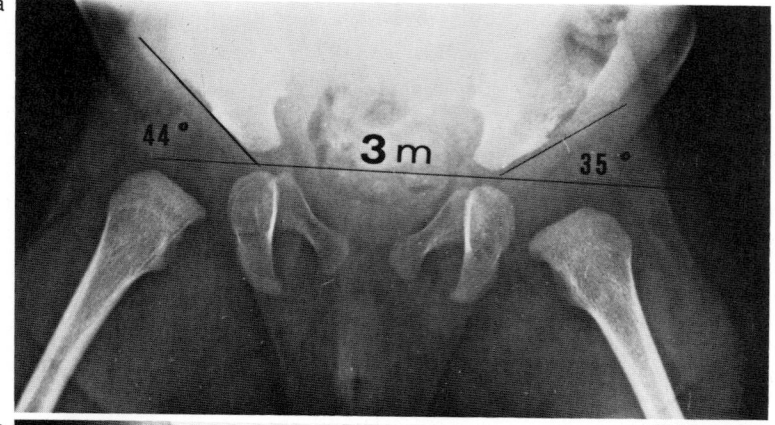
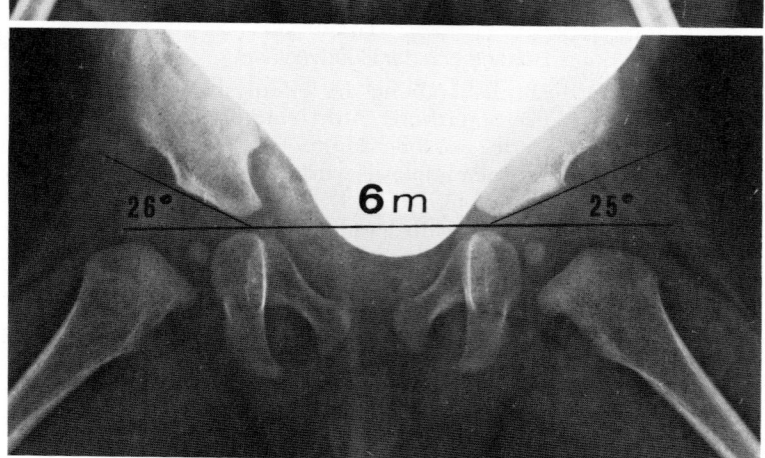

Abb. 28 a u. b   Schwere Hüftdysplasie rechts mit einem AC-Winkel über 40 Grad und leichtere Dysplasie links im Alter von 3 Monaten (**a**). Nach 3monatiger Spreizhosenbehandlung ist beidseits eine Normalisierung der Pfannendächer eingetreten (**b**).

handlung nur (Abb. 27 a u. b), wenn eine ausgesprochen starke Abspreizbehinderung von mindestens 45 Grad vorliegt (normale Abspreizung in diesem Alter knapp 90 Grad). Liegt der Pfannendachwinkel unter 30 Grad, so ist die Spreizhosenbehandlung nur dann indiziert, wenn eine eindeutige Instabilität (Ortolani-Zeichen positiv) festgestellt wurde. Bei über 6 Monate alten Kindern ist dagegen die Spreizhose bereits bei einem Pfannendachwinkel von 30 Grad indiziert. Die Größe der Spreizhose ist so zu wählen, daß bei der klinisch ohne forcierten Druck möglichen Abduktion der Hüfte die Spreizhose einen 1–2 Querfinger großen Abstand zur Kniekehle aufweist. Das Abspreizen muß nämlich langsam erfolgen wegen der zwar seltenen Gefahr einer Kopfnekrose. Nach 6 Wochen, bei starker Abspreizbehinderung schon nach 3–4 Wochen, ist die Spreizhose wegen der inzwischen größer gewordenen Abduktion zu klein und muß durch eine meist um 2–4 cm breitere ersetzt werden. Die Dauer der Behandlung ist je nach Schwere der Dysplasie und dem Alter des Säuglings unterschiedlich. Bei Behandlungsbeginn in den ersten Lebensmonaten kommt es zur raschen Normalisierung der Pfannendächer innerhalb von 2–3 Monaten (Abb. 28 a u. b). Nach dieser Zeit ist ein neues Röntgenbild anzufertigen. Liegt der Pfannendachwinkel jetzt unter 30 Grad, sollte die Spreizhose weggelassen werden, weil eine zu lange Behandlung die wichtige motorische Aktivität des Säuglings beeinträchtigt und u. U. das Entstehen einer verstärkten Coxa antetorta begünstigt. Zeigt sich nach 3monatiger Behandlung keine Besserung des Pfannendachwinkels, so hat es sich mit großer Wahrscheinlichkeit nicht nur um eine Hüftdysplasie gehandelt, sondern bereits um eine Luxation, deren Reposition mit der Spreizhose allein meist nicht möglich ist. Die Primärdiagnose war also in diesem Fall falsch, eine Luxationsbehandlung muß raschestens erfolgen.

Bei vollständig oder weitgehend normalisierten Pfannendachwinkeln und korrekter Position der Hüftköpfe kann die Behandlung abgeschlossen werden. In Zweifelsfällen empfiehlt sich eine nochmalige Kontrolle.

Behandlung der Hüftluxation

Für die Behandlung der Hüftluxation gibt es zahlreiche Verfahren. Das Ziel der Hüftluxationsbehandlung ist die Reposition des Hüftkopfes und seine anschließende Retention bis zur Normalisierung der dysplastischen Pfanne. Die Repositionsbehandlung, bei der wir die *geschlossene* und die *operative* Reposition unterscheiden, muß außerordentlich vorsichtig und schonend erfolgen, weil sonst die Gefahr der Kopfnekrose besteht, damit aber das wesentlichste Behandlungsziel – nämlich eine Normalisierung des Gelenks – nicht erreicht würde. Eine weitere Ursache der gefürchteten Kopfnekrose ist die langdauernde Retention im Gipsverband, so daß heute, wenn immer möglich, funktionelle Retentionsverfahren bevorzugt werden.

Bei der geschlossenen Reposition hat sich die klassische Methode in Form der manuellen Einrenkung in Narkose mit und ohne Vorextension bei gleichzeitiger Adduktorentenotomie *nicht* bewährt, wie die hohe Kopfnekrosenrate beweist, die nach Angaben der Literatur zwischen 20 und 75% schwankt. Heute verfügen wir über eine Reihe schonender Repositionsverfahren, die teilweise sogar funktionellen Charakter haben (Längsextension mit anschließender Abduktion nach Putti, Overhead-Extension nach Craig, kombinierte Längs- und Overhead-Extension nach Krämer, Hanausek-Apparat, Hoffmann-Daimler-Schiene, Pavlik-Bandage). Die Wertung der einzelnen Verfahren ist insofern schwierig, da die als Erfolgskriterium wichtige Kopfnekrosenrate bei gleichen Behandlungsverfahren von verschiedenen Autoren unterschiedlich angegeben wird. Auch wird in den verschiedenen Mitteilungen zu wenig der Schweregrad der Luxation in bezug auf die Erfolge mit dem jeweils bevorzugten Behandlungsverfahren differenziert. So ist eine bereits in den ersten Lebensmonaten entstandene Luxation, die erst am Ende des 1. Lebensjahres oder später diagnostiziert wird, wesentlich schwieriger zu behandeln als eine Luxation, die infolge ausgeprägter Pfannendysplasie erst nach dem 1. Lebensjahr entsteht und nur langsam fortschreitet. Wahrscheinlich ist jedes der erwähnten Repositionsverfahren, deren genaue Beschreibung den Rahmen dieser Darstellung sprengen würde, in der Hand des Erfahrenen geeignet. Ein gut eingearbeitetes und nicht ständig wechselndes Team von Schwestern und Ärzten ist Voraussetzung für die optimale Repositionsbehandlung. Uns hat sich seit über 10 Jahren die Overhead-Extension bestens bewährt (Abb. 29 a u. b), die Kopfnekrosenrate bei dieser Behandlung betrug im eigenen Krankengut 2% und liegt damit an der unteren Grenze der sonst angegebenen Daten. Die Extension erfolgt bei der Overhead-Behandlung für einige Tage in vertikaler Richtung, d. h. bei 90 Grad Beugung, danach wird die Beugung um etwa 10–20 Grad verstärkt und schließlich aus dieser Position heraus langsam bis zur Unterlage abgespreizt. Das erforderliche Extensionsgewicht richtet sich nach dem Gewicht des Säuglings, wobei das Gesäß gerade von der Unterlage abgehoben sein soll. Die Dauer der Overhead-Extension beträgt je nach Schwere der Luxation 2–4 Wochen; sie ist prinzipiell auch noch nach dem 2. Lebensjahr möglich und erfolgreich. Wir bevorzugen jedoch heute bei Luxationen, die erst nach dem 2. Lebensjahr diagnostiziert werden, im Anschluß an eine 2–3wöchige Längsextension die operative Reposition, da bei diesen Spätluxationen ohnehin eine operative Korrektur der Pfanne und des proximalen Femurendes nötig sind.

Nicht immer läßt sich mit der geschlossenen Behandlung eine vollständige Reposition des Hüft-

11.26 Knochen und Gelenke

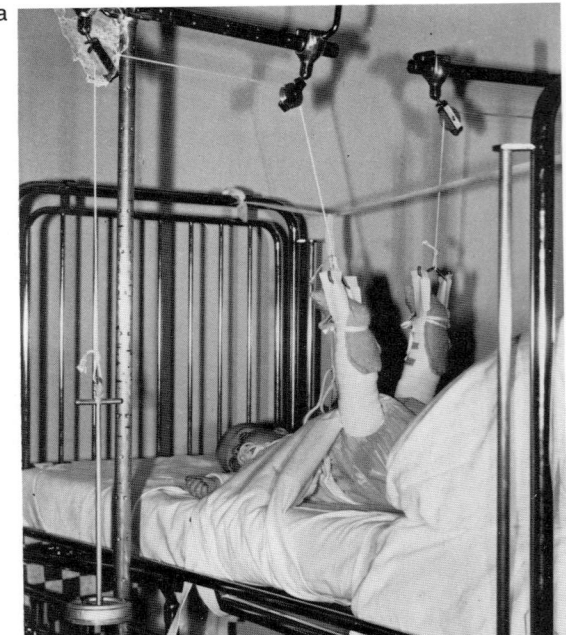

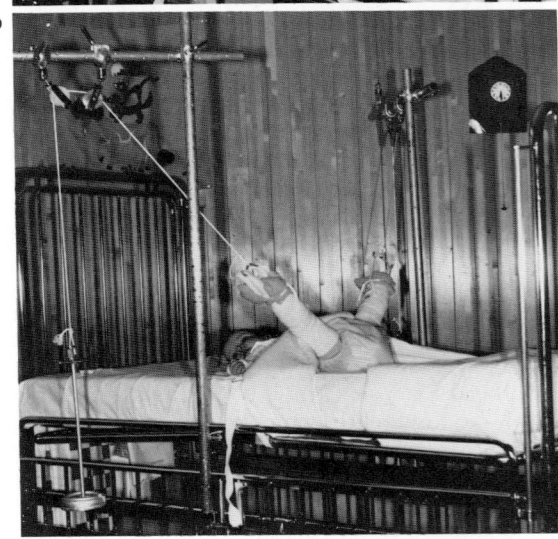

Abb. 29a u. b Overhead-Extension bei Beginn der Behandlung (a) und während der Abspreizphase (b).

gen können. Da Abduktions- und Extensionsbewegungen in der Schiene gesperrt sind, kann eine Reluxation nicht eintreten. Die Pflege in der Schiene ist einfach, sie besteht meist aus Plexiglas und kann beim Baden angelassen werden. Die Dauer der Schienenbehandlung ist abhängig vom Alter der Kinder und vom Schweregrad der Dysplasie. Prinzipiell sollte die Schiene bis zur weitgehenden Normalisierung der Pfannen belassen werden, keinesfalls aber länger als ein Jahr, weil sonst die Gefahr besteht, daß sich eine verstärkte Antetorsion des Schenkelhalses und Hüftkopfes entwickelt; bei einem Behandlungsbeginn nach dem 1. Lebensjahr sollte die Schiene im allgemeinen nicht länger als 6 Monate getragen werden, weil sonst der Bewegungsdrang der Kinder allzu sehr beeinträchtigt wird (Abb. 30a–c). Haben sich zu diesem Zeitpunkt die Pfannenverhältnisse nicht ausreichend normalisiert, ist es besser, operative Maßnahmen (s. dort) zu ergreifen.

Bei instabiler Reposition fixieren wir die Hüftgelenke in der Lorenz-Stellung für die Dauer von 4 Wochen in einem Gipsverband und erreichen in dieser Zeit fast immer eine ausreichende Stabilisierung durch entsprechende Kapselretraktion. Im Anschluß daran wird die Behandlung mit der Browneschen Schiene fortgesetzt.

Operative Reposition. Sie ist bei entsprechender Erfahrung mit der geschlossenen Reposition selten nötig. In unserem Krankengut, in dem sich auch einige andernorts erfolglos konservativ vorbehandelte Luxationen finden, war die operative Reposition nicht einmal bei 10% nötig. Die Technik wird unterschiedlich gehandhabt. Beim *Zugang nach Ludloff*, der über den Adduktoren – also von medial-kaudal – in der Lorenz-Stellung erfolgt, ist von Vorteil, daß diese Position nach der erfolglosen geschlossenen Reposition vorgegeben ist und man nicht wie bei anderen Zugängen das Bein in Streckstellung zurückführen muß. Der Einblick in die Pfanne ist gut. Nachteilig ist, daß allfällig notwendige Korrekturen an der Pfanne oder am proximalen Femurende von diesem Zugang nicht möglich sind. Letzteres ist der große Vorteil beim von uns bevorzugten ventrolateralen *Zugang nach Watson-Jones*, der sich beliebig nach ventro-kranial bzw. lateral-distal verlängern läßt und auf diese Weise eine gleichzeitige Beckenosteotomie zur Pfannenkorrektur oder auch eine intertrochantere Korrekturosteotomie bei Fehlstellungen des proximalen Femurs erlaubt. Nicht selten ist nämlich eine hochgradig verstärkte Antetorsion die Ursache eines Mißerfolgs bei der geschlossenen Reposition.

Technik. Zwischen dem Glutaeus medius und Tensor fascia latae gelangt man ohne Mühe auf die Hüftgelenkkapsel, die T-förmig entlang dem Pfannendach mit einer Längsinzision in Richtung Schenkelhals gespalten wird. Bei der Kapselinzision dürfen die lateralen Epiphysengefäße nicht verletzt werden. Nach Entfernen allfälligen Fettge-

kopfes erzielen, so daß es sich empfiehlt, nach Abschluß der Extension eine Arthrographie in Narkose durchzuführen (Beschreibung s. oben). Zeigt die Arthrographie einen vollständig reponierten Hüftkopf und ist dieser bei der Untersuchung stabil im Gelenk, erfolgt die weitere Behandlung mit der Browneschen Schiene. Mit ihr wird die durch die Overhead-Extension entstandene Abduktions-Flexions-Position beibehalten, der Kopf steht tief in der Pfanne, ist aber nicht vollständig fixiert, so daß der für die Pfannenbildung notwendige funktionelle Reiz möglich wird, weil die Kinder in der Schiene ihre Hüftgelenke bewe-

Abb. **30 a–b** Hüftluxation links bei einem 6 Monate alten Mädchen (**a**). Nach 4wöchiger Overhead-Extension gelingt die Reposition ohne Mühe. Das zu diesem Zeitpunkt angefertigte Arthrogramm zeigt gute Kopfeinstellung, der Pfannenlimbus ist gut ausgekrempelt. Zu diesem Zeitpunkt besteht selbstverständlich noch eine schwere Dysplasie der Pfanne (**b**). Während der arthrographischen Untersuchung zeigte sich eine nur geringe Instabilität des Kopfes, weshalb eine Brownesche Schiene für die Dauer von 6 Monaten gegeben wurde. Danach deutliche Besserung der Pfannendysplasie, im Alter von 2 Jahren (**c**) normale Hüftgelenksverhältnisse, kein Unterschied zur nicht-luxierten rechten Hüfte.

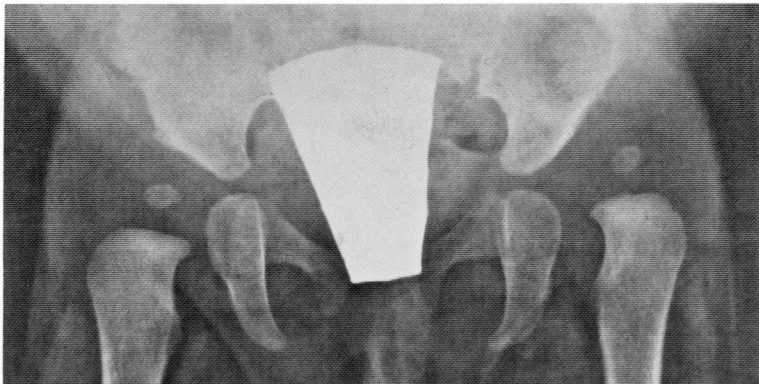

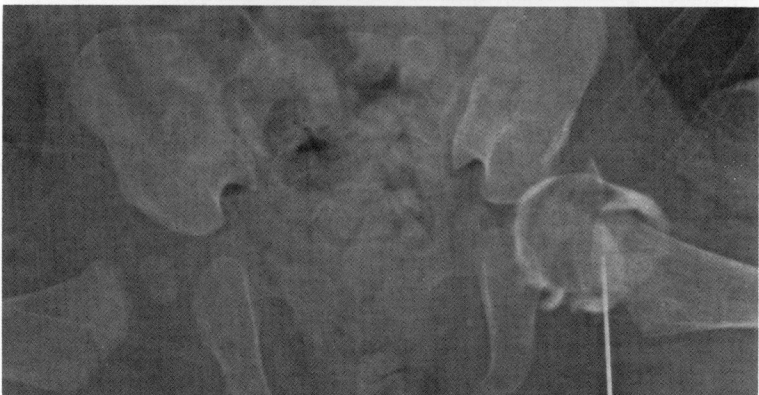

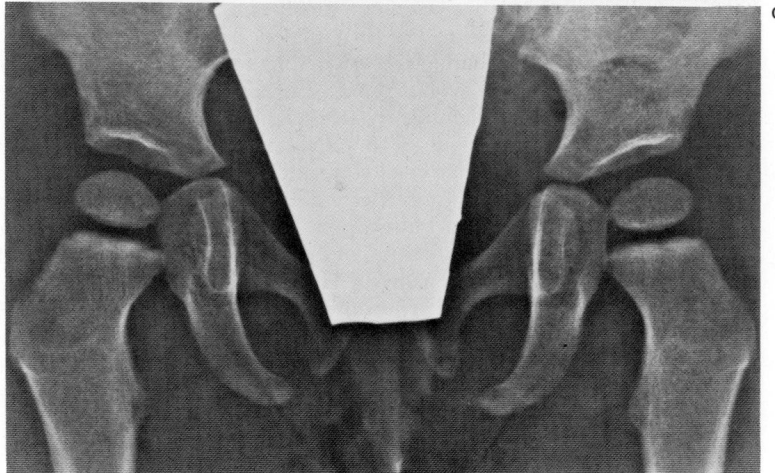

webes aus der Pfanne, dem Einkerben des distal verengten Kapselschlauchs und dem Umkrempeln oder notfalls der Resektion des eingeschlagenen Limbus läßt sich die Reposition durchführen. Die ventralen Kapselanteile sind meist schlaff und werden am Becken fest verankert. Bei Kindern nach dem 1. Lebensjahr kann zusätzlich die Beckenosteotomie nach Salter erfolgen, wodurch der Hüftkopf zusätzliche Stabilität erhält. Droht schon intraoperativ die Reluxation des Hüftkopfes infolge einer hochgradig verstärkten Antetorsion, ist es zweckmäßig, diese Fehlstellung durch eine intertrochantere Osteotomie zu korrigieren. Die Nachbehandlung nach der operativen Reposition beschränkt sich im allgemeinen auf eine 4- bis 6wöchige Gipsfixation, an die sich eine weitere funktionelle Retention in einer Ponsetti-Schiene anschließt, abhängig vom Alter des Kindes und dem Ausmaß der Dysplasie.

11.28 Knochen und Gelenke

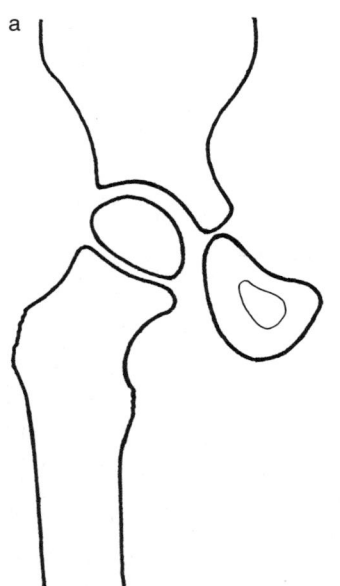 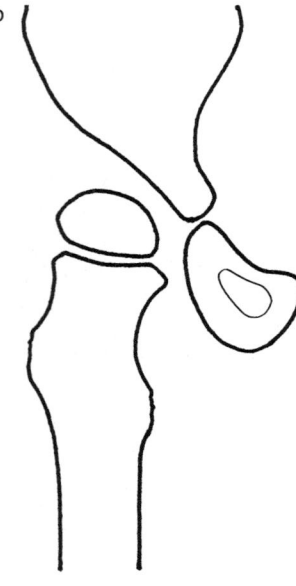

Abb. 31 Die Coxa valga et antetorta bei persistierender Pfannendysplasie (**b**) ist eine präarthrotische Deformität.

Korrekturosteotomien

Auch nach erfolgreicher Repositionsbehandlung ist die Problematik der Luxationshüfte nicht abgeschlossen. Besonders wenn die Hüftluxation erst nach dem 1. Lebensjahr diagnostiziert und behandelt wurde, hat sich bis zu diesem Zeitpunkt eine meist schwere Pfannendysplasie entwickelt und häufig auch eine Fehlstellung des proximalen Femurendes. Bei letzterer handelt es sich um eine Coxa valga et antetorta, wobei die Coxa valga, d. h. die verstärkte Abwinkelung zwischen Femurschaft und Schenkelhals in der Frontalebene, oft nur projektionsbedingt steiler erscheint, und zwar wegen der meist erheblich vergrößerten Antetorsion des Schenkelhalses und Hüftkopfes. Hierbei handelt es sich um die Abwinkelung des proximalen Femurs aus der Frontalebene in die Horizontalebene, also nach ventral. Während normalerweise im Alter von 2 Jahren der Schenkelhalswinkel bei 140 Grad und der Antetorsionswinkel bei etwa 30 Grad liegen, können diese Winkel bei der Luxationshüfte erheblich verstärkt sein, wobei vor allem die Antetorsion Werte erreicht, die weit über 60 Grad liegen. Die spontane Rückbildung der erheblich verstärkten Antetorsion und der schweren Pfannendysplasie ist häufig nur bei frühzeitiger, d. h. vor dem 1. Lebensjahr erfolgter Reposition des Hüftkopfes möglich, d. h. wenn frühzeitig die für das normale Wachstum erforderlichen Druck- und Zugkräfte zwischen Kopf und Pfanne wirken können. Nach dem 2. Lebensjahr war beispielsweise im eigenen Krankengut nur bei 20% der reponierten Hüftluxationen eine spontane Pfannennormalisierung eingetreten. Bleiben die beiden Deformitäten unbehandelt, besteht einmal die Gefahr der allmählichen Reluxation, aber auch die Gefahr einer späteren Koxarthrose infolge ungenügender Kongruenz zwischen Kopf und Pfanne (Abb. 31). Die Kraftübertragung geschieht dann auf einer kleineren, allzu sehr beanspruchten Fläche. Diese beiden, nicht selten kombinierten Fehlstellungen sind demnach sog. *präarthrotische Deformitäten.*

Die Indikation zur operativen Behandlung der Coxa valga et antetorta bei der Luxationshüfte ist gegeben, wenn auf der Beckenübersichtsaufnahme keine ausreichende Überdachung des Hüftkopfes durch die Pfanne besteht und damit eine sog. Coxa valga subluxans vorliegt. Die Korrektur erfolgt am besten durch eine *intertrochantäre Derotations-Varisations-Osteotomie.* Um das genaue Ausmaß der jeweiligen Fehlstellung und damit das Ausmaß der Korrektur bestimmen zu können, müssen der reelle CCD-Winkel und der reelle AT-Winkel gemessen werden. Dies geschieht mittels einer a.-p. Aufnahme der Hüften und einer Aufnahme nach Dunn, wobei die hierdurch gemessenen virtuellen Werte anhand der Rippstein-Tabelle in die reellen Werte umgesetzt werden können. Für die Korrektur ist ein reeller CCD-Winkel von etwa 120 Grad und ein reeller Antetorsionswinkel von ca. 10–20 Grad anzustreben. Das auf diese Weise errechnete Korrekturausmaß wird nun auf einer funktionellen Röntgenaufnahme überprüft, um zu sehen, ob der Hüftkopf nach der Osteotomie eine gute Einstellung in der Pfanne aufweisen kann. Beispiel: Bei einer Coxa valga et antetorta mit einem reellen CCD-Winkel von 140 Grad und reellem AT-Winkel von 70 Grad müßten, um auf einen CCD-Winkel von 120 Grad zu kommen, 20 Grad varisiert, und um einen Antetorsionswinkel von 20 Grad zu erzielen, 50 Grad derotiert werden. Auf der Funktionsaufnahme werden deshalb die Beine um 20 Grad abduziert und um 50 Grad nach innen gedreht.

Auf die Technik der intertrochanteren Derota-

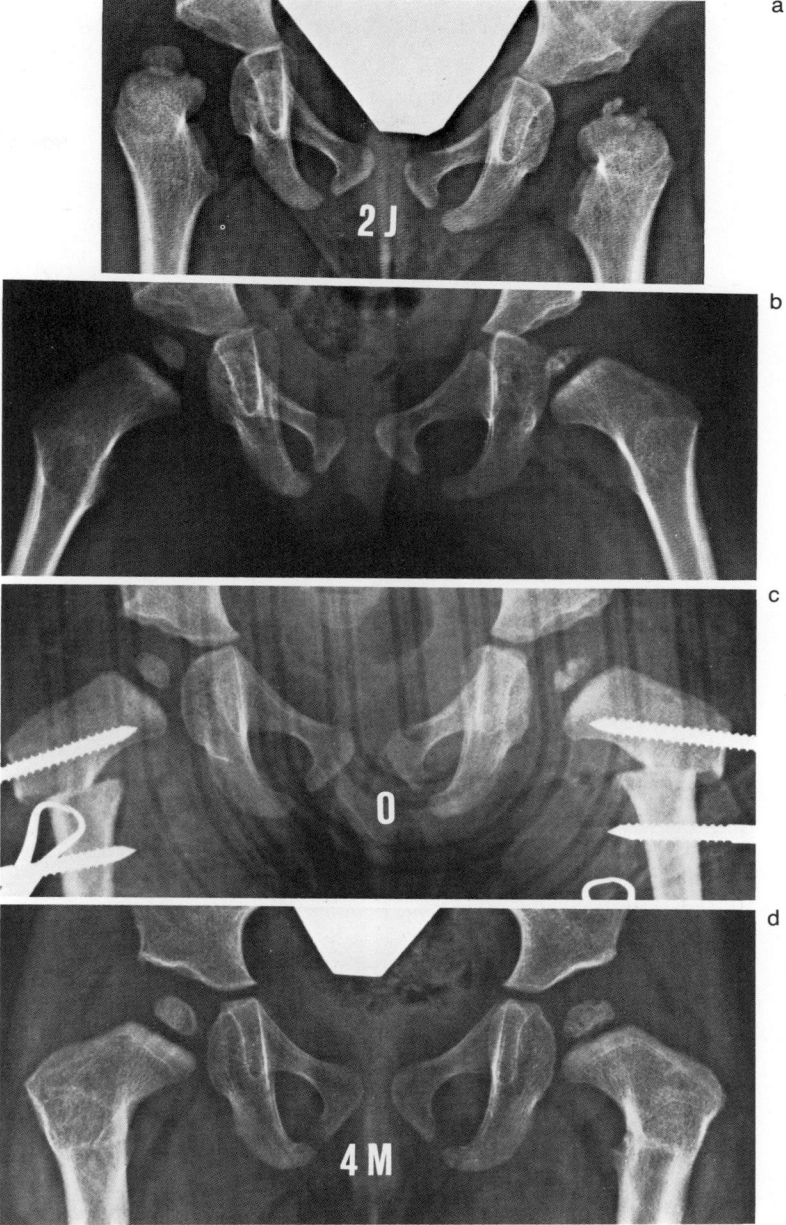

Abb. 32 a–d Ausgeprägte Coxa valga et antetorta nach andernorts behandelter Luxation. Beachte die deutliche Kopfumbaustörung links bei dem 2jährigen Mädchen (a). Die Korrekturaufnahme mit 20 Grad Abduktion und 50 Grad Innenrotation zeigt beidseitig gute Kopfeinstellung (b). Entsprechend erfolgte die Korrekturosteotomie, Fixation mit Schanzschen Schrauben unter Verwendung des Fixateur externe (c). Bereits 4 Monate später deutliche Besserung der Kopfumbaustörung sichtbar (d).

tions-Varisations-Osteotomie soll hier nur kurz eingegangen werden. Genaueres ist aus den einschlägigen Operationslehren (LANGE, MÜLLER, KUNZ) zu entnehmen. Nach der typischen intertrochanteren Darstellung unter temporärem Ablösen des Vastus lateralis, Darstellung des Adamschen Bogens, Markierung des Trochanter minor (Osteotomiehöhe), des Schenkelhalses mit Kirschner-Draht (Antetorsion!) und der Trochanterepiphysenfuge mittels einer Nadel (Verletzung der Fuge durch Osteosynthesematerial verursacht Wachstumsstörung) wird das Ausmaß der gewünschten Varisation und Derotation mittels entsprechend gegeneinander abgewinkelten Kirschner-Drähten und in den Schenkelhals eingebohrten Fixationsschrauben bzw. des eingebrachten Plattensitzinstrumentes bestimmt. Nach der meist planen intertrochanteren Osteotomie, der medialen Keilentnahme aus dem proximalen Fragment und der Derotation des distalen Fragmentes wird die Osteotomie mit einer Winkelplatte oder auch mit Schanzschen Schrauben unter Verwendung des Fixateur externe, gelegentlich auch nur mit Kirschner-Drähten, fixiert. Die beiden letzteren Verfahren werden vor allem bei kleinen, unter 4 Jahre alten Kindern bevorzugt, um ihnen die Zweitope-

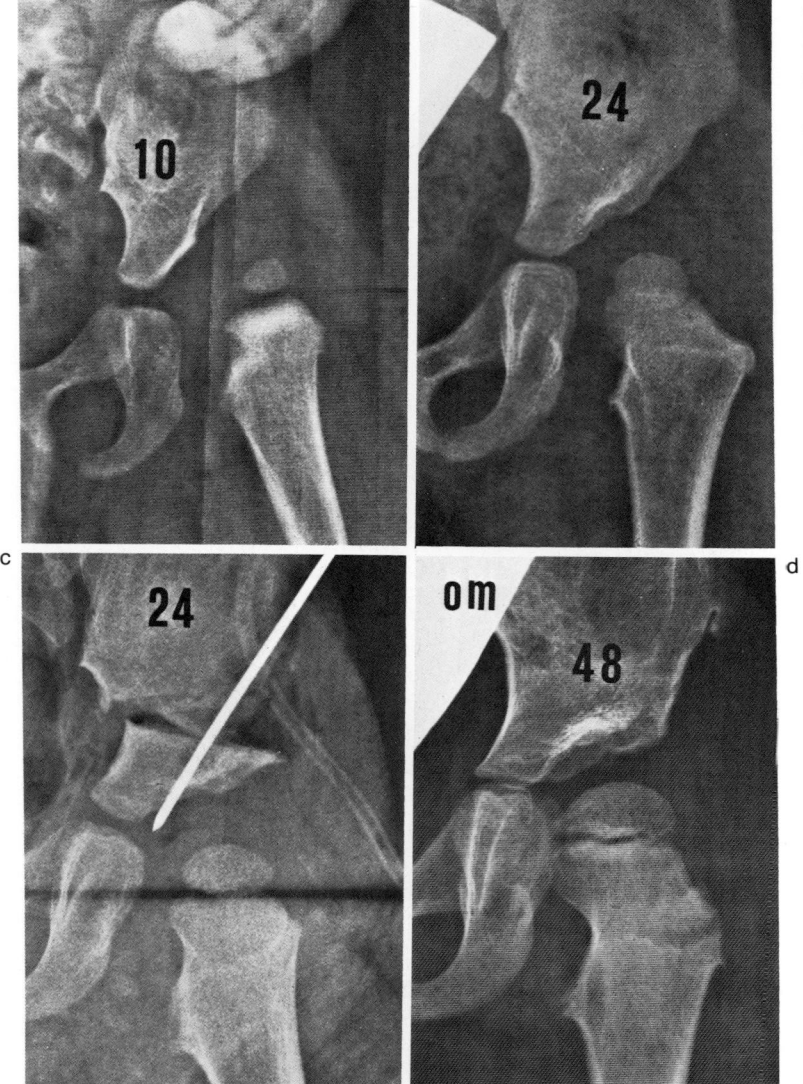

Abb. 33 a–d Beispiel für eine Beckenosteotomie nach *Salter*. Bei der im Alter von 10 Monaten diagnostizierten Hüftluxation (a) ist es durch die Overhead-Extension zur Reposition gekommen. Im Alter von 2 Jahren (b) immer noch schwere Dysplasie der Hüftgelenkspfanne, deshalb Beckenosteotomie nach *Salter* (c). 2 Jahre später (d) gute Überdachung des Hüftkopfes; die ursprünglich erheblich verstärkte Coxa valga et antetorta hat sich spontan geringgradig verbessert.

ration zur Entfernung des Osteosynthesematerials zu ersparen (Abb. 32 a–d); der für diese weniger stabilen Osteosyntheseverfahren erforderliche Gipsverband ist ohnehin bei kleineren Kindern postoperativ zur besseren Pflege wünschenswert. Die knöcherne Konsolidierung der Osteotomie benötigt selten länger als 6 Wochen, so daß nach dieser Zeit mit der allmählichen Mobilisation begonnen werden kann.

Die Indikation zur Korrektur einer persistierenden Pfannendysplasie ist unseres Erachtens dann gegeben, wenn nach dem 2. Lebensjahr der Pfannendachwinkel noch mehr als 30 Grad beträgt. Die für die Korrektur in Frage kommenden Verfahren sind vor allem die *Beckenosteotomie nach Salter*, die sog. *Azetabuloplastik* und die *Beckenosteotomie nach Chiari*. Die beiden erstgenannten Verfahren, bei denen der Hüftkopf mit hyalinem Pfannenknorpel gedeckt werden kann, sollten vor allem bei kleineren Kindern bevorzugt werden, während die Beckenosteotomie nach Chiari eher bei über 10jährigen und bei Erwachsenen Anwendung findet.

Auf die *Technik* soll wiederum nur kurz eingegangen werden. Bei der *Beckenosteotomie nach Salter* wird von einem Smith-Petersen-Schnitt unter Schonung des N. cutaneus femoris lateralis die innere und äußere Beckenschaufel nach Spaltung der Darmbeinkammapophyse dargestellt. Die Osteotomie erfolgt in Höhe der Spina iliaca anterior inferior senkrecht zum Foramen ischiadicum majus. Danach wird das distale Fragment und damit auch die Pfanne mit Drehpunkt in der Symphyse nach lateral-kaudal und ventral gekippt, die

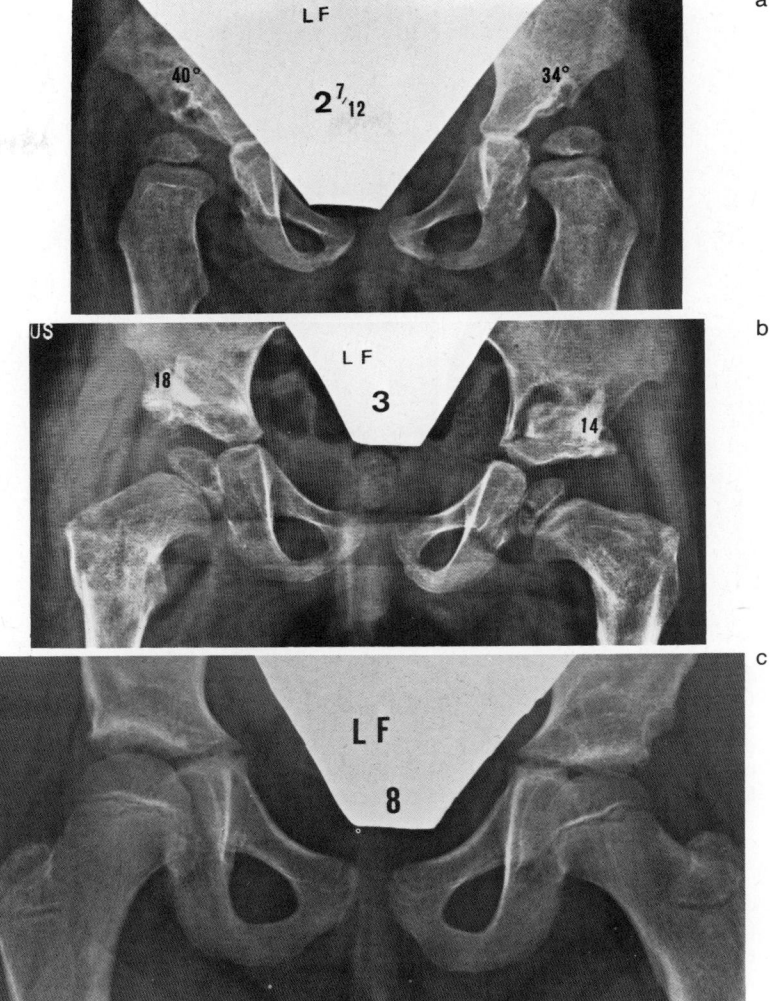

Abb. 34 a–c Diagnose der beidseitigen Luxation im Alter von 18 Monaten. Trotz erfolgreicher Repositionsbehandlung mit der Overhead-Extension besteht im Alter von 2½ Jahren immer noch eine ausgeprägte Pfannendysplasie bei Coxa valga et antetorta (a). Aus diesem Grunde doppelseitige Derotations-Varisations-Osteotomie mit Azetabuloplastik beidseits (b). Bei der Nachuntersuchung 5½ Jahre später (c) beidseits gute Kopfeinstellung und Überdachung.

Pfanne damit gleichsam über den Hüftkopf gestülpt. In den entstandenen Spalt zwischen distalem und proximalem Fragment wird ein Knochenspan, der meist direkt aus dem knöchernen Darmbeinkamm entnommen werden kann, eingebolzt; eine zusätzliche Fixation der Fragmente mit einem Kirschner-Draht ist ratsam (Abb. 33 a–d).
Bei der *Azetabuloplastik*, die vom gleichen Zugang aus erfolgen kann, wird nur die äußere Beckenschaufel bis zum Ansatz der Hüftgelenkkapsel dargestellt. Unter Bildwandlerkontrolle wird nun mit einem Hohlmeißel knapp oberhalb des Kapselansatzes halbmondförmig entsprechend der Rundung der Pfanne eingemeißelt mit Richtung auf die mediale Begrenzung der Y-Fuge. Die innere Beckenkortikalis bleibt meist intakt und muß nur bei rigidem Knochen ebenfalls durchtrennt werden.

Durch vorsichtig hebelnde Bewegungen läßt sich das Pfannendach nach lateral-kaudal drücken. Damit entsteht zwar zunächst eine Art Knickpfanne, die sich aber, wie Spätuntersuchungen zeigten, vollständig normalisiert. In den entstandenen Spalt wird wiederum ein kräftiger Knochenspan, meist aus der Knochenbank, eingebolzt (Abb. 34 a–c). Sowohl bei der Beckenosteotomie nach Salter wie bei der Azetabuloplastik erfolgt eine 4–6wöchige Fixation im Beckengips und im Anschluß daran die Mobilisation.
Ebenfalls durch den ventralen Zugang nach Smith-Petersen erfolgt die *Beckenosteotomie nach Chiari*, bei der wiederum die innere und äußere Beckenschaufel dargestellt werden. Da diese Osteotomie unterhalb der Spina iliaca anterior inferior durchgeführt werden muß, sind der proximale Ansatz

a b c

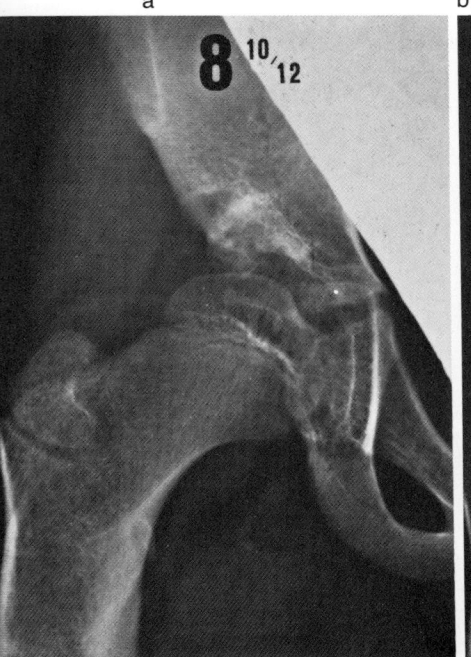 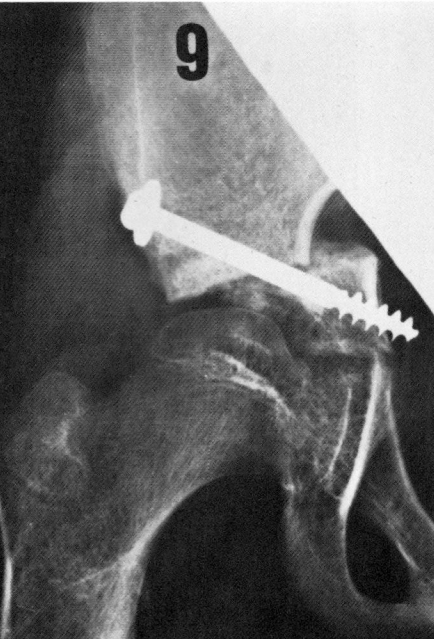 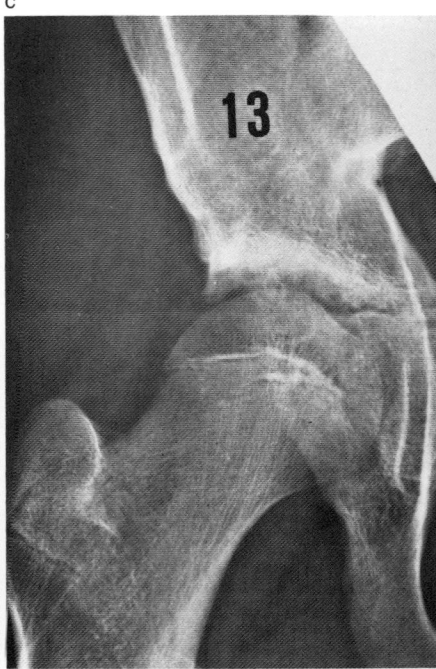

Abb. 35 a–c Beispiel für eine Beckenosteotomie nach *Chiari*. Bei diesem 9jährigen Mädchen war im Alter von 3 Jahren eine Derotations-Varisations-Osteotomie durchgeführt worden. Im Alter von fast 9 Jahren immer noch schwere Dysplasie der Hüftgelenkspfanne (**a**). Mit einer Beckenosteotomie nach *Salter* und einer Azetabuloplastik wäre in diesem Alter keine befriedigende Überdachung des Kopfes zu erzielen, deshalb erfolgte diese tief angesetzte Beckenosteotomie nach *Chiari* (**b**). 4 Jahre später, im Alter von 13 Jahren, gute Überdachung des Hüftkopfes (**c**).

der Kapsel und auch Teile der Sehne des Rectus femoris abzulösen. Die leichte bogenförmige Osteotomie sollte von distal-lateral nach proximal-medial leicht ansteigen; danach wird das distale Fragment nach medial, das proximale nach lateral geschoben, bis eine ausreichende Überdachung des Hüftkopfes gewährleistet ist. Zwischen Hüftkopf und dem neugebildeten, meist knöchernen Pfannendach liegt Kapselgewebe, das sich unter der entsprechenden Belastung in einen fibrösen Knorpel umwandeln kann.

Die beiden Osteotomiefragmente werden meist mit einer Spongiosaschraube ausreichend fixiert, so daß postoperativ im allgemeinen keine Beckengipsfixation erforderlich ist. Bei unter 10jährigen Kindern empfiehlt es sich, die Beckenosteotomie nach Chiari noch tiefer, d. h. intrakartilaginär zu beginnen, da auf diese Weise am lateralen Anteil des proximalen Fragmentes Wachstumsknorpel haftet, der während des weiteren Wachstums für ein Persistieren des neugebildeten Pfannendachs Sorge trägt (Abb. 35 a–c). Besteht dagegen das neugebildete Pfannendach nur aus Knochen, so entfernt es sich bei jüngeren Kindern im Laufe des weiteren Wachstums zu weit nach proximal, und der Hüftkopf verliert dann seine Abstützung. Die Indikation für die Beckenosteotomie nach Chiari vor dem 10. Lebensjahr ist allerdings wegen der schlechteren Qualität in bezug auf eine Pfannennormalisierung nur bei extremen Pfannendysplasien oder Kopffehlstellungen durchzuführen, wenn mit den beiden erstgenannten Verfahren keine Korrektur möglich ist.

An intraoperativen *Komplikationen* bei den Beckenosteotomien drohen, abgesehen von einer falsch angelegten Osteotomiehöhe, vor allem die Verletzung von Beckengefäßen und Nerven. Um diese zu vermeiden, ist besonders bei der Durchtrennung des dorsalen Beckenanteils größte Vorsicht geboten und ein entsprechender Schutz mit Hohmann-Haken oder dergleichen unbedingt notwendig.

Die Resultate der Beckenosteotomie sind, wie eine eigene Zusammenstellung von über 150 derartigen Eingriffen zeigte, günstig, wobei die Normalisierung der Pfanne am besten mit der Beckenosteotomie nach Salter und auch der Azetabuloplastik gelingt.

Prognose

Die zunehmende Früherkennung und Frühbehandlung der Luxationshüfte, insbesondere aber die frühzeitige Behandlung der Hüftdysplasie mit einer Spreizhose haben die früher schlechte Prognose des Leidens deutlich gebessert. Die Erkenntnis, daß im Alter von 2 Jahren bei bestehender Coxa valga et antetorta und bzw. oder einer immer noch persistierenden Pfannendysplasie nicht lange mit operativen Korrekturen dieser präarthrotischen Deformitäten gezögert werden soll, gibt berechtigten Anlaß zu der Hoffnung, daß die Luxationskoxarthrose als bisher zweithäufigste Ursache sekundärer Koxarthrosen zurückgehen wird. Das prophylaktische Breitwickeln aller Säuglinge ist eine zwar sinnvolle Maßnahme, um leichte Hüftdysplasien zur spontanen Heilung zu bringen, für schwere Dysplasien ist es dagegen allein nicht ausreichend, vor allem weil es nach dem 3. Monat wegen der Größe der Oberschenkel nicht mehr suffizient durchführbar wird. Für eine gute Prognose des Leidens am wichtigsten ist deshalb nach wie vor die Frühdiagnose einer alleinigen Hüftdysplasie.

Literatur

Andren, L., S. von Rosen: The diagnosis of dislocation of the hip in newborns and the primary results of immediate treatment. Acta radiol. (Stockh.) 49 (1958) 89

Chiari, K.: Der pfannenergänzende und pfannenorientierende Eingriff. In Kunz, H.: Operationen im Kindesalter, Bd. 2. Thieme, Stuttgart 1975 (S. 180–190)

Jani, L.: Entwicklung der dysplastischen Hüftgelenkspfanne nach der Overhead-Extension. Orthop. Prax. 9 (1973) 365

Jani, L.: Operative Behandlung der präarthrotischen Deformitäten der Hüftgelenkspfanne bei der congenitalen Hüftluxation. Z. Orthop. 112 (1974) 605

Jani, L.: Differenzierte Indikationsstellung zu den pfannendachplastischen Eingriffen. Ges. f. Orthopädie der DDR, Tagungsband 76, 1976 (S. 193)

Krämer, J.: Funktionelle Behandlung der Hüftdysplasie und Hüftverrenkung. Bücherei des Orthopäden, Bd. 14. Enke, Stuttgart 1975

Lange, M.: Orthopädisch-chirurgische Operationslehre, 2. Aufl. Bergmann, München 1962

Ludloff, K.: Zur blutigen Einrenkung der angeborenen Hüftluxation. Z. Orthop. 22 (1908) 272

Müller, M. E.: Die hüftnahen Femurosteotomien, 2. Aufl. Thieme, Stuttgart 1970

Salter, R. B.: Innominate osteotomy in the treatment of congenital dislocation and subluxation of the hip. J. Bone Jt. Surg. 43-A (1961) 518

Smith, W. S., O. Lieberg, U. Goebelsmann: Estrogen determination in a pregnant woman with a familiy history of congenital dislocation of the hip. Clin. Orthop. 88 (1972) 56

Thieme, W. T. et al.: Clinical examination and urinary oestrogen assays in newborn children with congenital dislocation of the hip. J. Bone Jt. Surg. 50-B (1968) 546

Wilkinson, J. A.: Prime factors in the etiology of congenital dislocation of the hip. J. Bone Jt. Surg. 45-B (1963) 268

Idiopathische Coxa antetorta

L. JANI

Unter idiopathischer Coxa antetorta verstehen wir die verstärkte Antetorsion des Schenkelhalses bei normaler Hüftgelenkspfanne. Das klinisch markante Symptom ist der Einwärtsgang.

Ätiologie

Als Ursache einer idiopathischen Coxa antetorta als alleiniger Fehlform ist im Augenblick lediglich ein gehäuftes familiäres Vorkommen gesichert; darüber hinaus ist dieses Leiden häufig mit einer allgemeinen Schlaffheit des Kapselbandapparates kombiniert. Es ist zwar nicht bewiesen, wäre aber vorstellbar, daß diese Kapselschlaffheit eine verstärkte Coxa antetorta begünstigt, da bei ungenügendem Gelenkschluß infolge Kapselschlaffheit die die normale Wachstumsrichtung bestimmenden Kräfte nicht in gleichem Maße wie sonst wirksam werden können. Eine einmal entstandene verstärkte Coxa antetorta führt nur bei Innenrotation des Oberschenkels zu einem vollen Gelenkschluß.

Anatomisch-pathologischer Verlauf

Bei Geburt beträgt normalerweise die Antetorsion des Schenkelhalses durchschnittlich 30–40 Grad. Im Laufe des Wachstums kommt es zu einer Rückbildung auf den Normalwert des Erwachsenen von durchschnittlich 10–15 Grad. Bei der idiopathischen Coxa antetorta lassen sich im Alter von 2–5 Jahren reelle Antetorsionswinkel von 50 und mehr Grad messen. Die Rückbildung dieser deutlich verstärkten Antetorsion ist ebenfalls möglich, geht aber außerordentlich langsam vor sich, wobei ein erster Schub bis zum 8. Lebensjahr und ein wichtiger zweiter Schub während der Pubertät erfolgt. Eine eigene Nachuntersuchung bei 51 Patienten mit idiopathischer Coxa antetorta und eine schweizerische Gemeinschaftsstudie bei 148 Patienten zeigten nach Wachstumsabschluß eine Rückbildung auf einen Durchschnittswert von etwa 25 Grad (Abb. 36).

Symptome

Der Einwärtsgang mit der bei der klinischen Untersuchung erheblich verstärkten und oft 90 Grad betragenden Innenrotation der Hüftgelenke ist das beherrschende und vor allem Eltern und Erzieher beunruhigende Symptom. Der Einwärtsgang tritt am Abend und insbesondere, wenn die Kinder ermüden, stärker in Erscheinung. Kinder mit einer idiopathischen Coxa antetorta bevorzugen den umgekehrten Schneidersitz. Da die Coxa antetorta nicht selten mit einer verstärkten Lordose der Lendenwirbelsäule sowie mit X-Beinen und Knicksenkfüßen kombiniert ist, ergibt sich zweifellos ein oft unschönes Haltungs- und Gangbild. Röntgenologisch können die gemessenen reellen Antetorsionswinkel weit über 40 Grad liegen.

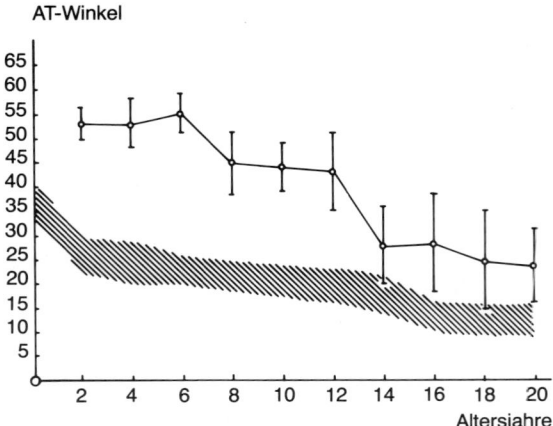

Abb. 36 Verlauf von 51 Patienten (102 Hüften) mit idiopathischer Coxa antetorta bis Wachstumsabschluß. Beachte den stufenförmigen Verlauf einmal vor dem 8. Lebensjahr und während der Pubertät nach dem 12. Lebensjahr. Siehe unten den Normalbereich (schraffiert) des Antetorsionverlaufs nach Angaben von *Shands* und *Steele* bzw. nach *Hammacher*.

Therapie

Eine geeignete konservative Therapie gibt es nicht. Die zur Korrektur empfohlenen und von den Füßen bis zum Becken reichenden Apparate und Bandagen sind ebenso sinnlos wie strenge erzieherische Maßnahmen, die die Kinder zum Normalgang bewegen sollen. Der Einwärtsgang stellt für die Kinder mit idiopathischer Coxa antetorta einen Schongang dar, weil mit verstärkter Innendrehung die erhöhte Antetorsion automatisch korrigiert wird und auf diese Weise die Köpfe tiefer in der Pfanne stehen, was eine Vergrößerung der Belastungsfläche zwischen Hüftkopf und Pfanne erlaubt. Durch die bessere Einstellung der Hüftköpfe in der Pfanne können die für die Rückbildung der verstärkten Antetorsion notwendigen Kräfte besser einwirken. Bei ausgesprochen muskelschwachen Kindern ist eine physiotherapeutische Behandlung zur Kräftigung der Hüft- und Bauchmuskulatur angezeigt; einen wesentlichen Einfluß auf die Rückbildung der verstärkten Antetorsion hat diese Maßnahme jedoch nicht. Die einzig erfolgversprechende Therapie besteht in der intertrochantären Derotationsosteotomie. Wegen der jetzt gesicherten spontanen Rückbildung der verstärkten Antetorsion ist diese Operation bei den meisten Patienten mit idiopathischer Coxa antetorta jedoch unnötig. Wir stellen die Indikation zur Korrekturosteotomie im Alter von 8–10 Jahren, wenn bis dahin nach vorausgegangenem 4–5jährigem Verlauf gar keine spontane Rückbildung der verstärkten Antetorsion erkennbar ist, und auch nur dann, wenn im Alter von 8–10 Jahren der reelle Antetorsionswinkel mehr als 50 Grad beträgt. Zurückhaltung mit der Korrekturosteotomie ist zudem vor allem bei den Kindern geboten, die infolge ihrer verstärkten Antetorsion nur einen sogenannten Kniebohrgang aufweisen, also mit innen gedrehten Oberschenkeln und Knien laufen, während sich die Unterschenkel und Füße kompensatorisch nach außen gedreht haben. Die Korrekturosteotomie an den Hüften würde bei diesen Kindern einen hochgradigen Außendrehgang bewirken, eine sinnvolle Korrektur wäre nur durch eine Osteotomie an den Hüften *und* an den Unterschenkeln möglich, damit aber 4 operative Eingriffe, was nur bei Extremfällen gerechtfertigt erscheint.

Prognose

Da über 85% der Patienten mit idiopathischer Coxa antetorta eine weitgehende spontane Normalisierung aufweisen, ist die Prognose sicher gut. Ob Patienten mit einer nach Wachstumsabschluß persistierenden Coxa antetorta an einer frühzeitigen Koxarthrose erkranken, konnte zumindest bisher nicht bewiesen werden.

Literatur

Jani, L.: Idiopathic anteversion of the femoral neck (follow-up study of 51 patients on completion of growth). International Orthop. 2 (1979) 283

Jani, L., U. Schwarzenbach, K. Affifi, P. Scholder, P. Gisler: Verlauf der idiopathischen Coxa antetorta (Kontrolluntersuchung von 148 Patienten nach Wachstumsabschluß). Orthopäde 8 (1979) 5

Kongenitales Genu recurvatum

L. JANI

Es handelt sich um die selten vorkommende angeborene Überstreckung im Kniegelenk mit verschiedenen Schweregraden, wobei zwischen einer Rekurvation, Subluxation und vollständiger Luxation der Tibia nach ventral unterschieden werden kann. Das kongenitale Genu recurvatum kommt häufig doppelseitig vor.

Ätiologie und pathologisch-anatomischer Verlauf

Die Ursache ist unterschiedlich. Neben der intrauterinen Zwangslage werden vor allem Rückenmarksanomalien als Ursache beschrieben. Für letztere Annahme spricht die Tatsache, daß das kongenitale Genu recurvatum meistens mit anderen Deformitäten wie kongenitalen Fußdeformitäten, Hüftluxationen und besonders häufig mit der sogenannten Arthrogryposis kombiniert ist. Die Rekurvation wird unbehandelt infolge einer zunehmenden Verkürzung des Oberschenkelstreckappa-

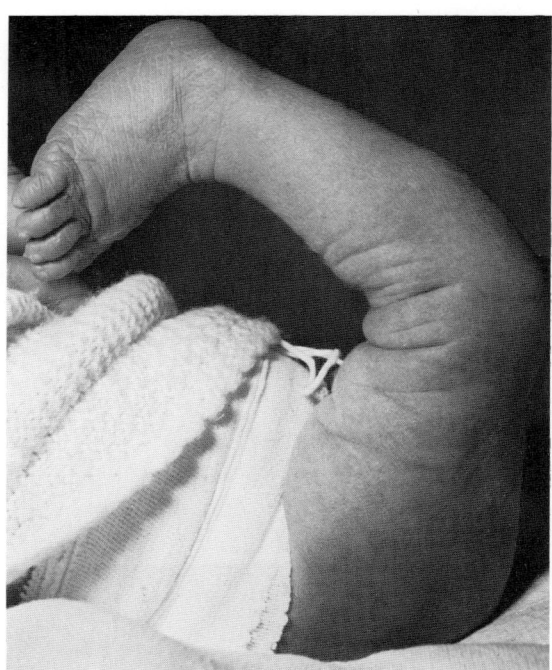

Abb. 37 Hochgradiges kongenitales Genu recurvatum. Die Tibia ist bereits nach ventral subluxiert.

rates stärker, so daß es allmählich zur Luxation der Tibia nach ventral kommen kann. Bei längerem Bestehen der Rekurvation kommt es zur Verlängerung des vorderen Kreuzbandes und zur Verkürzung des hinteren. Infolge der unphysiologischen Belastung entsteht eine Deformation der Femur- bzw. Tibiakondylen.

Symptome
Der äußerliche Aspekt des überstreckten Kniegelenks bei Geburt (Abb. 37) sowie die Unmöglichkeit, die Kniegelenke passiv zu beugen, sind die typischsten Zeichen des kongenitalen Genu recurvatum. Darüber hinaus besteht meist noch ein vermehrtes Genu valgum. Gelegentlich fehlt die Patella. Außer den schon beschriebenen Begleitmißbildungen am Bewegungsapparat können gleichzeitig Lippen-Gaumen-Spalten, Herzfehler und Nierenmißbildungen vorkommen. *Röntgenologisch* ist auf der seitlichen Aufnahme die ventralseitige Luxation der Tibia erkennbar.

Therapie
Die Behandlung ist bei einer sehr ausgeprägten Kontraktur der Quadrizepssehnen nicht einfach und sollte durch vorsichtige manuelle Redression mit anschließenden redressierenden Gipsverbänden erfolgen, bis eine Beugestellung von 90 Grad im Kniegelenk möglich ist. Bei einer vollständigen Luxation empfiehlt sich die Längsextension am Unterschenkel in Bauchlage, wobei die in der Hüfte leicht gebeugten Oberschenkel auf einer Unterlage ruhen und die Unterschenkel und Füße zunächst längs gezogen werden (Gegenzug an der Hüfte); anschließend wird die Extension allmählich in die vertikale Richtung übergeführt und damit die Beugung im Knie erreicht (NIEBAUER u. KING 1960). Die Extension ist auch in Rückenlage möglich, indem man die um 45 Grad gebeugten Oberschenkel auf eine als Widerlager dienende Rolle lagert und die Extension an den Unterschenkeln und Füßen bei allmählicher Beugung im Knie vornimmt (LAURENCE 1967). Sofern in den ersten 2–3 Wochen durch diese Maßnahmen keine Dehnung des verkürzten Quadrizeps möglich ist und das Genu recurvatum bzw. die Knieluxation unverändert persistiert, empfiehlt sich das operative Vorgehen. Hierbei wird die Quadrizepssehne z-förmig verlängert, wobei ihr medialer Anteil an der Patella zu belassen ist, weil nicht selten gleichzeitig eine Lateralisierung des Streckapparates vorliegt. Erleichtert wird die Reposition durch Durchtrennung des Traktus iliotibialis. Gelegentlich muß auch die vordere Gelenkkapsel durchtrennt werden, wobei ein überdehntes vorderes Kreuzband gerafft werden sollte.

Literatur
Curtis, B. H., R. L. Fisher: Congenital hyperextension with anterior subluxation of the knee. J. Bone Jt. Surg. 51-A (1969) 255–269

Laurence, M.: Genu recurvatum congenitum. J. Bone Jt. Surg. 49-B (1967) 121

Niebauer, J. J., D. E. King: Congenital dislocation of the knee. J. Bone Jt. Surg. 42-A (1960) 207

Patellaluxation
L. JANI

Bei diesem Krankheitsbild handelt es sich um eine permanente oder rezidivierende Verrenkung der Kniescheibe nach lateral. Als Vorstufe ist die Patellasubluxation zu verstehen, bei der die Kniescheibe sich am äußersten lateralen Rand des Femurs bewegt.

Ätiologie und Verlauf
Die Patellaluxation kann angeboren sein, oft mit anderen Mißbildungen kombiniert, oder sich im Laufe des Wachstums entwickeln, wobei sie sich dann meist als habituelle Luxation präsentiert. Die Ursachen hierfür sind vielfältig und können in einer angeborenen Schlaffheit des Kapselbandapparates liegen, in Formvarianten der Patella selbst oder aber ihres femoralen Gleitlagers. Eine habituelle Patellaluxation kann auch im Anschluß an eine traumatische Patellaluxation auftreten, sofern keine ausreichende narbige Verbindung der zerrissenen medialen Retinakula eingetreten ist. Begün-

stigt wird die Patellaluxation durch ein verstärktes Genu valgum. Ein zu weit proximal inserierender Vastus medialis oder dessen Unterentwicklung sowie ein primär oder sekundär verkürzter, gelegentlich sogar kontrakter Vastus lateralis sind ebenfalls begünstigende oder auslösende Faktoren für die Patellaluxation. Eine persistierende und auch eine häufig rezidivierende Patellaluxation bedingen nicht nur eine erhebliche Krafteinbuße des Quadrizeps mit entsprechender Insuffizienz beim Gehen, sondern führen auch zur Chondromalazie und damit zur späteren Femoropatellararthrose.

Symptome

Eine vollständige Luxation der Kniescheibe ist schon wegen der veränderten Kniekonfiguration nicht zu übersehen, wobei die Kniescheibe am lateralen Femurepikondylus vorspringt. Gerade bei der habituellen Luxation, aber auch bei der traumatischen Luxation gleitet die Kniescheibe jedoch häufig spontan oder mit leichtem Druck in ihre alte normale Position zurück, so daß die Diagnose oft nur aufgrund der Anamnese gestellt werden kann. Bei Verdacht auf eine traumatische Patellaluxation ist deshalb die genaue Schilderung des Unfallereignisses erforderlich, z. B. die Angabe, daß das »Knie« ausgerenkt sei und spontan oder mit Hilfe wieder einrenkte. Schwieriger ist dagegen die Beurteilung des Unfallmechanismus, da dieser erstens bei Kindern schwerer zu eruieren ist und weil darüber hinaus der zur Patellaluxation führende Abduktionsmechanismus mit Außenrotation des Unterschenkels ebenso Ursache einer Band- oder Meniskusläsion sein kann. Ein gleichzeitig bestehender Kniegelenkserguß muß punktiert werden und das Punktat auf allfällige sich auf der Oberfläche bildende Fettaugen untersucht werden. Letzteres spricht für einen gleichzeitigen Ausriß knorpelig-knöcherner Strukturen an der Patella oder am lateralen Femurkondylus.

Die Subluxation der Patella (Abb. 38) ist bei der klinischen Untersuchung sichtbar, wenn der Patient aufgefordert wird, sein gebeugtes Knie zu strecken. Die bei gebeugtem Knie meist noch normal in der Mitte zwischen medialem und lateralem Femurkondylus liegende Patella gleitet bei Streckung mehr oder weniger ausgeprägt nach lateral-proximal, während sie normalerweise leicht nach medial-proximal ziehen sollte. Diese Patienten klagen im übrigen über ein plötzliches Nachgeben im Kniegelenk (»giving away«) beim Laufen, insbesondere aber beim Treppab- oder Bergabgehen. Patienten mit permanenter Patellaluxation weisen einen unsicheren Gang auf und stürzen häufig. Bei der klinischen Untersuchung muß darüber hinaus geprüft werden, ob durch die rezidivierenden Luxationen bereits eine Chondromalazie des Patellaknorpels vorliegt. Hierzu wird die Kniescheibe nach medial geschoben, so daß der palpierende Finger die Unterseite der Patella erreicht. Ein Druckschmerz in dieser Region spricht ebenso für

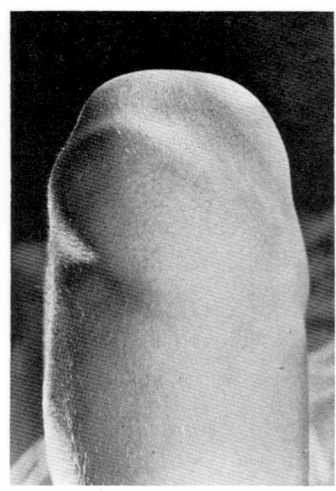

Abb. **38** Habituelle Kniescheibenluxation (gleicher Fall wie Abb. 39).

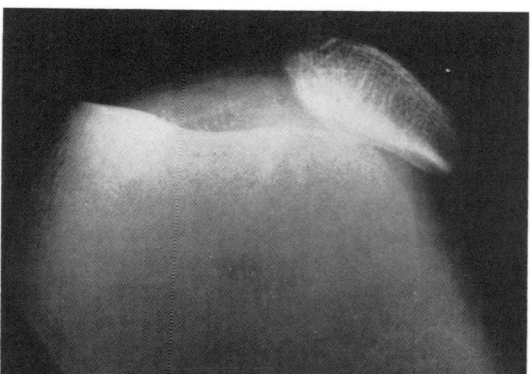

a

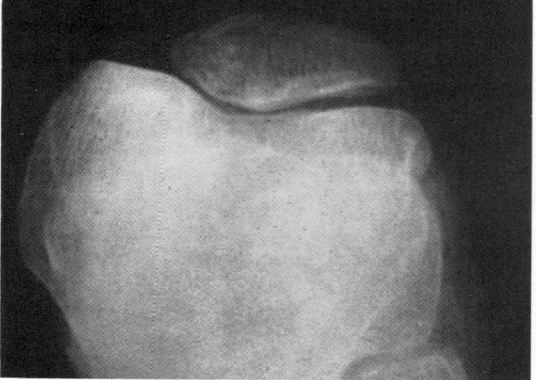

b

Abb. **39 a** u. **b** Habituelle Patellaluxation bei 14jährigem Mädchen. Auf der axialen Patellaaufnahme ist der Zustand vor (**a**) und nach Patellareposition (**b**) sichtbar.

Abb. **40 a** u. **b** Operationsschema für die Methode nach *Goldthwait* (**a**) und die Methode nach *Roux* (**b**). Erläuterung s. Text.

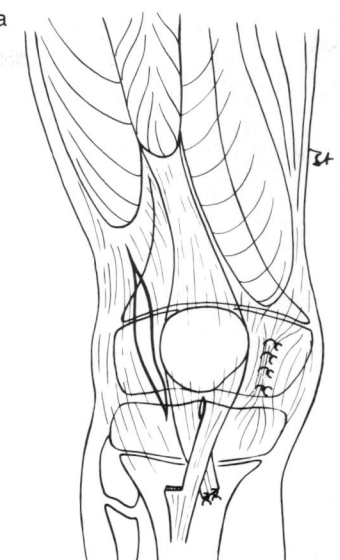
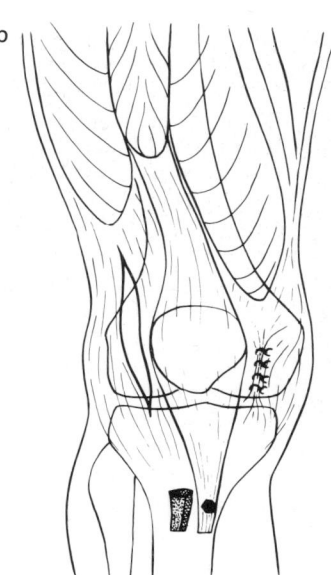

eine Chondromalazie wie auch der Schmerz bei Druck auf die Patella, wenn diese gegen Widerstand gestreckt wird (Zeichen nach Zohlen). Röntgenologisch (Abb. 39 a u. b) ist sowohl eine lateralisierte wie auch eine luxierte Patella im a.-p. Strahlengang und auf dem axialen Patellabild gut erkennbar.

Therapie

Eine konservative Behandlung in Form eines intensiven Krafttrainings des Vastus medialis, um auf diese Weise den medialen Zug an der Kniescheibe zu verstärken, sollte nur bei Patellasubluxationen bzw. bei selten, höchstens einmal im Jahr auftretenden habituellen Luxationen versucht werden.

Bei traumatischen Luxationen ist, wenn sie zum ersten Mal aufgetreten sind, eine Ruhigstellung in einer Oberschenkelgipshülse für die Dauer von 3–4 Wochen gerechtfertigt, sofern kein oder nur ein geringgradiger Erguß besteht. Bei stärkerem Erguß muß – wie bereits erwähnt – an einen knorpelig-knöchernen Ausriß, eine »flake fracture« insbesondere der Patella, gelegentlich auch des lateralen Femurkondylus gedacht werden. Wegen der oft nur kleinen Knochenlamelle können diese Ausrisse auf dem Röntgenbild übersehen werden. Durch eine Arthroskopie kann die Diagnose gesichert und die Operation sofort angeschlossen werden, da nur bei frühzeitiger Reposition und Fixation ein befriedigendes Einheilen des Knorpel-Knochen-Fragmentes möglich ist.

Die habituelle und die permanente Kniescheibenluxation können nur durch operative Maßnahmen befriedigend behandelt werden. Das Prinzip der heute üblichen Operationsverfahren besteht darin, den Ansatz des Ligamentum patellae nach medial zu verlagern. Dies gelingt am besten durch die Operation nach Roux, bei der der Ansatz des Kniescheibenbands an der Tuberositas tibiae mit einem knöchernen Block herausgemeißelt und nach medial versetzt wird. Da jedoch auf diese Weise zwangsläufig eine Verletzung der proximalen Tibiaepiphysenfuge eintritt, weil diese ventralseitig bis zur Tuberositas tibiae verläuft, darf die Operation nach Roux erst *nach* Wachstumsabschluß erfolgen; andernfalls kommt es zu schweren Wachstumsstörungen. Vor Wachstumsabschluß hat sich uns die Operation nach Goldthwait bewährt, bei der das Ligamentum patellae längs gespalten sowie distal-lateral durchtrennt wird und anschließend dieser Teil nach medial verlagert wird. Bei beiden Operationen ist die ausgiebige Trennung der lateralen Capsula fibrosa bis zum Muskelansatz des Vastus lateralis nötig sowie die Raffung der medialen Capsula fibrosa.

Technik der Operation nach Goldthwait und Roux. Von einem s-förmigen Hautschnitt, der parapatellar-medial beginnt und bis zur Tuberositas tibiae führt, wird zunächst, nach Längsspaltung der medialen Capsula fibrosa, das Gelenk eröffnet und der Patellaknorpel inspiziert. Bei einer schweren Chondromalazie erfolgt die Abrasio patellae, d. h. aufgeschilferte und zerfetzte Knorpelanteile werden reseziert, wobei gleichzeitig die meist sklerotische subchondrale Knochenschicht mit mehreren Bohrlöchern aufgebohrt wird, um das Entstehen eines fibrösen Knorpels zu ermöglichen. Nach Verschluß des Gelenks erfolgt nun die vorsichtige Darstellung des Ligamentum patellae, wobei besonders auf die proximalen Tibiaepiphysengefäße zu achten ist. Bei der Operation nach Goldthwait wird nun das Ligamentum patellae von der distalen Patella bis zur Tuberositas tibiae genau in der Mitte längs gespalten und lateral-distal quer von der Tuberositas tibiae abgetrennt. Dieser Teil des Ligaments wird nun unter dem medialen durchgeführt und distal neben dem medialen Ansatz subperiostal verankert (Abb. 40 a u. b). Bei der Operation nach Roux wird die Tuberositas tibiae zusammen mit dem ansetzenden Ligamentum patellae in Form eines etwa 1,5 cm breiten und gut 2 cm langen Knochenblocks herausgemeißelt und 2 cm weiter medial in ein vorbereitetes Knochenbett verlagert. Bei gleichzeitiger Patella alta wird zusätzlich eine Distalisierung der Tuberositas tibiae von $1/2$ bis 1 cm durchgeführt. Die Fixation der Tuberositas tibiae erfolgt mit einer Spongiosazugschraube. Vor dem Versetzen des Ligaments bzw. der Tuberositas tibiae muß die laterale Capsula fibrosa in ihrem ganzen Bereich bis zum muskulären Ansatz des Vastus lateralis längs gespalten werden, um eine genügende Medialisierung der Kniescheibe zu gewährleisten. Schließlich wird die mediale Capsula fibrosa gerafft. *Postoperativ* wird bei der Operation nach Goldthwait eine Oberschenkelgipshülse für die Dauer von ca. 5 Wochen gegeben und anschließend mit vorsichtiger Kniegelenksbewegung begonnen. Im Gipsverband sollte bereits ein isometrisches Muskeltraining erfolgen. Bei der Operation nach Roux ist keine Gipsfixation erforderlich; auch hier erfolgt ein isometrisches Quadrizepstraining, die Beugung des Kniegelenks darf jedoch nur aktiv, bei gehaltenem Bein erfolgen. Die Belastung ist bei der Operation nach Roux nach 4 Wochen, bei der Operation nach Goldthwait im Gipsverband nach 1 Woche möglich.

Prognose

Rezidive, d. h. neuerliche Kniescheibenluxationen sind bei einer regelrecht durchgeführten Operation nach Roux äußerst selten, während bei der Operation nach Goldthwait im eigenen Krankengut in etwa 20% eine Reluxation auftrat und bei diesen Patienten nach Wachstumsabschluß die Operation nach Roux erfolgen mußte. Wegen der Gefahr der zunehmenden Chondromalazie mit später nachfolgender Femoropatellararthrose sollte aber trotzdem die Operation nach Goldthwait besonders bei jüngeren Kindern durchgeführt werden. So zeigte sich im eigenen Krankengut kein Rezidiv der Goldthwait-Operation, wenn diese vor dem 12. Lebensjahr erfolgt. Wahrscheinlich ist bei jüngeren Kindern auch eine bessere Anpassung der medialisierten Patella an das femorale Gleitlager möglich. Bei über 12jährigen wird man dagegen – sofern die Beschwerden nicht hochgradig sind – besser den Wachstumsabschluß abwarten und dann mit Vorteil die Operation nach Roux vornehmen.

Literatur

Chapchal, G.: Habituelle Luxationen. In Chapchal, G., D. Waigand: Orthopädische Therapie. Thieme, Stuttgart 1971

Ruetsch, H., L. Jani: 10-Jahresresultate nach Operation nach Goldthwait. Orthopäde 8 (1979) 105

Angeborener Tibiadefekt

L. Jani

Die Tibia kann partiell oder vollständig fehlen. Gleichzeitig werden oft eine Aplasie der Kniescheibe, Defekte an den Fußstrahlen und Muskeldysplasien beobachtet. Die vorhandene Fibula wandert proximal nach lateral oder nach hinten und ist dann neben dem lateralen Femurkondylus oder in der Kniekehle zu tasten. Distal wird der Fuß durch die weiter wachsende Fibula, die keine Verbindung zu den Fußknochen aufweist, in eine Varusstellung gedrängt, so daß insgesamt, besonders bei der totalen Tibiaaplasie, eine schwere und weitgehend funktionslose Unterschenkel- und Fußdeformität resultiert (Abb. 41).

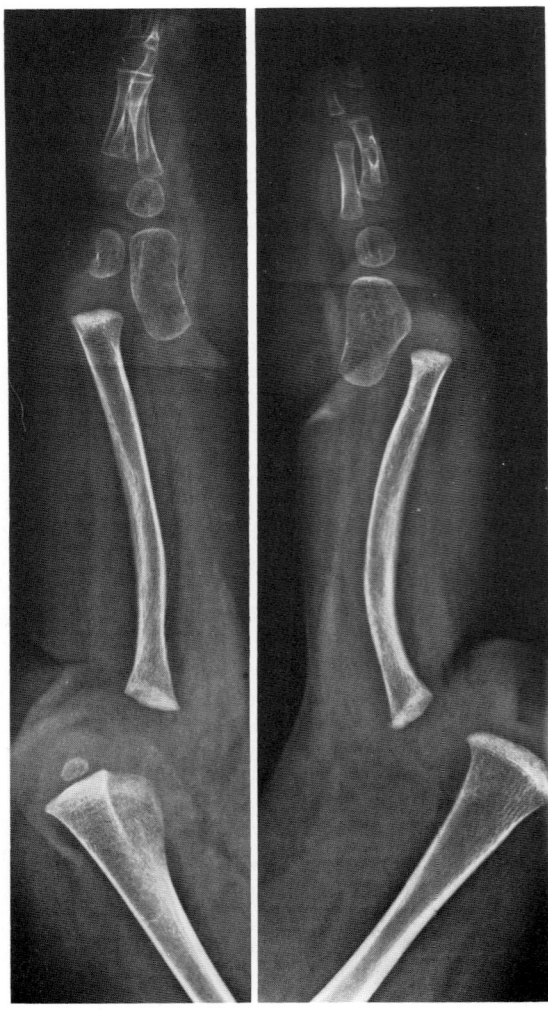

Abb. 41 Doppelseitiger kongenitaler Tibiadefekt bei einem 1jährigen Knaben.

Therapie

Versuche, bei der totalen Tibiaaplasie die Fibula proximal unter das Femur und distal auf den Talus und Kalkaneus zu stellen (Operation nach Blauth), haben nicht den erwünschten Erfolg gebracht, insbesondere, was die Funktion der Gelenke anbelangt. Dagegen ist die apparative Versorgung nach der Unterstellungsoperation mitunter etwas einfacher zu gestalten, besonders wenn der Klumpfuß korrigiert ist. Mit der vielfach vorgeschlagenen Amputation des Unterschenkels im Kniegelenk sollte man jedoch besser bis über den Wachstumsabschluß hinaus warten, damit der dann erwachsene Patient selbst entscheiden kann, ob er lieber einen Apparat tragen will oder die Knieexartikulationsprothese bevorzugen möchte. Bei der partiellen Tibiaaplasie ist das operative Vorgehen einfacher, weil hier das Kniegelenk noch erhalten ist. Hierbei empfiehlt es sich, die Fibula in den proximalen Tibiastumpf einzubolzen und distal die Fibula mit den vorhandenen Fußwurzelknochen zu verbinden, wobei nach Wachstumsabschluß meist eine pantalare Arthrodese nicht zu umgehen ist.

Literatur

Blauth, W.: Operative Behandlung der totalen Tibia-Aplasie. Eticon, Selbstverlag, 1965

Jani, L.: Defekte und nicht entzündliche Knochenerkrankungen. In Chapchal, G., D. Waigand: Orthopädische Therapie. Thieme, Stuttgart 1971 (S. 265)

Angeborener Fibuladefekt

L. JANI

Bei dieser Mißbildung fehlt das Wadenbein ganz oder teilweise. An seiner Stelle findet sich dagegen nicht selten ein kräftiger Bindegewebsstrang, der vom distalen bzw. mittleren Tibiadrittel zum Kalkaneus zieht und für eine zunehmende Antekurvationsstellung der vorhandenen Tibia verantwortlich ist. Die Tibia ist verkürzt und zeigt oft eine narbenartige Einziehung in Höhe des ventralseitig gelegenen Krümmungsscheitels. Fast regelmäßig

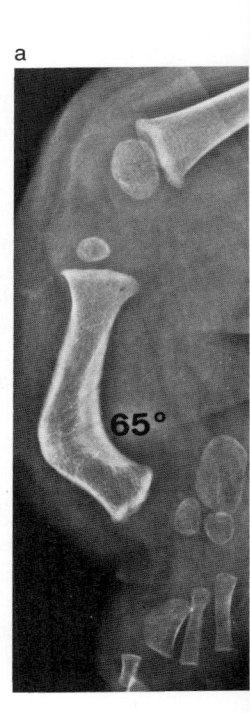
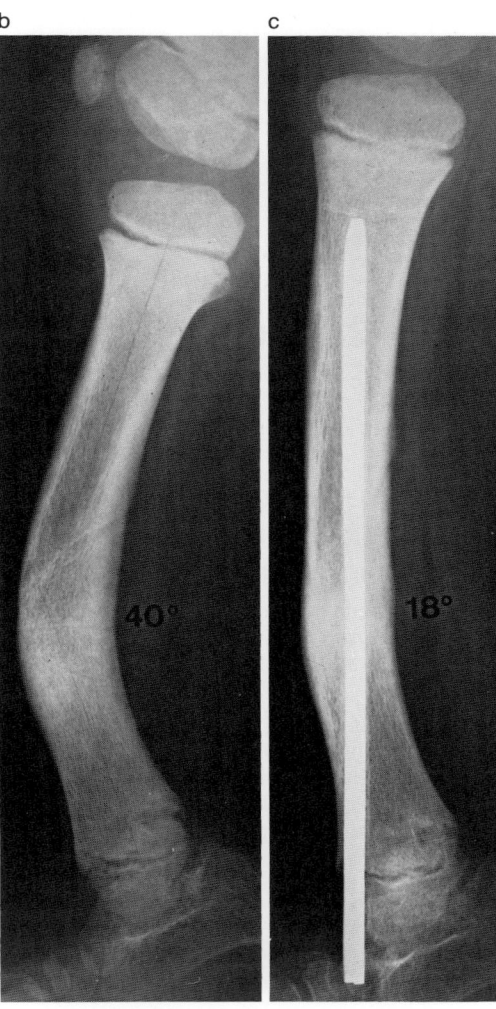

Abb. **42 a–c** Verlauf eines angeborenen Fibuladefektes beim Knaben. Im Alter von 4 Monaten wurde der Bindegewebsstrang zwischen Kalkaneus und Tibia reseziert und der Spitzfuß korrigiert. Danach kam es zu einer leichten Besserung der im Dreipunkteapparat versorgten Fehlstellung (**b**). Da im Verlauf einiger Jahre keine weitere spontane Rückbildung der Antekurvations- und Valgusfehlstellung eintrat, erfolgte die Korrekturosteotomie, mit der eine weitere Korrektur erzielt wurde (**c**).

geht der angeborene Fibuladefekt mit einer Reduktion des Fußskeletts einher, wobei neben dem Talus die beiden lateralen Fußstrahlen häufig fehlen. Wegen der distal fehlenden Fibula gerät der Fuß in eine starke Valgusstellung, oft besteht gleichzeitig ein Spitzfuß.

Therapie

Die Behandlung der Fibulaaplasie ist wesentlich einfacher als die der Tibiaaplasie. Bei sichtbarem Spitzfuß und zunehmender Antekurvationsfehlstellung der Tibia soll man neben einer Achillessehnenverlängerung die Resektion des kräftigen Bindegewebsstranges zwischen Kalkaneus und Tibia durchführen. Bei trotzdem progredienter Antekurvationsstellung der Tibia muß diese durch Osteotomie korrigiert werden (Abb. 42 a–c). Die Verkürzung der Tibia und die starke Valgusfehlstellung des Fußes sind durch einen Apparat auszugleichen. Nach Wachstumsabschluß ist u. U. die pantalare Arthrodese zweckmäßig, um eine bessere Stabilität des Fußes zu gewährleisten. Sofern die Knochenstruktur der Tibia normal ist, kann man eine Verlängerungsosteotomie der Tibia durchführen und damit eine Befreiung vom Apparat erzielen.

Literatur

Tachdjian, M.O.: Congenital absence of the fibula. In: Pediatric Orthopedic. Saunders, Philadelphia 1971 (p. 224)

Unterschenkelverkrümmung

L. JANI

Angeborene Verkrümmung und Pseudarthrose des Unterschenkels

Die angeborene Unterschenkelverkrümmung, das Crus curvatum congenitum, ist eine seltene, meist einseitig auftretende Mißbildung des mittleren und unteren Unterschenkeldrittels. Wir unterscheiden zwei hauptsächliche Formen, und zwar das Crus varum congenitum und das Crus valgum congenitum. Ersteres geht meist mit einer Antekurvation, letzteres mit einer Rekurvation einher. Besonders beim Crus varum congenitum ist die Gefahr einer nachfolgenden sogenannten kongenitalen Unterschenkelpseudarthrose gegeben.

Ätiologie

Sie ist sicher nicht einheitlich. So kann insbesondere das Crus varum congenitum mit der nachfolgenden Pseudarthrose beim Morbus Recklinghausen (Neurofibromatose) und beim Krankheitsbild der fibrösen Dysplasie vorkommen. Häufig ist jedoch die Ätiologie noch unbekannt, wobei u. a. als primäre Ursache eine lokale Durchblutungsstörung infolge Gefäßmißbildung diskutiert wird.

Symptome

Die Hauptkrümmung des meist einseitigen Crus curvatum liegt fast immer im distalen Unterschenkeldrittel, häufig am distalen Drittelpunkt. Wegen der nicht seltenen Kombination mit einer Neurofibromatose Recklinghausen muß bei der Untersuchung nach anderen Symptomen dieser Erkrankung geforscht und besonders nach »Café-au-lait«-Flecken gesucht werden. Gerade das Crus varum congenitum kann nach dem 1. Lebensjahr erheblich zunehmen und oft über eine Spontanfraktur in die gefürchtete Pseudarthrose einmünden. Das Crus curvatum congenitum geht mit einer mehr oder weniger ausgeprägten Verkürzung des Unterschenkels einher.

Röntgenologisch ist die oft ausgeprägte Verschmächtigung der Unterschenkelknochen im Krümmungsscheitel auffallend. Die Kortikalis der Tibia ist im tragenden Anteil verdickt, der Markraum sanduhrförmig eingeengt. Am nicht tragenden Teil finden sich Resorptionszonen mit zystischer Aufhellung. Bei bereits vorhandener Pseudarthrose kann die Verbiegung hochgradige Formen annehmen. Die Pseudarthrosenenden sind gelegentlich zugespitzt und überragen einander.

Therapie

Für die Heilung des Crus curvatum congenitum, aber auch der evtl. schon eingetretenen Pseudarthrose ist das Ausschalten biomechanischer Störfaktoren besonders wichtig. So wird man bei Kleinkindern einen abstützenden Unterschenkelapparat geben, der nach dem Dreipunkteprinzip gearbeitet ist und auf diese Weise eine Korrektur der Deformität bewirken soll; darüber hinaus sorgt die Abstützung für eine axiale Kraftübertragung mit Entlastung des Krümmungsscheitels. Mit einem derartigen Apparat gelingt jedoch meist nur eine Korrektur des Crus valgum et recurvatum, während das Crus varum et antecurvatum gelegentlich trotzdem fortschreitet und in die Pseudarthrose übergeht. Wenn sich die Verkrümmung im Apparat zwar nicht korrigieren, aber doch zumindest in gleichem Maße halten läßt, wird man im Alter von 4–6 Jahren Korrekturosteotomien durchführen, zu einem Zeitpunkt also, da der Knochen größer und damit auch die Osteosynthese einfacher ist. Bei fortschreitender Verkrümmung sollte die Korrekturosteotomie frühzeitiger erfolgen, wobei nach exakter Achsenkorrektur eine stabile Osteosynthese angestrebt werden muß;

andernfalls kommt es nach der Korrekturosteotomie zur Pseudarthrose. Da letztere früher sehr häufig im Anschluß an solche Korrekturosteotomien auftrat, galt es als Kunstfehler, ein Crus curvatum congenitum zu osteotomieren. Da heutzutage die technischen Voraussetzungen für eine stabile Osteosynthese eher gegeben sind, muß das strenge Verbot von früher aufgehoben werden. Die gleiche stabile Osteosynthese ist auch bei der Behandlung der bereits eingetretenen Pseudarthrose grundsätzlich anzustreben, ist aber gerade am Unterschenkel nicht immer einfach. So ist insbesondere die Plattenosteosynthese bei der Pseudarthrose des Unterschenkels schwierig, weil wegen der oft gleichzeitig bestehenden Osteoporose die Schrauben keinen genügenden Halt finden. BLAUTH u. HIPPE (1978) empfehlen deshalb als Gegenlager für die Schrauben auf der kontralateralen Seite einen autologen oder homologen Knochenspan anzulegen. Ein weiterer Nachteil der Plattenosteosynthese besteht in der ausgedehnten Periostschädigung, außerdem kommt es am distalen Plattenende nicht selten zu neuerlichen Verkrümmungen mit nachfolgender Pseudarthrose. Nicht zuletzt wegen dieser Fehlschläge bevorzugen wir besonders bei den schweren und erfolglos vorbehandelten Pseudarthrosen die Marknagelosteosynthese. Die Marknagelung ist allerdings nur dann genügend stabil, wenn der Nagel vom Kalkaneus bis zur proximalen Tibiaepiphysenfuge reicht, also das obere Sprunggelenk in die Fixation einbezieht. Nach Darstellung der Pseudarthrose wird der Markraum nach proximal und distal aufgebohrt, wobei u. U. die Pseudarthrosenränder reseziert und auch das straffe fibröse Gewebe im Pseudarthrosenbereich entfernt werden müssen. Der im Umfang gerade noch passende Nagel wird nun nach distal durch das obere Sprunggelenk bis zur Ferse vorgetrieben und anschließend retrograd in die proximale Tibiaepiphyse geschlagen. Das distale Nagelende soll nur wenige Millimeter aus dem Kalkaneus herausragen. Im unmittelbaren Pseudarthrosenbereich wird zusätzlich noch Spongiosa aus dem Beckenkamm angelagert. Der Vorteil des Marknagels besteht darin, daß er gleichsam als innerer Stabilisator dient und damit ein achsengerechtes Wachstum des Knochens für einige Jahre gewährleistet. Außerdem wird das Periost nicht verletzt. Obwohl der Nagel die proximale und distale Tibiaepiphysenfuge kreuzt, konnten wir keine Wachstumsstörung beobachten, vielmehr war durch den Stabilisationseffekt ein bis dahin deutlich retardiertes Wachstum oft wieder möglich. Nach einigen Jahren entfernt sich durch das weitere Wachstum der Nagel sowohl aus der proximalen Tibiaepiphysenfuge wie auch aus dem Kalkaneus und liegt dann nur noch in der Tibia. Bei guter Knochenstruktur kann man ihn dann von einem kleinen Knochenfenster aus an der proximalen Tibia entfernen, andernfalls empfiehlt sich das Einsetzen eines längeren Nagels (Abb. 43 a–i).

Nachbehandlung. Beim operativ korrigierten Crus curvatum congenitum wird man nach knöcherner Konsolidierung der Osteotomie noch für mehrere Jahre einen abstützenden Apparat geben und diesen entfernen, wenn sich rötgenologisch eine weitgehend normale Knochenstruktur zeigt. Bei der mit einem Marknagel stabilisierten Pseudarthrose ist ein Oberschenkelliegegips für 6 Wochen und ein anschließender Gehgips für 6 Wochen nötig. Danach muß ein Unterschenkelstützapparat getragen werden, mit dem auch eine allfällige Verkürzung gut ausgeglichen werden kann. Sobald das distale Nagelende proximal des oberen Sprunggelenks liegt und röntgenologisch eine gute Knochenstruktur sichtbar ist, kann man den Apparat weglassen.

Trotz des manchmal nicht einfachen und gelegentlich auch mehrmals notwendigen operativen Vorgehens, besonders bei den kongenitalen Pseudarthrosen, darf man nicht vergessen, daß es keine gute konservative Alternativlösung gibt, weil sich die Pseudarthrose im Apparat allein nicht genügend stabilisieren läßt. So entsteht aber eine zunehmende Verkrümmung und zudem noch eine Wachstumsretardierung, so daß nach Wachstumsabschluß hochgradige Unterschenkelverkürzungen neben der persistierenden Instabilität bestehen. Bei diesen Patienten bleibt dann zur besseren orthetischen Versorgung oft nur die Unterschenkelamputation als befriedigende Lösung. Unter Zugrundelegung einer derartigen – ja doch unbefriedigenden – Alternative sind die, wenn auch mühsamen, operativen Stabilisierungsversuche schon bei Kleinkindern sicher gerechtfertigt.

Literatur

Blauth, W., B. Hippe: Erfahrungen in der Behandlung angeborener Unterschenkelpseudarthrose. Z. Orthop. 117 (1979) 589

Jani, L., E. Morscher: Congenital pseudarthrosis. In Chapchal, G.: Pseudarthroses and their Treatment. Thieme, Stuttgart 1979

Witt, A. N., H. J. Refior: Weitere Erfahrungen in der Behandlung des Crus varum congenitum und der congenitalen Unterschenkelpseudarthrose unter Verwendung des AO-Instrumentariums. Arch. orthop. Unfall-Chir. 68 (1970) 230

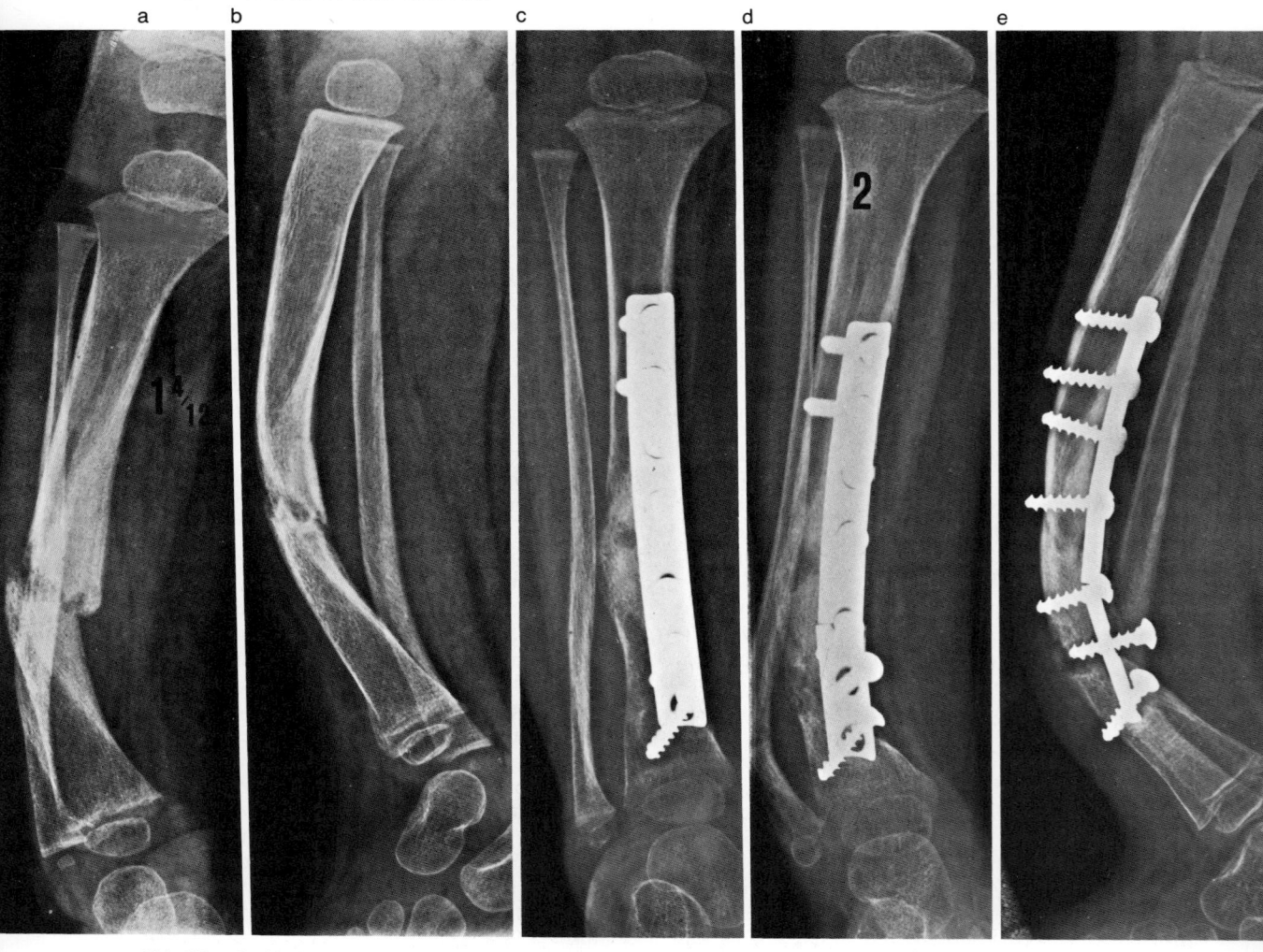

Abb. 43 a–i Verlauf einer kongenitalen Pseudarthrose bei einem jetzt 6 Jahre alten Mädchen. Im Alter von 1⁴/₁₂ Jahren wird die Pseudarthrose diagnostiziert und mit einer Drittelrohrplatte stabilisiert (a–c). Im Alter von 2 Jahren ist es zwar zur Konsolidierung der Pseudarthrose gekommen, jedoch ist am vorletzten Schraubenloch eine neuerliche Pseudarthrose entstanden mit Plattenbruch (b u. e). Aus diesem Grunde Entfernung der Platte, teilweise Resektion des pseudarthrotischen Gewebes und Einbringen eines Marknagels von der Ferse bis zur proximalen Tibiaepiphyse, zusätzlich Spongiosaplastik (f). 2 Jahre später ist eine gute Konsolidierung sichtbar (g), die noch weiter zunimmt (h u. i). Durch das weitere Wachstum hat sich der Marknagel aus der proximalen Tibiaepiphyse entfernt. Das Mädchen trägt jetzt nur noch bei längeren Wanderungen einen Unterschenkelapparat. Die Beinverkürzung beträgt 0,5 cm.

Unterschenkelverkrümmung

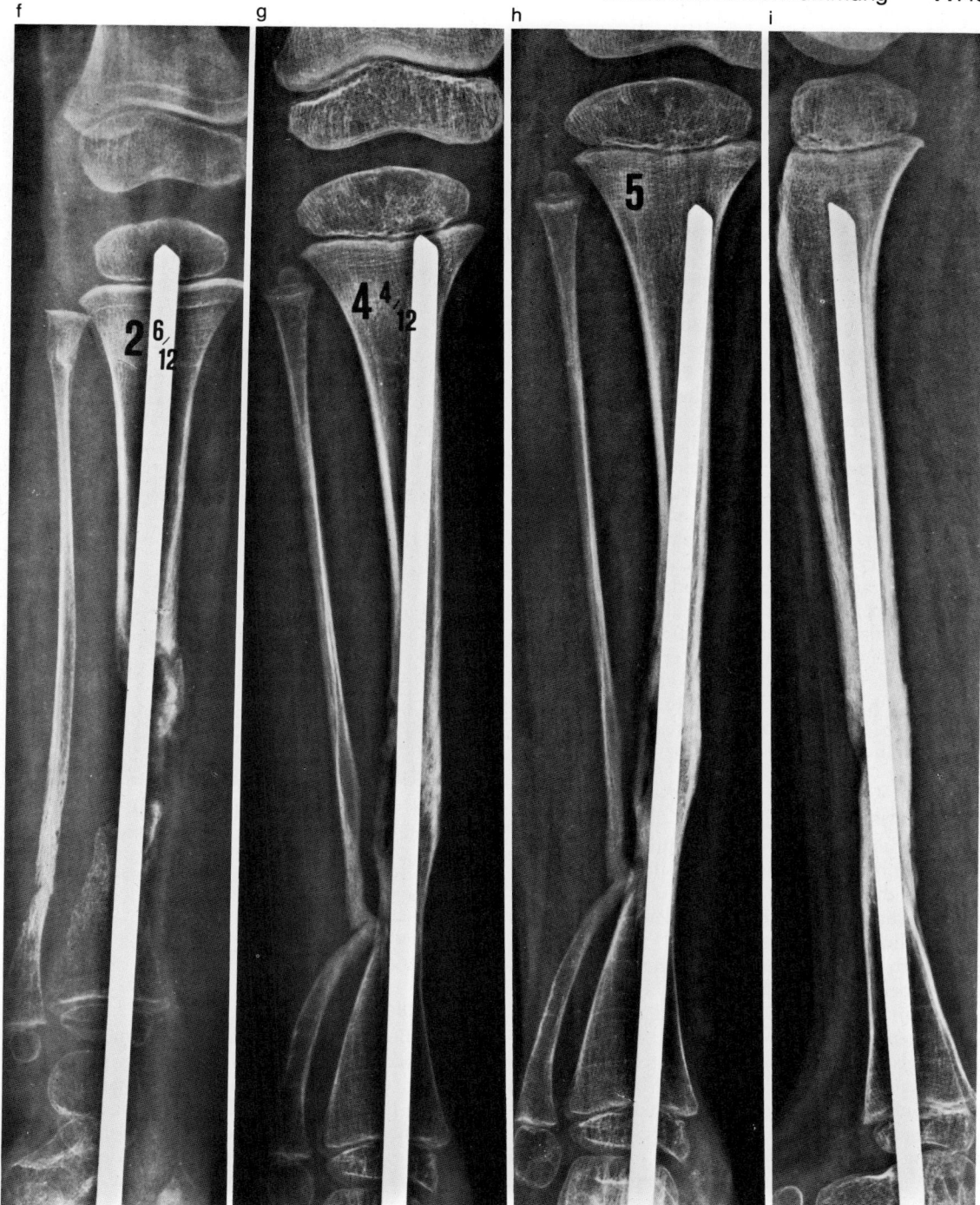

Crura vara rachitica

Ätiologie
Rachitische O-Beine waren vor 10–20 Jahren in Mitteleuropa sehr selten zu diagnostizieren, und zwar infolge der sehr verbreiteten Vitamin-D-Prophylaxe. In letzter Zeit werden hingegen wieder in vermehrtem Maße Kinder im Alter von 2 Jahren mit O-Beinen beobachtet. Diese erstaunliche Tatsache mag einmal damit zusammenhängen, daß die Rachitisprophylaxe weniger genau befolgt wird als in früheren Jahren. Vielfach handelt es sich jedoch um Gastarbeiterkinder, insbesondere aus Südeuropa, die von den Eltern nach alter Tradition allzu sehr vor der Sonne »geschützt« werden. Es wird von diesen Eltern vergessen, daß die Sonnenbestrahlung in Mitteleuropa eben weniger intensiv als in Südeuropa ist und damit in unseren Breitengraden die Sonnenbestrahlung als wichtige Prophylaxe genutzt werden muß. Unverändert gegenüber früher finden sich die Folgen der sogenannten *vitamin-D-resistenten Rachitis*, bei der es sich bekanntlich um eine angeborene Stoffwechselerkrankung der Leber oder der Niere handelt. Neben Crura vara oder valga entstehen bei der vitamin-D-resistenten Rachitis auch Femora vara oder eine Coxa vara. Die Verkrümmung wird als Genua vara bzw. Genua valga bezeichnet, wenn der Krümmungsscheitel an der proximalen Tibia bzw. am distalen Femur liegt. Im folgenden wird nur noch von O-Beinen bzw. X-Beinen gesprochen.

Symptome
An die rachitische Beinverkrümmung muß man vor allem bei symmetrisch ausgebildeten O-Beinen denken, die im Alter von $1^{1}/_{2}$–2 Jahren immer noch vorhanden sind. Zu diesem Zeitpunkt sollten bekanntlich physiologischerweise X-Beine sichtbar sein. Ob die persistierenden O-Beine oder evtl. auch hochgradig verstärkten X-Beine (Abb. 44) durch einen Vitamin-D-Mangel oder eine vitamin-D-resistente Rachitis bedingt sind, läßt sich röntgenologisch und insbesondere blutchemisch differenzieren. Bei der Vitamin-D-Mangel-Rachitis sind röntgenologisch zum Zeitpunkt, da die Kinder wegen der persistierenden O-Beine zur Untersuchung gebracht werden, oft nur noch Residuen erkennbar. Die Radius- und Ulnaepiphysenfugen auf der Handplatte sind meist normal konfiguriert, lediglich an den unteren Extremitäten erkennt man röntgenologisch eine spitzkantige Ausziehung vor allem der medialen Metaphysen am distalen Femur und an der proximalen Tibia. Bei der vitamin-D-resistenten Rachitis sind dagegen schwerste Veränderungen im Sinne einer Verknöcherungsstörung an den Epiphysenfugen sichtbar. Blutchemisch finden sich bei den verschiedenen Formen der vitamin-D-resistenten Rachitis vor allem die Hypophosphatämie, während bei der Vitamin-D-Mangel-Rachitis normale Werte oder allenfalls eine erhöhte alkalische Phosphatase bestehen.

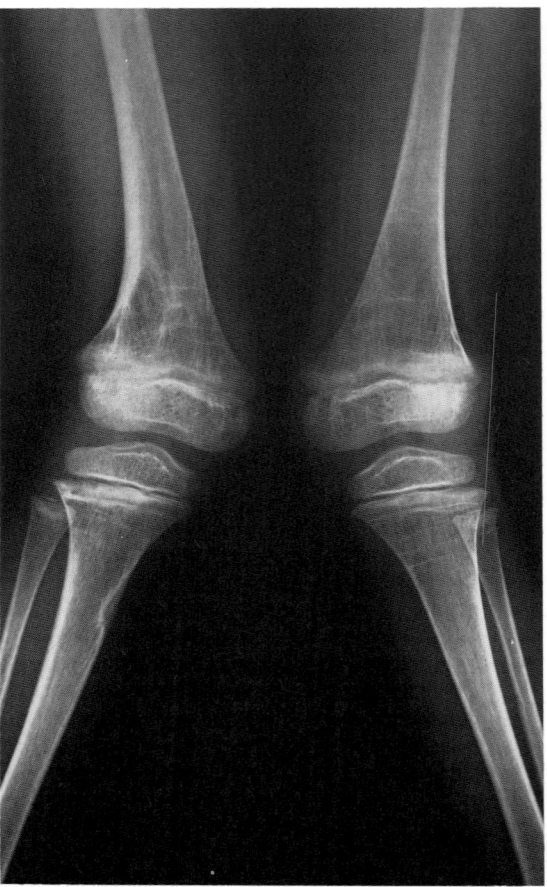

Abb. 44 Deutliche Verbreiterung und Auflockerung der leicht fächerförmig gestalteten Epiphysenfugen bei vitamin-D-resistenter Rachitis mit hochgradigem Genu valgum beiderseits. Zustand nach mehrjähriger konservativer Behandlung.

Therapie
Die O-Beine infolge abgelaufener alimentärer Rachitis bedürfen meist keiner intensiven Behandlung. In den Wintermonaten wird man eine Vitamin-D-Behandlung durchführen, bei ausgeprägten O-Beinen zudem eine Schuhaußenranderhöhung vornehmen. Meistens verschwinden diese O-Beine nach 1–2 Jahren spontan. Die Verkrümmungen infolge einer vitamin-D-resistenten Rachitis zeigen dagegen selten eine spontane Rückbildung. Im Vordergrund steht hier zunächst die pädiatrische Behandlung. Sobald röntgenologisch eine deutliche Besserung der Verknöcherungsstörung sichtbar wird, ist die operative Korrektur notwendig, wobei neben den korrigierenden Osteotomien der proximalen Tibiae (Abb. 45 a u. b, 46 a u. b) oft auch noch solche an den distalen Femora oder intertrochanter nötig sind. Zu beachten ist, daß etwa 4–6 Wochen vor der Operation die Vitamin-D-Behandlung auszusetzen ist, da we-

Unterschenkelverkrümmung 11.45

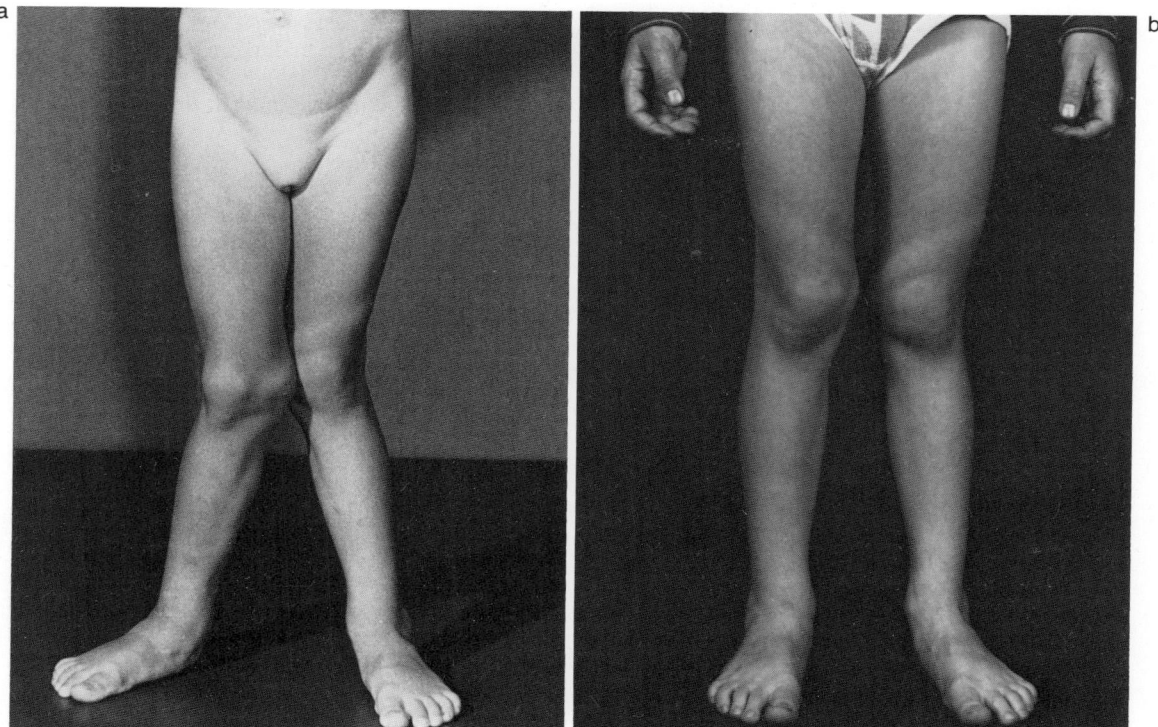

Abb. 45 a u. b Gleicher Fall wie Abb. 44 vor (a) und nach (b) suprakondylärer Femurkorrekturosteotomie im Alter von 5 Jahren.

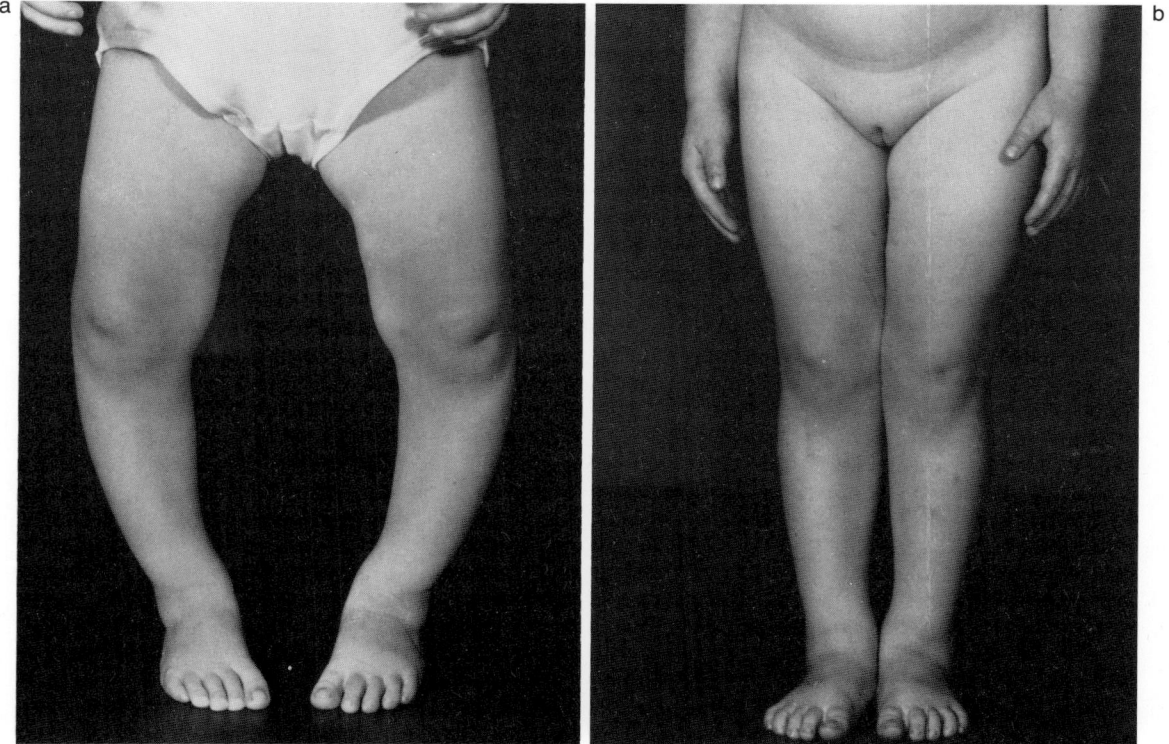

Abb. 46 a u. b Hochgradige Genu varum bei vitamin-D-resistenter Rachitis vor (a) und nach (b) Korrekturosteotomie an der Tibia bei einem 4jährigen Mädchen.

gen der postoperativen Immobilisation andernfalls die Gefahr der Nierensteinbildung gegeben ist.

Literatur

Endler, F., W. Swoboda: Die Behandlung resistenter Rachitisformen aus der Sicht des Orthopäden und Osteologen. Orthopäde 6 (1977) 27

Jakob, R. P., R. Ganz, M. E. Müller: Die Behandlung der Vitamin-D-resistenten Rachitis in orthopädischer Hinsicht. Orthopäde 6 (1977) 30

Kaufmann, L.: Spätzustände nach Vitamin-D-Mangel-Rachitis. Orthopäde 6 (1977) 24

Angeborener Klumpfuß

L. JANI

Der angeborene Klumpfuß (Pes equino varus excavatus adductus) ist eine der häufigsten Skelettdeformitäten. Er kommt bei etwa 1‰ aller Neugeborenen vor, und zwar bei 50% doppelseitig. Knaben sind doppelt so häufig betroffen wie Mädchen.

Ätiologie

Die genaue Ursache des Klumpfußes ist noch unbekannt. Von den zahlreichen in der Literatur erwähnten Ursachen, wie z. B. der Theorie einer primären Knochendysplasie oder eines vermehrten intrauterinen Drucks infolge Fruchtwassermangel, werden in letzter Zeit vor allem primär neurogene Ursachen hervorgehoben. So konnte HANDELSMAN (1977) durch histologische, histochemische und elektronenmikroskopische Untersuchungen nachweisen, daß an der gesamten Unterschenkelmuskulatur pathologische Veränderungen sichtbar waren, die auf einer primären fehlerhaften Innervation beruhten und keinesfalls Folge der Behandlung, z. B. einer Immobilisation, waren. Die neurogene Ursache des Klumpfußes fügt sich gut in die bekannte Tatsache, daß Klumpfüße auch bei anderen neurologischen Erkrankungen, wie z. B. Spina bifida, entstehen. Der typische kongenitale Klumpfuß hat aber insbesondere große Ähnlichkeit mit demjenigen, der beim Krankheitsbild der Arthrogrypose beobachtet wird. Letztere Erkrankung wird heute als spinale Muskelatrophie angesehen, wobei pathologische Veränderungen an den Vorderhornzellen nachgewiesen wurden. Aufgrund dieser Überlegungen könnte man den kongenitalen Klumpfuß als leichtere Erscheinungsform der Arthrogrypose bezeichnen. In diese Betrachtungsweise ordnet sich auch die Tatsache ein, daß der Klumpfuß unterschiedliche Schweregrade aufweist und teilweise trotz intensiver primärer Therapie rezidiviert (rebellischer Klumpfuß), wofür das Ausmaß der spinalen Schädigung verantwortlich sein könnte. Die Erkenntnis, daß für 17% der kongenitalen Klumpfüße die endogene Entstehung mit einem latent rezessiven Vererbungsgang bewiesen ist, ordnet sich in die primär spinale Genese gut ein, da für die Rückenmarkserkrankung sowohl endogene wie auch intrauterin exogene Schäden bewiesen sind.

Diagnose

Die Diagnose ist bei Geburt sehr einfach zu stellen, wobei die charakteristische Deformation sich aus 4 Teilkomponenten zusammensetzt: aus dem Spitzfuß (Pes equinus) mit hochstehender Ferse, dem ausgeprägten Varus des Rückfußes (Pes varus), dem Hohlfuß (Pes excavatus) mit der erheblich verstärkten und kurzbogigen medialen Längswölbung sowie aus dem Adduktus des Vorfußes (Pes adductus). Die 4 Komponenten führen zu einer Supinationsstellung des ganzen Fußes, so daß der laterale Fußrand, im Extremfall sogar der laterale Anteil des Fußrückens den Boden berührt. Bei unbehandelten Klumpfüßen findet sich dann in diesem Bereich eine ausgedehnte Beschwielung der Haut. Wichtig ist bei Geburt die Differenzierung zwischen dem echten angeborenen Klumpfuß und der sogenannten Klumpfußhaltung. Letztere ist eine bei Geburt häufig zu beobachtende Fehlhaltung, die entweder aktiv – durch Streicheln der Fußsohle – oder passiv – durch leichten Druck unter das Kuboid bei gleichzeitigem nach lateral gerichtetem Druck auf die Großzehe – korrigierbar ist, d. h. in die Normalstellung übergeführt werden kann. Der echte Klumpfuß bleibt dagegen in der häufig sehr kontrakten Fehlstellung. Eine hochgradige Wadenatrophie ist schon bei Geburt sichtbar und besonders auffallend bei einseitigem Klumpfuß.

Röntgenologisch ist im a.-p. Bild die ausgeprägte Adduktion des Mittel- und Vorfußes deutlich. Im seitlichen Strahlengang kann man den Winkel zwischen der Längsachse des Talus und des Kalkaneus bestimmen. Normalerweise beträgt dieser Winkel 30 Grad. Beim kongenitalen Klumpfuß ist dieser Winkel erniedrigt, wobei durch den Kalkaneushochstand die Längsachse beider Knochen parallel verlaufen kann. Die Beobachtung des Talokalkanealwinkels während der therapeutischen Maßnahmen ergibt eine gute Kontrolle über das erreichte Ergebnis (Abb. 47 a–c).

Therapie

Konservative Maßnahmen. Die Behandlung des kongenitalen Klumpfußes sollte unmittelbar nach Geburt beginnen, wobei durch manuelles Redressment versucht wird, die einzelnen Komponenten zu korrigieren. Dieses Redressment sollte stationär auf einer Abteilung erfolgen, in der Krankengymnastinnen, Schwestern und Ärzte die Kunst der Redression beherrschen, so daß die Übungen so oft wie nur möglich am Tage durchgeführt werden. Im Anschluß an die passive Redressionsbehandlung wird nach vorheriger Wattepolsterung eine elastische Binde angelegt, die den Fuß in der erziel-

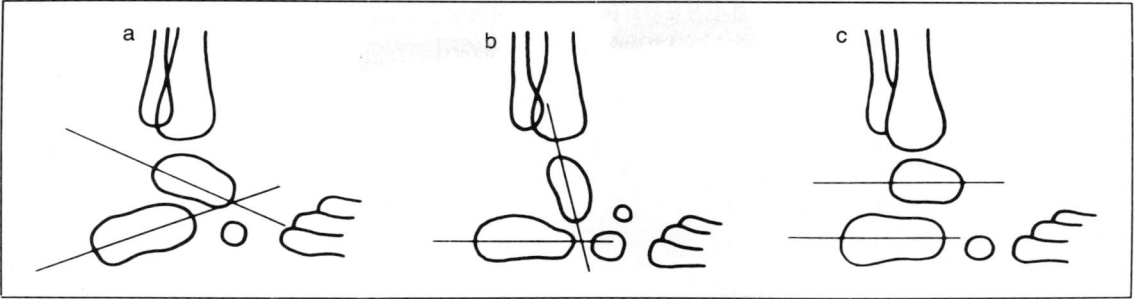

Abb. 47a–c Röntgenschema im seitlichen Strahlengang zeigt die verschiedene Stellung von Talus und Kalkaneus. Normaler Fuß (**a**), kongenitaler Plattfuß (**b**) und kongenitaler Klumpfuß (**c**) (aus *K.-D. Bachmann, H. Ewerbeck* u. a.: Pädiatrie in Praxis und Klinik, Bd. II. Thieme, Stuttgart 1979).

ten Korrekturstellung einigermaßen halten soll. Die Bindentour muß bei Betrachtung vom Fußrükken aus von der Kleinzehe zur Großzehe gerichtet sein. Es ist oft erstaunlich, wie man durch ein intensives Programm in den ersten 2 Wochen eine Besserung der Fehlstellung erreichen kann. Nach 10–14 Tagen wird das Redressement im Gipsverband fortgesetzt; mit ihm kann das jeweils durch die manuelle Redression erzielte Ergebnis besser gehalten werden. Der Gipsverband wird anfangs täglich, später ambulant wöchentlich gewechselt. Bei den Redressionsübungen sollten vor allem der Adduktus des Vorfußes, der Hohlfuß und die Varusstellung der Ferse korrigiert werden. Die Korrektur des Spitzfußes ist wegen des erheblichen Zuges der verkürzten Achillessehne schwierig; man darf keinesfalls versuchen, den Spitzfuß durch Druck auf die Fußsohle zu korrigieren, weil sonst ein Nußknackermechanismus entsteht, der zur Deformität des Talus führt und im Grunde nur ein Aufbiegen des Mittelfußes ermöglicht, während die Ferse nach wie vor hochsteht. Es entwickelt sich dann ein sogenannter Schaukelfuß, der nur schwer zu behandeln ist. Nach spätestens 3–4 Monaten sollte der Klumpfuß weitgehend korrigiert sein. Zu diesem Zeitpunkt kann dann die Gipsbehandlung durch eine Schienenbehandlung ersetzt werden. Uns hat sich bis zum Alter von 6 Monaten die sogenannte »Kopenhagener«-Schiene bewährt (Abb. 48), während bei älteren Kindern eine Unterschenkel-Korrekturschiene bevorzugt wird. Die Schienenbehandlung bedeutet eine erhebliche Pflegeerleichterung, verlangt aber eine intensive Fortführung der Physiotherapie; hier sollten neben passiven Übungen auch Stimulationsübungen für die Peronäusgruppe erfolgen, damit der Fuß auch aktiv besser gehalten wird. Bei Gehbeginn werden zusätzlich spezielle Einlagen nötig. Wenn bis zum 3. oder 4. Lebensjahr die Fußstellung mittels dieser Orthesen korrekt gehalten werden kann, ist versuchsweise auf weitere Hilfsmittel zu verzichten; jährliche Kontrollen, meist bis Wachstumsabschluß, sind jedoch erforderlich.

Operative Maßnahmen. Wir unterscheiden Früheingriffe im 1. Lebensjahr und Späteingriffe. *Früheingriffe* sind vor allem nötig, wenn durch die konservative Redressionsbehandlung einige Teilkomponenten des Klumpfußes nicht korrigiert werden konnten. Dies gilt insbesondere für den Spitzfuß, bei dem dann die operative Achillessehnenverlängerung nötig wird. Die Indikation hierzu stellen wir selten vor dem 4. Lebensmonat. Die Achillessehnenverlängerung erfolgt im allgemeinen z-förmig, distal-lateral gestielt. Wichtig ist die Eröffnung der hinteren Gelenkkapseln, damit der Kalkaneus ausreichend nach distal gezogen werden kann (Abb. 49). Die postoperative Gipsfixation beträgt ca. 6 Wochen, im Anschluß daran sind die Versorgung mit einer Nachtschiene nötig sowie physiotherapeutische Maßnahmen. Bei ungenügender Korrektur der anderen Klumpfußkomponenten ist die sogenannte »Medial-release«-Operation durchzuführen, zu der wir uns im Alter von 6 Monaten entschließen. Hierbei wird von einem Schnitt am medialen Fußrand zunächst die Tibialis-posterior-Sehne z-förmig verlängert und anschließend alle medial gelegenen Gelenkkapseln durchtrennt (Abb. 50). Von gleichem Zugang läßt sich bei einem persistierenden Hohlfuß die meist kontrakte Plantarfaszie ablösen (Operation nach Steindler).

Späteingriffe. Diese werden vor allem beim rebellischen Klumpfuß erforderlich. Neben der u. U. erneut notwendigen Achillessehnenverlängerung und der erneuten medialen Entflechtung muß bei besonders kontrakten rebellischen Klumpfüßen zur Korrektur der Varus- und Supinationsfehlstellung die *Kalkaneusosteotomie* mit lateraler Keilentnahme und bzw. oder die *Kuboidosteotomie* erfolgen. Bei kontraktem Adduktus des Vorfußes empfiehlt sich die *Osteotomie der Metatarsalia* an deren Basis. Auch bei weniger kontrakten Füßen stört beim Laufen die nicht selten ausgeprägte Innendrehstellung der Füße, die Anlaß zum Stolpern ist. Ursache ist eine Innendrehkontraktur im Rückfuß, entweder infolge ungenügender primärer

11.48 Knochen und Gelenke

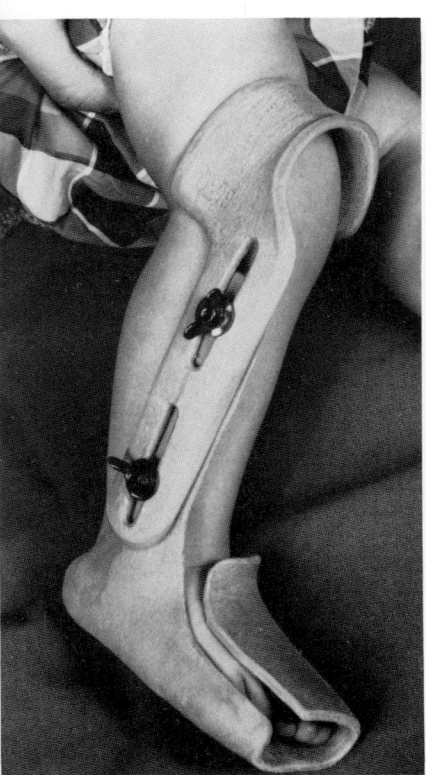
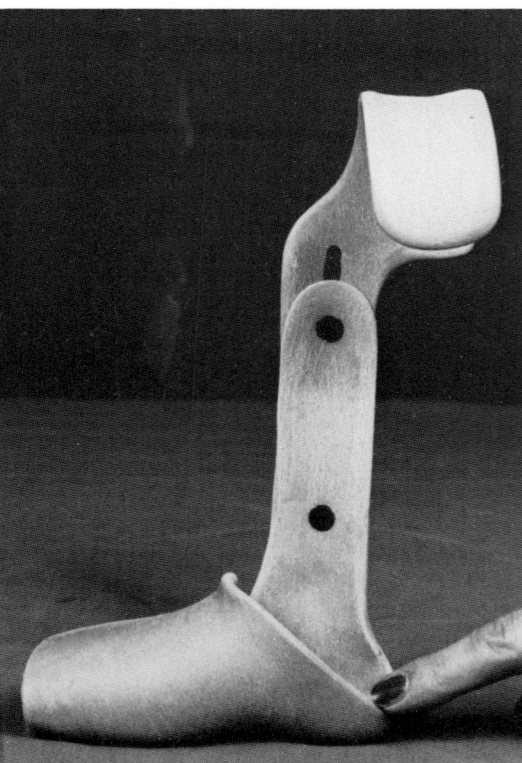
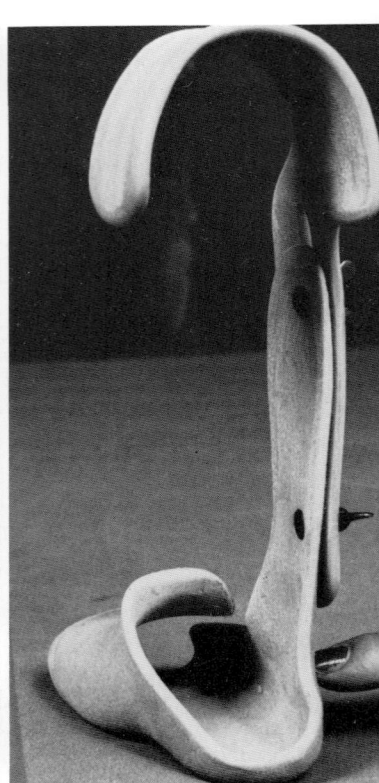

Abb. 48 Kopenhagener-Schiene in der Ansicht von lateral, medial und dorsal.

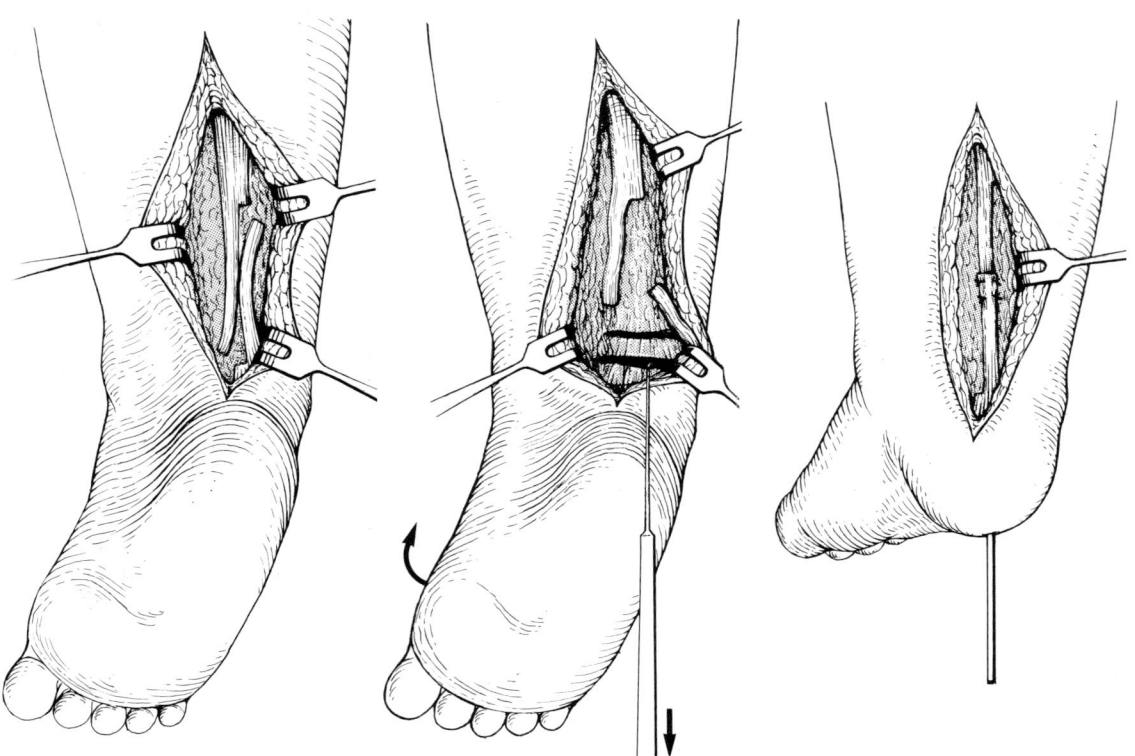

Abb. 49 Schema der Achillessehnenverlängerung mit hinterer Kapsulotomie (aus *H. Kunz:* Operationen im Kindesalter, Bd. II. Thieme, Stuttgart 1975).

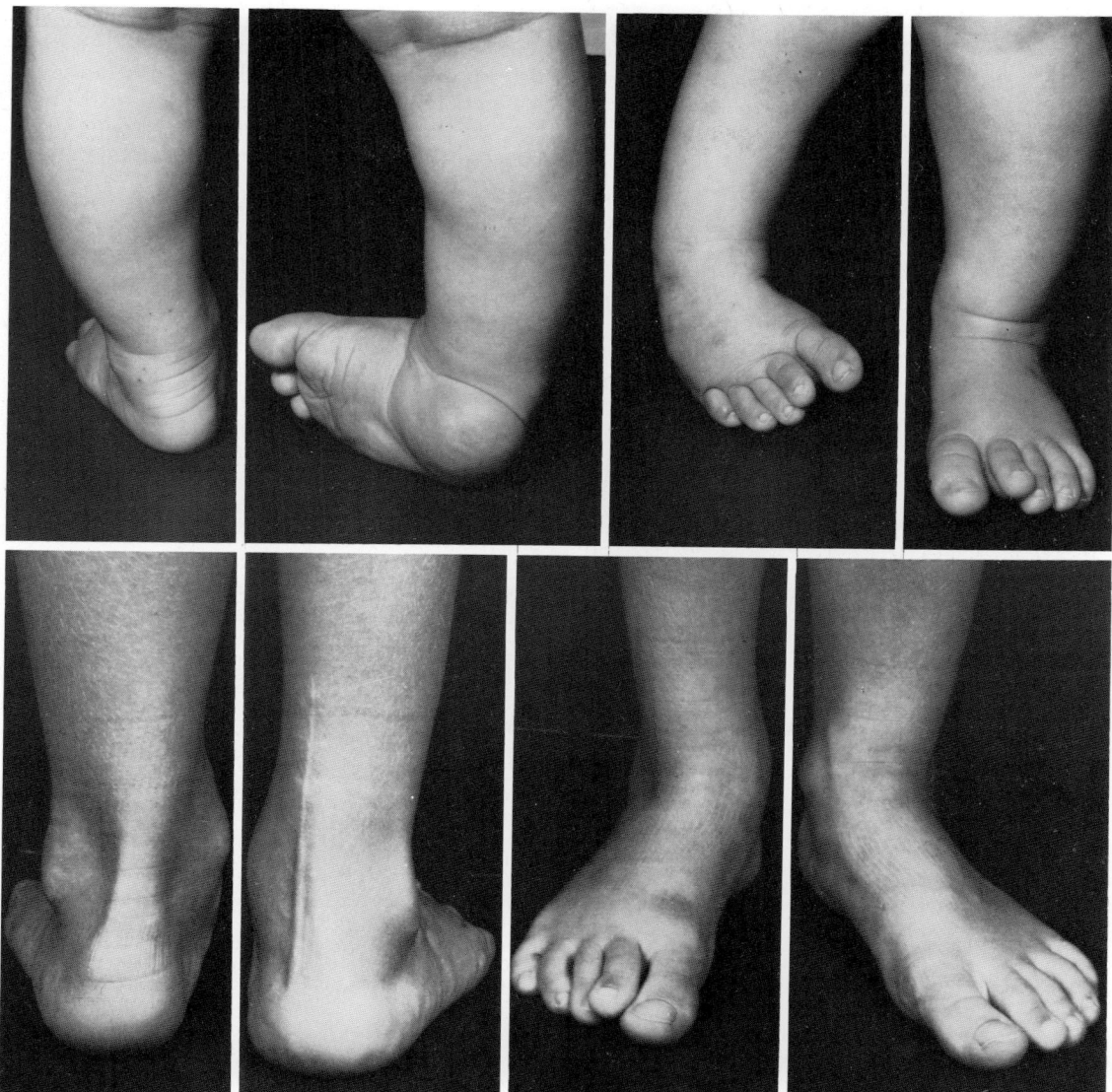

Abb. 50 Behandlungsergebnis bei einem einseitigen Klumpfuß, der nach ungenügender Vorbehandlung erst im Alter von 8 Monaten zugewiesen wurde. In einer Sitzung erfolgt hier die Achillessehnenverlängerung und hintere Kapsulotomie. Wegen starker Flexionskontraktur wurde auch die Sehne des Flexor hallucis longus verlängert. Darüber hinaus erfolgte die Medialrelease-Operation zusammen mit der Operation nach *Steindler*. Behandlungsergebnis im Alter von 4 Jahren.

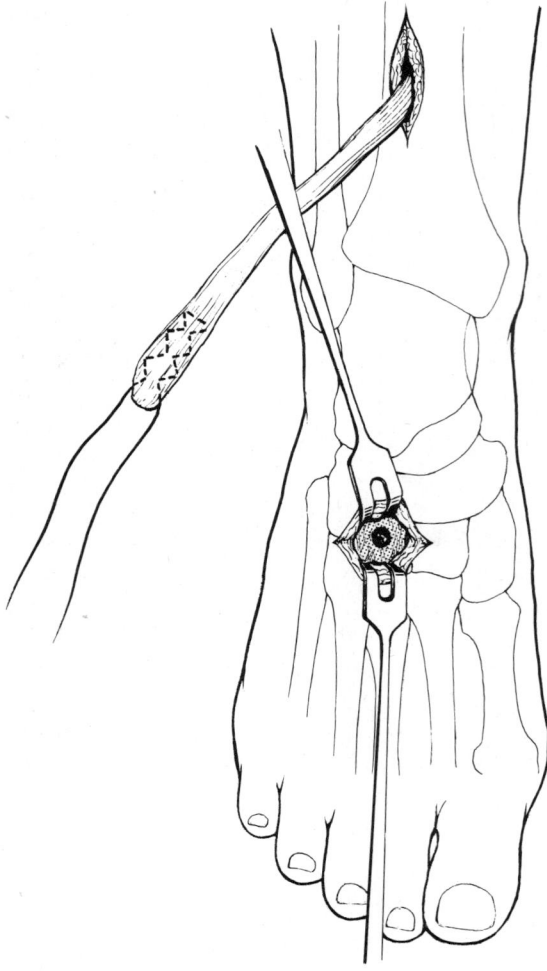

Abb. 51 Schema der Tibialis-anterior-Verlagerung auf das Os cuneiforme laterale. Die Sehne ist medial bereits abgelöst und am Unterschenkel herausgezogen. Das Bohrloch im Os cuneiforme laterale ist vorbereitet (aus *H. Kunz:* Operationen im Kindesalter, Bd. II. Thieme, Stuttgart 1975).

freie Funktion des oberen Sprunggelenks. Die Tibialis-anterior-Sehne wird am Metatarsale I abgelöst, im distalen Unterschenkeldrittel herausgezogen und im Kanal der Strecksehnen, evtl. auch über diesen, nach distal-lateral geführt und in einem Bohrloch des Os cuneiforme laterale verankert (Abb. 51).

Sollte trotz all dieser Maßnahmen ein erneutes Rezidiv auftreten, und das ist bei schweren rebellischen Klumpfüßen leider nicht so selten, kann man nur noch mit der talotarsalen Arthrodese bei Wachstumsabschluß eine befriedigende Fußstellung erzielen.

Prognose

Sie ist leider nicht nur abhängig vom Zeitpunkt des Behandlungsbeginns und einer konsequent durchgeführten primären Therapie, sondern vielmehr ganz wesentlich von der Schwere des Klumpfußes, d.h. vom Ausmaß der wahrscheinlich primären neurogenen Schädigung. Wenn auch in den schweren Fällen zumindest bei Wachstumsabschluß eine noch befriedigende Fußstellung erzielt werden kann, muß trotzdem zeitlebens mit einer Funktionsstörung gerechnet werden.

Literatur

Handelsman, J. E., H. Isaacs: Aetiology of club foot. J. Bone Jt. Surg. 57 B (1975) 262

Imhäuser, G.: Die Frühbehandlung des angeborenen muskulären Klumpfußes. Mschr. Kinderheilk. 117 (1969) 645

Isaacs, H., J. E. Handelsman, M. Badenhorst, A. Tickering: The muscles in club foot – a histological, histochemical and electronmicroscopic study. J. Bone Jt. Surg. 59-B (1977) 465

Morscher, E., L. Jani: Operationen beim Klumpfuß. In Kunz, H.: Operationen im Kindesalter, Bd. II. Thieme, Stuttgart 1975 (S. 205–218)

Korrektur oder aber durch ein Klumpfußrezidiv. Da eine Knochenkorrektur zwischen Talus und Kalkaneus im Wachstumsalter unterbleiben sollte und im allgemeinen alleinige Weichteiloperationen nicht ausreichend sind, kann man mit einer *supramalleolären Tibiadetorsionsosteotomie* die fehlerhafte Rückfußstellung indirekt korrigieren. Das Gangbild bessert sich nach dieser Operation deutlich. Wir stellen die Indikation zu diesem Eingriff jedoch nur, wenn der bei Gehbeginn festgestellte Innendrehgang bis zum Alter von 4 Jahren keine Besserung zeigte. Ist der Innendrehgang vor allem durch eine Vorfußadduktion bedingt, welche sich besonders bei Dorsalflexion des Fußes verstärkt, erlaubt die *Verlagerung der Sehne des Tibialis anterior* nach lateral eine gute Korrektur. Voraussetzung für den Erfolg ist jedoch eine weitgehend

Andere Fußdeformitäten

L. JANI

Kongenitaler Plattfuß

Hier handelt es sich um eine sehr seltene angeborene Fußdeformität mit Steilstellung und eventuell Luxation des Talus, einer Valgusstellung der Ferse mit gleichzeitigem Hackenfuß oder Spitzfuß sowie einer Abflachung der medialen Fußwölbung und Abduktion des Vorfußes.

Ätiologie

Die Ätiologie dieser Mißbildung ist noch unbekannt, wie beim Klumpfuß wird eine neurogene Störung diskutiert.

Diagnose

Sie ist bei Geburt ohne größere Schwierigkeit zu stellen, nicht zuletzt wegen der grotesken »Tintenlöscher- oder Schaukelfuß«-Form. Röntgenologisch ist auf dem seitlichen Bild eine enorme Steilstellung zwischen der Längsachse des Talus und der des Kalkaneus mit einem Winkel von 50 und mehr Grad zu erkennen. Der Talus kann gegenüber dem Navikulare vollständig luxiert sein und bei Belastung den Boden berühren (s. Abb. 47 a–c).

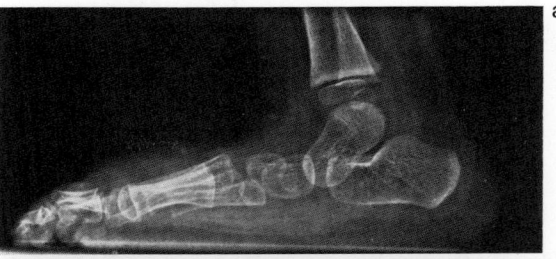
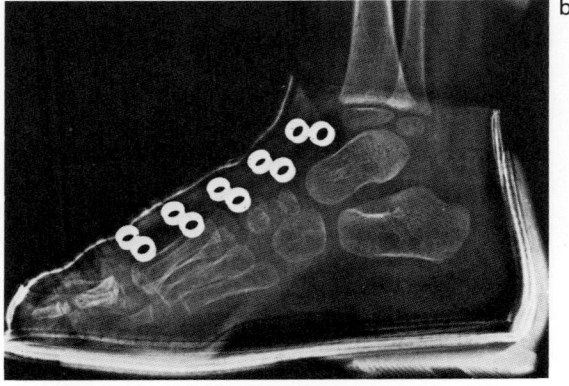

Abb. 52 a u. b Konservativ behandelter kongenitaler Plattfuß (a). Die im seitlichen Röntgenbild deutlich sichtbare Steilstellung des Talus ließ sich mittels Redressionsbehandlung gut korrigieren und mit einer Einlage im Schuh korrigiert halten (b).

Therapie

Die Behandlung des kongenitalen Plattfußes gestaltet sich ähnlich wie die des Klumpfußes. Im Vordergrund der sofort nach Geburt beginnenden Therapie stehen die Gipsredressionen. Häufig gelingt es allein durch diese Maßnahmen und durch eine anschließende Schienen- und Einlagenbehandlung, dem Fuß eine befriedigende Stellung zu geben (Abb. 52 a u. b). Bei Mißerfolg der konservativen Therapie müssen die Gelenkkapseln zwischen Talus und Kalkaneus lateral und medial durchtrennt werden, damit der luxierte Talus wieder aufgerichtet und in korrekte Position gebracht werden kann (Operation nach Faggiana). Diese Position ist dann vorübergehend für die Dauer von etwa 6 Wochen mit Kirschner-Drähten zu fixieren und für die Dauer von weiteren 6 Wochen in einem Gipsverband zu halten. Bei Mißerfolg dieser Maßnahmen ermöglicht eine nach Wachstumsabschluß durchgeführte talotarsale Arthrodese eine immerhin noch befriedigende Fußstellung.

Hackenfuß

Der bei Geburt nicht selten beobachtete Hackenfuß ist durch eine extreme Dorsalflexion des Fußes gekennzeichnet, wobei der Fußrücken die Unterschenkel berühren kann (Abb. 53). Obwohl in extremen Fällen die Plantarflexion auch passiv zunächst nicht möglich ist, muß der Hackenfuß eher

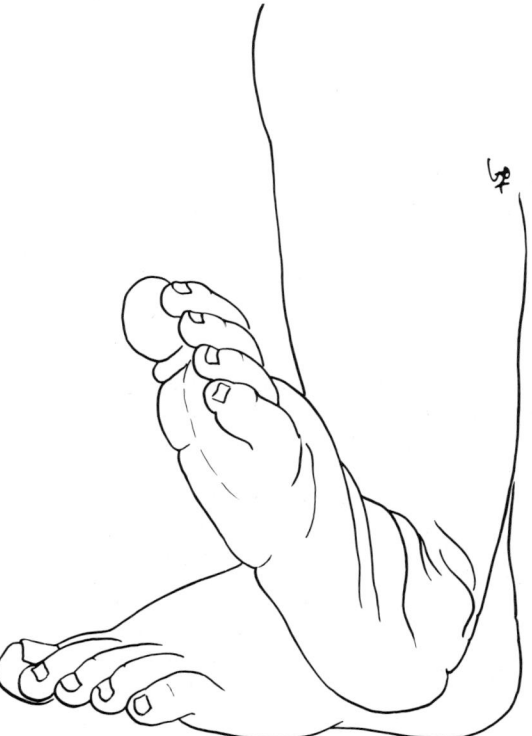

Abb. 53 Typischer kongenitaler Hackenfuß. Die Plantarflexion gelingt bei Geburt oft nur bis zur Neutralstellung des Fußes.

Knochen und Gelenke

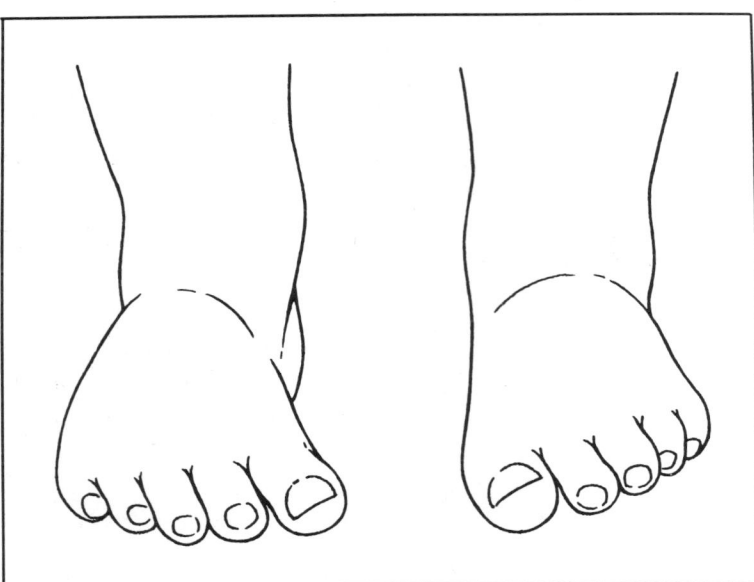

Abb. 54 Typischer Pes adductus rechts.

den Haltungsanomalien zugerechnet werden, da die Fehlstellung gering ist und im allgemeinen nach Ablauf von 4–6 Wochen mit und ohne Behandlung eine weitgehend normale Plantarflexion des Fußes sichtbar wird. Die noch vielfach geübte Schienen- oder Gipsbehandlung ist unnötig. Das vorsichtige Redressieren der Füße in die Plantarflexion schadet allerdings nicht, dient jedoch mehr zur Beruhigung der Mutter. Geht ein Hackenfuß mit extremer Valgusstellung der Ferse und erheblicher Abflachung der medialen Fußwölbung einher, ist die differentialdiagnostische Abklärung zum kongenitalen Plattfuß nötig.

Pes adductus

Die kontrakte Fehlstellung des Vorfußes (Abb. 54) ist bei Geburt als isolierte Deformität extrem selten. Häufiger findet sich eine leichte Adduktushaltung, welche besonders bei Kindern, die in forcierter Bauchlage aufgezogen werden, etwa im Alter von 2–3 Monaten in einen nunmehr kontrakten Pes adductus übergehen kann. So ist es in diesem Jahrzehnt, durch die vielleicht allzusehr propagierte Bauchlage, zweifellos zu einer Zunahme des Pes adductus gekommen. In der Bauchlage müssen sich die Zehen auf der Matratze abstützen, was vom Säugling unangenehm empfunden wird, so daß die Füße reflexmäßig ausweichen, und zwar entweder im Sinne einer Pronationsstellung, so daß der mediale Fußrand die Unterlage berührt – was weniger Folgen hat –, oder im Sinne einer Supinationsstellung, so daß der laterale Fußrücken auf der Unterlage aufliegt, letztere Position kann zu einer medialen Kontraktur und allmählich zum aktiv und passiv nicht mehr ausgleichbaren Pes adductus führen. Wegen dieser gesicherten Entstehung sollte die Bauchlage eigentlich nur noch nachts empfohlen werden, während tagsüber eine Wechsellagerung zu bevorzugen ist. Säuglingen, bei denen eine Klumpfußhaltung oder eine Adduktushaltung festgestellt wurde, muß man während der Bauchlage beispielsweise eine zusammengerollte Windel unter die Unterschenkel legen, so daß die Füßchen frei liegen. Zusätzliche aktive Stimulationsübungen durch die Mutter sind zweckmäßig. Beim nicht mehr aktiv oder passiv redressierbaren Pes adductus kann durch eine vorübergehende Gips- und bzw. Schienenbehandlung wieder eine normale Fußstellung erreicht werden.

Hohlfuß

Hierbei handelt es sich um eine Fußdeformität, die mit einer hochgradig verstärkten medialen Fußwölbung einhergeht und bei Geburt praktisch niemals als isolierte Fußdeformität vorkommt. Der Hohlfuß tritt selten vor dem 2. oder 3. Lebensjahr auf.

Ätiologie

Ätiologisch handelt es sich häufig um idiopathische Hohlfüße: vielfach besteht eine familiäre Belastung. Hohlfüße entwickeln sich aber auch bei lokalen oder systemischen neuromuskulären Erkrankungen und können dann in extreme Fehlformen (Ballenhohlfuß, Hohlklumpfuß) übergehen.

Andere Fußdeformitäten

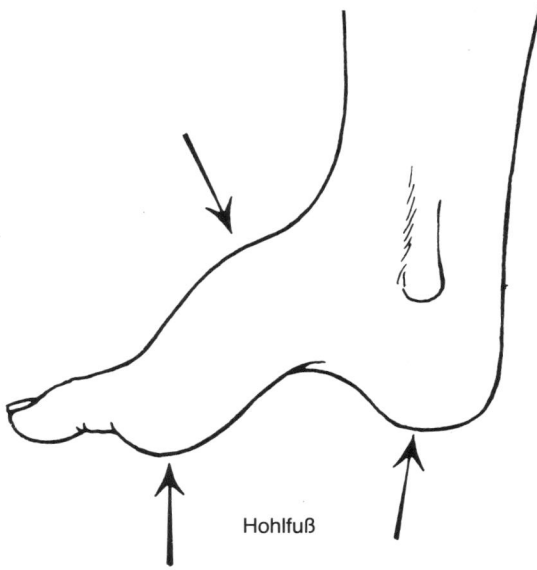

Abb. 55 Typischer Hohlfuß. Die verstärkte Belastung der Metatarsalköpfchen führt ebenso zu Beschwerden wie der hohe Rist, der größte Schwierigkeiten beim Schuheinkauf macht.

Diagnose
Die klinische Diagnose ist vor allem unter dem Podoskop leicht zu stellen, wobei der Fußabdruck die Belastungsflächen nur an der Ferse und im Bereich der Metatarsalköpfchen erkennen läßt. Bei fortgeschrittenen Hohlfüßen (Abb. 55) kommt es zu einer leichten Varusposition der Ferse. Als wichtigste Untersuchung gilt es eine genaue neurologische Abklärung vorzunehmen, um eine neuromuskuläre Erkrankung, vor allem aber einen Tumor des Spinalkanals ausschließen zu können.

Therapie
Eine Behandlung der leichten und meist schmerzfreien Hohlfüße ist nicht nötig. Mittelgradige Hohlfüße, die zu einer verstärkten Belastung der Zehenballen führen, werden mit einer gewölbesprengenden Einlage versorgt, die eine gute retrokapitale Abstützung aufweist. Bei schweren Hohlfüßen empfiehlt sich im Kleinkindesalter die operative Trennung der Plantarfaszie (s. Klumpfußoperation), während bei größeren Kindern die Kalkaneusosteotomie eine Korrektur erlaubt. Bei sehr hohem Rist wird man kurz vor oder nach Wachstumsabschluß eine korrigierende Osteotomie mit Keilentnahme im Bereich der Ossea cuneiforme und des Os cuboideum vornehmen müssen.

Knicksenkfuß

Hierbei handelt es sich um die häufigste kindliche Fußdeformität, die bei Gehbeginn erkennbar wird, mit einer verstärkten Valgusstellung der Ferse und einer Abflachung der medialen Fußwölbung einhergeht und zunächst keine knöcherne Fehlstellung aufweist. Im Gegensatz zum kongenitalen Plattfuß ist der Knicksenkfuß im Zehenspitzenstand aktiv ausgleichbar bzw. überkorrigierbar (Abb. 56).

Ätiologie
Als Ursache muß eine oft familiär bedingte Bandlaxität angesehen werden. Zu frühes, aber auch zu spätes Laufenlernen werden als begünstigende Faktoren angeführt.

Diagnose
Ein Knicksenkfuß bereitet den Kindern nur sehr selten Beschwerden. Daß Kinder im Alter von 3–6 Jahren nicht gerne stundenlange Wanderungen absolvieren und dabei über Fußschmerzen klagen, hängt nicht unbedingt mit den evtl. gleichzeitig vorhandenen Knicksenkfüßen zusammen, sondern ist auch bei einer physiologischen Fußform als häufige und normal anzusehende Tatsache gegeben, der Rechnung zu tragen ist.
Bei der Diagnose des Knicksenkfußes ist außerdem zu berücksichtigen, daß ähnlich dem zwischen dem 2. und 5. Lebensjahr physiologisch verstärkten X-Bein auch die verstärkte Valgusposition der Ferse als normal anzusehen ist. Die normale Fersenstellung des Erwachsenen weist ein Valgus von 2–5 Grad auf, während bei Kindern im Alter von 2–6 Jahren die normale Valgusstellung der Ferse zwischen 5 und 10 Grad liegt. Von einem pathologischen Knicksenkfuß sollte man eigentlich nur sprechen, wenn die Valgusstellung der Ferse 10 und mehr Grad beträgt und gleichzeitig unter dem Podoskop die mediale Fußwölbung vollständig belastet wird, evtl. sogar mit einem medial leicht konvexen Bogen. Auch ein schwerer Knicksenkfuß sollte im Zehenspitzenstand völlig ausgleichbar sein.

Therapie
Leichte Knicksenkfüße sind physiologisch und bedürfen überhaupt keiner Behandlung. Mittelgradige Knicksenkfüße mit einer Valgusposition um 10 Grad und einer medialen Belastungsfläche, die noch nicht konvexförmig ausgebildet ist, sollten Fußgymnastik erhalten, insbesondere in Form des Barfußlaufens. Bei Zunahme der Fehlform ist eine Einlagenversorgung indiziert. Schwere Knicksenkfüße erhalten sofort Einlagen, wobei diese nicht nur die Valgusposition korrigieren und die mediale Fußwölbung passiv abstützen sollen, vielmehr sollte die Einlagenform der aktiv möglichen Korrektur des Knicksenkfußes Rechnung tragen. Am besten wählt man deshalb eine Detorsionseinlage mit kurzbogiger medialer Abstützung, etwa in Höhe

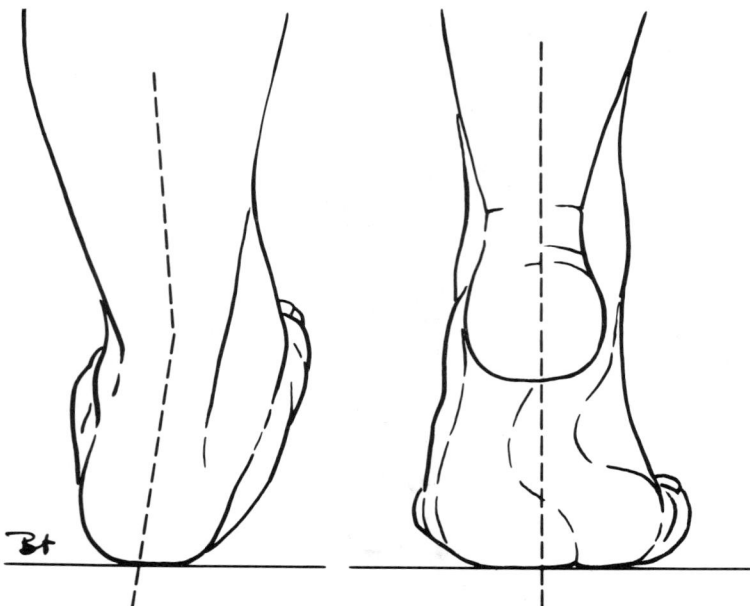

Abb. 56 Typischer Knicksenkfuß mit aktiver Korrektur der Deformität im Zehenspitzenstand (aus K.-D. Bachmann, H. Ewerbeck u. a.: Pädiatrie in Praxis und Klinik, Bd. II. Thieme, Stuttgart 1979).

des Talonavikulargelenks. Die Abstützung kann je nach Schwere des Knicksenkfußes und Alter des Kindes höher oder flacher gestaltet werden. Der durch die kurzbogige Erhöhung bedingte und von den Kindern als unangenehm empfundene Druck bedingt eine Anspannung der Supinatoren, womit eine aktive Korrektur eintritt. Die Einlagenversorgung ist im allgemeinen 3–4 Jahre nötig. Wenn etwa nach dem 7. Lebensjahr keine Besserung eines schweren Knicksenkfußes sichtbar wird, ist die weitere Einlagenversorgung zwecklos. Hier kann die operative Umschlingung der Tibialis-anterior-Sehne unter das Os naviculare die Fußsenkung korrigieren. Die dadurch ebenfalls mögliche, verstärkte aktive Supination führt zur Korrektur des Knickfußes.

Literatur

Jani, L.: Orthopädische Versorgung der häufigsten Fußdeformitäten. Ther. Umsch. 31 (1974 a) 4

Jani, L.: Präventivmedizin in der Orthopädie. Schweiz. Rdsch. Med. (Praxis) 26 (1974 b) 26

Waigand, D.: Angeborene Fußdeformitäten. In Chapchal, G., D. Waigand: Orthopädische Therapie. Thieme, Stuttgart 1971

Frakturen im Kindesalter

B. KEHRER

Der natürliche Bewegungsdrang der Kinder, ihre Unbekümmertheit und ihre Unkenntnis von Gefahren bringen es mit sich, daß sie besonders unfallgefährdet sind. Frakturen gehören deshalb zu den häufigsten und wichtigsten Verletzungsarten im Kindesalter. Nur das Säuglingsalter ist, abgesehen von den geburtstraumatischen Verletzungen, ein weniger traumagefährdeter Lebensabschnitt. Kleinkinder stürzen bei den ersten Gehversuchen, Schulkinder und Jugendliche verunfallen bei Sport und Spiel oder sind in Verkehrsunfälle verwickelt.

Die Prinzipien der Frakturbehandlung, die beim Erwachsenen Gültigkeit haben, können nicht unbesehen auf das Kindesalter übertragen werden. Das kindliche Skelett unterscheidet sich in seinen physikalischen und physiologischen Eigenschaften ganz wesentlich vom Skelett des Erwachsenen. Durch das Wachstum ist es stetigen Veränderungen von Form, Festigkeit und Struktur unterworfen, die Lokalisation, Verlauf und Heilung einer Fraktur wesentlich beeinflussen. Frakturtyp und Frakturbehandlung variieren deshalb je nach Alter des Kindes. Erst nach Abschluß des Wachstums, das heißt mit dem Verschluß der Epiphysenfugen, werden die Eigenschaften des ausgereiften Knochens erreicht.

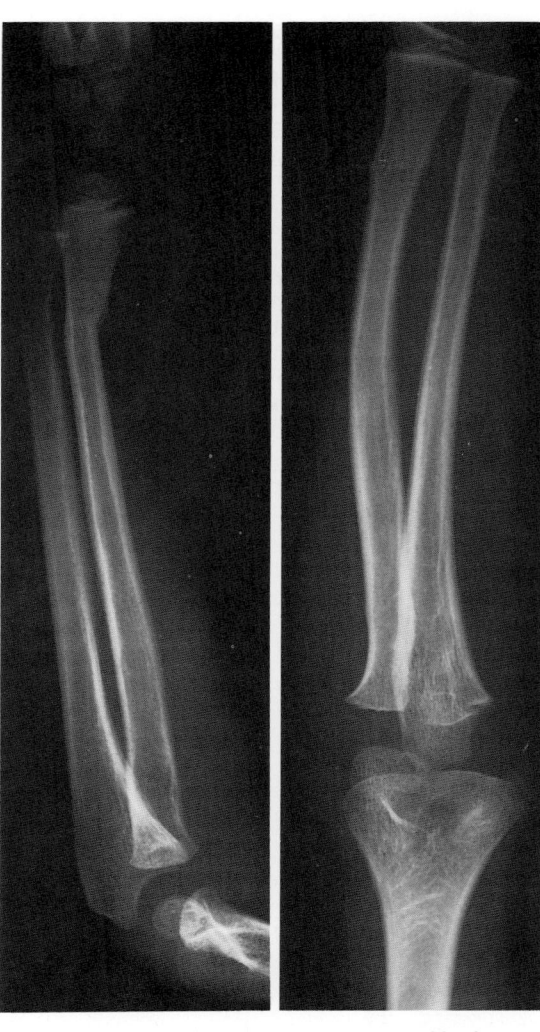 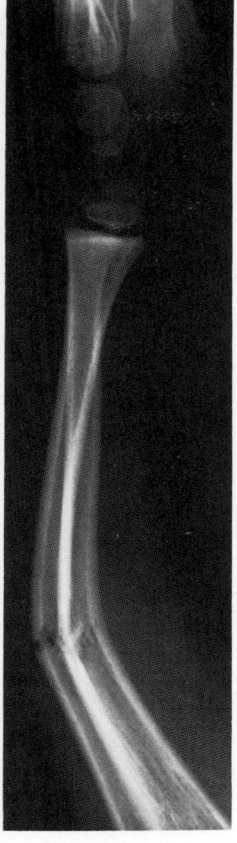

Abb. 57 Wulstbruch des Kleinkindes am Vorderarm. Durch eine asymmetrisch einwirkende, axiale Stauchung kommt es einseitig zur Ausbuchtung der Kortikalis. Periost und Gegenkortikalis sind intakt geblieben; die Kontinuität des Knochens ist nicht unterbrochen, es fehlen deshalb klinisch die klassischen Frakturzeichen.

Abb. 58 Grünholzfraktur des Radiusschaftes. Die Kortikalis ist nur einseitig durchgebrochen; volar sind die Kortikalis und das Periost intakt geblieben.

Charakteristika des kindlichen Skeletts

Die Art einer Fraktur wird einerseits bestimmt durch Größe, Richtung und Typus (direkt, indirekt) einer Gewalteinwirkung, andererseits aber auch durch anatomische Form und Aufbau des Stützapparates sowie durch seine physikalischen Eigenschaften. Die auftretenden Kräfte (Zug, Druck, Biegung, Torsion, Abscherung) sind bei Kindern und Erwachsenen gleich; die wesentlichen Ursachen für Unterschiede in der Frakturproblematik sind in der Morphologie, Anatomie und Festigkeit des kindlichen Knochens begründet.

Physikalische Eigenschaften

Der kindliche Knochen ist charakterisiert durch eine *hohe Elastizität* besonders der Kortikalis. Biegungskräfte werden deshalb auch bei großer Gewalteinwirkung aufgefangen, ohne daß es zu einer Fraktur kommt. Beim Überrolltwerden durch schwere Fahrzeuge können z. B. die Rippen intakt bleiben, oder beim Skiunfall des Kleinkindes bricht nur die Tibia, während sich die dünne Fibula elastisch biegt.

Zug-, Druck- und Scherkräften vermag der grazile kindliche Knochen nur wenig Widerstand zu leisten. Es entstehen deshalb in erster Linie Schräg-, Quer- oder Spiralbrüche mit Aussprengung eines Dreh- oder Spannungskeils. Schwere Trümmer-

11.56 Knochen und Gelenke

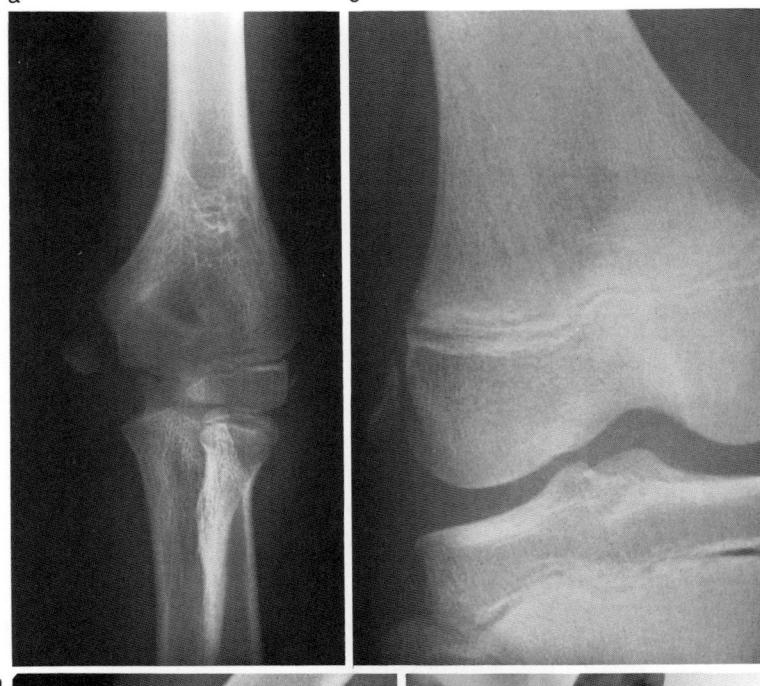
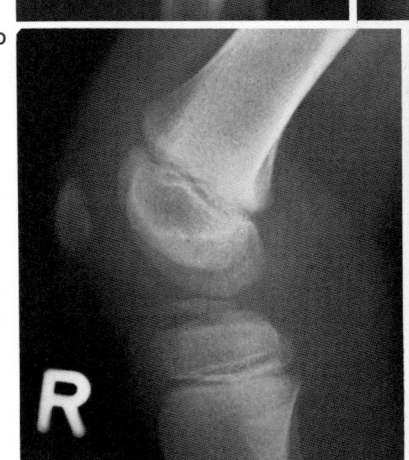
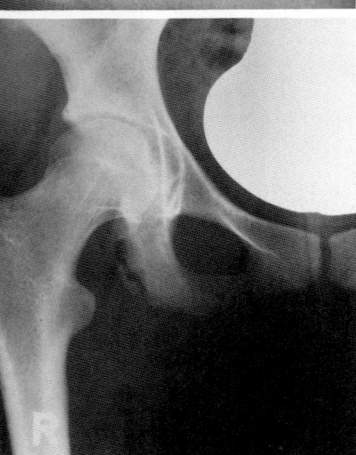

Abb. 59 a–d Typische Abrißfrakturen.
a Abriß des Epicondylus medialis.
b Abriß der Eminentia intercondylaris. Beim Erwachsenen wäre bei analogem Trauma eine Läsion des Kreuzbandes aufgetreten.
c Ausriß des Ursprungs des Seitenbandes am lateralen Femurkondylus. Das abgerissene Knochenfragment reicht über die distale Femurepiphysenfuge hinaus (Typ B^3 nach *Müller*).
d Status nach Abriß eines Fragments am Tuber ischiadicum. Das Fragment ist bindegewebig im Sinne einer Pseudarthrose angeheilt.

frakturen, wie sie beim Erwachsenen mit seiner »harten« Knochenstruktur vorkommen, werden deshalb viel seltener und praktisch nur beim älteren Jugendlichen oder Adoleszenten nach heftigem, direktem Trauma beobachtet.
Diese für den kindlichen Knochen charakteristischen physikalischen Eigenschaften führen zu Frakturtypen, die im Erwachsenenalter nicht mehr beobachtet werden:
Eine axiale Krafteinwirkung auf den Arm führt beim Kleinkind zu einer Stauchung der distalen Metaphyse von Radius oder Ulna, zu einem sogenannten *Wulstbruch* (Abb. 57), der beim Säugling auch an der distalen Femurmetaphyse beobachtet werden kann. Dabei wird die Spongiosa eingestaucht und etwas verdichtet, während die dünne Kortikalis symmetrisch oder asymmetrisch an umschriebener Stelle wulstförmig ausgebuchtet wird. Die Kontinuität des Knochens wird nicht unterbrochen, und das Periost bleibt intakt, weshalb die Stabilität nicht oder nur geringgradig beeinträchtigt ist. Diese häufige Frakturform kann ohne Röntgenbild leicht übersehen werden, da sie nur wenig klinische Symptome macht.
Bei einer Verbiegung treten auf der konkaven Seite, die der Biegungsachse näher liegt, nur Biegungskräfte auf, die von der Kortikalis elastisch aufgefangen werden: Kortikalis und Periost bleiben auf dieser Seite intakt und verhindern eine Dislocatio ad latum. Auf der konvexen Seite wirken Zugkräfte, die Periost und Kortikalis einreißen lassen. Solche *Grünholzfrakturen* (Abb. 58) finden sich besonders beim jungen Kind in der Diaphyse von Röhrenknochen (Ulna, Radius, Klavikula,

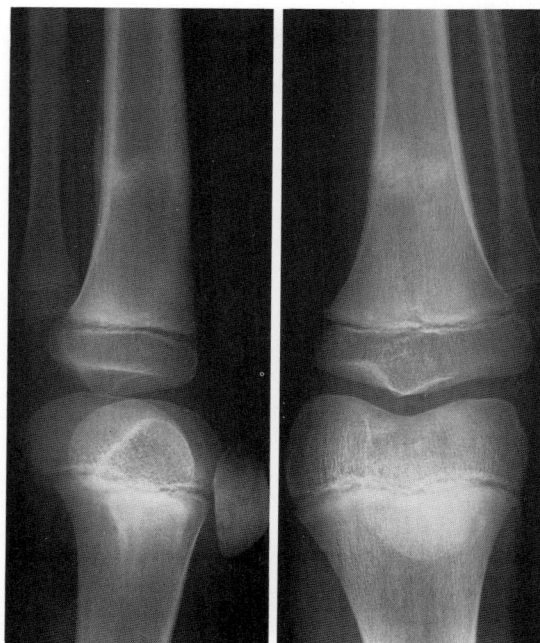

Abb. 60 Ermüdungsfraktur der Tibiametaphyse. Die Fraktur manifestiert sich durch eine Verdichtung der Spongiosa mit periostaler Reaktion.

Metakarpalia, Tibia, Humerus). Besteht bei diesen Frakturen eine Achsenfehlstellung, so müssen sie zur Reposition durch eine dem Unfallmechanismus entgegengesetzte Biegung vollständig durchgebrochen werden. Wird diese Maßnahme unterlassen, so besteht die Gefahr, daß sie sekundär wieder in die ursprüngliche Fehlstellung zurückfedern. Am Vorderarm sind zudem nicht vollständig durchgebrochene Grünholzfrakturen besonders für Refrakturen gefährdet.

Die geringe Zugfestigkeit des kindlichen Knochens führt in Kombination mit der hohen Reißkraft der Bänder und Sehnen dazu, daß isolierte Bandläsionen kaum oder höchstens beim Adoleszenten vorkommen. Meist führt die Zugbelastung eines Bandes, einer Sehne oder Muskelgruppe dazu, daß an ihrem Ansatz ein knöchernes Fragment oder eine Knochenschale weggerissen wird. Solche *Abrißfrakturen* (Abb. 59 a–d) betreffen häufig Apophysen und sind naturgemäß besonders im Gelenkbereich lokalisiert: Ellenbogen (Epicondylus medialis, Condylus radialis, Olecranon), Becken (Tuber ischiadicum, Spina iliaca anterior superior et inferior), Knie (Ursprung des lateralen Seitenbandes am Condylus femoris, oberer oder unterer Patellarpol, Tuberositas tibiae, Eminentia intercondylaris), oberes Sprunggelenk (Malleolus lateralis oder medialis).

Wiederholte, unterschwellige Überbelastungen führen beim Jugendlichen zu *Ermüdungsfrakturen* (Abb. 60), die im Röntgenbild als besonders auf der Kompressionsseite unregelmäßig sklerosierte Zone imponieren. Typische Lokalisationen sind: Schenkelhals, proximale Tibiametaphyse, Kalkaneus, Metatarsalia II + III.

Frakturheilung

Der kindliche Knochen zeigt eine ausgezeichnete Heilungstendenz, die um so besser ist, je jünger das Kind ist. Im allgemeinen sind deshalb die Zeiten, während denen eine Fraktur ruhiggestellt werden muß, wesentlich kürzer als beim Erwachsenen.

Über einen kräftigen periostalen und endostalen Kallus wird mit der sekundären Frakturheilung sehr rasch eine Stabilität erreicht. In der Folge wird dieser Fixationskallus einer funktionellen Anpassung unterzogen (ROUX 1895, PAUWELS 1965), indem er so um- und abgebaut wird, daß mit einem Minimum an Knochenmaterial ein Maximum an Festigkeit erreicht wird. Besonders beim Säugling und Kleinkind wird der Kallus im Laufe der Zeit durch das Dickenwachstum des Knochens überdeckt, so daß die Fraktur später auch radiologisch nicht mehr zu erkennen ist.

Sowohl bei konservativer Behandlung wie auch nach korrekt durchgeführter Osteosynthese verläuft die Frakturheilung im Kindesalter praktisch immer komplikationslos. Besteht ein knöcherner Kontakt zwischen den Fragmenten, so ist die Gefahr einer *Pseudarthrosebildung* deshalb minimal und besteht praktisch nur bei einer Infektion im Frakturbereich (offene Fraktur, Infekt durch Operation).

Wachstum

Vereinfachend können die Wachstumsvorgänge am Knochen wie folgt schematisiert werden:
Für das Längenwachstum sind die Epiphysenfugen verantwortlich, während das Periost das Dickenwachstum bewirkt. Die Apophysen modellieren die Form des Knochens und sind zusammen mit den Epiphysen für Form und Größe der Gelenkkörper bestimmend.

Das Wachstum beeinflußt weitgehend die Problematik der kindlichen Frakturen, Frakturheilung und Frakturfolgen. Einerseits kann das Wachstum korrigierend das Frakturgeschehen beeinflussen, andererseits kann es aber auch durch eine Fraktur gestört werden.

Epiphysenfugen

Abb. 61 zeigt den histologischen Aufbau einer normalen Epiphysenfuge, der für das Verständnis der Schädigungsmöglichkeiten bei einer Fraktur wichtig ist. Die Fuge ist als Locus minoris resistentiae für eine traumatische Schädigung besonders gefährdet.

Grundsätzlich sind zwei verschiedene Frakturverläufe im Fugenbereich möglich, die auch für die Behandlung und Prognose von Bedeutung sind: die Epiphysiolyse (Abb. 62 a–c) und die Epiphysenfraktur (Abb. 63 a–d).

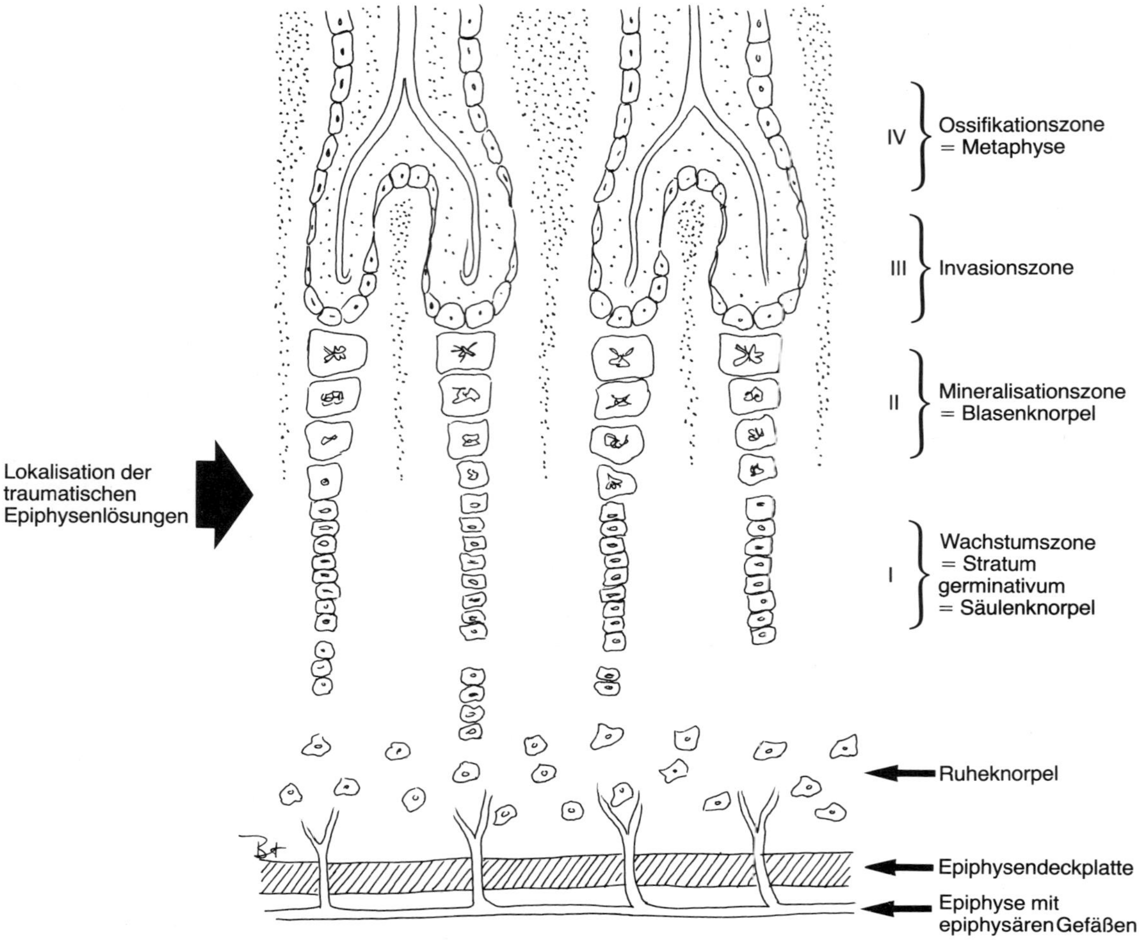

11.58 Knochen und Gelenke

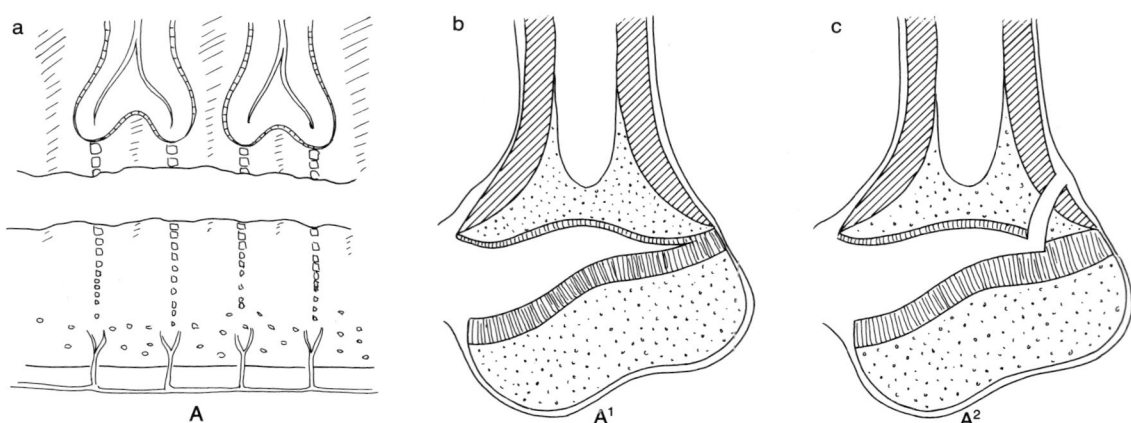

Abb. 61 Histologischer Bau der Epiphysenfuge. Die Epiphysiolyse erfolgt in der mechanisch schwächsten Schicht der Fuge am Übergang zwischen Wachstumszone und Mineralisationszone. Die Zellproliferation im Bereich des Säulenknorpels – und damit das Wachstum – bleiben ungestört.

Abb. 62 a–c Epiphysenlösung (Typ A nach *Müller*).
a Die Fraktur läuft innerhalb der Epiphysenfuge in der Schicht zwischen Wachstums- und Mineralisationszone.
b Typ A^1 nach *Müller:* Reine Epiphysenlösung.
c Typ A^2 nach *Müller:* Epiphysenlösung mit anhaftendem metaphysärem Fragment. Die epiphysenwärts gelegene Wachstumszone wird von der Fraktur nicht tangiert und bleibt damit intakt.

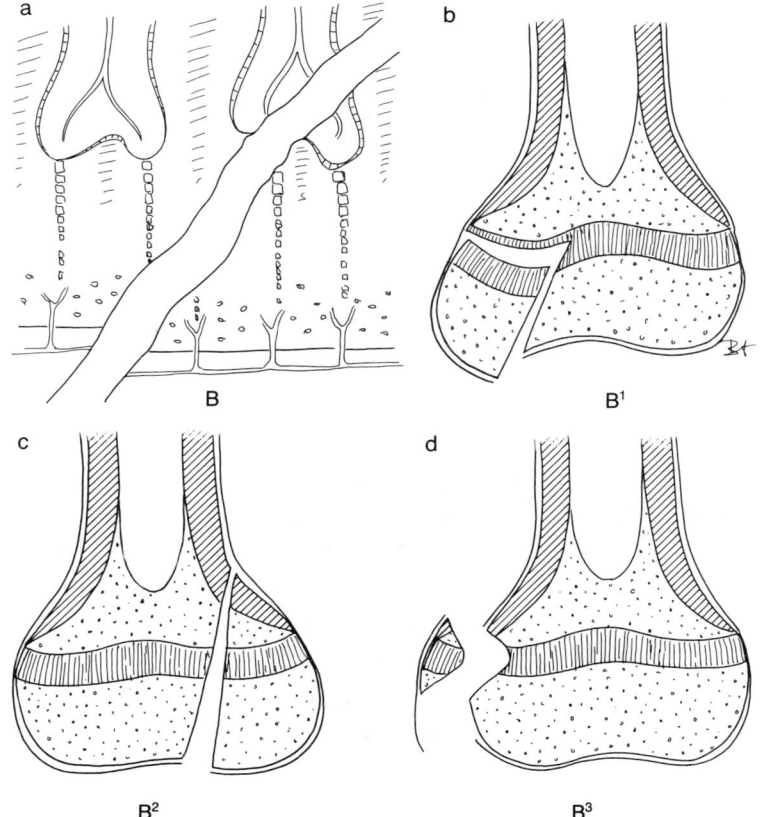

Abb. 63 a–d Epiphysenfrakturen (Typ B nach *Müller*).
a Die Fraktur durchquert die Epiphysenfuge und verletzt die Wachstumszone.
b Typ B^1 nach *Müller:* Aussprengung eines epiphysären Fragments. Die Fraktur läuft bis ins benachbarte Gelenk hinein.
c Typ B^2 nach *Müller:* Epi-metaphysäre Fraktur, ebenfalls mit obligater Mitbeteiligung des Gelenks.
d Typ B^3 nach *Müller:* Ausriß eines die Epiphysenfuge überbrückenden Fragments. Schädigung der Wachstumszone und des periepiphysären Ringes.

a) Bei der reinen *Lyse* (Typ A^1 nach Müller, Aitken I) liegt die Frakturebene im Bereich der ganzen Fuge in der mechanisch schwächsten Schicht zwischen Wachstums- und Mineralisationszone (Abb. 62 b). Bei der Lyse mit an der Epiphyse anhaftendem metaphysärem Fragment (Typ A^2 nach Müller, Aitken I) biegt die Frakturebene metaphysenwärts um (Abb. 62 c). Beiden Arten der Epiphysiolyse ist gemeinsam, daß die Frakturebene die Wachstumszone an keiner Stelle überkreuzt; damit bleibt das epiphysäre Wachstum ungestört, die Prognose ist gut.
b) Die *Epiphysenfraktur* ist dadurch charakterisiert, daß die Frakturfläche die Wachstumszone durchquert und in die Epiphyse und damit praktisch immer auch in die Gelenksfläche hineinläuft (Abb. 63 a–d). Dabei kann die Frakturebene teilweise in der Fuge verlaufen (Abb. 63 b) (Typ B^1 nach Müller, Aitken II) oder die Fuge nur durchqueren und sich weiter in die Metaphyse fortsetzen (Abb. 63 c) (Typ B^2 nach Müller, Aitken III). Ein Beispiel für eine Epiphysenfraktur vom Typ B^3 zeigt Abb. 59 c. In jedem Fall wird die Wachstumszone durch die Fraktur unterbrochen. Bleibt diese Lücke in der Wachstumszone bestehen, so wird sie im Rahmen der Frakturheilung mit Kallus aufgefüllt: Die Epiphysenfuge verschließt sich an dieser Stelle, und das Wachstum sistiert lokal. Da die übrigen Anteile der Fuge intakt bleiben, resultiert schließlich ein gestörtes, asymmetrisches Längenwachstum. Ist das epiphysäre Fragment zudem disloziert, so entsteht bei Mitbeteiligung des Gelenks in der Gelenkfläche entweder eine Spalte oder eine Stufe, die die Gelenkkongruenz stört. Beide Komplikationsmöglichkeiten – die partielle Epiphysiodese wie auch die Stufenbildung im Gelenk – können nur dadurch vermieden werden, daß das Fragment anatomisch exakt reponiert und retiniert wird. Die erforderliche Genauigkeit der Reposition ist meist nur operativ unter direkter Sicht möglich, und auch die Fixation muß zur Vermeidung einer sekundären Dislokation des Fragmentes mit einer Osteosynthese erfolgen.
Eine weitere Möglichkeit der traumatischen Schädigung der Epiphysenfuge besteht darin, daß die germinative Zone durch eine axial wirkende Kraft ganz oder partiell eingestaucht und zerstört wird (Abb. 64). Erholt sich die Wachstumszone nicht oder nur teilweise, so kommt es zu einem vollständigen oder asymmetrischen vorzeitigen Fugenverschluß mit den entsprechenden Folgen für das weitere Knochenwachstum. Radiologisch lassen sich solche »Crush-Injuries« kaum erkennen. Sie sind zudem als isolierte Verletzung der Epiphysenfuge selten, dürften jedoch in Kombination mit einer Epiphysiolyse oder einer Epiphysenfraktur

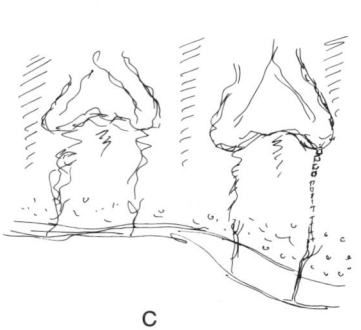 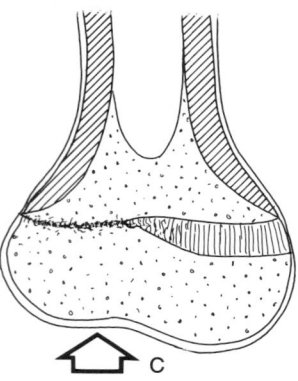

Abb. 64 Typ C nach *Müller:* Axiale Stauchung der Epiphysenfuge. Die Wachstumszone wird ganz oder partiell zerstört, das Wachstum sistiert im betroffenen Gebiet.

häufiger sein als bisher angenommen wurde. Therapeutisch lassen sich diese Stauchungsverletzungen nicht beeinflussen.

Die verschiedenen Typen der Fugenverletzung sind nicht nur im Hinblick auf die Therapie (operativ oder konservativ) von Bedeutung, sondern sie lassen auch gewisse prognostische Schlüsse zu. Reine Lysen mit oder ohne metaphysäres Fragment haben eine günstige Prognose, die derjenigen der Schaftfrakturen vergleichbar ist, während sich nach Epiphysenfrakturen (besonders in Kombination mit Stauchungsverletzungen vom Typus C) schwerwiegende Spätkomplikationen (Achsenfehlstellungen, Minderwuchs, Deformierung des Gelenkkörpers) entwickeln können. Prognostisch ist jedoch nicht nur die Schwere der Schädigung von Bedeutung, auch das von der Fuge noch zu erwartende Wachstum spielt eine Rolle, indem eine posttraumatische knöcherne Überbrückung der Epiphyse kurz vor physiologischem Fugenschluß viel weniger Folgen zeitigt, als wenn die gleiche Schädigung im frühen Kindesalter auftritt.

Korrekturwachstum

Verheilt eine Fraktur in einer Fehlstellung, so kann durch das Wachstum im Kindesalter die Fehlstellung in einem gewissen Rahmen auskorrigiert werden. Das Ausmaß, in dem solche Korrekturen möglich sind, verhält sich umgekehrt proportional zum Alter des Patienten, d. h. je jünger er ist (respektive je mehr Wachstum noch erwartet werden kann), desto größere Achsenabweichungen können sich noch normalisieren. Mit zunehmendem Alter wird die spontane Korrekturfähigkeit des Knochens immer geringer und geht mit dem Verschluß der Epiphysenfugen praktisch vollständig verloren. Das Ausmaß der spontanen Korrekturfähigkeit ist aber auch abhängig von der Lokalisation der Fraktur, es ist im Bereich der Metaphyse größer als an der Diaphyse, und Achsenabweichungen in Richtung der Bewegungsebene des benachbarten Gelenks korrigieren sich besser als solche, die senkrecht dazu liegen.

Am Korrekturwachstum sind verschiedene Faktoren beteiligt (Abb. **65 a–d**):

Aufrichtendes Fugenwachstum. Durch eine Dislocatio ad axim wird die Epiphysenfuge so gekippt, daß sie nicht mehr senkrecht zu der einwirkenden Kraft steht, wie dies normalerweise der Fall ist. Die schräge, exzentrische Krafteinwirkung wird von der Fuge so beantwortet, daß sie auf der weniger belasteten Seite so lange ein gesteigertes Wachstum aufweist, bis sie zur einwirkenden Druckkraft wiederum senkrecht und symmetrisch ausgerichtet ist. Dieses aufrichtende Fugenwachstum findet sich in erster Linie an den unteren Extremitäten, weniger im Bereich der Arme.

Vermehrtes Längenwachstum. Im Rahmen der Konsolidierung kommt es bei jeder Fraktur zu einer vermehrten Durchblutung des betroffenen Gebietes. Diese posttraumatische Hyperämie erfaßt auch die lokalen Epiphysenfugen, die in ihrer Wachstumstätigkeit stimuliert werden. Eine anfängliche Verkürzung der Fragmente kann auf diese Weise ausgeglichen werden.

Wolffsches Transformationsgesetz. Bei einer Dislocatio ad axim wird im Bereich von Diaphyse und Metaphyse eine Korrektur auch dadurch erreicht, daß beim Abbau des Fixationskallus der Knochen auf der konvexen Seite resorbiert, auf der konkaven Seite jedoch angebaut wird. Über diesen Mechanismus wird jedoch allein die Knochenachse ausgeglichen; die Fehlstellung der Gelenksebene bleibt unverändert, sie kann nur durch das aufrichtende Fugenwachstum beeinflußt werden.

Wachstumsstörungen

Im Kindesalter ist nach jeder Fraktur eine Störung des Wachstums möglich. Die im Rahmen der Reparationsvorgänge im Frakturgebiet auftretende Hyperämie stimuliert auch die benachbarten Epiphysenfugen, so daß es an der betroffenen Extremität zu einem vorübergehenden Mehrwachstum kommt. Während dieses Mehrwachstum an der oberen Extremität funktionell kaum ins Gewicht fällt, bewirkt die bleibende Verlängerung eines frakturierten Beines eine Störung in der Statik. Frakturen am Bein sollten deshalb in leichter Verkürzung belassen werden, damit das Mehrwachs-

Frakturen im Kindesalter 11.61

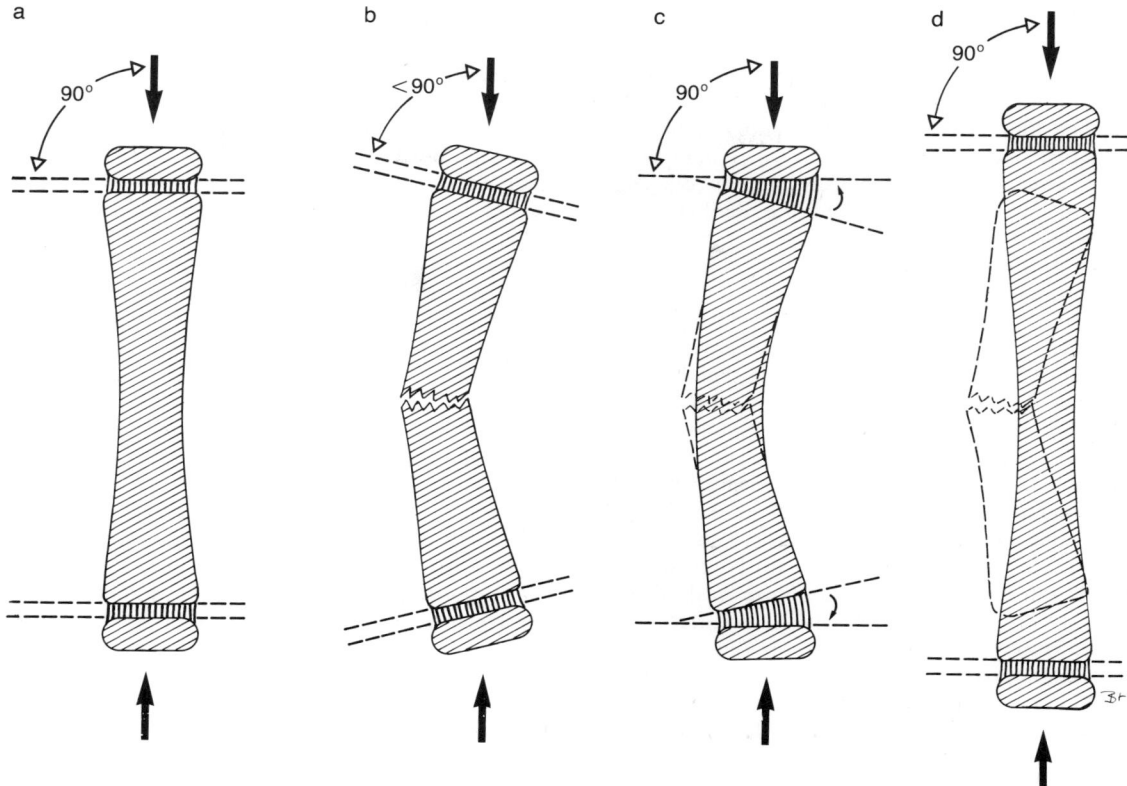

Abb. 65 a–d Mechanismen zur Achsenkorrektur am wachsenden Knochen.
a Normaler Knochen: Einwirkende Kraft und Ebene der Epiphysenfuge stehen senkrecht zueinander.
b Nach Fraktur mit Achsenfehlstellung ist diese normale Winkelbeziehung gestört. Die Kraft wirkt nun exzentrisch auf die Epiphysenfuge und in einem Winkel, der kleiner ist als 90 Grad.
c Durch einseitiges Fugenwachstum stellt sich die Ebene der Epiphysenfuge wieder senkrecht zur einwirkenden Kraft. Gleichzeitig stellt sich damit auch die Gelenksebene, die vorher ebenfalls gekippt war (**b**), wieder in ihre normale Position.
d Die Schaftknickung wird durch Anbau von Knochenmaterial auf der konkaven und Abbau an der konvexen Seite korrigiert (Wolffsche Transformation).

tum durch die vorbestehende Verkürzung kompensiert wird.
Im Gegensatz dazu kann kurz vor Wachstumsabschluß die frakturbedingte Hyperämie dazu führen, daß sich die Epiphysenfuge vorzeitig verschließt. Da die nicht betroffene Extremität noch weiter wächst, resultiert schließlich eine Verkürzung des ursprünglich verletzten Beins.
Die folgenschwersten Wachstumsstörungen entstehen jedoch nach Epiphysenfrakturen, bei denen das Stratum germinativum ganz oder teilweise zerstört wurde und bei denen vorzeitig ein partieller oder vollständiger knöcherner Durchbau erfolgte. Eine Verkürzung und Achsenabweichung, meist mit gleichzeitiger Deformierung der Gelenkkörper, sind dann unausweichliche Folgen, die auch operativ nur schwer zu korrigieren sind.

Periost
Der Periostschlauch ist beim Kind sehr widerstandsfähig und kann bei einer Fraktur sogar intakt bleiben. Die Frakturenden verschieben sich dann nicht, weil sie durch das Periost geschient werden (z.B. Unterschenkel).
Reißt das Periost auf der Konvexseite der Fraktur ein, bleibt jedoch auf der Konkavseite intakt, so kann es die Reposition behindern. Unter Umständen muß es dann durch eine Gegenbiegung vollständig durchtrennt werden, damit die Reposition überhaupt erst möglich wird. Andererseits kann ein einseitig intaktes Periost als »Zuggurtung« benützt werden, um eine reponierte Fraktur zu stabilisieren.
Gelegentlich ist das zerrissene Periost in den Frakturspalt eingeschlagen und behindert die Reposition oder stört die Frakturheilung (z.B. bei Epiphysenlösung).

Diagnostik

Die *Unfallanamnese* ist bei Kindern oft nicht zu verwerten, da sich das Trauma unbeobachtet abspielt und der Patient keine präzisen Aussagen machen kann. Widersprüchliche oder inadäquate Angaben sind deshalb möglich, sollen aber besonders beim Säugling und Kleinkind an die Möglichkeit einer Kindsmißhandlung denken lassen (S. 11.64).

Die *klinischen Frakturzeichen* (Schwellung, Druck-, Fern-, Spontanschmerz, Fehlstellung, Funktionsverlust) entsprechen in der Regel denjenigen, die auch beim Erwachsenen bekannt sind. Stauchungsfrakturen und Frakturen, bei denen der intakte Periostmantel eine Fragmentdislokation und eine Ausbreitung des Frakturhämatoms verhindert, manifestieren sich jedoch oft nur durch eine lokale Druckdolenz. Die Indikation zur *Röntgenuntersuchung* muß deshalb beim Kind relativ großzügig gestellt werden. Trotzdem sind Fehlbeurteilungen möglich, da z. B. beim Neugeborenen am Humerus- und Femurkopf die Fraktur vollständig im knorpeligen Anteil verlaufen kann. Auch Epiphysenfugen und Apophysen erschweren die radiologische Beurteilung besonders im Ellenbogenbereich. Vergleichsaufnahmen der intakten Gegenseite sind deshalb oft sehr hilfreich, da sowohl die Epiphysen und Apophysen wie auch Varianten der Ossifikation symmetrisch angelegt und entwickelt sind. Werden beide Seiten in gleicher Stellung und mit identischem Strahlengang aufgenommen, so lassen sich die Bilder direkt miteinander vergleichen.

Bei Abrißfrakturen (z. B. Epicondylus medialis) und osteochondralen Frakturen (z. B. »flake fracture« der Patella) wird die Größe des gelösten Fragmentes leicht unterschätzt, da es größtenteils aus Knorpel besteht und auf dem Bild nur der kleine knöcherne Anteil sichtbar ist. Kleine Fragmente sind zudem oft durch die übrigen Knochenstrukturen überlagert und können nur in ausgedrehten oder gehaltenen Aufnahmen gezielt zur Darstellung gebracht werden. Auch Fissuren und undislozierte Frakturen sind eventuell kaum sichtbar und lassen sich nur aufgrund der radiologischen Veränderungen der knochennahen Weichteile (Schwellung, Verlagerung von Fettpolstern, Verwischung von Muskelsepten) vermuten.

Therapie

Allgemeine Behandlungsprinzipien. Das Ziel jeder Frakturbehandlung besteht darin, für die verletzte Gliedmaße eine funktionelle und anatomische Restitutio ad integrum zu erreichen. Beim Kind muß zusätzlich angestrebt werden, daß das Wachstum nach der Frakturheilung ungestört weiterläuft.

Frakturen sind auch beim Kind häufig nicht isolierte Verletzungen, sondern sie sind oft kombiniert mit Verletzungen anderer Organe. Besonders bei Frakturen im Ellenbogen- und Kniebereich können die benachbarten Gefäße und Nerven mitgeschädigt sein.

Im Rahmen eines schweren Polytraumas kommt selbstverständlich der Erhaltung der vitalen Lebensfunktionen erste Priorität zu. Sind diese jedoch sichergestellt, so muß systematisch nach Frakturen gesucht werden, da sie in einer solchen Situation leicht übersehen werden können.

Allgemeine Komplikationen, die nach Frakturen im Erwachsenenalter gefürchtet sind (Lungenembolie, Fettembolie, Sudeck-Atrophie usw.), sind im Kindesalter praktisch unbekannt. Auch nach längerer Ruhigstellung ist die Gefahr von Gelenksversteifung viel geringer als beim Erwachsenen.

Konservative Behandlung

Die überwiegende Zahl der kindlichen Frakturen (80–90%) kann konservativ behandelt werden, da es fast immer gelingt, durch einfache Reposition, Gipsverband oder Extension mit minimalen zusätzlichen Risiken gute Resultate zu erzielen. Dies gilt besonders für Schaftfrakturen, metaphysäre Frakturen sowie für Epiphysenlösungen.

Die Reposition erfolgt unter Bildwandlerkontrolle meist in Allgemeinnarkose. Bei älteren, kooperativen Kindern hat sich an der oberen Extremität auch die Plexusanästhesie bewährt. Die Reposition hat sehr schonend zu erfolgen, um Zusatzverletzungen zu vermeiden. Dies gilt besonders für Epiphysiolysen, bei denen durch ein grobes oder wiederholtes Repositionsmanöver die Wachstumszone geschädigt werden kann.

Während die Reposition einer Dislocatio ad latus, ad longitudinem und ad axim nur approximativ erfolgen kann, muß in *jedem* Alter auf eine korrekte Einstellung der Rotation geachtet werden, da diese durch das Wachstum nicht ausgeglichen wird.

Nach Reposition wird der primäre *Gipsverband* angelegt, der wegen der starken posttraumatischen Schwellung sehr gut gepolstert sein muß und in der Regel auch gespalten wird. Trotzdem muß die zuverlässige, peinlich genaue Überwachung von Zirkulation und Innervation in den ersten Tagen sichergestellt sein (cave: Volkmannsche Kontraktur!).

Zur Vermeidung eines sekundären Abrutschens der Fragmente kann beim Kind die Extremität auch in »unphysiologischer« Stellung ruhiggestellt werden, da keine Gelenksversteifungen zu befürchten sind (z. B. Spitzfuß, Flexion im Handgelenk).

Gipsverbände müssen im Kindesalter kräftig ausgelegt sein (Einbau von Gipslonguetten), da die Kinder, sobald sie schmerzfrei sind, wieder ihre volle Aktivität aufnehmen.

Die Dauer der Ruhigstellung ist abhängig vom Frakturtyp und insbesondere auch vom Alter des Kindes, so daß keine allgemeinen Richtlinien gegeben werden können. Meist besteht aber eher die Tendenz, die Frakturen im Kindesalter zu lange ruhigzustellen. Die Belastungsfähigkeit ist aber nicht erst erreicht, wenn der Frakturspalt radiolo-

gisch vollständig verschwunden ist; der kräftige Brückenkallus kann diese Aufgabe schon sehr bald übernehmen. Refrakturen sind deshalb nur selten auf eine zu kurzzeitige Fixation zurückzuführen.
Heftpflasterextensionen kommen in der Frakturbehandlung höchstens bei der Oberschenkelfraktur des Kleinkindes zur Verwendung.
An der unteren Extremität wird eine *Extension* in der Regel mit einem Steinmann-Nagel oder einem Kirschner-Draht angelegt. Üblicherweise wird der Nagel entweder distal am Femur suprakondylär oder am Kalkaneus eingebracht. Die Tuberositas tibiae darf beim Kind zu diesem Zweck nie verwendet werden, da sonst die proximale Tibiaepiphysenfuge geschädigt wird und sich später ein Genu recurvatum entwickelt. An der oberen Extremität hat sich die Schraubenextension an der proximalen Ulna bewährt.

Operative Behandlung

Eine ganze Reihe von Situationen erfordert auch beim Kind eine operative Frakturbehandlung, damit ein optimales Resultat erzielt werden kann. Am häufigsten ist dies der Fall bei Frakturen im Gelenksbereich (Epiphysenfrakturen vom Typ B^1 und B^2 nach Müller, intraartikuläre Frakturen, Abrißfrakturen). Auch offene Frakturen, Frakturen mit begleitenden Gefäß- und Nervenverletzungen und pathologische Frakturen müssen in der Regel operativ versorgt werden. Bei Frakturen, die nicht ausreichend reponierbar oder retinierbar sind (Interponat, asymmetrischer Muskelzug), Frakturen kurz vor Wachstumsabschluß oder allenfalls auch aus pflegerischen Gründen (z. B. Polyblessé) kann eine Indikation zur Operation bestehen.
Mit der Osteosynthese wird beim Kind in der Regel nicht eine Übungs- oder Belastungsstabilität angestrebt, sondern die Fragmente sollten nur mit minimalem Materialaufwand gegenseitig in korrekter Stellung fixiert werden. Zur Stabilisierung der Fraktur ist deshalb häufig zusätzlich zur Osteosynthese noch ein Gipsverband notwendig.
Verwendet werden in erster Linie Schrauben, selbstspannende Platten und Kirschner-Drähte; Marknägel werden im Kindesalter nicht eingesetzt. Das Osteosynthesematerial darf grundsätzlich die Epiphysenfuge nicht durchqueren, da die Fuge an dieser Stelle sonst zerstört wird und sich später verschließt; erlaubt sind nur Kirschner-Drähte, die aber frühzeitig (nach 3–5 Wochen) wieder herausgenommen werden müssen.
Auch nach stabiler Osteosynthese entsteht beim Kind ein periostaler Kallus, der das Osteosynthesematerial vollständig überwachsen kann. Dies ist mit ein Grund dafür, daß es spätestens nach 3–6 Monaten wieder entfernt werden soll. Nach Materialentfernung ist die Gefahr einer Refraktur erhöht, da speziell im Bereich der Osteosynthese der Knochen wegen der Entlastung rarifiziert wurde. Die Wiederaufnahme der Belastung soll also nicht abrupt, sondern vorsichtig progredient erfolgen.

Behandlungsprinzipien offener Frakturen

Die Behandlungsprinzipien von offenen Frakturen unterscheiden sich grundsätzlich beim Kind nicht von denjenigen beim Erwachsenen. Primäres Ziel aller therapeutischen Maßnahmen ist die Verhütung eines lokalen Knocheninfekts; gelingt dies, so wird die Frakturheilung keine Probleme bieten.
Bei den offenen Frakturen werden 3 Schweregrade unterschieden:
Grad I: Die Haut wurde nur durch ein spitzes Knochenfragment von innen nach außen durchspießt.
Grad II: Verletzungen der Haut durch Gewalteinwirkung von außen her. Mäßige Quetschung von Subkutangewebe und Muskulatur.
Grad III: Ausgedehnte Zerstörung von Haut, Subkutan- und Muskelgewebe sowie auch häufig Mitverletzung von Nerven und großen Gefäßen.
In der Behandlung von offenen Frakturen sind zwei Punkte wesentlich, die beide primär der Verhütung einer Infektion dienen:
1. Behandlung der Weichteile. Offene Frakturen sollen raschmöglichst steril verbunden werden, um weitere Wundkontaminationen zu vermeiden. Der Verband wird erst unter aseptischen Bedingungen im Operationssaal wieder entfernt (für Röntgen belassen!).
Bei der Operation werden mit einem Débridement alle devitalisierten Gewebsanteile sorgfältig entfernt, da sie einen idealen Nährboden für eine bakterielle Besiedlung bilden. Wenn nötig, werden die Faszien inzidiert, damit sich die nachfolgende Schwellung der Muskulatur entlasten kann und keine Ischämie entsteht. Verletzungen von großen Gefäßen werden primär versorgt (Naht, Venengraft).
Die Wunden werden prinzipiell offen gelassen und erst sekundär im Sinne einer verzögerten Primärnaht nach 5–10 Tagen verschlossen. Initial sind höchstens einige lockere Situationsnähte erlaubt, die jedoch die Durchblutung nicht gefährden und auch nicht zur Bildung von Wundtaschen führen dürfen. Antibiotika sind von untergeordneter Bedeutung und können die vorgenannten Maßnahmen unter keinen Umständen ersetzen!
2. Stabilisierung der Fraktur. Die Ruhigstellung des Verletzungsgebietes, d. h. auch der Fraktur, ist ebenfalls eine entscheidende Maßnahme zur Infektionsverhütung. Sie kann nur in Ausnahmefällen bei geringfügigen Verletzungen (Grad I) im Gipsverband erfolgen, wobei eine zuverlässige Wundkontrolle trotzdem gewährleistet sein muß. Schwere Formen (Grad II + III) werden entweder mit einer minimalen Osteosynthese oder mit einer Extension stabilisiert. Besonders bewährt hat sich der Einsatz des Fixateur externe, an dem die verletzte Extremität bei schweren Weichteildefekten zusätzlich in Schwebelage aufgehängt werden kann.

11.64 Knochen und Gelenke

Bei korrektem Vorgehen ist im Kindesalter die Gefahr einer Osteitis wegen der guten Gewebsdurchblutung und der kräftigen Infektabwehr viel geringer als im Erwachsenenalter.

Nachbehandlung

Die Dauer der Ruhigstellung einer Fraktur ist abhängig von ihrer Lokalisation und vom Alter des Patienten. Sie soll einerseits nicht zu lange erfolgen, da die Entlastung beim Kind sehr rasch zu einer ausgeprägten Osteopenie führt. Andererseits muß die Fraktur bei Freigabe der Bewegung voll belastungsfähig sein, da von Kindern keine kontrollierte Schonung der Extremität erwartet werden darf.

Nach Frakturheilung sollen anfängliche Bewegungseinschränkungen und Gelenksteifigkeiten besonders im Ellenbogengelenk nicht mit aktiven physiotherapeutischen Maßnahmen behandelt werden. Die spontane Bewegungsaktivität des Kindes genügt zur Mobilisierung vollkommen.

Im Gegensatz zum Erwachsenen ist die Behandlung einer Fraktur beim Kind nicht abgeschlossen, wenn die Stabilität und eine normale Funktion zurückgekehrt sind. Häufig sind Langzeitkontrollen notwendig, um frakturbedingte Wachstumsstörungen rechtzeitig zu erfassen (Längendifferenzen, Achsenabweichungen, Gelenksinkongruenzen usw.).

Literatur

Aitken, A. P., H. K. Magill: Fractures involving the distal femoral epiphyseal cartilage. J. Bone Jt. Surg. 34 A (1952) 96
Bettex, M., F. Kuffer, A. Schaerli: Wesentliches über Kinderchirurgie. Huber, Bern 1975, 327
Blount, W. P.: Fractures in Children. Williams & Wilkins, Baltimore 1954
Blount, W. P.: Knochenbrüche bei Kindern. Thieme, Stuttgart 1957
Müller, M. E.: Kinderfrakturen, allgemeiner Teil. In Pädiatrie in Praxis und Klinik, Bachmann und Mitarbeiter, Herausgeber, Band II, Seiten 15.106 ff, G. Fischer Verlag und G. Thieme Verlag, Stuttgart 1980
Müller, M. E., M. Allgöwer, R. Schneider, H. Willenegger: Manual der Osteosynthese. Springer, Berlin 1977
Pauwels, F.: Gesammelte Abhandlungen zur funktionellen Anatomie des Bewegungsapparates. Springer, Berlin 1965
Pollen, A. G.: Fractures and Dislocations in Children. Churchill, Livingstone, London, Edinburgh 1973
Rehn, J.: Unfallverletzungen bei Kindern. Springer, Berlin 1974
Roux, W.: Gesammelte Abhandlungen über Entwicklungsmechanik der Organismen. Engelmann, Leipzig 1895
Schenk, R. K.: Besonderheiten des kindlichen Skeletts im Hinblick auf die Frakturheilung. Langenbecks Arch. Chir. 342 (1976) 269
Weber, B. G., Ch. Brunner, F. Freuler: Die Frakturenbehandlung bei Kindern und Jugendlichen. Springer, Berlin 1978
Wiedmer, U., F. Freuler, B. Bianchini: Gipsfibel 2, Geläufige Fixationen und Extensionen bei Verletzungen im Kindesalter. Springer, Berlin 1976

Battered-Child-Syndrome

G. Kaiser und B. Kehrer

Unter »Battered-Child-Syndrome« versteht man jegliche körperliche und/oder seelische Schädigung eines Kindes, die absichtlich und/oder aus Vernachlässigung erfolgt. Das auch nach Silverman oder nach Tardieu bezeichnete Syndrom umfaßt somit: körperliche Mißhandlung, Unter- und Mangelernährung, sexuellen Mißbrauch, Vergiftung, psychische Mißhandlung und das Vorenthalten einer unbedingt erforderlichen medizinischen Behandlung (Larregue u. Mitarb. 1979; Schmitt u. Kempe 1975).

Das Silverman-Syndrom wird leicht verkannt, was für das betroffene Kind schwerwiegende Folgen hat, da die Wiederholungsrate groß ist und das damit verbundene Schädigungsausmaß lebensgefährliche Folgen annehmen kann.

Eine solche Diagnose ist mitunter äußerst schwierig zu stellen und hat, falls sie zutrifft, schwerwiegende Folgen. Deshalb ist an jedem großen pädiatrischen Zentrum eine geschulte Arbeitsgruppe erforderlich, die einerseits über das nötige psychologische Fingerspitzengefühl verfügt und andererseits über die vielfältigen Schädigungsformen sowie über die juristischen Belange Bescheid weiß. Dieses Team hat die zu treffenden Maßnahmen zu koordinieren, Gespräche zu führen und wird in Zusammenarbeit mit sozialen Institutionen die für die betroffene Familie auf lange Sicht notwendige Hilfe und Führung zu gewährleisten haben.

Vorkommen

Die genaue Inzidenz der sogenannten Kindsmißhandlung ist nicht bekannt, da zahlreiche Fälle nicht erfaßt werden und die Grenzen zur eben noch zulässigen Körperstrafe starkem kulturellem und gesellschaftlichem Wandel unterworfen und fließend sind. Zahlen anderer Länder können deshalb nicht zwangsläufig auf Westeuropa übertragen werden. Die Angaben divergieren entsprechend stark: In den Vereinigten Staaten kommen auf 1000 Lebendgeborene 6–10 Kinder mit Silverman-Syndrom. 10% der auf Notfallaufnahmen eingelieferten Kinder leiden an den Folgen einer Mißhandlung (Holter u. Friedmann 1968; Kempe 1971). In Westeuropa ist es 1 Fall auf 200 hospitalisierte Kinder (Strauss u. Mitarb. 1972). Am Kinderspital Zürich kamen in 10 Jahren 39 Kindsmißhandlungen zur Beobachtung (Vischer 1973), wir selber sehen gegenwärtig jährlich mindestens 2–4 neue Fälle von Mißhandlung. Eine Frequenzzunahme deutet in der Regel auf eine bessere Erfassung der mißhandelten Kinder.

Mißhandlungen kommen in jedem Alter vor; besonders häufig sind jedoch Säuglinge und Kleinkinder betroffen, da sie sich nicht wehren können und vermehrt pflegerische Ansprüche stellen; zudem haben Tätlichkeiten bei ihnen eher Folgen. Sie können auch besser isoliert gehalten werden als größere Kinder. Etwa ²/₃ der Patienten sind weniger als 4 Jahre alt, und ¹/₃ wird im ersten Lebensjahr beobachtet. Bis zu 20% der Mißhandlungen haben letale Folgen!

Kindsmißhandlungen ereignen sich in allen sozialen Schichten, und es gibt bei den Tätern keine spezifischen charakterlichen Eigenschaften, die leicht erkannt werden könnten. Trotzdem lassen sich gewisse gemeinsame Züge erkennen: Die Familien gehören oft gesellschaftlichen Randgruppen an. Die soziale Isolation kann dabei aus so verschiedenen Ursachen entstehen wie sozioökonomischen Faktoren (Arbeitslosigkeit, finanzielle Schwierigkeiten usw.), kultureller Entwurzelung (Fremdarbeiter), religiöser Einstellung usw. Personen, die Kinder mißhandeln, haben oft eine schwierige Jugendzeit durchgemacht und sind selbst Opfer von Gewalttätigkeiten gewesen.

Am häufigsten sind die Eltern oder zumindest ein Elternteil die Täter, wobei der nicht aktiv beteiligte Partner oft um die Mißhandlung weiß, sie aber trotzdem nicht unterbindet oder zugibt. Auch Pflege-, Stief- oder Adoptivkinder sind der Gefahr der Mißhandlung durch ihre Betreuer ausgesetzt. Abgesehen von sexueller Mißhandlung sind außenstehende Drittpersonen nur selten beteiligt.

Die Tatsache, daß Eltern ihr Kind meistens selber zur ärztlichen Behandlung bringen, schließt ihre Täterschaft keineswegs aus. Unter Umständen werden sie aber bis zum Besuch des Arztes eine gewisse Zeit verstreichen lassen, einen Arzt oder eine Notfallstation aufsuchen, wo sie nicht bekannt sind, oder einen Zeitpunkt wählen, zu dem nur wenig und eventuell unerfahrenes Personal anwesend ist (Nacht, Wochenende).

Anamnese

Gefühlsmäßig sträubt sich der Arzt gegen den Gedanken, daß ihn die Eltern eines Patienten anlügen könnten und daß er deshalb ihre Aussagen bezweifeln und auf ihren Wahrheitsgehalt prüfen muß. Oft verhindert beim medizinischen Personal auch ein Gefühl der Angst und Hilflosigkeit gegenüber dem Problem der Kindsmißhandlung eine genaue Befragung und Abklärung; nur zu gerne werden deshalb angebotene Erklärungen akzeptiert und Verdachtsmomente, die sich allein schon aus der Anamnese ergeben, verdrängt. Ein beim Erheben der Anamnese aufkommender Verdacht soll den Eltern gegenüber nicht ausgesprochen werden, da sonst das Vertrauensverhältnis gestört und ein weiteres Gespräch verunmöglicht wird.

Familien- und Umgebungsanamnese. Bei äußerer Betrachtung unterscheiden sich mißhandelnde Eltern oder Aufsichtspersonen nicht von anderen Erwachsenen. Eine sorgfältige Sozialanamnese ergibt jedoch oftmals Hinweise auf Risikofaktoren, die eine Kindsmißhandlung begünstigen. Solche Risikofaktoren, die bei entsprechender, meist unterentwickelter kindlich abhängiger Persönlichkeitsstruktur zur Mißhandlung führen können, sind unter anderem: schwerwiegende Familien- oder Eheprobleme, unstabiles Familienleben, Isolation, schwierige Schwangerschaft, unerwünschtes Kind (Abort erwogen, zu rasche Kinderfolge, außer- oder vorehelich gezeugt), gestörte Mutter-Kind-Beziehung (durch lange, evtl. wiederholte Trennung, z. B. Frühgeburten), für die Pflege von Kindern inadäquate äußere Situation (z. B. Überlastung der Mutter), Betreuung durch Drittpersonen, Toxikomanie (Drogen, Alkohol), Psychosen (Schizophrenie, Depressionen). Besonders gefährdet sind retardierte Kinder sowie Kinder, die unruhig sind oder Trink- und Eßschwierigkeiten aufweisen.

Patientenanamnese. Bei der Erhebung der Unfallanamnese werden oftmals unklare Angaben gemacht oder Mechanismen geschildert, die erfahrungsgemäß nicht die vorliegende Schädigung nach sich ziehen. Bei wiederholter Befragung durch verschiedene Personen können zudem die Schilderungen bezüglich Zeitpunkt und Art des Ereignisses wechseln und damit einen Widerspruch erwecken. In der Anamnese von mißhandelten Kindern läßt sich auch oft ein häufiger Arzt- oder Klinikwechsel eruieren.

Symptome

Allgemeinbefunde. Was für die Kinderheilkunde allgemein gilt, ist hier von besonders großer Bedeutung: eine gründliche Allgemeinuntersuchung am vollständig ausgezogenen Kind. Nebst einem auffälligen Verhalten des Kindes können ein Pflegemangel, ein schlechter Allgemein- und Ernährungszustand gefunden werden; die Patienten können aber auch gut gepflegt sein und sauber aussehen.

Die oftmals multiplen Verletzungsspuren haben häufig ein unterschiedliches Alter, was als Folge einer repetitiven Mißhandlung zu werten ist; es kann aber auch nur eine einzige Verletzung vorliegen. Sie fallen auch durch ihre Form und Lokalisation auf oder weil sie sich vom Säugling oder Kleinkind unmöglich selbst beigebracht werden konnten. Da der Verletzungsmechanismus bei der Mißhandlung nicht einem üblichen Unfallhergang entspricht, werden auch für die betreffende Altersgruppe ungewohnte, atypische Verletzungsformen beobachtet.

Ein psychomotorischer Entwicklungsrückstand kann sowohl Risikofaktor als auch Folgezustand wiederholter Mißhandlung darstellen. Manche Kinder sind anstelle der erwarteten Schreckhaftigkeit und Verängstigung auffallend gut an das Verhalten der Erwachsenen angepaßt und lassen alle Untersuchungen ohne jegliche Abwehr über sich ergehen oder fühlen sich im Krankenhaus ausgesprochen wohl!

Verletzungen der Haut, Schleimhäute und Haut-

anhangsgebilde. Die Bedeutung dieser Verletzungen liegt darin, daß daraus ein Verdacht oder Beweis einer Kindsmißhandlung ohne weitere Hilfsmittel abgelesen werden kann; keine Dermatose kann ein derart polymorphes Bild verursachen wie ein wiederholtes »battering« (LARREGUE u. Mitarb. 1979).

Es finden sich Ekchymosen und Hämatome, Exkoriationen, Wunden und Narben, Verbrennungen (z. B. Zigarettenmarken), Verbrühungen und Erfrierungen, Läsionen der Lippen und Gingiva (zufolge forcierter Löffelfütterung), umschriebene Alopezien, Nagelverletzungen und Dystrophien, Schwellungen sowie Nasen- oder Ohrmuschelverformungen.

Allgemein wird beobachtet, daß die Verletzungen multipel, vielfältig, von unterschiedlichem Alter respektive Abheilungsstadium und mitunter vernachlässigt und infiziert sind. Ihre Lokalisation ist für eine banale Verletzung oftmals ungewöhnlich (Gesicht, Gesäß und übrige Genitalregion), und aus ihrer Form lassen sich Rückschlüsse auf den verwendeten Züchtigungsgegenstand (SCHMITT u. KEMPE 1975) oder die Züchtigungsart ziehen (Kratzspuren, Fingerabdrücke als rundliche Hämatome).

Skelettläsionen. Beim Fehlen eindeutiger klinischer Zeichen kann oftmals ein Röntgenstatus, der Extremitäten, Schädel, Rippenthorax und Becken umfaßt, weiterhelfen (SILVERMAN 1968). Typischerweise finden sich wiederum Skelettläsionen verschiedenen Alters. Neben den Frakturen (Rippen, Schädel, Klavikula, Röhrenknochen), die für ein banales Trauma ungewöhnlich sein können, weisen besonders 3 Typen von radiologischen Befunden auf eine Mißhandlung hin: 1. Als Folge einer subperiostalen Blutung kommt es im Bereich der Diaphysen der langen Röhrenknochen zu einer Periostabhebung, die innerhalb 14 Tagen verkalkt und damit als feine Linie erkennbar wird. 2. Aussprengung eines kleinen spickelartigen metaphysären Knochenfragments und 3. Verletzungen der Epiphysenfuge.

Schädel-Hirn- und stumpfes Bauchtrauma. Erstere stehen als unmittelbare Todesursache an erster Stelle, sie sind gefolgt von den Auswirkungen eines stumpfen Bauchtraumas (retro- oder intraperitoneale Duodenal- und Jejunalrisse respektive Perforationen) (eigene Beobachtung [SCHMITT u. KEMPE 1975]).

Die Mortalität ist hoch und beträgt wahrscheinlich 1 auf 20–40 hospitalisierte Kinder (eigene Beobachtung [VISCHER 1973]).

Das Schädel-Hirn-Trauma ist neben den Augenverletzungen (Retinablutungen, Stauungspapille und Netzhautablösung [MUSHIN 1971]) für die spätere körperliche und geistige Invalidisierung von großer Bedeutung. Nebst dem Entwicklungsrückstand kann eine Epilepsie und/oder ein Hydrozephalus resultieren.

Hinweise für ein stattgehabtes Schädel-Hirn-Trauma sind nebst den allgemein bekannten Krankheitszeichen (z. B. subgaleale Hämatome) unklare Bewußtseinsstörungen, Retinablutungen und Schädelfrakturen (JAMES u. SCHUT 1974). Die wichtigste intrakranielle Verletzung, das chronisch subdurale Hämatom, kann allein durch wiederholtes heftiges Schütteln des Säuglings entstehen (GUTHKELCH 1971). Im Gegensatz zu früher geäußerten Ansichten sind wahrscheinlich nahezu alle Subduralhygrome traumatischer Genese (MATSON 1969) und zum Teil Ausdruck einer inadäquaten Behandlung des Kindes. Beim »Battered-Child-Syndrome« wird bei Probetrepanationen wegen der repetitiven Gewalteinwirkung und der verzögerten Hospitalisation ein sehr starkes Hirnödem vorgefunden.

Diagnose

Eine Diagnose (FONTANA 1973) kann nur dann gestellt werden, wenn dies aus dem vorliegenden klinischen Bild offensichtlich ist oder wenn dies von der verursachenden Person eingestanden wird. Neben den anamnestischen Hinweisen auf Risikofaktoren sind wichtige Indizien: zahlreiche vorgängige Konsultationen verschiedener Ärzte wegen ähnlicher Vorkommnisse, Diskrepanz zwischen Befund und abgegebener Erklärung, verschieden alte sich selbst überlassene Verletzungen in verschiedenen Heilungsphasen und Erholung im Spital ohne Hinzutreten neuerlicher Schädigungen (z. B. prompte Erholung einer Ernährungsstörung). Häufig wird es jedoch nicht möglich sein, die Diagnose mit Sicherheit zu stellen, da sich die Mißhandlung meist in der Intimität der Familie abspielt und von Drittpersonen kaum beobachtet wird. Die zum Schutze des Kindes notwendigen Maßnahmen müssen deshalb oft aufgrund eines alleinigen Verdachts angeordnet werden.

Differentialdiagnose

Sie umfaßt entsprechend der Vielfalt der möglichen Schädigungen zahlreiche Krankheitsbilder. Von besonders großer praktischer Bedeutung sind bisher nicht erkannte Blutungskrankheiten (z. B. Hämophilie A, akute oder chronische Thrombozytopenie, Leukämie), angeborene oder erworbene Ossifikationsstörungen (z. B. Osteogenesis imperfecta Typ Lobstein oder Spontanfrakturen zufolge Polyneuropathie) und selbstverständlich banale Traumata, die unter Ausschluß von Zeugen erfolgten. Bei schlechtem Ernährungszustand muß an Gedeihstörungen (Zöliakie, Malabsorption) gedacht werden.

Vorgehen und Therapie

Besteht ein begründeter Verdacht auf eine Kindsmißhandlung, so muß der Patient unverzüglich in einer pädiatrischen Klinik hospitalisiert werden. Mit dieser Maßnahme wird das vorerst vordringlichste Ziel, nämlich der Schutz des Kindes vor weiterer Mißhandlung, erreicht. Die Hospitalisation soll mit der Begründung erfolgen, daß ein unklares Leiden vorliege (z. B. abnorme Knochenbrüchigkeit, Blutungsleiden), das der Abklärung bedürfe. Es ist falsch, den Angehörigen schon in dieser Phase die Verdachtsmomente bekanntzugeben, da damit die weitere Untersuchung blockiert wird. Verweigern die Eltern die freiwillige Hospitalisation, so muß sie allenfalls unter Einsetzung von Rechtsmitteln erzwungen werden.

Die rechtliche Situation ist von Land zu Land sehr verschieden. In der Schweiz besteht nach neuerer Rechtsauffassung eine Meldepflicht an den Untersuchungsrichter nur bei wiederholter Mißhandlung, bei offensichtlich psychisch kranken Eltern und bei schweren lebensgefährlichen Verletzungen oder bleibendem körperlichem Schaden. Diese Regelung wird dem Problem der Kindsmißhandlung am ehesten gerecht, hilft doch eine Verurteilung der Eltern in der Regel dem Kind nicht und hat auch keinen präventiven Charakter. Der Arzt ist nicht der verlängerte Arm der Justiz, sondern er muß versuchen, zu den Eltern ein Vertrauensverhältnis aufzubauen.

Bei Spitaleintritt müssen die erhobenen Befunde genauestens festgehalten werden. Dies betrifft insbesondere die schriftliche Fixierung der Aussagen der Eltern, des psychischen Zustands des Kindes und die fotografische Dokumentation der sichtbaren Läsionen. Neben einem detaillierten Allgemeinstatus (inklusive Augenfundus und Trommelfelle) sind in jedem Fall Röntgenaufnahmen vom Schädel, den langen Röhrenknochen und vom Thorax anzufertigen. Die weiteren Untersuchungen (Labor, Computertomogramme des Schädels usw.) richten sich nach den klinischen Befunden.

Das Ziel der Behandlung besteht primär darin, das Kind vor weiteren Mißhandlungen zu schützen; als ideales Fernziel ist die Wiederherstellung eines gesunden Familienlebens anzustreben. Der schwierige Weg zu diesem Ziel wird sich nach den Gegebenheiten des Einzelfalls zu richten haben. Wegen der hohen Rezidivquote ist die Gefahr, die weiterhin für das Kind besteht, nur schwer abzuschätzen. Eine alleinige Überwachung der Familie wird in der Regel deshalb nicht genügen, da diese nie lückenlos sein kann und sich die Eltern der Kontrolle leicht entziehen können. Sehr häufig wird deshalb das Kind vorübergehend oder langfristig in fremde Obhut gegeben werden müssen.

Literatur

Ferrier, P. E., M. Stettler: L'enfant victime de sévices ou de négligence. Schweiz. med. Wschr. 107 (1977) 1349–1354
Fontana, V. J.: The diagnosis of the maltreatment syndrome in children. Pediatrics 51 (1973) 780
Franklin, A. W.: Child Abuse: Prediction, Prevention and Follow-up. Churchill, Livingstone, London, Edinburgh 1977
Guthkelch, A. N.: Infantile subdural haematoma and its relationship to whiplash injuries. Brit. med. J. 1971/II, 430
Helfer, R. E., C. H. Kempe: The Battered Child. University of Chicago Press, Chicago 1968
Helfer, R. E., C. H. Kempe: Child Abuse and Neglect: The Family and the Community. Ballinger, Cambridge/Mass. 1976
Holter, J. C., S. B. Friedmann: Child abuse: Early case finding in the emergency department. Pediatrics 42 (1968) 128
Hunter, R. S., N. Kilstrom, E. N. Kraybill, F. Loda: Antecedents of child abuse and neglect in premature infants: A prospective study in a newborn intensive care unit. Pediatrics 61 (1978) 629–635
James, H. E., L. Schut: The neurosurgeon and the battered child. Surg. Neurol. 2 (1974) 415
Kempe, C. H.: Pediatric implications of the battered baby syndrome. Arch. Dis. Childh. 46 (1971) 28
Kempe, C. H., R. E. Helfer: Helping the Battered Child and his Family. Lippincott, Philadelphia 1972
Larrègue, M., A. Pouvreau, M. Pergeant, J.-N. Bressieux, A. Pinalie: Les stigmates dermatologiques du syndrome des enfants battus (syndrome d'Abroise Tardieu – syndrome de Silverman). Méd. et Hyg. (Genève) 37 (1979) 1589
Matson, D. D.: Neurosurgeon of Infancy and Childhood. 2nd ed. Thomas, Springfield/Ill. 1969
Mushin, A. S.: Ocular damage in the battered-baby syndrome. Brit. med. J. 3 1971/III, 402
Schmitt, B. D., C. H. Kempe: Kindsmißhandlungen – Erkennung, Behandlung, Vorbeugung. Folia traumatologica Geigy. Ciba, Basel 1975
Silverman, F. N.: Radiologic aspects of the battered child syndrome. In Helfer, R. E., C. H. Kempe: The Battered Child, 1st ed. University of Chicago Press, Chicago 1968
Smith, S. M.: The Battered Child Syndrome. Butterworth, London 1975
Strauss, P., D. Girodet, G. Vesin: De l'accident méconnu au sévice. Contribution au diagnostic du »syndrome de Silverman«. Ann. Pédiat. 19 (1972) 651
Vischer, D.: Kindsmißhandlung. Abhandlung anläßlich eines Staffmeetings im Kinderspital Zürich im Juni 1973
Wissenschaftliche Abteilung Nestlé: Das mißhandelte Kind. Ann. Nestlé 1972, H. 32

Frakturen und Epiphysenverletzungen der oberen Extremitäten

J. G. KUNDERT

Frakturen der Klavikula

Die Klavikulafraktur ist eine der häufigsten Frakturen in jedem Kindesalter. Von den selten gewordenen geburtstraumatischen Skelettverletzungen sehen wir die Klavikulafraktur am regelmäßigsten.

Verletzungsmechanik und Symptome

Durch indirekte Gewalteinwirkung bei Sturz auf den ausgestreckten Arm oder den Ellenbogen und durch direktes Schultertrauma kommt es zur Fraktur im Mitteldrittel oder am lateralen Ende des Schlüsselbeins. Bei Säuglingen und Kleinkindern sehen wir häufig die Grünholzfraktur mit dorsokaudaler Achsenknickung des lateralen Fragments. Ist die Fraktur vollständig, so wird das

11.68 Knochen und Gelenke

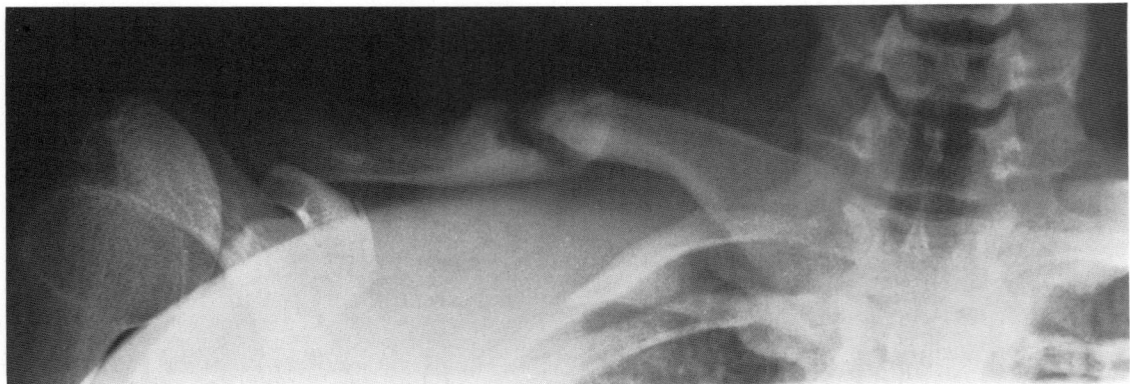

Abb. 66 Pseudarthrose der Klavikula bei 13jährigem Mädchen. Kosmetisch störende, kugelige Auftreibung, aber keine Beschwerden. Keine Therapie.

mediale Fragment durch Muskelzug oft kranialwärts geklappt.

Je kleiner die betroffenen Kinder sind, desto geringer sind die Beschwerden. Deshalb wird die Diagnose – besonders bei Grünholzfraktur – nicht immer sofort gestellt, und erst der typische, rasch entstehende Kugelkallus macht dann auf die Knochenläsion aufmerksam. Ältere Kinder aber zeigen lokal die klassischen Frakturzeichen und empfinden jede Arm-Schulter-Bewegung als schmerzhaft.

Therapie

Bei Neugeborenen kommen wir ohne Fixation aus, da die Fraktur in 1–2 Wochen fest ist, kaum Beschwerden macht und sich die Klavikula im Laufe des Wachstums unabhängig von der Frakturstellung wieder vollständig durchmodelliert. Bei gehfähigen Kindern legen wir einen Rucksackverband für 3 Wochen an, dessen Wirkung in einer Extension der Fraktur nach dorsolateral besteht. Die Stellung eines angehobenen medialen Fragments läßt sich durch den Verband nicht beeinflussen. Zur Fixation verwenden wir entweder ein im Handel erhältliches Konfektionsmodell oder einen mit Watte prall gefüllten Trikotschlauch, der in Form einer Acht um die Schultern gelegt, am Rücken über einem Polster geknotet und nach 3 Tagen nachgezogen wird.

Eine operative Behandlung der Fraktur kommt nicht in Frage, da die Spätresultate der konservativen Behandlung einwandfrei sind. In der Adoleszenz kommen selten straffe Pseudarthrosen vor (Abb. 66). Sie machen wenig Beschwerden, sind aber besonders bei Mädchen wegen der kugeligen Auftreibung der Klavikula kosmetisch störend. Die Indikation zur Operation einer Pseudarthrose ist nur bei eindeutigen Beschwerden diskutabel, da auch mit einer inneren Stabilisierung des Knochens nicht immer die Ausheilung erzielt werden kann.

Die sternoklavikuläre Luxation sollte nicht chirurgisch angegangen werden, da die Resultate einer vorübergehenden, transartikulären Fixation schlecht sind. Hingegen empfehlen wir eine transakromiale Drahtspickung mit Periost- und Bandnaht bei frischer Akromioklavikularluxation mit deutlichem Klaviertastenphänomen. Eine Schlingen- oder Schraubenfixation der Klavikula zum Korakoid ist bei frischen kindlichen Verletzungen nicht notwendig.

Traumatische Epiphysenlösung am Humerus

Verletzungsmechanik

Die Epiphysenlösung des Humeruskopfs kommt als Folge eines Geburtstraumas bei Armlösung in Beckenendlage vor. In der heutigen Geburtsmedizin mit großzügiger Indikation zur Sektio ist sie selten geworden. Noch sporadischer als an der proximalen Epiphysenfuge beobachten wir die traumatische Epiphysiolyse am distalen Humerusende (Abb. 67 a u. b). Bei Säuglingen kann die Epiphysenverletzung die Folge der Bewahrung vor einem Fall durch Griff nach dem Oberarm sein. Schulkinder erleiden die Verletzung beim Sturz auf Ellenbogen oder Schulter. Durch die Verbreitung des Reitsports ist die Läsion in dieser Altersklasse häufiger geworden.

Diagnose

Bei Säuglingen fällt die Schonhaltung des betroffenen Armes auf, welche derjenigen bei Plexuslähmung gleicht, mit welcher die Skelettverletzung kombiniert sein kann. Tritt die Epiphysenlösung als Folge eines Geburtstraumas auf, so müssen wir auch an eine gleichzeitige Phrenikusparese denken. Im Bereich des M. deltoideus finden wir eine pralle, sehr schmerzhafte, später leicht überwärmte Schwellung. Das Röntgenbild ergibt wegen der noch fehlenden Humeruskopf- und Tuberculum-majus-Kerne vorerst keinen Aufschluß über die Art der Verletzung. Nur selten ist ein kleines Korti-

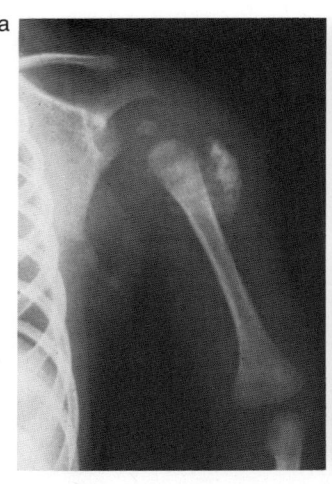
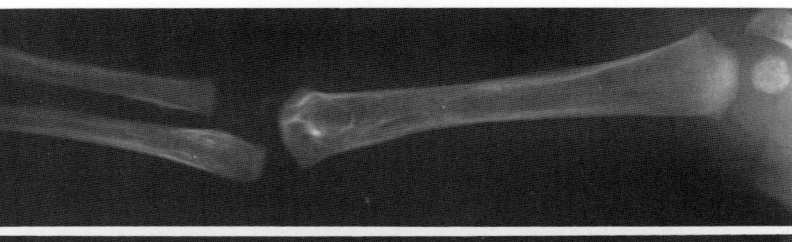
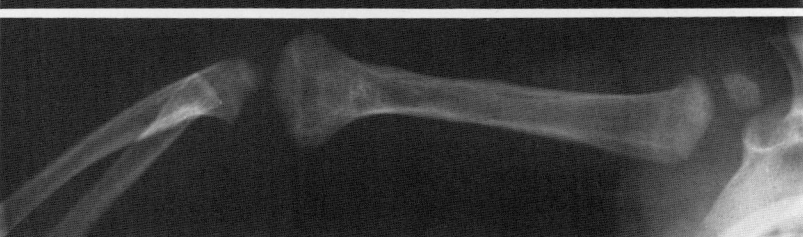

Abb. 67 a u. b Traumatische Epiphysiolyse.
a Geburtstraumatische Epiphysenlösung der proximalen Humerusepiphysenfuge. Verkalkendes subperiostales Hämatom an der Metaphyse.

b Zustand nach geburtstraumatischer Lösung der distalen Humerusepiphyse bei 5 Monate altem Säugling. Konsolidation mit Drehfehlstellung von 90 Grad.

Abb. 68 Eingekeilte traumatische Epiphysenlösung des Humeruskopfes mit Metaphysenfragment bei 15jährigem Knaben. Aufnahmen a.-p. und axial. Konservative Behandlung.

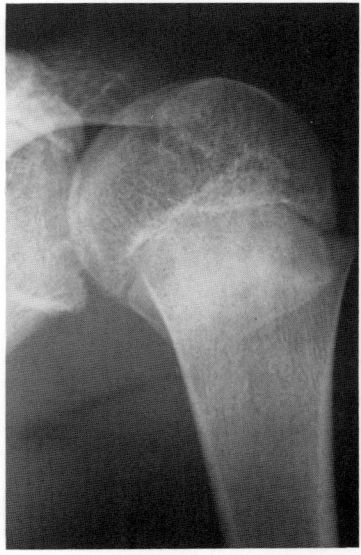
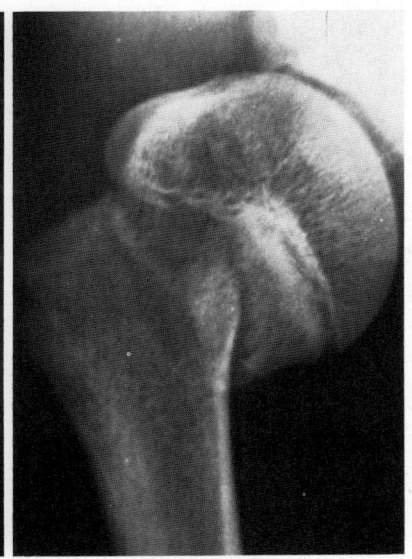

kalisfragment von der Metaphyse abgerissen, gelegentlich der Gelenkspalt durch einen Hämarthros etwas verbreitert. Hingegen gibt die Arthrographie genaueren Aufschluß über die Art der Epiphysendislokation. Die Diagnose kann durch weitere Aufnahmen nach 8–10 Tagen aufgrund des verkalkenden, subperiostalen Hämatoms an der Metaphyse bestätigt werden (s. Abb. 67 a).

Beim älteren Kind handelt es sich meist nicht um eine reine traumatische Epiphysenlösung, sondern es ist nur der laterale Anteil der Epiphysenplatte gelöst, und die Läsion setzt sich in einer Metaphysenfraktur nach medial und distal fort (Abb. 68). Die Dislokation ist meist gering und das Metaphysenfragment eingekeilt, was die oft minimalen Frakturssymptome erklärt.

Therapie

Beim Säugling genügt eine Fixation des Humerus an den Thorax für 10–14 Tage. Die Verletzung des älteren Kindes erfordert eine Reposition, die dann wegen des kleinen, schwer zu manipulierenden proximalen Fragments sehr schwierig sein kann. Da die Epiphysenplatte als solche nicht verletzt ist und sich hochgradige Dislokationen erstaunlich rasch ausgleichen, genügt eine Armfixation an den Thorax oder ein Hängegips (s. Abb. 71) für 3 Wochen.

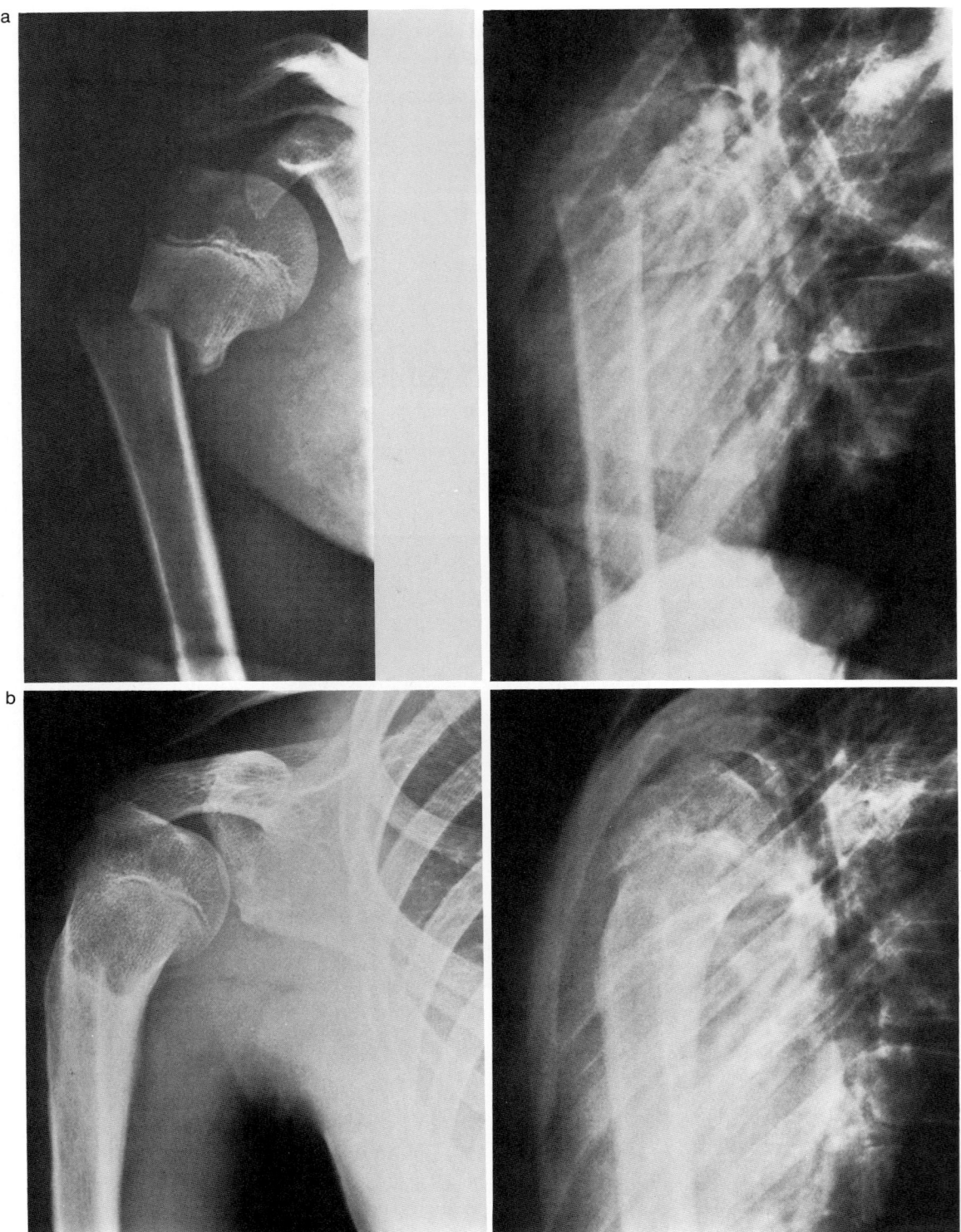

Abb. **69a** u. **b** Subkapitale Humerusfraktur mit starker Achsenknickung nach medial und dorsal bei 12jährigem Mädchen. Aufnahmen a.-p. und transthorakal.
a Nach Reposition, eine bessere Stellung konnte nicht erreicht werden.

b Deutliche Aufrichtung des Humeruskopfes bereits nach 5 Monaten.

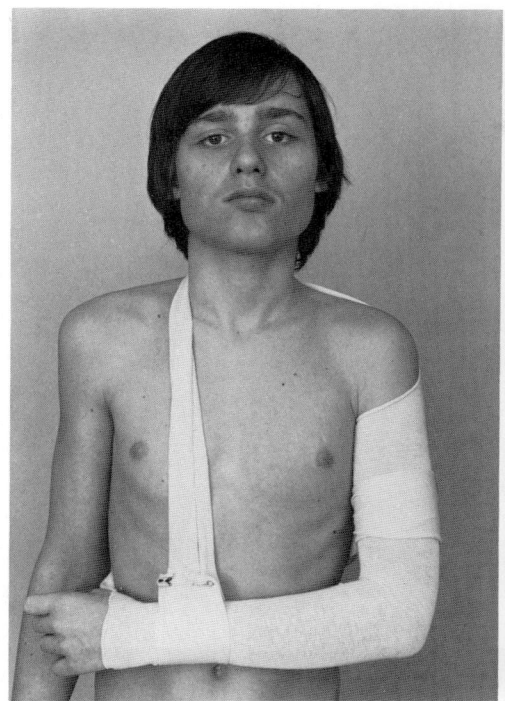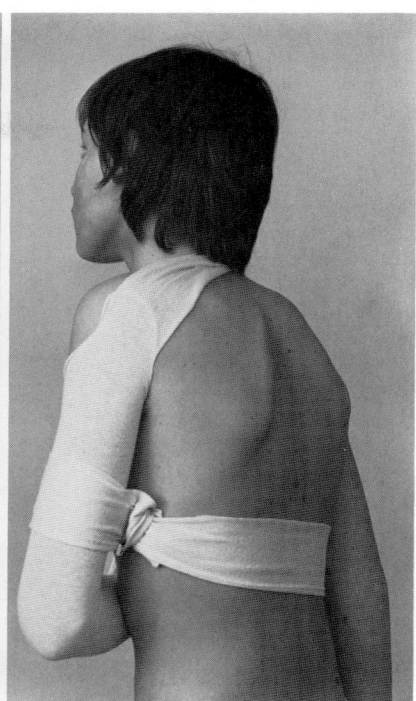

Abb. 70 Gilchrist-Verband mit Trikotschlauch zur beschränkten Ruhigstellung bzw. dosierten Mobilisation der Schulter-Ellenbogen-Region.

Nach Lösung der proximalen Humerusepiphysenfuge im Säuglingsalter haben wir vereinzelt Humerusverkürzungen ohne Funktionseinschränkungen im Schultergelenk gesehen. Wegen der komplizierten Gelenksverhältnisse am distalen Humerusende muß man sich beim Säugling mit Hilfe der Arthrographie über die Art der Verletzung Klarheit verschaffen. Da wir bei ungenügender Reposition mit erheblichen Spätfolgen rechnen müssen, ist hier eine operative Revision zu diskutieren.

Proximale Humerusfrakturen

Vorkommen
Hier handelt es sich meist um infratuberkuläre Humerusfrakturen mit analoger Verletzungsmechanik wie bei der Epiphysenlösung. Bis ins erste Schulalter ist dieser Frakturtyp selten und tritt als subperiostaler Stauchungsbruch mit geringer Dislokation auf. Ältere Kinder können eine schwere Seitverschiebung und Achsenknickung aufweisen. Der Humeruskopf ist dabei nach medial und dorsal abgewinkelt, seltener nach lateral.

Therapie
Auch bei unbefriedigendem Repositionsresultat mit oft grotesker Fehlstellung ist bei intakter Epiphysenfuge die Spontankorrektur innerhalb weniger Monate erstaunlich (Abb. 69 a u. b). Ein operatives Vorgehen ist nicht indiziert. Viel wichtiger ist die spontane Frühmobilisation nach 3–4 Wochen Fixation mit Desault- oder Gilchrist-Verband, bei starker Achsenknickung mit Hängegips (Abb. 70 und 71 a u. b).

Humerusschaftfrakturen

Vorkommen, Verletzungsmechanik
Die Humerusschaftfraktur kommt noch gelegentlich als geburtstraumatische Verletzung bei Armlösung in Beckenendlage, häufiger aber durch direkte Gewalteinwirkung bei Verkehrsunfällen oder durch Torsionskräfte als Wringerverletzung vor. Je nach Unfallmechanismus kommt es zur Quer-, Schräg- oder Spiralfraktur mit Ausbruch eines Drehkeils (Abb. 72 a–c). Vor allem bei der Spiralfraktur müssen wir mit Läsionen des N. radialis rechnen.

Diagnose
Sie macht bei entsprechender Anamnese und klassischen Frakturzeichen keine Schwierigkeiten, doch ist auch mit nicht dislozierten Grünholzfrakturen und Fissuren zu rechnen.

Therapie
Quer- und Schrägbrüche lassen sich mit einer Oberarm-U-Schiene mit gebeugtem Ellenbogengelenk fixieren. Zur Vermeidung einer Drehfehlstellung wird der Arm mit supiniertem Vorderarm an den Thorax fixiert. Seitverschiebungen bis halbe Schaftbreite und Verkürzungen um 1–2 cm sind

11.72 Knochen und Gelenke

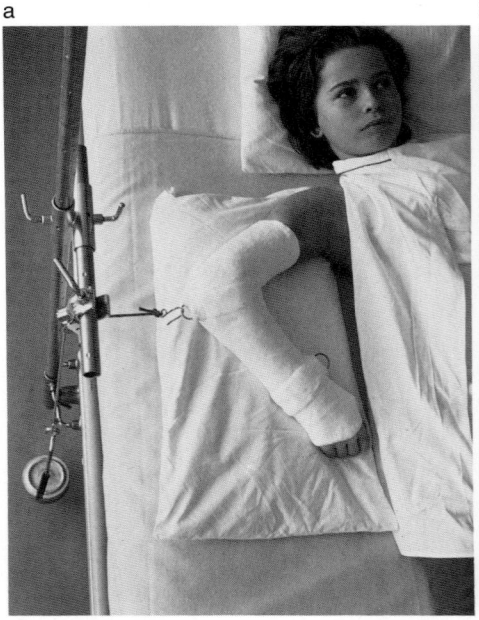
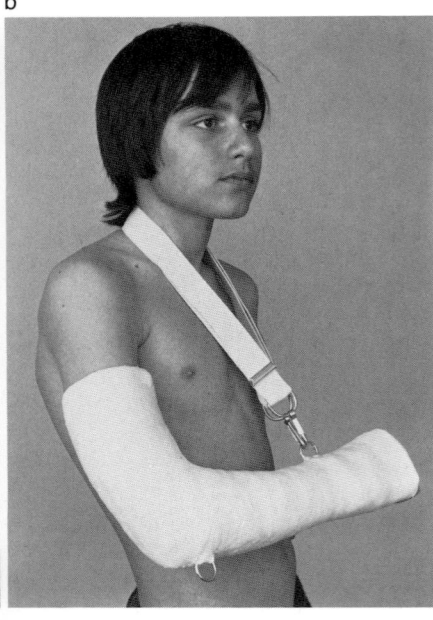

Abb. **71 a** u. **b** Hängegips zur mobilen Extension von proximalen Humerusverletzungen und Weiterbehandlung von Humerusschaftfrakturen.
a Patient liegend.
b Patient stehend.

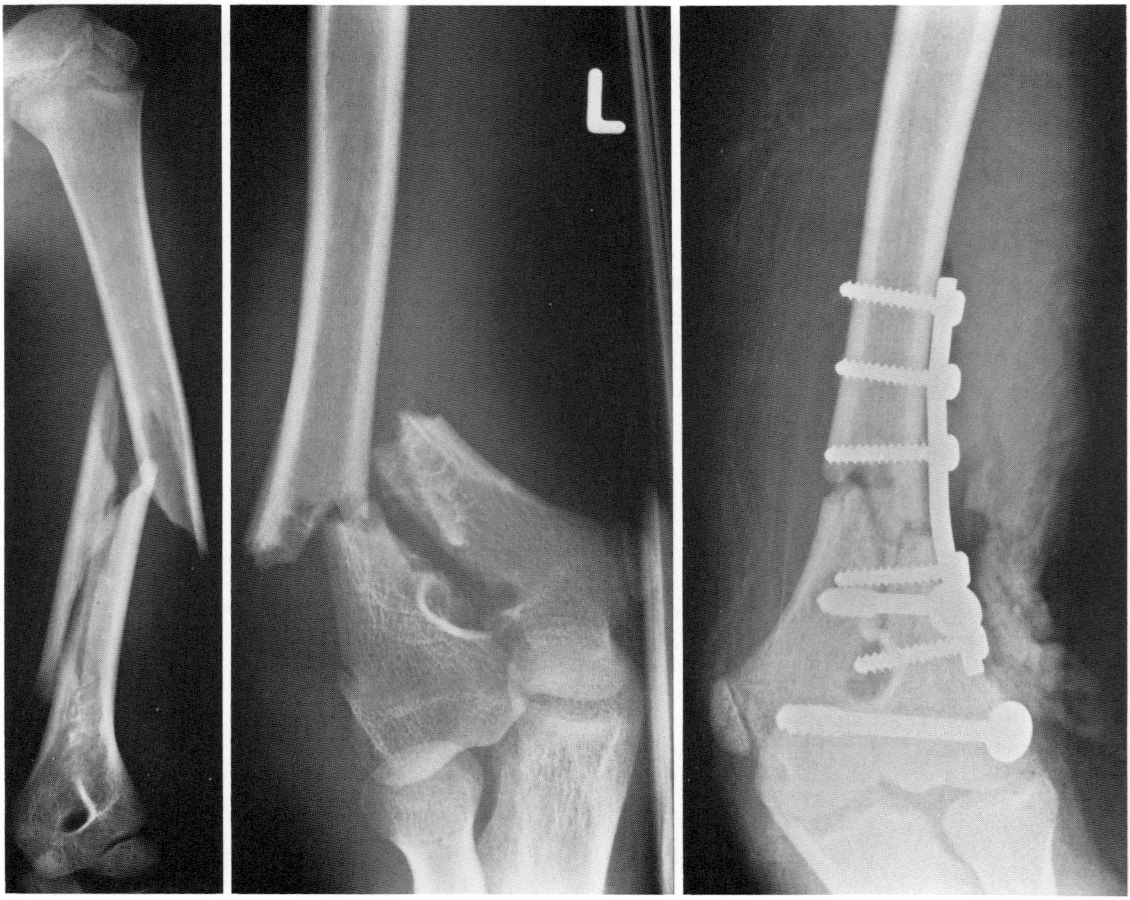

Abb. **72 a–c** Humerusschaftfraktur.
a Humerusschaftfraktur bei 9jährigem Knaben. Torsionsfraktur mit Drehkeil (Wringerverletzung). Interposition des N. radialis, deshalb operative Revision und Cerclage.
b Distale, intraartikuläre Humerustrümmerfraktur durch Mofaunfall bei 15jährigem Knaben.
c Osteosynthese zur Wiederherstellung der Gelenkskongruenz.

dabei in Kauf zu nehmen, ja zur Kompensation des verstärkten Längenwachstums erwünscht. Die Fixationszeit beträgt beim Neugeborenen und Säugling 2–3, beim älteren Kind bis zu 6 Wochen. Stückbrüche mit extremen Dislokationen, die sich im Gips nicht halten lassen, behandeln wir mit einer Vertikalextension am Olekranon nach BAUMANN (1931), falls nötig mit Seitenzug, während 2–3 Wochen (s. Abb. 75). Anschließend wird das Kind mit einem Hängegips für weitere 2–4 Wochen nach Hause entlassen.
Bei offenen, intraartikulären oder Trümmerfrakturen und bei Radialisläsionen ist die Nervenrevision und Plattenosteosynthese nach AO-Prinzipien besonders bei Adoleszenten indiziert (s. Abb. 72 b u. c).

Prognose
Die Prognose ist gut. Radialisparesen bilden sich im Laufe einiger Monate zurück.

Frakturen im Bereich des Ellenbogengelenks

Vorkommen
Läsionen im gelenknahen Bereich der 3 am Ellenbogen beteiligten Knochen machen rund 15 % der kindlichen Frakturen aus! Sie sind 10mal häufiger als beim Erwachsenen und stellen deshalb eine ausgesprochene Spezialität der Kindertraumatologie dar. Gründe dafür sind einerseits der anatomische Bau dieser Knochen, andererseits die besonders im Vorschul- und Schulalter häufigen Stürze, die mit den ausgestreckten Händen aufgefangen werden. Die kletterfreudigeren Knaben sind deshalb von diesen Frakturtypen viel häufiger betroffen als die Mädchen. Gewaltsame Überstreckung oder Beugung des Ellenbogengelenks führen zum Bruch im Bereich der distalen Humerusmetaphyse (suprakondyläre Frakturen) oder des Olekranons. Achsenschubkräfte können sich vor allem auf das Radiusköpfchen auswirken.

Diagnose
Zur Vermeidung von schlechten Behandlungsergebnissen mit Spätschäden ist eine genaue Diagnostik unerläßlich. Diese ist wegen der komplizierten Ossifikationsverhältnisse um so schwieriger, je jünger das Kind ist. Vergleichsaufnahmen des gesunden Gelenks der Gegenseite und gelegentlich eine Arthrographie sind diagnostisch hilfreich. In ausgewählten Fällen zögern wir nicht, uns durch eine operative Frakturrevision Klarheit zu verschaffen.

Therapie
Für die Reposition ist rasches Handeln oberstes Gebot. Zunehmendes Hämatom und Ödem sowie Muskelzug erschweren ein gutes Resultat. Deshalb mißachten wir für die Narkose die Sechsstundengrenze und verlangen vom Anästhesisten eine Narkoseeinleitung wie bei Ileus. Bei älteren Kindern ab etwa 12 Jahren kann dank günstigerer Größenverhältnisse am Oberarm und besserer Kooperation die Einrichtung in Oberarmleitungsanästhesie durchgeführt werden.
Sofern die Länge des Oberarms das Anlegen einer

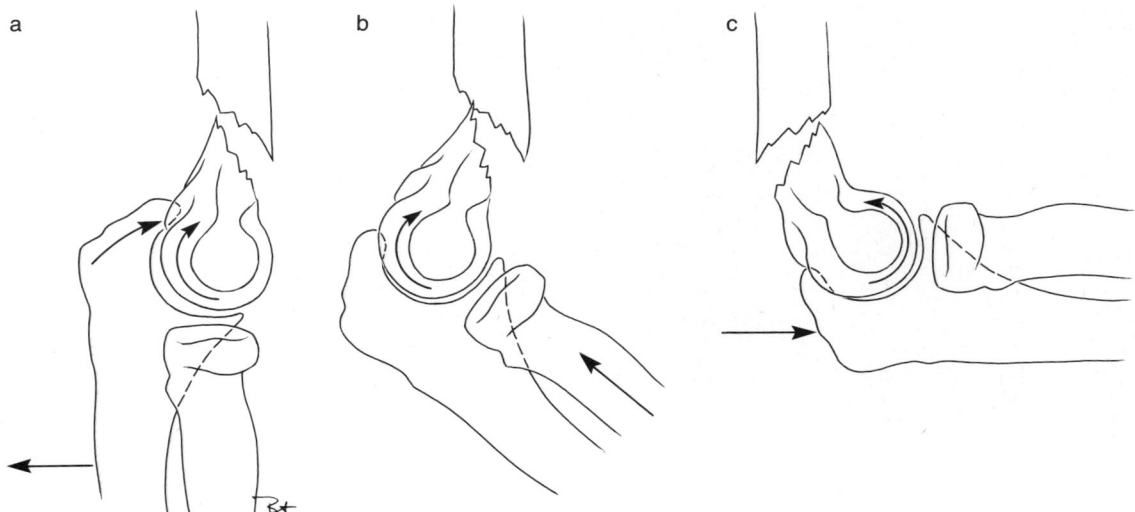

Abb. 73 a–c Verletzungsmechanik bei der suprakondylären Humerusfraktur.
a Extensionsbruch durch Überstreckung des Ellenbogengelenks, wobei das Olekranon als Hypomochlion wirkt.
b Extensionsbruch bei leicht gebeugtem Ellenbogengelenk durch Schub, welcher über den Vorderarm am distalen Humerusende als Extensionskraft wirkt. Bei **a** u. **b** Frakturebene von dorsal/proximal nach distal/kubital geneigt.
c Kräfte, die durch direkte Einwirkung auf den Ellenbogen zu der seltenen Flexionsfraktur führen.

11.74 Knochen und Gelenke

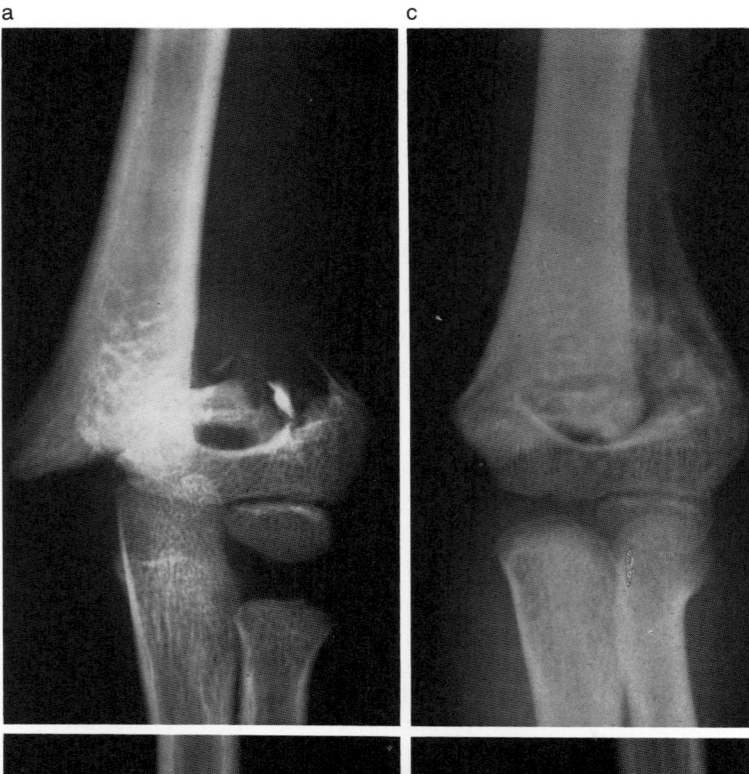
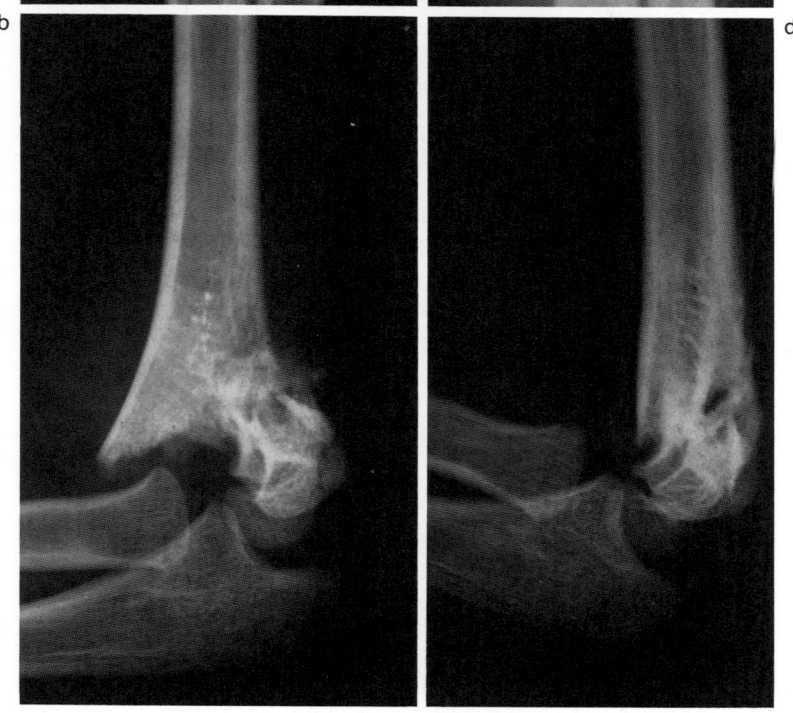

Abb. **74 a–d** Suprakondyläre Humerusfraktur vor und nach manueller Reposition mit gutem anatomischem und funktionellem Resultat.
a u. **b** Unfallbilder: Starke Dislokation nach radial und dorsal, Drehfehlstellung von 90 Grad.
c Überbrückung der unvollständig reponierbaren Seitdislokation durch den Kallus.
d Befriedigendes Repositionsresultat im seitlichen Bild.

Manschette ohne Beeinträchtigung der Sterilität im nahen Operationsfeld gestattet, werden operative Revisionen und Repositionen mit innerer Fixation in Blutsperre durchgeführt.

Suprakondyläre Humerusfraktur

Diese Fraktur kommt unter den ossären Läsionen des Ellenbogenbereichs am häufigsten vor. Wir beobachten sie ab 2 Jahren bis zur Pubertät mit Häufigkeitsmaximum im Elementarschulalter. Knaben sind häufiger betroffen als Mädchen. Der Frakturtyp wird nach der proximal der Interkondylärlinie quer durch die distale Humerusmetaphyse verlaufenden Frakturebene benannt.

Verletzungsmechanik

Direktes Aufschlagen auf das Olekranon führt zur Gewaltwirkung auf das distale Humerusende in Flexionsrichtung und damit zum seltenen *Flexionsbruch* (ca. 1% der suprakondylären Frakturen). Das distale Humerusfragment disloziert nach kubital, die Frakturebene ist von proximal/kubital nach distal/dorsal geneigt.

Die *Extensionsfrakturen* machen 99% der suprakondylären Brüche aus. Sie kommen entweder durch Überstreckung des Ellenbogengelenks bei Sturz auf den vollständig gestreckten Arm zustande, wobei das Olekranon als Hypomochlion wirkt, oder beim leicht gebeugten Ellenbogengelenk, wo der Schub des Vorderarms am distalen Humerusende dorsalwärts als Extensionskraft zur Wirkung kommt (Abb. 73 a–c). Die Frakturebene verläuft beim Extensionstyp von proximal/dorsal nach distal/kubital.

Die Dislokation des kleinen, oft schalenförmigen Humerusfragments nach dorsal, kubital oder seitlich ist sehr variabel. Neben Infraktionen in der Art von Grünholzfrakturen mit leichter Achsenstauchung finden wir das Fragment oft nach dorsal hinter die Humerusmetaphyse hochgeschoben oder im Valgus- oder Varussinne nach der Seite disloziert. Fast immer stellen wir auch eine Drehfehlstellung von bis zu 90 Grad fest. Als Orientierungshilfe zur Interpretation des Röntgenbefunds versuchen wir die interkondyläre Ebene festzulegen. Diese sollte ungefähr senkrecht zur Humerusschaftachse stehen. Ohne oder mit geringer Dislokation fällt die Olekranonspitze sowohl in Beugung wie in Streckung etwa in diese Ebene.

Symptome

Neben der schmerzbedingten Schonhaltung in Rechtwinkelstellung zeigt die suprakondyläre Humerusfraktur meist ein massives, rasch zunehmendes Hämatom, das die klinische Orientierung stark erschwert. Der mit dem kleinen distalen Humerusfragment nach dorsal dislozierte Vorderarm läßt die Fraktur manchmal kaum von einer Luxation unterscheiden. Erst die Röntgenaufnahme bringt dann genauen Aufschluß. Die Haut kann durch eine proximale Metaphysenkante von innen angespießt, seltener durchstoßen sein.

Immer wieder können wir bei dieser Fraktur Gefäß- und Nervenläsionen beobachten. Durch Anspießung, Überdehnung oder Einklemmung der A. cubiti kommt es zur peripheren Ischämie, durch Quetschung oder Zerrung des N. medianus und N. ulnaris zu entsprechenden sensiblen und motorischen Ausfällen.

Die früher gelegentlich zu beobachtende *ischämische Volkmannsche Muskelkontraktur* kann die Folge einer gestörten arteriellen Zirkulation durch direkte Gefäßschädigung, eines subfaszialen Hämatoms oder durch unzweckmäßige Extensionen und Verbände bedingt sein. Bei differenzierter Therapie und strengen Kontrollen der Zirkulation, Sensibilität und Motorik sollte sie vermeidbar sein.

Therapie

Die Reposition hat immer raschmöglichst in Allgemeinnarkose (unter Mißachtung der Sechsstundengrenze) oder in Oberarmleitungsanästhesie zu erfolgen, bevor sie durch Hämatom, Ödem und Muskelzug unnötig erschwert ist. Durch starken Längszug am vorerst gestreckten Arm mit nachfolgender extremer Beugung kann das distale Fragment dem proximalen angenähert werden. Direkter Druck auf Kondylus oder Epikondylus beseitigt die Seitverschiebung, und mit der Stellung des Vorderarms wird ein Drehfehler korrigiert. Wenn bei der Extensionsfraktur das distale Fragment nach kubital disloziert ist, so muß es über die proximale Bruchfläche nach dorsal gehoben werden, umgekehrt bei der Flexionsfraktur. Das Repositionsresultat wird durch eine gepolsterte Oberarmgipsschiene in Spitzwinkelstellung des Ellenbogengelenks von höchstens 80 Grad gehalten. Zu kleine Fixationswinkel können wegen des Ödems in der Kubita die Zirkulation gefährden. Bei großem Hämatom, bei Anspießung, Quetschung und Schürfung der Haut im Gelenksbereich ziehen wir die *Baumannsche Vertikalextension* für die ersten 10–14 Tage vor, weil sie eine genaue Überwachung der Frakturregion und der Peripherie gestattet (Abb. 75 a–c). Zur Befestigung der Zugschnur wird eine AO-Kortikalisschraube in die proximale Ulnametaphyse gebohrt und der Vorderarm in eine Matte gelagert. Je nach Bedarf kann die Längsextension am Humerus durch einen Querzug ergänzt werden.

Bei Zirkulations- und Innervationsstörungen oder bei unbefriedigendem Repositionsresultat soll mit der operativen Frakturrevision nicht gezögert werden. Die offen reponierten Fragmente werden dann mit zwei gekreuzten Kirschner-Drähten fixiert. Der Zugang erfolgt durch einen lateralen Längsschnitt etwas kubital der Humerusmetaphysenkante. Manchmal ist ein medialer Hilfsschnitt erforderlich, der vor allem auch eine Freilegung des N. ulnaris und dessen Verlagerung vor den Epikondylus ermöglicht. Für die Revision der A. cubiti wird der laterale Schnitt S-förmig über

11.76 Knochen und Gelenke

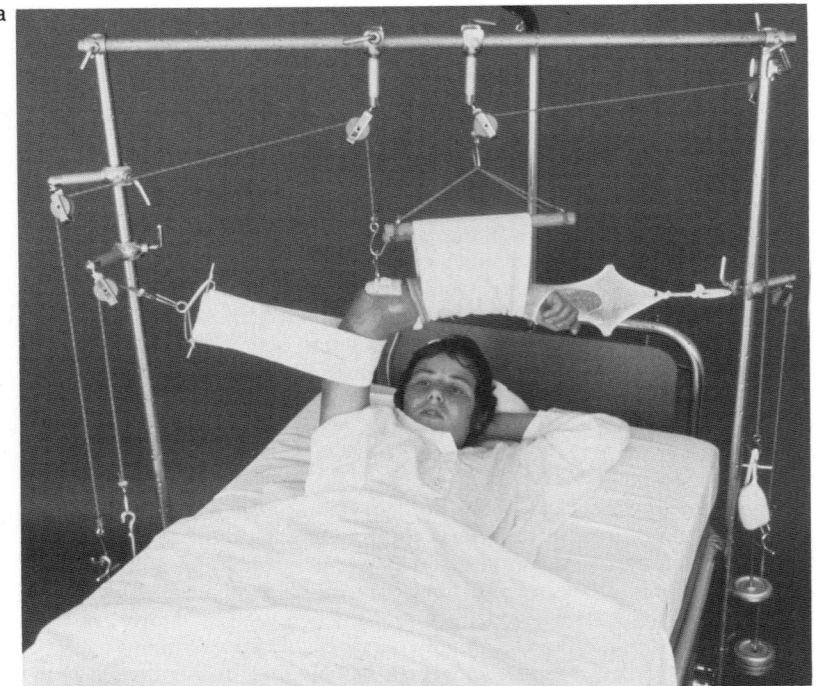

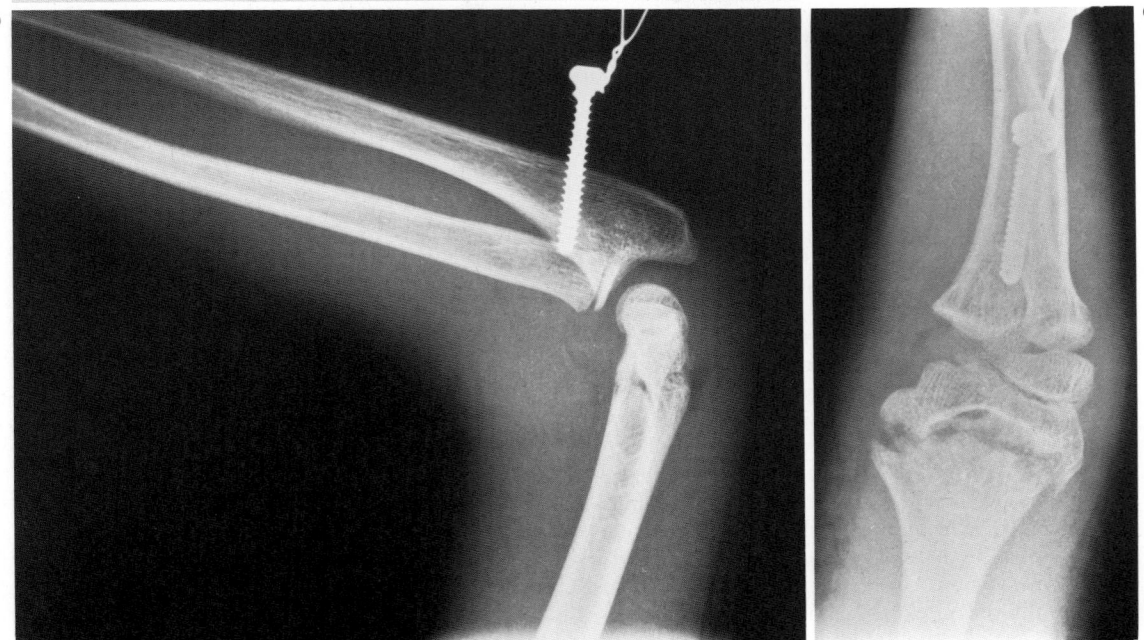

Abb. 75 a–c Vertikalextension nach *Baumann*.
a Anordnung mit Vertikal- und Seitenzug, Vorderarm in Matte gelagert.
b u. c Sitz der Extensionsschraube in der Ulna. Gute Stellung der Fragmente.

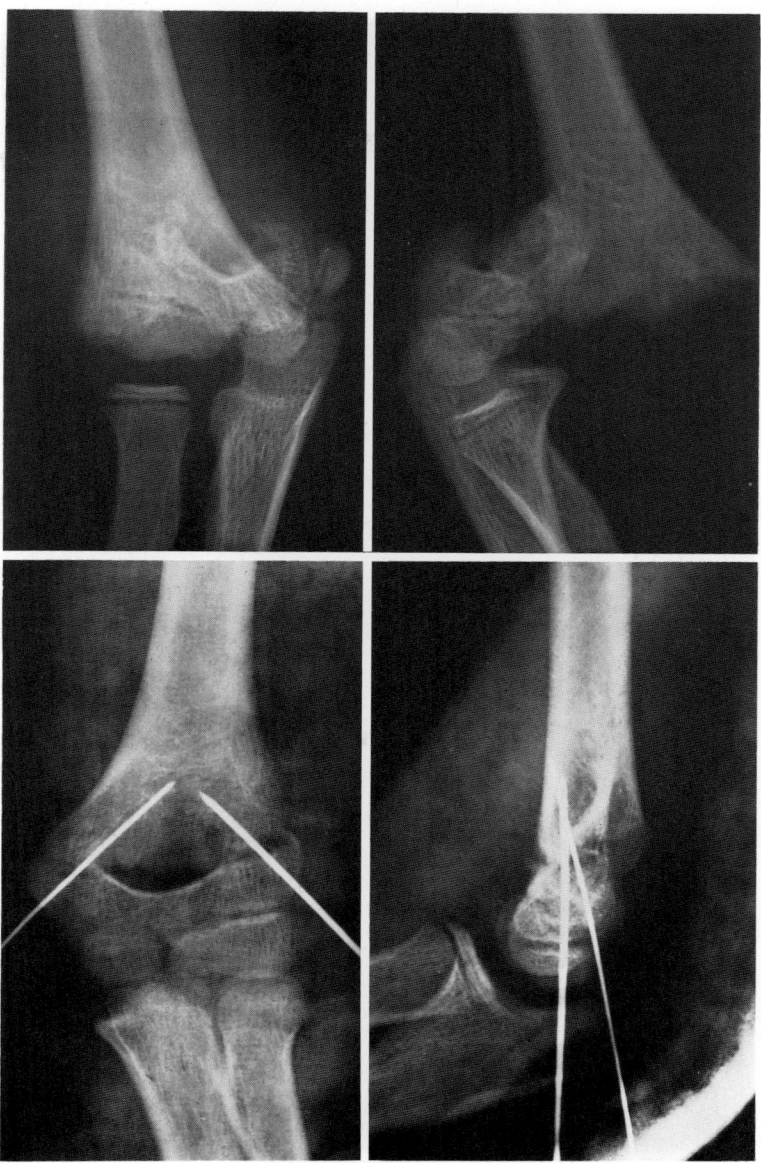

Abb. 76 Suprakondyläre Humerusfraktur mit starker Dislokation der Fragmente, vor und nach Reposition. Perkutane Drahtfixation.

11.78 Knochen und Gelenke

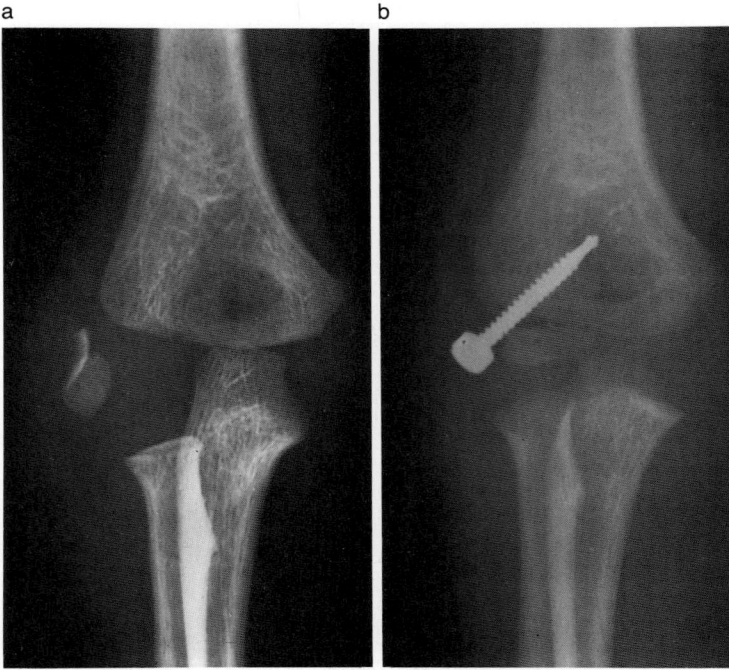

Abb. 77 a u. b Abriß des Condylus humeri.
a Verdrehung des Fragments mit dem Capitulum humeri und schalenförmigem Metaphysenfragment.
b Nach blutiger Reposition und Verschraubung.

die Kubita in den Vorderarm fortgesetzt. Gefäßchirurgische Kenntnisse sind hierbei unerläßlich. Die perkutane Drahtspickung ist gelegentlich dann indiziert, wenn sich die unblutig reponierten Fragmente im Gips nicht halten lassen (Abb. 76).
Nachbehandlung. Unabhängig von der Fixationsart kann nach spätestens 4 Wochen mit der Spontanmobilisation begonnen werden. Passive Mobilisation, gar mit Gewaltanwendung, ist verboten, da sie zu Kontrakturen mit zunehmend schlechterer Gelenkfunktion führt. Überdies werden die Kinder wegen der Schmerzen ängstlich und schonen den betreffenden Arm noch zusätzlich.

Prognose

Durch Kallusbildung in der Fossa coronoidea oder Fossa olecrani können die Extrembewegungen noch über Monate eingeschränkt sein. Die Gelenkfunktion normalisiert sich aber im Laufe des weiteren Wachstums bis auf wenige Grade. Eine verstärkte Varität oder häufiger Valgität kann unabhängig von der Therapieform fortbestehen und muß in Einzelfällen durch Humerusosteotomie später korrigiert werden. Die Indikation hierzu ist häufiger kosmetisch als funktionell begründet. Nervenläsionen haben fast ausnahmslos eine gute Prognose.

Fraktur des Condylus lateralis humeri

Vorkommen, Verletzungsmechanik

Der Abriß des lateralen Kondylus entsteht durch eine in der Längsachse und im Sinne der Varusbelastung wirkende Gewalt durch Zug der Extensionsmuskulatur in Supination des Vorderarms. Zum Fragment gehört ein Teil des Kapitulums, und die Frakturebene verläuft von lateral/proximal nach medial/distal. Sofern das Fragment nicht über eine kleine Knorpelbrücke an der Humerusepiphyse hängenbleibt, mündet die Frakturspalte ins Gelenk hinein. Durch Muskelzug kann das Fragment nach lateral und kubital gedreht sein, seltener nach dorsal (Abb. 77 a). Bei Kleinkindern mit noch kleinem Kapitulumkern (der Konduluskern erscheint erst um das 10. Jahr herum) ist die Diagnose oft schwierig. Eine Vergleichsaufnahme der gesunden Seite ist unerläßlich, und das Fragment ist immer größer als die Knochenkerne ahnen lassen. Die Kombination der Fraktur mit einer Luxation nach medial ist möglich.
Im Hinblick auf die Prognose ist die Unterteilung der Frakturen in solche, die den Knochenkern des Kapitulums spalten (Milch I), und solche, die medial durch den Knorpel am Knochenkern vorbeiziehen (Milch II), hilfreich. Der Frakturtyp Milch I verschont die Trochlea humeri und begünstigt bei ungenügender Reposition die Bildung einer Knochenbrücke im Bereiche des frakturierten Kerns. Diese Knochenbrücke hemmt im Bereiche des lateralen Kondylus das Wachstum und führt zu progressiver Valgusdeformität. Der rein knorplige Frakturtyp Milch II kann zu einer Wachstumsver-

Abb. 78 a u. b Schmerzhafte Pseudarthrose nach Fraktur des Condylus humeri bei 10jährigem Mädchen.
a Unfall im Alter von 2 Jahren, damals ohne Reposition mit Gipsschiene behandelt. Anfrischung im Metaphysenbereich, Zugschraubenosteosynthese.
b Resultat: Pseudarthrose konsolidiert, unveränderter Cubitus valgus wegen partieller traumatischer Epiphysiodese. Flexion und Extension nach wie vor eingeschränkt, Pro- und Supination frei, Patientin beschwerdefrei.

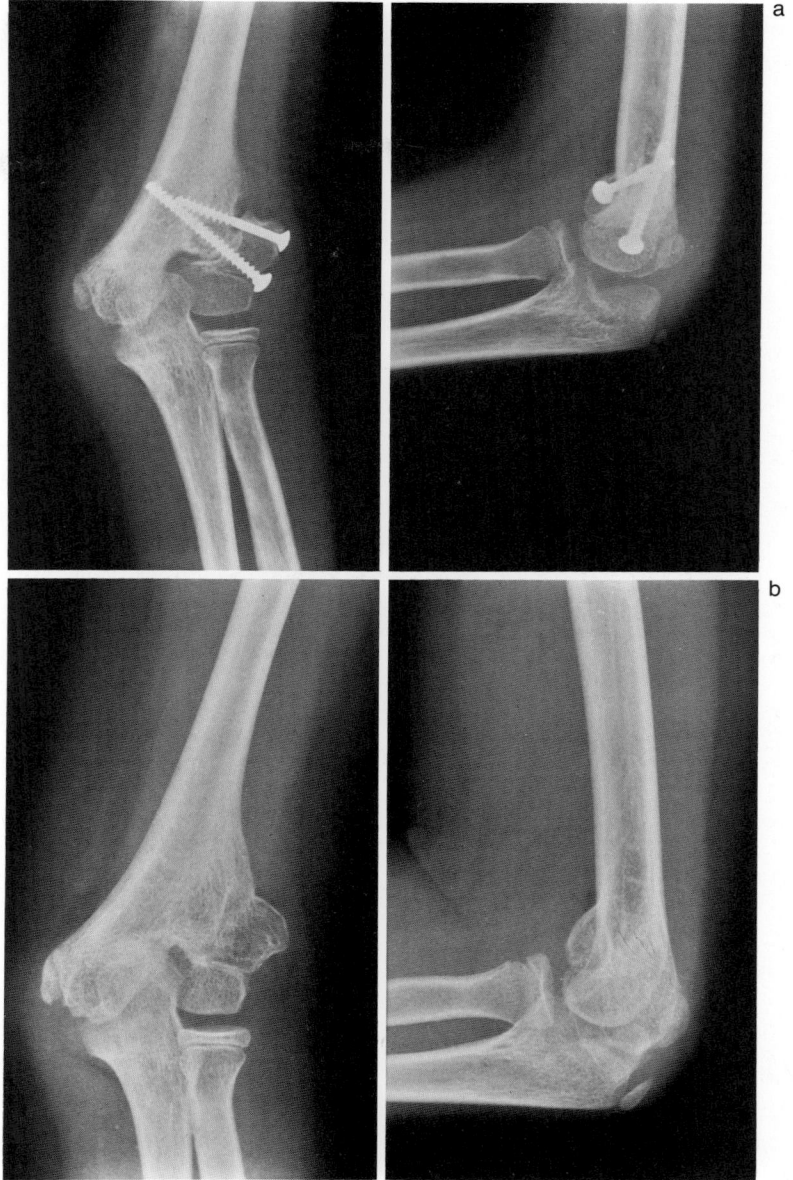

zögerung im Zentrum der distalen Humerusepiphyse führen, die bei normalem Weiterwachsen beider Kondylen als sogenannte »Fischschwanzdeformität« imponiert (s. Abb. 78 a u. b).

Therapie
Die manuelle Reposition des verdrehten, oft intraartikulär liegenden, weichen Fragmentes ist schwierig. Sind wir des Repositionsresultates nicht sicher, so zögern wir mit der Freilegung und Drahtspickung oder Verschraubung der Fraktur nicht (Abb. 77 b). Die zusätzliche Ruhigstellung mit einer Oberarmgipsschiene dauert 2–3 Wochen, das Fixationsmaterial kann nach 6 Wochen in Lokalanästhesie entfernt werden.

Prognose
Bei situationsgerechtem Vorgehen ist die Prognose in jeder Hinsicht gut. Wenn die Fraktur übersehen wird, was vor allem im Kleinkindesalter möglich ist, kann es bei verdrehtem Fragment oder einer Weichteilinterposition vor allem beim transkartilaginären Frakturtyp Milch II zur Pseudarthrose kommen. Wird die Pseudarthrose schmerzhaft, so läßt sich durch Fixation des Fragmentes mit Kompressionsschrauben unter Schonung des noch vorhandenen Epiphysenfugenrests eine Ausheilung erreichen (Abb. 78 a u. b). Zunehmender Cubitus valgus kann bei ungenügender Artikulation mit dem Radiusköpfchen dessen Hypertrophie, radioulnare Längendifferenzen im Handgelenksbe-

11.80 Knochen und Gelenke

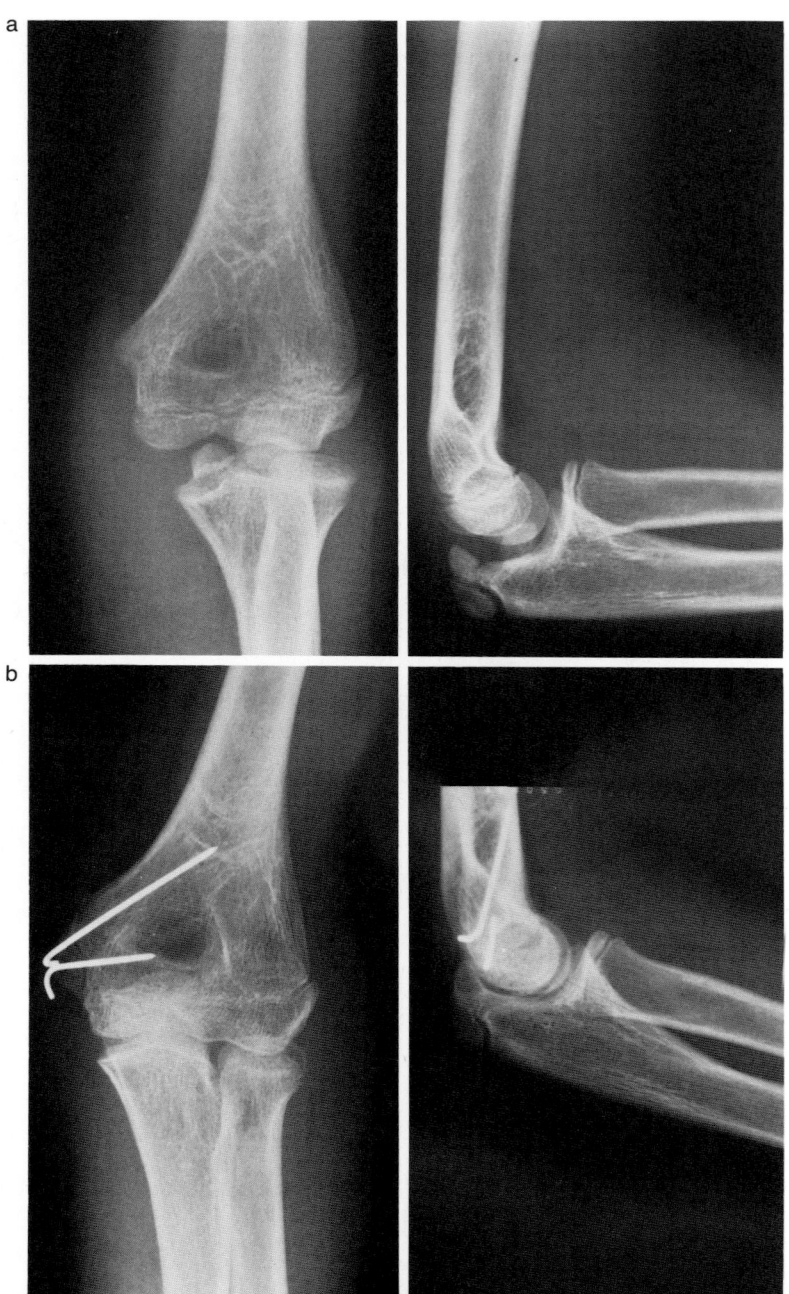

Abb. **79 a** u. **b** Abriß des Epicondylus medialis.
a Fragment ins Gelenk rotiert.
b Nach Reposition und Drahtspickung.

Abb. 80 Epicondylus-medialis-Abriß mit radialer Ellenbogenluxation.

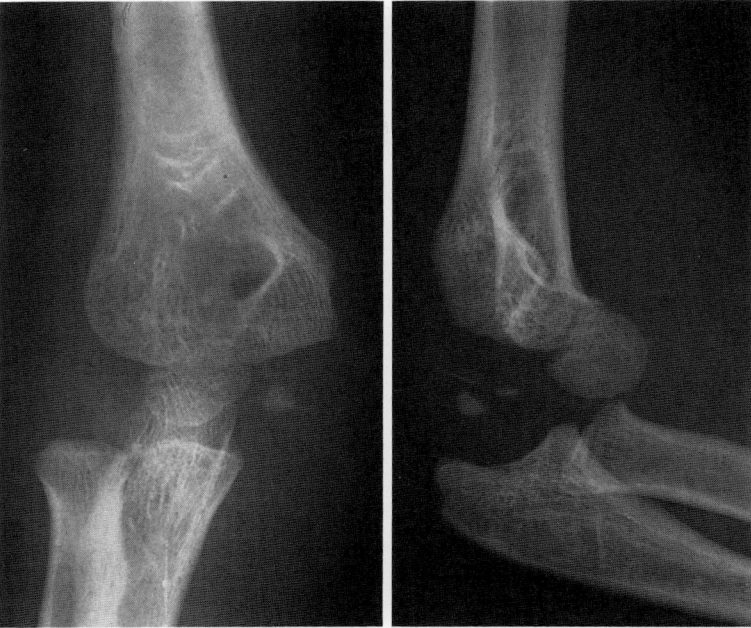

reich und schließlich Traktionsschädigungen des N. ulnaris nach sich ziehen. Letztere wird durch Neurolyse und Verlagerung des Nervs nach kubital behoben. Übersteigt die Valgusdeformität 30 Grad, so ist eine Varisationsosteotomie im Bereiche der distalen Humerusmetaphyse angezeigt.

Fraktur des Epicondylus medialis

Verletzungsmechanik
Der Epicondylus medialis wird durch gewaltsame Abduktion des belasteten Vorderarms abgerissen. Im Gegensatz zum lateralen Kondylus erfolgt die Dislokation im Bereich der Apophysenfuge, oft zusammen mit einem schalenförmigen, feinen Metaphysenfragment. Bald ist der Epicondylus nur wenig disloziert, bald finden wir ihn durch Muskelzug in die humeroulnare Gelenkspalte hineinrotiert (Abb. 79 a u. b). Gleichzeitig kann das Ellenbogengelenk nach dorsoradial luxiert sein (Luxationsfraktur) (Abb. 80). Ein besonderes Augenmerk richten wir auf eine Beteiligung des N. ulnaris durch Zerrung oder Kontusion im Frakturbereich.

Therapie
Bei Dislokation des Epicondylus ist die offene Reposition und Anspickung des Fragments mit feinen Kirschnerdrähten angezeigt. Verläuft die Abrißfläche durch den Sulcus n. ulnaris oder ist der Nerv in Mitleidenschaft gezogen, so verlagern wir ihn nach kubital. Auch bei verschleppten Fällen kann die Anfrischung und Fixation mit Kleinfragmentschrauben versucht werden. Die Schädigung der Apophysenfuge führt nicht zu einer Störung des Humeruslängenwachstums.

Fraktur des Radiusköpfchens

Verletzungsmechanik
Durch Sturz auf den ausgestreckten Arm kann das Radiusköpfchen beim kleineren Kind in seiner Epiphysenfuge disloziert oder als Grünholzfraktur abgeknickt sein. Beim älteren Kind wird es eher im Halsbereich quer gebrochen. In der Adoleszenz beobachten wir auch durch die Epiphysenfuge verlaufende Meißelfrakturen. Die Dislokation des kleinen Fragments erfolgt nach radial, von deren Ausmaß hängt die Schwere der Achsenknickung ab. Die schmerzhafte Pro- und Supination und das kubital oder radial am Radiusende tastbare proximale Fragment sind klinische Zeichen dieses Frakturtyps. Im Kleinkindesalter ist der Radiuskopfkern schmal, scheibenförmig, kaum sichtbar, so daß das Röntgenbild genau analysiert und mit der Gegenseite verglichen werden muß.

Therapie
Die manuelle Reposition ist nur bei Achsenknickung bis ca. 45 Grad oder Seitdislokation des Radiusköpfchens sinnvoll. Sie erfolgt durch direkten Druck auf das kleine Fragment bei kräftiger Adduktion des Vorderarms. Bei geringer Dislokation (bis 30 Grad Achsenknickung) ist ohne weiteres mit einer spontanen Wiederaufrichtung des Ra-

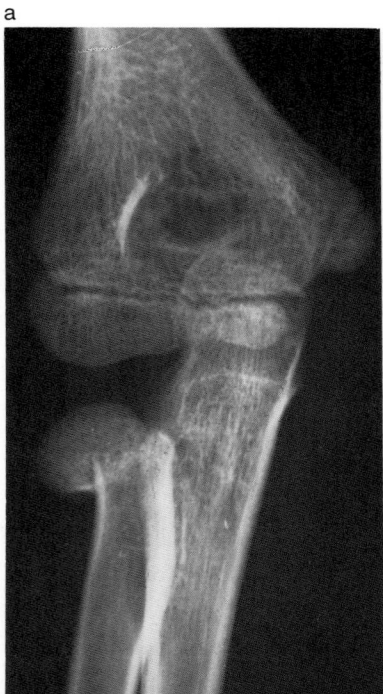 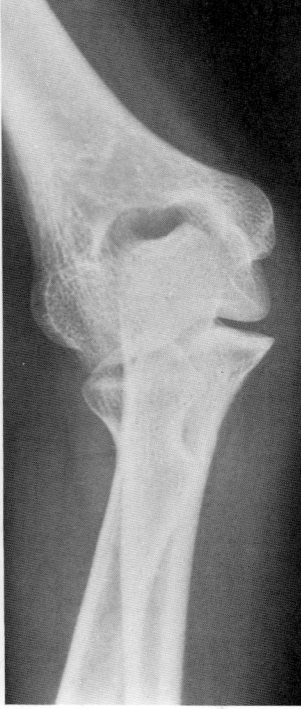 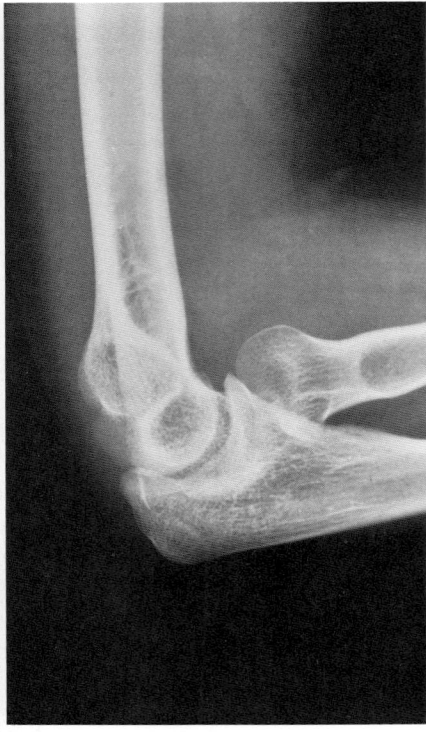

Abb. **81 a** u. **b** Radiusköpfchenfraktur.
a Radiusköpfchenfraktur mit Achsenknickung von ca. 60 Grad. Repositionsversuch, bei unbefriedigendem Resultat offene Reposition und transartikuläre Spikkung angezeigt.

b Ausgeprägte Valgusdeformität 2 Jahre nach nicht erkannter Radiusköpfchenfraktur links bei damals 12jährigem, spastischem Mädchen.

diusköpfchens zu rechnen. Der Arm wird mit einer Oberarmgipsschiene in Funktionsstellung 3 Wochen fixiert und dann spontan mobilisiert.
Bei Dislokationen über 60 Grad, d. h. wenn das Radiusköpfchen seitlich abgerutscht ist und mit dem Kapitulum nicht mehr artikuliert, reponieren wir es offen und spicken es transartikulär mit einem feinen Kirschner-Draht an die Radiusmetaphyse. Bevor der Arm freigegeben wird, muß der Draht entfernt werden.
Meißelfrakturen müssen genau reponiert werden, wobei das kleine abgesprengte Fragment mit Kleinfragmentschrauben fixiert wird. Die Entfernung solcher Fragmente oder gar des gesamten Radiusköpfchens ist im Kindesalter absolut kontraindiziert, da mit einer Störung der Gelenkmechanik zu rechnen ist (Abb. 81 a u. b).

Fraktur des Olekranons

Verletzungsmechanik

Selten stellen wir eine Olekranonfraktur als isolierte Knochenläsion nach direktem Trauma fest. Häufiger finden wir sie als Begleitverletzung bei Frakturen des distalen Humerusendes sowie bei Luxation oder Fraktur des Radiusköpfchens. Für die Röntgenbeurteilung des proximalen Ulnaendes ist zu berücksichtigen, daß die Olekranonspitze mehrkernig verkalken kann.

Therapie

Nicht dislozierte Frakturen werden innerhalb 4–5 Wochen bei Streckstellung des Vorderarms in einer dorsalen Gipsschiene stabil. Wenn wir aber eine frakturbedingte Stufe im Humeroulnargelenk finden, so streben wir besonders beim Adoleszenten die offene Reposition mit genauer Wiederherstellung der Gelenkkongruenz und Fixation mittels

Abb. 82 a–c Monteggia-Fraktur: proximale Ulnafraktur und Radiusluxation.
a Radiusköpfchen nach kubital disloziert, dadurch Flexionssperre, Ulnaquerfraktur.
b u. **c** Atypische Monteggia-Fraktur mit radiokubitaler Radiusdislokation und Ulnagrünholzfraktur.

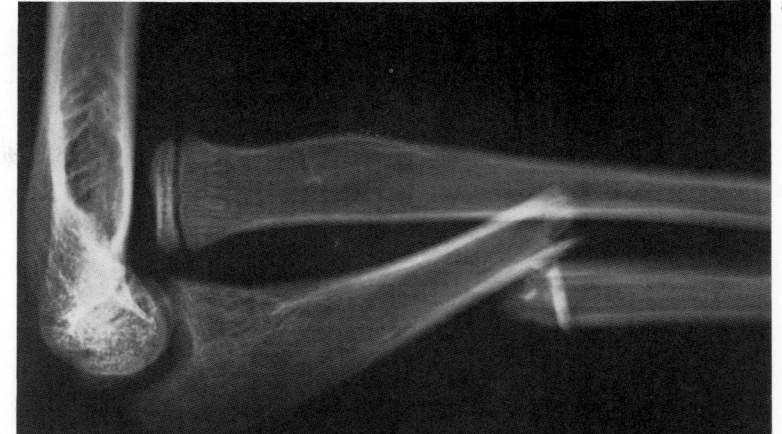

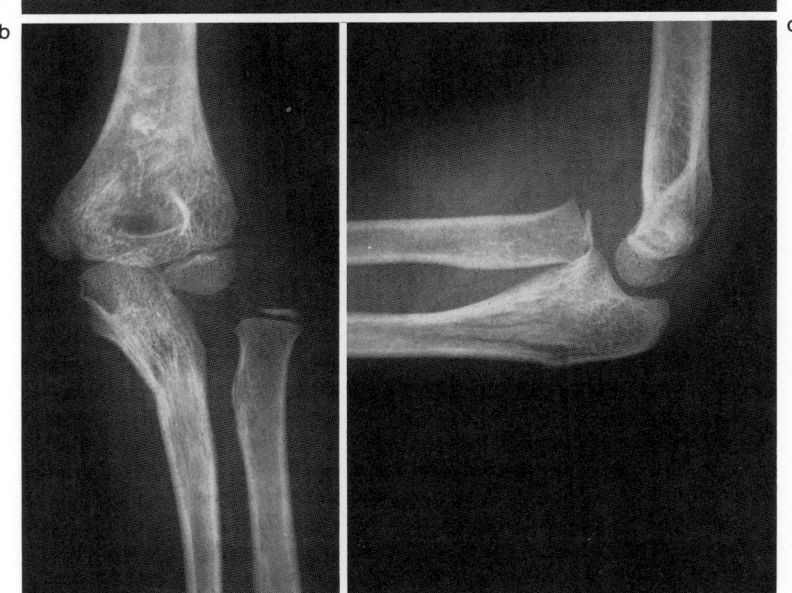

Zuggurtung an. Letztere nimmt die auf die Fraktur wirkenden dislozierenden Zugkräfte auf, so daß nach erfolgter Wundheilung, d. h. nach 10–14 Tagen, die Spontanbewegung freigegeben werden kann. Die Materialentfernung erfolgt nach 8 Wochen.

Monteggia-Fraktur

Verletzungsmechanik, Symptome

Die Kombination einer proximalen Ulnaschaftfraktur mit einer Luxation des Radiusköpfchens ist für das Kindesalter recht typisch. Sie kommt besonders zwischen dem 5. und 15. Altersjahr vor und wird als Monteggia-Fraktur bezeichnet (Abb. 82 a–c). Die Verletzung entsteht durch direkten Aufprall auf die proximale Hälfte des Ulnaschafts, wodurch die Ulna abgeknickt, verkürzt und das proximale Radiusende aus seiner Halterung im Lig. anulare radii geschlagen wird.

Die Ulnafraktur liegt im proximalen oder am Übergang zum mittleren Schaftdrittel. Die meist quer verlaufende Fraktur zeigt eine Dislokation nach ulnar und dorsal. Dadurch luxiert der Radius in kubitaler und radialer Richtung, wo er gut tastbar ist und die Flexion im Humeroulnargelenk sperrt. Neben dieser Flexionseinschränkung resultiert eine Valgusdeformität in Streckstellung. Bei jüngeren Kindern kann auch eine Ulnagrünholzfraktur die für die Radiusluxation ausreichende Achsenknickung bewirken (s. Abb. 82 b u. c).

Therapie

Die Reposition dieser kombinierten Verletzung geschieht einerseits durch direkten Druck auf das Radiusköpfchen von radial und kubital bei Adduktionshaltung des Vorderarms. Andererseits muß eine möglichst achsengerechte Stellung der Ulnafraktur erreicht werden, um die Radiusreposition zu halten. Die Stellung des Radius hat dabei

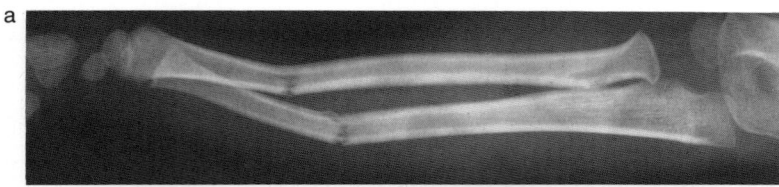

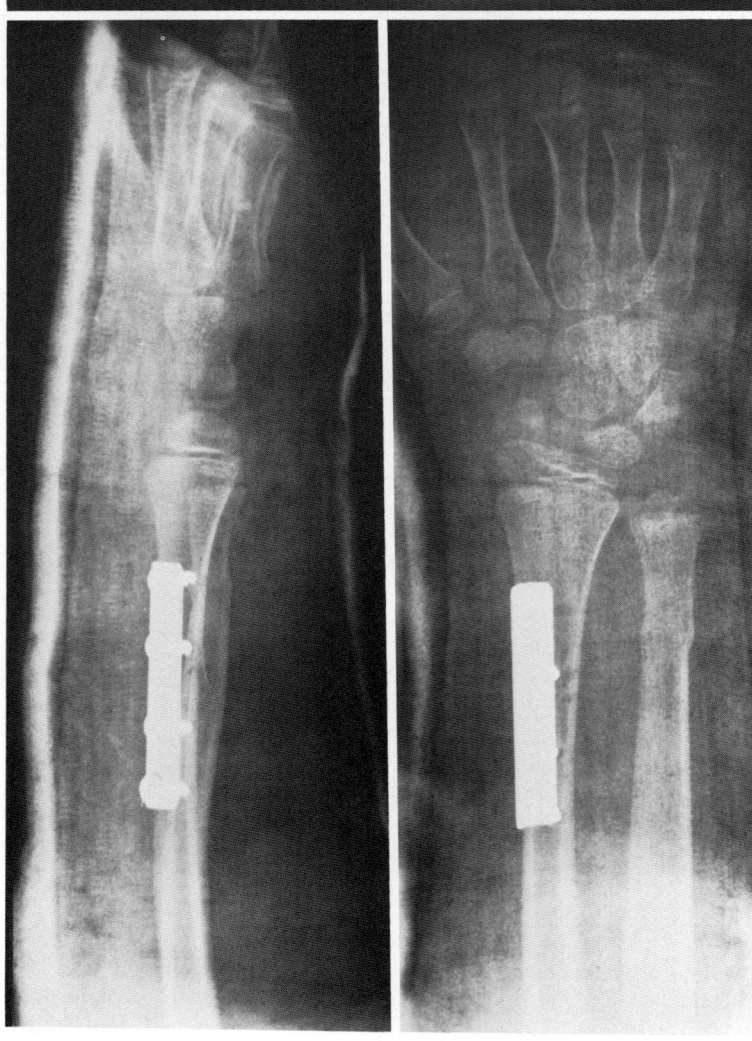

Abb. 83 a u. b Vorderarmfraktur.
a Vorderarm-Grünholzfraktur, konservative Behandlung.
b Offene Vorderarmfraktur mit schwerer Weichteilkontusion (Wringerverletzung). Innere Stabilisierung mit Rohrplättchen und Lagerung auf Gipsschiene bis zur Wundheilung.

den Vorrang. Ist sie nicht befriedigend, so muß an eine Weichteilinterposition (Austritt des Radiusköpfchens durch einen Kapselriß) gedacht werden. Die Fixation erfolgt im Spitzwinkelgips.
Im Interesse einer einwandfreien Wiederherstellung der normalen Gelenkmechanik darf die Indikation zur operativen Reposition mit Naht des Ringbandes und Stabilisierung der Ulna mittels AO-Rohrplatte (wie in Abb. 83 b) relativ großzügig gestellt werden. 2–3 Wochen nach operativer, 5 Wochen nach konservativer Behandlung soll mit spontaner Mobilisation begonnen werden. Die Metallentfernung erfolgt nach 10–12 Wochen.

Vorderarmschaftfrakturen

Sie gehören zu den häufigsten Frakturen des Kindes. Meist liegen sie in den distalen Schaftdritteln der beiden Vorderarmknochen, seltener in den Mitteldritteln.

Verletzungsmechanik

Die Verletzung entsteht indirekt durch Sturz auf die Hand, gelegentlich auch durch direkte Gewalteinwirkung, wenn ein anderes Kind auf den Vorderarm des am Boden liegenden Patienten tritt oder stürzt. Kleine Kinder zeigen bei dieser Lokalisation häufig die klassische Grünholzfraktur mit Knickung des elastischen Knochens und intaktem

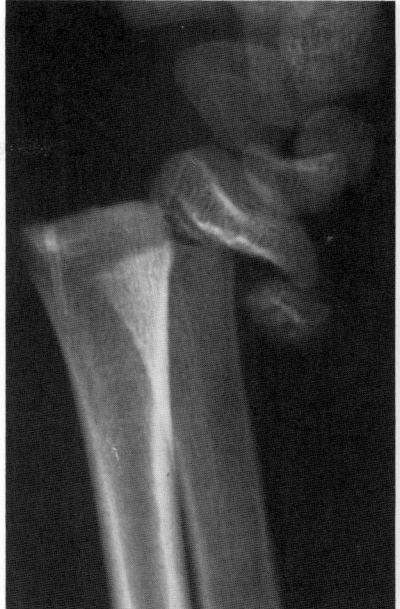
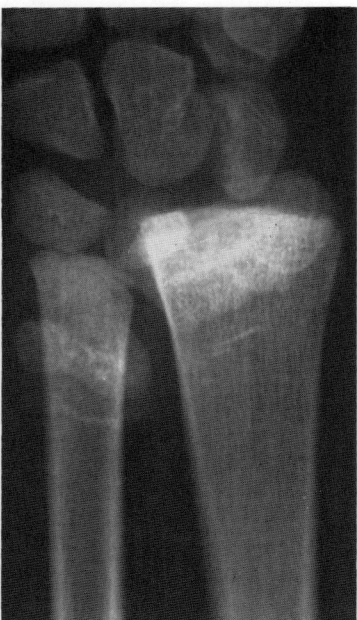

Abb. **84** Traumatische Epiphysenlösung der distalen Radius- und Ulnaepiphyse. Reposition, Gipsbehandlung.

Periostschlauch (s. Abb. 83 a). Die charakteristische Dislokation erfolgt nach dorsal, bei direktem Trauma ist sie auch nach volar möglich, und manchmal ist nur der eine Vorderarmknochen betroffen. Ältere Kinder zeigen hingegen eine vollständige, fast immer quere Durchtrennung der beiden Knochen. Dabei kommt es auch zur Seitverschiebung, meist nach dorsal (Bajonettstellung).

Therapie

Bei Grünholzfrakturen kleiner Kinder läßt sich die Achsenknickung durch modellierende Bewegung unter dosiertem Druck korrigieren. Es wird empfohlen, die verbogene Kortikalis fertig zu brechen. Es erscheint uns jedoch sinnvoll, eine leichte Achsenknickung zu belassen, als um den Preis einer Idealstellung die intakte Kortikalis noch ganz zu durchbrechen! Die Restfehlstellung gleicht sich innerhalb weniger Monate wieder aus. Damit sich die Achsenknickung während der Ruhigstellung nicht erneut verstärkt, ist neben einer dorsalen, die Mittelhand fassenden Oberarmgipsschiene erforderlich auch eine volare Vorderarmgipsschiene erforderlich.

Bei vollständig durchgebrochenen Vorderarmknochen ist die Reposition oft sehr schwierig, besonders wenn die Fraktur nicht mehr ganz frisch ist. In solchen Fällen erleichtert das vorbereitende Aufhängen des rechtwinklig gebeugten Vorderarms unter Belastung des Oberarms mit Gewichten während etwa 15 Minuten die Reposition wesentlich. Auch hier hat es wenig Sinn, unter erheblicher Weichteiltraumatisierung eine Idealstellung anzustreben, da bei guter Achsenstellung die gute Reparationsfähigkeit der kindlichen Vorderarmknochen immer zu einwandfreien Resultaten führt.

Um die Achsenstellung zu halten, empfehlen wir auch hier die dorsovolare Schiene unter Einbezug der Mittelhand während 5–6 Wochen. Besonders nach schwierigen Repositionen ist ein besonderes Augenmerk auf die Zirkulation der Hand zu richten. Um diese nicht zu gefährden, müssen Zirkulärgipse, mindestens bis zum vollständigen Abklingen des Frakturödems, vermieden werden.

Bei offenen Frakturen mit schwerer Weichteilschädigung, wie sie als Wringer- oder Maschinenverletzungen vorkommen, erwägen wir die innere Stabilisierung mit Rohrplättchen, um ohne oder mit nur leichter, offener Gipsfixation auszukommen (s. Abb. 83 b).

Die Gefahr der Refraktur ist bei der kindlichen Vorderarmfraktur ziemlich groß, da die Kinder bei Beschwerdefreiheit im Spiel keinerlei Rücksicht auf die noch im Umbau befindliche Frakturzone nehmen. Als Prophylaxe geben wir deshalb häufig für ein paar Wochen noch eine abnehmbare, dorsale Vorderarm-Tagesschiene ab.

Epiphysenverletzungen am distalen Vorderarmende

Verletzungsmechanik

Distale Epiphysenlösungen entstehen bei Schulkindern analog der Radiusfraktur Loco classico des Erwachsenen durch Sturz auf die ausgestreckte Hand. Die Epiphysenlösung des Radius kann mit einer solchen der Ulna oder einer Grünholzfraktur der distalen Ulnametaphyse kombiniert sein. Meist handelt es sich nicht um reine Epiphysenlösungen, sondern es werden kleine Metaphysenfragmente

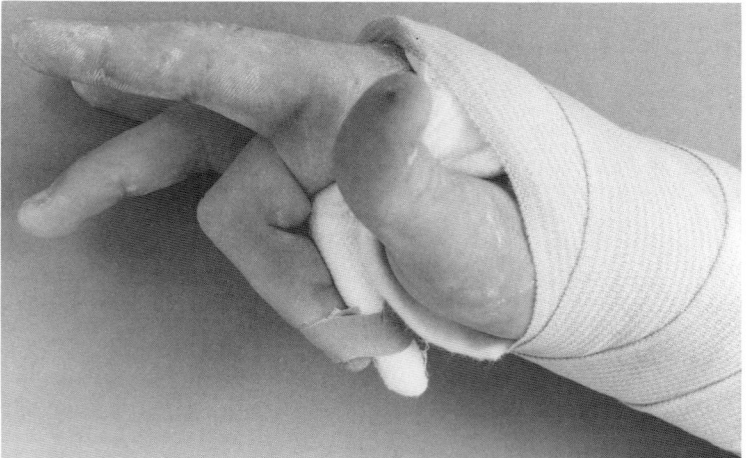

Abb. 85 Technik der Fingerfixation für reponierte Frakturen im Metakarpal- und Phalangenbereich der Finger II–V. Dorsale Vorderarmgipsschiene in Funktionsstellung des Handgelenks, volare Aluminium-Fingerschiene, Heftpflasterfixation.

mit herausgebrochen (Epiphysenlösung Typ A^2 nach Müller, Seite 11.58). Die Dislokation erfolgt entsprechend den beim Aufprall von volar wirkenden Kräften nach dorsal.

Therapie

Nach vorbereitender Aufhängung der Hand unter Zug läßt sich die Epiphyse meist auf der Gleitfläche der Epiphysenplatte recht leicht wieder an ihren angestammten Platz rücken. Kleinere bleibende Stufen sind ohne Bedeutung für das weitere Wachstum. Von dieser Feststellung strikt ausgenommen sind die epimetaphysär verlaufenden *Epiphysenfrakturen* und die oft primär nicht zu diagnostizierenden Zertrümmerungen der Gewebsstrukturen in der Epiphysenplatte. Erstere müssen millimetergenau reponiert werden, wenn nötig offen, gefolgt von der Fragmentfixation mittels Kirschner-Drähten.

Frakturen des Handskeletts

Vorkommen

Frakturen der Röhrenknochen der kindlichen Hand sind selten, solche der Handwurzelknochen praktisch unbekannt. Neben Infraktionen und Schaftfissuren oder -frakturen sehen wir Epiphysenlösungen mit Metaphysenfragment. Die Reparationstendenz ist am kindlichen Handskelett auch bei nicht idealer Frakturstellung ausgezeichnet. Andererseits können Narbenzüge nach Weichteilverletzungen das Skelettwachstum beeinflussen und zu Krümmungen, Torsionen und Bewegungseinschränkungen führen. Die Weichteilversorgung hat deshalb nach einschlägigen handchirurgischen Richtlinien zu erfolgen. Eine weitere Gefahr von Funktionseinbußen droht durch übersehene, veraltete gelenknahe Frakturen mit starken Achsenabweichungen. Vor allem bei jüngeren Kindern mit manchmal unbeobachteten Handtraumen in Form von Einklemmungen und Quetschungen ist deshalb eine genaue diagnostische Bestandesaufnahme wichtig.

Therapie

Die Ruhigstellung des Handskeletts muß immer in Funktionsstellung erfolgen. Diese wird mit Hilfe einer dorsalen Vorderarmgipsschiene und einer volaren Aluminiumschiene erreicht, auf die der betroffene Strahl zusammen mit seinem gesunden Nachbarn mittels lockerer Heftpflasterzügel fixiert wird (Abb. 85). Die Konsolidationszeit einer Fraktur an Köpfchen oder Basis der Phalangen liegt bei 3–4, die der Schaftfrakturen bei 4–6 Wochen.

Literatur

Aitken, A. P.: The end results of the fractured distal tibial epiphysis. J. Bone Jt. Surg. 3 (1936) 685

Baumann, E.: Die Behandlung von Oberarmbrüchen mittels Vertikalextension. Bruns' Beiträge Chir. 152 (1931) 260

Connor, A. N., G. H. Smith: Displaced fractures of the lateral humeral condyle in children. J. Bone Jt. Surg. (Br.) 52 (1970) 460–464

D'Ambrosia, R. D.: Supracondylar fractures of humerus. – Prevention of cubitus varus. J. Bone Jt. Surg. (A.) 54 (1971) 71–81

Dameron, T. B., D. B. Reibel: Fractures involving the proximal humeral epiphyseal plate. J. Bone Jt. Surg. (Am.) 51 (1969) 289–297

Descamps, L., et al.: Les fractures itératives. Rev. Orthop. 60/II (1964) 363

Klauser, P., R. Jakob, M. Bettex: La Fracture du Condyle externe de l'Humerus, son Traitement et ses Complications. Le Pédiatre 17 (1981) 75

Laer, L.: Posttraumatische Fehlstellungen und Wachstumsstörungen nach Ellbogenverletzungen im Kindesalter. Z. Kinderchir. 24 (1978) 30

Milch, H.: Fractures of the external humeral condyle. J. Amer. Med. Assoc. 160 (1956) 641

Morger, R.: Frakturen und Luxationen am kindlichen Ellbogen. Bibliotheca paediatrica, Fasc. 83. Karger, Basel 1965

Morger, R.: Verletzungen am kindlichen Ellbogen. Z. Kinderchir. Suppl. 11 (1972) 717

Pollen, A. G.: Fractures and Dislocations in Children. Churchill Livingstone, Edinburgh 1973

Rang, M.: The Growth-plate and its Disorders. Churchill, Livingstone, Edinburgh 1969

Rang, M.: Children's Fractures. Lippincott, Philadelphia 1974

Rehn, J.: Unfallverletzungen bei Kindern. Springer, Berlin 1974

Salter, R. B.: Textbook of Disorders and Injuries of the Musculo-skeletal System. Williams & Wilkins, Baltimore 1970

Salter, R. B., W. R. Harris: Injuries involving the epiphyseal plate. J. Bone Jt. Surg. (Am.) 45 (1963) 587–622

Sauer, H., M. Höllwarth: Kongreßband des 1. österreichisch-deutsch-schweizerischen Kinderchirurgen-Kongresses in Innsbruck, 1976. Z. Kinderchir. 23 (1978)

Schneider, F. R.: Handbook for the Orthopaedic Assistant. Second. ed. Mosby, Saint Louis 1976

Trueta, J.: The influence of the blood supply in controlling bone growth. Bull. Hosp. Jt. Dis. 14 (1953) 147

Trueta, J.: Trauma and bone growth. Z. Congr. SICOT, Barcelona 1957

Trueta, J., V. P. Amato: The vascular contribution to osteogenesis. J. Bone Jt. Surg. (Br.) 42 (1960) 571

Volkmann, R.: Chirurgische Erfahrungen über Knochenverbiegungen und Knochenwachstum. Arch. path. Anat. 4 (1862) 512

Weber, B. G., Ch. Brunner, F. Freuler: Die Frakturenbehandlung bei Kindern und Jugendlichen. Springer, Berlin 1978

Wiedmer, U., F. Freuler, D. Bianchini: Gipsfibel 2. Geläufige Fixationen und Extensionen bei Verletzungen im Kindesalter. Springer, Berlin 1976

Frakturen und Epiphysenlösungen der unteren Extremitäten

Beckenfrakturen

M. DUTOIT

Beckenfrakturen im Kindesalter sind selten, da die knorpeligen Anteile den Beckenring, im Gegensatz zum Erwachsenen, viel elastischer gestalten und Gewalteinwirkungen von außen besser aufzufangen in der Lage sind. Dennoch scheint die Zahl der kindlichen Beckenfrakturen im Laufe der letzten Jahre zugenommen zu haben. Am häufigsten findet man sie bei Verkehrsunfällen und bei Stürzen aus großer Höhe.

Gelegentlich sind sie mit Verletzungen der benachbarten Weichteile vergesellschaftet, und zwar besonders mit Läsionen der Harnwege, nach denen bei allen kindlichen Beckenfrakturen gezielt gesucht werden muß. Dies gilt besonders für Frakturen des vorderen Beckenringes, auch wenn die Verletzung röntgenologisch geringfügig erscheint. Eine spontane, teilweise oder gänzliche Reposition der verschobenen Anteile ist möglich (BELIN 1978; CAROLL 1975; CASSA 1976; DONOHUE 1975; GARETT 1975).

Der Blutverlust kann beträchtlich sein und einen Schockzustand zur Folge haben.

Gewöhnlich bietet die radiologische Diagnose keine Schwierigkeiten. Im Zweifelsfall helfen zusätzliche Aufnahmetechniken, wie z. B. Ala- und Obturatoriaaufnahmen (Abb. 86 a u. b).

Wir gliedern die Beckenfrakturen in 3 Hauptgruppen (BLOUNT 1957; WEBER u. Mitarb. 1978):
— Beckenrandfrakturen, Abrißfrakturen,
— Beckenringfrakturen,
— Azetabulumfrakturen.

Beckenrandfrakturen

Es handelt sich um Frakturen, bei denen die Kontinuität des Beckenrings erhalten bleibt und somit die Statik des Beckens gewährleistet ist. Am häufigsten betroffen ist die Beckenschaufel, doch ist die Verschiebung der Fragmente meistens gering. Diese Brüche werden mit Bettruhe bis zum Verschwinden der Schmerzen behandelt, was in der Regel nach 2–3 Wochen der Fall ist. Die Prognose ist ausgezeichnet.

Abrißfrakturen

Solche Verletzungen kommen hauptsächlich im Adoleszentenalter vor. Bei kurzdauerndem und heftigem Muskelzug kommt es zum Abriß des Muskels an seinem knöchernen Ansatz, so am Tuber ischiadicum, an der Spina iliaca anterior superior und inferior. Bei geringfügiger Dislokation besteht die Behandlung in Bettruhe für ca. 3 Wochen, wobei das gleichseitige Bein zur Verminderung des Muskelzuges am ausgerissenen Fragment in einer gebeugten Haltung fixiert wird. Bei stärkerer Dislokation ist die operative Reposition und Fixation mit Schrauben oder Zuggurtung angezeigt, um eine später auftretende Pseudarthrose, die oft schmerzhaft bleiben kann, zu vermeiden. Die postoperative Immobilisierung dauert ebenfalls 3 Wochen.

Beckenringfrakturen

Es handelt sich um Verletzungen, bei denen die Kontinuität des Beckenrings unterbrochen und die Beckenstatik gefährdet ist. Der Grad der Dislokation ist unterschiedlich. Der vordere Beckenring kann durch Frakturen des Ramus ossis pubis oder des Ramus ossis ischii oder durch eine Sprengung der Symphyse betroffen sein (Abb. 87 a u. b), während im Bereich des hinteren Beckenringes die Beckenschaufel (MALGAIGNE) oder das Os sacrum (VOILLEMIER) frakturiert oder das ileosakrale Gelenk gesprengt sein kann (CASSA 1976).

Ähnlich den Azetabulumfrakturen kommen diese Brüche öfters bei Polytraumatisierten vor. Es empfiehlt sich daher, diese Patienten genau zu überwachen und besonders auf viszerale Begleitverletzungen zu achten.

Handelt es sich um eine Fraktur mit fehlender oder geringer Dislokation, so besteht die Behandlung in Bettruhe während 4–6 Wochen. An eine mögliche

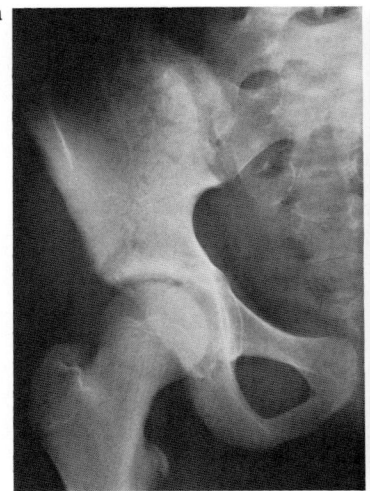 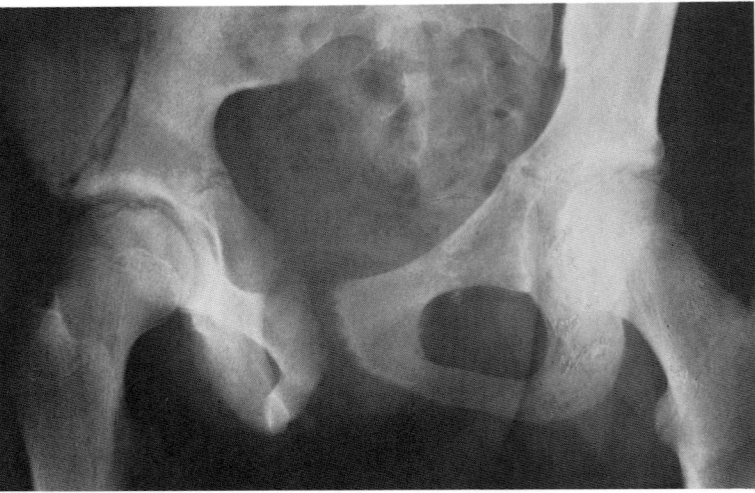

Abb. 86 a u. b Beispiel einer isolierten Fraktur der rechten Beckenschaufel nach einem Sturz aus 3 m Höhe auf die rechte Seite. Die Frakturlinie ist auf der a.-p. Aufnahme kaum sichtbar (a), auf der Ala-Aufnahme jedoch deutlich nachweisbar (b).

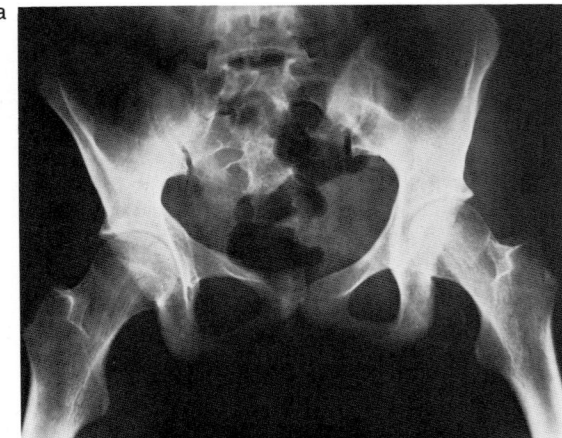

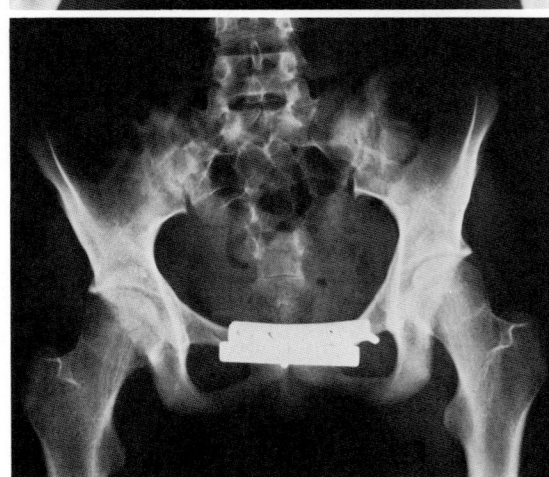

Abb. 87 a u. b Symphysensprengung.
a Nichtreduzierbare Symphysensprengung bei einem 15jährigen polytraumatisierten Mädchen.
b Behandlung mit Osteosynthese.

sekundäre Verschiebung der Fragmente muß gedacht werden. Eine Teilmobilisierung im Bett kann nach dem Verschwinden der Schmerzen, was durchschnittlich nach 2–3 Wochen der Fall ist, erlaubt werden.

Bei Frakturen mit Dislokation versucht man eine Reposition in Narkose. Anschließend folgt eine Immobilisierung in einer aus einer breiten Stoffgurte bestehenden Beckenschlinge. Sie wird unter dem Gesäß durchgeführt, ihre Enden vor dem Patienten gekreuzt und mittels Gewichten in seitlicher Richtung ein Zug ausgeübt, der es erlaubt, die Reposition des Beckengürtels zu halten. Existiert eine Verschiebung in kraniokaudaler Richtung, so wird diese mittels einer frakturseitigen suprakondylären Extension korrigiert und die erreichte Stellung fixiert. Die Immobilisierungsdauer beträgt 4–6 Wochen. Sie wird gefolgt von einer Remobilisierung des Patienten mit Gehschulung. Eine offene Reposition der Fragmente mit Osteosynthese wird nur ausgeführt, wenn eine wesentliche Dislokation vorliegt oder wenn gleichzeitig eine operative Behandlung der Blase oder der Urethra nötig ist. Eine primäre Osteosynthese ist manchmal bei Mädchen indiziert, damit Probleme bei einer späteren Schwangerschaft und Geburt vermieden werden können.

Azetabulumfrakturen

Glücklicherweise ist dieser Frakturtyp im Kindesalter am seltensten. Die Azetabulumfraktur setzt ein heftiges Trauma voraus, die Verschiebung der Fragmente geschieht im Sinne einer zentralen Hüftgelenkluxation. Es handelt sich um komplexe intraartikuläre Frakturen der Epiphysenfugen mit vorsichtig zu stellender Prognose (STUHLER 1977; WEBER u. Mitarb. 1978).

Die Therapie besteht in einer Reposition in Narkose mit anschließender Extensionsbehandlung für 6–8 Wochen, gefolgt von einer 4wöchigen Mobilisierung im Bett und progressiver Gehschulung. Die Indikation zur Osteosynthese muß von Fall zu Fall erwogen werden und bleibt für Frakturen mit nicht idealer Fragmentstellung nach konservativer Therapie reserviert. Kinder mit Azetabulumfrakturen sollten regelmäßig nachkontrolliert werden, um die Frakturheilung genau zu verfolgen und eventuelle Wachstumsstörungen erfassen zu können. Letztere können weitere orthopädische Operationen benötigen, damit wieder eine möglichst gute Funktion des Hüftgelenks erreicht wird.

Literatur

Belin, R. P.: Pediatric urologic trauma. Z. Kinderchir. 23 (1978) 286
Blount, W. P.: Knochenbrüche bei Kindern. Thieme, Stuttgart 1957
Caroll, N. C.: Musculo-skeletal injuries – spinal column and pelvis. In: Care of the Injured Child. Williams & Wilkins, Baltimore 1975 (p. 287)
Cassa, A. S.: Bladder trauma in the multiple injured patient. J. Urol. 115 (1976) 667
Donohue, J. P.: Ureteral and bladder injuries in children. Pediat. Clin. N. Amer. 22 (1975) 293
Garett, R. H.: Pediatric Urethral and Perineal Injuries. Pediat. Clin. N. Amer. 22 (1975) 401
Sharrard, W. J. W.: Pediatric Orthopaedics and Fractures. Blackwell, Oxford 1971
Stuhler, Th.: Kindliche Beckenfrakturen: Klinik, Spätergebnisse, Biomechanik. Arch. orthop. Unfall.-Chir. 90 (1977) 187
Weber, B. G., Ch. Brunner, F. Freuler: Die Frakturenbehandlung bei Kindern und Jugendlichen. Springer, Berlin 1978

Frakturen und Epiphysenlösungen des Femurs

L. von Laer und B. Herzog

Läsionen des proximalen Endes

Epiphysenlösung

Die traumatische Epiphysenlösung des Femurkopfs ist eine ausgesprochen seltene Verletzung und kommt praktisch nur als Geburtsverletzung – meist nach Beckenendlagen – vor. Sie äußert sich klinisch durch eine massive derbe Schwellung mit bläulicher Verfärbung der Haut im Bereich der Hüfte und des Gesäßes bei deutlicher Instabilität der Hüfte. Eine Röntgenaufnahme läßt bei vorhandener Verschiebung des proximalen Femurendes nach lateral und oben an eine Hüftluxation denken. Erst ein *Arthrogramm* zeigt, daß die Kopfepiphyse die Pfanne nicht verlassen hat, und bestätigt die richtige Diagnose. Die Diagnose sollte frühzeitig erfolgen, um bei Dislokationen die Reposition so bald wie möglich durchführen zu können. Eine Ruhigstellung im Beckengips oder in einer Heftpflasterextension ist für etwa 14 Tage anschließend durchzuführen. Die Prognose wird als gut geschildert, Spätschäden werden nicht angegeben.

Schenkelhals- und pertrochantere Fraktur

Durch indirekte Traumen kommt es zur seltenen Schenkelhalsfraktur, die meist zervikal und selten zervikotrochanter verläuft. Durch indirekte Traumen kann es zur noch selteneren pertrochanteren Fraktur kommen. Außer Antetorsionsdifferenzen können Achsenfehler im Schenkelhalsbereich im weiteren Wachstum nicht mehr spontan oder nur sehr bedingt korrigiert werden. Somit besteht die Gefahr bei konservativer Behandlung vor allem in der Änderung der Hüftstatik im Sinne einer posttraumatischen Coxa vara, seltener auch der Coxa valga. Die Gefahr einer aseptischen Kopfnekrose nach medialen Schenkelhalsfrakturen kann auch durch die operative Behandlung nicht vollständig gebannt werden. Dieses Risiko läßt sich durch die Operation jedoch erheblich senken. Änderung der Hüftstatik sowie Femurkopfnekrose stellen eine Präarthrose des Hüftgelenks dar und können zur Früharthrose führen.

Therapie

Um die Hüftstatik wieder optimal herzustellen und das Risiko der Kopfnekrose zu senken, sollte deshalb die Behandlung der Schenkelhalsfraktur sowie der pertrochanteren Fraktur stets operativ erfolgen. Als Zugangsweg hat sich am besten die anterolaterale Schnittführung nach Watson-Jones bewährt. Über einen Türflügelschnitt in der Gelenkkapsel wird das Hämarthros entleert und die Fraktur direkt dargestellt. So kann sie am schonendsten reponiert werden. Die Kompressionsosteosynthese gelingt stets mit 2 AO-Spongiosazugschrauben (Abb. 88). Auf eine postoperative Gipsruhigstellung kann meist verzichtet werden. Beginn mit aktiven Bewegungsübungen und Mobilisation an Stöcken oder im Thomas-Bügel erfolgt nach gesicherter Wundheilung etwa am 5. postoperativen Tag. Eine strikte Entlastung der Hüfte für 10–12 Wochen ist anschließend notwendig. Die dann angefertigte Röntgenkontrolle gibt Aufschluß über den Durchbau und die Belastbarkeit der Fraktur, das Technetiumszintigramm über eine eventuell beginnende Kopfnekrose. Bei negativem Szintigramm und normalen radiologischen und klinischen Verhältnissen erfolgt dann der Belastungsbeginn. Bei positivem Szintigramm ist weitere strikte Entlastung indiziert, und szintigraphische Kontrollen werden in 6–8 Wochenabständen bis zum sicheren Ausschluß bzw. Abheilen einer Kopfnekrose durchgeführt. Beim Verbleib von Achsenfehlern und Beinlängendifferenzen werden regelmäßig poliklinische Kontrollen bis zum Wachstumsabschluß in 1–2 Jahresabständen vor-

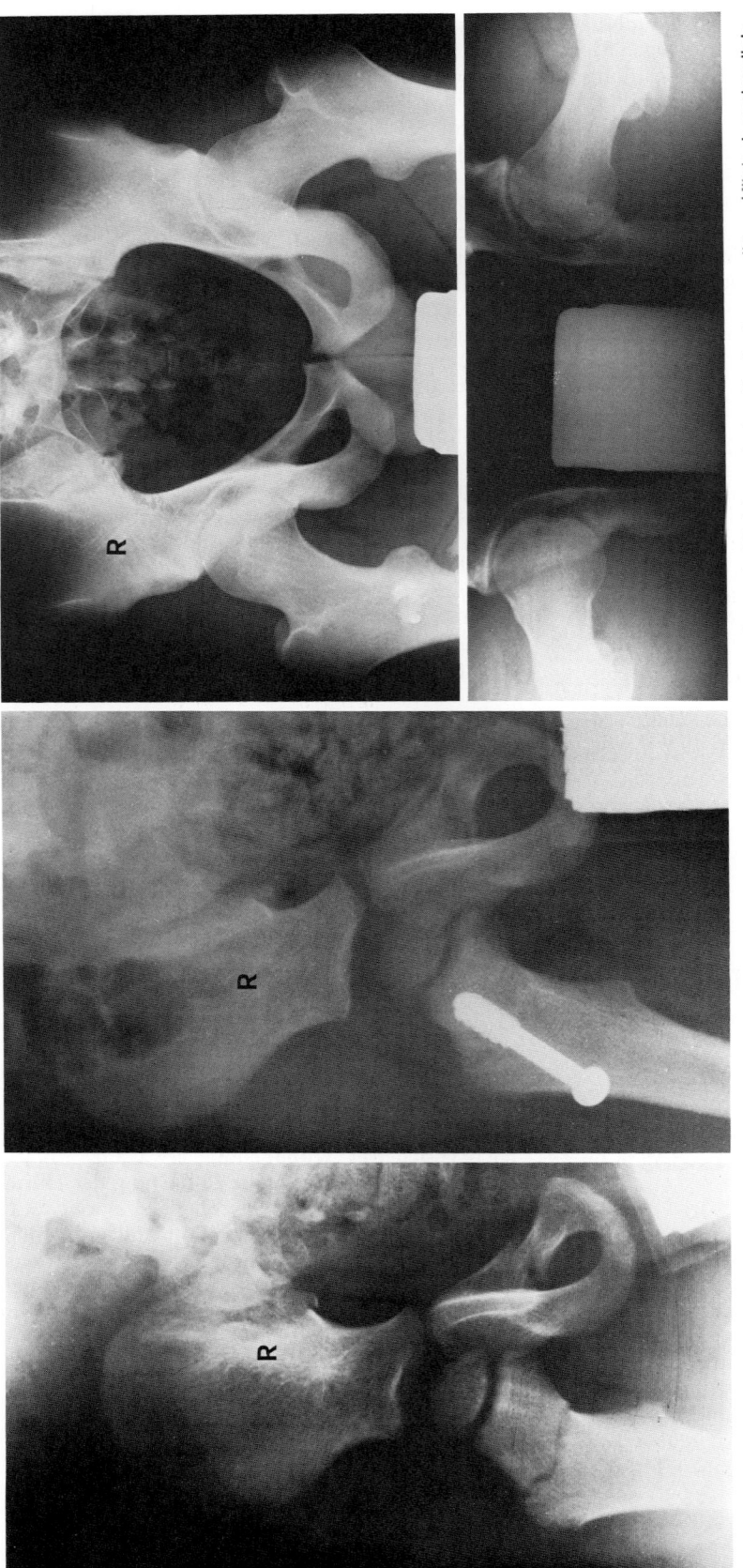

Abb. 88 Mediale Schenkelhalsfraktur. H. R., 3 Jahre, männlich, mediale Schenkelhalsfraktur rechts und Beckenringfraktur rechts. Osteosynthese mit 1 AO-Zugschraube. Kontrolle nach 15 Jahren: keine Kopfnekrose erlitten. Klinisch und radiologisch kein Rotationsfehler.

genommen. Je nach Ausmaß der Achsenfehler und des klinischen Befundes wird bei Wachstumsabschluß nochmals radiologisch kontrolliert.

Subtrochantere Fraktur

Die subtrochantere Femurfraktur ist eine eher seltene Sonderform der proximalen Oberschenkelschaftfraktur, verursacht meist durch direkte Traumen. Hier besteht ebenfalls wie bei der Schenkelhalsfraktur die Gefahr der posttraumatischen Coxa vara oder valga, die im weiteren Wachstum nicht spontan korrigiert werden kann. Antekurvationsfehlstellungen werden im weiteren Wachstum spontan korrigiert, jedoch nur unvollständig bis auf Werte von 10–15 Grad. Der Rotationsfehler hat auch hier keine wesentliche klinische Bedeutung. Seitverschiebungen werden anstandslos im weiteren Wachstum auskorrigiert. Wegen des vermehrten Remodellings und des dadurch bedingten Längenzuwachses des Beines (s. unter Oberschenkelschaftfrakturen) sollte jede Verkürzungsfehlstellung und Seitverschiebung möglichst vermieden werden. Spätprobleme entsprechen denen der Schaftfrakturen.

Therapie

Nach den üblichen Kautelen der konservativen Behandlung unter besonderer Berücksichtigung der Hüftstatik kann hier der Versuch der konservativen Behandlung unternommen werden (Abb. 89). Meist stellt sich die Fraktur gut unter 90 Grad Flexion der Hüften, z. B. auf dem Weber-Tisch, seltener in 45 Grad Flexion auf der Browneschen Schiene ein. Läßt sich auf konservativem Wege innerhalb der ersten 5 Tage keine ideale Stellung erzielen, sollte die offene Reposition vorgenommen werden. Die Fixation erfolgt mit einer AO-DCP, nur in den seltensten Fällen ist eine Winkelplatte notwendig. Beim älteren Jugendlichen ist die Endernagelung eine sinnvolle Alternative zur Plattenosteosynthese. Die postoperative Nachbehandlung sowie Spätkontrollen erfolgen nach den gleichen Gesichtspunkten wie bei den Oberschenkelschaftfrakturen.

Apophysenlösungen

Abrisse des Trochanter major oder minor sind außerordentlich selten und treten meist bei Knaben jenseits des 10. Lebensjahres, kurz vor dem Verschluß der Epiphysenfugen, auf. Sie entstehen durch brüske Kontraktion der ansetzenden Muskulatur: einmal vor allem des M. glutaeus medius, zum anderen des M. iliopsoas. Ein direktes Trauma kommt für die Lösung des Trochanter major ebenfalls in Frage. Eine Schwellung und Druckdolenz in der Trochanter-major-Gegend und eine Hemmung der Abduktion des Oberschenkels deuten auf eine Lyse des Trochanter major, eine Beugebehinderung des Oberschenkels in sitzender Stellung bei freier Flexion im Liegen auf eine Lyse des Trochanter minor hin. Die Röntgenkontrolle bestätigt die Verdachtsdiagnose.

Therapie

Die Therapie der Trochanter-minor-Lösung ist meist konservativ, d. h. Bettruhe, bis eine weitgehend schmerzfreie Mobilisation an Stöcken ohne Belastung möglich ist. Bei schmerzfreier voller Beweglichkeit der Hüfte – meist nach 5–6 Wochen – erfolgt dann der Belastungsbeginn. Eine Sportdispens für insgesamt 8–10 Wochen ist notwendig. Die Lyse des Trochanter major sollte wegen der wesentlich schnelleren Rehabilitation des Patienten stets mit einer Zuggurtungsosteosynthese versorgt werden. Danach erfolgt die Mobilisation an Stöcken ohne Belastung nach 5 Tagen für 6 Wochen. Die dann durchgeführte Röntgenkontrolle entscheidet über den Belastungsbeginn. Sportdispens wird ebenfalls für 8–10 Wochen erteilt.

Schaftfrakturen

Neben der Unterschenkelfraktur ist die Oberschenkelschaftfraktur die häufigste Verletzung im Bereich der unteren Extremität. Bevorzugt ist das mittlere Drittel. Unfallursache sind meist direkte Traumen wie z. B. Geburtstraumata, Sturz aus großer Höhe, Verkehrsunfälle, Schlittenunfälle usw. Je nach Lokalisation bestehen aufgrund des Zuges der ansetzenden Muskulatur typische Dislokationstendenzen: Im proximalen Drittel findet sich meist Varisierungs- und Antekurvationstendenz. Im mittleren Drittel finden wir ebenfalls vermehrte Varusfehlstellungen. Im distalen Drittel herrscht die Rekurvationstendenz bei leichter Valgisierung vor. Grünholzfrakturen sind meist als suprakondyläre Frakturen mit Rekurvationstendenz zu finden. Jenseits des 10. Lebensjahres sollte wegen der nur noch angedeuteten Korrekturpotenz keine Fehlstellung mehr belassen werden. Bis zum 10. Lebensjahr können Antekurvationen in allen Dritteln bis auf Restfehlstellungen von 10–15 Grad korrigiert werden. Rekurvationen hingegen können bis zu einem Fehlstellungsausmaß von 30 Grad vollständig korrigiert werden. Varus- oder Valgusfehlstellungen werden im proximalen Drittel nie, im distalen Drittel nur außerordentlich langsam korrigiert und lediglich bis zu 10 Grad. Im mittleren Drittel wird die Valgusfehlstellung meist besser korrigiert als die Varusfehlstellung: Achsenfehler über 15 Grad sollten jedoch auch hier nicht belassen werden. Seitverschiebungen bis zu voller Schaftbreite werden im weiteren Wachstum vollständig korrigiert. Sowohl leichte Distraktionen als auch Verkürzungsfehlstellungen heilen in ca. 70% aller Fälle mit einer Verlängerung des Oberschenkels aus. Dieses Phänomen ist bedingt durch die posttraumatische Stimulation der Fugen. Rotationsfehler (Innen- und Außendrehfehler des distalen Fragments) können im weiteren Wachstum im Rahmen der physiologischen Detorsionsvorgänge am Schenkelhals vollständig auskorrigiert werden. Die durchschnittliche Korrekturpotenz beträgt 15 Grad mit Extremwerten bis zu 30 Grad.

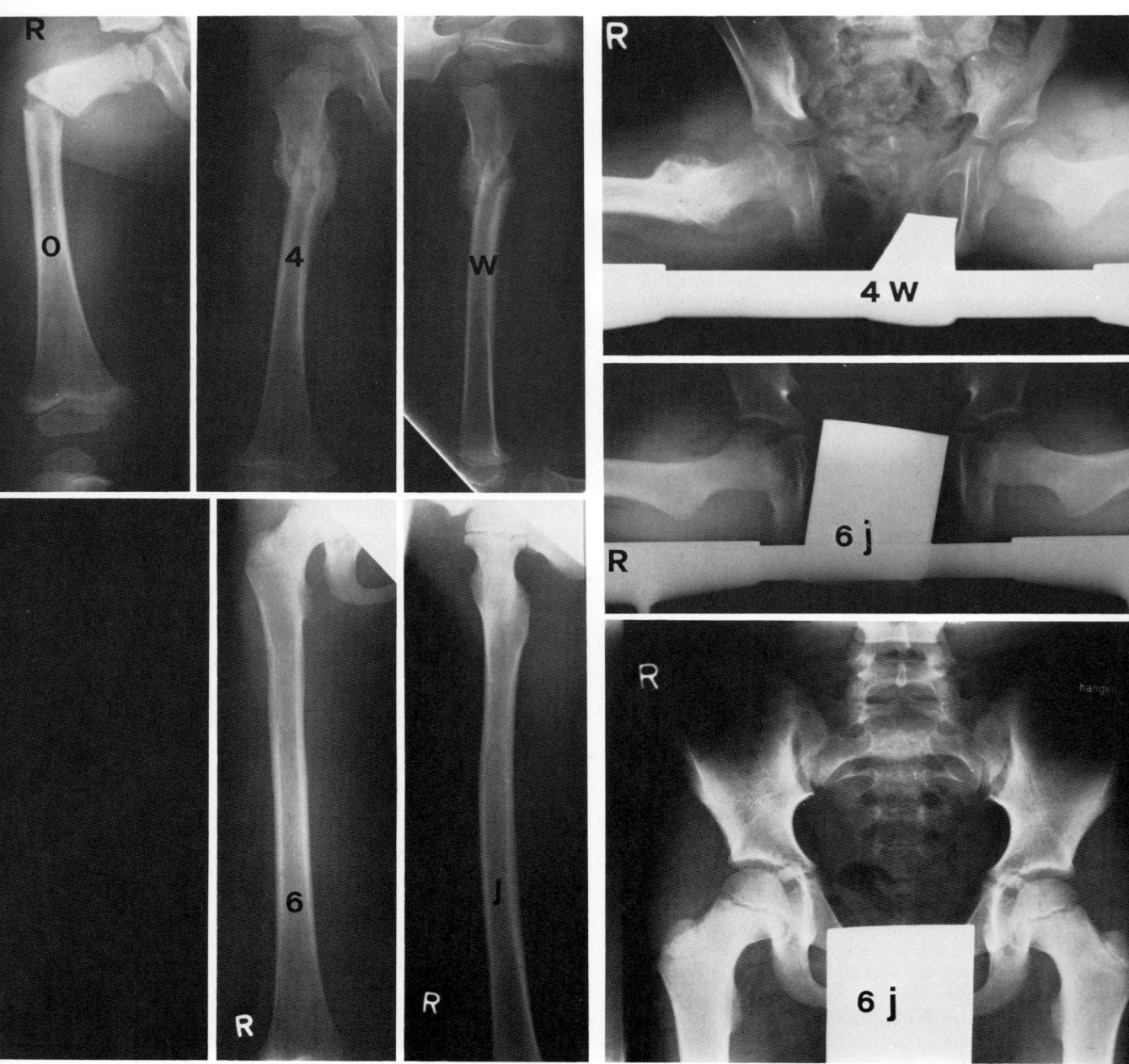

Abb. **89** Subtrochantere Femurfraktur. B. H.-G., 2 Jahre, männlich. Konservative Behandlung in der Overhead-Pflaster-Extension, Konsolidation in Valgisierung von 5 Grad, Rekurvation von knapp 10 Grad, Seitverschiebung um halbe Schaftbreite mit Verkürzung von 0,5 cm und Außenrotationsfehler des distalen Fragments von 15 Grad. Klinische und radiologische Kontrolle nach 6 Jahren: keine Deformierung. Es erfolgte Spontankorrektur sämtlicher bei Konsolidation verbliebener Achsenfehler inkl. des Rotationsfehlers. Normale Hüftverhältnisse. Funktionelle Beinlängendifferenz 1,5 cm, auf der Seite der ehemaligen Fraktur verlängert.

Frühprobleme bei konservativer Extensionsbehandlung sind periphere Durchblutungsstörungen, Druckschäden des N. fibularis, Heftpflasterreaktionen, verbleibende und nicht korrigierbare Fehlstellungen. Bei operativer Behandlung steht die Gefahr des Infektes im Vordergrund.

Als Spätprobleme werden in der Literatur stets der Rotationsfehler und die posttraumatische Beinlängendifferenz angegeben. Rotationsfehler bis zu 15 Grad liegen nicht nur in einer gewissen Meßfehlerbreite, sondern auch im Rahmen idiopathisch vorkommender Differenzen. Bis kurz vor Wachstumsabschluß besteht auch bei erheblichen posttraumatischen Rotationsfehlern die Möglichkeit, daß der Fehler im Rahmen der physiologischen Detorsionsvorgänge am Schenkelhals auf Werte bis und unter 15 Grad korrigiert wird. Damit verliert der Rotationsfehler erheblich an klinischer Bedeutung und muß nur in den seltensten Fällen nach Wachstumsabschluß operativ korrigiert werden. Die posttraumatische Beinlängendifferenz hat hingegen einen deutlichen klinischen Wert. Die Verlängerung liegt durchschnittlich um 1 cm. Bei prädisponierten, d. h. prädysplastischen Hüften hat sie auf der verlängerten Seite eine schlechte Überdachung des Hüftkopfs im Sinne einer Coxa valga zur Folge und stellt damit eine Präarthrose dar. Zum anderen bedingt sie je nach vorbestehender Wirbelsäulensituation schon bei Differenzen unter 1 cm Störungen der Wirbelsäulenstatik, die je nach Ausmaß ebenfalls eine Präarthrose der Wirbelzwischengelenke und eine Fehlbelastung der Diszi bedeutet. Ausmaß und Häufigkeit der posttraumatischen Beinverlängerung sind abhängig von verbliebenen Achsenfehlern, von Repositionsmanövern am Fixationskallus und vom erhöhten Remodelling bei Verkürzungsfehlstellung mit Seitsverschiebung. Die bislang empfohlene Verkürzungsfehlstellung zur Vermeidung der späteren Verlängerung hat eher den gegenteiligen Effekt, da sie die Umbau- und Korrekturvorgänge und damit die posttraumatische Fugenstimulation erheblich verlängert. Auf keinen Fall vermag sie die spätere Verlängerung zu verhindern. Für konservative und operative Behandlung besteht deshalb die Forderung, die Umbauvorgänge so klein und kurz wie möglich zu halten und sämtliche Achsenfehler ohne Repositionsmanöver jenseits des 5. posttraumatischen Tages zu vermeiden. Dies kann erreicht werden auf konservativem Wege durch Hyperextension der Fraktur (Abb. 90), auf operativem Wege durch die Kompressionsplattenosteosynthese (Abb. 91).

Therapie

Konservative Behandlung. Grundsätzlich erfolgt die Behandlung der Oberschenkelschaftfraktur im Kindesalter konservativ. Bis zum Alter von 3 Jahren verwenden wir die Overhead-Pflaster-Extension an beiden Beinen. Auf der frakturierten Seite ist darauf zu achten, daß der Pflasterzügel nur das distale Fragment faßt, um eine optimale Extension der Fraktur zu ermöglichen. Die Lagerung in die Extension erfolgt in Taractan-Medikation (1–1,5 mg/kg KG). Das Extensionsgewicht beträgt primär bis zu einem Fünftel des Körpergewichts. Das Becken wird je nach Bedarf mit einem Gegenzug fixiert. Röntgenkontrollen werden am 5., 10. Tag und nach 3–4 Wochen durchgeführt. Das Gewicht kann nach 14 Tagen verringert werden. Die Extension wird nach der letzten Röntgenkontrolle bei klinisch festem und indolentem Kallus entfernt. Dann wird das Kind, bis es spontan zu stehen und gehen beginnt, meist für 8 Tage noch im Bett belassen. Im Alter von 4–10 Jahren extendieren wir die Kinder im Extensionstisch (modifiziert von der Fa. Hess, CH-8600 Dübendorf, nach dem Weber-Tisch). Auch hier arbeiten wir mit primären Extensionsgewichten bis zu einem Fünftel des Körpergewichts bis zur idealen Einstellung der Fraktur und bis zur ersten sichtbaren Kallusbildung (s. Abb. 90). Da sich mit der Hyperextension alle Fehlstellungen einschließlich des Rotationsfehlers meist spontan gut einstellen, kann man auf eine radiologische Darstellung eines eventuell vorhandenen Rotationsfehlers und auch auf einen Korrekturversuch auf dem Weber-Tisch verzichten. Röntgenkontrollen des Schaftes werden am 5., 10. und eventuell am 14. Tag durchgeführt. Bei festem, indolentem Kallus nach der 4.–5. Woche wird erneut geröntgt und je nach Befund die Extension abgenommen. Anschließend erfolgt die Moblisation je nach Alter des Patienten an Stöcken ohne Belastung oder mit voller Belastung ohne Stöcke. Die Lagerung auf den Weber-Tisch wird in Allgemeinnarkose vorgenommen. Auf der frakturierten Seite wird an einem suprakondylären Steinmann-Nagel extendiert, der von Hand eingebohrt wird. Auf der Gegenseite wird bei Heftpflasterverträglichkeit in üblicher Weise ein Heftpflasterzug angelegt. Besteht eine Heftpflasterallergie, extendieren wir beidseitig an suprakondylär eingebrachten Steinmann-Nägeln. Auf Repositionsmanöver jenseits des 5.–10. Tages verzichten wir grundsätzlich. Ist die Stellung dann nicht dem Alter des Kindes und der zu erwartenden Beinverlängerung entsprechend tolerabel, so ziehen wir Repositionsversuchen die operative Versorgung vor. Grünholzfrakturen werden mit oder ohne Reposition primär im Beckengips ruhiggestellt.

Operative Behandlung. Die Indikation zur operativen Behandlung stellt sich bei irreponiblen Frakturen, offenen Frakturen 2.–3. Grades, bei begleitenden Nerven- und Gefäßläsionen, bei Mehrfachfrakturen ein und derselben Extremität, bei zusätzlichem schwerem Schädel-Hirn-Trauma, bei pathologischen Frakturen und primär bei Jugendlichen jenseits des 10.–12. Lebensjahres. Im letzten Fall stellt sich die Indikation einerseits aus sozialen Gründen, zum anderen aus der Chance des spontanen Ausgleichs der primären posttraumatischen Beinverlängerung im weiteren Wachstum. Als Me-

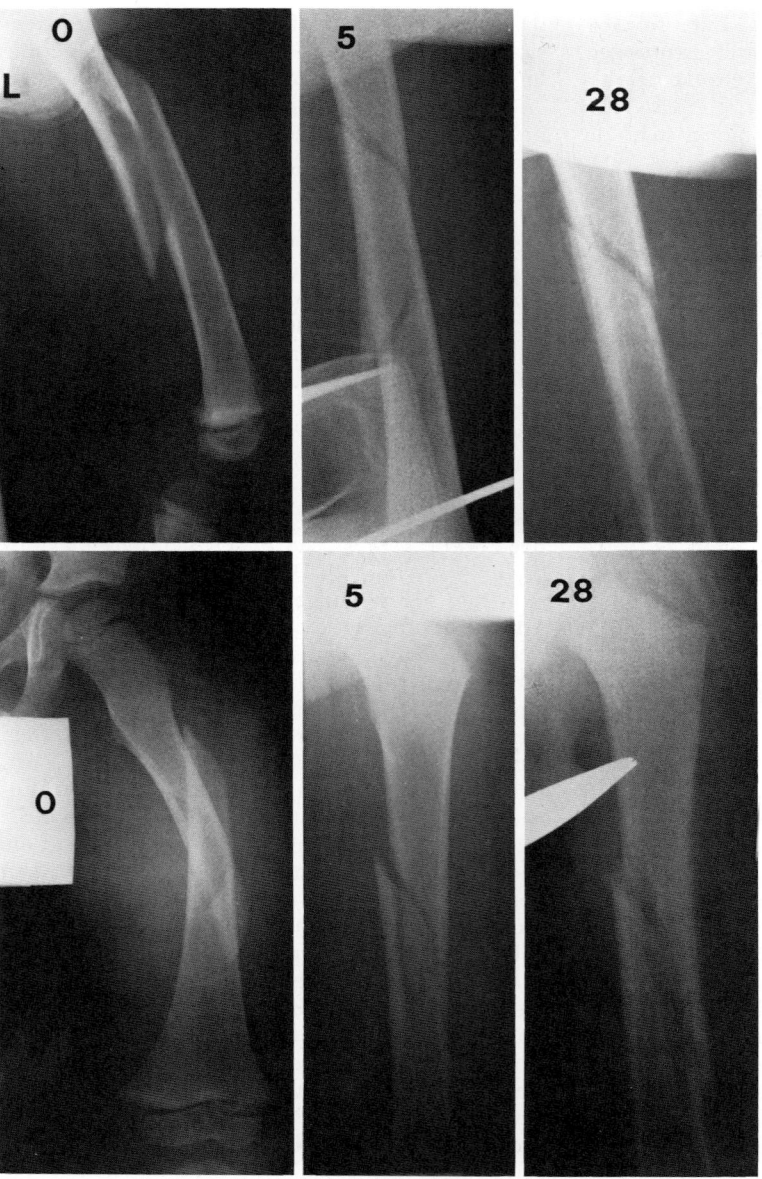

Abb. 90 Mediale Femurschaftfraktur, konservative Behandlung. T. O., 4 Jahre, männlich. Konservative Behandlung im modifizierten Weber-Tisch mit Hyperextension ($1/5$ des Körpergewichts). Ohne jedes Repositionsmanöver kommt es bis zum 5. Tag zur idealen Einstellung der Fraktur in sämtlichen Ebenen. Klinische und radiologische Konsolidation am 28 Tag. Klinische Kontrolle ½ Jahr nach Unfall: Gang frei, kein Rotationsfehler, keine funktionelle Beinlängendifferenz.

thode der Wahl betrachten wir die AO-Plattenosteosynthese mit einer dynamischen Kompressionsplatte. Die Durchführung entspricht der üblichen AO-Technik. Postoperativ erfolgt die Lagerung auf der Hessschen Schiene in 90 Grad Flexion der Hüften für 5 Tage. (Cave Fibularisdruckschädigung!) Nach gesicherter Wundheilung wird der Patient dann an Stöcken mobilisiert ohne Belastung des frakturierten Beines bis zur ersten postoperativen Röntgenkontrolle nach 6 Wochen. Je nach Durchbau der Fraktur kann dann mit Teil- oder Vollbelastung begonnen werden.

Nachkontrollen. Klinische Kontrollen erfolgen engmaschig bis zur Sportfähigkeit, d. h. 4–6 Wochen nach Belastungsbeginn. Gehschule wird während dieser Zeit nur bei Bedarf durchgeführt. Etwaige Rotationsfehler sowie Beinlängendifferenzen werden in 1- bis 2jährlichen Abständen klinisch bzw. funktionell mit der Brettchenmethode bis zum sicheren Wachstumsabschluß kontrolliert. Vorhandene Beinlängendifferenzen werden je nach Wirbelsäulenstatik u. U. schon bei 5 mm Differenz mit einem Absatzausgleich behandelt. Operative Korrekturen sollten wenn möglich nicht vor Wachstumsabschluß durchgeführt werden. Ist bis 2 Jahre nach dem Unfall keine Beinlängendifferenz aufgetreten, die Fraktur ohne sonstige Deformierungen abgeheilt, so schließen wir den Unfall dann ab. Radiologische Kontrollen werden nur in Ausnahmefällen nach dem stationären Aufenthalt

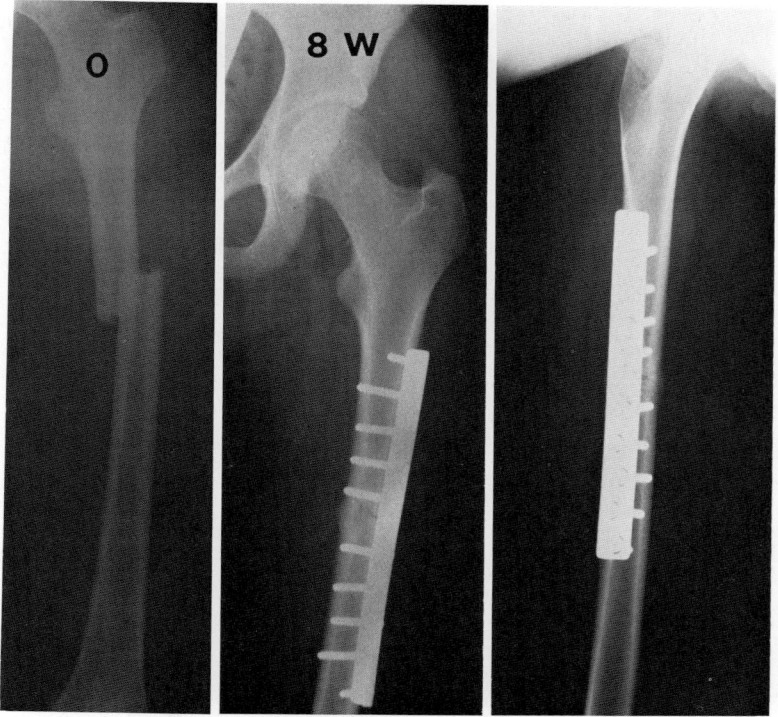

Abb. 91 Primäre Osteosynthese einer Femurschaftfraktur beim Jugendlichen. Sch. G., 14½ Jahre, weiblich. Primäre Osteosynthese mit dynamischer Kompressionsplatte. 8 Wochen nach Osteosynthese beginnender Durchbau und ausreichende Abstützung, Belastungsbeginn.

durchgeführt: Wenn ein erheblicher, klinisch feststellbarer Rotationsfehler bis Wachstumsabschluß persistiert, so soll anhand einer Dunn-Aufnahme sein exaktes Maß eruiert werden. Ebenso sollten erhebliche verbliebene Fehlstellungen in den beiden anderen Ebenen bei Wachstumsabschluß nochmals radiologisch nachkontrolliert werden.

Läsionen des distalen Endes

Epiphysenlösungen

Epiphysenlösungen des distalen Endes kommen selten entweder geburtstraumatisch oder durch Abschermechanismen im jugendlichen Alter, meist bei Knaben, vor. Die Lösung erfolgt fast immer mit einem mehr oder weniger großen metaphysären Fragment. Früh- und Spätprobleme sind die der Schaftfrakturen. Wachstumsstörungen sind prinzipiell nicht zu erwarten, da die Fuge unversehrt an der Epiphyse verbleibt. Jedoch kann es sowohl durch das Trauma als auch durch forcierte und gehäufte Repositionsmanöver zur partiellen Zermalmung der Fuge kommen. In solchen Fällen sind ausgedehnte posttraumatische Wachstumsstörungen die Folge (Abb. 92).

Therapie

Die Behandlung erfolgt grundsätzlich konservativ nach den Kautelen der konservativen Behandlung von Schaftfrakturen. Achsenknicke dürfen hier in Anbetracht des meist jugendlichen Alters des Patienten nicht belassen werden, da sie nicht mehr spontan korrigiert werden. Seitverschiebungen werden bis zu einem Viertel der Schaftbreite anstandslos toleriert. Die Reposition bereitet meist keine großen Schwierigkeiten, während sich die Fixation des Repositionsergebnisses oft schwierig gestaltet. Perkutane gekreuzte Kirschner-Drähte können helfen, die erreichte Stellung für 4 Wochen zu stabilisieren. Bei irreponiblen Frakturen – meist bedingt durch einen eingeschlagenen Periostlappen – soll forcierten Repositionsversuchen die offene Reposition vorgezogen werden. Bei genügend großem metaphysärem Fragment empfiehlt es sich, in diesem Fall die Fixation parallel zur Fuge im Metaphysenbereich mit einer AO-Zugschraube durchzuführen.

In jedem Fall wird im Gips für 4–5 Wochen ruhiggestellt. Anschließend erfolgt Beginn mit Bewegungsübungen bei voller Belastung. Nachkontrollen werden 3–4wöchentlich bis zur Sportfähigkeit – ca. 10–12 Wochen nach dem Trauma – durchgeführt, dann in Halbjahresabständen bis zu 2 Jahren nach dem Trauma. Hat sich bis dahin keine Beinlängendifferenz oder sonstige Wachstumsstörung eingestellt, kann die Behandlung abgeschlossen werden. Im anderen Fall wird der Patient jährlich klinisch bis Wachstumsabschluß nachkontrolliert.

Epiphysenfrakturen

Distale Epiphysenfrakturen mit und ohne metaphysären Keil (oder reine Übergangsfrakturen) kommen selten – meist als Folge eines direkten

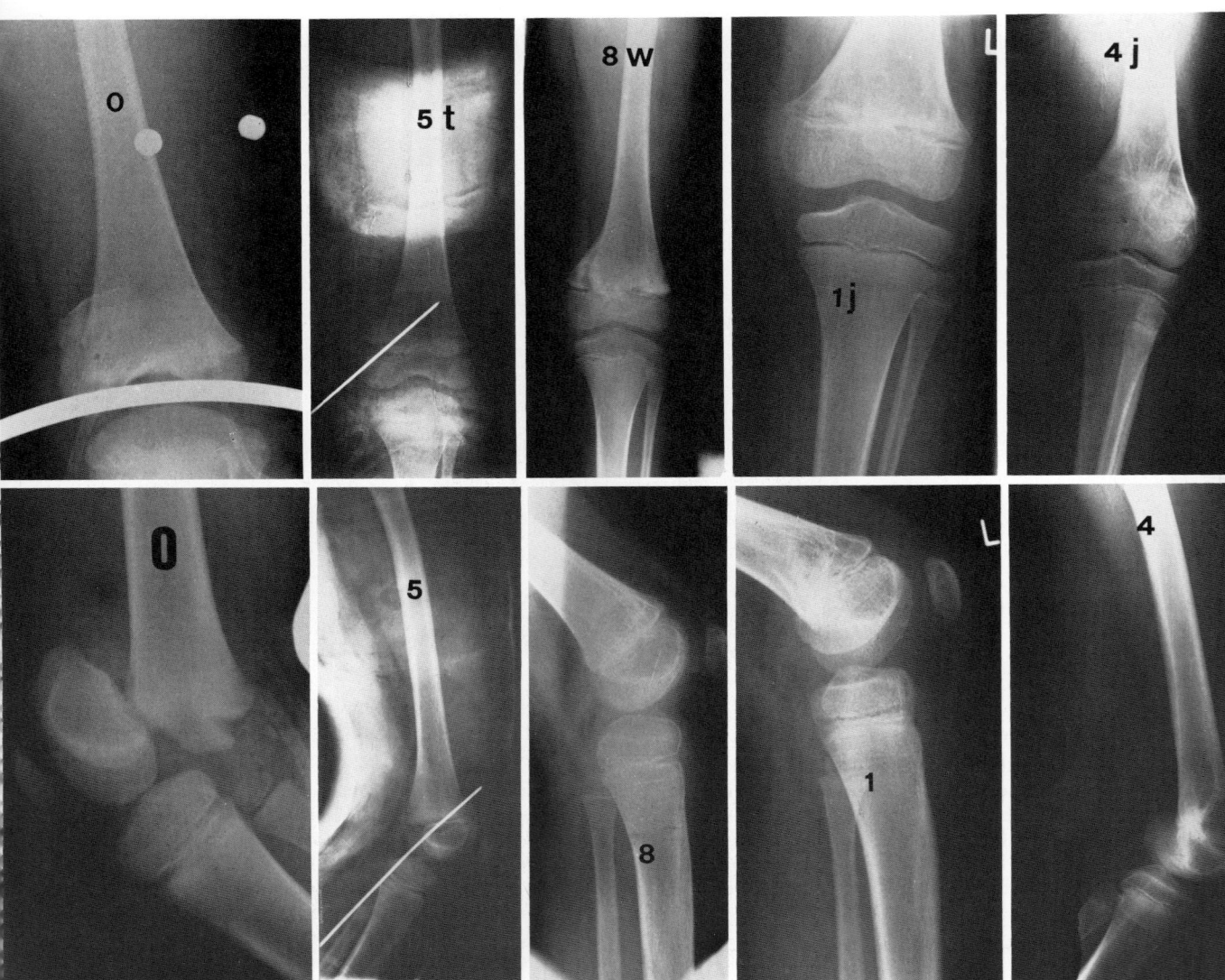

Abb. 92 Epiphysenlösung distaler Femur. D. A., 6 Jahre, männlich. Offene Verletzung. Tag 0: Status nach vorausgegangenen Repositionsmanövern und Versuch mit Gipsbehandlung, erneutes Abrutschen im Gips. Daraufhin erneute Reposition und minimste Fixation mit einem Kirschner-Draht. Gipsruhigstellung. Nach 8 Wochen feste Konsolidation in idealer Stellung. Nach 1 Jahr beginnender partieller Fugenschluß dorsal mit leicht zunehmender Antekurvationsfehlstellung, nach 4 Jahren partieller dorsolateraler Fugenschluß mit zunehmender Antekurvations- und Varisationsfehlstellung.

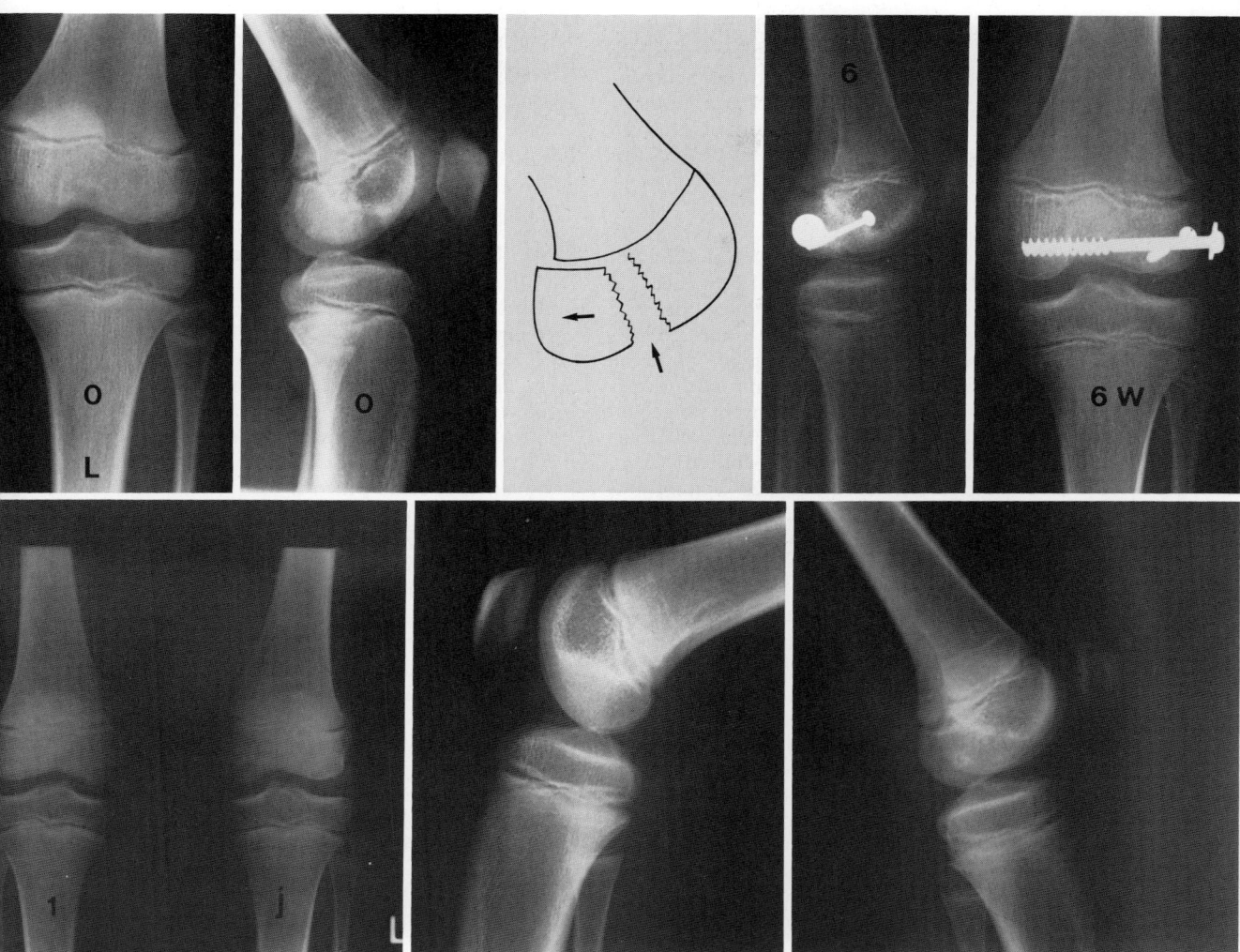

Abb. 93 Fraktur der distalen Femurepiphyse. R. J., 12 Jahre, männlich. Laterodorsale Epiphysenfraktur ohne metaphysären Keil (Übergangsfraktur). Kompressionsosteosynthese. Klinische und radiologische Kontrolle nach 1 Jahr: bisher noch kein Anhalt für Wachstumsstörung, freie und seitengleiche Beweglichkeit des linken Kniegelenks, keine funktionelle Beinlängendifferenz.

Traumas — bei männlichen Jugendlichen jenseits des 10. Lebensjahres vor. Frühprobleme entsprechen den Problemen der Schaftfrakturen. Spätprobleme bieten die zu erwartenden Wachstumsstörungen. In den meisten Fällen kommt es zum partiellen vorzeitigen Schluß der Epiphysenfuge mit zunehmendem Fehlwachstum.

Therapie

Diese Wachstumsstörungen sind auch durch operative Behandlung nicht immer zu vermeiden, da es je nach Intensität des Traumas nicht nur zur Fraktur der Epiphyse, sondern auch zur Zermalmung der Epiphysenfuge gekommen ist. Eine Wachstumsstörung ist in diesem Falle auch durch korrekte operative Behandlung nicht zu umgehen. Die Diagnose kann vor allem im Falle von Übergangsfrakturen Schwierigkeiten bereiten (Abb. 93). Schrägaufnahmen und eventuell Tomogramme können helfen, die Diagnose zu sichern. Da es sich gleichzeitig um eine Gelenkfraktur handelt, sollte die Therapie — unabhängig von der Prognose der Fugenverletzung — stets in der operativen Behandlung bestehen. Nach Herstellung der vorbestehenden anatomischen Verhältnisse wird die Fraktur mit einer Kompressionsosteosynthese stabilisiert. Nach gesicherter Wundheilung wird am 5. postoperativen Tag mit Bewegungsübungen und Mobilisation an Stöcken ohne Belastung begonnen. Strikte Entlastung soll bis zur ersten postoperativen Röntgenkontrolle nach 6 Wochen beibehalten werden. Je nach klinischem und radiologischem Befund kann dann mit voller Belastung begonnen werden. Nach Beginn der Sportfähigkeit — meist 10–12 Wochen nach dem Unfall — führen wir poliklinische Kontrollen in Jahresabständen bis zum sicheren Wachstumsabschluß durch.

Literatur

Boitzy, A.: Frakturen am proximalen Femur. In Weber, B. G., Ch. Brunner, F. Freuler: Die Frakturenbehandlung bei Kindern und Jugendlichen. Springer, Berlin 1978 (S. 258)

Brunner, L. H.: Frakturen im Kniegelenksbereich. In Weber, B. G., Ch. Brunner, F. Freuler: Die Frakturenbehandlung bei Kindern und Jugendlichen. Springer, Berlin 1978 (S. 298)

Canale, S. T., W. L. Bourland: Fracture of the neck and intertrochanteric region of the femur in children. J. Bone Jt. Surg. 59-A (1977) 431–443

Carevic, N., B. Strinovic: Beurteilung der folgenlos ausgeheilten geburtstraumatischen Epiphysenlösungen am proximalen Femur- und Humerusende. Akt. Traumatol. 7 (1977) 103–111

von Laer, L.: Beinlängendifferenzen und Rotationsfehler nach Oberschenkelschaftfrakturen im Kindesalter. Arch. orthop. Unfall-Chir. 89 (1977) 121–137

von Laer, L.: Neue Behandlungskriterien für die Oberschenkelschaftfraktur im Kindesalter. Z. Kinderchir. 24 (1978) 165–174

Rang, M.: Children's Fractures. Lippincott, Philadelphia 1974

Saxer, L.: Femurschaftfrakturen. In Weber, B. G., Ch. Brunner, F. Freuler: Frakturenbehandlung bei Kindern und Jugendlichen. Springer, Berlin 1978 (S. 272)

Viljanto, J., H. Kiviluoto, M. Paananen: Remodelling after femoral shaft fracture in children. Acta chir. scand. 141 (1975) 360–365

Frakturen und Epiphysenlösungen der Patella, der Tibia, der Fibula und des Fußes

M. Dutoit

Patellafrakturen

Die Patella ist bei Kleinkindern noch gänzlich knorpelig und elastisch, weshalb die Patellafraktur eher eine Verletzung des älteren Kindes ist. Meist wird sie durch ein direktes Trauma verursacht: Sturz auf das Knie, Schlag durch das Ablagefach im Auto. Häufig handelt es sich um eine offene Fraktur. Klinisch bestehen Schmerzen im Bereich des Kniegelenks, Funktionseinschränkung und ein beträchtlicher Hämarthros.

Die Patellafrakturen werden in 3 Gruppen eingeteilt (Blount 1957; Weber u. Mitarb. 1978):
— Frakturen mit intaktem Streckapparat,
— Frakturen mit zerrissenem Streckapparat,
— osteochondrale Frakturen.

Die meist horizontale Frakturlinie kann mitten durch das Corpus patellae hindurchziehen oder den oberen oder unteren Pol abtrennen. Seltener verläuft die Frakturlinie vertikal und ist daher nur auf der axialen Röntgenaufnahme sichtbar. Eine Fraktur darf nicht mit einer Patella bipartita verwechselt werden.

Frakturen mit intaktem Streckapparat

Sie werden bei leicht flektiertem Knie im Gipsverband ruhiggestellt. Zunächst genügt eine dorsale Gipsschiene, die später, nach Rückgang der Schwellung, durch eine Oberschenkelgipshülse für die Dauer von 4–6 Wochen ersetzt wird (Blount 1957; Tischer 1977; Weber u. Mitarb. 1978).

Frakturen mit zerrissenem Streckapparat

Sie werden nach dem Zuggurtungsprinzip osteosynthetisch behandelt und anschließend in einer Gipshülse für die Dauer von 4–6 Wochen ruhiggestellt. Nach erfolgter Wundheilung darf belastet werden (Abb. 94).

Osteochondrale Frakturen

Sie sind im Kindesalter häufig, stellen aber besondere diagnostische und therapeutische Probleme. Es handelt sich um eine schwerwiegende Verletzung nach direktem Trauma oder nach einer Luxation der Patella. Sie ist schwierig zu diagnostizieren und wird oft übersehen. Wichtig ist die Erkennung der Läsion, da sie die patellofemorale Gelenksfläche betrifft und gleichzeitig ein intraartikulärer Fremdkörper vorliegt, was eine sofortige chirurgische Behandlung notwendig macht. Klinisch äußert sich diese Fraktur durch einen sich schnell entwickelnden Hämarthros (Edwards 1977; Rigault 1976 a; Tischer 1977). Neben den übli-

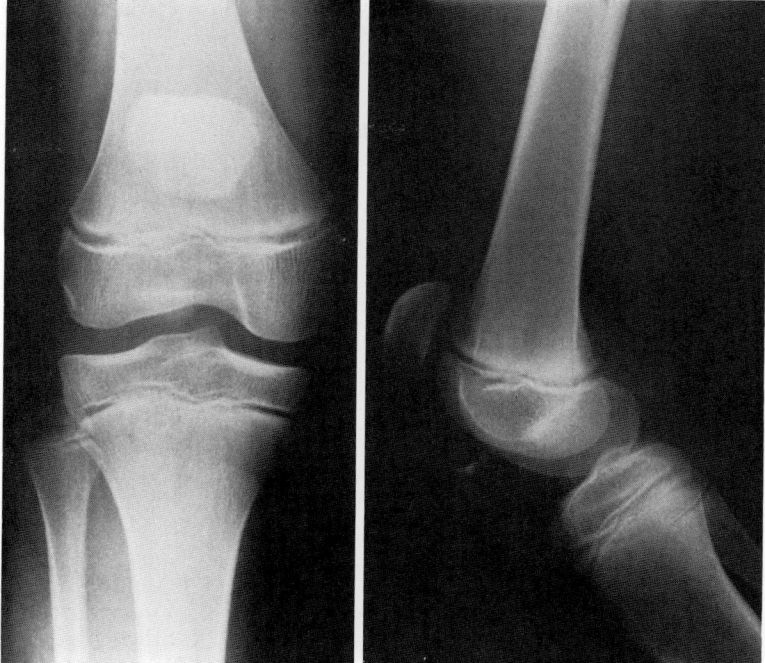

Abb. 94 Untere dislozierte Polfraktur der Patella (Aufnahme Kinderspital Zürich).

chen a.-p. und seitlichen Aufnahmen sollte die radiologische Abklärung Schräg- und Axialaufnahmen der Patella einschließen. Das genaue Ausmaß der Verletzung wird erst durch eine explorative Arthrotomie erfaßt. Die Arthroskopie wird heute bei Verdacht auf osteochondrale Frakturen (mit oder ohne Meniskusverletzungen) sowie bei anderen schmerzhaften intraartikulären Prozessen bei Jugendlichen immer häufiger und mit gutem Erfolg eingesetzt (HAYES u. NAGESWAR 1977). Je nach Größe des Fragments wird es osteosynthetisch fixiert oder exstirpiert. Die postoperative Ruhigstellung in einer Gipshülse dauert 6–8 Wochen, das Osteosynthesematerial wird möglichst frühzeitig entfernt.

Ligamentäre Verletzungen im Kniebereich

Diese Läsionen sind selten im Kindesalter, häufiger aber bei Adoleszenten anzutreffen. Meist handelt es sich um eine Sportverletzung. Der Bandapparat ist beim Kind elastischer als beim Erwachsenen. So verursacht ein adäquates Trauma beim Kind viel eher einen knöchernen Ausriß an der Ansatzstelle oder eine reine Epiphysenlösung als eine Ruptur des Bandes selbst. Klinisch präsentieren sich die Bandverletzungen in Form einer schmerzhaften Schwellung im Kniebereich. Bei der klinischen Untersuchung soll jedes Ligament einzeln geprüft werden, in Zweifelsfällen hilft eine klinische Untersuchung in Narkose, die durch seitenvergleichende, gehaltene Röntgenaufnahmen vervollstän-

digt wird. Eine chirurgische Behandlung drängt sich bei offensichtlicher Instabilität des Gelenks auf: Bandnaht, transossäre Reinsertion unter Schonung der Epiphysenfugen, postoperative Ruhigstellung im Gipsverband (BOBECHKO 1975; TISCHER 1977; WEBER u. Mitarb. 1978).

Abrißfraktur der Eminentia intercondylaris

Der Abriß des vorderen Kreuzbandes zusammen mit der Eminentia intercondylaris wird bei Kindern im Schulalter nicht so selten beobachtet. Die Verletzung, die durch forcierte Innenrotation bei Hyperextension des Unterschenkels entsteht, verursacht einen blutigen Kniegelenkserguß und eine Streckbehinderung. Im Röntgenbild ist die ausgerissene Eminentia intercondylaris, die oft etwas kranialwärts verschoben ist, leicht zu erkennen (Abb. 95). Bei nur geringer Dislokation genügt die Fixation des Kniegelenks in leichter Flexion von etwa 10 Grad für 4–6 Wochen. Ist das Fragment hingegen stärker verlagert, so ist seine operative Fixation durch eine Drahtschlinge oder eine Schraube angezeigt. Nach medialer Eröffnung des Kniegelenks und Abschieben der Patella nach lateral werden durch die proximale Tibiaepiphyse, unter Schonung der Epiphysenfuge, 2 gegen die Frakturstelle konvergierende Bohrkanäle gelegt. Durch dieselben wird ein Draht, der das Lig. cruciatum anterius samt Bruchstück anschlingt, durchgezogen und außerhalb des Kniegelenks geknotet. Nach 6–8 Wochen kann die Drahtschlinge wieder entfernt werden.

Knochen und Gelenke

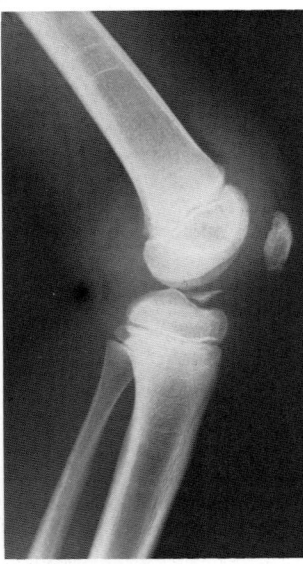

Abb. 95 Ausriß der Eminentia intercondylaris.

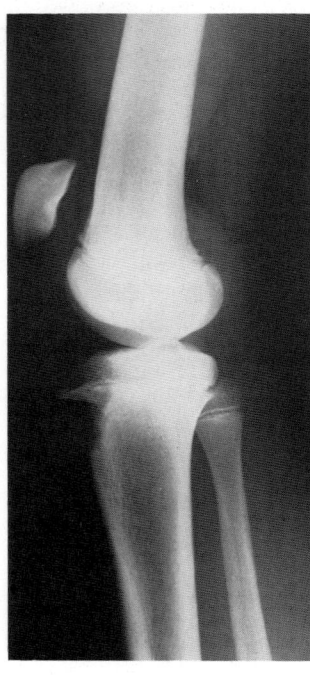

Abb. 96 Ausrißfraktur der Tuberositas tibiae.

Abrißfraktur der Tuberositas tibiae

Eine heftige Kontraktion des M. quadriceps femoris führt gelegentlich bei kräftigen Jünglingen im Präpubertätsalter zum totalen oder partiellen Abriß der schnabelförmigen Apophyse der Tuberositas tibiae (Abb. 96). Dies führt zu einer Streckbehinderung des Unterschenkels. Es handelt sich um Frakturen des Typs B^1 nach Müller (s. S. 11.59), die eine anatomische Reposition benötigen, damit eine Epiphysiodese mit konsekutivem Genu recurvatum verhindert wird. Die Reposition geschieht mittels Zuggurtungsosteosynthese. Das Knie wird während 4–6 Wochen in einer Gipshülse ruhiggestellt. Das Osteosynthesematerial kann nach 6–8 Wochen entfernt werden (TISCHER 1977; WEBER u. Mitarb. 1978).

Unterschenkelfrakturen

Unterschenkelfrakturen sind im Kindesalter sehr häufig. Sie werden durch verschiedenartige Unfallgeschehen verursacht: Spielunfälle, Verkehrsunfälle, Sportunfälle. Die Verkehrsunfälle bewirken direkte Frakturen, wobei es sich oft um quere und offene Knochenbrüche handelt. Spiel- und Sportunfälle bewirken eher indirekte Frakturen mit schräg oder spiralförmig verlaufenden Frakturlinien. Im Gegensatz zum Erwachsenen bleibt die Fibula oft intakt. Auch findet man bei der Tibia öfters eine subperiostale Fraktur ohne größere Verschiebung der Fragmente.

Klinische und radiologische Diagnose bieten in der Regel keine Schwierigkeiten. Trotzdem kann es, besonders bei Frakturen im Epiphysen- und Metaphysenbereich, nötig sein, neben den a.-p. und seitlichen Aufnahmen die Diagnose durch Bilder im schrägen Strahlengang und Vergleichsbilder mit der gesunden Seite zu sichern. Um das genaue Ausmaß einer epiphysären Verletzung abschätzen zu können, wird man manchmal auf tomographische Aufnahmen angewiesen sein. Zusätzlichen Aufschluß geben die Röntgenbilder über die Stabilität der Frakturen.

Proximale metaphysäre Unterschenkelfrakturen

Es handelt sich um einen seltenen kindlichen Frakturtyp, für den auch bei geringer Dislokation eine anatomisch genaue Reposition notwendig ist, um die Entstehung eines posttraumatischen Genu valgum zu vermeiden. Gelingt es auf konservative Weise nicht, eine exakte Reposition zu erreichen, so muß chirurgisch interveniert werden. Periost- und Bandinterpositionen (Pes anserinus) werden behoben, die Frakturfragmente reponiert und das Bein in einem Oberschenkelgips für 4–6 Wochen ruhiggestellt.

Die progrediente Valgusfehlstellung entsteht als Folge eines ungleich starken Muskelzuges der lateralen und medialen Muskelgruppen, wobei die ersteren überwiegen (JACKSON 1977; RYÖPPI 1977; WEBER u. Mitarb. 1978).

Diaphysäre Unterschenkelfrakturen

Sie sind die häufigsten kindlichen Frakturen im Bereich des Unterschenkels und können einen oder beide Knochen betreffen. *Isolierte Tibiaschaftfrakturen* werden häufiger bei kleineren Kindern gesehen (Skiunfälle). Nach der Reposition sind diese Frakturen stabil (Abb. 97). Sie werden während ca. 4 Wochen im Oberschenkelgips ruhiggestellt. Dann wird für weitere 3 Wochen ein Oberschenkelgehgips oder ein Sarmiento-Gipsstiefel angelegt (HEPP 1978). Die Immobilisierungsdauer ist ab-

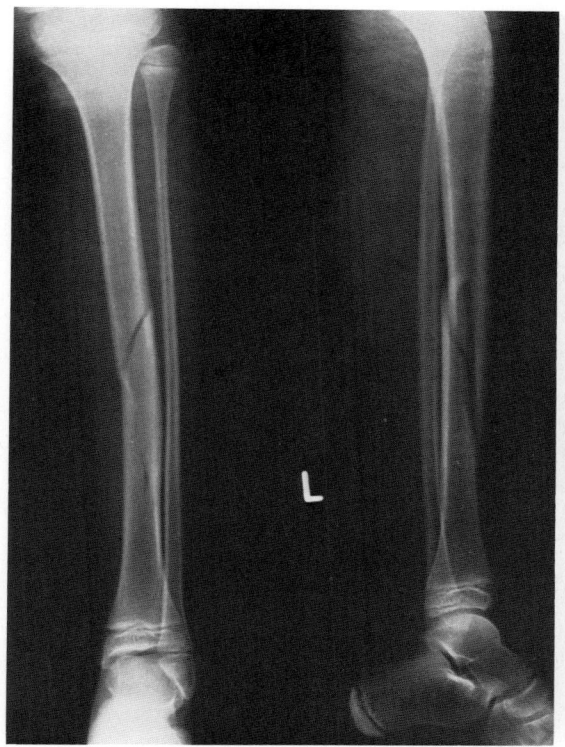 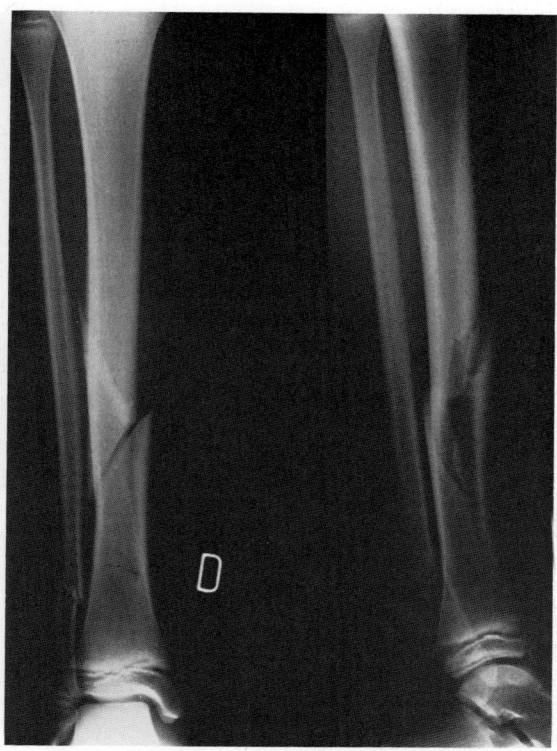

Abb. 97 Tibiaschaftfraktur nach einem Skiunfall. Frakturtyp, der nach der Reduktion stabil bleibt.

Abb. 98 Doppelte Unterschenkelfraktur rechts nach einem Skiunfall mit einem freien Tibiafragment. Beispiel einer nach der Reposition unstabilen Fraktur.

hängig vom klinischen Befund und vom Grad der Konsolidierung auf dem Röntgenbild. Isolierte Tibiaschaftfrakturen mit schräg oder spiralförmig verlaufenden Frakturlinien weisen häufig, gerade wegen der intakt gebliebenen Fibula, eine Tendenz zur Varusfehlstellung auf. Je nach Alter des Patienten ist eine solche von 5–10 Grad noch zulässig. Sind beide Unterschenkelknochen gebrochen, so kann die Fraktur nach der Reposition unstabil bleiben (Abb. 98).

Stabile *Frakturen beider Unterschenkelknochen* werden, wie oben beschrieben, im Gipsverband ruhiggestellt, bei unstabilen Frakturen besteht eine Verkürzungstendenz, weshalb nach der Reposition eine transkalkaneäre Extension mit Lagerung auf einer abgewinkelten Schiene angelegt wird. Sobald die Fraktur genügend stabil ist, was gewöhnlich nach 2–3 Wochen der Fall ist, wird die Fixation mit einem Oberschenkelgips fortgesetzt. Je nach dem Grad der erfolgten Konsolidierung kann nach 2–3 Wochen die Ruhigstellung in einem Oberschenkelgehgips für eine gleich lange Zeitspanne erzielt werden. Eine Extensionsbehandlung wird auch für alle diejenigen Unterschenkelfrakturen angewendet, bei denen der Zustand der Haut eine primäre Ruhigstellung im Gipsverband nicht erlaubt.

Isolierte Fibulafrakturen sind selten. Eine Behandlung mit einem Unterschenkelgipsstiefel für die Dauer von 3–4 Wochen ist genügend.

Offene Frakturen ersten Grades (punktförmige Hautverletzung) werden meist konservativ behandelt, die Hautläsion wird chirurgisch versorgt.

Offene Frakturen zweiten Grades (ausgedehnte Kontusionen der Haut und der Muskulatur) und *dritten Grades* (großer Hautdefekt und ausgedehnte Muskelverletzungen, die den Knochen entblößen können) benötigen eine stabile Fixation entweder durch Osteosynthese oder durch eine externe Ruhigstellung in all jenen Fällen, bei denen das Ausmaß der Verletzung der Haut eine Deckung des Osteosynthesematerials durch die Weichteile verunmöglicht (BÖHLER 1976). Diese offenen Frakturen benötigen alle eine Antibiotikatherapie und eine Tetanusprophylaxe.

Alle diaphysären Unterschenkelfrakturen haben bei Kindern eine gute Prognose. Achsenfehlstellungen und Verkürzungen werden bis zu einem gewissen Grade durch das Knochenwachstum korrigiert. Je nach Alter kann eine Varusfehlstellung von 7–10 Grad toleriert werden, während Valgusfehlstellungen, Ante- und Rekurvation der Tibia, nicht im gleichen Maße durch das Wachstum ausgeglichen werden. Die erlaubte Verkürzung be-

11.102 Knochen und Gelenke

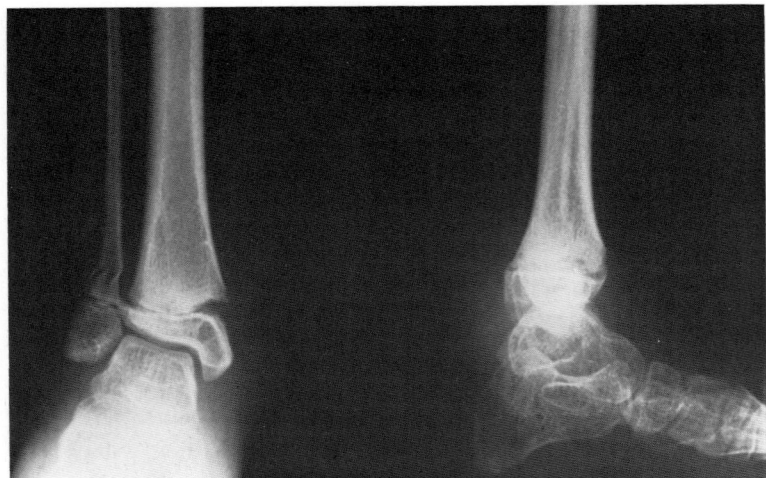

Abb. 99 Fraktur der distalen Tibia vom Typ Aitken 0, bzw. Müller A$_1$ mit einer Grünholzfraktur der Fibula bei einer Patientin mit Meningomyelozele.

trägt 10–15 mm bei 1- bis 5jährigen, 0–5 mm bei 10- bis 15jährigen. Rotationsfehler werden durch das Wachstum nicht korrigiert und müssen deshalb bei der Reposition und während der Fixationsdauer vermieden werden (LINDESTH 1975; MÜLLER 1976; REHN 1976).

Distale metaphysäre Tibiafrakturen

Diese Frakturen nehmen insofern eine Sonderstellung ein, da sie nach der Reposition in einer Spitzfußstellung fixiert werden, um eine Rekurvationsfehlstellung zu verhindern (WEBER u. Mitarb. 1978).

Knöchelfrakturen

Die distalen meta- und epiphysären Frakturen des Unterschenkels sind viel häufiger als die proximalen. Behandlung und Prognose bleiben die gleichen.
Die Knöchelfrakturen scheinen in den letzten Jahren an Zahl zugenommen zu haben. Sie sind meistens die Folge indirekter Abduktion/Außenrotations- oder Adduktion/Supinationskräfte. Besonders letztere können Stauchungsverletzungen der Wachstumsfuge bewirken.
Knöchelfrakturen werden hauptsächlich im Adoleszentenalter oder kurze Zeit vorher gesehen, da in dieser letzten Wachstumsphase die Festigkeit der meta- und epiphysären Zone vermindert ist. Sie werden klassifiziert nach Aitken (S. 11.59) bzw. nach Müller (JANI 1976; MORSCHER 1978; SALTER 1963; SUSSENBACH 1970, S. 11.58–11.59).

Traumatische reine Epiphysenlösung (Aitken 0, bzw. A^1 nach Müller) (Abb. 99)

Die Frakturlinie trennt die Epiphysenfuge von der Metaphyse, ohne sie zu kreuzen. Die Fragmente können disloziert sein oder nicht. Im letzteren Fall wird eine Diagnose schwierig sein, auch wenn seitenvergleichende Röntgenaufnahmen zu Hilfe genommen werden. Im Zweifelsfall soll die Läsion als Fraktur behandelt werden, d.h. mit einer 3–4 Wochen dauernden Ruhigstellung im Gipsverband.
Epiphysenlösungen mit Dislokation der Fragmente werden konservativ behandelt. Die Reposition muß anatomisch genau sein (Vergleichsaufnahme der gesunden Seite). Ist die exakte Reposition nicht möglich, liegt wahrscheinlich eine Periostinterposition vor, die auf chirurgischem Wege behoben werden muß.

Epiphysenlösung mit Ausbruch eines metaphysären Fragments (Aitken I, bzw. A^2 nach Müller)

Die Frakturlinie geht dem metaphysennahen Anteil des Wachstumsknorpels entlang (= primäre Verknöcherungszone) und schließt einen metaphysären Keil ein, kreuzt die Epiphysenplatte aber nicht.
Dieser Frakturtyp wird konservativ behandelt. Gelingt eine anatomisch exakte Reposition der Fragmente nicht, so wird eine blutige Reposition vorgenommen und die Fragmente mittels einer metaphysären, parallel zur Epiphysenfuge verlaufenden Schraube fixiert. Die Ruhigstellung im Gipsverband wird während 4–6 Wochen aufrechterhalten, das Osteosynthesematerial nach einigen Monaten entfernt.

Abb. 100 Komplizierte Fraktur des rechten Unterschenkels als Folge eines Rollbrettunfalls. Diaphysäre Tibiafraktur und distale epimetaphysäre Läsion vom Typ Aitken III, bzw. Müller B². Diese Fraktur muß durch Osteosynthese behandelt werden.

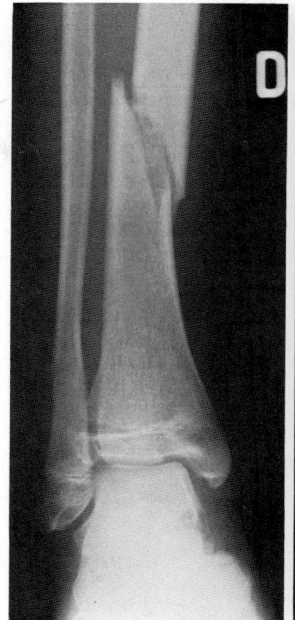
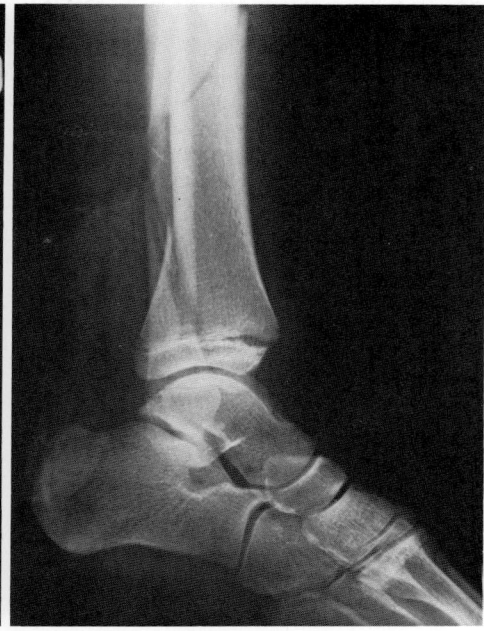

Epiphysenlösungen mit epiphysärem Fragment (Aitken II, bzw. B¹ nach Müller)

Hier handelt es sich um intraartikuläre Frakturen. Die Frakturlinie zieht durch die Wachstumsknorpelplatte hindurch. Eine exakte Reposition ist absolut notwendig und wird meist durch eine epiphysäre Verschraubung parallel zur Knorpelfuge realisiert. Die Ruhigstellung im Gipsverband dauert 4–6 Wochen, das Osteosynthesematerial wird spätestens nach 6 Wochen entfernt.

Epiphysenlösungen mit Epiphysen- und Metaphysenfraktur (Aitken III, bzw. B² nach Müller)

Auch hier handelt es sich um eine intraartikuläre Fraktur (Abb. 100): Die Frakturlinie kreuzt die Epiphysenfuge und setzt sich in der Metaphyse fort. Dieser Frakturtyp benötigt eine operative minutiöse Reposition und Osteosynthese, wobei das verwendete Fixationsmaterial unter Berücksichtigung der Kriterien zur Schonung des Wachstumsknorpels implantiert wird. Die Dauer der Ruhigstellung im Gipsverband beträgt 4–6 Wochen, das epiphysäre Osteosynthesematerial wird nach 4–6 Wochen, dasjenige im Metaphysenbereich nach einigen Monaten entfernt.

Stauchungsfrakturen (Aitken IV, bzw. C nach Müller)

Die Diagnose einer solchen Fraktur ist nicht einfach. Sie kann oft erst retrospektiv anhand von Wachstumsstörungen mit Achsenfehlstellung gestellt werden. Es handelt sich um eine teilweise Zerstörung der epiphysären Knorpelplatte durch Stauchungskräfte. Oft besteht keine Möglichkeit zu einer sofortigen Behandlung, nötigenfalls müssen später Korrekturosteotomien zur Wahrung der Statik durchgeführt werden.

Zusammenfassung: Bei Knöchelbrüchen ist eine sofortige exakteste Reposition unerläßlich. Eine operative Reposition ist in all jenen Fällen, bei denen die Frakturlinie durch die Wachstumsfuge zieht, notwendig. Im Prinzip darf das Osteosynthesematerial die Epiphysenfuge nicht durchkreuzen. Eine Ausnahme bilden jene Fälle, bei denen eine genaue Fixation nur mit Hilfe von Kirschner-Drähten, die die Epiphysenfuge kreuzen, gewährleistet werden kann. Sie müssen dann möglichst senkrecht zur Fuge angebracht werden.

Die Prognose hängt von der Art des Traumas ab, vom Ausmaß der Läsion der Epiphysen, von der Ausdehnung der Verletzung des Stratum germinativum der Epiphysenfuge, von den Durchblutungsverhältnissen und vom Alter des Patienten. Frakturen vom Typ Aitken 0 (A^1) und I (A^2) haben eine günstige Prognose, weil sie in der Regel keine Wachstumsstörungen verursachen. Dennoch kann manchmal eine vorzeitige Schließung der Epiphysenfuge im Adoleszentenalter beobachtet werden. Es ist dies der Ausdruck einer beschleunigten Reifung der Epiphysenplatte wegen der durch den Heilungsprozeß der Fraktur bedingten Hyperämie.

Knochenverletzungen vom Typ Aitken II (B^1), III (B^2) und IV (C) können, selbst bei fachgerechter Behandlung, Wachstumsstörungen und spätere Korrekturosteotomien zur Folge haben (MALLET 1975; SUSSENBACH 1970; WELZ 1974).

Bänderverletzungen im Knöchelbereich

Sie sind bei Kindern selten. Im Verhältnis zu den Strukturen der Epi- und Metaphyse sind die Bänder elastisch und zugfest. Klinisch kann eine Verletzung des Bandapparates anhand der Größe des Hämatoms und an dessen sofortigem Auftreten und an seiner Schmerzhaftigkeit vermutet werden (BOBECHKO 1975). Manchmal ist eine gehaltene Aufnahme im Vergleich zur Gegenseite in Narkose gerechtfertigt. Bestehen Zeichen einer deutlichen Inkongruenz der tibiotalaren Gelenkfläche, so müssen die Bänder genäht und das Gelenk während 6 Wochen im Gipsverband ruhiggestellt werden. So können eine Instabilität des Gelenks und das Auftreten einer frühzeitigen Arthrose vermieden werden.

Talus- und Kalkaneusfrakturen

Sie sind im Kindesalter selten und meist durch ein direktes, heftiges Trauma, wie z. B. Sturz aus großer Höhe, verursacht.

Talusfrakturen

Der Talus ist ein Knochen, dessen Oberfläche zu $2/3$ mit Knorpel bedeckt ist. Die Blutversorgung wird daher bei einer Fraktur oft gestört und das Risiko einer avaskulären Nekrose ist deshalb beträchtlich. Letztere steht in direktem Zusammenhang mit dem Ausmaß der Dislokation der Fragmente. Eine operative Behandlung wird nötig sein bei allen dislozierten Frakturen mit Beteiligung der Gelenksflächen oder bei Nekrosegefahr. Die postoperative Entlastung der Extremität dauert mindestens 10–12 Wochen (BLOUNT 1957; WEBER u. Mitarb. 1978).

Kalkaneusfrakturen

Sie kommen häufiger vor als Talusfrakturen. Die Röntgenaufnahme zeigt den Verlauf der Frakturlinie mit oder ohne Beteiligung der Gelenksfläche. Extraartikuläre Frakturen werden in der Regel konservativ behandelt. Nach Abklingen der Schwellung folgt eine Entlastung der betroffenen Extremität in einem Gipsapparat während 8–10 Wochen. Intraartikuläre Frakturen zeigen meistens eine Impression der Gelenksfläche. Sie werden operativ möglichst genau reponiert und fixiert und der Defekt mit Spongiosaspänen gefüllt. Die postoperative Entlastung und Ruhigstellung im Gipsverband dauern mindestens 12 Wochen.

Fußfrakturen

Das Fußskelett ist im Kindesalter noch größtenteils mit Knorpel überzogen und daher sehr elastisch. Es ist deshalb in der Lage, Krafteinwirkungen teilweise oder ganz aufzufangen. Die Frakturen sind fast ausschließlich auf ein direktes Trauma zurückzuführen. Die Behandlung ist in der Regel konservativ und besteht in Reposition und Ruhigstellung in einem stark gepolsterten Gipsverband, der nach einigen Tagen durch einen anmodellierten Unterschenkelgips ersetzt wird. Eine chirurgische Behandlung bleibt für nichtreduzierbare Luxationsfrakturen reserviert (WEBER u. Mitarb. 1978).

Literatur

Aitken, A. P.: The end results of the fractured distal tibial epiphysis. J. Bone Jt. Surg. 3 (1936) 685
Blount, W. P.: Knochenbrüche bei Kindern. Thieme, Stuttgart 1957
Bobechko, W. P.: Musculoskeletal Injuries – Dislocations. In Care of the Injured Child. Williams & Wilkins, Baltimore 1975 (p. 326)
Böhler, J.: Behandlung offener Frakturen im Kindesalter. Zbl. Chir. 101 (1976) 140
Brunner, Ch.: Frakturenbehandlung im Kindesalter. Z. Kinderchir. 23 (1978) 178
Edwards, D. H.: Osteochondritis dissecans patellae. J. Bone Jt. Surg. 59-B (1977) 58
Gibson, D. A.: Musculoskeletal Injuries – Lower Limb. In Care of the Injured Child. Williams & Wilkins, Baltimore 1975 (S. 265)
Hayes, A. G., M. Nageswar: The adolescent painful knee: the value of arthroscopy in diagnosis. J. Bone Jt. Surg. 59-B (1977) 499
Hepp, D.: Erfahrungen bei der Behandlung kindlicher Unterschenkelfrakturen mit dem funktionellen Gipsverband nach Sarmiento. Z. Kinderchir. 23 (1978) 181
Jackson, D. W.: Genu valgum as a complication of proximal tibial metaphyseal fractures in children. J. Bone Jt. Surg. 53-A (1977) 571
Jani, L., W. Dick: Osteosynthesen bei Epiphysenfrakturen und Behandlung allfälliger Wachstumsstörungen am Beispiel der distalen Tibia und des distalen Radius. Z. Kinderchir. 18 (1976) 401
Jonasch, E.: Wann sind Osteosynthesen bei Kindern gerechtfertigt? Zbl. Chir. 100 (1975) 453
Lindesth, R. E.: Fractures in children. Ped. Clin. N. Amer. 22 (1975) 465
Mallet, R.: Les épiphysiodèses partielles traumatiques des extrémités inférieures du tibia chez l'enfant. Revue Chir. Orthop. 61 (1975) 5
Morscher, E.: Klassifikation von Epiphysenfugenverletzungen. Z. Kinderchir. 23 (1978) 183
Müller, M. E.: Kinderfrakturen, allgemeiner Teil. In Pädiatrie in Praxis und Klinik, hrsg. von Bachmann u. Mitarb., Band II, Fischer und Thieme, Stuttgart 1980 (S. 15.106 ff.)
Müller, M. E.: Posttraumatische Achsenfehlstellungen an den unteren Extremitäten. Huber, Bern 1976
Rehn, J.: Zur Toleranz konservativ behandelter kindlicher Schaftfrakturen. Z. Kinderchir. 18 (1976) 305
Rigault, P.: Les fractures ostéocartilagineuses du genou. Ann. Chir. infant. 16 (1976 a) 313
Rigault, P.: Les fractures des épines tibiales chez l'enfant. Etude de 26 cas. Ann. Chir. infant. 17 (1976 b) 237
Ryöppi, S.: Alteration of epiphyseal growth by experimentally produced angular deformities. Acta orthop. scand. 45 (1977) 490
Salter, R. B.: Injuries involving the epiphyseal plate. J. Bone Jt. Surg. 45-A (1963) 587
Sussenbach, P.: Epiphysenverletzungen am distalen Unterschenkel. Huber, Bern 1970
Tischer, W.: Knieverletzungen im Kindesalter. Zbl. Chir. 102 (1977) 988
Weber, B. G., Ch. Brunner, F. Freuler: Die Frakturenbehandlung bei Kindern und Jugendlichen. Springer, Berlin 1978
Welz, K.: Prognose und Behandlung bei Epiphysenverletzungen des distalen Oberschenkels. Beitr. Orthop. Traum. 21 (1974) 420

Pathologische Frakturen

A. F. SCHÄRLI und E. RUMLOVA

Spontanfrakturen entstehen an Orten krankhafter Veränderungen der Knochen. Diese Alterationen können lokalisiert oder generalisiert vorkommen. Sie betreffen
- Veränderungen des Knochenbaus (z. B. juvenile Knochenzysten),
- Veränderungen der Knochenstruktur (z. B. Osteogenesis imperfecta),
- Verminderung der Knochenstruktur (z. B. Osteoporose).

Pathologische Frakturen sind im Kindesalter keineswegs selten. Die Diagnose kann erhebliche Schwierigkeiten bereiten.

Diagnose

Hinweise kann bereits die Lokalisation geben. Im epimetaphysären Bereich langer Röhrenknochen liegen Chondroblastome, Riesenzelltumoren, osteogene Sarkome oder metastatische Tumoren. Juvenile Knochenzysten finden sich metaphysär. Diaphysenwärts sind Fibrome oder das Ewing-Sarkom anzutreffen (Abb. 101).

Da oft ein maligner Tumor als Ursache für eine pathologische Fraktur in Frage kommt, sind hämatologische (BSR), serologische (Calcium, alkalische oder saure Phosphatase, Phosphor) Untersuchungen, Sternalpunktionen und eine Skelettszintigraphie notwendig. Ausdehnung und Malignitätsgrad lassen sich aus der Angiographie ableiten. Die zytologische Untersuchung ist oft wenig zuverlässig und muß durch eine offene Biopsie ergänzt werden.

Gutartige Knochenerkrankungen

Juvenile Knochenzyste

Sie ist die häufigste Ursache pathologischer Frakturen im Kindesalter. Ihre Hauptlokalisation ist metaphysär, seltener diaphysär. Drei Viertel aller Fälle betreffen Humerus und Femur (Abb. 102). Die einkammerige Zyste ist meist gefüllt mit hellbrauner oder blutiger Flüssigkeit. Röntgenologisch können die randständigen Trabekel gelegentlich den Eindruck mehrerer Kammern abgeben. Im Anschluß an die Spontanfraktur ist eine Knochenheilung möglich. Doch rezidivieren meist innerhalb kurzer Zeit Zyste und Fraktur.

Therapie

Die Behandlung besteht in der vollständigen Ausräumung der Zyste. Die Knocheninnenwand wird mit dem scharfen Löffel oder einem Rundbohrer angefrischt und die Höhle mit Spongiosa aufgefüllt. In unserer Erfahrung hat sich autologe Spongiosa keineswegs vorteilhafter erwiesen als homologes Knochenmaterial. Daher verwenden wir heute bei Kindern ausschließlich tiefgefrorene humane Spongiosa oder eine Mischung von autologem und homologem Knochen. Für Infraktionen ist dieses Verfahren hinreichend. Bei instabilen Frakturen ist jedoch eine Plattenosteosynthese zur Stabilisation notwendig (FUCHS u. KOCH 1974; HELLNER 1966).

Da Rezidive besonders in Epiphysenfugennähe recht häufig sind, sollen besonders im ersten Jahr nach der Operation häufige Kontrollen stattfinden. Beginnende Resorptionszonen werden erneut exkochleiert und die Defekte mit Spongiosa nachgefüllt.

Eine Alternative zur operativen Therapie der juve-

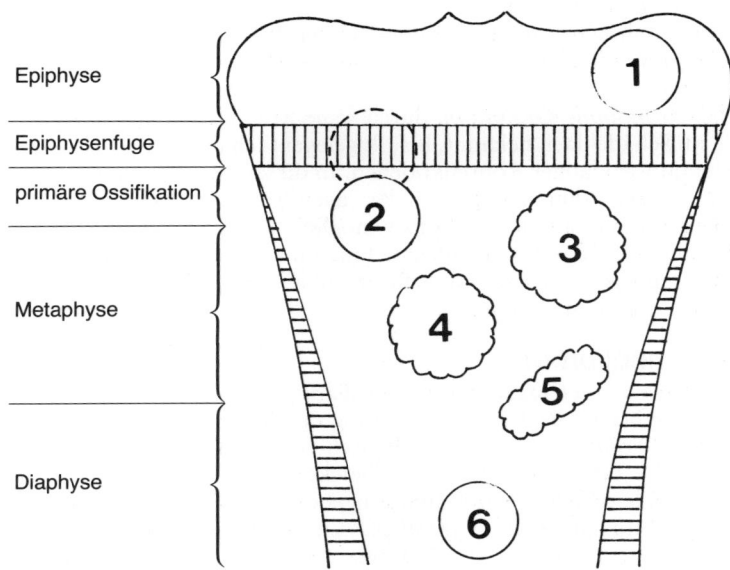

Abb. 101 Lage und Ausbreitungsmodus von Knochentumoren.
1 Chondroblastom
2 Osteoklastom
3 Chondrosarkom
4 Osteosarkom
5 Fibrom, Fibrosarkom
6 Ewing-Sarkom
   Retikulosarkom

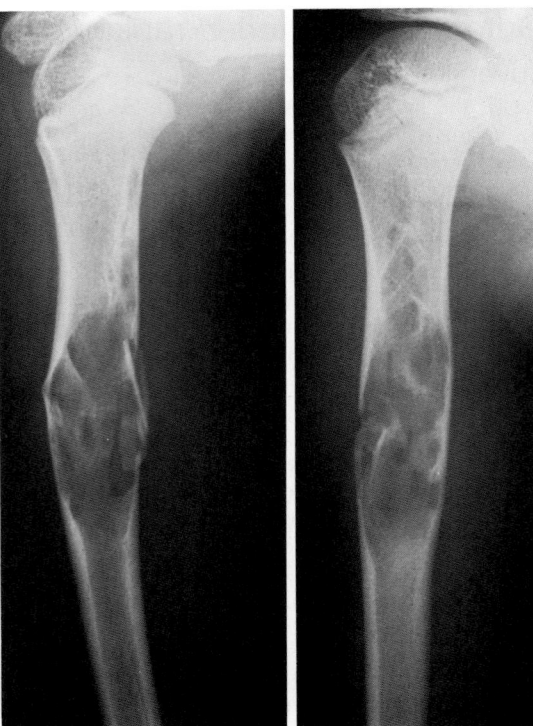

Abb. 102 Metaphysär gelegene juvenile Knochenzyste mit Infraktion nach Spontanfraktur.

nilen Knochenzyste stellt die mehrmalige hochdosierte Cortisoninjektion in die Zyste dar. Die Behandlung stützt sich auf eine Reihe von erfolgreichen Krankheitsverläufen (SCALIETTI 1979).

Differentialdiagnose
In den Metaphysen langer Röhrenknochen und in Wirbelkörpern kommt auch die *aneurysmatische Knochenzyste* vor. Sie ist histologisch charakterisiert durch eine Anhäufung von Riesenzellen und röntgenologisch durch eine großblasige ossäre Auftreibung.
Das *eosinophile Granulom*, durch seine Rundherde im Schädeldach bekannt, befällt gelegentlich die Metaphysen langer Röhrenknochen. In diesen Fällen ist eine Abgrenzung von der juvenilen Knochenzyste nur durch die Biopsie möglich. Die Behandlung erfolgt durch Ruhigstellung im Gipsverband und je nach Fall durch Röntgenbestrahlung oder Cortisonmedikation.

Knochenfibrom
Die Ursache der metaphysär oder diaphysär gelegenen Fibrome liegt in einer Störung der enchondralen Ossifikation. Röntgenologisch findet man rundliche oder traubenförmige Defekte, die von einem sklerotischen Randsaum umgeben sind. Periostreaktionen fehlen (JAFFÉ u. LICHTENSTEIN 1942; LIEBEGOTT 1969; v. RONNEN 1969).

Therapie
Kleine Fibrome bedürfen keiner Behandlung, größere werden ausgeräumt. Die Knochenhöhle wird mit Spongiosa aufgefüllt.

Osteodystrophia fibrosa (Osteofibrose)
Dieser Krankheit liegt eine Fehlentwicklung des Knochenmarks zugrunde, das durch fibröses Gewebe ausgefüllt ist. Der Knochen wird aufgetrieben und beginnt sich unter der Belastung allmählich zu biegen oder kann an Stellen verminderter Stützsubstanz brechen. Röntgenologisch besteht eine spindelförmige Ausweitung, besonders der proximalen Femuranteile, und eine Verdünnung der Kortikalis.

Therapie
Bei Frakturen sind eine Stabilisationsosteosynthese, die Ausräumung des fibrös-dysplastischen Bezirks und eine Spongiosaplastik ins Auge zu fassen.

Maligne Knochenerkrankungen
Der Häufigkeit nach handelt es sich um das osteogene Sarkom, das Ewing-Sarkom und Metastasen von malignen Tumoren, die im Kindesalter zu pathologischen Frakturen führen. Das Auftreten von Spontanfrakturen überschattet die Prognose der Tumorkrankheit mit einer sehr ungünstigen Prognose (LENNERT 1971; LIEBEGOTT 1969).

Osteogenes Sarkom
Der Tumor ist im 2. Lebensjahrzehnt am häufigsten und bevorzugt in 75% die Metaphysen des Kniegelenksbereichs. Die Differenzierung der Frühformen stößt klinisch und röntgenologisch auf Schwierigkeiten und erinnert zunächst an eine Osteomyelitis oder einen gutartigen Tumor. Bei voller Entwicklung ist das Röntgenbild durch eine unregelmäßige, fleckige Zerstörung von Kortikalis und Spongiosa und eine subperiostale Knochenneubildung charakterisiert.

Therapie
Die lokale Therapie ist heute noch nicht einheitlich festzulegen. Je nach Fall ist zusammen mit dem Onkologieteam eine primäre Amputation, eine stabilisierende Knochenoperation oder eine Blockresektion des Tumors zu diskutieren.

Ewing-Sarkom
Dieser Tumor hat seinen Häufigkeitsgipfel im frühen Kindesalter und befällt die Diaphysen im Übergangsgebiet zur Metaphyse. Klinisch sind »entzündliche« Symptome mit Fieberschüben, Schwellung und Rötung der Extremität vorhanden. Röntgenologisch fallen eine fleckige Kortikaliszerstörung und periostale Knochenlamellen auf. Spontanfrakturen ereignen sich besonders im Anschluß an eine Röntgenbestrahlung, auf die das Ewing-Sarkom gut anspricht.

Metastatische Knochenprozesse

Die häufigsten Tumoren mit Knochenmetastasen sind die Neuroblastome, gefolgt von den Wilms-Tumoren und Leukämien. Auch hier ist die Lokaltherapie der Fraktur zunächst eher konservativ.

Entzündliche Knochenveränderungen

Frakturen im Verlaufe einer Osteomyelitis sind sehr selten.

Therapie

Therapeutisch ist zunächst eine Stabilisation der Fraktur anzustreben, was im Kindesalter durch einen Fixateur externe am besten gelingt. Die Osteomyelitis selbst wird nach Sequestrotomie und Nekrosenausräumung durch Spüldrainage behandelt.

Systemerkrankungen

Spontanfrakturen bei Hypovitaminosen D oder C oder auch nach endokrinen Störungen (Hyperparathyreoidismus, Cushing-Syndrom) sind extrem selten.
Bei der hereditären Knochenbrüchigkeit (Osteopsathyrose) sind 3 Leiden auseinanderzuhalten:
- Kinder mit *Osteogenesis imperfecta Vrolik* weisen schon bei der Geburt frische oder ältere intrauterin entstandene Frakturen fast an allen Knochen auf. Die knolligen Kallusmassen und multiplen Infraktionen verursachen schwere Deformierungen und Verkürzungen der Extremitäten (Pseudomikromelie). Der meist vergrößerte Schädel fühlt sich weich an (Kautschukkopf) und ist mit zahlreichen Schaltknochen, die am Rande der erweiterten Nähte und Fontanellen liegen, übersät. Die Kinder, die meist blaue Skleren aufweisen, sterben oft kurz nach der Geburt.
- Im Gegensatz dazu treten bei der *Osteopsathyrosis Lobstein* die pathologischen Frakturen erst nach der Geburt auf. Die Knochen sind besonders im Bereich der Diaphysen auffallend dünn. Die Kortikalis erscheint im Röntgenbild sehr schmal, und eine Spongiosastruktur ist fast nicht zu erkennen. Blaue Skleren werden bei dieser Erbkrankheit nicht beobachtet (Abb. 103).
- Bei der Trias der *Fragilitas ossium hereditaria* sind die gleichen Knochenveränderungen wie bei der Lobsteinschen Krankheit anzutreffen. Doch sind hier blaue Skleren vorhanden, und nach dem 10. Lebensjahr entwickelt sich eine Schwerhörigkeit.

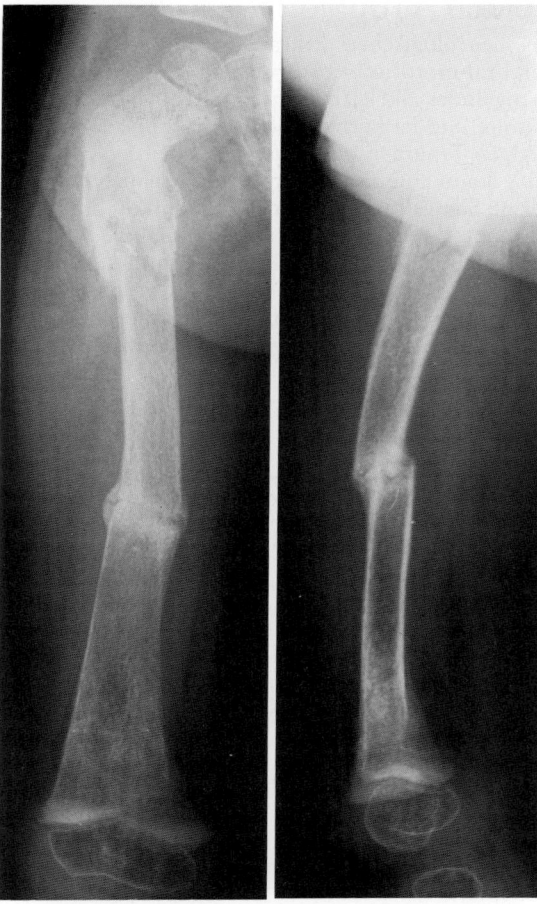

Abb. 103 Osteogenesis imperfecta Lobstein bei 3½ jährigem Mädchen.

Therapie

Die Frakturheilung erfolgt bei der hereditären Knochenbrüchigkeit mit normaler Kallusbildung und in normaler Frist. Nach mehreren Frakturen des gleichen Knochens besteht die Gefahr einer Heilung in Achsendeviation (Femur, Tibia), was erneut eine Prädisposition für eine Frakturierung bedeutet. Wenn sich Brüche einstellen, soll mit allem nötigen Aufwand eine exakte Reposition gemacht und eine Achsenabweichung verhindert werden. In einigen Fällen ist dies nur durch Marknagelung zu erreichen.
Bestehende Achsenknickungen können durch multiple Fragmentation und Marknagelung korrigiert werden. Für kleinere Kinder genügt ein Steinmann-Nagel oder Rushpin für die innere Fixation.
Die abnorme Knochenbrüchigkeit der einen oder anderen Form, die zu immer wiederkehrenden und oft multiplen Frakturen am gleichen Knochen führt, heilt zwischen dem 15.–20. Lebensjahr spontan aus.

Lokale Atrophien

Bei neurologischen Erkrankungen (Spina bifida, zerebral-motorische Störungen) bestehen wegen mangelnder Skelettbelastung oft hochgradig verdünnte und kalkarme Knochen. Schon bei geringfügigen Traumen oder auch bloß bei der Umlagerung kann eine Fraktur auftreten. Schmerzen und lokale Schwellung sind so gering, daß oft die Fraktur erst erkannt wird, wenn eine stärkere Achsenabweichung auffällt. Die Kallusbildung ist bei neurologischen Störungen keineswegs verzögert; sie kann sogar verstärkt sein. Wiederholte Frakturierungen des gleichen atrophischen Knochens sind nicht selten.

Literatur

Fuchs, G., H. Koch: Spontanfrakturen. In Rehn, J.: Unfallverletzungen bei Kindern. Springer, Berlin 1974

Hellner, H.: In Diebold, O., H. Junghans, L. Zukschwerdt: Klinische Chirurgie für die Praxis, Bd. IV. Thieme, Stuttgart 1966

Jaffé, H. L., L. Lichtenstein: Non-osteogenic fibroma of bone. Amer. J. Path. 18 (1942) 205

Lennert, K. A.: Maligne Knochentumoren im Kindesalter. Z. Kinderchir. 10 (1971) 429

Liebegott, G.: Pathologie der Knochentumoren im Kindesalter. Z. Kinderchir. 6, Suppl. (1969) 327

von Ronnen, J. R.: Röntgenologische Diagnostik und Differentialdiagnostik der wichtigsten primären Knochentumoren im Kindesalter. Z. Kinderchir. 6 Suppl. (1969) 351

Scalietti, O.: The effects of methylprednisolone acetate in the treatment of bone cysts. J. Bone Jt. Surg. 61-B (1979) 200

Traumatische Luxationen

B. WINKLER

Die gleichen Unfallmechanismen, die beim Erwachsenen zu Luxationen führen, gehen bei Kindern meist mit Abrißfrakturen oder mit Epiphysenlösungen einher, da der Widerstand der Apo- und Epiphysen gegenüber einer Zugwirkung geringer ist als derjenige der Ligamente gegenüber einer Überdehnung. Reine traumatische Luxationen sind deshalb im Kindesalter durchwegs seltene Verletzungen.

Die Reposition der kindlichen Luxationen in kurzer Allgemeinnarkose verursacht gewöhnlich keine Schwierigkeiten. Brüske Repositionsmanöver nach den klassischen Methoden mit Vermehrung der pathologischen Stellung sind zu unterlassen, da sie leicht zusätzliche Abrißfrakturen verursachen. Schonender und praktisch immer erfolgreich kann die Reposition dadurch erzielt werden, daß ein mäßiger, aber steter Zug an dem ausgerenkten Glied in Semiflexionsstellung ausgeübt wird. Dabei ist man immer wieder erstaunt, wie leicht der luxierte Gelenkkopf ohne besonderes Manöver in die Gelenkpfanne zurückrutscht.

Schulterluxation

Ausrenkungen der Schulter sind im Kindesalter Raritäten, da ein Trauma – wie erwähnt – meist zu einer Epiphysenlösung oder zu einer Fraktur des Humerusschafts führt.

Gelegentlich können Luxationen nach vorne beobachtet werden. Man findet dabei den Oberarm in leichter Abduktion fixiert, einen federnden Widerstand bei passiven Bewegungsversuchen sowie eine Abflachung der Deltoidesgegend. Um eine Fraktur sicher auszuschließen, sollte vor jedem Repositionsmanöver ein Röntgenbild angefertigt werden. Die Reposition kann dann durch langsamen, stetigen Zug am abduzierten Oberarm ohne Schwierigkeiten ausgeführt werden.

Ellenbogenluxation

Sie ist die einzige Luxation, die besonders im Schulalter relativ häufig beobachtet wird. Ein Trauma führt hier nur ganz ausnahmsweise und im Gegensatz zu anderen Gelenken zur Lösung der distalen Humerusepiphyse, da die seitlichen Gelenkbänder proximal der Epiphysenfuge ansetzen und deshalb eine direkte Zugwirkung auf die Epiphyse ausgeschlossen ist. Als Unfallmechanismen kommen Stürze auf die ausgestreckte Hand oder auf die Innenseite des Ellenbogens, beides beim leicht abduzierten Arm, in Betracht. Die Luxation des Vorderarms erfolgt meist nach hinten, oft auch nach radial. In den meisten Fällen kommt es dabei zu einem Abriß der Apophyse des Epicondylus medialis, der dabei gewöhnlich ins Gelenk eingeschlagen wird. Sehr selten kommt es zu anderen ossären Läsionen im Bereich des Ellenbogengelenks. So haben wir kürzlich bei einer Ellenbogenluxation eine intraartikuläre Fraktur des Processus coronoideus gefunden. Auch das Radiusköpfchen kann gebrochen und disloziert sein.

Symptome

Meist kann die Diagnose schon klinisch gestellt werden. Der Vorderarm wird in leichter Flexionsstellung gehalten. Die Ellenbogengegend ist besonders in ihrem anteroposterioren Durchmesser stark geschwollen und erinnert an die Veränderungen bei einer suprakondylären Humerusfraktur. Meist fehlt jedoch ein stärkeres Hämatom. In der Ellenbeuge ist die nach vorn springende harte Resistenz des distalen Humerusendes zu palpieren. Von hinten betrachtet springt die Spitze des Olekranon zusammen mit der Trizepssehne deutlich vor. Sie liegt bei Flexion des Vorderarms nicht mehr wie normalerweise mit den beiden Humeruskondylen in der gleichen Ebene. Oft kann auch die becherförmige Gelenksfläche des Radiusköpfchens unmittelbar unter der Haut lateral vom Olekranon gesehen und getastet werden (Abb. 104). Die Beweglichkeit ist eingeschränkt und sehr schmerzhaft. Manchmal werden der N. ulnaris oder die A. brachialis in Mitleidenschaft gezogen, weshalb

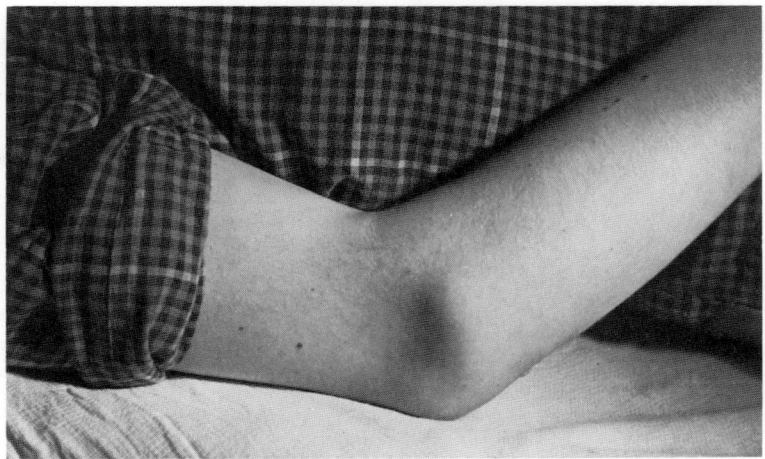

Abb. 104 Ellenbogenluxation mit typischer Delle über dem unmittelbar unter der Haut liegenden Radiusköpfchen.

deren Funktion unbedingt geprüft werden muß. Auch ist in jedem Fall eine Röntgenaufnahme notwendig, um einen allfälligen Abriß des Epicondylus medialis oder eine andere ossäre Läsion zu erfassen.

Therapie

Liegt eine Luxation ohne ossäre Läsion vor, läßt sich die Luxation ohne Schwierigkeiten in kurzer Allgemeinnarkose oder Plexusanästhesie reponieren. Dabei genügt ein steter Zug am rechtwinklig flektierten Vorderarm, um den Ellenbogen zum Einschnappen zu bringen. Im Anschluß daran empfiehlt sich die Ruhigstellung des Gelenks mittels eines Gipses während 3 Wochen. Geht die Luxation mit einem Abriß des Epicondylus medialis oder einer anderen ossären Läsion einher, ist eine operative Fixation des Fragments notwendig. Dabei wird in Allgemeinnarkose zuerst die Reposition vorgenommen, anschließend wird der abgerissene Epikondylus durch einen bogenförmigen Zugang dargestellt, reponiert und mit einer Schraube oder 2 Kirschner-Drähten fixiert. Dabei ist besonders auf die Lage des N. ulnaris zu achten. Besteht die Gefahr einer Interposition desselben, ist der Nerv schonend freizupräparieren und gegen ventral zu verlagern. Anschließend ist der Arm mit einem Gips in rechtwinklig flektierter Stellung bis zur Frakturheilung zu fixieren. Das Osteosynthesematerial muß bald, d. h. spätestens nach vollständiger Heilung, entfernt werden, um keine Wachstumsstörungen zu verursachen. Ist das Radiusköpfchen gebrochen, muß auch hier anschließend an die Ellenbogenreposition eine blutige Reposition und evtl. Fixation des Köpfchens vorgenommen werden. Ist man vor der Reposition nicht sicher, ob ein Knochenausriß vorliegt (gerade der abgerissene Epicondylus medialis kann vorwiegend knorpelig sein, so daß im Röntgen nur ein kleiner kalkdichter Schatten sichtbar ist), empfiehlt es sich, nach der Reposition noch während der Narkose ein Röntgenbild anzufertigen, um eine allfällige Operation gleich anschließen zu können (Abb. 105 und 106).

Myositis ossificans

Es ist dies eine seltene, aber ernste Komplikation der Ellenbogenluxation. Dabei entsteht eine spangenförmige Verknöcherung im vorderen Bereich des Ellenbogengelenks, die vom distalen Humerus bis zum Processus coronoideus der Ulna reicht. Klinisch läßt sich dabei einige Wochen nach dem Unfall eine derbe Schwellung palpieren, die radiologisch die typischen tumorartigen Verknöcherungen zeigt. Es wird angenommen, daß dabei Osteoblasten vom beim Unfall zerrissenen Periost ins Hämatom gelangen und dort Knochen bilden, der sowohl die Gelenkkapsel wie den M. brachialis infiltriert. Dabei wird die Beweglichkeit des Gelenks ganz erheblich eingeschränkt. Man hüte sich jedoch, vor Ablauf eines Jahres eine operative Ausräumung des Osteoms vorzunehmen, da sonst mit Rezidiven zu rechnen ist. Es empfiehlt sich, das Gelenk zu Beginn des Prozesses für mehrere Wochen ruhigzustellen und anschließend mit einer vorsichtigen Mobilisation zu beginnen. Dabei resorbiert sich der ektope Knochen oft zu einem großen Teil von selbst.

Subluxation des Radiusköpfchens

(Pronation douloureuse Chassaignac, Pulled elbow, nursemaid's elbow)

Die Subluxation des Radiusköpfchens ist eine typische, relativ häufige traumatische Affektion des Kleinkinds. Sie kann gelegentlich auch schon beim Säugling beobachtet werden. Der Unfallmechanismus ist fast immer der gleiche: Ein Kleinkind, das an der Hand geführt wird, stolpert und wird, um

11.110 Knochen und Gelenke

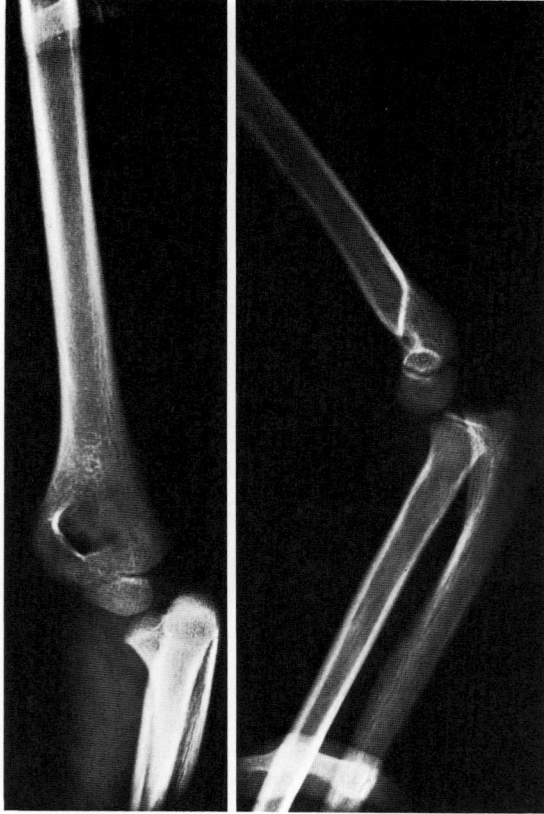

Abb. 105 Ellenbogenluxation bei einem 9jährigen Mädchen.

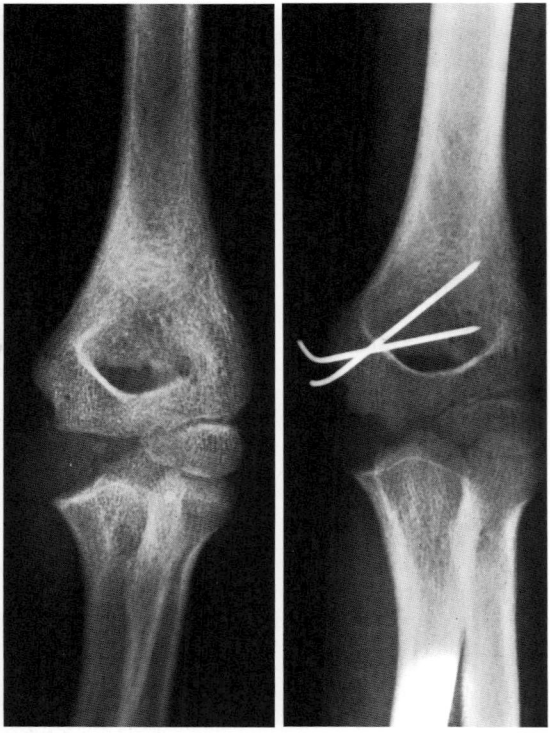

Abb. 106 Gleiche Patientin wie Abb. 105. Nach der Reposition wird der Abriß des Epicondylus medialis erst sichtbar und dann fixiert.

den Fall aufzufangen, von der Begleitperson brüsk hochgezogen. Dabei schreit das Kind auf, klagt über Schmerzen im Arm und will ihn nicht mehr bewegen. Bei Säuglingen kann sich die Subluxation des Radiusköpfchens einstellen, wenn das liegende Kind an den Händen hochgezogen wird.

Symptome

Der klinische Befund ist sehr charakteristisch: Der befallene Arm hängt schlaff herunter, wobei der Vorderarm in ausgesprochener Pronation fixiert ist. Irgendeine Weichteilschwellung ist nicht zu erkennen. Passive Bewegungen, insbesondere die Supination, sind schmerzhaft. Die Gegend des Radiusköpfchens ist druckempfindlich. Die Anamnese und der klinische Befund sind so typisch, daß sich die Diagnose meist leicht stellen läßt. Dabei erübrigt sich eine Röntgenaufnahme. Diese ist nur bei unklarer Diagnose notwendig.
Anatomisch besteht die Läsion darin, daß sich das in diesem Alter noch relativ kleine Radiusköpfchen durch den brüsken Zug in Pronationsstellung im Lig. anulare radii einklemmt. Im Röntgenbild läßt sich dabei kein pathologischer Befund nachweisen.

Therapie

Die Reposition ist einfach: Durch Flexion und gleichzeitige Supination des Vorderarms läßt sich die Subluxation des Radiusköpfchens leicht beheben. Dabei ist oft ein deutliches Knacken zu vernehmen, das durch das Aufschlagen des Radiusköpfchens auf das Capitulum humeri verursacht wird. Eine anschließende Fixation mit einer elastischen Binde für einige Tage empfiehlt sich, da dadurch Rezidiven vorgebeugt wird. Bei Rezidiven und bei veralteten Luxationen, bei denen das Repositionsmanöver nicht sofort wieder zur vollen spontanen Beweglichkeit führt, ist eine Fixation des Ellenbogens in 90 Grad Flexion für mindestens 8 Tage vorzunehmen.
Erstaunlich ist immer wieder, daß das Kind nach erfolgreichem Repositionsmanöver den Arm sofort wieder spontan bewegt.

Abb. 107 Isolierte Luxation des Radiusköpfchens.

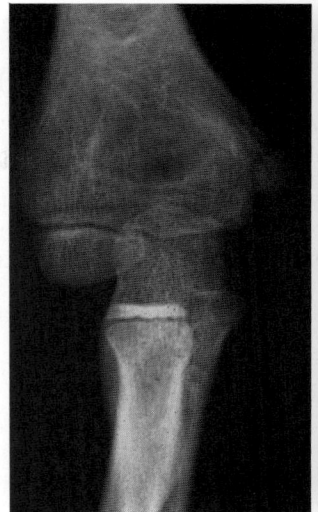
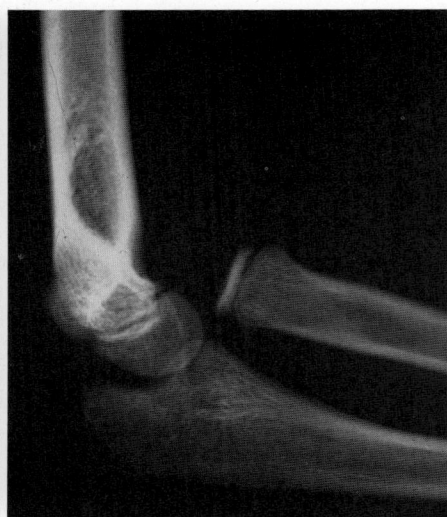

Isolierte Luxation des Radiusköpfchens

Wesentlich seltener als die soeben beschriebene Subluxation des Radiusköpfchens und die Monteggia-Fraktur (S. 11.83) ist die isolierte Luxation des Caput radii. Sie erfolgt durch Sturz auf die ausgestreckte Hand. Das Radiusköpfchen kann nach vorn, hinten oder lateral dislozieren, wobei die vordere Gelenkkapsel, das Seitenband und gelegentlich auch das Lig. anulare radii einreißen. Oft ist die Luxation des Radius nach hinten mit einer Stauchungsfraktur seines Köpfchens oder des Condylus lateralis humeri kombiniert.

Symptome

In der Ellenbogengegend entwickelt sich eine druckempfindliche Schwellung, die aber nie die Ausmaße wie bei einer suprakondylären Fraktur annimmt. Bei der Luxation nach vorn stößt die Flexion, bei derjenigen nach hinten die Extension des Vorderarms auf einen federnden Widerstand. Die Pro- und Supinationsbewegungen sind schmerzhaft und eingeschränkt. Extension und Flexion sind jedoch nur wenig betroffen. Bei der Luxation nach hinten ist die Gelenksfläche des Radiusköpfchens als becherförmige, unmittelbar unter der Haut liegende Delle lateral vom Olekranon zu sehen. Ein Röntgenbild ist in jedem Fall notwendig, um die Stellung des Radiusköpfchens zu beurteilen sowie um allfällige ossäre Begleitläsionen zu erfassen. Die Fehlstellung des Radiusköpfchens selbst kommt dabei vor allem auf dem Seitenbild zur Darstellung (Abb. 107).

Therapie

Die Reposition in Kurznarkose ist durch Zug am Vorderarm bei gleichzeitigem Druck auf das Radiusköpfchen meist leicht möglich. Bei jeder Retention ist eine operative Revision vorzunehmen, da das zerrissene Lig. anulare radii nicht selten ins Gelenk interponiert worden ist. Dabei muß das Köpfchen reponiert und das Lig. anulare radii anatomisch genau rekonstruiert werden. Liegt ein Abriß des Condylus lateralis humeri vor, muß dieser meist auch blutig reponiert und mit Kirschner-Draht oder einer Schraube fixiert werden. Bei der unblutigen Reposition ist der Arm mit einer Gipsschiene in Rechtwinkelstellung 2 Wochen ruhigzustellen, bei einer blutigen Reposition entsprechend länger.

Traumatische Hüftgelenkluxation

Diese Verletzung ist im Kindesalter sehr selten, kann jedoch in jeder Altersgruppe vorkommen. Sie tritt bei Knaben 4mal häufiger als bei Mädchen auf, das Trauma kann dabei auffallend gering sein, es kann jedoch auch ein schwerer Unfall vorliegen. Gerade bei schweren Unfällen findet man nicht selten gleichzeitig ossäre Läsionen wie die Frakturierung des Azetabulums, des Kopfes, des Trochanters oder der betroffenen unteren Extremität. Meist liegt eine hintere, selten eine vordere oder zentrale Luxation vor.

Symptome

Bei der Luxation über das hintere Pfannendach findet man den typischen klinischen Befund mit Stellung des Oberschenkels in Innenrotation und leichter Flexion, die Verkürzung des Beines und den federnden Widerstand bei passiven Bewegungen. Es ist wichtig, bei schwer polytraumatisierten Kindern eine allfällige Hüftluxation nicht zu verpassen.

Therapie

Die Reposition in Allgemeinnarkose bietet normalerweise viel weniger Schwierigkeiten als beim Erwachsenen. Das Kind wird auf den Rücken gelegt, das Becken wird auf die Unterlage gedrückt, während am rechtwinklig gebeugten Oberschenkel in vertikaler Richtung gezogen wird. Der Kopf rutscht dabei meist schon nach kurzer Zeit in die Pfanne zurück. Läßt sich der Kopf nicht reponieren, muß unverzüglich eine blutige Reposition vorgenommen werden. Die Reposition sollte jedenfalls innerhalb der ersten 24 Stunden erfolgen. Anschließend muß das Gelenk auch bei der unblutigen Reposition ruhiggestellt werden, was am besten mit einer Extension in leichter Abduktionsstellung während 3–5 Wochen (je nach Alter des Patienten) erreicht wird. Erst dann wird das Gelenk schonend wieder mobilisiert, wobei für weitere 4 Wochen noch nicht voll belastet werden soll.

Radiologische Nachkontrollen über 1–2 Jahre sind notwendig, um eine spätere ischämische Kopfnekrose rechtzeitig zu erfassen. Diese kann bis 18 Monate nach dem Unfall als Spätfolge auf die Luxation auftreten. 10% der kindlichen Hüftluxationen sollen anschließend einen Morbus Perthes entwickeln, dabei sind die Kinder im Alter von über 5 Jahren und diejenigen, die ein schweres Trauma erlitten haben, besonders gefährdet.

Pathologische Luxationen

Pathologische Luxationen sind beim Kind sehr selten, können aber gelegentlich bei akuten Gelenksergüssen, bei neurologischen oder muskulären Grundleiden beobachtet werden. Nicht selten ist dabei das Hüftgelenk betroffen. Wir selbst haben einige pathologische Luxationen des Hüftgelenks gesehen, so nach purulenter neonataler Koxitis, bei einer progressiven Muskeldystrophie sowie bei einer hochgradigen hypotonen CP. In dieselbe Gruppe gehören auch die häufigen neurogenen Hüftgelenkluxationen bei der MMC, auf die hier nicht eingegangen werden soll. Die Therapie dieser Luxationen muß dabei je nach Grundleiden und für jeden Fall individuell geplant werden.

Literatur

Bauer-Tertius, J., G. Biehl: Zeitgemäße Behandlungsmethoden bei Frakturen und Luxationen der obern Extremität. Orthop. Prax. 9 (1973) 158
Jonasch, E.: Traumatische kindliche Hüftverrenkungen. Z. Orthop. 90 (1958) 357
Pennsylvania Orthopaedic Society: Traumatic dislocation of the hip joint in children. Final report. J. Bone Jt. Surg. 50-A (1968) 79
Pollen, A. G.: Fractures and dislocations in Children. Churchill Livingstone, London 1973
Vesely, D. G.: Isolated traumatic dislocations of the radial head in children. Clin. Orthop. res. 50 (1967) 31–36
Wiley, J. J., J. Pegington, J. P. Horwich: Traumatic dislocation of the radius at the elbow. J. Bone. Jt. Surg. 56-B (1974) 501

Aseptische Knochennekrosen

L. JANI

Die aseptischen Knochennekrosen, auch als juvenile Osteochondrosen bezeichnet, sind Knochen-Knorpel-Erkrankungen, die vorwiegend im Wachstumsalter auftreten und an Epiphysen, Apophysen sowie kleinen Knochen lokalisiert sind (Abb. 108).

Ätiologie

Die Ursache dieser Krankheitsgruppe ist vielfältig und nicht immer eindeutig zu klären. Zweifellos spielen mechanische Einflüsse in Form von Überbeanspruchung und Mikrotraumen ebenso eine wichtige Rolle wie konstitutionelle Faktoren, z. B. in Form einer familiären Minderwertigkeit des Gefäßsystems. Darüber hinaus sind lokale entzündliche Erkrankungen als Ursache gesichert; dies besonders beim Morbus Perthes, bei dem in 10–20% eine vorausgegangene Coxitis fugax bewiesen ist. Tierexperimentelle Untersuchungen haben gezeigt, daß für die Entstehung der aseptischen Nekrosen ein länger dauernder oder ein sich wiederholender entzündlicher Prozeß nötig ist (SLATER 1966; SANCHIS u. Mitarb. 1973). Durch eine der genannten Ursachen kommt es zur Ischämie mit nachfolgender Knochennekrose. Die Ischämie ist hauptsächlich mechanisch bedingt, sei es, daß durch einen entzündlichen oder traumatischen Gelenkerguß eine Kompression der ernährenden Gefäße eintritt oder dies durch eine vermehrte Synovialhypertrophie möglich wird oder überhaupt durch einen Schwellungszustand.

Pathologisch-anatomischer Verlauf

Der pathologisch-anatomische Verlauf der aseptischen Nekrosen ist vom Ausmaß und der Dauer dieser Ischämie sowie vom Wiedereintritt der Revaskularisierung abhängig. Im einzelnen gestaltet sich der Verlauf bei der am besten erforschten aseptischen Nekrose, nämlich der des Hüftkopfs, auf folgende Weise: Durch die initiale Ischämie kommt es sofort zu einer Unterbrechung der Ossifikation des umgebenden Knorpels der Epiphyse. Da der Epiphysenknorpel von der artikulären Oberfläche durch Diffusion ernährt wird, ist er zunächst von der Ischämie nicht betroffen und wächst weiter, so daß die betroffene Epiphyse zwar die gleiche Größe behält wie auf der gesunden Seite, der Knochenkern aber kleiner ist. Dieses Frühstadium der Erkrankung imponiert röntgenologisch durch eine Gelenkspaltverbreiterung, weil der Knorpel auf dem Röntgenbild ja nicht sichtbar ist (Abb. 109 a–e). Im weiteren Verlauf kommt es nun zur Nekrose des Epiphysenknochens und zu dessen Abbau. Gleichzeitig setzt aber die Revasku-

Aseptische Knochennekrosen 11.113

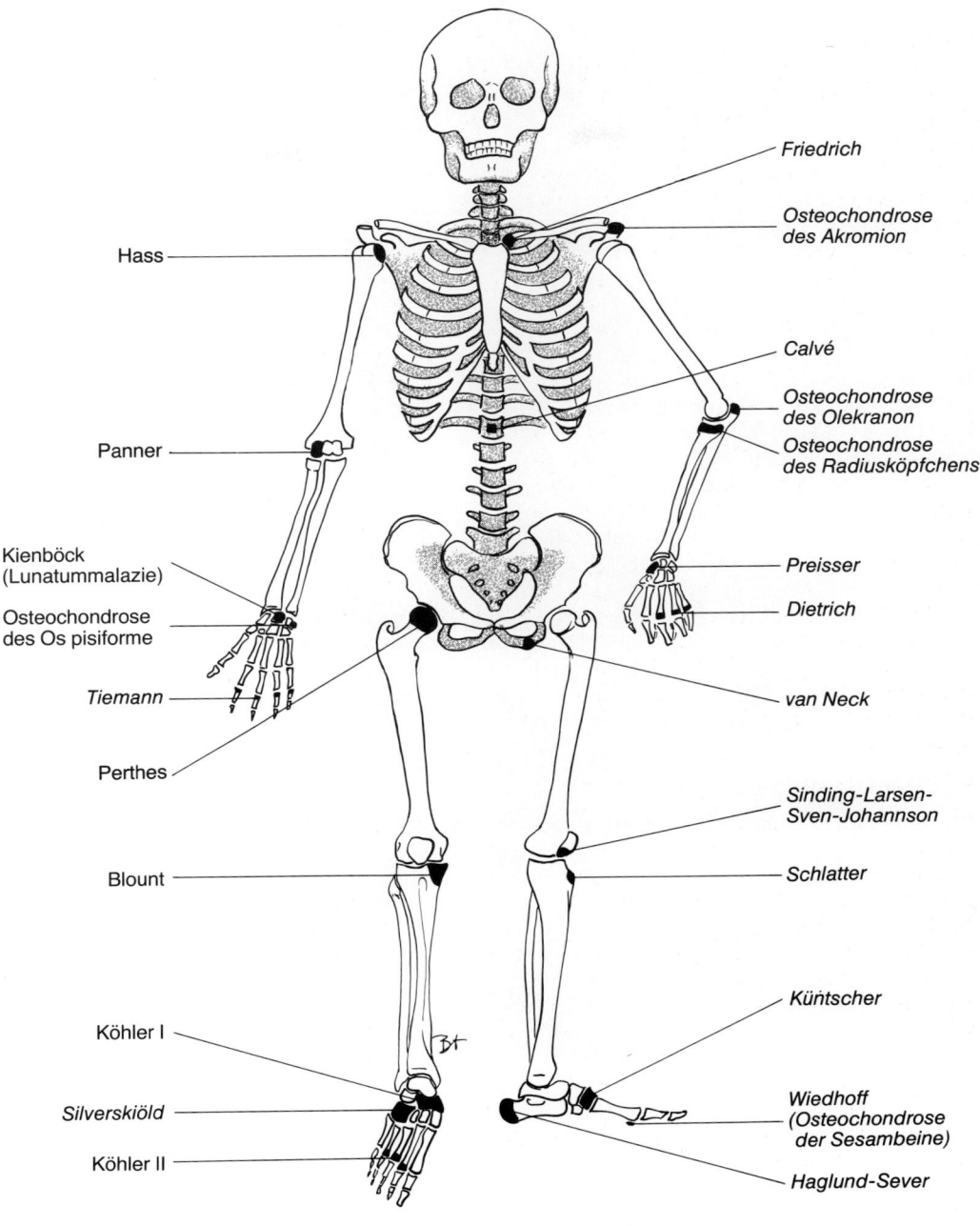

Abb. **108** Lokalisation der wichtigsten Osteochondrosen.
(*Kursiv* = seltenere Formen)

11.114 Knochen und Gelenke

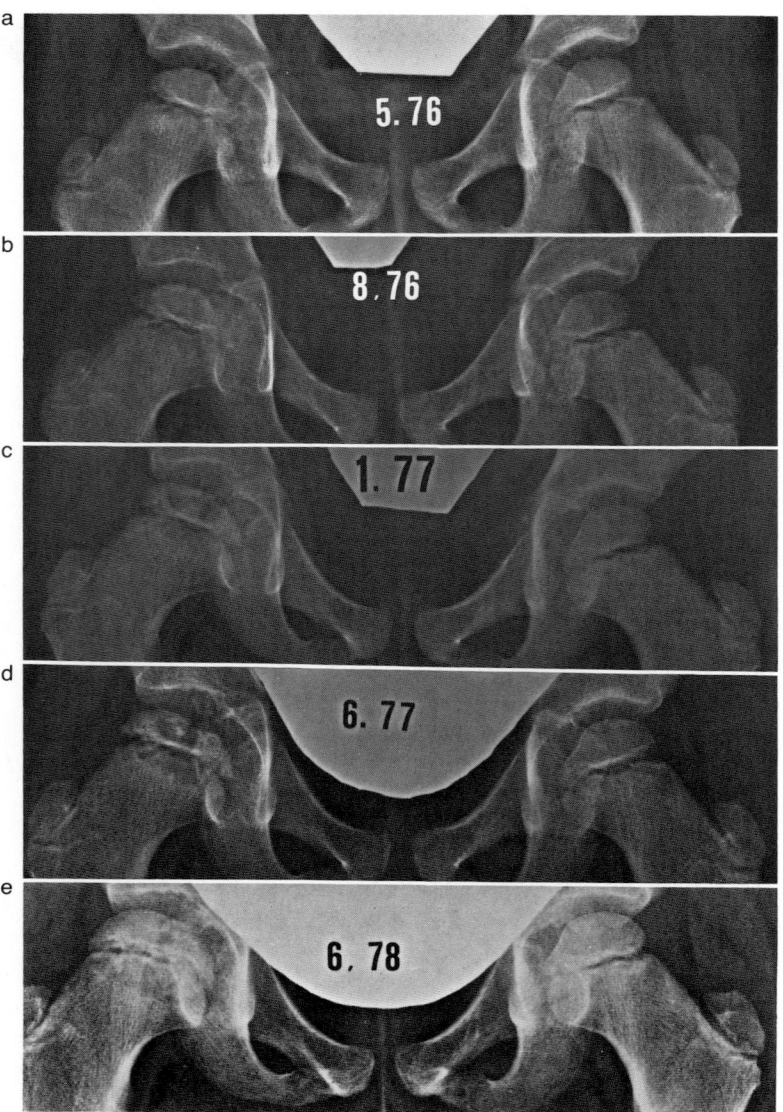

Abb. 109 a–e Verlauf des Morbus Perthes an der rechten Hüfte bei einem 5½jährigen Mädchen. Beachte vor allem das Frühstadium (a) mit dem etwas kleineren Knochenkern und der scheinbaren Vergrößerung des Gelenkspaltes. Das Mädchen erhielt die unten im Text beschriebene konservative Behandlung, der Thomas-Bügel wurde 1 Jahr nach Beginn der Erkrankung weggelassen. 2 Jahre nach Erkrankungsbeginn ist das Endstadium praktisch erreicht und ein gutes Resultat sichtbar.

larisierung ein, mit ihr gelangt Granulationsgewebe an den toten Knochen und wird dort, diesen als Gerüst benutzend, ossifiziert (SALTER 1966; SANCHIS u. Mitarb. 1973). Röntgenologisch ist der Knochenkern der Epiphyse nun deutlich verkleinert und verdichtet (Kondensationsstadium). Die Verdichtung ist durch toten, übermineralisierten Knochen, aber auch durch die Anlagerung neuen Knochens bedingt. Der Übergang zum nächsten Stadium, dem Fragmentationsstadium, ist fließend, wobei röntgenologisch der tote Knochen meist abgebaut ist und neuer Knochen, durch das eingedrungene Granulationsgewebe entstanden, teilweise aber auch durch die wieder in Gang gesetzte enchondrale Ossifikation vereinzelt sichtbar wird, wobei histologisch auch gebrochene Knochenbälkchen erkennbar werden. Dieses Stadium kann u. U. sehr lange dauern, wobei evtl.

neuerliche Ischämieschübe für die Verzögerung der Reossifikation verantwortlich zeichnen. Im Reparationsstadium ist schließlich der Wiederaufbau des Knochens vorherrschend, der schließlich im Endstadium abgeschlossen ist.

Prognose

Für die Prognose der Erkrankung ist entscheidend, ob es in dem geschilderten Verlauf zu einer Kopfdeformierung kommt oder ob ein weitgehender Wiederaufbau bis zur normalen Kopfepiphyse eintritt. Für die Kopfdeformation gibt es 2 Entstehungsmechanismen. Einmal vorwiegend mechanisch durch die relative Schwäche des Knorpelmantels, der durch weitere Proliferation und vor allem der im Zentrum ausbleibenden Ossifikation eine Dicke erreicht, die von der artikulären Oberfläche aus nicht mehr ernährt werden kann. So kommt es gerade im Zentrum zu einer Knorpelnekrose, zwischen Knochenkern und Knorpelmantel entsteht ein Hohlraum ohne Stützfunktion, wodurch ein Einsinken des Knorpels und damit eine Deformation möglich ist (McKibbin 1975). Diese Art der Deformation könnte bei entsprechender Entlastung der Kopfepiphyse in Grenzen gehalten oder vermieden werden. Die wesentlich häufigere Entstehung der Kopfdeformierung ist allerdings dadurch bedingt, daß fast in der Hälfte der Fälle die initiale Durchblutungsstörung auch die lateralen Anteile der Epiphysenfuge einbezieht und damit eine partielle Wachstumsstörung bedingt; diese äußert sich vor allem in einer Verkürzung des lateralen Schenkelhalsanteils, einer lateralen Ausziehung der Kopfepiphyse und deren Abflachung. Diese Art der Kopfdeformierung ist therapeutisch nur schwer zu beeinflussen. Eine frühzeitig durchgeführte Variationsosteotomie mit tiefer Einstellung der Kopfepiphyse scheint diesen Prozeß in Grenzen halten zu können. Die Dauer des Umbauprozesses ist für die einzelnen aseptischen Nekrosen unterschiedlich und kann mehrere Jahre betragen. Das Vorkommen der häufigen und selteneren Nekrosen ist im Schema (s. Abb. 108) festgehalten. Im folgenden werden die wichtigsten aseptischen Nekrosen näher dargestellt.

Morbus Perthes

Die auch als Calvé-Legg-Perthes bezeichnete aseptische Nekrose des Hüftkopfs tritt zwischen dem 3. und 7. Lebensjahr auf. Der Erkrankungsgipfel liegt zwischen dem 5. und 6. Jahr. Knaben sind etwa 4mal häufiger betroffen als Mädchen.

Symptome
Schleichender Beginn mit gelegentlichen Hüft-, vor allem aber auch Knieschmerzen, rasche Ermüdbarkeit und Hinken sind die charakteristischen Symptome. Bei der klinischen Untersuchung fällt vor allem die Einschränkung der Innenrotation und in geringem Maße die der Abduktion auf. Der charakteristische *röntgenologische* Verlauf wurde bereits dargestellt. Darüber hinaus gilt es nicht zuletzt aus prognostischen Gründen zu beurteilen, in welchem Ausmaß die Kopfepiphyse und die angrenzende Schenkelhalsregion betroffen sind (Catterall-Gruppen).

Prognose
Die Prognose ist deutlich besser, wenn auf dem axialen Röntgenbild nur der vordere Anteil der Epiphyse von der Erkrankung vorwiegend betroffen, d.h. verschmälert und sequestriert ist und wenn der Schenkelhals keine pathologischen Veränderungen aufweist. Allfällig drohende Wachstumsstörungen durch Mitbeteiligung der lateralen Epiphysenfuge sind meist erst im weiteren Verlauf der Erkrankung sichtbar. Sie werden *Risikofaktoren* genannt und bestehen aus einer lateral der Epiphyse gelegenen Verknöcherungszone, aus der Verkürzung des lateralen Schenkelhalsanteils, gelegentlich auch aus einer lateralseitigen knöchernen Verblockung zwischen Epiphyse und Metaphyse.

Therapie
Für die Art der einzuschlagenden Therapie, deren Ziel es ist, die drohende Kopfdeformierung zu vermeiden oder in Grenzen zu halten, sind vor allem 2 Erkenntnisse von Bedeutung: Gute Resultate, d.h. Ergebnisse mit vollständiger oder weitgehender Wiederherstellung einer normalen Kopfform, sind vor allem vom Erkrankungsalter abhängig. So ist das Auftreten von Risikofaktoren bei einer Erkrankung vor dem 6. Lebensjahr deutlich seltener als bei späterem Erkrankungsalter. Bei Behandlungsbeginn vor dem 6. Lebensjahr kann deshalb bei $^2/_3$–$^3/_4$ der Patienten mit einem guten Resultat gerechnet werden. Schlechte Ergebnisse mit schwerer Kopfdeformierung und Inkongruenz zwischen Kopf und Pfanne und damit später drohender Arthrose werden trotz bekanntermaßen recht unterschiedlicher Behandlungsverfahren erstaunlich konstant beschrieben, und zwar in einem Ausmaß, welches zwischen 10 und 20% schwankt. Aufgrund dieser Tatsachen halten wir das folgende therapeutische Vorgehen für gerechtfertigt:

Kinder unter 6 Jahren werden zunächst grundsätzlich konservativ behandelt (s. Abb. 109). Durch eine etwa 2–3wöchige, stationär durchgeführte, intermittierende Extensionsbehandlung bei intensiver Physiotherapie wird die Bewegungseinschränkung im Hüftgelenk beseitigt. Gleichzeitig erfolgt eine medikamentöse Behandlung mit Salicylaten, um allfällige weitere entzündliche Schübe zu verhüten. Während des kurzfristigen stationären Aufenthalts wird ein Thomas-Bügel angepaßt, mit dem die Kinder laufen lernen. Nach der Entlassung legen wir auf die Weiterführung einer intensiven Bewegungstherapie ohne Belastung besonderen Wert und empfehlen insbesondere das Schwimmen. Die Salicylatbehandlung wird für die Dauer von 3 Monaten fortgesetzt. Der Thomas-Bügel wird selten länger als 1 Jahr gegeben, sein guter Sitz wird alle 2–3 Monate kontrolliert; insbesondere muß darauf geachtet werden, daß er am Oberschenkel nicht einschnürt und daß beim Tragen das betroffene Bein etwas kürzer als das gesunde ist, damit beim Belasten der kranken Seite das Becken etwas geneigt werden muß. Auf diese Weise steht der Hüftkopf tiefer in der Pfanne. Beim Auftreten von Wachstumsstörungen, insbesondere einer lateralen Ausziehung der Kopfepiphyse, warten wir bei den unter 6jährigen das Endstadium der Erkrankung ab und operieren, sofern auf der Funktionsaufnahme eine bessere Kopfeinstellung und Überdachung möglich ist. Als Operationsverfahren kommen hier die Variationsosteotomie oder die Beckenosteotomie nach Salter bzw. nach Chiari in Frage.

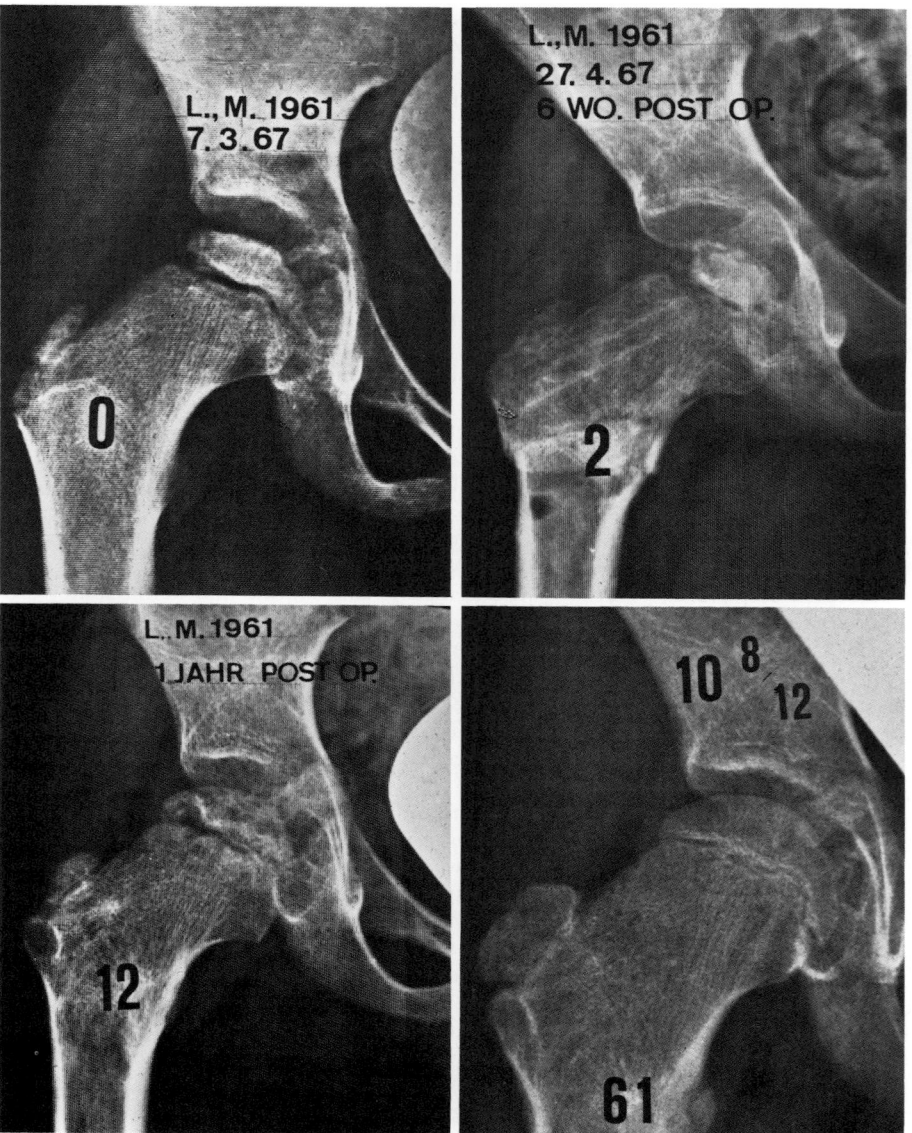

Abb. 110 Varisationsosteotomie bei einem 6 Jahre alten Patienen. 5 Jahre später gute Kongruenz zwischen Kopf und Pfanne, nur leichte Höhenminderung der Kopfepiphyse.

Konservative Behandlungsverfahren, die einen stationären Aufenthalt der Kinder über viele Monate, teilweise sogar Jahre bedingen, sind heute als sehr fragwürdig anzusehen, da sie keine besseren Resultate gegenüber der vorwiegend ambulanten Therapie mit dem Thomas-Bügel gebracht haben und weil andererseits bei der langen Hospitalisation die Gefahr psychomotorischer Störungen der Kinder sehr groß ist.

Bei 6 und mehr Jahre alten Kindern erfolgt die intertrochantäre Varisationsosteotomie. Dies jedoch erst, wenn nach vorausgegangenen intensiven physiotherapeutischen Maßnahmen die weitgehend freie Hüftgelenksbeweglichkeit wiederhergestellt ist (Abb. 110). Etwa 3 Wochen nach der Operation werden die Kinder entlassen und dürfen nach knöcherner Konsolidierung der Osteotomie – dies ist im allgemeinen nach 6–8 Wochen eingetreten – mit vorsichtiger Belastung beginnen. Eine Behandlung mit einem Thomas-Bügel halten wir bei den operierten Kindern nicht für erforderlich. Bei einer frühzeitig durchgeführten Osteotomie scheint es aufgrund der Beobachtung des eigenen Krankengutes weniger häufig zum Auftreten der gefürchteten Risikofaktoren zu kommen; möglicherweise weil sich allfällige Wachstumsstörungen durch die osteotomiebedingte tiefe Kopfeinstellung weniger auswirken können und der Kopf damit nicht lateral ausweicht. Gleichzeitig scheint sich die Osteotomie förderlich auf die gerade am Anfang der Erkrankung so wichtige Revaskularisierung auszuwirken.

Häufige aseptische Nekrosen anderer Lokalisation

Aseptische Nekrosen im Kniebereich

Häufige aseptische Nekrosen finden sich im Kniebereich, und zwar am Ursprung und am Ansatz des Ligamentum patellae. Die aseptische Nekrose an der distalen Patellaspitze wird als *Morbus Sinding-Larsen-Johansson* und die an der Tuberositas tibiae als *Morbus Schlatter* bezeichnet.
Das Erkrankungsalter liegt zwischen dem 10. und 14. Lebensjahr, Knaben sind 4mal häufiger betroffen als Mädchen. Der bei Überanstrengung verstärkte Zug des Ligamentum patellae dürfte ätiologisch bei beiden aseptischen Nekrosen neben anderen Faktoren zugrunde liegen. Über eine verstärkte Schwellung kommt es zur Ischämie mit dem nachfolgenden typischen Knochenumbau.

Symptome

Die hervorstechenden klinischen Symptome sind Schmerzen beim Treppensteigen, bei anstrengenden Turnübungen, aber auch beim Knien. Eine leicht überwärmte druckschmerzhafte Schwellung ist insbesondere im Bereich der Tuberositas feststellbar. An der distalen Patella ist die Schwellung geringer, der Druckschmerz aber ebenfalls deutlich. Röntgenologisch ist je nach Stadium der Erkrankung eine verstärkte Verdichtung oder ein scholliger Zerfall der knöchernen Strukturen an der Tuberositas tibiae bzw. der distalen Patellaspitze erkennbar. Als Residuen der Erkrankung kann am distalen Patellapol eine etwa 1 cm lange, tropfenförmige Ausziehung erhalten bleiben. Manchmal sind spitzkantige, nach proximal gerichtete knöcherne Ausziehungen als Folge eines Morbus Schlatter an der Tuberositas tibiae sichtbar; dies kann zu Reizerscheinungen am Ligamentum patellae führen (Abb. **111**). Beide Erkrankungen sind als relativ harmlos anzusehen, bereiten aber wegen ihres gelegentlich langdauernden Verlaufs nicht selten 1–2 Jahre Beschwerden.

Therapie

Im Vordergrund der Therapie steht die Schonung, insbesondere vor anstrengenden und die Schmerzen im besonderen Maße auslösenden Turnübungen. Antiphlogistische Salbenumschläge lindern in einem großen Prozentsatz die Beschwerden. Bei sehr starken und sonst therapieresistenten Schmerzen kann eine einmalig durchgeführte lokale Injektion mit einer Cortisonkristallsuspension Erleichterung bringen. Diese Injektionen dürfen jedoch keinesfalls gehäuft appliziert werden wegen der Gefahr von Sehnen- und Fettgewebsnekrosen.

Osteochondrosis dissecans

Bei der Osteochondrosis dissecans des Kniegelenks handelt es sich meist um eine am lateralen Umfang des medialen Femurkondylus lokalisierte aseptische Nekrose, bei welcher der subchondrale Knochen in einem kirschgroßen Bezirk nekrotisch wird und sich allmählich zusammen mit dem ihn bedeckenden Knorpelüberzug loslöst und als freier Körper (Gelenkmaus) in das Kniegelenk ausgestoßen wird.
Traumatische Faktoren (Kontusionstrauma) und konstitutionelle (gelegentlich Familiarität und Befall mehrerer Gelenke beim gleichen Patienten) spielen in der Ätiologie eine Rolle. Mädchen sind etwas häufiger betroffen als Knaben.

Symptome

Die Knieschmerzen sind uncharakteristisch, und nur gelegentlich läßt sich bei maximaler Kniebeugung ein Druckschmerz am Femurkondylus auslösen. Röntgenologisch ist vor allem an der lateralen Begrenzung des medialen Femurkondylus nach der Osteochondrosis dissecans zu fahnden. Bei verdächtigem Befund helfen Tunnelaufnahmen des Kniegelenks oder Tomogramme zur Diagnosesicherung. Seltener ist die Osteochondrose am lateralen Femurkondylus lokalisiert.
Gelegentlich kommt es zu einer spontanen Rückbildung der vor allem in der Präpubertät und Pubertät entstehenden Osteochondrose. Schreitet der Prozeß fort, so wird das nekrotische Knorpelknochenfragment in das Kniegelenk ausgestoßen mit entsprechenden Reiz- und Einklemmungserscheinungen; darüber hinaus besteht die Gefahr einer späteren Gonarthrose.

Therapie

Die frühzeitige Behandlung ist wichtig. Lediglich bei sehr kleinen Herden ohne ausgeprägten sklerotischen Randsaum ist ein konservativer Behandlungsversuch mit Entlastung des Beines für die Dauer von 6–8 Wochen gerechtfertigt. Kommt es innerhalb von 3–6 Monaten zu keinem deutlichen Wiederaufbau des Knochens, ist das operative Vorgehen indiziert. Letzteres ist primär bei größeren Herden mit ausgeprägter Sklerosezone notwendig. Die Operation soll beim Jugendlichen den Wiederaufbau der Nekrosezone bezwecken. Dies gelingt, indem man ein kleines proximal gestieltes Knochenfenster am medialen Femurkondylus bildet und von hier aus die Sklerosezone mit dem Bohrer mehrfach durchlöchert, das nekrotische Gewebe entfernt und eine Spongiosaunterfütterung des Knorpels durchführt. Hat sich das Dissecat bereits gelöst, muß entweder eine Reimplantation oder eine autologe Knorpel-Knochen-Plastik vorgenommen werden. Bei rechtzeitiger Operation kommt es in den meisten Fällen zu einem vollständigen Wiederaufbau der ursprünglichen nekrotischen Knochenregion und damit zur Heilung (Abb. **112 a–c**).

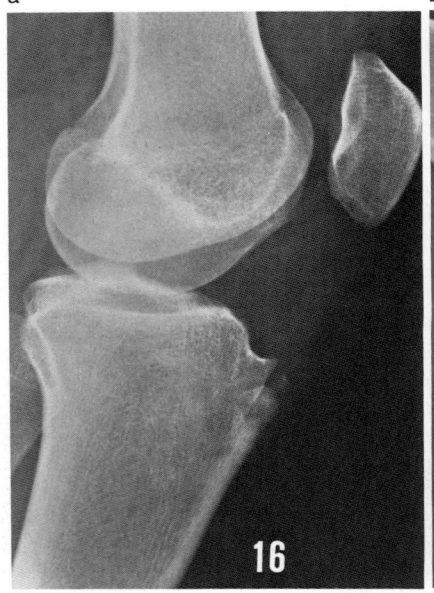
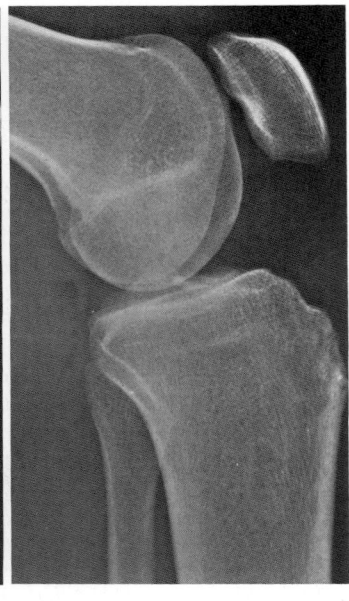

Abb. 111 Abgelaufener Morbus Schlatter bei 16jährigem Jungen mit spitzkantiger Ausziehung an der Tuberositas tibiae. Wegen der Schmerzen und Reizerscheinungen am Ligamentum patellae erfolgte die Abmeißelung der vorstehenden Knochenspitzen.

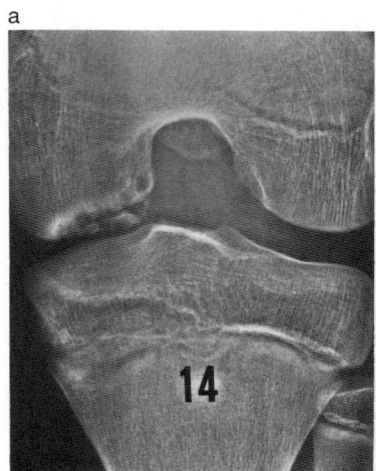
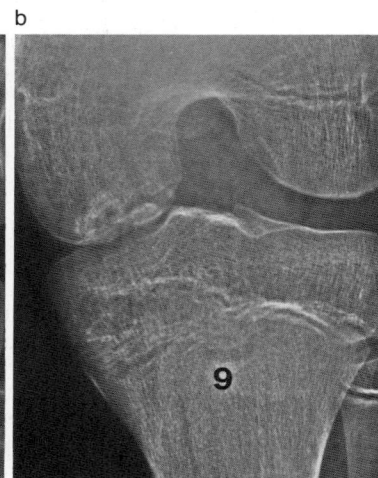
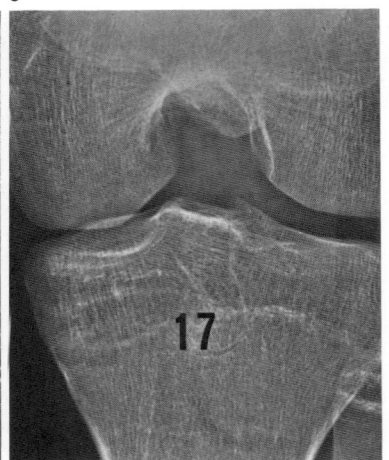

Abb. 112 a–c Verlauf einer operierten Osteochondrosis dissecans am linken Knie (Tunnelaufnahmen). Bereits 9 Wochen nach der Bohrung, Entfernung des nekrotischen Gewebes und einer Spongiosaunterfütterung ist ein deutlicher Wiederaufbau des Knochens erkennbar (**b**). Bei einer Kontrolle 3 Jahre später finden sich völlig normale Kniegelenksverhältnisse (**c**).

Aseptische Nekrosen in der Fußregion

In der Fußregion finden wir aseptische Nekrosen an der Ferse im Ansatzbereich der Achillessehne (*Apophysitis calcanei, Morbus Haglund – Sèver*), am Os naviculare (*Morbus Köhler I*) und an den Metatarsalköpfchen (*Morbus Köhler II*). Die Patienten klagen vor allem über Schmerzen beim Laufen. Bei der Untersuchung findet sich ein Druckschmerz an der jeweils betroffenen Region. Das Erkrankungsalter liegt bei der Apophysitis calcanei, die Knaben 3mal häufiger als Mädchen betrifft, um das 10.–12. Lebensjahr. Beim Morbus Köhler I (Abb. 113 a–d), dessen Altersgipfel um das 5. Lebensjahr liegt, sind Knaben 2mal häufiger als Mädchen betroffen. Dagegen sind beim Morbus Köhler II die Mädchen etwa 4mal häufiger erkrankt, und zwar hauptsächlich zwischen dem 12.–16. Lebensjahr. Das Röntgenbild, das bei jedem schmerzhaften Fuß obligatorisch sein sollte, sichert die Diagnose durch Nachweis der typischen Knochenumbauzone.

Therapie

Therapeutisch sind bei der Apophysitis calcanei nächtliche Umschläge mit antiphlogistischen Salben zweckmäßig und eine Absatzerhöhung von

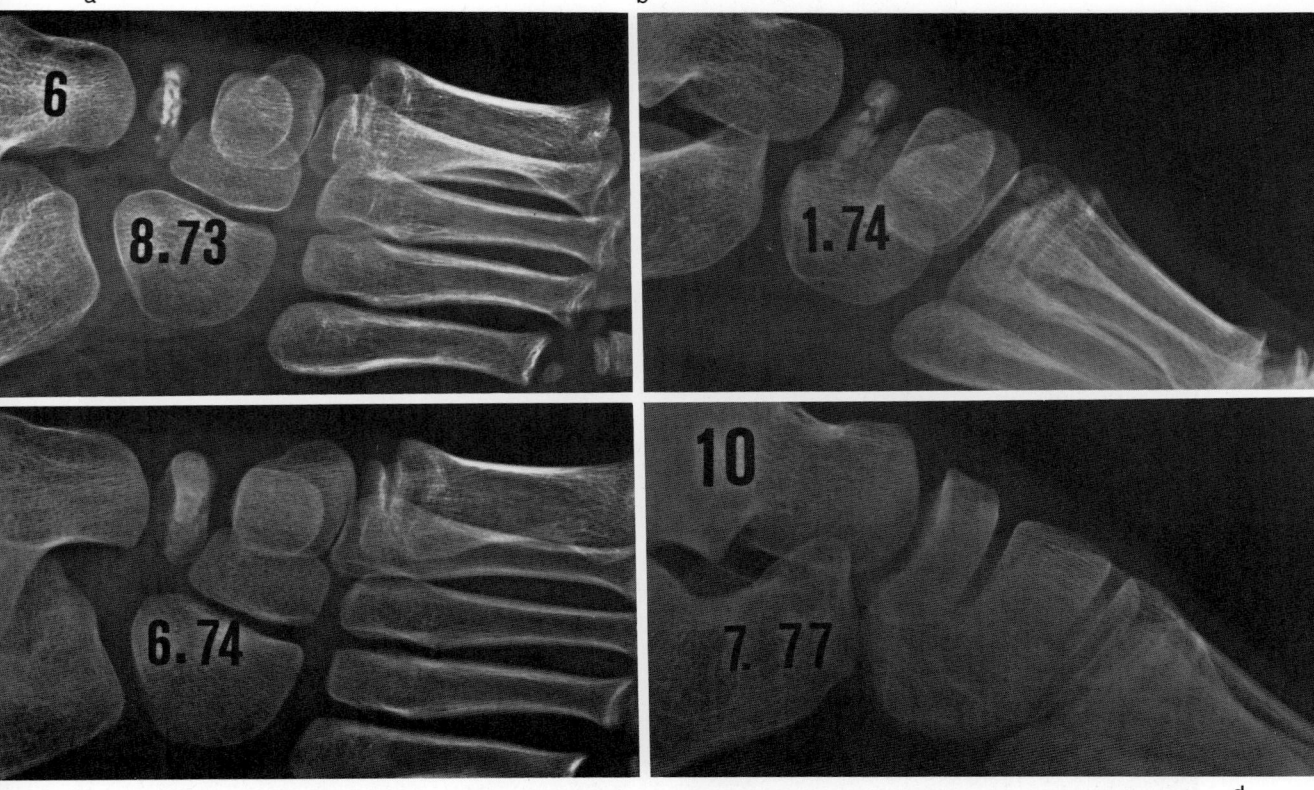

Abb. 113 a–d Typischer Verlauf eines Morbus Köhler I bei einem 6jährigen Jungen mit weitgehender Normalisierung des Os naviculare bei einer Kontrolle 4 Jahre später (d).

ca. 1,5 cm, um den Achillessehnenansatz genügend zu entlasten. Die Absatzerhöhung muß wegen des sonst drohenden Beckenschiefstandes stets beidseits durchgeführt werden. Mit den genannten Maßnahmen lassen sich die Beschwerden deutlich bessern, sie sind nach 6–12 Monaten vollständig verschwunden. Die aseptischen Nekrosen des Os naviculare und der Metatarsaliaköpfchen sollten im schmerzhaften Anfangsstadium mittels 4wöchiger Gipsfixation ruhiggestellt und anschließend mit einer entlastenden Einlage behandelt werden. Hat sich – oft erst nach Wachstumsabschluß – eine schmerzhafte Arthrose entwickelt, so kommt beim Morbus Köhler I unter Umständen eine Arthrodese im Talonavikulargelenk und beim Morbus Köhler II eine Resektionsarthroplastik in Frage.

Aseptische Nekrosen im Bereich der oberen Extremität

Im Bereich der oberen Extremität können aseptische Nekrosen am Akromion (Abb. 114 a–d), im Ellenbogengelenk und Handgelenksbereich auftreten. Sie sind außerordentlich selten. Am häufigsten läßt sich noch eine aseptische Nekrose am Capitulum humeri (Morbus Panner) diagnostizieren, und zwar insbesondere bei Knaben im Alter von 4–7 Jahren. Das Ellenbogengelenk wird wegen der starken Schmerzen geschont. Röntgenologisch sind am Humerusköpfchen die typischen Veränderungen der aseptischen Nekrose sichtbar.

Therapie

Therapeutisch haben sich vor allem Antiphlogistika und eine vorübergehende Ruhigstellung in einer Gipsschiene für die Dauer von 4–6 Wochen bewährt. Die aseptische Nekrose des Mondbeins (Kienböcksche Lunatummalazie) tritt vor allem im Erwachsenenalter auf und soll deshalb hier nicht näher besprochen werden.

Aseptische Nekrose an der Wirbelsäule

An der Wirbelsäule wird nicht selten eine aseptische Nekrose am Wirbelkörper (*Morbus Calvé*) diagnostiziert. Es muß jedoch darauf hingewiesen werden, daß es sich hierbei meistens um ein eosinophiles Granulom handelt, welches vor allem zum Ausschluß einer Histiozytose X einer genauen Abklärung und einer speziellen Therapie bedarf.

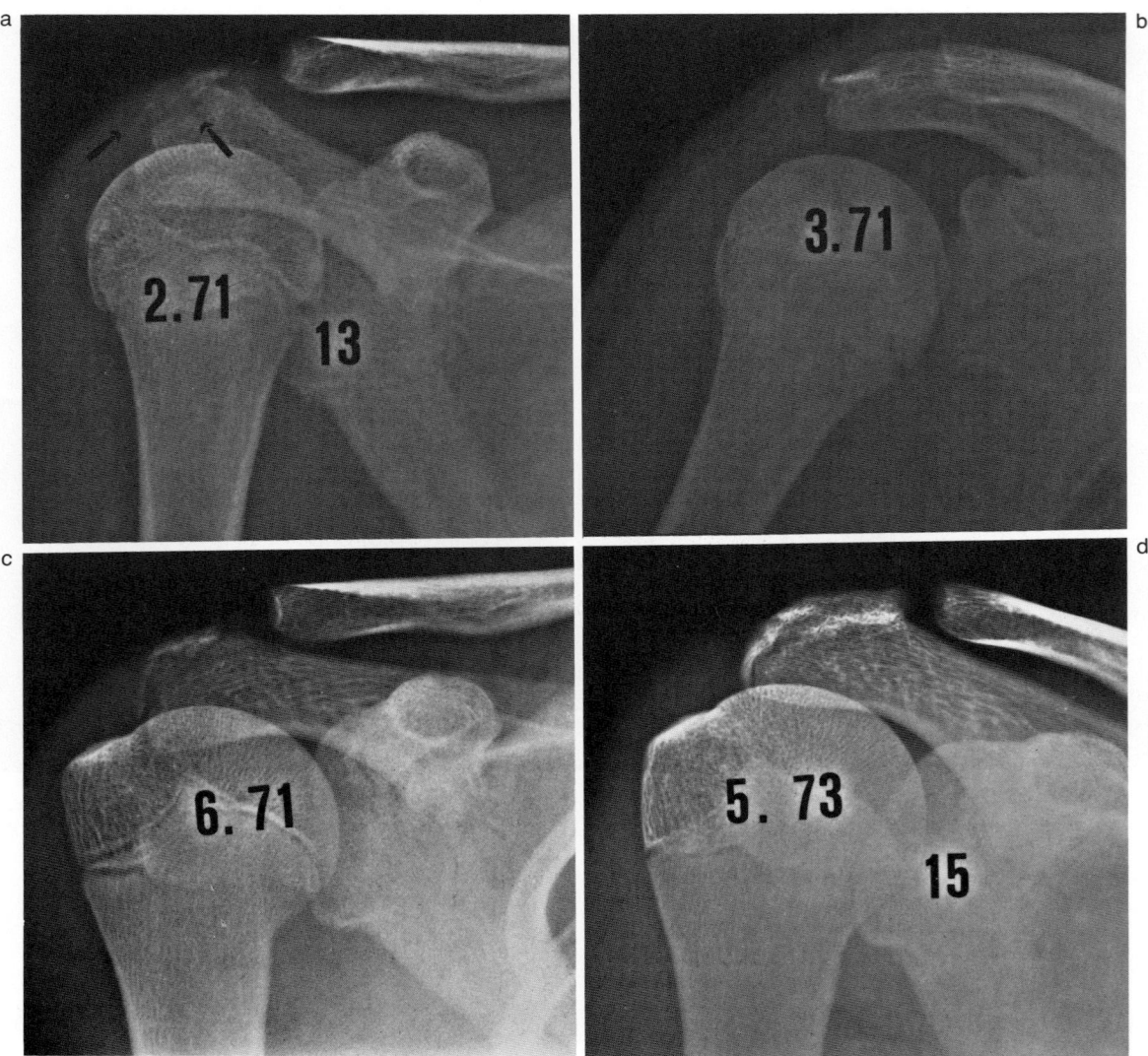

Abb. 114 a–d Aseptische Nekrose am Akromion bei einem 13jährigen Mädchen. Wegen sehr heftiger, auf Antiphlogistika resistenter Schulterschmerzen erfolgte eine einmalige Injektion mit Hydrocortison. 4 Monate später (c) Beschwerdefreiheit. Bei einer Nachuntersuchung 2½ Jahre später weitgehend normaler Aufbau des Akromion (d).

Therapie

Als lokale Therapie ist meist ein aufrichtendes Korsett nötig, um den zusammengesinterten Wirbelkörper zu entlasten und eine spätere Kyphose zu verhüten.

Literatur

Catterall, A.: The natural history of Perthes disease. J. Bone Jt. Surg. 53-B (1971) 37

Jani, L., W. Dick: Conservative or operative treatment in Perthes disease. International Orthopedics (im Druck)

Lloyd-Roberts, G. C., A. Catterall, P. B. Salamon: A controlled study of the indication for and the results of femoral osteotomy in Perthes disease. J. Bone Jt. Surg. 58-B (1976) 31

McKibbin, B., Z. Ralis: Pathological changes in a case of Perthes disease. J. Bone Jt. Surg. 56-B (1974) 438

McKibbin, B.: Recent developements in Perthes-disease. In: Recent Advances in Orthopedics, No. 2. Churchill Livingstone, London 1975 (pp. 173–195)

Otte, P.: Das Wesen der Perthes'schen Erkrankung. Verh. dtsch. orthop. Ges. 54 (1968) 156

Salter, R. B.: Experimental and clinical aspects of Perthes disease. J. Bone Jt. Surg. 48-B (1966) 393

Sanchis, M., A. Zahir, M. A. R. Freemann: The experimental simulation of Perthes disease by consecutive interruption of the blood supply to the capital femoral epiphysis on the puppy. J. Bone Jt. Surg. 55-A (1973) 335

Hüftkopfepiphysenlösung (Epiphyseolysis capitis femoris, Coxa vara adolescentium)

L. JANI

Es handelt sich bei diesem Krankheitsbild um eine Dislokation zwischen Hüftkopfepiphyse und Schenkelhals während der Pubertät.

Ätiologie

Es gibt eine Reihe von Faktoren, die an der Entstehung der Hüftkopfepiphysenlösung beteiligt sind, entweder isoliert oder sogar sich summierend. Verantwortlich für die Epiphysenlösung ist aber vor allem ein Mißverhältnis zwischen mechanischer Festigkeit und Belastung des Wachstumsknorpels, welcher infolge der anatomischen Lage der Hüftkopfepiphysenfuge in besonderem Maße Schub- und Scherkräften ausgesetzt ist. Diese mechanischen Faktoren sind bei Übergewichtigen vermehrt wirksam. Die zu Beginn der Pubertät erfolgende vermehrte Ausschüttung von somatotropem Hormon, welches zu einer Vergrößerung des Wachstumskorpels führt und damit zu dessen vorübergehender mechanischer Schwäche, ist ein physiologischer Vorgang, der aber zur Epiphysenlösung führen kann, wenn das für die Reifung und allmähliche Verknöcherung des Wachstumsknorpels verantwortliche Sexualhormon zeitlich allzusehr verspätet seine Wirkung entfaltet. So findet man nicht selten bei Patienten mit Epiphysenlösungen ein noch unterentwickeltes Genitale. Die Tatsache, daß in den Frühjahrsmonaten März bis Mai die durchschnittliche Wachstumsgeschwindigkeit doppelt so groß wie sonst ist (TANNER 1962) und daß die Epiphysenlösung bevorzugt in diesen Monaten auftritt, ordnet sich in die hormonellen Überlegungen ebenso ein wie die Erkenntnis, daß die vom Leiden häufiger betroffenen Knaben schon normalerweise einen gegenüber den Mädchen verlängerten Wachstumsschub aufweisen.

Pathologisch-anatomischer Verlauf

Die Epiphysenlösung geht im Frühstadium mit einer auch auf dem Röntgenbild sichtbaren Vergrößerung der Epiphysenfuge einher (Abb. 115 a u. b). Im Anschluß daran kann es bei plötzlicher Gewalteinwirkung, z.B. Sturz vom Fahrrad, aber auch ohne erkennbaren Anlaß zur plötzlichen totalen Lösung der Hüftkopfepiphyse nach dorsal und kaudal kommen (Epiphyseolysis capitis femoris *acuta*). Hierbei besteht die Gefahr einer Verletzung der lateralen Epiphysengefäße mit nachfolgender Kopfnekrose. Der langsame Gleitvorgang (Epiphyseolysis capitis femoris *lenta*) zieht sich dagegen über viele Monate hin und ist von reparativen Vorgängen zwischen Schenkelhals und abgeglittener Kopfepiphyse begleitet.

Symptome

Der Altersgipfel beträgt bei Mädchen 12 und bei Knaben 13 1/2 Jahre. Wir haben aber auch schon Epiphysenlösungen bei Knaben im Alter von 9 Jahren erlebt. Knaben sind doppelt so häufig betroffen wie Mädchen. In der Mehrzahl der Fälle, d. h. in etwa 60–70%, tritt das Leiden doppelseitig auf; es ist in den Frühjahrs- und Sommermonaten signifikant häufiger als im Winter. Bei der *akuten* Epiphysenlösung ist die klinische Diagnose einfach, da die Symptomatik einer Schenkelhalsfraktur entspricht. Beim *langsamen Gleiten* können die Beschwerden diskret sein. Leichte Ermüdbarkeit nach Anstrengung, Hinken, Leistenschmerzen und vor allem auch Knieschmerzen sind die ersten subjektiven Symptome. Bei der klinischen Untersuchung findet sich eine Einschränkung der Hüftgelenksbeweglichkeit, die abhängig ist von der Richtung und vom Grad der Dislokation. Da die häufigste Dislokation nach hinten unten erfolgt, ist vor allem die Innenrotation, aber auch die Beugung eingeschränkt. Bei der Bewegungsprüfung in der Sagittalebene gelingt die Beugung manchmal nur, indem das Bein gleichzeitig außenrotiert und abduziert wird (Drehmannsches Zeichen).

Röntgenologisch ist die drohende Epiphysenlösung gekennzeichnet durch eine Auflockerung und Erweiterung der Epiphysenfuge. Bei bereits eingetretener Epiphysenlösung ist auf dem a.-p. Röntgenbild eine Höhenverminderung der Femurepiphyse sichtbar und gelegentlich eine periostale Apposition am Adambogen. Die Verlängerungslinie der oberen Femurhalskontur schneidet die Kopfepiphyse nicht mehr (Abb. 116). Da die Dislokation der Femurepiphyse nach hinten oft am stärksten ist, läßt sich auf einer axialen Aufnahme die Dislokation zwischen Schenkelhals und Hüftkopf am besten sehen und kann winkelmäßig erfaßt werden.

Therapie

Die Behandlung der Epiphysenlösung sollte immer operativ sein. Bei *drohender Lösung* empfiehlt sich die Fixation der Hüftkopfepiphyse mit 3 von lateral unterhalb des Trochanter major in verschiedenen Ebenen eingebohrten Steinmann-Nägeln (s. Abb. 115). Diese 3–4 mm dicken Steinmann-Nägel beeinflussen das weitere Wachstum des Schenkelhalses weniger als Schrauben oder Nägel, welche häufig einen Verschluß der Wachstumsfuge bewirken und damit eine Verkürzung des Schenkelhalses. Da in etwa 60–70% der Fälle über kurz oder lang auch der andere Hüftkopf abgleiten wird, empfiehlt sich die prophylaktische Spickung der im Moment noch gesunden Seite.

Bei der *akuten Epiphysenlösung* versucht man so rasch wie möglich die geschlossene Reposition des Hüftkopfs durch vorsichtige Extension mit an-

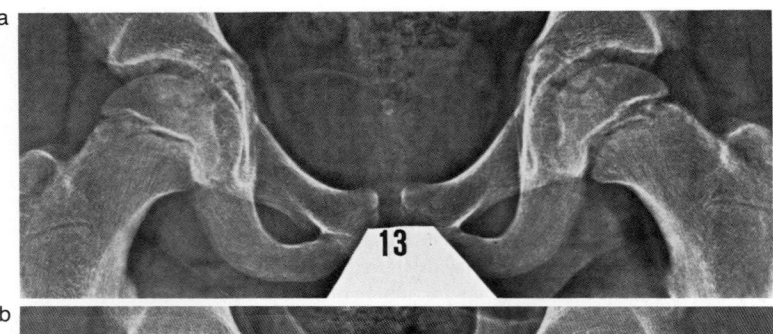

Abb. 115a u. b Epiphysenlösung.
a Drohende Epiphysenlösung links. Beachte die deutlich verbreiterte Epiphysenfuge.
b Fixation mit 3 in verschiedenen Ebenen eingebohrten Steinmann-Nägeln. Prophylaktische Spickung der rechten Seite.

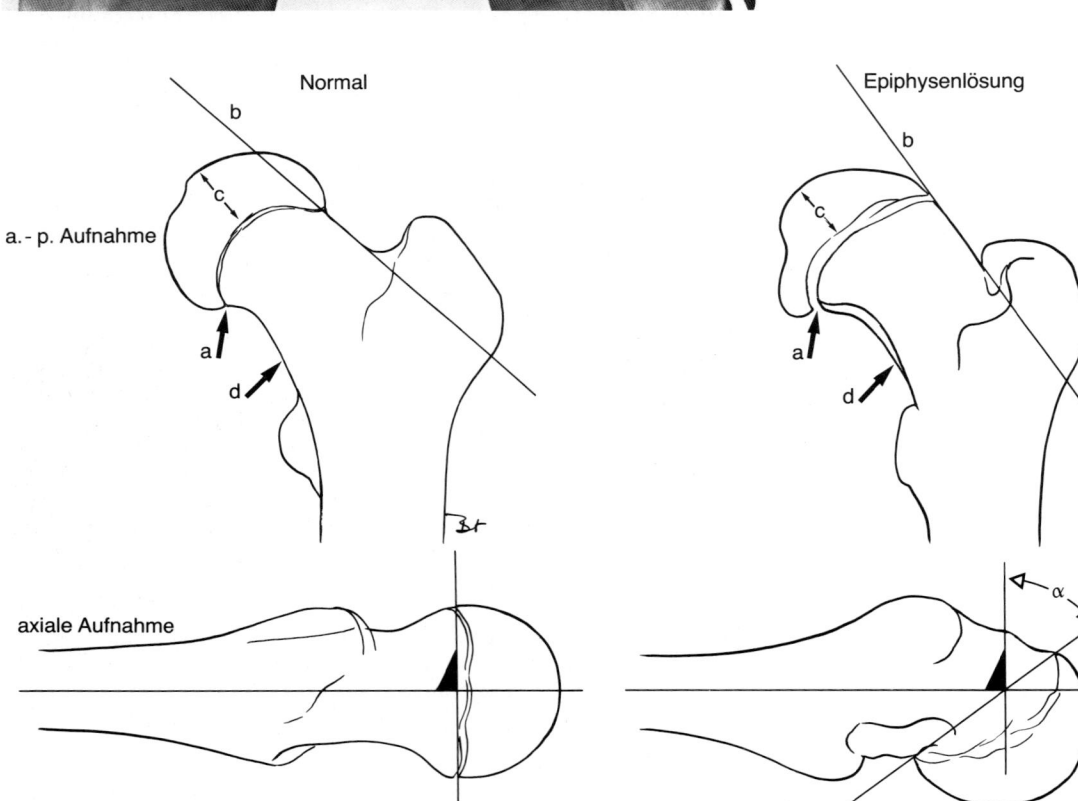

Abb. 116 Röntgenschema zur Diagnose der Epiphysenlösung. Auf der a.-p. Aufnahme sind zu beachten: Die Auflockerung und Erweiterung der Epiphysenfuge (a), die Verlängerungslinie der oberen Femurhalskontur, die die Femurkopfepiphyse nicht mehr schneidet (b), die Höhenverminderung der Femurepiphyse (c) und die periostale Apposition am Adambogen (d). Auf dem axialen Bild ist der Kippwinkel (α) zu bestimmen; es handelt sich dabei um den Winkel, der zwischen der Senkrechten zur Schenkelhalsachse und der sog. Epiphysenfugenebene gebildet wird.

Hüftkopfepiphysenlösung 11.123

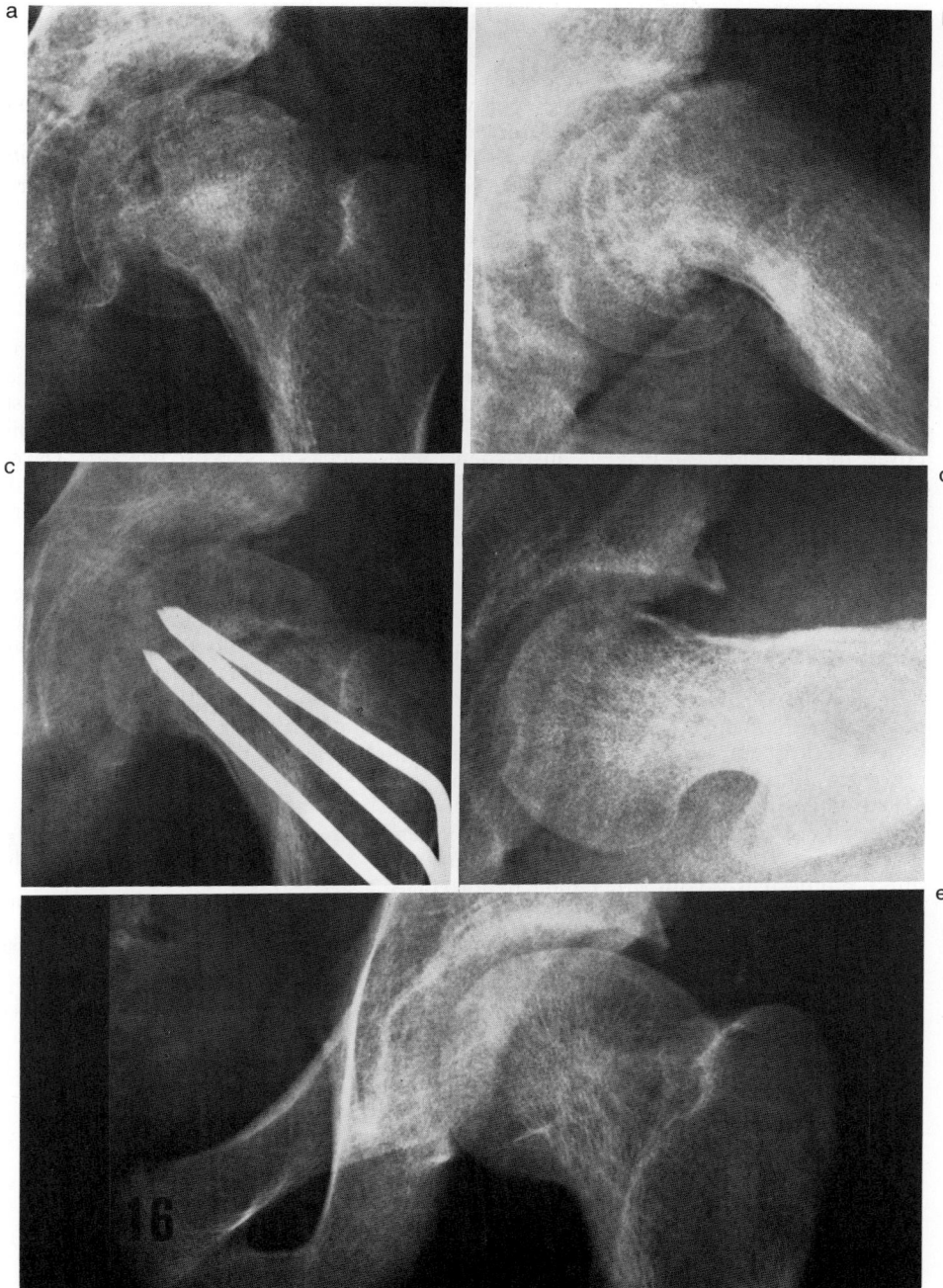

Abb. **117 a–e** Hochgradige Epiphysenlösung bei einem 13jährigen Jungen mit einem Kippwinkel von 65 Grad auf dem axialen Bild (**a** u. **b**). Subkapitale Schenkelhalsosteotomie (**c**), Fixation mit 3 Steinmann-Nägeln. 3 Jahre später, nach Wachstumsabschluß, gute Stellung und Kongruenz der Kopfepiphyse a.-p. und axial (**d** u. **e**).

schließender Abduktion, Innenrotation und Flexion; die schon vorbereitend im Schenkelhals eingebohrten Steinmann-Nägel werden nach dem Repositionsmanöver sofort in die Kopfepiphyse vorgeschoben. Das manuelle Repositionsmanöver sollte keinesfalls mit großer Gewaltanwendung erfolgen und auch nicht versucht werden, wenn das akute Ereignis bereits mehr als 2 Wochen zurückliegt; andernfalls besteht die Gefahr der Kopfnekrose infolge Verletzung der lateralen Epiphysengefäße.

Bei der *Epiphyseolysis capitis femoris lenta* hängt das operative Vorgehen vom Ausmaß der bereits eingetretenen Epiphysendislokation ab. Liegt der zwischen Schenkelhals und Kopf gemessene Winkel unter 20 Grad, so ist die Fixation der Kopfepiphyse mit 3 Steinmann-Nägeln ausreichend und verhindert ein weiteres Abgleiten. Diese relativ geringe Dislokation zwischen Hüftkopf und Schenkelhals führt, wie Untersuchungen unserer Klinik zeigten, noch nicht zur Arthrose. Stärkere Dislokationen mit einem Winkel bis zu 50 Grad lassen sich durch eine intertrochantere Korrekturosteotomie (IMHÄUSER) erfolgreich behandeln. Mittels Derotation (Innendrehung) des distalen Fragments meist um 20–30 Grad und einer zuvor auf Röntgenpausen genau errechneten Keilentnahme mit ventrolateraler Basis kann die Korrektur in 3 Ebenen durchgeführt und nach Fixation der Osteotomie mittels Winkelplatte der Hüftkopf aufgerichtet werden. Bei noch offenen Epiphysenfugen ist jedoch vorab die Fixation des Hüftkopfs durch mindestens 2 vom Trochanter major eingebohrte Steinmann-Nägel nötig.

Bei hochgradiger Dislokation mit einem Winkel über 50 Grad gelingt die Korrektur der Kopfepiphyse nur noch mittels einer subkapitalen Osteotomie am Schenkelhals. Da diese Osteotomie direkt am Ort der Deformität erfolgt, lassen sich mit ihr sehr gute Korrekturen erzielen (Abb. **117 a–e**). Die anschließende Fixation erfolgt wiederum mit 3 etwa 4 mm dicken Steinmann-Nägeln. Der große Nachteil der subkapitalen Osteotomie ist die Gefahr der postoperativen Kopfnekrose infolge Verletzung der lateralen Epiphysengefäße. Dies ist auch der Grund, warum man diese Form der Korrektur nur den schwersten Epiphysenlösungen vorbehält.

Komplikationen

Die schwerwiegendste postoperative Komplikation ist die Hüftkopfnekrose, die vor allem bei der Reposition akuter Epiphysenlösungen und bei der subkapitalen Osteotomie droht. Nach unseren Erfahrungen und auch denjenigen anderer Autoren (z. B. MÜLLER 1970) läßt sich diese Gefahr prozentual in Grenzen (etwa unter 10%) halten, wenn man bei der subkapitalen Osteotomie sehr vorsichtig operiert und die lateralen Epiphysengefäße schützt. Das gleiche gilt auch für die manuelle Reposition nach akuter Epiphysenlösung, die ebenso frühzeitig wie möglich erfolgen und ohne größere Gewaltanwendung durchgeführt werden sollte. Eine weitere Komplikation, die jedoch auch ohne vorgängige Operation entstehen kann, ist die sogenannte *Waldenströmsche Knorpelnekrose*, bei der der Gelenkknorpel der Hüftkopfepiphyse der Chondrolyse anheimfällt. Ursachen für diese schwerwiegende Komplikation, die unter Umständen zur vollständigen Versteifung des Gelenks führt, sind bis jetzt noch nicht bekannt. Zunehmende Schmerzen sowie Bewegungseinschränkungen und eine röntgenologisch zunehmende Verschmälerung des Gelenkspaltes sind die wichtigsten Zeichen. Therapeutisch haben sich uns vor allem eine intensive Bewegungstherapie mit unter Umständen mehrmaligen Mobilisationen des Gelenks in Narkose bewährt. Darüber hinaus scheint es für den Fortgang der Erkrankung nicht günstig zu sein, das Gelenk zu entlasten.

Prognose

Eine nicht behandelte oder ungenügend korrigierte Epiphysenlösung gilt im Augenblick noch als die häufigste und wichtigste Ursache sekundärer Koxarthrosen. Damit wird die Bedeutung der Frühdiagnose und Frühbehandlung mit dem Ziel einer möglichst anatomischen Reposition des Hüftkopfs unterstrichen.

Literatur

Morscher, E., L. Schuman: Bedeutung endokriner Faktoren in der Ätiologie der jugendlichen Hüftkopflösung. Orthopäde 4 (1975) 70–77

Müller, M. E.: Die hüftnahen Femurosteotomien, 2. Aufl. Thieme, Stuttgart 1970

Tanner, J. M.: Wachstum und Reifung des Menschen. Thieme, Stuttgart 1962

Waldenström, H.: On necrosis of the joint cartilage by epiphysiolysis capitis femoris. Acta chir. scand. 67 (1930) 936

Osteomyelitis

A. F. SCHÄRLI

Das Krankheitsbild der Osteomyelitis im Kindesalter hat unter dem Einfluß neuerer therapeutischer Maßnahmen eine eindrucksvolle Wandlung erfahren. Die Osteomyelitis war früher eine gefürchtete Krankheit, die häufig zum Tode führte oder mit monate- oder jahrelangem Krankenlager und schweren Organschäden einherging. Bis zur Entdeckung des Penicillins war die akute hämatogene Osteomyelitis mit einer Letalität von 10–20% (RITTER 1977), bei Neugeborenen und Säuglingen sogar mit 35–60% belastet (BLOCKEY u. WATSON 1970; HECKER u. Mitarb. 1969; RICKHAM 1970). Der Tod erfolgte unter dem klinischen Bild einer

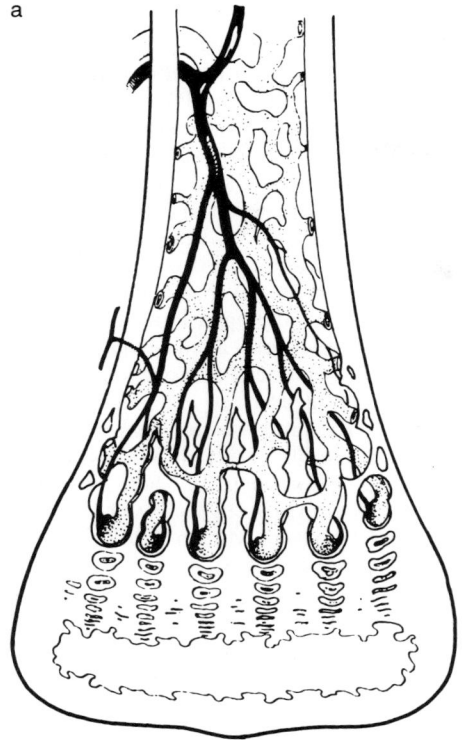
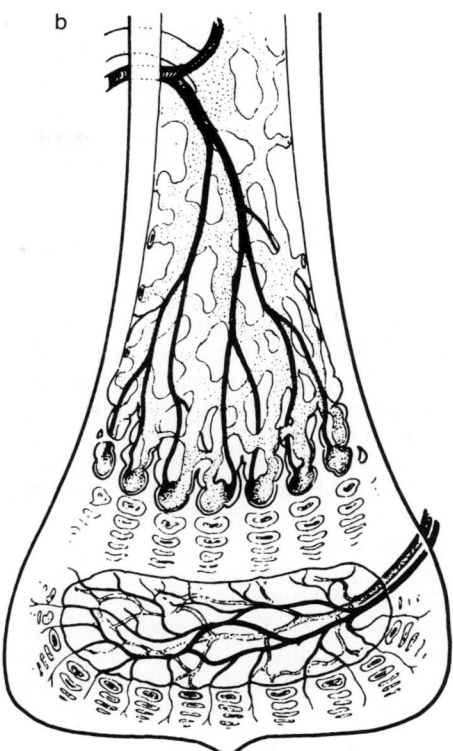

Abb. 118a u. b Blutversorgung.
a Blutversorgung beim Säugling. Gemeinsame Versorgung von Schaft und Epiphyse durch A. nutricia. Venöse Sinusoide in Epiphysennähe.

b Blutversorgung beim älteren Kind. Getrennte Strombahn für Schaft und Epiphyse. Venöse Sinusoide nur metaphysär vorhanden (nach *Weber*).

Septikämie oder durch Komplikationen. Die Überlebenden litten häufig an Defektheilungen in Knochen und Gelenken, an Epiphysenlösungen und Spontanfrakturen, gelegentlich an einer lebenslangen Knocheneiterung und Fistelung.

Die Antibiotikatherapie hat zwar eine ganz bedeutende Besserung der Überlebenschancen gebracht, dennoch sehen wir uns noch heute einer ganzen Reihe von Problemen gegenüber: Defektheilungen sind häufig. Die Erreger sind oft gegen Antibiotika resistent geworden, anstelle der akuten werden mehr subakut schleichende Verlaufsformen gesehen (HELLNER 1967; MAYER 1964; SCHÄRLI 1979). Diese Feststellungen haben bewirkt, daß die Osteomyelitisbehandlung wieder mehr zu einem Problem der Behandlung eines lokalen Prozesses geworden ist (HÜNER 1965; WEBER 1970). Als Folge davon hat sich eine sinnvolle Kombination zwischen antibiotischer Therapie und Chirurgie durchgesetzt.

Ätiologie, Pathogenese

In 85–90% der Fälle kommt als Erreger Staphylococcus aureus in Betracht (MARGET 1969; RITTER 1977). Ausgangspunkt der Infektion können Pyodermien, Furunkel, infizierte Wunden oder eine Angina bilden. Häufig wird ein Trauma als ätiologischer Faktor angeführt. Seine Bedeutung dürfte aber weit überschätzt werden. Tuberkulose und Lues sind zu seltenen Ursachen geworden. Gestiegen aber ist die Bedeutung von Salmonellen und Mykosen.

Die akute hämatogene Osteomyelitis ist eine charakteristische Affektion des wachsenden Skeletts. Sie befällt vor allem die Metaphysen langer Röhrenknochen, die sich durch besonders rege Proliferationsvorgänge in den Wachstumszonen auszeichnen. Die ersten entzündlichen Veränderungen sind deshalb immer in der juxtaepiphysären Zone der Metaphyse zu suchen.

Pathologische Anatomie

Die intraossäre Ausbreitung der akuten hämatogenen Osteomyelitis wird bestimmt durch die Gefäßversorgung des Knochens. Diese ist abhängig vom Lebensalter.

Nach den grundlegenden Untersuchungen von TRUETA (1959, 1963) erfolgt die Blutversorgung der langen Röhrenknochen und der Epiphysen bis zum 18. Lebensmonat durch metaphysäre Gefäße. Daher erreichen die Mikroorganismen im ersten Lebensjahr ungehindert die Epiphysen. Die Folgen sind Zerstörung der knorpeligen Epiphyse, der Epiphysenfuge und der Einbruch ins Gelenk. Der subperiostale Durchbruch verursacht eine sehr starke periostale Knochenneubildung (Abb. 118 a).

Mit der Entwicklung des epiphysären Knochenkerns am Ende des 2. Lebensjahres erhalten auch die Epiphysen eine eigene Blutversorgung. Die Gefäßverbindung zwischen Metaphyse und Epiphyse wird durch die knorpelige Epiphysenfuge unterbrochen (Abb. 118 b). Dadurch wird im Wachstumsalter ein Übergreifen der metaphysären Infektion auf die Epiphyse verhindert (HOLLAND u. MOHRI 1972; SIEMENMANN 1970; UEHLINGER 1970). Erst im Erwachsenenalter wird eine metaepiphysäre Gefäßverbindung wiederhergestellt, und die Infektion kann sich im gesamten Röhrenknochen bewegen.

Nach der bakteriellen Streuung bilden sich die Mikroorganismen zunächst in den postkapillären Sinusoiden, in Fugennähe und subkortikal an. Die Ausbreitung erfolgt nun im zentralen Markraum und dringt über die Haverschen und Volkmannschen Kanäle unter das Periost vor. Die Abgrenzung des Infektionsprozesses erfolgt zunächst durch entzündliches Exsudat und dann durch Leukozyten. Nach LENNERT (1965) ist der osteomyelitische Herd aus 3 Zonen aufgebaut:
− aus einer Kernzone mit nekrotischem Gewebe, Fibrin und massenhaft Leukozyten;
− aus einer Mittelzone mit Granulationsgewebe, Lymphozyten und Plasmazellen;
− aus einer Mantelzone aus fibrösem Markgewebe mit lamellärem Knochen.

Je nach Kräfteverhältnis zwischen Mikroorganismen und Infektabwehr sind diese Zonen veränderlich. In ihnen erfolgt die Infektabwehr auf unterschiedliche Art. In der Kernzone findet die Phagozytose, in der Mittelzone die lymphoplasmazelluläre Antikörperbildung statt, in der Mantelzone wird der Herd durch Fibrose mechanisch begrenzt.

Wird der Ausbreitung des fokalen Prozesses aus natürlichen oder äußeren Bedingungen nicht Einhalt geboten, bilden sich in der Kompakta Sequester, die durch Granulationsgewebe von noch lebendem Knochen demarkiert werden. Gleichzeitig setzen vom Periost aus regeneratorische Vorgänge ein. Es bilden sich Osteophyten, die die nekrotische Kompakta mantelförmig umgeben und als Totenlade bekannt sind. Die Sequester unterhalten eine chronische Eiterung mit granulierenden Fisteln, bis sie spontan ausgestoßen oder entfernt werden (chronische Osteomyelitis).

Als Komplikationen können sich eitrige Gelenksergüsse und im Schaftbereich Spontanfrakturen einstellen. Eine partielle Störung der Epiphyse führt infolge der eintretenden Wachstumsstörung zu Deformitäten. Unter der pyämischen Aussaat resultieren Hautmetastasen, Abszesse in Lunge, Leber, Niere, Meningen oder in anderen Knochen (LOUW u. SHANDLING 1961; LUZE 1964).

Symptome

Beginn. Die Erkrankung beginnt meist unvermittelt aus voller Gesundheit mit hohem Fieber, gelegentlich Schüttelfrösten, raschem Puls und intensiven Schmerzen im befallenen Knochen. Eine Schonung der betroffenen Extremität setzt ein (Pseudoparese). In schweren Fällen sind die Kinder benommen oder delirieren. Die anfangs hohe Temperatur, die zwischen 39–40 °C schwankt, nimmt intermittierenden Charakter an (BÜHLER u. STALDER 1970; HARTL 1966; WHITE u. DENNISON 1952). Besonders bei Säuglingen kann die Osteomyelitis fulminant oder mit allen Zeichen eines septischen Schocks beginnen, obwohl die lokalen Symptome noch gering sind.

Der Häufigkeit nach sind Femur und Hüfte in 30–40%, die Tibia in 30%, der Humerus in 10% und die restlichen Knochen in 20% befallen (CHAPCHAL u. WAIGAND 1971; HARTL 1966; HELLNER 1967; MARTIN u. Mitarb. 1969; MAYER 1964; MEYER u. Mitarb. 1965; RITTER 1977).

Bei der Untersuchung ist die betroffene Extremität schmerzhaft in der Bewegung, die Haut über dem Knochenherd gerötet und druckempfindlich. Das betroffene Gelenk ist aufgeschwollen und wird aktiv versteift gehalten. Später ist eine Fluktuation in der Tiefe feststellbar.

Die Laboruntersuchungen zeigen rasch eine stark erhöhte Senkungsreaktion sowie eine Leukozytose und Linksverschiebung. In weniger als der Hälfte der Fälle gelingt ein positiver Bakteriennachweis im Blut.

Röntgenbefunde. In der ersten Zeit nach Beginn der akuten hämatogenen Osteomyelitis sind im Röntgenbild keine Knochenveränderungen festzustellen. Hingegen läßt sich schon in den ersten Tagen eine, durch das entzündliche Ödem bedingte, intensivere Verschattung der knochennahen Weichteile mit Verwaschung der Muskelkonturen erkennen. Diese Veränderungen kommen besonders in der seitlichen Aufnahme der Kniegelenksregion deutlich zur Darstellung (Vergleichsaufnahmen der gesunden Gegenseite!) und sind hier für die Frühdiagnose einer Femur- oder Tibiaosteomyelitis von Bedeutung (CAPITANO u. KIRKPATRICK 1970; WICHTEL 1968).

Erst nach 10–14 Tagen erkennt man im Bereich der Metaphyse diffuse, kleinfleckige Aufhellungen, die sich diaphysenwärts ausbreiten. Nach 2–4 Wochen wird die Aufhellung mehr grobfleckig, und infolge vermehrter lokaler Knocheneinschmelzung entwickeln sich rundliche Destruktionsherde. Gleichzeitig wird die subperiostale Knochenneubildung zunächst in Form schmaler Periostsäume sichtbar. Diese im Bereich der Diaphyse auftretenden Knochenauflagerungen sind strukturlos und von der Kortikalis durch einen schmalen Aufhellungsstreifen, der einer kalkärmeren Zone entspricht, getrennt. Erst nach etwa 3–4 Monaten lassen sich im Röntgenbild Sequester in Form unregelmäßig begrenzter, kalkdichter

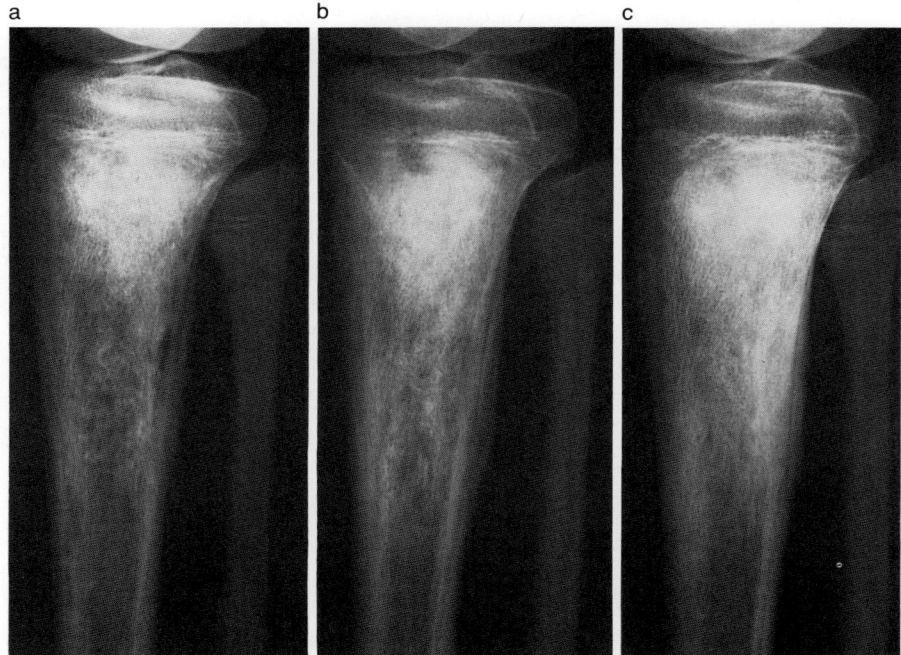

Abb. 119a–c Akute eitrige Osteomyelitis der Tibia bei 13jährigem Knaben.
a Rarefizierende Ostitis mit periostaler Reaktion über der teilweise zerstörten Kortikalis.
b Beginnende Reparation unter Antibiotika 6 Wochen später.
c Fast vollständige Normalisierung der Knochenstruktur 4 Monate nach Beginn der Erkrankung.

Schatten nachweisen, die von einer helleren Demarkationszone (Sequesterhöhle) umgeben sind. Im Bereich der lockeren Metaphyse kommt es nur zur Bildung kleinerer Knochennekrosen, die bei späteren Röntgenkontrollen zusehends kleiner werden und mit der Zeit infolge spontaner Resorption verschwinden. Die großen klassischen Sequester im Bereich der Diaphyse lassen sich röntgenologisch als aus ihrem Verbande gelöste, auffallend kalkdichte Partien der Kortikalis erkennen. Fällt die Kortikalis der ganzen Diaphyse der Nekrose anheim, so wird sie von einer zusehends breiter werdenden Osteophytenschale umschlossen. Erst viel später vereinigt sich der neugebildete periostale Knochen mit Überresten der alten Kortikalis. Röntgenologisch erscheint ein solcher Knochen verbreitert von unregelmäßiger Gestalt, und seine Struktur zeichnet sich durch eine starke Sklerosierung aus (Marmorknochen) (Abb. **119**a–c).

Szintigraphie. Technetium 99m Polyphosphat hat sich in der Frühdiagnostik der akuten hämatogenen Osteomyelitis bewährt. Technetium besitzt eine besondere Affinität an Polyphosphat oder zum unreifen Kollagen. Gebiete größeren Knochenabbaus bewirken einen verstärkten Austausch von Knochenkristallen mit Ionen der interstitiellen Flüssigkeit. Deshalb ist eine gesteigerte Technetiumaktivität bei entzündlichen Prozessen, jedoch auch bei Frakturen und Tumoren festzustellen. Ein normaler Befund schließt aber eine Osteomyelitis nicht immer aus (LETTS u. Mitarb. 1975; TRAUNER u. CONNOR 1975; TREVES u. Mitarb. 1976; TRÖGER u. Mitarb. 1977).

Vorteile der Technetiumszintigraphie liegen nebst der frühzeitigen Diagnosemöglichkeit in der genauen Lokalisation des Abszeßgeschehens. Eine Punktion oder eine Knocheneröffnung wird dadurch erleichtert. Da Technetium rasch über die Nieren ausgeschieden wird, kann der Verlauf oder Erfolg einer Behandlung mit einer erneuten Untersuchung direkt verfolgt werden.

Punktion. 80–90% der Osteomyelitiden werden durch koagulasepositive Staphylokokken, 5–15% durch Streptokokken und etwa 5% durch seltenere Keime ausgelöst (Haemophilus influenzae, Pneumokokken, E. coli, Salmonellen, Proteus usw.) (CHAPCHAL u. WAIGAND 1971; HARTL 1966; HECKER u. Mitarb. 1969; MARGET 1969; SCHÄRLI 1979). Unter vermehrtem Antibiotikagebrauch erscheinen auch mykotische Infekte.

Einteilung verschiedener Osteomyelitisverlaufsformen

Je nach Infektionsmodus, nach Virulenz der Erreger und Resistenz des Organismus ändern sich die klinische Äußerung und der Verlauf einer Osteomyelitis (RITTER 1977; SCHÄRLI 1979). Es lassen sich daher unterscheiden:

Hämatogene Osteomyelitis:
– Akut-hämatogene Osteomyelitis (Säuglingsform, juvenile Form, Erwachsenenform);
– subakut-hämatogene Osteomyelitis;
– chronisch-hämatogene Osteomyelitis (sequestrierende [sekundäre] Osteomyelitis, Brodie-Abszeß, plasmozelluläre Osteomyelitis, sklerosierende Osteomyelitis Garré).

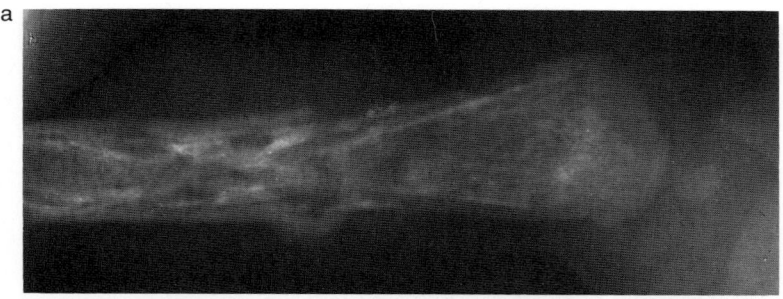
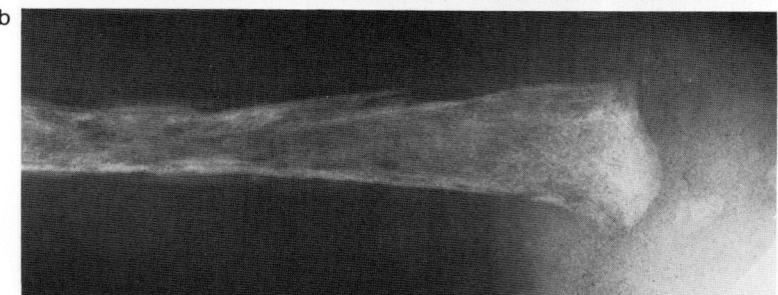
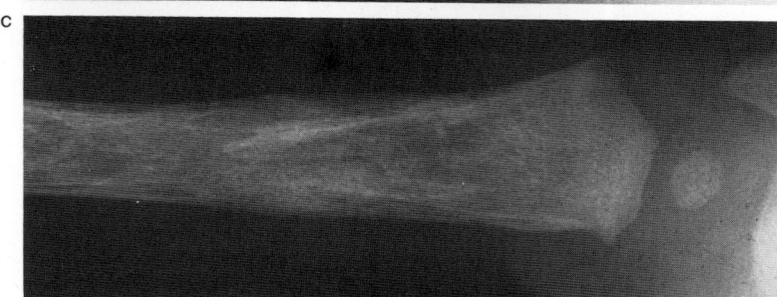

Abb. **120 a–c** Eitrige Osteomyelitis des Humerus bei 3½ Monate altem Säugling mit gleichzeitigem Lungenabszeß.
a Ausgedehnte Zerstörung der dünnen Kortikalis mit Infraktion.
b u. **c** Rasche Abheilung unter Antibiotika. Beachte die Normalisierung der Knochenstruktur unter Einbau der nekrotischen Kortikalis.

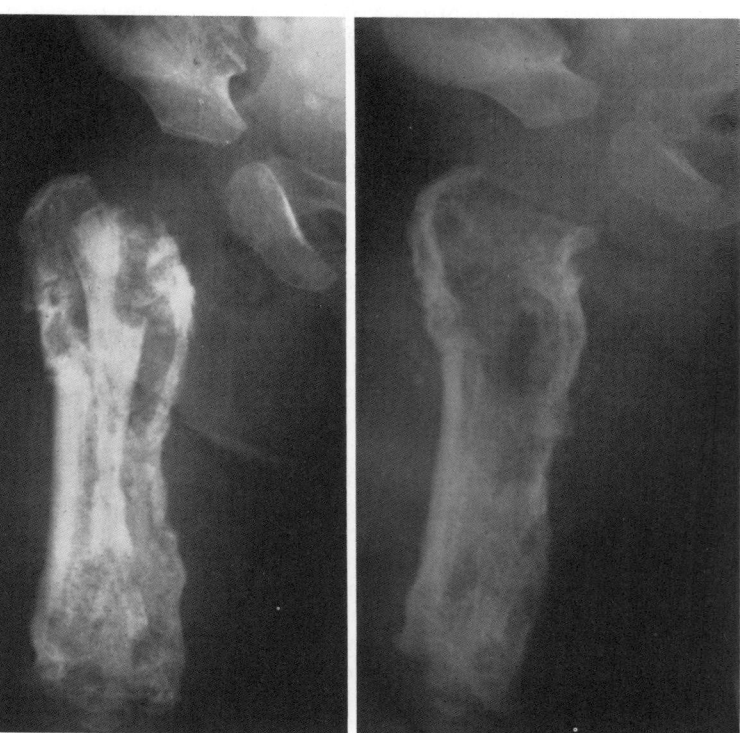

Abb. **121 a** u. **b** Schwere Form der Säuglingsosteomyelitis.
a Totenlade mit Totalsequester des rechten Femurs und Nekrose des knorpeligen Femurkopfes.
b Status nach Sequestrektomie.

Ätiologische Sonderformen:
- Tuberkulose,
- BCG-Osteomyelitis,
- Lues,
- Salmonellosen,
- Brucellosen,
- Viren.

Hämatogene Osteomyelitis

Akut-hämatogene Osteomyelitis

Nach pathologisch-anatomischen und klinischen Gesichtspunkten ist der Verlauf der akuten Osteomyelitis in den einzelnen Lebensabschnitten verschieden.

Säuglingsosteomyelitis (bis zum 18. Monat)

Verlauf. Bei der Säuglingsosteomyelitis sind häufige Vorkrankheiten nachzuweisen. Im Vordergrund stehen Nabelinfektionen und entzündliche Erkrankungen der oberen Luftwege.
Besonders in der Neugeborenenperiode kann die Krankheit fulminant verlaufen. Innerhalb 2 Stunden werden Zeichen eines septischen Schocks lebensbedrohlich (HARTL 1966; HECKER u. Mitarb. 1969; MAYER 1962; RITTER 1977). Bei der häufigeren akuten Form sind die Zeichen zwar septisch, der Verlauf aber weniger dramatisch. Die Säuglingsosteomyelitis ist charakterisiert durch einen metaphysären Infektionsherd, der bald ins Gelenk einbricht und zu einer raschen septischen Arthritis führt. Einem zweiten Ausbildungsweg folgend entstehen subperiostale Abszesse und eine Periostabhebung (Abb. 120 a–c). Charakteristisch ist die außerordentlich starke subperiostale Knochenneubildung (Abb. 121 a u. b). Das Empyem des Gelenks kann besonders im Hüftgelenk eine Empyemluxation zur Folge haben. Der Knochenkern der Epiphyse wird ebenso wie der Epiphysenknorpel zerstört werden. Auf eine Schädigung der Fuge folgt gelegentlich eine Epiphysenlösung. Die Diaphyse wird dagegen seltener befallen. Deshalb finden sich Kortikalissequester selten. Kleinere Sequester werden rasch resorbiert.
Die schwersten Komplikationen laufen am Hüftgelenk ab (HECKER u. Mitarb. 1969; LOUW u. SHANDLING 1961), wo unter der Belastung durch Empyem und Subluxation die Pfanne sich ausweitet und schließlich ebenfalls von der Entzündung ergriffen wird. Unter dem Druck des Femurkopfs entsteht eine Pfannenwanderung. Der Schenkelhals deformiert sich zu einer Coxa vara.
Die Spätfolgen nach Epiphysiolyse, Fugen- und Kopfzerstörung und Pfannenwanderung sind eine erhebliche Verkürzung des Oberschenkels und eine Arthrose des Hüftgelenks (Abb. 123).

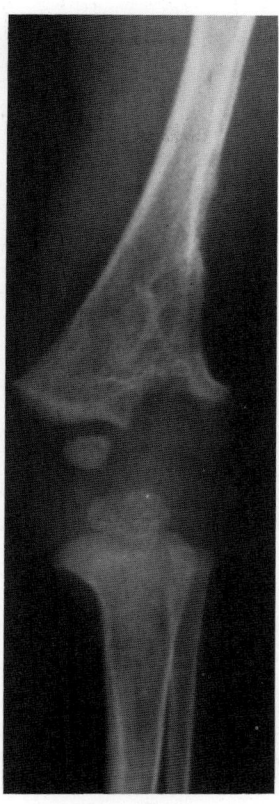

Abb. 122 Osteomyelitis des linken Femurs mit Zerstörung des Condylus lateralis und Pyarthros des Kniegelenks.

Juvenile akute Osteomyelitis

Sie umfaßt den Zeitraum zwischen dem 2. Lebensjahr und dem Schluß der Epiphysenfugen. Von der besonderen Gefäßversorgung ist der Verlauf geprägt.
Verlauf. Zunächst kommt es zu einzelnen eitrigen Entzündungsherden in der Metaphyse und zu Thrombosierung der A. nutricia. Im venösen Gebiet breitet sich das Entzündungsödem bis unter das Periost aus und hebt dieses ab. Damit entfällt die Ernährung der Kortikalis. Große von Eiter umgebene Kortikalissequester sind in diesem Alter typisch. Die Knochenneubildung vom abgehobenen Periost führt zur Totenlade (SIEMENMANN 1970; UEHLINGER 1970). Wegen der Gefäßbarriere an der Fuge ist mindestens zunächst weder eine Schädigung der Wachstumszone noch der Epiphyse oder des Gelenks vorhanden. Die vermehrte Vaskularisation der Epiphysenfuge hat aber einen Wachstumsschub zur Folge.
Symptome. Klinisch zeigt der Allgemeinbefund das Bild einer schweren Infektion mit Krankheitsgefühl, Fieber und Frösteln (BÜHLER u. STALDER 1970; CONTZEN 1968; DICK u. Mitarb. 1975; HALL u. SILVERSTEIN 1963). In der befallenen Extremität bestehen Schmerzen, erhöhte Temperaturen, Hautrötung und Druckempfindlichkeit (subperiostaler Abszeß!). Neben den pathologischen, hämatologischen Befunden sind besonders die

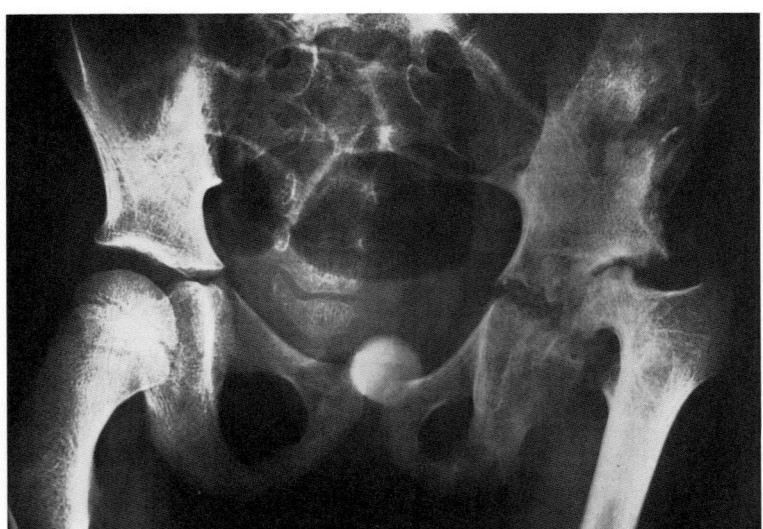

Abb. **123** Spätstadium einer akuten Schenkelhalsosteomyelitis mit Zerstörung des Femurkopfes bei 6jährigem Knaben.

Szintigraphie und die direkte Punktion diagnostisch. Kleinere Destruktionsherde lassen sich später durch die tomographische Untersuchung lokalisieren. Periostale Knochenneubildungen und Sequestrierungen sind Spätbefunde der Erkrankung.

Akut-hämatogene Osteomyelitis des Erwachsenen

Die Osteomyelitis des Erwachsenen ist viel seltener als beim Kind. Wegen Epiphysenverschlusses ist die direkte Blutversorgung wiederhergestellt und damit die Infektion des Gelenkkopfs und des Gelenks begünstigt. Subperiostale Abszesse sind selten, da das dünne Periost bald einreißt und die Entstehung einer Weichteilinfektion und Fistelung begünstigt. Dafür stirbt die Kortikalis nicht ab. Sequester und Totenlade entstehen nicht. Die Infektion breitet sich aber als Markphlegmone aus (CHAPCHAL u. WAIGAND 1971).

Therapie

Der Erfolg in der Behandlung einer Osteomyelitis hängt entscheidend vom Zeitpunkt des Therapiebeginns ab. Zu fordern sind:
- Die Abklärung und Behandlung muß stationär erfolgen.
- Zeichen einer Sepsis bedingen spezifische Maßnahmen: Elektrolyt- und Plasmainfusionen, Bluttransfusion, Analgetika und Antipyretika und je nach Schwere Cortison.
- Die erkrankte Extremität wird strikte ruhiggestellt (Braunsche Schiene, Gipsschiene).
- Antibiotische Therapie.

Antibiotika sind schon bei Verdacht auf Osteomyelitis in wirksamer Dosis einzusetzen. Erfolgt diese Behandlung binnen 72 Stunden nach Krankheitsbeginn, so sind die Aussichten für eine konservative Heilung beinahe 80%. Verwendet werden zunächst Penicillin G in hoher Dosierung (BELL 1968; MARTIN u. Mitarb. 1969; WALTER u. HEILMEYER 1969), evtl. in Kombination mit einem Oxacillinpräparat. Die intravenöse Behandlung wird je nach klinischem Verlauf, aber während mindestens 10 Tagen fortgesetzt. Eine Umstellung der Therapie ist erst nach Erhalt der Keimempfindlichkeit aus dem Punktat oder der Blutkultur vorzunehmen. Nach 2 Wochen stellen wir auf eine orale Behandlung mit Cephalosporinen (60 mg/kg), Lincomycin (60 mg/kg) (LINZENMEIER u. Mitarb. 1968; STIEBER u. SIEVERT 1969; UEBELHÖR u. RUIDISCH 1967) oder Clindamycin (30 mg/kg) (FEIGIN 1975; MARGET 1969; STIEBER u. SIEVERT 1969; UEBELHÖR u. RUIDISCH 1967; WALTER u. HEILMEYER 1969) um. Diese Medikation wird über 1–2 Monate fortgesetzt (MEYER u. Mitarb. 1965; MODDE 1970).

Chirurgische Therapie. Der konservativen Behandlung mit Ruhigstellung und Antibiotika sind Grenzen gesetzt. Diese sind durch das Antibiotikum selbst und Lokalisation des Prozesses begründet.

Operationsindikation wegen Versagens der antibiotischen Wirkung (RITTER 1977):
- Die bakterizide Wirkung ist ineffizient, wenn die Dosierung niedrig oder die Resistenz der Keime zu hoch ist.
- Bei chronischen, subakuten oder abgekapselten Prozessen wird kein genügender Antibiotikaspiegel »im Herd« erzielt.
- 3 Tage nach Krankheitsbeginn sind die zuführenden Gefäße bereits thrombosiert und die Antibiotika beinahe unwirksam.

Operationsindikation aus Gründen der Osteomyelitis:
- Ergibt sich bei der Punktion, bei der röntgenologischen oder szintigraphischen Untersuchung ein subperiostaler Abszeß, muß unbedingt eine operative Eröffnung, Kürettage und Drainage erfolgen (BRYSON u. MANDELL 1964; EVANS u. DAVIES 1969; FLACH 1970). Bei intraossären Prozessen führen wir regelmäßig eine 10–14tägige Dauerspülung (BRUNBIC u. Mitarb. 1970; HERTEL u. ALBRECHT 1968; KUNZE u. KRÄMER 1969; MARGET 1969; MODDE 1970; SCHÄRLI 1979; TAYLOR u. MANDSLAY 1970; WILLENEGGER u. ROTH 1962) mit einer Bacitracin- oder Nebacetinlösung durch.
- Bei jeder septischen Arthritis oder Subluxation des Gelenkkopfs wird das Gelenk fenestriert, gespült und drainiert.
- Jeder szintigraphisch dargestellte lokalisierte Prozeß wird eröffnet, biopsiert und dauergespült.
- Sequestrationen, Fistelungen, Totenladen bedingen immer eine Eröffnung der Markhöhle und das Anlegen einer Spüldrainage.
- Eine operative Entlastung und Drainage führen wir ebenfalls durch, wenn seit dem Krankheitsbeginn mehr als 72 Stunden zurückliegen.

Allgemein ist festzuhalten, daß eine chirurgische Therapie um so dringlicher indiziert ist, je größer die Gefahr für eine Destruktion von Knochen, Wachstumsfuge oder Gelenk ist. Deshalb wird man sich im Zweifel oder bei sehr jungen Kindern leichter zur Operation entschließen. Die Vorzüge der lokalen antibiotischen Therapie liegen vor allem darin, daß weitere Konzentrationen im Infektionsgebiet als auf dem Blutwege erreicht werden.

Prognose
Unter einer sinnvollen Therapie mit Antibiotika und Operation darf in 90% der Fälle (FLACH 1970; HECKER u. Mitarb. 1969) mit einer rezidivfreien Heilung gerechnet werden. Defektheilungen sind ausnahmslos auf Fälle mit spätem Behandlungsbeginn beschränkt. Bei der Säuglingsosteomyelitis betrifft dies besonders Schädigungen der Wachstumsfuge und des Gelenkknorpels (v. TORKLUS u. GRESSMANN 1965). Bei der juvenilen Form sind es Achsenabweichungen und Längendifferenzen (CHAPCHAL u. WAIGAND 1971).

Subakut-hämatogene Osteomyelitis
Es ist ungeklärt, weshalb eine ossäre Infektion bei einem Kind einen fulminanten, bei einem anderen einen leichten Verlauf nimmt. Verantwortlich für einen subakuten Verlauf mögen die reduzierte Virulenz der Erreger, die erhöhte Resistenz des Patienten oder eine vorgängige Antibiotikaeinnahme sein (GLEDHILL 1973; SEASON u. MILLER 1976). Ein Gleichgewicht zwischen bakterieller Virulenz und körperlicher Resistenz ist darin zu sehen, daß eine lokale Entzündung zwar besteht, ohne daß Zeichen einer allgemeinen Septikämie erscheinen.

Symptome
Klinisch beginnen die Schmerzen an einer Extremität schleichend und persistieren über Monate. Bei der Untersuchung ist eine lokale Druckempfindlichkeit mit leichter Weichteilschwellung, evtl. gar eine Schonungsatrophie der Muskulatur vorhanden. Der Allgemeinzustand des Patienten ist gut, die Temperatur höchstens leicht erhöht. Die Blutsenkungsreaktion zeigt nur einen geringen Anstieg, und die Leukozyten sind normal.

Im Röntgenbild kann eine lokale Rarefizierung der Knochensubstanz mit geringer Knochen- und Periostreaktion gesehen werden (CAPITANO u. KIRKPATRICK 1970; GIEDION u. Mitarb. 1972). Der Prozeß ist nur schwer von einem Tumor abzugrenzen. Szintigraphie oder Tomographie helfen diagnostisch nicht immer weiter. Daher ist eine Punktion oder operative Eröffnung für Biopsie und bakterielle Kultur oft nicht zu umgehen.

Therapie
Die Kürettage und Immobilisation im Verein mit lokaler und allgemeiner Antibiotikatherapie, die gegen koagulase-positive Staphylokokken wirksam sind, bedeutet gleichzeitig die adäquate Behandlung.

Chronisch-hämatogene Osteomyelitis
Sequestrierende Osteomyelitis
Eine akut-hämatogene Osteomyelitis kann übergehen in eine schleichende, chronische Verlaufsform. Der Knochen ist sklerotisch verdickt, darin liegen Nekrosebezirke, Sequester und Granulationsgewebe. Der Markraum ist teilweise obliteriert. Häufig sind Fistelbildungen, aus denen ständig oder intervallweise Eiter und Knochensequester entfernt werden (UEHLINGER 1970). Vor dem Aufbruch einer neuen Fistel treten Schwellung, Rötung oder Schmerzhaftigkeit der Haut und Weichteile auf (Abb. 124).

Therapie. Wegen der Knochensklerose, Gefäßarmut und Abszeßbildung sind allgemeine Antibiotikagaben unwirksam. Das einzige Verfahren mit Aussicht auf Erfolg besteht in der breiten Eröffnung des gesamten Markraums mit vollständiger Entfernung von Sequestern und Granulationsgewebe und einer langdauernden Spüldrainage, wie sie auch bei der akuten hämatogenen Osteomyelitis durchgeführt wird. Größere Defekte müssen mit autologer Spongiosa aufgefüllt oder mit gut durchbluteter Muskulatur überdeckt werden (KRISTEN u. SALZER 1969).

11.132 Knochen und Gelenke

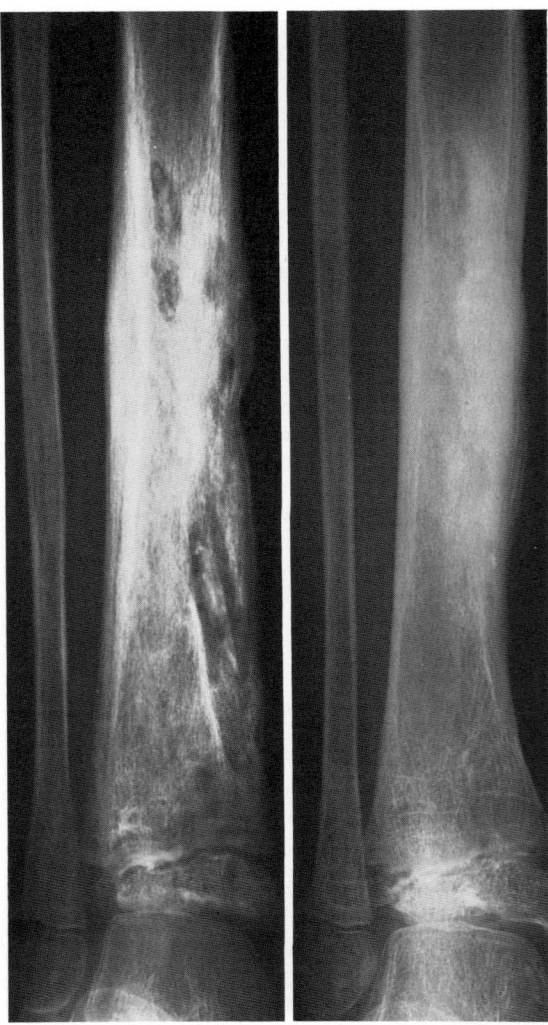

Abb. 124 Chronische Osteomyelitis mit multiplen Sequestern. Heilung unter Antibiotika nach Sequestrotomie.

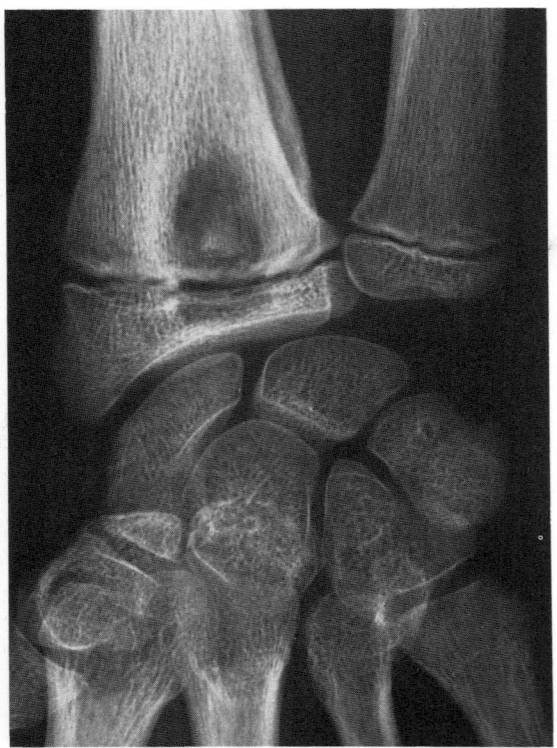

Abb. 125 Brodie-Abszeß mit kleinem Sequester in der distalen Radiusmetaphyse (14jähriger Knabe).

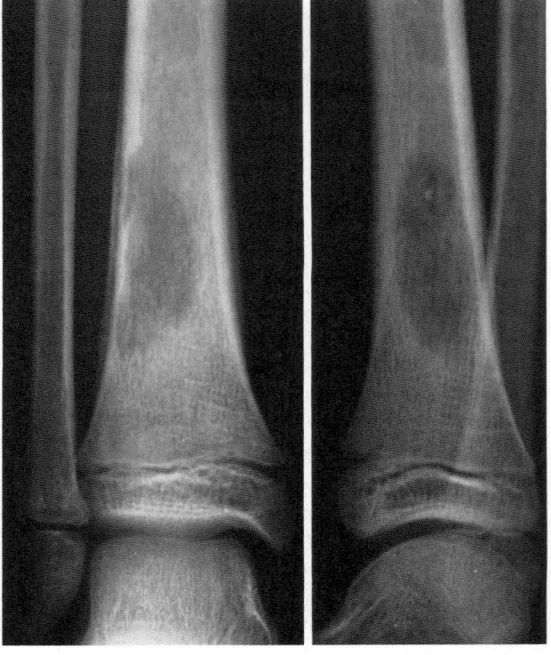

Abb. 126 Osteomyelitis albuminosa der Tibia mit kleinem Sequester und geringer periostaler Reaktion (3jähriger Knabe).

Brodie-Abszeß

Bei geringer Virulenz der Keime entwickelt sich infolge rascher Lokalisation des Entzündungsprozesses in der Spongiosa der Metaphyse der Brodie-Abszeß (CHAPCHAL u. WAIGAND 1971). Die klinischen Erscheinungen sind gering, außer gelegentlichen, nächtlichen Schmerzen. Das Röntgenbild ergibt einen rundlichen, scharf begrenzten Aufhellungsherd, der von einer sklerotischen Randzone umgeben ist. Gelegentlich liegt ein kleiner Sequester in der Höhle (Abb. 125). Eine periostale Reaktion fehlt meistens.

Die Lieblingslokalisation des Brodie-Abszesses ist die proximale und distale Tibiametaphyse oder die distale Radiusmetaphyse. Bei Kindern wird der Brodie-Abszeß auch in der Epiphyse beobachtet. Spontanheilungen sind möglich, doch besteht die Therapie der Wahl in der operativen Ausräumung des Abszesses und Ausstopfung mit Spongiosa.

Plasmozelluläre Osteomyelitis

Das Kräfteverhältnis zwischen der Intensität der Infektion (Staphylokokken) und der Abwehr des Körpers kann besonders unter Mithilfe der Antibiotika eine Änderung erfahren, so daß eine plasmozelluläre Osteomyelitis resultiert. Hauptlokalisation sind die Metaphysen langer Röhrenknochen (Tibia, Fibula, Femur) (EXNER 1970; HERZOG u. LOHER 1969; UEHLINGER 1970). Die plasmozelluläre Knocheninfiltration führt zu umschriebener Osteolyse ohne Periostreaktion (Abb. 126). Diese Verlaufsform ist für das spätere Kindesalter charakteristisch.

Da das Bild einem Ewing-Sarkom gleicht, kann die Diagnose nur durch eine Probebiopsie gestellt werden.

Sklerosierende Osteomyelitis Garré

Bei dieser seltenen Variante der primär chronischen Osteomyelitis kommt es weder zu Abszeßbildungen noch zu größeren Sequesterbildungen, sondern schleichend zu einer Markfibrose, die in eine Osteosklerose übergeht (UEHLINGER 1970). Wegen des Schichtbaus des osteomyelitischen Herdes, der in den Diaphysen langer Röhrenknochen vorkommt, ist die Differentialdiagnose zu einem Ewing-Sarkom nur durch die Biopsie zu stellen.

Ätiologische Sonderformen der Osteomyelitis

Eine Reihe von Mikroorganismen stellen ätiologische Sonderformen der Osteomyelitis dar. Dazu gehören:
- Tuberkulose,
- BCG-Osteomyelitis,
- Lues,
- Brucellosen,
- Salmonellosen,
- virale Osteomyelitis.

Tuberkulose

Die Gelenk- und Knochentuberkulose, die früher im Kindes- und Adoleszenzalter gefürchtet war, ist beinahe vollständig verschwunden. Bei Nichtgeimpften kann eine postprimäre Streuung in erster Linie in die Wirbelsäule, in die kleinen Röhrenknochen von Hand und Fuß und in den Knochen-Gelenk-Bereich von Hüften, Knien, Ellenbogen und Fuß erfolgen (BRUNBIC u. Mitarb. 1970; SIEMENMANN 1970). Nach diesem Ausbreitungsmodus unterscheidet man zwischen einer
- Knochentuberkulose, insbesondere Spondylitis tuberculosa,
- Gelenkstuberkulose mit primärem Befall der Synovia,
- Knochentuberkulose mit Übergreifen auf ein Gelenk.

Symptome

Nach der Implantation von Tbc-Bakterien im Knochen erscheint eine akute entzündliche Reaktion. In anderen Fällen bleibt die Aussaat zunächst stumm, bis durch ein Trauma oder andere lokale Störung die Infektion aktiviert wird. Der Befall der Gelenke führt zu Auftreibung, Schmerzhaftigkeit, Bewegungseinschränkung gefolgt von einer Muskelatrophie der betroffenen Extremität.

Diagnose

Dafür bedarf es der genauen Anamnese, gezielter Laboruntersuchungen (Blutsenkungsreaktion, Blutbild, Tuberkulintest, Elektrophorese) sowie der röntgenologischen Abklärung. Die tuberkulöse Knochendestruktion geht ohne oder mit Randsklerose einher und wird von einer weit über den Herd hinausreichenden Porose begleitet (Abb. 127). Eine metaepiphysäre Ausbreitung und Destruktion beider Knochenanteile ist möglich. Die endgültige Diagnose wird am ehesten durch Kultur des Aspirates und durch Probebiopsie gestellt werden.

Therapie

Da es sich bei der Knochen- und Gelenktuberkulose um eine Manifestation einer Allgemeinerkrankung handelt, ist die Behandlung auf beide Ziele auszurichten.

Allgemeinmaßnahmen bezwecken die Verbesserung des körperlichen Zustands. Die wirksamste tuberkulostatische Therapie der Knochentuberkulose besteht in Isonicotinsäurehydrazid (INH), Paraaminosalicylsäure (PAS) oder Thiosemicarbazol, evtl. in Kombination mit Streptomycin.

Daneben sind bei synovialer Gelenkstuberkulose oder bei Knochentuberkulose mit Gelenkbeteiligung lokale Tuberkulostatika (Streptomycin) und Spüldrainagen notwendig. Wie bei der akuten hämatogenen Osteomyelitis werden auch hier Knochenherde, operativ ausgeräumt und mit Spongiosaplomben gefüllt.

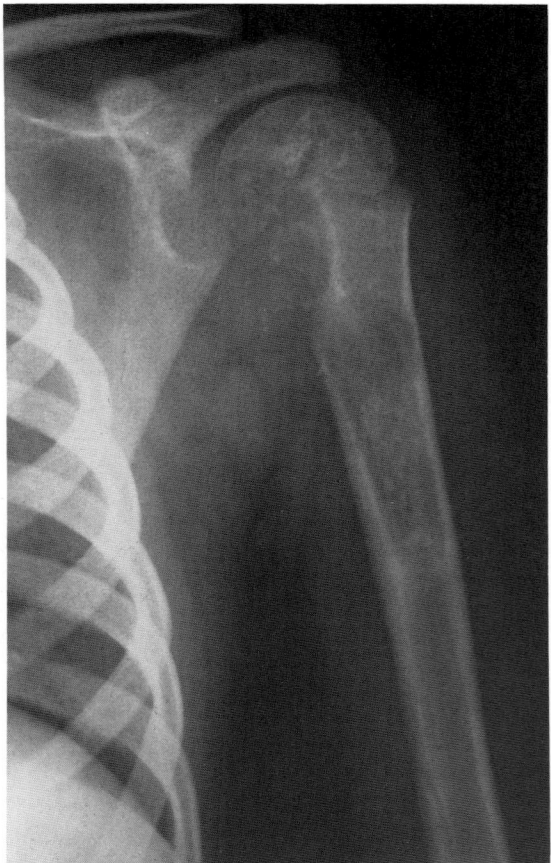

Abb. 127 Knochen-Gelenks-Tuberkulose mit metaepiphysärer Osteolyse und massiver Weichteilschwellung (6jähriger Knabe).

BCG-Osteomyelitis

Seit 1950 sind besonders in skandinavischen Ländern Knocheninfektionen in einem Zeitraum von 5 Monaten bis 5 Jahren nach BCG-Impfung mitgeteilt worden (BERGDAHL u. Mitarb. 1976; CASTRUP u. Mitarb. 1978). Im Unterschied zur unspezifischen, hämatogenen Osteomyelitis ist die Verlaufsform aber benigne. Eine Temperatursteigerung, Leukozytose und höhere Blutsenkungswerte fehlen. Bevorzugt werden die Metaphysen der Röhrenknochen, in denen ein osteolytischer Herd sich breitmacht. Die Umgebungsreaktion ist gering. Die Diagnose wird aufgrund der histologischen Veränderungen mit den typischen Koagulationsnekrosen (Epitheloidzellen und Riesenzellen) gestellt. Ein Kulturnachweis gelingt nur selten.

Therapie

Sie besteht in der operativen Ausräumung des Herdes und einer Ruhigstellung der Extremität für 4–8 Wochen. Während 6 Monaten wird eine tuberkulostatische Therapie durchgeführt.
Wachstumsstörungen nach Ausheilungen sind bisher nicht beobachtet worden.

Lues der Knochen und Gelenke

Die kongenitale Syphilis äußert sich in einer Osteochondritis, die zunächst eine trophische Knochenstörung darstellt. In den ersten Lebensmonaten erscheint zudem eine ossifizierende Periostitis (SIEMENMANN 1970) und eine gummöse Osteomyelitis der Metaphysen.
Die juvenile Syphilis ist ein Frührezidiv im 3. bis 6. Lebensjahr. Auch hier besteht eine Periostitis und evtl. eine Gummabildung.

Therapie

Sie ist ausschließlich antibiotisch-antiluetisch.

Brucellosen

Infektionen mit Erregern des Morbus Bang können einer Osteomyelitis ähneln. Die Hauptlokalisation ist aber die Wirbelsäule (SIEMENMANN 1970). Gegenüber der eitrigen Osteomyelitis besteht nicht so sehr eine eitrige Einschmelzung als eine Sklerose und Vernarbung. Der Nachweis gelingt durch die Komplementbindungsreaktion.

Salmonellosen

Während es früher schien, daß besonders Patienten mit Sichelzellanämie anfälliger für Salmonellenosteomyelitis seien, konnten wir in den letzten Jahren wiederholt Infektionen im Schulter- und Hüftbereich bei kleinen Säuglingen nachweisen. Die Klinik und der röntgenologische Befund und Verlauf unterscheiden sich von einer akuten Staphylokokkenosteomyelitis in keiner Weise (EBRAHIM u. GRECH 1966). Bei der Punktion oder Gelenkfenestrierung fällt der wäßrig klare Eiter auf, der aus Gelenk- und Knochenabszeß stammt.

Therapie

Sie wird allgemein antibiotisch und lokal durch Spüldrainage durchgeführt. Bei frühzeitigem Behandlungsbeginn ist die Prognose günstig.

Virale Osteomyelitis

Eine seltene Osteomyelitisform ist nach Impfungen gegen Pocken oder mit einem schweren Varicellenverlauf möglich (COCHRAN u. Mitarb. 1963; JAFFARI u. HUSSAIN 1969).

Literatur

Bell, S. M.: Oral penicillins in the treatment of chronic staphylococcal osteomyelitis. Lancet 1968/II, 295
Bergdahl, S., M. Fellander, B. Robertson: BCG-Osteomyelitis. Experience in the Stockholm region over the years 1961–1974. J. Bone Jt. Surg. 58-B (1976) 212
Blockey, N. J., J. T. Watson: Acute osteomyelitis in children. J. Bone Jt. Surg. 52-B (1970) 77
Brunbic, S., D. Zegarac, R. Lukac: La tuberculose ostéoarticulaire chez les enfants. Chir. Pédiat. 19 (1970) 93
Bryson, A. F., B. B. Mandell: Primary closure after operative treatment of gross chronic osteomyelitis. Lancet 1964/I, 1179
Bühler, U. K., G. Stalder: Die Osteomyelitis aus der Sicht des Pädiaters. Z. Kinderchir. 8, Suppl. (1970) 48
Capitano, M. A., J. A. Kirkpatrick: Early observations in acute osteomyelitis. Amer. J. Roentgenol. 108 (1970) 488

Castrup, H. J., K. Fucks, U. G. Lenard: BCG-Osteomyelitis. Z. Kinderchir. 23 (1978) 309

Chapchal, G., D. Waigand: Orthopädische Therapie. Thieme, Stuttgart 1971

Cochran, W., J. H. Connolly, I. D. Thompson: Bone involvement after vaccination against smallpox. Brit. med. J. 1963/II, 285

Contzen, H.: Die akute hämatogene Osteomyelitis im Kindesalter. Frühdiagnose – Verlauf – Therapie. Chir. Praxis 12 (1968) 469

Dick, V. Q., J. D. Nelson, K. D. Haltalin: Osteomyelitis in infants and children. Amer. J. Dis. Child. 129 (1975) 1273

Ebrahim, G. J., P. Grech: Salmonella osteomyelitis in infants. J. Bone Jt. Surg. 48-B (1966) 350

Evans, G. M., D. M. Davies: The treatment of chronic osteomyelitis by saucersation and secondary skin grafting. J. Bone Jt. Surg. 51-B (1969) 454

Exner, U.: Die plasmazelluläre Osteomyelitis. Langenbecks Arch. Chir. 326 (1970) 165

Feigin, R. D.: Clindamycin treatment of osteomyelitis and septic arthritis in children. Pediatrics 55 (1975) 213

Flach, A.: Osteomyelitis aus der Sicht des Kinderchirurgen. Z. Kinderchir. 8, Suppl. (1970) 54

Giedion, A.: Weichteilveränderungen und radiologische Frühdiagnose der akuten Osteomyelitis im Kindesalter. Fortschr. Röntgenstr. 93 (1960) 455

Giedion, A.: Radiologische Aspekte der akuten hämatogenen Osteomyelitis im Kindesalter. Z. Kinderchir. 8, Suppl. (1970) 36

Giedion, A., W. Holthusen, L. F. Masel, D. Vischer: Subacute and chronic »symmetrical« osteomyelitis. Ann. Radiol. 15 (1972) 329

Gledhill, R. B.: Subacute osteomyelitis in children. Clin. Orthop. 96 (1973) 57

Hall, J. E., E. A. Silverstein: Acute hematogenous osteomyelitis. Pediatrics 31 (1963) 1033

Hartl, H.: Akute hämatogene Osteomyelitis. Bakteriologie und Therapie im Kindesalter. Chir. Praxis 10 (1966) 289

Hecker, W. C., H. Schuster, R. Buchholz: Analyse und Behandlungsergebnisse bei 329 Fällen von akuter und chronischer Osteomyelitis im Kindesalter aus der Vorantibiotika- und Antibiotikaära. Z. Kinderchir. 7 (1969) 534

Hellner, H.: Die hämatogene Osteomyelitis. Z. Allgemeinmed. 43 (1967) 45

Hertel, E., R. Albrecht: Die Dauerspüldrainage. Z. Orthop. 104 (1968) 104

Herzog, B., E. Loher: Die plasmazelluläre Osteomyelitis. Z. Kinderchir. 7 (1969) 670

Holland, C., N. Mohri: Zur Pathogenese der akuten hämatogenen Osteomyelitis. Z. Orthop. 110 (1972) 629

Hüner, H.: Die Bedeutung der unspezifischen Resistenz und ihrer Steigerung in der Ätiologie der akuten hämatogenen Osteomyelitis. Langenbecks Arch. klin. Chir. 309 (1965) 83

Jaffari, A. M. H., H. Hussain: Osteomyelitis variolosa. J. Indiana med. Ass. 53 (1969) 191

Kristen, H., M. Salzer: Die Behandlung der osteomyelitischen Knochenhöhlen. Arch. orthop. Unfall-Chir. 65 (1969) 327

Kunze, H., D. Krämer: Antibiotisch-enzymatische Lokalbehandlung der chronischen Osteomyelitis. Med. Klin. 64 (1969) 1608

Lennert, K.: Pathologische Anatomie der Osteomyelitis. Verh. dtsch. orthop. Ges. 51 (1965) 27

Letts, R. M., A. Afifi, J. B. Sutherland: Technetium bone scanning as an aid in the diagnosis of atypical acute osteomyelitis in children. Surg. Gynec. Obstet. 140 (1975) 899

Linzenmeier, G., P. Schäfer, H. Volk, M. Gatos: Bestimmung der Konzentration von Lincomycin in chronisch entzündetem Knochen und Weichteilgewebe des Menschen. Arzneimittel-Forsch. 18 (1968) 204

Louw, J. H., B. Shandling: Acute haematogenous osteomyelitis with special reference to osteitis of the neck of the femur. Arch. Dis. Childh. 36 (1961) 117

Luze, H.: Die akute hämatogene Osteomyelitis im Kindesalter. Hippokrates (Stuttg.) 35 (1964) 57

Marget, W.: Untersuchungen zur Anwendung des 7-Chlor-7-desoxylinchomycin in der Kinderheilkunde. Arzneimittel-Forsch. 19 (1969) 1003

Martin, L. W., W. A. Altemeier, P. M. Reyes: Infections in pediatric surgery. Pediat. Clin. N. Amer. 16 (1969) 736

Mayer, J. B.: Die Osteomyelitis im Säuglings- und Kindesalter. Mschr. Kinderheilk. 110 (1962) 229

Mayer, J. B.: Die Osteomyelitis im Säuglings- und Kleinkindesalter. Mschr. Kinderheilk. 112 (1964) 153

Meyer, T. L., A. B. Kielger, W. S. Smith: Antibiotic management of staphylococcic osteomyelitis with particular reference to antibiotic-resistent infections. J. Bone Jt. Surg. 47-A (1965) 285

Modde, H.: Die Osteomyelitis aus klinisch-mikrobiologischer Sicht. Z. Kinderchir. 8, Suppl. (1970) 26

Rickham, P. P.: Osteomyelitis in the pre-antibiotic era. Z. Kinderchir. 8, Suppl. (1970) 5

Ritter, G.: Die Therapie der Osteomyelitis im Kindesalter heute. Wien. med. Wschr. 127 (1977) 10

Schärli, A. F.: Akute hämatogene Osteomyelitis. In Bachmann, K.-D., H. Ewerbeck, G. Joppich, E. Kleinauer, E. Rossi, G. Stalder: Pädiatrie in Praxis und Klinik, Bd. II. Thieme/Fischer, Stuttgart 1979 (S. 15.92–15.95)

Season, E. H., P. R. Miller: Primary subacute pyogenic osteomyelitis in long bones of children. J. pediat. Surg. 2 (1976) 347

Siemenmann, R.: Die Osteomyelitis aus der Sicht des Pathologen. Z. Kinderchir. 8, Suppl. (1970) 10

Stieber, K. H., R. Sievert: Erfahrungen mit Lincomycin in der Chirurgie. Arzneimittel-Forsch. 19 (1969) 769

Taylor, A. R., R. H. Madnslay: Instillation – suction technique in chronic osteomyelitis. J. Bone Jt. Surg. 52-B (1970) 88

von Torklus, D., G. Gressmann: Spätfolgen der Säuglingsosteomyelitis der Hüfte. Arch. orthop. Unfall-Chir. 57 (1965) 671

Trauner, D. A., J. D. Connor: Radioactiv scanning in diagnosis of acute sacroiliac osteomyelitis. J. Pediat. 87 (1975) 751

Treves, S., J. Kettry, F. H. Broker et al.: Osteomyelitis early scintigraphic detection in children. Pediatrics 57 (1976) 173

Tröger, J., D. Eissner, K. Hahn, J. Gehler: Die szintigraphische Früherfassung der Osteomyelitis des Kindes. Chir. Praxis 23 (1977/8) 349

Trueta, J.: The three types of acute haematogenous osteomyelitis. A clinical and vascular study. J. Bone Jt. Surg. 41-B (1959) 671

Trueta, J.: Die drei Typen der akuten hämatogenen Osteomyelitis. Schweiz. med. Wschr. 93 (1963) 306

Ueberlhör, A., M. H. Ruidisch: Erfahrungen mit Lincomycin. Fortschr. Med. 85 (1967) 703

Uehlinger, E.: Die pathologische Anatomie der hämatogenen Osteomyelitits. Chirurg 41 (1970) 193

Walter, A. M., L. Heilmeyer: Antibiotika-Fibel, 3.Aufl. Thieme, Stuttgart 1969; 4. Aufl. 1975

Weber, B. G.: Die Osteomyelitis aus der Sicht des Orthopäden. Z. Kinderchir. 8, Suppl. (1970) 61

White, M., W. M. Dennison: Acute haematogenous osteitis in childhood. A review of 212 cases. J. Bone Jt. Surg. 34-B (1952) 608

Wichtel, O.: Frühe Röntgenzeichen der akuten Osteomyelitis im Kindesalter. Wien. klin. Wschr. 80 (1968) 552

Willenegger, H., W. Roth: Die antibiotische Spüldrainage chirurgischer Infektionen. Dtsch. med. Wschr. 30 (1962) 1485

Knochenzysten und Knochentumoren

R. Morger und R. Gysler

Durch enge Zusammenarbeit von *Kinderchirurgie, Pädiatrie, Onkologie, Radiologie* und *Pathologie* gelang es, auf dem Gebiet der Diagnose und Therapie der Knochentumoren in den letzten Jahren Fortschritte zu erzielen. Durch die Einführung der zytostatischen und Immunotherapie in den Behandlungsplan der Knochengeschwülste sind wir in ein neues Zeitalter eingetreten. Erfolge und Mißerfolge dieser neuen Behandlungsmethoden können nur ermessen werden, wenn eine sorgfältige Dokumentation der bisherigen Behandlungsergebnisse vorgelegt werden kann.

Bei der Durchsicht der Literatur findet sich eine große Zahl von Einteilungsschemata für die Knochentumoren, welche als Grundlage entweder klinische oder pathologisch-anatomische Gesichtspunkte verwenden. Am meisten wird heute die Einteilung benutzt, welche das Differenzierungsgewebe berücksichtigt. Den nachfolgenden Ausführungen wird die von Betzler modifizierte WHO-Klassifikation aus dem Jahre 1972 zugrunde gelegt (Tab. 1).

Diese Klassifikation basiert vorwiegend auf den histologischen Kriterien. Sie teilt die Haupttypen der primären Knochentumoren nach Kriterien der Knochen- oder Knorpelbildung ein und berücksichtigt Riesenzell-, Knochenmarks-, vaskuläre, sonstige Bindegewebs-, nichtklassifizierbare Tumoren und tumorähnliche Veränderungen. Gleichzeitig ist bei dieser Einteilung die Dignität dieser Geschwülste angegeben. Wie wir heute wissen, gibt es jedoch zwischen den benignen und malignen Knochentumoren eine intermediäre

Tabelle 1 Primäre Knochentumoren (WHO-Klassifikation 1972, modifiziert nach *Betzler*)

Differenzierungsgewebe	Tumorform		
	benigne	semimaligne	maligne
Knochen	Osteom		Osteosarkom (osteogenes Sarkom)
	Osteoidosteom und benignes Osteoblastom		Juxtakortikales Osteosarkom (parosteales Osteosarkom)
Knorpel	Chondrom (Enchondrom)	Chondromyxoidfibrom	Chondrosarkom
	Osteochondrom (osteokartilaginäre Exostose)		Juxtakortikales Chondrosarkom
	Chondroblastom (benignes, epiphysäres Chondroblastom)		Mesenchymales Chondrosarkom
		Riesenzelltumor (Osteoklastom)	
Knochenmark			Ewing-Sarkom, malignes Nicht-Hodgkin-Lymphom, Plasmozytom (Myelom)
Gefäße (vaskulär)	Hämangiom	Hämangioendotheliom	Angiosarkom
	Lymphangiom	Hämangioperizytom	
	Glomustumor (Glomangiom)		
Sonstiges Bindegewebe	Desmoplastisches Fibrom		Fibrosarkom
	Lipom		Liposarkom
			Malignes Mesenchymom
			Undifferenziertes Sarkom
Andere Tumoren	Neurilemmom (Schwannom, Neurinom)		Chondrom
	Lipom		»Adamantinom« der langen Röhrenknochen

Gruppe. In der angelsächsischen Literatur wird die Bezeichnung »Sarcomas of Low-grade malignancy« benutzt, im Deutschen der Ausdruck »semimaligne«. Die beiden Begriffe decken sich nur teilweise.

Low-grade malignancy:
— langsames Wachstum,
— sehr späte Metastasierung.

Semimaligner Tumor:
— lokal invasives und destruktives Wachstum,
— Neigung zu Rezidiven,
— keine Metastasierung.

Nach ZOLLINGER (1946) sind die semimalignen Sarkome durch ein lokal invasives und destruktives Wachstum charakterisiert. Sie neigen zu Rezidiven, metastasieren jedoch nicht. Die Intervalle gestalten sich von Fall zu Fall unterschiedlich, sie können Wochen, Monate oder Jahre betragen. Der Ausdruck »Low-grade malignancy« beschreibt einen Tumor mit langsamem Wachstum und einer sehr späten Metastasierung. Nach UEHLINGER können folgende Knochentumoren als semimaligne bezeichnet werden:
— der Riesenzelltumor,
— das chondromyxoide Knochenfibrom,
— die zentralen und epiexostotischen Chondrome des Beckens. Für das paraossale Osteom ist eher der Ausdruck »Low-grade malignancy« zutreffend.

Neben diesen Formen der primären Knochentumoren erscheint es wichtig, auf die Gruppe der sekundär malignen Knochentumoren hinzuweisen, welche aber nicht die Tumormetastasen (metastasierende Karzinome) beinhalten. Der Ausdruck »sekundär maligne Knochentumoren« bedeutet nach UEHLINGER eine sarkomatöse Entartung eines primär gutartigen Knochentumors bzw. einer gutartigen Knochenerkrankung. Die Transformation wird durch eine Bestrahlung gefördert, und zwar wahrscheinlich durch eine Beschleunigung des normalen »Zell-turnovers« des Knochengewebes.

In der Literatur finden sich folgende Beispiele einer derartigen sarkomatösen Entartung von zunächst benignen Knochenerkrankungen:
— aneurysmatische Knochenzyste,
— solitäre Knochenzyste,
— chronische Osteitis,
— Morbus Paget,
— metaphysäre Knocheninfarkte.

Epidemiologie, Ätiologie

Nach den bisher vorliegenden epidemiologischen Untersuchungen läßt sich kein signifikanter Unterschied bezüglich der Geschlechtsverteilung feststellen, jedoch zeigt sich, daß bei den Osteosarkomen und Chondrosarkomen eine leichte Prävalenz der männlichen Bevölkerung nachweisbar ist, während die weibliche Bevölkerung in einem etwas häufigeren Maße an Riesenzelltumoren erkrankt.

Es gibt auch keinen Hinweis, daß Infektionen, familiäre Prädisposition, endokrine Störungen oder Vitaminmangel als ätiologische Faktoren eine Rolle spielen. Nur radioaktive Bestrahlung ist, wie schon erwähnt, als ätiologischer Faktor in Betracht zu ziehen.

Metastasierung. Die Metastasierung der malignen Knochentumoren geschieht schon sehr früh und vorwiegend hämatogen mit einer bevorzugten Lokalisation in die Lunge. Der regionäre Lymphknotenbefall ist nicht die Regel, er wird jedoch in gewissen Fällen, wie z.B. bei einem Tumorbefall des Oberarms, beobachtet.

Diagnose

Die klinische Symptomatik eines Knochentumors (Tab. 2) ist weitgehend unspezifisch. Schmerz, Bewegungseinschränkung, lokalisierte Entzündungszeichen, wie Schwellung und lokale Überwärmung, sind unspezifisch und können ebensogut fehlen.

Tabelle 2 Klinische Symptomatik eines Knochentumors

Weitgehend unspezifisch	Schmerzen
	Bewegungseinschränkung
	Lokale Entzündungszeichen
	Schwellung, Überwärmung

In der Tab. 3 sind die diagnostischen Maßnahmen bei Verdacht auf einen Knochentumor und ihre Wertigkeit aufgeführt.

Tabelle 3 Diagnostische Maßnahmen bei Verdacht auf Knochentumoren

Obligat	Röntgen
	Probeexzision
	Laboruntersuchung
Fakultativ	Tomographie
	Angiographie
	Szintigraphie

Die Röntgenuntersuchung ist unerläßlich. Sie kann häufig nicht nur die Existenz des Tumors nachweisen, sondern bietet zusätzlich die Möglichkeit, zumindest eine Verdachtsdiagnose zu stellen. Es gibt Knochentumoren, die röntgenologisch bereits mit Sicherheit klassifiziert werden können, insbesondere wenn zugleich ihre Lokalisation in Betracht gezogen wird.

Laboruntersuchungen sind nur in Ausnahmefällen diagnostisch relevant, wie z.B. bei der Diagnose eines Plasmozytoms, geben aber oft Hinweise auf Malignität und dienen als Verlaufskontrollen.

Bei Vorliegen des geringsten Verdachts auf einen malignen Tumor sollten weitere Zusatzuntersuchungen herangezogen werden, wie z.B. die Tomographie zur besseren Beurteilung der Knochenfeinstruktur, die Angiographie zur Beurteilung der Ausdehnung des Tumors innerhalb und außerhalb des Knochens sowie die Skelettszintigraphie.

Da die definitive Diagnose eines Knochentumors eine histomorphologische Diagnose ist, spielt die Biopsie eines verdächtigen Knochenbezirks in der Diagnostik der Knochentumoren die entscheidende Rolle. In diesem Zusammenhang soll darauf hingewiesen werden, daß der Biopsietechnik eine große Bedeutung beizumessen ist: Das Biopsiematerial sollte nicht nur aus dem Zentrum, sondern auch aus den Tumorrändern gewonnen werden. An der Extremität soll der Eingriff in Blutleere vorgenommen werden.

Röntgendiagnostik primärer Knochentumoren

Oft ist die erste diagnostische Station eines Patienten mit Knochentumor das Röntgeninstitut. Ihm wird der Patient entweder zur Klärung festgestellter Weichteilschwellungen oder geklagter Schmerzen überwiesen. Häufig erfolgt die Überweisung auch zum Ausschluß einer Fraktur. Der Röntgenologe wird versuchen, die im Röntgenbild sichtbaren Knochenveränderungen einzuordnen. Hierbei ergibt sich aber die Schwierigkeit, daß verschiedene Knochentumoren und tumorvortäuschende Knochenveränderungen röntgenologisch fast gleichartig aussehen. Eine Differenzierung ist dann nur möglich, wenn *Lokalisation, Alter, Anamnese, Verlauf, klinische Parameter* sowie *Laborwerte* in die diagnostischen Überlegungen miteinbezogen werden. Anhand von 6 tabellarischen Zusammenstellungen (Tab. 4–9) soll versucht werden, die Einordnung der verschiedenen Knochentumoren

Tabelle 4 Röntgenleitsymptom: Umschriebener Substanzdefekt mit Auftreibung des Knochens

Scharf begrenzt	Altersgipfel
Riesenzelltumor	3.–5. Dekade
Chondrom	2.–5. Dekade
Nichtossifizierendes Fibrom	2. Dekade
Aneurysmatische Knochenzyste	1.–2. Dekade
Solitäre Knochenzyste	1.–2. Dekade
Osteolyse bei Hyperparathyreoidismus, sog. brauner Tumor	3.–6. Dekade
Fibröse Dysplasie	1.–2. Dekade
Hämangiom	3.< 5.> 7. Dekade
Benignes Chondroblastom	2. Dekade
Chondromyxoidfibrom	2.–3. Dekade
Synovialom, sog. Adamantinom der langen Röhrenknochen	2.–3. Dekade

Tabelle 5 Röntgenleitsymptom: Umschriebener Substanzdefekt mit Auftreibung des Knochens

Unscharf begrenzt	Altersgipfel
Plasmozytom	5.–7. Dekade
Ewing-Sarkom	1.< 2.> 3. Dekade
Maligner Riesenzelltumor	4.–6. Dekade

Tabelle 6 Röntgenleitsymptom: Fleckige Knochendestruktion mit periostaler Knochenneubildung

	Altersgipfel
Osteosarkom	2.>3. Dekade
Primäres und sekundäres Chondrosarkom	4.–6. Dekade
Malignes Nicht-Hodgkin-Lymphom	3.< 6.> 7. Dekade
Ewing-Sarkom	1.< 2.> 3. Dekade
Fibrosarkom	2.–6. Dekade
Chronische Osteitis	kein

Tabelle 7 Röntgenleitsymptom: Parossale Knochenneubildung

Benignes Osteochondrom	2. Dekade
Sekundäres Chondrosarkom	4.–6. Dekade
Parossales (juxtakortikales) Osteosarkom	3.–4.>5. Dekade
Reaktive Ossifikation	kein

Tabelle 8 Röntgenleitsymptom: Umschriebene Knochenverdichtung

	Altersgipfel
Osteoblastische Metastase	4.<Dekade
Osteom	kein
Osteoidosteom	2.–3. Dekade
Knocheninfarkt	kein
Sklerosierende Osteomyelitis	2.–4. Dekade

Tabelle 9 Röntgenleitsymptom: Umschriebener rundlicher oder ovaler Substanzdefekt ohne Knochenneubildung

		Altersgipfel
Scharf begrenzt mit Sklerosesaum	Histiozytosis X	2.>3. Dekade
	Epidermoidzyste	kein
	Lipom	1.–2. Dekade
	Neurilemmom	2.–3. Dekade
Unscharf begrenzt ohne Sklerosesaum	Osteolytische Metastase	5. Dekade
	Plasmozytom	5.–7. Dekade
	Chordom	4.< 5.–6.> 7. Dekade
	Ewing-Sarkom	1.<2.> 3. Dekade

zu erleichtern. Die Tabellen werden durch Angaben zu Häufigkeit, Lokalisation und Prädilektionsalter ergänzt. In den Aufstellungen sollen die verschiedenen Knochentumoren und tumorvortäuschenden Knochenprozesse nach Röntgenleitsymptomen geordnet und zusammengefaßt werden. Als röntgenologisches Zeichen eines benignen Geschehens kann im allgemeinen eine scharfe Abgrenzung der Veränderung gegenüber dem gesunden Knochen gewertet werden. Die angiographische Untersuchung ergibt zusätzliche Information zur Abgrenzung des malignen Prozesses gegenüber dem benignen. Es soll aber ausdrücklich darauf hingewiesen werden, daß die röntgenologische

Aussage benigner oder maligner Prozeß nur cum grano salis gemacht werden kann; denn Röntgensymptome erlauben keinen Einblick in die Charakteristik des Zellpols des Tumors.

Szintigraphische Diagnostik der Knochentumoren

Die Knochenszintigraphie hat in den letzten Jahren zunehmende klinische Bedeutung erlangt. Sie wird heute routinemäßig bei der Diagnostik von Knochenerkrankungen eingesetzt. Für diese Entwicklung waren 2 Faktoren von entscheidender Bedeutung:
- Seit 1972 stehen für die Knochenszintigraphie mit den 99 mTc-Phosphat-Komplexen in hohem Maße geeignete Tracersubstanzen zur Verfügung.
- Mit dem Einsatz von γ-Kamera-Systemen, die in allen nuklearmedizinischen Abteilungen mittlerer und großer Kliniken vorhanden sind, läßt sich die Knochenszintigraphie auch technisch in voll befriedigender Form durchführen. Als optimal ist z. Zt. das System der Großfeldkamera mit Ganzkörperzusatz zu nennen, mit dem in kurzer Zeit das gesamte Knochensystem in einer Abbildung dargestellt wird.

Die Knochenszintigraphie erlaubt weder die Differentialdiagnose der verschiedenen Knochentumoren noch eine sichere Abgrenzung zwischen entzündlichen, degenerativen oder tumorösen Veränderungen. Insofern ist die Szintigraphie der Röntgenuntersuchung weit unterlegen. Der Vorteil der Knochenszintigraphie liegt in der Möglichkeit einer Frühdiagnostik von ossären Veränderungen, insbesondere von Knochenmetastasen, von frischen und reaktiven Osteomyelitiden und Knochennekrosen. Bei überschlägiger Abschätzung der Angaben in der Literatur kann man davon ausgehen, daß durch die Knochenszintigraphie schon im Frühstadium etwa 80–90% der Metastasen erkannt werden, während zum gleichen Zeitpunkt die Röntgendiagnostik lediglich 60% der Metastasen erfaßt. In weniger als 3% finden sich falschnegative Szintigramme bei röntgenologisch nachweisbaren Osteolysen. Sie treten bei Patienten mit fortgeschrittenem Tumorleiden auf, deren Knochengewebe gegen das Metastasenwachstum nicht mehr reagiert.

Therapie

Chirurgische Behandlung von Knochentumoren

Die chirurgische Behandlung von Knochentumoren erfaßt die gesamte Palette rekonstruktiv-plastischer Maßnahmen am Skelettsystem. Der Wiederaufbau breiter Resektionsdefekte mit oder ohne Gelenkbeteiligung macht es nicht selten notwendig, das chirurgische Vorgehen improvisierend dem Einzelfall anzupassen. Schwieriger als diese technischen Probleme ist jedoch die Entscheidung, welcher Tumor welche Radikalität erfordert und rechtfertigt. Dies macht die enge Zusammenarbeit des Chirurgen mit dem Pathologen, dem Onkologen und dem Radiologen zur Voraussetzung einer im individuellen Fall optimalen Therapie. Hierbei muß dieses Team in Anbetracht der raschen Weiterentwicklung empfohlener Chemotherapie das eigene Vorgehen am aktuellen Stand neuer, aber aufgrund von Fallzahl und Beobachtungsdauer bereits repräsentativer Therapiemaßnahmen orientieren.

Pädiatrisch-internistische Therapie von malignen Knochentumoren und Metastasen

Die kurze Besprechung des Krankheitsbildes beim Osteosarkom sollte die Breite der klinisch-onkologischen Denkansätze und Maßnahmen darstellen. Diese reichen von der stadiengerechten, zurückhaltenden, Nebenwirkungen vermeidenden zytostatischen Therapie bis zur aggressiven, alle Nebenwirkungen in Kauf nehmenden Behandlung der Sarkome. Der klinische Onkologe, in Zusammenarbeit mit dem Chirurgen und dem Strahlentherapeuten, faßt unter Einsatz einer maximalen zytostatischen Therapie eine Heilung als Therapieziel ins Auge. Für alle geschilderten Bemühungen bilden die Ergebnisse der klinischen Grundlagenforschung die Basis. Wie in den anderen Bereichen der Onkologie tritt auch bei den osteogenen Tumoren die Notwendigkeit eines kooperativen Vorgehens klar zutage, indem klinische Grundlagenforschung, Chirurgie, Strahlentherapie, klinische Onkologie usw. zusammenarbeiten.

Strahlentherapie von Knochentumoren

In der Therapie von Knochentumoren, vor allem von malignen, hat die Strahlentherapie seit langem einen festen Platz. Bei strahlenempfindlichen Tumoren ließen sich schon früher lokale Heilerfolge erzielen. Aber gerade bei diesen gut auf ionisierende Strahlen ansprechenden Tumoren war der schicksalhafte Krankheitsverlauf nur selten aufzuhalten. Als typisches Beispiel kann das Ewing-Sarkom gelten, das trotz lokaler Tumorheilung meistens über kurz oder lang ins übrige Skelett und etwas später auch in die Lungen metastasiert. Doch scheint sich heute gerade für diese prognostisch ungünstigen Tumoren eine Wende anzubahnen, und zwar auf dem Boden neuerer onkologischer Erkenntnisse und entsprechend fortentwickelter Bestrahlungsmethoden. Vor allem aber ist dies der sich immer mehr durchsetzenden Auffassung zu verdanken, daß die Behandlung von Knochentumoren eine interdisziplinäre Aufgabe darstellt.

Benigne Knochentumoren

Sie sind in Tab. 10 aufgeführt.

Tabelle 10 Benigne Knochentumoren

Tumor	Häufigkeit (% Knochentumoren)	Geschlechtsverteilung (♂:♀)	Altersdekade	Lokalisation (bevorzugte)	Symptome/ klinische Befunde	Prognose (Fünfjahresüberlebensrate)	Differentialdiagnose
Osteom	?	2:1	≥2.	Nasennebenhöhlen	rhinologisch-ophthalmologisch	100%	
Osteoidosteom	3% (10–15%)	2,5:1	1.–3.	Femur, Tibia (distal)	Schmerz, Schwellung/ Muskelatrophie	100%	benignes Osteoblastom, Osteitis, Osteochondritis diss.
Benignes Osteoblastom	<1%	1:1	1.–3.	untere Extremität	Schmerz	100%	Osteoidosteom, Osteosarkom, sklerosierende Osteitis
Chondrom	3% (10%)	1:1	1.–7.	Hand-Fuß (Phalangen)	meist asymptomatisch/ Zufallsbefund nach Trauma	100%	Knochenzyste (i. dist. Extr. Knochen)
Osteochondrom	12% (45%)	1,5:1	2.	Femur, Humerus (Metaphysen)	palpabler Tumor	99% (1% maligne Entartung)	
Chondroblastom	1%	2:1	2.	Femur, Humerus (Epiphyse)	Schmerz	100%	Chondromyxoidfibrom
Chondromyxoidfibrom	<1%	1:1	2.+3.	Tibia, Femur	Schmerz	100%	Chondroblastom, Chondrosarkom

Osteom

Obwohl die Zuordnung der Osteome zu den echten Tumoren umstritten ist und sie in den Publikationen von LICHTENSTEIN (1957, 1972) und AKKERMAN u. SPJUT (1962) als Tumoren oder tumorähnliche Knochenveränderungen keine Erwähnung finden, soll kurz auf sie eingegangen werden, da sie in der WHO-Klassifikation aufgeführt sind. Sie kommen am häufigsten in den Nasennebenhöhlen vor, ihre Lokalisation ist abgesehen von den Kieferknochen und dem Schädeldach im übrigen Skelett sehr selten. Das männliche Geschlecht ist doppelt so häufig betroffen wie das weibliche. Die Erkrankung tritt selten vor dem 10. Lebensjahr auf, kann jedoch in allen Altersgruppen vorkommen (Abb. 128). Ihre Prognose ist gut. Rezidive sind selten. Als Besonderheit ist zu erwähnen, daß multiple Osteome in Verbindung mit der Dickdarmpolypose und multiplen Weichteiltumoren als Gardner-Syndrom zusammengefaßt werden.

Therapie

Sie besteht in der operativen Ausräumung des Osteoms, was in den meisten Fällen gut geht.

Osteoidosteom und benignes Osteoblastom

Das Osteoidosteom wurde erstmals 1935 von JAFFÉ als gutartiger osteoblastischer Tumor beschrieben. Er tritt vor allem bei älteren Kindern, Adoleszenten und jüngeren Erwachsenen, d. h. in der 1.–3. Lebensdekade auf. Obwohl jeder Knochen befallen werden kann, besteht eine Prädilektion für die Knochen der unteren Extremität, besonders des Femurs und der Tibia (Abb. 129). Es handelt sich dabei um einen meist mehr als 1 cm im Durchmesser messenden ovalen Tumor, auch Nidus genannt. Dieser Nidus ist häufig von einer Sklerosezone umgeben. Differentialdiagnostisch kommen blande Formen der chronischen Osteomyelitis wie Brodie-Abszeß, sklerosierende Osteomyelitis Garre und Osteomyelitis albuminosa in Betracht.

Knochenzysten und Knochentumoren 11.141

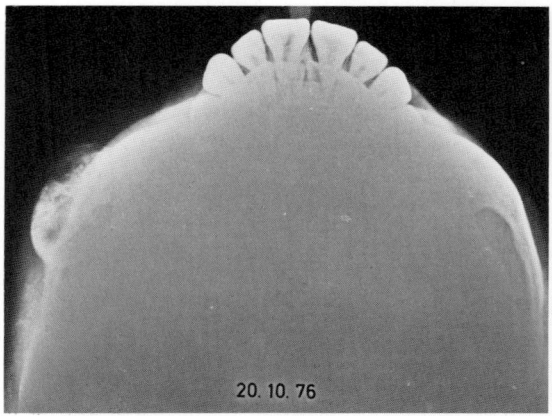

Abb. 128 Osteom des rechten Jochbogens. Spindelförmige Auftreibung des Jochbogens mit honigwabenartiger Knochenstruktur, scharfe Begrenzung zum gesunden Knochen.

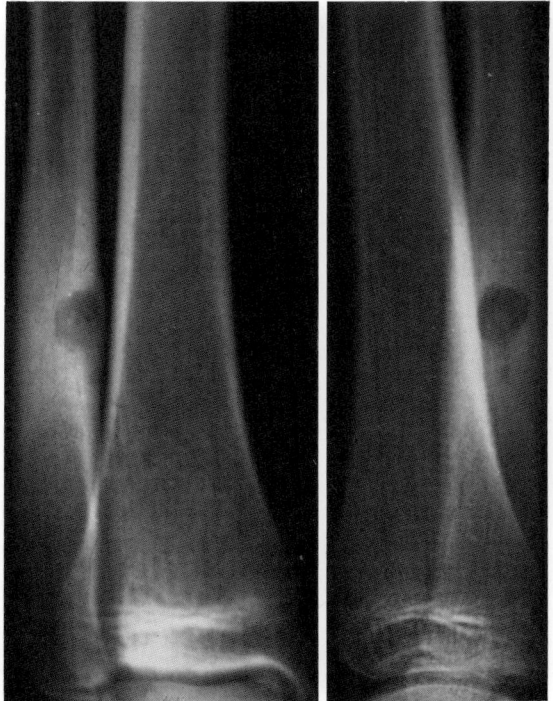

Abb. 129 Typisches Röntgenbild eines Osteoidosteoms der Fibula bei 13jährigem Mädchen.

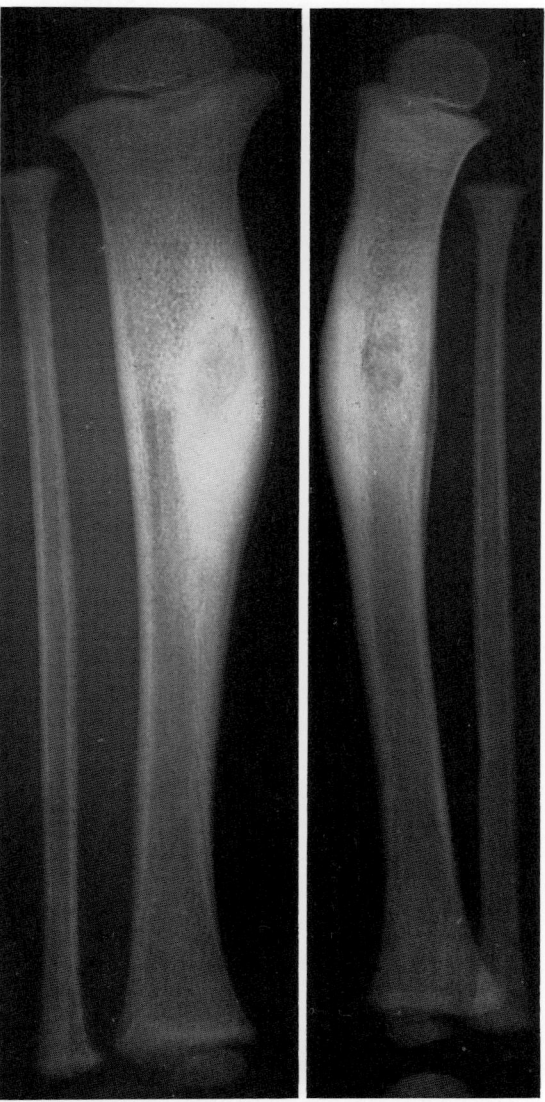

Abb. 130 Benignes Osteoblastom der Tibia. Nidus größer als bei Osteoidosteom. Breite Sklerosezone mit deutlicher Auftreibung.

131

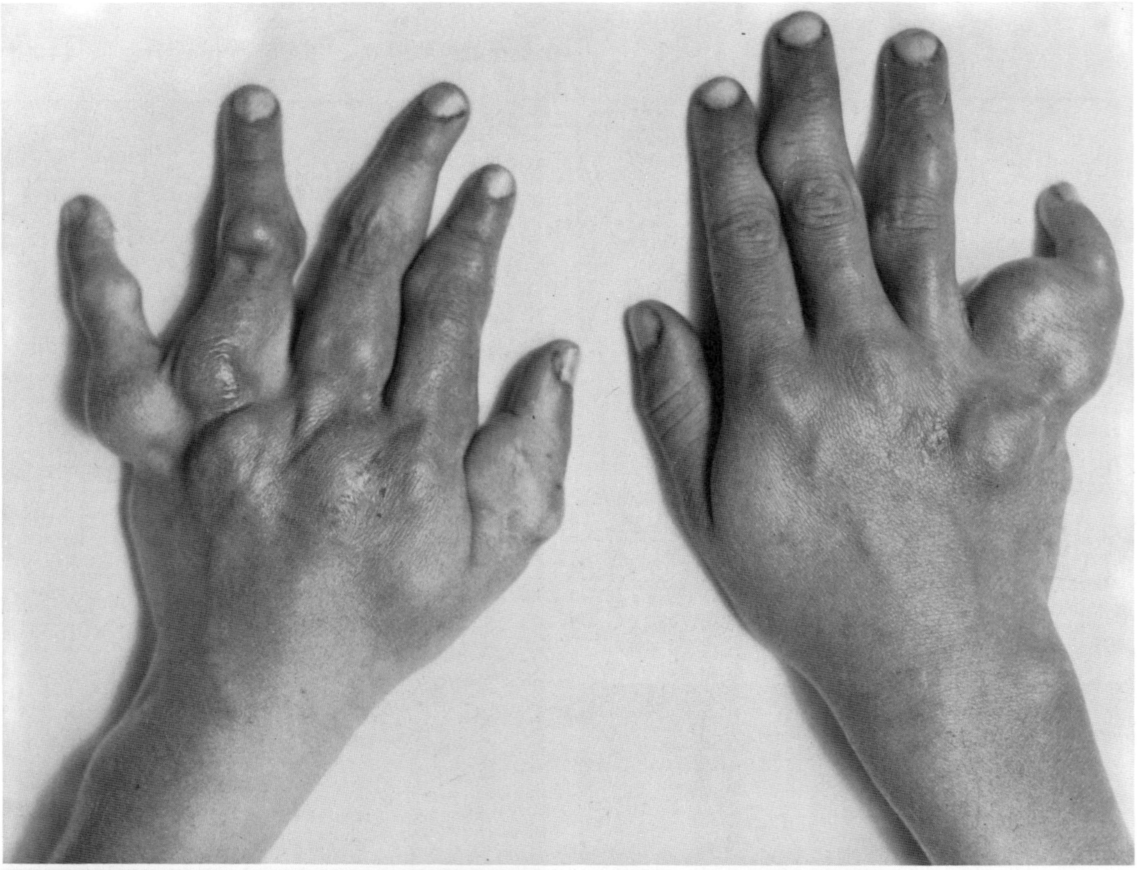

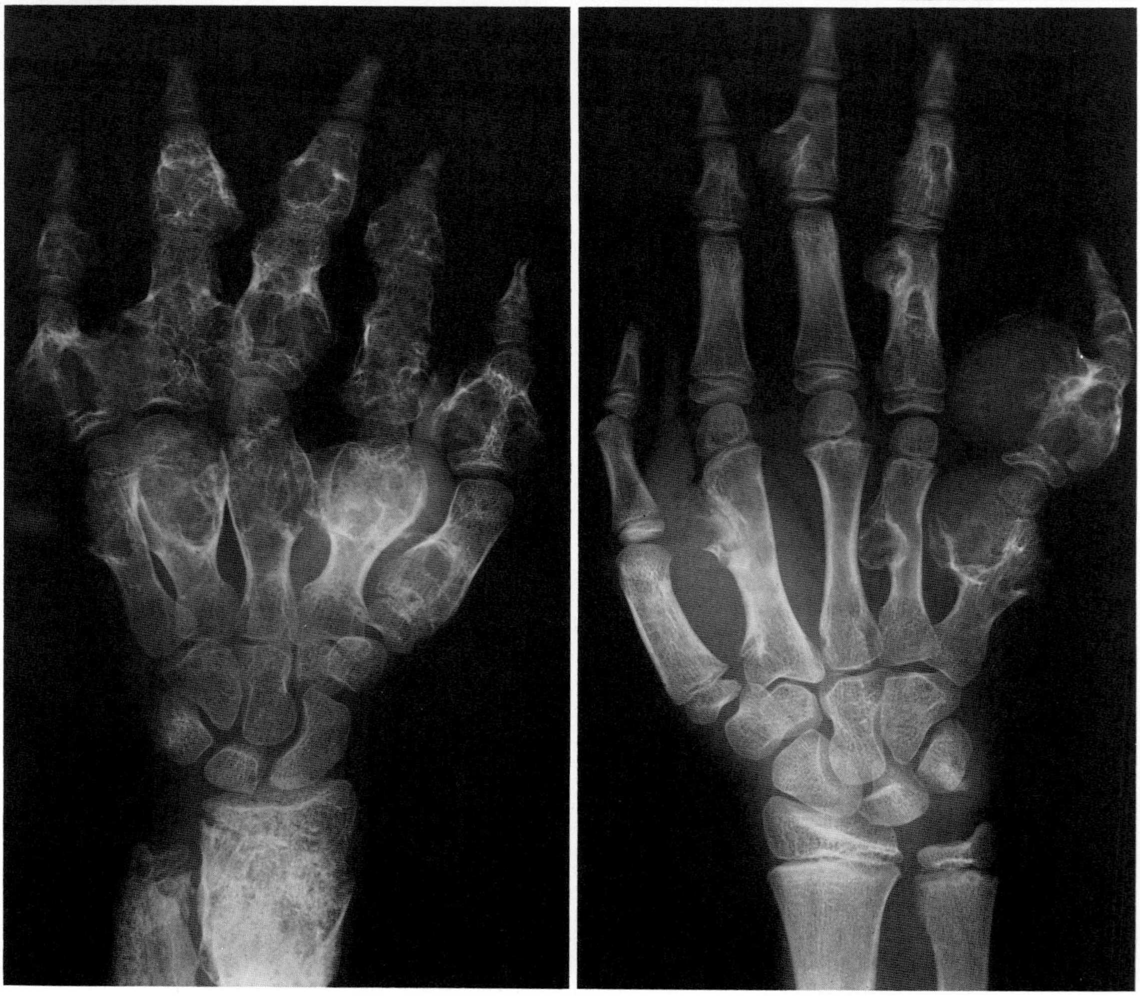

Therapie

Durch eine komplette chirurgische Exzision des Osteoidosteoms ist eine fast 100%ige Heilung zu erzielen. Nach einer inkompletten Entfernung des Tumors kann es zum Wiederauftreten der Symptome, d. h. schmerzhafter Schwellung, Bewegungseinschränkung und Muskelatrophie kommen, was eine Reoperation nötig macht.

Wie aus der vorliegenden Klassifikation zu entnehmen ist, wird bei den benignen knochenbildenden Tumoren zwischen Osteoidosteom und dem benignen Osteoblastom nicht weiter unterschieden. Nach LICHTENSTEIN bezeichnet »benignes Osteoblastom« die Kategorie von osteoid- und knochenbildenden Tumoren, unter Einschluß der früher osteogene Fibrome genannten Veränderungen (Abb. 130). Die Bedeutung dieser Tumorkategorie liegt darin, daß sie oft nicht als benigne Veränderung erkannt, sondern mit dem Osteosarkom verwechselt und deshalb mit einer viel zu aggressiven Therapie behandelt wurde. Diese gutartigen Tumoren haben ihre Altershäufigkeit in den ersten 3 Lebensjahrzehnten und betreffen vor allem Knochen der unteren Extremität sowie der Wirbelsäule. Die Prognose ist nach vollständiger chirurgischer Exzision gut. Es sind jedoch in der Literatur einige wenige Fälle einer malignen Entartung beschrieben. Wegen der klinischen und pathohistologischen Ähnlichkeit des Osteoidosteoms und des benignen Osteoblastoms schlagen DIAS u. FROST (1975) vor, diese Knochenveränderungen entsprechend ihrer Lokalisation einzuteilen, d. h. Veränderungen, die ihren Ausgang von der Kompakta nehmen, sollten kortikale Osteoblastome (Synonym mit Osteoidosteom), und solche, die von der Spongiosa ausgehen, spongiöse Osteoblastome (Synonym mit benignem Osteoblastom oder Osteofibrom) genannt werden.

Chondrom

Dieser gutartige, knorpelbildende Tumor hat seine Lokalisation meist im Inneren eines Knochens, weswegen er häufig auch als Enchondrom bezeichnet wird. Mehr als 50% sind im Hand- und Fußskelett und hier besonders in den Phalangen lokalisiert (Abb. 131 a u. b). Diese Chondrome stellen bei weitem die häufigsten Tumoren des Handskeletts dar. Es findet sich keine besondere Geschlechtsbevorzugung. Was die Altersverteilung betrifft, so stellt man sie meistens bei jüngeren Erwachsenen fest. Man muß jedoch wohl davon ausgehen, daß sie häufig schon länger bestanden haben. Da die klinischen Beschwerden meist sehr diskret sind, stellen sie oft einen Zufallsbefund dar und werden erkannt, wenn wegen eines Traumas die entsprechende Extremität geröntgt wird.

Prognose

Bezüglich der Prognose ergibt sich eine Besonderheit, da die in Hand- und Fußknochen vorkommenden Chondrome nicht zur malignen Entartung neigen und nur selten rezidivieren. Bei den Chondromen am übrigen Skelett ist eine maligne Entartung dagegen möglich, insbesondere bei einer Lokalisation an den langen Röhrenknochen, am Becken und an den Wirbelkörpern. Differentialdiagnostisch kommt bei den in den distalen Extremitätenknochen gelegenen Chondromen die solitäre Knochenzyste in Frage.

Osteochondrom

Die Osteochondrome bzw. die synonym bezeichneten osteokartilaginären Exostosen stellen die häufigsten gutartigen Knochentumoren dar. Obwohl die Osteochondrome am ganzen Skelett auftreten können, findet man sie häufig im Bereich der langen Röhrenknochen und hier besonders in der Metaphyse, wie z. B. im Bereich der distalen Metaphyse des Femurs und der proximalen des Humerus und der Tibia (Abb. 132 a u. b). Das Wachstum dieser Tumoren geht häufig als Ergebnis einer enchondralen Ossifikation mit dem Wachstum des Patienten parallel und kommt bei Schluß der Epiphysenfuge zum Stillstand. Die Häufigkeit einer chondrosarkomatösen Entartung bei einer solitären Exostose ist wesentlich geringer als bei multiplen Exostosen und liegt ungefähr bei 1% der Fälle. Bei den multiplen Osteochondromen ist eine familiäre Häufung beobachtet worden, und die maligne Entartung solcher Veränderungen beläuft sich auf über 10%. Wahrscheinlich liegt den multiplen Osteochondromen eine besondere Form der Dysplasie zugrunde. Von seiten der Symptomatik findet sich ein langsam an Größe zunehmender Tumor.

Therapie

Die operative Entfernung ist immer dann gerechtfertigt, wenn die Exostosen besonders auffällig oder funktionell störend wirken. Bei der operativen Entfernung proximaler Fibulaexostosen ist besondere Vorsicht angezeigt, da der N. peronaeus oft in einer Rinne des Knochentumors verläuft. Der Eingriff soll bei Kindern erst vorgenommen werden, wenn die Basis der Exostose verknöchert ist, d. h. wenn Palpations- und Röntgenbefund miteinander übereinstimmen, da sonst mit Rezidiven zu rechnen ist.

◁ Abb. **131 a** u. **b** Chondrome.
 a Chondromatose beider Hände bei 12jährigem Knaben.
 b Röntgenbild vom gleichen Fall. Beachte die vielen En- und Ekchondrome.

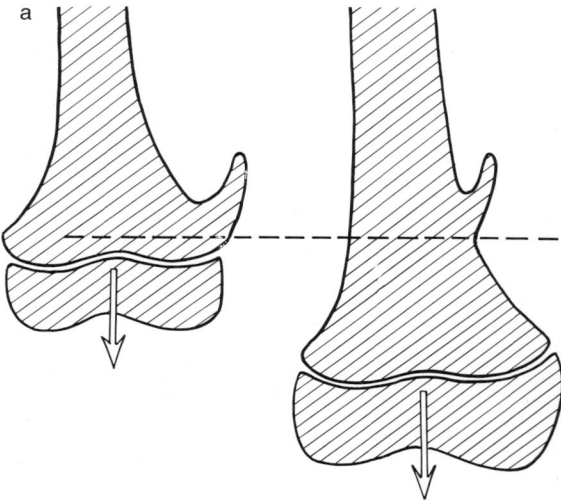

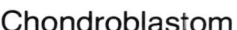

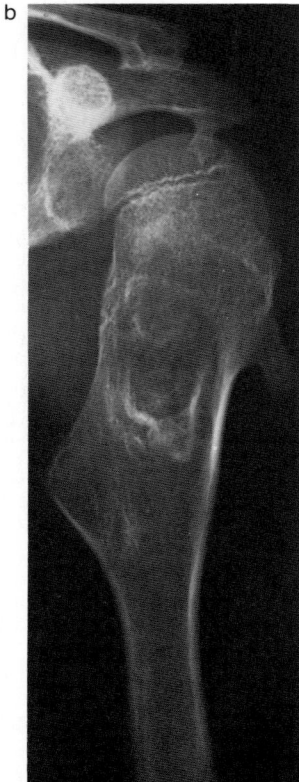

Abb. **132a** u. **b** Kartilaginäre Exostose.
a Wanderung einer Exostose infolge des enchondralen Wachstums.
b Multiple kartilaginäre Exostosen der proximalen Humerusmetaphyse (z. T. diaphysenwärts gewandert).

Abb. **133** Chondroblastom. Scharf abgesetzte exzentrische Destruktion der Metaphyse der Fibula bis in die Diaphyse reichend mit Randsklerosierung. Enorm exzentrisch wachsend. Entsprechender Wachstumsrückstand des Wadenbeins.

Chondroblastom

Das benigne Chondroblastom ist ein seltener, aus Knorpelzellen epiphysär entstandener, gutartiger, chondromatöser Tumor (Abb. 133). Er wurde früher als epiphysealer, chondromatöser Riesenzelltumor beschrieben und durch JAFFÉ und LICHTENSTEIN vom genuinen Riesenzelltumor des Knochens getrennt. Die Tumoren liegen meist exzentrisch in der Epiphyse, einige greifen auf die angrenzende Metaphyse über. Das Chondroblastom verursacht keine charakteristischen Symptome, häufig kann eine geringe, auf die Tumorregion beschränkte Schwellung vorkommen. Es kann natürlich zu Wachstumsstörungen kommen (Abb. 134). Der Tumor wird am häufigsten im 2. Lebensjahrzehnt gesehen, ²/₃ sind Männer. Obwohl das Chondroblastom sehr selten ist, ist seine Erkennung von praktischer Bedeutung, da es gelegentlich als Chondrosarkom oder sogar als Osteosarkom »überdiagnostiziert« wird und sich konsekutiv eine radikale Therapie anschließt.

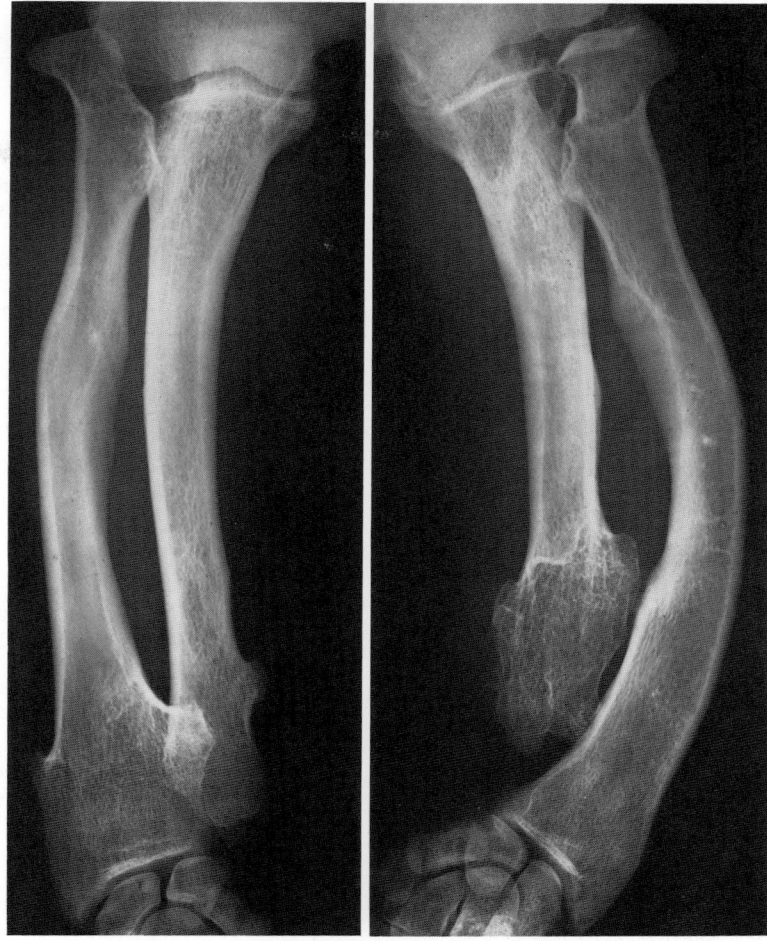

Abb. 134 Multiple Chondroblastome am Vorderarm. Verkürzung der Ulna mit konsekutiver Verkrümmung des Radius.

Therapie

Normalerweise ist die Ausräumung des Tumors kurativ. Bei den Fällen mit maligner Entartung ging eine Bestrahlung als Primärtherapie voraus.

Chondromyxoidfibrom

Das Chondromyxoidfibrom ist ein benigner, histologisch aus chondromatösen und myxomatösen Anteilen aufgebauter, seltener im 2. Lebensjahrzehnt vorkommender Tumor. Die Tumoren sind meist in den langen Röhrenknochen als exzentrische, scharf umschriebene Aufhellungszonen der Metaphysen erkennbar. Ihre Prognose ist gut, wenn bei der Entfernung ihr lobulärer Aufbau berücksichtigt wird, was häufig eine En-bloc-Resektion notwendig macht. Unvollständige Curettage führt oft zu Rezidiven.

Maligne Knochentumoren

In Tab. 11 sind die nachfolgenden Tumoren übersichtlich zusammengestellt.

Chondrosarkom

Das Chondrosarkom, die maligne Form der knorpelbildenden Tumoren, tritt im Vergleich zum Osteosarkom seltener und im allgemeinen in einem späteren Lebensalter auf. Sekundäre Chondrosarkome entwickeln sich aus primär gutartigen knorpelbildenden Tumoren. Die Anamnese, in der eine Schwellung oder Schmerzen im Tumorgebiet meist die einzigen Symptome darstellen, dauert bei den Patienten mit primärem Chondrosarkom gewöhnlich lange. Dagegen ist ein plötzlich rasches Wachstum und eine Verschlechterung eventuell seit Jahren bestehender Symptome oder sich rasch entwickelnder Beschwerden charakteristisch für die sekundären Chondrosarkome. Mehr als 75% dieser Tumoren haben ihre bevorzugte Lokalisation im Rumpf einschließlich des Schultergürtels sowie in den proximalen Abschnitten im Femur und Humerus. Das männliche Geschlecht ist in etwa $^2/_3$ der Fälle betroffen. Die Chondrosarkome der langen Röhrenknochen wachsen expansiv, d.h. der befallene Knochenabschnitt ist teilweise oder gänzlich aufgetrieben, und die Kortikalis kann infolge reaktiv gebildeten Knochengewebes

11.146 Knochen und Gelenke

Tabelle 11 Maligne Knochentumoren, Hämangiom, Riesenzelltumor

Tumor	Häufigkeit (% Knochentumoren)	Geschlechtsverteilung (♂ : ♀)	Altersdekade	Lokalisation (bevorzugte)	Symptome/ klinische Befunde	Prognose Fünfjahresüberlebensrate)	Differentialdiagnose
Chondrosarkom	9% (11%) (maligne)	2:1	4.–6.	proximale Partien: Femur, Tibia, Humerus; Rippen, Becken, Skapula	Schwellung, Schmerzen, lange Anamnese (primäres Chondrosarkom)	21%	Chondrom
Juxtakortikales Chondrosarkom	1%	1:1	2. + 3.	prox. Humerus			
Mesenchymales Chondrosarkom	1%	1:1	≥3.			schlecht	
Osteosarkom	20%	2:1	2. + 3. (10–25 Jahre)	Metaphyse, lange Röhrenknochen, Knie, dist. Femur, prox. Tibia, prox. Humerus	Schmerz, Schwellung Gewicht ↓, kurze Anamnese, alk. Phosphat ↑ (20x)	25% (15%, Zehnjahresüberlebensrate)	alle Sarkome des Knochens Metastasen
Juxtakortikales Osteosarkom	<1%	1:2	2.–5.	distaler Femur, Humerus, Tibia	über Jahre zunehmende Schwellung	70–80%	Myositis ossificans
Fibrosarkom	3%	1:1	2.–6.	Femur, Tibia	Schmerz, Schwellung	25–30%	Osteosarkom Fibrosarkom
Ewing-Sarkom	5%	1,5:1	2. (10–25 Jahre)	untere Extremität, Becken	Schmerz, Leukozytose, Fieber	10%	malignes Nicht-Hodgkin-Lymphom Metastasen Neuroblastom Bronchialkarzinom
Malignes Nicht-Hodgkin-Lymphom	4%	3:2	3.–6.	in allen Knochen	Schmerz; lange Anamnese pathologische Fraktur	40–50%	
Hämangiom Lymphangiom	4%	1:2	5.	Wirbelkörper Schädel	meist asymptomatisch		aneurysmatische juvenile solitäre Knochenzyste eosinophiles Granulom fibröse Dysplasie
Riesenzelltumor	4%	2:3	≥3.	Epiphyse, lange Röhrenknochen (Knieregion)	Schmerz	40–60% Rezidivrate	aneurysmatische Knochenzyste benignes Chondroblastom sowie Knochenzyste benignes Osteoblastom nichtossifizierendes Fibrom

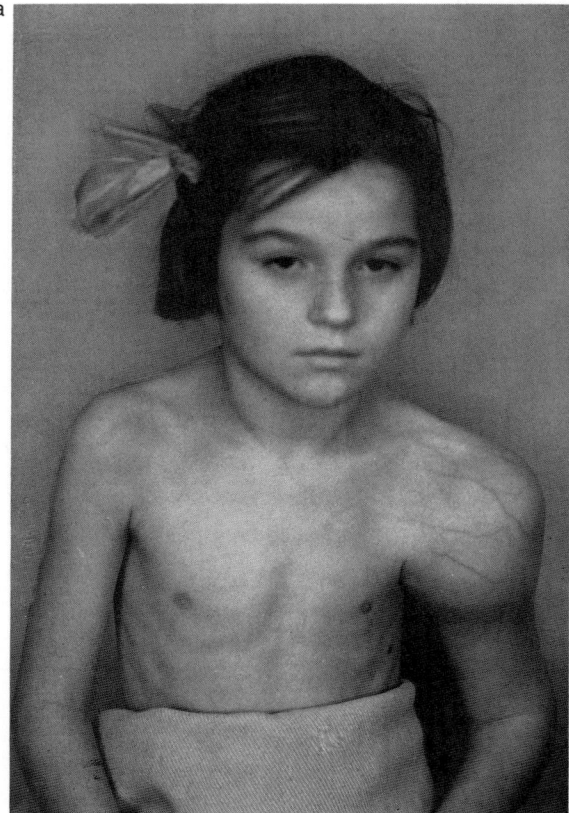
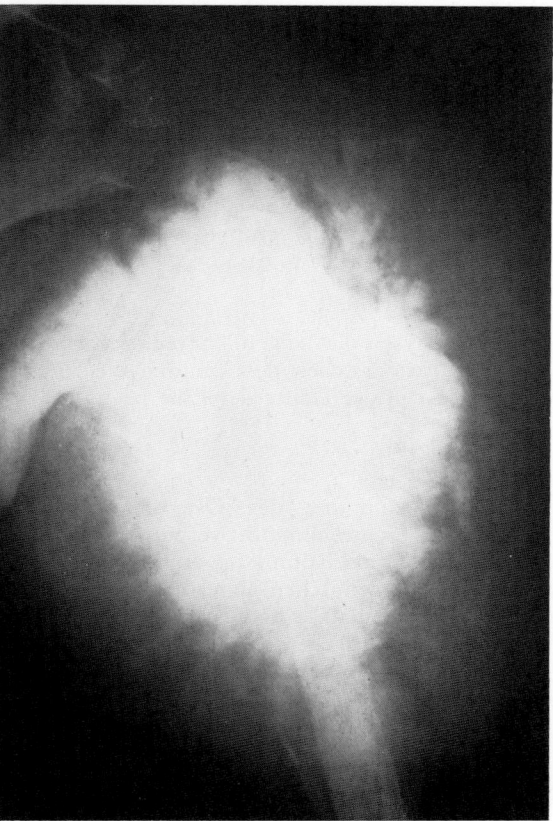

Abb. 135 a u. b Osteosarkom.
a Osteosarkom der proximalen Humerusmetaphyse bei 9jährigem Mädchen. Beachte die verstärkte Venenzeichnung über dem Tumor.

b Osteosarkom mit starker Spikulabildung (gleicher Fall wie a).

verdickt sein. In den flachen Knochen überwiegen die kompakten Geschwülste, die häufig sehr starke Verkalkungen aufweisen. Das Chondrosarkom hat als maligner Tumor aufgrund seines langsamen Wachstums und der geringen Neigung zur Metastasierung eine relativ gute Prognose.

Therapie
Im allgemeinen kann gesagt werden, daß ein langzeitiges Überleben durch ein adäquates chirurgisches Vorgehen möglich ist.
Sekundäre Chondrosarkome entstehen bei den in Tab. 12 angegebenen Primärtumoren.

Tabelle 12 Auftreten sekundärer Chondrosarkome

bei	multiplen Osteochondromen
	solitären Osteochondromen
	multiplen Chondromen
	solitären Chondromen
	Chondroblastomen
	Chondromyxoidfibromen

Juxtakortikales und mesenchymales Chondrosarkom
Beide Tumorformen sind äußerst selten, und es sind bisher in der Literatur nur wenige Fälle beschrieben (LICHTENSTEIN u. BERNSTEIN 1959). Diese Neoplasien haben keine bevorzugte Lokalisation und wurden bisher nur bei Erwachsenen gefunden. Die Prognose ist schlecht.

Osteosarkom
Das Osteosarkom, der knochenbildende maligne Tumor, der im Inneren des Knochens aus den zur Knochengewebebildung fähigen Mesenchymzellen entsteht, ist, abgesehen vom Plasmozytom, der häufigste primäre maligne Knochentumor. Die oben gegebene Definition impliziert nicht, daß die originären Tumorzellen differenzierte Osteoblasten oder Osteozyten sind, trägt jedoch der Tatsache Rechnung, daß das Bindegewebe des Knochens in der Lage ist, sich in dieser Weise zu differenzieren. Der von EWING stammende Ausdruck »Osteogenes Sarkom« wurde sowohl mit »von Knochengewebszellen abstammendes« als auch mit »knochenbildendes« Sarkom interpre-

tiert. Gemeint war und ist jedoch die Abstammung von zur Knochengewebsbildung fähigen Zellen und damit selbstverständlich auch die Knochengewebsbildung durch die Tumorzellen.

Häufigkeit

Der Tumor tritt häufiger bei männlichen als bei weiblichen Individuen auf. Seine größte Häufigkeit findet sich in der Altersgruppe zwischen 10 und 25 Jahren (Abb. 135 a u. b).

Lokalisation

Die Metaphysen der langen Röhrenknochen sind die Prädilektionsstellen des Tumors; die Knieregion ist fast in der Hälfte der Fälle primärer Tumorsitz.

Symptome

Die Hauptsymptome des Osteosarkoms sind Schmerz und Schwellung, oft verbunden mit einer Überwärmung und Rötung im Tumorgebiet.
Bei den laborchemischen Untersuchungen ist die alkalische Phosphatase häufig um das mehrfache der Norm erhöht. Die Anamnesedauer liegt zwischen einigen Wochen und mehreren Monaten. Eine kurzzeitige Symptomatik weist schon auf eine Metastasierung hin, das längere Bestehen der Symptomatik eher auf einen anderen malignen Knochentumor, wie z. B. das Chondrosarkom oder das Fibrosarkom.

Ätiologie und Pathogenese

Was die Ätiologie und Pathogenese der Osteosarkome betrifft, so findet man in der Literatur einige interessante Angaben: MARTLAND u. HUMPHRIES (1931) fanden eine Osteosarkomentstehung bei Zifferblattmalerinnen in der Uhrenindustrie. Diese Personen haben die Malpinsel mit der Zunge und Lippe angefeuchtet und so die radioaktiven Farben inkorporiert. Auch nach therapeutischen Gaben radioaktiver Substanzen konnten Osteosarkome beobachtet werden (LOONEY 1956). Den experimentellen Nachweis über den sarkomatösen Effekt radioaktiver Substanzen erbrachte u. a. UEHLINGER. Eine besondere Bedeutung bei der Entwicklung eines Osteosarkoms kommt der Radiotherapie zu. So wurde in der Ära der Röntgenbehandlung der Tuberkulose über zahlreiche derartige strahleninduzierte Sarkome berichtet.

Therapie

Unter Berücksichtigung der heute zur Anwendung kommenden Therapieform beim Osteosarkom kann man mit einer Fünfjahresüberlebensrate von 25% bzw. einer Zehnjahresüberlebensrate von etwa 15% rechnen. Interessant ist, daß das Osteosarkom der Tibia eine signifikant bessere Prognose besitzt als jenes des Femurs.
Zytostatische Therapie beim Osteosarkom. Frühere Versuche, beim metastasierenden Osteosarkom durch eine zytostatische Therapie Remissionen zu erreichen, waren weitgehend zum Scheitern verurteilt. Aus einer großen Reihe getesteter Substanzen konnte nur für ganz wenige eine grenzwertige Aktivität nachgewiesen werden (Tab. 13).

Tabelle 13 Zytostatika mit grenzwertiger Aktivität beim Osteosarkom

Zytostatika	Fälle	Teilremissionen	Remissionsrate
Cyclophosphamid			
(CPA, Endoxan)	28	4	14%
Melphalan (Alkeran)	32	5	16%
Mitomycin C	76	11	15%
DTIC	14	2	14%

Nur in etwa 15% der Fälle wurden für die aufgeführten Substanzen kurzfristige Teilremissionen beobachtet. Eine Besserung der Behandlungsergebnisse beim metastasierenden Osteosarkom wurde anfangs der 70er Jahre durch die Einführung des Adriablastins und durch die Entwicklung der hochdosierten Methotrexatbehandlung mit Citrovorum-Faktor-»Rescue« erreicht. Die in Tab. 14 zusammengestellten Ergebnisse zeigen nicht nur eine höhere Remissionsrate, sondern auch, daß einige komplette Remissionen erreicht werden konnten. Eine komplette Remission, d. h. das vollständige Verschwinden aller nachweisbaren Metastasenherde, ist Voraussetzung für die länger dauernde Remission, die tatsächlich für einzelne Fälle beschrieben wurde, und ein Hinweis auf die potentielle Wirksamkeit der gewählten zytostatischen Therapie.

Juxtakortikales oder paraossales Osteosarkom

Dieser Tumor muß getrennt vom eben beschriebenen Osteosarkom betrachtet werden, da er vergleichsweise wesentlich weniger maligne ist und sich deshalb auch in seinem klinischen Verhalten deutlich unterscheidet (Abb. 136). Wie der Name schon sagt, hat der Tumor seinen Ursprung an der Kortikalisoberfläche, d. h. im Periost. Von den bisherigen 100 publizierten Fällen waren 50 am distalen Femur lokalisiert. Diese Tumorform ist beim Kind selten, tritt vor allem im mittleren Lebensalter auf und bevorzugt das weibliche Geschlecht.

Therapie

Kontinuitätsresektion mit Überbrückung des Defekts durch Plattenosteosynthese. Auffüllen des Defekts durch die gleichseitige Fibula und mit autologer Spongiosa. Dazu zytostatische Therapie.

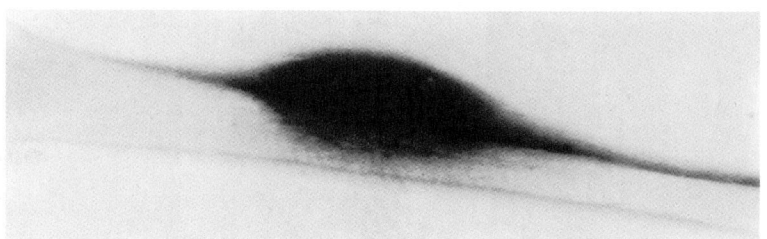

Abb. 136 Juxtakortikales Osteosarkom des Femurs.

Tabelle 14 Studien mit bedingt wirksamer Zytostatikatherapie beim Osteosarkom

Zytostatika	Fälle	Remissionen objektiv	davon komplett	Remissionsrate	Autor
Adriblastin (ADR)	81	18		22%	Zusammenstellung von
ADR + DTIC	39	13	3	39%	Gottlieb u. Mitarb. 1975
ADR + DTIC + VCR	13	3		23%	
CPA + VCR + ADR + DTIC	11	3	1	27%	
Hochdosiert Methotrexat mit Citrovorum-Faktor-»Rescue« (HDMC)	14	5	2	31%	Jaffé u. Mitarb. 1973 Frei u. Mitarb. 1975
HDMC + ADR	13	7		54%	Rosen u. Mitarb. 1974
HDMC + ADR + CPA	9	6	3	67%	Rosen u. Mitarb. 1975
HDMC (wöchentlich)	9	5	2	55%	Jaffé u. Mitarb. 1977

Fibrosarkom

Das Fibrosarkom des Knochens ist definiert als ein rein knochengewebebildender Tumor, welcher periostal, kortikal und über dem Markraum entsteht. Die Produktion kollagener Fasern kann hochgradig sein, aber auch fehlen. Die Häufigkeit dieses malignen Tumors liegt zwischen 3 und 4% aller malignen Knochentumoren. Die Fibrosarkome verteilen sich zwischen dem 2. und 6. Lebensjahrzehnt fast gleichmäßig. Die Lokalisation des Fibrosarkoms differiert nicht wesentlich von der des Osteosarkoms.

Symptome

Die klinische Symptomatik ist insofern einheitlich, als Schmerzen und eine Schwellung im Tumorgebiet stets auftreten. Das Fibrosarkom weist in seinem Anfangsstadium ein uncharakteristisches Röntgenbild auf. LICHTENSTEIN (1959) bemerkt dazu, daß, wenn man einen primär malignen Knochentumor vermutet, ohne genau zu wissen, um welchen es sich handle, man an das Fibrosarkom denken solle, insbesondere dann, wenn die Veränderung den Femur oder die Tibia bei einem Adoleszenten oder Erwachsenen betrifft. Die Fünfjahresüberlebensquote ist ein wenig besser als die der Osteosarkome und liegt nach radikaler chirurgischer Therapie zwischen 25 und 30%. Klinisch und röntgenologisch bereitet das Fibrosarkom oft Schwierigkeiten in der Abgrenzung vom Osteosarkom und vom Chondrosarkom.

Ewing-Sarkom

Das Ewing-Sarkom ist der maligne Knochentumor mit der bis heute höchsten Letalität. Nach den Literaturangaben sterben die unbehandelten Patienten im Durchschnitt $9^1/_2$ Monate nach Erkrankungsbeginn. Die Fünfjahresüberlebensrate liegt unter 15%. Es ist nicht immer einfach, aus dem Biopsiematerial ein Ewing-Sarkom von einem metastasierenden malignen Tumor, wie z. B. einem Neuroblastom, abzugrenzen. Erleichtert wird die Differentialdiagnose dadurch, daß der Altersgipfel des Ewing-Sarkoms zwischen 10 und 25 Jahren liegt, während das metastasierende Neuroblastom häufig jüngere Patienten betrifft. Das Ewing-Sarkom hat eine leichte Prädilektion für das männliche Geschlecht. Obwohl dieser Tumor in allen Knochen des Skeletts auftreten kann, läßt sich eine Prädilektion von unteren Extremitäten und Becken feststellen (Abb. 137, 138 u. 139). Das Ewing-Sarkom verursacht einen charakteristischen Symptomenkomplex mit Schmerzen, Schwellung, einer mäßigen Leukozytose und Fieber. Meist sind es subfebrile Temperaturen mit periodischem Charakter. Eine Osteitis kann dieselbe Symptomatik zeigen. Klingt diese unter einer gezielten Osteitistherapie nicht ab, muß an ein Ewing-Sarkom gedacht werden.

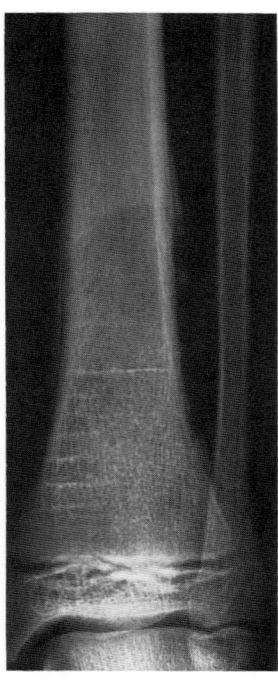

Abb. **137** Beginnendes Ewing-Sarkom der Tibia mit leichter Aussplitterung der Kortikalis (10jähriges Mädchen).

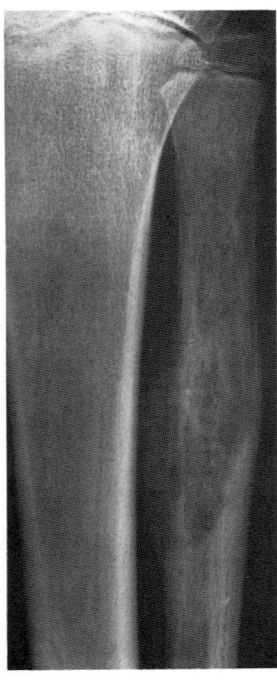

Abb. **138** Ewing-Sarkom der Fibula. Knochenstruktur wie ausradiert. Feine Spikulabildung auf der medialen Seite (12jähriger Knabe).

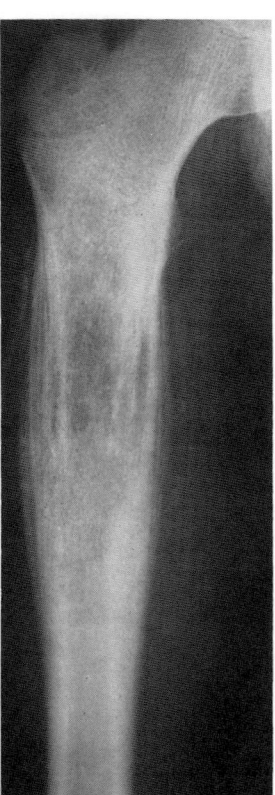

Abb. **139** Zwiebelschalenförmige subperiostale Knochenneubildung bei Ewing-Sarkom des Femurs (7jähriges Mädchen).

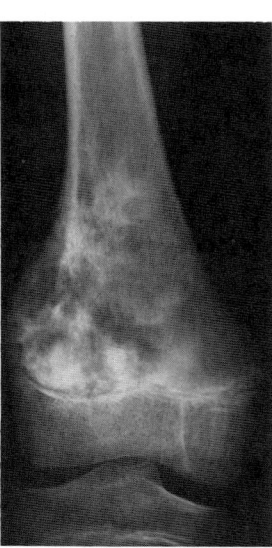

Abb. **140** Malignes Lymphom bei 11jährigem Mädchen in der distalen Femurmetaphyse. Fleckige netzartige Destruktion vorwiegend im Spongiosabereich des Femurs.

Therapie

Das Ewing-Sarkom ist strahlenempfindlich, und sein primäres Ansprechen auf Zytostatika ist besser als beim Osteosarkom. Die durch Zytostatika erreichbaren Remissionen sind jedoch in der Regel inkomplett und sehr kurzdauernd. Die Tatsache der Strahlensensibilität und die, auch bei primärer Amputation, extrem schlechte Prognose lassen es nicht geraten erscheinen, durch eine verstümmelnde chirurgische Maßnahme die kurze, noch verbleibende Lebenszeit zu belasten. Als primäre Behandlungsmaßnahme hat sich daher die lokale Bestrahlung durchgesetzt, kombiniert mit einer langdauernden Chemotherapie.

Diffuse undifferenzierte Formen der malignen Nicht-Hodgkin-Lymphome

Die von PARKER u. JACKSON 1939 vorgenommene Trennung des Retikulosarkoms vom Ewing-Sarkom erscheint gerechtfertigt, da es einen unterschiedlichen klinischen Verlauf und eine deutlich bessere Prognose aufweist. Viele Autoren ordnen das primäre Retikulosarkom den malignen Lymphomen zu. Wir halten uns an die Einteilung von RAPPAPORT (1966), in der das Lympho- und Retikulosarkom als diffuse, undifferenzierte Form der malignen Nicht-Hodgkin-Lymphome bezeichnet wird. Diese Tumorform ist wesentlich seltener als das Ewing-Sarkom und tritt bei Männern etwas häufiger als bei Frauen auf. Sie tritt in jedem Alter auf, ist jedoch bei jungen Menschen und Kindern sehr selten (Abb. 140). Wie zu allen malignen Knochentumoren gehören auch zu diesem Tumor Schmerzen, Schwellung und Funktionseinschränkung als Symptome. Auffällig ist bei einer großen Anzahl der Patienten eine bis zu 2 Jahren dauernde Anamnese. Eine bevorzugte Lokalisation ist nicht gegeben. Die meisten Autoren geben für diesen Tumortyp die beste Prognose aller primär malignen Knochenneoplasien an, und zwar mit einer Fünfjahresüberlebensquote zwischen 40 und 50%.

Semimaligne Tumoren

Riesenzelltumor

Sie bilden die größte Gruppe der semimalignen Tumoren. Der Begriff »gutartiger Riesenzelltumor« ist nach UEHLINGER überholt. Einige Autoren konnten demonstrieren, daß 10% der Riesenzelltumoren invasives und destruktives Wachstum und gelegentlich eine Metastasierung in die Lunge zeigen. Dies trifft besonders für die Riesenzelltumoren der Knieregion zu. Die Häufigkeit des lokalen Rezidivs liegt ungefähr zwischen 40 und 60%. Seine histogenetische Abstammung ist noch nicht klar erwiesen, jedoch nehmen JAFFÉ und LICHTENSTEIN eine Entwicklung aus dem nichtosteogenen Bindegewebe des Knochenmarks an.

Sie haben 1940 diesen Tumortyp klar von anderen riesenzellhaltigen Knochentumoren abgegrenzt, die in der Folgezeit als selbständige Tumoren anerkannt wurden: benignes Chondroblastom, nichtossifizierendes Knochenfibrom, solitäre juvenile Knochenzyste, benignes Osteoblastom, Chondromyxoidfibrom, aneurysmatische Knochenzyste.

Die Riesenzelltumoren haben keine Beziehung zu den zystischen Neubildungen, den sog. »braunen Tumoren«. Dieser Ausdruck sollte nur noch für die Pseudotumoren beim Hyperparathyreoidismus verwendet werden.

Die Schwierigkeit dieser Tumoren liegt darin, daß im allgemeinen weder klinische noch morphologische Kriterien zur sofortigen Bestimmung der Dignität existieren. Bedauerlicherweise ist diese erst aus dem Verlauf zu ersehen. Vom klinischen Gesichtspunkt aus erscheint es hilfreich, bei der Differentialdiagnose zu bedenken, daß das Auftreten eines Riesenzelltumors vor dem 15. Lebensjahr äußerst selten ist. Die meisten Riesenzelltumoren finden sich in den Epiphysen der langen Röhrenknochen, wobei die Knieregion bevorzugt ist. Das führende klinische Symptom ist der Schmerz.

Bindegewebstumoren

Von den benignen Bindegewebstumoren seien das desmoplastische Fibrom und das Lipom erwähnt. Beide sind sehr seltene Tumorformen, weshalb sie nicht weiter dargestellt werden sollen.

Gefäßtumoren

Bei den Gefäßtumoren seien das Hämangiom und Lymphangiom (Abb. 141) des Knochens erwähnt. Die überwiegende Mehrzahl dieser Tumoren tritt im Bereich des Schädels, insbesondere der Kalotte, sowie an den Wirbelkörpern auf. Die Erkrankung manifestiert sich bereits bei Adoleszenten, vorwiegend aber im Erwachsenenalter und betrifft das weibliche Geschlecht doppelt so häufig wie das männliche. Der Verlauf ist meist asymptomatisch. Erst bei einer entsprechenden Größenzunahme des Tumors können eine Schwellung oder Schmerzen und bei entsprechender Lokalisation auch neurologische Ausfallserscheinungen beobachtet werden.

Geschwulstähnliche Knochenveränderungen

Nichtossifizierendes Fibrom (metaphysärer Knochendefekt)

Hier handelt es sich um eine vom Knochengewebe abzuleitende, gutartige Knochenveränderung, welche 1942 von JAFFÉ u. LICHTENSTEIN erstmals als selbständige Krankheitseinheit beschrieben wurde. Das Alter der meisten Patienten liegt zwischen 10 und 20 Jahren, obwohl auch jüngere Patienten befallen werden können. Die Diagnose wird meistens durch Zufall gestellt. Gewöhnlich ist der

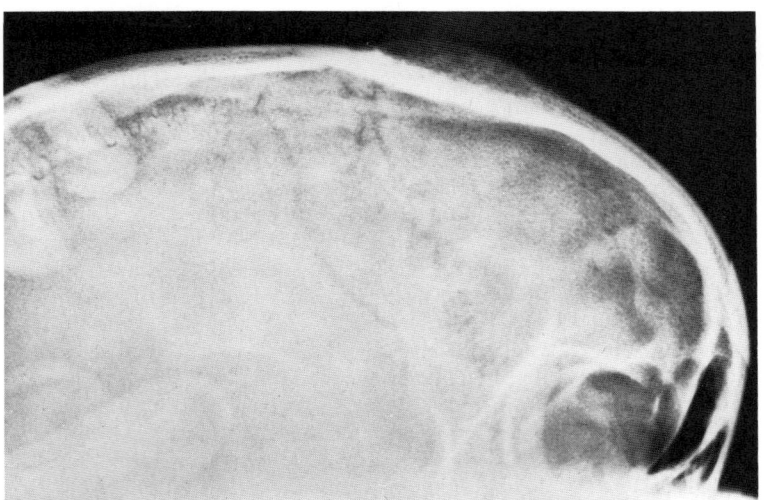

Abb. 141 Knochenlymphangiom, Zielaufnahme des rechten Os frontale. Spindelförmige Kalottenauftreibung mit flauer Spongiosastruktur und Verdrängung der Lamina interna und externa.

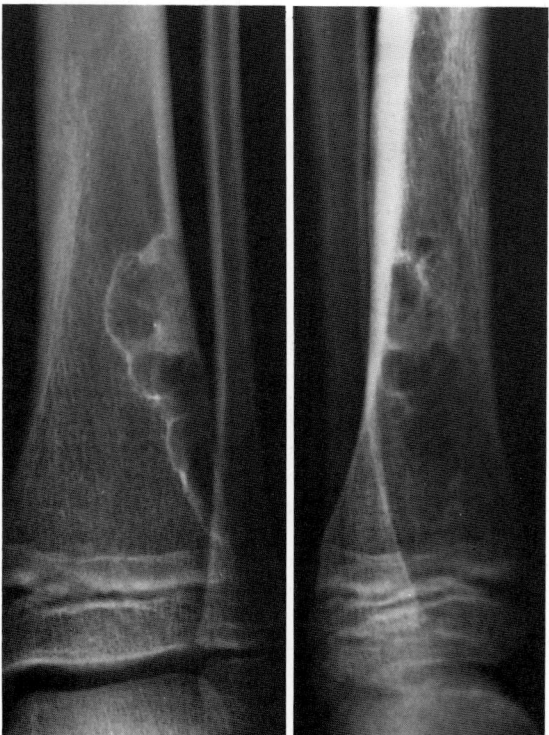

Abb. 142 Nichtossifizierendes Knochenfibrom in der distalen Tibiametaphyse bei 11jährigem Knaben.

Tumor in den Metaphysen, vor allem der unteren Extremitäten, lokalisiert (Abb. 142). Bei einem Befall des Femurs oder der Tibia fällt meistens eine exzentrische Lage auf.

Therapie

Kleinere Knochenfibrome bedürfen keiner Behandlung, da sie kaum die Festigkeit des befallenen Knochens beeinträchtigen. Größere Tumoren sind jedoch operativ auszuräumen und die Defekte wie bei den solitären Knochenzysten mit Spongiosachips auszufüllen. Bei pathologischen Frakturen, deren Konsolidation durch das Fibrom nicht beeinträchtigt wird, gehen wir in gleicher Weise wie bei den solitären Knochenzysten vor.

Solitäre Knochenzyste

Die solitäre, einfache oder einkammerige Knochenzyste ist wahrscheinlich Ausdruck eines gestörten Wachstums im Bereich der Epiphysenlinie, die eigentliche Ursache ist jedoch unbekannt. Sie manifestiert sich vor allem in den ersten beiden Lebensjahrzehnten und wird meist nach einem Bagatelltrauma als pathologische Fraktur diagnostiziert. Die typischen Lokalisationen sind in absteigender Reihenfolge:
- proximaler Humerus (Abb. 143 a u. b),
- Femurdiaphyse,
- proximale Tibia.

Knaben sind häufiger betroffen als Mädchen. Differentialdiagnostisch sind die aneurysmatische Knochenzyste und der Riesenzelltumor abzugrenzen.

Therapie

Solitäre Knochenzysten, die bei wiederholten röntgenologischen Kontrollen keine Tendenz zur Verkleinerung zeigen, oder solche, die bereits mit einer erheblichen Verdünnung der Kortikalis einhergehen, sind operativ zu behandeln. Nach Spaltung

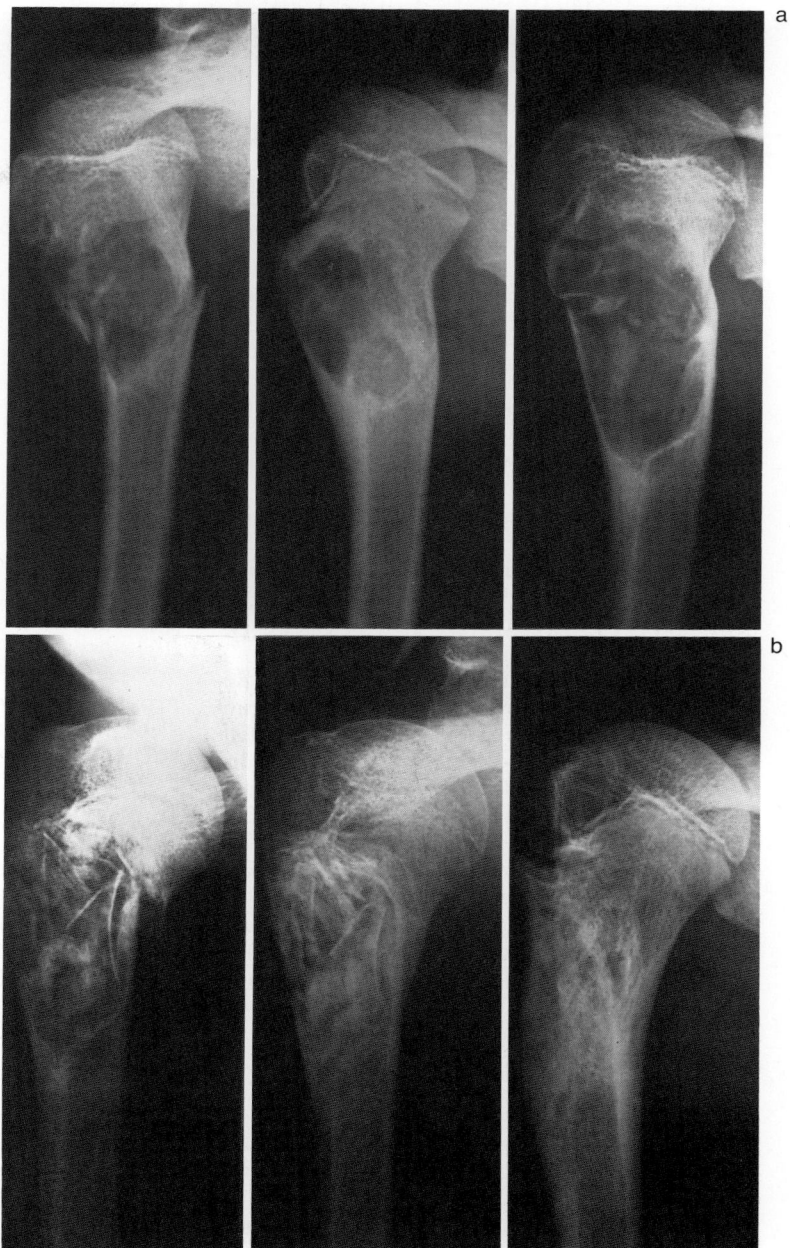

Abb. **143 a** u. **b** Verlauf der Therapie bei einer solitären Knochenzyste in der proximalen Humerusmetaphyse (14jähriger Knabe).
a Spontanfraktur – Heilung derselben – trotzdem Vergrößerung der Zyste mit erneuter Infraktion.
b Heilung der Zyste nach operativer Ausräumung und Auffüllung der Höhle mit Spongiosachips.

des Periostes wird die oft bereits papierdünne Zystenwand reseziert und die Zyste breit eröffnet, so daß sich ihr flüssiger Inhalt entleert. Die an der Wand der Knochenhöhle anhaftende bindegewebige Membran ist mit einem scharfen Löffel sorgfältig auszukratzen. Es ist auch zu empfehlen, die meist sklerotische Trennungswand gegen den Markraum der Diaphyse zu durchstoßen. Während bei kleineren Zysten die bloße Eröffnung und Ausräumung genügen, ist bei größeren der Defekt durch implantierten Knochen zu füllen; am besten eignen sich Spongiosachips. Hat sich bereits eine pathologische Fraktur eingestellt, so ist primär operativ vorzugehen, wenn es sich nur um eine Infraktion der Zystenwand handelt, da hier fast mit Bestimmtheit mit einem Rezidiv zu rechnen ist. Bei einer vollständigen Kontinuitätsunterbrechung im Bereich der Zyste lassen wir die Fraktur zunächst konsolidieren und gehen erst operativ vor, wenn die Röntgenkontrolle nach einigen Wochen zeigt, daß die Zyste keine Tendenz zur Verkleinerung aufweist.

Aneurysmatische Knochenzyste

Die aneurysmatische Knochenzyste, die in der Regel solitär vorkommt, ist eine jener Veränderungen, welche berechtigterweise von den Riesenzelltumoren getrennt wurde. Sie sollte nicht zu den tumorösen Knochenveränderungen gerechnet werden, da Rückbildungen nach unvollständiger Entfernung beobachtet wurden (Abb. 144a u. b). Die Ursache der Erkrankung ist unbekannt. Die überwiegende Mehrzahl der Patienten ist jünger als 20 Jahre. Eine besondere Geschlechtsbevorzugung besteht nicht. Neben den metaphysären Regionen der langen Röhrenknochen wird diese Veränderung auch sehr häufig in den Wirbelkörpern gefunden. Klinisch imponiert sie mit Schmerzen und Schwellung. Interessant ist die Beobachtung mancher Autoren (DAHLIN 1970; LICHTENSTEIN 1957), daß nach Bestrahlung einer aneurysmatischen Knochenzyste der Wirbelkörper eine sarkomatöse Entartung auftrat, was als Strahlenfolge interpretiert wird. Dennoch ist die Prognose als gut anzusehen, obwohl manche Autoren eine Rezidivquote von 20% angeben (RAPPAPORT 1966). Bei der differentialdiagnostischen Abgrenzung der zystischen Veränderungen zum Riesenzelltumor kann das unterschiedliche Alter der Patienten hilfreich sein.
Die Therapie ist gleich wie bei der solitären Knochenzyste.

Eosinophiles Granulom

Das eosinophile Granulom wird heute von den meisten Autoren zusammen mit der Hand-Schüller-Christian- und der Letterer-Siwe-Erkrankung unter der Bezeichnung Histiozytosis-X zusammengefaßt, wobei das X auf die ungeklärte Ätiologie hinweisen soll. Die Veränderung kommt am häufigsten solitär vor und entsteht im Markraum der

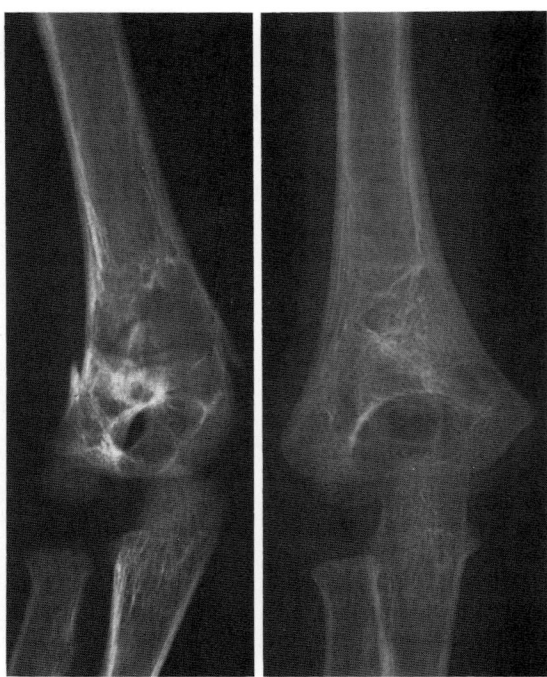

Abb. 144a u. b Aneurysmatische Knochenzyste bei 4jährigem Mädchen in der distalen Humerusmetaphyse mit Spontanfraktur (a). Fast vollständiges Verschwinden der Zyste nach Heilung der Fraktur (b).

Knochen (Abb. 145). Sie tritt meistens in den ersten 3 Lebensjahrzehnten auf. Die Prognose der eosinophilen Knochengranulome, auch der multiplen, ist gut. Nur wenige Fälle gehen in eine Hand-Schüller-Christian- oder eine Letterer-Siwe-Erkrankung über.

Therapie
Operative Ausräumung bringt Heilung.

Fibröse Dysplasie (Albright-Syndrom)

Dabei handelt es sich um eine lokalisierte, osteoplastische, expansive, tumorvortäuschende Knochenerkrankung, die stets im 1. und 2. Lebensjahrzehnt beginnt, aber durch Schmerzen, Auftreibung oder Verbiegung von Knochen und Spontanfrakturen evtl. auch erst in späteren Lebensjahren klinisch manifest wird. Es liegen dabei vermutlich ein Entwicklungsfehler des knochenbildenden Mesenchyms sowie eine fehlerhafte Differenzierung des Knochenmarks in fibröses Mark und in Faserknochen vor. Die Erkrankung kann einen oder mehrere Knochen befallen und ist in ihrer Kombination mit Pigmentflecken und sexueller Frühreife als Albright-Syndrom bekannt. Bereits UEHLINGER hat 1940 diese Veränderung beschrieben, bevor sie JAFFÉ u. LICHTENSTEIN 1942 mit dem noch heute benutzten Namen bezeichneten. Charakteristisch sind die Veränderungen bei Befall des Femurs (Abb. 146a u. b). Hier kommt es zunächst zu einer

Abb. 145 Typisches Röntgenbild eines eosinophilen Granuloms der Schädelkalotte.

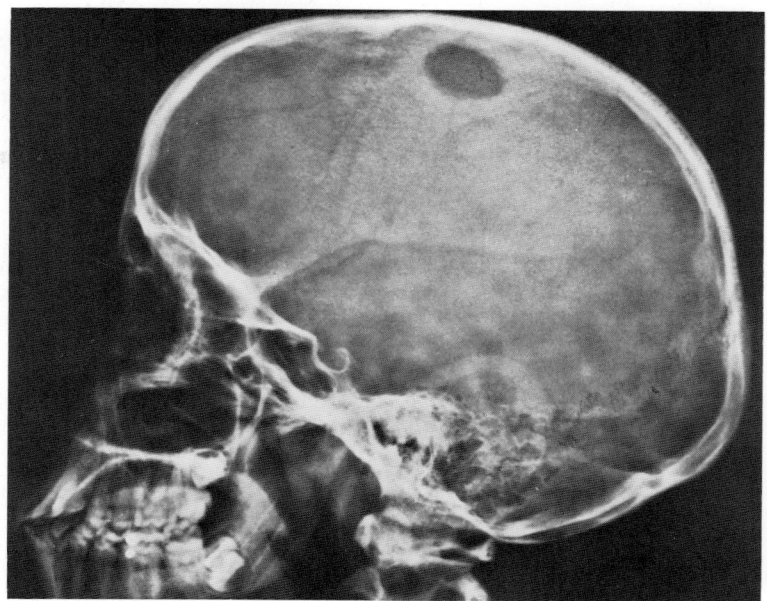

Abb. 146a u. b Monostotische Form der Osteodystrophia fibrosa des linken Femurs.
a Mit 11 Jahren.
b Mit 15 Jahren nach 2maliger Fraktur. Leichte Coxa vara.

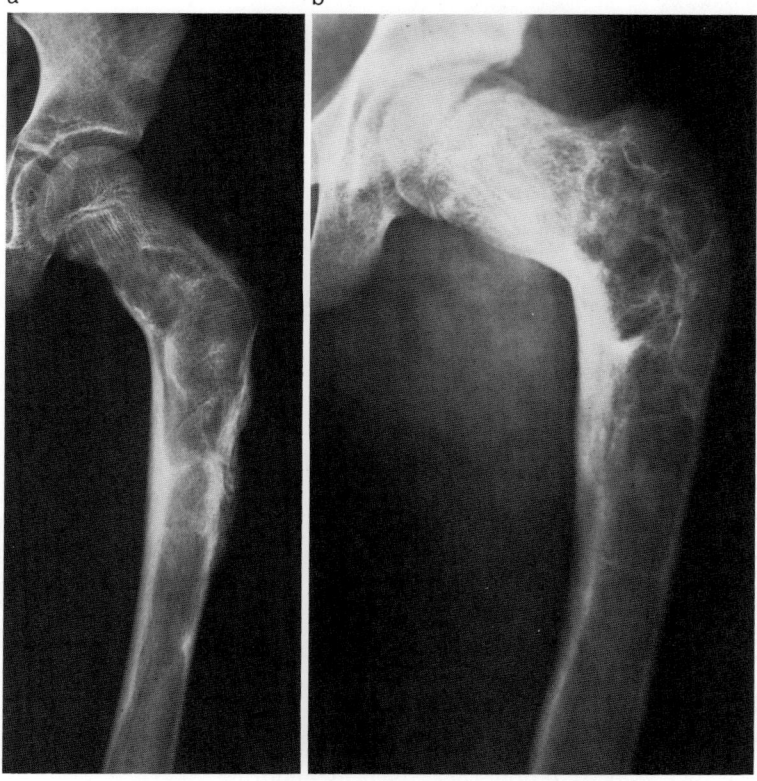

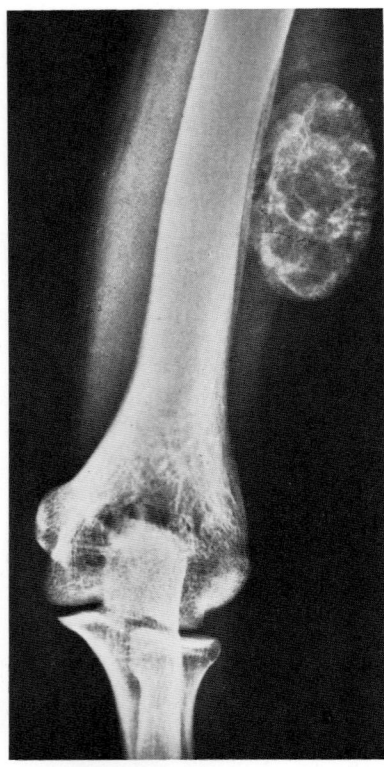

Abb. 147 Typisches Röntgenbild einer Myositis ossificans des Humerus.

Coxa vara und schließlich zu einer hirtenstabartigen Verkrümmung, bei der der Femurkopf kaudal abgebogen, der Trochanter major scheitelbildend und der Schaft meist stark nach lateral konvex verbogen ist. Eine Therapie erübrigt sich.

Myositis ossificans

Diese Veränderung, welche in der amerikanischen Literatur meist heterotope Knochenbildung genannt wird, kann in der Muskulatur oder anderem Weichteilgewebe auftreten und ist selten. Da die Tumormasse sich in relativ kurzer Zeit entwickelt, ist man häufig geneigt, an ein Sarkom zu denken. Die Prognose ist gut, obwohl eine gewisse Rezidivhäufigkeit beschrieben wird (Abb. **147**).

Knochenveränderungen beim Hyperparathyreoidismus

Bei der Überfunktion der Nebenschilddrüse kommt es entsprechend der Funktionsweise des Parathormons zu einer allgemeinen Osteoporose, wobei die für die Recklinghausen-Erkrankung typischen Zysten – die sog. »braunen Tumoren« – nur in etwa 12% auftreten. Die Erkrankung ist bei Kindern äußerst selten.

Literatur

Ackermann, L. V., H. J. Spjut: Tumors of bone and cartilage. In: Atlas of Tumor Pathology, Sect. II, Fasc. 4. Armed Forces Insitute of Pathology, Washington 1962
Baumann, K. J.: Beitrag zum Knochenlymphangiom. Inaug.-Diss., Basel 1976
Betzler, M.: In Buri, G., M. Betzler: Knochentumoren. Huber, Bern 1977
Burri, C., M. Betzler: Knochentumoren. Huber, Bern 1977
Charles, N. D., D. M. Sklaroff: The radioactive strontium photoscan as a diagnostic aid in primary and metastatic cancer in bone. Radiobiol. Clin. N. Amer. 3 (1965) 499
Charles, N. D., D. M. Sklaroff, I. Young: A critical analysis of strontium bone scanning for detection of metastatic cancer. Amer. J. Roentgenol. 96 (1966) 647
Dahlin, D. C.: Bone Tumors, 2nd. ed. Thomas, Springfield/Ill. 1970
De Nardo, G. L.: The ^{85}Sr scintiscan in bone disease. Ann. intern. Med. 65 (1966) 44
Dias, L. D. S., H. M. Frost: Osteoid-Osteom = Osteoblastoma. Cancer (Philad.) 33 (1975) 1075
Frei, E., N. Jaffé, M. H. N. Tattersall, S. Pittman, L. Parker: New approaches to cancer chemotherapy with Methotrexate. New Engl. J. Med. 292 (1975) 846
Friedman, M. A., S. K. Carter: The therapy of osteogenic sarcoma, current status and thoughts for the future. J. Surg. Oncol. 4 (1972) 482
Galasko, C. S. B., F. H. Douyle: The detection of skeletal metastases from mammary cancer. Clin. Radiol. 23 (1972) 295
Gottlieb, J. A., H. L. Baker, R. M. O'Bryan et al.: Adriamycin (NSC-123127) used alone and in combination for soft tissue and bony sarcomas. Cancer Chemother. Rep. 6, Part. 3 (1975) 271
Jaffé, H. L.: Osteoid-Osteoma. A benign osteoblastic tumor composed of osteoid and atypical bone. Arch. Surg. 31 (1935) 709
Jaffé, H. L., L. Lichtenstein: Non osteogenic fibroma of bone. Amer. J. Path. 18 (1942 a) 205
Jaffé, H. L., L. Lichtenstein: Benign chondroblastoma of bone; a reinterpretation of the so-called calcyfying of chondromatous giant cell tumor. Amer. J. Path. 18 (1942 b) 969
Jaffé, H. L., L. Lichtenstein: Chondromyxoidfibroma of bone. A distinctive benign tumor likely to be mistaken especially for chondrosarcoma. Arch. Path. 45 (1948) 541
Jaffé, H. L., L. Lichtenstein, R. B. Portis: Giant cell tumor of bone. Its pathologic appearance, grading, supposed variants and treatment. Arch. Path. 30 (1940) 993
Jaffé, N., E. Frei, D. Traggis, H. Watts: Weekly high dose Methotrexate – Citrovorum factor in osteogenic sarcoma. Cancer (Philad.) 39 (1977) 45
Jaffé, N., D. Traggis, C. Geiser, B. Sookim, L. Das, G. Frauenberger, I. Djerassi, J. R. Cassady: Favorable response of metastatic osteogenic sarcoma to pulse high-dose Methotrexate with Citrovorum rescue and radiation therapy. Cancer (Philad.) 31 (1973) 1367
Lichtenstein, L.: Aneurysmal bone cyst, observation on fifty cases. J. Bone Jt. Surg. 39-A (1957) 873
Lichtenstein, L.: Bone Tumors, 4th ed. Mosby, St. Louis 1972
Lichtenstein, L., D. Bernstein: Unusual benign and malignant chondroid tumors of bone. A survey of some mesenchymal cartilage tumors and malignant chondroblastic tumors, including a few multicentric ones, as well as many atypical benign chondroblastomas and chondromyxoidfibromas. Cancer (Philad.) 12 (1959) 1142
Lichtenstein, L., H. L. Jaffé: Fibrous dysplasia of bone; condition affecting one, several of massy bones, graver cases of which may abnormal pigmentation of skin, premature sexual development, hyperthyreoidism of still other extraskeletal abnormalities. Arch. Path. 33 (1952) 777

Linder, F., M. Pieper, G. Ott, W. Becker, H. G. Willert: Zur Therapie der Knochengeschwülste. Ergebnisse einer Gemeinschaftsstudie an 527 Fällen. Chirurg 45 (1974) 54

Looney, W. B.: Late effects (25 to 40 years) of the early medical and industrial use of radio-active materials. J. Bone Jt. Surg. 38-A (1956) 175

Martland, H. S., R. E. Humphries: The occurence of malignancy in radio-active persons. A general review of data gathered in the study of the radium dial painters, with special reference to the occurence of osteogenic sarcoma and the interrelationship of certain blood diseases. Amer. J. Cancer 15 (1931) 2435

Merrick, M. V.: Review article – bone scanning. Brit. J. Radiol. 48 (1975) 327

Morger, R.: Zur Myositis ossificans traumatica. Helv. chir. Acta 31 (1964) 390

Ohno, T.: Bronchial artery infusion with anticancer agents in the treatment of osteogenic sarcoma. Cancer (Philad.) 27 (1971) 549

O'Neal, L. W., L. V. Ackerman: Chondrosarcoma of bone. Cancer (Philad.) 5 (1952) 551

Parker, F., H. Jackson: Primary reticulum cell sarcoma of bone. Surg. Gynec. Obstet. 68 (1939) 45

Rappaport, H.: Tumors of the hematopoietic system. In: Atlas of Tumor Pathology, Sect. III, Fasc. 8. Armed Forces Institute of Pathology, Washington 1966

Rosen, G., S. Suwansirikul, C. Kwon, C. Tau, S. J. Wu, E. J. Beattie jr., M. L. Murphy: High dose Methotrexate with citrovorum factor rescue an Adriamycin in childhood osteogenic sarcoms. Cancer (Philad.) 33 (1974) 1151

Rosen, G., C. Tau, A. Sanmanechai, E. J. Beattie jr., R. Marcove, M. L. Murphy: The rationale for multiple drug chemotherapy in the treatment of osteogenic sarcoma. Cancer (Philad.) 35 (1975) 936

Schajowicz, F., L. V. Ackerman, H. A. Sissons, L. H. Sobin, H. Torloni: Histological typing of bone tumors, No. 6. In: International Classification of Tumors. World Health Organisation, Geneva 1972

Scheer, K. E., H. Harbst, H. Kampmann, K. Winkel, W. Maier-Borst, W. J. Lorenz, I. Bilaniuk: Medical bone scanning with ^{18}F and ^{87m}Sr. In: Radioisotope Scintigraphy, vol. II. I.A.E.A., Wien 1969 (p. 325)

Subramanian, G., J. G. McAfee: A new of ^{99m}Tc for skeletal imaging. Radiology 99 (1971) 192

Thrupkaew, A. K., R. E. Henkin, J. L. Quinn: False negative bone scans in disseminated metastatic disease. Radiology 11 (1974) 383

Tillman, B. P., D. C. Dahlin, P. R. Lipcomb, J. R. Stewart: Aneurysmal bone cyst: an analysis of ninety-five cases. Mayo Clin. Proc. 43 (1968) 478

Uehlinger, E.: Osteofibrosis derformans juvenilis (Polyosteotische fibröse Dysplasie Jaffé-Lichtenstein). Virch. Arch. path. Anat. 306 (1940) 255

Uehlinger, E.: Pathologische Anatomie der Knochengeschwülste. Helv. chir. Acta 40 (1973) 5

Uehlinger, E.: Pathologische Anatomie der Knochengeschwülste (unter besonderer Berücksichtigung der semimalignen Formen). Chirurg 45 (1974) 62

Uehlinger, E.: Primary malignancy, secondary malignancy and semimalignancy of bone tumors. In Grundmann, E.: Recent Results in Cancer Research. Malignant Bone Tumors. Springer, Berlin 1976 (S. 109)

Zollinger, H. U.: Geschwulstprobleme. Vjschr. naturforsch. Ges. 91 (1946) 81

12. Siamesische Zwillinge

12.2 Siamesische Zwillinge

Chirurgische Probleme bei siamesischen Zwillingen

J. L. MICHELI, N. GENTON und T. PEXIEDER

Die Häufigkeit der Diplopagen wird auf einen Fall pro 50000–300000 Geburten geschätzt. Man nimmt an, daß jährlich bei ca. 6 Fällen die operative Trennung versucht wird.

Trotz der Seltenheit dieser Eingriffe ist das diesbezügliche Interesse beträchtlich, denn jede dieser Operationen bedarf einer sehr genauen Vorbereitung, was sowohl eine exakte Diagnostik als auch einen Operationsplan der Trennung bis ins letzte Detail umfaßt (KLING u. Mitarb. 1971).

Geschichtliches

Die erste veröffentlichte Trennung von Diplopagen wurde 1685 von KOENIG ausgeführt. Nach Anlegen einer doppelten Ligatur durchtrennte er eine schmale Brücke, welche die Xiphopagen verband. Die Kinder überlebten die Operation. Die nächsten Beschreibungen beziehen sich auf Omphalopagen: 1860 BOHM, 1881 BIAUDET und BUGNON, 1902 BOYEN.

Die ersten Thorakopagen wurden 1900 von CHAPOT PREVOST getrennt, wobei ein Zwilling überlebte.

Viele wurden jedoch nicht operiert. Sie gingen in die Legende ein wie z. B. die Zwillinge Chalkhurst (1100–1134), die in England lebten. In ihrem Dorf hielt sich die Tradition bis heute, am Ostermontag Biskuits mit ihrem Bild zu verteilen, um auf die Pygopagen hinzuweisen.

Im Mai 1811 wurden die Zwillinge Eng und Chang in Thailand geboren. Sie wurden berühmt, und nach ihnen wurde der Ausdruck »siamesische Zwillinge« geprägt. Es handelte sich um Xiphopagen. 1839 wurden sie im amerikanischen Zirkus Barnum eine Attraktion. Später betätigten sie sich als erfolgreiche Farmer in Nordcarolina, heirateten 2 Töchter des Nachbarn und hatten zusammen 22 Kinder. Am 12. Januar 1874 starb Chang an einer Pneumonie und Eng wenige Stunden später ohne ersichtlichen Grund (JONES u. Mitarb. 1977).

Embryologie und Einteilung

Die Diplopagen sind unvollständig getrennte, monozygote Zwillinge. Dieser Teilungsfehler ist die Folge einer unvollständigen Teilung der ersten Blastomeren oder einer Verdoppelung des Primitivstreifens (Abb. 1). Ausnahmsweise kann es sich um eine sekundäre Verschmelzung von 2 Zygoten handeln.

Der Ausdruck »siamesische Zwillinge« deutet darauf hin, daß abgesehen von ihrer Verwachsung die Zwillinge normal entwickelt sind. Das Ausmaß der Verbindung kann von einer einfachen oberflächlichen Verwachsung bis zur komplexen Vereinigung mit mehreren gemeinsamen Organen variieren. In 60–75% der Fälle handelt es sich um Mädchen.

Zahlreiche Klassifikationen wurden vorgeschlagen. Die einfachste Einteilung, die sich nach dem Ort der Verwachsung richtet, gibt folgende Häufigkeit:

Thorakopagen	40%,
Omphalopagen	34%,
Pygopagen	18%,
Ischiopagen	6%,
Kraniopagen	2%.

Geburtshilfliche Aspekte und pränatale Diagnostik

Schätzungsweise findet man auf 600 Zwillingsschwangerschaften eine Geburt von Diplopagen. Man ist erstaunt über die Zahl der auf normalem Weg entbundenen »siamesischen Zwillinge«, was nur durch eine vorzeitige Geburt und das geringe Geburtsgewicht von durchschnittlich 4100 g ermöglicht wird. In alten Lehrbüchern der Geburtshilfe empfiehlt man den Geburtsvorgang ablaufen zu lassen, und wenn es sein muß, bei einer eintretenden Störung eine Embryotomie auszuführen.

Heute jedoch wird eine weniger traumatisierende Geburt durch Kaiserschnitt vorgezogen, damit eine bessere Ausgangslage für eine erfolgreiche chirurgische Trennung der Zwillinge geschaffen wird. Dies setzt aber eine pränatale Diagnose voraus (JONES u. Mitarb. 1977, WALCHER u. Mitarb. 1973).

Hydramnion. Es kann nach dem zweiten Trimester festgestellt werden. Man findet es in 50% der Schwangerschaften von Diplopagen im Gegensatz zu 10% bei gewöhnlichen Zwillingen.

Röntgenbilder. Sie bestätigen das Vorliegen von Zwillingen. Man kann eine Verschmelzung auf Höhe des Rumpfes vermuten, wenn sich die Zwillinge mit der Vorderseite gegenüberliegen, die Köpfe auf gleicher Höhe und in der gleichen Richtung liegen, wenn sich die Thoraxkonturen berühren, die Wirbelsäule in Hyperextension steht und nicht gebeugt ist und endlich, wenn sich ihre gegenseitige Lagebeziehung seit den letzten Kontrollen nicht verändert hat.

EKG. Es zeigt gewöhnlich 2 Komplextypen: nicht übereinstimmender QRS-Komplex und 2 leicht verschiedene Herzfrequenzen. Ist dies nicht der Fall, so muß das Vorliegen eines einzigen Herzens vermutet werden, was die Aussichten auf Trennung ernsthaft in Frage stellt.

Ultraschall. Diese Untersuchung sollte bei allen Zwillingsschwangerschaften ausgeführt werden. Bei der Präzision der heutigen Apparate ist es durchaus möglich, eine Verwachsung der Feten zu erkennen und evtl. Lage und Ausdehnung derselben festzustellen.

Eine pränatale Diagnostik ist von Wichtigkeit. Sie

Chirurgische Probleme bei siamesischen Zwillingen **12**.3

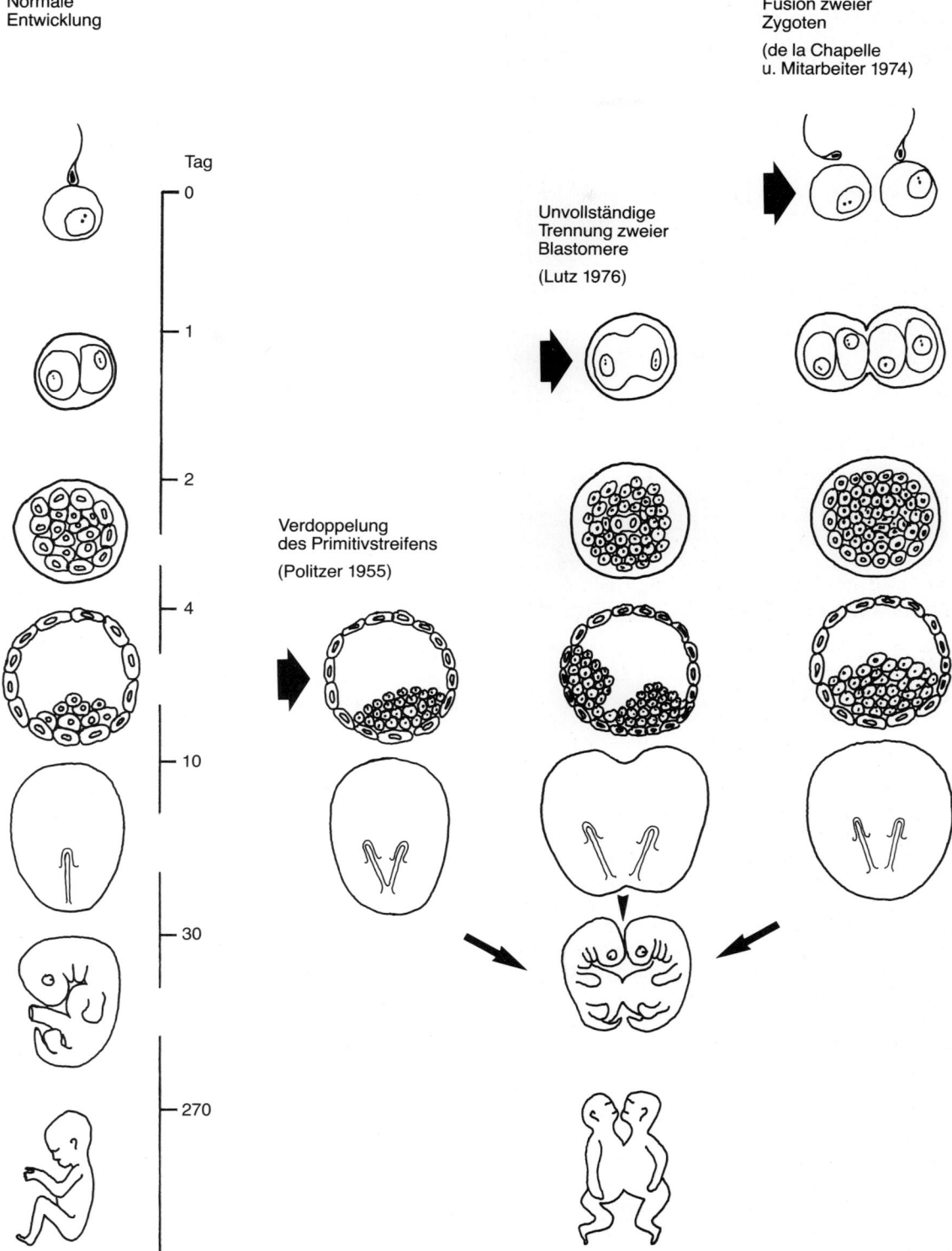

Abb. **1** Vergleichende Darstellung einer normalen Entwicklung (links) und der 3 Möglichkeiten bei der Entstehung von »siamesischen Zwillingen«: Verdoppelung des Primitivstreifens, fehlende Teilung der Blastomeren und ausnahmsweise Verschmelzung von 2 Zygoten. Ein und dieselbe Mißbildung kann also die Folge von 3 verschiedenartigen pathologischen Prozessen sein, die zu unterschiedlichen Zeiten unvermutet in die Entwicklung eingreifen.

12.4 Siamesische Zwillinge

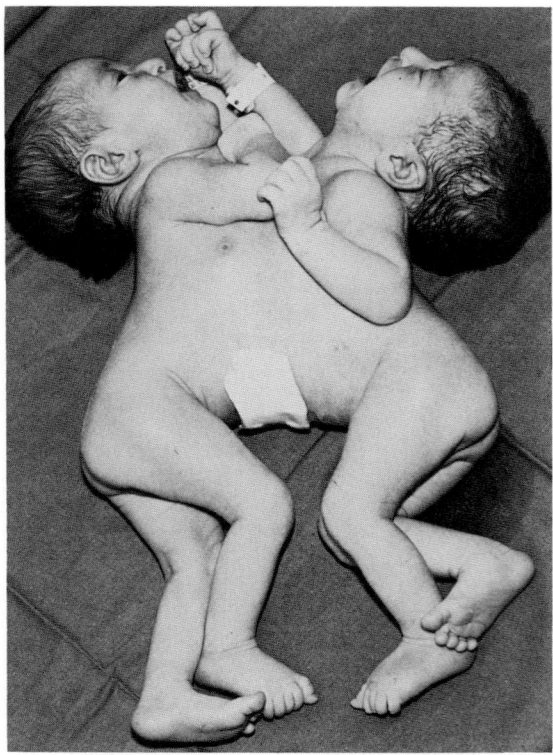

Abb. 2 Thorakoomphalopage Zwillinge im Alter von 4 Wochen.

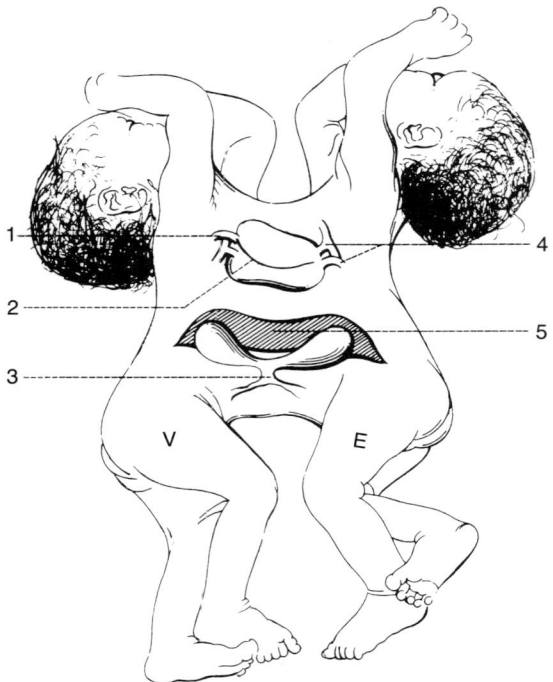

Abb. 3 Präoperative anatomische Abklärung der thorakoomphalopagen Zwillinge: Das Herz, die Leber und das Duodenum sind gemeinsam.

1 Transposition der großen Gefäße
2 Überbrückende Koronararterie
3 Gemeinsames Duodenum
4 Aorta und Truncus pulmonalis
5 Leber

erlaubt uns, die Eltern zu informieren und sie auf die ganze Problematik, mit der sie u. U. konfrontiert werden, vorzubereiten. Dies erleichtert auch die Überführung der Mutter zur Geburt in ein gut eingerichtetes Zentrum. So kann auch ein interdisziplinäres medizinisches Team gebildet werden, welches die Kinder unmittelbar nach der Geburt in ihre Obhut nimmt.

Klinische Untersuchung

Sie gibt wie immer die Ausgangslage bekannt und ermöglicht dadurch die Abklärung gezielt zu betreiben, um zu einer anatomischen Diagnose zu gelangen (NICHOLS u. Mitarb. 1967).

Thorakopagen. 75% der Fälle besitzen ein gemeinsames Herz. Erstreckt sich die Verwachsung kaudalwärts (Thorakoxyphoomphalopagen), so ist eine Verschmelzung beider Leber fast sicher (100% der beschriebenen Fälle). 46% haben eine gemeinsame Darmpartie, und 22% teilen sich in gemeinsame Gallenwege.

Xyphopagen. Sie sind die günstigsten Fälle. In der Mehrzahl haben sie nur einen kleinen, von Peritoneum bedeckten Leberanteil gemeinsam.

Omphalopagen. Es handelt sich fast immer um Xyphoomphalopagen. 63% haben eine Leberverwachsung, die anderen Organe wie Herz, Darm und Gallenwege sind gewöhnlich getrennt ausgebildet. Je mehr sich die Verbindung symphysenwärts erstreckt, desto größer ist die Wahrscheinlichkeit, daß ein gemeinsames unteres Ileum, Kolon oder Rektum vorliegt. Findet man eine Verwachsung der Pubes, so kann eine Verbindung beider Blasenscheitel erwartet werden (gemeinsamer Urachus).

Ischiopagen und Pygopagen. Sie stellen eine komplexe Gruppe dar, bei der verschiedene Anomalien der Beckenorgane beschrieben wurden.

Kraniopagen und Rachipagen. Sie sind eine kleine heterogene Gruppe mit verschiedenen Graden von Verwachsungen zwischen Hirnhäuten und Nervengewebe.

Das folgende Kapitel illustriert die verschiedenen Probleme, die sich stellen (MICHELI u. Mitarb. 1978): Die Thorakopagenzwillinge (Abb. 2) wurden nach einer sogenannten normalen Zwillingsschwangerschaft mit einem Gewicht von 4490 g durch Kaiserschnitt geboren. Sie sind an der Vorderseite des Stammes vom Manubrium sterni bis zum Nabel miteinander verwachsen. Vanessa (V)

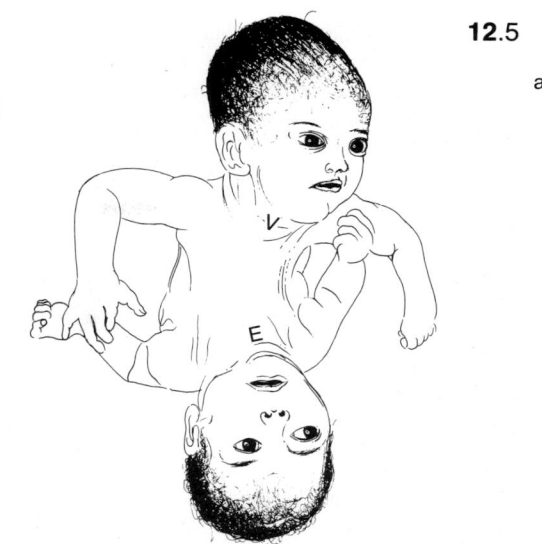

und Estelle (E) zeigen eine leichte Atemnot, V jedoch ist deutlich zyanotisch. Beide Kinder bewegen sich kräftig, weisen einen normalen neurologischen Status auf, und andere sichtbare Mißbildungen fehlen. In Zusammenarbeit mit den Radiologen, Kardiologen und Pädiatern wird eine Reihe von Untersuchungen durchgeführt. Sie zeigen ein gemeinsames Herz (Abb. 3), welches in mehrere Kammern, die untereinander breit kommunizieren, unterteilt ist. Jedes Kind besitzt 2 V. cavae, eine Aorta und einen Truncus pulmonalis, doch sind die großen Gefäße bei V transponiert. Der Dünndarm der Zwillinge verbindet sich auf Höhe des Duodenums. Die Leber ist gemeinsam, doch sind 2 Gallenblasen ausgebildet. Die Harnorgane sind normal. Diese Untersuchungsbefunde zeigten auch, daß es sich um einen sehr ungünstigen Fall handelt, daß es aber möglich wäre, einen Zwilling (E) zu retten, indem der andere geopfert würde (V).

In mehreren Besprechungen werden die verschiedenen Schritte der Operation definiert und der Trennungsplan festgelegt.

Die Zwillinge wurden im Alter von 7 Wochen operiert, der Eingriff dauerte 12 Stunden. Er verlief nach vorgesehenem Plan mit Ausnahme der Anastomosierung der beiden systemischen Kreisläufe, die nicht durchführbar war. Der Herzchirurg verband schließlich die Aorta von V mit der V. pulmonalis. Der Verschluß des Thorax von E gestaltete sich schwieriger als erwartet. Der große Defekt der Thoraxwand mußte mit einem Teflonpatch gedeckt werden. Estelle überlebte die Operation 11 Stunden, verstarb dann an einer Herzinsuffizienz. Bei der Autopsie wurde weder eine Blutung noch eine Sepsis festgestellt. Das Herz zeigte abgesehen von der Transposition der großen Gefäße komplexe Mißbildungen, so einen Einzelventrikel auf der Seite von E (Abb. 4a–c).

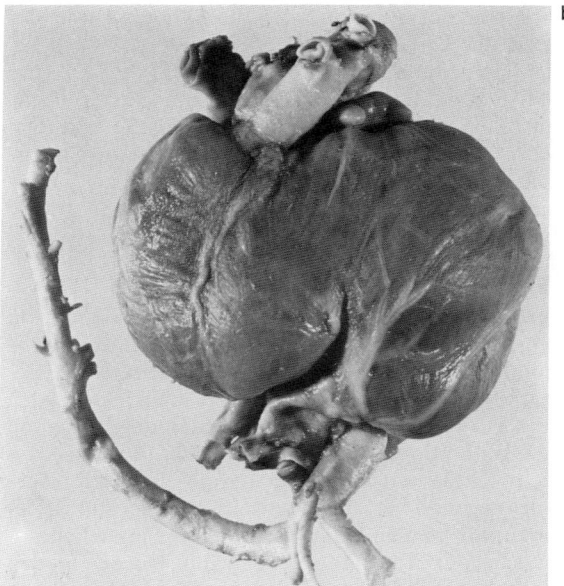

Abklärung

Es wäre ideal, wenn die innere Anatomie der Diplopagen möglichst exakt bekannt wäre, bevor eine lange und komplexe Operation unternommen wird. Der Abklärungsplan wird sich nach der Art und Ausdehnung der Verwachsung richten. Dabei ist dem Allgemeinzustand der Kinder Rechnung zu tragen und die Dringlichkeit der Trennung zu berücksichtigen (z. B. rupturierte Omphalozele) (SIMPSON u. Mitarb. 1970).

Röntgenaufnahmen des ganzen Körpers der Kinder gehören zusammen mit dem EKG und den Routineuntersuchungen des Blutes zu den ersten paraklinischen Abklärungen.

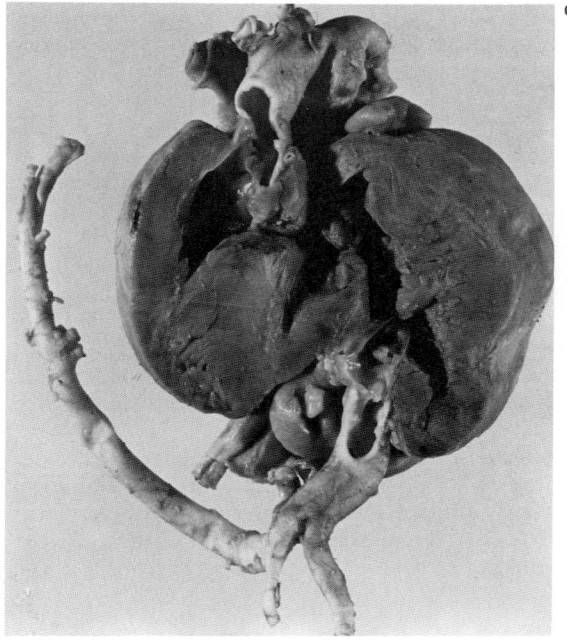

Abb. 4a–c Die Zwillinge (a) und die verschmolzenen Herzen (b) sind aus der gleichen Perspektive dargestellt. Ein Horizontalschnitt zeigt die 3 kommunizierenden Ventrikel und die Lage der großen Gefäße (c).

12.6 Siamesische Zwillinge

Die Echographie, Angiographie und die Angiokardiographie werden notwendig, wenn die klinische Untersuchung, das EKG und die Röntgenbilder ein gemeinsames Herz vermuten lassen. Diese Untersuchung kann aber auch bei Zwillingen mit getrenntem Herzen indiziert sein, da man häufig Mißbildungen des Herzens und der Gefäße findet.
Pneumoenzephalographie und Angiographie bei den Kephalopagen.
Röntgenologische Abklärung mit Hilfe von *Kontrastmitteln*: Magen-Darm-Passage, Bariumeinlauf, intravenöse Urographie, Cholangiographie.
Axiale Computertomographie. Diese Untersuchung erlaubt heute zweifelsohne die umfassendste Erkenntnis der gemeinsamen Organe.
Gewisse funktionelle Untersuchungen (Blutgasanalysen, Bestimmung der Blutvolumina und der Zeit der Erreichung des Gleichgewichts nach Injektion von markierten Substanzen) geben eine bessere Erkenntnis der hämodynamischen Verhältnisse bei einem gemeinsamen Herzen. Sie erlauben auch die Größe der gekreuzten Zirkulation abzuschätzen (intrakardialer, intrahepatischer, mesenterialer Shunt), was für die Leitung der Narkose wichtig sein kann.

Vorbereitung und Operationsverlauf

Liegt kein Grund für eine dringliche Operation vor, so kann die Festlegung des günstigsten Zeitpunkts für die Trennung schwierig sein. Den Operationstermin hinauszuschieben kann zwar den Eingriff erleichtern, doch können andere Faktoren wie Infektionen, Ateminsuffizienz, Ernährungsschwierigkeiten auf die Dauer gesehen den Allgemeinzustand verschlechtern. In der Literatur findet man nur wenige Fälle, bei denen die erste Lebenswoche zur Trennung ausgewählt wurde. In den meisten Fällen wurde der Eingriff um Wochen oder Monate hinausgeschoben, um die Kinder wachsen zu lassen. So kann das Vorgehen bei der Operation besser geplant werden. Der Eingriff ist fast immer lang und komplex und verlangt eine operative Zusammenarbeit von mehreren Spezialisten. Es ist unumgänglich, daß alle am Eingriff beteiligten Chirurgen das Vorgehen gemeinsam festlegen, um im entscheidenden Moment die Improvisation auf ein Minimum zu reduzieren.
Die Erfahrungen zeigen, daß es sehr nützlich ist, wenn alle Handgriffe und Bewegungen z. B. bei der Narkose, Desinfektion, Lagerung, Hautschnitt an einem Phantom eingeübt werden. Schließlich wird die Operation in verschiedene Phasen zerlegt, von denen jede durch die für Diplopagen spezifischen Probleme charakterisiert ist.
Anästhesie, Überwachung und Lagerung. Jedes der Kinder wird getrennt prämediziert und narkotisiert, intubiert, beatmet und getrennt überwacht (FURMAN u. Mitarb. 1971). Die lebenswichtigen Funktionen werden kontrolliert durch das EKG, der zentralvenöse Druck durch einen Jugulariskatheter, Blutgase und arterieller Druck durch einen Katheter in der A. radialis, die Temperatur durch eine Ösophagussonde und die Diurese durch einen Blasenkatheter.
Die Kinder werden auf einer Wärmematte in Seitenlage fixiert. Einige Autoren empfehlen getrennte Brettchen als Unterlage für jeden Zwilling, um Lagerung und Lagewechsel zu erleichtern.
Hautschnitt. Er kann an einem Modell festgelegt werden, um nach der Trennung den bestmöglichen Wundverschluß zu erreichen. Oft sieht man bereits zum voraus, daß der Hautverschluß nur mit Hilfe eines synthetischen Gewebes möglich ist.
Eigentliche Trennung. Das operative Vorgehen hängt vom Typ der Diplopagen ab und von der Anatomie der gemeinsamen Organe (PETERSON u. HILL 1960). Es hängt aber auch davon ab, ob man vorgesehen hatte, beide Kinder am Leben zu erhalten, oder ob man die Möglichkeit ins Auge faßte, ein Kind zu opfern. Bei gemeinsamem Herzen beginnt die Operation mit einer explorierenden Thorakotomie, nach deren Ergebnis sich der definitive Entscheid richtet. Die Trennung der gemeinsamen Leber kann sehr blutreich sein und zudem überschattet von der Gefahr einer Lebernekrose und Gallenperitonitis. Die Trennung der anderen Organe kann schwierig sein, wurde jedoch nie als wichtiger Faktor für das Überleben der Kinder beschrieben.
Der Verschluß der Trennungsfläche stellt immer ein größeres Problem dar. Häufig muß ein zu weiter Defekt mit synthetischem Material verschlossen werden. Jede Kompression des Thorax oder Abdomens kann letal enden.
Postoperative Pflege. Sie verdient die gleiche Sorgfalt wie der Eingriff selbst und muß deshalb in einer Spezialabteilung gewährleistet sein (HILL u. Mitarb. 1961). Die postoperative Sterblichkeit hängt von folgenden Faktoren ab:
– Probleme durch Infektionen. Sie stellen wegen der langen Dauer und der Vielschichtigkeit des Eingriffs die hauptsächlichste Ursache der Mortalität dar.
– Respiratorische Probleme. Eine künstliche Beatmung ist vorzusehen. Sie muß bei Thorakopagen oft über längere Zeit fortgeführt werden.
– Hämodynamische Probleme. Das gemeinsame Herz der Zwillinge weist ausnahmslos komplexe Mißbildungen auf, welche das Überleben gefährden können. Selbst bei Diplopagen mit getrennten Herzen wurden zahlreiche Anomalien beschrieben. Eine Nebenniereninsuffizienz scheint für den Tod einer der Zwillinge (AIRD 1954, zitiert in FURMAN u. Mitarb. 1971) verantwortlich zu sein. Seither werden bereits prophylaktisch Steroide verabreicht.

Resultate

In den letzten 50 Jahren wurden mehrere Dutzend von Diplopagen getrennt. Die Omphalopagen haben die beste Prognose. Die Überlebensrate der übrigen »siamesischen Zwillinge« kann gehoben werden, wenn die präoperative Diagnose verbessert, die operative Technik (Anwendung von synthetischen Materialien) und die postoperative Pflege verfeinert werden.

Betreuung der Eltern, genetische Beratung und ethische Problematik

Den Eltern ist eine ganz beträchtliche Zeit zu widmen. Sie müssen nicht nur informiert sein und die Vielschichtigkeit des Problems erfassen, es muß ihnen auch die Möglichkeit gegeben werden, ihre Gefühle auszudrücken und teilnehmend mit ihnen ihre Zweifel und Schuldgefühle zu bewältigen. Die genetische Beratung darf nicht vergessen werden, die Eltern sind zu beruhigen im Hinblick auf eine erneute Schwangerschaft.

Jeder dieser Schritte ist schlußendlich mit moralischen und religiösen Aspekten verknüpft. Aber bei der Ethik unserer heutigen Zivilisation gibt es keine Alternative, wenn eine Operation möglich ist.

Literatur

Furman, E. B., R. D. Garry, J. Hairabet, M. Yokoyama, R. Carmona: Management of anesthesia for surgical separation of newborn conjoined twins. Anesthesiology 34 (1971) 95

Hill, A. J., C. G. Peterson, R. D. Grondahl, W. W. Krippaehne: Conjoined thoracopagus twins, pre- and postoperative considerations. J. of Pediatr. 58 (1961) 59

Jones, P. G., N. A. Myers, E. Durham Smith: The surgery of conjoined twins. The royal Australasian college of surgeons. Meeting, May 1977, Melbourne

Kling, S., R. J. Johnston, B. Michalyshyn u. a.: Successful separation of xiphopagus-conjoined twins. J. Pediatr. Surg. 6 (1971) 462

Micheli, J.-L., H. Sadeghi, J. Freeman, C. Bosic, J. Queloz, N. Genton: An attempt to separate xiphopagus twins sharing a common heart, liver and duodenum. J. Ped. Surg. 13 (1978) 139

Nichols, B. L., R. J. Blattner, A. J. Rudolph: General clinical management of thoracopagus twins. Birth Defects original article Series 3 (1967) 38

Peterson, C. G., A. J. Hill: Separation of conjoined thoracopagus twins. Ann. Surg. 152 (1960) 717

Simpson, J. S., T. W. Mustard, C. A. F. Moes, T. Izukawa: Emergency separation of thoracopagus twins (conjoined at thorax) in the newborn period: Importance of careful preoperative cardiac evaluation. Surgery 67 (1970) 697

Walcher, I., H. Giesen, E. Strobel: Siamesische Zwillinge. Geburtsh. u. Frauenheilk. 33 (1973) 414

Sachverzeichnis

Halbfett gedruckte Zahlen verweisen auf Definitionen oder ausführliche Beschreibungen

A

Abakterielle Peritonitis 7.113
Abdominaltumor, Hydronephrose 8.83
Abduktionshemmung, Oberschenkel 11.20
Abetalipoproteinämie 7.106
Abrißfraktur 11.56 f, 11,62
– Condylus lateralis humeri 11.78 ff
– Eminentia intercondylaris 11.99
– Epicondylus medialis humeri 11.80 f, 11.108
Abschnürungen, amniotische 9.2
Abspreizbehinderung 11.20
Abstehende Ohren **3.45 ff**
Abstoßungsreaktion, Nierentransplantation 8.80
Abszeß, Douglas 7.98
– paranephritischer 7.96
Acetylcholinesterase 7.121
– Megakolon 7.127
Acetylcholinesteraseaktivität 7.128 f
Acetylcystein 7.59
Acetylsalicylsäure, Splenektomie 7.226
Achalasie, Speiseröhre **5.36 ff**
– Sphincter ani 7.163, 7.165
Achillessehnenverlängerung 11.40
– Klumpfuß 11.47
Acholische Stühle 7.180, 7.193
AC-Winkel 11.20
Adaptationsvorgänge, postpartale 1.3
Adenokarzinom, renales **8.71 ff**
Adenomatoide zystische Mißbildung der Lunge 5.175 f
Adenoviren 7.87
Adhäsionsileus 7.98
Adrenalin 8.258
Adrenogenitales Syndrom 7.34, 8.238, **8.243 ff**
Agammaglobulinämie 7.106
Aganglionose 7.121

Aganglionose, Embryologie 7.121
– totale 7.134
Agenesie, anale 7.153
– anorektale 7.153, 7.156
AGS s. Adrenogenitales Syndrom
AIS s. Aortenisthmusstenose
Aitken, Einteilung der Epiphysentraumata 11.59
Akrosyndaktylie 9.2, 11.2
Akrozephalosyndaktylie 2.38 f, 11.2
Akrozephalus 2.29 ff
Aktinomykose 4.19
Albright-Syndrom 11.154
Albustix-Strip 7.57
Alkalose, hypochlorämische 7.34
– metabolische 1.16
– respiratorische 1.17
Allantois 7.25, 7.29
Alpha-Blocker 8.260
Alpha-Fetoprotein, s. α-1-Fetoprotein
Alveoläre Zysten 5.173
Amazie 5.2
Amazonensyndrom 11.12
Amenorrhoe 8.219
Aminoazidurie 7.205
Aminosäuren 1.17
Ammoniumphosphat 8.52
Amniotische Abschnürungen 9.2, 11.2
Amputation, kongenitale 9.2
Amylase 7.205, 7.207
Anale Agenesie 7.153
Analfissur **7.175**
Analfistel **7.174 ff**
Analprolaps 7.172
Analsphinkter s. Sphincter ani
Analstenose 7.153, 7.157
Anämie 1.20
– hämolytische, erworbene 7.224
– – kongenitale 7.224
Anästhesie **1.24**
Anastomose, biliodigestive 7.194

Anastomose, interpyelische 8.12, 8.14 f
– kalikoureterale 8.22
– mesenterikokavale 7.235
– splenorenale 7.234
Anderson-Hynes-Operation 8.86
Aneurysma, arteriovenöses, pulmonales 5.219
– des Sinus aortae **5.135 ff**
Anfälle, hypoxämische 5.81
Angiektasie, intestinale 7.106
Angiofibrom, juveniles 9.31
Angiographie, Nierenruptur 8.40 f, 8.44
– selektive, Wilms-Tumor 8.63 f
Angiomatose, meningeale 9.4
Angiosarkom 9.31
Aniridie 8.65
Anomalien des pulmonalvenösen Rückflusses **5.68 ff**
Anorchie **8.208**, 8.24
Anorektale Agenesie 7.153, 7.156
– Manometrie 7.58
– Mißbildungen, Begleitmißbildungen 7.157
– – funktionelle Korrekturresultate 7.160
– – intermediäre 7.156
– – Klassifikation 7.153
– – röntgenologische Hilfslinien 7.155
– – supralevatorische 7.156
– – translevatorische 7.157
– Myotomie, Megakolon 7.132, 7.134
– Stenose 7.153
Anorektum, Anatomie 7.150
– Funktion 7.150
Antetorsion des Schenkelhalses 11.28, 11.33
Antibiotika 1.29
– Nebenwirkungen 1.29
– neonatale Periode 1.31
– Niereninsuffizienz 1.30
– Nierentransplantation 8.80
Antibiotikaprophylaxe 1.31

Antikoagulation, Nierenvenenthrombose 8.60
Antilymphozytenserum, Nierentransplantation 8.80
Antirefluxmechanismus 8.110 f
Antirefluxoperation, neurogene Blase 8.163
– Ösophagus, 5.39, 6.8
– vesikoureteraler Reflux 8.121
α-I-Antitrypsin-Mangel 7.184, 7.229
Antrumatresie **7.36 f**
Anuloplastik nach Vega 5.153 f
Anurie, steinbedingte 8.56
Anus copertus 7.153, 7.157
Anusatresie **7.149 ff**
– vesikointestinale Fissur 8.146
Anusektopie, anteriore 7.149
Anusmißbildungen **7.149 ff**
Anusrhagade 7.175
Aorta, Koarktation **5.102 ff**
– Rechtsverlagerung 5.80
Aortenbogen, Anomalien **5.141 ff**
– doppelter 5.141
– embryonaler 5.141
– rechter 5.141
– Unterbrechung 5.105
Aortendilatation, poststenotische 5.102
Aorteninsuffizienz 5.147 f, 5.152
Aortenisthmusstenose **5.102 ff**
– erwachsene 5.103
– infantile 5.103
– Kollateralnetz 5.102
– Restenosierung 5.107
– Therapie 5.106 ff
Aortenklappenprolaps 5.61
Aortenstenose, Klappenersatz 5.111
– Klappensprengung 5.111
– Kommissurotomie 5.111 f
– Operation nach Konno 5.112
– subvalvuläre 5.108 f
– supravalvuläre 5.108 f
– valvuläre 5.108
Aortographie, Nierenruptur 8.44
Aortopulmonaler Shunt 5.121
Aortopulmonales Fenster **5.54 ff**
Apert-Syndrom 2.38 f, 11.2
Aplasien, akrale **9.2 ff**
Aplastische Zystenniere 8.30

Apophysitis calcanei 11.118
Appendektomie 7.97
– »à froid« 7.97
Appendizitis 7.112
– akute **7.93 ff**
– chronische 7.99
– Perforation 7.94
– retrozäkale 7.95
Apple-peel-syndrome 7.48 f
APVR s. Anomalien des pulmonalvenösen Rückflusses
Aquäduktstenose 2.54
Armvorhaltetest nach Matthiass 10.40
Arnold-Chiari-Mißbildung 2.55, 2.57
Arrhenoblastom 8.230
Arteria omphalomesenterica 7.80, 7.84
– renalis, traumatische Thrombosierung 8.42, 8.45
Arteria-mesenterica-inferior-Syndrom 8.21
Arterien, große, Transposition **5.89 ff**
Arterienkatheter 1.8
Arteriomesenterialer Darmverschluß 7.70
Arteriovenöse Aneurysmen, Lungen 5.219
Arthritis, septische 11.129
Arthrographie, Hüfte 11.21 ff
Arthrogryposis 10.4, 10.8, 10.24, 11.46
Aschoffsche Knötchen 5.147
ASD s. Atriumseptumdefekt
Aseptische Knochennekrosen **11.112 ff**
Askarideniluss **7.92 f**
Askaridiasis 7.92
Asphyxie, traumatische 6.34
Astrup 1.15 ff
Aszites 7.55, 7.229
– Pankreatitis 7.205
Ataxie, zerebelläre 9.5
Ateminsuffizienz, Thoraxtrauma 5.202, 5.204, 5.211
Atemnotsyndrom 3.27, 5.161, 5.178, 5.188, 5.192, 5.199, 5.211, 6.16 f, 6.26
Atemwegsinfektion, Invagination 7.88
Athelie 5.2
Atmung, Neugeborenes 1.4
Atmungskrüppel 5.166
Atresie, Dickdarm **7.46 ff**
– Dünndarm **7.46 ff**
– Duodenum **7.38 ff**
– rektoanale 8.146
Atrialisierter Ventrikel 5.132

Atrioventrikuläre Diskordanz 5.117
Atrioventrikularkanal, persistierender **5.75 ff**
Atriumseptumdefekt **5.63 ff**
Atropin 1.24
AT-Winkel 11.28
Augensymptome, Kraniosynostose 2.40, 2.42
Ausgußsteine 8.52, 8.55
Außenei 7.24
Austreibungsgeräusch 5.109, 5.113
Autotransplantation, Nierenruptur 8.46
AV-Block 5.62, 5.88, 5.117
AV-Kanal **5.75 ff**
Azathioprin 7.148
Azetabuloplastik 11.30 f
Azetabulumfraktur 11.88, 11.111
Azetonämisches Erbrechen, zyklisches 7.69
Azidose, hyperchlorämische 8.137
– metabolische 1.15
– – AGS 8.246
– renale, tubuläre 8.56
– respiratorische 1.16

B

Babygramm 7.50
Backwash ileitis 7.142
Badehosennävus 9.9
Baker-Zyste **9.23 f**
Bakteriostase 1.29
Bakterizidie 1.29
Ballonatrioseptostomie 5.92 f, 5.100
Banding, Pulmonalarterie 5.61, 5.121, 5.123, 5.126 f
Bang-Krankheit 11.134
Bariumeinlauf, Invagination 7.89
Battered-child-syndrome **11.64 ff**
Bauchfellentzündung s. Peritonitis
Bauchmuskulatur, Dysplasie 8.104
Bauchschmerzen, kolikartige 7.88
Bauchtrauma **7.213 ff**
BCG-Impfung, Komplikationen 9.21
BCG-itis 9.21
BCG-Lymphadenitis **9.21 ff**
BCG-Osteomyelitis 11.134

Beatmung, künstliche 1.26
Beckenabrißfraktur 11.87
Beckenappendizitis 7.95
Beckenfraktur **11.87 ff**
Beckenosteotomie, Blasenekstrophie 8.137 f, 8.140
– nach Chiari 11.30
– nach Salter 11,27, 11.30
Beckenrandfraktur 11.87
Beckenringfraktur 11.87 f
Beckwith-Wiedemann-Syndrom 3.39, 7.12, 7.15
Behandlung, perioperative 1.6
– postoperative 1.21
Beinkrümmung, rachitische 11.44
Bench surgery, Nierenruptur 8.46
Benignes Melanom, spitz 9.9
Bestrahlungsnephritis, Nephroblastom 8.68
Beta-Blocker 8.260
Bifidität der Ureteren s. Ureter duplex
Bikuspidie 5.102
Bilharziose 7.102, 8.153
Bilhaut-Operation 11.7
Binnenstrahlmangel 11.8
Birch-Hirschfeld-Tumor **8.60 ff**
Bishop-Koop-Enterostomie 7.52, 7.59, 7.113
Björk-Klappenprothese 5.152
Blalock-Operation 5.85, 5.100. 5.129
Blalock-Hanlon-Operation 5.92 f, 5.100
Bland-White-Garland-Syndrom 5.137
Blase, Neuroanatomie 8.157 f
– neurogene **8.157 ff**
– – Antirefluxoperation 8.163
– – Typen 8.159
– neurologische, dekompensierte 8.159
– – kompensierte 8.159
– Sarcoma botryoides 8.150 f
Blasendivertikel **8.127 ff**
– iatrogenes 8.127
– juxtaostiales 8.118, 8.128
– kongenitales 8.127
– paraostiales 8.118, 8.128
Blasenekstrophie 7.12, 7.15, **8.129 ff**
– Beckenosteotomie 8.137 f, 8.140
– inkomplette 8.132
– maligne Entartung 8.132
– Pathogenese 8.129
– vesikointestinale Fissur 8.145

Blasenhals, Y-V-Plastik 8.173
Blasenhalsfibroelastosis 8.173
Blasenhalsplastik 8.140
Blasenhalsstenose **8.173**
Blasenhämangiom 8.149
Blasenkatheterisierung 8.6
Blasenkontraktion, hemmende Mittel 8.162
– stimulierende Mittel 8.162
Blasenmuskulatur, Hypertrophie 8.165
Blasenpseudodivertikel 8.127, 8.165 f, 8.171
Blasenpseudoekstrophie 8.132
Blasenpunktion 8.6
Blasenrekonstruktion 8.134 ff, 8.138 ff
– Resultate 8.141
Blasenrhabdomyosarkom 8.150 ff
– Stadieneinteilung 8.152
– Therapie 8.152 f
Blasenspalte, suprapubische 8.133
Blasenstein 8.52
Blasentrabekulierung 8.166
Blasentumor **8.149 ff**
– bösartiger, epithelialer 8.150
– – urothelialer 8.150
Blast injuries 5.211
Blastem, noduläres renales 8.61, 8.75
Blaue Skleren 11.107
Block, intrahepatischer 7.228 f
– posthepatischer 7.229
– prähepatischer 7.228
α-Blocker 8.260
β-Blocker 8.260
Blue rubber bleb nevus 9.5 f
– spells 5.81
Blutdruck, Neugeborenes 1.5
Blutdruckerhöhung 8.258
Blutersatz 1.20
Blutiger Schleimabgang 7.88
Blutungskrankheiten 11.66
BMRTC 8.62, 8.74, 8.76
Bochdaleksche Hernie 6.13
Bolustod 5.188
Bone metastasizing renal tumor of childhood 8.62, 8.74, 8.76
Bonnevie-Ullrich-Syndrom 4.16
Bornholmsche Krankheit 7.96
Boston-Korsett 10.43
Brachydaktylie 3.32
Brachyösophagus 6.5, 6.8 f
Brachyzephalus 2.28 ff, 2.42
Branchiogene Fisteln 4.13 f
– Zysten 4.13 f

Brauner Tumor 11.151, 11.156
Brescia-Cimino-Fistel 8.79
Brodie-Abszeß 11.133
Bronchialbaum 5.169
– Verletzungen 5.211
Bronchialpapillomatose 5.219
Bronchialsarkom 5.223
Bronchiektasen **5.165 ff**, 7.55
Bronchioläre Zysten 5.173
Bronchogene Zysten 5.44, 5.175
Bronchusadenom 5.221
Bronchuskarzinom 5.223
Brucellose, Osteomyelitis 11.134
Bruchverband 7.3
Brustdrüsen **5.2 ff**
Brustdrüsenentwicklung, fehlende 5.2
Brustdrüsenschwellung, Neugeborenes 5.3
Brustwandstückbruch 5.207
Brustwandverletzung, penetrierende 5.207
Brustwarzen, ektopische 5.2
– fehlende 5.2
– multiple 5.2
Brustweichteile **5.2 ff**
Brustwirbelsäulenfraktur 10.33
Budd-Chiari-Syndrom 7.229
Buffalo-Typ 8.252
Büffelnacken 8.254

C

Caecum mobile 7.69
Café-au-lait-Flecken 8.149, 11.40
Calciumoxalatsteine 8.50 f
Calciumphosphat 8.50, 8.52
Calvé-Krankheit 11.119
Calvé-Legg-Perthes-Krankheit 11.115
Canalis neurentericus 7.76, 10.2
Caput medusae 7.230
– obstipum **4.5 ff**
Carolische Krankheit 7.193
Carpentier-Ring 5.150, 5.152
Casoni-Test 7.200
Cauda equina, Epidermoidzyste 9.14
CCD-Winkel 11.28
Cervix uteri, Adenokarzinom 8.217
– – mesonephrisches Papillom 8.217

Chagas-Krankheit 7.121
Chalasie 6.2
Chassaignac-Luxation **11.109**
Chatterbox-Syndrom 2.58
Chemotherapeutika 1.29
Chiari-Beckenosteotomie
  11.30 f
Chilaiditi-Syndrom **7.138 f**
Chloridhaushalt 1.15
Choanalatresie **3.56 ff**
Cholangiographie 7.182 f
Cholangiopathie, neonatale,
  obstruktive 7.179
Cholangitis 7.193
– aufsteigende 7.185
– Gallengangsatresie 7.188
Cholaskos 7.103, 7.196
Choledochoduodenostomie
  7.184
Choledochozele 7.192
Choledochozystoduodenosto-
  mie 7.194
Choledochusdivertikel 7.192
Choledochuszyste 7.184
– idiopathische 7.192
Cholelithiasis **7.197**
Cholesteatom 3.9, 3.23
Cholestyramin, Gallengangs-
  atresie 7.188
Cholestyramintest, Gallen-
  gangsatresie 7.182
Cholezystektomie 7.198
Cholezystitis **7.197**
Cholezystoduodenostomie
  7.184
Cholostase, parenterale Ernäh-
  rung 7.184
Chondroblastom 11.144
Chondrom 11.143
Chondromalazie, Patella 11.36
Chondromatose 11.143
Chondromyxoidfibrom 11.145
Chondrosarkom 11.145
– juxtakortikales 11.147
– mesenchymales 11.147
Chorda dorsalis, Entwick-
  lungsstörungen 7.77
– penis 8.181, 8.183
Chordastränge, Darmduplika-
  tur 7.77
Chordee, isolated 8.192
Choriongonadotropin 8.205,
  8.237
Chorionhöhle 7.24
Chorionkarzinom 8.230
– Hoden 8.212
Christmas-tree-deformity 7.48
Chylaszites 7.101 ff, 7.111
– Lipidstatus 7.104
Chylothorax **5.198 ff**
Chylozele 7.103

Chylusverlust 7.101
Cimino-Fistel 8.79
Cisterna chyli 7.101
Clostridium tetani 9.25
Coarctatio aortae 5.102 ff
Cocktailparty-Syndrom 2.58
Cœur en sabot 5.83
Cohen-Operation 8.123
Colitis haemorrhagica 7.88
– mucohaemorrhagica 7.89
– ulcerosa 7.107, **7.140 ff**
– – maligne Entartung 7.145
– – Therapie, internistische
    7.143
– – – operative 7.144
Collins-Lösung, Nierentrans-
  plantation 8.80
Collins-Syndrom 3.42
Colon cut-off sign 7.205
– transversum, Retroposition
  7.69, 7.72, 7.75
Coma Scale, Glasgow 1.23,
  2.12
Commotio cerebri **2.9**
– renis 8.39
Composite graft 3.37 f
Compound-Nävus 9.9
Computertomographie 2.10,
  2.13, 2.17, 2.22, 2.44, 2.59
Condylus lateralis humeri, Abrißfraktur 11.78 ff
– – – Fraktureinteilung nach
    Mileh 11.78
Conn-Syndrom 8.252
Contergan 7.39
Contusio cerebri **2.10**
– renis 8.39
Corpus uteri, Karzinom
  8.217
Corticosteroide, Leberhäm-
  angiom 7.201
– Nierentransplantation 8.80
Corticotrophine-releasing-fac-
  tor 8.243
Cotrel-Extension 10.43
Coxa antetorta 11.28
– – idiopathische **11.33 f**
– valga, Dysplasia coxae lu-
  xans 11.28
– vara adolescentium
  11.121 ff
– – congenita **11.16 ff**
– – fibröse Knochendys-
    plasie 11.154
Coxitis fugax 11.112
[51]CrCl-Test 7.109
Credéscher Handgriff 8.162
CRF s. Corticotrophine-relea-
  sing-factor
Crohn-Krankheit 7.96, 7.106,
  7.140 ff, 7.145, 7.174 f

Crohn-Krankheit,
  Therapie, konservative
    7.147
– – operative 7.148
Crouzon-Syndrom 2.40
Crus curvatum congenitum
  11.40
– valgum congenitum 11.40
– varum congenitum 11.40
– – rachiticum **11.44 ff**
Crush-injuries, Epiphysenfuge
  11.59
Culp-DeWeerd-Operation
  8.87 ff
Curling-Ulzera 9.18
Cushing-Syndrom 8.252,
  8.254
Cut-back-Verfahren 7.158
Cystinsteine 8.57
Cystitis granularis 8.120,
  8.126
– – idiopathische **8.154 ff**

D

Dandy-Walker-Zyste 2.54 f,
  2.57
Darmatresie 7.15, 7.17,
  7.46 ff
– End-to-back Anastomose
  nach Denis Browne 7.51 f
– Risikogruppen nach Young
  and Wilkinson 7.49
– sekundäre 7.56
– Vakuolisierungstheorie 7.39
Darmblutungen, Darmdupli-
  katur 7.78
– Darmlageanomalie 7.71
– Meckelsches Divertikel 7.82
Darmdrehung, ausbleibende
  7.67
– inverse 7.67
Darmduplikatur, Mediastinum
  5.45, 7.76 f
– Schleimhautexzision 7.79
– tubuläre 7.76
– zystische 7.76
Darminvagination **7.86 ff**;
  s. auch Invagination
– akute 7.86
– Atemwegsinfektion 7.88
– Bariumeinlauf 7.89
– chronische 7.91
– Darmduplikatur 7.78
– Darmpolypen 7.171
– hydrostatische Reposition
  7.90
– intrauterine 7.46 f, 7.61
– Lymphosarkom 7.240 f

Darminvagination,
  Meckelsches Divertikel 7.82,
  7.84
– Operation 7.90
– Prodromalaffektion 7.88
– Rektaluntersuchung 7.88
Darmlage, Entwicklung 7.65
Darmlageanomalie 7.13, 7.17,
  7.43, 7.50, 7.65 ff
– Operation nach Ladd 7.75
Darmmotilitätsstörung 7.164
Darmpassage, intraduodenale,
  nach Sellink 7.109
Darmperforation, Darmduplikatur 7.78
– intrauterine 7.61
– Neugeborenes **7.61 ff**
Darmpolyp 7.87
Darmrekanalisation 7.39
Darmrotationsstörung 7.67
Darmstenose 7.15, **7.46 ff**
– membranöse 7.48 f
Darmstriktur, Enterocolitis
  necroticans 7.120
Darmverkürzung 7.17
Darmverschluß, arteriomesenterialer 7.70
– Askariden 7.92 f
– Meckelsches Divertikel
  7.82
Dauerspüldrainage, Osteomyelitis 11.131
Daumenaplasie 11.8
Daumenverdoppelung 11.7
Davis-Operation 8.89
Defäkation 7.162
Defäkationsstudie, kinematographische, Megakolon
  7.126
Defäkogramm 7.126, 7.162 f
Defekte, Galea **2.71 ff**
– Schädelknochen **2.71 ff**
Dehydratationszustände 1.12
3-β-Dehydrogenase-Mangel
  8.247
Dekortikation, Pleura 5.197
Denis-Browne-Operation
  8.187 ff
Dermalfistel **9.14 ff**
– intrakranielle 9.14
– intraspinale 9.14
– Okzipitalgegend 9.15
Dermalsinus **9.14 ff**
Dermatofibrom 9.30
Dermatofibrosarcoma
  protuberans 9.32
Dermoidzyste **9.12 ff**
– Hals 4.11
– Mediastinum 5.41
– Mundboden 3.41
– Schädel 9.12 f

Derotationsoskotomie, intertrochantäre 11.34
Derotations-Varisations-
  Osteotomie, intertrochantäre
  11.28
Desault-Verband 11.71
Descensus testiculorum 8.202
Desmoid **9.15 ff**, 9.30
Destroyed lobe 5.193
Deszensusmessung 8.202
Detorsionseinlage, Knicksenkfuß 11.53
Detrusor-Sphinkter-Dyssynergie 8.161
Deuticke-Bischoff-Operation
  8.88 f
Dexamethason 2.11
Dextro-Transposition 5.89
Diaphanie, Hydrozele 7.3,
  7.7 f
Diarrhoe, eiweißverlierende
  Enteropathie 7.108
Diastematomyelie 10.4
Dickdarmatresie **7.46 ff**
Dickdarmhamartom 7.170
Dickdarminvagination 7.172
Dickdarmstenose **7.46 ff**
Dihydrotestosteronsynthesedefekt 8.241
Diplopagen 12.2
Dip-Plateau 5.156
Dipyramidole, Splenektomie
  7.226
Diskordanz, atrioventrikuläre
  5.117
– ventrikuloarterielle 5.89
Diverticulum allantoentericum
  7.25
Divertikel der linken Herzkammer **5.157 ff**
– Meckelsches 7.15, 7.24,
  7.26, **7.80 ff**, 7.87, 7.97
Divertikulitis, Meckelsches
  Divertikel 7.82
Doggennase 3.36
Dolichozephalus 2.30
Doppelblase, ekstrophische
  8.133 f
Doppelmiktionstest 8.128
Doppelniere **8.10 ff**
Doppelspiegel, Duodenumatresie 7.42 f
Doppelte Ausflußbahn,
  linker Ventrikel **5.129 ff**
– – rechter Ventrikel **5.124 ff**
Doppelter Aortenbogen
  5.141
DORV s. Double outlet right
  ventricle
Dottergangzyste 7.26
Dottersack, primärer 7.24

Dottersack,
  sekundärer 7.25
Dottersackkarzinom 8.266
Dottersacktumor, Hoden
  8.212
Double inlet left ventricle 5.119
– outlet left ventricle **5.129 ff**
– – right ventricle **5.124 ff**
Douglas-Abszeß 7.98
Down-Syndrom 5.75, 7.38,
  7.41, 7.48
D-Penicillamin 8.57
Drahtspickung, perkutane
  11.78
Drainage, externe, Pankreaspseudozyste 7.208
– interne Pankreaspseudozyste
  7.208
Drehmannsches Zeichen
  11.121
Drehosteotomie bei Femurdefekt 11.18
Drehungsstörung, Darm 7.67
– Gastroduodenalschleife 7.69
Dreipunktkorsett nach
  Gschwend 10.42
Druckmessung, anorektale
  7.126
– intrakranielle 2.44
D-Transposition 5.89, 5.119
Duckett-Operation 8.190
Ductus arteriosus,
  Durchtrennung 5.53 f
– – Ligatur 5.53 f
– – offener **5.50 ff**
– – Zwerchfellhernie 6.22
– Botalli, s. Ductus arteriosus
– omphaloentericus 7.13,
  7.15, **7.24 ff**, 7.80
– – Eversion 7.26
– pancreaticus 7.39
– thoracicus 7.101
– – Ligatur 5.200
– vitellinus 7.80
– – Zyste 7.84
– vitellointestinalis 7.65
Ductus-choledochus-Stenose
  7.41
Ductus-thyreoglossus-Zysten
  4.10 ff
Duhamel-Grob-Operation,
  Megakolon 7.133
Duhamel-Operation, Megakolon 7.129, 7.131 f
Dünndarmatresie **7.46 ff**
Dünndarmschleimhautbiopsie
  7.110
Dünndarmstenose **7.46 ff**
Dünndarmverletzung 7.220 f
Duodenalatresie 7.38 ff
– Diaphragmatyp 7.40

Duodenalatresie,
    Exzision der Membran 7.44
- Risikogruppen nach Young und Wilkinson 7.41
Duodenalhämatom 7.37
- intramurales 7.37
Duodenalmembran 7.40
Duodenalsondierung nach Kitamura 7.182
Duodenalstenose **7.38 ff**
- Darmlageanomalie 7.70
Duodenoduodenostomie 7.43 f
Duodenojejunostomie 7.43 f
Duodenumduplikatur 7.78
Duodenumverletzung 7.220
- bei der Operation der Pylorusstenose 7.35
Duplikatur 7.87
- Duodenum 7.78
- Magen 7.78
- Verdauungstrakt **7.75 ff**
Duplizität der Ureteren s. Ureter duplex
Durchwanderungsperitonitis 7.112
Durchzugoperation, anorektale Mißbildungen 7.159
Dyschalasie des Sphincter ani 7.163, 7.165
Dyschesie 7.165
Dysgerminom, Ovar 8.226
Dysostose, kraniofaziale 2.37
Dysostosis cleidocranialis 11.10 f
- mandibularis 3.42
- maxillo-facialis 3.40, 3.42
Dysphagia lusoria 5.142
Dysphagie 5.37, 5.142 f
Dysplasia coxae luxans 11.19 ff
- linguo-facialis Grob **3.31**
- oculo-auricularis 3.42
- oculo-vertebralis 3.42
Dysplasie, fibröse s. Knochendysplasie, fibröse
- sternokostale 5.5
- testikuläre 8.202
Dyspnoe, zyklische 3.56

E

Echinococcus alveolaris 5.215
- cysticus 5.215
- granulosus 5.215
Echinokokkose der Lunge **5.215 ff**
Echinokokkuszysten, Leber 7.200
Ectopia cordis 7.12, 7.15

Ectopic pathway 8.10
EEG-Potentiale, evozierte 2.23
Eiherz 5.90
Eingedickte Galle, Syndrom 7.183
Ein-und-Ausrenkungsphänomen 11.20
Einzelventrikel **5.119 ff**
Eiweißverlierende Enteropathie **7.106 ff**
Ekchondrom 11.143
EKK 5.49, 5.140
Ektoblast 7.24
Ektoderm 7.24
Elefantiasis 11.14
Elektrolytbedarf 1.10 f
Elektrolyte, Normalwerte 1.12
Elektrolyttherapie 1.9 ff
- Erhaltungsbedarf 1.10
- Korrektivbedarf 1.11
Elektromagnet, Fremdkörper im Magen 7.177
Elektromanometrie, Megakolon 7.126 f
Elektromyogramm, Anus 7.164
Elektromyographie, neurogene Blase 8.161
Elektrostimulation, neurogene Blase 8.162
Ellenbogenflexionsfraktur 11.75
Ellenbogenextensionsfraktur 11.75
Ellenbogenfraktur **11.73 ff**
Ellenbogenluxation 11.108
EMG-Syndrom s. Exomphalos-Makroglossie-Gigantismus-Syndrom
Eminentia intercondylaris, Abrißfraktur 11.99
Emphysem, lobäres **5.161 ff**
- mediastinales 5.211
Emphysème bulleux géaut 5.174
Empyemluxation 11.129
Enchondrom 11.143 f
Endarteriitis, bakterielle 5.52
Endokardkissen, Anomalien 5.64, **5.75**
»Endo-pull-through«-Operation, Megakolon 7.129, 7.133 f
Endorrhaphie, Pneumopathia bullosa 5.193
Enkopresis 7.167
Enteritis 7.88
Enterocolitis, Megakolon 7.136
- necroticans **7.113 ff**

Enterocolitis necroticans, epidemieartige Häufung 7.115
- - Immunologie 7.115
- - klinische Symptome 7.116
- - Operationsindikation 7.119
- - parenterale Ernährung 7.119
- - Risikofaktoren 7.114
- - Spätfibrose 7.116
Enterogene Zysten 5.45, 7.75
Enterokolitis 7.96
- nekrotisierende s. Enterocolitis necroticans
Enterokystom 7.75
Enteropathie, eiweißverlierende **7.106 ff**
- exsudative 7.106
- segmentale 7.107
Enterostomie, Bishop – Koop 7.52, 7.59
- Mekoniumperitonitis 7.64
Entlastungsschmerz 7.94
Entoblast 7.24
Entoderm 7.24
Entwicklungsrückstand, psychomotorischer 2.43
Enuresis, Cystitis granularis 8.156
Enzephalozele **2.18 ff**
- frontobasale 2.21, 2.25
- Schädelbasis 2.21, 2.25
- Sehfunktionsstörung 2.22
Eosinophiles Granulom 11.106, 11.154, 11.155
Eosinophilie 7.92
Epicondylus medialis humeri, Abrißfraktur 11.80 f, 11.108
Epidermoidzyste 9.12 ff
- der Cauda equina 9.14
Epididymis, Kryptorchismus 8.204
Epididymitis 8.209
Epiduralhämatom **2.12 ff**
Epigastrische Hernie 7.11
Epignath 3.50 f
Epiphrenische Magentasche 6.2 f, 6.5
Epiphysenfraktur 11.59
Epiphysenfuge, eingestauchte 11.59 f
- normale 11.57 f
Epiphysenlösung s. Epiphyseolyse
Epiphysentrauma, distales Vorderarmende 11.85
- Einteilung nach Aitken 11.59
- - nach Müller 11.58 f

Epiphyseolyse 11.58
− bei Spina bifida 10.24
Epiphyseolysis capitis femoris **11.121 ff**
− − − traumatisch bedingte 11.89
Epispadie 8.130, **8.192 ff**
− männliche 8.193 ff
− − Einteilung 8.193 f
− − mit Inkontinenz, Operation 8.195 ff
− − ohne Inkontinenz, Operation 8.195 ff
− weibliche 8.200 f
Epispadieverschluß 8.140
Epitheliom, verkalktes benignes 9.15
Epithelioma Malherbe **9.15 ff**
Epitheloidsarkom 9.32
Epsteinsche Anomalie **5.132 ff**
Epulis 3.50 f
− connata 3.50 f
Erbrechen, azetonämisches 7.69
− im Bogen 7.33
− galliges 7.42, 7.50
− nichtgalliges 7.37
Erbrochenes, gallenfreies 7.33
Erdnüsse 5.187
Ermüdungsfraktur 11.57
Ernährung, parenterale s. Parenterale Ernährung
Ernährungsschwierigkeiten, Duodenalstenose 7.42
Erste Hilfe 1.23
Erythema nodosum 7.147
Erythropoetin 8.65
Eventratio diaphragmatica 6.25
Eversion, Ductus omphaloentericus 7.26
Ewing-Sarkom 11.106, 11.149
Exomphalos 7.11 ff
Exomphalus-Makroglossie-Gigantismus-Syndrom 3.39 7.12, 7.15
− Wilms-Tumor 8.65
Exostose, kartilaginäre 11.143, 11.144
Extensionsbruch, Ellbogen 11.75
Extraembryonales Zölom 7.11, 7.13
Extrakorporaler Kreislauf 5.49, 5.140
Extrarenale Zysten 8.36
Extravesikalisation, Ureterostium 8.118 f, 8.165
Extremitätenrhabdomyosarkom 9.34

F

Facies abdominalis 7.95, 7.112
Faggiana, Operation, Plattfuß 11.51
Fallot-Tetralogie **5.80 ff**
− totale Korrektur 5.86
Fallschirm-Herzklappen 5.150
Faltung des Zwerchfells 6.28
Farbstofftest bei Hydrozephalus 2.61
Fehlanlage, kardiofundale 6.2
Felinose 4.19, 9.20
Feminisierung, testikuläre 8.242
Femoralhernie 7.6
Femur varum congenitum **11.16 ff**
Femurdefekt, kongenitaler **11.16 ff**
Femurepiphysenlösung 11.89 ff
− distale 11.95 ff
− proximale s. Epiphyseolysis capitis femoris
Femurfehlbildung **11.16 ff**
Femurfraktur **11.89 ff**
− pertrochantäre 11.89
− Plattenosteosynthese 11.94
− Rotationsfehler 11.91, 11.93
− subtrochantäre 11.91
Femurhals s. Schenkelhals
Femurkopfepiphysenlösung s. Epiphyseolysis capitis femoris
Femurkopfnekrose 11.89, 11.112
− Dysplasia coxae luxans 11.23, 11.25
Femurschaftfraktur 11.91
Fenger-Plastik 8.87
Fensterung, Duodenumduplikatur 7.79
Fertilität, Kryptorchismus 8.204
Fetalinklusion 7.242 f
α-1-Fetoprotein 2.27, 7.181, 7.203, 8.212, 8.266, 10.28
Fettembolie 5.204
Fettemulsionen 1.17
Fetus in fetu **7.242 f**
Feuermal, blasses 9.4
Fibrinolyse, Nierenvenenthrombose 8.60
Fibromatose 9.30
− desmoide 9.16
− juvenile 9.16
− kongenitale multiple 9.16
Fibrosarkom, ossäres 11.149
− Weichteile 9.34

Fibröse Dysplasie s. Knochendysplasie, fibröse
Fibuladefekt, angeborener **11.39 f**
Fibulafraktur, isolierte 11.101
Filariose 7.102
Fingerfrakturen 11.86
Fischschwanzdeformität 11.79
Fissur, vesikointestinale 7.12 f, 7.15, **8.145 ff**
− − forme mineure 8.147 f
− − Pathogenese 8.146 f
Fissura ani **7.175**
Fisteln, Ohrmuschel 3.44
− ösophagotracheale 5.17, 5.27
− − angeborene isolierte **5.27 ff**
Fixationskallus 11.57
Flachrücken 10.39
Flail chest 5.207
Flake fracture, Patella 11.37, 11.62. 11.98
Flankentumor, Hydronephrose 8.83
− Nierenruptur 8.43
Flexionsbruch, Ellenbogen 11.75
Flexura duodenojejunalis, primitive 7.65
Fließender Nabel 7.26
Floppgeräusch 5.188
Flüssigkeitstherapie 1.9 ff
− Verbrennungen 9.18
α-1-Foetoprotein s. α-1-Fetoprotein
Foley-Operation 8.87
Follikelzyste mit Blutung 7.97
Fontan-Operation 5.100
Fowlersche Lage 7.97, 7.113
Fragilitas ossium hereditaria 11.107
Fraktur, allgemeine Betrachtungen **11.54 ff**
− Behandlung, konservative 11.62
− − operative 11.63
− Korrekturfähigkeit, spontane 11.60
− offene 11.63, 11.101
− pathologische **11.105 ff**
− − bei Spina bifida 10.24
− Schädel s. Schädelfraktur
− spontane Achsenkorrektur 11.61
− − Crus varum congenitum 11.40
− Wachstumsstörungen 11.60 ff
Franceschetti-Syndrom 3.42 f

Fremdkörper, Verdauungstrakt **7.176 ff**
Fremdkörperaspiration **5.187 ff**, 5.212
Fremdkörperharnstein 8.52
Fremdkörperperitonitis, abakterielle 7.61
Froschstellung 10.21
Fruchtwasser 7.49
Frühreife, sexuelle 11.154
Fugenwachstum, aufrichtendes 11.60
Full of soap bubbles 5.178
Fundoplikatio 5.39, 6.8
Fußdeformität bei Spina bifida 10.23
Fußfraktur 11.104

G

Gabelrippe 5.13
Galaktosämie 7.229
Galeadefekt, kongenitaler **2.71 ff**
Gallenblasenagenesie 7.41
Gallenblasenerkrankung **7.197 f**
Gallengänge, zystische, intrahepatische 7.192
Gallengangsatresie, Cholangitis 7.188
– extrahepatische 7.179
– intrahepatische 7.180
– – Therapie 7.188
– kongenitale **7.178 ff**
– sog. korrigierbare Formen 7.184, 7.188
– Laboruntersuchungen 7.181
– Laparoskopie 7.182
– Leberbiopsie 7.182
– Lebertransplantation 7.188
– Leberzirrhose 7.188
– sog. nicht korrigierbare Formen 7.184, 7.188
– Reoperation 7.189
– Therapie 7.184
Gallengangshypoplasie 7.180
Gallenwegsperforation, spontane 7.184, 7.196 f
Gallenwegspseudozyste 7.196
Galliges Erbrechen 7.42
Ganglienzellen, Megakolon 7.121, 7.127
Ganglion **9.23 f**
Ganglioneuroblastom 8.261
– mediastinales 5.46
Ganglioneurom 8.261
– mediastinales 5.46
Gardner-Syndrom 7.171

Garré-Osteomyelitis 11.133
Gastroduodenalschleife 7.65, 7.67
– Drehungsstörung 7.69
– inverse Drehung 7.73
Gastrographineinlauf, Mekoniumileus 7.58
Gastrointestinalsekrete, Kaliumgehalt 1.14
Gastroösophagealer Reflux s. Reflux, gastroösophagealer
Gastroschisis 7.11 ff, 7.15 ff
Gastrostomie 5.21, 5.23, 6.21
– Duodenumatresie 7.44
– Laparoschisis 7.19
– Omphalozele 7.19
Gaucher-Krankheit 7.225, 7.229
Gaumenspalten 3.5
– submuköse 3.6
Gaumenspaltenoperation 3.18 ff
Geburtstrauma 11.68, 11.89, 11.91
Gefäße, große, Transposition **5.89 ff**
– – korrigierte **5.116 ff**
– – Verletzungen 5.212 f
Gefäßring 5.141
Gehirnentwicklung, Kraniosynostose 2.40
Gelenkinstabilität 11.19
Gelenkmaus 11.117
Gelenkrheumatismus 5.146
Gelenksfenestration 11.131
Gender-Identity 8.247 f
Genitale, intersexuelles 8.238
Genitalien, äußere, Entwicklung 8.235
– innere, Entwicklung 8.236
Genitaltrakt, weiblicher, Atresien **8.218 ff**
Genu flexum 10.23
– recurvatum 10.23
– – kongenitales **11.34 f**
– – posttraumatisches 11.100
– valgum 10.23, 11.36, 11.44
Gesäßfaltenasymmetrie 11.20
Geschlechtliche Identität 8.247 f
Geschlechtsbestimmung, Hypospadie 8.183
Geschlechtszuordnung, Intersexualität 8.247
Geschwulst s. Tumor
Gesichtsspalte, oro-orbitale 3.33
– quere **3.33 ff**
– schräge **3.33 ff**
– vertikale **3.33 ff**
Gestationsalter 1.4

Giant Meckel's Diverticulum 7.84
Gilchrist-Verband 11.71
Gipsverband bei Fraktur 11.62
Giving away, Kniegelenk 11.36
Glasgow Coma Scale 1.23, 2.12
Glaukom 9.4, 11.15
Glenn-Operation 5.100
Glomeruläre Erkrankungen, Nierentransplantation 8.77
Glossopexie 3.27
Glucagon, Gallengangsatresie 7.187
Glucose-6-Phosphat-Dehydrogenase-Mangel 7.224
Glykogenspeicherkrankheit 7.202
Goldthwait-Operation, Patellaluxation 11.37
Golflochostium 8.116
Gonadendysgenesie 8.230, 8.237, 8.247
Gonadoblastom 8.230
Goose neck deformity 5.66
Granulom, eosinophiles 11.106, 11.154, 11.155
Granulosazelltumor 8.229
Grawitz-Tumor 8.65, **8.71 ff**
Grazilisplastik 7.168
Grob-Duhamel-Operation, Megakolon 7.133
Grob-II-Operation, Megakolon 7.135
Grünholzfraktur 11.55 f
– Vorderarm 11.84 f
Gynäkomastie 5.4, 8.241, 8.254
Gynatresien **8.218 ff**

H

Hackenfuß **11.51 f**
Haglund-Sever-Krankheit 11.118
Hairless women 8.242
Halsanhänge, kongenitale 4.15
Halsfistel, laterale 4.13 f
Halsrippe 5.13
Halsspalte, mediane 4.14
Halswirbelsäulenfraktur 10.33
Halswirbelsäulenluxation 10.33
Halszyste **4.10 ff**
– laterale 4.13 f
– mediane 4.10 ff
Haltung, skoliotische 10.39

Haltungsanomalie **10.38 ff**
Haltungsfehler **10.38 ff**
Hämangioblastom 9.31
Hämangioendotheliom 9.31
Hämangiom **9.4 ff**
– Blase 8.149
– kapilläres 9.5
– kavernöses 9.5
– planotuberöses 9.5
Hämangiopathie, partieller Riesenwuchs 11.15
Hämangioperizytom 9.31
Hämarthros, Knie 11.98
Hamartom, Dickdarm 7.170
– pulmonales 5.218
Hämatokolpos 8.219 f
Hämatom, duodenales, intramurales 7.37
– epidurales **2.12 ff**
– Kopfschwarte 2.2, 2.4
– subdurales 2.13 ff
Hämatometra 8.219
Hämatopneumothorax 5.210
Hämatothorax 5.205, 5.208, 5.213
Hämaturie, Adenokarzinom der Niere 8.72
– Blasentumoren 8.149
– Nierenruptur 8.43
– Nierenvenenthrombose 8.59
– Wilms-Tumor 8.63
Hämobilie **7.219**
Hämodialyse 8.77 f
Hämoglobinnormalwerte 1.21
Hämolymphangiom 9.8
Hämolytisch-urämisches Syndrom 8.77
Hämolytische Erkrankungen 7.197
Hämorrhoiden **7.175 f**
Hand-Schüller-Christian-Krankheit 11.154
Handskelettfrakturen 11.86
Hängegips 11.72
Harnableitung, transsigmoidale 8.125
– neurogene Blase 8.163
Harnableitungsoperation 8.124
Harnaszites 7.103
Harnblase s. Blase
Harnfistel, Nabel 7.29
Harngrieß 8.52
Harninkontinenz, Epispadie 8.194, 8.200
Harnreflux, uretero-ureteraler 8.12
– vesikoureteraler, Affektionen des Zentralnervensystems 8.120
– – Cystitis granularis 8.156

Harnreflux, vesikoureteraler, Einteilung nach Heikel und Parkkulainen 8.113
– – ektopischer Ureter distal der Blase 8.118
– – entzündlich bedingter 8.120
– – Hydronephrose 8.111
– – iatrogener 8.120
– – infravesikale Hindernisse 8.119
– – juxtaostiales Divertikel 8.118
– – Megaureter 8.111, 8.117
– – Operationen 8.121
– – Pyelonephritis 8.111
– – Restharn 8.117
– – Therapie 8.120
– – Ureter duplex 8.117 f
Harnröhrenplastik, Hypospadie 8.184 ff
Harnsäurestein 8.52
Harnstauung 8.166
Harnstein **8.47 ff**
– Formalgenese 8.47
– Harnwegsinfekt 8.50
– Harnwegsmißbildungen 8.50
– idiopathischer 8.49 f
– Immobilisation 8.50
– Kausalgenese 8.49
– konservative Behandlung 8.57 f
– metabolischer 8.49 f
Harnträufeln 8.18, 8.166
– postmiktionelles 8.176
Harnumleitung, Blasenekstrophie 8.134, 8.136 f
Harnwege, untere, Anatomie 8.157
Harnwegsinfekt **8.5 ff**
– Prophylaxe 8.8
– Symptome 8.6
– Therapie 8.8
– vesikoureteraler Reflux 8.111
Harnwegsmißbildung, Harnsteine 8.50
Harnwegsobstruktion, intramurale 8.91
– ostiale 8.91
– retrovesikale 8.91
Hasenscharte s. Lippen-Kiefer-Spalte
Hashimoto-Thyreoiditis 4.3
HCG s. Human chorionic gonadotropine
Hecker-Operation 7.173
Heftpflasterextension 11.63
Heißhunger, eiweißverlierende Enteropathie 7.108

Hellersche Operation 5.38
Hemihypertrophie 8.65
– Hepatoblastom 7.202
Heminephrektomie 8.16
– Ureterozele bei Ureter duplex 8.102
Hemmsystem, purinergisches, Megakolon 7.123
Hendren-Klemmen 8.93
Henoch-Schönlein-Krankheit s. Schönlein-Henoch-Krankheit
Heparinisierung, Splenektomie 7.226
Hepatoblastom 7.201
Hepatoduodenostomie 7.184
Hepatomegalie 7.198 f, 7.229
Hepatoportocholezystostomie 7.187
Hepatoportogastrostomie 7.187
Hepatosplenomegalie 7.15
Herdsymptome, Hirntrauma 2.10
Hermaphroditismus, echter 8.233, 8.247
Hernia diaphragmatica 7.15
– inguinalis s. Inguinalhernie
– inguinoscrotalis 7.2
– mesocolica 7.69, 7.71, 7.75
– perinealis 7.7
– scrotalis 7.2
– umbilicalis **7.9**
Hernie, epigastrische 7.11
– paraumbilikale 7.11
– supraumbilikale 7.11
Herzdivertikel, kongenitales **5.157 ff**
Herzfehler, angeborener **5.49 ff**
Herzgeräusch, holosystolisches 5.58 f
– kontinuierliches 5.51
Herzkontusion 5.212
Herz-Kreislauf, Neugeborenes 1.5
Herz-Lungen-Maschine 5.49 f, 5.140
Herztamponade 5.213
Herzventrikel s. Ventrikel
Herzverletzungen 5.212
Heteroglykanose 7.226
Hexadaktylie 11.5 ff
Hexenmilch 5.3
H-Fistel, ösophagotracheale 5.27
Hiatusgleithernie **6.2 ff**
Hiatushernie 2.44, **6.2 ff**, 7.34
– gleitende **6.2 ff**
– paraösophageale 6.2
– – postoperative 6.10

Hiatusstuhl 6.7
Hilgenrainer-Linie 11.21
Hippel-Lindau-Syndrom 9.5, 11.15
Hirnabszeß 5.84
Hirnödem, akutes 2.11
Hirnschädigungen, gedeckte **2.9**
Hirnsklerose, tuberöse 8.76
Hirntrauma **2.9**
Hirntumor 4.7
Hirschgeweihfisteln 3.44
Hirschsprung-Krankheit 7.58, 7.106, 7.113, **7.120 ff**
– Prognose 7.131
Hirsutismus 8.254
Hisscher Winkel 6.3
Hissches Bündel, Mapping 5.118, 5.121
Histiozytom, fibröses 9.30
– malignes 9.31
– pulmonales 5.220
Histiozytose X 11.119, 11.154
Hochdruckreflux 8.113
Hockerstellung 5.81 f
Hoden, Chorionkarzinom 8.212
– Lageanomalie **8.201 ff**
Hodenatrophie 7.6
Hodendysgenesie 8.241
Hodenektopie, krurale 8.204
– penile 8.204
– perineale 8.204
– subkutane, inguinale 7.7, 8.203
Hodenprothese 8.208
Hodenstieldrehung, intrauterine 8.208
Hodenteratom 8.212
Hodentorsion 7.5, **8.209 ff**
– intravaginale 8.209
– prophylaktische Operation 8.211
– rezidivierende 8.211
– supravaginale 8.209 f
Hodentumor **8.212 ff**
– Kryptorchismus 8.214
Hodgkin-Lymphome 7.225
– mediastinale 5.44
Hohlfuß 11.46, **11.52**
Hohlkreuz 10.39
Hohlrundrücken 10.39
Holoprosenzephalie 3.28
Holzknecht-Einlauf, Megakolon 7.125 f
Holzschuh-Herz 5.83
Homovanillinsäure 8.262
Hormonale Insuffizienz, Kryptorchismus 8.202
Horner-Symptomenkomplex 5.47

Hospitalismus 1.29
Hufeisenniere **8.19 ff**
– Isthmusdurchtrennung 8.21, 8.22
Hüftdeformität bei Spina bifida 10.23
Hüfte, Arthrographie 11.21 ff
– instabile 11.23
Hüftgelenk, Pfannendachwinkel 11.20
– Pfannendysplasie 11.19
Hüftgelenksarthrogramm 11.23
Hüftgelenksdysplasie 11.19
– Behandlung 11.23 f
Hüftgelenksluxation, kongenitale s. Luxatio coxae congenita
– teratologische 11.19
– traumatische 11.111
– zentrale, traumatische 11.88
Hüftkopf s. Femurkopf
Hüftsubluxation, kongenitale 11.19
Hühnerbrust **5.5 ff**, 5.12
Human chorionic gonadotropine 8.205, 8.237
Humerusepiphysenlösung **11.68 f**
Humerusfraktur, proximale 11.70 f
– subkapitale 11.70 f
– suprakondyläre 11.73 ff
Humerusschaftfraktur 11.71 f
Hungerstühle 7.33
Hutchinson-Syndrom 8.262
Hydatidentorsion **8.209 ff**
Hydramnion 5.19, 7.37, 7.42, 7.49, 7.56, 12.2
Hydranenzephalie 2.62 f
Hydratationszustände 1.14
Hydrocele s. auch Hydrozele
– communicans 7.7 f
– funiculi 7.3, **7.8**
– testis 7.7
Hydrocephalus ex vacuo 2.16
Hydrokalikosis 8.34
Hydrometrokolpos **8.218 f**
Hydronephrose **8.81 ff**
– Nephrektomie 8.85
– Nierenruptur 8.39, 8.45
– organerhaltende Operationen 8.85
– Prune-belly-Syndrom 8.104
– vesikoureteraler Reflux 8.111
Hydrosyringomyelie 10.22
Hydroureter **8.91 ff**
11-Hydroxylase-Mangel 8.247
21-Hydroxylase-Mangel 8.246

Hydrozele s. auch Hydrocele 7.2, **7.7 ff**
– Diaphanie 7.3, 7.7 f
– Operation nach Winkelmann 7.8
Hydrozephalus **2.52**
– akuter 2.58
– angeborene Ursachen 2.54
– arretierter 2.59
– chronisch-progressiver 2.58
– Enzephalozele 2.22, 2.24 f
– erworbene Ursachen 2.55
– Farbstofftest 2.61
– Isotopenuntersuchung 2.61
– kompensierter 2.59
– Nachkontrolle 2.68
– Neugeborenes 2.56
– Normaldruckhydrozephalus 2.59
– Säugling 2.56
– shuntabhängiger 2.59
– Shuntkomplikationen 2.66
– Shuntrevison 2.66
– subakuter 2.58
– Therapie 2.63 ff
– Ultraschalluntersuchung 2.61
Hygrom 9.8
– subdurales 2.15
– zervikales 4.7
– zystisches 4.7
Hymenalatresie 8.219, 8.221
Hypalbuminämie, Leberresektion 7.219
Hyperaminoazidurie 7.106, 7.108
Hyperbilirubinämie 1.6
Hyperinsulinismus 7.208
Hyperkaliämie 1.14
– AGS 8.246
Hyperlipidämie 7.205
Hypernephroides Karzinom 8.74
Hypernephrom 8.65, **8.71 ff**
Hyperoxalurie 8.48
Hyperparathyreoidismus 8.50, 11.156
Hyperpigmentation 8.246
Hypersplenismus 7.225
Hypertension, portale 7.55, 7.175, **7.227 ff**
– – Gallengangsatresie 7.188 f
– – Ösophagogramm 7.230
– – Ösophagoskopie 7.231
– – Shunt-Operationen 7.233
– – Splenomegalie 7.230
Hyperthyreose 4.2
Hypertonie, arterielle 5.103 f, 5.106, 8.258
– Nierenvenenthrombose 8.60
– Phäochromozytom 8.150

Hypertonie, pulmonale 5.52, 5.57 f, 5.147
Hypervolämie 1.14
Hypochlorämie 7.35
Hypochlorämische Alkalose 7.34
Hypogammaglobulinämie 7.10 f
Hypoganglionose 7.121
Hypoglykämie 3.39, **7.208 ff**
– Leberresektion 7.203, 7.219
– Neugeborenes 1.6
– Wiedemann-Beckwith-Syndrom 7.15
Hypokaliämie 1.14, 7.34 f
Hypokalzämie 7.108, 7.205
– Neugeborenes 1.6
Hypomagnesiämie 7.58
Hyponaträmie, AGS 8.246
Hypophosphatämie 11.44
Hypoplasie, akrale **9.2 ff**
– der Ohrmuschel **3.42**
Hypoproteinämie 7.106
Hypospadia glandis 8.181
– sine hypospadia 8.181
– penis anterior 8.181
– – media 8.181
– penoscrotalis 8.181
– perinealis 8.183
– scrotalis 8.181
Hypospadie **8.180 ff**
– Geschlechtsbestimmung 8.183
– Ombrédanne-Operation 8.184 ff
Hypovolämie 1.12
Hypoxämische Anfälle 5.81

I J

Icterus prolongatus 7.180
Ikterus, Duodenumatresie 7.42
– Duodenumduplikatur 7.78
– rezidivierender 7.192 f
Ileitis regionalis 7.96
– segmentäre 7.106, 7.111
– terminalis 7.145
Ileostomie 7.59
– doppelläufige nach Mikulicz 7.59
Ileumresektion, Cholelithiasis 7.198
Ileus s. Darmverschluß
Immobilisationsharnsteine 8.50
Immunopathie, eiweißverlierende Enteropathie 7.107
Immunosuppression, Nierentransplantation 8.80

Immuran, Nierentransplantation 8.80
Impressiones digitatae 2.41
IMV s. Intermittent Mandatory Ventilation
Indikationen, zeitliche 1.3
Infektionswechsel 1.29
Infravesikale Hindernisse, Nierentransplantation 8.78
Infusionstechnik 1.7
Inguinalhernie 7.2 ff
– angeborene 7.2
– bilaterale 7.2
– direkte **7.6**
– doppelseitige 7.2
– indirekte **7.2 ff**
– inkarzerierte 7.2, 7.5, 8.210
– – Hodenatrophie 7.6
– – Reposition 7.5
– interparietale 7.6
– beim Mädchen 7.4
– Operation nach Czerny 7.4
– – nach Ferguson 7.4
– – nach Grob 7.4
– testikuläre Feminisierung 8.242
Inguinalhernienrezidiv 7.5
Inguinoskrotalhernie 7.2, 7.4
Inhalationsanästhesie 1.24
Inkarzeration, Leistenhernie 7.2
– Nabelhernie 7.9
Innenei 7.24
Innervation, motorische, radikuläre 10.21
Inselzelladenom 7.209
Inselzellhyperplasie 7.211
Inspissated bile syndrome 7.183, 7.196
Insult, zerebrovaskulärer 5.84
Intensivbehandlung **1.26**
Intermittent Mandatory Ventilation 1.26
Interparietalhernie 7.6
Interpedikularabstand 10.11, 10.19
Interpositio hepatodiaphragmatica 7.138
Interpyelische Anastomose 8.12, 8.14 f
Intersexualität **8.233 ff**
– Geschlechtszuordnung 8.247
– operative Korrektur 8.249 f
Intraabdominelle Katastrophe 7.47
Intubation 1.24
Intussuszeptum 7.86
Intussuszipiens 7.86
Invaginans 7.86
Invaginat 7.86

Invaginatio s. auch Darminvagination
– colo-colica 7.86
– ileo-caecalis 7.86
– ileo-colica 7.86
– ileo-ilealis 7.86
– ileo-ileo-colica 7.86
Ionogramm 1.13
IPPV 5.206
Iriskolobom 3.28
Ischämie der Magenwand 7.31
Ischiopagen 12.2, 12.4
Ischuria paradoxa 8.100
Isolated Chordee 8.192
Isotopenclearance 8.4
Isotopenuntersuchung, Hydrozephalus 2.61
Isthmus, Hüftgelenk 11.23
Jo-Jo-Effekt 8.12

K

Kalikoureterale Anastomose 8.22
Kaliumgehalt gastrointestinaler Sekrete 1.14
Kaliumzufuhr, Pylorusstenose 7.35
Kalkablagerung, peritoneale 7.62, 7.64
Kalkaneusfraktur 11.104
Kalkaneusosteotomie, Klumpfuß 11.47
Kalorischer Verbrauch 1.10
Kapilläres Hämangiom 9.5
Kapsulotomie, hintere, Klumpfuß 11.48
Kardia, klaffende 6.2
Kardiofundale Fehlanlage 6.2
Kardiopathie, rheumatische **5.146 ff**
Karditis, rheumatische 5.146
Kartilaginäre Exostose 11.143, 11.144
Karzinom, embryonales, Hoden 8.212
– hypernephroides 8.74
Kasabach-Merritt-Syndrom 9.6 f, 7.200
Kasai-Operation 7.185
Katastrophe, intraabdominelle 7.47
Katecholamine 5.48 f, 8.259, 8.262 f
Katheterisierung der Umbilikalarterie 7.115
Katzenkratzkrankheit 4.19, 9.20
Kautschukkopf 11.107
Kavernöses Hämangiom 9.5

Kavographie 8.64 f
Kehlkopf s. Larynx
Keilwirbel 10.38
Keime, harnstoffspaltende 8.47
Kelchdivertikel 8.32
Kelosomia inferior 7.13
– superior 7.12
Kephalhämatom 2.2, 2.4
Keratitis 3.33
Kieferorthopädie 3.9
– Frühbehandlung 3.11
Kiemenbogenrest 4.15
Kiemengangsfistel 4.13 f
Kiemengangszyste 4.13 f
Kienböck-Krankheit 11.119
Kinderchirurgische Abteilung 1.2
Kinderurologie **8.2 ff**
– Untersuchungen 8.2
Kindsmißhandlung 11.64
Klappe, vesikoureterale 8.110 f
Klappstellung, valgisierende 10.21
– varisierende 10.21
Klavikulafraktur **11.64 f**
Klebsiellapneumonie 5.188
Kleeblattschädel 2.37
Klemmenannäherer 5.107 f
Klippel-Feil-Syndrom 4.6, 4.16, 5.14, 5.46, 7.75
Klippel-Trenaunay-Syndrom 8.149, 9.4, 11.15
Klitorishypertrophie 8.230, 8.237 f
Klitorisreduktionsplastik 8.250
Klitorisspalte, Epispadie 8.130, 8.200
Kloake 7.149
Kloakenekstrophie **8.145 ff**
Klumpenniere 8.23
Klumpfuß, angeborener **11.46 ff**
– Frühoperation 11.47
– Schienenbehandlung 11.47
– Spätoperation 11.47
Klumpfußhaltung 11.46
Klumphand 11.8
Knicksenkfuß **11.53 f**
Knie, ligamentäre Verletzungen 11.99
Kniearthrodese 11.18
Kniedeformität, Spina bifida 10.23
Knie-Ellenbogen-Lage 7.70
Kniegelenk, nachgebendes 11.36
Kniehämarthros 11.98

Knöchel, Bänderverletzungen 11.103
Knöchelfraktur 11.102
Knochenbildung, heterotope 11.154
Knochenbruch s. Fraktur
Knochendefekt, metaphysärer 11.151
Knochendysplasie, fibröse 11.40, 11.154
Knochenelastizität 11.55
Knochenfibrom 11.106
– nichtossifizierendes 11.151, 11.152
Knochenfibrosarkom 11.149
Knochenfragmentation, Marknagelung 11.107
Knochenkamm 2.40
Knochenmetastase 11.107
Knochennekrose, aseptische **11.112 ff**
Knochensyphilis 11.134
Knochentuberkulose 11.133
Knochentumoren **11.136 ff**
– benigne, Übersicht 11.140
– maligne, Übersicht 11.146
– semimaligne 11.134, 11.151
– Szintigraphie 11.139
– Übersicht 11.136
Knochenzyste **11.136 ff**
– aneurysmatische 11.106, 11.152
– juvenile 11.105
– solitäre 11.152 f
Koarktation der Aorta **5.102 ff**
Kohlehydrate 1.17
Köhler-Krankheit 11.118
Kolektomie, Polyposis coli 7.171
Kolikartige Bauchschmerzen 7.88
Kolobom 3.33
Kolondysplasie, neuronale 7.121
Kolonflexur, primäre 7.65 f
Kolonoskopie 7.143, 7.147
Kolonpolyp 7.169
– adenomatöser 7.171
– solitärer, juveniler 7.170
Kolonverletzung 7.220
Kolostomie 7.159
– Megakolon 7.129
Kommissurlappen, Syndaktylie 11.4
Kommissurotomie, Mitralstenose 5.150 f
Konno-Operation 5.112
Kontinenzorgan 7.150
Kontrastmittelextravasat, Nierenruptur 8.43

Kopfschwartenhämatom 2.2
Koronararterie aus dem Truncus pulmonalis 5.137
Koronararterienanomalien 5.137
Koronarfistel 5.137
Koronarnaht, Synostose 2.30, 2.33, 2.47
Körperoberfläche 1.10 ff, 9.17
Korsett 10.42 f
Kortikalisaussplitterung 11.150
Kottmeier-Operation 7.168
Kraniektomie, Kraniosynostose 2.45 ff
– selektive 2.48
Kraniopagen 12.2, 12.4
Kraniosynostose **2.27**
– Augensymptome 2.40, 2.42
– Begleitmißbildungen 2.43
– Druckmessung 2.44
Kreislauf, extrakorporaler 5.49, 5.140
Kreuzresistenz 1.29
Kryptorchismus **8.202 ff**
– Hodentumor 8.214
– kanalikulär-abdominaler 8.203
– medikamentöse Therapie 8.205
– Ombrédanne-Operation 8.205
– Prune-belly-Syndrom 8.109
Kuboidosteotomie, Klumpfuß 11.47
Kuchenniere 8.23
Kugelzellanämie 7.223
Kuhmilchallergie 7.106
Kupfermangel, Verbrennung 9.18
Kurzdarmsyndrom 7.51 f
Kyphose **10.41 ff**
– Spina bifida 10.22

L

Labia minora, Synechie 8.216
Laevo-Transposition 5.89
Lambdanaht, Synostose 2.37, 2.42, 2.49
Längenwachstum, vermehrtes 11.60
Laparoschisis **7.11 ff, 7.15 ff, 7.67**
– Bauchdeckenverschluß 7.18
– präoperative Behandlung 7.17
– Prognose 7.22
Laparoskopie 7.110

Laparoskopie,
  eiweißverlierende Enteropathie 7.110
– Gallengangsatresie 7.182
Larynxödem, Verbrennung 9.18
Laurence-Moon-Biedl-Syndrom 11.2
Leafless tree 5.167
Leberbiopsie, Gallengangsatresie 7.182
Leberfibrose, kongenitale 8.26, 8.29
Leberhämangioendotheliom 7.200
Leberhämangiom 7.200
– Corticosteroide 7.201
Leberhamartom 7.200
Leberkarzinom, hepatozelluläres 7.202
Leberresektion 7.203
Leberruptur, traumatische 7.218 ff
Lebertransplantation, Gallengangsatresie 7.188
Lebertumor 7.198 ff
– gutartiger 7.200
– maligner 7.201
– – mesenchymaler 7.202
– Reoperation 7.203
Leberverletzung 7.218 ff
Leberzirrhose, Gallengangsatresie 7.188
– grobknotige 7.55
Leberzyste 7.198 ff
– nichtparasitäre 7.199
Leichenniere 8.79
Leiomyom 9.30
Leiomyosarkom 9.30
Leistenbruch s. Inguinalhernie
Lendenwirbelsäulenfraktur 10.33
Lester-Martin-Operation 7.134
Letterer-Siewe-Erkrankung 11.154
Leukozytose, Milzruptur 7.216
Leydig-Zell-Agenesie 8.239
Leydig-Zell-Hypoplasie 8.239
LHRH s. Luteinising hormone releasing hormone
Liansches Zeichen 5.104
Lich-Grégoir-Operation 8.124
Ligamentum vesicoumbilicale mediale 7.29
Limbus, eingeschlagener 11.23
Linksventrikuläre Ausflußbahnstenose 5.108 ff
Lipidspeicherkrankheiten 7.202

Lipidstatus, Chylaszites 7.104
Lipofuszinose 7.107
Lipoidnephrose 7.113
Lipoidose 7.226
Lipom, präperitoneales 7.6, 7.11
Liposarkom 9.31
Lippenfistel, kongenitale 3.20
Lippen-Kiefer-Gaumenspalte 3.2, 3.33
– Behandlungstermine 3.11
– Embryogenese 3.2
– Vererbung 3.2
– Zahnkeimentzündung 3.49
– Zahnprothese 3.25
Lippen-Kiefer-Spalte 3.5
– Knochenspannung 3.10, 3.21 f
Lippenspalte, mediane 3.28, 3.31
Lippenspaltenoperation 3.10, 3.12 ff
Liquordrainage, Blockierung 2.66
– Infektion 2.66
– ventrikulo-atriale 2.64
– ventrikulo-peritoneale 2.65
Liquordruckmessung 2.61
Liquorwege 2.53
Liquorzirkulation, normale 2.52
– pathologische 2.53
Lithotripsie 8.57
Littrésche Hernie 7.2
Lob-Wirbelsäulenfraktur 10.33
Lobektomie, pulmonale 5.170
Löffelhand 9.3
Logopädie 3.10
Lordose, Spina bifida 10.22
Loslaßschmerz 7.94
Louis-Bar-Syndrom 9.5
Low-grade malignancy 11.137
L-Transposition 5.89, 5.119
Lues, ossäre 11.134
Lunatummalazie 11.119
Lungenabszeß 5.187 ff
Lungenarterie,
  linke abweichende 5.145
Lungenarteriensklerose 5.58
Lungenblastom 5.224
Lungendekortikation 5.197
Lungenechinokokkose 5.215 ff
Lungenemphysem, lobäres 5.161 ff
Lungengefäßerkrankung 5.57, 5.76, 5.89, 5.122
Lungenhamartom,
  adenomatoides 5.175
Lungenkeilexzision 5.225

Lungenmetastase 1.34, 5.218 ff, 5.225 f
Lungenmißbildung, adenomatoide zystische 5.175 f
Lungenödem, Verbrennung 9.18
Lungenparenchymverletzung 5.210
Lungenresektion 5.170
Lungensarkom 5.223
Lungensegmentresektion 5.170
Lungensequester 5.193
Lungensequestration 5.180 ff, 6.14
– extralobäre 5.182
– intralobäre 5.181
Lungensymptome, Mekoniumileus 7.60
Lungensyndrom,
  posttraumatisches 5.202
Lungentumor 5.218 ff
Lungenverbrennung 5.211
Lungenzyste, alveoläre 5.173
– bronchioläre 5.173
– kongenitale 5.173 ff
– solitäre 5.174
Luteinising hormone releasing hormone 8.205
Luxatio coxae congenita 11.19 ff
– – – Overhead extension 11.25
– – – Reposition, geschlossene 11.25
– – – – operative 11.26
Luxation, pathologische 11.112
– traumatische 11.108 ff
Lymphadenektomie, retroperitoneale, radikale 8.214
Lymphadenitis, BCG 9.21
– colli purulenta 4.18
– – tuberculosa 4.19
– retikulozytäre abszedierende 7.99
Lymphangiektasie 7.107
– intestinale 7.102, 7.106
Lymphangiographie 7.104
Lymphangiom 9.8 ff
– faziales 3.51
– intraabdominelles 7.238
– mediastinales 5.43
– zervikales 4.7 ff
– Zunge 3.39
– zystisches, zervikales 4.7 ff
Lymphangioma cavernosum 9.8
– cysticum 9.8
– simplex 9.8
Lymphangiomatose 7.102, 7.104

Lymphangiopathie, partieller Riesenwuchs 11.14
Lymphangiosarkom 9.31
Lymphgefäße des Rumpfes 7.101
Lymphknotenausräumung, retroperitoneale 8.214
Lymphödem, kongenitales 9.8
Lymphographie, eiweißverlierende Enteropatie 7.109
– mesenteriale Lymphgefäße 7.110
Lymphom 7.225 f
– mediastinales 5.44
– ossäres 11.151
– zervikales 4.21
Lymphopenie, eiweißverlierende Enteropathie 7.108
Lymphosarkom, intestinales **7.240 ff**
– zervikales 4.21

M

Mafucci-Syndrom 9.5, 11.15
Magen, kongenitale Muskeldefekte 7.31
Magenatresie, angeborene 7.36
Magenblutung, Neugeborenes 7.32
Magen-Darm-Passage, eiweißverlierende Enteropathie 7.109
Magen-Darm-Ruptur **7.219 ff**
Magen-Darm-Trakt, Lageanomalien **7.65 ff**
Magen-Duodenum-Schleife 7.65, 7.67
Magenduplikatur 7.78
– Operation 7.79
Magenfremdkörper 7.177
Magenperforation, Neugeborenes **7.31 f**, 7.113
Magenperistaltik 7.33
Magenruptur 7.220
Magenschleimhaut, Meckelsches Divertikel 7.80
Magensolenoid nach Grob 7.177
Magentasche, epiphrenische 6.2 f, 6.5
Magenwandischämie 7.31
Magnesiumhaushalt 1.15
Magnesiumphosphat 8.52
MAGPI-Operation 8.190
Makrocheilie 3.52
Makrodaktylie 11.13 f

Makroglossie **3.39 ff**, 3.52, 4.7
Makrostomie **3.33 ff**
Malabsorptionsyndrom 7.107, 7.111, 7.120
Maladie des griffes de chat 9.20
Maldeszensus, Hoden 8.201
Malignes Melanom s. Melanom, malignes
Malrotation I 7.67, 7.70, 7.73 f
Malrotation II 7.67, **7.71 ff**
Mammaentwicklung, fehlende 11.13
Mammahyperplasie, idiopathische 5.5
Manometrie, anorektale 7.58
Mapping, Hissches Bündel 5.118, 5.121
Marberger-Operation 8.187 ff
Markhemmung, splenogene 7.230
Marknagelosteosynthese, Unterschenkelpseudarthrose 11.41
Maschinenverletzung 11.85
Masque ecchymotique 5.202, 6.34
Mastdarm s. Rektum
Mastitis neonatorum 5.3
Mathisen-Operation 8.140 f
Matrix, funktionelle 2.27
Matrixsteine 8.48, 8.50, 8.56
Maturationseffekt nach Hutch 8.112
Mayer-Rokitansky-Küster-Hauser-Syndrom 8.219
Maypole atresia 7.48
MCT s. Middlechains triglyceride
MCUG 8.113
Meatotomie, Hypospadie 8.183
Meatuskalibrierung 8.167
Meatusstenose 8.167
– Hypospadie 8.181
Meckel-Gruber-Syndrom 2.20, 2.26
Meckelsches Divertikel 7.15, 7.24, 7.26, **7.80 ff**, 7.87, 7.97
– – Divertikulitis 7.82
– – Infarzierung 7.84
– – Obstruktionsileus 7.84
– – Perforation 7.82, 7.84
– – Strangulationsileus 7.84
– – Torsion 7.84
– – Volvulus 7.84
Medial release, Klumpfuß 11.47

Mediastinalemphysem 5.211
Mediastinalflattern 5.207
Mediastinaltumor **5.40 ff**
Mediastinalverletzung 5.211
Mediastinalzyste **5.40 ff**
– bronchogene 5.44
Mediastinum, Dermoidzyste 5.41
– Ganglioneuroblastom 5.46
– Ganglioneurom 5.46
– Lymphangiom 5.43
– Lymphome 5.44
– Neurinome 5.49
– Neuroblastom 5.48
– Neurofibrome 5.49
– Schwannome 5.49
– Teratome 5.41
– Unterteilung 5.40
Medullary cystic disease 8.30
Megacolon congenitum 7.58, 7.106, 7.113, **7.120 ff**
– – Prognose 7.131
– – ultrakurzes 7.134
Megadolichoureteren 8.104
Megakalikosis 8.35
Megakolon, anorektale Myotomie 7.132
– Einteilung 7.121
– Formen 7.121
– Histochemie 7.127
– Histologie 7.127
– histotopochemische Diagnose 7.127
– kinematographische Defäkationsstudie 7.126
– Rektosigmoidektomieformen 7.129 ff
– Saugbiopsie 7.127
– sekundäres 7.121
– Therapie 7.127
– toxisches 7.144
Megalenzephalie 2.62
Megalopenis 8.105, 8.176 f
– Prune-belly-Syndrom 8.105, 8.176 f
Megalourethra 8.176 f
Megaösophagus **5.36 ff**
Megatrigonum 8.116
Megaureter, idiopathischer **8.126 f**
– Längsfältelung 8.93
– obstruktiver **8.91 ff**, 8.126
– vesikoureteraler Reflux 8.111, 8.116
Megaureter-Megazystis-Syndrom 8.116, 8.126
Mehrfachverletzung, Nierenruptur 8.42
Mekonium, Duodenumatresie 7.42
– verkalktes 7.61

Mekoniumabgang, ausbleibender 7.56
– Megakolon 7.124 f
Mekoniumentleerung 7.50
Mekoniumileus **7.54 ff**
– Lungensymptome 7.60
Mekoniumperiorchitis 8.213
Mekoniumperitonitis 7.47, 7.56, **7.61 ff**, 7.113
– abgekapselte 7.62
Mekoniumpfropfsyndrom 7.58, 7.125
Mekoniumvolvulus 7.56
Mekoniumzyste 7.62
Meläna, Darmduplikatur 7.78
– Hämobilie 7.219
Melanom, benignes 9.9
– juveniles 9.9
– malignes 9.11
– spitz, benignes 9.9
Melkersson-Rosenthal-Syndrom 3.39 f
Membrana pellucida 10.6
Mendelson-Syndrom 5.188, 5.204
Ménétrier–Syndrom 7.106
Meningealangiomatose 9.4
Meningealzyste 2.8
Meningozele 10.2, 10.4
– kraniale 2.18
– Therapie 10.14
– Verschlußtechnik 10.16
Mesenchymom, malignes 9.32, 9.34
Mesenterialstieltorsion 7.70
Mesenterialthrombose, Splenektomie 7.226
Mesenterialzyste 7.102, **7.238 ff**
Mesenterikokavale Anastomose 7.235
Mesenterikoportographie 7.232
Mesenterium commune 7.15, 7.69, 7.73
Mesokardie 5.159
Mesokolon, Verklebung 7.66
Mesotheliom, malignes 9.32
Metatarsalia-Osteotomie, Klumpfuß 11.47
Middlechains triglyceride 7.110
Mikroenzephalie 2.44 ff
Mikrognathie 3.26
Mikrokolon 7.55, 7.57
Mikromelie **11.7 ff**, 11.10
Mikrotie 3.42
Mikrozephalus 2.44 ff
Miktion, Patholymphysiologie 8.158 f
– Physiologie 8.158

Miktionsmomentaufnahme 8.3
Miktionsstörungen, Urethralklappen 8.169
Miktionszystogramm 8.113
Miktionszystourethrogramm, anorektale Mißbildung 7.156
– beim Knaben 8.114
– beim Mädchen 8.114
– Obstruktion der unteren Harnwege 8.166
Miktionszystourethrographie 8.113
– suprapubische 8.3
Milchpropfsyndrom 7.58
Milroy-Krankheit 7.102, 9.8
Milwaukee-Korsett 10.42 f
Milzabszeß 7.222
Milzexstirpation 7.216
– Indikationen **7.222 ff**
Milzfunktion 7.222
Milzpseudozyste 7.215, 7.222
Milzruptur, organerhaltende Operation 7.216 f
– traumatische **7.215 ff**, 7.222
– zweizeitige 7.217
Milztorsion 7.222
Milztumor 7.222
Milzvenenthrombose 7.222
Milzzyste 7.222
Mißbildung, anorektale s. Anorektale Mißbildung
Mißhandlung 11.64
Mitralinsuffizienz 5.147, 5.152
Mitralklappenplastik 5.150
Mitralklappenprolaps 5.66
Mitralklappenprothese 5.152
Mitralkommissurotomie 5.150 f
Mitralreflux 5.147
Mitralstenose 5.147 f
– Kommissurotomie 5.150 f
Mitralvitium 5.147
Mittelohrentzündung 3.9
Mittelohrrhabdomyosarkom 9.33
Mittelstrahlurin 8.6
Modellage, Ureter 8.92, 8.122 f
Mongolismus 7.38, 7.41, 7.48
Monitoring 1.27 f
Monorchie 8.208
Monteggia-Fraktur 11.83
Morbus s. Eigenname
Mucomist 7.59
Mukoepidermoidkarzinom 3.56
Mukopolysaccharidose 7.226
Mukoviszidose 5.165, 7.54, 7.87, 7.198, 7.229

Müller-Einteilung der Epiphysentraumata 11.58 f
Musculus levator ani 7.150
– – – Plastik 7.168
– pectoralis major, Aplasie 5.3, 5.13
– – – Defekt 11.12
– puborectalis 7.150
Muskelausfallsbild, mosaikhaftes 10.19
Muskelautotransplantat bei Stuhlinkontinenz 7.168
Muskeldefekte, Magen 7.31
Muskelkontraktur 11.62
Mustard-Operation 5.92, 5.94
Myalgia epidemica 7.96
Myasthenia gravis 5.43
Myelitis 8.159
Myelodysplasie 10.10
Myelomeningozele 8.159, 10.2, 10.4
– mit Arthrogryposis 10.8
– mit Dermoidzyste 10.7
– mit Lipom 10.7, 10.18
– mit Sakrumagenesie 10.8
– mit Teratom 10.7 ff
– Richtlinien nach Bettex 10.15
– Selektionsprinzipien nach Lorber 10.15
– Therapie 10.14
– Verschlußtechnik 10.15
Myelomeningozelenbett 10.17
Myokardischämie 5.137
Myositis ossificans 11.109, 11.156
Myotomie, anorektale, Megakolon 7.132, 7.134
– Ösophagus 5.38

N

Nabel, fließender 7.26
Nabeladenom 7.26
Nabelfistel 7.26
Nabelgranulom 7.26, 7.29
Nabelhernie **7.9 ff**
Nabelkolik, rezidivierende 7.69
Nabelpisser 7.29
Nabelpolyp 7.26
Nabelschleife 7.11, 7.65, 7.67
Nabelschnurbruch 7.11, 7.46
Naevus araneus 9.5
– conjunctivus 9.9
– flammeus 9.4
– verrucosus 9.9
– vinosus 9.4
Narben, kongenitale **9.2 ff**

Narkoseeinleitung 1.24
Narkosetechnik 1.24
Näseln, offenes 3.9
Nasenfistel, kongenitale 9.13
Nasenkorrektur 3.23
Nasenspalte, laterale **3.36 ff**
– mediane **3.36 ff**
Nasopharyngealrhabdomyarkom 9.33
National Wilms tumor study (NWTS) 8.62
Natriumcitrat, Ureterosigmoidostomie 8.137
Nävus, epidermaler 9.9
– intradermaler 9.9
Nebenhoden s. Epididymis
Nebennierenrinde, Adenokarzinom 8.252
Nebennierenrindendysplasie, multinoduläre 8.257
Nebennierenrindenhyperplasie 8.256
Nebennierenrindentumor **8.252 ff**
Nebennierenvene, Phlebographie 8.255 f
Nephrektomie, partielle 8.34
– Vorbereitung zur Nierentransplantation 8.78
Nephritis, Bestrahlung 8.68
Nephroblastom **8.60 ff**
– benignes 8.32
– bilaterales 8.61
– – bench surgery 8.68
– – Enukleation 8.68
– – Nierenteilresektion 8.68
– – Nierentransplantation 8.68
– – Therapie 8.67 f
– extrarenales 8.61
– Metastasierung 8.62
– polyzystisches 8.74
– Überlebensraten 8.69
– unilaterales, Bestrahlung 8.67
– – Therapie 8.65 f
– Zytostatika 8.66
Nephroblastomatose 8.61, 8.65, 8.75
Nephrom, benignes multilokuläres zystisches 8.74 f
– konnatales, mesoblastisches 8.65, 8.73
– polyzystisches 8.74 f
Nephronophthise, juvenile 8.30
Nephropexie 8.89
Nephrotomie, Nierensteine 8.57
Nerve territory oriented macrodactyly (NTOM) 11.13

Nervenfaserbündel, Megakolon 7.127
Nervus opticus, Kraniosynostose 2.40
– phrenicus, Lähmung s. Phrenikusparese
Nesidioblastose 7.211
Netzkappe 7.93, 7.96
Neugeborenes, Atmung 1.4
– Beatmung, Pneumoperitoneum 7.31
– Blutdruck 1.5
– Brustdrüsenschwellung 5.3
– Darmperforation **7.61 ff**
– Hypoglykämie 1.6
– Hypokalzämie 1.6
– Magenblutung 7.32
– Magenperforation **7.31 f**, 7.113
– Physiologie 1.3 f
– Pneumothorax, spontaner 5.208
– Thermoregulation 1.5
– Wasser-Elektrolyt-Haushalt 1.5
Neuhausersches Zeichen 7.57
Neuner-Regel, Verbrennung 9.16
Neuralrinne 10.2
Neurinom, mediastinales 5.49
Neuroblastom, abdominales **8.261 ff**
– in situ 8.261
– Sanduhrtumor 8.262
– Second-look-Operation 8.265
– Stadieneinteilung 8.262
– Teilresektion 8.265
– Therapie 8.264
– Verkalkung 8.263
Neuroblastoma sympathicum, mediastinales 5.48
Neurofibrom, Blase 8.149
– mediastinales 5.49
Neurofibromatose 8.149, 8.258, 11.40
– Kolon 7.121
Neurogene Blase s. Blase, neurogene
Neuromuskuläre Ausfälle 10.20 ff
Neuronale Kolondysplasie 7.121
Neuroorthopädie, Spina bifida **10.19 ff**
Nicht-Hodgkin-Lymphom 7.225, 7.240
– mediastinales 5.44
– ossäres 11.151
– zervikales 4.21

Niemann-Pick-Krankheit 7.226
Niere, Nicht-Wilms-Tumoren 8.71, 8.73
– polyzystische 8.74
– stumme 8.44, 8.59
Nierenadenokarzinom **8.71 ff**
Nierenadenom 8.65
– tubulopapilläres 8.75
Nierenangiographie, selektive, bei Nierenruptur 8.44
Nierenangiomyolipom 8.76
Nierenarterienthrombose, posttraumatische 8.42
Nierenautotransplantation, Ureterstenose 8.93
Nierenbeckenriß, traumatischer 8.42
Nierendegeneration, polyzystische 8.26
Nierendysplasie, Prune-belly-Syndrom 8.104
Nierenektopie **8.23 ff**
Nierenerkrankung, zystische **8.25 ff**
Nierenfibrosarkom 8.74
Nierenfunktion 8.4
Nierenhamartom, fetales 8.74
– zystisches 8.32
Niereninsuffizienz 8.77
– chronische 8.7
– Urethralklappen 8.172
Nierenkapselriß 8.42
Nierenkarzinom, hellzelliges 8.74
Nierenkolik, Nierensteine 8.54
Nierenpapillen, verschmolzene 8.111
Nierenparenchymriß 8.42
Nierenparenchymschrumpfung, Einteilung nach Smellie 8.112
Nierenpseudozyste, posttraumatische 8.36
Nierenruptur **8.37 ff**
– Angiographie 8.40 f, 8.44
– Aortographie 8.44
– Autotransplantation 8.46
– Bench surgery 8.46
Nierenspender 8.79
Nierenstein 8.52
– Therapie 8.57 f
Nierenszintigraphie 8.4
– Nierenruptur 8.44
Nierenteilresektion 8.34
– Nierenruptur 8.45
Nierentransplantation **8.77 ff**
– Abstoßungsreaktion 8.80
– Corticosteroide 8.80
– immunologische Untersuchungen 8.78

Nierentransplantation, Urethralklappen 8.172
Nierentumoren, primär knochenmetastasierende 8.62, 8.74, 8.76
– seltene 8.73
Nierenvenenthrombose 8.59 f
– Fibrinolyse 8.60
Nierenverletzung **8.37 ff**
– aufgeschobene operative Eingriffe 8.45
– iatrogene, Nierenbiopsie 8.45
– konservative Therapie 8.45
– Nierenarterienthrombose 8.42
– Notfalleingriffe 8.45
– offene 8.45
Nierenzyste **8.25 ff**
– abspaltbare 8.32
– pyelogene 8.32
– solitäre 8.32
– unilokuläre 8.32
Nomogramme, Körperoberfläche 1.10
Nonrotation 7.67, 7.73
– Operation nach Grob 7.73
– – nach Ladd und Gross 7.73
Noonan-Syndrom 5.113
Noradrenalin 8.258
Normaldruckhydrozephalus 2.59
Nuckscher Kanal, Zyste 7.8
Nursemaid's elbow **11.109**
Nußknackermechanismus 11.47

O

O-Beine, rachitische 11.44
Oberkieferosteomyelitis 3.48
Oberschenkel, Abduktionshemmung 11.20
Oberschenkelfaltenasymmetrie 11.20
Oberschenkelfraktur, Overhead extension 11.93
Oberschenkelschaftfraktur 11.91
Obstipation 7.96, **7.162 ff**
Occult neuropathic bladder 8.159
Ödem, subglottisches 1.26
Ödeme, asymmetrische 7.108
– eiweißverlierende Enteropathie 7.107
– hypoproteinämische 7.108
Ohren, abstehende **3.45 ff**
Ohrmuschelfistel 3.44

Ohrmuschelhypoplasie 3.42
Olekranonfraktur 11.82 f
Olekranonvertikalextension 11,73, 11.75
Oligodaktylie 11.2, **11.7 ff**
Olisthesis 10.46
Ombrédanne-Linie 11.21
Ombrédanne-Operation, Hypospadie 8.184 ff
– Kryptorchismus 8.205
Omentopexie 7.187
Omentumzyste 7.238
Omphalopagen 12.2, 12.4
Omphalozele 3.39, **7.11 ff**, 7.67, 7.80
– Bauchdeckenverschluß 7.18
– konservative Behandlung nach Grob 7.22
– mehrzeitiger Verschluß nach Schuster 7.19
– Mercurochrom 7.22
– präoperative Behandlung 7.17
– primärer, einzeitiger Verschluß 7.19
– Prognose 7.22
– rupturierte 7.15
– vesikointestinale Fissur 8.145
– zweizeitiger Verschluß nach Gross 7.19
Operation nach Anderson-Hynes 8.86
– nach Bilhaut 11.7
– nach Cohen 8.123
– nach Culp-DeWeerd 8.87 ff
– nach Davis 8.89
– nach Denis Browne 8.187 ff
– nach Deuticke-Bischoff 8.88 f
– nach Duckett 8.190
– nach Duhamel 7.129, 7.131 f
– nach Duhamel-Grob 7.133
– nach Faggiana 11.51
– nach Fenger 8.87
– nach Foley 8.87
– nach Goldthwait 11.37
– nach Hakelius und Mitarb. 7.168
– nach Hecker 7.173
– nach Kasai 7.185
– nach Kottmeier 7.168
– nach Lester Martin 7.134
– nach Lich-Grégoir 8.124
– nach Marberger 8.187 ff
– nach Mathisen 8.140 f
– nach Ombrédanne, Hypospadie 8.184 ff
– – Kryptorchismus 8.205
– nach Pickrell 7.168

Operation nach Politano-Leadbetter 8.121 f
– nach Rashkind 5.92 f, 5.100
– nach Rehbein 7.129, 7.130, 7.131
– nach Rippstein 7.173
– nach Roux 11.37
– sakroperineale 7.159
– nach Schoemaker 8.205
– nach Soave 7.129, 7.133 f
– nach Steindler 11.47, 11.49
– nach Swenson 7.129
– nach Swenson-Grob 7.130
– nach Weber-Ramstedt 7.35
– nach Young-Dees 8.195 ff, 8.200
Operationsvorbereitung 1.7
Orbitalrhabdomyosarkom 9.33
Orchidometer 8.203
Orchidopexie 7.4, 8.205 f
Orchioblastom 8.212
Orchitis 8.209
Orofazialdigital-Syndrom 3.31
Oro-orbitale Spalte 3.33
Orthodontie 3.10, 3.20
Ortolani-Phänomen 11.20
Os omovertebrale 5.14
Ösophagitis, Reflux 6.3, 6.6
Ösophagogramm, portale Hypertension 7.230
Ösophagoplastik mit dem Kolon 5.22, 5.35, 6.10
Ösophagoskopie, portale Hypertension 7.231
Ösophagotrachealfistel s. Fistel, ösophagotracheale
Ösophagus, Achalasie **5.36 ff**
– Antirefluxoperation 5.39, 6.8
– H-Fistel 5.27
– Hochdruckzone 6.4
Ösophagusatresie **5.16 ff**
– Anastomose 5.21 f
– Anastomoseninsuffizienz 5.23 f
– Anastomosenstriktur 5.24
– Embryologie 5.18 f
– End-zu-End-Anastomose 5.21 f
– Fistelligatur 5.21 f
– Fistelrezidiv 5.24
– Formen 5.17
– Motilitätsstörungen 5.24
– Notfallmaßnahmen 5.20
– Operation nach Rehbein 5.22
– Risikogruppen 5.18
Ösophagusdilatation 5.36
Ösophaguskarzinom 5.35

Ösophagusperforation, Fremdkörper 7.176
Ösophagusstenose **5.30 ff**
– angeborene 5.30 ff
– Bougierung 5.34
– gastroösophagealer Reflux 6.4 f, 6.10
– peptische 6.4 f, 6.10
– Verätzung 5.33 ff
Ösophagusvarizen 7.230 f
– Ligatur 7.233
Ösophagusverätzung 5.33 ff
Ösophagusverletzung 5.212
Osteoblastom, benignes 11.140
Osteochondrom 11.143 f
Osteochondrose, juvenile **11.112 ff**
Osteochondrosen, Übersicht 11.113
Osteochondrosis dissecans 11.117
Osteodystrophia fibrosa 11.106, 11.155
Osteofibrose 11.106
Osteogenes Sarkom 11.106, 11.147
Osteogenesis imperfecta 11.66
– – Vrolik 11.107
Osteoidosteom 11.140
Osteom 11.140
Osteomyelitis, **11.124 ff**
– akute 11.129
– albuminosa 11.132
– BCG 11.134
– Brucellose 11.134
– chronische 11.131
– Dauerspüldrainage 11.131
– juvenile, akute 11.129
– Oberkiefer 3.48
– plasmozelluläre 11.133
– Salmonellose 11.134
– Säugling 11.129
– sequestrierende 11.131
– sklerosierende Garré 11.133
– subakute 11.131
– Szintigraphie 11.127
– virale 11.134
Osteoporose 11.156
– NNR-Tumor 8.254
Osteopsathyrosis Lobstein 11.107
Osteosarkom 11.106, 11.147
– juxtakortikales 11.148
– paraossales 11.148
Osteosynthese 11.63
Otitis media s. Mittelohrentzündung
Otorhinolaryngologie 3.10
Ovar, Dermoidzyste 8.227

Ovar,
  Dysgerminom 8.226
– Teratom 8.226
– Zystadenom 8.225
Ovarialtorsion 7.3
Ovarialtumor **8.223 ff**
– endokrin aktiver 2.229 ff
– – inaktiver 8.227 ff
– feminisierender 8.229
– Torsion 8.227, 8.232
– virilisierender 8.230
Ovarialtumoren, Übersichtstabelle 8.224 f
Ovarialzyste **8.223 ff**
– funktionelle 8.227
Ovarialzyste, Übersichtstabelle 8.224 f
Ovaropexie, Hodgkin-Lymphome 7.225
Ovarvorfall 7.2, 7.5, 7.8
Overhead extension, Luxatio coxae congenita 11.25
– – Oberschenkelfraktur 11.93
Oxalatstein 8.52
Oxalose 8.77
Oxygenator 5.49, 5.140
Oxyzephalus 2.29 ff, 2.36

P

Pachymeningosis haemorrhagica interna 2.15
Palmenrute **8.177 ff**, 8.180
Palmure des Penis **8.177 ff**, 8.180
Pancreas anulare **7.38 ff**
Pankarditis 5.146 f
Pankolitis ulcerosa 7.142
Pankreasfermente 7.205, 7.207
Pankreasfibrose, zystische, 5.165, 7.54
Pankreasgewebe, Meckelsches Divertikel 7.80, 7.83
Pankreaspseudozyste 7.204, **7.206 ff**
– Drainage, externe 7.208
– – interne 7.208
Pankreatektomie, subtotale 7.210 f
– totale 7.212
Pankreatitis 7.193, **7.204 ff**
– Duodenumduplikatur 7.78
– familiäre, hereditäre 7.204, 7.205
Pankrotanon 7.59
Panner-Krankheit 11.119
Pansynostose 2.30, 2.49

Panzerherz 5.155
Papilla Vateri 7.192
Papillom, mesonephrisches 8.217
Papillon-Léage-Syndrom 3.31
Paranephritischer Abszeß 7.96
Paraösophageale Hiatushernie s. Hiatushernie, paraösophageale
Paraphimose **8.177 ff**
Parasuturale Sklerose 2.41
Paraumbilikalhernie 7.11
Parenterale Ernährung **1.17 ff**
– – Duodenumatresie 7.45
– – Mekoniumileus 7.59
– Langzeiternährung, Laparoschisis 7.22
Parkes-Weber-Syndrom 11.15
Parotidektomie 3.55
Parotishämangiom 3.53 ff
Parotismischtumor 3.53 ff
Parotistumor **3.52 ff**
Parotitis chronica 3.53
Patellaagenesie 11.35
Patellachondromalazie 11.36
Patellafraktur 11.98 f
– osteochondrale 11.37, 11.62, 11.98
Patellaluxation **11.35 ff**
– habituelle 11.35
Pathologische Fraktur s. Fraktur, pathologische
PCWP s. Pulmonary capillary wedge pressure
Pectoralis-Defekt 11.12
PEEP s. Positive endexpiratory pressure
Pendelhoden 8.203
Pendelnystagmus 2.23
Penicillamin 8.57
Penicillin, Splenektomie 7.227
Peniskrümmung 8.181 f
– ohne Hypospadie 8.192
Penisstreckung, Hypospadie 8.183 f
Penistorsion 8.192
Penisverdoppelung 8.130, 8.146
Pericarditis constrictiva **5.155 ff**, 7.107, 7.229
Perikardektomie 5.156
Perikarditis, idiopathische 5.155
Perinealhernie 7.7
Perioperative Behandlung 1.6
Periost, eingeschlagenes 11.61
Periostalreaktion, zwiebelschalenförmige 11.150
Periostinterposition 11.100

Peritonealdialyse 8.77
- chronische 8.79
Peritoneallavage 7.214
Peritonealverkalkung 7.62
Peritonitis, benigne abakterielle 7.113
- eitrige **7.112 ff**
- gallige 7.198
- der kleinen Mädchen 7.113
- Mekonium 7.61
- primäre 7.113
- sekundäre 7.112
Perodaktylie 9.3
Perthes-Krankheit 11.114, **11.115 ff**
- Beckenosteotomie 11.115
- Extensionsbehandlung 11.115
- Salicylatbehandlung 11.115
- Varisationsosteotomie 11.115
Pes adductus 11.46, **11.52**
- anserinus, Interposition 11.100
- equinovarus congenitus **11.46 ff**
- equinus 11.46
- excavatus 11.46
- varus 11.46
Pethidin 1.24
Peutz-Jeghers-Syndrom 7.87, 7.171
Peyersche Plaques 7.87
Pfortaderblutstrom, hepatofugaler 7.230
Pfortaderkreislauf 7.228
Phänomen der untergehenden Sonne 2.57
Phäochromozytom **8.258 ff**
- vesikales 8.149 f
Pharyngoplastik 3.23
Pharynxpseudodivertikel 5.20
Phenobarbital, Gallengangsatresie 7.187
Phimose **8.177 ff**
Phokomelie 11.10
Phosphatase, alkalische 7.181, 7.203
Phosphatstein 8.50
Phrenikusparese 4.21, 6.25 f
Pickrell-Operation 7.168
Pierre-Robin-Syndrom **3.26**
Pigmentflecken 11.154
Pigmentierung, eiweißverlierende Enteropathie 7.111
Pigmentnävus **9.9 ff**
Pilocarpin-Iontophorese 7.57
Pilomatrixom 9.15
Plagiozephalus 2.29 ff, 2.35
- hinterer 2.37

Plasmazellgranulom, pulmonales 5.220
Plattenosteosynthese, Femurfraktur 11.94
Plattfuß, kongenitaler 11.47, 11.51
Platyzephalus 2.29
Pleuradekortikation 5.197
Pleuraempyem **5.193 ff**
Pleurasaugdrainage, geschlossene 5.197, 5.199
Pleuraschwarte 5.193, 5.196
Pleuropneumonie, fibrinös-eitrige 5.193
Plexiglasschiene, Luxatio coxae congenita 11.26
Plexus myentericus 7.122
- submucosus 7.121
Pneumatosis intestinalis. 7.115 ff, 7.119
- Pfortader 7.117
Pneumatozele 5.175, 5.191
Pneumokokkenimpfung, Splenektomie 7.227
Pneumokokkenperitonitis 7.113
Pneumokokkensepsis, Splenektomie 7.217, 7.226
Pneumonie **5.191 ff**, 7.96
Pneumopathia bullosa **5.191 ff**
Pneumoperitoneum 6.32
- Megakolon 7.125
- des Neugeborenen am Respirator 7.31
Pneumothorax **5.208 f**
- spontaner, des Neugeborenen 5.208
Pneumozephalus 2.6
Poland-Syndrom 5.3, 11.2, **11.12 f**
Politano-Leadbetter-Operation 8.121 f
Pollex flexus congenitus 9.23
Polydaktylie **11.5 ff**
Polyglobulie 5.81, 5.89
Polyhydramnion, konnatales mesoblastisches Nephrom 8.73
Polyp, adenomatöser 7.171
- gastrointestinaler **7.169 ff**
- solitärer, juveniler 7.170
- Ureter **8.97 f**
Polyposis coli, familiäre 7.171
- diffuse, juvenile 7.171
- gastrointestinale familiäre 7.171
Polysyndaktylie 11.5
Polythelie 5.2
Polytrauma 1.23 ff
Pooling 8.64
Popliteal zyste 9.24

Portale Hypertension, s. Hypertension, portale
Portalkreislauf 7.227
Portoenterostomie, hepatische 7.184
Portweinnävus 9.4
Positive endexpiratory pressure 1.26, 5.206
Postoperative Behandlung 1.21
Potts-Operation 5.85
Präaurikuläranhänge 3.44
Prädiabetische Stoffwechsellage 7.15
Präkanzerose 7.171, 9.11
Prämedikation 1.24
Pränatale urologische Diagnostik 8.2 f
Präputialverwachsung 8.177
Preputial island flap technique, Hypospadie 8.190
Processus coronoideus, Fraktur 11.108
- vaginalis peritonaei 7.2
Proktokolektomie 7.144
Proktopexie 7.173
Prolaps, Ureterozele 8.101
Prolapsus ani 7.172
- - et recti 7.172
- recti 7.172
Pronation douloureuse **11.109**
Prostatahypoplasie 8.105
Prune-Belly-Syndrom 7.29, **8.104 ff**
- klinische Einteilung 8.106
Pseudarthrose 11.57
- kongenitale 9.2, **11.40 ff**
Pseudoappendizitis 7.99
Pseudoaszites 7.239
Pseudodivertikel, Pharynx 5.20
Pseudoenuresis 8.166
Pseudogynäkomastie 5.4
Pseudohermaphroditismus 8.183
- femininus 8.233, **8.243 ff**
- masculinus 8.233, **8.239 ff**
- - Übersichtstabelle 8.241
Pseudo-Hirschsprungsche Krankheit 7.121
Pseudomikromelie 11.107
Pseudopolyp, Blasenekstrophie 8.132
- Colitis ulcerosa 7.142
Pseudo-Prune-Belly-Syndrom 8.107
Pseudopubertas praecox 8.230, 8.254
Pseudorelaxatio diaphragmatica 6.25

Pseudosarkom, pulmonales 5.220
Pseudotruncus arteriosus 5.80, 5.112
Pseudozyste, extrarenale, nach Nierenruptur 8.46
Psoasschatten, fehlender, bei Nierenruptur 8.43
Psoastransfer 10.24
Pterygium colli 4.16
Pterygiumsyndrom 4.16
Pterygo-Arthromyodysplasia congenita 4.16
Pubertas praecox 8.230
– – Hepatoblastom 7.202
– – heterosexuelle 8.230
Puborektalisschleife 7.150
Pulled elbow **11.109**
Pull-through-Operation, Megakolon 7.129
Pulmonalatresie 5.83, 5.113
– Banding 5.61, 5.121, 5.123, 5.126 f
Pulmonalis-Cerclage 5.61, 5.121, 5.123, 5.126 f
Pulmonalstenose 5.113
– infundibuläre 5.61, 5.113, 5.115
– Kommissurotomie 5.115
– valvuläre 5.113 f
Pulmonalvenöser Rückfluß, Anomalien **5.68 ff**
Pulmonary capillary wedge pressure 1.20, 1.27
Pulsus altus 5.51
Purinergisches Hemmsystem 7.123
Purpura abdominalis 7.84, 7.87, 7.89, 7.96
– Schönlein-Henoch s. Schönlein-Henoch-Krankheit
– thrombozytopenische, idiopathische 7.225
Push back 3.18
Putti-Trias 11.21
Pyelitis 7.96
Pyelogene Zyste 8.32
Pyelographie, intravenöse 8.3
– – Hydronephrose 8.84
– – Nierenruptur 8.43
– retrograde Hydronephrose 8.84
Pyelonephritis 8.5
– obstruktive Uropathie 8.82
– vesikoureteraler Reflux 8.111
Pyelopyelostomie 8.12, 8.14 f
Pyelotomie, Nierensteine 8.57
Pyeloureterale Stenose 8.86

Pyeloureterostomie 8.12, 8.14 f
Pygopagen 12.2, 12.4
Pyloromyotomie 7.35
Pylorusatresie 7.36
Pylorusolive 7.33
Pylorusstenose, hypertrophische **7.32 ff**
– Verletzung der Duodenalschleimhaut 7.35
Pyonephrose 8.82
Pyopneumothorax 5.193
Pyothorax 5.193
Pyourachus 7.30
Pyurie, Harnsteine 8.54 f
– obstruktive Uropathie 8.82

Q

Querschnittslähmung 10.35, 10.43
Quinton-Scribner-Shunt 8.79

R

Rachipagen 12.4
Rachischisis 10.2
Rachitis 11.44
Radioulnäre Synostose 11.11
Radiusaplasie 11.8
Radiusköpfchenfraktur 11.81 f
Radiusköpfchenluxation 11.83
– isolierte 11.111
Radiusköpfchensubluxation **11.109**
Randleistenhernie, ventrale 10.41
Ranula **3.40**
Rashkind-Operation 5.92 f, 5.100
Rastelli-Operation 5.128
Rechtsventrikuläre Ausflußbahnstenose **5.113 ff**
Recklinghausen-Krankheit 11.40, 11.156
Reduktionszystoplastik, Prunebelly-Syndrom 8.108
Reflux, gastroösophagealer 6.2 ff
– – Ösophagusstenose 6.4 f, 6.10
– – respiratorische Störungen 6.4
– – Therapie 6.6 ff
– vesikoureteraler **8.110 ff**
Refluxmegaureter 8.126
Refluxnephropathie 8.7, 8.111

Refluxnephropathie, Cystitis granularis 8.156
– Therapie 8.124 f
Refluxösophagitis 5.39, 6.3, 6.6
Refluxsyndrom, gastroösophageales 6.2 ff
Rehbein-Operation, Megakolon 7.129 ff
Reifenstein-Syndrom 8.242
Rektalatresie 7.156
Rektalbiopsie, Megakolon 7.127
Rektalschleim, himbeerroter 7.88
Rektaluntersuchung 7.94
Rektoanalatresie, vesikointestinale Fissur 8.146
Rektosigmoidektomie, abdominale 7.129 ff
– abdominoperineale 7.129
– endorektale, transanale 7.129, 7.133 f
– Grob II 7.135
– retrorektale, transanale 7.129, 7.131 f
Rektummißbildung **7.149 ff**
Rektumpolyp 7.169
Rektumprolaps **7.172 ff**
Rektumschleimhautbiopsie, Megakolon 7.127
Rektumschleimhautsogbiopsie 7.58
Relaxatio diaphragmatica **6.25 ff**
Renal cell carcinoma 8.74
Restharn, vesikoureteraler Reflux 8.117
Retikulosarkom 11.151
Retrognathie 3.26
Retrokavaler Ureter **8.95 ff**
Retropharyngealabszeß 4.20
Rhabdoid Wilms tumor 8.69
Rhabdomyom 9.30
Rhabdomyosarkom **9.29 ff**
– alveoläres 9.33
– Blase 8.150 ff
– embryonales 9.32
– Extremitäten 9.34
– Mittelohr 9.33
– Nasopharyngealraum 9.33
– orbitales 9.33
– polymorphes 9.33
– Rumpf 9.34
Rheumatismus, akuter 5.146
Rhinanenzephalie **3.28**
Rhinolalia aperta 3.9
Riesennävus 9.9
Riesenwuchs, idiopathischer 11.13
– partieller 9.8, **11.13 ff**

Riesenzellepulis 3.50 f
Riesenzelltumor, chondromatöser 11.144
– ossärer 11.151
Rippen, fehlende 5.13
Rippenfraktur 5.206
Rippenfusion 5.13
Rippeninzisur 5.104
Rippstein-Operation 7.173
Risus sardonicus 9.25
RNO-System, vesikoureteraler Reflux 8.116
Röntgenaufnahme, gehaltene 11.104
Rose-Bengal-Test 7.182
van Rosen-Röntgenaufnahme 11.21
Rosersche Zyste 7.26
Rossi-Syndrom 4.16
Rötelnembryopathie 5.50
Roux-Operation 11.37
Roux-Y-Anastomose, Choledochuszyste 7.194
– Duodenumverletzung 7.220
– Gallengangsatresie 7.184
– Mekoniumileus 7.59
– Pankreaspseudozyste 7.208
Roviralta-Syndrom 6.4, 7.34
Rückenmarkläsion 10.35, 10.37
Rucksackverband 11.68
Ruhezystogramm 8.113
Rundrücken 10.39

S

Sagittalnaht, Synostose 2.30 ff, 2.47
Sakroperineale Operation, anorektale Mißbildung 7.159
Sakrumagenesie 7.158, 10.4, 10.8
– bei Myelomeningozele 10.8
Sakrumfraktur 10.33
Salazopyrin 7.143, 7.148
Salmonellenosteomyelitis 11.134
Salter-Beckenosteotomie 11.27, 11.30
Salzverlustsyndrom 8.246
Samenstrangverdickung 7.3
Sandifer-Syndrom 4.6
Sanduhrdermoid 9.15
Sanduhrtumor 5.49
Sarcoma botryoides 9.29
– – Blase 8.150 f
Sarkom, osteogenes 11.106, 11.147

Sarkom, undifferenziertes, renales 8.62, 8.74, 8.76
Säuglingsskoliose 10.45
Saugschwierigkeiten 3.6
Säure-Basen-Haushalt 1.15
Schädelasymmetrie, s. Plagiozephalus
Schädelfraktur 2.2
– basale 2.6
– en bois vert 2.4 f
– Heilung 2.8
– lineäre 2.2
– Nahtsprengung 2.2
– wachsende 2.7 f
Schädel-Hirn-Trauma 1.23, 2.2, 2.9
Schädelimpressionsfraktur 2.3 f
Schädelindex 2.28
Schädelkalottenverformung 2.44
Schädelknochendefekt, kongenitaler 2.71 ff
Schädelstanzfraktur 2.4 f
Schädelwachstum 2.28
Schädel-Zelluloidballfraktur 2.3 f
Schaukelfuß 11.51
Schenkelhalsantetorsion 11.28, 11.33
Schenkelhalsfraktur 11.89
Schenkelhalsosteotomie, subkapitale 11.124
Scheuermann-Krankheit 10.36, 10.41 ff
– traumatisierte 10.36
Scheuermann-Skoliose 10.41
Schiefhals s. Tortikollis
Schilddrüsenektopie 3.40, 4.4
Schilddrüsenerkrankung 4.2 ff
Schilddrüsenkarzinom 4.4
Schlatter-Krankheit 11.117
Schleimhaut, heterotope 7.26
Schleimpfropf, Mekoniumileus 7.56
Schlingenextraktion, Harnsteine 8.57
Schmorlsche Knötchen 10.41
Schnürfurchen, kongenitale 9.2 ff, 11.2
Schock 1.19
Schoemaker-Operation 8.205
Schönlein-Henoch-Krankheit 7.84, 7.87, 7.89, 7.96
Schulterblatthochstand 5.14 ff
Schulterluxation 11.108
Schulterschmerz, Milzruptur 7.215
Schwanenhalsdeformität 5.66
Schwangerschaftsalter 1.4

Schwannom, mediastinale 5.49
Schweißtest 7.57
Schwerhörigkeit 3.9, 11.107
Scimitar-Syndrom 5.69, 5.181 ff
Scribner-Shunt 8.79
Second look operation, Gallengangsatresie 7.189
– – – Lebertumor 7.203
Semikastration 8.214
Semimembranosuszyste 9.24
Seminom 8.212
Sengstaken-Blakemoresche Ballonsonde 7.233
Senning-Operation 5.92, 5.94
Sentinel loop 7.205
Septikämie 1.30, 11.125
– Splenektomie 7.226
Septostomie nach Blalock-Hanlon 5.92 f, 5.100
Septumdefekt, aortopulmonaler 5.54
– Ventrikel 5.56 ff
Septum-primum-Defekt 5.64
Septum-secundum-Defekt 5.64
Sertoli-Zell-Tumor 8.212
Sexuelle Differenzierung, Übersichtstabelle 8.234
– Frühreife 11.157
Shattered kidney 8.42, 8.45
Short-bowel-Syndrom 7.52
Shunt, aortopulmonaler 5.121
– ventrikulo-atrialer 2.64
– ventrikulo-peritonealer 2.65
Shunt-Operationen, portale Hypertension 7.234
Sialadenose 3.56
Sialektasie 3.54
Sialogramm 3.54
Sialolithiasis 3.53
Sialozele 3.41
Siamesische Zwillinge 12.2 ff
Sichelzellanämie 7.224
Siderophilie 7.202
Sigmablase 8.137
Sigmoid, Volvulus 7.96, 7.139 f
Sigmoidopexie 7.140
Silastic-Sack 7.19
Silverman-Syndrom 11.64
Sinding-Larsen-Johansson-Krankheit 11.117
Single ventricle 5.57, 5.119 ff
Sinus-aortae-Aneurysma 5.135 ff
Skaphozephalus 2.28 ff, 2.42
Skleren, blaue, 11.107
Sklerose, parasuturale 2.41
Skoliose 10.43 ff
– Säugling 10.45 f

Skoliose,
 Scheuermann-Krankheit 10.41
– Spina bifida 10.22
Skoliosewinkel 10.43
Skoliotische Haltung 10.39
Skrotalödem, idiopathisches 8.210
Small-Left-Colon-Syndrom 7.50
Soave-Operation 7.129, 7.133 f
Sog, intermittierender 7.52
Somatopleura 7.11 f
Spalte, oro-orbitale 3.33
Spalthand **11.7 ff**
Spannungspneumothorax 5.193, 5.208, 5.211
Spannungszysten 5.174
Speiseröhre, s. Ösophagus
Spendernierenentnahme 8.79
Spermatogonienzahl, Kryptorchismus 8.204
Spermiogenese, Varikozele 8.215
Sphärozytose 7.224
Sphincter ani, Achalasie 7.163, 7.165
– – Dyschalasie 7.163, 7.165
Sphinkteromyektomie 7.167
Sphinkterotomie 7.132
Sphinkterresistenz, vermindernde Mittel 8.163
– verstärkende Mittel 8.162
Spider nevus 9.5
Spikulabildung 11.147
Spina bifida 8.159, **10.2 ff**
– – Epiphyseolyse 10.24
– – neuromuskuläre Ausfälle 10.20
– – Neuroorthopädie **10.19 ff**
– – Neurourologie 10.12 f
– – occulta 10.3
Spindelzellmelanom 9.9
Spitzfuß 11.46
Splanchnopleura 7.11 f, 7.12, 7.25
Splenektomie, Indikationen 7.222 ff
– Technik 7.226
Splenomegalie, portale Hypertension 7.230
Splenopneumopexie 7.237
Splenoportogramm 7.231, 7.232
Splenorenale Anastomose 7.237
Splenosis 7.218, 7.226
Spondylodese 10.43
Spondylolisthesis **10.46 ff**
Spondylolyse **10.46 ff**

Spontanfraktur s. Fraktur, spontane
Spontanpneumothorax des Neugeborenen 5.208
Sprachstörung 3.6
Spreizhose 11.23
Sprengelsche Anomalie 4.16, **5.14 ff**
Spüldrainage, Pankreatitis 7.206
Squatting 5.81 f
Stagnant-loop-Syndrom 7.106, 7.111
Stanzfraktur, Schädel 2.4 f
Staphylokokkenpneumonie **5.191 ff**
Starr-Edwards Klappenprothese 5.152 f
Stauchungsfraktur 11.56
Stauungsharnstein 8.49 f
Steal-Syndrom 5.137
Steatorrhö 7.108
Steindler-Operation 11.47, 11.49
Steißbeinfistel 9.14
Steißteratom **10.26 ff**
– Operation 10.28 f
Stenose, Dickdarm **7.46 ff**
– Dünndarm **7.46 ff**
– Duodenum **7.38 ff**
– pyeloureterale 8.86
Stephens-Operation 7.159
Sternokostale Dysplasie 5.5
Sternumspalte 5.13, 7.12
Stirnfalten 7.33
Stoffwechsellage, prädiabetische 7.15
Strahlmangel **11.7 ff**
Streptokokkenperitonitis 7.113
Streßinkontinenz, Cystitis granularis 8.156
Striae 8.254
Stridor 5.143
String sign 7.147
Struma **4.2 ff**
– congenita 4.2
– juvenile 4.2
– maligna 4.4
– Pubertät 4.2
– Zungengrund 3.40, 4.4
Stühle, acholische 7.180, 7.192
Stuhlinkontinenz **7.162 ff**, 7.167
Stuhlkontinenz, Reifungsprozeß 7.168
Stumme Niere, Nierentrauma 8.44
– – Nierenvenenthrombose 8.59

Sturge-Weber-Krabbe-Syndrom 11.15
Sturge-Weber-Syndrom 9.4
Subduralhämatom 2.13, **2.14 ff**
– akutes 2.14
– chronisches 2.15
– subakutes 2.15
Subduralhygrom 2.15
Subluxatio coxae congenita 11.19
Superinfektion, endogene 1.29
– exogene 1.29
Supraumbilikalhernie 7.11
Swenson-Grob-Operation 7.130
Swenson-Operation 7.129
Sympathoblastom 5.48
Sympathogoniom 5.48
Symphysenspalte 8.132 f, 8.146, 8.194
Synbrachydaktylie 11.2 f
Syndaktylie **11.2 ff**
– Apert-Syndrom 11.2
– kutane 11.2
– ossäre 11.2
– terminale 9.2 f
Syndrom der eingedickten Galle 7.183, 7.196
Synostose, radioulnäre 11.11
Synovialsarkom 9.31
Syphilis, ossäre 11.134

T

Talazoli 6.21
Talokalkanealwinkel 11.46 f
Talus erectus 10.23, 11.51
– verticalis 10.23
Talusfraktur 11.104
Tapering, Dünndarmatresie 7.52
Tardieu-Syndrom 11.64
Taussig-Bing-Anomalie 5.124
Technetium-Szintigramm, Schenkelhalsfraktur 11.89
Technetium-Szintigraphie 7.79
Telangiektasien 9.4
Tendovaginosis stenosans **9.22 f**
Tensilon 5.43
Teratokarzinom 10.27
– Hoden 8.212
Teratom 10.7 f
– mediastinales 5.41
– pulmonales 5.221, 5.224
– retroperitoneales **8.266 ff**
– – Radikaloperation 8.267
Testes s. Hoden

Testikuläre Dysplasie 8.202
- Feminisierung 8.242
Testikuläres Regressionssyndrom 8.239
Testis reflexus 8.203
Testosteron, Anorchie 8.208
Testosteronresistenz, periphere 8.242
Testosteronsynthesedefekt 8.241
Tetanie 7.205
Tetanus **9.24 ff**
- Intensivbehandlung 9.27
- Komplikationen 9.28
- Schutzimpfung 9.26 f
- Serumtherapie 9.27
Tetanusmyokarditis 9.25
Tetanusprophylaxe 9.26 ff
Tetrabromophenol, Blautest 7.57
Tetralogie von Fallot s. Fallot-Tetralogie
TGA 5.89
Thalassämie 7.224
Thalidomid 7.39, 11.10
Thelarche, prämature 5.3, 8.229, 8.255
Thermoregulation, Neugeborenes 1.5
Thomas-Bügel 11.115
Thorakopagen 12.2, 12.4
Thoraxkontusion 5.206
Thoraxtrauma **5.200 ff**
- Ateminsuffizienz 5.202
Thoraxwand, instabile 5.207
Thrombektomie, Nierenverletzungen 8.45
Thrombopenie 7.200 f, 7.203
Thromboseprophylaxe, Splenektomie 7.218
Thrombosierung, Nierentransplantation 8.80
Thrombozytopenie 7.225
- Nierenvenenthrombose 8.59
Thrombozytose, Milzruptur 7.218
- Splenektomie 7.226
Thymokarzinom 5.43
Thymom 5.43
Thymosarkom 5.43
Thymushyperplasie 5.43
Thymustumor 5.43
Thyreoiditis 4.3
Tibiaantekurvation 11.39 f
Tibiadefekt, angeborener **11.38 f**
Tibiadetorsionsosteotomie, Klumpfuß 11.50
Tibialis-anterior-Verlagerung 11.50

Tibiaosteotomie, Fibuladefekt 11.40
- Tibiarekurvation 11.40
Tibiaschaftfraktur, isolierte 11.100
Tiefdruckreflux 8.113
Tierfellnävus 9.9
Tortikollis **4.5 ff**
- Hirntumor 4.7
- okulärer 4.6
Totalrundrücken 10.39
Totenlade 11.126, 11.128
Toxikose 7.89
Toxisches Megakolon 7.144
Trachealpapillomatose 5.219
Trachealsarkom 5.223
Tracheaverletzung 5.211
Tracheotomie 4.22
Transaminasen 7.181, 7.203
Transferrin, Exsudation 7.108
Transplantatnephrektomie 8.80
Transportprobleme 1.3, 1.23
Transposition der großen Arterien **5.89 ff**
- - Gefäße **5.89 ff**
- - - korrigierte **5.116 ff**
Trapping, Kontrastmittel, Obstruktion der unteren Harnwege 8.166, 8.170
Treacher-Collins-Syndrom 3.42
Trendelenburg-Hinken 11.20
Triad-Syndrome 7.29, **8.104 ff**
Trichobezoar 7.178
Trichterbrust **5.5 ff**
Triglyzeride, kurzkettige 7.104
- mittelkettige 7.104, 7.110, 7.147
Trigonozephalus 2.29 ff, 2.37, 2.42, 2.49
Trikuspidalatresie **5.97 ff**
- totale Korrektur 5.100
Trikuspidalisinsuffizienz 5.147 f, 5.153
Trikuspidalklappenplastik 5.150
Tripelphosphat 8.50
Trismus 9.25
Trisomie 13: 7.15
Trisomie 18: 7.15, 7.80, 8.65
Trisomie 21: 5.75, 7.15, 7.38, 7.41, 7.48
Trochanter major, Abriß 11.91
- minor, Abriß 11.91
Trommelschlegelfinger 5.81 f, 5.167
Trophische Störungen bei Spina bifida 10.24
Trophoblast 7.24

Trypanosoma Cruzi 7.121
Tuberkulose, ileozäkale 7.147
- ossäre 11.133
Tuberositas tibiae, Abrißfraktur 11.99
Tubusgröße, Narkose 1.25
Tuftsin 7.227
Tumor, brauner 11.151, 11.156
- maligner, multimodale Behandlung 1.32
- paratestikulärer 8.212
Tumorteam, pädiatrisches 1.32
Tunnelaufnahme, Knie 11.117 f
Turmschädel 2.30
- hinterer 2.37
Turner-Syndrom 4.16, 5.113, 8.230, 8.237
Tyrosinosis 7.202

U

Überlaufinkontinenz, Blase 8.166
Überwachung, postoperative 1.26
UCNST 8.121
- Ureterozele 8.102
Uhrglasnägel 5.81 f, 5.167
Ultraschalltomographie, Hydronephrose 8.84
Ultraschalluntersuchung Hydrozephalus 2.61
- pränatale 8.3
Ulzera, peptische, Meckelsches Divertikel 7.82, 7.84
Umbilikalarterienkatheterisierung 7.115
Umgebungstemperatur, Neugeborenes 1.5
Umkrümmungsgips 10.43
Undiversion 8.124
Unterkieferspalte, mediane 3.38
Unterlippenspalte, mediane 3.38
Unterschenkelamputation, Crus varum congenitum 11.41
Unterschenkelepiphysenlösung, distale 11.102
Unterschenkelfraktur **11.100 ff**
- proximale, metaphysäre 11.100
Unterschenkelpseudarthrose **11.40 ff**
- angeborene **11.40 ff**

Unterschenkelpseudarthrose, Marknagelung 11.41
Unterschenkelverkrümmung, angeborene **11.40 ff**
Unterschenkelverkürzung, Crus varum congenitum 11.40
Upper calix syndrome 8.34
Upside-down-stomach 6.3, 6.5
Urachus 7.29
Urachusdivertikel 8.127
Urachusfistel 7.24, **7.29 ff**
Urachuszyste 7.24, **7.29 ff**
Uratstein 8.52
Ureter bifidus 8.10
– – mit hoher Teilung 8.12
– – mit tiefer Teilung 8.12
– – V-Form 8.12
– – Y-Form 8.12
– duplex 8.10
– – beide Ostien in der Blase 8.13
– – Ektopie eines Ostiums 8.18
– – Ureterozele 8.100 f
– fissus 8.10
– retrokavaler **8.95 ff**
Ureterabgangsplastik 8.86 ff
Ureterabgangstenose 8.86
Ureterenrekonstruktion, Urethralklappen 8.172
Ureteric tailoring 8.92
Ureterimplantation ins Sigmoid 8.136, 8.140 f
Ureterkolik 7.96
Uretermodellage 8.92
Ureternekrose, Nierentransplantation 8.80
Ureterokalikostomie 8.57
Ureterokutaneostomie 8.124
Ureterolyse 8.89
Ureterosigmoidostomie 8.136, 8.140 f
– Epispadie 8.198
– Spätresultate 8.144
Ureterostium, Extravesikalisation 8.118 f, 8.165
– Formen 8.116
– kongenital klaffendes 8.112, 8.116
Ureterostiumektopie 8.12
– laterale 8.116 f
Ureterotomie, Harnsteine 8.57
Uretero-ureteraler Reflux 8.12
Ureterozele 8.91, **8.98 ff**
– adulte 8.98
– Doppelniere 8.13
– ektopische 8.100
– invaginierende 8.101

Ureterozele, kindliche 8.98
– orthotopische 8.99 f
– simplex 8.98
– Stenose des Ureterostiums 8.99
– Therapie 8.102
– transvesikale Resektion und Ureterozystoneostomie 8.102
– Ureter duplex 8.100 f
– vereinfachte Operation bei Ureter duplex 8.102
Ureterozelenprolaps 8.101
Ureterozystoneostomie 8.102, 8.121
– Blasendivertikel 8.129
– en bloc, Ureter duplex 8.15, 8.121
– Harnsteine 8.57
– Ureterozele 8.102
– Urethralklappen 8.172
Ureterpolyp **8.97 f**
Ureterriß, traumatischer 8.42
Ureterstein 8.52
Ureterstenose 8.91
– prävesikale 8.92
– tiefe 8.92 f
– – Exzision und Reimplantation 8.92
Urethra, Neuroanatomie 8.157 f
Urethradivertikel **8.174 ff**
Urethradruckprofil 8.161
Urethrafistel, Hypospadie 8.191 f
Urethrakalibrierung 8.167
Urethralklappen, Einteilung 8.168
– Endoskopie 8.170 f
– kongenitale **8.168 ff**
– Nierentransplantation 8.78
Urethralklappenresektion, transurethrale 8.171 f
Urethraplastik, gestielte, nach Duckett 8.190
– Hypospadie 8.184 ff
Urethrapolyp **8.173**
Urethraprolaps, weiblicher **8.217**
Urethrastein 8.52
Urethrastenose 8.167
Urethrastriktur 8.167
Urethrasyndrom 8.5
Urethraverletzung, Beckenfraktur 11.88
Urethritis 8.5
Urethromanometrie 8.161
Urinaszites 7.103
Urinfistel, umbilikale 7.29
Urodynamische Untersuchungen 8.3, 8.161

Uroflowmetrie 8.2, 8.161
Urogenitale Mißbildung 7.157
Urographie, intravenöse 8.3
– – Hydronephrose 8.84
– Nierenruptur 8.43
Urolithiasis **8.47 ff**
Urologie, Kinder **8.2 ff**
Urologische Mißbildung, Nierentransplantation 8.77
Uropathie, obstruktive obere Harnwege **8.81 ff**
– – untere Harnwege **8.165 ff**
Uterus duplex 8.219, 8.222
Uterustumor **8.217 f**
Uvula fissa 3.5

V

Vaginalagenesie 8.222
Vaginalatresie 8.219, 8.221 f
Vaginalprolaps 10.11
Vaginaltumor **8.217**
Vaginalzyste 8.223
Valgisationsosteotomie 11.17
Valvulopathie, rheumatische 5.147
Vanillinmandelsäure 8.259, 8.262
Van-Rosen-Röntgenaufnahme 11.21
Varikozele **8.215 f**
– hohe Ligatur der Vena testicularis 8.216
– Spermiogenese 8.215
– Wilms-Tumor 8.62
Vasa omphaloenterica 7.25
– vitellina 7.25
Vasopressin 7.233
V.A.T.E.R.-Association 5.17
Vega-Operation 5.153 f
Velopharyngoplastik 3.23
Velum fissum 3.5
Vena portae, kavernöse Umwandlung 7.228
– – Thrombosierung 7.228
Venendruck, zentraler 1.20
Venenkatheter, zentraler 1.8
Ventrikel, atrialisierter 5.132
– linker, Ausflußbahnstenose **5.108 ff**
– – doppelte Ausflußbahn **5.129 ff**
– rechter, Ausflußbahnstenose **5.113 ff**
– – doppelte Ausflußbahn **5.124 ff**
Ventrikelseptumdefekt 5.56 ff
– Verschluß 5.61 ff

Ventrikuloarterielle Diskordanz 5.89
Ventrikulographie 2.60
Verätzung, Ösophagus 5.33
Verbrauchsthrombopenie, Nierenvenenthrombose 8.59
Verbrennung **9.16 ff**
- allgemeine Therapie 9.18
- Ausdehnung 9.16
- Flüssigkeitstherapie 9.18
- lokale Therapie 9.19
- Luftwegsveränderungen 9.18
- Lungen 5.211
- Neuner-Regel 9.16
Verbrennungsgrad 9.16
Verbrennungstoxin 9.17
Verbrühung 9.16
Verdünnungsphänomen, refluxbedingtes 8.115
Verkalkung, peritoneale 7.62
Verkürzungsosteotomie 11.18
Verlängerungsosteotomie 11.18
Verletzungsspuren, multiple 11.65
Vertikalextension am Olekranon 11.73, 11.75
Vesikointestinale Fissur s. Fissur, vesikointestinale
Vesikostomie, Prune-belly-Syndrom 8.108
Vesikoureterale Klappe 8.110 f
- - Hypoplasie 8.117
Vesikoureteraler Reflux s. Harnreflux, vesikoureteraler
Virga palmata **8.177 ff**, 8.180
Virilisierung, exogene 8.243
- NNR-Tumor 8.254
Viruslymphadenitis, benigne **9.20 ff**
Viszeromegalie 3.39
Vitamin-D-resistente Rachitis 11.44
Volet thoracique 5.207
Volkmannsche Kontraktur 11.62
Volumenhypertonie 5.57
Volvulus, Darmduplikatur 7.78
- Darmlageanomalie 7.67, 7.74
- intrauteriner 7.46
- Meckelsches Divertikel 7.84
- Mekoniumileus 7.56
- Sigmoid 7.96, **7.139 f**
Vorderarmschaftfraktur 11.84 f
Vorhofinversion 5.92, 5.94
Vorhofseptumdefekt **5.63 ff**
VSD s. Ventrikelseptumdefekt

W

Wabenlunge 5.173
Wadenatrophie 11.46
Waldenströmsche Knorpelnekrose 11.124
Waldeyersche Schicht 8.99
Wangenspalte, quere 3.3
Wangensteen-Rice-Röntgenaufnahme 7.153
Wasserbedarf 1.10
Wasser-Elektrolyt-Haushalt, laufende Verluste 1.15
- Neugeborenes 1.5
Waterston-Operation 5.85, 5.129
Watscheln 11.20
Weber-Ramstedt-Operation 7.35
Weber-Tisch 11.93
Wedge resection, Lungen 5.225
Weichteilsarkom **9.29 ff**
Weigert-Meyer-Gesetz 8.10
Weinbergsche Reaktion 7.200
Whartonsche Sulze 7.13
Whipple-Krankheit 7.106
Wide bladder neck anomaly 8.156
- mouthed diverticula 8.174
Wiedemann-Beckwith-Syndrom 3.39, 7.12, 7.15, 8.252
Wilms-Tumor **8.60 ff**
- Angiographie 8.63 f
- bilateraler 8.61
- extrarenaler 8.61
- Metastasierung 8.62
- Nierenruptur 8.39, 8.45
- Stadieneinteilung 8.62
Wilson-Krankheit 7.229
Wind Sock Webb 7.40
Wirbeldeckplattenablösung 10.3, 10.37
Wirbelfortsatzfraktur 10.33
Wirbelfraktur, instabile 10.37
- stabile 10.36
Wirbelimpressionsfraktur 10.31, 10.37
Wirbelkantenabriß 10.31 f, 10.37
Wirbelkompressionsfraktur 10.31, 10.37
Wirbelsäulenentwicklungsanomalie 7.75 f
Wirbelsäulenfraktur nach Lob 10.33
- Röntgenbefund 10.35
Wirbelsäulenluxation 10.32
Wirbelsäulenluxationsfraktur 10.32
Wirbelsäulenmißbildung 7.158
Wirbelsäulenserienfraktur 10.33
Wirbelsäulentorsion 10.43
Wirbelsäulentrauma **10.30 ff**
Wirbelspalte, Darmduplikatur 7.77
Wiskott-Aldrich-Syndrom 7.106
Wolff-Parkinson-White-Syndrome
Wolffsches Transformationsgesetz 11.60 f
Wolfsrachen s. Gaumenspalte
Wringer-Verletzung 11.85
Wulstbruch 11.55 f
Wundschmerz 1.22
Wurzelinnervation, untere Extremitäten 10.20

X Y

X-Beine, rachitische 11.44
Xanthinstein 8.56
Xanthom, fibröses 9.31
XX-Male-Syndrom 8.247
Xyphoomphalopagen 12.4
Xyphopagen 12.2, 12.4
Yersiniose **7.99 ff**
Young-Dees-Operation 8.195 ff

Z

Zahnkaries 3.9
Zahnkeimentzündung, Lippen-Kiefer-Gaumenspalte 3.49
- sequestrierende **3.48 ff**
Zahnstellungsanomalie 3.6
Zäkoureterozele 8.100
α-Zellenadenom 7.209
β-Zellenadenom 7.209
Zervix s. Cervix uteri
Zinkmangel, Verbrennung 9.18
Zirkumzision 8.178 f
- Kunststoffring 8.179
Zirrhose 7.229
Zölom, extraembryonales 7.11, 7.13
- intraembryonales 7.11
Zona dermatica 10.6
- epithelioserosa 10.6
- medullovasculosa 10.6
Züchtigung 11.66

Zuelzer-Wilson-Krankheit 7.134
Zuggurtung 11.83, 11.98
− Zunge, Rückverlagerung 3.26
Zungengrundstruma 3.40, 4.4
Zungenlymphangiom 3.39
ZVD s. Venendruck, zentraler
Zwerchfell 6.2
Zwerchfellhernie 6.2, 7.15
− dorso-laterale 6.13
− lumbokostale **6.12 ff**
− Morgagni 6.14, **6.29 ff**
− pleuroperitoneale 5.182, **6.12 ff**
− posterolaterale **6.12 ff**
− retrosternale **6.29 ff**
− sternokostale 6.13, **6.29 ff**
− Therapie 6.18 ff
Zwerchfellruptur, traumatische 6.32
Zwerchfelltrauma 6.32 ff

Zwillinge, siamesische **12.2 ff**
Zwillingseinschlüsse 7.243
Zyanose 5.20, 5.81, 5.89, 5.98, 5.188
Zystadenom, renales 8.32, 8.74
Zyste, alveoläre 5.173
− branchiogene 4.13 f
− bronchioläre 5.173
− bronchogene 5.44
− Ductus vitellinus 7.84
− enterogene 5.45, 7.75
− extrarenale 8.36
− Gartnerscher Gang 8.223
− mesenteriale 7.102
− Nuckscher Kanal 7.8
− pyelogene 8.32
− Roser 7.26
Zystenleber 7.199
Zystenniere **8.25 ff**
− aplastische 8.30

Zystinose 8.77
Zystinsteine 8.52
Zystische Fibrose 7.198
Zystitis 8.5
− Cyclophosphamidtherapie 8.153
− vesikoureteraler Reflux 8.112
− zystische 8.153
Zystogramm 8.113
− postmiktionelles 8.113
Zystojejunostomie, Pankreaspseudozyste 7.208
Zystometrie 8.161
Zystoskopie, vesikoureteraler Reflux 8.115
Zystotomie, Harnstein 8.57
Zystourethroelektromanometrie 8.3
Zystourethroskopie 8.3

Gesamtumfang des Bandes XLIII, 1218 Seiten